PETER REUTER   CHRISTINE REUTER

Wörterbuch Immunologie und Onkologie   Dictionary of Immunologie and Oncology

Springer-Verlag Berlin Heidelberg GmbH

PETER REUTER CHRISTINE REUTER

Wörterbuch Immunologie und Onkologie

Dictionary of Immunology and Oncology

Deutsch-Englisch
English-German

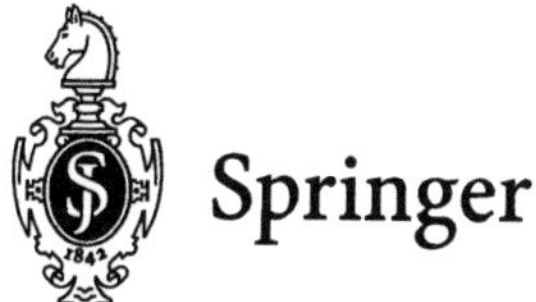

Peter Reuter, Dr. med.
Christine Reuter

Reuter medical, Inc.
12793 Yacht Club Circle
Fort Myers
USA

ISBN 978-3-662-10977-9

Die Deutsche Bibliothek – CIP-Einheitsaufnahme
Reuter, Peter: Wörterbuch Immunologie und Onkologie : deutsch/englisch, English/German = Dictionary of immunology and oncology / Peter Reuter ; Christine Reuter.

ISBN 978-3-662-10977-9 ISBN 978-3-662-10976-2 (eBook)
DOI 10.1007/978-3-662-10976-2

Ursprünglich erschienen bei Springer-Verlag Berlin Heidelberg New York 2000
Softcover reprint of the hardcover 1st edition 2000

Cover Design: design & production, D-69121 Heidelberg
Production: ProEdit GmbH, D-69126 Heidelberg
Gedruckt auf säurefreiem Papier SPIN 10706438 32/3136 Re – 5 4 3 2 1 0

Vorwort

Die in diesem Werk behandelten Teilgebiete Immunologie, Onkologie und angrenzende Bereiche der Hämatologie gehören zu den am schnellsten expandierenden Fächern innerhalb der klinischen Medizin und der medizinischen Forschung. Diese Dynamik, die das Vokabular einem ständigen Wandel und Wachstum unterzieht, war der Hauptgrund für die Entscheidung von Redaktion und Autoren, das vorliegende Werk als erstes gemeinsames Fachwörterbuch zu veröffentlichen.

Damit sowohl Benutzer aus dem medizinischen Bereich, als auch Übersetzer ein Maximum an Information und Nutzen erhalten, wurde das Werk in mehrere Teile mit unterschiedlichem Aufbau und Struktur untergliedert. Die beiden Lexikonteile, englisch-deutsch und deutsch-englisch, enthalten insgesamt ca. 50.000 Stichwörter, Untereinträge und Anwendungsbeispiele mit mehr als 100.000 Übersetzungen. Neben der Aussprache englischer Termini und der Silbentrennung von Hauptstichwörtern werden unregelmäßige Pluralformen aufgeführt. Die Rechtschreibreform wurde bei der Bearbeitung der deutschen Termini besonders berücksichtigt. Damit Benutzer englische Termini finden, unabhängig davon, ob es sich um britisches oder amerikanisches Englisch handelt, wurden beide Varianten in den englisch-deutschen Teil aufgenommen. Als Zielsprache für die Übersetzungen des deutsch-englischen Teils wurde amerikanisches Englisch gewählt, weil die Mehrheit der Anwender diese Sprache bevorzugt.

Der Anhang besteht aus drei separaten Teilen. Das Abkürzungsverzeichnis enthält ca. 5.000 Abkürzungen, Akronyme, Symbole und Zeichen. Das Verzeichnis gebräuchlicher Chemotherapieprotokolle führt sowohl die englische als auch die deutsche Definition häufig verwendeter Kombination auf. Im zweisprachigen 'Anatomischen Glossar' sind insgesamt mehr als 10.000 Grundbegriffe erfasst, die über den Bereich 'Immunologie & Onkologie' hinausgehen. Damit die Aktualität der Einträge gewährleistet ist, basiert das Glossar auf der neuesten 'Terminologia Anatomica'.

Trotz aller Bemühungen sind wir uns bewusst, dass wir weder alle Fachtermini erfassen, noch absolut fehlerfrei arbeiten konnten. Wir möchten deshalb alle Benutzer des Werkes bitten, Fehler oder Versäumnisse nicht überzubewerten und uns mit konstruktiver Kritik und Hilfe bei der Verbesserung der Einträge zu unterstützen.

Unser ganz besonderer Dank gilt Herrn Dr. Thomas Mager, sowie allen anderen, an der Umsetzung des Projektes beteiligten Verlagsmitarbeitern. Die Zusammenarbeit sowohl am Buch als auch an der CD-ROM hat uns großen Spaß gemacht.

März 2000

PETER REUTER
CHRISTINE REUTER

Inhaltsverzeichnis

Preface

Immunology, oncology, and the relevant areas of hematology are among the fastest expanding subspecialties of clinical medicine and medical research. As this dynamic process leads to an ever changing and growing vocabulary authors and publisher decided to make 'Immunology & Oncology' the topic of their first collaboration.

In order to provide users from various fields, i.e. with a medical and linguistic background, with as much information as possible the book is divided into subsections with different structure and content. The English-German and German-English A-Z vocabulary consists of some 50,000 entries, subentries, and illustrative phrases with more than 100,000 translations. Most main entries give syllabification and irregular plural forms as well as the pronunciation (Englisch main entries only). German words have been checked for compliance with the new guidelines on spelling and syllabification. In the English-German part British terms have been selected in addition to American terms, thus making it possible to find entries from either language. However, in the German-English part American English was chosen as the working language because most users prefer it to British English.

The appendix consists of three different sections. The list of 'Abbreviations, Acronyms, Symbols, and Signs' contains some 5,000 entries. 'Common Chemotherapy Protocols' and their German and English definitions have been condensed into one list. The bilingual 'Anatomical Glossary' covers more than just 'Immunology & Oncology'. It is made up of approximately 10,000 fundamental terms and is based on the current 'International Anatomical Terminology'.

We know that despite all our efforts it was impossible to find and select all relevant entries and that there are inevitable errors and mistakes. However, we would very much appreciate if users of this dictionary supported our quest for improvement by providing us with positive and helpful feedback.

We would like to thank Dr. Thomas Mager as well as anybody else involved at Springer Verlag for their support and effort. It has been a pleasure to work together on both the book and the CD-ROM.

March 2000

PETER REUTER
CHRISTINE REUTER

Table of Contents

Hinweise zur Benutzung des Wörterbuchs

1. Schriftbild und Unterteilung der Stichwortartikel
Verschiedene Bedeutungsfacetten eines Eintrags werden durch arabische Ziffern unterschieden. Diese fortlaufende Numerierung ist unabhängig von den in '2. Wortarten' genannten römischen Ziffern.
Zur Gliederung der Einträge werden verschiedene Schriftarten verwendet:
Halbfett für Hauptstichwörter
Auszeichnungsschrift für Untereinträge und Anwendungsbeispiele
Grundschrift für die Übersetzung
Kursiv für erklärende und bestimmende Zusätze, Teilgebietsangaben und die Kennzeichnung des Hauptstichwortes bei komplexen Verweisen [siehe auch '5. Verweise'].
KAPITÄLCHEN für Verweise [siehe auch '5. Verweise']

2. Wortarten
Haupteinträge, mit Ausnahme von Komposita und Eponymen, erhalten eine Wortartangabe [siehe auch 'Abkürzungsverzeichnis']. Hat das Stichwort mehrere grammatische Bedeutungen, werden die einzelnen Wortarten durch römische Ziffern unterschieden. Die Wortartbezeichnung steht unmittelbar hinter der jeweiligen römischen Ziffer.

3. Silbentrennung
Für mehrsilbige Stichwörter, außer Komposita, Eponymen und Untereinträgen, wird die Silbentrennung angezeigt.

4. Bestimmende Zusätze
Bestimmende Zusätze (z.B. Sachgebietsangaben, Stilangaben) werden dazu verwendet, Einträge oder Eintragsteile zu kennzeichnen, die in ihrer Gesamtheit oder in Teilbedeutungen Einschränkungen unterliegen.

5. Verweise
Verweise innerhalb des Lexikonteils werden durch s.u. gekennzeichnet. Bei Verweisen auf einem Untereintrag eines Haupteintrages erscheint das entsprechende Hauptstichwort kursiv.

6. Alphabetische Einordnung der Hauptstichwörter
Hauptstichwörter werden auf der Grundlage eines Buchstaben-für-Buchstaben-Systems eingeordnet. Umlaute werden bei der Alphabetisierung nicht besonders berücksichtigt, d.h. ä, ö, ü werden als a, o bzw. u eingeordnet. Kursiv geschriebene und chemische Präfixe, Ziffern und griechische Buchstaben werden bei der alphabetischen Einordnung nicht beachtet.

7. Alphabetisierung von Untereinträgen und Eponymen
Mehrworteinträge werden in der Regel als Untereinträge zu einem logischen Überbegriff zugeordnet und dort alphabetisch eingeordnet. Plural-

Notes on the Use of the Dictionary

1. Typeface and Subdivision of Entries

Various meanings of an entry are distinguished by use of Arabic numerals. This consecutive numbering is independent of the use of Roman numerals mentioned in '2. Parts of Speech'.

Different styles of type are used for different categories of information:

boldface type for the main entry

lightface type for subentries, illustrative phrases and idiomatic expressions

plainface type for the translation

italic for restrictive labels, subspecialties, and the key word in complex cross references [see also '5. Cross-references']

SMALL CAPITALS for cross references [see also '5. Cross-references']

2. Parts of Speech

Main entries, apart from compound entries and eponymic terms, are given a part-of-speech label [see also 'List of Abbreviations']. For entry words that are used in more than one grammatical form the various parts of speech are distinguished by Roman numerals. The appropriate part-of-speech label is given immediately after the Roman numeral.

3. Syllabification

For entries of more than one syllable syllabification is given. This does not apply to compound entries, subentries, and eponymic terms.

4. Restrictive Labels

Restrictive labels (e.g. subspecialty labels, usage labels) are used to mark entries or part of entries that are limited (in whole or in part) to a particular meaning or level of usage.

5. Cross-references

Cross-references within the A-Z vocabulary are indicated by s.u. In complex cross-references, i.e. from an entry to the subentry of a main entry, the appropriate main entry word is printed in italic.

6. Alphabetization of Main Entries

Main entries are alphabetized using a letter-for-letter system. Umlauts are ignored in alphabetization and ä, ö, ü are treated as a, o, u, respectively. Italic and chemical prefixes, numbers, and Greek letters are ignored in alphabetization.

7. Alphabetization of Subentries and Eponymic Terms

As a rule multiple-word terms are given as subentries under the appropriate main entry. They are alphabetized letter by letter just like the main entries. Plural forms, prepositions, conjunctions, and articles are always disregarded in alphabetization of subentries.

formen, Präpositionen, Konjunktionen und Artikel werden bei der Einordnung nicht berücksichtigt.

Eponyme werden als Untereinträge unter dem/den Namen der betreffenden Person(en) verzeichnet. Die Einordnung erfolgt auf der Grundlage eines Buchstaben-für-Buchstaben-Systems. Das Apostroph-s im englisch-deutschen Teil wird bei der Einordnung nicht berücksichtigt.

8. Homonyme

Hauptstichwörter gleicher Schreibung aber unterschiedlicher Herkunft werden durch Exponenten gekennzeichnet.

9. Lautschriftsymbole und Betonungsakzente

Die in diesem Wörterbuch angebenen Aussprachen benutzen die Zeichen der 'International Phonetic Association (IPA)'.

[ˈ] zeigt den Hauptakzent an. Die auf das Zeichen folgende Silbe wird stärker betont als die anderen Silben des Wortes.
[ˌ] zeigt den Nebenakzent an. Eine Silbe, die mit diesem Symbol gekennzeichnet ist, wird stärker betont als nicht markierte Silben aber schwächer als mit einem Hauptakzent markierte Silben.

10. Vokale und Diphthonge

Die lange Betonung eines Vokals wird durch [ː] angezeigt.

[æ]	hat	[hæt]
[e]	red	[red]
[eɪ]	rain	[reɪn]
[ɑ]	got	[gɑt]
[ɑː]	car	[cɑːr]
[eə]	chair	[tʃeər]
[iː]	key	[kiː]
[ɪ]	in	[ɪn]
[ɪə]	fear	[fɪər]
[aɪ]	eye	[aɪ]

[ɔː]	raw	[rɔː]
[ʊ]	sugar	[ˈʃʊgər]
[uː]	super	[ˈsuːpər]
[ʊə]	crural	[ˈkrʊərəl]
[ʌ]	cut	[kʌt]
[aʊ]	out	[aʊt]
[ɜ]	hurt	[hɜrt]
[əʊ]	focus	[ˈfəʊkəs]
[ɔɪ]	soil	[sɔɪl]
[ə]	hammer	[ˈhæmər]

11. Konsonanten

Die Verwendung der Konsonanten [b] [d] [g] [h] [k] [l] [m] [n] [p] [t] ist im Deutschen und Englischen gleich.

[r]	arm	[ɑːrm]
[s]	salt	[sɔːlt]
[v]	vein	[veɪn]
[w]	wave	[weɪv]
[z]	zoom	[zuːm]
[tʃ]	chief	[tʃiːf]
[j]	yoke	[jəʊk]

[dʒ]	bridge	[brɪdʒ]
[ŋ]	pink	[pɪŋk]
[ʃ]	shin	[ʃɪn]
[ʒ]	vision	[ˈvɪʒn]
[θ]	throat	[θrəʊt]
[ð]	there	[ðeər]
[x]	loch	[lɑx]

Eponymic terms are listed as subentries of the name or names comprising the eponym. They are alphabetized on the usual letter-for-letter basis. The apostrophe-s denoting the possessive in the English-German part is disregarded in alphabetization.

8. Homographs
Main entries that are spelled identically but are of different derivation are marked with superior numbers.

9. Phonetic Symbols and Stress Marks
The pronunciation of this dictionary is indicated by the alphabet of the 'International Phonetic Association (IPA)'.

['] indicates primary stress. The syllable following it is pronounced with greater prominence than other syllables in the word.
[ˌ] indicates secondary stress. A syllable marked for secondary stress is pronounced with greater prominence than those bearing no stress mark at all but with less prominence than syllables marked for primary stress.

10. Vowels and Diphthongs
The long pronunciation of a vowel is indicated by [ː].

[æ]	hat	[hæt]
[e]	red	[red]
[eɪ]	rain	[reɪn]
[ɑ]	got	[gɑt]
[ɑː]	car	[cɑːr]
[eə]	chair	[tʃeər]
[iː]	key	[kiː]
[ɪ]	in	[ɪn]
[ɪə]	fear	[fɪər]
[aɪ]	eye	[aɪ]

[ɔː]	raw	[rɔː]
[ʊ]	sugar	['ʃʊgər]
[uː]	super	['suːpər]
[ʊə]	crural	['krʊərəl]
[ʌ]	cut	[kʌt]
[aʊ]	out	[aʊt]
[ɜ]	hurt	[hɜrt]
[əʊ]	focus	['fəʊkəs]
[ɔɪ]	soil	[sɔɪl]
[ə]	hammer	['hæmər]

11. Consonants
The use of the consonants [b] [d] [g] [h] [k] [l] [m] [n] [p] [t] is the same in English and German pronunciation.

[r]	arm	[ɑːrm]
[s]	salt	[sɔːlt]
[v]	vein	[veɪn]
[w]	wave	[weɪv]
[z]	zoom	[zuːm]
[tʃ]	chief	[tʃiːf]
[j]	yoke	[jəʊk]

[dʒ]	bridge	[brɪdʒ]
[ŋ]	pink	[pɪŋk]
[ʃ]	shin	[ʃɪn]
[ʒ]	vision	['vɪʒn]
[θ]	throat	[θrəʊt]
[ð]	there	[ðeər]
[x]	loch	[lɑx]

12. Zusätzliche Symbole für Stichwörter aus anderen Sprachen

[a]	natif	[na'tıf]	Backe	[bakə]
[ɛ]	lettre	['lɛtrə]	Bett	[bɛt]
[i]	iris	[i'ris]	Titan	[ti'taːn]
[o]	dos	[do]	Hotel	[ho'tel]
[y]	dureé	[dy're]	mürbe	['myrbə]
[ɔ]	note	[nɔt]	toll	[tɔl]
[u]	nourrir	[nu'riːr]	mutieren	[mu'tiːrən]
[œ]	neuf	[nœf]	Mörser	['mœrzər]
[ɥ]	cuisse	[kɥis]		
[ø]	feu	[fœ]	dem	[ø'deːm]
[ɲ]	baigner	[bɛ'ɲe]		
[œj]	feuille	[fœj]		
[ɑːj]	tenailles	[tə'nɑːj]		
[ij]	cochenille	[koʃ'nij]		
[ɛj]	sommeil	[sɔ'mɛj]		
[aj]	maille	[maj]		
[ç]			Becher	['bɛçər]

12. Additional Symbols used for Entries from other Languages

[a]	natif	[na'tɪf]	Backe	[bakə]
[ɛ]	lettre	['lɛtrə]	Bett	[bɛt]
[i]	iris	[i'ris]	Titan	[ti'taːn]
[o]	dos	[do]	Hotel	[ho'tel]
[y]	dureé	[dy're]	mürbe	['myrbə]
[ɔ]	note	[nɔt]	toll	[tɔl]
[u]	nourrir	[nu'riːr]	mutieren	[mu'tiːrən]
[œ]	neuf	[nœf]	Mörser	['mœrzər]
[ɥ]	cuisse	[kɥis]		
[ø]	feu	[fœ]	Ödem	[ø'deːm]
[ɲ]	baigner	[bɛ'ɲe]		
[œj]	feuille	[fœj]		
[ɑːj]	tenailles	[tə'nɑːj]		
[ij]	cochenille	[koʃ'nij]		
[ɛj]	sommeil	[sɔ'mɛj]		
[aj]	maille	[maj]		
[ç]			Becher	['bɛçər]

Abkürzungsverzeichnis

A., Aa.	Arteria, Arteriae
a.	auch
abk.	Abkürzung, Symbol, Zeichen
adj.	Adjektiv
anatom.	Anatomie
androlog.	Andrologie
Artic., Articc.	Articulatio, Articulationes
Biochemie	Biochemie
biolog.	Biologie
brit.	britisches Englisch
bzw.	beziehungsweise
Chemie	Chemie
chirurg.	(Allgemein-)Chirurgie
dermatol.	Dermatologie und Venerologie
elekt.	Elektrizitätslehre
embryolog.	Embryologie
endo.	Endokrinologie
engl.	englisch
epidemiol.	Epidemiologie
etc.	et cetera
etw.	etwas
f	Femininum; weiblich
figur.	figurativ, übertragen
Genetik	Genetik
ger.	deutsch
Gl., Gll.	Glandula, Glandulae
gynäkol.	Gynäkologie und Geburtshilfe
hämatol.	Hämatologie
histolog.	Histologie
immunol.	Immunologie, Allergologie
inform.	umgangssprachlich
jd., jdm., jdn., jds.	jemand, jemandem, jemanden, jemandes
kardiol.	Kardiologie
klinisch	Klinische Medizin
labor.	Labormedizin, Klinische Chemie
M., Mm.	Musculus, Musculi
m	Masculinum; männlich
mathemat.	Mathematik
mikrobiol.	Mikrobiologie
N., Nn.	Nervus, Nervi
n	Substantiv, Hauptwort
neurol.	Neurologie
nt	Neutrum; sächlich

List of Abbreviations

A., Aa.	arteria, arteriae
a.	also
abk.	abbreviation, symbol, sign
adj.	adjective
anatom.	anatomy
androlog.	andrology
Artic., Articc.	articulatio, articulationes
Biochemie	biochemistry
biolog.	biology
brit.	British English
bzw.	respectively, or (in German)
Chemie	chemistry
chirurg.	(general) surgery
dermatol.	dermatology and venereology
elekt.	electricity
embryolog.	embryology
endo.	endocrinology
engl.	English
epidemiol.	epidemiology
etc.	et cetera
etw.	something (in German)
f	feminine
figur.	figurative(ly)
Genetik	genetics
ger.	German
Gl., Gll.	glandula, glandulae
gynäkol.	gynecology and obstetrics
hämatol.	hematologyHämatologie
histolog.	histology
immunol.	immunology, allergology
inform.	informal
jd., jdm., jdn., jds.	someone, to someone, someone, of someone (in German)
kardiol.	cardiology
klinisch	clinical medicine
labor.	laboratory medicine, clinical biochemistry
M., Mm.	musculus, musculi
m	masculine
mathemat.	mathematics
mikrobiol.	microbiology
N., Nn.	nervus, nervi
n	noun
neurol.	neurology

o.s.	sich (in englisch)
old	veraltet, obsolet
onkolog.	Onkologie
pathol.	Pathologie
pharmakol.	Pharmakologie und Toxikologie
Physik	Physik
physiolog.	Physiologie
pl	Plural, Mehrzahl
präf.	Vorsilbe, Präfix
psychol.	Psychologie
ptp	Partizip Perfekt
radiolog.	Radiologie, Nuklearmedizin, Strahlentherapie
s.	sich
s.o.	jemand (in englisch)
sb.	jemand (in englisch)
sing.	Singular, Einzahl
statist.	Statistik
sth.	etwas (in englisch)
s.u.	siehe unter
Technik	Technik
urolog.	Urologie
US	(US-)amerikanisches Englisch
V., Vv.	Vena, Venae
v	Verb
vi	intransitives Verb
vr	reflexives Verb
vt	transitives Verb

nt	neuter
o.s.	oneself
old	old, obsolete
onkolog.	oncology
pathol.	pathology
pharmakol.	pharmacology and toxicology
Physik	physics
physiolog.	physiology
pl	plural
präf.	prefix
psychol.	psychology
ptp	past participle
radiolog.	radiology, nuclear medicine, radiotherapy
s.	oneself (in German)
s.o.	someone
sb.	somebody
sing.	singular
statist.	statistics
sth.	something
s.u.	see under
Technik	technology
urolog.	urology
US	(US) American English
V., Vv.	vena, venae
v	verb
vi	intransitive verb
vr	reflexive verb
vt	transitive verb

Deutsch-Englisch

A

A *abk*. s.u. **1.** Adenin **2.** Adenosin **3.** Adrenalin **4.** Aktivität **5.** Akzeptor **6.** Alanin **7.** Albumin **8.** Ampere **9.** Androsteron **10.** Angiotensin **11.** Argon **12.** Massenzahl

a *abk*. s.u. spezifischer *Extinktionskoeffizient*

α *abk*. s.u. Bunsen-Löslichkeitskoeffizient

A⁻ *abk*. s.u. Anion

AA *abk*. s.u. **1.** Anionenaustauscher **2.** aplastische *Anämie*

ÄA *abk*. s.u. Äthylalkohol

AAK *abk*. s.u. **1.** Anti-Antikörper **2.** Antigen-Antikörper-Komplex **3.** Autoantikörper

AA-Protein *nt* amyloid A protein, AA protein

AAR *abk*. s.u. Antigen-Antikörper-Reaktion

AAT *abk*. s.u. Aspartataminotransferase

AAV *abk*. s.u. adenoassoziiertes *Virus*

a|bak|te|ri|ell *adj*. free from bacteria, abacterial, nonbacterial

Ab|bau *m* breakdown, degradation, decomposition, dissimilation, disassimilation, abbau, disintegration
oxidativer Abbau oxidative degradation
sequentieller Abbau sequential degradation

ab|bau|bar *adj*. (*biologisch*) biodegradable

Ab|bau|bar|keit *f* (*biologische*) biodegradability

Ab|bau|en *nt* (*biologisches*) biodegradation, biodeterioration

ab|bau|en I *vt* break down, degrade, decompose, dissimilate, disassimilate, catabolize, disintegrate, digest, clear II *vr* **sich abbauen** dissimilate, disassimilate, decompose, disintegrate; catabolize; **(sich) biologisch abbauen** biodegrade

Ab|bau|pro|dukt *nt* abbau, degradative product, decomposition product, catabolic product

Ab|bau|stoff|wech|sel *m* catabolism [kə'tæbəlɪzəm]

Ab|bau|weg *m* degradative pathway

Abbe: Abbe-Hautlappen *m* Abbe's flap
Abbe-Operation *f* Abbe's operation

Abbé: Abbé-Zählkammer *f* Thoma-Zeiss counting hemocytometer [ˌhiːməsaɪ'tɑmɪtər], Thoma-Zeiss counting chamber, Thoma-Zeiss counting cell, Abbé-Zeiss counting cell, Abbé-Zeiss counting chamber

Ab|bruch|ko|don *nt* s.u. Abbruchskodon

Ab|bruch|sig|nal *nt* termination signal

Ab|bruchs|ko|don *nt* termination codon, nonsense codon

Abd. *abk*. s.u. Abdomen

abd. *abk*. s.u. abdominal

Ab|deck|blen|de *f* mask

Ab|deck|plat|te *f* cover plate, covering plate

Ab|de|ckung *f* cover; (*pharmakol.*) coverage, cover
antibiotische Abdeckung coverage, cover
antibiotische Abdeckung gegen aerobe Erreger aerobic coverage
antibiotische Abdeckung gegen anaerobe Erreger anaerobic coverage

ab|des|til|lie|ren *vt* distil, distill (*aus* from)

Ab|do|men *nt* belly, abdomen ['æbdəmən], venter

Ab|do|men|auf|nah|me *f* abdominal radiograph ['reɪdɪəʊgræf], abdominal roentgenogram

Ab|do|men|leer|auf|nah|me *f* plain abdominal radiograph ['reɪdɪəʊgræf]

Ab|do|men|über|sichts|auf|nah|me *f* plain abdominal radiograph ['reɪdɪəʊgræf]

Abdominal- *präf*. abdominal, abdomin(o)-, celi(o)-, laparo-

ab|do|mi|nal *adj*. relating to the abdomen, abdominal; ventral

Abdomino- *präf*. abdominal, abdomin(o)-, celi(o)-, laparo-

Ab|er|ra|ti|on *f* aberration, aberratio

Abe|ta|li|po|pro|te|in|ä|mie *f* abetalipoproteinemia [eɪˌbeɪtəˌlɪpəˌprəʊtiː'niːmɪə], β-lipoproteinemia, Bassen-Kornzweig syndrome

ABG *abk*. s.u. arterielle *Blutgase*

ab|ge|ma|gert *adj*. emaciated [ɪ'meɪʃɪeɪtɪd], emaciate, skinny

ab|ge|schwächt *adj*. mitigated, lowered, attenuate [ə'tenjəwɪt], attenuated, reduced, weakend; (*Flüssigkeit*) diluted; (*Schall*) dull

ab|ge|zehrt *adj*. emaciated [ɪ'meɪʃɪeɪtɪd], emaciate, marasmic, marantic, marasmatic, atrophied, gaunt, haggard

Ab|hän|gig|keit *f* addiction (*von* to); dependence, dependancy, dependency (*von* on, upon)
körperliche Abhängigkeit physical dependence, physiological dependence
psychische Abhängigkeit psychological dependence, emotional dependence, habituation dependence

ab|heil|len *vi* heal, heal up

A-Bindungsstelle *f* aminoacyl binding site [əˌmiːnəʊ'æsɪl], aminoacyl site, A binding site

Ab|kl|in|gen *nt* (*Krankheit*) catabasis, abatement

ab|kl|in|gen *vi* (*Krankheit*) abate; (*Wirkung*) wear off; (*Fieber*) go down; (*Schmerz*) ease

Ab|ma|ge|rung *f* emaciation [ɪˌmeɪʃɪ'eɪʃn]
extreme Abmagerung skeletization, emaciation

ABO-Antigen *nt* ABO antigen

ABO-Inkompatibilität *f* ABO incompatibility

ABO-Kompatibilität *f* ABO compatibility

ABO-Kreuzprobe *f* ABO cross-match, cross-matching

Abortus-Bang-Ringprobe *f* abortus-Bang-ring test, ABR test, milk ring test

ABO-System *nt* ABO system

ABO-Unverträglichkeit *f* ABO incompatibility

ABO-Verträglichkeit *f* ABO compatibility

ABR *abk*. s.u. Abortus-Bang-Ringprobe

Ab|räum|pha|go|zyt *m* scavenger phagocytic cell

Abrikossoff: Abrikossoff-Geschwulst *f* s.u. Abrikossoff-Tumor
Abrikossoff-Tumor *m* Abrikossoff's tumor, Abrikosov's tumor, myoblastoma, myoblastomyoma,

granular-cell myoblastoma [,maɪəʊblæs'təʊmə], granular-cell myoblastomyoma, granular-cell schwannoma, granular-cell tumor

ABR-Probe *f* abortus-Bang-ring test, ABR test, milk ring test

ab|sät|ti|gen *vt* saturate

Ab|sät|ti|gung *f* saturation

Ab|schei|dung *f* separation; precipitation [prɪ,sɪpɪ'teɪʃn], deposit, precipitate

Ab|schei|dungs|throm|bus *m* washed clot, laminated thrombus ['θrɑmbəs], pale thrombus, plain thrombus, conglutination-agglutination thrombus, mixed thrombus, white thrombus, white clot

roter Abscheidungsthrombus red blood clot

weißer Abscheidungsthrombus platelet plug

ab|schwä|chen *vt* **1.** (*Wirkung*) weaken; diminish, mitigate, impair; temper (*durch* with) **2.** (*Konzentration*) water down; (*Strahlen*) break; (*Virulenz*) attenuate [ə'tenjəweɪt]

ab|schwä|chend *adj.* mitigative, mitigatory

Ab|schwä|chung *f* **1.** weakening, diminution, mitigation, impairment, reduction **2.** (*Physik*) extinction; (*mikrobiol.*) attentuation

Abschwächung der Immunreaktion immunosuppression, immune system suppression, immunodepression

Ab|son|de|rung *f* **1.** secretion, discharge, excretion **2.** (*Patient*) sequestration, isolation (*von* from)

Ab|sor|bens *nt*, *pl* **Ab|sor|ben|ti|en, Ab|sor|ben|tia** absorbent

Ab|sor|bent *nt* absorbate

Ab|sor|ber *m* absorbent

ab|sor|bier|bar *adj.* absorbable

Ab|sor|bie|ren *nt* take-up

ab|sor|bie|ren *vt* (*Flüssigkeit*) take up, occlude, sorb, absorb

Ab|sorp|ti|on *f* **1.** absorption, take-up; (*Flüssigkeit*) imbibition **2.** (*Physik*) absorption, optical density

Absorptions- *präf.* absorbing, absorption

Ab|sorp|ti|ons|ban|de *f* absorption band

Ab|sorp|ti|ons|in|dex *m* absorbency index

Ab|sorp|ti|ons|li|ni|en *pl* absorption lines

Ab|sorp|ti|ons|ma|xi|mum *nt* absorption maximum

Ab|sorp|ti|ons|spek|tro|fo|to|me|ter *nt* s.u. Absorptionsspektrophotometer

Ab|sorp|ti|ons|spek|tro|pho|to|me|ter *nt* absorption spectrophotometer [,spektrəfəʊ'tɑmɪtər]

Ab|sorp|ti|ons|spekt|rum *nt* absorption spectrum, light-absorption spectrum

Ab|sorp|ti|ons|strei|fen *m* s.u. Absorptionsbande

Ab|stam|mung *f* parentage, lineage, descent; (*Chemie*) origin, derivation

Ab|stam|mungs|li|nie *f* line

Ab|ster|ben *nt* death

ab|ster|ben *vi* necrose; go numb, go dead

Ab|ster|be|pha|se *f* death phase, phase of decline

ab|sto|ßen *vt* **1.** (*pathol.*) sequester; (*Transplantat*) reject **2.** (*Haut*) shed **3.** (*Physik*) be repellent

Ab|sto|ßung *f* **1.** (*immunol.*) rejection, rejection response **2.** (*Physik*) repulsion

akute Abstoßung acute rejection

antikörpervermittelte Abstoßung antibody-mediated rejection

beschleunigte Abstoßung accelerated rejection

chronische Abstoßung chronic rejection

elektrostatische Abstoßung electrostatic repulsion

hyperakute Abstoßung hyperacute rejection

perakute Abstoßung hyperacute rejection

Ab|sto|ßungs|kraft *f* repulsive force

Ab|sto|ßungs|pro|zess *m* rejection process

Ab|sto|ßungs|re|ak|ti|on *f* rejection, rejection reaction, rejection response

akute Abstoßungsreaktion acute rejection

antikörpervermittelte Abstoßungsreaktion antibody-mediated rejection

beschleunigte Abstoßungsreaktion accelerated rejection

chronische Abstoßungsreaktion chronic rejection

hyperakute Abstoßungsreaktion hyperacute rejection

perakute Abstoßungsreaktion hyperacute rejection

Ab|strich *m* smear, swab, surface biopsy ['baɪɑpsɪ];

einen Abstrich machen take a swab/smear

Ab|strich|bi|op|sie *f* surface biopsy ['baɪɑpsɪ]

Ab|strich|kul|tur *f* smear culture

Ab|strich|tup|fer *m* swab

ab|sze|die|rend *adj.* abscess-forming

Ab|sze|die|rung *f* abscess formation, metastasis [mə'tæstəsɪs]

Ab|szess *m*, *pl* **Ab|szes|se** abscess ['æbses], abscessus

akuter Abszess acute abscess, hot abscess

embolischer Abszess embolic abscess

hämatogener Abszess hematogenous abscess [hiːmə'tɑdʒənəs]

kalter Abszess chronic abscess, cold abscess

metastatischer Abszess metastatic abscess

metastatisch-pyämischer Abszess s.u. pyogener Abszess

pyämischer Abszess pyemic absess, septicemic abscess

pyogener Abszess pyogenic abscess

trockener Abszess dry abscess

verkäsender Abszess caseous abscess, cheesy abscess

ab|szess|bil|dend *adj.* abscess-forming

Ab|szess|bil|dung *f* abscess formation

Ab|szess|fis|tel *f* abscess fistula

Ab|szess|höh|le *f* abscess cavity

Ab|tas|ter *m* scanner

Abwehr- *präf.* defensive, defense

Ab|wehr *f* defense, defense system

äußere Abwehr exterior defense

humorale Abwehr humoral defense (system)

spezifische Abwehr specific defense (system), specific defensive system

unspezifische Abwehr unspecific defense (system), nonspecific defensive system

zelluläre Abwehr cellular defense (system)

Ab|wehr|ap|pa|rat *m* defense reaction, defense mechanism ['mekənɪzəm]

Ab|wehr|funk|ti|on *f* defensive function

ab|wehr|ge|schwächt *adj.* immunocompromised

Ab|wehr|kraft *f* resistance (*gegen* to), power of resistance

Ab|wehr|me|cha|nis|mus *m* defense reaction, defense mechanism ['mekənɪzəm]

äußerer Abwehrmechanismus exterior defense

T-Zell-abhängiger Abwehrmechanismus T-cell-dependent defense mechanism

T-Zell-unabhängiger Abwehrmechanismus T-cell-independent defense mechanism

Ab|wehr|sys|tem *nt* defense, defense system, defensive system
  humorales Abwehrsystem humoral defense (system)
  spezifisches Abwehrsystem specific defense (system), specific defensive system
  unspezifisches Abwehrsystem unspecific defense (system), nonspecific defensive system
  zelluläres Abwehrsystem cellular defense (system)

Ab|wei|chung *f* **1.** deviation, difference, divergence, deflection (*von* from); aberration, variation; (*Nadel*) declination **2.** (*Biochemie*) error **3.** aberration; anomaly [ə'nɑməlɪ]

AC *abk.* s.u. **1.** Adenylatcyclase **2.** Azetylcholin

AcAc *abk.* s.u. Azetoazetat

Acantho- *präf.* acanth(o)-

A|can|tho|ma *nt* acanthoma

Acaro- *präf.* acar(o)-

Ac|ce|le|ra|tor|glo|bu|lin *nt* factor V, accelerator factor, accelerator globulin, proaccelerin, cofactor of thromboplastin, component A of prothrombin, labile factor, plasma labile factor, plasmin prothrombin conversion factor, thrombogene

Ac|cel|le|rin *nt* accelerin, factor VI

Ac|cep|tor *m* acceptor

AcCh *abk.* s.u. Azetylcholin

ACD-Lösung *f* ACD solution

ACD-Stabilisator *m* ACD solution

ACE *abk.* s.u. **1.** Angiotensin-Converting-Enzym **2.** Azetylcholinesterase

ACE-Hemmer *m* ACE inhibitor, angiotensin converting enzyme inhibitor

A|ce|no|cou|ma|rol *nt* acenocoumarol, acenocoumarin

A|ce|tal *nt* acetal

A|ce|tal|bin|dung *f* acetal bond

A|cet|al|de|hyd *m* acetaldehyde, acetic aldehyde, aldehyde ['ældəhaɪd], ethaldehyde, ethanal, ethylaldehyde, ethaldehyde

A|ce|tat *nt* acetate ['æsɪteɪt], acetas

A|ce|to|a|ce|tat *nt* acetoacetate

Acetoacetyl- *präf.* acetoacetyl

Acetoacetyl-CoA-Reduktase *f* acetoacetyl-CoA reductase [rɪ'dʌkteɪz]

A|ce|to|a|ce|tyl|co|en|zym A *nt* acetoacetyl coenzyme A, acetoacetyl-CoA

A|ce|to|a|ce|tyl|thi|o|la|se *f* acetyl-CoA acetyltransferase [ˌæsətɪl'trænsfəreɪz], thiolase, α-methylacetoacetyl CoA-β-ketothiolase

A|ce|ton *nt* dimethylketone, acetone

Acetyl- *präf.* acetyl

A|ce|tyl|a|mei|sen|säu|re *f* pyruvic acid, α-ketopropionic acid

A|ce|tyl|a|mi|no|flu|o|ren *nt* acetylaminofluorene

A|ce|tyl|car|ni|tin *nt* acetylcarnitine

A|ce|tyl|chlo|rid *nt* acetyl chloride

A|ce|tyl|cho|lin *nt* acetylcholine

A|ce|tyl|cho|lin|es|te|ra|se *f* acetylcholinesterase, true cholinesterase, specific cholinesterase, choline acetyltransferase I [ˌæsətɪl'trænsfəreɪz], choline esterase I

A|ce|tyl|cho|lin|es|te|ra|se|hem|mer *m* acetylcholinesterase inhibitor, anticholinesterase

A|ce|tyl|cho|lin|es|te|ra|se|in|hi|bi|tor *m* s.u. Acetylcholinesterasehemmer

Acetylcholin-Rezeptor-Antikörper *pl* anti-acetylcholine receptor antibodies, anti-AChR, acetylcholine receptor antibodies

Acetyl-CoA *nt* acetyl coenzyme A, acetyl-CoA

Acetyl-CoA-Acetyltransferase *f* acetyl-CoA acetyltransferase [ˌæsətɪl'trænsfəreɪz], thiolase, α-methylacetoacetyl CoA-β-ketothiolase

Acetyl-CoA-Acyltransferase *f* acetoacetyl-CoA acyltransferase, acetoacetyl-CoA thiolase, acetyl-CoA thiolase, acetyl-CoA acyltransferase, 3-ketoacyl-CoA thiolase, 3-ketothiolase

Acetyl-CoA-Carboxylase *f* acetyl-CoA carboxylase

Acetyl-CoA-Synthetase *f* acetyl-CoA synthetase

A|ce|tyl|co|en|zym A *nt* acetyl coenzyme A, acetyl-CoA

A|ce|tyl|cys|te|in *nt* acetylcysteine

4-A|ce|tyl|cy|ti|din *nt* 4-acetylcytidine

N^4-A|ce|tyl|cy|to|sin *nt* N^4-acetylcytosine

A|ce|tyl|ga|lak|to|sa|mi|ni|da|se *f* α-D-galactosidase B
  α-*N*-Acetylgalaktosaminidase α-*N*-acetylgalactosaminidase
  β-*N*-Acetylgalaktosaminidase β-*N*-acetylgalactosaminidase, *N*-acetyl-β-hexosaminidase A, hexosaminidase

***N*-Acetylgalaktosamin-4-Sulfatsulfatase** *f* *N*-acetylgalactosamine-4-sulfatase

***N*-Acetylgalaktosamin-6-Sulfatsulfatase** *f* galactosamine-6-sulfate sulfatase, *N*-acetylgalactosamine-6-sulfatase, chondroitin sulfatase

***N*-Acetyl-D-Glukosamin** *nt* *N*-acetyl-D-glucosamine

α-*N*-A|ce|tyl|glu|ko|sa|mi|ni|da|se *f* α-*N*-acetylglucosaminidase

***N*-Acetylglukosamin-6-Sulfatsulfatase** *f* *N*-acetylglucosamine-6-sulfatase, *N*-acetyl-α-D-glucosaminide-6-sulfatase

A|ce|tyl|glu|ta|mat *nt* acetylglutamate

A|ce|tyl|glu|ta|mat|ki|na|se *f* acetylglutamate kinase

***N*-A|ce|tyl|glu|ta|min|säu|re** *f* *N*-acetylglutamic acid

***N*-Acetyl-β-Hexosaminidase A** *f* hexosaminidase, β-*N*-acetylgalactosaminidase, *N*-acetyl-β-hexosaminidase A

a|ce|ty|lie|ren *vt* acetylate

A|ce|ty|lie|rung *f* acetylation, acetylization

***N*-A|ce|tyl|man|no|sa|min** *nt* *N*-acetylmannosamine

***N*-A|ce|tyl|man|no|sa|min|ki|na|se** *f* *N*-acetylmannosamine kinase

***N*-A|ce|tyl|mu|ra|min|säu|re** *f* *N*-acetylmuramic acid

***N*-A|ce|tyl|neu|ra|mi|nat** *nt* *N*-acetylneuraminate

***N*-A|ce|tyl|neu|ra|mi|nat|ly|a|se** *f* *N*-acetylneuraminate lyase

***N*-Acetylneuraminat-9-Phosphat-Synthase** *f* *N*-acetylneuraminate-9-phosphate synthase

***N*-A|ce|tyl|neu|ra|min|säu|re** *f* *N*-acetylneuraminic acid

***N*-Acetylneuraminsäure-9-Phosphatase** *f* *N*-acetylneuraminate-9-phosphatase

***N*-A|ce|tyl|or|ni|thin** *nt* *N*-acetylornithine

A|ce|tyl|or|ni|thin|de|a|ce|ty|la|se *f* acetylornithine deacetylase

A|ce|tyl|or|ni|thin|trans|a|mi|na|se *f* acetylornithine transaminase

A|ce|tyl|phos|phat *nt* acetyl phosphate

Acetyl-Radikal *nt* acetyl

A|ce|tyl|sa|li|cyl|säu|re *f* aspirin, acetosal, acetylsalicylic acid

A|ce|tyl|trans|fe|ra|se *f* acetyltransferase [ˌæsətɪl'trænsfəreɪz], acetylase [ə'setleɪz]

ACH *abk.* s.u. 1. Acetylcholin 2. Azetylcholin
ACh *abk.* s.u. 1. Acetylcholin 2. Azetylcholin
ACHE *abk.* s.u. 1. Acetylcholinesterase 2. Azetylcholinesterase
AChE *abk.* s.u. 1. Acetylcholinesterase 2. Azetylcholinesterase
alchresltisch *adj.* achrestic
Alchrolmaltin *nt* achromatin, achromin, euchromatin
alchrolmaltolphil *adj.* achromatophilic, achromatophil, achromophil, achromophilous
Alchrolmie *f* achromia
Alchrolmolreltilkullolzyt *m* s.u. Achromozyt
Alchrolmolzyt *m* achromocyte, crescent body, Traube's corpuscle, phantom corpuscle, Ponfick's shadow, shadow, shadow cell, shadow corpuscle, selenoid body
Achlse *f* pivot, axis
 elektrische Achse electrical axis
Achlsellymphlknolten *pl* axillary glands, axillary lymph nodes
 apikale Achsellymphknoten apical lymph nodes, apical axillary lymph nodes
 oberflächliche Achsellymphknoten superficial axillary lymph nodes
 tiefe Achsellymphknoten deep axillary lymph nodes
Achlsellymphlknoltenlmeltasltalse *f* axillary metastasis, axillary lymph node metastasis [mə'tæstəsɪs]
Alcildolvir *nt* acyclovir, acycloguanosine
alcildolphil *adj.* acidophil, acidophile, acidophilic, oxychromatic, oxyphil, oxyphile, oxyphilic, oxyphilous
Alcildolse *f* acidosis, oxidosis, oxyosis
Alcilnus *m* 1. acinus 2. (*Drüse*) alveolus
Alcilnuslzellle *f* acinar cell, acinous cell
ACP *abk.* s.u. Acyl-Carrier-Protein
ACP-Acyltransferase *f* ACP-acyltransferase
ACP-Malonyltransferase *f* ACP-malonyltransferase
acquired immunodeficiency syndrome *nt* acquired immunodeficiency syndrome, acquired immune deficiency syndrome
Acro- *präf.* acroteric, acro-
Alcrollelin *nt* acrolein, acrylaldehyde, allyl aldehyde ['ældəhaɪd]
Acryl- *präf.* acrylic, acryl-
Alcryllalldelhyd *m* acrolein, acrylaldehyde, allyl aldehyde ['ældəhaɪd]
7-ACS *abk.* s.u. 7-Amino-cephalosporansäure
ACTH *abk.* s.u. adreno-corticotropes *Hormon*
ACTH-bildende-Zellen *pl* ACTH cells
ACTH-Eosinophilen-Test *m* Thorn test
ACTH-Test *m* ACTH stimulation test, ACTH test
ACTH-Zellen *pl* ACTH cells
Acltildilon *nt* cycloheximide, actidione
Acltin *nt* actin
Actino- *präf.* actin(o)-
Acltilnolbalcillus *m* Actinobacillus, Malleomyces
 Actinobacillus mallei glanders bacillus, Pseudomonas mallei, Actinobacillus mallei
 Actinobacillus pseudomallei Whitmore's bacillus, Pseudomonas pseudomallei, Actinobacillus pseudomallei, Actinobacillus whitmori
Acltilnolmylces *m* actinomycete, actinomyces, Actinomyces
Acltilnolmylcin *nt* actinomycin
ACTN *abk.* s.u. Adrenokortikotropin
ACV *abk.* s.u. Aciclovir
Alcycllolgulalnolsin *nt* acyclovir, acycloguanosine
Acyl- *präf.* acyl
Alcyllaldelnyllat *nt* acyl adenylate
Alcyllalse *f* acylase
Alcyllcarlniltin *nt* acyl carnitine
Acyl-Carrier-Protein *nt* acyl carrier protein
Acyl-CoA *nt* acyl coenzyme A, Acyl-CoA
Acyl-CoA-dehydrogenase *f* acyl-CoA dehydrogenase [dɪ'haɪdrədʒəneɪz]
Acyl-CoA-desaturase *f* acyl-CoA desaturase
Acyl-CoA-synthetase *f* acyl-CoA synthetase
Alcyllcolenlzym A *nt* acyl coenzyme A, Acyl-CoA
Alcyllenlzym *nt* acyl enzyme
Acylglucosamin-2-epimerase *f* acylglucosamine-2-epimerase
Alcyllglylcelrin *nt* acylglycerol, glyceride
Alcyllglylcelrinlpallmiltildylltranslfelralse *f* acylglycerol palmitoyl transferase
alcyllielren *vt* acylate
Alcyllielrung *f* acylation, acidylation
N-Alcyllneulralminlsäulre *f* *N*-acylneuraminic acid, sialic acid
N-Alcyllsphinlgolsin *nt* *N*-acylsphingosine
Alcyllsphinlgolsinldelalcyllalse *f* acylsphingosine deacylase, ceramidase
Alcylltranslfelralse *f* acyltransferase, transacetylase, transacylase
AD *abk.* s.u. Alkoholdehydrogenase
ADA *abk.* s.u. Adenosindesaminase
Aldalmanltilnom *nt* enameloblastoma, ameloblastoma, adamantinoma, adamantoblastoma, adamantoma
Adamanto- *präf.* amel(o)-
Aldalmanltolblast *m* adamantoblast, ameloblast, ganoblast, enamel cell, enameloblast
Aldamlsit *nt* adamsite, diphenylaminearsine chloride
Addis: Addis-Count *m* Addis count, Addis method, Addis test
 Addis-Test *m* Addis method, Addis count, Addis test
Addis-Hamburger: Addis-Hamburger-Count *m* Addis method, Addis count, Addis test
Addison: Addison-Anämie *f* Addison's anemia, addisonian anemia, Addison-Biermer disease, Addison-Biermer anemia, Biermer's anemia, Biermer's disease, Biermer-Ehrlich anemia, cytogenic anemia, malignant anemia, pernicious anemia [ə'niːmɪə]
Adldukt *nt* adduct
Ade *abk.* s.u. Adenin
Aldelnin *nt* adenine
Adenin-Arabinosid *nt* adenine arabinoside, vidarabine, arabinoadenosine, arabinosyladenine
Aldelninldeslalmilnalse *f* adenine deaminase, adenase
Aldelninldeslolxylrilbolsid *nt* deoxyadenosine
Aldelninlphoslpholrilbolsylltranslfelralse *f* adenine phosphoribosyl transferase
Adeno- *präf.* aden(o)-
Aldelnolalkanlthom *nt* adenoacanthoma
Aldelnolalmellolblasltom *nt* adenoameloblastoma, ameloblastic adenomatoid tumor, adenomatoid odontogenic tumor
Aldelnolblast *m* adenoblast
Aldelnolcarlcilnolma *nt* adenocarcinoma, glandular cancer, glandular carcinoma
Aldelnolelpilthellilom *nt* adenoepithelioma

A|de|no|fi|b|rom *nt* adenofibroma, fibroadenoma, fibroid adenoma [ædə'nəʊmə]
A|de|no|gra|fie *f* s.u. Adenographie
a|de|no|gra|fisch *adj.* s.u. adenographisch
A|de|no|gra|phie *f* adenography [ædɪ'nɑgrəfɪ]
a|de|no|gra|phisch *adj.* relating to adenography, adenographic
a|de|no|hy|po|phy|sär *adj.* relating to adenohypophysis, adenohypophysial, adenohypophyseal
A|de|no|hy|po|phy|se *f* adenohypophysis, anterior pituitary, anterior lobe of hypophysis, anterior lobe of pituitary (gland), glandular lobe of hypophysis, glandular lobe of pituitary (gland), glandular part of hypophysis
a|de|no|id *adj.* adenoid, adenoidal
A|de|no|ide *pl* adenoids, adenoid vegetation, Meyer's disease, adenoid disease
adenoid-zystisch *adj.* adenocystic
A|de|no|kan|kro|id *nt* adenocancroid
A|de|no|kar|zi|nom *nt* adenocarcinoma, glandular cancer, glandular carcinoma
Adenokarzinom der Prostata prostatic adenocarcinoma
Adenokarzinom des Magens gastric adenocarcinoma
alveoläres Adenokarzinom (*Lunge*) acinar cancer, acinic cell adenocarcinoma, acinic cell cancer, acinose cancer, alveolar adenocarcinoma, alveolar cancer, acinous adenocarcinoma, acinar adenocarcinoma, acinar carcinoma, acinose carcinoma, acinous carcinoma, acinic cell carcinoma, alveolar carcinoma
azinöses Adenokarzinom s.u. alveoläres *Adenokarzinom*
bronchioloalveoläres Adenokarzinom bronchioloalveolar adenocarcinoma
bronchogenes Adenokarzinom bronchogenic adenocarcinoma
eosinophilzelliges Adenokarzinom eosinophilic cell adenocarcinoma
follikuläres Adenokarzinom follicular adenocarcinoma
hellzelliges Adenokarzinom pale cell adenocarcinoma
papilläres Adenokarzinom papillary adenocarcinoma, polypoid adenocarcinoma
A|de|no|kys|tom *nt* adenocystoma, cystic adenoma [ædə'nəʊmə], adenocyst, cystadenoma, cystoadenoma, cystoma
papilläres Adenokystom papilloadenocystoma, papillary cystadenoma
A|de|no|lei|o|my|o|fi|b|rom *nt* adenoleiomyofibroma
A|de|no|li|pom *nt* adenolipoma
A|de|no|li|po|ma|to|se *f* adenolipomatosis
A|de|no|lym|phom *nt* adenolymphoma, Whartin's tumor, papillary adenocystoma lymphomatosum, papillary cystadenoma lymphomatosum
eosinophiles Adenolymphom acidophil adenoma [ædə'nəʊmə]
tubuläres Adenolymphom der Vulva papillary hidradenoma, apocrine adenoma
A|de|nom *nt* adenoma [ædə'nəʊmə], adenoid tumor
Adenom eines Schweißdrüsenganges sweat duct adenoma
autonomes Adenom autonomous adenoma
azidophiles Adenom acidophilic adenoma, acidophilic pituitary adenoma
azidophilzelliges Adenom acidophilic adenoma, acidophilic pituitary adenoma
basophiles Adenom basophil(ic) adenoma, basophilic pituitary adenoma
chromophobes Adenom chromophobe/chromophobic adenoma, chromophobic pituitary adenoma
duktales Adenom ductular cell adenoma
entartetes Adenom degenerated adenoma
eosinophiles Adenom eosinophil(ic) adenoma, eosinophilic pituitary adenoma
fetales Adenom fetal adenoma
follikuläres Adenom (*Schilddrüse*) follicular adenoma
hellzelliges Adenom clear (cell) adenoma
makrofollikuläres Adenom (*Schilddrüse*) colloid adenoma, macrofollicular adenoma
mikrofollikuläres Adenom (*Schilddrüse*) microfollicular adenoma
onkozytäres Adenom oncocytic adenoma
papilläres Adenom papillary adenoma
papillär-tubuläres Adenom papillotubular adenoma
papillär-zystisches Adenom papillary cystic adenoma
pleomorphes Adenom pleomorphic adenoma
trabekuläres Adenom trabecular adenoma
tubuläres Adenom tubular adenoma
villöses Adenom villous adenoma
zystisches Adenom cystadenoma, cystic adenoma, cystoadenoma, cystoma
A|de|no|ma *nt*, *pl* **A|de|no|mas, A|de|no|ma|ta** adenoma [ædə'nəʊmə], adenoid tumor
Adenoma fibrosum fibroid adenoma, fibroadenoma
Adenoma insulocellulare islet (cell) adenoma, langerhansian adenoma, nesidioblastoma
Adenoma sebaceum Balzer Balzer type sebaceous adenoma [sɪ'beɪʃəs]
Adenoma sebaceum Pringle sebaceous adenoma, Pringle's disease, Pringle's sebaceous adenoma
Adenoma sudoriparum hidradenoma, hidroadenoma, hydradenoma, spiradenoma, spiroma
Adenoma tubulare testis tubular adenoma of testis
A|de|no|ma|to|id|tu|mor *m* angiomatoid tumor, adenomatoid tumor, Recklinghausen's tumor
a|de|no|ma|tös *adj.* adenomatous [ædə'nɑmətəs], adenomatoid
A|de|no|ma|to|se *f* adenosis, adenomatosis
pluriglanduläre Adenomatose pluriglandular adenomatosis, polyendocrine adenomatosis, familial polyendocrine adenomatosis, endocrine adenomatosis, polyendocrinoma, multiple endocrine neoplasia, multiple endocrine adenomatosis, multiple endocrinomas, multiple endocrinopathy, endocrine polyglandular syndrome
A|de|no|ma|to|sis *f* adenomatosis, adenosis
Adenomatosis coli adenomatosis of the colon, adenomatous polyposis coli [ædə'nɑmətəs], familial polyposis syndrome, familial intestinal polyposis, familial polyposis, multiple familial polyposis
A|de|no|me|ga|lie *f* adenomegaly
A|de|no|my|o|fi|b|rom *nt* adenomyofibroma
A|de|no|my|om *nt* adenomyoma
a|de|no|my|o|ma|tös *adj.* adenomyomatous [ˌædnəʊmaɪ'ɑmətəs]

A|de|no|my|o|ma|to|se *f* adenomyomatosis
Adenomyomatose der Prostata prostatic adenoma, adenomatous prostatic hypertrophy [haɪ'pɜrtrəfɪ], benign prostatic hypertrophy, nodular prostatic hypertrophy
A|de|no|my|o|rhab|do|sar|kom *nt* adenomyosarcoma of kidney, nephroblastoma, renal carcinosarcoma, Wilms' tumor, embryonal nephroma, embryoma of kidney, embryonal adenomyosarcoma, embryonal adenosarcoma [ˌædnəʊsɑːr'kəʊmə], embryonal carcinosarcoma, embryonal sarcoma [sɑːr'kəʊmə], embryonal nephroma
A|de|no|my|o|sar|kom *nt* adenomyosarcoma
embryonales Adenomyosarkom s.u. Adenomyorhabdosarkom
A|de|no|pa|thie *f* adenopathy [ædə'nɑpəθɪ], adenosis
multiple endokrine Adenopathie pluriglandular adenomatosis, polyendocrine adenomatosis, familial polyendocrine adenomatosis, endocrine adenomatosis, polyendocrinoma, multiple endocrine neoplasia, multiple endocrine adenomatosis, multiple endocrinomas, multiple endocrinopathy, endocrine polyglandular syndrome
a|de|nös *adj.* relating to a gland, adenous
A|de|no|sar|kom *nt* adenosarcoma [ˌædnəʊsɑːr'kəʊmə]
embryonales Adenosarkom s.u. Adenomyorhabdosarkom
A|de|no|se *f* adenosis
A|de|no|sin *nt* adenosine
A|de|no|sin|des|a|mi|na|se *f* adenosine deaminase
A|de|no|sin|des|a|mi|na|se|man|gel *m* adenosine deaminase deficiency, ADA deficiency
Adenosindiphosphat *nt* adenosine-5'-diphosphate
Adenosin-5'-diphosphat *nt* adenosine-5'-diphosphate
A|de|no|sin|ki|na|se *f* adenosine kinase
A|de|no|sin|mo|no|phos|phat *nt* adenosine monophosphate, adenylic acid
Adenosin-3'-phosphat *nt* adenosine-3'-phosphate
Adenosin-3',5'-phosphat (zyklisches) *nt* adenosine 3',5'-cyclic phosphate, cyclic adenosine monophosphate, cyclic AMP
Adenosin-5'-phosphat *nt* adenosine-5'-phosphate
Adenosin-5'-pyrophosphat *nt* adenosine-5'-diphosphate
Adenosintriphosphat *nt* adenosine-5'-triphosphate, adenylpyrophosphate
Adenosin-5'-triphosphat *nt* adenosine-5'-triphosphate, adenylpyrophosphate
A|de|no|sin|tri|phos|pha|ta|se *f* adenosine triphosphatase, ATPase
A|de|no|sis *f* adenosis
sklerosierende Adenosis blunt duct adenosis, sclerosing adenosis, fibrosing adenosis, adenofibrosis
A|de|no|skle|ro|se *f* adenosclerosis
S-A|de|no|syl|ho|mo|cys|te|in *nt* S-adenosylhomocysteine
A|de|no|syl|ho|mo|cys|tei|na|se *f* adenosylhomocysteinase
S-A|de|no|syl|me|thi|o|nin *nt* S-adenosylmethionine
S-A|de|no|syl|me|thi|o|nin|de|carb|o|xy|la|se *f* S-adenosylmethionine decarboxylase
Adenoviren- *präf.* adenoviral
A|de|no|vi|rus *nt* adenovirus, adenoidal-pharyngeal-conjunctival virus, A-P-C virus
Adenyl- *präf.* adenyl, adenylyl
A|de|ny|lat *nt* adenylate
A|de|ny|lat|cyc|la|se *f* adenylate cyclase, adenyl cyclase, adenylyl cyclase
A|de|ny|lat|cyc|la|se|sys|tem *nt* adenylate cyclase system
A|de|ny|lat|ki|na|se *f* adenylate kinase, A-kinase, myokinase, AMP kinase
A|de|ny|lat|zyk|la|se *f* s.u. Adenylatcyclase
A|de|ny|lat|zyk|la|se|sys|tem *nt* adenylate cyclase system
A|de|nyl|bern|stein|säu|re *f* adenylsuccinic acid
A|de|ny|lo|suc|ci|nat *nt* adenylosuccinate, adenylsuccinate
A|de|ny|lo|suc|ci|nat|ly|a|se *f* adenylosuccinate lyase, adenylosuccinase
A|de|ny|lo|suc|ci|nat|syn|the|ta|se *f* adenylosuccinate synthetase
Adenyl-Radikal *nt* adenyl, adenylyl
A|de|nyl|säu|re *f* adenosine monophosphate, adenylic acid
A|de|nyl|suc|ci|nat *nt* adenylosuccinate, adenylsuccinate
A|de|nyl|suc|ci|nat|ly|a|se *f* adenylosuccinate lyase, adenylosuccinase
A|de|nyl|suc|ci|nat|syn|the|ta|se *f* adenylosuccinate synthetase
A|de|nyl|yl|trans|fe|ra|se *f* adenylyltransferase
A|der *f* vessel; artery, vein
ADH *abk.* s.u. **1.** Alkoholdehydrogenase **2.** antidiuretisches *Hormon*
ad|hä|rent *adj.* adherent; **nicht adhärent** nonadherent
Ad|hä|renz *f* adherence, adhesion (*an* to); (*mikrobiol.*) adherence, adhesion, attachment
Ad|hä|si|on *f* (*mikrobiol.*) adherence, attachment, adhesion; (*pathol.*) adhesion (*mit* to), adhesiveness, conglutination
Ad|hä|si|ons|mo|le|kül *nt* adhesion molecule
interzelluläre Adhäsionsmoleküle intercellular adhesion molecules
interzelluläres Adhäsionsmolekül-1 intercellular adhesion molecule-1
interzelluläres Adhäsionsmolekül-2 intercellular cellular adhesion molecule-2
schleimhautadhärentes Adhäsionsmolekül-1 mucosal adhesion cellular adhesion molecule-1
vaskuläres Adhäsionsmolekül-1 vascular cellular adhesion molecule-1
zelluläres Adhäsionsmolekül cellular adhesion molecule
ADH-System *nt* ADH system, vasopressin system
A|di|cil|lin *nt* cephalosporin N, adicillin, penicillin N [penə'sɪlɪn]
Adipo- *präf.* fat, adip(o)-, lip(o)-
A|di|po|fi|brom *nt* adipofibroma
a|di|po|zel|lu|lär *adj.* adipocellular
A|di|po|zyt *m* adipocyte, fat cell, lipocyte
A|di|u|re|tin *nt* vasopressin, β-hypophamine, antidiuretic hormone
A|di|u|re|tin|sys|tem *nt* ADH system, vasopressin system
Ad|ju|vans *nt, pl* **Ad|ju|van|zi|en, Ad|ju|van|tia** adjuvant
ad|ju|vant *adj.* adjuvant
ADM *abk.* s.u. Adriamycin
ad|o|ral *adj.* adoral, toward the mouth
ADP *abk.* s.u. **1.** Adenosindiphosphat **2.** Adenosin-5'-diphosphat
Adren- *präf.* adren(o)-, adrenic
ad|re|nal *adj.* relating to the adrenal gland, adrenal, adrenic
Ad|re|na|lin *nt* adrenaline, adrenin, adrenine, epinephrine

ad|ren|erg *adj.* adrenergic
ad|ren|er|gisch *adj.* adrenergic
Adreno- *präf.* adrenal, adrenic, adren(o)-
Ad|re|no|blas|tom *nt* adrenoblastoma
ad|re|no|cor|ti|cal *adj.* s.u. adrenokortikal
Ad|re|no|cor|ti|co|ste|ro|id *nt* adrenocortical steroid
ad|re|no|cor|ti|co|trop *adj.* adrenocorticotropic, adrenocorticotrophic
ad|re|no|cor|ti|co|troph *adj.* adrenocorticotropic, adrenocorticotrophic
ad|re|no|kor|ti|kal *adj.* adrenocortical, corticoadrenal, cortiadrenal, adrenal-cortical
ad|re|no|kor|ti|ko|trop *adj.* corticotropic, corticotrophic
Ad|re|no|kor|ti|ko|tro|pin *nt* adrenocorticotropic hormone, adrenocorticotrophin, adrenocorticotropin, adrenotrophin, adrenotropin, corticotropin, corticotrophin, acortan
Ad|re|no|ste|ron *nt* adrenosterone, Reichstein's substance G
Ad|res|sin *nt* addressin
 vaskuläres Adressin vascular addressin
Ad|ri|a|my|cin *nt* doxorubicin
Ad|sor|bat *nt* adsorbate
Ad|sor|bens *nt*, *pl* **Ad|sor|ben|zi|en, Ad|sor|ben|tia** adsorbent
ad|sor|bie|ren *vt* adsorb, sorb
Ad|sorp|ti|on *f* 1. adsorption 2. (*mikrobiol.*) attachment
Ad|sorp|ti|ons|chro|ma|to|gra|fie *f* s.u. Adsorptionschromatographie
Ad|sorp|ti|ons|chro|ma|to|gra|phie *f* adsorption chromatography [krəʊmə'tɑgrəfɪ]
Ad|sorp|ti|ons|ko|ef|fi|zi|ent *m* adsorption constant
ad|sorp|tiv *adj.* absorptive
Ad|strin|gens *nt*, *pl* **Ad|strin|gen|zi|en, Ad|strin|gen|tia** astringent, staltic
ad|strin|gie|ren *vt* astringe
ad|strin|gie|rend *adj.* astringent, staltic
ADT *abk.* s.u. Adenosintriphosphat
AE *abk.* s.u. 1. Aktivierungsenergie 2. Antitoxineinheit 3. akute *Erythrämie* 4. Arzneimittelexanthem
A.E. *abk.* s.u. Antitoxineinheit
Ae|des *f* Aedes
 Aedes aegypti yellow-fever mosquito, tiger mosquito, Aedes aegypti
AeDTE *abk.* s.u. Äthylendiamintetraessigsäure
AFC-Blockade *f* AFC blockade, blockade of antibody-forming cells
a|feb|ril *adj.* without fever, afebrile, apyretic, apyrexial, athermic
Af|fi|ni|täts|chro|ma|to|gra|fie *f* s.u. Affinitätschromatographie
Af|fi|ni|täts|chro|ma|to|gra|phie *f* affinity chromatography [krəʊmə'tɑgrəfɪ]
Af|fi|ni|täts|he|te|ro|ge|ni|tät *f* affinity heterogeneity
Af|fi|ni|täts|kon|stan|te *f* affinity constant
Af|fi|ni|täts|mar|kie|rung *f* affinity labeling
Af|fi|ni|täts|rei|fung *f* affinity maturation
A|fib|ri|no|gen|ä|mie *f* factor I deficiency, deficiency of fibrinogen, afibrinogenemia [eɪˌfaɪbrɪnədʒə'niːmɪə]
 kongenitale Afibrinogenämie congenital afibrinogenemia
AFL *abk.* s.u. Antifibrinolysin
AFP *abk.* s.u. $alpha_1$-Fetoprotein
AFT *abk.* s.u. Antifibrinolysintest

AG *abk.* s.u. 1. Allergen 2. Angiographie 3. Antigen 4. Antiglobulin
Ag *abk.* s.u. 1. Allergen 2. allergen 3. Antigen 4. Silber
A/G *abk.* s.u. Albumin-Globulin-Quotient
A|gam|ma|glo|bu|lin|ä|mie *f* agammaglobulinemia [eɪˌgæməˌglɑbjələ'niːmɪə]
 erworbene Agammaglobulinämie acquired agammaglobulinemia
 infantile X-chromosomale Agammaglobulinämie s.u. kongenitale *Agammaglobulinämie*
 kongenitale Agammaglobulinämie Bruton's agammaglobulinemia, Bruton's disease, X-linked agammaglobulinemia, X-linked hypogammaglobulinemia, X-linked infantile agammaglobulinemia, congenital agammaglobulinemia, congenital hypogammaglobulinemia
 kongenitale geschlechtsgebundene Agammaglobulinämie s.u. kongenitale *Agammaglobulinämie*
 Schweizer-Typ der Agammaglobulinämie thymic alymphoplasia, lymphopenic agammaglobulinemia, leukopenic agammaglobulinemia, severe combined immunodeficiency disease, thymic alymphoplasia, severe combined immunodeficiency, Swiss type agammaglobulinemia
A|gar *m/nt* agar, gelose; agar, agar medium, agar culture medium
A|gar|dif|fu|si|ons|me|tho|de *f* agar diffusion method, agar diffusion test, gel diffusion test
A|gar|dif|fu|si|ons|test *m* s.u. Agardiffusionsmethode
A|ga|ri|cin|säu|re *f* agaricic acid, agaric acid, agaricinic acid
A|gar|nähr|bo|den *m* agar medium, agar culture medium
A|gar|plat|te *f* agar plate, plate
A|gens *nt*, *pl* **A|gen|zi|en** agent
 alkylierendes Agens alkylating agent, alkylator
 antimikrobielles Agens antimicrobial agent
 attenuierendes Agens attenuant
 chemisches Agens chemical agent
 entkoppelndes Agens uncoupling agent
 infektiöses Agens infectious agent/unit
 krankheitserregendes Agens noxa, noxious substance
 mitogenes Agens mitogenic agent
 mutagenes Agens mutagen, mutagenic agent
 schädigendes Agens noxa, noxious substance
AGG *abk.* s.u. Agammaglobulinämie
Aggl. *abk.* s.u. Agglutination
Ag|glo|me|rat *nt* agglomerate
Ag|glo|me|ra|ti|on *f* agglomeration, aggregation
ag|glo|me|rie|ren *vt*, *vi* agglomerate
ag|glo|me|riert *adj.* agglomerate, agglomerated
Ag|glo|me|rin *nt* agglomerin
ag|glu|ti|na|bel *adj.* agglutinable
Ag|glu|ti|na|ti|on *f* agglutination, clumping; clump, clumping
 indirekte Agglutination s.u. passive *Agglutination*
 passive Agglutination passive agglutination
Ag|glu|ti|na|ti|ons|hemm|ungs|re|ak|ti|on *f* agglutination inhibiting reaction
Ag|glu|ti|na|ti|ons|pro|be *f* s.u. Agglutinationstest
Ag|glu|ti|na|ti|ons|re|ak|ti|on *f* s.u. Agglutinationstest
Ag|glu|ti|na|ti|ons|test *m* agglutination assay, agglutination test
Ag|glu|ti|na|ti|ons|ti|ter *m* agglutination titer
ag|glu|ti|nier|bar *adj.* agglutinable

ag|glu|ti|nie|ren I *vt* agglutinate II *vi* agglutinate, clump
ag|glu|ti|nie|rend *adj.* agglutinating, agglutinative, agglutinophilic
nicht agglutinierend non-agglutinating
ag|glu|ti|niert *adj.* agglutinate, clumpy
Ag|glu|ti|nin *nt* agglutinin, agglutinator; immune agglutinin
kreuzreagierendes Agglutinin cross-reacting agglutinin, cross agglutinin
agglutinin-bildend *adj.* agglutinogenic, agglutogenic
Ag|glu|ti|no|gen *nt* agglutinogen, agglutogen
Ag|gre|ga|ti|on *f* aggregation; agglutination
intravaskuläre Aggregation intravascular agglutination
Ag|gres|sin *nt* aggressin
AGKT *abk.* s.u. 1. AGK-Test 2. Antiglobulin-Konsumptionstest
AGK-Test *m* antiglobulin consumption test
$AgNO_3$ *abk.* s.u. Silbernitrat
a|gra|nu|lär *adj.* agranular
A|gra|nu|lo|zyt *m* agranulocyte, agranular leukocyte
A|gra|nu|lo|zy|to|se *f* agranulocytosis, agranulocytic angina, Schultz's disease, Schultz's syndrome, Schultz's angina, Werner-Schultz disease, malignant leukopenia, malignant neutropenia, granulocytopenia, granulopenia, idiopathic neutropenia, idiosyncratic neutropenia, pernicious leukopenia, neutropenic angina
infantile hereditäre Agranulozytose Kostmann's syndrome, infantile genetic agranulocytosis
A-Grippe *f* influenza A
AH *abk.* s.u. Antihistamin
A|hap|to|glo|bu|lin|ä|mie *f* ahaptoglobinemia [əˈhæptəʊˌgləʊbɪˈniːmɪə]
AHC *abk.* s.u. antihämophiler *Faktor* C
AHD *abk.* s.u. Antihyaluronidase
AHE *abk.* s.u. Antihyaluronidase-Einheit
AHF *abk.* s.u. Antihämophiliefaktor
AHG *abk.* s.u. antihämophiles *Globulin*
AHP *abk.* s.u. antihämophiles *Plasma*
AHR *abk.* s.u. Agglutinationshemmungsreaktion
AHT *abk.* s.u. Antihyaluronidase-Test
AI *abk.* s.u. Anaphylatoxininaktivator
AIDS-related-Complex *m* AIDS-related complex
Aids-Virus *nt* human immunodeficiency virus, AIDS virus, Aids-associated virus, type III human T-cell leukemia/lymphoma/lymphotropic virus, lymphadenopathy-associated virus [lɪmˌfædɪˈnɑpəθɪ], AIDS-associated retrovirus
AIL *abk.* s.u. angioimmunoblastische *Lymphadenopathie*
AK *abk.* s.u. 1. Adenylatkinase 2. Azetatkinase
Ak *abk.* s.u. Adenylatkinase
Akantho- *präf.* acanth(o)-
A|kan|thom *nt* acanthoma
A|kan|tho|zyt *m* acanthocyte, acanthrocyte
A|kan|tho|zy|to|se *f* acanthocytosis, acanthrocytosis
A|ka|ry|o|zyt *m* akaryocyte, akaryota, akaryote
AKG *abk.* s.u. Angiokardiographie
A-Kinase *f* adenylate kinase, A-kinase, AMP kinase
A|kri|din *nt* acridin, acridine
Ak|tin *nt* actin
Aktino- *präf.* actin(o)-
Ak|ti|no|ba|zil|lus *m* Actinobacillus
Ak|ti|no|my|zet *m* actinomyces, actinomycete
Ak|ti|no|my|zin *nt* actinomycin
Aktinomyzin C cactinomycin, actinomycin C
Aktinomyzin D dactinomycin, actinomycin D
Ak|ti|va|tor *m* (*embryolog.*) activator; (*Biochemie*) promoter
Aktivator-RNA *f* activator RNA, activator ribonucleic acid
Aktivator-RNS *f* s.u. Aktivator-RNA
Ak|ti|vie|rung *f* activation
alternative Aktivierung (*Komplement*) alternative pathway, alternative complement pathway, properdin pathway
klassische Aktivierung (*Komplement*) classic pathway, classic complement pathway
kovalente Aktivierung covalent activation
polyklonale Aktivierung polyclonal activation
Ak|ti|vie|rungs|a|na|ly|se *f* activation analysis [əˈnæləsɪs]
Ak|ti|vie|rungs|e|ner|gie *f* activation energy
ak|ti|vie|rungs|in|du|ziert *adj.* activation-induced
Ak|ti|vie|rungs|mar|ker *m* activation marker
Ak|ti|vie|rungs|pha|se *f* activation stage
Ak|ti|vie|rungs|sys|tem *nt* activation system
Ak|ti|vi|tät *f* activity
insulinähnliche Aktivität insulin-like activity, insulin-like growth factors, nonsuppressible insulin-like activity
molare Aktivität molar activity, molecular activity
molekulare Aktivität molar activity, molecular activity
spezifische Aktivität specific activity
Akute-Phase-Protein *nt* acute-phase protein, acute-phase reactant
Ak|ze|le|ra|tor *m* accelerant, accelerator; catalyst, catalyzator, catalyzer
Ak|ze|le|ra|tor|glo|bu|lin *nt* factor V, accelerator factor, accelerator globulin, proaccelerin, cofactor of thromboplastin, component A of prothrombin, labile factor, plasma labile factor, plasmin prothrombin conversion factor, thrombogene
Ak|ze|le|rin *nt* accelerin, factor VI
Ak|zep|tor *m* acceptor
Ak|zep|tor|kon|trol|le *f* acceptor control
Ak|zep|tor|mo|le|kül *nt* acceptor molecule
AL *abk.* s.u. akute *Leukämie*
Al *abk.* s.u. Aluminium
Ala *abk.* s.u. Alanin
A|la|nin *nt* alanine, 2-aminopropionic acid, α-aminopropionic acid, 6-aminopurine
β-Alanin 3-aminopropionic acid, β-aminopropionic acid
β-A|la|nin|ä|mie *f* β-alaninemia [ˌælənɪˈniːmɪə], hyperbetaalaninemia
β-A|la|nin|a|mi|no|trans|a|mi|na|se *f* aminobutyrate aminotransferase, β-alanine transaminase, β-alanine α-ketoglutarate transaminase, β-alanine-oxoglutarate aminotransferase
A|la|nin|a|mi|no|trans|fe|ra|se *f* alanine aminotransferase, glutamic-pyruvic transaminase, serum glutamic pyruvate transaminase, alanine transaminase
A|la|nin|ra|ce|ma|se *f* alanine racemase
A|la|nin|trans|a|mi|na|se *f* s.u. Alaninaminotransferase
Alanyl- *präf.* alanyl
Alanyl-Radikal *nt* alanyl
Alanyl-tRNA-Synthetase *f* alanyl-tRNA synthetase

A|las|trim *nt* alastrim, variola minor, cottonpox, whitepox, Ribas-Torres disease, Cuban itch, milkpox, glasspox, pseudosmallpox [su:də'smɔ:lpɑks]
A|las|trim|vi|rus *nt* alastrim virus
ALAT *abk.* S.U. Alaninaminotransferase
Alb. *abk.* S.U. Albumin
Al|bu|men *nt* white of the egg, egg white, egg albumin, albumen, ovalbumin
Al|bu|min *nt* albumin, albumen
al|bu|min|ar|tig *adj.* resembling albumin, albuminoid, albumoid
Al|bu|mi|nat *nt* albuminate
Albumin-Globulin-Quotient *m* albumin-globulin ratio, A-G ratio
Al|bu|mi|no|id *nt* albuminoid
al|bu|mi|no|id *adj.* albuminoid
al|bu|mi|nös *adj.* albuminous
Al|co|hol *m* alcohol
ALD *abk.* S.U. Aldolase
Al|de|hyd *m* aldehyde ['ældəhaɪd]
Al|de|hyd|de|hyd|ro|ge|na|se *f* aldehyde dehydrogenase (NAD$^+$), acetaldehyde dehydrogenase [dɪ'haɪdrədʒəneɪz]
al|de|hy|disch *adj.* aldehydic
Al|de|hyd|ly|a|se *f* aldehyde lyase, aldolase
Al|de|hyd|o|xi|da|se *f* aldehyde oxidase
Alder: Alder-Granulationsanomalie *f* Alder's anomaly, Alder's bodies, Alder's constitutional granulomatosis, Alder-Reilly anomaly [ə'nɑməlɪ]
Alder-Granulationskörperchen *pl* S.U. Alder-Granulationsanomalie
Alder-Reilly: Alder-Reilly-Granulationsanomalie *f* Reilly granulations
Alder-Reilly-Körperchen *pl* Alder-Reilly bodies, Alder-Reilly corpuscles
Al|di|min *nt* aldimine
Al|do|bi|on|säu|re *f* aldobionic acid
Al|do|hep|to|se *f* aldoheptose
Al|do|he|xo|se *f* aldohexose
Al|do|la|se *f* fructose diphosphate aldolase, fructose bisphosphate aldolase, aldehyde lyase ['ældəhaɪd], aldolase, phosphofructoaldolase
Al|dol|kon|den|sa|ti|on *f* aldol condensation
Al|do|no|lac|to|na|se *f* aldonolactonase
Al|don|säu|re *f* aldonic acid
Al|do|oc|to|se *f* aldooctose
Al|do|pen|to|se *f* aldopentose
Al|do|se *f* aldose
Al|do|sid *nt* aldoside
Al|dos|te|ron *nt* aldosterone
Al|dos|te|ron|sys|tem *nt* aldosterone system
Al|do|tet|ro|se *f* aldotetrose
Al|do|tri|o|se *f* aldotriose
Al|do|xim *nt* aldoxime
al|eu|kä|misch *adj.* relating to aleukemia, aleukemic
Al|eu|kie *f* aleukia
al|eu|ko|zy|tär *adj.* aleukocytic
al|eu|ko|zy|tisch *adj.* aleukocytic
Al|eu|ko|zy|to|se *f* aleukocytosis
ALG *abk.* S.U. Antilymphozytenglobulin
Al|ge *f* alga
Al|gen|pil|ze *pl* algal fungi, Phycomycetes, Phycomycetae
al|ge|tisch *adj.* painful, algesic, algetic
Al|gin *nt* algin, sodium alginate
Al|gi|nat *nt* alginate
Alibert: Alibert-Krankheit *f* Alibert's disease, mycosis fungoides [maɪ'kəʊsɪs]
Alibert-Bazin: Alibert-Bazin-Krankheit *f* Alibert's disease, mycosis fungoides
ali|men|tär *adj.* relating to nutrition *or* food, alimentary
ali|pha|tisch *adj.* aliphatic; acyclic
ali|po|gen *adj.* not lipogenic, alipogenic
Alk. *abk.* S.U. **1.** Alkalose **2.** Alkohol
alk. *abk.* S.U. alkalisch
Al|ka|li *nt, pl* **Al|ka|li|en** alkali
Al|ka|li|me|tall *nt* alkali metal, alkaline metal
Al|ka|li|me|ter *nt* alkalimeter [ælkə'lɪmɪtər], kalimeter
Al|ka|li|met|rie *f* alkalimetry [ælkə'lɪmətrɪ]
al|ka|li|met|risch *adj.* relating to alkalimetry, alkalimetric
al|ka|lisch *adj.* alkaline, alkali, basic
al|ka|li|sie|ren I *vt* alkalify, alkalinize, alkalize, make alkaline **II** *vi* alkalify
Al|ka|lo|id *nt* vegetable base, alkaloid
al|ka|lo|id *adj.* alkaloid
Al|ka|lo|se *f* alkalosis
al|ka|lo|tisch *adj.* relating to alkalosis, alkalotic
Al|kan *nt* alkane, paraffin
Al|kap|ton *nt* alkapton
Al|kap|ton|kör|per *pl* alkapton bodies
Al|kap|ton|u|rie *f* alkaptonuria [æl,kæptə'n(j)ʊərɪə], alcaptonuria, homogentisic acid oxidase deficiency, homogentisinuria
Alkaptonurie- *präf.* alkaptonuric, alcaptonuric
al|kap|ton|u|risch *adj.* relating to alkaptonuria, alkaptonuric, alcaptonuric
Al|ken *nt* olefine, olefin, alkene
Al|kin *nt* alkyne, alkine
Al|ko|hol *m* alcohol
absoluter Alkohol dehydrated alcohol, absolute alcohol
aromatischer Alkohol aromatic alcohol
denaturierter Alkohol denatured alcohol, methylated alcohol
dreiwertiger Alkohol trihydric alcohol
einwertiger Alkohol monohydric alcohol
primärer Alkohol primary alcohol
sekundärer Alkohol secondary alcohol
tertiärer Alkohol tertiary alcohol ['tɜrʃɪ,eri:]
vergällter Alkohol S.U. denaturierter *Alkohol*
zweiwertiger Alkohol dihydric alcohol
Al|ko|hol|de|hyd|ro|ge|na|se *f* alcohol dehydrogenase [dɪ'haɪdrədʒəneɪz], acetaldehyde reductase [rɪ'dʌkteɪz]
Alkyl- *präf.* alkylic, alkyl
Al|ky|lanz *nt* alkylating agent, alkylator
al|ky|lie|ren *vt* alkylate
Al|ky|lie|rung *f* alkylation
ALL *abk.* S.U. akute lymphatische *Leukämie*
All. *abk.* S.U. Allergie
Al|lel *nt* allele, allel, allelomorph; allelic gene
multiple Allele multiple alleles
al|lel *adj.* relating to an allele, allelomorphic, allelic
Al|le|lie *f* allelism ['æli:lɪzəm], allelomorphism [ə,li:lə'mɔ:rfɪzəm]
Al|le|lo|morph *nt* allele, allel, allelomorph
al|le|lo|morph *adj.* relating to an allele, allelomorphic, allelic
Al|le|lo|mor|phis|mus *m* allelism ['æli:lɪzəm], allelomorphism [ə,li:lə'mɔ:rfɪzəm]

Allen-Spitz: **Allen-Spitz-Nävus** *m* Spitz-Allen nevus, Spitz nevus, benign juvenile melanoma [ˌmelə'nəʊmə], juvenile melanoma, epithelioid cell nevus, spindle and epithelioid cell nevus, spindle cell nevus, epithelioid cell nevus

Allerlgen *nt* allergen, sensitizer

allerlgen *adj.* inducing allergy, allergenic; **nicht allergen** anallergic

Allergen-IgE-Mastzell-Interaktion *f* allergen-IgE-mast cell interaction

allerlgenlinlduIziert *adj.* allergen-induced

Allerlgie *f* allergy, acquired sensitivity, induced sensitivity; hyperergy, hyperergia, hypersensitivity, hypersensitiveness

anaphylaktische Allergie type I hypersensitivity, anaphylactic hypersensitivity, anaphylaxis, anaphylaxis, immediate allergy, immediate hypersensitivity, immediate hypersensitivity reaction

atopische Allergie atopic allergy, atopy, hereditary allergy, spontaneous allergy

latente Allergie latent allergy

physikalische Allergie physical allergy

polyvalente Allergie polyvalent allergy

Allerlgielbelreitlschaft *f* hyperresponsiveness

allerlgisch *adj.* allergic, hypersensitive (*gegen* to), idiosyncratic, supersensitive; **nicht allergisch** anallergic

allerlgilsielren *vt* hypersensitize, allergize, make allergic

Allerlgilsielrung *f* allergization, hypersensitization, sensitization

Allerlgolid *nt* allergoid

Allerlgollolge *m* allergologist, allergist

Allerlgollolgie *f* allergology [ælər'gɑlədʒɪ], allergy

Allerlgolse *f* allergosis, allergic disease

Allo- *präf.* all(o)-

Allolallbulmin *nt* alloalbumin

Allolanltilgen *nt* alloantigen, isophile antigen, isogeneic antigen, isoantigen, allogeneic antigen

Allolanltilkörlper *m* isoantibody, alloantibody

allo-Form *f* diastereomer, diastereoisomer, allo form

allolgen *adj.* 1. allogeneic, allogenic, homogenous [hə'mɑdʒənəs], homologous [hə'mɑləgəs], homological 2. homogenous, homoplastic

allolgelneltisch *adj.* allogeneic, allogenic, homogenous [hə'mɑdʒənəs], homologous [hə'mɑləgəs], homological

allolgelnisch *adj.* allogeneic, allogenic, homogenous [hə'mɑdʒənəs], homologous [hə'mɑləgəs], homological

allolimlmun *adj.* alloimmune

Allolimlmulnilsielrung *f* isoimmunization

Allolilsolmelrie *f* alloisomerism [ˌæləʊaɪ'sɑmərɪzəm]

Allolmelrie *f* allomerism

Allolmelrilsaltilon *f* allomerization

Allolphalnat *nt* allophanate

Allolphanlsäulre *f* allophanic acid, urea carbonic acid, *N*-carboxyurea, carbamoylcarbamic acid

Allolsenlsiltilvielrung *f* allosensitization, isosensitization

Alloltop *nt* allotope

Alloltolxin *nt* allotoxin

Alloltranslplanltat *nt* allograft, allogeneic graft, homologous graft [hə'mɑləgəs], homoplastic graft, homologous transplant, allogeneic transplant, homograft, homoplastic graft, homotransplant

Alloltranslplanltatlablstolßung *f* allograft reaction, homograft reaction

Alloltranslplanltatlablstolßungslrelakltilon *f* allograft reaction, homograft reaction

Alloltranslplanltaltilon *f* homologous transplantation [hə'mɑləgəs], allograft, allogeneic transplantation, allotransplantation, homotransplantation

Alloltyp *m* allotype, allotypic marker

Alloltylpie *f* allotypy

alloltylpisch *adj.* relating to an allotype, allotypic

allolzentlrisch *adj.* allocentric

Allyl- *präf.* allyl

Allyllalldelhyd *m* acrolein, acrylaldehyde, allyl aldehyde ['ældəhaɪd]

Allyllmerlcapltolmelthyllpelnilcillinlsäulre *f* allylmercaptomethylpenicillin, penicillin O [penə'sɪlɪn]

ALM *abk.* S.U. akrolentiginöses *Melanom*

Allmelcilllin *nt* allylmercaptomethylpenicillin, penicillin O [penə'sɪlɪn]

Almen: **Almen-Probe** *f* Almén's test for blood, guaiac test

ALP *abk.* S.U. alkalische *Leukozytenphosphatase*

aLP *abk.* S.U. alkalische *Leukozytenphosphatase*

alpha-Aminobenzylpenicillin *nt* ampicillin, α-aminobenzylpenicillin

$alpha_1$-Fetoprotein *nt* alpha-fetoprotein, α-fetoprotein

alpha-Globulin *nt* α-globulin, alpha globulin

Allphalhälmollylse *f* α-hemolysis, alpha-hemolysis [hɪ'mɑləsɪs]

allphalhälmollyltisch *adj.* α-hemolytic, alpha-hemolytic

Allphalherlpeslvilren *pl* Alphaherpesvirinae

Alpha-Kettenkrankheit *f* alpha chain disease

alpha-Oxidation *f* alpha-oxidation

Alpha-Schwerekettenkrankheit *f* alpha chain disease

Allphalstrahllen *pl* alpha rays, α rays, ionic rays

Allphalstrahllung *f* alpha radiation, α radiation, ionic rays

alpha-Teilchen *nt* alpha particle; alpha particle, α-particle

Alpha-Zelladenokarzinom *nt* S.U. Alpha-Zelladenom

Alpha-Zelladenom *nt* (*Pankreas*) alpha cell adenocarcinoma, alpha cell adenoma [ædə'nəʊmə]

Allproslaltadil *nt* alprostadil, prostaglandin E_1

AL-Protein *nt* amyloid light chain protein, AL protein

ALS *abk.* S.U. 1. δ-Aminolävulinsäure 2. Antilymphozytenserum

ALT *abk.* S.U. Alaninaminotransferase

Altltulberlkullin *nt* old tuberculin, Koch's tuberculin

Alu *abk.* S.U. Aluminium

Allulmen *nt* alum, alumen

Allulmilnilum *nt* aluminum, aluminium

Allulmilnilumlalceltat *nt* aluminium acetate ['æsɪteɪt], eston

Allulmilnilumlchlolrid *nt* aluminium chloride

Allulmilnilumlhydlrolxid *nt* aluminium hydroxide, aluminium hydrate

Allulmilnilumlolxid *nt* aluminium oxide, alumina

Allulmilnilumlphoslphat *nt* aluminium phosphate

Allulmilnilumlsullfat *nt* aluminium sulfate

alv. *abk.* S.U. alveolär

Alveolar- *präf.* alveolar, alveol(o)-

allvelollär *adj.* relating to an alveolus, alveolar, faveolate

Allvelollarlmaklrolphag *m* S.U. Alveolarphagozyt

Allvelollarlmaklrolphalge *m* S.U. Alveolarphagozyt

Allvelollarlphalgolzyt *m* alveolar macrophage, coniophage, dust cell, alveolar phagocyte

Al|ve|o|lar|zel|le *f* alveolar cell, alveolar epithelial cell, granular pneumocyte, pneumonocyte, pneumocyte
Alveolarzelle Typ I membranous pneumocyte, membranous pneumonocyte, lining cell (of alveoli), type I alveolar cell, small alveolar cell, squamous alveolar cell, type I cell
Alveolarzelle Typ II type II alveolar cell, great alveolar cell, large alveolar cell, niche cell, granular pneumocyte/pneumonocyte, type II cell

Al|ve|o|lar|zel|len|kar|zi|nom *nt* alveolar cell tumor, alveolar cell carcinoma, bronchiolar adenocarcinoma, pulmonary adenomatosis, pulmonary carcinosis, bronchoalveolar pulmonary carcinoma, bronchioloalveolar carcinoma, bronchiolar carcinoma, bronchoalveolar carcinoma

Al|ve|o|lar|zell|kar|zi|nom *nt* s.u. Alveolarzellenkarzinom

Alveolo- *präf.* alveolar, alveol(o)-

A|lym|phie *f* alymphia

A|lym|pho|pla|sia *f* alymphoplasia

A|lym|pho|pla|sie *f* alymphoplasia

A|lym|pho|zy|to|se *f* alymphocytosis

Am-Allotypen *pl* Am allotypes

A|man|ta|din *nt* amantadine

Amantadin-Hydrochlorid *nt* amantadine hydrochloride

amber-Mutante *f* amber mutant

AME *abk.* s.u. Atommasseneinheit

Amelo- *präf.* amel(o)-

A|me|lo|blast *m* ameloblast, adamantoblast, ganoblast, enamel cell, enameloblast

A|me|lo|blas|to|fib|rom *nt* ameloblastofibroma, ameloblastic fibroma

A|me|lo|blas|tom *nt* enameloblastoma, adamantinoma, ameloblastoma, adamantoblastoma, adamantoma

A|me|lo|blas|to|sar|kom *nt* adamantinocarcinoma, ameloblastic sarcoma [sɑːr'kəʊmə]

A|me|thop|te|rin *nt* amethopterin

A|mid *nt* amide

A|mi|da|se *f* amidase

A|mid|bin|dung *f* amide bond, amide linkage

A|mid|brü|cke *f* s.u. Amidbindung

A|mi|di|no|pe|ni|cil|lan|säu|re *f* amidinopenicillanic acid

A|mi|di|no|trans|fe|ra|se *f* amidinotransferase

Amido- *präf.* amido-

A|mi|do|hyd|ro|la|se *f* amidohydrolase, deamidase

A|mi|do|li|ga|se *f* amido-ligase

A|mid|syn|the|ta|se *f* amide synthetase

a|mi|kro|bi|ell *adj.* not microbic, amicrobic

A|min *nt* amine
biogenes Amin bioamine, biogenic amine
primäres Amin primary amine
sekundäres Amin secondary amine
tertiäres Amin tertiary amine ['tɜrʃɪˌeriː]
vasoaktives Amin vasoactive amine

Amino- *präf.* amino

Aminoacyl- *präf.* aminoacyl

A|mi|no|a|cyl|a|de|ny|lat *nt* aminoacyl adenylate [əˌmiːnəʊ'æsɪl]

A|mi|no|a|cyl|a|de|nyl|säu|re *f* aminoacyl adenylic acid [əˌmiːnəʊ'æsɪl]

A|mi|no|a|cy|la|se *f* aminoacylase, hippuricase, dehydropeptidase

A|mi|no|a|cyl|bin|dungs|stel|le *f* aminoacyl binding site [əˌmiːnəʊ'æsɪl], aminoacyl site, A binding site

A|mi|no|a|cyl|his|ti|din|di|pep|ti|da|se *f* aminoacyl histidine dipeptidase [əˌmiːnəʊ'æsɪl], carnosinase

A|mi|no|a|cyl|his|ti|din|pep|ti|da|se *f* aminoacyl histidine dipeptidase [əˌmiːnəʊ'æsɪl], carnosinase

Aminoacyl-Stelle *f* s.u. Aminoacylbindungsstelle

A|mi|no|a|cyl|trans|fe|ra|se *f* aminoacyltransferase

Aminoacyl-tRNA-Synthetase *f* aminoacyl-tRNA synthetase

A|mi|no|a|di|pat *nt* aminoadipate

A|mi|no|a|di|pat|se|mi|al|de|hyd *m* aminoadipate semialdehyde

A|mi|no|a|di|pat|se|mi|al|de|hyd|de|hyd|ro|ge|na|se *f* aminoadipate semialdehyde dehydrogenase [dɪ'haɪdrədʒəneɪz]

A|mi|no|a|di|pat|trans|a|mi|na|se *f* aminoadipate transaminase

A|mi|no|a|di|pin|säu|re *f* aminoadipic acid

A|mi|no|a|di|pin|säu|re|se|mi|al|de|hyd *m* aminoadipic acid semialdehyde

A|mi|no|a|di|pin|säu|re|se|mi|al|de|hyd|de|hyd|ro|ge|na|se *f* aminoadipic acid semialdehyde dehydrogenase [dɪ'haɪdrədʒəneɪz]

A|mi|no|a|di|pin|säu|re|trans|a|mi|na|se *f* aminoadipic acid transaminase

A|mi|no|al|ko|hol *m* amino alcohol

***p*-A|mi|no|ben|zo|e|säu|re** *f* *p*-aminobenzoic acid, para-aminobenzoic acid, sulfonamide antagonist, chromotrichial factor

***p*-A|mi|no|ben|zo|e|sul|fon|a|mid** *nt* sulfanilamide

A|mi|no|ben|zol *nt* aniline, amidobenzene, aminobenzene

***p*-A|mi|no|ben|zol|sul|fon|säu|re** *f* *p*-aminobenzenesulfonic acid, sulfanilic acid

α-A|mi|no|bern|stein|säu|re *f* aspartic acid

γ-Amino-n-Buttersäure *f* gamma-aminobutyric acid, γ-aminobutyric acid

A|mi|no|but|ter|säu|re|a|mi|no|trans|fe|ra|se *f* aminobutyrate aminotransferase, β-alanine transaminase, β-alanine α-ketoglutarate transaminase, β-alanine-oxoglutarate aminotransferase

γ-A|mi|no|bu|ty|rat *nt* γ-aminobutyrate

α-Amino-n-capronsäure *f* norleucine, 2-aminohexanoic acid

ε-A|mi|no|cap|ron|säu|re *f* ε-aminocaproic acid, epsilon-aminocaproic acid

7-Amino-cephalosporansäure *f* 7-amino-cephalosporanic acid

A|mi|no|cyc|li|tol *nt* aminocyclitol

Aminocyclitol-Antibiotikum *nt* aminocyclitol antibiotic

A|mi|no|es|sig|säu|re *f* aminoacetic acid, glycine, glycocine, glycocoll, collagen sugar, gelatine sugar

4-A|mi|no|fol|säu|re *f* aminopterin, aminopteroylglutamic acid, 4-aminofolic acid

A|mi|no|glu|ko|se *f* glucosamine, chitosamine

A|mi|no|gly|ko|sid *nt* **1.** aminoglycoside **2.** s.u. Aminoglykosid-Antibiotikum

Aminoglykosid-Antibiotikum *nt* aminoglycoside, aminoglycoside antibiotic

A|mi|no|gramm *nt* aminogram

A|mi|no|hyd|ro|la|se *f* aminohydrolase, deaminase

α-Amino-β-hydroxybuttersäure *f* threonine

β-A|mi|no|i|so|but|ter|säu|re *f* beta-aminoisobutyric acid, β-aminoisobutyric acid

α-A|mi|no|i|so|cap|ron|säu|re *f* leucine

α-A|mi|no|i|so|val|le|ri|an|säu|re *f* isopropyl-aminacetic acid, valine, 2-aminoisovaleric acid

A|mi|no|lä|vu|li|nat *nt* aminolevulinate

δ-A|mi|no|lä|vu|lin|säu|re *f* δ-aminolev ulinic acid
A|mi|no|li|pid *nt* aminolipid, aminolipin
6-A|mi|no|pe|ni|cil|lan|säu|re *f* 6-aminopenicillanic acid
A|mi|no|pep|ti|da|se *f* aminopeptidase
A|mi|no|pro|pi|on|säu|re *f* alanine, aminopropionic acid, 6-aminopurine
A|mi|no|pro|pyl|trans|fe|ra|se *f* aminopropyltransferase
A|mi|no|pte|rin *nt* aminopterin, aminopteroylglutamic acid, 4-aminofolic acid
2-A|mi|no|pu|rin *nt* 2-aminopurine
6-A|mi|no|pu|rin *nt* adenine
A|mi|no|sac|cha|rid *nt* aminosaccharide
A|mi|no|sa|li|zy|lat *nt* aminosalicylate
  ***p*-Aminosalizylat** *p*-aminosalicylate
A|mi|no|sa|li|zyl|säu|re *f* aminosalicylic acid
  ***p*-Aminosalizylsäure** para-aminosalicylic acid, *p*-aminosalicylic acid
A|mi|no|säu|re *f* amino acid
  basische Aminosäure basic amino acid
  essentielle Aminosäure essential amino acid, nutritionally indispensable amino acid
  glukogene Aminosäure glucogenic amino acid
  ketogene Aminosäure ketogenic amino acid
  ketoplastische Aminosäure ketoplastic amino acid
  nicht-essentielle Aminosäure non-essential amino acid, dispensable amino acid, nutritionally dispensable amino acid
  saure Aminosäure acidic amino acid
  seltene Aminosäure rare amino acid
  verzweigtkettige Aminosäure branched chain amino acid
A|mi|no|säu|re|ab|bau *m* amino acid degradation
  oxidativer Aminosäureabbau amino acid oxidation
A|mi|no|säu|re|ak|ti|vie|rung *f* amino acid activation
A|mi|no|säu|re|a|na|ly|sa|tor *m* amino acid analyzer
A|mi|no|säu|re|arm *m* amino acid arm
A|mi|no|säu|re|code *m* amino acid code
A|mi|no|säu|re|de|hyd|ro|ge|na|se *f* amino acid dehydrogenase [dɪˈhaɪdrədʒəneɪz]
A|mi|no|säu|re|o|xi|da|se *f* amino acid oxidase
A|mi|no|säu|re|pool *m* amino acid pool
A|mi|no|säu|re|re|zep|tor *m* amino-acid receptor
A|mi|no|säu|re|se|quenz *f* amino acid sequence
A|mi|no|säu|re|stoff|wech|sel *m* amino acid metabolism [məˈtæbəlɪzəm]
A|mi|no|säu|re|syn|the|se *f* amino acid synthesis
a|mi|no|ter|mi|nal *adj.* amino-terminal, NH_2-terminal, N-terminal
A|mi|no|trans|fe|ra|se *f* aminotransferase, aminopherase, transaminase
A|mi|no|zu|cker *m* glycosamine, aminosaccharide, amino sugar
A|mi|nu|rie *f* aminosuria [əˌmiːnəʊˈs(j)ʊərɪə], aminuria [æmɪˈn(j)ʊərɪə]
AML *abk.* s.u. akute myeloische *Leukämie*
AMM *abk.* s.u. amelanotisches malignes *Melanom*
Am|men|zel|len *pl* thymic nurse cells
AMML *abk.* s.u. akute myelomonozytäre *Leukämie*
Am|mo|ni|ak *nt* ammonia, volatile alkali
am|mo|ni|a|ka|lisch *adj.* relating to ammonia, ammoniacal, ammoniac
Am|mo|ni|um|ba|se *f* ammonium base
AMOL *abk.* s.u. akute *Monozytenleukämie*
AMP *abk.* s.u. Adenosinmonophosphat
Amp. *abk.* s.u. Ampere
AMP-Desaminase *f* AMP deaminase, adenylate deaminase, adenylic acid deaminase
Am|pere *nt* ampere
Am|pere|me|ter *nt* ammeter [ˈæmiːtər]
amphi- *präf.* amph(i)-
am|phi|leu|kä|misch *adj.* amphileukemic
AMP-Kinase *f* adenylate kinase, A-kinase, myokinase, AMP kinase
AMS *abk.* s.u. Antikörpermangelsyndrom
Amyl- *präf.* amyl, amyl(o)-
A|myl|al|ko|hol *m* amyl alcohol, amylene hydrate
A|myl|a|se *f* amylase
Amylo- *präf.* amyl, amyl(o)-
A|my|lo|id *nt* amyloid
a|my|lo|id *adj.* resembling starch, amyloid, amyloidal
A|my|lo|id|ab|la|ge|rung *f* amyloid deposit
A|my|lo|id|kör|per *pl* amylaceous bodies/corpuscles, amyloid bodies/corpuscles, colloid corpuscles
A|my|lo|id|kör|per|chen *pl* prostatic concretions, amniotic corpuscles
A|my|lo|i|do|se *f* amyloidosis, amylosis, waxy degeneration, lardaceous degeneration, Abercombie's syndrome, Abercombie's degeneration, hyaloid degeneration, amyloid degeneration, amyloid thesaurismosis, bacony degeneration, cellulose degeneration, chitinous degeneration, Virchow's disease, Virchow's degeneration
  familiäre Amyloidose familial amyloidosis, hereditary amyloidosis, heredofamilial amyloidosis
  hereditäre Amyloidose s.u. familiäre *Amyloidose*
  idiopathische Amyloidose idiopathic amyloidosis
  kardiopathische Amyloidose cardiopathic amyloidosis
  neuropathische Amyloidose neuropathic amyloidosis
  primäre Amyloidose idiopathic amyloidosis
  reaktiv-sekundäre Amyloidose AA amyloidosis, reactive systemic amyloidosis
  sekundäre Amyloidose secondary amyloidosis
  senile Amyloidose senile amyloidosis, amyloidosis of aging
  systemische Amyloidose systemic amyloidosis
A|my|lo|id|pro|te|in-A *nt* amyloid A protein, AA protein
Amyloidprotein-L *nt* amyloid light chain protein, AL protein
A|my|lo|ly|se *f* amylohydrolysis [ˌæmɪləʊhaɪˈdrɑləsɪs], amylolysis, hydrolysis of starch [haɪˈdrɑləsɪs]
a|my|lo|ly|tisch *adj.* relating to amylolysis, amylolytic
ANA *abk.* s.u. antinukleäre *Antikörper*
a|na|bol *adj.* anabolic, constructive
A|na|bo|li|kum *nt* anabolic agent, anabolic
a|na|bo|lisch *adj.* anabolic, constructive
A|na|bo|lis|mus *m* anabolism [əˈnæbəlɪzəm]
A|na|bo|lit *m* anabolite
An|ae|mia *f* anemia, anaemia [əˈniːmɪə]
  Anaemia perniciosa Addison's anemia, addisonian anemia, Addison-Biermer disease, Addison-Biermer anemia, Biermer's anemia, Biermer's disease, Biermer-Ehrlich anemia, cytogenic anemia, malignant anemia, pernicious anemia
  Anaemia pseudoleucaemica infantum Jaksch's disease, Jaksch's anemia, von Jaksch's disease, von Jaksch's anemia, anemia pseudoleukemica infantum
an|a|e|rob *adj.* anaerobic, anaerobian, anaerobiotic

An|a|e|ro|bi|er *m* anaerobe, anaerobian
fakultativer Anaerobier facultative anaerobe
obligater Anaerobier obligate anaerobe
sporenbildender Anaerobier spore-forming anaerobe
a|nal *adj.* relating to the anus, anal
An|al|ge|sie *f* analgesia, alganesthesia
An|al|ge|ti|kum *nt, pl* **An|al|ge|ti|ka** painkiller, analgesic, analgetic
an|al|ge|tisch *adj.* relieving pain, analgesic, analgetic
A|nal|kar|zi|nom *nt* anal carcinoma
An|al|pha|li|po|pro|te|in|ä|mie *f* analphalipoproteinemia [æn,ælfə,lıpə,prəʊtiː'niːmıə], α-lipoproteinemia [lıpə,prəʊtiː'niːmıə], Tangier disease, familial HDL deficiency, familial high density lipoprotein deficiency, familial high-density lipoprotein deficiency
A|na|ly|sa|tor *m* analyzer, analysor
A|na|ly|se *f* analysis [ə'næləsıs], test, assay; **eine Analyse vornehmen/durchführen** make an analysis, carry out an analysis
gravimetrische Analyse gravimetric analysis, gravimetry [grə'vımətrı]
immunradiometrische Analyse immunoradiometric assay
klonale Analyse clonal analysis
qualitative Analyse qualitative analysis, qualitive analysis, qualitative test
quantitative Analyse quantative analysis, quantitive analysis, quantitative test
thermische Analyse thermal analysis
Analysen- *präf.* analytic, analytical
a|na|ly|sie|ren *vt* analyze, make an analysis, assay; test (*auf* for)
a|na|ly|tisch *adj.* relating to analysis, analytic, analytical
A|nä|mie *f* anemia, anaemia [ə'niːmıə]
Anämie bei Bartonellose Bartonella anemia
Anämie mit Erythrozytenbildungsstörung dyserythropoietic anemia
Anämie durch fehlende Erythrozytenbildung anhematopoietic anemia, anhemopoietic anemia
Anämie bei Fischbandwurmbefall fish tapeworm anemia, diphyllobothrium anemia
Anämie durch Glukose-6-phosphatdehydrogenasemangel glucose-6-phosphate dehydrogenase deficiency anemia, primaquine sensitive anemia
Anämie bei Hakenwurmbefall ground itch anemia, hookworm anemia, intertropical anemia, miner's anemia, tropical anemia
Anämie mit Heinz-Innenkörperchen Heinz body anemia
Anämie nach Magenresektion agastric anemia
Anämie durch pathologisches Hämoglobin molecular anemia
Anämie mit Schießscheibenzellen target cell anemia
Anämie durch verminderte Erythrozytenbildung anhematopoietic anemia, anhemopoietic anemia
achrestische Anämie achrestic anemia
akute Anämie acute anemia
akute (post-)hämorrhagische Anämie acute posthemorrhagic anemia, hemorrhagic anemia
alimentäre Anämie deficiency anemia, nutritional anemia
angiopathische hämolytische Anämie angiopathic hemolytic anemia
aplastische Anämie aplastic anemia, aregenerative anemia, panmyelophthisis, refractory anemia, Ehrlich's anemia
aregenerative Anämie pure red cell anemia, pure red cell aplasia
autoimmunhämolytische Anämie autoimmune hemolytic anemia
autoimmunhämolytische Anämie mit Kälteantikörpern cold-antibody type autoimmune hemolytic anemia
autoimmunhämolytische Anämie mit Wärmeantikörpern warm-antibody type autoimmune hemolytic anemia
chronische kongenitale aregenerative Anämie chronic congenital aregenerative anemia, Blackfan-Diamond anemia/syndrome, congenital hypoplastic anemia, pure red cell anemia/aplasia
erworbene Anämie secondary anemia, acquired anemia
erworbene hämolytische Anämie aquired hemolytic anemia
erworbene sideroachrestische Anämie acquired sideroachrestic anemia, refractory sideroblastic anemia
essentielle Anämie idiopathic anemia, primary anemia
funktionelle Anämie functional anemia
hämolytische Anämie Abrami's disease, hemolytic anemia
hämolytische Anämie mit Glutathionsynthetasedefekt 5-oxoprolinuria [ɑksəʊ,prəʊlı'n(j)ʊərıə], pyroglutamic aciduria [æsı'd(j)ʊərıə]
hämolytische Anämie mit Ikterus icterohemolytic anemia
hämolytische Anämie durch Phenylhydrazin phenylhydrazine anemia
hämolytische Anämie ohne Sphärozyten nonspherocytic hemolytic anemia
hämo-toxische Anämie hemotoxic anemia, toxic anemia, toxanemia
hyperchrome Anämie hyperchromic anemia, hyperchromatic anemia
hypochrome Anämie hypochromic anemia, hypochromemia
hypochrome mikrozytäre Anämie hypochromic microcytic anemia
hypoplastische Anämie hypoplastic anemia
idiopathische Anämie idiopathic anemia, primary anemia
idiopathische hypochrome Anämie idiopathic hypochromic anemia, achylic anemia
immunhämolytische Anämie immune hemolytic anemia
immunotoxisch-bedingte hämolytische Anämie immune hemolytic anemia
infektiös-bedingte hämolytische Anämie infectious hemolytic anemia
infektiöse hämolytische Anämie infectious hemolytic anemia
kongenitale hämolytische Anämie congenital hemolytic anemia
leukoerythroblastische Anämie leukoerythroblastic anemia, leukoerythroblastosis, myelophthisic

anemia, myelopathic anemia, agnogenic myeloid metaplasia, nonleukemic myelosis, aleukemic myelosis, chronic nonleukemic myelosis
makrozytäre Anämie megalocytic anemia, macrocytic anemia
medikamentös-induzierte immunhämolytische Anämie drug-induced immune hemolytic anemia
medikamentös-induzierte immunologische hämolytische Anämie drug-induced immune hemolytic anemia
megaloblastäre Anämie megaloblastic anemia
mikrozytäre Anämie microcytic anemia
molekuläre Anämie molecular anemia
nephrogene Anämie renal anemia
normochrome Anämie isochromic anemia, normochromic anemia
normozytäre Anämie normocytic anemia
nutritive Anämie deficiency anemia, nutritional anemia
osteosklerotische Anämie osteosclerotic anemia
perniziöse Anämie Addison's anemia, addisonian anemia, Addison-Biermer disease, Addison-Biermer anemia, Biermer's anemia, Biermer's disease, Biermer-Ehrlich anemia, cytogenic anemia, malignant anemia, pernicious anemia
physiologische Anämie physiological anemia
posthämorrhagische Anämie posthemorrhagic anemia
primäre Anämie primary anemia, idiopathic anemia
primär-refraktäre Anämie primary refractory anemia
renale Anämie renal anemia
sekundäre Anämie acquired anemia, secondary anemia
sekundär-refraktäre Anämie secondary refractory anemia
serogene hämolytische Anämie immune hemolytic anemia
sideroachrestische Anämie sideroachrestic anemia, sideroblastic anemia
sideropenische Anämie sideropenic anemia, hypoferric anemia, iron deficiency anemia
toxische Anämie hemotoxic anemia, toxic anemia, toxanemia
toxische hämolytische Anämie toxic hemolytic anemia

a|nä|misch *adj.* relating to *or* characterized by anemia, anemic, exsanguine, exsanguinate
a|na|phy|lak|tisch *adj.* relating to anaphylaxis, anaphylactic
A|na|phy|lak|to|gen *nt* anaphylactogen
a|na|phy|lak|to|gen *adj.* producing anaphylaxis, anaphylactogenic
A|na|phy|lak|to|ge|ne|se *f* anaphylactogenesis [ˌænəfɪˌlæktə'dʒenəsɪs]
a|na|phy|lak|to|id *adj.* resembling anaphylaxis, anaphylactoid; pseudoanaphylactic
A|na|phy|la|to|xin *nt* anaphylatoxin, anaphylotoxin
A|na|phy|la|to|xin|in|ak|ti|va|tor *m* anaphylatoxin inactivator
A|na|phy|la|xie *f* anaphylaxis, generalized anaphylaxis, systemic anaphylaxis, allergic shock, anaphylactic shock
aktive Anaphylaxie active anaphylaxis
passive Anaphylaxie passive anaphylaxis, antiserum anaphylaxis
passive cutane Anaphylaxie passive cutaneous anaphylaxis
anaphylaxie-ähnlich *adj.* resembling anaphylaxis, anaphylactoid; pseodoanaphylactic
A|na|pla|sie *f* anaplasia, anaplastia, dedifferentiation
A|na|to|mie *f* anatomy [ə'nætəmɪ]
a|na|to|misch *adj.* relating to anatomy, anatomical, anatomic; structural
A|na|to|xin *nt* anatoxin, toxoid
an|a|zid *adj.* anacid
An|a|zi|di|tät *f* anacidity, inacidity
An|cy|lo|sto|ma *nt* ancylostome, Ankylostoma, Ancylostoma, Ancylostomum
Ancylostoma duodenale hookworm, Old World hookworm, European hookworm, Ancylostoma duodenale, Uncinaria duodenalis
Andro- *präf.* andr(o)-
And|ro|blas|tom *nt* androblastoma, testicular tubular adenoma [ædə'nəʊmə], Pick's tubular adenoma
And|ro|gen *nt* androgen, androgenic hormone, testoid
and|ro|gen *adj.* relating to an androgen, androgenic, testoid
And|ro|gen|ein|heit *f* androgen unit
And|ros|tan *nt* androstane
And|ro|stan|di|ol *nt* androstanediol
And|ro|sta|no|lon *nt* androstanolone
And|ros|ten *nt* androstene
And|ros|ten|di|ol *nt* androstenediol
And|ros|ten|di|on *nt* androstenedione
And|ros|te|ron *nt* androsterone
an|erg *adj.* relating to *or* characterized by anergy, anergic; inactive
An|er|gie *f* lack of energy, anergy, anergia
klonale Anergie clonal anergy
an|er|gisch *adj.* s.u. anerg
An|e|ry|thro|pla|sie *f* anerythroplasia
an|e|ry|thro|plas|tisch *adj.* relating to anerythroplasia, anerythroplastic
An|e|ry|thro|po|e|se *f* anerythropoiesis [ænɪˌrɪθrəpɔɪ'iːsɪs]
An|e|ry|thro|po|i|e|se *f* anerythropoiesis [ænɪˌrɪθrəpɔɪ'iːsɪs]
ANF *abk.* s.u. **1.** antinukleärer *Faktor* **2.** atrialer natriuretischer *Faktor*
An|gi|ek|ta|sie *f* angiectasis, angiectasia
an|gi|ek|ta|tisch *adj.* relating to angiectasis, angiectatic, angioectatic
An|gi|i|tis *f* inflammation of a blood vessel, angiitis [ændʒɪ'aɪtɪs], angitis [æn'dʒaɪtɪs], vasculitis [væskjə'laɪtɪs]
allergische granulomatöse Angiitis Churg-Strauss syndrome, allergic granulomatosis, allergic granulomatous angitis [grænjə'ləʊmətəs]
an|gi|i|tisch *adj.* relating to angiitis/vasculitis, vasculitic
Angio- *präf.* angi-, angio-, vasculo-
An|gi|o|blas|tom *nt* angioblastoma, angioblastic meningioma, hemangioblastoma, Lindau's tumor
An|gi|o|chond|rom *nt* angiochondroma
An|gi|o|fib|rom *nt* angiofibroma, telangiectatic fibroma
An|gi|o|gli|om *nt* angioglioma
An|gi|o|gra|fie *f* s.u. Angiographie
an|gi|o|gra|fisch *adj.* s.u. angiographisch
An|gi|o|gramm *nt* angiogram, angiograph

An|gi|o|gra|phie *f* angiography [ændʒɪ'ɑgrəfɪ], vasography [væ'sɑgrəfɪ]
renale Angiographie renal angiography, renal artery angiography
selektive Angiographie selective angiography
an|gi|o|gra|phisch *adj.* relating to angiography, angiographic
An|gi|o|hä|mo|phi|lie *f* angiohemophilia, von Willebrand's disease, Minot-von Willebrand syndrome, von Willebrand's syndrome, Willebrand's syndrome, constitutional thrombopathy [θrɑm'bɑpəθɪ], vascular hemophilia, hereditary pseudohemophilia, pseudohemophilia [suːdəʊˌhiːmə'fɪlɪə]
An|gi|o|hy|a|li|no|se *f* angiohyalinosis
an|gi|o|in|va|siv *adj.* angioinvasive
An|gi|o|kar|di|o|gra|fie *f* s.u. Angiokardiographie
an|gi|o|kar|di|o|gra|fisch *adj.* s.u. angiokardiographisch
An|gi|o|kar|di|o|gramm *nt* angiocardiogram
An|gi|o|kar|di|o|gra|phie *f* angiocardiography [ændʒɪəʊˌkɑːrdɪ'ɑgrəfɪ], cardioangiography [ˌkɑːrdɪəʊændʒɪ'ɑgrəfɪ], cardiovasology [ˌkɑːrdɪəʊvæ'sɑlədʒɪ]
an|gi|o|kar|di|o|gra|phisch *adj.* relating to angiocardiography, angiocardiographic
An|gi|o|ke|ra|tom *nt* angiokeratoma, angiokeratosis, keratoangioma, telangiectatic wart
An|gi|o|lei|o|my|o|li|pom *nt* angioleiomyolipoma, vascular leiomyolipoma
An|gi|o|li|pom *nt* angiolipoma, telangiectatic lipoma, nevoid lipoma
An|gi|o|lu|po|id *nt* angiolupoid
An|gi|o|lymph|an|gi|om *nt* angiolymphangioma
An|gi|om *nt* vascular tumor, angioma
an|gi|o|ma|tös *adj.* relating to *or* resembling an angioma, angiomatous [ændʒɪ'ɑmətəs]
An|gi|o|ma|to|se *f* angiomatosis
An|gi|o|my|o|li|pom *nt* angiomyolipoma, angiolipoleiomyoma
An|gi|o|my|om *nt* angiomyoma, angioleiomyoma, vascular leiomyoma
An|gi|o|my|o|neu|rom *nt* angiomyoneuroma, glomangioma, glomus tumor
An|gi|o|my|o|sar|kom *nt* angiomyosarcoma
An|gi|o|ö|dem *nt* angioedema, angioneurotic edema
hereditäres Angioödem hereditary angioedema, hereditary angioneurotic edema, C1 inhibitor deficiency, C1-INH deficiency
an|gi|o|ö|de|ma|tös *adj.* relating to angioedema, angioedematous [ˌændʒɪəʊɪ'demətəs]
An|gi|o|re|ti|ku|lo|ma|to|se *f* Kaposi's sarcoma [sɑːr'kəʊmə], idiopathic multiple pigmented hemorrhagic sarcoma, multiple idiopathic hemorrhagic sarcoma, angioreticuloendothelioma, endotheliosarcoma
An|gi|o|sar|kom *nt* angiosarcoma
An|gi|o|ten|sin *nt* angiotensin, angiotonin
An|gi|o|ten|si|na|se *f* angiotensinase, angiotonase
Angiotensin-Converting-Enzym *nt* angiotensin converting enzyme, kininase II, dipeptidyl carboxypeptidase
Angiotensin-Converting-Enzym-Hemmer *m* angiotensin converting enzyme inhibitor, ACE inhibitor
An|gi|o|ten|si|no|gen *nt* angiotensinogen, angiotensin precursor
A|ni|lid *nt* anilide, anilid
A|ni|lin *nt* aniline, amidobenzene, aminobenzene, phenylamine, benzeneamine
A|ni|lin|krebs *m* aniline cancer, aniline tumor
An|i|on *nt* anion
Anionen- *präf.* anionic, anion
An|i|o|nen|aus|tau|scher *m* s.u. Anionenaustauscherharz
An|i|o|nen|aus|tau|scher|harz *nt* anion exchange resin
An|i|o|nen|trans|port|pro|te|in *nt* anion transport protein
an|i|o|nisch *adj.* relating to ananion, anionic
An|i|so|chro|mie *f* anisochromia
An|i|so|cy|to|se *f* anisocytosis
An|i|so|ka|ry|o|se *f* anisokaryosis
An|i|so|nuk|le|o|se *f* anisokaryosis
An|i|so|poi|ki|lo|zy|to|se *f* anisopoikilocytosis
An|ky|lo|sto|ma *nt* Ancylostoma, Ancylostomum, ancylostome, Ankylostoma
An|ky|lo|sto|ma|ti|do|se *f* s.u. Ankylostomiasis
An|ky|lo|sto|ma|to|sis *f* s.u. Ankylostomiasis
An|ky|lo|sto|mi|a|sis *f* ancylostomiasis, ankylostomiasis, hookworm disease, miner's disease, tunnel disease, tropical hyphemia [haɪ'fiːmɪə], intertropical hyphemia, uncinariasis, necatoriasis
ANLL *abk.* s.u. akute nicht-lymphatische *Leukämie*
Ann-Arbor-Klassifizierung *f* Ann-Arbor classification
Ano- *präf.* anal, an(o)-, rect(o)-, proct(o)-
a|no|mal *adj.* aberrant, unnatural, anomalous; abnormal
A|no|ma|lie *f* anomaly [ə'nɑməlɪ], abnormality [ˌæbnɔːr'mælətɪ], abnormalcy, abnormity
a|no|rek|tal *adj.* relating to both anus and rectum, anorectal, rectoanal
A|no|rek|tum *nt* anorectum
An|o|xä|mie *f* (*Blut*) anoxemia [ˌænɑk'siːmɪə]
an|o|xä|misch *adj.* (*Blut*) anoxemic
An|o|xie *f* anoxia [æn'ɑksɪə]
anämische Anoxie anemic anoxia, anemic hypoxia
anoxische Anoxie anoxic anoxia, hypoxic hypoxia
fulminante Anoxie fulminating anoxia
histotoxische Anoxie histotoxic anoxia
hypoxische Anoxie hypoxic hypoxia
ischämische Anoxie stagnant hypoxia, stagnant anoxia, ischemic hypoxia
posttraumatische Anoxie traumatic anoxia
traumatische Anoxie traumatic anoxia
zirkulatorische Anoxie s.u. ischämische *Anoxie*
zytotoxische Anoxie histotoxic anoxia
an|o|xisch *adj.* relating to anoxia, anoxic
An|o|xy|hä|mie *f* (*Blut*) anoxemia [æn'ɑksɪə]
An|rei|che|rungs|kul|tur *f* elective culture, enrichment culture, concentration culture
an|schwel|len *vi* swell (out/up) (*zu* into, to), bulb (out), belly (out); (*Gefäß*) distend; (*Gewebe*) intumesce, tumefy; (*aufblasen*) bloat (out); (*vergrößern*) enlarge
An|schwel|lung *f* intumescence, intumescentia, turgescence, tumor, (*brit.*) tumour, tumefaction, tumescence; thickening, engorgement, oncoides, boss
An|sied|lung *f* (*Erreger*) settlement, colony
an|ste|cken I *vt* infect; **jemanden anstecken** infect someone (*mit* with; *durch* by) II *vi* be infectious, be contagious III *vr* **sich mit etwas anstecken** catch/take an infection (*bei* from), be infected
an|ste|ckend *adj.* infectious, infective, contagious; (*Krankheit*) communicable, transmissible, transmittable
An|ste|ckung *f* transmission; infection

an|s te|ckungs|fä|hig *adj.* infectious, infective; contagious
An|ste|ckungs|fä|hig|keit *f* contagiosity, infectiosity, infectiousness, infectiveness, infectivity
An|ta|go|nis|mus *m* antagonism (*against, to*) [æn'tægənɪzəm]; antergia
 bakterieller Antagonismus bacterial antagonism
 metabolischer Antagonismus metabolic antagonism
An|ta|go|nist *m* antagonist (*against, to*)
 kompetitiver Antagonist competitive antagonist
 metabolischer Antagonist metabolic antagonist
An|ta|go|nis|ten|hem|mung *f* antagonist inhibition
an|ta|go|nis|tisch *adj.* antergic, antagonistic, antagonistical (*gegen* to)
ante- *präf.* ante-
ante mortem before death, ante mortem
an|te|na|tal *adj.* before birth, antenatal
an|te|par|tal *adj.* before birth, before labor, antepartal, antepartum
an|te|ri|or *adj.* anterior, ventral
Ant|hel|min|ti|kum *nt, pl* **Ant|hel|min|ti|ka** helminthagogue, helminthic, anthelmintic, anthelminthic, antihelmintic
ant|hel|min|tisch *adj.* destructive to worms, anthelmintic, anthelminthic, antihelmintic, helminthic, helminthagogue
Anth|rax *m* anthrax, splenic fever, milzbrand
 Anthrax intestinalis gastrointestinal anthrax
Anthrax- *präf.* anthracic
Anth|rax|er|re|ger *m* Bacillus anthracis
Anth|rax|vak|zi|ne *f* anthrax vaccine
Anth|ra|zen *nt* anthracene
Anti- *präf.* anti-
Anti-A-Antikörper *m* anti-A antibody
Anti-A_1-Antikörper *m* anti-A_1 antibody
An|ti|ag|glu|ti|nin *nt* antiagglutinin
An|ti|al|bu|min *nt* antialbumin
An|ti|al|ler|gi|kum *nt, pl* **An|ti|al|ler|gi|ka** antiallergic
an|ti|al|ler|gisch *adj.* antiallergic
An|ti|a|myl|a|se *f* antiamylase
an|ti|a|na|bol *adj.* antianabolic
an|ti|a|nä|misch *adj.* antianemic
an|ti|a|na|phy|lak|tisch *adj.* antianaphylactic
An|ti|a|na|phy|la|xie *f* antianaphylaxis
An|ti|and|ro|gen *nt* antiandrogen
An|ti|an|ti|dot *nt* antiantidote
Anti-Antigenantikörper *m* anti-antigen antibody
Anti-Antikörper *m* antiantibody
Anti-Antitoxin *nt* antiantitoxin
An|ti|au|to|ly|sin *nt* antiautolysin
an|ti|bak|te|ri|ell *adj.* antibacterial
Anti-B-Antikörper *m* anti-B antibody
An|ti|ba|sal|mem|bran|an|ti|kör|per *m* (*Niere*) antiglomerular basement membrane antibody, anti-GBM antibody
Antibasalmembran-Glomerulonephritis *f* anti-basement membrane glomerulonephritis [gləʊ,merjələʊnɪ'fraɪtɪs], anti-GBM glomerulonephritis, antibasement membrane nephritis [nɪ'fraɪtɪs], anti-GBM antibody nephritis, anti-glomerular basement membrane antibody disease, anti-GBM antibody disease
An|ti|bi|o|gramm *nt* antibiogram
An|ti|bi|ont *m* antibiont
An|ti|bi|o|se *f* antibiosis
antibiotika-ähnlich *adj.* antibiotic-like
antibiotika-artig *adj.* antibiotic-like
an|ti|bi|o|ti|ka|in|du|ziert *adj.* antibiotic-induced
An|ti|bi|o|ti|ka|pro|phy|la|xe *f* antibiotic prophylaxis, prophylactic antibiotics
an|ti|bi|o|ti|ka|re|sis|tent *adj.* antibiotic-resistant
An|ti|bi|o|ti|ka|re|sis|tenz *f* antibiotic resistance
An|ti|bi|o|ti|ka|sen|si|bi|li|täts|test *m* antibiotic sensitivity test
An|ti|bi|o|ti|ka|the|ra|pie *f* antimicrobial chemotherapy, antibiotic therapy
An|ti|bi|o|ti|kum *nt, pl* **An|ti|bi|o|ti|ka** antibiotic, antimicrobial, antimicrobial agent, microbicide
 zytotoxisches Antibiotikum cytotoxic antibiotic
Anti-C-Antikörper *m* anti-C antibody
Anti-c-Antikörper *m* anti-c antibody
Anti-CD4-Antikörper *m* anti-CD4 antibody
Anti-CD4-Therapie *f* anti-CD4 therapy
An|ti|co|don *nt* anticodon
Anti-C1q-Antikörper *pl* anti-C1q antibodies
An|ti|cy|to|ly|sin *nt* anticytolysin
Anti-D *nt* anti-D
Anti-D-Antikörper *m* anti-D, anti-D antibody, anti-RhD antibody
Anti-Delta *nt* antibody to HDAg, anti-delta, anti-HD
Anti-DNA-Antikörper *m* anti-DNA antibody
Anti-DNase *f* anti-DNase
Antidot- *präf.* antidotal, antidotic, antidotical
An|ti|dot *nt* counterpoison, antidote (gegen *to, against*)
 chemisches Antidot chemical antidote
 mechanisches Antidot mechanical antidote
 physiologisches Antidot physiological antidote
Anti-E-Antikörper *m* anti-E antibody
Anti-e-Antikörper *m* anti-e antibody
An|ti|en|zym *nt* antienzyme, antizyme, enzyme antagonist, antiferment
an|ti|en|zy|ma|tisch *adj.* antizymotic
an|ti|e|ry|thro|zy|tär *adj.* anti-erythrocyte [ɪ'rɪθrəsaɪt]
An|ti|es|te|ra|se *f* antiesterase
An|ti|fib|ri|no|ly|sin *nt* antifibrinolysin
An|ti|fib|ri|no|ly|sin|test *m* antifibrinolysin test
An|ti|fib|ri|no|ly|ti|kum *nt, pl* **An|ti|fib|ri|no|ly|ti|ka** antifibrinolytic, antifibrinolytic agent
an|ti|fib|ri|no|ly|tisch *adj.* antifibrinolytic
an|ti|fun|gal *adj.* antifungal, antimycotic
An|ti|gen *nt* antigen; allergen; immunogen
 Antigen A A antigen
 Antigen B B antigen
 Antigen C C antigen
 Antigen D D antigen
 Antigen E E antigen
 anaphylaxieauslösendes Antigen shock antigen
 carcinoembryonales Antigen carcinoembryonic antigen
 common ALL-Antigen common acute lymphoblastic leukemia antigen [luː'kiːmɪə]
 extrahierbare nukleäre Antigene extractable nuclear antigens
 Faktor VIII-assoziiertes Antigen factor VIII-associated antigen
 freies Antigen free antigen
 gebundenes Antigen bound antigen, complexed antigen
 gemeinsames Antigen common antigen
 gruppenreaktives Antigen group-reactive antigen

gruppenspezifisches kreuzreagierendes Antigen group-reactive antigen
heterogenes Antigen heterogeneic antigen, heteroantigen, xenogeneic antigen
heterophiles Antigen heterogenetic antigen, heterophilic antigen, heterophil antigen, heterophile antigen, heterophile, heterophil
hitzestabiles Antigen heat-stable antigen
homologes Antigen homologous antigen [hə'mɑləgəs]
immuno-typenspezifisches Antigen immunotype-specific antigen
komplementbindendes Antigen complement fixing antigen, CF antigen
komplettes Antigen complete antigen
kreuzreagierendes Antigen cross-reacting antigen
lymphozytenassoziiertes Antigen Typ 1 leukocyte integrin CD18/11a, lymphocyte function-associated antigen type 1
Lymphozyten-definierte Antigene LD antigens, lymphocyte-defined antigens
lymphozytenstimulierendes Antigen lymphocyte stimulating antigen
multivalentes Antigen multivalent antigen
natives Antigen native antigen
nukleäres Antigen nuclear antigen
onkofetales Antigen oncofetal antigen
onkofötales Antigen s.u. onkofetales *Antigen*
organspezifisches Antigen organ-specific antigen, tissue-specific antigen
pankreatisches onkofetales Antigen pancreatic oncofetal antigen
polymeres Antigen polymeric antigen
private Antigene private antigens
schockauslösendes Antigen shock antigen
seltene Antigene private antigens
sequestrierte Antigene sequestered antigens
serologisch definierte Antigene SD antigens, serologically defined antigens, sero-defined antigens
speziesspezifisches Antigen species-specific antigen
T-abhängiges Antigen T-dependent antigen, T_{dep} antigen
tumorassoziiertes Antigen tumor-associated antigen
tumorspezifisches Antigen tumor-specific antigen
T-unabhängiges Antigen T-independent antigen, T_{ind} antigen
typenspezifisches Antigen immunotype-specific antigen
T-Zell-abhängiges Antigen T-dependent antigen, T_{dep} antigen
T-Zell-unabhängiges Antigen *nt* T-independent antigen, T_{ind} antigen
ubiquitäre Antigene public antigens
vernetztes Antigen latticed antigen
virus capsid Antigen virus capsid antigen
xenogenes Antigen heterogeneic antigen, heteroantigen, xenogeneic antigen

an|ti|gen *adj.* antigenic, immunogenic; allergenic
nicht antigen nonantigenic

Antigen-Antiköper-Bindung *f* antigen-antibody binding

Antigen-Antikörper-Interaktion *f* antigen-antibody interaction

Antigen-Antikörper-Komplex *m* antigen-antibody complex, immune complex, immunocomplex

Antigen-Antikörper-Netzwerk *nt* antigen-antibody lattice

Antigen-Antikörper-Reaktion *f* antigen-antibody-reaction

Antigen-Antikörper-Wechselwirkung *f* antigen-antibody interaction

An|ti|gen|be|las|tung *f* antigen challenge

An|ti|gen|bin|dungs|ka|pa|zi|tät *f* antigen-binding capacity

An|ti|gen|bin|dungs|spe|zi|fi|tät *f* antigen binding specificity

An|ti|gen|bin|dungs|stel|le *f* antigen binding site, combining site

An|ti|gen|de|ter|mi|nan|te *f* antigenic determinant

An|ti|gen|do|sis *f* antigen dose

An|ti|gen|ein|heit *f* antigen unit

An|ti|gen|kon|zen|tra|ti|on *f* antigen concentration

an|ti|gen|pri|miert *adj.* antigen-primed

Antigen-Processing *nt* antigen processing

An|ti|gen|pro|zes|sie|rung *f* antigen processing

An|ti|gen|prä|sen|ta|ti|on *f* antigen presentation

An|ti|gen|re|zep|tor *m* antigen receptor

An|ti|gen|spe|zi|fi|tät *f* antigen specificity

An|ti|gen|sti|mu|la|ti|on *f* antigenic stimulation

An|ti|gen|struk|tur *f* antigenic structure

An|ti|gen|ü|ber|schuss *m* antigen excess

An|ti|gen|va|lenz *f* antigen valence

An|ti|gen|va|ri|a|ti|on *f* antigenic variation

An|ti|gen|wech|sel *m* antigenic variation

An|ti|glo|bu|lin *nt* antiglobulin

Antiglobulin-Konsumptionstest *m* antiglobulin consumption test

An|ti|glo|bu|lin|test *m* Coombs test; antiglobulin test, anti-human globulin test

Anti-Glomerulusbasalmembranantikörper-Nephritis *f* anti-basement membrane glomerulonephritis [gləʊˌmerjələʊnɪ'fraɪtɪs], anti-GBM glomerulonephritis, anti-basement membrane nephritis [nɪ'fraɪtɪs], anti-GBM antibody nephritis, antiglomerular basement membrane antibody disease, anti-GBM antibody disease

An|ti|hä|ma|g|glu|ti|nin *nt* antihemagglutinin

An|ti|hä|mo|ly|sin *nt* antihemolysin

an|ti|hä|mo|ly|tisch *adj.* preventing hemolysis, antihemolytic

an|ti|hä|mo|phil *adj.* antihemophilic

An|ti|hä|mo|phi|lie|fak|tor *m* factor VIII, antihemophilic factor (A), antihemophilic globulin, plasma thromboplastin factor, platelet cofactor, plasmokinin, thromboplastic plasma component, thromboplastinogen

An|ti|hä|mor|rha|gi|kum *nt*, *pl* **An|ti|hä|mor|rha|gi|ka** anthemorrhagic, antihemorrhagic

an|ti|hä|mor|rha|gisch *adj.* anthemorrhagic, antihemorrhagic, hemostatic

Anti-H-Antikörper *m* anti-H antibody

Anti-HAV *nt* antibody to HAV, anti-HAV

Anti-HAV-IgM *nt* IgM class antibody to HAV, IgM anti-HAV

Anti-HB_c *nt* antibody to HB_cAg, anti-HB_c

Anti-HB_c-IgM *nt* IgM class antibody to HB_cAg, IgM anti-HB_c

Anti-HB_e *nt* antibody to HB_eAg, anti-HB_e

Anti-HB_s *nt* antibody to HB_sAg, anti-HBS

Anti-HD *nt* antibody to HDAg, anti-delta, anti-HD

An|ti|he|pa|rin *nt* antiheparin, platelet factor 4

An|ti|he|te|ro|ly|sin *nt* antiheterolysin
An|ti|his|ta|min *nt* s.u. Antihistaminikum
An|ti|his|ta|mi|ni|kum *nt, pl* **An|ti|his|ta|mi|ni|ka** antihistaminic, antihistamine, histamine blocker, histamine receptor-blocking agent
an|ti|his|ta|mi|nisch *adj.* antihistaminic
An|ti|hor|mon *nt* antihormone, hormone blocker
An|ti|hy|a|lu|ro|ni|da|se *f* antihyaluronidase
Antihyaluronidase-Einheit *f* antihyaluronidase unit
Antihyaluronidase-Test *m* antihyaluronidase test
Anti-I-A-Antikörper *m* anti-I-A antibody
Anti-Idiotyp *m* anti-idiotype
Anti-Idiotypenantikörper *m* anti-idiotypic antibody
Anti-I-E-Antikörper *m* anti-I-E antibody
An|ti|kar|zi|no|gen *nt* anticarcinogen
an|ti|kar|zi|no|gen *adj.* anticarcinogenic
An|ti|ka|tho|de *f* anticathode
an|ti|ke|to|gen *adj.* antiketogenic, antiketogenetic, antiketoplastic
An|ti|ki|na|se *f* antikinase
An|ti|ko|a|gu|lans *nt* anticoagulant
An|ti|ko|a|gu|lan|ti|en|the|ra|pie *f* anticoagulant therapy
An|ti|ko|a|gu|lan|ti|um *nt, pl* **An|ti|ko|a|gu|lan|tia, An|ti|ko|a|gu|lan|ti|en** anticoagulant
An|ti|ko|a|gu|la|ti|on *f* anticoagulation
an|ti|ko|a|gu|lie|rend *adj.* anticoagulant, anticoagulative
an|ti|ko|a|gu|liert *adj.* anticoagulated
An|ti|ko|don *nt* anticodon
An|ti|ko|don|arm *m* anticodon arm
An|ti|ko|don|trip|lett *nt* anticodon triplet
An|ti|kol|la|ge|na|se *f* anticollagenase
Antikolon- *präf.* anticolon
Antikolon-Antikörper *m* anticolon antibody
An|ti|kom|ple|ment *nt* anticomplement, antialexin
an|ti|kom|ple|men|tär *adj.* anticomplementary
An|ti|kom|ple|ment|se|rum *nt* anticomplementary serum
An|ti|kör|per *m, pl* **An|ti|kör|per** antibody, sensitizer; antisubstance, immune body, immune protein
  Antikörper gegen Antigene des ABO-Systems antibodies to ABO system antigens
  Antikörper gegen Blutplättchen antibodies to platelets
  Antikörper gegen Gewebsantigene antibodies to tissue antigens
  Antikörper gegen HAV antibody to HAV, anti-HAV
  Antikörper gegen HAV der IgM-Klasse IgM anti-HAV, IgM class antibody to HAV
  Antikörper gegen HB_cAg antibody to HB_cAg, anti-HB_c
  Antikörper gegen HB_cAg der IgM-Klasse IgM class antibody to HB_cAg, IgM anti-HB_c
  Antikörper gegen HB_eAg antibody to HB_eAg, anti-HB_e
  Antikörper gegen HB_sAg antibody to HB_sAg, anti-HBS
  Antikörper gegen HDAg antibody to HDAg, anti-delta, anti-HD
  Antikörper gegen Lymphozyten antibodies to neutrophils
  Antikörper gegen neutrophile Granulozyten antibodies to lymhocytes
  Antikörper gegen Selbstantigen antibody to self-antigen
  Antikörper gegen Thrombozyten antibodies to platelets
  agglutinierender Antikörper complete agglutinin, agglutinating antibody, complete antibody, saline antibody, saline agglutinin
  antierythrozytärer Antikörper anti-erythrocyte antibody
  anti-idiotypischer Antikörper idiotypic antibody
  antinukleäre Antikörper *pl* antinuclear antibodies, LE factors
  auto-anti-idiotypische Antikörper *pl* auto-anti-idiotypic antibodies
  bispezifischer Antikörper bi-specific antibody
  bispezifischer monoklonaler Antikörper bi-specific monoclonal antibody
  bivalenter Antikörper bivalent antibody
  blockierender Antikörper incomplete antibody, blocking antibody, incomplete agglutinin, non-agglutinating antibody
  chimärer Antikörper chimeric antibody
  fluoreszierender Antikörper fluorescent antibody
  hämolyseauslösender Antikörper hemolysin
  hemmender Antikörper inhibiting antibody, univalent antibody
  heterogener Antikörper s.u. heterologer *Antikörper*
  heterologer Antikörper heterologous antibody [hetə'rɑləgəs], heterogenetic antibody, heterophil antibody, heterophile antibody, heteroantibody
  heterophiler Antikörper s.u. heterologer *Antikörper*
  heterozytotroper Antikörper heterocytotropic antibody
  hochaffiner Antikörper high-affinity antibody
  homozytotroper Antikörper homocytotropic antibody
  humanisierter Antikörper humanized antibody
  humoraler Antikörper humoral antibody
  hybrider Antikörper hybrid antibody, bispecific antibody
  inkompletter Antikörper incomplete antibody, blocking antibody, incomplete agglutinin, non-agglutinating antibody
  isophiler Antikörper isophil antibody
  klonotypischer Antikörper clonotypic antibody
  komplementärer Antikörper complementary antibody
  komplementbindender Antikörper complement-fixing antibody, CF antibody
  kompletter Antikörper agglutinating antibody, complete antibody, saline antibody, complete agglutinin, saline agglutinin
  kreuzreagierender Antikörper cross-reacting antibody
  lymphozytotoxischer Antikörper lymphocytotoxic antibody
  maternale Antikörper *pl* maternal antibodies
  membrangebundener Antikörper membrane-bound antibody
  mikrosomaler Antikörper (*Schilddrüse*) antimicrosomal antibody
  monoklonaler Antikörper monoclonal antibody, monoclonal protein, *m* protein
  mütterliche Antikörper *pl* maternal antibodies
  natürlicher Antikörper natural antibody, normal antibody
  neutralisierender Antikörper neutralizing antibody
  nicht-agglutinierender Antikörper incomplete anti-

body, blocking antibody, incomplete agglutinin, non-agglutinating antibody
nichtorganspezifischer Antikörper non-organ-specific antibody
nicht-präzipitierender Antikörper nonprecipitable antibody, nonprecipitating antibody
niedrigaffiner Antikörper low-affinity antibody
opsonisierender Antikörper immune opsonin
organspezifischer Antikörper organ-specific antibody
polyfunktioneller Antikörper polyfunctional antibody
polyklonaler Antikörper polyclonal antibody
protektiver Antikörper protective antibody
regulärer Antikörper natural antibody, normal antibody
spezifischer Antikörper specific antibody
Treponema-immobilisierender Antikörper immobilizing antibody; treponema-immobilizing antibody, treponemal antibody
univalenter Antikörper inhibiting antibody, univalent antibody
Vβ-spezifischer Antikörper Vβ-specific antibody
xenogener Antikörper s.u. heterologer *Antikörper*
zellgebundener Antikörper cell-bound antibody, cell-fixed antibody
zytophiler Antikörper cytophilic antibody, cytotropic antibody
zytophiler Antikörper der IgE-Klasse anaphylactic antibody
zytotoxischer Antikörper cytotoxic antibody

An|ti|kör|per|af|fi|ni|tät *f* antibody affinity
An|ti|kör|per|ant|wort *f* antibody response
An|ti|kör|per|a|vi|di|tät *f* antibody avidity
an|ti|kör|per|bil|dend *adj.* antibody-forming
An|ti|kör|per|bil|dung *f* antibody production
An|ti|kör|per|bin|dungs|stel|le *f* antibody combining site
An|ti|kör|per|blo|cka|de *f* antibody blocking
An|ti|kör|per|di|ver|si|tät *f* antibody diversity
An|ti|kör|per|feed|back *nt* antibody feedback
Antikörper-Ferritin-Konjugat *nt* immunoferritin
An|ti|kör|per|gen *m* antibody gene
An|ti|kör|per|hem|mung *f* antibody blocking
An|ti|kör|per|klas|se *f* antibody class
An|ti|kör|per|man|gel|syn|drom *nt* antibody deficiency syndrome, antibody deficiency disease
antikörper-opsoniert *adj.* antibody-coated
An|ti|kör|per|pe|ne|tra|ti|on *f* antibody penetration
An|ti|kör|per|pro|duk|ti|on *f* antibody production
An|ti|kör|per|rück|kopp|lung *f* antibody feedback
An|ti|kör|per|spe|zi|fi|tät *f* antibody specificity
An|ti|kör|per|ti|ter *m* antibody titer
An|ti|kör|per|ü|ber|schuss *m* antibody excess
antikörper-überzogen *adj.* antibody-coated
An|ti|kör|per|va|lenz *f* antibody valence
effektive Antikörpervalenz effective antibody valence
an|ti|kör|per|ver|mit|telt *adj.* antibody-mediated
An|ti|lak|ta|se *f* antilactase
An|ti|leu|ko|to|xin *nt* antileukocidin, antileukotoxin
An|ti|leu|ko|zi|din *nt* antileukocidin, antileukotoxin
an|ti|leu|ko|zy|tär *adj.* antileukocytic
Antileukozyten- *präf.* antileukocytic
Antilymphozyten- *präf.* antilymphocyte
Antilymphozyten-Antikörper *m* antilymphocyte antibody
An|ti|lym|pho|zy|ten|glo|bu|lin *nt* antilymphocyte globulin
An|ti|lym|pho|zy|ten|se|rum *nt* antilymphocyte serum
An|ti|ly|sin *nt* antilysin
An|ti|me|ta|bo|lit *m* antimetabolite, competitive antagonist
an|ti|mi|kro|bi|ell *adj.* antimicrobial, antimicrobic
Anti-Mitochondrienantikörper *pl* antimitochondrial antibodies, mitochondrial antibodies
An|ti|ne|o|plas|ti|kum *nt, pl* **An|ti|ne|o|plas|ti|ka** anticancer agent, antineoplastic, antineoplastic agent, antineoplastic drug
an|ti|ne|o|plas|tisch *adj.* anticancer, antineoplastic
an|ti|nuk|le|är *adj.* antinuclear
An|ti|op|so|nin *nt* antiopsonin
An|ti|ös|tro|gen *nt* antiestrogen
an|ti|o|vu|la|to|risch *adj.* antiovulatory
An|ti|o|xi|da|se *f* antioxidase
An|ti|o|xy|dans *nt, pl* **An|ti|o|xy|dan|ti|en, An|ti|o|xy|dan|zi|en** antioxidant, antioxygen
an|ti|pa|ra|si|tär *adj.* anti-parasitic
an|ti|pha|go|zy|tär *adj.* antiphagocytic
an|ti|pha|go|zy|tisch *adj.* antiphagocytic
An|ti|plas|min *nt* antiplasmin, antifibrinolysin
An|ti|prä|zi|pi|tin *nt* antiprecipitin
an|ti|pro|li|fe|ra|tiv *adj.* anti-proliferative
An|ti|pro|te|a|se *f* antiprotease
Antiprothrombin- *präf.* antiprothrombin
Antiprotozoen- *präf.* antiprotozoal, antiprotozoan
An|ti|pro|to|zo|i|kum *nt, pl* **An|ti|pro|to|zo|i|ka** antiprotozoal, antiprotozoan
An|ti|py|re|ti|kum *nt, pl* **An|ti|py|re|ti|ka** antifebrile, antipyretic, antithermic, febricide, febrifuge, defervescent
an|ti|py|re|tisch *adj.* antifebrile, antipyretic, antithermic, febricide, febrifugal, febrifuge, defervescent
An|ti|re|zep|tor|an|ti|kör|per *m* antireceptor antibody
Anti-Rh-Agglutinin *nt* anti-Rh agglutinin
Anti-Rhesus-Agglutinin *nt* anti-Rh agglutinin
An|ti|rheu|ma|ti|kum *nt, pl* **An|ti|rheu|ma|ti|ka** antirheumatic, antirheumatic agent, antirheumatic drug
nicht-steroidale Antirheumatika non-steroidal anti-inflammatory drugs, nonsteroidals
Anti-Schilddrüsenantikörper *m* antithyroid antibody, thyroid antibody
An|ti|sep|sis *f* antisepsis
physiologische Antisepsis autoantisepsis
An|ti|sep|tik *f* antisepsis
an|ti|sep|tisch *adj.* antiseptic
An|ti|se|rum *nt* antiserum, immune serum, serum
polyklonales Antiserum polyclonal antiserum
polyvalentes Antiserum polyvalent antiserum
Antispender-Antikörper *m* antidonor antibody
Anti-Staphylokokken- *präf.* antistaphylococcic
An|ti|sta|phy|lo|ly|sin *nt* antistaphylolysin, antistaphylohemolysin
Antistaphylolysin-Reaktion *f* antistaphylolysin reaction
Antistaphylolysin-Test *m* antistaphylolysin test
Antistaphylolysin-Titer *m* antistaphylolysin titer
An|ti|strep|to|ki|na|se *f* antistreptokinase
Anti-Streptokokken- *präf.* antistreptococcic
An|ti|strep|to|ly|sin *nt* antistreptolysin
Antistreptolysin O antistreptolysin O
Antistreptolysin-Test *m* antistreptolysin test

An|ti|throm|bin *nt* antithrombin
Antithrombin III antithrombin III
Antithrombin III-Mangel *m* antithrombin III deficiency
An|ti|throm|bin|zeit *f* thrombin time, thrombin clotting time
An|ti|throm|bo|ti|kum *nt, pl* **An|ti|throm|bo|ti|ka** antithrombotic
an|ti|throm|bo|tisch *adj.* antithrombotic
Antithrombozyten- *präf.* antiplatelet
Antithymozyten- *präf.* antithymocyte
An|ti|thy|mo|zy|ten|glo|bu|lin *nt* antithymocyte globulin
An|ti|thy|re|o|glo|bu|lin|an|ti|kör|per *pl* antithyroglobulin antibodies
an|ti|thy|re|o|id *adj.* antithyroid
an|ti|thy|re|o|idal *adj.* antithyroid
an|ti|thy|ro|id *adj.* antithyroid
an|ti|thy|ro|i|dal *adj.* antithyroid
Anti-TNF-Antikörper *m* anti-TNF antibody
An|ti|to|xi|gen *nt* antitoxinogen, antitoxigen
An|ti|to|xin *nt* **1.** (*pharmakol.*) antitoxin, antitoxinum, counterpoison, antitoxic serum **2.** (*immunol.*) antitoxin, antitoxinum, counterpoison
An|ti|to|xin|an|ti|kör|per *m* antitoxin, antitoxinum, antiantitoxin
An|ti|to|xin|ein|heit *f* antitoxin unit
An|ti|to|xi|no|gen *nt* antitoxinogen, antitoxigen
an|ti|to|xisch *adj.* antitoxic, antivenomous
Antitransplantat-Antikörper *m* antigraft antibody
α_1-An|ti|tryp|sin *nt* α_1-antitrypsin, alpha$_1$-antitrypsin
an|ti|tu|mo|ri|gen *adj.* antitumorigenic
Anti-T-Zellenserum *nt* anti-T cell serum
Anti-T-Zellserum *nt* anti-T cell serum
an|ti|vi|ral *adj.* antiviral, antivirotic
An|ti|vit|a|min *nt* antivitamin
An|ti|zym *nt* antizyme, antienzyme
An|ti|zy|to|ly|sin *nt* anticytolysin
An|ti|zy|to|to|xin *nt* anticytotoxin
Antrum- *präf.* antral
An|trum|bi|op|sie *f* (*Magen*) antral biopsy ['baɪɑpsɪ]
An|trum|kar|zi|nom *nt* (*Magen*) antral carcinoma
a|nuk|le|är *adj.* without nucleus, anuclear, anucleate, non-nucleated
A|nus *m, pl* **A|nus** anus, anal orifice, fundament
Anus praeter(naturalis) preternatural anus, artificial anus
ÄO *abk.* s.u. Äthylenoxid
AP *abk.* s.u. **1.** alkalische *Phosphatase* **2.** 2-Aminopurin
6-APA *abk.* s.u. 6-Aminopenicillansäure
a|pa|tho|gen *adj.* nonpathogenic, nonpathogenetic
a.p.-Aufnahme *f* a.p. roentgenogram, a.p. radiograph ['reɪdɪəʊgræf], anteroposterior radiograph, anteroposterior roentgenogram
APh *abk.* s.u. alkalische *Phosphatase*
A|phe|re|se *f* pheresis, apheresis; apheresis
Aph|the *f, pl* **Aph|then** aphtha
Aph|tho|id *nt* aphthoid
aph|tho|id *adj.* resembling aphthae, aphthoid
a|phy|lak|tisch *adj.* relating to aphylaxis, aphylactic
A|phy|la|xie *f* aphylaxis
APL *abk.* s.u. akute *Promyelozytenleukämie*
a|plas|tisch *adj.* aregenerative
A|po|en|zym *nt* apoenzyme
A|po|fer|ri|tin *nt* apoferritin
A|po|li|po|pro|te|in *nt* apolipoprotein
a|po|pop|tisch *adj.* apopoptic
A|po|pro|te|in *nt* apoprotein
A|po|to|se *f* apotosis
APP *abk.* s.u. Akute-Phase-Protein
Ap|pa|rat *m* apparatus
ribosomaler Apparat ribosomal apparatus
Appendiko- *präf.* appendicular, appendiceal, appendical, appendicial, appendic(o)-
Ap|pen|dix *f, pl* **Ap|pen|di|zes, Ap|pen|di|ces** **1.** appendix, appendage **2. Appendix vermiformis** vermiform appendage, vermiform appendix, vermiform process, cecal appendage, cecal appendix, vermix, appendix, epityphlon
Ap|pen|dix|kar|zi|no|id *nt* appendiceal carcinoid, carcinoid of the appendix
Ap|pen|dix|lymph|kno|ten *pl* appendicular lymph nodes
a.p.-Röntgenbild *nt* a.p. roentgenogram, a.p. radiograph ['reɪdɪəʊgræf], anteroposterior radiograph, anteroposterior roentgenogram
A|pro|ti|nin *nt* aprotinin
APRT *abk.* s.u. Adeninphosphoribosyltransferase
6-APS *abk.* s.u. 6-Aminopenicillansäure
A|pu|dom *nt* apudoma
APUD-System *nt* APUD-system
APUD-Zelle *f* APUD cell, Apud cell, amine precursor uptake and decarboxylation cell
a|pu|trid *adj.* without pus, not suppurating, apyetous, apyous
a|py|o|gen *adj.* apyogenous [eɪpaɪ'ɑdʒənəs]
a|py|re|tisch *adj.* without fever, afebrile, apyretic, apyrexial, athermic
a|py|ro|gen *adj.* apyrogenic
A|qua|co|ba|la|min *nt* s.u. Aquocobalamin
Ä|qui|li|bri|e|ren *nt* equilibration
ä|qui|li|bri|e|ren *vt* equilibrate
Ä|qui|li|bri|um *nt* equilibrium, equilibration
ä|qui|mo|lar *adj.* equimolar
ä|qui|mo|le|ku|lar *adj.* equimolecular
ä|qui|po|ten|ti|ell *adj.* equipotential
Ä|qui|po|tenz *f* equipotentiality
Ä|qui|va|lent *nt* equivalent (*für* of)
elektrochemisches Äquivalent electrochemical equivalent
ä|qui|va|lent *adj.* equivalent (to) [ɪ'kwɪvələnt]
Ä|qui|va|lenz|zo|ne *f* equivalence zone [ɪ'kwɪvələns]
A|quo|co|ba|la|min *nt* Vitamin B_{12b}, hydroxocobalamin, hydroxocobemine, aquacobalamin, aquocobalamin
Ar *abk.* s.u. Argon
ar *abk.* s.u. aromatisch
ARA-A *abk.* s.u. Adenin-Arabinosid
Ara-A *abk.* s.u. Adenin-Arabinosid
A|ra|bin *nt* arabin, arabic acid
Ara-C *nt* cytosine arabinoside, cytarabine, arabinocytidine, arabinosylcytosine
A|ra|chi|dat *nt* arachidate, eicosanoate
A|ra|chi|do|nat *nt* arachidonate
A|ra|chi|don|säu|re *f* arachidonic acid
A|ra|chi|don|säu|re|de|ri|va|te *pl* arachidonic acid derivatives, eicosanoids
Arachidonsäure-5-Lipoxygenase *f* arachidonate-5-lipoxygenase
Arachidonsäure-12-Lipoxygenase *f* arachidonate-12-lipoxygenase
A|ra|chi|don|säu|re|me|ta|bo|lit *m* arachidonic acid metabolite

A|ra|chin|säu|re *f* arachidic acid, arachic acid, icosanoic acid, *n*-eicosanoic acid
Ar|beits|leu|ko|zy|to|se *f* work leukocytosis
Ar|beits|um|satz *m* working metabolic rate
Arboviren- *präf.* arboviral
Ar|bo|vi|ro|se *f* arboviral infection
ARBO-Virus *nt* arbovirus, arbor virus, arthropod-borne virus
ARC *abk.* s.u. AIDS-related-Complex
A|re|al *nt* area, zone, region
thymusabhängiges Areal (*Lymphknoten*) paracortex, deep cortex, thymus-dependent zone, thymus-dependent area, tertiary cortex ['tɜrʃɪˌeriː]
a|re|ge|ne|ra|tiv *adj.* anerythroregenerative, aregenerative; aplastic
A-Region *f* A region
A|re|na|vi|ren *pl* Arenaviridae
A|re|na|vi|rus *nt* arenavirus
Arg *abk.* s.u. Arginin
ar|gen|taf|fin *adj.* argentaffin, argentaffine, argentophil, argentophile, argentophilic
Ar|gen|taf|fi|ni|tät *f* argentaffinity
Ar|gen|taf|fi|nom *nt* argentaffinoma, chromaffinoblastoma
Ar|gi|na|se *f* arginase
Ar|gi|nin *nt* arginine, 2-amino-5-guanidinovaleric acid
Ar|gi|nin|bern|stein|säu|re *f* argininosuccinic acid
Ar|gi|nin|ki|na|se *f* arginine kinase
Ar|gi|ni|no|phos|phat *nt* phosphoarginine, arginine phosphate
Ar|gi|nin|phos|phat *nt* phosphoarginine, arginine phosphate
arginin-reich *adj.* arginine-rich
Ar|gi|nin|suc|ci|nat *nt* argininosuccinate
Arginin-Test *m* arginine test
Arginin-Vasopressin *nt* arginine vasopressin, argipressin
Ar|gi|pres|sin *nt* arginine vasopressin, argipressin
Ar|gon *nt* argon
Ar|gon|la|ser *m* argon laser
ArgP *abk.* s.u. Argininphosphat
ar|gy|ro|phil *adj.* argyrophil, argyrophile, argyrophilic, argyrophilous
Arm|lymph|kno|ten *pl* nodes of upper limb
tiefe Armlymphknoten deep lymph nodes of upper limb
Armstrong: Armstrong-Krankheit *f* lymphocytic choriomeningitis [ˌkɔːrɪəʊˌmenɪn'dʒaɪtɪs], Armstrong's disease
Arneth: Arneth-Leukozytenschema *nt* Arneth's classification, Arneth's count, Arneth's formula, Arneth's index
Arneth-Stadien *pl* Arneth stages
A|ro|mat *m* aromatic
a|ro|ma|tisch *adj.* aromatic
Ar|rhe|no|blas|tom *nt* arrhenoblastoma, arrhenoma, andreioma, andreoblastoma, androblastoma, Sertoli-Leydig cell tumor, androma, ovarian tubular adenoma [ædə'nəʊmə]
ARSB *abk.* s.u. *Arylsulfatase* B
Ar|te|ri|en|throm|bus *m* arterial thrombus ['θrɑmbəs]
Ar|te|ri|i|tis *f* inflammation of an artery, arteritis [ɑːrtə'raɪtɪs]
Arteriitis allergica cutis leukocytoclastic vasculitis [væskjə'laɪtɪs], leukocytoclastic angiitis [ændʒɪ'aɪtɪs], hypersensitivity vasculitis, allergic vasculitis, localized visceral arteritis
Arterio- *präf.* arterial, arterious, arteri(o)-
Ar|thri|tis *f* inflammation of a joint, arthritis [ɑːr'θraɪtɪs], articular rheumatism ['ruːmətɪzəm]
hämophile Arthritis hemophilic arthropathy, hemophilic joint, hemophilic arthritis, bleeder's joint
rheumatoide Arthritis rheumatoid arthritis, atrophic arthritis, osseous rheumatism, chronic articular rheumatism, Beauvais' disease, chronic inflammatory arthritis, proliferative arthritis, rheumarthritis, rheumatic gout
ar|thri|tisch *adj.* relating to arthritis, arthritic, arthritical
Arthro- *präf.* arthral, articular, joint, arthr(o)-
Ar|thro|pa|thia *f* arthropathy, joint disease, arthropathia, arthronosus
Arthropathia haemophilica hemophilic arthritis [ɑːr'θraɪtɪs], bleeder's joint, hemophilic arthropathy, hemophilic joint
Arthropathia psoriatica psoriatic arthritis [ɑːr'θraɪtɪs], arthritic psoriasis, psoriatic arthropathy
Arthus: Arthus-Phänomen *nt* Arthus phenomenon [fɪ'nɑməˌnɑn], Arthus reaction
Arthus-Reaktion *f* Arthus phenomenon, Arthus reaction
Arthus-Typ *m* **der Überempfindlichkeitsreaktion** Arthus-type reaction, type III hypersensitivity, immune complex hypersensitivity
art|spe|zi|fisch *adj.* species-specific
Art|spe|zi|fi|tät *f* species specificity
Aryl- *präf.* aryl-
A|ryl|a|mi|da|se *f* arylamidase, aryl acylamidase
A|ryl|a|min *nt* arylamine
A|ryl|a|mi|no|a|ce|tyl|a|se *f* arylamine acetyltransferase [ˌæsətɪl'trænsfəreɪz]
A|ryl|a|mi|no|a|ce|tyl|trans|fe|ra|se *f* arylamine acetyltransferase [ˌæsətɪl'trænsfəreɪz]
A|ryl|a|mi|no|pep|ti|da|se *f* arylaminopeptidase, cytosol aminopeptidase
A|ryl|es|te|ra|se *f* arylesterase, aryl-ester hydrolase
A|ryl|es|ter|hyd|ro|la|se *f* s.u. Arylesterase
A|ryl|for|ma|mi|da|se *f* arylformamidase, formylkynurenine hydrolase, formamidase, formylase
Aryl-4-hydroxylase *f* aryl-4-hydroxylase, flavin monooxygenase, unspecific monooxygenase
A|ryl|sul|fa|ta|se *f* sulfatidase, arylsulfatase, phenol sulfatase
Arylsulfatase B *f* arylsulfatase B
A|ryl|sul|fa|ta|se|test *m* arylsulfatase test
Arz|nei|mit|tel *nt* medicine, drug, physic, remedy, preparation, medicant, medication (*gegen* for, against)
Arz|nei|mit|tel|al|ler|gie *f* drug allergy, drug hypersensitivity
Arz|nei|mit|tel|der|ma|ti|tis *f* drug eruption, drug rash, medicinal eruption
Arz|nei|mit|tel|ex|an|them *nt* drug eruption, drug rash, medicinal eruption
arz|nei|mit|tel|re|sis|tent *adj.* drug-resistant, drug-fast
Arz|nei|mit|tel|re|sis|tenz *f* drug resistance
Arz|nei|mit|tel|the|ra|pie *f* drug therapy
Arz|nei|mit|tel|to|xi|zi|tät *f* drug toxicity
Arz|nei|mit|tel|ü|ber|emp|find|lich|keit *f* drug allergy, drug hypersensitivity
AS *abk.* s.u. **1.** Aminoessigsäure **2.** Aminosäure **3.** anaphylaktischer *Schock* **4.** Antiserum **5.** Askorbinsäure
ASAT *abk.* s.u. Aspartataminotransferase
A-Scan *m* (*Ultraschall*) A-scan

As|ca|rid *m* ascarid
As|ca|ris *f* Ascaris, ascaris, maw worm
Ascaris lumbricoides eelworm, lumbricoid, common roundworm, Ascaris lumbricoides
A|schel|minth *m* aschelminth, nemathelminth
Ascoli: Ascoli-Reaktion *f* Ascoli's reaction
As|co|my|ce|tes *pl* Ascomycetes, Ascomycetae, Ascomycotina, sac fungi
ASK *abk.* s.u. Antistreptokinase
As|ko|my|zel|ten *pl* sac fungi, ascomycetes, Ascomycetes, Ascomycetae, Ascomycotina
As|kor|bat *nt* ascorbate
As|kor|bin|ä|mie *f* ascorbemia [æskɔːr'biːmɪə]
As|kor|bin|säu|re *f* ascorbic acid, vitamin C, antiscorbutic factor, antiscorbutic vitamin, cevitamic acid
ASL *abk.* s.u. Antistreptolysin
ASLO *abk.* s.u. *Antistreptolysin* O
ASL-Titer *m* antistreptolysin titer
Asn *abk.* s.u. Asparagin
ASO *abk.* s.u. *Antistreptolysin* O
ASO-Titer *m* antistreptolysin titer
ASP *abk.* s.u. Asparaginase
Asp *abk.* s.u. Asparaginsäure
As|pa|ra|gin *nt* asparagine
As|pa|ra|gi|na|se *f* asparaginase
As|pa|ra|gin|säu|re *f* aspartic acid, asparaginic acid, α-aminosuccinic acid
As|par|ta|se *f* aspartate ammonia-lyase, aspartase
As|par|tat *nt* aspartate
As|par|tat|a|mi|no|trans|fe|ra|se *f* aspartate aminotransferase, aspartate transaminase, glutamic-oxaloacetic transaminase, serum glutamic oxaloacetic transaminase
As|par|tat|car|ba|myl|trans|fe|ra|se *f* aspartate transcarbamoylase, aspartate carbamoyl transferase
Aspartat-Glutamat-Carrier *m* aspartate-glutamate carrier
As|par|tat|ki|na|se *f* aspartate kinase
As|par|tat|se|mi|al|de|hyd *m* aspartate semialdehyde
As|par|tat|se|mi|al|de|hyd|de|hyd|ro|ge|na|se *f* aspartate semialdehyde dehydrogenase [dɪ'haɪdrədʒəneɪz]
As|par|tat|trans|a|mi|na|se *f* s.u. Aspartataminotransferase
As|par|tat|trans|car|ba|myl|a|se *f* s.u. Aspartatcarbamyltransferase
As|par|thi|on *nt* asparthione
Aspartyl- *präf.* aspartyl
β-Aspartyl-N-acetylglucosaminidase *f* s.u. Aspartylglykosaminidase
As|par|tyl|gly|ko|sa|mi|ni|da|se *f* β-aspartyl-*N*-acetylglucosaminidase, aspartylglycosaminidase
As|par|tyl|gly|ko|sa|min|u|rie *f* aspartylglycosaminuria [æsˌpɑːrtlˌglaɪkəʊsəmɪ'n(j)ʊərɪə]
As|par|tyl|phos|phat *nt* aspartyl phosphate
Aspartyl-tRNA-Synthetase *f* aspartyl-tRNA-synthetase
ASPAT *abk.* s.u. Aspartataminotransferase
As|per|gil|lin *nt* aspergillin
As|per|gil|lom *nt* aspergilloma, fungus ball
As|per|gill|säu|re *f* aspergillic acid
As|per|gil|lus *m* aspergillus, Aspergillus, Sterigmatocystis, Sterigmocystis
A|spi|rat *nt* aspirate
A|spi|ra|ti|on *f* **1.** aspiration **2.** aspiration
nasotracheale Aspiration nasotracheal aspiration
tracheobronchiale Aspiration tracheobronchial aspiration
transtracheale Aspiration transtracheal aspiration
A|spi|ra|ti|ons|bi|op|sie *f* aspiration biopsy ['baɪɑpsɪ]
A|spi|ra|ti|ons|bi|op|sie|zy|to|lo|gie *f* aspiration biopsy cytology [saɪ'tɑlədʒɪ]
A|spi|ra|ti|ons|ka|nü|le *f* aspiration cannula
A|spi|ra|ti|ons|na|del *f* aspiration needle
A|spi|ra|ti|ons|zy|to|lo|gie *f* aspiration biopsy cytology [saɪ'tɑlədʒɪ]
A|spi|ra|tor *m* aspirator
a|spi|rie|ren *vt* aspirate
Asp-NH$_2$ *abk.* s.u. Asparagin
ASS *abk.* s.u. **1.** Acetylsalicylsäure **2.** Azetylsalizylsäure
As|say *m* assay, test, analysis [ə'næləsɪs], trial
AST *abk.* s.u. **1.** Antistreptolysin-Test **2.** Aspartataminotransferase
ASt *abk.* s.u. Antistaphylolysin
A-Stelle *f* aminoacyl binding site [əˌmiːnəʊ'æsɪl], aminoacyl site, A binding site
Asthma- *präf.* asthmatic, asthmatical
Asth|ma *nt* asthma, suffocative catarrh
Asthma bei Anthrakose miner's asthma
Asthma bronchiale spasmodic asthma, bronchial asthma, bronchial allergy, asthma
Asthma bei Byssinose stripper's asthma
Asthma cardiale Rostan's asthma, cardial asthma, cardiasthma
bakteriell-bedingtes Asthma bacterial asthma
bronchitisches Asthma catarrhal asthma, bronchitic asthma
emphysematöses Asthma emphysematous asthma [ˌemfə'semətəs]
essentielles Asthma essential asthma, true asthma
exogen-allergisches Asthma (bronchiale) extrinsic asthma
infektallergisches Asthma infective asthma
katarrhalisches Asthma s.u. bronchitisches *Asthma*
konstitutionsallergisches Asthma allergic asthma, atopic asthma
primäres Asthma essential asthma, true asthma
stauballergisches Asthma dust asthma
stressbedingtes Asthma nervous asthma
symptomatisches Asthma symptomatic asthma
asth|ma|ähn|lich *adj.* resembling asthma, asthmatiform
Asth|ma|an|fall *m* asthmatic attack, attack of asthma
asth|ma|ar|tig *adj.* resembling asthma, asthmatiform
asth|ma|aus|lö|send *adj.* causing asthma, asthmogenic
Asth|ma|kris|tal|le *pl* asthma crystals, leukocytic crystals, Leyden's crystals, Charcot-Leyden crystals, Charcot-Neumann crystals, Charcot-Rubin crystals
asth|ma|tisch *adj.* relating to *or* affected with asthma, asthmatic, asthmatical
asth|mo|gen *adj.* causing asthma, asthmogenic
AStL *abk.* s.u. Antistaphylolysin
ASTO *abk.* s.u. *Antistreptolysin* O
AStR *abk.* s.u. Antistaphylolysin-Reaktion
A-Streptokokken *pl* group A streptococci, Streptococcus pyogenes, Streptococcus erysipelatis, Streptococcus hemolyticus, Streptococcus scarlatinae
As|tro|blas|tom *nt* astroblastoma
As|tro|cy|to|ma *nt* astrocytoma, astrocytic glioma, astroma
Astrocytoma fibrillare fibrillary astrocytoma
Astrocytoma protoplasmaticum protoplasmic astrocytoma
As|tro|vi|rus *nt* astrovirus

A

As|tro|zy|tom *nt* astrocytoma, astrocytic glioma, astroma
faserarmes **Astrozytom** protoplasmic astrocytoma
faserreiches **Astrozytom** fibrillary astrocytoma
fibrilläres **Astrozytom** fibrillary astrocytoma
gemistozytisches **Astrozytom** gemistocytic astrocytoma
protoplasmatisches **Astrozytom** protoplasmic astrocytoma
As|tro|zy|to|se *f* astrocytosis
Astrup: Astrup-Methode *f* Astrup procedure
Astrup-Verfahren *nt* Astrup procedure
AStT *abk.* s.u. **1.** Antistaphylolysin-Test **2.** Antistaphylolysin-Titer
AST-Titer *m* antistreptolysin titer
AT *abk.* s.u. **1.** Alttuberkulin **2.** Anaphylatoxin **3.** Angiotensin **4.** Antithrombin **5.** Austauschtransfusion
AT III *abk.* s.u. *Antithrombin* III
ATCase *f* aspartate transcarbamoylase, aspartate carbamoyl transferase
ATG *abk.* s.u. Antithymozytenglobulin
ATh *abk.* s.u. Azathioprin
Ä|than *nt* ethane, methylmethane
Ä|tha|nal *nt* acetaldehyde, acetic aldehyde, aldehyde ['ældəhaɪd], ethaldehyde, ethanal, ethylaldehyde, ethaldehyde
Ä|tha|nol *nt* ethanol, ethyl alcohol, spirit, alcohol
Ä|tha|nol|a|min *nt* colamine, 2-aminoethanol, ethanolamine, olamine, monoethanolamine
Ä|tha|nol|a|min|phos|pho|gly|ce|rid *nt* ethanolamine phosphoglyceride, phosphatidylethanolamine
Ä|than|säu|re *f* acetic acid, ethanoic acid
Ä|then *nt* ethylene ['eθəliːn], ethene
Ä|ther *m* ether; ethyl ether; diethyl ether
Ä|ther|bin|dung *f* ether bond
Ä|thin *nt* acetylene
Äthinyl- *präf.* ethynyl, ethinyl
Äthyl- *präf.* ethyl
Ä|thyl|a|ce|tat *nt* ethyl acetate ['æsɪteɪt]
Ä|thyl|al|ko|hol *m* ethanol, ethyl alcohol; alcohol, spirit
Ä|thyl|a|min *nt* ethylamine
Ä|thyl|at *nt* ethylate
Ä|thyl|chlo|rid *nt* ethyl chloride, chloroethane, chlorethyl
Ä|thyl|cy|a|nid *nt* ethyl cyanide, propionitril
Ä|thy|len *nt* ethylene ['eθəliːn], ethene
Ä|thy|len|di|a|min *nt* ethanediamine, ethylenediamine
Ä|thy|len|di|a|min|tet|ra|a|ce|tat *nt* ethylenediamine-tetraacetate
Ä|thy|len|di|a|min|tet|ra|es|sig|säu|re *f* ethylenediamine-tetraacetic acid, edetic acid, edethamil
Ä|thy|len|di|chlo|rid *nt* ethylene dichloride ['eθəliːn]
Ä|thy|len|i|min *nt* ethylenimine
Ä|thy|len|o|xid *nt* ethylene oxide ['eθəliːn]
Ä|thy|len|tet|ra|chlo|rid *nt* tetrachloroethylene, perchloroethylene
Ä|thy|len|tri|chlo|rid *nt* trichloroethylene
A|thy|mie *f* athymia, athymism, athymismus
A|thy|mie|synd|rom *nt* s.u. Athymie
Ä|ti|o|lo|gie *f* etiology [ɪtɪ'ɑlədʒɪ], nosazontology, nosetiology
ä|ti|o|lo|gisch *adj.* relating to etiology, etiological, etiologic
AT III-Mangel *m* antithrombin III deficiency
At|mungs|ket|te *f* cytochrome system, respiratory chain
At|mungs|ket|ten|phos|pho|ry|lie|rung *f* respiratory-chain phosphorylation, oxidative phosphorylation
At|mungs|ket|ten|subst|rat *nt* respiratory substrate
A|tom *nt* atom
angeregtes **Atom** activated atom, excited atom
einwertiges **Atom** monad
ionisiertes **Atom** ionized atom
radioaktives **Atom** labeled atom, radioactive atom, tagged atom
radioaktiv-markiertes **Atom** labeled atom, radioactive atom, tagged atom
a|to|mar *adj.* relating to an atom, atomic, atomical
A|tom|bin|dung *f* covalent bond
A|tom|gramm *nt* gram atom, gram-atomic weight
A|tom|mas|se *f* atomic mass
relative **Atommasse** relative atomic mass
A|tom|mas|sen|ein|heit *f* atomic mass unit, atomic weight unit, dalton
A|to|pen *nt* atopen
A|to|pie *f* atopy, atopic disorder, atopic disease
a|to|pisch *adj.* relating to atopy, atopic
a|to|xisch *adj.* not toxic, nontoxic, atoxic
ATP *abk.* s.u. **1.** Adenosintriphosphat **3.** Adenosin-5'-triphosphat
ATP-abhängig *adj.* ATP-dependent, ATP-linked
ATP-ADP-Carrier *m* ATP-ADP carrier
ATPase *abk.* s.u. Adenosintriphosphatase
ATPase-Aktivität *f* ATPase activity
ATP-bildend *adj.* ATP-generating
ATP-Citrat-Lyase *f* ATP-citrate lyase, citrate cleavage enzyme
ATP-gebunden *adj.* ATP-linked
ATP-getrieben *adj.* ATP-driven
ATP-Phosphoribosyltransferase *f* ATP-phosphoribosyl-transferase
ATP-verbrauchend *adj.* ATP-utilizing
ATP-Zyklus *m* ATP cycle, ATP-ADP cycle
A|trans|fer|rin|ä|mie *f* atransferrinemia [eɪˌtrænzferɪ'niːmɪə]
Atrio- *präf.* atrial, auricular, atri(o)-
At|ri|o|pep|tid *nt* atrial natriuretic factor, atrial natriuretic peptide, atrial natriuretic hormone, atriopeptide, atriopeptin, cardionatrin
At|ri|o|pep|ti|gen *nt* atriopeptigen
At|ri|o|pep|tin *nt* s.u. Atriopeptid
at|te|nu|ie|ren *vt* (*Virulenz*) attenuate [ə'tenjəweɪt]; weaken; dilute
at|te|nu|iert *adj.* attenuate [ə'tenjəwɪt], attenuated; weakened; diluted
At|te|nu|ie|rung *f* attenuation; weakening; diluting
ATZ *abk.* s.u. Antithrombinzeit
Auer: Auer-Stäbchen *pl* Auer bodies
Auf|nahme *f* **1.** (*physiolog.*) absorption, resorption, reabsorption, resorbence, assimilation, uptake; (*Nahrung*) intake, ingestion **2.** (*radiolog.*) picture, shot, view
elektronenmikroskopische **Aufnahme** electron micrograph
Auf|sät|ti|gungs|do|sis *f* loading dose, initial dose
Auf|tren|nung *f* **1.** (*Genetik*) segregation **2.** (*Chemie*) fractionation
AUG *abk.* s.u. Ausscheidungsurographie
AUL *abk.* s.u. akute undifferenzierte *Leukämie*
aus|brei|ten I *vt* open out, expand, outspread, spread; (*Krankheit*) spread **II** *vr* **sich ausbreiten** diffuse, spread, spread out, propagate, (*rasch*) proliferate
Aus|brei|tung *f* (*physiolog.*) irradiation; (*pathol.*) expansion, spread

Ausbreitung auf dem gesamten Körper generalization
aus|fäll|bar *adj.* precipitable
Aus|fäll|bar|keit *f* precipitability
Aus|fäl|len *nt* precipitation [prɪˌsɪpɪ'teɪʃn]
aus|fäl|len *vt, vi* precipitate
Aus|fäl|lung *f* precipitation [prɪˌsɪpɪ'teɪʃn]
fraktionierte Ausfällung fractional precipitation
isoelektrische Ausfällung isoelectric precipitation
Aus|fluss *m* (*pathol.*) fluor, discharge; (*physiolog.*) effluvium, emission, issue
Ausfluss aus der Brustwarze nippel discharge
blutiger Ausfluss bloody discharge
eitrig-seröser Ausfluss ichorrhea
seröser Ausfluss hydrorrhea
wässriger Ausfluss seriflux
aus|hei|len I *vt* (*Wunde*) heal over, heal up, heal; (*Krankheit, Patient*) cure **II** *vi* (*Wunde*) heal (up); (*Krankheit, Patient*) be cured
Aus|hei|lung *f* healing; consolidation
aus|mer|geln *vt* emaciate, macerate
Aus|mer|ge|lung *f* maceration, emaciation [ɪˌmeɪʃɪ'eɪʃn]
Aus|saat *f* (*pathol.*) dissemination, spread; (*mikrobiol.*) seed
bronchogene Aussaat bronchial dissimination, bronchogenic spread
hämatogene Aussaat hematogenous spread [hiːmə'tɑdʒənəs]
intrakanalikuläre Aussaat intracanalicular spread
lymphogene Aussaat lymphatic spread
lymphohämatogene Aussaat lymphohematogenous spread
Aus|satz *m* leprosy, lepra, Hansen's disease
Aus|sät|zi|ge *m/f* leper
aus|schei|den *vt* (*physiolog.*) discharge, secrete, egest; (*Urin*) pass; (*Stuhl*) excrete, void; (*Eiter*) discharge; (*Fremdkörper*) pass
Aus|schei|der *m* (*Genetik*) secretor; (*epidemiol.*) carrier
Aus|schei|dung *f* **1.** (*Vorgang*) secretion, excretion, discharge, egestion, eccrisis, passage **2.** excrement(s *pl*), excreta, egesta, discharge, diachorema, eccrisis **3.** (*Chemie*) precipitation [prɪˌsɪpɪ'teɪʃn]
Aus|schei|dungs|py|e|lo|gra|fie *f* s.u. Ausscheidungspyelographie
Aus|schei|dungs|py|e|lo|gra|phie *f* pyelography by elimination, excretion pyelography, intravenous pyelography [paɪə'lɑgrəfɪ]
Aus|schei|dungs|test *m* excretion test
Aus|schei|dungs|u|ro|gra|fie *f* s.u. Ausscheidungsurographie
Aus|schei|dungs|u|ro|gra|phie *f* intravenous urography [jʊə'rɑgrəfɪ], descending urography, excretion urography, excretory urography
Aus|schei|dungs|zys|to|gra|fie *f* s.u. Ausscheidungszystographie
Aus|schei|dungs|zys|to|gra|phie *f* voiding cystography [sɪs'tɑgrəfɪ]
Aus|schei|dungs|zys|to|u|re|thro|gra|fie *f* s.u. Ausscheidungszystourethrographie
Aus|schei|dungs|zys|to|u|re|thro|gra|phie *f* voiding cystourethrography [ˌsɪstəˌjʊərə'θrɑgrəfɪ]
Aus|schlag *m, pl* **Aus|schlä|ge** **1.** (*Zeiger*) deflection, kick, excursive movements, excursion; (*Pendel*) swing; (*Magnetnadel*) deflection, deviation; (*Waagschale*) turn; (*Physik*) amplitude, swing **2.** (*dermatol.*) rash, eruption; **einen Ausschlag bekommen** break out in a rash, come out in a rash
Aus|schluss|chro|ma|to|gra|fie *f* s.u. Ausschlusschromatographie
Aus|schluss|chro|ma|to|gra|phie *f* exclusion chromatography [krəʊmə'tɑgrəfɪ]
molekulare Ausschlusschromatographie gel filtration, molecular-exclusion chromatography, molecular-sieve chromatography
Aus|schluss|di|ag|no|se *f* diagnosis by exclusion
Aus|streu|ung *f* dissemination, scattering, spreading
Aus|strich *m* smear
Aus|strich|kul|tur *f* streak culture, smear culture
Aus|tausch *m* **1.** exchange, interchange; switch, swap; (*gegenseitiger*) reciprocity, mutual exchange **2.** (*Ersatz*) substitution, exchange, change; replacement (*durch* by, with) **3.** (*Genetik*) crossing-over
aus|tausch|bar *adj.* interchangeable, exchangeable; replaceable; compatible (*mit* with)
Aus|tausch|bar|keit *f* interchangeability, exchangeability
Aus|tausch|dif|fu|si|on *f* exchange diffusion
Aus|tausch|trans|fu|si|on *f* total transfusion, exsanguinotransfusion, substitution transfusion, exsanguination transfusion, exchange transfusion, replacement transfusion
Aus|tra|li|a|an|ti|gen *nt* Au antigen, Australia antigen, HB_s antigen, HB surface antigen, hepatitis B surface antigen, hepatitis antigen [hepə'taɪtɪs], hepatitis-associated antigen, serum hepatitis antigen, SH antigen
Australian-X-Enzephalitis *f* Murray Valley disease, Australian X disease, Murray Valley encephalitis, Australian X encephalitis [enˌsefə'laɪtɪs]
Aus|wasch|py|e|lo|gra|fie *f* s.u. Auswaschpyelographie
Aus|wasch|py|e|lo|gra|phie *f* washout pyelography [paɪə'lɑgrəfɪ]
aus|zeh|ren *vt* waste, atrophy, macerate, emaciate, exhaust, consume
Aus|zeh|rung *f* wasting, consumption, attenuation, cachexia [kə'keksɪə], cachexy, emaciation [ɪˌmeɪʃɪ'eɪʃn], maceration, phthisis; tabes
Auto- *präf.* self-, aut(o)-
Au|to|ag|glu|ti|na|ti|on *f* autoagglutination
Au|to|ag|glu|ti|nin *nt* autoagglutinin
Au|to|ag|gres|si|ons|krank|heit *f* autoimmune disease, autoaggressive disease
au|to|ag|gres|siv *adj.* autoaggressive
Au|to|ak|ti|vie|rung *f* autoactivation
Au|to|a|na|ly|sa|tor *m* s.u. Autoanalyzer
Au|to|a|na|ly|zer *m* analyzer, analysor, autoanalyzer
Au|to|an|ti|gen *nt* autoantigen, self-antigen
kreuzreaktives Autoantigen cross-reactive autoantigen
Au|to|an|ti|kom|ple|ment *nt* autoanticomplement
Au|to|an|ti|kör|per *m* autoantibody, autologous antibody [ɔː'tɑləgəs]
Autoantikörper gegen Antigene des ABO-Systems autoantibodies to ABO system antigens
Autoantikörper gegen Blutplättchen autoantibodies to platelets
Autoantikörper gegen Gewebsantigene autoantibodies to tissue antigens
Autoantikörper gegen Inselzellen islet cell autoantibody
Autoantikörper gegen Lymphozyten autoantibodies to neutrophils

Autoantikörper gegen neutrophile Granulozyten autoantibodies to lymhocytes
Autoantikörper gegen Thrombozyten autoantibodies to platelets
hämolysierender Autoantikörper autohemolysin
kältereaktiver Autoantikörper cold-reactive autoantibody
kreuzreaktiver Autoantikörper cross-reactive autoantibody
polyklonaler Autoantikörper polyclonal autoantibody
wärmereaktiver Autoantikörper warm-reactive autoantibody

Au|to|an|ti|to|xin *nt* autoantitoxin
Au|to|di|ges|ti|on *f* self-digestion, self-fermentation, isophagy, autodigestion, autolysis [ɔː'tɑləsɪs], autoproteolysis [ɔːtəʊˌprəʊtɪ'ɑləsɪs]
au|to|di|ges|tiv *adj.* relating to *or* causing autolysis, autodigestive, autolytic, autocytolytic
au|to|gen *adj.* autogenic, autogenous [ɔː'tɑdʒənəs], autogeneic, autologous [ɔː'tɑləgəs]
au|to|ge|ne|tisch *adj.* relating to autogenesis, autogenetic
Au|to|häm|ag|glu|ti|na|ti|on *f* autohemagglutination
Au|to|häm|ag|glu|ti|nin *nt* autohemagglutinin
Au|to|hä|mo|ly|se *f* autohemolysis [ˌɔːtəʊhɪ'mɑləsɪs]
Au|to|hä|mo|ly|se|test *m* autohemolysis test
Au|to|hä|mo|ly|sin *nt* autohemolysin
au|to|hä|mo|ly|tisch *adj.* relating to autohemolysis, autohemolytic
Au|to|hä|mo|the|ra|pie *f* autohemotherapy
au|to|im|mun *adj.* relating to autoimmunity, autoimmune, autosensitized, autoallergic
Autoimmun- *präf.* autoimmune, autoallergic
Au|to|im|mun|er|kran|kung *f* autoimmune disease, autoaggressive disease
Au|to|im|mu|ni|sie|rung *f* autoimmunization, autosensitization
Au|to|im|mu|ni|tät *f* autoimmunity, autoallergy, autoanaphylaxis
induzierte Autoimmunität induced autoimmunity
spontan auftretende Autoimmunität spontaneous autoimmunity
Au|to|im|mun|krank|heit *f* autoimmune disease, autoaggressive disease
Au|to|im|mu|no|pa|thie *f* autoimmune disease, autoaggressive disease
Au|to|im|mun|re|ak|ti|on *f* autoimmune response
Au|to|im|mun|thy|re|o|i|di|tis *f* autoimmune thyroiditis [θaɪrɔɪ'daɪtɪs]
Au|to|im|mun|thy|ro|i|di|tis *f* autoimmune thyroiditis [θaɪrɔɪ'daɪtɪs]
Au|to|im|mun|to|le|ranz *f* self-tolerance
Au|to|in|fek|ti|on *f* self-infection, autoinfection, autoreinfection
Au|to|in|hi|bi|ti|on *f* autogenic inhibition, self-inhibition
Au|to|in|to|xi|ka|ti|on *f* autointoxication, autotoxicosis, autotoxemia [ˌɔːtəʊtɑk'siːmɪə], autotoxis, autoxemia, self-poisoning, intestinal intoxication, endointoxication, enterotoxism [entərəʊ'tɑksɪzm], enterotoxication, endogenic toxicosis
Au|to|i|so|ly|sin *nt* autoisolysin
Au|to|ka|ta|ly|sa|tor *m* autocatalyst
Au|to|ka|ta|ly|se *f* autocatalysis [ˌɔːtəʊkə'tæləsɪs]
au|to|ka|ta|ly|tisch *adj.* relating to autocatalysis, autocatalytic
Au|to|leu|ko|ag|glu|ti|nin *nt* autoleukoagglutinin
Au|to|ly|sin *nt* autolysin, autocytolysin
Au|to|ly|so|som *nt* autolysosome
au|to|ly|tisch *adj.* relating to *or* causing autolysis, autolytic, autocytolytic
Au|to|pro|throm|bin *nt* autoprothrombin
Au|to|pro|to|ly|se *f* autoprotolysis [ˌɔːtəʊprəʊ'tɑləsɪs]
Au|top|sie *f* autopsy, autopsia, necropsy, necroscopy, postmortem, postmortem examination, obduction, thanatopsy, thanatopsia, ptomatopsy, ptomatopsia; **eine Autopsie vornehmen an** autopsy, conduct an autopsy, carry out an autopsy
Au|to|re|in|fek|ti|on *f* self-infection, autoinfection, autoreinfection
Au|to|re|pli|ka|ti|on *f* self-replication
au|to|re|pli|zie|rend *adj.* self-replicating
Au|to|re|zep|tor *m* autoreceptor
au|to|sen|si|bi|li|siert *adj.* autosensitized
Au|to|sen|si|bi|li|sie|rung *f* autosensitization
Au|to|sep|sis *f* autosepticemia [ɔːtəʊˌseptə'siːmɪə]
Au|to|se|ro|the|ra|pie *f* autoserum therapy, autoserotherapy, autotherapy
Au|to|se|rum *nt* autoserum
Autosomen- *präf.* autosomal, autosome
Au|to|so|men|ab|er|ra|ti|on *f* autosome chromosome aberration, autosome aberration
Au|to|so|men|a|no|ma|lie *f* autosome abnormality [ˌæbnɔːr'mælətɪ]
Au|to|throm|bin I *nt* autoprothrombin I, proconvertin, convertin, cothromboplastin, cofactor V, serum prothrombin conversion accelerator, factor VII, prothrombin conversion factor, prothrombin convert ing factor, stable factor, prothrombokinase
Autothrombin II *nt* plasma thromboplastin component, platelet cofactor, autoprothrombin II, factor IX, antihemophilic factor B, plasma thromboplastin factor B, Christmas factor, PTC factor
Autothrombin III *nt* autoprothrombin C, factor X, Prower factor, Stuart factor, Stuart-Prower factor
Au|to|throm|bo|ag|glu|ti|nin *nt* autothromboagglutinin
Au|to|to|xä|mie *f* s.u. Autotoxikose
Au|to|to|xi|ko|se *f* autointoxication, autotoxicosis, autotoxemia [ˌɔːtəʊtɑk'siːmɪə], autotoxis, autoxemia, self-poisoning, intestinal intoxication, endointoxication, enterotoxism [entərəʊ'tɑksɪzm], enterotoxication, endogenic toxicosis
Au|to|to|xin *nt* autocytotoxin, autointoxicant, autotoxin
au|to|to|xisch *adj.* relating to autointoxication, autopoisonous, autotoxic
Au|to|trans|fu|si|on *f* autohemotransfusion, autoreinfusion, autotransfusion, autologous transfusion [ɔː'tɑləgəs]
Au|to|trans|plan|tat *nt* autograft, autoplast, autotransplant, autograft, autologous graft [ɔː'tɑləgəs], autochthonous graft [ɔː'tɑkθənəs], autogenous graft [ɔː'tɑdʒənəs], autoplastic graft
Au|to|trans|plan|ta|ti|on *f* autografting, autotransplantation, autologous transplantation [ɔː'tɑləgəs], autochthonous transplantation [ɔː'tɑkθənəs]
Au|to|vak|zi|ne *f* autovaccine, autogenous vaccine [ɔː'tɑdʒənəs]
Au|to|vak|zi|ne|be|hand|lung *f* autovaccination, autovaccinotherapy
Au|to|zy|to|ly|sin *nt* autolysin, autocytolysin
Au|to|zy|to|to|xin *nt* autocytotoxin

Au|xin *nt* auxin
A|vi|a|de|no|vi|rus *nt* avian adenovirus, Aviadenovirus
avian leukemia virus *nt* avian leukemia virus [luː'kiːmɪə]
avian sarcoma virus *nt* avian sarcoma virus
A|vi|din *nt* antibiotin, avidin
A|vi|di|tät *f* avidity
a|vi|ru|lent *adj.* not virulent, avirulent
A|vi|ru|lenz *f* lack of virulence, avirulence
A|vit|a|mi|no|se *f* avitaminosis, vitamin-deficiency disease
AVP *abk.* s.u. Arginin-Vasopressin
A|za|thi|o|prin *nt* azathioprine
A-Zelladenokarzinom *nt* (*Pankreas*) alpha cell adenocarcinoma, alpha cell adenoma [ædə'nəʊmə]
A-Zelladenom *nt* (*Pankreas*) alpha cell adenocarcinoma, alpha cell adenoma [ædə'nəʊmə]
A-Zellen *pl* (*Pankreas*) alpha cells, A cells
A-Zellen-Tumor *m* (*Pankreas*) A cell tumor, alpha cell tumor, glucagonoma
A-Zell-Tumor *m* s.u. A-Zellen-Tumor
a|zel|lu|lär *adj.* without cells, acellular
a|zent|risch *adj.* acentric
A|ze|tal *nt* acetal
A|ze|tal|bin|dung *f* acetal linkage
A|zet|al|de|hyd *m* acetaldehyde, acetic aldehyde, aldehyde ['ældəhaɪd], ethaldehyde, ethanal, ethylaldehyde, ethaldehyde
A|zet|a|mid *nt* acetamide, acetic acid amide, acetic amide
A|zet|an|hyd|rid *nt* acetic acid anhydride, acetic anhydride
A|zet|a|ni|lid *nt* acetanilide, acetanilid, acetaniline, antifebrin, acetylaminobenzene
A|zet|ar|sol *nt* acetarsone, acetarsol, acetphenarsine
A|ze|tat *nt* acetate ['æsɪteɪt], acetas
A|ze|tat|ki|na|se *f* acetate kinase, acetokinase
A|zet|es|sig|säu|re *f* diacetic acid, beta-ketobutyric acid, acetoacetic acid, β-ketobutyric acid
A|ze|to|a|ze|tat *nt* acetoacetate
Azetoazetyl- *präf.* acetoacetyl
Azetoazetyl-CoA *nt* acetoacetyl coenzyme A, acetoacetyl-CoA
A|ze|to|a|ze|tyl|co|en|zym A *nt* acetoacetyl coenzyme A, acetoacetyl-CoA
A|ze|ton *nt* acetone, dimethylketone
Azetyl- *präf.* acetyl
A|ze|tyl|cho|lin *nt* acetylcholine
A|ze|tyl|cho|lin|an|ta|go|nist *m* acetylcholine antagonist
A|ze|tyl|cho|lin|es|te|ra|se *f* acetylcholinesterase, true cholinesterase, specific cholinesterase, choline acetyltransferase I [ˌæsətɪl'trænsfəreɪz], choline esterase I
A|ze|tyl|co|en|zym A *nt* acetyl coenzyme A, acetyl-CoA
A|ze|ty|len *nt* acetylene
A|ze|tyl|sa|li|zyl|säu|re *f* aspirin, acetosal, acetylsalicylic acid
A|ze|tyl|trans|fe|ra|se *f* acetyltransferase [ˌæsətɪl'trænsfəreɪz], acetylase [ə'setleɪz]
A|ze|tyl|zys|te|in *nt* acetylcysteine
A|zi|di|met|rie *f* acidimetry [æsɪ'dɪmətrɪ]
a|zi|do|phil *adj.* acidophil, acidophile, acidophilic, oxychromatic, oxyphil, oxyphile, oxyphilic, oxyphilous
A|zi|do|se *f* acidosis, oxidosis, oxyosis
A|zi|do|thy|mi|din *nt* azidothymidine, zidovudine
a|zi|do|tisch *adj.* relating to *or* characterized by acidosis, acidotic, acidosic
a|zi|när *adj.* relating to *or* affecting an acinus, acinar, acinal, acinic, acinous, acinose, aciniform
azino-nodulär *adj.* acinonodular
a|zi|nös *adj.* s.u. azinär
azinös-nodös *adj.* acinous-nodose
A|zi|nus|zel|le *f* acinar cell, acinous cell
Azinus-Zell-Karzinom *nt* acinar cell carcinoma
AZK *abk.* s.u. Alveolarzellkarzinom
Azo- *präf.* azo-
A|zo|ben|zol *nt* azobenzene
A|zö|lo|ma|ten *pl* acoelomates
AZT *abk.* s.u. Azidothymidin
A|zu|ro|ci|din *nt* azurocidin
a|zu|ro|phil *adj.* azurophilic, azurophile
a|zyk|lisch *adj.* not cyclic, acyclic
Azyl- *präf.* acyl
A|zy|mie *f* azymia, absence of an enzyme

B

B *abk.* s.u. **1.** Bacillus **2.** Base **3.** Benzoat **4.** Bor
β⁺ *abk.* s.u. Positron
BA *abk.* s.u. Blutagar
Ba *abk.* s.u. Barium
Bac. *abk.* s.u. Bacillus
Babès-Ernst: Babès-Ernst-Körperchen *pl* metachromatic granules, Babès-Ernst bodies, metachromatic bodies, Babès-Ernst granules
Ba|cil|la|ceae *pl* Bacillaceae
Ba|cil|lus *m* Bacillus, bacillus
  Bacillus anthracis anthrax bacillus, Bacillus anthracis
  Bacillus Calmette-Guérin Bacillus Calmette-Guérin, Calmette-Guérin bacillus
  Bacillus cereus Bacillus cereus
  Bacillus gigas Zeissler Clostridium novyi type B
  Bacillus subtilis grass bacillus, hay bacillus, Bacillus subtilis
Bac|te|ri|ci|din *nt* bactericidin, bacteriocidin
Bac|te|ri|o|cin *nt* bacteriocin
Bac|te|ri|um *nt, pl* **Bac|te|ria** Bacterium, bacterium, bacillus
  Bacterium abortus Bang Bang's bacillus, abortus bacillus, Brucella abortus
  Bacterium coli Escherich's bacillus, colon bacillus, colibacillus, coli bacillus, Escherichia coli, Shigella alkalescens, Shigella dispar, Shigella madampensis, Bacillus coli, Bacterium coli
  Bacterium pneumoniae Friedländer pneumobacillus, Friedländer's bacillus/pneumobacillus, Klebsiella pneumoniae, Bacillus pneumoniae
Bac|te|ro|id *nt* bacteroid
Bac|te|ro|i|des *f* Bacteroides, bacteroides
Bac|to|pre|nol *nt* bactoprenol, undecaprenol, undecaprenyl alcohol
Ba|cu|lo|vi|ri|dae *pl* granulosis viruses, Baculoviridae
Bak|te|ri|ä|mie *f* bacteremia [ˌbæktəˈriːmɪə], bacteriemia
Bak|te|rid *nt* bacterid
Bak|te|rie *f* s.u. Bakterien
bak|te|ri|ell *adj.* relating to *or* caused by bacteria, bacterial, bacteriogenic, bacteriogenous [bækˌtɪərɪˈɑdʒənəs], bacteritic; germinal, germinative
Bakterien- *präf.* germinal, germinative, bacterial, bacteriogenic, bacteriogenous, bacteri(o)-
Bak|te|ri|en *pl, sing.* **Bac|te|ri|um** *nt*, **Bak|te|rie** *f* bacteria
  Bakterien mit starrer Zellwand rigid bacteria
  coliforme Bakterien coliform bacteria, coliform bacilli, coliforms
  coryneforme Bakterien corynebacteria, coryneform bacteria, diphteroids
  echte Bakterien eubacteria
  eiterbildende Bakterien pyogenic bacteria
  endotoxinbildende Bakterien endotoxic bacteria
  exotoxinbildende Bakterien exotoxic bacteria
  gasbildende Bakterien aerogens
  gram-negative Bakterien gram-negative bacteria
  gram-positive Bakterien gram-positive bacteria
  hämophile Bakterien hemophilic bacteria
  koryneforme Bakterien corynebacteria, coryneform bacteria, diphteroids
  krankheitserregende Bakterien s.u. pathogene *Bakterien*
  lysogene Bakterien lysogenic bacteria
  lysogenierte Bakterien lysogens
  parasitäre Bakterien parasitic bacteria
  pathogene Bakterien pathogenic bacteria
  pigmentbildende Bakterien chromo bacteria, chromogenic bacteria
  pyogene Bakterien pyogenic bacteria
  saprophytäre Bakterien saprophytic bacteria
  säurefeste Bakterien acid-fast bacteria
  stäbchenförmige Bakterien rod-shaped bacteria, rod bacteria; bacilli
  thermophile Bakterien thermophilic bacteria
  toxinbildende Bakterien toxigenic bacteria, toxicogenic bacteria
bak|te|ri|en|ähn|lich *adj.* resembling a bacterium, bacteriform, bacterioid, bacteroid, bacteroidal
Bak|te|ri|en|an|sied|lung *f* settlement, colony
Bak|te|ri|en|an|ti|gen *nt* bacterial antigen
Bak|te|ri|en|chro|mo|som *nt* bacterial chromosome, chromatinic body, chromosome
Bakterien-DNA *f* bacterial DNA, bacterial deoxyribonucleic acid
Bakterien-DNS *f* s.u. Bakterien-DNA
Bak|te|ri|en|er|ken|nung *f* bacterial recognition
Bak|te|ri|en|fil|ter *m* bacterial filter
Bak|te|ri|en|flo|ra *f* flora
bak|te|ri|en|för|mig *adj.* resembling a bacterium, bacterioid, bacteroid, bacteroidal, bacteriform
Bak|te|ri|en|gei|ßel *f* bacterial flagellum
Bak|te|ri|en|ge|ne|tik *f* bacterial genetics *pl*
Bak|te|ri|en|impf|stoff *m* bacterin, bacterial vaccine
Bak|te|ri|en|kap|sel *f* bacterial capsule
Bak|te|ri|en|ko|lo|nie *f* bacterial colony
Bak|te|ri|en|kul|tur *f* bacterial culture
Bak|te|ri|en|op|so|nin *nt* bacteriopsonin, bacterio-opsonin
Bak|te|ri|en|pro|te|in *nt* bacterioprotein, bacterial protein
Bak|te|ri|en|ra|sen *m* bacterial lawn
Bak|te|ri|en|spo|re *f* bacterial spore
Bak|te|ri|en|stamm *m* bacterial strain
Bak|te|ri|en|to|xin *nt* bacteriotoxin, bacterial toxin
Bak|te|ri|en|vak|zi|ne *f* bacterin, bacterial vaccine
Bak|te|ri|en|wirt *m* bacterial host
Bak|te|ri|en|zel|le *f* bacterial cell
Bakterio- *präf.* bacterial, bacteriogenic, bacteriogenous, bacteri(o)-
bak|te|ri|o|gen *adj.* caused by bacteria, bacteritic, bacteriogenic, bacteriogenous [bækˌtɪərɪˈɑdʒənəs]

Bak|te|ri|o|id *nt* bacterioid
bak|te|ri|o|id *adj.* resembling bacteria, bacterioid, bacteroid, bacteroidal
Bak|te|ri|o|lo|gie *f* bacteriology [bæk,tɪərɪ'ɑlədʒɪ]
Bak|te|ri|o|ly|se *f* bacteriolysis [bæk,tɪərɪ'ɑləsɪs], bacterioclasis [bæk,tɪərɪ'ɑkləsɪs]
Bak|te|ri|o|ly|sin *nt* bacteriolysin
bak|te|ri|o|ly|tisch *adj.* relating to bacteriolysis, bacteriolytic
Bak|te|ri|o|pha|ge *m* bacteriophage, bacterial virus, phage, lysogenic factor
  gemäßigter Bakteriophage temperate bacteriophage
  lytischer Bakteriophage s.u. nichttemperenter *Bakteriophage*
  nichttemperenter Bakteriophage virulent bacteriophage, virulent phage, intemperate bacteriophage, lytic bacteriophage
  temperenter Bakteriophage temperate bacteriophage
  virulenter Bakteriophage s.u. nichttemperenter *Bakteriophage*
Bak|te|ri|o|pha|gie *f* bacteriophagia, bacteriophagy [bæk,tɪərɪ'ɑfədʒɪ], Twort-d'Herelle phenomenon, d'Herelle phenomenon, Twort phenomenon [fɪ'nɑmə,nɑn]
Bak|te|ri|o|plas|min *nt* bacterioplasmin
Bak|te|ri|o|prä|zi|pi|tin *nt* bacterioprecipitin
Bak|te|ri|o|pro|te|in *nt* bacterioprotein, bacterial protein
Bak|te|ri|op|so|nin *nt* bacteriopsonin, bacterio-opsonin
Bak|te|ri|o|se *f* bacteriosis, bacterial disease
Bak|te|ri|o|sta|se *f* bacteriostasis [bæk,tɪərɪ'ɑstəsɪs]
Bak|te|ri|o|sta|ti|kum *nt, pl* **Bak|te|ri|o|sta|ti|ka** bacteriostat, bacteriostatic
bak|te|ri|o|sta|tisch *adj.* bacteriostatic
Bak|te|ri|o|the|ra|pie *f* bacteriotherapy
Bak|te|ri|o|to|xä|mie *f* bacteriotoxemia [bæk,tɪərɪəʊtɑk'siːmɪə]
Bak|te|ri|o|to|xin *nt* bacteriotoxin, bacterial toxin
bak|te|ri|o|to|xisch *adj.* toxic to bacteria, bacteriotoxic
bak|te|ri|o|trop *adj.* bacteriotropic
Bak|te|ri|o|zin *nt* bacteriocin
Bakteriozin-Typ *m* bacteriocin-type, bacteriocin-var
Bakteriozin-Var *m* s.u. Bakteriozin-Typ
Bak|te|ri|um *nt* s.u. Bakterien
Bak|te|ri|u|rie *f* bacteriuria [bæk,tɪərɪ'(j)ʊərɪə], bacteruria
bak|te|ri|u|risch *adj.* relating to bacteriuria, bacteriuric
Bak|te|ri|zid *nt* bactericide
bak|te|ri|zid *adj.* destructive to bacteria, bactericidal, bacteriocidal
Bak|te|ri|zi|din *nt* bactericidin, bacteriocidin
Bak|te|ro|id *nt* bacteroid
bak|te|ro|id *adj.* resembling bacteria, bacterioid, bacteroid, bacteroidal
Bancroft: Bancroft-Filarie *f* Bancroft's filaria, Filaria nocturna, Filaria bancrofti, Filaria sanguinis-hominis, Wuchereria bancrofti
Ban|crof|to|se *f* infection with Wuchereria bancrofti, Bancroft's filariasis, bancroftosis, bancroftian filariasis
Ban|ding *nt* banding
  hochauflösendes Banding prophase banding, high-resolution banding
Band|wurm *m* s.u. Bandwürmer
Band|wurm|be|fall *m* cestodiasis, taeniasis, teniasis
Band|wür|mer *pl* tapeworms, cestodes, Encestoda, Eucestoda, Cestoda
Band|wurm|glied *nt* proglottid, proglottis
Band|wurm|in|fek|ti|on *f* cestodiasis, taeniasis, teniasis
Band|wurm|kopf *m* scolex
Band|wurm|mit|tel *nt* taeniacide, teniacide, tenicide
Bang: Bacterium abortus Bang s.u. Bang-Bazillus
  Bang-Bazillus *m* abortus bacillus, Bang's bacillus, Brucella abortus
  Bang-Krankheit *f* Bang's disease, bovine brucellosis
Banti: Banti-Krankheit *f* Banti's syndrome, Banti's disease, splenic anemia [ə'niːmɪə], hepatolienal fibrosis, Klemperer's disease, congestive splenomegaly
  Banti-Syndrom *nt* s.u. Banti-Krankheit
Ba|ri|um *nt* barium
Ba|ri|um|brei *m* barium meal
Ba|ri|um|dop|pel|kon|trast|me|tho|de *f* double-contrast barium technique
Ba|ri|um|ein|lauf *m* barium enema ['enəmə]
Ba|ri|um|kon|trast|dünn|darm|ein|lauf *m* barium contrast enteroclysis [entə'rɑkləsɪs]
Ba|ri|um|kon|trast|ein|lauf *m* barium contrast enema, contrast enema ['enəmə]
Ba|ri|um|o|xid *nt* barium oxide
Ba|ri|um|sul|fat *nt* barium sulfate
Barr: Barr-Körper *m* sex chromatin, Barr body
ba|sal *adj.* basal, basilar, basilary
Ba|sal|fib|ro|id *nt* s.u. Basalfibrom
Ba|sal|fib|rom *nt* juvenile angiofibroma, juvenile nasopharyngeal fibroma, nasopharyngeal angiofibroma, nasopharyngeal fibroangioma
Ba|sa|li|om *nt* basalioma, basal cell epithelioma, basaloma
  knotiges Basaliom s.u. solides *Basaliom*
  nävoide Basaliome Gorlin-Goltz syndrome, Gorlin's syndrome, basal cell nevus syndrome, nevoid basal cell carcinoma syndrome, nevoid basalioma syndrome
  noduläres Basaliom s.u. solides *Basaliom*
  nodulo-ulzeröses Basaliom s.u. solides *Basaliom*
  solides Basaliom rodent ulcer, rodent cancer
Ba|sa|li|o|ma exulcerans *nt* rodent ulcer, rodent cancer
Ba|sal|la|mi|na *f* s.u. Basalmembran
Ba|sal|mem|bran *f* basal membrane, basal lamina, basement membrane, basement layer, basilar membrane, basilemma, subepithelial membrane
Basal-Stachelzellakanthom *nt* basal-prickle cell acanthoma
Ba|sal|zell|a|de|nom *nt* basal cell adenoma [ædə'nəʊmə]
Ba|sal|zel|le *f* basal cell, foot cells, basilar cell
Ba|sal|zel|len|a|de|nom *nt* basal cell adenoma [ædə'nəʊmə]
Ba|sal|zel|len|kar|zi|nom *nt* s.u. Basalzellkarzinom
Basalzellenkarzinom-Syndrom, nävoides *nt* s.u. Basalzell-nävus-Syndrom
Ba|sal|zel|le|pi|the|li|om *nt* basalioma, basal cell epithelioma, basaloma
Ba|sal|zell|kar|zi|nom *nt* basal cell carcinoma, basaloma, basalioma, hair-matrix carcinoma
  ulzerierendes Basalzellkarzinom rodent ulcer, Clarke's ulcer
Basalzellkarzinom-Syndrom, nävoides *nt* s.u. Basalzell-nävus-Syndrom
Ba|sal|zell|nä|vus *m* basal cell nevus

Basalzellnävus-Syndrom *nt* Gorlin-Goltz syndrome, Gorlin's syndrome, basal cell nevus syndrome, nevoid basal cell carcinoma syndrome, nevoid basalioma syndrome

Balse *f* base
 heterozyklische Base heterocyclic base
 konjugierte Base conjugate base
 seltene Base minor base, rare base
 stickstoffhaltige Base nitrogenous base [naɪ'trɑdʒənəs]

Balsenlanlhydlrid *nt* base anhydride

Balsenlälquilvallenz *f* base equivalence [ɪ'kwɪvələns]

Balsenldelfilzit *nt* base deficit

Balsenlexlzess *m* base excess

Balsenlfrelquenzlalnallylse *f* base-frequency analysis [ə'næləsɪs]

Balsenlpaar *nt* base pair, nucleoside pair, nucleotide pair

Balsenlpaalrung *f* base pairing

Balsenlselquenz *f* base sequence

Balsenlstärlke *f* avidity

Balsenltripllett *nt* base triplet

Balsenlülberlschuss *m* base excess
 negativer Basenüberschuss base deficit

Balsenlzulsamlmenlsetlzung *f* base composition

Balsildilolmylceltes *pl* Basidiomycetes, club fungi

Balsildilolmylzelten *pl* s.u. Basidiomycetes

balsisch *adj.* basic, alkaline, alkali

Balsolpelnie *f* basophilic leukopenia, basophil leukopenia

balsolphil *adj.* basiphilic, basophil, basophile, basophilic, basophilous

Balsolphillenlleulkälmie *f* basophilic leukemia [luː'kiːmɪə], basophilocytic leukemia, mast cell leukemia

Balsolphiller *m* basophil, basophile, basophilic granulocyte, basophilic leukocyte, basophilocyte, polymorphonuclear basophil leukocyte

Balsolphillie *f* **1.** (*hämatol.*) basocytosis, basophilia, basophilic leukocytosis **2.** (*histolog.*) basophilia

Balsolzyltolse *f* basocytosis, basophilia, basophilic leukocytosis

Bassen-Kornzweig: Bassen-Kornzweig-Syndrom *nt* Bassen-Kornzweig syndrome, abetalipoproteinemia [eɪˌbeɪtəˌlɪpəˌprəʊtiː'niːmɪə], β-lipoproteinemia

Bauchlfelllmeltasltalse *f* peritoneal metastasis [mə'tæstəsɪs]

Bauchlfelllreilzung *f* peritoneal irritation

Bauchlhöhlle *f* abdominal cavity, abdominal region, enterocele; abdominopelvic cavity

Bauchlhöhllenlpunkltilon *f* celiocentesis, peritoneocentesis

Bauchllymphlknolten *pl* abdominal lymph nodes

Bauchlspeilchelldrülsenlkrebs *m* pancreatic carcinoma

Bauchlspielgellung *f* celioscopy, celoscopy, abdominoscopy, laparoscopy

Baumlwolllfielber *nt* byssinosis, brown lung, Monday fever, mill fever, cotton-mill fever, cotton-dust asthma, stripper's asthma

Baumlwolllpneulmolkolnilolse *f* s.u. Baumwollfieber

Baumlwolllstaublpneulmolkolnilolse *f* s.u. Baumwollfieber

Balzilllälmie *f* bacillemia [bæsɪ'liːmɪə]

balzilllär *adj.* relating to bacilli, bacillary, bacillar, bacilliform

Bazillen- *präf.* bacillary, bacillar, bacilliform

balzilllenlförlmig *adj.* s.u. bazilliform

Balzilllenlseplsis *f* bacillemia [bæsɪ'liːmɪə]

balzilllenltralgend *adj.* bacilliferous [bæsɪ'lɪfərəs]

Balzilllenlträlger *m* germ carrier

balzilllenlülberltralgend *adj.* bacilliferous [bæsɪ'lɪfərəs]

balzilllilform *adj.* rod-shaped, bacillary, bacillar, bacilliform

Balzilllus *m, pl* **Balzilllen** bacillus; bug, germ

BB *abk.* s.u. **1.** Blutbank **2.** Blutbild

BBR *abk.* s.u. Berliner-Blau-Reaktion

BC *abk.* s.u. **1.** Biotincarboxylase **2.** Bronchialkarzinom

BCCP *abk.* s.u. Biotin-Carboxyl-Carrier-Protein

BCE *abk.* s.u. Butyrylcholinesterase

B cell growth factors *pl* B-cell growth factors

BCF *abk.* s.u. Basophilen-chemotaktischer *Faktor*

BCG *abk.* s.u. *Bacillus* Calmette-Guérin

BCG-immun *adj.* BCG-immunized

BCG-Impfstoff *m* s.u. BCG-Vakzine

BCG-Impfung *f* BCG vaccination

BCG-Vakzine *f* Bacillus Calmette-Guérin vaccine, Calmette's vaccine, BCG vaccine, tuberculosis vaccine

BChE *abk.* s.u. Butyrylcholinesterase

BD *abk.* s.u. Basendefizit

BE *abk.* s.u. Basenexzess

Bean: Bean-Syndrom *nt* blue rubber bleb nevus, blue rubber bleb nevus disease, Bean's syndrome, blue rubber bleb nevus syndrome

Belcherlzellle *f* beaker cell, caliciform cell, chalice cell, goblet cell

Becllolmeltalson *nt* beclomethasone

Beclquelrel *nt* becquerel

Belfund *m* **1.** result(s *pl*), finding(s *pl*); data *pl*, facts *pl*; (*Krankheit*) clinical course **2.** s.u. klinischer *Befund*
 ohne Befund negative; normal
 klinischer Befund clinical sign, clinical finding
 pathologischer Befund pathological finding, pathology [pə'θɑlədʒɪ]
 pathologisch-anatomischer Befund s.u. pathologischer *Befund*

Béguez César: Béguez César-Anomalie *f* Chédiak-Steinbrinck-Higashi anomaly [ə'nɑməlɪ], Chédiak-Steinbrinck-Higashi syndrome, Chédiak-Higashi anomaly, Chédiak-Higashi disease, Chédiak-Higashi syndrome, Béguez César disease

belhanldeln *vt* treat (*wegen* for, *mit* with); (*medikamentös*) medicate; (*ärztlich*) attend to

Belhandllung *f* treatment, attention, attendance, (medical) care; management, therapy, therapia; (*medikamentöse*) medication; **in Behandlung** under treatment
 ärztliche Behandlung attendance, attention, medical attendance, medical care, medical treatment
 diätetische Behandlung dietetic treatment, alimentotherapy
 empirische Behandlung empiric treatment
 konservative Behandlung conservative treatment
 kurative Behandlung curative treatment
 operative Behandlung operative treatment
 spezifische Behandlung specific therapy/treatment
 symptomatische Behandlung symptomatic treatment
 systemische Behandlung systemic treatment
 vorbeugende Behandlung preventive treatment, prophylactic treatment, prophylaxis

Belhandllungslzykllus *m* course (of treatment)

Behring: Behring-Gesetz *nt* Behring's law
Be|lag *m* cover, covering, coat, coating; (*fein*) film; (*Schicht*) layer; (*Ablagerung*) deposit; (*Zunge*) coating, fur
Be|last|bar|keit *f* load capacity; (*physisch, psychisch*) endurance
Be|las|tung *f* weight, load; (*physiolog.*) load; stress, strain, exertion
Bence-Jones: Bence-Jones-Eiweiß *nt* Bence-Jones albumin, Bence-Jones albumose, Bence-Jones protein
Bence-Jones-Krankheit *f* L-chain disease/myeloma, Bence-Jones myeloma
Bence-Jones-Plasmozytom *nt* s.u. Bence-Jones-Krankheit
Bence-Jones-Protein *nt* s.u. Bence-Jones-Eiweiß
Bence-Jones-Proteinurie *f* Bence-Jones proteinuria [prəʊtɪ(ɪ)'n(j)ʊərɪə]
Bence-Jones-Reaktion *f* Bence-Jones reaction
be|nig|ne *adj.* benign, benignant
Be|nig|ni|tät *f* benignancy, benignity
Benz|al|de|hyd *m* benzaldehyde, benzoic aldehyde ['ældəhaɪd]
Benz|anth|ra|cen *nt* benzanthracene
Benzathin-Benzylpenicillin *nt* penicillin G benzathine [penə'sɪlɪn]
Benzathin-Penicillin G *nt* penicillin G benzathine
Ben|zen *nt* s.u. Benzol
Ben|zi|din *nt* benzidine, *p*-diaminodiphenyl
Ben|zi|mi|da|zol *nt* benzimidazole
Ben|zin *nt* benzine, benzin, petroleum benzin
3,4-Ben|zo|a|py|ren *nt* 3,4-benzpyrene, benzoapyrene, benzopyrene
Ben|zo|at *nt* benzoate
Ben|zoe *nt* benzoin, gum benzoin, gum benjamin
Ben|zo|e|säu|re *f* benzoic acid
Ben|zol *nt* benzene, benzol, cyclohexatriene
Ben|zol|he|xa|chlo|rid *nt* benzene hexachloride, gammabenzene hexachloride, lindane, hexachlorocyclohexane
Ben|zol|ring *m* benzene ring
3,4-Ben|zo|py|ren *nt* 3,4-benzpyrene, benzoapyrene, benzopyrene
Benzoyl- *präf.* benzoyl
Ben|zo|yl|a|mi|no|es|sig|säu|re *f* hippuric acid, benzoylaminoacetic acid, benzoylglycine, urobenzoic acid
Ben|zo|yl|gly|ko|koll *nt* s.u. Benzoylaminoessigsäure
Ben|zo|yl|per|o|xid *nt* benzoyl peroxide
Benzoyl-Radikal *nt* benzoyl
N-Benzoyl-L-tyrosyl-p-aminobenzoesäure *f* *N*-benzoyl-L-tyrosyl-*p*-aminobenzoic acid
3,4-Benz|py|ren *nt* s.u. 3,4-Benzopyren
Benzyl- *präf.* benzyl
Ben|zyl|al|ko|hol *m* benzyl alcohol, phenylcarbinol, phenylmethanol
Ben|zyl|pe|ni|cil|lin *nt* penicillin G [penə'sɪlɪn], benzyl penicillin, benzylpenicillin, penicillin II, clemizole penicillin G
Be|ra|tung *f* advice, counsel, counseling, guidance
ärztliche Beratung consultation, medical advice
genetische Beratung genetic counseling
Berger: Berger-Krankheit *f* Berger's disease, IgA nephropathy [nə'frɑpəθɪ], Berger's (focal) glomerulonephritis [gləʊ,merjələʊnɪ'fraɪtɪs], focal glomerulonephritis, focal nephritis [nɪ'fraɪtɪs], IgA glomerulonephritis
Berger-Nephropathie *f* s.u. Berger-Krankheit
Berger-Zelle *f* (*Ovar*) Berger's cell, hilar cell, hilus cell
Berger-Zellentumor *m* hilar cell tumor, hilus cell tumor
Berger-Zelltumor *m* s.u. Berger-Zellentumor
Berliner-Blau *nt* ferric ferrocyanide, Prussian blue, Berlin blue
Berliner-Blau-Reaktion *f* Berlin blue reaction, Berlin blue test, Prussian blue stain, Prussian-blue reaction, Prussian blue test, Perls' test, Perls' stain
Bernard-Soulier: Bernard-Soulier-Syndrom *nt* Bernard-Soulier syndrome, Bernard-Soulier disease, giant platelet disease, giant platelet syndrome
be|schleu|ni|gen I *vt* accelerate, quicken, speed up; accelerate, catalyze; (*Puls*) accelerate, quicken; (*Krankheitsverlauf*) antedate **II** *vr* **sich beschleunigen** accelerate, quicken, speed up; (*Puls*) accelerate, quicken; be precipitated
Be|schleu|ni|ger *m* accelerant, accelerator; catalyst, catalyzer
Be|sin|nung *f* consciousness; **wieder zur Besinnung kommen** recover one's senses
be|sin|nungs|los *adj.* unconscious, senseless, insensible
Be|sin|nungs|lo|sig|keit *f* unconsciousness, senselessness
Besnier: Besnier-Prurigo *f* s.u. Prurigo *Besnier*
Morbus Besnier *m* s.u. Prurigo *Besnier*
Prurigo Besnier *f* Besnier's prurigo, allergic eczema ['eksəmə], atopic eczema, neurodermatitis, disseminated neurodermatitis [njʊərəʊ,dɜrmə'taɪtɪs]
Besnier-Boeck-Schaumann: Besnier-Boeck-Schaumann-Krankheit *f* Besnier-Boeck disease, Besnier-Boeck-Schaumann syndrome, Besnier-Boeck-Schaumann disease, Boeck's disease, Boeck's sarcoid, sarcoidosis, benign lymphogranulomatosis, sarcoid, Schaumann's syndrome, Schaumann's disease/sarcoid
bes|ser I *adj.* better (*als* than); **besser werden** change for the better, get better, take a turn for the better, improve, better, ameliorate **II** *adv* better; **sich besser fühlen** feel better; **besser aussehen** look better
bes|sern I *vt* better, improve, make better **II** *vr* **sich bessern** change for the better, get better, take a turn for the better, improve, better
Bes|se|rung *f* **1.** improvement, recuperation, recovery **2.** improving, recovering; **auf dem Wege der Besserung** recovering
klinische Besserung clinical improvement
vorübergehende Besserung remission, remittence
Be|stim|mung *f* (*Blutgruppe, Gentyp*) typing; assay, analysis [ə'næləsɪs]
Bestimmung des Blutbildes blood count
Bestimmung der Blutungszeit nach Duke Duke's test, Duke's method
Bestimmung der partiellen Thromboplastinzeit PTT-test, PTT test, partial thromboplastin time test
Bestimmung der Plättchenaggregation platelet aggregometry [ægrɪ'gɑmətrɪ]
immunradiometrische Bestimmung immunoradiometric assay
mengenmäßige Bestimmung s.u. quantitative *Bestimmung*
qualitative Bestimmung qualitative/qualitive analysis, qualitative test, gravimetric analysis
quantitative Bestimmung quantitative/quantitive analysis, quantitative assay, quantification

Be|strah|len *vt* (*mit Strahlen*) bombard, irradiate; roentgenize, ray, x-ray; (*Laser*) lase

Be|strah|lung *f* **1.** bombardment, irradiation, radiation **2.** (*Therapie*) radiation treatment, radiation therapy, irradiation, ray treatment, radiation, radiotherapy, radiotherapeutics *pl*, actinotherapy, actinotherapeutics *pl*
 Bestrahlung aller Lymphknotengruppen total nodal field, total nodal irradiation
 postoperative Bestrahlung postoperative irradiation, postoperative radiation
 präoperative Bestrahlung preoperative irradiation, preoperative radiation
 therapeutische Bestrahlung therapeutic radiation

Be|strah|lungs|be|hand|lung *f* radiation treatment, radiation therapy, irradiation, ray treatment, radiation, radiotherapy, radiotherapeutics *pl*, actinotherapy, actinotherapeutics *pl*

Beta-Endorphin *nt* beta-endorphin

Beta-Globulin *nt* beta globulin, β-globulin
 glycinreiches Beta-Globulin factor B, glycine-rich β-glycoprotein

Be|ta|hä|mo|ly|se *f* β-hemolysis, beta-hemolysis [hɪ'-mɑləsɪs]

beta-Hämolyse *f* s.u. Betahämolyse

beta-hämolytisch *adj.* beta-hemolytic, β-hemolytic

Be|ta|her|pes|vi|ren *pl* betaherpesviruses, Betaherpesvirinae

Be|ta|her|pes|vi|ri|nae *pl* betaherpesviruses, Betaherpesvirinae

Be|ta|in *nt* betaine, lycine, oxyneurine, glycine betaine, glycyl betaine

Betain-Homocystein-methyltransferase *f* betaine-homocysteine methyltransferase

beta-Lactamase *f* beta-lactamase, β-lactamase

beta-Laktamase *f* beta-lactamase, β-lactamase

Be|ta|lak|to|se *f* beta-lactose

Be|ta|li|po|pro|te|in *nt* β-lipoprotein, beta-lipoprotein, low-density lipoprotein

beta-Lysin *nt* beta-lysin

Be|ta|me|tha|son *nt* betamethasone, betadexamethasone

Beta$_2$-Mikroglobulin *nt* beta$_2$-microglobulin, β$_2$-microglobulin

beta-Staphylolysin *nt* beta staphylolysin

Be|ta|strah|len *pl* beta rays, β-rays

Be|ta|strah|lung *f* beta radiation, β-radiation, beta rays *pl*, β-rays *pl*

beta-Teilchen *nt* β-particle, beta particle

Beta-Zelladenokarzinom *nt* beta cell adenocarcinoma

Beta-Zelladenom *nt* beta cell adenoma [ædə'nəʊmə]

Beta-Zellen *pl* **1.** (*Pankreas*) beta cells (of pancreas), B cells **2.** (*HVL*) beta cells (of adenohypophysis, B cells, gonadotroph cells, gonadotropes, gonadotrophs

Beta-Zelltumor *m* beta cell tumor, B cell tumor

Be|tel|nuss|kar|zi|nom *nt* betel cancer, buyo cheek cancer

Be|wusst|sein *nt* consciousness; **bei Bewusstsein** (*Patient*) conscious, sensible; **das Bewusstsein verlieren** lose consciousness; black-out; **das Bewusstsein wiedererlangen** come around, come round/to, regain consciousness; **wieder zu Bewusstsein bringen** (*Person*) bring around/round/to; **nicht bei vollem Bewusstsein** semiconscious

BG *abk.* s.u. **1.** Bindegewebe **2.** Blutglukose **3.** Blutgruppe

B-G *abk.* s.u. Bordet-Gengou

BGA *abk.* s.u. Blutgasanalyse

B-Gedächtniszelle *f* B memory cell

BGF *abk.* s.u. Blutgerinnungsfaktor

B-Grippe *f* influenza B

BGZ *abk.* s.u. Blutgerinnungszeit

BHA *abk.* s.u. Blasenhalsadenom

BHC *abk.* s.u. Benzolhexachlorid

BHS *abk.* s.u. Blut-Hirn-Schranke

BHWZ *abk.* s.u. biologische *Halbwertzeit*

Bi *abk.* s.u. Wismut

Bi|al|bu|min|ä|mie *f* bisalbuminemia [bɪsæl,bjuːmɪ-'niːmɪə]

Bi|as *nt* bias

Bi|car|bo|nat *nt* bicarbonate, supercarbonate, dicarbonate

Bi|car|bo|nat|ä|mie *f* hyperbicarbonatemia [,haɪpərbaɪ,kɑːrbəneɪ'tiːmɪə], bicarbonatemia [baɪ,kɑːrbəneɪ'tiːmɪə]

Bi|car|bo|nat|puf|fer *m* bicarbonate buffer

Bi|chlo|rid *nt* bichloride, dichloride, deutochloride

Bi|der|mom *nt* bidermoma

Biermer: Biermer-Anämie *f* Biermer's disease, Addison-Biermer disease, Addison's anemia, Addison-Biermer anemia, addisonian anemia, Biermer's anemia, Biermer-Ehrlich anemia, cytogenic anemia, malignant anemia, pernicious anemia [ə'niːmɪə]

Bi|kar|bo|nat *nt* dicarbonate, bicarbonate, supercarbonate

Bi|kar|bo|nat|ä|mie *f* bicarbonatemia, hyperbicarbonatemia [,haɪpərbaɪ,kɑːrbəneɪ'tiːmɪə]

Bi|kar|bo|nat|puf|fer *m* bicarbonate buffer

Bi|kar|bo|nat|puf|fer|sys|tem *nt* bicarbonate buffer system

bi|klo|nal *adj.* biclonal

BIL *abk.* s.u. Bilirubin

Bi|la|yer *m* bilayer

Bi|la|yer|struk|tur *f* bilayer structure

Bi|la|yer|sys|tem *nt* bilayer system

Bild *nt* photo, photograph, picture, image, view;

Bild|ab|tas|ter *m* scanner

Bild|kon|trast *m* contrast

Bild|punkt *m* pixel

Bild|schär|fe *f* definition, image definition, clearness

Bild|schirm *m* screen

Bild|ver|stär|ker *m* image intensifier

Bil|har|zia *f* blood fluke, bilharzia worm, schistosome ['skɪstəsəʊm], Schistosoma, Schistosomum, Bilharzia
 Bilharzia haematobia vesicular blood fluke

Bil|har|zi|a|se *f* s.u. Bilharziose

Bil|har|zi|o|se *f* bilharziasis, bilharziosis, schistosomiasis [skɪstəsəʊ'maɪəsɪs], hemic distomiasis, snail fever

Bilirubin- *präf.* bilirubinic

Bi|li|ru|bin *nt* bilirubin

Bi|li|ru|bin|ä|mie *f* bilirubinemia [bɪlə,ruːbɪ'niːmɪə]

B-Immunoblast *m* B immunoblast

bi|mo|le|ku|lar *adj.* bimolecular

Bin|de|ge|we|be *nt* connective tissue, tela, phoroplast
 elastisches Bindegewebe elastic tissue, elastica
 embryonales Bindegewebe mesenchyma, mesenchyme, mesenchymal tissue, desmohemoblast
 endoganglionäres Bindegewebe endoganglionic connective tissue
 gallertartiges Bindegewebe mucous connective tissue, gelatinous connective tissue, mucous tissue

gallertiges Bindegewebe mucous connective tissue, gelatinous connective tissue, mucous tissue
interstitielles Bindegewebe interstitial tissue, interstitial connective tissue
kollagenfaseriges Bindegewebe collagenous connective tissue [kə'lædʒənəs]
lockeres Bindegewebe areolar connective tissue, loose (fibrous) connective tissue, areolar tissue
retikuläres Bindegewebe reticular connective tissue, reticulum, reticular tissue, reticulated tissue, retiform tissue
straffes Bindegewebe dense (fibrous) connective tissue, fibrous tissue
straffes geflechtartiges Bindegewebe dense interwoven connective tissue
straffes parallelfaseriges Bindegewebe dense parallel fiber connective tissue

bin|de|ge|webs|ar|tig *adj.* desmoid
Bin|de|ge|webs|er|kran|kung *f* desmosis, connective tissue disease
gemischte Bindegewebserkrankung mixed connective tissue disease
Bin|de|ge|webs|ge|schwulst *f* 1. s.u. Bindegewebstumor 2. fibroma, fibroid tumor, fibroplastic tumor, fibroid, fibroblastoma
Bin|de|ge|webs|mast|zel|le *f* connective tissue mast cell
Bin|de|ge|webs|ne|o|plas|ma *nt* s.u. Bindegewebstumor
Bin|de|ge|webs|tu|mor *m* connective tissue tumor, desmoneoplasm, mesocytoma, histioid tumor
Bin|de|ge|webs|zel|le *f* connective tissue cell, phorocyte, fibrocyte
freie Bindegewebszellen free cells of connective tissue
juvenile Bindegewebszelle fibroblast, desmocyte
Bin|dung *f* bond; linkage (*an* to)
axiale Bindung axial bond
chemische Bindung chemical bond
elektrovalente Bindung s.u. ionogene *Bindung*
energiereiche Bindung high-energy bond, energy-rich bond, energy-rich linkage, high-energy linkage
glykosidische Bindung glycosidic bond, glycosidic linkage
heteropolare Bindung s.u. ionogene *Bindung*
hydrophobe Bindung hydrophobic bond
ionogene Bindung ionic bond, ionic linkage
kooperative Bindung cooperative bond
kovalente Bindung covalent bond
multivalente Bindung multivalent binding
ungesättigte Bindung unsaturated bond
Bindungs- *präf.* binding
Bin|dungs|as|say *m* binding assay
kompetitiver Bindungsassay saturation analysis [ə'næləsɪs], competitive binding assay, displacement analysis
Bin|dungs|e|ner|gie *f* binding energy, bond energy
freie Bindungsenergie unter Standardbedingungen standard free energy of formation
Bin|dungs|gleich|ge|wicht *nt* binding equilibrium
Bin|dungs|ka|pa|zi|tät *f* capacity, binding capacity
Bin|dungs|kur|ve *f* dissociation curve
Bin|dungs|län|ge *f* bond length
Bin|dungs|pro|te|in *nt* binding protein
periplasmatisches Bindungsprotein periplasmatic binding protein
Bin|dungs|spal|te *f* binding groove
Bin|dungs|stel|le *f* binding site, binding locus
Bin|dungs|struk|tur *f* bond structure, bonding structure
Bin|dungs|test *m* binding assay
kompetitiver Bindungstest saturation analysis [ə'næləsɪs], competitive binding assay, displacement analysis
Bin|dungs|un|gleich|ge|wicht *nt* linkage disequilibrium
Bin|dungs|win|kel *m* bond angle
Bin|nen|pa|ra|sit *m* internal parasite, endoparasite, endosite, entoparasite, entorganism
Bin|nen|schma|rot|zer *m* s.u. Binnenparasit
Bin|o|ku|lar|mik|ro|skop *nt* binocular microscope, binocular, binoculars *pl*
bio- *präf.* bi(o)-
bi|o|ak|tiv *adj.* bioactive
Bi|o|a|min *nt* bioamine, biogenic amine
bi|o|a|min|erg *adj.* bioaminergic
bi|o|ä|qui|va|lent *adj.* bioequivalent
Bi|o|ä|qui|va|lenz *f* bioequivalence
Bi|o|as|say *m* bioassay, biological assay
Bi|o|che|mie *f* biochemistry, physiochemistry, chemophysiology, biological chemistry, metabolic chemistry, physiological chemistry
bi|o|che|misch *adj.* relating to biochemistry, biochemical, biochemic, physiochemical, chemicobiological
bi|o|e|lek|trisch *adj.* relating to bioelectricity, bioelectric, bioelectrical
Bi|o|e|le|ment *nt* bioelement
Bi|o|en|gi|nee|ring *nt* bioengineering, biological engineering
Bi|o|feed|back *nt* biofeedback
Bi|o|fla|vo|no|id *nt* bioflavonoid
bi|o|gen *adj.* biogenic, biogenous [baɪ'ɑdʒənəs]
bi|o|kom|pa|ti|bel *adj.* biocompatible
Bi|o|kom|pa|ti|bi|li|tät *f* biocompatibility
Bi|o|lo|ge *m* biologist
Bi|o|lo|gie *f* biology [baɪ'ɑlədʒɪ]
bi|o|lo|gisch *adj.* relating to biology, biological, biologic
bi|ologisch-medizinisch *adj.* biomedical
Bi|o|me|di|zin *f* biomedicine
bi|o|me|di|zi|nisch *adj.* biomedical
Bi|o|mem|bran *f* biomembrane
bi|o|mem|bra|nös *adj.* relating to a biomembrane, biomembranous
Bi|o|mo|le|kül *nt* biomolecule, primordial biomolecule
Bi|o|phy|sik *f* biophysics *pl*
bi|o|phy|si|ka|lisch *adj.* relating to biophysics, biophysical
Biopsie- *präf.* bioptic, biopsy
Bi|op|sie *f* biopsy ['baɪɑpsɪ]
diagnostische Biopsie diagnostic biopsy
endoskopische Biopsie endoscopic biopsy
offene Biopsie open biopsy
perkutane Biopsie percutaneous biopsy
transiliakale Biopsie transilial biopsy
Bi|op|sie|na|del *f* biopsy needle
bi|op|sie|ren *vt* biopsy ['baɪɑpsɪ]
Bi|op|sie|son|de *f* bioptome
Bi|op|sie|stan|ze *f* biopsy trephine
Bi|op|sie|zan|ge *f* biopsy forceps, biopsy specimen forceps
Bi|op|te|rin *nt* biopterin
bi|op|tisch *adj.* relating to biopsy, bioptic
bi|o|rhyth|misch *adj.* relating to biorhythm, biorhythmic
Bi|o|rhyth|mus *m* biorhythm, biological rhythm, body rhythm

Bi|o|syn|the|se *f* biosynthesis
Bi|o|syn|the|se|weg *m* biosynthetic pathway
bi|o|syn|the|tisch *adj.* relating to biosynthesis, biosynthetic
Bi|o|ta|xis *f* biotaxis, biotaxy
Bi|o|tech|nik *f* biological engineering, bioengineering
Bi|o|tin *nt* biotin, bios, vitamin H, anti-egg white factor, coenzyme R, factor S, factor h, factor W
Bi|o|tin|carb|o|xy|la|se *f* biotin carboxylase
Biotin-Carboxyl-Carrier-Protein *nt* biotin carboxyl-carrier protein
Bi|o|ti|nyl|ly|sin *nt* biocytin, biotinyllysine
Bi|o|typ *m* biotype, biovar
Bi|o|var *m* biotype, biovar
Bi|o|ver|füg|bar|keit *f* bioavailability
Bi|o|wis|sen|schaft *f* bioscience, life science
Biozzi: **Biozzi-Maus** *f* Biozzi mouse
Bi|phe|nyl *nt* biphenyl, diphenyl
polychloriertes Biphenyl polychlorinated biphenyl
Bis|marck|braun *nt* Manchester brown, aniline brown
Bi|sul|fat *nt* bisulfate, acid sulfate
Bi|sul|fid *nt* bisulfide
Bi|sul|fit *nt* bisulfite
Bi|tu|men *nt* bitumen
Bi|va|lent *m* bivalent
bi|va|lent *adj.* **1.** bivalent, divalent **2.** bivalent
Bi|va|lenz *f* bivalence
bi|zel|lu|lär *adj.* bicellular
BJP *abk.* s.u. Bence-Jones-Proteinurie
BKS *abk.* s.u. **1.** Blutkörperchensenkung **2.** Blutkörperchensenkungsgeschwindigkeit
Bkt. *abk.* s.u. Bakterium
BL *abk.* s.u. **1.** Borderline-Lepra **2.** Burkitt-Lymphom
Blackfan-Diamond: **Blackfan-Diamond-Anämie** *f* Blackfan-Diamond anemia [ə'ni:mɪə], Blackfan-Diamond syndrome, Diamond-Blackfan syndrome, congenital hypoplastic anemia, chronic congenital aregenerative anemia, pure red cell anemia, pure red cell aplasia
Blackfan-Diamond-Syndrom *nt* s.u. Blackfan-Diamond-Anämie
Bläs|chen *nt* **1.** vesicle, vesicula **2.** bladder, bleb, small blister, bubble
Bla|se *f* **1.** bubble **2.** bladder, vesicle **3.** (*Harnblase*) urinary bladder, bladder **4.** bladder, bleb, blister, bulla; **mit Blasen bedeckt** blistered
Bla|sen|hals|a|de|nom *nt* prostatic adenoma [ædə'nəʊmə], adenomatous prostatic hypertrophy [ædə'nɑmətəs], benign prostatic hypertrophy, nodular prostatic hypertrophy [haɪ'pɜrtrəfɪ]
Bla|sen|kar|zi|nom *nt* bladder carcinoma, urinary bladder carcinoma
Bla|sen|krebs *m* bladder carcinoma, urinary bladder carcinoma
Bla|sen|mo|le *f* vesicular mole, cystic mole, hydatid mole, hydatidiform mole
destruierende Blasenmole invasive mole, metastasizing mole, malignant mole
Bla|sen|pa|pil|lom *nt* urinary bladder papilloma, bladder papilloma
Bla|sen|spie|gel|ung *f* cystoscopy
Bla|sen|wurm *m* bladder worm, cysticercus, Cysticercus
bla|sig *adj.* full of blisters, blistered; (*großblasig*) bullous; (*kleinblasig*) vesicular, vesiculate, vesiculated
Blast *m* blast, blast cell
Blast-B-Zelle *f* activated B cell, blast B cell
Blas|ten|bil|dung *f* blastogenesis [blæstə'dʒenəsɪs]
Blas|ten|kri|se *f* blast crisis
Blas|ten|schub *m* blast crisis
Blas|ten|zel|le *f* blast cell
Blasto- *präf.* blast(o)-
Blas|tom *nt* blastoma, blastocytoma
blas|to|ma|tös *adj.* resembling blastomas, blastomatoid, blastomatous [blæs'təʊmətəs]
Blas|to|ma|to|se *f* blastomatosis
Blas|to|my|ces *m* blastomycete, blastomyces, yeast fungus, yeast-like fungus, Blastomyces
Blas|to|my|zet *m* s.u. Blastomyces
Blas|to|zy|tom *nt* blastoma, blastocytoma
Blaue-Gummiblasen-Nävus-Syndrom *nt* blue rubber bleb nevus, blue rubber bleb nevus disease, blue rubber bleb nevus syndrome, Bean's syndrome
Blau|sucht *f* cyanosis, cyanoderma, cyanose
Bl.B. *abk.* s.u. Blutbild
Blei *nt* lead
Blei|a|nä|mie *f* lead anemia [ə'ni:mɪə]
Blen|de *f* mask, diaphragm, screen, optical screen
Blenno- *präf.* blenn(o)-
Bleo *abk.* s.u. Bleomycin
Ble|o|my|cin *nt* bleomycin
Blind|ver|such *m* blind test, blind trial, blind experiment
doppelter Blindversuch double-blind trial, double-blind test, double-blind experiment
einfacher Blindversuch single-blind test, single-blind trial, single-blind experiment
BLM *abk.* s.u. Bleomycin
Blo|cker *m* blocker, blocking agent, blocking drug
blood-sludge-Phänomen *nt* sludged blood
BLS *abk.* s.u. Blut-Liquor-Schranke
Blut- *präf.* blood, bloody, hemat(o)-, hemo-, hema-
Blut *nt* blood, sanguis; **mit Blut befleckt** bloody; **ins Blut abgeben** release into circulation; **Blut entnehmen** take blood; **Blut husten** cough up blood; **Blut spenden** give blood; **Blut spucken** spit blood
antikoaguliertes Blut anticoagulated blood
arterielles Blut arterial blood, oxygenated blood
defibriniertes Blut defibrinated blood
fibrinfreies Blut defibrinated blood
gemischtes Blut mixed blood
hämolysiertes Blut laky blood
konserviertes Blut banked blood
okkultes Blut occult blood
sauerstoffarmes Blut s.u. venöses *Blut*
sauerstoffreiches Blut s.u. arterielles *Blut*
venöses Blut venous blood, deoxygenated blood
Blut|ab|son|de|rung *f* bloody discharge
Blut|a|der *f* blood vessel; vein
Blut|a|gar *m/nt* blood agar
Blut|a|gar|plat|te *f* blood agar plate
Blut|a|na|ly|se *f* analysis of (the) blood [ə'næləsɪs], hemanalysis [ˌhi:mə'nɑləsɪs]
Blut|an|drang *m* congestion; afflux, affluxion
blut|arm *adj.* anemic; (*blutleer*) exsanguine, exsanguinate
Blut|ar|mut *f* anemia [ə'ni:mɪə]
Blut|aus|strich *m* blood smear
Blut|aus|tausch *m* s.u. Blutaustauschtransfusion
Blut|aus|tausch|trans|fu|si|on *f* total transfusion, substitution transfusion, exchange transfusion, exsanguination transfusion, replacement transfusion

Blut|bank *f* blood bank
blut|be|fleckt *adj.* bloodstained, bloody
Blut|bild *nt* blood picture, blood count
großes Blutbild full blood count, complete blood count
rotes Blutbild red blood count, red cell count
weißes Blutbild differential white blood count, white blood count, white cell count
blut|bil|dend *adj.* hemopoietic, hemafacient, hematogenic, hematogenous [hiːmə'tɑdʒənəs], hematopoietic, hematoplastic, hemoplastic, hemogenic, sanguifacient
Blut bildend s.u. blutbildend
Blut|bil|dung *f* blood formation, hemopoiesis [ˌhiːməpɔɪ'iːsɪs], hemapoiesis, hematogenesis [ˌhemətəʊ'dʒenəsɪs], hematopoiesis [ˌhemətəʊpɔɪ'iːsɪs], hematosis, hemocytopoiesis, hemogenesis [ˌhiːmə'dʒenəsɪs], sanguification
extramedulläre Blutbildung extramedullary hemopoiesis
extramedulläre Blutbildung in der Milz splenic hemopoiesis, splenic hematopoiesis
fehlerhafte Blutbildung dyshematopoiesis, dyshematopoiesia, dyshemopoiesis
hepatolienale Blutbildung hepatolienal hemopoiesis
medulläre Blutbildung medullary hemopoiesis, myelopoietic hemopoiesis
megaloblastische Blutbildung megaloblastic hemopoiesis
myelopoetische Blutbildung medullary hemopoiesis, myelopoietic hemopoiesis
postnatale Blutbildung postnatal hemopoiesis
pränatale Blutbildung antenatal hemopoiesis
Blut|e|gel *m* leech
medizinischer Blutegel Hirudo medicinalis
blu|ten *vi* hemorrhage ['hem(ə)rɪdʒ], bleed (*aus* from)
blu|tend *adj.* bleeding
Bluter- *präf.* hemophilic, hemophiliac, bleeder
Blu|ter *m* hemophiliac, bleeder
Blut|er|bre|chen *nt* hematemesis, blood vomiting, vomoting of blood
Blu|ter|ge|lenk *nt* hemophilic arthritis [ɑːr'θraɪtɪs], bleeder's joint, hemophilic arthropathy, hemophilic joint
Blut|er|guss *m* blood tumor, bruise, hematoma
Blu|ter|krank|heit *f* hemophilia, hematophilia
Blut|er|satz *m* blood substitute
Blut|farb|stoff *m* blood pigment, hemoglobin ['hiːməgləʊbɪn], hematoglobin, hematoglobulin, hematocrystallin, hemachrome
Blut|fla|gel|lat *m* blood flagellate, hemoflagellate
Blut|gas|a|na|ly|sa|tor *m* blood gas analyzer
Blut|gas|a|na|ly|se *f* blood gas analysis [ə'næləsɪs]
Blut|ga|se *pl* blood gases
arterielle Blutgase arterial blood gases, arterial gases
venöse Blutgase venous blood gases, venous gases
Blut-Gas-Schranke *f* blood-air barrier, blood-gas barrier
Blut|ge|fäß *nt* blood vessel
dermales Blutgefäß dermal blood vessel
Blut|ge|fäß|er|wei|te|rung *f* hemangiectasis, hemangiectasia, angiectasia, angiectasis
Blut|ge|fäß|tu|mor *m* angioneoplasm
Blut|ge|rinn|sel *nt* blood clot, clot, coagulum, coagulation, cruor, crassamentum
extraversales Blutgerinnsel couvercle
Blut|ge|rin|nung *f* blood coagulation, blood clotting, clotting, coagulation
Blut|ge|rin|nungs|a|no|ma|lie *f* bleeding abnormality [ˌæbnɔːr'mælətɪ]
Blut|ge|rin|nungs|fak|tor *m* blood clotting factor, clotting factor, coagulation factor
Blut|ge|rin|nungs|stö|rung *f* coagulation defect, coagulopathy [kəʊˌægjə'lɑpəθɪ] [kəʊˌægjə'lɑpəθɪ], bleeding abnormality [ˌæbnɔːr'mælətɪ], bleeding disorder
Blut|ge|rin|nungs|zeit *f* clotting time, coagulation time
Blut|glu|ko|se *f* blood glucose; blood sugar
Blut|grup|pe *f* blood group, blood type
Blutgruppe A blood group A
Blutgruppe AB blood group AB
Blutgruppe B blood group B
Blutgruppe D blood group D
Blut|grup|pen|an|ti|ge|ne *pl* blood-group antigens
obiquitäre Blutgruppenantigene public antigens
Blut|grup|pen|an|ti|kör|per *m* blood-group antibody
Blut|grup|pen|be|stim|mung *f* blood grouping, blood group typing, blood typing, typing
Blut|grup|pen|in|kom|pa|ti|bi|li|tät *f* blood group incompatibility
Blut|grup|pen|pro|te|in *nt* blood group protein
Blut|grup|pen|spe|zi|fi|tät *f* blood group specificity
Blut|grup|pen|sys|tem *nt* blood group system
Blut|grup|pen|un|ver|träg|lich|keit *f* blood group incompatibility
blut|hal|tig *adj.* containing blood, sanguiferous [sæŋ'gwɪfərəs], bloody
Blut-Hirn-Schranke *f* blood-brain barrier, blood-cerebral barrier, hematoencephalic barrier, Held's limitting membrane
Blut|hus|ten *m/nt* emptysis, hemoptysis [hɪ'mɑptəsɪs]; hematorrhea, bronchial hemorrhage ['hem(ə)rɪdʒ], hemorrhea
blu|tig *adj.* 1. bloody, sanguiferous [sæŋ'gwɪfərəs], sanguineous, sanguinous, sanguinolent 2. (*blutbefleckt*) bloodstained, bloody
blutig-eitrig *adj.* sanguinopurulent
blutig-schleimig *adj.* mucosanguineous, mucosanguinolent
blutig-serös *adj.* serosanguineous
Blut|klum|pen *m* cruor, blood clot
Blut|kon|ser|ve *f* banked blood, banked human blood
Blut|kon|zent|ra|ti|on *f* blood level, blood concentration
Blut|kör|per|chen *pl, sing.* **Blut|kör|per|chen** *nt* blood cells, blood corpuscles
rote Blutkörperchen red blood cells, red cells, red blood corpuscles, red corpuscles, colored corpuscles, erythrocytes [ɪ'rɪθrəsaɪt]
weiße Blutkörperchen white blood cells, white cells, white blood corpuscles, white corpuscles, colorless corpuscles, leukocytes, leucocytes
Blut|kör|per|chen|schat|ten *m* red cell ghost, erythrocyte ghost [ɪ'rɪθrəsaɪt], ghost, ghost cell, shadow, shadow cell
Blut|kör|per|chen|sen|kung *f* erythrocyte sedimentation reaction, erythrocyte sedimentation rate, sedimentation time, sedimentation reaction

Blut|kör|per|chen|sen|kungs|ge|schwin|dig|keit *f* s.u. Blutkörperchensenkung
Blut|krank|heit *f* blood disease
Blutkreislauf- *präf.* circulatory, circulative, cardiovascular
Blut|kreis|lauf *m* circulation, cardiovascular system, blood stream; **in den Blutkreislauf abgeben** release into circulation
Blut|ku|chen *m* cruor, crassamentum, blood clot
Blut|kul|tur *f* hemoculture, blood culture
blut|leer *adj.* bloodless, exsanguine, exsanguinate; ischemic
Blut-Liquor-Schranke *f* blood-cerebrospinal fluid barrier, blood-CSF barrier
blut|los *adj.* bloodless
Blut|mast|zel|le *f* blood mast cell
Blutmastzell-Leukämie *f* basophilic leukemia, basophilocytic leukemia, mast cell leukemia [lu:'ki:mıə]
Blut|mo|le *f* blood mole, fleshy mole
Blut|mo|no|zyt *m* blood monocyte
Blut|pa|ra|sit *m* hemozoon, hematozoan, hematozoon; hemosite
einzelliger Blutparasit hemozoon, hematozoan, hematozoon, hemocytozoon, hemacytozoon, hematocytozoon
vielzelliger Blutparasit hemozoon, hematozoan, hematozoon
Blutparasiten- *präf.* hemozoic, hematozoal, hematozoic, hematozoan
Blut|pfropf *m* thrombus ['θrɑmbəs]
Blut-pH *m* blood pH
Blut-pH-Wert *m* blood pH
Blut|pig|ment *nt* blood pigment
Blut|plas|ma *nt* plasma, plasm, blood plasma
Blut|plas|ma|man|gel *m* hypohydremia [ˌhaıpəhaı'dri:mıə]
Blut|plätt|chen *nt*, *pl* **Blut|plätt|chen** platelet, blood platelet, blood disk, thrombocyte, thromboplastid, Bizzozero's cell, Bizzozero's corpuscle, Zimmermann's elementary particle, Zimmermann's granule, Deetjen's body, elementary body
Blut|plätt|chen|man|gel *m* thrombocytopenia, thrombopenia, thrombopeny
Blut|pro|be *f* blood sample, blood specimen, specimen
Blut|pro|ben|ent|nah|me *f* blood sampling
Blut|sen|kung *f* s.u. Blutkörperchensenkung
Blut|se|rum *nt* serum, blood serum
Blut|spen|de *f* blood donation
Blut|spen|der *m* blood donor, donor, donator
Blut|spie|gel *m* blood level, blood concentration
Blut|spu|cken *nt* hemoptysis [hı'mɑptəsıs], emptysis; hematorrhea, bronchial hemorrhage ['hem(ə)rıdʒ], hemorrhea
Blut|stamm|zel|le *f* hemocytoblast, hemopoietic stem cell, hematoblast, hematocytoblast, hemoblast, stem cell
Blut|stäub|chen *pl* hemoconia, blood dust (of Müller), dust corpuscles, Müller's dust bodies
Blut|stau|ung *f* congestion, hemocongestion, hemostasis [hı'mɑstəsıs], hemostasia
hypostatische Blutstauung hypostatic congestion
passive Blutstauung venous congestion, venous hyperemia, passive congestion, passive hyperemia [haıpər'i:mıə]
venöse Blutstauung venous congestion, venous hyperemia, passive congestion, passive hyperemia [haıpər'i:mıə]
blut|stil|lend *adj.* anthemorrhagic, hematostatic, hemostatic, hemostyptic, staltic, styptic, antihemorrhagic
Blut|stil|lung *f* suppression, hemostasis [hı'mɑstəsıs], hemostasia
Blut|stil|lungs|mit|tel *nt* hematostatic, hemostatic, hemostyptic
Blut|sto|ckung *f* hemostasis [hı'mɑstəsıs], hemostasia
Blut|strom *m* blood stream
Blut|stuhl *m* bloody stool, bloody diarrhea [daıə'rıə], hemafecia, hematochezia
Blut|sturz *m* hematorrhea, hemorrhea
Blut|test *m* blood test
Blut|the|ra|pie *f* hemotherapy, hematherapy, hematotherapy, hemotherapeutics *pl*
Blut-Thymus-Barriere *f* blood-thymus barrier
Blut-Thymus-Schranke *f* blood-thymus barrier
Blut|trans|fu|si|on *f* blood transfusion, transfusion, metachysis
Blut|trans|fu|si|ons|ef|fekt *m* blood transfusion effect
blut|ü|ber|füllt *adj.* injected, congested, hyperemic
Blut|ü|ber|fül|lung *f* congestion, hyperemia [haıpər'i:mıə], injection, injectio; plethora
blut|ü|ber|strömt *adj.* covered with blood, bloody
Blut|ü|ber|tra|gung *f* transfusion, blood transfusion
Blu|tung *f* bleeding, hemorrhage ['hem(ə)rıdʒ], haemorrhagia
arterielle Blutung arterial bleeding, arterial hemorrhage
okkulte Blutung occult bleeding, occult hemorrhage
venöse Blutung venous bleeding, venous hemorrhage, phleborrhagia
Blu|tungs|a|nä|mie *f* acute posthemorrhagic anemia, hemorrhagic anemia [ə'ni:mıə]
akute Blutungsanämie acute posthemorrhagic anemia, hemorrhagic anemia
Blu|tungs|nei|gung *f* bleeding diathesis, bleeding tendency, hemorrhagic diathesis
Blu|tungs|schock *m* hemorrhagic shock
blu|tungs|stil|lend *adj.* hematostatic, hemostatic, hemostyptic, styptic, staltic, antihemorrhagic, anthemorrhagic
Blu|tungs|stil|lung *f* hemostasis [hı'mɑstəsıs], hemostasia
Blu|tungs|ü|bel *pl* bleeding disorders
Blu|tungs|zeit *f* bleeding time
Blut|un|ter|su|chung *f* hemanalysis [ˌhi:mə'nɑləsıs], blood test
Blut|ver|dün|nung *f* hemodilution
Blut|ver|gie|ßen *nt* bloodshed
Blut|ver|gif|tung *f* blood poisoning, septicemia [septı'si:mıə], septemia, septic fever, septic intoxication; sepsis; ichoremia [ˌaıkə'ri:mıə], ichorrhemia; toxemia, toxicemia, toxicohemia, toxinemia [tɑksı'ni:mıə]
Blut|ver|lust *m* blood loss
Blut|ver|sor|gung *f* blood supply
Blut|vo|lu|men *nt* blood volume
totales Blutvolumen total blood volume
zirkulierendes Blutvolumen circulation volume
Blut|wä|sche *f* hemodialysis [ˌhi:mədaı'æləsıs], hematodialysis [ˌhi:mətədaı'æləsıs]
Blut|zel|le *f* hemocyte, hemacyte, hematocyte, blood cell, blood corpuscle
periphere Blutzelle peripheral blood cell

rote Blutzellen red blood cells, red cells, red blood corpuscles, red corpuscles, colored corpuscles, erythrocytes [ɪ'rɪθrəsaɪt]

weiße Blutzellen white blood cells, white cells, white blood corpuscles, white corpuscles, colorless corpuscles, leukocytes, leucocytes

Blut|zel|len|zer|stö|rung *f* hemocytolysis, hematocytolysis [ˌhemətəsaɪ'tɑləsɪs], hemocatheresis, hemocytocatheresis

Blut|zu|cker *m* blood glucose, blood sugar

Blut|zu|cker|spie|gel *m* glucose value, glucose level, blood glucose value, blood glucose level

Blut|zu|fuhr *f* blood supply

Blut|zys|te *f* hematocyst

B-Lymphocyt *m* B cell, B-lymphocyte, thymus-independent lymphocyte

B-lymphotropes-Virus, humanes *nt* human herpesvirus C, human B-lymphotropic virus

B-Lymphozyt *m* B cell, B-lymphocyte, thymus-independent lymphocyte

BM *abk.* s.u. Basalmembran

BMN *abk.* s.u. Betamethason

BNS *abk.* s.u. Basalzellnävus-Syndrom

Boeck: Morbus Boeck *m* s.u. Boeck-Sarkoid

Boeck-Sarkoid *nt* Besnier-Boeck-Schaumann syndrome, Besnier-Boeck-Schaumann disease, Besnier-Boeck disease, Boeck's disease, Boeck's sarcoid, sarcoidosis, benign lymphogranulomatosis, sarcoid, Schaumann's syndrome, Schaumann's disease, Schaumann's sarcoid

Bom|bar|de|ment *nt* bombardment

bom|bar|die|ren *vt* (*mit Strahlen*) bombard

Bom|bar|die|rung *f* bombardment

Boos|ter|do|sis *f* booster dose

Bor *nt* boron

Bo|rat *nt* borate

Bo|rax *nt* borax, sodium borate

Borderline-Lepra *f* borderline leprosy, dimorphous leprosy

Borderline-Reaktion *f* borderline leprosy reaction, borderline reaction

Borderline-Tumor *m* borderline tumor

Bor|de|tel|la *pl* Bordetella

Bordetella pertussis Bordet-Gengou bacillus, Bordetella pertussis, Haemophilus pertussis

Bordet-Gengou: Bordet-Gengou-Agar *m/nt* Bordet-Gengou culture medium, Bordet-Gengou medium, Bordet-Gengou potato blood agar, Bordet-Gengou agar, B-G agar, potato blood agar

Bordet-Gengou-Bakterium *nt* Bordet-Gengou bacillus, Bordetella pertussis, Haemophilus pertussis

Bordet-Gengou-Medium *nt* s.u. Bordet-Gengou-Agar

Bordet-Gengou-Phänomen *nt* Bordet-Gengou phenomenon [fɪ'nɑməˌnɑn], Bordet-Gengou reaction

Bordet-Gengou-Reaktion *f* Bordet-Gengou phenomenon, Bordet-Gengou reaction

Bor|rel|lia *f* borrelia, Borrelia

Borrelia duttonii Dutton's spirochete, Borrelia duttonii, Borrelia kochii

Borrelia recurrentis Obermeier's spirillum, Borrelia recurrentis, Borrelia berbera, Borrelia carteri, Borrelia novii, Borrelia obermeieri

Bor|rel|li|en|in|fek|ti|on *f* borreliosis

Bor|rel|li|o|se *f* borreliosis

Bor|säu|re *f* boric acid, boracic acid

Bo|te *m* carrier, messenger

chemischer Bote chemotransmitter, chemical messenger

intrazellulärer Bote intracellular messenger

sekundärer Bote second messenger

Boten- *präf.* messenger

Boten-RNA *f* messenger ribonucleic acid, informational ribonucleic acid, template ribonucleic acid, messenger RNA

Boten-RNS *f* s.u. Boten-RNA

Bo|ten|stoff *m* messenger substance

Bo|ten|sub|stanz *f* messenger substance

chemische Botensubstanz chemotransmitter, chemical messenger

intrazelluläre Botensubstanz intracellular messenger

sekundäre Botensubstanz second messenger

Bo|thri|o|ce|pha|lus *m* Diphyllobothrium, Dibothriocephalus, Bothriocephalus

Bothriocephalus latus fish tapeworm, broad tapeworm, broad fish tapeworm, Swiss tapeworm, Diphyllobothrium latum, Diphyllobothrium taenioides, Taenia lata

Bo|thri|o|ze|pha|lo|se *f* diphyllobothriasis, dibothriocephaliasis, bothriocephaliasis

bo|tu|li|no|gen *adj.* botulism-producing, botulinogenic, botulogenic

Botulinus- *präf.* botulinal

Bo|tu|li|nus|an|ti|to|xin *nt* botulinal antitoxin, botulinum antitoxin, botulinus antitoxin

Bo|tu|li|nus|ba|zil|lus *m* Bacillus botulinus, Clostridium botulinum

Bo|tu|li|nus|se|rum (antitoxisches) *nt* botulinal antitoxin, botulinum antitoxin, botulinus antitoxin

Bo|tu|li|nus|to|xin *nt* botuline, botulin, botulinus toxin, botulismotoxin

Bo|tu|lis|mus *m* botulism ['bɑtʃəlɪzəm]

Bouil|lon *f* bouillon, broth, nutrient bouillon, nutrient broth

Bouil|lon|kul|tur *f* broth culture

bo|vin *adj.* bovine

Bowen: Bowen-Dermatose *f* s.u. Morbus *Bowen*

Bowen-Karzinom *nt* Bowen's carcinoma

Bowen-Krankheit *f* s.u. Morbus *Bowen*

Morbus Bowen *m* Bowen's disease, Bowen's precancerous dermatitis [ˌdɜrmə'taɪtɪs], Bowen's precancerous dermatosis

bo|we|no|id *adj.* bowenoid

BP *abk.* s.u. **1.** Blutplasma **2.** bullöses *Pemphigoid*

3,4-BP *abk.* s.u. 3,4-Benzpyren

BPG *abk.* s.u. Benzathin-Penicillin G

Bq *abk.* s.u. Becquerel

Br *abk.* s.u. Brom

Bra|chy|the|ra|pie *f* brachytherapy, short-distance radiotherapy, short distance radiation therapy

bran|chi|al *adj.* relating to the branchia, branchial

bran|chi|o|gen *adj.* branchiogenic, branchiogenous [ˌbræŋkɪ'ɑdʒənəs], branchial, branchiogenetic

BRDU *abk.* s.u. 5-Bromdesoxyuridin

Breisky: Breisky-Krankheit *f* leukokraurosis, Breisky's disease, kraurosis vulvae

Breit|band|an|ti|bi|o|ti|kum *nt*, *pl* **Breit|band|an|ti|bi|o|ti|ka** broad-spectrum antibiotic

Breit|spekt|rum|an|ti|bi|o|ti|kum *nt, pl* **Breit|spekt|rum|an|ti|bi|o|ti|ka** broad-spectrum antibiotic
Brenner: Brenner-Tumor *m* Brenner's tumor
Brenn|punkt *m* focus, focal point
Brenz|ka|te|chin *nt* pyrocatechol, pyrocatechin, catechol
Brenz|trau|ben|säu|re *f* pyruvic acid, α-ketopropionic acid, 2-oxopropanoic acid, acetylformic acid, pyroacemic acid
Breus: Breus-Mole *f* hematomole, Breus mole
Bril|lant|grün *nt* brilliant green, ethyl green
Bril|lant|kre|syl|blau *nt* cresyl blue, brilliant cresyl blue
Bril|lant|rot *nt* vital red, brilliant vital red
Brill-Symmers: Brill-Symmers-Syndrom *nt* nodular lymphoma [lɪm'fəʊmə], centroblastic-centrocytic malignant lymphoma, follicular lymphoma, giant follicular lymphoma, giant follicle lymphoma, nodular poorly-differentiated lymphoma, Brill-Symmers disease, Symmers' disease
BRO *abk.* s.u. Bronchoskopie
Broad-Beta-Disease *nt* broad-beta disease, broad-beta proteinemia [prəʊtɪ'niːmɪə], floating-beta disease, floating-beta proteinemia, familial dysbetalipoproteinemia, type III familial hyperlipoproteinemia, familial broad-beta hyperlipoproteinemia, familial hyperbetalipoproteinemia and hyperprebetalipoproteinemia, dysbetalipoproteinemia, carbohydrate-induced hyperlipemia [ˌhaɪpərlaɪ'piːmɪə], carbohydrate-induced hypertriglyceridemia
Brom *nt* bromine
Brom|ben|zol *nt* bromobenzene
5-Brom|des|o|xy|u|ri|din *nt* 5-bromodeoxyuridine
Brom|kre|sol|grün *nt* bromcresol green
5-Bro|mo|des|o|xy|u|ri|din *nt* s.u. 5-Bromdesoxyuridin
Bro|mo|vi|nyl|des|o|xy|u|ri|din *nt* bromovinyldeoxyuridine
Brom|thy|mol|blau *nt* bromthymol blue
5-Brom|u|ra|cil *nt* 5-bromouracil
Bronchi- *präf.* bronchial, bronch(o)-
bron|chi|al *adj.* relating to the bronchi, bronchial
Bron|chi|al|a|de|nom *nt* bronchial adenoma [ædə'nəʊmə]
Bron|chi|al|kar|zi|no|id *nt* carcinoid tumor of bronchus, bronchial carcinoid, carcinoid adenoma of bronchus
Bron|chi|al|kar|zi|nom *nt* bronchogenic carcinoma, bronchial carcinoma, bronchiogenic carcinoma
großzellig-anaplastisches Bronchialkarzinom large-cell anaplastic carcinoma, large-cell carcinoma
großzelliges Bronchialkarzinom large-cell anaplastic carcinoma, large-cell carcinoma
kleinzellig-anaplastisches Bronchialkarzinom small-cell anaplastic carcinoma, oat cell carcinoma, small-cell carcinoma, small-cell bronchogenic carcinoma
kleinzelliges Bronchialkarzinom small-cell anaplastic carcinoma, oat cell carcinoma, small-cell carcinoma, small-cell bronchogenic carcinoma
Bron|chi|al|krebs *m* s.u. Bronchialkarzinom
Bron|chi|al|po|lyp *m* bronchial polyp
Bron|chi|al|zy|lind|rom *nt* bronchial cylindroma
bron|cho|al|ve|o|lär *adj.* relating to both bronchi and alveoli, bronchoalveolar, bronchovesicular, vesiculobronchial
Bron|cho|fi|ber|en|do|sko|pie *f* bronchofiberscopy, bronchofibroscopy
Bron|cho|gra|fie *f* s.u. Bronchographie
bron|cho|gra|fisch *adj.* s.u. bronchographisch
Bron|cho|gramm *nt* bronchogram
Bron|cho|gra|phie *f* bronchography [brɑn'kɑgrəfɪ]
bron|cho|gra|phisch *adj.* relating to bronchography, bronchographic
Bron|cho|skop *nt* bronchoscope
flexibles Bronchoskop bronchofiberscope
Bron|cho|sko|pie *f* bronchoscopy
bron|cho|sko|pisch *adj.* relating to bronchoscopy, bronchoscopic
Brooke: Brooke-Krankheit *f* trichoepithelioma, Brooke's tumor, Brooke's disease, hereditary multiple trichoepithelioma
Bru|cel|la *f* Brucella, brucella
Brucella abortus Bang's bacillus, Brucella abortus, abortus bacillus
Bru|cel|lin *nt* brucellin
Bru|cel|lo|se *f* brucellosis, Malta fever, Mediterranean fever, undulant fever
Bru|cel|lo|sis *f* s.u. Brucellose
Brü|cken|mo|le|kül *nt* bridging molecule
Brü|he *f* broth, bouillon
Brunhilde-Stamm *m* Brunhilde virus
Brunhilde-Virus *nt* Brunhilde virus
Brust- *präf.* breast, mammary, mamm(o)-, mast(o)-, maz(o)-; thoracic, thoracal, pectoral, thorac(o)-, sterno-, steth(o)-
Brust *f* **1.** breast, chest, thorax, pectus **2.** breast(s *pl*), mamma;
Brust|a|de|nom *nt* mastadenoma
Brust|drü|se *f* mammary gland, lactiferous gland [læk'tɪfərəs], milk gland, mamma, breast
Brustdrüsen- *präf.* breast, mamm(o)-, mast(o)-, maz(o)-
Brust|drü|sen|a|de|nom *nt* mastadenoma
Brust|drü|sen|bi|op|sie *f* breast biopsy ['baɪɑpsɪ]
Brust|drü|sen|chond|rom *nt* mastochondroma
Brust|drü|sen|ge|schwulst *f* breast tumor, mammary tumor
Brust|drü|sen|kar|zi|nom *nt* s.u. Brustkrebs
Brust|drü|sen|krebs *m* s.u. Brustkrebs
Brust|drü|sen|tu|mor *m* breast tumor, mammary tumor
Brust|kar|zi|nom *nt* s.u. Brustkrebs
Brust|krebs *m* breast cancer, breast carcinoma, mammary carcinoma
familiärer Brustkrebs familial breast carcinoma
familiär-gehäufter Brustkrebs familial breast carcinoma
inflammatorischer Brustkrebs inflammatory breast carcinoma
intraduktaler Brustkrebs intraductal breast carcinoma
kribriformer Brustkrebs cribriform breast carcinoma
lobulärer Brustkrebs lobular breast carcinoma
medullärer Brustkrebs medullary breast carcinoma
muzinöser Brustkrebs mucinous breast carcinoma, colloid breast carcinoma
papillärer Brustkrebs papillary breast carcinoma
szirrhöser Brustkrebs scirrhous breast carcinoma, infiltrating ductal breast carcinoma with productive fibrosis, infiltrating ductal carcinoma with productive fibrosis, carcinoma simplex of breast, mastoscirrhus
tubulärer Brustkrebs tubulary breast carcinoma

verschleimender Brustkrebs mucinous breast carcinoma, colloid breast carcinoma
Brust|tu|mor *m* breast tumor, mammary tumor, mastoncus
Brust|wand|kar|zi|nom, sekundäres *nt* chest wall cancer
Brust|wand|lymph|kno|ten *m* interpectoral lymph node, interpectoral axillary lymph node, pectoral axillary lymph node, pectoral lymph node
Brust|war|ze *f* nipple, papilla of the breast, mammary papilla, mamilla, mammilla
Brustwarzen- *präf.* mammary, mamillary, mammillary, nippel, thel(o)-, thele-
Brust|war|zen|ein|zie|hung *f* nippel inversion
Brust|war|zen|se|kret *nt* nippel discharge
Brust|war|zen|tu|mor *m* theloncus
Bruton: Bruton-Typ *m* **der Agammaglobulinämie** Bruton's agammaglobulinemia [eɪˌgæməˌglɑbjələ'niːmɪə], Bruton's disease, X-linked agammaglobulinemia, X-linked hypogammaglobulinemia, X-linked infantile agammaglobulinemia, congenital agammaglobulinemia, congenital hypogammaglobulinemia
Bru|zel|lo|se *f* Malta fever, Mediterranean fever, undulant fever
BS *abk.* s.u. Blutserum
B-Scan *m* (*Ultraschall*) *B*-scan
BSE *abk.* s.u. bovine spongiforme *Enzephalopathie*
BSG *abk.* s.u. **1.** Blutkörperchensenkung **2.** Blutkörperchensenkungsgeschwindigkeit
BTB *abk.* s.u. Bromthymolblau
BTG *abk.* s.u. β-Thromboglobulin
B-T-Interaktion *f* B-T interaction, T-B interaction
btk-Gen *nt* btk gene
BTS *abk.* s.u. Brenztraubensäure
BU *abk.* s.u. 5-Bromuracil
Bu|bo *m* bubo
  Bubo indolens indolent bubo
  indolenter Bubo indolent bubo
  maligner Bubo malignant bubo
  primärer Bubo primary bubo
  schankröser Bubo virulent bubo, chancroidal bubo
  schmerzloser Bubo indolent bubo
  syphilitischer Bubo syphilitic bubo
  virulenter Bubo virulent bubo, chancroidal bubo
BuChE *abk.* s.u. Butyrylcholinesterase
Bucky: Bucky-Blende *f* Bucky's diaphragm, Bucky-Potter diaphragm, Potter-Bucky diaphragm, Potter-Bucky grid
  Bucky-Strahlen *pl* grenz rays, borderline rays, Bucky's rays
BUdR *abk.* s.u. 5-Bromdesoxyuridin
BUDU *abk.* s.u. 5-Bromdesoxyuridin
Bunsen: Bunsen-Löslichkeitskoeffizient *m* Bunsen coefficient, solubility coefficient
Burkitt: Burkitt-Lymphom *nt* Burkitt's tumor, Burkitt's lymphoma, African lymphoma [lɪm'fəʊmə]
  Burkitt-Tumor *m* s.u. Burkitt-Lymphom
Bursa-Äquivalent *nt* bursa-equivalent
Bur|sa|zell|pro|li|fe|ra|ti|on *f* bursa cell proliferation
Bürs|ten|ab|strich *m* brush biopsy ['baɪɑpsɪ]
burst forming unit *nt* burst forming unit
Bu|sul|fan *nt* busulfan, busulphan
Bu|tan *nt* butane
Bu|ta|nol *nt* butanol, butyl alcohol
Butyl- *präf.* butyl
Bu|tyl|al|ko|hol *m* butyl alcohol
Bu|ty|rat *nt* butyrate
Bu|ty|ryl|cho|lin|es|te|ra|se *f* butyrocholinesterase, butyrylcholine esterase, cholinesterase, nonspecific cholinesterase, pseudocholinesterase [suːdəʊˌkəʊlɪ'nestəreɪz], acylcholine acylhydrolase, benzoylcholinesterase, serum cholinesterase, unspecific cholinesterase
BV *abk.* s.u. **1.** Bildverstärker **2.** Blutvolumen
BVDU *abk.* s.u. Bromovinyldesoxyuridin
Bys|si|no|se *f* byssinosis, cotton-dust asthma, Monday fever, mill fever, cotton-mill fever, brown lung, stripper's asthma
Bystander-Lyse *f* bystander lysis ['laɪsɪs]
BZ *abk.* s.u. **1.** Blutungszeit **2.** Blutzucker
B-Zell|a|de|no|kar|zi|nom *nt* (*Pankreas*) beta cell adenocarcinoma
B-Zell|a|de|nom *nt* (*Pankreas*) beta cell adenoma [ædə'nəʊmə]
B-Zell-Aktivierung, polyklonale *f* polyclonal B cell activation
B-Zell-Blast *m* activated B cell, B-cell blast
B-Zell-Defekt *m* B-cell deficiency
B-Zell-Defizienz *f* B-cell deficiency
B-Zell-Differenzierung *f* B-cell differentiation
B-Zel|len *pl* **1.** (*Pankreas*) beta cells (of pancreas), B cells **2.** (*HVL*) beta cells (of adenohypophysis, B cells, gonadotroph cells, gonadotropes, gonadotrophs **3.** (*hämatol.*) B cells, B-lymphocytes, thymus-independent lymphocytes
  aktivierte B-Zelle activated B cell, blast B cell
  reife B-Zelle mature B cell
  selbstreaktive B-Zelle self-reactive B cell
  unreife B-Zelle *f* immature B cell
B-Zel|len|dif|fe|ren|zie|rungs|fak|to|ren *pl* B-cell differentiation factors
B-Zel|len|hy|per|pla|sie *f* B-cell hyperplasia
B-Zel|len|lym|phom *nt* B-cell lymphoma [lɪm'fəʊmə]
B-Zellen-Tumor *m* s.u. B-Zelltumor
B-Zel|len|wachs|tums|fak|to|ren *pl* B-cell growth factors
B-Zell-Immundefekt *m* antibody immunodeficiency
B-Zell-Klon *m* B-cell clone
B-Zell-Lymphom *nt* B-cell lymphoma [lɪm'fəʊmə]
B-Zell-Mitogen *nt* B-cell mitogen
B-Zell-Oberflächenmarker *m* B cell surface marker
B-Zell-Rezeptor-Antigen-Komplex *m* B-cell antigen receptor complex
B-Zell-Spezifität *f* B-cell specificity
B-Zell|sys|tem *nt* B-cell system
B-Zell-Toleranz *f* B-cell tolerance
B-Zell|tu|mor *m* (*Pankreas*) beta cell tumor, B cell tumor, insulinoma, insuloma
B-Zell-Tyrosinase-Kinase, zytoplasmatische *f* B-cell cytoplasmic tyrosinase kinase
B-Zell-T-Zell-Interaktion *f* B-T interaction, T-B interaction
B-Zell|vor|läu|fer *m* B-cell progenitor, pro-B cell
B-Zell|vor|läu|fer|zel|le *f* B-cell progenitor, pro-B cell
B-Zell-Wachstumsfaktor, niedermolekularer *m* low molecular weight B-cell growth factor
BZL *abk.* s.u. Benzol

C

C *abk.* s.u. **1.** Celsius **2.** Chloramphenicol **3.** Clostridium **4.** Curie **5.** Cystein **6.** Cystin **7.** Cytidin **8.** Cytosin **9.** Kohlenstoff **10.** Komplement **11.** Konzentration **12.** Zytosin
c *abk.* s.u. Zenti-
CA *abk.* s.u. **1.** Carbenicillin **2.** Carboanhydrase **3.** Carcinoma **4.** Cytarabin
Ca *abk.* s.u. **1.** Calcium **2.** Carboanhydrase **3.** Carcinoma **4.** Kalzium
C. a. *abk.* s.u. *Candida* albicans
Ca^{2+}-abhängig *adj.* Ca^{2+}-dependent
Ca-Antagonist *m* calcium antagonist, calcium-blocking agent, calcium channel blocker, Ca antagonist
Ca-ATPase *f* calcium-ATPase, calcium-ATPase system
Ca-Blocker *m* s.u. Ca-Antagonist
Ca-Carrier *m* Ca-carrier
Ca|chec|tin *nt* tumor necrosis factor, cachectin
Cac|ti|no|my|cin *nt* cactinomycin, actinomycin C
Cad|mi|um *nt* cadmium
Cae|ru|lo|plas|min *nt* ferroxidase, ceruloplasmin
CAH *abk.* s.u. **1.** Carboanhydrase **2.** chronisch-aggressive *Hepatitis* **3.** chronisch-aktive *Hepatitis*
Ca-Ionophor *nt* Ca ionophore, calcium ionophore
Ca-Kanal *m* calcium channel, Ca-channel
Cal *abk.* s.u. **1.** große *Kalorie* **2.** Kilokalorie
cal *abk.* s.u. **1.** Kalorie **2.** kleine *Kalorie*
Cal|ci|di|ol *nt* 25-hydroxycholecalciferol, calcidiol, calcifediol
Cal|ci|fe|rol *nt* calciferol, vitamin D, antirachitic factor
Cal|ci|tri|ol *nt* calcitriol, 1,25-dihydroxycholecalciferol
Cal|ci|um *nt* calcium
Cal|ci|um|an|ta|go|nist *m* calcium antagonist, calcium-blocking agent, calcium channel blocker
Calcium-ATPase *f* s.u. Calcium-ATPase-System
Calcium-ATPase-System *nt* calcium-ATPase, calcium-ATPase system
Calcium-Carrier *m* Ca-carrier
Cal|ci|um|i|o|no|phor *nt* Ca ionophore, calcium ionophore
Cal|ci|um|o|xa|lat *nt* calciumoxalate
Cal|ci|um|o|xid *nt* lime, calciumoxide
Ca|li|ci|vi|rus *nt* Calicivirus
California-Enzephalitis *f* California encephalitis, bunyavirus encephalitis [en,sefə'laɪtɪs]
California-Enzephalitisvirus *nt* California virus, California encephalitis virus
California-Virus *nt* s.u. California-Enzephalitisvirus
Calmette: Calmette-Konjunktivaltest *m* Calmette's conjunctival reaction, Calmette's ophthalmic reaction, Calmette's test
Ca|lo|mel *nt* calomel, mercurous chloride, mercury monochloride
Calvin: Calvin-Zyklus *m* Calvin cycle
CAM *abk.* s.u. **1.** Chlorambucil **2.** Chloramphenicol
cAMP *abk.* s.u. Cyclo-AMP
Cam|py|lo|bac|ter *m* Campylobacter
Can|cer *m French* cancer
Cancer aquaticus gangrenous stomatitis [stəʊmə'taɪtɪs], water canker, corrosive ulcer, noma
Cancer en cuirasse corset cancer, jacket cancer, cancer en cuirasse
Candida- *präf.* monilial, candidal
Can|di|da *f* Candida, Monilia, Pseudomonilia
Candida albicans thrush fungus, Saccharomyces albicans, Saccharomyces anginae, Zymonema albicans, Candida albicans
Can|di|da|an|ti|gen *nt* candida antigen
Can|di|da|gra|nu|lom *nt* candida granuloma, candidal granuloma, monilial granuloma
Candida-Intertrigo *f* candida intertrigo
Can|di|dä|mie *f* candidemia [,kændə'diːmɪə]
Candida-Mykid *nt* candidid, moniliid
Can|di|da|my|ko|se *f* s.u. Candidose
Can|di|di|a|sis *f* s.u. Candidose
Can|di|did *nt* moniliid, candidid
Can|di|do|se *f* candidiasis, candidosis, moniliasis, moniliosis
CaO *abk.* s.u. Kalziumoxid
CAP *abk.* s.u. **1.** Carbamylphosphat **2.** Catabolit-Gen-Aktivatorprotein **3.** Chloramphenicol
Ca|ping *nt* capping
Ca|pro|at *nt* caproate
Ca|pron|säu|re *f* hexanoic acid, caproic acid
Ca|pry|lat *nt* caprylate
Ca|pryl|säu|re *f* octanoic acid, caprylic acid
Cap|sid *nt* capsid
Capsid-Antigen, virales *nt* virus capsid antigen
Ca-Pumpe *f* calcium pump
Carb|a|mat *nt* carbamoate, carbamate
Carb|a|mid *nt* carbamide, urea
Carb|a|mid|säu|re *f* carbamic acid
Carb|a|mi|no|hä|mo|glo|bin *nt* carbaminohemoglobin [kɑːr,bæmɪnəʊ,hiːmə'gləʊbɪn], carbhemoglobin [kɑːrb'hiːməgləʊbɪn], carbohemoglobin [,kɑːrbəʊ'hiːmə,gləʊbɪn]
Carb|a|min|säu|re *f* carbamic acid
Carb|a|min|säu|re|ä|thyl|es|ter *m* urethan, urethane, ethyl carbamate
Carbamoyl- *präf.* carbamoyl, carbamyl
Carb|a|mo|yl|trans|fe|ra|se *f* transcarbamoylase, carbamoyltransferase
Carbamyl- *präf.* carbamoyl, carbamyl
***N*-Carb|a|myl|as|par|tat** *nt* *N*-carbamoylaspartate
Carb|a|myl|phos|phat *nt* carbamoyl phosphate
Carb|a|myl|phos|phat|syn|the|ta|se *f* carbamoyl-phosphate synthetase
Carb|a|myl|phos|phor|säu|re *f* carbamoyl phosphoric acid
Carb|a|myl|trans|fe|ra|se *f* transcarbamoylase, carbamoyltransferase
Carb|an|i|on *nt* carbanion
Carb|a|ryl *nt* carbaryl, carbaril

Car|be|ni|cil|lin *nt* carbenicillin, α-carboxypenicillin
Carb|hä|mo|glo|bin *nt* carbaminohemoglobin [kɑːr,bæmɪnəʊ,hiːmə'gləʊbɪn], carbhemoglobin [kɑːrb'hiːməgləʊbɪn], carbohemoglobin [,kɑːrbəʊ'hiːmə,gləʊbɪn]
Car|bo|an|hyd|ra|se *f* carbonic anhydrase, carbonate dehydratase
Car|bo|an|hyd|ra|se|in|hi|bi|tor *m* carbonic anhydrase inhibitor
Car|bo|hä|mie *f* (*Blut*) carbohemia [kɑːrbə'hiːmɪə], carbonemia [kɑːrbə'niːmɪə]
Car|bo|hyd|ra|se *f* carbohydrase
Car|bo|nat *nt* carbonate
Car|bon|säu|re *f* carboxylic acid
Carbonyl- *präf.* carbonyl
Carb|o|xy|bi|o|tin *nt* carboxybiotin
Carb|o|xy|dis|mu|ta|se *f* carboxydismutase
Carb|o|xy|es|te|ra|se *f* carboxyesterase, carboxylic ester hydrolase
γ-Carb|o|xy|glu|ta|mat *nt* γ-carboxyglutamate
Carb|o|xy|hä|mo|glo|bin *nt* carboxyhemoglobin [kɑːr,bɑksɪ'hiːmə,gləʊbɪn], carbon monoxide hemoglobin ['hiːməgləʊbɪn]
Carb|o|xy|hä|mo|glo|bin|ä|mie *f* carboxyhemoglobinemia [kɑːr,bɑksɪ,hiːmə,gləʊbə'niːmɪə]
Carboxyl- *präf.* carboxyl
Carb|o|xy|la|se *f* carboxylase
Carb|o|xy|lat *nt* carboxylate
Carb|o|xyl|es|te|ra|se *f* carboxylesterase
Carb|o|xy|lie|rung *f* carboxylation
Carb|o|xyl|trans|fe|ra|se *f* transcarboxylase, carboxyltransferase
Carb|o|xy|ly|a|se *f* carboxy-lyase
Carb|o|xy|me|thyl|cel|lu|lo|se *f* CM-cellulose, carboxymethylcellulose
Carb|o|xy|my|o|glo|bin *nt* carboxymyoglobin
α-Carb|o|xy|pe|ni|cil|lin *nt* carbenicillin, α-carboxypenicillin
Carb|o|xy|pep|ti|da|se *f* carboxypeptidase, carboxypolypeptidase
  Carboxypeptidase A carboxypeptidase A, carboxypolypeptidase
  Carboxypeptidase B carboxypeptidase B, protaminase
  Carboxypeptidase N carboxypeptidase N, arginine carboxypeptidase, kininase I
Carb|o|xy|som *nt* carboxysome
carb|o|xy|ter|mi|nal *adj.* carboxy-terminal, C-terminal
6-Carb|o|xy|u|ra|cil *nt* 6-carboxyuracil, orotic acid
car|ci|no|em|bry|o|nal *adj.* carcinoembryonic
Car|ci|no|ma *nt* carcinoma, cancer, epithelial cancer, epithelial tumor, epithelioma, malignant epithelioma
  Carcinoma adenoides cysticum adenocystic carcinoma, adenoid cystic carcinoma, adenomyoepithelioma, cylindroma, cylindroadenoma, cylindromatous carcinoma
  Carcinoma adenomatosum glandular cancer, glandular carcinoma, adenocarcinoma
  Carcinoma alveolare alveolar cell carcinoma, bronchoalveolar pulmonary carcinoma, bronchiolar adenocarcinoma, bronchioloalveolar carcinoma, alveolar cell tumor, pulmonary adenomatosis, pulmonary carcinosis, bronchiolar carcinoma, bronchoalveolar carcinoma
  Carcinoma alveolocellulare alveolar cell carcinoma, bronchoalveolar pulmonary carcinoma, bronchiolar adenocarcinoma, bronchioloalveolar carcinoma, alveolar cell tumor, pulmonary adenomatosis, pulmonary carcinosis, bronchiolar carcinoma, bronchoalveolar carcinoma
  Carcinoma avenocellulare oat cell carcinoma, small cell carcinoma
  Carcinoma basocellulare basal cell carcinoma, basal cell epithelioma, hair-matrix carcinoma, basaloma, basalioma
  Carcinoma cervicis uteri cervical carcinoma (of uterus), carcinoma of uterine cervix
  Carcinoma cholangiocellulare cholangiocellular carcinoma, bile duct carcinoma, malignant cholangioma, cholangiocarcinoma
  Carcinoma clarocellulare clear cell carcinoma, clear carcinoma
  Carcinoma colloides mucinous carcinoma, colloid carcinoma, colloid cancer, mucinous cancer, mucous cancer, gelatiniform carcinoma, gelatinous carcinoma, mucous carcinoma, mucinous adenocarcinoma, gelatiniform cancer, gelatinous cancer
  Carcinoma corporis uteri corpus carcinoma, carcinoma of body of uterus
  Carcinoma cribriforme cribriform carcinoma
  Carcinoma cribrosum cribriform carcinoma
  Carcinoma ductale duct carcinoma, ductal carcinoma, duct cancer, ductal cancer
  Carcinoma embryonale embryonal carcinoma
  Carcinoma endometriale endometrial carcinoma, metrocarcinoma, hysterocarcinoma
  Carcinoma ex ulcere ulcer carcinoma, ulcerocarcinoma
  Carcinoma fusocellulare spindle cell carcinoma, sarcomatoid carcinoma [sɑːr'kəʊmətɔɪd]
  Carcinoma gelatinosum s.u. *Carcinoma* colloides
  Carcinoma gigantocellulare giant-cell carcinoma
  Carcinoma granulomatosum granulomatous carcinoma [grænjə'ləʊmətəs]
  Carcinoma granulosocellulare granulosa carcinoma, granulosa cell carcinoma, granulosa tumor, granulosa cell tumor, folliculoma
  Carcinoma hepatocellulare hepatocellular carcinoma, malignant hepatoma, liver cell carcinoma, hepatocarcinoma, primary carcinoma of liver cells
  Carcinoma insulocellulare islet cell carcinoma, islet carcinoma
  Carcinoma intraductale intraductal carcinoma
  Carcinoma lenticulare lenticular carcinoma
  Carcinoma lobulare lobular carcinoma
  Carcinoma lobulare in situ (*Brust*) lobular carcinoma in situ, noninfiltrating lobular carcinoma
  Carcinoma mammae breast cancer, breast carcinoma, mammary carcinoma, mammary cancer, mammary gland carcinoma, mastocarcinoma
  Carcinoma medullare medullary cancer, medullary carcinoma, cerebriform cancer, cellular cancer, cerebroma, encephaloid, encephaloid cancer, encephaloid carcinoma, myelomycis, encephaloma, soft cancer, cerebriform carcinoma
  Carcinoma mucoides s.u. *Carcinoma* colloides
  Carcinoma mucosum s.u. *Carcinoma* colloides
  Carcinoma oncocyticum oncocytic carcinoma

Carcinoma papillare dendritic cancer, papillary carcinoma, papillocarcinoma
Carcinoma papilliferum dendritic cancer, papillary carcinoma, papillocarcinoma
Carcinoma parvocellulare small-cell carcinoma
Carcinoma planocellulare epidermoid cancer, epidermoid carcinoma, prickle cell carcinoma, squamous cell carcinoma, squamous carcinoma, squamous epithelial carcinoma
Carcinoma platycellulare s.u. *Carcinoma* planocellulare
Carcinoma scirrhosum hard cancer, scirrhous cancer, scirrhous carcinoma, fibrocarcinoma, scirrhus, scirrhoma
Carcinoma scroti carcinoma of scrotum
Carcinoma sigillocellulare signet-ring cell carcinoma
Carcinoma solidum solid carcinoma
Carcinoma solidum simplex der Brust carcinoma simplex of breast, scirrhous breast carcinoma, scirrhous mammary carcinoma, infiltrating ductal breast carcinoma with productive fibrosis, infiltrating ductal carcinoma with productive fibrosis, infiltrating ductal mammary carcinoma with productive fibrosis, mastoscirrhus
Carcinoma transitiocellulare transitional cell carcinoma
Carcinoma villosum villous carcinoma, villous cancer

Carcinoma in situ cancer in situ, carcinoma in situ, intraepithelial carcinoma, preinvasive carcinoma
Carcinoma in situ der Haut intraepidermal carcinoma
intraduktales Carcinoma in situ minimal breast carcinoma, minimal mammary carcinoma
lobuläres Carcinoma in situ s.u. intraduktales *Carcinoma* in situ

Car|ci|no|sar|co|ma *nt* carcinosarcoma, sarcocarcinoma

Car|ci|no|sis *f* carcinosis, carcinomatosis
Carcinosis pleurae pleural carcinosis, pleural carcinomatosis

Cardio- *präf.* heart, cardi(o)-

Car|di|o|li|pin *nt* cardiolipin, diphosphatidylglycerol, acetone-insoluble antigen, heart antigen

Cardiolipin-Cholesterin-Lecitin-Antigen *nt* VDRL antigen

Cardiolipin-Komplementbindungsreaktion nach Kolmer *f* Kolmer test

C5a-Rezeptor *m* C5a receptor

Car|mus|tin *nt* carmustine, BCNU

Car|ni|tin *nt* carnitine

Car|ni|tin|a|cyl|trans|fe|ra|se *f* carnitine acyltransferase

Car|ni|tin|pal|mi|to|yl|trans|fe|ra|se *f* carnitine palmitoyl transferase

Car|no|sin *nt* carnosine, ignotine, inhibitine

Car|no|si|na|se *f* aminoacyl histidine dipeptidase [ə,mi:nəʊ'æsɪl], carnosinase

Ca|ro|tin *nt* carotene, carotin

Ca|ro|ti|no|id *nt* carotenoid

Car|ri|er *m* (*Biochemie*) carrier; (*mikrobiol.*) vector, carrier; (*Genetik*) vector, carrier

Carrier-Effekt *m* carrier effect

Car|ri|er|li|pid *nt* carrier lipid

Car|ri|er|mo|le|kül *nt* carrier molecule

Car|ri|er|pro|te|in *nt* carrier protein

Cä|si|um *nt* caesium, cesium

Cä|si|um|chlo|rid *nt* cesium chloride

Cäsiumchlorid-Gradientenmethode *f* CsCl gradient method

$CaSO_4$ *abk.* s.u. Kalziumsulfat

Casoni: Casoni-Test *m* Casoni's reaction, Casoni's intradermal/skin reaction, Casoni's test, Casoni's intradermal/skin test

Castellani: Castellani-Agglutinin-Absättigung *f* Castellani's test

Castillo: Castillo-Syndrom *nt* Sertoli-cell-only syndrome, Del Castillo syndrome

Castleman: Castleman-Lymphozytom *nt* Castleman's lymphocytoma
Castleman-Tumor *m* Castleman's lymphocytoma

CAT *abk.* s.u. Computertomographie

Catabolit-Gen-Aktivatorprotein *nt* cyclic AMP receptor protein

Ca|te|chin *nt* catechin, catechuic acid, catechol

Ca|te|chol *nt* s.u. Catechin

Catecholamin-O-methyltransferase *f* catecholamine-*O*-methyltransferase

Ca|te|chol|o|xi|da|se *f* catechol oxidase, polyphenoloxidase, diphenol oxidase

Catena-Dimer *nt* catenated dimer

Ca|thep|sin G *nt* cathepsin G

CB *abk.* s.u. Coomassie-Blau

C-Bande *f* (*Chromosom*) C band

C-Banding *nt* C banding

CBC *abk.* s.u. Carbenicillin

C3b/C4b-Rezeptor *m* C3b/C4b receptor, complement receptor type 1, immune adherence receptor

CBG *abk.* s.u. Cortisol-bindendes *Globulin*

C3b-INA *abk.* s.u. C3b-Inaktivator

C3b-Inaktivator *m* C3b inactivator, factor I

C5b-9-Komplex *m* (*Komplement*) membrane attack complex

C3b-Rezeptor *m* C3b receptor

C3bi-Rezeptor *m* C3bi receptor

CC *abk.* s.u. Cholecalciferol

CCK *abk.* s.u. Cholecystokinin

Cd *abk.* s.u. Cadmium

$CD4^+CD8^+$-Zelle *f* $CD4^+CD8^+$ cell

$CD4^+CD8^-$-Zelle *f* $CD4^+CD8^-$ cell

$CD4^-CD8^+$-Zelle *f* $CD4^-CD8^+$ cell

$CD4^-CD8^-$-Zelle *f* $CD4^-CD8^-$ cell

CD3-Komplex *m* CD3 complex, CD3-antigen complex

CD4-Lymphozyt *m* s.u. $CD4^+$-Zelle

CD8-Lymphozyt *m* s.u. $CD8^+$-Zelle

CD2-Molekül *nt* CD2 molecule

cDNA *abk.* s.u. komplementäre *DNA*

CDP *abk.* s.u. **1.** Cytidindiphosphat **2.** Cytidin-5'-diphosphat

CD-System *nt* CD system, cluster of differentiation system

$CD4^+$-T_H2-Zelle *f* $CD4^+$-T_H2 cell

$CD8^+$-T_H1-Zelle *f* $CD8^+$-T_H1 cell

$CD4^+$-Zelle *f* CD4 lymphocyte, CD4 cell, $T4^+$ lymphocyte, $T4^+$ cell

$CD8^+$-Zelle *f* CD8 lymphocyte, CD8 cell, $T8^+$ lymphocyte, $T8^+$ cell

CE *abk.* s.u. **1.** California-Enzephalitis **2.** chemische *Energie* **3.** Cholesterinester **4.** zytopathischer *Effekt*

CEA *abk.* s.u. carcinoembryonales *Antigen*

Ce|cro|pin *nt* cecropin

CEE-Virus *nt* CEE virus, Central European encephalitis virus

Celsius: Celsius-Skala *f* Celsius scale, centigrade scale
Celsius-Thermometer *nt* Celsius thermometer, centigrade thermometer [θər'mɑmɪtər]
Celphallin *nt* kephalin, cephalin
Celphallolspolranlsäulre *f* cephalosporanic acid
Celphallolspolrin *nt* cephalosporin
Cephalosporin C cephalosporin C
Cephalosporin N cephalosporin N, adicillin, penicillin N [penə'sɪlɪn]
Celralmid *nt* ceramide, *N*-acylsphingosine
Celralmildalse *f* acylsphingosine deacylase, ceramidase
Celralmidlchollinlphoslpholtranslfelralse *f* ceramide choline phosphotransferase
Celralmidltrilhelxolsildalse *f* ceramide trihexosidase, α-D-galactosidase A, trihexosylceramide galactosylhydrolase
Celralsin *nt* cerasin
Cerlcalria *f* cercaria
Cercarien-Hüllen-Reaktion *f* cercarienhullenreaktion
Celrelbrolgallakltolse *f* cerebrogalactose
Celrelbrolgallakltolsid *nt* cerebrogalactoside, cerebroside
Celrelbronlsäulre *f* phrenosinic acid, cerebronic acid
Celrelbrolse *f* brain sugar, cerebrose, D-galactose
Celrelbrolsid *nt* cerebroside, cerebrogalactoside, galactocerebroside, glucocerebroside; galactolipid, galactolipin
C1-Esterase-Inhibitor *m* C1 inactivator, C1 esterase inhibitor, C1 inhibitor
Cesltolda *pl* true tapeworms, tapeworms, Encestoda, Eucestoda, Cestoda
CF *abk.* S.U. **1.** chemotaktischer *Faktor* **2.** Christmas-Faktor **3.** Citrovorum-Faktor
CFA *abk.* S.U. komplettes *Freund*-Adjuvans
CFC *abk.* S.U. colony forming cell
CG *abk.* S.U. Choriongonadotropin
CGL *abk.* S.U. chronische granulozytäre *Leukämie*
cGMP *abk.* S.U. Cyclo-GMP
CGT *abk.* S.U. Choriongonadotropin
CH *abk.* S.U. Chédiak-Higashi-Syndrom
Ch *abk.* S.U. Cholin
C_6H_6 *abk.* S.U. Benzol
CHA *abk.* S.U. Chlorambucil
Chanklrolid *nt* chancroid ulcer, chancroid, chancroidal ulcer, soft chancre, soft sore, soft ulcer, venereal sore, venereal ulcer
chaloltrop *adj.* chaotropic
Charcot-Leyden: Charcot-Leyden-Kristalle *pl* Charcot-Neumann crystals, Charcot-Rubin crystals, Charcot-Leyden crystals, asthma crystals, Leyden's crystals, leukocytic crystals
Chauffard-Ramon-Still: Chauffard-Ramon-Still-Krankheit *f* Still's disease, juvenile rheumatoid arthritis [ɑːr'θraɪtɪs], Still-Chauffard syndrome
Chauffard-Ramon-Still-Syndrom *nt* Chauffard's syndrome, Chauffard-Still syndrome
$ChCl_3$ *abk.* S.U. Chloroform
CHE *abk.* S.U. **1.** Cholesterinesterase **2.** Cholesterinesterhydrolase **3.** Cholinesterase
ChE *abk.* S.U. Cholinesterase
Chédiak-Higashi: Chédiak-Higashi-Syndrom *nt* Chédiak-Steinbrinck-Higashi anomaly [ə'nɑməlɪ], Chédiak-Steinbrinck-Higashi syndrome, Chédiak-Higashi anomaly, Chédiak-Higashi disease, Chédiak-Higashi syndrome, Béguez César disease
Chédiak-Steinbrinck-Higashi: Chédiak-Steinbrinck-Higashi-Syndrom *nt* S.U. Chédiak-Higashi-Syndrom
Chemie- *präf.* chemical, chem-, chemi-, chemico-, chemic-, chemo-
Chelmie *f* chemistry
klinische Chemie clinical chemistry, physiochemistry
medizinische Chemie medical chemistry
pharmazeutische Chemie pharmacochemistry, pharmaceutical chemistry, medicinal chemistry
physiologische Chemie biological chemistry, metabolic chemistry, physiological chemistry, biochemistry, physiochemistry, chemophysiology
Chelmillulmilneslzenz *f* chemiluminescence, chemoluminescence
chelmisch *adj.* relating to chemistry, chemical
chemisch-physikalisch *adj.* relating to both chemistry and physics *or* physical chemistry, chemicophysical
Chemo- *präf.* chemical, chem-, chemi-, chemico-, chemic-, chemo-
Chelmoldekltom *nt* chemodectoma, chemoreceptor tumor, nonchromaffin paraganglioma
Chelmolkin *nt* chemokine
Chelmoltakltin *nt* chemotactin, chemotaxin, chemoattractant, chemotactic factor
chelmoltakltisch *adj.* relating to chemotaxis, chemotactic
Chelmoltalxis *f* chemiotaxis, chemotaxis
Chelmolthelralpeultilkum *nt*, *pl* **Chelmolthelralpeultilka** chemotherapeutic agent
chelmolthelralpeultisch *adj.* relating to chemotherapy, chemotherapeutic, chemotherapeutical
Chelmolthelralpie *f* chemotherapy, chemo, chemotherapeutics *pl*, chemiotherapy
Chelmoltranslmitlter *m* chemotransmitter
Chelmoltyp *m* chemotype, chemovar
Chelmolvar *m* chemotype, chemovar
Chelmolzepltor *m* chemoreceptor, chemoceptor
CHF *abk.* S.U. chemotaktischer *Faktor*
C_H-Gen *nt* C_H gene, heavy chain gene
Chilcalgo-Einteilung *f* Chicago classification
Chilrurlgie *f* surgery
Chirurgie maligner Tumoren cancer surgery
chilrurlgisch *adj.* relating to surgery, surgical; relating to operation, operative
CHL *abk.* S.U. Chloroform
Chl. *abk.* S.U. **1.** Chloramphenicol **2.** Chloroform
Chlalmyldia *f* chlamydia, Chlamydia, Chlamydozoon, Miyagawanella, PLT group
Chlamydia ornithosis S.U. *Chlamydia* psittaci
Chlamydia pneumoniae TWAR chlamydiae, TWAR strains, Chlamydia pneumoniae
Chlamydia psittaci ornithosis virus; Chlamydia psittaci
Chlamydia trachomatis inclusion conjunctivitis virus, Chlamydia trachomatis, TRIC agent, TRIC group [trachoma, inclusion conjunctivitis]
Chlalmyldilalceae *pl* Chlamydiaceae, Chlamydozoaceae
Chlalmyldie *f* S.U. Chlamydia
Chlamydien- *präf.* chlamydial
Chlf. *abk.* S.U. Chloroform
Chlor- *präf.* chlor(o)-, chloric
Chlor *nt* chlorine
Chlorlamlbulcil *nt* chlorambucil, chloroambucil, chloraminophene

Chlor|a|min T *nt* chloramine T, chlorazene
Chlor|am|phe|ni|col *nt* chloramphenicol
Chloramphenicolacetyltransferase *f* chloramphenicol acetyltransferase [ˌæsətɪl'trænsfəreɪz]
Chlor|a|nä|mie *f* Faber's anemia, Faber's syndrome, achlorhydric anemia [ə'niːmɪə]
Chlo|rat *nt* chlorate
Chlor|es|sig|säu|re *f* chloroacetic acid, chloracetic acid
Chlor|hä|ma|tin *nt* s.u. Chlorhämin
Chlor|hä|min *nt* hematin chloride, hemin, hemin chloride, hemin crystals *pl*, chlorohemin, ferriheme chloride, ferriporphyrin chloride, ferriprotoporphyrin, Teichmann's crystals *pl*
Chlor|hä|min|kris|tal|le *pl* s.u. Chlorhämin
Chlo|rid *nt* chloride
Chlo|rid|ka|nal *m* Cl^- channel, chloride channel
Chlor|me|than *nt* chlormethyl, methyl chloride, chloromethane
Chlor|me|thin *nt* mechlorethamine, nitrogen mustard
Chloro- *präf.* chlor(o)-
Chlo|ro|form *nt* chloroform, trichloromethane, methylene trichloride ['meθɪliːn]
Chlo|ro|leu|kä|mie *f* chloroma, chloroleukemia [ˌklɔːrəʊluː'kiːmɪə], chloromyeloma, granulocytic sarcoma [sɑːr'kəʊmə], green cancer, chloromatous sarcoma [kləʊ'rɑmətəs]
Chlo|ro|lym|phom *nt* chlorolymphosarcoma
Chlo|ro|lym|pho|sar|kom *nt* chlorolymphosarcoma
Chlo|rom *nt* s.u. Chloroleukämie
Chlo|ro|my|e|lo|blas|tom *nt* chloromyeloma
Chlo|ro|my|e|lom *nt* chloromyeloma
Chlo|ro|my|e|lo|se *f* chloromyeloma
Chlo|ro|phe|no|than *nt* chlorophenothane, dichlorodiphenyltrichloroethane
Chlo|ro|sar|kom *nt* s.u. Chloroleukämie
Chlo|ro|se *f* chloranemia, chlorosis, chloremia, chloroanemia, chlorotic anemia [ə'niːmɪə], asiderotic anemia, green sickness
Chlo|ro|sis *f* s.u. Chlorose
chlo|ro|tisch *adj.* relating to *or* suffering from chlorosis, chlorotic
Chlor|tet|ra|cyc|lin *nt* chlortetracycline
Chlor|was|ser|stoff *m* hydrogen chloride
CH_3OH *abk.* s.u. Methanol
C_6H_5OH *abk.* s.u. Phenol
Chol. *abk.* s.u. Cholesterin
Chol|ä|mie *f* cholemia [kəʊ'liːmɪə], cholehemia
chol|ä|misch *adj.* relating to cholemia, cholemic
Cholangio- *präf.* bile duct, cholangi(o)-
Chol|an|gi|o|gra|fie *f* s.u. Cholangiographie
Chol|an|gi|o|gramm *nt* cholangiogram
Chol|an|gi|o|gra|phie *f* cholangiography [kəˌlændʒɪ'ɑgrəfɪ]
endoskopische retrograde Cholangiographie endoscopic retrograde cholangiography
intraoperative Cholangiographie operative cholangiography
perkutane transhepatische Cholangiographie percutaneous transhepatic cholangiography
perkutane transjugulare Cholangiographie percutaneous transjugular cholangiography
Chol|an|gi|om *nt* cholangioma
benignes Cholangiom cholangioadenoma, benign cholangioma, bile duct adenoma [ædə'nəʊmə]
malignes Cholangiom cholangiocarcinoma, malignant cholangioma, cholangiocellular carcinoma, bile duct carcinoma
Chol|an|gi|o|pan|kre|a|ti|ko|gra|fie *f* s.u. Cholangiopankreatikographie
Chol|an|gi|o|pan|kre|a|ti|ko|gra|phie *f* cholangiopancreatography [kəʊˌlændʒɪəˌpæŋkrɪə'tægrəfɪ]
endoskopische retrograde Cholangiopankreatikographie endoscopic retrograde cholangiopancreatography
Chol|an|gi|o|pan|kre|a|to|gra|fie *f* s.u. Cholangiopankreatikographie
Chol|an|gi|o|pan|kre|a|to|gra|phie *f* s.u. Cholangiopankreatikographie
Chol|an|gi|tis *f* inflammation of a bile duct, cholangitis [kəʊlæn'dʒaɪtɪs], cholangeitis, angiocholitis
nicht-eitrige destruierende Cholangitis chronic nonsuppurative destructive cholangitis, primary biliary cirrhosis, hypertrophic hepatic cirrhosis, hypertrophic cirrhosis, progressive nonsuppurative cholangitis, unilobular cirrhosis
Chole- *präf.* bile, cholalic, choleic, chole-, chol(o)-
Chol|e|cal|ci|fe|rol *nt* cholecalciferol, vitamin D_3, calciol
Chol|e|cys|to|ki|nin *nt* cholecystokinin, pancreozymin
Choledocho- *präf.* choledochal, choledoch, choledochus, choledoch(o)-
Chol|e|do|cho|gra|fie *f* s.u. Choledochographie
Chol|e|do|cho|gramm *nt* choledochogram
Chol|e|do|cho|gra|phie *f* choledochography [kəˌledə'kɑgrəfɪ]
Chol|e|do|chus *m* choledochus, choledochal duct, choledoch, common bile duct, choledochous duct, common duct, common gall duct
Chol|e|do|chus|kar|zi|nom *nt* carcinoma of the choledochal duct, carcinoma of common bile duct
Chol|e|kal|zi|fe|rol *nt* s.u. Cholecalciferol
Chol|e|ra *f* **1.** cholera **2. Cholera asiatica** classic cholera, Asiatic cholera
Chol|e|ra|gen *nt* Vibrio cholerae enterotoxin, cholera toxin, choleragen
Cholera-Impfstoff *m* cholera vaccine
Chol|e|ra|pha|ge *m* choleraphage
Cholera-Vakzine *f* cholera vaccine
Chol|es|ta|nol *nt* cholestanol, dihydrocholesterol
Chol|es|ta|se *f* cholestasis [kəʊlə'steɪsɪs], cholestasia
chol|es|ta|tisch *adj.* relating to cholestasis, cholestatic
Chol|es|te|ra|se *f* cholesterol esterase, cholesterolase
Chol|es|te|rin *nt* cholesterol, cholesterin
Chol|es|te|rin|a|cyl|trans|fe|ra|se *f* cholesterol acyltransferase
Chol|es|te|ri|na|se *f* cholesterol esterase, cholesterolase
Chol|es|te|rin|es|ter *m* cholesterol ester
Chol|es|te|rin|es|te|ra|se *f* cholesterol esterase, cholesterolase
Chol|es|te|rin|es|ter|hyd|ro|la|se *f* cholesterol esterase, cholesterolase
Cholezysto- *präf.* cholecystic, cholecyst-, cholecysto-
Chol|e|zys|to|gra|fie *f* s.u. Cholezystographie
Chol|e|zys|to|gramm *nt* cholecystogram
intravenöses Cholezystogramm intravenous cholecystogram
orales Cholezystogramm oral cholecystogram
Chol|e|zys|to|gra|phie *f* cholecystography [ˌkəʊləsɪs'tɑgrəfɪ]
Chol|e|zys|to|ki|nin *nt* cholecystokinin, pancreozymin

Cholllin *nt* choline, sinkaline
Chollinlalceltyllalse *f* choline acetyltransferase [ˌæsətɪl'trænsfəreɪz], choline acetylase [ə'setleɪz]
Chollinlalceltylltranslfelralse *f* s.u. Cholinacetylase
chollinlerg *adj.* cholinergic
Chollinlesltter *m* cholinester
Chollinlesltelralse *f* cholinesterase, choline esterase II, benzoylcholinesterase, butyrocholinesterase, butyrylcholine esterase, pseudocholinesterase [suːdəʊˌkəʊlɪ'nestəreɪz], nonspecific cholinesterase, acylcholine acylhydrolase, serum cholinesterase, unspecific cholinesterase
β-Cholinesterase s.u. Cholinesterase
echte Cholinesterase acetylcholinesterase, true cholinesterase, specific cholinesterase, choline acetyltransferase I [ˌæsətɪl'trænsfəreɪz], choline esterase I
Typ II Cholinesterase s.u. Cholinesterase
unechte Cholinesterase s.u. Cholinesterase
unspezifische Cholinesterase s.u. Cholinesterase
Chollinlesltelralselhemlmer *m* cholinesterase inhibitor, acetylcholinesterase inhibitor, anticholinesterase
Chollinlphoslpholglylcelrid *nt* choline phosphatidyl, choline phosphoglyceride, phosphatidylcholine
Chollinlphoslpholtranslfelralse *f* cholinephosphotransferase
Chondro- *präf.* chondral, chondric, cartilaginous, chondr(o)-
Chondlrolaldelnom *nt* adenochondroma, chondroadenoma
Chondlrolanlgilom *nt* chondroangioma
Chondlrolblasltom *nt* chondroblastoma, Codman's tumor, benign chondroblastoma
Chondlrolfiblrom *nt* chondrofibroma, chondromyxoid fibroma
Chondlrolid *nt* chondroid, cartilage ground substance
chondlrolid *adj.* resembling cartilage, chondroid, chondroitic, cartilaginiform, cartilaginoid
Chondlrolkarlzilnom *nt* chondrocarcinoma
Chondlrom *nt* chondroma
echtes Chondrom enchondroma, enchondrosis, central chondroma, true chondroma
juxtakortikales Chondrom juxtacortical chondroma, paraosseous chondroma, periosteal chondroma
multiple Chondrome chondromatosis, multiple chondromas
paraossales Chondrom s.u. juxtakortikales *Chondrom*
periostales Chondrom s.u. juxtakortikales *Chondrom*
peripheres Chondrom peripheral chondroma, ecchondroma, ecchondrosis
zentrales Chondrom s.u. echtes *Chondrom*
Chondlrolma *nt* chondroma
Chondroma sarcomatosum chondrosarcoma, malignant enchondroma
chondlrolmaltös *adj.* relating to a chondroma *or* cartilage, chondromatous [kɑn'drɑmətəs]
Chondlrolmaltolse *f* chondromatosis, multiple chondromas
Chondlrolmeltalplalsie *f* chondrometaplasia
Chondlrolmulcolproltelin *nt* chondromucoprotein
Chondlrolmulkolid *nt* chondromucoid, chondromucin
Chondlrolmylom *nt* chondromyoma
Chondlrolmylxolfiblrolsarlkom *nt* chondromyxofibrosarcoma
Chondlrolmylxom *nt* chondromyxoma, chondromyxoid fibroma
Chondlrolmylxolsarlkom *nt* chondromyxosarcoma
Chondlrolosltelom *nt* osteochondroma, osteocartilaginous exostosis, osteochondrophyte, osteoenchondroma
Chondlrolosltelolsarlkom *nt* chondro-osteosarcoma
Chondlrolsarlkom *nt* sarcoenchondroma, chondrosarcoma, malignant enchondroma
hellzelliges Chondrosarkom clear cell chondrosarcoma
mesenchymales Chondrosarkom mesenchymal chondrosarcoma
zentrales Chondrosarkom enchondrosarcoma, central chondrosarcoma
chondlrolsarlkolmaltös *adj.* relating to chondrosarcoma, chondrosarcomatous
Chondlrolsarlkolmaltolse *f* chondrosarcomatosis
Chorldom *nt* chordoma, chordocarcinoma, chordoepithelioma, chordosarcoma, notochordoma
Chorio- *präf.* chorial, chorionic, chorio-
Cholrilolaldelnom *nt* chorioadenoma
destruierendes Chorioadenom metastasizing mole, malignant mole, invasive mole
Cholrilolanlgilolfiblrom *nt* chorioangiofibroma
Cholrilolanlgilom *nt* chorioangioma, chorangioma
Cholrilolblasltom *nt* choriocarcinoma, chorioblastoma, trophoblastoma, chorionic carcinoma, deciduocellular carcinoma
Cholrilolelpilthellilom *nt* s.u. Chorionepitheliom
Cholrilom *nt* chorioma
Cholrilolmelninlgiltis *f* choriomeningitis [ˌkɔːrɪəʊˌmenɪn'dʒaɪtɪs]
lymphozytäre Choriomeningitis lymphocytic choriomeningitis, Armstrong's disease
Chorion- *präf.* chorial, chorionic
Cholrilonlelpilthellilom (malignes) *nt* choriocarcinoma, chorioblastoma, chorionepithelioma, trophoblastoma, chorionic carcinoma, deciduocellular carcinoma
Cholrilonlgolnaldoltrolpin *nt* choriogonadotropin, chorionic gonadotropin, anterior pituitary-like substance
humanes Choriongonadotropin human chorionic gonadotropin
Cholrilonlkarlzilnom *nt* s.u. Chorionepitheliom
Cholrilonlsolmaltoltrolpin *nt* human placental lactogen, choriomammotropin, chorionic somatomammotropin, placental growth hormone, galactagogin, somatomammotropine, placenta protein, purified placental protein
Cholrisltolblasltom *nt* choristoblastoma
Cholrisltom *nt* choristoma, choristoblastoma
CHR *abk.* s.u. **1.** Cercarien-Hüllen-Reaktion **2.** Chromobacterium
Chr *abk.* s.u. **1.** Chromobacterium **2.** Chromosom
Christmas: Christmas-Faktor *m* Christmas factor, factor IX, antihemophilic factor B, plasma thromboplastin factor B, PTC factor, autoprothrombin II, plasma thromboplastin component, platelet cofactor
Christmas-Krankheit *f* factor IX deficiency, Christmas disease, hemophilia B
chromlaflfin *adj.* chromaffin, chromaffine, chromaphil, chromophil, pheochrome

nicht chromaffin nonchromaffin
Chrom|af|fi|ni|tät *f* chromaffinity
Chrom|af|fi|nom *nt* chromaffin tumor, chromaffinoma
chrom|ar|gen|taf|fin *adj.* chromargentaffin
Chro|mat *nt* chromate
Chro|ma|tid *nt* chromatid
Chro|ma|ti|de *f* chromatid
Chro|ma|tin *nt* chromatin, chromoplasm, karyotin
chro|ma|tin|ne|ga|tiv *adj.* chromatin-negative
Chro|ma|ti|no|ly|se *f* chromatolysis [,krəʊmə'tɑləsɪs], chromatinolysis, chromolysis [krəʊ'mɑləsɪs]; tigrolysis [taɪ'grɑləsɪs]
Chro|ma|ti|nor|rhe|xis *f* chromatinorrhexis
chro|ma|tin|po|si|tiv *adj.* chromatin-positive
chro|ma|tisch *adj.* chromatic
Chromato- *präf.* chromat(o)-
Chro|ma|to|gra|fie *f* s.u. Chromatographie
chro|ma|to|gra|fisch *adj.* s.u. chromatographisch
Chro|ma|to|gramm *nt* chromatogram
Chro|ma|to|gra|phie *f* chromatographic analysis, chromatography [krəʊmə'tɑgrəfɪ], stratographic analysis [ə'næləsɪs]
zweidimensionale Chromatographie two-dimensional chromatography
chro|ma|to|gra|phisch *adj.* relating to chromatography, chromatographic
Chro|ma|to|ly|se *f* chromatolysis [,krəʊmə'tɑləsɪs], chromatinolysis, chromolysis [krəʊ'mɑləsɪs], tigrolysis [taɪ'grɑləsɪs]
Chro|ma|to|me|ter *nt* colorimeter [kʌlə'rɪmɪtər], chromatometer [,krəʊmə'tɑmɪtər]
chro|ma|to|phil *adj.* chromatophilic, chromatophilous, chromatophil, chromatophile, chromophil, chromophile, chromophilic, chromophilous
Chro|ma|to|phi|lie *f* chromatophilia, chromophilia
Chrom|frei|set|zungs|test *m* chromium release assay
Chromo- *präf.* chrom(o)-
Chro|mo|bac|te|ri|um *nt* Chromobacterium
Chro|mo|di|ag|nos|tik *f* chromatoscopy, chromoscopy, chromodiagnosis
chro|mo|phil *adj.* chromatophilic, chromatophilous, chromatophil, chromatophile, chromophil, chromophile, chromophilic, chromophilous
chro|mo|phob *adj.* chromophobe, chromophobic
Chro|mo|pro|te|id *nt* chromoprotein
Chro|mo|pro|te|in *nt* chromoprotein
Chro|mo|som *nt* chromosome
akrozentrisches Chromosom acrocentric chromosome
azentrisches Chromosom acentric chromosome, acentric
dizentrisches Chromosom dicentric chromosome
heterozentrisches Chromosom heterocentric chromosome
hybrides Chromosom hybrid chromosome
metazentrisches Chromosom metacentric chromosome
polyzentrisches Chromosom polycentric chromosome
submetazentrisches Chromosom submetacentric chromosome
telozentrisches Chromosom telocentric chromosome
trivalentes Chromosom trivalent chromosome
überzähliges Chromosom supernumerary chromosome, accessory chromosome [æk'sesərɪ], B chromosome
chro|mo|so|mal *adj.* relating to chromosomes, chromosomal
Chromosomen- *präf.* chromosomal, chromosome
Chro|mo|so|men|ab|er|ra|ti|on *f* chromosome aberration, chromosome abnormality [,æbnɔːr'mælətɪ]
autosomale Chromosomenaberration autosome (chromosome) aberration, autosome (chromosome) abnormality, genetic (chromosome) abnormality
genetische Chromosomenaberration genetical (chromosome) aberration
gonosomale Chromosomenaberration sex chromosome aberration, sex chromosome abnormality
Chro|mo|so|men|a|na|ly|se *f* karyotyping
Chro|mo|so|men|a|no|ma|lie *f* chromosomal anomaly [ə'nɑməlɪ], chromosome anomaly, chromosome aberration, chromosome abnormality [,æbnɔːr'mælətɪ]
Chro|mo|so|men|arm *m* chromosome arm
Chro|mo|so|men|ban|de *f* chromosome band
Chro|mo|so|men|ban|ding *nt* chromosome banding
Chro|mo|so|men|dis|junk|ti|on *f* disjunction, dysjunction
Chro|mo|so|men|dis|lo|ka|ti|on *f* dislocation, dislocatio
Chro|mo|so|men|in|ver|si|on *f* inversion, inversion of chromosome
Chro|mo|so|men|lo|ka|li|sa|ti|on *f* chromosome location
Chro|mo|so|men|mu|ta|ti|on *f* chromosomal mutation
numerische Chromosomenmutation numerical chromosomal mutation
strukturelle Chromosomenmutation structural chromosomal mutation
Chro|mo|so|men|paa|rung *f* chromosome pairing, synapsis, syndesis, synaptic phase
Chro|mo|so|men|satz *m* chromosome complement
aneuploider Chromosomensatz aneuploid chromosome complement
diploider Chromosomensatz diploid chromosome complement
haploider Chromosomensatz haploid chromosome complement
Chro|mo|so|men|ver|schmel|zung *f* fusion
Chrom-release-Test *m* chromium release assay
CHT *abk.* s.u. Chemotherapie
Churg-Strauss: Churg-Strauss-Syndrom *nt* Churg-Strauss syndrome, allergic granulomatosis, allergic granulomatous angitis [æn'dʒaɪtɪs]
Chylo- *präf.* chylous, chyl-, chylo-
Chy|lo|mi|kron *nt* chylomicron, lipomicron
Chy|lo|mi|kron|ä|mie *f* chylomicronemia [kaɪlə,maɪkrə'niːmɪə], hyperchylomicronemia
chy|lös *adj.* resembling chyle, chyliform, chyloid, chylous
Chy|lus|tröpf|chen *nt* chylomicron, lipomicron
Chy|ma|se *f* chymase
Chy|mi|fi|ka|ti|on *f* chymification, chymopoiesis [,kaɪməʊpɔɪ'iːsɪs]
Ci *abk.* s.u. Curie
CIN *abk.* s.u. cervicale intraepitheliale *Neoplasie*
C1-Inaktivator *m* C1 inactivator, C1 esterase inhibitor, C1 inhibitor
C1-INH *abk.* s.u. C1-Inaktivator
C1-Inhibitor-Gen *nt* C1 inhibitor gene
C1-Inhibitor-Mangel *m* C1 inhibitor deficiency

cir|ca|di|an *adj.* relating to a cycle of 24 hours, circadian
CIS *abk.* s.u. *Carcinoma* in situ
cis-Konfiguration *f* cis configuration
Cis|pla|tin *nt* cisplatin, cis-platinum, cis-diamminedichloroplatinum
cis-trans-Isomer *nt* cis-trans isomer
cis-trans-Isomerie *f* geometrical isomerism, cis-trans isomerism [aɪ'sɑmərɪzəm]
cis-trans-Test *m* cis-trans test
Cis|tron *nt* cistron
Cit|rat *nt* citrate
Cit|rat|al|do|la|se *f* s.u. Citratlyase
Cit|rat|ly|a|se *f* citrate lyase, citrate aldolase, citridesmolase, citratase, citrase
Cit|rat|plas|ma *nt* citrated plasma
Citrat-Pyruvat-Zyklus *m* citrate-pyruvate cycle
Cit|rat|zyk|lus *m* citric acid cycle, Krebs cycle, tricarboxylic acid cycle
Cit|ro|bac|ter *f* Citrobacter
Citrovorum-Faktor *m* citrovorum factor, leucovorin, folinic acid
Cit|rul|lin *nt* citrulline
CK *abk.* s.u. Creatinkinase
C2-Kinin *nt* C2 kinin
C3-Konvertase *f* C3 convertase
CL *abk.* s.u. **1.** Chemilumineszenz **2.** chronische *Leukämie* **3.** chronische *Lymphadenose*
Cl *abk.* s.u. Chlor
Cla|vu|lan|säu|re *f* clavulanic acid
Cle|mi|zol *nt* clemizole
Clemizol-Benzylpenicillin *nt* clemizole penicillin G [penə'sɪlɪn]
Clemizol-Penicillin G *nt* clemizole penicillin G [penə'sɪlɪn]
CLIS *abk.* s.u. *Carcinoma* lobulare in situ
Cl^--Kanal *m* Cl^- channel, chloride channel
CLL *abk.* s.u. chronische lymphatische *Leukämie*
Clon *m* clone
Clon|or|chi|a|sis *f* clonorchiasis, clonorchiosis
Clon|or|chi|o|se *f* s.u. Clonorchiasis
Clon|or|chis sinensis Chinese liver fluke, Opisthorchis sinensis, Distoma sinensis, Clonorchis sinensis
Clos|tri|die *f* s.u. Clostridium
Clostridien- *präf.* clostridial
Clos|tri|di|en|bak|te|ri|ä|mie *f* clostridial bacteremia [ˌbæktə'riːmɪə]
Clos|tri|di|en|spo|ren *pl* clostridial spores
Clos|tri|di|en|to|xin *nt* clostridial toxin
Clos|tri|di|o|pep|ti|da|se A *f* clostridiopeptidase A, Clostridium histolyticum collagenase
Clostridiopeptidase B *f* clostridiopeptidase B, Clostridium histolyticum proteinase B, clostripain
Clos|tri|di|um *nt* clostridium, Clostridium
  Clostridium botulinum Clostridium botulinum, Bacillus botulinus
  Clostridium difficile Clostridium difficile
  Clostridium histolyticum Clostridium histolyticum
  Clostridium novyi Clostridium novyi, Clostridium oedematiens, Bacillus oedematiens
  Clostridium perfringens Welch's bacillus, gas bacillus, Bacillus aerogenes capsulatus, Bacillus welchii, Clostridium perfringens, (*brit.*) Clostridium welchii
  Clostridium septicum Ghon-Sachs bacillus, Sachs' bacillus, Clostridium septicum, Vibrio septicus, vibrion septique
  Clostridium tetani Nicolaier's bacillus, tetanus bacillus, Clostridium tetani, Bacillus tetani
Clostridium-botulinum-Toxin *nt* Clostridium botulinum toxin
Clostridium-histolyticum-kollagenase *f* s.u. *Clostridiopeptidase* A
Clostridium-histolyticum-proteinase B *f* s.u. *Clostridiopeptidase* B
Clos|tri|pa|in *nt* s.u. *Clostridiopeptidase* B
Clo|tri|ma|zol *nt* clotrimazole
Clough: Clough-Syndrom *nt* Clough-Richter's syndrome
Clough-Richter: Clough-Richter-Syndrom *nt* Clough-Richter's syndrome
Clue-Zellen *pl* clue cells
cm *abk.* s.u. Zentimeter
CM-Cellulose *f* CM-cellulose, carboxymethylcellulose
CML *abk.* s.u. chronische myeloische *Leukämie*
CMP *abk.* s.u. Cytidinmonophosphat
CMV *abk.* s.u. Cytomegalievirus
CMV-Hepatitis *f* cytomegalovirus hepatitis [hepə'taɪtɪs]
CMV-Mononukleose *f* cytomegalovirus mononucleosis
CO *abk.* s.u. Kohlenmonoxid
Co *abk.* s.u. **1.** Cobalt **2.** Kobalt
C° *abk.* s.u. Celsius
Co I *abk.* s.u. *Coenzym* I
Co II *abk.* s.u. *Coenzym* II
CO_2 *abk.* s.u. Kohlendioxid
CoA *abk.* s.u. *Coenzym* A
Co|a|dap|ta|ti|on *f* integration, coadaptation
Co|a|gu|la|se *f* coagulase
CoA-SH *abk.* s.u. *Coenzym* A
CoA-Transferase *f* CoA-transferase
Co|ba|la|min *nt* cobalamin, extrinsic factor
Co|balt *nt* cobalt
Co|carb|o|xy|la|se *f* thiamine pyrophosphate, thiamine diphosphate, diphosphothiamin, cocarboxylase
Coc|ci|di|o|i|des *f* Coccidioides
Coc|ci|di|o|i|din *nt* coccidioidin
Coc|ci|di|o|sis *f* coccidial disease, coccidiosis
Coc|ci|di|um *nt* coccidium, coccidian
Code *m* code
  genetischer Code genetic code
Code|carb|o|xy|la|se *f* pyridoxal phosphate, codecarboxylase
Code|ein|heit *f* coding unit
Code|se|quenz *f* coding sequence
Co|die|ren *nt* coding, encoding
co|die|ren *vt* code, encode
Co|die|rung *f* encodement, coding, encoding
Codman: Codman-Tumor *m* Codman's tumor, chondroblastoma, benign chondroblastoma
Co|don *nt* codon
Codon-Anticodon-Komplex *m* codon-anticodon complex
Co|don|spe|zi|fi|tät *f* codon specificity
Co|don|trip|lett *nt* codon triplet
Co|en|zym *nt* coferment, coenzyme; cofactor
  Coenzym I nicotinamide-adenine dinucleotide, cozymase
  Coenzym II nicotinamide-adenine dinucleotide phosphate, triphosphopyridine nucleotide, Warburg's coenzyme
  Coenzym A coenzyme A
  Coenzym B12 coenzyme B_{12}, 5'-deoxyadenosylcobalamin

Coenzym Q ubiquinone, coenzym Q
Coenzym A-Transferase *f* CoA-transferase
Coe|ru|lo|plas|min *nt* ceruloplasmin, ferroxidase
Co|fak|tor *m* cofactor
CO-Hb *abk.* s.u. Carboxyhämoglobin
Co|hyd|ra|se I *f* nicotinamide-adenine dinucleotide, cozymase
Cohydrase II *f* triphosphopyridine nucleotide, nicotinamide-adenine dinucleotide phosphate, Warburg's coenzyme
CO_2-Laser *m* carbon dioxide laser
Col|chi|cin *nt* colchicine
Col-Faktor *m* colicinogen, colicin factor, colicinogenic factor
Co|li|bak|te|ri|um *nt* colon bacillus, colibacillus, coli bacillus, Escherich's bacillus, Shigella alkalescens, Shigella dispar, Shigella madampensis, Escherichia coli, Bacillus coli, Bacterium coli
Co|li|ba|zil|lus *m* s.u. Colibakterium
Co|li|cin *nt* colicin
Co|li|ci|no|gen *nt* colicinogen, colicin factor, colicinogenic factor
Co|li|pha|ge *m* coliphage
Co|lis|tin *nt* colistin, colimycin, polymyxin E
Co|li|tis *f* inflammation of the colon, colonic inflammation, colonitis [kəʊlə'naɪtɪs], colitis [kəʊ'laɪtɪs]
Colitis gravis ulcerative colitis
Colitis ulcerosa ulcerative colitis
Co|li|to|se *f* colitose
Co|li|to|xin *nt* colitoxin
Colo- *präf.* colic, colonic, colo-
co|lo|ny forming cell *nt* colony forming cell
colony forming unit *nt* colony forming unit
colony forming unit in culture *nt* colony forming unit in culture
Colony-stimulating-Faktor *m* colony-stimulating factor
com|mon ALL-Antigen *nt* common acute lymphoblastic leukemia antigen [luː'kiːmɪə]
Com|ple|ment *nt* complement
COMT *abk.* s.u. Catecholamin-*O*-methyltransferase
Com|pu|ter|pro|gramm *nt* program; (*brit.*) progamme
Com|pu|ter|to|mo|gra|fie *f* s.u. Computertomographie
Com|pu|ter|to|mo|gra|phie *f* computed tomography, computerized axial tomography, computer-assisted tomography, computerized tomography [tə'mɑgrəfɪ]
ConA *abk.* s.u. *Concanavalin* A
Con|ca|na|va|lin A *nt* concanavalin A
Con|dy|lo|ma *nt, pl* **Con|dy|lo|ma|ta** condyloma
Condyloma acuminatum acuminate wart, fig wart, genital wart, moist wart, venereal wart, moist papule, condyloma, acuminate condyloma, pointed condyloma, pointed wart
Condyloma gigantea Buschke-Löwenstein tumor, giant condyloma (acuminatum)
Condyloma latum flat condyloma, broad condyloma, moist papule, mucous papule, syphilitic condyloma
Condyloma syphiliticum s.u. *Condyloma* latum
Con|glu|ti|na|tio *f* conglutination
Con|junc|ti|vi|tis *f* inflammation of conjunctiva, conjunctivitis [kən,dʒʌŋktə'vaɪtɪs], synaphymenitis, syndesmitis, blennophthalmia
Conjunctivitis allergica allergic conjunctivitis, anaphylactic conjunctivitis, atopic conjunctivitis
Con|junc|ti|vo|ma *nt* conjunctivoma
Con|ver|ta|se *f* convertase
Converting-Enzym *nt* angiotensin converting enzyme, kininase II, dipeptidyl carboxypeptidase
Cooley: Cooley-Anämie *f* Cooley's anemia [ə'niːmɪə], Cooley's disease, thalassemia major [,θælə'siːmɪə], homozygous β-thalassemia [θælə'siːmɪə], homozygous form of β-thalassemia, erythroblastic anemia of childhood, primary erythroblastic anemia, Mediterranean anemia
Coomassie: Coomassie-Blau *nt* Coomassie blue
Coombs: Coombs-Test *m* Coombs test, antiglobulin test, anti-human globulin test
direkter Coombs-Test *m* direct antiglobulin test, direct Coombs test
indirekter Coombs-Test *m* indirect antiglobulin test, indirect Coombs test
Coombs-negativ *adj.* Coombs-negative
Coombs-positiv *adj.* Coombs-positive
CO_2-Partialdruck *m* carbon dioxide partial pressure, pCO_2 partial pressure
CoQ *abk.* s.u. *Coenzym* Q
Core *nt/m* core, nucleic acid core
Co|re|pres|sor *m* corepressor
Core|pro|te|in *nt* core protein
Cori: Cori-Ester *m* Cori's ester, glucose-1-phosphate
Cori-Zyklus *m* Cori cycle, glucose-lactate cycle
Co|ro|na|vi|ri|dae *pl* Coronaviridae
Co|ro|na|vi|rus *nt* coronavirus, Coronavirus
humanes Coronavirus human coronavirus
humanes enterisches Coronavirus human enteric coronavirus
Co|ro|na|vi|rus|in|fek|ti|on *f* coronavirus infection
Cor|tex *m, pl* **Cor|ti|ces, Cor|ti|zes** 1. cortex 2. **Cortex glandulae suprarenalis** suprarenal cortex, cortex of suprarenal gland, adrenal cortex, cortical substance of suprarenal gland, external substance of suprarenal gland, interrenal system
Cortex thymi thymic cortex, cortex of thymus
Cor|tex|neu|ron *nt* cortical neuron
Cor|te|xo|lon *nt* cortexolone
Cor|te|xon *nt* 11-deoxycorticosterone, desoxycorticosterone, desoxycortone, cortexone, Reichstein's substance Q
Cortico- *präf.* cortical, cortico-
Cor|ti|co|id *nt* corticoid
Cor|ti|co|li|be|rin *nt* corticoliberin, corticotropin releasing hormone, corticotropin releasing factor, adrenocorticotropic hormone releasing factor
Cor|ti|co|ste|ro|id *nt* corticosteroid
Cor|ti|co|ste|ron *nt* corticosterone, Kendall's compound B, compound B, Reichstein's substance H
cor|ti|co|trop *adj.* s.u. corticotroph
cor|ti|co|troph *adj.* adrenocorticotropic, adrenocorticotrophic
Cor|ti|co|tro|phin *nt* corticotropin, corticotrophin, acortan
Cor|ti|co|tro|pin *nt* corticotropin, adrenocorticotropic hormone
Corticotropin-relasing-Faktor *m* s.u. Corticoliberin
Corticotropin-relasing-Hormon *nt* s.u. Corticoliberin
Cor|ti|sol *nt* cortisol, hydrocortisone, 17-hydroxycorticosterone, compound F, Kendall's compound F, Reichstein's substance M
Cor|ti|sol|de|hyd|ro|ge|na|se *f* cortisol dehydrogenase [dɪ'haɪdrədʒəneɪz]

C

Corltilson *nt* cortisone, Kendall's compound E, compound E, Reichstein's substance Fa, Wintersteiner's F compound
corltilsonlemplfindllich *adj.* cortisone-sensitive
Corltilsonlglaulkom *nt* corticosteroid-induced glaucoma
Colsubstlrat *nt* cosubstrate
Coltransldukltilon *f* cotransduction
Coltranslmitlter *m* cotransmitter
Coltranslport *m* cotransport, symport, coupled transport
Coltranslportlsyslte m *nt* symport system
Cot-Wert *m* cot value
Coulter-Counter *m* Coulter counter
Counlterltranslport *m* antiport, countertransport, exchange transport
counts per minute counts per minute
counts per second counts per second
CO-Vergiftung *f* CO poisoning, carbon monoxide poisoning
Cowden: Cowden-Krankheit *f* Cowden's syndrome, Cowden's disease, multiple hamartoma syndrome
Cowden-Syndrom *nt* s.u. Cowden-Krankheit
Cox: Cox-Vakzine *f* Cox vaccine
Coxlsalckielvilrus *nt* Coxsackie virus, coxsackievirus, C virus
CP *abk.* s.u. **1.** Caeruloplasmin **2.** Creatinphosphat
CPA *abk.* s.u. *Carboxypeptidase* A
CPB *abk.* s.u. *Carboxypeptidase* B
CPD-Stabilisator *m* citrate phosphate dextrose, anticoagulant citrate phosphate dextrose solution
CPE *abk.* s.u. zytopathischer *Effekt*
C-Peptid *nt* C peptide
CPH *abk.* s.u. chronisch-persistierende *Hepatitis*
CPK *abk.* s.u. Creatinphosphokinase
CPM *abk.* s.u. Cyclophosphamid
C3-Proaktivator *m* factor B, C3 proactivator, cobra venom cofactor, glycine-rich β-glycoprotein
C3-Proaktivatorkonvertase *f* factor D, C3PA convertase, C3 proactivator convertase
C-Protein *nt* C-protein
CPT *abk.* s.u. Cholinphosphotransferase
CR *abk.* s.u. komplette *Remission*
Cr *abk.* s.u. Kreatinin
Craulrolsis *f* kraurosis
Craurosis vulvae kraurosis vulvae, Breisky's disease, leukokraurosis
Crelaltin *nt* creatine, kreatin, *N*-methyl-guanidinoacetic acid
Crelaltilnin *nt* creatinine
Crelaltinlkilnalse *f* creatine kinase, creatine phosphokinase, creatine phosphotransferase
Crelaltinlphoslphat *nt* creatine phosphate, phosphocreatine, phosphagen
Crelaltinlphoslpholkilnalse *f* s.u. Creatinkinase
C-Region *f* constant region, C region
C_H-Region *f* C_H region
C_L-Region *f* C_L region
C3-Rezeptor *m* C3 receptor
CRF *abk.* s.u. Corticotropin-relasing-Faktor
^{51}Cr-Freisetzung *f* ^{51}Cr-release assay
CRH *abk.* s.u. Corticotropin-relasing-Hormon
Crohn: Enteritis regionalis Crohn *f* s.u. Morbus *Crohn*
Crohn-Krankheit *f* s.u. Morbus *Crohn*
Morbus Crohn *m* Crohn's disease, regional enteritis [entə'raɪtɪs], regional enterocolitis, granulomatous ileocolitis [ˌɪlɪəʊkə'laɪtɪs], granulomatous enteritis [grænjə'ləʊmətəs], chronic cicatrizing enteritis, distal ileitis, terminal enteritis, terminal ileitis, transmural granulomatous enteritis [entə'raɪtɪs], transmural granulomatous ileocolitis, segmental enteritis, regional ileitis
Crolmolglilcinlsäulre *f* s.u. Cromoglycinsäure
Crolmolglylcinlsäulre *f* cromolyn, cromoglycic acid
Crolmolglylkat *nt* cromoglycate
Crolmollyn *nt* s.u. Cromoglycinsäure
Cronkhite-Canada: Cronkhite-Canada-Syndrom *nt* Cronkhite-Canada syndrome, Canada-Cronkhite syndrome
Crossing-over *nt* crossing-over, crossover, chiasmatypy
Crosslmatlching *nt* cross matching
CRP *abk.* s.u. **1.** C-reaktives *Protein* **2.** Cyclo-AMP-Rezeptorprotein
Crulor sanguinis currant jelly thrombus ['θrɑmbəs], currant jelly clot, cruor
CS *abk.* s.u. Corticosteroid
CsCl-Gradientenmethode *f* CsCl gradient method
C-Segment *nt* C segment
CSF *abk.* s.u. Colony-stimulating-Faktor
C-19-Steroide *pl* 19-carbon steroids
C-Substanz *f* C-substance
CT *abk.* s.u. **1.** Carboxyltransferase **2.** Chemotherapie **3.** Computertomographie **4.** Coombs-Test
CTC *abk.* s.u. Chlortetracyclin
C-terminal *adj.* carboxy-terminal, C-terminal
C-Terminus *m* C terminus
CTF *abk.* s.u. chemotaktischer *Faktor*
CTL *abk.* s.u. Clotrimazol
CTM *abk.* s.u. Computertomographie
CTP *abk.* s.u. **1.** Cytidintriphosphat **2.** Cytidin-5'-triphosphat
CTX *abk.* s.u. Cyclophosphamid
CU *abk.* s.u. *Colitis* ulcerosa
Cu *abk.* s.u. Kupfer
C.u. *abk.* s.u. *Colitis* ulcerosa
Culmalrin *nt* cumarin, coumarin, chromone
Culralre *nt* curare, curari
Culrie *nt* curie
Curie: Curie-Therapie *f* Curie's therapy
$CuSO_4$ *abk.* s.u. Kupfersulfat
CyA *abk.* s.u. *Cyclosporin* A
Cylanlallkolhol *m* cyanohydrin, cyanalcohol, cyanoalcohol
Cylalnat *nt* cyanate
Cylanlhälmolglolbin *nt* cyanhemoglobin [saɪən'hiːməgləʊbɪn]
Cylanlhälmolglolbinlmeltholde *f* cyanmethemoglobin method
Cylalnid *nt* cyanide, cyanid, prussiate
Cylanlmetlhälmolglolbin *nt* cyanide methemoglobin [metˌhiːmə'gləʊbɪn], cyanmethemoglobin [ˌsaɪənmet'hiːməgləʊbɪn]
Cylanlmetlmylolglolbin *nt* cyanmetmyoglobin [ˌsaɪənmetˌmaɪə'gləʊbɪn]
Cyano- *präf.* cyan(o)-
Cylalnolcolballalmin *nt* cyanocobalamin, vitamin B_{12}, antianemic factor, anti-pernicious anemia factor, Castle's factor, extrinsic factor, LLD factor
Cylalnolsis *f* cyanosis, cyanoderma, cyanose
Cylanlsäulre *f* cyanic acid
Cylanlwaslserlstoff *m* hydrogen cyanide, hydrocyanic acid, prussic acid

CYC *abk.* s.u. Cyclophosphamid
Cyc|la|se *f* cyclase
Cyclo- *präf.* cycl(o)-
Cyclo-AMP *nt* adenosine 3',5'-cyclic phosphate, cyclic adenosine monophosphate, cyclic AMP
Cyclo-AMP-Rezeptorprotein *nt* cyclic AMP receptor protein, catabolite gene-activator protein
Cyclo-GMP *nt* cyclic guanosine monophosphate, guanosine 3',5'-cyclic phosphate, cyclic GMP
Cyc|lo|he|xan|sul|fa|min|säu|re *f* cyclamic acid, cyclohexanesulfamic acid, cyclohexylsulfamic acid
Cyc|lo|he|xi|mid *nt* cycloheximide, actidione
***N*-Cyc|lo|he|xyl|sul|fa|nin|säu|re** *f* s.u. Cyclohexansulfaminsäure
Cyc|lo|i|so|me|ra|se *f* cycloisomerase
Cyc|lo|li|ga|se *f* cycloligase
Cyc|lo|o|xi|ge|na|se *f* cyclooxygenase
Cyc|lo|o|xy|ge|na|se|re|ak|ti|ons|weg *m* cyclooxygenase pathway
Cyc|lo|pen|tan *nt* cyclopentane, pentamethylene
Cyc|lo|phos|pha|mid *nt* cyclophosphamide
Cyc|lo|pro|pan *nt* cyclopropane, trimethylene
Cyc|lo|se|rin *nt* cycloserine, orientomycin
Cyc|lo|spo|rin *nt* cyclosporine, cyclosporin A
  Cyclosporin A s.u. Cyclosporin
Cyd *abk.* s.u. Cytidin
Cy|lin|dro|ma *nt* cylindroma, cylindroadenoma, turban tumor
Cy|ma|rin *nt* cymarin, k-strophanthin-α
CYS *abk.* s.u. Zystoskopie
Cys *abk.* s.u. Cystein
Cys-S *abk.* s.u. Cystin
Cys-SH *abk.* s.u. Cystein
Cys|ta|de|no|car|ci|no|ma *nt* cystadenocarcinoma
  Cystadenocarcinoma ovarii ovarian cystadenocarcinoma
Cys|ta|de|no|fib|ro|ma *nt* cystadenofibroma
Cys|ta|de|no|lym|pho|ma papilliferum *nt* Whartin's tumor, papillary cystadenoma lymphomatosum, papillary adenocystoma lymphomatosum, adenolymphoma
Cys|ta|de|nom *nt* s.u. Cystadenoma
Cys|ta|de|no|ma *nt* adenocystoma, adenocyst, cystadenoma, cystoadenoma, cystoma, cystic adenoma [ædə'nəʊmə]
  Cystadenoma lymphomatosum Whartin's tumor, papillary cystadenoma lymphomatosum, papillary adenocystoma lymphomatosum, adenolymphoma
  Cystadenoma ovarii ovarian cystadenoma, ovarian cystoma
  Cystadenoma ovarii pseudomucinosum mucinous ovarian cystadenoma, pseudomucinous ovarian cystadenoma [ˌsuːdə'mjuːsənəs]
  Cystadenoma ovarii serosum serous ovarian cystadenoma
Cys|ta|de|no|sar|co|ma *nt* cystadenosarcoma
Cys|ta|de|no|sar|kom *nt* cystadenosarcoma
Cys|ta|thi|o|na|se *f* s.u. Cystathionin-γ-lyase
Cys|ta|thi|o|nin *nt* cystathionine
Cystathionin-β-lyase *f* cystathionine β-lyase, β-cystathionase, cystine lyase
Cystathionin-γ-lyase *f* cystathionine γ-lyase, cystathionase, γ-cystathionase, cystine desulfhydrase, homoserine deaminase, homoserine dehydratase
Cystathionin-β-synthase *f* cystathionine β-synthase, β-thionase, serine sulfhydrase, cysteine synthase
Cys|te|a|min *nt* cysteamine
Cys|te|in *nt* cysteine, thioaminopropionic acid, 2-amino-3-mercaptopropionic acid
Cys|te|in|a|mi|no|trans|a|mi|na|se *f* cysteine aminotransferase, cysteine transaminase
Cys|te|in|a|mi|no|trans|fe|ra|se *f* cysteine aminotransferase, cysteine transaminase
Cys|te|in|de|o|xi|ge|na|se *f* cysteine dioxigenase
Cys|te|in|en|zym *nt* cysteine enzyme
Cys|te|in|re|duk|ta|se *f* cysteine reductase [rɪ'dʌkteɪz]
cystein-reich *adj.* cysteine-rich
Cys|te|in|säu|re *f* cysteic acid, 3-sulfoalanine
Cys|te|in|sul|fin|säu|re *f* cysteine sulfinic acid
Cys|te|in|syn|tha|se *f* s.u. Cystathionine-β-synthase
Cys|ti|cer|co|id *nt* cysticercoid, cercocystis
Cys|ti|cer|co|se *f* cysticercus disease, cysticercosis
Cys|ti|cer|cus *m* bladder worm, cysticercus, Cysticercus
Cys|tin *nt* cystine, dicysteine
Cys|to|car|ci|no|ma *nt* cystocarcinoma
Cys|to|e|pi|the|li|o|ma *nt* cystoepithelioma
Cys|to|fib|ro|ma *nt* cystofibroma
Cys|tom *nt* cystic tumor, cystoma
  multilokuläres Cystom multilocular cystoma
  papilläres Cystom papillary cystoma
Cys|to|my|o|ma *nt* cystomyoma
Cys|to|my|xo|a|de|no|ma *nt* cystomyxoadenoma
Cys|to|my|xo|ma *nt* cystomyxoma
Cys|to|sar|co|ma phyllo(i)des *nt* phyllodes tumor, cystosarcoma, cystosarcoma phyllo(i)des, telangiectatic cystosarcoma
Cyt- *präf.* cellular, cyt(o)-, kyt(o)-
Cyt *abk.* s.u. Zytochrom
Cyt|a|ra|bin *nt* cytosine arabinoside, cytarabine, arabinosylcytosine, arabinocytidine
Cy|ti|din *nt* cytidine, cytosine ribonucleoside
Cy|ti|din|des|a|mi|na|se *f* cytidine deaminase
Cytidin-5'-diphosphat *nt* cytidine(-5'-)diphosphate
Cy|ti|din|di|phos|phat *nt* cytidine(-5'-)diphosphate
Cy|ti|din|di|phos|phat|cho|lin *nt* cytidine diphosphate choline, cytidinediphosphocholine
Cy|ti|din|mo|no|phos|phat *nt* cytidine monophosphate, cytidylic acid
Cy|ti|din|tri|phos|phat *nt* cytidine(-5'-)triphosphate
Cytidin-5'-triphosphat *nt* cytidine(-5'-)triphosphate
Cy|ti|dy|lat *nt* cytidylate
Cy|ti|dyl|säu|re *f* s.u. Cytidinmonophosphat
Cyto- *präf.* cellular, cyt(o)-, kyt(o)-
Cy|to|bi|o|lo|gie *f* cytobiology [ˌsaɪtəʊbaɪ'ɑlədʒɪ], cell biology [baɪ'ɑlədʒɪ]
Cy|to|chrom *nt* cytochrome
  Cytochrom a_3 s.u. *Cytochrom* c-oxidase
Cytochrom b_5-Reduktase *f* cytochrome b_5 reductase, NADH cytochrome b_5-reductase
Cytochrom c-oxidase *f* respiratory enzyme, ferrocytochrome c-oxygen oxyreductase, cytochrome oxidase, cytochrome c oxidase, cytochrome a_3, cytochrome aa_5, indophenolase, indophenol oxidase
Cy|to|chrom|o|xi|da|se *f* s.u. *Cytochrom* c-oxidase
Cytochrom-P_{450}-Reduktase *f* cytochrome P_{450} reductase, NADPH-cytochrome reductase, NADPH-ferrihemoprotein reductase [rɪ'dʌkteɪz]
Cy|to|ge|ne|tik *f* cytogenetics
Cy|to|ki|ne|se *f* cytokinesis, cytocinesis

C

Cy|to|ki|nin *nt* cytokinin
Cy|to|lo|gie *f* cytology [saɪ'tɑlədʒɪ]
Cy|to|me|ga|lie|vi|rus *nt* cytomegalic inclusion disease virus, cytomegalovirus, salivary gland virus, visceral disease virus, human herpesvirus 5
Cy|to|me|ga|lie|vi|rus|he|pa|ti|tis *f* cytomegalovirus hepatitis [hepə'taɪtɪs]
Cy|to|plas|ma *nt* cytoplasm
Cy|to|sin *nt* cytosine
Cytosin-Arabinosid *nt* arabinosylcytosine, cytosine arabinoside, cytarabine, arabinocytidine
Cy|to|sin|des|a|mi|na|se *f* cytosine deaminase
C-Zellen *pl* **1.** (*Pankreas*) C cells **2.** (*Schilddrüse*) parafollicular cells, C cells, light cells, ultimobranchial cells
C-Zellen-Karzinom *nt* (*Schilddrüse*) medullary thyroid carcinoma
C_3-Zucker *m* triose
C_4-Zucker *m* tetrose
C_5-Zucker *m* pentose
C_8-Zucker *m* octose
C_4-Zyklus *m* C_4-cycle, C_4-pathway, Hatch-Slack cycle, Hatch-Slack pathway

D

D *abk.* s.u. **1.** Dalton **2.** Deuterium **3.** Dichte **4.** Diffusionskoeffizient **5.** Dopamin **6.** Dosis
d *abk.* s.u. Dichte
δ *abk.* s.u. Standardabweichung
d½ *abk.* s.u. **1.** Halbwertdicke **2.** Halbwertschichtdicke
DA *abk.* s.u. **1.** Desoxyadenosin **2.** Dopamin
dA *abk.* s.u. Desoxyadenosin
Da|carb|a|zin *nt* dacarbazine
Dac|ti|no|my|cin *nt* dactinomycin, actinomycin D
dAdo *abk.* s.u. Desoxyadenosin
DADP *abk.* s.u. Desoxyadenosindiphosphat
dADP *abk.* s.u. Desoxyadenosindiphosphat
Dale: Dale-Versuch *m* Dale's reaction, Dale's phenomenon [fɪ'nɑməˌnɑn]
Dal|ton *nt* dalton
DAM *abk.* s.u. Diacetylmorphin
dAMP *abk.* s.u. Desoxyadenosinmonophosphat
Da|na|zol *nt* danazol
Daniels: Daniels-Biopsie *f* scalene node biopsy ['baɪɑpsɪ]
Daniels präskalenische Biopsie *f* scalene node biopsy
DA-β-OH *abk.* s.u. Dopamin-β-hydroxylase
DANS *abk.* s.u. 5-Dimethylamino-1-naphthalinsulfonsäure
Dan|syl|chlo|rid *nt* dansyl chloride
Danysz: Danysz-Phänomen *nt* Danysz's phenomenon [fɪ'nɑməˌnɑn], Danysz's effect
Dap|son *nt* dapsone, diaminodiphenylsulfone, 4,4'-sulfonylbisbenzeneamine
Darm- *präf.* enteral, enteric, intestinal, bowel, intestin(o)-, enter(o)-
Darm *m, pl* **Där|me** gut(s *pl*), bowel(s *pl*), intestine(s *pl*)
Darm|blu|tung *f* intestinal bleeding, intestinal hemorrhage ['hem(ə)rɪdʒ], enterorrhagia
Darm|re|sek|ti|on *f* intestinal resection, enterectomy [entə'rektəmɪ]
Darm|tu|mor *m* intestinal tumor, intestinal neoplasm
Darm|ver|schluss *m* bowel obstruction, intestinal obstruction, enterocleisis, ileus
DATP *abk.* s.u. Desoxyadenosintriphosphat
dATP *abk.* s.u. Desoxyadenosintriphosphat
Dau|er|aus|schei|der *m* chronic carrier, permanent carrier
DAUN *abk.* s.u. Daunorubicin
Dau|no|my|cin *nt* s.u. Daunorubicin
Dau|no|ru|bi|cin *nt* daunorubicin, daunomycin, rubidomycin
DBH *abk.* s.u. Dopamin-β-hydroxylase
DBV *abk.* s.u. Doppelblindversuch
DC *abk.* s.u. **1.** Decarboxylase **2.** Doxycyclin **3.** Dünnschichtchromatographie
dC *abk.* s.u. Desoxycytidin
dCDP *abk.* s.u. Desoxycytidindiphosphat
dCMP *abk.* s.u. Desoxycytidinmonophosphat
DCT *abk.* s.u. direkter *Coombs*-Test
dCTP *abk.* s.u. Desoxycytidintriphosphat
DDT *abk.* s.u. Dichlordiphenyltrichloräthan
DE *abk.* s.u. *Dosis* efficax
deA *abk.* s.u. Desoxyadenosin
De|a|cy|la|se *f* deacylase
de|a|cy|lie|ren *vt* deacylate
De|a|cy|lie|rung *f* deacylation
de|a|de|ny|lie|ren *vt* deadenylate
deADO *abk.* s.u. Desoxyadenosin
de|ag|gre|giert *adj.* deaggregated
De|al|ler|gi|sie|rung *f* deallergization, desensitization
De|bul|king *nt* debulking
Deca- *präf.* deca-, deka-
De|ca|me|tho|ni|um *nt* decamethonium
De|can *nt* decane
De|ca|pep|tid *nt* decapeptide
De|carb|o|xy|la|se *f* decarboxylase
de|carb|o|xy|lie|ren *vt* decarboxylate
De|carb|o|xy|lie|rung *f* decarboxylation
nicht-oxidative Decarboxylierung nonoxidative decarboxylation
oxidative Decarboxylierung oxidative decarboxylation
decay accelerating factor *nt* decay accelerating factor
Deck|glas *nt* (*Mikroskop*) coverglass, coverslip, object plate, object slide
De|fekt *m* fault, defect, error; (*physisch, psychisch*) defect, deficiency
erworbener Defekt acquired defect
genetisch-bedingter Defekt genetic deficiency
genetischer Defekt genetic deficiency
konnataler Defekt birth defect
de|fekt *adj.* faulty, damaged, defective; (*physisch, psychisch*) defective, damaged
De|fekt|im|mu|no|pa|thie *f* immunodeficiency, immune deficiency, immunodeficiency disease, immunodeficiency disorder, immunodeficiency syndrome, immunological deficiency, immunological deficiency syndrome, immunity deficiency
De|fen|sin *nt* defensin
De|fib|ri|na|ti|on *nt* defibrination
De|fib|ri|na|ti|ons|synd|rom *nt* defibrination syndrome
De|fib|ri|nie|ren *nt* defibrination
de|fib|ri|niert *adj.* defibrinated
De|fib|ri|ni|sie|rungs|synd|rom *nt* defibrination syndrome
De|fi|zit *nt* deficiency, deficit, shortage, shortfall (*an* of)
De|ge|ne|ra|ti|on *f* degeneration, degeneracy, degenerateness, deterioration, retrogression
albuminoide Degeneration albuminoid degeneration, albuminoid-granular degeneration, albuminous degeneration, albuminous swelling, granular degeneration, isosmotic swelling, cloudy swelling, floccular degeneration, parenchymatous degeneration [pærəŋ'kɪmətəs]
albuminoid-körnige Degeneration s.u. albuminoide *Degeneration*
albuminöse Degeneration s.u. albuminoide *Degeneration*

amyloide Degeneration amyloidosis, amylosis, amyloid degeneration, amyloid thesaurismosis, waxy degeneration, lardaceous degeneration, Abercombie's syndrome, Abercombie's degeneration, Virchow's disease, Virchow's degeneration, hyaloid degeneration, bacony degeneration, cellulose degeneration, chitinous degeneration
ballonierende Degeneration ballooning colliquation, ballooning degeneration
basophile Degeneration basophilic degeneration, basic degeneration
fettige Degeneration adipose degeneration, pimelosis, fatty change, fatty degeneration, fatty metamorphosis
fibrinoide Degeneration fibrinoid degeneration
fibrinöse Degeneration fibrinous degeneration
fibröse Degeneration fibrous degeneration
hyaline Degeneration hyalinosis, hyaline degeneration, glassy degeneration
hydropische Degeneration S.U. albuminoide *Degeneration*
kolloide Degeneration colloid degeneration
lipoide Degeneration lipoidal degeneration
mukoide Degeneration mucoid degeneration
mukoidzystische Degeneration mucocystic degeneration of cartilage
muzinöse Degeneration mucinous degeneration, mucinoid degeneration, mucous degeneration
myxomatöse Degeneration myxomatosis, myxomatous degeneration [mɪk'sɑmətəs]
vakuoläre Degeneration vacuolar degeneration
verkäsende Degeneration caseous degeneration, cheesy degeneration, tyromatosis
zystische Degeneration cystic degeneration
de|ge|ne|ra|tiv *adj.* degenerative
De|ge|ne|rie|ren *nt* degeneracy, degenerateness
de|ge|ne|rie|ren *vi* degenerate, retrograde; degrade
e|ge|ne|riert *adj.* degenerate, degenerated
De|gra|da|ti|on *f* degradation
metabolische Degradation metabolic degradation
De|hy|dra|ta|se *f* dehydratase, anhydrase, hydro-lyase
De|hy|dro|as|cor|bin|säu|re *f* dehydroascorbic acid
7-De|hy|dro|cho|les|te|rin *nt* 7-dehydrocholesterol, provitamin D_3
11-De|hy|dro|cor|ti|co|ste|ron *nt* 11-dehydrocorticosterone, Kendall's compound A, compound A
De|hy|dro|ge|na|se *f* dehydrogenase [dɪ'haɪdrədʒəneɪz]
flavinabhängige Dehydrogenase S.U. flavingebundene *Dehydrogenase*
flavingebundene Dehydrogenase flavin-linked dehydrogenase
NAD-abhängige Dehydrogenase NAD-linked dehydrogenase
pyridinabhängige Dehydrogenase pyridine-linked dehydrogenase
De|hy|dro|mor|phin *nt* pseudomorphine [suːdə'mɔːrfiːn], dehydromorphine
De|hy|dro|re|ti|nal *nt* dehydroretinal, $retinal_2$
De|hy|dro|re|ti|nol *nt* $retinol_2$, vitamin A_2, (3-) dehydroretinol
3-Dehydroretinol S.U. Dehydroretinol
De|ka|me|tho|ni|um *nt* decamethonium
De|kan *nt* decane
De|ka|pep|tid *nt* decapeptide
De|karb|o|xy|la|se *f* decarboxylase
De|kom|pen|sa|ti|on *f* decompensation
de|kom|pen|siert *adj.* decompensated
De|kon|ta|mi|na|ti|on *f* decontamination
de|kon|ta|mi|nie|ren *vt* decontaminate
De|kon|ta|mi|nie|rung *f* decontamination
De|ku|ba|ti|on *f* decubation
De|ku|ba|ti|ons|pe|ri|o|de *f* decubation
del Castillo: del Castillo-Syndrom *nt* Del Castillo syndrome, Sertoli-cell-only syndrome
de|le|tär *adj.* deleterious, harmful, hurtful, injurious, noxious
De|le|ti|on *f* deletion
klonale Deletion clonal deletion
partielle Deletion partial deletion
4-Deletions-Syndrom *nt* Wolf-Hirschhorn syndrome
Del|ta|a|gens *nt* hepatitis delta virus [hepə'taɪtɪs], delta virus/agent
Del|ta|an|ti|gen *nt* hepatitis delta antigen [hepə'taɪtɪs], delta antigen
Del|ta|he|pa|ti|tis *f* delta hepatitis, hepatitis D [hepə'taɪtɪs]
delta-Staphylolysin *nt* delta staphylolysin
Delta-Zelladenokarzinom *nt* (*Pankreas*) delta cell adenocarcinoma
Delta-Zelladenom *nt* (*Pankreas*) delta cell adenoma [ædə'nəʊmə]
Delta-Zelle *f* **1.** (*Pankreas*) delta cell, D cell **2.** (*HVL*) gonadotroph cell, gonadotrope, gonadotroph, delta cell, D cell
De|mar|ka|ti|on *f* demarcation, demarkation; sequestration
De|mar|ka|ti|ons|ge|we|be *nt* demarcation tissue
de|mar|kie|ren *vt* demarcate (*gegen, von* from)
de|mar|kiert *adj.* demarcated
De|na|tu|rie|ren *nt* denaturation
de|na|tu|riert *adj.* denatured; (*Alkohol*) denatured, adulterated; methylated
De|na|tu|rie|rung *f* denaturation
De|na|tu|rie|rungs|mit|tel *nt* denaturant
De-novo-Induktion *f* de novo induction
De-novo-Isotyp-Switching *nt* de novo isotype switching
Den|ti|nom *nt* dentinoma, dentinoblastoma, dentoma, dentinoid
Dentin-Osteoid-Mischtumor (benigner) *m* dentinosteoid
Den|ti|no|os|te|om *nt* dentinosteoid
Denver-Klassifikation *f* Denver classification
Denver-System *nt* Denver classification
De|pen|do|vi|ren *pl* dependoviruses
de|phos|pho|ry|lie|ren *vt* dephosphorylate
De|phos|pho|ry|lie|rung *f* dephosphorylation
De|po|ly|me|ra|se *f* depolymerase
De|po|ly|me|ri|sa|ti|on *f* depolymerization
De|pot *nt* depot
De|pot|fett *nt* depot fat, storage fat, depot lipid, storage lipid
de|pro|te|i|nie|ren *vt* deproteinize
De|pro|te|i|nie|rung *f* deproteinization
De|re|pres|si|on *f* derepression
De|ri|vat *nt* derivative, derivant, relative
Der|ma *nt* skin, derma, dermis, cutis
der|mal *adj.* dermal, dermatic, dermic, cutaneous
Der|ma|ti|tis *f* inflammation of the skin, dermatitis [ˌdɜrmə'taɪtɪs], dermitis
atopische Dermatitis atopic dermatitis, atopic eczema ['eksəmə], allergic dermatitis, endoge-

nous eczema [en'dɑdʒənəs], neurodermatitis, allergic eczema, disseminated neurodermatitis [njʊərəʊ,dɜrmə'taɪtɪs]
photoallergische Dermatitis photoallergic contact dermatitis, photocontact dermatitis
Derlmaltolfiblrom *nt* dermatofibroma, fibrous histiocytoma
Derlmaltolfiblrolsarlcolma *nt* dermatofibrosarcoma
Dermatofibrosarcoma protuberans dermatofibrosarcoma protuberans
Derlmaltolfiblrolsarlkom *nt* dermatofibrosarcoma
Derlmaltolleilolmylom *nt* dermatomyoma
Derlmaltolse *f* skin disease, skin disorder, dermatopathy, dermatopathia, dermopathy, dermatosis
Derlmolid *nt* **1.** dermoid cyst, dermoid tumor, dermoid **2.** (*Ovar*) dermoid cyst, dermoid tumor, dermoid, benign cyst of ovary, cystic teratoma, mature teratoma
Der-p1-Allergen *nt* Der p1 allergen
Deslalmildalse *f* deamidase, amidohydrolase
Deslalmildielrung *f* deamidization, deamidation
Deslalmilnalse *f* deaminase, deaminating enzyme; aminohydrolase
Deslalmilnielrung *f* deamination, deaminization
oxidative Desaminierung oxidative deamination
Delsaltulrielrung *f* desaturation
delsenlsilbillilsielren *vt* desensitize, deallergize
Delsenlsilbillilsielrung *f* desensitization, deallergization, hyposensitization
Delsenlsilbillilsielrungslthelralpie *f* desensitization therapy
Designer-Antikörper *m* designer antibody
Deslinlfekltilon *f* disinfection
Deslinlfekltilonslmitltel *nt* disinfectant; germ killer
Deslinlfekltor *m* disinfector
Deslinlfesltaltilon *f* disinfestation
Deslinlfilzilens *nt, pl* **Deslinlfilzilenlzilen, Deslinlfilzilenltia** disinfectant
deslinlfilzielren *vt* disinfect, degerm, degerminate
Deslinlfilzielrung *f* disinfection
Deslinlsekltilon *f* disinsectization, disinsection
Deslinlsekltor *m* disinsector
Desmo- *präf.* desm(o)-
Deslmolid *nt* desmoid, desmoma, desmoid tumor
deslmolid *adj.* desmoid, fibrous, fibroid, ligamentous
Desoxy- *präf.* deoxy-, desoxy-
Deslolxylaldelnolsin *nt* deoxyadenosine, 2'-deoxyribosyladenine
Deslolxylaldelnolsinldilphoslphat *nt* deoxyadenosine diphosphate
Deslolxylaldelnolsinlmolnolphoslphat *nt* deoxyadenosine monophosphate, deoxyadenylic acid
Deslolxylaldelnolsinltrilphoslphat *nt* deoxyadenosine triphosphate
5'-Deslolxylaldelnolsyllcolballalmin *nt* coenzyme B_{12}, 5'-deoxyadenosylcobalamin
Deslolxylaldelnyllat *nt* deoxyadenylate
Deslolxylaldelnyllsäulre *f* s.u. Desoxyadenosinmonophosphat
11-Deslolxylcorltilcolstelron *nt* 11-deoxycorticosterone, desoxycorticosterone, desoxycortone, cortexone, deoxycortone, 21-hydroxyprogesterone, Reichstein's substance Q
Deslolxylcorltilcolstelronlalceltat *nt* deoxycorticosterone acetate, desoxycorticosterone acetate ['æsɪteɪt]
11-Deslolxylcorltilsol *nt* 11-deoxycortisol, Reichstein's substance S
Deslolxylcyltildin *nt* deoxycytidine, 2'-deoxyribosylcytosine
Deslolxylcyltildinldilphoslphat *nt* deoxycytidine diphosphate
Deslolxylcyltildinlmolnolphoslphat *nt* deoxycytidine monophosphate, deoxycytidylic acid
Deslolxylcyltildinltrilphoslphat *nt* deoxycytidine triphosphate
Deslolxylcyltildyllat *nt* deoxycytidylate
Deslolxylcyltildyllsäulre *f* s.u. Desoxycytidinmonophosphat
Deslolxylgelnaltilon *f* deoxygenation
deslolxylgelnielren *vt* deoxygenate
Deslolxylgelnielrung *f* deoxygenation
Deslolxylgulalnolsin *nt* deoxyguanosine, 2'-deoxyribosylguanine
Deslolxylgulalnolsinldilphoslphat *nt* deoxyguanosine diphosphate
Deslolxylgulalnolsinlmolnolphoslphat *nt* deoxyguanosine monophosphate, deoxyguanylic acid
Deslolxylgulalnolsinltrilphoslphat *nt* deoxyguanosine triphosphate
Deslolxylgulalnyllat *nt* deoxyguanylate
Deslolxylgulalnyllsäulre *f* s.u. Desoxyguanosinmonophosphat
Deslolxylhälmolglolbin *nt* deoxyhemoglobin [dɪ,ɑksɪ-'hiːməgləʊbɪn], reduced hemoglobin ['hiːməgləʊbɪn], deoxygenated hemoglobin ['hiːməgləʊbɪn]
Deslolxylkorltilkolstelron *nt* s.u. 11-Desoxycorticosteron
Deslolxylmylolglolbin *nt* deoxymyoglobin
Deslolxylnuklleloltildylltranslfelralse, terminale *f* deoxynucleotidyl transferase, DNA nucleotidylexotransferase, terminal deoxynucleotidyl transferase, terminal deoxyribonucleotidyl transferase, terminal addition enzyme
Deslolxylrilbolnucllelalse *f* deoxyribonuclease, desoxyribonuclease, DNAse, DNase
Desoxyribonuclease I deoxyribonuclease I, pancreatic deoxyribonuclease, thymonuclease
Desoxyribonuclease II deoxyribonuclease II, acid deoxyribonuclease
neutrale Desoxyribonuclease s.u. *Desoxyribonuclease* I
saure Desoxyribonuclease s.u. *Desoxyribonuclease* II
virale Desoxyribonuclease viral deoxyribonuclease
Deslolxylrilbolnucllelinlsäulre *f* s.u. Desoxyribonukleinsäure
Deslolxylrilbolnucllelolsid *nt* deoxyribonucleoside
Deslolxylrilbolnucllelolsidldilphoslphat *nt* deoxyribonucleoside diphosphate
Deslolxylrilbolnucllelolsidlmolnolphoslphat *nt* deoxyribonucleoside monophosphate
Deslolxylrilbolnucllelolsidltrilphoslphat *nt* deoxyribonucleoside triphosphate
Deslolxylrilbolnucllelotid *nt* deoxyribonucleotide
Deslolxylrilbolnukllelalse *f* s.u. Desoxyribonuclease
Deslolxylrilbolnukllelinlsäulre *f* deoxyribonucleic acid, deoxypentosenucleic acid, desoxyribonucleic acid, chromonucleic acid
Deslolxylrilbolnukllelolproltelin *nt* deoxyribonucleoprotein

D

Des|o|xy|ri|bo|nuk|le|o|sid *nt* deoxyribonucleoside
Des|o|xy|ri|bo|nuk|le|o|tid *nt* deoxyribonucleotide
Des|o|xy|ri|bo|se *f* deoxyribose, desoxyribose
Des|o|xy|ri|bo|sid *nt* deoxyribonucleoside
Des|o|xy|thy|mi|din *nt* deoxythymidine, thymidine
Des|o|xy|thy|mi|din|di|phos|phat *nt* deoxythymidine diphosphate
Des|o|xy|thy|mi|din|mo|no|phos|phat *nt* deoxythymidine monophosphate, deoxythymidylic acid
Des|o|xy|thy|mi|din|tri|phos|phat *nt* deoxythymidine triphosphate
Des|o|xy|thy|mi|dy|lat *nt* deoxythymidylate
Des|o|xy|thy|mi|dyl|säu|re *f* s.u. Desoxythymidinmonophosphat
Des|o|xy|zu|cker *m* desoxy-sugar, deoxy sugar
Deu|te|ri|um *nt* heavy hydrogen, deuterium
Deu|te|ri|um|o|xid *nt* deuterium oxide, heavy water
Deu|te|ro|hä|mo|phi|lie *f* deuterohemophilia
Deu|te|ro|my|ce|tes *pl* imperfect fungi, Deuteromycetes, Deuteromyces, Deuteromycetae, Deuteromycotina
Deu|te|ro|my|ze|ten *pl* s.u. Deuteromycetes
Dex *abk.* s.u. Dexamethason
De|xa|me|tha|son *nt* dexamethasone
Dext|ran *nt* dextran, dextrane
 niedermolekulares Dextran low-molecular-weight dextran
Dext|ra|na|se *f* dextranase
Dext|rin *nt* dextrin, starch sugar, starch gum, British gum
Dext|ri|na|se *f* dextrinase
Dextrin-1,6-Glukosidase *f* dextrin-1,6-glucosidase, amylo-1,6-glucosidase, debrancher enzyme, debranching enzyme (glycogen)
De|zi|du|om *nt* deciduoma, placentoma
DFP *abk.* s.u. Diisopropylfluorphosphat
DFSP *abk.* s.u. *Dermatofibrosarcoma* protuberans
DG *abk.* s.u. Diacylglycerin
dG *abk.* s.u. Desoxyguanosin
dGDP *abk.* s.u. Desoxyguanosindiphosphat
dGMP *abk.* s.u. Desoxyguanosinmonophosphat
Dgn. *abk.* s.u. **1.** Diagnose **2.** Diagnostik
DGS *abk.* s.u. **1.** *DiGeorge*-Syndrom **2.** *Di Guglielmo*-Syndrom
dGTP *abk.* s.u. Desoxyguanosintriphosphat
dGUO *abk.* s.u. Desoxyguanosin
DH *abk.* s.u. Dehydrogenase
DHCC *abk.* s.u. 1,25-Dihydroxycholecalciferol
d'Herelle: d'Herelle-Phänomen *nt* Twort-d'Herelle phenomenon, d'Herelle phenomenon, Twort phenomenon [fɪ'nɑmə,nɑn]
DHFR *abk.* s.u. Dihydrofolatreduktase
DHFR-Mangel *m* HFR deficiency, dihydrofolate reductase deficiency
DHPG *abk.* s.u. Dihydroxypropoxymethylguanin
DHPR *abk.* s.u. Dihydropteridinreduktase
DHT *abk.* s.u. **1.** Dihydrotachysterol **2.** Dihydrotestosteron
DHU *abk.* s.u. Dihydrouridin
DHU-Arm *m* DHU arm
DI *abk.* s.u. *Dosis* infectiosa
Di *abk.* s.u. Diphtherie
Diabetes- *präf.* diabetic
Di|a|be|tes *m* diabetes
 Diabetes mellitus diabetes mellitus, diabetes
 insulinabhängiger Diabetes insulin-dependent diabetes, insulin-dependent diabetes mellitus, brittle diabetes, growth-onset diabetes (mellitus), juvenile-onset diabetes, juvenile diabetes, ketosis-prone diabetes, type I diabetes
 insulinabhängiger Diabetes mellitus s.u. insulinabhängiger *Diabetes*
 latenter Diabetes latent diabetes
 nicht-insulinabhängiger Diabetes non-insulin-dependent diabetes, non-insulin-dependent diabetes mellitus, adult-onset diabetes, ketosis-resistant diabetes, maturity-onset diabetes, type II diabetes
 nicht-insulinabhängiger Diabetes mellitus s.u. nicht-insulinabhängiger *Diabetes*
 pankreatischer Diabetes mellitus pancreatic diabetes
 subklinischer Diabetes mellitus pseudodiabetes [,suːdədaɪə'biːtɪs], subclinical diabetes
di|a|be|tisch *adj.* relating to *or* suffering from diabetes, diabetic
di|a|be|to|gen *adj.* **1.** caused by diabetes, diabetic, diabetogenous [daɪəbɪ'tɑdʒənəs] **2.** causing diabetes, diabetogenic
Di|a|ce|tat *nt* diacetate
Di|a|ce|tyl *nt* diacetyl, 2,3-butanedione
Di|a|ce|tyl|mor|phin *nt* diacetylmorphine, diamorphine, heroin
Di|a|cyl|gly|ce|rin *nt* diacylglycerine, diacylglycerol, diglyceride
Di|a|cyl|gly|ce|rin|a|cyl|trans|fe|ra|se *f* diacylglycerol acyltransferase
Di|ag|no|se *f* diagnosis, diacrisis, diagnostic; **eine Diagnose stellen** diagnose
 klinische Diagnose clinical diagnosis
 pränatale Diagnose prenatal diagnosis
Di|ag|nos|tik *f* diagnosis, diacrisis, diagnostics *pl*
 zytohistologische Diagnostik s.u. zytologische *Diagnostik*
 zytologische Diagnostik cytologic diagnosis, cytohistologic diagnosis
di|ag|nos|tisch *adj.* relating to diagnosis, aiding in diagnosis, diacritic, diagnostic
di|ag|nos|ti|zier|bar *adj.* identifiable
di|ag|nos|ti|zie|ren *vt* diagnose, diagnosticate
Di|al|de|hyd *m* dialdehyde
Di|a|mid *nt* diamide
Di|a|min *nt* diamine
Di|a|mi|no|o|xi|da|se *f* diamine oxidase
Di|a|mor|phin *nt* diacetylmorphine, diamorphine, heroin
Di|a|pe|de|se *f* **1.** (*histolog.*) diapedesis, diapiresis, emigration, migration **2.** (*hämatol.*) migration of leukocytes
Di|ä|thyl|a|min *nt* diethylamine
Di|ä|thyl|a|mi|no|ä|thyl|cel|lu|lo|se *f* diethylaminoethylcellulose, DEAE-cellulose
Di|ä|thyl|ä|ther *m* diethyl ether, ether, ethyl ether, ethyl oxide
Di|ä|thy|len|di|o|xid *nt* dioxane, diethylene dioxide
Diazo- *präf.* diazo-, disazo-
Di|a|zo|ben|zol *nt* diazobenzene
DIC *abk.* s.u. disseminierte intravasale *Koagulation*
Di|car|bon|säu|re *f* dicarboxylic acid
Di|carb|o|xy|lat|car|ri|er *m* dicarboxylate carrier
Di|chlor|di|ä|thyl|sul|fid *nt* dichlorodiethyl sulfide, yellow cross, yperite
Di|chlor|di|phe|nyl|tri|chlor|äthan *nt* dichlorodiphenyltrichloroethane, chlorophenothane, dicophane

Di|chlo|rid *nt* dichloride, bichloride
Dich|te *f* 1. denseness, density, compactness, thickness, solidity 2. (*Negativ*) intensity, denseness, strongness
Dich|te|gra|di|ent *m* density gradient
Dich|te|gra|di|en|ten|tren|nung *f* density-gradient separation
Dich|te|gra|di|en|ten|zent|ri|fu|ga|ti|on *f* density-gradient centrifugation, zonal centrifugation
Dich|te|hem|mung *f* density inhibition, contact inhibition
Dick: Dick-Probe *f* s.u. Dick-Test
Dick-Test *m* Dick method, Dick test, Dick reaction
Dickdarm- *präf.* coloenteric, colonic
Dick|darm *m* large bowel, large intestine, colon
Dick|darm|a|de|nom *nt* adenoma of the colon [ædə'nəʊmə]
villöses Dickdarmadenom papillary adenoma of large intestine
Dick|darm|af|ter *m* colostomy [kə'lɑstəmɪ]
Dick|darm|kar|zi|nom *nt* colon carcinoma, large bowel cancer, large bowel carcinoma
Dick|darm|krebs *m* s.u. Dickdarmkarzinom
Dick|darm|pol|lyp *m* colonic polyp
Dick|darm|son|de *f* colon tube
Dick|darm|spie|gel|lung *f* colonoscopy, coloscopy
Di|cou|ma|rol *nt* dicumarol, dicoumarin, bishydroxycoumarin
Di|cu|ma|rol *nt* s.u. Dicoumarol
Di|cys|te|in *nt* dicysteine, cystine
Di|de|o|xy|nu|cle|o|sid *f* dideoxynucleoside
Di|des|o|xy|nu|cle|o|sid *f* dideoxynucleoside
Di|e|thyl|ether *m* diethyl ether, ether, ethyl ether
Dif|fe|ren|zie|rungs|fak|tor *m* differentiation factor
Dif|fu|si|on *f* diffusion
erleichterte Diffusion facilitated diffusion
freie Diffusion free diffusion
katalysierte Diffusion s.u. erleichterte *Diffusion*
passive Diffusion passive diffusion
vermittelte Diffusion s.u. erleichterte *Diffusion*
Dif|fu|si|ons|an|o|xie *f* diffusion anoxia
Dif|fu|si|ons|bar|rie|re *f* diffusion barrier
Dif|fu|si|ons|druck *m* diffusion pressure
Dif|fu|si|ons|ko|ef|fi|zi|ent *m* diffusivity, diffusion constant, diffusion coefficient
Dif|fu|si|ons|me|tho|de *f* diffusion method
radiale Diffusionsmethode radial diffusion method, single radial diffusion, radial immunodiffusion
Dif|fu|si|ons|ver|mö|gen *nt* diffusiveness, diffusibility
Dif|fu|si|ons|wi|der|stand *m* diffusion resistance
DIFP *abk.* s.u. Diisopropylfluorphosphat
DIG *abk.* s.u. disseminierte intravasale *Gerinnung*
DiGeorge: DiGeorge-Syndrom *nt* DiGeorge syndrome, pharyngeal pouch syndrome, thymic hypoplasia, thymic-parathyroid aplasia, third and fourth pharyngeal pouch syndrome
Di|gly|ce|rid *nt* diacylglycerine, diacylglycerol, diglyceride
Di Guglielmo: Di Guglielmo-Krankheit *f* Di Guglielmo disease, Di Guglielmo syndrome, acute erythremia, acute erythremic myelosis
Di Guglielmo-Syndrom *nt* s.u. Di Guglielmo-Krankheit
Di|hyd|rat *nt* dihydrate
Di|hyd|ro|bi|op|te|rin *nt* dihydrobiopterin
Di|hyd|ro|bi|op|te|rin|syn|the|ta|se *f* dihydrobiopterin synthetase
Di|hyd|ro|cal|ci|fe|rol *nt* vitamin D_4, dihydrocalciferol
Di|hyd|ro|cho|les|te|rin *nt* dihydrocholesterol, cholestanol, beta-cholestanol
Di|hyd|ro|fo|lat|re|duk|ta|se *f* dihydrofolate reductase [rɪ'dʌkteɪz], dihydrofolic acid reductase, tetrahydrofolate dehydrogenase [dɪ'haɪdrədʒəneɪz]
Di|hyd|ro|fol|säu|re *f* dihydrofolic acid
Di|hyd|ro|kor|ti|sol *nt* dihydrocortisol
Di|hyd|ro|li|pol|säu|re *f* dihydrolipoic acid
Di|hyd|ro|li|po|yl|de|hyd|ro|ge|na|se *f* lipoamide dehydrogenase [dɪ'haɪdrədʒəneɪz], dihydrolipoamide dehydrogenase [dɪ'haɪdrədʒəneɪz], dihydrolipoyl dehydrogenase, diaphorase, coenzyme factor
Di|hyd|ro|li|po|yl|suc|ci|nyl|trans|fe|ra|se *f* dihydrolipoamide succinyltransferase, transsuccinylase
Di|hyd|ro|li|po|yl|trans|a|ce|tyl|a|se *f* dihydrolipoamide acetyltransferase, dihydrolipoyltransacetylase, lipoate acetyltransferase [,æsətɪl'trænsfəreɪz], lipoyl transacetylase
Di|hyd|ro|o|ro|ta|se *f* dihydroorotase, carbamoylaspartate dehydrase
Di|hyd|ro|o|rot|säu|re *f* dihydroorotic acid
Di|hyd|ro|pte|ri|din|re|duk|ta|se *f* dihydropteridine reductase [rɪ'dʌkteɪz]
Di|hyd|ro|re|ti|nal *nt* dihydroretinal
Di|hyd|ro|re|ti|nol *nt* dihydroretinol
Di|hyd|ro|ta|chy|ste|rin *nt* s.u. Dihydrotachysterol
Di|hyd|ro|ta|chy|ste|rol *nt* dihydrotachysterol, antitetanic factor 10
Di|hyd|ro|tes|to|ste|ron *nt* dihydrotestosterone, stanolone
5,6-Di|hyd|ro|u|ra|cil *nt* 5,6-dihydrouracil
Di|hyd|ro|u|ra|cil|de|hyd|ro|ge|na|se *f* dihydrouracil dehydrogenase [dɪ'haɪdrədʒəneɪz]
Di|hyd|ro|u|ri|din *nt* dihydrouridine
Di|hyd|ro|u|ri|din|arm *m* DHU arm
Di|hyd|ro|xy|a|ce|ton *nt* dihydroxyacetone, glycerone, glyceroketone, glycerulose
Di|hyd|ro|xy|a|ce|ton|phos|phat *nt* glycerone phosphate, dihydroxyacetone phosphate
Di|hyd|ro|xy|a|ce|ton|phos|phat|a|cyl|trans|fe|ra|se *f* dihydroxyacetone phosphate acyltransferase
1,25-Di|hyd|ro|xy|cho|le|cal|ci|fe|rol *nt* (1,25-)dihydroxycholecalciferol, calcitriol
3,4-Di|hyd|ro|xy|phe|nyl|a|la|nin *nt* dopa, 3,4-dihydroxyphenylalanine
2,5-Di|hyd|ro|xy|phe|nyl|es|sig|säu|re *f* homogentisic acid, 2,5-dihydroxyphenylacetic acid, glycosuric acid
Di|hyd|ro|xy|pro|po|xy|me|thyl|gu|a|nin *nt* ganciclovir
2,6-Di|hyd|ro|xy|pu|rin *nt* 2,6-dihydroxypurine, xanthine
Di|hyd|ro|xy|säu|re|de|hyd|ra|ta|se *f* dihydroxyacid dehydratase
Di|i|so|pro|pyl|flu|or|phos|phat *nt* diisopropyl fluorophosphate, isoflurophate
Di|kar|bon|säu|re *f* dicarboxylic acid
Di|mer *nt* dimer
di|mer *adj.* dimeric
Di|mer|cap|rol *nt* dimercaprol, dimercaptopropanol, antilewisite, British anti-Lewisite
2,3-Di|mer|cap|to|pro|pa|nol *nt* s.u. Dimercaprol
Di|me|thyl|a|cet|a|mid *nt* dimethylacetamide
Di|me|thyl|a|min *nt* dimethylamine
5-Dimethylamino-1-naphthalinsulfonsäure *f* 5-dimethylamino-1-naphthalenesulfonic acid

7,12-Di|me|thyl|benz|anth|ra|zen *nt* 7,12-dimethylbenz(a)-anthracene
5,6-Di|me|thyl|ben|zi|mi|da|zol *nt* 5,6-dimethylbenzimidazole
Di|me|thyl|ben|zol *nt* xylene, xylol, dimethylbenzene
D-β,β-Di|me|thyl|cys|te|in *nt* β,β-dimethylcysteine, penicillamine, β-thiovaline
Di|me|thyl|ke|ton *nt* dimethylketone, acetone
Di|me|thyl|sul|fat *nt* dimethyl sulfate
Di|me|thyl|sulf|o|xid *nt* dimethyl sulfoxide, methyl sulfoxide
Dimethylthetin-Homocystein-Methyltransferase *f* dimethylthetin homocysteine methyltransferase
Di|nit|ro|a|mi|no|phe|nol *nt* dinitroaminophenol, aminodinitrophenol, picramic acid
Di|nit|ro|ben|zol *nt* dinitrobenzene
Di|nit|ro|phe|nol *nt* dinitrophenol
Di|no|prost *nt* dinoprost, prostaglandin $F_2\alpha$
Di|no|pros|ton *nt* dinoprostone, prostaglandin E_2
Di|nuk|le|o|tid *nt* dinucleotide
Di|o|se *f* diose, glycolic aldehyde ['ældəhaɪd], glycolaldehyde
1,4-Di|o|xan *nt* dioxane, 1,4-dioxane, diethylene dioxide
Di|o|xid *nt* dioxide
Di|o|xin *nt* dioxin
Di|o|xy|ge|na|se *f* dioxygenase, oxygen transferase
DI-Partikel *pl* defective interfering virus particles, DI particles
Di|pep|tid *nt* dipeptide
Di|pep|ti|da|se *f* dipeptidase
1,3-DIPG *abk.* s.u. 1,3-Diphosphoglycerat
2,3-DIPG *abk.* s.u. 2,3-Diphosphoglycerat
o-Di|phe|nol|o|xi|da|se *f* diphenol oxidase, catechol oxidase, polyphenoloxidase, *o*-diphenolase
Di|phe|nyl *nt* diphenyl, biphenyl
Di|phe|nyl|di|a|min *nt p*-diaminodiphenyl, benzidine
Di|phos|gen *nt* diphosgene, perchlormethylformate, trichlormethyl chloroformate
Di|phos|pha|ti|dyl|gly|ce|rin *nt* diphosphatidylglycerol, cardiolipin
1,3-Di|phos|pho|gly|ce|rat *nt* 1,3-diphosphoglycerate
2,3-Diphosphoglycerat *nt* 2,3-diphosphoglycerate, 2,3-bisphosphoglycerate
Di|phos|pho|gly|ce|rat|mu|ta|se *f* bisphosphoglycerate mutase, bisphosphoglyceromutase, diphosphoglycerate mutase
Di|phos|pho|gly|ce|rat|phos|pha|ta|se *f* diphosphoglycerate phosphatase, bisphosphoglycerate phosphatase
Di|phos|pho|py|ri|din|nuc|le|o|tid *nt* nicotinamide-adenine dinucleotide, cozymase
Di|phos|pho|trans|fe|ra|se *f* diphosphotransferase, pyrophosphokinase, pyrophosphotransferase
Diph|the|rie *f* diphtheria [dɪf'θɪərɪə], diphtheritis, Bretonneau's angina, Bretonneau's disease
Diph|the|rie|a|na|to|xin *nt* s.u. Diphtherietoxoid
Diph|the|rie|an|ti|to|xin *nt* diphtheria antitoxin
Diph|the|rie|bak|te|ri|um *nt* s.u. Diphtheriebazillus
Diph|the|rie|ba|zil|lus *m* diphtheria bacillus [dɪf'θɪərɪə], Klebs-Löffler bacillus, Löffler's bacillus, Corynebacterium diphtheriae
Diph|the|rie|for|mol|to|xo|id *nt* s.u. Diphtherietoxoid
Diph|the|rie|to|xin *nt* diphtheria toxin [dɪf'θɪərɪə], diphtherotoxin
Diph|the|rie|to|xo|id *nt* diphtheria anatoxin, diphtheria toxoid
diph|the|risch *adj.* relating to diphtheria, diphtheric, diphtherial, diphtheritic
Diph|the|ro|id *nt* **1.** (*mikrobiol.*) coryneform bacterium, corynebacterium, diphtheroid **2.** (*pathol.*) diphtheroid, false diphtheria [dɪf'θɪərɪə], Epstein's disease, pseudodiphtheria [suːdədɪf'θɪərɪə]
diph|the|ro|id *adj.* diphtheria-like, diphtheroid
Di|phyl|lo|bo|thri|a|sis *f* s.u. Diphyllobothriose
Di|phyl|lo|bo|thri|i|dae *pl* Diphyllobothriidae
Di|phyl|lo|bo|thri|o|se *f* diphyllobothriasis, dibothriocephaliasis, bothriocephaliasis
Di|phyl|lo|bo|thri|um *nt* Diphyllobothrium, Dibothriocephalus, Bothriocephalus
  Diphyllobothrium latum fish tapeworm, broad tapeworm, broad fish tapeworm, Swiss tapeworm, Diphyllobothrium latum, Diphyllobothrium taenioides, Taenia lata
Dip|lo|bak|te|ri|um *nt* diplobacillus, diplobacterium
  Diplobakterium Morax-Axenfeld Morax-Axenfeld bacillus, diplococcus of Morax-Axenfeld, diplobacillus of Morax-Axenfeld, Haemophilus duplex, Moraxella (Moraxella) lacunata, Moraxella lacunata
Dip|lo|coc|cus *m* diplococcus, Diplococcus
  Diplococcus pneumoniae pneumococcus, pneumonococcus, Diplococcus pneumoniae, Diplococcus lanceolatus, Streptococcus pneumoniae
dip|lo|id *adj.* diploid
Dip|lo|i|die *f* diploidy
Di|sac|cha|rid *nt* disaccharide, disaccharose, biose, bioside
Di|sac|cha|ri|da|se *f* Disaccharidase
DISC *abk.* s.u. duktales *in-situ-carcinoma*
Discoid-Lupus erythematosus *m* discoid lupus erythematosus, chronic discoid lupus erythematosus
Dis|mu|ta|se *f* dismutase
Dis|pa|ri|tät *f* disparity, disparateness
  genetische Disparität genetic disparity
Dis|so|zi|a|ti|on *f* dissociation
  bakterielle Dissoziation microbic dissociation
  elektrolytische Dissoziation electrolytic dissociation
  thermische Dissoziation thermolysis [θɜr'mɑləsɪs]
Dis|so|zi|a|ti|ons|grad *m* degree of dissociation
Dis|so|zi|a|ti|ons|kons|tan|te *f* dissociation constant
  apparente Dissoziationskonstante apparent dissociation constant, concentration dissociation constant
  basische Dissoziationskonstante basic dissociation constant
  thermodynamische Dissoziationskonstante thermodynamic dissociation constant
  wahre Dissoziationskonstante true dissociation constant
Dis|so|zi|a|ti|ons|kur|ve *f* dissociation curve
dis|so|zi|iert *adj.* dissociated
Di|stick|stoff|mon|o|xid *nt* nitrous oxide, nitrogen monoxide, dinitrogen monoxide, laughing gas, gas
Di|stick|stoff|o|xid *nt* s.u. Distickstoffmonoxid
Di|sul|fat *nt* disulfate
Di|sul|fid *nt* disulfide, bisulfide
Di|sul|fid|bin|dung *f* disulfide bond
Di|sul|fid|brü|cke *f* disulfide bridge
di|va|lent *adj.* divalent, bivalent
Di|ver|genz *f* divergence, divergency
  evolutionäre Divergenz evolutionary divergence

Di|ver|si|fi|ka|ti|on *f* diversification
humane Diversifikation human diversification
Di|ver|si|tät *f* diversity
strukturelle Diversität structural diversity
Di|ver|si|täts|seg|ment *nt* D segment, diversity segment
Divertikel- *präf.* diverticular
Di|ver|ti|kel|blu|tung *f* diverticular hemorrhage ['hem(ə)rɪdʒ], diverticular bleeding
Di|ver|ti|kel|kar|zi|nom *nt* diverticular carcinoma
di|zent|risch *adj.* dicentric
DL-Ak *abk.* s.u. Donath-Landsteiner-Antikörper
DLE *abk.* s.u. *Discoid*-Lupus erythematosus
DLR *abk.* s.u. Donath-Landsteiner-Reaktion
DM *abk.* s.u. **1.** Dexamethason **2.** *Diabetes* mellitus **3.** Dopamin
D.m. *abk.* s.u. Diabetes mellitus
DMA *abk.* s.u. Dimethylamin
DMAC *abk.* s.u. Dimethylacetamid
DMBA *abk.* s.u. 7,12-Dimethylbenzanthrazen
DMS *abk.* s.u. Dexamethason
DMSO *abk.* s.u. Dimethylsulfoxid
DNA *f* deoxyribonucleic acid, deoxypentosenucleic acid, desoxyribonucleic acid
bakterielle DNA bacterial deoxyribonucleic acid
chromosomale DNA chromosomal deoxyribonucleic acid
extrachromosomale DNA extrachromosomal deoxyribonucleic acid
extranukleäre DNA extranuclear deoxyribonucleic acid
komplementäre DNA complementary deoxyribonucleic acid, complementary DNA, copy DNA
mitochondriale DNA mitochondrial deoxyribonucleic acid, mt deoxyribonucleic acid, mitochondrial DNA
virale DNA viral deoxyribonucleic acid, viral DNA
DNAase *f* s.u. DNase
DNA-Gyrase *f* DNA gyrase
DNA-Ligase *f* DNA ligase, polydeoxyribonucleotide synthase (ATP), polydeoxyribonucleotide ligase, polynucleotide ligase
DNA-Matrize *f* DNA template
DNA-Nukleotidylexotransferase *f* DNA nucleotidylexotransferase, terminal deoxynucleotidyl transferase, terminal deoxyribonucleotidyl transferase, terminal addition enzyme, deoxynucleotidyl transferase (terminal)
DNA-Nukleotidyltransferase *f* pol I, DNA-directed DNA polymerase, DNA nucleotidyltransferase, DNA polymerase I
DNA-Polymerase *f* DNA polymerase
DNA-abhängige DNA-Polymerase DNA-directed DNA polymerase, DNA nucleotidyltransferase, DNA polymerase I, pol I
RNA-abhängige DNA-Polymerase RNA-directed DNA polymerase, reverse transcriptase, pol II, DNA polymerase II
DNase *abk.* s.u. Desoxyribonuklease
DNase I deoxyribonuclease I
DNase II deoxyribonuclease II
virale DNase viral deoxyribonuclease
DNA-spezifisch *adj.* DNA-specific
DNA-Viren *pl* DNA viruses, DNA-containing viruses, deoxyvirus
DNB *abk.* s.u. Dinitrobenzol
DNP *abk.* s.u. Dinitrophenol
DNR *abk.* s.u. Daunorubicin
DNS *abk.* s.u. Desoxyribonukleinsäure
DNSase *f* s.u. DNase
DNS-Gyrase *f* DNA gyrase
DNS-Ligase *f* s.u. DNA-Ligase
DNS-Nukleotidylexotransferase *f* s.u. DNA-Nukleotidylexotransferase
DNS-Nukleotidyltransferase *f* s.u. DNA-Nukleotidyltransferase
DNS-Polymerase *f* s.u. DNA-Polymerase
DNS-Viren *pl* s.u. DNA-Viren
D_2O *abk.* s.u. **1.** Deuteriumoxid **2.** schweres *Wasser*
DOC *abk.* s.u. 11-Desoxycorticosteron
DOCA *abk.* s.u. Desoxycorticosteronacetat
Do|co|sa|he|xen|säu|re *f* docosahexaenoic acid
Do|de|can|säu|re *f* lauric acid, dodecanoic acid
Döderlein: Döderlein-Stäbchen *nt* Döderlein's bacillus
Döhle: Döhle-Einschlusskörperchen *pl* s.u. Döhle-Körperchen
Döhle-Körperchen *pl* leukocyte inclusions, Döhle's (inclusion) bodies
domain *nt* domain
Do|mä|ne *f* domain
do|mi|nant *adj.* dominant
Do|mi|nan|te *f* dominant
Do|mi|nanz *f* dominance
unvollständige Dominanz semidominance, incomplete dominance, partial dominance
Donath-Landsteiner: Donath-Landsteiner-Antikörper *m* cold hemolysin, Donath-Landsteiner cold autoantibody
Donath-Landsteiner-Phänomen *nt* Donath-Landsteiner phenomenon [fɪ'nɑmə,nɑn]
Donath-Landsteiner-Reaktion *f* Landsteiner-Donath test, Donath-Landsteiner test
Do|no|va|nia granulomatis Calymmatobacterium granulomatis, Donovania granulomatis, Donovan's body
Do|no|va|ni|o|sis *f* ulcerating granuloma of the pudenda, groin ulcer
DOPA *abk.* s.u. 3,4-Dihydroxyphenylalanin
Dopa *abk.* s.u. 3,4-Dihydroxyphenylalanin
DOPA-decarboxylase *f* dopa decarboxylase
Do|pa|de|carb|o|xy|la|se *f* s.u. DOPA-decarboxylase
Do|pa|min *nt* dopamine, 3-hydroxytyramine, decarboxylated dopa
do|pa|min|erg *adj.* dopaminergic
Dopamin-β-hydroxylase *f* s.u. Dopamin-β-monooxygenase
Dopamin-β-monooxygenase *f* dopamine β-monooxygenase, dopamine β-hydroxylase
Dop|pel|bin|dung *f* double bond
Dop|pel|bin|dungs|cha|rak|ter *m* double-bond character
Dop|pel|blind|ex|pe|ri|ment *nt* s.u. Doppelblindversuch
Dop|pel|blind|stu|die *f* s.u. Doppelblindversuch
Dop|pel|blind|ver|such *m* double-blind test, double-blind trial, double-blind experiment
Dop|pel|he|lix *f* double helix, twin helix, Watson-Crick helix, Watson-Crick model; DNA helix
Doppelhelix-DNA *f* double-stranded deoxyribonucleic acid, duplex DNA, double-stranded DNA, double-helical deoxyribonucleic acid, duplex deoxyribonucleic acid
Doppelhelix-DNS *f* s.u. Doppelhelix-DNA
Dop|pel|he|lix|struk|tur *f* duplex structure

Dop|pel|kon|trast|me|tho|de *f* double-contrast radiography [reɪdɪ'ɑgrəfɪ], double-contrast barium technique, mucosal relief radiography, air-contrast barium enema ['enəmə]
Doppelstrang- *präf.* double-stranded
Dop|pel|strang|bruch *m* double-strand break
Doppelstrang-DNA *f* double-stranded DNA, double-helical DNA, double-stranded deoxyriboneucleic acid, double-helical deoxyribonucleic acid, duplex deoxyribonucleic acid, duplex DNA
Doppelstrang-DNS *f* s.u. Doppelstrang-DNA
dop|pel|strän|gig *adj.* double-stranded
Doppelstrang-RNA *f* double-stranded RNA, double-stranded ribonucleic acid
Doppelstrang-RNS *f* s.u. Doppelstrang-RNA
Dos. *abk.* s.u. **1.** Dosierung **2.** Dosis
do|sie|ren *vt* dose, measure out
Do|sie|rung *f* dosage, dose
Do|si|me|ter *nt* dosimeter [dəʊ'sɪmɪtər], dosage-meter
Do|si|met|rie *f* dosimetry [dəʊ'sɪmətrɪ]
do|si|met|risch *adj.* relating to dosimetry, dosimetric
Do|sis *f* (*pharmakol.*) dosage, dose, dosis, unit; (*radiolog.*) dose
 Dosis curativa curative dose
 Dosis effectiva effective dose
 Dosis effectiva media median effective dose
 Dosis efficax s.u. *Dosis* effectiva
 Dosis infectiosa infective dose
 Dosis infectiosa media median infective dose
 Dosis letalis lethal dose, fatal dose
 Dosis letalis media median lethal dose
 Dosis letalis minima minimal lethal dose
 Dosis maximalis maximum dose
 Dosis refracta refractive dose, broken dose, divided dose, fractional dose
 Dosis therapeutica therapeutic dose
 Dosis tolerata tolerance dose
 Dosis toxica toxic dose
 fraktionierte Dosis s.u. *Dosis* refracta
 zu geringe Dosis underdose
 infektiöse Dosis s.u. *Dosis* infectiosa
 kumulierte Dosis cumulative (radiation) dose
 letale Dosis s.u. *Dosis* letalis
 minimale letale Dosis s.u. *Dosis* letalis minima
 mittlere Dosis curativa median curative dose
 mittlere effektive Dosis s.u. *Dosis* effectiva media
 mittlere letale Dosis s.u. *Dosis* letalis media
 mittlere wirksame Dosis s.u. *Dosis* effectiva media
 zu schwache Dosis underdose
 zu starke Dosis overdose
 therapeutische Dosis therapeutic dose
 tödliche Dosis s.u. *Dosis* letalis
 toxische Dosis toxic dose
do|sis|ab|hän|gig *adj.* dose-dependent
Do|sis|kom|pen|sa|ti|on *f* dosage compensation
Do|sis|mes|ser *m* dosimeter [dəʊ'sɪmɪtər], dosage-meter
Do|sis|ver|tei|lung *f* dose distribution
Dosis-Wirkungs-Kurve *f* dose-effect curve, dose-response curve
DOX *abk.* s.u. Doxorubicin
Dox *abk.* s.u. Doxorubicin
Do|xo|ru|bi|cin *nt* doxorubicin, adriamycin
Do|xy|cyc|lin *nt* doxycycline
DP *abk.* s.u. Diphosgen
DP-Familie *f* DP family
DPN *abk.* s.u. Diphosphopyridinnucleotid
DQ-Familie *f* DQ family
dR *abk.* s.u. Desoxyribose
DRB *abk.* s.u. Daunorubicin
DRB-Region *f* DRB region
dRDP *abk.* s.u. Desoxyribonucleosiddiphosphat
D-Region *f* D region
Drei|fach|bin|dung *f* triple bond
Drei|fach|zu|cker *m* trisaccharide
Drei-Monats-Anämie *f* physiological anemia [ə'ni:mɪə]
drei|wer|tig *adj.* trivalent
Dre|pa|no|zyt *m* sickle cell, crescent cell, drepanocyte, meniscocyte
Dre|pa|no|zy|to|se *f* sickle cell anemia [ə'ni:mɪə], crescent cell anemia, drepanocytosis
Dresbach: Dresbach-Syndrom *nt* Dresbach's syndrome, Dresbach's anemia, elliptocytary anemia, elliptocytic anemia, elliptocytosis, elliptocytotic anemia, ovalocytic anemia [ə'ni:mɪə], ovalocytosis
Dre|scher|krank|heit *f* farmer's lung, thresher's lung, harvester's lung
Dresch|fie|ber *nt* s.u. Drescherkrankheit
DR-Familie *f* DR family
Drift *f* drift
 genetische Drift genetic drift, random genetic drift
dRMP *abk.* s.u. Desoxyribonucleosidmonophosphat
dRTP *abk.* s.u. Desoxyribonucleosidtriphosphat
Druck|flüs|sig|keits|chro|ma|to|gra|fie *f* s.u. Druckflüssigkeitschromatographie
Druck|flüs|sig|keits|chro|ma|to|gra|phie *f* high-pressure liquid chromatography, high-performance liquid chromatography [krəʊmə'tɑgrəfɪ]
Drü|sen|schwel|lung *f* s.u. Drüsenvergrößerung
Drü|sen|ver|grö|ße|rung *f* hyperadenosis, adenoncus, adenomegaly, adenopathy [ædə'nɑpəθɪ]
ds *abk.* s.u. doppelsträngig
DSA *abk.* s.u. digitale *Subtraktionsangiographie*
dsDNA *abk.* s.u. Doppelstrang-DNA
dsDNS *abk.* s.u. Doppelstrang-DNS
D-Segment *nt* D segment, diversity segment
dsRNA *abk.* s.u. Doppelstrang-RNA
dsRNS *abk.* s.u. Doppelstrang-RNS
dT *abk.* s.u. Desoxythymidin
dTDP *abk.* s.u. Desoxythymidindiphosphat
dThd *abk.* s.u. Desoxythymidin
dTMP *abk.* s.u. Desoxythymidinmonophosphat
dTTP *abk.* s.u. Desoxythymidintriphosphat
D_1-Tumor *m* D_1 tumor, vipoma, VIPoma
Dubreuilh: Dubreuilh-Erkrankung *f* s.u. Dubreuilh-Krankheit
 Dubreuilh-Krankheit *f* circumscribed precancerous melanosis of Dubreuilh, Hutchinson's freckle, lentigo maligna, circumscribed precancerous melanosis of Dubreuilh, precancerous melanosis of Dubreuilh, malignant lentigo, melanotic freckle (of Hutchinson)
 Melanosis *f* **circumscripta praeblastomatosa Dubreuilh** s.u. Dubreuilh-Krankheit
 Melanosis *f* **circumscripta praecancerosa Dubreuilh** s.u. Dubreuilh-Krankheit
Dubreuilh-Hutchinson: Dubreuilh-Hutchinson-Erkrankung *f* s.u. Dubreuilh-Hutchinson-Krankheit
 Dubreuilh-Hutchinson-Krankheit *f* circumscribed precancerous melanosis of Dubreuilh, Hutchinson's

freckle, lentigo maligna, circumscribed precancerous melanosis of Dubreuilh, precancerous melanosis of Dubreuilh, malignant lentigo, melanotic freckle (of Hutchinson)

Duffy: Duffy-Blutgruppe *f* Duffy blood group, Duffy blood group system

Duffy-Blutgruppensystem *nt* s.u. Duffy-Blutgruppe

Duke: Bestimmung *f* der Blutungszeit nach Duke s.u. Duke-Methode

Duke-Methode *f* Duke's method, Duke's test

Dukes: Dukes-Einteilung *f* Dukes' classification, Dukes' system

Dukes-Klassifikation *f* s.u. Dukes-Einteilung

Dünn|darm *m* small bowel, small intestine, enteron

Dünndarm- *adj.* enteric

Dünn|darm|kar|zi|nom *nt* s.u. Dünndarmkrebs

Dünn|darm|krebs *m* small bowel cancer, small bowel carcinoma, small bowel malignancy, small intestinal cancer, small intestinal carcinoma

Dünn|darm|tu|mor *m* small bowel tumor, small bowel neoplasm

Dünnschicht- *präf.* thin-layer

Dünn|schicht|chro|ma|to|gra|fie *f* s.u. Dünnschichtchromatographie

Dünn|schicht|chro|ma|to|gra|phie *f* thin-layer chromatography [krəʊmə'tɑgrəfɪ]

Dünn|schicht|e|lek|tro|pho|re|se *f* thin-layer electrophoresis

du|o|de|nal *adj.* relating to the duodenum, duodenal

Duodeno- *präf.* duodenal, duoden(o)-

Dup|lex-DNA *f* double-helical deoxyribonucleic acid, double-stranded deoxyribonucleic acid, duplex deoxyribonucleic acid, duplex DNA, double-stranded DNA

Duplex-DNS *f* s.u. Duplex-DNA

Du|ra *f* s.u. Dura mater

Dura mater *f* dura mater, dura, pachymeninx

Du|ra|me|tas|ta|se *f* dural metastasis [mə'tæstəsɪs]

Durand-Nicolas-Favre: Morbus Durand-Nicolas-Favre *m* Durand-Nicolas-Favre disease, Favre-Durand-Nicolas disease, Favre-Nicolas-Durand disease, fifth venereal disease, fourth venereal disease, Frei's disease, Nicolas-Favre disease, sixth venereal disease, tropical bubo, lymphogranuloma venereum, lymphogranuloma inguinale, lymphopathia venereum, poradenolymphitis [pɔːr,ædnəʊlɪm'faɪtɪs], poradenitis nostras [pɔːr,ædə'naɪtɪs], poradenitis venerea, climatic bubo, donovanosis, pudendal ulcer

Du|ra|psam|mom *nt* dural psammoma

durch|blu|tet *adj.* supplied with blood

DXM *abk.* s.u. Dexamethason

Dys|fib|ri|no|gen *nt* nonclottable fibrinogen, dysfibrinogen

Dys|fib|ri|no|gen|ä|mie *f* dysfibrinogenemia [dɪsfə,brɪnədʒə'niːmɪə]

dys|fib|ri|no|gen|ä|misch *adj.* dysfibrinogenemic

Dys|gam|ma|glo|bu|lin|ä|mie *f* dysgammaglobulinemia

Dys|ge|nik *f* dysgenics

dys|ge|nisch *adj.* dysgenic

Dys|hä|mo|po|e|se *f* dyshematopoiesis, dyshematopoiesia, dyshemopoiesis [dɪs,hiːməpɔɪ'iːsɪs]

dys|hä|mo|po|e|tisch *adj.* relating to *or* characterized by dyshematopoiesis, dyshematopoietic, dyshemopoietic

dys|me|ta|bo|lisch *adj.* dysmetabolic

Dys|me|ta|bo|lis|mus *m* defective metabolism [mə'tæbəlɪzəm], dysmetabolism

Dys|pha|go|zy|to|se *f* dysphagocytosis

kongenitale Dysphagozytose congenital dysphagocytosis, chronic granulomatous disease (of childhood), granulomatous disease [grænjə'ləʊmətəs]

D-Zelladenokarzinom *nt* (*Pankreas*) delta cell adenocarcinoma

D-Zelladenom *nt* (*Pankreas*) delta cell adenoma [ædə'nəʊmə]

D-Zelle *f* **1.** (*Pankreas*) delta cell, D cell **2.** (*HVL*) gonadotroph cell, gonadotrope, gonadotroph, delta cell, D cell

D-Zellen-Tumor *m* s.u. D-Zell-Tumor

D-Zell-Tumor *m* (*Pankreas*) delta cell tumor, D-cell tumor, somatostatinoma

E

E *abk.* s.u. 1. Echinococcus 2. Einheit 3. Elektron 4. Energie 5. Entamoeba 6. Enzym 7. Epinephrin 8. Erythem 9. Erythrozyt 10. Escherichia 11. Ester 12. Extinktion 13. Extinktionskoeffizient 14. molarer *Extinktionskoeffizient*

ε *abk.* s.u. Extinktionskoeffizient

η *abk.* s.u. absolute *Viskosität*

e^+ *abk.* s.u. Positron

e^- *abk.* s.u. Elektron

EA *abk.* s.u. Early-Antigen

EAC-Rosettentest *m* EAC rosette assay, erythrocyte antibody complement rosette assay [ɪ'rɪθrəsaɪt]

EAE *abk.* s.u. 1. experimentelle allergische *Enzephalitis* 2. experimentelle allergische *Enzephalomyelitis*

EAEM *abk.* s.u. experimentelle allergische *Enzephalomyelitis*

EAHF *abk.* s.u. Ekzem-Asthma-Heufieber-Komplex

EAHF-Komplex *m* EAHF complex

Early-Antigen *nt* (*EBV*) early antigen

early cancer *nt* early cancer

Eaton: Eaton-agent *nt* Eaton agent, Mycoplasma pneumoniae

EB *abk.* s.u. 1. Epstein-Barr 2. Erythroblast

EBF *abk.* s.u. *Erythroblastosis* fetalis

EBK *abk.* s.u. Eisenbindungskapazität

EBNA *abk.* s.u. Epstein-Barr nukleäres *Antigen*

Ebola-Fieber *nt* Ebola fever, Ebola hemorrhagic fever, Ebola virus fever, viral hemorrhagic fever, Ebola virus disease, Ebola disease

Ebola-Virus *nt* Ebola virus

EBV *abk.* s.u. 1. EB-Virus 2. Epstein-Barr-Virus

EBV-Antigen *nt* Epstein-Barr virus antigen, EBV antigen

EB-Virus *nt* EB virus, Epstein-Barr virus

EC *abk.* s.u. 1. enterochromaffin 2. *Escherichia* coli 3. extrazellulär

ECAO-Virus *nt* ECAO virus, ecaovirus

ECBO-Virus *nt* ECBO virus, ecbovirus

Eclcelma *nt* eczema ['eksəmə], tetter

Eccema endogenicum atopic dermatitis [ˌdɜrmə'taɪtɪs], atopic eczema, allergic dermatitis, endogenous eczema [en'dɑdʒənəs], neurodermatitis, allergic eczema, disseminated neurodermatitis [njʊərəʊˌdɜrmə'taɪtɪs]

ECCO-Virus *nt* ECCO virus, eccovirus

ECDO-Virus *nt* ECDO virus, ecdovirus

ECF *abk.* s.u. 1. Eosinophilen-chemotaktischer *Faktor* 2. Extrazellularflüssigkeit

ECF-A *abk.* s.u. Eosinophilen-chemotaktischer *Faktor* der Anaphylaxie

Elchilnolcoclcus *m* caseworm, Echinococcus

Echinococcus granulosus hydatid tapeworm, dog tapeworm, Echinococcus granulosus, Taenia echinococcus

Elchilnolderlmen *pl* echinoderms

Elchilnolkoklkolse *f* echinococcosis, echinococciasis, hydatid disease, echinococcal cystic disease, echinococcus disease, hydatidosis

alveoläre Echinokokkose alveolar hydatid, Virchow's hydatid, alveolar hydatid disease, multilocular hydatid disease

metastasierende Echinokokkose metastatic echinococcosis, metastatic hydatidosis

zystische Echinokokkose unilocular hydatid disease

Elchilnolkoklkus *m* s.u. Echinococcus

Elchilnolzyt *m* echinocyte, burr cell, crenated erythrocyte, crenation, crenocyte, burr erythrocyte [ɪ'rɪθrəsaɪt]

ECHO-Virus *nt* ECHO virus, echovirus

ECMO-Virus *nt* ECMO virus, ecmovirus

ECPO-Virus *nt* ECPO virus, ecpovirus

ECR *abk.* s.u. Extrazellularraum

ECSO-Virus *nt* ECSO virus, ecsovirus

ECW *abk.* s.u. extrazelluläres *Wasser*

EC-Zelle *f* enterochromaffin cell, EC cell

ED *abk.* s.u. Effektivdosis

ED_{50} *abk.* s.u. mittlere effektive *Dosis*

Eldeltat *nt* edetate, edathamil, ethylenediaminetetraacetate

Eldeltinlsäulre *f* edetic acid, ethylenediaminetetraacetic acid

Edman: Edman-Abbau *m* Edman degradation

Edman-Methode *f* Edman method

Edman-Reagenz *nt* Edman's reagent, phenylisothiocyanate

sequentielle Edman-Methode *f* sequential Edman method

subtraktive Edman-Methode *f* subtractive Edman method

EDTA *abk.* s.u. Ethylendiamintetraessigsäure

EE *abk.* s.u. endogenes *Ekzem*

EF *abk.* s.u. Elongationsfaktor

Eflfekt *m* effect; (*Wirksamkeit*) efficiency, effectiveness, effectivity; (*Ergebnis*) result

zytopathischer Effekt cytopathic effect

eflfekltiv *adj.* effective, effectual, efficacious

Eflfekltivldolsis *f* effective dose

Eflfekltorlfunkltilon *f* effector function

Eflfekltorlhorlmon *nt* effector hormone

Eflfekltorlsyslttem *nt* effector system

Eflfekltorlzellle *f* effector cell

Effektorzell-Test *m* effector-cell assay

EG *abk.* s.u. *Echinococcus* granulosus

E_h *abk.* s.u. Redoxpotential

EHEC *abk.* s.u. enterohämorrhagisches *Escherichia* coli

Ehrlich: Ehrlich-Aldehydprobe *f* Ehrlich's test

Ehrlich-Aldehydreagenz *nt* Ehrlich's aldehyde reagent

Ehrlich-Diazoreagenz *nt* Ehrlich's diazo reagent

Ehrlich-Diazoreaktion *f* Ehrlich's test, Ehrlich's diazo reaction

Ehrlich-Reaktion *f* Ehrlich's test
Ehrlich-Seitenkettentheorie *f* Ehrlich's side-chain theory, side chain theory
EIA *abk.* s.u. Enzymimmunoassay
Eilchellwurm *m* acorn worm, Saccoglossus ruber
Eilchung *f* standardization
Eilcolsalnolat *nt* arachidate, eicosanoate
Eilcolsalnolid *nt* eicosanoid, arachidonic acid derivative
n-Eilcolsanlsäulre *f* arachidic acid, arachic acid, icosanoic acid, *n*-eicosanoic acid
Eilcolsaltrilenlsäulre *f* eicosatrienoic acid
EIEC *abk.* s.u. enteroinvasives *Escherichia* coli
Eierstock- *präf.* ovarian, oophor(o)-, ovari(o)-
Eilerlstock *m*, *pl* **Eilerlstölcke** ovary, ovarium, oophoron, female gonad, ootheca, oarium, genital gland
Eilerlstocklfiblrom *nt* ovarian fibroma
Eilerlstocklgelschwulst *f* ovarian tumor
Eilerlstocklkrebs *m* ovarian carcinoma
Eilerlstockltulmor *m* oophoroma, ovarioncus
Eigen- *präf.* private; self-, idi(o)-, aut(o)-
Eilgenlbelhandllung *f* self-treatment, autotherapy
Eilgenlblutlbelhandllung *f* autohemotherapy
Eilgenlblutltranslfulsilon *f* autohemotransfusion, autotransfusion, autologous transfusion [ɔː'tɑləgəs]
Eilgenlselrum *nt* autoserum
Eilgenlselrumlbelhandllung *f* autoserum therapy, autoserotherapy, autotherapy
Eileiter- *präf.* oviducal, oviductal, salpingian, tubo-, salping(o)-
Eilleilter *m* salpinx, fallopian tube, tube, uterine tube, gonaduct, ovarian canal, oviduct
Eilleilterltulmor *m* salpingioma
einlfachlunlgelsätltigt *adj.* monounsaturated, monoenoic
Einlfachlzulcker *m* monosaccharide, monosaccharose, monose, simple sugar
Ein Gen-ein Enzym-Hypothese *f* one gene-one enzyme hypothesis, one gene-one polypeptide chain hypothesis
Ein Gen-eine Polypeptidkette-Hypothese *f* s.u. Ein Gen-ein Enzym-Hypothese
Ein Gen-ein Polypeptid-Hypothese *f* s.u. Ein Gen-ein Enzym-Hypothese
Eingeweide- *präf.* intestinal, splanchnic, splanchn(o)-, visceral, viscer(o)-, enter(o)-
Einlgelweilde *pl* viscera; (*Gedärme*) bowels, intestines, guts
Einlgelweildelmeltasltalse *f* visceral metastasis [mə'tæstəsɪs]
Einlgelweildelverlgrölßelrung *f* splanchnomegaly, organomegaly, visceromegaly, splanchnomegalia
Einlheit *f* unit
Einheit der Enzymaktivität international unit of enzyme activity
absolute Einheit absolute unit
infektiöse Einheit infectious agent/unit
internationale Einheit international unit
kodierende Einheit coding unit
mutierbare Einheit mutational unit
plaque-bildende Einheit plaque-forming unit
statistische Einheit statistical unit
Einlheitslmemlbran *f* elementary membrane, unit membrane
Einlschlusslkörlperlchen *nt* inclusion body, intranuclear inclusion, elementary body
Einlschlusslkörlperlchenlenlzelphallitis Dawson *f* Dawson's encephalitis [en,sefə'laɪtɪs], van Bogaert's sclerosing leukoencephalitis [,luːkəen,sefə'laɪtɪs], van Bogaert's disease, van Bogaert's encephalitis, subacute inclusion body encephalitis, inclusion body encephalitis, subacute sclerosing leukoencephalitis, subacute sclerosing leukoencephalopathy [,luːkəen,sefə'lɑpəθɪ], subacute sclerosing panencephalitis
Einlschlusslkörlperlchenlkranklheit *f* inclusion disease
zytomegale Einschlusskörperchenkrankheit inclusion body disease, salivary gland disease, cytomegalovirus infection, cytomegalic inclusion disease
einlweilsen *vt* (*ins Krankenhaus*) refer to a hospital, send to a hospital, hospitalize
Einlweilsung *f* (*ins Krankenhaus*) hospitalization
einlwerltig *adj.* univalent, monovalent
Einlzelldolmänlanltilkörlper *m* single-domain antibody
Einlzelller *m* single-celled animal, monad, protist, protozoon
parasitäre Einzeller parasitic protozoa, protozoan parasites
Einzelstrang-DNA *f* single-stranded deoxyribonucleic acid, single-stranded DNA
Einzelstrang-DNS *f* s.u. Einzelstrang-DNA
Einzelstrang-RNA *f* single-stranded RNA
Einzelstrang-RNS *f* s.u. Einzelstrang-RNA
Einlzelllzelllneklrolse *f* single-cell necrosis
Eilsen *nt* iron
Eilsenlbinldungslkalpalziltät *f* iron-binding capacity
Eisen-III-chlorid *nt* ferric chloride
Eilsenleinllalgelrung *f* iron deposition, ferrugination
Eisen-II-fumarat *nt* ferrous fumarate, iron fumarate
Eisen-II-gluconat *nt* ferrous gluconate
Eisen-Hämatoxylin *nt* iron hematoxylin
Eisen-Hämatoxylin-Färbung *f* iron hematoxylin stain
Eisen-III-hydroxid *nt* iron hydroxide, ferric hydroxide
Eisen-II-laktat *nt* ferrous lactate
Eilsenlmanlgel *m* sideropenia, hypoferrism [haɪpəʊ'ferɪzəm], iron deficiency, asiderosis
systemischer Eisenmangel sideropenia
Eilsenlmanlgellalnälmie *f* hypoferric anemia, iron deficiency anemia, sideropenic anemia [ə'niːmɪə]
Eilsenlprälpalrat *nt* iron
Eilsenlproltelin *nt* iron protein
Eisen-Schwefel-Protein *nt* iron-sulfur protein
Eisen-Schwefel-Zentrum *nt* iron-sulfur center
Eilsenlspeilcherlkranklheit *f* iron storage disease, hemochromatosis, hemachromatosis, hematochromatosis, bronzed diabetes, bronze diabetes
Eisen-II-succinat *nt* ferrous succinate
Eisen-II-sulfat *nt* ferrous sulfate, iron sulfate, iron vitriol
Eilsenlverlbinldung *f* iron compound
Eilter *m* pus; matter
eilterlarltig *adj.* puriform, puruloid, pyoid
eilterlbilldend *adj.* pus-forming, purulent, suppurative, pyopoietic, pyogenic
Eilterlbilldung *f* pus formation, pyopoiesis [,paɪəʊpɔɪ'iːsɪs], pyogenesis, pyosis, suppuration; purulence, purulency
Eilterlherd *m* pus focus
Eilterlkörlperlchen *pl* pus corpuscles, pus cells, pyocytes
Eiltern *nt* festering, suppuration, discharge (of pus)
eiltern *vi* suppurate, fester, run, matter, discharge (pus *or* matter); (*Abszess*) run, come to a head

ei|ternd *adj.* (*Wunde*) running, suppurative, purulent, festering
Ei|ter|pfropf *m* core, head
Ei|te|rung *f* pyesis, pyopoiesis [ˌpaɪəʊpɔɪ'iːsɪs], pyosis, suppuration, diapyesis, purulence, purulency
Ei|ter|zel|len *pl* s.u. Eiterkörperchen
eit|rig *adj.* puriform, purulent, puruloid, pyic, suppurative
eitrig-fibrös *adj.* fibropurulent
eitrig-serös *adj.* seropurulent, ichoroid, ichorous
Eiweiß- *präf.* protein, proteid, protide, proteinaceous, proteinic, prote(o)-
Ei|weiß *nt* **1.** protein, proteid, protide **2.** (*Eiklar*) egg white, white of egg, albumen, ovalbumin
Ei|weiß|ab|bau *m* protein breakdown
Ei|weiß|haus|halt *m* protein balance
Ei|weiß|mal|ab|sorp|ti|on *f* protein malabsorption
Ei|weiß|me|ta|bo|lis|mus *m* proteometabolism [ˌprəʊtɪəmə'tæbəlɪzəm], protein metabolism [mə'tæbəlɪzəm]
Ei|weiß|quo|ti|ent *m* A-G ratio, albumin-globulin ratio
Ei|weiß|stoff|wech|sel *m* s.u. Eiweißmetabolismus
Ei|weiß|syn|the|se *f* protein synthesis
EK *abk.* s.u. **1.** Endokarditis **2.** Erythrozytenkonzentrat
Ekto- *präf.* ecto-, ect-, exo-
Ek|to|an|ti|gen *nt* ectoantigen, exoantigen
Ek|to|blast *nt* s.u. Ektoderm
Ek|to|derm *nt* ectoderm, ectoblast, epiblast, ectodermal germ layer
ek|to|der|mal *adj.* relating to the ectoderm, ectodermal, ectodermic, epiblastic
Ek|to|en|zym *nt* ectoenzyme, exoenzyme, extracellular enzyme
Ek|to|pa|ra|sit *m* ectoparasite, ectosite, ecoparasite
Ek|to|sit *m* s.u. Ektoparasit
Ek|to|to|xin *nt* ectotoxin, exotoxin, extracellular toxin
Ek|zem *nt* eczema ['eksəmə], tetter
  atopisches Ekzem s.u. endogenes *Ekzem*
  endogenes Ekzem neurodermatitis [njʊərəʊˌdɜrmə'taɪtɪs], allergic eczema, atopic eczema, disseminated neurodermatitis, atopic dermatitis [ˌdɜrmə'taɪtɪs], allergic dermatitis, endogenous eczema [en'dɑdʒənəs]
  exsudatives Ekzem s.u. endogenes *Ekzem*
  konstitutionelles Ekzem s.u. endogenes *Ekzem*
  neuropathisches Ekzem s.u. endogenes *Ekzem*
  photoallergisches Ekzem photoallergic contact dermatitis, photocontact dermatitis
ek|zem|ähn|lich *adj.* resembling eczema, eczematoid
Ekzem-Asthma-Heufieber-Komplex *m* EAHF complex
ek|ze|ma|to|gen *adj.* causing eczema, eczematogenic
ek|ze|ma|to|id *adj.* s.u. ekzemähnlich
ek|ze|ma|tös *adj.* s.u. ekzemähnlich
ek|zem|aus|lö|send *adj.* s.u. ekzematogen
Ek|zem|krank|heit *f* endogenous eczema ['eksəmə], atopic dermatitis [ˌdɜrmə'taɪtɪs], allergic dermatitis, allergic eczema, atopic eczema, disseminated neurodermatitis [njʊərəʊˌdɜrmə'taɪtɪs]
EL *abk.* s.u. Erythroleukämie
E|las|ta|se *f* elastase, elastinase
E|las|tin *nt* elastin, elasticin
E|las|ti|na|se *f* s.u. Elastase
E|las|to|fib|rom *nt* elastofibroma
E|las|to|id *nt* elastoid
E|las|to|i|din *nt* elastoidin
E|las|tom *nt* elastoma
Elek: Elek-Plattentest *m* Elek test, toxigenicity test (in vitro)
Elek-Ouchterlony: Elek-Ouchterlony-Test *m* Elek-Ouchterlony test
e|lek|tiv *adj.* elective
E|lek|tiv|kul|tur *f* elective culture
E|lek|tro|bi|o|sko|pie *f* electrobioscopy
E|lek|tron *nt* electron
e|lek|tro|ne|ga|tiv *adj.* electronegative
Elektronen- *präf.* electron, electronic, electro-
E|lek|tro|nen|af|fi|ni|tät *f* electroaffinity
E|lek|tro|nen|ak|zep|tor *m* electron acceptor
E|lek|tro|nen|ä|qui|va|lent *nt* electron equivalent
E|lek|tro|nen|mik|ro|skop *nt* electron microscope
E|lek|tro|nen|mik|ro|sko|pie *f* electron microscopy
e|lek|tro|nen|mik|ro|sko|pisch *adj.* electron-microscopic, electron-microscopical
E|lek|tro|nen|ras|ter|mik|ro|skop *nt* scanning electron microscope, scanning microscope
E|lek|tro|nen|spin *m* electron spin
E|lek|tro|nen|spin|re|so|nanz *f* electron spin resonance, electron paramagnetic resonance
E|lek|tro|nen|spin|re|so|nanz|spek|tro|sko|pie *f* electron spin resonance spectroscopy [spek'trɑskəpɪ], electron paramagnetic resonance spectroscopy, EPR spectroscopy, ESR spectroscopy
E|lek|tro|nen|strahl *m* electron beam
E|lek|tro|nen|trä|ger *m* electron carrier
E|lek|tro|nen|trans|port *m* electron transport
E|lek|tro|nen|trans|port|ket|te *f* electron-transport chain
E|lek|tro|nen|trans|port|sys|tem *nt* electron-transport system
E|lek|tro|nen|trans|port|zyk|lus *m* electron transport cycle
e|lek|tro|nen|ü|ber|tra|gend *adj.* electron-carrying, electron-transfering
E|lek|tro|nen|ü|ber|trä|ger *m* electron carrier
E|lek|tro|nen|volt *nt* electron volt
e|lek|tro|phil *adj.* electrophilic, electrophil, electrophile
E|lek|tro|pho|re|se *f* electrophoresis, electrochromatography [ɪˌlektrəʊˌkrəʊmə'tɑgrəfɪ], ionophoresis, ionization, phoresis
E|lek|tro|pho|re|se|mus|ter *nt* electrophoretic pattern
e|lek|tro|pho|re|tisch *adj.* relating to electrophoresis, electrophoretic, ionophoretic
E|lek|tro|pho|to|me|ter *nt* electrophotometer [ɪˌlektrəfəʊ'tɑmɪtər]
E|lek|tro|pho|to|the|ra|pie *f* electrophototherapy
e|lek|tro|po|si|tiv *adj.* electropositive
ELISA *abk.* s.u. Enzyme-linked-immunosorbent-Assay
ELISPOT-Test *m* ELISPOT assay
El|lip|to|zyt *m* elliptocyte, ovalocyte, cameloid cell
el|lip|to|zy|tär *adj.* relating to elliptocyte(s), elliptocytary, ovalocytic, ovalocytary
Elliptozyten- *präf.* elliptocytary, ovalocytic, ovalocytary
El|lip|to|zy|ten|a|nä|mie *f* Dresbach's anemia, Dresbach's syndrome, elliptocytosis, elliptocytotic anemia, elliptocytic anemia, elliptocytary anemia, ovalocytic anemia, ovalocytosis, hereditary elliptocytosis, cameloid anemia [ə'niːmɪə]
El|lip|to|zy|to|se (hereditäre) *f* s.u. Elliptozytenanämie
E|lon|ga|ti|on *f* elongation
E|lon|ga|ti|ons|fak|tor *m* elongation factor
E|lon|ga|ti|ons|pha|se *f* elongation phase

E

ELP *abk.* s.u. Elektrophorese
Ellternlstamm *m* parental strain
EM *abk.* s.u. Elektronenmikroskop
EMB *abk.* s.u. Ethambutol
Embden-Meyerhof: Embden-Meyerhof-Weg *m* Embden-Meyerhoff pathway, Embden-Meyerhoff-Parnas pathway, glycolysis [glaɪ'kɑləsɪs], glucolysis [glu:'kɑləsɪs]
emlbollilform *adj.* emboliform
Embolie- *präf.* embolic
Emlbollie *f* embolism ['embəlɪzəm], embolic disease
blande Embolie bland embolism
gekreuzte Embolie s.u. paradoxe *Embolie*
infektiöse Embolie s.u. septische *Embolie*
paradoxe Embolie crossed embolism, paradoxical embolism
retrograde Embolie retrograde embolism
septische Embolie infective embolism, pyemic embolism
venöse Embolie venous embolism
zerebrale Embolie cerebral embolism
emlbollisch *adj.* relating to embolism *or* an embolus, embolic
Emlbollus *m, pl* **Emlbolli** embolus
arterieller Embolus arterial embolus
blander Embolus bland embolus
septischer Embolus septic embolus
Embryo- *präf.* embryonic, embryo, embryonal, embryonary, embryous, embry(o)-
Emlbryo *m, pl* **Emlbrylos, Emlbrylolnen** embryo
emlbrylolid *adj.* resembling an embryo, embryoid, embryoniform, embryonoid
Emlbrylom *nt* embryonal tumor, embryonic tumor, embryoma
emlbrylolnal *adj.* relating to an embryo, embryonic, embryonal, embryonary, embryous
EMF *abk.* s.u. elektromagnetisches *Feld*
EMIT *abk.* s.u. Enzyme-Multiplied-Immunoassay-Technique
Emplfänlger *m* 1. (*immunol.*) receiver, recipient 2. (*von Blut*) donee
Emplfänlgerlanltilgen *nt* recipient antigen
Emplfänlgerlblut *nt* recipient blood
Emplfänlgerlselrum *nt* recipient serum
Emplfänlgerlzellle *f* recipient cell
emlpilrisch *adj.* empiric, empirical
Emlpylem *nt* empyema
EMW *abk.* s.u. Embden-Meyerhof-Weg
EN *abk.* s.u. Enolase
ENA *abk.* s.u. extrahierbare nukleäre *Antigene*
Elnalmellom *nt* enameloma, enamel drop, enamel pearl
Elnanlthem *nt* enanthema, enanthem
elnanlthelmaltös *adj.* relating to an enanthema, enanthematous [ɪ,næn'θemətəs]
Enlanltilolmer *nt* enantiomer, enantiomorph, antimer, optical antipode
enlanltilolmer *adj.* enantiomorphic, enantiomorphous
Enlanltilolmelrie *f* optical isomerism [aɪ'sɑmərɪzəm], enantiomerism, enantiomorphism
Encephalo- *präf.* encephalic, brain, encephal(o)-
Enlchondlrom *nt* enchondroma, enchondrosis, central chondroma, true chondroma
enlchondlrolmaltös *adj.* enchondromatous [,enkɑn'drɑmətəs]
Enlchondlrolsarlkom *nt* central chondrosarcoma, enchondrosarcoma
Endlanlgiliitis *f* inflammation of the endangium, endangiitis [,endænd3ɪ'aɪtɪs], endangeitis, endoangiitis, endovasculitis
Endangiitis obliterans Winiwarter-Buerger disease, Buerger's disease, thromboangiitis obliterans [θrɑmbəʊ,ænd3ɪ'aɪtɪs]
Endlanlgiltis *f* s.u. Endangiitis
Endldarm *m* rectum, straight intestine
Enldelmie *f* endemic disease, endemia, endemic, endemicity, endemism
enldelmisch *adj.* endemial, endemic, endemical
Enldolenlzym *nt* endoenzyme, intracellular enzyme
enldolgen *adj.* endogenous [en'dɑd3ənəs], endogenetic, endogenic; autogenous [ɔ:'tɑd3ənəs], autogeneic, autologous [ɔ:'tɑləgəs]; intrinsic, intrinsical
enldolglolbullär *adj.* endoglobular, endoglobar
Enldolinltolxilkaltilon *f* endointoxication
enldolkalpilllär *adj.* endocapillary
Enldolkarldiltis *f* inflammation of the endocardium, endocarditis [,endəʊkɑ:r'daɪtɪs], encarditis
Endokarditis Libman-Sacks Libman-Sacks disease, Libman-Sacks endocarditis, Libman-Sacks syndrome, atypical verrucous endocarditis, marantic endocarditis, nonbacterial verrucous endocarditis, nonbacterial thrombotic endocarditis
atypische verruköse Endokarditis s.u. *Endokarditis* Libman-Sacks
rheumatische Endokarditis Bouillaud's disease, rheumatic endocarditis, rheumatic valvulitis
Enldolmetlrilum *nt* endometrium, uterine mucosa, mucosa of uterus
Enldolmetlrilumlkarlzilnom *nt* endometrial carcinoma, metrocarcinoma, hysterocarcinoma
Enldolpalralsit *m* endoparasite, endosite, entoparasite, internal parasite, entorganism
Enldolpepltildalse *f* endopeptidase
Enldolperlolxid *nt* endoperoxide
zyklisches Endoperoxid cyclic endoperoxide
enldolphyltisch *adj.* endophytic
Enldolreldupllilkaltilon *f* endoreduplication
Enldolrilbolnukllelalse *f* endoribonuclease
Endlorlphin *nt* endorphin
Enldolseplsis *f* endosepsis; autosepticemia [ɔ:təʊ-,septə'si:mɪə]
Enldolsit *m* s.u. Endoparasit
Enldolskop *nt* endoscope
Enldolskolpie *f* endoscopy
enldolskolpisch *adj.* relating to endoscopy, endoscopic
Enldolthel *nt* endothelial tissue, endothelium
enldolthellilal *adj.* relating to the endothelium, endothelial
Enldolthellilolblasltom *nt* endothelioblastoma
Enldolthellilolidlzelllen *pl* endothelioid cells
Enldolthellilollylsin *nt* endotheliolysin
enldolthellilollyltisch *adj.* endotheliolytic
Enldolthellilom *nt* endothelial cancer, endothelioma
Enldolthellilolzyt *m* endotheliocyte, endothelial leukocyte
Enldolthellilolzyltolse *f* endotheliocytosis
Enldolthellilum *nt* endothelial tissue, endothelium
Enldoltolxälmie *f* endotoxemia
Enldoltolxilkolse *f* endotoxicosis
Endotoxin- *präf.* endotoxic

En|do|to|xin *nt* endotoxin, intracellular toxin, autointoxicant
En|do|to|xin|in|to|xi|ka|ti|on *f* endointoxication
En|do|to|xin|schock *m* endotoxic shock, endotoxin shock
En|do|zy|to|se *f* endocytosis
 rezeptorvermittelte Endozytose receptor-mediated endocytosis
End|pro|dukt|hem|mung *f* retroinhibition, end-product inhibition
End|pro|dukt|re|pres|si|on *f* end-product repression
Energie- *präf.* caloric, energy, power
E|ner|gie *f* energy
 Energie der Phosphatbindung phosphate-bond energy
 chemische Energie chemical energy
 elektrische Energie electric energy
 freie Energie free energy
 kinetische Energie kinetic energy, energy of motion
 metabolische Energie metabolic energy
 phosphatgebundene Energie phosphate-bond energy
 potentielle Energie potential energy, latent energy, energy of position
 thermische Energie thermal energy
e|ner|gie|ab|hän|gig *adj.* energy-dependent
E|ner|gie|ä|qui|va|lent *nt* energy equivalent, caloric equivalent
e|ner|gie|arm *adj.* energy-poor, low-energy; low-caloric
E|ner|gie|bi|lanz *f* energy balance
E|ner|gie|do|sis *f* absorbed dose
E|ner|gie|ein|heit *f* energy unit
E|ner|gie|haus|halt *m* energy balance
E|ner|gie|ni|veau *nt* energy level
E|ner|gie|quel|le *f* energy source
e|ner|gie|reich *adj.* energized, energy-rich, high-energy
E|ner|gie|stoff|wech|sel *m* energy metabolism [mə'tæbəlɪzəm]
E|ner|gie|trans|fer *m* energy transfer
E|ner|gie|trans|for|ma|ti|on *f* energy transformation
E|ner|gie|ü|ber|tra|gung *f* energy transfer
E|ner|gie|um|for|mung *f* mutation of energy
E|ner|gie|um|satz *m* energy turnover
E|ner|gie|um|wand|lung *f* energy conversion, energy transformation
E|ner|gie|ver|brauch *m* energy consumption, power consumption
e|ner|gie|ver|brau|chend *adj.* energy-requiring; endergonic
En|hance|ment *nt* enhancement
 aktives Enhancement active enhancement
 aktives Enhancement des Transplantatüberlebens active enhancement of graft survival
 passives Enhancement passive enhancement
En|han|cer|se|quenz *f* enhancer sequence
ENK *abk.* S.U. Enkephalin
En|ke|pha|lin *nt* encephalin, enkephalin
ENO *abk.* S.U. Enolase
ENOL *abk.* S.U. Enolase
E|nol *nt* enol
E|no|la|se *f* enolase
Ent|a|moe|ba *f* Entamoeba, Paramoeba
En|ten|em|bry|o|tol|lwut|vak|zi|ne *f* duck embryo vaccine
En|ten|em|bry|o|vak|zi|ne *f* duck embryo vaccine
en|te|ral *adj.* enteral
En|te|ri|tis *f* inflammation of the (small) intestine, enteritis [entə'raɪtɪs], enteronitis
 Enteritis regionalis Crohn's disease, terminal enteritis, terminal ileitis, transmural granulomatous enteritis [grænjə'ləʊmətəs], transmural granulomatous ileocolitis, segmental enteritis, regional enteritis, regional enterocolitis, regional ileitis, granulomatous ileocolitis, granulomatous enteritis, chronic cicatrizing enteritis, distal ileitis
 Enteritis regionalis Crohn S.U. *Enteritis* regionalis
Entero- *präf.* enteral, intestinal, enteric, enter(o)-, intestin(o)-
En|te|ro|bac|ter *m* Enterobacter
En|te|ro|bak|te|ri|en *pl* enterics, enteric bacteria, intestinal bacteria
en|te|ro|chrom|af|fin *adj.* enterochromaffin
En|te|ro|coc|cus *m* enterococcus
En|te|ro|to|xä|mie *f* enterotoxemia
En|te|ro|to|xi|ka|ti|on *f* enterotoxism [entərəʊ'tɑksɪzm], enterotoxication, autointoxication
En|te|ro|to|xin *nt* enterotoxin, intestinotoxin
En|te|ro|to|xin|ä|mie *f* enterotoxemia
en|te|ro|to|xin|bil|dend *adj.* enterotoxigenic
en|te|ro|to|xisch *adj.* enterotoxic
En|te|ro|vi|rus *nt* enteric virus, enterovirus
ent|gif|ten *vt* decontaminate, detoxify, detoxicate
Ent|gif|tung *f* decontamination, detoxification, detoxication
ent|kei|men *vt* disinfect; sterilize
Ent|kei|mung *f* disinfection; sterilization
Ent|nahme *f* (*Transplantat*) harvest; (*Blut*) withdrawal; (*Probe*) sampling, taking of a sample
Ent|neh|men *nt* S.U. Entnahme
ent|neh|men *vt* (*Transplantat*) harvest; (*Blut*) withdraw; (*Probe*) take (a sample from)
Entner-Doudoroff: Entner-Doudoroff-Abbau *m* Entner-Doudoroff pathway, Entner-Doudoroff fermentation
Ento- *präf.* ent(o)-, end(o)-
En|to|derm *nt* entoderm, entoblast, endoblast, endoderm, hypoblast, entodermal germ layer
en|to|der|mal *adj.* relating to the entoderm, entodermal, entodermic, endoblastic, endodermal, endodermic, hypoblastic
Ent|wick|lungs|pha|se *f* developmental stage
Ent|wick|lungs|stu|fe *f* developmental stage
ent|zün|den *vr* **sich entzünden** inflame, become inflamed
ent|zün|det *adj.* inflamed
ent|zünd|lich *adj.* inflammatory, phlogistic, phlogotic
Ent|zün|dung *f* inflammation
 adhäsive Entzündung adhesive inflammation
 akute Entzündung acute inflammation
 allergische Entzündung allergic inflammation
 alterative Entzündung alterative inflammation, degenerative inflammation
 atrophische Entzündung cirrhotic inflammation, atrophic inflammation, fibroid inflammation
 chronische Entzündung chronic inflammation
 degenerative Entzündung S.U. alterative *Entzündung*
 diffuse Entzündung diffuse inflammation
 diphtherische Entzündung diphtheric inflammation, diphtheriticc inflammation, pseudomembranous-necrotizing inflammation
 disseminierte Entzündung disseminated inflammation
 exsudative Entzündung exudative inflammation

fibrinöse Entzündung fibrinous inflammation
fibrinös-eitrige Entzündung fibrinopurulent inflammation
fibroide Entzündung cirrhotic inflammation, fibroid inflammation, atrophic inflammation
granulomatöse Entzündung granulomatous inflammation [grænjə'ləʊmətəs]
hämorrhagische Entzündung hemorrhagic inflammation
interstitielle Entzündung interstitial inflammation
lokale Entzündung local inflammation
metastatische Entzündung metastatic inflammation
nekrotisierende Entzündung necrotic inflammation, necrotizing inflammation
örtliche Entzündung local inflammation
phlegmonöse Entzündung phlegmon, phlegmonous cellulitis [seljə'laɪtɪs]
produktive Entzündung hyperplastic inflammation, proliferative inflammation, proliferous inflammation [prəʊ'lɪfərəs], plastic inflammation, productive inflammation
proliferative Entzündung s.u. produktive *Entzündung*
pseudomembranöse Entzündung pseudomembranous inflammation [suːdəʊ'membrənəs]
pseudomembranös-nekrotisierende Entzündung s.u. diphtherische *Entzündung*
serofibrinöse Entzündung serofibrinous inflammation
seröse Entzündung serous inflammation
spezifische Entzündung specific inflammation
ulzerative Entzündung ulcerative inflammation
ulzerierende Entzündung ulcerative inflammation
verklebende Entzündung adhesive inflammation

Entzündungs- *präf.* inflammatory, phlogistic, phlogotic, phlog(o)-
ent|zün|dungs|hem|mend *adj.* anti-inflammatory, antiphlogistic
Ent|zün|dungs|hem|mer *m* anti-inflammatory, antiphlogistic
Ent|zün|dungs|me|di|a|tor *m* inflammatory mediator
Ent|zün|dungs|ort *m* inflammatory site
Ent|zün|dungs|re|ak|ti|on *f* inflammatory response
En|vel|lope *nt* envelope, envelop
en|ze|phal *adj.* relating to the encephalon *or* brain, encephalic
En|ze|pha|li|tis *f* inflammation of the brain, encephalitis [enˌsefə'laɪtɪs], cephalitis
experimentelle allergische Enzephalitis experimental allergic encephalitis, experimental allergic encephalomyelitis [enˌsefələʊmaɪə'laɪtɪs]
hyperergische Enzephalitis hyperergic encephalitis
en|ze|pha|li|tisch *adj.* relating to encephalitis, encephalitic
En|ze|pha|li|tis|vi|ren *pl* encephalitis viruses
Enzephalo- *präf.* encephalic, brain, encephal(o)-
En|ze|pha|lom *nt* encephaloma, cerebroma
En|ze|pha|lo|my|e|li|tis *f* inflammation of brain and spinal cord, encephalomyelitis [enˌsefələʊmaɪə'laɪtɪs], myeloencephalitis, myelencephalitis
experimentelle allergische Enzephalomyelitis experimental allergic encephalitis [enˌsefə'laɪtɪs], experimental allergic encephalomyelitis
En|ze|pha|lo|pa|thie *f* encephalopathy [enˌsefə'lɑpəθɪ], encephalopathia, cerebropathy, cerebropathia, brain damage
bovine spongiforme Enzephalopathie mad cow disease, bovine spongiform encephalopathy
spongiforme Enzephalopathie spongiform encephalopathy
subakute spongiforme Enzephalopathie subacute spongiform encephalopathy, subacute spongiform virus encephalopathy, transmissible spongiform encephalopathy, transmissible spongiform virus encephalopathy

Enzym- *präf.* enzymatic, enzymic, enzyme, zym(o)-
En|zym *nt* enzyme; biocatalyst, biocatalyzer, zyme, zymin
4-2-Enzym C3 convertase
allosterisches Enzym allosteric enzyme
extrazelluläres Enzym extracellular enzyme, exoenzyme
induzierbares Enzym induced enzyme, adaptive enzyme, inducible enzyme
intrazelluläres Enzym endoenzyme, intracellular enzyme
konstitutives Enzym constitutive enzyme
nichtregulatorisches Enzym nonregulatory enzyme
regulatorisches Enzym regulatory enzyme

En|zym|ab|ga|be *f* enzyme release
En|zym|ak|ti|vi|tät *f* enzyme activity
En|zym|an|ta|go|nist *m* enzyme antagonist
en|zym|ar|tig *adj.* zymoid
en|zy|ma|tisch *adj.* relating to an enzyme, enzymatic, enzymic, fermentative, fermentive; **enzymatisch aktiv** enzymatically-active
Enzym-Cofaktor-Komplex *m* enzyme-cofactor complex
En|zym|ein|heit *f* enzyme unit, international unit of enzyme activity
En|zym|frei|set|zung *f* enzyme release
Enzyme-linked-immunosorbent-Assay *m* enzyme-linked immunosorbent assay
Enzyme-Multiplied-Immunoassay-Technique *f* enzyme-multiplied immunoassay technique
En|zym|er|ken|nungs|stel|le *f* enzyme recognition site
en|zym|ge|bun|den *adj.* enzyme-bound
en|zym|hem|mend *adj.* antizymotic
En|zym|hemm|stoff *m* enzyme inhibitor, antienzyme
En|zym|hem|mung *f* enzyme inhibition
En|zym|im|mu|no|as|say *m* enzyme immunoassay
En|zym|in|duk|ti|on *f* induction, enzyme induction, enzymatic adaptation
En|zym|in|hi|bi|tor *m* enzyme inhibitor, antienzyme
Enzym-Inhibitor-Komplex *m* enzyme-inhibitor complex
en|zym|ka|ta|ly|siert *adj.* enzyme-catalyzed
En|zym|ki|ne|tik *f* enzyme kinetics
En|zym|kon|for|ma|ti|on *f* enzyme conformation
En|zym|mus|ter *nt* enzyme pattern
En|zy|mo|gen *nt* zymogen
En|zy|mo|pa|thie *f* enzymopathy
En|zym|pro|fil *nt* enzyme profile
En|zym|re|pres|si|on *f* enzyme repression
Enzym-Substrat-Inhibitor-Komplex *m* enzyme-substrate-inhibitor complex
Enzym-Substrat-Komplex *m* enzyme-substrate complex
En|zym|vor|stu|fe *f* zymogen, proenzyme, proferment
E|o|sin *nt* eosin
E|o|si|no|pe|nie *f* eosinopenia, eosinophilic leukopenia, hypoeosinophilia
e|o|si|no|phil *adj.* eosinophilic, eosinophil, eosinophile, eosinophilous

E|o|si|no|phil|ä|mie *f* eosinophilia, acidophilia, eosinophilosis
Eosinophilen- *präf.* eosinophilocytic
E|o|si|no|phi|len|leu|kä|mie *f* eosinophilic leukemia, eosinophilocytic leukemia [luː'kiːmɪə]
E|o|si|no|phi|ler *m* eosinophilic leukocyte, eosinophil, eosinophile, eosinophilic granulocyte, eosinocyte, polymorphonuclear eosinophil leukocyte
E|o|si|no|phi|lie *f* eosinophilia, eosinophilia, eosinophilosis, acidophilia
übermäßige Eosinophilie hypereosinophilia
E|o|si|no|phi|lo|blast *m* eosinoblast
e|o|si|no|tak|tisch *adj.* eosinotactic, eosinophilotactic
E|o|si|no|ta|xis *f* eosinotaxis
EP *abk.* s.u. **1.** Elektrophorese **2.** endogenes *Pyrogen* **3.** Erythropoetin
Ep|en|dym *nt* ependyma, endyma
ep|en|dy|mal *adj.* relating to the ependyma, ependymal, ependymary
Ep|en|dy|mo|blas|tom *nt* ependymoblastoma
Ep|en|dy|mo|gli|om *nt* s.u. Ependymom
Ep|en|dy|mom *nt* ependymoma, ependymocytoma
Ep|en|dy|mo|zy|tom *nt* s.u. Ependymom
EPF *abk.* s.u. Exophthalmus-produzierender *Faktor*
E|pi|de|mie *f* epidemic, epidemic disease
e|pi|de|misch *adj.* epidemic
Epiderm- *präf.* epidermatic, epidermal, epidermic
e|pi|der|mal *adj.* relating to the epidermis, epidermal, epidermatic, epidermic
E|pi|der|mis *f* epidermis, epiderm, epiderma, outer skin, cuticle, cuticula, ecderon
E|pi|der|mo|id *nt* epidermoid, implantation dermoid, sequestration dermoid, atheromatous cyst [æθə'rɑmətəs], epidermal cyst, epidermoid cyst, epithelial cyst, sebaceous cyst [sɪ'beɪʃəs], wen
e|pi|der|mo|id *adj.* epidermal, epidermoid
E|pi|mer *nt* epimer
E|pi|me|ra|se *f* epimerase
E|pi|neph|rin *nt* adrenaline, adrenin, adrenine, epinephrine
Epithel- *präf.* epithelial, epitheli(o)-
E|pi|thel *nt* epithelial tissue, epithelium
abgeflachtes Epithel flattened epithelium
einschichtiges Epithel simple epithelium
hochprismatisches Epithel columnar epithelium, cylindrical epithelium
isoprismatisches Epithel cuboidal epithelium, cubical epithelium
kubisches Epithel s.u. isoprismatisches *Epithel*
mehrreihiges Epithel stratified epithelium, laminated epithelium
mehrschichtiges Epithel stratified epithelium, laminated epithelium
oberflächenbildendes Epithel covering epithelium
papilläres Epithel papillary epithelium
pigmenthaltiges Epithel pigmented epithelium, pigmentary epithelium
pseudomuzinöses Epithel pseudomucinous epithelium [suːdəʊ'mjuːsənəs]
resorbierendes Epithel absorbing epithelium
subkapsuläres Epithel subcapsular epithelium
e|pi|thel|ähn|lich *adj.* epithelioid
e|pi|the|li|al *adj.* relating to epithelium, epithelial
Epithelio- *präf.* epithelial, epitheli(o)-
E|pi|the|li|om *nt* epithelial tumor, epithelioma
intraepidermales Epitheliom Borst-Jadassohn intraepidermal epithelioma Borst-Jadassohn
verkalkendes Epitheliom Malherbe Malherbe's disease, Malherbe's calcifying epithelioma, calcifying epithelioma of Malherbe, calcified epithelioma, benign calcified epithelioma, pilomatrixoma, pilomatricoma
verkalktes Epitheliom s.u. verkalkendes *Epitheliom* Malherbe
E|pi|the|li|o|ma *nt* epithelial tumor, epithelioma
Epithelioma adenoides cysticum Brooke's disease, hereditary multiple trichoepithelioma, trichoepithelioma, Brooke's tumor
Epithelioma basocellulare basal cell epithelioma, basaloma, basalioma
Epithelioma calcificans (Malherbe) Malherbe's disease, calcifying epithelioma of Malherbe, calcified epithelioma, Malherbe's calcifying epithelioma, pilomatrixoma, pilomatricoma, benign calcified epithelioma
Epithelioma contagiosum molluscum contagiosum, molluscum
Epithelioma molluscum molluscum contagiosum, molluscum
e|pi|the|li|om|ar|tig *adj.* epitheliomatous [ˌepɪθɪlɪ'əʊmətəs]
e|pi|the|li|o|ma|tös *adj.* relating to epithelioma, epitheliomatous [ˌepɪθɪlɪ'əʊmətəs]
E|pi|thel|kör|per|chen *nt* epithelial body, parathyroid, parathyroid gland, Gley's gland, Sandström's body, Sandström's gland
E|pi|thel|kör|per|chen|a|de|nom *nt* parathyroid adenoma [ædə'nəʊmə], parathyroidoma
E|pi|thel|kör|per|chen|ge|schwulst *f* parathyroid tumor
E|pi|thel|kör|per|chen|kar|zi|nom *nt* parathyroid carcinoma, parathyroidoma
E|pi|thel|kör|per|chen|tu|mor *m* parathyroid tumor
e|pi|the|lo|id *adj.* epithelioid, myoepithelioid
E|pi|the|lo|id|sar|kom *nt* epithelioid sarcoma [sɑːr'kəʊmə]
E|pi|the|lo|id|zell|nä|vus *m* Spitz nevus, Spitz-Allen nevus, epithelioid cell nevus, spindle and epithelioid cell nevus, spindle cell nevus, benign juvenile melanoma, juvenile melanoma [ˌmelə'nəʊmə]
E|pi|thel|zel|le *f* epithelial cell
kortikale Epithelzelle cortical epithelial cell
medulläre Epithelzelle medullary epithelial cell
E|pi|top *nt* epitope, antigenic determinant
imunogenes Epitop immunogenic epitope
E|pi|to|xo|id *nt* epitoxoid
e|pi|zo|isch *adj.* epizoic
E|pi|zo|on *nt* epizoon
EPO *abk.* s.u. Erythropoetin
EPS *abk.* s.u. Exophthalmus-produzierende *Substanz*
Epstein-Barr: Epstein-Barr nuclear antigen *nt* s.u. *Epstein-Barr* nukleäres Antigen
Epstein-Barr nukleäres Antigen *nt* Epstein-Barr nuclear antigen
Epstein-Barr-Virus *nt* EB virus, Epstein-Barr virus, human herpesvirus 4
Epstein-Barr-Virus-Antigen *nt* Epstein-Barr virus antigen, EBV antigen
EQ *abk.* s.u. Eiweißquotient
Eq *abk.* s.u. Äquivalent
Eq. Val *abk.* s.u. Grammäquivalent

E

ER *abk.* s.u. **1.** endoplasmatisches *Retikulum* **2.** *Enteritis* regionalis
E.r. *abk.* s.u. *Enteritis* regionalis
Erb- *präf.* genetic, genetical, inheritable, inherited, hereditary, heritable, hereditable
Erb|a|na|ly|se *f* genetic analysis [ə'næləsɪs]
Erb|bild *nt* genotype
Erb|bi|o|lo|gie *f* genetics *pl*
erb|bi|o|lo|gisch *adj.* genetic, genetical
Erb|fak|tor *m* factor, gene
Erb|gang *m* hereditary transmission, heredity
Erb-Goldflam: Erb-Goldflam-Krankheit *f* s.u. Erb-Goldflam-Syndrom
Erb-Goldflam-Syndrom *nt* myasthenia gravis, myasthenia gravis syndrome, Erb's syndrome, Erb-Goldflam disease, Goldflam's disease, Goldflam-Erb disease, Hoppe-Goldflam disease, asthenobulbospinal paralysis, bulbospinal paralysis [pə'ræləsɪs]
Erb|gut *nt* inheritance, genotype
Erb|in|for|ma|ti|on *f* genetic information, genome, genom
Erb|krank|heit *f* hereditary disease, hereditary disorder, heredopathia
Erb|lei|den *nt* s.u. Erbkrankheit
erb|lich I *adj.* heritable, hereditable, inheritable, hereditary II *adv* by inheritance
Erb-Oppenheim-Goldflam: Erb-Oppenheim-Goldflam-Krankheit *f* s.u. Erb-Oppenheim-Goldflam-Syndrom
Erb-Oppenheim-Goldflam-Syndrom *nt* myasthenia gravis, myasthenia gravis syndrome, Erb's syndrome, Erb-Goldflam disease, Goldflam's disease, Goldflam-Erb disease, Hoppe-Goldflam disease, asthenobulbospinal paralysis, bulbospinal paralysis [pə'ræləsɪs]
ERC *abk.* s.u. **1.** endoskopische retrograde *Cholangiographie* **2.** *Enteritis* regionalis Crohn
ERCP *abk.* s.u. endoskopische retrograde *Cholangiopankreatikographie*
Erd|al|ka|li *nt* alkaline earth
Erd|al|ka|li|me|tall *nt* alkaline earth metal
Erdheim: Erdheim-Tumor *m* Erdheim tumor, Rathke's pouch tumor, Rathke's tumor, craniopharyngioma, craniopharyngeal duct tumor, pituitary adamantinoma, pituitary ameloblastoma, suprasellar cyst
Ergo- *präf.* erg(o)-
Er|go|cal|ci|fe|rol *nt* ergocalciferol, irradiated ergosterol, vitamin D_2, viosterol, activated ergosterol, calciferol
Er|gos|te|rin *nt* ergosterol, ergosterin
Er|gos|te|rol *nt* ergosterol, ergosterin
Er|ken|nung *f* recognition
allogene Erkennung allorecognition, allogeneic recognition
MHC-restringierte Erkennung MHC-restricted recognition
xenogene Erkennung xenorecognition, xenogeneic recognition
Er|ken|nungs|fak|tor *m* recognition factor
Er|ken|nungs|me|cha|nis|mus *m* recognition mechanism ['mekənɪzəm]
er|kran|ken *vi* get sick, come down, fall ill (*an* with); sicken, be taken ill, get ill
er|krankt *adj.* diseased, morbid, disordered, ill
Er|kran|kung *f* disease, complaint, illness, ill, sickness, ailment, affection, disorder
allergische Erkrankung allergic disease, allergosis
anzeigepflichtige Erkrankung notifiable disease, reportable disease
bakterielle Erkrankung bacterial disease, bacteriosis
bösartige Erkrankung malignant disease
erbliche Erkrankung hereditary disorder, hereditary disease
hereditäre Erkrankung hereditary disorder, hereditary disease
idiopathische Erkrankung idiopathic disease, idiopathy; autopathy
immunproliferative Erkrankung immunoproliferative disorder
lymphoproliferative Erkrankung lymphoproliferative disease, lymphoproliferative disorder, lymphoproliferative syndrome
lymphoretikuläre Erkrankungen lymphoreticular diseases, lymphoreticular disorders, lymphoreticular syndrome
maligne Erkrankung malignant disease
meldepflichtige Erkrankung notifiable disease, reportable disease
multifaktorielle Erkrankung multifactorial disorder
myeloproliferative Erkrankung myeloproliferative disease, myeloproliferative syndrome
rheumatische Erkrankung rheumatic disease, rheumatism ['ruːmətɪzəm]
rheumatoide Erkrankung rheumatoid disease
spezifische Erkrankung specific disease
Er|näh|rer|zel|le *f* nutritive cell
E-Rosettentest *m* E rosette assay, erythrocyte rosette assay [ɪ'rɪθrəsaɪt]
E|ro|si|on *f* erosion
e|ro|siv *adj.* erosive, erodent
ERP *abk.* s.u. endoskopische retrograde *Pankreatographie*
Er|re|ger *m* germ, pathogen, virus; bug
opportunistisch-pathogener Erreger opportunistic microorganism [maɪkrə'ɔːrgənɪzəm], opportunistic pathogen
Er|schöp|fung *f* exhaustion
klonale Erschöpfung clonal exhaustion
ERV *abk.* s.u. endogenes *Retrovirus*
erv *abk.* s.u. endogenes *Retrovirus*
Er|wach|se|nen|hä|mo|glo|bin *nt* hemoglobin A ['hiːməgləʊbɪn]
Er|wei|chung *f* softening, mollities, malacia, malacosis
puriforme Erweichung central softening of thrombus ['θrɑmbəs], puriform softening
Er|wei|chungs|herd *m* malacial focus
Ery *abk.* s.u. Erythrozyt
E|ry|them *nt* erythema
E|ry|the|ma|to|des *m* lupus erythematosus
e|ry|the|ma|tös *adj.* relating to *or* marked by erythema, erythematous [erə'θemətəs]
E|ry|thrä|mie *f* Osler-Vaquez disease, Osler's disease, Vaquez's disease, Vaquez-Osler disease, erythremia, erythrocythemia, myelopathic polycythemia, leukemic erythrocytosis, primary polycythemia, splenomegalic polycythemia
akute Erythrämie Di Guglielmo syndrome, Di Guglielmo disease, acute erythremia, acute erythremic myelosis

e|ry|thrä|misch *adj.* erythremic
Erythro- *präf.* erythrocytic, erythr(o)-
E|ry|thro|blast *m* chloroblast, erythroblast, erythrocytoblast, hemonormoblast
E|ry|thro|blas|tä|mie *f* erythroblastemia, erythroblastosis
E|ry|thro|blas|ten|a|nä|mie (familiäre) *f* familial erythroblastic anemia [ə'ni:mɪə]
E|ry|thro|blas|tom *nt* erythroblastoma
E|ry|thro|blas|to|ma|to|se *f* erythroblastomatosis
E|ry|thro|blas|to|pe|nie *f* erythroblastopenia
E|ry|thro|blas|to|se *f* erythroblastemia, erythroblastosis
Erythroblastose des Erwachsenen Di Guglielmo syndrome, Di Guglielmo disease, acute erythremia, acute erythremic myelosis
fetale Erythroblastose hemolytic anemia of the newborn [ə'ni:mɪə], hemolytic disease of the newborn, fetal erythroblastosis, congenital anemia of the newborn
E|ry|thro|blas|to|sis *f* erythroblastemia, erythroblastosis
Erythroblastosis fetalis hemolytic anemia of the newborn [ə'ni:mɪə], hemolytic disease of the newborn, fetal erythroblastosis, congenital anemia of the newborn
E|ry|thro|blast|re|zep|tor *m* erythroblast receptor
E|ry|thro|chro|mie *f* erythrochromia
E|ry|thro|cu|pre|in *nt* erythrocuprein, hemocuprein, hepatocuprein, superoxide dismutase, cytocuprein
e|ry|thro|de|ge|ne|ra|tiv *adj.* erythrodegenerative
E|ry|thro|kla|sie *f* hemoclasia, hemoclasis [hɪ'mɑkləsɪs], erythroclasis [erɪ'θrɑkləsɪs]
e|ry|thro|klas|tisch *adj.* relating to *or* marked by hemoclasia/erythroclasis, erythroclastic
E|ry|thro|leu|kä|mie *f* erythrocytic leukemia [lu:'ki:mɪə], erythroleukemia, Blumenthal's disease
E|ry|thro|leu|ko|se *f* erythroleukosis
E|ry|thro|ly|se *f* erythrocytolysis [ɪ,rɪθrəsaɪ'tɑləsɪs], erythrolysis [erə'θrɑləsɪs]
E|ry|thro|ly|sin *nt* erythrocytolysin, erythrolysin
E|ry|thro|my|e|lo|se *f* erythremic myelosis
akute Erythromyelose acute erythremia, acute erythremic myelosis, Di Guglielmo syndrome, Di Guglielmo disease
E|ry|thron *nt* erythron
E|ry|thro|ne|o|zy|to|se *f* erythroneocytosis
E|ry|thro|pa|thie *f* erythropathy
E|ry|thro|pe|nie *f* erythropenia, erythrocytopenia
E|ry|thro|pha|ge *m* erythrophage
E|ry|thro|pha|gie *f* erythrocytophagy [ɪ,rɪθrəsaɪ'tɑfədʒɪ], erythrophagia, erythrophagocytosis
e|ry|thro|pha|gisch *adj.* erythrocytophagous, erythrophagous
E|ry|thro|pha|go|zy|to|se *f* erythrocytophagy [ɪ,rɪθrəsaɪ'tɑfədʒɪ], erythrophagia, erythrophagocytosis
e|ry|thro|phil *adj.* erythrophilic, erythrophil, erythrophilous
e|ry|thro|phob *adj.* erythrophobic
E|ry|thro|po|e|se *f* erythropoiesis [ɪ,rɪθrəpɔɪ'i:sɪs], erythrocytopoiesis [ɪ,rɪθrə,saɪtəpɔɪ'i:sɪs]
E|ry|thro|po|e|tin *nt* hemopoietin, hematopoietin, erythropoietin, erythropoietic stimulating factor
e|ry|thro|po|e|tisch *adj.* erythropoietic
E|ry|thro|po|i|e|se *f* erythropoiesis [ɪ,rɪθrəpɔɪ'i:sɪs], erythrocytopoiesis [ɪ,rɪθrə,saɪtəpɔɪ'i:sɪs]
E|ry|thro|po|i|e|tin *nt* s.u. Erythropoetin
e|ry|thro|po|i|e|tisch *adj.* relating to erythropoiesis, erythropoietic
E|ry|thro|pyk|no|se *f* erythropyknosis
E|ry|thror|rhe|xis *f* erythrocytorrhexis, erythrorrhexis
E|ry|thro|schi|sis *f* erythrocytoschisis
E|ry|thro|sta|se *f* erythrostasis [ɪ,rɪθrə'steɪsɪs]
E|ry|thro|zyt *m* erythrocyte [ɪ'rɪθrəsaɪt], normocyte, normoerythrocyte, colored corpuscle, red blood cell, red blood corpuscle
antikörpersensilibierter Erythrozyt antibody-sensitized erythrocyte
basophiler Erythrozyt basoerythrocyte, basophilic erythrocyte
getüpfelter Erythrozyt stipple cell
polychromatische Erythrozyten polychromatic cells, polychromatophil cells
reifer Erythrozyt normocyte, normoerythrocyte
rekonstituierter Erythrozyt resealed erythrocyte, reconstituted erythrocyte
stechapfelförmiger Erythrozyt acanthocyte, acanthrocyte
e|ry|thro|zy|tär *adj.* relating to erythrocyte(s), erythrocytic
Erythrozyten- *präf.* erythrocyte, erythrocytic, erythr(o)-
E|ry|thro|zy|ten|ab|bau *m* erythrokatalysis [ɪ,rɪθrəkə'tæləsɪs], erythrocatalysis, hemolysis [hɪ'mɑləsɪs], hematocytolysis [,hemətəsaɪ'tɑləsɪs], hematolysis, hemocytolysis, cythemolysis [,sɪθɪ'mɑləsɪs]
E|ry|thro|zy|ten|ag|glo|me|ra|ti|on *f* erythrocyte agglomeration
E|ry|thro|zy|ten|ag|glu|ti|na|ti|on *f* erythrocyte agglutination
E|ry|thro|zy|ten|ag|glu|ti|no|gen *nt* erythrocyte agglutinogen
E|ry|thro|zy|ten|ag|gre|ga|ti|on *f* erythrocyte aggregation
intravaskuläre Erythrozytenaggregation intravascular agglutination
E|ry|thro|zy|ten|a|no|ma|lie *f* erythrocyte anomaly [ə'nɑməlɪ]
E|ry|thro|zy|ten|an|ti|gen *nt* erythrocyte antigen
E|ry|thro|zy|ten|auf|lö|sung *f* erythrocytolysis [ɪ,rɪθrəsaɪ'tɑləsɪs], erythrolysis [erə'θrɑləsɪs], hemolysis [hɪ'mɑləsɪs], hematocytolysis [,hemətəsaɪ'tɑləsɪs], hematolysis, hemocytolysis, cythemolysis [,sɪθɪ'mɑləsɪs]
E|ry|thro|zy|ten|au|to|sen|si|bi|li|sie|rung *f* Gardner-Diamond syndrome, autoerythrocyte sensitization syndrome, erythrocyte autosensitization syndrome, painful bruising syndrome
e|ry|thro|zy|ten|bil|dend *adj.* erythrogenic, erythropoietic
E|ry|thro|zy|ten|bil|dung *f* erythrogenesis [ɪ,rɪθrə'dʒenəsɪs], erythropoiesis [ɪ,rɪθrəpɔɪ'i:sɪs], erythrocytopoiesis [ɪ,rɪθrə,saɪtəpɔɪ'i:sɪs]
E|ry|thro|zy|ten|ein|zel|vo|lu|men, mittleres *nt* mean corpuscular volume
E|ry|thro|zy|ten|en|zy|me *pl* erythrocyte enzymes
E|ry|thro|zy|ten|fär|be|in|dex *m* erythrocyte color index
E|ry|thro|zy|ten|fär|be|ko|ef|fi|zi|ent *m* erythrocyte color coefficient
E|ry|thro|zy|ten|frag|men|tie|rung *f* erythroclasis [erɪ'θrɑkləsɪs]

E

E|ry|thro|zy|ten|ghost *m* erythrocyte ghost, red cell ghost, ghost, ghost cell, shadow, shadow cell
E|ry|thro|zy|ten|grup|pen|an|ti|gen *nt* erythrocyte group antigen
E|ry|thro|zy|ten|ki|ne|tik *f* erythrokinetics *pl*
E|ry|thro|zy|ten|kon|ser|ve *f* packed blood cells, packed red cells, packed human blood cells, packed human red cells
E|ry|thro|zy|ten|kon|zent|rat *nt* s.u. Erythrozytenkonserve
E|ry|thro|zy|ten|man|gel *m* erythropenia, erythrocytopenia
E|ry|thro|zy|ten|mas|se *f* red cell mass
E|ry|thro|zy|ten|mem|bran *f* erythrocyte membrane
E|ry|thro|zy|ten|mo|sa|i|zis|mus *m* erythrocyte mosaicism
E|ry|thro|zy|ten|o|ber|flä|chen|gly|ko|pro|te|in *nt* erythrocyte surface glycoprotein
E|ry|thro|zy|ten|rei|fung *f* erythrocyte maturation
E|ry|thro|zy|ten|re|sis|tenz *f* erythrocyte fragility, erythrocyte resistance, fragility of blood
mechanische Erythrozytenresistenz mechanical erythrocyte fragility
osmotische Erythrozytenresistenz osmotic erythrocyte fragility, osmotic fragility
E|ry|thro|zy|ten|re|sis|tenz|test *m* erythrocyte fragility test
E|ry|thro|zy|ten|schwel|lung *f* hyperplasmia
E|ry|thro|zy|ten|se|di|men|ta|ti|on *f* erythrosedimentation
E|ry|thro|zy|ten|sen|kung *f* erythrosedimentation
E|ry|thro|zy|ten|ver|grö|ße|rung *f* hyperplasmia
E|ry|thro|zy|ten|vo|lu|men, mittleres *nt* mean corpuscular volume
totales Erythrozytenvolumen red cell volume
E|ry|thro|zy|ten|vor|läu|fer *m* s.u. Erythrozytenvorläuferzelle
E|ry|thro|zy|ten|vor|läu|fer|zel|le *f* erythrocyte progenitor, proerythrocyte
kernhaltige Erythrozytenvorläuferzelle nucleated red (blood) cell
E|ry|thro|zy|ten|zahl *f* red blood count, erythrocyte count, red cell count, erythrocyte number
E|ry|thro|zy|ten|zer|stö|rung *f* hemolysis [hɪ'mɑləsɪs], hematocytolysis [,hemətəsaɪ'tɑləsɪs], hematolysis, hemocytolysis, cythemolysis [,sɪθɪ'mɑləsɪs]
E|ry|thro|zyt|hä|mie *f* erythrocythemia, erythrocytosis, hypercythemia, hypererythrocythemia
E|ry|thro|zy|to|blast *m* erythroblast, erythrocytoblast, chloroblast
E|ry|thro|zy|to|ge|ne|se *f* erythropoiesis [ɪ,rɪθrəpɔɪ'iːsɪs], erythrocytopoiesis [ɪ,rɪθrə,saɪtəpɔɪ'iːsɪs]
E|ry|thro|zy|to|ly|se *f* erythrocytolysis [ɪ,rɪθrəsaɪ'tɑləsɪs], erythrolysis [erə'θrɑləsɪs]
E|ry|thro|zy|to|ly|sin *nt* erythrocytolysin, erythrolysin
E|ry|thro|zy|to|me|ter *nt* erythrocytometer [ɪ,rɪθrəsaɪ'tɑmɪtər], erythrometer [ɪrɪ'θrɑmɪtər]
E|ry|thro|zy|to|met|rie *f* erythrocytometry [ɪ,rɪθrəsaɪ'tɑmətrɪ], erythrometry [erɪ'θrɑmətrɪ]
E|ry|thro|zy|to|pa|thie *f* erythropathy
E|ry|thro|zy|to|pe|nie *f* erythropenia, erythrocytopenia
E|ry|thro|zy|to|pha|ge *m* erythrophage
E|ry|thro|zy|tor|rhe|xis *f* erythrocytorrhexis, erythrorrhexis
E|ry|thro|zy|to|schi|sis *f* erythrocytoschisis
E|ry|thro|zy|to|se *f* s.u. Erythrozythämie
ES *abk.* s.u. Empfängerserum
Escape-Mechanismus *m* escape mechanism ['mekənɪzəm]
E|sche|ri|chia *nt* Escherichia
Escherichia coli colon bacillus, colibacillus, coli bacillus, Escherich's bacillus, Bacillus coli, Bacterium coli, Escherichia coli, Shigella alkalescens, Shigella dispar, Shigella madampensis
enterohämorrhagisches Escherichia coli enterohemorrhagic Escherichia coli
enteroinvasives Escherichia coli enteroinvasive Escherichia coli
enteropathogenes Escherichia coli enteropathogenic Escherichia coli
enterotoxisches Escherichia coli enterotoxicogenic Escherichia coli
E-Selektin *nt* E-selectin
E|sel|e|ry|thro|zyt *m* donkey red blood cell
ESR *abk.* s.u. Elektronenspinresonanz
ESR-Spektroskopie *f* electron spin resonance spectroscopy [spek'trɑskəpɪ], electron paramagnetic resonance spectroscopy, EPR spectroscopy, ESR spectroscopy
es|sen|ti|ell *adj.* essential, idiopathic, idiopathetic, autopathic, protopathic
es|sen|zi|ell *adj.* s.u. essentiell
Es|sig|säu|re *f* acetic acid, ethanoic acid
Es|sig|säu|re|an|hyd|rid *nt* acetic acid anhydride, acetic anhydride
Es|ter *m* ester
Es|te|ra|se *f* esterase
Es|te|ra|se|hem|mer *m* esterase inhibitor
es|te|ra|se|ne|ga|tiv *adj.* esterase-negative
es|te|ra|se|po|si|tiv *adj.* esterase-positive
Es|ter|bin|dung *f* ester bond
Es|ter|hyd|ro|ly|se *f* esterolysis [estə'rɑləsɪs]
Es|ter|spal|tung *f* esterolysis [estə'rɑləsɪs]
Es|tra|mus|tin *nt* estramustine
Es|tro|gen *nt* estrogen, estrin
Es|tro|gen|er|satz|the|ra|pie *f* estrogen (replacement) therapy
Es|tro|gen|re|zep|tor *m* estrogen receptor
Es|tro|gen|re|zep|tor|a|na|ly|se *f* estrogen-receptor analysis [ə'næləsɪs]
Es|tro|gen|re|zep|tor|be|stim|mung *f* estrogen-receptor analysis [ə'næləsɪs]
Es|tro|gen|re|zep|tor|bin|dungs|ka|pa|zi|tät *f* estrogen-receptor activity
Es|tro|gen|the|ra|pie *f* estrogen therapy, estrogen replacement therapy
ETA *abk.* s.u. Ethionamid
E|tam|syl|at *nt* ethamsylate, etamsylate
ETEC *abk.* s.u. enterotoxisches *Escherichia* coli
ETH *abk.* s.u. Ethionamid
ETHA *abk.* s.u. Ethionamid
E|tham|bu|tol *nt* ethambutol
E|than *nt* ethane, methylmethane
E|tha|nal *nt* acetaldehyde, acetic aldehyde, ethaldehyde, ethanal, ethylaldehyde
E|tha|nol *nt* ethyl alcohol, ethanol, alcohol, spirit
E|tha|nol|a|min *nt* ethanolamine, olamine, monoethanolamine, colamine, 2-aminoethanol
E|than|säu|re *f* acetic acid, ethanoic acid
E|ther *m* ether; diethyl ether
E|ther|bin|dung *f* ether bond

E|thi|on|a|mid *nt* ethionamide
Ethyl- *präf.* ethyl
E|thyl|a|ce|tat *nt* ethyl acetate ['æsɪteɪt]
E|thyl|a|min *nt* ethylamine
E|thyl|chlo|rid *nt* ethyl chloride, chloroethane, chlorethyl
E|thy|len *nt* ethylene ['eθəliːn], ethene
E|thy|len|di|a|min *nt* ethanediamine, ethylenediamine
E|thy|len|di|a|min|tet|ra|a|ce|tat *nt* ethylenediamine-tetraacetate
E|thy|len|di|a|min|tet|ra|es|sig|säu|re *f* ethylenediaminetetraacetic acid, edetic acid, edethamil
E|ti|dro|nat *nt* etidronate
E|ti|dron|säu|re *f* etidronic acid
E|to|po|sid *nt* etoposide
EU *abk.* s.u. Energieumsatz
Eu|bac|te|ri|um *nt* eubacterium, Eubacterium
Eu|ka|ry|ont *m* s.u. Eukaryot
eu|ka|ry|ont *adj.* s.u. eukaryot
eu|ka|ry|on|tisch *adj.* s.u. eukaryot
Eu|ka|ry|ot *m* eukaryon, eukaryote, eucaryote, eucaryon, eukaryotic protist, higher protist
eu|ka|ry|ot *adj.* relating to a eukaryote *or* eukaryosis, eukaryotic, eucaryotic
Eu|my|ce|tes *pl* true fungi, proper fungi, Eumycetes, Eumycophyta
EV *abk.* s.u. Erythrozytenvolumen
eV *abk.* s.u. Elektronenvolt
E.v.G.-Färbung *f* elastica-van Gieson stain
E|vo|lu|ti|on *f* evolution
  biologische Evolution darwinian evolution, biological evolution
  chemische Evolution chemical evolution
  divergente Evolution divergent evolution
  konvergente Evolution convergent evolution
EW *abk.* s.u. Eiweiß
Ewing: Ewing-Knochensarkom *nt* Ewing's sarcoma, Ewing's tumor, endothelial myeloma, reticular sarcoma of bone [sɑːr'kəʊmə]
  Ewing-Sarkom *nt* s.u. Ewing-Knochensarkom
E|xan|them *nt* exanthema, exanthem, skin eruption, skin rash, rash
e|xan|the|ma|tisch *adj.* s.u. exanthematös
e|xan|the|ma|tös *adj.* relating to *or* marked by an exanthema, exanthematous [ˌegzæn'θemətəs]
Exfoliative-Dermatitis-Toxin *nt* exfoliative dermatitis toxin [ˌdɜrmə'taɪtɪs]
Exo- *präf.* exo-, ecto-, ect-
E|xo|an|ti|gen *nt* ectoantigen, exoantigen
E|xo|en|zym *nt* exoenzyme, ectoenzyme, extracellular enzyme
e|xo|gen *adj.* exogenous [ek'sɑdʒənəs], exogenetic, exogenic, exoteric, extrinsic, ectogenic, ectogenous
e|xo|glo|bu|lär *adj.* ectoglobular
E|xon *nt* exon
e|xo|nuk|le|är *adj.* ectonuclear
E|xo|nuk|le|a|se *f* exonuclease
E|xo|pep|ti|da|se *f* exopeptidase
e|xo|phy|tisch *adj.* exophytic
E|xo|pig|ment *nt* exogenous pigment [ek'sɑdʒənəs]
E|xo|ri|bo|nuk|le|a|se *f* exoribonuclease
E|xo|sep|sis *f* exosepsis
Exotoxin- *präf.* exotoxic
E|xo|to|xin *nt* exotoxin, ectotoxin, extracellular toxin
  pyrogenes Exotoxin C pyrogenic exotoxin C, toxic shock-syndrome toxin-1
e|xo|to|xin|bildend *adj.* exotoxic
Ex|pan|si|on *f* expansion
  klonale Expansion clonal expansion
ex|pan|siv *adj.* (*Wachstum*) expansive
Ex|pe|ri|ment *nt* experiment, test, try-out, trial
ex|pe|ri|men|tal *adj., adv* s.u. experimentell
ex|pe|ri|men|tell I *adj.* experimental **II** *adv* experimentally, by experiment
Ex|pres|si|vi|tät *f* expressivity
ex|pri|mie|ren *vt* express
Ex|san|gu|i|na|ti|on *f* exsanguination
Ex|san|gu|i|na|ti|ons|trans|fu|si|on *f* exsanguinotransfusion, exsanguination transfusion
Ex|su|dat *nt* exudate, exudation, effusion
  entzündliches Exsudat inflammatory exudate
Ex|su|da|ti|on *f* exudation
ex|su|da|tiv *adj.* exudative
Ext. *abk.* s.u. Extinktion
ex|tern *adj.* external, exterior, outside
Ex|tink|ti|on *f* extinction, absorbance, absorbency
Ex|tink|ti|ons|in|dex *m* absorbency index
Ex|tink|ti|ons|ko|ef|fi|zi|ent *m* absorptivity, absorption constant, absorption coefficient, absorbency index, extinction coefficient
  molarer Extinktionskoeffizient molar absorption, molar absorption coefficient, molar extinction coefficient
  spezifischer Extinktionskoeffizient specific absorption, specific absorption coefficient, specific extinction coefficient
ex|tra|chro|mo|so|mal *adj.* extrachromosomal
ex|tra|glo|bu|lär *adj.* ectoglobular
ex|tra|thy|misch *adj.* extrathymic
ex|tra|zel|lu|lär *adj.* extracellular
Ex|tra|zel|lu|lar|flüs|sig|keit *f* extracellular fluid
Ex|tra|zel|lu|lar|raum *m* extracellular space
ex|trin|sic *adj.* extrinsic
Extrinsic-Asthma *nt* extrinsic asthma
  Extrinsic-Asthma durch Nahrungsmittelallergie food asthma
Extrinsic-System *nt* extrinsic system, extrinsic pathway
ex|trin|sisch *adj.* extrinsic
EZ *abk.* s.u. **1.** extrazellulär **2.** Extrazellularraum
EZF *abk.* s.u. Extrazellularflüssigkeit
EZR *abk.* s.u. Extrazellularraum
EZW *abk.* s.u. extrazelluläres *Wasser*

F

F *abk.* s.u. **1.** Fahrenheit **2.** Fett **3.** Fluor **4.** freie *Energie* **5.** Phenylalanin
F I *abk.* s.u. *Faktor* I
F II *abk.* s.u. *Faktor* II
F III *abk.* s.u. *Faktor* III
F IV *abk.* s.u. *Faktor* IV
F V *abk.* s.u. *Faktor* V
F VI *abk.* s.u. *Faktor* VI
F VII *abk.* s.u. *Faktor* VII
F VIII *abk.* s.u. *Faktor* VIII
F IX *abk.* s.u. *Faktor* IX
F X *abk.* s.u. *Faktor* X
F XI *abk.* s.u. *Faktor* XI
F XII *abk.* s.u. *Faktor* XII
F XIII *abk.* s.u. *Faktor* XIII
F_1 *abk.* s.u. F_1-Generation
F_2 *abk.* s.u. F_2-Generation
FA *abk.* s.u. Formaldehyd
Fab *abk.* s.u. Fab-Fragment
$F(ab')_2$ *abk.* s.u. $F(ab')_2$-Fragment
Faber: Faber-Anämie *f* Faber's anemia, Faber's syndrome, achlorhydric anemia [ə'niːmɪə]
Fab-Fragment *nt* Fab fragment, antigen-binding fragment
$F(ab')_2$-Fragment *nt* $F(ab')_2$ fragment
FAD *abk.* s.u. Flavinadenindinukleotid
Fahrenheit *nt* Fahrenheit
Fahrenheit: Fahrenheit-Skala *f* Fahrenheit scale
Fahrenheit-Thermometer *nt* Fahrenheit thermometer [θər'mɑmɪtər]
F-AK *abk.* s.u. Forssman-Antikörper
Fäkal- *präf.* excrementitious, excremental, fecal, stercoral, stercoraceous, stercorous, copr(o)-, sterc(o)-
fä|kal *adj.* fecal, excrementitious, excremental, stercoral, stercoraceous, stercorous
Fa|ktor *m* factor; coefficient
Faktor I 1. (*hämatol.*) fibrinogen, factor I **2.** (*immunol.*) C3b inactivator
Faktor II factor II, prothrombin, thrombogen, serozyme, plasmozyme
Faktor IIa thrombin, thrombase, thrombinogen, thrombosin, fibrinogenase
Faktor III factor III, tissue factor, tissue thromboplastin
Faktor IV factor IV
Faktor V 1. (*hämatol.*) factor V, proaccelerin, accelerator factor, accelerator globulin, cofactor of thromboplastin, component A of prothrombin, labile factor, plasma labile factor, thrombogene, plasmin prothrombin conversion factor **2.** (*mikrobiol.*) growth factor V, factor V
Faktor VI accelerin, factor VI
Faktor VII autoprothrombin I, proconvertin, convertin, cothromboplastin, cofactor V, serum prothrombin conversion accelerator, factor VII, prothrombin conversion factor, prothrombin converting factor, stable factor, prothrombokinase
Faktor VIII factor VIII, antihemophilic factor (A), plasma thromboplastin factor, thromboplastic plasma component, thromboplastinogen, platelet cofactor (I), plasmokinin, antihemophilic globulin
Faktor IX factor IX, Christmas factor, antihemophilic factor B, plasma thromboplastin factor B, autoprothrombin II, plasma thromboplastin component, PTC factor, platelet cofactor (II)
Faktor X 1. (*hämatol.*) factor X, Prower factor, Stuart factor, Stuart-Prower factor, autoprothrombin C **2.** (*mikrobiol.*) growth factor X, factor X
Faktor XI factor XI, plasma thromboplastin antecedent, antihemophilic factor C, PTA factor
Faktor XII factor XII, Hageman factor, activation factor, glass factor, contact factor
Faktor XIII factor XIII, fibrin stabilizing factor, Laki-Lorand factor, fibrinase
Faktor XIIIa transglutaminase, glutaminyl-peptide γ-glutamyltransferase, protein-glutamine γ-glutamyltransferase
Faktor B factor B, C3 proactivator, cobra venom cofactor, glycine-rich β-glycoprotein
Faktor D factor D, C3 proactivator convertase, C3PA convertase
Faktor H factor h
antihämophiler Faktor C s.u. *Faktor* IX
antinukleärer Faktor antinuclear factor
atrialer natriuretischer Faktor atrial natriuretic factor, atrial natriuretic peptide, atrial natriuretic hormone, atriopeptin, cardionatrin
ausschlaggebender Faktor determinant
Basophilen-chemotaktischer Faktor basophil chemotactic factor
chemotaktischer Faktor chemotactin, chemotaxin, chemotactic factor, chemoattractant
colicinogener Faktor s.u. kolizinogener *Faktor*
entscheidender Faktor determinant
Eosinophilen-chemotaktischer Faktor eosinophil chemotactic factor
Eosinophilen-chemotaktischer Faktor der Anaphylaxie eosinophil chemotactic factor of anaphylaxis, eosinophil chemotactic factor
erythropoetischer Faktor hemopoietin, hematopoietin, erythropoietin, erythropoietic stimulating factor
Exophthalmus-produzierender Faktor exophthalmos-producing substance
fibrinstabilisierender Faktor s.u. *Faktor* XIII
granulozyten-makrophagen-koloniestimulierender Faktor granulocyte-macrophage colony stimulating factor
granulozyten-stimulierender Faktor granulocyte stimulating factor
hautreaktiver Faktor skin reactive factor

kolizinogener Faktor colicinogenic factor, colicinogen
kolonie-stimulierender Faktor colony-stimulating factor
labiler Faktor s.u. *Faktor* V
Leukämie-hemmender Faktor leukemia inhibiting factor
Leukozytenmigration-inhibierender Faktor leukocyte inhibitory factor
makrophagenaktivierender Faktor macrophage-activating factor
Makrophagen-chemotaktischer Faktor macrophage chemotactic factor
Neutrophilen-chemotaktischer Faktor neutrophil chemotactic factor, high-molecular-weight neutrophil chemotactic factor
oligomycinempfindlichkeitsübertragender Faktor oligomycin-sensitivity-conferring factor
Osteoklasten-aktivierender Faktor osteoclast activating factor
Plättchen-aktivierender Faktor platelet activating factor, platelet aggregating factor
psychosomatischer Faktor psychosomatic factor
stabiler Faktor s.u. *Faktor* VII
ziliärer neurotropher Faktor ciliary neurotrophic factor

Fakltolrenlauslausch *m* crossing-over, crossover
Fakltolrenlkopplung *f* gene linkage, genetic coupling
Faktor-II-Mangel *m* factor II deficiency, hypoprothrombinemia, prothrombinopenia
Faktor-V-Mangel *m* factor V deficiency, Owren's disease, hypoproaccelerinemia, parahemophilia
Faktor-V-Mangelkrankheit *f* s.u. Faktor-V-Mangel
Faktor-VII-Mangel *m* factor VII deficiency, hypoproconvertinemia
Faktor-VIII-assoziiertes-Antigen *nt* factor VIII-associated antigen, von Willebrand factor, factor VIII:vWF
Faktor-VIII-Mangel *m* classical hemophilia, hemophilia A
Faktor-IX-Komplex *m* factor IX complex
Faktor-IX-Mangel *m* factor IX deficiency, Christmas disease, hemophilia B
Faktor-IX-Mangelkrankheit *f* s.u. Faktor-IX-Mangel
Faktor-X-Mangel *m* factor X deficiency
Faktor-XI-Mangel *m* factor XI deficiency, PTA deficiency, hemophilia C
Faktor-XII-Mangel *m* factor XII deficiency, Hageman factor deficiency, Hageman syndrome
Faktor-XII-Mangelkrankheit *f* s.u. Faktor-XII-Mangel
fälkullent *adj.* fecaloid, feculent, fecal, excrementitious
Fälkullom *nt* fecal tumor, fecaloma, scatoma, coproma, stercoroma
Falciparum-Malaria *f* falciparum malaria, malignant tertian malaria, pernicious malaria, subtertian malaria, falciparum fever, aestivoautumnal fever, malignant tertian fever
fälllen *vt* precipitate
Fälllmitltel *nt* precipitant, precipitator
Fällllung *f* precipitation [prɪˌsɪpɪ'teɪʃn]
Fällllungslalgens *nt* precipitant, precipitator
Fällllungslrelakltilon *f* precipitation reaction
falschlnelgaltiv *adj.* false-negative
falschlpolsiltiv *adj.* false-positive
Faltlblatt *nt* s.u. Faltblattstruktur
Faltlblattlstrukltur *f* pleated sheet, β-pleated sheet, beta pleated sheet, β-sheet, beta sheet, pleated sheets conformation, pleated sheets arrangement, pleated sheets structure
Fanconi: Fanconi-Anämie *f* Fanconi's anemia, Fanconi's pancytopenia, Fanconi's syndrome, congenital aplastic anemia, congenital pancytopenia, constitutional infantile panmyelopathy [pæn,maɪə'lɑpəθɪ], pancytopenia-dysmelia syndrome, congenital hypoplastic anemia [ə'niːmɪə]
Fanconi-Syndrom *nt* s.u. Fanconi-Anämie
F-Antigen *nt* Forssman antigen, *f* antigen
F-Antikörper *m* Forssman antibody
FAR *abk.* s.u. Fluoreszenz-Antikörper-Reaktion
Färlbelinldex *m* color index, globular value, blood quotient, erythrocyte color index [ɪ'rɪθrəsaɪt]
Färlbelkoleflfilzilent *m* mean cell hemoglobin ['hiːməgləʊbɪn], mean corpuscular hemoglobin ['hiːməgləʊbɪn], erythrocyte color coefficient
Färlben *nt* coloring, dyeing, tinction, staining; coloration
färlben I *vt* color, dye, dip, tinge, tint, stain, pigment **II** *vi* stain, dye **III** *vr* **sich färben** pigment, color, tinge, stain
Färlbeltechlnik *f* staining method, staining technique
Färlbelverlfahlren *nt* staining method, staining technique
Farblrelakltilon *f* color reaction
Farblstofflverldünlnungslkurlve *f* dye-dilution curve, indicator-dilution curve
Farblstofflverldünlnungslmeltholde *f* dye dilution method, indicator-dilution method, indicator-dilution technique
Farblstofflverldünlnungsltechlnik *f* s.u. Farbstoffverdünnungsmethode
Färlbung *f* **1.** color, coloring, coloration; cast; (*leichte*) hue, tint, tone, shade **2.** stain, staining, pigmentation **3.** (*Technik*) staining method, staining technique, stain
Farlmerllunlge *f* farmer's lung, thresher's lung, harvester's lung
Fas-Antigen *nt* Fas antigen
Falserlkrebs *m* hard cancer, scirrhous carcinoma, scirrhous cancer, fibrocarcinoma, scirrhus, scirrhoma
Falserlopltik *f* fiberoptics *pl*
Falserlprolteìin *nt* fibrillar protein, fibrous protein
F_1-ATPase *f* F_1-ATPase
Fälzes *pl* feces, fecal matter *sing.*, excrement *sing.*, bowel movement *sing.*, ordure *sing.*, diachorema *sing.*, eccrisis *sing.*; (*brit.*) faeces
Falzilallislneulrilnom *nt* facial nerve neuroma, facial neuroma
FB *abk.* s.u. *Faktor* B
Fb *abk.* s.u. Fibroblast
Fc *abk.* s.u. Fc-Fragment
Fc-abhängig *adj.* Fc-dependent
Fc-Fragment *nt* Fc fragment, crystallizable fragment
Fc-Rezeptor *m* Fc receptor
Fc-Rezeptorbindungsstelle *f* Fc-receptor binding site
Fc-Rezeptor-Kreuzvernetzung *f* Fc receptor cross-linking
Fc-unabhängig *adj.* Fc-independent
Fd-Fragment *nt* Fd fragment
FDP *abk.* s.u. **1.** Fibrindegradationsprodukte **2.** Fibrinogendegradationsprodukte
FE *abk.* s.u. **1.** fetale *Erythroblastose* **2.** Fettembolie
Fe *abk.* s.u. **1.** Eisen **2.** Ferrum
Feedlback *nt* feedback

Feed|back|hem|mung *f* feedback inhibition, feedback mechanism ['mekənɪzəm], retroinhibition, end-product inhibition
Feed|back|in|hi|bi|tor *m* feedback inhibitor
Feed|back|kon|trol|le *f* feedback control
Feed|back|sys|tem *nt* feedback system
Feed|for|ward|hem|mung *f* feed-forward inhibition
Feld *nt, pl* **Fel|der** field
elektrisches Feld electric field, electrical field
elektromagnetisches Feld electromagnetic field
magnetisches Feld magnetic field, magnetizing field
Feld|fie|ber *nt* mud fever, marsh fever, autumn fever, field fever, swamp fever, slime fever, seven-day fever
Fer|re|do|xin *nt* ferredoxin
Ferri- *präf.* ferric, ferri-
Fer|ri|fer|ro|cy|a|nid *nt* ferric ferrocyanide, Prussian blue
Ferriferrocyanid-Reaktion *f* Berlin blue reaction, Prussian-blue reaction, Prussian blue stain
Fer|ri|tin *nt* ferritin
Ferro- *präf.* ferrous, ferro-
Fer|ro|chel|la|ta|se *f* ferrochelatase, heme synthetase
Ferrocytochrom c-Sauerstoff-Oxidoreduktase *f* ferrocytochrome c-oxygen oxyreductase, cytochrome c-oxidase, cytochrome oxidase, cytochrome a_3, cytochrome aa_3, respiratory enzyme
Fer|ro|fu|ma|rat *nt* ferrous fumarate, iron fumarate
Fer|ro|glu|co|nat *nt* ferrous gluconate
Fer|ro|ki|ne|tik *f* ferrokinetics *pl*
fer|ro|ki|ne|tisch *adj.* ferrokinetic
Fer|ro|lac|tat *nt* ferrous lactate
Fer|ro|pro|te|in *nt* ferroprotein, iron protein
Fer|ro|suc|ci|nat *nt* ferrous succinate
Fer|ro|sul|fat *nt* ferrous sulfate, iron sulfate
Fer|ro|xi|da|se I *f* ceruloplasmin, ferroxidase
Fer|rum *nt* ferrum, iron
Feto- *präf.* fetal, foetal
α_1-Fe|to|pro|te|in *nt* α-fetoprotein, alpha-fetoprotein
Fett- *präf.* fatty, fat, adipose, adipic, lip(o)-, adip(o)-
Fett *nt* **1.** fat; lipid **2.** s.u. Fettgewebe
Fett aus gesättigten Fettsäuren saturated fat
Fett mit ungesättigten Fettsäuren unsaturated fat
pflanzliches Fett vegetable fat
tierisches Fett animal fat
fett *adj.* fat; (*dick*) fat, big, corpulent, obese, adipose, adipic; (*Nahrung*) fat, fatty, rich
Fett|ab|bau *m* fat breakdown, lipolysis [lɪ'pɑləsɪs], lipoclasis [lɪ'pɑkləsɪs], lipodieresis, adipolysis [ædɪ'pɑləsɪs]
Fett|di|ges|ti|on *f* lipid digestion, fat digestion
Fett|em|bo|lie *f* fat embolism ['embəlɪzəm], oil embolism
Fett|ge|schwulst *f* adipose tumor, fatty tumor, pimeloma, lipoma, steatoma
Fett|ge|we|be *nt* fat, adipose tissue, fat tissue, fatty tissue
braunes Fettgewebe brown adipose tissue, brown fat, fetal fat, moruloid fat, mulberry fat
gelbes Fettgewebe s.u. weißes *Fettgewebe*
subkutanes Fettgewebe subcutaneous fat
weißes Fettgewebe white fat, white adipose tissue, yellow adipose tissue
Fett|ge|webs|ge|schwulst *f* s.u. Fettgeschwulst
Fett|ge|webs|ne|kro|se *f* adipose tissue necrosis, fat necrosis, fat tissue necrosis, adiponecrosis, steatonecrosis
Fett|ge|webs|tu|mor *m* s.u. Fettgeschwulst
Fett|ge|webs|zel|le *f* adipose cell, fat cell, adipocyte, lipocyte
Fett|ne|kro|se *f* s.u. Fettgewebsnekrose
Fett|säu|re *f* fatty acid
Fettsäure mit gerader Anzahl von C-Atomen even-carbon fatty acid
Fettsäure mit ungerader Anzahl von C-Atomen odd-carbon fatty acid
einfachungesättigte Fettsäure monoenoic fatty acid, monounsaturated fatty acid
essentielle Fettsäure essential fatty acid
freie Fettsäure free fatty acid, unesterified fatty acid, nonesterified fatty acid
gesättigte Fettsäure saturated fatty acid
kurzkettige Fettsäure short-chain fatty acid
langkettige Fettsäure long-chain fatty acid
mehrfachungesättigte Fettsäure polyenoic fatty acid, polyunsaturated fatty acid
mittelkettige Fettsäure medium-chain fatty acid
nichtveresterte Fettsäure s.u. freie *Fettsäure*
ungesättigte Fettsäure unsaturated fatty acid
unveresterte Fettsäure s.u. freie *Fettsäure*
Fett|säu|re|ab|bau *m* fatty acid catabolism [kə'tæbəlɪzəm]
Fett|säu|re|ak|ti|vie|rung *f* fatty acid activation
Fett|säu|re|es|ter *m* fatty acid ester
Fett|säu|re|ka|ta|bo|lis|mus *m* fatty acid catabolism [kə'tæbəlɪzəm]
Fett|säu|re|ket|te *f* fatty acid chain
Fett|säu|re|o|xi|da|ti|on *f* fatty acid oxidation
Fett|säu|re|per|o|xi|da|se *f* fatty acid peroxidase
Fett|säu|re|shut|tle *m* fatty acid shuttle
Fett|säu|re|syn|the|se *f* fatty acid synthesis
Fett|säu|re|zyk|lo|o|xy|ge|na|se *f* fatty-acid cyclooxygenase
Fett|säu|re|zyk|lus *m* fatty acid oxidation cycle
Fett|spal|tung *f* lipolysis [lɪ'pɑləsɪs], lipoclasis [lɪ'pɑkləsɪs], lipodieresis, adipolysis [ædɪ'pɑləsɪs]
Fett|spei|che|rung *f* fat deposition, lipopexia
Fett|spei|cher|zel|le *f* (*Leber*) fat-storing cell, adipose cell, lipocyte, adipocyte
Fett|stoff|wech|sel *m* fat metabolism [mə'tæbəlɪzəm], lipid metabolism, lipometabolism
Fett|stoff|wech|sel|stö|rung *f* lipopathy, dyslipidosis, dyslipoidosis
Fett|tu|mor *m* lipoma, pimeloma, adipose tumor, steatoma
Fett|ver|dau|ung *f* lipid digestion, fat digestion
Fett|zel|le *f* adipose cell, fat cell, adipocyte, lipocyte
FF *abk.* s.u. Fleckfieber
F-Faktor *m* sex factor, *f* plasmid, fertility factor, *f* factor
FFP *abk.* s.u. Fresh-frozen-Plasma
FFS *abk.* s.u. freie *Fettsäure*
F_1-Generation *f* first filial generation, filial generation 1
F_2-Generation *f* second filial generation, filial generation 2
FH_2 *abk.* s.u. Dihydrofolsäure
FH_4 *abk.* s.u. Tetrahydrofolsäure
F_1-Hybride *f* F_1 hybrid
FI *abk.* s.u. Färbeindex
FIA *abk.* s.u. Fluoreszenzimmunoassay
Fi|ber|en|do|skop *nt* fiberscope, fiberoptic endoscope
Fi|ber|op|tik *f* fiberoptics *pl*
Fibrin- *präf.* fibrinous, fibrin(o)-
Fib|rin *nt* fibrin, antithrombin I

Fib|rin|ab|la|ge|rung *f* fibrin deposition
Fib|rin|ä|mie *f* fibrinemia, fibremia, inosemia [ɪnə'siːmɪə]
Fib|rin|bil|dung *f* fibrination, fibrinogenesis [ˌfaɪbrɪnə'dʒenəsɪs]
Fib|rin|de|gra|da|ti|ons|pro|duk|te *pl* fibrinolytic split products, fibrin degradation products, fibrinogen degradation products
fib|rin|frei *adj.* defibrinated
Fib|rin|ge|rinn|sel *nt* fibrin clot, fibrin coagulum
Fib|rin|mo|no|mer *nt* fibrin monomer
Fibrino- *präf.* fibrino-
Fib|ri|no|gen *nt* fibrinogen, factor I
gerinnbares Fibrinogen clottable fibrinogen
gerinnungsfähiges Fibrinogen clottable fibrinogen
nicht-gerinnbares Fibrinogen nonclottable fibrinogen, dysfibrinogen
fib|ri|no|gen *adj.* fibrinogenic, fibrinogenous [faɪbrɪ'nɑdʒənəs]
Fib|ri|no|gen|ä|mie *f* fibrinogenemia [fəˌbrɪnədʒə'niːmɪə], hyperfibrinogenemia
Fib|ri|no|gen|auf|lö|sung *f* fibrinogenolysis [ˌfaɪbrɪnədʒɪ'nɑləsɪs]
fib|ri|no|gen|auf|lö|send *adj.* relating to fibrinogenolysis, fibrinogenolytic
Fib|ri|no|gen|de|gra|da|ti|ons|pro|duk|te *pl* s.u. Fibrindegradationsprodukte
Fib|ri|no|ge|ne|se *f* fibrinogenesis [ˌfaɪbrɪnə'dʒenəsɪs]
fib|ri|no|gen|in|ak|ti|vie|rend *adj.* fibrinogenolytic
Fib|ri|no|gen|in|ak|ti|vie|rung *f* fibrinogenolysis [ˌfaɪbrɪnədʒɪ'nɑləsɪs]
Fib|ri|no|gen|man|gel *m* fibrinogen deficiency, fibrinogenopenia, fibrinopenia, hypofibrinogenemia, factor I deficiency
Fib|ri|no|ge|no|ly|se *f* fibrinogenolysis [ˌfaɪbrɪnədʒɪ'nɑləsɪs]
fib|ri|no|ge|no|ly|tisch *adj.* relating to fibrinogenolysis, fibrinogenolytic
Fib|ri|no|ge|no|pe|nie *f* s.u. Fibrinogenmangel
fib|ri|no|gen|spal|tend *adj.* fibrinogenolytic
Fib|ri|no|gen|spalt|pro|duk|te *pl* s.u. Fibrindegradationsprodukte
Fib|ri|no|gen|spal|tung *f* fibrinogenolysis [ˌfaɪbrɪnədʒɪ'nɑləsɪs]
Fib|ri|no|id *nt* fibrinoid
fib|ri|no|id *adj.* resembling fibrin, fibrinoid
Fib|ri|no|ki|na|se *f* fibrinokinase
Fib|ri|no|ly|se *f* fibrinolysis [faɪbrə'nɑləsɪs]
Fib|ri|no|ly|sin *nt* fibrinolysin, fibrinase, plasmin
Fib|ri|no|ly|so|ki|na|se *f* fibrinolysokinase
Fib|ri|no|ly|ti|kum *nt*, *pl* **Fib|ri|no|ly|ti|ka** fibrinolytic agent
fib|ri|no|ly|tisch *adj.* relating to *or* causing fibrinolysis, fibrinolytic
Fib|ri|no|pe|nie *f* s.u. Fibrinogenmangel
Fib|ri|no|pep|tid *nt* fibrinopeptide
fib|ri|nös *adj.* fibrinous
fibrinös-eitrig *adj.* fibrinopurulent
fib|ri|no|zel|lu|lär *adj.* fibrinocellular
Fibrin-Plättchenthrombus *m* fibrin-platelet thrombus ['θrɑmbəs]
fib|rin|reich *adj.* fibrinous
fib|rin|spal|tend *adj.* fibrinolytic
Fib|rin|spalt|pro|duk|te *pl* s.u. Fibrindegradationsprodukte
Fib|rin|spal|tung *f* fibrinolysis [faɪbrə'nɑləsɪs]
Fib|rin|throm|bus *m* fibrin thrombus ['θrɑmbəs]
Fib|rin|u|rie *f* fibrinuria [ˌfaɪbrɪ'n(j)ʊərɪə], inosuria [ɪnə's(j)ʊərɪə]
Fibro- *präf.* fibr(o)-
Fib|ro|a|de|nom *nt* fibroadenoma, adenofibroma, fibroid adenoma [ædə'nəʊmə]
Fibroadenom der Brust breast fibroadenoma, fibroadenoma of breast
intrakanalikuläres Fibroadenom der Brust intracanalicular fibroadenoma, intracanalicular fibroma
intrakanalikulär-wachsendes Fibroadenom der Brust s.u. intrakanalikuläres *Fibroadenom* der Brust
kanalikuläres Fibroadenom der Brust pericanalicular fibroadenoma
kanalikulär-wachsendes Fibroadenom der Brust s.u. kanalikuläres *Fibroadenom* der Brust
Fib|ro|a|de|no|ma *nt* fibroid adenoma [ædə'nəʊmə], adenofibroma, fibroadenoma
Fibroadenoma intracanaliculare intracanalicular fibroadenoma, intracanalicular fibroma
Fibroadenoma pericanaliculare pericanalicular fibroadenoma
Fib|ro|an|gi|om *nt* fibroangioma
Fib|ro|blast *m* fibroblast, desmocyte, phoroblast
Fib|ro|blas|ten|in|ter|fe|ron *nt* interferon-β
fib|ro|blas|tisch *adj.* relating to fibroblasts, fibroblastic
Fib|ro|chond|rom *nt* fibrochondroma
Fib|ro|e|las|tom *nt* fibroelastoma
Fib|ro|en|chond|rom *nt* fibroenchondroma
fib|ro|e|pi|the|li|al *adj.* fibroepithelial
Fib|ro|e|pi|the|li|om *nt* fibroepithelioma
prämalignes Fibroepitheliom premalignant fibroepithelioma, Pinkus tumor, premalignant fibroepithelial tumor
Fib|ro|e|pi|the|li|o|ma *nt* fibroepithelioma
Fibroepithelioma Pinkus Pinkus tumor, premalignant fibroepithelial tumor, premalignant fibroepithelioma
fib|ro|fib|rös *adj.* fibrofibrous
Fib|ro|gli|om *nt* fibroglioma
Fib|ro|hä|man|gi|om *nt* telangiectatic fibroma
fib|ro|his|tio|zy|tär *adj.* fibrohistiocytic
Fib|ro|his|tio|zy|tom *nt* fibrous histiocytoma
fib|ro|id *adj.* fibroid, desmoid
Fib|ro|in *nt* fibroin
fib|ro|kar|ti|la|gi|när *adj.* relating to fibrocartilage, made up of fibrocartilage, fibrocartilaginous
Fib|ro|ke|ra|tom *nt* fibrokeratoma
Fib|ro|lei|o|my|om *nt* fibroleiomyoma, fibroid, leiomyofibroma
Fib|ro|li|pom *nt* fibrolipoma
fib|ro|li|po|ma|tös *adj.* relating to fibrolipoma, fibrolipomatous
Fib|rom *nt* fibroma, fibroid tumor, fibroid, fibroblastoma, fibroplastic tumor, desmocytoma
chondromyxoides Fibrom chondrofibroma, chondromyxoid fibroma
desmoplastisches Fibrom desmoplastic fibroma, central fibroma of bone
hartes Fibrom hard fibroma
nasopharyngeales Fibrom nasopharyngeal fibromatosis
nicht-ossifizierendes Fibrom **1.** nonossifying fibroma, benign fibrous histiocytoma of bone **2.** s.u. nicht-osteogenes *Fibrom*

nicht-osteogenes **Fibrom** nonosteogenic fibroma, xanthogranuloma of bone, metaphyseal fibrous cortical defect, xanthomatous giant cell tumor of bone [zæn'θɑmətəs], fibrous giant cell tumor of bone, nonosteogenic fibroma, fibroxanthoma of bone, fibrous cortical defect
ossifizierendes Fibrom fibro-osteoma, osteofibrous dysplasia, ossifying fibroma (of bone)
peripheres verknöcherndes Fibrom epulis, peripheral fibroma
periunguales Fibrom periungual fibroma, Koenen's tumor
teleangiektatisches Fibrom telangiectatic fibroma, angiofibroma
verknöcherndes Fibrom s.u. ossifizierendes *Fibrom*
weiches Fibrom soft fibroma
zystisches Fibrom cystic fibroma, fibrocyst, fibrocystoma
Fib|ro|ma *nt* fibroma, fibroid tumor, fibroid, fibroblastoma, fibroplastic tumor, desmocytoma
Fibroma cavernosum s.u. *Fibroma* teleangiectaticum
Fibroma cysticum cystic fibroma, fibrocyst, fibrocystoma
Fibroma durum hard fibroma
Fibroma molle soft fibroma
Fibroma teleangiectaticum telangiectatic fibroma, angiofibroma
Fibroma thecacellulare xanthomatodes thecoma, Priesel tumor, theca tumor, theca cell tumor
fib|rom|ar|tig *adj.* s.u. fibromatös
fib|ro|ma|tös *adj.* fibroma-like, fibromatoid, fibromatous [faɪ'brəʊmətəs]
fib|ro|mem|bra|nös *adj.* fibromembranous
Fib|ro|my|om *nt* fibromyoma, myofibroma
Fib|ro|my|xom *nt* fibromyxoma, myxofibroma, myxoinoma
Fib|ro|my|xo|sar|co|ma *nt* fibromyxosarcoma
Fib|ro|my|xo|sar|kom *nt* fibromyxosarcoma
Fib|ro|nec|tin *nt* s.u. Fibronektin
Fib|ro|nek|tin *nt* fibronectin, large external transformation-sensitive factor
Fib|ro|neu|rom *nt* fibroneuroma, neurofibroma
Fib|ro|os|te|om *nt* fibro-osteoma
Fib|ro|pa|pil|lom *nt* fibroepithelial papilloma, fibropapilloma
fib|rös *adj.* fibrous, fibrose, desmoid
Fib|ro|sar|co|ma *nt* fibrosarcoma, fibroblastoma, fibroplastic tumor
Fib|ro|sar|kom *nt* fibrosarcoma, fibroblastoma, fibroplastic tumor
endostales Fibrosarkom endosteal fibrosarcoma
zentrales Fibrosarkom central fibrosarcoma
medulläres Fibrosarkom medullary fibrosarcoma
paradoxes Fibrosarkom atypical fibroxanthoma
spindelzelliges Fibrosarkom spindle cell fibrosarcoma
fib|ro|sar|ko|ma|tös *adj.* relating to fibrosarcoma, fibrosarcomatous
fibrös-eitrig *adj.* fibropurulent
fib|ro|se|rös *adj.* fibroserous
fibrös-fettig *adj.* fibroadipose, fibrofatty
fibrös-membranös *adj.* fibromembranous
Fib|ro|spin|del|zell|sar|kom *nt* spindle cell fibrosarcoma
fibrös-serös *adj.* fibroserous
fibrös-zystisch *adj.* relating to cystic fibroma, relating to *or* denoting the presence of fibrocysts, fibrocystic
fib|ro|tisch *adj.* relating to *or* marked by fibrosis, fibrotic
Fib|ro|xan|thom *nt* fibroxanthoma, lipoid histiocytoma
fib|ro|zel|lu|lär *adj.* fibrocellular
Fib|ro|zys|tom *nt* fibrocyst, fibrocystoma
Fib|ro|zyt *m* fibrocyte, phorocyte
Ficoll-Isopaque *nt* Ficoll Isopaque
FIGLU *abk.* s.u. Formiminoglutaminsäure
FIGS *abk.* s.u. Formiminoglutaminsäure
Fi|la|rie *f* filarial worm, filariid worm, filaria
Fi|li|al|ge|ne|ra|ti|on *f* filial generation
Fi|li|a|li|sie|rung *f* metastatic disease, metastasis [mə'tæstəsɪs]
Fil|ter *nt/m* filter
fil|tern *vt* filtrate, filter, percolate
Fil|ter|pa|pier *nt* filtering paper, filter paper
Fil|ter|tü|te *f* filter bag
Filt|rat *nt* percolate, filtrate
Filt|ra|ti|on *f* filtration, percolation
Filt|rie|ren *nt* filtering, filtration
filt|rie|ren *vt* filtrate, filter, percolate
Filt|rier|pa|pier *nt* filtering paper, filter paper
Fin|ne *f* bladder worm, cysticercus
Fisch|band|wurm (breiter) *m* fish tapeworm, broad tapeworm, broad fish tapeworm, Swiss tapeworm, Diphyllobothrium latum, Diphyllobothrium taenioides, Taenia lata
FK *abk.* s.u. Fremdkörper
Flam|men|pho|to|me|ter *nt* flame photometer [fəʊ'tɑmɪtər]
Flamm|pho|to|me|ter *nt* flame photometer
Flav. *abk.* s.u. Flavin
Fla|vin *nt* flavin, riboflavin, lyochrome
Fla|vin|a|de|nin|di|nuk|le|o|tid *nt* flavin adenine dinucleotide
Fla|vin|mo|no|nuk|le|o|tid *nt* flavin mononucleotide, riboflavin-5'-phosphate
Fla|vin|nuk|le|o|tid *nt* flavin nucleotide
Fla|vin|pig|ment *nt* flavin pigment
Fla|vi|vi|rus *nt* flavivirus
Fla|vo|en|zym *nt* flavoenzyme
Fla|vo|pro|te|in *nt* flavoprotein
Fleck|fie|ber *nt* **1.** typhus, typhus fever; spotted fever **2. epidemisches Fleckfieber** epidemic typhus, classic typhus, exanthematous typhus [ˌegzæn'θemətəs], louse-borne typhus, fleckfieber, war fever, jail fever, camp fever, hospital fever, prison fever, ship fever, European typhus
Fleck|ty|phus *m* epidemic typhus, classic typhus, exanthematous typhus [ˌegzæn'θemətəs], louse-borne typhus, fleckfieberwar fever, jail fever, camp fever, hospital fever, prison fever, ship fever, European typhus
Fleisch|mo|le *f* blood mole, carneous mole, fleshy mole
Fletscher: Fletscher-Faktor *m* kallikreinogen, Fletscher's factor, prekallikrein, prokallikrein
Flexner: Flexner-Bazillus *m* Flexner's bacillus, paradysentery bacillus, Strong's bacillus, Shigella flexneri, Shigella paradysenteriae
flo|rid *adj.* florid
flo|ri|de *adj.* florid
Flu|or *nt* **1.** (*Chemie*) fluorine **2.** (*pathol.*) fluor, discharge
Flu|or|a|ce|tat *nt* fluoroacetate

Flu|or|chro|mi|sie|rung *f* fluorochrome staining, fluorochroming
Flu|or|cit|rat *nt* fluorocitrate
Flu|o|res|ze|in *nt* fluorescein, resorcinolphthalein, dihydroxyfluorane
Flu|o|res|zenz *f* fluorescence
indirekte Fluoreszenz indirect fluorescent antibody reaction, indirect fluorescence antibody test, IFA test, indirect fluorescent antibody test
Fluoreszenz-Antikörper-Reaktion *f* fluorescent antibody reaction, FA reaction, fluorescent antibody test, FA test
indirekte Fluoreszenz-Antikörper-Reaktion indirect fluorescent antibody reaction, indirect fluorescence antibody test, IFA test, indirect fluorescent antibody test
Flu|o|res|zenz|fär|bung *f* fluorochrome staining
Flu|o|res|zenz|fo|to|met|rie *f* s.u. Fluoreszenzphotometrie
Flu|o|res|zenz|im|mu|no|as|say *m* fluoroimmunoassay
Flu|o|res|zenz|mik|ro|skop *nt* fluorescent microscope, fluorescence microscope
Flu|o|res|zenz|mik|ro|sko|pie *f* fluorescence microscopy
Flu|o|res|zenz|pho|to|met|rie *f* fluorometry [flʊə'rɑmətrɪ], fluorimetry [flʊə'rɪmətrɪ]
Flu|o|res|zenz|po|la|ri|sa|ti|on *f* fluorescence polarization
Flu|o|res|zenz|test *m* s.u. Fluoreszenz-Antikörper-Reaktion
Fluoreszenz-Treponemen-Antikörper *m* fluorescent treponemal antigen, fluorescent treponemal antibody
Fluoreszenz-Treponemen-Antikörper-Absorptionstest *m* fluorescent treponemal antibody absorption test-Abs, FTA-Abs test
flu|o|res|zie|ren *vi* fluoresce
flu|o|res|zie|rend *adj.* fluorescent
Flu|o|rid *nt* fluoride
Flu|o|ro|des|o|xy|u|ri|din *nt* s.u. 5-Fluorodesoxyuridin
5-Fluorodesoxyuridin floxuridine, 5-fluorodeoxyuridine
Flu|o|ro|me|ter *nt* fluorometer [ˌflʊə'rɑmɪtər], fluorimeter
Flu|o|ro|met|rie *f* fluorometry [flʊə'rɑmətrɪ], fluorimetry [flʊə'rɪmətrɪ]
flu|o|ro|met|risch *adj.* fluorometric
Flu|o|ro|ne|phe|lo|me|ter *nt* fluoronephelometer [ˌflʊərəˌnefɪ'lɑmɪtər], nefluorophotometer
Flu|o|ro|pho|to|met|rie *f* fluorophotometry [ˌflʊərəfəʊ'tɑmətrɪ]
Flu|o|ro|skop *nt* fluoroscope, cryptoscope, photoscope, roentgenoscope
Flu|o|ro|sko|pie *f* fluoroscopy, skiascopy, scotoscopy, roentgenoscopy, x-ray fluoroscopy, cryptoscopy, photoscopy
flu|o|ro|sko|pisch *adj.* relating to fluoroscopy, fluoroscopic, fluoroscopical
5-Flu|o|ro|u|ra|cil *nt* 5-fluorouracil
Flüs|sig|keits|chro|ma|to|gra|fie *f* s.u. Flüssigkeitschromatographie
Flüs|sig|keits|chro|ma|to|gra|phie *f* liquid chromatography [krəʊmə'tɑgrəfɪ]
Flüs|sig|keits|spie|gel *m* air-fluid level
Flu|ta|mid *nt* flutamide
FM *abk.* s.u. Flavinmononukleotid
f-Met-Leu-Phe-Rezeptor *m* f-Met-Leu-Phe receptor, f-MLP receptor
f-MLP-Rezeptor *m* f-Met-Leu-Phe receptor, f-MLP receptor
FMN *abk.* s.u. Flavinmononukleotid
FMN-Adenyltransferase *f* FMN adenylyltransferase
FN *abk.* s.u. Fibronektin
F_0 *abk.* s.u. oligomycinempfindlichkeitsübertragender *Faktor*
F° *abk.* s.u. Fahrenheit
Fo|kus|sie|rung *f* focusing
isoelektrische Fokussierung electrofocusing, isoelectric focusing
Fo|lat *nt* folate
Fo|lin|säu|re *f* folinic acid, leucovorin, citrovorum factor
Fol|li|cu|lo|ma *nt* folliculoma, granulosa tumor, granulosa cell tumor, granulosa carcinoma, granulosa cell carcinoma
Fol|li|cu|lus *m, pl* **Fol|li|cu|li** follicle, folliculus; gland
Folliculi linguales lingual follicles, lenticular papillae, lymphatic follicles of tongue
Folliculi lymphatici aggregati Peyer's plaques, Peyer's patches, insulae of Peyer, Peyer's glands, Peyer's insulae, aggregated follicles, aggregated lymphatic follicles, aggregated glands, aggregated nodules, intestinal tonsil
Folliculi lymphatici aggregati appendicis vermiformis aggregated follicles of vermiform appendix
Folliculi lymphatici gastrici gastric follicles, lymphatic follicles of stomach
Folliculi lymphatici laryngis laryngeal lymphatic follicles
Folliculi lymphatici lienalis splenic follicles, splenic nodules, splenic corpuscles, white pulp, malpighian bodies of spleen, malpighian corpuscles of spleen
Folliculi lymphatici solitarii solitary follicles, solitary glands
Folliculi lymphatici splenici s.u. *Folliculi* lymphatici lienalis
Folliculus lymphaticus lymphonodulus, lymph follicle, lymphatic follicle, lymphoid follicle
Fol|li|kel *m* follicle, folliculus; gland
Fol|li|kel|rei|fungs|hor|mon *nt* follicle-stimulating principle, follitropin, follicle stimulating hormone
Fol|li|tro|pin *nt* follicle-stimulating principle, follitropin, follicle stimulating hormone
Fol|säu|re *f* folic acid, folacin, pteroylglutamic acid, pteropterin, Day's factor, Lactobacillus casei factor, liver Lactobacillus casei factor, Wills' factor
Fol|säu|re|an|ta|go|nist *m* folic acid antagonist, antifol, antifolate
Fol|säu|re|man|gel *m* folate deficiency, folic acid deficiency
Fol|säu|re|man|gel|a|nä|mie *f* folic acid deficiency anemia, nutritional macrocytic anemia [ə'niːmɪə]
Form|al|de|hyd *m* formaldehyde, formic aldehyde ['ældəhaɪd], methyl aldehyde
Form|al|de|hyd|de|hyd|ro|ge|na|se *f* formaldehyddehydrogenase
For|ma|lin *nt* formaldehyde solution, formol, formalin
For|ma|lin|pig|ment *nt* formalin pigment
For|mel *f* formula
chemische Formel chemical formula
empirische Formel empirical formula
perspektivische Formel perspective formula
stereochemische Formel configurational formula, spatial formula, stereochemical formula

For|mi|at *nt* formate
For|mi|at|de|hy|dro|ge|na|se *f* formate dehydrogenase [dɪ'haɪdrədʒəneɪz], formate hydrogenlyase
For|mi|mi|no|glu|ta|mat *nt* formiminoglutamate
For|mi|mi|no|glu|ta|min|säu|re *f* formiminoglutamic acid
For|myl|pep|tid *nt* formyl peptide
Forssman: Forssman-Antigen *nt* Forssman antigen, *f* antigen
Forssman-Antikörper *m* Forssman antibody
Forssman-Antikörper-Reaktion *f* Forssman antigen-antibody reaction, Forssman reaction
Foshay: Foshay-Reaktion *f* Foshay test
fö|tid *adj.* foul-smelling, fetid
Fo|to|al|ler|gie *f* s.u. Photoallergie
fo|to|al|ler|gisch *adj.* s.u. photoallergisch
Fo|to|che|mo|the|ra|pie *f* s.u. Photochemotherapie
Fo|to|kon|takt|al|ler|gie *f* s.u. Photokontaktallergie
fou|droy|ant *adj.* foudroyant, fulminant
F-1-P *abk.* s.u. Fructose-1-phosphat
F-1,6-P *abk.* s.u. Fructose-1,6-diphosphat
F-2,6-P *abk.* s.u. Fructose-2,6-diphosphat
F-6-P *abk.* s.u. Fructose-6-phosphat
F-Protein *nt f* protein, fusion protein
Fr *abk.* s.u. Franklin
Fra|gi|li|tät *f* fragility, fragileness, fragilitas
Fra|gi|lo|zyt *m* fragilocyte
Fra|gi|lo|zy|to|se *f* fragilocytosis
Frag|ment *nt* fragment
antigenbindendes Fragment Fab fragment, antigen-binding fragment
kristallisierbares Fragment Fc fragment, crystallizable fragment
opsonische Fragmente opsonic fragments
frag|men|tär *adj.* fragmentary, fragmental
Frag|men|ta|ti|on *f* fragmentation
Frak|ti|on *f* fraction
Frak|ti|o|nie|ren *nt* fractionation
frak|ti|o|nie|ren *vt* fractionate
frak|ti|o|niert *adj.* fractional
Frak|ti|o|nie|rung *f* fractionation
frame-shift-Mutation *f* frame-shift mutation
Frame|work *nt* framework
Framework-Region *f* framework region
Framework-Segment *nt* framework segment
Fra|my|ce|tin *nt* neomycin B
Franklin: Franklin-Syndrom *nt* heavy-chain disease, Franklin's disease
Frei: Frei-Antigen *nt* Frei's antigen, lymphogranuloma venereum antigen
Frei-Hauttest *m* intracuti reaction, Frei's skin test, Frei's test, Frei's skin reaction, Frei's reaction, Frei-Hoffman reaction
Frei-Intrakutantest *m* s.u. Frei-Hauttest
fremd *adj.* foreign
Fremd|an|ti|gen *nt* foreign antigen
Fremd|ei|weiß *nt* foreign protein, heterologous protein [hetə'rɑləgəs]
Fremd|ge|we|be foreign tissue
Fremd|kör|per *m* foreign body, foreign substance, foreign matter
Fremd|pro|te|in *nt* foreign protein, heterologous protein [hetə'rɑləgəs]
Fremd|se|rum *nt* foreign serum
Fremd|stoff *m* s.u. Fremdkörper
Fremd|sub|stanz *f* foreign substance
Fremd|to|xin *nt* foreign toxin
Fre|nu|lum|durch|tren|nung *f* frenotomy
Fresh-frozen-Plasma *nt* fresh frozen plasma
Freund: Freund-Adjuvans *nt* Freund adjuvant
komplettes Freund-Adjuvans *nt* Freund complete adjuvant, mycobacterial adjuvant
Friedländer: Bacterium pneumoniae Friedländer s.u. Friedländer-Bazillus
Friedländer-Bakterium *nt* s.u. Friedländer-Bazillus
Friedländer-Bazillus *m* Friedländer's bacillus, Friedländer's pneumobacillus, pneumobacillus, Bacillus pneumoniae, Klebsiella pneumoniae
Friedländer-Pneumonie *f* Friedländer's pneumonia, Friedländer's bacillus pneumonia, Klebsiella pneumonia [n(j)uː'məʊnɪə]
Frisch|blut *nt* fresh blood
Frischblut mit ACD-Stabilisator ACD blood
FRS *abk.* s.u. Ferredoxin-reduzierende *Substanz*
Fru *abk.* s.u. Fruktose
Frucht|zu|cker *m* s.u. Fructose
β-Fruc|to|fu|ra|no|si|da|se *f* invertase, invertin, saccharase, fructosidase, β-fructofuranosidase
Fruc|to|ki|na|se *f* fructokinase, ketohexokinase
Fruc|to|sa|min *nt* fructosamine
Fruc|to|san *nt* fructosan, levan, levulan, levulosan, polyfructose
Fruc|to|se *f* fructose, fruit sugar, fructopyranose, laevulose, levulose
Fruc|to|se|bis|phos|phat|al|do|la|se *f* fructose diphosphate aldolase, fructose bisphosphate aldolase, phosphofructoaldolase, aldolase
Fructose-1,6-diphosphat *nt* Harden-Young ester, fructose-1,6-diphosphate, fructose-1,6-bisphosphate
Fructose-2,6-diphosphat *nt* fructose-2,6-diphosphate, fructose-2,6-bisphosphate
Fruc|to|se|di|phos|phat|al|do|la|se *f* s.u. Fructosebisphosphataldolase
Fructose-1,6-diphosphatase *f* fructose-1,6-bisphosphatase, fructose-1,6-diphosphatase, hexose diphosphatase
Fructose-2,6-diphosphatase *f* fructose-2,6-bisphosphatase, fructose-2,6-diphosphatase
Fructose-1-phosphat *nt* fructose-1-phosphate
Fructose-6-phosphat *nt* fructose-6-phosphate, Neuberg ester
Fruc|to|syl|trans|fe|ra|se *f* transfructosylase, fructosyltransferase
Früh|an|ti|gen *nt* early antigen
Früh|di|ag|no|se *f* early diagnosis
Früh|kar|zi|nom *nt* early cancer
Frühkarzinom des Magens early cancer of stomach, early gastric cancer, early carcinoma of stomach, early gastric carcinoma
Früh|pro|te|in *nt* (*Virus*) early protein
Früh|re|ak|ti|on *f* immediate response
Frühsommer-Enzephalitis *f* Central European encephalitis [enˌsefə'laɪtɪs], diphasic meningoencephalitis [mɪˌnɪŋgəenˌsefə'laɪtɪs], diphasic milk fever, Far East Russian encephalitis, Central European tick-borne fever
russische Frühsommer-Enzephalitis Russian spring-summer encephalitis, forest-spring encephalitis, Russian endemic encephalitis, Russian forest-spring encephalitis, Russian tick-borne encephalitis, Russian vernal encephalitis, vernal encephalitis, verno-

F

estival encephalitis, woodcutter's encephalitis, woodcutter's encephalitis

Frühsommer-Meningoenzephalitis *f* s.u. Frühsommer-Enzephalitis

Frühlsympltom *nt* precursory symptom, premonitory symptom, early symptom, prodrome, prodroma, prodromus

Fruktltolse *f* fructose, fruit sugar, fructopyranose, laevulose, levulose

FS *abk.* s.u. Fettsäure

FSE *abk.* s.u. Frühsommer-Enzephalitis

FSF *abk.* s.u. fibrinstabilisierender *Faktor*

FSH *abk.* s.u. follikelstimulierendes *Hormon*

FSME *abk.* s.u. Frühsommer-Meningoenzephalitis

FSME-Virus *nt* CEE virus, Central European encephalitis virus

FSP *abk.* s.u. **1.** Fibrinogenspaltprodukte **2.** Fibrinspaltprodukte

FTA *abk.* s.u. Fluoreszenz-Treponemen-Antikörper

FTA-Abs *abk.* s.u. FTA-Abs-Test

FTA-Abs-Test *m* fluorescent treponemal antibody absorption test, FTA-Abs test

FTA-ABT *abk.* s.u. Fluoreszenz-Treponemen-Antikörper-Absorptionstest

FUDR *abk.* s.u. 5-Fluorodesoxyuridin

FUM *abk.* s.u. Fumarathydratase

Fulmalralse *f* fumarate hydratase, fumarase

Fulmalrat *nt* fumarate

Fulmalratlhydlraltalse *f* s.u. Fumarase

Fulmalratlweg *m* fumarate pathway

Fulmarlsäulre *f* fumaric acid

4-Fulmalryllalcetleslsiglsäulre *f* 4-fumarylacetoacetic acid

Fulmalryllalceltolalceltalse *f* fumarylacetoacetase, fumaroylacetoacetate hydrolase

4-Fulmalryllalceltolalceltat *nt* 4-fumarylacetoacetate

funlgal *adj.* relating to a fungus, fungal, funguous

Funlgälmie *f* fungemia, mycethemia

Funlgi *pl* fungi, mycetes, mycota, Mycophyta, Fungi
 Fungi imperfecti imperfect fungi, Deuteromycetes, Deuteromyces, Deuteromycetae, Deuteromycotina

Funlgilstalse *f* fungistasis [fʌŋgə'steɪsɪs]

Funlgilstaltilkum *nt, pl* **Funlgilstaltilka** fungistat, mycostat

funlgilstaltisch *adj.* mycostatic, fungistatic

funlgiltolxisch *adj.* fungitoxic

Funlgilzid *nt* fungicide, mycocide

funlgilzid *adj.* fungicidal

Funkltilonsldelfilzit *f* functional deficit

Fulran *nt* furan, furane, furfuran

Fulralnolse *f* furanose

Furlfulran *nt* furan, furane, furfuran

fulsilform *adj.* spindle-shaped, fusiform

G

G *abk.* s.u. **1.** Gastrin **2.** Generation **3.** Gentamicin **4.** Globulin **5.** Glukose **6.** Glycin **7.** Guanin **8.** Guanosin **9.** Körpergewicht

g *abk.* s.u. **1.** Gewicht **2.** Gramm

GA *abk.* s.u. **1.** Glukoamylase **2.** Glyzerinaldehyd **3.** Golgi-Apparat

GABA *abk.* s.u. Gammaaminobuttersäure

GABS *abk.* s.u. gamma-Aminobuttersäure

GAG *abk.* s.u. Glykosaminglykan

gag *abk.* s.u. Gruppenantigen

gag-Gen *nt* gag gene

gag-Protein *nt* gag protein

GalN *abk.* s.u. Galaktosamin

Gaisböck: Gaisböck-Syndrom *nt* Gaisböck's disease, Gaisböck's syndrome, benign polycythemia

Gal *abk.* s.u. Galaktose

Gallakltälmie *f* galactemia

Gallakltan *nt* galactan

Galakto- *präf.* milk, lactic, galactic, galact(o)-, lact(o)-

Gallakltolcelrelbrolsid *nt* galactocerebroside, galactosylceramide

Galaktocerebrosid-β-galaktosidase *f* lactosyl ceramidase I, galactosylceramidase, galactocerebroside β-galactosidase, galactosylceramide β-galactosidase, galactosylceramide β-galactosyl-hydrolase, cerebroside β-galactosidase

Gallakltolgen *nt* galactogen

gallakltolgen *adj.* galactogenous [gælæk'tɑdʒənəs]

Gallakltolkilnalse *f* galactokinase

Gallakltollilpid *nt* galactolipid, galactolipin, galactolipine

Gallakltolsalmin *nt* galactosamine, chondrosamine

Gallakltolsan *nt* galactosan

Gallakltolse *f* galactose

aktive Galaktose UDPgalactose, uridine diphosphate D-galactose

Galaktose-1-phosphat *nt* galactose-1-phosphate

Galaktose-1-phosphat-uridyltransferase *f* galactose-1-phosphate uridyltransferase, hexose-1-phosphate uridylyltransferase, UDPglucose-hexose-1-phosphate uridylyltransferase, UDPglucose pyrophosphorylase

Gallakltolsid *nt* galactoside

α-D-Gallakltolsildalse *f* α-D-galactosidase, melibiase

α-D-Galaktosidase A α-D-galactosidase A, ceramide trihexosidase, trihexosylceramide galactosylhydrolase

α-D-Galaktosidase B α-D-galactosidase B

β-Galaktosidase *f* β-galactosidase, lactase, lactosyl ceramidase II

Gallakltolwalldelnalse *f* galactowaldenase, UDPglucose-4-epimerase, UDPgalactose-4-epimerase, uridine diphosphogalactose-4-epimerase, galactose epimerase

Gallelnilka *pl, sing.* **Gallelnilkum** galenicals, galenica, galenics

gallelnisch *adj.* galenic

Gall: Gall-Körper *m* Gall body

Gallavardin: Gallavardin-Phänomen *nt* Gallavardin's phenomenon [fɪ'nɑmə,nɑn]

Gallle *f* **1.** bile, gall, bilis, fel **2.** s.u. Gallenblase

Gallen- *präf.* cholalic, choleic, bilious, biliary, bile, chol(o)-, bili-

Galllenlblalse *f* gall bladder, gallbladder

Galllenlblalsenlkarlzilnom *nt* gallbladder carcinoma

Gallengangs- *präf.* bile duct, biliary, bilious, cholangi(o)-

Galllenlgangslaldelnom *nt* bile duct adenoma [ædə'nəʊmə], benign cholangioma, cholangioadenoma

Galllenlgangslkarlzilnom *nt* cholangiocellular carcinoma, bile duct carcinoma, cholangiocarcinoma, malignant cholangioma

Gallengangskarzinom an der Hepatikusgabelung Klatskin tumor

Galllenlgangsltulmor *m* cholangioma, bile duct tumor

Galllenlwegslszinltilgramm *nt* cholescintigram

Galllenlwegslszinltilgralphie *f* cholescintigraphy [,kəʊlɪsɪn'tɪgrəfɪ]

Galllerlte *f* gelatin, gelatine; gel, colloid, jelly

Galllertlkarlzilnom *nt* gelatiniform cancer, gelatinous cancer, mucinous carcinoma, colloid carcinoma, gelatiniform carcinoma, gelatinous carcinoma, mucous carcinoma, colloid carcinoma

Galllertlkrebs *m* s.u. Gallertkarzinom

Galllertlmark *nt* gelatinous bone marrow

Gal-1-PUT *abk.* s.u. Galaktose-1-phosphat-uridyltransferase

Galton: Galton-Gesetz *nt* Galton's law

Galton-Regel *f* Galton's law

Galton-Regressionsgesetz *nt* s.u. Galton-Regressionsregel

Galton-Regressionsregel *f* Galton's law of regression, law of regression

Galmet *m* gamete, generative cell, mature germ cell

Gameto- *präf.* gametic, gamet(o)-

Galmeltolzyt *m* (*Plasmodium*) gamete

Galmeltolzytlälmie *f* gametocytemia

Gamlmalalmilnolbutlterlsäulre *f* γ-aminobutyric acid, gamma-aminobutyric acid

gamma-Aminobuttersäure *f* s.u. Gammaaminobuttersäure

gamma-Aminobutyrat *nt* γ-aminobutyrate, gamma-aminobutyrate

Gamma/Delta-Lymphzyten *pl* (γδ) lymphocytes, (γδ) T cells, gamma/delta lymphocytes, TCR-1[+] lymphocytes

Gamlmalglolbullin *nt* gamma globulin, γ globulin

Gamlmalglolbullinlmanlgel *m* hypogammaglobulinemia, hypogammaglobinemia

Gamlmalhälmollylse *f* γ-hemolysis, gamma hemolysis [hɪ'mɑləsɪs]

gamma-hämolytisch *adj.* γ-hemolytic, gamma-hemolytic, nonhemolytic

Gam|ma|her|pes|vi|ren *pl* gammaherpesviruses, Gammaherpesvirinae
Gam|ma|ka|me|ra *f* gamma camera
Gam|ma|strah|len *pl* gamma rays, γ rays
Gam|ma|strah|lung *f* gamma radiation, γ radiation
Gam|ma|szin|ti|gra|fie *f* s.u. Gammaszintigraphie
Gam|ma|szin|ti|gra|phie *f* gamma-scintigraphy
Gamma-Winkel *m* gamma angle
Gam|mo|pa|thie *f* gammaglobulinopathy, gammopathy, immunoglobulinopathy
biklonale Gammopathie biclonal gammopathy
monoklonale Gammopathie monoclonal gammopathy
polyklonale Gammopathie polyclonal gammopathy
Ga|mo|go|nie *f* gametogony, gametogonia, gamogony
Gan|ci|clo|vir *nt* ganciclovir
Gang|kar|zi|nom *nt* duct cancer, ductal cancer, ductal carcinoma, duct carcinoma
Ganglio- *präf.* ganglionic, ganglial, gangli(o)-
Gang|li|o|gli|om *nt* ganglioglioma, central ganglioneuroma
Gang|li|o|neu|ro|blas|tom *nt* ganglioneuroblastoma
Gang|li|o|neu|rom *nt* neurocytoma, ganglioneuroma, gangliocytoma, ganglioneurofibroma, ganglioglioneuroma, ganglioma, true neuroma
Gang|li|o|zy|tom *nt* s.u. Ganglioneurom
Gang|rän *f* gangrene, mortification, thanatosis, sphacelus, sphacelation
demarkierte Gangrän demarcated gangrene
embolische Gangrän embolic gangrene
entzündliche Gangrän inflammatory gangrene
feuchte Gangrän moist gangrene, wet gangrene, humid gangrene
postthrombotische Gangrän thrombotic gangrene
posttraumatische Gangrän traumatic gangrene
trockene Gangrän dry gangrene, mummification, mummification necrosis
venöse Gangrän venous gangrene, static gangrene
Ganz|hirn|be|strah|lung *f* whole-brain radiation, whole-brain irradiation
Ganz|kör|per|be|strah|lung *f* total body radiation, whole-body radiation, total body irradiation, whole-body irradiation
Ganz|kör|per|szin|ti|gra|fie *f* s.u. Ganzkörperszintigraphie
Ganz|kör|per|szin|ti|gra|phie *f* total body scintigraphy [sɪn'tɪgrəfɪ]
Ganz|kör|per|zäh|ler *m* whole-body counter
Ganz|vi|rus|impf|stoff *m* whole-virus vaccine, WV vaccine
GAP *abk.* s.u. Glyzerinaldehyd-3-phosphat
GAPD(H) *abk.* s.u. Glyzerinaldehyd-3-phosphatdehydrogenase
Gärtner: Gärtner-Bazillus *m* Gärtner's bacillus, Bacillus enteritidis, Salmonella enteritidis
Gas *nt* gas; air
Gas|ab|szess *m* tympanitic abscess, Welch's abscess, gas abscess ['æbses]
Gas-Adsorptionschromatographie *f* gas-solid chromatography [krəʊmə'tɑgrəfɪ]
Gas|chro|ma|to|gra|fie *f* s.u. Gaschromatographie
Gas|chro|ma|to|gra|phie *f* gas chromatography [krəʊmə'tɑgrəfɪ]
Gas-Flüssigkeitschromatographie *f* gas-liquid chromatography [krəʊmə'tɑgrəfɪ]
Gas|kons|tan|te (allgemeine) *f* gas constant
Gas|la|ser *m* gas laser
Gas|trin *nt* gastrin
Gas|tri|nom *nt* Zollinger-Ellison tumor, Z-E tumor, gastrinoma
Gas|tri|zin *nt* gastricsin, pepsin C
gas|tro|in|tes|ti|nal *adj.* relating to both stomach and intestines, gastrointestinal, gastroenteric
Gas|tro|skop *nt* gastroscope
Gas|tro|sko|pie *f* gastroscopy
gas|tro|sko|pisch *adj.* relating to gastroscopy, gastroscopic
Gate-Control-Theorie *f* gate-control hypothesis, gate hypothesis, gate-control theory, gate theory
GB *abk.* s.u. **1.** Gallenblase **2.** Guillain-Barré-Syndrom
G-Bande *f* (*Chromosom*) G band
G-Banding *nt* G-banding
GBG *abk.* s.u. glycinreiches *Beta-Globulin*
GBS *abk.* s.u. Guillain-Barré-Syndrom
GC *abk.* s.u. Gaschromatographie
GD *abk.* s.u. Gesamtdosis
GDP *abk.* s.u. **1.** Guanosindiphosphat **2.** Guanosin-5'-diphosphat
Gebärmutter- *präf.* metr(o)-, uter(o)-, hyster(o)-
Ge|bär|mut|ter *f* womb, uterus, metra
Ge|bär|mut|ter|blu|tung *f* uterine bleeding, uterine hemorrhage ['hem(ə)rɪdʒ], metrorrhagia
Ge|bär|mut|ter|hals *m* cervix, cervix of uterus, neck of uterus, uterine neck, neck of womb
Ge|bär|mut|ter|hals|kar|zi|nom *nt* cervical carcinoma (of uterus), carcinoma of uterine cervix
Ge|bär|mut|ter|hals|krebs *m* s.u. Gebärmutterhalskarzinom
Ge|bär|mut|ter|kör|per *m* body of uterus, corpus of uterus
Ge|bär|mut|ter|kör|per|krebs *m* corpus carcinoma, carcinoma of body of uterus
Ge|bär|mut|ter|krebs *m* uterine carcinoma
Ge|bär|mut|ter|pol|lyp *m* uterine polyp
Ge|dächt|nis *nt* memory
immunologisches Gedächtnis immunological memory
Gefäß- *präf.* vessel, vasal, vascular, vasculo-, vas(o)-, angi(o)-
Ge|fäß *nt* vessel, vas
Gefäße mit hohem Endothel high endothelial venules
Ge|fäß|ad|häsi|ons|mo|le|kül-1 *nt* vascular cellular adhesion molecule-1
Ge|fäß|bett *nt* vascular bed
Ge|fäß|en|do|thel *nt* vascular endothelium
Ge|fäß|ent|zün|dung *f* inflammation of a vessel, angiitis [ændʒɪ'aɪtɪs], angitis [æn'dʒaɪtɪs], vasculitis [væskjə'laɪtɪs]
ge|fäß|in|va|siv *adj.* angioinvasive
Ge|fäß|mal *nt* salmon patch, flammeous nevus, port-wine nevus, port-wine stain, port-wine mark
Ge|fäß|mal|for|ma|ti|on *f* vascular malformation
Ge|fäß|tu|mor *nt* vascular tumor, angioma, angioneoplasm
ge|feit *adj.* immune (*gegen* against, to)
Ge|flü|gel|pest *f* fowl pest, fowl plague, chicken pest, avian plague, Brunswick bird plague
atypische Geflügelpest pneumoencephalitis [n(j)uːməenˌsefə'laɪtɪs], avian influenza, avian pest, Newcastle disease

Ge|frier|ätz|me|tho|de *f* freeze-etching, freeze-cleaving, freeze-etch method
Ge|frier|ät|zung *f* s.u. Gefrierätzmethode
Ge|frier|mi|kro|tom *nt* frozen-section microtome
Ge|frier|punkt *m* point of congelation, freezing point; (*Temperatur*) zero
Ge|frier|punkt|be|stim|mung *f* (*des Blutes*) hemocryoscopy
Ge|frier|punkt|er|nie|dri|gung *f* freezing-point depression
Ge|frier|schnitt *m* frozen section
Ge|frier|schnitt|mi|kro|tom *nt* frozen-section microtome
Ge|frier|ver|fah|ren *nt* quick freezing, quick-freeze
Ge|gen|gift *nt* antidote, antitoxin, antitoxinum, counterpoison (*gegen* to, against
Ge|gen|in|di|ka|ti|on *f* contraindication
Ge|gen|mit|tel *nt* **1.** corrective, antidote (*gegen* for, to, against), remedy (*gegen* for) **2.** s.u. Gegengift
Ge|gen|strom|e|lek|tro|pho|re|se *f* s.u. Gegenstromimmunoelektrophorese
Ge|gen|strom|im|mu|no|e|lek|tro|pho|re|se *f* counterimmunoelectrophoresis, counterelectrophoresis, countercurrent immunoelectrophoresis
Gehirn- *präf.* brain, cerebral, cerebr(o)-, encephalic, encephal(o)-
Ge|hirn *nt* brain, encephalon
Ge|hirn|tu|mor *m* brain tumor
Geißel- *präf.* flagellate, flagellar, flagellated
Gei|ßel *f* flagellum
Gei|ßel|ag|glu|ti|nin *nt* flagellar agglutinin
Gei|ßel|an|ti|gen *nt* flagellar antigen, H antigen
Gei|ßel|fär|bung *f* flagellar stain
gei|ßel|för|mig *adj.* flagellate, flagellated, flagelliform
Gei|ßel|in|fu|so|ri|en *pl* Flagellata, Mastigophora
gei|ßel|los *adj.* atrichous
Gei|ßel|tier|chen **I** *nt* flagellate, mastigophoran, mastigote **II** *pl* Mastigophora, Flagellata
gei|ßel|tra|gend *adj.* flagellate, flagellated
Gel *nt* gel; jelly
gel|ar|tig *adj.* jelly-like, tremelloid, tremellose, gelatinous, gelatinoid
Ge|la|ti|ne *f* gelatin, gelatine
Ge|la|ti|ne|me|di|um *nt* gelatin culture medium, gelatin medium
ge|la|ti|nös *adj.* gelatinous, gelatinoid
Gelb|fie|ber *nt* yellow fever, yellow jack
Gelb|fie|ber|impf|stoff *m* yellow fever vaccine
Gelb|fie|ber|vak|zi|ne *f* yellow fever vaccine
Gelb|fie|ber|vi|rus *nt* yellow fever virus
Gelb|kör|per|hor|mon *nt* luteohormone, corpus luteum hormone, progestational hormone, progesterone
Gelb|sucht *f* icterus, jaundice ['dʒɔːndɪz]
Gel|chro|ma|to|gra|fie *f* s.u. Gelchromatographie
Gel|chro|ma|to|gra|phie *f* gel-filtration chromatography, gel-permeation chromatography [krəʊmə'tɑgrəfɪ]
Gel|dif|fu|si|ons|test *m* gel diffusion test
Geld|rol|len|ag|glu|ti|na|ti|on *f* s.u. Geldrollenbildung
Geld|rol|len|bil|dung *f* impilation, sludging (of blood), rouleaux formation, pseudoagglutination [ˌsuːdəʊəˌgluːtə'neɪʃn], pseudohemagglutination
Gel|e|lek|tro|pho|re|se *f* gel electrophoresis
Gelenk- *präf.* arthral, articular, articulate, joint, arthr(o)-
Ge|lenk|rheu|ma|tis|mus *m* articular rheumatism ['ruːmətɪzəm], rheumatic arthritis [ɑːr'θraɪtɪs]
  akuter Gelenkrheumatismus rheumatic fever, acute rheumatic polyarthritis [ˌpɑlɪɑːr'θraɪtɪs], acute articular rheumatism, inflammatory rheumatism, rheumapyra, acute rheumatic polyarthritis, rheumatopyra, acute rheumatic arthritis
Gel|filt|ra|ti|on *f* exclusion chromatography [krəʊmə'tɑgrəfɪ], gel filtration
Gel|filt|ra|ti|ons|chro|ma|to|gra|fie *f* s.u. Gelfiltrationschromatographie
Gel|filt|ra|ti|ons|chro|ma|to|gra|phie *f* gel-filtration chromatography, gel-permeation chromatography [krəʊmə'tɑgrəfɪ]
ge|lie|ren *vi* gel, gelate, jell, jelly
Gell-Coombs: Gell-Coombs-Klassifikation *f* Gell and Coombs classification
Gel|tech|nik *f* gel technique
Gen- *präf.* gene, genic
Gen *nt* gene; factor
  autosomales Gen autosomal gene
  dominantes Gen dominant gene
  holandrisches Gen holandric gene, Y-linked gene
  hypermorphes Gen hypermorph
  kodominante Gene codominant genes
  lymphoproliferatives Gen lpr gene, lymphoproliferative gene
  MHC-gekoppeltes Gen MHC-linked gene
  MHC-kodiertes Gen MHC-encoded gene
  mutiertes Gen mutant gene
  rezessives Gen recessive gene
  transduzierbares Gen transducible gene
  X-gebundenes Gen X-linked gene
  Y-gebundenes Gen holandric gene, Y-linked gene
Gen|ak|ti|vie|rung *f* gene activation
Gen|ak|ti|vi|tät *f* gene activity
Gen|aus|prä|gung *f* gene expression
Gen|aus|tausch *m* genetic exchange, gene exchange
Gen|ba|lan|ce *f* gene balance, genic balance
Gen|be|stand *m* genetic complement
Gen|drift *f* genetic drift, random genetic drift
Gen|dup|li|ka|ti|on *f* gene duplication
Ge|ne|ra|li|sa|ti|on *f* generalization
ge|ne|ra|li|siert *adj.* systemic, generalized
Ge|ne|ra|ti|on *f* generation
ge|ne|sen *vi* recover, get well, convalesce, heal, heal up, heal over
Ge|ne|sen|de *m/f* convalescent
Ge|ne|sung *f* healing, recovery, recuperation, restoration of health, restoration from sickness, convalescence
Ge|ne|tic en|gi|nee|ring *nt* genetic engineering, biogenetics *pl*
Ge|ne|tik *f* genetics *pl*
  klassische Genetik classical genetics
  molekulare Genetik molecular genetics
ge|ne|tisch *adj.* relating to genetics, genetic, genetical
Gen|ex|pres|si|on *f* gene expression
Gen|fluss *m* gene flow
Gen|fre|quenz *f* gene frequency
Gen|funk|ti|on *f* gene function
Gengou: Gengou-Phänomen *nt* Gengou phenomenon [fɪ'nɑməˌnɑn]
Gen|häu|fig|keit *f* gene frequency
Gen|kar|te *f* genetic map, gene map
Gen|kar|tie|rung *f* gene mapping
Gen|kom|bi|na|ti|on *f* gene combination
Gen|kom|plex *m* gene complex

G

Gen|kon|ver|si|on *f* gene conversion
Gen|kopp|lung *f* gene linkage, genetic coupling
Gen|lo|cus *m* locus
Gen|ma|ni|fes|ta|ti|on *f* gene expression
Gen|ma|ni|pu|la|ti|on *f* genetic engineering, biogenetics *pl*
Gen|ma|te|ri|al *nt* genetic material
Gen|mu|ta|ti|on *f* gene mutation
Ge|no|ko|pie *f* genocopy
Ge|nom *nt* genome, genom
Ge|nom|mu|ta|ti|on *f* genomic mutation
ge|nom|schä|di|gend *adj.* genotoxic; damaging to DNA
Gen|ort *m* locus
Ge|no|som *nt* sex chromosome, heterologous chromosome [hetə'rɑləgəs], heterochromosome, heterosome
Ge|no|typ *m* genotype
ge|no|ty|pisch *adj.* relating to genotype, genotypic, genotypical
Ge|no|ty|pus *m* genotype
Gen|pool *m* gene pool
Gen|re|dup|li|ka|ti|on *f* gene reduplication
Gen|re|gu|la|ti|on *f* gene regulation
Gen|re|kom|bi|na|ti|on *f* gene recombination, gene rearrangement
Gen|re|pres|si|on *f* gene repression, repression
Gen|re|pres|sor *m* gene repressor
Gen|scha|den *m* genetic damage
gen|schä|di|gend *adj.* genotoxic; damaging to DNA
Gen|schä|di|gung *f* genetic damage
Gen|son|de *f* probe
Gen|ta|mi|cin *nt* gentamicin, gentamycin
Gen|the|ra|pie *f* gene therapy
Gen|ti|a|na|vi|o|lett *nt* gentian violet, gentiavern, hexamethyl violet, violet G, Paris violet, pentamethyl violet
gen|ti|a|no|phil *adj.* gentianophil, gentianophilic, gentianophilous
gen|ti|a|no|phob *adj.* gentianophobic
Gen|ti|ni|sat *nt* gentisate
Gen|ti|sat *nt* gentisate
Gen|ti|sin|säu|re *f* gentisic acid, 2,5-dihydroxybenzoic acid
Gen|trans|fer *m* gene transfer
Gen|ty|pen|be|stim|mung *f* typing
Gen|ü|ber|tra|gung *f* gene transfer
Gen|ver|dop|pe|lung *f* gene reduplication, gene duplication
Gen|wech|sel|wir|kung *f* gene interaction
Gen|wir|kung *f* gene action, genic action
GER *abk.* s.u. granuläres endoplasmatisches *Retikulum*
ge|rinn|bar *adj.* coagulable, clottable, congealable
  leicht gerinnbar hypercoagulable
  nicht gerinnbar incoagulable
Ge|rinn|bar|keit *f* coagulability
  erhöhte Gerinnbarkeit hypercoagulability
  verminderte Gerinnbarkeit hypocoagulability
Ge|rin|nen *nt* (*Blut*) coagulating, clotting; (*durch Kälte*) freezing, congealment, congelation
ge|rin|nen *vi* (*Blut*) clot, coagulate; (*durch Kälte*) congeal, freeze
Ge|rinn|sel *nt* clot, coagulum, crassamentum, coagulation
Ge|rin|nung *f* 1. (*hämatol.*) clotting, coagulation 2. (*Chemie*) clotting, coagulation 3. (*durch Kälte*) congelation, freezing
  disseminierte intravasale Gerinnung diffuse intravascular coagulation, disseminated intravascular coagulation syndrome, disseminated intravascular coagulation, consumption coagulopathy [kəʊˌægjə'lɑpəθɪ]
ge|rin|nungs|fä|hig *adj.* clottable, coagulable, congealable
Ge|rin|nungs|fak|to|ren *pl* blood clotting factors, clotting factors, coagulation factors
ge|rin|nungs|för|dernd *adj.* coagulant, coagulative
ge|rin|nungs|hem|mend *adj.* anticoagulative, anticoagulant
Ge|rin|nungs|kas|ka|de *f* coagulation cascade
Ge|rin|nungs|sta|tus *m* coagulation status
Ge|rin|nungs|stö|rung *f* coagulation defect, coagulopathy [kəʊˌægjə'lɑpəθɪ]
Ge|rin|nungs|test *m* coagulation test
Ge|rin|nungs|throm|bus *m* red thrombus, coagulation thrombus ['θrɑmbəs]
Ge|rin|nungs|zeit *f* clotting time, coagulation time
Ger|men *nt* germline, germ line
Germinal- *präf.* germinal, germinative
ger|mi|nal *adj.* relating to a germ (cell), germinal
Ger|mi|nal|a|pla|sie *f* Sertoli-cell-only syndrome, Del Castillo syndrome
Ger|mi|nal|zell|a|pla|sie *f* s.u. Germinalaplasie
ger|mi|na|tiv *adj.* relating to germination, germinative
Ger|mi|no|blast *m* germinoblast, noncleaved follicular center cell, centroblast
Ger|mi|nom *nt* germ cell tumor, germinoma
Ger|mi|no|zyt *m* germinocyte, centrocyte, cleaved follicular center cell
Germiston-Virus *nt* Germiston virus
ger|mi|zid *adj.* germicidal, germicide
Ge|samt|bin|dungs|e|ner|gie *f* total binding energy
Ge|samt|do|sis *f* total dose
Ge|samt|kör|per|o|ber|flä|che *f* total body surface area
Ge|samt|kör|per|vo|lu|men *nt* total body volume
Ge|samt|kör|per|was|ser *nt* total body water
Ge|schlecht *nt* 1. sex 2. (*anatom.*) sex, gender 3. (*Gattung*) genus, species, race
Geschlechts- *präf.* sexual, sex, venereal, genitalic, genital
Ge|schlechts|chro|ma|tin *nt* sex chromatin, Barr body
Ge|schlechts|chro|mo|som *nt* idiochromosome, sex chromosome, gonosome; heterologous chromosome [hetə'rɑləgəs], heterochromosome, heterosome
ge|schlechts|ge|bun|den *adj.* sex-linked
Ge|schlechts|hor|mon *nt* sex hormone
Ge|schlechts|krank|heit *f* sexually transmitted disease, venereal disease
ge|schwol|len *adj.* swollen, swelled, bloated, puffed up, puffy, distended
Geschwulst- *präf.* blasto-, onc(o)-, onk(o)-
Ge|schwulst *f* 1. (*Schwellung*) tumor, swell, swelling, lump, tumescence, tumefaction 2. (*Neubildung*) tumor, new growth, growth, neoplasm, swelling, oncoma
  bösartige Geschwulst s.u. maligne *Geschwulst*
  echte Geschwulst blastoma
  epitheliale Geschwulst epithelial tumor, epithelioma
  falsche Geschwulst pseudotumor
  maligne Geschwulst malignancy, malignity, malignant neoplasm, malignant disease, malignant tumor
Ge|schwulst|leh|re *f* oncology [ɑŋ'kɑlədʒɪ], cancerology

Ge|schwulst|ver|klei|ne|rung, partielle *f* debulking
Ge|schwür *nt* ulcer, ulceration, ulcus, fester
ge|schwür|ar|tig *adj.* helcoid, ulcerous
Ge|setz *nt* law, principle
  Gesetz von der Erhaltung der Energie law of conservation of energy
  Gesetz von der Erhaltung der Materie law of conservation of matter
  Gesetz der konstanten Proportionen law of definite proportions, Proust's law
  Gesetz der multiplen Proportionen law of multiple proportions, law of reciprocal proportions, Walton's law
Ges|ta|gen *nt* gestagen, gestagenic hormone
ges|ta|gen *adj.* gestagenic
ge|sund *adj.* healthy, in good health; (*Organ*) unaffected (*von* by)
ge|sun|den *vi* recover, recuperate, convalesce, get well/better; (*Wunde*) heal up/over
Ge|sund|heit *f* health; (*Wohlbefinden*) well-being; (*psychische*) saneness, sanity, soundness
ge|sund|heits|schäd|lich *adj.* bad for one's health, deleterious, damaging to (one's) health, unhealthy, insanitary, harmful, peccant; unwholesome; (*giftig*) noxious
Ge|sun|dung *f* healing, recovery, recuperation, convalescence
GeV *abk.* s.u. Gigaelektronenvolt
Gewebe- *präf.* histic, histionic, textural, histi(o)-, histo-
Ge|we|be *nt* tissue
  blutbildendes Gewebe hemopoietic tissue, hematopoietic tissue
  bronchusassoziiertes lymphatisches Gewebe bronchus-associated lymphoid tissue
  darmassoziiertes lymphatisches Gewebe gut-associated lymphoid tissue
  entzündetes Gewebe inflamed tissue
  hämopoetisches Gewebe s.u. blutbildendes *Gewebe*
  infiziertes Gewebe infected tissue
  lymphatisches Gewebe lymphoid tissue, adenoid tissue, lymphatic tissue
  mukosaassoziiertes lymphatisches Gewebe mucosa-associated lymphoid tissue
  nicht-eigenes Gewebe non-self tissue
  nicht-lymphatisches Gewebe non-lymphoid tissue
  retikulo-endotheliales Gewebe reticuloendothelial tissue, reticuloendothelium
Ge|we|be|a|no|xie *f* histanoxia, tissue anoxia
Ge|we|be|an|ti|kör|per *m* tissue antibody
Ge|we|be|ant|wort *f* tissue response
Ge|we|be|di|ag|no|se *f* histodiagnosis
Ge|we|be|do|sis *f* tissue dose
Ge|we|be|durch|blu|tung *f* tissue perfusion
Ge|we|be|hy|po|xie *f* histohypoxia, tissue hypoxia
Ge|we|be|im|mu|ni|tät *f* tissue immunity
Ge|we|be|kul|tur *f* tissue culture
Ge|we|be|lap|pen *m* flap, patch, bar
  freier Gewebelappen free flap
Ge|we|be|pa|tho|lo|gie *f* pathologic histology [hɪs'tɑlədʒɪ], histopathology [ˌhɪstəpə'θɑlədʒɪ]
Ge|we|be|per|fu|si|on *f* tissue perfusion
Ge|we|be|re|ak|ti|on *f* tissue response
Ge|we|be|schä|di|gung *f* tissue damage
ge|we|be|spe|zi|fisch *adj.* tissue-specific
Ge|we|be|tu|mor *m* histoma, histioma
Ge|we|be|tur|gor *m* tissue turgor
Ge|we|be|ü|ber|tra|gung *f* transplantation
ge|we|be|un|ver|träg|lich *adj.* histoincompatible
Ge|we|be|un|ver|träg|lich|keit *f* histoincompatibility
Ge|we|be|ver|la|ge|rung *f* transposition
  angeborene Gewebeverlagerung ectopia, ectopy
Ge|we|be|ver|tei|lung *f* tissue distribution
ge|we|be|ver|träg|lich *adj.* histocompatible
Ge|we|be|ver|träg|lich|keit *f* tissue tolerance, histocompatibility
Ge|we|be|zel|le *f* tissue cell
Ge|we|be|züch|tung *f* tissue culture
Ge|webs|an|ti|gen *nt* tissue antigen
Ge|webs|au|to|ly|se *f* tissue autolysis [ɔː'tɑləsɪs]
Ge|webs|di|ag|nos|tik *f* tissue diagnosis
Ge|webs|dich|te *f* tissue density
Ge|webs|durch|blu|tung *f* tissue perfusion
Ge|webs|fak|tor *m* tissue thromboplastin
Ge|webs|hor|mon *nt* tissue hormone
Ge|webs|im|mu|ni|tät *f* cell immunity
Ge|webs|kal|li|kre|in *nt* tissue kallikrein
Ge|webs|mak|ro|phag *m* tissue macrophage, histiocyte, histocyte
Ge|webs|mast|zel|le *f* tissue mast cell
Ge|webs|o|xi|da|ti|on *f* tissue oxidation
Ge|webs|per|fu|si|on *f* tissue perfusion
Ge|webs|plas|mi|no|gen|ak|ti|va|tor *m* tissue plasminogen activator
Ge|webs|throm|bo|plas|tin *nt* factor III, tissue factor, tissue thromboplastin
Ge|wicht *nt* weight; (*Belastung*) weight, load
  Gewicht pro Volumeneinheit weight per volume
  spezifisches Gewicht weight per volume, weight density, specific gravity, specific weight
Ge|wichts|ab|nah|me *f* weight reduction, loss of weight
Ge|wichts|a|na|ly|se *f* gravimetry [grə'vɪmətrɪ], quantitative analysis, quantitive analysis [ə'næləsɪs]
Ge|wichts|ein|heit *f* weight, unit of weight, unitary weight, standard weight
Ge|wichts|re|duk|ti|on *f* weight reduction, loss of weight
Ge|wichts|ver|lust *m* weight loss, loss of weight
Ge|wichts|zu|nah|me *f* weight gain
GG *abk.* s.u. Gammaglobulin
GGTP *abk.* s.u. γ-Glutamyltranspeptidase
Ghon: Ghon-Herd *m* Ghon tubercle, Ghon primary lesion, Ghon focus, Ghon complex, primary complex, primary lesion, Ranke complex
  Ghon-Primärkomplex *m* s.u. Ghon-Herd
Ghost *m* 1. (*mikrobiol.*) ghost 2. (*histolog.*) ghost, ghost cell, shadow, shadow cell 3. (*hämatol.*) red cell ghost, shadow, shadow cell
GI *abk.* s.u. 1. gastrointestinal 2. *Granuloma* inguinale
Gibbs-Donnan: Gibbs-Donnan-Gleichgewicht *nt* Donnan's equilibrium, Gibbs-Donnan equilibrium
Giemsa: Giemsa-Banding *nt* G-banding, Giemsa banding
  Giemsa-Färbung *f* Giemsa stain
Gieß|kan|nen|schim|mel *m* aspergillus, Aspergillus
Gieß|plat|te *f* pour plate
Gift- *präf.* poison, poisonous, toxic, toxicant, toxic(o)-, toxi-, tox(o)-
Gift *nt* poison; toxicant, toxin; (*tierisch*) venom
gift|ar|tig *adj.* toxicoid
Gift|gas *nt* poison gas, gas
gif|tig *adj.* poisonous; (*Chemie*) toxic, toxicant; (*biolog.*) venomous, venenous; (*gesundheitsschädlich*) deleterious, noxious

nicht giftig atoxic, non-toxic, non-poisonous, poisonless
Gilgalellekltrolnenlvolt *nt* giga electron volt
GIP *abk.* s.u. gastrisches inhibitorisches *Polypeptid*
GK *abk.* s.u. **1.** Geschlechtskrankheit **2.** Gewebekultur **3.** Glukokinase **4.** Glyzerinkinase
GKB *abk.* s.u. Ganzkörperbestrahlung
gko-Maus *f* gene knock-out mouse, gko mouse
GKV *abk.* s.u. Gesamtkörpervolumen
GKW *abk.* s.u. Gesamtkörperwasser
glanldullär *adj.* relating to a gland, glandular, glandulous
glandulär-papillär *adj.* glandulopapillary
glandulär-zystisch *adj.* glandular-cystic
glanldullolpalpilllär *adj.* glandulopapillary
Glanzmann-Naegeli: Glanzmann-Naegeli-Syndrom *nt* Glanzmann's disease, Glanzmann's thrombasthenia, thrombasthenia, thromboasthenia [ˌθrɑmbəʊæs'θiːnɪə], hereditary hemorrhagic thrombasthenia, constitutional thrombopathy [θrɑm'bɑpəθɪ]
Glas- *präf.* vitreous, hyalo-, hyal-
Glaslfalser *f* glass fiber, light guide, optical fiber
Glaslfalserlbronlcholskop *nt* fiberoptic bronchoscope, bronchofiberscope
Glaslfalserlgasltrolskop *nt* fibergastroscope
Glaslfalserloplitik *f* fiberoptics *pl*
Glc *abk.* s.u. Glukose
Glc-6-P *abk.* s.u. Glukose-6-phosphat
gld-Gen *nt* gld gene
GLDH *abk.* s.u. Glutamatdehydrogenase
Gleichlstrom *m* direct current
Glia *f* glia, neuroglia
Glilalblasltom *nt* glioblastoma, malignant glioma
Glilalgelschwulst *f* neurospongioma, glioma, gliocytoma
Glilaltulmor *m* neurospongioma, glioma, gliocytoma
Glilolblast *m* glioblast, gliablast
Glilolblasltom *nt* glioblastoma, malignant glioma
  buntes Glioblastom anaplastic astrocytoma, glioblastoma multiforme
Glilolblasltolma *nt* glioblastoma, malignant glioma
  Glioblastoma multiforme anaplastic astrocytoma, glioblastoma multiforme
Glilom *nt* s.u. Glioma
Glilolma *nt* neuroglioma, neurogliocytoma, neurospongioma, glioma, gliocytoma
  Glioma retinae retinoblastoma
  Glioma sarcomatosum gliosarcoma
glilomlarltig *adj.* gliomatous [glaɪ'ɑmətəs]
glilolmaltös *adj.* relating to *or* affected with a glioma, gliomatous [glaɪ'ɑmətəs]
Glilolmaltolse *f* gliomatosis, neurogliomatosis, neurogliosis
Glilolmylxom *nt* gliomyxoma
Glilolneulrolblasltom *nt* glioneuroma
Glilolneulrom *nt* glioneuroma
Glilolsarlkom *nt* gliosarcoma
Gln *abk.* s.u. Glutamin
Glolbin *nt* globin, hematohiston
glolbolid *adj.* globe-shaped, globose, globoid, globous, globular, spheroid, spherical
glolbullär *adj.* s.u. globoid
Glolbullin *nt* globulin
  α-Globulin alpha globulin, α-globulin
  β-Globulin beta globulin, β-globulin
  γ-Globulin gamma globulin, γ globulin
  antihämophiles Globulin antihemophilic globulin, factor VIII, thromboplastic plasma component, thromboplastinogen, antihemophilic factor (A), plasma thromboplastin factor, platelet cofactor, plasmokinin
  Bilirubin-bindendes Globulin bilirubin-binding globulin
  Cortisol-bindendes Globulin cortisol-binding globulin, corticosteroid-binding globulin, corticosteroid-binding protein, transcortin
  Sexualhormon-bindendes Globulin sex-hormone-binding globulin
  Testosteron-bindendes Globulin testosterone-estradiol-binding globulin
  Thyroxin-bindendes Globulin thyroxine-binding globulin, thyroxine-binding protein
  Thyroxin-bindendes α-Globulin thyroxine-binding globulin, thyroxine-binding protein
  Vitamin-B12-bindendes Globulin transcobalamin
Glolbullilzid *nt* globulicide
glolbullilzid *adj.* globulicidal
glolmelrullär *adj.* relating to a (renal) glomerulus, glomerular, glomerulose
Glolmelrullolnephlriltis *f* glomerulonephritis [gləʊˌmerjələʊnɪ'fraɪtɪs], glomerular nephritis [nɪ'fraɪtɪs], Bright's disease, Klebs' disease
  diffuse Glomerulonephritis diffuse glomerulonephritis
  endokapilläre Glomerulonephritis endocapillary glomerulonephritis
  exsudative Glomerulonephritis exudative glomerulonephritis, acute exudative-proliferative glomerulonephritis
  fokalbetonte Glomerulonephritis s.u. fokale *Glomerulonephritis*
  fokale Glomerulonephritis Berger's glomerulonephritis, Berger's focal glomerulonephritis, IgA nephropathy [nə'frɑpəθɪ], focal glomerulonephritis, IgA glomerulonephritis, focal nephritis [nɪ'fraɪtɪs]
  intra-extrakapilläre proliferative Glomerulonephritis proliferative intra-extracapillary glomerulonephritis, extracapillary glomerulonephritis
  maligne Glomerulonephritis rapidly progressive glomerulonephritis, malignant glomerulonephritis
  membranoproliferative Glomerulonephritis membranoproliferative glomerulonephritis, chronic hypocomplemententemic glomerulonephritis, lobular glomerulonephritis, lobulonodular glomerulonephritis, mesangiocapillary glomerulonephritis, nodular glomerulonephritis
  membranöse Glomerulonephritis membranous glomerulonephritis, epimembranous glomerulonephritis, perimembranous glomerulonephritis, membranous nephropathy [nə'frɑpəθɪ]
  mesangiale Glomerulonephritis s.u. fokale *Glomerulonephritis*
  mesangioproliferative Glomerulonephritis mesangioproliferative glomerulonephritis, intracapillary glomerulonephritis
  perakute Glomerulonephritis subacute glomerulonephritis

proliferative Glomerulonephritis proliferative glomerulonephritis
rasch progrediente Glomerulonephritis malignant glomerulonephritis, rapidly progressive glomerulonephritis
segmentale Glomerulonephritis segmental glomerulonephritis, local glomerulonephritis
subakute Glomerulonephritis subacute glomerulonephritis

Glo|me|ru|lum|ba|sal|mem|bran *f* glomerular basement membrane

Glo|me|ru|lum|mem|bram *f* glomerular membrane

Glo|me|ru|lus *m, pl* **Glo|me|ru|li** glomerulus, glomerule

Glo|me|ru|lus|ar|te|rie *f* s.u. Glomerulusarteriole

Glo|me|ru|lus|ar|te|ri|o|le *f* arteriole of glomerulus, artery of glomerulus
abführende Glomerulusarteriole efferent vessel of glomerulus, efferent arteriole of glomerulus, efferent glomerular arteriole, postglomerular arteriole, efferent artery of glomerulus
zuführende Glomerulusarteriole afferent arteriole of glomerulus, afferent glomerular arteriole, preglomerular arteriole, afferent artery of glomerulus, afferent vessel of glomerulus

Glomus- *präf.* glomal, glomic

Glo|mus *nt* glomus, glome; glomus body

Glomus-aorticum-Tumor *m* aortic body tumor

Glomus-caroticum-Tumor *m* potato tumor, carotid body tumor

Glomus-jugulare-Tumor *m* glomus jugulare tumor

Glo|mus|or|gan *nt* glomus organ, glomiform body, glomiform gland, glomus body, glomus

Glo|mus|tu|mor *m* glomangioma, glomus tumor

Glomus-tympanicum-Tumor *m* glomus tympanicum tumor

Glosso- *präf.* glossal, glottic, gloss(o)-, lingu(o)-

Glu *abk.* s.u. **1.** Glutamat **2.** Glutaminsäure

Glu|ca|gon *nt* glucagon, HG factor, hyperglycemic-glycogenolytic factor

Glu|ca|go|nom *nt* glucagonoma, A cell tumor, alpha cell tumor

Glu|can *nt* glucan

1,4-α-Glucan-branching-Enzym *nt* brancher enzyme, branching enzyme, branching factor, amylo-1:4,1:6-transglucosidase, 1,4-α-glucan branching enzyme, α-glucan-branching glycosyltransferase, α-glucan glycosyl 4:6-transferase

Gluco- *präf.* glucose, gluc(o)-

Glu|co|ce|re|bro|sid *nt* s.u. Glukozerebrosid

Glu|co|ce|re|bro|si|da|se *f* s.u. Glukozerebrosidase

Glu|co|cor|ti|co|id *nt* glucocorticoid hormone, glucocorticoid

glu|co|gen *adj.* glucogenic

Glu|co|ge|ne|se *f* glucogenesis [glu:kə'dʒenəsɪs]

Glu|co|ki|na|se *f* glucokinase

Glu|co|li|pid *nt* glucolipid

Glu|co|nat *nt* gluconate

Glu|co|ne|o|ge|ne|se *f* gluconeogenesis [glu:kə,ni:ə'dʒenəsɪs], glyconeogenesis, neoglycogenesis

Glu|con|säu|re *f* gluconic acid

Glu|co|pro|te|in *nt* glucoprotein

Glu|co|py|ra|no|se *f* glucopyranose

Glu|co|re|zep|tor *m* glucoreceptor

Glu|co|se *f* s.u. Glukose

Glu|co|se|phos|phat|i|so|me|ra|se *f* phosphohexoisomerase, phosphoglucose isomerase, glucose-6-phosphate isomerase, hexosephosphate isomerase

Glu|co|se|trans|por|ter *m* glucose transporter

Glu|co|sid *nt* glucoside

Glu|co|si|da|se *f* glucosidase

Glu|co|su|rie *f* glucosuria [glu:kə's(j)ʊərɪə], glycosuria [glaɪkə's(j)ʊərɪə], glycuresis, saccharorrhea, saccharuria [sækə'r(j)ʊərɪə]
toxische Glucosurie toxic glycosuria

Glu|cu|ro|nat *nt* glucuronate

Glu|cu|ro|nid *nt* glucuronoside, glucuronide

Glu|cu|ro|no|lac|ton *nt* glucurolactone, glucuronolactone

Glu|cu|ron|säu|re *f* glucuronic acid
aktive Glucuronsäure UDP-D-glucuronic acid

Glu|ka|gon *nt* HG factor, hyperglycemic-glycogenolytic factor, glucagon
intestinales Glukagon intestinal glucagon, enteroglucagon, gut glucagon, glicentin, glycentin

Glu|ka|go|nom *nt* (*Pankreas*) A cell tumor, alpha cell tumor, glucagonoma

Glukagonom-Syndrom *nt* glucagonoma syndrome

Glu|kan *nt* glucan

Glukan-1,4-α-Glukosidase *f* glucan-1,4-α-glucosidase, lysosomal α-glucosidase

Glu|ko|a|myl|a|se *f* gamma-amylase, glucan-1,4-α-glucosidase

Glu|ko|ce|re|bro|sid *nt* glucocerebroside, ceramide glucoside, glucosylceramide

Glu|ko|ce|re|bro|si|da|se *f* glucocerebrosidase, glucosylceramidase, glycosylceramidase, cerebroside β-glucosidase

Glu|ko|fu|ra|no|se *f* glucofuranose

glu|ko|gen *adj.* glucogenic

Glu|ko|ge|ne|se *f* glucogenesis [glu:kə'dʒenəsɪs]

Glu|ko|ki|na|se *f* glucokinase

glu|ko|ki|ne|tisch *adj.* glucokinetic

Glu|ko|kor|ti|ko|id *nt* glucocorticoid, glucocorticoid hormone

glu|ko|kor|ti|ko|id|ähn|lich *adj.* glucocorticoid

glukokortikoid-empfindlich *adj.* glucocorticoid-sensitive

glukokortikoid-sensitive *adj.* glucocorticoid-sensitive

Glu|ko|li|pid *nt* glucolipid

Glu|ko|ly|se *f* glycolysis [glaɪ'kɑləsɪs], glucolysis [glu:'kɑləsɪs]

Glu|ko|nat *nt* gluconate

Glu|ko|ne|o|ge|ne|se *f* gluconeogenesis [glu:kə,ni:ə'dʒenəsɪs], glyconeogenesis, neoglycogenesis

glu|ko|ne|o|ge|ne|tisch *adj.* relating to gluconeogenesis, gluconeogenetic

Glu|kon|säu|re *f* gluconic acid

Glu|ko|pe|nie *f* hypoglycemia, glucopenia

Glu|ko|pro|te|in *nt* glucoprotein

Glu|ko|py|ra|no|se *f* glucopyranose

Glu|ko|re|zep|tor *m* glucoreceptor

Glu|ko|sa|min *nt* glucosamine, chitosamine

Glu|ko|san *nt* glucan

Glukose- *präf.* glucose, gluc(o)-

Glu|ko|se *f* glucose, grape sugar, blood sugar, dextrose, dextroglucose, glucosum
aktive Glukose UDPglucose, uridine diphosphate glucose

Glu|ko|se|bil|dung *f* **1.** s.u. Glukogenese **2.** s.u. Glukoneogenese

Glu|ko|se|car|ri|er *m* glucose carrier

G

Glukose-1,6-diphosphat *nt* glucose-1,6-diphosphate
Glu|ko|se|ka|ta|bo|lis|mus *m* glucose catabolism [kə'tæbəlɪzəm]
Glu|ko|se|man|gel *m* hypoglycemia, glucopenia
intrazellulärer Glukosemangel cytoglycopenia, cytoglucopenia
Glu|ko|se|o|xi|da|se *f* glucose oxidase
Glukose-1-phosphat *nt* glucose-1-phosphate, Cori's ester
Glukose-6-phosphat *nt* glucose-6-phosphate, Robison ester
Glukose-1-phosphat-adenylyltransferase *f* glucose-1-phosphate adenylyltransferase
Glukose-6-phosphatase *f* glucose-6-phosphatase
Glukose-6-phosphatdehydrogenase *f* Robison ester dehydrogenase, glucose-6-phosphate dehydrogenase [dɪ'haɪdrədʒəneɪz], zwischenferment
Glukose-6-Phosphatdehydrogenasemangel *m* glucose-6-phosphate dehydrogenase deficiency, glucose-6-phosphate dehydrogenase disease, G6PD disease
Glukose-6-Phosphatdehydrogenasemangelkrankheit *f* s.u. Glukose-6-Phosphatdehydrogenasemangel
Glu|ko|se|phos|phat|i|so|me|ra|se *f* phosphohexoisomerase, phosphoglucose isomerase, glucose-6-phosphate isomerase, hexosephosphate isomerase
Glukose-1-phosphat-uridylyltransferase *f* glucose-1-phosphate uridylyltransferase
Glu|ko|se|spie|gel *m* glucose level, glucose value, blood glucose level, blood glucose value
Glu|ko|se|stoff|wech|sel *m* glucose metabolism [mə'tæbəlɪzəm]
Glu|ko|sid *nt* glucoside
Glu|ko|si|da|se *f* glucosidase
Glu|ko|ste|ro|id *nt* glucocorticoid, glucocorticoid hormone
Glu|ko|su|rie *f* glucosuria [glu:kə's(j)ʊərɪə], glycosuria [glaɪkə's(j)ʊərɪə], glycuresis, saccharorrhea, saccharuria [sækə'r(j)ʊərɪə]
Glu|ko|ze|re|bro|sid *nt* glucocerebroside, ceramide glucoside, glucosylceramide
Glu|ko|ze|re|bro|si|da|se *f* glucocerebrosidase, glucosylceramidase, glycosylceramide lipidosis, glycosylceramidase, cerebroside β-glucosidase
Glu|ku|ro|nat *nt* glucuronate
Glu|ku|ro|nat|re|duk|ta|se *f* glucuronate reductase [rɪ'dʌkteɪz]
Glu|ku|ro|nid *nt* glucuronoside, glucuronide
Glu|ku|ro|no|sid *nt* glucuronoside, glucuronide
Glu|ku|ron|säu|re *f* glucuronic acid
Glu|ku|ro|nyl|trans|fe|ra|se *f* glucuronosyltransferase, bilirubin UDP-glucuronyltransferase, glucuronide transferase, glucuronolactone, UDPbilirubin glucuronosyltransferase, UDPglucuronate-bilirubin-glucuronosyltransferase
Glu|ta|mat *nt* glutamate
Glu|ta|mat|a|ce|tyl|trans|fe|ra|se *f* glutamate acetyltransferase [ˌæsətɪl'trænsfəreɪz]
Glu|ta|mat|de|carb|o|xy|la|se *f* glutamate decarboxylase
Glu|ta|mat|de|hyd|ro|ge|na|se *f* glutamate dehydrogenase [dɪ'haɪdrədʒəneɪz]
Glu|ta|mat|for|mi|mi|no|trans|fe|ra|se *f* glutamate formiminotransferase, glutamic acid formiminotransferase, formiminotransferase
Glu|ta|mat|ki|na|se *f* glutamate kinase
Glu|ta|mat|o|xal|a|ce|tat|trans|a|mi|na|se *f* aspartate aminotransferase, glutamic-oxaloacetic transaminase, aspartate transaminase
Glu|ta|mat|py|ru|vat|trans|a|mi|na|se *f* alanine aminotransferase, glutamic-pyruvic transaminase, alanine transaminase
Glu|ta|min *nt* glutamine
Glu|ta|min|a|mi|do|trans|fe|ra|se *f* glutamine amidotransferase
Glu|ta|mi|na|se *f* glutaminase
Glu|ta|min|säu|re *f* glutamic acid
Glu|ta|min|säu|re|de|hyd|ro|ge|na|se *f* glutamate dehydrogenase [dɪ'haɪdrədʒəneɪz]
Glu|ta|min|syn|the|ta|se *f* glutamine synthetase
Glutamyl- *präf.* glutamyl
γ-Glu|ta|myl|a|mi|no|säu|re *f* γ-glutamyl amino acid
γ-Glu|ta|myl|carb|o|xy|la|se *f* γ-glutamyl carboxylase
γ-Glu|ta|myl|cyc|lo|trans|fe|ra|se *f* γ-glutamylcyclotransferase
γ-Glu|ta|myl|cys|te|in *nt* γ-glutamylcysteine
γ-Glu|ta|myl|cys|te|in|gly|cin *nt* γ-glutamyl-cysteine-glycine, glutathione
γ-Glu|ta|myl|cys|te|in|syn|the|ta|se *f* γ-glutamylcysteine synthethase
γ-Glu|ta|myl|phos|phat *nt* γ-glutamyl phosphate
γ-Glu|ta|myl|trans|fe|ra|se *f* γ-glutamyltransferase, γ-glutamyl transpeptidase, glutamyl transpeptidase
γ-Glu|ta|myl|trans|fe|ra|se|man|gel *m* glutathionuria [glu:təˌθaɪə'n(j)ʊərɪə], γ-glutamyl transpeptidase deficiency
γ-Glu|ta|myl|trans|pep|ti|da|se *f* s.u. γ-Glutamyltransferase
Glu|tar|al|de|hyd *m* glutaraldehyde, glutaral
Glu|tar|säu|re *f* glutaric acid
Glu|tar|säu|re|di|al|de|hyd *m* glutaraldehyde, glutaral
Glu|ta|thi|on *nt* γ-glutamyl-cysteine-glycine, glutathione
oxidiertes Glutathion oxidized glutathione
reduziertes Glutathion reduced glutathione
Glu|ta|thi|on|per|o|xi|da|se *f* glutathione peroxidase
Glu|ta|thi|on|re|duc|ta|se (NAD(P)H) *f* glutathione reductase (NAD(P)H)
Glu|ta|thi|on|syn|the|ta|se *f* glutathione synthethase
Glu|te|lin *nt* glutelin
Glu|ten *nt* gluten, wheat gum
Glu|te|nin *nt* glutenin
Gly *abk.* s.u. **1.** Glycin **2.** Glykogen **3.** Glykokoll **4.** Glyzin
Gly|can *nt* glycan, polysaccharide
Gly|cer|al|de|hyd *m* glyceraldehyde, glyceric aldehyde, glycerin aldehyde ['ældəhaɪd]
Gly|ce|rat *nt* glycerate
Gly|ce|rid *nt* acylglycerol, glyceride
Gly|ce|rin *nt* glycerol, glycerin, glycerinum
Gly|ce|rin|al|de|hyd *m* s.u. Glyceraldehyd
Gly|ce|rin|säu|re *f* glyceric acid
Gly|ce|rin|tei|chon|säu|re *f* glycerol teichoic acid
Gly|ce|rin|tri|a|ce|tat *nt* glyceryl triacetate, triacetin
Gly|ce|rol *nt* s.u. Glycerin
Gly|ce|rol|tri|a|ce|tat *nt* glyceryl triacetate, triacetin
Gly|ce|ron *nt* dihydroxyacetone, glycerone, glyceroketone, glycerulose
Gly|ce|ro|phos|pha|ta|se *f* glycerophosphatase
Gly|ce|ro|phos|pha|tid *nt* glycerol phosphatide, phosphoglyceride, phospholipid, phospholipin, phosphatide
Gly|ce|ro|se *f* glycerose
Gly|cin *nt* glycine, glycocine, glycocoll, aminoacetic acid, gelatine sugar, bread flour, collagen sugar

Gly|cin|a|mi|di|no|trans|fe|ra|se *f* glycine amidinotransferase
Gly|cin|a|mi|no|trans|fe|ra|se *f* glycine aminotransferase
Gly|cin|an|ta|go|nist *m* glycine antagonist
Gly|ci|nat *nt* glycinate
Gly|co|sid *nt* glycoside
N-Gly|co|syl|a|min *nt* *N*-glycosylamine
Glycyl-tRNA-synthetase *f* glycyl-tRNA synthetase
Gly|kan *nt* glycan, polysaccharide
Glyko- *präf.* glyc(o)-
Gly|ko|gen *nt* glycogen, hepatin, tissue dextrin, animal starch
Gly|ko|ge|na|se *f* glycogenase
Gly|ko|gen|bil|dung *f* s.u. Glykogenese
Gly|ko|ge|ne|se *f* glycogenesis, glucogenesis [glu:kə-'dʒenəsɪs]
gly|ko|ge|ne|tisch *adj.* relating to glycogenesis, glycogenic, glycogenetic, glycogenous [glaɪ'kɑdʒənəs]
Gly|ko|gen|phos|pho|ryl|la|se *f* glycogen phosphorylase, phosphorylase
Gly|ko|gen|syn|tha|se *f* s.u. Glykogensynthetase
Gly|ko|gen|syn|the|ta|se *f* glycogen synthase, glycogen synthetase
Gly|ko|hä|mo|glo|bin *nt* glycosylated hemoglobin ['hi:məgləʊbɪn], glycohemoglobin [glaɪkə-'hi:məgləʊbɪn]
Gly|ko|koll *nt* glycine, glycocine, glycocoll, aminoacetic acid, collagen sugar, gelatine sugar
Gly|kol *nt* glycol
Gly|ko|lat *nt* glycolate
Gly|ko|li|pid *nt* glycolipid
Gly|kol|säu|re *f* glycolic acid, hydroxyacetic acid
Gly|ko|ne|o|ge|ne|se *f* gluconeogenesis [glu:kə,ni:ə-'dʒenəsɪs], glyconeogenesis, neoglycogenesis
Gly|ko|nuk|le|o|pro|te|in *nt* glyconucleoprotein
Gly|ko|pep|tid *nt* glycopeptide
Gly|ko|pep|tid|me|di|a|tor *m* glycoprotein mediator
Gly|ko|pho|rin *nt* glycophorin
Glykophorin A glycophorin A
Glykophorin B glycophorin B
Glykophorin C glycophorin C
Glykophorin D glycophorin D
Gly|ko|phos|pho|gly|ce|rid *nt* glycophosphoglyceride, phosphatidyl sugar
Gly|ko|pro|te|id *nt* s.u. Glykoprotein
Gly|ko|pro|te|in *nt* glycoprotein, glucoprotein
α_1-saures Glykoprotein α_1-acid glycoprotein, alpha$_1$-acid glycoprotein, plasma orosomucoid, orosomucoid
Gly|ko|pro|te|in|me|di|a|tor *m* glycoprotein mediator
Gly|ko|sa|min *nt* glycosamine
Gly|ko|sa|min|gly|kan *nt* glycosaminoglycan
Gly|ko|sa|mi|no|li|pid *nt* glycosaminolipid
Gly|ko|se *f* s.u. Glukose
Gly|ko|sid *nt* glycoside
Gly|ko|si|da|se *f* glycosidase
Gly|ko|sid|hyd|ro|la|se *f* glycosidase
gly|ko|si|disch *adj.* glycosidic
Gly|ko|sphin|go|li|pid *nt* glycosphingolipid
saures Glykosphingolipid acidic glycosphingolipid
Gly|ko|su|rie *f* glucosuria [glu:kə's(j)ʊərɪə], glycosuria [glaɪkə's(j)ʊərɪə], glycuresis, saccharorrhea, saccharuria [sækə'r(j)ʊərɪə]
Glykosyl- *präf.* glucosyl
gly|ko|sy|liert *adj.* glycosylated
Glykosyl-1-phosphatnucleotidyltransferase *f* glycosyl-1-phosphate nucleotidyltransferase, pyrophosphorylase
Glykosyl-1-phosphatnukleotidyltransferase *f* s.u. Glykosyl-1-phosphatnucleotidyltransferase
Gly|ko|syl|sphin|go|sin *nt* glycosylsphingosine
Gly|ko|syl|trans|fe|ra|se *f* glycosyltransferase, glucosyltransferase, transglucosylase, transglycosylase
Gly|ku|ro|nid *nt* glycuronide
Gly|ku|ron|säu|re *f* glycuronic acid
Gly|o|xal *nt* glyoxal, oxalaldehyde, biformyl, ethanedial
Gly|o|xa|la|se *f* glyoxalase
Gly|o|xa|lat *nt* glyoxylate
Gly|o|xa|lat|zyk|lus *m* glyoxylate cycle
Gly|o|xa|lin *nt* imidazole, iminazole, glyoxaline
Gly|o|xal|säu|re *f* glyoxylic acid, ethanal acid
Gly|o|xyl|säu|re *f* glyoxylic acid, ethanal acid
Gly|ze|rat *nt* glycerate
Gly|ze|rid *nt* acylglycerol, glyceride
Gly|ze|rin *nt* glycerol, glycerin, glycerinum
Gly|ze|rin|al|de|hyd *m* glyceraldehyde, glyceric aldehyde ['ældəhaɪd], glycerin aldehyde
Gly|ze|rin|al|de|hyd|de|hyd|ro|ge|na|se *f* s.u. Glyzerinaldehyd-3-phosphatdehydrogenase
Glyzerinaldehyd-3-phosphat *nt* glyceraldehyde-3-phosphate, 3-phosphoglyceraldehyde
Glyzerinaldehyd-3-phosphatdehydrogenase *f* 3-phosphoglyceraldehyde dehydrogenase [dɪ'haɪdrədʒəneɪz], glyceraldehyde-3-phosphate dehydrogenase, triosephosphate dehydrogenase
Gly|ze|rin|ki|na|se *f* glycerol kinase, glycerokinase
Gly|ze|rin|li|pid *nt* glycerol lipid, glycerol lipid
Glyzerin-3-phosphat *nt* glycerol-3-phosphate
Gly|ze|rin|phos|phat|a|cyl|trans|fe|ra|se *f* glycerol phosphate acyltransferase
Glyzerin-3-phosphatdehydrogenase *f* glycerol-3-phosphate dehydrogenase [dɪ'haɪdrədʒəneɪz]
Gly|ze|rin|phos|phat|de|hyd|ro|ge|na|se (NAD$^+$) glycerol-3-phosphate dehydrogenase (NAD$^+$), cytosol glycerol-3-phosphate dehydrogenase [dɪ'haɪdrədʒəneɪz]
Gly|ze|rin|phos|phat|shut|tle *m* glycerol phosphate shuttle
Glyzerin-3-phosphorylcholin *nt* glycerol-3-phosphorylcholine
Gly|ze|rin|säu|re *f* glyceric acid
Gly|ze|ron *nt* dihydroxyacetone, glycerone, glyceroketone, glycerulose
Gly|zin *nt* glycine, glycocine, glycocoll, aminoacetic acid, collagen sugar, gelatine sugar
Gly|zi|nat *nt* glycinate
GM *abk.* s.u. Gentamicin
GM-Allotypen *pl* Gm allotypes
Gm-Antigene *pl* Gm antigens
GM-CSF *abk.* s.u. granulozyten-makrophagen-koloniestimulierender *Faktor*
GMP *abk.* s.u. **1.** Guanosinmonophosphat **2.** Guanosin-5'-monophosphat
3',5'-GMP *abk.* s.u. zyklisches *Guanosin-3',5'-Phosphat*
GMP-Synthetase *f* GMP synthetase, guanylic acid synthetase
GN *abk.* s.u. **1.** Glomerulonephritis **2.** gramnegativ
Gn-RF *abk.* s.u. Gonadotropin-releasing-Faktor
Gn-RH *abk.* s.u. Gonadotropin-releasing-Hormon
GO *abk.* s.u. Gonorrhoe

G

Go *abk.* s.u. Gonorrhoe
GOD *abk.* s.u. Glukoseoxidase
Gold|sol|re|ak|ti|on *f* Lange's reaction
Golgi: Golgi-Apparat *m* Golgi complex, Golgi body, Golgi apparatus
Cis-Golgi-Apparat *m* cis-Golgi apparatus
Medial-Golgi-Apparat *m* medial-Golgi apparatus
Trans-Golgi-Apparat *m* trans-Golgi apparatus
Gonado- *präf.* gonadal, gonadial, gonad(o)-
Go|na|do|blas|tom *nt* gonadoblastoma
Go|na|do|li|be|rin *nt* gonadoliberin, gonadotropin releasing hormone, gonadotropin releasing factor, follicle stimulating hormone releasing hormone, follicle stimulating hormone releasing factor
go|na|do|trop *adj.* gonadotropic, gonadotrophic
Go|na|do|tro|pin *nt* gonadotropin, gonadotrophin, gonadotropic hormone
Gonadotropin-releasing-Faktor *m* s.u. Gonadoliberin
Gonadotropin-releasing-Hormon *nt* s.u. Gonadoliberin
synthetisches Gonadotropin-releasing-Hormon gonadorelin
Gono- *präf.* gon(o)-
Go|no|blen|nor|rhö *f* blennorrheal conjunctivitis [kən,dʒʌŋktə'vaɪtɪs], gonococcal conjunctivitis, gonorrheal conjunctivitis, gonoblennorrhea, blennophthalmia
Go|no|coc|cus *m* gonococcus, Neisser's coccus, diplococcus of Neisser, Neisseria gonorrhoeae, Diplococcus gonorrhoeae
Go|nor|rhoe *f* gonorrhea; the clap
go|nor|rho|isch *adj.* relating to gonorrhea, gonorrheal
Go|no|som *nt* idiochromosome, sex chromosome, gonosome; heterologous chromosome [hetə'rɑləgəs], heterochromosome, heterosome
Good: Good-Syndrom *nt* Good's syndrome
Goodpasture: Goodpasture-Syndrom *nt* Goodpasture's syndrome
GOT *abk.* s.u. Glutamatoxalacetattransaminase
GP *abk.* s.u. **1.** Glykoprotein **2.** grampositiv
gp *abk.* s.u. Glykoprotein
G-1-P *abk.* s.u. Glukose-1-phosphat
G-1,6-P *abk.* s.u. Glukose-1,6-diphosphat
G-6-P *abk.* s.u. Glukose-6-phosphat
GPA *abk.* s.u. *Glykophorin* A
G-6-Pase *abk.* s.u. Glukose-6-phosphatase
GpIb/GpIx-Komplex *m* GpIb/GpIx complex
GpIIb/IIIa-Komplex *m* GpIIb/IIIa complex
GPC *abk.* s.u. Glyzerin-3-phosphorylcholin
G-6-PDH *abk.* s.u. Glukose-6-phosphatdehydrogenase
G-6-PDH-Mangel *m* glucose-6-phosphate dehydrogenase deficiency, glucose-6-phosphate dehydrogenase disease, glucose-6-phosphate dehydrogenase disease, G6PD disease
G-6-PDH-Mangelkrankheit *f* s.u. G-6-PDH-Mangel
G6PD-Mangel *m* s.u. G-6-PDH-Mangel
G_1-Phase *f* Gap_1 period, G_1 period, G_1 phase
G_2-Phase *f* Gap_2 period, G_2 period, G_2 phase
GPI *abk.* s.u. Glukosephosphatisomerase
GPP *abk.* s.u. Glukose-6-phosphatdehydrogenase
gp 41-Protein *nt* gp 41 protein
GPI-Anker *m* GPI anchor
gp120-Protein *nt* gp 120 protein
gp160-Protein *nt* gp 160 protein
G-Protein *nt* G-protein, GTP-dependent component
GPS *abk.* s.u. Goodpasture-Syndrom
GPT *abk.* s.u. Glutamatpyruvattransaminase
GR *abk.* s.u. *Glutathionreductase* (NAD(P)H)
Gra|di|ent *m* gradient
elektrischer Gradient electrical gradient
elektrochemischer Gradient electrochemical gradient
osmotischer Gradient osmotic gradient
Graft-versus-Host-Reaktion *f* graft-versus-host disease, GVH disease, graft-versus-host reaction, GVH reaction
Graham: Peroxidasefärbung nach Graham *f* Graham's (peroxidase) stain
Gram: Gram-Färbung *f* Gram's method, Gram's stain
Gramm *nt* gram, gramme
Gramm|äqui|va|lent *nt* gram-equivalent, equivalent
Gramm|a|tom *nt* gram atom, gram-atomic weight
Gramm|a|tom|ge|wicht *nt* s.u. Grammatom
Gramm|i|on *nt* gram-ion, gram ion
Gramm-Kalorie *f* gram calorie, small calorie, standard calorie, calory, calorie
Gramm|mol *nt* mole, gram-molecular weight, gram molecule, grammole
Gramm|mo|le|kül *nt* s.u. Grammmol
Gramm|mo|le|ku|lar|ge|wicht *nt* s.u. Grammmol
Gram-negativ *adj.* gram-negative, Gram-negative
gram|ne|ga|tiv *adj.* s.u. Gram-negativ
Gram-positiv *adj.* gram-positive, Gram-positive
gram|po|si|tiv *adj.* s.u. Gram-positiv
Gra|nu|la|pro|te|a|se *f* granula protease, mast cell granula protease
gra|nu|lär *adj.* granular, granulose
granulär-vakulär *adj.* granulovacuolar
Gra|nu|lar|zell|tu|mor *m* Abrikosov's tumor, Abrikossoff's tumor, granular-cell tumor, granular-cell schwannoma, granular-cell myoblastomyoma, granular-cell myoblastoma [,maɪəʊblæs'təʊmə], myoblastoma, myoblastomyoma
Gra|nu|la|ti|on *f* **1.** (*anatom.*) granulation **2.** (*pathol.*) granulation, granulation tissue
Gra|nu|la|ti|ons|ge|schwulst *f* granulation tumor, granuloma
Gra|nu|la|ti|ons|ge|we|be *nt* granulation, granulation tissue
gra|nu|liert *adj.* granulated, granular, granulose
Gra|nu|lom *nt* granulation tumor, granuloma
eosinophiles Granulom Langerhans' cell granulomatosis, eosinophilic granuloma
epitheloidzelliges Granulom epithelioid cell granuloma
histiozytäres Granulom histiocytic granuloma
immunologisches Granulom immunological granuloma
lipophages Granulom lipophagic granuloma
nichtimmunologisches Granulom non-immunological granuloma
retikulohistiozytisches Granulom reticulohistiocytic granuloma, reticulohistiocytoma
teleangiektatisches Granulom pyogenic granuloma, hemangiomatous epulis [hɪ,mændʒɪə'mətəs]
tuberkulöses Granulom tuberculous granuloma
Gra|nu|lo|ma *nt* granulation tumor, granuloma
Granuloma coccioides Posada's mycosis [maɪ'kəʊsɪs], Posada-Wernicke disease, Posada's disease, desert fever, coccidioidal granuloma, coccidioidomycosis, coccidioidosis, California disease

Granuloma fissuratum Sutton's disease
Granuloma gangraenescens nasi lethal midline granuloma, malignant granuloma, midline granuloma
Granuloma inguinale ulcerating granuloma of the pudenda, groin ulcer
Granuloma paracoccidioides paracoccidioidal granuloma, Lutz-Splendore-Almeida disease, Almeida's disease, South American blastomycosis, paracoccidioidomycosis
Granuloma pediculatum 1. botryomycosis, actinophytosis **2.** s.u. *Granuloma* pyogenicum
Granuloma pudendum chronicum s.u. *Granuloma* inguinale
Granuloma pyogenicum hemangiomatous epulis [hɪˌmændʒɪə'mətəs], pyogenic granuloma
Granuloma teleangiectaticum s.u. *Granuloma* pyogenicum
Granuloma trichophyticum Majocchi's granuloma, trichophytic granuloma
Granuloma venereum s.u. *Granuloma* inguinale
gra|nu|lo|ma|tös *adj.* granulomatous [grænjə'ləumətəs]
Gra|nu|lo|ma|to|se *f* granulomatosis
progressive septische Granulomatose s.u. septische *Granulomatose*
septische Granulomatose chronic granulomatous disease (of childhood), granulomatous disease [grænjə'ləumətəs], congenital dysphagocytosis
Gra|nu|lo|ma|to|sis *f* granulomatosis
Granulomatosis infantiseptica perinatal listeriose
Gra|nu|lom|bil|dung *f* granuloma formation
Gra|nu|lo|mer *nt* chromomere, granulomere
Gra|nu|lo|pe|nie *f* s.u. Granulozytopenie
Gra|nu|lo|po|e|se *f* granulopoiesis [ˌgrænjələupɔɪ'iːsɪs], granulocytopoiesis [ˌgrænjələusaɪtəpɔɪ'iːsɪs]
gra|nu|lo|po|e|tisch *adj.* relating to granulopoiesis, granulopoietic, granulocytopoietic
gra|nu|lös *adj.* granular, granulose
Gra|nu|lo|sa *f* granular layer of follicle, granulosa
Granulosa-Thekazelltumor *m* granulosa-theca cell tumor
Gra|nu|lo|sa|tu|mor *m* s.u. Granulosazelltumor
Gra|nu|lo|sa|zel|len *pl* follicular epithelium *sing.*, follicular epithelial cells, follicular cells
primitive Granulosazellen prefollicle cells, prefollicular cells
Gra|nu|lo|sa|zell|tu|mor *m* granulosa tumor, granulosa cell tumor, granulosa cell carcinoma, granulosa carcinoma, folliculoma
Gra|nu|lo|se *f* granulosis, granulosity
gra|nu|lo|va|ku|lär *adj.* granulovacuolar
Gra|nu|lo|zyt *m* granulocyte, granular leukocyte, polynuclear leukocyte
basophiler Granulozyt basophil, basophile, basophilic granulocyte, basophilic leukocyte, basophilocyte, polymorphonuclear basophil leukocyte, blood mast cell
eosinophiler Granulozyt eosinophil, eosinophile, eosinophilic granulocyte, eosinophilic leukocyte, eosinocyte, polymorphonuclear eosinophil leukocyte
großer Granulozyt large granular lymphocyte
jugendlicher Granulozyt juvenile cell, juvenile form, young form, metamyelocyte
neutrophiler Granulozyt neutrocyte, neutrophil, neutrophile, neutrophilic leukocyte, neutrophilic granulocyte, neutrophilic cell, polynuclear neutrophilic leukocyte, polymorphonuclear neutrophil leukocyte
polymorphkerniger Granulozyt polymorph, polymorphonuclear, polymorphonuclear leukocyte, polymorphonuclear granulocyte, polynuclear leukocyte
polymorphkerniger neutrophiler Granulozyt 1. s.u. neutrophiler *Granulozyt* **2.** s.u. polymorphkerniger *Granulozyt*
segmentkerniger Granulozyt segmented cell, segmented granulocyte
stabkerniger Granulozyt Schilling's band cell, stab cell, staff cell, band cell, band form, band granulocyte, stab neutrophil, rod nuclear cell
gra|nu|lo|zy|tär *adj.* relating to *or* characterized by granulocytes, granulocytic
Granulozyten- *präf.* granulocytic
Gra|nu|lo|zy|ten|bil|dung *f* granulopoiesis [ˌgrænjələupɔɪ'iːsɪs], granulocytopoiesis [ˌgrænjələusaɪtəpɔɪ'iːsɪs]
Gra|nu|lo|zy|ten|ver|min|de|rung *f* s.u. Granulozytopenie
Gra|nu|lo|zy|ten|zahl *f* granulocyte count
Gra|nu|lo|zy|ten|zäh|lung *f* granulocyte count
Granulozyto- *präf.* granulocytic
Gra|nu|lo|zy|to|pa|thie *f* granulocytopathy [ˌgrænjələusaɪ'tɑpəθɪ]
Gra|nu|lo|zy|to|pe|nie *f* granulocytopenia, granulopenia, hypogranulocytosis
Gra|nu|lo|zy|to|po|e|se *f* granulopoiesis [ˌgrænjələupɔɪ'iːsɪs], granulocytopoiesis [ˌgrænjələusaɪtəpɔɪ'iːsɪs]
gra|nu|lo|zy|to|po|e|tisch *adj.* relating to granulo (cyto)poiesis, granulopoietic, granulocytopoietic
Gra|nu|lo|zy|to|po|i|e|se *f* s.u. Granulozytopoese
Gra|nu|lo|zy|to|se *f* granulocytosis, pure leukocystosis
Gra|nu|lum *nt, pl* **Gra|nu|la** granule, grain, granulation
argentaffine Granula argentaffine granules
azidophile Granula acidophil granules, oxyphil granules
azurophile Granula azur granules, azurophil granules, hyperchromatin granules, kappa granules
elektronendichte Granula electron-dense granules
eosinophile Granula eosinophil granules
metachromatische Granula Babès-Ernst granules, Babès-Ernst bodies, metachromatic granules, metachromatic bodies
toxische Granula toxic granules, toxic granula
zytoplasmatische Granula cytoplasmic granules, albumious granules
Gra|vi|met|rie *f* gravimetry [grə'vɪmətrɪ], quantitative analysis, quantitive analysis [ə'næləsɪs]
gra|vi|met|risch *adj.* relating to weight, gravimetric, gravimetrical
Grawitz: benigner Grawitz-Tumor *m* Grawitz's tumor, hypernephroma
maligner Grawitz-Tumor *m* Grawitz's tumor, adenocarcinoma of kidney, clear cell carcinoma of kidney, clear cell adenocarcinoma, renal adenocarcinoma, renal cell carcinoma, hypernephroma, hypernephroid renal carcinoma, hypernephroid carcinoma
Grawitz-Tumor *m* **1.** s.u. benigner *Grawitz-Tumor* **2.** s.u. maligner *Grawitz-Tumor*
Grenz|do|sis *f* threshold dose

G

Grenz|strah|len *pl* grenz rays, borderline rays, Bucky's rays
GRF *abk.* s.u. Gonadotropin-releasing-Faktor
GRH *abk.* s.u. Gonadotropin-releasing-Hormon
grip|pal *adj.* relating to influenza, influenzal, influenza-like, grippal
Grip|pe *f* influenza, grippe, grip, flu
Grip|pe|impf|stoff *m* influenza virus vaccine
Grip|pe|vak|zi|ne *f* influenza virus vaccine
Grip|pe|vi|rus *nt* influenza virus, influenzal virus
Groß|hirn *nt* cerebrum, upper brain
Groß|hirn|me|tas|ta|se *f* cerebral metastasis [mə'tæstəsɪs]
Groß|zel|ler *m* large-cell anaplastic carcinoma, large-cell carcinoma
groß|zel|lig *adj.* macrocellular, magnocellular, magnicellular
Gru|ben|wurm *m* Old World hookworm, hookworm, Ancylostoma duodenale
Gruber-Widal: Gruber-Widal-Reaktion *f* Gruber's test, Gruber's reaction, Gruber-Widal test, Grünbaum-Widal test, Gruber-Widal reaction, Widal's serum test, Widal's test, Widal's reaction
Gruber-Widal-Test *m* s.u. Gruber-Widal-Reaktion
Grund|um|satz *m* basal metabolic rate, basal metabolism [mə'tæbəlɪzəm]
Grup|pen|ag|glu|ti|na|ti|on *f* group agglutination, group reaction
Grup|pen|ag|glu|ti|na|ti|ons|re|ak|ti|on *f* group agglutination, group reaction
Grup|pen|ag|glu|ti|nin *nt* group agglutinin
Grup|pen|an|ti|gen *nt* group antigen
Grup|pen|be|stim|mung *f* grouping
grup|pen|re|ak|tiv *adj.* group-reactive
grup|pen|spe|zi|fisch *adj.* group-specific
Grup|pen|trans|fer *m* group-transfer
Grup|pen|trans|lo|ka|ti|on *f* group translocation
grup|pen|ü|ber|tra|gend *adj.* group-transferring
Grup|pen|ü|ber|tra|gung *f* group-transfer
Grup|pie|ren *nt* grouping
GS *abk.* s.u. Goodpasture-Syndrom
gs *abk.* s.u. gruppenspezifisch
GSDH *abk.* s.u. Glutaminsäuredehydrogenase
GSH *abk.* s.u. reduziertes *Glutathion*
GSSG *abk.* s.u. oxidiertes *Glutathion*
GT *abk.* s.u. gereinigtes *Tuberkulin*
γ-GT *abk.* s.u. **1.** γ-Glutamyltransferase **2.** γ-Glutamyltranspeptidase
GTH *abk.* s.u. **1.** Glutathion **2.** gonadotropes *Hormon*
GTP *abk.* s.u. **1.** Guanosintriphosphat **2.** Guanosin-5'-triphosphat
GTP-cyclohydrolase *f* GTP cyclohydrolase
GU *abk.* s.u. Grundumsatz
Gu|a|ja|col *nt* guaiacol
Gu|a|jak *nt* guaiac, guaiac gum
Gu|a|jak|pro|be *f* guaiac test, Almén's test for blood
Gu|a|jak|test *m* s.u. Guajakprobe
Gu|a|na|se *f* guanine deaminase, guanase, guanine aminase
Gu|a|ni|da|se *f* guanidase
Gu|a|ni|din *nt* iminourea, guanidine
Gu|a|ni|di|no|es|sig|säu|re *f* glycocyamine, guanidinoacetic acid, guanidine-acetic acid, guanido-acetic acid
Gu|a|ni|din|phos|phat *nt* guanidine phosphate, phosphoguanidine
Gu|a|ni|din|stick|stoff *m* guanidino nitrogen
Gu|a|ni|do|harn|stoff *m* guanidourea
Gu|a|ni|dy|lat *nt* guanidylate
Gu|a|ni|dy|lat|cyc|la|se *f* guanidylate cyclase
Gu|a|ni|dy|lat|ki|na|se *f* guanidylate kinase
Gu|a|nin *nt* guanine, 2-amino-6-oxypurine
Gu|a|nin|des|a|mi|na|se *f* s.u. Guanase
Gu|a|no|sin *nt* guanosine
Guanosin-5'-diphosphat *nt* guanosine(-5'-)diphosphate
Gu|a|no|sin|di|phos|phat *nt* guanosine(-5'-)diphosphate
Guanosin-5'-monophosphat *nt* guanosine monophospate, guanosine-5-phosphate, guanylic acid
Gu|a|no|sin|mo|no|phos|phat *nt* guanosine monophospate, guanosine-5-phosphate, guanylic acid
Guanosin-3',5'-Phosphat, zyklisches *nt* guanosine 3',5'-cyclic phosphate, cyclic GMP, cyclic guanosine monophosphate
Guanosin-5'-triphosphat *nt* guanosine(-5'-)triphosphate
Gu|a|no|sin|tri|phos|phat *nt* guanosine(-5'-)triphosphate
Gu|a|nyl|säu|re *f* s.u. Guanosinmonophosphat
Gu|a|nyl|säu|re|syn|the|ta|se *f* GMP synthetase, guanylic acid synthetase
Guillain-Barré: Guillain-Barré-Syndrom *nt* Guillain-Barré syndrome, Guillain-Barré polyneuritis [pɑlɪˌnjʊə'raɪtɪs], Barré-Guillain syndrome, acute postinfectious polyneuropathy [ˌpɑlɪnjʊə'rɑpəθɪ], acute ascending spinal paralysis [pə'ræləsɪs], acute febrile polyneuritis, polyradiculoneuropathy, postinfectious polyneuritis, infective polyneuritis, encephalomyeloradiculoneuritis, radiculoneuritis, neuronitis, idiopathic polyneuritis
Gui|nea|wurm *m* Medina worm, Guinea worm, dragon worm, serpent worm, Dracunculus medinensis, Filaria medinensis, Filaria dracunculus
Gum|ma (syphiliticum) *nt* gumma, gummatous syphilid ['gʌmətəs], luetic granuloma, tuberculous syphilid, nodular syphilid, syphiloma, gummy tumor
gum|ma|tös *adj.* relating to gumma, having the characteristics of gumma, gummatous ['gʌmətəs], gummy
Gum|mi|ge|schwulst *f* s.u. Gumma
gum|mös *adj.* resembling a gum *or* a gumma, gummatous ['gʌmətəs], gummy
Gumprecht: Gumprecht-Kernschatten *pl* Gumprecht's shadows, smudge cells, shadows, shadow cells
Gumprecht-Schatten *pl* s.u. Gumprecht-Kernschatten
Gür|tel|ro|se *f* acute posterior ganglionitis [gæŋglɪə'naɪtɪs], shingles *pl*, zona, zoster, herpes zoster
gut-associated lymphoid tissue *nt* gut-associated lymphoid tissue
GV *abk.* s.u. Gentianaviolett
GvHR *abk.* s.u. Graft-versus-Host-Reaktion
GvH-Reaktion *f* graft-versus-host reaction, GVH reaction, graft-versus-host disease, GVH disease
Gy|ra|se *f* gyrase
Gy|ra|se|hem|mer *m* gyrase inhibitor
GZ *abk.* s.u. Gerinnungszeit
G-Zellen-Tumor *m* (*Pankreas*) G cell tumor

H

H *abk.* s.u. **1.** Helium **2.** Heparin **3.** Heroin **4.** Histamin **5.** Histidin **6.** Hormon **7.** human **8.** Wasserstoff

H^+ *abk.* s.u. Wasserstoffion

H_0 *abk.* s.u. Nullhypothese

^2H *abk.* s.u. Deuterium

^3H *abk.* s.u. Tritium

HA *abk.* s.u. **1.** Hämadsorption **2.** Hämagglutination **3.** Hämagglutinin **4.** hämolytische *Anämie* **5.** Hämophilie A **6.** *Hepatitis* A

Haar|ge|fäß *nt* capillary

Haar|zel|le *f* hairy cell, tricholeukocyte

Haar|zel|len|leu|kä|mie *f* leukemic reticuloendotheliosis, hairy cell leukemia [luː'kiːmɪə]

HACC *abk.* s.u. Hexachlorcyclohexan

HAD *abk.* s.u. Hämadsorption

HAE *abk.* s.u. hereditäres *Angioödem*

Hae|ma|go|gum *nt, pl* **Hae|ma|go|ga** hemagogue

Hae|man|gi|ec|ta|sia *f* hemangiectasis, hemangiectasia

Haemangiectasia hypertrophicans Klippel-Trénaunay syndrome, Klippel-Trénaunay-Weber syndrome, angio-osteohypertrophy syndrome

Hae|man|gi|o|ma *nt* hemangioma, hemartoma

Haemangioma capillare arterial hemangioma, capillary hemangioma, capillary angioma, simple hemangioma

Haemangioma planotuberosum strawberry nevus, strawberry hemangioma, simple hemangioma, capillary hemangioma, capillary angioma, arterial hemangioma

Haemangioma simplex 1. s.u. *Haemangioma* capillare **2.** s.u. *Haemangioma* planotuberosum

Haemangioma tuberonodosum cavernoma, cavernous angioma, cavernous tumor, cavernous hemangioma, erectile tumor, strawberry nevus

Hae|man|gi|o|ma|to|sis *f* hemangiomatosis

Hae|ma|to|ma *nt* blood tumor, hematoma

Hae|mo|phi|lia *f* s.u. Hämophilie

Hae|mo|phi|lus *m* Haemophilus, Hemophilus

Haemophilus aegypti(c)us Koch-Week's bacillus, Weeks' bacillus, Haemophilus aegyptius

Haemophilus conjunctivitidis s.u. *Haemophilus* aegypti(c)us

Haemophilus ducreyi Ducrey's bacillus, Haemophilus ducreyi

Haemophilus influenzae Pfeiffer's bacillus, influenza bacillus, Haemophilus influenzae

Haemophilus-influenzae-Meningitis *f* Haemophilus influenzae meningitis [menɪn'dʒaɪtɪs]

Haemophilus-influenza-Pneumonie *f* influenza pneumonia, influenzal pneumonia [n(j)uː'məʊnɪə]

Hae|mor|rha|gia *f* hemorrhage ['hem(ə)rɪdʒ], bleeding, bleed, haemorrhagia

Ha|fer|zel|len *pl* oat cells, oat-shaped cells

Ha|fer|zell|kar|zi|nom *nt* oat cell carcinoma, small cell carcinoma

Hageman: Hageman-Faktor *m* factor XII, activation factor, glass factor, contact factor, Hageman factor

Hageman-Syndrom *nt* Hageman factor deficiency, Hageman syndrome, factor XII deficiency

H-Agglutination *f* H agglutination

H-Agglutinin *nt* flagellar agglutinin

HAH *abk.* s.u. Hämagglutinationshemmung

Ha|ken|wurm *m* **1.** hookworm, ancylostome, Ancylostoma **2. europäischer Hakenwurm** Old World hookworm, hookworm, Ancylostoma duodenale, Uncinaria duodenalis

Ha|ken|wurm|be|fall *m* hookworm disease, miner's disease, tunnel disease, tropical hyphemia [haɪ'fiːmɪə], intertropical hyphemia, ancylostomiasis, ankylostomiasis, uncinariasis, necatoriasis

Halb- *präf.* hemi-, demi-, semi-

Halb|a|ce|tal *nt* hemiacetal

Halb|an|ti|gen *nt* half-antigen, hapten, haptene

Halb|ke|tal *nt* hemiketal

Halb|wert|di|cke *f* half-value layer

Halb|wert|schicht|di|cke *f* half-value layer

Halbwertschichtdicke der zweiten Schicht second half-value layer

Halb|werts|zeit *f* s.u. Halbwertzeit

Halb|wert|zeit *f* mean life, half-life period, half-live

biologische Halbwertzeit biological half-live, biological half-live period

effektive Halbwertzeit effective half-live, effective half-live period

Ha|lid *nt* halide

Hal|ma|to|ge|ne|se *f* halmatogenesis [ˌhælmətəʊ'dʒenəsɪs], saltatory variation

Ha|lo|gen *nt* halogen

Ha|lo|ge|nid *nt* halide

Ha|lo|gen|was|ser|stoff *m* hydrohalogen acid, haloid acid

Ha|lo|gen|was|ser|stoff|säu|re *f* hydrohalogen acid, haloid acid

Ha|lo|id *nt* halide

ha|lo|id *adj.* halide, haloid

Ha|lo|me|ter *nt* halometer [heɪ'lɑmɪtər]

Ha|lo|met|rie *f* halometry [heɪ'lɑmətrɪ]

Hals|lymph|kno|ten *m* cervical lymph node

oberflächliche Halslymphknoten *pl* superficial cervical lymph nodes

oberster tiefer Halslymphknoten jugulodigastric lymph node, Küttner's ganglion

seitliche Halslymphknoten *pl* lateral cervical lymph nodes

seitliche oberflächliche Halslymphknoten *pl* superficial lateral cervical lymph nodes

tiefe Halslymphknoten *pl* deep cervical lymph nodes

tiefe seitliche Halslymphknoten *pl* deep lateral cervical lymph nodes

tiefe vordere Halslymphknoten *pl* deep anterior cervical lymph nodes

vordere Halslymphknoten *pl* anterior cervical lymph nodes
vordere oberflächliche Halslymphknoten *pl* superficial anterior cervical lymph nodes
Häm *nt* reduced hematin, heme, ferroprotoporphyrin, protoheme
Häma- *präf.* blood, hemal, hematal, hematic, hemic, hemat(o)-, haemat(o)-, hem(o)-, hema-, haem-, haema-, haemo-, sangui-
hämladlsorlbielrend *adj.* hemadsorbent
Hämladlsorpltilon *f* hemadsorption
Hämladlsorpltilonsltest *m* hemadsorption test, hemadsorption virus test
hämladlsorpltiv *adj.* hemadsorbent
Hämlaglglultilnaltilon *f* hemagglutination, hemoagglutination
indirekte Hämagglutination indirect hemagglutination, passive hemagglutination
passive Hämagglutination indirect hemagglutination, passive hemagglutination
Hämagglutinations-Antikörper-Test *m* hemagglutination antibody test
indirekter Hämagglutinations-Antikörper-Test indirect hemagglutination antibody test, IHA test
Hämlaglglultilnaltilonslhemmltest *m* hemagglutination-inhibition assay, hemagglutination-inhibition reaction, hemagglutination-inhibition test
Hämlaglglultilnaltilonslhemlmung *f* hemagglutination inhibition
Hämlaglglultilnaltilonslhemlmungslrelakltilon *f* s.u. Hämagglutinationshemmtest
hämlaglglultilnaltiv *adj.* hemagglutinative
hämlaglglultilnielrend *adj.* hemagglutinative
Hämlaglglultilnin *nt* hemagglutinin, hemoagglutinin
heterophiles Hämagglutinin heterohemagglutinin
Hämagglutinin-Neuraminidaseprotein *nt* hemagglutinin neuraminidase protein, HN protein
Hämlaglglultilnolgen *nt* hemagglutinogen
Hälmallaun *nt* hemalum, alum hematoxylin
Hämalaun-Eosin-Färbung *f* hemalum-eosin stain
Hälmallaunlfärlbung *f* hemalum stain
Halmalmellolse *f* hamamelose
Hämlalnallylse *f* analysis of blood [ə'næləsɪs], examination of blood, hemanalyis
Hälmanlgilekltalsie *f* hemangiectasis, hemangiectasia
Hälmanlgilolalmellolblasltom *nt* hemangioameloblastoma
Hälmanlgilolblast *m* hemangioblast
Hälmanlgilolblasltom *nt* Lindau's tumor, hemangioblastoma, angioblastoma, angioblastic meningioma
Hälmanlgilolenldolthellilolblasltom *nt* hemangioendothelioblastoma
Hälmanlgilolenldolthellilom *nt* hemangioendothelioma, hemendothelioma, hypertrophic angioma, angioendothelioma, gemmangioma
malignes Hämangioendotheliom s.u. sarkomatöses *Hämangioendotheliom*
sarkomatöses Hämangioendotheliom hemangiosarcoma, hemangioendotheliosarcoma, malignant hemangioendothelioma
Hälmanlgilolfiblrom *nt* hemangiofibroma
Hälmanlgilolgralnullom *nt* angiogranuloma
Hälmanlgilom *nt* hemangioma, hemartoma
blastomatöses Hämangiom simple hemangioma, arterial hemangioma, capillary hemangioma, capillary angioma, strawberry nevus, strawberry hemangioma
eruptives Hämangiom eruptive hemangioma
kavernöses Hämangiom erectile tumor, cavernous tumor, cavernous hemangioma, strawberry nevus, cavernoma, cavernous angioma
ossifizierendes periostales Hämangiom subperiosteal giant cell tumor, ossifying periosteal hemangioma
senile Hämangiome senile hemangiomas, senile angiomas, senile ectasia, ruby spots, De Morgan's spots, cherry angiomas, papillary ectasia
sklerosierendes Hämangiom sclerosing hemangioma
synoviales Hämangiom synovial hemangioma
Hälmanlgilolmaltolse *f* hemangiomatosis
skelettale Hämangiomatose skeletal hemangiomatosis, skeletal lymphangiomatosis, lymphangiectasis of bone, cystic angiomatosis of bone
Hälmanlgilolpelrilzyltom *nt* hemangiopericytoma; perithelial endothelioma
Hälmanlgilolsarlkom *nt* hemangiosarcoma, hemangioendotheliosarcoma, malignant hemangioendothelioma
Hälmalphelrelse *f* hemapheresis
Halmarltolblasltom *nt* hamartoblastoma
Halmarltom *nt* hamartoma
malignes Hamartom hamartoblastoma
Halmarltolmaltolse *f* hamartomatosis
Halmarltolmaltolsis *f* hamartomatosis
Hamartome-Syndrom, multiple *nt* Cowden's syndrome, Cowden's disease, multiple hamartoma syndrome
Hämat- *präf.* s.u. Häma-
Hälmaltelin *nt* hematein
Hälmaltelmelsis *f* hematemesis, blood vomiting
Hälmaltilkum *nt, pl* **Hälmaltilka** hematic, hematinic, hematonic
Hälmaltin *nt* hematin, hematosin, hydroxyhemin, oxyheme, oxyhemochromogen, metheme, phenodin
Hälmaltinlälmie *f* hematinemia
Hämato- *präf.* s.u. Häma-
Hälmaltolchlolrin *nt* hematochlorin
Hälmaltolculprelin *nt* s.u. Hämocuprein
Hälmaltoldyslkralsie *f* hemodyscrasia, hematodyscrasia
hälmaltolgen *adj.* blood-borne, hematogenous [hiːmə'tɑdʒənəs], hematogenic, hemogenic
Hälmaltolhylallolid *nt* hematohyaloid, hematogenous hyalin [hiːmə'tɑdʒənəs]
hälmaltolid *adj.* resembling blood, hematoid
Hälmaltolildin *nt* hematoidin, hematoidin crystals *pl*, blood crystals *pl*
Hälmaltolildinlkrisltalle *pl* s.u. Hämatoidin
Hälmaltolkaltharlsis *f* cleansing of the blood, hemocatharsis
Hälmaltolkrit *m* hematocrit
venöser Hämatokrit packed-cell volume, volume of packed red cells, venous hematocrit
Hälmaltolkritlbelstimlmung *f* hematometry [hiːmə'tɑmətrɪ], hemometry [hiː'mɑmətrɪ]
Hälmaltolkritlröhrlchen *nt* hematocrit
Hälmaltollolge *m* hematologist
Hälmaltollolgie *f* hematology [ˌhiːmə'tɑlədʒɪ], hemology [hɪ'mɑlədʒɪ]
Hälmaltollymphlanlgilom *nt* hematolymphangioma, hemolymphangioma

Hä|ma|tom *nt* hematoma, blood tumor; (*Haut*) black-and-blue mark

Hä|ma|to|met|rie *f* hematometry [hi:mə'tɑmətrɪ], hemometry [hi:'mɑmətrɪ]

Hä|ma|to|my|e|lo|gramm *nt* myelogram

Hä|ma|to|pe|nie *f* hematopenia

hä|ma|to|phag *adj.* hematophagous

hä|ma|to|plas|tisch *adj.* hematoplastic, hemoplastic

Hä|ma|to|po|e|se *f* blood formation, hemopoiesis [ˌhi:məpɔɪ'i:sɪs], hemapoiesis, hematogenesis [ˌhemətəʊ'dʒenəsɪs], hematopoiesis [ˌhemətəʊpɔɪ'i:sɪs], hematosis, hemocytopoiesis, hemogenesis [ˌhi:mə'dʒenəsɪs], sanguification

Hä|ma|to|po|e|tin *nt* s.u. Hämatopoietin

Hä|ma|to|poi|e|se *f* s.u. Hämatopoese

Hä|ma|to|poi|e|tin *nt* hemopoietin, hematopoietin, erythropoietin, erythropoietic stimulating factor

Hä|ma|to|por|phy|rin *nt* hemoporphyrin, hematoporphyrin

Hä|ma|to|sep|sis *f* blood poisoning, septicemia [septɪ'si:mɪə], hematosepsis

Hä|ma|to|spek|tro|fo|to|me|ter *nt* s.u. Hämatospektrophotometer

Hä|ma|to|spek|tro|pho|to|me|ter *nt* hematospectrophotometer [ˌhemətəʊˌspektrəfəʊ'tɑmɪtər]

Hä|ma|to|spek|tro|skop *nt* hematospectroscope

Hä|ma|to|spek|tro|sko|pie *f* hematospectroscopy

hä|ma|to|sta|tisch *adj.* hematostatic, hemostatic

Hä|ma|to|the|ra|pie *f* hemotherapy, hematherapy, hematotherapy, hemotherapeutics *pl*

Hä|ma|to|to|xi|ko|se *f* hematotoxicosis

hä|ma|to|trop *adj.* hemotropic, hematotropic

Hämatoxylin-Eosin *nt* hematoxylin-eosin

Hä|ma|to|zy|to|ly|se *f* cythemolysis [ˌsɪθɪ'mɑləsɪs], hematocytolysis [ˌhemətəsaɪ'tɑləsɪs], hemocytolysis, hemolysis [hɪ'mɑləsɪs], hematolysis

Hä|ma|tu|rie *f* hematocyturia [ˌhemətəʊsaɪ'tʊərɪə], hematuria [ˌhi:mə't(j)ʊərɪə], hematuresis, erythrocyturia [ɪˌrɪθrəsaɪ't(j)ʊərɪə]

Häm|en|zym *nt* heme enzyme

Hä|mi|glo|bin *nt* methemoglobin [metˌhi:mə'gləʊbɪn], metahemoglobin [metə'hi:məgləʊbɪn], ferrihemoglobin [ferɪ'hi:məgləʊbɪn]

Hä|min (salzsaures) *nt* chlorohemin, ferriheme chloride, ferriporphyrin chloride, ferriprotoporphyrin, hemin, hemin chloride, hemin crystals, hematin chloride, Teichmann's crystals

Hä|min|kris|tal|le *pl* s.u. Hämin

Hämo- *präf.* s.u. Häma-

Hä|mo|a|na|ly|se *f* analysis of blood [ə'næləsɪs], examination of blood, hemanalyis

hä|mo|blas|tisch *adj.* hemocytoblastic, hemoblastic

Hä|mo|blas|to|se *f* hemoblastosis

Hä|mo|chrom *nt* hemochrome, hemochromogen

Hä|mo|chro|ma|to|se *f* iron storage disease, bronze diabetes, bronzed diabetes, hemochromatosis, hemachromatosis, hematochromatosis

idiopathische Hämochromatose Recklinghausen-Applebaum disease, von Recklinghausen-Applebaum disease

Hä|mo|chro|mo|gen *nt* hemochrome, hemochromogen

Hä|mo|cu|pre|in *nt* hemocuprein, hepatocuprein, erythrocuprein, superoxide dismutase, cytocuprein

Hä|mo|di|ag|nos|tik *f* hemodiagnosis

Hä|mo|di|a|ly|sa|tor *m* hemodialyzer, artificial kidney

Hä|mo|di|a|ly|se *f* hemodialysis [ˌhi:mədaɪ'æləsɪs], hematodialysis [ˌhi:mətədaɪ'æləsɪs], extracorporeal dialysis [daɪ'æləsɪs]

Hä|mo|di|lu|ti|on *f* hemodilution

Hä|mo|dro|mo|graf *m* s.u. Hämodromograph

Hä|mo|dro|mo|graph *m* hemodromograph, hemadromograph

Hä|mo|dro|mo|me|ter *nt* hemodromometer [ˌhi:mədrə'mɑmɪtər], hemadrometer, hemadromometer

Hä|mo|dy|na|mik *f* hemodynamics *pl*

hä|mo|dy|na|misch *adj.* relating to hemodynamics, hemodynamic

Hä|mo|dys|kra|sie *f* hemodyscrasia, hematodyscrasia

Hä|mo|dys|tro|phie *f* hemodystrophy, hematodystrophy

Hä|mo|fil|ter *m/nt* hemofilter

Hä|mo|filt|ra|ti|on *f* hemofiltration

Hä|mo|fus|zin *nt* hemofuscin

Hä|mo|glo|bin *nt* blood pigment, hemoglobin ['hi:məgləʊbɪn], hematoglobin, hematoglobulin, hematocrystallin

Hämoglobin A hemoglobin A

Hämoglobin A_{1c} hemoglobin A_{1c}

Hämoglobin A_2 hemoglobin A_2

Hämoglobin Bart's hemoglobin Bart's

Hämoglobin C hemoglobin C

Hämoglobin Chesapeake hemoglobin Chesapeake

Hämoglobin D hemoglobin D

Hämoglobin E hemoglobin E

deoxygenated hemoglobin

Hämoglobin F fetal hemoglobin, hemoglobin F

Hämoglobin Gower hemoglobin Gower

Hämoglobin H hemoglobin H

Hämoglobin I hemoglobin I

Hämoglobin Kansas hemoglobin Kansas

Hämoglobin Lepore hemoglobin Lepore

Hämoglobin M hemoglobin M

Hämoglobin Rainier hemoglobin Rainier

Hämoglobin S hemoglobin S, sickle-cell hemoglobin

Hämoglobin Seattle hemoglobin Seattle

Hämoglobin Yakima hemoglobin Yakima

desoxygeniertes Hämoglobin deoxyhemoglobin [dɪˌɑksɪ'hi:məgləʊbɪn], reduced hemoglobin

fetales Hämoglobin s.u. *Hämoglobin* F

glykosyliertes Hämoglobin glycohemoglobin [glaɪkə'hi:məgləʊbɪn], glycosylated hemoglobin

oxygeniertes Hämoglobin oxyhemoglobin [ɑksɪ'hi:məˌgləʊbɪn], oxidized hemoglobin, oxygenated hemoglobin

reduziertes Hämoglobin s.u. desoxygeniertes *Hämoglobin*

Hä|mo|glo|bin|ab|bau *m* hemoglobinolysis [hi:məˌgləʊbɪ'nɑləsɪs], hemoglobinopepsia

Hä|mo|glo|bin|ä|mie *f* hemoglobinemia, hematospherinemia

extreme Hämoglobinämie hyperhemoglobinemia

Hä|mo|glo|bin|aus|fäl|lung *f* hemoglobin precipitation [prɪˌsɪpɪ'teɪʃn]

Hä|mo|glo|bin|be|stim|mung *f* hematometry [hi:mə'tɑmətrɪ], hemometry [hi:'mɑmətrɪ]

Hämoglobin-C-Krankheit *f* hemoglobin C disease

Hämoglobin-C-Thalassämie *f* hemoglobin C-thalassemia, hemoglobin C-thalassemia disease [ˌθælə'si:mɪə]

Hä|mo|glo|bin|cy|a|nid *nt* cyanhemoglobin [saɪən-'hiːməgləʊbɪn]
Hä|mo|glo|bin|ei|sen *nt* hemoferrum
Hämoglobin-E-Thalassämie *f* hemoglobin E-thalassemia, hemoglobin E-thalassemia disease [ˌθæləˈsiːmɪə]
hä|mo|glo|bin|hal|tig *adj.* containing hemoglobin, hemoglobinated, hemoglobinous
Hämoglobin-H-Krankheit *f* hemoglobin H disease
Hä|mo|glo|bin|kon|zent|ra|ti|on *f*, **mittlere der Erythrozyten** mean corpuscular hemoglobin concentration
Hä|mo|glo|bi|no|cho|lie *f* hemoglobinocholia
Hä|mo|glo|bi|no|ly|se *f* hemoglobinolysis [hiːmə-ˌgləʊbɪ'nɑləsɪs], hemoglobinopepsia
Hä|mo|glo|bi|no|me|ter *nt* hemoglobinometer [hiːmə-ˌgləʊbɪ'nɑmɪtər], hematinometer, hemometer [hiː'mɑmɪtər]
Hä|mo|glo|bi|no|met|rie *f* hemoglobinometry [hiːmə-ˌgləʊbɪ'nɑmətrɪ]
Hä|mo|glo|bi|no|pa|thie *f* hemoglobinopathy [hiːmə-ˌgləʊbɪ'nɑpəθɪ], hemoglobin disease
Hä|mo|glo|bin|prä|zi|pi|tat *nt* hemoglobin precipitate, hemoglobin cast
Hä|mo|glo|bin|prä|zi|pi|ta|ti|on *f* hemoglobin precipitation [prɪˌsɪpɪ'teɪʃn]
Hä|mo|glo|bin|quo|ti|ent *m* globular value, color index, blood quotient
Hä|mo|glo|bin|spal|tung *f* hemoglobinolysis [hiːmə-ˌgləʊbɪ'nɑləsɪs], hemoglobinopepsia
Hä|mo|glo|bi|nu|rie *f* hemoglobinuria [ˌhiːmə-ˌgləʊbɪ'n(j)ʊərɪə], hematoglobinuria [hemətəʊ-ˌgləʊbɪ'n(j)ʊərɪə]
  epidemische Hämoglobinurie epidemic hemoglobinuria
  intermittierende Hämoglobinurie Harley's disease, intermittent hemoglobinuria
  paroxysmale nächtliche Hämoglobinurie Marchiafava-Micheli syndrome, Marchiafava-Micheli anemia [ə'niːmɪə], Marchiafava-Micheli disease, paroxysmal nocturnal hemoglobinuria
  toxische Hämoglobinurie toxic hemoglobinuria
hä|mo|glo|bi|nu|risch *adj.* relating to hemogloginuria, hemoglobinuric
Hä|mo|gramm *nt* hemogram
Hä|mo|ka|thar|sis *f* hemocatharsis
Hä|mo|ki|ne|se *f* hemokinesis
hä|mo|ki|ne|tisch *adj.* relating to *or* promoting hemokinesis, hemokinetic
Hä|mo|ki|nin *nt* hemokinin
Hä|mo|kla|sie *f* hemoclasia, hemoclasis [hɪ'mɑkləsɪs]
hä|mo|klas|tisch *adj.* relating to hemoclasis, hemoclastic
Hä|mo|ko|ni|en *pl* hemoconia, Müller's dust bodies, blood dust of Müller, blood dust, dust corpuscles
Hä|mo|ko|ni|o|se *f* hemoconiosis
Hä|mo|kon|zent|ra|ti|on *f* hemoconcentration
Hä|mo|kry|o|sko|pie *f* hemocryoscopy
Hä|mo|lin *nt* hemolin
Hä|mo|lith *m* hemolith, hematolith, hemic calculus
Hä|mo|lo|gie *f* hematology [ˌhiːmə'tɑlədʒɪ], hemology [hɪ'mɑlədʒɪ]
Hä|mo|lymph|an|gi|om *nt* hematolymphangioma, hemolymphangioma
Hä|mo|lym|phe *f* hemolymph
Hä|mo|ly|sat *nt* hemolysate
Hä|mo|ly|se *f* hemolysis [hɪ'mɑləsɪs], hematocytolysis [ˌhemətəsaɪ'tɑləsɪs], hematolysis, hemocytolysis, erythrocytolysis [ɪˌrɪθrəsaɪ'tɑləsɪs], erythrolysis [erə'θrɑləsɪs], cythemolysis [ˌsɪθɪ'mɑləsɪs]
  α-Hämolyse α-hemolysis, alpha-hemolysis
  β-Hämolyse β-hemolysis, beta-hemolysis
  γ-Hämolyse γ-hemolysis, gamma-hemolysis
  druckbedingte Hämolyse hemocytotripsis
  einfache radiale Hämolyse single-radial hemolysis
  intraoperative Hämolyse intraoperative hemolysis
  intravaskuläre Hämolyse intravascular hemolysis
  kolloid-osmotische Hämolyse colloid osmotic hemolysis, osmotic hemolysis
  osmotische Hämolyse s.u. kolloid-osmotische *Hämolyse*
  postoperative Hämolyse postoperative hemolysis
  traumatische Hämolyse hemocytotripsis
Hä|mo|ly|se|gift *nt* s.u. Hämolysin
Hämolyse-Plaquetechnik *f* hemolytic plaque assay, Jerne plaque assay, Jerne technique
Hämolyse-Plaque-Test *m* plaque-forming cell assay
hä|mo|ly|sier|bar *adj.* hemolyzable
hä|mo|ly|sie|ren *vt, vi* hemolyze
hä|mo|ly|sie|rend *adj.* s.u. hämolytisch
Hä|mo|ly|sin *nt* hemolysin, erythrocytolysin, erythrolysin
  α-Hämolysin alpha hemolysin
  β-Hämolysin beta hemolysin
  heterophiles Hämolysin heterophile hemolysin
Hä|mo|ly|sin|ein|heit *f* hemolysin unit, hemolytic unit, amboceptor unit
hä|mo|ly|tisch *adj.* hemolytic, hematolytic
  α-hämolytisch alpha-hemolytic, α-hemolytic
  β-hämolytisch beta-hemolytic, β-hemolytic
  γ-hämolytisch anhemolytic, nonhemolytic, gamma-hemolytic, γ-hemolytic
  nicht hämolytisch anhemolytic, nonhemolytic, gamma-hemolytic, γ-hemolytic
Hä|mo|pa|thie *f* hemopathy [hɪ'mɑpəθɪ], hematopathy [hiːmə'tɑpəθɪ]
Hä|mo|phe|re|se *f* hemapheresis
Hä|mo|pha|ge *m* hemophagocyte, hemophage, hematophagocyte, hematophage
Hä|mo|pha|go|zyt *m* s.u. Hämophage
Hä|mo|pha|go|zy|to|se *f* hemocytophagia, hematophagia, hematophagy, hemophagocytosis
hä|mo|phil *adj.* **1.** (*mikrobiol.*) hemophil, hemophile, hemophilic **2.** (*hämatol.*) relating to hemophilia, hemophilic
Hä|mo|phi|le *m/f* bleeder, hemophiliac
Hä|mo|phi|lie *f* hemophilia, hematophilia
  Hämophilie A classical hemophilia, hemophilia A
  Hämophilie B Christmas disease, hemophilia B, factor IX deficiency
  klassische Hämophilie s.u. *Hämophilie* A
Hä|mo|phi|li|o|id *nt* hemophilioid
Hä|mo|po|e|se *f* blood formation, hemopoiesis [ˌhiːməpɔɪ'iːsɪs], hemapoiesis, hematogenesis [ˌhemətəʊ'dʒenəsɪs], hematopoiesis [ˌhemətəʊ-pɔɪ'iːsɪs], hematosis, hemocytopoiesis, hemogenesis [ˌhiːmə'dʒenəsɪs], sanguification
  fehlerhafte Hämopoese dyshematopoiesis, dyshematopoiesia, dyshemopoiesis
  hepatolienale Hämopoese hepatolienal hemopoiesis

megaloblastische Hämopoese megaloblastic hemopoiesis
postnatale Hämopoese postnatal hemopoiesis
pränatale Hämopoese antenatal hemopoiesis
Hälmolpoleltin *nt* s.u. Hämopoietin
hälmolpoleltisch *adj.* relating to blood formation/hemopoiesis, hematogenic, hemogenic, hemopoietic, hemafacient, hemapoietic, hematopoietic, hemopoiesic, sanguinopoietic, sanguifacient
Hälmolpoilelse *f* s.u. Hämopoese
Hälmolpoileltin *nt* hemopoietin, hematopoietin, erythropoietic stimulating factor, erythropoietin
Hälmolpräzilpiltin *nt* hemoprecipitin
Hälmolproltelin *nt* hemoprotein, heme protein
Hämloplsolnin *nt* erythrocyto-opsonin, hemopsonin
Hälmolptoe *f* hemoptysis [hɪ'mɑptəsɪs], hematorrhea, bronchial hemorrhage ['hem(ə)rɪdʒ], hemorrhea, emptysis
Hälmolptylse *f* s.u. Hämoptoe
Hälmolptylsis *f* s.u. Hämoptoe
Hälmolrhelollolgie *f* hemorrheology, hemorheology [ˌhiːmərɪ'ɑlədʒɪ]
Hälmorlrhalgie *f* hemorrhage ['hem(ə)rɪdʒ], bleeding, bleed, haemorrhagia
Hälmorlrhalgin *nt* hemorrhagin
hälmorlrhalgisch *adj.* relating to *or* characterized by hemorrhage, hemorrhagic
Hälmorlrhelollolgie *f* hemorrheology, hemorheology [ˌhiːmərɪ'ɑlədʒɪ]
Hälmolsildelrin *nt* hemosiderin
Hälmolsildelrolse *f* hemosiderosis
Hälmolspekltrolfoltolmelter *nt* s.u. Hämospektrophotometer
Hälmolspekltrolpholtolmelter *nt* hematospectrophotometer [ˌhemətəʊˌspektrəfəʊ'tɑmɪtər]
Hälmolspekltrolskop *nt* hematospectroscope
Hälmolspekltrolskolpie *f* hematospectroscopy
Hälmolstalse *f* hemostasis [hɪ'mɑstəsɪs], hemostasia
Hälmolstaltilkum *nt*, *pl* **Hälmolstaltilka** hematostatic, hemostatic, hemostyptic, antihemorrhagic, anthemorrhagic
topisches Hämostatikum hemostat
hälmolstaltisch *adj.* arresting hemorrhage ['hem(ə)rɪdʒ], hematostatic, hemostatic, hemostyptic, antihemorrhagic, anthemorrhagic
Hälmolstypltilkum *nt*, *pl* **Hälmolstypltilka** s.u. Hämostatikum
hälmolstypltisch *adj.* s.u. hämostatisch
Hälmoltalcholmelter *nt* hemotachometer [ˌhiːmətæ'kɑmɪtər], hematachometer
Hälmolthelralpie *f* hemotherapy, hematherapy, hematotherapy, hemotherapeutics *pl*
Hälmoltholrax *m* hemothorax, hemathorax, hematothorax, hemopleura
Hälmoltolxin *nt* hemotoxin, hematotoxin, hematoxin
hälmoltolxisch *adj.* hemotoxic, hematotoxic, hematoxic
hälmoltrop *adj.* hemotropic, hematotropic
Hälmoltymlpalnon *nt* hemotympanum, hematotympanum
Hälmolzolon *nt* hemozoon, hematozoan, hematozoon
Hälmolzyt *m* hemocyte, hemacyte, hematocyte
Hälmolzyltolblast *m* hemocytoblast, hematoblast, hematocytoblast, hemoblast, hemopoietic stem cell
hälmolzyltolblasltisch *adj.* hemocytoblastic, hemoblastic
Hälmolzyltolblasltom *nt* hemocytoblastoma
Hälmolzyltollylse *f* cythemolysis [ˌsɪθɪ'mɑləsɪs], hematocytolysis [ˌhemətəsaɪ'tɑləsɪs], hemocytolysis, hemolysis [hɪ'mɑləsɪs], hematolysis
Hälmolzyltolmelter *nt* hemocytometer [ˌhiːməsaɪ'tɑmɪtər], hematocytometer, hematimeter, hemacytometer
Hälmolzyltolmetlrie *f* hemocytometry [ˌhiːməsaɪ'tɑmətrɪ], hematimetry [ˌhiːmə'tɪmətrɪ], hemacytometry [ˌhiːməsaɪ'tɑmətrɪ]
Hälmolzyltolphalgie *f* hemocytophagia, hematophagia, hematophagy, hemophagocytosis
Hämlsynltheltalse *f* heme synthetase
Hansen: Hansen-Bazillus *m* Hansen's bacillus, leprosy bacillus, lepra bacillus, Bacillus leprae, Mycobacterium leprae
Hansen-Krankheit *f* Hansen's disease, leprosy, lepra
Hanlselnolsis *f* Hansen's disease, leprosy, lepra
H-Antigen *nt* flagellar antigen, H antigen
halplolid *adj.* haploid
Halplolildie *f* haploidy
Halplolspolranlgin *nt* haplosporangin
Halploltyp *m* haplotype
Halploltylpenlverlerlbung *f* haplotype inheritance
Hapten- *präf.* haptenic
Haplten *nt* half-antigen, partial antigen, hapten, haptene
konjugiertes Hapten conjugated hapten; conjugated antigen
Hapten-Carrier-Komplex *m* hapten-carrier complex
Hapten-Carrier-Konjugat *nt* hapten-carrier conjugate
Hapltelnilsielrung *f* haptenization
Hapten-Protein-Konjugat *nt* hapten protein conjugate
Hapltolglolbin *nt* haptoglobin
Hapltolmelter *nt* haptometer [hæp'tɑmɪtər]
Hardy-Weinberg: Hardy-Weinberg-Gesetz *nt* Hardy-Weinberg law, Hardy-Weinberg rule, Hardy-Weinberg equilibrium, random mating equilibrium
Harley: Harley-Krankheit *f* Harley's disease, intermittent hemoglobinuria [ˌhiːməˌgləʊbɪ'n(j)ʊərɪə]
Harn *m* urine
Harnlblalse *f* bladder, urinary bladder
Harnlblalsenlkarlzilnom *nt* bladder carcinoma, urinary bladder carcinoma
Harnlblalsenlkrebs *m* bladder carcinoma, urinary bladder carcinoma
Harnlblalsenlpalpilllom *nt* urinary bladder papilloma, bladder papilloma
Harnlblalsenlspielgellung *f* cystoscopy
Harnleiter- *präf.* ureteric, uretal, ureteral, ureter(o)-
Harnlleilter *m* ureter
Harnlleilterlpalpilllom *nt* papilloma of the ureter
Harnlröhlre *f* urethra
Harnröhren- *präf.* urethral, urethr(o)-
Harnlstoff *m* urea, carbamide, carbonyldiamide
Harnlstofflsticklstoff *m* urea nitrogen
HÄS *abk.* s.u. Hydroxyäthylstärke
Hatch-Slack: Hatch-Slack-Zyklus *m* Hatch-Slack pathway, Hatch-Slack cycle, C_4-cycle, C_4-pathway
Haulbenlbilldung *f* capping
Hauptlaglglultilnin *nt* chief agglutinin, major agglutinin
Hauptlgen *nt* oligogene
Hauptlhisltolkomlpaltilbillitätslkomlplex *m* major histocompatibility complex
Hauptllymphlgang *m* lymphatic duct
Haut- *präf.* skin, dermal, dermatic, dermic, integumental, integumentary, cutaneous, derma-, derm(o)-

H

Haut *f, pl* **Häu|te** skin, cutis, derma
Haut|blut|ge|fäß *nt* dermal blood vessel
Haut|em|phy|sem *nt* subcutaneous emphysema, cutaneous emphysema, aerodermectasia, pneumoderma, pneumohypoderma
Haut|fib|rom *nt* dermatofibroma
Haut|ge|fäß *nt* dermal blood vessel
Haut|in|fil|trat *nt* dermal infiltrate
Haut|lap|pen *m* skin flap, flap, skin graft, bar
  freier Hautlappen free flap
  gestielter Hautlappen gauntlet flap, pedicle skin graft
  kombinierter Hautlappen composite flap, compound flap
  zusammengesetzter Hautlappen s.u. kombinierter *Hautlappen*
  zweigestielter Hautlappen bipedicle flap, double pedicle flap
Haut|lap|pen|plas|tik *f* dermatoplasty, dermoplasty, skin grafting
  autologe Hautlappenplastik dermatoautoplasty
  heterologe Hautlappenplastik dermatoheteroplasty
  homologe Hautlappenplastik dermatoalloplasty, dermatohomoplasty
Haut|mus|kel|lap|pen *m* musculocutaneous flap, myocutaneous flap
Haut|plas|tik *f* dermatoplasty, dermoplasty, skin grafting
  autologe Hautplastik dermatoautoplasty
  heterologe Hautplastik dermatoheteroplasty
  homologe Hautplastik dermatoalloplasty, dermatohomoplasty
Haut|re|ak|ti|on *f* skin reaction, cutireaction, cutaneous reaction, dermoreaction
Haut|schma|rot|zer *m* (*tierischer*) epizoon, dermatozoon; (*pflanzlicher*) epiphyte
Haut|trans|plan|tat *nt* skin graft
  autologes Hauttransplantat autodermic graft, autoepidermic graft
  freies Hauttransplantat free skin graft
  heterologes Hauttransplantat heterodermic graft
Haut|trans|plan|ta|ti|on *f* skin grafting; epidermization
Haut|ü|ber|tra|gung *f* s.u. Hauttransplantation
HAV *abk.* s.u. Hepatitis-A-Virus
Hayem: Hayem-Lösung *f* Hayem's solution
HB *abk.* s.u. *Hepatitis* B
Hb *abk.* s.u. Hämoglobin
HbA *abk.* s.u. *Hämoglobin* A
HbA_1 *abk.* s.u. glykosyliertes *Hämoglobin*
HbA_{1c}-Bestimmung *f* glycosylated hemoglobin test
HbA_2 *abk.* s.u. *Hämoglobin* A_2
HB_cAg *abk.* s.u. *Hepatitis* B core-Antigen
HBB *abk.* s.u. 2-α-Hydroxybenzyl-Benzimidazol
HbC *abk.* s.u. *Hämoglobin* C
HbCN *abk.* s.u. Methämoglobinzyanid
HbC-Thalassämie *f* hemoglobin C-thalassemia, hemoglobin C-thalassemia disease [ˌθæləˈsiːmɪə]
HbD *abk.* s.u. *Hämoglobin* D
HBDH *abk.* s.u. α-Hydroxybutyratdehydrogenase
HBDNAP *abk.* s.u. Hepatitis-B-DNA-polymerase
HbE *abk.* s.u. *Hämoglobin* E
Hb_E *abk.* s.u. Färbekoeffizient
HB_eAg *abk.* s.u. *Hepatitis* B e-Antigen
HbE-Thalassämie *f* hemoglobin E-thalassemia, hemoglobin E-thalassemia disease [ˌθæləˈsiːmɪə]
HbF *abk.* s.u. *Hämoglobin* F
Hb_F *abk.* s.u. fetales *Hämoglobin*
HbH *abk.* s.u. *Hämoglobin* H
HbH-Krankheit *f* hemoglobin H disease
HbI *abk.* s.u. *Hämoglobin* I
HBIG *abk.* s.u. Hepatitis-B-Immunglobulin
HBLV *abk.* s.u. humanes *B-lymphotropes-Virus*
HbM *abk.* s.u. **1.** Hämoglobin M **2.** Methämoglobin
HbO_2 *abk.* s.u. Oxyhämoglobin
HbS *abk.* s.u. *Hämoglobin* S
HB_sAg *abk.* s.u. *Hepatitis* B surface-Antigen
HB_s-Antigen *nt* s.u. *Hepatitis* B surface-Antigen
HbS-HbC-Krankheit *f* sickle cell-hemoglobin C disease
HbS-HbD-Krankheit *f* sickle cell-hemoglobin D disease
HbS-Thalassämie *f* sickle cell-thalassemia disease [ˌθæləˈsiːmɪə], microdrepanocytic disease, thalassemia-sickle cell disease, microdrepanocytic anemia [əˈniːmɪə], microdrepanocytosis
HBV *abk.* s.u. Hepatitis-B-Virus
HB-Vakzine *f* hepatitis B vaccine [hepəˈtaɪtɪs], HB vaccine
HBV-Träger *m* HBV carrier
HC *abk.* s.u. **1.** Hepatitis C **2.** Histokompatibilität **3.** Hydrocortison
HCB *abk.* s.u. Hexachlorbenzol
HCC *abk.* s.u. hepatozelluläres *Karzinom*
25-HCC *abk.* s.u. 25-Hydroxycholecalciferol
HCCH *abk.* s.u. Hexachlorcyclohexan
HCG *abk.* s.u. humanes *Choriongonadotropin*
HCH *abk.* s.u. Hexachlorcyclohexan
HCl *abk.* s.u. **1.** Chlorwasserstoff **2.** Salzsäure
HCN *abk.* s.u. Cyanwasserstoff
H_2CO_3 *abk.* s.u. Kohlensäure
HCT *abk.* s.u. Hämatokrit
HCV *abk.* s.u. **1.** Hepatitis-C-Virus **2.** humanes *Coronavirus*
HCX *abk.* s.u. *Histiocytosis* X
HD *abk.* s.u. **1.** Hämodialyse **2.** Herddosis
HDAg *abk.* s.u. Hepatitis-Deltaantigen
HDC *abk.* s.u. Hydrocortison
HDL *abk.* s.u. high-density-Lipoprotein
HDO *abk.* s.u. schweres *Wasser*
H2D-Region *f* H2D region
HDV *abk.* s.u. Hepatitis-Delta-Virus
HE *abk.* s.u. Hämatoxylin-Eosin
He *abk.* s.u. **1.** Helium **2.** Heparin
Heaf: Heaf-Test *m* Heaf test
HECV *abk.* s.u. humanes enterisches *Coronavirus*
HE-Färbung *f* hematoxylin-eosin stain, HE stain
He|fe *f* yeast
  echte Hefe perfect yeast
  imperfekte Hefe imperfect yeast
  perfekte Hefe s.u. echte Hefe
  unechte Hefe s.u. imperfekte Hefe
Hegglin: Hegglin-Syndrom *nt* Hegglin's anomaly, Hegglin's change in neutrophils and platelets, Hegglin's syndrome, May-Hegglin anomaly [əˈnɑmәlɪ]
Hei|lung *f* (*Wunde*) healing, closure; (*Krankheit*) cure, curing; (*Prozess*) healing process, recovery; (*Verfahren*) treatment, therapy
  komplette Heilung complete recovery, full recovery
  vollständige Heilung s.u. komplette Heilung
hei|lungs|för|dernd *adj.* curative, vulnerary, sanative, sanatory
Hei|lungs|pro|zess *m* healing process, recovery
  langsamer Heilungsprozess indolence

Heil|ver|fah|ren *nt* therapy, treatment, therapia, cure
heil|misch *adj.* native, indigenous [ɪn'dɪdʒənəs]
Heinz: Heinz-Innenkörper *pl* Ehrlich's inner bodies, Heinz's granules, Heinz bodies, Heinz-Ehrlich bodies, beta substance
Heinz-Innenkörperchen *pl* s.u. Heinz-Innenkörper
Heinz-Ehrlich: Heinz-Ehrlich-Innenkörper *pl* s.u. Heinz-Innenkörper
Heinz-Ehrlich-Körperchen *pl* s.u. Heinz-Innenkörper
he|li|kal *adj.* relating to a helix, helical, helicine
He|li|um *nt* helium, helion
He|lix *f* helix
α-Helix alpha helix, α-helix, Pauling-Corey helix
Heller: Heller-Blutnachweiß *m* Heller's test
Heller-Eiweißnachweis *m* Heller's test
Heller-Probe *f* **1.** (*Blut*) Heller's test **2.** (*Eiweiß*) Heller's test
Helle-Zellen *pl* clear cells
Helle-Zellensystem *nt* APUD-system
Hel|min|the|me|sis *f* helminthemesis
Helminthen- *präf.* helminthic, helminthous
Hel|min|then *pl* parasitic worms, helminths
Hel|min|thi|a|sis *f* helminthic disease, helminthiasis, helminthism
Hel|per|vi|rus *nt* helper virus
Hemi- *präf.* half, hemi-, semi-, demi-
He|mi|a|ce|tal *nt* hemiacetal
He|mi|al|bu|min *nt* hemialbumose, hemialbumin
He|mi|ke|tal *nt* hemiketal
He|mi|pa|ra|sit *m* hemiparasite, semiparasite
he|mi|zy|got *adj.* having one gene, hemizygous
He|mi|zy|go|tie *f* hemizygosity
hem|mend *adj.* inhibitory; (*verlangsamend*) retardative, retardatory; (*hindernd*) obstructive; (*dämpfend*) repressive, depressant; (*unterdrückend*) suppressant, suppressive; (*zurückhaltend*) inhibitory, restricting, restraining, catastaltic
Hem|mer *m* inhibitor, suppressant, suppressor, catastaltic; paralyzer, paralysor
Hemm|hof *m* inhibition zone
Hemm|kon|zent|ra|ti|on, minimale *f* minimal inhibitory concentration
Hemm|sig|nal *nt* inhibitory signal
Hemm|stoff *m* s.u. Hemmer
Hem|mung *f* check, arrest, obstruction, hindrance, impediment; (*Funktion*) inhibition; (*Verlangsamung*) retardation, delay; (*Unterdrückung*) repression; (*Entwicklung*) retardation, hindrance, arrest
allosterische Hemmung allosteric inhibition
autogene Hemmung autogenic inhibition, self-inhibition
irreversible Hemmung irreversible inhibition
kompetitive Hemmung selective inhibition, competitive inhibition
kumulative Hemmung cumulative inhibition
nicht-kompetitive Hemmung noncompetitive inhibition
reversible Hemmung reversible inhibition
unkompetitive Hemmung uncompetitive inhibition
Hemm|zo|ne *f* inhibition zone
HEMPAS-Antigen *nt* HEMPAS antigen
Henoch: Purpura Henoch *f* Schönlein-Henoch disease, Schönlein-Henoch syndrome, Henoch-Schönlein syndrome, Henoch-Schönlein purpura, Henoch's disease, Henoch's purpura, Schönlein's purpura, Schönlein's disease, hemorrhagic exudative erythema, anaphylactoid purpura, acute vascular purpura, allergic purpura, allergic vascular purpura, rheumatocelis
He|pa|ran|sul|fat *nt* heparan sulfate, heparitin sulfate
Heparan-N-sulfatase *f* heparan *N*-sulfatase, heparan sulfate sulfamidase, heparan sulfate sulfatase
He|pa|rin *nt* heparin, heparinic acid
niedermolekulares Heparin low-molecular-weight heparin
He|pa|ri|na|se *f* heparinase, heparin eliminase, heparin lyase
He|pa|ri|nat *nt* heparinate
He|pa|ri|ni|sie|ren *nt* heparinization
he|pa|ri|ni|sie|ren *vt* heparinize
He|pa|rin|ly|a|se *f* heparinase, heparin eliminase, heparin lyase
He|pa|ri|no|id *nt* heparinoid
Hepatitis- *präf.* hepatitic
He|pa|ti|tis *f* inflammation of the liver, hepatitis [hepə'taɪtɪs]
Hepatitis A hepatitis A, epidemic hepatitis, MS-1 hepatitis, short-incubation hepatitis, type A viral hepatitis, infectious jaundice, infectious hepatitis, infective jaundice, catarrhal jaundice, epidemic jaundice ['dʒɔːndɪz]
Hepatitis B hepatitis B, inocculation hepatitis, long incubation hepatitis, MS-2 hepatitis, serum hepatitis, transfusion hepatitis, type B viral hepatitis, homologenous hepatitis, homologous serum jaundice [hə'mɑləgəs], human serum jaundice ['dʒɔːndɪz]
Hepatitis C hepatitis C
Hepatitis D delta hepatitis, hepatitis D
Hepatitis epidemica s.u. Hepatitis A
chronisch-aggressive Hepatitis chronic aggressive hepatitis, chronic active hepatitis, autoimmune hepatitis, plasma cell hepatitis, subacute hepatitis, juvenile cirrhosis, acute juvenile cirrhosis
chronisch-aktive Hepatitis s.u. chronisch-aggressive Hepatitis
chronisch-persistierende Hepatitis chronic persistent/persisting hepatitis, posthepatic cirrhosis
epidemische Hepatitis s.u. Hepatitis A
lupoide Hepatitis lupoid hepatitis, Bearn-Kunkel syndrome, Bearn-Kunkel-Slater syndrome, Kunkel's syndrome
reaktive Hepatitis minimal hepatitis, reactive hepatitis
reaktiv-unspezifische Hepatitis reactive nonspecific hepatitis
Hepatitis-A-Virus *nt* hepatitis A virus, enterovirus 72
Hepatitis B core-Antigen *nt* hepatitis B core antigen
Hepatitis-B-DNA-polymerase *f* hepatitis B DNA polymerase
Hepatitis B e-Antigen *nt* hepatitis B e antigen
Hepatitis-B-Immunglobulin *nt* hepatitis B immune globulin
Hepatitis B-Kernantigen *nt* s.u. Hepatitis B core-Antigen
Hepatitis B-Oberflächenantigen *nt* s.u. *Hepatitis* B surface-Antigen
Hepatitis B surface-Antigen *nt* hepatitis B surface antigen, HB_s antigen, HB surface antigen, hepatitis antigen,

hepatitis-associated antigen, Au antigen, Australia antigen, serum hepatitis antigen, SH antigen
Hepatitis-B-Vakzine *f* hepatitis B vaccine, HB vaccine
Hepatitis-B-Virus *nt* Dane particle, hepatitis B virus
he|pa|ti|tisch *adj.* relating to hepatitis, hepatic
Hepatitis-C-Virus *nt* **1.** hepatitis C virus **2.** non-A,non-B hepatitis virus
Hepatitis-Deltaantigen *nt* hepatitis delta antigen, delta antigen
Hepatitis-Delta-Virus hepatitis delta virus, delta virus, delta agent
He|pa|ti|tis|virus *nt* hepatitis virus
Hepato- *präf.* liver, hepatic, hepat(o)-, hepat-
He|pa|to|blas|tom *nt* hepatoblastoma, embryonic hepatoma, mixed hepatic tumor
He|pa|to|chol|an|gi|o|kar|zi|nom *nt* cholangiohepatoma, hepatocholangiocarcinoma
he|pa|to|li|e|nal *adj.* relating to both liver and spleen, hepatolienal
He|pa|to|li|e|no|gra|fie *f* s.u. Hepatolienographie
He|pa|to|li|e|no|gra|phie *f* hepatolienography [ˌhepətəʊˌlaɪə'nɑgrəfɪ], hepatosplenography [ˌhepətəʊsplɪ'nɑgrəfɪ]
He|pa|tom *nt* hepatoma, liver tumor
malignes Hepatom hepatocarcinoma, hepatocellular carcinoma, malignant hepatoma, liver cell carcinoma, primary carcinoma of liver cells
He|pa|to|me|ga|lie *f* hepatomegaly, hepatomegalia, megalohepatia
He|pa|to|sple|no|gra|fie *f* s.u. Hepatosplenographie
He|pa|to|sple|no|gra|phie *f* hepatolienography [ˌhepətəʊˌlaɪə'nɑgrəfɪ], hepatosplenography [ˌhepətəʊsplɪ'nɑgrəfɪ]
He|pa|to|sple|no|me|ga|lie *f* hepatosplenomegaly, hepatolienomegaly, splenohepatomegaly, splenohepatomegalia
He|pa|to|to|xin *nt* hepatotoxin
he|pa|to|to|xisch *adj.* hepatotoxic, hepatoxic
He|pa|to|to|xi|zi|tät *f* hepatic toxicity, hepatotoxicity
he|pa|to|trop *adj.* hepatotropic
he|pa|to|zel|lu|lär *adj.* relating to *or* affecting the liver cells, hepatocellular
He|pa|to|zyt *m* liver cell, hepatic cell, hepatocyte
Hep|tan *nt* heptane
Hep|ta|pep|tid *nt* heptapeptide
hep|ta|va|lent *adj.* heptavalent, heptatomic
Hep|to|se *f* heptose
Hep|tyl|pe|ni|cil|lin *nt* heptylpenicillin, penicillin K, penicillin IV [penə'sɪlɪn]
Herd- *präf.* focal
Herd *m* focus; source of infection
Herd|do|sis *f* focal dose
Herd|in|fek|ti|on *f* focal infection
he|re|di|tär *adj.* hereditary; innate; heritable, hereditable
He|re|di|tät *f* hereditary transmission, heredity
he|re|do|fa|mi|li|är *adj.* heredofamilial
He|rings|wurm *m* Anisakis marina
He|rings|wurm|krank|heit *f* anisakiasis, eosinophilic granuloma, herring-worm disease
He|ri|ta|bi|li|tät *f* heritability
He|ro|in *nt* diacetylmorphine, diamorphine, heroin
Herp|an|gi|na *f* herpangina
Herpes- *präf.* herpetic
Her|pes *m* herpes
Herpes febrilis cold sore, fever blister, cold sores *pl*, fever blisters *pl*, herpes febrilis
Herpes genitalis genital herpes, herpes genitalis, herpes progenitalis
Herpes labialis herpes labialis, cold sore, fever blister, cold sores *pl*, fever blisters *pl*, herpes febrilis
Herpes neonatorum neonatal herpes
Herpes simplex oral herpes, herpes simplex, herpes
Herpes zoster shingles *pl*, herpes zoster, zona, zoster, acute posterior ganglionitis [gæŋglɪə'naɪtɪs]
her|pes|ar|tig *adj.* s.u. herpetiform
Herpes-B-Virus *nt* herpes B virus, B virus, herpesvirus simiae
Her|pes|en|ze|pha|li|tis *f* herpes encephalitis, herpes simplex encephalitis, herpes simplex virus encephalitis, herpetic encephalitis, HSV encephalitis [enˌsefə'laɪtɪs]
er|pes|in|fek|ti|on *f* herpes infection, herpes
Her|pes|sep|sis *f* herpes sepsis, herpes septicemia [septɪ'siːmɪə]
Herpes-simplex-Enzephalitis *f* herpes encephalitis, herpes simplex encephalitis, herpes simplex virus encephalitis, herpetic encephalitis, HSV encephalitis [enˌsefə'laɪtɪs]
Herpes-simplex-Virus *nt* herpes simplex virus
Herpes-simplex-Virus Typ I herpes simplex virus type I, human herpesvirus 1
Herpes-simplex-Virus Typ II herpes simplex virus type II, human herpesvirus 2
Her|pes|vi|ren *pl* Herpesviridae
Her|pes|vi|rus *nt* herpesvirus, Herpesvirus
Herpesvirus hominis herpes simplex virus
Herpesvirus simiae herpes B virus, B virus, herpesvirus simiae
humanes Herpesvirus C human herpesvirus C, human B-lymphotropic virus
her|pe|ti|form *adj.* resembling herpes, herpetiform
her|pe|tisch *adj.* relating to *or* marked by herpes, relating to *or* casued by herpesviruses, herpetic
Her|pe|to|vi|ri|dae Herpetoviridae
Herrick: Herrick-Syndrom *nt* Herrick's anemia, sickle cell anemia, crescent cell anemia, drepanocytic anemia, sicklemia, drepanocytemia, meniscocytosis, African anemia [ə'niːmɪə]
Herxheimer-Jarisch: Herxheimer-Jarisch-Reaktion *f* Jarisch-Herxheimer reaction
Herz|beu|tel|kar|zi|no|se *f* pericardial carcinomatosis, carcinous pericarditis [perɪkɑːr'daɪtɪs]
Herz|mus|kel|me|tas|ta|se *f* myocardial metastasis [mə'tæstəsɪs]
Herz|throm|bus *m* cardiohemothrombus, cardiothrombus
HES *abk.* s.u. Hydroxyäthylstärke
HET *abk.* s.u. Hydroxyeicosatetraensäure
Hetero- *präf.* hetero-
He|te|ro|ag|glu|ti|na|ti|on *f* heteroagglutination
He|te|ro|ag|glu|ti|nin *nt* heteroagglutinin
He|te|ro|al|bu|min *nt* heteroalbumose
He|te|ro|al|bu|mo|se *f* heteroalbumose
He|te|ro|an|ti|gen *nt* heteroantigen, xenogeneic antigen, heterogeneic antigen
He|te|ro|an|ti|kör|per *m* heteroantibody
He|te|ro|chro|ma|to|se *f* heterochromia, heterochromatosis

He|te|ro|chro|mo|som *nt* sex chromosome, heterologous chromosome [hetə'rɑləgəs], heterochromosome, heterosome, gonosome
he|te|ro|gen *adj.* heterogenic, heterogeneic, heterogeneous, heterogenous [ˌhetə'rɑdʒənəs]
He|te|ro|ge|ne|se *f* heterogenesis [hetərə'dʒenəsɪs], heterogony
he|te|ro|ge|ne|tisch *adj.* heterogenetic, heterogenic, heterogeneic, heterogenous [ˌhetə'rɑdʒənəs]
He|te|ro|gly|kan *nt* heteroglycan
He|te|ro|häm|ag|glu|ti|na|ti|on *f* heterohemagglutination
He|te|ro|häm|ag|glu|ti|nin *nt* heterohemagglutinin
He|te|ro|hä|mo|ly|sin *nt* heterohemolysin
he|te|ro|im|mun *adj.* heteroimmune
He|te|ro|im|mu|ni|tät *f* heteroimmunity
He|te|ro|in|fek|ti|on *f* heteroinfection
He|te|ro|in|to|xi|ka|ti|on *f* heterointoxication
He|te|ro|li|pid *nt* heterolipid, compound lipid
He|te|ro|ly|se *f* heterolysis [hetə'rɑləsɪs]
He|te|ro|ly|sin *nt* heterolysin
He|te|ro|ly|so|som *nt* heterolysosome
he|te|ro|ly|tisch *adj.* relating to heterolysis, heterolytic
he|te|ro|morph *adj.* heteromorphic, heteromorphous
He|te|ro|mor|phis|mus *m* heteromorphy, heteromorphism
he|te|ro|phil *adj.* heterophil, heterophile, heterophilic
He|te|ro|po|ly|mer *nt* heteropolymer
he|te|ro|po|ly|mer *adj.* heteropolymeric
He|te|ro|po|ly|sac|cha|rid *nt* heteropolysaccharide
He|te|ro|pro|te|in *nt* heteroprotein
He|te|ro|sac|cha|rid *nt* heterosaccharide
He|te|ro|som *nt* heterochromosome, heterosome, sex chromosome, heterologous chromosome [hetə'rɑləgəs], idiochromosome, gonosome
He|te|ro|so|men|ab|er|ra|ti|on *f* sex chromosome aberration
He|te|ro|tri|mer *nt* heterotrimer
he|te|ro|tri|mer *adj.* heterotrimeric
He|te|ro|vak|zi|ne *f* heterovaccine
he|te|ro|zent|risch *adj.* heterocentric
He|te|ro|zy|got *m* heterozygote
he|te|ro|zy|got *adj.* relating to heterozygosity, heterozygous
He|te|ro|zy|go|te *f* heterozygote
He|te|ro|zy|go|tie *f* heterozygosity, heterozygosis
He|te|ro|zy|to|ly|sin *nt* heterolysin
Heu|fie|ber *nt* hay fever, pollen allergy, pollen asthma, pollinosis, pollenosis, June cold, Bostock's catarrh, Bostock's disease, atopic conjunctivitis [kənˌdʒʌŋktə'vaɪtɪs], autumnal catarrh,allergic cold, allergic coryza, allergic conjunctivitis, seasonal allergic rhinitis [raɪ'naɪtɪs], anaphylactic conjunctivitis, corasthma
Heu|schnup|fen *m* s.u. Heufieber
He|xa|chlor|ben|zol *nt* hexachlorobenzene
He|xa|chlor|cyc|lo|he|xan *nt* hexachlorocyclohexane, lindane, benzene hexachloride, gamma-benzene hexachloride
He|xa|co|san *nt* hexacosane, cerane
He|xa|de|can|säu|re *f* hexadecanoic acid, palmitic acid
2,4-He|xa|di|en|säu|re *f* 2,4-hexadienoic acid, sorbic acid
He|xa|mer *nt* hexamer
He|xan *nt* hexane
He|xan|säu|re *f* hexanoic acid, caproic acid
he|xa|va|lent *adj.* sexavalent, sexivalent, hexavalent

He|xo|ki|na|se *f* hexokinase
glukosespezifische Hexokinase glucokinase
He|xon *nt* (*Virus*) hexon
He|xo|sa|min *nt* hexosamine
He|xo|sa|mi|ni|da|se *f* hexosaminidase
He|xo|san *nt* hexosan
He|xo|se *f* hexose
He|xo|se|di|phos|phat *nt* hexose diphosphate
He|xo|se|di|phos|pha|ta|se *f* hexose diphosphatase, fructose-1,6-bisphosphatase, fructose-1,6-diphosphatase
He|xo|se|mo|no|phos|phat *nt* hexose monophosphate
He|xo|se|phos|phat *nt* hexosephosphate
He|xo|se|phos|pha|ta|se *f* hexosephosphatase
He|xo|se|phos|phor|säu|re *f* hexosephosphate
Heymann: Heymann-Nephritis *f* Heymann nephritis [nɪ'fraɪtɪs]
HF *abk.* s.u. **1.** Hageman-Faktor **2.** Hämofiltration **3.** Heufieber
HG *abk.* s.u. Hypoglykämie
Hg *abk.* s.u. Quecksilber
Hgb *abk.* s.u. Hämoglobin
HGPRT *abk.* s.u. Hypoxanthin-Guanin-phosphoribosyltransferase
HHA *abk.* s.u. Heterohämagglutinin
HHL *abk.* s.u. Hypophysenhinterlappen
HHL-Hormon *nt* posterior pituitary hormone, neurohypophysial hormone
HHL-System *nt* posterior pituitary system
HHT *abk.* s.u. Hydroxyheptadecatriensäure
Hi|ber|nom *nt* hibernoma, fat cell lipoma, fetal lipoma, fetocellular lipoma
Hid|ra|de|nom *nt* hidradenoma, hidroadenoma, hydradenoma, syringoadenoma, syringadenoma, syringocystadenoma
Hid|ro|cys|to|ma *nt* hidrocystoma, syringocystoma
Hid|ro|kys|tom *nt* s.u. Hidrocystoma
Hid|ro|zys|ta|de|nom *nt* hydrocystadenoma
Hid|ro|zys|tom *nt* hidrocystoma, syringocystoma
5-HIE *abk.* s.u. 5-Hydroxyindolessigsäure
5-HIES *abk.* s.u. 5-Hydroxyindolessigsäure
high-density-Lipoprotein *nt* high-density lipoprotein, α-lipoprotein, alpha-lipoprotein
high-dose-Immuntoleranz *f* high-dose immunologic tolerance, high-zone immunologic tolerance, high-dose tolerance, high-zone tolerance
High-responder-Stamm *m* high-responder strain
Hilfs|en|zym *nt* auxiliary enzyme
Hilfs|wirt *m* transport host, transfer host, paratenic host
Hilfs|zel|len *pl* accessory cells [æk'sesərɪ], auxiliary cells
Hi|lus|lymph|kno|ten *pl* bronchopulmonary lymph nodes, hilar lymph nodes
Hi|lus|zel|le *f* (*Ovar*) Berger's cell
Hi|lus|zell|tu|mor *m* hilar cell tumor, hilus cell tumor
Hip|pu|rat *nt* hippurate
Hip|pu|ri|ka|se *f* hippuricase, aminoacylase, aminoacylase, dehydropeptidase
Hip|pur|säu|re *f* benzoylaminoacetic acid, benzoylglycine, hippuric acid, urobenzoic acid
Hirn- *präf.* encephalic, brain, cerebral, cerebr(o)-
Hirn *nt* brain, encephalon; cerebrum
Hirn|an|hangs|drü|se *f* s.u. Hypophyse
Hirnhaut- *präf.* meningeal, mening(o)-
Hirn|haut *f* meninx
Hirn|haut|in|filt|ra|ti|on, leukämische *f* meningeal leukemia [luː'kiːmɪə], leukemic meningitis [menɪn'dʒaɪtɪs]

Hirn|me|tas|ta|se *f* brain metastasis, cerebral metastasis [mə'tæstəsɪs]
Hirn|tod *m* irreversible coma, brain death, cerebral death
hirn|tot *adj.* brain-dead
Hirn|tu|mor *m* brain tumor, cerebroma, encephaloma
Hi|ru|din *nt* hirudin
Hi|ru|di|nea *f* leeches, Hirudinea
Hi|ru|do *f* Hirudo
  Hirudo medicinalis speckled leech, German leech, Swedish leech, Hirudo medicinalis
HIS *abk.* s.u. Hyperimmunserum
His *abk.* s.u. Histidin
His|ta|min *nt* histamine
His|ta|mi|na|se *f* histaminase, diamine oxidase
His|ta|min|blo|cker *m* histamine blocker, histamine receptor-blocking agent
his|ta|min|erg *adj.* histaminergic
His|ta|min|flush *m* histamine flush
His|ta|min-Releasing-Faktor *m* histamine releasing factor
His|ta|min|re|zep|tor *m* histamin receptor, H receptor
Histamin-1-Rezeptor *m* H_1 receptor, histamine 1 receptor
Histamin-2-Rezeptor *m* H_2 receptor, histamine 2 receptor
His|ta|min|re|zep|to|ren|an|ta|go|nist *m* s.u. Histaminrezeptorenblocker
His|ta|min|re|zep|to|ren|blo|cker *m* histamine blocker, histamine receptor-blocking agent
His|ti|din *nt* histidine, His
His|ti|di|na|se *f* histidine ammonia-lyase, histidase, histidinase
His|ti|din|de|carb|o|xy|la|se *f* histidine decarboxcylase
His|ti|din|en|zym *nt* histidine enzyme
His|ti|di|nol *nt* histidinol
His|ti|di|nol|de|hydr|o|ge|na|se *f* histidinol dehydrogenase [dɪ'haɪdrədʒəneɪz]
Histio- *präf.* tissue, histionic, histic, histi(o)-, histo-
His|ti|o|blast *m* histioblast, histoblast
His|ti|o|cyt *m* s.u. Histiozyt
His|ti|o|cy|to|ma *nt* histiocytoma, sclerosing hemangioma of Wolbach
His|ti|o|cy|to|ma|to|sis *f* histiocytomatosis
His|ti|o|cy|to|sis *f* histiocytosis, histocytosis
  Histiocytosis X histiocytosis X
His|ti|o|ma *nt* histoma, histioma
His|ti|o|zyt *m* histiocyte, histocyte, tissue macrophage, resting wandering cell
  seeblauer Histiozyt sea-blue histiocyte
his|ti|o|zy|tär *adj.* histiocytic
his|ti|o|zy|tisch *adj.* s.u. histiozytär
His|ti|o|zy|tom *nt* histiocytoma, sclerosing hemangioma of Wolbach
  benignes fibröses Histiozytom des Knochens benign fibrous histiocytoma of bone, nonosteogenic fibroma, metaphyseal fibrous cortical defect
  fibröses Histiozytom fibrous histiocytoma
  fibröses Histiozytom des Knochens fibroxanthoma of bone, fibrous cortical defect
  seeblaues Histiozytom sea-blue histiocytoma
His|ti|o|zy|to|ma|to|se *f* histiocytomatosis
His|ti|o|zy|to|se *f* histiocytosis, histocytosis
  Histiozytose X histiocytosis X
  maligne Histiozytose histiocytic medullary reticulosis, familial hemophagocytic reticulosis, familial histiocytic reticulosis
  maligne generalisierte Histiozytose acute disseminated histiocytosis X, acute histiocytosis of the newborn, non-lipid histiocytosis, Letterer-Siwe disease, L-S disease
  seeblaue Histiozytose sea-blue histiocyte syndrome, syndrome of sea-blue histiocyte
Histo- *präf.* tissue-, histionic, histic, histi(o)-, histo-
His|to|blast *m* histioblast, histoblast
His|to|che|mie *f* histochemistry
his|to|che|misch *adj.* relating to histochemistry, histochemical
His|to|di|ag|no|se *f* histodiagnosis
His|to|flu|o|res|zenz *f* histofluorescence
His|to|flu|o|res|zenz|mi|kro|sko|pie *f* histofluorescence microscopy
his|to|hä|ma|to|gen *adj.* histohematogenous
his|to|in|kom|pa|ti|bel *adj.* histoincompatible
His|to|in|kom|pa|ti|bi|li|tät *f* histoincompatibility
His|to|in|kom|pa|ti|bi|li|täts|gen *nt* histoincompatibility gene
his|to|kom|pa|ti|bel *adj.* histocompatible
His|to|kom|pa|ti|bi|li|tät *f* histocompatibility
His|to|kom|pa|ti|bi|li|täts|an|ti|ge|ne *pl* HLA complex *sing.*, human leukocyte antigens, histocompatibility antigens, transplantation antigens, histocompatibility complex *sing.*
  major Histokompatibilitätsantigene major histocompatibility complex *sing.*, major histocompatibility antigens, MHC antigens
  minor Histokompatibilitätsantigene minor histocompatibility complex *sing.*, minor histocompatibility antigens
His|to|kom|pa|ti|bi|li|täts|gen *nt* histocompatibility locus, HLA gene, H gene, histocompatibility gene
His|to|kom|pa|ti|bi|li|täts|kom|plex *m* histocompatibility complex
  major Histokompatibilitätskomplex major histocompatibility complex, major histocompatibility antigens *pl*, MHC antigens *pl*
  minor Histokompatibilitätskomplex minor histocompatibility complex, minor histocompatibility antigens *pl*
His|to|lo|ge *m* histologist
His|to|lo|gie *f* histology [hɪs'tɑlədʒɪ], microanatomy, micranatomy, microscopic anatomy [ə'nætəmɪ], microscopical anatomy, histologic anatomy, minute anatomy
his|to|lo|gisch *adj.* relating to histology, histological, histologic
His|tom *nt* histoma, histioma
His|ton *nt* histone
His|to|pa|tho|ge|ne|se *f* histopathogenesis
His|to|pa|tho|lo|gie *f* histopathology [ˌhɪstəpə'θɑlədʒɪ], pathological histology [hɪs'tɑlədʒɪ]
his|to|pa|tho|lo|gisch *adj.* relating to histopathology, histopathologic
His|to|plas|ma *nt* Histoplasma
His|to|plas|min *nt* histoplasmin
Histoplasmin-Hauttest *m* histoplasmin test, histoplasmin skin test
Histoplasmin-Latextest *m* histoplasmin-latex test
Histoplasmin-Test *m* s.u. Histoplasmin-Hauttest
His|to|plas|mom *nt* histoplasmoma
His|to|plas|mo|se *f* histoplasmosis, Darling's disease
His|to|ra|di|o|gra|fie *f* s.u. Historadiographie
His|to|ra|di|o|gra|phie *f* historadiography [hɪstəˌreɪdɪ'ɑgrəfɪ]

his|to|trop *adj.* histotropic
hit|ze|be|stän|dig *adj.* heatproof, heat-resistant, heat-resisting, heat-stable, thermoresistant, thermostable
Hit|ze|be|stän|dig|keit *f* heat resistance, resistance to heat, thermoresistance, thermostability
hit|ze|emp|find|lich *adj.* heat-sensitive
Hit|ze|in|ak|ti|vie|rung *f* thermoinactivation
hit|ze|la|bil *adj.* heat-labile, thermolabile
Hit|ze|un|be|stän|dig|keit *f* thermolability, thermal instability, thermoinstability
HIV-1-Genom *nt* HIV-1 genome
HIV-Infektion *f* HIV infection
HIV-1-Integrase *f* HIV-1 integrase
HIV-1-Provirus *nt* HIV-1 provirus
HJ *abk.* s.u. Howell-Jolly-Körperchen
HK *abk.* s.u. **1.** Hämatokrit **2.** Hexokinase
Hk *abk.* s.u. Hämatokrit
H-Kette *f* H chain, heavy chain, minor chain
γ-H-Kettenkrankheit *f* gamma chain disease
H-Krankheit *f* heavy-chain disease, Franklin's disease
H2K-Region *f* H2K region
HKT *abk.* s.u. Hämatokrit
Hkt *abk.* s.u. Hämatokrit
HL *abk.* s.u. **1.** Haarzellenleukämie **2.** Harnleiter **3.** Hodgkin-Lymphom
HLA-A-Gen *nt* HLA-A gene
HLA-Antigene *pl* human leukocyte antigens, HLA complex, transplantation antigens, major histocompatibility antigens, MHC antigens, histocompatibility complex, major histocompatibility complex
HLA-B-Gen *nt* HLA-B gene
HLA-C-Gen *nt* HLA-C gene
HLA-D-Gen *nt* HLA-D gene
HLA-DR3/4-Heterozygot *m* HLA-DR3/4 heterozygote
HLA-E-Gen *nt* HLA-E gene
HLA-F-Gen *nt* HLA-F gene
HLA-Gen *nt* histocompatibility locus, HLA gene, H gene, histocompatibility gene
HLA-G-Gen *nt* HLA-G gene
HLA-identisch *adj.* HLA-identical
HLA-gekoppelt *adj.* HLA-linked
HLA-System *nt* HLA system
HLA-Typing *nt* tissue typing, HLA typing
HLA-Typisierung *f* HLA typing
HLK *abk.* s.u. Halslymphknoten
5-HMC *abk.* s.u. 5-Hydroxymethylcytosin
H-Meromyosin *nt* heavy meromyosin, H meromyosin
HMG *abk.* s.u. 3-Hydroxy-3-methylglutarsäure
HMG-CoA *abk.* s.u. β-Hydroxy-β-methylglutaryl-CoA
HMG-CoA-lyase *f* β-hydroxy-β-methylglutaryl-CoA lyase
HMG-CoA-reduktase *f* β-hydroxy-β-methylglutaryl-CoA reductase [rɪ'dʌkteɪz]
HMG-CoA-synthase *f* β-hydroxy-β-methylglutaryl-CoA synthase
HMP *abk.* s.u. Hexosemonophosphat
HMWK *abk.* s.u. **1.** HMW-Kininogen **2.** hochmolekulares *Kininogen*
HMW-Kininogen *nt* high-molecular-weight kininogen, HMW kininogen
HN-Protein *nt* hemagglutinin neuraminidase protein, HN protein
hnRNA *abk.* s.u. heterogene *Kern-RNA*
hnRNS *abk.* s.u. heterogene *Kern-RNS*
H_2O *abk.* s.u. Wasser
H_2O_2 *abk.* s.u. **1.** Wasserstoffperoxid **2.** Wasserstoffsuperoxid
HOADH *abk.* s.u. 3-Hydroxyacyl-CoA-dehydrogenase
hoch|af|fin *adj.* high-affinity
Hoch|druck|flüs|sig|keits|chro|ma|to|gra|fie *f* s.u. Hochdruckflüssigkeitschromatographie
Hoch|druck|flüs|sig|keits|chro|ma|to|gra|phie *f* high-pressure liquid chromatography, high-performance liquid chromatography [krəʊmə'tɑgrəfɪ]
hoch|mo|le|ku|lar *adj.* high-molecular, high-molecular-weight, macromolecular
Hoch|volt|the|ra|pie *f* supervoltage radiotherapy
17-HOCS *abk.* s.u. 17-Hydroxycorticosteroid
Ho|den *m* orchis, testis, testicle, testiculus, didymus, male gonad
Ho|den|a|de|nom *nt* adenoma of testis, testicular adenoma [ædə'nəʊmə]
tubuläres Hodenadenom tubular adenoma of testis
Ho|den|kar|zi|nom *nt* testicular cancer, testicular carcinoma
embryonales Hodenkarzinom embryonal testicular carcinoma, embryonal carcinoma, orchiencephaloma
Ho|den|krebs *m* s.u. Hodenkarzinom
Ho|den|tu|mor *m* testicular tumor, tumor of testis, testiculoma, orchiocele, orchidoncus, orchioncus
germinaler Hodentumor germinal testicular tumor
germinativer Hodentumor germinal testicular tumor
Hodgkin: Hodgkin-Krankheit *f* s.u. Hodgkin-Lymphom
Hodgkin-Lymphom *nt* Hodgkin's lymphoma [lɪm'fəʊmə], Hodgkin's disease, Hodgkin's granuloma, malignant lymphoma, Reed-Hodgkin disease, Sternberg's disease, malignant granulomatosis, malignant lymphogranulomatosis, lymphogranulomatosis, lymphogranuloma, lymphoma, lymphadenoma, granulomatous lymphoma [grænjə'ləʊmətəs], retethelioma, reticuloendothelioma, Murchison-Sanderson syndrome
Hodgkin-Lymphom, lymphozytenreiche Form paragranuloma
Hodgkin-Paragranulom *nt* paragranuloma
Hodgkin-Sarkom *nt* Hodgkin's sarcoma [sɑːr'kəʊmə]
Hodgkin-Zyklus *m* Hodgkin cycle
Hodgkin-Paltauf-Steinberg: Hodgkin-Paltauf-Steinberg-Krankheit *f* s.u. Hodgkin-Lymphom
Holo- *präf.* holo-
Ho|lo|an|ti|gen *nt* complete antigen, holoantigen
Ho|lo|en|zym *nt* holoenzyme, enzyme-cofactor complex
Ho|lo|pro|te|in *nt* holoprotein
Ho|mo|car|no|sin *nt* homocarnosine
Ho|mo|cit|rat *nt* homocitrate
Ho|mo|cit|rat|syn|tha|se *f* homocitrate synthase
Ho|mo|cit|ro|nen|säu|re *f* homocitric acid
Ho|mo|cys|te|in *nt* homocysteine
Homocystein-methyltransferase *f* homocysteine methyltransferase
Homocystein-tetrahydrofolat-methyltransferase *f* homocysteine: tetrahydrofolate methyltransferase, 5-methyltetrahydrofolate-homocysteine methyltransferase, methionine synthase
Ho|mo|cys|tin *nt* homocystine
ho|mo|gen *adj.* homogeneous; homogenous [hə'mɑdʒənəs], undifferentiated, indiscrete

Ho|mo|ge|nat *nt* homogenate
Ho|mo|ge|ni|sat *nt* homogenate
ho|mo|ge|ni|siert *adj.* homogenized
Ho|mo|gen|ti|sat *nt* homogentisate
Ho|mo|gen|ti|si|nat *nt* homogentisate
Ho|mo|gen|ti|si|nat|o|xi|da|se *f* homogentisic acid 1,2-dioxygenase, homogentisate 1,2-dioxygenase, homogentisate oxidase, homogentisic acid oxidase, homogentisicase
Ho|mo|gen|ti|sin|o|xy|ge|na|se *f* s.u. Homogentisinatoxidase
Ho|mo|gen|ti|sin|säu|re *f* homogentisic acid, glycosuric acid, alcapton, alkapton, glycosuric acid, 2,5-dihydroxyphenylacetic acid
Ho|mo|gen|ti|sin|säu|re-1,2-di|o|xy|ge|na|se *f* s.u. Homogentisinatoxidase
Ho|mo|gen|ti|sin|säu|re|di|o|xy|ge|na|se *f* s.u. Homogentisinatoxidase
Ho|mo|gen|ti|sin|säu|re|o|xy|ge|na|se *f* s.u. Homogentisinatoxidase
Ho|mo|kar|no|sin *nt* homocarnosine
Ho|mo|li|pid *nt* homolipid, simple lipid
ho|mo|log *adj.* **1.** homogenous [hə'mɑdʒənəs], homologous [hə'mɑləgəs], homological; isologous, allogeneic, allogenic **2.** homogenous, homologous, homological
Ho|mo|lo|gie *f* homology [hə'mɑlədʒɪ]
Ho|mo|ly|se *f* homolysis [həʊ'mɑləsɪs]
Ho|mo|ly|sin *nt* homolysin
ho|mo|plas|tisch *adj.* homogenous [hə'mɑdʒənəs], homoplastic
Ho|mo|po|ly|mer *nt* homopolymer
Ho|mo|po|ly|pep|tid *nt* homopolypeptide
Ho|mo|po|ly|sac|cha|rid *nt* homopolysaccharide, homoglycan
Ho|mo|pro|lin *nt* homoproline, pipecolic acid, pipecolinic acid
Ho|mo|se|rin *nt* homoserine
Ho|mo|trans|plan|tat *nt* homograft, homologous transplant [hə'mɑləgəs], homoplastic graft, homotransplant, allograft, allogeneic graft, allogeneic transplant, homologous graft, homoplastic graft
Ho|mo|trans|plan|ta|ti|on *f* homotransplantation, allograft, allogeneic transplantation, allotransplantation, homologous transplantation [hə'mɑləgəs]
Ho|mo|zit|rat *nt* homocitrate
Ho|mo|zit|ro|nen|säu|re *f* homocitric acid
Ho|mo|zy|got *m* homozygote
ho|mo|zy|got *adj.* homozygous, homogenic, homozygotic
Ho|mo|zy|go|te *f* homozygote
Ho|mo|zy|go|tie *f* homozygosis, homozygosity
Ho|mo|zys|te|in *nt* homocysteine
Ho|mo|zys|tin *nt* homocystine
HOP *abk.* s.u. Hydroxyprolin
Hor|mo|gen *nt* hormonogen, hormone preprotein
Hormon- *präf.* hormonal, hormonic
Hor|mon *nt* hormone
adreno-corticotropes Hormon adrenocorticotropic hormone, adrenocorticotrophin, adrenocorticotropin, adrenotrophin, adrenotropin, corticotropin, corticotrophin, acortan
androgenes Hormon androgenic hormone
antidiuretisches Hormon antidiuretic hormone, β-hypophamine, vasopressin
corticotropes Hormon s.u. adreno-corticotropes *Hormon*
follikelstimulierendes Hormon follicle-stimulating principle, follitropin, follicle stimulating hormone
glandotropes Hormon glandotropic hormone
gonadotropes Hormon gonadotropic hormone, gonadotropin, gonadotrophin
hypophysiotropes Hormon hypophysiotropic hormone
interstitialzellenstimulierendes Hormon s.u. luteinisierendes *Hormon*
laktogenes Hormon lactotrophin, lactotropin, lactogen, lactation hormone, lactogenic factor, lactogenic hormone, luteotropic lactogenic hormone, galactopoietic factor, galactopoietic hormone, prolactin
luteinisierendes Hormon luteinizing hormone, Aschheim-Zondek hormone, interstitial cell stimulating hormone, luteinizing principle
melanotropes Hormon s.u. melanozytenstimulierendes *Hormon*
melanozytenstimulierendes Hormon melanocyte stimulating hormone, melanophore stimulating hormone, intermedin
nicht-glandotropes Hormon non-glandotropic hormone
somatotropes Hormon growth hormone, chondrotropic hormone, human growth hormone, somatotrophic hormone, somatotropic hormone, somatotropin, somatotrophin, somatropin
thyreotropes Hormon thyrotropin, thyrotrophin, thyroid-stimulating hormone, thyrotropic hormone
hor|mo|nal *adj.* s.u. hormonell
Hor|mon|an|ta|go|nist *m* antihormone, hormone blocker
hor|mo|nell *adj.* relating to hormones, hormonal, hormonic
Hor|mon|er|satz|the|ra|pie *f* hormone replacement therapy
Hor|mon|ex|pres|si|on *f* hormone expression
Hormon|man|gel *m* lack of hormone(s)
Hor|mo|no|gen *nt* hormonogen, hormone preprotein
hor|mo|no|gen *adj.* hormonogenic, hormonopoietic
Hor|mon|re|zep|tor *m* hormone receptor
Hormon-Rezeptor-Komplex *m* hormone-receptor complex
hor|mon|sen|si|tiv *adj.* hormone-sensitive
Hor|mon|the|ra|pie *f* hormonal therapy, hormone therapy, hormonotherapy, endocrinotherapy; hormone replacement therapy
Host-versus-Graft-Reaktion *f* host-versus-graft reaction, HVG reaction
5-HOT *abk.* s.u. 5-Hydroxytryptamin
Howell: Howell-Test *m* Howell's test
Howell-Jolly: Howell-Jolly-Körperchen *pl* Howell-Jolly bodies, Howell's bodies, Jolly's bodies, nuclear particles
HP *abk.* s.u. **1.** Hämatoporphyrin **2.** Heparin **3.** Hydroxyprolin
Hp *abk.* s.u. Haptoglobin
HPETE *abk.* s.u. Hydroperoxyeicosatetraensäure
HPL *abk.* s.u. humanes *Plazentalaktogen*
HPRT *abk.* s.u. Hypoxanthin-phosphoribosyltransferase
HPV *abk.* s.u. humanes *Papillomavirus*
HQÖ *abk.* s.u. hereditäres *Quincke*-Ödem
HS *abk.* s.u. **1.** *Herpes* simplex **2.** homologes *Serum*
H_2S *abk.* s.u. Schwefelwasserstoff

HSE *abk.* s.u. Herpes-simplex-Enzephalitis
H_2SO_4 *abk.* s.u. Schwefelsäure
HSV *abk.* s.u. Herpes-simplex-Virus
HSV-I *abk.* s.u. *Herpes-simplex-Virus* Typ I
HSV-II *abk.* s.u. *Herpes-simplex-Virus* Typ II
HSV-Enzephalitis *f* herpes encephalitis, herpes simplex encephalitis, herpes simplex virus encephalitis, herpetic encephalitis, HSV encephalitis [enˌsefəˈlaɪtɪs]
HSV-Typ I *abk.* s.u. *Herpes-simplex-Virus* Typ I
HSV-Typ II *abk.* s.u. *Herpes-simplex-Virus* Typ II
5-HT *abk.* s.u. 5-Hydroxytryptamin
HTF *abk.* s.u. humoraler *Thymusfaktor*
HTLV *abk.* s.u. humanes *T-Zell-Leukämie-Virus*
HTLV III *abk.* s.u. humanes *T-Zell-Leukämie-Virus* III
5-HTP *abk.* s.u. 5-Hydroxytryptophan
Hübener-Thomsen-Friedenreich: Hübener-Thomsen-Friedenreich-Phänomen *nt* Hübener-Thomsen-Friedenreich phenomenon, Thomsen phenomenon [fɪˈnɑməˌnɑn]
Hufleilsenlkrablbe *f* horseshoe crab, Limulus polyphemus
Hühner-Wachtel-Chimäre *f* chicken-quail chimera
Human- *präf.* human, hominal
hulman *adj.* **1.** (*anatom.*) human **2.** (*menschlich*) human, humane
Human-Diploid-Zell-Vakzine *f* human diploid cell vaccine
Hulmanlfiblrilnolgen *nt* human fibrinogen
Human-IFN-β_2 *abk.* s.u. Humaninterferon-β_2
Hulmanlinlterlfelron-β_2 *nt* B-cell differentiation factor BSF-2, hybridoma growth factor
hulmalnilsiert *adj.* humanized
Hulmanlmeldilzin *f* human medicine
Hulmanlpalralsit *m* human parasite
Hulmanlselrum *nt* human serum
hulmolral *adj.* relating to a humor, humoral
Hunldelbandlwurm *m* dog tapeworm, hydatid tapeworm, Echinococcus granulosus, Taenia echinococcus
Huppert: Huppert-Krankheit *f* Kahler's disease, multiple myeloma, plasma cell myeloma, plasmacytic immunocytoma, plasmacytoma, plasmocytoma, plasmoma, plasma cell tumor, multiple plasmacytoma of bone, myelomatosis, myelosarcomatosis
Hürthle: Hürthle-Struma *f* s.u. Hürthle-Tumor
Hürthle-Tumor *m* Hürthle cell adenoma [ædəˈnəʊmə], Hürthle cell tumor, oncocytoma, oxyphil cell tumor, pyknocytoma
Hürthle-Zell-Adenom *nt* s.u. Hürthle-Tumor
Hürthle-Zell-Karzinom *nt* malignant Hürthle cell tumor, Hürthle cell carcinoma, oncocytoma
HUS *abk.* s.u. hämolytisch-urämisches *Syndrom*
Hutchinson: Hutchinson-Sympathoblastom *nt* Hutchinson's type, Hutchinson's neuroblastoma
HV *abk.* s.u. **1.** Heilverfahren **2.** Hepatitisvirus
HVG *abk.* s.u. Host-versus-Graft-Reaktion
HvG *abk.* s.u. Host-versus-Graft-Reaktion
HvGR *abk.* s.u. Host-versus-Graft-Reaktion
HVH *abk.* s.u. *Herpesvirus* hominis
HVL *abk.* s.u. Hypophysenvorderlappen
HVL-Hormon *nt* anterior pituitary hormone, adenohypophysial hormone
HVL-Insuffizienz *f* Simmonds' disease, hypopituitarism, Simmonds' syndrome, apituitarism
HWD *abk.* s.u. **1.** Halbwertdicke **2.** Halbwertschichtdicke
HWS *abk.* s.u. Halbwertschichtdicke
HWZ *abk.* s.u. Halbwertzeit

HX *abk.* s.u. Hypoxanthin
Hyalin- *präf.* hyaline, hyalo-, hyal-
hylallin *adj.* glassy, vitreous, hyaline, hyaloid
Hylallilnilsaltilon *f* **1.** hyalinization **2.** s.u. Hyalinose
Hylallilnolse *f* glassy degeneration, hyaline degeneration, hyalinosis
hylallolid *adj.* s.u. hyalin
Hylallulrolnat *nt* hyaluronate, hyalurate
Hylallulrolnatllylalse *f* hyaluronate lyase, hyaluronic lyase
Hylallulrolnildalse *f* diffusion factor, spreading factor, hyaluronidase, Duran-Reynals factor, Duran-Reynals permeability factor, Duran-Reynals spreading factor, invasion factor, invasin
Hylallulrolnildalselanltalgolnist *m* antihyaluronidase
Hylallulrolnildalselhemlmer *m* antihyaluronidase
Hylallulronlsäulre *f* hyaluronic acid
Hylallulronlsäulreleslter *m* hyaluronate, hyalurate
Hylallulronlsäulrelsalz *nt* hyaluronate, hyalurate
H-Y-Antigen *nt* H-Y antigen
H-Y-autospezifisch *adj.* H-Y-autospecific
hyblrid *adj.* crossbred, hybrid, bastard
Hyblrilde *m/f* crossbred, crossbreed, hybrid, half-breed, half-blood, half-caste, bastard
hyblrildilsielren *vt* hybridize, crossbreed, bastardize
Hyblrildom *nt* hybridoma
Hyldaltildom *nt* hydatidoma
Hydlrälmie *f* dilution anemia [əˈniːmɪə], hydremia [haɪˈdriːmɪə], polyplasmia
hydlrälmisch *adj.* relating to hydremia, hydremic
Hydlraltalse *f* hydratase, hydrase, hydro-lyase, anhydrase, dehydratase
Hydlrolbillilrulbin *nt* hydrobilirubin
Hydlrolchlolrid *nt* hydrochloride
Hydlrolchollesltelrin *nt* hydrocholesterol
Hydlrolchollesltelrol *nt* hydrocholesterol
Hydlrolcorltilson *nt* compound F, hydrocortisone, cortisol, Kendall's compound F, 17-hydroxycorticosterone, Reichstein's substance M
Hydlrolgel *nt* hydrogel
Hydlrolgelnalse *f* hydrogenase, hydrogenlyase
Hydlrolgenlcarlbolnat *nt* bicarbonate, supercarbonate, dicarbonate
Hydlrolkysltaldelnom *nt* hydrocystadenoma
Hydlrolkysltom *nt* hydrocystoma
Hydlrollalse *f* hydrolytic enzyme, hydrolase
hydlrollilsielren *vt, vi* hydrolyze
Hydlrollylalse *f* hydro-lyase
Hydlrollylsat *nt* hydrolysate, hydrolyzate
Hydlrollylse *f* hydrolysis [haɪˈdrɑləsɪs]
hydlrollyltisch *adj.* relating to *or* causing hydrolysis, hydrolytic
Hydlrolperlolxyleilcolsaltetlralenlsäulre *f* hydroperoxyeicosatetraenoic acid
hydlrolphil *adj.* hydrophilic, hydrophil, hydrophile, hydrophilous
Hydlrolphillie *f* hydrophilia, hydrophilism
hydlrolphob *adj.* **1.** (*Chemie*) hydrophobic, hydrophobous **2.** (*pathol.*) hydrophobic, hydrophobous
Hydlrolpholbie *f* **1.** (*Chemie*) hydrophobia, hydrophobism **2.** (*pathol.*) rabies, lyssa, lytta, hydrophobia, hydrophobism, hydrophobicity
Hydlrolxid *nt* hydroxide
Hydlrolxolcolballalmin *nt* hydroxocobalamin, hydroxcobalamin, hydroxocobemine, Vitamin B_{12b}

Hydroxy- *präf.* hydroxy-
3-Hyd|ro|xy|a|cyl-CoA *nt* 3-hydroxyacyl-CoA
3-Hydroxyacyl-CoA-dehydrogenase *f* 3-hydroxyacyl-CoA dehydrogenase, β-keto-reductase
3-Hyd|ro|xy|anth|ra|nil|säu|re *f* 3-hydroxyanthranilic acid
Hyd|ro|xy|ä|thyl|stär|ke *f* hydroxyethyl starch
o-Hyd|ro|xy|benz|a|mid *nt* salicylamide, 2-hydroxybenzamide
o-Hyd|ro|xy|ben|zo|e|säu|re *f* salicylic acid, hydroxybenzoic acid
2-α-Hydroxybenzyl-Benzimidazol *nt* 2-α-hydroxybencylbenzimidazole, 2-benzimidazole
Hyd|ro|xy|ben|zyl|pe|ni|cil|lin *nt* penicillin X [penə'sılın], penicillin III
Hyd|ro|xy|ben|zyl|pe|ni|cil|lin|säu|re *f* hydroxybenzylpenicillin
Hyd|ro|xy|but|ter|säu|re *f* hydroxybutyric acid
β-Hydroxybuttersäure β-hydroxybutyric acid, beta-oxybutyric acid
α-Hyd|ro|xy|bu|ty|rat|de|hyd|ro|ge|na|se *f* α-hydroxybutyrate dehydrogenase [dı'haıdrədʒəneız]
β-Hydroxybutyratdehydrogenase *f* β-hydroxybutyrate dehydrogenase [dı'haıdrədʒəneız], β-hydroxybutyric dehydrogenase
Hyd|ro|xy|chlo|ro|quin *nt* hydroxychloroquine
25-Hyd|ro|xy|cho|le|cal|ci|fe|rol *nt* calcidiol, calcifediol, 25-hydroxycholecalciferol
17-Hyd|ro|xy|cor|ti|co|ste|ro|id *nt* 17-hydroxycorticosteroid
18-Hyd|ro|xy|cor|ti|co|ste|ron *nt* 18-hydroxycorticosterone
Hyd|ro|xy|ei|co|sa|tet|ra|en|säu|re *f* hydroxyeicosatetraenoic acid
25-Hyd|ro|xy|er|go|cal|ci|fe|rol *nt* 25-hydroxyergocalciferol
Hyd|ro|xy|es|sig|säu|re *f* hydroxyacetic acid, glycolic acid
Hyd|ro|xy|fett|säu|re hydroxyfatty acid
Hyd|ro|xy|hä|min *nt* hematin, hematosin, hydroxyhemin, metheme
Hyd|ro|xy|hep|ta|de|ca|tri|en|säu|re *f* hydroxyheptadecatrienoic acid
5-Hyd|ro|xy|in|dol|es|sig|säu|re *f* 5-hydroxyindoleacetic acid
β-Hyd|ro|xy|i|so|but|ter|säu|re *f* β-hydroxyisobutyric acid
Hydroxyl- *präf.* hydroxyl
Hyd|ro|xy|la|se *f* hydroxylase
1-Hydroxylase 1-hydoxylase
11β-Hydroxylase 11β-hydroxylase, steroid 11β-monooxygenase
17α-Hydroxylase 17α-hydroxylase, steroid 17α-mono-oxygenase
21-Hydroxylase 21-hydroxylase, steroid 21-monooxygenase
1-Hydroxylase-Enzym *nt* 1-hydoxylase enzyme
Hyd|ro|xy|ly|sin *nt* hydroxylysine
5-Hyd|ro|xy|me|thyl|cy|to|sin *nt* 5-hydroxymethylcytosine
3-Hydroxy-3-methylglutarsäure *f* 3-hydroxy-3-methylglutaric acid
β-Hydroxy-β-methylglutaryl-CoA *nt* β-hydroxy-β-methylglutaryl-CoA
β-Hydroxy-β-methylglutaryl-CoA-lyase *f* β-hydroxy-β-methylglutaryl-CoA lyase
β-Hydroxy-β-methylglutaryl-CoA-reduktase *f* β-hydroxy-β-methylglutaryl-CoA reductase [rı'dʌkteız]
β-Hydroxy-β-methylglutaryl-CoA-synthase *f* β-hydroxy-β-methylglutaryl-CoA synthase
Hyd|ro|xy|me|thyl|trans|fe|ra|se *f* hydroxymethyltransferase
5-Hyd|ro|xy|me|thyl|u|ra|cil *nt* 5-hydroxymethyluracil
4-Hyd|ro|xy|phe|nyl|brenz|trau|ben|säu|re *f* 4-hydroxyphenylpyruvic acid
4-Hyd|ro|xy|phe|nyl|py|ru|vat *nt* 4-hydroxyphenylpyruvate
4-Hyd|ro|xy|phe|nyl|py|ru|vat|di|o|xy|ge|na|se *f* 4-hydroxyphenylpyruvate dioxygenase, *p*-hydroxyphenylpyruvate oxidase
4-Hyd|ro|xy|phe|nyl|py|ru|vat|o|xi|da|se *f* 4-hydroxyphenylpyruvate dioxygenase, *p*-hydroxyphenylpyruvate oxidase
Hyd|ro|xy|pro|ges|te|ron|cap|ro|at *nt* hydroxyprogesterone caproate
Hyd|ro|xy|pro|lin *nt* hydroxyproline
Hyd|ro|xy|py|ru|vat *nt* hydroxypyruvate
Hyd|ro|xy|säu|re *f* hydroxy acid
17-Hyd|ro|xy|ste|ro|id *nt* 17-hydroxysteroid
Hyd|ro|xy|ste|ro|id|de|hyd|ro|ge|na|se *f* hydroxysteroid dehydrogenase [dı'haıdrədʒəneız]
11β-Hyd|ro|xy|ste|ro|id|de|hyd|ro|xy|ge|na|se *f* cortisol dehydrogenase [dı'haıdrədʒəneız]
5-Hyd|ro|xy|tryp|ta|min *nt* 5-hydroxytryptamine, thrombocytin, thrombotonin, serotonin, enteramine
5-Hyd|ro|xy|tryp|to|phan *nt* 5-hydroxytryptophan
Hyd|ro|xy|ty|ra|min *nt* hydroxytyramine, dopamine, decarboxylated dopa
Hy|gi|e|ne *f* **1.** hygiene, hygienics *pl* **2.** (*Sauberkeit*) hygiene
hy|gi|e|nisch *adj.* relating to hygiene, health-ful, hygienic, sanitary, diasostic
Hy|gro|ma *nt* hygroma, hydroma
Hygroma cysticum cystic hygroma, cystic lymphangioma, cavernous lymphangioma
Hygroma cysticum colli cervical hygroma, cystic hygroma of the neck
Hyl *abk.* s.u. Hydroxylysin
Hylys *abk.* s.u. Hydroxylysin
Hyp *abk.* s.u. Hydroxyprolin
hy|per|a|kut *adj.* (*Verlauf, Reaktion*) hyperacute, extremely acute, peracute
Hy|per|al|pha|li|po|pro|te|in|ä|mie *f* hyperalphalipoproteinemia
Hy|per|ä|mie *f* hyperemia [haıpər'iːmıə], congestion; engorgment; injection
aktive Hyperämie s.u. arterielle *Hyperämie*
arterielle Hyperämie active hyperemia, active congestion, arterial hyperemia
kompensatorische Hyperämie compensatory hyperemia
passive Hyperämie s.u. venöse *Hyperämie*
reaktive Hyperämie reactive hyperemia
venöse Hyperämie venous congestion, venous hyperemia
hy|per|ä|misch *adj.* marked by hyperemia, hyperemic
Hy|per|bi|li|ru|bin|ä|mie *f* hyperbilirubinemia [haıpər,bılə,ruːbı'niːmıə]
Hy|per|chlor|ä|mie *f* hyperchloremia [,haıpərkləʊ'riːmıə], chloremia
hy|per|chlor|ä|misch *adj.* relating to *or* marked by hyperchloremia, hyperchloremic

hy|per|chrom *adj.* hyperchromic
Hy|per|chro|ma|sie *f* hyperchromemia [ˌhaɪpərkrəʊ-'miːmɪə]
hy|per|erg *adj.* hyperergic, hypergic
Hy|per|er|gie *f* hyperergy, hyperergia
Hy|per|e|ry|thro|zyt|hä|mie *f* hypercythemia [ˌhaɪpər-saɪ'θiːmɪə], hypererythrocythemia
Hy|per|fib|rin|ä|mie *f* fibriemia, inosemia [ɪnə'siːmɪə]
Hy|per|fib|ri|no|gen|ä|mie *f* fibrinogenemia [fəˌbrɪnədʒə'niːmɪə], hyperfibrinogenemia
Hy|per|gam|ma|glo|bu|lin|ä|mie *f* hypergammaglobulinemia [ˌhaɪpərgæməˌglɑbjəlɪ'niːmɪə]
Hyp|er|ga|sie *f* hypoergasia, hypergasia, hypergia, hypoergia
hyp|er|gisch *adj.* hyposensitive
Hy|per|glo|bu|lie *f* hyperglobulia, hyperglobulism
Hy|per|glo|bu|lin|ä|mie *f* hyperglobulinemia [ˌhaɪpər-ˌglɑbjəlɪ'niːmɪə]
hy|per|glo|bu|lin|ä|misch *adj.* relating to *or* marked by hyperglobulinemia, hyperglobulinemic
Hy|per|gly|kä|mie *f* hyperglycemia [ˌhaɪpərglaɪ'siːmɪə], hyperglycosemia, hyperglykemia
hy|per|gly|kä|misch *adj.* relating to *or* marked by hyperglycemia, hyperglycemic
Hy|per|hä|mo|glo|bin|ä|mie *f* hyperhemoglobinemia [haɪpərˌhiːməgləʊbɪ'niːmɪə]
Hy|per|he|pa|rin|ä|mie *f* hyperheparinemia [haɪpər-ˌhepərɪn'iːmɪə]
hy|per|im|mun *adj.* hyperimmune
Hy|per|im|mun|glo|bu|lin|ä|mie *f* hyperimmunoglobulinemia [ˌhaɪpərˌɪmjənəʊˌglɑbjəlɪ'niːmɪə]
  Hyperimmunglobulinämie E Buckley's syndrome, hyperimmunoglobulinemia E syndrome
Hy|per|im|mu|ni|sie|rung *f* hyperimmunization, hypervaccination
Hy|per|im|mu|ni|tät *f* hyperimmunity
Hy|per|im|mun|se|rum *nt* hyperimmune serum
Hy|per|ko|a|gu|la|bi|li|tät *f* hypercoagulability
Hy|per|leu|ko|zy|to|se *f* hyperleukocytosis
  Hyperleukozytose ohne Linksverschiebung hyperorthocytosis
  Hyperleukozytose mit starker Linksverschiebung hyperneocytosis, hyperskeocytosis
Hy|per|neph|rom *nt* hypernephroma, renal adenocarcinoma, renal cell carcinoma, hypernephroid carcinoma, hypernephroid renal carcinoma, Grawitz's tumor, clear cell carcinoma of kidney, clear cell adenocarcinoma, adenocarcinoma of kidney
Hy|per|o|xid *nt* hyperoxide, superoxide
Hy|per|o|xid|dis|mu|ta|se *f* superoxide dismutase, cytocuprein, hemocuprein, hepatocuprein, erythrocuprein
Hy|per|pla|sie *f* hyperplasia, quantitative hypertrophy, numerical hypertrophy [haɪ'pɜrtrəfɪ]
  angiolymphoide Hyperplasie mit Eosinophilie (Kimura) Kimura's disease, angiolymphoid hyperplasia (with eosinophilia)
  atypische Hyperplasie atypical hyperplasia
  benigne Hyperplasie der Mediastinallymphknoten angiofollicular mediastinal lymph node hyperplasia, benign mediastinal lymph node hyperplasia
Hy|per|plas|mie *f* hyperplasmia
hy|per|plas|tisch *adj.* relating to hyperplasia, hyperplastic
Hy|per|sen|si|ta|ti|on *f* hypersensitivity, hypersensitiveness
Hy|per|sen|si|ti|vi|tät *f* hypersensitivity, hypersensitiveness, supersensitivity
Hy|per|throm|bin|ä|mie *f* hyperthrombinemia [ˌhaɪpərˌθrɑmbɪ'niːmɪə]
hy|per|thym *adj.* relating to hyperthymia *or* hyperthymism, hyperthymic
Hy|per|thy|mis|mus *m* hyperthymism, hyperthymization
hy|per|ton *adj.* hypertonic, hyperisotonic
hy|per|to|nisch *adj.* hypertonic, hyperisotonic
hy|per|troph *adj.* pertaining to or marked by hypertrophy, hypertrophic
Hy|per|tro|phie *f* hypertrophy [haɪ'pɜrtrəfɪ], hypertrophia
hy|per|tro|phie|ren *vi* hypertrophy [haɪ'pɜrtrəfɪ]
hy|per|tro|phisch *adj.* s.u. hypertroph
Hy|per|vak|zi|na|ti|on *f* hypervaccination
Hy|per|vo|l|ä|mie *f* hypervolemia [ˌhaɪpərvəʊ'liːmɪə], plethora
hy|per|vo|l|ä|misch *adj.* relating to *or* marked by hypervolemia, hypervolemic
hy|per|zel|lu|lär *adj.* hypercellular
Hy|per|zel|lu|la|ri|tät *f* hypercellularity
Hy|per|zyt|hä|mie *f* hypercythemia [ˌhaɪpərsaɪ'θiːmɪə], hypererythrocythemia
Hy|per|zy|to|chro|mie *f* hypercytochromia
Hy|per|zy|to|se *f* hypercytosis
Hypo- *präf.* hyp(o)-, hyp-
Hy|po|ac|cel|e|rin|ä|mie *f* s.u. Hypoproaccelerinämie
Hy|po|ad|re|na|lis|mus *m* s.u. Hypoadrenokortizismus
Hy|po|ad|re|no|kor|ti|zis|mus *m* adrenocortical insufficiency, adrenal insufficiency, adrenal cortical insufficiency, hypoadrenocorticism, hypoadrenalism, hypocorticalism, hypocorticism
Hy|po|al|bu|min|ä|mie *f* hypalbuminemia [ˌhɪpæl-ˌbjuːmɪ'niːmɪə], hypoalbuminemia
Hy|po|al|bu|mi|no|se *f* hypoalbuminosis
Hy|po|chlor|ä|mie *f* hypochloremia [ˌhaɪpəʊkləʊ'riːmɪə], hypochloridemia [ˌhaɪpəʊkləʊrɪ'diːmɪə], chloropenia
hy|po|chlor|ä|misch *adj.* relating to *or* marked by hypochloremia, hypochloremic
Hy|po|chlo|rit *nt* hypochlorite
Hy|po|dys|fib|ri|no|gen|ä|mie *f* hypodysfibrinogenemia
Hy|po|e|lek|tro|lyt|ä|mie *f* hypoelectrolytemia
Hy|po|fib|ri|no|gen|ä|mie *f* fibrinogen deficiency, hypofibrinogenemia, factor I deficiency, fibrinogenopenia, fibrinopenia
Hy|po|gam|ma|glo|bu|lin|ä|mie *f* hypogammaglobulinemia, hypogammaglobinemia, panhypogammaglobulinemia
  erworbene Hypogammaglobulinämie acquired hypogammaglobulinemia
  physiologische Hypogammaglobulinämie physiologic hypogammaglobulinemia
  transiente Hypogammaglobulinämie des Kindesalters transient hypogammaglobulinemia of infancy
  transitorische Hypogammaglobulinämie des Kindesalters transient hypogammaglobulinemia of infancy
Hy|po|gly|kä|mie *f* hypoglycemia, glucopenia
hy|po|gly|kä|misch *adj.* relating to *or* marked by hypoglycemia, hypoglycemic
Hy|po|ha|lit *nt* hypohalite
Hy|po|phy|se *f* pituitary body, pituitary gland, pituitary, pituitarium, hypophysis

H

Hypophysen- *präf.* pituitary, hypophysial, hypophyseal

Hy|po|phy|sen|a|de|nom *nt* pituitary adenoma [ædə'nəʊmə]

azidophiles Hypophysenadenom s.u. eosinophiles *Hypophysenadenom*

azidophilzelliges Hypophysenadenom s.u. eosinophiles *Hypophysenadenom*

basophiles Hypophysenadenom basophil adenoma, basophilic adenoma, basophilic pituitary adenoma

chromophobes Hypophysenadenom chromophobe adenoma, chromophobic adenoma, chromophobic pituitary adenoma

eosinophiles Hypophysenadenom eosinophil adenoma, eosinophilic adenoma, eosinophilic pituitary adenoma, acidophil adenoma

Hy|po|phy|sen|hin|ter|lap|pen *m* posterior pituitary, posterior lobe of hypophysis, neural lobe of hypophysis, neural lobe of pituitary, posterior lobe of pituitary (gland), neurohypophysis, cerebral part of hypophysis, infundibular body

Hy|po|phy|sen|hin|ter|lap|pen|hor|mon *nt* posterior pituitary hormone, neurohypophysial hormone

Hy|po|phy|sen|tu|mor *m* pituitary tumor

Hy|po|phy|sen|vor|der|lap|pen *m* adenohypophysis, anterior pituitary, anterior lobe of hypophysis, anterior lobe of pituitary (gland), glandular lobe of hypophysis, glandular lobe of pituitary (gland), glandular part of hypophysis

Hy|po|phy|sen|vor|der|lap|pen|hor|mon *nt* anterior pituitary hormone, adenohypophysial hormone

Hy|po|pla|sie *f* hypoplasia, hypoplasty

hy|po|plas|tisch *adj.* hypoplastic

Hy|po|pro|ac|cel|e|rin|ä|mie *f* Owren's disease, hypoproaccelerinemia, factor V deficiency, parahemophilia

Hy|po|pro|ak|zel|e|rin|ä|mie *f* s.u. Hypoproaccelerinämie

Hy|po|pro|con|ver|tin|ä|mie *f* hypoproconvertinemia, factor VII deficiency

Hy|po|pro|kon|ver|tin|ä|mie *f* s.u. Hypoproconvertinämie

Hy|po|pro|te|in|ä|mie *f* hypoproteinemia

Hy|po|pro|throm|bin|ä|mie *f* hypoprothrombinemia, factor II deficiency, prothrombinopenia

Hy|po|throm|bin|ä|mie *f* hypothrombinemia

hy|po|ton *adj.* hypotonic, hypoisotonic, hypisotonic

Hy|po|vol|ä|mie *f* hypovolemia, oligemia, oligohemia

hy|po|vol|ä|misch *adj.* relating to *or* marked by hypovolemia, oligemic, hypovolemic

Hy|po|xä|mie *f* hypoxemia

hy|po|xä|misch *adj.* relating to *or* marked by hypoxemia, hypoxemic

Hy|po|xan|thin *nt* hypoxanthine, 6-hydroxypurine

Hypoxanthin-Guanin-phosphoribosyltransferase *f* hypoxanthine guanine phosphoribosyltransferase, hypoxanthine phosphoribosyltransferase

Hypoxanthin-phosphoribosyltransferase *f* s.u. Hypoxanthin-Guanin-phosphoribosyltransferase

Hyp|o|xie *f* hypoxia, hypoxemia, oxygen deficiency

anämische Hypoxie anemic hypoxia

anoxische Hypoxie hypoxic hypoxia

arterielle Hypoxie arterial hypoxia, hypoxemia

fulminante Hypoxie fulminating hypoxia

histotoxische Hypoxie histotoxic hypoxia

hypoxische Hypoxie hypoxic hypoxia

ischämische Hypoxie ischemic hypoxia, stagnant hypoxia

venöse Hypoxie venous hypoxia

zirkulatorische Hypoxie s.u. ischämische *Hypoxie*

zytotoxische Hypoxie histotoxic hypoxia

hyp|o|xisch *adj.* relating to *or* marked by hypoxia, hypoxic

Hy|po|zyt|hä|mie *f* hypocythemia

Hy|po|zy|to|se *f* hypocytosis

I

I *abk.* s.u. 1. Indikator 2. Induktion 3. Inhibition 4. Inhibitor 5. Inosin 6. Iod 7. Isotop

i *abk.* s.u. inaktiv

IA *abk.* s.u. Immunadhärenz

IAT *abk.* s.u. Ionenaustauscher

Iatr(o)- *präf.* medical, medicine, iatric, iatrical, iatr(o)-

ilatlrolgen *adj.* iatrogenic

IC *abk.* s.u. 1. Immunkomplex 2. intrazellulär

i.c. *abk.* s.u. intrakutan

ICAM-1 *nt* intercellular cellular adhesion molecule-1

ICAM-2 *nt* intercellular cellular adhesion molecule-2

ICD *abk.* s.u. Isocitratdehydrogenase

ICF *abk.* s.u. Intrazellularflüssigkeit

ICR *abk.* s.u. Intrakutanreaktion

ICT *abk.* s.u. indirekter *Coombs*-Test

Icltelrus *m* icterus, jaundice ['dʒɔːndɪz]

Icterus neonatorum gravis erythroleukoblastosis

ICW *abk.* s.u. intrazelluläres *Wasser*

ID *abk.* s.u. 1. Immundefekt 2. Immundiffusion 3. Infektionsdosis 4. Initialdosis 5. Ionendosis

Id *abk.* s.u. Idiotyp

ID_{50} *abk.* s.u. mittlere *Infektionsdosis*

IDH *abk.* s.u. Isocitratdehydrogenase

Idi(o)- *präf.* idi(o)-

Ildilolaglglultilnin *nt* idioagglutinin

Ildilolheltelrolaglglultilnin *nt* idioheteroagglutinin

Ildilolheltelrollylsin *nt* idioheterolysin

Ildilolilsolaglglultilnin *nt* idioisoagglutinin

Ildilolilsollylsin *nt* idioisolysin

ildilolpalthisch *adj.* idiopathic, idiopathetic, agnogenic, protopathic, autopathic; essential, primary

Ildiloltop *nt* idiotope, idiotypic determinant

Ildiloltyp *m* idiotype, idiotypic antigenic determinant

Ildiloltylpenldelterlmilnanlte *f* idiotope, idiotypic determinant

Ildiloltylpie *f* idiotypy

ildiloltylpisch *adj.* relating to idiotypes, idiotypic

ildiloltyplspelzilfisch *adj.* idiotype-specific

ildiloltypltralgend *adj.* idiotype-bearing

Ildiloltylpus *m* idiotype, idiotypic antigenic determinant

Ildilolvalrilaltilon *f* idiovariation

Ildoxlulrildin *nt* idoxuridine, 5-iododeoxyuridine

Id-Reaktion *f* id, id reaction

IDT *abk.* s.u. Intradermaltest

Id-Typ *m* id, id reaction

IDU *abk.* s.u. Idoxuridin

IDUR *abk.* s.u. Idoxuridin

IE *abk.* s.u. 1. Immunelektrophorese 2. infektiöse *Einheit* 3. internationale *Einheit*

I.E. *abk.* s.u. 1. infektiöse *Einheit* 2. internationale *Einheit*

IEC *abk.* s.u. intraepitheliales *Karzinom*

IEF *abk.* s.u. isoelektrische *Fokussierung*

I-E-Locus *m* I-E locus

IEP *abk.* s.u. 1. Immunelektrophorese 2. isoelektrischer *Punkt*

IES *abk.* s.u. Indolessigsäure

I-E-Subregion *f* I-E subregion

IF *abk.* s.u. 1. Immunfluoreszenz 2. Inhibitingfaktor 3. Initialfaktor 4. Initiationsfaktor 5. Interferon 6. Intrinsic-Faktor

IFAR *abk.* s.u. indirekte *Fluoreszenz-Antikörper-Reaktion*

IFN *abk.* s.u. Interferon

IFN-α *abk.* s.u. α-Interferon

IFN-β *abk.* s.u. β-Interferon

IFN-γ *abk.* s.u. γ-Interferon

IFT *abk.* s.u. Immunfluoreszenztest

IG *abk.* s.u. Immunglobulin

Ig *abk.* s.u. Immunglobulin

IgA *abk.* s.u. *Immunglobulin* A

IgA-Defizienz *f* IgA deficiency

IgA-Glomerulonephritis, mesangiale *f* s.u. IgA-Nephropathie

IgA-Mangel *m* IgA deficiency

selektiver IgA-Mangel isolated IgA deficiency, selective IgA deficiency

IgA-Nephropathie *f* Berger's glomerulonephritis [ɡləʊˌmerjələʊnɪ'fraɪtɪs], Berger's focal glomerulonephritis, IgA nephropathy [nə'frɑpəθɪ], focal glomerulonephritis, IgA glomerulonephritis, focal nephritis [nɪ'fraɪtɪs]

IgA_1-Protease *f* IgA_1 protease

IgD *abk.* s.u. *Immunglobulin* D

IgE *abk.* s.u. *Immunglobulin* E

IgE-abhängig *adj.* IgE-dependent

IgE-Antikörper *m* IgE class antibody, reaginic antibody, reagin, atopic reagin

IgE-Antwort *f* IgE response

IgE-sensibilisiert *adj.* IgE-sensitized

IgG *abk.* s.u. *Immunglobulin* G

IgG-adhärent *adj.* IgG-adherent

IgG2-Antikörper *m* IgG2 antibody

IgG2a-Antikörper *m* IgG2a antibody

IgG3-Antikörper *m* IgG3 antibody

IgG-Defizienz *f* IgG deficiency

Ig-Gen-Rearrangement *nt* immunoglobulin gene rearrangement

IgG1-Isotyp *m* IgG1 isptype

IgG-Mangel *m* IgG deficiency

IgG-Subklassen-Defizienz *f* IgG subclass deficiency

IgG-Subklassen-Mangel *m* IgG subclass deficiency

Ig-Klassen-Switch *m* immunoglobulin class switch, Ig class switch

IgM *abk.* s.u. *Immunglobulin* M

IH *abk.* s.u. Inhibitinghormon

IHA *abk.* s.u. indirekte *Hämagglutination*

IHA-Test *m* indirect hemagglutination antibody test, IHA test

Ii-Blutgruppe *f* Ii blood group, Ii blood group system

Ii-Blutgruppensystem *nt* Ii blood group, Ii blood group system

IK *abk.* s.u. 1. Immunkomplex 2. Immunkonglutinin

IKN *abk.* s.u. Immunkomplexnephritis
IKT *abk.* s.u. Intrakutantest
ik|te|risch *adj.* relating to *or* marked by jaundice, icteric, icteritious, jaundiced; resembling jaundice, icteroid
ik|te|ro|gen *adj.* causing jaundice, icterogenic
Ik|te|rus *m* icterus, jaundice ['dʒɔːndɪz]
Ikterus mit Hämaturie icterohematuria [ˌɪktərəʊhemə't(j)ʊərɪə]
Ikterus mit Hämoglobinurie icterohemoglobinuria [ɪktərəʊˌhiːməgləubɪ'n(j)ʊərɪə]
Ikterus mit Hämorrhagie icterohemorrhagia [ɪktərəʊˌhemə'rædʒ(ɪ)ə]
familiärer hämolytischer Ikterus Minkowski-Chauffard syndrome, congenital familial icterus, congenital hemolytic icterus, constitutional hemolytic anemia, chronic acholuric jaundice ['dʒɔːndɪz], acholuric jaundice, acholuric familial jaundice, congenital hemolytic jaundice, familial acholuric jaundice, chronic familial icterus, chronic familial jaundice, congenital hyperbilirubinemia [haɪpərˌbɪləˌruːbɪ'niːmɪə], spherocytic anemia, hereditary spherocytosis, globe cell anemia [ə'niːmɪə]
hämolytischer Ikterus hemolytic icterus, hemolytic jaundice, hematogenous jaundice ['dʒɔːndɪz]
nicht-hämolytischer Ikterus nonhemolytic jaundice ['dʒɔːndɪz]
IKZ *abk.* s.u. Inkubationszeit
IL *abk.* s.u. **1.** indeterminierte *Lepra* **2.** Interleukin
IL-1 *abk.* s.u. Interleukin-1
IL-2 *abk.* s.u. Interleukin-2
IL-3 *abk.* s.u. Interleukin-3
Ile|i|tis, regionalis/terminalis *f* Crohn's disease, regional enteritis [entə'raɪtɪs], regional enterocolitis, regional ileitis, terminal enteritis, terminal ileitis, chronic cicatrizing enteritis, distal ileitis, granulomatous ileocolitis [ˌɪlɪəʊkə'laɪtɪs], granulomatous enteritis [grænjə'ləʊmətəs], segmental enteritis, transmural granulomatous enteritis, transmural granulomatous ileocolitis
Ile|um|kar|zi|no|id *nt* ileal carcinoid, carcinoid of the ileum
IL-1-Rezeptor *m* IL-1 receptor
IL-2-Rezeptor *m* IL-2 receptor
IL-1-Rezeptor-Antagonist *m* IL-1 receptor antagonist
Imerslund-Gräsbeck: Imerslund-Gräsbeck-Syndrom *nt* Imerslund-Graesbeck syndrome, Imerslund syndrome, familial megaloblastic anemia [ə'niːmɪə]
I|mid *nt* imide
I|mi|da|zol *nt* imidazole, iminazole, glyoxaline
Im|mo|bi|li|sie|rungs|fak|tor *m* immobilization factor
Immun- *präf.* immunological, immunologic, immune, immun(o)-
im|mun *adj.* immune (*vor, gegen* against, to), insusceptible, resistant (*gegen* to)
Im|mun|ad|hä|renz *f* immune adherence, adhesion phenomenon [fɪ'nɑməˌnɑn]
Im|mun|ad|hä|renz|fak|tor *m* immune adherence factor
Immunadhärenz-Hämagglutinationstest *m* immune adherence hemagglutination assay
Im|mun|ad|hä|renz|re|zep|tor *m* C3b/C4b receptor, complement receptor type 1, immune adherence receptor
Im|mun|ad|ju|vans *nt* immunoadjuvant, adjuvant
Im|mun|ad|sor|bens *nt* immunoadsorbent, immunosorbent
Im|mun|ad|sorp|ti|on *f* immune adsorption, immunoadsorption
Im|mun|ag|glu|ti|na|ti|on *f* immunoagglutination
Im|mun|ag|glu|ti|nin *nt* immune agglutinin, agglutinin, agglutinator
Im|mun|an|ti|kör|per *m* immune antibody
Im|mun|ant|wort *f* immune reaction, immune response, immunological reaction, immunological response, immunoreaction
humorale Immunantwort humoral immune response
zelluläre Immunantwort cellular immune response
Immunantwort-Gene *pl* immune response genes, Ir genes
Im|mun|bi|o|lo|gie *f* immunobiology [ˌɪmjənəʊbaɪ'ɑlədʒɪ]
Im|mun|blot|ting *nt* immunoblotting
Im|mun|che|mie *f* immunochemistry, chemoimmunology [ˌkeməʊˌɪmjə'nɑlədʒɪ]
Im|mun|che|mo|the|ra|pie *f* immunochemotherapy
Im|mun|de|fekt *m* immunodeficiency, immune deficiency, immunodeficiency disorder, immunodeficiency disease, immunodeficiency syndrome, immunological deficiency, immunological deficiency syndrome, immunity deficiency
Immundefekt mit dysproportioniertem Zwergwuchs immunodeficiency with short-limbed dwarfism
Immundefekt mit mangelhafter Antikörperbildung antibody immunodeficiency
Immundefekt vom Nézelof-Typ Nézelof syndrome
Immundefekt mit Thymom immunodeficiency with thymoma
hereditärer Immundefekt hereditary immunodeficiency
humoraler Immundefekt humoral immunodeficiency
kombinierter Immundefekt combined immunodeficiency, combined inmmunodeficiency syndrome
primärer Immundefekt primary immunodeficiency
schwerer kombinierter Immundefekt severe combined immunodeficiency, lymphopenic agammaglobulinemia [eɪˌgæməˌglɑbjələ'niːmɪə], severe combined immunodeficiency disease, thymic alymphoplasia, leukopenic agammaglobulinemia
sekundärer Immundefekt secondary immunodeficiency
spezifischer Immundefekt specific immunodeficiency
unspezifischer Immundefekt non-specific immunodeficiency
variabler nicht-klassifizierbarer Immundefekt common variable agammaglobulinemia, common variable hypogammaglobulinemia, common variable immunodeficiency, common variable unclassifiable immunodeficiency
zellulärer Immundefekt cellular immunodeficiency
Im|mun|de|fekt|krank|heit *f* s.u. Immundefekt
variable nicht-klassifizierbare Immundefektkrankheit common variable agammaglobulinemia, common variable hypogammaglobulinemia, common variable immunodeficiency, common variable unclassifiable immunodeficiency
Im|mun|de|fekt|syn|drom *nt* s.u. Immundefekt
Immundefektsyndrom mit IGM-Überproduktion immunodeficiency with elevated IGM, immunode-

ficiency with hyper-IGM, immunodeficiency with increased IGM
erworbenes Immundefektsyndrom acquired immune deficiency syndrome
Im|mun|de|fi|zi|enz *f* s.u. Immundefekt
Im|mun|de|pres|si|on *f* immunosuppression, immune system suppression, immunodepression
im|mun|de|pres|siv *adj.* relating to *or* inducing immunosuppression, immunosuppressive, immunodepressive
Im|mun|de|pres|si|vum *nt, pl* **Im|mun|de|pres|si|va** immunodepressant, immunodepressive, immunodepressor, immunosuppressant, immunosuppressive, immunosuppressive drug, immunosuppressive agent
Im|mun|der|ma|to|lo|gie *f* immunodermatology [ɪmjənəʊˌdɜrmə'tɑlədʒɪ]
Im|mun|de|vi|a|ti|on *f* immunodeviation, immune deviation, split tolerance
Im|mun|di|ag|no|se *f* immunodiagnosis
Im|mun|dif|fu|si|on *f* s.u. Immunodiffusion
im|mun|do|mi|nant *adj.* immunodominant
Im|mun|do|mi|nanz *f* immunodominance
Im|mun|ef|fek|tor|me|cha|nis|mus *m* immune effector mechanism ['mekənɪzəm]
Im|mun|e|lek|tro|pho|re|se *f* immunoelectrophoresis
Im|mun|er|ken|nung *f* immune recognition
Immune-response-Gene *pl* immune response genes, Ir genes
Immunfluoreszenz- *präf.* immunofluorescent
Im|mun|flu|o|res|zenz *f* immunofluorescence, fluorescent antibody test, fluorescent antibody reaction, fluorescent antibody technique, FA reaction, FA test
Im|mun|flu|o|res|zenz|mik|ro|sko|pie *f* immunofluorescence microscopy
Im|mun|flu|o|res|zenz|tech|nik *f* s.u. Immunfluoreszenz
Im|mun|flu|o|res|zenz|test *m* s.u. Immunfluoreszenz
Im|mun|ge|dächt|nis *nt* immunological memory
Im|mun|ge|ne|tik *f* immunogenetics *pl*
im|mun|ge|ne|tisch *adj.* relating to immunogenetics, immunogenetic
Im|mun|glo|bu|lin *nt* immunoglobulin, immune globulin, γ-globulin, gamma globulin
Immunglobulin A immunoglobulin A
Immunglobulin D immunoglobulin D
Immunglobulin E immunoglobulin E, anaphylaxin
Immunglobulin G immunoglobulin G
Immunglobulin M immunoglobulin M
membrangebundenes Immunglobulin membrane-bound immunoglobulin
monoklonales Immunglobulin monoclonal immunoglobulin
Thyroidea-stimulierendes Immunglobulin thyroid-stimulating immunoglobulin, long-acting thyroid stimulator, thyroid-binding inhibitory immunoglobulin, human thyroid adenylate cyclase stimulator
Im|mun|glo|bu|lin|di|ver|si|tät *f* immunoglobulin diversity
Immunglobulin-Gen-Rearrangement *nt* immunoglobulin gene rearrangement
Im|mun|glo|bu|lin|i|so|typ *m* immunmoglobulin isotype
Im|mun|glo|bu|lin|ket|te *f* immune globulin chain
Im|mun|glo|bu|lin|pool *m* immunoglobulin pool
Im|mun|glo|bu|lin|va|ri|a|bi|li|tät *f* immunoglobulin variability
Im|mun|gra|nu|lom *nt* immunological granuloma
Im|mun|hä|ma|to|lo|gie *f* immunohematology [ɪmjənəʊˌhiːmə'tɑlədʒɪ]
Im|mun|hä|mo|ly|se *f* immunohemolysis [ˌɪmjənəʊhɪ'mɑləsɪs], immune hemolysis, conditioned hemolysis [hɪ'mɑləsɪs]
Im|mun|hä|mo|ly|sin *nt* immune hemolysin
Im|mun|his|to|che|mie *f* immunohistochemistry
im|mun|his|to|che|misch *adj.* immunohistochemical
Im|mun|his|to|flu|o|res|zenz *f* immunohistofluorescence
im|mun|in|kom|pe|tent *adj.* immunoincompetent, immunologically incompetent
Im|mun|in|kom|pe|tenz *f* immunoincompetence, immunologic incompetence
Im|mun|in|ter|fe|ron *nt* interferon-γ, immune interferon
Im|mu|ni|sa|ti|on *f* immunization
im|mu|ni|sie|ren *vt* immunize (*gegen* to), render immune, make immune (*gegen* to, against)
im|mu|ni|sie|rend *adj.* immunizing, immunifacient
Im|mu|ni|sie|rung *f* immunization
aktive Immunisierung active immunization
passive Immunisierung passive immunization
spezifische aktive Immunisierung specific active immunization
unspezifische lokale Immunisierung non-specific local immunization
Im|mu|ni|tät *f* immunity (*gegen* from, against, to); insusceptibility
Immunität gegen Bakterien immunity to bacteria
Imunität gegen Einzeller immunity to protozoa
Immunität gegen Pilze immunity to fungi
Immunität gegen Viren immunity to viruses
Imunität gegen Würmer immunity to worms
aktive Immunität active immunity
angeborene Immunität familial immunity, genetic immunity, innate immunity, inherited immunity, inherent immunity, native immunity, natural immunity, natural resistance
antibakterielle Immunität antibacterial immunity
antitoxische Immunität antitoxic immunity
antivirale Immunität antiviral immunity
begleitende Immunität relative immunity, concomitant immunity, premunition
erworbene Immunität acquired immunity, adaptive immunity
humorale Immunität humoral immunity
intrauterin-erworbene Immunität intrauterine immunity
natürliche Immunität s.u. angeborene *Immunität*
passive Immunität passive immunity
protektive Immunität protective immunity
spezifische Immunität specific immunity
zelluläre Immunität cellular immunity, cell-mediated immunity, T cell-mediated immunity
zellvermittelte Immunität cellular immunity, cell-mediated immunity, T cell-mediated immunity
Im|mu|ni|täts|for|schung *f* immunology [ɪmjə'nɑlədʒɪ]
Im|mu|ni|täts|leh|re *f* immunology [ɪmjə'nɑlədʒɪ]
im|mun|kom|pe|tent *adj.* immunocompetent, immunologically competent
Im|mun|kom|pe|tenz *f* immunocompetence, immunologic competence, competence, competency
Im|mun|kom|plex *m* immunocomplex, immune complex, antigen-antibody complex

opsonierter Immunkomplex opsonized immune complex
präzipitierender Immunkomplex precipitating immune complex
Im|mun|kom|plex|de|fekt *m* immune complex deficiency
Im|mun|kom|plex|glo|me|ru|lo|neph|ri|tis *f* immune complex glomerulonephritis [gləʊˌmerjələʊnɪ'fraɪtɪs]
Im|mun|kom|plex|krank|heit *f* immune-complex disorder, immune-complex disease
Im|mun|kom|plex|neph|ri|tis *f* immune complex nephritis [nɪ'fraɪtɪs]
Im|mun|kom|plex|netz|werk *nt* immune-complex lattice
Im|mun|kom|plex|pur|pu|ra *f* s.u. Immunkomplexvaskulitis
Im|mun|kom|plex|vas|ku|li|tis *f* Henoch's purpura, Henoch's disease, Henoch-Schönlein purpura, Henoch-Schönlein syndrome, Schönlein-Henoch syndrome, Schönlein-Henoch disease, Schönlein's disease, Schönlein's purpura, localized visceral arteritis [ɑːrtə'raɪtɪs], acute vascular purpura, allergic purpura, allergic vascular purpura, allergic vasculitis [væskjə'laɪtɪs], hemorrhagic exudative erythema, leukocytoclastic vasculitis, leukocytoclastic angiitis [ændʒɪ'aɪtɪs], rheumatocelis, hypersensitivity vasculitis
Im|mun|kon|glu|ti|nin *nt* immunoconglutinin, immune conglutinin
Im|mun|man|gel *m* s.u. Immundefekt
Im|mun|man|gel|krank|heit *f* s.u. Immundefekt
Im|mun|me|cha|nis|mus *m* immune mechanism ['mekənɪzəm]
Im|mun|me|di|a|to|ren *pl* mediators of immunity
Im|mun|mo|du|la|ti|on *f* immunomodulation
Im|mun|mo|du|la|tor *m* immunomodulator
im|mun|mo|du|la|to|risch *adj.* immunomodulatory
Immuno- *präf.* immunological, immunologic, immune, immun(o)-
Im|mu|no|ad|ju|vans *nt* immunoadjuvant, adjuvant
Im|mu|no|as|say *m* immune assay, immunoassay
turbidimetrischer Immunoassay turbidimetric immunoassay
Im|mu|no|blast *m* immunoblast
im|mu|no|blas|tisch *adj.* relating to immunoblast(s), immunoblastic
Im|mu|no|che|mie *f* immunochemistry, chemoimmunology [ˌkeməʊˌɪmjə'nɑlədʒɪ]
im|mu|no|che|misch *adj.* relating to immunochemistry, immunochemical
Im|mu|no|che|mo|the|ra|pie *f* immunochemotherapy
Im|mu|no|de|pres|si|on *f* immunosuppression, immune system suppression, immunodepression
im|mu|no|de|pres|siv *adj.* relating to *or* inducing immunosuppression, immunosuppressive, immunodepressive
Im|mu|no|de|pres|si|vum *nt*, *pl* **Im|mu|no|de|pres|si|va** immunodepressant, immunodepressive, immunodepressor, immunosuppressant, immunosuppressive, immunosuppressive agent, immunosuppressive drug
Im|mu|no|dif|fu|si|on *f* diffusion, immunodiffusion
eindimensionale Immunodiffusion nach Oakley-Fulthorpe Oakley-Fulthorpe technique, Oakley-Fulthorpe test, double-diffusion in one dimension
zweidimensionale Immunodiffusion nach Ouchterlony Ouchterlony technique, Ouchterlony test, double-diffusion in two dimensions
im|mu|no|do|mi|nant *adj.* immunodominant
Im|mu|no|do|mi|nanz *f* immunodominance
Im|mu|no|e|lek|tro|pho|re|se *f* immunoelectrophoresis
Im|mu|no|filt|ra|ti|on *f* immunofiltration
Im|mu|no|flu|o|res|zenz *f* immunofluorescence, fluorescent antibody test, fluorescent antibody reaction, fluorescent antibody technique, FA reaction, FA test
Immunofluoreszenz- *präf.* immunofluorescent
Im|mu|no|flu|o|res|zenz|mik|ro|sko|pie *f* immunofluorescence microscopy
Im|mu|no|flu|o|res|zenz|tech|nik *f* s.u. Immunofluoreszenz
Im|mu|no|gen *nt* immunogen; antigen
im|mu|no|gen *adj.* producing immunity, immunogenic; antigenic
Im|mu|no|ge|ni|tät *f* immunogenicity; antigenicity
Im|mu|no|glo|bu|lin *nt* s.u. Immunglobulin
Im|mu|no|glo|bu|lin|ge|ne *pl* immunoglobulin genes
Im|mu|no|glo|bu|lin|i|so|typ *m* immunoglobulin isotype
Immunoglobulin-Superfamilie *f* immunoglobulin superfamily
Im|mu|no|glo|bu|lin|su|per|gen *nt* immunoglobulin supergene
Immunoglobulinsupergen-Familie *f* immunoglobulin supergene family
Im|mu|no|häm|o|ly|se *f* immunohemolysis [ˌɪmjənəʊhɪ'mɑləsɪs]
Im|mu|no|lo|ge *m* immunologist
Im|mu|no|lo|gie *f* immunology [ɪmjə'nɑlədʒɪ]
im|mu|no|lo|gisch *adj.* relating to immunology, immunological, immunologic
immunologisch inkompetent immunoincompetent, immunologically incompetent
immunologisch kompetent immunocompetent, immunologically competent
Im|mu|no|pa|tho|lo|gie *f* immunopathology [ˌɪmjənəʊpə'θɑlədʒɪ]
im|mu|no|pa|tho|lo|gisch *adj.* relating to immunopathology, immunopathologic
im|mu|no|pro|li|fe|ra|tiv *adj.* immunoproliferative
Im|mu|no|ra|di|o|met|rie *f* immunoradiometry [ɪmjənəʊˌreɪdɪ'ɑmətrɪ]
im|mu|no|re|ak|tiv *adj.* immunoreactive
Im|mu|no|re|pel|len|ti|en *pl* immunorepellents
Im|mu|no|sor|bens *nt* immunosorbent
Im|mu|no|sup|pres|si|on immunosuppression
im|mu|no|sup|pres|siv *adj.* relating to *or* inducing immunosuppression, immunosuppressive, immunodepressive
Im|mu|no|sup|pres|si|vum *nt*, *pl* **Im|mu|no|sup|pres|si|va** immunosuppressive agent, immunosuppressive drug, immunosuppressant, immunosuppressive
im|mu|no|sup|pri|miert *adj.* immunosuppressed
Im|mu|no|to|xin *nt* immunotoxin
Im|mu|no|trans|fu|si|on *f* immunotransfusion
Im|mu|no|zyt *m* immunocyte
Im|mu|no|zy|to|ad|hä|renz *f* immunocytoadherence
Im|mu|no|zy|tom *nt* plasmacytoid lymphocytic lymphoma [lɪm'fəʊmə], immunocytoma
lymphoplasmozytoides Immunozytom lymphoplasmacytoid immunocytoma
plasmozytisches Immunozytom plasma cell myeloma, plasmacytic immunocytoma, plasma cell tumor, plasmacytoma, plasmocytoma, plasmoma, myelomatosis, myelosarcomatosis, multiple myeloma

polymorphzelliges Immunozytom polymorphocellular immunocytoma
Im|mun|pa|ra|ly|se *f* immunologic tolerance, immunological tolerance, immune tolerance, immunotolerance, immune paralysis, immunologic paralysis [pə'ræləsɪs], tolerance
Im|mun|pa|ra|si|to|lo|gie *f* immunoparasitology [ɪmjənəʊ,pærəsaɪ'tɑlədʒɪ]
Im|mun|pa|tho|ge|ne|se *f* immunopathogenesis [ɪmjənəʊ,pæθə'dʒenəsɪs]
Im|mun|pa|tho|lo|gie *f* immunopathology [,ɪmjənəʊpə'θɑlədʒɪ]
im|mun|pa|tho|lo|gisch *adj.* relating to immunopathology, immunopathologic
Im|mun|per|o|xi|da|se *f* immunoperoxidase
Im|mun|per|o|xi|da|se|tech|nik, indirekte *f* indirect immunoperoxidase technique
Im|mun|re|gu|la|tor *m* immune regulator
Im|mun|phy|si|o|lo|gie *f* immunophysiology [ɪmjənəʊ,fɪzɪ'ɑlədʒɪ]
Im|mun|prä|zi|pi|ta|ti|on *f* immunoprecipitation, immune precipitation [prɪ,sɪpɪ'teɪʃn]
Im|mun|pro|phy|la|xe *f* immunoprophylaxis
Im|mun|ra|di|o|met|rie *f* immunoradiometry [ɪmjənəʊ,reɪdɪ'ɑmətrɪ]
im|mun|ra|di|o|met|risch *adj.* relating to immunoradiometry, immunoradiometric
Im|mun|re|ak|ti|on *f* immune reaction, immune response, immunological reaction, immunological response, immunoreaction
Immunreaktion vom Soforttyp immediate immune response
Immunreaktion vom verzögerten Typ delayed immune response
spezifische Immunreaktion specific reaction
im|mun|re|ak|tiv *adj.* immunoreactive
Im|mun|re|ak|ti|vi|tät *f* immunoreactivity
Im|mun|re|gu|la|ti|on *f* immunoregulation
Im|mun|re|sis|tenz *f* immunologic resistance
Im|mun|se|lek|ti|on *f* immunoselection
Im|mun|se|rum *nt* serum, immune serum, antiserum
Im|mun|sti|mu|lans *nt* immunostimulant, immunostimulatory agent
Im|mun|sti|mu|la|ti|on *f* immunostimulation
im|mun|sti|mu|lie|rend *adj.* immunostimulatory
Im|mun|sup|pres|si|on *f* immunosuppression, immunosuppressive therapy
antigen-spezifische Immunsuppression antigen-specific immunosuppression
antigen-unspezifische Immunsuppression antigen non-specific immunosuppression
spezifische Immunsuppression specific immunosuppression
unspezifische Immunsuppression non-specific immunosuppression
Im|mun|sup|pres|si|ons|ge|ne *pl* immune suppressor genes, Is genes
im|mun|sup|pres|siv *adj.* relating to *or* inducing immunosuppression, immunosuppressive, immunodepressive
Im|mun|sup|pres|si|vum *nt*, *pl* **Im|mun|sup|pres|si|va** immunosuppressive agent, immunosuppressive drug, immunosuppressant, immunosuppressive
Im|mun|sur|veil|lan|ce *f* immunosurveillance, immune surveillance, immunological surveillance
Im|mun|sys|tem *nt* immune system
Immunsystem des Neugeborenen neonatal immune system
Immunsystem der Säugetiere mammalian immune system
fetales Immunsystem fetal immune system
neonatales Immunsystem neonatal immune system
Im|mun|szin|ti|gra|fie *f* s.u. Immunszintigraphie
Im|mun|szin|ti|gra|phie *f* immunoscintigraphy [,ɪmjənəʊsɪn'tɪgrəfɪ]
Im|mun|the|ra|pie *f* immunotherapy
aktive Immuntherapie active immunotherapy
passive Immuntherapie passive immunotherapy
Im|mun|throm|bo|zy|to|pe|nie *f* immune thrombocytopenia
Im|mun|thy|re|o|i|di|tis *f* autoimmune thyroiditis [θaɪrɔɪ'daɪtɪs]
Im|mun|thy|ro|i|di|tis *f* autoimmune thyroiditis [θaɪrɔɪ'daɪtɪs]
Im|mun|to|le|ranz *f* immunologic tolerance, immunological tolerance, immunotolerance, immune tolerance, tolerance
postthymische Immuntoleranz post-thymic tolerance
Im|mun|to|xin *nt* immunotoxin
Im|mun|trans|fu|si|on *f* immunotransfusion
Im|mun|ü|ber|wa|chung *f* immunosurveillance, immune surveillance, immunological surveillance
im|mun|ver|mit|telt *adj.* immune-mediated
Im|mun|zell|pro|li|fe|ra|ti|on *f* immune cell proliferation
Im|mun|zy|to|che|mie *f* immunocytochemistry
IMP *abk.* s.u. Inosinmonophosphat
IMP-Cyclohydrolase *f* IMP cyclohydrolase, inosinic acid cyclohydrolase
IMP-Dehydrogenase *f* IMP dehydrogenase [dɪ'haɪdrədʒəneɪz], inosinic acid dehydrogenase
Impf- *präf.* vaccinal, vaccine
Impf|arzt *m* vaccinator, vaccinist
impf|bar *adj.* inoculable
Imp|fen *nt* inoculation, vaccination; jab
imp|fen *vt* inoculate, vaccinate (*gegen* against)
Impf|en|ce|pha|lo|my|e|li|tis *f* s.u. Impfenzephalitis
Impf|en|ze|pha|li|tis *f* postvaccinal encephalitis [en,sefə'laɪtɪs], postvaccinal encephalomyelitis [en,sefələʊmaɪə'laɪtɪs], acute disseminated encephalitis, postinfectious encephalitis, acute disseminated encephalomyelitis, postinfectious encephalomyelitis
Impf|en|ze|pha|lo|pa|thie *f* s.u. Impfenzephalitis
Impf|fie|ber *nt* vaccinal fever
Impf|geg|ner *m* antivaccinationist
Impf|ling *m* vaccinee
Impf|mes|ser *nt* vaccinator
Impf|na|del *f* vaccinator
Impf|po|cken *pl* vaccinia, vaccina
Impf|stoff *m* vaccine, vaccinum
heterogener Impfstoff heterogenous vaccine [,hetə'rɑdʒənəs]
heterologer Impfstoff heterologous vaccine [hetə'rɑləgəs], heterotypic vaccine
inaktivierter Impfstoff inactivated vaccine, killed vaccine
polyvalenter Impfstoff mixed vaccine, multivalent vaccine, polyvalent vaccine
wässriger Impfstoff aqueous vaccine

I

Im|pfung *f* inoculation, vaccination; jab
Impf|vi|rus *nt* vaccine virus
in|ak|tiv *adj.* (*histolog.*) inactive, vegetative, resting; (*pathol.*) inactive, resting, healed; (*immunol.*) inactive, uncomplemented
In|ak|ti|va|tor *m* inactivator
In|ak|ti|vie|ren *nt* inactivation, inactivity, deactivation
in|ak|ti|vie|ren *vt* inactivate, deactivate; (*Katalysator*) block
in|ak|ti|viert *adj.* inactivated
In|ak|ti|vie|rung *f* inactivation, inactivity, deactivation
in|ap|pa|rent *adj.* not apparent, inapparent, latent
Ind. *abk.* s.u. Indikation
In|dex *m*, *pl* **In|de|xes, In|di|ces** 1. (*anatom.*) index, index finger, second finger, forefinger 2. (*statist.*) index, indicator
therapeutischer Index therapeutic index, chemotherapeutic index, curative ratio
In|di|ka|ti|on *f* indication, indicant
In|di|ka|tor *m* (*Chemie*) indicator; (*Physik*) tracer; (*statist.*) indicator
in|di|rekt *adj.* indirect, mediate; collateral
In|di|vi|du|al|an|ti|ge|ne *pl* private antigens
In|dol *nt* indole, benzpyrrole
In|dol|a|min *nt* indolamine
in|do|lent *adj.* painless, indolent; inactive, sluggish
In|do|lenz *f* indolence, painlessness
In|dol|es|sig|säu|re *f* indoleacetic acid, heteroauxin
In|dol|yl|es|sig|säu|re *f* s.u. Indolessigsäure
In|do|phe|nol *nt* indophenol
In|do|phe|nol|blau *nt* indophenol blue
In|do|phe|nol|o|xi|da|se *f* indophenolase, indophenol oxidase, respiratory enzyme, ferrocytochrome c-oxygen oxyreductase, cytochrome oxidase, cytochrome c oxidase, cytochrome a_3, cytochrome aa_5
Induced-fit-Hypothese *f* induced-fit hypothesis
In|du|cer *m* inducer
In|duk|ti|on *f* induction
In|duk|tor *m* inducer
In|du|lin *nt* indulin
in|du|li|no|phil *adj.* indulinophil, indulinophile, indulinophilic
in|du|zier|bar *adj.* inducible
in|du|zie|ren *vt* induce
In|du|zie|rung *f* induction
INF *abk.* s.u. Interferon
Inf. *abk.* s.u. 1. Infektion 2. Infusion
In|farkt *m* 1. (*pathol.*) infarct, infarction 2. (*kardiol.*) heart attack, myocardial infarct, myocardial infarction, cardiac infarction
in|faust *adj.* infaust, unfavorable
In|fekt *m* 1. infection 2. infection, infectious disease, infective disease
In|fekt|im|mu|ni|tät *f* infection-immunity, concomitant immunity, premunition
In|fek|ti|on *f* infectious disease, infective disease, infection
aerogene Infektion airborne infection
apparente Infektion apparent infection
bakterielle Infektion bacterial infection
endogene Infektion endogenous infection [en'dɑdʒənəs]
exogene Infektion ectogenous infection, exogenous infection [ek'sɑdʒənəs]
hämatogene Infektion blood-borne infection
iatrogene Infektion iatrogenic infection
inapparente Infektion inapparent infection, subclinical infection
kryptogene Infektion cryptogenic infection
latente Infektion latent infection
natürliche Infektion natural infection
nosokomiale Infektion hospital-acquired infection, nosocomial infection
opportunistische Infektion opportunistic infection
parasitäre Infektion parasitic infection
persistierende Infektion persistent infection
pyogene Infektion pyogenic infection
spezifische Infektion specific disease
In|fek|ti|ons|do|sis *f* infective dose
mittlere Infektionsdosis median infective dose
In|fek|ti|ons|im|mu|ni|tät *f* s.u. Infektimmunität
In|fek|ti|ons|ket|te *f* chain of infection
In|fek|ti|ons|krank|heit *f* infectious disease, infective disease, infection
In|fek|ti|ons|pro|phy|la|xe *f* prophylaxis
medikamentöse Infektionsprophylaxe drug prophylaxis, chemical prophylaxis, chemoprophylaxis
In|fek|ti|ons|quel|le *f* source of infection
In|fek|ti|ons|trä|ger *m* carrier
In|fek|ti|ons|ü|ber|tra|gung *f* transmission of infection
horizontale Infektionsübertragung horizontal transmission
vertikale Infektionsübertragung vertical transmission
in|fek|ti|ös *adj.* infectious, infective, virulent, contagious
In|fek|ti|o|si|tät *f* infectiosity, infectiousness, infectiveness, infectivity
In|filt|rat *nt* infiltrate, infiltration
dermales Infiltrat dermal infiltrate
entzündliches Infiltrat inflammatory infiltrate, inflammatory infiltration
infraklavikuläres Infiltrat infraclavicular infiltrate
leukämisches Infiltrat leukemic infiltration
tuberkulöses Infiltrat tuberculous infiltrate
zelluläres Infiltrat cellular infiltrate
In|filt|ra|ti|on *f* 1. infiltration; invasion 2. (*Prozess, Methode*) infiltration
graue Infiltration (*Lunge*) gelatinous infiltration, gray infiltration
leukämische Infiltration leukemic infiltration
lokale Infiltration local infiltration
seröse Infiltration serous infiltration
in|filt|rie|ren *vt, vi* infiltrate
in|filt|rie|rend *adj.* infiltrating
in|fi|ziert *adj.* (*epidemiol.*) infected (*mit* with); (*Parasit*) infested (*mit* with); (*Wunde*) contaminated, dirty
In|flam|ma|ti|on *f* inflammation
In|flek|ti|on *f* inflection, inflexion
In|flu|en|za *f* influenza, grip, grippe; flu
In|flu|en|za|impf|stoff *m* influenza virus vaccine
in|flu|en|za|spe|zi|fisch *adj.* influenza-specific
In|flu|en|za|vak|zi|ne *f* influenza virus vaccine
In|flu|en|za|vi|rus *nt* influenza virus, influenzal virus, Influenzavirus
In|for|mo|som *nt* informosome
In|fu|si|on *f* infusion
intravenöse Infusion intravenous infusion, venoclysis [vɪ'nɑkləsɪs], intravenous, phleboclysis
subkutane Infusion subcutaneous infusion, hypodermoclysis [ˌhaɪpəʊdɜr'mɑkləsɪs], hypodermatoclysis

In|fu|si|ons|che|mo|the|ra|pie *f* infusion chemotherapy
In|fu|si|ons|the|ra|pie *f* infusion therapy
In|gu|i|nal|lymph|kno|ten *pl* inguinal lymph nodes
tiefe Inguinallymphknoten deep inguinal lymph nodes, Rosenmüller's (lymph) nodes
INH *abk.* s.u. Isonicotinsäurehydrazid
Inhalations- *präf.* inhalational, inhalant
In|ha|la|ti|ons|al|ler|gie *f* inhalation allergy
in|hi|bie|ren *vt* inhibit
In|hi|bin *nt* inhibin
Inhibiting- *präf.* inhibiting
In|hi|bi|ting|fak|tor *m* inhibiting factor, release inhibiting factor
In|hi|bi|ting|hor|mon *nt* inhibiting hormone, release inhibiting hormone
In|hi|bi|ti|on *f* inhibition; depression, restraint, arrest
In|hi|bi|tor *m* inhibitor; paralyzer, paralysor
DNA-spezifischer Inhibitor DNA-specific inhibitor
in|hi|bi|to|risch *adj.* inhibitory, inhibitive, restraining, arresting, catastaltic, kolytic
Initial- *präf.* initial
I|ni|ti|al|do|sis *f* initial dose, loading dose
I|ni|ti|al|fak|tor *m* initiation factor
I|ni|ti|al|herd *m* initial focus
I|ni|ti|al|ko|don *nt* initiation codon, chain-initiation codon
I|ni|ti|al|kom|plex *m* initiation complex
I|ni|ti|al|re|ak|ti|on *f* priming reaction, initial pain
I|ni|ti|a|ti|ons|fak|tor initiation factor
I|ni|ti|a|ti|ons|ko|don *nt* initiation codon, chain-initiation codon
I|ni|ti|a|ti|ons|kom|plex *m* initiation complex
I|ni|ti|a|ti|ons|pha|se *f* initiation
I|ni|ti|a|ti|ons|punkt *m* initiation point
I|ni|ti|a|tor *m* initiator
I|ni|ti|a|tor|pro|te|in *nt* initiator protein
Initiator-tRNA *f* initiator tRNA, initiator t-ribonucleic acid, initiator transfer-RNA
Inj. *abk.* s.u. Injektion
In|jek|ti|on *f* **1.** injection; jab **2.** (*pharmakol.*) injection **3.** (*pathol.*) injection; congestion, hyperemia [haɪpər'iːmɪə]
in|kom|pa|ti|bel *adj.* incompatible (*mit* with)
In|kom|pa|ti|bi|li|tät *f* incompatibility, incompatibleness
allogene Inkompatibilität allogeneic incompatibility
isogene Inkompatibilität isogeneic incompatibility
In|ku|bat *nt* incubate
In|ku|ba|ti|on *f* incubation
In|ku|ba|ti|ons|pe|ri|o|de *f* s.u. Inkubationszeit
In|ku|ba|ti|ons|zeit *f* **1.** (*pathol.*) incubative stage, incubation period, delitescence **2.** (*mikrobiol.*) incubative stage, incubation period, latency period, latent period, latency phase
Inkubationszeit im Vektor extrinsic incubation period, incubation period, incubative stage
äußere Inkubationszeit s.u. *Inkubationszeit* im Vektor
In|ku|ba|tor *m* incubator
in|ku|bie|ren *vt* incubate
In|nen|pa|ra|sit *m* internal parasite, endoparasite, endosite, entoparasite, entorganism
In|nen|schma|rot|zer *m* s.u. Innenparasit
In|o|ku|la|ti|on *f* inoculation
in|o|ku|lier|bar *adj.* inoculable
in|o|ku|lie|ren *vt* inoculate
In|o|ku|lum *nt, pl* **In|o|ku|la** inoculum
in|o|pe|ra|bel *adj.* inoperable
I|no|sin *nt* inosine
I|no|sin|mo|no|phos|phat *nt* inosine monophosphate, inosinic acid
I|no|sin|säu|re *f* s.u. Inosinmonophosphat
I|no|sin|säu|re|cyc|lo|hyd|ro|la|se *f* IMP cyclohydrolase, inosinic acid cyclohydrolase
I|no|sin|säu|re|de|hyd|ro|ge|na|se *f* IMP dehydrogenase, inosinic acid dehydrogenase [dɪ'haɪdrədʒəneɪz]
I|no|sin|tri|phos|phat *nt* inosine triphosphate
I|no|sit *nt* inositol, inose, inosite, mouse antialopecia factor, muscle sugar, lipositol, heart sugar, cyclohexanehexol, bios, antialopecia factor
I|no|si|tol *nt* s.u. Inosit
I|no|sit|tri|phos|phat *nt* inositol triphosphate, phosphoinositol
In|sel|zell|a|de|nom *nt* islet cell adenoma [ædə'nəʊmə], islet adenoma, langerhansian adenoma, nesidioblastoma
VIP-produzierendes Inselzelladenom D_1 tumor, vipoma, VIPoma
In|sel|zel|le *f* (*Pankreas*) islet cell, nesidioblast
In|sel|zell|hy|per|pla|sie *f* islet cell hyperplasia, islet hyperplasia
diffuse Inselzellhyperplasie (*Pankreas*) nesidioblastosis
In|sel|zell|kar|zi|nom *nt* islet carcinoma, islet cell carcinoma
In|sel|zell|tu|mor *m* islet cell tumor
In|ser|ti|ons|se|quenz *f* insertion sequence
in situ in situ, in position
in-situ-carcinoma *nt* cancer in situ, carcinoma in situ, intraepithelial carcinoma, preinvasive carcinoma
duktales in-situ-carcinoma (*Brust*) ductal in situ-carcinoma
In|su|lin *nt* insulin; **mit Insulin behandeln** insulinize
In|su|lin|an|ta|go|nist *m* insulin antagonist
in|su|lin|an|ta|go|nis|tisch *adj.* insulin-antagonistic
In|su|lin|an|ti|kör|per *m* anti-insulin antibody, insulin antibody
in|su|lin|ar|tig *adj.* insulin-like, insulinoid
In|su|li|na|se *f* insulinase
insulin-like growth factors *pl* nonsuppressible insulin-like activity, insulin-like activity, insulin-like growth factors
In|su|lin|man|gel|di|a|be|tes *m* insulin-dependent diabetes, insulin-dependent diabetes mellitus, insulinopenic diabetes, brittle diabetes, growth-onset diabetes (mellitus), juvenile diabetes, juvenile-onset diabetes, ketosis-prone diabetes
In|su|li|nom *nt* insulinoma, insuloma; (*Pankreas*) beta cell tumor, B cell tumor
In|te|gral|do|sis *f* integral dose, integral absorbed dose, volume dose
In|te|grin *nt* integrin
β_1-Integrin β_1 integrin
β_2-Integrin β_2 integrin
β_3-Integrine cytoadhesins, β_3 integrins
Inter- *präf.* between, among, inter-
In|ter|ak|ti|on *f* interaction
idiotypische Interaktion idiotypic interaction
In|ter|fe|renz *f* interference
heterologe Interferenz heterologous interference [hetə'rɑləgəs]

I

homologe Interferenz homologous interference [hə'mɑləgəs]
Interferenz- *präf.* interferential, interference
In|ter|fe|renz|mik|ro|skop *nt* interference microscope
In|ter|fe|ron *nt* interferon
α-Interferon interferon-α, leukocyte interferon
β-Interferon epithelial interferon, fibroblast interferon, fibroepithelial interferon, interferon-β
γ-Interferon interferon-γ, immune interferon
In|ter|kos|tal|lymph|kno|ten, paravertebrale *pl* intercostal lymph nodes
In|ter|leu|kin *nt* interleukin
Interleukin-1 interleukin-1
Interleukin-2 interleukin-2, T-cell growth factor
Interleukin-3 interleukin-3, mast cell growth factor
intermediate-density-Lipoprotein *nt* intermediate-density lipoprotein
interstitial cell stimulating hormone *nt* interstitial cell stimulating hormone, luteinizing hormone, Aschheim-Zondek hormone, luteinizing principle
in|ter|zel|lu|lar *adj.* intercellular
in|ter|zel|lu|lär *adj.* intercellular
intra- *präf.* end(o)-, intra-
In|tra|der|mal|test *m* intracutaneous test, intradermal test
in|tra|e|ry|thro|zy|tär *adj.* intraerythrocytic, endoglobular, endoglobar, intraglobular
in|tra|glo|bu|lar *adj.* s.u. intraerythrozytär
in|tra|glo|bu|lär *adj.* s.u. intraerythrozytär
in|tra|kor|pus|ku|lär *adj.* **1.** (*histolog.*) intracorpuscular, endocorpuscular **2.** (*hämatol.*) intraerythrocytic, endoglobular, endoglobar, intraglobular
in|tra|ku|tan *adj.* intracutaneous, intradermal, intradermic, endermic, endermatic
In|tra|ku|tan|pro|be *f* intracutaneous test, intradermal test
In|tra|ku|tan|re|ak|ti|on *f* intradermal reaction, intracutaneous reaction
In|tra|ku|tan|test *m* intracutaneous test, intradermal test
in|tra|leu|ko|zy|tär *adj.* intraleukocytic
In-transit-Metastase *f* in-transit metastasis [mə'tæstəsɪs]
in|tra|thy|misch *adj.* intrathymic
in|tra|zel|lu|lar *adj.* s.u. intrazellulär
in|tra|zel|lu|lär *adj.* intracellular, endocellular
In|ter|zel|lu|lär|ad|hä|si|ons|mo|le|kül-1 *nt* intercellular cellular adhesion molecule-1
Interzelluläradhäsionsmolekül-2 intercellular cellular adhesion molecule-2
In|tra|zel|lu|lar|flüs|sig|keit *f* intracellular fluid
In|tra|zel|lu|lar|raum *m* intracellular space
Intrinsic-Faktor *m* intrinsic factor, gastric intrinsic factor, gastric anti-pernicious anemia factor, Castle's factor
intrinsic-System *nt* intrinsic system, intrinsic pathway
in|trin|sisch *adj.* intrinsic, intrinsical, inherent; endogenous [en'dɑdʒənəs]
In|tron *nt* intron, intervening sequence
InV-Allotypen *pl* Km allotypes, InV allotypes
In|va|si|on *f* (*Tumor*) invasion
lokale Invasion local invasion
in|va|siv *adj.* invasive
In|va|si|vi|tät *f* invasiveness
IOC *abk.* s.u. intraoperative *Cholangiographie*
Iod *nt* iodine
Io|did *nt* iodide
I|on *nt* ion, ionized atom
Ionen- *präf.* ionic, ion
I|o|nen|aus|tausch *m* ion exchange
I|o|nen|aus|tausch|chro|ma|to|gra|fie *f* s.u. Ionenaustauschchromatographie
I|o|nen|aus|tausch|chro|ma|to|gra|phie *f* ion-exchange chromatography [krəʊmə'tɑgrəfɪ]
I|o|nen|aus|tau|scher *m* resin, ion-exchanger
I|o|nen|aus|tau|scher|chro|ma|to|gra|fie *f* s.u. Ionenaustauscherchromatographie
I|o|nen|aus|tau|scher|chro|ma|to|gra|phie *f* ion-exchange chromatography [krəʊmə'tɑgrəfɪ]
I|o|nen|aus|tau|scher|harz *nt* resin, ion-exchange resin
I|o|nen|bin|dung *f* ionic bond, ionic linkage, electrovalence, electrovalency
I|o|nen|do|sis *f* exposure dose
i|o|nen|durch|läs|sig *adj.* ion-permeable
I|o|nen|kon|zent|ra|ti|on *f* ion concentration, ionic concentration
i|o|nen|per|me|a|bel *adj.* ion-permeable
i|o|nisch *adj.* relating to an ion, ionic
IP *abk.* s.u. isoelektrischer *Punkt*
IP_3 *abk.* s.u. Inosittriphosphat
IPA *abk.* s.u. Isopropylalkohol
IPTG *abk.* s.u. Isopropylthiogalaktosid
IQ *abk.* s.u. Infektionsquelle
IR *abk.* s.u. Immunreaktivität
IS *abk.* s.u. **1.** Immunserum **2.** Immunsuppression **3.** Insertionssequenz
ISC *abk.* s.u. in-situ-carcinoma
Is|chä|mie *f* ischemia [ɪ'skiːmɪə], ischaemia, hypoemia
is|chä|misch *adj.* relating to *or* affected with ischemia, ischemic
Is-Gene *pl* immune suppressor genes, Is genes
ISN *abk.* s.u. Inosin
Iso- *präf.* is(o)-
I|so|ag|glu|ti|na|ti|on *f* isoagglutination, isohemagglutination
I|so|ag|glu|ti|nin *nt* isoagglutinin, isohemagglutinin
I|so|al|lel *nt* isoallele
I|so|an|ti|gen *nt* isoantigen; alloantigen, homologous antigen [hə'mɑləgəs], isophile antigen, isogeneic antigen, allogeneic antigen
I|so|an|ti|kör|per *m* alloantibody; isoantibody
I|so|cit|rat *nt* isocitrate
I|so|cit|rat|de|hyd|ro|ge|na|se *f* isocitrate dehydrogenase [dɪ'haɪdrədʒəneɪz], isocitric acid dehydrogenase
NADP-spezifische Isocitratdehydrogenase isocitrate dehydrogenase ($NADP^+$), NADP-specific isocitrate dehydrogenase
NAD-spezifische Isocitratdehydrogenase isocitrate dehydrogenase (NAD^+), NAD-specific isocitrate dehydrogenase
I|so|cit|rat|ly|a|se *f* isocitrate lyase, isocitrase, isocitratase, isocitritase
I|so|cit|ro|nen|säu|re *f* isocitric acid
I|so|do|se *f* isodose
I|so|do|sen|kur|ve *f* isodose curve
I|so|en|zym *nt* isoenzyme, isozyme
I|so|form *f* isoform
i|so|gen *adj.* isogeneic, isogenic
i|so|ge|ne|tisch *adj.* isogeneic, isogenic
I|so|häm|ag|glu|ti|na|ti|on *f* isohemagglutination
I|so|häm|ag|glu|ti|nin *nt* isohemagglutinin
I|so|hä|mo|ly|se *f* isohemolysis [ˌaɪsəhɪ'mɑləsɪs]
I|so|hä|mo|ly|sin *nt* isohemolysin

i|so|hä|mo|ly|tisch *adj.* relating to *or* marked by isohemolysis, isohemolytic
I|so|im|mu|ni|sie|rung *f* isoimmunization
I|so|im|mun|se|rum|be|hand|lung *f* isoserum treatment
i|so|log *adj.* syngeneic, syngenetic, isologous
I|so|ly|se *f* isolysis [aɪ'sɑləsɪs]
I|so|ly|sin *nt* isolysin [aɪ'sɑləsɪn]
i|so|ly|tisch *adj.* relating to *or* causing isolysis, isolytic
I|so|mer *nt* isomer, isomeride
i|so|mer *adj.* relating to *or* marked by isomerism, isomeric, isomerous
I|so|me|ra|se *f* isomerase
I|so|me|rie *f* isomerism [aɪ'sɑmərɪzəm]
 cis-trans Isomerie s.u. geometrische *Isomerie*
 geometrische Isomerie geometrical isomerism, cis-trans isomerism
 optische Isomerie optical isomerism, enantiomerism, enantiomorphism
I|so|ni|a|zid *nt* isoniazid, isonicotinic acid hydrazide, isonicotinoylhydrazine, isonicotinylhydrazine, 4-pyridine carboxylic acid hydrazide
I|so|ni|co|tin|säu|re *f* isonicotinic acid
I|so|ni|co|tin|säu|re|hyd|ra|zid *nt* s.u. Isoniazid
I|so|nit|ril *nt* isocyanide, isonitril
I|so|prä|zi|pi|tin *nt* isoprecipitin
I|so|pren *nt* isoprene, 2-methyl-1,3-butadien
 aktives Isopren isopentenyl pyrophosphate
I|so|pre|no|id *nt* isoprenoid
I|so|pro|pa|nol *nt* isopropanol, isopropyl alcohol, isopropylcarbinol, avantin, dimethylcarbinol
I|so|pro|pyl|al|ko|hol *m* s.u. Isopropanol
I|so|pro|pyl|thi|o|ga|lak|to|sid *nt* isopropyl thiogalactoside
I|so|sen|si|ti|vie|rung *f* isosensitization, allosensitization
I|so|se|rum|be|hand|lung *f* isoserum treatment
i|so|ton *adj.* isotonic
i|so|to|nisch *adj.* s.u. isoton
I|so|top *nt* isotope
 radioaktives Isotop radioisotope, radioactive isotope
 stabiles Isotop stable isotope
i|so|top *adj.* isotopic
I|so|to|pen|frei|set|zung *f* isotope release
I|so|to|pen|in|di|ka|tor *m* tracer
I|so|to|pen|mar|kie|rung *f* isotopic labeling
I|so|trans|plan|tat *nt* isograft, isotransplant, isogeneic homograft, isogeneic graft, isologous graft, isoplastic graft, syngeneic graft, syngraft, syngeneic homograft
I|so|trans|plan|ta|ti|on *f* isotransplantation, syngeneic transplantation, isogeneic transplantation, isologous transplantation
I|so|typ *m* isotype
I|so|ty|pen|klas|sen|wech|sel *m* isotype switching
I|so|ty|pie *f* isotypy
i|so|ty|pisch *adj.* relating to an isotype, isotypic
Isoxazolyl-Penicilline *pl* isoxazolyl penicillins [penə'sɪlɪn]
I|so|zit|rat *nt* isocitrate
I|so|zit|rat|de|hyd|ro|ge|na|se *f* isocitrate dehydrogenase, isocitric acid dehydrogenase [dɪ'haɪdrədʒəneɪz]
I|so|zit|rat|ly|a|se *f* isocitrate lyase, isocitrase, isocitratase, isocitritase
I|so|zit|ro|nen|säu|re *f* isocitric acid
I|so|zy|a|nat *nt* isocyanate
i|so|zyk|lisch *adj.* isocyclic
I|so|zym *nt* isozyme, isoenzyme
I|so|zy|to|ly|sin *nt* isocytolysin
I|so|zy|to|se *f* isocytosis
Isth|mek|to|mie *f* isthmectomy [ɪs(θ)'mektəmɪ]
IT *abk.* s.u. **1.** Immunotoxin **2.** Immuntherapie **3.** Immuntoleranz
ITF *abk.* s.u. Interferon
ITP *abk.* s.u. **1.** idiopathische thrombozytopenische *Purpura* **2.** Inosintriphosphat
IUT *abk.* s.u. intrauterine *Transfusion*
IVI *abk.* s.u. intravenöse *Infusion*
IVRA *abk.* s.u. intravenöse *Regionalanästhesie*
IZ *abk.* s.u. Intrazellularraum
IZF *abk.* s.u. Intrazellularflüssigkeit
IZR *abk.* s.u. Intrazellularraum
IZW *abk.* s.u. intrazelluläres *Wasser*

J

J *abk.* s.u. **1.** Ionendosis **2.** Jod **3.** Joule

Jakob-Creutzfeldt: Jakob-Creutzfeldt-Erkrankung *f* Creutzfeldt-Jakob syndrome, Creutzfeldt-Jakob disease, C-J disease, Jakob's disease, Jakob-Creutzfeldt disease, cortico-striatal-spinal degeneration, corticostriatospinal atrophy, spastic pseudoparalysis [ˌsuːdəʊpəˈrælәsɪs], spastic pseudosclerosis [ˌsuːdəʊsklɪəˈrəʊsɪs]
Jakob-Creutzfeldt-Syndrom *nt* s.u. Jakob-Creutzfeldt-Erkrankung
Jakob-Creutzfeldt-Virus *nt* Jakob-Creutzfeldt virus, JC virus

Jaksch-Hayem: Jaksch-Hayem-Anämie *f* Jaksch's anemia [əˈniːmɪə]
Jaksch-Hayem-Syndrom *nt* s.u. Jaksch-Hayem-Anämie

JC-Virus *nt* Jakob-Creutzfeldt virus, JC virus

Jerne: Jerne-Technik *f* Jerne plaque assay, Jerne technique, hemolytic plaque assay

J-Kette *f* J chain, joining chain

Jod *nt* iodine

Jo|did *nt* iodide

Jo|do|des|o|xy|u|ri|din *nt* idoxuridine, 5-iododeoxyuridine

Jolly: Jolly-Körperchen *pl* Howell-Jolly bodies, Howell's bodies, Jolly's bodies, nuclear particles
Jolly-Reaktion *f* Jolly's reaction, myasthenic reaction

Jones-Mote: Jones-Mote-Reaktion *f* Jones-Mote hypersensitivity

Joule *nt* joule

J-Segment *nt* J segment

Ju|gend|li|cher *m* juvenile form, young form, juvenile cell, metamyelocyte

K

K *abk.* S.U. **1.** Dissoziationskonstante **2.** Kalium **3.** Kathode **4.** Kelvin

K' *abk.* S.U. apparente *Dissoziationskonstante*

KA *abk.* S.U. **1.** Kälteagglutinin **2.** Ketoazidose **3.** Kontaktallergie

ka|chek|tisch *adj.* relating to cachexia, cachectic; resembling a cadaver, cadaverous

Ka|che|xie *f* cachexia [kə'keksɪə], cachexy

Kachexie bei Malignomerkrankung cancerous cachexia, carcinemia [kɑːrsə'niːmɪə]

Kahler: Kahler-Krankheit *f* Kahler's disease, multiple myeloma, multiple plasmacytoma of bone, myelomatosis, myelosarcomatosis, plasma cell myeloma, plasmacytic immunocytoma, plasma cell tumor, plasmacytoma, plasmocytoma, plasmoma

Morbus Kahler *m* S.U. Kahler-Krankheit

Ka|li|ä|mie *f* kalemia [kə'liːmɪə], kaliemia

Ka|li|um *nt* potassium, kalium

Ka|li|um|chlo|rid *nt* potassium chloride

Ka|li|um|cy|a|nid *nt* potassium cyanide

Ka|li|um|di|chro|mat *nt* potassium dichromate, chrome

Ka|li|um|hyd|ro|xid *nt* potassium hydroxide, caustic potash

Ka|li|um|ka|nal *m* K channel, potassium channel

Ka|li|um|kar|bo|nat *nt* potash, potassium carbonate, kali

Ka|li|um|o|xa|lat *nt* potassium oxalate

Ka|li|um|zit|rat *nt* potassium citrate, Rivière's salt

Kal|li|din *nt* lysyl-bradykinin, kallidin, kallidin II, kallidin 10, bradykininogen

Kal|li|kre|in *nt* callicrein, kallikrein

Kallikrein-Kinin-System *nt* kallikrein system, kinin system, kallikrein-kinin system

Kal|li|krei|no|gen *nt* kallikreinogen

Ka|lo|mel *nt* calomel, mercurous chloride

Ka|lo|rie *f* calorie, calory

kleine Kalorie gram calorie, small calorie, standard calorie

große Kalorie large calorie, kilogram calorie, kilocalorie

Käl|te|ag|glu|ti|na|ti|on *f* cold agglutination

Käl|te|ag|glu|ti|nin *nt* cold agglutinin

Käl|te|ag|glu|ti|nin|krank|heit *nt* cold agglutinin disease, cold hemagglutinin disease, cold agglutinin syndrome

Käl|te|al|ler|gie *f* cold allergy

Käl|te|an|ti|kör|per *m* cold antibody, cold-reactive antibody

Käl|te|glo|bu|lin *nt* cryoglobulin, cryogammaglobulin

Käl|te|häm|ag|glu|ti|na|ti|ons|krank|heit *f* Clough-Richter's syndrome

Käl|te|häm|ag|glu|ti|nin *nt* cold hemagglutinin

Käl|te|hä|mo|glo|bin|u|rie, paroxysmale *f* paroxysmal cold hemoglobinuria [ˌhiːməˌgləʊbɪ'n(j)ʊərɪə]

Käl|te|hä|mo|ly|sin *nt* cold hemolysin

Käl|te|pro|te|in *nt* cryoprotein

Kalt-Warm-Hämolysin *nt* warm-cold hemolysin, hot-cold hemolysin

Kal|zi|fi|zie|rung *nt* calcification, calcareous infiltration

Kal|zi|um *nt* calcium

Kal|zi|um|an|ta|go|nist *m* calcium antagonist, calcium-blocking agent, calcium channel blocker, Ca anatagonist

Kalzium-ATPase-System *nt* calcium-ATPase system

Kal|zi|um|blo|cker *m* calcium antagonist, calcium-blocking agent, calcium channel blocker, Ca anatagonist

Kal|zi|um|bro|mid *nt* calcium bromide

Kal|zi|um|chlo|rid *nt* calcium chloride

Kal|zi|um|cit|rat *nt* calcium citrate

Kal|zi|um|fo|li|nat *nt* calcium folinate

Kal|zi|um|glu|co|nat *nt* calcium gluconate

Kal|zi|um|ka|nal *m* calcium channel, Ca-channel

Kal|zi|um|lak|tat *nt* calcium lactate

Kal|zi|um|o|xid *nt* calcium oxide, calx, lime, quicklime

Kal|zi|um|phos|phat *nt* calcium phosphate

Kal|zi|um|sul|fat *nt* calcium sulfate

Ka|me|lo|zy|to|se *f* Dresbach's syndrome, Dresbach's anemia, elliptocytary anemia, elliptocytic anemia, elliptocytosis, elliptocytotic anemia, ovalocytic anemia, ovalocytosis, hereditary elliptocytosis, cameloid anemia [ə'niːmɪə]

Ka|min|kehr|rer|krebs *m* chimney sweeps' cancer, chimney sweep's cancer, soot cancer, soot wart

Ka|nal *m, pl* **Ka|nä|le** (*anatom.*) canal, channel, duct, tube

transmembraner Kanal transmembrane channel

Kandida- *präf.* candidal

Kan|di|da *f* Candida, Monilia, Pseudomonilia

Kan|di|da|my|ko|se *f* S.U. Kandidose

Kan|di|do|se *f* moniliasis, moniliosis, candidiasis, candidosis

Kangri-Krebs *m* kangri cancer, kang cancer, kangri burn carcinoma

Kan|kro|id *nt* cancroid

kan|kro|id *adj.* resembling cancer, cancriform, cancroid

K-Antigen *nt* capsular antigen, K antigen

Kan|zer|ä|mie *f* canceremia [kænsə'riːmɪə]

Kan|ze|ri|sie|rung *f* canceration, cancerization

kan|ze|ro|gen *adj.* cancer-causing, cancerigenic, cancerogenic, carcinogenic

Kan|ze|ro|ge|ne|se *f* carcinogenesis [kɑːrsɪnə'dʒenəsɪs]

Kan|ze|ro|pho|bie *f* irrational fear of acquiring cancer, cancerphobia, cancerophobia, carcinomatophobia, carcinophobia

kan|ze|rös *adj.* relating to cancer, cancerous

Ka|o|lin *nt* kaoline, kaolin, argilla, bolus alba, China clay

ka|pil|lar *adj.* relating to a capillary vessel, capillary

Kapillar- *präf.* capillary

Ka|pil|la|re *f* capillary, capillary vessel

Kaposi: idiopathisches multiples Pigmentsarkom Kaposi *nt* S.U. Kaposi-Sarkom

Morbus Kaposi *m* S.U. Kaposi-Sarkom

Pseudosarcoma Kaposi *nt* pseudo-Kaposi sarcoma [sɑːr'kəʊmə]
Kaposi-Sarkom *nt* Kaposi's sarcoma [sɑːr'kəʊmə], angioreticuloendothelioma, endotheliosarcoma, idiopathic multiple pigmented hemorrhagic sarcoma, multiple idiopathic hemorrhagic sarcoma

kappa-Kette *f* kappa chain, κ chain
Kap|rat *nt* caprate
Kap|ro|at *nt* caproate
Kapsel- *präf.* capsular
Kap|sel *f* capsule; (*pharmakol.*) cachet, capsule
Kap|sel|po|ly|sac|cha|rid *nt* capsule polysaccharide, capsular polysaccharide
Kap|sel|quel|lungs|re|ak|ti|on *f* Neufeld's test, Neufeld's reaction, Neufeld capsular swelling, capsule swelling reaction, quellung phenomenon [fɪ'nɑmə,nɑn], quellung reaction, quellung test, capsular swelling
Kap|sid *nt* capsid
Kap|sid|pro|te|in *nt* capsid protein
Kap|so|mer *nt* capsomer, capsomere
kap|su|lär *adj.* capsular
Kar|bol|säu|re *f* carbolic acid, phenic acid, phenol, phenylic acid, hydroxybenzene, oxybenzene, phenylic alcohol
Kar|bo|nat|de|hyd|ra|ta|se *f* carbonic anhydrase, carbonate dehydratase
Kar|bon|säu|re *f* carboxylic acid
Kar|ni|fi|ka|ti|on *f* carnification
Kar|ni|tin *nt* carnitine
Karnofsky: Karnofsky-Index *m* Karnofsky performance index, Karnofsky performance scale
Karnofsky-Skala *f* s.u. Karnofsky-Index
Kar|no|sin *nt* carnosine, inhibitine, ignotine
Ka|ro|tin *nt* carotene, carotin
Ka|ro|ti|no|id *nt* carotenoid, carotinoid
Kary(o)- *präf.* nucleus, kary(o)-, cary(o)-
Ka|ry|o|gramm *nt* karyogram, karyotype, idiogram
Ka|ry|o|kla|sie *f* karyoklasis, karyoclasis
ka|ry|o|klas|tisch *adj.* relating to karyoklasis, karyoklastic, karyoclastic
Ka|ry|o|lym|phe *f* karyolymph, karyochylema, karyenchyma, nucleochyme, nucleochylema, nucleolymph, nuclear hyaloplasma, paralinin
Ka|ry|o|ly|se *f* karyolysis [,kærɪ'ɑləsɪs]
ka|ry|o|ly|tisch *adj.* relating to karyolysis, karyolytic
Ka|ry|o|mi|to|se *f* karyomitosis
ka|ry|o|mi|to|tisch *adj.* relating to karyomitosis, karyomitotic
Ka|ry|o|plas|ma *nt* karyoplasm, nucleoplasm
ka|ry|o|plas|ma|tisch *adj.* relating to karyoplasm, karyoplasmic, karyoplasmatic
Ka|ry|o|pyk|no|se *f* karyopyknosis, pyknosis, pycnosis
ka|ry|o|pyk|no|tisch *adj.* relating to *or* causing karyopyknosis, karyopyknotic
Ka|ry|o|rhe|xis *f* karyorrhexis
ka|ry|or|rhek|tisch *adj.* relating to *or* causing karyorrhexis, karyorrhectic
Ka|ry|or|rhe|xis *f* karyorrhexis
Ka|ry|o|som *nt* karyosome, chromatin nucleolus, false nucleolus, chromatin reservoir, chromocenter, net knot, pseudonucleolus [,suːdəʊn(j)uː'klɪələs]
Ka|ry|o|typ *m* karyotype
Ka|ry|o|zyt *m* karyocyte
Karzin(o)- *präf.* cancer, carcinoma, carcin(o)-
Kar|zi|no|gen *nt* cancer-causing substance, carcinogen
kar|zi|no|gen *adj.* cancer-causing, cancerigenic, cancerogenic, carcinogenic
Kar|zi|no|ge|ne|se *f* carcinogenesis [kɑːrsɪnə'dʒenəsɪs]
Kar|zi|no|ge|ni|tät *f* carcinogenicity
Kar|zi|no|id *nt* carcinoid, argentaffinoma, carcinoid tumor
Kar|zi|no|id|flush *m* carcinoid flush
Kar|zi|no|id|syndr|om *nt* carcinoid syndrome, argentaffinoma syndrome, malignant carcinoid syndrome, metastatic carcinoid syndrome
Kar|zi|no|ly|se *f* carcinolysis [kɑːrsə'nɑləsɪs]
kar|zi|no|ly|tisch *adj.* relating to *or* causing carcinolysis, carcinolytic
Karzinom- *präf.* cancer, carcinoma, carcin(o)-
Kar|zi|nom *nt* carcinoma, cancer; malignant epithelioma, epithelial cancer, epithelial tumor, epithelioma
Karzinom der Ampulla hepaticopancreatica carcinoma of the ampulla of Vater, ampullary carcinoma
Karzinom des Ductus choledochus carcinoma of the choledochal duct, carcinoma of common bile duct
Karzinom des Ductus cysticus carcinoma of cystic duct
Karzinom der Flexura coli dextra Butter's cancer
Karzinom der Nebenschilddrüse parathyroid carcinoma, parathyroidoma
Karzinom der Papilla Vateri carcinoma of the papilla of Vater
adenoid-zystisches Karzinom adenoid cystic carcinoma, adenomyoepithelioma, cylindroma, cylindroadenoma, cylindromatous carcinoma, adenocystic carcinoma
adenosquamöses Karzinom adenosquamous carcinoma
annuläres Karzinom anular carcinoma, annular carcinoma
azidophilzelliges Karzinom acidophilic carcinoma
basosquamöses Karzinom basal squamous cell carcinoma, basisquamous carcinoma, basosquamous carcinoma, intermediate carcinoma, metatypical carcinoma
chlorangiozelluläres Karzinom malignant cholangioma, cholangiocellular carcinoma, bile duct carcinoma, cholangiocarcinoma
duktales Karzinom duct cancer, ductal cancer, duct carcinoma, ductal carcinoma
embryonales Karzinom embryonal carcinoma
entdifferenziertes Karzinom undifferentiated carcinoma
exophytisches Karzinom exophytic carcinoma
exophytisch-wachsendes Karzinom exophytic carcinoma
familiär gehäuft auftretendes Karzinom familial cancer, familial carcinoma
follikuläres Karzinom (*Schilddrüse*) follicular carcinoma
granulomatöses Karzinom granulomatous carcinoma [grænjə'ləʊmətəs]
hellzelliges Karzinom clear carcinoma, clear cell carcinoma
hepatozelluläres Karzinom hepatocellular carcinoma, liver cell carcinoma, primary carcinoma of liver cells, hepatocarcinoma, malignant hepatoma

hochdifferenziertes Karzinom well-differentiated carcinoma
hypernephroides Karzinom Grawitz's tumor, adenocarcinoma of kidney, clear cell carcinoma of kidney, clear cell adenocarcinoma, renal adenocarcinoma, renal cell carcinoma, hypernephroma, hypernephroid renal carcinoma, hypernephroid carcinoma
infiltrierendes Karzinom invasive carcinoma
in situ wachsendes Karzinom carcinoma growing in situ
intermediäres Karzinom s.u. basosquamöses *Karzinom*
intraduktales Karzinom intraductal carcinoma
intraepidermales Karzinom intraepidermal carcinoma
intraepitheliales Karzinom cancer in situ, carcinoma in situ, intraepithelial carcinoma, preinvasive carcinoma
intrakanalikuläres Karzinom intraductal carcinoma
invasives Karzinom invasive carcinoma
kleinzelliges Karzinom small-cell carcinoma, oat-cell carcinoma
kolorektales Karzinom colorectal cancer, colorectal carcinoma
kribriformes Karzinom cribriform carcinoma
latentes Karzinom latent carcinoma, latent cancer
lobuläres Karzinom lobular carcinoma
lymphoepitheliales Karzinom Schmincke tumor, lymphoepithelial carcinoma, lymphoepithelial tumor, Regaud's tumor, lymphoepithelioma, lymphepithelioma
medulläres Karzinom medullary cancer, medullary carcinoma, cellular cancer, cerebroma, cerebriform cancer, cerebriform carcinoma, encephaloid, encephaloid carcinoma, encephaloid cancer, encephaloma, soft cancer, myelomycis
metastatisches Karzinom secondary cancer, metastatic carcinoma, metastatic cancer
mikroinvasives Karzinom microinvasive carcinoma
mittelgradig differenziertes Karzinom poorly-differentiated carcinoma
mukoepidermoides Karzinom mucoepidermoid carcinoma
nasopharyngeales Karzinom nasopharyngeal carcinoma
oberflächliches Karzinom superficial carcinoma
okkultes Karzinom occult carcinoma, occult cancer
onkozytäres Karzinom oncocytic carcinoma
papilläres Karzinom papillary carcinoma, papillocarcinoma, dendritic cancer
pharyngoösophageales Karzinom pharyngoesophageal carcinoma
präinvasives Karzinom cancer in situ, carcinoma in situ, intraepithelial carcinoma, preinvasive carcinoma
primäres Karzinom primary carcinoma
rezidivierendes Karzinom recurrent carcinoma
sekundäres Karzinom secondary carcinoma, metastatic carcinoma, metastatic cancer, secondary cancer
solides Karzinom solid carcinoma
spindelzelliges Karzinom spindle cell carcinoma, sarcomatoid carcinoma [sɑːr'kəʊmətɔɪd]
szirrhöses Karzinom scirrhous carcinoma, scirrhous cancer, hard cancer, scirrhus, scirrhoma, fibrocarcinoma
tubuläres Karzinom tubular cancer, tubular carcinoma
verschleimendes Karzinom mucinoid carcinoma
zirkuläres Karzinom anular carcinoma, annular carcinoma
zirkulärwachsendes Karzinom anular carcinoma, annular carcinoma

Ka|zi|nom|ab|sied|lung *f* s.u. Karzinommetastase
kar|zi|nom|ähn|lich *adj.* s.u. karzinomatös
kar|zi|nom|ar|tig *adj.* s.u. karzinomatös
kar|zi|no|ma|tös *adj.* cancerous, carcinomatoid, carcinomatous [kɑːrsɪ'nəʊmətəs], carcinous
Kar|zi|no|ma|to|se *f* carcinomatosis, carcinosis
Kar|zi|nom|me|tas|ta|se *f* metastatic carcinoma, carcinomatous metastasis [mə'tæstəsɪs], metastatic cancer, secondary carcinoma, secondary cancer
Kar|zi|nom|re|zi|div *nt* recurrent carcinoma
kar|zi|no|phil *adj.* carcinophilic
Kar|zi|no|phi|lie *f* carcinophilia
Kar|zi|no|pho|bie *f* irrational fear of cancer, cancerphobia, cancerophobia, carcinomatophobia, carcinophobia
Kar|zi|no|sar|kom *nt* carcinosarcoma
Kar|zi|no|se *f* carcinomatosis, carcinosis
kar|zi|no|sta|tisch *adj.* carcinostatic
Kasabach-Merritt: Kasabach-Merritt-Syndrom *nt* Kasabach-Merritt syndrome, hemangioma-thrombocytopenia syndrome
kat *abk.* s.u. Katal
ka|ta|bol *adj.* relating to catabolism, catabolic, catastatic
Ka|ta|bo|lie *f* catabolism [kə'tæbəlɪzəm]
ka|ta|bo|lisch *adj.* s.u. katabol
Ka|ta|bo|lis|mus *m* catabolism [kə'tæbəlɪzəm]; dissimilation, disassimilation
Ka|ta|bo|lit *m* catabolite, catabolin, catastate
Ka|ta|bo|li|ten|re|pres|si|on *f* catabolite repression
Katabolit-Gen-Aktivatorprotein *nt* catabolite gene-activator protein, cyclic AMP receptor protein
Ka|tal *nt* katal
Ka|ta|la|se *f* catalase
Katalase-negativ *adj.* catalase-negative
Katalase-positiv *adj.* catalase-positive
Katalase-Test *m* catalase test
Ka|ta|ly|sa|tor *m* catalyst, catalyzator, catalyzer, accelerator
Ka|ta|ly|se *f* catalysis [kə'tæləsɪs]
ka|ta|ly|sie|ren *vt* catalyze
ka|ta|ly|tisch *adj.* catalytic
Ka|ta|phy|la|xie *f* cataphylaxis
Ka|te|chin *nt* catechin, catechuic acid, catechol
Ka|te|chin|a|min *nt* catecholamine
Ka|te|chol *nt* catechin, catechuic acid, catechol
Ka|te|chol|a|min *nt* catecholamine
ka|te|chol|a|min|erg *adj.* catecholaminergic
ka|te|chol|a|min|er|gisch *adj.* catecholaminergic
Ka|the|ter *m* catheter
Ka|the|ter|an|gi|o|gra|fie *f* s.u. Katheterangiographie
Ka|the|ter|an|gi|o|gra|phie *f* catheter angiography [ændʒɪ'ɑgrəfɪ]
Ka|the|ter|em|bo|li|sa|ti|on *f* catheter embolization, embolic therapy, therapeutic embolization, embolization

K

Kaltholde *f* cathode, negative electrode
Kathoden- *präf.* cathodal, cathodic
Kaltholdenlstrahllröhlre *f* Leonard tube, cathode-ray tube
Kaltholdenlstrahllung *f* cathode rays
kaltholdisch *adj.* relating to *or* emanating from a cathode, cathodal, cathodic
Katlilon *nt* cation, kation
Katlilolnenlauslausch *m* cation exchange
Katlilolnenlauslaulscher *m* cation exchanger
Katlilolnenlauslaulscherlharz *nt* cation exchange resin
katlilolnisch *adj.* relating to a cation, cationic
Kaltolde *f* s.u. Kathode
Katoden- *präf.* s.u. Kathoden-
Katzen-Leukämie-Virus *nt* feline leukemia virus
Katzen-Sarkom-Virus *nt* feline sarcoma virus
kaulsal *adj.* (*Ursache*) causal, etiogenic, causative (of); (*Therapie*) causal, etiotropic
Kaulsallbelhandllung *f* causal treatment
Kalverlnenlkarlzilnom *nt* (*Lunge*) cavity carcinoma
Kalverlnom *nt* cavernous angioma, cavernous tumor, cavernous hemangioma, erectile tumor, strawberry nevus, cavernoma
Kbp *abk.* s.u. Kilobasenpaare
KBR *abk.* s.u. Komplementbindungsreaktion
Kcal *abk.* s.u. **1.** große *Kalorie* **2.** Kilokalorie
kcal *abk.* s.u. Kilokalorie
kCi *abk.* s.u. Kilocurie
KCl *abk.* s.u. Kaliumchlorid
KCN *abk.* s.u. Kaliumcyanid
KE *abk.* s.u. **1.** kinetische *Energie* **2.** Kontaktekzem
Kehlkopf- *präf.* laryngeal, laryng(o)-
Kehllkopflkrebs *m* laryngeal carcinoma
Keillbilolplsie *f* wedge biopsy ['baɪɑpsɪ]
Keillexlzilsilon *f* wedge biopsy ['baɪɑpsɪ]
Keim *m* **1.** (*embryolog.*) bud, germ **2.** (*epidemiol.*) germ, bug, bacillus
keimlabltöltend *adj.* disinfectant
Keimlbahn *f* germline
Keimlbahnlgen *nt* germ line gene
keimlbahnlkoldiert germ-line encoded
Keimlbahnlselquenz *f* germ line sequence
Keimbahn-V-Gen *nt* germ line V gene
Keimlträlger *m* carrier, germ carrier
Keimlzellle *f* germ cell, germinocyte
Keimlzellltulmor *m* germinoma, germ cell tumor
Kell: Kell-Blutgruppe *f* Kell blood group, Kell blood group system
Kell-Blutgruppensystem *nt* s.u. Kell-Blutgruppe
Kell-Cellano: Kell-Cellano-System *nt* Kell blood group, Kell blood group system
Kellolid *nt* keloid, cheloid, cheloma
Kellvin *nt* kelvin
Kelvin: Kelvin-Skala *f* absolute scale, absolute temperature scale, Kelvin scale
Kelvin-Thermometer *nt* Kelvin thermometer [θər'mɑmɪtər]
Kelphallin *nt* kephalin, cephalin
Kephalin-Cholesterin-Test *m* Hanger's test, cephalin-cholesterol flocculation test
Kelralsin *nt* kerasin, cerasin
Keratin- *präf.* keratic, keratin(o)-
Kelraltin *nt* keratin, ceratin, horn
Kelraltilnalse *f* keratinase
Kelraltilnolzyt *m* keratinocyte, malpighian cell
Kelraltolalkanlthom *nt* keratoacanthoma, multiple self-healing squamous epithelioma
Kern *m* **1.** (*histolog.*) nucleus, karyon **2.** (*anatom.*) nucleus **3.** (*mikrobiol.*) core **4.** (*Physik*) nucleus
Kernlanltilgen *nt* nuclear antigen
extrahierbare Kernantigene extractable nuclear antigens
Kernlauflllölsung *f* karyoklasis, karyoclasis, karyolysis [ˌkærɪ'ɑləsɪs]
Kern-DNA *f* nuclear deoxyribonucleic acid, nuclear DNA
Kern-DNS *f* nuclear deoxyribonucleic acid, nuclear DNA
Kernlellekltron *nt* nuclear electron
Kernlfärlbung *f* nuclear stain
Kernlmemlbran *f* nuclear envelope, nuclear membrane, karyotheca
Kern-Plasma-Verhältnis *nt* N:C ratio, nuclear to cytoplasmic ratio
Kernlpollylmorlphie *f* nuclear polymorphism
Kernlpollylsaclchalrid *nt* core polysaccharide
Kernlrelgilon *f* nuclear region
Kernlrelsolnanz *f* nuclear magnetic resonance
Kernlrelsolnanzlspekltrolskolpie *f* nuclear magnetic resonance spectroscopy, NMR spectroscopy [spek'trɑskəpɪ]
Kern-RNA *f* nuclear ribonucleic acid, nuclear RNA
heterogene Kern-RNA heterogeneous nuclear RNA, heterogenous nuclear ribonucleic acid [ˌhetə'rɑdʒənəs]
Kern-RNS *f* nuclear ribonucleic acid, nuclear RNA
heterogene Kern-RNS heterogeneous nuclear RNA, heterogenous nuclear ribonucleic acid
Kernlschrumplfung *f* karyopyknosis, pyknosis, pycnosis
Kernlschwellung *f* nuclear swelling
Kernlspinlrelsolnanz *f* nuclear magnetic resonance
Kernlspinlrelsolnanzlspekltrolskolpie *f* nuclear magnetic resonance spectroscopy, NMR spectroscopy [spek'trɑskəpɪ]
Kernlspinlrelsolnanzltolmolgralfie *f* s.u. Kernspinresonanztomographie
Kernlspinlrelsolnanzltolmolgralphie *f* nuclear resonance scanning, magnet resonance imaging
Kernlstar *m* nuclear cataract
Kernlteillchen *nt* nuclear particle
Kernlteillung *f* nuclear division
indirekte Kernteilung karyomitosis, karyokinesis, mitosis, mitoschisis
mitotische Kernteilung karyomitosis, karyokinesis, mitosis, mitoschisis
Kernlverldichltung *f* karyopyknosis
Kernlwand *f* nuclear envelope, nuclear membrane
Kern-Zytoplasma-Relation *f* karyoplasmic ratio, nucleocytoplasmic ratio, N:C ratio, nuclear to cytoplasmic ratio
Keltal *nt* ketal
Keltilmin *nt* ketimine
Keto- *präf.* ketonic, keto-, oxo-
Keltolalzildolse *f* ketoacidosis; ketosis
α-Keltolbutlterlsäulre *f* α-ketobutyric acid
β-Ketobuttersäure *f* β-ketobutyric acid, acetoacetic acid, diacetic acid, beta-ketobutyric acid
keltolgen *adj.* ketogenic, ketogenetic, ketoplastic
α-Keltolglultalrat *nt* α-ketoglutarate
α-Keltolglultalratldelhydlrolgelnalse *f* α-ketoglutarate dehydrogenase, oxoglutarate dehydrogenase [dɪ'haɪdrədʒəneɪz]

α-Ke|to|glu|tar|säu|re *f* α-ketoglutaric acid, 2-oxoglutaric acid
α-Ke|to|i|so|va|le|rat *nt* α-ketoisovalerate
α-Ke|to|i|so|va|le|ri|an|säu|re *f* α-ketoisovaleric acid
Ke|to|ki|na|se *f* ketohexokinase
Ke|to|kör|per *pl* s.u. Ketonkörper
Ke|tol *nt* ketol
Keton- *präf.* ketonic, keto-
Ke|ton *nt* ketone
Ke|to|nä|mie *f* ketonemia, acetonemia [ˌæsɪtəʊ'niːmɪə]; hyperketonemia; ketosis
ke|to|nä|misch *adj.* relating to ketonemia, ketonemic, acetonemic
Ke|ton|kör|per *pl* ketone bodies, acetone bodies
Ke|ton|säu|re *f* keto acid
ke|to|plas|tisch *adj.* ketogenic, ketogenetic, ketoplastic
α-Ke|to|pro|pi|on|säu|re *f* α-ketopropionic acid, pyruvic acid
Ke|to|säu|re *f* keto acid
3-Ketosäure-CoA-transferase *f* 3-keto acid-CoA transferase
Ke|to|säu|re|de|carb|o|xy|la|se (verzweigtkettige) *f* branched-chain α-keto acid dehydrogenase [dɪ'haɪdrədʒəneɪz], keto acid decarboxylase
Ke|to|säu|re|de|hyd|ro|ge|na|se *f* s.u. α-Ketosäuredehydrogenase
  α-Ketosäuredehydrogenase α-keto acid dehydrogenase
17-Ke|to|ste|ro|id *nt* 17-ketosteroid
ke|to|tisch *adj.* relating to *or* causing ketosis, relating to ketone bodies, ketotic
Ke|to|zu|cker *m* ketose
Ke|to|zu|cker|säu|re *f* keto sugar acid
Ket|te *f* chain
  α-Kette α chain
  β-Kette β chain
  γ-Kette γ chain
  κ-Kette κ chain, kappa chain
  λ-Kette λ chain, lambda chain
  μ-Kette μ chain
  elektronenübertragende Kette electron-transport chain
  geschlossene Kette closed chain, ring
  kontinuierliche Kette s.u. geschlossene *Kette*
  leichte Kette light chain, L chain
  offene Kette open chain, open-chain compound, acyclic compound, fatty compound
  O-spezifische Kette O-specific chain
  schwere Kette H chain, heavy chain, minor chain
  verzweigte Kette branched chain
Ket|ten|ab|bruch *m* chain termination
Ket|ten|ab|bruch|ko|don *nt* s.u. Kettenabbruchskodon
Ket|ten|ab|bruchs|ko|don *nt* nonsense codon, termination codon
Ket|ten|i|so|me|rie *f* chain isomerism [aɪ'sɑmərɪzəm]
α-Ket|ten|krank|heit *f* alpha chain disease
γ-Kettenkrankheit *f* gamma chain disease
μ-Kettenkrankheit *f* mu chain disease
κ-Ket|ten|sys|tem *nt* κ chain system
λ-Kettensystem *nt* λ chain system
Ket|ten|ver|län|ge|rung *f* chain elongation
Keuch|hus|ten *m* whooping cough, pertussis
Keuch|hus|ten|bak|te|ri|um *nt* Bordet-Gengou bacillus, Haemophilus pertussis, Bordetella pertussis
Keuchhusten-Immunglobulin *nt* pertussis immune globulin
Keuch|hus|ten|impf|stoff *m* pertussis vaccine, whooping-cough vaccine
Keuch|hus|ten|vak|zi|ne *f* whooping-cough vaccine, pertussis vaccine
keV *abk.* s.u. Kiloelektronenvolt
KG *abk.* s.u. **1.** Körpergewicht **2.** Kryoglobulin
KGW *abk.* s.u. Körpergewicht
KH *abk.* s.u. Kohlenhydrat
Kh *abk.* s.u. Kohlenhydrat
KI *abk.* s.u. Karnofsky-Index
Kidd: Kidd-Blutgruppe *f* Kidd blood group, Kidd blood group system
  Kidd-Blutgruppensystem *nt* s.u. Kidd-Blutgruppe
Kil|ler|zel|len *pl* killer cells, K cells
  natürliche Killerzellen natural killer cells, NK cells
Kil|ler|zel|len|ak|ti|vi|tät *f* K cell activity, K-cell activity, killer cell activity
  natürliche Killerzellenaktivität natural killer cell activity, NK cell activity
Ki|lo|ba|se *f* kilobase
Ki|lo|ba|sen|paa|re *pl* kilobase pairs
Ki|lo|cu|rie *nt* kilocurie
Ki|lo|e|lek|tro|nen|volt *nt* kilo electron volt
Ki|lo|ka|lo|rie *f* kilocalorie, large calorie
Ki|lo|volt *nt* kilovolt
Ki|lo|watt *nt* kilowatt
Ki|lo|watt|stun|de *f* kilowatt-hour
Kimura: Kimura-Krankheit *f* s.u. Kimura-Syndrom
  Morbus Kimura *m* s.u. Kimura-Syndrom
  Kimura-Syndrom *nt* Kimura's disease, angiolymphoid hyperplasia (with eosinophilia)
Ki|na|se *f* kinase
Ki|na|se|an|ta|go|nist *m* antikinase
Ki|na|se|hem|mer *m* antikinase
ki|ne|tisch *adj.* relating to *or* producing movement *or* motion, kinetic
Ki|nin *nt* kinin
Ki|ni|na|se *f* kininase
Ki|ni|no|gen *nt* kininogen
  hochmolekulares Kininogen high-molecular-weight kininogen, HMW kininogen
  niedermolekulares Kininogen low-molecular-weight kininogen, LMW kininogen
Kino- *präf.* kin(o)-, kine-
Ki|no|zent|rum *nt* cell center, central body, cinocentrum, kinocentrum, centrosome
Ki|no|zi|lie *f* kinocilium, cilium
K^+-Kanal *m* K channel, potassium channel
KKS *abk.* s.u. Kallikrein-Kinin-System
Klam|mer|kon|fi|gu|ra|ti|on *f* staple configuration
Klar|zel|len|kar|zi|nom *nt* clear cell carcinoma, clear carcinoma
Klasse-I-Gen *nt* class I gene
Klasse-II-Gen *nt* class II gene
Klasse-I-Loci *pl* class I loci
Klasse-II-Loci *pl* class II loci
Klasse-I-Molekül *nt* class I molecule, MHC class I molecule
Klasse-II-Molekül *nt* class II molecule, MHC class II molecule
Klasse-III-Molekül *nt* class III molecule, MHC class III molecule
Klas|sen|di|ver|si|tät *f* class diversity
Klas|sen|um|schal|tung *f* class switching
Klasse-I-Speicher-Vesikel *nt* class I storage vesicle

K

Klasse-II-Speicher-Vesikel *nt* class II storage vesicle
kla|vi|ku|lar *adj.* relating to the clavicle, cleidal, clidal, clavicular
Kla|vi|ku|lar|drü|se *f* Virchow's node, Virchow's gland, sentinel node, signal node, Ewald's node
KL-Baz. *abk.* s.u. Klebs-Löffler-Bazillus
Kleb|si|el|la *f* Klebsiella
Klebsiella pneumoniae Friedländer's bacillus, Friedländer's pneumobacillus, pneumobacillus, Bacillus pneumoniae, Klebsiella friedländeri, Klebsiella pneumoniae
Kleb|si|el|len|pneu|mo|nie *f* Friedländer's pneumonia, Friedländer's bacillus pneumonia, Klebsiella pneumonia [n(j)uː'məʊnɪə]
Klebs-Löffler: Klebs-Löffler-Bazillus *m* Klebs-Löffler bacillus, diphtheria bacillus [dɪf'θɪərɪə], Corynebacterium diphtheriae
klein|kno|tig *adj.* micronodular
kli|nisch *adj.* clinic, clinical
klinisch-anatomisch *adj.* clinicoanatomical
klinisch-diagnostisch *adj.* clinical-diagnostic
klinisch-histologisch *adj.* histoclinical
klinisch-pathologisch *adj.* clinicopathologic, clinicopathological
Klon- *präf.* clonal
Klon *m* clone
klo|nal *adj.* relating to a clone, clonal
Klon|bil|dung *f* cloning
klo|nen *vt* clone
Klo|nie|rung *f* cloning
klo|no|gen *adj.* clonogenic
Klo|no|typ *m* clonotype
klo|no|ty|pisch *adj.* clonotypic
Klon-Selektionshypothese *f* clonal-selection hypothesis
Klon-Selektionstheorie *f* clonal-selection theory
KM *abk.* s.u. **1.** Kernmembran **2.** Knochenmark **3.** Kontrastmittel
K_m *abk.* s.u. Michaelis-Konstante
Km-Allotypen *pl* Km allotypes, InV allotypes
Km-Antigene *pl* Km antigens
Knochen- *präf.* bone, bony, osseous, osteal, oste(o)-, ost(e)-
Kno|chen *m* bone
Kno|chen|bank *f* bone bank
Kno|chen|fib|rom *nt* fibroma of bone, osteofibroma
nicht-ossifizierendes Knochenfibrom xanthogranuloma of bone, fibrous giant cell tumor of bone, xanthomatous giant cell tumor of bone [zæn'θɑmətəs], fibrous giant cell tumor of bone, non-ossifying fibroma of bone
nicht-osteogenes Knochenfibrom s.u. nicht-ossifizierendes *Knochenfibrom*
Kno|chen|ge|schwulst *f* osteoma, bone tumor
Kno|chen|gra|nu|lom, eosinophiles *nt* Langerhans' cell granulomatosis, eosinophilic granuloma
Kno|chen|krebs *m* osteocarcinoma
Knochenmark- *präf.* marrow, myeloid, myelic, myel(o)-
Kno|chen|mark *nt* bone marrow, medulla, medulla of bone, medullary substance of bone, marrow, pith
gelbes Knochenmark yellow bone marrow, fatty bone marrow, fat marrow, fatty marrow, yellow marrow, yellow medullary substance of bone
primäres Knochenmark primary bone marrow
rotes Knochenmark red bone marrow, red marrow, red medullary substance of bone, myeloid tissue
sekundäres Knochenmark secondary bone marrow
weißes Knochenmark gelatinous bone marrow
Kno|chen|mark|a|pla|sie *f* bone marrow aplasia
Kno|chen|mark|aus|strich *m* bone marrow smear
Kno|chen|mark|bi|op|sie *f* bone marrow biopsy ['baɪɑpsɪ]
Kno|chen|mark|de|pres|si|on *f* myelosuppression
Kno|chen|mark|ent|zün|dung *f* inflammation of the bone marrow, medullitis [med(j)ə'laɪtɪs], myelitis [maɪə'laɪtɪs]
Kno|chen|mark|er|kran|kung *f* myelopathy [maɪə'lɑpəθɪ]
Kno|chen|mark|fib|ro|se *f* osteomyelofibrosis, osteomyelosclerosis, myelofibrosis, myelosclerosis, osteomyelofibrotic syndrome, myofibrosis-osteosclerosis syndrome
kno|chen|mark|hem|mend *adj.* myelosuppressive
Kno|chen|mark|hem|mung *f* myelosuppression
Kno|chen|mark|mak|ro|pha|ge *m* bone-marrow macrophage
Kno|chen|mark|nek|ro|se *f* marrow necrosis, bone marrow necrosis
Kno|chen|mark|punk|ti|on *f* bone marrow puncture
Kno|chen|mark|re|kon|sti|tu|ti|on *f* bone marrow reconstitution
Kno|chen|mark|rie|sen|zel|le *f* s.u. Knochenmarksriesenzelle
Knochenmarks- *präf.* s.u. Knochenmark-
Kno|chen|marks|ab|szess *m* bone marrow abscess, marrow abscess ['æbses]
Kno|chen|marks|bi|op|sie *f* bone marrow biopsy ['baɪɑpsɪ]
kno|chen|mark|schä|di|gend *adj.* myelotoxic
Kno|chen|mark|schäd|lich|keit *f* bone marrow toxicity, myelotoxicity
Kno|chen|mark|schwund *m* myelophthisis, panmyelophthisis
Kno|chen|marks|de|pres|si|on *f* myelosuppression
Kno|chen|marks|ent|zün|dung *f* s.u. Knochenmarkentzündung
Kno|chen|marks|er|kran|kung *f* myelopathy [maɪə'lɑpəθɪ]
Kno|chen|marks|fib|ro|se *f* osteomyelofibrosis, osteomyelosclerosis, myelofibrosis, myelosclerosis, osteomyelofibrotic syndrome, myofibrosis-osteosclerosis syndrome
kno|chen|marks|hem|mend *adj.* myelosuppressive
Kno|chen|marks|hem|mung *f* myelosuppression
Kno|chen|marks|höh|le *f* marrow canal
Kno|chen|marks|kul|tur *f* bone marrow culture
kno|chen|marks|los *adj.* amyelonic, amyeloic
Kno|chen|marks|nek|ro|se *f* marrow necrosis, bone marrow necrosis
Kno|chen|marks|rie|sen|zel|le *f* giant cell of bone marrow, bone marrow giant cell, myeloplaque, myeloplax; megakaryocyte, megacaryocyte, megalocaryocyte, megalokaryocyte, thromboblast
kno|chen|marks|schä|di|gend *adj.* myelotoxic
Kno|chen|marks|schäd|lich|keit *f* bone marrow toxicity, myelotoxicity
Kno|chen|marks|schwund *m* myelophthisis, panmyelophthisis
Kno|chen|mark|stamm|zel|le *f* bone-marrow stem cell
kno|chen|marks|to|xisch *adj.* myelotoxic
Kno|chen|marks|zel|le *f* marrow cell, myeloid cell
kno|chen|mark|to|xisch *adj.* myelotoxic
Kno|chen|mark|to|xi|zi|tät *f* bone marrow toxicity, myelotoxicity

Kno|chen|mark|trans|plan|ta|ti|on *f* bone marrow transplantation
Kno|chen|mark|zel|le *f* marrow cell, myeloid cell
Kno|chen|mat|rix *f* bone matrix
Kno|chen|me|tas|ta|se *f* bone metastasis, bony metastasis, osseous metastasis [mə'tæstəsɪs]
osteoklastische Knochenmetastase osteoclastic bone metastasis
osteoplastische Knochenmetastase osteoplastic bone metastasis
Kno|chen|sar|kom *nt* osteogenic sarcoma [sɑːr'kəʊmə], osteosarcoma, osteoblastic sarcoma, osteolytic sarcoma, osteoid sarcoma
Kno|chen|scan *m* bone scan, bone scanning
Kno|chen|szin|ti|gra|fie *f* s.u. Knochenszintigraphie
Kno|chen|szin|ti|gramm *nt* bone scan
Kno|chen|szin|ti|gra|phie *f* bone scan, bone scanning
Kno|chen|trans|plan|tat *nt* bone graft, osseous graft
Kno|chen|trans|plan|ta|ti|on *f* bone grafting, osteoplasty, bone graft, osseous graft
heterologe Knochentransplantation hetero-osteoplasty
homologe Knochentransplantation homeo-osteoplasty
Kno|chen|tu|mor *m* bone tumor
Kno|chen|zel|le *f* bone cell, bone corpuscle, osseous cell, osteocyt
Kno|chen|zys|te *f* bone cyst, osteocystoma
Knor|pel *m* cartilaginous tissue, cartilage
Knor|pel|ge|schwulst *f* chondroma, cartilage neoplasia
Knor|pel|ge|we|be *nt* cartilage, cartilaginous tissue
Knor|pel|tu|mor *m* chondroma, cartilage neoplasia
Kno|ten *m* (*anatom.*) node, nodosity, nodus, nodule, tubercle; (*pathol.*) lump, nodosity, node, nodule
heißer Knoten (*Schilddrüse*) hot nodule, hot thyroid nodule
kalter Knoten (*Schilddrüse*) cold nodule, cold thyroid nodule
KO *abk.* s.u. Körperoberfläche
Ko|a|gel *nt* clot, curd, coagulum, coagulation
Ko|ag|glu|ti|na|ti|on *f* coagglutination
Ko|ag|glu|ti|nin *nt* coagglutinin
ko|a|gu|la|bel *adj.* coagulable
Ko|a|gu|la|bi|li|tät *f* coagulability
Ko|a|gu|lans *nt, pl* **Ko|a|gu|lan|tia, Ko|a|gu|lan|zi|en** coagulant
Ko|a|gu|la|se *f* coagulase
ko|a|gu|la|se|ne|ga|tiv *adj.* coagulase-negative
ko|a|gu|la|se|po|si|tiv *adj.* coagulase-positive
Ko|a|gu|la|se|test *m* coagulase test
Ko|a|gu|la|ti|on *f* blood clotting, clotting, coagulation
disseminierte intravasale Koagulation disseminated intravascular coagulation syndrome, diffuse intravascular coagulation, consumption coagulopathy [kəʊˌægjə'lɑpəθɪ], disseminated intravascular coagulation
Ko|a|gu|la|ti|ons|fak|tor *m* blood clotting factor
ko|a|gu|la|ti|ons|för|dernd *adj.* coagulant, coagulative
Ko|a|gu|la|ti|ons|kas|ka|de *f* coagulation cascade
Ko|a|gu|la|ti|ons|nek|ro|se *f* coagulation necrosis
Ko|a|gu|la|ti|ons|zo|ne *f* zone of coagulation
Ko|a|gu|la|tor *m* coagulator
ko|a|gu|lier|bar *adj.* coagulable
Ko|a|gu|lier|bar|keit *f* coagulability
ko|a|gu|lie|ren *vi* (*Blut*) clot, coagulate, curdle
Ko|a|gu|lo|pa|thie *f* coagulopathy [kəʊˌægjə'lɑpəθɪ]
Ko|a|gu|lum *nt, pl* **Ko|a|gu|la** s.u. Koagel
Ko|a|zer|vat *nt* coacervate
Ko|ba|la|min *nt* cobalamin
Ko|balt *nt* cobalt
Ko|balt|be|strah|lung *f* cobalt irradiation, cobalt radiation
Koch|blut|a|gar *m/nt* chocolate agar, heat blood agar
Koch|salz *nt* salt, common salt, table salt, (*Chemie*) sodium chloride
Koch|salz|lö|sung *f* salt solution, sodium chloride irrigation, sodium chloride solution, NaCl solution
Koch-Weeks: Koch-Weeks-Bazillus *m* Weeks' bacillus, Koch-Week's bacillus Haemophilus aegyptius
Koch-Weeks-Konjunktivitis *f* Koch-Week conjunctivitis [kənˌdʒʌŋktə'vaɪtɪs], pinkeye, acute contagious conjunctivitis, acute epidemic conjunctivitis
Kode *m* code
genetischer Kode genetic code
ko|do|mi|nant *adj.* codominant
Ko|do|mi|nanz *f* codominance
Ko|don *nt* codon, triplet
Koebner: Koebner-Phänomen *nt* Koebner's phenomenon [fɪ'nɑməˌnɑn], isomorphic response, isomorphic effect
Ko|ef|fi|zi|ent *m* coefficient
Koenen: Koenen-Tumor *m* Koenen's tumor, periungual fibroma
Ko|en|zym *nt* coenzyme, coferment
Ko|ex|pres|si|on *f* co-expression
KOF *abk.* s.u. Körperoberfläche
Ko|fak|tor *m* cofactor
KOH *abk.* s.u. Kaliumhydroxid
Koh|len|di|o|xid *nt* carbonic anhydride, carbon dioxide, chokedamp
gefrorenes Kohlendioxid dry ice, carbon dioxide snow
Koh|len|di|o|xid|la|ser *m* carbon dioxide laser
Koh|len|di|o|xid|par|ti|al|druck *m* carbon dioxide partial pressure, pCO_2 partial pressure
Koh|len|di|o|xid|span|nung *f* carbon dioxide tension
Koh|len|di|o|xid|ü|ber|schuss *m* (*Blut*) carbohemia [kɑːrbə'hiːmɪə], carbonemia [kɑːrbə'niːmɪə]
Koh|len|hyd|rat *nt* carbohydrate, saccharide
Koh|len|hyd|rat|ab|bau *m* carbohydrate breakdown
Koh|len|hyd|rat|ka|ta|bo|lis|mus *m* carbohydrate catabolism [kə'tæbəlɪzəm]
Koh|len|hyd|rat|li|gan|den *pl* carbohydrate ligands
Koh|len|hyd|rat|mal|ab|sorp|ti|on *f* carbohydrate malabsorption
Koh|len|hyd|rat|me|ta|bo|lis|mus *m* carbohydrate metabolism [mə'tæbəlɪzəm]
Koh|len|hyd|rat|stoff|wech|sel *m* carbohydrate metabolism [mə'tæbəlɪzəm]
Koh|len|mon|o|xid *nt* carbon monoxide, sweet gas
Koh|len|mon|o|xid|hä|mo|glo|bin *nt* carbon monoxide hemoglobin ['hiːməgləʊbɪn], carboxyhemoglobin [kɑːrˌbɑksɪ'hiːməˌgləʊbɪn]
Koh|len|mon|o|xid|ver|gif|tung *f* CO poisoning, carbon monoxide poisoning
Koh|len|o|xid *nt* s.u. Kohlenmonoxid
Koh|len|säu|re *f* carbonic acid
Koh|len|säu|re|an|hyd|ra|se *f* carbonic anhydrase, carbonate dehydratase
Koh|len|säu|re|an|hyd|rid *nt* s.u. Kohlendioxid

K

Kohllenlstoff *m* carbon
Kohllenlstofflatom *nt* carbon atom
asymmetrisches Kohlenstoffatom asymmetric carbon atom
Kohllenlwaslserlstoff *m* hydrocarbon
aromatischer Kohlenwasserstoff aromatic hydrocarbon
gesättigter Kohlenwasserstoff saturated hydrocarbon
ringförmiger Kohlenwasserstoff cyclic hydrocarbon
ungesättigter Kohlenwasserstoff unsaturated hydrocarbon
zyklischer Kohlenwasserstoff s.u. ringförmiger *Kohlenwasserstoff*
Kohlenwasserstoff- *präf.* hydrocarbon
Kohllenlwaslserlstofflketlte *f* hydrocarbon chain, hydrocarbon tail
Kolkarldenlzellle *f* target cell, target erythrocyte [ɪ'rɪθrəsaɪt]
Kolkarlzilnolgen *nt* cocarcinogen
Kolkarlzilnolgelnelse *f* cocarcinogenesis [kəʊˌkɑːrsnəʊ'dʒenəsɪs]
Koklke *f* coccus
koklkenlähnllich *adj.* resembling a coccus, coccal, coccoid
Kolkulltilvaltilon *f* cocultivation
Kolkulltilvielrung *f* cocultivation
Kolkulltur *f* co-culture
Koklzildilen *pl* Coccidia
Koklzildilolildin *nt* coccidioidin
Kokzidioidin-Hauttest *m* coccidioidin test, coccidioidin skin test
Kokzidioidin-Test *m* s.u. Kokzidioidin-Hauttest
Koklzildilolse *f* coccidiosis, coccidial disease
Kollbenlschimlmel *m* aspergillus, Aspergillus
Kollchilzin *nt* colchicine
kollilähnllich *adj.* coliform
Kollilbaklterilälmie *f* colibacillemia [kəʊlɪˌbæsɪ'liːmɪə]
Kollilbaklterilen *pl* coliform bacteria, coliforms
Kollilbalzilllus *m* Escherich's bacillus, colon bacillus, colibacillus, coli bacillus, Shigella alkalescens, Shigella dispar, Shigella madampensis, Escherichia coli
Kolliltis *f* inflammation of the colon, colonic inflammation, colonitis [kəʊlə'naɪtɪs], colitis [kəʊ'laɪtɪs]
Kollilzilnolgen *nt* colicinogen, colicinogenic factor
Kolllalgen *nt* collagen, ossein, osseine, ostein, osteine
Kolllalgelnalse *f* collagenase
Kolllalgelnolse *f* collagen disease, collagen-vascular disease, collagenosis
Kolllilqualtilon *f* colliquation, softening
Kolliquations- *präf.* colliquative
Kolllilqualtilonslneklrolse *f* colliquative necrosis, liquefaction necrosis, liquefaction degeneration, colliquative degeneration
kolllilqualtiv *adj.* colliquative
Kolllilsilonsltulmor *m* collision tumor
Kolllolid *nt* colloid
Kolllolidlaldelnom *nt* (*Schilddrüse*) colloid adenoma, macrofollicular adenoma [ædə'nəʊmə]
Kolllolidlkarlzilnom *nt* mucinous carcinoma, mucinous cancer, mucinous adenocarcinoma, gelatinous cancer, gelatiniform cancer, mucous cancer, colloid cancer, colloid carcinoma, gelatiniform carcinoma, gelatinous carcinoma, mucous carcinoma
Kolllolidlknolten *m* colloid nodule
Kolllolidlkrebs *m* s.u. Kolloidkarzinom
Kolllum *nt* neck, collum; cervix
Kolllumlkarlzilnom *nt* cervical carcinoma (of uterus), carcinoma of uterine cervix
Kolon- *präf.* colic, colon, colonic, colo-, colono-
Kollon *nt* colon, segmented intestine
Kollonlaldelnom *nt* adenoma of the colon [ædə'nəʊmə]
Kollonlkarlzilnom *nt* colon carcinoma
Kollonlkrebs *m* colon carcinoma
Kollolnolskop *nt* colonoscope, coloscope
Kollolnolskolpie *f* colonoscopy, coloscopy
Kollonlspielgellung *f* colonoscopy, coloscopy
Kollolreklum *nt* colorectum
Kollolskop *nt* colonoscope, coloscope
Kollolskolpie *f* colonoscopy, coloscopy
Kolloslolmie *f* colostomy [kə'lɑstəmɪ], laparocolostomy, colopractia
Komlbilnaltilonslbelhandllung *f* combination therapy
Komlbilnaltilonsltulmor *m* combination tumor
Kolmeldolkarlzilnom *nt* (*Brust*) comedocarcinoma, comedo carcinoma
Komma-Bazillus *m* Koch's bacillus, cholera bacillus, comma bacillus, cholera vibrio, Vibrio cholerae, Vibrio comma
komlpaltilbel *adj.* compatible (*mit* with)
Komlpaltilbillilät *f* compatibility, compatibleness (*mit* with)
komlpenlsiert *adj.* compensated
Komlpeltenzlfakltor *m* competence factor
komlpeltiltiv *adj.* competitive
Komlplelment *nt* complement
hämolytisches Komplement hemolytic complement
Komlplelmentlakltilvielrung *f* complement activation
Komplementär- *präf.* complementary, complemental, completing
komlplelmenltär *adj.* complementary, complemental, completing
Komlplelmenltärlbalse *f* complementary base
Komlplelmenltärlgelne *pl* reciprocal genes, complementary genes
Komlplelmenltärlstrang *m* complementary strand
Komlplelmenltaltilon *f* complementation
komlplelmentlbinldend *adj.* complement-fixing
Komlplelmentlbinldung *f* complement fixation, fixation reaction, Gengou phenomenon [fɪ'nɑmə,nɑn]
Komlplelmentlbinldungslrelakltilon *f* complement binding reaction, complement fixation reaction, complement fixation test
Komplementbindungsreaktion nach Machado Machado's test, Machado-Guerreiro test
Komplementbindungsreaktion nach Wassermann Wassermann test, Wassermann reaction, compluetic reaction
Komlplelmentlbinldungslstellle *f* complement binding site
Komlplelmentleinlheit *f* complement unit, alexin unit, hemolytic unit
Komlplelmentlfakltolren *pl* complement factors, complement components, components of complement
Komlplelmenltielrungsltest *m* complementation test
Komlplelmentlinlakltilvielrung *f* complement inactivation

Kom|ple|ment|kom|po|nen|ten *pl* complement factors, complement components, components of complement
Kom|ple|ment|re|zep|tor *m* complement receptor
Kom|ple|ment|re|zep|tor|typ *m* complement receptor type
Komplementrezeptortyp 1 C3b/C4b receptor, complement receptor type 1, immune adherence receptor
Komplementrezeptortyp 2 complement receptor type 2
Komplementrezeptortyp 3 complement receptor type 3, leukocyte integrin CD18/11b
Komplementrezeptortyp 4 complement receptor type 4, leukocyte integrin CD18/11c
Kom|ple|ment|sys|tem *nt* complement system
Kom|ple|ment|ver|min|de|rung *f* complement depletion
kom|ple|ment|ver|mit|telt *adj.* complement-mediated
Kom|plex *m* complex, group
erythrozytengebundener Komplex erythrocyte-bound complex
TCR-assoziierter Komplex TCR-associated complex
Kom|po|si|ti|ons|tu|mor *m* composition tumor
Kon|dy|lom *nt* condyloma
breites Kondylom flat condyloma, broad condyloma, condyloma, syphilitic condyloma, moist papule, mucous papule
spitzes Kondylom fig wart, genital wart, condyloma, moist papule, acuminate wart, moist wart, venereal wart, pointed condyloma, pointed wart, acuminate condyloma, mucous papule
Kon|fi|gu|ra|ti|ons|spe|zi|fi|tät *f* configurational specificity
kon|gen *adj.* congenic
Kon|glu|ti|na|ti|on *f* conglutination
Kon|glu|ti|na|ti|ons|re|ak|ti|on *f* conglutination reaction
Kon|glu|ti|na|ti|ons|test *m* conglutination reaction
Kon|glu|ti|na|ti|ons|throm|bus *m* conglutination-agglutination thrombus, pale thrombus, white clot, white thrombus ['θrɑmbəs]
Kon|glu|ti|nin *nt* conglutinin
Kon|glu|ti|no|gen *nt* conglutinogen
Konstante-Region-Gen *nt* constant region gene
Kon|ta|gi|on *nt, pl* **Kon|ta|gi|en** contagion, contagium
kon|ta|gi|ös *adj.* contagious, communicable
Kon|ta|gi|o|si|tät *f* contagiosity, communicableness
Kon|ta|gi|um *nt, pl* **Kon|ta|gi|en** contagion, contagium
Kon|takt|al|ler|gen *nt* contact allergen, contactant
Kon|takt|al|ler|gie *f* contact allergy, contact hypersensitivity
Kon|takt|der|ma|ti|tis *nt* contact dermatitis [ˌdɜrmə'taɪtɪs], contact eczema ['eksəmə]
Kontaktdermatitis durch Kosmetika cosmetic dermatitis
Kontaktdermatitis bei Nickelallergie nickel dermatitis
allergische Kontaktdermatitis allergic contact dermatitis, allergic dermatitis, contact dermatitis
allergische Kontaktdermatitis durch Chemikalien chemical dermatitis
berufsbedingte Kontaktdermatitis industrial dermatitis, industrial dermatosis, occupational dermatitis
nicht-allergische Kontaktdermatitis irritant dermatitis, primary irritant dermatitis
photoallergische Kontaktdermatitis photoallergic contact dermatitis, photocontact dermatitis
toxische Kontaktdermatitis irritant dermatitis, primary irritant dermatitis
Kon|takt|ek|zem *nt* s.u. Kontaktdermatitis
Kon|takt|hem|mung *f* contact inhibition, density inhibition
Kon|takt|me|tas|ta|se *f* contact metastasis [mə'tæstəsɪs]
Kon|takt|ü|ber|emp|find|lich|keit *f* contact hypersensitivity
Kon|ta|mi|na|ti|on *f* contamination
bakterielle Kontamination bacterial contamination
kon|ta|mi|niert *adj.* contaminated
Kon|tra|in|di|ka|ti|on *f* contraindication
kon|tra|in|di|ziert *adj.* contraindicated
Kon|trast|fär|be|mit|tel *nt* contrast stain, contrast dye
Kon|trast|fär|bung *f* counterstain, contrast stain
Kon|trast|mit|tel *nt* contrast medium, contrast agent, contrast dye
Kon|trast|mit|tel|al|ler|gie *f* allergy to contrast medium
Kon|troll|ex|pe|ri|ment *nt* control experiment
Kon|troll|ver|such *m* control experiment
Ko|nus|bi|op|sie *f* cone biopsy ['baɪɑpsɪ]
Kon|zen|tra|ti|on *f* concentration; (*Spiegel*) level
maximal zulässige Konzentration maximal allowance concentration
minimale bakterizide Konzentration minimal bactericidal concentration, minimal lethal concentration
molare Konzentration molar concentration, substance concentration, substance concentration
steady-state-Konzentration steady state concentration
Kon|zen|tra|ti|ons|gra|di|ent *m* concentration gradient
Kopf|kar|zi|nom *nt* (*Pankreas*) carcinoma of head of pancreas
Ko|po|ly|mer *nt* copolymer
Ko|prä|zi|pi|tin *nt* coprecipitin
Kop|ro|an|ti|kör|per *m* coproantibody
Kör|per *m* body, corpus
Kör|per|ag|glu|ti|nin *nt* somatic agglutinin
Kör|per|an|ti|gen *nt* somatic antigen, O antigen
Kör|per|ge|wicht *nt* body weight, weight
kör|per|lich I *adj.* 1. physical, bodily, somatic; (*Erkrankung*) somatopathic 2. (*Physik*) material, corporeal, physical II *adv* physically
Kör|per|mas|se|in|dex *m* Quetelet index, body mass index
Kör|per|o|ber|flä|che *f* body surface, body surface area
Kör|per|zel|le *f* body cell, somatic cell
Kor|pus|kar|zi|nom *nt* corpus carcinoma, carcinoma of body of uterus
Kor|pus|kel *nt* 1. (*histolog.*) corpuscle, body 2. (*Physik*) corpuscle
Kor|pus|kel|strah|lung corpuscular radiation, particulate radiation
kor|pus|ku|lar *adj.* relating to a corpuscle, corpuscular
Kor|ti|ko|id *nt* corticoid
Kor|ti|ko|li|be|rin *nt* corticotropin releasing factor, adrenocorticotropic hormone releasing factor, corticoliberin, corticotropin releasing hormone
Kor|ti|ko|ste|ro|id *nt* corticosteroid
Kor|ti|ko|ste|ron *nt* corticosterone, Kendall's compound B, Reichstein's substance H, compound B
kor|ti|ko|trop *adj.* corticotropic, corticotrophic

K

Kor|ti|ko|tro|phin *nt* s.u. Kortikotropin
Kor|ti|ko|tro|pin *nt* adrenocorticotropic hormone, adrenocorticotrophin, adrenocorticotropin, adrenotrophin, adrenotropin, corticotropin, corticotrophin, acortan
Kor|ti|sol *nt* 17-hydroxycorticosterone, hydrocortisone, cortisol, Kendall's compound F, Reichstein's substance M, compound F
Kor|ti|son *nt* cortisone, Kendall's compound E, compound E, Reichstein's substance Fa, Wintersteiner's F compound
kor|ti|son|emp|find|lich *adj.* cortisone-sensitive
Ko|sti|mu|la|tor *m* costimulator
ko|sti|mu|la|to|risch *adj.* costimulatory
Kostmann: Kostmann-Syndrom *nt* Kostmann's syndrome, infantile genetic agranulocytosis
Ko|substr|rat *nt* cosubstrate
Ko|trans|duk|ti|on *f* cotransduction
Ko|trans|mit|ter *m* cotransmitter
Ko|trans|port *m* cotransport
KPR *abk.* s.u. kardiopulmonale *Reanimation*
Kraft *f, pl* **Kräf|te** strength, force, power
  elektrostatische Kraft electrostatic force
  kovalente Kraft covalent force
  nichtkovalente Kraft non-covalent force
Kral|len|frosch *m* claw frog
krank|haft *adj.* pathological, pathologic, diseased, morbid
Krank|heit *f* illness, sickness, ill, disorder, disease; (*Leiden*) maladie, malady, ailment, ill, complaint, trouble
Krankheits- *präf.* sick, nos(o)-, path(o)-
Krank|heits|bild *nt* clinical picture
  klinisches Krankheitsbild clinical picture
Krank|heits|ent|ste|hung *f* pathogenesis [pæθəʊ'dʒenəsɪs], pathogenesy, pathogeny, etiopathology [ˌɪtɪəʊpə'θɑlədʒɪ]
Krank|heits|ent|wick|lung *f* pathogenesis [pæθəʊ'dʒenəsɪs], pathogenesy, pathogeny, etiopathology [ˌɪtɪəʊpə'θɑlədʒɪ]
krank|heits|er|re|gend *adj.* pathogenetic, pathogenic, morbigenous [mɔːr'bɪdʒənəs], morbific
Krank|heits|er|re|ger *m* agent, pathogen, pathogenic agent, pathogenic microorganism [maɪkrə'ɔːrgənɪzəm], germ
krank|heits|in|du|zie|rend *adj.* disease-inducing
Krank|heits|ü|ber|tra|gung *f* infection, communication (of a disease)
Krank|heits|ver|lauf *m* course of (a) disease, disease process
Kratz|test *m* scratch test, scarification test
Krau|ro|sis *f* kraurosis
  Kraurosis vulvae kraurosis vulvae, Breisky's disease, leukokraurosis
Kre|a|tin *nt* creatine, kreatin, *N*-methyl-guanidinoacetic acid
Kre|a|ti|nin *nt* creatinine
Krebs- *präf.* cancer, carcin(o)-
Krebs: Krebs-Zyklus *m* Krebs cycle, citric acid cycle, tricarboxylic acid cycle
Krebs *m* cancer, carcinoma, malignant epithelioma, malignant tumor, epithelioma, epithelial cancer, epithelial tumor, epithelioma
krebs|ar|tig *adj.* resembling cancer, cancriform, cancroid; cancerous
krebs|aus|lö|send *adj.* s.u. krebserregend
krebs|be|fal|len *adj.* cancerous
Krebs|ek|zem *nt* (*der Brust*) Paget's disease (of the breast), Paget's disease of the nipple
krebs|er|re|gend *adj.* cancer-causing, cancerigenic, cancerogenic, carcinogenic
Krebs erregend s.u. krebserregend
krebs|er|zeu|gend *adj.* s.u. krebserregend
krebs|för|mig *adj.* resembling cancer, cancriform, cancroid; cancerous
Krebs-Henseleit: Krebs-Henseleit-Zyklus *m* Krebs cycle, Krebs-Henseleit cycle, Krebs ornithine cycle, Krebs urea cycle, urea cycle, ornithine cycle
kreb|sig *adj.* of the nature of cancer, cancerous, carcinomatous [kɑːrsɪ'nəʊmətəs], carcinous
Krebs|kran|ke *m/f* cancer patient
Krebs|me|tas|ta|se *f* carcinomatous metastasis [kɑːrsɪ'nəʊmətəs], metastasis [mə'tæstəsɪs]
Krebs|pa|ti|ent *m* cancer patient
Krebs|re|zi|div *nt* recurrent carcinoma
Krebs|ri|si|ko *nt* cancer risk
Krebs|zel|le *f* cancer cell
K-Region *f* K region
Kre|sol *nt* cresol, cresylic acid, tricresol, kresol, methyl phenol
Kreuz|ag|glu|ti|na|ti|on *f* cross agglutination
Kreuz|ag|glu|ti|na|ti|ons|re|ak|ti|on *f* cross agglutination
kreu|zen *vt* 1. (*anatom.*) cross, decussate, intersect 2. (*biolog.*) hybridize, cross, crossbreed, intercross, interbreed 3. (*hämatol.*) cross-match
Kreuz|im|mu|ni|tät *f* cross-immunity
Kreuz|pro|be *f* crossmatch, cross matching
kreuz|re|a|gie|ren *vt* cross-react
kreuz|re|a|gie|rend *adj.* cross-reacting, cross-reactive
Kreuz|re|ak|ti|on *f* cross-reaction, cross reaction
kreuz|re|ak|tiv *adj.* cross-reactive
Kreuz|re|ak|ti|vi|tät *f* cross-reactivity
Kreuz|re|sis|tenz *f* cross-resistance
kreuz|sen|si|bi|li|sie|rend *adj.* cross-sensitizing
Kreuz|sen|si|bi|li|sie|rung *f* cross-sensitization
Kreuz|sen|si|bi|li|tät *f* cross-sensitivity
Kri|se *f* crisis; (*pathol.*) critical stage, turning point, turn, climacteric, head
  aplastische Krise aplastic crisis
  hämoklastische Krise hemoclastic crisis
  hämolytische Krise hemolytic crisis
KRK *abk.* s.u. kolorektales *Karzinom*
Krkh. *abk.* s.u. Krankheit
Krukenberg: Krukenberg-Tumor *m* Krukenberg's tumor
Kru|or *m* blood clot, coagulated blood, cruor
Kru|or|ge|rinn|sel *nt* currant jelly clot, currant jelly thrombus ['θrɑmbəs], quickly formed clot
Krupp *m* croup, exudative angina, angina trachealis, laryngostasis [ˌlærɪn'gɑstəsɪs]
  diphtherischer Krupp s.u. echter *Krupp*
  echter Krupp croup, diphtheritic croup
Kry|o|fib|ri|no|gen *nt* cryofibrinogen
Kry|o|fib|ri|no|gen|ä|mie *f* cryofibrinogenemia
Kry|o|glo|bu|lin *nt* cryoglobulin, cryogammaglobulin
Kry|o|glo|bu|lin|ä|mie *f* cryoglobulinemia
Kry|o|prä|zi|pi|tat *nt* cryoprecipitate
Kry|o|prä|zi|pi|ta|ti|on *f* cryoprecipitation
Kry|o|the|ra|pie *f* cryotherapy, crymotherapeutics *pl*, crymotherapy, frigotherapy, psychrotherapy
Kryp|to|kok|kus *m, pl* **Kryp|to|kok|ken** Cryptococcus, Torula

KS *abk.* s.u. **1.** Kaposi-Sarkom **2.** kardiogener *Schock*
K_S *abk.* s.u. Substratkonstante
17-KS *abk.* s.u. 17-Ketosteroid
KT *abk.* s.u. konnatale *Toxoplasmose*
Ku|gel|zell|a|nä|mie (konstitutionelle hämolytische) *f* Minkowski-Chauffard syndrome, spherocytic anemia, hereditary spherocytosis, chronic familial icterus, chronic familial jaundice ['dʒɔːndɪz], congenital hyperbilirubinemia [haɪpər,bɪlə-,ruːbɪ'niːmɪə], congenital familial icterus, chronic acholuric jaundice, acholuric jaundice, acholuric familial jaundice, congenital hemolytic jaundice, familial acholuric jaundice, congenital hemolytic icterus, globe cell anemia, congenital hemolytic icterus, constitutional hemolytic anemia [ə'niːmɪə]
Ku|gel|zel|le *f* microspherocyte, spherocyte
Ku|gel|zel|len|a|nä|mie *f* s.u. Kugelzellanämie
Ku|gel|zel|len|ik|te|rus *m* s.u. Kugelzellanämie
Ku|gel|zell|ik|te|rus *m* s.u. Kugelzellanämie
Kuh|milch|a|nä|mie *f* milk anemia; cow's milk anemia [ə'niːmɪə]
Kultschitzky: Kultschitzky-Tumor *m* Kulchitsky-cell carcinoma
Kultschitzky-Zellen *pl* Kulchitsky cells, argentaffine cells, enteroendocrine cells, enterochromaffin cells
Kultur- *präf.* cultural, cultured
Kul|tur *f* culture
Kultur im hängenden Block hanging-block culture
Kultur im hängenden Tropfen hanging-drop culture
asynchrone Kultur asynchronous culture
attenuierte Kultur attenuated culture
gemischte Kultur mixed culture
Kul|tur|filt|rat *nt* culture filtrate
Kul|tur|ge|fäß *nt* culture flask, culture vessel
Kul|tur|me|di|um *nt* culture medium
Kul|tur|plat|te *f* culture plate
Kul|tur|röhr|chen *nt* culture tube
Kul|tur|substr|rat *nt* medium, culture medium
Ku|ma|rin *nt* cumarin, coumarin, chromone
Ku|ma|rin|de|ri|vat *nt* cumarin, coumarin, chromone
Kunst|af|ter *m* preternatural anus, artificial anus
Kup|fer *nt* copper
Kup|fer|sul|fat *nt* copper sulfate, cupric sulfate, blue vitriol
Kupffer: Kupffer-Sternzellen *pl* von Kupffer's cells
Kupffer-Zellen *pl* von Kupffer's cells
Kurz|wel|len|be|hand|lung *f* radiothermy, short wave therapy
Kurz|wel|len|di|a|ther|mie *f* neodiathermy, radiathermy, short-wave diathermy
Kurz|wel|len|the|ra|pie *f* radiothermy, short wave therapy
ku|tan *adj.* relating to the skin, dermal, dermatic, dermic, cutaneous
Ku|ti|re|ak|ti|on *f* cutireaction, cutaneous reaction
Küttner: Küttner-Tumor *m* Küttner's tumor
Kü|vet|te *f* cuvette, cuvet
kV *abk.* s.u. Kilovolt
Kveim: Kveim-Antigen *nt* Kveim antigen
Kveim-Hauttest *m* Nickerson-Kveim test, Kveim test
Kveim-Nickerson: Kveim-Nickerson-Test *m* Kveim test, Nickerson-Kveim test
KW *abk.* s.u. Kohlenwasserstoff
kW *abk.* s.u. Kilowatt
kWh *abk.* s.u. Kilowattstunde
KWT *abk.* s.u. Kurzwellentherapie
Kys|ta|de|no|fib|rom *nt* cystadenofibroma
Kys|ta|de|nom *nt* adenocystoma, adenocyst, cystadenoma, cystoadenoma, cystic adenoma [ædə'nəʊmə]
muzinöses Kystadenom mucinous cystadenoma
papilläres Kystadenom papilloadenocystoma, papillary cystadenoma
Kys|ta|de|no|sar|kom *nt* cystadenosarcoma
Kys|te *f* cyst
Kyst|kar|zi|nom *nt* cystadenocarcinoma
Kys|tom *nt* cystoma, cystic tumor, cyst
glanduläres Kystom glandular cystoma
multilokuläres Kystom multilocular cystoma
papilläres Kystom papillary cystoma
pseudomuzinöses Kystom pseudomucinous cystoma [suːdəʊ'mjuːsənəs]
seröses Kystom serous cystoma
unilokuläres Kystom unilocular cystoma
KZ *abk.* s.u. körperlicher *Zustand*
K-Zellaktivität *f* K cell activity, K-cell activity, killer cell activity
K-Zell-Zytotoxizität *f* K-cell cytotoxicity

L

L *abk.* s.u. **1.** Leucin **2.** Lues
LA *abk.* s.u. Lupusantikoagulans
La|bor|kul|tur *f* laboratory culture
La|bor|me|di|um *nt* laboratory medium
La|bor|test *m* laboratory experiment, laboratory test
La|bor|wert *m* laboratory value
Lac|tam *nt* lactam
β-Lactam-Antibiotikum *nt* β-lactam antibiotic, β-lactam drug
β-Lac|ta|ma|se *f* β-lactamase, beta-lactamase
β-Lactamase-fest *adj.* β-lactamase-resistant
β-Lactamase-resistent *adj.* β-lactamase-resistant
β-Lac|tam|ring *m* β-lactam ring
Lac|ta|se *f* lactosyl ceramidase II, lactase, β-galactosidase
Lac|tat *nt* lactate
Lacto- *präf.* milk, lactic, lacteal, lacteous, galactic, galact(o)-, lact(o)-
Lac|to|ba|cil|lus *m* Lactobacillus
Lac|to|fer|rin *nt* lactoferrin
Lac|to|fla|vin *nt* lactoflavin, riboflavin, riboflavine, flavin, vitamin B_2, vitamin G
Lac|ton *nt* lactone
Lac|to|pro|te|in *nt* lactoprotein
Lac|to|se *f* lactose, milk sugar, lactin, lactosum, galactosylglucose
Lac|to|syl|ce|ra|mid *nt* lactosyl-*N*-acylsphingosine, lactosylceramide, cytolipin H, ceramide lactoside
Lac|to|syl|ce|ra|mi|da|se *f* lactosyl ceramidase, lactosylceramide galactosyl hydrolase
Lac|to|syl|ce|re|bro|si|da|se *f* lactosyl cerebrosidase
LAD-Syndrom *nt* LAD syndrome, leukocyte adhesion deficiency syndrome
Lae|vu|lan *nt* fructosan, levan, levulan, levulosan, polyfructose
Lae|vu|lo|se *f* fructose, fruit sugar, fructopyranose, laevulose, levulose
Lag|pha|se *f* lag period, lag phase
Laki-Lorand: Laki-Lorand-Faktor *m* factor XIII, fibrin stabilizing factor, Laki-Lorand factor, fibrinase
Lak|tal|bu|min *nt* lactalbumin
Lak|tam *nt* lactam
β-Lak|ta|ma|se *f* β-lactamase, beta-lactamase
β-Laktamase-fest *adj.* β-lactamase-resistant
β-Laktamase-resistent *adj.* β-lactamase-resistant
Lak|tam|form *f* lactam form
Lak|ta|mid *nt* lactamide
β-Lak|tam|ring *m* β-lactam ring
Lak|ta|se *f* lactosyl ceramidase II, lactase, β-galactosidase
Lak|ta|se|hem|mer *m* antilactase
Lak|ta|se|man|gel *m* congenital lactose malabsorption, lactase deficiency
Lak|tat *nt* lactate
Lak|tat|de|hyd|ro|ge|na|se *f* lactate dehydrogenase [dɪˈhaɪdrədʒəneɪz], lactic acid dehydrogenase
Lak|tim *nt* lactim
Lakto- *präf.* milk, lactic, lacteal, lacteous, galactic, galact(o)-, lact(o)-
Lak|to|bi|o|se *f* lactose, milk sugar, lactin, lactosum, galactosylglucose
Lak|to|fer|rin *nt* lactoferrin
Lak|to|fla|vin *nt* lactoflavin, riboflavin, riboflavine, flavin, vitamin B_2, vitamin G
Lak|to|glo|bu|lin *nt* lactoglobulin
Lak|ton *nt* lactone
Lak|to|pro|te|in *nt* lactoprotein
Lak|to|se *f* lactose, milk sugar, lactin, lactosum, galactosylglucose
Lak|to|sid *nt* lactoside
Lak|to|trans|fer|rin *nt* lactoferrin
lambda-Kette *f* lambda chain, λ chain
Lamina-propria-Lymphozyt *m* lamina propria lymphocyte
Lam|pen|bürs|ten|chro|mo|som *nt* lampbrush chromosome
Landsteiner: Landsteiner-Reaktion *f* Landsteiner-Donath test
Lansing-Stamm *m* Lansing virus
Lansing-Virus *nt* Lansing virus
LAP *abk.* s.u. Leucinaminopeptidase
Lap. *abk.* s.u. **1.** Laparoskopie **2.** Laparotomie
Laparo- *präf.* flank, loin, abdomen, abdomin(o)-, lapar(o)-, celi(o)-
La|pa|ro|skop *nt* laparoscope, celioscope, celoscope
La|pa|ro|sko|pie *f* laparoscopy, celioscopy, celoscopy, abdominoscopy
La|pa|ro|to|mie *f* abdominal section, laparotomy, celiotomy; ventrotomy
  explorative Laparotomie explorative laparotomy
  explorative Laparotomie zum Tumorstaging staging laparotomy
La|pi|ni|sa|ti|on *f* lapinization
la|pi|ni|sie|ren *vt* lapinize
la|pi|ni|siert *adj.* lapinized
Lappen- *präf.* lobar
Lap|pen *m* **1.** (*anatom.*) lobe, lobus **2.** (*chirurg.*) patch, flap; (*Haut*) flap, tag
  freier Lappen free flap
  gestielter Lappen gauntlet flap, pedicle graft, pedicle flap
  kombinierter Lappen composite flap, compound flap
  zusammengesetzter Lappen s.u. kombinierter *Lappen*
  zweigestielter Lappen bipedicle flap, double pedicle flap
Lap|pen|fib|rom *nt* lobular fibroma, irritation fibroma
La|rynx *m* larynx, voice box
La|rynx|kar|zi|nom *nt* laryngeal carcinoma
LAS *abk.* s.u. Lymphadenopathiesyndrom
la|sen *vi* lase

La|ser *m* laser, optical maser; **mit Laser bestrahlen** lase
La|ser|chi|rur|gie *f* laser surgery
La|ser|fu|si|on *f* laser fusion
Laser-Scan-Mikroskop *nt* laser microscope
La|ser|strahl *m* laser beam
Lä|si|on *f* lesion
La|tenz|pe|ri|o|de *f* **1.** incubation period, latency stage, incubative stage **2.** lag period, lag phase
La|tenz|pha|se *f* s.u. Latenzperiode
La|tex *m* latex
La|tex|ag|glu|ti|na|ti|ons|test *m* latex agglutination test, latex fixation test, latex fixation assay, latex agglutination assay
Latex-Rheumafaktor-Test *m* RF latex, rheumatoid factor latex agglutination test
La|tex|test *m* s.u. Latexagglutinationstest
Lau|ge *f* lye, lixivium, alkaline solution, caustic, caustic solution
Laurell: Laurell-Immunoelektrophorese *f* Laurell's immunoelectrophoresis, Laurell's rocket immunoelectrophoresis, Laurell technique
Laus *f*, *pl* **Läu|se** louse, pediculus
Läu|se|be|fall *m* lousiness, pediculation, pediculosis
Läu|se|fleck|fie|ber *nt* louse-borne typhus, fleckfieber, classic typhus, epidemic typhus, ship fever, prison fever, camp fever, hospital fever, European typhus, exanthematous typhus [ˌegzæn'θemətəs], jail fever, war fever
Läu|se|rück|fall|fie|ber *nt* louse-borne relapsing fever, epidemic relapsing fever, cosmopolitan relapsing fever, European relapsing fever
LAV *abk.* s.u. Lymphadenopathie-assoziiertes *Virus*
Lä|vu|lo|se *f* fructose, fruit sugar, fructopyranose, laevulose, levulose
Lazy-Leukocyte-Syndrom *nt* lazy leukocyte syndrome
LBC *abk.* s.u. *Lymphadenosis* benigna cutis
LBL *abk.* s.u. **1.** Lymphoblastenleukämie **2.** lymphoblastisches *Lymphom*
LCAT *abk.* s.u. Lecithin-Cholesterin-Acyltransferase
LCM *abk.* s.u. lymphozytäre *Choriomeningitis*
LCMV-Glykoprotein *nt* LCMV glycoprotein
LCM-Virus *nt* LCM virus, lymphocytic choriomeningitis virus
LCMV-tolerant *adj.* LCMV-tolerant
LD *abk.* s.u. **1.** Laktatdehydrogenase **2.** Letaldosis
ld *abk.* s.u. letale *Dosis*
LD_{50} *abk.* s.u. mittlere letale *Dosis*
LD-Antigene *pl* LD antigens, lymphocyte-defined antigens
LDH *abk.* s.u. **1.** Laktatdehydrogenase **2.** LD-Heparin
LD-Heparin *nt* low-dose heparin
LE *abk.* s.u. **1.** Lungenembolie **2.** *Lupus* erythematodes
L.E. *abk.* s.u. *Lupus* erythematodes
L.e. *abk.* s.u. *Lupus* erythematodes
Le|bend|impf|stoff *m* live vaccine
Le|bend|vak|zi|ne *f* live vaccine
Leber- *präf.* liver, hepatic, hepat(o)-, hepatico-
Le|ber *f* liver
Le|ber|kar|zi|nom *nt* liver carcinoma, liver cancer
  periportales Leberkarzinom periportal carcinoma
Le|ber|krebs *m* liver carcinoma, liver cancer
Le|ber|lymph|kno|ten *pl* hepatic lymph nodes
Le|ber|me|tas|ta|se *f* hepatic metastasis, liver metastasis [mə'tæstəsɪs]
Le|ber|tu|mor *m* liver tumor, hepatic tumor, hepatoma
  primärer Lebertumor hepatoma, primary liver tumor
  sekundärer Lebertumor metastatic liver tumor
Le|ber|ver|grö|ße|rung *f* hepatomegaly, hepatomegalia, megalohepatia
  Lebervergrößerung u. Milzvergrößerung hepatosplenomegaly, hepatolienomegaly, splenohepatomegaly, splenohepatomegalia
Le|ber|zell|a|de|nom *nt* hepatocellular adenoma, hepatic cell adenoma, liver cell adenoma [ædə'nəʊmə]
Le|ber|zel|le *f* parenchymal liver cell, hepatocyte
Le|ber|zell|kar|zi|nom (primäres) *nt* malignant hepatoma, hepatocellular carcinoma, liver cell carcinoma, primary carcinoma of liver cells, hepatocarcinoma
LEC *abk.* s.u. *Lupus* erythematodes chronicus
Le|ci|thin *nt* lecithin, choline phosphatidyl, choline phosphoglyceride, phosphatidylcholine
Le|ci|thi|na|se *f* lecithinase, phospholipase
  Lecithinase A phospholipase A_1, phospholipase A_2, lecithinase A
  Lecithinase B phospholipase B, lecithinase B, lysophospholipase
  Lecithinase C phospholipase C, lecithinase C
  Lecithinase D phospholipase D, choline phosphatase, lecithinase D
Lecithin-Cholesterin-Acyltransferase *f* lecithin-cholesterol acyltransferase, lecithin acyltransferase, phosphatidylcholine-cholesterol acyltransferase, phosphatidylcholine-sterol acyltransferase
Lederer: Lederer-Anämie *f* Lederer's disease, Lederer's anemia [ə'niːmɪə]
Leer|mes|sung *f* blank measurement
Lee-White: Lee-White-Probe *f* Lee-White method
  Lee-White-Test *m* Lee-White method
Le|gi|o|närs|krank|heit *f* legionnaires' disease, legionellosis
Le|gi|o|nel|la *f* legionella, Legionella
  Legionella micdadei Legionella micdadei, Legionella pittsburgensis, Pittsburgh pneumonia agent [n(j)uː'məʊnɪə]
  Legionella pneumophila legionnaire's bacillus, Legionella pneumophila
Le|gi|o|nel|lo|se *f* legionellosis
Lei|che *f* dead body, body, cold body, corpse, cadaver
Leichen- *präf.* mortuary, cadaveric, cadaverous
Lei|chen|er|öff|nung *f* autopsy, autopsia, postmortem, postmortem examination, dissection
Lei|chen|fle|cke *pl* cadaveric ecchymoses, suggillation
Lei|chen|ge|rinn|sel *nt* postmortem clot
Lei|chen|öff|nung *f* s.u. Leicheneröffnung
Lei|chen|schau|haus *nt* deadhouse, morgue
Lei|chen|spen|der *m* cadaver donor
Lei|chen|star|re *f* death rigor, cadaveric rigidity, rigor mortis
Lei|chen|trans|plan|tat *nt* cadaveric transplant
Leich|nam *m* s.u. Leiche
Leichte-Kette-Gen *nt* light chain gene
Leichte-Kette-Gen-Rearrangement *nt* light chain gene rearrangement
Leichte-Kettenkrankheit *f* L-chain disease, L-chain myeloma, Bence-Jones myeloma
Leicht|ket|te *f* light chain, L-chain
Leicht|me|tall *nt* light metal
Lei|o|my|o|blas|tom *nt* leiomyoblastoma, epithelioid leiomyoma, bizarre leiomyoma

Leilolmylolfiblrom *nt* leiomyofibroma, fibroleiomyoma, fibroid
Leilolmylom *nt* leiomyoma
epitheliales Leiomyom bizarre leiomyoma, epithelioid leiomyoma, leiomyoblastoma
zystisches Leiomyom hydromyoma
Leilolmylolma *nt* leiomyoma
Leiomyoma uteri uterine leiomyoma
Leilolmylolsarlkom *nt* leiomyosarcoma
Leishlmalnia *f* leishmania, Leishmania
Leishlmalnilalse *f* leishmaniasis, leishmaniosis
Leishlmalnid *nt* leishmanid
Leishlmalnin *nt* leishmanin
Leishmanin-Test *m* leishmanin test, Montenegro test, Montenegro reaction
Leishlmalnilolse *f* s.u. Leishmaniase
Leishlmalnolid *nt* leishmanoid
Leisltenllymphlknolten I *m* inguinal lymph node II *pl* inguinal lymph nodes
laterale Gruppe der oberflächlichen Leistenlymphknoten superolateral superficial inguinal lymph nodes
mediale Gruppe der oberflächlichen Leistenlymphknoten superomedial superficial inguinal lymph nodes
obere mediale Leistenlymphknoten *pl* superomedial inguinal lymph nodes
obere seitliche Leistenlymphknoten *pl* superolateral inguinal lymph nodes
oberflächliche Leistenlymphknoten *pl* superficial inguinal lymph nodes
oberster tiefer Leistenlymphknoten Rosenmüller's (lymph) node
tiefe Leistenlymphknoten *pl* deep inguinal lymph nodes, Rosenmüller's (lymph) nodes
untere Leistenlymphknoten *pl* inferior inguinal lymph nodes
untere oberflächliche Leistenlymphknoten *pl* inferior superficial inguinal lymph nodes
Leitlselquenz *f* leader sequence, signal sequence
L.E.-Körper *pl* LE bodies
Lennert: Lennert-Lymphom *nt* Lennert's lesion, Lennert's lymphoma [lɪm'fəʊmə]
Lentiginosis-Syndrom *nt* multiple lentigines syndrome, leopard syndrome
Lenltilgo *f, pl* **Lenltilgilnes** lentigo, lenticula
Lentigo maligna lentigo maligna, circumscribed precancerous melanosis of Dubreuilh, precancerous melanosis of Dubreuilh, malignant lentigo, melanotic freckle, melanotic freckle of Hutchinson, Hutchinson's freckle
Lentigo-maligna-Melanom *nt* lentigo maligna melanoma, malignant lentigo melanoma [ˌmelə'nəʊmə]
Lentochol-Reaktion *f* Sachs-Georgi reaction, Sachs-Georgi test, lentochol reaction
Leon-Stamm *m* Leon virus
LEOPARD-Syndrom *nt* multiple lentigines syndrome, leopard syndrome
LE-Phänomen *nt* L.E. phenomenon, LE phenomenon [fɪ'nɑməˌnɑn]
Lelpra *f* leprosy, lepra, Hansen's disease
Lepra dimorpha borderline leprosy, dimorphous leprosy
Lepra indeterminata s.u. indeterminierte *Lepra*
Lepra lepromatosa s.u. lepromatöse *Lepra*
Lepra tuberculoides s.u. tuberkuloide *Lepra*
dimorphe Lepra s.u. *Lepra* dimorpha
indeterminierte Lepra indeterminate leprosy, uncharacteristic leprosy
lepromatöse Lepra lepromatous leprosy [le'prɑmətəs]
tuberkuloide Lepra tuberculoid leprosy, cutaneous leprosy, nodular leprosy, smooth leprosy
Lelpralbalzillus *m* Hansen's bacillus, Bacillus leprae, Mycobacterium leprae
Lelpralzelllen *pl* lepra cells, Virchow's cells
Lelprid *nt* leprid, lepride
lelprolid *adj.* pseudolepromatous [ˌsuːdəle'prɑmətəs]
Lelprom *nt* leproma
lelprolmaltös *adj.* relating to a leproma, lepromatous [le'prɑmətəs]
Lelprolmin *nt* lepromin, Mitsuda antigen
Lelprolminlrelakltilon *f* lepromin reaction, Mitsuda reaction
Lelprolminltest *m* lepromin test, Mitsuda test
lelpros *adj.* s.u. leprös
lelprös *adj.* relating to *or* affected with leprosy, leprous, leprose, leprotic
Lepltolzyt *m* leptocyte, planocyte; target cell, Mexican hat cell
Lepltolzyltolse *f* leptocytosis
leltal *adj.* lethal, deadly, thanatophoric, fatal
Leltalldolsis *f* lethal dose
Leltallfakltor *m* lethal gene, lethal, lethal mutation, lethal factor
Leltallgen *nt* s.u. Letalfaktor
Leltallmultanlte *f* lethal mutant
Leu *abk.* s.u. Leucin
Leulcin *nt* leucine
Leulcinlalmilnolpepltildalse *f* leucine aminopeptidase, leucine arylamidase, aminopeptidase (cytosol), aminopolypeptidase
Leulcinlalmilnoltranslfelralse *f* leucine aminotransferase, leucine transaminase
Leulcinlarylllalmildalse *f* s.u. Leucinaminopeptidase
Leucin-Enkephalin *nt* leucine enkephalin, leu-enkephalin
Leulcinltranslalmilnalse *f* leucine aminotransferase, leucine transaminase
Leulcolvolrin *nt* leucovorin, citrovorum factor, folinic acid
Leu-Enkephalin *nt* leucine enkephalin, leu-enkephalin
Leuk- *präf.* leuk(o)-, leuc(o)-
Leulkälmid *nt* leukemid
Leulkälmie *f* leukemia [luː'kiːmɪə], leucemia, leukocythemia, leukosis, Bennett's disease, leukocytic sarcoma [sɑːr'kəʊmə]
akute Leukämie acute leukemia
akute lymphatische Leukämie acute lymphocytic leukemia
akute lymphoblastische Leukämie lymphoblastic leukemia
akute myeloische Leukämie acute myelocytic leukemia, acute nonlymphocytic leukemia
akute myelomonozytäre Leukämie myelomonocytic leukemia, Naegeli leukemia
akute nicht-lymphatische Leukämie s.u. akute myeloische *Leukämie*
akute promyelozytäre Leukämie promyelocytic leukemia, acute promyelocytic leukemia

L

akute undifferenzierte Leukämie stem cell leukemia, blast cell leukemia, undifferentiated cell leukemia, embryonal leukemia
aleukämische Leukämie aleukemic leukemia, aleukocythemic leukemia, leukopenic leukemia, aleukemia
chronische Leukämie chronic leukemia
chronische granulozytäre Leukämie chronic myelocytic leukemia, chronic granulocytic leukemia, mature cell leukemia
chronische lymphatische Leukämie chronic lymphocytic leukemia
chronische lymphozytische Leukämie s.u. chronische lymphatische *Leukämie*
chronische myeloische Leukämie chronic myelocytic leukemia, chronic granulocytic leukemia, mature cell leukemia
granulozytäre Leukämie s.u. myeloische *Leukämie*
lymphatische Leukämie lymphocytic leukemia, lymphatic leukemia, lymphogenous leukemia [lɪm'fɑdʒənəs], lymphoid leukemia
lymphozytische Leukämie s.u. lymphatische *Leukämie*
myeloische Leukämie myelocytic leukemia, granulocytic leukemia, myelogenic leukemia, myelogenous leukemia [maɪə'lɑdʒənəs], myeloid leukemia, myeloid granulocytic leukemia
myelomonozytäre Leukämie myelomonocytic leukemia, Naegeli leukemia
promyelozytäre Leukämie promyelocytic leukemia, acute promyelocytic leukemia
reifzellige Leukämie s.u. chronische *Leukämie*
subleukämische Leukämie subleukemic leukemia, leukopenic leukemia, hypoleukemia
undifferenzierte Leukämie hemoblastic leukemia, hemocytoblastic leukemia
unreifzellige Leukämie s.u. akute *Leukämie*

leu|kä|mie|ähn|lich *adj.* leukemoid
leu|kä|mie|ar|tig *adj.* leukemoid
leu|kä|mie|aus|lö|send *adj.* causing leukemia, leukemogenic
leu|kä|mie|ver|ur|sa|chend *adj.* causing leukemia, leukemogenic
Leu|kä|mie|vi|rus, murines *nt* mouse leukemia [luː'kiːmɪə], murine leukemia virus
leu|kä|misch *adj.* relating to *or* suffering from leukemia, leukemic
Leu|kä|mo|gen *nt* leukemogen
leu|kä|mo|gen *adj.* causing leukemia, leukemogenic
Leu|kä|mo|ge|ne|se *f* leukemogenesis [luːˌkiːmə'dʒenəsɪs]
Leu|kä|mo|id *nt* leukemoid, leukemoid reaction, leukemic reaction
leu|kä|mo|id *adj.* leukemoid
Leu|ka|phe|re|se *f* leukapheresis [ˌluːkəfɪ'riːsɪs]
Leu|ken|ze|pha|li|tis *f* leukoencephalitis [ˌluːkəenˌsefə'laɪtɪs], leukencephalitis
subakute sklerosierende Leukenzephalitis (van Bogaert) van Bogaert's disease, van Bogaert's encephalitis, van Bogaert's sclerosing leukoencephalitis, Dawson's encephalitis, subacute inclusion body encephalitis, inclusion body encephalitis, subacute sclerosing leukoencephalitis, subacute sclerosing leukoencephalopathy [ˌluːkəenˌsefə'lɑpəθɪ], subacute sclerosing panencephalitis

Leu|kin *nt* leukin, leucin
Leuko- *präf.* leuk(o)-, leuc(o)-
Leu|ko|ag|glu|ti|nin *nt* leukoagglutinin, leukocyte agglutinin
Leu|ko|ag|glu|ti|nin|re|ak|ti|on *f* (*Transfusion*) leukoagglutinin reaction
Leu|ko|blast *m* leukoblast, leukocytoblast
Leu|ko|blas|to|se *f* leukoblastosis
Leu|ko|ci|din *nt* leukocidin
Leukocyte-adhesion-deficiency-Syndrom *nt* LAD syndrome, leukocyte adhesion deficiency syndrome
Leu|ko|cy|to|ma *nt* leukocytoma
Leu|ko|di|a|pe|de|se *f* leukocytic diapedesis, leukopedesis
leu|ko|e|ry|thro|blas|tisch *adj.* leukoerythroblastic
Leu|ko|e|ry|thro|blas|to|se *f* leukoerythroblastosis, leukoerythroblastic anemia [ə'niːmɪə], myelopathic anemia, myelophthisic anemia, chronic nonleukemic myelosis, agnogenic myeloid metaplasia, aleukemic myelosis, nonleukemic myelosis
Leu|ko|gramm *nt* leukogram
Leu|ko|ki|ne|se *f* leukokinesis
leu|ko|ki|ne|tisch *adj.* relating to leukokinesis, leukokinetic
Leu|ko|ki|nin *nt* leukokinin
Leu|ko|krit *m* leukocrit
Leu|ko|lym|pho|sar|kom *nt* leukosarcoma, leukolymphosarcoma, leukocytic sarcoma [sɑːr'kəʊmə]
Leu|ko|ly|se *f* leukocytolysis [ˌluːkəsaɪ'tɑləsɪs], leukolysis [luː'kɑləsɪs]
Leu|ko|ly|sin *nt* leukocytolysin, leukolysin [luː'kɑləsɪs]
leu|ko|ly|tisch *adj.* relating to *or* marked by leukocytolysis, leukocytolytic, leukolytic
Leu|kon *nt* leukon
Leu|ko|pe|de|se *f* leukopedesis, leukocytic diapedesis
Leu|ko|pe|nie *f* leukopenia, leukocytopenia; granulocytopenia, granulopenia, aleukia, aleukocytosis
Leukopenie mit Linksverschiebung hyponeocytosis, hyposkeocytosis
Leukopenie ohne Linksverschiebung hypo-orthocytosis
leu|ko|pe|nisch *adj.* relating to leukopenia, leukopenic
Leu|ko|pha|go|zy|to|se *f* leukocytophagy [ˌluːkəsaɪ'tɑfədʒɪ], leukophagocytosis
Leu|ko|phe|re|se *f* leukapheresis [ˌluːkəfɪ'riːsɪs]
Leu|ko|pla|kia *f* leukoplakia
Leukoplakia oris smoker's tongue, smoker's patches, oral leukoplakia, leukoplakia, leukokeratosis
Leu|ko|pla|kie *f* leukoplakia
Leukoplakie der Mundschleimhaut smoker's tongue, smoker's patches, oral leukoplakia, leukoplakia, leukokeratosis
leu|ko|pla|kisch *adj.* relating to leukoplakia, leukoplakic
Leu|ko|po|e|se *f* leukopoiesis [ˌluːkəpɔɪ'iːsɪs], leukocytopoiesis
leu|ko|po|e|tisch *adj.* relating to leukopoiesis, producing leukocytes, leukopoietic
Leu|ko|pro|te|a|se *f* leukoprotease
Leu|ko|pro|te|a|se|hem|mer *m* antileukoprotease
Leu|kop|sin *nt* leukopsin, visual white
Leu|ko|sar|kom *nt* leukocytic sarcoma [sɑːr'kəʊmə], leukosarcoma, leukolymphosarcoma
Leu|ko|sar|ko|ma|to|se *f* leukosarcomatosis
Leu|ko|se *f* **1.** leukosis **2.** s.u. Leukämie

leu|ko|tak|tisch *adj.* relating to *or* causing leukotaxis, leukotactic, leukocytactic, leukocytotactic
Leu|ko|ta|xin *nt* leukotaxine, leukotaxin
Leu|ko|ta|xis *f* leukotaxis, leukocytaxia, leukocytaxis, leukocytotaxia, leukocytotaxis, leukotaxia
Leu|ko|to|xin *nt* leukotoxin, leukocytotoxin
leu|ko|to|xisch *adj.* leukotoxic
Leu|ko|to|xi|zi|tät *f* leukotoxicity
Leu|ko|tri|en *nt* leukotriene
  Leukotrien-B$_4$ leukotriene-B$_4$
  Leukotrien-D$_4$ leukotriene-D$_4$
Leu|ko|vo|rin *nt* leucovorin, citrovorum factor, folinic acid
Leu|ko|zi|din *nt* leukocidin
Leu|ko|zyt *m* leukocyte, leucocyte, colorless corpuscle, white blood cell, white blood corpuscle
  agranulärer Leukozyt agranular leukocyte, nongranular leukocyte, lymphoid leukocyte, agranulocyte
  basophiler Leukozyt basophil, basophile, basophilic granulocyte, basophilic leukocyte, basophilocyte, polymorphonuclear basophil leukocyte, blood mast cell
  eosinophiler Leukozyt eosinophilic leukocyte, eosinophil, eosinophile, eosinophilic granulocyte, eosinocyte, polymorphonuclear eosinophil leukocyte
  granulärer Leukozyt granulocyte, granular leukocyte, polynuclear leukocyte
  lymphoider Leukozyt s.u. agranulärer *Leukozyt*
  neutrophiler Leukozyt neutrocyte, neutrophil, neutrophile, neutrophilic leukocyte, neutrophilic granulocyte, neutrophilic cell, polynuclear neutrophilic leukocyte, polymorphonuclear neutrophil leukocyte
  polymorphkerniger Leukozyt polymorph, polymorphonuclear, polymorphonuclear leukocyte, polymorphonuclear granulocyte, polynuclear leukocyte
leu|ko|zy|tär *adj.* relating to leukocytes, leukocytic, leukocytal
Leukozyten- *präf.* leukocytic, leukocytal
Leu|ko|zy|ten|ad|hä|si|on *f* leukocyte adhesion
Leu|ko|zy|ten|ad|hä|si|ons|de|fi|zi|enz *f* leukocyte adhesion deficiency
Leukozytenadhäsionsdefizienz-Syndrom *nt* LAD syndrome, leukocyte adhesion deficiency syndrome
Leu|ko|zy|ten|ag|glu|ti|nin *nt* leukoagglutinin, leukocyte agglutinin, isoleukoagglutinin
  natürliches Leukozytenagglutinin isoleukoagglutinin
leu|ko|zy|ten|ähn|lich *adj.* leukocytoid
Leu|ko|zy|ten|ak|ti|va|tor *m* leukocyte activator
Leu|ko|zy|ten|an|la|ge|rung *f* leukocyte binding
Leu|ko|zy|ten|an|ti|ge|ne *pl* leukocyte antigens
  humane Leukozytenantigene human leukocyte antigens, major histocompatibility antigens, major histocompatibility complex, HLA complex
leu|ko|zy|ten|ar|tig *adj.* leukocytoid
Leu|ko|zy|ten|auf|lö|sung *f* leukocytolysis [ˌluːkəsaɪ'tɑləsɪs], leukolysis [luː'kɑləsɪs]
Leu|ko|zy|ten|bil|dung *f* leukocytogenesis [luːkəˌsaɪtə'dʒenəsɪs], leukopoiesis [ˌluːkəpɔɪ'iːsɪs], leukocytopoiesis
Leu|ko|zy|ten|bin|ding *f* leukocyte binding
Leu|ko|zy|ten|di|a|pe|de|se *f* leukocyte diapedesis, leukocytic diapedesis, leukopedesis, migration of leukocytes, migration
leu|ko|zy|ten|för|mig *adj.* leukocytoid
Leu|ko|zy|ten|funk|ti|ons|an|ti|gen *nt* leukocyte function antigen
Leu|ko|zy|ten|in|te|grin *nt* leukocyte integrin
  Leukozytenintegrin CD18/11a leukocyte integrin CD18/11a, lymphocyte function-associated antigen type 1
  Leukozytenintegrin CD18/11b leukocyte integrin CD18/11b, complement receptor type 3
  Leukozytenintegrin CD18/11c leukocyte integrin CD18/11c, complement receptor type 4
Leu|ko|zy|ten|in|ter|fe|ron *nt* interferon-α, leukocyte interferon
Leu|ko|zy|ten|man|schet|te *f* leukocyte cream, buffy coat
Leu|ko|zy|ten|mi|gra|ti|on *f* migration of leukocytes, leukocyte migration
Leu|ko|zy|ten|phos|pha|ta|se, alkalische *f* leukocyte alkaline phosphatase
Leu|ko|zy|ten|po|pu|la|ti|on *f* leukocyte population
Leu|ko|zy|ten|prä|zi|pi|tin *nt* leukoprecipitin
leu|ko|zy|ten|schä|di|gend *adj.* leukotoxic
Leu|ko|zy|ten|to|xi|zi|tät *f* leukocytotoxicity
Leu|ko|zy|ten|vor|läu|fer *m* leukocyte progenitor, proleukocyte
Leu|ko|zy|ten|vor|läu|fer|zel|le *f* leukocyte progenitor, proleukocyte
Leu|ko|zy|ten|wan|de|rung *f* migration of leukocytes, leukocyte migration
Leu|ko|zy|ten|zahl *f* leukocyte number, leukocyte count, white blood count, leukocyte count, white cell count
Leu|ko|zy|ten|zäh|lung *f* leukocyte count
Leu|ko|zy|ten|zy|lin|der *m* leukocyte cast, pus cast
Leukozyto- *präf.* leukocytic, leukocytal
Leu|ko|zy|to|ge|ne|se *f* leukocytogenesis [luːkəˌsaɪtə'dʒenəsɪs], leukopoiesis [ˌluːkəpɔɪ'iːsɪs], leukocytopoiesis
leu|ko|zy|to|id *adj.* leukocytoid
leu|ko|zy|to|klas|tisch *adj.* leukocytoclastic
Leu|ko|zy|to|ly|se *f* leukocytolysis [ˌluːkəsaɪ'tɑləsɪs], leukolysis [luː'kɑləsɪs]
Leu|ko|zy|to|ly|sin *nt* leukocytolysin, leukolysin [luː'kɑləsɪs]
leu|ko|zy|to|ly|tisch *adj.* relating to *or* causing leukocytolysis, leukocytolytic, leukolytic
Leu|ko|zy|tom *nt* leukocytoma
Leu|ko|zy|to|pe|nie *f* leukopenia, leukocytopenia, aleukemia
  kongenitale Leukozytopenie congenital neutropenia, congenital aleukia, congenital leukopenia
  periodische Leukozytopenie periodic neutropenia, cyclic neutropenia
  zyklische Leukozytopenie s.u. periodische *Leukozytopenie*
Leu|ko|zy|to|pha|gie *f* leukocytophagy [ˌluːkəsaɪ'tɑfədʒɪ], leukophagocytosis
Leu|ko|zy|to|po|e|se *f* leukopoiesis [ˌluːkəpɔɪ'iːsɪs], leukocytopoiesis
leu|ko|zy|to|po|e|tisch *adj.* relating to leukopoiesis, producing leukocytes, leukopoietic
Leu|ko|zy|to|se *f* leukocytosis, leucocytosis, hypercytosis
  absolute Leukozytose absolute leukocytosis

extreme Leukozytose hyperleukocytosis
pathologische Leukozytose pathologic leukocytosis
physiologische Leukozytose physiologic leukocytosis
postprandiale Leukozytose digestive leukocytosis
relative Leukozytose relative leukocytosis
terminale Leukozytose terminal leukocytosis, agonal leukocytosis
toxische Leukozytose toxic leukocytosis

Leu|ko|zy|to|ta|xis *f* leukotaxis, leukocytaxia, leukocytaxis, leukocytotaxia, leukocytotaxis, leukotaxia
Leu|ko|zy|to|the|ra|pie *f* leukocytotherapy
Leu|ko|zy|to|to|xin *nt* leukocytotoxin, leukotoxin
leu|ko|zy|to|to|xisch *adj.* leukotoxic
Leu|ko|zy|to|to|xi|zi|tät *f* leukotoxicity
leu|ko|zy|to|trop *adj.* leukocytotropic
Leu|ko|zy|tu|rie *f* leukocyturia [ˌluːkəsaɪ't(j)ʊərɪə]
Leu|zin *nt* leucine
Leu|zi|no|se *f* leucinosis
LEV *abk.* s.u. *Lupus* erythematodes visceralis
Le|van *nt* fructosan, levan, levulan, levulosan, polyfructose
Levo- *präf.* left, lev(o)-, laev(o)-
Le|vu|lan *nt* fructosan, levan, levulan, levulosan, polyfructose
Le|vu|lo|se *f* fructose, fruit sugar, fructopyranose, laevulose, levulose
Lewis: Lewis-Blutgruppe *f* Lewis blood group, Lewis blood group system

Lewis-Blutgruppensystem *nt* Lewis blood group, Lewis blood group system

Le|wi|sit *nt* lewisite, chlorovinyldichloroarsine
Leydig: Leydig-Zellen *pl* Leydig cells, interstitial glands, interstitial cells

Leydig-Zell(en)tumor *m* Leydig cell tumor
Leydig-Zwischenzellen *pl* s.u. Leydig-Zellen

L.E.-Zellen *pl* LE cells, lupus erythematosus cells
L.E.-Zellphänomen *nt* LE cell phenomenon [fɪ'nɑməˌnɑn]
Le|zi|thin *nt* lecithin, choline phosphatidyl, choline phosphoglyceride, phosphatidylcholine
Le|zi|thi|na|se *f* lecithinase, phospholipase

Lezithinase A phospholipase A_1, phospholipase A_2, lecithinase A
Lezithinase B phospholipase B, lecithinase B, lysophospholipase
Lezithinase C phospholipase C, lecithinase C
Lezithinase D phospholipase D, choline phosphatase, lecithinase D

LF *abk.* s.u. Laktoferrin
L-Form *f* L-phase variant, L-form, wall-defective microbial form
LG *abk.* s.u. **1.** Lymphangiogramm **2.** Lymphogramm **3.** Lymphogranulomatose **4.** Lymphographie
LGH *abk.* s.u. laktogenes *Hormon*
LH *abk.* s.u. luteinisierendes *Hormon*
LH-releasing-Faktor *m* s.u. LH-releasing-Hormon
LH-releasing-Hormon *nt* luteinizing hormone releasing hormone, luteinizing hormone releasing factor, luliberin, lutiliberin
LH-RF *abk.* s.u. Luteinizing-hormone-releasing-Faktor
LH-RH *abk.* s.u. Luteinizing-hormone-releasing-Hormon
Licht|ko|a|gu|la|ti|on *f* photocoagulation
Licht|ko|a|gu|la|tor *m* photocoagulator
Licht|mik|ro|skop *nt* optical microscope, light microscope
LIF *abk.* s.u. Leukozytenmigration-inhibierender *Faktor*
Li|gand *m* ligand
Li|gan|den|spe|zi|fi|tät *f* ligand specificity
Li|ga|se *f* ligase, synthetase
Limulus-Probe *f* Limules assay
Lin|dan *nt* hexachlorocyclohexane, lindane, benzene hexachloride, gamma-benzene hexachloride
Lindau: Lindau-Tumor *m* Lindau's tumor, angioblastoma, angioblastic meningioma, hemangioblastoma
lin|dern *vt* (*Schmerzen, Beschwerden*) relieve, allay, alleviate, soothe, palliate, abate, assuage, ease
lin|dernd *adj.* (*Schmerzen, Beschwerden*) soothing, palliative, alleviative, alleviatory
Lin|de|rung *f* (*Schmerzen, Beschwerden*) soothing, assuagement, alleviation, palliation, abatement, mitigation, reduction
links|dre|hend *adj.* left-handed, levorotatory, levorotary, levogyral, levogyrous
Links|dre|hung *f* levorotation, levogyration, sinistrotorsion, sinistrogyration
Li|no|le|at *nt* linoleate
Li|no|len|säu|re *f* linolenic acid
Li|nol|säu|re *f* linoleic acid, linolic acid
Lip- *präf.* s.u. Lipo-
Lip|ae|mia *f* lipemia, lipohemia, lipoidemia, pionemia
Lip|a|mid *nt* lipoamide
Lip|a|mid|de|hyd|ro|ge|na|se *f* lipoamide dehydrogenase [dɪ'haɪdrədʒəneɪz]
Lip|ä|mie *f* lipemia, lipohemia, lipoidemia, hyperlipemia [ˌhaɪperlaɪ'piːmɪə], pionemia
Li|pa|se *f* lipase, lipidase, fat-splitting enzyme, glyceridase

hormonsensitive Lipase hormone-sensitive lipase

Li|pid *nt* lipid, lipide; lipin, lipoid, fat

Lipid A lipid A
Lipid aus gesättigten Fettsäuren saturated lipid
Lipid mit mehrfach ungesättigten Fettsäuren polyunsaturated lipid
Lipid mit ungesättigten Fettsäuren unsaturated lipid
amphipatisches Lipid polar lipid, amphipathic lipid
einfaches Lipid nonsaponifiable lipid
kompliziertes Lipid complex lipid, saponifiable lipid
nicht-verseifbares Lipid nonsaponifiable lipid
polares Lipid polar lipid, amphipathic lipid
verseifbares Lipid complex lipid, saponifiable lipid

Li|pid|ä|mie *f* lipidemia, hyperlipidemia, hyperlipoidemia
li|pid|lös|lich *adj.* lipid-soluble
Li|pid|stoff|wech|sel *m* lipid metabolism [mə'tæbəlɪzəm]
Lipo- *präf.* fat, lipid, fatty, lipidic, lip(o)-, leip(o)-, adip(o)-, pimel(o)-, pi(o)-
Li|po|a|de|nom *nt* adenolipoma, lipoadenoma
Li|po|a|mid *nt* lipoamide
Li|po|a|mid|de|hyd|ro|ge|na|se *f* lipoamide dehydrogenase [dɪ'haɪdrədʒəneɪz], dihydrolipoamide dehydrogenase, dihydrolipoyl dehydrogenase, diaphorase
Li|po|a|ra|bi|no|man|nan *nt* lipoarabinomannan
Li|po|at|a|ce|tyl|trans|fe|ra|se *f* lipoate acetyltransferase [ˌæsətɪl'trænsfəreɪz], lipoyl transacetylase
Li|po|blas|tom *nt* lipoblastoma

Li|po|chond|rom *nt* lipochondroma
Li|po|fib|rom *nt* lipofibroma
Li|po|gra|nu|lom *nt* lipophagic granuloma, oil tumor, oleogranuloma, lipogranuloma
Li|po|hy|a|lin *nt* lipohyalin
Li|po|id *nt* lipoid, adipoid
li|po|id *adj.* lipoid, lipoidal, liparoid, lipoidic, adipoid
Li|po|id|gra|nu|lom *nt* lipoid granuloma
Li|pom *nt* lipoma, fatty tumor, adipose tumor, pimeloma, steatoma
  braunes Lipom fetal lipoma, fat cell lipoma, fetocellular lipoma, hibernoma
Li|po|ma *nt* lipoma, fatty tumor, adipose tumor, pimeloma, steatoma
  Lipoma feto-cellulare fetal lipoma, fetocellular lipoma, hibernoma
  Lipoma fibrosum fibrolipoma
li|pom|ar|tig *adj.* s.u. lipomatös
li|po|ma|tös *adj.* lipomatoid, lipomatous [lɪ'pɑmətəs]
Li|po|mik|ron *nt* lipomicron, chylomicron
Li|po|my|o|hä|man|gi|om *nt* lipomyohemangioma
Li|po|my|om *nt* lipomyoma, leukomyoma
Li|po|my|xom *nt* lipomyxoma
Li|po|nuk|le|o|pro|te|in *nt* liponucleoprotein
Li|po|pep|tid *nt* lipopeptid
Li|po|phos|pho|gly|kan *nt* lipophosphoglycan
Li|po|phos|pho|gly|kan|o|ber|flä|chen|be|lag *m* lipophosphoglycan surface coat, LPG surface coat
Li|po|po|ly|sac|cha|rid *nt* lipopolysaccharide
Li|po|pro|te|in *nt* lipoprotein
  α-Lipoprotein α-lipoprotein, alpha-lipoprotein, high-density lipoprotein
  β-Lipoprotein β-lipoprotein, beta-lipoprotein, low-density lipoprotein
  Lipoprotein mit geringer Dichte β-lipoprotein, beta-lipoprotein, low-density lipoprotein
  Lipoprotein mit hoher Dichte α-lipoprotein, alpha-lipoprotein, high-density lipoprotein
  Lipoprotein mit mittlerer Dichte intermediate-density lipoprotein
  Lipoprotein mit sehr geringer Dichte prebeta-lipoprotein, very low-density lipoprotein
  Lipoprotein X lipoprotein-X
Li|po|pro|te|in|ä|mie *f* lipoproteinemia
Li|po|pro|te|in|li|pa|se *f* lipoprotein lipase, diacylglycerol lipase, diglyceride lipase
Li|po|sar|kom *nt* adipose sarcoma [sɑːr'kəʊmə], liposarcoma, lipoblastic lipoma, lipoblastoma, infiltrating lipoma
li|po|trop *adj.* lipotropic
li|po|troph *adj.* lipotrophic
Li|po|xy|ge|na|se *f* lipoxygenase, lipoxidase
Li|po|xy|ge|na|se|re|ak|ti|ons|weg *m* lipoxygenase pathway
Li|po|zyt *m* lipocyte, fat cell, adipocyte
Lippen- *präf.* lip, labial, labio-, cheil(o)-, chil(o)-
Lip|pen|kar|zi|nom *nt* carcinoma of the lip, cheilocarcinoma
Lip|pen|krebs *m* s.u. Lippenkarzinom
li|vid *adj.* livid
li|vi|de *adj.* livid
Li|vor *m, pl* **Li|vo|res** **1.** lividity, livor **2. Livor mortis** postmortem lividity, postmortem hypostasis [haɪ'pɑstəsɪs], postmortem livedo, postmortem suggillation, livor mortis, livor

LK *abk.* s.u. Lymphknoten
Lk *abk.* s.u. Lymphknoten
L-Ket|te *f* L chain, light chain
L-Ket|ten|krank|heit *f* L-chain disease, L-chain myeloma, Bence-Jones myeloma
LKS *abk.* s.u. Lymphknotenschwellung
LL *abk.* s.u. **1.** lepromatöse *Lepra* **2.** lymphatische *Leukämie*
LLF *abk.* s.u. Laki-Lorand-Faktor
LM *abk.* s.u. Lichtmikroskop
LMM *abk.* s.u. Lentigo-maligna-Melanom
Loeffler-Priesel: Loeffler-Priesel-Tumor *m* Priesel tumor, thecoma, theca tumor, theca cell tumor
Löffler: Löffler-Bazillus *m* Klebs-Löffler bacillus, Löffler's bacillus, diphtheria bacillus, Corynebacterium diphtheriae
  Löffler-Methylenblau *nt* Löffler's alkaline methylene blue ['meθɪliːn]
  Löffler-Methylenblaufärbung *f* **(alkalische)** Löffler's alkaline methylene blue stain
  Löffler-Pseudodiphtheriebazillus *m* Hofmann's bacillus, Corynebacterium pseudodiphtheriticum, Corynebacterium hofmannii
log-Phase *f* (*Wachstum*) exponential period, logarithmic period, log period, exponential phase, log phase, logarithmic phase
lo|kal *adj.* local, topical, regional
Lo|kal|be|hand|lung *f* local treatment
Lo|kal|re|zi|div *nt* local recurrence, local relapse
long-acting thyroid stimulator *nt* long-acting thyroid stimulator, human thyroid adenylate cyclase stimulator, thyroid-stimulating immunoglobulin, thyroid-binding inhibitory immunoglobulin
Lost *nt* dichlorodiethyl sulfide, yellow cross, yperite
Lostorfer: Lostorfer-Körperchen *pl* Lostorfer's corpuscles, Lostorfer's bodies
Lö|sung *f* **1.** (*Chemie, pharmakol.*) solution, irrigation **2.** (*pathol.*) detachment (*von* from); solution, resolution, lysis ['laɪsɪs]
  alkoholische Lösung alhocolic solution
  gesättigte Lösung saturated solution
  hypertone Lösung hypertonic solution
  hypotone Lösung hypotonic solution
  ionische Lösung ionic solution
Lö|sungs|mit|tel *nt* solvent, resolvent, dissolvent, menstruum
low-density lipoprotein *nt* β-lipoprotein, beta-lipoprotein, low-density lipoprotein
Low-dose-Heparin *nt* low-dose heparin
Low-dose-Immuntoleranz *f* low-zone immunologic tolerance, low-zone tolerance, low-dose immunologic tolerance, low-dose tolerance
Low-molecular-weight-Kininogen *nt* LMW kininogen, low-molecular-weight kininogen
Low-responder-Stamm *m* low-responder strain
LP *abk.* s.u. **1.** Latenzperiode **2.** Lipoprotein **3.** Lymphopoese **4.** Lymphozytopoese
Lp *abk.* s.u. Lipoprotein
LPC *abk.* s.u. Lysophosphatidylcholin
LPCh *abk.* s.u. Lysophosphatidylcholin
LPh *abk.* s.u. Leukozytenphosphatase
L-Phase *f* L-form, wall-defective microbial form, L-phase variant
LPL *abk.* s.u. Lipoproteinlipase
lpr-Gen *nt* lpr gene, lymphoproliferative gene

L

lpr-Mutation *f* lpr mutation
LPS *abk.* s.u. Lipopolysaccharid
LP-X *abk.* s.u. *Lipoprotein* X
Lp-X *abk.* s.u. *Lipoprotein* X
LS *abk.* s.u. **1.** Laparoskopie **2.** Lymphosarkom
L-Selektin *nt* L-selectin
Lsg. *abk.* s.u. Lösung
Lsh/Ity/Bcg-Gen *nt* Lsh/Ity/Bcg gene
LSK *abk.* s.u. Leukosarkomatose
LT *abk.* s.u. **1.** Leukotrien **2.** Lymphotoxin
LTF *abk.* s.u. Lymphozytentransformationsfaktor
LTR-Sequenz *f* long terminal repeat
Lucio: Lucio-Phänomen *nt* Lucio's leprosy, Lucio's phenomenon [fɪ'nɑmə,nɑn], diffuse leprosy of Lucio, lazarine leprosy
Lules (venerea) *f* syphilis, lues, treponemiasis
lulelitisch *adj.* relating to *or* affected with syphilis, luetic, syphilitic, syphilous
Lullilbelrin *nt* luliberin, lutiliberin, luteinizing hormone releasing hormone, luteinizing hormone releasing factor
lullilbelrinlerg *adj.* lutiliberinergic, luliberinergic
Lunlge *f* lung
Lungen- *präf.* lung, pneumal, pneumonic, pulmonary, pulmonal, pulmonic, pulmo-, pulmon(o)-, pneum(o)-, pneuma-, pneumato-, pneumono-
Lunlgenlaldelnolmaltolse *f* alveolar cell carcinoma, alveolar cell tumor, pulmonary adenomatosis, pulmonary carcinosis, bronchiolar carcinoma, bronchioloalveolar carcinoma, bronchoalveolar carcinoma, bronchoalveolar pulmonary carcinoma, bronchiolar adenocarcinoma
Lunlgenlemlbollie *f* pulmonary embolism ['embəlɪzəm]
Lunlgenlemlbollus *m* pulmonary embolus
Lunlgenlkarlzilnom *nt* lung cancer, bronchogenic carcinoma, bronchial carcinoma, bronchiogenic carcinoma, pulmonary carcinoma, lung carcinoma
  bronchiolo-alveoläres Lungenkarzinom bronchiolar carcinoma, bronchioloalveolar carcinoma, bronchoalveolar carcinoma, alveolar cell carcinoma, pulmonary adenomatosis, pulmonary carcinosis, bronchoalveolar pulmonary carcinoma, bronchiolar adenocarcinoma
  hilusnahes Lungenkarzinom hilar carcinoma
  primäres Lungenkarzinom primary carcinoma of lung
Lunlgenlkrebs *m* s.u. Lungenkarzinom
Lunlgenllymphlknolten *pl* pulmonary lymph nodes
Lunlgenlmastlzellle *f* lung mast cell
Lunlgenlöldem *nt* edema of lung, wet lung, pulmonary edema, pneumonedema
Lunlgenltulberlkullolse *f* tuberculosis of the lung, pulmonary tuberculosis, pulmonary phthisis, phthisis, pneumonophthisis
Lunlgenltulmor *m* lung tumor
lulpolid *adj.* resembling lupus, lupoid, lupiform, lupous
Lulpom *nt* lupoma
lulpös *adj.* resembling lupus, lupoid, lupiform, lupous
Lulpus *m* lupus
  Lupus erythematodes lupus erythematosus, lupus erythematodes
  Lupus erythematodes chronicus cutaneous lupus erythematosus
  Lupus erythematodes chronicus discoides discoid lupus erythematosus, chronic discoid lupus erythematosus
  Lupus erythematodes hypertrophicus hypertrophic lupus erythematosus
  Lupus erythematodes integumentalis cutaneous lupus erythematosus
  Lupus erythematodes integumentalis et visceralis s.u. systemischer *Lupus* erythematodes
  Lupus erythematodes profundus lupus panniculitis, LE panniculitis [pə,nɪkjə'laɪtɪs]
  Lupus erythematodes visceralis s.u. *systemischer* Lupus erythematodes
  Lupus erythematosus s.u. *Lupus* erythematodes
  Lupus erythematosus pemphigoides Senear Usher syndrome, Senear Usher disease
  Lupus pernio chilblain lupus, chilblain lupus erythematosus
  systemischer Lupus erythematodes systemic lupus erythematosus, disseminated lupus erythematosus, SLE-like syndrome
  medikamentenbedingter Lupus erythematodes visceralis drug-induced lupus
lulpuslähnllich *adj.* resembling lupus, lupoid, lupiform, lupous
Lulpuslanltilkolalgullans *nt* lupus anticoagulant
Lupus-erythematodes-Körper *pl* LE bodies
Lupus-erythematodes-Phänomen *nt* L.E. phenomenon, LE phenomenon [fɪ'nɑmə,nɑn]
Lupus-erythematodes-Zellen *pl* LE cells, lupus erythematosus cells
Lulpuslknötlchen *nt* lupoma
Lultelilnilsielrungslhorlmon *nt* luteinizing hormone, interstitial cell stimulating hormone, luteinizing principle, Aschheim-Zondek hormone
Luteinizing-hormone-releasing-Faktor *m* s.u. Lutiliberin
Luteinizing-hormone-releasing-Hormon *nt* s.u. Lutiliberin
Lultelilnom *nt* s.u. Luteoma
Lultelilnolma *nt* s.u. Luteoma
Lultelolma *nt* luteinoma, luteoma, luteinized granulosa-theca cell tumor
Lutheran: Lutheran-Blutgruppe *f* Lutheran blood group system, Lutheran blood group
  Lutheran-Blutgruppensystem *nt* s.u. Lutheran-Blutgruppe
Lultillilbelrin *nt* luteinizing hormone releasing hormone, luliberin, lutiliberin, luteinizing hormone releasing factor
lultillilbelrinlerg *adj.* lutiliberinergic, luliberinergic
LV *abk.* s.u. Lebendvakzine
Ly *abk.* s.u. Lysin
LYDMA *abk.* s.u. lymphocyte-determined membrane *antigen*
Lyme-Borreliose *f* s.u. Lyme-Disease
Lyme-Disease *nt* Lyme disease, Lyme arthritis [ɑːr'θraɪtɪs]
Lyme-Krankheit *f* s.u. Lyme-Disease
Lymph- *präf.* lymphoid, lymphatic, lymphous, lymph(o)-
Lymphlaldelniltis *f* inflammation of a lymph node *or* lymph nodes, lymphadenitis [lɪm,fædɪ'naɪtɪs], lymphnoditis, adenitis [ædə'naɪtɪs], adenolymphitis
  akute unspezifische Lymphadenitis acute nonspecific lymphadenitis, sinus catarrh, sinus histiocytosis

Lymph|a|de|no|gra|fie *f* s.u. Lymphadenographie
Lymph|a|de|no|gramm *nt* lymphadenogram
Lymph|a|de|no|gra|phie *f* lymphadenography [lɪmˌfædɪ'nɑgrəfɪ]
lymph|a|de|no|id *adj.* lymphadenoid
Lymph|a|de|nom *nt* lymphadenoma
Lymph|a|de|no|ma *nt* lymphadenoma
Lymph|a|de|no|pa|thie *f* lymphadenopathy [lɪmˌfædɪ'nɑpəθɪ], lymphadenia, adenopathy [ædə'nɑpəθɪ]
angioimmunoblastische Lymphadenopathie immunoblastic lymphadenopathy, angioimmunoblastic lymphadenopathy with dysproteinemia
immunoblastische Lymphadenopathie immunoblastic lymphadenopathy, angioimmunoblastic lymphadenopathy with dysproteinemia
progressive generalisierte Lymphadenopathie progressive generalized lymphadenopathy
Lymph|a|de|no|pa|thie|synd|rom *nt* lymphadenopathy syndrome [lɪmˌfædɪ'nɑpəθɪ]
akutes febriles mukokutanes Lymphadenopathiesyndrom Kawasaki disease, Kawasaki syndrome, mucocutaneous lymph node syndrome
Lymph|a|de|no|se *f* lymphadenosis
chronische Lymphadenose chronic lymphocytic leukemia [luː'kiːmɪə]
Lymph|a|de|no|sis *f* lymphadenosis
Lymphadenosis benigna cutis Bäfverstedt's syndrome, cutaneous lymphoplasia, Spiegler-Fendt pseudolymphoma [ˌsuːdəlɪm'fəʊmə], Spiegler-Fendt sarcoid
Lymph|a|de|no|zelle *f* lymphadenocele, adenolymphocele
Lymph|an|gi|ek|ta|sie *f* lymphangiectasis, lymphangiectasia
Lymphangiektasie des Knochens cystic angiomatosis of bone, lymphangiectasis of bone, skeletal hemangiomatosis, skeletal lymphangiomatosis
lymph|an|gi|ek|ta|tisch *adj.* relating to *or* marked by lymphangiectasis, lymphangiectatic
Lymph|an|gi|ek|to|mie *f* lymphangiectomy [lɪmˌfændʒɪ'ektəmɪ]
Lymph|an|gi|i|tis *f* inflammation of the lymphatic vessels, lymphangitis [ˌlɪmfæn'dʒaɪtɪs], lymphangeitis, lymphangiitis, lymphatitis, angioleucitis, angioleukitis, angiolymphitis
Lymphangiitis dorsalis penis bubonulus, Nisbet's chancre
Lymphangiitis tuberculosa tuberculous lymphangitis
tuberkulöse Lymphangiitis tuberculous lymphangitis
Lymph|an|gi|o|en|do|the|li|om *nt* lymphangioendothelioma, lymphangioendothelioblastoma
Lymph|an|gi|o|fib|rom *nt* lymphangiofibroma
Lymph|an|gi|o|gra|fie *f* s.u. Lymphangiographie
Lymph|an|gi|o|gramm *nt* lymphogram, lymphangiogram
Lymph|an|gi|o|gra|phie *f* lymphography [lɪm'fɑgrəfɪ], lymphangioadenography, lymphangiography [lɪmˌfændʒɪ'ɑgrəfɪ]
Lymph|an|gi|om *nt* lymphangioma
einfaches Lymphangiom s.u. kapilläres *Lymphangiom*
kapilläres Lymphangiom capillary lymphangioma, simple lymphangioma
kavernöses Lymphangiom cavernous lymphangioma, cystic hygroma, cystic lymphangioma
Lymph|an|gi|o|ma *nt* lymphangioma
Lymphangioma capillare s.u. *Lymphangioma simplex*
Lymphangioma cavernosa cavernous lymphangioma
Lymphangioma cysticum cavernous lymphangioma, cystic hygroma, cystic lymphangioma
Lymphangioma cysticum colli cystic hygroma of the neck, cervical hygroma
Lymphangioma simplex simple lymphangioma, capillary lymphangioma
lymph|an|gi|o|ma|tös *adj.* relating to lymphangioma, lymphangiomatous [lɪmˌfændʒɪ'ɑmətəs]
Lymph|an|gi|o|ma|to|se *f* lymphangiomatosis
skelettale Lymphangiomatose cystic angiomatosis of bone, skeletal hemangiomatosis, skeletal lymphangiomatosis, lymphangiectasis of bone
Lymph|an|gi|o|sar|kom *nt* lymphangiosarcoma
Lymph|an|gi|o|sis *f* lymphangiosis
Lymphangiosis carcinomatosa lymphangitis carcinomatosa, carcinomatous lymphangiosis [kɑːrsɪ'nəʊmətəs]
Lymph|an|gi|tis *f* s.u. Lymphangiitis
lym|pha|tisch *adj.* relating to a lymph vessel *or* lymph, lymphatic, lymphoid
Lymph|drai|na|ge *f* lymphatic drainage
Lymph|drä|na|ge *f* s.u. Lymphdrainage
Lymph|drü|se *f* s.u. Lymphknoten
Lym|phe *f* lymph, lympha
Lymph|fol|li|kel *m* lymph follicle, lymphatic follicle, lymphoid follicle, lymphonodulus
Lymph|ge|fäß *nt* lymphoduct, lymphangion, lymphatic, lymph vessel, lymphatic vessel
abführendes Lymphgefäß efferent lymph vessel
afferentes Lymphgefäß afferent lymph vessel
efferentes Lymphgefäß efferent lymph vessel
oberflächliches Lymphgefäß superficial lymph vessel
tiefes Lymphgefäß deep lymph vessel
zuführendes Lymphgefäß afferent lymph vessel
Lymph|ge|fäß|ent|zün|dung *f* s.u. Lymphangiitis
Lymph|ge|fäß|er|wei|te|rung *f* lymphangiectasis, lymphangiectasia
Lymph|ge|fäß|ex|stir|pa|ti|on *f* lymphangiectomy [lɪmˌfændʒɪ'ektəmɪ]
Lymph|ge|fäß|klap|pe *f* lymphatic valve
Lymph|ge|fäß|netz *nt* lymphatic plexus
Lymph|ge|fäß|ple|xus *m* lymphatic plexus
Lymph|ge|fäß|re|sek|ti|on *f* lymphangiectomy [lɪmˌfændʒɪ'ektəmɪ]
Lymph|ge|fäß|sys|tem *nt* lymph-vascular system
Lymph|ka|pil|la|re *f* lymph vessel, lymphatic vessel, lymphocapillary vessel, capillary, lymph capillary, lymphatic capillary; (*Darm*) lacteal, lacteal vessel, chyliferous vessel [kaɪ'lɪf(ə)rəs]
Lymph|klap|pe *f* lymphatic valve
Lymph|knöt|chen *nt* lymph follicle, lymphatic follicle, lymphoid follicle, lymphonodulus
Lymph|kno|ten *m* lymph node, lymph gland, lymphatic gland, lymphonodus, lymphaden, lymphoglandula
Lymphknoten der Aortengabel common subaortic iliac lymph nodes
Lymphknoten der Arteria colica dextra right colic lymph nodes

L

Lymphknoten der Arteria colica media middle colic lymph nodes
Lymphknoten der Arteria colica sinistra left colic lymph nodes
Lymphknoten der Arteria epigastrica inferior inferior epigastric lymph nodes
Lymphknoten der Arteria fibularis fibular node, peroneal node
Lymphknoten der Arteria glutea inferior inferior gluteal lymph nodes
Lymphknoten der Arteria glutea superior superior gluteal lymph nodes
Lymphknoten der Arteria ileocolica ileocolic lymph nodes
Lymphknoten der Arteria iliaca communis common iliac lymph nodes
Lymphknoten der Arteria iliaca externa external iliac lymph nodes
Lymphknoten der Arteria iliaca interna internal iliac lymph nodes
Lymphknoten der Arteria obturatoria obturator lymph nodes
Lymphknoten der Arteria rectalis superior superior rectal lymph nodes
Lymphknoten der Arteriae sigmoideae sigmoid nodes
Lymphknoten der Arteria tibialis anterior anterior tibial node
Lymphknoten der Arteria tibialis posterior posterior tibial node
Lymphknoten am Azygosbogen lymph node of arch of azygous vein
Lymphknoten am Foramen epiploicum node of anterior border of epiploic foramen, node of epiploic foramen, foraminal node
Lymphknoten am Gallenblasenhals cystic node, node of neck of gall bladder
Lymphknoten am Ligamentum arteriosum node of ligamentum arteriosum
Lymphknoten der Nasolabialfalte nasolabial lymph node
Lymphknoten des Truncus coeliacus celiac lymph nodes
abdominelle Lymphknoten abdominal lymph nodes
anorektale Lymphknoten pararectal lymph nodes, anorectal lymph nodes
infraaurikuläre Lymphknoten infraauricular lymph nodes
intermediärer Lymphknoten der Lacuna vasorum intermediate lacunar node
juxtaintestinale Lymphknoten juxta-intestinal lymph nodes
juxtaösophageale Lymphknoten juxtaesophageal nodes
kubitale Lymphknoten cubital lymph nodes, supratrochlear lymph nodes, brachial glands
laterale jugulare Lymphknoten lateral jugular lymph nodes
laterale paravesikale Lymphknoten lateral vesicular lymph nodes
laterale perikardiale Lymphknoten lateral pericardial lymph nodes
lateraler Lymphknoten der Lacuna vasorum lateral lacunar node
lumbale Lymphknoten der Bauchaorta left lumbar lymph nodes
lumbale Lymphknoten der Vena cava inferior right lumbar lymph nodes
medialer Lymphknoten der Lacuna vasorum medial lacunar node
mesokolische Lymphknoten mesocolic lymph nodes
obere pankreatikoduodenale Lymphknoten superior pancreaticoduodenal lymph nodes
obere tracheobronchiale Lymphknoten superior tracheobronchial lymph nodes
oberflächliche Lymphknoten des Arms superficial lymph nodes of upper limb
okzipitale Lymphknoten occipital lymph nodes
parakolische Lymphknoten paracolic lymph nodes
pararektale Lymphknoten pararectal lymph nodes, anorectal lymph nodes
parasternale Lymphknoten parasternal lymph nodes
paratracheale Lymphknoten paratracheal lymph nodes, tracheal lymph nodes
parauterine Lymphknoten parauterine lymph nodes
paravaginale Lymphknoten paravaginal lymph nodes
paravesikale Lymphknoten paravesicular lymph nodes
in der Parotis liegende Lymphknoten intraglandular lymph nodes
perikardiale Lymphknoten pericardial lymph nodes
perivesikuläre Lymphknoten perivesicular lymph nodes
postvesikale Lymphknoten postvesicular lymph nodes
präaortale Lymphknoten preaortic lymph nodes
präaurikuläre Lymphknoten preauricular lymph nodes
präkavale Lymphknoten precaval lymph nodes
prälaryngeale Lymphknoten prelaryngeal lymph nodes, prelaryngeal cervical lymph nodes
präperikardiale Lymphknoten prepericardial lymph nodes
prätracheale Lymphknoten pretracheal lymph nodes
prävertebrale Lymphknoten prevertebral lymph nodes
prävesikale Lymphknoten prevesicular lymph nodes
präzäkale Lymphknoten prececal lymph nodes
regionale Lymphknoten regional lymph nodes
retroaortale Lymphknoten postaortic lymph nodes, retroaortic lymph nodes
retroaurikuläre Lymphknoten mastoid lymph nodes, retroauricular lymph nodes
retrocavale Lymphknoten postcaval lymph nodes
retropharyngeale Lymphknoten retropharyngeal lymph nodes
retropylorische Lymphknoten retropyloric lymph nodes
retrozäkale Lymphknoten retrocecal lymph nodes
sakrale Lymphknoten sacral lymph nodes
submandibuläre Lymphknoten submandibular lymph nodes

subpylorische Lymphknoten subpyloric lymph nodes
subskapuläre Lymphknoten subscapular lymph nodes, subscapular axillary lymph nodes
supraklavikuläre Lymphknoten supraclavicular lymph nodes
suprapylorische Lymphknoten suprapyloric lymph nodes
tiefe Lymphknoten des Arms deep lymph nodes of upper limb
untere pankreatikoduodenale Lymphknoten inferior pancreaticoduodenal lymph nodes
untere tracheobronchiale Lymphknoten inferior tracheobronchial lymph nodes
vordere jugulare Lymphknoten anterior jugular lymph nodes

Lymph|kno|ten|be|fall *m* (*Tumor*) lymph node disease, nodal disease
regionaler Lymphknotenbefall regional nodal disease

Lymph|kno|ten|dis|sek|ti|on *f* s.u. Lymphknotenentfernung

Lymph|kno|ten|ent|fer|nung *f* node dissection, nodal dissection, lymphadenectomy [lɪm,fædə'nektəmɪ], lymph node dissection

Lymph|kno|ten|ent|zün|dung *f* inflammation of a lymph node *or* lymph nodes, lymphadenitis [lɪm,fædɪ'naɪtɪs], lymphnoditis, adenitis [ædə'naɪtɪs], adenolymphitis

Lymph|kno|ten|er|kran|kung *f* lymphadenopathy [lɪm,fædɪ'nɑpəθɪ], lymphadenia

Lymph|kno|ten|ex|stir|pa|ti|on *f* lymphadenectomy [lɪm,fædə'nektəmɪ]

Lymph|kno|ten|ge|schwulst *f* lymph node tumor

Lymph|kno|ten|hi|lus *m* hilum of lymph node, hilus of lymph node

Lymph|kno|ten|hy|per|tro|phie *f* lymphadenhypertrophy, lymphadenia

Lymph|kno|ten|me|tas|ta|se *f* lymph node disease, nodal disease

Lymph|kno|ten|me|tas|ta|sie|rung *f* lymph node disease, nodal disease
regionale Lymphknotenmetastasierung regional nodal disease

Lymph|kno|ten|per|me|a|bi|li|täts|fak|tor *m* lymph node permeability factor

Lymph|kno|ten|rin|de *f* cortical substance of lymph node

Lymph|kno|ten|schwel|lung *f* lymphadenosis, lymphoma [lɪm'fəʊmə], lymphadenoma, adenopathy [ædə'nɑpəθɪ], Billroth's disease
reaktive Lymphknotenschwellung reactive lymphadenopathy [lɪm,fædɪ'nɑpəθɪ]

Lymph|kno|ten|syn|drom, mukokutanes *nt* Kawasaki disease, Kawasaki syndrome, mucocutaneous lymph node syndrome

Lymph|kno|ten|tu|ber|ku|lo|se *f* lymph node tuberculosis, tuberculous lymphadenitis [lɪm,fædɪ'naɪtɪs], tuberculous lymphadenopathy [lɪm,fædɪ'nɑpəθɪ]

Lymph|kno|ten|tu|mor *m* lymph node tumor, lymphoma [lɪm'fəʊmə], lymphadenoma, Billroth's disease

Lymph|kno|ten|ver|grö|ße|rung *f* lymphadenectasis, adenitis [ædə'naɪtɪs], adenopathy [ædə'nɑpəθɪ]
chronische Lymphknotenvergrößerung adenia

Lymph|kno|ten|zys|te *f* lymphadenocele, adenolymphocele

Lymph|kreis|lauf *m* lymph circulation

Lympho- *präf.* lymph, lymphatic, lympho-

Lym|pho|blast *m* lymphoblast, lymphocytoblast

Lymphoblasten- *präf.* lymphoblastic

Lym|pho|blas|ten|leu|kä|mie *f* lymphoblastic leukemia [luː'kiːmɪə]

lym|pho|blas|tisch *adj.* relating to lymphblasts, lymphoblastic

Lym|pho|blas|tom *nt* lymphoblastoma
großfollikuläres Lymphoblastom Brill-Symmers disease, Symmers' disease, giant follicular lymphoma [lɪm'fəʊmə], giant follicle lymphoma, nodular lymphoma, centroblastic-centrocytic malignant lymphoma, follicular lymphoma, nodular poorly-differentiated lymphoma

Lym|pho|blas|to|ma *nt* lymphoblastoma

Lym|pho|blas|to|se *f* lymphoblastosis

Lym|pho|blas|to|sis *f* lymphoblastosis

Lym|pho|ce|le *f* lymphocele

Lym|pho|cyt *m* s.u. Lymphozyt

lymphocyte-determined membrane antigen *nt* lymphocyte-determined membrane antigen, lymphocyte-detected membrane antigen

Lym|pho|cy|to|ma *nt* lymphocytoma
Lymphocytoma cutis Spiegler-Fendt pseudolymphoma [,suːdəlɪm'fəʊmə], Spiegler-Fendt sarcoid, cutaneous lymphoplasia

Lym|pho|cy|to|sis *f* lymphocytosis, lymphocythemia, lymphocytic leukocytosis

Lymph|ö|dem *nt* lymphedema, lymphatic edema
Lymphödem Typ Meige Meige's disease
Lymphödem Typ Nonne-Milroy Nonne-Milroy disease, Nonne-Milroy-Meige syndrome, Milroy's disease, Milroy's edema
hereditäres Lymphödem hereditary lymphedema, hereditary trophedema
kongenitales Lymphödem s.u. hereditäres *Lymphödem*

Lym|pho|di|a|pe|de|se *f* lymphodiapedesis

Lym|pho|en|do|the|li|om *nt* lymphangioendothelioma, lymphangioendothelioblastoma

Lym|pho|e|pi|the|li|om *nt* Regaud's tumor, Schmincke tumor, lymphoepithelioma, lymphepithelioma, lymphoepithelial tumor, lymphoepithelial carcinoma

lym|pho|gen *adj.* lymphogenous [lɪm'fɑdʒənəs], lymphogenic

Lym|pho|ge|ne|se *f* lymph production, lymphogenesis [lɪmfə'dʒenəsɪs]

Lym|pho|gra|fie *f* s.u. Lymphographie

Lym|pho|gramm *nt* lymphogram, lymphangiogram

Lym|pho|gra|nu|lom *nt* lymphogranuloma
Lymphogranulom des Magens gastric lymphoma [lɪm'fəʊmə]

Lym|pho|gra|nu|lo|ma|to|sa be|nig|na *f* sarcoidosis, sarcoid, Boeck's disease, Boeck's sarcoid, Schaumann's syndrome, Schaumann's disease, Schaumann's sarcoid, Besnier-Boeck disease, Besnier-Boeck-Schaumann disease, Besnier-Boeck-Schaumann syndrome, benign lymphogranulomatosis

Lym|pho|gra|nu|lo|ma|to|se *f* lymphogranulomatosis
maligne Lymphogranulomatose Hodgkin's disease, Hodgkin's lymphoma [lɪm'fəʊmə], Hodgkin's granuloma, Reed-Hodgkin disease, Sternberg's disease, Murchison-Sanderson syndrome, malignant

L

granulomatosis, malignant lymphogranulomatosis, lymphogranulomatosis, lymphogranuloma, lymphogranulomatosis, lymphoma, lymphadenoma, malignant lymphoma, granulomatous lymphoma [grænjə'ləʊmətəs], retethelioma, reticuloendothelioma

Lym|pho|gra|nu|lo|ma|to|sis *f* lymphogranulomatosis

Lymphogranulomatosis maligna Hodgkin's disease, Hodgkin's lymphoma [lɪm'fəʊmə], Hodgkin's granuloma, Reed-Hodgkin disease, Sternberg's disease, Murchison-Sanderson syndrome, malignant granulomatosis, malignant lymphogranulomatosis, lymphogranulomatosis, lymphogranuloma, lymphogranulomatosis, lymphoma, lymphadenoma, malignant lymphoma, granulomatous lymphoma [grænjə'ləʊmətəs], retethelioma, reticuloendothelioma

Lymphogranulomatosis X immunoblastic lymphadenopathy [lɪm,fædɪ'nɑpəθɪ], angioimmunoblastic lymphadenopathy with dysproteinemia

Lym|pho|gra|phie *f* lymphography [lɪm'fɑgrəfɪ], lymphangioadenography, lymphangiography [lɪm-,fændʒɪ'ɑgrəfɪ]

lym|pho|hä|ma|to|gen *adj.* lymphohematogenous

lympho-histio-plasmazytär *adj.* lymphohistioplasmacytic

lympho-histiozytär *adj.* lymphohistiocytic

lym|pho|id *adj.* lymphoid

Lym|pho|id|ak|ti|vie|rung *f* lymphoid activation

lym|pho|ka|pil|lär *adj.* lymphocapillary

Lym|pho|kin *nt* lymphokine

zytotoxisches Lymphokin lymphotoxin

lym|pho|kin|ver|mit|telt *adj.* lymphokine-mediated

Lym|pho|ly|se *f* lympholysis [lɪm'fɑləsɪs]

zellvermittelte Lympholyse cell-mediated lympholysis, cell-mediated lympholysis assay

Lym|pho|ly|sis *f* lympholysis [lɪm'fɑləsɪs]

lym|pho|ly|tisch *adj.* lympholytic

Lym|phom *nt* lymphoma [lɪm'fəʊmə], lymphadenoma, Billroth's disease

Lymphom des Knochens reticulum cell sarcoma of bone, reticulocytic sarcoma of bone, reticuloendothelial sarcoma of bone, retothelial sarcoma of bone [sɑːr'kəʊmə]

Lymphom des Magens gastric lymphoma

B-lymphoblastisches Lymphom s.u. epidemisches *Lymphom*

epidemisches Lymphom Burkitt's lymphoma, African lymphoma, Burkitt's tumor

großfollikuläres Lymphom Brill-Symmers disease, Symmers' disease, giant follicular lymphoma, giant follicle lymphoma, nodular lymphoma, centroblastic-centrocytic malignant lymphoma, follicular lymphoma, nodular poorly-differentiated lymphoma

immunoblastisches (malignes) Lymphom immunoblastic (malignant) lymphoma, histiocytic lymphoma, immunoblastic sarcoma [sɑːr'kəʊmə]

lymphoblastisches Lymphom lymphoblastic lymphoma

lymphoepithelioides Lymphom Lennert's lesion, Lennert's lymphoma

lympho-plasmozytoides Lymphom immunocytoma, plasmacytoid lymphocytic lymphoma

lymphoplastozytisches Lymphom immunocytoma, plasmacytoid lymphocytic lymphoma

malignes Lymphom des Knochens malignant lymphoma of bone

plasmozytisches Lymphom Kahler's disease, multiple myeloma, multiple plasmacytoma of bone, myelomatosis, myelosarcomatosis, plasmacytic immunocytoma, plasma cell myeloma, plasma cell tumor, plasmacytoma, plasmocytoma, plasmoma

zentroblastisches Lymphom centroblastic malignant lymphoma, diffuse histiocytic lymphoma

zentroblastisch-zentrozytisches Lymphom s.u. großfollikuläres *Lymphom*

zentroblastisch-zentrozytisches malignes Lymphom s.u. großfollikuläres *Lymphom*

zentrozytisches malignes Lymphom centrocytic malignant lymphoma, diffuse histiocytic lymphoma, diffuse well-differentiated lymphoma, lymphocytic lymphosarcoma

zentrozytisches Lymphom centrocytic malignant lymphoma, diffuse histiocytic lymphoma, diffuse well-differentiated lymphoma, lymphocytic lymphosarcoma

Lym|pho|ma *nt* s.u. Lymphom

lym|phom|ähn|lich *adj.* lymphomatoid

lym|phom|ar|tig *adj.* lymphomatoid

lym|pho|ma|to|id *adj.* lymphomatoid

lym|pho|ma|tös *adj.* lymphomatous [lɪm'fəʊmətəs]

Lym|pho|ma|to|se *f* lymphomatosis

Lym|pho|ma|to|sis *f* lymphomatosis

Lym|pho|my|xom *nt* lymphomyxoma

Lym|pho|no|du|lus *m, pl* **Lym|pho|no|du|li** lymph follicle, lymphonodulus, lymphatic follicle, lymphoid follicle

Lymphonoduli splenici malpighian bodies (of spleen), malpighian corpuscles (of spleen), splenic corpuscles

Lym|pho|no|dus *m* s.u. Lymphknoten

Lym|pho|pa|thie *f* lymphopathy [lɪm'fɑpəθɪ], lymphopathia

Lym|pho|pe|nie *f* lymphopenia, lymphocytic leukopenia, lymphocytopenia, hypolymphemia, sublymphemia

Lym|pho|pla|sie *f* lymphoplasia

benigne Lymphoplasie der Haut Bäfverstedt's syndrome, cutaneous lymphoplasia, Spiegler-Fendt pseudolymphoma [,suːdəlɪm'fəʊmə], Spiegler-Fendt sarcoid

lympho-plasmazellulär *adj.* lymphoplasmacellular

lym|pho|plas|mo|zy|to|id *adj.* lymphoplasmacytoid

Lym|pho|po|e|se *f* lymphocytopoiesis [lɪmfə,saɪtəpɔɪ'iːsɪs], lymphopoiesis [lɪmfəpɔɪ'iːsɪs]

lym|pho|po|e|tisch *adj.* relating to *or* characterized by lymphopoiesis, lymphopoietic, lymphocytopoietic

Lym|pho|po|i|e|se *f* lymphopoiesis [lɪmfəpɔɪ'iːsɪs], lymphocytopoiesis [lɪmfə,saɪtəpɔɪ'iːsɪs]

lym|pho|pro|li|fe|ra|tiv *adj.* lymphoproliferative

lym|pho|re|ti|ku|lär *adj.* lymphoreticular

Lym|pho|re|ti|ku|lo|se *f* lymphoreticulosis

Lym|pho|sar|kom *nt* lymphosarcoma, diffuse lymphoma [lɪm'fəʊmə], lymphatic sarcoma [sɑːr'kəʊmə]

lymphoblastisches Lymphosarkom lymphoblastoma, lymphoblastic lymphosarcoma

lymphozytisches Lymphosarkom centrocytic malignant lymphoma, diffuse histiocytic lymphoma, diffuse well-differentiated lymphoma, lymphocytic lymphosarcoma

Lym|pho|sar|ko|ma|to|se *f* lymphosarcomatosis

Lym|pho|sar|kom|zel|len|leu|kä|mie *f* lymphosarcoma cell leukemia [luː'kiːmɪə], leukolymphosarcoma
Lym|pho|sta|se *f* lymphostasis [lɪm'fɑstəsɪs]
Lym|pho|to|xin *nt* lymphotoxin, tumor necrosis factor β
lympho-vaskulär *adj.* lymph-vascular
Lym|pho|ze|le *f* lymphocele
Lym|pho|zyt *m* lymph cell, lymphoid cell, lymphocyte, lympholeukocyte
(γδ)-Lymphzyten (γδ) lymphocytes, (γδ) T cells, gamma/delta lymphocytes, TCR-1+ lymphocytes
antigen-reaktiver Lymphozyt antigen-reactive cell, antigen-responsive cell, antigen-sensitive cell
intraepithelialer Lymphozyt intraepithelial lymphocyte
jungfräulicher Lymphozyt virgin lymphocyte
mukosaassoziierter Lymphozyt mucosal lymphocyte
selbstreaktiver Lymphozyt self-reactive lymphocyte
thymusabhängiger Lymphozyt thymus-dependent lymphocyte, T lymphocyte, T cell
tumorinfiltrierende Lymphozyten tumor-infiltrating lymphocytes
lym|pho|zy|tär *adj.* relating to *or* characterized by lymphocytes, lymphocytic
Lymphozyten- *präf.* lymphocytic
lym|pho|zy|ten|ab|hän|gig *adj.* lymphocyte-dependent
lym|pho|zy|ten|ähn|lich *adj.* lymphoid
Lym|pho|zy|ten|auf|lö|sung *f* lympholysis [lɪm'fɑləsɪs]
Lym|pho|zy|ten|bil|dung *f* lymphocytopoiesis [lɪmfə,saɪtəpɔɪ'iːsɪs], lymphopoiesis [lɪmfəpɔɪ'iːsɪs]
Lym|pho|zy|ten|di|a|pe|de|se *f* lymphodiapedesis
Lym|pho|zy|ten|dif|fe|ren|zie|rung *f* lymphocyte differentiation
Lym|pho|zy|ten|funk|ti|ons|an|ti|gen *nt* lymphocyte functional antigen-1
Lymphozytenfunktionsantigen 1 lymphocyte functional antigen-1
Lymphozytenfunktionsantigen 3 lymphocyte functional antigen-3
Lym|pho|zy|ten|kul|tur *f* lymphocyte culture
gemischte Lymphozytenkultur s.u. Lymphozytenmischkultur
Lym|pho|zy|ten|man|gel *m* s.u. Lymphopenie
Lym|pho|zy|ten|man|tel *m* lymphocyte wall
Lym|pho|zy|ten|mi|gra|ti|on *f* lymphocyte migration
Lym|pho|zy|ten|misch|kul|tur *f* mixed lymphocyte culture test, lymphocyte proliferation test, mixed lymphocyte culture, mixed lymphocyte culture assay, lymphocyte proliferation assay, blastogenesis assay [blæstə'dʒenəsɪs], mixed lymphocyte reaction, MLC test
Lym|pho|zy|ten|mi|to|gen *nt* lymphocyte mitogenic factor, blastogenic factor, lymphocyte blastogenic factor, lymphocyte transforming factor, mitogenic factor
Lym|pho|zy|ten|phe|re|se *f* lymphocytapheresis, lymphapheresis, lymphocytopheresis
Lym|pho|zy|ten|po|pu|la|ti|on *f* lymphocyte population
expandierte Lymphozytenpopulation expanded lymphocyte population
gereinigte Lymphozytenpopulation purified lymphocyte population
Lym|pho|zy|ten|re|zir|ku|la|ti|on *f* lymphocyte recirculation
Lym|pho|zy|ten|sti|mu|la|ti|ons|test *m* lymphocyte stimulation test
Lym|pho|zy|ten|trans|fer|stu|die *f* lymhocyte transfer study
Lym|pho|zy|ten|trans|for|ma|ti|on *f* lymphocyte transformation
Lym|pho|zy|ten|trans|for|ma|ti|ons|fak|tor *m* s.u. Lymphozytenmitogen
Lymphozyten-Tumor-Interaktion, gemischte *f* mixed lymphocyte-tumor culture
lym|pho|zy|ten|un|ab|hän|gig *adj.* lymphocyte-independent, non-lymphocyte-dependent
Lym|pho|zy|ten|vor|läu|fer|zel|le *f* lymphatic progenitor
Lym|pho|zy|ten|wall *m* lymphocyte wall
Lym|pho|zy|ten|wan|de|rung *f* lymphocyte migration
lym|pho|zy|ten|zer|stö|rend *adj.* lymphocytotoxic
Lym|pho|zyt|hä|mie *f* lymphocytosis, lymphocythemia, lymphocytic leukocytosis
Lym|pho|zy|to|blast *m* lymphoblast, lymphocytoblast
Lym|pho|zy|to|ly|se *f* lympholysis [lɪm'fɑləsɪs]
zellvermittelte Lymphozytolyse cell-mediated lympholysis, cell-mediated lympholysis assay
lym|pho|zy|to|ly|tisch *adj.* lympholytic
Lym|pho|zy|tom *nt* Bäfverstedt's syndrome, lymphocytoma, cutaneous lymphoplasia, Spiegler-Fendt pseudolymphoma [,suːdəlɪm'fəʊmə], Spiegler-Fendt sarcoid
Lym|pho|zy|to|ma cu|tis *nt* s.u. Lymphozytom
Lym|pho|zy|to|pe|nie *f* s.u. Lymphopenie
Lym|pho|zy|to|phe|re|se *f* lymphocytapheresis, lymphapheresis, lymphocytopheresis
Lym|pho|zy|to|po|e|se *f* lymphopoiesis [lɪmfəpɔɪ'iːsɪs], lymphocytopoiesis [lɪmfə,saɪtəpɔɪ'iːsɪs]
lym|pho|zy|to|po|e|tisch *adj.* lymphopoietic, lymphocytopoietic
Lym|pho|zy|to|poi|e|se *f* lymphocytopoiesis [lɪmfə,saɪtəpɔɪ'iːsɪs], lymphopoiesis [lɪmfəpɔɪ'iːsɪs]
Lym|pho|zy|to|se *f* lymphocytosis, lymphocythemia, lymphocytic leukocytosis
lym|pho|zy|to|to|xisch *adj.* lymphocytotoxic
Lym|pho|zy|to|to|xi|zi|tät *f* lymphocytotoxicity
Lymph|ple|xus *m* lymphatic plexus
Lymph|pri|mär|fol|li|kel *m* primary lymph follicle, primary follicle
Lymph|schei|de, periarterielle *f* (*Milz*) lymphoid sheath, periarterial lymphatic/lymphoid sheath
Lymph|se|kun|där|fol|li|kel *m* secondary lymph follicle, secondary follicle
Lymph|si|nus *m* lymph sinus, lymphatic sinus
Lymph|stäm|me *pl* lymphatic trunks
Lymph|stau|ung *f* lymphostasis [lɪm'fɑstəsɪs]
Lymph|sys|tem *nt* lymphatics, lymphatic system, absorbent system
Lymph|zel|le *f* s.u. Lymphozyt
Lymph|zir|ku|la|ti|on *f* lymphokinesis, lymphocinesia, lymph circulation
Lyon: Lyon-Hypothese *f* Lyon hypothesis
ly|o|ni|siert *adj.* lyonized
Ly|o|ni|sie|rung *f* lyonization, heterochromatinization, heterochromatization
LYS *abk.* s.u. Lysin
Lys *abk.* s.u. Lysin
Ly|sat *nt* lysate
Ly|se *f* lysis ['laɪsɪs]

L

komplementvermittelte Lyse complement-mediated lysis
Ly|sin *nt* **1.** (*Biochemie*) lysine ['laɪsiːn, -sɪn] **2.** (*immunol.*) lysin ['laɪsɪn]
Ly|sin|en|zym *nt* lysine enzyme
Ly|si|no|gen *nt* lysogen, lysinogen
ly|si|no|gen *adj.* lysinogenic
ly|so|gen *adj.* lysogenic
Ly|so|ge|nie *f* lysogeny, lysogenicity
Ly|so|ge|ni|sa|ti|on *f* lysogenization
Ly|so|ke|phal|in *nt* lysocephalin
Ly|so|ki|na|se *f* lysokinase
Ly|so|le|ci|thin *nt* lysolecithin
Ly|so|phos|pha|tid *nt* lysophosphatide
Ly|so|phos|pha|tid|säu|re *f* lysophosphatidic acid
Ly|so|phos|pha|ti|dyl|cho|lin *nt* lysolecithin
Ly|so|phos|pho|gly|ze|rid *nt* lysophosphoglyceride
Ly|so|phos|pho|li|pa|se *f* lysophospholipase, lecithinase B, phospholipase B
Ly|so|som *nt* lysosome
ly|so|so|mal *adj.* relating to a lysosome, lysosomal
Ly|so|so|men|fu|si|on *f* lysosome fusion
Ly|so|zym *nt* lysozyme, muramidase
LZM *abk.* s.u. Lysozym

M

M *abk.* s.u. **1.** maligne **2.** Masse **3.** Massenzahl **4.** Metabolit **5.** Methionin **6.** Mitose **7.** Mixtur **8.** Mol **9.** molar **10.** Molarität **11.** Morphin **12.** Myosin
m *abk.* s.u. **1.** Masse **2.** Meter **3.** molal **4.** molar
mA *abk.* s.u. Milliampere
μA *abk.* s.u. Mikroampere
MAA *abk.* s.u. Makroalbuminaggregat
MAC *abk.* s.u. Membranangriffskomplex
Machado: Machado-Test *m* Machado's test, Machado-Guerreiro test
Machado-Guerreiro: Machado-Guerreiro-Reaktion *f* Machado's test, Machado-Guerreiro test
Mache: Mache-Einheit *f* Mache unit
Maclagan: Maclagan-Reaktion *f* s.u. Maclagan-Test
Maclagan-Test *m* Maclagan's test, thymol turbidity test
MacLean: MacLean-Test *m* MacLean test
Macro- *präf.* large, long, macr(o)-
MAdCAM-1 *nt* mucosal adhesion cellular adhesion molecule-1
Ma|den|wurm *m* **1.** threadworm, seatworm, pinworm, Enterobius vermicularis, Oxyuris vermicularis, Ascaris vermicularis **2. Madenwürmer** *pl* Oxyuridae
MAF *abk.* s.u. Makrophagenaktivierungsfaktor
Magen- *präf.* stomach, belly, tummy, gastric, gastr(o)-, ventricul(o)-
Ma|gen|bi|op|sie *f* gastric biopsy ['baɪɑpsɪ]
Ma|gen|blu|tung *f* gastric hemorrhage ['hem(ə)rɪdʒ], gastrorrhagia
Ma|gen|chi|rur|gie *f* gastric surgery
Magen-Darm- *präf.* gastrointestinal, gastroenteric
Magen-Darm-Anastomose *f* gastroenteric anastomosis, gastrointestinal anastomosis, gastroenterostomy [gæstrəˌentə'rɑstəmɪ], gastroenteroanastomosis
Magen-Darm-Blutung *f* gastrointestinal bleeding, gastrointestinal hemorrhage, upper intestinal bleeding, upper intestinal hemorrhage ['hem(ə)rɪdʒ]
obere Magen-Darm-Blutung upper gastrointestinal hemorrhage, upper gastrointestinal bleeding
Magen-Darm-Plastik *f* gastroenteroplasty
Ma|gen|ent|fer|nung *f* gastrectomy [gæs'trektəmɪ]; total gastrectomy
subtotale Magenentfernung subtotal gastrectomy
Ma|gen|er|kran|kung *f* gastropathy
Ma|gen|er|öff|nung *f* gastrotomy
Ma|gen|fis|tel *f* gastric fistula
Ma|gen|früh|kar|zi|nom *nt* early cancer of stomach, early gastric cancer, early gastric carcinoma
Ma|gen|ge|schwulst *f* gastric neoplasm, gastric tumor
Ma|gen|ge|schwür *nt* gastric ulcer, ventricular ulcer
Ma|gen|kar|zi|nom *nt* gastric cancer, carcinoma of the stomach, gastric carcinoma
Ma|gen|krebs *m* gastric cancer, carcinoma of the stomach, gastric carcinoma
Ma|gen|po|lyp *m* gastric polyp
Ma|gen|re|sek|ti|on *f* gastric resection, partial gastrectomy [gæs'trektəmɪ]
totale Magenresektion total gastrectomy, gastrectomy
Ma|gen|saft *m* gastric juice, stomach secrete
Ma|gen|säu|re *f* gastric acid
Ma|gen|schleim|haut *f* mucosa of stomach, mucous membrane of stomach
Ma|gen|schleim|haut|an|ti|kör|per *m* gastric antibody
Ma|gen|schleim|haut|blu|tung *f* gastric mucosal bleeding, gastric mucosal hemorrhage ['hem(ə)rɪdʒ]
Ma|gen|stumpf|kar|zi|nom *nt* gastric stump cancer
Ma|gen|tu|mor *m* gastric neoplasm, gastric tumor
magn. *abk.* s.u. magnetisch
Mag|ne|sia *nt* magnesia, magnesia calcinata, magnesium oxide
Mag|ne|si|um *nt* magnesium
Mag|ne|si|um|chlo|rid *nt* magnesium chloride
Mag|ne|si|um|hyd|ro|xid *nt* magnesium hydroxide
Mag|ne|si|um|kar|bo|nat *nt* magnesium carbonate, magnesia alba
Mag|ne|si|um|o|xid *nt* s.u. Magnesia
Mag|ne|si|um|per|hyd|rol *nt* magnesium peroxide
Mag|ne|si|um|per|o|xid *nt* magnesium peroxide
Mag|ne|si|um|phos|phat *nt* magnesium phosphate
Mag|ne|si|um|sul|fat *nt* magnesium sulfate, Epsom salt
Mag|ne|si|um|su|per|o|xid *nt* magnesium peroxide
Mag|ne|si|um|tri|si|li|kat *nt* magnesium trisilicate
Mag|net *m* magnet
Mag|net|feld *nt* magnetic field
mag|ne|tisch *adj.* relating to a magnet, magnetic
mag|ne|to|e|lek|trisch *adj.* magnetoelectric
mag|no|zel|lu|lar *adj.* s.u. magnozellulär
mag|no|zel|lu|lär *adj.* magnocellular, magnicellular
Majocchi: Majocchi-Krankheit *f* Majocchi's purpura, Majocchi's disease
Ma|jor|ag|glu|ti|nin *nt* chief agglutinin, major agglutinin
Ma|jor|gen *nt* major gene
Ma|jor|pro|be *f* major test
Ma|jor|test *m* major test
MAK *abk.* s.u. mikrosomaler *Antikörper*
Makro- *präf.* large, long, macr(o)-; megal(o)-, mega-
Mak|ro|a|de|nom *nt* macroadenoma
Mak|ro|ag|glu|ti|na|ti|on *f* macroscopic agglutination
Mak|ro|ag|gre|gat *nt* macroaggregate
Mak|ro|al|bu|min|ag|gre|gat *nt* macroaggregated albumin
Mak|ro|a|na|ly|se *f* macroanalysis [ˌmækrəʊə'næləsɪs]
Mak|ro|blast *m* macroblast, macroerythroblast, macronormoblast
Mak|ro|che|mie *f* macrochemistry
mak|ro|che|misch *adj.* relating to macrochemistry, macrochemical
Mak|ro|chy|lo|mik|ron *nt* macrochylomicron
Mak|ro|e|le|ment *nt* macroelement
mak|ro|fol|li|ku|lär *adj.* macrofollicular

Mak|ro|glia *f* macroglia, astroglia
Mak|ro|glo|bu|lin *nt* macroglobulin
α_2-Makroglobulin alpha$_2$-macroglobulin, α_2-macroglobulin
Mak|ro|glo|bu|lin|ä|mie *f* macroglobulinemia
Makroglobulinämie Waldenström Waldenström's macroglobulinemia, Waldenström's purpura, Waldenström's syndrome, lymphoplasmacytic immunocytoma
Mak|ro|hä|ma|tu|rie *f* macroscopic hematuria, gross hematuria [hiːmə't(j)ʊərɪə]
Mak|ro|leu|ko|blast *m* macroleukoblast
Mak|ro|lid *nt* macrolide
Makrolid-Antibiotikum *nt* macrolide
Mak|ro|lym|pho|zyt *m* macrolymphocyte
Mak|ro|lym|pho|zy|to|se *f* macrolymphocytosis
Mak|ro|mo|le|kül *nt* macromolecule
informatives/informationstragendes Makromolekül informational macromolecule
mak|ro|mo|le|ku|lar *adj.* macromolecular
Mak|ro|mo|no|zyt *m* macromonocyte
Mak|ro|my|e|lo|blast *m* macromyeloblast
mak|ro|no|du|lär *adj.* macronodular
Mak|ro|nor|mo|blast *m* macronormoblast
Mak|ro|pa|ra|sit *m* macroparasite
Mak|ro|pa|tho|lo|gie *f* macropathology
Mak|ro|per|fo|ra|ti|on *f* macroperforation
Mak|ro|phag *m* s.u. Makrophage
Mak|ro|pha|ge *m* macrophage, macrophagocyte, macrophagus, mononuclear phagocyte, clasmatocyte
Makrophagen der Gefäßwand adventitial cells, perithelial cells, Marchand's cells
phagozytierender Makrophage phagocytic macrophage
Mak|ro|pha|gen|ak|ti|vie|rung *f* macrophage activation
Mak|ro|pha|gen|ak|ti|vie|rungs|fak|tor *m* macrophage-activating factor
Mak|ro|pha|gen|de|ak|ti|vie|rungs|fak|tor *m* macrophage deactivating factor
Makrophagen-Migrationshemmtest *m* macrophage migration inhibition test
Mak|ro|pha|gen|sys|tem *nt* macrophage system
Mak|ro|pha|gen|wachs|tums|fak|tor *m* macrophage growth factor
Mak|ro|pla|sie *f* macroplasia, macroplastia
Mak|ro|po|ly|zyt *m* macropolycyte
Mak|ro|pro|lak|ti|nom *nt* macroprolactinoma
Mak|ro|pro|my|e|lo|zyt *m* macropromyelocyte
Mak|ro|pro|te|in *nt* macroprotein
Mak|ro|sko|pie *f* macroscopy
mak|ro|sko|pisch *adj.* relating to macroscopy, visible with the naked eye, macroscopic, macroscopical, gross
mak|ro|zel|lu|lär *adj.* macrocellular
Mak|ro|zyt *m* macrocyte, macroerythrocyte
mak|ro|zy|tisch *adj.* relating to macrocytes, macrocytic
Mak|ro|zy|to|se *f* macrocytosis, macrocythemia, megalocythemia, megalocytosis
ma|ku|lär *adj.* relating to *or* marked by macules, macular
ma|ku|lo|pa|pu|lös *adj.* maculopapular
ma|ku|lös *adj.* macular
ma|ku|lo|ve|si|ku|lär *adj.* maculovesicular
MAK-Wert *m* MWC value
Mal[1] *nt* mark, mole, stain, nevus, blotch, spot, patch, tache
Mal[2] *nt* disease, disorder, sickness, illness
Mal|ab|sorp|ti|on *f* malabsorption
Ma|la|cia *f* softening, malacia, malacosis, mollities
Malaria- *präf.* malarial, malarious
Ma|la|ria *f* malaria, malarial fever, jungle fever, marsh fever, swamp fever, paludal fever, ague fever, ague
Malaria quartana malariae malaria, quartan fever, quartan malaria
Malaria quotidiana quotidian fever, quotidian malaria, quotidian
Malaria tertiana tertian fever, tertian malaria, vivax malaria, benign tertian malaria, vivax fever
Malaria tropica falciparum malaria, falciparum fever, malignant tertian malaria, malignant tertian fever, pernicious malaria, subtertian malaria, aestivoautumnal fever
Malariae-Malaria *f* malariae malaria, quartan fever, quartan malaria
Ma|la|ri|a|er|re|ger *m* malaria parasite, malarial parasite
Ma|la|ri|a|me|la|nin *nt* malaria melanin
Ma|la|ri|a|mü|cke *f* Anopheles, Cellia
Ma|la|ri|a|pig|ment *nt* malarial pigment
Ma|la|ri|a|plas|mo|di|um *nt* malaria parasite, malarial parasite
Ma|la|ri|a|ü|ber|trä|ger *m* malarial carrier, malaria vector
Ma|la|ri|a|zyk|lus *m* malaria cycle
Ma|lat *nt* malate
Malat-Aspartat-Shuttle *m* malate-aspartate shuttle
Ma|lat|de|hyd|ro|ge|na|se (NAD^+) *f* malate dehydrogenase [dɪ'haɪdrədʒəneɪz], malate-NAD dehydrogenase, malic acid dehydrogenase
Malatdehydrogenase ($NADP^+$) *f* malate dehydrogenase ($NADP^+$), malate-NADPH dehydrogenase [dɪ'haɪdrədʒəneɪz], malic enzyme
Ma|lat|en|zym *nt* malate dehydrogenase ($NADP^+$), malate-NADPH dehydrogenase [dɪ'haɪdrədʒəneɪz], malic enzyme
Ma|la|thi|on *nt* malathion
Ma|lat|syn|tha|se *f* malate synthase
Ma|la|zie *f* softening, malacia, malacosis, mollities
Ma|le|at *nt* maleate
Ma|le|in|säu|re *f* maleic acid
Mal|for|ma|ti|on *f* malformation
Malherbe: Epithelioma calcificans Malherbe *nt* calcifying epithelioma of Malherbe, calcified epithelioma, benign calcified epithelioma, pilomatrixoma, pilomatricoma
verkalkendes Epitheliom Malherbe *nt* s.u. Epithelioma calcificans *Malherbe*
ma|lig|ne *adj.* malignant, malign
nicht maligne (*Tumor*) benignant, benign
Ma|lig|ni|tät *f* malignancy, malignity
Ma|lig|ni|täts|kri|te|ri|um *nt* criterion of malignancy
Ma|lig|nom *nt* malignancy, malignant neoplasm, malignant disease, malignant tumor, malignity, cancer
malignom-assoziiert *adj.* malignancy-associated
Mal|le|o|my|ces *m* Malleomyces
Malleomyces mallei glanders bacillus, Pseudomonas mallei, Actinobacillus mallei
Malleomyces pseudomallei Whitmore's bacillus, Pseudomonas pseudomallei, Actinobacillus pseudomallei, Actinobacillus whitmori
Mal|le|us *m* 1. (*Ohr*) hammer, malleus, plectrum 2. (*mikrobiol.*) glanders, malleus, maliasmus
Ma|lo|nat *nt* malonate

Ma|lon|säu|re *f* malonic acid
Malonyl- *präf.* malonyl
Malonyl-CoA *nt* malonyl coenzyme A, malonyl-CoA
Malonyl-Coenzym A *nt* malonyl coenzyme A, malonyl-CoA
Mal|ta|se *f* maltase
saure Maltase acid maltase, gamma-amylase, glucan-1,4-α-glucosidase
Mal|to|dex|trin *nt* maltodextrin
Mal|to|se *f* malt sugar, maltobiose, maltose, ptyalose
Mal|to|sid *nt* maltoside
Mamill(o)- *präf.* thel(o)-, thele-, mamil-, mamilli-
Mamma- *präf.* breast, mammary, mamm(o)-, mast(o)-, maz(o)-
Mam|ma|kar|zi|nom *nt* breast cancer, mammary cancer, mammary (gland) carcinoma, breast carcinoma, mastocarcinoma
Mam|mo|gra|fie *f* s.u. Mammographie
Mam|mo|gramm *nt* mammogram, mastogram
Mam|mo|gra|phie *f* mammography [mə'mɑgrəfɪ], mastography [mæs'tɑgrəfɪ]
MAN *abk.* s.u. Mannose
Mandel- *präf.* amygdaline, amygdaloid, amygdaloidal, almond, tonsillar, tonsillary, tonsill(o)-
Man|de|lat *nt* mandelate
Man|drin *m* mandrin, mandrel
Man|gan *nt* manganese, manganum
Man|gel|a|nä|mie *f* deficiency anemia, nutritional anemia [ə'niːmɪə]
Man|gel|er|näh|rung *f* malnutrition, hypothrepsia, underfeeding, undernourishment, undernutrition, cacotrophy, cacotrophy, subnutrition
Man|gel|er|schei|nung *f* deficiency symptom
Man|gel|krank|heit *f* insufficiency disease, deficiency disease, deprivation disease
ma|ni|fest *adj.* manifest, apparent
Ma|ni|fes|ta|ti|ons|pha|se *f* elicitation phase
Man|nan *nt* mannan, mannosan
Män|ner|heil|kun|de *f* andrology
Man|nit *nt* mannitol, mannite
Man|ni|tol *nt* s.u. Mannit
Man|no|sa|min *nt* mannosamine
Man|no|se *f* mannose, mannitose, seminose
Mannose-1-Phosphat *nt* mannose-1-phosphate
Mannose-6-Phosphat *nt* mannose-6-phosphate
Mannose-6-phosphatisomerase *f* phosphomannose isomerase, mannose-6-phosphate isomerase
Man|no|sid *nt* mannoside
Mannosyl-Fucosyl-Rezeptor *m* mannosyl-fucosyl receptor
Man|schet|te *f* tourniquet, cuff
pneumatische Manschette pneumatic cuff, pneumatic tourniquet, cuff
Man|so|nel|la *f* Mansonella
Man|so|nel|li|a|sis *f* mansonellosis, mansonelliasis, acanthocheilonemiasis, dipetalonemiasis; Ozzards filariasis, Ozzards mansonelliasis
Man|tel|feld *nt* mantle field
Man|tel|feld|be|strah|lung *f* mantle field technique
M-Antigen *nt* m antigen
MAO *abk.* s.u. **1.** Monoaminooxidase **2.** Monoaminoxidase
MAOH *abk.* s.u. **1.** MAO-Hemmer **2.** Monoaminooxidase-Hemmer
MAO-Hemmer *m* monoamine oxidase inhibitor
Map|ping *nt* mapping
Ma|pro|ti|lin *nt* maprotiline
mÄq *abk.* s.u. Milliäquivalent
mäq *abk.* s.u. Milliäquivalent
ma|ran|tisch *adj.* relating to *or* affected with marasmus, marasmic, marantic, marasmatic
Ma|ras|mus *m* marasmus, Parrot's disease, marantic atrophy, athrepsia, athrepsy, atrepsy
ma|ras|mus|ähn|lich *adj.* marasmoid
ma|ras|mus|ar|tig *adj.* marasmoid
ma|ras|tisch *adj.* s.u. marantisch
Mar|ces|cin *nt* marcescin
Marchiafava-Micheli: Marchiafava-Micheli-Anämie *f* Marchiafava-Micheli syndrome, Marchiafava-Micheli disease, Marchiafava-Micheli anemia [ə'niːmɪə], paroxysmal nocturnal hemoglobinuria [ˌhiːməˌgləʊbɪ'n(j)ʊərɪə]
Marek: Marek-Virus *nt* Marek's virus, Marek's disease virus
Mar|gi|nal|zo|nen|mak|ro|pha|ge *m* marginal zone macrophage
Mark- *präf.* marrow, medulla, medullary, myel(o)-, medullo-; pulpal
Mark *nt* marrow, medulla, (*Organ*) pulp, pulpa
gelbes Mark (*Knochen*) yellow bone marrow, fatty bone marrow, fat marrow, fatty marrow, yellow marrow
rotes Mark (*Knochen*) red bone marrow, red marrow, myeloid tissue, red medullary substance of bone
verlängertes Mark medulla oblongata, medulla, myelencephalon, bulbus
mark|ähn|lich *adj.* medullary, medullar, pulpy, myeloid
Mar|ker *m* marker
radioaktiver Marker radioactive tracer
zellreihenspezifischer Marker lineage specific marker
Mar|ker|a|tom (radioaktives) *nt* tagged atom, labeled atom
Mar|ker|sub|stanz *f* marker
Marker-X-Syndrom *nt* fragile X syndrome
mark|hal|tig *adj.* (*histolog.*) myelinated; (*anatom.*) medullary, medullated
Mark|höh|le *f* (*Knochen*) bone marrow cavity, marrow cavity, marrow canal, medullary canal, medullary cavity, medullary space, sinus
primäre Markhöhle primary marrow cavity
sekundäre Markhöhle secondary marrow cavity
Mar|kie|rung *f* (*a. Physik*) mark, marker; marking, labeling, labelling
chemische Markierung chemical labeling
Mar|kie|rungs|gen *nt* marker
Mar|kie|rungs|re|a|genz *nt* labeling reagent
Mark|raum *m* s.u. Markhöhle
Mark|rei|fung *f* myelogeny, myelogenesis, myelination, myelinization, myelinogenesis, myelinogeny, medullation
Mark|strän|ge *pl* (*Lymphknoten*) lymph cords, medullary cords
Mark|zo|ne *f* medullary zone
mar|mo|riert *adj.* marbled, marble, veined; (*Haut*) marmorated
Masern- *präf.* measles, morbillous
Ma|sern *pl* measles, morbilli, rubeola
hämorrhagische Masern black measles, hemorrhagic measles

M

ma|sern|ähn|lich *adj.* morbilliform
Ma|sern|an|ti|gen *nt* measels antigen
Ma|sern|en|ze|pha|li|tis *f* measles encephalitis [en,sefə'laɪtɪs]
Ma|sern|ex|an|them *nt* measles exanthema, measles rash
Ma|sern|le|bend|vak|zi|ne *f* measles virus live vaccine, live measles virus vaccine
Masern-Mumps-Röteln-Lebendvakzine *f* live measles, mumps, and rubella vaccine
Ma|sern|pneu|mo|nie *f* giant cell pneumonia, Hecht's pneumonia [n(j)uː'məʊnɪə]
Masern-Vakzine *f* measles vaccine
Ma|sern|vi|rus *nt* measles virus
Ma|sern|vi|rus|impf|stoff *m* measles virus live vaccine, live measles virus vaccine
Ma|sern|vi|rus|le|bend|vak|zi|ne *f* measles virus live vaccine, live measles virus vaccine
Maß|a|na|ly|se *f* metric method of analysis [ə'næləsɪs], volumetric analysis, titrimetry [taɪ'tɪmətrɪ]
Mas|se *f* **1.** mass, substance; (*anatom.*) substantia, massa, body **2.** (*Physik*) mass; (*elekt.*) ground, earth
Maß|ein|heit *f* unit of measure, unit, standard measure
Mas|sen|blu|tung *f* massive hemorrhage ['hem(ə)rɪdʒ], massive bleeding, hematorrhea, hemorrhea
Mas|sen|ein|heit *f* mass unit
Mas|sen|kon|zent|ra|ti|on *f* mass concentration
Mas|sen|wir|kungs|ge|setz *nt* mass law, law of mass action, Guldberg and Waage's law
Mas|sen|zahl *f* mass number
Mas|se|teil|chen *nt* mass particle, corpuscle
Masshoff: Masshoff-Lymphadenitis *f* Masshoff's lymphadenitis [lɪm,fædɪ'naɪtɪs], acute mesenteric lymphadenitis, acute mesenteric adenitis [ædə'naɪtɪs]
Masson: Masson-Glomus *nt* glomus, glomiform body, glomiform gland, glomus organ, glomus body
Mast- *präf.* breast, mamma, mast(o)-, maz(o)-, mamm(o)-
Mastdarm- *präf.* rectal, rect(o)-, rectal, proct(o)-
Mast|darm *m* straight intestine, rectum
Mast|darm|blu|tung *f* hemoproctia, rectal hemorrhage ['hem(ə)rɪdʒ], proctorrhagia
Mast|darm|fis|tel *f* rectal fistula
Mast|darm|pro|laps *m* S.U. Mastdarmvorfall
Mast|darm|spe|ku|lum *nt* proctoscope, rectoscope
  Mastdarmspekulum nach Sims Sims' speculum
Mast|darm|spie|ge|lung *f* proctoscopy, rectoscopy
Mast|darm|ste|no|se *f* rectostenosis, proctencleisis, proctenclisis, proctostenosis
Mast|darm|vor|fall *m* exania, rectal prolapse, prolapse of the rectum
Mas|tek|to|mie *f* mastectomy [mæs'tektəmɪ], mammectomy
  einfache Mastektomie simple mastectomy, total mastectomy
  erweiterte radikale Mastektomie extended radical mastectomy
  modifizierte radikale Mastektomie modified radical mastectomy, Patey's operation
  radikale Mastektomie Halsted's mastectomy, Halsted's operation, radical mastectomy, Meyer mastectomy
  superradikale Mastektomie extended radical mastectomy
Masto- *präf.* breast, mamma, mast(o)-, maz(o)-, mamm(o)-
Mas|to|pa|thia *f* mastopathy, mastopathia, mazopathy, mazopathia
  Mastopathia chronica cystica cystic disease of the breast, fibrocystic disease (of the breast), chronic cystic mastitits, cystic hyperplasia of the breast, cystic mastopathia, shotty breast, mammary dysplasia, benign mastopathia, cyclomastopathy, Bloodgood's disease
Mas|to|pa|thie *f* mastopathy, mastopathia, mazopathy, mazopathia
  einfache nicht-proliferative Mastopathie nonproliferative disease of the breast
  fibrös-zystische Mastopathie cystic disease of the breast, fibrocystic disease (of the breast), chronic cystic mastitits, cystic hyperplasia of the breast, cystic mastopathia, shotty breast, mammary dysplasia, benign mastopathia, cyclomastopathy, Bloodgood's disease
  proliferative Mastopathie proliferative disease (of the breast), Schimmelbusch's disease, proliferative fibrocystic disease (of the breast)
  proliferative Mastopathie ohne Atypien proliferative disease without atypia
  proliferierende Mastopathie S.U. proliferative *Mastopathie*
  zystische Mastopathie S.U. fibrös-zystische *Mastopathie*
Mas|to|zyt *m* mastocyte, mast cell, labrocyte
Mas|to|zy|tom *nt* mast cell tumor, mastocytoma
Mas|to|zy|to|se *f* mastocytosis
  kutane Mastozytose Nettleship's disease, mastocytosis syndrome
Mastozytose-Syndrom *nt* Nettleship's disease, mastocytosis syndrome
Mast|zell|de|gra|nu|la|ti|on *f* mast cell degranulation
Mast|zel|le *f* mastocyte, mast cell, labrocyte
  bronchoalveoläre Mastzellen bronchoalveolar mast cells
  mukosaassoziierte Mastzelle mucosal mast cell
Mast|zel|len|re|ak|ti|on *f* mast cell reaction
  IgE-abhängige Mastzellenreaktion IgE-dependent mast cell reaction
Mast|zel|len|wachs|tums|fak|tor *m* mast-cell growth factor
Mast|zell|gra|nu|la|pro|te|a|se *f* granula protease, mast cell granula protease
Mast|zell|tu|mor *m* mast cell tumor, mastocytoma
Mat|ching *nt* matching
Ma|te|ri|al *nt* material, materials *pl*, substance; matter
mat|ri|kal *adj.* relating to a matrix, matricial, matrical
Mat|rix *f*, *pl* **Mat|ri|zen, Mat|ri|zes** matrix
Mat|rix|pro|te|in *nt* matrix protein
mat|rix|schä|di|gend *adj.* matrix-degrading
Mat|ri|ze *f* matrix, template, templet, template system
Matrizen-RNA *f* messenger ribonucleic acid, informational ribonucleic acid, template ribonucleic acid, messenger RNA
Matrizen-RNS *f* S.U. Matrizen-RNA
mat|ri|zen|spe|zi|fisch *adj.* template-specific
Mat|ri|zen|spe|zi|fi|tät *f* template specificity
Mat|ri|zen|strang *m* template strand
Mat|ri|zen|sys|tem *nt* template system
mat|ro|klin *adj.* matroclinous, matriclinous
Mat|ro|kli|nie *f* matrocliny

matt *adj.* (*schwach*) weary (*vor* with); tired, exhausted, weak; (*Bewegungen*) limp, feeble; (*Stimme*) feeble, weak, faint; (*glanzlos*) matt, dull; (*Augen*) dull, dim

Mattlheit *f* (*Schwäche*) weariness (*vor* with); tiredness, lack of energy, lassitude, exhaustion, weakness; (*Bewegungen*) limpness, feebleness; (*Stimme*) feebleness, weakness

Matltiglkeit *f* s.u. Mattheit

Maltulraltilon *f* maturation, ripening

Maltulraltilonslprolzess *m* maturation process

Maullbeerlzellle *f* mulberry cell

Maul- und Klauenseuche (echte) *f* foot-and-mouth disease, hoof-and-mouth disease, malignant aphthae, aphthous fever, contagious aphtha, aphthobulbous stomatitis [stəumə'taɪtɪs], epidemic stomatitis, epizootic stomatitis, epizootic aphthae

falsche Maul- und Klauenseuche hand-foot-and-mouth disease, hand-foot-and-mouth syndrome

Maul- und Klauenseuche-Virus *nt* aphthovirus of cattle

Maurer: Maurer-Körnelung *f* s.u. Maurer-Tüpfelung

Maurer-Tüpfelung *f* Maurer's clefts *pl*, Maurer's dots *pl*, Maurer's spots *pl*, Maurer's stippling, Christopher's spots *pl*

Mäuse- *präf.* murine

Mäulselelrylthrolzyt *m* mouse erythrocyte [ɪ'rɪθrəsaɪt]

Mäuse-Leukämie-Virus *nt* mouse leukemia virus [luː'kiːmɪə], murine leukemia virus

Mäuse-Mamma-Tumorvirus *nt* mouse mammary tumor virus, mouse mammary tumor factor, milk agent, milk factor, mammary tumor agent, Bittner's milk factor, Bittner virus, Bittner agent, mammary cancer virus of mice, mammary tumor virus of mice

Mäulselpolckenlvilrus *nt* mousepox virus

Mäuse-Sarkom-Virus *nt* murine sarcoma virus

Mäulselzellle *f* murine cell

Maximal- *präf.* maximal, maximum, capacity

Malxilmallbellasltung *f* maximum load

Malxilmalldolsis *f* 1. (*pharmakol.*) maximum dose 2. (*radiolog.*) maximal permissible dose

Malxilmallwert *m* maximum, maximum value

Mayer: Mayer-Hämalaun *nt* Mayer's hemalum

May-Grünwald: May-Grünwald-Färbung *f* May-Grünwald's stain

May-Grünwald-Giemsa: May-Grünwald-Giemsa-Färbung *f* May-Grünwald-Giemsa stain, MGG stain

May-Hegglin: May-Hegglin-Anomalie *f* Hegglin's syndrome, May-Hegglin anomaly, Hegglin's anomaly [ə'nɑməlɪ], Hegglin's change in neutrophils and platelets

MB *abk.* s.u. 1. Methylenblau 2. Myeloblast

Mb *abk.* s.u. 1. Melanoblast 2. Myoglobin

mb *abk.* s.u. Millibar

mbar *abk.* s.u. Millibar

MBK *abk.* s.u. minimale bakterizide *Konzentration*

MBL *abk.* s.u. Myeloblastenleukämie

Mbl *abk.* s.u. Myeloblast

MbO_2 *abk.* s.u. Oxymyoglobin

MBq *abk.* s.u. Megabecquerel

MC *abk.* s.u. 1. Mineralokortikoid 2. Mitomycin

mC *abk.* s.u. Millicoulomb

MCF *abk.* s.u. Makrophagen-chemotaktischer *Faktor*

MCi *abk.* s.u. Megacurie

mCi *abk.* s.u. Millicurie

µCi *abk.* s.u. Mikrocurie

MCLS *abk.* s.u. mukokutanes *Lymphknotensyndrom*

MD *abk.* s.u. Maximaldosis

MDB *abk.* s.u. Magen-Darm-Blutung

MDBl *abk.* s.u. Magen-Darm-Blutung

ME *abk.* s.u. 1. Mache-Einheit 2. Masseneinheit 3. Meningoenzephalitis

M.E. *abk.* s.u. Mache-Einheit

MEA *abk.* s.u. 1. Monoethanolamin 2. multiple endokrine *Adenopathie*

MEA-Typ I *m* multiple endocrine neoplasia I, Wermer's syndrome

MEA-Typ IIa *m* multiple endocrine neoplasia IIa, Sipple's syndrome

MEA-Typ III *m* multiple endocrine neoplasia III, mucosal neuroma syndrome

MEB *abk.* s.u. Methylenblau

Melcolnilum *nt* 1. (*gynäkol.*) meconium 2. opium

Meldia[1] *f* elastica, media, middle coat

Meldia[2] media, middle cerebral artery, sylvian artery

meldilal *adj.* relating to the middle, medial, middle; central

meldilan *adj.* lying in the middle, median, central, middle

meldilasltilnal *adj.* relating to the mediastinum, mediastinal

Meldilasltilnallymphlknolten *pl* mediastinal lymph nodes

hintere Mediastinallymphknoten posterior mediastinal lymph nodes

vordere Mediastinallymphknoten anterior mediastinal lymph nodes

Meldilasltilnallraum *m* s.u. Mediastinum

Meldilasltilnalltulmor *m* mediastinal tumor

Meldilasltilnolskop *nt* mediastinoscope

Meldilasltilnolskolpie *f* mediastinoscopy

meldilasltilnolskolpisch *adj.* relating to mediastinoscope *or* mediastinoscopy, mediastinoscopic

Meldilasltilnum *nt, pl* **Meldilasltilna** mediastinal cavity, mediastinal space, mediastinum, interpulmonary septum

Meldilaltor *m* mediator

löslicher Mediator soluble mediator

vasoaktiver Mediator vasoactive mediator

Meldilaltorlsublstanz *f* mediator

Meldilkalment *nt* medicament, medicine, remedy, medicant, medication, drug, physic

Medikament der Wahl drug of choice

nicht-steroidale antiinflammatorisch-wirkende Medikamente *pl* non-steroidal anti-inflammatory drugs, nonsteroidals

rezeptpflichtiges Medikament prescription drug; (*brit.*) prescription only medicine

meldilkalmenltenlablhänlgig *adj.* drug-dependent

Meldilkalmenltenlablhänlgiglkeit *f* drug dependence

Medikament-Antikörper-Immunkomplex *m* drug-antibody immune complex

Meldilkalmenltenlmisslbrauch *m* drug abuse

Meldilkalmenltenlsucht *f* drug addiction

meldilkalmenltenlsüchltig *adj.* drug-addicted

meldilkalmenltös *adj.* medicinal, medical, medicamentous

Meldilkaltilon *f* 1. medication, medicating 2. medication, medicament, remedy, drug

meldilkolchilrurlgisch *adj.* relating to both medicine and surgery, medicochirurgical

M

me|di|ko|le|gal *adj.* relating to both law and (forensic) medicine, medicolegal; forensic
Me|di|na|wurm *m* Medina worm, Guinea worm, dragon worm, serpent worm, Filaria medinensis, Filaria dracunculus, Dracunculus medinensis
Me|di|um *nt, pl* **Me|dia** (*Physik*) medium; (*mikrobiol.*) culture medium, medium
angereichertes Medium enriched medium, enriched culture medium
röntgendichtes/strahlendichtes Medium radiopaque medium
strahlendurchlässiges Medium radiolucent medium
Medizin- *präf.* medical, medicinal, iatr(o)-
Me|di|zin *f* **1.** medicine, medical science **2.** s.u. Medikament
Medizinal- *präf.* medicative, medicinal, medicated
me|di|zi|nal *adj.* relating to medicine *or* healing, medicative, medicinal, medicated, curative
me|di|zi|nisch *adj.* **1.** relating to medicine *or* the treatment of diseases, medical, iatric, iatrical, medicinal, medico-, iatr(o)- **2.** s.u. medizinal
medizinisch-anatomisch *adj.* relating to both medicine and anatomy, anatomicomedical
medizinisch-biologisch *adj.* relating to both medicine and biology, biomedical, medicobiologic, medicobiological
medizinisch-chirurgisch *adj.* relating to both medicine and surgery, medicochirurgical
Me|dul|la *f* **1.** medulla, marrow **2.** s.u. *Medulla* glandulae suprarenalis
Medulla glandulae suprarenalis adrenal medulla, adrenal marrow, suprarenal marrow, suprarenal medulla, medulla of suprarenal gland
Medulla ossium bone marrow, medulla of bone, marrow, medulla
Medulla ossium flava yellow bone marrow, fatty bone marrow, fat marrow, fatty marrow, yellow marrow, yellow medullary substance of bone
Medulla ossium rubra red bone marrow, red marrow, myeloid tissue, red medullary substance of bone
Medulla thymi medulla of thymus
Medullar- *präf.* marrow, medullary, medullo-
me|dul|lär *adj.* relating to medulla *or* marrow, medullary, medullar
Medullo- *präf.* marrow, medullary, medullo-
Me|dul|lo|blast *m* medulloblast
Me|dul|lo|blas|tom *nt* medulloblastoma
Me|dul|lo|gra|fie *f* s.u. Medullographie
Me|dul|lo|gra|phie *f* osteomyelography [ɑstɪəʊˌmaɪə'lɑgrəfɪ]
Me|dul|lo|my|o|blas|tom *nt* medullomyoblastoma
Mega- *präf.* large, megal(o)-, meg(a)-; macr(o)-
Me|ga|bak|te|ri|um *nt* megabacterium, macrobacterium
Me|ga|bec|que|rel *nt* megabecquerel
Me|ga|cu|rie *nt* megacurie
Me|ga|hertz *nt* megahertz
Me|ga|ka|ry|o|blast *m* megakaryoblast, megacaryoblast
Me|ga|ka|ry|o|zyt *m* megakaryocyte, megacaryocyte, bone marrow giant cell, megalocaryocyte, megalokaryocyte, thromboblast
me|ga|ka|ry|o|zy|tär *adj.* relating to a megakaryocyte, megakaryocytic
Megakaryozyten- *präf.* megakaryocytic
Me|ga|ka|ry|o|zy|ten|leu|kä|mie *f* megakaryocytic leukemia [luː'kiːmɪə], hemorrhagic thrombocythemia, idiopathic thrombocythemia, primary thrombocythemia, essential thrombocythemia
Me|ga|ka|ry|o|zy|to|po|e|se *f* megakaryocytopoiesis [megəˌkærɪəˌsaɪtəpɔɪ'iːsɪs]
Me|ga|ka|ry|o|zy|to|po|i|e|se *f* megakaryocytopoiesis [megəˌkærɪəˌsaɪtəpɔɪ'iːsɪs]
Me|ga|ka|ry|o|zy|to|se *f* megakaryocytosis
Megalo- *präf.* large, mega-, megal(o)-; macr(o)-
Me|ga|lo|blast *m* megaloblast
me|ga|lo|blas|tisch *adj.* megaloblastic
me|ga|lo|blas|to|id *adj.* megaloblastoid
Me|ga|lo|zyt *m* megalocyte
Me|ga|nuk|le|us *m* macronucleus, meganucleus, trophonucleus, trophic nucleus
Me|ga|throm|bo|zyt *m* megathrombocyte
Me|ga|volt *nt* megavolt
Me|ga|volt|strah|lung *f* megavoltage radiation
Me|ga|volt|the|ra|pie *f* megavoltage therapy, supervoltage radiotherapy
Mehr- *präf.* multi-, poly-, pleo-, pleio-, pluri-
mehr|fach *adj.* multiple, multifold, multiplex; (*wiederholt*) repeated
mehrfach behindert multihandicapped
mehr|i|o|nisch *adj.* polyionic
mehr|ker|nig *adj.* plurinuclear, plurinucleated, multinuclear, multinucleate, multinucleated
Mehr|or|gan|trans|plan|tat *nt* composite transplant, composite graft
mehr|wer|tig *adj.* multivalent, polyvalent
Mehr|wer|tig|keit *f* polyvalence, multivalence
Mehr|zel|ler I *m* metazoon, metazoan **II** *pl* Metazoa
mehr|zel|lig *adj.* multicellular
Meinicke: Meinicke-Klärungsreaktion *f* Meinicke reaction
Mei|o|se *f* meiotic cell division, meiosis, meiotic division, miosis, maturation division, reduction, reduction division, reduction cell division
mei|o|tisch *adj.* relating to meiosis, meiotic, miotic
Me|ko|nat *nt* meconate
Me|kon|säu|re *f* meconic acid
Me|lae|na *f* melena, tarry stool, melanorrhagia, melanorrhea
Melaena neonatorum vera hemorrhagic disease of the newborn
Me|lä|na *f* s.u. Melaena
Me|la|nä|mie *f* melanemia
Me|la|no|a|me|lo|blas|tom *nt* melanoameloblastoma, melanotic progonoma, melanotic ameloblastoma, melanotic neuroectodermal tumor, retinal anlage tumor, pigmented ameloblastoma, pigmented epulis
Me|la|no|blast *m* melanoblast
Me|la|no|blas|tom *nt* melanoblastoma, melanocarcinoma, melanoma [ˌmelə'nəʊmə], malignant melanoma, melanotic cancer, melanotic carcinoma, melanotic sarcoma [sɑːr'kəʊmə], black cancer
Me|la|no|blas|to|se *f* melanoblastosis
Me|la|no|blas|to|se|syn|drom, neurokutanes *nt* neurocutaneous melanosis
Me|la|no|blas|to|sis *f* melanoblastosis
Melanoblastosis Bloch-Sulzberger Bloch-Sulzberger syndrome, Bloch-Sulzberger disease, Bloch-Sulzberger incontinentia pigmenti

Me|la|no|cy|to|ma *nt* melanocytoma
Me|la|no|cy|to|sis *f* melanocytosis
Me|la|no|gen *nt* melanogen
Me|la|no|id *nt* melanoid, factitious melanin, artificial melanin
me|la|no|id *adj.* melanoid
Me|la|no|kar|zi|nom *nt* melanoblastoma, melanocarcinoma, melanoma [ˌmelə'nəʊmə], malignant melanoma, melanotic cancer, melanotic carcinoma, melanotic sarcoma [sɑːr'kəʊmə], black cancer
Me|la|no|li|be|rin *nt* melanocyte stimulating hormone releasing factor
Me|la|nom *nt* melanoma [ˌmelə'nəʊmə]
 akrolentiginöses malignes Melanom acral-lentiginous melanoma
 akrolentiginöses Melanom acral-lentiginous melanoma
 amelanotisches malignes Melanom amelanotic (malignant) melanoma
 amelanotisches Melanom amelanotic (malignant) melanoma
 benignes juveniles Melanom Spitz nevus, Spitz-Allen nevus, benign juvenile melanoma, juvenile melanoma, epithelioid cell nevus, spindle and epithelioid cell nevus, spindle cell nevus, compound melanocytoma
 knotiges malignes Melanom s.u. noduläres *Melanom*
 malignes Melanom malignant melanoma, melanoblastoma, melanocarcinoma, melanotic cancer, melanotic carcinoma, melanotic sarcoma [sɑːr'kəʊmə], black cancer, melanoma
 malignes Melanom der Hirnhaut meningoblastoma
 noduläres Melanom nodular melanoma
 oberflächlich spreitendes Melanom s.u. superfiziell spreitendes *Melanom*
 pagetoides malignes Melanom s.u. superfiziell spreitendes *Melanom*
 primär knotiges Melanom s.u. noduläres *Melanom*
 subunguales Melanom subungual melanoma
 superfiziell spreitendes Melanom superficial spreading melanoma
Me|la|no|ma|an|ti|gen *nt* melanoma antigen
Me|la|no|ma|li|g|nom *nt* s.u. malignes *Melanom*
 nodöses Melanomalignom nodular melanoma [ˌmelə'nəʊmə]
me|la|nom|ar|tig *adj.* melanomatous [melə'nəʊmətəs]
me|la|no|ma|tös *adj.* relating to *or* characterized by melanoma, melanomatous [melə'nəʊmətəs]
Me|la|no|se *f* melanism, melanosis
 neurokutane Melanose neurocutaneous melanosis
 prämaligne Melanose Hutchinson's freckle, precancerous melanosis of Dubreuilh, circumscribed precancerous melanosis of Dubreuilh, melanotic freckle (of Hutchinson), lentigo maligna, malignant lentigo
Me|la|no|sis *f* melanosis, melanism
 Melanosis circumscripta praeblastomatosa (Dubreuilh) Hutchinson's freckle, precancerous melanosis of Dubreuilh, circumscribed precancerous melanosis of Dubreuilh, melanotic freckle (of Hutchinson), lentigo maligna, malignant lentigo
 Melanosis circumscripta praecancerosa (Dubreuilh) s.u. *Melanosis* circumscripta praeblastomatosa (Dubreuilh)
me|la|no|tisch *adj.* melanotic
me|la|no|trop *adj.* melanotropic
Me|la|no|tro|pin *nt* intermedin, melanocyte stimulating hormone, melanophore stimulating hormone
Melanotropin-inhibiting-Faktor *m* melanocyte stimulating hormone inhibiting factor, MSH inhibiting factor, intermediate lobe inhibiting factor
Melanotropin-releasing-Faktor *m* melanocyte stimulating hormone releasing factor
Me|la|no|zyt *m* pigmented cell of the skin, melanocyte, melanodendrocyte
me|la|no|zy|tär *adj.* relating to melanocytes, melanocytic
Me|la|no|zy|ten|nä|vus *m* melanocytic nevus
me|la|no|zy|tisch *adj.* s.u. melanozytär
Me|la|no|zy|to|blas|tom *nt* s.u. malignes *Melanom*
Me|la|no|zy|tom *nt* melanocytoma
Me|la|no|zy|to|se *f* melanocytosis
Me|la|nu|rie *f* melanuria [melə'n(j)ʊərɪə], melanuresis
me|la|nu|risch *adj.* relating to *or* characterized by melanuria, melanuric
mel|de|pflich|tig *adj.* (*Krankheit*) notifiable, reportable
Me|li|bi|o|se *f* melibiose
Me|li|to|se *f* melitose, melitriose, raffinose
Me|lit|tin *nt* melittin
Mel|pha|lan *nt* melphalan
Membran- *präf.* membranous, membranaceous, hymenoid
Mem|bran *f* **1.** (*anatom.*) membrane, membrana, layer, lamina, velamen, velum **2.** (*Physik*) membrane, diaphragm, film
 hyaline Membran hyaline membrane
 semipermeable Membran semipermeable membrane, ultrafilter
Mem|bran|an|griffs|kom|plex *m* (*Komplement*) membrane attack complex
Mem|bran|an|ti|gen *nt* membrane antigen
 lymphozyten-determiniertes Membranantigen lymphocyte-determined membrane antigen, lymphocyte-detected membrane antigen
mem|bran|ar|tig *adj.* hymenoid, membranate, membraniform, membranoid, membranous, membraneous, membranaceous
Mem|bra|ne *f* s.u. Membran
mem|bran|ge|bun|den *adj.* membrane-bound
Mem|bran|hül|le *f* membrane envelope
Mem|bran|ka|nal *m* membrane channel
Mem|bran|ko|fak|tor|pro|te|in *nt* membrane cofactor protein
Mem|bran|kom|po|nen|te *f* membrane component
mem|bra|no|pro|li|fe|ra|tiv *adj.* membranoproliferative
mem|bra|nös *adj.* relating to a membrane, membranate, membranous, membraneous, membranaceous, hymenoid
Mem|bran|pro|te|in *nt* membrane protein
 äußeres Membranprotein extrinsic membrane protein, extrinsic protein, peripheral membrane protein, outer membrane protein
 inneres Membranprotein intrinsic membrane protein, integral membrane protein, integral protein, intrinsic protein
 integrales Membranprotein s.u. inneres *Membranprotein*
 integriertes Membranproteins.u. inneres *Membranprotein*

M

peripheres Membranprotein s.u. äußeres *Membranprotein*

Mem|bran|pum|pe *f* membrane pump

mem|bran|stän|dig *adj.* membrane-bound

Mem|bran|sys|tem *nt* membrane system

Mem|bran|trans|port|sys|tem *nt* membrane transport system

Mem|bran|tun|nel *m* membrane channel

Mem|bran|ve|si|ku|la|ti|on *f* membrane vesiculation

Memory-T-Zelle *f* memory T-cell

Memory-Zelle *f* memory cell

MEN *abk.* s.u. multiple endokrine *Neoplasie*

Me|na|chi|non *nt* menaquinone, vitamin K_2, farnoquinone

Me|na|di|ol *nt* menadiol, vitamin K_4

Me|na|di|on *nt* menadione, menaphthone, vitamin K_3

Mendel: Mendel-Genetik *f* mendelian genetics *pl*

Mendel-Gesetze *pl* mendelian theory, Mendel's laws, mendelian laws

Mendel-Regeln *pl* s.u. Mendel-Gesetze

Mendel-Mantoux: Mendel-Mantoux-Probe *f* Mantoux test, Mendel's test/reaction

Mendel-Mantoux-Test *m* s.u. Mendel-Mantoux-Probe

Mengen- *präf.* quantity, quantitative, quantitive

Men|gen|be|stim|mung *f* quantitative analysis [ə'næləsɪs]

Men|gen|ein|heit *f* unit of quantity

me|nin|ge|al *adj.* relating to the meninges, meningeal

Me|nin|ge|al|blu|tung *f* meningeal hemorrhage ['hem(ə)rɪdʒ], meningeal bleeding

Me|nin|ge|al|kar|zi|no|se *f* carcinomatous meningitis [menɪn'dʒaɪtɪs]

Me|nin|gen *pl, sing.* **Me|ninx** meninges

Me|nin|gi|om *nt* meningioma, meningeoma, meningofibroblastoma, meningoma, meningothelioma, dural endothelioma, exothelioma

Meningiom der weichen Hirnhäute leptomeningioma

Me|nin|gi|o|sis leu|cae|mi|ca *f* leukemic meningitis [menɪn'dʒaɪtɪs], meningeal leukemia [luː'kiːmɪə]

Me|nin|gi|tis *f* inflammation of the meninges, meningitis [menɪn'dʒaɪtɪs], pachyleptomeningitis

me|nin|gi|tisch *adj.* relating to meningitis, meningitic

Meningo- *präf.* meningeal, mening(o)-

Me|nin|go|en|ze|pha|li|tis *f* inflammation of brain and meninges, meningoencephalitis [mɪˌnɪŋgəenˌsefə'laɪtɪs], meningocephalitis, meningocerebritis, encephalomeningitis, cerebromeningitis

Me|nin|go|en|ze|pha|lo|mye|li|tis *f* inflammation of meninges, brain and spinal cord, meningoencephalomyelitis, meningomyeloencephalitis

Me|nin|go|en|ze|pha|lo|pa|thie *f* meningoencephalopathy, encephalomeningopathy

Me|nin|go|kok|kä|mie *f* meningococcemia

Meningokokken- *präf.* meningococcal, meningococcus

Me|nin|go|kok|ken|me|nin|gi|tis *f* malignant purpura, epidemic cerebrospinal meningitis [menɪn'dʒaɪtɪs], meningococcal meningitis, cerebrospinal fever, stiff-neck fever

Me|nin|go|kok|ken|sep|sis *f* meningococcemia

Me|nin|go|kok|kus *m* meningococcus, Weichselbaum's coccus, Weichselbaum's diplococcus, Diplococcus intracellularis, Neisseria meningitidis

Meno- *präf.* menstrual, men(o)-

Me|no|pau|sen|go|na|do|tro|pin (humanes) *nt* s.u. Menotropin

Me|no|tro|pin *nt* menotropin, human follicle-stimulating hormone, human menopausal gonadotropin

Menschen- *präf.* hominal, humane, human

Men|schen|af|fe *f* ape, anthropoid, anthropoid ape, simian

mensch|lich *adj.* human; (*human*) humane, humanitarian; **der menschliche Körper** the human body; **das menschliche Leben** the human life

Mensch|lich|keit *f* humanity, humaneness

MEN-Typ I *m* multiple endocrine neoplasia I, Wermer's syndrome

MEN-Typ IIa *m* multiple endocrine neoplasia IIa, Sipple's syndrome

MEN-Typ III *m* multiple endocrine neoplasia III, mucosal neuroma syndrome

M-Enzym *nt m* enzyme

meq *abk.* s.u. Milliäquivalent

Mer|cap|tan *nt* mercaptan, thioalcohol

Mer|cap|to|brenz|trau|ben|säu|re *f* mercaptopyruvic acid

6-Mer|cap|to|pu|rin *nt* 6-mercaptopurine

Mer|kap|tan *nt* mercaptan, thiol, thioalcohol

Mer|kap|tid *nt* mercaptide

Mer|kap|to|e|tha|nol *nt* mercaptoethanol

Merk|mal *nt* **1.** sign, mark; feature, characteristic, trait **2.** symptom, sign

Me|sen|chym *nt* mesenchymal tissue, mesenchyma, mesenchyme, desmohemoblast

me|sen|chy|mal *adj.* relating to the mesenchymal tissue, mesenchymal

Me|sen|chy|mom *nt* mesenchymoma

benignes Mesenchymom benign mesenchymoma

malignes Mesenchymom malignant mesenchymoma, mixed cell sarcoma [sɑːr'kəʊmə]

Me|sen|chym|zel|le *f* mesenchymal cell

Mesenterial- *präf.* mesenteric, mesaraic, mesareic

Me|sen|te|ri|al|lymph|a|de|ni|tis *f* mesenteric lymphadenitis [lɪmˌfædɪ'naɪtɪs], mesenteric adenitis [ædə'naɪtɪs]

Me|sen|te|ri|al|lymph|kno|ten *pl* mesenteric lymph nodes

obere Mesenteriallymphknoten superior mesenteric lymph nodes, central superior nodes

untere Mesenteriallymphknoten inferior mesenteric lymph nodes

MESGN *abk.* s.u. mesangioproliferative *Glomerulonephritis*

Mesh-Graft *nt* mesh graft, accordion graft

Meso- *präf.* middle, mean, mes(o)-; (*Chemie*) meso-

Me|so|blast *m* mesoblast, mesoderm

me|so|blas|tisch *adj.* relating to the mesoblast, mesoblastic, mesodermal, mesodermic

Me|so|derm *nt* mesoblast, mesoderm; mesodermal germ layer

me|so|der|mal *adj.* relating to the mesoderm, mesoblastic, mesodermal, mesodermic

Me|so|thel *nt* mesothelium, mesepithelium, celarium, celothel, celothelium, coelothel

me|so|the|li|al *adj.* relating to the mesothelium, mesothelial

Me|so|the|li|om *nt* mesothelioma, mesohyloma, celothelioma

benignes Mesotheliom benign mesothelioma

mess|bar *adj.* measurable, mensurable, quantifiable

Mess|bar|keit *f* measurability, measurableness, mensurability
Mess|be|reich *m* range, measuring range, measuring scale
Mess|da|ten *pl* data, measured data
Mess|e|lek|tro|de *f* measurement electrode, recording electrode
Mes|sen *nt* measuring, measure, measurement
mes|sen *vt* measure; gage, gauge, meter; (*labor.*) assay; (*Zeit*) time
Messenger-RNA *f* messenger RNA
Messenger-RNS *f* messenger RNA
Mes|ser[1] *nt* knife; (*chirurg.*) knife, scalpel
Mes|ser[2] *m* (*Gerät*) meter, measuring instrument
Mess|ge|rät *nt* measuring instrument, instrument, measure; (*Meter*) meter; gauge, gage
Mess|ins|tru|ment *nt* s.u. Messgerät
Mess|me|tho|de *f* measurement method, method of measuring, measurement technique, measuring technique/method
Mes|sung *f* **1.** (*Messen*) measuring; (*Ablesen*) reading; (*Temperatur, Blutdruck*) taking; test, testing **2.** (*Ergebnis*) measurement; reading
Mess|ver|fah|ren *nt* s.u. Messmethode
Mess|wert *m* **1.** measured value **2. Messwerte** *pl* data
MET *abk.* s.u. Methionin
Met *abk.* s.u. Methionin
meta- *präf.* met(a)-
me|ta|bo|lisch *adj.* relating to metabolism, metabolic
me|ta|bo|li|sie|ren *vt, vi* metabolize
Me|ta|bo|lis|mus *m* metabolism [mə'tæbəlɪzəm], metabolic activity
Me|ta|bo|lit *m* metabolite, metabolin
Me|ta|chro|ma|tin *nt* metachromatin
me|ta|chro|ma|tisch *adj.* metachromatic, metachromic, metachromophil, metachromophile
Me|ta|chro|mo|som *nt* metachromosome
Me|tall *nt* metal
Me|tall|en|zym *nt* metalloenzyme
Me|tall|fla|vo|pro|te|in *nt* metalloflavoprotein
me|tal|lisch *adj.* relating to *or* resembling metal, metallic; (*Klang*) metallic
Metallo- *präf.* metallic
Me|tal|lo|en|zym *nt* metalloenzyme
Me|tal|lo|fla|vo|pro|te|in *nt* metalloflavoprotein
Me|tal|lo|pro|te|in *nt* metalloprotein
me|tall|or|ga|nisch *adj.* organometallic
Me|tall|pro|te|in *nt* metalloprotein
Me|ta|mor|pho|se *f* metamorphosis, transformation, allaxis
Me|ta|my|e|lo|zyt *m* metamyelocyte, juvenile cell, juvenile form, young form, rhabdocyte
Me|ta|pla|sie *f* metaplasia, metaplasis
  Metaplasie der Darmschleimhaut intestinal metaplasia
  Metaplasie der Magenschleimhaut gastric metaplasia
  direkte Metaplasie direct metaplasia
  gastrale Metaplasie gastric metaplasia
  idiopathische myeloische Metaplasie leukoerythroblastic anemia, myelopathic anemia, myelophthisic anemia [ə'niːmɪə], leukoerythroblastosis, nonleukemic myelosis, agnogenic myeloid metaplasia, aleukemic myelosis, chronic nonleukemic myelosis
  indirekte Metaplasie indirect metaplasia, regenerative metaplasia
  intestinale Metaplasie intestinal metaplasia
  myeloische Metaplasie myeloid metaplasia
  primäre myeloische Metaplasie s.u. idiopathische myeloische *Metaplasie*
  retrograde Metaplasie retrograde metaplasia, retroplasia
  squamöse Metaplasie squamous metaplasia, squamatization
me|ta|plas|tisch *adj.* relating to metaplasia, metaplastic
Me|tas|ta|se *f* metastasis [mə'tæstəsɪs]
  direkte Metastase direct metastasis
  gekreuzte Metastase crossed metastasis
  hämatogene Metastase hematogenous metastasis [hiːmə'tɑdʒənəs]
  ossäre Metastase bone metastasis, bony metastasis, osseous metastasis
  osteolytische Metastase osteolytic metastasis
  osteoplastische Metastase osteoblastic metastasis
  osteoplastische-osteolytische Metastase osteoblastic-osteolytic metastasis
  paradoxe Metastase s.u. retrograde *Metastase*
  retrograde Metastase retrograde metastasis, paradoxical metastasis
Metastasen- *präf.* metastatic
me|tas|ta|sie|ren *vi* metastasize
me|tas|ta|sie|rend *adj.* metastatic
Me|tas|ta|sie|rung *f* metastasis [mə'tæstəsɪs], metastatic disease, generalization
  disseminierte Metastasierung disseminated metastatic disease
Me|tas|ta|sie|rungs|mus|ter *nt* metastatic pattern
Me|tas|ta|sis *f* s.u. Metastase
me|tas|ta|tisch *adj.* relating to metastasis, metastatic
Met-Enkephalin *nt* met-enkephalin, methionine enkephalin
Me|ter I *nt* meter II *nt/m* meter
Meth|a|cry|lat *nt* methacrylate
Meth|a|cryl|säu|re *f* methacrylic acid
Met|häm|al|bu|min *nt* methemalbumin, pseudomethemoglobin [ˌsuːdəmetˌhiːmə'gləʊbɪn]
Met|häm|al|bu|min|ä|mie *f* methemalbuminemia
Met|hä|mo|glo|bin *nt* methemoglobin [metˌhiːmə'gləʊbɪn], metahemoglobin [metə'hiːməgləʊbɪn], ferrihemoglobin [ferɪ'hiːməgləʊbɪn]
Met|hä|mo|glo|bin|ä|mie *f* methemoglobinemia
  enzymopathische Methämoglobinämie congenital methemoglobinemia, hereditary methemoglobinemic cyanosis
  hereditäre Methämoglobinämie s.u. enzymopathische *Methämoglobinämie*
met|hä|mo|glo|bin|ä|misch *adj.* relating to methemoglobinemia
Met|hä|mo|glo|bin|re|duk|ta|se *f* methemoglobin reductase [rɪ'dʌkteɪz]
  NADH-abhängige Methämoglobinreduktase NADH-methemoglobin reductase, methemoglobin reductase (NADH)
  NADPH-abhängige Methämoglobinreduktase NADPH-methemoglobin reductase, methemoglobin reductase (NADPH)
Met|hä|mo|glo|bin|re|duk|ta|se (NADH) *f* NADH-methemoglobin reductase [rɪ'dʌkteɪz], methemoglobin reductase (NADH)

M

Met|hä|mo|glo|bin|re|duk|ta|se (NADPH) *f* NADPH-methemoglobin reductase [rɪ'dʌkteɪz], methemoglobin reductase (NADPH)
Met|hä|mo|glo|bin|u|rie *f* methemoglobinuria [met,hiːmə,gləʊbɪ'n(j)ʊərɪə]
Met|hä|mo|glo|bin|zy|a|nid *nt* cyanide methemoglobin [met,hiːmə'gləʊbɪn], cyanmethemoglobin [,saɪən-met'hiːməgləʊbɪn]
Me|than *nt* methane, marsh gas, methyl hydride
Me|tha|nal *nt* methyl aldehyde ['ældəhaɪd], formaldehyde
Me|tha|nol *nt* methanol, methyl alcohol, carbinol
Met-Hb *abk.* s.u. Methämoglobin
Me|then *nt* methylene ['meθɪliːn], methene
Me|then|a|min *nt* methenamine, hexamine, hexamethylenamine, hexamethylentetramine, aminoform
Me|thi|o|nin *nt* methionine
Methionin-Enkephalin *nt* met-enkephalin, methionine enkephalin
Me|tho|de *f* method, system, technique, technic, maneuver, way, line
Me|tho|tre|xat *nt* methotrexate, amethopterin
8-Meth|o|xy|pso|ra|len *nt* 8-methoxypsoralen, methoxsalen
Methyl- *präf.* methylic, methyl
Me|thyl|a|ce|tal *nt* methyl acetal
Me|thyl|a|de|nin *nt* methyl adenine
Me|thyl|al|ko|hol *m* methanol, methyl alcohol, carbinol
Me|thyl|a|min *nt* methylamine
Me|thyl|at *nt* methylate
Me|thyl|ä|ther *m* methyl ether
Me|thyl|ben|zol *nt* methyl benzene, methylbenzol, toluene, toluol
Me|thyl|blau *nt* methyl blue
2-Methyl-1,3-butadien *nt* 2-methyl-1,3-butadien, isoprene
Me|thyl|cel|lu|lo|se *f* methyl cellulose
Me|thyl|chlo|rid *nt* chlormethyl, methyl chloride, chloromethane
Me|thyl|co|bal|a|min *nt* methylcobalamine
Me|thyl|cy|to|sin *nt* methylcytosine
Me|thy|len *nt* methylene ['meθɪliːn], methene
Me|thy|len|blau *nt* methylene blue, methylthionine chloride
Me|thy|len|blau|fär|bung *f* methylene blue stain
Me|thy|len|chlo|rid *nt* methylene chloride ['meθɪliːn], methylene dichloride
5,10-Me|thy|len|tet|ra|hyd|ro|fo|lat *nt* 5,10-methylenetetrahydrofolate
5,10-Me|thy|len|tet|ra|hyd|ro|fol|säu|re *f* 5,10-methylenetetrahydrofolic acid
Me|thyl|e|ther *m* methyl ether
Me|thyl|gly|cin *nt* methylglycine, sarcosine
α-Me|thyl|gu|a|ni|di|no|es|sig|säu|re *f N*-methyl-guanidinoacetic acid, kreatin, creatinine
Me|thyl|gu|a|nin *nt* methylguanine
Me|thyl|he|xan|a|min *nt* methylhexaneamine, methylhexamine, 1,3-dimethylamylamine
Me|thyl|his|ti|din *nt* methylhistidine
Me|thyl|hy|dan|to|in *nt* methylhydantoin
me|thy|liert *adj.* methylated
Me|thy|lie|rung *f* methylation
Me|thyl|ma|lon|säu|re *f* methylmalonic acid
Me|thyl|mer|cap|tan *nt* methylmercaptan
Me|thyl|meth|a|cry|lat *nt* methyl methacrylate
Me|thyl|o|ran|ge *nt* methyl orange, helianthine, helianthin, Poirier's orange
Me|thyl|phe|nyl|hyd|ra|zin *nt* methylphenylhydrazine
6-Me|thyl|pte|rin *nt* 6-methylpterin
Me|thyl|pu|rin *nt* methylpurine
Methyl-Radikal *nt* methyl
Me|thyl|tet|ra|hyd|ro|fo|lat *nt* methyltetrahydrofolate
Me|thyl|tet|ra|hyd|ro|fol|säu|re *f* methyltetrahydrofolic acid
Me|thyl|thi|o|ura|cil *nt* methylthiouracil
Me|thyl|trans|fe|ra|se *f* methyltransferase, transmethylase
Me|thyl|u|ra|cil *nt* methyluracil, thymine
Me|thyl|vi|o|lett *nt* methyl violet
Met|my|o|glo|bin *nt* metmyoglobin [met,maɪə'gləʊbɪn]
Met|my|o|glo|bin|zy|a|nid *nt* cyanmetmyoglobin [,saɪən-met,maɪə'gləʊbɪn]
Me|ty|ra|pon *nt* metyrapone, metapyrone, methylpyrapone, mepyrapone
Metyrapon-Test *m* metyrapone test
Meulengracht: Icterus juvenilis intermittens Meulengracht *f* s.u. Meulengracht-Krankheit
intermittierende Hyperbilirubinämie Meulengracht *f* s.u. Meulengracht-Krankheit
Meulengracht-Krankheit *f* Gilbert's disease, Gilbert's syndrome, Gilbert's cholemia [kəʊ'liːmɪə], familial nonhemolytic jaundice ['dʒɔːndɪz], constitutional hepatic dysfunction, constitutional hyperbilirubinemia [haɪpər,bɪlə,ruːbɪ'niːmɪə], familial cholemia
Meulengracht-Syndrom *nt* s.u. Meulengracht-Krankheit
Meulengracht-Gilbert: Meulengracht-Gilbert-Krankheit *f* Gilbert's disease, Gilbert's syndrome, Gilbert's cholemia [kəʊ'liːmɪə], familial nonhemolytic jaundice ['dʒɔːndɪz], constitutional hepatic dysfunction, constitutional hyperbilirubinemia [haɪpər-,bɪlə,ruːbɪ'niːmɪə], familial cholemia
Meulengracht-Gilbert-Syndrom *nt* s.u. Meulengracht-Gilbert-Krankheit
MEV *abk.* s.u. mittleres *Erythrozytenvolumen*
Me|va|lo|nat *nt* mevalonate
Me|va|lon|säu|re *f* mevalonic acid
MF *abk.* s.u. Myelofibrose
Mf *abk.* s.u. Mikrofibrille
µF *abk.* s.u. Mikrofarad
M-Form *f m* colony, mucoid colony
MG *abk.* s.u. Molekulargewicht
Mg *abk.* s.u. Magnesium
mg *abk.* s.u. Milligramm
µg *abk.* s.u. Mikrogramm
$MgCl_2$ *abk.* s.u. Magnesiumchlorid
MGN *abk.* s.u. membranöse *Glomerulonephritis*
M-Gradient *m* M component
$MgSO_4$ *abk.* s.u. Magnesiumsulfat
MH *abk.* s.u. **1.** Monoaminooxidase-Hemmer **2.** *Morbus* Hodgkin
MHC *abk.* s.u. major *Histokompatibilitätskomplex*
MHC-Antigene *pl* major histocompatibility antigens
MHC-gekoppelt *adj.* MHC-linked
MHC-Haplotyp *m* MHC haplotype
MHC-Klasse I-Antigen *nt* class I antigen, class I MHC antigen, MHC class I antigen
MHC-Klasse II-Antigen *nt* class II antigen, class II MHC antigen, MHC class II antigen
MHC-Klasse-III-Antigen *nt* MHC class III antigen

MHC-Klasse-II-Mangel *m* MHC class II deficiency
MHC-Klasse-I-Molekül *nt* class I molecule, MHC class I molecule
MHC-Klasse-II-Molekül *nt* class II molecule, MHC class II molecule
MHC-Klasse-III-Molekül *nt* class III molecule, MHC class III molecule
MHC-kodiert *adj.* MHC-encoded
MHC-Molekül *nt* MHC molecule
MHC-Peptid-Assoziation *f* peptide/MHC association
MHC-Polymorhismus *m* MHC polymorphism
MHC-Protein *nt* MHC protein
MHC-Restriktion *f* MHC restriction
MHC-restringiert *adj.* MHC-restricted
MHK *abk.* s.u. minimale *Hemmkonzentration*
M.H.K. *abk.* s.u. minimale *Hemmkonzentration*
MHN *abk.* s.u. *Morbus* haemolyticus neonatorum
Mhn *abk.* s.u. *Morbus* haemolyticus neonatorum
MHz *abk.* s.u. Megahertz
Mi|cel|le *f* micelle, micella
Michaelis: Michaelis-Konstante *f* Michaelis constant, Michaelis-Menten constant
Michaelis-Menten: Michaelis-Menten-Gleichung *f* Michaelis-Menten equation
Michaelis-Menten-Konstante *f* s.u. Michaelis-Konstante
Mi|co|na|zol *nt* miconazole
Mi|cro|bo|dy *m* microbody, peroxisome
Mi|cro|fi|la|ria *f* Microfilaria
MIF *abk.* s.u. 1. Melanotropin-inhibiting-Faktor 2. Migrationsinhibitionsfaktor
MIF-Test *m* migration inhibiting factor test, MIF test
Mi|gra|ti|on *f* migration
selektive Migration selective migration
Mi|gra|ti|ons|in|hi|bi|ti|ons|fak|tor *m* migration inhibiting factor, macrophage inhibitory factor
Mi|gra|ti|ons|in|hi|bi|ti|ons|fak|tor|test *m* migration inhibiting factor test, MIF test
mi|gra|to|risch *adj.* relating to migration, migratory
Mikro- *präf.* micr(o)-
Mik|ro|ab|zess *m* microabscess
Mik|ro|a|de|nom *nt* microadenoma
Mikroadenom der Hypophyse pituitary microadenoma
Mik|ro|ag|glu|ti|na|ti|on *f* microscopic agglutination
Mik|ro|ag|gre|gat *nt* microaggregate
Mik|ro|am|pere *nt* microampere
Mik|ro|am|pere|me|ter *nt* microammeter [maɪkrəʊ'æmiːtər]
Mik|ro|a|na|ly|se *f* microanalysis [ˌmaɪkrəʊə'næləsɪs]
mik|ro|a|na|ly|tisch *adj.* relating to microanalysis, microanalytic, microanalytical
Mik|ro|a|na|to|mie *f* microanatomy [ˌmaɪkrəʊə'nætəmɪ], micranatomy, microscopic anatomy, microscopical anatomy, histologic anatomy, minute anatomy [ə'nætəmɪ]
Mik|ro|an|gi|o|pa|thie *f* microangiopathy [maɪkrəʊˌændʒɪ'ɑpəθɪ], micrangiopathy
thrombotische Mikroangiopathie Moszkowicz's disease, Moschcowitz disease, thrombotic thrombocytopenic purpura, thrombotic microangiopathy, microangiopathic hemolytic anemia, microangiopathic anemia [ə'niːmɪə]
mik|ro|an|gi|o|pa|thisch *adj.* relating to *or* marked by microangiopathy, microangiopathic
Mik|ro|bak|te|ri|um *nt* microbacterium, Microbacterium
Mik|ro|be *f* microbe
Mikroben- *präf.* microbial, microbian, microbic, microbiotic
Mik|ro|ben|ge|ne|tik *f* microbial genetics *pl*
mik|ro|bi|ell *adj.* relating to a microbe *or* microbes, microbial, microbian, microbic, microbiotic
Mik|ro|bi|o|as|say *m* microbioassay
Mik|ro|bi|o|lo|gie *f* microbiology [ˌmaɪkrəbaɪ'ɑlədʒɪ]
medizinische Mikrobiologie medical microbiology
mik|ro|bi|o|lo|gisch *adj.* relating to microbiology, microbiologic, microbiological
Mik|ro|blast *m* microblast, microerythroblast
Mik|ro|blu|tung *f* microhemorrhage
Mi|cro|coc|cus *m* micrococcus, Micrococcus
Mik|ro|cou|lomb *nt* microcoulomb
Mik|ro|cu|rie *nt* microcurie
Mik|ro|dre|pa|no|zy|ten|krank|heit *f* microdrepanocytic anemia [ə'niːmɪə], microdrepanocytic disease, microdrepanocytosis, sickle cell-thalassemia disease, thalassemia-sickle cell disease, sickle-cell thalassemia [ˌθælə'siːmɪə]
Mik|ro|e|lek|tro|de *f* microelectrode
Mik|ro|e|lek|tro|pho|re|se *f* microelectrophoresis
mik|ro|e|lek|tro|pho|re|tisch *adj.* relating to microelectrophoresis, microelectrophoretic
Mik|ro|em|bo|lus *m* microembolus
Mik|ro|fa|rad *nt* microfarad
Mik|ro|fib|ril|le *f* microfibril
Mik|ro|fi|la|ment *nt* microfilament
Mik|ro|glia *f* microglial cells, microglia cells, microglia
Mik|ro|gli|a|zel|le *f* microglial cell, microglia cell, mossy cell, microgliacyte, microgliocyte
Mik|ro|gli|om *nt* microglioma
β_2-Mik|ro|glo|bu|lin *nt* β_2-microglobulin, beta$_2$-microglobulin
Mik|ro|gramm *nt* microgram
Mik|ro|hä|ma|to|krit *m* microhematocrit
Mik|ro|hä|ma|tu|rie *f* microscopic hematuria [hiːmə'tʃ(j)ʊərɪə]
Mik|ro|his|to|lo|gie *f* microhistology
mik|ro|in|va|siv *adj.* microinvasive
Mik|ro|kal|zi|fi|ka|ti|on *f* microcalcification
Mik|ro|kar|zi|nom *nt* microcarcinoma
Mik|ro|li|ter *m* microliter
Mik|ro|me|ta|bo|lis|mus *m* micrometabolism
Mik|ro|me|tas|ta|se *f* micrometastasis
Mik|ro|me|tas|ta|sie|rung *f* micrometastatic disease
Mik|ro|me|ter I *m/nt* micrometer [maɪkrəʊmiːtər] **II** *nt* (*Gerät*) micrometer [maɪ'krɑmɪtər]
Mik|ro|me|tho|de *f* micromethod ['maɪkrəmeθəd]
Mik|ro|mi|li|eu *nt* microenvironment, micromilieu
mik|ro|mo|lar *adj.* micromolar
mik|ro|mo|le|ku|lar *adj.* micromolecular
Mik|ro|pa|ra|sit *m* microparasite
Mik|ro|pha|ge *m* microphage, microphagocyte
Mik|ro|pha|gen|sys|tem *nt* microphage system
Mik|ro|prä|zi|pi|ta|ti|on *f* microprecipitation
Mik|ro|prä|zi|pi|ta|ti|ons|test *m* microprecipitation test
Mik|ro|pro|lak|ti|nom *nt* microprolactinoma
Mik|ro|punk|ti|on *f* micropuncture
Mik|ro|skop *nt* microscope
Mik|ro|sko|pie *f* microscopy
mik|ro|sko|pisch *adj.* relating to microscopy *or* a microscope, of very small size, microscopic, microscopical

M

Mik|ro|spek|tro|fo|to|me|ter *nt* s.u. Mikrospektrophotometer

Mik|ro|spek|tro|fo|to|met|rie *f* s.u. Mikrospektrophotometrie

Mik|ro|spek|tro|pho|to|me|ter *nt* microspectrophotometer [maɪkrəˌspektrəfəʊ'tɑmɪtər]

Mik|ro|spek|tro|pho|to|met|rie *f* microspectrophotometry, microfluorometry [ˌmaɪkrəfluə'rɑmətrɪ], cytophotometry [ˌsaɪtəʊfəʊ'tɑmətrɪ]

Mik|ro|spek|tro|skop *nt* microspectroscope

Mik|ro|throm|bo|se *f* microthrombosis

Mik|ro|throm|bus *m* microthrombus

Mik|ro|ti|ter *m* microtiter

Mik|ro|trans|fu|si|on *f* microtransfusion

Mik|ro|um|ge|bung *f* microenvironment

Mik|ro|ver|kal|kung *f* microcalcification

Mik|ro|volt *nt* microvolt

Mik|ro|watt *nt* microwatt

Mik|ro|zir|ku|la|ti|on *f* microcirculation

Mik|ro|zyt *m* microcyte, microerythrocyte

mik|ro|zy|tär *adj.* microcytic

Mik|ro|zy|to|se *f* microcytosis, microcythemia

Mil|be *f* mite, acarus; acarid, acaridan

mil|ben|ar|tig *adj.* acaroid, acarian

Milch|gangs|kar|zi|nom *nt* ductal breast carcinoma

Milch|gangs|pa|pil|lom *nt* ductal breast papilloma

Milch|lymph|gang *m* thoracic duct, alimentary duct, chyliferous duct [kaɪ'lɪf(ə)rəs], duct of Pecquet

Milch|zu|cker *m* milk sugar, lactose, lactin, lactosum, galactosylglucose

mil|dern I *vt* (*Schmerz*) ease, relieve, alleviate, allay, palliate, assuage, soothe; (*Wirkung*) tone down **II** *vr* **sich mildern** (*Schmerz*) ease, ease off

mil|dernd *adj.* (*Schmerzen*) mitigant, mitigative, mitigatory, palliative, alleviative, alleviatory, assuaging, soothing, lenitive

Mil|de|rung *f* (*Schmerz*) relief, mitigation, palliation, alleviation, assuagement

Miliar- *präf.* miliary

mi|li|ar *adj.* miliary

Mi|li|ar|ab|szess *m* miliary abscess ['æbses]

Mi|li|ar|kar|zi|no|se *f* miliary carcinosis

Mi|li|eu *nt* environment, milieu, medium

Mil|li|am|pere *nt* milliampere

Mil|li|am|pere|me|ter *nt* milliammeter [ˌmɪlɪ'æmiːtər], milammeter

Mil|li|ä|qui|va|lent *nt* milliequivalent

Mil|li|bar *nt* millibar

Mil|li|cou|lomb *nt* millicoulomb

Mil|li|cu|rie *nt* millicurie

Mil|li|gramm *nt* milligram

Mil|li|li|ter *nt/m* milliliter

Mil|li|me|ter *nt/m* millimeter ['mɪlɪmiːtər]

Mil|li|mol *nt* millimole

mil|li|mo|lar *adj.* millimolar

Mil|li|os|mol *nt* milliosmol, milliosmole

Mil|li|rad *nt* millirad

Mil|li|rem *nt* millirem

Mil|li|se|kun|de *f* millisecond

Mil|li|volt *nt* millivolt

Milz *f* spleen, lien

Milz|brand *m* anthrax, splenic fever

Milz|brand|ba|zil|lus *m* anthrax bacillus, Bacillus anthracis

Milz|brand|sep|sis *f* anthrax sepsis

Milz|brand|spo|re *f* anthrax spore

Milz|brand|to|xin *nt* anthrax toxin, bacillus anthracis toxin

Milz|ent|fer|nung *f* lienectomy [laɪə'nektəmɪ], splenectomy [splɪ'nektəmɪ]

Milz|fol|li|kel *pl* splenic follicles, splenic nodules

Milz|ge|schwulst *f* spleen tumor, splenic tumor

Milz|lymph|kno|ten *pl* splenic lymph nodes, lienal lymph nodes

Milz|mak|ro|pha|gen *pl* splenic macrophages

Milz|pul|pa *f* (*Milz*) red pulp, red substance of spleen, pulp of spleen, splenic pulp, splenic tissue

Milz|punk|ti|on *f* splenic puncture

Milz|schwel|lung *f* enlarged spleen, splenic enlargement, spleen tumor, splenic tumor, megalosplenia, splenomegaly, splenauxe, splenectasis, splenomegalia, splenoncus

Milz|strän|ge *pl* red pulp cords, Billroth's strands, Billroth's cords, splenic cords

Milz|tra|be|kel *pl* s.u. Milzstränge

Milz|tu|mor *m* **1.** spleen tumor, splenic tumor **2.** s.u. Milzschwellung

Milz|ver|grö|ße|rung *f* s.u. Milzschwellung

Min|der|durch|blu|tung *f* hypoperfusion

Min|dest|wert *m* minimum, minimum value

Mineral- *präf.* mineral

Mi|ne|ral|lo|cor|ti|co|id *nt* mineralocorticoid, mineralocoid

Mi|ne|ral|lo|kor|ti|ko|id *nt* mineralocorticoid, mineralocoid

Minimal- *präf.* minimal, minimum

Minimal-change-Glomerulonephritis *f* lipoid nephrosis, lipid nephrosis, liponephrosis, minimal change glomerulonephritis [gləʊˌmerjələʊnɪ'fraɪtɪs], minimal glomerulonephritis, renal lipoidosis

Mi|ni|mal|do|sis *f* minimal dose, minimum dose

Mi|ni|mal|he|pa|ti|tis *f* minimal hepatitis, reactive hepatitis [hepə'taɪtɪs]

Mi|ni|mal|kar|zi|nom *nt* minimal breast carcinoma, minimal mammary carcinoma

Mi|ni|mal|krebs *m* s.u. Minimalkarzinom

Mi|ni|vi|rus, nacktes *nt* viroid

Minkowski-Chauffard: Morbus Minkowski-Chauffard *m* Minkowski-Chauffard syndrome, hereditary spherocytosis, chronic acholuric jaundice ['dʒɔːndɪz], acholuric jaundice, acholuric familial jaundice, congenital hemolytic jaundice, familial acholuric jaundice, congenital hemolytic icterus, constitutional hemolytic anemia, chronic familial icterus, chronic familial jaundice, congenital hyperbilirubinemia [haɪpərˌbɪləˌruːbɪ'niːmɪə], congenital familial icterus, spherocytic anemia [ə'niːmɪə]

Minkowski-Chauffard-Syndrom *nt* s.u. Morbus Minkowski-Chauffard

Minkowski-Chauffard-Gänsslen: Minkowski-Chauffard-Gänsslen-Syndrom *nt* Minkowski-Chauffard syndrome, hereditary spherocytosis, chronic acholuric jaundice ['dʒɔːndɪz], acholuric jaundice, acholuric familial jaundice, congenital hemolytic jaundice, familial acholuric jaundice, congenital hemolytic icterus, constitutional hemolytic anemia, chronic familial icterus, chronic familial jaundice, congenital hyperbilirubinemia [haɪpərˌbɪləˌruːbɪ'niːmɪə], congenital familial icterus, spherocytic anemia [ə'niːmɪə]

mi|nor *adj.* minor, smaller, lesser
Mi|nor|ag|glu|ti|nin *nt* minor agglutinin, partial agglutinin
Mi|nor|pro|be *f* minor test
Mi|nor|test *m* minor test
Minus- *präf.* minus
Minus-Strang-RNA *f* negative-sense RNA, negative-strand RNA
Minus-Strang-RNA-Viren *pl* negative-sense RNA viruses
misch|er|big *adj.* heterozygous
Misch|er|big|keit *f* heterozygosis, heterozygosity
Misch|in|fek|ti|on *f* mixed infection
Misch|kul|tur *f* mixed culture
Misch|plas|ma *nt* pool
Misch|se|rum *nt* pool
Misch|tu|mor *m* mixed tumor
Misch|zell|ag|glu|ti|na|ti|on *f* mixed agglutination, mixed agglutination reaction
MIT *abk.* s.u. Monoiodtyrosin
mi|ti|gie|ren *vt* mitigate, palliate, moderate
mi|ti|giert *adj.* mitigated
mi|to|chond|ri|al *adj.* relating to mitochondria, mitochondrial
Mi|to|chond|rie *f* mitochondrion, chondriosome, chondrosome, plasmosome, bioblast
    Mitochondrie vom Crista-Typ crista type mitochondrium
    Mitochondrie vom Tubulustyp tubule type mitochondrion
Mitochondrien- *präf.* mitochondrial
Mi|to|chond|ri|en|an|ti|kör|per *pl* antimitochondrial antibodies, mitochondrial antibodies
Mi|to|chond|ri|en|chro|mo|som *nt* mitochondrial chromosome
Mitochondrien-DNA *f* mitochondrial deoxyribonucleic acid, mt deoxyribonucleic acid, mitochondrial DNA
Mitochondrien-DNS *f* mitochondrial deoxyribonucleic acid, mt deoxyribonucleic acid, mitochondrial DNA
Mi|to|chond|ri|en|mat|rix *f* mitochondrial matrix
Mi|to|chond|ri|en|mem|bran *f* mitochondrial membrane
Mi|to|chond|ri|en|mu|tan|te *f* mitochondrial mutant
Mi|to|chond|ri|on *nt* s.u. Mitochondrie
Mi|to|chond|ri|um *nt* s.u. Mitochondrie
Mi|to|gen *nt* mitogen, mitogenic agent
mi|to|gen *adj.* inducing *or* causing mitosis, mitogenic
Mi|to|ge|ne|se *f* mitogenesis [maɪtə'dʒenəsɪs], mitogenesia
mi|to|ge|ne|tisch *adj.* relating to *or* inducing mitogenesis, mitogenetic
Mi|to|my|cin *nt* mitomycin
Mitose- *präf.* mitotic
Mi|to|se *f* mitosis, mitoschisis, mitotic cell division, mitotic nuclear division, karyokinesis, karyomitosis
Mi|to|se|gift *nt* mitotic poison
mi|to|se|hem|mend *adj.* karyoklastic, karyoclastic, antimitotic
Mi|to|se|hem|mer *m* antimitotic
Mi|to|se|in|dex *m* mitotic index
Mi|to|se|pha|sen *pl* phases of mitosis
Mi|to|se|ra|te *f* mitotic rate
mi|to|tisch *adj.* relating to *or* characterized by mitosis, mitotic, karyokinetic
Mitsuda: Mitsuda-Antigen *nt* lepromin, Mitsuda antigen
    Mitsuda-Reaktion *f* lepromin reaction, Mitsuda reaction
Mit|tel *nt* **1.** (*Hilfsmittel*) means **2.** (*Heilmittel*) medicine, drug; cure, remedy (*gegen* for); (*pharmakol.*) preparation; agent **3.** (*Methode, Maßnahme*) method, way, measure **4.** (*Durchschnitt*) average, mean; **im Mittel** on average
Mit|tel|meer|a|nä|mie *f* thalassemia, thalassanemia
Mit|tel|ohr|kar|zi|nom *nt* middle ear carcinoma
mixed lymphocyte culture *nt* mixed lymphocyte culture, mixed lymphocyte culture assay, mixed lymphocyte culture test, lymphocyte proliferation assay, mixed lymphocyte reaction, MLC test, lymphocyte proliferation test, blastogenesis assay [blæstə'dʒenəsɪs]
Mix|tur *f* mixture
Mix|tu|ra *f* mixture
Mi|zel|le *f* micelle, micella
MK *abk.* s.u. Mammakarzinom
M-Kolonie *f m* colony, mucoid colony
MKR *abk.* s.u. Meinicke-Klärungsreaktion
MKS *abk.* s.u. Maul- und Klauenseuche
ML *abk.* s.u. myeloische *Leukämie*
ml *abk.* s.u. Milliliter
µl *abk.* s.u. Mikroliter
MLC-Assay *m* s.u. *mixed* lymphocyte culture
MLC-Test *m* s.u. *mixed* lymphocyte culture
Mls-Antigen *nt* Mls antigen
MLV *abk.* s.u. Mäuse-Leukämie-Virus
MM *abk.* s.u. **1.** malignes *Melanom* **2.** Mumps-Meningitis **3.** myeloische *Metaplasie*
mM *abk.* s.u. **1.** Millimol **2.** millimolar
mm *abk.* s.u. Millimeter
µM *abk.* s.u. mikromolar
µm *abk.* s.u. Mikrometer
MMC *abk.* s.u. Metamyelozyt
MML *abk.* s.u. myelomonozytäre *Leukämie*
MMN-Syndrom *nt* mucosal neuroma syndrome, multiple endocrine neoplasia III
M-Mode *m* time-motion, TM-mode, M-mode
MMoL *abk.* s.u. myelomonozytäre *Leukämie*
mmol *abk.* s.u. Millimol
MMR-Lebendvakzine *f* live measles mumps and rubella vaccine
MMS *abk.* s.u. Methylmalonsäure
MMTV *abk.* s.u. Mäuse-Mamma-Tumorvirus
MN *abk.* s.u. **1.** mononukleär **2.** Mononukleose **3.** multinodulär
Mn *abk.* s.u. Mangan
MNs-Blutgruppensystem *nt* s.u. MNSs-Blutgruppe
MNSs-Blutgruppe *f* MN blood group system, MNSs blood group system, MN blood group, MNSs blood group
MNSs-Blutgruppensystem *nt* s.u. MNSs-Blutgruppe
MNZ *abk.* s.u. Miconazol
Mo *abk.* s.u. Molybdän
Mo|de|ra|tor *m* moderator
Mo|di|fi|ka|ti|ons|en|zym *nt* modification enzyme
Mo|di|fi|zie|rung *f* modification
    posttranslationale Modifizierung posttranslational modification
Mo|du|la|ti|on *f* modulation
    idiotypische Modulation idiotypic modulation
    neuroendokrine Modulation neuroendocrine modulation
Mo|du|la|tor *m* modulator
    allosterischer Modulator allosteric modulator
    fördernder Modulator s.u. positiver *Modulator*

M

hemmender Modulator inhibitory modulator, negative modulator
negativer Modulator s.u. hemmender *Modulator*
positiver Modulator positive modulator
stimulierender Modulator s.u. positiver *Modulator*
mo|du|la|to|risch *adj.* relating to modulation, modulatory
Mo|dus *m* method, way, modus; mode; (*statist.*) mode
Mol *nt* mole, gram-molecular weight, gram molecule, grammole
mol *abk.* s.u. **1.** Mol **2.** molar
Mol. *abk.* s.u. Molekül
Mo|la *f* mole
Mola bothryoides grape mole
Mola carnosa blood mole, carneous mole, fleshy mole
Mola hydatidosa hydatid mole, hydatidiform mole, vesicular mole, cystic mole
Mola sanguinolenta s.u. *Mola* carnosa
Mola vera true mole
mo|lal *adj.* molal
Mo|la|li|tät *f* molality
mo|lar *adj.* molar
Mo|lar|ge|wicht *nt* molar weight
Mo|la|ri|tät *f* molarity
Mo|le *f* s.u. Mola
Mo|le|kül *nt* molecule
akzessorisches Molekül accessory molecule [æk'sesərɪ]
dipolares Molekül dipole
geladenes Molekül charged molecule
polares Molekül polar molecule
tumorassoziiertes Molekül tumor-associated molecule
ungeladenes Molekül uncharged molecule
Molekular- *präf.* molecular
mo|le|ku|lar *adj.* relating to molecules, molecular
Mo|le|ku|lar|bi|o|lo|gie *f* molecular biology [baɪ'ɑlədʒɪ]
Mo|le|ku|lar|ge|ne|tik *f* molecular genetics
Mo|le|ku|lar|ge|wicht *nt* molecular weight
Mo|le|ku|lar|pa|tho|lo|gie *f* molecular pathology [pə'θɑlədʒɪ]
Mo|le|ku|lar|schicht *f* molecular layer of cerebral cortex, plexiform layer of cerebral cortex, zonal layer of cerebral cortex
Mo|le|ku|lar|sieb|chro|ma|to|gra|fie *f* s.u. Molekularsiebchromatographie
Mo|le|ku|lar|sieb|chro|ma|to|gra|phie *f* molecular-exclusion chromatography, molecular-sieve chromatography [krəʊmə'tɑgrəfɪ]
Mo|le|ku|lar|sieb|filt|ra|ti|on *f* molecular-exclusion chromatography, molecular-sieve chromatography [krəʊmə'tɑgrəfɪ], gel filtration
Mol.Gew. *abk.* s.u. Molekulargewicht
Mol|ge|wicht *nt* molar weight
Mol|lus|ke *f* **1.** mollusk, mollusc **2. Mollusken** *pl* Mollusca
Moloney: Moloney-Test *m* Moloney test
Moloney-Virus *nt* Moloney virus
Mo|lyb|dän *nt* molybdenum
Mo|lyb|dat *nt* molybdate
Mol|zahl *f* molar number
Mo|na|de *f* monad
mon|go|lo|id *adj.* mongoloid, mongolian
Mo|ni|lia *f* Monilia, Candida, Pseudomonilia
Mo|ni|li|a|sis *f* moniliasis, moniliosis, candidiasis, candidosis
Mono- *präf.* single, mon(o)-, uni-
Mono *abk.* s.u. Mononukleose
Mo|no|a|cyl|gly|ce|rin *nt* monoacylglycerol, monoglyceride
Mo|no|a|mid *nt* monoamide, monamide
Mo|no|a|min *nt* monoamine, monamine
mo|no|a|min|erg *adj.* monoaminergic, monaminergic
Mo|no|a|mi|no|di|phos|pha|tid *nt* monoaminodiphosphatide
Mo|no|a|mi|no|mo|no|phos|pha|tid *nt* monoaminomonophosphatide
Mo|no|a|mi|no|o|xi|da|se *f* monoamine oxidase, tyramine oxidase, amine oxidase (flavin-containing)
Monoaminooxidase-Hemmer *m* monoamine oxidase inhibitor
Mo|no|a|min|o|xi|da|se *f* s.u. Monoaminooxidase
Monoaminoxidase-Hemmer *m* s.u. Monoaminooxidase-Hemmer
Mo|no|ä|tha|no|la|min *nt* s.u. Monoethanolamin
Mo|no|blast *m* monoblast
Mo|no|chlo|rid *nt* monochloride
mo|no|chrom *adj.* monochromatic, monochroic, monochromic
mo|no|chro|ma|to|phil *adj.* monochromatophil, monochromatophile, monochromophilic
Mo|no|en|fett|säu|re *f* monoenoic fatty acid, monounsaturated fatty acid
Mo|no|en|säu|re *f* monoenoic fatty acid, monounsaturated fatty acid
Mo|no|e|tha|no|la|min *nt* ethanolamine, 2-aminoethanol, olamine, colamine
mo|no|fak|to|ri|ell *adj.* monofactorial
mo|no|ge|ne|tisch *adj.* monogenetic, monoxenous
Mo|no|gly|ce|rid *nt* monoacylglycerol, monoglyceride
mo|no|hyb|rid *adj.* monohybrid
Mo|no|hyd|rat *nt* monohydrate
Mo|no|hyd|ro|xy|ben|zol *nt* oxybenzene, hydroxybenzene, phenylic alcohol, phenol, carbolic acid, phenic acid, phenylic acid
Mo|no|in|fek|ti|on *f* monoinfection
Mo|no|iod|ty|ro|sin *nt* monoiodotyrosine
Mo|no|jod|ty|ro|sin *nt* monoiodotyrosine
Mo|no|kin *nt* monokine
mo|no|klo|nal *adj.* monoclonal
Mo|no|la|yer *m* monolayer
Mo|no|mer *nt* monomer
mo|no|mer *adj.* monomeric
Mo|no|nuc|le|o|sis *f* **1.** mononuclear leukocytosis, mononucleosis **2. Mononucleosis infectiosa** glandular fever, Pfeiffer's glandular fever, mononucleosis, Pfeiffer's disease, Filatov's disease, kissing disease, infectious mononucleosis
Mo|no|nuc|le|o|tid *nt* mononucleotide
mo|no|nuk|le|är *adj.* mononuclear, mononucleate, uninuclear, uninucleated
Mo|no|nuk|le|o|se *f* **1.** mononuclear leukocytosis, mononucleosis **2. infektiöse Mononukleose** glandular fever, Pfeiffer's glandular fever, mononucleosis, Pfeiffer's disease, Filatov's disease, kissing disease, infectious mononucleosis
Paul-Bunnel-negative infektiöse Mononukleose cytomegalovirus mononucleosis
Mo|no|nuk|le|o|tid *nt* mononucleotide

Mo|no|o|xy|ge|na|se *f* monooxygenase, monoxygenase
unspezifische Monooxygenase aryl-4-hydroxylase, unspecific monooxygenase, flavin monooxygenase
Mo|no|pha|gen|sys|tem *nt* monophage system
Mo|no|phe|nol|mo|no|o|xy|ge|na|se *f* monophenol monooxygenase, monophenyl oxidase, dopa-oxydase, dopase
Mo|no|phe|nyl|o|xi|da|se *f* monophenol monooxygenase, monophenyl oxidase, dopa-oxydase, dopase
Mo|no|sac|cha|rid *nt* simple sugar, monosaccharide, monosaccharose, monose
Mo|no|som *nt* monosome, unpaired allosome, unpaired chromosome, accessory chromosome [æk'sesərɪ], odd chromosome, heterotropic chromosome
mo|no|som *adj.* **1.** (*Genetik*) relating to *or* marked by monosomy, monosomic **2.** (*embryolog.*) relating to monosomia, monosomous
Mo|no|so|mie *f* **1.** (*Genetik*) monosomy **2.** (*embryolog.*) monosomia
mo|no|spe|zi|fisch *adj.* monospecific
Mo|no|symp|tom *nt* monosymptom
mo|no|symp|to|ma|tisch *adj.* monosymptomatic
mo|no|va|lent *adj.* monovalent, univalent
Mo|no|va|lenz *f* monovalency, univalency, monovalence, univalence
Mon|o|xid *nt* monoxide
Mon|o|xy|ge|na|se *f* s.u. Monooxygenase
mo|no|zel|lu|lär *adj.* monocellular, monocelled, unicellular
Mo|no|zyt *m* monocyte, blood macrophage
mo|no|zy|tär *adj.* relating to monocytes, monocytic
Monozyten- *präf.* monocytic
Mo|no|zy|ten|ak|ti|vie|rung *f* monocyte activation
Mo|no|zy|ten|an|gi|na *f* glandular fever, Pfeiffer's glandular fever, Pfeiffer's disease, Filatov's disease, kissing disease, infectious mononucleosis, lymphatic angina, monocytic angina, mononucleosis
mo|no|zy|ten|ar|tig *adj.* monocytoid
Mo|no|zy|ten|bil|dung *f* monocytopoiesis [ˌmɑnəˌsaɪtəpɔɪ'iːsɪs], monopoiesis [ˌmɑnəpɔɪ'iːsɪs]
Mo|no|zy|ten|dif|fe|ren|zie|rung *f* monocyte differentiation
mo|no|zy|ten|för|mig *adj.* monocytoid
Mo|no|zy|ten|leu|kä|mie, akute *f* medium-cell histiocytosis, monocytic leukemia [luː'kiːmɪə], histiocytic leukemia, leukemic reticulosis
reine Monozytenleukämie Schilling's leukemia
Monozyten-Makrophagen-Stamm *m* monocyte/macrophage lineage
Mo|no|zy|ten|ver|meh|rung *f* s.u. Monozytose
Mo|no|zy|ten|ver|min|de|rung *f* s.u. Monozytopenie
mo|no|zy|to|id *adj.* monocytoid
Mo|no|zy|to|pe|nie *f* monocytic leukopenia, monocytopenia, monopenia
Mo|no|zy|to|po|e|se *f* monocytopoiesis [ˌmɑnəˌsaɪtəpɔɪ'iːsɪs], monopoiesis [ˌmɑnəpɔɪ'iːsɪs]
Mo|no|zy|to|po|i|e|se *f* monocytopoiesis [ˌmɑnəˌsaɪtəpɔɪ'iːsɪs], monopoiesis [ˌmɑnəpɔɪ'iːsɪs]
Mo|no|zy|to|se *f* monocytosis, monocytic leukocytosis
Montenegro-Test *m* Montenegro reaction, Montenegro test, leishmanin test
Morax-Axenfeld: Diplobakterium Morax-Axenfeld *nt* Morax-Axenfeld bacillus, diplococcus of Morax-Axenfeld, diplobacillus of Morax-Axenfeld, Moraxella lacunata, Haemophilus duplex
Mo|ra|xel|la *f* Moraxella
Moraxella lacunata Morax-Axenfeld bacillus, diplococcus of Morax-Axenfeld, diplobacillus of Morax-Axenfeld, Moraxella lacunata, Haemophilus duplex
mor|bid *adj.* morbid, diseased, pathologic; morbid, abnormal, deviant
Mor|bi|di|tät *f* morbidity, morbility, morbidity rate, sickness rate
Mor|bil|li *pl* rubeola, morbilli, measles
mor|bil|li|form *adj.* morbilliform
Mor|bil|li|vi|rus *nt* Morbillivirus; measles virus
Mor|bus *m* morbus, disease, illness, sickness
Morbus Biermer Biermer's disease, Biermer's anemia, Biermer-Ehrlich anemia, Addison-Biermer disease, Addison's anemia, Addison-Biermer anemia, addisonian anemia, cytogenic anemia, malignant anemia, pernicious anemia [ə'niːmɪə]
Morbus Boeck Boeck's disease, Boeck's sarcoid, Besnier-Boeck disease, Besnier-Boeck-Schaumann disease, Besnier-Boeck-Schaumann syndrome, Schaumann's disease, Schaumann's syndrome, Schaumann's sarcoid, sarcoidosis, sarcoid, benign lymphogranulomatosis
Morbus Bowen Bowen's disease, Bowen's precancerous dermatitis, precancerous dermatitis [ˌdɜrmə'taɪtɪs]
Morbus Brill-Symmers Brill-Symmers disease, Symmers' disease, nodular lymphoma [lɪm'fəʊmə], centroblastic-centrocytic malignant lymphoma, follicular lymphoma, giant follicular lymphoma, giant follicle lymphoma, nodular poorly-differentiated lymphoma
Morbus Crohn Crohn's disease, regional enteritis [entə'raɪtɪs], regional enterocolitis, regional ileitis, granulomatous ileocolitis [ˌɪlɪəʊkə'laɪtɪs], granulomatous enteritis [grænjə'ləʊmətəs], transmural granulomatous enteritis, transmural granulomatous ileocolitis, segmental enteritis, chronic cicatrizing enteritis, distal ileitis, terminal enteritis, terminal ileitis
Morbus Cushing Cushing's disease, Cushing's syndrome, Cushing's basophilism, pituitary basophilism
Morbus Durand-Nicolas-Favre Durand-Nicolas-Favre disease, Favre-Durand-Nicolas disease, Favre-Nicolas-Durand disease, fifth venereal disease, fourth venereal disease, Frei's disease, Nicolas-Favre disease, sixth venereal disease, tropical bubo, lymphogranuloma venereum, lymphogranuloma inguinale, lymphopathia venereum, poradenolymphitis [pɔːrˌædnəʊlɪm'faɪtɪs], poradenitis nostras [pɔːrˌædə'naɪtɪs], poradenitis venerea, climatic bubo, donovanosis, pudendal ulcer
Morbus haemolyticus neonatorum fetal erythroblastosis, hemolytic anemia of the newborn [ə'niːmɪə], hemolytic disease of the newborn
Morbus haemorrhagicus neonatorum hemorrhagic disease of the newborn
Morbus Hansen Hansen's disease, leprosy, lepra
Morbus Hodgkin Hodgkin's disease, Hodgkin's granuloma, Hodgkin's lymphoma [lɪm'fəʊmə], Reed-Hodgkin disease, Sternberg's disease, Murchison-Sanderson syndrome, malignant granulomatosis, malignant lymphogranulomatosis, lymphogranuloma, lymphogranulomatosis, lymphoma, lymphadenoma, granulomatous lymphoma [grænjə-

M

'ləʊmətəs], malignant lymphoma, retethelioma, reticuloendothelioma

Morbus Kahler Kahler's disease, multiple myeloma, multiple plasmacytoma of bone, myelomatosis, myelosarcomatosis, plasma cell myeloma, plasma cell tumor, plasmacytic immunocytoma, plasmacytoma, plasmocytoma, plasmoma

Morbus Kaposi Kaposi's sarcoma [sɑːr'kəʊmə], angioreticuloendothelioma, endotheliosarcoma, idiopathic multiple pigmented hemorrhagic sarcoma, multiple idiopathic hemorrhagic sarcoma

Morbus Kawasaki Kawasaki disease, Kawasaki syndrome, mucocutaneous lymph node syndrome

Morbus Kimura Kimura's disease, angiolymphoid hyperplasia (with eosinophilia)

Morbus Minkowski-Chauffard Minkowski-Chauffard syndrome, chronic familial icterus, chronic familial jaundice ['dʒɔːndɪz], congenital hyperbilirubinemia [haɪpərˌbɪləˌruːbɪ'niːmɪə], congenital familial icterus, spherocytic anemia, hereditary spherocytosis, chronic acholuric jaundice, acholuric jaundice, acholuric familial jaundice, congenital hemolytic jaundice, congenital hemolytic icterus, familial acholuric jaundice, globe cell anemia, constitutional hemolytic anemia, constitutional hemolytic anemia [ə'niːmɪə]

Morbus Osler-Vaquez Osler-Vaquez disease, Osler's disease, Vaquez's disease, Vaquez-Osler disease, erythremia, erythrocythemia, myelopathic polycythemia, leukemic erythrocytosis, splenomegalic polycythemia

Morbus Paget 1. Paget's disease (of bone) 2. Paget's disease of the breast, Paget's disease of the nipple

Morbus Paget, extramammärer Paget's disease, extramammary Paget's disease

Morbus Ritter von Rittershain Ritter's disease, staphylococcal scalded skin syndrome

Morbus Waldenström Waldenström's macroglobulinemia, Waldenström's purpura, Waldenström's syndrome, lymphoplasmacytic immunocytoma

Morbus Werlhof Werlhof's disease, idiopathic thrombocytopenic purpura, land scurvy, thrombocytopenic purpura, thrombopenic purpura, essential thrombocytopenia

Morbus Winiwarter-Buerger Winiwarter-Buerger disease, Buerger's disease, thromboangiitis obliterans [θrɑmbəʊˌændʒɪ'aɪtɪs]

Moro: Moro-Probe *f* Moro's test

Moro-Test *m* Moro's test

Mor|phin *nt* morphine, morphia, morphinium, morphium

Mor|phin|re|zep|tor *m* morphine receptor

Mor|phin|sucht *f* morphinism, morphine addiction

Mor|phi|um|sucht *f* morphinism, morphine addiction

Mor|pho|lo|gie *f* morphology

mor|pho|lo|gisch *adj.* relating to morphology, morphological, morphologic

Mor|ta|li|tät *f* mortality, death rate, fatality rate, mortality rate

chirurgische Mortalität surgical mortality

operative Mortalität operative mortality

postoperative Mortalität postoperative mortality

Mor|ta|li|täts|ra|te *f* s.u. Mortalität

Mor|ta|li|täts|zif|fer *f* s.u. Mortalität

Mo|ru|la|zel|le *f* morula cell, berry cell

Mo|sa|ik *nt* mosaic

Mo|sa|i|zis|mus *m* mosaicism

Moschcowitz: Purpura Moschcowitz *f* s.u. Moschcowitz-Syndrom

Moschcowitz-Syndrom *nt* Moschcowitz disease, Moszkowicz's disease, microangiopathic anemia [ə'niːmɪə], microangiopathic hemolytic anemia, thrombotic thrombocytopenic purpura, thrombotic microangiopathy [maɪkrəʊˌændʒɪ'ɑpəθɪ]

Moschcowitz-Singer-Symmers: Moschcowitz-Singer-Symmers-Syndrom *nt* Moschcowitz disease, Moszkowicz's disease, microangiopathic anemia, microangiopathic hemolytic anemia [ə'niːmɪə], thrombotic thrombocytopenic purpura, thrombotic microangiopathy [maɪkrəʊˌændʒɪ'ɑpəθɪ]

Mos|ki|to *m* 1. mosquito 2. **Moskitos** *pl* Culicidae

Mos|ki|to|fie|ber *nt* phlebotomus fever, pappataci fever, Pym's fever, sandfly fever, three-day fever

mOsm *abk.* s.u. Milliosmol

mosm *abk.* s.u. Milliosmol

Mosse: Mosse-Syndrom *nt* Mosse's syndrome

Mott: Mott-Körperchen *pl* Mott bodies

Mott-Zelle *f* Mott cell

MP *abk.* s.u. 1. Mukopeptid 2. Mukopolysaccharid 3. Myelopathie

6-MP *abk.* s.u. 6-Mercaptopurin

MPGN *abk.* s.u. membranoproliferative *Glomerulonephritis*

MPO *abk.* s.u. Myeloperoxidase

M-Protein *nt* m protein

MPS *abk.* s.u. 1. mononukleäres *Phagozytensystem* 2. Mucopolysaccharid 3. Mukopolysaccharid 4. myeloproliferatives *Syndrom*

mrad *abk.* s.u. Millirad

M-Region *f* m region

mrem *abk.* s.u. Millirem

MRF *abk.* s.u. 1. Melanotropin-releasing-Faktor 2. MSH-releasing-Faktor

MR-Lebendvakzine *f* live mumps and rubella vaccine

mRNA *abk.* s.u. 1. Matrizen-RNA 2. Messenger-RNA

mRNS *abk.* s.u. 1. Matrizen-RNS 2. Messenger-RNS

MRT *abk.* s.u. MR-Tomographie

MR-Tomographie *f* nuclear resonance scanning, magnet resonance imaging

mS *abk.* s.u. Millisekunde

ms *abk.* s.u. Millisekunde

M-Scan *m* time-motion, TM-mode

msec *abk.* s.u. Millisekunde

MSG *abk.* s.u. Myeloszintigraphie

MSH *abk.* s.u. melanozytenstimulierendes *Hormon*

MSH-bildende-Zellen *pl* MSH cells

MSH-inhibiting-Faktor *m* melanocyte stimulating hormone inhibiting factor, MSH inhibiting factor, intermediate lobe inhibiting factor

MSH-releasing-Faktor *m* melanocyte stimulating hormone releasing factor

MSH-RF *abk.* s.u. MSH-releasing-Faktor

MSH-Zellen *pl* MSH cells

MSK *abk.* s.u. Mediastinoskopie

MSV *abk.* s.u. Mäuse-Sarkom-Virus

MT *abk.* s.u. *Mycobacterium* tuberculosis

MTA *abk.* s.u. Methenamin

mtDNA *abk.* s.u. Mitochondrien-DNA

mtDNS *abk.* s.u. Mitochondrien-DNS

MTT *abk.* s.u. malignes trophoblastisches *Teratom*

MTU *abk.* s.u. Methylthiouracil
MTX *abk.* s.u. Methotrexat
Muci- *präf.* mucus, mucous, myx(o)-, muci-, muc(o)-
Mulcilnalse *f* mucinase, mucopolysaccharidase
Mulcilnolgen *nt* mucinogen
Muco- *präf.* mucus, mucous, muci-, muc(o)-, myx(o)-
Mulcolid *nt* mucoid, mucinoid
Mulcollilpid *nt* mucolipid
Mulcolpepltid *nt* mucopeptide
Mulcolpollylsaclchalrid *nt* mucopolysaccharide
  saure Mucopolysaccharide *pl* acid mucopolysaccharides
Mulcolproltelid *nt* mucoprotein
Mulcolproltelin *nt* mucoprotein
Muko- *präf.* mucus, mucous, muci-, muc(o)-, myx(o)-
mulkolelpilderlmolid *adj.* mucoepidermoid
Mulkolelpilderlmolidltulmor *m* mucoepidermoid tumor
mulkolfiblrös *adj.* mucofibrous
Mulkolglolbullin *nt* mucoglobulin
Mulkolid *nt* mucoid, mucinoid
mulkolid *adj.* mucous, muciform, mucinoid, mucinous, mucoid, blennoid
Mulkoliltinlsullfat *nt* mucoitin sulfate
mulkolkultan *adj.* relating to mucous membrane and skin, mucocutaneous, mucosocutaneous
Mulkollilpid *nt* mucolipid
Mulkolpepltid *nt* mucopeptide, murein, peptidoglycan
Mulkolpollylsaclchalrid *nt* mucopolysaccharide
Mulkolpollylsaclchalrildalse *f* mucinase, mucopolysaccharidase
Mulkolproltelid *nt* mucoprotein
Mulkolproltelin *nt* mucoprotein
mulkolpulrullent *adj.* mucopurulent, purumucous
mulkös *adj.* mucinous, mucoid, mucous, muciform, mucinoid
Mulkolsaladlhälsilonslmollelkül-1 *nt* mucosal adhesion cellular adhesion molecule-1
Mulkolsalmastlzelle *f* mucosal mast cell
mulkolselrös *adj.* mucoserous, seromucous, seromucoid
Mulkolzelle *f* mucocele, mucous cyst
Mulkus *m* mucus
Multi- *präf.* multi-, pluri-, poly-
Multienzym- *präf.* multienzyme
Mulltilenlzymlkomlplex *m* multienzyme complex
Mulltilenlzymlsysltem *nt* multienzyme system
mulltilfakltolrilell *adj.* multifactorial
mulltilfolkal *adj.* relating to *or* arising from many locations, multifocal
mulltilform *adj.* multiform, polymorphic
Mulltilkalnallaultolalnallylzer, sequentieller *m* sequential multichannel autoanalyzer
mulltilkaplsullär *adj.* multicapsular
mulltillaltelral *adj.* multilateral
mulltillolbär *adj.* multilobar, multilobate, multilobed
mulltillolbullär *adj.* multilobular
mulltillolkullär *adj.* multilocular, plurilocular
Mulltilmorlbildiltät *f* polypathia
mulltilmorph *adj.* polymorphic, polymorphous
mulltilnoldullär *adj.* multinodular, multinodulate
mulltilnukllelar *adj.* s.u. multinukleär
mulltilnukllelär *adj.* multinuclear, multinucleate, plurinuclear, polynucleated
Mulltilorlganlspenlde *f* multiorgan donation
mulltilpel *adj.* multiple, multiplex, manifold
Mulltilpunklturltest *m* tine test, tine tuberculin test
mulltilvallent *adj.* polyvalent, multivalent
Mulltilvallenz *f* multivalence
Mulltilvalrilanzlalnallylse *f* multivariate analysis [ə'næləsɪs]
mulltilzelllulär *adj.* polycellular, multicellular
Mulmilfilkaltilon *f* mummification necrosis, mummification
mulmilfilziert *adj.* mummified
Mulmilfilzielrung *f* mummification necrosis, mummification
Mumps *m/f* mumps, epidemic parotiditis [pə,rɑtɪ'daɪtɪs], epidemic parotitis
Mumps-Meningitis *f* mumps meningitis [menɪn'dʒaɪtɪs]
Mumps-Meningoenzephalitis *f* mumps meningoencephalitis [mɪ,nɪŋgəen,sefə'laɪtɪs]
Mumps-Orchitis *f* mumps orchitis [ɔːr'kaɪtɪs]
Mumps-Röteln-Lebendvakzine *f* live mumps and rubella vaccine
Mumpslvaklzilne *f* mumps virus vaccine
Mumpslvilrus *nt* mumps virus
Mumpslvilruslleelbendlvaklzilne *f* live mumps virus vaccine
Mumpslvilruslvaklzilne *f* mumps virus vaccine
Mund- *präf.* mouth, oral, stomal, stomatal, stomatic, stomat(o)-, stom(o)-, oro-
Mundlschleimlhaut *f* mucosa of mouth, oral mucosa, mucous membrane of mouth
Mundlsoor *m* candidiasis of the oral mucosa, oral candidiasis, mycotic stomatitis [,stəʊmə'taɪtɪs], thrush
mulrin *adj.* murine
murine leukemia virus *nt* murine leukemia virus [luː'kiːmɪə]
murine sarcoma virus *nt* murine sarcoma virus
Mus *m* Mus
  Mus musculus mouse, common house mouse, Mus musculus
  Mus rattus rat, black rat, Mus rattus
Muslca *f* musca, Musca
  Musca domestica common house fly, Musca domestica
Muslcalrin *nt* oxycholine, muscarine
Muslkalrin *nt* oxycholine, muscarine
muslkalrinlarltig *adj.* muscarinic
multalbel *adj.* mutable
Multalbilliltät *f* mutability
Multalgen *nt* mutagen, mutagenic agent
  chemisches Mutagen chemical mutagen
  physikalisches Mutagen physical mutagen
multalgen *adj.* mutagenic
Multalgelnelse *f* mutagenesis [mjuːtə'dʒenəsɪs]
  ortsspezifische Mutagenese site-directed mutagenesis
Multalgelniltät *f* mutagenicity
multant *adj.* mutant
Multanlte *f* mutant
Multalroltalse *f* mutarotase, aldose 1-epimerase
Multalroltaltilon *f* mutarotation, multirotation, birotation
Multalse *f* mutase
Multaltilon *f* mutation
  gametische Mutation germinal mutation
  induzierte Mutation induced mutation
  kompensierende Mutation suppression mutation, suppression

M

somatische **Mutation** somatic mutation
stille **Mutation** silent mutation
Mutations- *präf.* mutational
multaltilonslfälhig *adj.* mutable
Multaltilonslfälhiglkeit *f* mutability; mutagenicity
Multaltilonslralte *f* mutation rate
multiert *adj.* mutant
Mutlterlmal *nt* mole, nevus, birthmark
Muzi- *präf.* mucus, mucous, myx(o)-, muci-, muc(o)-
Mulzin *nt* mucin
Mulzilnalse *f* mucinase, mucopolysaccharidase
Mulzinlgelrinnlsel *nt* mucin clot
mulzilnolgen *adj.* blennogenic, blennogenous [ble'nɑdʒənəs], muciparous [mjuː'sɪpərəs], muciferous [mjuː'sɪfərəs], mucigenous, mucilaginous
MV *abk.* s.u. Megavolt
mV *abk.* s.u. Millivolt
µV *abk.* s.u. Mikrovolt
mVal *abk.* s.u. Milliäquivalent
mval *abk.* s.u. Milliäquivalent
MW *abk.* s.u. *Makroglobulinämie* Waldenström
µW *abk.* s.u. Mikrowatt
MWG *abk.* s.u. Massenwirkungsgesetz
Mx-Gen *nt* Mx gene
Mxt. *abk.* s.u. Mixtur
Mylceltes *pl* mycetes, mycota, fungi, Mycophyta, Fungi
Mylcolbacltelrilalceae Mycobacteriaceae
Mylcolbacltelrilum *nt* mycobacterium, Mycobacterium
Mycobacterium avium Battey's bacillus, Mycobacterium avium-intracellulare, Mycobacterium avium, Mycobacterium brunense, Mycobacterium intracellulare, Mycobacterium tuberculosis var. avium
Mycobacterium intracellulare s.u. *Mycobacterium* avium
Mycobacterium leprae lepra bacillus, leprosy bacillus, Hansen's bacillus, Bacillus leprae, Mycobacterium leprae
Mycobacterium paratuberculosis Johne's bacillus, Mycobacterium paratuberculosis
Mycobacterium phlei Moeller's grass bacillus, timothy hay bacillus, timothy bacillus, Mycobacterium phlei, Mycobacterium moelleri
Mycobacterium smegmatis smegma bacillus, Mycobacterium smegmatis
Mycobacterium tuberculosis tubercle bacillus, Koch's bacillus, Mycobacterium tuberculosis, Mycobacterium tuberculosis var. hominis
Mycobacterium tuberculosis typus gallinaceus s.u. *Mycobacterium* avium
Mycobacterium tuberculosis var. hominis s.u. *Mycobacterium* tuberculosis
Mylcolbacltin *nt* mycobactin
Mylcolplaslma *nt* mycoplasma, Mycoplasma
Mycoplasma pneumoniae Eaton agent, Mycoplasma pneumoniae
Mycoplasma-pneumoniae-Pneumonie *f* Mycoplasma pneumoniae pneumonia, Eaton agent pneumonia [n(j)uː'məʊnɪə]
Mylcolsis *f* mycosis [maɪ'kəʊsɪs], fungal infection, mycotic infection, nosomycosis
Mycosis fungoides (Alibert-Bazin-Form) Alibert's disease, mycosis fungoides
Mycosis-fungoides-Zelle *f* mycosis fungoides cell, mycosis cell
Mylcolta *pl* mycetes, mycota, fungi, Fungi, Mycophyta
Mylellin *nt* myelin
Mylellinlproltelin, basisches *nt* myelin basic protein
Myelo- *präf.* marrow, myel(o)-, medullo-; bone marrow
Mylellolblast *m* microleukoblast, myeloblast, granuloblast
Mylellolblasltälmie *f* myeloblastemia
Myeloblasten- *präf.* myeloblastic
Mylellolblasltenlleulkälmie *f* myeloblastic leukemia [luː'kiːmɪə]
Mylellolblasltom *nt* myeloblastoma
Mylellolblasltolmaltolse *f* myeloblastomatosis
Mylellolblasltolse *f* myeloblastosis
mylelloldelpreslsiv *adj.* myelosuppressive
Mylellolfiblrolse *f* myelofibrosis, myelosclerosis, osteomyelofibrotic syndrome, myofibrosis-osteosclerosis syndrome, osteomyelofibrosis, osteomyelosclerosis
Mylellolgramm *nt* myelogram
mylellolid *adj.* **1.** relating to *or* resembling bone marrow, myeloid **2.** s.u. myeloisch
mylellolisch *adj.* resembling myelocytes, myeloid
Mylellollilpom *nt* myelolipoma
Mylellom *nt* myeloma
endotheliales Myelom Ewing's sarcoma [sɑːr'kəʊmə], Ewing's tumor, reticular sarcoma of bone, endothelial myeloma
lokalisiertes Myelom solitary myeloma, localized myeloma
multiples Myelom Kahler's disease, multiple myeloma, multiple plasmacytoma of bone, myelomatosis, myelosarcomatosis, plasma cell myeloma, plasma cell tumor, plasmacytic immunocytoma, plasmacytoma, plasmocytoma, plasmoma
solitäres Myelom localized myeloma, solitary myeloma
Mylellomlgraldilent *m* M component
Mylellomlnielre *f* myeloma kidney
mylellolmolnolzyltär *adj.* myelomonocytic
Myelomonozyten- *präf.* myelomonocytic
Mylellolmolnolzyltenlleulkälmie (akute) *f* myelomonocytic leukemia, Naegeli leukemia [luː'kiːmɪə]
Mylellolpalthie *f* myelopathy [maɪə'lɑpəθɪ]
mylellolpalthisch *adj.* relating to myelopathy, myelopathic
Mylellolperlolxildalse *f* myeloperoxidase, verdoperoxidase
Mylellolperlolxildalselmanlgel *m* myeloperoxidase deficiency
Mylellolplast *m* myeloplast
Mylellolpolelse *f* myelopoiesis [ˌmaɪələʊpɔɪ'iːsɪs]
mylellolpoleltisch *adj.* relating to myelopoiesis, myelopoietic
mylellolprollilfelraltiv *adj.* myeloproliferative
Mylellolse *f* myelosis, myelocytosis, myelemia
akute erythrämische Myelose Di Guglielmo syndrome, Di Guglielmo disease, acute erythremia, acute erythremic myelosis
chronische Myelose chronic myelocytic leukemia, chronic granulocytic leukemia, mature cell leukemia [luː'kiːmɪə]
megakaryozytäre Myelose primary thrombocythemia, essential thrombocythemia, hemorrhagic thrombocythemia, idiopathic thrombocythemia, megakaryocytic leukemia
Mylellolsklelrolse *f* osteomyelofibrotic syndrome, myofibrosis-osteosclerosis syndrome, myelofibrosis,

myelosclerosis, osteomyelofibrosis, osteomyelosclerosis
My|e|lo|szin|ti|gra|fie *f* s.u. Myeloszintigraphie
My|e|lo|szin|ti|gramm *nt* myeloscintigram
My|e|lo|szin|ti|gra|phie *f* myeloscintigraphy [ˌmaɪələʊsɪn'tɪgrəfɪ]
my|e|lo|to|xisch *adj.* myelotoxic
My|e|lo|to|xi|zi|tät *f* myelotoxicity
My|e|lo|zyt *m* myelocyte, myelomonocyte
basophiler Myelozyt basophilic myelocyte
eosinophiler Myelozyt eosinophilic myelocyte
neutrophiler Myelozyt neutrophilic myelocyte
My|e|lo|zy|tä|mie *f* myelocythemia
Myelozyten- *präf.* myelocytic
my|e|lo|zy|ten|ähn|lich *adj.* myeloid
My|e|lo|zy|ten|kri|se *f* myelocytic crisis
My|e|lo|zyt|hä|mie *f* myelocythemia
My|e|lo|zy|tom *nt* myelocytoma
My|e|lo|zy|to|se *f* myelocytosis, myelemia, myelosis
My|kid *nt* mycid
Myko- *präf.* fungus, fungal, myc(o)-, mycet(o)-, myk(o)-
Mykobakterien- *präf.* mycobacterial
My|ko|bak|te|ri|en *pl* mycobacteria
atypische Mykobakterien mycobacteria other than tubercle bacilli, anonymous mycobacteria, atypical mycobacteria
My|ko|bak|te|ri|o|se *f* mycobacteriosis, atypical tuberculosis
My|ko|bak|te|ri|um *nt* s.u. Mykobakterien
My|ko|bak|tin *nt* mycobactin
My|ko|plas|ma *nt* mycoplasma
My|ko|plas|ma|in|fek|ti|on *f* mycoplasmosis
My|ko|plas|ma|pneu|mo|nie *f* mycoplasmal pneumonia, Mycoplasma pneumoniae pneumonia, Eaton agent pneumonia [n(j)uː'məʊnɪə]
Mykoplasmen- *präf.* mycoplasmal
My|ko|se *f* **1.** (*epidemiol.*) mycotic infection, fungal infection, mycosis [maɪ'kəʊsɪs], nosomycosis **2.** (*Biochemie*) mycose, trehalose
oberflächliche Mykose superficial mycosis
respiratorische Mykose respiratory mycosis
tiefe Mykose deep mycosis, systemic mycosis
My|ko|sid *nt* mycoside
my|ko|tisch *adj.* relating to a mycosis, caused by fungi, mycotic
My|ko|to|xi|ko|se *f* mycotoxicosis
My|ko|to|xin *nt* mycotoxin
Myo- *präf.* muscle, muscular, my(o)-
My|o|blast *m* myoblast, sarcogenic cell
My|o|blas|ten|my|om *nt* s.u. Myoblastom
My|o|blas|tom *nt* Abrikosov's tumor, Abrikossoff's tumor, granular-cell myoblastoma [ˌmaɪəʊblæs'təʊmə], granular-cell myoblastomyoma, granular-cell schwannoma, granular-cell tumor, myoblastoma, myoblastomyoma
My|o|fib|rom *nt* myofibroma
My|o|glo|bin *nt* myoglobin [maɪə'gləʊbɪn], myohematin, myohemoglobin [maɪəʊ'hiːməgləʊbɪn], muscle hemoglobin
My|o|glo|bu|lin *nt* myoglobulin
My|o|li|pom *nt* myolipoma
My|o|ly|se *f* myolysis [maɪ'ɑləsɪs]
toxische Myolyse toxic myolysis
My|om *nt* muscular tumor, myoma
zystisches Myom cystomyoma
My|o|ma|la|zie *f* myomalacia
my|o|ma|tös *adj.* myomatous [maɪ'ɑmətəs]
My|o|ma|to|se *f* myomatosis
Myomatose der Arterienwand arteriomyomatosis
My|o|mek|to|mie *f* myomectomy [maɪə'mektəmɪ], myomatectomy
My|o|sar|kom *nt* myosarcoma
My|o|sin *nt* myosin
My|o|sin|fi|la|ment *nt* thick myofilament, myosin filament
My|o|zy|tom *nt* myocytoma
My|x|a|de|nom *nt* myxadenoma, myxoadenoma
Myxo- *präf.* mucus, mucous, myx(o)-, muci-, muc(o)-
My|xo|chond|rom *nt* myxochondroma
Myx|ö|dem *nt* solid edema, mucous edema, myxedema
myx|ö|de|ma|tös *adj.* myxedematous
My|xo|en|chond|rom *nt* myxoenchondroma
My|xo|en|do|the|li|om *nt* myxoendothelioma
My|xo|fib|rom *nt* myxofibroma, myxoinoma
My|xo|fib|ro|sar|kom *nt* myxofibrosarcoma
My|xo|kys|tom *nt* myxoid cystoma, myxocystoma
My|xo|li|pom *nt* myxolipoma
My|xom *nt* s.u. Myxoma
My|xo|ma *nt* myxoma, myxoblastoma, mucous tumor, colloid tumor, gelatinous polyp
Myxoma fibrosum myxofibroma, myxoinoma
Myxoma lipomatosum lipomatous myxoma [lɪ'pɑmətəs], myxolipoma
Myxoma sarcomatosum myxosarcoma
my|xom|ar|tig *adj.* s.u. myxomatös
my|xo|ma|tös *adj.* relating to *or* resembling a myxoma, myxomatous [mɪk'sɑmətəs]
My|xo|sar|kom *nt* myxosarcoma
my|xo|sar|ko|ma|tös *adj.* relating to myxosarcoma, myxosarcomatous
My|xo|zys|tom *nt* myxoid cystoma, myxocystoma
My|xo|zyt *f* myxocyte
Myzel- *präf.* mycelial, mycelian
My|zel *nt, pl* **My|zels, My|zel|li|en** mycelium
My|zel|ten *pl* mycetes, mycota, fungi, Mycophyta, Fungi
MZ *abk.* s.u. Massenzahl
M-Zelle *f m* cell, microfold cell
MZK *abk.* s.u. maximal zulässige *Konzentration*

M

N

N *abk.* s.u. **1.** Nachbehandlung **2.** Nausea **3.** Negativ **4.** negativ **5.** Neuraminidase **6.** Neutron **7.** Neutronenzahl **8.** Nitrogenium **9.** Noradrenalin **10.** Norm **11.** normal **12.** Normallösung **13.** Stickstoff

n *abk.* s.u. **1.** Neutron **2.** Norm **3.** normal **4.** Normallösung

ν *abk.* s.u. kinematische *Viskosität*

NA *abk.* s.u. **1.** Neuraminidase **2.** neutralisierender *Antikörper* **3.** Noradrenalin

Na *abk.* s.u. Natrium

NAA *abk.* s.u. Neutronenaktivierungsanalyse

Nach|be|hand|lung *f* aftercare, aftertreatment, follow-up

Nach|be|strah|lung *f* postoperative radiation, postoperative irradiation

Nach|be|treu|ung *f* follow-up, aftercare

Nach|blu|tung *f* secondary hemorrhage ['hem(ə)rɪdʒ], secondary bleeding

nach|un|ter|su|chen *vt* reexamine

Nach|un|ter|su|chung *f* follow-up examination; reexamination

Nach|weis *m* proof (*für, über* of); evidence; (*labor.*) test

nach|weis|bar *adj.* provable, detectable, demonstrable, identifiable, verifiable, traceable, ascertainable

nach|wei|sen *vt* prove, show, furnish proof/evidence, detect, identify, verify, ascertain

Nach|weis|me|tho|de *f* assay, assay technique, test

Nach|weis|ver|fah|ren *nt* s.u. Nachweismethode

NaCl *abk.* s.u. Natriumchlorid

NAD *abk.* s.u. Nicotinamid-adenin-dinucleotid

Na|del *f* needle; (*Spritze*) needle; (*Stecknadel*) pin

Na|del|a|spi|ra|ti|on *f* needle aspiration

Na|del|a|spi|ra|ti|ons|bi|op|sie *f* needle aspiration biopsy ['baɪɑpsɪ], needle aspiration

Na|del|a|spi|ra|ti|ons|zy|to|lo|gie *f* needle aspiration cytology [saɪ'tɑlədʒɪ]

Na|del|bi|op|sie *f* needle biopsy ['baɪɑpsɪ]

Na|del|punk|ti|ons|zy|to|lo|gie *f* needle aspiration cytology [saɪ'tɑlədʒɪ]

NADH *abk.* s.u. reduziertes *Nicotinamid-adenin-dinucleotid*

NADH-Dehydrogenase *f* NADH dehydrogenase [dɪ'haɪdrədʒəneɪz]

NADH-Ferredoxin-reduktase *f* NADH-ferredoxin reductase [rɪ'dʌkteɪz]

NADH-Methämoglobinreduktase *f* NADH-methemoglobin reductase [rɪ'dʌkteɪz]

NADH-Oxidase *f* NADH oxidase

NADH-Shuttle *m* NADH shuttle

NADP *abk.* s.u. Nicotinamid-adenin-dinucleotid-phosphat

$NADP^+$ *abk.* s.u. oxidiertes *Nicotinamid-adenin-dinucleotid-phosphat*

NADPH *abk.* s.u. reduziertes *Nicotinamid-adenin-dinucleotid-phosphat*

NADPH-Cytochromreduktase *f* cytochrome P_{450} reductase [rɪ'dʌkteɪz], NADPH-cytochrome reductase, NADPH-ferrihemoprotein reductase

NADPH-Oxidase *f* NADPH oxidase

NAPDH-Oxidase-Reaktion *f* NAPDH oxidase reaction

$NAD(P)^+$-Transhydrogenase *f* pyridine nucleotide transhydrogenase, $NAD(P)^+$-transhydrogenase

Naegeli: Naegeli-Typ *m* **der Monozytenleukämie** myelomonocytic leukemia, Naegeli leukemia [luː'kiːmɪə]

Naeg|le|ria *nt* Naegleria, Dimastigamoeba

Naegleria-Infektion *f* naegleriasis

Nae|vo|ba|sa|li|o|ma|to|se *f* Gorlin-Goltz syndrome, Gorlin's syndrome, basal cell nevus syndrome, nevoid basal cell carcinoma syndrome, nevoid basalioma syndrome

Nae|vo|ba|sa|li|o|me *pl* s.u. Naevobasaliomatose

Nae|vo|xan|tho|en|do|the|li|om *nt* juvenile xanthogranuloma, nevoxanthoendothelioma

Nae|vo|xan|thom *nt* juvenile xanthogranuloma, nevoxanthoendothelioma

Nae|vus *m, pl* **Nae|vi** mole, nevus

Naevus naevocellularis nevus cell nevus, nevus, cellular nevus, nevocellular nevus, nevocytic nevus

Naevus Spitz Spitz nevus, Spitz-Allen nevus, benign juvenile melanoma [ˌmelə'nəʊmə], juvenile melanoma, epithelioid cell nevus, spindle and epithelioid cell nevus, spindle cell nevus, compound melanocytoma

Nae|vus|zel|le *f* nevus cell, nevocyte

ballonierte Naevuszellen balloon cells

NaF *abk.* s.u. Natriumfluorid

NAG *abk.* s.u. nicht-agglutinierend

NAG-Vibrionen *pl* Vibrio cholerae (serogroup) non-01, NAG vibrios, non-agglutinating vibrios

$NaHCO_3$ *abk.* s.u. Natriumbikarbonat

Nähr- *präf.* nursing, nutritive, nutrient, nutritional

Nähr|a|gar *m/nt* nutrient agar

Nähr|bo|den *m* medium, nutrient medium, nutritive medium, culture medium

Nähr|bouil|lon *f* s.u. Nährbrühe

Nähr|brü|he *f* bouillon, broth, nutrient bouillon, nutrient broth

nahr|haft *adj.* nutrient-dense, nutrient, nutritious, nutritive, rich, alimentary, nourishing

Nähr|me|di|um *nt* nutrient medium, nutritive medium, medium

Nähr|plas|ma *nt* trophoplasm, nutritive plasma

Nähr|stoff *m* **1.** nutrient, nutriment, nutrition, nutritive substance **2. Nährstoffe** *pl* foodstuff, food

Nah|rungs|mit|tel *nt* food, foodstuff, aliment, esculent, nutriment, nutrition, edibles *pl*, eatables *pl*, comestibles *pl*

Nah|rungs|mit|tel|al|ler|gie *f* food allergy, gastrointestinal allergy

Nah|rungs|mit|tel|ver|gif|tung *f* food poisoning

Na^+-Kanal *m* sodium channel, Na channel

Na^+-K^+-ATPase *f* Na^+-K^+-ATPase, sodium-potassium-ATPase, sodium-potassium adenosinetriphosphatase

Na^+-K^+-Pumpe *f* Na^+-K^+-pump, sodium-potassium pump
NANA *abk.* s.u. *N*-Acetylneuraminsäure
NANB *abk.* s.u. Non-A-Non-B-Hepatitis
NANBH *abk.* s.u. Non-A-Non-B-Hepatitis
NANB-Hepatitisvirus *nt* non-A,non-B hepatitis virus [hepə'taɪtɪs]
NANC *abk.* s.u. nicht-adrenerg
$NaNO_3$ *abk.* s.u. Natriumnitrat
Na|no|cu|rie *nt* nanocurie
Na|no|gramm *nt* nanogram
Na|no|ka|tal *nt* nanokatal
Na|no|li|ter *m/nt* nanoliter
Na|no|me|ter *nt/m* nanometer [ˌnænə'miːtər]
Na|no|se|kun|de *f* nanosecond
NaOH *abk.* s.u. Natriumhydroxid
Naph|tha *nt* naphtha, petroleum benzin
Naph|tha|lin *nt* naphthalene, naphtalin
Naph|thol *nt* naphthol, naphtol
Naph|thyl|a|min *nt* naphthylamine
Narben- *präf.* scar, cicatricial, ulo-, ule-
Nar|ben|kar|zi|nom *nt* scar carcinoma
Nar|ben|ke|lo|id *nt* cicatricial keloid, keloid, cheloid
Na_2SO_4 *abk.* s.u. Natriumsulfat
Naso- *präf.* nasal, rhinal, nas(o)-, rhin(o)-
Nasopharyngeal- *präf.* nasopharyngeal, rhinopharyngeal, epipharyngeal
Na|so|pha|ryn|ge|al|kar|zi|nom *nt* nasopharyngeal carcinoma
nass *adj.* wet (*von* with); (*feucht*) damp, moist, humid; (*durchnäßt*) soaking, soaked, drenched
näs|sen I *vt* wet **II** *vi* (*Wunde*) discharge, ooze, weep
Nat|ri|um *nt* sodium, natrium, natrum
Nat|ri|um|a|ce|tat *nt* sodium acetate ['æsɪteɪt]
Nat|ri|um|al|gi|nat *nt* sodium alginate, algin
Nat|ri|um|a|mal|gam *nt* amalgam natrium
Nat|ri|um|as|kor|bat *nt* sodium ascorbate
Nat|ri|um|au|ro|thi|o|ma|lat *nt* sodium aurothiomalate, aurothiomalate disodium
Nat|ri|um|ben|zo|at *nt* sodium benzoate
Nat|ri|um|bi|kar|bo|nat *nt* sodium bicarbonate, baking soda, bicarbonate soda
Nat|ri|um|bi|lanz *f* sodium balance
Nat|ri|um|bi|phos|phat *nt* sodium biphosphate
Nat|ri|um|chlo|rid *nt* sodium chloride, salt, table salt, common salt
Nat|ri|um|cit|rat *nt* sodium citrate
Nat|ri|um|flu|o|rid *nt* sodium fluoride
Nat|ri|um|glu|ta|mat *nt* monosodium glutamate, sodium glutamate
Nat|ri|um|hyd|ro|gen|car|bo|nat *nt* s.u. Natriumbikarbonat
Nat|ri|um|hyd|ro|xid *nt* sodium hydroxide, sodium hydrate, soda, caustic soda
Nat|ri|um|hy|po|chlo|rit|lö|sung *f* sodium hypochlorite solution
  verdünnte Natriumhypochloritlösung surgical solution of chlorinated soda, diluted sodium hypochlorite solution, Dakin's fluid, Dakin's (modified) solution, Dakin's antiseptic, Carrel-Dakin fluid
Nat|ri|um|io|did *nt* sodium iodide
Natrium-Ion *nt* sodium ion
Natrium-Kalium-ATPase *f* Na^+-K^+-ATPase, sodium-potassium-ATPase, sodium-potassium adenosinetriphosphatase
Natrium-Kalium-Pumpe *f* sodium-potassium pump, Na^+-K^+-pump
Natrium-Kalium-Tartrat *nt* sodium potassium tartrate, Seignette's salt, Rochelle salt, Preston's salt
Nat|ri|um|ka|nal *m* Na channel, sodium channel
Nat|ri|um|kar|bo|nat *nt* sodium carbonate, soda, washing soda, natron, carbonate of soda
Nat|ri|um|lau|ryl|sul|fat *nt* sodium dodecyl sulfate, sodium lauryl sulfate
Nat|ri|um|mo|no|flu|or|phos|phat *nt* sodium monofluorophosphate
Nat|ri|um|nit|rat *nt* sodium nitrate, Chile saltpeter
Nat|ri|um|o|le|at *nt* sodium oleate
Nat|ri|um|o|xa|lat *nt* sodium oxalate
Nat|ri|um|phos|phat *nt* sodium phosphate
Nat|ri|um|pum|pe *f* sodium pump, Na^+ pump
Nat|ri|um|schleu|se *f* sodium gate, Na^+ gate
Nat|ri|um|sul|fat *nt* sodium sulfate, Glauber's salt
Nat|ri|um|tet|ra|bo|rat *nt* sodium borate, borax
Nat|ri|um|thi|o|sul|fat *nt* sodium thiosulfate
Nat|ri|um|u|rat *nt* sodium urate, monosodium urate
Natur- *präf.* natural, nature
Na|tur *f* **1.** nature **2.** nature, character; (*Wesensart*) nature, make, disposition, character
Natural-Killer-Zellen *pl* natural killer cells, NK cells
Na|tur|heil|kun|de *f* naturopathy, physical medicine, physiatry, physiatrics *pl*
Na|tur|wis|sen|schaft *f* (*meist* **Naturwissenschaften** *pl*) science, natural science, physical science
Na|tur|wis|sen|schaft|ler *m* natural scientist, scientist, naturalist, physical scientist
na|tur|wis|sen|schaft|lich *adj.* scientific
Nau|sea *f* sickness (in the stomach), nausea, sicchasia
Nävo- *präf.* nevus, nev(o)-
Nä|vo|blas|tom, malignes *nt* s.u. Nävokarzinom
nä|vo|id *adj.* nevoid, nevose, nevous
Nä|vo|kar|zi|nom *nt* malignant melanoma [ˌmelə'nəʊmə], black cancer, melanoma, melanoblastoma, melanocarcinoma, melanotic cancer, melanotic carcinoma, melanotic sarcoma [sɑːr'kəʊmə]
Nä|vo|li|pom *nt* lipomatous nevus [lɪ'pɑmətəs], fatty nevus, nevolipoma
Nä|vo|zyt *m* nevus cell, nevocyte
nä|vo|zy|tisch *adj.* relating to nevus cells, nevocytic
Nävus- *präf.* nevus, nev(o)-
Nä|vus *m, pl* **Nä|vi** nevus, mole
  Nävus Spitz Spitz nevus, Spitz-Allen nevus, benign juvenile melanoma [ˌmelə'nəʊmə], juvenile melanoma, epithelioid cell nevus, spindle and epithelioid cell nevus, spindle cell nevus, compound melanocytoma
nä|vus|ähn|lich *adj.* nevoid, nevose, nevous
nä|vus|ar|tig *adj.* nevoid, nevose, nevous
Nä|vus|zel|le *f* nevus cell, nevocyte
Nä|vus|zel|len|nä|vus *m* s.u. Nävuszellnävus
Nä|vus|zell|nä|vus *m* nevus cell nevus, nevus, cellular nevus, nevocellular nevus, nevocytic nevus
Nä|vus|zell|nae|vus|synd|rom, hereditäres dysplastisches *nt* B-K mole syndrome
NB *abk.* s.u. **1.** Nachblutung **2.** Neuroblastom **3.** Nitrobenzol
NBT *abk.* s.u. Nitroblau-Tetrazolium
NBT-Test *m* NBT test, nitroblue tetrazolium test
nc *abk.* s.u. Nanocurie

NCF *abk.* s.u. Neutrophilen-chemotaktischer *Faktor*
nCi *abk.* s.u. Nanocurie
NCV *abk.* s.u. Non-Cholera-Vibrionen
NC-Vibrionen *pl* noncholera vibrios, paracholera vibrios
NDP *abk.* s.u. 1. Nucleosiddiphosphat 2. Nucleosid-5'-diphosphat
NDP-Kinase *f* nucleoside diphosphate kinase, NDP kinase
NDP-Zucker *m* nucleoside diphosphate sugar, NDP sugar
NE *abk.* s.u. Norepinephrin
Ne *abk.* s.u. Neon
Nelbenlnielre *f* adrenal, adrenal gland, adrenal body, adrenal capsule, suprarenal, suprarenal gland, suprarenal capsule, suprarene, renicapsule, epinephros, paranephros
Nelbenlnielrenlaldelnom *nt* adrenal adenoma [ædə'nəʊmə]
Nelbenlnielrenlentlferlnung *f* suprarenalectomy, adrenalectomy [əˌdriːnə'lektəmɪ]
Nelbenlnielrenlgelschwulst *f* paranephroma
Nelbenlnielrenlinlsuflfilzilenz *f* hypoadrenalism, hyposuprarenalism, adrenal insufficiency
akute Nebenniereninsuffizienz addisonian crisis, adrenal crisis, acute adrenocortical insufficiency
primäre chronische Nebenniereninsuffizienz Addison's disease, chronic adrenocortical insufficiency, bronzed disease
Nelbenlnielrenlkarlzilnom *nt* adrenal carcinoma
Nebennierenmark- *präf.* medulloadrenal, medulliadrenal, adrenomedullary
Nelbenlnielrenlmark *nt* adrenal medulla, adrenal marrow, suprarenal marrow, suprarenal medulla, medulla of suprarenal gland, medullary substance of suprarenal gland, suprarenal paraganglion
Nelbenlnielrenlmarklhorlmon *nt* adrenomedullary hormone, AM hormone
Nelbenlnielrenlmeltasltalse *f* adrenal metastasis [mə'tæstəsɪs]
Nelbenlnielrenlrinlde *f* adrenal cortex, suprarenal cortex, cortex of suprarenal gland, interrenal system, cortical substance of suprarenal gland, external substance of suprarenal gland
Nebennierenrinden- *präf.* corticoadrenal, cortiadrenal, adrenocortical, adrenal-cortical
Nelbenlnielrenlrinldenlaldelnom *nt* adrenocortical adenoma, adrenal cortical adenoma [ædə'nəʊmə]
Nelbenlnielrenlrinldenlhorlmon *nt* adrenocortical hormone, cortical hormone
Nelbenlnielrenlrinldenlinlsuflfilzilenz *f* adrenocortical insufficiency, adrenal insufficiency, adrenal cortical insufficiency, hypoadrenocorticism, hypoadrenalism, hypocorticalism, hypocorticism
primäre chronische Nebennierenrindeninsuffizienz Addison's disease, bronzed disease, chronic adrenocortical insufficiency
Nelbenlnielrenlrinldenlkarlzilnom *nt* adrenal cortical carcinoma, adrenocortical carcinoma, periepithelioma
Nelbenlnielrenltulmor *m* adrenal tumor, paranephroma
Nelbenlschildldrülse *f* parathyroid, parathyroid gland, epithelial body, Gley's gland, Sandström's body, Sandström's gland
Nelbenlschildldrülsenlaldelnom *nt* parathyroid adenoma [ædə'nəʊmə], parathyroidoma
Nelbenlschildldrülsenlkarlzilnom *nt* parathyroid carcinoma, parathyroidoma
Nelbenlschildldrülsenltulmor *m* parathyroid tumor
Nelbenlschluss *m* shunt, bypass
Nelbenlsymptom *nt* concomitant symptom, accessory sign [æk'sesərɪ], accessory symptom, asident sign, asident symptom
Nelbenlurlsache *f* secondary cause
Nelbenlwirlkung *f* (*Therapie, Medikament*) side effect, side-effect, by-effect; (*negativ*) untoward effect, undesirable effect
Nef-Protein *nt* Nef protein
neg. *abk.* s.u. 1. Negativ 2. negativ
Nelgaltiv *nt* negative
nelgaltiv *adj.* 1. (*klinisch*) negative, without results, not affirmative, refutative 2. (*mathemat., Physik*) negativ; minus
Nelgaltivlkonltrastlfärlbung negative-contrast staining, negative staining
Nelgaltivlkonltrasltielrung *f* negative-contrast staining, negative staining
Neilgung *f* (*Anfälligkeit*) proneness (*zu* to), susceptibility (*zu* to), predisposition (*zu* to)
Neislselria *f* neisseria, Neisseria
Neisseria gonorrhoeae Neisser's coccus, diplococcus of Neisser, gonococcus, Neisseria gonorrhoeae, Diplococcus gonorrhoeae
Neisseria meningitidis meningococcus, Weichselbaum's coccus, Weichselbaum's diplococcus, Neisseria meningitidis, Diplococcus intracellularis
Penicillinase-produzierende Neisseria gonorrhoeae penicillinase-producing Neisseria gonorrhoeae
Neisser-Wechsberg: Neisser-Wechsberg-Phänomen *nt* Neisser-Wechsberg phenomenon [fɪ'nɑməˌnɑn], complement deviation
Nekro- *präf.* necrotic, necr(o)-, nekr(o)-
Neklrolse *f* necrosis, sphacelation
aseptische Nekrose aseptic necrosis, avascular necrosis
avaskuläre Nekrose avascular necrosis
eitrige Nekrose suppurative necrosis
feuchte Nekrose moist necrosis
gangräne Nekrose mortification, gangrene
gangränöse Nekrose gangrenous necrosis
ischämische Nekrose ischemic necrosis
kernlose Nekrose anuclear necrosis
purulente Nekrose suppurative necrosis
septische Nekrose septic necrosis
spontane Nekrose avascular necrosis
trockene Nekrose dry necrosis
verkäsende Nekrose caseous degeneration, caseation necrosis, caseous necrosis, cheesy necrosis, cheesy degeneration
zentrale Nekrose central necrosis
neklroltisch *adj.* relating to *or* characterized by necrosis, necrotic, sphacelated, dead
Nelmalthellminth *m* nemathelminth, aschelminth
Nelmaltolde *f* 1. nematode, nema, roundworm 2. **Nematoden** *pl* roundworms, Nematoda
Nelmerltilnen *pl* nemertines
Neo- *präf.* new, ne(o)-
Nelolanltilgen *nt* neoantigen
Nelon *nt* neon
Nelolplalsie *f* neoplasia, neoformation

N

cervicale intraepitheliale Neoplasie cervical dysplasia, cervical intraepithelial neoplasia, dysplasia of cervix

multiple endokrine Neoplasie multiple endocrine neoplasia, multiple endocrine adenomatosis, pluriglandular adenomatosis, polyendocrine adenomatosis, polyendocrinoma, multiple endocrinomas, multiple endocrinopathy, endocrine polyglandular syndrome

Nelolplaslma *nt* neoplasm, new growth, tumor, neoformation, blastoma, growth

malignes Neoplasma malignant neoplasm, cancer

nelolplasltisch *adj.* relating to neoplasm, neoplastic

Nelolzyltolse *f* neocytosis

Nelphellolmelter *nt* nephelometer [ˌnefə'lɑmɪtər], suspensiometer

Nelphellolmetlrie *f* nephelometry [nefə'lɑmətrɪ]

nelphellolmetlrisch *adj.* relating to nephelometry, nephelometric

Nephr- *präf.* kidney, renal, ren(o)-, nephr(o)-

Nephlrolblasltom *nt* Wilms' tumor, nephroblastoma, renal carcinosarcoma, embryoma of kidney, embryonal adenomyosarcoma, embryonal adenosarcoma [ˌædnəʊsɑːr'kəʊmə], embryonal carcinosarcoma, adenomyosarcoma of kidney, embryonal sarcoma, embryonal nephroma

Nephlrolgralfie *f* s.u. Nephrographie

Nephlrolgramm *nt* nephrogram

Nephlrolgralphie *f* nephrography [nə'frɑgrəfɪ], renography [rɪ'nɑgrəfɪ]

Nephlrom *nt* nephroma, nephroncus

Nephlroltolxin *nt* nephrotoxin

nephlroltolxisch *adj.* nephrotoxic

Neulbilldung *f* **1.** formation; (*a. histolog.*) regeneration **2.** (*pathol.*) neoplasm, new growth, tumor, neoformation, blastoma, growth

Neufeld: Neufeld-Reaktion *f* Neufeld's test, Neufeld's reaction, Neufeld capsular swelling, capsule swelling reaction, quellung phenomenon [fɪ'nɑməˌnɑn], quellung reaction, quellung test, capsular swelling

Neumann: Neumann-Zellen *pl* Neumann's cells

Neulralmilnildalse *f* neuraminidase, sialidase

Neulralminlsäulre *f* neuraminic acid

Neulrillemlmom *nt* s.u. Neurinom

Neulrillelmom *nt* s.u. Neurinom

Neulrilnom *nt* Schwann-cell tumor, schwannoma, schwannoglioma, neurilemoma, neurilemmoma, neurinoma, neuroschwannoma, myoschwannoma, peripheral glioma

Neuro- *präf.* neuronic, nerve, neur(o)-

Neulrolalllerlgie *f* neuroallergy

neulrolalllerlgisch *adj.* neuroallergic

Neulrolblasltom *nt* neuroblastoma

Neulrolderm *nt* neural ectoderm, neuroderm

Neulrolelpilthellilom *nt* neuroepithelioma, neurocytoma, medulloepithelioma

Neulrolfiblrom *nt* neurofibroma, fibroneuroma

Neulrolfiblrolsarlkom *nt* neurofibrosarcoma

neulrolgen *adj.* neurogenic, neurogenous [njʊə'rɑdʒənəs]

Neulrolglilan *nt* neuroglian

neulrolhylpolphylsär *adj.* relating to the neurohypophysis, neurohypophyseal, neurohypophysial

Neulrolhylpolphylse *f* neurohypophysis, posterior pituitary, cerebral part of hypophysis, posterior lobe of hypophysis, neural lobe of hypophysis, neural lobe of pituitary, posterior lobe of pituitary (gland), infundibular body

Neulrolhylpolphylsenlhorlmon *nt* posterior pituitary hormone, neurohypophysial hormone

Neulrolimlmulnollolgie *f* neuroimmunology [ˌnjʊərəʊˌɪmjə'nɑlədʒɪ]

neulrolimlmulnollolgisch *adj.* relating to neuroimmunology, neuroimmunologic

Neulrom *nt* neuroma

Neulrolsarlkom *nt* neurosarcoma

Neulroltolxin *nt* neurotoxin

neulroltolxisch *adj.* neurotoxic

Neulroltranslmitlter *m* neurotransmitter

Neulrolvaklzilne *f* neurovaccine, neurovariola

neulrolvilrullent *adj.* neurovirulent

Neulrolvilrullenz *f* neurovirulence

Neulrolvilrus *nt* neurovirus

Neulrolzyt *m* neuron, neurone, nerve cell, neurocyte

Neulrolzyltollylsin *nt* neurocytolysin

Neulrolzyltom *nt* neurocytoma

Neultrallfett *nt* acylglycerol, neutral fat

Neultrallilsaltilon *f* neutralization

Neultrallilsaltilonsltest *m* neutralization test, protection test, serum neutralization test

neultrallilsielren *vt* neutralize, render neutral; (*Säure*) deacidify, disacidify, block, counteract, correct; (*Wirkung*) kill, neutralize, negative

neultrallilsielrend *adj.* neutralizing

Neultrallilsielrung *f* neutralization; (*Säure*) deacidification

Neultron *nt* neutron

Neultrolnenlakltilvielrungslalnallylse *f* neutron activation, neutron activation analysis [ə'næləsɪs]

Neultrolnenlzahl *f* neutron number

Neultrolpelnie *f* neutropenia, neutrocytopenia, neutrophilic leukopenia, granulocytopenia, granulopenia

Hypersplenie-bedingte Neutropenie hypersplenic neutropenia, primary splenic neutropenia

kongenitale Neutropenie congenital neutropenia, congenital aleukia, congenital leukopenia

maligne Neutropenie agranulocytosis, agranulocytic angina, Schultz's disease, Schultz's syndrome, Schultz's angina, Werner-Schultz disease, malignant leukopenia, malignant neutropenia, granulocytopenia, granulopenia, idiopathic neutropenia, idiosyncratic neutropenia, pernicious leukopenia, neutropenic angina

periodische Neutropenie periodic neutropenia, cyclic neutropenia

perniziöse Neutropenie s.u. maligne *Neutropenie*

zyklische Neutropenie periodic neutropenia, cyclic neutropenia

neultrolpelnisch *adj.* relating to neutropenia, neutropenic

neultrolphil *adj.* neutrophil, neutrophile, neutrophilic

Neultrolphille *m* neutrophil, neutrophile, neutrocyte, polynuclear neutrophilic leukocyte, polymorphonuclear leukocyte, polynuclear leukocyte, neutrophilic cell, neutrophilic granulocyte, neutrophilic leukocyte, polymorph, polymorphonuclear, polymorphonuclear granulocyte, polymorphonuclear neutrophil leukocyte

Neu|tro|phi|len|ad|hä|si|on *f* neutrophil adhesion
Neu|tro|phi|len|ak|ti|vie|rung *f* neutrophil activation
Neu|tro|phi|len|mi|gra|ti|on *f* neutrophil migration
Neu|tro|phi|len|wan|de|rung *f* neutrophil migration
Neu|tro|phi|lie *f* **1.** (*hämatol.*) neutrophilic leukocytosis, neutrophilia, neutrocytosis **2.** (*histolog.*) neutrophilia
Neu|tro|zy|to|pe|nie *f* s.u. Neutropenie
Neu|tro|zy|to|se *f* neutrophilic leukocytosis, neutrophilia, neutrocytosis
Nézelof: Immundefekt *m* **vom Nézelof-Typ** Nezelof syndrome
Nézelof-Krankheit *f* Nezelof syndrome
Nézelof-Syndrom *nt* Nezelof syndrome
NF *abk.* s.u. Neutralfett
NFS *abk.* s.u. nichtveresterte *Fettsäure*
NG *abk.* s.u. Nitroglyzerin
ng *abk.* s.u. Nanogramm
NGL *abk.* s.u. Nitroglyzerin
NH_3 *abk.* s.u. Ammoniak
NHK *abk.* s.u. Naturheilkunde
NHL *abk.* s.u. non-Hodgkin-Lymphom
NI *abk.* s.u. nicht-infektiös
Ni *abk.* s.u. Nickel
Ni|a|cin *nt* nicotinic acid, niacin, P.-P. factor, pellagramin, anti-black-tongue factor, antipellagra, antipellagra factor, antipellagra vitamin, pellagra-preventing factor
Ni|a|cin|man|gel|syn|drom *nt* pellagra, maidism, Alpine scurvy
nicht-adhärent *adj.* nonadherent
nicht-adrenerg *adj.* non-adrenergic
nicht-agglutinierend *adj.* non-agglutinating
nicht-allergen *adj.* anallergic, nonallergic
nicht-allergisch *adj.* anallergic, nonallergic
Nicht-A-Nicht-B-Hepatitis *f* non-A,non-B hepatitis [hepə'taɪtɪs]
nicht-ansteckungsfähig *adj.* avirulent
nicht-antigen *adj.* nonantigenic
nicht-antigenspezifisch *adj.* non-antigen-specific
nicht-aromatisch *adj.* nonaromatic
Nicht|aus|schei|der *m* nonsecretor
Nicht-beta-Inselzelltumor *m* non-beta islet cell tumor
Nicht-Betazell-Pankreastumor *m* non-beta islet cell tumor
nicht|brenn|bar *adj.* noncombustible
nicht-determiniert *adj.* indeterminate
nicht-durchscheinend *adj.* not translucent, opaque
nicht-eitrig *adj.* apyetous, nonpurulent, nonsuppurative, apyetous, apyous
nicht|ent|zünd|lich *adj.* noninflammatory
nicht-enzymatisch *adj.* non-enzymatic
nicht-essentiell *adj.* nonessential
nicht-gerinnbar *adj.* nonclottable
nicht-giftig *adj.* atoxic, nontoxic
nicht-hämolysierend *adj.* s.u. nicht-hämolytisch
nicht-hämolytisch *adj.* γ-hemolytic, gamma-hemolytic, anhemolytic, nonhemolytic
Nicht-Histon-Protein *nt* nonhistone protein
nicht|ho|mo|gen *adj.* inhomogeneous
nicht-homolog *adj.* nonhomologous
Nicht|i|den|ti|täts|re|ak|ti|on *f* reaction of nonidentity
nicht-immunogen *adj.* non-immunogenic
nicht-infektiös *adj.* noninfectious
nicht-invasiv *adj.* noninvasive
Nicht-Keimgeschwulst *f* nongerminal testicular tumor
nicht-kovalent *adj.* noncovalent
nicht-lymphatisch *adj.* non-lymphoid
nicht-lymphozytenabhängig *adj.* non-lymphocyte-dependent
nicht-maligne *adj.* (*Tumor*) benign, benignant
Nicht|me|tall *nt* nonmetal; metalloid
nicht-metallisch *adj.* nonmetallic
nicht-MHC-gekoppelt *adj.* non-MHC-linked
Nicht-MHC-Gen *nt* non-MHC gene
nicht-MHC-restringiert *adj.* MHC-unrestricted
nicht-onkogen *adj.* nononcogenic
nicht-osmotisch *adj.* non-osmotic
nicht|pha|go|zy|tär *adj.* non-phagocytic
nicht|pha|go|zy|tie|rend *adj.* non-phagocytic
nicht|prä|zi|pi|tie|rend *adj.* nonprecipitable, nonprecipitating
nicht|pro|duk|tiv *adj.* nonproductive
nicht-proliferativ *adj.* nonproliferative
nicht-proteingebunden *adj.* nonprotein
Nicht|re|ak|ti|vi|tät *f* unresponsiveness
nicht-repetitiv *adj.* nonrepetitive
nicht-selbst *adj.* nonself
Nicht|selbst|re|ak|ti|vi|tät *f* non-self reactivity
nicht-selektiv *adj.* nonselective
nicht-tödlich *adj.* sublethal
nicht-toxinbildend *adj.* atoxigenic
nicht-tuberkulös *adj.* nontuberculous
nicht|ü|ber|trag|bar *adj.* nontransferable; avirulent
nicht-virulent *adj.* avirulent
nicht-zytopathogen *adj.* noncytopathogenic
Ni|ckel *nt* nickel
Ni|co|tin *nt* nicotine
Ni|co|tin|a|mid *nt* nicotinamide, niacinamide
Nicotinamid-adenin-dinucleotid *nt* nicotinamide-adenine dinucleotide, cozymase, nadide
reduziertes Nicotinamid-adenin-dinucleotid reduced nicotinamide-adenine dinucleotide
Nicotinamid-adenin-dinucleotid-phosphat *nt* Warburg's coenzyme, nicotinamide-adenine dinucleotide phosphate, triphosphopyridine nucleotide
oxidiertes Nicotinamid-adenin-dinucleotid-phosphat oxidized nicotinamide-adenine dinucleotide phosphate
reduziertes Nicotinamid-adenin-dinucleotid-phosphat reduced nicotinamide-adenine dinucleotide phosphate
Nicotinamid-mononucleotid *nt* nicotinamide mononucleotide
Ni|co|tin|säu|re *f* niacin, nicotinic acid, pellagramin, anti-black-tongue factor, antipellagra, antipellagra factor, antipellagra vitamin, pellagra-preventing factor, P.-P. factor
Ni|co|tin|säu|re|a|mid *nt* nicotinamide, niacinamide
Ni|co|tin|säu|re|mo|no|nuc|le|o|tid *nt* nicotinic acid mononucleotide
nie|der|af|fin *adj.* low-affinity
nie|der|mo|le|ku|lar *adj.* low-molecular-weight
Nie|der|schlag *m* sediment, deposit, precipitate
radioaktiver Niederschlag fallout
nie|der|schla|gen I *vt* (*Chemie*) precipitate, deposit; (*Physik*) condense **II** *vr* **sich niederschlagen** (*Chemie*) precipitate, deposit; (*Physik*) condense
Nieren- *präf.* kidney, renal, nephric, nephritic, nephr(o)-, ren(o)-
Nie|ren|a|de|nom *nt* nephradenoma

N

Nie|ren|an|gi|o|gra|fie *f* s.u. Nierenangiographie
Nie|ren|an|gi|o|gra|phie *f* renal angiography, renal artery angiography [ænd3ɪ'ɑgrəfɪ]
Nie|ren|kar|zi|nom *nt* carcinoma of kidney
hypernephroides Nierenkarzinom hypernephroid carcinoma, hypernephroid renal carcinoma, Grawitz's tumor, adenocarcinoma of kidney, clear cell adenocarcinoma, renal adenocarcinoma, renal cell carcinoma, hypernephroma, clear cell carcinoma of kidney
klarzelliges Nierenkarzinom s.u. hypernephroides *Nierenkarzinom*
Nierenrinden- *präf.* renocortical, renal cortical
Nie|ren|rin|den|a|de|nom *nt* renal cortical adenoma, cortical adenoma [ædə'nəʊmə]
Nie|ren|szin|ti|gra|fie *f* s.u. Nierenszintigraphie
Nie|ren|szin|ti|gra|phie *f* renal scintigraphy [sɪn'tɪgrəfɪ]
Nie|ren|to|xi|zi|tät *f* nephrotoxicity
Nie|ren|tu|mor *m* renal tumor, nephroma, nephroncus
kapsulärer/subkapsulärer Nierentumor capsuloma
Nikotin- *präf.* nicotinic
Ni|ko|tin *nt* nicotine
Ni|ko|tin|säu|re *f* niacin, nicotinic acid, pellagramin, anti-black-tongue factor, antipellagra, antipellagra factor, antipellagra vitamin, pellagra-preventing factor, P.-P. factor
Ni|sche *f* (*a. radiolog.*) niche; (*anatom.*) fossa, recess
Nissl: Nissl-Granula *pl* s.u. Nissl-Schollen
Nissl-Schollen *pl* Nissl bodies, Nissl granules, Nissl substance, tigroid bodies, tigroid masses, tigroid substance, basophil substance, chromatic granules, chromophilous bodies, chromophil corpuscles, chromophilic granules, chromophil substance, spindles
Nissl-Substanz *f* s.u. Nissl-Schollen
Nit|rat *nt* nitrate
Nit|rid *nt* nitride
Nit|ril *nt* nitrile
Nit|rit *nt* nitrite
Nitro- *präf.* nitro-
Nit|ro|ben|zol *nt* nitrobenzene, nitrobenzol
Nitroblau-Tetrazolium *nt* nitroblue tetrazolium
Nitroblau-Tetrazolium-Test *m* NBT test, nitroblue tetrazolium test
Nit|ro|gen *nt* s.u. Nitrogenium
Nit|ro|ge|ni|um *nt* nitrogen
Nit|ro|gly|ze|rin *nt* nitroglycerin, glyceryl trinitrate, trinitroglycerin, trinitrin, trinitroglycerol
Nit|ro|kör|per *pl* nitrosugars
Nit|ro|me|than *nt* nitromethane
Nit|ro|phe|nol *nt* nitrophenol
Nit|ro|sa|min *nt* nitrosamine
Nitroso- *präf.* nitroso-
Nitrosyl-Radikal *nt* nitrosyl
Nit|ro|zu|cker *pl* nitrosugars
NK *abk.* s.u. natürliche *Killerzellen*
nkat *abk.* s.u. Nanokatal
NK-Zellen *pl* natural killer cells, NK cells
NK-Zell-vermittelt *adj.* NK-mediated
nl *abk.* s.u. Nanoliter
N-Lost *nt* nitrogen mustard
NM *abk.* s.u. **1.** noduläres *Melanom* **2.** Nuklearmedizin
nm *abk.* s.u. Nanometer
NMD *abk.* s.u. niedermolekulares *Dextran*
nmD *abk.* s.u. niedermolekulares *Dextran*
NMH *abk.* s.u. niedermolekulares *Heparin*
NMN *abk.* s.u. Nicotinamid-mononucleotid
NMP *abk.* s.u. **1.** Nucleosidmonophosphat **2.** Nucleosid-5'-monophosphat
NMP-Kinase *f* nucleoside monophosphate kinase, NMP kinase
NMR-Spektroskopie *f* nuclear magnetic resonance spectroscopy, NMR spectroscopy [spek'trɑskəpɪ]
NMR-Tomographie *f* nuclear resonance scanning, magnet resonance imaging
NN *abk.* s.u. Nebenniere
NNM *abk.* s.u. Nebennierenmark
NNM-Hormon *nt* adrenomedullary hormone, AM hormone
NNR *abk.* s.u. Nebennierenrinde
NNR-Adenom *nt* adrenocortical adenoma, adrenal cortical adenoma [ædə'nəʊmə]
NNR-Hormon *nt* adrenocortical hormone, cortical hormone
NNR-Hyperplasie *f* adrenocortical hyperplasia, adrenocorticohyperplasia
NNR-Insuffizienz *f* hypoadrenocorticism, hypoadrenalism, hypocorticalism, hypocorticism, adrenocortical insufficiency, adrenal insufficiency, adrenal cortical insufficiency
NNR-Karzinom *nt* adrenal cortical carcinoma, adrenocortical carcinoma, periepithelioma
NO *abk.* s.u. Stickoxid
No|car|dia *f* Nocardia
NOD-Mäuse *pl* NOD mice
no|dul|är *adj.* nodular, nodulate, nodulated, nodulous, nodous, nodose
nodulär-papillär *adj.* nodular-papillary
nodular poorly-differentiated lymphocytic lymphoma *nt* nodular poorly-differentiated lymphocytic lymphoma [lɪm'fəʊmə]
nodular well-differentiated lymphocytic lymphoma *nt* nodular well-differentiated lymphocytic lymphoma [lɪm'fəʊmə]
No|dus *m, pl* **No|di 1.** (*anatom.*) node, nodus **2.** (*histolog.*) node, nodosity
Nodi lymphoidei abdominis abdominal lymph nodes
Nodi lymphoidei anorectales pararectal lymph nodes, anorectal lymph nodes
Nodi lymphoidei aortici laterales lateral aortic lymph nodes
Nodi lymphoidei appendiculares appendicular lymph nodes
Nodus lymphoideus arcus venae azygos lymph node of arch of azygous vein
Nodi lymphoidei axillares axillary lymph nodes, axillary glands
Nodi lymphoidei axillarum apicales apical lymph nodes, apical axillary lymph nodes
Nodi lymphoidei axillarum profundi deep axillary lymph nodes
Nodi lymphoidei axillarum superficiales superficial axillary lymph nodes
Nodi lymphoidei brachiales brachial lymph nodes, brachial axillary lymph nodes, lateral axillary lymph nodes
Nodi lymphoidei bronchopulmonales bronchopulmonary lymph nodes, hilar lymph nodes
Nodus lymphoideus buccinatorius buccal lymph node, buccinator lymph node

Nodi lymphoidei cavales laterales lateral caval lymph nodes
Nodi lymphoidei cervicales cervical lymph nodes
Nodi lymphoidei cervicales anteriores anterior cervical lymph nodes
Nodi lymphoidei cervicales anteriores profundi deep anterior cervical lymph nodes
Nodi lymphoidei cervicales anteriores superficiales superficial anterior cervical lymph nodes
Nodi lymphoidei cervicales laterales lateral cervical lymph nodes
Nodi lymphoidei cervicales laterales profundi deep lateral cervical lymph nodes
Nodi lymphoidei cervicales laterales superficiales superficial lateral cervical lymph nodes
Nodi lymphoidei cervicales profundi deep cervical lymph nodes
Nodi lymphoidei cervicales superficiales superficial cervical lymph nodes
Nodi lymphoidei coeliaci celiac lymph nodes
Nodi lymphoidei colici dextri right colic lymph nodes
Nodi lymphoidei colici medii middle colic lymph nodes
Nodi lymphoidei colici sinistri left colic lymph nodes
Nodi lymphoidei cubitales cubital lymph nodes, supratrochlear lymph nodes, brachial glands
Nodus lymphoideus cysticus cystic node, node of neck of gall bladder
Nodi lymphoidei epigastrici inferiores inferior epigastric lymph nodes
Nodi lymphoidei faciales facial lymph nodes
Nodus lymphoideus fibularis fibular node, peroneal node
Nodus lymphoideus foraminalis node of anterior border of epiploic foramen, node of epiploic foramen, foraminal node
Nodi lymphoidei gastrici dextri right gastric lymph nodes
Nodi lymphoidei gastrici sinistri left gastric lymph nodes
Nodi lymphoidei gastroomentales dextri right gastroomental lymph nodes, right gastroepiploic lymph nodes
Nodi lymphoidei gastroomentales sinistri left gastroomental lymph nodes, left gastroepiploic lymph nodes
Nodi lymphoidei gluteales inferiores inferior gluteal lymph nodes
Nodi lymphoidei gluteales superiores superior gluteal lymph nodes
Nodi lymphoidei hepatici hepatic lymph nodes
Nodi lymphoidei hilares bronchopulmonary lymph nodes, hilar lymph nodes
Nodi lymphoidei ileocolici ileocolic lymph nodes
Nodi lymphoidei iliaci communes common iliac lymph nodes
Nodi lymphoidei iliaci communes intermedii common intermediate iliac lymph nodes
Nodi lymphoidei iliaci communes laterales common lateral iliac lymph nodes
Nodi lymphoidei iliaci communes mediales common medial iliac lymph nodes
Nodi lymphoidei iliaci externi external iliac lymph nodes
Nodi lymphoidei iliaci externi intermedii external intermediate iliac lymph nodes
Nodi lymphoidei iliaci externi laterales external lateral iliac lymph nodes
Nodi lymphoidei iliaci externi mediales external medial iliac lymph nodes
Nodi lymphoidei iliaci interni internal iliac lymph nodes
Nodi lymphoidei infraauriculares infraauricular lymph nodes
Nodi lymphoidei inguinales inguinal lymph nodes
Nodi lymphoidei inguinales profundi deep inguinal lymph nodes, Rosenmüller's (lymph) nodes
Nodi lymphoidei inguinales superficiales superficial inguinal lymph nodes
Nodi lymphoidei inguinales superficiales inferiores inferior superficial inguinal lymph nodes
Nodi lymphoidei inguinales superficiales superolaterales superolateral superficial inguinal lymph nodes
Nodi lymphoidei inguinales superficiales superomediales superomedial superficial inguinal lymph nodes
Nodi lymphoidei intercostales intercostal lymph nodes
Nodi lymphoidei interiliaci external interiliac iliac lymph nodes, interiliac lymph nodes
Nodi lymphoidei interpectorales interpectoral lymph nodes, interpectoral axillary lymph nodes, pectoral axillary lymph nodes, pectoral lymph nodes
Nodi lymphoidei intraglandulares intraglandular lymph nodes
Nodus lymphoideus jugulodigastricus jugulodigastric lymph node, Küttner's ganglion
Nodus lymphoideus juguloomohyoideus juguloomohyoid lymph node
Nodi lymphoidei juxtaintestinales juxta-intestinal (lymph) nodes
Nodi lymphoidei juxtaoesophageales pulmonary juxtaesophageal nodes
Nodus lymphoideus lacunaris vasculorum intermedius intermediate lacunar node
Nodus lymphoideus lacunaris vasculorum lateralis lateral lacunar node
Nodus lymphoideus lacunaris vasculorum medialis medial lacunar node
Nodi lymphoidei lienales splenic lymph nodes, lienal lymph nodes
Nodus lymphoideus ligamenti arteriosi node of ligamentum arteriosum
Nodi lymphoidei lumbales dextri right lumbar lymph nodes
Nodi lymphoidei lumbales intermedii intermediate lumbar lymph nodes
Nodi lymphoidei lumbales sinistri left lumbar lymph nodes
Nodus lymphoideus lymph node, lymphatic gland, lymphonodus, lymphaden, lymphoglandula
Nodus lymphoideus malaris malar lymph node
Nodus lymphoideus mandibularis mandibular lymph node
Nodi lymphoidei mastoidei mastoid lymph nodes, retroauricular lymph nodes

Nodi lymphoidei mediastinales mediastinal lymph nodes
Nodi lymphoidei membri superioris profundi deep lymph nodes of upper limb
Nodi lymphoidei membri superioris superficiales superficial lymph nodes of upper limb
Nodi lymphoidei mesenterici mesenteric lymph nodes
Nodi lymphoidei mesenterici inferiores inferior mesenteric lymph nodes
Nodi lymphoidei mesenterici superiores superior mesenteric lymph nodes, central superior nodes
Nodi lymphoidei mesocolici mesocolic lymph nodes
Nodus lymphoideus nasolabialis nasolabial lymph node
Nodi lymphoidei obturatorii obturator lymph nodes
Nodi lymphoidei occipitales occipital lymph nodes
Nodi lymphoidei pancreatici pancreatic lymph nodes
Nodi lymphoidei pancreaticoduodenales inferiores inferior pancreaticoduodenal lymph nodes
Nodi lymphoidei pancreaticoduodenales superiores superior pancreaticoduodenal lymph nodes
Nodi lymphoidei paracolici paracolic lymph nodes
Nodi lymphoidei paramammarii paramammary lymph nodes
Nodi lymphoidei pararectales pararectal lymph nodes, anorectal lymph nodes
Nodi lymphoidei parasternales parasternal lymph nodes
Nodi lymphoidei paratracheales paratracheal lymph nodes, tracheal lymph nodes
Nodi lymphoidei parauterini parauterine lymph nodes
Nodi lymphoidei paravaginales paravaginal lymph nodes
Nodi lymphoidei paravesicales paravesical lymph nodes
Nodi lymphoidei parotidei profundi deep parotid lymph nodes
Nodi lymphoidei parotidei superficiales superficial parotid lymph nodes
Nodi lymphoidei pelvis pelvic lymph nodes
Nodi lymphoidei pericardiaci laterales lateral pericardial lymph nodes
Nodi lymphoidei phrenici inferiores inferior phrenic lymph nodes
Nodi lymphoidei phrenici superiores superior phrenic lymph nodes, diaphragmatic lymph nodes
Nodi lymphoidei poplitei profundi deep popliteal lymph nodes
Nodi lymphoidei poplitei superficiales superficial popliteal lymph nodes
Nodi lymphoidei postaortici postaortic lymph nodes, retroaortic lymph nodes
Nodi lymphoidei postcavales postcaval lymph nodes
Nodi lymphoidei postvesicales postvesical lymph nodes
Nodi lymphoidei preaortici preaortic lymph nodes
Nodi lymphoidei precaecales prececal lymph nodes
Nodi lymphoidei precavales precaval lymph nodes
Nodi lymphoidei prelaryngei prelaryngeal lymph nodes, prelaryngeal cervical lymph nodes
Nodi lymphoidei prepericardiaci prepericardial lymph nodes
Nodi lymphoidei pretracheales pretracheal lymph nodes
Nodi lymphoidei prevertebrales prevertebral lymph nodes
Nodi lymphoidei prevesicales prevesicular lymph nodes
Nodi lymphoidei profundi membri superioris deep lymph nodes of upper limb
Nodi lymphoidei promontorii common promontory iliac lymph nodes
Nodi lymphoidei pylorici pyloric lymph nodes
Nodi lymphoidei rectales superiores superior rectal lymph nodes
Nodi lymphoidei regionales regional lymph nodes
Nodi lymphoidei retroauriculares mastoid lymph nodes, retroauricular lymph nodes
Nodi lymphoidei retrocaecales retrocecal lymph nodes
Nodi lymphoidei retropharyngeales retropharyngeal lymph nodes
Nodi lymphoidei retropylorici retropyloric lymph nodes
Nodi lymphoidei sacrales sacral lymph nodes
Nodi lymphoidei sigmoidei sigmoid nodes
Nodi lymphoidei splenici splenic lymph nodes, lienal lymph nodes
Nodi lymphoidei subaortici common subaortic iliac lymph nodes
Nodi lymphoidei submandibulares submandibular lymph nodes
Nodi lymphoidei submentales submental lymph nodes
Nodi lymphoidei subpylorici subpyloric lymph nodes
Nodi lymphoidei subscapulares subscapular lymph nodes, subscapular axillary lymph nodes
Nodi lymphoidei superiores centrales superior mesenteric lymph nodes, central superior nodes
Nodi lymphoidei supraclaviculares supraclavicular lymph nodes
Nodus lymphoideus suprapyloricus suprapyloric lymph node
Nodi lymphoidei thyroidei thyroid lymph nodes
Nodus lymphoideus tibialis anterior anterior tibial node
Nodus lymphoideus tibialis posterior posterior tibial node
Nodi lymphoidei tracheobronchiales inferiores inferior tracheobronchial lymph nodes
Nodi lymphoidei tracheobronchiales superiores superior tracheobronchial lymph nodes
Nodi lymphoidei vesicales laterales lateral vesical lymph nodes

Nokardien- *präf.* nocardial
No|kar|di|o|se *f* nocardiosis, nocardiasis, actinophytosis
Non-A-Non-B-Hepatitis *f* non-A,non-B hepatitis [hepə'taɪtɪs]
Non-A-Non-B-Hepatitis-Virus *nt* non-A,non-B hepatitis virus
No|na|pep|tid *nt* nonapeptide
Non-Cholera-Vibrionen *pl* noncholera vibrios, paracholera vibrios

non-Hodgkin-Lymphom *nt* non-Hodgkin's lymphoma [lɪm'fəʊmə], malignant lymphoma, lymphoma, lymphadenoma, retethelioma, reticuloendothelioma
No|no|se *f* nonose
Non-Responder *m* non-responder
Non|sek|re|tor *m* nonsecretor
non|self *adj.* nonself
Nonsense-Mutation *f* nonsense mutation
Noon: Noon-Einheit *f* Noon pollen unit
NOR *abk.* s.u. Noradrenalin
Nor- *präf.* nor-
Nor|ad|re|na|lin *nt* norepinephrine, noradrenalin, noradrenaline, levarterenol, arterenol
nor|ad|ren|erg *adj.* noradrenergic
Nor|e|pi|neph|rin *nt* s.u. Noradrenalin
Norm *f* (*a. labor.*) standard, rule, norm
Normal- *präf.* normal, standard, norm(o)-
nor|mal *adj.* **1.** (*Chemie*) normal **2.** (*physiolog.*) normal, physiologic, physiological
Nor|mal|be|reich *m* normal range, range of normal
Nor|mal|lö|sung *f* normal solution, standard solution, standardized solution
Nor|mal|wert *m* standard, standard value
Normo- *präf.* normal, norm(o)-
Nor|mo|blast *m* normoblast; karyocyte
 azidophiler Normoblast s.u. orthochromatischer *Normoblast*
 basophiler Normoblast basophilic normoblast, early normoblast, early erythroblast, basophilic erythroblast, prorubricyte
 orthochromatischer Normoblast orthochromatic erythroblast, orthochromatic normoblast, acidophilic normoblast, acidophilic erythroblast, eosinophilic normoblast, eosinophilic erythroblast, oxyphilic normoblast, oxyphilic erythroblast, late normoblast, late erythroblast, metarubricyte
 oxaphiler Normoblast s.u. orthochromatischer *Normoblast*
 polychromatischer Normoblast polychromatic normoblast, polychromatic erythroblast, intermediate erythroblast, intermediate normoblast, rubricyte
Normoblasten- *präf.* normoblastic
nor|mo|blas|tisch *adj.* relating to *or* of the nature of a normoblast, normoblastic
Nor|mo|blas|to|se *f* normoblastosis
nor|mo|chrom *adj.* normochromic; isochromic
Nor|mo|chro|mie *f* normal color, normochromasia, normochromia
Nor|mo|zyt *m* normocyte, normoerythrocyte
nor|mo|zy|tär *adj.* relating to *or* of the nature of a normocyte, normocytic
Norwalk-Agens *nt* Norwalk virus, Norwalk agent
Norwalk-Virus *nt* Norwalk virus, Norwalk agent
Noso- *präf.* disease, nos(o)-
Nosokomial- *präf.* nosocomial, hospital-acquired
no|so|ko|mi|al *adj.* relating to a hospital, caused *or* aggravated by hospital life, nosocomial; hospital-acquired
No|so|ko|mi|al|in|fek|ti|on *f* hospital-acquired infection, nosocomial infection
No|so|lo|gie *f* nosology, nosonomy, nosotaxy
no|so|lo|gisch *adj.* relating to nosology, nosologic
Not|auf|nah|me *f* **1.** emergency ward, emergency room **2.** emergency admission
Not|be|hand|lung *f* emergency treatment
Not|fall *m* emergency, emergency case; **im Notfall** in case of emergency
Not|fall|be|hand|lung *f* emergency treatment
No-touch-Technik *f* no-touch technique
No|xe *f, pl* **No|xen** noxious substance, noxa
NP *abk.* s.u. Nukleoprotein
NPC *abk.* s.u. nasopharyngeales *Karzinom*
NPL *abk.* s.u. Neoplasma
NPN *abk.* s.u. nicht-proteingebundener *Stickstoff*
N-Region-Diversität *f* N-region diversity
nRNA *abk.* s.u. Kern-RNA
NS *abk.* s.u. **1.** nephrotisches *Syndrom* **2.** Nierenszintigraphie
ns *abk.* s.u. Nanosekunde
NSAIM *abk.* s.u. nicht-steroidale antiinflammatorisch-wirkende *Medikamente*
NSAR *abk.* s.u. nicht-steroidale *Antirheumatika*
NSD *abk.* s.u. Nebenschilddrüse
nsec *abk.* s.u. Nanosekunde
NT *abk.* s.u. Neutralisationstest
N-terminal *adj.* NH_2-terminal, amino-terminal, N-terminal
N-Terminus *m* N terminus
NTG *abk.* s.u. Nitroglyzerin
NTP *abk.* s.u. **1.** Nucleosidtriphosphat **2.** Nucleosid-5'-triphosphat
nüch|tern *adj.* (*Magen*) empty; (*Patient*) with an empty stomach; **auf nüchternen Magen** on an empty stomach
Nuc|le|a|se *f* nuclease
Nuc|le|in|säu|re *f* nucleic acid, nucleinic acid
Nucleo- *präf.* nucleus, nuclear, nucle(o)-, kary(o)-, cary(o)-
Nuc|le|o|his|ton *nt* nucleohistone
Nuc|le|o|id *nt* nucleoid
Nuc|le|o|lus *m, pl* **Nuc|le|o|li** nucleolus, micronucleus, plasmosome
Nuc|le|o|pro|te|in *nt* nucleoprotein
Nuc|le|o|sid *nt* nucleoside
Nuc|le|o|si|da|se *f* nucleosidase
Nuc|le|o|sid|di|phos|phat *nt* nucleoside(-5'-)diphosphate
Nucleosid-5'-diphosphat *nt* nucleoside(-5'-)diphosphate
Nuc|le|o|sid|di|phos|phat|ki|na|se *f* nucleoside diphosphate kinase, NDP kinase
Nuc|le|o|sid|di|phos|phat|zu|cker *m* NDP sugar, nucleoside diphosphate sugar
Nuc|le|o|sid|mo|no|phos|phat *nt* nucleoside(-5'-)monophosphate
Nucleosid-5'-monophosphat *nt* nucleoside(-5'-)monophosphate
Nuc|le|o|sid|mo|no|phos|phat|ki|na|se *f* nucleoside monophosphate kinase, NMP kinase
Nuc|le|o|sid|phos|pho|ry|la|se *f* nucleoside phosphorylase
Nuc|le|o|sid|tri|phos|phat *nt* nucleoside(-5'-)triphosphate
Nucleosid-5'-triphosphat *nt* nucleoside(-5'-)triphosphate
Nuc|le|o|tid *nt* nucleotide, mononucleotide
Nuc|le|o|ti|da|se *f* nucleotidase, phosphonuclease, nucleophosphatase
 5'-Nucleotidase purine-5'-nucleotidase, 5'-nucleotidase, nucleophosphatase
Nuc|le|us *m, pl* **Nuc|lei** nucleus; cell nucleus, karyon, karyoplast

nuk|le|ar *adj.* relating to a (atomic) nucleus, nuclear
nuk|le|är *adj.* relating to a (cellular) nucleus, nuclear
Nuk|le|ar|me|di|zin *f* nuclear medicine
Nuk|le|ar|re|gi|on *f* nuclear region
Nuk|le|a|se *f* nuclease
Nuk|le|id *nt* nucleide
Nuk|le|in *nt* nuclein
Nuk|le|in|säu|re *f* nucleic acid, nucleinic acid
Nukleo- *präf.* s.u. Nucleo-
Nuk|le|o|glu|ko|pro|te|in *nt* nucleoglucoprotein
Nuk|le|o|his|ton *nt* nucleohistone
nuk|le|o|id *adj.* nucleoid, nucleiform
Nuk|le|o|kap|sid *nt* nucleocapsid
Nukleolen- *adj.* nucleolar
Nuk|le|o|lus *m, pl* **Nuk|le|o|len, Nuk|le|o|li** nucleolus, micronucleus; plasmosome
Nuk|le|o|pro|te|in *nt* nucleoprotein
Nuk|le|o|sid *nt* nucleoside
    seltenes Nukleosid minor nucleoside
Nuk|le|o|sid|a|na|lo|ga *pl* nucleoside analogues
Nuk|le|o|si|da|se *f* nucleosidase
Nuk|le|o|sid|di|phos|phat|zu|cker *m* nucleoside diphosphate sugar, NDP sugar
Nuk|le|o|sid|ki|na|se *f* nucleoside kinase
Nuk|le|o|som *nt* nucleosome
Nuk|le|o|tid *nt* nucleotide, mononucleotide
Nuk|le|o|ti|da|se *f* nucleotidase, phosphonuclease, nucleophosphatase
    5-Nukleotidase purine-5'-nucleotidase, 5'-nucleotidase, nucleophosphatase
Nuk|le|o|tid|co|en|zym *nt* nucleotide coenzyme
Nuk|le|o|tid|cyc|la|se *f* s.u. Nukleotidylzyklase
Nuk|le|o|tid|po|ly|me|ra|se *f* nucleotide polymerase
Nuk|le|o|tid|se|quenz *f* nucleotide sequence
Nukleotidyl- *präf.* nucleotidyl
Nuk|le|o|ti|dyl|cyc|la|se *f* s.u. Nukleotidylzyklase
Nuk|le|o|ti|dyl|rest *m* nucleotidyl
Nuk|le|o|ti|dyl|trans|fe|ra|se *f* nucleotidyltransferase
Nuk|le|o|ti|dyl|zyk|la|se *f* nucleotide cyclase, nucleotidyl cyclase
Nuk|le|o|tid|zyk|la|se *f* s.u. Nukleotidylzyklase
Nuk|le|us *m, pl* **Nuk|lei** nucleus; cell nucleus, karyon, karyoplast
Nuk|lid *nt* nuclide
    radioaktives Nuklid radionuclide, radioactive nuclide
Null|hy|po|the|se *f* null hypothesis
Null|zel|len *pl* null cells
NW *abk.* s.u. Nebenwirkung
NZB/NZW-Maus *f* New Zealand Black/New Zealand white mouse, NZB/NZW mouse
NZN *abk.* s.u. **1.** Nävuszellennävus **2.** Nävuszellnävus

O

O *abk.* s.u. **1.** Oberfläche **2.** Oberflächenanästhesie **3.** Opium **4.** Ordnungszahl **5.** Osmose **6.** Oxygenium **7.** Sauerstoff

o. B. *abk.* s.u. ohne *Befund*

Ω *abk.* s.u. Ohm

O_2 *abk.* s.u. molekularer *Sauerstoff*

O_2-Hb *abk.* s.u. Oxyhämoglobin

O_3 *abk.* s.u. Ozon

OAF *abk.* s.u. Osteoklasten-aktivierender *Faktor*

O-Ag *abk.* s.u. O-Antigen

O-Agglutination *f* O agglutination, somatic agglutination

O-Agglutinin *nt* O agglutinin, somatic agglutinin

Oakley-Fulthorpe: eindimensionale Immunodiffusion *f* **nach Oakley-Fulthorpe** s.u. Oakley-Fulthorpe-Technik

Oakley-Fulthorpe-Technik *f* Oakley-Fulthorpe test, Oakley-Fulthorpe technique, double-diffusion in one dimension

O-Antigen *nt* somatic antigen, O antigen

OAS *abk.* s.u. oberflächenaktive *Substanz*

Oat-cell-Karzinom *nt* oat cell carcinoma, small cell carcinoma

Oat-cells *pl* oat cells, oat shaped cells

O|ber|flä|che *f* surface; outer surface; (*Fläche*) area, surface

O|berflächen- *präf.* surface, superficial

O|ber|flä|chen|a|näs|the|sie *f* surface analgesia, surface anesthesia, permeation analgesia, permeation anesthesia

O|ber|flä|chen|an|ti|gen *nt* cell-surface antigen, surface antigen

O|ber|flä|chen|an|ti|kör|per *m* cell-surface antibody

O|ber|flä|chen|bi|op|sie *f* surface biopsy ['baɪɑpsɪ]

O|ber|flä|chen|dif|fe|ren|zie|rungs|mar|ker *m* surface differentiation marker

O|ber|flä|chen|ex|pres|si|on *f* surface expression

O|ber|flä|chen|gly|ko|pro|te|in *nt* surface glycoprotein

variables Oberflächenglykoprotein variable surface glycoprotein

Oberflächen-IgM *nt* surface IgM

O|ber|flä|chen|im|mun|glo|bu|lin *nt* surface immunoglobulin

O|ber|flä|chen|im|mun|glo|bu|lin|re|zep|tor *m* surface immunoglobulin receptor

O|ber|flä|chen|kar|zi|nom *nt* carcinoma in situ, cancer in situ, superficial carcinoma, intraepithelial carcinoma, preinvasive carcinoma

O|ber|flä|chen|la|dung *f* surface charge

O|ber|flä|chen|pro|te|in *nt* surface protein

virulenz-assoziertes Oberflächenprotein virulence-associated (surface) protein

Ob|jekt|glas *nt* (*Mikroskop*) object slide

Ob|jek|tiv *nt* object glass, objective lens, object lens, objective, lens, optic

Ob|jekt|tisch *m* (*Mikroskop*) microscope stage, stage

Ob|jekt|trä|ger *m* (*Mikroskop*) slide, object slide, mount, microslide, microscopic slide, object plate

OC *abk.* s.u. Oxacillin

OCG *abk.* s.u. orales *Cholezystogramm*

OCT *abk.* s.u. Ornithincarbamyltransferase

ODC *abk.* s.u. Orotidylsäuredecarboxylase

Ö|dem *nt* edema, water thesaurismosis; (*Haut*) cutaneous dropsy

angioneurotisches Ödem angioneurotic edema, Quincke's disease, Quincke's edema, atrophedema, circumscribed edema, periodic edema, Bannister's disease, Milton's disease, giant edema, giant urticaria, angioedema, Milton's edema

entzündliches Ödem inflammatory edema

interstitielles Ödem interstitial edema

kachektisches Ödem cachectic edema

malignes Ödem malignant edema, emphysematous gangrene [ˌemfə'semətəs], progressive emphysematous necrosis, clostridial myonecrosis, gas gangrene, gaseous gangrene, gangrenous emphysema, mephitic gangrene

marantisches Ödem marantic edema

nephrogenes Ödem nephredema, nephremia

nephrotisches Ödem nephrotic edema

nicht-entzündliches Ödem noninflammatory edema

perivaskuläres Ödem perivascular edema

toxisches Ödem toxic edema

vasogenes Ödem vasogenic edema

zelluläres Ödem cellular edema

Ö|de|ma|ti|sie|rung *f* edematization

ö|de|ma|to|gen *adj.* edematogenic, edematigenous [ɪˌdemə'tɪdʒənəs]

ö|de|ma|tös *adj.* edematous [ɪ'demətəs], tumid

Odonto- *präf.* tooth, teeth, dental, odontic, dent(o)-, denti-, odont(o)-

O|don|to|a|da|man|ti|nom *nt* odontoameloblastoma, osteo-odontoma, ameloblastic odontoma

O|don|to|a|me|lo|blas|tom *nt* s.u. Odontoadamantinom

O|don|to|a|me|lo|blas|to|sar|kom *nt* odontoameloblastosarcoma

O|don|to|blas|tom *nt* odontoblastoma

O|don|tom *nt* odontoma

ameloblastisches Odontom ameloblastic odontoma, osteo-odontoma, odontoameloblastoma

komplexes Odontom complex odontoma, composite odontoma

offiz. *abk.* s.u. offizinell

of|fi|zi|nal *adj.* officinal; official

of|fi|zi|nell *adj.* officinal; official

O-Form *f* (*Kolonie*) O colony

O-Gen *nt* operator locus, operator gene, O-locus, operator

17-OH-CS *abk.* s.u. 17-Hydroxycorticosteroid

Ohm *nt* ohm

ok|kult *adj.* occult, hiden, concealed; silent

Ok|tan|säu|re *f* octanoic acid, caprylic acid
Ok|ta|pep|tid *nt* octapeptide
ok|ta|va|lent *adj.* octavalent, octad
Ok|tett *nt* octet, octette
Ok|to|se *f* octose
O|ku|lar *nt* ocular, eyepiece, eyeglass, ocular lens, eye lens
Öl- *präf.* oil, oily, oleaginous, ole(o)-, ele(o)-
Öl *nt* oil; oleum
  ätherisches Öl distilled oil, essential oil, ethereal oil, volatile oil
  pflanzliches Öl vegetable oil
  tierisches Öl animal oil
O|le|at *nt* oleate
O|le|o|gra|nu|lom *nt* oil tumor, lipogranuloma, eleoma, elaioma, oleogranuloma, oleoma
O|le|om *nt* s.u. Oleogranulom
Oligo- *präf.* few, little, olig(o)-
O|li|go|dend|ro|gli|om *nt* oligodendroblastoma, oligodendroglioma
o|li|go|klo|nal *adj.* oligoclonal
o|li|go|mer *adj.* oligomeric
O|li|go|nuk|le|o|tid *nt* oligonucleotide
O|li|go|pep|tid *nt* oligopeptide
O|li|go|sac|cha|rid *nt* oligosaccharide
O|li|go|zyt|hä|mie *f* oligocythemia, oligocytosis
Öl|im|mer|si|on *f* oil immersion
Öl|im|mer|si|ons|ob|jek|tiv *nt* oil-immersion objective, oil-immersion lens
Öl|säu|re *f* oleic acid
OM *abk.* s.u. Osteomyelitis
O_2-Metabolit *m* O_2 metabolite, oxygen metabolite
OMF *abk.* s.u. Osteomyelofibrose
OMP *abk.* s.u. Orotidinmonophosphat
Omphalo- *präf.* navel, umbilical, omphalic, omphal(o)-
OMS *abk.* s.u. Osteomyelosklerose
onc *abk.* s.u. **1.** Onkogen **2.** onkogen
On|cho|cer|ca *m* Onchocerca, Oncocerca
  Onchocerca volvulus blinding worm, nodular worm, Onchocerca volvulus, Onchocerca caecutiens, Filaria volvulus
On|cho|zer|ko|se *f* blinding filarial disease, coast erysipelas, onchocerciasis, onchocercosis, volvulosis, river blindness, Robles' disease
On|cod|na|vi|rus *nt* oncodnavirus
On|cor|na|vi|rus *nt* oncornavirus
On|co|vi|ren *pl* Oncovirinae
On|co|vi|ri|nae *pl* Oncovirinae
On|co|vi|rus *nt* oncovirus
Onko- *präf.* tumor, swelling, onc(o)-, onk(o)-
on|ko|fe|tal *adj.* oncofetal
on|ko|fö|tal *adj.* oncofetal
On|ko|gen *nt* oncogene, transforming gene
  virales Onkogen viral oncogene
  zelluläres Onkogen cellular oncogene
on|ko|gen *adj.* oncogenous [ɑŋ'kɑdʒənəs], oncogenic; cancer-causing, cancerigenic, cancerogenic, carcinogenic
  nicht onkogen non-oncogenic
On|ko|ge|ne|se *f* oncogenesis [ɑŋkə'dʒenəsɪs]
  virale/virusinduzierte Onkogenese viral oncogenesis
on|ko|ge|ne|tisch *adj.* relating to *or* characterized by oncogenesis, oncogenetic
On|ko|ge|ni|tät *f* oncogenicity
On|ko|lo|ge *m* oncologist
On|ko|lo|gie *f* oncology [ɑŋ'kɑlədʒɪ]
  chirurgische Onkologie surgical oncology
on|ko|lo|gisch *adj.* oncologic
On|ko|ly|se *f* oncolysis [ɑŋ'kɑləsɪs]
on|ko|ly|tisch *adj.* relating to *or* causing oncolysis, oncolytic
On|ko|the|ra|pie *f* oncotherapy
on|ko|trop *adj.* oncotropic, tumoraffin
On|ko|vi|rus *nt* oncovirus
On|ko|zyt *m* oncocyte
on|ko|zy|tär *adj.* oncocytic
On|ko|zy|tom *nt* Hürthle cell adenoma [ædə'nəʊmə], Hürthle cell tumor, oncocytoma, oxyphil cell tumor, pyknocytoma
  malignes Onkozytom malignant Hürthle cell tumor, Hürthle cell carcinoma, oncocytoma
OP *abk.* s.u. Operation
Op. *abk.* s.u. Operation
o|pa|les|zent *adj.* opalescent
O|pa|les|zenz *f* opalescence
o|pa|les|zie|rend *adj.* opalescent
O_2-Partialdruck *m* oxygen partial pressure, O_2 partial pressure
o|pe|ra|bel *adj.* appropriate for surgical removal, operable
O|pe|ra|bi|li|tät *f* (*Tumor*) operability; (*Patient*) operability
O|pe|ra|ti|on *f* operation, surgery; surgical procedure, operation, technique, technic; (*operativer Verschluss*) repair; **eine Operation vornehmen** perform/carry out an operation; **sich einer Operation unterziehen** undergo an operation
Operations- *präf.* operative, operating, surgical
O|pe|ra|ti|ons|ri|si|ko *nt* operative risk
o|pe|ra|tiv *adj.* surgical, operative
O|pe|ra|tor *m* **1.** operator **2.** s.u. Operatorgen
O|pe|ra|tor|gen *nt* operator locus, operator gene, O-locus, operator
Operator-konstitutive-Mutante *f* operator-constitutive mutant
o|pe|rier|bar *adj.* operable; (*Tumor*) appropriate for surgical removal
  nicht operierbar inoperable
o|pe|rie|ren *vt* operate, perform an operation (*jemanden* upon/on someone)
O|pe|ron *nt* operon
O|pe|ron|mo|dell *nt* operon model
O|pi|at *nt* opiate
O|pi|at|an|al|ge|ti|ka *pl* opiate analgesics, opiate analgetics
O|pi|at|re|zep|tor *m* opiate receptor
O|pi|o|id *nt* opioid
  endogenes Opioid opioid
O|pi|um *nt* opium, laudanum, meconium
O|pi|um|prä|pa|rat *nt* opiate
OPRT *abk.* s.u. Orotsäurephosphoribosyltransferase
Op|sin *nt* opsin
Op|si|no|gen *nt* opsogen, opsinogen
Op|so|gen *nt* opsogen, opsinogen
Op|so|nin *nt* opsonin, tropin
Op|so|nin|hem|mer *m* antiopsonin
Op|so|nin|re|zep|tor *m* opsonic receptor
op|so|nisch *adj.* relating to opsonins, opsonic
Op|so|ni|sie|rung *f* opsonization
Op|so|no|met|rie *f* opsonometry [ɑpsə'nɑmətrɪ]

op|so|no|phil *adj.* opsonophilic
Op|so|no|phi|lie *f* opsonophilia
op|ti|mal *adj.* optimum, optimal, best
Op|ti|mal|do|sis *f* optimal dose, optimum dose
Oral- *präf.* oral
o|ral *adj.* relating to the mouth, oral
O|ral|pe|ni|cil|lin *nt* oral penicillin [penə'sılın]
O|ral|vak|zi|ne *f* oral vaccine
Or|chi|blas|tom *nt* orchiencephaloma
Orchido- *präf.* orchidic, orchic, orchid(o)-, orchi(o)-, didym(o)-, test(o)-
Orchio- *präf.* s.u. Orchido-
Or|chi|o|blas|tom *nt* orchiencephaloma
Ord|nungs|zahl *f* charge number, atomic number
Org. *abk.* s.u. Organismus
org. *abk.* s.u. organisch
Organ- *präf.* organ, organ(o)-
Or|gan *nt* organ
  blutbildende Organe blood-forming organs
  blutzellbildende Organe blood-forming organs
  peripheres lymphatisches Organ peripheral lymphoid organ, secondary lymphoid organ
  primäres lymphatisches Organ central lymphoid organ, primary lymphoid organ
  sekundäres lymphatisches Organ peripheral lymphoid organ, secondary lymphoid organ
  zentrales lymphatisches Organ central lymphoid organ, primary lymphoid organ
or|ga|nisch *adj.* **1.** organic; (*Erkrankung*) somatopathic **2.** (*Chemie*) organic
Or|ga|nis|mus *m* organism ['ɔırgənızəm]
  transgene Organismen transgenics
Or|ga|no|phos|phat *nt* organophosphate
Or|ga|no|the|ra|pie *f* organotherapy
or|ga|no|trop *adj.* organotropic, organophilic
Or|gan|spen|de *f* organ donation
  Organspende durch Verwandte related donation
Or|gan|spen|der *m* organ donor, donor, donator
or|gan|spe|zi|fisch *adj.* tissue-specific, organ-specific
Or|gan|spe|zi|fi|tät *f* organ specificity
Or|gan|to|le|ranz|do|sis *f* organ tolerance dose
Or|gan|trans|plan|ta|ti|on *f* organ transplantation, transplantation, transplant
Or|gan|tu|mor *m* organ tumor
Or|gan|ü|ber|tra|gung *f* s.u. Organtransplantation
Or|gan|ver|sa|gen *nt* organ failure, failure
  multiples Organversagen multiorgan failure syndrome, multiple organ failure, multiorgan failure
ORN *abk.* s.u. Osteoradionekrose
Orn. *abk.* s.u. Ornithin
Or|ni|thin *nt* ornithine
Or|ni|thin|ä|mie *f* ornithinemia
Or|ni|thin|a|mi|no|trans|a|mi|na|se *f* s.u. Ornithinaminotransferase
Or|ni|thin|a|mi|no|trans|fe|ra|se *f* ornithine transaminase, ornithine aminotransferase, ornithine-keto-acid aminotransferase, ornithine-oxo-acid aminotransferase
Or|ni|thin|carb|a|myl|trans|fe|ra|se *f* s.u. Ornithintranscarbamylase
Or|ni|thin|de|carb|o|xy|la|se *f* ornithine decarboxylase
Or|ni|thin|ke|to|säu|re|a|mi|no|trans|fe|ra|se *f* s.u. Ornithinaminotransferase
Or|ni|thin|trans|carb|a|myl|a|se *f* ornithine carbamoyltransferase, ornithine transcarbamoylase
Or|ni|thin|zyk|lus *m* Krebs cycle, Krebs-Henseleit cycle, Krebs ornithine cycle, Krebs urea cycle, ornithine cycle, urea cycle
Oro- *präf.* mouth, oral, oro-
o|ro|fa|zi|al *adj.* relating to both mouth and face, orofacial
o|ro|na|sal *adj.* relating to both mouth and nose, oronasal, naso-oral
o|ro|pha|ryn|ge|al *adj.* relating to the oropharynx, oropharyngeal, pharyngooral
O|ro|so|mu|ko|id *nt* orosomucoid, plasma orosomucoid
O|ro|tat *nt* orotate
O|rot|a|zi|du|rie *f* orotic aciduria [æsı'd(j)ʊərıə]
O|ro|ti|din|mo|no|phos|phat *nt* orotidine-5'-phosphate, orotidylic acid
Orotidin-5'-Phosphat *nt* orotidylic acid, orotidine-5'-phosphate
O|ro|ti|dyl|säu|re *f* orotidylic acid, orotidine-5'-phosphate
O|ro|ti|dyl|säu|re|de|carb|o|xy|la|se *f* orotidylic acid decarboxylase, orotidine-5'-phosphate decarboxylase, orotidylate decarboxylase
o|ro|tra|che|al *adj.* relating to both mouth and trachea, orotracheal
O|rot|säu|re *f* orotic acid, 6-carboxyuracil
O|rot|säu|re|de|hyd|ro|ge|na|se *f* orotate dehydrogenase [dı'haıdrədʒəneız]
O|rot|säu|re|phos|pho|ri|bo|syl|trans|fe|ra|se *f* orotate phosphoribosyltransferase, orotidine-5'-phosphate pyrophosphorylase
or|tho|chro|ma|tisch *adj.* orthochromatic, orthochromophil, orthochromophile, ametachromophil, ametaneutrophil
Or|tho|chro|mie *f* orthochromia
or|tho|chro|mo|phil *adj.* s.u. orthochromatisch
ortho-Kresol *nt* orthocresol, *o*-cresol
Or|tho|my|xo|vi|ren *pl* Orthomyxoviridae
Or|tho|my|xo|vi|rus *nt* orthomyxovirus
Or|tho|phos|phat *nt* orthophosphate
Or|tho|phos|phor|säu|re *f* orthophosphoric acid, phosphoric acid
Or|tho|pox|vi|rus *nt* Orthopoxvirus, orthopoxvirus
Or|tho|volt|the|ra|pie *f* orthovoltage therapy
Or|tho|zy|to|se *f* orthocytosis
O|ry|ce|nin *nt* oryzenin
OS *abk.* s.u. **1.** Orotsäure **2.** Osteosarkom
Os *abk.* s.u. Osmium
OSCF *abk.* s.u. oligomycinempfindlichkeitsübertragender *Faktor*
Osler: Osler-Krankheit *f* Osler-Vaquez disease, Osler's disease, Vaquez's disease, Vaquez-Osler disease, erythremia, erythrocythemia, myelopathic polycythemia, leukemic erythrocytosis, splenomegalic polycythemia, primary polycythemia
Osler-Vaquez: Osler-Vaquez-Krankheit *f* Osler-Vaquez disease, Osler's disease, Vaquez's disease, Vaquez-Osler disease, erythremia, erythrocythemia, myelopathic polycythemia, leukemic erythrocytosis, splenomegalic polycythemia, primary polycythemia
osm *abk.* s.u. Osmol
Os|mat *nt* osmate
os|mi|o|phil *adj.* osmiophilic
os|mi|o|phob *adj.* osmiophobic
Os|mi|um *nt* osmium

Os|mi|um|tet|ro|xid *nt* osmium tetroxide, perosmic anhydride
Os|mol *nt* osmole, osmol
Os|mo|la|li|tät *f* osmolality
os|mo|lar *adj.* osmolar
Os|mo|la|ri|tät *f* osmolarity
verminderte Osmolarität hyposmolarity
Os|mo|se *f* osmosis
Os|mo|the|ra|pie *f* osmotherapy
Ösophago- *präf.* esophagus, esophageal, esophag(o)-
ö|so|pha|go|gas|tral *adj.* relating to both esophagus and stomach, esophagogastric, gastroesophageal
Ö|so|pha|go|gas|tro|sko|pie *f* esophagogastroscopy
ö|so|pha|go|tra|che|al *adj.* relating to both esophagus and trachea, esophagotracheal, tracheoesophageal
Ösophagus- *präf.* esophagus, esophageal, esophag(o)-
Ö|so|pha|gus *m* esophagus, gullet
Ö|so|pha|gus|kar|zi|nom *nt* esophageal carcinoma, esophageal cancer
Ö|so|pha|gus|ma|lig|nom *nt* esophageal malignancy; esophageal carcinoma, esophageal cancer
Ö|so|pha|gus|per|fo|ra|ti|on *f* esophageal perforation
Ö|so|pha|gus|plas|tik *f* esophagoplasty
Os|se|o|al|bu|mo|id *nt* osseoalbumoid, ostealbumoid, osteoalbuminoid
Os|se|o|mu|ko|id *nt* osseomucoid
Os|se|o|mu|zin *nt* osseomucin
Osteo- *präf.* bone, oste(o)-, ost(e)-
Os|te|o|chond|ro|fib|rom *nt* osteochondrofibroma, fibrosing osteochondroma
Os|te|o|chond|rom *nt* osteocartilaginous exostosis, osteochondroma, osteochondrophyte, osteoenchondroma, chondro-osteoma, chondrosteoma
Os|te|o|chond|ro|my|o|sar|co|ma *nt* osteochondromyosarcoma
Os|te|o|chond|ro|my|o|sar|kom *nt* osteochondromyosarcoma
Os|te|o|chond|ro|my|xom *nt* osteochondromyxoma, osteomyxochondroma
Os|te|o|chond|ro|sar|kom *nt* osteochondrosarcoma
Os|te|o|fib|rom *nt* osteofibroma
Os|te|o|fib|ro|sar|kom *nt* osteofibrosarcoma
Os|te|o|id|os|te|om *nt* osteoid osteoma
Os|te|o|klas|tom *nt* giant cell myeloma, osteoclastoma, giant cell tumor of bone
Os|te|o|li|po|chond|rom *nt* osteolipochondroma
Os|te|o|li|pom *nt* osteolipoma
Os|te|o|ly|se *f* osteolysis [ɑstɪ'ɑləsɪs]
os|te|o|ly|tisch *adj.* relating to *or* causing osteolysis, osteolytic
Os|te|om *nt* osteoma
Os|te|o|ma *nt* osteoma
Osteoma cutis osteodermia
Osteoma eburnum eburnating osteoma, compact osteoma
Osteoma spongiosum cancellous osteoma
Os|te|o|me|dul|lo|gra|fie *f* s.u. Osteomedullographie
Os|te|o|me|dul|lo|gra|phie *f* osteomyelography [ˌɑstɪəʊˌmaɪə'lɑgrəfɪ]
Os|te|o|my|e|li|tis *f* osteomyelitis [ˌɑstɪəʊmaɪə'laɪtɪs], myelitis [maɪə'laɪtɪs], medullitis [med(j)ə'laɪtɪs], acute osteitis, necrotic osteitis, central osteitis, carious osteitis, bone abscess ['æbses]
os|te|o|my|e|li|tisch *adj.* relating to osteomyelitis, osteomyelitic
Os|te|o|my|e|lo|dys|pla|sie *f* osteomyelodysplasia [ˌɑstɪəʊˌmaɪələʊdɪs'pleɪʒ(ɪ)ə]
Os|te|o|my|e|lo|fib|ro|se *f* osteomyelofibrosis, osteomyelosclerosis, myelofibrosis, myelosclerosis, osteomyelofibrotic syndrome, myofibrosis-osteosclerosis syndrome
os|te|o|my|e|lo|gen *adj.* myelogenous [maɪə'lɑdʒənəs], myelogenic
Os|te|o|my|e|lo|gra|fie *f* s.u. Osteomyelographie
Os|te|o|my|e|lo|gra|phie *f* osteomyelography [ˌɑstɪəʊˌmaɪə'lɑgrəfɪ]
Os|te|o|my|e|lo|re|ti|ku|lo|se *f* osteomyeloreticulosis
Os|te|o|my|e|lo|skle|ro|se *f* s.u. Osteomyelofibrose
Os|te|on *nt* osteon, osteone, haversian system
Os|te|o|nek|ro|se *f* bone necrosis, osteonecrosis, necrosteon, necrosteosis
chemische Osteonekrose chemical osteonecrosis
Os|te|o|po|ro|se *f* osteoporosis, brittle bones *pl*, brittle bone syndrome
os|te|o|po|ro|tisch *adj.* relating to *or* marked by osteoporosis, osteoporotic
Os|te|o|ra|di|o|nek|ro|se *f* osteoradionecrosis, radiation osteonecrosis, radiation bone necrosis
Os|te|o|sar|kom *nt* osteogenic sarcoma [sɑːr'kəʊmə], osteoid sarcoma, osteosarcoma
chondroblastisches Osteosarkom chondrosarcomatous osteosarcoma
chondrosarkomatöses Osteosarkom chondrosarcomatous osteosarcoma
fibroblastisches Osteosarkom fibroblastic osteosarcoma
osteoblastisches Osteosarkom osteoblastic osteosarcoma
osteolytisches Osteosarkom osteolytic osteosarcoma
osteoplastisches Osteosarkom osteoblastic osteosarcoma
periostales Osteosarkom periosteal osteogenic sarcoma, periosteal sarcoma, juxtacortical ossifying sarcoma, periosteal osteosarcoma, peripheral osteosarcoma, parosteal sarcoma [sɑːr'kəʊmə]
teleangiektatisches Osteosarkom osteotelangiectasia, telangiectatic osteosarcoma
Os|te|o|skle|ro|se *f* bone sclerosis, osteosclerosis, eburnation
os|te|o|skle|ro|tisch *adj.* relating to *or* marked by osteosclerosis, osteosclerotic
Os|te|o|zyt *m* osseous cell, bone cell, bone corpuscle, osteocyte
Ös|tra|di|ol *nt* estradiol, agofollin, dihydrofolliculin, dihydrotheelin
Ös|tri|ol *nt* estriol, trihydroxyesterin
Ös|tro|gen *nt* estrogen, estrin
Ös|tro|gen|an|ta|go|nist *m* antiestrogen
Ös|tro|gen|er|satz|the|ra|pie *f* estrogen (replacement) therapy
Ös|tro|gen|hem|mer *m* antiestrogen
Ös|tro|gen|re|zep|tor *m* estrogen receptor
Ös|tro|gen|re|zep|tor|a|na|ly|se *f* estrogen-receptor analysis [ə'næləsɪs]
Ös|tro|gen|re|zep|tor|bin|dungs|ka|pa|zi|tät *f* estrogen-receptor activity
Ös|tro|gen|re|zep|tor|pro|te|in *nt* estrogen-receptor protein
Ös|tro|gen|the|ra|pie *f* estrogen (replacement) therapy

Ös|tron *nt* estrone, oestrone, ketohydroxyestrin
OT *abk.* s.u. 1. Organtoleranzdosis 2. orotracheal
OTC *abk.* s.u. 1. Ornithintranscarbamylase 2. Oxytetracyclin
OTD *abk.* s.u. Organtoleranzdosis
Ouchterlony: Ouchterlony-Technik *f* Ouchterlony technique, Ouchterlony test, double-diffusion in two dimensions
Oudin: Oudin-Methode *f* Oudin technique, Oudin test
OV *abk.* s.u. Ovalbumin
Ov|al|bu|min *nt* ovalbumin, egg albumin
Ovale-Malaria *f* ovale malaria, ovale tertian malaria
O|val|lo|zyt *m* ovalocyte, elliptocyte, cameloid cell
O|val|lo|zy|to|se *f* Dresbach's anemia, Dresbach's syndrome, elliptocytosis, elliptocytotic anemia, elliptocytic anemia, elliptocytary anemia, ovalocytic anemia, ovalocytosis, hereditary elliptocytosis, cameloid anemia [ə'niːmɪə]
O|var *nt* ovary, oarium, ovarium, oophoron
O|va|ri|al|ge|schwulst *f* ovarian tumor
O|va|ri|al|kar|zi|nom *nt* ovarian carcinoma
O|va|ri|al|kys|tom *nt* ovarian cystadenoma, ovarian cystoma
muzinöses/pseudomuzinöses Ovarialkystom mucinous ovarian cystadenoma, pseudomucinous ovarian cystadenoma [ˌsuːdə'mjuːsənəs]
seröses Ovarialkystom serous ovarian cystadenoma
verkrebstes Ovarialkystom ovarian cystadenocarcinoma
O|va|ri|al|tu|mor *m* ovarian tumor, oophoroma, ovarioncus
Owren: Owren-Syndrom *nt* Owren's disease, factor V deficiency, parahemophilia, hypoproaccelerinemia
O|xa|cil|lin *nt* oxacillin
O|xal|a|ce|tat *nt* oxaloacetate
O|xal|al|de|hyd *m* biformyl, ethanedial, oxalaldehyde, glyoxal
O|xa|lat *nt* oxalate
O|xal|säu|re *f* oxalic acid, ethanedioic acid
O|xal|suc|ci|nat *nt* oxalosuccinate
Ox-Antigen *nt* Ox antigen
OXC *abk.* s.u. Oxacillin
O|xid *nt* oxide, oxid
O|xi|dans *nt, pl* **O|xi|dan|ti|en, O|xi|dan|zi|en** oxidant, oxidizer, oxidizing agent
O|xi|da|se *f* oxidase
flavinabhängige Oxidase flavin-linked oxidase
phagozytäre Oxidase phagocytic oxidase
O|xi|da|se|hem|mer *m* antioxidase
o|xi|da|se|ne|ga|tiv *adj.* oxidase-negative
o|xi|da|se|po|si|tiv *adj.* oxidase-positive
O|xi|da|se|re|ak|ti|on *f* oxidase test, oxidase reaction
O|xi|da|se|test *m* oxidase test, oxidase reaction
O|xi|da|ti|on *f* oxidation, oxidization; combustion
α-Oxidation alpha-oxidation, α-oxidation
β-Oxidation beta-oxidation, β-oxidation
ω-Oxidation omega oxidation, ω-oxidation
Oxidation-Reduktion *f* redox, oxidation-reduction, oxidoreduction
O|xi|da|ti|ons|mit|tel *nt* oxidant, oxidizer, oxidizing agent
Oxidations-Reduktionsreaktion *f* redox reaction, oxidation-reduction reaction, oxidoreduction, oxidation-reduction
Oxidations-Reduktions-System *nt* redox system, oxidation-reduction system
O|xi|da|ti|ons|zahl *f* oxidation number, oxidation state
o|xi|da|tiv *adj.* oxidative
O|xi|die|ren *nt* oxidation
o|xi|die|ren *vt, vi* oxidize, oxidate
O|xi|do|re|duk|ta|se *f* oxidoreductase, oxydoreductase, redox enzyme, oxidation-reduction enzyme
O|xi|ge|na|se *f* oxygenase, primary oxidase, direct oxidase
Oxo- *präf.* oxygen, keto-, oxo-
5-O|xo|pro|lin *nt* pyroglutamate, pyroglutamic acid, 5-oxoproline
5-O|xo|pro|li|na|se *f* pyroglutamase, pyroglutamate hydrolase, 5-oxoprolinase
O|xo|säu|re *f* oxacid, oxo acid, oxyacid
Ox|pre|no|lol *nt* oxprenolol
Oxy- *präf.* sharp, acid; oxygen, keto-, oxo-, oxy-
O|xy|es|ter|bin|dung *f* oxyester bond
O|xy|gen *nt* s.u. Oxygenium
O|xy|ge|na|se *f* oxygenase, direct oxidase, primary oxidase
mischfunktionelle Oxygenase mixed-function oxygenase
O|xy|ge|na|ti|on *f* oxygenation
O|xy|ge|na|tor *m* oxygenator, artificial lung
O|xy|ge|nie|ren *nt* oxygenation
o|xy|ge|nie|ren *vt* oxygenate
O|xy|ge|ni|um *nt* oxygen
O|xy|hä|min *nt* oxyheme, oxyhemochromogen, phenodin
O|xy|hä|mo|glo|bin *nt* oxyhemoglobin [ɑksɪ'hiːməˌgləʊbɪn], oxidized hemoglobin ['hiːməgləʊbɪn], oxygenated hemoglobin ['hiːməgləʊbɪn]
Oxy-Hb *abk.* s.u. Oxyhämoglobin
O|xy|my|o|glo|bin *nt* oxymyoglobin [ɑksɪˌmaɪə'gləʊbɪn]
o|xy|phil *adj.* oxyphil, oxyphilic, oxyphilous, acidophil, acidophilic
O|xy|säu|re *f* oxacid, oxo acid, oxyacid
O|xy|tet|ra|cyc|lin *nt* oxytetracycline
O|xy|u|ris *f* Oxyuris
Oxyuris vermicularis pinworm, threadworm, seatworm, Ascaris vermicularis, Oxyuris vermicularis, Enterobius vermicularis
OZ *abk.* s.u. Ordnungszahl
Oz-Allotypen *pl* Oz allotypes
Oz-Antigene *pl* Oz antigens
O|zon *nt* ozone

P

P *abk.* s.u. **1.** P-Blutgruppe **2.** Perkussion **3.** Permeabilität **4.** Phenolphthalein **5.** Phosphor **6.** Plättchenfaktor **7.** Poise **8.** Pol **9.** Prolaktin **10.** Protein **11.** Puls **12.** Wahrscheinlichkeit

p *abk.* s.u. **1.** Protein **2.** Proton

p$^+$ *abk.* s.u. Proton

PA *abk.* s.u. **1.** Periduralanästhesie **2.** Plättchenaggregation **3.** perniziöse *Anämie* **4.** Polyamid **5.** posterior-anterior **6.** posteroanterior **7.** Primäraffekt **8.** *Pseudomonas* aeruginosa **9.** Präalbumin

P.A. *abk.* s.u. Primäraffekt

PÄ *abk.* s.u. Polyäthylen

Pa *abk.* s.u. Pascal

p.a. *abk.* s.u. **1.** posterior-anterior **2.** posteroanterior

PAA *abk.* s.u. *Poliomyelitis* anterior acuta

PAB *abk.* s.u. Paraaminobenzoesäure

PABA *abk.* s.u. Paraaminobenzoesäure

PAC *abk.* s.u. Pivampicillin

Pachy- *präf.* thick, pachy-

Pa|cking *nt* packing

Pack|me|tho|de *f* packing

Pädo- *präf.* child, pediatric, ped(o)-, paed(o)-

PAF *abk.* s.u. Plättchen aktivierender *Faktor*

Paget: Paget-Krebs *m* Paget's disease (of the breast), Paget's disease of the nipple

Paget-Sarkom *nt* Paget's sarcoma [sɑːr'kəʊmə]

pa|ge|to|id *adj.* pagetoid

PAH *abk.* s.u. Paraaminohippursäure

painful bruising syndrome *nt* Gardner-Diamond syndrome, painful bruising syndrome, autoerythrocyte sensitization syndrome, erythrocyte autosensitization syndrome [ɪ'rɪθrəsaɪt]

Pal|li|a|ti|on *f* palliation

Palliativ- *präf.* palliative

Pal|li|a|tiv *nt* palliative, alleviation medicine

pal|li|a|tiv *adj.* palliative, alleviative, alleviatory, mitigating

Pal|li|a|tiv|be|hand|lung *f* palliative therapy, palliative treatment

Pal|li|a|tiv|the|ra|pie *f* palliative therapy, palliative treatment

Pal|li|a|ti|vum *nt, pl* **Pal|li|a|ti|va** palliative, alleviation medicine

Pallium- *präf.* pallial

Pal|mi|tat *nt* palmitate, hexadecanoate

Pal|mi|tin *nt* palmitin, glycerol tripalmitate

Pal|mi|tin|säu|re *f* palmitic acid, hexadecanoic acid

Pal|mi|to|le|in|säu|re *f* palmitoleic acid

Pal|mi|tyl|al|ko|hol *m* palmityl alcohol, cetyl alcohol

pal|pa|bel *adj.* perceptible by/to touch; palpable; evident, plain

Pal|pa|ti|on *f* palpation; touching, feeling

pal|pa|to|risch *adj.* relating to palpation, palpatory

pal|pier|bar *adj.* s.u. palpabel

Pal|pie|ren *nt* palpation

pal|pie|ren *vt* palpate

Paltauf-Steinberg: Paltauf-Steinberg-Krankheit *f* Hodgkin's lymphoma [lɪm'fəʊmə], Hodgkin's disease, Hodgkin's granuloma, malignant lymphoma, Reed-Hodgkin disease, Sternberg's disease, Murchison-Sanderson syndrome, malignant granulomatosis, malignant lymphogranulomatosis, lymphoma, lymphadenoma, lymphogranuloma, lymphogranulomatosis, granulomatous lymphoma [grænjə'ləʊmətəs], retethelioma, reticuloendothelioma

Pan- *präf.* all, pan-, holo-

pan|ag|glu|ti|na|bel *adj.* panagglutinable

Pan|ag|glu|ti|na|ti|on *f* panagglutination

pan|ag|glu|ti|nier|bar *adj.* panagglutinable

Pan|ag|glu|ti|nin *nt* panagglutinin

Pancoast: Pancoast-Syndrom *nt* Pancoast's syndrome, Hare's syndrome, superior sulcus tumor syndrome

Pancoast-Tumor *m* Pancoast's tumor, superior sulcus tumor, superior pulmonary sulcus tumor, pulmonary sulcus tumor

Pan|im|mu|ni|tät *f* panimmunity

Pankreas- *präf.* pancreatic, pancreatic(o)-, pancreat(o)-

Pan|kre|as *nt, pl* **Pan|kre|a|ten** pancreas

Pan|kre|as|a|de|nom *nt* pancreatic adenoma [ædə'nəʊmə]

azinäres Pankreasadenom acinar cell pancreatic adenoma

duktales Pankreasadenom ductular cell pancreatic adenoma, ductular cell adenoma

Pan|kre|as|in|seln *pl* endocrine part of pancreas, islets of Langerhans, islands of Langerhans, islet tissue, pancreatic islands, pancreatic islets

Pan|kre|as|kar|zi|nom *nt* pancreatic carcinoma

azinöses Pankreaskarzinom acinar cell pancreatic carcinoma

duktales Pankreaskarzinom ductular cell pancreatic carcinoma, ductular pancreatic carcinoma

Pan|kre|as|kopf|kar|zi|nom *nt* carcinoma of head of pancreas

Pan|kre|as|lymph|kno|ten *pl* pancreatic lymph nodes

obere Pankreaslymphknoten superior pancreatic lymph nodes

untere Pankreaslymphknoten inferior pancreatic lymph nodes

Pan|kre|as|ri|bo|nuk|le|a|se *f* pancreatic ribonuclease, ribonuclease

Pankreatiko- *präf.* pancreatic, pancreatic(o)-, pancreat(o)-

pan|kre|a|ti|ko|du|o|de|nal *adj.* relating to both pancreas and duodenum, pancreaticoduodenal

Pan|kre|a|ti|ko|gra|fie *f* s.u. Pankreatikographie

Pan|kre|a|ti|ko|gramm *nt* pancreatogram

Pan|kre|a|ti|ko|gra|phie *f* pancreatography [,pæŋkrɪə'tægrəfɪ]

intraoperative Pankreatikographie intraoperative pancreatography, operative pancreatography

Pankreato- *präf.* pancreatic, pancreatic(o)-, pancreat(o)-
Pan|kre|a|to|gra|fie *f* s.u. Pankreatographie
Pan|kre|a|to|gramm *nt* pancreatogram
Pan|kre|a|to|gra|phie *f* pancreatography [ˌpæŋkrɪə-ˈtægrəfɪ]
endoskopische retrograde Pankreatographie endoscopic retrograde pancreatography
intraoperative Pankreatographie operative pancreatography, intraoperative pancreatography
Pan|kre|o|zy|min *nt* pancreozymin, cholecystokinin
pan|my|e|lo|id *adj.* panmyeloid
Pan|my|e|lo|pa|thie *f* panmyelopathy [pænˌmaɪə-ˈlɑpəθɪ], panmyelopathia
konstitutionelle infantile Panmyelopathie Fanconi's pancytopenia, Fanconi's syndrome, Fanconi's anemia, constitutional infantile panmyelopathy, pancytopenia-dysmelia syndrome, congenital hypoplastic anemia, congenital pancytopenia, congenital aplastic anemia [əˈniːmɪə]
Pan|my|e|loph|thi|se *f* panmyelophthisis, myelophthisis
Pan|my|e|lo|se *f* panmyelosis
Pan|ning *nt* panning
Pan|te|the|in *nt* pantetheine
Pan|the|nol *nt* panthenol, pantothenol, pantothenyl alcohol
Panto- *präf.* all, pant(o)-
Pan|to|the|nat *nt* pantothenate
Pan|to|the|nat|ki|na|se *f* pantothenate kinase
Pan|to|the|nol *nt* panthenol, pantothenol, pantothenyl alcohol
Pan|to|then|säu|re *f* pantothenic acid, pantothen, yeast filtrate factor, antiachromotrichia factor
Pan-T-Zell-Marker *m* pan T-cell marker
Pan|zer|krebs *m* carcinoma en cuirasse, cancer en cuirasse, corset cancer, jacket cancer
Pan|zy|to|pe|nie *f* pancytopenia, panhematopenia, hematocytopenia
Hypersplenie-bedingte Panzytopenie hypersplenic pancytopenia, primary splenic pancytopenia
PAP *abk.* s.u. pulmonale alveoläre *Proteinose*
Pap *abk.* s.u. Papanicolaou-Färbung
Pa|pa|in *nt* papain, papayotin, caricin
Papanicolaou: Papanicolaou-Abstrich *m* Papanicolaou's smear
Papanicolaou-Färbung *f* Papanicolaou's stain, Pap stain
Papanicolaou-Test *m* Papanicolaou's test, Pap test
Pa|pa|ve|rin *nt* papaverine
Pap-Färbung *f* s.u. Papanicolaou-Färbung
Pa|pier|chro|ma|to|gra|fie *f* s.u. Papierchromatographie
Pa|pier|chro|ma|to|gra|phie *f* paper chromatography, filter-paper chromatography [krəʊməˈtɑgrəfɪ]
pa|pil|lär *adj.* relating to *or* resembling papillae, papillary, papillar, papillate, papillated, papillose, papilliform
papillär-tubulär *adj.* papillotubular
Pa|pil|len|kar|zi|nom *nt* carcinoma of the papilla of Vater
Pa|pil|lom *nt* papilloma, papillary tumor, villoma, villous papilloma, villous tumor
fibroepitheliales Papillom fibroepithelial papilloma, fibropapilloma, skin tag
intraduktales Papillom (*Brustdrüse*) intraductal papilloma, duct papilloma
intrakanalikuläres Papillom (*Brustdrüse*) intracanalicular papilloma
Pa|pil|lo|ma|to|se *f* papillomatosis
Pa|pil|lo|ma|vi|rus *nt* papilloma virus, Papillomavirus
humanes Papillomavirus human papillomavirus
Pa|po|va|vi|ren *pl* Papovaviridae
Pappenheim: Pappenheim-Färbung *f* Pappenheim's stain
panoptische Färbung *f* **nach Pappenheim** Pappenheim's stain
Pap-Test *m* s.u. Papanicolaou-Test
pa|pu|lös *adj.* relating to papules, papular; papuloid
Pa|pu|lo|se *f* papulosis
lymphomatoide Papulose lymphomatoid papulosis
Pa|ra|a|mi|no|ben|zo|e|säu|re *f* *p*-aminobenzoic acid, para-aminobenzoic acid, sulfonamide antagonist, chromotrichial factor
Pa|ra|a|mi|no|hip|pur|säu|re *f* *p*-aminohippuric acid, para-aminohippuric acid
Pa|ra|a|mi|no|sa|li|zy|lat *nt* *p*-aminosalicylate
Pa|ra|a|mi|no|sa|li|zyl|säu|re *f* *p*-aminosalicylic acid, para-aminosalicylic acid
Pa|ra|a|my|lo|i|do|se *f* paramyloidosis, primary amyloidosis
Pa|ra|ce|ta|mol *nt* paracetamol, acetaminophen
Pa|raf|fin *nt* **1.** alkane, paraffin, paraffine **2.** s.u. Paraffinum
Pa|raf|fin|krebs *m* paraffin cancer
Pa|raf|fi|nom *nt* paraffin tumor, paraffinoma
Pa|raf|fi|num *nt* paraffin, paraffine
pa|ra|fol|li|ku|lär *adj.* parafollicular
Pa|ra|form *nt* s.u. Paraformaldehyd
Pa|ra|form|al|de|hyd *m* paraformaldehyde
Pa|ra|gang|li|om *nt* paraganglioma, chromaffin tumor
nichtchromaffines Paragangliom nonchromaffin paraganglioma, chemodectoma
Pa|ra|gra|nu|lom *nt* paragranuloma
Pa|ra|hä|mo|phi|lie (A) *f* Owren's disease, parahemophilia, hypoproaccelerinemia, factor V deficiency
Parahämophilie B hypoproconvertinemia, factor VII deficiency
Pa|ra|hor|mon *nt* parahormone
Pa|ra|hy|dr|o|xy|ben|zol *nt* hydroquinone, 1,4-benzenediol
Pa|ra|in|flu|en|za|vi|rus *nt* parainfluenza virus
Parainfluenzavirus Typ 1 parainfluenza 1 virus, hemadsorption type 2 virus, HA-2 virus, hemadsorption agent 2
Parainfluenzavirus Typ 2 parainfluenza 2 virus, croup-associated virus, CA virus, acute laryngotracheobronchitis virus
Parainfluenzavirus Typ 3 parainfluenza 3 virus, hemadsorption type 1 virus, HA-1 virus, hemadsorption agent 1
Parainfluenza-1-Virus *nt* s.u. *Parainfluenzavirus* Typ 1
Parainfluenza 2-Virus *nt* s.u. *Parainfluenzavirus* Typ 1
Parainfluenza-3-Virus *nt* s.u. *Parainfluenzavirus* Typ 1
Pa|ra|kok|zi|di|o|i|din *nt* paracoccidioidin
Parakokzidioidin-Hauttest *m* paracoccidioidin test, paracoccidioidin skin test
Parakokzidioidin-Test *m* paracoccidioidin test, paracoccidioidin skin test
Pa|ra|kok|zi|di|o|i|do|my|ko|se *f* paracoccidioidomycosis, paracoccidioidal granuloma, South American blastomycosis, Brazilian blastomycosis, Lutz-Splendore-Almeida disease, Almeida's disease
Par|al|bu|min *nt* paralbumin

Par|al|de|hyd *m* paraldehyde, paracetaldehyde
Par|al|ler|gie *f* parallergy
par|al|ler|gisch *adj.* relating to parallergy, parallergic
Pa|ra|me|ter *m* parameter [pə'ræmɪtər]
  wachstumsbeeinflussender Parameter growth parameter
Pa|ra|mu|zin *nt* paramucin
Pa|ra|my|e|lo|blast *m* paramyeloblast
Par|a|my|lo|i|do|se *f* paramyloidosis, primary amyloidosis, idiopathic amyloidosis
Pa|ra|my|xo|vi|ren *pl* Paramyxoviridae
pa|ra|ne|o|plas|tisch *adj.* paraneoplastic, paracarcinomatous
pa|ra|nuk|le|är *adj.* paranuclear
Pa|ra|nuk|le|o|lus *m* paranucleolus
Pa|ra|nuk|le|us *m* paranucleus, parasoma
Pa|ra|pro|te|in *nt* paraprotein
Pa|ra|pro|te|in|ä|mie *f* paraproteinemia
Pa|ra|sit *m* parasite
  einzellige Parasiten parasitic protozoa, protozoan parasites
  fakultativer Parasit facultative parasite
  intrazellulärer Parasit intracellular parasite
  multizellulärer Parasit multicellular parasite
  obligater Parasit obligatory parasite
  periodischer Parasit periodic parasite
  stationärer Parasit permanent parasite
  temporärer Parasit temporary parasite
Pa|ra|si|tä|mie *f* parasitemia
pa|ra|si|tär *adj.* parasitic, parasital, parasitary, parasitical
Pa|ra|si|ten|be|fall *m* parasitization, parasitism ['pærəsaɪtɪzm], (parasitic) infestation, parasitosis, parasitic infection
Pa|ra|si|ten|in|fek|ti|on *f* parasitism ['pærəsaɪtɪzm], parasitosis, parasitic disease
Pa|ra|si|ten|re|ser|voir *nt* reservoir, reservoir host, host reservoir
pa|ra|si|ten|spe|zi|fisch *adj.* parasite-specific
Pa|ra|si|ten|wirt *m* parasitifer
Pa|ra|si|tie *f* parasitism ['pærəsaɪtɪzm]
pa|ra|si|tisch *adj.* relating to *or* caused by a parasite, parasitic, parasital, parasitary, parasitical
Pa|ra|si|to|lo|gie *f* parasitology [,pærəsaɪ'tɑlədʒɪ]
  medizinische Parasitologie medical parasitology
Pa|rat|hor|mon *nt* parathyrin, parathormone, parathyroid hormone
Pa|ra|thy|re|o|i|dom *nt* parathyroid adenoma [ædə'nəʊmə], parathyroidoma
Pa|ra|thy|rin *nt* s.u. Parathormon
Pa|ra|top *nt* paratope
Pa|ra|typ *m* paratype
Pär|chen|e|gel *m* bilharzia worm, blood fluke, schistosome ['skɪstəsəʊm], Schistosoma, Bilharzia
Parenchym- *präf.* parenchymal, parenchymatous
Par|en|chym *nt* parenchymatous tissue [pærəŋ'kɪmətəs], parenchyma; pulp, pulpa
par|en|chy|ma|tös *adj.* relating to the parenchyma, parenchymal, parenchymatous [pærəŋ'kɪmətəs]
par|en|te|ral *adj.* parenteral
Partial- *präf.* partial
Par|ti|al|an|ti|gen *nt* partial antigen
Partikel- *präf.* particulate, particle
Par|ti|kel *nt* particle
  kontagiöses Partikel contagion, contagium

Par|ti|kel|strah|lung corpuscular radiation
Par|vo|vi|rus *nt* **1.** picodnavirus, Parvovirus **2. Parvoviren** *pl* picodnaviruses, Parvoviridae
PAS *abk.* s.u. Paraaminosalizylsäure
Pas|cal *nt* pascal
Pascal: Pascal-Gesetz *nt* Pascal's law
PAS-Färbung *f* periodic acid-Schiff stain, PAS stain
PAS-Reaktion *f* PAS-reaction, periodic acid-Schiff reaction
PAS-Schiff-Reaktion *f* PAS-reaction, periodic acid-Schiff reaction
Pas|teu|rel|la *f* Pasteurella
Pat. *abk.* s.u. Patient
Patch|graft *f/nt* patch graft
Patch-Test *m* patch test
Path. *abk.* s.u. **1.** Pathogenese **2.** Pathologie
Patho- *präf.* disease, path(o)-
Pa|tho|bi|o|lo|gie *f* pathobiology [,pæθəʊbaɪ'ɑlədʒɪ]
Pa|tho|gen *m* pathogen
  extrazelluläre Pathogene extracellular pathogens
  intrazelluläre Pathogene intracellular pathogens
pa|tho|gen *adj.* causing disease, pathogenic, peccant, pathogenetic, nosopoietic, nosogenic, morbigenous [mɔːr'bɪdʒənəs], morbific
Pa|tho|ge|ne|se *f* pathogenesis [pæθəʊ'dʒenəsɪs], pathogenesy, pathogeny, nosogeny, nosogenesis, etiopathology [,ɪtɪəʊpə'θɑlədʒɪ]
pa|tho|ge|ne|tisch *adj.* relating to pathogenesis, pathogenetic
Pa|tho|ge|ni|tät *f* pathogenicity
pa|tho|gno|mo|nisch *adj.* characteristic, indicative, pathognomonic, pathognostic
pa|tho|gnos|tisch *adj.* s.u. pathognomonisch
Pa|tho|lo|ge *m* pathologist
Pa|tho|lo|gie *f* pathology [pə'θɑlədʒɪ]
pa|tho|lo|gisch *adj.* pathological, pathologic, morbid, diseased; hypernormal
pathologisch-anatomisch *adj.* pathoanatomical, anatomicopathological
Pa|tho|mor|pho|lo|gie *f* pathomorphism
pa|tho|phy|si|o|lo|gisch *adj.* relating to pathophysiology, pathophysiologic, pathophysiological
Pa|tho|psy|cho|lo|gie *f* pathopsychology
Pa|ti|ent *m* patient
Patienten- *präf.* patient
pat|ri|li|ne|al *adj.* patrilineal
pat|ri|li|ne|ar *adj.* patrilineal
pat|ro|klin *adj.* patroclinous
Paul: Paul-Versuch *m* Paul's reaction
Paul-Bunnell: Paul-Bunnell-negative infektiöse Mononukleose *f* cytomegalovirus mononucleosis
  Paul-Bunnell-Reaktion *f* Paul-Bunnell reaction
  Paul-Bunnell-Test *m* Paul-Bunnell test, heterophil antibody test, heterophil agglutination test
  Paul-Bunnell-Test, modifiziert nach Davidsohn Davidsohn differential absorption test, Paul-Bunnell-Davidsohn test
  Paul-Bunnell-Test *m* **mit Pferdeerythrozyten** horse cell test, heterophil agglutination test, heterophil antibody test
Pb *abk.* s.u. Blei
PBE *abk.* s.u. plaque-bildende *Einheit*
PBG *abk.* s.u. Porphobilinogen
P-Bindungsstelle *f* peptidyl site, P site
PBI-Test *m* PBI test, protein-bound iodine test

P

P-Blutgruppe *f* P blood group, P blood group system
P-Blutgruppensystem *nt* s.u. P-Blutgruppe
PBP *abk.* s.u. penicillinbindendes *Protein*
PBR *abk.* s.u. Paul-Bunnell-Reaktion
PC *abk.* s.u. **1.** Papierchromatographie **2.** Penicillin **3.** Phosphatidylcholin **4.** Phosphocholin **5.** Phosphokreatin **6.** Plasmozyt **7.** Propicillin **8.** Pyruvatcarboxylase
P.c. *abk.* s.u. *Pneumocystis* carinii
PCA *abk.* s.u. passive cutane *Anaphylaxie*
PCB *abk.* s.u. polychloriertes *Biphenyl*
PCC *abk.* s.u. Phäochromozytom
PCG *abk.* s.u. *Penicillin* G
PCH *abk.* s.u. Phäochromozytom
PCh *abk.* s.u. Phosphatidylcholin
pCi *abk.* s.u. Picocurie
PCM *abk.* s.u. Paracetamol
PCN *abk.* s.u. Penicillin
Pco$_2$ *abk.* s.u. **1.** CO_2-Partialdruck **2.** Kohlendioxidpartialdruck
pCO$_2$ *abk.* s.u. **1.** CO_2-Partialdruck **2.** Kohlendioxidpartialdruck
PcP *abk.* s.u. primär chronische *Polyarthritis*
pcP *abk.* s.u. primär chronische *Polyarthritis*
PCV *abk.* s.u. *Penicillin* V
PCZ *abk.* s.u. Procarbazin
PD *abk.* s.u. peridural
PDA *abk.* s.u. Periduralanästhesie
PDE *abk.* s.u. Phosphodiesterase
PDH *abk.* s.u. Pyruvatdehydrogenase
PDS *abk.* s.u. Prednison
PE *abk.* s.u. **1.** potentielle *Energie* **2.** Probeexzision
PEC *abk.* s.u. pyrogenes *Exotoxin* C
Peit|schen|wurm *m* whipworm, Trichuris trichiura
Pek|tin *nt* pectin
Pek|to|ra|lis|lymph|kno|ten *m* interpectoral lymph node, interpectoral axillary lymph node, pectoral axillary lymph node, pectoral lymph node
Pel-Ebstein: Pel-Ebstein-Fieber *nt* Pel-Ebstein pyrexia, Pel-Ebstein symptom, Pel-Ebstein fever, Murchison-Pel-Ebstein fever
  Pel-Ebstein-Krankheit *f* Pel-Ebstein disease
Pelger-Huët: Pelger-Huët-Kernanomalie *f* Pelger's nuclear anomaly, Pelger-Huët anomaly, Pelger-Huët nuclear anomaly [ə'nɑməlɪ]
pel|vin *adj.* relating to the pelvis, pelvic
PEM *abk.* s.u. Protein-Energie-Mangelsyndrom
Pem|phi|go|id *nt* pemphigoid
  Pemphigoid der Säuglinge Ritter's disease, staphylococcal scalded skin syndrome
  bullöses Pemphigoid bullous pemphigoid, pemphigoid
pem|phi|go|id *adj.* pemphigoid
Pem|phi|gus *m* pemphigus
pem|phi|gus|ar|tig *adj.* pemphigoid
Pe|ni|cil|la|min *nt* penicillamine, β,β-dimethylcysteine
Pe|ni|cil|lin *nt* penicillin [penə'sɪlɪn]
  Penicillin AT s.u. *Penicillin* O
  Penicillin F penicillin *f*, penicillin I, 2-pentenylpenicillin
  Penicillin G penicillin G, benzylpenicillin, benzyl penicillin, penicillin II
  Penicillin K penicillin K, penicillin IV, heptylpenicillin
  Penicillin N penicillin N, cephalosporin N, adicillin
  Penicillin O allylmercaptomethylpenicillin, penicillin O
  Penicillin I s.u. *Penicillin* F
  Penicillin II s.u. *Penicillin* G
  Penicillin III s.u. *Penicillin* X
  Penicillin IV s.u. *Penicillin* K
  Penicillin V penicillin V, phenoxymethyl penicillin
  Penicillin X penicillin X, penicillin III, *p*-hydroxybenzylpenicillin
  β-Lactamase-festes Penicillin β-lactamase-resistant penicillin
  oralverabreichbares Penicillin oral penicillin
Pe|ni|cil|li|na|se *f* penicillinase, penicillin amide-β-lactamhydrolase
pe|ni|cil|li|na|se|fest *adj.* penicillinase-resistent
Penicillin-Beta-Lactamase *f* s.u. Penicillinase
pe|ni|cil|lin|fest *adj.* penicillin-fast
pe|ni|cil|lin|re|sis|tent *adj.* penicillin-resistant
Pe|ni|cil|lin|säu|re *f* penicillic acid
Pe|ni|cil|li|um *nt* Penicillium
Pe|ni|cil|lo|in|säu|re *f* penicilloic acid
Penicilloyl-Polylysin-Test *m* penicilloyl-polylysine test, PPL test
Pe|ni|cil|lus *m* penicillus
Pe|ni|zil|la|min *nt* s.u. Penicillamin
Pe|ni|zil|lin *nt* s.u. Penicillin
Pe|ni|zil|li|na|se *f* s.u. Penicillinase
Pen|ta|de *f* pentad
Pen|ta|en *nt* pentaene
Pen|ta|mer *nt* pentamer
Pen|tan *nt* pentane
Pen|ta|pep|tid *nt* pentapeptide
Pen|ta|sac|cha|rid *nt* pentasaccharide
pen|ta|va|lent *adj.* pentavalent, quinquevalent
Pent|dy|o|pent *nt* pentdyopent
Pen|ten *nt* pentene
2-Pen|te|nyl|pe|ni|cil|lin *nt* penicillin F [penə'sɪlɪn], penicillin I, 2-pentenylpenicillin
Pen|to|se *f* pentose
Pen|to|se|phos|phat *nt* pentose phosphate
Pen|to|se|phos|phat|zyk|lus *m* pentose phosphate pathway, phosphogluconate pathway, hexose monophosphate shunt, pentose shunt, Warburg-Lipmann-Dickens shunt, Dickens shunt
Pen|to|sid *nt* pentoside
PEP *abk.* s.u. **1.** Phosphoenolpyruvat **2.** Polyestradiolphosphat
Pep|tid *nt* peptide, peptid
  antigenes Peptid antigenic peptide
  Calcitoningen-verwandtes Peptid calcitonin gene related peptide
  exogenes Peptid exogenous peptide [ek'sɑdʒənəs]
  gastrointestinales Peptid gastrointestinal peptide
  kationisches Peptid cationic peptide
  vasoaktives intestinales Peptid vasoactive intestinal peptide, vasoactive intestinal polypeptide
Pep|tid|an|ti|bi|o|ti|kum *nt* peptide antibiotic
Pep|ti|da|se *f* peptidase, peptide hydrolase, polypeptidase
Pep|tid|hor|mon *nt* peptide hormone
Pep|tid|hyd|ro|la|se *f* s.u. Peptidase
Pep|tid|kar|tie|rungs|gel *nt* peptide mapping gel
Pep|tid|ket|te *f* peptide chain
Peptid-mapping-Gel *nt* peptide mapping gel
Pep|tid|me|di|a|tor *m* protein mediator

Pep|tid|mus|ter *nt* peptide map
Pep|ti|do|gly|kan *nt* mucopeptide, murein, peptidoglycan
Pep|tid|trans|mit|ter *m* peptide transmitter
Pep|ti|dyl|bin|dungs|stel|le *f* peptidyl site, P site
Pep|ti|dyl|stel|le *f* peptidyl site, P site
Pep|ti|dyl|trans|fe|ra|se *f* peptidyl transferase
Peptidyl-tRNA *f* peptidyl-tRNA
Peptidyl-tRNS *f* peptidyl-tRNA
pep|tisch *adj.* relating to pepsin *or* to digestion, peptic, pepsic
Pep|to|coc|cus *m* Peptococcus
Pep|ton *nt* peptone
Pep|to|strep|to|coc|cus *m* Peptostreptococcus
per|a|kut *adj.* (*Verlauf, Reaktion*) peracute, superacute, hyperacute, fulminant, fulminating
Per|fo|rin *nt* perforin
Per|fo|rin|mo|no|mer *nt* perforin monomer
per|fo|rin|ver|mit|telt *adj.* perforin-mediated
Peri- *präf.* around, about, peri-
pe|ri|a|nal *adj.* perianal, periproctic, circumanal
pe|ri|chond|ral *adj.* perichondral, perichondrial
Pe|ri|chond|rom *nt* perichondroma
pe|ri|du|ral *adj.* peridural, epidural
Pe|ri|du|ral|a|näs|the|sie *f* epidural block, epidural anesthesia, peridural anesthesia, epidural
Pe|ri|du|ra|le *f* s.u. Periduralanästhesie
pe|ri|he|pa|tisch *adj.* perihepatic, parahepatic
pe|ri|me|dul|lär *adj.* perimedullary
pe|ri|na|tal *adj.* perinatal
pe|ri|ne|al *adj.* relating to the perineum, perineal
pe|ri|nuk|le|är *adj.* perinuclear, circumnuclear
Per|io|dat *nt* periodate
Pe|ri|o|de *f* **1.** period, phase, stage; (*a. Physik*) cycle **2.** (*gynäkol.*) period, menstruation, menses, menstrual flow, flow, course
  medulläre Periode medullary phase
  megaloblastische Periode megaloblastic phase
  vulnerable Periode vulnerable period
periodic acid-Schiff-Färbung *f* periodic acid-Schiff stain, PAS stain
pe|ri|o|disch I *adj.* periodic, periodical, cyclic, cyclical, circular, intermittent, (*a. mathemat.*) recurrent II *adv* periodically, at regular intervals, in cycles
pe|ri|o|pe|ra|tiv *adj.* perioperative
pe|ri|o|ral *adj.* perioral, peristomal, peristomatous, circumoral
pe|ri|pher *adj.* peripheral, peripheric
pe|ri|phe|risch *adj.* s.u. peripher
Peritoneal- *präf.* peritoneal, peritone(o)-
pe|ri|to|ne|al *adj.* relating to the peritoneum, peritoneal
Pe|ri|to|ne|al|kar|zi|no|se *f* peritoneal carcinomatosis, peritoneal carcinosis
Pe|ri|to|ne|al|me|tas|ta|se *f* peritoneal metastasis [mə'tæstəsɪs]
Per|kus|si|on *f* percussion
  auskultatorische Perkussion auscultatory percussion
  direkte Perkussion direct percussion, immediate percussion
  indirekte Perkussion mediate percussion
  instrumentelle Perkussion instrumental percussion
  palpatorische Perkussion palpatory percussion, plessesthesia
  vergleichende Perkussion comparative percussion
Perkussions- *präf.* percussion
Per|kus|si|ons|ge|räusch *nt* percussion sound
Per|kus|si|ons|ham|mer *m* plexor, plessor, percussor
per|kus|siv *adj.* percussive
per|ku|tan *adj.* through the skin, percutaneous, transcutaneous, transdermal, transdermic, diadermic
Per|ku|tie|ren *nt* percussion
per|ku|tie|ren *vt* percuss
Per|le *f* (*Tropfen*) bead, drop; (*Schweiß*) bead
Per|man|ga|nat *nt* permanganate
per|me|a|bel *adj.* permeable, pervious (*für* to)
Per|me|a|bi|li|tät *f* permeability
Per|me|a|bi|li|täts|bar|rie|re *f* permeability barrier
Per|me|a|se *f* permease
per|mis|siv *adj.* permissive
Per|mu|ta|ti|on *f* permutation
Per|ni|ci|o|sa *f* s.u. Perniziosa
per|ni|zi|ös *adj.* pernicious; destructive
Per|ni|zi|o|sa *f* Addison's anemia, Addison-Biermer anemia, Addison-Biermer disease, addisonian anemia, Biermer's anemia, Biermer's disease, Biermer-Ehrlich anemia, cytogenic anemia, malignant anemia, pernicious anemia [ə'niːmɪə]
Peroxi- *präf.* peroxi-, peroxy-
Per|o|xi|a|ce|tat *nt* peracetate
Per|o|xid *nt* peroxide; superoxide, hyperoxide
Per|o|xi|da|se *f* indirect oxidase, peroxidase
per|o|xi|da|se|ab|hän|gig *adj.* peroxidase-dependent
Per|o|xi|da|se|fär|bung *f* peroxidase stain
  Peroxidasefärbung nach Goodpasture Goodpasture's stain, Goodpasture's peroxidase stain
  Peroxidasefärbung nach Graham Graham's stain, Graham's peroxidase stain
Per|o|xi|da|se|re|ak|ti|on *f* peroxidase reaction
Per|o|xi|da|se|test *m* peroxidase test
per|o|xi|da|se|un|ab|hän|gig *adj.* peroxidase-independent
per|o|xi|die|ren *vt, vi* peroxidize
Per|o|xi|es|sig|säu|re *f* peroxyacetic acid, peracetic acid
Per|o|xi|säu|re *f* peracid
Peroxy- *präf.* peroxi-, peroxy-
Per|o|xy|säu|re *f* peracid
Per|säu|re *f* peracid
Per|sul|fat *nt* persulfate
Per|sul|fid *nt* persulfide
Per|tus|sis *f* pertussis, whooping cough
Per|tus|sis|impf|stoff *m* pertussis vaccine, whooping-cough vaccine
Per|tus|sis|to|xin *nt* whooping cough toxin, histamine-sensitizing factor, late-appearing factor, lymphocytosis promoting factor, pertussis toxin
Per|tus|sis|vak|zi|ne *f* pertussis vaccine, whooping-cough vaccine
Per|tus|so|id *m* pertussoid
per|tus|so|id *adj.* pertussoid
Pes|sar|form *f* (*Erythrozyt*) pessary corpuscle, pessary cell
Pes|ti|zid *nt* pesticide
pes|ti|zid *adj.* pesticidal
PET *abk.* s.u. Positronemissionstomographie
pe|te|chi|al *adj.* relating to *or* characterized by petechiae, petechial
Pe|te|chie *f* petechial bleeding, petechial hemorrhage ['hem(ə)rɪdʒ], petechia [pɪ'tiːkɪə]
pe|te|chi|en|ar|tig *adj.* petechial

P

Petri: Petri-Platte *f* Petri plate
Petri-Schale *f* Petri dish, culture dish
PE-Zange *f* biopsy forceps ['baɪɑpsɪ], biopsy specimen forceps
PF *abk.* s.u. Plättchenfaktor
PF_1 *abk.* s.u. *Plättchenfaktor* 1
PF_2 *abk.* s.u. *Plättchenfaktor* 2
PF_3 *abk.* s.u. *Plättchenfaktor* 3
PF_4 *abk.* s.u. *Plättchenfaktor* 4
Pfei|fen|rau|cher|krebs *m* claypipe cancer, pipe-smoker's cancer
Pfeiffer: Pfeiffer-Bazillus *m* Pfeiffer's bacillus, influenza bacillus, Haemophilus influenzae
Pfeiffer-Blutagar *m/nt* Pfeiffer's blood agar
Pfeiffer-Drüsenfieber *nt* glandular fever, Pfeiffer's glandular fever, Pfeiffer's disease, Filatov's disease, kissing disease, mononucleosis, infectious mononucleosis
Pfeiffer-Drüsenfieber-Zellen *pl* Downey's cells
Pfeiffer-Influenzabazillus *m* s.u. Pfeiffer-Bazillus
Pfeiffer-Phänomen *nt* Pfeiffer's phenomenon [fɪ'nɑmə,nɑn]
Pfeiffer-Versuch *m* Pfeiffer's reaction
Pfer|de|en|ze|pha|li|tis, östliche *f* Eastern equine encephalitis [en,sefə'laɪtɪs], Eastern equine encephalomyelitis [en,sefələʊmaɪə'laɪtɪs]
venezuelanische Pferdeenzephalitis Venezuelan equine encephalitis [en,sefə'laɪtɪs], Venezuelan equine encephalomyelitis [en,sefələʊmaɪə'laɪtɪs]
westliche Pferdeenzephalitis Western equine encephalitis [en,sefə'laɪtɪs], Western equine encephalomyelitis [en,sefələʊmaɪə'laɪtɪs]
PFK *abk.* s.u. 6-Phosphofruktokinase
Pflan|zen|heil|mit|tel *nt* botanical
Pfle|ge *f* (*Krankenpflege*) nursing, care, nursing treatment
Pfle|ge|dienst *m* nursing service, hospital service
pfle|gen *vt* care for, attend to, look after, tend; (*Patient*) nurse; (*Kind*) nurse, dry-nurse
Pfle|ge|per|so|nal *nt* nursing personal, nursing staff
Pfort|ader *f* portal vein (of liver), portal
Pfort|ader|throm|bo|se *f* portal vein thrombosis, pylethrombosis
PG *abk.* s.u. **1.** Peptidoglykan **2.** Phlebographie **3.** Progesteron **4.** Prostaglandin **5.** Proteoglykan
pg *abk.* s.u. Picogramm
PGD_2 *abk.* s.u. *Prostaglandin* D_2
6-PGD *abk.* s.u. 6-Phosphogluconatdehydrogenase
PGE_1 *abk.* s.u. *Prostaglandin* E_1
PGE_2 *abk.* s.u. *Prostaglandin* E_2
PGH_2 *abk.* s.u. *Prostaglandin* H_2
PGI *abk.* s.u. Phosphoglucoseisomerase
PGI_2 *abk.* s.u. *Prostaglandin* I_2
PGK *abk.* s.u. Phosphoglyceratkinase
PGL *abk.* s.u. progressive generalisierte *Lymphadenopathie*
PGluM *abk.* s.u. **1.** Phosphoglucomutase **2.** Phosphoglukomutase
PGM *abk.* s.u. **1.** Phosphoglucomutase **2.** Phosphoglukomutase **3.** Phosphoglyceromutase
PGX *abk.* s.u. Prostazyklin
PH *abk.* s.u. passive *Hämagglutination*
Ph_1 *abk.* s.u. Philadelphia-Chromosom
PH_3 *abk.* s.u. Phosphorwasserstoff
PHA *abk.* s.u. **1.** passive *Hämagglutination* **2.** Phenylalanin **3.** Phytohämagglutinin
pH-Abhängigkeit *f* pH-dependence
Pha|ge *m* bacteriophage, bacterial virus, phage, lysogenic factor
defekter Phage defective bacteriophage, defective phage
reifer Phage mature phage
transduzierender Phage transducing phage
Phagen- *präf.* phage, phag(o)-
Pha|gen|hül|le *f* phage coat
Pha|gen|in|fek|ti|on *f* phage infection
Pha|gen|kon|ver|si|on *f* lysogenic conversion, conversion
Pha|gen|loch *nt* plaque
Pha|gen|re|sis|tenz *f* bacteriophage resistance
Phago- *präf.* s.u. Phagen-
Pha|go|cyt *m* phagocyte, carrier cell
Pha|go|cy|to|se *f* phagocytosis
Pha|go|ly|se *f* phagocytolysis [,fægəsaɪ'tɑləsɪs], phagolysis [,fæ'gɑləsɪs]
Pha|go|ly|so|som *nt* phagolysosome
Pha|go|ly|so|so|men|fu|si|on *f* phagolysosome fusion
pha|go|ly|tisch *adj.* relating to phagocytolysis, phagocytolytic, phagolytic
Pha|go|som *nt* phagosome, phagocytotic vesicle
pha|go|troph *adj.* holozoic
Pha|go|var *m* phagovar, phagotype; lysotype, phage type
Phagozyt- *präf.* phagocytic
Pha|go|zyt *m* phagocyte, carrier cell
mesangiale Phagozyten mesangial phagocytes
mononukleärer Phagozyt blood macrophage, monocyte, mononuclear phagocyte
pha|go|zy|tär *adj.* relating to phagocytes *or* phagocytosis, phagocytic
Pha|go|zy|ten|mi|gra|ti|on *f* phagocyte migration
Pha|go|zy|ten|sys|tem, mononukleäres *nt* mononuclear phagocytic system
Pha|go|zy|ten|wan|de|rung *f* phagocyte migration
pha|go|zy|tier|bar *adj.* phagocytable
pha|go|zy|tie|ren *vt* phagocytize, phagocytose, englobe
pha|go|zy|tisch *adj.* phagocytic, phagocytotic
Pha|go|zy|to|ly|se *f* phagocytolysis [,fægəsaɪ'tɑləsɪs], phagolysis [,fæ'gɑləsɪs]
pha|go|zy|to|ly|tisch *adj.* relating to phagocytolysis, phagocytolytic, phagolytic
Pha|go|zy|to|se *f* phagocytosis
Pha|go|zy|to|se|fak|tor *m* phagocytosis factor
pha|ko|an|ti|gen *adj.* phacoantigenic
Phäno- *präf.* phen(o)-
Phä|no|men *nt* phenomenon [fɪ'nɑmə,nɑn]
Phä|no|typ *m* phenotype
phä|no|ty|pisch *adj.* relating to phenotype, phenotypic, endocrinologic
phä|o|chrom *adj.* pheochrome; chromaffin, chromaffine, chromaphil
Phä|o|chro|mo|zyt *m* pheochromocyte, pheochrome cell
Phä|o|chro|mo|zy|tom *nt* pheochromocytoma, pheochromoblastoma, medullary paraganglioma, medullary chromaffinoma, medullosuprarenoma, chromaffin-cell tumor
Pharmako- *präf.* pharmaco-
Phar|ma|ko|di|ag|nos|tik *f* pharmacodiagnosis
Phar|ma|ko|dy|na|mik *f* pharmacodynamics *pl*; drug action
phar|ma|ko|dy|na|misch *adj.* relating to pharmacodynamics, pharmacodynamic
Phar|ma|ko|ki|ne|tik *f* pharmacokinetics *pl*

phar|ma|ko|ki|ne|tisch *adj.* relating to pharmacokinetics, pharmacokinetic
Phar|ma|ko|lo|gie *f* pharmacology [fɑːrmə'kɑlədʒɪ]
phar|ma|ko|lo|gisch *adj.* relating to pharmacology, pharmacological, pharmacologic
Phar|ma|kon *nt, pl* **Phar|ma|ka** pharmacon, drug
Phar|ma|ko|ra|di|o|gra|fie *f* s.u. Pharmakoradiographie
Phar|ma|ko|ra|di|o|gra|phie *f* pharmacoradiography [ˌfɑːrməkəˌreɪdɪ'ɑgrəfɪ], pharmacoroentgenography
Phar|ma|ko|the|ra|pie *f* pharmacotherapy
Phar|ma|zeu|tik *f* pharmaceutics *pl*; pharmacy
phar|ma|zeu|tisch *adj.* relating to pharmaceutics *or* pharmacy, pharmaceutic, pharmacal, pharmaceutical
pha|ryn|ge|al *adj.* relating to the pharynx, pharyngeal; faucial
Pharyngo- *präf.* pharyngeal, pharyng(o)-
Pha|rynx *m, pl* **Pha|ryn|gen** pharynx, throat
Pha|se *f* phase, stadium, stage, period; phase
  medulläre Phase medullary phase
  megaloblastische Phase megaloblastic phase
Pha|sen|kon|trast|bild *nt* phase-constrast microscopy, phase microscopy
Pha|sen|kon|trast|mik|ro|skop *nt* phase microscope, phase-contrast microscope
Pha|sen|kon|trast|mik|ro|sko|pie *f* phase-constrast microscopy, phase microscopy
Pha|sen|kon|trast|ver|fah|ren *nt* phase-constrast microscopy, phase microscopy
Phe *abk.* s.u. Phenylalanin
Phen|a|ce|tin *nt* phenacetin, acetophenetidin, acetphenetidin
Phen|an|thren *nt* phenanthrene
Phen|a|ze|tin *nt* phenacetin, acetophenetidin, acetphenetidin
Pheno- *präf.* phen(o)-
Phenol- *präf.* phenolic
Phe|nol *nt* **1.** phenol, phenylic acid, phenylic alcohol, phenic acid, oxybenzene, hydroxybenzene, carbolic acid **2.** phenol, aromatic alcohol
Phe|no|lo|xi|da|se *f* phenolase, phenol oxidase, monophenol monooxygenase
Phe|nolph|tha|le|in *nt* phenolphthalein
Phe|nol|rot *nt* s.u. Phenolsulfophthalein
Phe|nol|sul|fonph|tha|le|in *nt* s.u. Phenolsulfophthalein
Phe|nol|sul|foph|tha|le|in *nt* phenolsulfonephthalein, phenol red
Phen|o|xy|me|thyl|pe|ni|cil|lin *nt* penicillin V [penə'sɪlɪn], phenoxymethylpenicillin
Phen|o|xy|pro|pyl|pe|ni|cil|lin *nt* propicillin
Phenyl- *präf.* phenyl, phenylic
Phe|nyl|a|la|nin *nt* phenylalanine
Phe|nyl|a|la|ni|na|se *f* phenylalaninase, phenylalanine-4-hydroxylase, phenylalanine-4-monooxygenase
Phe|nyl|a|min *nt* aniline, amidobenzene, aminobenzene
Phe|nyl|brenz|trau|ben|säu|re *f* phenylpyruvic acid
Phe|nyl|es|sig|säu|re *f* phenylacetic acid
PhHA *abk.* s.u. Phytohämagglutinin
PHI *abk.* s.u. Phosphohexoseisomerase
Philadelphia-Chromosom *nt* Ph^1 chromosome, Philadelphia chromosome
Phleb- *präf.* vein, venous, phleb(o)-, ven(o)-, veni-
Phle|bi|tis *f* inflammation of a vein, phlebitis [flɪ'baɪtɪs]
phle|bi|tisch *adj.* relating to phlebitis, phlebitic
Phlebo- *präf.* vein, venous, ven(o)-, veni-, phleb(o)-
phle|bo|gen *adj.* phlebogenous [flə'bɑdʒənəs]
Phle|bo|graf *m* s.u. Phlebograph
Phle|bo|gra|fie *f* s.u. Phlebographie
Phle|bo|gramm *nt* phlebogram, venogram
Phle|bo|graph *m* phlebograph
Phle|bo|gra|phie *f* phlebography [flə'bɑgrəfɪ], venography [vɪ'nɑgrəfɪ]
Phle|bo|lith *m* vein stone, phlebolith, phlebolite, calcified thrombus ['θrɑmbəs]
Phle|bo|throm|bo|se *f* venous thrombosis, phlebothrombosis
phlo|gis|tisch *adj.* phlogistic, phlogotic, inflammatory
Phono- *präf.* phonal, phonic, phon(o)-
Phos|gen *nt* phosgene
Phos|phat *nt* phosphate; orthophosphate
  alkalisches Phosphat alkaline phosphate
  anorganisches Phosphat inorganic phosphate
  organisches Phosphat organic phosphate
  primäres Phosphat primary phosphate, monobasic phosphate
  saures Phosphat acid phosphate
  sekundäres Phosphat dibasic phosphate, secondary phosphate
  tertiäres Phosphat tribasic phosphate, tertiary phosphate ['tɜrʃɪˌeriː]
Phos|phat|a|cyl|trans|fe|ra|se *f* phosphate acyltransferase
Phos|pha|ta|se *f* phosphatase
  alkalische Phosphatase phosphomonoesterase, alkaline phosphatase
  saure Phosphatase phosphomonoesterase, acid phosphatase, acid phosphomonoesterase
Phos|phat|grup|pe *f* phosphate group
Phos|pha|tid *nt* phosphoglyceride, phospholipid, phospholipin, phosphatide, glycerol phosphatide
Phos|pha|tid|säu|re *f* phosphatidic acid
Phos|pha|ti|dyl|ä|tha|nol|a|min *nt* phosphatidylethanolamine, ethanolamine phosphoglyceride
Phos|pha|ti|dyl|cho|lin *nt* phosphatidylcholine, choline phosphoglyceride, lecithin, choline phosphatidyl
Phosphatidylcholin-Cholesterin-Acyltransferase *f* phosphatidylcholine-sterol acyltransferase, phosphatidylcholine-cholesterol acyltransferase
Phos|pha|ti|dyl|e|tha|nol|a|min *nt* s.u. Phosphatidyläthanolamin
Phos|pha|ti|dyl|gly|ce|rin *nt* phosphatidylglycerol
Phos|pha|ti|dyl|i|no|sin|di|phos|phat *nt* phosphatidylinosine diphosphate, phosphatidylinositol diphosphate
Phos|pha|ti|dyl|i|no|si|tol *nt* phosphatidylinositol
Phos|pha|ti|dyl|i|no|si|tol|gly|can *nt* phosphatidylinositol glycan
phos|pha|ti|dyl|i|no|si|tol|spe|zi|fisch *adj.* phosphatidylinositol-specific
Phos|pha|ti|dyl|se|rin *nt* phosphatidylserine
Phos|phat|puf|fer *m* phosphate buffer
Phos|phat|zu|cker *m* phosphosugar
Phos|phid *nt* phosphide
Phos|phin *nt* phosphine
Phos|phit *nt* phosphite
Phos|pho|a|mid *nt* phosphoamide
Phos|pho|a|mi|da|se *f* phosphoamidase
Phos|pho|a|mid|bin|dung *f* phosphoamide bond
Phos|pho|ä|tha|nol|a|min *nt* phosphoethanolamine
Phos|pho|cho|lin *nt* phosphocholine
Phos|pho|cho|lin|cy|ti|dyl|trans|fe|ra|se *f* phosphocholine cytidylyltransferase

P

Phos|pho|chol|lin|cy|ti|dy|ly|l|trans|fe|ra|se *f* phosphocholine cytidylyltransferase
Phos|pho|chol|lin|trans|fe|ra|se *f* phosphocholine transferase
Phos|pho|di|es|te|ra|se *f* phosphodiesterase
Phos|pho|di|es|ter|brü|cke *f* phosphodiester bridge
Phos|pho|di|hyd|ro|xy|a|ce|ton *nt* dihydroxyacetone phosphate
Phos|pho|e|nol|brenz|trau|ben|säu|re *f* phosphoenolpyruvic acid
Phos|pho|e|nol|py|ru|vat *nt* phosphoenolpyruvate
Phos|pho|e|nol|py|ru|vat|carb|o|xy|ki|na|se (GTP) *f* phosphoenolpyruvate carboxykinase (GTP), phosphopyruvate carboxykinase, phosphopyruvate carboxylase
Phos|pho|en|zym *nt* phosphoenzyme
6-Phos|pho|fruk|to|ki|na|se *f* 6-phosphofructokinase, phosphohexokinase
6-Phosphofrukto-2-kinase *f* 6-phosphofructo-2-kinase
Phos|pho|glo|bu|lin *nt* phosphoglobulin
Phos|pho|glu|co|ki|na|se *f* phosphoglucokinase, glucose-1-phosphate kinase
Phos|pho|glu|co|mu|ta|se *f* phosphoglucomutase
6-Phos|pho|glu|co|nat *nt* 6-phosphogluconate
6-Phos|pho|glu|co|nat|de|hyd|ro|ge|na|se *f* 6-phosphogluconate dehydrogenase [dɪ'haɪdrədʒəneɪz]
Phos|pho|glu|co|nat|weg *m* pentose phosphate pathway, phosphogluconate pathway, hexose monophosphate shunt, pentose shunt, Warburg-Lipmann-Dickens shunt, Dickens shunt
6-Phos|pho|glu|co|no|lac|ton *nt* 6-phosphogluconolactone
Phos|pho|glu|co|se|i|so|me|ra|se *f* phosphoglucose isomerase, glucose-6-phosphate isomerase, phosphohexoisomerase, hexosephosphate isomerase
Phos|pho|glu|ko|ki|na|se *f* glucose-1-phosphate kinase, phosphoglucokinase
Phos|pho|glu|ko|mu|ta|se *f* s.u. Phosphoglucomutase
Phos|pho|gly|ce|rat *nt* phosphoglycerate
Phos|pho|gly|ce|rat|de|hyd|ro|ge|na|se *f* phosphoglycerate dehydrogenase [dɪ'haɪdrədʒəneɪz]
Phos|pho|gly|ce|rat|ki|na|se *f* phosphoglycerate kinase
Phos|pho|gly|ce|rat|mu|ta|se *f* s.u. Phosphoglyceromutase
Phos|pho|gly|ce|rat|phos|pho|mu|ta|se *f* phosphoglycerate mutase, phosphoglyceromutase
Phos|pho|gly|ce|rid *nt* phosphoglyceride, phospholipid, phospholipin, phosphatide, glycerol phosphatide
Phos|pho|gly|ce|rin|säu|re *f* phosphoglyceric acid
Phos|pho|gly|ce|ro|mu|ta|se *f* phosphoglycerate mutase, phosphoglyceromutase
3-Phos|pho|gly|ce|ro|yl|phos|phat *nt* 3-phosphoglyceroyl phosphate, 1,3-diphosphoglycerate
Phos|pho|gly|ko|gen|syn|tha|se *f* phospho-glycogen synthase
Phos|pho|gly|ko|lat *nt* phosphoglycolate
Phos|pho|gly|kol|säu|re *f* phosphoglycolic acid
Phos|pho|gly|ko|pro|te|in *nt* phosphoglucoprotein
3-Phos|pho|gly|ze|rin|al|de|hyd *m* 3-phosphoglyceraldehyde, glyceraldehyde-3-phosphate
3-Phos|pho|gly|ze|rin|al|de|hyd|de|hyd|ro|ge|na|se *f* 3-phosphoglyceraldehyde dehydrogenase, glyceraldehyde-3-phosphate dehydrogenase, triosephosphate dehydrogenase [dɪ'haɪdrədʒəneɪz]
Phos|pho|gu|a|ni|din *nt* guanidine phosphate, phosphoguanidine
Phos|pho|he|xo|se|i|so|me|ra|se *f* phosphoglucose isomerase, phosphohexoisomerase, hexosephosphate isomerase, glucose-6-phosphate isomerase
3-Phos|pho|hyd|ro|xy|brenz|trau|ben|säu|re *f* 3-phosphohydroxypyruvic acid
Phos|pho|i|no|si|tol *nt* phosphoinositol, inositol triphosphate
Phos|pho|ke|to|la|se *f* phosphoketolase
Phos|pho|kre|a|tin *nt* phosphocreatine, phosphagen, creatine phosphate
Phos|pho|li|pa|se *f* phospholipase, lecithinase
Phospholipase A_1 phospholipase A_1, lecithinase A
Phospholipase A_2 phosphatidase, phosphatidolipase, phospholipase A_2, lecithinase A
Phospholipase B phospholipase B, lecithinase B, lysophospholipase
Phospholipase C phospholipase C, lecithinase C
Phospholipase D phospholipase D, lecithinase D, choline phosphatase
Phos|pho|li|pid *nt* glycerol phosphatide; phosphoglyceride, phospholipid, phospholipin, phosphatide
Phos|pho|li|po|pro|te|in *nt* phospholipoprotein
Phos|pho|mu|ta|se *f* phosphomutase
Phos|pho|pro|te|in *nt* phosphoprotein
Phos|pho|pro|te|in|phos|pha|ta|se *f* phosphoprotein phosphatase
Phos|pho|py|ru|vat|carb|o|xy|ki|na|se *f* phosphoenolpyruvate carboxykinase (GTP), phosphopyruvate carboxykinase, phosphopyruvate carboxylase
Phos|pho|py|ru|vat|carb|o|xy|la|se *f* phosphopyruvate carboxylase
Phos|phor *m* phosphorus
Phos|pho|res|zenz *f* phosphorescence
phos|pho|res|zie|rend *adj.* phosphorescent
Phos|pho|ri|bo|i|so|me|ra|se *f* phosphoriboisomerase, ribose(-5-)phosphate isomerase
Phos|pho|ri|bo|syl|a|min *nt* phosphoribosylamine
Phosphoribosyl-AMP-cyclohydrolase *f* phosphoribosyl-AMP-cyclohydrolase
Phos|pho|ri|bo|syl|py|ro|phos|phat *nt* phosphoribosylpyrophosphate
Phos|pho|ri|bo|syl|trans|fe|ra|se *f* phosphoribosyltransferase
Phos|phor|man|gel *m* phosphopenia, phosphorpenia
Phos|phor|ne|kro|se *f* phosphonecrosis
Phos|phor|säu|re *f* orthophosphoric acid, phosphoric acid
Phos|phor|was|ser|stoff *m* phosphine
Phos|pho|ry|la|se *f* phosphorylase, transphosphorylase
Phosphorylase a α-phosphorylase, phosphorylase a
Phosphorylase b β-phosphorylase, phosphorylase b
Phos|pho|ry|la|se|ki|na|se *f* glycogen phosphorylase kinase, phosphorylase (B) kinase
Phosphorylasekinase-kinase *f* phosphorylase kinase kinase
Phos|pho|ry|la|se|phos|pha|ta|se *f* phosphorylase phosphatase, phosphorylase rupturing enzyme, PR enzyme
Phosphorylase-Reaktion *f* phosphorylase reaction
phos|pho|ry|lie|ren *vt* phosphorylate
Phos|pho|ry|lie|rung *f* phosphorylation
Phos|pho|trans|fe|ra|se *f* phosphotransferase, transphosphorylase
Phos|pho|trans|fe|ra|se|sys|tem *nt* phosphotransferase system

Photo- *präf.* photic, phot(o)-; photographic
pho|to|ak|ti|nisch *adj.* photoactinic
pho|to|ak|tiv *adj.* photoactive
Pho|to|al|ler|gie *f* photoallergy
pho|to|al|ler|gisch *adj.* photoallergic
Pho|to|che|mo|the|ra|pie *f* photochemotherapy
Pho|to|kon|takt|al|ler|gie *f* photoallergic contact dermatitis, photocontact dermatitis [ˌdɜrmə'taɪtɪs]
Pho|ton *nt, pl* **Pho|tons, Pho|to|nen** photon, quantum, light quantum
pH-Skala *f* pH scale, Sörensen scale
Phthal|at *nt* phthalate
Phthal|säu|re *f* phthalic acid
pH-Wert *m* pH, pH value
pH-Wert-Abhängigkeit *f* pH-dependence
Phy|co|my|ce|tes *pl* s.u. Phykomyzeten
Phy|ko|my|ze|ten *pl* algal fungi, Phycomycetes, Phycomycetae
Phy|sik *f* physics *pl*
phy|si|ka|lisch *adj.* relating to the physical sciences *or* physics, physical
Physio- *präf.* physical, physio-
Phy|si|o|lo|gie *f* physiology [fɪzɪ'ɑlədʒɪ]
phy|si|o|lo|gisch *adj.* **1.** relating to physiology, physiologic, physiological **2.** not pathologic, physiologic, physiological, normal
physiologisch-anatomisch *adj.* relating to both physiology and anatomy, physiologicoanatomical, anatomicophysiological
phy|sisch *adj.* relating to the body, physical, bodily, body, corporeal, material, natural
Phyt- *präf.* plant, phyt(o)-
Phyt|ag|glu|ti|nin *nt* phytagglutinin
Phyto- *präf.* plant, phyt(o)-
Phy|to|häm|ag|glu|ti|nin *nt* phytohemagglutinin
Phy|to|me|na|di|on *nt* phytonadione, phytomenadione, phylloquinone, vitamin K_1
Phy|to|na|di|on *nt* phytonadione, phytomenadione, phylloquinone
Pi|co|cu|rie *nt* picocurie
Pi|co|gramm *nt* picogram
Pi|co|ka|tal *nt* picokatal
Pi|cor|na|vi|ren *pl* Picornaviridae
PIF *abk.* s.u. **1.** Prolactin-inhibiting-Faktor **2.** Prolaktin-inhibiting-Faktor
Pigment- *präf.* pigmentary, pigmental
Pig|ment *nt* pigment
 endogenes Pigment endogenous pigment [en'dɑdʒənəs]
 exogenes Pigment exogenous pigment [ek'sɑdʒənəs]
 hämoglobinogenes Pigment blood pigment, hematogenous pigment [hiːmə'tɑdʒənəs]
pig|men|tär *adj.* relating to a pigment, pigmentary, pigmental
Pig|ment|me|tas|ta|se *f* pigment metastasis [mə'tæstəsɪs]
Pig|ment|nä|vus *m* pigmented mole, pigmented nevus
Pig|men|to|ly|sin *nt* pigmentolysin
Pig|men|to|pha|ge *m* pigmentophage, chromophage
Pig|ment|sar|kom *nt*: **idiopathisches multiples Pigmentsarkom Kaposi** Kaposi's sarcoma [sɑːr'kəʊmə], idiopathic multiple pigmented hemorrhagic sarcoma, multiple idiopathic hemorrhagic sarcoma, angioreticuloendothelioma, endotheliosarcoma
Pig|ment|tu|mor *m* pigmented tumor

PIH *abk.* s.u. **1.** Prolactin-inhibiting-Hormon **2.** Prolaktin-inhibiting-Hormon
Pik|rat *nt* carbazotate, picrate
Pi|lo|mat|ri|co|ma *nt* s.u. Pilomatrikom
Pi|lo|mat|ri|kom *nt* calcifying epithelioma of Malherbe, Malherbe's disease, Malherbe's calcifying epithelioma, calcified epithelioma, pilomatrixoma, pilomatricoma, benign calcified epithelioma
Pi|lo|mat|ri|xom *nt* s.u. Pilomatrikom
Pilz- *präf.* mycotic, fungal, funguous, myc(o)-, mycet(o)-, myk(o)-, fungi-
Pilz *m* fungus; **Pilze** *pl* fungi, mycetes, mycota, Fungi, Mycophyta
 echte Pilze true fungi, proper fungi, Eumycetes, Eumycophyta
 niedere Pilze algal fungi, Phycomycetes, Phycomycetae
 unvollständige Pilze imperfect fungi, deuteromycetes, Deuteromycetes, Deuteromyces, Deuteromycetae, Deuteromycotina
Pilz|er|kran|kung *f* fungal infection, mycotic infection, mycosis [maɪ'kəʊsɪs], nosomycosis
Pinealo- *präf.* pineal
Pi|ne|a|lo|blas|tom *nt* pinealoblastoma, pineoblastoma
Pi|ne|a|lom *nt* pinealoma, pinealocytoma, pineocytoma
Pi|ne|a|lo|zyt *m* pinealocyte, chief cell, chief cell of pineal, epithelioid cell, pineal cell
Pi|ne|a|lo|zy|tom *nt* pinealoma, pinealocytoma, pineocytoma
Pi|ne|al|zel|le *f* s.u. Pinealozyt
Pinkus: fibroepithelialer Tumor Pinkus *m* s.u. Pinkus-Tumor
 Fibroepithelioma Pinkus *nt* s.u. Pinkus-Tumor
 Pinkus-Tumor *m* Pinkus tumor, premalignant fibroepithelioma, premalignant fibroepithelial tumor
Pin|sel|schim|mel *m* Penicillium
PIP_2 *abk.* s.u. Phosphatidylinosindiphosphat
Pi|pe|co|lin|säu|re *f* pipecolic acid, pipecolinic acid, homoproline
Pi|pe|ra|cil|lin *nt* piperacillin
Pi|pet|te *f* pipette, pipet
pi|pet|tie|ren *vt* pipette, pipet
Pirquet: Pirquet-Reaktion *f* s.u. Pirquet-Tuberkulinprobe
 Pirquet-Test *m* s.u. Pirquet-Tuberkulinprobe
 Pirquet-Tuberkulinprobe *f* Pirquet's test, Pirquet's reaction, Pirquet's cutireaction, von Pirquet's reaction, von Pirquet's test, dermotuberculin reaction
Pittsburgh pneumonia agent *nt* Legionella micdadei, Legionella pittsburgensis, Pittsburgh pneumonia agent
pi|tu|i|tär *adj.* relating to the pituitary body, pituitary, hypophysial, hypophyseal
Pi|tu|i|zy|tom *nt* pituicytoma
Piv|am|pi|cil|lin *nt* pivampicillin
PK *abk.* s.u. Pyruvatkinase
pK *abk.* s.u. Dissoziationskonstante
PK-Antikörper *pl* P-K antibodies, Prausnitz-Küstner antibodies, atopic reagin
pkat *abk.* s.u. Picokatal
PKR *abk.* s.u. **1.** Phosphokreatin **2.** Prausnitz-Küstner-Reaktion
pK-Wert *m* pK, pK value
PL *abk.* s.u. Probelaparotomie
Pla|ce|bo *nt* placebo, dummy

Pla|ce|bo|ef|fekt *m* placebo effect
Pla|cen|to|ma *nt* placentoma, deciduoma
PLAP *abk.* s.u. Pyridoxalphosphat
Plaque *f* **1.** (*pathol.*) plaque **2.** (*immunol.*) plaque, bacteriophage plaque
Plaque|tech|nik *f* Jerne plaque assay, Jerne technique, plaque assay, plaque test, hemolytic plaque assay
Plaque|test *m* s.u. Plaquetechnik
Plasma- *präf.* plasmatic, plasmic, plasm(o)-, plasma-
Plas|ma *nt, pl* **Plas|mas, Plas|men 1.** plasma, plasm; protoplasm **2.** blood plasma, plasma **3.** (*Physik*) plasma, plasm
antihämophiles Plasma antihemophilic human plasma
Plas|ma|al|bu|min *nt* plasma albumin
Plas|ma|aus|tausch *m* plasma exchange
Plas|ma|bi|kar|bo|nat *nt* plasma bicarbonate, blood bicarbonate
Plas|ma|e|lek|tro|lyt *m* plasma electrolyte
Plas|ma|en|zym|sys|tem *nt* plasma enzyme system
Plas|ma|er|satz *m* plasma substitute, blood substitute
Plas|ma|ex|pan|der *m* plasma expander, plasma volume expander; blood substitute, plasma substitute
Plas|ma|fak|tor *m* plasmagene, cytogene
Plas|ma|ge|lie|rung *f* plasma gelation
Plas|ma|glo|bu|li|ne *pl* plasma globulines
Plas|ma|lemm *nt* cell membrane, plasma membrane, cytoplasmic membrane, plasmalemma, plasmolemma, cytomembrane, ectoplast
Plas|ma|li|po|pro|tei|ne *pl* plasma lipoproteins
Plas|ma|os|mo|la|li|tät *f* plasma osmolality
Plas|ma|phe|re|se *f* plasmapheresis
Plas|ma|pro|te|in *nt* plasma protein
Plas|ma|re|nin|ak|ti|vi|tät *f* plasma renin activity
Plasma-Skimming *nt* plasma skimming
Plas|ma|the|ra|pie *f* plasmatherapy
Plas|ma|throm|bin|zeit *f* thrombin time, thrombin clotting time
Plas|ma|throm|bo|plas|tin|an|te|ce|dent *m* plasma thromboplastin antecedent, factor XI, antihemophilic factor C, PTA factor
plas|ma|tisch *adj.* relating to plasma, plasmatic, plasmic
Plasmatozyten-Depletionsfaktor *m* plasmatocyte depletion factor
Plas|ma|vo|lu|men *nt* plasma volume
Plas|ma|zel|le *f* plasma cell, plasmocyte, plasmacyte
Plas|ma|zel|len|leu|kä|mie *f* plasma cell leukemia, plasmacytic leukemia [luː'kiːmɪə]
Plas|ma|zell|gra|nu|lom *nt* plasma cell granuloma
Plas|ma|zell|tu|mor *m* plasma cell tumor, plasmacytoma, plasmocytoma, plasmoma
plas|ma|zel|lu|lär *adj.* relating to a plasma cell, plasmacellular, plasmacytic
Plas|ma|zell|ver|meh|rung *f* plasmacytosis, plasmocytosis
Plas|ma|zell|vor|läu|fer *m* plasma cell precursor
Plas|ma|zell|vor|läu|fer|zel|le *f* plasma cell precursor
Plas|mid *nt* plasmid; extrachromosomal element
Plas|min *nt* plasmin, fibrinolysin, fibrinase
Plas|min|ak|ti|va|tor *m* plasminogen activator
α_2-Plas|min|in|hi|bi|tor *m* α_2-plasmin inhibitor
Plas|mi|no|gen *nt* plasminogen, proplasmin, profibrinolysin
Plas|mi|no|gen|pro|ak|ti|va|tor *m* plasminogen proactivator
Plas|min|sys|tem *nt* fibrinolytic system, plasmin system
Plas|mo|di|um *nt, pl* **Plas|mo|di|en** plasmodium, malaria parasite, malarial parasite, Plasmodium
Plasmodium falciparum malignant tertian parasite, Plasmodium falciparum
Plasmodium malariae quartan parasite, Plasmodium malariae
Plasmodium ovale ovale parasite, Plasmodium ovale
Plasmodium vivax vivax parasite, Plasmodium vivax
Plas|mo|zyt *m* plasmocyte, plasmacyte, plasma cell
plas|mo|zy|tisch *adj.* relating to a plasma cell, plasmacellular, plasmacytic
plas|mo|zy|to|id *adj.* plasmacytoid
Plas|mo|zy|tom *nt* Kahler's disease, plasma cell tumor, plasmacytoma, multiple myeloma, plasma cell myeloma, plasmacytic immunocytoma, plasmocytoma, plasmoma, multiple plasmacytoma of bone, myelomatosis, myelosarcomatosis
Plasmozytom des Hodens orchiomyeloma
lokalisiertes Plasmozytom localized myeloma, solitary myeloma
solitäres Plasmozytom localized myeloma, solitary myeloma
Plas|mo|zy|tom|neph|ro|se *f* plasmocyte nephrosis
Plas|mo|zy|to|se *f* plasmacytosis
Pla|thel|minth *m* **1.** flat worm, platyhelminth **2.** **Plathelminthes** *pl* flatworms, Platyhelminthes
Pla|tin *nt* platinum
Plättchen- *präf.* platelet, thromb(o)-
Plätt|chen *nt* **1.** (*hämatol.*) platelet, blood platelet, blood disk, thrombocyte, thromboplastid, Zimmermann's granule, Deetjen's body, elementary body, Zimmermann's elementary particle, Bizzozero's cell, Bizzozero's corpuscle **2.** (*histolog.*) platelet, lamella, lamina
Plätt|chen|ad|hä|si|on *f* platelet adhesion
Plätt|chen|ag|glu|ti|na|ti|on *f* platelet agglutination
Plätt|chen|ag|glu|ti|nin *nt* platelet agglutinin, thromboagglutinin
Plätt|chen|ag|gre|gat *nt* platelet aggregate
Plätt|chen|ag|gre|ga|ti|on *f* platelet aggregation
Plätt|chen|ag|gre|ga|ti|ons|hem|mer *m* platelet inhibitor
Plätt|chen|ag|gre|ga|ti|ons|test *m* platelet aggregation test
Plätt|chen|an|ti|kör|per *m* antiplatelet antibody
plätt|chen|ar|tig *adj.* lamellate, lamellar, lamellated, lamellose
Plätt|chen|auf|lö|sung *f* thrombocytolysis [ˌθrɑmbəʊsaɪ'tɑləsɪs]
Plätt|chen|au|to|ag|glu|ti|nin *nt* autothromboagglutinin, platelet autoagglutinin
Plätt|chen|fak|tor *m* platelet factor
Plättchenfaktor 1 platelet factor 1
Plättchenfaktor 2 platelet factor 2
Plättchenfaktor 3 platelet factor 3
Plättchenfaktor 4 platelet factor 4, antiheparin
Plätt|chen|man|gel *m* thrombocytopenia, thrombopenia, thrombopeny
Plätt|chen|sturz *m* platelet drop
Plätt|chen|throm|bus *m* blood platelet thrombus, plate thrombus, platelet thrombus ['θrɑmbəs]
Plätt|chen|wachs|tums|fak|tor *m* platelet-derived growth factor

Plat|te *f* plate; disk
Plat|ten|dif|fu|si|ons|test *m* disk diffusion test
Plattenepithel- *präf.* squamocellular
Plat|ten|e|pi|thel *nt* squamous epithelium
Plattenepithel der Trommelfellaußenseite cutaneous layer of tympanic membrane, cuticular layer of tympanic membrane
Plattenepithel der Trommelfellinnenseite mucous layer of tympanic membrane
einschichtiges Plattenepithel simple squamous epithelium, pavement epithelium
mehrschichtiges Plattenepithel stratified squamous epithelium
unverhorntes Plattenepithel nonkeratinized squamous epithelium
verhorntes Plattenepithel keratinized squamous epithelium
Plat|ten|e|pi|thel|dys|pla|sie, zervikale *f* dysplasia of cervix, cervical dysplasia, cervical intraepithelial neoplasia
Plat|ten|e|pi|thel|kar|zi|nom *nt* squamous cell carcinoma, squamous carcinoma, squamous epithelial carcinoma, epidermoid carcinoma, prickle cell carcinoma, epidermoid cancer
Plat|ten|e|pi|thel|me|ta|pla|sie *f* squamatization, squamous metaplasia
Plat|ten|e|pi|thel|pa|pil|lom *nt* squamous cell papilloma
Plat|ten|e|pi|thel|zel|le *f* squamous cell, pavement cell
Plat|ten|kul|tur *f* plate culture
Plat|ten|tren|nung *f* panning
Platt|wurm *m* **1.** flatworm, platyhelminth **2. Plattwürmer** *pl* flatworms, Platyhelminthes
Pla|ze|bo *nt* placebo, dummy
Pla|ze|bo|ef|fekt *m* placebo effect
Pla|zen|ta|lak|to|gen, humanes *nt* placental growth hormone, placenta protein, galactagogin, choriomammotropin, purified placental protein, human placental lactogen, chorionic somatomammotropin, somatomammotropine
PLD *abk.* s.u. *Phospholipase* D
Ple|o|zy|to|se *f* pleocytosis
Pleura- *präf.* pleural, pleur(o)-
Pleu|ra|fib|rom *nt* pleural fibroma
Pleu|ra|hy|a|li|no|se *f* pleural hyalinose
Pleu|ra|kar|zi|no|ma|to|se *f* pleural carcinomatosis, pleural carcinosis
Pleu|ra|kar|zi|no|se *f* pleural carcinomatosis, pleural carcinosis
Pleu|ra|me|so|the|li|om *nt* pleural mesothelioma
Pleu|ra|tu|mor *m* pleural tumor
Pleuro- *präf.* pleural, pleur(o)-
Plexus- *präf.* plexus, plexal
Ple|xus *m, pl* **Ple|xus** plexus; network, net
PLP *abk.* s.u. Pyridoxalphosphat
PLP-A_2 *abk.* s.u. *Phospholipase* A_2
PLT *abk.* s.u. Primed-lymphocyte-Typing
PLT-Gruppe *f* PLT group, Chlamydia, chlamydia, Chlamydozoon, Miyagawanella, Bedsonia
Pluri- *präf.* pluri-, multi-, poly-
plu|ri|glan|du|lär *adj.* relating to several glands, pluriglandular, polyglandular, multiglandular, multivacuolar
plu|ri|va|ku|lär *adj.* plurivacuolar
Plus|pol *m* positive pole
Plus-Strang-RNA *f* positive-sense RNA
Plus-Strang-RNA-Viren *pl* positive-sense RNA viruses
Plus-Strang-RNS *f* positive-sense RNA
PM *abk.* s.u. **1.** Panmyelopathie **2.** Poliomyelitis
PMC *abk.* s.u. Promyelozyt
PMMA *abk.* s.u. Polymethylmethacrylat
PNC *abk.* s.u. Penicillin
pneu|ma|tisch *adj.* **1.** relating to air, pneumatic, air **2.** relating to respiration, pneumatic, respiratory
Pneumato- *präf.* air, gas, pneum(o)-, pneuma-, pneumato-, pneumono-
Pneumo- *präf.* air, gas, pneum(o)-, pneuma-, pneumato-, pneumono-
Pneu|mo|coc|cus *m* pneumococcus, pneumonococcus, Diplococcus pneumoniae, Diplococcus lanceolatus, Streptococcus pneumoniae
Pneu|mo|cys|tis *f* Pneumocystis
Pneumocystis carinii Pneumocystis carinii
Pneumocystis-Pneumonie *f* interstitial plasma cell pneumonia [n(j)uːˈməʊnɪə], pneumocystis carinii pneumonitis [n(j)uːməˈnaɪtɪs], pneumocystosis, plasma cell pneumonia, Pneumocystis pneumonia, white lung
Pneu|mo|cys|to|se *f* s.u. Pneumocystis-Pneumonie
Pneumokokken- *präf.* pneumococcal, pneumococcic
Pneu|mo|kok|ken|po|ly|sac|cha|rid *nt* pneumococcal polysaccharide
Pneu|mo|kok|ken|sep|sis *f* pneumococcemia
Pneu|mo|kok|ken|vak|zi|ne *f* pneumococcal vaccine
Pneu|mo|kok|kus *m, pl* **Pneu|mo|kok|ken** pneumococcus, pneumonococcus, Diplococcus pneumoniae, Diplococcus lanceolatus, Streptococcus pneumoniae
Pneu|mo|ra|di|o|gra|fie *f* s.u. Pneumoradiographie
Pneu|mo|ra|di|o|gra|phie *f* pneumoradiography [ˌn(j)uːməˌreɪdɪˈɑgrəfɪ], pneumoroentgenography, pneumography [n(j)uːˈmɑgrəfɪ], pneumonography
PNG *abk.* s.u. polymorphkerniger neutrophiler *Granulozyt*
PNH *abk.* s.u. paroxysmale nächtliche *Hämoglobinurie*
PNH-Erythrozyten *pl* PNH cells
PO_2 *abk.* s.u. **1.** O_2-Partialdruck **2.** Sauerstoffpartialdruck
pO_2 *abk.* s.u. **1.** O_2-Partialdruck **2.** Sauerstoffpartialdruck
POA *abk.* s.u. pankreatisches onkofetales *Antigen*
Po|cke *f* **1.** pock **2. Pocken** *pl* smallpox, variola
Po|cken|vi|rus *nt* **1.** poxvirus, smallpox virus, variola virus **2. Pockenviren** *pl* pox viruses, Poxviridae
POD *abk.* s.u. Peroxidase
pOH *m* pOH
pOH-Wert *m* pOH, pOH value
Poikil(o)- *präf.* poikil(o)-, pecil(o)-
Po|i|ki|lo|blast *m* poikiloblast
Po|i|ki|lo|throm|bo|zyt *m* poikilothrombocyte
Po|i|ki|lo|zyt *m* poikilocyte
Po|i|ki|lo|zyt|hä|mie *f* s.u. Poikilozytose
Po|i|ki|lo|zy|to|se *f* poikilocytosis, poikilocythemia
Poise *nt* poise
Pol *m* pole
negativer Pol negative pole, cathode
positiver Pol positive pole, anode
pol *abk.* s.u. Polymerase
po|lar *adj.* relating to a pole, having poles, polar
nicht polar nonpolar
Po|la|ri|sa|ti|ons|mik|ro|skop *nt* polarizing microscope

P

Po|la|ro|gra|fie *f* s.u. Polarographie
po|la|ro|gra|fisch *adj.* s.u. polarographisch
Po|la|ro|gramm *nt* polarogram
Po|la|ro|gra|phie *f* polarography [,pəʊlə'rɑgrəfɪ]
po|la|ro|gra|phisch *adj.* relating to polarography, polarographic
Po|li|kli|nik *f* clinic, policlinic, dispensary, polyclinic, city hospital, city infirmary, city clinic; outpatient clinic, out-patients department
Po|lio *f* s.u. Poliomyelitis
Po|li|o|impf|stoff *m* s.u. Poliovakzine
Po|li|o|my|e|li|tis *f* inflammation of the gray matter of the spinal cord, poliomyelitis, polio
Poliomyelitis anterior acuta Heine-Medin disease, acute atrophic paralysis, anterior spinal paralysis, atrophic spinal paralysis, acute anterior poliomyelitis [pəʊlɪəʊ,maɪə'laɪtɪs], infantile paralysis, spodiomyelitis, myogenic paralysis [pə'ræləsɪs]
Poliomyelitis epidemica anterior acuta s.u. *Poliomyelitis* anterior acuta
Po|li|o|my|e|li|tis|impf|stoff *m* s.u. Poliovakzine
Po|li|o|my|e|li|tis|vak|zi|ne *f* s.u. Poliovakzine
Poliomyelitis-Virus *nt* poliovirus, poliomyelitis virus
Po|li|o|vak|zi|ne *f* poliomyelitis vaccine, poliovirus vaccine
trivalente orale Poliovakzine trivalent oral poliovirus vaccine
Po|li|o|vi|rus *nt* poliovirus, poliomyelitis virus
Poliovirus Typ I Brunhilde virus
Poliovirus Typ II Lansing virus
Poliovirus Typ III Leon virus
Pollen- *präf.* pollen; pollenogenic
Pol|len *m* pollen
Pol|len|al|ler|gen *nt* pollen allergen, pollen antigen
Pol|len|al|ler|gie *f* pollinosis, pollenosis
Pol|len|an|ti|gen *nt* s.u. Pollenallergen
Pol|li|no|se *f* s.u. Pollenallergie
Pol|li|no|sis *f* s.u. Pollenallergie
Poly- *präf.* poly-, pleo-, pleio-, pluri-, multi-
polyA *abk.* s.u. Polyadenylat
Po|ly|a|cryl|a|mid *nt* polyacrylamide
Po|ly|a|de|nom *nt* polyadenoma
Po|ly|a|de|no|ma|to|se *f* polyadenomatosis
Po|ly|a|de|no|se *f* polyadenosis
Po|ly|a|de|ny|lat *nt* polyadenylate
Po|ly|a|mid *nt* polyamide
Po|ly|a|min *nt* polyamine
Po|ly|a|mi|no|säu|re *f* polyamino acid
Po|ly|an|i|on *nt* polyanion
Po|ly|ar|thri|tis *f* inflammation of several joints, polyarthritis [,pɑlɪɑːr'θraɪtɪs]; amarthritis, holarthritis
Polyarthritis rheumatica acuta rheumatic fever, acute rheumatic polyarthritis [,pɑlɪɑːr'θraɪtɪs], acute articular rheumatism, acute rheumatic arthritis [ɑːr'θraɪtɪs], rheumapyra, rheumatopyra, inflammatory rheumatism ['ruːmətɪzəm]
juvenile Form der chronischen Polyarthritis Still's disease, Chauffard's syndrome, Chauffard-Still syndrome, Still-Chauffard syndrome
primär chronische Polyarthritis rheumatoid arthritis, chronic articular rheumatism, atrophic arthritis, Beauvais' disease, chronic inflammatory arthritis, proliferative arthritis, osseous rheumatism, rheumarthritis, rheumatic gout
progrediente Polyarthritis s.u. primär chronische *Polyarthritis*
po|ly|ar|thri|tisch *adj.* holarthritic
Po|ly|ä|thy|len *nt* polyethylene, polythene
po|ly|chrom *adj.* polychromic, polychromatic
Po|ly|chro|ma|sie *f* **1.** (*hämatol.*) polychromasia **2.** (*histolog.*) polychromasia, polychromatia, polychromatocytosis, polychromatophilia, polychromatosis, polychromophilia
Po|ly|cyt|hae|mia *f* polycythemia, erythrocythemia
Polycythaemia (rubra) hypertonica Gaisböck's syndrome, Gaisböck's disease, benign polycythemia
Polycythaemia (rubra) vera Osler-Vaquez disease, Osler's disease, Vaquez's disease, Vaquez-Osler disease, erythremia, erythrocythemia, myelopathic polycythemia, primary polycythemia, leukemic erythrocytosis, splenomegalic polycythemia
Po|ly|des|o|xy|ri|bo|nuk|le|o|tid *nt* polydeoxyribonucleotide
Po|ly|des|o|xy|ri|bo|nuk|le|o|tid|syn|tha|se (ATP) *f* polydeoxyribonucleotide synthase (ATP), polydeoxyribonucleotide ligase, polynucleotide ligase, DNA ligase
Po|ly|en *nt* polyene
po|ly|en|do|krin *adj.* polyendocrine
Po|ly|en|do|kri|no|pa|thie *f* polyendocrinopathy
Po|ly|en|fett|säu|re *f* polyenoic fatty acid, polyunsaturated fatty acid
Po|ly|en|säu|re *f* polyenoic fatty acid, polyunsaturated fatty acid
Po|ly|es|ter *m* polyester
Po|ly|es|tra|di|ol|phos|phat *nt* polyestradiol phosphate
po|ly|funk|ti|o|nal *adj.* polyfunctional
po|ly|glan|du|lär *adj.* polyadenous, polyglandular, pluriglandular
Po|ly|glo|bu|lie *f* hyperglobulia, hyperglobulism
relative Polyglobulie pseudopolycythemia [,suːdəpɑlɪsaɪ'θiːmɪə]
Po|ly|ka|ry|o|zyt *m* polykaryocyte, pleokaryocyte, pleocaryocyte
po|ly|klo|nal *adj.* polyclonal
Po|ly|mer *nt* polymer, polymerid
po|ly|mer *adj.* polymeric
Po|ly|me|ra|se *f* polymerase
Po|ly|me|ra|se|ket|ten|re|ak|ti|on *f* polymerase chain reaction
Po|ly|me|ri|sa|ti|on *f* polymerization
enzymatische Polymerisation enzymic polymerization
Po|ly|me|thyl|meth|a|cry|lat *nt* polymethyl methacrylate
Po|ly|my|xin *nt* polymyxin
po|ly|nuk|le|är *adj.* multinuclear, multinucleate, plurinuclear, polynuclear, polynucleate, polynucleated
Po|ly|nuk|le|o|tid *nt* polynucleotide
Po|ly|nuk|le|o|tid|a|de|nyl|trans|fe|ra|se *f* polynucleotide adenylyltransferase, polyadenylate nucleotidyltransferase
Po|ly|nuk|le|o|tid|ket|te *f* polynucleotide chain
Po|ly|nuk|le|o|tid|li|ga|se *f* DNA ligase, polydeoxyribonucleotide synthase (ATP), polydeoxyribonucleotide ligase, polynucleotide ligase
Po|ly|nuk|le|o|tid|phos|pha|ta|se *f* polynucleotide phosphatase, polynucleotidase
Po|ly|nuk|le|o|tid|phos|pho|ry|la|se *f* polyribonucleotide nucleotidyltransferase, polynucleotide phosphorylase

Po|ly|o|ma|vi|rus *nt* polyomavirus, miopapovavirus, Polyoma virus
Po|lyp *m* polyp, polypus
adenomatöser Polyp adenomatous polyp [ædə'namətəs], cellular polyp, polypoid adenoma [ædə'nəʊmə]
angimatöser Polyp bleeding polyp, vascular polyp
breitbasiger Polyp sessile polyp
entzündlicher Polyp inflammatory polyp; pseudopolyp [ˌsuːdə'palɪp]
fibröser Polyp fibropolypus, fibrous polyp
gestielter Polyp pedunculated polyp
hyperplastischer Polyp hyperplastic polyp
muköser Polyp mucous polyp, mucocele
schleimbildender Polyp s.u. muköser *Polyp*
sessiler Polyp sessile polyp
zystischer Polyp hydatid polyp, cystic polyp
Po|ly|pep|tid *nt* polypeptide
gastrisches inhibitorisches Polypeptid glucose dependent insulinotropic peptide, gastric inhibitory polypeptide
pankreatisches Polypeptid pancreatic polypeptide
vasoaktives intestinales Polypeptid vasoactive intestinal polypeptide, vasoactive intestinal peptide
Po|ly|pep|tid|hor|mon *nt* polypeptide hormone, proteohormone
Po|ly|pep|tid|ket|te *f* polypeptide chain
Po|ly|per|fo|rin|ka|nal *m* polyperforin channel
Po|ly|phos|phat *nt* polyphosphate, polymetaphosphate
Po|ly|phos|phor|säu|re *f* polyphosphoric acid
Po|ly|po|sis *f* polyposis
Po|ly|pro|py|len *nt* polypropylene
Po|ly|ri|bo|nuk|le|o|tid *nt* polyribonucleotide
Po|ly|ri|bo|nuk|le|o|tid|nuk|le|o|ti|dyl|trans|fe|ra|se *f* polyribonucleotide nucleotidyltransferase, polynucleotide phosphorylase
Po|ly|ri|bo|nuk|le|o|tid|strang *m* polyribonucleotide strand
Po|ly|ri|bo|som *nt* polyribosome, polysome, ergosome
Po|ly|sac|cha|rid *nt* polysaccharide, polysaccharose, glycan
kapsuläres Polysaccharid capsular polysaccharide
Po|ly|sac|cha|rid|an|ti|gen *nt* polysaccharide antigen
T-Zell-unabhängiges Polysaccharidantigen T-independent polysaccharide antigen
Po|ly|sac|cha|rid|kap|sel|an|ti|gen *nt* polysaccharide capsule antigen
Po|ly|som *nt* polyribosome, polysome, ergosome
po|ly|va|lent *adj.* polyvalent, multivalent
Po|ly|va|lenz *f* polyvalence
Po|ly|vi|don *nt* polyvinylpyrrolidone, povidone
Polyvidon-Iod *nt* polyvinylpyrrolidone-iodine, povidone-iodine
Po|ly|vi|nyl|al|ko|hol *m* polyvinyl alcohol
Po|ly|vi|nyl|a|ze|tat *nt* polyvinyl acetat
Po|ly|vi|nyl|chlo|rid *nt* polyvinyl chloride
Po|ly|vi|nyl|pyr|ro|li|don *nt* s.u. Polyvidon
Po|ly|zyt|hä|mie *f* s.u. Polycythaemia
POMC *abk.* s.u. Proopiomelanocortin
POMC-Zellen *pl* POMC cells, proopiomelanocortin cells
Pool *m* pool
extravaskulärer Pool extravascular pool
intravaskulärer Pool intravascular pool
Poo|len *nt* pooling
poo|len *vt* pool
Poo|ling *nt* pooling
venöses Pooling venous pooling
po|ren|bil|dend *adj.* pore-forming
Po|rin *nt* porin, pore protein, pore-forming protein
Por|phin *nt* porphin, porphine
Por|pho|bi|li|no|gen *nt* porphobilinogen
Por|phy|rie *f* porphyria, porphyrism, hematoporphyria
Por|phy|ri|no|gen *nt* porphyrinogen
por|tal *adj.* relating to a porta *or* the porta hepatis, portal
Por|tal|kreis|lauf *m* s.u. Portalsystem
Por|tal|sys|tem *nt* portal circulation, portal system
hypophysärer Portalsystem hypophyseoportal circulation, hypophyseoportal system, hypophysioportal circulation, hypophysioportal system, pituitary portal system
Porter-Silber: Porter-Silber-Chromogene *pl* Porter-Silber chromagens
Porter-Silber-Farbreaktion *f* Porter-Silber reaction, Porter-Silber (chromagens) test, 17-OH-corticoid test, 17-hydroxycorticosteroid test
Porter-Silber-Methode *f* s.u. Porter-Silber-Farbreaktion
Por|tio *f* 1. part, portion 2. **Portio vaginalis cervicis** vaginal part of cervix uteri, vaginal part of uterus, exocervix, ectocervix
Por|ti|o|kar|zi|nom *nt* exocervical carcinoma
Por|ti|o|ko|ni|sa|ti|on *f* conization
Por|to|gra|fie *f* s.u. Portographie
Por|to|gramm *nt* portogram, portovenogram
Por|to|gra|phie *f* portography [pɔːr'tagrəfɪ], portal venography [vɪ'nagrəfɪ], portovenography
transhepatische Portographie transhepatic portography
pos *abk.* s.u. 1. Positiv 2. positiv
Po|si|tiv *nt* positive, print
po|si|tiv *adj.* positive; (*Befund*) positive;
Po|si|tron *nt* positive electron, positron
Po|si|tron|e|mis|si|ons|to|mo|gra|fie *f* s.u. Positronemissionstomographie
Po|si|tron|e|mis|si|ons|to|mo|gra|phie *f* positron-emission tomography [tə'magrəfɪ]
Post- *präf.* after, behind, posterior, post-
pos|te|ri|or *adj.* posterior, dorsal
posterior-anterior *adj.* posteroanterior
postero- *präf.* posterior, postero-
pos|te|ro|an|te|ri|or *adj.* posteroanterior
post|ex|po|si|ti|o|nell *adj.* postexposure
post|hä|mor|rha|gisch *adj.* posthemorrhagic
post|he|pa|tisch *adj.* posthepatic
post|in|fek|ti|ös *adj.* postinfectious, postinfective
post|mor|tal *adj.* postmortem, after death, postmortal
post mortem s.u. postmortal
Post-mortem-Thrombus *m* postmortem thrombus ['θrambəs]
post|o|pe|ra|tiv *adj.* postoperative, postsurgical
Post|per|fu|si|ons|synd|rom *nt* post-transfusion mononucleosis, postperfusion syndrome, post-transfusion syndrome
Post-Splenektomiesepsis *f* overwhelming post-splenectomy sepsis, overwhelming post-splenectomy sepsis syndrome, overwhelming post-splenectomy infection
Post-Splenektomiesepsissyndrom *nt* s.u. Post-Splenektomiesepsis

Poststreptokokken- *präf.* poststreptococcal
Post|strep|to|kok|ken|er|kran|kun|gen *pl* poststreptococcal diseases
Post|strep|to|kok|ken|glo|me|ru|lo|neph|ri|tis *f* poststreptococcal glomerulonephritis [gləʊˌmerjələʊnɪ'fraɪtɪs]
post|throm|bo|tisch *adj.* post-thrombotic
post|thy|misch *adj.* post-thymic
Posttransfusions- *präf.* post-transfusion
Post|trans|fu|si|ons|he|pa|ti|tis *f* post-transfusion hepatitis, transfusion hepatitis [hepə'taɪtɪs]
Post|trans|fu|si|ons|synd|rom *nt* post-transfusion mononucleosis, postperfusion syndrome, post-transfusion syndrome
post|trans|krip|ti|o|nal *adj.* posttranscriptional
post|trans|la|ti|o|nal *adj.* posttranslational
post|trau|ma|tisch *adj.* post-traumatic, traumatic
post|vak|zi|nal *adj.* postvaccinal
Pox|vi|ri|dae *pl* pox viruses, Poxviridae
Po|ten|ti|al *nt* potential
  allergenes Potential sensitizing potential
PP *abk.* s.u. **1.** pankreatisches *Polypeptid* **2.** Polypeptid **3.** Polypropylen **4.** Pyrophosphat
PPA *abk.* s.u. *Pittsburgh* pneumonia agent
PPase *abk.* s.u. Pyrophosphatase
PPD-Tuberkulin *nt* purified protein derivate tuberculin, P.P.D. tuberculin
PPL-Test *m* PPL test, penicilloyl-polylysine test
PPNG *abk.* s.u. Penicillinase-produzierende *Neisseria gonorrhoeae*
PpO-Kaskade *f* PpO cascade, prophenoloxidase cascade
PPS *abk.* s.u. Postperfusionssyndrom
PR *abk.* s.u. **1.** partielle *Remission* **2.** Phenolrot
Pr *abk.* s.u. **1.** Prolaktin **2.** Prolaktin **3.** Propan
PRA *abk.* s.u. **1.** Phosphoribosylamin **2.** Plasmareninaktivität
Prä- *präf.* before, anterior, pre-, prae-
Prä|al|bu|min *nt* prealbumin
Prä|be|ta|li|po|pro|te|in *nt* prebeta-lipoprotein, very low-density lipoprotein
Prä-B-Lymphozyt *m* pre-B cell
Prä-B-Zelle *f* pre-B cell
prä|dis|po|nie|ren *vt* predispose (*für* to)
Prä|dis|po|si|ti|on *f* predisposition
  erblich-bedingte/hereditäre Prädisposition heredodiathesis
prä|e|ry|thro|zy|tär *adj.* preerythrocytic
Prä|im|mu|ni|tät *f* premunition, concomitant immunity, relative immunity
prä|in|va|siv *adj.* preinvasive
Prä|kal|li|kre|in *nt* prekallikrein, prokallikrein, kallikreinogen, Fletscher's factor
prä|kan|ze|rös *adj.* precancerous, precarcinomatous [prɪˌkɑːrsɪ'nəʊmətəs], premalignant
Prä|kan|ze|ro|se *f* precancer, precancerosis, precancerous lesion, precancerous condition
  melanotische Präkanzerose Hutchinson's freckle, circumscribed precancerous melanosis of Dubreuilh, melanotic freckle (of Hutchinson), malignant lentigo, lentigo maligna
prä|kar|zi|no|ma|tös *adj.* s.u. präkanzerös
Prä|kur|sor *m* precursor
Prä|leu|kä|mie *f* preleukemia
prä|leu|kä|misch *adj.* relating to *or* suffering from preleukemia, preleukemic

prä-β-Lipoprotein *nt* very low-density lipoprotein, prebeta-lipoprotein
prä|ma|lig|ne *adj.* precancerous, precarcinomatous [prɪˌkɑːrsɪ'nəʊmətəs], premalignant
Prä|mu|ni|tät *f* s.u. Prämunition
Prä|mu|ni|ti|on *f* premunition, concomitant immunity, relative immunity
Prä|mu|zin *nt* premucin
Prä|mye|lo|blast *m* premyeloblast
Pr-Antigen *nt* protease sensitive antigen, Pr antigen
prä|o|pe|ra|tiv *adj.* preoperative, presurgical
Prä|pa|rat *nt* (*pharmakol.*) preparation; (*pathol.*) preparation, specimen
prä|pa|rie|ren *vt* dissect, prepare; (*mikroskopisch*) mount; (*haltbar machen*) preserve
prä|par|tal *adj.* prepartal, antepartal, antepartum
prä|pri|miert *adj.* preprimed
Prä|pro|hor|mon *nt* preprohormone
Prä|pro|pha|ge *m* preprophage
Prä|pro|pro|te|in *nt* preproprotein
Prä|pro|te|in *nt* preprotein
prä|sen|si|bi|li|siert *adj.* pre-sensitized
Prä|sen|ta|ti|on *f* presentation
prä-T-Lymphozyten *pl* pre-T cells
prä|trans|plan|tär *adj.* pre-transplant
Prausnitz-Küstner: Prausnitz-Küstner-Antikörper *pl* P-K antibodies, Prausnitz-Küstner antibodies, atopic reagin
  Prausnitz-Küstner-Reaktion *f* Prausnitz-Küstner reaction, Prausnitz-Küstner test, P-K test, P-K reaction, passive transfer test
Prä|va|lenz *f* prevalence
Prä|va|lenz|ra|te *f* prevalence rate
Prä|ven|ti|on *f* prevention
prä|ven|tiv *adj.* preventive, preventative, prophylactic
Prä|ven|tiv|be|hand|lung *f* preventive treatment; prophylaxis
Prä|ven|tiv|maß|nah|me *f* preventive measure
Prä|ven|tiv|mit|tel *nt* preventive, preventative, prophylactic
Prä|zi|pi|tat *nt* precipitate
Prä|zi|pi|ta|ti|on *f* precipitation [prɪˌsɪpɪ'teɪʃn]
  fraktionierte Präzipitation fractional precipitation
  isoelektrische Präzipitation isoelectric precipitation
  selektive Präzipitation selective precipitation
Prä|zi|pi|ta|ti|ons|ban|de *f* precipitation band, precipitation line
Prä|zi|pi|ta|ti|ons|bo|gen *m* precipitation arc
Prä|zi|pi|ta|ti|ons|fä|hig|keit *f* precipitability
Prä|zi|pi|ta|ti|ons|re|ak|ti|on *f* precipitation reaction
Prä|zi|pi|ta|ti|ons|test *m* precipitin test
prä|zi|pi|tier|bar *adj.* precipitable
Prä|zi|pi|tie|ren *nt* precipitation
prä|zi|pi|tie|ren *vt* precipitate
prä|zi|pi|tie|rend *adj.* precipitative
Prä|zi|pi|tin *nt* precipitin, precipitating antibody
Prä|zi|pi|tin|an|ta|go|nist *m* antiprecipitin
Prä|zi|pi|tin|bo|gen *m* precipitin arc
Prä|zi|pi|ti|no|gen *nt* precipitinogen, precipitogen
Prä|zi|pi|tin|ra|ke|te *f* precipitin rocket
Prä|zi|pi|tin|re|ak|ti|on *f* precipitin reaction
Prä|zi|pi|tin|ring *m* precipitin ring
Prä|zi|si|on *f* precision, preciseness, exactness; (*Test, Diagnose*) accuracy

Prä|zo|ne *f* prezone, zone of antibody excess
Pra|zo|sin *nt* prazosin
Pred|ni|mus|tin *nt* prednimustine
Pred|ni|so|lon *nt* prednisolone, metacortandralone
Pred|ni|son *nt* prednisone, metacortandracin, deltacortisone
PRF *abk.* s.u. Prolactin-releasing-Faktor
PRH *abk.* s.u. Prolactin-releasing-Hormon
Price-Jones: Price-Jones-Kurve *f* Price-Jones method, Price-Jones curve
Priesel: Priesel-Tumor *m* Priesel tumor, thecoma, theca tumor, theca cell tumor
pri|mär *adj.* primary, essential, idiopathic, idiopathetic
Pri|mär|af|fekt *m* primary lesion
  syphilitischer Primäraffekt chancre, hard chancre, hard sore, hard ulcer, syphilitic ulcer, hunterian chancre, true chancre
Pri|mär|ant|wort *f* primary reaction, primary immune response, primary response
Pri|mär|er|kran|kung *f* primary disease
Pri|mär|fol|li|kel *m* **1.** (*Ovar*) primary ovarian follicle, primary follicle **2.** (*Lymphknoten*) primary lymph follicle, primary follicle
Pri|mär|ge|schwulst *f* primary tumor
Pri|mär|kon|takt *m* primary contact
Pri|mär|kul|tur *f* primary culture
Pri|mär|re|ak|ti|on *f* s.u. Primärantwort
Pri|mär|se|quenz *f* primary sequence
Pri|mär|sta|di|um *nt* primary stage, primary syphilis
Pri|mär|strah|len *pl* primary rays
Pri|mär|struk|tur *f* primary structure, covalent structure
Pri|mär|symp|tom *nt* cardinal symptom, chief complaint
Pri|mär|the|ra|pie *f* primary therapy
Pri|mär|tu|mor *m* primary tumor
Primed-lymphocyte-Typing *nt* primed lymphocyte typing
Pri|mer *m* primer
pri|miert *adj.* primed
priming-RNA *f* priming RNA, priming ribonucleic acid
pri|mi|par *adj.* primiparous, uniparous
Pringle: Adenoma sebaceum Pringle *nt* s.u. Naevus *Pringle*
  Naevus Pringle *m* Pringle's disease, sebaceous adenoma [sɪ'beɪʃəs], Pringle's sebaceous adenoma [ædə'nəʊmə]
  Pringle-Tumor *m* s.u. Naevus *Pringle*
Pri|on *nt* prion
PRL *abk.* s.u. **1.** Prolactin **2.** Prolaktin
Pro *abk.* s.u. Prolin
Pro|ac|ce|le|rin *nt* proaccelerin, factor V, labile factor, accelerator globulin, plasma labile factor, plasmin prothrombin conversion factor, thrombogene, accelerator factor, cofactor of thromboplastin, component A of prothrombin
Pro|ak|ti|va|tor *m* proactivator
Pro|ak|ze|le|rin *nt* s.u. Proaccelerin
Pro|band *m* candidate, proband, propositus
Probe- *präf.* explorative, exploratory; test, testing, trial, sample
Pro|be *f* **1.** experiment; trial, test, try-out **2.** (*histolog., labor.*) specimen, sample, assay sample; pattern, example; taste; (*statist.*) sampling, sample **3.** (*labor.*) test, assay
Pro|be|be|las|tung *f* test load
Pro|be|bi|op|sie *f* diagnostic biopsy ['baɪɑpsɪ]
Pro|be|ex|zi|si|on *f* excisional biopsy ['baɪɑpsɪ]
Pro|be|in|zi|si|on *f* incisional biopsy ['baɪɑpsɪ]
Pro|be|la|pa|ro|to|mie *f* explorative laparotomy
Pro|be|mahl *nt* test meal
Pro|be|ma|te|ri|al *nt* assay sample, sample, specimen
Pro|ben|a|na|ly|se *f* analysis of specimen [ə'næləsɪs]
Procain-Benzylpenicillin *nt* penicillin G procaine
Procain-Hydrochlorid *nt* procaine hydrochloride, ethocaine, syncaine
Procain-Penicillin G *nt* penicillin G procaine
Pro|cap|sid *nt* procapsid
Pro|carb|a|zin *nt* procarbazine
Pro|carb|o|xyl|pep|ti|da|se *f* procarboxypeptidase
Pro|ca|ry|o|tae *pl* Procaryotae, Prokaryotae
Pro|chro|mo|som *nt* prochromosome
Pro|chy|mo|sin *nt* prochymosin, chymosinogen
Pro|con|ver|tin *nt* proconvertin, factor VII, prothrombin conversion factor, prothrombin converting factor, stable factor, serum prothrombin conversion accelerator, prothrombokinase, cofactor V, convertin, cothromboplastin, autoprothrombin I
Pro|drom *nt* early symptom, premonitory symptom, prodrome, prodroma, prodromus, precursor, antecedent sign
pro|dro|mal *adj.* relating to a prodrome, premonitory, prodromal, prodromic, prodromous, proemial
Prodromal- *präf.* prodromal, prodromic, prodromous, proemial
Pro|dro|mal|er|schei|nung *f* s.u. Prodrom
Pro|dro|mal|pha|se *f* prodromal period, prodromal phase, prodromal stage
Pro|dro|mal|sta|di|um *nt* s.u. Prodromalphase
Pro|dro|mal|symp|tom *nt* s.u. Prodrom
Pro|en|zym *nt* proenzyme, proferment, zymogen
Pro|e|ry|thro|blast *m* proerythroblast, pronormoblast, lymphoid hemoblast of Pappenheim, rubriblast
Pro|fib|ri|no|ly|sin *nt* plasminogen, proplasmin, profibrinolysin
Pro|ges|ta|gen *nt* progestogen, progestagen
Pro|ges|te|ron *nt* progestational hormone, progesterone, corpus luteum hormone, luteohormone
Pro|ges|te|ron|re|zep|tor *m* progesterone receptor
Pro|ges|te|ron|re|zep|tor|bin|dungs|ka|pa|zi|tät *f* progesterone receptor activity
Progesteron-Rezeptor-Komplex *m* progesterone-receptor complex
Pro|ges|to|gen *nt* progestogen, progestagen
Pro|glot|tid *m, pl* **Pro|glot|ti|den** proglottid, proglottis
Pro|glu|ka|gon *nt* proglucagon
Pro|gno|se *f* prognosis, prognostication, forecast
Pro|gnos|ti|kum *nt, pl* **Pro|gnos|ti|ken, Pro|gnos|ti|ka** prognostic
pro|gnos|tisch *adj.* relating to prognosis, prognostic
pro|gnos|ti|zie|ren *vt, vi* prognosticate, prognose
Pro|hor|mon *nt* prohormone, hormonogen, hormone preprotein
Pro|in|su|lin *nt* proinsulin
Pro|kap|sid *nt* procapsid
Pro|ka|ry|ont *m* **1.** prokaryote, procaryote, prokaryotic protist, lower protist **2. Prokaryonten** *pl* Procaryotae, Prokaryotae
pro|ka|ry|on|tisch *adj.* relating to prokaryotes, prokaryotic, procaryotic
Pro|ka|ry|ot *m* **1.** prokaryote, procaryote, prokaryotic protist, lower protist **2. Prokaryoten** *pl* Procaryotae, Prokaryotae

P

pro|ka|ry|o|tisch *adj.* s.u. prokaryontisch
Pro|kar|zi|no|gen *nt* procarcinogen
Pro|kol|la|gen *nt* procollagen
Pro|kon|ver|tin *nt* proconvertin, factor VII, prothrombin conversion factor, prothrombin converting factor, stable factor, serum prothrombin conversion accelerator, prothrombokinase, cofactor V, convertin, cothromboplastin, autoprothrombin I
Prokto- *präf.* rectum, anus, an(o)-, proct(o)-, rect(o)-
Prok|to|skop *nt* rectal speculum, rectoscope, proctoscope
Prok|to|sko|pie *f* rectoscopy, proctoscopy
Pro|lac|tin *nt* prolactin, galactopoietic factor, galactopoietic hormone, lactation hormone, lactogenic factor, lactogenic hormone, luteotropic lactogenic hormone, lactogen, lactotrophin, lactotropin
Prolactin-inhibiting-Faktor *m* prolactin inhibiting hormone, prolactin inhibiting factor, prolactostatin
Prolactin-inhibiting-Hormon *nt* s.u. Prolactin-inhibiting-Faktor
Pro|lac|ti|no|ma *nt* prolactinoma, prolactin-producing tumor
Prolactin-releasing-Faktor *m* prolactin releasing hormone, prolactin-releasing factor
Prolactin-releasing-Hormon *nt* s.u. Prolactin-releasing-Faktor
Pro|lak|tin *nt* s.u. Prolactin
Prolaktin-inhibiting-Faktor s.u. Prolactin-inhibiting-Faktor
Prolaktin-inhibiting-Hormon *nt* s.u. Prolactin-inhibiting-Faktor
Pro|lak|ti|nom *nt* prolactin-producing tumor, prolactinoma
Prolaktin-releasing-Faktor s.u. Prolactin-releasing-Faktor
Prolaktin-releasing-Hormon *nt* s.u. Prolactin-releasing-Faktor
Prolaktin-Zelle *f* (*Adenohypophyse*) prolactin cell, mammotroph, mammatroph, lactotroph, lactotrope
Pro|li|da|se *f* proline dipetidase, prolidase, imidodipeptidase
Pro|li|fe|ra|ti|on *f* proliferation
Proliferations- *präf.* proliferative, proliferous [prəʊ'lɪfərəs]
Pro|li|fe|ra|ti|ons|as|say *m* proliferation assay
Proliferations-Inducer *m* proliferation inducer
pro|li|fe|ra|tiv *adj.* proliferative, proliferous [prəʊ'lɪfərəs]; reproductive
pro|li|fe|rie|ren *vi* proliferate
Pro|lin *nt* proline
Pro|li|na|se *f* prolyl dipeptidase, prolinase
Prolyl- *präf.* prolyl
Pro|lym|pho|zyt *m* prolymphocyte
Pro|me|ga|ka|ry|o|zyt *m* promegakaryocyte
Pro|me|ga|lo|blast *m* promegaloblast, erythrogone, erythrogonium
Pro|mo|no|zyt *m* promonocyte, premonocyte
Pro|mo|tor *m* promoter
  gewebespezifischer Promotor tissue-specific promoter
Pro|my|e|lo|zyt *m* promyelocyte, progranulocyte, premyelocyte, granular leukoblast
pro|my|e|lo|zy|tär *adj.* relating to a promyelocyte, promyelocytic
Promyelozyten- *präf.* promyelocytic
Pro|my|e|lo|zy|ten|leu|kä|mie, akute *f* promyelocytic leukemia, acute promyelocytic leukemia [luː'kiːmɪə]
Pro|na|se *f* pronase
Pro|nor|mo|blast *m* proerythroblast, pronormoblast
Pro|o|pi|o|me|la|no|cor|tin *nt* proopiomelanocortin
Pro|o|pi|o|me|la|no|cor|tin|zel|len *pl* POMC cells, proopiomelanocortin cells
Pro|ös|tro|gen *nt* proestrogen
Pro|pan *nt* propane
Pro|pen *nt* propylene, propene
Pro|per|din *nt* properdin, factor P
Pro|per|din|man|gel *m* properdin deficiency
Properdin-System *nt* properdin system
Pro|pha|ge *m* prophage, probacteriophage
Pro|phe|no|lo|xi|da|se *f* prophenoloxidase
Prophenoloxidase-Kaskade *f* PpO cascade, prophenoloxidase cascade
pro|phy|lak|tisch *adj.* relating to prophylaxis, prophylactic, preventive, preventative, synteretic
Pro|phy|la|xe *f* prophylaxis, prevention, preventive treatment, synteresis
  postexpositionelle Prophylaxe postexposure prophylaxis
  präexpositionelle Prophylaxe preexposure prophylaxis
Pro|pi|cil|lin *nt* propicillin
Pro|pi|o|nat *nt* propionate
Pro|pi|on|säu|re *f* propionic acid, propanoic acid
Pro|pro|te|in *nt* proprotein
Pro|sek|re|tin *nt* prosecretin, presecretin
Pros|pek|tiv|stu|die *f* prospective study, prospective trial
Pros|ta|cyc|lin *nt* prostacyclin, prostaglandin I_2, epoprostenol
Pros|ta|glan|din *nt* prostaglandin, epoprostenol
  Prostaglandin D_2 prostaglandin D_2
  Prostaglandin E_1 prostaglandin PGE_1, alprostadil
  Prostaglandin E_2 prostaglandin E_2, dinoprostone
  Prostaglandin $F_{2\alpha}$ prostaglandin $F_{2\alpha}$, dinoprost
  Prostaglandin H_2 prostaglandin H_2
  Prostaglandin I_2 prostacyclin, prostaglandin I_2, epoprostenol
Pros|ta|glan|din|en|do|per|o|xid|syn|tha|se *f* s.u. Prostaglandinsynthase
Pros|ta|glan|din|syn|tha|se *f* prostaglandin endoperoxide synthase, prostaglandin synthase
Pros|ta|glan|din|syn|the|ta|se|hem|mer *m* prostaglandin synthetase inhibitor
Pros|tan|säu|re *f* prostanoic acid
Prostata- *präf.* prostatic, prostate
Pros|ta|ta *f* prostata, prostate, prostate gland
Pros|ta|ta|a|de|nom *nt* prostatic adenoma [ædə'nəʊmə], prostatic hypertrophy, prostatic hyperplasia, adenomatous prostatic hypertrophy [ædə'nɑmətəs], benign prostatic hypertrophy, nodular prostatic hypertrophy [haɪ'pɜrtrəfɪ]
Pros|ta|ta|hy|per|pla|sie *f* s.u. Prostataadenom
Pros|ta|ta|hy|per|tro|phie *f* s.u. Prostataadenom
Pros|ta|ta|kap|sel *f* capsule of prostate, prostatic capsule
  chirurgische Prostatakapsel surgical prostatic capsule, pseudocapsule of prostate [ˌsuːdəʊ'kæpsəl]
Pros|ta|ta|kar|zi|nom *nt* prostatic carcinoma
Pros|ta|ta|ver|grö|ße|rung *f* prostatauxe, prostatomegaly
Pros|ta|tek|to|mie *f* prostatectomy [prɑstə'tektəmɪ]
  perineale Prostatektomie perineal prostatectomy

retropubische prävesikale Prostatektomie retropubic prevesical prostatectomy
suprapubische transvesikale Prostatektomie suprapubic transvesical prostatectomy
transurethrale Prostatektomie transurethral prostatectomy

Pros|ta|zyk|lin *nt* prostacyclin, prostaglandin I_2, epoprostenol
Pros|ta|zyk|lin|syn|the|ta|se *f* prostacyclin synthetase
Pro|ta|min *nt* protamine
Pro|ta|min|chlo|rid *nt* protamine chloride
Pro|ta|min|sul|fat *nt* protamine sulfate
Pro|te|a|se *f* protease, proteolytic, proteolytic enzyme
Protein- *präf.* protein, proteinaceous, proteinic, proteidic, prote(o)-
Pro|te|in *nt* protein, proteid, protide
Protein A protein A
Protein C protein C
allosterisches Protein allosteric protein
C4-bindendes Protein C4-binding protein
C-reaktives Protein C-reactive protein
denaturiertes Protein denatured protein
elektronenübertragendes Protein electron-transferring protein
globuläres Protein globular protein, simple protein
hämhaltiges Protein heme protein
kationisches Protein cationic protein
koaguliertes Protein coagulated protein
komplementkontrollierende Proteine complement control proteins, regulators of complement activation
kreuzreagierendes Protein cross-reactive protein
natives Protein native protein
mannanbindendes Protein mannan-binding protein
oligomeres Protein oligomeric protein
penicillinbindendes Protein penicillin-binding protein
porenbildendes Protein pore protein, pore-forming protein, porin
regulatorisches Protein regulatory protein
virulenz-assoziiertes Protein virulence-associated (surface) protein
zusammengesetztes Protein compound protein, conjugated protein
zytokininhibierendes Protein cytokine inhibitory protein

Pro|te|in|ä|mie *f* proteinemia [prəʊtɪ'niːmɪə]
Pro|te|in|an|ti|gen *nt* protein antigen
Pro|te|i|na|se *f* proteinase, endopeptidase
Pro|te|i|nat|puf|fer *m* s.u. Proteinpuffer
Pro|te|i|nat|puf|fer|sys|tem *nt* s.u. Proteinpuffer
Pro|te|in|bi|lanz *f* protein balance
Pro|te|in|bi|o|syn|the|se *f* protein biosynthesis
Pro|te|in|de|ri|vat *nt* derived protein, protein derivative
Pro|te|in|e|lek|tro|pho|re|se *f* protein electrophoresis
Protein-Energie-Mangelsyndrom *nt* protein-caloric malnutrition
Pro|te|in|haus|halt *m* protein balance
Pro|te|in|hor|mon *nt* protein hormone
Pro|te|in|hül|le *f* protein coat, protein-shell
Pro|te|in|ki|na|se *f* phosphorylase kinase kinase, protein kinase
Proteinkinase C protein kinase C
Pro|te|in|mal|ab|sorp|ti|on *f* protein malabsorption
Pro|te|in|mat|rix *f* protein matrix
Pro|te|in|me|di|a|tor *m* protein mediator
Pro|te|in|me|ta|bo|lis|mus *m* proteometabolism [ˌprəʊtɪəmə'tæbəlɪzəm], protein metabolism [mə'tæbəlɪzəm]
Pro|te|i|no|se *f* proteinosis
pulmonale alveoläre Proteinose pulmonary alveolar proteinosis
Pro|te|in|po|ly|sac|cha|rid *nt* protein-polysaccharide
Pro|te|in|puf|fer *m* proteinate buffer, proteinate buffer system, protein buffer, protein buffer system
Pro|te|in|puf|fer|sys|tem *nt* s.u. Proteinpuffer
Pro|te|in|spal|tung *f* ms.u. Proteolyse
Pro|te|in|stoff|wech|sel *m* proteometabolism [ˌprəʊtɪəmə'tæbəlɪzəm], protein metabolism [mə'tæbəlɪzəm]
Pro|te|in|struk|tur *f* protein structure
Pro|te|in|syn|the|se *f* protein synthesis
Pro|te|in|syn|the|se|hem|mer *m* protein synthesis inhibitor
Pro|te|in|u|rie *f* proteinuria [prəʊtɪ(ɪ)'n(j)ʊərɪə], albuminuria [ælˌbjuːmɪ'n(j)ʊərɪə], serumuria
pro|te|in|u|risch *adj.* relating to *or* marked by proteinuria, proteinuric, albuminuric
Proteo- *präf.* protein, proteinaceous, proteinic, proteidic, prote(o)-
Pro|te|o|gly|kan *nt* proteoglycan
Pro|te|o|hor|mon *nt* polypeptide hormone, proteohormone
pro|te|o|klas|tisch *adj.* proteoclastic
Pro|te|o|li|pid *nt* proteolipid, proteolipin
Pro|te|o|ly|se *f* protein hydrolysis [haɪ'drɑləsɪs], proteolysis [prəʊtɪ'ɑləsɪs], albuminolysis [ælˌbjuːmə'nɑləsɪs]
pro|te|o|ly|tisch *adj.* relating to *or* promoting proteolysis, proteolytic
pro|te|o|pep|tisch *adj.* proteopeptic
Pro|te|o|se *f* proteose
Pro|te|o|som *nt* proteasome
Pro|te|o|som|kom|plex *m* proteasome complex
Pro|throm|bin *nt* prothrombin, plasmozyme, factor II, thrombogen, serozyme
Pro|throm|bin|ak|ti|va|tor *m* thrombokinase, thromboplastin, thrombozyme, platelet tissue factor
Pro|throm|bi|na|se|kom|plex *m* prothrombinase complex
Prothrombin-Konsumptionstest *m* prothrombin-consumption test
Pro|throm|bin|zeit *f* prothrombin test, prothrombin time, thromboplastin time, Quick's time, Quick test, Quick's method, Quick's value
Pro|tist *m* protist; single-celled organism ['ɔːrgənɪzəm]
Proto- *präf.* prot(o)-
Pro|to|häm *nt* protoheme, heme, haem, reduced hematin, ferroprotoporphyrin
Pro|ton *nt* proton
Pro|to|nen|pum|pe *f* proton pump
Pro|to|nen|strahl *m* proton beam, proton ray
Pro|to|nen|strahl|the|ra|pie *f* proton beam radiotherapy
Pro|to|nen|zahl *f* proton number
Pro|to|on|ko|gen *nt* proto-oncogene
Pro|to|por|phy|rin *nt* protoporphyrin
Pro|to|zoa *pl* Protozoa
pro|tra|hiert *adj.* protracted, prolonged
pro|vi|ral *adj.* proviral
Pro|vi|rus *nt* provirus

P

Pro|vit|a|min *nt* provitamin
Pro|vo|ka|ti|on *f* provocative test
  bronchiale Provokation bronchial provocation
Pro|vo|ka|ti|ons|test *m* provocative test
Pro|zo|ne *f* prozone, prezone
Pro|zo|nen|phä|no|men *nt* prozone reaction
PRP *abk.* s.u. progressive *Rötelnpanenzephalitis*
PRPP *abk.* s.u. Phosphoribosylpyrophosphat
prt *abk.* s.u. Protease
prü|fen *vt* **1.** (*überprüfen*) test, check (*auf* for); check out/over, check up on, verify, look at, look over; (*untersuchen*) examine (*auf* for), inquire into, investigate, look into; (*im Detail*) scrutinize **2.** (*erproben*) test, assay, control
Prü|fung *f* **1.** (*Überprüfung*) test, check (*auf* for); check-over, check-up on, verification, look-over; (*Untersuchung*) examination (*auf* for); inquiry into, investigation, analysis [ə'næləsɪs]; (*im Detail*) scrutiny **2.** (*Erprobung*) test, trial, assay, control
PS *abk.* s.u. **1.** pathologisches *Staging* **2.** Phosphatidylserin **3.** Polysaccharid
Psam|mo|sar|kom *nt* psammosarcoma
Psam|mo|the|ra|pie *f* psammotherapy
P-Selektin *nt* P-selectin
Pseudo- *präf.* false, spurious, pseud(o)-
Pseu|do|ag|glu|ti|na|ti|on *f* pseudoagglutination [ˌsuːdəʊəˌgluːtə'neɪʃn], pseudohemagglutination, rouleaux formation
Pseu|do|al|ler|gie *f* pseudoallergic reaction
pseu|do|al|ler|gisch *adj.* pseudoallergic
Pseu|do|an|ä|mie *f* false anemia [ə'niːmɪə], pseudoanemia [ˌsuːdəʊə'niːmɪə]
Pseu|do|cho|lin|es|te|ra|se *f* pseudocholinesterase [suːdəʊˌkəʊlɪ'nestəreɪz], nonspecific cholinesterase, cholinesterase, choline esterase II, unspecific cholinesterase, serum cholinesterase, benzoylcholinesterase, butyrocholinesterase, butyrylcholine esterase, acylcholine acylhydrolase
Pseu|do|gen *nt* pseudogene ['suːdəʊdʒiːn]
Pseu|do|häm|ag|glu|ti|na|ti|on *f* pseudoagglutination [ˌsuːdəʊəˌgluːtə'neɪʃn], pseudohemagglutination
Pseu|do|hä|mo|phi|lie *f* false hemophilia, pseudohemophilia [suːdəʊˌhiːmə'fɪlɪə], hemophilioid
  hereditäre/vaskuläre Pseudohämophilie von Willebrand's disease, von Willebrand's syndrome, Willebrand's syndrome, Minot-von Willebrand syndrome, vascular hemophilia, constitutional thrombopathy [θrɑm'bɑpəθɪ], pseudohemophilia, angiohemophilia, hereditary pseudohemophilia
Pseu|do|hä|mo|ptoe *f* pseudohemoptysis [ˌsuːdəʊhɪ'mɑptəsɪs]
pseu|do|hy|per|troph *adj.* s.u. pseudohypertrophisch
Pseu|do|hy|per|tro|phie *f* false hypertrophy [haɪ'pɜrtrəfɪ], pseudohypertrophy
pseu|do|hy|per|tro|phisch *adj.* relating to *or* characterized by pseudohypertrophy, pseudohypertrophic
Pseudo-Kaposi-Syndrom *nt* pseudo-Kaposi sarcoma [sɑːr'kəʊmə]
Pseu|do|leu|kä|mie *f* pseudoleukemia [ˌsuːdəʊluː'kiːmɪə], hyperleukocytosis
Pseudo-Leichte-Kette-Gen *nt* pseudo-light chain gene
Pseu|do|li|pom *nt* pseudolipoma [suːdəʊlɪ'pəʊmə]
Pseu|do|lym|phom *nt* pseudolymphoma [ˌsuːdəlɪm'fəʊmə], lymphocytoma
Pseu|do|me|la|nom *nt* pseudomelanoma [ˌsuːdəʊmelə'nəʊmə]
Pseu|do|mem|bran *f* false membrane, croupous membrane, accidental membrane, pseudomembrane [suːdəʊ'membraɪn], neomembrane
pseu|do|mem|bra|nös *adj.* relating to *or* marked by a false membrane, pseudomembranous [suːdəʊ'membrənəs], croupous
Pseu|do|mo|nas *f* Pseudomonas
  Pseudomonas aeruginosa blue pus bacillus, Pseudomonas aeruginosa, Pseudomonas polycolor, Pseudomonas pyocyanea, Bacillus pyocyaneus, Bacterium aeruginosum
  Pseudomonas mallei glanders bacillus, Pseudomonas mallei, Bacillus mallei, Actinobacillus mallei
  Pseudomonas pseudomallei Whitmore's bacillus, Pseudomonas pseudomallei, Bacillus pseudomallei, Actinobacillus pseudomallei, Actinobacillus whitmori
Pseu|do|mu|zin *nt* pseudomucin [ˌsuːdəʊ'mjuːsɪn], metalbumin
Pseu|do|mu|zin|kys|tom *nt* pseudomucinous cystoma [ˌsuːdə'mjuːsənəs]
pseu|do|mu|zi|nös *adj.* relating to pseudomucin, pseudomucinous [ˌsuːdə'mjuːsənəs]
Pseu|do|my|xo|ma *nt* pseudomyxoma [ˌsuːdəʊmɪk'səʊmə]
  Pseudomyxoma peritonei peritoneal pseudomyxoma, gelatinous ascites, pseudomyxoma peritonei
Pseu|do|my|zel *nt* pseudomycelium [ˌsuːdəmaɪ'siːlɪəm]
Pseu|do|po|ly|glo|bu|lie *f* pseudopolycythemia [ˌsuːdəpɑlɪsaɪ'θiːmɪə]
Pseu|do|ro|set|te *f* pseudorosette
Pseu|do|sar|co|ma *nt* pseudosarcoma [ˌsuːdəsɑːr'kəʊmə]
  Pseudosarcoma Kaposi pseudo-Kaposi sarcoma [sɑːr'kəʊmə]
Pseu|do|sar|kom *nt* pseudosarcoma
pseu|do|sar|ko|ma|tös *adj.* pseudosarcomatous [ˌsuːdəsɑːr'kɑmətəs]
Pseu|do|sar|ko|ma|to|se *f* pseudosarcomatosis [ˌsuːdəsɑːrˌkəʊmə'təʊsɪs]
pseu|do|se|rös *adj.* pseudoserous [ˌsuːdə'sɪərəs]
Pseu|do|tu|ber|kel *nt* pseudotubercle [suːdə't(j)uːbərkl]
Pseu|do|tu|ber|ku|lom *nt* pseudotuberculoma [ˌsuːdət(j)uːˌbɜrkjə'ləʊmə]
Pseu|do|tu|ber|ku|lo|se *f* pseudotuberculosis [ˌsuːdət(j)uːˌbɜrkjə'ləʊsɪs], paratuberculosis, paratuberculous lymphadenitis, perituberculosis, caseous lymphadenitis [lɪmˌfædɪ'naɪtɪs]
Pseu|do|tu|mor *m* pseudotumor [suːdə't(j)uːmər], false tumor
  Pseudotumor orbitae orbital myositis [maɪə'saɪtɪs], orbital pseudotumor
Pseu|do|vit|a|min *nt* pseudovitamin [suːdə'vaɪtəmɪn]
Pseu|do|zy|a|no|se *f* false cyanosis
PSL *abk.* s.u. Prednisolon
Pso|ra|len *nt* psoralen
Pso|ri|a|sis *f* psoriasis, psora, alphos
pso|ri|a|tisch *adj.* relating to *or* affected with psoriasis, psoriatic, psoriasic
PSP *abk.* s.u. **1.** Phenolsulfonphthalein **2.** Phenolsulfophthalein
P-Substanzen *pl* P substances

psy|chisch *adj.* relating to the mind *or* to the psyche, psychic, psychical, psychogenic, psychogenetic, mental
Psycho- *präf.* psych(o)-
Psy|cho|pa|tho|lo|gie *f* psychopathology
Psy|cho|phar|ma|ka *pl, sing.* **Psy|cho|phar|ma|kon** psychoactive drugs, psychotropic drugs, psychoactive substances
psy|cho|so|ma|tisch *adj.* relating to the body-mind relationship, psychosomatic, psychophysiologic, psychophysical, somatopsychic
PT *abk.* s.u. 1. Pertussistoxin 2. Präzipitationstest 3. Primärtumor
Pt *abk.* s.u. Platin
PTA *abk.* s.u. Plasmathromboplastinantecedent
PTA-Mangel *m* hemophilia C, factor XI deficiency, PTA deficiency
PTB *abk.* s.u. Prothrombin
PTC *abk.* s.u. perkutane transhepatische *Cholangiographie*
PTC-Peptid *nt* phenylthiocarbamoyl peptide, PTC peptide
Pte|ri|din *nt* pteridine
Pte|rin *nt* pterin
Pte|ro|in|säu|re *f* pteroic acid
Pte|ro|yl|glu|ta|min|säu|re *f* pteroylglutamic acid, folic acid, folacin, Wills' factor, Day's factor, Lactobacillus casei factor, liver Lactobacillus casei factor
Pte|ro|yl|tri|glu|ta|min|säu|re *f* pteroyltriglutamic acid, pteropterin
PTH *abk.* s.u. Parathormon
PTJC *abk.* s.u. perkutane transjugulare *Cholangiographie*
Pto|ma|in *nt* ptomaine, ptomatine, putrefactive alkaloid, cadaveric alkaloid, animal alkaloid
PTS *abk.* s.u. 1. Phosphotransferasesystem 2. postthrombotisches *Syndrom*
PTT *abk.* s.u. partielle *Thromboplastinzeit*
PTT-Bestimmung *f* PTT test, partial thromboplastin time test
PTZ *abk.* s.u. 1. partielle *Thromboplastinzeit* 2. Plasmathrombinzeit 3. Prothrombinzeit
Puf|fer *m* buffer
Puf|fer|ba|se *f* buffer base
Puf|fer|be|reich *m* buffer range
Puf|fer|ka|pa|zi|tät *f* buffer capacity, buffering capacity, buffering power
Puf|fer|lö|sung *f* buffer, buffer solution
puf|fern *vt* buffer
Puf|fer|paar *nt* buffer pair
Puf|fer|sys|tem *nt* buffer system
Puf|fer|ver|mö|gen *nt* s.u. Pufferkapazität
Puf|fer|wir|kung *f* buffer action
Puf|fing *nt* puffing
Pu|lex *m* flea, pulex, Pulex
  Pulex irritans human flea, common flea, Pulex irritans, Pulex dugesi
Pulpa- *präf.* pulpal, pulp
Pul|pa *f, pl* **Pul|pae** (*Organ*) pulp, pulpa
  Pulpa splenica/lienis s.u. rote *Pulpa*
  rote Pulpa (*Milz*) red pulp, red substance of spleen, pulp of spleen, splenic pulp, splenic tissue
  weiße Pulpa (*Milz*) white pulp, malpighian bodies (of spleen), malpighian corpuscles (of spleen), splenic corpuscles
Pul|pa|ab|szess *m* pulp abscess, pulpal abscess ['æbses]
Pul|pa|a|myl|o|i|do|se *f* (*Milz*) pulp amyloidosis

Puls *m* (*physiolog.*) pulse; (*Physik*) pulse, impulse
Punkt *m* 1. (*mathemat.*) point 2. (*Stelle*) point, spot, place; (*anatom.*) punctum
  isoelektrischer Punkt isoelectric point
  isoionischer Punkt isoionic point
Punkt|a|na|ly|se *f* point analysis [ə'næləsɪs]
Punk|tat *nt* aspirate
Punkt|blu|tung *f* punctate bleeding, punctate hemorrhage ['hem(ə)rɪdʒ], petechial bleeding, petechial hemorrhage, petechia [pɪ'tiːkɪə]
punk|tie|ren *vt* puncture, tap; (*Gelenk*) aspirate; needle, prick
Punk|ti|on *f* puncture, tap, piqûre, nyxis; (*Gelenk*) aspiration
Punk|ti|ons|bi|op|sie *f* puncture biopsy ['baɪɑpsɪ]
Punk|ti|ons|ka|nü|le *f* aspiration cannula
Punk|ti|ons|na|del *f* aspiration needle
Punk|ti|ons|sprit|ze *f* aspiration syringe [sə'rɪndʒ]
Punkt|schmerz *m* point tenderness
Pu|rin *nt* purine
Pu|rin|an|ta|go|nist *m* purine antagonist
Pu|rin|ba|se *f* purine base, purine body, alloxuric base, nucleic base, nuclein base, xanthine base, xanthine body
Pu|rin|de|ri|vat *nt* purine derivate
Pu|rin|nuk|le|o|sid|phos|pho|ry|la|se *f* purine-nucleoside phosphorylase, inosine phosphorylase
Purinnueosidphosphorylase-Mangel *m* purine nucleoside phosphorylase deficiency
Pu|rin|nuk|le|o|tid|zyk|lus *m* purine nucleotide cycle
Pu|rin|ri|bo|nuk|le|o|tid *nt* purine ribonucleotide
Pur|pu|ra *f* purpura, peliosis
  Purpura allergica allergic purpura, anaphylactoid purpura
  Purpura anaphylactoides (Schoenlein-Henoch) s.u. anaphylaktoide *Purpura* Schoenlein-Henoch
  Purpura anularis teleangiectodes (atrophicans) s.u. *Purpura* Majocchi
  Purpura cerebri brain purpura, cerebral toxic pericapillary hemorrhage ['hem(ə)rɪdʒ], cerebral toxic pericapillary bleeding, cerebral purpura
  Purpura fulminans s.u. anaphylaktoide *Purpura* Schoenlein-Henoch
  Purpura Henoch s.u. anaphylaktoide *Purpura* Schoenlein-Henoch
  Purpura hyperglobulinaemica (Waldenström) Waldenström's purpura, hyperglobulinemic purpura
  Purpura Majocchi Majocchi's disease, Majocchi's purpura
  Purpura Moschcowitz Moschcowitz disease, Moszkowicz's disease, microangiopathic hemolytic anemia [ə'niːmɪə], microangiopathic anemia, thrombotic thrombocytopenic purpura, thrombotic microangiopathy [maɪkrəʊˌændʒɪ'ɑpəθɪ]
  Purpura rheumatica (Schoenlein-Henoch) s.u. anaphylaktoide *Purpura* Schoenlein-Henoch
  Purpura Schoenlein-Henoch s.u. anaphylaktoide *Purpura* Schoenlein-Henoch
  Purpura simplex nonthrombocytopenic purpura
  Purpura thrombotica (thrombocytopenica) s.u. *Purpura* Moschcowitz
  allergische Purpura s.u. *Purpura* allergica
  anaphylaktoide Purpura 1. s.u. *Purpura* allergica 2. s.u. anaphylaktoide *Purpura* Schoenlein-Henoch

P

anaphylaktoide Purpura Schoenlein-Henoch Schönlein-Henoch disease, Schönlein-Henoch syndrome, Henoch-Schönlein syndrome, Henoch-Schönlein purpura, Henoch's disease, Henoch's purpura, Schönlein's purpura, Schönlein's disease, hemorrhagic exudative erythema, anaphylactoid purpura, acute vascular purpura, allergic purpura, allergic vascular purpura, rheumatocelis
athrombopenische Purpura s.u. anaphylaktoide *Purpura* Schoenlein-Henoch
idiopathische thrombozytopenische Purpura idiopathic thrombocytopenic purpura, Werlhof's disease, thrombocytopenic purpura, thrombopenic purpura, land scurvy, essential thrombocytopenia
infektiöse Purpura infectious purpura
posttransfusionelle Purpura post-transfusion purpura
rheumatoide Purpura s.u. anaphylaktoide *Purpura* Schoenlein-Henoch
thrombotisch-thrombozytopenische Purpura s.u. *Purpura* Moschcowitz
thrombozytopenische Purpura thrombocytopenic purpura, thrombopenic purpura

purlpulrisch *adj.* relating to *or* suffering from purpura, purpuric
pulrullent *adj.* purulent, suppurative, ichorous
Putlreslzenz *f* putrescence, putrescency
Putlreslzielren *nt* putrefaction, decay
putlreslzielren *vi* putrefy, become putrid, decompose
Putlreslzin *nt* putrescine, tetramethylenediamine
putlrid *adj.* putrid, rotten
PV *abk.* s.u. Plasmavolumen
PVA *abk.* s.u. **1.** Polyvinylalkohol **2.** Polyvinylazetat
PVAC *abk.* s.u. Polyvinylazetat
PVAL *abk.* s.u. Polyvinylalkohol
PVC *abk.* s.u. Polyvinylchlorid
PVP *abk.* s.u. Polyvinylpyrrolidon
PW *abk.* s.u. peripherer *Widerstand*
PX *abk.* s.u. Pyridoxin
Pylälmie *f* pyemia, pyohemia, pyogenic fever, metastatic infection
pylälmisch *adj.* relating to *or* suffering from pyemia, pyemic
PyK *abk.* s.u. Pyruvatkinase
Pyklnolse *f* pyknosis, pycnosis, karyopyknosis, condensation, thickening
pyklnoltisch *adj.* relating to pyknosis, pyknotic, pycnotic, condensed
Pyklnolzyt *m* pyknocyte
Pyklnolzyltolse *f* pyknocytosis
Pylorus- *präf.* pyloric, pylor(o)-
Pyllolruslkarlzilnom *nt* pyloric carcinoma
Pyllolrusllymphlknolten *pl* pyloric lymph nodes
Pyo- *präf.* pus, py(o)-
Pylolcin *nt* pyocin
pylolgen *adj.* relating to pus formation, pus-forming, pyogenic, pyogenous [paɪ'ɑdʒənəs], pyopoietic
Pylolgelnelse *f* pus formation, pyogenesis, pyopoiesis [ˌpaɪəʊpɔɪ'iːsɪs], suppuration
pylolgelneltisch *adj.* s.u. pyogen
Pylolgelnin *nt* pyogenin
Pylolhälmie *f* pyemia, pyohemia, pyogenic fever, metastatic infection
Pylolkoklkus *m* pyococcus
Pylolseplsis *f* pyosepticemia
Pylolsepltilkälmie *f* pyosepticemia
Pylolsis *f* pyosis, suppuration
Pylolzin *nt* pyocin
Pylolzylalnelus *m* blue pus bacillus, Pseudomonas aeruginosa, Pseudomonas polycolor, Pseudomonas pyocyanea, Bacillus pyocyaneus, Bacterium aeruginosum
Pylolzylalnin *nt* pyocyanin
PYP *abk.* s.u. Pyrophosphat
Pyr *abk.* s.u. Pyridin
Pylran *nt* pyran
Pylralnin *nt* pyranin
Pylralnolse *f* pyranose
Pylralnolselform *f* pyranose form
Pylralnolselring *m* pyranose ring
Pylranlring *m* pyran ring, pyanring
Pylranltel *nt* pyrantel
Pylralzin *nt* pyracin, pyrazine
Pylralzinlalmid *nt* pyrazinamide
Pylralzollon *nt* pyrazolone
Pylreltilkum *nt, pl* **Pylreltilka** pyretic, pyrectic, pyretogen, febrifacient, febricant
pylreltisch *adj.* relating to fever, pyretic, pyrectic, febrifacient, febricant, febrific
pylreltolgen *adj.* causing fever, pyretogenic, pyretogenetic, pyretogenous, pyrexiogenic, pyrogenetic, pyrogenic, pyrogenous
Pylrelxie *f* fever, pyrexia, pyrexy, fire, febris
Pylrildin *nt* pyridine
Pyridin-4-carbonsäurehydrazid *nt* isoniazid, isonicotinic acid hydrazide, isonicotinoylhydrazine, isonicotinylhydrazine, 4-pyridine carboxylic acid hydrazide
Pylrildinlcolenlzym *nt* pyridine coenzyme
Pylrildinlnuklleloltid *nt* pyridine nucelotide
Pylrildinlnuklleloltidldelhydlrolgelnalse *f* pyridine nucleotide dehydrogenase [dɪ'haɪdrədʒəneɪz]
Pylrildinlnuklleloltidlreldukltalse *f* pyridine nucleotide reductase [rɪ'dʌkteɪz]
photosynthetische Pyridinnukleotidreduktase photosynthetic pyridine nucleotide reductase
Pylrildinlnuklleloltidltranslhydlrolgelnalse *f* pyridine nucleotide transhydrogenase, NAD(P)$^+$-transhydrogenase
Pylrildinlring *m* pyridine ring
Pylrildolxal *nt* pyridoxal
Pylrildolxallphoslphat *nt* pyridoxal phosphate, codecarboxylase
Pylrildoxlalmin *nt* pyridoxamine
Pylrildoxlalminlphoslphat *nt* pyridoxamine phosphate
Pylrildolxin *nt* pyridoxine, yeast eluate factor, eluate factor, antiacrodynia factor, adermine
Pylrildolxinlcolenlzym *nt* pyridoxine coenzyme
Pylrildolxinlsäulre *f* pyridoxic acid
Pylrilmildin *nt* pyrimidine
Pylrilmildinlablbau *m* pyrimidine degradation
Pylrilmildinlanltalgolnist *m* pyrimidine antagonist
Pylrilmildinlbalse *f* pyrimidine base
Pylrilmildinldelrilvat *nt* pyrimidine derivate
Pylrilmildinlnuklleloltid *nt* pyrimidine nucleotide
pylrilnilnolphil *adj.* pyrininophilic
Pyro- *präf.* pyr(o)-
Pylrolgen *nt* pyrogen, febrifacient, febricant
endogenes Pyrogen endogenous pyrogen [en'dɑdʒənəs], leukocytic pyrogen

exogenes Pyrogen exogenous pyrogen [ek'sɑdʒənəs]

py|ro|gen *adj.* causing fever, febrifacient, febricant, febrific, pyretogenic, pyretogenetic, pyretogenous, pyrexiogenic, pyrogenetic, pyrogenic, pyrogenous

Py|ro|glo|bu|lin *nt* pyroglobulin

Py|ro|glu|ta|min|a|zi|du|rie *f* pyroglutamic aciduria [æsɪ'd(j)ʊərɪə], 5-oxoprolinuria [ɑksəʊˌprəʊlɪ'n(j)ʊərɪə]

Py|ro|glu|ta|min|säu|re *f* pyroglutamate, pyroglutamic acid, 5-oxoproline

Py|ro|phos|phat *nt* pyrophosphate

Py|ro|phos|pha|ta|se *f* pyrophosphatase

anorganische Pyrophosphatase inorganic pyrophosphatase

Py|ro|phos|phat|bin|dung *f* pyrophosphate bond

Py|ro|phos|pho|ki|na|se *f* pyrophosphokinase, pyrophosphotransferase, diphosphotransferase

Py|ro|phos|phor|säu|re *f* pyrophosphoric acid

PyrP *abk.* s.u. Pyridoxaminphosphat

Pyr|ro|lin *nt* pyrroline

Pyr|rol|ring *m* pyrrole ring

Py|ru|vat *nt* pyruvate

Py|ru|vat|carb|o|xy|la|se *f* pyruvate carboxylase

Py|ru|vat|de|hyd|ro|ge|na|se *f* pyruvate dehydrogenase [dɪ'haɪdrədʒəneɪz]

Py|ru|vat|de|hyd|ro|ge|na|se|ki|na|se *f* pyruvate dehydrogenase kinase

Py|ru|vat|de|hyd|ro|ge|na|se|kom|plex *m* pyruvate dehydrogenase complex

Py|ru|vat|de|hyd|ro|ge|na|se|phos|pha|ta|se *f* pyruvate dehydrogenase phosphatase

Py|ru|vat|ki|na|se *f* pyruvate kinase

Py|ru|vat|phos|phat|di|ki|na|se *f* pyruvate orthophosphate dikinase

PZ *abk.* s.u. Pankreozymin

PZA *abk.* s.u. Pyrazinamid

Q

Q *abk.* s.u. **1.** Quarantäne **2.** Quotient
Qa-Region *f* Qa region
Q-Bande *f* (*Chromosom*) Q band
Q-Banding *nt* quinacrine banding, Q banding
QS *abk.* s.u. Quecksilbersäule
qual.Anal. *abk.* s.u. qualitative *Analyse*
quant.Anal. *abk.* s.u. quantitative *Analyse*
Qua|ran|tä|ne *f* quarantine; **unter Quarantäne (sein/stehen)** (be) in quarantine; **unter Quarantäne stellen** quarantine, put in quarantine
Quartär- *präf.* quaternary
Quar|tär|sta|di|um *nt* quaternary syphilis
Quar|tär|struk|tur *f* quaternary structure
quar|ter|när *adj.* quaternary
Quar|til *nt* quartile
Queck|sil|ber *nt* quicksilver, mercury; (*Chemie*) hydrargyrum
Quecksilber-I-chlorid *nt* mercurous chloride, calomel
Quecksilber-II-chlorid *nt* mercury bichloride, mercuric chloride, mercury perchloride
Queck|sil|ber|ma|no|me|ter *nt* mercury manometer [mə'nɑmɪtər], mercury pressure gauge
Queck|sil|ber|säu|le *f* mercury column, column of mercury
Queck|sil|ber|ther|mo|me|ter *nt* mercurial thermometer [θər'mɑmɪtər]
Quer|schnitt *m* transverse section, transection, transsection, cross section (*durch* of)
Quetelet: Quetelet-Index *m* Quetelet index, body mass index
Quick *m* s.u. Quickwert
Quick|wert *m* Quick's method, Quick's value, Quick's time, Quick test, prothrombin test, prothrombin time, thromboplastin time
Quick|zeit *f* s.u. Quickwert
Quincke: hereditäres Quincke-Ödem *nt* hereditary angioedema, hereditary angioneurotic edema, C1 inhibitor deficiency, C1-INH deficiency
Quincke-Ödem *nt* Quincke's disease, Quincke's edema, Bannister's disease, Milton's disease, Milton's edema, angioedema, angioneurotic edema, atrophedema, circumscribed edema, periodic edema, giant edema, giant urticaria
Quincke-Zeichen *nt* Quincke's sign, Quincke's pulse, capillary pulse
Qui|ni|di|ne *nt* quinidine, betaquinine, conquinine
Qui|ni|ne *nt* quinine
Quo|ti|ent *m* quotient, ratio
kalorischer Quotient caloric quotient
respiratorischer Quotient respiratory quotient, expiratory exchange ratio, respiratory coefficient, respiratory exchange ratio

R

R *abk.* s.u. **1.** Gaskonstante **2.** Radikal **3.** Reiz **4.** Resistenzfaktor **5.** respiratorischer *Quotient* **6.** Ribose **7.** Rickettsia **8.** Röntgen
r *abk.* s.u. **1.** razemisch **2.** rekombinant
RA *abk.* s.u. **1.** radioaktiv **2.** Ragozyt **3.** Rhagozyt **4.** rheumatoide *Arthritis*
Ra *abk.* s.u. Radium
RAAS *abk.* s.u. Renin-Angiotensin-Aldosteron-System
Rabies- *präf.* rabies, lyssic, lyss(o)-
Ra|bi|es *f* rabies, lyssa, lytta, hydrophobia
Ra|bi|es|an|ti|gen *nt* rabies antigen
Ra|bi|es|im|mun|glo|bu|lin (humanes) *nt* human rabies immune globulin
Ra|bi|es|vak|zi|ne *f* rabies vaccine
Ra|bi|es|vi|rus *nt* rabies virus
ra|bi|form *adj.* resembling rabies, rabiform
Ra|ce|ma|se *f* racemase
Ra|ce|mat *nt* racemate, raceme, racemic form, racemic mixture, racemic modification
ra|ce|misch *adj.* racemic
ra|ce|mi|sie|ren *vt* racemize
Ra|ce|mi|sie|rung *f* racemization
Ra|ce|mi|sie|rungs|re|ak|ti|on *f* racemization
Rachen- *präf.* throat, faucial, pharyngeal, pharyngal, pharyng(o)-
Ra|chen|ab|strich *m* throat swab
Ra|chen|diph|the|rie *f* pharyngeal diphtheria [dɪf'θɪərɪə], diphtheritic pharyngitis, faucial diphtheria
Ra|chen|ring, lymphatischer *m* Waldeyer's ring, Waldeyer's tonsillar ring, Bickel's ring, tonsillar ring, lymphoid ring
Ra|di|kal *nt* radical
freies Radikal free radical
Ra|di|kal|kur *f* radical cure, drastic cure
Ra|di|kal|o|pe|ra|ti|on *f* radical operation
ra|di|ku|lär *adj.* relating to a root, radicular
Radikulo- *präf.* radicular, radicul(o)-
Radio- *präf.* (*anatom.*) radius, radio-; (*Physik*) radio-
ra|di|o|ak|tiv *adj.* radioactive; (*künstlich*) labeled
nicht radioaktiv clean, inactive
Ra|di|o|ak|ti|vi|tät *f* radioactivity, radioaction, nuclear radiation
künstliche Radioaktivität induced radioactivity, artificial radioactivity
radioaktiv-markiert *adj.* labeled, radiolabelled
Radio-Allergen-Sorbent-Test *m* radioallergosorbent test
Ra|di|o|bi|o|lo|gie *f* radiobiology [ˌreɪdɪəʊbaɪ'ɑlədʒɪ], radiation biology
ra|di|o|bi|o|lo|gisch *adj.* relating to radiobiology, radiobiologic, radiobiological
Ra|di|o|car|bon|test *m* radiocarbon test
Ra|di|o|che|mie *f* radiochemistry
ra|di|o|che|misch *adj.* relating to radiochemistry, radiochemical
Ra|di|o|der|ma|ti|tis *f* radiodermatitis, radiation dermatitis, x-ray dermatitis, roentgen-ray dermatitis [ˌdɜrmə'taɪtɪs], radioepidermitis, radioepithelitis
Ra|di|o|di|ag|no|se *f* radiodiagnosis
Ra|di|o|di|ag|nos|tik *f* radiodiagnostics *pl*
Ra|di|o|e|lek|tro|kar|di|o|gra|fie *f* s.u. Radioelektrokardiographie
Ra|di|o|e|lek|tro|kar|di|o|gramm *nt* radioelectrocardiogram
Ra|di|o|e|lek|tro|kar|di|o|gra|phie *f* radioelectrocardiography
Ra|di|o|e|le|ment *nt* radioelement
Ra|di|o|en|ze|pha|lo|gra|fie *f* s.u. Radioenzephalographie
Ra|di|o|en|ze|pha|lo|gramm *nt* radioencephalogram
Ra|di|o|en|ze|pha|lo|gra|phie *f* radioencephalography [ˌreɪdɪəʊenˌsefə'lɑgrəfɪ]
Ra|di|o|fre|quenz|spek|tro|sko|pie *f* radio-frequency spectroscopy [spek'trɑskəpɪ]
Ra|di|o|gen *nt* radiogen
ra|di|o|gen *adj.* radiogenic
Ra|di|o|gold *nt* radiogold
Ra|di|o|gra|fie *f* s.u. Radiographie
ra|di|o|gra|fisch *adj.* s.u. radiographisch
Ra|di|o|gramm *nt* radiogram, radiograph ['reɪdɪəʊgræf]
Ra|di|o|gra|phie *f* radiography [reɪdɪ'ɑgrəfɪ]
ra|di|o|gra|phisch *adj.* relating to radiography, radiographic, roentgenographic
Ra|di|o|im|mun|de|tek|ti|on *f* radioimmunodetection
Ra|di|o|im|mun|dif|fu|si|on *f* radioimmunodiffusion, radial diffusion method, single radial diffusion, radial immunodiffusion
Ra|di|o|im|mun|lo|ka|li|sa|ti|on *f* radioimmunolocalization
Ra|di|o|im|mu|no|as|say *m* radioimmunoassay
Ra|di|o|im|mu|no|dif|fu|si|on *f* radioimmunodiffusion
Ra|di|o|im|mu|no|e|lek|tro|pho|re|se *f* radioimmunoelectrophoresis
Ra|di|o|im|mu|no|sor|bent|test *m* radioimmunosorbent test
Ra|di|o|in|di|ka|tor *m* tracer
Ra|di|o|iod *nt* radioiodine, radioactive iodine
Radioiod-Serumalbumin *nt* radioiodinated serum albumin
Ra|di|o|iod|test *m* ^{131}I uptake test, radioactive iodide uptake test, RAI test
Ra|di|o|iod|the|ra|pie *f* radioiodine therapy, radioactive iodine therapy
Ra|di|o|i|so|top *nt* radioisotope, radioactive isotope
Ra|di|o|i|so|to|pen|clea|rance *f* isotope clearance
Ra|di|o|jod *nt* radioiodine, radioactive iodine
Ra|di|o|kar|bon *nt* radiocarbon, radioactive carbon
Ra|di|o|kar|bon|test *m* radiocarbon test
Ra|di|o|kar|di|o|gra|fie *f* s.u. Radiokardiographie
Ra|di|o|kar|di|o|gramm *nt* radiocardiogram
Ra|di|o|kar|di|o|gra|phie *f* radiocardiography [ˌreɪdɪəˌkɑːrdɪ'ɑgrəfɪ]

Ra|di|o|koh|len|stoff *m* radiocarbon, radioactive carbon
Ra|di|o|lo|ge *m* radiologist
Ra|di|o|lo|gie *f* radiology [reɪdɪ'ɑlədʒɪ]
ra|di|o|lo|gisch *adj.* relating to radiology, radiologic, radiological
Ra|di|o|lu|mi|nes|zenz *f* radioluminescence
Ra|di|o|ly|se *f* radiolysis [ˌreɪdɪ'ɑləsɪs]
Ra|di|o|me|ter *nt* radiometer [reɪdɪ'ɑmɪtər], roentgenometer [ˌrentɡə'nɑmɪtər]
Ra|di|o|met|rie *f* radiometry [reɪdɪ'ɑmətrɪ]
Ra|di|o|mik|ro|me|ter *nt* radiomicrometer [ˌreɪdɪəʊmaɪ'krɑmɪtər]
Ra|di|o|nek|ro|se *f* radionecrosis
Ra|di|o|neu|ri|tis *f* radioneuritis [ˌreɪdɪəʊnjʊə'raɪtɪs], radiation neuritis [njʊə'raɪtɪs]
Ra|di|o|nuk|lid *nt* radionuclide, radioactive nuclide
Ra|di|o|nuk|lid|an|gi|o|gra|fie *f* s.u. Radionuklidangiographie
Ra|di|o|nuk|lid|an|gi|o|gra|phie *f* radionuclide angiography [ændʒɪ'ɑɡrəfɪ]
Ra|di|o|nuk|lid|ge|ne|ra|tor *m* radionuclide generator
Radionuklid-Scan *m* radionuclide scan, isotopic scan
Radionuklid-Scanning *nt* radionuclide scanning
Ra|di|o|ö|ko|lo|gie *f* radioecology
Ra|di|o|os|te|o|nek|ro|se *f* radiation osteonecrosis, osteoradionecrosis
Ra|di|o|phar|ma|ka *pl* radiopharmaceuticals
Ra|di|o|phos|phor *m* radiophosphorus, radioactive phosphorus, labeled phosphorus
Ra|di|o|te|le|met|rie *f* radiotelemetry [ˌreɪdɪəʊtə'lemətrɪ]
Ra|di|o|the|ra|pie *f* radiotherapy, radiotherapeutics *pl*, ray treatment, radiation therapy, radiation treatment
Ra|di|o|tra|cer *m* radiotracer
Ra|di|o|wel|len *pl* hertzian waves, hertzian rays
Radium- *präf.* radium, radio-
Ra|di|um *nt* radium
Ra|di|um|der|ma|ti|tis *f* s.u. Radiodermatitis
Ra|go|zyt *m* ragocyte, RA cell
Ragweed-Antigen *nt* ragweed antigen
Raji: Raji-Zellen *pl* Raji cells
Ramsey Hunt: Ramsey Hunt-Syndrom *nt* Ramsey Hunt syndrome, Ramsey Hunt disease, Hunt's neuralgia, Hunt's syndrome, Hunt's disease, herpes zoster auricularis, herpes zoster oticus, otic neuralgia, geniculate otalgia, geniculate neuralgia, opsialgia
R-Antigen *nt* R antigen
Ra|pa|my|cin *nt* rapamycin
rapid-plasma-reagin-Test *m* rapid plasma reagin test, RPR test
RAS *abk.* s.u. Renin-Angiotensin-System
RAST *abk.* s.u. Radio-Allergen-Sorbent-Test
Ras|ter|blen|de *f* grid
Ras|ter|e|lek|tro|nen|mik|ro|skop *nt* scanning electron microscope, scanning microscope
Ras|ter|punkt *m* pixel
Ras|ter|ver|schie|bung *f* frame-shift mutation
Rat|te *f* rat, Rattus
Raum *m*, *pl* **Räu|me** space, cavity, cavum, cavitation, chamber, compartment
dritter Raum third space
extrazellulärer Raum extracellular space
intrazellulärer Raum intracellular space
transzellulärer Raum third space
Raum|tem|pe|ra|tur *f* room temperature
Rauscher: Rauscher-Leukämievirus *nt* Rauscher's virus, Rauscher's leukemia virus [luː'kiːmɪə]
Rausch|gift *nt* narcotic, drug, intoxicant; *sl.* dope
Rausch|gift|ab|hän|gig|keit *f* drug dependence, narcotic addiction, drug addiction
Rausch|gift|sucht *f* s.u. Rauschgiftabhängigkeit
Rausch|mit|tel *nt* s.u. Rauschgift
RAV *abk.* s.u. Rous-assoziiertes *Virus*
RA-Zelle *f* ragocyte, RA cell
Ra|ze|ma|se *f* racemase
Ra|ze|mat *nt* racemate, raceme, racemic form, racemic mixture, racemic modification
ra|ze|misch *adj.* racemic
Ra|ze|mi|sie|rung *f* racemization
Ra|ze|mi|sie|rungs|re|ak|ti|on *f* racemization reaction
R-Bande *f* R-band
R-Banding *nt* R banding, reverse banding
RBW *abk.* s.u. relative biologische *Wirksamkeit*
RCS *abk.* s.u. Retikulumzellensarkom
RDP-Reduktase *f* ribonucleoside diphosphate reductase, ribonucleotide reductase [rɪ'dʌkteɪz]
re|ab|sor|bie|ren *vt* resorb, reabsorb
Re|ab|sorp|ti|on *f* resorption, resorbence, reabsorption
Re|a|gens *nt*, *pl* **Re|a|gen|zi|en** s.u. Reagenz
Re|a|genz *nt*, *pl* **Re|a|gen|zi|en** reagent; agent
Re|a|genz|glas *nt* test tube
Re|a|genz|röhr|chen *nt* test tube
re|a|gie|ren *vi* (*a. physiolog.*) respond, react, answer (*auf* to); (*Chemie*) react (*mit* with; *auf* on)
Re|a|gin|ti|ter *m* reagin titer
Re|ak|tant *m* reactant
Re|ak|tanz *f* reactance, inductive resistance
Re|ak|ti|on *f* **1.** (*physiolog.*) response, reaction, answer (*auf* to; *gegen* against) **2.** (*labor.*) reaction, test
allergische Reaktion allergic reaction, allergic inflammation
anamnestische Reaktion anamnestic reaction, anamnestic response
anaphylaktoide Reaktion anaphylactoid reaction, anaphylactoid crisis, anaphylactoid shock, pseudoanaphylaxis
antikörpervermittelte Reaktion antibody-mediated reaction
biologisch falsch-positive Reaktion biologic false-positive
chemische Reaktion chemical reaction
falsch-negative Reaktion false-negative reaction, false-negative
falsch-positive Reaktion false-positive reaction, false-positive
granulomatöse Reaktion *f* granulomatous reaction [ɡrænjə'ləʊmətəs]
hämoklastische Reaktion hemoclastic reaction
immunologische Reaktion immunoreaction, immune reaction, immune response, immunological reaction, immunological response
leukämische Reaktion s.u. leukämoide *Reaktion*
leukämoide Reaktion leukemoid, leukemoid reaction, leukemic reaction, hyperleukocytosis
lokale Reaktion local reaction
örtliche Reaktion local reaction
parallergische Reaktion parallergy
pseudoallergische Reaktion pseudoallergic reaction
symptomatische Reaktion symptomatic reaction

unspezifische Reaktion non-specific reaction
verminderte Reaktion hypoergia, hypoergy, hyposensitivity
verstärkte Reaktion hyperergy, hyperergia
wechselseitige Reaktion interaction
zelluläre Reaktion cellular reaction
zellvermittelte Reaktion cell-mediated reaction
zytotoxische Reaktion cytotoxic reaction

Reaktions- *präf.* reaction, reactive

re|ak|ti|ons|fä|hig *adj.* (*immunol.*) responsive, sensitive; (*Chemie*) reactive
vermindert reaktionsfähig hyposensitive

Re|ak|ti|ons|fä|hig|keit *f* (*immunol.*) responsiveness (*für* to); (*Chemie*) reactivity
verminderte Reaktionsfähigkeit hyposensitivity; hypoergia, hypoergy

Re|ak|ti|ons|ge|fäß *nt* reactor

Re|ak|ti|ons|zen|trum *nt* germinal center, Flemming center, reaction center

re|ak|tiv *adj.* reactive

re|ak|ti|vi|e|ren *vt* reactivate, make active again

Re|ak|ti|vie|rung *f* reactivation

Re|ak|ti|vi|tät *f* reactivity

Real-time-Technik *f* real-time sonographic examination

Re|a|ni|ma|ti|on *f* resuscitation, restoration to life
kardiopulmonale Reanimation cardiopulmonary resuscitation

re|a|ni|mie|ren *vt* resuscitate, revive

Re|ar|range|ment *nt* rearrangement
κ-Rearrangement κ rearrangement

RECG *abk.* s.u. Radioelektrokardiographie

Recklinghausen: Recklinghausen-Krankheit *f* Recklinghausen's disease, von Recklinghausen's disease, multiple neurofibroma, neurofibromatosis, neuromatosis

Redox- *präf.* redox, oxidation-reduction

Re|dox|en|zym *nt* redox enzyme, oxidation-reduction enzyme

Re|dox|paar *nt* redox couple, redox pair
konjugiertes Redoxpaar conjugate redox pair

Re|dox|po|ten|ti|al *nt* redox potential, oxidation-reduction potential

Re|dox|po|ten|zi|al *nt* s.u. Redoxpotential

Re|dox|re|ak|ti|on *f* redox, redox reaction, oxidation-reduction reaction, oxidation-reduction, oxidoreduction

Re|dox|sys|tem *nt* redox system, oxidation-reduction system, O-R system

Re|duk|ta|se *f* reductase [rɪˈdʌkteɪz], reducing enzyme
5α-Reduktase 5α-reductase, steroid 5α-reductase

Re|duk|ti|on *f* **1.** (*Chemie*) reduction **2.** (*chirurg.*) reduction, repositioning **3.** s.u. Reduktionsteilung

Re|duk|ti|ons|ä|qui|va|lent *nt* reducing equivalent

Re|duk|ti|ons|mit|tel *nt* reductant, reducing agent, reductive

Re|duk|ti|ons|tei|lung *f* reduction, reduction division, reduction cell division, meiotic cell division, meiotic division, maturation division, meiosis, miosis

re|duk|tiv *adj.* reductive

Re|duk|tor *m* s.u. Reduktionsmittel

Re|dun|danz *f* redundancy, redundance

Re|dup|li|ka|ti|on *f* (*Biochemie*) reduplication, redoubling; (*pathol.*) duplication, doubling
identische Reduplikation autoreduplication, identical reduplication

Re|fe|renz *f* reference

Re|fe|renz|wert *m* reference value

re|flek|to|risch *adj.* reflex

Reflex- *präf.* reflex, consensual

Re|flex *m* **1.** (*physiolog.*) reflex, jerk, response **2.** (*Physik*) reflex, reflection, reflexion

Re|flux *m* reflux, backward flow, return flow; (*kardiol.*) regurgitation

re|frak|tär *adj.* (*pathol.*) refractory, resistant to treatment, intractable, obstinate; (*physiolog.*) refractory

REG *abk.* s.u. Radioenzephalogramm

Re|ge|ne|ra|ti|on *f* (*a. histolog.*) regeneration, reconstitution, reproduction; neogenesis [niːəˈdʒenəsɪs]

Regenerations- *präf.* regenerative, reproductive

re|ge|ne|ra|ti|ons|fä|hig *adj.* regenerative

Re|ge|ne|ra|ti|ons|schicht *f* malpighian rete, regenerative layer of epidermis, germinative layer of epidermis, malpighian layer, mucous layer

Re|ge|ne|ra|ti|ons|ver|mö|gen *nt* regenerative capacity, regenerative power

re|ge|ne|ra|tiv *adj.* relating to *or* characterized by regeneration, regenerative

Re|ge|ne|rat|kno|ten *m* regenerative node

Re|ge|ne|ra|tor *m* regenerator

re|ge|ne|rie|ren I *vt* (*a. histolog.*) regenerate **II** *vr* **sich regenerieren** regenerate; (*gesundheitlich*) recover, revitalize oneself

re|ge|ne|riert *adj.* regenerate

Re|gi|on *f* **1.** (*anatom.*) region, regio, area, zone, field, space **2.** region, area, district
hypervariable Region hypervariable region, complementarity determining region
immundominante Region immunodominant region
konstante Region constant region, C region
parafoveale Region (*Auge*) parafoveal region
variable Region V region, variable region

re|gi|o|nal *adj.* relating to a region, regional; local

Re|gi|o|nal|a|näs|the|sie *f* conduction anesthesia, block anesthesia, nerve block, nerve block anesthesia, regional anesthesia, block, local nerve block, local anesthesia
intravenöse Regionalanästhesie intravenous regional anesthesia, vein anesthesia, Bier's block, Bier's method

re|gi|o|när *adj.* s.u. regional

Regulator- *präf.* regulatory

Regulator-DNA *f* regulatory DNA, spacer DNA, regulatory deoxyribonucleic acid

Regulator-DNS *f* s.u. Regulator-DNA

Re|gu|la|tor|en|zym *nt* regulatory enzyme

Re|gu|la|tor|gen *nt* regulatory gene, regulator gene, repressor gene

re|gu|la|to|risch *adj.* regulatory

Re|gu|la|tor|pro|te|in *nt* regulatory protein

Re|gu|la|tor|zel|le *f* regulatory cell

Re|ha|bi|li|ta|ti|on *f* rehabilitation, restoration

re|ha|bi|li|tie|ren *vt* rehabilitate, restore

Rei|bung *f* friction; friction, rubbing, attrition
innere Reibung viscosity

Rei|bungs|ko|ef|fi|zi|ent *m* coefficient of friction, constant of friction

Rei|bungs|wi|der|stand *m* frictional force, frictional resistance

reif *adj.* mature, matured, ripe; fully developed; (*voll ausgeprägt*) full-blown

R

Rei|fe *f* maturity, maturateness, ripeness
Rei|fe|tei|lung *f* meiotic cell division, meiosis, meiotic division, miosis, maturation division, reduction, reduction division, reduction cell division
Rei|fung *f* maturation
Rei|fungs|hem|mung *f* anakmesis, anacmesis
Rei|fungs|mar|ker *m* maturation marker
Rei|fungs|pe|ri|o|de *f* maturation phase
Rei|fungs|pha|se *f* maturation phase
Rei|fungs|pro|zess *m* maturation process
posttranskriptionaler Reifungsprozess posttranscriptional processing
Rei|fungs|still|stand *m* anakmesis, anacmesis
Rei|he *f* line, row; (*hämatol.*) series
basophile Reihe basophil series, basophilic series
eosinophile Reihe eosinophilic series, eosinophil series
erythrozytäre Reihe erythrocyte series, erythrocytic series
granulozytäre Reihe leukocytic series, granulocyte series, granulocytic series
homologe Reihe homologous series [hə'mɑləgəs]
lymphatische Reihe lymphoid cell lineage, lymphoid lineage
lymphozytäre Reihe lymphocyte series, lymphocytic series
lyotrope Reihen lyotropic series, Hofmeister's tests, Hofmeister's series
megakaryozytäre Reihe megakaryocytic cell lineage, megakaryocytic lineage
monozytäre Reihe monocyte series, monocytic series
myeloide Reihe myeloid series, myelocytic series, myeloid cell lineage, myeloid lineage
myeloische Reihes.u. myeloide *Reihe*
myelozytäre Reihe s.u. myeloide *Reihe*
neutrophile Reihe neutrophil series, neutrophilic series
plasmazytäre Reihe plasmacyte series, plasmacytic series
rote Reihe erythroid cell lineage, erythroid, red cell series
thrombozytäre Reihe thrombocyte series, thrombocytic series
Rei|hen|fol|ge *f* sequence, succession, order, course
chronologische Reihenfolge chronological order
Rei|hen|un|ter|su|chung *f* serial examination, mass examination; (*statist.*) survey
Rei|hen|ver|dün|nung *f* serial dilution
Rei|hen|ver|dün|nungs|test *m* broth-dilution test, serial dilution test
Reilly: Reilly-Granulationsanomalie *f* Reilly granulations
rein *adj.* 1. clean; (*Haut*) clear; (*Wunde*) clean; (*Flüssigkeit*) clear 2. (*Chemie, pharmakol.*) (*unverdünnt*) undiluted; (*unvermischt*) pure, unadulterated, unblended, unmixed; (*Radioisotop*) carrier-free
rein|er|big *adj.* homozygous, homogenic, homozygotic
Rein|er|big|keit *f* homozygosis, homozygosity
Re|in|fekt *m* reinfection
Re|in|fek|ti|on *f* reinfection
autogene Reinfektion autoreinfection
endogene Reinfektion endogenous reinfection [en'dɑdʒənəs]
exogene Reinfektion exogenous reinfection [ek'sɑdʒənəs]
Rein|heit *f* 1. (*a. Wunde*) cleanness, cleanliness; (*Haut, Flüssigkeit*) clearness 2. (*Chemie*) purity
Rein|heits|grad *m* purity, degree of purity
rei|ni|gen *vt* clean; wash; (*abspülen*) rinse; (*Haut*) cleanse (*von* of, from; *mit* with); (*Darm*) purge, cleanse; (*Wunde*) deterge, débride; (*Chemie*) purify (*von* of, from), clarify, depurate, refine
Rei|ni|gung *vt* cleaning; rinse; ablution; (*Haut*) cleansing; (*Darm*) purge, purgation; (*Wunde*) detergency, débridement; (*Chemie*) purification, depuration, refinement
Rein|kul|tur *f* pure culture, axenic culture
Re|in|ner|va|ti|on *f* s.u. Reinnervierung
Re|in|ner|vie|rung *f* reinnervation
Re|in|o|ku|la|ti|on *f* reinoculation
Reiter: Reiter-Komplementbindungsreaktion *f* Reiter test
Reiter-Spirochäte *f* Reiter's spirochete, Treponema forans
Reiter-Stamm *m* s.u. Reiter-Spirochäte
Reiz- *präf.* stimulating, stimulant, stimulative
Reiz *m* 1. stimulation, stimulus 2. (*Reizung*) irritation
Reiz|ant|wort *f* response (*auf* to)
Reiz|e|lek|tro|de *f* stimulating electrode
reiz|emp|find|lich *adj.* sensible (*für* to)
Reiz|emp|find|lich|keit *f* susceptibility, sensitivity, sensitiveness (*für* to)
Reiz|the|ra|pie *f* irritation therapy, stimulation therapy
Reiz|ü|ber|emp|find|lich|keit *f* hypersensibility, hypersensitivity, hypersensitiveness
Re|kal|zi|fi|ka|ti|on *f* recalcification
Re|kal|zi|fi|zie|rung *f* recalcification
Re|kal|zi|fi|zie|rungs|zeit *f* recalcification time
re|kom|bi|nant *adj.* recombinant
Re|kom|bi|nan|te *f* recombinant
Re|kom|bi|na|se|gen *nt* recombinase gene
Re|kom|bi|na|ti|on *f* recombination
homologe Rekombination legitimate recombination, homologous recombination [hə'mɑləgəs]
illegitime Rekombination illegitimate recombination, nonhomologous recombination
legitime Rekombination s.u. homologe *Rekombination*
nichthomologe Rekombination s.u. illegitime *Rekombination*
somatische Rekombination somatic recombination
virale Rekombination viral recombination
Re|kom|bi|na|ti|ons|ak|ti|vie|rungs|gen *nt* recombination activating gene
Re|kom|bi|na|ti|ons|ge|setz *nt* law of independent assortement
Re|kom|bi|na|ti|ons|plas|mid *nt* recombinant plasmid, chimeric plasmid
Re|kom|bi|na|ti|ons|re|pa|ra|tur *f* recombination repair
Re|kom|bi|na|ti|ons|se|quenz *f* recombination sequence
re|kom|bi|nie|ren *vt* recombine
re|kons|ti|tu|ie|ren *vt* reconstitute
re|kons|ti|tu|iert *adj.* reconstituted
Re|kons|ti|tu|ti|on *f* reconstitution, restitution
Re|kon|va|les|zent *m* convalescent
re|kon|va|les|zent *adj.* convalescent
Rekonvaleszenten- *präf.* convalescent
Re|kon|va|les|zen|ten|se|rum *nt* convalescent serum, convalescent human serum, convalescence serum, convalescents' serum

Re|kon|va|les|zenz *f* recovery, convalescence
Re|kon|va|les|zenz|aus|schei|der *m* convalescent carrier
Rektal- *präf.* s.u. Rekto-
rek|tal *adj.* relating to the rectum, rectal
Rek|tal|ab|strich *m* rectal swab, rectal smear
Rek|tal|fis|tel *f* rectal fistula
Rekto- *präf.* rectum, rect(o)-, rectal, proct(o)-
rek|to|ab|do|mi|nal *adj.* relating to both rectum and abdomen, rectoabdominal
Rek|to|sig|mo|i|de|o|skop *nt* rectoromanoscope, proctosigmoidoscope
Rek|to|sig|mo|i|de|o|sko|pie *f* rectoromanoscopy, proctosigmoidoscopy
Rek|to|sig|mo|i|do|skop *nt* s.u. Rektosigmoideoskop
Rek|to|sig|mo|i|do|sko|pie *f* s.u. Rektosigmoideoskopie
Rek|to|skop *nt* proctoscope, rectoscope
Rek|to|sko|pie *f* proctoscopy, rectoscopy
rek|to|va|gi|nal *adj.* relating to both rectum and vagina, rectovaginal
rek|to|ve|si|kal *adj.* relating to both rectum and bladder, rectovesical
Rek|tum *nt, pl* **Rek|tums, Rek|ta** rectum, straight intestine
Rek|tum|a|de|nom *nt* rectal adenoma [ædə'nəʊmə]
Rek|tum|am|pu|ta|ti|on *f* rectal resection, rectectomy [rek'tektəmɪ], proctectomy [prɑk'tektəmɪ]
Rek|tum|blu|tung *f* rectal hemorrhage ['hem(ə)rɪdʒ], proctorrhagia, hemoproctia
Re|lea|sing|fak|tor *m* releasing factor
Re|lea|sing|hor|mon *nt* releasing hormone
Re|li|a|bi|li|tät *f* reliability
REM *abk.* s.u. Rasterelektronenmikroskop
Rem *nt* rem, roentgen equivalent man
rem *abk.* s.u. Rem
Re|me|di|um *nt, pl* **Re|me|di|en, Re|me|dia** remedy (*gegen* for, against)
Re|mis|si|on *f* remission
 komplette Remission complete remission
 partielle Remission partial remission
re|mit|tie|rend *adj.* remittent
re|nal *adj.* relating to the kidney, renal, renogenic, nephric, nephritic, nephrogenous [nə'frɑgənəs], nephrogenic
Re|nin *nt* renin
Renin-Angiotensin-Aldosteron-System *nt* renin-angiotensin-aldosterone system
Renin-Angiotensin-System *nt* renin-angiotensin system
Re|no|gra|fie *f* s.u. Renographie
Re|no|gramm *nt* renogram, renocystogram
Re|no|gra|phie *f* renography [rɪ'nɑgrəfɪ]
Re|no|szin|ti|gra|fie *f* s.u. Renoszintigraphie
Re|no|szin|ti|gra|phie *f* renal scintigraphy [sɪn'tɪgrəfɪ]
Re|no|va|so|gra|fie *f* s.u. Renovasographie
Re|no|va|so|gra|phie *f* renal angiography, renal artery angiography [ændʒɪ'ɑgrəfɪ]
Re|o|pe|ra|ti|on *f* reoperation
Re|o|vi|ri|dae *pl* Reoviridae
Re|o|vi|rus *nt* Reovirus, reovirus
Re|o|xi|da|ti|on *f* reoxidation
re|o|xi|die|ren *vt, vi* reoxidize
Re|per|toire *nt* repertoire
 peripheres Repertoire peripheral repertoire
Re|pe|ti|ti|on *f* repetition
 inverse Repetition inverted repetition
 terminale Repetition terminal repetition
re|pe|ti|tiv *adj.* repetitive
 nicht repetitiv nonrepetitive

Rep|li|con *nt* replication unit, replicon
Rep|li|ka|se *f* replicase
Rep|li|ka|ti|on *f* replication; reproduction
 bidirektionale Replikation bidirectional replication
 dispersive Replikation dispersive replication
 konservative Replikation conservative replication
 semikonservative Replikation semiconservative replication
 unidirektionale Replikation unidirectional replication
Replikations- *präf.* replicative, replication
Rep|li|ka|ti|ons|ein|heit *f* s.u. Replicon
Rep|li|ka|ti|ons|form *f* replicative form
Rep|li|ka|ti|ons|pro|zess *m* replication process
Rep|li|ka|ti|ons|zyk|lus *m* replicative cycle
rep|li|ka|tiv *adj.* replicative
rep|li|zie|ren *vt, vi* replicate
Re|pres|si|on *f* (*Biochemie*) repression, inhibition, suppression; (*Genetik*) repression, gene repression
Re|pres|si|ons|me|cha|nis|mus *m* repression mechanism ['mekənɪzəm]
re|pres|siv *adj.* repressive; suppressive
Re|pres|sor *m* repressor
Re|pres|sor|mo|le|kül *nt* repressor molecule
re|pri|mier|bar *adj.* repressible
re|pri|mie|ren *vt* repress
re|pri|miert *adj.* repressed
Rep|til|a|se *f* reptilase
Rep|til|a|se|test *m* reptilase test
Rep|til|a|se|zeit *f* reptilase clotting time
RES. *abk.* s.u. retikuloendotheliales *System*
re|se|zier|bar *adj.* resectable
Re|se|zier|bar|keit *f* resectability
Residual- *präf.* residual
Re|sin *nt* resin, ion-exchange resin
re|sis|tent *adj.* resistant (*gegen* to)
Re|sis|tenz *f* (*immunol.*) resistance; (*pharmakol.*) resistance; (*Chemie*) stability, stableness
 chromosomale Resistenz chromosomal resistance
 extrachromosomale Resistenz extrachromosomal resistance
Re|sis|tenz|fak|tor *m* s.u. Resistenzplasmid
Re|sis|tenz|plas|mid *nt* resistance factor, R factor, resistance plasmid, R plasmid
Re|sis|tenz|trans|fer|fak|tor *m* resistance transfer factor
Re|so|nanz|hyb|rid *nt* resonance hybrid
Re|so|nanz|spek|tro|sko|pie, paramagnetische *f* electron spin resonance spectroscopy, electron paramagnetic resonance spectroscopy, EPR spectroscopy, ESR spectroscopy [spek'trɑskəpɪ]
re|sor|bie|ren *vt* resorb, reabsorb, absorb
Re|sor|cin *nt* resorcinol, resorcin, resorcinum, 1,3-benzenediol
Re|sor|cin|phtha|le|in *nt* fluorescein, dihydroxyfluorane, resorcinolphthalein
Re|sorp|ti|on *f* resorption, resorbence, reabsorption, absorption
Re|sor|zin *nt* s.u. Resorcin
Re|strik|ti|on *f* restriction
Restriktions- *präf.* restrictive, restriction
Re|strik|ti|ons|e|le|ment *nt* restriction element
Rest|rik|ti|ons|en|do|nuk|le|a|se *f* restriction endonuclease; restriction enzyme, restrictive enzyme
Rest|rik|ti|ons|en|zym *nt* restriction enzyme, restrictive enzyme

Restlrikltilonslfraglment *nt* restriction fragment
restlrikltiv *adj.* restrictive
Restlsticklstoff *m* rest nitrogen, nonprotein nitrogen
reltilkullar *adj.* s.u. retikulär
reltilkullär *adj.* relating to a reticulum, reticular, reticulate, reticulated
Reltilkullarlzellle *f* reticular cell
  adventielle Retikularzelle adventitial reticular cell
Reltilkullin *nt* reticulin
Reltilkullinlfalser *f* reticular fiber, lattice fiber, argentaffin fiber, argentophil fiber, argentophilic fiber, argyrophil fiber
Retikulo- *präf.* reticular, reticul(o)-
Reltilkullolanlgilolmaltolse *f* Kaposi's sarcoma [sɑːr'kəʊmə], idiopathic multiple pigmented hemorrhagic sarcoma, multiple idiopathic hemorrhagic sarcoma, angioreticuloendothelioma, endotheliosarcoma
reltilkullolenldolthellilal *adj.* relating to reticuloendothelium, reticuloendothelial, retothel
Reltilkullolenldolthellilolse *f* reticuloendotheliosis, endotheliosis, hemohistioblastic syndrome
  leukämische Retikuloendotheliose hairy cell leukemia [luː'kiːmɪə], leukemic reticuloendotheliosis
reltilkullolhisltilolzyltär *adj.* reticulohistiocytic
Reltilkullolhisltilolzyltom *nt* reticulohistiocytoma, reticulohistiocytic granuloma
  Retikulohistiozytom Cak reticulohistiocytic granuloma, reticulohistiocytoma
  multiple Retikulohistiozytome multicentric reticulohistiocytosis, reticulohistiocytomata, lipoid dermatoarthritis [ˌdɜrmətəʊɑːr'θraɪtɪs], lipid dermatoarthritis, granulomata
Reltilkullolhisltilolzyltolse *f* reticulohistiocytosis
  maligne Retikulohistiozytose familial hemophagocytic reticulosis, familial histiocytic reticulosis, histiocytic medullary reticulosis
  multizentrische Retikulohistiozytose multicentric reticulohistiocytosis, reticulohistiocytomata, lipoid dermatoarthritis [ˌdɜrmətəʊɑːr'θraɪtɪs], lipid dermatoarthritis, granulomata
Reltilkullolid *nt* reticuloid
  aktinisches Retikuloid actinic reticuloid
reltilkullolid *adj.* resembling reticulosis, reticuloid
Reltilkullolpelnie *f* reticulocytopenia, reticulopenia
Reltilkullolsarlkom *nt* reticulum cell sarcoma [sɑːr'kəʊmə], reticulocytic sarcoma, reticuloendothelial sarcoma, retothelial sarcoma, clasmocytoma
  Retikulosarkom des Knochens reticulum cell sarcoma of bone, reticulocytic sarcoma of bone, reticuloendothelial sarcoma of bone, retothelial sarcoma of bone, malignant lymphoma of bone [lɪm'fəʊmə]
Reltilkullolse *f* reticulosis
  epidermotrope Retikulose s.u. pagetoide *Retikulose*
  histiozytäre medulläre Retikulose familial hemophagocytic reticulosis, familial histiocytic reticulosis, histiocytic medullary reticulosis
  lipomelanotische Retikulose dermatopathic lymphadenopathy [lɪmˌfædɪ'nɑpəθɪ], lipomelanic reticulosis
  pagetoide Retikulose Woringer-Kolopp disease, pagetoid reticulosis, Woringer-Kolopp syndrome
Retikulose-ähnlich *adj.* s.u. retikuloid
reltilkullolthallalmisch *adj.* reticulothalamic
Reltilkullolzyt *m* reticulocyte, skein cell
Reltilkullolzyltolpelnie *f* reticulopenia, reticulocytopenia
Reltilkullolzyltolse *f* reticulocytosis
Retikulum- *präf.* reticular, reticul(o)-
Reltilkullum *nt, pl* **Reltilkulla** reticulum, network; reticular tissue
  agranuläres endoplasmatisches Retikulum s.u. glattes endoplasmatisches *Retikulum*
  endoplasmatisches Retikulum endoplasmic reticulum
  glattes endoplasmatisches Retikulum smooth endoplasmic reticulum, agranular reticulum, agranular endoplasmic reticulum, smooth reticulum
  granuläres endoplasmatisches Retikulum s.u. raues endoplasmatisches *Retikulum*
  raues endoplasmatisches Retikulum rough endoplasmic reticulum, granular endoplasmic reticulum, ergastoplasm, ergoplasm, chromidial substance
  sarkoplasmatisches Retikulum sarcoplasmic reticulum
Reltilkullumlfalser *f* reticular fiber, lattice fiber, argentaffin fiber, argentophil fiber, argentophilic fiber, argyrophil fiber
Reltilkullumlplaslma *nt* reticulum plasma
Reltilkullumlzellle *f* reticular cell, reticulum cell
  dendritische Retikulumzelle dendritic cell, follicular dendritic cell, dendritic reticular cell
  interdigitierende Retikulumzelle interdigitating cell, interdigitating reticular cell
Retikulumzellen- *präf.* reticulocytic
Reltilkullumlzelllenlsarlkom *nt* immunoblastic sarcoma [sɑːr'kəʊmə], reticulum cell sarcoma, reticulocytic sarcoma, reticuloendothelial sarcoma, retothelial sarcoma, immunoblastic lymphoma [lɪm'fəʊmə], immunoblastic malignant lymphoma, histiocytic lymphoma, clasmocytoma
  Retikulumzellensarkom des Knochens reticulum cell sarcoma of bone, reticulocytic sarcoma of bone, reticuloendothelial sarcoma of bone, retothelial sarcoma of bone, malignant lymphoma of bone
Reltilkullumlzelllsarlkom *nt* s.u. Retikulumzellensarkom
Reltilnolblasltom *nt* retinoblastoma
Reltilnolid *nt* retinoid
Reltilnol *nt* retinol, retinol$_1$, vitamin A$_1$, vitamin A
Reltilnol$_2$ *nt* dihydroretinol
Reltinlsäulre *f* tretinoin, retinoic acid, vitamin A acid
Reltorlte *f* retort
Retothel- *präf.* retothelial
Reltolthel *nt* reticulothelium, retothelium
reltolthellilal *adj.* relating to the retothelium, retothelial
Reltolthellsarlkom *nt* reticulum cell sarcoma [sɑːr'kəʊmə], reticulocytic sarcoma, reticuloendothelial sarcoma, retothelial sarcoma, clasmocytoma
  Retothelsarkom des Knochens reticulum cell sarcoma of bone, reticulocytic sarcoma of bone, reticuloendothelial sarcoma of bone, retothelial sarcoma of bone, malignant lymphoma of bone [lɪm'fəʊmə]
reltraklitil *adj.* retractable, retractible, retractile
Reltraklitilon *f* retraction, retractation
reltraklitilonslfälhig *adj.* retractable, retractible, retractile
Reltraklitilonslfälhiglkeit *f* retractability, retractibility, retractility

Re|tro|vi|rus *nt* 1. retrovirus 2. **Retroviren** *pl* Retroviridae
endogenes Retrovirus endogenous retrovirus [en'dɑdʒənəs]
exogenes Retrovirus exogenous retrovirus [ek'sɑdʒənəs]
Re|vak|zi|na|ti|on *f* revaccination
Re|vas|ku|la|ri|sa|ti|on *f* revascularization
Re|vas|ku|la|ri|sie|rung *f* revascularization
Reverdin: Reverdin-Läppchen *nt* Reverdin graft, pinch graft, epidermic graft
Reverdin-Lappen *m* s.u. Reverdin-Läppchen
re|ver|si|bel *adj.* reversible
Re|ver|si|bi|li|tät *f* reversibility
Re|ver|si|on *f* reversion
genotypische Reversion genotypic reversion
phänotypische Reversion phenotypic reversion
Re|ver|tan|te *f* revertant
Rev-Protein *nt* Rev protein
Rez. *abk.* s.u. Rezept
Re|zept *nt* 1. (*pharmakol.*) prescription; **ein Rezept ausstellen** write out a prescription, prescribe 2. (*pharmakol.*) recipe, formula
re|zept|frei *adj.* available without prescription, over-the-counter
re|zep|tiv *adj.* responsive to stimulus, receptive
Re|zep|tor *m* receptor
antigenspezifischer Rezeptor antigen-specific receptor
hochaffiner Rezeptor high-affinity receptor
nukleärer Rezeptor nuclear receptor
zytoplasmatischer Rezeptor cytoplasmic receptor
Re|zep|tor|block *m* receptor blockade
Re|zep|tor|blo|cka|de *f* receptor blockade
Re|zep|tor|dich|te *f* receptor density
Rezeptoren- *präf.* receptor, receptive
Re|zep|to|ren|block *m* receptor blockade
Re|zep|to|ren|blo|cka|de *f* receptor blockade
rezeptor-gesteuert *adj.* receptor-mediated
Re|zep|tor|kreuz|ver|net|zung *f* receptor cross-linking
Rezeptor-Liganden-Interaktion *f* receptor-ligand interaction
Re|zep|tor|mem|bran *f* receptor membrane
Re|zep|tor|mo|le|kül *nt* receptor molecule
Re|zep|tor|pro|te|in *nt* receptor protein
Re|zep|tor|spe|zi|fi|tät *f* receptor specificity
rezeptor-vermittelt *adj.* receptor-mediated
Re|zep|tor|ver|net|zung *f* receptor cross-linking
re|zept|pflich|tig *adj.* available on prescription only; prescription-only-medicine, ethical
Rezeptor-Zielzelle-Interaktion *f* receptor-target interaction
Re|zep|tur *f* recipe, formula
re|zes|siv *adj.* recessive
Re|zes|si|vi|tät *f* recessiveness
Re|zi|div *nt* relapse, recidivation; recrudescence, recurrence, palindromia
re|zi|di|vie|ren *vi* relapse, recur
re|zi|di|vie|rend *adj.* relapsing, recrudescent, recurrent, palindromic
Re|zi|pi|ent *m* receiver
Re|zir|ku|la|ti|on *f* recirculation
RF *abk.* s.u. 1. Releasingfaktor 2. Replikationsform 3. Resistenzfaktor 4. Rheumafaktoren 5. Riboflavin 6. Risikofaktor
R-Faktor *m* R plasmid, resistance plasmid, resistance factor, R factor
RF-LH *abk.* s.u. LH-releasing-Faktor
R-Form *f* R strain, R bacteria, rough bacteria, rough strain; (*Kolonie*) R-type, rough colony, R colony
RFSE-Virus *nt* RSSE virus, Russian spring-summer encephalitis virus
RH *abk.* s.u. 1. reaktive *Hyperämie* 2. Releasinghormon
Rh *abk.* s.u. Rhesusfaktor
rH *abk.* s.u. Redoxpotential
RhA *abk.* s.u. rheumatoide *Arthritis*
Rhabdo- *präf.* rhabd(o)-
Rhab|do|my|om *nt* rhabdomyoma
Rhab|do|my|o|sar|kom *nt* rhabdomyoblastoma, rhabdomyosarcoma, rhabdosarcoma
Rhab|do|sar|kom *nt* rhabdomyosarcoma, rhabdosarcoma, rhabdomyoblastoma
Rhab|do|vi|ren *pl* Rhabdoviridae
Rh-Agglutinin *nt* anti-Rh agglutinin
Rha|go|zyt *m* ragocyte, RA cell
Rh-Antigen *nt* Rh antigen, rhesus antigen
Rh-Antikörper *pl* Rh antibodies, rhesus antibodies
Rhe|sus|af|fe *m* rhesus monkey, Macaca mulatta
Rhesus-Agglutinin *nt* anti-Rh agglutinin
Rhesus-Antigen *nt* Rh antigen, rhesus antigen
Rhesus-Antikörper *pl* Rh antibodies, rhesus antibodies
Rhesus-Blutgruppenunverträglichkeit *f* Rh incompatibility
Rhe|sus|fak|tor *m* rhesus factor, Rh factor
Rhesus-Inkompatibilität *f* Rh incompatibility
Rhesus-System *nt* rhesus system, Rh system
Rheuma- *präf.* rheumatic, rheumatismal, rheumatoid
Rheu|ma *nt* s.u. Rheumatismus
rheu|ma|ähn|lich *adj.* resembling rheumatism, rheumatoid
Rheu|ma|fak|to|ren *pl* rheumatoid factors
Rheu|ma|knöt|chen *nt* rheumatic nodule, rheumatoid nodule
Rheu|ma|mit|tel *nt* antirheumatic, antirheumatic agent, antirheumatic drug
Rheu|ma|test *m* rheumatoid arthritis test [ɑːr'θraɪtɪs]
Rheu|ma|tid *nt* rheumatid
Rheu|ma|ti|ker *m* rheumatic
rheu|ma|tisch *adj.* relating to *or* suffering from rheumatism, rheumatic, rheumatismal, rheumatoid
Rheu|ma|tis|mus *m* rheumatic disease, rheumatism ['ruːmətɪzəm]
degenerativer Rheumatismus degenerative rheumatism
extraartikulärer Rheumatismus soft tissue rheumatism
rheu|ma|to|gen *adj.* causing rheumatism, rheumatogenic
Rheu|ma|to|id *nt* rheumatoid disease
rheu|ma|to|id *adj.* resembling rheumatism, rheumatoid
Rheu|ma|to|lo|gie *f* rheumatology
Rhin|al|ler|go|se *f* s.u. *Rhinitis* allergica
Rhi|ni|tis *f* inflammation of the nasal mucous membrane, rhinitis [raɪ'naɪtɪs], nasal catarrh
Rhinitis allergica rhinallergosis, pollen coryza, allergic rhinitis, allergic rhinopathy [raɪ'nɑpəθɪ], allergic vasomotor rhinitis, anaphylactic rhinitis
Rhinitis pseudomembranacea pseudomembranous rhinitis [suːdəʊ'membrənəs], croupous rhinitis, membranous rhinitis

R

Rhinitis purulenta purulent rhinitis
Rhinitis vasomotorica vasomotor rhinitis
Rhinitis vasomotorica nonallergica nonallergic vasomotor rhinitis
allergische Rhinitis s.u. *Rhinitis* allergica
allergische saisongebundende Rhinitis seasonal allergic rhinitis
perenniale Rhinitis perennial rhinitis, nonseasonal allergic rhinitis, atopic rhinitis, nonseasonal hay fever, perennial hay fever
perenniale allergische Rhinitis s.u. perenniale *Rhinitis*
pseudomembranöse Rhinitis s.u. *Rhinitis* pseudomembranacea
vasomotorische Rhinitis s.u. *Rhinitis* vasomotorica

Rh-Inkompatibilität *f* Rh incompatibility
Rhi|no|pa|thie *f* rhinopathy [raɪ'nɑpəθɪ], rhinopathia
allergische Rhinopathie rhinallergosis, pollen coryza, allergic rhinitis [raɪ'naɪtɪs], allergic rhinopathy, allergic vasomotor rhinitis, anaphylactic rhinitis
Rhi|no|vi|rus *nt* coryza virus, rhinovirus; Rhinovirus
Rhod|a|min *nt* rhodamine
RHS *abk.* s.u. retikulohistiozytäres *System*
Rh-System *nt* rhesus system, Rh system
Rhyth|mus *m, pl* **Rhyth|men** rhythm
biologischer Rhythmus biorhythm, biological rhythm, body rhythm
tagesperiodischer Rhythmus diurnal rhythm
tageszyklischer Rhythmus diurnal rhythm
zirkadianer Rhythmus circadian rhythm
RIA *abk.* s.u. Radioimmunoassay
Rib *abk.* s.u. Ribose
Ri|ba|vi|rin *nt* ribavirin, virazole
Ri|bit *nt* ribitol
Ri|bi|tol *nt* ribitol
Ri|bi|tol|tei|chon|säu|re *f* ribitol teichoic acid
Ri|bo|fla|vin *nt* riboflavin, lactochrome, lactoflavin, vitamin B_2, vitamin G
Ri|bo|fla|vin|ki|na|se *f* riboflavin kinase
Ri|bo|fla|vin|phos|phat *nt* riboflavin-5'-phosphate, flavin mononucleotide
Ri|bo|nuc|le|a|se *f* s.u. Ribonuklease
Ri|bo|nuc|le|o|sid *nt* ribonucleoside
Ri|bo|nuc|le|o|tid *nt* ribonucleotide
Ri|bo|nuk|le|a|se *f* ribonuclease
alkalische Ribonuklease pancreatic ribonuclease, ribonuclease
Ri|bo|nuk|le|in|säu|re *f* ribonucleic acid, ribose nucleic acid, plasmonucleic acid, pentose nucleic acid
ribosomale Ribonukleinsäure ribosomal ribonucleic acid, ribosomal RNA
virale Ribonukleinsäure viral ribonucleic acid, viral RNA
Ri|bo|nuk|le|o|pro|te|in *nt* ribonucleoprotein
Ri|bo|nuk|le|o|sid *nt* ribonucleoside
Ri|bo|nuk|le|o|sid|di|phos|phat|re|duk|ta|se *f* s.u. Ribonukleotidreduktase
Ri|bo|nuk|le|o|sid|mo|no|phos|phat *nt* ribonucleoside monophosphate
Ribonukleosid-2'-phosphat *nt* ribonucleoside-2'-phosphate
Ribonukleosid-2',3'-phosphat, zyklisches *nt* ribonucleoside 2',3'cyclic phosphate
Ribonukleosid-3'-phosphat *nt* ribonucleoside-3'-phosphate
Ri|bo|nuk|le|o|tid *nt* ribonucleotide
Ri|bo|nuk|le|o|tid|re|duk|ta|se *f* ribonucleoside diphosphate reductase, ribonucleotide reductase [rɪ'dʌkteɪz]
Ri|bo|py|ra|no|se *f* ribopyranose
Ri|bo|se *f* ribose
Ribose-5-phosphat *nt* ribose-5-phosphate
Ri|bo|se|phos|phat|i|so|me|ra|se *f* ribose(-5-)phosphate isomerase, phosphoriboisomerase
Ri|bo|se|phos|phat|py|ro|phos|pho|ki|na|se *f* ribose-phosphate pyrophosphokinase, pyrophosphate ribose-P-synthase, phosphoribosylpyrophosphate synthetase
Ri|bo|som *nt, pl* **Ri|bo|so|men** ribosome, Palade's granule
mitochondriales Ribosom mitochondrial ribosome
ri|bo|so|mal *adj.* relating to a ribosome, ribosomal
Ribosomen- *präf.* ribosomal
Ri|bo|so|men|ap|pa|rat *m* ribosomal apparatus
Ribosomen-RNA *f* ribosomal ribonucleic acid, ribosomal RNA
Ribosomen-RNS *f* s.u. Ribosomen-RNA
Ri|bo|thy|mi|dyl|säu|re *f* ribothymidylic acid
Ri|bu|lo|se *f* ribulose
Ribulose-5-phosphat *nt* ribulose-5-phosphate
Ribulosephosphat-3-epimerase *f* ribulose-phosphate 3-epimerase
Richter: Richter-Syndrom *nt* Richter's syndrome
Ri|cin *nt* ricin
Ri|ckett|sia *f* rickettsia, Rickettsia
Rickettsien- *präf.* rickettsial
Ri|ckett|si|en|sep|sis *f* rickettsemia
Ri|ckett|si|en|to|xin *nt* rickettsial toxin
Ri|ckett|si|o|se *f* rickettsiosis, rickettsial infection, rickettsial disease
RID *abk.* s.u. Radioimmunodiffusion
Rieder: Rieder-Form *f* Rieder's cell
Riesen- *präf.* giant, gigant(o)-, megal(o)-, macr(o)-
Rie|sen|chro|mo|som *nt* giant chromosome, polytene chromosome
Rie|sen|fib|ro|a|de|nom *nt* giant breast fibroadenoma, giant intracanalicular myxoma, giant fibroadenoma of breast
Rie|sen|mo|le|kül *nt* macromolecule
Rie|sen|throm|bo|zyt *m* macrothrombocyte
Rie|sen|zel|le *f* giant cell
vielkernige Riesenzelle multinucleate giant cell
Rie|sen|zell|bil|dung *f* giant cell formation
Rie|sen|zell|e|pu|lis *f* giant cell epulis, peripheral giant-cell reparative granuloma, giant cell granuloma, peripheral giant cell epulis, peripheral giant cell granuloma
Rie|sen|zell|gra|nu|lom *nt* giant cell granuloma
juveniles Riesenzellgranulom juvenile xanthogranuloma, nevoxanthoendothelioma
reparatives Riesenzellgranulom (*Knochen*) central giant-cell reparative granuloma
Rie|sen|zell|he|pa|ti|tis (neonatale) *f* neonatal giant cell hepatitis, giant cell hepatitis, neonatal hepatitis [hepə'taɪtɪs]
Rie|sen|zell|his|ti|o|zy|tom *nt* reticulohistiocytic granuloma, reticulohistiocytoma
Rie|sen|zell|kar|zi|nom *nt* giant cell carcinoma
Rie|sen|zell|my|o|kar|di|tis *f* tuberculoid myocarditis [ˌmaɪəkɑːr'daɪtɪs], giant cell myocarditis
Rie|sen|zell|pneu|mo|nie *f* giant cell pneumonia, Hecht's pneumonia [n(j)uː'məʊnɪə]

Rie|sen|zell|sar|kom *nt* giant cell sarcoma [sɑːr'kəʊmə]
Rie|sen|zell|tu|mor *m* giant cell tumor
Riesenzelltumor des Knochens giant cell tumor of bone, giant cell myeloma, osteoclastoma
Riesenzelltumor der Sehnenscheide giant cell tumor of tendon sheath, nodular tenosynovitis [tenəʊ,sɪnə'vaɪtɪs], tendinous xanthoma, xanthosarcoma, benign synovialoma, benign synovioma, chronic hemorrhagic villous synovitis, pigmented villonodular arthritis [ɑːr'θraɪtɪs], pigmented villonodular synovitis [sɪnə'vaɪtɪs]
aneurysmatischer Riesenzelltumor aneurysmal bone cyst, hemangiomatous bone cyst [hɪ,mændʒɪə'mətəs], hemorrhagic bone cyst, aneurysmal giant cell tumor
brauner Riesenzelltumor (*Knochen*) brown tumor, brown giant cell tumor
fibröser Riesenzelltumor des Knochens s.u. xanthomatöser *Riesenzelltumor* des Knochens
subperiostaler Riesenzelltumor ossifying periosteal hemangioma, subperiosteal giant cell tumor
xanthomatöser Riesenzelltumor xanthomatous giant cell tumor [zæn'θɑmətəs]
xanthomatöser Riesenzelltumor des Knochens non-ossifying fibroma of bone, xanthogranuloma of bone, xanthomatous giant cell tumor of bone [zæn'θɑmətəs], fibrous giant cell tumor of bone
RIG *abk.* s.u. Rabiesimmunglobulin
Ri|gor *m* rigidity, stiffness, rigor
Rigor mortis postmortem rigidity, cadaveric rigidity, death rigor
Ri|man|ta|din *nt* rimantadine
Rin|de *f* **1.** (*anatom.*) cortex **2.** (*pharmakol.*) bark
Rinden- *präf.* cortical, cortic(o)-
Rin|den|fol|li|kel *m* (*Lymphfollikel*) marginal follicle
Rinder- *präf.* cattle, beef, bovine
Rin|der|band|wurm *m* beef tapeworm, African tapeworm, unarmed tapeworm, hookless tapeworm, Taenia saginata, Taenia africana, Taenia inermis, Taenia mediocanellata, Taenia philippina, Taeniarhynchus saginata
Rin|der|e|ry|thro|zy|ten *pl* beef erythrocytes [ɪ'rɪθrəsaɪt]
Rin|der|fin|nen|band|wurm *m* s.u. Rinderbandwurm
Rin|der|pest *f* cattle plague
Rin|der|tu|ber|ku|lo|se *f* bovine tuberculosis
Rin|der|wahn|sinn *m* mad cow disease, bovine spongiform encephalopathy [en,sefə'lɑpəθɪ]
Ring- *präf.* ring, annular, ringed, cyclic, cyclical, orbicular, orbital
Ring *m* ring, circle; ring; ring, circle, annulus, anulus
aromatischer Ring aromatic ring
heterozyklischer Ring heterocyclic ring
homozyklischer Ring homocyclic ring, isocyclic ring
Ring|blu|tung *f* ring bleeding, ring hemorrhage ['hem(ə)rɪdʒ]
Ring|chro|mo|som *nt* ring chromosome
Rin|gel|röt|eln *pl* Sticker's disease, fifth disease, erythema infectiosum
Rin|gel|wurm *m* **1.** annelid **2. Ringelwürmer** *pl* Annelida
Ringer: Ringer-Bikarbonat *nt* Ringer's bicarbonate, Ringer's bicarbonate solution
Ringer-Bikarbonatlösung *f* s.u. Ringer-Bikarbonat
Ringer-Glukose *f* Ringer's glucose, Ringer's glucose solution
Ringer-Glukoselösung *f* s.u. Ringer-Glukose
Ringer-Laktat *nt* Ringer's lactate, Ringer's lactate solution
Ringer-Laktatlösung *f* s.u. Ringer-Laktat
Ringer-Lösung *f* Ringer's mixture, Ringer's solution, Ringer's irrigation
Ring|form *f* (*Erythrozyt*) pessary corpuscle, pessary cell
ring|för|mig *adj.* ringlike, annular, round, circinate, circular, orbicular; (*Chemie*) cyclic, cyclical
Ring|struk|tur *f* ring, cycle
Ring|test *m* ring precipitin test, ring test
Ring|ver|bin|dung *f* ring compound, closed-chain compound, cyclic compound
RISA *abk.* s.u. Radioiod-Serumalbumin
Risiko- *präf.* risk, high-risk
Ri|si|ko *nt, pl* **Ri|si|ko, Ri|si|ken** risk; danger
erhöhtes Risiko aggravated risk
kalkuliertes Risiko calculated risk
perioperatives Risiko perioperative risk
Ri|si|ko|fak|tor *m* risk factor
Ri|si|ko|pa|ti|ent *m* high-risk patient
RIST *abk.* s.u. Radioimmunosorbenttest
RIT *abk.* s.u. Radioiodtest
Ritter: Ritter-Dermatitis *f* Ritter's disease, staphylococcal scalded skin syndrome
Ritter-Krankheit *f* s.u. Ritter-Dermatitis
Rivalta: Rivalta-Probe *f* Rivalta's reaction, Rivalta's test, acetic acid reaction
Riva-Rocci: Blutdruckmessung *f* **nach Riva-Rocci** Riva-Rocci method
Riva-Rocci-Methode *f* Riva-Rocci method
Ri|zin *nt* ricin
Ri|zi|nol|säu|re *f* ricinoleic acid
Ri|zi|nus|öl *nt* castor oil
RKG *abk.* s.u. Radiokardiographie
RKM *abk.* s.u. Röntgenkontrastmittel
RKZ *abk.* s.u. Rekalzifizierungszeit
RM *abk.* s.u. **1.** radikale *Mastektomie* **2.** Rückenmark
RN *abk.* s.u. Reststickstoff
RNA *abk.* s.u. Ribonukleinsäure
RNA-Polymerase *f* RNA polymerase
DNA-abhängige RNA-Polymerase RNA nucleotidyltransferase, transcriptase, DNA-directed RNA polymerase
RNA-abhängige RNA-Polymerase RNA-directed RNA polymerase, RNA replicase
RNA-primer *m* RNA primer
RNA-priming *nt* RNA-priming
RNase *abk.* s.u. Ribonuklease
Rnase *abk.* s.u. Ribonuklease
RNA-Starterstrang *m* RNA primer
RNA-Virus *nt* RNA virus, RNA-containing virus, ribovirus
RNP *abk.* s.u. Ribonukleoprotein
RNS *abk.* s.u. Ribonukleinsäure
RNS-Polymerase *f* s.u. RNA-Polymerase
Rö. *abk.* s.u. Röntgen
Robertson: Robertson-Translokation *f* centric fusion, robertsonian translocation
Robison: Robison-Ester *m* Robison ester, glucose-6-phosphate
Rocky Mountain spotted fever *nt* Rocky Mountain spotted fever, tick fever, Tobia fever, blue fever, Brazilian spotted fever, Choix fever, Colombian tick fever, Mexican spotted fever, mountain fever, pinta fever, São Paulo fever, black fever, blue disease

Rohr|zu|cker *m* cane sugar, sucrose, saccharose, saccharum

Romanowsky: Romanowsky-Färbung *f* Romanovsky's stain, Romanowsky's stain

Röntgen- *präf.* roentgen, roentgenographic, roentgenologic, roentgenological, radiographic, x-ray

Rönt|gen *nt* **1.** roentgen **2.** roentgenography [rentgə'nɑgrəfɪ], radiography [reɪdɪ'ɑgrəfɪ]

rönt|gen *vt* radiograph ['reɪdɪəʊgræf], take an x-ray, x-ray; ray

Rönt|gen|a|na|ly|se *f* x-ray analysis [ə'næləsɪs]

Rönt|gen|an|la|ge *f* x-ray unit

Rönt|gen|ap|pa|rat *m* x-ray apparatus

Rönt|gen|auf|nah|me *f* roentgenogram, roentgenograph, radiogram, radiograph ['reɪdɪəʊgræf], x-ray, x-ray picture, x-ray photograph, roentgenographic film, x-ray film

Rönt|gen|be|hand|lung *f* x-ray therapy, roentgenotherapy

Rönt|gen|be|strah|lung *f* S.U. Röntgenbehandlung

Rönt|gen|bild *nt* S.U. Röntgenaufnahme

rönt|gen|dicht *adj.* radiopaque, roentgenopaque

Rönt|gen|di|ag|no|se *f* radiodiagnosis

Rönt|gen|durch|leuch|tung *f* fluoroscopy, radioscopy, roentgenoscopy, x-ray fluoroscopy, cryptoscopy, photoscopy

Rönt|gen|film *m* roentgenographic film, x-ray film

Rönt|gen|ki|ne|ma|to|gra|fie *f* S.U. Röntgenkinematographie

Rönt|gen|ki|ne|ma|to|gra|phie *f* cineradiography [ˌsɪnəreɪdɪ'ɑgrəfɪ], cinefluorography, cinematography, cinematoradiography, cineroentgenofluorography, cineroentgenography, roentgenocinematography

Rönt|gen|kon|trast|dar|stel|lung *f* contrast radiography [reɪdɪ'ɑgrəfɪ], contrast roentgenography [rentgə'nɑgrəfɪ]

Rönt|gen|kon|trast|mit|tel *nt* contrast medium

Rönt|gen|kris|tal|lo|gra|phie *f* X-ray crystallography [krɪstə'lɑgrəfɪ]

Rönt|gen|ky|mo|graf *m* S.U. Röntgenkymograph

Rönt|gen|ky|mo|gra|fie *f* S.U. Röntgenkymographie

Rönt|gen|ky|mo|graph *m* roentgenkymograph, roentgenokymograph

Rönt|gen|ky|mo|gra|phie *f* roentgenkymography, radiokymography, roentgenography [rentgə'nɑgrəfɪ]

Rönt|ge|no|gra|fie *f* S.U. Röntgenographie

Rönt|ge|no|gramm *nt* radiogram, radiograph ['reɪdɪəʊgræf], roentgenogram

Rönt|ge|no|gra|phie *f* radiography [reɪdɪ'ɑgrəfɪ], roentgenography [rentgə'nɑgrəfɪ]

Rönt|ge|no|lo|gie *f* roentgenology

rönt|ge|no|lo|gisch *adj.* roentgenological, roentgenologic

Rönt|ge|no|sko|pie *f* fluoroscopy, roentgenoscopy, radioscopy, x-ray fluoroscopy, cryptoscopy, photoscopy

rönt|ge|no|sko|pisch *adj.* relating to fluoroscopy, fluoroscopic, radioscopic, radioscopical

Rönt|gen|röh|re *f* x-ray tube

Rönt|gen|schirm|bild|ver|fah|ren *nt* photofluorography [ˌfəʊtəʊfluə'rɑgrəfɪ], fluororoentgenography, fluorography [fluə'rɑgrəfɪ]

Rönt|gen|spek|trum *nt* x-ray spectrum

Rönt|gen|ste|re|o|gra|fie *f* S.U. Röntgenstereographie

Rönt|gen|ste|re|o|gra|phie *f* stereoradiography [ˌsterɪəˌreɪdɪ'ɑgrəfɪ], stereoroentgenography, stereoskiagraphy [ˌsterɪəʊskaɪ'ægrəfɪ]

Rönt|gen|strahl *m* x-ray, roentgen ray, x-ray beam

rönt|gen|strah|len|durch|läs|sig *adj.* radiable

Rönt|gen|strah|len|durch|läs|sig|keit *f* radiability

Rönt|gen|strah|lung *f* roentgen rays *pl*, x-rays *pl*, x-radiation

energiearme Röntgenstrahlung S.U. weiche *Röntgenstrahlung*

energiereiche Röntgenstrahlung S.U. harte *Röntgenstrahlung*

harte Röntgenstrahlung hard x-rays, hard rays

weiche Röntgenstrahlung soft rays

Rönt|gen|struk|tur|a|na|ly|se *f* x-ray diffraction analysis [ə'næləsɪs]

Rönt|gen|the|ra|peut *m* radiotherapist

Rönt|gen|the|ra|pie *f* x-ray therapy, roentgenotherapy, roentgen therapy

Rönt|gen|un|ter|su|chung *f* roentgenography [rentgə'nɑgrəfɪ], radiography [reɪdɪ'ɑgrəfɪ], x-ray examination

Rosenmüller-Cloquet: Rosenmüller-Cloquet-Drüse *f* Rosenmüller's node, Rosenmüller's lymph node, Cloquet's node

Rosenthal: Rosenthal-Faktor *m* factor XI, antihemophilic factor C, PTA factor, plasma thromboplastin antecedent

Rosenthal-Krankheit *f* Rosenthal syndrome

Ro|se|o|la *f* macular erythema, roseola

Ro|set|te *f* roset, rosette

Ro|set|ten|me|tho|de *f* rosetting

Ro|set|ten|test *m* rosette assay

Rose-Waaler: Rose-Waaler-Test *m* Rose-Waaler test, Waaler-Rose test

Rosin: Rosin-Probe *f* Rosin's test

Ro|ta|vi|rus *nt* duovirus, Rotavirus

Rö|teln *pl* German measles, three-day measles, rubella, roeteln, röteln, third disease

kongenitale Röteln congenital rubella syndrome, rubella syndrome

Rö|teln|impf|fung *f* rubella vaccination

Röteln-Lebendimpfstoff *m* rubella vaccine, rubella virus vaccine live, rubella virus live vaccine

Rö|teln|pan|en|ze|pha|li|tis, progressive *f* progressive rubella panencephalitis

Rö|teln|schutz|imp|fung *f* rubella vaccination

Rö|teln|syn|drom, kongenitales *nt* congenital rubella syndrome, rubella syndrome

Rö|teln|vi|rus *nt* rubella virus, German measles virus

Rötelnvirus-Lebendimpfstoff *m* S.U. Röteln-Lebendimpfstoff

Rouleau-Bildung *f* impilation, rouleaux formation

Rous: Rous-assoziiertes Virus *nt* Rous-associated virus

Rous-Sarkom *nt* Rous tumor, Rous sarcoma, avian sarcoma [sɑːr'kəʊmə]

Rous-Sarkom-Virus *nt* Rous sarcoma virus

R-5-P *abk.* S.U. Ribose-5-phosphat

R-Plasmid *nt* R plasmid, resistance plasmid, resistance factor, R factor

R-Protein *nt* R protein

RPR-Test *m* rapid plasma reagin test, RPR test

RQ *abk.* S.U. respiratorischer *Quotient*

rRNA *abk.* S.U. **1.** ribosomale *Ribonukleinsäure* **2.** Ribosomen-RNA

RS *abk.* s.u. Reststickstoff
RSSE-Virus *nt* RSSE virus, Russian spring-summer encephalitis virus
R-Stamm *m* R bacteria, rough bacteria, rough strain, R strain
RSV *abk.* s.u. Rous-Sarkom-Virus
RS-Virus *nt* respiratory syncytial virus, RS virus, CCA virus
RS-Virus-Erkrankung *f* RS virus disease
RS-Virus-Infektion *f* RS virus infection
RT *abk.* s.u. **1.** Radiotherapie **2.** Reduktionsteilung **3.** reverse *Transkriptase*
rT_3 *abk.* s.u. reverses *Triiodthyronin*
RTF *abk.* s.u. Resistenztransferfaktor
RU *abk.* s.u. Reihenuntersuchung
Ru *abk.* s.u. Ribulose
Rülbenlzulcker *m* saccharose, saccharum, sucrose, beet sugar
Rulbelolla *f* rubella, German measles, roeteln, röteln, three-day measles, third disease
  Rubeola scarlatinosa Dukes' disease, Filatov-Dukes disease, parascarlatina, parascarlet, scarlatinella, scarlatinoid, fourth disease
Rulbelollalemlbrylolpalthie *f* rubella embryopathy
Rulbildolmylcin *nt* rubidomycin, daunorubicin, daunomycin
Rulbilvilrus *nt* Rubivirus
Rücklbilldung *f* retrogrossion, catagenesis, involution; cataplasia, cataplasis; degeneration; atresia, atrophy
  übermäßige Rückbildung superinvolution
  unvollständige Rückbildung subinvolution
Rückenmark- *präf.* spinal, myelic, myeloid, spin(o)-, myel(o)-
Rülckenlmark *nt* spinal marrow, spinal medulla, spinal cord, pith
Rückenmarks- *präf.* s.u. Rückenmark-
Rücklentlwicklung *f* regress, regression
Rückfall- *präf.* recurrent, relapsing
Rücklfall *m* recurrence, relapse, recrudescence, recidivism, palindromia
Rücklfalllfielber *nt* recurrent fever, relapsing fever, spirillum fever, famine fever
Rücklkoppllung *f* feedback
Rücklkoppllungslhemlmung *f* feedback inhibition, feedback mechanism ['mekənɪzəm], retroinhibition; end-product inhibition
Rücklkoppllungslkonltrollle *f* feedback control
Rücklkoppllungslkreis *m* feedback circuit
Rücklkoppllungslsyslem *nt* feedback system
rückläulfig *adj.* declining, receding, retrogressive, dropping; (*physiolog.*) reverse, retrograde, regressive
Rücklmultaltilon *f* reversion
  phänotypische Rückmutation phenotypic reversion
Rücklwärtslhemlmung *f* feedback inhibition, feedback mechanism ['mekənɪzəm]
Rulhe *f* rest; (*Bettruhe*) rest, bed rest
Rulhelakltilviltät *f* resting activity
Rulhelbeldinlgunlgen *pl* resting conditions
Rulhelkern *m* interphase nucleus
Rulhelnilveau *nt* resting level
Rulhelstaldilum *nt* resting phase, vegetative stage, resting stage
  erstes Ruhestadium first resting stage
  zweites Ruhestadium second resting stage
Rulhelumlsatz *m* metabolic rate at rest
Rulhelwert *m* resting level
Rulhelzulstand *m* quiescent state
Rumpel-Leede: Rumpel-Leede-Phänomen *nt* Rumpel-Leede phenomenon, Rumpel-Leede sign, bandage sign, Hecht phenomenon, Leede-Rumpel phenomenon [fɪ'nɑmə,nɑn]
  Rumpel-Leede-Test *m* Hess' test, Rumpel-Leede test
Rumpf- *präf.* truncal, trunk
Rumpf *m* (*a. anatom.*) body, truncus, trunk
Rundlwurm *m* **1.** roundworm, nemathelminth, nematode, aschelminth **2. Rundwürmer** *pl* Nemathelminthes, Nematoda, Aschelminthes
Rundlzelllen *pl* round cells
Rundlzelllenlsarlkom *nt* round cell sarcoma [sɑːr'kəʊmə]
Runt-Krankheit *f* runt disease
Runyon: Runyon-Einteilung *f* Runyon classification
  Runyon-Gruppe *f* Runyon group
  Runyon-Klassifikation *f* Runyon classification
Ru-5-P *abk.* s.u. Ribulose-5-phosphat
RVG *abk.* s.u. Renovasographie
RZ *abk.* s.u. Rekalzifizierungszeit
RZT *abk.* s.u. Riesenzelltumor

S

S *abk.* s.u. **1.** Sättigungsgrad **2.** Schwefel **3.** Siemens **4.** Standardabweichung **5.** Substrat **6.** Sulfur **7.** Syndrom **8.** Synthese

s *abk.* s.u. **1.** Sedimentationskoeffizient **2.** Sekunde

SA *abk.* s.u. **1.** Salizylamid **2.** Sarcoma **3.** Sarkom **4.** Serumalbumin **5.** spezifische *Aktivität*

Sabin: Sabin-Impfstoff *m* s.u. Sabin-Vakzine

Sabin-Vakzine *f* Sabin's vaccine, live oral poliovirus vaccine, live trivalent oral poliovirus vaccine

Sabin-Feldman: Sabin-Feldman-Test *m* Sabin-Feldman dye test

Sa|bi|nol *nt* sabinol

Sac|cha|ra|se *f* saccharase, β-fructofuranosidase, fructosidase

Sac|cha|rat *nt* saccharate

Sac|cha|rid *nt* saccharide, carbohydrate

Sac|cha|ri|me|ter *nt* saccharimeter [ˌsækəˈrɪmɪtər], saccharometer

Sac|cha|ri|me|trie *f* saccharimetry [sækəˈrɪmətrɪ]

Sac|cha|rin *nt* saccharin, saccharinol, saccharinum

Saccharo- *präf.* sugar, sacchar(o)-

Sac|cha|ro|bi|o|se *f* saccharobiose

Saccharogen-Amylase *f* beta-amylase, exo-amylase, diastase, glycogenase, saccharogen amylase

sac|cha|ro|ly|tisch *adj.* saccharolytic

Sac|cha|ro|my|ces *m* saccharomyces, Saccharomyces

Sac|cha|ro|pin *nt* saccharopine

Sac|cha|ro|se *f* sucrose, cane sugar, saccharose

Saccharose-α-glucosidase *f* sucrose α-glucosidase, sucrase, sucrose α-D-glucohydrolase

Saccharose-6'-phosphat *nt* sucrose-6'-phosphate

Sac|cha|ro|se|phos|phat|syn|tha|se *f* sucrose phosphate synthase

Sac|cha|ro|se|phos|pho|ry|la|se *f* sucrose phosphorylase

Sac|cha|ro|se|syn|tha|se *f* sucrose synthase

Sachs-Georgi: Sachs-Georgi-Reaktion *f* Sachs-Georgi reaction, Sachs-Georgi test, lentochol reaction

Sakral- *präf.* sacral, sacr(o)-

sak|ral *adj.* relating to the sacrum, sacral

Sak|ral|der|mo|id *nt* sacral dermoid

Sak|ral|pa|ra|sit *m* sacral parasite

Sak|ral|te|ra|tom *nt* sacrococcygeal teratoma

Sa|la|zo|sul|fa|py|ri|din *nt* salicylazosulfapyridine, salazosulfapyridine, sulfasalazine

Sal|be *f* ointment, salve, unction, unguent, unguentum

Sa|li|cyl|al|de|hyd *nt* salicylic aldehyde [ˈældəhaɪd], salicylaldehyde

Sa|li|cyl|a|mid *nt* salicylamide, 2-hydroxybenzamide

Sa|li|cyl|ä|mie *f* salicylemia

Sa|li|cy|lat *nt* salicylate

Sa|li|cyl|säu|re *f* salicylic acid, 2-hydroxybenzoic acid

Sa|li|cyl|säu|re|a|mid *nt* 2-hydroxybenzamide, salicylamide

Sa|li|zyl|al|de|hyd *nt* s.u. Salicylaldehyd

Sa|li|zyl|a|mid *nt* s.u. Salicylamid

Sa|li|zyl|ä|mie *f* s.u. Salicylämie

Sa|li|zy|lat *nt* s.u. Salicylat

Sa|li|zyl|säu|re *f* s.u. Salicylsäure

Sa|li|zyl|säu|re|a|mid *nt* s.u. Salicylsäureamid

sa|li|nisch *adj.* salt-containing, saline, salty

Salk: Salk-Impfstoff *m* s.u. Salk-Vakzine

Salk-Vakzine *f* Salk vaccine, poliovirus vaccine inactivated

Sal|mi|ak *nt* salmiac, ammonium chloride

Sal|mi|ak|geist *m* ammonia solution

konzentrierter Salmiakgeist strong ammonia solution, gas liquor

verdünnter Salmiakgeist diluted ammonia solution

Sal|mo|nel|la *f* salmonella, Salmonella

Salmonella enteritidis Gärtner's bacillus, Salmonella enteritidis, Bacillus enteritidis

Salmonella enteritidis serovar schottmuelleri Schottmüller bacillus, Salmonella schottmuelleri, Salmonella enteritidis serotype schottmuelleri, Salmonella paratyphi B

Salmonella paratyphi B s.u. *Salmonella* enteritidis serovar schottmuelleri

Salmonella schottmuelleri s.u. *Salmonella* enteritidis serovar schottmuelleri

Salmonella typhi Eberth's bacillus, typhoid bacillus, typhoid bacterium, Salmonella typhi, Salmonella typhosa, Bacillus typhi, Bacillus typhosus

Salmonella-Shigella-Agar *m/nt* Salmonella-Shigella agar, SS agar

Sal|mo|nel|le *f* salmonella

Salmonellen- *präf.* salmonellal

Sal|mo|nel|len|en|te|ri|tis *f* enteric fever, paratyphoid

Sal|mo|nel|len|er|kran|kung *f* s.u. Salmonellose

Sal|mo|nel|len|in|fek|ti|on *f* salmonellal infection

Sal|mo|nel|lo|se *f* salmonellosis; salmonellal infection

enterische Salmonellose enteric fever, paratyphoid

Sal|pe|ter *m* saltpeter, potassium nitrate

Sal|pe|ter|säu|re *f* nitric acid

Salz- *präf.* saline, salt, hal(o)-

Salz *nt* salt; sal

basisches Salz basic salt

saures Salz acid salt

Salz|ag|glu|ti|na|ti|on *f* salt agglutination

Salz|ge|halt *m* salt content, salinity, saltiness, saltness

erhöhter Salzgehalt des Blutes hypersalemia

verminderter Salzgehalt des Blutes hyposalemia

Salz|lö|sung *f* salt solution, saline, saline solution

isotone Salzlösung isotonic saline, isotonic saline solution

Salz|man|gel *m* salt depletion

Salz|man|gel|syn|drom *nt* salt-depletion syndrome, low salt syndrome, low sodium syndrome, salt-depletion crisis

Salz|re|ten|ti|on *f* salt retention

Salz|säu|re *f* hydrochloric acid

Salz|ver|lust|syn|drom *nt* salt-losing defect, salt-losing syndrome, salt-losing crisis

Sam|mel|lymph|kno|ten *pl* collecting lymph nodes
Sanarelli-Shwartzman: Sanarelli-Shwartzman-Phänomen *nt* Sanarelli's phenomenon, Sanarelli-Shwartzman phenomenon, Shwartzman phenomenon, generalized Shwartzman phenomenon [fɪ'nɑmə,nɑn]
Sanarelli-Shwartzman-Reaktion *f* s.u. Sanarelli-Shwartzman-Phänomen
Sand|flie|ge *f* sandfly
Sand|ge|schwulst *f* Virchow's psammoma, sand tumor, psammoma
Sandwich-Technik *f* indirect fluorescence antibody test, IFA test, indirect fluorescent antibody reaction, indirect fluorescent antibody test
Sangui- *präf.* blood, hema-, hemat(o)-, memo-, sangui-
san|gui|no|lent *adj.* tinged with blood, sanguinolent, bloody
sa|ni|tär *adj.* conductive to health, sanitary, hygienic, healthful
Sa|ni|ta|ti|on *f* sanitization
Sa|ni|ti|zing *nt* sanitization
San-Joaquin-Valley-Fieber *nt* San Joaquin Valley fever, valley fever, primary coccidioidomycosis, desert fever, desert rheumatism ['ru:mətɪzəm]
S-Antigen *nt* S-antigen
Sa|po|ge|nin *nt* sapogenin
Sa|po|ni|fi|ka|ti|on *f* conversion into soap, saponification
sa|po|ni|fi|zie|ren *vt, vi* saponify
Sa|po|nin *nt* saponin
Sapro- *präf.* sapr(o)-
Sar|co|car|ci|no|ma *nt* sarcocarcinoma
Sar|co|ma *nt* sarcoma [sɑ:r'kəʊmə]
Sarcoma ameloblasticum ameloblastic sarcoma
Sarcoma botryoides botryoid sarcoma
Sarcoma gigantocellulare giant cell sarcoma
Sarcoma idiopathicum multiplex haemorrhagicum Kaposi's sarcoma, angioreticuloendothelioma, endotheliosarcoma, idiopathic multiple pigmented hemorrhagic sarcoma, multiple idiopathic hemorrhagic sarcoma
Sar|co|ma|to|sis *f* sarcomatosis
Sarko- *präf.* muscle, flesh, sarc(o)-
sar|ko|gen *adj.* sarcogenic
Sar|ko|id *nt* sarcoid
multiples Sarkoid Spiegler-Fendt pseudolymphoma [,su:dəlɪm'fəʊmə], Spiegler-Fendt sarcoid, Bäfverstedt's syndrome, cutaneous lymphoplasia
sar|ko|id *adj.* sarcoma-like, sarcoid
Sar|ko|i|do|se *f* sarcoidosis, Boeck's disease, Boeck's sarcoid, sarcoid, Besnier-Boeck disease, Besnier-Boeck-Schaumann disease, Besnier-Boeck-Schaumann syndrome, Schaumann's disease, Schaumann's sarcoid, Schaumann's syndrome, benign lymphogranulomatosis
Sar|ko|lemm *nt* sarcolemma, myolemma
sar|ko|lem|mal *adj.* relating to the sarcolemma, sarcolemmal, sarcolemmic, sarcolemmous
Sar|ko|lemm|fal|te *f* sarcolemmal fold
Sar|ko|ly|se *f* sarcolysis [sɑ:r'kɑləsɪs]
Sar|kom *nt* sarcoma [sɑ:r'kəʊmə]
B-Zellen-immunoplastisches Sarkom B-cell immunoplastic sarcoma
juxtakortikales Sarkom parosteal sarcoma, juxtacortical sarcoma
osteogenes Sarkom osteoblastic sarcoma, osteolytic sarcoma, osteoid sarcoma, osteogenic sarcoma, osteosarcoma
osteoplastisches Sarkom s.u. osteogenes *Sarkom*
parostales Sarkom s.u. juxtakortikales *Sarkom*
periostales (osteogenes) Sarkom s.u. perossales *Sarkom*
perossales Sarkom periosteal osteogenic sarcoma, periosteal sarcoma, juxtacortical ossifying sarcoma, periosteal osteosarcoma, peripheral osteosarcoma
polymorphzelliges Sarkom polymorphous cell sarcoma
rundzelliges Sarkom round cell sarcoma
spindelzelliges Sarkom spindle cell sarcoma, fascicular sarcoma
T-Zellen-immunoblastisches Sarkom T-cell immunoblastic sarcoma
sar|kom|ar|tig *adj.* s.u. sarkomatös
sar|ko|ma|tös *adj.* sarcomatoid [sɑ:r'kəʊmətɔɪd], sarcoma-like, sarcomatous [sɑ:r'kɑmətəs]
Sar|ko|ma|to|se *f* sarcomatosis
Sar|ko|plas|ma *nt* sarcoplasm
sar|ko|plas|ma|tisch *adj.* relating to sarcoplasm, sarcoplasmic
Sar|ko|som *nt* sarcosome
SASP *abk.* s.u. Salazosulfapyridin
Sa|tel|li|ten|chro|mo|som *nt* satellite chromosome, SAT-chromosome
Satelliten-DNA *f* satellite deoxyribonucleic acid, satellite DNA
Satelliten-DNS *f* s.u. Satelliten-DNA
Sa|tel|li|ten|ko|lo|nie *f* satellite colony, bacterial satellite
Sa|tel|li|ten|phä|no|men *nt* satellite phenomenon [fɪ'nɑmə,nɑn], satellitism ['sætlɪtɪzəm]
Sa|tel|li|ten|vi|rus *nt* satellite virus
Sa|tel|li|ten|wachs|tum *nt* s.u. Satellitenphänomen
Sat|tel|em|bo|lie *f* saddle embolism, pantaloon embolism ['embəlɪzəm]
Sat|tel|em|bo|lus *m* saddle embolus, pantaloon embolus, riding embolus, straddling embolus
sät|ti|gen I *vt* saturate, impregnate II *vr* **sich sättigen** become/get saturated
Sät|ti|gung *f* saturation, impregnation
Sät|ti|gungs|de|fi|zit *nt* saturation deficit
Sät|ti|gungs|ef|fekt *m* saturation effect
Sät|ti|gungs|grad *m* degree of saturation
Sät|ti|gungs|in|dex *m* mean corpuscular hemoglobin concentration
Sät|ti|gungs|ki|ne|tik *f* saturation kinetics *pl*
Sät|ti|gungs|kur|ve *f* saturation curve
Sät|ti|gungs|ni|veau *nt* saturation level
Sät|ti|gungs|punkt *m* saturation point
Sa|tu|ra|ti|on *f* saturation
Sa|tu|rie|ren *nt* saturation
sa|tu|rie|ren *vt* saturate
sa|tu|riert *adj.* saturated, saturate
sau|er *adj.* acid, acidic; (*Geschmack*) sour, acid, acetic
Sauerstoff- *präf.* oxy-
Sau|er|stoff *m* oxygen
flüssiger Sauerstoff liquid oxygen
molekularer Sauerstoff molecular oxygen, diatomic oxygen, dioxygen
sau|er|stoff|ab|hän|gig *adj.* O_2-dependent, oxygen-dependent
Sau|er|stoff|ak|zep|tor *m* oxygen acceptor

Sau|er|stoff|ap|pa|rat *m* s.u. Sauerstoffgerät
Sau|er|stoff|ge|halt *m* oxygen content, oxygen concentration
Sau|er|stoff|ge|rät *nt* breathing apparatus, oxygen apparatus
Sau|er|stoff|in|ter|me|di|a|te, reaktive *pl* reactive oxygen intermediates
Sauerstoff-Kohlendioxid-Austausch *m* oxygen-carbon dioxide-exchange
Sau|er|stoff|kreis|lauf *m* oxygen cycle
Sau|er|stoff|man|gel *m* lack of oxygen, oxygen deficit, oxygen deficiency
  Sauerstoffmangel des Blutes anoxemia [æn'ɑksɪə], hypoxemia
  Sauerstoffmangel im Gewebe anoxia, hypoxia
Sau|er|stoff|mas|ke *f* oxygen mask
Sau|er|stoff|me|ta|bo|lit *m* O_2 metabolite, oxygen metabolite
  reaktive Sauerstoffmetabolite reactive oxygen intermediates
Sau|er|stoff|not *f* s.u. Sauerstoffmangel
Sau|er|stoff|par|ti|al|druck *m* O_2 partial pressure, oxygen partial pressure
Sau|er|stoff|sät|ti|gung *f* oxygen saturation
Sau|er|stoff|schuld *f* oxygen debt
Sau|er|stoff|span|nung *f* oxygen tension
  erhöhte Sauerstoffspannung hyperoxia
Sau|er|stoff|the|ra|pie *f* oxygen therapy
  hyperbare Sauerstofftherapie hyperbaric oxygen therapy, high-pressure oxygen, hyperbaric oxygen, hybaroxia
Sau|er|stoff|trans|fe|ra|se *f* dioxygenase, oxygen transferase
Sau|er|stoff|ü|ber|druck|the|ra|pie *f* hyperbaric oxygen therapy, high-pressure oxygen, hyperbaric oxygen, hybaroxia
sau|er|stoff|un|ab|hän|gig *adj.* O_2-independent, oxygen-independent
Sau|er|stoff|u|ti|li|sa|ti|on *f* oxygen utilization
Sau|er|stoff|u|ti|li|sa|ti|ons|ko|ef|fi|zi|ent *m* oxygen utilization coefficient
Sau|er|stoff|ver|brauch *m* oxygen consumption
  Sauerstoffverbrauch in Ruhe basal oxygen consumption, resting oxygen consumption
Sau|er|stoff|ver|brauchs|in|dex *m* oxygen consumption index
Sau|er|stoff|zelt *nt* oxygen tent
Sau|er|stoff|zu|fuhr *f* oxygen supply; aeration
Säu|e|rung *f* acidification, acidulation
Säu|e|rungs|mit|tel *nt* acidifier
Saug|bi|op|sie *f* aspiration biopsy ['baɪɑpsɪ]
Saug|drai|na|ge *f* suction drainage
Säu|ge|tier *nt* 1. mammal, mammalian 2. **Säugetiere** *pl* Mammalia
Säu|ge|tier|zel|le *f* mammalian cell
  kernhaltige Säugetierzelle nucleated mammalian cell
Säu|ge|tier|e|ry|thro|zyt *m* mammalian erythrocyte [ɪ'rɪθrəsaɪt]
Saug|ka|the|ter *m* suction catheter
Säug|lings|re|ti|ku|lo|se, akute *f* Letterer-Siwe disease, L-S disease, acute histiocytosis of the newborn, acute dissiminated histiocytosis X, non-lipid histiocytosis
  maligne Säuglingsretikulose Letterer-Siwe disease, L-S disease, acute histiocytosis of the newborn, acute dissiminated histiocytosis X, non-lipid histiocytosis
Säu|len|chro|ma|to|gra|fie *f* s.u. Säulenchromatographie
Säu|len|chro|ma|to|gra|phie *f* column chromatography [krəʊmə'tɑgrəfɪ]
Saum|zel|len *pl* absorbing epithelium, enterocytes
Säure- *präf.* acid, acidic
Säu|re *f* 1. acid, acidum 2. sourness, acidity, acidness, acor
  anorganische Säure inorganic acid, mineral acid
  dreibasische Säure tribasic acid
  dreiwertige Säure tribasic acid
  einbasische Säure monobasic acid, monoacid, monacid
  einwertige Säure s.u. einbasische *Säure*
  konjugierte Säure conjugate acid
  mehrbasische Säure polybasic
  organische Säure organic acid
  schwache Säure weak acid
  starke Säure strong acid
  zweibasische Säure diacid, dibasic acid
  zweiwertige Säure s.u. zweibasische *Säure*
Säu|re|ag|glu|ti|na|ti|on *f* acid agglutination
Säu|re|an|hyd|rid *nt* acid anhydride
Säure-Basen- *präf.* acid-base
Säure-Basen-Haushalt *m* acid-base balance
Säure-Basen-Indikator *m* acid-base indicator
Säure-Basen-Katalyse *f* acid-base catalysis [kə'tæləsɪs]
Säure-Basen-Paar *nt* acid-base pair
Säure-Basen-Reaktion *f* acid-base reaction
säu|re|be|stän|dig *adj.* s.u. säurefest
Säu|re|e|lu|ti|ons|test *m* acid elution test
säu|re|fest *adj.* acid-fast, acid-proof, acid-resisting
Säu|re|fes|tig|keit *f* acid-fastness
Säu|re|ge|halt *m* acid value, acidity, acor
Säu|re|grad *m* acidity, acor
Säu|re|mes|ser *m* acetimeter [æsɪ'tɪmɪtər], acetometer
Säu|re|nach|weis *m* acid reaction
Saure-Phosphatase-Reaktion acid phosphatase reaction
säu|re|sta|bil *adj.* acid-stable
Säu|re|sta|bi|li|tät *f* acid stability
Säu|re|stär|ke *f* acid strength, avidity, strength
säu|re|un|lös|lich *adj.* acid-insoluble
SA-Virus *nt* SA virus
SB *abk.* s.u. Standardbikarbonat
SBH *abk.* s.u. Säure-Basen-Haushalt
SC *abk.* s.u. Säulenchromatographie
s.c. *abk.* s.u. subkutan
Scan *m* scan, scintiscan, scintigram; gammagram, photoscan
scan|nen *vt* scan
Scan|ner *m* scanner, scintiscanner
Scan|ning *nt* scan, scintiscanning, scintillation scanning, scanning, scansion
Scavenger-Zelle *f* scavenger phagocytic cell
SCh *abk.* s.u. Säulenchromatographie
Schä|del|ba|sis|fib|rom *nt* juvenile angiofibroma, juvenile nasopharyngeal fibroma, nasopharyngeal angiofibroma, nasopharyngeal fibroangioma
schä|di|gen *vt* injure, damage, do damage (to), cause damage (to), injure, hurt, harm; (*Gesundheit*) impair, damage
Schä|di|gung *f* damage, harm; traumatic injury, injury, trauma, lesion (*an* to); (*Gesundheit*) impairment, injury

S

schäd|lich *adj.* harmful, damaging (*für* to); (*gesundheitsschädlich*) noxious, injurious, damaging, destructive, malignant, malign, peccant; (*nachteilig*) deleterious, detrimental (*für* to); bad (*für* for)
Schäd|ling *m* parasite, pest
Schäd|lings|be|fall *m* pest infestation
Schad|stoff *m* (*pathol.*) noxious substance, noxa; (*Chemie*) pollutant
Schaf- *präf.* sheep, ovine
Schaf|e|ry|thro|zyt *m* sheep red blood cell
Schaf|e|ry|thro|zy|ten|ag|glu|ti|na|ti|ons|test *m* sheep cell agglutination test
Schaf|e|ry|thro|zy|ten|re|zep|tor *m* sheep erythrocyte receptor [ɪ'rɪθrəsaɪt]
schank|rös *adj.* resembling chancre, chancriform, chancrous
Schardinger: **Schardinger-Enzym** *nt* Schardinger's enzyme, xanthine oxidase, hypoxanthine oxidase
Schardinger-Reaktion *f* Schardinger reaction
Scharlach- *präf.* scarlatinal, scalet
Schar|lach *m* scarlatina, scarlet fever
puerperaler Scharlach puerperal scarlatina
Schar|lach|ex|an|them *nt* scarlet fever rash
Schar|lach|fie|ber *nt* scarlet fever, scarlatina
Schar|lach|to|xin *nt* erythrogenic toxin, Dick toxin, Dick test toxin, streptococcal erythrogenic toxin
Schatten- *präf.* shadow, skia-
Schat|ten *m* (*a. radiolog.*) shadow
Schat|ten|zel|le *f* shadow, shadow cell, ghost, ghost cell, red cell ghost
Schaudinn: **Schaudinn-Krankheit** *f* treponemiasis, lues, syphilis
Schaum|zel|le *f* foam cell
Schicht *f, pl* **Schich|ten** layer, lamina, coat, stratum; (*dünn*) membrane, film
bimolekulare Schicht bilayer
monomolekulare Schicht monofilm, monolayer
Schicht|auf|nah|me *f* tomogram, laminagram, laminogram, planigram, planogram
Schicht|auf|nah|me|tech|nik *f* sectional roentgenography [rentgə'nɑgrəfɪ], tomography [tə'mɑgrəfɪ], laminography, laminagraphy [læmɪ'nægrəfɪ], planigraphy, planography, stratigraphy [strə'tɪgrəfɪ]
Schicht|auf|nah|me|ver|fah|ren *nt* s.u. Schichtaufnahmetechnik
Schicht|rönt|gen *nt* s.u. Schichtaufnahmetechnik
Schick: **Schick-Probe** *f* Schick reaction
Schick-Test *m* Schick's method, Schick's test
Schick-Testtoxin *nt* Schick test toxin, diagnostic diphtheria toxin [dɪf'θɪərɪə], diphtheria toxin for Schick test
Schieß|schei|ben|zel|le *f* target erythrocyte [ɪ'rɪθrəsaɪt], target cell, Mexican hat cell
Schiff: **Schiff-Base** *f* Schiff's base
Schiff-Reagenz *nt* Schiff's reagent
Schild|drü|se *f* thyroidea, thyroid, thyroid gland
Schilddrüsen- *präf.* thyroid, thyr(o)-, thyre(o)-
Schild|drü|sen|a|de|nom *nt* thyroid adenoma [ædə'nəʊmə]
fetales Schilddrüsenadenom fetal adenoma
metastasierendes Schilddrüsenadenom follicular cancer of thyroid, malignant thyroid adenoma, metastasizing thyroid adenoma, follicular carcinoma of thyroid, follicular thyroid carcinoma
mikrofollikuläres Schilddrüsenadenom microfollicular adenoma
oxyphiles Schilddrüsenadenom oxyphil cell tumor, Hürthle cell adenoma, Hürthle cell tumor, oncocytoma, pyknocytoma
Schild|drü|sen|an|ti|kör|per *m* antithyroid antibody, thyroid antibody
Schild|drü|sen|ent|fer|nung *f* thyroidectomy [θaɪrɔɪ'dektəmɪ]
Schild|drü|sen|ge|schwulst *f* thyroid tumor
Schild|drü|sen|hor|mon *nt* thyroid hormone
Schild|drü|sen|kar|zi|nom *nt* thyroid malignant disease, malignant goiter, thyroid carcinoma
anaplastisches Schilddrüsenkarzinom anaplastic thyroid carcinoma
follikuläres Schilddrüsenkarzinom follicular thyroid carcinoma, malignant thyroid adenoma [ædə'nəʊmə], metastasizing thyroid adenoma, follicular carcinoma of thyroid, follicular cancer of thyroid
medulläres Schilddrüsenkarzinom medullary thyroid carcinoma
metastasierendes Schilddrüsenkarzinom s.u. follikuläres *Schilddrüsenkarzinom*
organoides Schilddrüsenkarzinom organoid thyroid carcinoma
papilläres Schilddrüsenkarzinom papillary thyroid carcinoma
Schild|drü|sen|kno|ten *m* thyroid nodule
heißer Schilddrüsenknoten hot thyroid nodule
kalter Schilddrüsenknoten cold thyroid nodule
Schild|drü|sen|krebs *m* s.u. Schilddrüsenkarzinom
Schild|drü|sen|lymph|kno|ten *pl* thyroid lymph nodes
Schild|drü|sen|ma|lig|nom *nt* thyroid malignant disease
Schild|drü|sen|pa|pil|lom *nt* papillary thyroid carcinoma
Schild|drü|sen|re|sek|ti|on *f* thyroidectomy [θaɪrɔɪ'dektəmɪ]
Schild|drü|sen|sar|kom *nt* thyroid sarcoma [sɑːr'kəʊmə]
Schild|drü|sen|szin|ti|gra|fie *f* s.u. Schilddrüsenszintigraphie
Schild|drü|sen|szin|ti|gramm *nt* thyroid scan
Schild|drü|sen|szin|ti|gra|phie *f* thyroid scan
Schild|drü|sen|tu|mor *m* thyrocele, thyroid tumor
Schild|drü|sen|ver|grö|ße|rung *f* thyrocele, thyroid enlargement, thyromegaly
Schilling: **Schilling-Halbmond** *m* achromocyte, Ponfick's shadow, crescent body, selenoid body
Schilling-Typ *m* **der Monozytenleukämie** Schilling's leukemia [luː'kiːmɪə]
Schim|mel *m* mold; mildew
Schim|mel|pilz *m* mold, mold fungus
Schirm *m* screen; shield
Schirm|bild|ver|fah|ren *nt* photofluorography [ˌfəʊtəʊflʊə'rɑgrəfɪ], fluororoentgenography, fluorography [flʊə'rɑgrəfɪ]
Schisto- *präf.* split, cleft, schist(o)-, schiz(o)-
Schis|to|so|ma *nt, pl* **Schis|to|so|ma|ta** blood fluke, schistosome ['skɪstəsəʊm], bilharzia worm, Schistosoma, Schistosomum, Bilharzia
Schistosoma haematobium vesicular blood fluke, Distoma haematobium, Schistosoma haematobium
Schistosoma japonicum Japanese blood fluke, oriental blood fluke, Schistosoma japonicum
Schistosoma mansoni Manson's blood fluke, Schistosoma mansoni

Schis|to|so|ma|gra|nu|lom *nt* schistosome granuloma ['skɪstəsəʊm], bilharzial granuloma
Schistosomen- *präf.* schistosomal, bilharzial, bilharzic
Schis|to|so|men|gra|nu|lom *nt* schistosome granuloma ['skɪstəsəʊm], bilharzial granuloma
Schis|to|so|mi|a|sis *f*, *pl* **Schis|to|so|mi|a|ses** snail fever, hemic distomiasis, bilharziasis, bilharziosis, schistosomiasis [skɪstəsəʊ'maɪəsɪs]
Schis|to|so|mu|la *pl* schistosomules
Schis|to|zyt *m* helmet cell, schistocyte ['skɪstəsaɪt], schizocyte ['skɪzəʊsaɪt]
Schis|to|zy|to|se *f* schistocytosis [ˌskɪstəsaɪ'təʊsɪs], schizocytosis [ˌskɪzəʊsaɪ'təʊsɪs]
Schizo- *präf.* split, cleft, schist(o)-, schiz(o)-
Schi|zo|my|ce|tes *pl* fission fungi, Schizomycetes
Schi|zont *m* schizont ['skɪzɑnt]
reifer Schizont segmenter
Schi|zon|ti|zid *nt* schizonticide [skɪ'zɑntɪsaɪd]
Schlaf|man|gel *m* lack of sleep
Schlaf|mit|tel *nt* hypnagogue, hypnotic, somnifacient, soporific, sleeping medicine, sleeping pill
Schlaf|stö|rung *f* sleep disturbance, disturbed sleep, hyposomnia, dyssomnia
Schlaf|tab|let|te *f* sleeping pill, sleeping tablet
Schlauch|pil|ze *pl* ascomycetes, sac fungi, Ascomycetes, Ascomycetae, Ascomycotina
Schlauch|wurm *m* **1.** nemathelminth, aschelminth **2.** Schlauchwürmer *pl* Nemathelminthes, Aschelminthes
Schlei|er|zel|len *pl* veil cells, veiled cells
Schleim- *präf.* mucus, mucous, myx(o)-, muci-, muc(o)-, blenn(o)-
Schleim *m* mucus, phlegm
schleim|bil|dend *adj.* mucous-producing, blennogenic, blennogenous [ble'nɑdʒənəs], mucous, myxomatous [mɪk'sɑmətəs], muciparous [mjuː'sɪpərəs], muciferous [mjuː'sɪfərəs], mucigenous
Schleim|bil|dung *f* mucus production, myxopoiesis [ˌmɪksəʊpɔɪ'iːsɪs]
Schleim|drü|se *f* mucous gland, muciparous gland [mjuː'sɪpərəs]
Schleimhaut- *präf.* mucosal, mucomembranous, muc(o)-
Schleim|haut *f* mucous membrane, mucous tunic, mucous coat, mucosa
Schleim|haut|e|ry|them *nt* mucosal erythema
Schleim|haut|kar|zi|nom *nt* mucous membrane carcinoma
Schleim|haut|krebs *m* mucous membrane carcinoma
Schleim|haut|rö|tung *f* mucosal erythema
schlei|mig *adj.* mucid, mucinoid, mucinous, mucoid, mucous, muciform, mucilaginous, myxomatous [mɪk'sɑmətəs], pituitous, slimy
schleimig-eitrig *adj.* purumucous, mucopurulent
Schleim|kar|zi|nom *nt* mucinous cancer, mucous cancer, mucinous carcinoma, mucous carcinoma, mucinous adenocarcinoma, gelatiniform cancer, gelatinous cancer, gelatiniform carcinoma, gelatinous carcinoma, colloid cancer, colloid carcinoma
Schleim|krebs *m* s.u. Schleimkarzinom
Schleim|pfropf *m* mucous plug
Schleim|pil|ze *pl* slime fungi, slime molds, Myxomycetes
schleim|pro|du|zie|rend *adj.* producing mucus, muciparous [mjuː'sɪpərəs], muciferous [mjuː'sɪfərəs], mucigenous, blennogenic, blennogenous [ble'nɑdʒənəs]
Schlund|ta|schen|synd|rom *nt* DiGeorge syndrome, pharyngeal pouch syndrome, thymic hypoplasia, thymic-parathyroid aplasia, third and fourth pharyngeal pouch syndrome
schma|rot|zen *vi* parasitize, be parasitic
Schma|rot|zer *m* parasite
Schma|rot|ze|rtum *nt* parasitism ['pærəsaɪtɪzm]
Schmerz- *präf.* pain, odyn(o)-, algesi(o)-, algi(o)-, alg(o)-
Schmerz *m*, *pl* **Schmer|zen** pain, ache, dolor; (*leichter*) tenderness
Schmerzen beim Husten pain on coughing
Schmerzen beim Niesen pain on sneezing
Schmerz mit Vernichtungsgefühl excruciating pain
akuter Schmerz acute pain
anhaltender Schmerz persistent pain, ache
bohrender Schmerz boring pain, terebrant pain, terebrating pain
brennender Schmerz burning pain, thermalgia, sting
chronischer Schmerz chronic pain
dumpfer Schmerz dull pain, obtuse pain
episodenartiger Schmerz s.u. episodischer *Schmerz*
episodischer Schmerz episodic pain
gürtelförmiger Schmerz girdle pain
heftiger Schmerz severe pain, throe
heftiger unerträglicher Schmerz agony
heller Schmerz bright pain
heller stechender Schmerz sharp pain
immer wiederkehrender Schmerz recurrent pain
intermittierender Schmerz intermittent pain
klopfender Schmerz pounding pain, throbbing pain, thumping pain
kolikartiger Schmerz colicky pain, gripe(s *pl*)
krampfartiger Schmerz s.u. krampfender *Schmerz*
krampfender Schmerz cramping pain
lanzinierender Schmerz s.u. stechender *Schmerz*
nächtlicher Schmerz night pain, nyctalgia
neuralgischer Schmerz neuralgic pain; neuralgia
paraumbilikaler Schmerz periumbilical pain
pleuritischer Schmerz pleuritic pain
pochender Schmerz s.u. klopfender *Schmerz*
postprandialer Schmerz postprandial pain
projizierter Schmerz projected pain
psychogener Schmerz psychic pain, psychogenic pain, psychalgia
pulsierender Schmerz pulsating pain
radikulärer Schmerz (*Nerv*) radicular pain
schießender Schmerz shooting pain, fulgurant pain, lightning pain
schneidender Schmerz incisional pain
somatischer Schmerz somatalgia, somatic pain
starker Schmerz severe pain; throe; megalgia
stechender Schmerz lancinating pain, piercing pain, stabbing pain, terebrant pain, terebrating pain, twinge, prick, stab, pang
subakuter Schmerz subacute pain
übertragener Schmerz referred pain
unerträglich starker Schmerz excruciating pain, agony
verzögerter Schmerz s.u. zweiter *Schmerz*
viszeraler Schmerz visceral pain
wiederkehrender Schmerz recurrent pain
zentraler Schmerz central pain
ziehender Schmerz drawing pain, tearing pain
zweiter Schmerz delayed pain

schmerz|aus|lö|send *adj.* pain-producing, algogenic, algesiogenic, dolorific, dolorogenic
Schmerz|aus|strah|lung *f* radiation of pain
Schmerz|emp|fin|den *nt* s.u. Schmerzempfindung
schmerz|emp|find|lich *adj.* sensitive to pain
Schmerz|emp|find|lich|keit *f* sensitivity to pain, pain sensitivity, algesia, algesthesia
gesteigerte Schmerzempfindlichkeit hyperalgesia, hyperalgia
verminderte Schmerzempfindlichkeit hypalgesia, hypalgia, hypoalgesia
Schmerz|emp|find|sam|keit *f* s.u. Schmerzempfindlichkeit
Schmerz|emp|fin|dung *f* (*Gefühl*) pain sensation, sense of pain, pain, algesthesis, algesthesia
Schmer|zen *pl* s.u. Schmerz
schmer|zend *adj.* aching, algesic, algetic, painful
Schmerz|fa|sern *pl* pain fibers
schmerz|frei *adj.* free from pain, pain-free, without pain
Schmerz|gren|ze *f* threshold of pain, pain threshold
schmerz|haft *adj.* painful, algesic, algetic, sore, tender
Schmerz|hem|mung *f* pain inhibition
Schmerz|in|ten|si|tät *f* pain intensity
schmerz|lin|dernd *adj.* relieving pain, alleviating pain, antalgic, antalgesic, anodyne, acesodyne
Schmerz|lin|de|rung *f* pain relief, relief from pain
schmerz|los *adj.* painless, indolent
Schmerz|lo|sig|keit *f* painlessness, analgesia, analgia, alganesthesia, indolence
Schmerz|mes|sung *f* dolorimetry [ˌdəʊlə'rɪmətrɪ], algometry [æl'gɑmətrɪ]
Schmerz|mit|tel *nt* painkiller, antalgic, antalgesic, analgesic, analgetic
Schmerz|punkt *m* pain point, pain spot
Schmerz|qua|li|tät *f* pain quality
Schmerz|re|ak|ti|on *f* pain reaction
Schmerz|reiz *m* pain stimulus
Schmerz|re|zep|tor *m* pain receptor
Schmerz|schwel|le *f* threshold of pain, pain threshold
schmerz|stil|lend *adj.* pain-relieving, painkilling, analgesic, analgetic, anodyne, acesodyne
Schmerz|stil|lung *f* pain relief, relief from pain
Schmerz|tab|let|te *f* s.u. Schmerzmittel
Schmerz|the|ra|pie *f* pain therapy
Schmerz|to|le|ranz|schwel|le *f* pain-tolerance threshold
Schmerz|ü|ber|emp|find|sam|keit *f* hyperalgesia, hyperalgia
schmerz|un|emp|find|lich *adj.* insensible to pain, indolent, analgesic, analgetic, analgic
Schmerz|un|emp|find|lich|keit *f* insensibility to pain, indolence, anaesthesia, analgesia, alganesthesia, anesthesia
Schmerz|zent|rum *nt* pain center
Schmincke: Schmincke-Tumor *m* Schmincke tumor, Regaud's tumor, lymphoepithelial tumor, lymphoepithelial carcinoma, lymphoepithelioma, lymphepithelioma
Schnitt *m* **1.** cut, incision, section **2.** s.u. Schnittwunde
Schnitt|win|kel *m* angle of intersection
Schnitt|wun|de *f* cut, incision, incised wound, laceration; (*tiefe*) gash
Schnup|fen *m* common cold, cold, coryza, cold in the head, acute rhinitis, acute catarrhal rhinitis [raɪ'naɪtɪs]
Schnup|fen|vi|ren *pl* cold viruses, common cold viruses
Schnur|wurm *m* **1.** ribbon worm, nemertean **2. Schnurwürmer** *pl* Nemertea, Nemertina
Schock *m* shock; trauma, traumatism
allergischer Schock s.u. anaphylaktischer *Schock*
anaphylaktischer Schock allergic shock, anaphylactic shock, anaphylaxis, systemic anaphylaxis, generalized anaphylaxis
elektrischer Schock electric shock, electroplexy, electroshock
hämorrhagischer Schock hemorrhagic shock
hypoglykämischer Schock hypoglycemic shock; insulin shock
hypovolämischer Schock hematogenic shock, hypovolemic shock, oliguric shock, oligemic shock
irreversibler Schock s.u. refraktärer *Schock*
kalter Schock cold shock
kardialer Schock s.u. kardiogener *Schock*
kardiogener Schock cardiac shock, cardiogenic shock, cardiovascular shock
kardiovaskulärer Schock s.u. kardiogener *Schock*
osmotischer Schock osmotic shock
refraktärer Schock irreversible shock, refractory shock
roter Schock red shock, warm shock
septischer Schock septic shock
traumatischer Schock traumatic shock
vasogener Schock vasogenic shock
verzögerter Schock delayed shock, deferred shock
warmer Schock red shock, warm shock
Schock|be|hand|lung *f* shock therapy, shock treatment
Schock|lun|ge *f* shock lung, wet lung, adult respiratory distress syndrome, post-traumatic respiratory insufficiency syndrome, pulmonary fat embolism syndrome ['embəlɪzəm]
Schock|nie|re *f* shock kidney; trauma-shock kidney
Schock|re|ak|ti|on *f* shock
Schock|synd|rom, toxisches *nt* toxic shock syndrome
Schocksyndrom-Toxin-1, toxisches *nt* toxic shock-syndrome toxin-1
Schoenlein-Henoch: anaphylaktoide Purpura Schoenlein-Henoch *f* Schönlein-Henoch disease, Schönlein-Henoch syndrome, Henoch-Schönlein syndrome, Henoch-Schönlein purpura, Henoch's disease, Henoch's purpura, Schönlein's disease, Schönlein's purpura, acute vascular purpura, allergic purpura, allergic vascular purpura, rheumatocelis, anaphylactoid purpura, hemorrhagic exudative erythema
Purpura anaphylactoides Schoenlein-Henoch *f* s.u. anaphylaktoide Purpura *Schoenlein-Henoch*
Purpura rheumatica Schoenlein-Henoch *f* s.u. anaphylaktoide Purpura *Schoenlein-Henoch*
Purpura Schoenlein-Henoch *f* s.u. anaphylaktoide Purpura *Schoenlein-Henoch*
Schoenlein-Henoch-Syndrom *nt* s.u. anaphylaktoide Purpura *Schoenlein-Henoch*
Schokoladen- *präf.* chocolate
Scho|ko|la|den|agar *m/nt* chocolate agar, heat blood agar
Scho|ko|la|den|zys|te *f* chocolate cyst
Schorn|stein|fe|ger|krebs *m* chimney sweeper's cancer, chimney sweep's cancer, soot cancer, soot wart
Schräg|a|gar *m/nt* agar slant
Schräg|a|gar|kul|tur *f* s.u. Schrägkultur

Schräg|kul|tur *f* slant culture, slope culture, agar slant culture, slant
Schub *m, pl* **Schü|be** episode, incident; (*Anfall*) attack, fit, paroxysm, turn; (*leicht*) bout
schub|wei|se *adv* in batches, batchwise; in waves, periodic, periodical
Schüffner: Schüffner-Tüpfelung *f* Schüffner's dots, Schüffner's punctuation, Schüffner's stippling, Schüffner's granules
Schultz-Charlton: Schultz-Charlton-Auslöschphänomen *nt* Schultz-Charlton phenomenon [fɪ'nɑmə,nɑn], Schultz-Charlton reaction, Schultz-Charlton test
Schultz-Charlton-Phänomen *nt* s.u. Schultz-Charlton-Auslöschphänomen
Schultz-Dale: Schultz-Dale-Versuch *m* Schultz-Dale reaction
Schup|pen|flech|te *f* psoriasis, psora, alphos
Schutz *m* protection (*vor* from; *gegen* against); (*Bewahrung*) preservation (*vor* from); (*Abwehr*) defense
schutz|imp|fen *vt* immunize, inoculate, vaccinate
Schutz|imp|fung *f* vaccination
Schutz|pro|te|in *nt* protective protein
Schutz|re|a|genz *nt* protecting reagent, blocking reagent
Schwann: Schwann-Scheide *f* Schwann's membrane, Schwann's sheath, neurilemma, neurolemma, neurolemmoma, endoneural membrane, neurilemmal sheath
Schwann-Zelle *f* Schwann cell, neurilemma cell, neurolemma cell
Schwan|nom *nt* Schwann-cell tumor, schwannoma, schwannoglioma, peripheral glioma, neurilemoma, neurilemmoma, neurinoma, neuroschwannoma, myoschwannoma
Schwanz|kar|zi|nom *nt* (*Pankreas*) carcinoma of tail of pancreas
Schwanz|throm|bus *m* coagulation thrombus, red thrombus ['θrɑmbəs]
Schwefel- *präf.* sulfur, thi(o)-; sulf(o)-, sulph(o)-
Schwe|fel *m* sulfur
radioaktiver Schwefel radiosulfur, radioactive sulfur
Schwe|fel|bak|te|ri|en *pl* sulfur bacteria
Schwe|fel|di|o|xid *nt* sulfur dioxide, sulfurous anhydride, sulfurous oxide
Schwe|fel|säu|re *f* sulfuric acid, oil of vitriol
Schwe|fel|was|ser|stoff *m* sulfhydric acid, hydrogen sulfide, hydrosulfuric acid
Schweine- *präf.* pork, porcine
Schwei|ne|band|wurm *m* armed tapeworm, pork tapeworm, measly tapeworm, solitary tapeworm, Taenia solium, Taenia armata, Taenia cucurbitina, Taenia dentata
Schwei|ne|fin|nen|band|wurm *m* s.u. Schweinebandwurm
Schweiß- *präf.* sweat, sweaty, hidr(o)-, sudor-
Schweißdrüsen- *präf.* sweat gland, hidr(o)-
Schweiß|drü|sen *pl* Boerhaave's glands, sweat glands, sudoriferous glands [s(j)uːdə'rɪfərəs], sudoriparous glands [s(j)uːdə'rɪpərəs]
Schweiß|drü|sen|a|de|nom *nt* sweat gland adenoma [ædə'nəʊmə], spiradenoma, spiroma, syringoma, hidradenoma, hidroadenoma, hydradenoma
Schweiß|drü|sen|aus|füh|rungs|gang *m* sudoriferous duct [s(j)uːdə'rɪfərəs], sweat duct
Schweiß|drü|sen|kar|zi|nom *nt* syringocarcinoma
Schweiß|drü|sen|tu|mor *m* sweat gland tumor
Schweiß|drü|sen|zy|lin|drom *nt* sweat gland cylindroma
Schweizer-Typ der Agammaglobulinämie *m* Swiss type agammaglobulinemia [eɪ,gæmə,glɑbjələ'niːmɪə], thymic alymphoplasia, lymphopenic agammaglobulinemia, leukopenic agammaglobulinemia, severe combined immunodeficiency, severe combined immunodeficiency disease, thymic alymphoplasia
Schwel|lung *f* swelling, lump, tumor, enlargement; turgescence, tumefaction, tumescence
Schwer- *präf.* heavy, weighty; gravitational, gravitative
Schwere-Immunglobulinketten-Locus *m* IgH locus, immunoglobulin heavy chain locus
Schwere-Kette-Gen *nt* C_H gene, heavy chain gene
Schwere-Kette-Gen-Rearrangement *nt* heavy chain gene rearrangement
Schwe|re|ket|ten|krank|heit *f* heavy-chain disease, Franklin's disease
schwer|krank *adj.* seriously ill
Schwer|kran|ke *m/f* seriously ill person
Schwer|kraft *f* gravitational force, gravity, attraction of gravity
Schwer|me|tall *nt* heavy metal
Schwer|me|tall|fär|bung *f* heavy metal stain
Schwester- *präf.* sister
Schwes|ter|chro|ma|ti|den *pl* sister chromatids
Scratch|test *m* scratch test
Screen *nt* screen
Scree|ning *nt* screening
Scree|ning|test *m* screening, screening test
SCT *abk.* s.u. Staphylokokken-Clumping-Test
SD *abk.* s.u. **1.** Schilddrüse **2.** Streptodornase
SDA *abk.* s.u. serologisch definierte *Antigene*
SDH *abk.* s.u. Schilddrüsenhormon
Sdp. *abk.* s.u. Siedepunkt
Se *abk.* s.u. Selen
Sebo- *präf.* sebum, sebaceous [sɪ'beɪʃəs], seb(o)-, sebi-
Se|bo|zys|tom *nt* steatocystoma, steatoma
sec *abk.* s.u. Sekunde
se|da|tiv *adj.* sedative, calming, quieting, tranquilizing, calmative, depressant
Se|da|tiv *nt* s.u. Sedativum
Se|da|ti|vum *nt, pl* **Se|da|ti|va** sedative agent, sedative, tranqilizer, contrastimulant, opiate, depressant, temperantia *pl*, assuagement, ataractic, ataraxic, calmative
Se|die|ren *nt* sedation
se|die|ren *vt* sedate; tranquilize
se|die|rend *adj.* s.u. sedativ
Se|die|rung *f* sedation; tranquilization
Se|di|ment *nt* sediment, deposit
se|di|men|tär *adj.* sedimentary, sedimental
Se|di|men|ta|ti|on *f* sedimentation
Se|di|men|ta|ti|ons|a|na|ly|se *f* sedimentation analysis [ə'næləsɪs]
Se|di|men|ta|ti|ons|ge|schwin|dig|keit *f* sedimentation velocity
Se|di|men|ta|ti|ons|ko|ef|fi|zi|ent *m* sedimentation coefficient, sedimentation constant
Se|di|men|tie|ren *nt* sedimentation
se|di|men|tie|ren *vi* sediment, settle
Seed *nt* seed
see|lisch *adj.* mental, emotional, psychic, psychical, psychogenic, psychogenetic, inner
seelisch-körperlich *adj.* relating to the body-mind relationship, psychosomatic, psychophysiologic, psychophysical, somatopsychic

S

See|stern|fak|tor *m* sea-star factor
SEF *abk.* s.u. *Staphylokokkenenterotoxin* F
Segment- *präf.* segmental, segmentary
Seg|ment|re|sek|ti|on *f* (*Brust*) segmental mastectomy [mæs'tektəmɪ], segmental breast resection, partial mastectomy, tylectomy [taɪ'lektəmɪ], lumpectomy [lʌm'pektəmɪ]
Seg|re|ga|ti|on *f* segregation
Sei|fe *f* soap; (*pharmakol.*) sapo
Seifen- *präf.* soap, soapy
Sei|fen|lö|sung *f* soap solution
Sei|fen|mi|zel|le *f* soap micelle
sei|fig *adj.* saponaceous, soapy
Seiten- *präf.* lateral, side, collateral, latero-
Sei|ten|ket|te *f* lateral chain, side chain
sek. *abk.* s.u. sekundär
Sekret- *präf.* secretory, secretive
Se|kret *nt* (*histolog.*) secretion; (*pathol.*) discharge
Se|kret|gra|nu|la *pl* secretory granules
Se|re|tin *nt* secretin
Sekretin-Pankreozymin-Test *m* pancreocymin-secretin test
Sekretin-Test *m* secretin test
Se|kre|ti|on *f* secretion
Sekretions- *präf.* secretive, secretory
Se|kre|tor *m* secretor
se|kre|to|risch *adj.* relating to secretion, secretive, secretory
Se|kret|tröpf|chen *nt* secretory droplet
Sek|ti|on *f* postmortem, postmortem examination, obduction, dissection; autopsy, necropsy
se|kun|där *adj.* (*Krankheit, Symptom*) secondary, acquired, deuteropathic; (*Physik*) secondary, induced; (*pharmakol.*) derivative, derivant
Se|kun|där|ant|wort *f* secondary reaction, secondary immune response, secondary response
Se|kun|där|e|lek|tro|nen|ver|viel|fa|cher *m* photomultiplier
Se|kun|där|er|kran|kung *f* secondary disease, deuteropathy
Se|kun|där|fol|li|kel *m* **1.** (*immunol.*) secondary lymph follicle, secondary follicle **2.** (*gynäkol.*) secondary ovarian follicle, enlarging follicle, secondary follicle
Se|kun|där|in|fekt *m* secondary infection
Se|kun|där|in|fek|ti|on *f* secondary infection
Se|kun|där|kon|takt *m* secondary contact
Se|kun|där|krank|heit *f* secondary disease
Se|kun|där|kul|tur *f* secondary culture
Se|kun|där|lei|den *nt* s.u. Sekundärerkrankung
Se|kun|där|ly|so|som *nt* secondary lysosome
Se|kun|där|pa|ra|sit *m* hyperparasite, superparasite
Se|kun|där|pro|dukt *nt* by-product
Se|kun|där|re|ak|ti|on *f* secondary reaction, secondary immune response, secondary response
Se|kun|där|sta|di|um *nt* secondary syphilis
Se|kun|där|struk|tur *f* secondary structure
Se|kun|de *f* second
Selbst- *präf.* automatic, idi(o)-, aut(o)-, self-
selbst *adj.* self
  nicht selbst nonself
Selbst|ak|ti|vie|rung *f* autoactivation
Selbst|an|ste|ckung *f* self-infection
Selbst-Antigen *nt* self antigen
selbst|auf|lö|send *adj.* autolytic, autocytolytic
Selbst|auf|lö|sung *f* autolysis [ɔː'tɑləsɪs], isophagy
Selbst|be|hand|lung *f* self-treatment
Selbst|e|pi|top *nt* self-epitope
Selbst|hei|lung *f* autotherapy
Selbst|hem|mung *f* autogenic inhibition, self-inhibition
Selbst|in|fi|zie|rung *f* self-infection, autoinfection, autoreinfection
Selbst-MHC *nt* self-MHC
Selbst-MHC-Molekül *nt* self-MHC molecule
selbst-MHC-restringiert *adj.* self-MHC-restricted
Selbst-MHC-Selbstpeptid-Komplex *m* self-MHC-self-peptide complex
Selbst-Nichtselbst-Diskriminierung *f* self-non-self discrimination
Selbst-Nichtselbst-Unterscheidung *f* self-non-self discrimination
Selbst|pep|tid *nt* self-peptide
selbst|re|ak|tiv *adj.* self-reacting, self-reactive
Selbst|re|ak|ti|vi|tät *f* self-reactivity
Selbst|re|pli|ka|ti|on *f* self-replication
selbst|re|pli|zie|rend *adj.* self-replicating
Selbst-Superantigen *nt* self-superantigen
selbst|ver|dau|end *adj.* autodigestive, autolytic, autocytolytic
Selbst|ver|dau|ung *f* autodigestion, autolysis [ɔː'tɑləsɪs], autoproteolysis [ɔːtəʊ,prəʊtɪ'ɑləsɪs], self-digestion, self-fermentation, isophagy
Selbst|ver|gif|tung *f* self-poisoning, intestinal intoxication, autointoxication, endogenic toxicosis
Se|lek|tin *nt* selectin
Se|lek|ti|on *f* selection
  antigene Selektion antigen selection
  intrathymische Selektion thymic selection
  kinetische Selektion kinetic selection
  klonale Selektion clonal selection
  negative Selektion central tolerance, negative selection
  periphere negative Selektion peripheral negative selection, peripheral tolerance
  positive Selektion positive selection, thymic education
  thermodynamische Selektion thermodynamic selection
Selektions- *präf.* selection, selective
Se|lek|ti|ons|druck *m* selection pressure
Se|lek|ti|ons|fak|tor *m* selective factor
Se|lek|ti|ons|me|cha|nis|mus *m* selecting mechanism ['mekənɪzəm]
se|lek|tiv *adj.* selective
  nicht selektiv nonselective
Se|lek|ti|vi|tät *f* selectivity
Se|lek|tiv|me|di|um *nt* selective medium, selective culture medium
Se|lek|tiv|nähr|bo|den *m* s.u. Selektivmedium
Se|len *nt* selenium
Semi- *präf.* half, semi-, demi-
se|mi|gra|nu|lär *adj.* semigranular
Se|mi|nom *nt* seminoma; spermatocytoma, spermocytoma
  Seminom des Ovars ovarian seminoma, dysgerminoma, disgerminoma
  anaplastisches Seminom anaplastic seminoma
  klassisches Seminom classical seminoma
  spermatozytisches Seminom spermatocytic seminoma
Seminom-Zelle *f* seminoma cell

Senf|gas *nt* mustard gas, dichlorodiethyl sulfide, yellow cross, yperite
Sen|kung *f* 1. reduction, lowering, cut; (*Temperatur, Druck*) reduction; (*Organ*) ptosis, descent; (*Symptome*) abatement, decline; (*Kurve*) dip 2. (*hämatol.*) erythrocyte sedimentation reaction, erythrocyte sedimentation rate, sedimentation time, sedimentation reaction
Sen|kungs|ab|szess *m* hypostatic abscess, gravidation abscess, gravity abscess, migrating abscess, wandering abscess ['æbses]
Sen|kungs|blut|fül|le *f* hypostasis [haɪ'pɑstəsɪs]
Sen|si|bi|li|sie|ren *nt* s.u. Sensibilisierung
sen|si|bi|li|sie|ren *vt* sensitize
Sen|si|bi|li|sie|rung *f* sensitization, sensibilization, immunization
Sen|si|bi|li|sie|rungs|pha|se *f* sensitization phase
sen|si|tiv *adj.* sensitive
Sen|si|ti|vie|rung *f* sensitization
Sen|sor *m, pl* **Sen|so|ren** sensor, sensory receptor, sensory-physiological receptor, receptor
sen|so|risch *adj.* relating to *or* connected with the senses *or* sensation, sensitive, sensory, sensorial, receptive; impressive
Sep|sis *f* sepsis, septicemia [septɪ'siːmɪə], septemia, septic intoxication, blood poisoning, septic fever, hematosepsis
  grampositive Sepsis Gram-positive septicemia
sep|tal *adj.* relating to a septum, septal, septile
Sep|ti|kä|mie *f* s.u. Sepsis
  grampositive Septikämie Gram-positive septicemia [septɪ'siːmɪə]
sep|ti|kä|misch *adj.* s.u. septisch
Sep|tik|hä|mie *f* s.u. Sepsis
Sep|ti|ko|py|ä|mie *f* septicopyemia
sep|ti|ko|py|ä|misch *adj.* relating to septicopyemia, septicopyemic
sep|tisch *adj.* relating to *or* caused by sepsis, septic, septicemic; (*Wunde*) infected, dirty; putrefactive, infective
Sep|tum *nt, pl* **Sep|ta** septum
se|quen|ti|ell *adj.* ocurring in sequence, sequential
Sequenz- *präf.* sequential, sequence
Se|quenz *f, pl* **Se|quen|zen** sequence
  kodierende Sequenz coding sequence
  repetitive Sequenz repetitive sequence
Se|quenz|a|na|ly|se *f* sequence analysis, sequential analysis [ə'næləsɪs]
se|quen|zi|ell *adj.* s.u. sequentiell
Se|quen|zie|rung *f* sequencing
Se|quenz|i|so|mer *nt* sequence isomer
Se|quenz|i|so|me|rie *f* sequence isomerism [aɪ'sɑmərɪzəm]
Se|quenz|mo|dell *nt* sequential model
S-ER *abk.* s.u. glattes endoplasmatisches *Retikulum*
Ser *abk.* s.u. Serin
Se|rie *f* series, sequence, succession
Se|ri|en|schnitt *m* serial section
Se|ri|en|stu|die *f* serial study
Se|ri|en|ver|dün|nung *f* serial dilution
Se|rin *nt* serine
Se|rin|a|ce|tyl|trans|fe|ra|se *f* serine acetyltransferase [,æsətɪl'trænsfəreɪz]
Se|rin|carb|o|xi|pep|ti|da|se *f* serine carboxypeptidase
Se|rin|de|hyd|rat|a|se *f* serine dehydratase
Se|rin|en|zym *nt* serine enzyme
Se|rin|es|te|ra|se *f* serine esterase
Serin-Glyoxylat-Aminotransferase *f* serine glyoxylate aminotransferase
Se|rin|hyd|ro|xy|me|thyl|trans|fe|ra|se *f* serine hydroxymethyl transferase
Se|rin|pro|te|a|se *f* serine protease
Se|rin|pro|te|a|se|in|hi|bi|tor *m* serine protease inhibitor
Se|rin|pro|te|i|na|se *f* serine proteinase
Serin-Pyruvat-Aminotransferase *f* serine-pyruvate-aminotransferase
Sero- *präf.* serum, serous, sero-
se|ro|al|bu|mi|nös *adj.* seroalbuminous
Se|ro|di|ag|nos|tik *f* serodiagnosis, serum diagnosis, immunodiagnosis, diagnostic serology [sɪ'rɑlədʒɪ]
se|ro|di|ag|nos|tisch *adj.* relating to serodiagnosis, serodiagnostic
Se|ro|e|pi|de|mi|o|lo|gie *f* seroepidemiology [,sɪərəʊepɪ,diːmɪ'ɑlədʒɪ]
se|ro|fib|ri|nös *adj.* serofibrinous, seroplastic
se|ro|fib|rös *adj.* serofibrous, fibroserous
Se|ro|glo|bu|lin *nt* serum globuline, seroglobulin
Se|ro|grup|pe *f* serogroup
Se|ro|kon|ver|si|on *f* seroconversion
Se|ro|lo|gie *f* serology [sɪ'rɑlədʒɪ]
se|ro|lo|gisch *adj.* relating to serology, serologic, serological
Se|ro|ly|sin *nt* serolysin
Se|rom *nt* seroma
se|ro|mem|bra|nös *adj.* seromembranous
se|ro|mu|kös *adj.* seromucous, seromucoid
se|ro|ne|ga|tiv *adj.* serologically negative, seronegative
Se|ro|ne|ga|ti|vi|tät *f* seronegativity
se|ro|phil *adj.* serophilic
se|ro|po|si|tiv *adj.* serologically positive, seropositive
Se|ro|po|si|ti|vi|tät *f* seropositivity
se|ro|pu|ru|lent *adj.* seropurulent
Se|ro|re|ak|ti|on *f* seroreaction, serological reaction, serum reaction
se|ro|re|sis|tent *adj.* relating to seroresistance, seroresistant
Se|ro|re|sis|tenz *f* seroresistance
se|rös *adj.* relating to *or* resembling serum, serous
se|ro|san|gu|i|nös *adj.* serosanguineous
se|ro|se|rös *adj.* seroserous
serös-fibrinös *adj.* serofibrinous, seroplastic
serös-membranös *adj.* seromembranous
Se|ro|the|ra|pie *f* serum therapy, serotherapy
Se|ro|tho|rax *m* serothorax, hydrothorax
se|ro|ton|erg *adj.* s.u. serotoninerg
Se|ro|to|nin *nt* serotonin, 5-hydroxytryptamine, thrombotonin, thrombocytin, enteramine
Se|ro|to|nin|an|ta|go|nist *m* serotonin antagonist
se|ro|to|nin|erg *adj.* serotoninergic, serotonergic
Se|ro|typ *m* 1. immunotype 2. s.u. Serovar
Se|ro|vak|zi|na|ti|on *f* serovaccination
Se|ro|var *m* serovar, serotype
serovar-spezifisch *adj.* serovar-specific
Sertoli: **Sertoli-cell-only-Syndrom** *nt* Sertoli-cell-only syndrome, Del Castillo syndrome
  Sertoli-Zellen *pl* Sertoli's cells, sustentacular cells, nurse cells, nursing cells, foot cells
  Sertoli-Zell-Hyperplasie *f* Sertoli cell hyperplasia
  Sertoli-Zell-Syndrom *nt* Sertoli-cell-only syndrome, Del Castillo syndrome

S

Sertoli-Zell-Tumor *m* Sertoli cell tumor
Sertoli-Leidig: Sertoli-Leidig-Zelltumor *m* Sertoli-Leydig cell tumor, androblastoma, androma, arrhenoblastoma, arrhenoma
Serum- *präf.* serum, serous, serumal, sero-
Se|rum *nt, pl* **Se|ren, Se|ra** **1.** (*histolog.*) serum, serous fluid, serosity **2.** (*hämatol.*) blood serum, serum **3.** (*immunol.*) immune serum, serum; antiserum; antitoxin
heterologes Serum heterologous serum [hetə'rɑləgəs]
homologes Serum homologous serum [hə'mɑləgəs]
monovalentes Serum monovalent serum, specific serum
polyvalentes Serum polyvalent serum
spezifisches Serum monovalent serum, specific serum
xenogenes Serum xenogeneic serum
Se|rum|a|gar *m/nt* serum agar
Se|rum|al|bu|min *nt* albumin, albumen, blood albumin, serum albumin, seralbumin
bovines Serumalbumin bovine serum albumine
Se|rum|di|ag|nos|tik *f* immunodiagnosis, serum diagnosis, serodiagnosis, diagnostic serology [sɪ'rɑlədʒɪ]
Se|rum|ei|weiß *nt* serum protein
serum-fest *adj.* serofast, serum-fast
Se|rum|halb|werts|zeit *f* serum half-life
se|rum|hal|tig *adj.* containing serum, serous
Se|rum|he|pa|ti|tis *f* hepatitis B [hepə'taɪtɪs], serum hepatitis, homologenous hepatitis, homologenous serum hepatitis, inocculation hepatitis, long incubation hepatitis, MS-2 hepatitis, transfusion hepatitis, type B viral hepatitis, homologous serum jaundice [hə'mɑləgəs], human serum jaundice ['dʒɔːndɪz]
Se|rum|ka|li|um *nt* serum potassium
Se|rum|kal|li|krein *nt* plasma kallikrein
Se|rum|kon|zen|tra|ti|on *f* serum concentration
Se|rum|krank|heit *f* serum sickness, serum disease
Se|rum|kul|tur *f* seroculture
Se|rum|läh|mung *f* serum paralysis [pə'ræləsɪs]
Se|rum|ly|sin *nt* serolysin
Se|rum|nat|ri|um *nt* serum sodium
Se|rum|neph|ri|tis *f* serum nephritis [nɪ'fraɪtɪs], induced glomerulonephritis [gləʊˌmerjələʊnɪ'fraɪtɪs]
nephrotoxische Serumnephritis nephrotoxic serum nephritis
Se|rum|neu|ro|pa|thie *f* serum neuropathy [njʊə'rɑpəθɪ], serum neuritis [njʊə'raɪtɪs], serum sickness neuropathy
Se|rum|pro|tei|ne *pl* serum proteins
Serum-Prothrombin-Conversion-Accelerator *m* serum prothrombin conversion accelerator, factor VII, prothrombokinase, cofactor V, convertin, cothromboplastin, proconvertin, autoprothrombin I, prothrombin conversion factor, prothrombin converting factor, stable factor
Se|rum|the|ra|pie *f* serum therapy, serotherapy
ses|sil *adj.* sessile
SEV *abk.* s.u. Sekundärelektronenvervielfacher
Sex|chro|ma|tin *nt* sex chromatin, Barr body
Sex|chro|mo|som *nt* gonosome, sex chromosome, heterologous chromosome [hetə'rɑləgəs], heterochromosome, heterosome, idiochromosome
Sex|duk|ti|on *f* F-duction, sexduction
Sézary: Sézary-Syndrom *nt* Sézary erythroderma, Sézary syndrome
Sézary-Zelle *f* Sézary cell
Se|zer|nie|ren *nt* secretion
se|zer|nie|ren *vt* secrete; excrete
se|zer|nie|rend *adj.* secretory; excretory, excurrent
se|zie|ren *vt* dissect, cut apart
S-Form *f* **1.** (*Kultur*) S colony, smooth colony, S-type **2.** (*Bakterien*) smooth strain, S bacteria, smooth bacteria
SFT *abk.* s.u. Sabin-Feldman-Test
SG *abk.* s.u. **1.** Sonogramm **2.** spezifisches *Gewicht*
SGR *abk.* s.u. Sachs-Georgi-Reaktion
SH *abk.* s.u. **1.** Serumhepatitis **2.** somatotropes *Hormon*
Shannon: Shannon-Index *m* Shannon index
SHBG *abk.* s.u. Sexualhormon-bindendes *Globulin*
SH-IF *abk.* s.u. Somatotropin-inhibiting-Faktor
Shig. *abk.* s.u. Shigella
Shiga: Shiga-Toxin *nt* Shiga toxin
Shiga-Kruse: Shiga-Kruse-Ruhrbakterium *nt* Shiga bacillus, Shiga-Kruse bacillus, Shigella dysenteriae type 1, Shigella shigae
Shi|gel|la *f* shigella, Shigella
Shigella ambigua s.u. *Shigella* dysenteriae Typ 2
Shigella boydii Shigella boydii
Shigella dysenteriae Shigella dysenteriae, Bacillus dysenteriae, Bacterium dysenteriae
Shigella dysenteriae Typ 1 Shiga bacillus, Shiga-Kruse bacillus, Shigella dysenteriae type 1, Shigella shigae
Shigella dysenteriae Typ 2 Schmitz bacillus, Shigella dysenteriae type 2, Shigella ambigua, Shigella schmitzii
Shigella flexneri Flexner's bacillus, Strong's bacillus, paradysentery bacillus, Shigella flexneri, Shigella paradysenteriae
Shigella schmitzii s.u. *Shigella* dysenteriae Typ 2
Shigella sonnei Sonne bacillus, Sonne-Duval bacillus, Shigella sonnei, Shigella ceylonsis, Bacterium sonnei
Shi|gel|la|in|fek|ti|on *f* shigellosis
Shi|gel|le *f* shigella
Shi|gel|lo|se *f* shigellosis
Shi|ki|min *nt* sikimin, shikimene
Shi|ki|min|säu|re *f* shikimic acid
Shunt *m* (*chirurg.*) shunt, anastomosis, inosculation, fistula, bypass; (*pathol.*) shunt, anastomosis, fistula; (*Physik*) shunt, bypass
shun|ten *vt* (*chirurg.*) shunt, bypass; (*Physik*) shunt
Shut|tle *m* shuttle
Shuttle-System *nt* shuttle system
Shwachman-Blackfan-Diamond-Oski-Khaw: Shwachman-Blackfan-Diamond-Oski-Khaw-Syndrom *nt* Shwachman syndrome, Shwachman-Diamond syndrome, congenital lipomatosis of pancreas
Shwartzman-Sanarelli: Shwartzman-Sanarelli-Phänomen *nt* Shwartzman phenomenon [fɪ'nɑməˌnɑn], generalized Shwartzman phenomenon, Shwartzman reaction
Shwartzman-Sanarelli-Reaktion *f* s.u. Shwartzman-Sanarelli-Phänomen
SI *abk.* s.u. Sättigungsindex
Si *abk.* s.u. **1.** Silicium **2.** Silizium
Sialo- *adj.* sialic, salivary, sialine, ptyal(o)-, sial(o)-
Si|a|lom *nt* salivary tumor, sialoma

Sichel- *präf.* sickle; crescent; falciform, falcate, falcular
Si|chel|kei|me *pl* (*Malaria*) flagellated bodies, sickle forms, malarial crescents
Sichelzell- *präf.* sickle cell, drepanocytic
Si|chel|zell|an|ä|mie *f* sickle cell anemia, crescent cell anemia, drepanocytic anemia, drepanocytemia, Herrick's anemia, sicklemia, African anemia [ə'niːmɪə], meniscocytosis
Si|chel|zell|an|la|ge *f* sickle-cell trait
Si|chel|zell|bil|dung *f* sickling
Si|chel|zell|dak|ty|li|tis *f* sickle cell dactylitis [dæktə'laɪtɪs], hand-and-foot syndrome
Si|chel|zel|le *f* sickle cell, crescent cell, meniscocyte, drepanocyte
Sichelzellen- *präf.* sickle cell, drepanocytic
Si|chel|zel|len|an|ä|mie *f* s.u. Sichelzellanämie
Si|chel|zel|len|dak|ty|li|tis *f* s.u. Sichelzelldaktylitis
Sichelzellen-Hämoglobin-C-Krankheit *f* sickle cell-hemoglobin C disease
Sichelzellen-Hämoglobin-D-Krankheit *f* sickle cell-hemoglobin D disease
Si|chel|zel|len|tha|las|sä|mie *f* sickle-cell thalassemia, sickle cell-thalassemia disease [ˌθælə'siːmɪə], microdrepanocytic anemia [ə'niːmɪə], microdrepanocytic disease, thalassemia-sickle cell disease, microdrepanocytosis
Si|chel|zel|ler|kran|kung *f* sickle cell syndrome, sickle cell disease
Si|chel|zell|hä|mo|glo|bin *nt* hemoglobin S, sickle-cell hemoglobin ['hiːməgləʊbɪn]
Sichelzell-Hämoglobin-C-Krankheit *f* sickle cell-hemoglobin C disease
Sichelzell-Hämoglobin-D-Krankheit *f* sickle cell-hemoglobin D disease
Si|chel|zell|kri|se *f* sickle-cell crisis
Si|chel|zell|tha|las|sä|mie *f* s.u. Sichelzellenthalassämie
Sidero- *präf.* iron, sider(o)-
si|de|ro|a|chres|tisch *adj.* sideroachrestic
Si|de|ro|blast *m* sideroblast
Si|de|ro|pe|nie *f* sideropenia
si|de|ro|pe|nisch *adj.* relating to *or* characterized by sideropenia, sideropenic, hypoferric
Si|de|ro|pha|ge *m* siderophage, siderophore
si|de|ro|phil *adj.* siderophil, siderophilous
Si|de|ro|phi|lie *f* hemochromatosis, hemachromatosis, hematochromatosis, bronze diabetes, bronzed diabetes
Si|de|ro|phi|lin *nt* siderophilin, transferrin
Si|de|ro|se *f* siderosis
si|de|ro|tisch *adj.* relating to siderosis, siderotic
Si|de|ro|zyt *m* siderocyte
Siede- *präf.* boiling
Sie|de|be|reich *m* boiling range
sie|de|fest *adj.* coctostabile, coctostable
Sie|de|hit|ze *f* boiling heat
sie|de|la|bil *adj.* coctolabile
Sie|den *nt* coction, boil, boiling
sie|den I *vt* boil, simmer II *vi* boil, boil away, simmer
Sie|de|punkt *m* boiling point
sie|de|st|abil *adj.* coctostabile, coctostable
sie|de|un|be|stän|dig *adj.* coctolabile
Sie|gel|ring|zel|le *f* signet-ring cell
Sie|gel|ring|zell|kar|zi|nom *nt* signet-ring cell carcinoma
SI-Einheit *f* SI unit
Sie|mens *nt* siemens, mho
Sie|vert *nt* sievert
Sigma- *präf.* sigmoid, sigmoid(o)-
Sig|ma|af|ter *m* sigmoidostomy [sɪgmɔɪ'dɑstəmɪ]
Sig|ma|kar|zi|nom *nt* carcinoma of sigmoid colon
Sigma-Rektum-Anastomose *f* sigmoidoproctostomy [sɪgˌmɔɪdəprɑk'tɑstəmɪ], sigmoidorectostomy [sɪgˌmɔɪdərek'tɑstəmɪ]
Sig|ma|re|sek|ti|on *f* sigmoidectomy [sɪgmɔɪ'dektəmɪ]
Sigmoid- *präf.* sigmoid, sigmoid(o)-
Sig|mo|id *nt* sigmoid colon, pelvic colon, sigmoid flexure, sigmoid
Sig|mo|i|de|o|skop *nt* s.u. Sigmoidoskop
Sig|mo|i|de|o|sko|pie *f* s.u. Sigmoidoskopie
Sigmoido- *präf.* sigmoid, sigmoid(o)-
Sig|mo|i|do|skop *nt* sigmoidoscope, sigmoscope
Sig|mo|i|do|sko|pie *f* sigmoidoscopy
Sig|nal *nt* signal
  tolerogenes Signal tolerogenic signal
Sig|nal|se|quenz *f* leader sequence, signal sequence
Sig|nal|trans|duk|ti|on *f* signal transduction
Si|lber *nt* silver; argentum
Si|lber|nit|rat *nt* silver nitrate, Credé's antiseptic
Si|li|ci|um *nt* silicon
Si|li|kat *nt* silicate
Si|li|kon *nt* silicone
Si|li|zi|um *nt* silicon
Si|li|zi|um|di|o|xid *nt* silica, silicic anhydride, silicon dioxide
Simian-Virus *nt* simian virus
Si|mul|tan|impf|ung *f* serovaccination
Sin|ka|lin *nt* sinkaline, choline
Sin|ken *nt* sinking; (*Temperatur*) fall, drop; decline, dip, slide
sin|ken *vi* sink, go down, come down, fall, drop, dip, decrease, decline; (*Temperatur, Druck*) go down, come down, fall, drop
Sinn *m* **1.** sense; feeling, sensation **2.** *meist* **Sinne** *pl* mind, consciousness
Sinnes- *präf.* sensitive, sensational, sensory, sensual, aesthesi(o)-, esthesi(o)-
sinn|lich *adj.* relating to the senses *or* sensation, sensational, sensate, sensual, sensory, sensorial
Sino- *adj.* sinal, sinusal, sino-
Sinus- *präf.* sinus, sinal, sinusal, sino-
Si|nus *m, pl* **Si|nus** **1.** (*anatom.*) sinus, cavity, canal **2.** (*pathol.*) sinus, fistula, tract
Si|nus|his|ti|o|zy|to|se *f* acute nonspecific lymphadenitis [lɪmˌfædɪ'naɪtɪs], sinus catarrh, sinus histiocytosis
Si|nus|ka|tarr *m* s.u. Sinushistiozytose
Si|nus|ka|tarrh *m* s.u. Sinushistiozytose
SiO_2 *abk.* s.u. Siliziumdioxid
SK *abk.* s.u. **1.** Serumkallikrein **2.** Streptokinase
Ska|bi|es *f* scabies, itch
ska|bi|ös *adj.* relating to scabies, scabietic, scabetic, scabious
Ska|la *f, pl* **Ska|len, Ska|las** scale, graduation
  hundertteilige Skala centigrade scale
Ska|pell *nt* scalpel, surgical knife, knife
Ska|ri|fi|ka|ti|on *f* scarification
Ska|ri|fi|ka|ti|ons|test *m* scratch test, scarification test
ska|ri|fi|zie|ren *vt* (*Haut*) scarify
Ske|lett|szin|ti|gra|fie *f* s.u. Skelettszintigraphie
Ske|lett|szin|ti|gra|phie *f* bone scan, bone scanning
Ski|rhus *m* scirrhus, scirrhoma, scirrhous cancer, scirrhous carcinoma, hard cancer, fibrocarcinoma

S

Sklero- *präf.* sclerosis, scler(o)-
skle|ro|gen *adj.* causing sclerosis, sclerogenous [sklɪ'rɑdʒənəs], scleratogenous, sclerogenic
Skle|ro|pro|te|in *nt* scleroprotein, albuminoid, fibrillar protein, fibrous protein
Skle|ro|se *f* sclerosis, induration, hardening
skle|ro|sie|ren *vt, vi* sclerose, harden
Skle|ro|the|ra|pie *f* sclerotherapy, sclerosing therapy
skle|ro|tisch *adj.* relating to *or* affected with sclerosis, sclerotic, scleroid, sclerosal, sclerous, sclerosed
Skoto- *präf.* scot(o)-
sko|to|chro|mo|gen *adj.* scotochromogenic
skro|ful|lös *adj.* relating to *or* affected with scrofula, scrofulous, scrofular
Skro|ful|lo|se *f* scrofula
SL *abk.* s.u. Streptolysin
SLO *abk.* s.u. *Streptolysin* O
Slow-Virus *nt* slow virus
Slow-Virus-Infektion *f* slow virus disease, slow virus infection
SLS *abk.* s.u. *Streptolysin* S
Sludge *nt* sludge
sludged blood-Phänomen *nt* sludged blood
Sludge-Phänomen *nt* sludging (of blood)
Sludging *nt* sludging (of blood)
SM *abk.* s.u. **1.** Somatomedin **2.** Spektrometrie **3.** Stereomikroskop **4.** Streptomycin
SMA *abk.* s.u. sequentieller *Multikanalautoanalyzer*
Sm-Antigen *nt* Sm antigen, Smith antigen
Sn *abk.* s.u. **1.** Stannum **2.** Zinn
SO_2 *abk.* s.u. Schwefeldioxid
SOD *abk.* s.u. Superoxiddismutase
So|fort|re|ak|ti|on *f* immediate response
so|lar *adj.* relating to the sun, solar
so|li|tär *adj.* solitary
So|li|tär|kno|ten *m* (*Schilddrüse*) solitary thyroid nodule, solitary nodule
So|li|tär|me|tas|ta|se *f* solitary metastasis [mə'tæstəsɪs]
So|li|tär|zys|te (des Knochens) *f* solitary bone cyst, simple bone cyst, unicameral bone cyst, hemorrhagic bone cyst
Soll- *präf.* nominal, target
Soll|wert *m* nominal value, desired value, rated value
so|lu|bel *adj.* soluble, solvable
So|lu|bi|li|sa|ti|on *f* solubilization
So|lu|bi|li|tät *f* solubility
So|lu|tio *f* **1.** (*pathol.*) solution, loosening, separation, solutio **2.** (*pharmakol.*) solution, solutio
Sol|vat *nt* solvate
Sol|va|ti|on *f* solvation
Sol|vens *nt, pl* **Sol|ven|tia, Sol|ven|zi|en** solvent, menstruum
Sol|ven|ti|um *nt, pl* **Sol|ven|tia** s.u. Solvens
So|ma *nt, pl* **So|ma|ta, So|mas** (*anatom.*) body, soma; (*histolog.*) cell body, soma
Somat- *präf.* s.u. Somato-
So|ma|ti|sa|ti|on *f* somatization
so|ma|tisch *adj.* relating to the body, somatic, somal, physical, bodily; (*Erkrankung*) somatopathic, organic
Somato- *präf.* body, bodily, somatic, somal, somat(o)-
So|ma|to|gramm *nt* somatogram
So|ma|to|li|be|rin *nt* somatoliberin, somatotropin releasing factor, somatotropin releasing hormone, growth hormone releasing factor, growth hormone releasing hormone
So|ma|to|mam|mo|tro|pin *nt* somatomammotropine
So|ma|to|me|din *nt* somatomedin, sulfation factor
Somatomedin C *nt* somatomedin C, insulin-like growth factor I
So|ma|to|sko|pie *f* somatoscopy
somato-somatisch *adj.* somato-somatic
So|ma|to|sta|tin *nt* somatostatin, somatotropin inhibiting factor, somatotropin release inhibiting factor, somatotropin release inhibiting hormone, growth hormone release inhibiting hormone, growth hormone inhibiting hormone, growth hormone release inhibiting factor, growth hormone inhibiting factor
So|ma|to|sta|ti|nom *nt* somatostatinoma, delta cell tumor, D-cell tumor
So|ma|to|the|ra|pie *f* somatotherapy
so|ma|to|trop *adj.* somatotropic, somatotrophic
So|ma|to|tro|pin *nt* somatotropin, somatotrophin, somatropin, somatotrophic hormone, somatotropic hormone, growth hormone, chondrotropic hormone, human growth hormone
Somatotropin-inhibiting-Faktor *m* s.u. Somatostatin
Somatotropin-inhibiting-Hormon *nt* s.u. Somatostatin
So|ma|to|tro|pin|man|gel *m* hyposomatotropism
Somatotropin-release-inhibiting-Faktor *m* s.u. Somatostatin
Somatotropin-release-inhibiting-Hormon *nt* s.u. Somatostatin
Somatotropin-releasing-Faktor *m* s.u. Somatoliberin
Somatotropin-releasing-Hormon *nt* s.u. Somatoliberin
so|ma|to|vis|ze|ral *adj.* somaticovisceral, somaticosplanchnic, somatovisceral
So|ma|zel|le *f* body cell
Sommer- *präf.* summer, estival, estivo-
Som|mer|cho|le|ra *f* cholera morbus, summer cholera, summer complaint
Som|mer|pru|ri|go *f* summer eruption, summer prurigo, summer prurigo of Hutchinson, Hutchinson's disease, polymorphic light eruption, light sensitive eruption
Son|de *f* sound, probe, searcher; tube
son|die|ren *vt* explore, probe, sound
Sonnen- *präf.* sun, solar, heli(o)-
So|no|graf *m* s.u. Sonograph
So|no|gra|fie *f* s.u. Sonographie
so|no|gra|fisch *adj.* s.u. sonographisch
So|no|gramm *nt* sonogram, echogram, ultrasonogram
So|no|graph *m* echograph, sonograph
So|no|gra|phie *f* sonography [sə'nɑgrəfɪ], echography [e'kɑgrəfɪ], ultrasonography
so|no|gra|phisch *adj.* relating to sonography, ultrasonographic, sonographic
So|no|me|t|rie *f* ultrasonometry [ˌʌltrəsə'nɑmətrɪ]
so|nor *adj.* sonorous
Soor- *präf.* candida, candidal, monilial
Soor|gra|nu|lom *nt* candida granuloma, candidal granuloma, monilial granuloma
Soor|my|ko|se *f* moniliasis, moniliosis, candidiasis, candidosis
Soormykose der Mundschleimhaut candidiasis of the oral mucosa, oral candidiasis, mycotic stomatitis [ˌstəʊmə'taɪtɪs], thrush
Sor|bin|säu|re *f* sorbic acid, 2,4-hexadienoic acid
Sor|bit *nt* sorbitol, sorbite, glucitol
Sor|bit|de|hyd|ro|ge|na|se *f* sorbitol dehydrogenase [dɪ'haɪdrədʒəneɪz], L-iditol dehydrogenase

Sor|bi|tol *nt* s.u. Sorbit
Sor|bo|se *f* sorbose, sorbin, sorbinose
Sorp|ti|on *f* sorption
Sorp|ti|ons|mit|tel *nt* sorbent
Southern-Blot-Technik *f* Southern blot technique
SP *abk.* s.u. **1.** saure *Phosphatase* **2.** Sphingomyelin
Sp. *abk.* s.u. Siedepunkt
Spa|cer *m* spacer
Spacer-DNA *f* spacer DNA, regulatory DNA, regulatory deoxyribonucleic acid
spal|ten I *vt* split, cleave, crack; (*aufteilen*) divide, partition, separate (*in* into); (*Chemie*) break down, decompose II *vr* **sich spalten** split; (*Chemie*) break down, decompose
Spalt|impf|stoff *m* s.u. Spaltvakzine
Spal|tung *f* split, splitting, cleavage; (*Genetik*) segregation; (*Chemie*) decomposition; breakup, cleavage
enzymatische Spaltung enzymatic cleavage, enzymatic splitting, enzymolysis [ˌenzaɪ'mɑləsɪs]
phosphorolytische Spaltung phosphorolytic cleavage
thioklastische Spaltung thioclastic cleavage
thiolytische Spaltung thiolysis [θaɪ'ɑləsɪs], thiolytic cleavage
tryptische Spaltung tryptic digestion
Spal|tungs|pro|dukt *nt* split product, cleavage product, fission product
Spalt|vak|zi|ne *f* SP vaccine, split-protein vaccine, split-virus vaccine, subvirion vaccine, subunit vaccine
Spar|te|in *nt* sparteine
Spasmo- *präf.* spasm(o)-
Spas|mo|gen *nt* spasmogen
Spät- *präf.* late, tardive, retarded, delayed
Spät|kom|pli|ka|ti|on *f* late complication, delayed complication
Spät|la|tenz *f* late latent syphilis
Spät|mor|bi|di|tät *f* late morbidity
Spät|pha|sen|re|ak|ti|on *f* late response, late-phase response
Spät|pro|te|in *nt* (*Virus*) late protein
Spät|re|ak|ti|on *f* late reaction, late response, late-phase response
Spät|scha|den *m* late injury, late trauma
Spät|sy|phi|lis *f* late syphilis, tertiary syphilis ['tɜrʃɪˌeriː]
Spät-Typ (der Überempfindlichkeitsreaktion) *m* delayed-type hypersensitivity, delayed allergy, delayed hypersensitivity, cell-mediated reaction, cell-mediated hypersensitivity, delayed hypersensitivity reaction
SPCA *abk.* s.u. Serum-Prothrombin-Conversion-Accelerator
SpE *abk.* s.u. Spurenelement
Spec. *abk.* s.u. Spezies
Spe|ci|es *f* species
Speck|haut|ge|rinn|sel *nt* bacon-rind clot, chicken fat clot, chicken fat thrombus ['θrɑmbəs]
Spec|ti|no|my|cin *nt* spectinomycin
Speichel- *präf.* salivary, sialine, sialic, sial(o)-, ptyal(o)-
Spei|chel *m* saliva, spittle
Spei|chel|a|myl|a|se *f* salivary amylase
Spei|chel|drü|se *f* sialaden, salivary gland
Spei|chel|drü|sen|ge|schwulst *f* salivary tumor, sialoma
Spei|chel|drü|sen|gra|nu|lom *nt* salivary gland granuloma
Spei|chel|drü|sen|misch|tu|mor *m* salivary gland mixed tumor, pleomorphic adenoma [ædə'nəʊmə], enclavoma
Spei|chel|drü|sen|schwel|lung *f* sialadenoncus
Spei|chel|drü|sen|tu|mor *m* salivary gland tumor, sialoma
Spei|cher *m* depot, storage, store, reservoir
Spei|cher|fett *nt* depot lipid, storage lipid, depot fat, storage fat
Spei|cher|form *f* storage form
Spei|cher|koh|len|hyd|rat *nt* reserve carbohydrate, storage carbohydrate
Spei|cher|körn|chen *nt* storage granule, granule
Spei|cher|pro|te|in *nt* storage protein
Spei|cher|zel|le *f* storage cell
Spei|se|röh|re *f* esophagus, gullet
Speiseröhren- *präf.* esophageal, esophag(o)-
Spei|se|röh|ren|kar|zi|nom *nt* esophageal cancer, esophageal carcinoma
hohes Speiseröhrenkarzinom pharyngoesophageal carcinoma
Spei|se|röh|ren|krebs *m* s.u. Speiseröhrenkarzinom
Speiseröhren-Magen-Fistel *f* esophagogastrostomy [ɪˌsɑfəgəʊgæs'trɑstəmɪ], esophagogastroanastomosis
Speiseröhren-Magen-Spiegelung *f* esophagogastroscopy
Spei|se|röh|ren|ma|lig|nom *nt* esophageal malignancy
Spei|se|röh|ren|per|fo|ra|ti|on *f* esophageal perforation
Spei|se|röh|ren|plas|tik *f* esophagoplasty
Spei|se|röh|ren|spie|ge|lung *f* esophagoscopy
Spektral- *präf.* spectrum, spectral, spectro-
spek|tral *adj.* relating to a spectrum, spectral
Spek|tral|a|na|ly|se *f* spectral analysis, spectroscopic analysis, spectrum analysis [ə'næləsɪs]
spek|tral|a|na|ly|tisch *adj.* spectroscopic, spectroscopical
Spek|tral|ap|pa|rat *m* spectrometer [spek'trɑmɪtər]
Spek|tral|fo|to|me|ter *nt* s.u. Spektralphotometer
Spek|tral|li|nie *f* spectral line
Spek|tral|pho|to|me|ter *nt* spectrophotometer [ˌspektrəfəʊ'tɑmɪtər]
Spek|tral|po|la|ri|me|ter *nt* spectropolarimeter [spektrəˌpəʊlə'rɪmətər]
Spektro- *präf.* spectrum, spectral, spectro-
Spek|tro|flu|o|ro|me|ter *nt* spectrofluorometer [ˌspektrəʊfluə'rɑmɪtər]
Spek|tro|fo|to|flu|o|ro|me|ter *nt* s.u. Spektrophotofluorometer
Spek|tro|fo|to|me|ter *nt* s.u. Spektrophotometer
Spek|tro|fo|to|met|rie *f* s.u. Spektrophotometrie
Spek|tro|graf *m* s.u. Spektrograph
Spek|tro|gra|fie *f* s.u. Spektrographie
Spek|tro|gramm *nt* spectrogram
Spek|tro|graph *m* spectrograph
Spek|tro|gra|phie *f* spectrography [spek'trɑgrəfɪ]
Spek|tro|ko|lo|ri|me|ter *nt* spectrocolorimeter [ˌspektrəʊˌkʌlə'rɪmətər]
Spek|tro|me|ter *nt* spectrometer [spek'trɑmɪtər]
Spek|tro|met|rie *f* spectrometry [spek'trɑmətrɪ]
spek|tro|met|risch *adj.* relating to spectrometry *or* the spectrometer, spectrometric
Spek|tro|pho|to|flu|o|ro|me|ter *nt* spectrophotofluorometer
Spek|tro|pho|to|me|ter *nt* spectrophotometer [ˌspektrəfəʊ'tɑmɪtər]
Spek|tro|pho|to|met|rie *f* spectrophotometry [ˌspektrəʊfəʊ'tɑmətrɪ], spectrophotometric analysis [ə'næləsɪs]
Spek|tro|po|la|ri|me|ter *nt* spectropolarimeter [spektrəʊˌpəʊlə'rɪmətər]

S

Spek|tro|skop *nt* spectrometer [spek'tramıtər], spectroscope
Spek|tro|sko|pie *f* spectroscopy [spek'traskəpı]
spek|tro|sko|pisch *adj.* relating to a spectroscope, spectroscopic, spectroscopical
Spek|trum *nt, pl* **Spek|tren, Spek|tra** spectrum
elektromagnetisches Spektrum electromagnetic spectrum
kontinuierliches Spektrum continuous spectrum
photochemisches Spektrum photochemical spectrum
sichtbares Spektrum color spectrum, chromatic spectrum, visible spectrum
Spen|de *f* (*Blut, Organ*) donation
spen|den *vt* (*Blut, Organ*) donate
Spen|der *m* (*Blut, Organ*) donor, donator
Spen|der|an|ti|gen *nt* donor antigen
Spen|der|blut *nt* donor blood
Spender-Empfänger-Matching *nt* donor-recipient matching
Spen|der|or|gan *nt* donor organ
Spen|der|se|rum *nt* donor serum
Spen|der|zel|le *f* donor cell
S-Peptid *nt* S-peptide
Sper|ma *nt, pl* **Sper|men, Sper|ma|ta** sperm, sperma, semen, seminal fluid
Sperm|ag|glu|ti|na|ti|on *f* spermagglutination
spez.Gew. *abk.* s.u. spezifisches *Gewicht*
Spe|zi|es *f* species
spe|zi|fisch *adj.* (*immunol., Chemie*) specific; (*Krankheit*) specific
Spe|zi|fi|tät *f* specificity, specificness; (*statist.*) specificity
SPF *abk.* s.u. Spektrophotofluorometer
SPG *abk.* s.u. Splenoportographie
Sphae|ru|lin *nt* spherulin
Sphaerulin-Hauttest *m* spherulin test, spherulin skin test
Sphaerulin-Test *m* s.u. Sphaerulin-Hauttest
sphä|risch *adj.* sphere-shaped, spheric, spherical, globose, globoid, globous, globular
Sphäro- *präf.* sphere, spherical, spher(o)-, sphaer(o)-
Sphä|ro|zyt *m* spherocyte, microspherocyte
Sphä|ro|zy|to|se *f* spherocytosis, microspherocytosis
hereditäre Sphärozytose Minkowski-Chauffard syndrome, congenital hemolytic icterus, congenital hemolytic jaundice, congenital hyperbilirubinemia [haıpər͵bılə͵ruːbı'niːmıə], congenital familial icterus, constitutional hemolytic anemia [ə'niːmıə], chronic acholuric jaundice, acholuric jaundice, acholuric familial jaundice, familial acholuric jaundice, globe cell anemia, hereditary spherocytosis, spherocytic anemia, chronic familial icterus, chronic familial jaundice ['dʒɔːndız]
S-Phase *f* synthesis period, S period
Sphin|go|ga|lak|to|sid *nt* sphingogalactoside
Sphin|go|gly|ko|li|pid *nt* sphingoglycolipid, glycosphingolipid
Sphin|go|li|pid *nt* sphingolipid
Sphin|go|my|e|lin *nt* sphingomyelin
Sphin|go|my|e|li|na|se *f* sphingomyelinase, sphingomyelin phosphodiesterase
Sphin|go|phos|pho|li|pid *nt* sphingophospholipid
Sphin|go|sin *nt* sphingosine, 4-sphingenine
Sphink|ter *m* sphincter, sphincter muscle
Sphinkter- *adj.* sphincteral, sphincterial, sphincteric
Spie|gel *m* **1.** (*klinisch*) speculum, reflector **2.** (*radiolog.*) air-fluid level **3.** (*Alkohol, etc.*) level
therapeutischer Spiegel therapeutic level
Spie|gel|bild|i|so|me|rie *f* optical isomerism [aı'saməriızəm], enantiomerism, enantiomorphism
spi|nal *adj.* relating to a spine *or* spinous process, relating to the vertebral column, spinal
Spinal- *präf.* rachidial, rachial, rachidian, rachi-, spinal, rachi(o)-, spino-
Spi|nal|a|näs|the|sie *f* spinal anesthesia, spinal, Corning's method, spinal block, intraspinal block, subarachnoid block, Corning's anesthesia, intraspinal anesthesia, subarachnoid anesthesia, rachianalgesia, rachianesthesia
Spi|na|le *f* s.u. Spinalanästhesie
Spin|del|zel|le *f* spindle cell, fusiform cell
spin|del|zel|lig *adj.* spindle-celled, fusocellular, fusicellular
Spin|del|zell|kar|zi|nom *nt* spindle cell carcinoma, sarcomatoid carcinoma [saːr'kəʊmətɔıd]
Spin|del|zell|nä|vus *m* Spitz nevus, Spitz-Allen nevus, spindle cell nevus, epithelioid cell nevus, spindle and epithelioid cell nevus, benign juvenile melanoma, juvenile melanoma [͵melə'nəʊmə]
Spin|del|zell|sar|kom *nt* spindle cell sarcoma, fascicular sarcoma [saːr'kəʊmə]
Spin|del|zell|schicht *f* fusiform-cell layer
Spin|del|zell|tu|mor *m* spindle cell tumor
Spir. *abk.* s.u. Spiritus
Spir|a|de|nom *nt* spiradenoma, spiroma
ekkrines Spiradenom eccrine spiradenoma
Spi|ril|lum *nt* spirillum, Spirillum
Spi|ri|tus *m* spirit, spiritus
Spiritus aetherus ether spirit, Hoffmann's drops
Spiro- *präf.* spir(o)-
Spi|ro|chä|te *f* spirochete
Spi|ro|chä|ten|sep|sis *f* spirochetemia
Spi|ro|chä|to|se *f* spirochetosis
Spitz: Spitz-Nävus *m* Spitz nevus, Spitz-Allen nevus, spindle cell nevus, benign juvenile melanoma [͵melə'nəʊmə], juvenile melanoma, epithelioid cell nevus, spindle and epithelioid cell nevus, compound melanocytoma
Nävus Spitz *m* s.u. Spitz-Nävus
Spitz-Tumor *m* s.u. Spitz-Nävus
Spit|ze *f* **1.** (*Finger*) tip; (*Katheter*) beak, tip; (*mathemat.*) peak, summit, vertex; (*anatom.*) top, apex, extremity; (*physiolog.*) spike **2. Spitzen** *pl* (*Virus*) spikes
Spitzen- *präf.* apex, apical, cacuminal
Splanch|ni|kus *m* splanchnic nerve
Splanchnikus major greater splanchnic nerve, major splanchnic nerve, greater thoracic splanchnic nerve
Splanchnikus minor lesser splanchnic nerve, inferior splanchnic nerve, minor splanchnic nerve, lesser thoracic splanchnic nerve
Splanch|ni|kus|a|näs|the|sie *f* splanchnic anesthesia
Splanchno- *präf.* splanchnic, visceral, splanchn(o)-, viscer(o)-
Splanch|no|me|ga|lie *f* splanchnomegaly, splanchnomegalia, visceromegaly, organomegaly
Splei|ßen *nt* (*Genetik*) splicing
differentielles Spleißen differential splicing
Splen|a|de|nom *nt* splenadenoma

Splen|ek|to|mie *f* lienectomy [laɪə'nektəmɪ], splenectomy [splɪ'nektəmɪ]
Spleno- *adj.* splenic, splenetic, splenical, lienal, splen(o)-, lien(o)-
Sple|no|gra|fie *f* s.u. Splenographie
Sple|no|gramm *nt* splenogram
Sple|no|gra|phie *f* splenography [splɪ'nɑgrəfɪ], lienography [laɪə'nɑgrəfɪ]
Sple|no|he|pa|to|me|ga|lie *f* splenohepatomegaly, splenohepatomegalia
Sple|no|me|ga|lie *f* splenic enlargement, enlarged spleen, spleen tumor, splenic tumor, splenomegaly, splenauxe, splenectasis, splenomegalia, splenoncus, megalosplenia
hämolytische Splenomegalie hemolytic splenomegaly
siderotische Splenomegalie Gandy-Nanta disease, Gandy-Gamna spleen, siderotic splenomegaly
thrombophlebitische Splenomegalie thrombophlebitic splenomegaly, Opitz's disease
Sple|no|por|to|gra|fie *f* s.u. Splenoportographie
Sple|no|por|to|gramm *nt* splenoportogram
Sple|no|por|to|gra|phie *f* splenic portography [pɔːr'tɑgrəfɪ], splenic venography [vɪ'nɑgrəfɪ], splenoportography; hepatolienography [ˌhepətəʊˌlaɪə'nɑgrəfɪ], hepatosplenography [ˌhepətəʊsplɪ'nɑgrəfɪ]
SPM *abk.* s.u. Spectinomycin
Spondylo- *präf.* spine, vertebra, spondylous, spondyl(o)-
Spongio- *präf.* spongy, spongi(o)-
spon|gi|ös *adj.* (*Knochen*) sponge-like, spongy, spongioid, spongiose, cancellate, cancellated, cancellous
Spon|gi|o|sa *f* **1.** spongy bone, spongy bone substance, spongy substance of bone, cancellated bone, cancellous bone, trabecular substance of bone, cancellous tissue **2.** spongiosa, spongy layer of endometrium
spon|tan *adj.* spontaneous; (*physiolog.*) voluntary, impulsive, automatic
Spon|tan|ag|glu|ti|na|ti|on *f* spontaneous agglutination
Spon|tan|ag|gre|ga|ti|on *f* self-assembly
Spon|tan|ag|gre|ga|ti|ons|pro|zess *m* self-assembly process
Spo|re *f* spore
Sporen- *präf.* sporular, spor(o)-
Spo|ren|bild|ner *pl* spore-forming bacilli
Spo|ren|kap|sel *f* spore capsule
Spo|ren|tier|chen **1.** *nt* sporozoan, sporozoon **2.** *pl* Sporozoa, Sporozoea, Telosporea, Telosporidia
Sporo- *präf.* spore, spor(o)-
Spo|ro|ag|glu|ti|na|ti|on *f* sporoagglutination
Spo|ro|tri|chin *nt* sporotrichin
Spo|ro|tri|cho|se *f* sporotrichosis, Schenck's disease
Spo|ro|tri|chum *nt* Sporotrichum
Spo|ro|zoa *pl* Sporozoa, Sporozoea, Telosporea, Telosporidia, Apicocomplexa
Sprit|ze *f* syringe [sə'rɪndʒ], injection syringe; (*Injektion*) injection, injectio; jab, shot
sprit|zen *vt* inject, syringe [sə'rɪndʒ]
Spross|pilz *m* yeast, yeast fungus, yeast-like fungus, blastomycete, blastomyces
S-Protein *nt* S-protein, membrane attack complex inhibitor
Sprue *f* psilosis, sprue, sprew, catarrhal dysentery
einheimische Sprue celiac disease, celiac syndrome, gluten enteropathy, Gee-Herter-Heubner disease, Gee-Herter-Heubner syndrome, Gee's disease, Gee-Herter disease, Herter's disease, Herter's infantilism ['ɪnfəntlɪzəm], Heubner disease, Heubner-Herter disease, Herter-Heubner disease
SpS *abk.* s.u. Spenderserum
SPT *abk.* s.u. Sekretin-Pankreozymin-Test
Spul|wurm *m* ascaris, maw worm, umbricoid, common roundworm, eelworm, Ascaris lumbricoides
Spu|ren|e|le|ment *nt* trace element
Spu|ren|sub|stanz *f* trace substance
Spu|tum *nt* sputum, expectoration
Spu|tum|zy|to|lo|gie *f* sputum cytology [saɪ'tɑlədʒɪ]
Squa|len *nt* squalene
Squalen-2,3-epoxid *nt* squalene-2,3-epoxide
Squa|len|mo|no|o|xi|ge|na|se *f* squalene monooxygenase
Squa|len|syn|tha|se *f* squalene synthase
SR *abk.* s.u. sarkoplasmatisches *Retikulum*
Sr *abk.* s.u. Strontium
src-Onkogen *nt* src oncogene
SRF *abk.* s.u. Somatotropin-releasing-Faktor
S-R-Formenwechsel *m* smooth-rough variation, S-R variation
SRH *abk.* s.u. Somatotropin-releasing-Hormon
SR-IF *abk.* s.u. Somatotropin-release-inhibiting-Faktor
SS *abk.* s.u. **1.** Salizylsäure **2.** Sézary-Syndrom
ssDNA *abk.* s.u. Einzelstrang-DNA
S-Sequenz *f* S sequence, switch sequence
SSM *abk.* s.u. superfiziell spreitendes *Melanom*
SSP *abk.* s.u. **1.** Salazosulfapyridin **2.** Shwartzman-Sanarelli-Phänomen
ssRNA *abk.* s.u. Einzelstrang-RNA
SST *abk.* s.u. Somatostatin
S-Stamm *m* smooth strain, S bacteria, smooth bacteria
ST *abk.* s.u. Standardtemperatur
sta|bil *adj.* stable, stabile, solid; (*konstant*) steady; (*solide*) sturdy, robust, solid
Sta|bi|li|sa|tor *m* stabilizer
Stab|ker|ni|ge *m* Schilling's band cell, stab cell, staff cell, stab neutrophil, rod nuclear cell, band cell, band form, band granulocyte, band neutrophil
Stab|kul|tur *f* needle culture, stab culture
Stablay: Stablay-Modell *nt* Stablay model
Sta|chel|zel|le *f* (*Haut*) spine cell, prickle cell, heckle cell
Sta|chel|zel|len|krebs *m* s.u. Stachelzellkrebs
Sta|chel|zell|kar|zi|nom *nt* s.u. Stachelzellkrebs
Sta|chel|zell|krebs *m* epidermoid cancer, epidermoid carcinoma, prickle cell carcinoma, squamous cell carcinoma, squamous carcinoma, squamous epithelial carcinoma
selbstheilender Stachelzellkrebs multiple self-healing squamous epithelioma, keratoacanthoma
Sta|ging *nt* staging
chirurgisches Staging surgical staging
klinisches Staging clinical staging
pathologisches Staging pathologic staging
Stag|na|ti|on *f* stagnation, stagnancy
Stagnations- *präf.* stagnation, stagnant
Stag|na|ti|ons|an|o|xie *f* stagnant anoxia, ischemic anoxia
Stag|na|ti|ons|hyp|o|xie *f* stagnant hypoxia, ischemic hypoxia
stag|nie|ren *vi* stagnate, be stagnant, be at a standstill
Stamm *m, pl* **Stäm|me** **1.** (*anatom.*) body, trunk; (*Stiel*) stem, stalk, peduncle; (*Schaft*) shaft **2.** (*mikrobiol.*) phylum, strain; variety

S

parentaler Stamm parental strain
transgener Stamm transgenic strain
Stamm|gen *nt* ancestral gene
Stamm|zel|le *f* hemopoietic stem cell, stem cell, hemocytoblast, hematoblast, hematocytoblast, hemoblast
hämatopoetische Stammzelle hemopoietic stem cell
hämopoetische Stammzelle hemopoietic stem cell
lymphatische Stammzelle lymphoid stem cell, lymphatic stem cell
lymphoide Stammzelle lymphoid stem cell, lymphatic stem cell
pluripotente Stammzelle pluripotent stem cell
Stamm|zel|len|im|mi|gra|ti|on *f* stem-cell immigration
Stamm|zel|len|ko|lo|ni|sie|rung *f* stem-cell colonisation
Stamm|zel|len|leu|kä|mie *f* stem cell leukemia, blast cell leukemia, undifferentiated cell leukemia, embryonal leukemia, hemoblastic leukemia, hemocytoblastic leukemia [luː'kiːmɪə]
Stamm|zel|len|mi|gra|ti|on *f* stem-cell migration
Stamm|zel|len|tu|mor *m* hemocytoblastoma
Stamm|zell|fak|tor *m* stem-cell factor
Stamm|zell|mar|ker *m* lineage marker
Standard- *präf.* standard
Stan|dard|ab|wei|chung *f* standard deviation
Standardabweichung des Mittelwertes standard error (of median)
Stan|dard|be|din|gun|gen *pl* standard conditions
Stan|dard|bi|kar|bo|nat *nt* standard bicarbonate
Stan|dard|feh|ler *m* standard error (of median)
Stan|dard|ka|lo|rie *f* gram calorie, small calorie, standard calorie, calorie, calory
Stan|dard|lö|sung *f* standard, standard solution, standardized solution, normal solution, calibrater, calibrator
Stan|dard|me|tho|de *f* standard procedure
Stan|dard|tech|nik *f* standard procedure
Stan|dard|tem|pe|ra|tur *f* standard temperature
Stän|der|pil|ze *pl* club fungi, Basidiomycetes
Stän|der|spo|re *f* basidiospore
Stan|nat *nt* stannate
Stan|num *nt* stannum, tin
Sta|no|zo|lol *nt* stanozolol
Stanz|bi|op|sie *f* punch biopsy, trephine biopsy ['baɪɑpsɪ]
Staph. *abk.* s.u. Staphylococcus
Staphylo- *präf.* staphyline, uvular, staphyl-, staphylo-, uran(o)-, uranisc(o)-
Sta|phy|lo|coc|cin *nt* staphylococcin
Sta|phy|lo|coc|cus *m* staphylococcus, Staphylococcus
Sta|phy|lo|hä|mo|ly|sin *nt* staphylohemolysin
Sta|phy|lo|ki|na|se *f* staphylokinase
Staphylokokken- *präf.* staphylococcal, staphylococcic
Sta|phy|lo|kok|ken|bron|chi|tis *f* staphylococcal bronchitis [brɑn'kaɪtɪs]
Staphylokokken-Clumping-Test *m* staphylococcal-clumping test
Sta|phy|lo|kok|ken|en|te|ro|to|xin *nt* staphylococcal enterotoxin
Staphylokokkenenterotoxin B staphylococcal enterotoxin B
Staphylokokkenenterotoxin F toxic shock-syndrome toxin-1, pyrogenic exotoxin C
Sta|phy|lo|kok|ken|hä|mo|ly|sin *nt* s.u. Staphylolysin
Sta|phy|lo|kok|ken|in|fek|ti|on *f* s.u. Staphylokokkose
Sta|phy|lo|kok|ken|to|xin *nt* staphylococcal toxin
Sta|phy|lo|kok|ko|se *f* staphylococcosis, staphylococcal infection
Sta|phy|lo|kok|kus *m* s.u. Staphylococcus
Sta|phy|lo|kok|zin *nt* staphylococcin
Sta|phy|lo|ly|sin *nt* staphylolysin, staphylococcolysin
α-Staphylolysin α-staphylolysin, alpha staphylolysin
β-Staphylolysin β-staphylolysin, beta staphylolysin
γ-Staphylolysin γ-staphylolysin, gamma-staphylolysin
δ-Staphylolysin delta staphylolysin, δ-staphylolysin
ε-Staphylolysin ε-staphylolysin, epsilon staphylolysin
Staple-Konfiguration *f* staple configuration
Stärke- *präf.* starchy, amyl(o)-
Stär|ke[1] *f* strength, power; potence, potency, power, force; (*Säure, Lösung*) strength, concentration
Stär|ke[2] *f* (*Chemie*) starch, amylum, fecula
stär|kend *adj.* reconstituent, strengthening, invigorating, invigorative, bracing, tonic, recuperative, restorative, roborant; tonic, cordial
Stär|kungs|mit|tel *nt* strengthener, restorative, roborant, invigorant, tonic, reconstituent, cordial
Star|ter *m* primer
Starter-DNA *f* starter deoxyribonucleic acid, starter DNA
Starter-DNS *f* s.u. Starter-DNA
Star|ter|ko|don *nt* initiation codon, chain-initiation codon
Starter-Komplex *m* initiation complex
Star|ter|pro|te|in *nt* initiator protein
Star|ter|re|ak|ti|on *f* priming reaction
Starter-RNA *f* priming ribonucleic acid, priming RNA
Starter-RNS *f* s.u. Starter-RNA
Star|ter|strang *m* primer strand
Starter-tRNA *f* initiator tribonucleic acid, initiator tRNA, initiator transfer-RNA
Start|punkt *m* initiation point
Start|ter|mi|nus *m* priming terminus
Sta|se *f* stasis ['steɪsɪs], stagnation, stoppage
Sta|tis|tik *f* statistics *pl*
sta|tis|tisch *adj.* relating to *or* based on statistics, statistical
Sta|tus *m* state, condition, status; status, physical status, clinical status
stau|en I *vt* stop; (*Arterie*) compress II *vr* **sich stauen** accumulate, collect, pile up; (*pathol.*) congest
Stau|ung *f* congestion, stasis ['steɪsɪs], stagnation, stagnancy, stoppage
Stauungs- *präf.* stagnant, congested, congestive
Stau|ungs|blu|tung *f* congestive hemorrhage ['hem(ə)rɪdʒ]
Stau|ungs|der|ma|ti|tis *f* s.u. Stauungsekzem
Stau|ungs|der|ma|to|se *f* s.u. Stauungsekzem
Stau|ungs|ek|zem *nt* stasis eczema ['eksəmə], stasis dermatitis [ˌdɜrmə'taɪtɪs]
Stau|ungs|le|ber *f* congested liver, stasis liver ['steɪsɪs]
Stau|ungs|milz *f* congested spleen, splenemia
Stau|ungs|ö|dem *nt* stasis edema ['steɪsɪs]
Sta|xis *f* hemorrhage ['hem(ə)rɪdʒ], bleeding, staxis
STBG *abk.* s.u. Sterkobilinogen
Steal-Effekt *m* steal phenomenon [fɪ'nɑməˌnɑn], steal
Steal-Phänomen *nt* steal phenomenon, steal
Ste|a|rat *nt* stearate, octadecanoate
Ste|a|rin *nt* stearin
Ste|a|rin|säu|re *f* stearic acid, octadecanoic acid

Stearo- *präf.* fat, stear(o)-, steat(o)-
Steato- *präf.* s.u. Stearo-
Ste|a|to|cys|to|ma *nt* steatocystoma, steatoma
Steatocystoma multiplex steatocystoma multiplex, steatomatosis
Ste|a|tom *nt* steatocystoma, steatoma
Ste|a|tor|rhö *f* fatty diarrhea [daɪə'rɪə], pimelorrhea, steatorrhea, stearrhea
Ste|a|to|sis *f* fatty degeneration, steatosis
Stech|ap|fel|form *f* burr cell, crenated erythrocyte [ɪ'rɪθrəsaɪt], crenation, crenocyte, burr erythrocyte [ɪ'rɪθrəsaɪt], echinocyte; (*Harnsediment*) thorn apple crystal
Ste|chen *nt* pricking; (*Schmerz*) stabbing, shooting
ste|chen I *vt* stick; (*durchstechen*) pierce; (*einstechen*) prick; (*aufstechen*) lance **II** *vi* sting, prick; (*Insekt*) bite, sting; (*Schmerz*) shoot, stab **III** *vr* **sich stechen** prick oneself
ste|chend *adj.* (*Schmerz*) sharp, penetrating, penetrative, shooting, stabbing, piercing, acute, lancinating, terebrating, terebrant
Stech|mü|cke I *f* mosquito, gnat **II Stechmücken** *pl* Culicidae
Ste|no|se *f* stenosis, narrowing, stricture, stenochoria
ste|no|sie|rend *adj.* stenosing
ste|no|siert *adj.* stenosed
ste|no|tisch *adj.* relating to *or* affected with stenosis, stenotic, stenosal, narrowed
Sterbe- *präf.* death, mortal, terminal
Ster|ben *nt* dying; (*Tod*) death; **im Sterben (liegend)** terminal, moribund, be on one's deathbed
ster|ben *vi* die, decease, expire, pass away, go, breathe one's last; be killed
ster|bend *adj.* dying, moribund
Ster|ben|de *m/f* dying person
Ste|re|o|i|so|me|rie *f* stereoisomerism, stereochemical isomerism [aɪ'sɑmərɪzəm], chirality, spatial isomerism, configurational isomerism
Ste|re|o|me|ter *nt* stereometer [ˌsterɪ'ɑmɪtər]
Ste|re|o|me|trie *f* stereometry [ˌsterɪ'ɑmətrɪ]
Ste|re|o|mi|kro|skop *nt* stereoscopic microscope
ste|re|o|spe|zi|fisch *adj.* stereospecific
Ste|re|o|spe|zi|fi|tät *f* stereospecificity
ste|ril *adj.* **1.** sterile, aseptic, free from germs **2.** (*androlog., gynäkol.*) sterile, infecund, infertile, barren
Ste|ri|li|sa|ti|on *f* **1.** sterilization, asepsis **2.** (*androlog., gynäkol.*) sterilization
Ste|ri|li|sa|tor *m* sterilizer
ste|ri|li|sie|ren *vt* **1.** sterilize, render sterile; sanitize **2.** (*androlog., gynäkol.*) sterilize
Ste|ri|li|sie|rung *f* **1.** s.u. Sterilisation **2.** sterilizing
Ste|ri|li|tät *f* **1.** sterility **2.** (*androlog., gynäkol.*) sterility, infertility, infertilitas, barrenness; infecundity
Ste|rin *nt* sterol
Sterin-Carrier-Protein *nt* sterol carrier protein
ste|risch *adj.* steric
Sterko- *präf.* feces, fecal, sterc(o)-, copr(o)-
Ster|ko|bi|lin *nt* stercobilin
Ster|ko|bi|li|no|gen *nt* stercobilinogen
ster|ko|ral *adj.* relating to *or* containing feces, stercoraceous, stercoral, stercorous
Ster|ko|rom *nt* fecal tumor, fecaloma, scatoma, coproma, stercoroma
Ster|nal|bi|op|sie *f* sternal biopsy ['baɪɑpsɪ]
Ster|nal|punk|ti|on *f* sternal puncture
Sternberg: Sternberg-Riesenzelle *f* Dorothy Reed cell, Sternberg's giant cell, Sternberg-Reed cell, Reed's cell, Reed-Sternberg cell, lymphadenoma cells
Sternberg-Zeichen *nt* Sternberg's sign
Sternberg-Reed: Sternberg-Reed-Riesenzelle *f* Dorothy Reed cell, Sternberg's giant cell, Sternberg-Reed cell, Reed's cell, Reed-Sternberg cell, lymphadenoma cells
Stern|him|mel|zel|le *f* starry sky cell
Steroid- *präf.* steroid-induced
Ste|ro|id *nt* steroid
Ste|ro|id|bi|o|syn|the|se *f* steroidogenesis
Ste|ro|id|er|satz|the|ra|pie *f* replacement steroid therapy
Ste|ro|id|fie|ber *nt* steroid fever
Ste|ro|id|hor|mon *nt* steroid, steroid hormone
Ste|ro|id|kern *m* steroid nucleus
ste|ro|id|in|du|ziert *adj.* steroid-induced
Steroid-11β-monooxygenase *f* steroid 11β-monooxygenase, 11β-hydroxylase
Steroid-17α-monooxygenase *f* steroid 17α-monooxygenase, 17α-hydroxylase
Steroid-21-monooxygenase *f* steroid 21-monooxygenase, 21-hydroxylase
ste|ro|i|do|gen *adj.* producing steroids, steroidogenic
Ste|ro|id|os|te|o|po|ro|se *f* steroid-induced osteoporosis, steroid osteoporosis
Ste|ro|id|pur|pu|ra *f* steroid purpura
Steroid-5α-reduktase *f* steroid 5α-reductase
Ste|ro|id|re|zep|tor *m* steroid receptor
Ste|ro|id|syn|the|se *f* steroidogenesis
Ste|rol *nt* sterol
Ste|tho|skop *nt* stethoscope
Ste|tho|sko|pie *f* stethoscopy
ste|tho|sko|pisch *adj.* relating to the stethoscope, stethoscopic
Steu|er|hor|mon *nt* regulatory hormone
STH *abk.* s.u. somatotropes *Hormon*
Stich|kul|tur *f* stab culture
Stich|pro|be *f* test, spot test, spot check; (*statist.*) random check, random sample, sample
Stich|test *m* prick test
Stick|o|xid *nt* s.u. Stickstoffmonoxid
Stick|o|xid|re|ak|ti|ons|weg *m* nitric oxide pathway, NO pathway
Stick|o|xid|syn|the|ta|se *f* nitric oxide synthetase
Stickstoff- *präf.* nitrogen
Stick|stoff *m* azote, nitrogen
atmosphärischer Stickstoff atmospheric nitrogen
molekularer Stickstoff molecular nitrogen
nicht-proteingebundener Stickstoff rest nitrogen, nonprotein nitrogen
Stick|stoff|di|o|xid *nt* nitrogen dioxide
Stick|stoff|in|ter|me|di|a|te, reaktive *pl* reactive nitrogen intermediates
Stickstoff-Lost *nt* nitrogen mustard, mechlorethamine
Stick|stoff|mon|o|xid *nt* nitrogen monoxide, nitric oxide
Stig|ma|ste|rin *nt* stigmasterol
Stil|ben *nt* stilbene, toluylene
Still: Morbus Still *m* s.u. Still-Syndrom
Still-Syndrom *nt* Still's disease, Still-Chauffard syndrome, Chauffard's syndrome, Chauffard-Still syndrome, juvenile rheumatoid arthritis [ɑːr'θraɪtɪs]
Still|stand *m* (*Herz*) standstill, arrest; (*Entwicklung*) standstill, arrest, stagnation, stagnancy, cessation, stop, stoppage

S

stilllstelhen *vt* (*Herz*) stand still, come to a standstill, stall, stop; (*Entwicklung*) stagnate, be/come to a standstill

Stilmullans *nt*, *pl* **Stilmullanltia, Stilmullanlzilen** stimulant, stimulating drug, stimulator, stimulus, excitant, excitant drug, excitor

Stilmullaltilon *f* stimulation, stimulating
  T-Zell-abhängige Stimulation T-cell-dependent stimulation

stilmullielren *vt* stimulate; excite

Stilmullus *m*, *pl* **Stilmulli** stimulus
  chemotaktischer Stimulus chemotactic stimulus

Stirnlhirnllaplpenltulmor *m* frontal-lobe tumor

Stoff *m* substance, matter, body, mass

Stoffwechsel- *präf.* metabolic

Stofflwechlsel *m* metabolism [mə'tæbəlɪzəm], metabolic activity, tissue change
  respiratorischer Stoffwechsel respiratory metabolism

Stofflwechlsellanltalgolnist *m* metabolic antagonist

Stofflwechlsellblock *m* metabolic block

Stofflwechlsellelnerlgie *f* metabolic energy

Stofflwechlsellhorlmon *nt* metabolic hormone

Stofflwechlsellkonltrollle *f* metabolic regulation

Stofflwechlsellproldukt *nt* metabolic product, metabolite

Stofflwechlsellrelgullaltilon *f* metabolic regulation

Stofflwechlsellstölrung *f* metabolic disorder, metabolic disease, dysmetabolism

Stofflwechlsellumlsatz *m* metabolic turnover, metabolic rate, level of metabolic activity, level of metabolism [mə'tæbəlɪzəm]

Stoma- *präf.* stomal, stomatal

Stolma *nt*, *pl* **Stolmas, Stolmalta** **1.** (*chirurg.*) stoma, ostomy ['ɑstəmɪ]; preternatural anus, artificial anus **2.** (*pathol.*) stoma

Stolmaltolzyt *m* stomatocyte

Stolmaltolzyltolse *f* stomatocytosis

Stölrung *f* failure, disturbance, disorder, impairment
  metabolische Störung metabolic damage

STP *abk.* s.u. Sternalpunktion

Strahl *m* (*Licht*) ray, beam, shaft; (*Physik*) ray, beam; (*Wasser*) stream, jet
  α-Strahlen alpha rays, α rays, ionic rays
  β-Strahlen beta rays, β rays
  γ-Strahlen gamma rays, γ rays

Strahlen- *präf.* radio-, actin(o)-, actinic

strahllen *vi* ray, emit rays, radiate, irradiate

Strahllenlalnälmie *f* radiation anemia [ə'niːmɪə]

Strahllenlbelhandllung *f* ray treatment, radiation therapy, radiation treatment, radiation, irradiation; radiotherapy, radiotherapeutics *pl*

Strahllenlbellasltung *f* (*radiolog.*) radiation load; (*Physik*) exposure to radiation

Strahllenlbilollolgie *f* radiobiology [ˌreɪdɪəʊbaɪ'ɑlədʒɪ], radiation biology

strahllenlbilollolgisch *adj.* relating to radiobiology, radiobiologic, radiobiological

Strahllenlbünldel *nt* bundle of rays, beam of rays, bunch, brush

Strahllenlchelmie *f* radiochemistry, radiation chemistry

strahllenlchelmisch *adj.* relating to radiochemistry, radiochemical

Strahllenlderlmaltiltis *f* radiation dermatitis [ˌdɜrmə'taɪtɪs], x-ray dermatitis, roentgen-ray dermatitis, radiodermatitis, radioepidermitis, radioepithelitis

Strahllenlderlmaltolse *f* radiation dermatosis

strahllenldicht *adj.* radiopaque, roentgenopaque, radiodense, opaque

Strahllenldichlte *f* radiodensity, radiopacity, radio-opacity, opacity, opaqueness

Strahllenldolsis *f* radiation dose, dose
  kumulierte Strahlendosis cumulative dose, cumulative radiation dose

Strahllenldolsislmeslsung *f* dosimetry [dəʊ'sɪmətrɪ]

strahllenldurchlläslsig *adj.* radiable, radioparent, roentgenoparent, radiolucent, radiotransparent, roentgenolucent, radiopenetrable

Strahllenldurchlläslsiglkeit *f* radiability, radiolucency, radiotransparency, radioparency, diaphaneity

strahllenlemplfindllich *adj.* radiosensitive

Strahllenlemplfindllichlkeit *f* radiosensibility, radiosensitiveness, radiosensitivity

Strahllenlenltelriltis *f* radiation enteritis [entə'raɪtɪs]

Strahllenlexlpolsiltilon *f* exposure to radiation, radiation load

Strahllenlfiblrolmaltolse *f* radiation fibromatosis

Strahllenlgasltriltis *f* radiation gastritis [gæs'traɪtɪs]

Strahllenlheillkunlde *f* s.u. Strahlenkunde

Strahllenlhelpaltiltis *f* radiation hepatitis [hepə'taɪtɪs]

Strahllenlkolliltis *f* radiation colitis [kəʊ'laɪtɪs]

Strahllenlkranklheit *f* radiation sickness, radiation illness, radiation syndrome, roentgen intoxication, x-ray sickness

Strahllenlkunlde *f* radiology [reɪdɪ'ɑlədʒɪ], radiotherapeutics *pl*

Strahllenlmeslser *m* radiometer [reɪdɪ'ɑmɪtər], roentgenometer [ˌrentgə'nɑmɪtər]

Strahllenlmeslsung *f* actinometry [æktə'nɑmətrɪ]

Strahllenlmylelliltis *f* radiation myelitis [maɪə'laɪtɪs]

Strahllenlneklrolse *f* radiation necrosis

Strahllenlneulriltis *f* radioneuritis [ˌreɪdɪəʊnjʊə'raɪtɪs], radiation neuritis [njʊə'raɪtɪs], actinoneuritis

Strahllenloslteloneklrolse *f* s.u. Strahlungsosteonekrose

Strahllenlpaltholloigie *f* radiopathology [ˌreɪdɪəʊpə'θɑlədʒɪ]

Strahllenlphylsik *f* radiophysics *pl*

Strahllenlpilz *m* Actinomyces israelii

Strahllenlpilzlkranklheit *f* actinomycosis, actinophytosis

Strahllenlpneulmolnie *f* radiation pneumonitis [n(j)uːmə'naɪtɪs]

Strahllenlpneulmolniltis *f* radiation pneumonitis

Strahllenlprokltiltis *f* radiation proctitis [prɑk'taɪtɪs], radiation rectitis [rek'taɪtɪs], factitial proctitis, factitial rectitis

Strahllenlquellle *f* radiation source

strahllenlrelsisltent *adj.* radioresistant

Strahllenlrelsisltenz *f* radioresistance

Strahllenlschalden *m* radiation trauma, radiation injury

Strahllenlschäldilgung *f* s.u. Strahlenschaden

Strahllenlschutz *m* radiation protection

Strahllenlschutzlplalketlte *f* film badge

Strahllenlspektlrum *nt* radio spectrum

Strahllenlsyndlrom, akutes *nt* acute radiation syndrome

Strahllenlthelralpeut *m* radiotherapist

Strahllenlthelralpie *f* radiation therapy, roentgen therapy, radiotherapy, therapeutic radiation, irradiation, radiotherapeutics *pl*, roentgenotherapy
  adjuvante Strahlentherapie adjuvant radiotherapy

strahllenlunldurchlläslsig *adj.* radiopaque, roentgenopaque, opaque

Strahllenlunldurchlläslsiglkeit *f* radiodensity, radiopacity, radio-opacity, opacity, opaqueness
strahllenlunlemplfindllich *adj.* radioresistant, insensitive to radiation
Strahllenlunlemplfindllichlkeit *f* radioresistance
Strahllenlverlbrenlnung *f* radiation burn
strahllenlverlseucht *adj.* contaminated with radiation
Strahllenlverlseulchung *f* radioactive pollution
Strahllenlzyslitiltis *f* radiocystitis [ˌreɪdɪəʊsɪs'taɪtɪs]
Strahllung *f* radiation, rays *pl*
α-Strahlung alpha radiation, α radiation
β-Strahlung beta radiation, β radiation
γ-Strahlung gamma radiation, γ radiation
elektromagnetische Strahlung electromagnetic radiation
ionisierende Strahlung ionizing radiation
korpuskuläre Strahlung particulate radiation, corpuscular radiation
materielle Strahlung s.u. korpuskuläre *Strahlung*
monoenergetische Strahlung monoenergetic radiation
Strahlungs- *präf.* radiant, radiational, radiatory, radiative, radio-
Strahllungslbilollolgie *f* radiobiology [ˌreɪdɪəʊbaɪ'alədʒɪ], radiation biology
Strahllungslelnerlgie *f* radiant energy, radiation energy, luminous energy
spezifische Strahlungsenergie irradiation, irradiance, irradiancy
Strahllungslinltenlsiltät *f* radiant intensity, intensity of radiation, irradiance, irradiancy, irradiation
Strahllungslmesslser *m* radiometer [reɪdɪ'amɪtər], roentgenometer [ˌrentgə'namɪtər]
Strahllungslmeslsung *f* actinometry [æktə'namətrɪ]
Strahllungslneklrolse *f* radiation necrosis
Strahllungslosltelolneklrolse *f* post-traumatic bone necrosis, radiation osteonecrosis, osteoradionecrosis
Strepto- *präf.* strept(o)-
Strepltolbalcillus *m* streptobacillus, Streptobacillus
Strepltolcoclcus *m* streptococcus, Streptococcus
Streptococcus erysipelatis s.u. *Streptococcus* haemolyticus
Streptococcus haemolyticus Streptococcus pyogenes, Streptococcus erysipelatis, Streptococcus hemolyticus, Streptococcus scarlatinae; group A streptococci
Streptococcus pneumoniae pneumococcus, pneumonococcus, Diplococcus pneumoniae, Diplococcus lanceolatus, Streptococcus pneumoniae
Streptococcus pyogenes s.u. *Streptococcus* haemolyticus
Streptococcus viridans Streptococcus viridans, Aerococcus viridans; viridans streptococci
Strepltoldorlnalse *f* streptococcal deoxyribonuclease, streptodornase
Strepltolgelnin *nt* streptogenin
Strepltolkilnalse *f* streptokinase, streptococcal fibrinolysin
Streptokinase-Streptodornase *f* streptokinase-streptodornase, streptodornase-streptokinase
Strepltolkoklkälmie *f* s.u. Streptokokkensepsis
Streptokokken- *präf.* streptococcal, streptococcic
Strepltolkoklken *pl, sing.* **Strepltolkoklkus** streptococci
Streptokokken der Gruppe A group A streptococci, Streptococcus pyogenes, Streptococcus erysipelatis, Streptococcus hemolyticus, Streptococcus scarlatinae
Streptokokken der Gruppe N lactic streptococci, group N streptococci
A-Streptokokken s.u. *Streptokokken* der Gruppe A
alpha-hämolytische Streptokokken alpha streptococci, alpha-hemolytic streptococci, α-hemolytic streptococci
beta-hämolytische Streptokokken beta streptococci, beta-hemolytic streptococci, β-hemolytic streptococci
gamma-hämolytische Streptokokken s.u. nicht-hämolysierende *Streptokokken*
hämolytische Streptokokken hemolytic streptococci
α-hämolytische Streptokokken s.u. alpha-hämolytische *Streptokokken*
β-hämolytische Streptokokken s.u. beta-hämolytische *Streptokokken*
N-Streptokokken s.u. *Streptokokken* der Gruppe N
nicht-hämolysierende Streptokokken anhemolytic streptococci, gamma streptococci, gamma-hemolytic streptococci, indifferent streptococci, nonhemolytic streptococci
nicht-hämolytische Streptokokken s.u. nicht-hämolysierende *Streptokokken*
vergrünende Streptokokken s.u. viridans *Streptokokken*
viridans Streptokokken viridans streptococci, Streptococcus viridans, Aerococcus viridans
Strepltolkoklkenlanlgilna *f* epidemic streptococcal sore throat, septic sore throat, streptococcal sore throat, streptococcal tonsillitis [tansə'laɪtɪs]
Strepltolkoklkenlanltilgen *nt* streptococcal antigen
Streptokokken-Desoxyribonuclease *f* s.u. Streptodornase
Strepltolkoklkenlganglrän *f* streptococcal gangrene
Strepltolkoklkenlinlfekltilon *f* streptococcal infection, streptococcosis
Strepltolkoklkenlphalrynlgiltis *f* s.u. Streptokokkenangina
Strepltolkoklkenlseplsis *f* streptosepticemia, streptococcemia, strepticemia
Strepltolkoklkenltolxin *nt* streptococcal toxin
Strepltolkoklkolse *f* s.u. Streptokokkeninfektion
Strepltolkoklkus *m* s.u. Streptokokken
Strepltollylsin *nt* streptolysin, streptococcolysin, streptohemolysin
Streptolysin O streptolysin O
Streptolysin S streptolysin S
Strepltolmylces *m* streptomycete, streptomyces, Streptomyces
Strepltolmylcin *nt* streptomycin
Strepltolmylkolse *f* streptomycosis
Strepltolmylzet *m* s.u. Streptomyces
Stressleulkolzyltolse *f* emotional leukocytosis
Stresslprolteliline *pl* stress proteins
Streulstrahllen *pl* scattered rays
Streulstrahllenlblenlde *f* grid
Streulstrahllenlraslter *nt* Bucky's diaphragm, Bucky-Potter diaphragm, Potter-Bucky diaphragm, Potter-Bucky grid
Streulstrahllung *f* scattered rays, scattered radiation
Strichlkulltur *f* streak culture
Strikltur *f* stricture, narrowing, stenosis, coarctation, constriction

Strom- *präf.* electric, electrical; current, flow
Strom *m* flow, current, stream; (*elekt.*) current, electric current, electricity, power
elektrischer Strom electric current
galvanischer Strom galvanic current, galvanic electricity, galvanism
Stroma- *präf.* stromal, stromatic, stromatous
Strolma *nt, pl* **Strolmalta, Strolmas** stroma, framework
Strolmalinlfiltlraltilon *f* stromal invasion
strolmal *adj.* relating to stroma, stromal, stromatic, stromatous ['strəʊmətəs]
Stromldichlte *f* flux density, current density, flux
Stromlspanlnung *f* voltage
Stromlstärlke *f* amperage
Strölmung *f* current, stream, flow
Strölmungslzyltolmetlrie *f* flow cytometry [saɪ'tɑmətrɪ]
Stronlgyllus *m* palisade worm, strongylid, strongylus, Strongylus
Strongylus equinus palisade worm, Strongylus equinus
Stronltilum *nt* strontium
Strontium 90 radiostrontium, radioactive strontium
Struklur *f* structure, histology [hɪs'tɑlədʒɪ], make, make-up, constitution, architecture; (*Chemie*) structure, configuration, conformation
Strukturlalnallolge *nt* structural analogue
Strukturlfett *nt* structural fat
Strukturlforlmel *f* rational formula, structural formula, constitutional formula, graphic formula
Strukturlilsolmelrie *f* structural isomerism, constitutional isomerism [aɪ'sɑmərɪzəm]
Strukturlprolteiln *nt* structural protein
Strukturlstofflwechlsel *m* structural metabolism [mə'tæbəlɪzəm]
Stuart-Prower: Stuart-Prower-Faktor *m* Stuart-Prower factor, Prower factor, Stuart factor, autoprothrombin C, factor X
Stuldie *f* study (*über* of, in); trial
klinische Studie clinical study, clinical trial
Stuhl- *adj.* fecal, scat(o)-, scatologic, copr(o)-
Stuhl *m* feces, stool, fecal matter, excrement
Stuhl mit Frischblutauflagerung currant jelly stool
stuhllähnllich *adj.* fecal, fecaloid, feculent, excrementitious, excremental
Stuhlldrang, schmerzhafter *m* tenesmus, rectal tenesmus
Stuhllentlleelrung *f* bowel movement, bowel evacuation, evacuation, motion, movement
Stuhllerlweilchungslmitltel *nt* fecal softener
Stuhllflolra *f* fecal flora
Stuhllfrelquenz *f* bowel habits *pl*
Stuhllgang *m* bowel movement, bowel evacuation, evacuation, motion, movement
Stuhllgelwohnlheilten *pl* bowel habits
Stuhllinlkonltilnenz *f* incontinence of feces, fecal incontinence, rectal incontinence, scatacratia, scoracratia
Stuhllkonltilnenz *f* rectal continence, fecal continence, copracrasia
Stuhllkulltur *f* stool culture
Stuhllunlterlsulchung *f* stool examination
Stumpflkarlzilnom *nt* (*Magen*) stump cancer
Styplsis *f* stypsis, hemostasis [hɪ'mɑstəsɪs], hemostasia
Stypltilkum *nt, pl* **Stypltilka** styptic, staltic, hematostatic, hemostatic, hemostyptic, antihemorrhagic, anthemorrhagic
stypltisch *adj.* arresting hemorrhage ['hem(ə)rɪdʒ], styptic, staltic, hematostatic, hemostatic, hemostyptic, antihemorrhagic, anthemorrhagic
Stylrol *nt* styrene, styrol, styrolene, cinnamene, ethenylbenzene
sublalkut *adj.* subacute
sublchrolnisch *adj.* subchronic
subldulral *adj.* subdural
sublfeblril *adj.* subfebrile
sublikltelrisch *adj.* subicteric, slightly jaundiced
sublkaplsullär *adj.* below a capsule, subcapsular
sublklilnisch *adj.* without clinical manifestations, subclinical
sublkultan *adj.* beneath the skin, subcutaneous, hypodermal, hypodermatic, hypodermic
sublleIthal *adj.* sublethal
sublleulkälmisch *adj.* subleukemic
Subllilmat *nt* **1.** sublimate **2.** sublimate, mercury bichloride, mercuric chloride, mercury perchloride
Subllinlgulalltemlpelraltur *f* oral temperature, sublingual temperature
Sublpolpullaltilon *f* subpopulation
Sublstanz *f* substance, mass, material, matter; (*Chemie, Physik*) substance, body
Substanz P substance P
Exophthalmus-produzierende Substanz exophthalmos-producing substance
Ferredoxin-reduzierende Substanz ferredoxin-reducing substance
grenzflächenaktive Substanz s.u. oberflächenaktive *Substanz*
immundepressive Substanz s.u. immunosuppressive *Substanz*
immunsupressive Substanz s.u. immunosuppressive *Substanz*
immunodepressive Substanz s.u. immunosuppressive *Substanz*
immunosuppressive Substanz immunodepressant, immunodepressive, immunodepressor, immunosuppressive agent, immunosuppressant, immunosuppressive, immunosuppressive drug
immunstimulierende Substanz immunostimulant, immunostimulatory agent
oberflächenaktive Substanz surface-active agent, surfactant
Sublstiltulent *m* substituent
Sublstiltulielren *nt* substitution
sublstiltuliert *adj.* substituted
Sublstiltulielrung *f* s.u. Substitution
Sublstiltultilon *f* substitution
Sublstiltultilonslproldukt *nt* substitution product
Sublstiltultilonslthelralpie *f* replacement therapy
Substlrat *nt* substrate
erstes Substrat leading substrate
zweites Substrat second substrate, following substrate
Substlratlinldukltilon *f* substrate induction
Substlratlkonsltanlte *f* substrate constant
Substlratlkonlzentlraltilon *f* substrate concentration
Substlratlsätltilgung *f* substrate saturation
Substlratlspelzilfiltät *f* substrate specificity
Sublstrukltur *f* substructure
Subltrakltilonslanlgilolgralphie, digitale *f* digital subtraction angiography [ændʒɪ'ɑgrəfɪ]
sublvaslkullär *adj.* beneath a vessel, subvascular

Suc|ci|nat *nt* succinate
Suc|ci|nat|de|hy|dro|ge|na|se *f* succinate dehydrogenase [dɪ'haɪdrədʒəneɪz]
Succinat-Glycin-Zyklus *m* succinate-glycine cycle
Suc|ci|nyl|cho|lin *nt* succinylcholine, suxamethonium
Suc|ci|nyl|cho|lin|chlo|rid *nt* suxamethonium chloride, succinylcholine chloride, diacetylcholine
Succinyl-CoA *nt* s.u. *Succinylcoenzym* A
Succinyl-CoA-synthetase *f* succinyl-CoA synthetase, succinate-CoA ligase
Suc|ci|nyl|co|en|zym A *nt* succinyl-CoA, succinylcoenzyme A
Suc|ci|nyl|phos|phat *nt* succinyl phosphate
Sucht *f* addiction (*nach* to), dependence, dependance, habit
Such|test *m* screening, screening test
süch|tig *adj.* addicted (*von* to)
Su|cral|fat *nt* sucralfate
Su|dan|rot *nt* Sudan red
Su|dor *m* sweat, sudor, perspiration
Sul|cus *m, pl* **Sul|ci** sulcus, groove, furrow, trench, depression
Sul|fa|ni|lat *nt* sulfanilate
Sul|fa|nil|säu|re *f* sulfanilic acid, *p*-aminobenzenesulfonic acid
Sul|fat *nt* sulfate
Sul|fa|ta|se *f* sulfatase
Sul|fa|tid *nt* sulfatide
Sul|fa|tid|li|pi|do|se *f* sulfatidosis, sulfatide lipidosis
Sulf|hä|mo|glo|bin *nt* sulfhemoglobin, sulfmethemoglobin
Sulf|hä|mo|glo|bin|ä|mie *f* sulfhemoglobinemia
Sul|fid *nt* sulfide, sulfuret
Sul|fit *nt* sulfite
Sulfo- *präf.* sulfur, thio, sulf(o)-, sulph(o)-
Sul|fo|li|pid *nt* sulfolipid
Sul|fo|mu|zin *nt* sulfomucin
Sul|fon *nt* sulfone
Sul|fon|a|mid *nt* sulfonamide
Sul|fo|nat *nt* sulfonate
Sul|fon|säu|re *f* sulfonic acid, sulfoacid
Sulf|o|xid *nt* sulfoxide
Sul|fur *nt* sulfur, brimstone
Sul|kus|tu|mor, apikaler *m* Pancoast's tumor, superior sulcus tumor, superior pulmonary sulcus tumor, pulmonary sulcus tumor
Super- *präf.* super-, hyper-
Su|per|an|ti|gen *nt* superantigen
  endogenes Superantigen endogenous superantigen [en'dɑdʒənəs]
  exogenes Superantigen exogenous superantigen [ek'sɑdʒənəs]
su|per|a|zid *adj.* hyperacid, superacid
Su|per|coil *f* supercoil
su|per|fi|zi|ell *adj.* superficial
Su|per|in|fek|ti|on *f* superinfection
su|per|in|fi|ziert *adj.* superinfected
su|pe|ri|or *adj.* superior
su|per|le|thal *adj.* superletal
Su|per|o|xid *nt* superoxide, hyperoxide
Su|per|o|xid|an|i|on *nt* superoxide anion
Su|per|o|xid|dis|mu|ta|se *f* superoxide dismutase, hemocuprein, hepatocuprein, erythrocuprein, cytocuprein
Su|per|phos|phat *nt* superphosphate
Su|per|sek|re|ti|on *f* supersecretion, hypersecretion
Su|per|volt|the|ra|pie *f* supervoltage radiotherapy
Sup|po|si|to|ri|um *nt, pl* **Sup|po|si|to|ri|en** suppository
Sup|pres|si|ons|mu|ta|ti|on *f* suppression mutation, suppression
Sup|pres|si|ons|trans|fer, adoptiver *m* adoptive transfer of suppression
Sup|pres|sor *m* suppressant, suppressor
Sup|pres|sor|gen *nt* suppressor gene
Sup|pres|sor|mu|ta|ti|on *f* suppression mutation, suppression
Suppressor-Zellen *pl* suppressor cells
sup|pri|mie|ren *vt* suppress
Sup|pu|ra|ti|on *f* pus formation, suppuration, pyopoiesis [ˌpaɪəʊpɔɪ'iːsɪs], pyesis, pyogenesis, pyosis
sup|pu|ra|tiv *adj.* pus-forming, purulent, suppurative
su|pra|re|nal *adj.* above the kidney, suprarenal
su|pra|vi|tal *adj.* supravital
Su|pra|vi|tal|fär|bung *f* supravital staining
Sur|fac|tant *nt* s.u. Surfactant-Faktor
Surfactant-Faktor *m* (*Lunge*) surfactant, surfactant factor
Susp. *abk.* s.u. Suspension
Sus|pen|si|on *f* suspension, coarse dispersion
Sus|pen|si|ons|kol|lo|id *nt* s.u. Suspensoid
Sus|pen|so|id *nt* suspension colloid, suspensoid
SV *abk.* s.u. **1.** Satellitenvirus **2.** Simian-Virus
Sv *abk.* s.u. Sievert
SVI *abk.* s.u. Slow-Virus-Infektion
Sym|bi|ont *m* symbiont, symbion, symbiote
Sym|bi|o|se *f* symbiosis
sym|bi|o|tisch *adj.* symbionic, symbiotic
Sympathiko- *präf.* sympathetic, sympathic, orthosympathetic, sympath(o)-, sympathetico-, sympathic(o)-
Sym|pa|thi|ko|blas|tom *nt* sympathoblastoma, sympathetoblastoma, sympathicoblastoma, sympathicogonioma, sympathogonioma
sym|pa|thisch *adj.* relating to the sympathetic nervous system, sympathetic, sympathic, orthosympathetic
Sympatho- *präf.* s.u. Sympathiko-
Sym|pa|tho|blas|tom *nt* sympathoblastoma, sympathetoblastoma, sympathicoblastoma, sympathicogonioma, sympathogonioma
Sym|port *m* symport, coupled transport, cotransport
Sym|port|sys|tem *nt* symport system
Sympt. *abk.* s.u. **1.** Symptom **2.** Symptomatik
Symp|tom *nt* symptom, sign (*für, von* of); complaint, diagnostic, manifestation, phenomenon [fɪ'nɑməˌnɑn], stigma
  charakteristisches Symptom characteristic symptom
  führendes Symptom chief complaint
  objektives Symptom objective symptom, phenomenon
  pathognomonisches Symptom pathognomonic symptom
  subjektives Symptom subjective symptom
  transientes Symptom transient
  unspezifisches Symptom equivocal symptom
  zusätzliches Symptom deuteropathy
symp|tom|arm *adj.* without symptoms, asymptomatic, inapparent
Symp|to|ma|tik *f* **1.** symptomatology **2.** s.u. Symptomatologie
symp|to|ma|tisch *adj.* symptomatic, symptomatical, endeictic, characteristic (*für* of)
Symp|to|ma|to|lo|gie *f* symptomatology, semiology, semeiology, semeiotics *pl*

Symp|tom|bil|dung *f* symptom formation, symptom substitution
Symp|to|men|kom|plex *m* symptom complex; syndrome
symp|tom|los *adj.* without symptoms, asymptomatic, inapparent
Symp|tom|mil|de|rung *f* palliation
Syn|drom *nt* syndrome, symptom complex
  Syndrom der blutenden Kapillaren leaking capillary syndrome
  Syndrom der ektopischen ACTH-Bildung ectopic ACTH syndrome
  hämolytisch-urämisches Syndrom Gasser's syndrome, hemolytic-uremic syndrome
  myeloproliferatives Syndrom myeloproliferative syndrome, myeloproliferative disease
  nephritisches Syndrom nephritic syndrome
  nephrotisches Syndrom nephrosis, nephrotic syndrome, Epstein's nephrosis, Epstein's syndrome, dropsical nephritis [nɪ'fraɪtɪs], hydremic nephritis, hydropigenous nephritis
  postthrombotisches Syndrom postphlebitic syndrome, post-thrombotic syndrome
  präleukämisches Syndrom preleukemia
syn|gen *adj.* syngeneic, syngenetic; isologous, isogeneic, isogenic
syn|ge|ne|tisch *adj.* s.u. syngen
Syn|ko|pe *f* syncope, swoon, faint, fainting, swooning, deliquium, ictus
Syn|o|via *f* synovia, synovial fluid, articular serum, joint oil
Synovia-A-Zellen *pl* synovial A cells
Synovialis- *präf.* synovial, synovi(o)-
Syn|o|vi|a|lom *nt* s.u. Synoviom
Syn|o|vi|al|sar|kom *nt* synoviosarcoma, synovial sarcoma [sɑːr'kəʊmə], synovial cell sarcoma, malignant synovialoma, malignant synovioma
Syn|o|vi|al|zel|le *f* synovial cell
Synovio- *präf.* synovial, synovi(o)-
Syn|o|vi|om *nt* synovioma, synovialoma
  benignes Synoviom chronic hemorrhagic villous synovitis [sɪnə'vaɪtɪs], nodular tenosynovitis [tenəʊ,sɪnə'vaɪtɪs], pigmented villonodular arthritis [ɑːr'θraɪtɪs], pigmented villonodular synovitis, tendinous xanthoma, xanthosarcoma, giant cell tumor of tendon sheath
  malignes Synoviom malignant synovialoma, malignant synovioma, synovial sarcoma, synovial cell sarcoma, synoviosarcoma [sɑːr'kəʊmə]
Syn|o|vi|o|zyt *m* synoviocyte
Syn|the|se *f* synthesis
Syn|the|se|hem|mer *m* synthesis inhibitor
Syn|the|se|hemm|stoff *m* synthesis inhibitor
Syn|the|ta|se *f* synthetase, ligase
syn|the|tisch *adj.* relating to synthesis, made by synthesis, synthetic, artificial
Syn|zy|ti|um *nt, pl* **Syn|zy|ti|en** syncytium
  funktionelles Synzytium functional syncytium
Sy|phi|lid *nt* syphilid, syphilide, syphiloderm, syphiloderma
Syphilis- *präf.* syphilitic, syphilous, luetic, syphil(o)-
Sy|phi|lis *f* syphilis, lues, treponemiasis
  Syphilis congenita congenital syphilis, heredolues, heredosyphilis
  Syphilis connata s.u. *Syphilis* congenita
  Syphilis latens latent syphilis
  Syphilis latens seronegativa late latent syphilis
  Syphilis latens seropositiva early latent syphilis
  angeborene Syphilis s.u. *Syphilis* congenita
  kongenitale Syphilis s.u. *Syphilis* congenita
  meningovaskuläre Syphilis meningovascular neurosyphilis, meningovascular syphilis
  parenchymatöse Syphilis parenchymatous syphilis [pærəŋ'kɪmətəs], parenchymatous neurosyphilis
Sy|phi|lis|di|ag|nos|tik *f* tests *pl* for syphilis
  serologische Syphilisdiagnostik serologic tests for syphilis
Sy|phi|lis|spi|ro|chä|te *f* Treponema pallidum
Sy|phi|lis|tests *pl* s.u. Syphilisdiagnostik
sy|phi|li|tisch *adj.* relating to *or* affected with syphilis, luetic, syphilitic, syphilous
Sy|phi|lom *nt* gumma, gummatous syphilid ['gʌmətəs], luetic granuloma, tuberculous syphilid, nodular syphilid, syphiloma, gummy tumor
Syringo- *präf.* salpingian, syring(o)-, salping(o)-
Sy|rin|go|a|de|nom *nt* syringoadenoma, syringadenoma, syringocystadenoma
Sy|rin|gom *nt* syringoma, hidradenoma, hidroadenoma, hydradenoma, sweat gland adenoma [ædə'nəʊmə]
Sy|rin|go|zys|ta|de|nom *nt* syringoadenoma, syringadenoma, syringocystadenoma
Sy|rin|go|zys|tom *nt* syringocystoma, hidrocystoma
Sys|tem *nt* system; (*anatom.*) systema
  biologisches System biological system
  darmassoziiertes lymphatisches System gut-associated lymphoid tissue
  endokrines System endocrine system, endocrinium
  enterochromaffines System enterochromaffin system
  fibrinolytisches System fibrinolytic system, plasmin system
  hämopoetisches System hematopoetic system
  lymphatisches System absorbent system, lymphatic system, lymphoid system
  lymphoproliferatives System lymphoproliferative system
  retikuloendotheliales System reticuloendothelial system, reticulohistiocytic system, system of macrophages
  retikulohistiozytäres System s.u. retikuloendotheliales *System*
Sys|tem|can|di|do|se *f* systemic candidiasis
Sys|tem|er|kran|kung *f* systemic disease
Sys|tem|e|ry|the|ma|to|des *m* systemic lupus erythematosus, disseminated lupus erythematosus, SLE-like syndrome
sys|te|misch *adj.* relating to a system, relating to the body as a whole, systemic
Sys|tem|my|ko|se *f* deep mycosis, systemic mycosis [maɪ'kəʊsɪs]
SZI *abk.* s.u. Szintigraphie
Szin|ti|gra|fie *f* s.u. Szintigraphie
szin|ti|gra|fisch *adj.* s.u. szintigraphisch
Szin|ti|gramm *nt* scan, scintiscan, scintigram, gammagram
Szin|ti|gra|phie *f* scintiscanning, scintillation scanning, scanning, scansion, radioisotope scanning, radionuclide imaging
szin|ti|gra|phisch *adj.* relating to scintigraphy, scintigraphic

Szin|ti|scan|ner *m* scintiscanner, scanner, scintillation scanner

szir|rhös *adj.* relating to a scirrhus, scirrhous, hard

Szir|rhus *m* scirrhous cancer, scirrhous carcinoma, hard cancer, fibrocarcinoma, scirrhus, scirrhoma

S

T

T *abk.* s.u. **1.** absolute *Temperatur* **2.** telozentrisches *Chromosom* **3.** Testosteron **4.** Tetracyclin **5.** Threonin **6.** Thymidin **7.** Thymin **8.** Toxizität **9.** Translokation **10.** Transplantation **11.** Tritium

t *abk.* s.u. Temperatur

T½ *abk.* s.u. **1.** Halbwertszeit **2.** Halbwertzeit

t½ *abk.* s.u. **1.** Halbwertszeit **2.** Halbwertzeit

2,4,5-T *abk.* s.u. Trichlorphenoxyessigsäure

T_3 *abk.* s.u. Triiodthyronin

T_4 *abk.* s.u. **1.** Tetraiodthyronin **2.** Thyroxin

TA *abk.* s.u. Transaldolase

TAA *abk.* s.u. tumorassoziiertes *Antigen*

T-abhängig *adj.* T-dependent

Tachy- *präf.* rapid, swift, tachy-

Tae|nia *f* taenia, tenia, Taenia, Hydatigena

Taenia echinococcus hydatid tapeworm, Taenia echinococcus, Echinococcus granulosus

Taenia saginata beef tapeworm, hookless tapeworm, African tapeworm, unarmed tapeworm, Taenia saginata, Taenia africana, Taenia inermis, Taenia mediocanellata, Taenia philippina, Taeniarhynchus saginata

Taenia solium armed tapeworm, measly tapeworm, pork tapeworm, solitary tapeworm, Taenia solium, Taeniia armata, Taenia cucurbitina, Taenia dentata

Tae|ni|a|rhyn|chus sa|gi|na|tus s.u. *Taenia* saginata

Ta|ges|do|sis *f* daily dose

Ta|ges|kli|nik *f* day hospital

T-Ag|glu|ti|na|ti|ons|phä|no|men *nt* Hübener-Thomsen-Friedenreich phenomenon, Thomsen phenomenon [fɪˈnamə,nan]

T-Ag|glu|ti|nin *nt* T agglutinin

täg|lich *adj.* day-to-day, daily, diurnal, quotidian

zweimal täglich twice a day, bis in die

Tahyna-Virus *nt* Tahyna virus

TAL *abk.* s.u. Triamcinolon

Ta|mo|xi|fen *nt* tamoxifen

Tam|pon *m* tampon, stype; tent, pack, plug

Tam|po|na|de *f* tamponade, tamponage

Tan|nat *nt* tannate

T-Antigen *nt* **1.** (*immunol.*) tumor antigen, T antigen **2.** (*mikrobiol.*) T antigen

Ta|ny|zyt *m* tanycyte

TAP *abk.* s.u. Thiamphenicol

T-Areal *nt* (*Lymphknoten*) thymus-dependent zone, tertiary cortex [ˈtɜrʃɪ,eriː], thymus-dependent area, deep cortex, paracortex

Target-Theorie *f* target theory

Tar|get|zel|le *f* Mexican hat cell, Mexican hat erythrocyte, target cell, target erythrocyte [ɪˈrɪθrəsaɪt]

Tarso- *präf.* tarsal, tars(o)-

TAT *abk.* s.u. Tyrosinaminotransferase

Tat-Protein *nt* Tat protein

Tau|rin *nt* taurine, ethanolaminesulfonic acid

Tau|ro|chol|at *nt* taurocholate

Tau|ro|chol|säu|re *f* taurocholic acid, cholyltaurine, cholaic acid

tau|to|mer *adj.* tautomeric

Tau|to|me|ra|se *f* tautomerase

Tau|to|me|rie *f* tautomerism, desmotropism

Ta|xin *nt* taxine

Ta|xis *f* taxis

TB *abk.* s.u. **1.** tracheobronchial **2.** Tuberkelbazillus

Tb *abk.* s.u. Tuberkulose

TBa *abk.* s.u. Tuberkelbazillus

T-Bande *f* (*Chromosom*) T-band

TbB *abk.* s.u. Tuberkelbazillus

TB-Bazillus *m* Koch's bacillus, tubercle bacillus, Mycobacterium tuberculosis, Mycobacterium tuberculosis var. hominis

Tbc *abk.* s.u. Tuberkulose

TB-Erreger *m* s.u. TB-Bazillus

Tbk *abk.* s.u. Tuberkulose

T-B-Kooperation *f* T-B cooperation

TBV *abk.* s.u. totales *Blutvolumen*

TC *abk.* s.u. **1.** Taurocholsäure **2.** Tetracyclin **3.** Thyreocalcitonin **4.** Transcobalamin

Tc *abk.* s.u. zytotoxischer *T-Lymphozyt*

TCE *abk.* s.u. Trichloressigsäure

TCL *abk.* s.u. Triamcinolon

TCM *abk.* s.u. Trichlormethan

TCR *abk.* s.u. T-Zell-Rezeptor

TCR-assoziiert *adj.* TCR-associated

$\alpha\beta$-TCR-Heterodimer *nt* $\alpha\beta$ TCR heterodimer

$\gamma\delta$-TCR-Heterodimer *nt* $\gamma\delta$ TCR heterodimer

TCR β-Kettengenrearrangement *nt* TCR β-chain gene rearrangement

TCR-CD3-Komplex *m* TCR-CD3 complex

TCR-Komplex *m* TCR complex

TCR-1$^+$-Lymphozyten *pl* ($\gamma\delta$) lymphocytes, ($\gamma\delta$) T cells, gamma/delta lymphocytes, TCR-1$^+$ lymphocytes

TCR-MHC-Peptid-Komplex *m* TCR-MHC-peptide complex

TCR-2$^+$-T-Lymphozyt *m* TCR-2$^+$ T cell, TCR-2$^+$ T lymphocyte, TCR-2$^+$ T cell, TCR-2$^+$ T lymphocyte

TCT *abk.* s.u. Thyreocalcitonin

Tc-Zelle *f* Tc cell

TD *abk.* s.u. **1.** Tagesdosis **2.** Tiefendosis **3.** toxische *Dosis*

T_{dep}-Antigen *nt* T-dependent antigen, T_{dep} antigen

T-depriviert *adj.* T-deprived

TdT *abk.* s.u. terminale *Desoxynukleotidyltransferase*

T_{DTA}-Lymphozyt *m* T_{DTA} cell

T_{DTA}-Zelle *f* T_{DTA} cell

TE *abk.* s.u. **1.** Tetanus **2.** Tuberkulineinheit

Te *abk.* s.u. Tetanus

TEA *abk.* s.u. **1.** Thrombendarteriektomie **2.** Triethanolamin

TEBG *abk.* s.u. Testosteron-bindendes *Globulin*

Tech|nik *f* (*Verfahren*) technique, technic, operation, procedure, practice, method; (*Handgriff*) maneuver; (*Eingriff*) operation, surgical procedure, process

tech|nisch *adj.* technical, technological

Teer *m* tar; (*Chemie*) pitch, pix
Teer|krebs *m* tar cancer
Teer|stuhl *m* tarry stool, melanorrhagia, melanorrhea, melena
Teer|war|zen *pl* tar keratosis
Teer|zys|te *f* chocolate cyst, tarry cyst
T-Effektorzelle *f* T effector cell
TEG *abk.* s.u. 1. Thrombelastogramm 2. Thrombelastographie
Teichmann: Teichmann-Kristalle *pl* Teichmann's crystals, hemin crystals, hematin chloride *sing.*, hemin *sing.*, hemin chloride *sing.*, chlorohemin *sing.*, ferriheme chloride *sing.*, ferriporphyrin chloride *sing.*, ferriprotoporphyrin *sing.*
  Teichmann-Probe *f* hemin test
Tei|cho|in|säu|ren *pl* teichoic acids
Tei|chon|säu|ren *pl* teichoic acids
Tei|chu|ron|säu|re *f* teichuronic acid
Teil|an|ti|gen *nt* partial antigen, hapten
Teilchen- *präf.* corpuscular, particulate
Teil|chen *nt* (*a. Physik*) particle; corpuscle
  α-Teilchen alpha particle, α-particle
  β-Teilchen beta particle, β-particle
Teil|chen|strah|lung *f* corpuscular radiation, particulate radiation
Teil|druck *m* partial pressure
Teil|ent|fer|nung *f* partial excision, resection, excision, exeresis
Teil|iden|ti|täts|re|ak|ti|on *f* reaction of partial identity
Teil|re|mis|si|on *f* partial remission, incomplete remission
Tele- *präf.* end, tele-, tel(o)-
Te|le|cu|rie|the|ra|pie *f* telecurietherapy
Te|le|gam|ma|the|ra|pie *f* telecurietherapy
Te|le|ko|balt *nt* telecobalt
Te|le|met|rie *f* telemetry [tə'lemətrɪ]
Te|le|ra|di|um *nt* teleradium
Te|le|re|zep|tor *m* telereceptor, teleceptor, teloreceptor
Te|le|rönt|gen|gra|fie *f* s.u. Teleröntgengraphie
Te|le|rönt|gen|gramm *nt* teleroentgenogram, teleoroentgenogram
Te|le|rönt|gen|gra|phie *f* teleroentgenography, teleoroentgenography, teleradiography [telə,reɪdɪ'ɑgrəfɪ]
Te|le|rönt|gen|the|ra|pie *f* teleroentgentherapy
Te|le|strah|len|the|ra|pie *f* teletherapy
Te|le|the|ra|pie *f* teletherapy
Telo- *präf.* end, tele-, tel(o)-
TEM *abk.* s.u. Triethylenmelamin
Tem|pe|ra|tur *f* temperature
  absolute Temperatur absolute temperature
tem|pe|ra|tur|ab|hän|gig *adj.* temperature-dependent
Tem|pe|ra|tur|an|stieg *m* rise in temperature; (*pathol.*) fervescence
  leichter Temperaturanstieg während der Verdauung digestive fever
tem|pe|ra|tur|emp|find|lich *adj.* temperature-sensitive
Tem|pe|ra|tur|emp|find|lich|keit *f* temperature sensitivity, thermosensitivity, sensitivity to temperature
Tem|pe|ra|tur|kur|ve *f* temperature curve
Tem|pe|ra|tur|mes|sung *f* measurement of temperature, thermometry [θɜr'mɑmətrɪ]
tem|pe|rent *adj.* temperate
Terato- *präf.* terat(o)-
Te|ra|to|blas|tom *nt* teratoblastoma
Te|ra|to|blas|to|ma *nt* teratoblastoma
Te|ra|to|car|ci|no|ma *nt* teratocarcinoma
Te|ra|to|gen *nt* teratogen
te|ra|to|gen *adj.* teratogenic
Te|ra|to|ge|ne|se *f* teratogenesis [,terətəʊ'dʒenəsɪs], teratogeny
te|ra|to|ge|ne|tisch *adj.* relating to teratogenesis, teratogenetic
te|ra|to|id *adj.* resembling a teras, teratoid
Te|ra|to|kar|zi|no|ge|ne|se *f* teratocarcinogenesis [,terətəʊ,kɑːrsɪnə'dʒenəsɪs]
Te|ra|to|kar|zi|nom *nt* teratocarcinoma
Te|ra|to|lo|gie *f* teratology
te|ra|to|lo|gisch *adj.* relating to teratology, teratologic, teratological
Te|ra|tom *nt* 1. teratoma, organoid tumor, teratoid tumor 2. benign cyst of ovary, dermoid cyst, cystic teratoma, dermoid tumor, dermoid
  adultes Teratom s.u. zystisches *Teratom*
  embryonales Teratom s.u. malignes *Teratom*
  malignes Teratom immature teratoma, malignant teratoma, solid teratoma, embryonal teratoma
  malignes trophoblastisches Teratom malignant trophoblastic teratoma
  reifes Teratom s.u. zystisches *Teratom*
  solides Teratom s.u. malignes *Teratom*
  unreifes Teratom s.u. malignes *Teratom*
  zystisches Teratom mature teratoma, benign cystic teratoma, cystic teratoma
Te|ra|to|ma *nt* teratoma, organoid tumor, teratoid tumor
  Teratoma coaetaneum mature teratoma, benign cystic teratoma, cystic teratoma
  Teratoma embryonale solid teratoma, malignant teratoma, embryonal teratoma, immature teratoma
te|ra|tom|ar|tig *adj.* teratomatous
te|ra|to|ma|tös *adj.* teratomatous
Ter|mi|na|ti|ons|ko|don *nt* termination codon, chain-termination codon, nonsense codon
Ter|mi|na|ti|ons|mu|tan|te *f* chain-termination mutant
Ter|mi|na|ti|ons|si|gnal *nt* termination signal
tert. *abk.* s.u. tertiär
ter|ti|är *adj.* tertiary ['tɜrʃɪ,eriː], ternary
Test- *präf.* test, testing
Test *m* test, testing, examination, trial; (*labor.*) test, assay, reaction
  Test für okkultes Blut occult blood test
  biologisch falsch-positiver Test biologic false-positive
  falschnegativer Test false-negative
  falschpositiver Test false-positive
  klinischer Test clinical test
tes|ten *vt* test; (*labor.*) test (*auf* for), assay
Tes|to|lac|ton *nt* testolactone
Tes|to|ste|ron *nt* testicular hormone, testis hormone, testosterone
Test|rei|he *f* battery of tests, series of tests
Test|sub|strat *nt* test substrate
Test|ver|fah|ren *nt* testing method, test procedure
Test|ver|such *m* experiment, test, trial
te|ta|nisch *adj.* 1. (*physiolog.*) relating to tetanus, tetanic 2. (*pathol.*) relating to tetanus, tetanic
te|ta|no|id *adj.* resembling tetanus, tetaniform, tetanoid
Te|ta|no|ly|sin *nt* tetanolysin
Te|ta|nus *m* 1. (*physiolog.*) tetanus, tonic spasm, tetany 2. (*pathol.*) tetanus

Te|ta|nus|an|ti|to|xin *nt* tetanus antitoxin
te|ta|nus|ar|tig *adj.* resembling tetanus, tetaniform, tetanoid
Te|ta|nus|ba|zil|lus *m* tetanus bacillus, Nicolaier's bacillus, Bacillus tetani, Clostridium tetani
Te|ta|nus|er|re|ger *m* s.u. Tetanusbazillus
Te|ta|nus|im|mun|glo|bu|lin *nt* tetanus immunoglobulin, tetanus immune globulin
Te|ta|nus|pro|phy|la|xe *f* tetanus prophylaxis, antitetanic prophylaxis
Te|ta|nus|se|rum *nt* antitetanic serum
Te|ta|nus|to|xin *nt* tetanus toxin
Te|ta|nus|to|xo|id *nt* tetanus toxoid
Te|ta|nus|vak|zi|ne *f* tetanus vaccine
Tet|ra|ä|thyl|am|mo|ni|um *nt* tetraethylammonium
Tet|ra|ä|thyl|am|mo|ni|um|chlo|rid *nt* tetraethylammonium chloride
Tet|ra|ä|thyl|py|ro|phos|phat *nt* tetraethyl pyrophosphate
Tet|ra|ä|thyl|thi|ur|a|mid|sul|fid *nt* tetraethylthiuram disulfide, tetraethylthioperoxydicarbonic diamide, disulfiram
Tet|ra|a|ze|tat *nt* tetra-acetate ['æsɪteɪt]
Tet|ra|chlor|ä|than *nt* tetrachlorethane, acetylene tretrachloride
Tet|ra|chlor|ä|thy|len *nt* tetrachloroethylene, perchloroethylene
Tet|ra|chlor|e|than *nt* s.u. Tetrachloräthan
Tet|ra|chlor|e|thy|len *nt* s.u. Tetrachloräthylen
Tet|ra|chlo|rid *nt* tetrachloride
Tet|ra|chlor|koh|len|stoff *m* s.u. Tetrachlormethan
Tet|ra|chlor|me|than *nt* tetrachlormethane, tetrachloromethane, seretin, carbon tetrachloride, perchlormethane
Tet|ra|cyc|lin *nt* tetracycline
Tet|ra|de *f* (*Genetik*) tetrad; (*pathol.*) tetralogy, tetrad
Tet|ra|en *nt* tetraene
Tet|ra|he|xo|sid *nt* tetrahexoside
Tet|ra|hyd|ro|bi|op|te|rin *nt* tetrahydrobiopterin
Tet|ra|hyd|ro|cor|ti|sol *nt* tetrahydrocortisol
Tet|ra|hyd|ro|fo|lat *nt* tetrahydrofolate
Tet|ra|hyd|ro|fol|säu|re *f* tetrahydrofolic acid
Tet|ra|hyd|ro|kor|ti|sol *nt* tetrahydrocortisol
Tet|ra|iod|thy|ro|nin *nt* thyroxine, thyro-oxyindole, thyroxin, tetraiodothyronine
tet|ra|krot *adj.* tetracrotic
Tet|ra|mer *nt* tetramer
Tet|ra|nuk|le|o|tid *nt* tetranucleotide
Tet|ra|pep|tid *nt* tetrapeptide
tet|ra|plo|id *adj.* tetraploid
Tet|ra|plo|i|die *f* tetraploidy
Tet|ra|sac|cha|rid *nt* tetrasaccharide
tet|ra|som *adj.* tetrasomic
Tet|ra|so|mie *f* tetrasomy
tet|ra|va|lent *adj.* tetravalent, quadrivalent
Tet|ra|zyk|lin *nt* tetracycline
Tetrazyklin-Antibiotikum *nt* tetracycline
Tet|ro|se *f* tetrose
Tet|ro|xid *nt* tetroxide
TF *abk.* s.u. **1.** Thymusfaktor **2.** Transferfaktor
Tf *abk.* s.u. Transferrin
TG *abk.* s.u. Thyreoglobulin
T-Gedächtniszelle *f* T memory cell
TGT *abk.* s.u. Thromboplastingenerationstest
TH *abk.* s.u. Tetrahydrokortisol
Th *abk.* s.u. **1.** Therapie **2.** Thorium

Tha|las|sae|mia *f* thalassemia [ˌθælə'siːmɪə], thalassanemia
Thalassaemia major thalassemia major, Cooley's disease, Cooley's anemia [ə'niːmɪə], erythroblastic anemia of childhood, primary erythroblastic anemia, Mediterranean anemia, homozygous β-thalassemia, homozygous form of β-thalassemia
Thalassaemia minor familial erythroblastic anemia [ə'niːmɪə], thalassemia minor, heterozygous form of β-thalassemia, heterozygous β-thalassemia
Tha|las|sä|mie *f* thalassemia [ˌθælə'siːmɪə], thalassanemia
α-Thalassämie α- thalassemia, hemoglobin H disease
β-Thalassämie β-thalassemia
heterozygote β-Thalassämie s.u. *Thalassaemia minor*
homozygote β-Thalassämie s.u. *Thalassaemia major*
Tha|las|so|the|ra|pie *f* thalassotherapy
THAM *abk.* s.u. Tromethanol
Thanato- *präf.* death, thanat(o)-
Tha|na|to|lo|gie *f* thanatology [θænə'tɑlədʒɪ]
tha|na|to|phor *adj.* leading to death, lethal, deadly, thanatophoric
Thd *abk.* s.u. Thymidin
ThE *abk.* s.u. Thromboembolie
The|ba|in *nt* thebaine, dimethyl morphine
The|ka *f, pl* **The|ken** **1.** theca, sheath, coat, case, capsule **2.** theca of follicle, fibrous coat of ovary
Theka-Granulosazelltumor *m* granulosa-theca cell tumor
Theka-Luteinzelle *f* theca-lutein cell, paraluteal cell, paralutein cell
Theka-Lutein-Zyste *f* theca-lutein cyst
The|ka|zel|le *f* theca cell
The|ka|zel|len|hy|per|pla|sie *f* hyperthecosis
The|ka|zell|tu|mor *m* thecoma, Priesel tumor, theca tumor, theca cell tumor
The|kom *nt* s.u. Thekazelltumor
T-Helfer/Induktor-Zelle *f* T helper/inductor cell
T-Helfer-Zelle *f* helper cell, T helper cell, T_H cell
Ther. *abk.* s.u. Therapie
The|ra|peut *m* therapist, therapeutist
The|ra|peu|tik *f* therapeutics *pl*, therapeusis
the|ra|peu|tisch *adj.* relating to therapy *or* therapeutics, therapeutic, therapeutical; curative
Therapie- *präf.* therapeutic, therapeutical
The|ra|pie *f* therapy, treatment, cure, therapia, therapeutics *pl*, therapeusis
Therapie der Abstoßungsreaktion (*Transplantation*) antirejection therapy
antibiotische Therapie antibiotic therapy
hyperbare Therapie hyperbaric oxygen, hybaroxia, hyperbaric oxygen therapy
intravenöse Therapie intravenous therapy
medikamentöse Therapie drug therapy
unspezifische Therapie paraspecific therapy, nonspecific therapy
the|ra|pie|re|frak|tär *adj.* (*Krankheit*) resistant to treatment, refractory, intractable
ther|mal *adj.* relating to *or* caused by heat, thermic, thermal
ther|misch *adj.* relating to heat *or* temperature, thermal, thermic
Thermo- *präf.* heat, thermic, thermal, therm(o)-

T

Ther|mo|mam|mo|gra|fie *f* s.u. Thermomammographie
Ther|mo|mam|mo|gra|phie *f* thermomastography [ˌθɜrməmæs'tɑgrəfɪ]
Ther|mo|me|ter *nt* thermometer [θər'mɑmɪtər]
Thermometer mit Celsius-Skala Celsius thermometer
Thermometer mit Fahrenheit-Skala Fahrenheit thermometer
elektrisches Thermometer thermelometer
Ther|mo|me|ter|ska|la *f* thermometer scale
Ther|mo|prä|zi|pi|ta|ti|on *f* thermoprecipitation
Ther|mo|ra|di|o|the|ra|pie *f* thermoradiotherapy
ther|mo|sta|bil *adj.* heatproof, heat-resistant, heat-resisting, heat-stable, thermostable, thermostabile
Ther|mo|sta|bi|li|tät *f* thermostability
Ther|mo|the|ra|pie *f* thermotherapy
The|ta|to|xin *nt* theta toxin, θ toxin
THF *abk.* s.u. **1.** Tetrahydrofolat **2.** Tetrahydrofolsäure
THFS *abk.* s.u. Tetrahydrofolsäure
Thi- *präf.* s.u. Thio-
Thi *abk.* s.u. Thiamin
Thi|a|min *nt* thiamine, thiamin, vitamin B_1, aneurin, aneurine, antiberiberi, antiberiberi factor, antiberiberi substance, antineuritic factor, antineuritic vitamin, torulin
Thi|a|mi|na|se *f* thiaminase
Thi|a|min|py|ro|phos|phat *nt* thiamine pyrophosphate, thiamine diphosphate, phosphorylated thiamin, diphosphothiamin
Thi|am|phe|ni|col *nt* thiamphenicol
Thio- *präf.* sulfur, thi(o)-
Thi|o|al|ko|hol *m* thioalcohol, thiol, mercaptan
Thi|o|a|mid *nt* thioamide
Thi|o|ä|ther *m* thioether
Thi|o|es|ter *m* thioester
Thi|o|fla|vin *nt* thioflavine
Thi|o|ga|lak|to|sid *nt* thiogalactoside
Thi|o|gly|ko|lat *nt* thioglycolate
Thi|ol *nt* thiol
Thi|o|oc|tan|säu|re *f* thioctic acid, lipoic acid, acetate replacement factor, acetate replacing factor, pyruvate oxidation factor
Thi|o|pan|säu|re *f* thiopanic acid, pantoyltaurine
Thi|o|phen *nt* thiophene, thiophene ring
Thi|o|ri|da|zin *nt* thioridazine
Thi|o|säu|re *f* thio-acid, sulfacid
Thi|o|schwe|fel|säu|re *f* thiosulfuric acid
Thi|o|sul|fat *nt* thiosulfate, hyposulfite
Thi|o|te|pa *nt* thiotepa, triethylenethiophosphoramide
Thi|ram *nt* thiram
Thi|xo|tro|pie *f* thixotropy, thixotropism, reclotting phenomenon [fɪ'nɑməˌnɑn]
THO *abk.* s.u. tritiummarkiertes *Wasser*
Thoma-Zeiss: Thoma-Zeiss-Kammer *f* Thoma-Zeiss counting cell, Thoma-Zeiss counting chamber, Thoma-Zeiss hemocytometer [ˌhiːməsaɪ'tɑmɪtər], Abbé-Zeiss counting cell, Abbé-Zeiss apparatus, Abbé-Zeiss counting chamber
Thoma-Zeiss-Zählkammer *f* s.u. Thoma-Zeiss-Kammer
Thomsen: Thomsen-Phänomen *nt* Hübener-Thomsen-Friedenreich phenomenon, Thomsen phenomenon [fɪ'nɑməˌnɑn]
thor. *abk.* s.u. thorakal
tho|ra|kal *adj.* relating to the thorax, thoracic, thoracal, pectoral
Thorako- *präf.* thorax, chest, thorac(o)-
Tho|ri|um *nt* thorium
Tho|ron *nt* thorium emanation, thoron
Thr *abk.* s.u. Threonin
Thre|o|nin *nt* threonine
Thromb|ag|gre|go|me|ter *nt* aggregometer [æɡrɪ'gɑmɪtər]
Thromb|ag|gre|go|met|rie *f* aggregometry [æɡrɪ'gɑmətrɪ]
Thromb|an|gi|i|tis *f* thromboangitis
Thrombangiitis obliterans Winiwarter-Buerger disease, Buerger's disease, thromboangiitis obliterans [θrɑmbəʊˌændʒɪ'aɪtɪs]
Thromb|an|gi|tis *f* s.u. Thrombangiitis
Thromb|ar|te|ri|i|tis *f* thromboarteritis [θrɑmbəʊˌɑːrtə'raɪtɪs]
Thromb|as|the|nie *f* thrombasthenia, thromboasthenia [ˌθrɑmbəʊæs'θiːnɪə], Glanzmann's thrombasthenia, Glanzmann's disease, hereditary hemorrhagic thrombasthenia, constitutional thrombopathy [θrɑm'bɑpəθɪ]
Thromb|ek|to|mie *f* thrombectomy [θrɑm'bektəmɪ]
Thromb|ek|to|mie|ka|the|ter *m* thrombectomy catheter
Thromb|e|las|to|graf *m* s.u. Thrombelastograph
Thromb|e|las|to|gra|fie *f* s.u. Thrombelastographie
Thromb|e|las|to|gramm *nt* thromboelastogram, thrombelastogram
Thromb|e|las|to|graph *m* thromboelastograph, thrombelastograph
Thromb|e|las|to|gra|phie *f* thromboelastography, thrombelastography [ˌθrɑmbɪlæs'tɑgrəfɪ]
Thromb|em|bo|lek|to|mie *f* thromboembolectomy [θrɑmbəʊˌembə'lektəmɪ]
Thromb|em|bo|lie *f* thromboembolism, thrombembolia, thromboembolia
Thromb|end|an|gi|i|tis *f* s.u. Thrombangiitis
Thrombendangiitis obliterans thromboangiitis obliterans [θrɑmbəʊˌændʒɪ'aɪtɪs], Winiwarter-Buerger disease, Buerger's disease
Thromb|end|ar|te|ri|ek|to|mie *f* thromboendarterectomy [θrɑmbəʊenˌdɑːrtə'rektəmɪ]
Thromb|en|do|kar|di|tis *f* thromboendocarditis [ˌθrɑmbəʊˌendəʊkɑːr'daɪtɪs]
Throm|bin *nt* thrombin, thrombase, thrombosin, fibrinogenase
Throm|bin|bil|dung *f* thrombin formation, thrombinogenesis [ˌθrɑmbɪnə'dʒenəsɪs]
Throm|bin|man|gel *m* hypothrombinemia
Throm|bin|zeit *f* thrombin time, thrombin clotting time
Thrombo- *präf.* clot, thrombus, thromb(o)-
Throm|bo|ag|glu|ti|nin *nt* thromboagglutinin
Throm|bo|an|gi|i|tis *f* s.u. Thrombangiitis
Throm|bo|ar|te|ri|i|tis *f* thromboarteritis [θrɑmbəʊˌɑːrtə'raɪtɪs]
Throm|bo|em|bo|lek|to|mie *f* thromboembolectomy [θrɑmbəʊˌembə'lektəmɪ]
Throm|bo|em|bo|lie *f* thromboembolism, thrombembolia, thromboembolia
Throm|bo|end|ar|te|ri|ek|to|mie *f* thromboendarterectomy [θrɑmbəʊenˌdɑːrtə'rektəmɪ]
Throm|bo|en|do|kar|di|tis *f* thromboendocarditis [ˌθrɑmbəʊˌendəʊkɑːr'daɪtɪs]
throm|bo|gen *adj.* causing thrombosis, thrombogenic

Throm|bo|ge|ne|se *f* formation of blood clots, thrombogenesis [θrambəʊ'dʒenəsɪs], thrombopoiesis [ˌθrambəʊpɔɪ'iːsɪs]

β-Throm|bo|glo|bu|lin *nt* β-thromboglobulin

throm|bo|id *adj.* resembling a thrombus, thromboid

Throm|bo|ki|na|se *f* s.u. Thromboplastin

Throm|bo|ki|ne|tik *f* thrombokinetics *pl*

Throm|bo|lymph|an|gi|tis *f* thrombolymphangitis [θrambəʊˌlɪmfæn'dʒaɪtɪs]

Throm|bo|ly|se *f* thrombolysis [θram'baləsɪs], thromboclasis [θram'bakləsɪs]

Throm|bo|ly|ti|kum *nt, pl* **Throm|bo|ly|ti|ka** thrombolytic, thromboclastic

throm|bo|ly|tisch *adj.* thrombolytic, thromboclastic

Throm|bo|pa|thie *f* thrombopathia, thrombopathy [θram'bapəθɪ], thrombocytopathia, thrombocytopathy [ˌθrambəʊsaɪ'tapəθɪ]

konstitutionelle Thrombopathie von Willebrand's disease, von Willebrand's syndrome, Minot-von Willebrand syndrome, Willebrand's syndrome, pseudohemophilia [suːdəʊˌhiːmə'fɪlɪə], constitutional thrombopathy, vascular hemophilia, angiohemophilia, hereditary pseudohemophilia

throm|bo|pa|thisch *adj.* relating to thrombopathia, thrombocytopathic

Throm|bo|pe|nie *f* thrombocytopenia, thrombopenia, thrombopeny

Thrombopenie-Hämangiom-Syndrom *nt* Kasabach-Merritt syndrome, hemangioma-thrombocytopenia syndrome

Throm|bo|phe|re|se *f* thrombocytapheresis, thrombapheresis, plateletpheresis

Throm|bo|phi|lie *f* thrombophilia, thrombotic tendency

Throm|bo|phle|bi|tis *f* thrombophlebitis [θrambəʊflə'baɪtɪs]

throm|bo|phle|bi|tisch *adj.* relating to thrombophlebitis, thrombophlebitic

Throm|bo|plas|tin *nt* thrombokinase, thromboplastin, platelet tissue factor, thrombozyme, prothrombin activator, prothrombinase

Throm|bo|plas|tin|bil|dungs|test *m* thromboplastin generation test

Throm|bo|plas|tin|ge|ne|ra|ti|ons|test *m* thromboplastin generation test

Throm|bo|plas|tin|zeit *f* prothrombin time, Quick's time, Quick's method, Quick value, Quick test, thromboplastin time, prothrombin test

partielle Thromboplastinzeit partial thromboplastin time

throm|bo|plas|tisch *adj.* thromboplastic

Throm|bo|po|e|se *f* thrombocytopoiesis [θrambəʊˌsaɪtəpɔɪ'iːsɪs], thrombopoiesis [ˌθrambəʊpɔɪ'iːsɪs]

Throm|bo|po|e|tin *nt* thrombopoietin

throm|bo|po|e|tisch *adj.* relating to thrombocytopoiesis, thrombocytopoietic

Throm|bo|po|i|e|tin *nt* thrombopoietin

Throm|bo|se *f* thrombosis

Throm|bo|se|nei|gung *f* thrombotic tendency, thrombophilia

throm|bo|siert *adj.* thrombosed

Throm|bo|si|nu|si|tis *f* thrombosinusitis [ˌθrambəʊˌsaɪnə'saɪtɪs]

Throm|bo|sta|se *f* thrombostasis [θram'bastəsɪs]

Throm|bo|sthe|nin *nt* thrombosthenin

Throm|bo|test *m* thrombotest

throm|bo|tisch *adj.* relating to *or* caused by thrombosis, thrombotic

thrombotisch-thrombozytopenisch *adj.* thrombotic thrombocytopenic

throm|bo|ul|ze|rös *adj.* thromboulcerative

Throm|bo|xan *nt* thromboxane

Throm|bo|xan|syn|the|ta|se *f* thromboxane synthetase

Throm|bo|zyt *m* blood platelet, platelet, blood plate, blood disk, thrombocyte, thromboplastid, Bizzozero's corpuscle, Deetjen's body, elementary body, Zimmermann's elementary particle, Zimmermann's granule

throm|bo|zy|tär *adj.* relating to blood platelets, thrombocytic

Thrombozyten- *präf.* thrombocytic, thrombocyto-

Throm|bo|zy|ten|ad|hä|si|on *f* thrombocyte adhesion, platelet adhesion

Throm|bo|zy|ten|ag|glu|ti|na|ti|on *f* platelet agglutination

Throm|bo|zy|ten|ag|glu|ti|nin *nt* platelet agglutinin, thromboagglutinin

Throm|bo|zy|ten|ag|gre|gat *nt* platelet aggregate

Throm|bo|zy|ten|ag|gre|ga|ti|on *f* platelet aggregation, thrombocyte aggregation

Throm|bo|zy|ten|ag|gre|ga|ti|ons|test *m* platelet aggregation test

Throm|bo|zy|ten|an|ti|kör|per *m* antiplatelet antibody, anti-platelet antibody

Throm|bo|zy|ten|auf|lö|sung *f* thrombocytolysis [ˌθrambəʊsaɪ'taləsɪs]

Throm|bo|zy|ten|bil|dung *f* thrombocytopoiesis [θrambəʊˌsaɪtəpɔɪ'iːsɪs], thrombopoiesis [ˌθrambəʊpɔɪ'iːsɪs]

Throm|bo|zy|ten|pfropf *m* platelet plug

Throm|bo|zy|ten|throm|bus *m* plate thrombus, platelet thrombus, blood platelet thrombus ['θrambəs]

Throm|bo|zy|ten|wachs|tums|fak|tor *m* platelet-derived growth factor

Throm|bo|zy|ten|zahl *f* platelet count

Throm|bo|zy|ten|zäh|lung *f* platelet count

Throm|bo|zyt|hä|mie *f* thrombocythemia

essentielle Thrombozythämie primary thrombocythemia, essential thrombocythemia, megakaryocytic leukemia [luː'kiːmɪə], idiopathic thrombocythemia, hemorrhagic thrombocythemia

hämorrhagische Thrombozythämie s.u. essentielle *Thrombozythämie*

Throm|bo|zy|to|ly|se *f* thrombocytolysis [ˌθrambəʊsaɪ'taləsɪs]

Throm|bo|zy|to|pa|thie *f* thrombocytopathia, thrombocytopathy [ˌθrambəʊsaɪ'tapəθɪ], thrombopathia, thrombopathy [θram'bapəθɪ]

throm|bo|zy|to|pa|thisch *adj.* relating to thrombocytopathy, thrombocytopathic

Throm|bo|zy|to|pe|nie *f* thrombocytopenia, thrombopenia, thrombopeny

essentielle/idiopathische Thrombozytopenie idiopathic thrombocytopenic purpura, Werlhof's disease, thrombocytopenic purpura, thrombopenic purpura, land scurvy, essential thrombocytopenia

Thrombozytopenie-Hämangiom-Syndrom *nt* Kasabach-Merritt syndrome, hemangioma-thrombocytopenia syndrome

throm|bo|zy|to|pe|nisch *adj.* relating to thrombocytopenia, thrombocytopenic, thrombopenic

Throm|bo|zy|to|phe|re|se *f* thrombocytapheresis, thrombapheresis, plateletpheresis
Throm|bo|zy|to|po|e|se *f* thrombocytopoiesis [θrambəʊ,saɪtəpɔɪ'iːsɪs], thrombopoiesis [,θrambəʊpɔɪ'iːsɪs]
throm|bo|zy|to|po|e|tisch *adj.* relating to thrombocytopoiesis, thrombocytopoietic
Throm|bo|zy|tor|rhe|xis *f* thrombocytorrhexis
Throm|bo|zy|to|se *f* thrombocytosis
Thrombus- *präf.* clot, thrombus, thromb(o)-
Throm|bus *m*, *pl* **Throm|ben** thrombus ['θrambəs], clot, blood clot
  Thrombus in Organisation organizing thrombus
  arterieller Thrombus arterial thrombus
  grauer Thrombus s.u. weißer *Thrombus*
  hyaliner Thrombus hyaline thrombus
  infektiöser Thrombus infective thrombus
  organisierter Thrombus organized thrombus
  parietaler Thrombus parietal thrombus
  roter Thrombus red thrombus, coagulation thrombus
  wandständiger Thrombus parietal thrombus
  weißer Thrombus pale thrombus, conglutination-agglutination thrombus, plain thrombus, washed clot, white thrombus, white clot
throm|bus|ar|tig *adj.* resembling a thrombus, thromboid
Throm|bus|auf|lö|sung *f* thrombolysis [θram'baləsɪs], thromboclasis [θram'bakləsɪs]
Throm|bus|bil|dung *f* thrombosis, thrombogenesis [θrambəʊ'dʒenəsɪs], thrombopoiesis [,θrambəʊpɔɪ'iːsɪs]
Throm|bus|ent|fer|nung *f* thrombectomy [θram'bektəmɪ]
THTH *abk.* s.u. thyreotropes *Hormon*
ThTT *abk.* s.u. Thymoltrübungstest
Thx *abk.* s.u. Thyroxin
Thy *abk.* s.u. Thymin
Thy-1-Antigen *nt* Thy-1 antigen
Thy|mek|to|mie *f* thymectomy [θaɪ'mektəmɪ], thymusectomy [,θaɪməs'ektəmɪ]
Thy|mi|din *nt* thymidine
Thy|mi|din|ki|na|se *f* thymidine kinase
Thy|mi|din|mo|no|phos|phat *nt* thymidine monophosphate, thymidylic acid
Thy|mi|dy|lat *nt* thymidylate
Thy|mi|dy|lat|syn|tha|se *f* thymidylate synthase
Thy|mi|dyl|säu|re *f* s.u. Thymidinmonophosphat
thy|mi|ko|lym|pha|tisch *adj.* relating to both thymus and lymphatic system, thymicolymphatic
Thy|min *nt* **1.** thymine, 5-methyluracil **2.** s.u. Thymopoietin
Thymo- *präf.* thymus, thymic, thym(o)-
Thy|mol *nt* thymol
Thy|mol|phtha|le|in *nt* thymolphthalein
Thy|mol|trü|bungs|test *m* Maclagan's test, thymol turbidity test
Thy|mom *nt* thymoma
  Thymom mit Agammaglobulinämie Good's syndrome
Thy|mo|pa|thie *f* thymopathy [θaɪ'mapəθɪ]
Thy|mo|po|e|tin *nt* s.u. Thymopoietin
Thy|mo|po|i|e|tin *nt* thymopoietin, thymin, thymic lymphopoietic factor, nucleosin
thy|mo|priv *adj.* thymoprivous, thymoprival, thymoprivic
Thy|mo|sin *nt* thymosin
Thy|mo|to|xin *nt* thymotoxin
thy|mo|troph *adj.* thymotrophic
Thy|mo|zyt *m* thymocyte, thymic lymphocyte
  früher Thymozyt early thymocyte
  intermediärer Thymozyt common thymocyte, intermediate thymocyte
  kortikaler Thymozyt cortical thymocyte
  reifer Thymozyt mature thymocyte
Thymus- *präf.* s.u. Thymo-
Thy|mus *m*, *pl* **Thy|mi** thymus, thymus gland
  persistierender Thymus persistent thymus
thy|mus|ab|hän|gig *adj.* thymus-dependent
Thy|mus|a|pla|sie *f* thymic aplasia, DiGeorge syndrome, pharyngeal pouch syndrome, thymic hypoplasia, thymic-parathyroid aplasia, third and fourth pharyngeal pouch syndrome
Thy|mus|ent|fer|nung *f* thymectomy [θaɪ'mektəmɪ], thymusectomy [,θaɪməs'ektəmɪ]
Thy|mus|e|pi|thel|schran|ke *f* thymus epithelial barrier
Thy|mus|er|kran|kung *f* thymopathy [θaɪ'mapəθɪ]
Thy|mus|fak|tor, humoraler *m* humoral thymic factor
Thy|mus|ge|schwulst *f* thymoma
Thy|mus|hy|per|pla|sie *f* thymus hyperplasia
Thy|mus|läpp|chen *pl* lobules of thymus
Thy|mus|mark *nt* medulla of thymus
Thy|mus|per|sis|tenz *f* persistent thymus
Thy|mus|rin|de *f* thymic cortex
Thy|mus|stamm|zel|le *f* thymic stem cell
Thy|mus|tu|mor *m* thymoma
thy|mus|un|ab|hän|gig *adj.* thymus-independent
Thy|mus|ver|grö|ße|rung *f* megalothymus
Thyreo- *präf.* thyr(o)-, thyre(o)-
Thy|re|o|cal|ci|to|nin *nt* thyrocalcitonin, calcitonin
Thy|re|o|glo|bu|lin *nt* thyroglobulin, thyroprotein, iodothyroglobulin
Thy|re|o|glo|bu|lin|an|ti|kör|per *pl* antithyroglobulin antibodies
Thy|re|o|li|be|rin *nt* s.u. Thyroliberin
Thy|re|o|tro|pin *nt* thyrotropin, thyrotrophin, thyroid-stimulating hormone, thyrotropic hormone
Thyreotropin-releasing-Faktor *m* s.u. Thyroliberin
Thyreotropin-releasing-Hormon *nt* s.u. Thyroliberin
Thyro- *präf.* thyroid, thyr(o)-, thyre(o)-
Thy|ro|i|dea *f* thyroid gland, thyroid body, thyroidea
Thyroidea-stimulierendes Immunglobulin *nt* thyroid-stimulating immunoglobulin, human thyroid adenylate cyclase stimulator, thyroid-binding inhibitory immunoglobulin, long-acting thyroid stimulator
Thy|ro|li|be|rin *nt* thyroliberin, thyrotropin releasing factor, thyrotropin releasing hormone, thyroid-stimulating hormone releasing factor
Thy|ro|nin *nt* thyronine
thy|ro|trop *adj.* thyrotropic, thyrotrophic
Thy|ro|tro|pin *nt* s.u. Thyreotropin
Thyrotropin-releasing-Faktor *m* s.u. Thyroliberin
Thyrotropin-releasing-Hormon *nt* s.u. Thyroliberin
Thy|ro|xin *nt* thyroxine, thyro-oxyindole, thyroxin, tetraiodothyronine
T_H-Zelle *f* T_H cell
T_H0-Zelle *f* T_H0 cell
T_H1-Zelle *f* T_H1 cell
T_H2-Zelle *f* T_H2 cell
TI *abk.* s.u. therapeutischer *Index*
Ti *abk.* s.u. Titan

TIA *abk.* s.u. turbidimetrischer *Immunoassay*
Ti|clo|pi|din *nt* ticlopidine
Tie|fen|do|sis *f* depth dose
Tier *nt* animal
  transgene Tiere transgenics
ti|gro|id *adj.* tigroid
Ti|gro|id|schol|len *pl* Nissl bodies, Nissl granules, Nissl substance, chromatic granules, chromophilous bodies, chromophil corpuscles, chromophilic granules, tigroid masses, tigroid spindles, tigroid bodies, tigroid substance *sing.*, chromophil substance *sing.*, basophil substance *sing.*
Time-motion-Verfahren *nt* time-motion, TM-mode
T_{ind}-Antigen *nt* T_{ind} antigen, T-independent antigen
TIL *abk.* s.u. tumorinfiltrierende *Lymphozyten*
Ti|nea *f* ringworm, tinea, serpigo, tetter
Tine-Test *m* tine test, tine tuberculin test
TIT *abk.* s.u. **1.** Treponema-Pallidum-Immobilisationstest **2.** Triiodthyronin
Ti|tan *nt* titanium
Ti|ter *m* titer
TITH *abk.* s.u. Triiodthyronin
Ti|tra|ti|on *f* titration
Ti|tra|ti|ons|kur|ve *f* titration curve
ti|trie|ren *vt, vi* titrate
Ti|tri|met|rie *f* titrimetry [taɪ'tɪmətrɪ], volumetric analysis [ə'næləsɪs]
ti|tri|met|risch *adj.* relating to titrimetry, titrimetric
TK *abk.* s.u. **1.** Tetrachlorkohlenstoff **2.** Thymidinkinase **3.** Transketolase
T-Killerzelle *f* T killer cell, cytotoxic T-cell, cytotoxic T-lymphocyte
TL *abk.* s.u. tuberkuloide *Lepra*
Tla-Region *f* Tla region
T-Lymphocyt *m* s.u. T-Lymphozyt
T-Lymphokinzelle *f* T lymphokine cell
T-Lymphozyt *m* T-lymphocyte, T-cell, thymus-dependent lymphocyte, thymic lymphocyte
  zytotoxischer T-Lymphozyt cytotoxic T-cell, cytotoxic T-lymphocyte, T killer cell
T4-Lymphozyt *m* CD4 cell, CD4 lymphocyte, $T4^+$ lymphocyte, $T4^+$ cell
T8-Lymphozyt *m* CD8 cell, CD8 lymphocyte, $T8^+$ lymphocyte, $T8^+$ cell
Tm *abk.* s.u. Transportmaximum
TMA *abk.* s.u. Trimethylamin
TMAO *abk.* s.u. Trimethylaminoxid
TM-mode *m* M-mode
TMP *abk.* s.u. **1.** Thymidinmonophosphat **2.** Trimethoprim
TM-Scan *m* time-motion, TM-mode
Tn *abk.* s.u. Thoron
TNF *abk.* s.u. Tumor-Nekrose-Faktor
TNM-Klassifikation *f* TNM classification
TNM-Staging *nt* TNM staging
TNM-System *nt* TNM system, TNM staging system
TNF-Rezeptor *m* TNF receptor
TNFα-Rezeptor *m* TNFα receptor
TO *abk.* s.u. tracheoösophageal
TOA *abk.* s.u. Tuberkulin-Original-Alt
Toch|ter|chro|ma|ti|de *f* daughter chromatid
Toch|ter|chro|mo|som *nt* daughter chromosome
Toch|ter|ge|schwulst *f* metastasis [mə'tæstəsɪs]
Toch|ter|ko|lo|nie *f* daughter colony
Toch|ter|mo|le|kül *nt* daughter molecule
Toch|ter|zel|le *f* daughter cell
Toch|ter|zys|te *f* daughter cyst, secondary cyst
To|co|phe|rol *nt* tocopherol
  α-Tocopherol vitamin E, alpha-tocopherol, α-tocopherol
Tod- *präf.* death, mortal, thanat(o)-
Tod *m* death, exitus, ending, end, decease, mors, dissolution, expiration
  nach dem Tode postmortem, postmortal; **vor dem Tod** premortal; **bei jemanden den Tod feststellen** pronounce someone dead; **eines natürlichen Todes sterben** die in one's bed, die a natural death
  biologischer Tod cerebral death, irreversible coma
  klinischer Tod clinical death
  langsamer Tod lingering death
  leichter Tod painless death, easy death, euthanasia
  natürlicher Tod natural death
  sanfter Tod s.u. leichter *Tod*
  schmerzloser Tod s.u. leichter *Tod*
tod|brin|gend *adj.* deadly, fatal, lethal
To|des|fall *m* death, case of death
To|des|kampf *m* death agony, agony
To|des|qual|len *pl* agony *sing.*, pangs of death
To|des|rö|cheln *nt* death rattle
To|des|stun|de *f* hour of death
To|des|tag *m* deathday
To|des|ur|sa|che *f* cause of death
tod|krank *adj.* mortally ill
töd|lich *adj.* leading to death, deadly, fatal, lethal, mortal, thanatophoric
TOE *abk.* s.u. tracheoösophageal
To|ga|vi|rus *nt* **1.** togavirus **2. Togaviren** *pl* Togaviridae
to|le|rant *adj.* tolerant (*gegen* of)
To|le|ranz *f* (*pharmakol.*) tolerance; (*immunol.*) immunologic tolerance, immunological tolerance, immunotolerance, immune tolerance, tolerance
  periphere Toleranz peripheral negative selection, peripheral tolerance
  postthymische Toleranz post-thymic tolerance
  zentrale Toleranz central tolerance, negative selection
To|le|ranz|a|dap|ta|ti|on *f* tolerance adaptation
to|le|ranz|an|fäl|lig *adj.* tolerance-susceptible
To|le|ranz|brei|te *f* range
To|le|ranz|do|sis *f* tolerance dose
To|le|ranz|ent|ste|hung *f* tolerogenesis [ˌtɑlərəʊ'dʒenəsɪs]
To|le|ranz|in|duk|ti|on *f* tolerance induction, tolerization
toleranz-induzierend *adj.* tolerogenic
To|le|ranz|test *m* tolerance test
to|le|rie|ren *vt* tolerate
To|le|ro|gen *nt* tolerogen
to|le|ro|gen *adj.* tolerogenic
To|le|ro|ge|ne|se *f* tolerogenesis [ˌtɑlərəʊ'dʒenəsɪs]
Toll|wut *f* rabies, lyssa, lytta, hydrophobia
Toll|wut|an|ti|gen *nt* rabies antigen
toll|wut|ar|tig *adj.* resembling rabies, rabiform, lyssoid
toll|wü|tig *adj.* relating to *or* suffering from rabies, rabid, mad, hydrophobic, hydrophobous
Tollwut-Immunglobulin *nt* rabies immune globulin
Tollwut-Immunserum *nt* antirabies serum
Toll|wut|vak|zi|ne *f* rabies vaccine
Toll|wut|vi|rus *nt* rabies virus
Tomo- *präf.* cutting, layer, tom(o)-
To|mo|graf *m* s.u. Tomograph

To|mo|gra|fie *f* s.u. Tomographie
To|mo|gramm *nt* laminagram, laminogram, tomogram, planigram, planogram, stratigram
To|mo|graph *m* tomograph
To|mo|gra|phie *f* laminagraphy [læmɪ'nægrəfɪ], laminography, tomography [tə'mɑgrəfɪ], planigraphy, planography, stratigraphy [strə'tɪgrəfɪ]
  Tomographie in mehreren Ebenen polytomography
Tono- *präf.* tone, tension, pressure, ton(o)-
Ton|sil|la *f*, *pl* **Ton|sil|lae** tonsil, tonsilla, amygdala
  Tonsilla adenoidea pharyngeal tonsil, adenoid tonsil, Luschka's tonsil, third tonsil
  Tonsilla lingualis lingual tonsil
  Tonsilla palatina faucial tonsil, palatine tonsil, tonsil
  Tonsilla pharyngea s.u. *Tonsilla* adenoidea
  Tonsilla pharyngealis s.u. *Tonsilla* adenoidea
  Tonsilla tubaria tonsil of torus tubarius, tubal tonsil, Gerlach's tonsil, eustachian tonsil
ton|sil|lar *adj.* s.u. tonsillär
ton|sil|lär *adj.* relating to a tonsil, tonsillar, tonsillary, amygdaline
Ton|sil|le *f* s.u. Tonsilla
Tonsillen- *präf.* tonsillar, tonsillary, amygdaline, tonsill(o)-
Ton|sil|len|ni|sche *f* tonsillar sinus, tonsillar fossa, amygdaloid fossa
Ton|sil|li|tis *f* inflammation of a tonsil, tonsillitis [tɑnsə'laɪtɪs]
ton|sil|li|tisch *adj.* relating to *or* affected with tonsillitis, tonsillitic
Tonsillo- *präf.* tonsillar, tonsillary, amygdaline, tonsill(o)-
Tonus- *präf.* tone, ton(o)-
To|nus *m*, *pl* **To|ni** tone, tension, tonicity, tonus
Topo- *präf.* place, top(o)-
To|po|di|ag|no|se *f* topographical diagnosis
Tot- *präf.* inactivated, killed
tot *adj.* dead, deceased; lifeless
Total- *präf.* total, global, complete
To|tal|ent|fer|nung *f* total excision, total extirpation, ectomy ['ektəmɪ]
To|tal|ex|tir|pa|ti|on *f* s.u. Totalentfernung
To|tal|o|pe|ra|ti|on *f* s.u. Totalentfernung
To|ten|bett *nt* deathbed
To|ten|fle|cke *pl* postmortem lividity, postmortem hypostasis [haɪ'pɑstəsɪs], postmortem livedo, postmortem suggillation, livor mortis, livor, suggillation
To|ten|schein *m* death certificate
To|ten|star|re *f* death rigor, postmortem rigidity, cadaveric rigidity
Tot|impf|stoff *m* inactivated vaccine, killed vaccine
Tot|vak|zi|ne *f* inactivated vaccine, killed vaccine
Touton: Touton-Riesenzellen *pl* Touton's giant cells
To|xä|mie *f* s.u. Toxikämie
To|xi|co|dend|ron *nt* Toxicodendron
to|xi|gen *adj.* producing a toxin, toxigenic, toxicogenic, toxinogenic
To|xi|ge|ni|tät *f* toxigenicity, toxinogenicity
To|xi|kä|mie *f* toxemia, toxicemia, toxicohemia, toxinemia [tɑksɪ'niːmɪə]
to|xi|kä|misch *adj.* relating to toxemia, toxemic
To|xi|ko|lo|gie *f* toxicology
to|xi|ko|lo|gisch *adj.* relating to toxicology, toxicologic, toxicological
To|xi|kon *nt* toxic, toxicant
To|xi|ko|pa|thie *f* toxicopathy [tɑksɪ'kɑpəθɪ], toxipathy
to|xi|ko|pa|thisch *adj.* relating to toxipathy, toxicopathic, toxipathic
To|xi|ko|se *f* toxicosis, toxonosis, nosotoxicosis; intoxication
To|xin *nt* toxin, poison, bane
  erythrogenes Toxin erythrogenic toxin, Dick toxin, Dick test toxin, streptococcal erythrogenic toxin
To|xin|ä|mie *f* toxinemia [tɑksɪ'niːmɪə], toxemia, toxicemia, toxicohemia
To|xin|an|ti|kör|per *m* antitoxin, antitoxinum, antitoxic serum
Toxin-Antitoxin-Reaktion *f* toxin-antitoxin reaction
to|xin|bil|dend *adj.* producing a toxin, toxigenic, toxicogenic, toxinogenic
  nicht toxinbildend atoxigenic
To|xin|bild|ner *m* toxigenic bacterium, toxicogenic bacterium
To|xi|no|se *f* s.u. Toxikose
to|xisch *adj.* toxic, toxicant, poisonous
Toxisches-Schock-Syndrom-Toxin-1 *nt* toxic shock-syndrome toxin-1, pyrogenic exotoxin C
To|xi|zi|tät *f* toxicity
  lokale Toxizität local toxicity
  selektive Toxizität selective toxicity
to|xo|gen *adj.* s.u. toxigen
To|xo|id *nt* toxoid, anatoxin
to|xo|id *adj.* toxicoid
To|xo|plas|ma *nt* Toxoplasma
  Toxoplasma gondii Toxoplasma gondii
To|xo|plas|min *nt* toxoplasmin
To|xo|plas|mo|se *f* toxoplasmosis
  konnatale Toxoplasmose congenital toxoplasmosis
  postnatale Toxoplasmose postnatal toxoplasmosis
TP *abk.* s.u. **1.** Thrombopoetin **2.** *Treponema* pallidum **3.** Triosephosphat **4.** Triphosphat
TPA *abk.* s.u. Triethylenphosphoramid
TPHA *abk.* s.u. Treponema-pallidum-Hämagglutinationstest
TPHA-Test *m* Treponema pallidum hemagglutination test, TPHA test
TPI-Test *m* Treponema pallidum immobilization test, TPI test, Treponema pallidum immobilization reaction
TPN *abk.* s.u. Triphosphopyridinnucleotid
TPP *abk.* s.u. Thiaminpyrophosphat
TPR *abk.* s.u. totaler peripherer *Widerstand*
TPW *abk.* s.u. totaler peripherer *Widerstand*
TPZ *abk.* s.u. Thromboplastinzeit
TR *abk.* s.u. Teilremission
TRA *abk.* s.u. Triäthanolamin
Tra|cer *m* (*Chemie*) tracer; (*Physik*) radioactive tracer, radiotracer
tra|che|al *adj.* relating to the trachea, tracheal
Tracheo- *präf.* tracheal, trache(o)-
tra|che|o|bron|chi|al *adj.* relating to trachea and bronchi, tracheobronchial, bronchotracheal
tra|che|o|ö|so|pha|ge|al *adj.* relating to trachea and esophagus, tracheoesophageal
Tra|che|o|skop *nt* tracheoscope
Tra|che|o|sko|pie *f* tracheoscopy
tra|che|o|sko|pisch *adj.* relating to tracheoscopy, tracheoscopic
Tra|che|o|ste|no|se *f* tracheostenosis
Trag|bah|re *f* stretcher, litter
Tra|ge *f* stretcher, litter

trä|ge *adj.* inert, inactive, passive
Trä|ger *m* (*mikrobiol.*) vector, carrier; (*Chemie*) vehicle, carrier, support; (*Physik*) medium; (*Genetik*) carrier; (*pharmakol.*) medium, vehicle, excipient
Trä|ger|li|pid *nt* carrier lipid
Trä|ger|mo|le|kül *nt* carrier molecule
Trä|ger|pro|te|in *nt* carrier protein
Trä|ger|sub|stanz *f* vehicle, carrier, support
Träg|heit *f* inertia
Tran|e|xam|säu|re *f* tranexamic acid
Tran|quil|li|zer *m* tranquilizer, ataractic, ataraxic, psychosedative, tranquilizing agent
trans *adj.* trans
trans|ab|do|mi|nal *adj.* through the abdominal wall, transabdominal
trans|ab|do|mi|nell *adj.* s.u. transabdominal
Trans|a|ce|ty|la|se *f* transacetylase, acetyltransferase [ˌæsətɪl'trænsfəreɪz]
Trans|a|ce|ty|lie|rung *f* transacetylation
Trans|a|cy|la|se *f* transacylase, acyltransferase
Trans|al|do|la|se *f* transaldolase
Trans|a|mi|na|se *f* transaminase, aminotransferase, aminopherase
trans|a|mi|nie|ren *vt* transaminate
Trans|a|mi|nie|rung *f* transamination
Trans|carb|a|moy|la|se *f* s.u. Transcarbamylase
Trans|carb|a|my|la|se *f* transcarbamoylase, carbamoyltransferase
Trans|carb|o|xy|la|se *f* carboxyltransferase, transcarboxylase
Trans|co|bal|a|min *nt* transcobalamin, vitamin B_{12}-binding globulin
Trans|cor|tin *nt* transcortin, cortisol-binding globulin, corticosteroid-binding globulin, corticosteroid-binding protein
Trans|duk|ti|on *f* transduction
trans|du|o|de|nal *adj.* through the duodenum, transduodenal
Trans|fek|ti|on *f* transfection
Trans|fe|ra|se *f* transferase
Trans|fer|fak|tor *m* transfer factor
Trans|fer|rin *nt* transferrin, siderophilin
Trans|fer|rin|man|gel *m* atransferrinemia [eɪˌtrænzferɪ'niːmɪə]
Trans|fer|rin|re|zep|tor *m* transferrin receptor
Transfer-RNA *f* soluble-RNA, transfer-RNA, transfer ribonucleic acid, soluble ribonucleic acid
Transfer-RNS *f* s.u. Transfer-RNA
trans|fi|ziert *adj.* transfected
trans|fun|die|ren *vt* transfuse
Trans|fu|si|on *f* transfusion
  direkte Transfusion immediate transfusion, direct transfusion
  fetofetale Transfusion placental transfusion syndrome, intrauterine parabiotic syndrome, transfusion syndrome
  fetomaternale Transfusion fetomaternale transfusion, fetomaternal hemorrhage ['hem(ə)rɪdʒ]
  indirekte Transfusion mediate transfusion, indirect transfusion
  intraperitoneale Transfusion intraperitoneal transfusion
  intrauterine Transfusion intrauterine transfusion
  prätransplantäre Transfusion pre-transplant transfusion
  spenderspezifische Transfusion donor-specific transfusion
Trans|fu|si|ons|im|mu|no|lo|gie *f* transfusion immunology [ɪmjə'nɑlədʒɪ]
Trans|fu|si|ons|neph|ro|pa|thie *f* transfusion nephritis [nɪ'fraɪtɪs]
Trans|fu|si|ons|the|ra|pie *f* hemotherapy, hematherapy, hematotherapy, hemotherapeutics *pl*
Trans|fu|si|ons|zwi|schen|fall *m* transfusion reaction, incompatible blood transfusion reaction
  hämolytischer Transfusionszwischenfall hemolytic transfusion reaction
Trans|gen *nt* transgene
trans|gen *adj.* transgenic
Trans|glut|a|mi|na|se *f* transglutaminase
Trans|gly|ko|si|die|rung *f* transglycosidation
trans|he|pa|tisch *adj.* through the liver, transhepatic
tran|si|ent *adj.* transient, transitory, ephemeral
Tran|si|ti|o|nal|zel|le *f* transitional cell
Tran|si|ti|o|nal|zell|kar|zi|nom *nt* transitional cell carcinoma
Trans|ke|to|la|se *f* transketolase, ketotransferase
Trans|kor|tin *nt* s.u. Transcortin
trans|kri|bie|ren *vt* transcribe
Trans|krip|ta|se *f* transcriptase, RNA nucleotidyltransferase, DNA-directed RNA polymerase
  HIV-reverse Transkriptase HIV reverse transcriptase
  reverse Transkriptase reverse transcriptase, RNA-directed DNA polymerase, DNA polymerase II, pol II
Trans|krip|ti|on *f* transcription
  provirale Transkription proviral transcription
  reverse Transkription reverse transcription
Transkriptions- *präf.* transcriptional
Trans|krip|ti|ons|ga|bel *f* transcription fork
Trans|krip|ti|ons|kon|trol|le *f* transcriptional control
Trans|la|ti|on *f* translation
Trans|la|ti|ons|kon|trol|le *f* translational control
Trans|lo|ka|se *f* translocase
Trans|lo|ka|ti|on *f* 1. (*Genetik*) translocation, transposition, interchange 2. (*chirurg.*) translocation, transposition
  balancierte Translokation balanced translocation
  reziproke Translokation reciprocal translocation
trans|mem|bran *adj.* transmembrane
Trans|mem|bran|do|mä|ne *f* transmembrane domain
Trans|mem|bran|form *f* transmembrane form
Trans|mem|bran|re|gi|on *f* transmembrane region
Trans|mem|bran|trans|por|ter *m* transmembrane transporter
Trans|mi|gra|ti|on *f* transmigration
Trans|mit|ter *m* transmitter
trans|plan|ta|bel *adj.* transplantable
trans|plan|tar *adj.* across the sole of the foot, transplantar
Trans|plan|tat *nt* transplant, graft
  allogenes Transplantat s.u. homologes *Transplantat*
  allogenetisches Transplantat s.u. homologes *Transplantat*
  autogenes Transplantat s.u. autologes *Transplantat*
  autologes Transplantat autograft, autoplast, autotransplant, autologous graft [ɔː'tɑləgəs], autochthonous graft [ɔː'tɑkθənəs], autogenous graft [ɔː'tɑdʒənəs], autoplastic graft

freies Transplantat free graft
gemischtes Transplantat composite graft, composite transplant
heterogenes Transplantat heterogenous graft [ˌhetə'radʒənəs], heterograft, heterologous graft [hetə'raləgəs], heteroplastic graft, heterospecific graft, heteroplastid, heterotransplant, xenogeneic graft, xenograft
heterologes Transplantat s.u. heterogenes *Transplantat*
homologes Transplantat homograft, homologous transplant [hə'maləgəs], homologous graft, homoplastic graft, homotransplant, allograft, allogeneic transplant, allogeneic graft
isogenes Transplantat s.u. syngenes *Transplantat*
isogenetisches Transplantat s.u. syngenes *Transplantat*
isologes Transplantat s.u. syngenes *Transplantat*
syngenes Transplantat isotransplant, isograft, isogeneic graft, isologous graft, isoplastic graft, isogeneic homograft, syngraft, syngeneic homograft, syngeneic graft
syngenetisches Transplantat s.u. syngenes *Transplantat*
xenogenes Transplantat s.u. heterogenes *Transplantat*
xenogenetisches Transplantat s.u. heterogenes *Transplantat*

Trans|plan|tat|ab|sto|ßung *f* transplant rejection, graft rejection
Trans|plan|tat|emp|fän|ger *m* transplant recipient
Trans|plan|ta|ti|on *f* transplantation, transplant, graft, grafting
Transplantation von Leichenorganen cadaveric transplantation
allogene Transplantation s.u. homologe *Transplantation*
allogenetische Transplantation s.u. homologe *Transplantation*
aufgeschobene Transplantation delayed graft, delayed grafting
autogene Transplantation s.u. autologe *Transplantation*
autologe Transplantation autografting, autotransplantation, autologous transplantation [ɔː'taləgəs], autochthonous transplantation [ɔː'takθənəs]
autologe interfaszikuläre Transplantation interfascicular nerve grafting
heterogene Transplantation s.u. heterologe *Transplantation*
heterologe Transplantation heterotransplantation, heteroplasty, xenotransplantation, heterologous transplantation [hetə'raləgəs], heteroplastic transplantation, xenogeneic transplantation
heterotope Transplantation heterotopic transplantation
homologe Transplantation allograft, allotransplantation, allogeneic transplantation, homologous transplantation [hə'maləgəs], homotransplantation
isogene Transplantation s.u. syngene *Transplantation*
isogenetische Transplantation s.u. syngene *Transplantation*
isologe Transplantation s.u. syngene *Transplantation*
orthotope Transplantation homotopic transplantation, orthotopic transplantation
syngene Transplantation isotransplantation, isogeneic transplantation, isologous transplantation, syngeneic transplantation
syngenetische Transplantation s.u. syngene *Transplantation*
verzögerte Transplantation s.u. aufgeschobene *Transplantation*
xenogene Transplantation s.u. heterologe *Transplantation*
xenogenetische Transplantation s.u. heterologe *Transplantation*

Trans|plan|ta|ti|ons|an|ti|ge|ne *pl* transplantation antigens, histocompatibility complex, HLA complex, human leukocyte antigens, histocompatibility antigens
tumorspezifisches Transplantationsantigen *sing.* tumor-specific transplantation antigen
Trans|plan|ta|ti|ons|im|mu|no|bi|o|lo|gie *f* transplantation immunobiology [ˌɪmjənəʊbaɪ'alədʒɪ]
Trans|plan|ta|ti|ons|me|tas|ta|se *f* transplantation metastasis [mə'tæstəsɪs]
Transplantat-Wirt-Reaktion *f* graft-versus-host reaction, GVH reaction, graft-versus-host disease, GVH disease
Trans|plan|tat|zer|stö|rung *f* graft destruction
trans|plan|tier|bar *adj.* transplantable
Trans|plan|tier|bar|keit *f* transplantability
trans|plan|tie|ren *vt* transplant, graft
trans|pla|zen|tar *adj.* through *or* across the placenta, transplacental
Trans|port *m* transport, transportation, carrying
aktiver Transport active transport
carriervermittelter (aktiver) Transport carrier-mediated (active) transport
elektrogener Transport electrogenic transport
erleichterter Transport facilitated transport, mediated transport
gekoppelter Transport symport, coupled transport, cotransport
intrazellulärer Transport intracellular transport
konvektiver Transport convective transport
nichtkatalysierter Transport nonmediated transport
nichtvermittelter Transport nonmediated transport
parazellulärer Transport paracellular transport
passiver Transport passive transport
trägervermittelter (aktiver) Transport carrier-mediated (active) transport
transzellulärer Transport transcellular transport
vermittelter Transport s.u. erleichterter *Transport*

Trans|port|li|po|pro|te|in *nt* transport lipoprotein
Trans|port|ma|xi|mum *nt* transport maximum
Trans|port|me|di|um *nt* transport medium
Trans|port|pro|te|in *nt* transport protein, vehicle
Trans|port|wirt *m* paratenic host, transport host, transfer host
Trans|po|si|ti|on *f* **1.** (*Genetik*) transposition, translocation **2.** (*Chemie*) transposition **3.** (*anatom.*) transposition
Trans|po|son *nt* transposon
Trans|su|dat *nt* transudate, transudation
Trans|su|da|ti|on *f* transudation
trans|u|re|thral *adj.* through the urethra, transurethral

trans|zel|lu|lär *adj.* through *or* across the cell, transcellular
Trau|ben|mo|le *f* grape mole
Trau|ben|zel|le *f* berry cell, morula cell
Trau|ben|zu|cker *m* grape sugar, glucose, dextrose, dextroglucose
Tre|hal|lo|se *f* trehalose, mycose
Trehalose-6,6'-dimykolat *nt* cord factor, trehalose-6,6'-dimycolate
T-Reihen-spezifisch *adj.* T-lineage-specific
Tre|ma|to|da *pl* Trematoda
Tre|ma|to|de *f* **1.** trematode, trematoid, fluke **2. Trematoden** *pl* s.u. Trematoda
Trenn|gel *nt* separation gel
Treponema- *präf.* treponema, treponemal
Tre|po|ne|ma *nt* treponeme, treponema, Treponema
Treponema forans Reiter's spirochete, Treponema forans
Treponema pallidum Treponema pallidum
Treponema pallidum subspecies pertenue s.u. *Treponema* pertenue
Treponema pertenue Treponema pertenue, Treponema pallidum subspecies pertenue
Treponema pinta Treponema carateum, Treponema herrejoni
Treponema vincentii spirillum of Vincent, Borrelia vincentii, Treponema vincentii
Tre|po|ne|ma|in|fek|ti|on *f* treponematosis, treponemiasis
Treponema-pallidum-Hämagglutinationstest *m* Treponema pallidum hemagglutination assay, Treponema pallidum hemagglutination test, TPHA test
Treponema-Pallidum-Immobilisationstest *m* Treponema pallidum immobilization test, TPI test, Treponema pallidum immobilization reaction
Treponema-pallidum-Komplementbindungstest *m* Treponema pallidum complement fixation test
Tre|po|ne|ma|to|se *f* treponematosis, treponemiasis
Tre|ti|no|in *nt* tretinoin, vitamin A acid, retinoic acid
TRF *abk.* s.u. **1.** Thyreotropin-releasing-Faktor **2.** Thyrotropin-releasing-Faktor
TRH *abk.* s.u. **1.** Thyreotropin-releasing-Hormon **2.** Thyrotropin-releasing-Hormon
Tri- *präf.* three, tri-
Tri *abk.* s.u. Trichloräthylen
Tri|a|cyl|gly|ce|rin *nt* triacylglycerol, triglyceride
Tri|a|cyl|gly|ce|rin|li|pa|se *f* lipase, triacylglycerol lipase, tributyrinase, steapsin
Tri|am|ci|no|lon *nt* triamcinolone
Tri|a|min *nt* triamine
Tri|am|te|ren *nt* triamterene
Tri|a|my|lo|se *f* triamylose
tri|an|gu|lär *adj.* triangular
Tri|as *f* triad, trilogy
Tri|ä|tha|nol|a|min *nt* trolamine, triethanolamine
Tri|ä|thyl|a|min *nt* triethylamine
Tri|ä|thy|len|phos|phor|a|mid *nt* triethylenephosphoramide
Tri|ä|thy|len|thi|o|phos|phor|säu|re|tri|a|mid *nt* triethylenethiophosphoramide, thiotepa
Tri|a|to|ma *f* triatomine bug, Triatoma
Triatoma megista Triatoma megista, barbeiro, Panstrongylus megistus
tri|a|to|mar *adj.* triatomic
Tri|a|ze|tat *nt* triacetate
tri|ba|sisch *adj.* tribasic
Tri|be|no|sid *nt* tribenoside
Tri|brom|ä|tha|nol *nt* tribromoethanol, tribromethanol, ethobrom
Tri|brom|e|tha|nol *nt* s.u. Tribromäthanol
Tri|bro|mid *nt* tribromide
Tri|brom|me|than *nt* bromoform
Tri|car|bon|säu|re *f* tricarboxylic acid
Tri|car|bon|säu|re|zyk|lus *m* citric acid cycle, Krebs cycle, tricarboxylic acid cycle
Tri|carb|o|xy|lat|car|ri|er *m* tricarboxylate carrier
TRIC-Gruppe *f* TRIC agent, TRIC group, Chlamydia trachomatis
Tri|chi|ne *f* s.u. *Trichinella* spiralis
Tri|chi|nel|la *f* trichina, trichina worm, Trichinella, Trichina
Trichinella spiralis pork worm, trichina worm, Trichinella spiralis
Tri|chi|no|se *f* trichinosis, trichinelliasis, trichinellosis, trichiniasis, trichinous polymyositis [,pαlımaıə'saıtıs], trichinization
Tri|chlor|a|cet|al|de|hyd *m* trichloroacetaldehyde, chloral
Tri|chlor|ä|thy|len *nt* trichloroethylene
Tri|chlor|es|sig|säu|re *f* trichloroacetic acid
Tri|chlor|e|thy|len *nt* trichloroethylene
Tri|chlo|rid *nt* trichloride, terchloride
Tri|chlor|me|than *nt* chloroform, trichloromethane
Tri|chlor|phen|o|xy|es|sig|säu|re *f* 2,4,5-trichlorophenoxyacetic acid
Tricho- *präf.* hair, pilar, pilary, pil(o)-, trich(o)-, trichi-
Tri|cho|a|de|nom *nt* trichoma, trichomatosis
Tri|chom *nt* trichoma, trichomatosis
tri|chom|ar|tig *adj.* trichomatous [tıı'kαmətəs], trichomatose
Tri|cho|mo|na|de *f* trichomonad
Tri|cho|mo|na|den|in|fek|ti|on *f* trichomoniasis
Trichomonas- *präf.* trichomonal, trichomona-
Tri|cho|mo|nas *f, pl* **Tri|cho|mo|na|den** trichomonad, Trichomonas
Tri|cho|mo|nas|in|fek|ti|on *f* trichomoniasis
Tri|cho|phy|tid *nt* trichophytid
Tri|cho|phy|tie *f* trichophytosis, tinea, ringworm
Trichophytie des Körpers ringworm of the body, tinea corporis, tinea circinata
Tri|cho|phy|tin *nt* trichophytin
Trichophytin-Test *m* trichophytin test
Tri|cho|phy|ton *nt* Trichophyton, Sabouraudia, Achorion
Tri|chu|ri|a|sis *f* trichuriasis, trichocephaliasis, trichocephalosis
Tri|chu|ris *f* Trichuris, Trichocephalus
Trichuris trichiura whipworm, Trichuris trichiura
Tri|e|tha|nol|a|min *nt* trolamine, triethanolamine
Tri|e|thy|len|me|la|min *nt* triethylenemelamine
Tri|e|thy|len|phos|phor|a|mid *nt* triethylenephosphoramide
Tri|e|thy|len|thi|o|phos|phor|a|mid *nt* triethylenethiophosphoramide, thiotepa
Tri|gly|ce|rid *nt* triacylglycerol, triglyceride
mittelkettiges Triglycerid medium-chain triglyceride
Tri|gly|ce|rid|li|pa|se *f* triacylglycerol lipase, tributyrinase, lipase
Tri|gly|ze|rid *nt* s.u. Triglycerid
Tri|gly|ze|rid|ä|mie *f* hypertriglyceridemia
Tri|he|xo|syl|cer|a|mid *nt* ceramide trihexoside, trihexosylceramide

Trilhydlrolxylkolproslan *nt* trihydroxycoprostane
Trilhydlrolxylkolproslanlsäulre *f* trihydroxycoprostanoic acid
Trilioldid *nt* triiodide
Triliodlthylrolnin *nt* triiodothyronine
  inaktives Triiodthyronin s.u. reverses *Triiodthyronin*
  reverses Triiodthyronin reverse triiodothyronine, reverse T_3
Triljoldid *nt* triiodide
Triljodlthylrolnin *nt* s.u. Triiodthyronin
Trilmer *nt* trimer
trilmer *adj.* trimeric
Trilmeltholprim *nt* trimethoprim
Trilmelthyllalceltat *nt* pivalate
Trilmelthyllalmin *nt* trimethylamine
Trilmelthyllalminlolxid *nt* trimethylamine oxide
Trilmelthyllglylkolkoll *nt* betaine, lycine, oxyneurine, glycine betaine, glycyl betaine
1,3,7-Trilmelthyllxanlthin *nt* trimethylxanthine, caffeine, caffein, methyltheobromine, guaranine
trilmollelkullar *adj.* termolecular
Trilnitlrat *nt* trinitrate, trisnitrate, ternitrate
Trilnitlrolkrelsol *nt* trinitrocresol
Trilnitlrolphelnol *nt* trinitrophenol, picric acid, nitroxanthic acid
Trilollelin *nt* triolein, trioleoylglycerol, olein, glycerotrioleate
Trilollelyllglylcelrin *nt* s.u. Triolein
Trilolse *f* triose
Trilolselphoslphat *nt* triosephosphate, phosphotriose
Trilolxid *nt* trioxide, teroxide
Trilpallmiltin *nt* tripalmitin, tripalmitoylglycerol
Trilpallmiltyllglylcelrin *nt* s.u. Tripalmitin
Tripel- *präf.* triple
trilpel *adj.* triple
Trilpellphoslphat *nt* triple phosphate, magnesium ammonium phosphate, struvite
Trilpellpunkt *m* triple point
Trilpepltid *nt* tripeptide
Trilphoslphat *nt* triphosphate
Trilphoslpholpylrildinlnuclleloltid *nt* triphosphopyridine nucleotide, nicotinamide-adenine dinucleotide phosphate, Warburg's coenzyme
Tripllett *nt* triplet, codon, coding triplet
TRIS *nt* s.u. TRIS-Puffer
Tris *abk.* s.u. TRIS-Puffer
Trilsaclchalrid *nt* trisaccharide
trilsom *adj.* relating to trisomy, trisomic
Trisomie-Syndrom *nt* trisomy syndrome
TRIS-Puffer *m* TRIS buffer, tromethamine, trishydroxymethylaminomethane, trismethylaminomethane
Trilstelalrin *nt* tristearin, tristearoylglycerol
Trilstelarylglylcelrin *nt* s.u. Tristearin
Trilsullfat *nt* trisulfate
Trilsullfid *nt* trisulfide, tersulfide
TRIT *abk.* s.u. Trijodthyronin
Triltilum *nt* tritium, hydrogen-3
triltilumlmarlkiert *adj.* tritiated, tritium-labeled
trilvallent *adj.* trivalent
tRNA *abk.* s.u. Transfer-RNA
tRNS *abk.* s.u. Transfer-RNS
trolcken *adj.* dry
Trolckenlplaslma *nt* dried plasma
Trolmelthalnol *nt* tromethamine, trishydroxymethylaminomethane, trismethylaminomethane
Tromlmellschlelgel *m* drumstick
Tropflinlfulsilon *f* drip, instillation, instillment, instilment
Trolpholneulrolse *f* trophoneurosis, trophoneurotic atrophy
trolpholneulroltisch *adj.* relating to trophoneurosis, trophoneurotic
Trp *abk.* s.u. Tryptophan
Try *abk.* s.u. Tryptophan
Trylpalnid *nt* s.u. Trypanosomid
Trylpalnolsolma *nt* Trypanosoma
Trypanosomen- *präf.* trypanosomal
Trylpalnolsolmilalsis *f* trypanosomiasis
Trylpalnolsolmid *nt* trypanosomid, trypanid, trypanosomal chancre
Tryplsin *nt* trypsin
Tryplsinlinlhilbiltor *m* trypsin inhibitor
Tryplsilnolgen *nt* trypsinogen, protrypsin
Trypltalmin *nt* tryptamine
Trypltalse *f* tryptase
trypltisch *adj.* relating to trypsin, tryptic
Trypltolphan *nt* tryptophan, tryptophane
Tryptophan-2,3-dioxigenase *f* tryptophanase, tryptophan-2,3-dioxygenase, tryptophan pyrrolase
Trypltolphanlolxilgelnalse *f* tryptophan oxygenase
Ts *abk.* s.u. T-Suppressorzelle
TSA *abk.* s.u. tumorspezifisches *Antigen*
Tseltselflielge *f* tsetse, tsetse fly, tzetze, tzetze fly, Glossina
ts-Mutante *f* ts mutant, temperature-sensitive mutant
TSS *abk.* s.u. toxisches *Schocksyndrom*
TSTA *abk.* s.u. tumorspezifisches *Transplantationsantigen*
T-Substanz *f* T substance
T-Suppressorzelle *f* T suppressor cell, suppressor cell, Ts cell
Ts-Zelle *f* T suppressor cell, suppressor cell, Ts cell
TT *abk.* s.u. **1.** Thrombinzeit **2.** Thrombotest **3.** Toleranztest
TTA *abk.* s.u. transtracheale *Aspiration*
TTC *abk.* s.u. Tetracyclin
t-Test *m* Student's t-test, t-test
TTH *abk.* s.u. thyreotropes *Hormon*
T3/T-Rezeptor *m* T cell antigen receptor, T3/T cell receptor
TTP *abk.* s.u. thrombotisch-thrombozytopenische *Purpura*
TTT *abk.* s.u. Thymoltrübungstest
TU *abk.* s.u. Todesursache
Tulalmilnolhepltan *nt* tuaminoheptane
Tulbenlaldelnolmylom *nt* (*gynäkol.*) endosalpingoma
Tulbenlkarlzilnom *nt* **1.** (*Ohr*) tubal carcinoma **2.** (*gynäkol.*) tubal carcinoma, carcinoma of fallopian tube
Tulberlcullin *nt* s.u. Tuberkulin
Tulberlcullolma *nt* tuberculoma
Tulberlkel *m* tubercle
  verkäsender Tuberkel yellow tubercle, caseous tubercle, crude tubercle, soft tubercle
Tulberlkellbakltelrilum *nt* s.u. Tuberkelbazillus
Tulberlkellbalzillus *m* Koch's bacillus, tubercle bacillus, Mycobacterium tuberculosis, Mycobacterium tuberculosis var. hominis
tulberlkullar *adj.* relating to tubercles, tubercular, tuberculate, tuberculated
Tulberlkullid *nt* tuberculid

Tulberlkullin *nt* tuberculin
gereinigtes Tuberkulin purified protein derivate of tuberculin, P.P.D. tuberculin
Tulberlkullinlanltilkörlper *m* antituberculin
Tulberlkullinleinlheit *f* tuberculin unit
Tuberkulin-Original-Alt *nt* old tuberculin, Koch's tuberculin
Tulberlkullinlrelakltilon *f* tuberculin reaction
Tulberlkullinlsenlsilbillität *f* tuberculin sensitivity
Tuberkulin-Test *m* tuberculin test, tuberculin skin test
Tuberkulin-Typ der Überempfindlichkeitsreaktion *m* delayed-type hypersensitivity, delayed allergy, delayed hypersensitivity, cell-mediated reaction, cell-mediated hypersensitivity, delayed hypersensitivity reaction, T cell-mediated hypersensitivity, tuberculin-type hypersensitivity
tulberlkullolid *adj.* **1.** resembling tuberculosis, tuberculoid **2.** rembling a tubercle, tubercular, tuberculate, tuberculated, tuberculoid
Tulberlkullom *nt* tuberculoma
tulberlkullös *adj.* relating to tuberculosis, tuberculous, tuberculotic, scrofulous, scrofular
Tulberlkullolse *f* tuberculosis
Tuberkulose der serösen Häute tuberculosis of serous membranes
disseminierte Tuberkulose disseminated tuberculosis
exsudative Tuberkulose exudative tuberculosis
hämatogene postprimäre Tuberkulose hematogenous tuberculosis [hiːmə'tɑdʒənəs]
inaktive Tuberkulose healed tuberculosis, arrested tuberculosis, inactive tuberculosis
intraartikuläre Tuberkulose intra-articular tuberculosis
kavernöse Tuberkulose cavitary tuberculosis
miliare Tuberkulose miliary tuberculosis, disseminated tuberculosis, general tuberculosis
offene Tuberkulose open tuberculosis
postprimäre Tuberkulose postprimary tuberculosis, reinfection tuberculosis, adult tuberculosis, secondary tuberculosis
synoviale Tuberkulose synovial tuberculosis
verheilte Tuberkulose s.u. inaktive *Tuberkulose*
vernarbte Tuberkulose s.u. inaktive *Tuberkulose*
Tulberlkullolselbakltelrilum *nt* s.u. Tuberkelbazillus
Tulberlkullolselbalzillus *m* s.u. Tuberkelbazillus
Tulberlkullolselseplsis *f* tuberculous sepsis
Tulberlkullolstaltilkum *nt, pl* **Tulberlkullolstaltilka** tuberculostat, antituberculotic
tulberlkullolstaltisch *adj.* antituberculotic, antituberculous, tuberculostatic
tum-Gen *nt* tum gene
Tumor- *präf.* tumor, onc(o)-, onk(o)-
Tulmor *m, pl* **Tulmolren 1.** (*Schwellung*) tumor, swell, swelling, lump, tumescence, tumefaction **2.** (*Neubildung*) tumor, new growth, growth, neoplasm, swelling, oncoma
Tumor des lymphoproliferativen Systems lymphoproliferative tumor
allogener Tumor allogeneic tumor
autologer Tumor autologous tumor [ɔː'tɑləgəs]
benigner Tumor innocent tumor, benign tumor
brauner Tumor (*Knochen*) brown tumor
chromaffiner Tumor chromaffin tumor, chromaffinoma
dyskeratotischer Tumor dyskeratoma
embryonaler Tumor embryonal tumor, embryonic tumor, embryoma
embryoplastischer Tumor embryoplastic tumor
epithelialer Tumor epithelial tumor, epithelioma
exophytischer Tumor exophytic tumor
exophytisch-wachsender Tumor exophytic tumor
fibroepithelialer Tumor Pinkus tumor, premalignant fibroepithelial tumor, premalignant fibroepithelioma
gutartiger Tumor s.u. benigner *Tumor*
heterologer Tumor heterologous tumor [hetə'rɑləgəs], heterotypic tumor
homologer Tumor homologous tumor [hə'mɑləgəs], homotypic tumor
infiltrativ-wachsender Tumor infiltrating tumor, infiltrative tumor
infiltrierender Tumor s.u. infiltrativ-wachsender *Tumor*
käsiger Tumor caseous tumor, tyroma
maligner Tumor malignant tumor; cancer
neuroepithelialer Tumor neuroepithelial tumor
neurogener Tumor neurogenic tumor
nicht-reserzierbarer Tumor unresectable tumor
ulzerativer Tumor ulcerative tumor
ulzerativ-wachsender Tumor ulcerative tumor
undifferenzierter Tumor undifferentiated tumor
zystischer Tumor cystic tumor
tulmorlaflfin *adj.* tumoraffin, oncotropic
Tulmorlanltilgen *nt* tumor antigen, T antigen, neoantigen
gemeinsame Tumorantigene shared tumor antigens
Tulmorlanltilgenlgen *nt* tumor antigen gene
tulmorlarltig *adj.* tumor-like, tumorous
tulmorlaslsolziliert *adj.* tumor-associated
tulmorlbilldend *adj.* tumorigenic, blastomogenic, blastomogenous
Tulmorlbilldung *f* oncogenesis [ɑŋkə'dʒenəsɪs], blastomatosis, tumorigenesis [ˌt(j)uːmərɪ'dʒenəsɪs]
virale/virusinduzierte Tumorbildung viral oncogenesis
Tulmorlbilollolgie *f* tumor biology [baɪ'ɑlədʒɪ]
Tulmorlemlbollus *m* tumor embolus
Tulmorlentlstelhung *f* s.u. Tumorbildung
Tulmorlforlmaltilon *f* s.u. Tumorbildung
Tulmorlgelnelse *f* s.u. Tumorbildung
Tulmorlgralding *nt* tumor grading
Tulmorlhisltollolgie *f* tumor histology [hɪs'tɑlədʒɪ]
Tulmorlimlmulniltät *f* tumor immunity
Tulmorlimlmulnollolgie *f* tumor immunology [ɪmjə'nɑlədʒɪ]
tulmorlinlfilltrielrend *adj.* tumor-infiltrating
Tulmorlkaplsel *f* capsule
Tulmorlmarlker *m* tumor marker
Tulmorlmeltasltalse *f* metastatic tumor, metastasis [mə'tæstəsɪs]
Tumor-Nekrose-Faktor *m* cachectin, tumor necrosis factor
Tumor-Nekrose-Faktor α *m* tumor necrosis factor α
Tumor-Nekrose-Faktor β *m* lymphotoxin, tumor necrosis factor β
tulmolrös *adj.* tumor-like, tumorous
Tulmorlrelgreslsilon *f* tumor regression
Tulmorlrielsenlzellle *f* tumor giant cell
Tulmorlschrumplfung *f* tumor shrinkage

T

tu|mor|spe|zi|fisch *adj.* tumor-specific
Tu|mor|sta|ging *nt* tumor staging
Tu|mor|stro|ma *nt* stroma
Tu|mor|the|ra|pie *f* treatment of tumors, oncotherapy
Tu|mor|vi|ren *pl* tumor viruses
Tu|mor|zel|le *f* tumor cell, cancer cell
Tu|mor|zell|li|nie *f* tumor cell line
Tu|mor|zer|falls|syn|drom *nt* tumor lysis syndrome
tum-Variante *f* tum variant
tum-Varianten-Tumor *m* tum-variant tumor
T-unabhängig *adj.* T-independent
Tu|ni|ka|ten *pl* tunicates
Tu|ni|ka|ten|sys|tem *nt* tunicate system
Tun|nel|pro|te|in *nt* channel protein
Tüp|fe|lung *f* punctation, stippling
Tup|fer *m* swab, sponge, pledget
Tur|ban|tu|mor *m* (*Kopfhaut*) turban tumor, cylindroma, cylindroadenoma
Tur|bi|di|me|ter *nt* turbidimeter [ˌtɜrbɪˈdɪmətər]
Tur|bi|di|me|trie *f* turbidimetry [ˌtɜrbɪˈdɪmətrɪ]
tur|bi|di|me|trisch *adj.* relating to turbidimetry, turbidimetric
Tur|bi|do|stat *m* turbidostat
Türk: Türk-Reizformen *pl* Türk's cells, Türk's leukocytes, Türk's irritation leukocytes
TVT *abk.* S.U. tiefe *Venenthrombose*
TWAR-Chlamydien *pl* TWAR chlamydiae, TWAR strains
TWAR-Stämme *pl* S.U. TWAR-Chlamydien
Twort-d'Herelle: Twort-d'Herelle-Phänomen *nt* Twort-d'Herelle phenomenon, d'Herelle phenomenon, Twort phenomenon [fɪˈnɑməˌnɑn]
TX *abk.* S.U. Thromboxan
Typ *m, pl* **Ty|pen** type
  anaphylaktischer Typ der Überempfindlichkeitsreaktion type I hypersensitivity, anaphylactic hypersensitivity, immediate hypersensitivity, immediate allergy, anaphylaxis, immediate hypersensitivity reaction
Ty|pen|spe|zi|fi|tät *f* type specificity
ty|phös *adj.* typhus-like, typhoid, typhoidal, typhous; stupurous
Typhus- *präf.* typhoidal, typhic, typhous
Ty|phus (abdominalis) *m* typhoid fever, enteric fever, typhoid, typhia, abdominal typhoid
Ty|phus|bak|te|ri|um *nt* S.U. Typhusbazillus
Ty|phus|ba|zil|lus *m* typhoid bacterium, typhoid bacillus, Eberth's bacillus, Bacillus typhi, Bacillus typhosus, Salmonella typhi, Salmonella typhosa
Ty|phus|impf|stoff *m* typhoid vaccine
Typhus-Paratyphus-Impfstoff *m* typhoid and paratyphoid vaccine
Ty|phus|vak|zi|ne *f* typhoid vaccine
Ty|ping *nt* typing
Ty|pi|sie|rung *f* typing
Typ-III-Pneumokokken-Polysaccharid *m* type III pneumococcal polysaccharide
Tyr *abk.* S.U. Tyrosin
Ty|ra|min *nt* tyramine, tyrosamine, systogene, hydroxyphenylethylamine, oxyphenylethylamine
Ty|ro|sa|min *nt* S.U. Tyramin
Ty|ro|sin *nt* oxyphenylaminopropionic acid, hydroxyphenylalanine, tyrosine
Ty|ro|sin|a|mi|no|trans|fe|ra|se *f* tyrosine aminotransferase, tyrosine transaminase
Ty|ro|si|na|se *f* tyrosinase, monophenol monooxygenase
Ty|ro|si|na|se|gen *nt* tyrosinase gene
Ty|ro|si|na|se|hem|mer *m* antityrosinase
Ty|ro|sin|phos|pho|ry|lie|rung *f* tyrosine phosphorylation
TZ *abk.* S.U. Thrombinzeit
T-Zell-abhängig *adj.* T-cell-dependent, T-dependent
T-Zell-Aktivierung *f* T-cell activation
T-Zellantigen *nt* T cell antigen
T-Zellantigenrezeptor *m* T cell antigen receptor, T3/T cell receptor
T-Zell-Defekt *m* T-cell deficiency
T-Zell-Defizienz *f* T-cell deficiency
T-Zell-Differenzierung *f* T-cell differentiation
T-Zelle *f* thymic lymphocyte, T-lymphocyte, T cell
  MHC-restringierte T-Zelle MHC-restricted T-cell
  selbstreaktive T-Zelle self-reactive T-cell
  tumorspezifische T-Zelle tumor-specific T cell
  zytotoxische T-Zelle Tc cell, cytotoxic T-cell, cytotoxic T-lymphocyte, T killer cell
$T4^+$-Zelle *f* $T4^+$ lymphocyte, $T4^+$ cell, CD4 lymphocyte, CD4 cell
$T8^+$-Zelle *f* $T8^+$ lymphocyte, $T8^+$ cell, CD8 lymphocyte, CD8 cell
T-Zellen-abhängig *adj.* T cell-dependent, T-dependent
T-Zellen|lymphom *nt* T-cell lymphoma [lɪmˈfəʊmə]
  T-Zellenlymphom vom convoluted-cell-Typ convoluted T-cell lymphoma
T-Zellenrezeptor *m* T-cell receptor
  MHC-restringierter T-Zellenrezeptor MHC-restricted T-cell receptor
T-Zellen-System *nt* T-cell system
T-Zellen-unabhängig *adj.* T cell-independent, T-independent
T-Zell-Epitop *nt* T cell epitope
T-Zell-Hybride *pl* T-cell hybrids
T-Zell-Immundefekt *m* cellular immunodeficiency
T-Zell-Klon *m* T-cell clone
T-Zell-Leukämie-Virus, humanes *nt* human T-cell leukemia virus, human T-cell lymphoma virus, human T-cell lymphotropic virus
  humanes T-Zell-Leukämie-Virus III human immunodeficiency virus, AIDS virus, Aids-associated virus, type III human T-cell lymphotropic virus, type III human T-cell lymphoma virus, type III human T-cell leukemia virus, lymphadenopathy-associated virus [lɪmˌfædɪˈnɑpəθɪ], AIDS-associated retrovirus
T-Zell-Lymphom *nt* T-cell lymphoma [lɪmˈfəʊmə]
T-Zell|lym|phom *nt* T-cell lymphoma [lɪmˈfəʊmə]
T-Zell-lymphotropes-Virus, humanes *nt* human T-cell leukemia virus, human T-cell lymphoma virus, human T-cell lymphotropic virus
T-Zell-Ontogenese *f* T-cell ontogeny
T-Zell-Proliferation *f* T-cell proliferation
T-Zell-Pseudolymphom *nt* lymphomatoid papulosis
T-Zell-Rezeptor *m* T cell receptor
  MHC-restringierter T-Zell-Rezeptor MHC-restricted T-cell receptor
T-Zell-Rezeptordiversität *f* T-cell receptor diversity
T-Zell-Rezeptor-Gen *nt* T-cell receptor gene
T-Zell-Rezeptorkomplex *m* T-cell receptor complex
T-Zell-Spezifität *f* T-cell specificity
T-Zell-Stammmarker *m* T-cell lineage marker
T-Zell-System *nt* T-cell system
T-Zell-Toleranz *f* T-cell tolerance
T-Zell-Tumorzelle *f* T-cell tumor cell

T-Zell-unabhängig *adj.* T-cell-independent, T-independent
T-Zellvorläufer *m* T cell progenitor
T-Zellvorläuferzelle *f* T cell progenitor
T-Zonenlymphom *nt* T-zone lymphoma [lɪm'fəʊmə]

U

U *abk.* s.u. **1.** Untersuchung **2.** Uracil **3.** Urea **4.** Uridin **5.** Urtikaria
UA *abk.* s.u. Urinanalyse
Ub *abk.* s.u. Urobilin
ü|ber|do|sie|ren *vt* overdose
Ü|ber|do|sie|rung *f* overdosage
Ü|ber|do|sis *f* overdose; **eine Überdosis verabreichen** overdose
Ü|ber|druck *m* positive pressure, hyperbaric pressure
ü|ber|emp|find|lich *adj.* irritable, sensitive, hypersensitive, supersensitive (*gegen* to); (*immunol.*) hypersensitive, oversensitive, allergic (*gegen* to)
Ü|ber|emp|find|lich|keit *f* irritability, sensitiveness, sensitivity, hypersensitivenes, supersensitiveness (*gegen* to); (*immunol.*) hypersensitivity, hypersensitiveness, oversensitivity, oversensitiveness, allergy, hypersusceptibility (*gegen* to)
anaphylaktische Überempfindlichkeit s.u. Typ I der *Überempfindlichkeitsreaktion*
reflektorische Überempfindlichkeit reflex hypersensitivity
Ü|ber|emp|find|lich|keits|re|ak|ti|on *f* hypersensitivity reaction, allergic reaction, hypersensitivity, allergy
Überempfindlichkeitsreaktion vom Soforttyp s.u. Typ I der *Überempfindlichkeitsreaktion*
Überempfindlichkeitsreaktion vom zytotoxischen Typ s.u. Typ II der *Überempfindlichkeitsreaktion*
anaphylaktischer Typ der Überempfindlichkeitsreaktion s.u. Typ I der *Überempfindlichkeitsreaktion*
Arthus-Typ der Überempfindlichkeitsreaktion s.u. Typ III der *Überempfindlichkeitsreaktion*
granulomatöse Überempfindlichkeitsreaktion granulomatous hypersensitivity [grænjə'ləʊmətəs]
Immunkomplex-vermittelte Überempfindlichkeitsreaktion s.u. Typ III der *Überempfindlichkeitsreaktion*
Spät-Typ der Überempfindlichkeitsreaktion s.u. Typ IV der *Überempfindlichkeitsreaktion*
Tuberkulin-Typ der Überempfindlichkeitsreaktion s.u. Typ IV der *Überempfindlichkeitsreaktion*
Typ I der Überempfindlichkeitsreaktion type I hypersensitivity, anaphylactic hypersensitivity, immediate hypersensitivity, immediate allergy, immediate hypersensitivity reaction, anaphylaxis
Typ II der Überempfindlichkeitsreaktion type II hypersensitivity, cytotoxic hypersensitivity
Typ III der Überempfindlichkeitsreaktion type III hypersensitivity, Arthus-type reaction, immune complex hypersensitivity
Typ IV der Überempfindlichkeitsreaktion type IV hypersensitivity, delayed-type hypersensitivity, delayed hypersensitivity, delayed hypersensitivity reaction, T cell-mediated hypersensitivity, cell-mediated reaction, cell-mediated hypersensitivity, delayed allergy, tuberculin-type hypersensitivity
T-zellvermittelte Überempfindlichkeitsreaktion s.u. Typ IV der *Überempfindlichkeitsreaktion*
ü|ber|ex|pri|miert *adj.* overexpressed
Ü|ber|gangs|zel|le *f* transitional cell
Ü|ber|gangs|zell|kar|zi|nom *nt* transitional cell carcinoma
ü|ber|imp|fen *vt* inoculate
Ü|ber|imp|fung *f* inoculation
Ü|ber|le|ben *nt* survival
ü|ber|le|ben *vt* survive
Ü|ber|le|bens|chan|ce *f* chance of survival
Ü|ber|le|bens|quo|te *f* s.u. Überlebensrate
Ü|ber|le|bens|ra|te *f* survival rate
ü|ber|sprin|gend *adj.* (*Erregungsleitung*) saltatory, saltatorial, saltatoric
ü|ber|tra|gen I *vt* (*Krankheit*) carry over, pass on, transmit (*auf* to); (*Organ*) transplant, graft (*auf* to); (*Blut*) transfuse II *vr* **sich auf jemanden übertragen** (*Krankheit*) be passed on to someone, be communicated to someone
durch die Luft übertragen airborne
durch Nahrung(smittel) übertragen food-borne
durch Staubpartikel übertragen dust-borne
durch Wasser übertragen water-borne
Ü|ber|trä|ger *m* (*Biochemie*) transmitter, carrier; (*mikrobiol.*) vector, carrier; (*epidemiol.*) carrier, carrier state
Ü|ber|tra|gung *f* (*Krankheit*) transmission (*auf* to); (*Organ*) transplantation, grafting (*auf* to); (*Blut*) transfusion
Ubg *abk.* s.u. Urobilinogen
U|bi|chi|non *nt* ubiquinone
Ubichinon-Cytochrom-c-reduktase *f* ubiquinol-cytochrome c reductase [rɪ'dʌkteɪz], ubiquinol dehydrogenase [dɪ'haɪdrədʒəneɪz]
U|bi|hyd|ro|chi|non *nt* ubiquinol, ubihydroquinone
Ubihydrochinon-Cytochrom-c-reduktase *f* s.u. Ubichinon-Cytochrom-c-reduktase
u|bi|qui|tär *adj.* ubiquitous
Ubn *abk.* s.u. Urobilin
UD *abk.* s.u. **1.** *Ulcus* duodeni **2.** Uridindiphosphat **3.** Uridin-5'-diphosphat
U.d. *abk.* s.u. *Ulcus* duodeni
UDP *abk.* s.u. **1.** Uridindiphosphat **2.** Uridin-5'-diphosphat
UDP-Galaktose *f* UDPgalactose
UDP-Galaktose-4-Epimerase *f* s.u. UDP-Glukose-4-Epimerase
UDPG-dehydrogenase *f* UDPglucose dehydrogenase [dɪ'haɪdrədʒəneɪz]
UDP-glucuronat *nt* UDPglucuronate
UDP-Glukose *f* UDPglucose
UDP-Glukose-4-Epimerase *f* UDPglucose epimerase, UDPgalactose-4-epimerase, galactose epimerase, galactowaldenase
UDPglukose-galaktose-1-phosphaturidylyltransferase *f* s.u. UDPglukose-hexose-1-phosphaturidylyltransferase

UDPglukose-hexose-1-phosphaturidylyltransferase *f* galactose-1-phosphate uridyltransferase, hexose-1-phosphate uridylyltransferase, UDPglucose-hexose-1-phosphate uridylyltransferase, UDPglucose pyrophosphorylase
UFS *abk.* s.u. unveresterte *Fettsäure*
UG *abk.* s.u. urogenital
UGT *abk.* s.u. Urogenitaltrakt
UK *abk.* s.u. Urokinase
Uk *abk.* s.u. Urokinase
UKG *abk.* s.u. Ultraschallkardiographie
Ul|cus *nt, pl* **Ul|ce|ra** ulcer, ulceration, ulcus, fester
 Ulcus duodeni duodenal ulcer
 Ulcus durum hard ulcer, syphilitic ulcer, chancre, hunterian chancre, hard chancre, hard sore, true chancre
 Ulcus jejuni jejunal ulcer
 Ulcus molle soft chancre, soft sore, soft ulcer, venereal sore, venereal ulcer, chancroidal ulcer, chancroid
 Ulcus pepticum peptic ulcer
 Ulcus pyloricum pyloric ulcer
 Ulcus rodens rodent ulcer, rodent cancer, Clarke's ulcer, Krompecher's tumor
 Ulcus ventriculi gastric ulcer, ventricular ulcer, ulcer of the stomach
Ul|kus *nt, pl* **Ul|ze|ra** ulcer, ulceration, ulcus, fester
ÜLR *abk.* s.u. Überlebensrate
ultra- *präf.* ultra-
Ul|tra|mik|ro|a|na|ly|se *f* ultramicroanalysis [ʌltrə,maɪkrəʊə'næləsɪs]
Ul|tra|mik|ro|skop *nt* ultramicroscope
Ul|tra|mik|ro|sko|pie *f* ultramicroscopy
ul|tra|mik|ro|sko|pisch *adj.* ultramicroscopic; (*Größe*) ultramicroscopic, ultravisible
Ul|tra|mik|ro|tom *nt* ultramicrotome
Ul|tra|rot *nt* infrared, infrared light, ultrared, ultrared light
ul|tra|rot *adj.* infrared, ultrared
Ul|tra|rot|licht *nt* s.u. Ultrarot
Ultraschall- *präf.* ultrasonic, supersonic
Ul|tra|schall *m* ultrasound
Ul|tra|schall|di|ag|nos|tik *f* echography [e'kɑgrəfɪ], ultrasonography, sonography [sə'nɑgrəfɪ]
ul|tra|schall|durch|läs|sig *adj.* sonolucent
Ul|tra|schall|durch|läs|sig|keit *f* sonolucency
Ul|tra|schall|kar|di|o|gra|fie *f* s.u. Ultraschallkardiographie
Ul|tra|schall|kar|di|o|gra|phie *f* echocardiography [ekəʊ,kɑːrdɪ'ɑgrəfɪ], ultrasonic cardiography, ultrasound cardiography [kɑːrdɪ'ɑgrəfɪ]
Ul|tra|schall|mam|mo|gra|fie *f* s.u. Ultraschallmammographie
Ul|tra|schall|mam|mo|gra|phie *f* ultrasound mammography [mə'mɑgrəfɪ]
Ul|tra|schall|mik|ro|skop *nt* ultrasonic microscope
Ul|tra|schall|pho|no|kar|di|o|gra|fie *f* s.u. Ultraschallphonokardiographie
Ul|tra|schall|pho|no|kar|di|o|gra|phie *f* echophonocardiography
Ul|tra|struk|tur *f* fine structure, ultrastructure
ul|tra|struk|tu|rell *adj.* relating to ultrastructure, ultrastructural
Ul|tra|vi|o|lett *nt* ultraviolet, ultraviolet light
ul|tra|vi|o|lett *adj.* ultraviolet
Ul|tra|vi|o|lett|lam|pe *f* ultraviolet lamp
Ul|tra|vi|o|lett|licht *nt* s.u. Ultraviolett
Ul|tra|vi|o|lett|mik|ro|skop *nt* ultraviolet microscope
Ul|tra|vi|o|lett|strah|len *pl* ultraviolet rays
Ul|tra|vi|o|lett|strah|lung *f* ultraviolet rays *pl*, ultraviolet radiation
Ul|tra|zent|ri|fu|ga|ti|on *f* ultracentrifugation
Ul|tra|zent|ri|fu|ge *f* ultracentrifuge
Ul|ze|ra|ti|on *f* ulcer formation, ulceration, helcosis
ul|ze|ra|tiv *adj.* ulcerative, ulcerous
ul|ze|rie|rend *adj.* diabrotic, ulcerating
ul|ze|ro|gen *adj.* ulcer-producing, ulcerative, ulcerous, ulcerogenic
ul|ze|ro|mem|bra|nös *adj.* ulceromembranous
ul|ze|ro|phleg|mo|nös *adj.* ulcerophlegmonous
ul|ze|rös *adj.* ulcerative, ulcerous
ulzerös-gangrenös *adj.* ulcerogangrenous
ulzerös-membranös *adj.* ulceromembranous
UMP *abk.* s.u. Uridinmonophosphat
Umwelt- *präf.* environmental, ambient, eco-
Um|welt *f* environment
Um|welt|an|ti|gen *nt* environmental antigen
Um|welt|be|din|gun|gen *pl* environmental conditions
un|dif|fe|ren|ziert *adj.* undifferentiated
Undritz: Undritz-Anomalie *f* Undritz's anomaly [ə'nɑməlɪ], hereditary hypersegmentation of neutrophils
un|er|träg|lich *adj.* (*Schmerz*) excruciating, beyond endurance, unendurable, unbearable
un|er|war|tet *adj.* unexpected
un|er|wünscht *adj.* unwanted, undesirable, untoward
un|ge|rinn|bar *adj.* incoagulable
Un|ge|rinn|bar|keit *f* incoagulability
un|ge|sät|tigt *adj.* unsaturated
 einfach ungesättigt monounsaturated
 mehrfach ungesättigt polyenoic, polyunsaturated
un|ge|sund *adj.* unhealthy, insalubrious, sickly; (*Ernährung*) unwholesome; (*schädigend*) bad, noxious (*für* to)
Un|ge|zie|fer *nt* vermin, bugs *pl*
un|gif|tig *adj.* nonpoisonous, atoxic, nontoxic
u|ni|va|lent *adj.* univalent, monovalent
U|ni|va|lenz *f* univalence, monovalence
U|ni|ver|sal|emp|fän|ger *m* universal recipient, general recipient
U|ni|ver|sal|spen|der *m* universal donor, general donor
un|kom|pe|ti|tiv *adj.* uncompetitive
un|mu|tiert *adj.* unmutated
un|schäd|lich *adj.* harmless, innocuous, innoxious
Un|schäd|lich|keit *f* harmlessness, innocuousness, innoxiousness, innocuity
un|ter|do|sie|ren *vt* underdose
Un|ter|do|sie|rung *f* underdose
Unterdruck- *präf.* hypobaric
Un|ter|druck *m* negative pressure, suction
Un|ter|ein|heit *f* moiety, subunit
 katalytische Untereinheit catalytic subunit
 regulatorische Untereinheit regulatory subunit
un|ter|ent|wi|ckelt *adj.* underdeveloped, badly developed, undersize, undersized; (*radiolog.*) underdeveloped
Un|ter|ge|wicht *nt* underweight
un|ter|ge|wich|tig *adj.* underweight
un|ter|su|chen *vt* **1.** (*labor.*) analyze, assay; test (*auf* for) **2.** (*klinisch*) examine, inspect, investigate **3.** (*wis-*

senschaftlich) examine, study, investigate, explore, research, probe **4.** (*überprüfen*) examine (*auf* for), check upon, check on, look into, go into. **erneut untersuchen** reexamine

Un|ter|su|chung *f* **1.** (*labor.*) analysis [ə'næləsɪs], assay, test **2.** (*Patient*) examination, assessment, inspection, investigation **3.** (*wissenschaftliche*) examination (*einer Sache* of, into something), study (*über* of), investigation (into, of), research (*nach* after, for; *über* into, on), research work (*über* into, on); exploration **4.** (*Überprüfung*) examination, check-over, check, check-up; probe, inquiry (of, into)
molekulargenetische Untersuchung molecular genetic analysis

Untersuchungs- *präf.* examinational

Un|ter|su|chungs|be|fund *m* findings *pl*
körperlicher Untersuchungsbefund physical findings

Un|ter|su|chungs|ma|te|ri|al *nt* specimen

un|ver|dünnt *adj.* unadulterated, undiluted

un|ver|es|tert *adj.* unesterified

un|ver|träg|lich *adj.* (*immunol.*) incompatible (*mit* with); (*pharmakol.*) intolerable, intolerant

Un|ver|träg|lich|keit *f* (*immunol.*) incompatibility, incompatibleness; (*pharmakol.*) intolerability, intolerance

Un|ver|träg|lich|keits|re|ak|ti|on *f* incompatibility reaction

UR *abk.* s.u. **1.** Ultrarot **2.** ultrarot

Ur *abk.* s.u. Urin

U|ra|cil *nt* uracil

U|rä|mie *f* uremia, azotemia, urinemia, urinaemia, toxuria [tɑk's(j)ʊərɪə]

u|rä|misch *adj.* relating to *or* caused by uremia, uremic, uremigenic

U|rat *nt* urate

U|rat|o|xi|da|se *f* urate oxidase, uricase, urico-oxidase

U|rea *f* urea, carbamide

U|re|a|se *f* urease

u|re|a|se|ne|ga|tiv *adj.* urease-negative

u|re|a|se|po|si|tiv *adj.* urease-positive

U|re|se *f* passing of urin, urinating, urination, uresis, miction, micturition, emiction

Ureter- *präf.* ureteric, uretal, ureteral, ureter(o)-

U|re|ter|pa|pil|lom *nt* papilloma of the ureter

U|re|than *nt* urethan, urethane, ethyl carbamate

Urethral- *präf.* urethral, urethr(o)-

u|re|thral *adj.* relating to the urethra, urethral

U|re|thro|skop *nt* urethroscope, urethrascope; meatoscope

U|re|thro|sko|pie *f* urethroscopy; meatoscopy

u|re|thro|sko|pisch *adj.* relating to urethroscopy, urethroscopic

U|re|thro|zys|to|skop *nt* cystourethroscope

U|re|thro|zys|to|sko|pie *f* cystourethroscopy

Ur|gen *nt* protogene

U|ri|ca|se *f* urate oxidase, uricase, urico-oxidase

U|ri|din *nt* uridine

U|ri|din|di|phos|phat *nt* uridine(-5'-)diphosphate

Uridin-5'-diphosphat *nt* uridine(-5'-)diphosphate

Uridindiphosphat-D-Galaktose *f* UDPgalactose, uridine diphosphate D-galactose

U|ri|din|di|phos|phat|glu|cu|ron|säu|re *f* UDP-D-glucuronic acid

Uridindiphosphat-D-Glukose *f* UDPglucose, uridine diphosphate glucose

Uridindiphosphatglukose-dehydrogenase *f* UDPglucose dehydrogenase [dɪ'haɪdrədʒəneɪz]

U|ri|din|mo|no|phos|phat *nt* uridine monophosphate, uridylic acid

U|ri|din|tri|phos|phat *nt* uridine(-5'-)triphosphate

Uridin-5'-triphosphat *nt* uridine(-5'-)triphosphate

Urin- *präf.* urinary, urin(o)-, ur(o)-, uron(o)-

U|rin *m* urine, urina

U|rin|a|na|ly|se *f* urinalysis [ˌjʊərɪ'næləsɪs], urine analysis [ə'næləsɪs]

U|rin|be|cken *nt* (*in Toiletten*) urinal

U|rin|kul|tur *f* urine culture

U|rin|pro|be *f* urine specimen

U|rin|un|ter|su|chung *f* urinalysis [ˌjʊərɪ'næləsɪs], urine analysis [ə'næləsɪs]

Uro- *präf.* urine, ure(o)-, urea-, uric(o)-, urin(o)-, ur(o)-, uron(o)-

U|ro|bi|lin *nt* urobilin, urohematoporphyrin, urohematin

U|ro|bi|li|no|gen *nt* urobilinogen

U|ro|chrom *nt* urochrome, urian

U|ro|chro|mo|gen *nt* urochromogen

Urogenital- *präf.* urogenital, urinogenital, urinosexual, genitourinary

u|ro|ge|ni|tal *adj.* relating to the urogenital apparatus, urogenital, urinogenital, urinosexual, genitourinary

U|ro|ge|ni|tal|bil|har|zi|o|se *f* genitourinary schistosomiasis [skɪstəsəʊ'maɪəsɪs], vesical schistosomiasis, endemic hematuria [hiːmə't(j)ʊərɪə], urinary schistosomiasis

U|ro|ge|ni|tal|trakt *m* urogenital tract, genitourinary tract, genitourinary system, urogenital system, urogenital apparatus, genitourinary apparatus

U|ro|gra|fie *f* s.u. Urographie

U|ro|gramm *nt* urogram

U|ro|gra|phie *f* urography [jʊə'rɑgrəfɪ]
antegrade Urographie antegrade urography
retrograde Urographie ascending urography, retrograde urography

U|ro|he|pa|rin *nt* uroheparin

U|ro|ki|na|se *f* urokinase, uropepsin, plasminogen activator

U|ro|lo|gie *f* urology, urinology, uronology

u|ro|lo|gisch *adj.* relating to urology, urologic, urological

Ur|ti|ca|ria *f* nettle rash, hives *pl*, urticaria, uredo, urtication, cnidosis
Urticaria acuta acute urticaria

Ur|tier|chen *nt* **1.** protozoon, protozoan **2.** *pl* Protozoa

Ur|ti|ka *f* nettle, urtica

Ur|ti|ka|ria *f* nettle rash, hives *pl*, urticaria, uredo, urtication, cnidosis

ur|ti|ka|ri|ell *adj.* relating to *or* characterized by urticaria, urticarial, urticarious

US *abk.* s.u. Ultraschall

u|te|rin *adj.* relating to uterus, uterine

Utero- *präf.* uterus, uterine, uter(o)-, hyster(o)-, metr(o)-

U|te|ro|gra|fie *f* s.u. Uterographie

U|te|ro|gra|phie *f* uterography [ˌjuːtə'rɑgrəfɪ], metrography [mə'trɑgrəfɪ], hysterography

u|te|ro|pla|zen|tar *adj.* relating to uterus and placenta, uteroplacental

u|te|ro|pla|zen|tär *adj.* s.u. uteroplazentar

u|te|ro|va|gi|nal *adj.* relating to uterus and vagina, uterovaginal

Uterus- *präf.* uterus, uterine, uter(o)-, hyster(o)-, metr(o)-
U|te|rus *m, pl* **U|te|ri** womb, uterus, metra, belly
U|te|rus|blu|tung *f* uterine hemorrhage ['hem(ə)rɪdʒ], uterine bleeding, metrorrhagia
U|te|rus|ent|fer|nung *f* removal of the uterus, hysterectomy [hɪstə'rektəmɪ], uterectomy [juːtə'rektəmɪ], metrectomy [mɪ'trektəmɪ]
U|te|rus|ex|stir|pa|ti|on *f* s.u. Uterusentfernung
U|te|rus|fib|rom *nt* metrofibroma
U|te|rus|kar|zi|nom *nt* uterine carcinoma
U|te|rus|lei|o|my|om *nt* s.u. Uterusmyom
U|te|rus|mus|ku|la|tur *f* muscular coat of uterus, mesometrium, myometrium
U|te|rus|my|om *nt* uterine leiomyoma, hysteromyoma
U|te|rus|po|lyp *m* uterine polyp
UTP *abk.* s.u. **1.** Uridintriphosphat **2.** Uridin-5'-triphosphat
UTP-Galaktose-1-phosphaturidylyltransferase *f* UTP-galactose-1-phosphate uridylyltransferase
UTP-Glukose-1-phosphaturidylyltransferase *f* UTP-glucose-1-phosphate uridylyltransferase
UV *abk.* s.u. **1.** *Ulcus* ventriculi **2.** Ultraviolett **3.** ultraviolett
U.v. *abk.* s.u. *Ulcus* ventriculi
UV-Bestrahlung *f* ultraviolet irradiation, UV irradiation
UV-Lampe *f* ultraviolet lamp
UV-Licht *nt* ultraviolet, ultraviolet light
UV-Mikroskop *nt* ultraviolet microscope
UV-resistent *adj.* uvioresistant, uviofast
UV-Strahlen *pl* ultraviolet rays
UV-Strahlenmesser *m* uviometer [juːvɪ'ɑmɪtər]
UV-Strahlung *f* ultraviolet radiation
UZ *abk.* s.u. Ultrazentrifuge

V

V *abk.* s.u. 1. Vanadin 2. Vanadium 3. Vibrio 4. Virulenz 5. Volt
VA *abk.* s.u. 1. Varianzanalyse 2. Voltampere
Vac|ci|nia *f* vaccinia, vaccina
vac|ci|ni|a|ähn|lich *adj.* vacciniform, vaccinoid
vac|ci|ni|a|ar|tig *adj.* s.u. vacciniaähnlich
Vac|ci|ni|a|vi|rus *nt* vaccinia virus
Vaccinia-Wachstumsfaktor *m* vaccinia growth factor
vac|ci|no|id *adj.* vacciniform, vaccinoid
va|ku|o|lär *adj.* vacuolar, vacuolated, vacuolate
Va|ku|o|le *f* vacuole
Va|ku|um *nt, pl* **Va|kua, Va|ku|en** vacuum
Vak|zin *nt* s.u. Vakzine
vak|zi|nal *adj.* relating to vaccine *or* vaccination, vaccinal, vaccine
Vak|zi|na|ti|on *f* vaccination
Vak|zi|na|ti|ons|en|ze|pha|li|tis *f* acute disseminated encephalitis [en,sefə'laɪtɪs], postinfectious encephalitis, postvaccinal encephalitis, acute disseminated encephalomyelitis [en,sefələʊmaɪə-'laɪtɪs], postinfectious encephalomyelitis, postvaccinal encephalomyelitis
Vak|zi|ne *f* vaccine, vaccinum
Vakzine- vaccinal, vaccine, vaccinial
vakzine-bildend *adj.* vaccinogenous [væksɪ'nɑdʒənəs]
Vak|zi|ne|vi|rus *nt* vaccinia virus
vak|zi|nie|ren *vt* vaccinate
Val *abk.* s.u. 1. Grammäquivalent 2. Valin
Va|lenz *f* valence, valency
Va|lenz|e|lek|tron *nt* valence electron
Va|lenz|wech|sel *m* valence change
Va|le|rat *nt* valerate, valerianate
Va|le|ri|a|nat *nt* valerate, valerianate
Va|li|di|tät *f* validity
Va|lin *nt* valine, isopropyl-aminacetic acid, 2-aminoisovaleric acid
Va|lin|trans|a|mi|na|se *f* valine transaminase
Va|na|dat *nt* vanadate
Va|na|din *nt* vanadium
Va|na|din|säu|re *f* vanadic acid
Va|na|di|um *nt* vanadium
V-Antigen *nt* V antigen
Vaquez-Osler: Morbus Vaquez-Osler *m* s.u. Vaquez-Osler-Syndrom
Vaquez-Osler-Syndrom *nt* Osler-Vaquez disease, Osler's disease, Vaquez's disease, Vaquez-Osler disease, erythremia, erythrocythemia, myelopathic polycythemia, leukemic erythrocytosis, splenomegalic polycythemia, primary polycythemia
Var. *abk.* s.u. Variante
Va|ri|a|bi|li|tät *f* variability, variableness
idiotypische Variabilität idiotypic variability
Variable-Region-Gen *nt* variable region gene
Va|ri|an|te *f* variant, variation, variety
Va|ri|anz *f* variance
allotypische Variante allotypic variant
idiotypische Variante idiotypic variant
isotypische Variante isotypic variant
Va|ri|anz|a|na|ly|se *f* analysis of variance [ə'næləsɪs]
Va|ri|a|ti|on *f* variation
allotypische Variation allotypic variation
diskontinuierliche Variation discontinuous variation
idiotypische Variation idiotypic variation
isotypische Variation isotypic variation
kontinuierliche Variation continuous variation
phänotypische Variation phenotypic variation
sprunghafte Variation saltatory variation, halmatogenesis [,hælmətəʊ'dʒenəsɪs]
Va|ri|a|ti|ons|ko|ef|fi|zi|ent *m* coefficient of variation
Va|ri|cel|la *f* chickenpox, waterpox, varicella
Varicella-Vakzine *f* varicella vaccine
Varicella-Zoster-Immunglobulin *nt* varicella-zoster immune globulin
Varicella-Zoster-Virus *nt* varicella-zoster virus, chickenpox virus, human herpesvirus 3
va|ri|cel|li|form *adj.* resembling varicella, varicelliform, varicelloid
Variko- *präf.* variceal, varicose, varic(o)-
va|ri|kös *adj.* varicose, variciform, varicoid
Va|ri|ko|se *f* varicosis, varicose condition
Variola- *präf.* variolar, variolic, variolous
Va|ri|o|la *f, pl* **Va|ri|o|lae, Va|ri|o|lä, Va|ri|o|len** variola, smallpox
Variola benigna varioloid
Variola equina horsepox, equine smallpox
Variola minor alastrim, variola minor, cottonpox, whitepox, Ribas-Torres disease, Cuban itch, milkpox, glasspox, pseudosmallpox [su:dəʊ'smɔ:lpɑks]
Va|ri|o|la|vi|rus *nt* smallpox virus, variola virus
Va|rix *f, pl* **Va|ri|zen** varix, varication, varicosity
Va|rix|kno|ten *m* variceal node, varix, varication, varicosity
Va|ri|zel|len *pl* s.u. Varicella
Varizen- *präf.* variceal, varicose, varic(o)-
Va|ri|zen *pl* varicose veins, varices
Va|ri|zen|blu|tung *f* variceal hemorrhage ['hem(ə)rɪdʒ], varix hemorrhage, variceal bleeding, varix bleeding
Vas|cu|li|tis *f* inflammation of a vessel, vasculitis [væskjə'laɪtɪs], angiitis [ændʒɪ'aɪtɪs], angitis [æn'dʒaɪtɪs]
Vasculitis allergica allergic vasculitis, hypersensitivity vasculitis, localized visceral arteritis [ɑ:rtə'raɪtɪs], leukocytoclastic vasculitis, leukocytoclastic angiitis
Vasculitis hyperergica cutis s.u. *Vasculitis* allergica
vas|ku|lar *adj.* s.u. vaskulär
vas|ku|lär *adj.* relating to (blood) vessels, vascular
Vas|ku|li|tis *f* inflammation of a vessel, vasculitis [væskjə'laɪtɪs], angiitis [ændʒɪ'aɪtɪs], angitis [æn'dʒaɪtɪs]
leukozytoklastische Vaskulitis leukocytoclastic vasculitis, leukocytoclastic angiitis, hypersensitivity

vasculitis, allergic vasculitis, localized visceral arteritis [ɑːrtə'raɪtɪs]
vas|ku|li|tisch *adj.* relating to vasculitis, vasculitic
Va|so|kons|trik|ti|on *f* vasoconstriction
Va|so|kons|trik|tor *m* vasoconstrictor, vasohypertonic
va|so|kons|trik|to|risch *adj.* vasoconstrictor, vasohypertonic, vasoconstrictive
Va|so|pres|sin *nt* vasopressin, β-hypophamine, antidiuretic hormone
va|so|to|nisch *adj.* relating to vasotonia, vasotonic, angiotonic
Va|so|to|nus *m, pl* **Va|so|to|ni** angiotonia, vasotonia
va|so|tro|phisch *adj.* angiotrophic, vasotrophic
VB *abk.* s.u. **1.** Blutvolumen **2.** Vinblastin
VBL *abk.* s.u. Vinblastin
VC *abk.* s.u. **1.** Variationskoeffizient **2.** Vinylchlorid
VCA *abk.* s.u. virales *Capsid-Antigen*
VCAM *nt* vascular cellular adhesion molecule-1
VCR *abk.* s.u. Vincristin
VD *abk.* s.u. Verdachtsdiagnose
V-D-J-Gen *nt* V-D-J gene
V-D-J-Rekombination *f* V-D-J recombination
VDRL-Antigen *nt* VDRL antigen
VDRL-Test *m* VDRL test
VEE *abk.* s.u. **1.** Venezuelan-equine-Encephalitis **2.** Venezuelan-equine-Encephalomyelitis
VEE-Virus *nt* Venezuelan equine encephalomyelitis virus, Venezuelan equine encephalitis virus, VEE virus
Ve|ge|ta|ti|on *f* vegetation
ve|ge|ta|tiv *adj.* **1.** (*physiolog.*) vegetative **2.** (*histolog.*) vegetative, resting, not active
Ve|hi|kel *nt* (*Biochemie*) vehicle, carrier; (*pharmakol.*) vehicle, excipient, menstruum
Vektor- *präf.* vectorial
Vek|tor|in|sekt *nt* insect vector
Ve|nae|sec|tio *f* venesection, venotomy, phlebotomy
Ve|ne *f* vein, vena
oberflächliche Vene superficial vein
tiefe Vene deep vein
Ve|nek|ta|sie *f* venectasia, phlebectasia, phlebectasis
Venen- *präf.* venose, venous, veinous, ven(o)-, veni-, phleb(o)-
Ve|nen|an|eu|rys|ma *nt* venous aneurysm, phlebangioma
Ve|nen|blut|ent|nah|me *f* venous sampling
Ve|nen|druck *m* venous pressure
zentraler Venendruck central venous pressure
Ve|nen|in|suf|fi|zi|enz *f* venous insufficiency
Ve|nen|ka|the|ter *m* venous catheter, venous line
Ve|nen|ple|xus *m* venous rete, venous network, venous plexus
Ve|nen|puls *m* venous pulse
Ve|nen|punk|ti|on *f* puncture of a vein, venipuncture, venepuncture; phlebotomy, venesection, venotomy
Ve|nen|throm|bo|se *f* venous thrombosis, phlebemphraxis
blande nicht-eitrige Venenthrombose thrombophlebitis [ˌθrɑmbəʊflɪ'baɪtɪs]
tiefe Venenthrombose deep vein thrombosis
ve|ne|risch *adj.* relating to *or* transmitted by sexual contact, venereal
Ve|ne|ro|lo|gie *f* venereology [vəˌnɪərɪ'ɑlədʒɪ]
Venezuelan-equine-Encephalitis *f* Venezuelan equine encephalitis [enˌsefə'laɪtɪs], Venezuelan equine encephalomyelitis [enˌsefələʊmaɪə'laɪtɪs]
Venezuelan-equine-Encephalitis-Virus *nt* Venezuelan equine encephalitis virus, Venezuelan equine encephalomyelitis virus, VEE virus
Venezuelan-equine-Encephalomyelitis *f* s.u. Venezuelan-equine-Encephalitis
ve|nös *adj.* relating to a vein *or* veins, venous, veinous, phleboid
ver|ab|rei|chen *vt* (*Medikament*) give, administer (*jemandem* to somebody)
Ver|ab|rei|chung *f* (*Medikament*) administration, application
passive Verabreichung passive administration
Ver|an|la|gung *f* disposition, predisposition, proneness (*zu* to); diathesis, strain
erblich-bedingte Veranlagung heredodiathesis
hereditäre Veranlagung heredodiathesis
Ver|bes|se|rung *f* (*Zustand*) amelioration, improvement, change for the better
ver|bin|den I *vt* **1.** (*Wunde*) dress, bandage, bandage up **2.** (*Chemie*) combine, associate, aggregate **II** *vr* **sich verbinden** (*Chemie*) combine, associate (*mit* with)
Ver|bin|dung *f* compound, agent; combination; (*Bindung*) bond, bonding
aliphatische Verbindung aliphatic compound, paraffin compound
anorganische Verbindung inorganic compound
apolare Verbindung nonpolar compound
aromatische Verbindung benzene compound, aromatic, aromatic compound
binäre Verbindung binary compound
chemische Verbindung chemical agent, chemical compound
energiearme Verbindung low-energy compound
energiereiche Verbindung energy-rich compound, high-energy compound
gesättigte Verbindung saturated compound
heterozyklische Verbindung heterocyclic compound
homologe Verbindung homologen, homologue
ionische Verbindung ionic compound
isozyklische Verbindung isocyclic compound, homocyclic compound
metallorganische Verbindung organometallic compound
organische Verbindung organic compound
polare Verbindung polar compound
quartäre Verbindung quaternary compound
quaternäre Verbindung quaternary compound
ternäre Verbindung ternary compound, tertiary compound ['tɜrʃɪˌeriː]
ungesättigte Verbindung unsaturated compound
Ver|blu|ten *nt* exsanguination
ver|blu|ten *vi* bleed to death, exsanguinate
ver|bor|gen *adj.* hidden, concealed, dormant, latent, occult, masked, cryptic
Ver|brauch *m* consumption (*an, von* of)
Verbrauchs- *präf.* consumptive
Ver|brauchs|ge|schwin|dig|keit *f* rate of consumption
Ver|brauchs|ko|a|gu|lo|pa|thie *f* diffuse intravascular coagulation, disseminated intravascular coagulation, consumption coagulopathy [kəʊˌægjə'lɑpəθɪ]
septische Verbrauchskoagulopathie septic coagulopathy
Ver|dachts|di|ag|no|se *f* presumption diagnosis
ver|dau|bar *adj.* digestible

ver|dau|en *vt* digest
Ver|dau|ung *f* digestion
Verdauungs- *präf.* peptic, pepsic, digestive, alimentary
ver|dich|tet *adj.* pyknotic, pycnotic
Ver|dich|tung *f* pyknosis, pycnosis
Ver|dich|tungs|druck *m* compression pressure
Ver|dich|tungs|zo|ne *f* zone of condensation
Ver|di|ckung *f* thickening, thickness, swelling
  leukoplakische Verdickung leukoplakic thickening
Ver|di|glo|bin *nt* verdihemoglobin
Ver|do|glo|bin *nt* verdoglobin
Ver|do|hä|mo|glo|bin *nt* verdohemoglobin, choleglobin, bile pigment hemoglobin ['hi:məgləʊbɪn], green hemoglobin ['hi:məgləʊbɪn]
Ver|dopp|lungs|do|sis *f* doubling dose
Ver|dopp|lungs|zeit *f* doubling time
Ver|dün|nen *nt* diluting, dilution, attenuation
ver|dün|nen *vt* **1.** (*Chemie*) dilute, attenuate [ə'tenjəweɪt], water, water down **2.** (*pathol.*) rarefy, thin, thin down, thin off, thin out
ver|dünnt *adj.* dilute, diluted, attenuate [ə'tenjəwɪt]
Ver|dün|nung *f* dilution
Ver|dün|nungs|a|nä|mie *f* dilution anemia [ə'ni:mɪə], polyplasmia, hydremia [haɪ'dri:mɪə]
Ver|dün|nungs|hy|po|nat|rä|mie *f* dilutional hyponatremia
Ver|dün|nungs|hy|po|nat|ri|ä|mie *f* dilutional hyponatremia
Ver|dün|nungs|ko|a|gu|lo|pa|thie *f* dilution coagulopathy [kəʊ,ægjə'lɑpəθɪ]
Ver|dün|nungs|ko|ef|fi|zi|ent *m* dilution coefficient
Ver|dün|nungs|test *m* dilution test
ver|ei|tert *adj.* puriform, purulent, puruloid, pyic, suppurative, ulcerated
Ver|ei|te|rung *f* pyesis, pyopoiesis [,paɪəʊpɔɪ'i:sɪs], pyosis, suppuration, diapyesis, purulence, purulency, ulceration
ver|erb|bar *adj.* inheritable, heritable, hereditable, transmissible, transmittable
Ver|erb|bar|keit *f* hereditability, heredity
ver|erbt *adj.* inherited, hereditary
Ver|er|bung *f* hereditary transmission, heredity, inheritance; **durch Vererbung** by inheritance
  alternative Vererbung alternative inheritance
  autosomale Vererbung autosomal heredity
  dominante Vererbung dominant inheritance
  extrachromosomale Vererbung extrachromosomal inheritance, mitochondrial inheritance
  extranukleäre Vererbung extranuclear inheritance
  geschlechtsgebundene Vererbung sex-linked inheritance, sex-linked heredity
  gonosomale Vererbung s.u. geschlechtsgebundene *Vererbung*
  holandrische Vererbung s.u. Y-gebundene *Vererbung*
  kodominante Vererbung codominant inheritance
  komplementäre Vererbung complemental inheritance
  monofaktorielle Vererbung monofactorial inheritance
  multifaktorielle Vererbung multifactorial inheritance
  polygene Vererbung quantitative inheritance, polygenic inheritance
  quasidominante Vererbung quasidominant inheritance
  rezessive Vererbung recessive inheritance
  X-chromosomale Vererbung X-linked inheritance
  Y-gebundene Vererbung Y-linked inheritance, holandric inheritance
  zytoplasmatische Vererbung cytoplasmic inheritance, extranuclear inheritance
Ver|er|bungs|leh|re *f* genetics *pl*
ver|es|tern *vt* esterify
Ver|es|te|rung *f* esterification [e,sterəfɪ'keɪʃn]
Ver|e|the|rung *f* etherification
Ver|fah|ren *nt* way, method, line; technique, technic, system, process, practice; (*Behandlung*) treatment; (*chirurg.*) procedure, method, intention, operation, manipulation
  bildgebendes Verfahren imaging procedure, imaging method
ver|fär|ben I *vt* discolor, color, stain **II** *vr* **sich verfärben** discolor; (*Haut*) change color
Ver|fär|bung *f* discoloration, staining
Ver|fas|sung *f* (*körperliche*) state, condition, form, shape; (*seelische*) frame of mind, disposition; **in guter Verfassung** in good condition; **in schlechter Verfassung** in bad condition
Ver|fet|tung *f* adiposis, steatosis, liposis, pimelosis, lipomatosis
  degenerative Verfettung adipose degeneration, pimelosis, fatty degeneration, steatosis
Ver|flüs|si|gung *f* (*Physik*) liquefaction, fluidization; (*pathol.*) colliquation
ver|füg|bar *adj.* (*a. physiolog.*) available
  biologisch verfügbar (*pharmakol.*) bioavailable
Ver|füg|bar|keit *f* (*a. physiolog.*) availability
  biologische Verfügbarkeit (*pharmakol.*) bioavailability
ver|gif|ten I *vt* poison, intoxicate; (*Umwelt*) contaminate, pollute **II** *vr* **sich vergiften** poison oneself
Ver|gif|tung *f* poisoning, intoxication; (*Umwelt*) contamination, pollution
ver|glei|chen *vt* compare (*mit* with, to), parallel (*mit* with)
Vergleichs- *präf.* comparative
Ver|gleichs|lö|sung *f* normal solution, standard solution, standardized solution
Ver|gleichs|stu|die *f* comparative study
ver|grö|ßern I *vt* **1.** (*a. pathol.*) extend, increase, enlarge, expand **2.** (*vergrößern*) increase **3.** (*verstärken*) amplify, magnify, enhance **4.** (*Bild*) enlarge, blow up **II** *vr* **sich vergrößern** enlarge, extend, expand; (*s. vermehren*) increase; hypertrophy [haɪ'pɜrtrəfɪ]
Ver|grö|ße|rung *f* (*pathol.*) enlargement, hypertrophy [haɪ'pɜrtrəfɪ]; (*Physik*) magnification, amplification; (*Bild*) enlargement
Vergrößerungs- *präf.* magnifying
ver|här|tet *adj.* hardened, callous, indurated, indurate, scleroid, sclerosal, sclerous, scirrhous
Ver|här|tung *f* induration, hardening, callosity
Ver|hei|len *nt* healing, healing process
ver|hei|len *vi* heal, heal up, heal over; scar over
ver|heilt healed
ver|hor|nen *vi* keratinize, become cornified
ver|hornt *adj.* keratinous, cornified, callous
Ver|hor|nung *f* keratinization, cornification, hornification
ver|kal|ken *vt, vi* calcify
ver|kalkt *adj.* calcified

Ver|kal|kung *f* calcification
metastatische Verkalkung metastatic calcification, metastatic calcinosis
Ver|kap|seln *nt* encapsulation, encystment, encystation
ver|kap|seln I *vt* encapsulate, encapsule, incapsulate, capsule, capsulize II *vr* **sich verkapseln** encapsulate, encapsule, encyst
ver|kap|selt *adj.* encapsulated, encapsuled, encysted, capsulate, capsulated, capsular
Ver|kap|sel|lung *f* encapsulation, encystment, encystation
Ver|kä|sen *nt* caseation
ver|kä|sen *vt* caseate
ver|kä|send *adj.* caseating, caseogenous, cheesy
ver|käst *adj.* caseating, caseous, cheesy
Ver|kä|sung *f* caseous degeneration, cheesy degeneration, caseation, tyromatosis, tyrosis
ver|knö|chern *vi* ossify
Ver|knö|che|rung *f* ossification
Ver|lauf *m* process, progression, progress, development; (*Krankheit*) course, go, run; (*Zeit*) lapse; **im Verlauf** in the course of
klinischer Verlauf (*Krankheit*) clinical course
ver|schlech|tern I *vt* deteriorate, worsen, aggravate, make worse II *vr* **sich verschlechtern** (*Zustand*) deteriorate, worsen, decline, go backward(s), become worse, change for the worse
Ver|schlech|te|rung *f* (*Zustand*) change for the worse, worsening, decline, deterioration
ver|schlim|mern I *vt* (*Krankheit, Schmerzen*) deteriorate, worsen, aggravate, make worse II *vr* **sich verschlimmern** (*Krankheit, Schmerzen*) get worse, worsen; (*Zustand*) deteriorate, worsen, change for the worse, take a turn for the worse
Ver|schlim|me|rung *f* (*Krankheit, Schmerzen*) aggravation, worsening, exacerbation; (*Zustand*) deterioration, change for the worse
Ver|schluss|ik|te|rus *m* obstructive icterus, obstructive jaundice, mechanical jaundice ['dʒɔːndɪz]
ver|schrei|ben *vt* prescribe
ver|schrei|bungs|pflich|tig *adj.* available on presciption only
ver|seu|chen *vt* (*Parasit*) infest; (*radiolog.*) contaminate; (*Umwelt*) pollute, contaminate
ver|seucht *adj.* (*Parasit*) infested; (*radiolog.*) contaminated; (*Umwelt*) polluted, contaminated
nicht verseucht uncontaminated
Ver|sil|be|rung *f* silver impregnation, silver stain, argentation
Ver|stär|kungs|re|ak|ti|on *f* booster
Ver|stär|kungs|schlei|fe *f* amplification loop
ver|steckt *adj.* (*a. Krankheit, Symptom*) masked, concealed, hidden, larvate, larvaceous, larval, larvated
Ver|stop|fung *f* **1.** (*Gefäß*) obstruction, occlusion, obturation, block, blockage, stoppage, emphraxis **2.** (*Stuhl*) constipation, costiveness, obstipation
ver|stor|ben *adj.* late, deceased
Ver|stor|be|ne *m/f* the deceased
Ver|such *m* **1.** attempt (*etwas zu tun* to do/doing something), go, try, effort **2.** experiment, test, testing, trial
Versuchs- *präf.* trial, testing, experimental
Ver|suchs|da|ten *pl* data
Ver|suchs|ka|nin|chen *nt* guinea pig
Ver|suchs|ob|jekt *nt* test object
Ver|suchs|per|son *f* test subject, test person, proband, candidate
Ver|suchs|pro|jekt *nt* pilot scheme
Ver|suchs|rei|he *f* series of experiments, battery of tests
Ver|suchs|se|rie *f* series of experiments, battery of tests
Ver|suchs|sta|di|um *nt* experimental stage
Ver|suchs|tier *nt* subject, experimental animal, test animal
Ver|suchs|wer|te *pl* data
Ver|tei|lung *f* distribution
Ver|tei|lungs|chro|ma|to|gra|fie *f* s.u. Verteilungschromatographie
Ver|tei|lungs|chro|ma|to|gra|phie *f* liquid-liquid chromatography, partition chromatography [krəʊmə'tɑgrəfɪ]
Ver|tei|lungs|ko|ef|fi|zi|ent *m* partition coefficient, distribution coefficient
Ver|tei|lungs|kur|ve *f* distribution curve
Ver|tei|lungs|schock *m* distribution shock
Ver|tei|lungs|vo|lu|men *nt* distribution volume
Verwandten- *präf.* related
Ver|wand|ten|or|gan|spen|de *f* related donation
Ver|wand|ten|spen|de *f* related donation
Ver|wand|ten|trans|plan|tat *nt* related transplant
very low-density lipoprotein *nt* very low-density lipoprotein, prebeta-lipoprotein
Ver|zö|ge|rungs|pha|se *f* lag phase
Ver|zweigt|ket|ten|de|carb|o|xy|la|se *f* branched-chain 2-keto acid dehydrogenase [dɪ'haɪdrədʒəneɪz], branched-chain α-keto acid decarboxylase
Veto-Effekt *m* veto effect
Veto-Zellen *pl* veto cells
V-Gen *nt* V gene
v.G.-Färbung *f* van Gieson's stain
VH *abk.* s.u. Virushepatitis
V_H-Region *f* V_H region
Vi-Agglutination *f* Vi agglutination
Vi-Antigen *nt* Vi antigen
Vi|brio *m* vibrio, Vibrio
Vibrio cholerae Koch's bacillus, cholera bacillus, comma bacillus, cholera vibrio, Vibrio cholerae, Vibrio comma
Vibrio cholerae 0:1 Vibrio cholerae (subgroup) 01
Vibrio cholerae biotype proteus s.u. *Vibrio* metschnikovii
Vibrio cholerae biovar eltor s.u. *Vibrio* El-tor
Vibrio cholerae non-01 Vibrio cholerae (serogroup) non-01, NAG vibrios, non-agglutinating vibrios
Vibrio comma s.u. *Vibrio* cholerae
Vibrio El-tor El Tor vibrio, Celebes vibrio, Vibrio cholerae biotype eltor, Vibrio eltor
Vibrio metschnikovii spirillum of Finkler and Prior, Vibrio metschnikovii, Vibrio cholerae biotype proteus, Vibrio proteus
nicht-agglutinable Vibrionen s.u. *Vibrio* cholerae non-01
Vid|a|ra|bin *nt* adenine arabinoside, vidarabine, arabinoadenosine, arabinosyladenine
Viel|zel|ler I *m* metazoon, metazoan II *pl* Metazoa
viel|zel|lig *adj.* multicellular
vier|wer|tig *adj.* quadrivalent, tetravalent
Vier|wer|tig|keit *f* quadrivalence, quadrivalency
VIN *abk.* s.u. Vincamin
Vin|blas|tin *nt* vinblastine, vincaleukoblastine
Vin|ca *f* periwinkle, Vinca
Vin|ca|leu|ko|blas|tin *nt* s.u. Vinblastin
Vin|ca|min *nt* vincamine

Vinca-rosea-Alkaloide *pl* vinca alkaloids
Vin|co|fos *nt* vincofos
Vin|cris|tin *nt* vincristine
Vin|de|sin *nt* vindesine, VP-16
Vinyl- *präf.* ethenyl, vinyl
Vi|nyl|a|ce|tat *nt* vinyl acetate ['æsɪteɪt]
Vi|nyl|ben|zol *nt* ethenylbenzene, cinnamene, styrene, styrol, styrolene
Vi|nyl|chlo|rid *nt* chloroethylene, vinyl chloride
Vinyl-Radikal *nt* vinyl, ethenyl
Vio *abk.* s.u. Viomycin
Vi|o|my|cin *nt* viomycin
VIP *abk.* s.u. **1.** vasoaktives intestinales *Peptid* **2.** vasoaktives intestinales *Polypeptid*
VIPom *nt* vipoma, VIPoma, D_1 tumor
vi|ral *adj.* relating to *or* caused by a virus, viral
Vi|rä|mie *f* viremia, virusemia
Vi|ra|zol *nt* virazole, ribavirin
Virchow: Virchow-Drüse *f* Virchow's gland, Virchow's node, sentinel node, signal node, Ewald's node
Virchow-Knötchen *nt* s.u. Virchow-Drüse
Virchow-Knoten *m* s.u. Virchow-Drüse
Viridans-Streptokokken *pl* viridans streptococci, Streptococcus viridans, Aerococcus viridans
Vi|ri|on *nt* virion, virus particle, viral particle
vi|ro|gen *adj.* caused by a virus, virogenetic
Vi|ro|id *nt* viroid
Vi|ro|lo|gie *f* virology [vaɪ'rɑlədʒɪ]
Vi|ro|pe|xis *f* viropexis
Vi|ro|se *f* viral disease, virosis
Vi|ro|sta|ti|kum *nt, pl* **Vi|ro|sta|ti|ka** virostatic
vi|ro|sta|tisch *adj.* virostatic, antiviral, antivirotic, virustatic
vi|ru|lent *adj.* virulent
Vi|ru|lenz *f* virulence
virulenz-assoziert *adj.* virulence-associated
Vi|ru|lenz|fak|tor *m* virulence factor
Vi|ru|rie *f* viruria [vaɪ'r(j)ʊərɪə]
Virus- *präf.* virus, viral
Vi|rus *nt, pl* **Vi|ren** virus
adenoassoziertes Virus adeno-associated virus, adeno-associated satellite virus, adenosatellite virus
attenuiertes Virus attenuated virus
bakterienpathogenes Virus phage, lysogenic factor, bacteriophage, bacterial virus
behülltes Virus enveloped virus
defektes Virus defective virus
ektropes Virus ecotropic virus
lipidhaltige Viren lipid-containing viruses
Lymphadenopathie-assoziiertes Virus human immunodeficiency virus, AIDS virus, Aids-associated virus, AIDS-associated retrovirus, type III human T-cell leukemia/lymphoma/lymphotropic virus, lymphadenopathy-associated virus [lɪm,fædɪ'nɑpəθɪ]
lytisches Virus lytic virus
mutiertes Virus mutant virus
nacktes Virus naked virus
neurotropes Virus neurotropic virus
nicht-lipidhaltige Viren nonlipid-containing viruses
onkogene Viren oncogenic viruses, tumor-inducing viruses
Rous-assoziiertes Virus Rous-associated virus
umhülltes Virus enveloped virus
xenotropes Virus xenotropic virus
zytopathogenes Virus cytopathogenic virus
Vi|rus|an|ti|gen *nt* viral antigen
Vi|rus|an|ti|se|rum *nt* viral antiserum
Vi|rus|ar|chi|tek|tur *f* virus architecture
vi|rus|be|fal|len *adj.* virus-infected
virus capsid antigen *nt* virus capsid antigen
Vi|rus|chro|mo|som *nt* viral chromosome
vi|rus|co|diert *adj.* virus-coded, virus-encoded
Virus-DNA *f* viral deoxyribonucleic acid, viral DNA
Virus-DNS *f* s.u. Virus-DNA
Vi|rus|e|li|mi|nie|rung *f* virus elimination
Vi|rus|en|ze|pha|li|tis *f* viral encephalitis, virus encephalitis [en,sefə'laɪtɪs]
Vi|rus|en|ze|pha|lo|my|e|li|tis *f* viral encephalomyelitis, virus encephalomyelitis [en,sefələʊmaɪə'laɪtɪs]
Vi|rus|er|kran|kung *f* virosis, viral disease; virus
Vi|rus|ex|an|them *nt* viral exanthema
Vi|rus|ex|pres|si|on *f* virus expression
Vi|rus|ge|ne|tik *f* viral genetics *pl*
Vi|rus|ge|nom *nt* viral genome
Vi|rus|he|pa|ti|tis *f* viral hepatitis, virus hepatitis [hepə'taɪtɪs]
Virushepatitis A hepatitis A, epidemic hepatitis, MS-1 hepatitis, short-incubation hepatitis, type A viral hepatitis, infectious jaundice, infectious hepatitis, infective jaundice, catarrhal jaundice, epidemic jaundice ['dʒɔːndɪz]
Virushepatitis B hepatitis B, inocculation hepatitis, long incubation hepatitis, MS-2 hepatitis, serum hepatitis, transfusion hepatitis, type B viral hepatitis, homologenous hepatitis, homologous serum jaundice [hə'mɑləgəs], human serum jaundice ['dʒɔːndɪz]
akute Virushepatitis acute viral hepatitis
anikterische Virushepatitis anicteric (virus) hepatitis
chronische Virushepatitis chronic viral hepatitis
Vi|rus|hül|le *f* envelope, envelop
Vi|rus|impf|stoff *m* viral vaccine
vi|rus|in|du|ziert *adj.* virus-induced
Vi|rus|in|fek|ti|on *f* viral infection; virus
vi|rus|in|fi|ziert *adj.* virus-infected
Vi|rus|in|ter|fe|renz *f* virus interference, cell blockade, interference, virus blockade
Vi|rus|krank|heit *f* virosis, viral disease; virus
Vi|rus|me|nin|gi|tis *f* viral meningitis [menɪn'dʒaɪtɪs]
Vi|rus|mu|ta|ti|on *f* virus mutation
Vi|rus|neu|tra|li|sa|ti|on *f* virus neutralization
Vi|rus|par|ti|kel *nt* virion, viral particle, virus particle
defekte interferierende Viruspartikel *pl* defective interfering virus particles, DI particles
Vi|rus|per|sis|tenz *f* virus persistence
Vi|rus|pneu|mo|nie *f* viral pneumonia [n(j)uː'məʊnɪə]
Vi|rus|pro|te|in *nt* viral protein
Vi|rus|rei|fung *f* virus maturation
Vi|rus|re|pli|ka|ti|on *f* virus replication
Virus-RNA *f* viral RNA, viral ribonucleic acid
Virus-RNS *f* s.u. Virus-RNA
vi|rus|spe|zi|fisch *adj.* virus-specific
Vi|rus|struk|tur *f* viral structure
Vi|ru|sta|ti|kum *nt, pl* **Vi|ru|sta|ti|ka** virostatic
vi|ru|sta|tisch *adj.* virostatic, antiviral, antivirotic, virustatic
Vi|rus|ti|ter *m* viral titer
Vi|rus|trans|krip|ti|on *f* virus transcription
Vi|rus|vak|zi|ne *f* viral vaccine

V

Vi|rus|ver|brei|tung *f* viral spread
Vi|rus|ver|meh|rung *f* virus replication
Virus-Wirtbeziehung *f* virus-host relationship
Vi|ru|zid *nt* virucide, viricide
vi|ru|zid *adj.* virucidal, viricidal, antiviral, antivirotic
vis|kos *adj.* s.u. viskös
vis|kös *adj.* viscid, viscous, viscose
Vis|ko|si|me|ter *nt* viscosimeter [ˌvɪskəʊ'sɪmetər], viscometer [vɪs'kɑmɪtər]
Vis|ko|si|met|rie *f* viscosimetry [vɪskəʊ'sɪmətrɪ], viscometry [vɪs'kɑmətrɪ]
vis|ko|si|met|risch *adj.* relating to viscosimetry, viscosimetric
Vis|ko|si|tät *f* viscosity [vɪs'kɑsətɪ]
  absolute Viskosität dynamic viscosity, absolute viscosity
  dynamische Viskosität s.u. absolute *Viskosität*
  kinematische Viskosität kinematic viscosity
  übermäßig hohe Viskosität hyperviscosity
Vis|ko|si|täts|ko|ef|fi|zi|ent *m* coefficient of viscosity, dynamic coefficient
Vis|ko|si|täts|mes|sung *f* viscosimetry, viscometry
vis|ze|ral *adj.* relating to the viscera, visceral
Viszeral- *präf.* s.u. Viszero-
Vis|ze|ral|gie *f* pain in a viscus, visceral pain, visceralgia
Vis|ze|ral|neu|ral|gie *f* s.u. Viszeralgie
Vis|ze|ral|schmerz *m* s.u. Viszeralgie
Viszero- *adj.* visceral, viscer(o)-
Vit. *abk.* s.u. Vitamin
Vital- *präf.* vital, intravital
vi|tal *adj.* relating to life, vital; vigorous, energetic
  nicht vital nonvital
Vi|tal|farb|stoff *m* vital dye
Vi|tal|fär|bung *f* intravital staining, vital staining, vital stain, intravital stain
Vit|a|min *nt* vitamin, vitamine, auxohormone
  Vitamin A vitamin A
  Vitamin A$_1$ vitamin A$_1$, vitamin A, retinol, retinol$_1$
  Vitamin A$_2$ vitamin A$_2$, retinol$_2$, (3-)dehydroretinol, dihydroretinol
  Vitamin B$_1$ vitamin B$_1$, thiamine, thiamin, aneurin, aneurine, antiberiberi, antiberiberi factor, antiberiberi substance, antineuritic factor, antineuritic vitamin, torulin
  Vitamin B$_2$vitamin B$_2$, vitamin G, lactochrome, lactoflavin, riboflavin
  Vitamin B$_3$ pantothenic acid, pantothen, antiachromotrichia factor, yeast filtrate factor
  Vitamin B$_6$ vitamin B$_6$, pyridoxine, adermine, antiacrodynia factor, eluate factor, yeast eluate factor
  Vitamin B$_{12}$ vitamin B$_{12}$, extrinsic factor, antianemic factor, anti-pernicious anemia factor, Castle's factor, LLD factor, cyanocobalamin
  Vitamin B$_{12b}$ Vitamin B$_{12b}$, aquocobalamin, aquacobalamin, hydroxocobalamin, hydroxocobemine
  Vitamin B$_c$ Vitamin B$_c$, pteroylglutamic acid, pteropterin, folic acid, folacin, Day's factor, Wills' factor, liver Lactobacillus casei factor, Lactobacillus casei factor
  Vitamin C vitamin C, antiscorbutic factor, antiscorbutic vitamin, cevitamic acid, ascorbic acid
  Vitamin D vitamin D, antirachitic factor, calciferol
  Vitamin D$_2$vitamin D$_2$, ergocalciferol, activated ergosterol, calciferol, viosterol, irradiated ergosterol
  Vitamin D$_3$vitamin D$_3$, cholecalciferol
  Vitamin D$_4$vitamin D$_4$, dihydrocalciferol
  Vitamin E vitamin E, alpha-tocopherol
  Vitamin H vitamin H, biotin, bios, factor S, factor W, anti-egg white factor, coenzyme R, factor h
  Vitamin K vitamin K, antihemorrhagic factor, antihemorrhagic vitamin
  Vitamin K$_1$ vitamin K$_1$, phytonadione, phytomenadione, phylloquinone
  Vitamin K$_2$ vitamin K$_2$, farnoquinone, menaquinone
  Vitamin K$_3$ vitamin K$_3$, menadione, menaphthone
  Vitamin K$_4$ vitamin K$_4$, menadiol
  fettlösliches Vitamin fat-soluble vitamin
  wasserlösliches Vitamin water-soluble vitamin
Vitamin A$_1$-Aldehyd *m* retinal, retinal$_1$, retinene
Vitamin-A-Alkohol *m* retinol, retinol$_1$, vitamin A$_1$, vitamin A
Vit|a|min|an|ta|go|nist *m* vitagonist, antivitamin
Vitamin A$_1$-Säure *f* vitamin A acid, retinoic acid, tretinoin
Vitamin-B$_{12}$-bindendes Globulin *nt* vitamin B$_{12}$-binding globulin
Vitamin B-Komplex *m* vitamin B complex
Vitamin C-Mangelanämie *f* vitamin C deficiency anemia, scorbutic anemia [ə'niːmɪə]
Vitamin K-abhängig *adj.* vitamin K-dependent
Vitamin K-Antagonist *m* vitamin K antagonist
Vit|a|min|kon|zent|rat *nt* vitamin concentrate
Vit|a|min|man|gel *m* **1.** vitamin deficiency, poverty in vitamins **2.** s.u. Vitaminmangelkrankheit
Vit|a|min|man|gel|krank|heit *f* vitamin deficiency, vitamin-deficiency disease, hypovitaminosis, avitaminosis
vit|a|mi|no|gen *adj.* vitaminogenic
Vi|tro|nek|tin *nt* vitronectin, S-protein, membrane attack complex inhibitor
Vi|tro|nek|tin|re|zep|tor *m* vitronectin receptor
Vivax-Malaria *f* vivax malaria, benign tertian malaria, vivax fever
V-J-Rearrangement *nt* V-J rearrangement
V-J-Rekombination *f* V-J recombination
VK *abk.* s.u. **1.** Verbrauchskoagulopathie **2.** Verteilungskoeffizient
Vβ-Kette *f* Vβ chain
VKP *abk.* s.u. Verbrauchskoagulopathie
VLA-Marker *m* very late activation marker, VLA marker
VLB *abk.* s.u. Vincaleukoblastin
V$_L$-Region *f* V$_L$ region
VM *abk.* s.u. **1.** Viomycin **2.** Voltmeter
Vm *abk.* s.u. Voltmeter
VMR *abk.* s.u. vasomotorische *Rhinitis*
VO$_2$ *abk.* s.u. Sauerstoffverbrauch
Vögel-Leukämie-Virus *nt* avian leukemia virus [luː'kiːmɪə]
Vögel-Sarkom-Virus *nt* avian sarcoma virus
Voges-Proskauer: Voges-Proskauer-Reaktion *f* Voges-Proskauer test, Voges-Proskauer reaction
Voll- *präf.* whole, complete, total, holo-
Voll|an|ti|gen *nt* complete antigen, holoantigen
Voll|blut *nt* whole blood, whole human blood
  konserviertes Vollblut banked blood
Voll|haut|lap|pen *m* full thickness flap, full-thickness graft, full-thickness skin graft
Voll|haut|trans|plan|tat *nt* s.u. Vollhautlappen
Voll|re|mis|si|on *f* complete remission
Volt *nt* volt
Volt|am|pere *nt* voltampere

Voltlamlperelmelter *nt* voltammeter [vəʊlt'æmɪtər]
Voltlmelter *nt* voltmeter ['vəʊltmiːtər]
Volumen- *präf.* volume, voluminal
Vollulmen *nt, pl* **Vollulmilna** volume; (*Inhalt*) content, capacity
Vollulmenlerlsatz *m* volume replacement
Vollulmenlmanlgellschock *m* oliguric shock, hematogenic shock, hypovolemic shock, oligemic shock
  endogener Volumenmangelschock endogenous hypovolemic shock [en'dɑdʒənəs]
  exogener Volumenmangelschock exogenous hypovolemic shock [ek'sɑdʒənəs]
von Jaksch-Hayem: von Jaksch-Hayem-Anämie *f* Jaksch's anemia [ə'niːmɪə], Jaksch's disease, von Jaksch's disease, von Jaksch's anemia, anemia pseudoleukemica infantum [ˌsuːdəʊluː'kiːmɪə]
  von Jaksch-Hayem-Syndrom s.u. von Jaksch-Hayem-Anämie
von Kossa: von Kossa-Versilberung *f* von Kossa's silver stain
von Kupffer: von Kupffer-Sternzellen *pl* von Kupffer's cells, sternzellen
  von Kupffer-Zellen *pl* s.u. von Kupffer-Sternzellen
von Recklinghausen: von Recklinghausen-Krankheit *f* Recklinghausen's disease, von Recklinghausen's disease, multiple neurofibroma, neurofibromatosis, neuromatosis
von Willebrand: von Willebrand-Faktor *m* von Willebrand factor, factor VIII: vWF, factor VIII-associated antigen
von Willebrand-Jürgens: von Willebrand-Jürgens-Syndrom *nt* von Willebrand's disease, Minot-von Willebrand syndrome, von Willebrand's syndrome, Willebrand's syndrome, constitutional thrombopathy [θrɑm'bɑpəθɪ], pseudohemophilia [suːdəʊˌhiːmə'fɪlɪə], vascular hemophilia, hereditary pseudohemophilia

Vorlbelhandllung *f* pretreatment
vorlbeulgen *vi* prevent, guard against, take precautions against
vorlbeulgend *adj.* precautionary, preventive, preventative, prophylactic
Vorlbeulgung *f* prophylaxis (*gegen* of), prevention (*gegen* of), precaution (*gegen* against)
Vorlexlanlthem *nt* rash
Vorlgelschichlte *f* anamnesis; case history, history
Vorlläulferlstaldilum *nt* prodromal stage, prodromal period, prodromal phase
Vorlläulferlzellle *f* progenitor, precursor cell, stem cell
  lymphatische Vorläuferzelle lymphoid progenitor
  myeloische Vorläuferzelle myeloid progenitor
Vorlsichtslmaßlnahlme *f* precautionary measure, precaution
Vorlsorlgelmeldilzin *f* preventive medicine
vorlsorlgen *vi* take precautions, make provisions
Vorlsorlgelunlterlsulchung *f* check-up, medical check-up, preventive examination
Vorltest *m* screening, screening test
Vorlzeilchen *nt* sign, first sign; precursor, prodrome
VP *abk.* s.u. **1.** Plasmavolumen **2.** Versuchsperson
VP-16 *nt* vindesine, VP-16
VPR *abk.* s.u. Voges-Proskauer-Reaktion
VR *abk.* s.u. Vollremission
V-Region *f* V region, variable region
V-Region-Gen *nt* V region gene
V-Segment *nt* V segment
VT *abk.* s.u. Versuchstier
vWF *abk.* s.u. *von Willebrand*-Faktor
vWJS *abk.* s.u. *von Willebrand-Jürgens*-Syndrom
VZIG *abk.* s.u. Varicella-Zoster-Immunglobulin
VZV *abk.* s.u. Varicella-Zoster-Virus

V

W

W *abk.* s.u. **1.** Wasser **2.** Watt **3.** Wolfram
Waaler-Rose: Waaler-Rose-Test *m* Rose-Waaler test, Waaler-Rose test
Wach|sen *nt* growth, growing; increase
wach|sen *vi* grow; (*Person*) grow; (*anwachsen*) augment, come on, come upon, grow, increase
Wachs|tum *nt* growth, growing; development; increase, augmentation
abnormes Wachstum maldevelopment
expansives Wachstum expansive growth; expansion
interstitielles Wachstum in+erstitial growth, internal growth
verdrängendes Wachstum expansive growth; expansion
Wachstums- *präf.* growing, growth
Wachs|tums|fak|tor *m* growth factor, augmentation factor
epidermaler Wachstumsfaktor epidermal growth factor
insulinähnliche Wachstumsfaktoren insulin-like activity, insulin-like growth factors, nonsuppressible insulin-like activity
transformierender Wachstumsfaktor β transforming growth factor-β
viruscodierter Wachstumsfaktor virus-encoded growth factor
Wachs|tums|ge|schwin|dig|keit *f* growth rate
Wachs|tums|hor|mon *nt* growth hormone, human growth hormone, somatotropic hormone, chondrotropic hormone, somatotrophic hormone, somatotropin, somatotrophin, somatropin
Wachs|tums|kur|ve *f* growth curve
Wachs|tums|still|stand *m* arrest of growth, cessation of growth
Wachs|tums|ver|zö|ge|rung *f* growth retardation
Wahl- *präf.* elective
Wahl|ein|griff *m* elective surgical procedure, elective procedure
Wahl|o|pe|ra|ti|on *f* s.u. Wahleingriff
Wahr|schein|lich|keit *f* **1.** (*statist.*) probability **2.** probability, likelihood, plausibility; **aller Wahrscheinlichkeit nach** in all probability, in all likelihood
Wahrscheinlichkeits- *präf.* probability
Wahr|schein|lich|keits|di|ag|no|se *f* presumption diagnosis
Wahr|schein|lich|keits|ver|tei|lung *f* probability distribution
Waldenström: Waldenström-Krankheit *f* Waldenström's macroglobulinemia, Waldenström's purpura, Waldenström's syndrome, lymphoplasmacytic immunocytoma
Makroglobulinämie Waldenström *f* s.u. Waldenström-Krankheit
Purpura hyperglobinaemica Waldenström *f* Waldenström's purpura
Waldeyer: Waldeyer-Rachenring *m* Waldeyer's ring, Waldeyer's tonsillar ring, Bickel's ring, tonsillar ring, lymphoid ring
Wan|der|zel|le *f* migratory cell, wandering cell
ruhende Wanderzelle resting wandering cell
W-Antigen *nt* W antigen
WaR *abk.* s.u. Wassermann-Reaktion
War|fa|rin *nt* warfarin
Wärme- *präf.* heat, caloric, calorific, thermal, thermic, therm(o)-
Wär|me|ag|glu|ti|nin *nt* warm agglutinin
Wär|me|an|ti|kör|per *m* warm antibody, warm-reactive antibody
Wär|me|be|hand|lung *f* thermotherapy
Wär|me|häm|ag|glu|ti|nin *nt* warm hemagglutinin
Wär|me|in|ak|ti|vie|rung *f* thermoinactivation
Wär|me|ka|pa|zi|tät *f* heat capacity
spezifische Wärmekapazität specific heat capacity
Wär|me|lei|ter *m* heat conductor
Wär|me|leit|fä|hig|keit *f* heat conductivity
Wär|me|re|sis|tenz|test *m* autohemolysis test [ˌɔːtəʊhɪˈmɑləsɪs]
Wär|me|strah|len|be|hand|lung *f* radiothermy
Wär|me|strah|lung *f* heat radiation, thermal spectrum
Wär|me|the|ra|pie *f* thermotherapy
Warthin: Warthin-Tumor *m* Warthin's tumor, adenolymphoma, papillary cystadenoma lymphomatosum, papillary adenocystoma lymphomatosum
WAS *abk.* s.u. Wiskott-Aldrich-Syndrom
Wasser- *präf.* water, aqueous, hydr(o)-, hygro-
Was|ser *nt* water; aqua
destilliertes Wasser distilled water
extrazelluläres Wasser extracellular water
freies Wasser free water
gebundenes Wasser bound water
intrazelluläres Wasser intracellular water
keimfreies Wasser sterile water
schweres Wasser heavy water, deuterium oxide
sterilisiertes Wasser sterile water
tritiummarkiertes Wasser tritium-labeled water, tritiated water
Was|ser|bi|lanz *f* water balance
Was|ser|dampf *m* water vapor, steam
Was|ser|dampf|par|ti|al|druck *m* water-vapor partial pressure
Was|ser|dampf|sät|ti|gung *f* water-vapor saturation
Was|ser|ge|halt *m* water content
Was|ser|haus|halt *m* water balance
Wassermann: Wassermann-Antikörper *m* Wassermann antibody
Komplementbindungsreaktion nach Wassermann s.u. Wassermann-Reaktion
Wassermann-Reaktion *f* compluetic reaction, Wassermann test, Wassermann reaction
Wassermann-Test *m* s.u. Wassermann-Reaktion
Was|ser|po|cken *pl* chickenpox, waterpox, varicella
Wasserstoff- *präf.* hydrogen, hydric, hydr(o)-
Was|ser|stoff *m* hydrogen

leichter Wasserstoff light hydrogen, ordinary hydrogen, protium, protinium, protohydrogen
schwerer Wasserstoff deuterium, heavy hydrogen
Was|ser|stoff|a|tom *nt* hydrogen atom
Was|ser|stoff|i|on *nt* hydrogen ion, hydrion
Was|ser|stoff|i|o|nen|kon|zent|ra|ti|on *f* hydrogen ion concentration
Was|ser|stoff|per|o|xid *nt* hydrogen peroxide, hydrogen dioxide, hydroperoxide
Was|ser|stoff|su|per|o|xid *nt* s.u. Wasserstoffperoxid
Waterhouse-Friderichsen: Waterhouse-Friderichsen-Syndrom *nt* Waterhouse-Friderichsen syndrome, Friderichsen-Waterhouse syndrome, acute fulminating meningococcemia
Watson-Crick: Watson-Crick-Modell *nt* Watson-Crick model, Watson-Crick helix, DNA helix, double helix, twin helix
Watt *nt* watt
Wat|te *f* absorbent cotton, cotton wool, cotton
medizinische Watte medicated cotton (wool)
Wat|te|bausch *m* cotton pad, cotton swab, cotton wool pad, cotton wool swab, tampon, swab, pledget
Wat|te|stäb|chen *nt* cotton buds
Wat|te|trä|ger *m* cotton applicator, cotton wool probe, cotton probe
Watt|leis|tung *f* wattage ['wɑtɪdʒ]
Watt|me|ter *nt* wattmeter ['wɑtmiːtər]
Watt|se|kun|de *f* watt-second
Watt|stun|de *f* watt-hour
WBZ *abk.* s.u. weiße *Blutzellen*
WD *abk.* s.u. Wirkdosis
WD_{50} *abk.* s.u. mittlere wirksame *Dosis*
WEE *abk.* s.u. **1.** Western-Equine-Enzephalitis **2.** Western-Equine-Enzephalomyelitis
WEE-Virus *nt* Western equine encephalomyelitis virus, Western equine encephalitis virus, WEE virus
WFR *abk.* s.u. Weil-Felix-Reaktion
WFS *abk.* s.u. Waterhouse-Friderichsen-Syndrom
WG *abk.* s.u. Wirkungsgrad
WH *abk.* s.u. Wachstumshormon
Wh *abk.* s.u. Wattstunde
Weibel-Palade: Weibel-Palade-Körperchen *pl* Weibel-Palade bodies
Weich|tei|le *pl* soft parts, soft tissue *sing.*
Weich|teil|me|tas|ta|se *f* soft-tissue metastasis [mə'tæstəsɪs]
Weich|teil|rheu|ma|tis|mus *m* soft tissue rheumatism ['ruːmətɪzəm], muscular rheumatism, fibrositis [ˌfaɪbrə'saɪtɪs], fibrofascitis
Weich|teil|sar|kom *nt* soft tissue sarcoma [sɑːr'kəʊmə]
Weich|teil|schwel|lung *f* soft tissue swelling
Weich|teil|ver|kal|kung *f* soft tissue calcification
Weigert: Weigert-Elastikafärbung *f* Weigert's resorcin-fuchsin stain
Weigert-Fibrinfärbung *f* Weigert's fibrin stain
Weigert-Resorcin-Fuchsin-Färbung *f* Weigert's resorcin-fuchsin stain
Weil-Felix: Weil-Felix-Reaktion *f* Weil-Felix test, Weil-Felix reaction, Felix-Weil reaction
Weil-Felix-Test *m* s.u. Weil-Felix-Reaktion
Werlhof: Morbus Werlhof *m* Werlhof's disease, idiopathic thrombocytopenic purpura, land scurvy, thrombocytopenic purpura, thrombopenic purpura, essential thrombocytopenia
Wert *m* value; reading, readout; (*Messwerte*) results, data, figures
Westergren: Westergren-Methode *f* Westergren method
Westergren-Röhrchen *nt* Westergren tube
Western-Blot-Technik *f* Western blot technique
Western-Equine-Enzephalitis *f* Western equine encephalitis [enˌsefə'laɪtɪs], Western equine encephalomyelitis [enˌsefələʊmaɪə'laɪtɪs]
Western-Equine-Enzephalitis-Virus *nt* Western equine encephalitis virus, Western equine encephalomyelitis virus, WEE virus
Western-Equine-Enzephalomyelitis *f* s.u. Western-Equine-Enzephalitis
Widal: Widal-Anämie *f* Widal's syndrome, Hayem-Widal syndrome, hemolytic icteroanemia, acquired hemolytic icterus, icteroanemia
Widal-Ikterus *m* s.u. Widal-Anämie
Widal-Reaktion *f* Widal's serum test, Widal's test, Widal's reaction, Gruber's test, Gruber-Widal test, Grünbaum-Widal test, Gruber's reaction, Gruber-Widal reaction
Widal-Test *m* s.u. Widal-Reaktion
Widal-Abrami: Widal-Abrami-Anämie *f* Widal's syndrome, Hayem-Widal syndrome, hemolytic icteroanemia, acquired hemolytic icterus, icteroanemia
Widal-Abrami-Ikterus *m* s.u. Widal-Abrami-Anämie
Wi|der|stand *m* resistance (*gegen* to)
peripherer Widerstand peripheral resistance
totaler peripherer Widerstand total peripheral resistance
wi|der|stands|fä|hig *adj.* refractory, resistant, tolerant, fast (*gegen* to)
nicht widerstandsfähig intolerant (*gegen* to)
Wi|der|stands|fä|hig|keit *f* refractoriness, resistance, tolerance, fastness (*gegen* to)
Wie|der|auf|nah|me *f* (*ins Krankenhaus*) readmission, readmittance
wie|der|be|le|ben *vt* resuscitate, revive
Wie|der|be|le|bung *f* resuscitation, restoration to life
kardiopulmonale Wiederbelebung cardiopulmonary resuscitation
Wie|der|be|le|bungs|zeit *f* resuscitation limit
Wie|der|ein|lie|fe|rung *f* (*ins Krankenhaus*) readmission, readmittance
wie|der|her|stel|len *vt* (*Gesundheit*) restore, cure; reintegrate, reestablish; reconstruct, reconstitute
Wie|der|her|stel|lung *f* (*Heilung*) restitution, restitutio, restoration, recovery
gesundheitliche Wiederherstellung restoration of health, restoration from sickness, recovery
komplette Wiederherstellung complete recovery, full recovery
vollständige Wiederherstellung s.u. komplette *Wiederherstellung*
Wie|der|ho|lungs|imp|fung *f* revaccination
wie|der|keh|rend *adj.* recurrent, recurring
alljährlich wiederkehrend perennial
Wilcoxon: Wilcoxon-Test *m* Wilcoxon's rank sum test, Wilcoxon's test, Mann-Whitney test, Mann-Whitney-Wilcoxon test, rank sum test
Wild|form *f* wild type
Wild|typ *m* wild type
Wild|typ|gen *nt* wild-type gene

Wild|typ|vi|rus *nt* wild-type virus

Willebrand: Willebrand-Faktor *m* von Willebrand factor, factor VIII: vWF, factor VIII-associated antigen

Willebrand-Jürgens: Willebrand-Jürgens-Syndrom *nt* Minot-von Willebrand syndrome, von Willebrand's syndrome, von Willebrand's disease, Willebrand's syndrome, constitutional thrombopathy [θram'bapəθɪ], pseudohemophilia [suːdəʊˌhiːmə'fɪlɪə], hereditary pseudohemophilia, angiohemophilia

Wilms: Wilms-Tumor *m* Wilms' tumor, embryonal nephroma, embryoma of kidney, embryonal adenomyosarcoma, embryonal adenosarcoma [ˌædnəʊsaːr'kəʊmə], embryonal sarcoma [saːr'kəʊmə], embryonal carcinosarcoma, renal carcinosarcoma, nephroblastoma, adenomyosarcoma of kidney

Wind|po|cken *pl* varicella *sing.*, waterpox *sing.*, chickenpox *sing.*

Winiwarter-Buerger: Winiwarter-Buerger-Krankheit *f* Winiwarter-Buerger disease, Buerger's disease, thromboangiitis obliterans [θrambəʊˌændʒɪ'aɪtɪs]

Morbus Winiwarter-Buerger *m* s.u. Winiwarter-Buerger-Krankheit

Wintrobe: Wintrobe-Hämatokritröhrchen *nt* Wintrobe hematocrit

Wintrobe-Methode *f* Wintrobe method

Wirk|do|sis *f* effective dose

wir|ken *vi* be effective, take effect, have effect

wirk|sam *adj.* effective, effectual, efficacious, efficient (*gegen* against)

Wirk|sam|keit *f* effectiveness, effectivity, effectuality, effectualness, efficacy, efficiency

relative biologische Wirksamkeit relative biological effectiveness

Wirk|stoff *m* agent, principle, active principle, active ingredient

Wir|kung *f* effect, effectiveness, effectivity, impact (*auf* on); (*a. pharmakol.*) potence, potency, activity; (*Chemie*) action (*auf* on)

unerwünschte Wirkung (*pharmakol.*) untoward effect, undesirable effect

Wir|kungs|dau|er *f* duration of effect

Wir|kungs|grad *m* efficiency

Wir|kungs|spekt|rum *nt* action spectrum, spectrum of activity, spectrum

Wirt *m* host

Wirt-anti-Transplantat-Reaktion *f* host-versus-graft reaction, HVG reaction

Wirt-Parasit-Wechselwirkung *f* host-parasite interaction, host-parasite relationship

Wirts|an|ti|gen *nt* host antigen

Wirts|bak|te|ri|um *nt* host bacterium

Wirts|in|sekt *nt* insect host

Wirts|re|sis|tenz *f* host resistance

absolute Wirtsresistenz species immunity

Wirts|spekt|rum *nt* host range

wirts|spe|zi|fisch *adj.* host-specific

Wirts|spe|zi|fi|tät *f* host specificity

Wirts|zel|le *f* host

Wiskott-Aldrich: Wiskott-Aldrich-Syndrom *nt* Wiskott-Aldrich syndrome, Aldrich's syndrome, immunodeficiency with thrombocytopenia and eczema ['eksəmə]

Wis|mut *nt* bismuth

Wis|mut|kar|bo|nat *nt* bismuth carbonate

Wis|sen|schaft *f* science

Wis|sen|schaft|ler *m* scientist

wis|sen|schaft|lich *adj.* scientific; academic, scholarly, learned

Witzel: Witzel-Fistel *f* Witzel's gastrostomy [gæs'trastəmɪ], Witzel's operation

Witzel-Gastrostomie *f* s.u. Witzel-Fistel

Wolfe-Krause: Wolfe-Krause-Lappen *m* Wolfe's graft, Wolfe-Krause graft, Krause-Wolfe graft

Wolf|ram *nt* tungsten, wolfram

WPO *abk.* s.u. Wasserstoffperoxid

WR *abk.* s.u. **1.** Wassermann-Reaktion **2.** Widal-Reaktion

WRT *abk.* s.u. Waaler-Rose-Test

Ws *abk.* s.u. Wattsekunde

Wu|che|re|ria *f* Wuchereria

Wuchereria bancrofti Bancroft's filaria, Filaria nocturna, Filaria sanguinis-hominis, Filaria bancrofti, Wuchereria bancrofti

Wuchereria malayi Brug's filaria, Wuchereria malayi, Wuchereria brugi, Brugia malayi

Wu|che|re|ri|a|sis *f* wuchereriasis

Wu|che|rung *f* overgrowth, growth, proliferation; vegetation

pseudopapilläre Wucherung pseudopapillary proliferation [ˌsuːdəpə'pɪlərɪ]

Wund- *präf.* wound, traumat(o)-

wund *adj.* sore, raw

Wund|starr|krampf *m* tetanus

Wund|starr|krampf|er|re|ger *m* Nicolaier's bacillus, tetanus bacillus, Bacillus tetani, Clostridium tetani

Wurm- *präf.* vermiculous, vermiculose, verminotic, verminous, verminal, helminthic, helminthous, vermi-

Wurm *m* **1.** worm, vermis **2.** s.u. Wurmbefall

parasitäre Würmer parasitic worms

Wurm|be|fall *m* helminthic disease, vermination, verminosis, helminthism, helminthiasis, worms *pl*

Wurm|er|kran|kung *f* s.u. Wurmbefall

Wurm|krank|heit *f* s.u. Wurmbefall

W

X

X *abk.* s.u. **1.** Xanthin **2.** Xanthosin

Xan *abk.* s.u. Xanthin

Xanth. *abk.* s.u. Xanthomatose

Xan|thin *nt* 2,6-dihydroxypurine, xanthine

Xan|thin|o|xi|da|se *f* xanthine oxidase, Schardinger's enzyme, hypoxanthine oxidase

Xan|thin|o|xi|da|se|hem|mer *m* xanthine oxidase inhibitor

xan|tho|chrom *adj.* yellow-colored, xanthochromic, xanchromatic, xanthochromatic

Xan|tho|fib|rom *nt* xanthofibroma, benign synovialoma, benign synovioma
pseudosarkomatöses Xanthofibrom atypical fibroxanthoma

Xan|tho|gra|nu|lom *nt* xanthogranuloma
Xanthogranulom des Knochens xanthogranuloma of bone, non-ossifying fibroma of bone, xanthomatous giant cell tumor of bone [zæn'θɑmətəs], fibrous giant cell tumor of bone
juveniles Xanthogranulom juvenile xanthogranuloma, nevoxanthoendothelioma

Xan|thom *nt* xanthoma, xanthelasma, vitiligoidea
disseminiertes Xanthom disseminated xanthoma
juveniles Xanthom nevoxanthoendothelioma
tendinöses Xanthom tendinous xanthoma
tuberöses Xanthom tuberous xanthoma

xan|tho|ma|tös *adj.* relating to xanthoma, xanthomatous [zæn'θɑmətəs]

Xan|tho|ma|to|se *f* xanthomatosis, xanthelasmatosis, lipoid granulomatosis, lipid granulomatosis
familiäre idiopathische hypercholesterinämische Xanthomatose familial hypercholesteremic xanthomatosis, familial hypercholesterolemia, LDL-receptor disorder, type IIa familial hyperlipoproteinemia, familial hyperbetalipoproteinemia

Xan|tho|pro|te|in *nt* xanthoprotein

Xan|tho|sin *nt* xanthosine

Xan|tho|sin|mo|no|phos|phat *nt* xanthosine monophosphate, xanthylic acid

Xao *abk.* s.u. Xanthosin

X-Chromosom *nt* X chromosome

Xe *abk.* s.u. Xenon

Xeno- *präf.* foreign, xen(o)-

Xe|no|an|ti|gen *nt* xenoantigen

Xe|no|an|ti|kör|per *m* heteroantibody

Xe|no|di|ag|no|se *f* xenodiagnosis

Xe|no|di|ag|nos|tik *f* xenodiagnosis

xe|no|di|ag|nos|tisch *adj.* relating to xenodiagnosis, xenodiagnostic

xe|no|gen *adj.* xenogeneic, xenogenous [zə'nɑdʒənəs], xenogenic, heterologous [hetə'rɑləgəs], heteroplastic, heterogeneic, heterogenic, heterogenous [ˌhetə'rɑdʒənəs]

xe|no|ge|ne|tisch *adj.* s.u. xenogen

Xe|non *nt* xenon

Xe|no|pus *m* Xenopus

Xe|no|trans|plan|tat *nt* xenograft, heterologous graft [hetə'rɑləgəs], heteroplastic graft, heterogenous graft [ˌhetə'rɑdʒənəs], heterospecific graft, heterograft, heteroplastid, heterotransplant

Xe|no|trans|plan|ta|ti|on *f* xenotransplantation, heterologous transplantation [hetə'rɑləgəs], heteroplastic transplantation, xenogeneic transplantation, heterotransplantation, heteroplasty

Xe|ro|gra|fie *f* s.u. Xerographie

Xe|ro|gra|phie *f* xeroradiography, xerography [zɪ'rɑgrəfɪ]

Xe|ro|mam|mo|gra|fie *f* s.u. Xeromammographie

Xe|ro|mam|mo|gra|phie *f* xeromammography [ˌzɪərəmə'mɑgrəfɪ]

Xe|ro|ra|di|o|gra|fie *f* s.u. Xeroradiographie

Xe|ro|ra|di|o|gra|phie *f* xeroradiography, xerography [zɪ'rɑgrəfɪ]
Xeroradiographie der Brust/Mamma xeromammography [ˌzɪərəmə'mɑgrəfɪ]

X-La-Gen *nt* X-La gene

XMP *abk.* s.u. Xanthosinmonophosphat

XO *abk.* s.u. Xanthinoxidase

XR *abk.* s.u. Xeroradiographie

Y-Chromosom *nt* Y chromosome
Ver|si|nia *f* Yersinia
Yersinia pestis plague bacillus, Kitasato's bacillus, Yersinia pestis, Bacterium pestis, Pasteurella pestis

Ypsilon-Feld, umgekehrtes *nt* inverted Y field

Z

Z *abk.* s.u. Ordnungszahl

Zähl|ge|rät *nt* counter

Zähl|kam|mer *f* (*labor.*) counting chamber, couting cell; (*hämatol.*) hemocytometer [ˌhiːməsaɪ'tɑmɪtər], hematocytometer, hematimeter, hemacytometer

Zä|ru|lo|plas|min *nt* ceruloplasmin, ferroxidase

Z_E *abk.* s.u. Erythrozytenzahl

Ze|cke *f* 1. tick, acarine 2. **Zecken** *pl* Ixodides; **durch Zecken übertragen** tick-borne

Ze|cken|be|fall *m* ixodiasis, ixodism

Ze|cken|biss|fie|ber *nt* tick typhus, tick-borne typhus, eruptive fever, tick fever

Ze|cken|en|ze|pha|li|tis *f* tick-borne encephalitis [enˌsefə'laɪtɪs]

russische Zeckenenzephalitis Russian spring-summer encephalitis, forest-spring encephalitis, Russian endemic encephalitis, Russian forest-spring encephalitis, Russian tick-borne encephalitis, Russian vernal encephalitis, vernal encephalitis, vernoestival encephalitis, woodcutter's encephalitis

zentraleuropäische Zeckenenzephalitis Central European encephalitis, Far East Russian encephalitis, diphasic meningoencephalitis [mɪˌnɪŋgəʊenˌsefə'laɪtɪs], diphasic milk fever, Central European tick-borne fever

Ze|cken|rück|fall|fie|ber *nt* endemic relapsing fever, tick fever, tick-borne relapsing fever

Zeiss: Zeiss-Zählkammer *f* Thoma-Zeiss counting cell, Thoma-Zeiss counting chamber, Thoma-Zeiss hemocytometer [ˌhiːməsaɪ'tɑmɪtər], Abbé-Zeiss counting cell, Abbé-Zeiss apparatus, Abbé-Zeiss counting chamber

Zell- *präf.* cellular, cell, cyt(o)-, kyt(o)-

Zell|ag|gre|ga|ti|on *f* cell aggregate, cell aggregation

Zell|a|na|ly|sa|tor *m* cytoanalyzer

Zell|an|ti|kör|per *m* cell antibody

zell|arm *adj.* hypocellular

Zell|ar|mut *f* hypocellularity

Zell|at|mung *f* respiration, cell respiration, internal respiration, tissue respiration

Zell|aus|strich *m* smear

Zell|be|we|gung *f* cell movement

amöboide Zellbewegung ameboid (cell) movement

Zell|bi|o|lo|gie *f* cell biology [baɪ'ɑlədʒɪ], cytobiology [ˌsaɪtəʊbaɪ'ɑlədʒɪ]

Zell|di|ag|nos|tik *f* cytodiagnosis, cytology [saɪ'tɑlədʒɪ]

Zell|dif|fe|ren|zie|rung *f* cytodifferentiation, cell differentiation

Zel|le *f* (*histolog.*) cell, cellula; (*Physik*) cell, element

α-Zelle 1. (*Pankreas*) alpha cell, A cell 2. (*Adenohypophyse*) A cell, acidophil, acidophile, acidophil cell, acidophile cell, acidophilic cell

β-Zellen 1. (*Pankreas*) beta cells (of pancreas), B cells 2. (*HVL*) beta cells (of adenohypophysis, B cells, basophilic cells, basophil cells, gonadotroph cells, gonadotropes, gonadotrophs

δ-Zellen (*Pankreas*) delta cells, D cells

γ-Zellen 1. (*Adenohypophyse*) chromophobe cells, chromophobic cells 2. (*Pankreas*) C cells

aerobe Zelle aerobe

amakrine Zelle amacrine cell, amacrine, amakrine, A cell

amöboid-bewegliche Zelle s.u. amöboide *Zelle*

amöboide Zelle ameboid cell, migratory cell, wandering cell

antigenpräsentierende Zelle antigen-presenting cell

antigen-reaktive Zelle antigen-reactive cell, antigen-responsive cell, antigen-sensitive cell

antikörperbildende Zelle antibody-forming cell

azidophile Zelle 1. acidophil cell, acidophile cell, acidophilic cell, acidophil, acidophile 2. (*Hypophyse*) alpha cell, A cell, acidophil, acidophile, acidophil cell, acidophile cell, acidophilic cell

basophile Zelle basophilic cell, basophil cell, basophil, basophile

befallene Zelle infected cell

chromaffine Zellen chromaffin cells, pheochromocytes, chief cells, pheochrome cells

chromophobe Zellen 1. (*Adenohypophyse*) chromophobe cells, chromophobic cells 2. (*Pankreas*) C cells

dendritische epidermale Zelle dendritic epidermal cell

enterochromaffine Zellen enteroendocrine cells, enterochromaffin cells, argentaffine cells, EC cells

enteroendokrine Zellen s.u. enterochromaffine *Zellen*

epitheloide Zelle myoepithelioid cell, epithelioid cell

follikulär dendritische Zelle follicular dendritic cell

hämostatische Zelle hemostatic cell

immunkompetente Zelle immunocyte

infizierte Zelle infected cell

interdigitierende Zelle interdigitating cell

interdigitierende dendritische Zelle interdigitating dendritic cell

kernlose Zelle akaryocyte, akaryota, akaryote, acaryote

monozytoide Zellen Downey's cells

mukosaassoziiertes lymphatische Zelle mucosa-associated lymphoid cell

murine Zelle murine cell

pagetoide Zelle pagetoid cell

phagozytierende Zelle phagocytic cell

semigranuläre Zelle semigranular cell

somatische Zelle somatic cell

somatotrophe Zelle (*Adenohypophyse*) somatotropic cell, somatotroph cell, somatotroph, somatotrope

virusinfizierte Zelle virus-infected cell

virusresistente Zelle virus-resistant cell

wasserhelle Zellen water-clear cells, wasserhelle cells

Zell|ein|schluss *m* cell inclusion
Zel|len|kul|tur *f* cell culture
Zel|len|leh|re *f* cytology [saɪ'tɑlədʒɪ]
Zell|ent|ste|hung *f* s.u. Zellentwicklung
Zell|ent|wick|lung *f* cytogenesis [saɪtəʊ'dʒenəsɪs], cytogeny [saɪ'tɑdʒənɪ]
Zell|ex|trakt *m* cell extract
zell|för|mig *adj.* cell-like, cytoid, celliform
zell|frei *adj.* cell-free, acellular
zell|fres|send *adj.* cytophagous
Zell|fu|si|on *f* cell fusion
Zell|hor|mon *nt* cell hormone, cytohormone
Zell|hyd|rops *m* cellular hydrops
Zell|im|mu|ni|tät *f* cell immunity
Zell|in|fil|trat *nt* cellular infiltrate
Zellkern- *präf.* nuclear, kary(o)-, cary(o)-
Zell|kern *m* nucleus, cell nucleus, karyon, karyoplast
Zell|kern|auf|lö|sung *f* karyolysis [ˌkærɪ'ɑləsɪs]
Zell|kern|pro|to|plas|ma *nt* karyoplasm, nucleoplasm
Zell|kern|zer|fall *m* karyorrhexis, karyoclasis
Zell|klon *m* cell clone
Zell|ko|o|pe|ra|ti|on *f* cell cooperation
Zell|körn|chen *nt* granule
Zell|kör|per *m* cell body, cytosome, soma
Zell|kul|tur *f* cell culture
 humane diploide Zellkultur human diploid cell culture
Zell|leh|re *f* cytology [saɪ'tɑlədʒɪ]
Zell|leib *m* cell body, cytoplasm, soma
Zell|linie *f* cell line
 diploide Zelllinie diploid cell line
 dendritische Zelllinie dendritic cell lineage
 permanente Zelllinie continuous cell line
Zell|mar|gi|na|ti|on *f* cell margination
Zell|mat|rix *f* cell matrix
Zell|mem|bran *f* cell membrane, plasma membrane, plasmalemma, plasmolemma, ectoplast, cytoplasmic membrane, cytomembrane, cytolemma
zellmembran-assoziiert *adj.* cell-membrane-associated
Zell|me|ta|bo|lis|mus *m* cell metabolism, cellular metabolism [mə'tæbəlɪzəm]
Zell|me|ta|pla|sie *f* cytometaplasia
Zell|mi|gra|ti|on *f* cell migration
Zell|nek|ro|se *f* cell necrosis, cytonecrosis, meronecrobiosis, meronecrosis, necrocytosis
Zell|o|ber|flä|chen|an|ti|gen *nt* cell-surface antigen
Zell|o|ber|flä|chen|an|ti|kör|per *m* cell-surface antibody
Zell|o|ber|flä|chen|mar|ker *m* cell-surface marker, cell marker
Zell|o|ber|flä|chen|mo|le|kül *nt* cell-surface molecule
Zell|ö|dem *nt* cellular edema
Zell|or|ga|nel|le *f* organelle, organella, organoid
Zell|pa|tho|lo|gie *f* cellular pathology [pə'θɑlədʒɪ], cytopathology [ˌsaɪtəʊpə'θɑlədʒɪ]
Zell|plas|ma *nt* cell plasma, plasma, plasm, cytoplasm
Zell|ple|o|mor|phis|mus *m* cellular pleomorphism
Zell|po|ly|mor|phie *f* cellular polymorphism
Zell|po|pu|la|ti|on *f* cell population
Zell|pro|to|plas|ma *nt* s.u. Zellplasma
Zell|reich|tum *m* cellularity
Zell|rei|he *f* cell line
Zell|schä|di|gung *f* cellular injury, cellular trauma
Zell|schicht *f* cell layer, cellular layer
Zell|ske|lett *nt* cytoskeleton
Zell|stoff|wech|sel *m* cell metabolism, cellular metabolism [mə'tæbəlɪzəm]
Zell|sus|pen|si|on *f* cell dispersion, cell suspension
Zell|tei|lung *f* cell division, division, cellular fission, fission
 differentielle Zellteilung differential cell division
 direkte Zellteilung direct cell division, amitosis, holoschisis
 meiotische Zellteilung meiotic cell division, meiosis
 mitotische Zellteilung mitotic cell division, mitosis, mitoschisis
Zell|tod *m* cell death, cytonecrosis, necrocytosis, necrosis, sphacelation
 programmierter Zelltod programmed cell death
Zell|trüm|mer *pl* detritus, débris
Zell|tu|mor *m* cytoma
Zell|tur|gor *m* cell turgor
zel|lu|lar *adj.* s.u. zellulär
zel|lu|lär *adj.* made up of cells, cellular, cellulous
Zel|lu|lo|se *f* cellulose
Zell|un|ter|gang *m* s.u. Zelltod
Zell|ver|band *m* cell aggregate, cell aggregation
Zell|ver|grö|ße|rung *f* cell enlargement
zell|ver|mit|telt *adj.* cell-mediated
Zell|ver|schmel|zung *f* cell fusion, fusion
Zell|wand *f* cell membrane, plasma membrane, plasmalemma, plasmolemma, cytoplasmic membrane, cytomembrane, ectoplast
Zell|wand|an|ti|gen *nt* cell wall antigen
Zell|wan|de|rung *f* cell migration
Zell|zahl *f* cell count
Zell|zäh|lung *f* cell count
Zell-Zell-Erkennung *f* cell-cell recognition
Zell-Zell-Kommunikation *f* cell-to-cell communication
Zell|zer|fall *m* cytolysis [saɪ'tɑləsɪs], cytorrhexis, cell disintegration
zell|zer|stö|rend *adj.* cellulicidal, cytocidal
Zell|zyk|lus *m* cell cycle
Zenti- *präf.* centi-
Zen|ti|me|ter *m/nt* centimeter ['sentɪmiːtər]
Zentral- *präf.* central, centri-, centr(o)-
zent|ral *adj.* relating to a center, central, centric, centrical
Zent|ri|fu|ge *f* centrifuge; separator
Zent|ri|fu|gie|ren *nt* centrifugation, centrifugalization
zent|ri|fu|gie|ren *vt* centrifuge, centrifugate, centrifugalize; separate
Zent|ro|blast *m* centroblast, noncleaved follicular center cell, germinoblast
zentroblastisch-zentrozytisch *adj.* centroblastic-centrocytic
Zent|ro|plas|ma *nt* centroplasm, centrosphere, attraction sphere, paranuclear body, statosphere
Zent|ro|som *nt* cell center, centrosome, cytocentrum, kinocentrum, microcentrum
Zent|ro|zyt *m* centrocyte, cleaved follicular center cell, germinocyte
Ze|re|bro|se *f* brain sugar, cerebrose, D-galactose
Ze|re|bro|sid *nt* cerebroside, cerebrogalactoside, galactocerebroside, glucocerebroside; galactolipid, galactolipin
Ze|re|sin *nt* ceresin
Zer|fall *m* disintegration, decay, fragmentation, breakup; decomposition
 α-Zerfall alpha decay

β-Zerfall beta decay

radioaktiver Zerfall nuclear decay, nuclear disintegration, radioactive decay, radioactive disintegration

zer|fal|len *vi* decay, disintegrate; decompose, degrade; dissolve; dissociate

Zer|falls|kons|tan|te *f* decay constant, disintegration constant, radioactive constant

Zer|falls|pro|dukt *nt* disintegration product, decay product

Zer|falls|rei|he *f* radioactive series, radioactive chain

Zer|ka|rie *f* cercaria

Zervikal- *präf.* cervical, trachelian

zer|vi|kal *adj.* relating to a neck *or* cervix, cervical, trachelian

Zer|vi|kal|lymph|kno|ten *pl* cervical lymph nodes

Zer|vix *f* 1. neck, cervix, collum 2. cervix uteri, neck of uterus, uterine neck, neck of womb, collum

Zer|vix|ab|strich *m* cervical smear

Zer|vix|höh|len|kar|zi|nom *nt* endocervical carcinoma

Zer|vix|kar|zi|nom *nt* cervical carcinoma (of uterus), carcinoma of uterine cervix

Zer|vix|po|lyp *m* cervical polyp

Zer|vix|re|sek|ti|on *f* cervicectomy [ˌsɜrvɪ'sektəmɪ], trachelectomy [trækəl'ektəmɪ]

Zer|vix|zy|to|lo|gie *f* cervical cytology [saɪ'tɑlədʒɪ]

Zes|to|de *f* 1. cestode, cestoid 2. **Zestoden** *pl* tapeworms, Cestoda, Eucestoda, Encestoda

ZG *abk.* s.u. Zymogengranula

Ziel|an|ti|gen *nt* target antigen

Ziel|be|reich *m* target area

Ziel|ge|biet *nt* target area

Ziel|ge|we|be *nt* target tissue

Ziel|or|gan *nt* target organ

Ziel|or|ga|nis|mus *m* target organism ['ɔːrgənɪzəm]

Ziel|zel|le *f* target cell

Zink *nt* zinc

Zink|a|ze|tat *nt* zinc acetate ['æsɪteɪt]

Zink|chlo|rid *nt* zinc chloride

Zink|o|xid *nt* zinc oxide

Zinn- *präf.* tin

Zinn *nt* stannum, tin

zir|ka|di|an *adj.* circadian

Zir|ka|di|an|pe|ri|o|dik *f* circadian periodicity

zir|ku|lar *adj.* s.u. zirkulär

zir|ku|lär *adj.* circular, annular, circinate, orbicular

Zir|ku|la|ti|on *f* circulation

zir|rhös *adj.* relating to *or* characterized by cirrhosis, cirrhotic

Zir|rho|se *f* cirrhosis, fibroid induration, granular induration

zir|rho|tisch *adj.* s.u. zirrhös

Zit|rat *nt* citrate

Zit|rat|plas|ma *nt* citrated plasma

Zit|ro|nen|säu|re *f* citric acid

Zit|ro|nen|säu|re|zyk|lus *m* citric acid cycle, Krebs cycle, tricarboxylic acid cycle

ZK *abk.* s.u. Zellkern

Zn *abk.* s.u. Zink

ZNS-Metastase *f* CNS metastasis [mə'tæstəsɪs]

Zö|len|te|ra|ten *pl* coelenterates

Zö|li|a|kie *f* celiac disease, infantile form of celiac disease, gluten enteropathy, Gee-Herter-Heubner syndrome, Gee-Herter-Heubner disease, Gee's disease, Gee-Herter disease, Herter's infantilism, Heubner-Herter disease, Herter-Heubner disease, Herter's disease, Heubner disease

Zö|lo|ma|ten *pl* coelomates

Zö|lo|mo|zyt *m* coelomocyte

Zo|na *f* 1. (*anatom.*) zone, area, region 2. (*epidemiol.*) shingles, zona, zoster, herpes zoster, acute posterior ganglionitis [ˌgæŋglɪə'naɪtɪs]

Zo|ne *f* zone, area, region

Zone des Antigenüberschusses zone of antigen excess, postzone

Zone des Antikörperüberschusses zone of antibody excess, prezone, prozone

isoelektrische Zone isoelectric zone

kardiogene Zone cardiogenic area

parakortikale Zone (*Lymphknoten*) deep cortex, tertiary cortex ['tɜrʃɪˌeriː], thymus-dependent area, paracortex, paracortical zone

thymusabhängige Zone s.u. parakortikale *Zone*

Zonen- *präf.* zonary, zonal, zonular

Zo|nen|e|lek|tro|pho|re|se *f* zone electrophoresis

Zo|nen|re|ak|ti|on *f* zoning

Zo|nen|zent|ri|fu|ga|ti|on *f* zonal centrifugation, density-gradient centrifugation, rate-zonal centrifugation

Zo|ning *nt* zoning

Zo|o|ag|glu|ti|nin *nt* zoo-agglutinin

Zo|o|prä|zi|pi|tin *nt* zooprecipitin

Zö|ru|lo|plas|min *nt* ceruloplasmin, ferroxidase

Zos|ter *m* acute posterior ganglionitis [ˌgæŋglɪə'naɪtɪs], herpes zoster, zona, zoster, shingles *pl*

Zoster ophthalmicus ophthalmic zoster, gasserian ganglionitis, herpes zoster ophthalmicus, herpes ophthalmicus

Zoster oticus herpes zoster auricularis, herpes zoster oticus, Ramsey Hunt disease, Ramsey Hunt syndrome, Hunt's disease, Hunt's neuralgia, Hunt's syndrome, geniculate neuralgia, geniculate otalgia, opsialgia, otic neuralgia

zos|ter|ar|tig *adj.* zosteriform, zosteroid

Zos|ter|bläs|chen *pl* zoster vesicles

Zoster-Enzephalitis *f* zoster encephalitis [enˌsefə'laɪtɪs]

Zoster-Enzephalomyelitis *f* zoster encephalomyelitis [enˌsefələʊmaɪə'laɪtɪs]

Zoster-Meningitis *f* zoster meningitis [menɪn'dʒaɪtɪs]

Zot|ten|krebs *m* villous cancer, villous carcinoma

fetaler Zottenkrebs chorionic carcinoma, deciduocellular carcinoma, choriocarcinoma, chorioblastoma, trophoblastoma

ZSZ *abk.* s.u. Zitronensäurezyklus

Zucker- *präf.* sugar, saccharine, glyc(o)-, sacchar(o)-

Zu|cker *m* sugar, saccharid

Zu|cker|ab|bau *m* sugar breakdown

Zu|cker|al|ko|hol *m* sugar alcohol

zu|cker|krank *adj.* suffering from diabetes, diabetic

Zu|cker|krank|heit *f* diabetes mellitus, diabetes

Zu|cker|me|ta|bo|lis|mus *m* glycometabolism [ˌglaɪkəmə'tæbəlɪzəm], saccharometabolism [ˌsækərəʊmə'tæbəlɪzəm]

Zu|cker|phos|phat *nt* sugar phosphate

Zu|cker|spie|gel *m* glucose level, glucose value

Zu|cker|stoff|wech|sel *m* glycometabolism [ˌglaɪkəmə'tæbəlɪzəm], saccharometabolism [ˌsækərəʊmə'tæbəlɪzəm]

Zu|cker|test *m* sugar test, glucose test

Zu|falls|stich|pro|be *f* random sample

Zu|falls|stich|pro|ben|er|he|bung *f* random sampling

Zungen- *präf.* glossal, lingual, glottic, gloss(o)-, lingu(o)-
Zun|gen|grund|man|del *f* lingual tonsil
Zun|gen|kar|zi|nom *nt* carcinoma of tongue
Zun|gen|krebs *m* carcinoma of tongue
Zun|gen|man|del *f* lingual tonsil
Zu|stand *m* condition, state, status; shape; **in gutem Zustand** in a good state; **in schlechtem Zustand** in a bad state
körperlicher Zustand physical state
kritischer Zustand critical condition
ZVD *abk.* s.u. zentraler *Venendruck*
zwangs|ein|wei|sen *vt* (*Patient*) certify
Zwangs|ein|wei|sung *f* involuntary hospitalization, commitment, committal, certification
zwangs|er|näh|ren *vt* feed by force, force-feed
Zwangs|er|näh|rung *f* forced alimentation, forced feeding, forcible alimentation, forcible feeding
Zwei- *präf.* dual, di-, bi-, amph(i)-
Zwei-Ebenen-Mammogramm *nt* biplane mammogram
Zwei|fach|zu|cker *m* disaccharide, disaccharose
Zwei Gene-eine Polypeptidketten-Hypothese *f* two gene-one polypeptide chain hypothesis
zwei|ker|nig *adj.* having two nuclei, binuclear, binucleate
zweit- *präf.* second, deuter(o)-, deut(o)-
Zweit|er|kran|kung *f* secondary disease
Zweit|krank|heit *f* secondary disease
Zwerg- *präf.* dwarf
Zwerg|band|wurm *m* dwarf tapeworm, Hymenolepis nana, Taenia nana
Zwerg|darm|e|gel *m* Egyptian intestinal fluke, small intestinal fluke, Heterophyes heterophyes
Zwerg|fa|den|wurm *m* Strongyloides intestinalis/stercoralis, Anguillula intestinalis/stercoralis
Zwie|bel|schal|len|pe|ri|os|ti|tis *f* onion-skin periostitis [ˌperɪɑsˈtaɪtɪs]
Zwie|bel|schal|len|struk|tur *f* (*Periost*) onion-peel appearance, onion-peel reaction, onion-skin appearance
Zwi|schen|pro|dukt *nt* intermediate, intermediate product
Zwi|schen|wirt *m* intermediate host, secondary host
Zwölf|fin|ger|darm *m* duodenum, dodecadactylon
Zwölf|fin|ger|darm|en|do|sko|pie *f* duodenoscopy
Zwölf|fin|ger|darm|ent|fer|nung *f* duodenectomy [ˌd(j)uːədɪˈnektəmɪ]
Zwölf|fin|ger|darm|ge|schwür *nt* duodenal ulcer
Zyan- *präf.* cyan(o)-
Zy|an|al|ko|hol *m* cyanohydrin, cyanalcohol, cyanoalcohol
Zy|a|nat *nt* cyanate
Zy|an|hä|mo|glo|bin *nt* cyanhemoglobin [saɪənˈhiːməgləʊbɪn]
Zy|a|nid *nt* cyanide, cyanid, prussiate
Zy|an|ka|li *nt* potassium cyanide
Zy|an|met|hä|mo|glo|bin *nt* cyanide methemoglobin [metˌhiːməˈgləʊbɪn], cyanmethemoglobin [ˌsaɪənmetˈhiːməgləʊbɪn]
Zy|an|met|my|o|glo|bin *nt* cyanmetmyoglobin [ˌsaɪənmetˌmaɪəˈgləʊbɪn]
Zyano- *präf.* cyan(o)-
Zy|a|no|al|ko|hol *m* s.u. Zyanalkohol
Zy|a|no|co|bal|a|min *nt* vitamin B_{12}, cyanocobalamin, antianemic factor, anti-pernicious anemia factor, Castle's factor, LLD factor
Zy|a|no|gu|a|ni|din *nt* cyanoguanidin
Zy|a|no|se *f* cyanosis, cyanoderma
zy|a|no|tisch *adj.* relating to *or* marked by cyanosis, cyanotic, cyanochroic, cyanochrous, cyanosed
extrem zyanotisch hypercyanotic
Zy|an|säu|re *f* cyanic acid
Zykl- *präf.* cyclic, cyclical, cycl(o)-
Zyk|la|se *f* cyclase
zyk|lisch *adj.* **1.** cyclic, cyclical, circular, periodic, periodical **2.** (*Chemie*) cyclic, cyclical
Zyklo- *präf.* cyclic, cyclical, cycl(o)-
Zyklo-AMP *nt* cyclic AMP, adenosine 3',5'-cyclic phosphate, cyclic adenosine monophosphate
Zyklo-GMP *nt* cyclic GMP, guanosine 3',5'-cyclic phosphate, cyclic guanosine monophosphate
Zyk|lo|o|xi|ge|na|se *f* cyclooxygenase
Zyk|lo|pen|tan *nt* cyclopentane
Zyk|lus *m, pl* **Zyk|len** **1.** (*biolog.*) cycle **2.** (*gynäkol.*) menstrual cycle, genital cycle, sex cycle, sexual cycle, rhythm
Zyklus der Fettsäureoxidation fatty acid oxidation cycle
erythrozytärer Zyklus erythrocytic phase, erythrocytic cycle
exoerythrozytärer Zyklus exoerythrocytic phase, exoerythrocytic cycle
exogener Zyklus exogenous cycle [ekˈsɑdʒənəs]
präerythrozytärer Zyklus preerythrocytic cycle, preerythrocytic phase
Zylinder- *präf.* cylindric, cylindrical
Zy|lin|der *m* **1.** (*urolog.*) cast, cylinder **2.** (*Spritze*) barrel
Zy|lin|der|e|pi|thel *nt* columnar epithelium
Zy|lind|rom *nt* cylindroma, cylindroadenoma
Zymo- *präf.* zym(o)-
Zy|mo|gen *nt* proenzyme, proferment, zymogen
zy|mo|gen *adj.* zymogenic, zymogenous [zaɪˈmɑdʒənəs], zymogic
Zy|mo|gen|gra|nu|la *pl* zymogen granules
Zy|mo|gen|körn|chen *pl* zymogen granules
Zy|mo|id *nt* zymoid
zy|mo|id *adj.* zymoid
Zyst- *präf.* cyst; bladder; cyst(o)-, cystid(o)-
Zys|ta|de|no|fib|rom *nt* cystadenofibroma
Zys|ta|de|no|kar|zi|nom *nt* cystadenocarcinoma
Zys|ta|de|nom *nt* cystadenoma, cystic adenoma [ædəˈnəʊmə], cystoadenoma
muzinöses Zystadenom cystomyxoma, mucinous cystadenoma
papilläres Zystadenom papilloadenocystoma, papillary cystadenoma
Zys|te *f* cyst
Zys|te|in *nt* cysteine
Zys|tin *nt* cystine, dicysteine
zys|tisch *adj.* containing cysts, cystic, cystigerous, cystiphorous, cystiferous [sɪsˈtɪfərəs], cystophorous, cystous
zystisch-fibrös *adj.* fibrocystic
Zys|ti|tis *f* inflammation of the bladder, bladder inflammation, cystitis [sɪsˈtaɪtɪs], urocystitis
hämorrhagische Zystitis hemorrhagic cystitis
Zys|ti|zer|ko|id *nt* cercocystis, cysticercoid
Zys|ti|zer|ko|se *f* cysticercus disease, cysticercosis
Zys|ti|zer|kus *m* bladder worm, cysticercus
Zysto- *präf.* cyst; bladder; cystic, cyst(o)-, cystid(o)-
Zys|to|fib|rom *nt* cystofibroma
Zys|to|gra|fie *f* s.u. Zystographie
Zys|to|gramm *nt* cystogram

Zys|to|gra|phie *f* cystography [sɪs'tɑgrəfɪ]
zys|to|id *adj.* resembling a cyst, cystiform, cystomorphous, cystoid
Zys|to|kar|zi|nom *nt* cystocarcinoma
Zys|tom *nt* cystoma, cystic adenoma [ædə'nəʊmə], cystic tumor
  glanduläres Zystom glandular cystoma
  pseudomuzinöses Zystom pseudomucinous cystoma [ˌsuːdə'mjuːsənəs]
  seröses Zystom serous cystoma
  unilokuläres Zystom unilocular cystoma
Zys|to|ra|di|o|gra|fie *f* s.u. Zystoradiographie
Zys|to|ra|di|o|gra|phie *f* cystoradiography [sɪstəˌreɪdɪ'ɑgrəfɪ]
Zys|to|skop *nt* cystoscope
Zys|to|sko|pie *f* cystoscopy
zys|to|sko|pisch *adj.* cystoscopic
Zys|to|u|re|thro|gra|fie *f* s.u. Zystourethrographie
Zys|to|u|re|thro|gramm *nt* cystourethrogram
Zys|to|u|re|thro|gra|phie *f* cystourethrography [ˌsɪstəˌjʊərə'θrɑgrəfɪ]
Zys|to|u|re|thro|skop *nt* cystourethroscope
Zys|to|u|re|thro|sko|pie *f* cystourethroscopy
Zy|ti|din *nt* cytidine
Zy|ti|din|des|a|mi|na|se *f* cytidine deaminase
Zy|ti|din|di|phos|phat *nt* cytidine(-5'-)diphosphate
Zytidin-5'-diphosphat *nt* cytidine(-5'-)diphosphate
Zy|ti|din|di|phos|phat|cho|lin *nt* cytidine diphosphate choline
Zy|ti|din|mo|no|phos|phat *nt* cytidine monophosphate, cytidylic acid
Zy|ti|din|tri|phos|phat *nt* cytidine(-5'-)triphosphate
Zytidin-5'-triphosphat *nt* cytidine(-5'-)triphosphate
Zyto- *präf.* cell, cellular, cyt(o)-, kyt(o)-
Zy|to|ad|hä|si|ne *pl* cytoadhesins, β_3 integrins
Zy|to|a|na|ly|sa|tor *m* cytoanalyzer
Zy|to|bi|o|lo|gie *f* cytobiology [ˌsaɪtəʊbaɪ'ɑlədʒɪ], cell biology [baɪ'ɑlədʒɪ]
Zy|to|che|mie *f* cytochemistry
Zy|to|chrom *nt* cytochrome
  Zytochrom b_{558} cytochrome b_{558}
Zy|to|di|ag|nos|tik *f* cytodiagnosis, cytology [saɪ'tɑlədʒɪ], cytologic diagnosis, cytohistologic diagnosis
  exfoliative Zytodiagnostik exfoliative cytodiagnosis, exfoliative cytology
zy|to|di|ag|nos|tisch *adj.* relating to cytodiagnosis, cytodiagnostic
Zy|to|his|to|lo|gie *f* cytohistology [ˌsaɪtəʊhɪs'tɑlədʒɪ]
zy|to|his|to|lo|gisch *adj.* relating to cytohistology, cytohistologic
Zy|to|kin *nt* cytokine
  inhibitorische Zytokine inhibitory cytokines
  lösliches Zytokin soluble cytokine
  proinflammatorisches Zytokin pro-inflammatory cytokine
Zy|to|kin|ab|ga|be *f* cytokine release
zy|to|kin|ähn|lich *adj.* cytokine-like
Zy|to|kin|an|ta|go|nist *m* cytokine antagonist
zy|to|kin|ar|tig *adj.* cytokine-like
Zy|to|kin|ex|pres|si|on *f* cytokine expression
Zy|to|kin|frei|set|zung *f* cytokine release
Zy|to|kin|hem|mer *m* cytokine inhibitor
Zy|to|ki|nin *nt* cytokinin
zy|to|kin|in|hi|bie|rend *adj.* cytokine-inhibitory
Zy|to|kin|in|hi|bi|tor *m* cytokine inhibitor
Zy|to|kin|re|zep|tor *m* cytokine receptor
Zy|to|kin|se|kre|ti|on *f* cytokine secretion
Zytokinsynthesehemmender-Faktor *m* cytokine synthesis inhibitory factor
Zy|to|kin|wir|kung *f* cytokine action
Zy|to|lemm *nt* cell membrane, plasma membrane, plasmalemma, plasmolemma, ectoplast, cytoplasmic membrane, cytomembrane, cytolemma
Zy|to|lo|gie *f* cytology [saɪ'tɑlədʒɪ]
zy|to|lo|gisch *adj.* relating to cytology, cytologic, cytological
Zy|to|ly|se *f* cytolysis [saɪ'tɑləsɪs], cell lysis
Zy|to|ly|sin *nt* cytolysin
Zy|to|ly|so|som *nt* autophagic vacuole, cytolysosome
zy|to|ly|tisch *adj.* relating to cytolysis, cytolytic
Zy|tom *nt* cytoma
Zy|to|me|ga|lie *f* cytomegalovirus infection, cytomegalic inclusion disease, inclusion body disease, salivary gland disease
Zytomegalie-Syndrom *nt* s.u. Zytomegalie
Zy|to|me|ga|lie|vi|rus *nt* cytomegalovirus, salivary gland virus, visceral disease virus, cytomegalic inclusion disease virus, human herpesvirus 5
Zy|to|me|ga|lie|vi|rus|he|pa|ti|tis *f* cytomegalovirus hepatitis [hepə'taɪtɪs]
Zy|to|me|ga|lie|vi|rus|im|mu|no|glo|bu|lin *nt* cytomegalovirus immune globulin
Zy|to|me|ga|lie|vi|rus|in|fek|ti|on *f* s.u. Zytomegalie
Zytomegalievirus-Mononukleose *f* cytomegalovirus mononucleosis
Zytomegalievirus-Pneumonie *f* cytomegalovirus pneumonia [n(j)uː'məʊnɪə]
Zy|to|me|ga|lie|zel|le *f* cytomegalic inclusion cell
Zy|to|mem|bran *f* s.u. Zytolemm
Zy|to|me|ta|pla|sie *f* cytometaplasia
Zy|to|me|ter *nt* cytometer [saɪ'tɑmətər]
Zy|to|met|rie *f* cytometry [saɪ'tɑmətrɪ]
Zy|to|mor|pho|lo|gie *f* cytomorphology
Zy|to|my|ko|se, retikuloendotheliale *f* histoplasmosis, Darling's disease
Zy|to|ne|kro|se *f* cell death, cytonecrosis, necrocytosis, cell necrosis
zy|to|pa|thisch *adj.* cytopathic
zy|to|pa|tho|gen *adj.* cytopathogenic
Zy|to|pa|tho|ge|ne|se *f* cytopathogenesis [saɪtəʊˌpæθə'dʒenəsɪs]
zy|to|pa|tho|ge|ne|tisch *adj.* cytopathogenetic
Zy|to|pa|tho|lo|gie *f* cellular pathology [pə'θɑlədʒɪ], cytopathology [ˌsaɪtəʊpə'θɑlədʒɪ]
zy|to|pa|tho|lo|gisch *adj.* relating to cytopathology, cytopathologic, cytopathological
Zy|to|pe|nie *f* cytopenia
zy|to|phag *adj.* cytophagous
Zy|to|pha|gie *f* cytophagy [saɪ'tɑfədʒɪ], cytophagocytosis
Zy|to|pho|to|me|ter *nt* cytophotometer [ˌsaɪtəʊfəʊ'tɑmɪtər]
Zy|to|pho|to|met|rie *f* cytophotometry [ˌsaɪtəʊfəʊ'tɑmətrɪ], microfluorometry [ˌmaɪkrəfluə'rɑmətrɪ]
zy|to|pho|to|met|risch *adj.* relating to cytophotometry, cytophotometric
zy|to|phy|lak|tisch *adj.* relating to cytophylaxis, cytophylactic
Zy|to|plas|ma *nt* cytoplasm, cell plasma, plasma, plasm

zy|to|plas|ma|tisch *adj.* relating to cytoplasm, cytoplasmic
Zy|to|sin *nt* cytosine
Zy|to|sin|a|ra|bi|no|sid *nt* arabinosylcytosine, cytarabine, cytosine arabinoside, arabinocytidine
Zy|to|ske|lett *nt* cytoskeleton
Zy|to|sko|pie *f* cytoscopy
Zy|to|sol *nt* cell sap, cytosol
Zy|to|som *nt* multilamellar body, cytosome
Zy|to|sta|se *f* cytostasis [saɪ'tɑstəsɪs]
Zy|to|sta|ti|kum *nt*, *pl* **Zy|to|sta|ti|ka** cytostatic, cytostatic agent
zy|to|sta|tisch *adj.* cytostatic
Zy|to|to|xin *nt* cytotoxin
zy|to|to|xisch *adj.* cytotoxic, cellulotoxic
Zy|to|to|xi|zi|tät *f* cytotoxicity
antikörperabhängige zellvermittelte Zytotoxizität antibody-dependent cell-mediated/cellular cytotoxicity
Fc-Rezeptor-vermittelte Zytotoxizität Fc receptor-mediated cytotoxicity
zellvermittelte Zytotoxizität cell-mediated cytotoxicity
Zy|to|to|xi|zi|täts|as|say *m* cytotoxicity assay
Zy|to|to|xi|zi|täts|test *m* lymphocytotoxic cross-match
Zytotoxizitätstest L929 L929 cytotoxicity assay
zy|to|trop *adj.* cytotropic, cytophilic
Zy|to|tro|pis|mus *m* cytotropism [saɪ'tɑtrəpɪzəm]
zy|to|zid *adj.* cytocidal, cellulicidal
ZZ *abk.* s.u. Zellzahl

English-German

A

A *abk.* s.u. 1. acceleration 2. acceptor 3. acid 4. adenine 5. adenosine 6. adenylic *acid* 7. adrenaline 8. adult 9. alanine 10. albumin 11. allergist 12. ampere 13. ampicillin 14. anaphylaxis 15. androsterone 16. anode 17. argon 18. mass *number*

A *abk.* s.u. absorbance

a *abk.* s.u. 1. acid 2. acidity 3. ampere 4. anode 5. axial 6. specific absorption *coefficient*

a *abk.* s.u. 1. absorptivity 2. specific absorption *coefficient*

α *abk.* s.u. 1. alpha *particle* 2. Bunsen *coefficient*

A⁻ *abk.* s.u. anion

AA *abk.* s.u. 1. acetic *acid* 2. amino *acid* 3. aminoacyl 4. aplastic *anemia* 5. arachidonic *acid*

AAC *abk.* s.u. antigen-antibody *complex*

AAF *abk.* s.u. acetylaminofluorene

AAO *abk.* s.u. amino acid *oxidase*

AAR *abk.* s.u. antigen-antibody *reaction*

AAS *abk.* s.u. anthrax *antiserum*

AAT *abk.* s.u. 1. alanine *aminotransferase* 2. aspartate *aminotransferase*

AAV *abk.* s.u. adeno-associated *virus*

AB *abk.* s.u. abortion

ab *abk.* s.u. abortion

a|bac|te|ri|al [ˌeɪbæk'tɪərɪəl] *adj.* frei von Bakterien, bakterienfrei, abakteriell

Abbé-Zeiss ['æbiː zaɪs, 'ɑbə]: **Abbé-Zeiss apparatus** Thoma-Zeiss-Zählkammer *f*, Zeiss-Zählkammer *f*
Abbé-Zeiss counting cell s.u. *Abbé-Zeiss* apparatus
Abbé-Zeiss counting chamber s.u. *Abbé-Zeiss* apparatus

ABC *abk.* s.u. 1. antigen-binding *capacity* 2. aspiration biopsy *cytology*

abd *abk.* s.u. 1. abdomen 2. abdominal

abdom. *abk.* s.u. 1. abdomen 2. abdominal

ab|do|men ['æbdəmən] *noun* Bauch *m*, Unterleib *m*, Abdomen *nt*

ab|dom|i|nal [æb'dɑmɪnl] *adj.* Abdomen *oder* Bauch/ Bauchhöhle betreffend, abdominal, abdominell, Bauch-, Abdominal-

ab|dom|i|nal|gia [æbˌdɑmɪ'nældʒ(ɪ)ə] *noun* Abdominalschmerzen *pl*, Bauchschmerzen *pl*, Leibschmerzen *pl*, Abdominalgie *f*

abdomino- *präf.* Bauch(höhlen)-, abdomino-, Abdominal-, Abdomino-

ab|dom|i|no|cen|te|sis [æbˌdɑmɪnəʊsen'tiːsɪs] *noun* Bauchpunktion *f*, Abdominozentese *f*

ab|dom|i|no|cys|tic [æbˌdɑmɪnəʊ'sɪstɪk] *adj.* Abdomen und Gallenblase betreffend *oder* verbindend

ab|dom|i|no|gen|i|tal [æbˌdɑmɪnəʊ'dʒenɪtl] *adj.* Abdomen und Genitalien betreffend, abdominogenital

ab|dom|i|no|pel|vic [æbˌdɑmɪnəʊ'pelvɪk] *adj.* Bauch- und Beckenhöhle betreffend, abdominopelvin

ab|dom|i|no|per|i|ne|al [æbˌdɑmɪnəʊˌperɪ'niːəl] *adj.* Abdomen und Perineum betreffend *oder* verbindend, abdominoperineal

ab|dom|i|no|sac|ro|per|i|ne|al [æbˌdɑmɪnəʊˌsækrəʊperɪ'niːəl] *adj.* abdominosakroperineal

ab|dom|i|nos|co|py [æbˌdɑmɪ'nɑskəpɪ] *noun* 1. Untersuchung *f* *oder* Exploration *f* des Bauchraums 2. Bauchspiegelung *f*, Laparoskopie *f*

ab|dom|i|no|scro|tal [æbˌdɑmɪnəʊ'skrəʊtl] *adj.* Abdomen und Scrotum betreffend *oder* verbindend

ab|dom|i|no|tho|rac|ic [æbˌdɑmɪnəʊθɔː'ræsɪk] *adj.* Abdomen und Thorax betreffend *oder* verbindend, abdominothorakal, thorakoabdominal

ab|dom|i|no|vag|i|nal [æbˌdɑmɪnəʊ'vædʒənl] *adj.* Abdomen und Vagina betreffend *oder* verbindend, abdominovaginal

ab|dom|i|no|ves|i|cal [æbˌdɑmɪnəʊ'vesɪkl] *adj.* Abdomen und Harnblase betreffend *oder* verbindend, abdominovesikal, vesikoabdominal

Abel ['eɪbəl]: **Abel's bacillus** Ozäna-Bakterium *nt*, Klebsiella ozaenae, Klebsiella pneumoniae ozaenae, Bacterium ozaenae

ab|em|bry|on|ic [æbˌembrɪ'ɑnɪk] *adj.* abembryonal

Abercrombie ['æbərkrɑmbɪ]: **Abercrombie's degeneration** amyloide Degeneration *f*, Amyloidose *f*
Abercrombie's syndrome s.u. *Abercrombie's* degeneration

ab|er|rant [ə'berənt] *adj.* 1. an atypischer Stelle liegend, atypisch gebildet, aberrant 2. anomal, von der Norm abweichend

ab|er|ra|tion [ˌæbə'reɪʃn] *noun* 1. (*Physik, biolog.*) Abweichung *f*, Aberration *f* 2. (*pathol.*) Aberration *f*
autosome aberration Autosomenaberration *f*, autosomale Chromosomenaberration *f*
autosome chromosome aberration Autosomenaberration *f*, autosomale Chromosomenaberration *f*
chromosome aberration Chromosomenaberration *f*
genetical chromosome aberration genetische Chromosomenaberration *f*
sex chromosome aberration Heterosomenaberration *f*, gonosomale Chromosomenaberration *f*

a|be|ta|lip|o|pro|tein|ae|mia [eɪˌbeɪtəˌlɪpəˌprəʊtiː'niːmɪə] *noun* (*brit.*) s.u. abetalipoproteinemia

a|be|ta|lip|o|pro|tein|e|mia [eɪˌbeɪtəˌlɪpəˌprəʊtiː'niːmɪə] *noun* Abetalipoproteinämie *f*, A-Beta-Lipoproteinämie *f*, Bassen-Kornzweig-Syndrom *nt*

ABG *abk.* s.u. arterial blood *gases*

a|bi|o|gen|e|sis [ˌeɪbaɪəʊ'dʒenəsɪs] *noun* Abiogenese *f*

a|bi|o|ge|net|ic [ˌeɪbaɪəʊdʒə'netɪk] *adj.* Abiogenese betreffend, von Abiogenese gekennzeichnet, abiogenetisch

a|bi|og|e|nous [ˌeɪbaɪ'ɑdʒənəs] *adj.* Abiogenese betreffend, von Abiogenese gekennzeichnet, abiogenetisch

a|bi|o|sis [eɪbaɪ'əʊsɪs] *noun* Abwesenheit *f* von Leben, Abiose *f*

a|bi|ot|ic [eɪbaɪ'ɑtɪk] *adj.* abiotisch

ab|ir|ri|tant [æb'ɪrɪtənt] I *noun* reizlinderndes Mittel *nt* II *adj.* reizlindernd

ab|ir|ri|ta|tion [æb,ɪrɪ'teɪʃn] *noun* 1. verminderte Reizbarkeit *f* 2. Schwäche *f*, Schlaffheit *f*, Erschlaffung *f*, Tonusmangel *m*, Atonie *f*

ab|ir|ri|ta|tive [æb'ɪrɪteɪtɪv] *adj.* reizlindernd

ab|la|tion [æb'leɪʃn] *noun* 1. (*pathol.*) Ablösung *f*, Abtrennung *f*, Abhebung *f*, Ablation *f*, Ablatio *f* 2. (*chirurg.*) (operative) Entfernung *f*, Abtragung *f*, Amputation *f*, Ablatio *f*

ab|la|tive [æb'leɪtɪv] *adj.* entfernend, amputierend, ablativ

Abn *abk.* s.u. abnormal

Abnor *abk.* s.u. abnormal

ab|nor|mal [æb'nɔːrml] *adj.* 1. abnorm, abnormal, von der Norm abweichend, anormal, ungewöhnlich 2. ungewöhnlich hoch *oder* groß, abnorm, abnormal

ab|nor|mal|cy [æb'nɔːrmlsɪ] *noun, plural* **ab|nor|mal|cies** 1. Abnormalität *f* 2. Anomalie *f*

ab|nor|mal|i|ty [,æbnɔːr'mæləti] *noun, plural* **ab|nor|mal|i|ties** 1. Abnormalität *f* 2. Anomalie *f*

autosome abnormality autosomale Chromosomenanomalie *f*, Autosomenanomalie *f*

autosome chromosome abnormality autosomale Chromosomenanomalie *f*

bleeding abnormality Blutgerinnungsstörung *f*, Blutgerinnungsanomalie *f*

chromosome abnormality Chromosomenanomalie *f*, Chromosomenaberration *f*

genetic chromosome abnormality genetische Chromosomenanomalie *f*

sex chromosome abnormality gonosomale Chromosomenanomalie *f*

structural chromosome abnormality Strukturanomalie *f*

ab|nor|mi|ty [æb'nɔːrməti] *noun, plural* **ab|nor|mi|ties** 1. Abnormalität *f* 2. Anomalie *f* 3. Fehlbildung *f*

Abor *abk.* s.u. abortion

ab|o|rad [æb'əʊræd] *adj.* vom Mund weg (führend), aborad

ab|o|ral [æb'ɔːrəl] *adj.* vom Mund weg (führend), mundfern, aboral

a|bort [ə'bɔːrt] I *vt* (*Krankheit*) im Anfangsstadium unterdrücken II *vi* (*Organ*) verkümmern

a|bort|ed [ə'bɔːrtɪd] *adj.* zu früh geboren; verkümmert, zurückgeblieben, abortiv

a|bor|tion [ə'bɔːrʃn] *noun* (*Entwicklung*) vorzeitiger Abbruch *m*; (*Organ*) Verkümmerung *f*, Fehlbildung *f*

clonal abortion klonaler Abbruch *m*

a|bor|tive [ə'bɔːrtɪv] *adj.* 1. unfertig, unvollständig entwickelt, verkümmert, zurückgeblieben, abortiv 2. abgekürzt (verlaufend), vorzeitig, verfrüht, gemildert, abortiv

ABP *abk.* s.u. androgen binding *protein*

Abrami [ə'brɑːmɪ]: **Abrami's disease** hämolytische Anämie *f*

Abrikosov [æbrɪ'kɑsɑf]: **Abrikosov's tumor** Myoblastenmyom *nt*, Myoblastom *nt*, Abrikossoff-Geschwulst *f*, Abrikossoff-Tumor *m*, Granularzelltumor *m*

a|brin ['æbrɪn] *noun* Abrin *nt*

ab|rupt [ə'brʌpt] *adj.* 1. abrupt, plötzlich, jäh 2. schroff

abs *abk.* s.u. absolute

ab|scess ['æbses] *noun* Abszess *m*

bone marrow abscess Knochenmarkabszess *m*

caseous abscess verkäsender Abszess *m*

gas abscess Gasabszess *m*

marrow abscess Knochenmarkabszess *m*, Knochenmarksabszess *m*

septicemic abscess pyemischer Abszess *m*

tuberculous abscess tuberkulöser Abszess *m*

abscess-forming *adj.* abszessbildend, abszedierend

ab|sence ['æbsəns] *noun* 1. Abwesenheit *f*, Fehlen *nt*, Nichtvorhandensein *nt*; Mangel *m* (*of* an); Fernbleiben *nt* (*from* von) 2. (*neurol.*) Petit-mal *nt*, Petit-mal-Epilepsie *f*

Ab|sid|ia [əb'siːdɪə] *noun* Absidia *f*

ab|so|lute ['æbsəluːt] *adj.* 1. absolut, uneingeschränkt, unumschränkt 2. (*Chemie*) rein, unvermischt, absolut

ab|sorb [æb'sɔːrb] *vt* absorbieren, resorbieren, einsaugen, aufsaugen, in sich aufnehmen

ab|sorb|a|ble [æb'sɔːrbəbl] *adj.* absorbierbar, resorbierbar

ab|sorb|ance [æb'sɔːrbəns] *noun* Extinktion *f*

ab|sorb|ate [æb'sɔːrbənt] *noun* absorbierte Substanz *f*, Absorbent *nt*

ab|sorb|en|cy [æb'sɔːrbənsɪ] *noun* Extinktion *f*

ab|sorb|ent [æb'sɔːrbənt] I *noun* saugfähiger Stoff *m*, absorbierende Struktur *f*, absorbierende Substanz *f*, Absorber *m*, Absorbens *nt* II *adj.* saugfähig, einsaugend, aufsaugend, absorbierend, resorbierend

ab|sorb|ing [æb'sɔːrbɪŋ] *adj.* absorbierend, resorbierend, Absorptions-, Aufnahme-

ab|sorp|tion [æb'sɔːrpʃn] *noun* 1. Absorption *f*, Resorption *f*, Aufnahme *f*; Einverleibung *f* 2. (*Physik*) Absorption *f*

light absorption Lichtabsorption *f*

ab|sorp|tive [æb'sɔːrptɪv] *adj.* Absorption betreffend, absorptiv, adsorptiv, absorbierend, Absorptions-

ab|sorp|tiv|i|ty [,æbsɔːrp'tɪvəti] *noun* Extinktionskoeffizient *m*

γ-ABU *abk.* s.u. γ-aminobutyric *acid*

γ-Abu *abk.* s.u. γ-aminobutyric *acid*

AC *abk.* s.u. 1. acetylcholine 2. adenylate *cyclase* 3. adrenal *cortex* 4. alternating *current* 5. anticoagulant 6. anticomplementary

A.C. *abk.* s.u. alternating *current*

Ac *abk.* s.u. 1. accelerator 2. acetyl

aC *abk.* s.u. arabinosylcytosine

ACA *abk.* s.u. epsilon-aminocaproic *acid*

a|cal|cu|lous [eɪ'kælkjələs] *adj.* nicht-steinbedingt

a|can|tha [ə'kænθə] *noun* 1. (*anatom.*) Wirbelsäule *f*; Dornfortsatz *m* 2. (*biolog.*) Stachel *m*, Dorn *m*

ac|an|tha|ceous [ækən'θeɪʃəs] *adj.* stachelig, dornig

a|can|tha|me|bi|a|sis [ə,kænθəmɪ'baɪəsɪs] *noun* Acanthamoeba-Infektion *f*

A|can|tha|moe|ba [ə,kænθə'miːbə] *noun* Akanthamöbe *f*, Acanthamoeba *f*

a|can|tha|moe|bi|a|sis [ə,kænθəmɪ'baɪəsɪs] *noun* (*brit.*) s.u. acanthamebiasis

A|can|thi|a lec|tu|la|ria [ə'kænθɪə ,lektjə'leərɪə] Bettwanze *f*, Cimex lectularius, Acanthia lectularia

acantho- *präf.* Dorn(en)-, Akanth(o)-, Acanth(o)-

A|can|tho|ceph|a|la [ə,kænθə'sefələ] *plural, Sing.* **A|can|tho|ceph|a|lus** [ə,kænθə'sefələs] Kratzer *pl*, Kratzwürmer *pl*, Acanthocephala *pl*

a|can|tho|ceph|a|lans [ə,kænθə'sefələns] *plural* Kratzer *pl*, Kratzwürmer *pl*, Acanthocephala *pl*

a|can|tho|ceph|a|li|a|sis [ə,kænθə,sefə'laɪəsɪs] *noun* Akanthozephaliasis *f*

A|can|tho|ceph|a|lus *Sing.* s.u. Acanthocephala

A|can|tho|chei|lo|ne|ma [ə,kænθə,keɪləʊ'niːmə] *noun* Acanthocheilonema *f*

a|can|tho|chei|lo|ne|mi|a|sis [ə,kænθə,keɪləʊnə'maɪəsɪs] *noun* Mansonellainfektion *f*, Mansonelliasis *f*, Mansonellose *f*

a|can|tho|cyte [ə'kænθəsaɪt] *noun* stechapfelförmiger Erythrozyt *m*, Akanthozyt *m*

a|can|tho|cy|to|sis [ə,kænθəsaɪ'təʊsɪs] *noun* Akanthozytose *f*

a|can|thoid [ə'kænθɔɪd] *adj.* stachelförmig, spitz, dornartig

ac|an|thol|y|sis [ækən'θɑləsɪs] *noun* Akantholyse *f*

a|can|tho|lyt|ic [ə,kænθə'lɪtɪk] *adj.* Akantholyse betreffend, akantholytisch

ac|an|tho|ma [ækən'θəʊmə] *noun, plural* **ac|an|tho|ma|ta** [ækən'θəʊmətə], **ac|an|tho|mas** Akanthom *nt*, Acanthoma *nt*

basal-prickle cell acanthoma Basal-Stachelzell-akanthom *nt*

ac|an|tho|sis [ækən'θəʊsɪs] *noun, plural* **ac|an|tho|ses** [ækən'θəʊsiːz] Akanthose *f*, Acanthosis *f*

ac|an|thot|ic [ækən'θɑtɪk] *adj.* von Akanthose gekennzeichnet, akanthotisch

a|can|thro|cyte [ə'kænθrəsaɪt] *noun* stechapfelförmiger Erythrozyt *m*, Akanthozyt *m*

a|can|thro|cy|to|sis [ə,kænθrəsaɪ'təʊsɪs] *noun* Akanthozytose *f*

a|car|bi|a [ə'kɑːrbɪə] *noun* Akarbie *f*

a|car|i|an [ə'kærɪən] *adj.* Milben *oder* Zecken betreffend, Milben-, Zecken-

ac|a|ri|a|sis [ækə'raɪəsɪs] *noun, plural* **ac|a|ri|a|ses** [ækə'raɪəsiːz] Akarinose *f*, Akariosis *f*, Acariasis *f*, Acarinosis *f*, Acaridosis *f*

a|car|i|cide [ə'kærəsaɪd] **I** *noun* Akarizid *nt* **II** *adj.* milbentötend, milbenabtötend, akarizid

ac|a|rid ['ækərɪd] *noun* Milbe *f oder* Zecke *f* der Ordnung Acarina

A|car|i|dae [ə'kærɪdiː] *plural* Acaridae *pl*

a|car|i|dan [ə'kærɪdən] *noun* Milbe *f oder* Zecke *f* der Ordnung Acarina

a|car|i|di|a|sis [ə,kærə'daɪəsɪs] *noun* Akarinose *f*, Akariosis *f*, Acariasis *f*, Acarinosis *f*, Acaridosis *f*

Ac|a|ri|na [ækə'raɪnə] *plural* Acarina *pl*

ac|a|rine ['ækəraɪn] *noun* Acarine *f*

ac|a|ri|no|sis [,ækərɪ'nəʊsɪs] *noun* Akarinose *f*, Akariosis *f*, Acariasis *f*, Acarinosis *f*, Acaridosis *f*

a|car|i|o|sis [,ækərɪ'əʊsɪs] *noun* Akarinose *f*, Akariosis *f*, Acariasis *f*, Acarinosis *f*, Acaridosis *f*

acaro- *präf.* Milben-, Acar(o)-

ac|a|roid ['ækərɔɪd] *adj.* milbenähnlich, zeckenartig

ac|a|ro|tox|ic [,ækərəʊ'tɑksɪk] *adj.* milbentötend, milbenabtötend

Ac|a|rus ['ækərəs] *noun* Acarus *m*

Acarus scabiei Krätzmilbe *f*, Acarus scabiei, Sarcoptes scabiei

ac|a|rus ['ækərəs] *noun, plural* **ac|a|ri** ['ækəraɪ, 'ækəriː] Acarus *m*

a|car|y|ote [ə'kærɪəʊt] *noun* kernlose Zelle *f*

ACC *abk.* s.u. **1.** acinic cell *carcinoma* **2.** adenoid cystic *carcinoma* **3.** adrenocortical *carcinoma* **4.** alveolar cell *carcinoma*

Acc *abk.* s.u. adenoid cystic *carcinoma*

acc *abk.* s.u. **1.** acceleration **2.** accident

ac|cel|er|ate [æk'seləreɪt] **I** *vt* beschleunigen, akzelerieren; (*Entwicklung*) fördern, beschleunigen **II** *vi* sich beschleunigen, akzelerieren

ac|cel|er|a|tion [æk,selə'reɪʃn] *noun* **1.** Beschleunigung *f*, Akzeleration *f* **2.** Akzeleration *f*, Entwicklungsbeschleunigung *f*

ac|cel|er|a|tor [æk'seləreɪtər] *noun* **1.** (*Physik, Chemie*) Beschleuniger *m*, Akzelerator *m* **2.** (*Chemie*) Katalysator *m*

serum prothrombin conversion accelerator Prokonvertin *nt*, Proconvertin *nt*, Faktor VII *m*, Autothrombin I *nt*, Serum-Prothrombin-Conversion-Accelerator *m*, stabiler Faktor *m*

ac|cel|er|in [æk'selərɪn] *noun* Akzelerin *nt*, Accelerin *nt*, Faktor VI *m*

ac|cep|tor [æk'septər] *noun* Akzeptor *m*, Acceptor *m*

proton acceptor Protonenakzeptor *m*

ac|cess ['ækses] *noun* Anfall *m*, Ausbruch *m* (*einer Krankheit*)

access of fever Fieberanfall *m*

ac|ces|so|ry [æk'sesərɪ] *adj.* **1.** akzessorisch, zusätzlich, begleitend, ergänzend, Neben-, Bei-, Hilfs-, Zusatz- **2.** untergeordnet, nebensächlich, Neben-

AcCh *abk.* s.u. acetylcholine

accid *abk.* s.u. **1.** accident **2.** accidental

ac|ci|dent ['æksɪdənt] *noun* **1.** Unfall *m* **2.** Zufall *m*, zufälliges Ereignis *nt*; **by accident** zufällig; versehentlich

ac|ci|den|tal [æksɪ'dentl] *adj.* **1.** Unfall betreffend, durch Unfall, Unfall- **2.** zufällig (hinzukommend *oder* eintretend), versehentlich, akzidentell, akzidentiell, Zufalls-

AcCoA *abk.* s.u. acetyl *coenzyme* A

ac|com|pa|ny|ing [ə'kʌmpəniːɪŋ] *adj.* begleitend, Begleit-

ac|cre|tio [ə'kriːʃɪəʊ] *noun* pathologische Verwachsung *f*, Verklebung *f*

ac|cre|tion [ə'kriːʃn] *noun* **1.** pathologische Verwachsung *f*, Verklebung *f* **2.** Anwachsen *nt*, Wachstum *nt*, Zuwachs *m*, Zunahme *f* **3.** Ansammlung *f*, Anhäufung *f*, Akkumulation *f*; Speicherung *f*

ac|cu|mu|la|tion [ə,kjuːmjə'leɪʃn] *noun* Ansammlung *f*, Anhäufung *f*, Akkumulation *f*; Speicherung *f*

ac|cu|ra|cy ['ækjərəsɪ] *noun* Genauigkeit *f*, Präzision *f*; Richtigkeit *f*, Exaktheit *f*

ac|cu|rate ['ækjərɪt] *adj.* genau, exakt, richtig, akkurat; (*Test, Diagnose*) präzise, exakt

ACD *abk.* s.u. *actinomycin* D

a|cel|lu|lar [eɪ'seljələr] *adj.* zellfrei, nicht aus Zellen bestehend, azellulär

a|ce|no|cou|ma|rin [,əsiːnəʊ'kuːmərɪn] *noun* Acenocoumarol *nt*

a|ce|no|cou|ma|rol [,əsiːnəʊ'kuːmərɔl] *noun* Acenocoumarol *nt*

a|cen|tric [eɪ'sentrɪk] **I** *noun* azentrisches Chromosom *nt* **II** *adj.* nicht im Zentrum (liegend), nichtzentral, azentrisch

ac|e|tal ['æsɪtæl] *noun* Azetal *nt*, Acetal *nt*, Vollazetal *nt*

methyl acetal Methylacetal *nt*

ac|et|al|de|hyde [æsɪ'tældəhaɪd] *noun* Azetaldehyd *m*, Acetaldehyd *m*, Äthanal *nt*, Ethanal *nt*

a|cet|am|ide [ə'setəmaɪd] *noun* Azetamid *nt*

ac|et|a|mi|no|phen [,æsɪtə'miːnəfen] *noun* Paracetamol *nt*

ac|et|an|i|lid [æsɪ'tænlɪd] *noun* Azetanilid *nt*, Acetanilid *nt*, Phenylacetamid *nt*

ac|et|an|i|lide [æsɪ'tænlaɪd] *noun* Azetanilid *nt*, Acetanilid *nt*, Phenylacetamid *nt*

ac|et|an|i|line [æsɪ'tænlɪn, -laɪn] *noun* Azetanilid *nt*, Acetanilid *nt*, Phenylacetamid *nt*

ac|et|ar|sol [æsɪ'tɑːrsəʊl] *noun* Azetarsol *nt*

ac|et|ar|sone [æsɪ'tɑːrsəʊn] *noun* Azetarsol *nt*

ac|e|tate ['æsɪteɪt] *noun* Azetat *nt*, Acetat *nt*
  aluminum acetate Aluminiumacetat *nt*
  deoxycorticosterone acetate Desoxycorticosteronazetat *nt*
  ethyl acetate Äthylacetat *nt*, Ethylacetat *nt*
  vinyl acetate Vinylacetat *nt*

a|ce|tic [ə'siːtɪk, ə'setɪk] *adj.* **1.** Essig(säure) betreffend, Essig- **2.** sauer

a|ce|ti|fy [ə'setɪfaɪ] **I** *vt* in Essig verwandeln, säuern **II** *vi* sauer werden

ac|e|tim|e|ter [æsɪ'tɪmɪtər] *noun* Säuremesser *m*

a|ce|to|ac|e|tate [ˌæsɪtəʊ'æsɪteɪt] *noun* Azetoacetat *nt*, Acetoacetat *nt*

a|ce|to|a|ce|tyl-CoA [ˌæsɪtəʊə'siːtl] *noun* Azetoazetylcoenzym A *nt*, Acetoacetylcoenzym A *nt*, Azetoazetyl-CoA *nt*

A|ce|to|bac|ter [ˌæsɪtəʊ'bæktər] *noun* Essigbakterien *pl*, Essigsäurebakterien *pl*, Acetobacter *m*

A|ce|to|bac|te|ra|ce|ae [ˌæsɪtəʊˌbæktɪ'reɪsiː] *plural* Acetobacteraceae *pl*

ac|e|to|hex|a|mide [əˌsiːtəʊ'heksəmaɪd] *noun* Azetohexamid *nt*

a|cet|o|in [ə'setəʊɪn] *noun* Acetoin *nt*

a|ce|to|ki|nase [ˌæsɪtəʊ'kaɪneɪz] *noun* Acetatkinase *f*

a|ce|to|lac|tate [ˌæsɪtəʊ'lækteɪt] *noun* Azetolaktat *nt*, Acetolactat *nt*

ac|e|tol|y|sis [æsɪ'tɑləsɪs] *noun* Azetolyse *f*, Acetolyse *f*

ac|e|tom|e|ter [æsɪ'tɑmɪtər] *noun* Säuremesser *m*

a|ce|to|nae|mia [ˌæsɪtəʊ'niːmɪə] *noun* (*brit.*) s.u. acetonemia

a|ce|to|nae|mic [ˌæsɪtəʊ'niːmɪk] *adj.* (*brit.*) s.u. acetonemic

ac|e|tone ['æsɪtəʊn] *noun* Azeton *nt*, Aceton *nt*, Dimethylketon *nt*

a|ce|to|ne|mia [ˌæsɪtəʊ'niːmɪə] *noun* Azetonämie *f*, Ketonämie *f*

a|ce|to|ne|mic [ˌæsɪtəʊ'niːmɪk] *adj.* azetonämisch, ketonämisch

ac|e|ton|gly|cos|u|ria [ˌæsətəʊnˌglaɪkəʊ'sjʊərɪə] *noun* Acetonglukosurie *f*

ac|e|to|ni|trile [ˌæsɪtəʊ'naɪtrɪl] *noun* Azetonitril *nt*, Acetonitril *nt*

ac|e|ton|u|ria [ˌæsɪtəʊ'n(j)ʊərɪə] *noun* Acetonurie *f*, Ketonurie *f*

a|ce|to|sal [ə'siːtəsæl] *noun* Acetylsalicylsäure *f*, Azetylsalizylsäure *f*

a|ce|to|sol|u|ble [ˌæsɪtəʊ'sɑljəbl] *adj.* in Essigsäure löslich, essigsäurelöslich

ac|et|phen|ar|sine [ˌæsetfen'ɑːrsiːn] *noun* Azetarsol *nt*

ac|e|tri|zo|ate [ˌæsɪtraɪ'zəʊeɪt] *noun* Azetrizoat *nt*

a|ce|tum [ə'siːtəm] *noun*, *plural* **a|ce|ta** [ə'siːtə] **1.** Essig *m*, Acetum *nt* **2.** Essiglösung *f*, Essigsäurelösung *f*

a|ce|tyl ['æsətɪl] *noun* Azetyl-(Radikal *nt*), Acetyl-(Radikal *nt*)

a|ce|tyl|am|i|no|ben|zene [ˌæsətɪlˌæmɪnəʊ'benziːn] *noun* Azetanilid *nt*, Acetanilid *nt*, Phenylacetamid *nt*

a|ce|tyl|am|i|no|flu|o|rene [ˌæsətɪlˌæmɪnəʊ'flʊəriːn] *noun* Acetylaminofluoren *nt*

a|cet|y|lase [ə'setleɪz] *noun* Azetyltransferase *f*, Acetyltransferase *f*
  choline acetylase Cholinacetylase *f*, Cholinacetyltransferase *f*

a|cet|y|late [ə'setleɪt] **I** *vt* azetylieren, acetylieren **II** *vi* azetyliert werden

a|cet|y|la|tion [əˌsetə'leɪʃn] *noun* Azetylierung *f*, Acetylierung *f*

a|ce|tyl|car|ni|tine [ˌæsətɪl'kɑːrnətiːn] *noun* Acetylcarnitin *nt*

a|ce|tyl|cho|line [ˌæsətɪl'kəʊliːn] *noun* Azetylcholin *nt*, Acetylcholin *nt*

a|ce|tyl|cho|lin|er|gic [ˌæsətɪlˌkəʊlə'nɜrdʒɪk] *adj.* azetylcholinerg

ac|e|tyl|cho|lin|es|ter|ase [ˌæsətɪlˌkəʊlɪ'nestəreɪz] *noun* Azetylcholinesterase *f*, Acetylcholinesterase *f*, echte Cholinesterase *f*

acetyl-CoA *noun* Azetylcoenzym A *nt*, Acetylcoenzym A *nt*, Acetyl-CoA *nt*

acetyl-CoA:α-glucosaminide-*N*-acetyltransferase Acetyl-CoA:α-Glukosaminid-*N*-Acetyltransferase *f*

acetyl-CoA:heparan-α-D-glucosaminide-*N*-acetyltransferase Acetyl-CoA:α-Glukosaminid-*N*-Acetyltransferase *f*

ac|e|tyl|cys|te|ine [ˌæsətɪl'sɪstɪiːn] *noun* Acetylcystein *nt*, Azetylzystein *nt*

4-a|ce|tyl|cyt|i|dine [ˌæsətɪl'sɪtɪdiːn] *noun* 4-Acetylcytidin *nt*

***N*[4]-a|ce|tyl|cy|to|sine** [ˌæsətɪl'saɪtəsiːn] *noun* *N*[4]-Acetylcytosin *nt*

ac|e|tyl|di|gi|i|tox|in [ˌæsətɪlˌdɪdʒə'tɑksɪn] *noun* Acetyldigitoxin *nt*

a|cet|y|lene [ə'setəliːn] *noun* Azetylen *nt*, Acetylen *nt*, Äthin *nt*, Ethin *nt*

α-*N*-a|ce|tyl|ga|lac|tos|a|min|i|dase [ˌæsətɪlgəˌlæktəʊsə'mɪnɪdeɪz] *noun* α-*N*-Acetylgalaktosaminidase *f*

β-*N*-acetylgalactosaminidase *noun* β-*N*-Acetylgalaktosaminidase *f*, *N*-Acetyl-β-Hexosaminidase A *f*

***N*-acetyl-D-glucosamine** *noun* *N*-Acetyl-D-Glukosamin *nt*

***N*-acetylglucosamine-6-sulfatase** *noun* *N*-Acetylglukosamin-6-Sulfatsulfatase *f*

***N*-acetylglucosamine-6-sulphatase** *noun* (*brit.*) s.u. *N*-acetylglucosamine-6-sulfatase

α-*N*-a|ce|tyl|glu|co|sa|min|i|dase [ˌæsətɪlgluːˌkəʊsə'mɪnɪdeɪz] *noun* α-*N*-Acetylglukosaminidase *f*

***N*-acetyl-α-D-glucosaminide-6-sulfatase** *noun* *N*-Acetylglukosamin-6-Sulfatsulfatase *f*

***N*-acetyl-α-D-glucosaminide-6-sulphatase** *noun* (*brit.*) s.u. *N*-acetyl-α-D-glucosaminide-6-sulfatase

a|ce|tyl|glu|ta|mate [ˌæsətɪl'gluːtəmeɪt] *noun* Azetylglutamat *nt*, Acetylglutamat *nt*

a|cet|y|li|za|tion [əˌsetlɪ'zeɪʃn] *noun* Azetylierung *f*, Acetylierung *f*

***N*-a|ce|tyl|man|no|sa|mine** [ˌæsətɪlmæ'nəʊsəmiːn] *noun* *N*-Acetylmannosamin *nt*

***N*-a|ce|tyl|neu|ram|i|nate** [æsətɪlˌn(j)ʊə'ræmɪneɪt] *noun* *N*-Acetylneuraminat *nt*

***N*-acetylneuraminate-9-phosphatase** *noun* *N*-Acetylneuraminsäure-9-Phosphatase *f*

***N*-a|ce|tyl|or|ni|thine** [ˌæsətɪl'ɔːrnəθiːn] *noun* *N*-Acetylornithin *nt*

ac|e|tyl|trans|fer|ase [ˌæsətɪl'trænsfəreɪz] *noun* Azetyltransferase *f*, Acetyltransferase *f*
acetyl-CoA acetyltransferase Acetyl-CoA-Acetyltransferase *f*, Acetoacetylthiolase *f*, Thiolase *f*
arylamine acetyltransferase Arylaminoacetylase *f*, Arylaminoacetyltransferase *f*
chloramphenicol acetyltransferase Chloramphenicolacetyltransferase *f*
choline acetyltransferase Cholinacetylase *f*, Cholinacetyltransferase *f*
choline acetyltransferase I Azetylcholinesterase *f*, Acetylcholinesterase *f*, echte Cholinesterase *f*
dihydrolipoamide acetyltransferase Dihydrolipoyltransacetylase *f*
serine acetyltransferase Serinacetyltransferase *f*

ACG *abk.* s.u. **1.** acycloguanosine **2.** angiocardiography
AcG *abk.* s.u. accelerator *globulin*
ACH *abk.* s.u. acetylcholine
ACh *abk.* s.u. acetylcholine
Ach *abk.* s.u. acetylcholine
ACHE *abk.* s.u. acetylcholinesterase
AChE *abk.* s.u. acetylcholinesterase
ache [eɪk] **I** *noun* (anhaltender) Schmerz *m* **II** *vi* (anhaltend) schmerzen, wehtun
a|chlor|hy|dria [ˌeɪklɔːr'haɪdrɪə] *noun* Magensäuremangel *m*, Magenanazidität *f*, Achlorhydrie *f*
a|chlor|hy|dric [ˌeɪklɔːr'haɪdrɪk] *adj.* Achlorhydrie betreffend *oder* zeigend, achlorhydrisch
a|cho|lia [eɪ'kəʊlɪə] *noun* Gallenmangel *m*, Acholie *f*
a|chol|ic [eɪ'kɑlɪk] *adj.* Acholie betreffend, frei von Galle, acholisch
ach|o|lu|ria [eɪkəʊ'lʊərɪə] *noun* Acholurie *f*
ach|o|lu|ric [eɪkəʊ'lʊərɪk] *adj.* Acholurie betreffend, ohne Ausscheidung von Gallenpigment im Harn, acholurisch
a|chres|tic [ə'krestɪk] *adj.* achrestisch
a|chro|ma|sia [ˌeɪkrəʊ'meɪʒ(ɪ)ə] *noun* **1.** Pigmentmangel *m* der Haut, Achromasie *f* **2.** (*histolog.*) Achromasie *f*, Achromie *f*
a|chro|mat [ə'krəʊmət] *noun* achromatisches Objektiv *nt*, Achromat *m*
a|chro|mate ['ækrəmeɪt] *noun* Farbenblinder *m*, Patient *m* mit Monochromasie
ach|ro|mat|ic [ˌækrə'mætɪk] *adj.* **1.** unbunt, achromatisch **2.** Achromatin enthaltend **3.** (*histolog.*) nicht *oder* schwer anfärbbar
achro|ma|tin [eɪ'krəʊmətɪn] *noun* Achromatin *nt*, Euchromatin *nt*
a|chro|mat|o|phil [ˌeɪkrə'mætəfɪl] **I** *noun* achromatophiler Organismus *m* **II** *adj.* schwer anfärbend, achromatophil
a|chro|mat|o|phil|ic [eɪkrəˌmætə'fɪlɪk] *adj.* schwer anfärbend, achromatophil
a|chro|ma|to|sis [ˌeɪkrəʊmə'təʊsɪs] *noun* **1.** Pigmentmangel *m*, Achromasie *f* **2.** (*histolog.*) fehlendes Färbevermögen *nt*, Achromatosis *f*
a|chro|ma|tous [eɪ'krəʊmətəs] *adj.* farblos, achromatisch
a|chro|ma|tu|ria [eɪˌkrəʊmə't(j)ʊərɪə] *noun* Achromaturie *f*
a|chro|mia [eɪ'krəʊmɪə] *noun* Achromie *f*, Achromasie *f*, Achromia *f*
a|chro|min [eɪ'krəʊmɪn] *noun* Achromatin *nt*, Euchromatin *nt*
a|chro|mo|cyte [eɪ'krəʊməsaɪt] *noun* Achromozyt *m*, Achromoretikulozyt *m*, Halbmondkörper *m*, Schilling-Halbmond *m*
a|chro|mo|phil [eɪ'krəʊməfɪl] **I** *noun* achromatophiler Organismus *m* **II** *adj.* schwer anfärbend, achromatophil
a|chro|mophi|lous [eɪkrəʊ'mɑfɪləs] *adj.* schwer anfärbend, achromatophil
a|chy|lia [eɪ'kaɪlɪə] *noun* Achylie *f*, Achylia *f*
ac|id ['æsɪd] **I** *noun* Säure *f* **II** *adj.* sauer, säurehaltig, Säure-
acetic acid Essigsäure *f*, Äthansäure *f*, Ethansäure *f*
acetoacetic acid Azetessigsäure *f*, β-Ketobuttersäure *f*
acetolactic acid Azetomilchsäure *f*, Acetomilchsäure *f*
***N*-acetylglutamic acid** *N*-Acetylglutaminsäure *f*
***N*-acetylmuramic acid** *N*-Acetylmuraminsäure *f*
***N*-acetylneuraminic acid** *N*-Acetylneuraminsäure *f*
acetylsalicylic acid Acetylsalicylsäure *f*, Azetylsalizylsäure *f*
acidic amino acid saure Aminosäure *f*
acrylic acid Acrylsäure *f*
activator ribonucleic acid Aktivator-RNA *f*, Aktivator-RNS *f*
***N*-acylneuraminic acid** Sialinsäure *f*, *N*-Acylneuraminsäure *f*
adenylic acid Adenosinmonophosphat *nt*, Adenylsäure *f*
adenylsuccinic acid Adenylbernsteinsäure *f*
adipic acid Adipinsäure *f*
aldaric acid Aldarsäure *f*, Zuckersäure *f*
aldobionic acid Aldobionsäure *f*
aldonic acid Aldonsäure *f*
alginic acid Alginsäure *f*
allophanic acid Allophansäure *f*
amidinopenicillanic acid Amidinopenicillansäure *f*
amino acid Aminosäure *f*
aminoacetic acid Aminoessigsäure *f*, Glyzin *nt*, Glykokoll *nt*, Glycin *nt*
aminoacyl adenylic acid Aminoacyladenylsäure *f*
aminoadipic acid Aminoadipinsäure *f*
***p*-aminobenzenesulfonic acid** Sulfanilsäure *f*, *p*-Aminobenzolsulfonsäure *f*
***p*-aminobenzoic acid** *p*-Aminobenzoesäure *f*, para-Aminobenzoesäure *f*, Paraaminobenzoesäure *f*
γ-aminobutyric acid Gammaaminobuttersäure *f*, γ-Amino-*n*-Buttersäure *f*
ε-aminocaproic acid ε-Aminocapronsäure *f*, Epsilon-Aminocapronsäure *f*
7-amino-cephalosporanic acid 7-Amino-cephalosporansäure *f*
2-aminohexanoic acid Norleucin *nt*, α-Amino-*n*-capronsäure *f*
2-aminoisovaleric acid Valin *nt*, α-Aminoisovaleriansäure *f*
δ-aminolevulinic acid δ-Aminolävulinsäure *f*
2-aminomuconic acid 2-Aminomuconsäure *f*
6-aminopenicillanic acid 6-Aminopenicillansäure *f*
aminopropionic acid Alanin *nt*, Aminopropionsäure *f*
aminopteroylglutamic acid Aminopterin *nt*, 4-Aminofolsäure *f*
aminosalicylic acid Aminosalizylsäure *f*

p-aminosalicylic acid *p*-Aminosalizylsäure *f*, Paraaminosalizylsäure *f*
anthranilic acid Anthranilsäure *f*, *o*-Aminobenzoesäure *f*
apurinic acid Apurinsäure *f*
apyrimidinic acid Apyrimidinsäure *f*
arabic acid Arabin *nt*
arachic acid Arachinsäure *f*, *n*-Eicosansäure *f*
arachidic acid s.u. arachic *acid*
arachidonic acid Arachidonsäure *f*
argininosuccinic acid Argininbernsteinsäure *f*
arsenic acid arsenige Säure *f*, Arsensäure *f*, Arsensauerstoffsäure *f*
arsenous acid arsenige Säure *f*
arsinic acid Arsinsäure *f*
arsonic acid Arsonsäure *f*
ascorbic acid Askorbinsäure *f*, Ascorbinsäure *f*, Vitamin C *nt*
aspartic acid Asparaginsäure *f*, α-Aminobernsteinsäure *f*
aspergillic acid Aspergillsäure *f*, Aspergillinsäure *f*
azelaic acid Azelainsäure *f*
bacterial deoxyribonucleic acid Bakterien-DNA *f*, Bakterien-DNS *f*, bakterielle DNA *f*, bakterielle DNS *f*
basic amino acid basische Aminosäure *f*
benzoic acid Benzoesäure *f*
benzoylaminoacetic acid Hippursäure *f*, Benzoylaminoessigsäure *f*, Benzolglykokoll *nt*
beta-ketobutyric acid Azetessigsäure *f*, β-Ketobuttersäure *f*
beta-oxybutyric acid β-Hydroxybuttersäure *f*
boracic acid Borsäure *f*
boric acid Borsäure *f*
branched-chain amino acid verzweigtkettige Aminosäure *f*
1,4-butanedioic acid Bernsteinsäure *f*
butanoic acid Buttersäure *f*, Butansäure *f*
butyric acid Buttersäure *f*, Butansäure *f*
caproic acid Kapronsäure *f*, Capronsäure *f*, Butylessigsäure *f*, Hexansäure *f*
caprylic acid Kaprylsäure *f*, Caprylsäure *f*, Oktansäure *f*
carbamic acid Carbaminsäure *f*, Carbamidsäure *f*
carbamoyl phosphoric acid Carbamylphosphorsäure *f*, Carbamoylphosphorsäure *f*
carbolic acid Phenol *nt*, Karbolsäure *f*, Monohydroxybenzol *nt*
carbonic acid Kohlensäure *f*
carboxylic acid Karbonsäure *f*, Carbonsäure *f*
carminic acid Karminsäure *f*
catechuic acid Katechin *nt*, Catechin *nt*, Katechol *nt*, Catechol *nt*
cellobiuronic acid Cellobiuronsäure *f*
cephalosporanic acid Cephalosporansäure *f*
cevitamic acid Askorbinsäure *f*, Ascorbinsäure *f*, Vitamin C *nt*
chloracetic acid Chloressigsäure *f*
chloroacetic acid Chloressigsäure *f*
chromosomal deoxyribonucleic acid chromosomale DNA *f*, chromosomaleDNS *f*
citric acid Zitronensäure *f*
clavulanic acid Clavulansäure *f*
cobyric acid Cobyrsäure *f*
cobyrinic acid Cobyrinsäure *f*
conjugate acid konjugierte Säure *f*
cresylic acid Kresol *nt*
cromoglycic acid Cromoglicinsäure *f*, Cromoglycinsäure *f*, Cromolyn *nt*
cyanhydric acid Zyanwasserstoffsäure *f*, Blausäure *f*
cyanic acid Zyansäure *f*, Cyansäure *f*
cysteine sulfinic acid Cysteinsulfinsäure *f*
cytidylic acid Zytidinmonophosphat *nt*, Cytidinmonophosphat *nt*, Cytidylsäure *f*
dehydroascorbic acid Dehydroascorbinsäure *f*
deoxyadenylic acid Desoxyadenosinmonophosphat *nt*, Desoxyadenylsäure *f*
deoxycytidylic acid Desoxycytidinmonophosphat *nt*, Desoxycytidylsäure *f*
deoxyguanylic acid Desoxyguanosinmonophosphat *nt*, Desoxyguanylsäure *f*
deoxypentosenucleic acid s.u. deoxyribonucleic *acid*
deoxyribonucleic acid Desoxyribonukleinsäure *f*
deoxythymidylic acid Desoxythymidinmonophosphat *nt*, Desoxythymidylsäure *f*
desoxyribonucleic acid s.u. deoxyribonucleic *acid*
diacetic acid Azetessigsäure *f*, β-Ketobuttersäure *f*
dicarboxylic acid Dikarbonsäure *f*, Dicarbonsäure *f*
dihydrofolic acid Dihydrofolsäure *f*
dihydrolipoic acid Dihydrolipolsäure *f*
dihydroorotic acid Dihydroorotsäure *f*
2,5-dihydroxyphenylacetic acid Homogentisinsäure *f*, 2,5-Dihydroxyphenylessigsäure *f*
(3,3-)dimethylallylpyrophosphoric acid (3,3-) Dimethylallylpyrophosphorsäure *f*
5-dimethylamino-1-naphthalenesulfonic acid 5-Dimethylamino-1-naphthalinsulfonsäure *f*
dimethylarsinic acid Kakodylsäure *f*, Dimethylarsinsäure *f*
dispensable amino acid s.u. non-essential amino *acid*
double-helical deoxyribonucleic acid Doppelhelix-DNA *f*, Duplex-DNA *f*, Doppelstrang-DNA *f*, Doppelhelix-DNS *f*, Duplex-DNS *f*, Doppelstrang-DNS *f*
double-stranded deoxyribonucleic acid s.u. double-helical deoxyribonucleic *acid*
double-stranded ribonucleic acid Doppelstrang-RNA *f*, Doppelstrang-RNS *f*
duplex deoxyribonucleic acid s.u. double-helical deoxyribonucleic *acid*
***n*-eicosanoic acid** Arachinsäure *f*, *n*-Eicosansäure *f*
eicosatrienoic acid Eicosatriensäure *f*
epsilon-aminocaproic acid ε-Aminocapronsäure *f*, Epsilon-Aminocapronsäure *f*
essential amino acid essentielle/essenzielle Aminosäure *f*
essential fatty acid essentielle/essenzielle Fettsäure *f*
ethacrynic acid Etacrynsäure *f*, Ethacrinsäure *f*
ethanal acid Glyoxalsäure *f*, Glyoxylsäure *f*
ethanedioic acid Oxalsäure *f*, Kleesäure *f*
ethanoic acid Essigsäure *f*, Äthansäure *f*, Ethansäure *f*
ethanolaminesulfonic acid Ethanolaminsulfonsäure *f*, Äthanolaminsulfonsäure *f*, Taurin *nt*
ethylenediaminetetraacetic acid Äthylendiamintetraessigsäure *f*, Ethylendiamintetraessigsäure *f*, Edetinsäure *f*
etidronic acid Etidronsäure *f*

even-carbon fatty acid Fettsäure *f* mit gerader Anzahl von C-Atomen
extrachromosomal deoxyribonucleic acid extrachromosomale DNA *f*, extrachromosomale DNS *f*
extranuclear deoxyribonucleic acid extranukleäre DNA *f*, extranukleäre DNS *f*
farnesylpyrophosphoric acid Farnesylpyrophosphorsäure *f*
fatty acid Fettsäure *f*
folic acid Folsäure *f*, Pteroylglutaminsäure *f*, Vitamin B_c *nt*
folinic acid Folinsäure *f*, N^{10}-Formyl-Tetrahydrofolsäure *f*, Leukovorin *nt*, Leucovorin *nt*, Citrovorum-Faktor *m*
formic acid Ameisensäure *f*, Formylsäure *f*
formiminoglutamic acid Formiminoglutaminsäure *f*
free fatty acid freie Fettsäure *f*, nichtveresterte Fettsäure *f*, unveresterte Fettsäure *f*
fumaric acid Fumarsäure *f*
4-fumarylacetoacetic acid 4-Fumarylacetessigsäure *f*, 4-Fumarylazetessigsäure *f*
gamma-aminobutyric acid γ-Amino-*n*-Buttersäure *f*, Gammaaminobuttersäure *f*
glacial acetic acid Eisessig *m*
glucogenic amino acid glukogene Aminosäure *f*
glucuronic acid Glukuronsäure *f*, Glucuronsäure *f*
glutamic acid Glutaminsäure *f*, α-Aminoglutarsäure *f*
γ-glutamyl amino acid γ-Glutamylaminosäure *f*
glutaric acid Glutarsäure *f*
glyceric acid Glyzerinsäure *f*, Glycerinsäure *f*
glycolic acid Glykolsäure *f*, Hydroxyessigsäure *f*
glycosuric acid Homogentisinsäure *f*, 2,5-Dihydroxyphenylessigsäure *f*
guanylic acid Guanosin-5'-monophosphat *nt*, Guanylsäure *f*
haloid acid Halogenwasserstoff *m*, Halogenwasserstoffsäure *f*
heparinic acid Heparin *nt*
heterogenous nuclear ribonucleic acid heterogene Kern-RNA *f*, heterogene Kern-RNS *f*
hexadecanoic acid Palmitinsäure *f*, *n*-Hexadecansäure *f*
2,4-hexadienoic acid 2,4-Hexadiensäure *f*, Sorbinsäure *f*
hexonic acid Hexonsäure *f*
hexuronic acid Hexuronsäure *f*
homocitric acid Homozitronensäure *f*, Homocitronensäure *f*
homogentisic acid Homogentisinsäure *f*, 2,5-Dihydroxyphenylessigsäure *f*
homovanillic acid Homovanillinsäure *f*
hyaluronic acid Hyaluronsäure *f*
hydrochloric acid Salzsäure *f*
hydrofluoric acid Fluss-Säure *f*
hydrohalogen acid Halogenwasserstoff *m*, Halogenwasserstoffsäure *f*
hydroperoxyeicosatetraenoic acid Hydroperoxyeicosatetraensäure *f*
hydroxy acid Hydroxysäure *f*
hydroxyacetic acid Hydroxyessigsäure *f*, Glykolsäure *f*
3-hydroxyanthranilic acid 3-Hydroxyanthranilsäure *f*
2-hydroxybenzoic acid Salizylsäure *f*, Salicylsäure *f*, *o*-Hydroxybenzoesäure *f*
β-hydroxybutyric acid β-Hydroxybuttersäure *f*
hydroxybutyric acid Hydroxybuttersäure *f*
hydroxyeicosatetraenoic acid Hydroxyeicosatetraensäure *f*
γ-hydroxyglutamic acid γ-Hydroxyglutaminsäure *f*
hydroxyheptadecatrienoic acid Hydroxyheptadecatriensäure *f*
5-hydroxyindoleacetic acid 5-Hydroxyindolessigsäure *f*
β-hydroxyisobutyric acid β-Hydroxyisobuttersäure *f*
3-hydroxy-3-methylglutaric acid 3-Hydroxy-3-methylglutarsäure *f*
4-hydroxyphenylpyruvic acid 4-Hydroxyphenylbrenztraubensäure *f*
imino acid Iminosäure *f*
informational ribonucleic acid s.u. messenger ribonucleic *acid*
initiator t ribonucleic acid Initiator-tRNA *f*, Starter-tRNA *f*
inorganic acid anorganische Säure *f*, Mineralsäure *f*
inosinic acid Inosinmonophosphat *nt*, Inosinsäure *f*
iodoacetic acid Jodessigsäure *f*, Iodessigsäure *f*
isobutyric acid Isobuttersäure *f*
isocitric acid Isocitronensäure *f*, Isozitronensäure *f*
isonicotinic acid Isonikotinsäure *f*, Isonicotinsäure *f*
3-isopentenyl pyrophosphoric acid 3-Isopentenylpyrophosphorsäure *f*
isopropyl malic acid Isopropylapfelsäure *f*
isopropyl-aminacetic acid Valin *nt*, α-Aminoisovaleriansäure *f*
isothiocyanic acid Isothiozyansäure *f*
isovaleric acid Isovaleriansäure *f*
keto acid Ketosäure *f*, Ketonsäure *f*
α-ketoadipic acid α-Ketoadipinsäure *f*
α-ketobutyric acid α-Ketobuttersäure *f*
β-ketobutyric acid Azetessigsäure *f*, β-Ketobuttersäure *f*
ketogenic amino acid ketogene Aminosäure *f*
α-ketoglutaric acid α-Ketoglutarsäure *f*
ketoplastic amino acid ketoplastische Aminosäure *f*
α-ketopropionic acid Brenztraubensäure *f*, Acetylameisensäure *f*, α-Ketopropionsäure *f*
kynurenic acid Kynurensäure *f*
lactic acid Milchsäure *f*, α-Hydroxypropionsäure *f*
lauric acid Laurinsäure *f*, *n*-Dodecansäure *f*
Lewis acid Lewis-Säure *f*
lignoceric acid Lignocerinsäure *f*, *n*-Tetracosansäure *f*
linoleic acid Linolsäure *f*, Leinölsäure *f*
linolenic acid Linolensäure *f*
linolic acid s.u. linoleic *acid*
lipoic acid Liponsäure *f*, Thiooctansäure *f*
lipoteichoic acid Lipoteichonsäure *f*
long-chain fatty acid langkettige Fettsäure *f*
lysophosphatidic acid Lysophosphatidsäure *f*
malic acid Äpfelsäure *f*, Apfelsäure *f*
malonic acid Malonsäure *f*
medium-chain fatty acid mittelkettige Fettsäure *f*
mercaptopyruvic acid Mercaptobrenztraubensäure *f*

messenger ribonucleic acid Boten-RNA *f*, Matrizen-RNA *f*, Boten-RNS *f*, Matrizen-RNS *f*
5,10-methylenetetrahydrofolic acid 5,10-Methylentetrahydrofolsäure *f*
***N*-methyl-guanidinoacetic acid** Kreatin *nt*, Creatin *nt*, α-Methylguanidinoessigsäure *f*
methylmalonic acid Methylmalonsäure *f*
methyltetrahydrofolic acid Methyltetrahydrofolsäure *f*
mevalonic acid Mevalonsäure *f*
mineral acid Mineralsäure *f*, anorganische Säure *f*
mitochondrial deoxyribonucleic acid mitochondriale DNA *f*, mitochondriale DNS *f*
monoenoic fatty acid einfach ungesättigte Fettsäure *f*, Monoensäure *f*, Monoenfettsäure *f*
monounsaturated fatty acid s.u. monoenoic fatty *acid*
mt deoxyribonucleic acid s.u. mitochondrial deoxyribonucleic *acid*
muramic acid Muraminsäure *f*
mycolic acid Mykolsäure *f*, Mycolsäure *f*
neuraminic acid Neuraminsäure *f*
nicotinic acid Niacin *nt*, Nikotinsäure *f*, Nicotinsäure *f*
nitric acid Salpetersäure *f*
nitrous acid salpetrige Säure *f*
non-essential amino acid nicht-essentielle/ nicht-essenzielle Aminosäure *f*
nonesterified fatty acid freie Fettsäure *f*, nichtveresterte Fettsäure *f*, unveresterte Fettsäure *f*
nuclear deoxyribonucleic acid Kern-DNA *f*, Kern-DNS *f*
nuclear ribonucleic acid Kern-RNA *f*, Kern-RNS *f*
nucleic acid Nukleinsäure *f*, Nucleinsäure *f*
nucleinic acid s.u. nucleic *acid*
nutritionally dispensable amino acid s.u. non-essential amino *acid*
nutritionally indispensable amino acid s.u. essential amino *acid*
octadecanoic acid Stearinsäure *f*, *n*-Octadecansäure *f*
octanoic acid Caprylsäure *f*, Oktansäure *f*
odd-carbon fatty acid Fettsäure *f* mit ungerader Anzahl von C-Atomen
oleic acid Ölsäure *f*
organic acid organische Säure *f*
orotic acid Orotsäure *f*, 6-Carboxyuracil *nt*
orotidylic acid Orotidin-5'-Phosphat *nt*, Orotidinmonophosphat *nt*, Orotidylsäure *f*
osmic acid 1. Osmiumsäure *f* **2.** Osmiumtetroxid *nt*
oxaloacetic acid Oxalessigsäure *f*
oxalosuccinic acid Oxalbernsteinsäure *f*
oxo acid Oxosäure *f*, Oxysäure *f*
2-oxoglutaric acid α-Ketoglutarsäure *f*
oxolinic acid Oxolinsäure *f*
palmitic acid Palmitinsäure *f*, *n*-Hexadecansäure *f*
palmitoleic acid Palmitoleinsäure *f*
pantothenic acid Pantothensäure *f*, Vitamin B_3 *nt*
para-aminobenzoic acid *p*-Aminobenzoesäure *f*, para-Aminobenzoesäure *f*, Paraaminobenzoesäure *f*
para-aminosalicylic acid *p*-Aminosalizylsäure *f*, Paraaminosalizylsäure *f*
penicillic acid Penizillinsäure *f*, Penicillinsäure *f*
penicilloic acid Penizilloinsäure *f*, Penicilloinsäure *f*
pentose nucleic acid Ribonukleinsäure *f*
perchloric acid Perchlorsäure *f*
periodic acid Perjodsäure *f*, Periodsäure *f*
permanganic acid Permangansäure *f*
phenylacetic acid Phenylessigsäure *f*
phenylic acid Phenol *nt*, Karbolsäure *f*, Monohydroxybenzol *nt*
phenylpyruvic acid Phenylbrenztraubensäure *f*
phosphoenolpyruvic acid Phosphoenolbrenztraubensäure *f*
phosphoglyceric acid Phosphoglycerinsäure *f*
phosphoric acid Phosphorsäure *f*, Orthophosphorsäure *f*
plasmonucleic acid Ribonukleinsäure *f*
polyamino acid Polyaminosäure *f*
polyenoic fatty acid mehrfach ungesättigte Fettsäure *f*, Polyensäure *f*, Polyenfettsäure *f*
polyunsaturated fatty acid s.u. polyenoic fatty *acid*
priming ribonucleic acid Starter-RNA *f*, Starter-RNS *f*, priming-RNA *f*
propionic acid Propionsäure *f*, Propansäure *f*
prostanoic acid Prostansäure *f*
pteroic acid Pteroinsäure *f*
pteroylglutamic acid Folsäure *f*, Folinsäure *f*, Folacin *nt*, Pteroylglutaminsäure *f*, Vitamin B_c *nt*
pteroyltriglutamic acid Pteroyltriglutaminsäure *f*
pyridoxic acid Pyridoxinsäure *f*
pyroglutamic acid 5-Oxoprolin *nt*, Pyroglutaminsäure *f*
5-pyrophosphomevalonic acid 5-Pyrophosphomevalonsäure *f*
pyrophosphoric acid Pyrophosphorsäure *f*
pyruvic acid Brenztraubensäure *f*, Acetylameisensäure *f*, α-Ketopropionsäure *f*
rare amino acid seltene Aminosäure *f*
regulatory deoxyribonucleic acid spacer-DNA *f*, Regulator-DNA *f*, Regulator-DNS *f*
ribonucleic acid Ribonukleinsäure *f*
ribose nucleic acid s.u. ribonucleic *acid*
ribosomal ribonucleic acid ribosomale RNA *f*, ribosomale RNS *f*, Ribosomen-RNA *f*, Ribosomen-RNS *f*
ribothymidylic acid Ribothymidylsäure *f*
salicylic acid Salizylsäure *f*, Salicylsäure *f*
satellite deoxyribonucleic acid Satelliten-DNA *f*, Satelliten-DNS *f*
saturated fatty acid gesättigte Fettsäure *f*
short-chain fatty acid kurzkettige Fettsäure *f*
silicic acid Kieselsäure *f*
single-stranded deoxyribonucleic acid Einzelstrang-DNA *f*, Einzelstrang-DNS *f*
soluble ribonucleic acid s.u. transfer ribonucleic *acid*
sorbic acid 2,4-Hexadiensäure *f*, Sorbinsäure *f*
standard amino acid Standardaminosäure *f*
starter deoxyribonucleic acid Starter-DNA *f*, Starter-DNS *f*
stearic acid Stearinsäure *f*, *n*-Octadecansäure *f*
succinic acid Bernsteinsäure *f*
sugar acid Zuckersäure *f*
sulfosalicylic acid Sulfosalizylsäure *f*
taurocholic acid Taurocholsäure *f*
template ribonucleic acid s.u. messenger ribonucleic *acid*
tetracosanoic acid Lignocerinsäure *f*, *n*-Tetracosansäure *f*

tetrahydrofolic acid Tetrahydrofolsäure *f*
thymidylic acid Thymidinmonophosphat *nt*, Thymidylsäure *f*
tranexamic acid Tranexamsäure *f*
transfer ribonucleic acid Transfer-RNA *f*, Transfer-RNS *f*
2,4,5-trichlorophenoxyacetic acid Trichlorphenoxyessigsäure *f*
tuberculostearic acid Tuberculostearinsäure *f*
unesterified fatty acid s.u. free fatty *acid*
unsaturated fatty acid ungesättigte Fettsäure *f*
uric acid Harnsäure *f*
uridylic acid Uridinmonophosphat *nt*, Uridylsäure *f*
vaccenic acid Vaccensäure *f*
vanadic acid Vanadinsäure *f*
vanillylmandelic acid Vanillinmandelsäure *f*
viral deoxyribonucleic acid Virus-DNA *f*, Virus-DNS *f*, virale DNA *f*, virale DNS *f*
viral ribonucleic acid Virus-RNA *f*, Virus-RNS *f*, virale RNA *f*, virale RNS *f*
vitamin A acid Retinsäure *f*, Vitamin A_1-Säure *f*, Tretinoin *nt*

ac|i|dae|mia [æsə'diːmɪə] *noun* (*brit.*) s.u. acidemia
ac|id|am|i|nu|ria [æsɪd,æmɪ'n(j)ʊərɪə] *noun* Aminoazidurie *f*
ac|i|de|mia [æsə'diːmɪə] *noun* Azidämie *f*, dekompensierte Azidose *f*
acid-fast *adj.* säurefest
acid-fastness *noun* Säurefestigkeit *f*
a|cid|ic [ə'sɪdɪk] *adj.* **1.** säurebildend, säurereich, säurehaltig **2.** sauer, säurehaltig, Säure- **3.** silikathaltig
a|cid|i|fi|a|ble [ə'sɪdəfaɪəbl] *adj.* ansäuerbar
a|cid|i|fi|ca|tion [ə,sɪdəfɪ'keɪʃn] *noun* **1.** Ansäuern *nt*, Azidifizierung *f* **2.** Ansäuerung *f*, Azidifikation *f*
a|cid|i|fi|er [ə'sɪdəfaɪər] *noun* ansäuernde Substanz *f*, Säuerungsmittel *nt*
a|cid|i|fy [ə'sɪdəfaɪ] **I** *vt* ansäuern, in Säure verwandeln **II** *vi* sauer werden
ac|i|dim|e|try [æsɪ'dɪmətrɪ] *noun* **1.** Azidimetrie *f* **2.** Azidometrie *f*
acid-insoluble *adj.* säureunlöslich
a|cid|i|ty [ə'sɪdətɪ] *noun* **1.** Säuregrad *m*, Säuregehalt *m*, Azidität *f*, Acidität *f* **2.** Säure *f*, Schärfe *f*
acid-labile *adj.* säurelabil
a|cid|o|gen|ic [ə,sɪdə'dʒenɪk] *adj.* säurebildend, azidogen
a|cid|o|phil [ə'sɪdəʊfɪl] **I** *noun* **1.** azidophile Zelle, azidophile Struktur *f* **2.** (*Hypophyse*) azidophile Zelle *f*, α-Zelle *f* **II** *adj.* mit sauren Farbstoffen färbend, azidophil, acidophil, oxyphil
acid|o|phile [ə'sɪdəʊfaɪl] *noun, adj.* s.u. acidophil
ac|i|do|phil|ia [ə,sɪdəʊ'fiːlɪə] *noun* **1.** Eosinophilie *f*, Eosinophilämie *f* **2.** eosinophile Beschaffenheit *f*, Eosinophilie *f*
ac|i|do|phil|ic [ə,sɪdəʊ'fɪlɪk] *adj.* mit sauren Farbstoffen färbend, azidophil, acidophil, oxyphil
ac|i|do|sic [æsɪ'dəʊsɪk] *adj.* s.u. acidotic
ac|i|do|sis [æsɪ'dəʊsɪs] *noun* Azidose *f*, Acidose *f*
uncompensated acidosis nicht-kompensierte Azidose *f*
ac|i|dot|ic [æsɪ'dɑtɪk] *adj.* Azidose betreffend, von Azidose gekennzeichnet, azidotisch, Azidose-
acid-soluble *adj.* säurelöslich
acid-stable *adj.* säurestabil
a|cid|u|lent [ə'sɪdʒələnt] *adj.* s.u. acidulous
a|cid|u|lous [ə'sɪdʒələs] *adj.* leicht sauer, säuerlich
ac|i|du|ria [æsɪ'd(j)ʊərɪə] *noun* Azidurie *f*
acetoacetic aciduria Azetessigsäureausscheidung *f* im Harn, Diazeturie *f*
a|cid|y|la|tion [ə,sɪdə'leɪʃn] *noun* s.u. acylation
ac|i|nal ['æsɪnəl] *adj.* s.u. acinar
ac|i|nar ['æsɪnər] *adj.* Azinus betreffend, azinös, azinär
Ac|i|net|o|bac|ter [æsɪ,netə'bæktər] *noun* Acinetobacter *m*
a|cin|ic [ə'sɪnɪk] *adj.* s.u. acinar
a|cin|i|form [ə'sɪnəfɔːrm] *adj.* beerenförmig, azinös
ac|i|no|nod|u|lar [,æsɪnəʊ'nɑdʒələr] *adj.* azino-nodulär
ac|i|nose ['æsɪnəʊs] *adj.* s.u. acinar
ac|i|no|tu|bu|lar [,æsɪnəʊ't(j)uːbjələr] *adj.* tubuloazinös
ac|i|nous ['æsɪnəs] *adj.* s.u. acinar
acinous-nodose *adj.* azinös-nodös
ac|i|nus ['æsɪnəs] *noun, plural* **ac|i|ni** ['æsɪnaɪ] Azinus *m*, Acinus *m*
ac|me ['ækmɪ] *noun* Höhepunkt *m*, Kulminationspunkt *m*, Akme *f*
ac|ne ['æknɪ] *noun* Finnenausschlag *m*, Akne *f*, Acne *f*
contact acne Kontaktakne *f*, Akne vinenata, Acne vinenata
a|coe|lo|ma|tes [æsɪləʊ'meɪtiːz] *plural* Azölomaten *pl*
a|con|i|tase [ə'kɑnɪteɪs] *noun* Aconitase *f*, Aconitathydratase *f*
a|cor|tan [ə'kɔːrtæn] *noun* Kortikotropin *nt*, Kortikotrophin *nt*, Corticotrophin *nt*, adrenocorticotropes Hormon *nt*, corticotropes Hormon *nt*, Adrenokortikotropin *nt*
ACP *abk.* s.u. **1.** acid *phosphatase* **2.** acyl carrier *protein*
AcPh *abk.* s.u. acid *phosphatase*
ac|quired [ə'kwaɪərd] *adj.* erworben, sekundär
ac|ral ['ækrəl] *adj.* Akren betreffend, akral, Akren-
ac|ri|din ['ækrədɪn] *noun* s.u. acridine
ac|ri|dine ['ækrədiːn] *noun* Akridin *nt*, Acridin *nt*
ac|ro|cen|tric [ækrə'sentrɪk] *adj.* akrozentrisch
a|crol|e|in [ə'krəʊlɪɪn] *noun* Akrolein *nt*, Acrolein *nt*, Acrylaldehyd *m*, Allylaldehyd *m*
ac|ro|me|gal|ic [,ækrəmɪ'gælɪk] *adj.* Akromegalie betreffend, von Akromegalie betroffen, akromegal
ac|ro|meg|a|ly [ækrə'megəlɪ] *noun* Akromegalie *f*, Marie-Krankheit *f*, Marie-Syndrom *nt*
ac|ro|mel|al|gia [,ækrəmɪ'lældʒ(ɪ)ə] *noun* Gerhardt-Syndrom *nt*, Mitchell-Gerhardt-Syndrom *nt*, Weir-Mitchell-Krankheit *f*, Akromelalgie *f*, Erythromelalgie *f*, Erythralgie *f*, Erythermalgie *f*
ac|ro|mel|ic [,ækrə'miːlɪk] *adj.* Gliedmaßenende betreffend
ac|ryl|al|de|hyde [,ækrɪl'ældəhaɪd] *noun* s.u. acrolein
a|cryl|a|mide [ə'krɪləmaɪd] *noun* Akrylamid *nt*, Acrylamid *nt*
ac|ry|late ['ækrɪleɪt] *noun* Acrylat *nt*, Akrylat *nt*
a|cryl|ic [ə'krɪlɪk] *adj.* Acrylat betreffend, Acrylat-, Acryl-
ac|ry|lo|ni|trile [,ækrɪləʊ'naɪtrɪl] *noun* Acrylnitril *nt*
7-ACS *abk.* s.u. 7-amino-cephalosporanic *acid*
ACT *abk.* s.u. anticoagulant *therapy*
Act-D *abk.* s.u. *actinomycin* D
ACTH *abk.* s.u. adrenocorticotropic *hormone*
ACTH-RF *abk.* s.u. adrenocorticotropic hormone releasing *factor*
ac|tin ['æktn] *noun* Aktin *nt*, Actin *nt*
globular actin globuläres Aktin *nt*, G-Aktin *nt*

ac|tin|ic [æk'tɪnɪk] *adj.* Strahlen/Strahlung betreffend, durch Strahlen/Strahlung bedingt, aktinisch, Strahlen-

ac|tin|i|form [æk'tɪnəfɔːrm] *adj.* strahlenförmig; ausstrahlend

ac|ti|nin ['æktənɪn] *noun* Aktinin *nt*

ac|ti|nism ['æktənɪzəm] *noun* Lichtstrahlenwirkung *f*, Aktinität *f*

actino- *präf.* Strahl(en)-, Aktino-, Actino-

Ac|ti|no|ba|cil|lus [ˌæktɪnəʊbə'sɪləs] *noun* Aktinobazillus *m*, Actinobacillus *m*

ac|ti|no|cu|ti|tis [ˌæktɪnəʊkjuː'taɪtɪs] *noun* Strahlendermatitis *f*, aktinische Dermatitis *f*

ac|ti|no|der|ma|ti|tis [ˌæktɪnəʊˌdɜrmə'taɪtɪs] *noun* Aktinodermatitis *f*, Aktinodermatose *f*

ac|ti|nom|e|try [æktə'nɑmətrɪ] *noun* Strahlungsmessung *f*, Aktinometrie *f*

ac|ti|no|my|ce|li|al [ˌæktɪnəʊmaɪ'siːlɪəl] *adj.* **1.** Aktinomyzetenmyzel betreffend **2.** Aktinomyzet(en) betreffend, Aktinomyzeten-

Ac|ti|no|my|ces [ˌæktɪnəʊ'maɪsiːz] *noun* Actinomyces *m*

Actinomyces israelii Strahlenpilz *m*, Actinomyces israelii

ac|ti|no|my|ces [ˌæktɪnəʊ'maɪsiːz] *noun* Aktinomyzet *m*, Actinomyces *m*

Ac|ti|no|my|ce|ta|ce|ae [ˌæktɪnəʊˌmaɪsə'teɪsɪiː] *plural* Actinomycetaceae *pl*

Ac|ti|no|my|ce|ta|les [ˌæktɪnəʊˌmaɪsə'teɪliːz] *plural* Actinomycetales *pl*

ac|ti|no|my|cete [ˌæktɪnəʊ'maɪsiːt] *noun* s.u. actinomyces

ac|ti|no|my|ce|tic [ˌæktɪnəʊmaɪ'siːtɪk] *adj.* Aktinomyzet(en) betreffend, Aktinomyzeten-

ac|ti|no|my|ce|tin [ˌæktɪnəʊmaɪ'siːtn] *noun* Aktinomyzetin *nt*

ac|ti|no|my|ce|to|ma [ˌæktɪnəʊˌmaɪsə'təʊmə] *noun* Aktinomyzetom *nt*

ac|ti|no|my|cin [ˌæktɪnəʊ'maɪsn] *noun* Aktinomyzin *nt*, Actinomycin *nt*

actinomycin C Aktinomyzin C *nt*, Cactinomycin *nt*

actinomycin D Aktinomyzin D *nt*, Dactinomycin *nt*

ac|ti|no|my|co|ma [ˌæktɪnəʊmaɪ'kəʊmə] *noun* Aktinomykom *nt*

ac|ti|no|my|co|sis [ˌæktɪnəʊmaɪ'kəʊsɪs] *noun* Strahlenpilzkrankheit *f*, Aktinomykose *f*, Actinomycosis *f*

ac|ti|no|my|cot|ic [ˌæktɪnəʊmaɪ'kɑtɪk] *adj.* Aktinomykose betreffend, von Aktinomykose betroffen, aktinomykotisch

ac|ti|no|neu|ri|tis [ˌæktɪnəʊnʊ'raɪtɪs] *noun* Strahlenneuritis *f*

ac|ti|no|phy|to|sis [ˌæktɪnəʊfaɪ'təʊsɪs] *noun* **1.** s.u. actinomycosis **2.** Nokardieninfektion *f*, Nokardiose *f*, Nocardiosis *f* **3.** Botryomykose *f*, Botryomykom *nt*, Botryomykosis *f*, Granuloma pediculatum

ac|ti|no|ther|a|peu|tics [ˌæktɪnəʊˌθerə'pjuːtɪks] *plural* s.u. actinotherapy

ac|ti|no|ther|a|py [ˌæktɪnəʊ'θerəpɪ] *noun* Bestrahlung *f*, Bestrahlungsbehandlung *f*

ac|tion ['ækʃn] *noun* **1.** Handeln *nt*, Handlung *f*, Maßnahme *f*, Maßnahmen *pl*, Aktion *f* **2.** (*physiolog.*) Tätigkeit *f*, Funktion *f* **3.** Wirkung *f*, Einwirkung *f*, Wirksamkeit *f* (*on* auf); Vorgang *m*, Prozess *m*

buffer action Pufferwirkung *f*

cytokine action Zytokinwirkung *f*

gene action Genwirkung *f*

genic action Genwirkung *f*

ac|ti|va|tion [æktɪ'veɪʃn] *noun* Aktivierung *f*, Anregung *f*

amino acid activation Aminosäureaktivierung *f*

complement activation Komplementaktivierung *f*

covalent activation kovalente Aktivierung *f*

fatty acid activation Fettsäureaktivierung *f*

lymphoid activation Lymphoidaktivierung *f*

macrophage activation Makrophagenaktivierung *f*

monocyte activation Monozytenaktivierung *f*

neutrophil activation Neutrophilenaktivierung *f*

polyclonal activation polyklonale Aktivierung *f*

polyclonal B cell activation polyklonale B-Zell-Aktivierung *f*

T-cell activation T-Zell-Aktivierung *f*

activation-induced *adj.* aktivierungsinduziert

ac|ti|va|tor ['æktəveɪtər] *noun* Aktivator *m*

leukocyte activator Leukozytenaktivator *m*

plasminogen activator Plasminaktivator *m*, Urokinase *f*

prothrombin activator Thrombokinase *f*, Thromboplastin *nt*, Prothrombinaktivator *m*

tissue plasminogen activator Gewebsplasminogenaktivator *m*

ac|tiv|i|ty [æk'tɪvətɪ] *noun* **1.** (*a. physiolog.*) Tätigkeit *f*, Betätigung *f*, Aktivität *f* **2.** (*pharmakol.*) Wirkung *f*; (*a. Chemie, Physik*) Aktivität *f*, Wirksamkeit *f*

ATPase activity ATPase-Aktivität *f*

enzyme activity Enzymaktivität *f*

gene activity Gentätigkeit *f*, Genaktivität *f*

insulin-like activity insulinähnliche Wachstumsfaktoren *pl*, insulin-like growth factors *pl*, insulinähnliche Aktivität *f*

K-cell activity Killerzellaktivität *f*, K-Zellaktivität *f*

killer cell activity Killerzellaktivität *f*, K-Zellaktivität *f*

molar activity molare/molekulare Aktivität *f*

molecular activity s.u. molar *activity*

natural killer cell activity natürliche Killerzellenaktivität *f*

NK cell activity natürliche Killerzellenaktivität *f*

nonsuppressible insulin-like activity insulinähnliche Wachstumsfaktoren *pl*, insulin-like growth factors *pl*, insulinähnliche Aktivität *f*

specific activity spezifische Aktivität *f*

ACTN *abk.* s.u. adrenocorticotrophin

ac|to|my|o|sin [æktə'maɪəsɪn] *noun* Aktomyosin *nt*, Actomyosin *nt*

a|cute|ness [ə'kjuːtnɪs] *noun* **1.** (*Krankheit*) akutes Stadium *nt*, Heftigkeit *f*, Akutsein *nt* **2.** (*Schmerz*) Intensität *f*, Schärfe *f*

ACV *abk.* s.u. acyclovir

a|cy|a|not|ic [eɪˌsaɪə'nɑtɪk] *adj.* azyanotisch

a|cy|clia [eɪ'saɪklɪə] *noun* Kreislaufstillstand *m*

a|cy|clic [eɪ'saɪklɪk] *adj.* **1.** (*Chemie*) azyklisch, offenkettig; aliphatisch **2.** (*physiolog.*) nicht periodisch, azyklisch

a|cy|clo|gua|no|sine [eɪˌsaɪklə'gwɑnəsiːn] *noun* s.u. acyclovir

a|cy|clo|vir [eɪ'saɪkləvɪər] *noun* Aciclovir *nt*, Acycloguanosin *nt*

ac|yl ['æsɪl] *noun* Azyl-(Radikal *nt*), Acyl-(Radikal *nt*)

ac|yl|ase ['æsəleɪz] *noun* Acylase *f*

ac|yl|ate ['æsəleɪt] *vt* acylieren, azylieren

ac|yl|a|tion [æsə'leɪʃn] *noun* Acylierung *f*, Azylierung *f*
acyl-CoA *noun* Acylcoenzym A *nt*, Acyl-CoA *nt*
ac|yl|glu|co|sa|mine-2-epimerase [ˌæsɪlgluː'kəʊsəmiːn] *noun* Acylglucosamin-2-epimerase *f*
ac|yl|gly|cer|ol [æsɪl'glɪsərɑl] *noun* Acylglycerin *nt*, Glycerid *nt*, Neutralfett *nt*
N-ac|yl|sphin|go|sine [æsɪl'sfɪŋgəsiːn] *noun* *N*-Acylsphingosin *nt*, Ceramid *nt*
ac|yl|trans|fer|ase [æsɪl'trænsfəreɪz] *noun* Acyltransferase *f*, Transacylase *f*
acetoacetyl-CoA acyltransferase Acetyl-CoA-Acyltransferase *f*
acetyl-CoA acyltransferase Acetyl-CoA-acyltransferase *f*
carnitine acyltransferase Carnitinacyltransferase *f*
diacylglycerol acyltransferase Diacylglycerinacyltransferase *f*
dihydroxyacetone phosphate acyltransferase Dihydroxyacetonphosphatacyltransferase *f*
glycerol phosphate acyltransferase Glyzerinphosphatacyltransferase *f*
lecithin acyltransferase S.U. lecithin-cholesterol *acyltransferase*
lecithin-cholesterol acyltransferase Lecithin-Cholesterin-Acyltransferase *f*
phosphate acyltransferase Phosphatacyltransferase *f*
phosphatidylcholine-cholesterol acyltransferase S.U. phosphatidylcholine-sterol *acyltransferase*
phosphatidylcholine-sterol acyltransferase Phosphatidylcholin-Cholesterin-Acyltransferase *f*, Lecithin-Cholesterin-Acyltransferase *f*
AD *abk.* S.U. **1.** alcohol *dehydrogenase* **2.** antigenic *determinant* **3.** atopic *dermatitis* **4.** average *dose*
ADA *abk.* S.U. adenosine *deaminase*
ad|a|man|tine [ædə'mæntiːn] *adj.* Zahnschmelz/ Adamantin betreffend
ad|a|man|ti|no|car|ci|no|ma [ædəˌmæntɪnəʊˌkɑːrsə'nəʊmə] *noun* Ameloblastosarkom *nt*
ad|a|man|ti|no|ma [ædəˌmæntɪ'nəʊmə] *noun* Adamantinom *nt*, Ameloblastom *nt*
pituitary adamantinoma Erdheim-Tumor *m*, Kraniopharyngeom *nt*
ad|a|man|to|blast [ædə'mæntəblæst] *noun* Adamantoblast *m*, Ameloblast *m*, Ganoblast *m*
ad|a|man|to|blas|to|ma [ædəˌmæntəˌblæs'təʊmə] *noun* S.U. adamantinoma
ad|a|man|to|ma [ædəmæn'təʊmə] *noun* S.U. adamantinoma
ad|ams|ite ['ædəmzaɪt] *noun* Diphenylaminarsinchlorid *nt*, Adamsit *nt*
ad|ap|ta|tion [ˌædæp'teɪʃn] *noun* Anpassung *f*, Gewöhnung *f*, Adaptation *f*, Adaption *f* (*to* an)
enzymatic adaptation induzierte Enzymsynthese *f*, Enzyminduktion *f*
tolerance adaptation Toleranzadaptation *f*
a|dap|tive [ə'dæptɪv] *adj.* anpassungsfähig, adaptiv (*to* an)
AdC *abk.* S.U. adrenal *cortex*
ADCC *abk.* S.U. antibody-dependent cellular *cytotoxicity*
Addis ['ædɪs]: **Addis count** Addis-Count *m*, Addis-Hamburger-Count *m*, Addis-Test *m*
Addis method S.U. *Addis* count
Addis test S.U. *Addis* count
Addison ['ædɪsən]: **Addison's anemia** perniziöse Anämie *f*, Biermer-Anämie *f*, Addison-Anämie *f*, Morbus *m* Biermer, Perniziosa *f*, Perniciosa *f*, Anaemia perniciosa, Vitamin B_{12}-Mangelanämie *f*
Addison-Biermer ['ædɪsən 'bɪərmər]: **Addison-Biermer anemia** S.U. *Addison's* anemia
Addison-Biermer disease S.U. *Addison's* anemia
ad|di|so|ni|an [ædə'səʊnɪən]
ad|di|son|ism ['ædɪsɑnɪzəm] *noun* Addisonismus *m*
ad|dres|sin ['ædrəsɪn] *noun* Adressin *nt*
vascular addressin vaskuläres Adressin *nt*
Ade *abk.* S.U. adenine
ad|e|nal|gia [ædɪ'nældʒ(ɪ)ə] *noun* Drüsenschmerz *m*, Drüsenschmerzen *pl*, Adenodynie *f*
a|den|dric [eɪ'dendrɪk] *adj.* S.U. adendritic
a|den|drit|ic [ˌeɪden'drɪtɪk] *adj.* ohne Dendriten, adendritisch
a|de|nia [ə'diːnɪə] *noun* chronische Lymphknotenvergrößerung *f*
a|de|nic [ə'diːnɪk] *adj.* Drüse betreffend, Drüsen-
a|den|i|form [ə'denɪfɔːrm] *adj.* drüsenähnlich, drüsenförmig
ad|e|nine ['ædəniːn] *noun* 6-Aminopurin *nt*, Adenin *nt*
methyl adenine Methyladenin *nt*
ad|e|ni|tis [ædə'naɪtɪs] *noun* **1.** Drüsenentzündung *f*, Adenitis *f* **2.** Lymphknotenentzündung *f*, Lymphknotenvergrößerung *f*, Lymphadenitis *f*
mesenteric adenitis Mesenteriallymphadenitis *f*, Lymphadenitis mesenterica, Lymphadenitis mesenterialis, Entzündung *f* der Mesenteriallymphknoten
adeno- *präf.* Drüsen-, Adeno-
ad|e|no|ac|an|tho|ma [ˌædənəʊˌækən'θəʊmə] *noun* Adenoakanthom *nt*
ad|e|no|am|e|lo|blas|to|ma [ˌædənəʊˌæmələʊblæs'təʊmə] *noun* Adenoameloblastom *nt*
ad|e|no|blast ['ædənəʊblæst] *noun* Adenoblast *m*
ad|e|no|can|croid [ˌædənəʊ'kæŋkrɔɪd] *noun* Adenokankroid *nt*
ad|e|no|car|ci|no|ma [ˌædənəʊˌkɑːrsə'nəʊmə] *noun* Adenokarzinom *nt*, Adenocarcinom *nt*, Carcinoma adenomatosum
adenocarcinoma of kidney hypernephroides Karzinom *nt*, klarzelliges Nierenkarzinom *nt*, (maligner) Grawitz-Tumor *m*, Hypernephrom *nt*
acinar adenocarcinoma (*Lunge*) azinöses Adenokarzinom *nt*, alveoläres Adenokarzinom *nt*
acinic cell adenocarcinoma S.U. acinar *adenocarcinoma*
acinous adenocarcinoma S.U. acinar *adenocarcinoma*
alpha cell adenocarcinoma (*Pankreas*) A-Zelladenom *nt*, Alpha-Zelladenom *nt*, A-Adenokarzinom *nt*, Alpha-Adenokarzinom *nt*
alveolar adenocarcinoma (*Lunge*) azinöses Adenokarzinom *nt*, alveoläres Adenokarzinom *nt*
beta cell adenocarcinoma (*Pankreas*) B-Zelladenokarzinom *nt*, Beta-Zelladenokarzinom *nt*
bronchiolar adenocarcinoma bronchiolo-alveoläres Lungenkarzinom *nt*, Alveolarzellenkarzinom *nt*, Lungenadenomatose *f*, Carcinoma alveolocellulare, Carcinoma alveolare
bronchioloalveolar adenocarcinoma S.U. bronchiolar *adenocarcinoma*

bronchogenic adenocarcinoma bronchogenes Adenokarzinom *nt*
clear cell adenocarcinoma 1. hypernephroides Karzinom *nt*, klarzelliges Nierenkarzinom *nt*, (maligner) Grawitz-Tumor *m*, Hypernephrom *nt* 2. (*pathol.*) Mesonephrom *nt*
delta cell adenocarcinoma (*Pankreas*) D-Zelladenokarzinom *nt*, Delta-Zelladenokarzinom *nt*
eosinophilic cell adenocarcinoma eosinophilzelliges Adenokarzinom *nt*
follicular adenocarcinoma follikuläres Adenokarzinom *nt*
gastric adenocarcinoma Adenokarzinom *nt* des Magens
mesonephric adenocarcinoma Mesonephrom *nt*
mucinous adenocarcinoma Gallertkrebs *m*, Gallertkarzinom *nt*, Schleimkrebs *m*, Schleimkarzinom *nt*, Kolloidkrebs *m*, Kolloidkarzinom *nt*, Carcinoma colloides, Carcinoma gelatinosum, Carcinoma mucoides, Carcinoma mucosum
papillary adenocarcinoma papilläres Adenokarzinom *nt*
polypoid adenocarcinoma papilläres Adenokarzinom *nt*
prostatic adenocarcinoma Adenokarzinom *nt* der Prostata
renal adenocarcinoma hypernephroides Karzinom *nt*, klarzelliges Nierenkarzinom *nt*, maligner Grawitz-Tumor *m*, Grawitz-Tumor *m*, Hypernephrom *nt*

ad|e|no|cele ['ædənəusi:l] *noun* adenomatös-zystischer Tumor *m*, Adenozele *f*

ad|e|no|cyst ['ædənəusɪst] *noun* s.u. adenocystoma

ad|e|no|cys|tic [ˌædənəʊ'sɪstɪk] *adj.* adenoid-zystisch

ad|e|no|cys|to|ma [ˌædənəusɪs'təumə] *noun* Adenokystom *nt*, Kystadenom *nt*, Cystadenom *nt*
papillary adenocystoma lymphomatosum Whartin-Tumor *m*, Whartin-Albrecht-Arzt-Tumor *m*, Adenolymphom *nt*, Cystadenoma lymphomatosum, Cystadenolymphoma papilliferum

ad|e|no|dyn|ia [ˌædənəʊ'di:nɪə] *noun* Drüsenschmerzen *pl*, Drüsenschmerz *m*, Adenodynie *f*

ad|e|no|ep|i|the|li|o|ma [ˌædənəuepəˌθi:lɪ'əumə] *noun* Adenoepitheliom *nt*

ad|e|no|fi|bro|ma [ˌædənəufaɪ'brəumə] *noun* Adenofibrom *nt*, Fibroadenom *nt*

ad|e|no|fi|bro|sis [ˌædənəufaɪ'brəusɪs] *noun* Drüsenfibrose *f*, Adenofibrose *f*

ad|e|nog|e|nous [ædə'nɑdʒənəs] *adj.* von Drüsengewebe abstammend, adenogen

ad|e|no|graph|ic [ˌædənəʊ'græfɪk] *adj.* Adenographie betreffend, adenographisch, adenografisch

ad|e|nog|ra|phy [ædə'nɑgrəfɪ] *noun* Adenographie *f*, Adenografie *f*

ad|e|no|hy|poph|y|se|al [ˌædənəuˌhaɪpə'fi:zɪəl] *adj.* s.u. adenohypophysial

ad|e|no|hy|poph|y|si|al [ˌædənəuˌhaɪpə'fi:zɪəl] *adj.* Adenohypophyse betreffend, adenohypophysär, Adenohypophysen-, Hypophysenvorderlappen-, HVL-

ad|e|no|hy|poph|y|sis [ˌædənəuhaɪ'pɑfəsɪs] *noun* Adenohypophyse *f*, Hypophysenvorderlappen *m*, Adenohypophysis *f*, Lobus anterior hypophyseos

ad|e|noid ['ædnɔɪd] **I adenoids** *pl* adenoide Vegetationen *pl*, Adenoide *pl*, Rachenmandelhyperplasie *f* **II** *adj.* 1. drüsenähnlich, adenoid 2. Adenoide betreffend, adenoid

ad|e|noi|dal ['adənɔɪdl] *adj.* 1. drüsenähnlich, adenoid 2. Adenoide betreffend, adenoid

ad|e|no|lei|o|my|o|fi|bro|ma [ˌædənəuˌlaɪəuˌmaɪəufaɪ'brəumə] *noun* Adenoleiomyofibrom *nt*

ad|e|no|li|po|ma [ˌædənəulɪ'pəumə] *noun* Adenolipom *nt*, Lipoadenom *nt*

ad|e|no|li|po|ma|to|sis [ˌædənəuˌlɪpəmə'təusɪs] *noun* Adenolipomatose *f*

ad|e|no|lym|phi|tis [ˌædənəulɪm'faɪtɪs] *noun* Lymphknotenentzündung *f*, Lymphadenitis *f*

ad|e|no|lym|pho|ma [ˌædənəulɪm'fəumə] *noun* Warthin-Tumor *m*, Warthin-Albrecht-Arzt-Tumor *m*, Adenolymphom *nt*, Cystadenoma lymphomatosum, Cystadenolymphoma papilliferum

ad|e|no|ma [ædə'nəumə] *noun, plural* **ad|e|no|mas, ad|e|no|ma|ta** [ædə'nəumətə] Adenom *nt*, Adenoma *nt*
adenoma of the colon Kolonadenom *nt*, Dickdarmadenom *nt*
acidophil adenoma eosinophiles Adenom *nt*, eosinophiles Hypophysenadenom *nt*
acidophilic adenoma azidophiles Adenom *nt*, azidophiles Hypophysenadenom *nt*, azidophilzelliges Adenom *nt*, azidophilzelliges Hypophysenadenom *nt*
acinar cell pancreatic adenoma azinäres Pankreasadenom *nt*
adrenal adenoma Nebennierenadenom *nt*
adrenal cortical adenoma s.u. adrenocortical *adenoma*
adrenocortical adenoma Nebennierenrindenadenom *nt*, NNR-Adenom *nt*
alpha cell adenoma (*Pankreas*) A-Zelladenom *nt*, Alpha-Zelladenom *nt*, A-Adenokarzinom *nt*, Alpha-Adenokarzinom *nt*
apocrine adenoma tubuläres Adenom *nt* der Vulva, Hidradenom *nt* der Vulva, Hidradenoma papilliferum
autonomous adenoma autonomes Adenom *nt*
Balzer type sebaceous adenoma Adenoma sebaceum Balzer
basal cell adenoma Basalzelladenom *nt*, Basalzellenadenom *nt*
basophil adenoma s.u. basophilic *adenoma*
basophilic adenoma basophiles Adenom, basophiles Hypophysenadenom
basophilic pituitary adenoma s.u. basophilic *adenoma*
beta cell adenoma (*Pankreas*) B-Zelladenom *nt*, Beta-Zelladenom *nt*
bile duct adenoma Gallengangsadenom *nt*, benignes Cholangiom *nt*
bronchial adenoma Bronchialadenom *nt*
carcinoid adenoma of bronchus Bronchialkarzinoid *nt*
chromophobe adenoma chromophobes Adenom *nt*, chromophobes Hypophysenadenom *nt*
chromophobic adenoma s.u. chromophobe *adenoma*
chromophobic pituitary adenoma s.u. chromophobe *adenoma*
clear adenoma s.u. clear cell *adenoma*
clear cell adenoma hellzelliges Adenom *nt*
colloid adenoma (*Schilddrüse*) Kolloidadenom *nt*, makrofollikuläres Adenom *nt*

cortical adenoma Nierenrindenadenom *nt*
cystic adenoma Cystadenom *nt*, Kystadenom *nt*, Zystadenom *nt*, Adenokystom *nt*, zystisches Adenom *nt*, Zystom *nt*, Kystom *nt*, Cystadenoma *nt*
degenerated adenoma entartetes Adenom *nt*
delta cell adenoma (*Pankreas*) Delta-Zelladenom *nt*, D-Zelladenom *nt*
ductular cell adenoma duktales Pankreasadenom *nt*
ductular cell pancreatic adenoma duktales Pankreasadenom *nt*
eosinophil adenoma eosinophiles Adenom *nt*, eosinophiles Hypophysenadenom *nt*
eosinophilic adenoma eosinophiles Adenom *nt*, eosinophiles Hypophysenadenom *nt*
eosinophilic pituitary adenoma eosinophiles Adenom *nt*, eosinophiles Hypophysenadenom *nt*
fetal adenoma fetales Adenom *nt*, fetales Schilddrüsenadenom *nt*
fibroid adenoma Fibroadenom *nt*, Fibroadenoma *nt*, Adenofibrom *nt*, Adenoma fibrosum
follicular adenoma follikuläres Adenom *nt*, follikuläres Schilddrüsenadenom *nt*
hepatic cell adenoma Leberzelladenom *nt*
hepatocellular adenoma Leberzelladenom *nt*
Hürthle cell adenoma Hürthle-Tumor *m*, Hürthle-Zelladenom *nt*, Hürthle-Struma *f*, oxyphiles Schilddrüsenadenom *nt*
islet adenoma s.u. islet cell *adenoma*
islet cell adenoma Inselzelladenom *nt*, Adenoma insulocellulare, Nesidioblastom *nt*, Nesidiom *nt*
langerhansian adenoma s.u. islet cell *adenoma*
liver cell adenoma Leberzelladenom *nt*
macrofollicular adenoma (*Schilddrüse*) Kolloidadenom *nt*, makrofollikuläres Adenom *nt*
malignant adenoma Adenokarzinom *nt*, Adenocarcinom *nt*, Carcinoma adenomatosum
malignant thyroid adenoma metastasierendes Schilddrüsenadenom *nt*, follikuläres Schilddrüsenkarzinom *nt*
metastasizing thyroid adenoma s.u. malignant thyroid *adenoma*
microfollicular adenoma mikrofollikuläres Adenom *nt*, mikrofollikuläres Schilddrüsenadenom *nt*
oncocytic adenoma onkozytäres Adenom *nt*
ovarian tubular adenoma Arrhenoblastom *nt*
pancreatic adenoma Pankreasadenom *nt*
papillary adenoma papilläres Adenom *nt*
papillary adenoma of large intestine villöses Dickdarmadenom *nt*
papillary cystic adenoma papillär-zystisches Adenom *nt*
papillotubular adenoma papillär-tubuläres Adenom *nt*
parathyroid adenoma Nebenschilddrüsenadenom *nt*, Epithelkörperchenadenom *nt*, Parathyreoidom *nt*
pituitary adenoma Hypophysenadenom *nt*
pleomorphic adenoma Speicheldrüsenmischtumor *m*, pleomorphes Adenom *nt*
polypoid adenoma adenomatöser Polyp *m*
Pringle's sebaceous adenoma Pringle-Tumor *m*, Naevus *m* Pringle, Adenoma sebaceum Pringle
prostatic adenoma (benigne) Prostatahypertrophie *f*, (benigne) Prostatahyperplasie *f*, Prostataadenom *nt*, Blasenhalsadenom *nt*, Blasenhalskropf *m*, Adenomyomatose *f* der Prostata
renal cortical adenoma Nierenrindenadenom *nt*
sebaceous adenoma 1. Pringle-Tumor *m*, Naevus Pringle *m*, Adenoma sebaceum Pringle **2.** Adenoma sebaceum Balzer
sweat duct adenoma Adenom *nt* eines Schweißdrüsenganges
sweat gland adenoma Schweißdrüsenadenom *nt*, Syringom *nt*
thyroid adenoma Schilddrüsenadenom *nt*
trabecular adenoma trabekuläres Adenom *nt*
tubular adenoma tubuläres Adenom *nt*
tubular adenoma of testis tubuläres Hodenadenom *nt*, Adenoma tubulare testis
villous adenoma villöses Adenom *nt*

ad|e|no|ma|la|cia [,ædnəumə'leɪʃ(ɪ)ə] *noun* Drüsenerweichung *f*, Adenomalazie *f*

ad|e|no|ma|toid [ædə'nəumətɔɪd] *adj.* drüsenähnlich, adenomatös

ad|e|no|ma|to|sis [,ædnəumə'təusɪs] *noun* Adenomatose *f*, Adenomatosis *f*
adenomatosis of the colon familiäre Polypose *f*, familiäre Polyposis *f*, Polyposis familiaris, Adenomatosis coli
multiple endocrine adenomatosis multiple endokrine Adenopathie *f*, multiple endokrine Neoplasie *f*, pluriglanduläre Adenomatose *f*
pluriglandular adenomatosis s.u. multiple endocrine *adenomatosis*
polyendocrine adenomatosis s.u. multiple endocrine *adenomatosis*
pulmonary adenomatosis bronchiolo-alveoläres Lungenkarzinom, Alveolarzellenkarzinom, Lungenadenomatose *f*, Carcinoma alveolocellulare, Carcinoma alveolare

ad|e|nom|a|tous [ædə'nɑmətəs] *adj.* adenomatös

ad|e|no|meg|a|ly [,ædənəu'megəlɪ] *noun* Drüsenvergrößerung *f*, Adenomegalie *f*

ad|e|no|my|o|ep|i|the|li|o|ma [ædənəu,maɪə,epə,θiːlɪ'əumə] *noun* adenoidzystisches Karzinom *nt*, Carcinoma adenoides cysticum

ad|e|no|my|o|fi|bro|ma [ædənəu,maɪəfaɪ'brəumə] *noun* Adenomyofibrom *nt*

ad|e|no|my|o|ma [,ædənəumaɪ'əumə] *noun* Adenomyom *nt*

ad|e|no|my|o|ma|to|sis [ædənəu,maɪəmə'təusɪs] *noun* Adenomyomatose *f*

ad|e|no|my|om|a|tous [,ædənəumaɪ'ɑmətəs] *adj.* adenomyomatös

ad|e|no|my|o|sar|co|ma [ædənəu,maɪəsɑːr'kəumə] *noun* Adenomyosarkom *nt*
adenomyosarcoma of kidney Wilms-Tumor *m*, embryonales Adenosarkom *nt*, embryonales Adenomyosarkom *nt*, Nephroblastom *nt*, Adenomyorhabdosarkom *nt* der Niere
embryonal adenomyosarcoma s.u. *adenomyosarcoma* of kidney

ad|e|non|cus [ædə'nɑŋkəs] *noun* Drüsenvergrößerung *f*

ad|e|no|neu|ral [,ædənəu'njuərəl] *adj.* Drüse(n) und Nerv(en) betreffend

ad|e|nop|a|thy [ædə'nɑpəθɪ] *noun* **1.** Drüsenschwellung *f*, Drüsenvergrößerung *f*, Adenopathie *f* **2.** Lymphknotenschwellung *f*, Lymphknotenvergrößerung *f*, Lymphadenopathie *f*

ad|e|no|sar|co|ma [ˌædənəʊsɑːr'kəʊmə] *noun* Adenosarkom *nt*
embryonal adenosarcoma Wilms-Tumor *m*, embryonales Adenosarkom *nt*, embryonales Adenomyosarkom *nt*, Nephroblastom *nt*, Adenomyorhabdosarkom *nt* der Niere
ad|e|no|scle|ro|sis [ædənəʊˌsklɪə'rəʊsɪs] *noun* Drüsensklerose *f*, Adenosklerose *f*
a|den|o|sine [ə'denəsiːn] *noun* Adenosin *nt*
adenosine-3'-phosphate *noun* Adenosin-3'-phosphat *nt*
adenosine-5'-diphosphate *noun* Adenosindiphosphat *nt*, Adenosin-5'-diphosphat *nt*, Adenosin-5'-pyrophosphat *nt*
adenosine-5'-phosphate *noun* Adenosin-5'-phosphat *nt*
adenosine-5'-triphosphate *noun* Adenosintriphosphat *nt*, Adenosin-5'-triphosphat *nt*
a|den|o|sine|tri|phos|pha|tase [əˌdenəsiːntraɪ'fɑsfəteɪz] *noun* Adenosintriphosphatase *f*, ATPase *f*
sodium-potassium adenosinetriphosphatase Natrium-Kalium-ATPase *f*, Na^+-K^+-ATPase *f*
ad|e|no|sis [ædə'nəʊsɪs] *noun* **1.** Adenopathie *f* **2.** Adenomatose *f* **3.** sklerosierende Adenosis *f*, Korbzellenhyperplasie *f*
a|den|o|syl|ho|mo|cys|te|i|nase [əˌdenəʊsɪlˌhəʊmə'sɪstɪeɪneɪz] *noun* Adenosylhomocysteinase *f*
S-a|den|o|syl|ho|mo|cys|te|ine [əˌdenəʊsɪlˌhəʊmə'sɪstiːn] *noun* *S*-Adenosylhomocystein *nt*
S-a|den|o|syl|me|thi|o|nine [əˌdenəʊsɪlme'θaɪəniːn] *noun* *S*-Adenosylmethionin *nt*
a|den|o|syl|trans|fer|ase [əˌdenəʊsɪl'trænsfəreɪz] *noun* Adenosyltransferase *f*
methionine adenosyltransferase Methioninadenosyltransferase *f*
ad|e|nous ['ædnəs] *adj.* Drüse betreffend, drüsig, adenös
ad|e|no|vi|ral [ˌædənəʊ'vaɪrəl] *adj.* Adenoviren betreffend, Adenoviren-, Adenovirus-
Ad|e|no|vir|i|dae [ˌædənəʊ'vɪərɪdiː] *plural* Adenovirideae *pl*
ad|e|no|vi|rus [ˌædənəʊ'vaɪrəs] *noun* Adenovirus *nt*
avian adenovirus Aviadenovirus *nt*
ad|e|nyl ['ædnɪl] *noun* Adenyl-(Radikal *nt*)
a|den|yl|ate [ə'denleɪt] *noun* Adenylat *nt*
acyl adenylate Acyladenylat *nt*
aminoacyl adenylate Aminoacyladenylat *nt*
ad|e|nyl|o|suc|ci|nase [ˌædənɪləʊ'sʌksɪneɪs] *noun* Adenylsuccinatlyase *f*, Adenylosuccinatlyase *f*
ad|e|nyl|o|suc|ci|nate [ˌædənɪləʊ'sʌksɪneɪt] *noun* Adenylsuccinat *nt*, Adenylosuccinat *nt*
ad|e|nyl|pyr|o|phos|phate [ˌædənɪlˌpaɪrə'fɑsfeɪt] *noun* Adenosintriphosphat *nt*, Adenosin-5'-triphosphat *nt*
ad|e|nyl|suc|ci|nate [ˌædənɪl'sʌksɪneɪt] *noun* s.u. adenylosuccinate
ad|e|nyl|yl ['ædənɪlɪl] *noun* **1.** Adenyl-(Radikal *nt*) **2.** Adenylyl-(Radikal *nt*)
ad|e|nyl|yl|trans|fer|ase [ˌædənɪlɪl'trænsfəreɪz] *noun* Adenylyltransferase *f*
FMN adenylyltransferase FMN-Adenyltransferase *f*
polynucleotide adenylyltransferase Polynukleotidadenyltransferase *f*, Polynukleotidadenylyltransferase *f*
a|der|mine [eɪ'dɜrmiːn] *noun* Pyridoxin *nt*, Vitamin B_6 *nt*

ADH *abk.* s.u. **1.** alcohol *dehydrogenase* **2.** antidiuretic *hormone*
ad|here [æd'hɪər, əd-] **I** *vt* verkleben, ankleben **II** *vi* **1.** kleben, ankleben, haften, anhaften (*to* an) **2.** verkleben; verwachsen sein
ad|her|ence [æd'hɪərəns] *noun* **1.** Kleben *nt*, Haften *nt*, Anhaften *nt*, Adhärenz *f* (*to* an) **2.** (*mikrobiol.*) Adhärenz *f*, Adhäsion *f*
immune adherence Immunadhärenz *f*
ad|her|ent [æd'hɪərənt] *adj.* klebend, haftend, anklebend, anhaftend (*to* an); adhärent, verklebt, verwachsen (*to* mit)
ad|he|sin [æd'hiːzɪn] *noun* Lektin *nt*, Lectin *nt*
ad|he|sion [æd'hiːʒn] *noun* **1.** s.u. adherence **2.** (*pathol.*) Adhäsion *f*, Verklebung *f*, Verwachsung *f* (*to* mit)
leukocyte adhesion Leukozytenadhäsion *f*
neutrophil adhesion Neutrophilenadhäsion *f*
platelet adhesion Plättchenadhäsion *f*, Thrombozytenadhäsion *f*
thrombocyte adhesion Thrombozytenadhäsion *f*
ad|he|sive [æd'hiːsɪv] **I** *noun* Klebstoff *m*, Bindemittel *nt*, Haftmittel *nt* **II** *adj.* anhaftend, klebend, adhäsiv, Adhäsiv-, Adhäsions-, Haft-; Saug-
ad|i|cil|lin [ædɪ'sɪlɪn] *noun* Adicillin *nt*, Cephalosporin N *nt*, Penicillin N *nt*
a|dip|ic [ə'dɪpɪk] *noun, adj.* s.u. adipose
adipo- *präf.* Fett-, Adip(o)-, Lip(o)-
ad|i|po|cele ['ædɪpəʊsiːl] *noun* Adipozele *f*
ad|i|po|cel|lu|lar [ˌædɪpəʊ'seljələr] *adj.* aus Bindegewebe und Fett bestehend, adipozellulär
ad|i|po|cyte ['ædɪpəʊsaɪt] *noun* Fettzelle *f*, Fettspeicherzelle *f*, Lipozyt *m*, Adipozyt *m*
ad|i|po|fi|bro|ma [ˌædɪpəʊfaɪ'brəʊmə] *noun* Adipofibrom *nt*
ad|i|po|ne|cro|sis [ˌædɪpəʊnɪ'krəʊsɪs] *noun* Fettgewebsnekrose *f*, Adiponecrosis *f*
ad|i|pose ['ædɪpəʊs] **I** *noun* Fett *nt*, Speicherfett *nt* **II** *adj.* **1.** adipös, fetthaltig, fettig, Fett- **2.** fett, fettleibig
ad|i|po|sis [ædə'pəʊsɪs] *noun, plural* **ad|i|po|ses** [ædə'pəʊsiːz] **1.** s.u. adiposity **2.** (*pathol.*) Verfettung *f*, Organverfettung *f*
ad|i|pos|i|ty [ædɪ'pɑsətɪ] *noun* Fettleibigkeit *f*, Adipositas *f*, Fettsucht *f*, Obesitas *f*, Obesität *f*
ad|i|po|su|ria [ˌædɪpə'sjʊərɪə] *noun* Adiposurie *f*; Lipurie *f*, Lipidurie *f*
ad|junct ['ædʒʌŋkt] *noun* Hilfsmittel *nt*, Hilfsmaßnahme *f*; Zusatz *m*, Beigabe *f*
ad|junc|tive [ə'dʒʌŋktɪv] *adj.* helfend, unterstützend, assistierend (*to*)
ad|ju|vant ['ædʒəvənt] **I** *noun* Adjuvans *nt*; Hilfsmittel *nt* **II** *adj.* helfend, förderlich, adjuvant, Hilfs-
Freund adjuvant Freund-Adjuvans *nt*
Freund complete adjuvant komplettes Freund-Adjuvans *nt*
mycobacterial adjuvant komplettes Freund-Adjuvans *nt*
AdM *abk.* s.u. adrenal *medulla*
ad|min|is|tra|tion [ædˌmɪnə'streɪʃn] *noun* (*Medikament*) Verabreichung *f*, Gabe *f*
passive administration passive Gabe *f*, passive Verabreichung *f*
Ado *abk.* s.u. adenosine
ad|o|les|cence [ædə'lesəns] *noun* Jugendalter *nt*, Adoleszenz *f*

ad|o|les|cent [ædə'lesənt] I *noun* Jugendliche *m/f*, Heranwachsende *m/f* II *adj.* heranwachsend, heranreifend, jugendlich, adoleszent, Adoleszenten-

ADP *abk.* S.U. **1.** adenosine-5'-diphosphate **2.** adenosine *diphosphate*

Adr. *abk.* S.U. adrenaline

ad|re|nal [ə'dri:nl] I *noun* Nebenniere *f*, Glandula suprarenalis, Glandula adrenalis II *adj.* Nebenniere betreffend, adrenal, Nebennieren-

adrenal-cortical *adj.* S.U. adrenocortical

a|dren|a|line [ə'drenlɪn] *noun* Adrenalin *nt*, Epinephrin *nt*

a|dren|a|lo|trop|ic [ə,drenələʊ'trɑpɪk] *adj.* auf die Nebenniere einwirkend, adrenalotrop

ad|re|ner|gic [ædrə'nɜrdʒɪk] I *noun* Sympathomimetikum *nt* II *adj.* adrenerg, adrenergisch

a|dre|nic [ə'dri:nɪk] *adj.* Nebennieren betreffend, Nebennieren-, Adren(o)-

adreno- *präf.* Nebennieren-, Adren(o)-

a|dre|no|blas|to|ma [ə,dri:nəʊblæs'təʊmə] *noun* Adrenoblastom *nt*

a|dre|no|cep|tor [ə,dri:nəʊ'septər] *noun* Adrenozeptor *m*, Adrenorezeptor *m*, adrenerger Rezeptor *m*

a|dre|no|cor|ti|cal [ə,dri:nəʊ'kɔ:rtɪkl] *adj.* Nebennierenrinde betreffend, adrenokortikal, adrenocortical, Nebennierenrinden-, NNR-

a|dre|no|cor|ti|co|mi|met|ic [ə,dri:nəʊ,kɔ:rtɪkəʊmaɪ'↓metɪk] *adj.* adrenokortikomimetisch

a|dre|no|cor|ti|co|tro|phic [ə,dri:nəʊ,kɔ:rtɪkəʊ'trəʊfɪk] *adj.* S.U. adrenocorticotropic

a|dre|no|cor|ti|co|tro|phin [ə,dri:nəʊ,kɔ:rtɪkəʊ'trəʊfɪn] *noun* adrenocorticotropes Hormon *nt*, corticotropes Hormon *nt*, Kortikotropin *ntt*, Adrenokortikotropin *nt*

a|dre|no|cor|ti|co|tro|pic [ə,dri:nəʊ,kɔ:rtɪkəʊ'trɑpɪk] *adj.* corticotrop, corticotroph, adrenocorticotrop, adrenocorticotroph

a|dre|no|cor|ti|co|tro|pin [ə,dri:nəʊ,kɔ:rtɪkəʊ'trəʊpɪn] *noun* S.U. adrenocorticotrophin

a|dre|no|gen|ic [ə,dri:nəʊ'dʒenɪk] *adj.* durch die Nebenniere(n) verursacht, von ihr ausgelöst *oder* ausgehend, adrenogen

a|dre|no|gen|i|tal [ə,dri:nəʊ'dʒenɪtl] *adj.* adrenogenital

ad|re|nog|e|nous [ædrə'nɑdʒənəs] *adj.* S.U. adrenogenic

ad|re|no|ki|net|ic [ə,dri:nəʊkɪ'netɪk] *adj.* die Nebenniere stimulierend, adrenokinetisch

a|dren|o|lyt|ic [ə,dri:nəʊ'lɪtɪk] I *noun* Adrenolytikum *nt*, Sympatholytikum *nt* II *adj.* adrenolytisch, sympatholytisch

a|dre|no|med|ul|lo|tro|pic [ə,dri:nəʊ,medʒθələ'trɑpɪk] *adj.* das Nebennierenmark stimulierend, adrenomedullotrop

a|dre|no|meg|a|ly [ə,dri:nəʊ'megəlɪ] *noun* Nebennierenvergrößerung *f*, Adrenomegalie *f*

a|dre|no|re|cep|tor [ə,dri:nəʊrɪ'septər] *noun* S.U. adrenoceptor

a|dre|no|tox|in [ə,dri:nəʊ'tɑksɪn] *noun* die Nebennieren schädigende Substanz *f*, Adrenotoxin *nt*

a|dre|no|tro|phic [ə,dri:nəʊ'trɑfɪk] *adj.* S.U. adrenotropic

a|dre|no|tro|phin [ə,dri:nəʊ'trəʊfɪn] *noun* S.U. adrenocorticotrophin

a|dre|no|tro|pic [ə,dri:nəʊ'trɑpɪk] *adj.* adrenotrop

ad|ren|o|tro|pin [ə,dri:nəʊ'trəʊpɪn] *noun* S.U. adrenocorticotrophin

ad|sorb [æd'sɔ:rb] *vt* adsorbieren

ad|sorb|ate [æd'sɔ:rbeɪt] *noun* Adsorbat *nt*, Adsorptiv *nt*, adsorbierte Substanz *f*

ad|sorb|ent [æd'sɔ:rbənt] I *noun* adsorbierende Substanz *f*, Adsorbens *nt*, Adsorber *m* II *adj.* adsorbierend

ad|sorp|tion [æd'sɔ:rpʃn] *noun* Adsorption *f*
immune adsorption Immunadsorption *f*

ADT *abk.* S.U. adenosine *triphosphate*

a|dult [ə'dʌlt] I *noun* Erwachsene *m/f* II *adj.* erwachsen, Erwachsenen-; ausgewachsen

ADV *abk.* S.U. adenovirus

ad|ven|ti|tia [ædven'tɪʃ(ɪ)ə] *noun* **1.** (*Gefäß*) Adventitia *f*, Tunica adventitia **2.** (*Organ*) Adventitia *f*, Tunica externa

ad|ven|ti|tial [ædven'tɪʃ(ɪ)əl] *adj.* adventitiell, Adventitial-

ad|ven|ti|tious [ædvən'tɪʃəs] *adj.* **1.** zufällig erworben, (zufällig) hinzukommend, hinzugekommen **2.** zufällig, nebensächlich, Neben-

ad|verse [æd'vɜrs] *adj.* ungünstig, nachteilig (*to* für); gegensätzlich; widrig, entgegenwirkend

AE *abk.* S.U. activation *energy*

A|e|des [eɪ'i:di:z] *noun* Aedes *f*
Aedes aegypti Gelbfieberfliege *f*, Aedes aegypti

aer|ae|mia [eə'ri:mɪə] *noun* (*brit.*) S.U. aeroembolism

aer|ate ['eɪəreɪt] *vt* **1.** mit Sauerstoff anreichern, Sauerstoff zuführen **2.** mit Gas/Kohlensäure anreichern

aer|at|ed ['eɪəreɪtɪd] *adj.* **1.** mit Luft beladen **2.** mit Gas/Kohlendioxid beladen **3.** mit Sauerstoff beladen, oxygeniert

aer|a|tion [eə'reɪʃn] *noun* **1.** Sauerstoffzufuhr *f* **2.** Sauerstoff-Kohlendioxid-Austausch *m* in der Lunge

aer|e|mia [eə'ri:mɪə] *noun* S.U. aeroembolism

aer|i|al ['eərɪəl] *adj.* **1.** Luft betreffend, zur Luft gehörend, luftig, Luft- **2.** aus Luft bestehend, leicht, flüchtig, ätherisch

Aer|o|bac|ter ['eərəʊbæktər] *noun* Aerobacter *nt*

aer|obe ['eərəʊb] *noun* aerobe Zelle *f*, aerober Mikroorganismus *m*, Aerobier *m*, Aerobiont *m*, Oxybiont *m*
obligate aerobe obligater Aerobier *m*

aer|o|bic [eə'rəʊbɪk] *adj.* aerob

Aer|o|coc|cus [,eərəʊ'kɑkəs] *noun* Aerococcus *m*
Aerococcus viridans vergrünende Streptokokken *pl*, viridans Streptokokken *pl*, Streptococcus viridans

aer|o|em|bo|lism [,eərəʊ'embəlɪzəm] *noun* Luftembolie *f*, Aeroembolismus *m*

aer|o|gram ['eərəgræm] *noun* Pneumogramm *nt*

aer|o|phil ['eərəfɪl] *noun* aerophiler Organismus *m*

aer|o|phil|ic [eərəʊ'fɪlɪk] *adj.* **1.** aerophil **2.** S.U. aerobic

aer|oph|i|lous [eə'rɑfɪləs] *adj.* **1.** aerophil **2.** S.U. aerobic

aesthesio- *präf.* (*brit.*) Sinnes-, Sensibilitäts-, Gefühls-, Empfindungs-, Ästhesio-

aes|the|si|o|neu|ro|blas|to|ma [es,θi:zɪə,njʊərəblæs'təʊmə] *noun* (*brit.*) S.U. esthesioneuroblastoma

ae|ti|o|chol|an|o|lone [ɪtɪəʊkəʊ'lænələʊn] *noun* (*brit.*) Ätiocholanolon *nt*

ae|ti|o|gen|ic [ɪtɪəʊ'dʒenɪk] *adj.* (*brit.*) (*Ursache*) auslösend, verursachend, kausal

ae|ti|o|log|ic [ɪtɪəʊ'lɑdʒɪk] *adj.* (*brit.*) S.U. aetiological

ae|ti|o|log|i|cal [ɪtɪəʊ'lɑdʒɪkl] *adj.* (*brit.*) Ätiologie betreffend, ätiologisch

ae|ti|o|lo|gy [ɪtɪ'ɑlədʒɪ] *noun* (*brit.*) **1.** Lehre *f* von den Krankheitsursachen, Ätiologie *f* **2.** (Gesamtheit der) Krankheitsursachen *pl*, Ätiologie *f*
ae|ti|o|pa|tho|lo|gy [ˌɪtɪəʊpə'θɑlədʒɪ] *noun* (*brit.*) Krankheitsentstehung *f*, Krankheitsentwicklung *f*, Pathogenese *f*
ae|ti|o|trop|ic [ɪtɪəʊ'trɑpɪk] *adj.* (*brit.*) auf die Ursache gerichtet, ätiotrop, kausal, Kausal-
AF *abk.* s.u. acid-fast
a|fe|brile [eɪ'febrɪl] *adj.* fieberfrei, fieberlos, afebril
af|fer|ent ['æfərənt] *adj.* hinführend, zuführend, afferent
af|fin|i|ty [ə'fɪnətɪ] *noun, plural* **af|fin|i|ties** Affinität *f*, Neigung *f* (*for, to* zu)
antibody affinity Antikörperaffinität *f*
chemical affinity chemische Anziehung *f*, chemische Anziehungskraft *f*
proton affinity Protonenaffinität *f*
a|fi|brin|o|ge|nae|mia [eɪˌfaɪbrɪnədʒə'niːmɪə] *noun* (*brit.*) s.u. afibrinogenemia
a|fi|brin|o|ge|ne|mia [eɪˌfaɪbrɪnədʒə'niːmɪə] *noun* Afibrinogenämie *f*
congenital afibrinogenemia kongenitale Afibrinogenämie *f*
AFL *abk.* s.u. antifibrinolysin
AFP *abk.* s.u. alpha-fetoprotein
AFT *abk.* s.u. antifibrinolysin *test*
af|ter|ac|tion [æftər'ækʃn] *noun* Nachreaktion *f*
af|ter|care ['æftərkeər] *noun* Nachsorge *f*, Nachbehandlung *f*
af|ter|ef|fect [ˌæftərɪ'fekt] *noun* Nachwirkung *f*; Folge *f*
af|ter|treat|ment [æftər'triːtmənt] *noun* s.u. aftercare
AG *abk.* s.u. **1.** allergen **2.** antigen **3.** antiglobulin
Ag *abk.* s.u. **1.** antigen **2.** argentum **3.** silver
ag *abk.* s.u. **1.** allergen **2.** antigen
A/G *abk.* s.u. albumin-globulin *ratio*
a|gam|ete [eɪ'gæmiːt] *noun* Agamet *m*
a|gam|ic [eɪ'gæmɪk] *adj.* s.u. agamous
a|gam|ma|glob|u|li|nae|mia [eɪˌgæməˌglɑbjələ'niːmɪə] *noun* (*brit.*) s.u. agammaglobulinemia
a|gam|ma|glob|u|li|ne|mia [eɪˌgæməˌglɑbjələ'niːmɪə] *noun* Agammaglobulinämie *f*
acquired agammaglobulinemia erworbene Agammaglobulinämie *f*
Bruton's agammaglobulinemia Bruton-Typ *m* der Agammaglobulinämie, infantile X-chromosomale Agammaglobulinämie *f*, kongenitale Agammaglobulinämie *f*, kongenitale ge-schlechtsgebundene Agammaglobulinämie *f*
common variable agammaglobulinemia variabler nicht-klassifizierbarer Immundefekt *m*
congenital agammaglobulinemia s.u. Bruton's *agammaglobulinemia*
leukopenic agammaglobulinemia Schweizer-Typ *m* der Agammaglobulinämie, schwerer kombinierter Immundefekt *m*
lymphopenic agammaglobulinemia s.u. leukopenic *agammaglobulinemia*
Swiss type agammaglobulinemia schwerer kombinierter Immundefekt *m*, Schweizer-Typ *m* der Agammaglobulinämie
X-linked agammaglobulinemia s.u. Bruton's *agammaglobulinemia*
X-linked infantile agammaglobulinemia s.u. Bruton's *agammaglobulinemia*

ag|a|mous ['ægəməs] *adj.* **1.** agam **2.** geschlechtslos, ungeschlechtlich, asexuell
a|gan|gli|on|ic [eɪˌgæŋglɪ'ɑnɪk] *adj.* aganglionär
a|gar ['ɑːgɑːr, 'eɪgər] *noun* Agar *m/nt*
acetate agar Acetatagar *m/nt*
ascitic agar Aszitesagar *m/nt*
BG agar s.u. brilliant-green *agar*
B-G agar s.u. Bordet-Gengou *agar*
blood agar Blutagar *m/nt*
Bordet-Gengou agar Bordet-Gengou-Agar *m/nt*, Bordet-Gengou-Medium *nt*
Bordet-Gengou potato blood agar s.u. Bordet-Gengou *agar*
brain-heart infusion agar Hirn-Herz-Dextrose-Medium *nt*
brilliant-green agar Brillantgrün-Agar *m/nt*, Brillantgrün-Gallen-Agar *m/nt*
brilliant-green bile salt agar s.u. brilliant-green *agar*
Brucella agar Brucellenagar *m/nt*
charcoal agar Holzkohleagar *m/nt*
charcoal-yeast extract agar Aktivkohle-Hefeextrakt-Agar *m/nt*, charcoal-yeast extract agar
chocolate agar Kochblutagar *m/nt*, Schokoladenagar *m/nt*
citrate agar Zitratagar *m/nt*, Citratagar *m/nt*
Conradi-Drigalski agar Drigalski-Conradi-Nährboden *m*
CYE agar Aktivkohle-Hefeextrakt-Agar *m/nt*, charcoal-yeast extract agar
Czapek solution agar s.u. Czapek-Dox *agar*
Czapek-Dox agar Czapek-Dox-Nährlösung *f*, Czapek-Dox-Medium *nt*
deoxycholate agar Natriumdesoxycholatagar *m/nt* nach Leifson, Leifson-Agar *m/nt*
deoxycholate citrate agar Desoxycholat-Zitrat-Agar *m/nt* nach Leifson
Drigalski-Conradi agar Drigalski-Conradi-Nährboden *m*
EMB agar s.u. eosin-methylene blue *agar*
Endo agar Endoagar *m/nt*
Endo's fuchsin agar Endo-Fuchsinagar *m/nt*
eosin-methylene blue agar Eosin-Methylenblau-Agar *m/nt*, EMB-Agar *m/nt*, EMB-Nährboden *m*
fuchsin agar Endo-Fuchsinagar *m/nt*
glucose cysteine blood agar Blut-Traubenzucker-Cystein-Agar *m/nt*
heat blood agar Kochblutagar *m/nt*, Schokoladenagar *m/nt*
LB agar Hämin-Agar *m/nt*
Löffler's agar Löffler-Serum *nt*, Löffler-Serumnährboden *m*
Pfeiffer's blood agar Pfeiffer-Agar *m/nt*, Pfeiffer-Blutagar *m/nt*
potato blood agar Bordet-Gengou-Agar *m/nt*, Bordet-Gengou-Medium *nt*
potato dextrose agar Kartoffel-Dextrose-Agar *m/nt*
serum agar Serumagar *m/nt*
agar-agar *noun* Agar-Agar *m/nt*
a|gas|tric [eɪ'gæstrɪk] *adj.* agastrisch
AGCT *abk.* s.u. antiglobulin consumption *test*
a|gent ['eɪdʒənt] *noun* **1.** (*Chemie, pharmakol.*) Wirkstoff *m*, Mittel *nt*, Agens *nt* **2.** (*pathol.*) Krankheitserreger *m*
alkylating agent 1. alkylierendes Agens **2.** Alkylanz *f*

anabolic agent Anabolikum *nt*
anesthetic agent Narkosemittel *nt*, Anästhetikum *nt*
anticancer agent antineoplastische Substanz *f*
antifibrinolytic agent Antifibrinolytikum *nt*
antineuralgic agent Antineuralgikum *nt*
antiplasmodial agent gegen Plasmodien wirkendes Mittel *nt*, Antiplasmodikum *nt*
attractive agent Lockstoff *m*, Attraktant *m*
Bittner's agent Mäuse-Mamma-Tumorvirus *nt*
blocking agent blockierende Substanz *f*, Blocker *m*
calcium blocking agent Kalziumblocker *m*, Kalziumantagonist *m*, Ca-Blocker *m*, Ca-Antagonist *m*
chelating agent Chelatbildner *m*, Komplexbildner *m*
chemical agent chemisches Agens *nt*, chemische Verbindung *f*
chemotherapeutic agent Chemotherapeutikum *nt*
chimpanzee coryza agent RS-Virus *nt*, Respiratory-Syncytial-Virus *nt*
complexing agent Komplexbildner *m*
contrast agent Kontrastmittel *nt*, Röntgenkontrastmittel *nt*
cytostatic agent Zytostatikum *nt*
delta agent Deltaagens *nt*, Hepatitis-Delta-Virus *nt*
Eaton agent Eaton-agent *nt*, Mycoplasma pneumoniae
fibrinolytic agent Fibrinolytikum *nt*
hemadsorption agent 1 Parainfluenza-3-Virus *nt*, Parainfluenzavirus Typ 3 *nt*
hemadsorption agent 2 Parainfluenza-1-Virus *nt*, Parainfluenzavirus Typ 1 *nt*
histamine receptor-blocking agent Histaminrezeptoren-Antagonist *m*, Histaminrezeptoren-Blocker *m*, Histaminblocker *m*, Antihistaminikum *nt*
immunostimulatory agent immunstimulierende Substanz *f*, immunsystemstimulierende Substanz *f*, Immunstimulans *nt*
immunosuppressive agent Immunsuppressivum *nt*, Immunosuppressivum *nt*, Immundepressivum *nt*, Immunodepressivum *nt*, immunsuppressive Substanz *f*, immunosuppressive Substanz *f*, immundepressive Substanz *f*, immunodepressive Substanz *f*
infectious agent infektiöses Agens *nt*, infektiöse Einheit *f*
mammary tumor agent Mäuse-Mamma-Tumorvirus *nt*
mitogenic agent Mitogen *nt*
mutagenic agent Mutagen *nt*, mutagenes Agens *nt*
myelosuppressive agent myelodepressive Substanz *f*
Norwalk agent Norwalk-Agens *nt*, Norwalk-Virus *nt*
pathogenic agent Krankheitserreger *m*, pathogener Organismus *m*, pathogener Mikroorganismus *m*
Pittsburgh pneumonia agent Legionella micdadei, Pittsburgh pneumonia agent

AGEPC *abk.* S.U. acetyl glyceryl ether phosphoryl *choline*

AGG *abk.* S.U. agammaglobulinemia

ag|glom|er|ate [*n, adj.* ə'glɑmərɪt; *v* ə'glɑməreɪt] I *noun* Anhäufung *f*, Zusammenballung *f*, Agglomerat *nt* II *adj.* zusammengeballt, angehäuft, agglomeriert III *vt* zusammenballen, anhäufen, agglomerieren IV *vi* sich zusammenballen, sich anhäufen, agglomerieren

ag|glom|er|at|ed [ə'glɑme,reɪtɪd] *adj.* zusammengeballt, angehäuft, agglomeriert

ag|glom|er|a|tion [ə,glɑmə'reɪʃn] *noun* Zusammenballung *f*, Anhäufung *f*, Agglomeration *f*
erythrocyte agglomeration Erythrozytenagglomeration *f*

ag|glom|e|rin [ə'glɑmərɪn] *noun* Agglomerin *nt*

ag|glu|tin|a|ble [ə'gluːtɪnəbl] *adj.* agglutinierbar, agglutinabel

ag|glu|ti|nate [*adj.* ə'gluːtənɪt; *v* ə'gluːtəneɪt] I *adj.* zusammengeklebt, verbunden, agglutiniert II *vt* zusammenkleben, verkleben, zusammenballen, agglutinieren III *vi* zusammenkleben, sich verbinden, verklumpen, verkleben, agglutinieren

ag|glu|ti|na|tion [ə,gluːtə'neɪʃn] *noun* **1.** Zusammenkleben *nt*, Verkleben *nt*, Zusammenballung *f*, Verklumpen *nt*, Agglutination *f* **2.** Zusammenheilen *nt*, Verheilen *nt*
acid agglutination Säureagglutination *f*
cold agglutination Kälteagglutination *f*
cross agglutination Kreuzagglutination *f*, Kreuzagglutinationsreaktion *f*
erythrocyte agglutination Erythrozytenagglutination *f*
group agglutination Gruppenagglutination *f*, Gruppenagglutinationsreaktion *f*
H agglutination H-Agglutination *f*
intravascular agglutination intravaskuläre Aggregation *f*, intravaskuläre Erythrozytenaggregation *f*
macroscopic agglutination Makroagglutination *f*
microscopic agglutination Mikroagglutination *f*
mixed agglutination Mischzellagglutination *f*
O agglutination O-Agglutination *f*
passive agglutination passive Agglutination *f*, indirekte Agglutination *f*
platelet agglutination Plättchenagglutination *f*, Thrombozytenagglutination *f*
salt agglutination Salzagglutination *f*
spontaneous agglutination Spontanagglutination *f*
Vi agglutination Vi-Agglutination *f*

ag|glu|ti|na|tive [ə'gluːtə,neɪtɪv] *adj.* agglutinierend

ag|glu|ti|na|tor [ə'gluːtneɪtər] *noun* **1.** agglutinierende Substanz *f* **2.** S.U. agglutinin

ag|glu|ti|nin [ə'gluːtənɪn] *noun* Agglutinin *nt*, Immunagglutinin *nt*
anti-Rh agglutinin Rh-Agglutinin *nt*, Rhesus-Agglutinin *nt*, Anti-Rh-Agglutinin *nt*, Anti-Rhesus-Agglutinin *nt*
chief agglutinin Hauptagglutinin *nt*, Majoragglutinin *nt*
cold agglutinin Kälteagglutinin *nt*
complete agglutinin kompletter Antikörper *m*, agglutinierender Antikörper *m*
cross agglutinin S.U. cross-reacting *agglutinin*
cross-reacting agglutinin kreuzreagierendes Agglutinin *nt*
flagellar agglutinin H-Agglutinin *nt*, Geißelagglutinin *nt*
group agglutinin Gruppenagglutinin *nt*
immune agglutinin Immunagglutinin *nt*
incomplete agglutinin nicht-agglutinierender Antikörper *m*, inkompletter Antikörper *m*, blockierender Antikörper *m*
leukocyte agglutinin Leukozytenagglutinin *nt*, Leukoagglutinin *nt*
major agglutinin Hauptagglutinin *nt*, Majoragglutinin *nt*
minor agglutinin Nebenagglutinin *nt*, Minoragglutinin *nt*

partial agglutinin s.u. minor *agglutinin*
platelet agglutinin Plättchenagglutinin *nt*, Thrombozytenagglutinin *nt*
saline agglutinin s.u. complete *agglutinin*
somatic agglutinin Körperagglutinin *nt*, O-Agglutinin *nt*
T agglutinin T-Agglutinin *nt*
warm agglutinin Wärmeagglutinin *nt*

aglglultinlolgen [ˌæglʊ'tɪnədʒən] *noun* Agglutinogen *nt*, agglutinable Substanz *f*
erythrocyte agglutinogen Erythrozytenagglutinogen *nt*

aglglultinlolgenlic [æglʊˌtɪnə'dʒenɪk] *adj.* agglutininbildend

aglglultinlolphillic [æglʊˌtɪnə'fɪlɪk] *adj.* leicht agglutinierend

aglglultolgenlic [əˌgluːtə'dʒenɪk] *adj.* s.u. agglutinogenic

aglgralvatling ['ægrəveɪtɪŋ] *adj.* verschlimmernd, erschwerend, verschärfend, aggravierend

aglgralvaltion [ægrə'veɪʃn] *noun* Verschlimmerung *f*, Erschwerung *f*, Verschärfung *f*, Aggravation *f*

aglgrelgate [*n*, *adj.* 'ægrɪgɪt; *v* 'ægrɪgeɪt] I *noun* Anhäufung *f*, Ansammlung *f*, Masse *f*, Aggregat *nt* II *adj.* angehäuft, vereinigt, gesamt, Gesamt-; aggregiert III *vt* aggregieren; anhäufen, ansammeln; vereinigen, verbinden IV *vi* sich anhäufen, sich ansammeln
cell aggregate s.u. cell *aggregation*
platelet aggregate Plättchenaggregat *nt*, Thrombozytenaggregat *nt*

aglgrelgaltion [ægrɪ'geɪʃn] *noun* **1.** Anhäufung *f*, Ansammlung *f*, Aggregation *f*, Agglomeration *f* **2.** Aggregation *f* **3.** Aggregat *nt*
cell aggregation Zellaggregation *f*, Zellverband *m*
erythrocyte aggregation Erythrozytenaggregation *f*
platelet aggregation Plättchenaggregation *f*, Thrombozytenaggregation *f*
thrombocyte aggregation Thrombozytenaggregation *f*

aglgrelgomlelter [ægrɪ'gɑmɪtər] *noun* Thrombaggregometer *nt*

aglgrelgomleltry [ægrɪ'gɑmətrɪ] *noun* Thrombaggregometrie *f*
platelet aggregometry Bestimmung *f* der Plättchenaggregation

aglgreslsin [ə'gresn] *noun* Aggressin *nt*

alglulcon [eɪ'gluːkɑn] *noun* s.u. aglycon

alglulcone [eɪ'gluːkəʊn] *noun* s.u. aglycon

alglylcon [eɪ'glaɪkɑn] *noun* Aglukon *nt*, Aglykon *nt*, Genin *nt*

alglylcone [eɪ'glaɪkəʊn] *noun* s.u. aglycon

aglnolgenlic [ægnəʊ'dʒenɪk] *adj.* von unbekannter Herkunft *oder* Äthiologie, idiopathisch

algolnadlal [eɪ'gɑnædl] *adj.* agonadal

algolnadlism [eɪ'gɑnədɪzəm] *noun* Agonadismus *m*

aglolnal ['ægənl] *adj.* Agonie betreffend, agonal

aglolnist ['ægənɪst] *noun* Agonist *m*

aglolnisltic [ægə'nɪstɪk] *adj.* Agonist *oder* Agonismus betreffend, agonistisch, Agonisten-

aglolny ['ægənɪ] *noun* **1.** Todeskampf *m*, Agonie *f* **2.** heftiger unerträglicher Schmerz *m*; Höllenqual *f*, Höllenqualen *pl*, Pein *f*; **be in agony** unerträgliche Schmerzen haben, Höllenqualen ausstehen

algranlullar [eɪ'grænjələr] *adj.* agranulär

algranlullolcyte [eɪ'grænjələʊsaɪt] *noun* agranulärer Leukozyt *m*, lymphoider Leukozyt *m*, Agranulozyt *m*

algranlullolcyltolsis [eɪˌgrænjələʊsaɪ'təʊsɪs] *noun* Agranulozytose *f*, maligne Neutropenie *f*, perniziöse Neutropenie *f*
infantile genetic agranulocytosis infantile hereditäre Agranulozytose *f*, Kostmann-Syndrom *nt*

AGS *abk.* s.u. adrenogenital *syndrome*

AGT *abk.* s.u. antiglobulin *test*

algue ['eɪgjuː] *noun* Sumpffieber *nt*, Wechselfieber *nt*, Malaria *f*

AHC *abk.* s.u. antihemophilic *factor* C

AHD *abk.* s.u. antihyaluronidase

AHG *abk.* s.u. antihemophilic *globulin*

A.H.G. *abk.* s.u. antihemophilic *globulin*

AHT *abk.* s.u. antihyaluronidase *test*

AI *abk.* s.u. anaphylatoxin *inactivator*

aid [eɪd] I *noun* **1.** Hilfe *f* (*to* für), Unterstützung *f*, Beistand *m*; **by/with aid of** mithilfe von, mittels **2.** Helfer *m*, Gehilfe *m*, Gehilfin *f*, Assistent *m*, Assistentin *f* **3.** Hilfsmittel *nt*, Hilfsgerät *nt* II *vt* **4.** unterstützen, beistehen, Hilfe/Beistand leisten, jemandem helfen (*in* bei; *to do* zu tun) **5.** (*Entwicklung*) fördern; etwas erleichtern III *vi* helfen (*in* bei)
diagnostic aid diagnostisches Hilfsmittel *nt*

AIDS *abk.* s.u. **1.** acquired immune deficiency *syndrome* **2.** acquired immunodeficiency *syndrome*

AIHA *abk.* s.u. autoimmune hemolytic *anemia*

AILD *abk.* s.u. angioimmunoblastic *lymphadenopathy* with dysproteinemia

airlborne ['eərbɔːrn] *adj.* durch die Luft übertragen *oder* verbreitet, aerogen

AK *abk.* s.u. acetate *kinase*

akalmulshi [ækə'muːʃɪ] *noun* japanisches Fleckfieber *nt*, Scrub-Typhus *m*, Milbenfleckfieber *nt*, Tsutsugamushi-Fieber *nt*

alkarlylolcyte [eɪ'kærɪəsaɪt] *noun* kernlose Zelle *f*, Akaryozyt *m*

alkarlylolta [eɪˌkærɪ'əʊtə] *noun* s.u. akaryocyte

alkarlylote [eɪ'kærɪəʊt] *noun* s.u. akaryocyte

A-kinase *noun* Adenylatkinase *f*, Myokinase *f*, AMP-Kinase *f*, A-Kinase *f*

alkilyalmi [ækɪ'jæmɪ] *noun* Sakushu-Fieber *nt*, Akiyami *nt*, Akiyami-Fieber *nt*, Hasamiyami *nt*, Hasamiyami-Fieber *nt*

AL *abk.* s.u. acute *leukemia*

Al *abk.* s.u. **1.** aluminium **2.** aluminum

ALA *abk.* s.u. δ-aminolevulinic *acid*

Ala *abk.* s.u. **1.** alanine **2.** δ-aminolevulinic *acid*

allalnine ['æləniːn] *noun* Alanin *nt*, Aminopropionsäure *f*

allalnyl ['ælənɪl] *noun* Alanyl-(Radikal *nt*)

allasltrim ['æləstrɪm] *noun* weiße Pocken *pl*, Alastrim *nt*, Variola minor

ALAT *abk.* s.u. alanine *aminotransferase*

Alb. *abk.* s.u. albumin

allbulmen [æl'bjuːmən] *noun* **1.** Eiweiß *nt*, Albumen *nt* **2.** s.u. albumin

allbulmimlelter [ælbjuː'mɪmɪtər] *noun* s.u. albuminimeter

allbulmin [æl'bjuːmɪn] *noun* **1.** Albumin *nt* **2.** Serumalbumin *nt*
Bence-Jones albumin Bence-Jones-Eiweiß *nt*, Bence-Jones-Protein *nt*
blood albumin Serumalbumin *nt*

bovine serum albumine bovines Serumalbumin *nt*
macroaggregated albumin Makroalbuminaggregat *nt*
plasma albumin Plasmaalbumin *nt*
radioiodinated serum albumin Radioiod-Serumalbumin *nt*
serum albumin Serumalbumin *nt*

al|bu|mi|nae|mia [æl,bju:mɪ'ni:mɪə] *noun* (*brit.*) s.u. albuminemia

al|bu|mi|nate [æl'bju:məneɪt] *noun* Albuminat *nt*

al|bu|mi|na|tu|ria [æl,bju:mɪnə'tjʊərɪə] *noun* Albuminaturie *f*

al|bu|mi|ne|mia [æl,bju:mɪ'ni:mɪə] *noun* Albuminämie *f*

al|bu|mi|nim|e|ter [æl,bju:mɪ'nɪmɪtər] *noun* Albuminimeter *nt*

al|bu|mi|nim|e|try [æl,bju:mɪ'nɪmətrɪ] *noun* Albuminimetrie *f*

al|bu|mi|no|cy|to|log|i|cal [æl,bju:mɪnə,saɪtə'lɑdʒɪkl] *adj.* albumino-zytologisch

al|bu|mi|noid [æl'bju:mɪnɔɪd] **I** *noun* Gerüsteiweiß *nt*, Skleroprotein *nt*, Albuminoid *nt* **II** *adj.* eiweißähnlich, eiweißartig, albuminähnlich, albuminartig, albuminoid

al|bu|mi|nol|y|sis [æl,bju:mə'nɑləsɪs] *noun* Albuminspaltung *f*, Albuminolyse *f*

al|bu|mi|nom|e|ter [æl,bju:mə'nɑmɪtər] *noun* s.u. albuminimeter

al|bu|mi|nous [æl'bju:mɪnəs] *adj.* eiweißhaltig, albuminhaltig, albuminös

al|bu|min|u|ria [æl,bju:mɪ'n(j)ʊərɪə] *noun* Eiweißausscheidung *f* im Harn, Albuminurie *f*; Proteinurie *f*
accidental albuminuria akzidentelle Albuminurie *f*, akzidentelle Proteinurie *f*

al|bu|min|u|ric [æl,bju:mɪ'n(j)ʊərɪk] *adj.* Proteinurie betreffend, proteinurisch, albuminurisch

al|cap|ton [æl'kæptɑn] *noun* s.u. alkapton

al|cap|ton|u|ria [æl,kæptə'n(j)ʊərɪə] *noun* s.u. alkaptonuria

al|cap|ton|u|ric [æl,kæptə'n(j)ʊərɪk] *adj.* s.u. alkaptonuric

al|co|hol ['ælkəhɑl] *noun* **1.** Alkohol *m*, Alcohol *m* **2.** Äthylalkohol *m*, Äthanol *m*, Ethanol *m*
absolute alcohol absoluter Alkohol *m*, Alcoholus absolutus
amino alcohol Aminoalkohol *m*
amyl alcohol Amylalkohol *m*
aromatic alcohol aromatischer Alkohol *m*, Phenol *nt*
benzyl alcohol Benzylalkohol *m*, Phenylcarbinol *nt*
blood alcohol Blutalkohol *m*
butyl alcohol Butylalkohol *m*, *n*-Butanol *m*
cetyl alcohol Cetylalkohol *m*, Palmitylalkohol *m*
dehydrated alcohol absoluter Alkohol *m*, Alcoholus absolutus
denatured alcohol vergällter Alkohol *m*, denaturierter Alkohol *m*
ethyl alcohol Äthanol *nt*, Ethanol *nt*, Äthylalkohol *m*; (*inform.*) Alkohol *m*
fatty alcohol Fettalkohol *m*
isobutyl alcohol Isobutanol *m*, Isobutylalkohol *m*
isopropyl alcohol Isopropanol *nt*, Isopropylalkohol *m*
methyl alcohol Methanol *nt*, Methylalkohol *m*
methylated alcohol vergällter Alkohol *m*, denaturierter Alkohol *m*
phenylic alcohol Phenol *nt*, Karbolsäure *f*, Monohydroxybenzol *nt*
steroid alcohol Steroidalkohol *m*
sugar alcohol Zuckeralkohol *m*
tertiary alcohol tertiärer Alkohol *m*

ALD *abk.* s.u. aldolase

al|de|hyde ['ældəhaɪd] *noun* **1.** Aldehyd *m* **2.** Azetaldehyd *m*, Acetaldehyd *m*, Äthanal *nt*, Ethanal *nt*
acetic aldehyde Azetaldehyd *m*, Acetaldehyd *m*, Äthanal *nt*, Ethanal *nt*
allyl aldehyde Akrolein *nt*, Acrolein *nt*, Acrylaldehyd *m*, Allylaldehyd *m*
benzoic aldehyde Benzaldehyd *m*
glycerin aldehyde Glyzerinaldehyd *m*, Glycerinaldehyd *m*, Glyceraldehyd *m*
methyl aldehyde Formaldehyd *m*, Ameisensäurealdehyd *m*, Methanal *nt*

al|de|hy|dic [,ældə'haɪdɪk] *adj.* Aldehyd betreffend, aldehydisch, Aldehyd-

Alder ['ɑldər; 'aldər]: **Alder's anomaly** Alder-Granulationsanomalie *f*, Alder-Granulationskörperchen *pl*
Alder's bodies s.u. *Alder's* anomaly
Alder's constitutional granulomatosis s.u. *Alder's* anomaly

Alder-Reilly ['ɑldər 'raɪlɪ]: **Alder-Reilly anomaly** s.u. *Alder's* anomaly
Alder-Reilly bodies Alder-Reilly-Körperchen *pl*
Alder-Reilly corpuscles Alder-Reilly-Körperchen *pl*

al|di|mine ['ældəmi:n] *noun* Aldimin *nt*

al|do|hep|tose [ældəʊ'heptəʊs] *noun* Aldoheptose *f*

al|do|hex|ose [ældəʊ'heksəʊs] *noun* Aldohexose *f*

al|do|lase ['ældəleɪz] *noun* **1.** Aldehydlyase *f*, Aldolase *f* **2.** Fructosediphosphataldolase *f*, Fructosebisphosphataldolase *f*, Aldolase *f*
citrate aldolase Zitrataldolase *f*, Zitratlyase *f*, Citrataldolase *f*, Citratlyase *f*
fructose bisphosphate aldolase s.u. fructose diphosphate *aldolase*
fructose diphosphate aldolase Fructosediphosphataldolase *f*, Fructosebisphosphataldolase *f*, Aldolase *f*
fructose-1-phosphate aldolase Isozym B *nt* der Fructosediphosphataldolase

al|do|no|lac|to|nase [,ældənəʊ'læktəneɪz] *noun* Aldonolactonase *f*

al|do|oc|tose [,ældəʊ'ɑktəʊs] *noun* Aldooctose *f*

al|do|pen|tose [,ældəʊ'pentəʊs] *noun* Aldopentose *f*

al|dose ['ældəʊs] *noun* Aldose *f*, Aldehydzucker *m*

al|do|side ['ældəsaɪd] *noun* Aldosid *nt*

al|dos|ter|one [æl'dɑstərəʊn] *noun* Aldosteron *nt*

al|do|ster|on|ism [,ældəʊ'sterəʊnɪzəm] *noun* Hyperaldosteronismus *m*, Aldosteronismus *m*

al|do|ster|o|no|gen|e|sis [ældəʊ,sterənəʊ'dʒenəsɪs] *noun* Aldosteronbildung *f*

al|do|ster|o|no|ma [,ældəʊ,sterə'nəʊmə] *noun* aldosteronbildender Tumor *m*, Aldosteronom *nt*

al|do|tet|rose [,ældəʊ'tetrəʊz] *noun* Aldotetrose *f*

al|do|tri|ose [,ældəʊ'traɪəʊz] *noun* Aldotriose *f*

al|dox|ime [æl'dɑksi:m] *noun* Aldoxim *nt*

al|drin ['ɔ:ldrɪn] *noun* Aldrin *nt*

a|leu|kae|mia [ælu:'ki:mɪə] *noun* (*brit.*) s.u. aleukemia

a|leu|kae|mic [eɪlu:'ki:mɪk] *adj.* (*brit.*) s.u. aleukemic

a|leu|ke|mia [ælu:'ki:mɪə] *noun* **1.** Leukozytopenie *f* **2.** aleukämische Leukämie *f*

a|leu|ke|mic [eɪlu:'ki:mɪk] *adj.* aleukämisch

alleulkia [eɪ'luːkɪə] *noun* Aleukie *f*; Leukopenie *f*
congenital aleukia kongenitale Leukozytopenie *f*, kongenitale Neutropenie *f*
alleulkolcytlic [eɪ,luːkə'sɪtɪk] *adj.* aleukozytisch, aleukozytär
alleulkolcyltolsis [eɪ,luːkəsaɪ'təʊsɪs] *noun* Aleukozytose *f*; Leukopenie *f*
allexlilpharlmic [ə,leksɪ'fɑːrmɪk] I *noun* Gegengift *nt*, Gegenmittel *nt*, Alexipharmakon *nt*, Antidot *nt* (*for, against, to* gegen) II *adj.* als Gegengift wirkend
ALG *abk.* s.u. antilymphocyte *globulin*
allga ['ælgə] *noun, plural* **allgas, allgae** ['ældʒɪ] Alge *f*, Alga *f*
allgaeslthelsia [,ældʒes'θiːʒ(ɪ)ə] *noun* (*brit.*) **1.** s.u. algesthesia **2.** s.u. algesthesis
allgaeslthelsis [,ældʒes'θiːsɪs] *noun* (*brit.*) s.u. algesthesis
allgal ['ælgəl] *adj.* Algen betreffend, von Algen verursacht, Algen-
allgelsila [æl'dʒiːzɪə] *noun* Schmerzempfindlichkeit *f*, Schmerzhaftigkeit *f*, Algesie *f*; Hyperalgesie *f*
allgelsic [æl'dʒiːzɪk] *adj.* schmerzhaft, schmerzend, algetisch
allgelsimlelter [ældʒə'sɪmətər] *noun* Algemeter *nt*, Algesimeter *nt*
allgelsimleltry [ældʒə'sɪmətrɪ] *noun* Algimetrie *f*, Algesimetrie *f*
allgelsilomlelter [æl,dʒiːsiː'ɑmɪtər] *noun* s.u. algesimeter
allgelsilomleltry [æl,dʒiːsiː'ɑmətrɪ] *noun* s.u. algesimetry
allgeslthelsia [,ældʒes'θiːʒ(ɪ)ə] *noun* **1.** Schmerzempfindlichkeit *f*, Algästhesie *f* **2.** s.u. algesthesis
allgeslthelsis [,ældʒes'θiːsɪs] *noun* (*Gefühl*) Schmerzempfindung *f*, Schmerzwahrnehmung *f*, Algästhesie *f*
allgetlic [æl'dʒetɪk] *adj.* s.u. algesic
allgilcide ['ældʒəsaɪd] *noun* Algizid *nt*
allgin ['ældʒɪn] *noun* Algin *nt*, Natiumalginat *nt*
allgilnate ['ældʒɪneɪt] *noun* Alginat *nt*
allgolgenlic [ælgəʊ'dʒenɪk] *adj.* Schmerz(en) verursachend, algogen
allgomlelter [æl'gɑmɪtər] *noun* s.u. algesimeter
allgomleltry [æl'gɑmətrɪ] *noun* s.u. algesimetry
Alibert [ali'bɛr]: **Alibert's disease** Alibert-Krankheit *f*, Alibert-Bazin-Krankheit *f*, (klassische) Mycosis fungoides, Mycosis fungoides Alibert-Bazin-Form
allilcylclic [,ælə'saɪklɪk] *adj.* alizyklisch
allilment [*n* 'æləmənt; *v* ælə,ment] I *noun* Nahrung *f*, Nahrungsmittel *nt* II *vt* jemanden erhalten, unterhalten, versorgen
allilmenltalry [ælɪ'mentərɪ] *adj.* **1.** nahrhaft, nährend **2.** Nahrungs-, Ernährungs-; zum Unterhalt dienend, alimentär **3.** Verdauungs-, Speise-
allilphatlic [ælə'fætɪk] *adj.* aliphatisch, offenkettig
allipolgenlic [əlɪpə'dʒenɪk] *adj.* alipogen
allipoidlic [əlɪp'ɔɪdɪk] *adj.* alipoid
allipoltroplic [,əlɪpə'trɑpɪk] *adj.* alipotrop
allive [ə'laɪv] *adj.* lebend, lebendig, am Leben
allizlalrin [ə'lɪzərɪn] *noun* Alizarin *nt*
allkallaelmia [ælkə'liːmɪə] *noun* (*brit.*) s.u. alkalemia
allkallelmia [ælkə'liːmɪə] *noun* Alkalämie *f*, Alkaliämie *f*
allkalleslcence [ælkə'lesəns] *noun* Alkaleszenz *f*
allkalleslcent [ælkə'lesənt] *adj.* alkaleszent
allkalli ['ælkəlaɪ] I *noun, plural* **allkallies, allkallis** Alkali *nt* II *adj.* s.u. alkaline
allkallilfy ['ælkəlɪfaɪ, æl'kælɪ-] I *vt* Alkalien zusetzen, alkalisch/basisch machen, alkalisieren II *vi* (sich) in ein Alkali verwandeln, alkalisieren
allkalliglelnous [ælkə'lɪdʒɪnəs] *adj.* alkalibildend, alkaligen
allkallimlelter [ælkə'lɪmɪtər] *noun* Alkalimeter *nt*
allkallilmetlric [,ælkəlɪ'metrɪk] *adj.* Alkalimetrie betreffend, alkalimetrisch
allkallimleltry [ælkə'lɪmətrɪ] *noun* Alkalimetrie *f*
allkalline ['ælkəlaɪn, -lɪn] *adj.* Alkali(en) enthaltend, alkalisch, basisch, Alkali-
allkallinlilty [ælkə'lɪnətɪ] *noun* Alkalität *f*
allkallinlilzaltion [ælkə,lɪnə'zeɪʃn] *noun* s.u. alkalization
allkallinlize ['ælkəlɪnaɪz] *vt* Alkalien zusetzen, alkalisch/basisch machen, alkalisieren
allkallilnulria [,ælkəlɪ'n(j)ʊərɪə] *noun* Alkaliurie *f*
allkallilzaltion [,ælkəlaɪ'zeɪʃn] *noun* Alkalisierung *f*, Alkalisieren *nt*
allkallize ['ælkəlaɪz] *vt* Alkalien zusetzen, alkalisch/basisch machen, alkalisieren
allkallizler ['ælkəlaɪzər] *noun* alkalisierende Substanz *f*
allkalloid ['ælkəlɔɪd] I *noun* Alkaloid *nt* II *adj.* alkaliähnlich, alkaloid
animal alkaloid Leichengift *nt*, Leichenalkaloid *nt*, Ptomain *nt*
vinca alkaloids Vinca-rosea-Alkaloide *pl*
allkallomleltry [ælkə'lɑmətrɪ] *noun* Alkalometrie *f*
allkallolsis [ælkə'ləʊsɪs] *noun* Alkalose *f*
allkallotlic [ælkə'lɑtɪk] *adj.* Alkalose betreffend, alkalotisch, Alkalose(n)-
allkane ['ælkeɪn] *noun* Alkan *nt*, Paraffin *nt*
allkapIton [æl'kæptɑn] *noun* Alkapton *nt*
allkapltonlulria [æl,kæptə'n(j)ʊərɪə] *noun* Alkaptonurie *f*
allkapltonluric [æl,kæptə'n(j)ʊərɪk] *adj.* Alkaptonurie betreffend, alkaptonurisch
allkene ['ælkiːn] *noun* Alken *nt*
allkine ['ælkaɪn] *noun* s.u. alkyne
allkyl ['ælkɪl] *noun* Alkyl-(Radikal *nt*)
allkyllalmine ['ælkɪlə,miːn] *noun* Alkylamin *nt*
allkyllate ['ælkəleɪt] *vt* alkylieren
allkyllaltion [ælkə'leɪʃn] *noun* Alkylierung *f*
allkyllaltor ['ælkəleɪtər] *noun* s.u. alkylating *agent*
allkyllic [æl'kɪlɪk] *adj.* Alkylgruppe betreffend *oder* enthaltend, Alkyl-
allkyne ['ælkaɪn] *noun* Alkin *nt*
ALL *abk.* s.u. acute lymphocytic *leukemia*
alllel [ə'lel] *noun* s.u. allele
alllele [ə'liːl] *noun* Allel *nt*, Allelomorph *nt*
multiple alleles multiple Allele *pl*
alllellic [ə'liːlɪk, -'lel-] *adj.* Allel(e) betreffend, Allelo-, Allelen-
alllellism ['æliːlɪzəm] *noun* Allelie *f*, Allelomorphismus *m*
alllellolmorph [ə'liːləmɔːrf] *noun* s.u. allele
alllellolmorlphic [ə,liːlə'mɔːrfɪk] *adj.* allelomorph, allel
alllellolmorphlism [ə,liːlə'mɔːrfɪzəm] *noun* s.u. allelism
alllerlgen ['ælərdʒən] *noun* Allergen *nt*
contact allergen Kontaktallergen *nt*
Der p1 allergen Der-p1-Allergen *nt*
pollen allergen Pollenantigen *nt*, Pollenallergen *nt*

al|ler|gen|ic [ælər'dʒenɪk] *adj.* Allergie verursachend, als Allergen wirkend, allergen
allergen-induced *adj.* allergeninduziert
al|ler|gic [ə'lɜrdʒɪk] *adj.* Allergie betreffend, durch Allergie verursacht, von Allergie betroffen, allergisch, überempfindlich (*to* gegen)
al|ler|gist ['ælərdʒɪst] *noun* s.u. allergologist
al|ler|gi|za|tion [ˌælərdʒaɪ'zeɪʃn] *noun* Allergisierung *f*
al|ler|gize ['ælərdʒaɪz] *vt* allergisieren
al|ler|goid ['ælərgɔɪd] *noun* Allergoid *nt*
al|ler|gol|o|gist [ælər'gɑlədʒɪst] *noun* Allergologe *m*
al|ler|gol|o|gy [ælər'gɑlədʒɪ] *noun* Allergologie *f*
al|ler|go|sis [ælər'gəʊsɪs] *noun, plural* **al|ler|go|ses** [ælər'gəʊsiːz] allergische Erkrankung *f*, Allergose *f*
al|ler|gy ['ælərdʒɪ] *noun, plural* **al|ler|gies** Überempfindlichkeit *f*, Überempfindlichkeitsreaktion *f*, Allergie *f* (*to* gegen)
allergy to contrast medium Kontrastmittelallergie *f*
atopic allergy atopische Allergie *f*
bacterial allergy Überempfindlichkeit *f* gegen Bakterienantigene
bronchial allergy s.u. bronchial *asthma*
cold allergy Kälteallergie *f*, Kälteüberempfindlichkeit *f*
contact allergy Kontaktallergie *f*
delayed allergy T-zellvermittelte Überempfindlichkeitsreaktion *f*, Tuberkulin-Typ *m* der Überempfindlichkeitsreaktion, Spät-Typ *m* der Überempfindlichkeitsreaktion, Typ IV *m* der Überempfindlichkeitsreaktion
drug allergy Arzneimittelallergie *f*, Arzneimittelüberempfindlichkeit *f*
food allergy Nahrungsmittelallergie *f*
hereditary allergy atopische Allergie *f*
immediate allergy anaphylaktische Überempfindlichkeit *f*, anaphylaktische Allergie *f*, anaphylaktischer Typ *m* der Überempfindlichkeitsreaktion, Überempfindlichkeitsreaktion *f* vom Soforttyp, Typ I *m* der Überempfindlichkeitsreaktion
inhalation allergy Inhalationsallergie *f*
latent allergy latente Überempfindlichkeit *f*, latente Allergie *f*
physical allergy physikalische Allergie *f*
pollen allergy Heufieber *nt*, Heuschnupfen *m*
polyvalent allergy polyvalente Überempfindlichkeit *f*, polyvalente Allergie *f*
spontaneous allergy atopische Allergie *f*
al|le|vi|ate [ə'liːvɪeɪt] *vt* mildern, lindern, mindern
al|le|vi|a|tion [əˌliːvɪ'eɪʃn] *noun* **1.** Linderung *f*, Milderung *f* **2.** Linderungsmittel *nt*, Palliativ *nt*
al|le|vi|a|tive [ə'liːvɪeɪtɪv] *adj.* lindernd, mildernd, palliativ
al|le|vi|a|to|ry [ə'liːvɪəˌtɔːriː] *adj.* s.u. alleviative
Al|li|um ['ælɪəm] *noun* Allium *nt*
allo- *präf.* all(o)-, Fremd-, All(o)-
al|lo|al|bu|min [ˌæləæl'bjuːmən] *noun* Alloalbumin *nt*
al|lo|an|ti|bod|y [æləʊ'æntɪbɑdɪ] *noun* Alloantikörper *m*, Isoantikörper *m*
al|lo|an|ti|gen [æləʊ'æntɪdʒən] *noun* Alloantigen *nt*, Isoantigen *nt*
al|lo|cen|tric [æləʊ'sentrɪk] *adj.* allozentrisch
al|lo|ge|ne|ic [ˌæləʊdʒə'niːɪk] *adj.* allogenetisch, allogen, allogenisch, homolog
al|lo|gen|ic [æləʊ'dʒenɪk] *adj.* s.u. allogeneic
al|lo|graft ['æləʊgræft] *noun* **1.** allogenes/allogenetisches/homologes Transplantat *nt*, Homotransplantat *nt*, Allotransplantat *nt* **2.** allogene/allogenetische/homologe Transplantation *f*, Allotransplantation *f*, Homotransplantation *f*
al|lo|im|mune [ˌæləʊɪ'mjuːn] *adj.* alloimmun
al|lo|i|som|er|ism [ˌæləʊaɪ'sɑmərɪzəm] *noun* Alloisomerie *f*
al|lo|ker|a|to|plas|ty [æləʊ'kerətəʊplæstɪ] *noun* Allokeratoplastik *f*
al|lom|er|ism [ə'lɑmərɪzəm] *noun* Allomerie *f*, Allomerismus *m*
al|lom|er|i|za|tion [əˌlɑməraɪ'zeɪʃn] *noun* Allomerisation *f*
al|lom|er|ize [ə'lɑməraɪz] *vt* allomerisieren
al|lo|mor|phic [ælə'mɔːrfɪk] *adj.* allomorph
al|lo|mor|phism [æləʊ'mɔːrfɪzəm] *noun* Allomorphie *f*
al|lo|phan|a|mide [ælə'fænəmaɪd] *noun* Biuret *nt*, Allophanamid *nt*
al|loph|a|nate [ə'lɑfəneɪt] *noun* Allophanat *nt*
al|lo|phore ['æləʊfəʊər] *noun* Allophor *nt*, Erythrophor *nt*
al|lo|pla|sia [ælə'pleɪʒ(ɪ)ə] *noun* Alloplasie *f*, Heteroplasie *f*
al|lo|plast ['æləʊplæst] *noun* Alloplast *m*, Alloplastik *f*
al|lo|plas|tic [æləʊ'plæstɪk] *adj.* Alloplastik betreffend, alloplastisch
al|lo|plas|ty ['æləʊplæstɪ] *noun* **1.** Alloplastik *f*, Alloendoprothese *f* **2.** (*Operation*) Alloplastik *f*
al|lo|pu|ri|nol [æləʊ'pjʊərɪnɔl] *noun* Allopurinol *nt*
al|lo|rec|og|ni|tion [ˌælərekəg'nɪʃn] *noun* allogene Erkennung *f*
al|lo|sen|si|ti|za|tion [æləˌsensətaɪ'zeɪʃn] *noun* Allosensitivierung *f*, Isosensitivierung *f*
al|lo|ster|ic [æləʊ'sterɪk] *adj.* Allosterie betreffend, allosterisch
al|los|ter|ism [ə'lɑstərɪzəm] *noun* Allosterie *f*
al|los|ter|y [ə'lɑstərɪ] *noun* s.u. allosterism
al|lo|tope ['ælətəʊp] *noun* Allotop *nt*
al|lo|tox|in [ælə'tɑksɪn] *noun* Allotoxin *nt*
al|lo|trans|plan|ta|tion [ˌæləʊtrænzplæn'teɪʃn] *noun* allogene/allogenetische/homologe Trans-plantation *f*, Allotransplantation *f*, Homotransplantation *f*
al|lo|trope ['ælətrəʊp] *noun* allotrope Form *f*, Allotrop *nt*
al|lo|tro|phic [ælə'trɑfɪk] *adj.* allotroph
al|lo|tro|pic [ælə'trɑpɪk] *adj.* allotrop, allomorph
al|lot|ro|pism [ə'lɑtrəpɪzəm] *noun* Allotropie *f*
al|lot|ro|py [ə'lɑtrəpɪ] *noun* s.u. allotropism
al|lo|type ['ælətaɪp] *noun* Allotyp *m*
Am allotypes Am-Allotypen *pl*
Gm allotypes Gm-Allotypen *pl*
InV allotypes KM-Allotypen *pl*, InV-Allotypen *pl*
Km allotypes Km-Allotypen *pl*, InV-Allotypen *pl*
Oz allotypes Oz-Allotypen *pl*
al|lo|typ|ic [ælə'tɪpɪk] *adj.* allotypisch
al|lo|ty|py ['ælətaɪpɪ] *noun* Allotypie *f*
al|lyl ['ælɪl] *noun* Allyl-(Radikal *nt*)
al|lyl|mer|cap|to|meth|yl|pen|i|cil|lin [ˌælɪlmərˌkæptəʊˌmeθlpenə'sɪlɪn] *noun* Penicillin O *nt*, Allylmercaptomethylpenicillinsäure *f*, Almecillin *nt*, Penicillin AT *nt*
ALM *abk.* s.u. acral-lentiginous *melanoma*
Almeida [ɑl'meɪdə]: **Almeida's disease** Lutz-Splendore-Almeida-Krankheit *f*, südamerikanische Blastomykose *f*, Parakokzidioidomykose *f*

Almén ['almen]: **Almén's test for blood** Almen-Probe *f*, Guajak-Probe *f*
Al_2O_3 *abk.* s.u. aluminum *oxide*
al|o|pe|cia [ˌælə'piːʃɪə] *noun* Kahlheit *f*, Haarausfall *m*, Haarlosigkeit *f*, Alopezie *f*
androgenetic alopecia in women s.u. androgenetic female *alopecia*
androgenetic female alopecia weiblicher Typ *m* der Alopecia androgenetica
al|o|pe|cic [ælə'piːsɪk] *adj.* Alopezie betreffend, von Alopezie betroffen
ALP *abk.* s.u. **1.** alkaline *phosphatase* **2.** allopurinol
$alpha_1$-antitrypsin *noun* s.u. α_1-antitrypsin
$alpha_2$-macroglobulin *noun* α_2-Makroglobulin *nt*
alpha-fetoprotein *noun* $alpha_1$-Fetoprotein *nt*, α_1-Fetoprotein *nt*
alpha-haemolysis *noun* (*brit.*) s.u. alpha-hemolysis
alpha-haemolytic *adj.* (*brit.*) s.u. alpha-hemolytic
alpha-hemolysis *noun* Alphahämolyse *f*, α-Hämolyse *f*
alpha-hemolytic *adj.* alphahämolytisch, α-hämolytisch
Al|pha|her|pes|vir|i|nae [ælfəˌhɜrpiːz'vɪərəniː] *plural* Alphaherpesviren *pl*, Alphaherpesvirinae *pl*
alpha-lipoprotein *noun* Lipoprotein *nt* mit hoher Dichte, high density lipoprotein *nt*, α-Lipoprotein *nt*
alpha-oxidation *noun* alpha-Oxidation *f*, α-Oxidation *f*
alpha-tocopherol *noun* α-Tocopherol *nt*, Vitamin E *nt*
al|pha|vi|rus ['ælfəvaɪrəs] *noun* Alphavirus *nt*
al|pros|ta|dil [æl'prɑstədɪl] *noun* Alprostadil *nt*, Prostaglandin E_1 *nt*
ALS *abk.* s.u. antilymphocyte *serum*
ALT *abk.* s.u. **1.** alanine *aminotransferase* **2.** alanine *transaminase*
al|ter|a|tion [ɔːltə'reɪʃn] *noun* Änderung *f* (*to* an), Veränderung *f* (*to* an), Alteration *f*
blood gas alteration Blutgasveränderung *f*
al|ter|a|tive ['ɔːltəreɪtɪv] *adj.* verändernd, veränderlich, alterativ
al|ter|nat|ing ['ɔːltərneɪtɪŋ] *adj.* abwechselnd, Wechsel-, alternierend
al|ter|na|tion [ˌɔːltər'neɪʃn] *noun* **1.** Alternieren *nt*, Abwechslung *f*, Wechsel *m* **2.** Wechsel *m*, Stromwechsel *m*
host alternation Wirtswechsel *m*
al|ter|na|tive [ɔː'lɜrnətɪv] **I** *noun* Alternative *f* (*to* zu); Wahl *f*, Möglichkeit *f*, Ausweg *m* (*to* für) **II** *adj.* alternativ, Alternativ-, Ausweich-, Ersatz-
al|trose ['æltrəʊz] *noun* Altrose *f*
al|tru|ism ['æltrəwɪzəm] *noun* Nächstenliebe *f*, Selbstlosigkeit *f*, Altruismus *m*
al|um ['æləm] *noun* **1.** Alumen *nt*, Kalium-Aluminium-Sulfat *nt* **2.** Alaun *nt*
a|lu|men [ə'luːmən] *noun* s.u. alum
a|lu|mi|na [ə'luːmɪnə] *noun* Aluminiumoxid *nt*
al|u|min|i|um [æljʊ'mɪnɪəm] *noun* s.u. aluminum
a|lu|mi|num [ə'luːmɪnəm] *noun* Aluminium *nt*
ALV *abk.* s.u. avian leukemia *virus*
al|ve|o|lar [æl'vɪələr] *adj.* **1.** mit Hohlräumen versehen, alveolär **2.** alveolär, Alveolen-, Alveolar-, Alveolo-
al|ve|o|li|tis [ˌælvɪə'laɪtɪs] *noun* (*Lunge*) Alveolitis *f*
allergic alveolitis s.u. extrinsic *alveolitis*
extrinsic alveolitis exogen-allergische Alveolitis *f*, Hypersensitivitätspneumonitis *f*
extrinsic allergic alveolitis s.u. extrinsic *alveolitis*
a|lym|phia [eɪ'lɪmfɪə] *noun* Alymphie *f*
a|lym|pho|cy|to|sis [eɪˌlɪmfəsaɪ'təʊsɪs] *noun* Alymphozytose *f*
a|lym|pho|pla|sia [eɪˌlɪmfə'pleɪʒ(ɪ)ə] *noun* Alymphoplasie *f*, Alymphoplasia *f*
thymic alymphoplasia schwerer kombinierter Immundefekt *m*, Schweitzer-Typ *m* der Agammaglobulinämie
AM *abk.* s.u. **1.** actinomycosis **2.** actomyosin **3.** adrenal *marrow* **4.** ammeter
am *abk.* s.u. ammeter
AMA *abk.* s.u. antimitochondrial *antibodies*
am|a|crine ['æməkrɪn] **I** *noun* amakrine Zelle *f*, Neurocytus amacrinus **II** *adj.* amakrin
am|a|krine ['æməkrɪn] *noun, adj.* s.u. amacrine
a|man|ta|dine [ə'mæntədiːn] *noun* Amantadin *nt*
Amato [aː'maːto]: **Amato's bodies** Amato-Körperchen *pl*
AmB *abk.* s.u. amphotericin B
ambi- *präf.* Beid-, Amb(i)-
am|bi|ent ['æmbɪənt] **I** *noun* **1.** Umwelt *f*, Milieu *nt* **2.** Atmosphäre *f* **II** *adj.* umgebend, Umwelt-, Umgebungs-
am|bi|lat|er|al [æmbɪ'lætərəl] *adj.* beide Seiten betreffend, ambilateral
am|bly|chro|ma|sia [ˌæmblɪkrəʊ'meɪʒ(ɪ)ə] *noun* Amblychromasie *f*
am|bly|chro|mat|ic [ˌæmblɪkrəʊ'mætɪk] *adj.* amblychrom, amblychromatisch, schwach-färbend
Am|bly|om|ma [æmblɪ'ɑmə] *noun* Buntzecken *pl*, Amblyomma *nt*
am|bo|cep|tor ['æmbəʊseptər] *noun* Ambozeptor *m*
AMC *abk.* s.u. amoxicillin
a|me|ba [ə'miːbə] *noun, plural* **a|me|bas, a|me|bae** [ə'miːbiː] Wechseltierchen *nt*, Amöbe *f*, Amoeba *f*
am|e|bi|a|sis [æmə'baɪəsɪs] *noun* Amöbiasis *f*
a|me|bic [ə'miːbɪk] *adj.* Amöbe(n) betreffend, durch Amöben verursacht, amöbisch, Amöben-
a|me|bi|ci|dal [əˌmiːbə'saɪdl] *adj.* amöben abtötend, amöbizid
a|me|bi|cide [ə'miːbəsaɪd] *noun* amöbizides Mittel *nt*, Amöbizid *nt*
am|e|bism ['æmɪbɪzəm] *noun* **1.** amöboide Fortbewegung *f* **2.** Amöbeninfektion *f*
a|me|boid [ə'miːbɔɪd] *adj.* amöbenähnlich *oder* amöbenartig (*in Form oder Bewegung*), amöboid
am|e|bo|ma [æmɪ'bəʊmə] *noun* Amöbengranulom *nt*, Amöbom *nt*
a|me|bu|la [ə'miːbjələ] *noun, plural* **a|me|bu|las, a|me|bu|lae** [ə'miːbjəliː] (*Amöben*) Minutaform *f*
a|mel|a|no|sis [eɪˌmelə'nəʊsɪs] *noun* Amelanose *f*
a|mel|a|no|tic [eɪˌmelə'nɑtɪk] *adj.* amelanotisch
amelo- *präf.* Zahnschmelz-, Amel(o)-, Adamant(o)-
am|e|lo|blast ['æmələʊblæst] *noun* Adamantoblast *m*, Ameloblast *m*, Ganoblast *m*
am|e|lo|blas|to|fi|bro|ma ['æmələʊˌblæstəʊfaɪ'brəʊmə] *noun* Ameloblastofibrom *nt*
am|e|lo|blas|to|ma [ˌæmələʊblæs'təʊmə] *noun* Ameloblastom *nt*, Adamantinom *nt*
melanotic ameloblastoma Melanoameloblastom *nt*
pituitary ameloblastoma s.u. pituitary *adamantinoma*
a|met|a|chro|mo|phil [eɪˌmetə'krəʊməfɪl] *adj.* orthochromophil
a|met|a|neu|tro|phil [eɪˌmetə'n(j)uːtrəfɪl] *adj.* s.u. ametachromophil

a|me|tho|pte|rin [æmɪ'θɑptərɪn] *noun* Amethopterin *nt*, Methotrexat *nt*
a|mi|cro|bic [eɪmaɪ'krəʊbɪk] *adj.* nicht von Mikroben verursacht, amikrobiell
am|i|dase ['æmɪdeɪz] *noun* Amidase *f*
am|ide ['æmaɪd] *noun* Amid *nt*
am|i|din ['æmɪdɪn] *noun* Amylose *f*
am|i|di|no|trans|fer|ase [ˌæmɪdiːnəʊ'trænsfəreɪz] *noun* Amidinotransferase *f*
glycine amidinotransferase Glycinamidinotransferase *f*
amido- *präf.* Amido-
a|mi|do|ben|zene [ˌæmɪdəʊ'benziːn] *noun* Anilin *nt*, Aminobenzol *nt*, Phenylamin *nt*
a|mi|do|hy|dro|lase [ˌæmɪdəʊ'haɪdrəleɪz] *noun* Amidohydrolase *f*, Desamidase *f*
amido-ligase *noun* Amidoligase *f*
am|i|ka|cin [æmɪ'kæsɪn] *noun* Amikacin *nt*
am|in|ar|sone [æmɪn'ɑːrsəʊn] *noun* Carbason *nt*, 4-Carbamidophenylarsinsäure *f*
am|i|nate ['æmɪneɪt] *vt* aminieren
a|mine [ə'miːn, 'æmɪn] *noun* Amin *nt*
biogenic amine biogenes Amin *nt*, Bioamin *nt*
primary amine primäres Amin *nt*
tertiary amine tertiäres Amin *nt*
vasoactive amine vasoaktives Amin *nt*
a|mi|no [ə'miːnəʊ, 'æmɪnəʊ] *noun* Aminogruppe *f*, Amino-(Radikal *nt*), Amino-
a|mi|no|a|cyl [əˌmiːnəʊ'æsɪl] *noun* Aminoacyl-(Radikal *nt*)
a|mi|no|a|cy|lase [əˌmiːnəʊ'æsɪleɪs] *noun* Aminoacylase *f*, Hippurikase *f*
am|i|no|a|cyl|trans|fer|ase [əˌmiːnəʊˌæsɪl'trænsfəreɪz] *noun* Aminoacyltransferase *f*
a|mi|no|a|di|pate [əˌmiːnəʊ'ædəpeɪt] *noun* Aminoadipat *nt*
a|mi|no|ben|zene [əˌmiːnəʊ'benziːn] *noun* Anilin *nt*, Aminobenzol *nt*, Phenylamin *nt*
p-a|mi|no|ben|zene|sul|fon|a|mide [əˌmiːnəʊˌbenziːnsʌl'fɑnəmaɪd] *noun* Sulfanilamid *nt*, *p*-Aminobenzolsulfonamid *nt*
p-a|mi|no|ben|zene|sul|phon|a|mide [əˌmiːnəʊˌbenziːnsʌl'fɑnəmaɪd] *noun* (*brit.*) s.u. *p*-aminobenzenesulfonamide
α-a|mi|no|ben|zyl|pen|i|cil|lin [əˌmiːnəʊˌbenzɪlˌpenə'sɪlɪn] *noun* Ampicillin *nt*, alpha-Aminobenzylpenicillin *nt*
γ-a|mi|no|bu|tyr|ate [əˌmiːnəʊ'bjuːtəreɪt] *noun* γ-Aminobutyrat *nt*, gamma-Aminobutyrat *nt*
a|mi|no|cy|cli|tol [əˌmiːnəʊ'saɪklətɔl] *noun* Aminocyclitol *nt*
2-a|mi|no|eth|a|nol [əˌmiːnəʊ'eθənɔl] *noun* Äthanolamin *nt*, Ethanolamin *nt*, Colamin *nt*, Monoethanolamin *nt*
a|mi|no|form [ə'miːnəfɔːrm] *noun* Methenamin *nt*, Hexamin *nt*, Hexamethylentetramin *nt*
a|mi|no|gly|co|side [əˌmiːnəʊ'glaɪkəsaɪd] *noun* **1.** (*Chemie*) Aminoglykosid *nt* **2.** (*pharmakol.*) Aminoglykosid *nt*, Aminoglykosid-Antibiotikum *nt*
a|mi|no|gram [ə'miːnəʊgræm] *noun* Aminogramm *nt*
a|mi|no|het|er|o|cy|clic [əˌmiːnəʊˌhetərəʊ'saɪklɪk] *adj.* aminoheterozyklisch
a|mi|no|hy|dro|lase [əˌmiːnəʊ'haɪdrəleɪz] *noun* Desaminase *f*, Aminohydrolase *f*
a|mi|no|lev|u|li|nate [əˌmiːnəʊ'levjəlɪneɪt] *noun* Aminolävulinat *nt*
a|mi|no|li|pid [əˌmiːnəʊ'lɪpɪd] *noun* Aminolipid *nt*
a|mi|no|li|pin [əˌmiːnəʊ'lɪpɪn] *noun* s.u. aminolipid
a|mi|no|pep|ti|dase [əˌmiːnəʊ'peptɪdeɪz] *noun* Aminopeptidase *f*
cytosol aminopeptidase Arylaminopeptidase *f*
leucine aminopeptidase Leucinaminopeptidase *f*, Leucinarylamidase *f*
methionine aminopeptidase Methioninaminopeptidase *f*
am|i|noph|er|ase [æmɪ'nɑfəreɪs] *noun* s.u. aminotransferase
a|mi|no|po|ly|pep|ti|dase [əˌmiːnəʊˌpɑlɪ'peptɪdeɪz] *noun* s.u. aminopeptidase
a|mi|no|pro|pyl|trans|fer|ase [əˌmiːnəʊˌprəʊpɪl'trænsfəreɪz] *noun* Aminopropy ltransferase *f*
am|i|nop|ter|in [æmɪ'nɑptərɪn] *noun* Aminopterin *nt*, 4-Aminofolsäure *f*
2-a|mi|no|pu|rine [əˌmiːnəʊ'pjʊəriːn] *noun* 2-Aminopurin *nt*
6-aminopurine *noun* Alanin *nt*, Aminopropionsäure *f*
a|mi|no|py|rine [əˌmiːnəʊ'paɪriːn] *noun* Aminophenazon *nt*, Aminopyrin *nt*
a|mi|no|sac|cha|ride [əˌmiːnəʊ'sækəraɪd] *noun* Aminozucker *m*, Aminosaccharid *nt*
a|mi|no|sa|li|cy|late [əˌmiːnəʊsə'lɪsəleɪt] *noun* Aminosalizylat *nt*
***p*-aminosalicylate** Paraaminosalizylat *nt*, *p*-Aminosalizylat *nt*
amino-terminal *adj.* aminoterminal, N-terminal
a|mi|no|trans|fer|ase [əˌmiːnəʊ'trænsfəreɪz] *noun* Aminotransferase *f*, Transaminase *f*
alanine aminotransferase Alaninaminotransferase *f*, Alanintransaminase *f*, Glutamatpyruvattransaminase *f*
β-alanine-oxoglutarate aminotransferase s.u. aminobutyrate *aminotransferase*
aminobutyrate aminotransferase Aminobuttersäureaminotransferase *f*, β-Alaninaminotransaminase *f*
aspartate aminotransferase Aspartataminotransferase *f*, Aspartattransaminase *f*, Glutamatoxalacetattransaminase *f*
cysteine aminotransferase Cysteinaminotransferase *f*, Cysteinaminotransaminase *f*
glycine aminotransferase Glycinaminotransferase *f*, Glutaminsäure-glycin-transaminase *f*
leucine aminotransferase Leucinaminotransferase *f*, Leucintransaminase *f*
ornithine aminotransferase Ornithinaminotransferase *f*, Ornithinaminotransaminase *f*, Ornithinketosäureaminotransferase *f*
serine glyoxylate aminotransferase Serin-Glyoxylat-Aminotransferase *f*
tyrosine aminotransferase Tyrosinaminotransferase *f*, Tyrosintransaminase *f*
am|i|to|sis [æmɪ'təʊsɪs] *noun* direkte Zellteilung *f*, Amitose *f*
am|i|tot|ic [æmɪ'tɑtɪk] *adj.* Amitose betreffend, amitotisch
AML *abk.* s.u. acute myelocytic *leukemia*
AMM *abk.* s.u. amelanotic malignant *melanoma*
am|me|ter ['æmiːtər] *noun* Strommesser *m*, Stromstärkemesser *m*, Amperemeter *nt*
am|mo|nia [ə'məʊnjə] *noun* Ammoniak *nt*

am|mo|ni|ac [ə'məʊnɪæk] *adj.* s.u. ammoniacal

am|mo|ni|a|cal [æmə'naɪəkl] *adj.* Ammoniak enthaltend, ammoniakalisch, Ammoniak-; (*Urin*) nach Ammoniak riechend

am|mo|ni|um [ə'məʊnɪəm] *noun* Ammoniumion *nt*, Ammoniumradikal *nt*

am|mo|ni|u|ria [ə,məʊnɪ'(j)ʊərɪə] *noun* Ammoniurie *f*

am|o|di|a|quine [æməʊ'daɪəkwɪn] *noun* Amodiaquin *nt*

A|moe|ba [ə'mi:bə] *noun* Amöbe *f*, Amoeba *f*

a|moe|ba [ə'mi:bə] *noun, plural* **a|moe|bas, a|moe|bae** [ə'mi:bi:] (*brit.*) s.u. ameba

am|oe|bi|a|sis [æmə'baɪəsɪs] *noun* (*brit.*) s.u. amebiasis

amoe|bic [ə'mi:bɪk] *adj.* (*brit.*) s.u. amebic

amoe|bi|ci|dal [ə,mi:bə'saɪdl] *adj.* (*brit.*) s.u. amebicidal

amoe|bi|cide [ə'mi:bəsaɪd] *noun* (*brit.*) s.u. amebicide

A|moe|bi|da [ə'mi:bɪdə] *plural* Amoebida *pl*

a|moe|bi|form [ə'mi:bəfɔ:rm] *adj.* (*brit.*) s.u. ameboid

amoe|bism ['æmɪbɪzəm] *noun* (*brit.*) s.u. amebism

amoe|boid [ə'mi:bɔɪd] *adj.* (*brit.*) s.u. ameboid

am|oe|bo|ma [æmɪ'bəʊmə] *noun* (*brit.*) s.u. ameboma

amoe|bu|la [ə'mi:bjələ] *noun, plural* **amoe|bu|las, amoe|bu|lae** [ə'mi:bjəli:] (*brit.*) s.u. amebula

a|mor|phous [ə'mɔ:rfəs] *adj.* **1.** gestaltlos, formlos, strukturlos, amorph **2.** amorph, nicht kristallin

a|mox|i|cil|lin [ə,mɑksə'sɪlɪn] *noun* Amoxicillin *nt*

AMP *abk.* s.u. **1.** adenosine *monophosphate* **2.** ampicillin

amp. *abk.* s.u. **1.** ampere **2.** amplifier

am|per|age ['æmpərɪdʒ] *noun* Stromstärke *f*, elektrische Stromstärke *f*

am|pere ['æmpɪər] *noun* Ampere *nt*

amph(i)- *präf.* zwei-, zweifach-, doppel-, amph(i)-

am|phi|chro|ic [æmfɪ'krəʊɪk] *adj.* s.u. amphichromatic

am|phi|chro|mat|ic [,æmfɪkrəʊ'mætɪk] *adj.* zweifarbig, amphichromatisch

am|phi|cro|ic [æmfɪ'krəʊɪk] *adj.* s.u. amphichromatic

am|phi|cyte ['æmfɪsaɪt] *noun* Mantelzelle *f*, Amphizyt *m*

am|phi|leu|kae|mic [,æmfɪlu:'ki:mɪk] *adj.* (*brit.*) s.u. amphileukemic

am|phi|leu|ke|mic [,æmfɪlu:'ki:mɪk] *adj.* amphileukämisch

am|phi|path|ic [æmfɪ'pæθɪk] *adj.* amphipathisch

am|pho|chro|mat|o|phil [,æmfəʊkrə'mætəfɪl] *noun, adj.* s.u. amphophil

am|pho|chro|mo|phil [æmfəʊ'krəʊməfɪl] *noun, adj.* s.u. amphophil

am|pho|cyte ['æmfəʊsaɪt] *noun* amphophile Zelle *f*, Amphozyt *m*

am|pho|lyte ['æmfəʊlaɪt] *noun* Ampholyt *m*

am|pho|lyt|ic [æmfəʊ'lɪtɪk] *adj.* **1.** ampholytisch **2.** amphoter, amphoterisch

am|pho|phil ['æmfəʊfɪl] **I** *noun* amphophile Zelle *f*, Amphozyt *m* **II** *adj.* amphophil, amphochromophil, amphochromatophil

am|pho|phil|ic [æmfəʊ'fɪlɪk] *adj.* amphophil, amphochromophil, amphochromatophil

am|pho|ter|ic [æmfə'terɪk] *adj.* zweisinnig, amphoterisch, amphoter

am|pho|ter|i|cin B [æmfəʊ'terɪsɪn] *noun* Amphotericin B *nt*

am|pho|ter|ic|i|ty [,æmfəʊte'rɪsətɪ] *noun* s.u. amphoterism

am|pho|ter|ism [æm'fɑtərɪzəm] *noun* Amphoterismus *m*

am|phot|er|ous [æm'fɑtərəs] *adj.* s.u. amphoteric

am|pi|cil|lin [æmpə'sɪlɪn] *noun* Ampicillin *nt*, alpha-Aminobenzylpenicillin *nt*

am|pli|fi|ca|tion [,æmplɪfɪ'keɪʃn] *noun* Verstärkung *f*, Vergrößerung *f*; Erweiterung *f*, Ausdehnung *f*; (*Physik*) Amplifikation *f*

am|pli|fi|er ['æmplɪfaɪər] *noun* Verstärker *m*
biological amplifier biologischer Verstärker *m*

am|pli|fy ['æmplɪfaɪ] *vt* (*a. Physik*) verstärken, vergrößern, amplifizieren; erweitern, ausdehnen

am|pli|tude ['æmplɪt(j)u:d] *noun* **1.** Größe *f*, Weite *f*, Umfang *m* **2.** (*Physik*) Amplitude *f*, Schwingungsweite *f*, Ausschlagsweite *f*

am|pul|lar [æm'pʌlər] *adj.* s.u. ampullary

am|pul|lar|y [æm'pʌlərɪ] *adj.* bauchig aufgetrieben *oder* erweitert, ampullär

AMT-B *abk.* s.u. amphotericin B

amu *abk.* s.u. atomic mass *unit*

am|yl ['æmɪl] *noun* Amyl-(Radikal *nt*)

am|y|la|ce|ous [æmə'leɪʃəs] *adj.* stärkeähnlich, stärkehaltig, Stärke-

am|y|lase ['æmɪleɪz] *noun* Amylase *f*

amylo- *präf.* Stärke-, Amyl(o)-

amylo-1:4,1:6-transglucosidase *noun* Branchingenzym *nt*, Glucan-verzweigende Glykosyltransferase *f*, 1,4-α-Glucan-branching-Enzym *nt*

am|y|lo|cel|lu|lose [æmɪləʊ'seljələʊz] *noun* s.u. amylose

am|y|lo|gen|ic [æmɪləʊ'dʒenɪk] *adj.* stärkebildend, stärkeproduzierend, amylogen

am|y|loid ['æməlɔɪd] **I** *noun* Amyloid *nt* **II** *adj.* stärkeähnlich, amyloid

am|y|loi|dal [æmə'lɔɪdl] *adj.* stärkeähnlich, amyloid

am|y|loi|do|sis [,æməlɔɪ'dəʊsɪs] *noun* Amyloidose *f*, amyloide Degeneration *f*
AA amyloidosis reaktiv-sekundäre Amyloidose *f*
primary amyloidosis primäreAmyloidose *f*, idiopathische Amyloidose *f*, primäreSystemamyloidose *f*, idiopathische Systemamyloidose *f*, Paramyloidose *f*
reactive systemic amyloidosis reaktiv-sekundäre Amyloidose *f*
systemic amyloidosis systemische Amyloidose *f*

am|y|lose ['æmɪləʊz] *noun* Amylose *f*

am|y|lo|sis [æmɪ'ləʊsɪs] *noun* s.u. amyloidosis

am|y|lo|syn|the|sis [,æmɪləʊ'sɪnθəsɪs] *noun* Stärkeaufbau *m*, Stärkesynthese *f*, Amylosynthese *f*

ANA *abk.* s.u. antinuclear *antibodies*

an|a|bol|ic [ænə'bɑlɪk] *adj.* Anabolismus betreffend, aufbauend, anabol, anabolisch

a|nab|o|lism [ə'næbəlɪzəm] *noun* Aufbaustoffwechsel *m*, Anabolismus *m*

a|nab|o|lite [ə'næbəlaɪt] *noun* Anabolit *m*

a|nae|mia [ə'ni:mɪə] *noun* (*brit.*) s.u. anemia

a|nae|mic [ə'ni:mɪk] *adj.* (*brit.*) s.u. anemic

an|aer|obe ['æneərəʊb] *noun* Anaerobier *m*, Anaerobiont *m*, Anoxybiont *m*
obligate anaerobe obligater Anaerobier *m*

an|aer|o|bi|an [æneə'rəʊbɪən] **I** *noun* s.u. anaerobe **II** *adj.* ohne Sauerstoff lebend, anaerob

an|aer|o|bic [æneə'rəʊbɪk] *adj.* **1.** ohne Sauerstoff lebend, anaerob **2.** sauerstofffrei, ohne Sauerstoff

an|aer|o|bi|o|sis [æn,eərəʊbaɪ'əʊsɪs] *noun* Anaerobiose *f*, Anoxybiose *f*

an|aer|o|gen|ic [æn,eərəʊ'dʒenɪk] *adj.* **1.** wenig *oder* kein Gas produzierend, anaerogen **2.** die Gasbildung unterdrückend, anaerogen

an|aes|the|sia [ænəs'θi:ʒə] *noun* (*brit.*) s.u. anesthesia

an|aes|thet|ic [ænəs'θetɪk] *noun, adj.* (*brit.*) s.u. anesthetic

an|ag|o|cy|tic [æn,ægəʊ'saɪtɪk] *adj.* Zellwachstum hemmend

an|ak|me|sis [æn'ækmɪsɪs] *noun* Reifungshemmung *f*, Reifungsstillstand *m*

a|nal ['eɪnl] *adj.* After/Anus betreffend, zum After/Anus gehörend, anal, After-, Anal-, Ano-

an|al|bu|mi|nae|mia [,ænælbju:mə'ni:mɪə] *noun* (*brit.*) s.u. analbuminemia

an|al|bu|mi|ne|mia [,ænælbju:mə'ni:mɪə] *noun* Analbuminämie *f*

an|a|lep|tic [ænə'leptɪk] I *noun* Analeptikum *nt* II *adj.* belebend, anregend, stärkend, analeptisch

an|al|ge|sia [ænəl'dʒi:zɪə] *noun* Aufhebung *f* der Schmerzempfindlichkeit, Schmerzunempfindlichkeit *f*, Schmerzlosigkeit *f*, Analgesie *f*

an|al|ge|sic [ænəl'dʒi:zɪk] I *noun* schmerzstillendes Medikament *nt*, Schmerzmittel *nt*, Analgetikum *nt* II *adj.* 1. schmerzstillend, analgetisch 2. schmerzunempfindlich

an|al|get|ic [ænəl'dʒetɪk] *noun, adj.* s.u. analgesic

an|al|gia [æn'ældʒɪə] *noun* Schmerzlosigkeit *f*, Analgie *f*

an|al|gic [æn'ældʒɪk] *adj.* schmerzunempfindlich

an|al|ler|gic [ænə'lɜrdʒɪk] *adj.* nicht-allergisch; nicht-allergen (wirkend)

an|a|logue ['ænəlɑg] *noun* 1. analoges Organ *nt* 2. analoge Substanz *f*, Analog *nt*, Analogon *nt*
  nucleoside analogues Nukleosidanaloga *pl*

an|al|pha|lip|o|pro|tein|ae|mia [æn,ælfə,lɪpə,prəʊti:'ni:mɪə] *noun* (*brit.*) s.u. analphalipoproteinemia

an|al|pha|lip|o|pro|tein|e|mia [æn,ælfə,lɪpə,prəʊti:'ni:mɪə] *noun* Tangier-Krankheit *f*, Analphalipoproteinämie *f*, Hypo-Alpha-Lipoproteinämie *f*

a|nal|y|sis [ə'næləsɪs] *noun, plural* **a|nal|y|ses** [ə'næləsi:z] Analyse *f*
  analysis of specimen Probenanalyse *f*
  analysis of variance (*statist.*) Varianzanalyse *f*
  activation analysis Aktivierungsanalyse *f*
  base-frequency analysis Basenfrequenzanalyse *f*
  blood gas analysis Blutgasanalyse *f*
  chromatographic analysis Chromatographie *f*, Chromatografie *f*
  clonal analysis klonale Analyse *f*
  colorimetric analysis Farbvergleich *m*, Farbmessung *f*, Kolorimetrie *f*, Colorimetrie *f*
  estrogen-receptor analysis Östrogenrezeptoranalyse *f*, Östrogenrezeptorbestimmung *f*, Estrogenrezeptoranalyse *f*, Estrogenrezeptorbestimmung *f*
  frequency analysis Frequenzanalyse *f*
  genetic analysis Erbanalyse *f*
  molecular genetic analysis molekulargenetische Untersuchung *f*
  periodicity analysis Periodizitätsanalyse *f*
  qualitative analysis qualitative Analyse *f*, qualitative Bestimmung *f*
  qualitive analysis s.u. qualitative *analysis*
  quantitative analysis quantitative Bestimmung *f*, mengenmäßige Bestimmung *f*, Gewichtsanalyse *f*, Gravimetrie *f*
  quantitive analysis s.u. quantitative *analysis*
  saturation analysis kompetitiver Bindungstest *m*, kompetitiver Bindungsassay *m*
  sequence analysis Sequenzanalyse *f*
  sequential analysis s.u. sequence *analysis*
  spectral analysis Spektralanalyse *f*, spektroskopische Analyse *f*
  spectrophotometric analysis Spektrophotometrie *f*, Spektrofotometrie *f*
  spectroscopic analysis spektroskopische Analyse *f*, Spektralanalyse *f*
  spectrum analysis Spektralanalyse *f*
  x-ray analysis Röntgenanalyse *f*

an|a|lys|or ['ænəlaɪzər] *noun* s.u. analyzer

an|a|lyst ['ænəlɪst] *noun* 1. Analytiker *m* 2. Statistiker *m*

an|a|lyte ['ænəlaɪt] *noun* analysierte Substanz *f*

an|a|lyt|ic [ænə'lɪtɪk] *adj.* mittels Analyse, analytisch, Analysen-

an|a|lyt|i|cal [ænə'lɪtɪkl] *adj.* s.u. analytic

an|a|lyze ['ænəlaɪz] *vt* analysieren; auswerten; etwas genau untersuchen

an|a|lyz|er ['ænəlaɪzər] *noun* 1. (*Physik*) Analysator *m* 2. (*Chemie*) Analysator *m*, Autoanalyzer *m*
  amino acid analyzer Aminosäureanalysator *m*
  blood gas analyzer Blutgasanalysator *m*

an|am|ne|sis [,ænæm'ni:sɪs] *noun* 1. Wiedererinnerung *f*, Anamnese *f* 2. (*Patient*) Vorgeschichte *f*, Krankengeschichte *f*, Anamnese *f* 3. immunologisches Gedächtnis *nt*

an|am|nes|tic [,ænæm'nestɪk] *noun* Anamnese betreffend, anamnestisch, Anamnese(n)-

an|an|a|phy|lax|is [æn,ænəfɪ'læksɪs] *noun* s.u. antianaphylaxis

an|a|phy|lac|tic [,ænəfɪ'laktɪk] *adj.* Anaphylaxie betreffend, anaphylaktisch

an|a|phy|lac|to|gen [,ænəfɪ'læktədʒən] *noun* Anaphylaktogen *nt*

an|a|phy|lac|to|gen|e|sis [,ænəfɪ,læktə'dʒenəsɪs] *noun* Anaphylaktogenese *f*

an|a|phy|lac|to|gen|ic [,ænəfɪ,læktə'dʒenɪk] *adj.* Anaphylaxie herbeiführend, anaphylaktogen

an|a|phy|lac|toid [,ænəfɪ'læktɔɪd] *adj.* anaphylaxieähnlich, anaphylaktoid

an|a|phy|la|tox|in [,ænəfɪlə'tɑksɪn] *noun* Anaphylatoxin *nt*

an|a|phy|lax|in [,ænəfɪ'læksɪn] *noun* Immunglobulin E *nt*

an|a|phy|lax|is [,ænəfɪ'læksɪs] *noun* 1. s.u. generalized *anaphylaxis* 2. anaphylaktische Überempfindlichkeit *f*, anaphylaktische Allergie *f*, anaphylaktischer Typ *m* der Überempfindlichkeitsreaktion, Überempfindlichkeitsreaktion *f* vom Soforttyp, Typ I der Überempfindlichkeitsreaktion
  antiserum anaphylaxis passive Anaphylaxie *f*
  generalized anaphylaxis allergischer Schock *m*, anaphylaktischer Schock *m*, Anaphylaxie *f*
  systemic anaphylaxis s.u. generalized *anaphylaxis*

an|a|phy|lo|tox|in [,ænəfɪlə'tɑksɪn] *noun* s.u. anaphylatoxin

an|a|pla|sia [ænə'pleɪʒ(ɪ)ə] *noun* Anaplasie *f*

an|a|plas|tia [ænə'plæstɪə] *noun* s.u. anaplasia

an|a|plas|tic [ænə'plæstɪk] *adj.* Anaplasie betreffend, anaplastisch

an|a|tom|ic [ænə'tɑmɪk] *adj.* s.u. anatomical

an|a|tom|i|cal [ænə'tɑmɪkl] *adj.* Anatomie betreffend, anatomisch

an|a|tom|i|co|med|i|cal [ænə,tɑmɪkəʊ'medɪkl] *adj.* medizinisch-anatomisch

an|a|tom|i|co|path|o|log|i|cal [ænə,tɑmɪkəʊ,pæθə'lɑdʒɪkl] *adj.* pathologisch-anatomisch
an|a|tom|i|co|phys|i|o|log|i|cal [ænə,tɑmɪkəʊ,fɪzɪə'lɑdʒɪkl] *adj.* physiologisch-anatomisch
a|nat|o|mist [ə'nætəmɪst] *noun* Anatom *m*
a|nat|o|my [ə'nætəmɪ] *noun, plural* **a|nat|o|mies** Anatomie *f*; Körperbau *m*
pathologic anatomy s.u. pathological *anatomy*
pathological anatomy pathologische Anatomie *f*
an|a|tox|in [ænə'tɑksɪn] *noun* Toxoid *nt*, Anatoxin *nt*
diphtheria anatoxin Diphtherie-Anatoxin *nt*, Diphtherietoxoid *nt*, Diphtherieformoltoxoid *nt*
an|chor ['æŋkər] *noun* Anker *m*
GPI anchor GPI-Anker *m*
an|cil|lar|y ['ænsəleri:] *adj.* ergänzend, helfend, zusätzlich (*to*), Hilfs-, Zusatz-
an|crod ['ænkrɑd] *noun* Ancrod *nt*
ancyl(o)- *präf.* Ankyl(o)-, Ancyl(o)-
An|cy|los|to|ma [æŋkɪ'lɑstəmə] *noun* Ankylostoma *nt*, Ancylostoma *nt*
Ancylostoma americanum Todeswurm *m*, Necator americanus
Ancylostoma duodenale (europäischer) Hakenwurm *m*, Grubenwurm *m*, Ancylostoma duodenale
an|cy|lo|sto|mat|ic [,æŋkələʊstə'mætɪk] *adj.* durch Ancylostoma verursacht
an|cy|lo|stome [æŋ'kɪləstəʊm] *noun* **1.** Ankylostoma *nt*, Ancylostoma *nt* **2.** Hakenwurm *m*
an|cy|lo|sto|mi|a|sis [,æŋkɪləʊstəʊ'maɪəsɪs] *noun* Hakenwurmbefall *m*, Hakenwurminfektion *f*, Ankylostomiasis *f*, Ankylostomatosis *f*, Ankylostomatidose *f*
An|cy|lo|stom|i|dae [,æŋkɪləʊ'stɑmədi:] *plural* Hakenwürmer *pl*, Ancylostomidae *pl*
an|drei|o|ma [,ændrɪ'əʊmə] *noun* Arrhenoblastom *nt*
an|dre|o|blas|to|ma [,ændrɪəʊblæs'təʊmə] *noun* Arrhenoblastom *nt*
andro- *präf.* Mann-, Männer-, Andr(o)-
an|dro|blas|to|ma [,ændrəʊblæs'təʊmə] *noun* **1.** Androblastom *nt* **2.** Arrhenoblastom *nt* **3.** Sertoli-Leidig-Zelltumor *m*
an|dro|cyte ['ændrəʊsaɪt] *noun* männliche Keimzelle *f*, Androzyt *m*
an|dro|gen ['ændrəʊdʒən] *noun* männliches Keimdrüsenhormon *nt*, Androgen *nt*; androgene Substanz *f*
an|dro|gen|e|sis [,ændrəʊ'dʒenəsɪs] *noun* Androgenese *f*
an|dro|ge|net|ic [,ændrəʊdʒə'netɪk] *adj.* androgenetisch
an|dro|gen|ic [,ændrəʊ'dʒenɪk] *adj.* androgen
an|dro|ge|nic|i|ty [,ændrəʊdʒə'nɪsətɪ] *noun* Androgenizität *f*
an|dro|gen|i|za|tion [ændrəʊ,dʒenɪ'zeɪʃn] *noun* Vermännlichung *f*, Androgenisation *f*
an|dro|ma [æn'drəʊmə] *noun* s.u. arrhenoblastoma
an|dro|stane ['ændrəʊsteɪn] *noun* Androstan *nt*
an|dro|stane|di|ol [ændrəʊ'steɪndaɪəʊl] *noun* Androstandiol *nt*
an|dro|stan|o|lone [ændrəʊ'stænələʊn] *noun* Androstanolon *nt*
an|dro|stene ['ændrəʊsti:n] *noun* Androsten *nt*
an|dro|stene|di|ol [ændrəʊ'sti:ndaɪəʊl] *noun* Androstendiol *nt*
an|dro|stene|di|one [ændrəʊ'sti:ndaɪəʊn] *noun* Androstendion *nt*
an|dros|ter|one [æn'drɑstərəʊn] *noun* Androsteron *nt*
a|ne|mia [ə'ni:mɪə] *noun* Blutarmut *f*, Anämie *f*, Anaemia *f*
anemia pseudoleukemica infantum von Jaksch-Hayem-Anämie *f*, von Jaksch-Hayem-Syndrom *nt*, Anaemia pseudoleukaemica infantum
achlorhydric anemia Faber-Anämie *f*, Chloranämie *f*
achrestic anemia achrestische Anämie *f*
achylic anemia idiopathische hypochrome Anämie *f*
acquired anemia erworbene Anämie *f*, sekundäre Anämie *f*
acquired sideroachrestic anemia erworbene sideroachrestische Anämie *f*
acute anemia akute Anämie *f*
acute posthemorrhagic anemia akute Blutungsanämie *f*, Blutungsanämie *f*, akute post-hämorrhagische Anämie *f*, , akute hämorrhagische Anämie *f*
Addison's anemia perniziöse Anämie *f*, Biermer-Anämie *f*, Addison-Anämie *f*, Morbus *m* Biermer, Perniziosa *f*, Perniciosa *f*, Anaemia perniciosa, Vitamin B_{12}-Mangelanämie *f*
Addison-Biermer anemia s.u. Addison's *anemia*
addisonian anemia s.u. Addison's *anemia*
African anemia Sichelzellanämie *f*, Sichelzellenanämie *f*, Herrick-Syndrom *nt*
agastric anemia Anämie *f* nach Magenresektion
angiopathic hemolytic anemia angiopathische hämolytische Anämie *f*
anhematopoietic anemia Anämie *f* durch verminderte *oder* fehlende Erythrozytenbildung
anhemopoietic anemia s.u. anhematopoietic *anemia*
aplastic anemia aplastische Anämie *f*
aquired hemolytic anemia erworbene hämolytische Anämie *f*
aregenerative anemia aplastische Anämie *f*
asiderotic anemia Chlorose *f*, Chlorosis *f*
autoimmune hemolytic anemia autoimmunhämolytische Anämie *f*
Bartonella anemia Anämie *f* bei Bartonellose
Biermer's anemia s.u. Addison's *anemia*
Biermer-Ehrlich anemia s.u. Addison's *anemia*
Blackfan-Diamond anemia Blackfan-Diamond-Anämie *f*, chronische kongenitale aregenerative Anämie *f*, pure red cell aplasia
cameloid anemia hereditäre Elliptozytose *f*, Ovalozytose *f*, Kamelozytose *f*, Elliptozytenanämie *f*
chlorotic anemia s.u. asiderotic *anemia*
chronic congenital aregenerative anemia Blackfan-Diamond-Anämie *f*, chronische kongenitale aregenerative Anämie *f*, pure red cell aplasia
cold-antibody type autoimmune hemolytic anemia autoimmunhämolytische Anämie *f* mit Kälteantikörpern
congenital anemia of the newborn fetale Erythroblastose *f*, Erythroblastosis fetalis
congenital aplastic anemia Fanconi-Anämie *f*, Fanconi-Syndrom *nt*, konstitutionelle infantile Panmyelopathie *f*
congenital hemolytic anemia kongenitale hämolytische Anämie *f*
congenital hypoplastic anemia **1.** Blackfan-Diamond-Anämie,Blackfan-Diamond-Syndrom *nt*, chronische kongenitale aregenerative Anämie *f* **2.**

Fanconi-Anämie *f*, Fanconi-Syndrom *nt*, konstitutionelle infantile Panmyelopathie *f*
constitutional hemolytic anemia hereditäre Sphärozytose *f*, Kugelzellanämie *f*, Kugelzellenanämie *f*, Kugelzellikterus *m*, Kugelzellenikterus *m*, familiärer hämolytischer Ikterus *m*, Morbus *m* Minkowski-Chauffard
Cooley's anemia Cooley-Anämie *f*, homozygote β-Thalassämie *f*, Thalassaemia major
cow's milk anemia Kuhmilchanämie *f*
crescent cell anemia Sichelzellanämie *f*, Sichelzellenanämie *f*, Herrick-Syndrom *nt*
cytogenic anemia perniziöse Anämie *f*, Biermer-Anämie *f*, Addison-Anämie *f*, Morbus *m* Biermer, Perniciosa *f*, Perniziosa *f*, Anaemia perniciosa, Vitamin B12-Mangelanämie *f*
deficiency anemia Mangelanämie *f*, nutritive Anämie *f*, alimentäre Anämie *f*
dilution anemia Verdünnungsanämie *f*; Hydrämie *f*, Hydroplasmie *f*
diphyllobothrium anemia Anämie *f* durch/ bei Fischbandwurmbefall
drepanocytic anemia Sichelzellanämie *f*, Sichelzellenanämie *f*, Herrick-Syndrom *nt*
Dresbach's anemia s.u. elliptocytary *anemia*
drug-induced immune hemolytic anemia medikamentös-induzierte immunhämolytische Anämie *f*, medikamentös-induzierte immunologische hämolytische Anämie *f*
dyserythropoietic anemia Anämie *f* mit Erythrozytenbildungsstörung
Ehrlich's anemia aplastische Anämie *f*
elliptocytary anemia Dresbach-Syndrom *nt*, hereditäre Elliptozytose *f*, Ovalozytose *f*, Kamelozytose *f*, Elliptozytenanämie *f*
elliptocytic anemia s.u. elliptocytary *anemia*
elliptocytotic anemia s.u. elliptocytary *anemia*
erythroblastic anemia of childhood Cooley-Anämie *f*, homozygote β-Thalassämie *f*, Thalassaemia major
Faber's anemia Faber-Anämie *f*, Chloranämie *f*
familial erythroblastic anemia Erythroblastenanämie *f*, familiäre Erythroblastenanämie *f*, Thalassaemia minor
familial megaloblastic anemia Imerslund-Gräsbeck-Syndrom *nt*
familial splenic anemia Gaucher-Erkrankung *f*, Gaucher-Krankheit *f*, Gaucher-Syndrom *nt*, Morbus *m* Gaucher, Glukozerebrosidose *f*, Zerebrosidlipidose *f*, Lipoidhistiozytose *f* vom Kerasintyp, Glykosylzeramidlipidose *f*
Fanconi's anemia Fanconi-Anämie *f*, Fanconi-Syndrom *nt*, konstitutionelle infantile Panmyelopathie *f*
fish tapeworm anemia Anämie *f* bei Fischbandwurmbefall
folic acid deficiency anemia Folsäuremangelanämie *f*
functional anemia funktionelle Anämie *f*
globe cell anemia hereditäre Sphärozytose *f*, Kugelzellanämie *f*, Kugelzellenanämie *f*, Kugelzellikterus *m*, Kugelzellenikterus *m*, familiärer hämolytischer Ikterus *m*, Morbus *m* Minkowski-Chauffard
glucose-6-phosphate dehydrogenase deficiency anemia Anämie *f* durch Glukose-6-phosphatdehydrogenasemangel
goat's milk anemia Ziegenmilchanämie *f*
ground itch anemia Anämie *f* bei Hakenwurmbefall
Heinz body anemia Anämie *f* mit Heinz-Innenkörperchen
hemolytic anemia hämolytische Anämie *f*
hemolytic anemia of the newborn fetale Erythroblastose *f*, Erythroblastosis fetalis, Morbus haemolyticus neonatorum
hemorrhagic anemia akute Blutungsanämie *f*, akute posthämorrhagische Anämie *f*, akute hämorrhagische Anämie *f*
hemotoxic anemia hämotoxische Anämie *f*, toxische Anämie *f*
Herrick's anemia Sichelzellanämie *f*, Sichelzellenanämie *f*, Herrick-Syndrom *nt*
hookworm anemia Anämie *f* bei Hakenwurmbefall
hyperchromatic anemia s.u. hyperchromic *anemia*
hyperchromic anemia hyperchrome Anämie *f*
hypochromic anemia hypochrome Anämie *f*
hypochromic microcytic anemia hypochrome mikrozytäre Anämie *f*
hypoferric anemia Eisenmangelanämie *f*, sideropenische Anämie *f*
hypoplastic anemia hypoplastische Anämie *f*
icterohemolytic anemia hämolytische Anämie *f* mit Ikterus
idiopathic anemia idiopathische Anämie *f*, essentielle/essenzielle Anämie *f*, primäre Anämie *f*
idiopathic hypochromic anemia idiopathische hypochrome Anämie *f*
immune hemolytic anemia immunhämolytische Anämie *f*, serogene hämolytische Anämie *f*, immunotoxisch-bedingte hämolytische Anämie *f*
infectious hemolytic anemia infektiöse hämolytische Anämie *f*, infektiös-bedingte hämolytische Anämie *f*
iron deficiency anemia Eisenmangelanämie *f*, sideropenische Anämie *f*
isochromic anemia normochrome Anämie *f*
Jaksch's anemia von Jaksch-Hayem-Anämie *f*, von Jaksch-Hayem-Syndrom *nt*, Anaemia pseudoleucaemica infantum
juvenile pernicious anemia juvenile perniziöse Anämie
Lederer's anemia Lederer-Anämie *f*
leukoerythroblastic anemia leukoerythroblastische Anämie *f*, idiopathische myeloische Metaplasie *f*, primäre myeloische Metaplasie *f*, Leukoerythroblastose *f*
macrocytic anemia makrozytäre Anämie *f*
macrocytic anemia of pregnancy makrozytäre Schwangerschaftsanämie *f*
malignant anemia perniziöse Anämie *f*, Biermer-Anämie *f*, Addison-Anämie *f*, Morbus *m* Biermer, Perniciosa *f*, Perniziosa *f*, Anaemia perniciosa, Vitamin B_{12}-Mangelanämie *f*
Marchiafava-Micheli anemia Marchiafava-Micheli-Anämie *f*, paroxysmale nächtliche Hämoglobinurie *f*
Mediterranean anemia Cooley-Anämie *f*, homozygote β-Thalassämie *f*, Thalassaemia major
megaloblastic anemia megaloblastäre Anämie *f*
megalocytic anemia s.u. macrocytic *anemia*
microangiopathic anemia s.u. microangiopathic hemolytic *anemia*

microangiopathic hemolytic anemia Moschcowitz-Syndrom *nt*, Moschcowitz-Singer-Symmers-Syndrom *nt*, thrombotisch-thrombozytopenische Purpura *f*, thrombotische Mikroangiopathie *f*, Purpura *f* Moschcowitz, Purpura thrombotica, Purpura thrombotica thrombocytopenica
microcytic anemia mikrozytäre Anämie *f*
microdrepanocytic anemia Sichelzellthalassämie *f*, Sichelzellenthalassämie *f*, Mikrodrepanozytenkrankheit *f*, HbS-Thalassämie *f*
milk anemia Kuhmilchanämie *f*
miner's anemia Anämie *f* bei Hakenwurmbefall
molecular anemia molekuläre Anämie *f*, Anämie *f* durch pathologisches Hämoglobin
myelopathic anemia leukoerythroblastische Anämie *f*, idiopathische myeloische Metaplasie *f*, primäre myeloische Metaplasie *f*, Leukoerythroblastose *f*
myelophthisic anemia s.u. myelopathic *anemia*
nonspherocytic hemolytic anemia hämolytische Anämie *f* ohne Sphärozyten
normochromic anemia normochrome Anämie *f*
normocytic anemia normozytäre Anämie *f*
nutritional anemia Mangelanämie *f*, nutritive Anämie *f*, alimentäre Anämie *f*
nutritional macrocytic anemia Folsäuremangelanämie *f*
osteosclerotic anemia osteosklerotische Anämie *f*
ovalocytic anemia s.u. elliptocytary *anemia*
pernicious anemia s.u. Addison's *anemia*
phenylhydrazine anemia hämolytische Anämie *f* durch Phenylhydrazin
physiological anemia physiologische Anämie *f*, Drei-Monats-Anämie *f*
posthemorrhagic anemia posthämorrhagische Anämie *f*
primaquine sensitive anemia Anämie *f* durch Glukose-6-phosphatdehydrogenasemangel
primary anemia essentielle/essenzielle Anämie *f*, primäre Anämie *f*, idiopathische Anämie *f*
primary erythroblastic anemia s.u. erythroblastic *anemia* of childhood
pure red cell anemia s.u. pure red cell *aplasia*
radiation anemia Strahlenanämie *f*
refractory anemia aplastische Anämie *f*
refractory sideroblastic anemia s.u. acquired sideroachrestic *anemia*
scorbutic anemia Vitamin C-Mangelanämie *f*
secondary anemia erworbene Anämie *f*, sekundäre Anämie *f*
secondary refractory anemia sekundär-refraktäre Anämie *f*
sickle cell anemia Sichelzellanämie *f*, Sichelzellenanämie *f*, Herrick-Syndrom *nt*
sideroachrestic anemia sideroachrestische Anämie *f*
sideroblastic anemia s.u. sideroachrestic *anemia*
sideropenic anemia sideropenische Anämie *f*, Eisenmangelanämie *f*
spherocytic anemia hereditäre Sphärozytose *f*, Kugelzellenanämie *f*, Kugelzellenikterus *m*, familiärer hämolytischer Ikterus *m*, Morbus *m* Minkowski-Chauffard
splenic anemia Banti-Krankheit *f*
spur-cell anemia Anämie *f* bei Akanthozytose
target cell anemia Anämie *f* mit Schießscheibenzellen
toxic anemia hämotoxische Anämie *f*, toxische Anämie *f*
toxic hemolytic anemia toxische hämolytische Anämie *f*
tropical anemia Anämie *f* bei Hakenwurmbefall
vitamin B_6 deficiency anemia Vitamin B_6-Mangelanämie *f*
vitamin B_{12} deficiency anemia Vitamin-B_{12}-Mangelanämie *f*
vitamin C deficiency anemia Vitamin C-Mangelanämie *f*
von Jaksch's anemia von Jaksch-Hayem-Anämie *f*, von Jaksch-Hayem-Syndrom *nt*, Anaemia pseudoleucaemica infantum
warm-antibody type autoimmune hemolytic anemia autoimmunhämolytische Anämie *f* mit Wärmeantikörpern

a|ne|mic [ə'niːmɪk] *adj.* Anämie betreffend, blutarm, anämisch

an|er|gia [ə'nɜrdʒɪə] *noun* s.u. anergy

an|er|gic [ə'nɜrdʒɪk] *adj.* **1.** inaktiv, anerg, anergisch **2.** energielos, energiearm, anerg (*to*), anergisch (*to*)

an|er|gy ['ænɜrdʒɪ] *noun* **1.** Energielosigkeit *f*, Energiemangel *m*, Anergie *f* **2.** Unempfindlichkeit *f*, Reizlosigkeit *f*, Anergie *f* (*to*)
clonal anergy klonale Anergie *f*

an|e|ryth|ro|pla|sia [ænɪˌrɪθrə'pleɪʒ(ɪ)ə] *noun* Anerythroplasie *f*

an|e|ryth|ro|plas|tic [ænɪˌrɪθrə'plæstɪk] *adj.* anerythroplastisch

an|e|ryth|ro|poi|e|sis [ænɪˌrɪθrəpɔɪ'iːsɪs] *noun* Anerythropoese *f*, Anerythropoiese *f*

an|e|ryth|ro|re|gen|er|a|tive [ænɪˌrɪθrərɪ'dʒenəreɪtɪv] *adj.* aregenerativ

an|es|the|sia [ænəs'θiːʒə] *noun* **1.** Unempfindlichkeit *f*, Schmerzunempfindlichkeit *f*, Temperaturunempfindlichkeit *f*, Berührungsunempfindlichkeit *f*, Anästhesie *f* **2.** Narkose *f*, Betäubung *f*, Anästhesie *f*

an|es|thet|ic [ænəs'θetɪk] **I** *noun* Betäubungsmittel *nt*, Narkosemittel *nt*, Narkotikum *nt*, Anästhetikum *nt* **II** *adj.* Anästhesie betreffend *oder* auslösend, anästhetisch, narkotisch, betäubend, Anästhesie-, Narkose-

an|eu|ploid ['ænjəplɔɪd] **I** *noun* aneuploide Zelle *f*, aneuploides Individuum *m* **II** *adj.* aneuploid

an|eu|ploid|y ['ænjəplɔɪdɪ] *noun* Aneuploidie *f*

an|eu|rin ['ænjərɪn] *noun* Thiamin *nt*, Vitamin B_1 *nt*

an|eu|rine ['ænjəriːn] *noun* s.u. aneurin

ANF *abk.* s.u. **1.** antinuclear *factor* **2.** atrial natriuretic *factor*

an|gi|al|gia [ˌændʒɪ'ældʒ(ɪ)ə] *noun* Angialgie *f*, Angiodynie *f*

an|gi|ec|ta|sis [ˌændʒɪ'ektəsɪs] *noun* Gefäßerweiterung *f*, Angiektasie *f*, Angiectasia *f*

an|gi|ec|tat|ic [ˌændʒɪek'tætɪk] *adj.* Angiektasie betreffend, angiektatisch

an|gi|ec|to|pia [ˌændʒɪek'təʊpɪə] *noun* Angiektopie *f*

an|gi|i|tis [ændʒɪ'aɪtɪs] *noun* Gefäßentzündung *f*, Angiitis *f*, Vaskulitis *f*, Vasculitis *f*
leukocytoclastic angiitis Immunkomplexvaskulitis *f*, leukozytoklastische Vaskulitis *f*, Vasculitis allergica, Vasculitis hyperergica cutis, Arteriitis allergica cutis

an|gi|na [æn'dʒaɪnə] *noun* **1.** Halsentzündung *f*, Angina *f* **2.** s.u. *angina* pectoris

angina cruris intermittierendes Hinken *nt*, Charcot-Syndrom *nt*, Claudicatio intermittens, Angina cruris, Dysbasia intermittens, Dysbasia angiospastica
angina pectoris Herzbräune *f*, Stenokardie *f*, Angina pectoris
agranulocytic angina s.u. agranulocytosis
lymphatic angina Monozytenangina *f*
monocytic angina Monozytenangina *f*
neutropenic angina Agranulozytose *f*
Schultz's angina Agranulozytose *f*, maligne Neutropenie *f*, perniziöse Neutropenie *f*
variant angina pectoris Prinzmetal-Angina *f*
an|gi|nal [æn'dʒaɪnl, 'ændʒənl] *adj.* Angina betreffend, Angina-
an|gi|nose ['ændʒɪnəʊs] *adj.* Angina pectoris betreffend, anginös
an|gi|nous ['ændʒɪnəs] *adj.* s.u. anginose
angio- *präf.* Blutgefäß-, Gefäß-, Angio-
an|gi|o|ar|chi|tec|ton|ics [,ændʒɪəʊ,ɑːrkɪtek'tɑnɪks] *plural* Angioarchitektonik *f*
an|gi|o|blast ['ændʒɪəʊblæst] *noun* Angioblast *m*
an|gi|o|blas|tic [ændʒɪəʊ'blæstɪk] *adj.* Angioblast betreffend, angioblastisch, Angioblasten-
an|gi|o|blas|to|ma [,ændʒɪəʊblæs'təʊmə] *noun* Lindau-Tumor *m*, Angioblastom *nt*, Hämangioblastom *nt*
an|gi|o|car|di|o|gram [,ændʒɪəʊ'kɑːrdɪəʊgræm] *noun* Angiokardiogramm *nt*
an|gi|o|car|di|og|ra|phy [ændʒɪəʊ,kɑːrdɪ'ɑgrəfɪ] *noun* Angiokardiographie *f*, Angiokardiografie *f*
an|gi|o|car|di|op|a|thy [ændʒɪəʊ,kɑːrdɪ'ɑpəθɪ] *noun* Angiokardiopathie *f*
an|gi|o|car|di|tis [ændʒɪəʊ,kɑːr'daɪtɪs] *noun* Angiokarditis *f*
an|gi|o|cav|ern|ous [ændʒɪəʊ'kævərnəs] *adj.* angiokavernös
an|gi|o|chon|dro|ma [,ændʒɪəʊkɑn'drəʊmə] *noun* Angiochondrom *nt*
an|gi|o|cyst ['ændʒɪəʊsɪst] *noun* angioblastische Zyste *f*, Angiozyste *f*
an|gi|o|di|as|co|py [,ændʒɪəʊdaɪ'æskəpɪ] *noun* Angiodiaskopie *f*
an|gi|o|dyn|ia [ændʒɪəʊ'diːnɪə] *noun* Gefäßschmerzen *pl*, Angialgie *f*, Angiodynie *f*
an|gi|o|dys|pla|sia [,ændʒɪəʊdɪs'pleɪʒ(ɪ)ə] *noun* Gefäßdysplasie *f*, Angiodysplasie *f*
an|gi|o|dys|tro|phia [,ændʒɪəʊdɪs'trəʊfɪə] *noun* Angiodystrophie *f*
an|gi|o|dys|tro|phy [ændʒɪəʊ'dɪstrəfɪ] *noun* s.u. angiodystrophia
an|gi|o|ec|tat|ic [,ændʒɪəʊek'tætɪk] *adj.* s.u. angiectatic
an|gi|o|e|de|ma [,ændʒɪəʊɪ'diːmə] *noun* angioneurotisches Ödem *nt*, Quincke-Ödem *nt*
hereditary angioedema hereditäres Angioödem *nt*, hereditäres Quincke-Ödem *nt*
an|gi|o|e|dem|a|tous [,ændʒɪəʊɪ'demətəs] *adj.* angioödematös
an|gi|o|el|e|phan|ti|a|sis [ændʒɪəʊ,eləfən'taɪəsɪs] *noun* Angioelephantiasis *f*
an|gi|o|en|do|the|li|o|ma [ændʒɪəʊ,endə,θiːlɪ'əʊmə] *noun* Hämangioendotheliom *nt*
an|gi|o|fi|bro|ma [,ændʒɪəʊfaɪ'brəʊmə] *noun* Angiofibrom *nt*
juvenile angiofibroma Nasenrachenfibrom *nt*, juveniles Nasenrachenfibrom *nt*, Schädelbasisfibrom *nt*, Basalfibroid *nt*, Basalfibrom *nt*
nasopharyngeal angiofibroma Nasenrachenfibrom *nt*, juveniles Nasenrachenfibrom *nt*, Schädelbasisfibrom *nt*, Basalfibroid *nt*, Basalfibrom *nt*
an|gi|o|fol|lic|u|lar [,ændʒɪəʊfə'lɪkjələr] *adj.* angiofollikular, angiofollikulär
an|gi|o|gen|e|sis [ændʒɪəʊ'dʒenəsɪs] *noun* Blutgefäßbildung *f*, Angiogenese *f*
an|gi|o|gen|ic [ændʒɪəʊ'dʒenɪk] *adj.* Blut *oder* Blutgefäße bildend, angiogenetisch
an|gi|o|gli|o|ma [,ændʒɪəʊglaɪ'əʊmə] *noun* Angiogliom *nt*
an|gi|o|gli|o|ma|to|sis [ændʒɪəʊ,glaɪəʊmə'təʊsɪs] *noun* Angiogliomatose *f*
an|gi|o|gram ['ændʒɪəʊgræm] *noun* Angiogramm *nt*
an|gi|o|gran|u|lo|ma [ændʒɪəʊ,grænjə'ləʊmə] *noun* Hämngiogranulom *nt*, Angiogranulom *nt*
an|gi|o|graph ['ændʒɪəʊgræf] *noun* s.u. angiogram
an|gi|o|graph|ic [ændʒɪəʊ'græfɪk] *adj.* Angiographie betreffend, mittels Angiographie, angiographisch, angiografisch, Angiographie-
an|gi|og|ra|phy [ændʒɪ'ɑgrəfɪ] *noun* Gefäßdarstellung *f*, Angiographie *f*, Angiografie *f*
digital subtraction angiography digitale Subtraktionsangiographie *f*, digitale Subtraktionsangiografie *f*
renal angiography Nierenangiographie *f*, Nierenangiografie *f*, renale Angiographie *f*, renale Angiografie *f*, Renovasographie *f*, Renovasografie *f*
an|gi|o|hae|mo|phil|ia [ændʒɪəʊ,hiːmə'fɪlɪə] *noun* (*brit.*) s.u. angiohemophilia
an|gi|o|he|mo|phil|ia [ændʒɪəʊ,hiːmə'fɪlɪə] *noun* Angiohämophilie *f*, von Willebrand-Jürgens-Syndrom *nt*, konstitutionelle Thrombopathie *f*, hereditäre Pseudohämophilie *f*, vaskuläre Pseudohämophilie *f*
an|gi|o|hy|a|li|no|sis [ændʒɪəʊ,haɪələ'nəʊsɪs] *noun* Gefäßhyalinose *f*, Angiohyalinose *f*
an|gi|oid ['ændʒɪɔɪd] *adj.* gefäßähnlich
an|gi|o|in|va|sive [,ændʒɪəʊɪn'veɪsɪv] *adj.* gefäßinvasiv, angioinvasiv
an|gi|o|ker|a|to|ma [ændʒɪəʊ,kerə'təʊmə] *noun* Blutwarze *f*, Angiokeratom *nt*
angiokeratoma of Fordyce Fordyce-Krankheit *f*, Angiokeratoma scroti Fordyce
angiokeratoma of scrotum s.u. *angiokeratoma* of Fordyce
an|gi|o|ki|ne|sis [,ændʒɪəʊkɪ'niːsɪs] *noun* Vasomotorik *f*
an|gi|o|ki|net|ic [,ændʒɪəʊkɪ'netɪk] *adj.* vasomotorisch
an|gi|o|lei|o|my|o|li|po|ma [ændʒɪəʊ,laɪəʊ,maɪəʊlɪ'pəʊmə] *noun* Angioleiomyolipom *nt*
an|gi|o|lei|o|my|o|ma [ændʒɪəʊ,laɪəʊmaɪ'əʊmə] *noun* Angiomyom *nt*
an|gi|o|leu|ci|tis [,ændʒɪəʊluː'saɪtɪs] *noun* Lymphgefäßentzündung *f*, Lymphangitis *f*, Lymphangiitis *f*
an|gi|o|leu|ki|tis [,ændʒɪəʊluː'kaɪtɪs] *noun* s.u. angioleucitis
an|gi|o|li|po|lei|o|my|o|ma [ændʒɪəʊ,laɪpə,laɪəʊmaɪ'əʊmə] *noun* Angiomyolipom *nt*
an|gi|o|li|po|ma [,ændʒɪəʊlaɪ'pəʊmə] *noun* Angiolipom *nt*

an|gi|o|lith ['ændʒɪəʊlɪθ] *noun* Gefäßstein *m*, Vasolith *m*, Angiolith *m*

an|gi|o|lym|phan|gi|o|ma [ˌændʒɪəʊlɪmˌfændʒɪ'əʊmə] *noun* Angiolymphangiom *nt*

an|gi|o|lym|phi|tis [ˌændʒɪəʊlɪm'faɪtɪs] *noun* Lymphgefäßentzündung *f*, Lymphangitis *f*, Lymphangiitis *f*

an|gi|o|ma [ændʒɪ'əʊmə] *noun, plural* **an|gi|o|ma|ta** [ændʒɪ'əʊmətə], **an|gi|o|mas** Gefäßtumor *m*, Angiom *nt*

capillary angioma 1. Kapillarhämangiom *nt*, Haemangioma capillare **2.** Blutschwamm *m*, blastomatöses Hämangiom *nt*, Haemangioma planotuberosum, Haemangioma simplex

hypertrophic angioma Hämangioendotheliom *nt*

petechial angioma petechiales Angiom *nt*, petechienartiges Angiom *nt*

plexiform angioma plexiformes Angiom *nt*

telangiectatic angioma teleangiektatisches Angiom *nt*, Angioma teleangiectatica

an|gi|o|ma|to|sis [ˌændʒɪəʊmə'təʊsɪs] *noun* Angiomatose *f*, Angiomatosis *f*

an|gi|om|a|tous [ændʒɪ'ɑmətəs] *adj.* angiomatös

an|gi|o|meg|a|ly [ˌændʒɪəʊ'megəlɪ] *noun* Gefäßvergrößerung *f*, Angiomegalie *f*

an|gi|o|my|o|li|po|ma [ændʒɪəʊˌmaɪəlaɪ'pəʊmə] *noun* Angiomyolipom *nt*

an|gi|o|my|o|ma [ˌændʒɪəʊmaɪ'əʊmə] *noun* Angiomyom *nt*

an|gi|o|my|o|neu|ro|ma [ændʒɪəʊˌmaɪənjʊə'rəʊmə] *noun* Angiomyoneurom *nt*

an|gi|o|my|op|a|thy [ˌændʒɪəʊmaɪ'ɑpəθɪ] *noun* Angiomyopathie *f*

an|gi|o|neu|ro|sis [ændʒɪəʊˌnjʊə'rəʊsɪs] *noun* Gefäßneurose *f*, Angioneurose *f*, Vasoneurose *f*

an|gi|o|neu|rot|ic [ændʒɪəʊˌnjʊə'rɑtɪk] *adj.* angioneurotisch

an|gi|o|oe|de|ma [ˌændʒɪəʊɪ'diːmə] *noun* (*brit.*) S.U. angioedema

an|gi|o|oe|dem|a|tous [ˌændʒɪəʊɪ'demətəs] *adj.* (*brit.*) S.U. angioedematous

an|gi|o|pa|ral|y|sis [ˌændʒɪəʊpə'ræləsɪs] *noun* vasomotorische Lähmung *f*, Angioparalyse *f*, Angioparese *f*

an|gi|o|pa|re|sis [ˌændʒɪəʊpə'riːsɪs] *noun* S.U. angioparalysis

an|gi|op|a|thy [ændʒɪ'ɑpəθɪ] *noun* Gefäßerkrankung *f*, Angiopathie *f*

an|gi|o|poi|e|sis [ˌændʒɪəʊpɔɪ'iːsɪs] *noun* Gefäßbildung *f*, Angiopoese *f*, Angiopoiese *f*

an|gi|o|poi|et|ic [ˌændʒɪəʊpɔɪ'etɪk] *adj.* Gefäßbildung betreffend *oder* auslösend, angiopoetisch

an|gi|o|re|tic|u|lo|en|do|the|li|o|ma [ˌændʒɪəʊrɪˌtɪkjələʊˌendəʊˌθiːlɪ'əʊmə] *noun* Kaposi-Sarkom *nt*, Morbus *m* Kaposi, Retikuloangiomatose *f*, Angioretikulomatose *f*, idiopathisches multiples Pigmentsarkom Kaposi *nt*, Sarcoma idiopathicum multiplex haemorrhagicum

an|gi|o|sar|co|ma [ˌændʒɪəʊsɑːr'kəʊmə] *noun* Angiosarkom *nt*

an|gi|o|stron|gy|li|a|sis [ˌændʒɪəʊˌstrɑndʒɪ'laɪəsɪs] *noun* Angiostrongyliasis *f*, Angiostrongylose *f*

An|gi|o|stron|gy|lus [ændʒɪəʊ'strɑndʒɪləs] *noun* Angiostrongylus *m*

Angiostrongylus cantonensis Rattenlungenwurm *m*, Angiostrongylus cantonensis

an|gi|o|ten|sin [ændʒɪəʊ'tensɪn] *noun* Angiotensin *nt*

an|gi|o|ten|si|nase [ændʒɪəʊ'tensɪneɪz] *noun* Angiotensinase *f*

an|gi|o|ten|sin|o|gen [ˌændʒɪəʊten'sɪnədʒən] *noun* Angiotensinogen *nt*

an|gi|o|to|nase [ændʒɪəʊ'təʊneɪz] *noun* S.U. angiotensinase

an|gi|o|to|nia [ændʒɪəʊ'təʊnɪə] *noun* Gefäßspannung *f*, Gefäßtonus *m*, Vasotonus *m*

an|gi|o|ton|ic [ændʒɪəʊ'tɑnɪk] *adj.* vasotonisch

an|gi|o|to|nin [ændʒɪəʊ'təʊnɪn] *noun* S.U. angiotensin

an|gi|tis [æn'dʒaɪtɪs] *noun* S.U. angiitis

allergic granulomatous angitis Churg-Strauss-Syndrom *nt*, allergische granulomatöse Angiitis *f*

an|gle ['æŋgl] *noun* Winkel *m*

bond angle Bindungswinkel *m*

an|gor ['æŋgər] *noun* S.U. angina

An|guil|lu|la [æŋ'gwɪljələ] *noun* Anguillula *f*

Anguillula intestinalis Zwergfadenwurm *m*, Kotälchen *nt*, Strongyloides stercoralis, Anguillula stercoralis

Anguillula stercoralis Zwergfadenwurm *m*, Kotälchen *nt*, Strongyloides stercoralis, Anguillula stercoralis

an|hae|mo|lyt|ic [ænˌhiːmə'lɪtɪk] *adj.* (*brit.*) S.U. anhemolytic

an|he|mo|lyt|ic [ænˌhiːmə'lɪtɪk] *adj.* nichthämolytisch, nichthämolysierend, γ-hämolytisch, gamma-hämolytisch

an|hy|drae|mia [ˌænhaɪ'driːmɪə] *noun* (*brit.*) S.U. anhydremia

an|hy|drase [æn'haɪdreɪs] *noun* Dehydratase *f*, Hydratase *f*

carbonic anhydrase Kohlensäureanhydrase *f*, Karbonatdehydratase *f*, Carboanhydrase *f*

an|hy|drate [æn'haɪdreɪt] *vt* Wasser entziehen, dehydrieren

an|hy|dra|tion [ˌænhaɪ'dreɪʃn] *noun* **1.** Wassermangel *m*, Dehydration *f*, Dehydratation *f*, Hypohydratation *f* **2.** Entwässerung *f*, Dehydratation *f*

an|hy|dre|mia [ˌænhaɪ'driːmɪə] *noun* Wassermangel *m* im Blut, Anhydrämie *f*

an|hy|dride [æn'haɪdraɪd] *noun* Anhydrid *nt*

acetic anhydride S.U. acetic acid *anhydride*

acetic acid anhydride Essigsäureanhydrid *nt*, Azetanhydrid *nt*

acid anhydride Säureanhydrid *nt*

base anhydride Basenanhydrid *nt*

carbonic anhydride Kohlendioxid *nt*

perosmic anhydride Osmiumtetroxid *nt*

an|hy|dro|chlo|ric [ænˌhaɪdrə'kləʊrɪk] *adj.* Achlorhydrie betreffend *oder* zeigend, achlorhydrisch

an|hy|dro|hy|drox|y|pro|ges|ter|one [ænhaɪˌdrɑksɪprəʊ'dʒestərəʊn] *noun* Ethisteron *nt*

an|hy|drous [æn'haɪdrəs] *adj.* wasserfrei, anhydriert

a|ni|a|cin|o|sis [əˌnaɪəsɪ'nəʊsɪs] *noun* Niacinmangel *m*

an|ic|ter|ic [ænɪk'terɪk] *adj.* ohne Ikterus (verlaufend), anikterisch

an|i|lid ['ænəlɪd] *noun* S.U. anilide

an|i|lide ['ænəlɪd] *noun* Anilid *nt*

an|i|line ['ænəlɪn] *noun* Anilin *nt*, Aminobenzol *nt*, Phenylamin *nt*

an|i|mal ['ænɪməl] **I** *noun* **1.** Tier *nt*, tierisches Lebewesen *nt* **2.** (*figur.*) Tier *nt*, Bestie *f* **II** *adj.* animalisch, tierisch

laboratory animal Laboratoriumstier *nt*

single-celled animal Einzeller *m*
an|i|on ['ænaɪən] *noun* Anion *nt*, negatives Ion *nt*
superoxide anion Superoxidanion *nt*
an|i|on|ic [ænaɪ'ɑnɪk] *adj.* Anion betreffend, Anione enthaltend, anionisch, Anionen-
an|i|sa|ki|a|sis [,ænɪsə'kaɪəsɪs] *noun* Heringswurmkrankheit *f*, Anisakiasis *f*
An|i|sa|kis [ænɪ'sækɪs] *noun* Anisakis *m*
Anisakis marina Heringswurm *m*, Anisakis marina
an|i|sin|di|one [,ænɪsɪn'daɪəʊn] *noun* Anisindion *nt*
aniso- *präf.* anis(o)-, Anis(o)-
an|i|so|chro|ma|sia [æn,aɪsəkrəʊ'meɪʒɪə] *noun* Anisochromasie *f*
an|i|so|chro|mat|ic [æn,aɪsəkrəʊ'mætɪk] *adj.* anisochromatisch
an|i|so|chro|mia [æn,aɪsə'krəʊmɪə] *noun* Anisochromie *f*
an|i|so|cy|to|sis [æn,aɪsəsaɪ'təʊsɪs] *noun* Anisozytose *f*, Anisocytose *f*
an|i|so|kar|y|o|sis [æn,aɪsəkærɪ'əʊsɪs] *noun* Anisokaryose *f*, Anisonukleose *f*
an|i|so|mer|ic [æn,aɪsə'merɪk] *adj.* nicht-isomer, anisomer
an|i|so|poi|ki|lo|cy|to|sis [æn,aɪsəpɔɪ,kɪləʊsaɪ'təʊsɪs] *noun* Anisopoikilozytose *f*
an|i|so|trop|ic [æn,aɪsə'trɑpɪk] *adj.* doppelbrechend, doppelrefraktär, anisotrop
an|i|sot|ro|py [ænaɪ'sɑtrəpɪ] *noun* Doppelbrechung *f*, optische Doppelbrechung *f*, Anisotropie *f*
an|i|trog|e|nous [ænaɪ'trɑdʒənəs] *adj.* nicht-stickstoffhaltig
an|ne|lid ['ænəlɪd] *noun* Gliederwurm *m*, Ringelwurm *m*, Annelid *m*
an|nu|lar ['ænjələr] *adj.* ringförmig, anulär, zirkulär, Ring-
an|nu|lus ['ænjələs] *noun, plural* **an|nu|lus|es, an|nu|li** ['ænjəlaɪ] Ring *m*, ringförmige Struktur *f*, Anulus *m*
a|no|coc|cyg|e|al [,eɪnəkɑk'sɪdʒɪəl] *adj.* Anus und Steißbein betreffend, anokokzygeal
an|o|dal [æn'əʊdl] *adj.* S.U. anodic
an|ode ['ænəʊd] *noun* Anode *f*, positive Elektrode *f*, positiver Pol *m*
an|od|ic [æ'nɑdɪk] *adj.* Anode betreffend, anodisch, aufsteigend, Anoden-
an|o|dyne ['ænədaɪn] I *noun* schmerzlinderndes Mittel *nt*, Anodynum *nt* II *adj.* schmerzlindernd, schmerzstillend, beruhigend
an|o|dyn|ia [ænə'diːnɪə] *noun* Schmerzfreiheit *f*
a|nom|a|ly [ə'nɑməlɪ] *noun* Anomalie *f*, Abweichung *f* (von der Norm), Unregelmäßigkeit *f*, Ungewöhnlichkeit *f*; Missbildung *f*
Alder's anomaly Alder-Granulationsanomalie *f*, Alder-Granulationskörperchen *pl*
Alder-Reilly anomaly S.U. Alder's *anomaly*
Chédiak-Higashi anomaly Béguez César-Anomalie *f*, Chédiak-Higashi-Syndrom *nt*, Chédiak-Steinbrinck-Higashi-Syndrom *nt*
Chédiak-Steinbrinck-Higashi anomaly S.U. Chédiak-Higashi *anomaly*
chromosomal anomaly Chromosomenanomalie *f*
chromosome anomaly Chromosomenanomalie *f*
erythrocyte anomaly Erythrozytenanomalie *f*
Hegglin's anomaly May-Hegglin-Anomalie *f*, Hegglin-Syndrom *nt*
May-Hegglin anomaly May-Hegglin-Anomalie *f*, Hegglin-Syndrom *nt*
Pelger's nuclear anomaly Pelger-Huët-Kernanomalie *f*
Pelger-Huët anomaly Pelger-Huët-Kernanomalie *f*
Pelger-Huët nuclear anomaly 1. Pelger-Huët-Kernanomalie *f* **2.** Pseudopelgeranomalie *f*
Undritz's anomaly Undritz-Anomalie *f*
an|o|mer ['ænəmər] *noun* Anomer *nt*, Anomeres *nt*
an|o|mer|ic [ænə'merɪk] *adj.* Anomer betreffend, anomer
A|noph|e|les [ə'nɑfəliːz] *noun, plural* **A|noph|e|les** Malariamücke *f*, Gabelmücke *f*, Fiebermücke *f*, Anopheles *f*
a|noph|e|li|cide [ə'nɑfəlɪsaɪd] I *noun* Anophelizid *nt* II *adj.* Anopheliden abtötend
A|noph|e|li|ni [ə,nɑfə'laɪnaɪ] *plural* Anopheliden *pl*
a|no|rec|tal [eɪnə'rektl] *adj.* After/Anus und Mastdarm/Rectum betreffend, anorektal, Anorektal-
a|no|rec|tum [eɪnə'rektəm] *noun* Anorektum *nt*
a|no|sig|moid|os|co|py [eɪnə,sɪgmɔɪ'dɑskəpɪ] *noun* Anosigmoidoskopie *f*
a|no|spi|nal [eɪnə'spaɪnl] *adj.* After/Anus und Rückenmark betreffend, anospinal
ANOVA *abk.* S.U. *analysis* of variance
a|no|ves|i|cal [eɪnə'vesɪkl] *adj.* After/Anus und Harnblase betreffend *oder* verbindend, anovesikal
an|ox|ae|mia [,ænɑk'siːmɪə] *noun* (*brit.*) S.U. anoxemia
an|ox|ae|mic [,ænɑk'siːmɪk] *adj.* (*brit.*) S.U. anoxemic
an|ox|e|mia [,ænɑk'siːmɪə] *noun* Sauerstoffmangel *m* des Blutes, Anoxämie *f*, Anoxyhämie *f*
an|ox|e|mic [,ænɑk'siːmɪk] *adj.* (*Blut*) sauerstoffarm, anoxämisch
an|ox|ia [æn'ɑksɪə] *noun* Sauerstoffmangel *m*, Anoxie *f*
anoxia of the newborn Anoxia neonatorum
anemic anoxia anämische Anoxie *f*
anoxic anoxia anoxische Anoxie *f*
histotoxic anoxia histotoxische Anoxie *f*, zytotoxische Anoxie *f*
tissue anoxia Gewebeanoxie *f*
an|ox|ic [æn'ɑksɪk] *adj.* Anoxie betreffend, anoxisch
a|nox|y|di|o|sis [æ,nɑksɪ'daɪəʊsɪs] *noun* S.U. anaerobiosis
ANP *abk.* S.U. atrial natriuretic *peptide*
ant|ac|id [ænt'æsɪd] I *noun* Antazidum *nt*, Antiazidum *nt* II *adj.* säureneutralisierend, säurenneutralisierend, antazid
an|tag|o|nism [æn'tægənɪzəm] *noun* **1.** Antagonismus *m*, Gegensatz *m*, gegeneinander gerichtete Wirkungsweise *f* (*to, against*) **2.** (*pharmakol.*) Antagonismus *m*, Gegenwirkung *f* (*to, against*)
bacterial antagonism bakterieller Antagonismus *m*, Bakterienantagonismus *m*
metabolic antagonism metabolischer Antagonismus *m*
an|tag|o|nist [æn'tægənɪst] *noun* **1.** (*physiolog.*) Gegenmuskel *m*, Gegenspieler *m*, Antagonist *m* (*to, against*) **2.** (*pharmakol., Chemie*) Hemmstoff *m*, Antagonist *m* (*to, against*)
acetylcholine antagonist Azetylcholinantagonist *m*
aldosterone antagonist Aldosteronantagonist *m*
Ca antagonist Kalziumantagonist *m*, Calciumantagonist *m*
calcium antagonist Kalziumblocker *m*, Kalziumantagonist *m*, Ca-Blocker *m*, Ca-Antagonist *m*

competitive antagonist kompetitiver Antagonist *m*; Antimetabolit *m*
cytokine antagonist Zytokinantagonist *m*
enzyme antagonist Enzymantagonist *m*, Antienzym *nt*
folic acid antagonist Folsäureantagonist *m*
glycine antagonist Glycinantagonist *m*
IL-1 receptor antagonist IL-1-Rezeptor-Antagonist *m*
insulin antagonist Insulinantagonist *m*
metabolic antagonist metabolischer Antagonist *m*, Stoffwechselantagonist *m*
purine antagonist Purinantagonist *m*
pyrimidine antagonist Pyrimidinantagonist *m*
serotonin antagonist Serotoninantagonist
sulfonamide antagonist *p*-Aminobenzoesäure *f*, para-Aminobenzoesäure *f*, Paraaminobenzoesäure *f*
vitamin K antagonist Vitamin K-Antagonist *m*

an|tag|o|nis|tic [æn,tægə'nɪstɪk] *adj.* antagonistisch (*to* gegen), gegenwirkend, entgegengesetzt wirkend
an|tag|o|nis|ti|cal [æn,tægə'nɪstɪkl] *adj.* S.U. antagonistic
ant|al|ge|sic [æntæl'dʒiːzɪk] *noun, adj.* S.U. antalgic
ant|al|gic [ænt'ældʒɪk] I *noun* Schmerzmittel *nt*, Analgetikum *nt* II *adj.* **1.** schmerzlindernd, analgetisch **2.** schmerzvermeidend
ant|asth|mat|ic [,æntæz'mætɪk] I *noun* Antasthmatikum *nt* II *adj.* Asthma *oder* Asthmabeschwerden lindernd
an|taz|o|line [æn'tæzəliːn] *noun* Antazolin *nt*
ante- *präf.* Ante-
an|te|ce|dent [æntɪ'siːdnt] I *noun* Vorläufer *m*, Vorstufe *f*, Antezedent *m* II *adj.* vorangehend (*to*), vorhergehend (*to*)
plasma thromboplastin antecedent Faktor XI *m*, Plasmathromboplastinantecedent *m*, antihämophiler Faktor C *m*, Rosenthal-Faktor *m*
an|te|grade ['æntɪgreɪd] *adj.* S.U. anterograde
an|te|mor|tem [æntɪ'mɔːrtəm] *adj.* vor dem Tode, ante mortem
an|te|na|tal [æntɪ'neɪtl] *adj.* vor der Geburt (auftretend *oder* entstehend), antenatal, pränatal
an|te|par|tal [æntɪ'pɑːrtl] *adj.* vor der Entbindung/Geburt (auftretend *oder* entstehend), vorgeburtlich, antepartal, präpartal
an|te|par|tum [æntɪ'pɑːrtəm] *adj.* S.U. antepartal
an|te|py|ret|ic [,æntɪpaɪ'retɪk] *adj.* vor dem Fieberstadium auftretend
ant|er|gia [æn'tɜrdʒɪə] *noun* **1.** S.U. antagonism **2.** Widerstand *m*, Resistenz *f*
ant|er|gic [æn'tɜrdʒɪk] *adj.* S.U. antagonistic
ant|er|gy ['æntɜrdʒɪ] *noun* S.U. antergia
an|te|ri|or [æn'tɪərɪər] *adj.* **1.** vorne liegend, vordere(r, s), anterior, Vorder-, Vor- **2.** (*zeitlich*) früher (*to* als)
antero- *präf.* vorder-, antero-
an|ter|o|dor|sal [,æntərəʊ'dɔːrsl] *adj.* vorne und dorsal (liegend), anterodorsal
an|ter|o|ex|ter|nal [,æntərəʊɪk'stɜrnl] *adj.* S.U. anterolateral
an|ter|o|grade ['æntərəʊgreɪd] *adj.* nach vorne gerichtet, nach vorne bewegend, anterograd
an|ter|o|in|fer|i|or [,æntərəʊɪn'fɪərɪər] *adj.* vorne und unten (liegend), anteroinferior
an|ter|o|in|ter|nal [,æntərəʊɪn'tɜrnl] *adj.* S.U. anteromedial
an|ter|o|lat|er|al [,æntərəʊ'lætərəl] *adj.* vorne und seitlich (liegend), anterolateral
an|ter|o|me|di|al [,æntərəʊ'miːdɪəl] *adj.* vorne und medial (liegend), anteromedial
an|ter|o|me|di|an [,æntərəʊ'miːdɪən] *adj.* vorne und median (liegend), anteromedian
an|ter|o|pos|te|ri|or [,æntərəʊpɑs'tɪərɪər] *adj.* von vorne nach hinten (verlaufend), anteroposterior
an|ter|o|su|pe|ri|or [,æntərəʊsuː'pɪərɪər] *adj.* vorne und oben (liegend), anterosuperior
an|ter|o|ven|tral [,æntərəʊ'ventrəl] *adj.* vorne und ventral (liegend), anteroventral
ant|hel|min|thic [,ænthel'mɪnθɪk] *noun, adj.* S.U. anthelmintic
ant|hel|min|tic [,ænthel'mɪntɪk] I *noun* Wurmmittel *nt*, Anthelmintikum *nt* II *adj.* gegen Würmer wirkend, wurmtötend, wurmabtötend, anthelmintisch
ant|haem|or|rhag|ic [ænthemə'rædʒɪk] *noun, adj.* (*brit.*) S.U. antihemorrhagic
ant|hem|or|rhag|ic [ænthemə'rædʒɪk] *noun, adj.* S.U. antihemorrhagic
ant|her|pet|ic [,ænthər'petɪk] *adj.* Herpes/Herpesinfektion verhindernd *oder* heilend
an|tho|cy|an|i|din [,ænθəsaɪ'ænədɪn] *noun* Anthozyanidin *nt*
an|tho|cy|a|nin [ænθə'saɪənɪn] *noun* Anthozyanin *nt*
an|thra|cene ['ænθrəsiːn] *noun* Anthrazen *nt*, Anthracen *nt*
an|thrac|ic [æn'θræsɪk] *adj.* Milzbrand/Anthrax betreffend, Milzbrand-, Anthrax-
an|thra|coid ['ænθrəkɔɪd] *adj.* **1.** milzbrandähnlich, anthraxähnlich, anthrakoid **2.** karbunkelähnlich
an|thra|quin|one [,ænθrə'kwɪnəʊn] *noun* Anthrachinon *nt*
an|thra|rob|in [,ænθrə'rɑbɪn] *noun* Anthrarobin *nt*
an|thrax ['ænθræks] *noun* Milzbrand *m*, Anthrax *m*
an|thro|poid ['ænθrəpɔɪd] *adj.* menschenähnlich, anthropoid
an|thro|po|phil|ic [ænθrəʊ'fɪlɪk] *adj.* anthropophil
an|thro|po|zo|o|no|sis [,ænθrəpə,zəʊə'nəʊsɪs] *noun* Anthropozoonose *f*, Zooanthroponose *f*
an|thro|po|zo|o|phil|ic [,ænθrəpə,zəʊə'fɪlɪk] *adj.* anthropozoophil
anti- *präf.* un-, nicht-, Gegen-, Ant(i)-
anti-AChR *noun* S.U. anti-acetylcholine receptor *antibodies*
an|ti|ac|id [æntɪ'æsɪd] *noun, adj.* S.U. antacid
an|ti|ag|glu|ti|nin [,æntɪə'gluːtnɪn] *noun* Antiagglutinin *nt*
an|ti|al|bu|min [,æntɪæl'bjuːmən] *noun* Antialbumin *nt*
an|ti|al|ex|in [,æntɪə'leksɪn] *noun* S.U. anticomplement
an|ti|al|ler|gic [,æntɪə'lɜrdʒɪk] I *noun* Antiallergikum *nt* II *adj.* gegen Allergie gerichtet, antiallergisch
an|ti|a|me|bic [,æntɪə'miːbɪk] I *noun* gegen Amöben wirkendes Mittel *nt*, Amöbenmittel *nt* II *adj.* gegen Amöben wirkend; amöbentötend, amöbizid
an|ti|a|moe|bic [,æntɪə'miːbɪk] *noun, adj.* (*brit.*) S.U. antiamebic
an|ti|am|y|lase [æntɪ'æmɪleɪz] *noun* Antiamylase *f*
an|ti|an|a|bol|ic [æntɪ,ænə'bɑlɪk] *adj.* antianabol
an|ti|a|nae|mic [,æntɪə'niːmɪk] *noun, adj.* (*brit.*) S.U. antianemic
an|ti|an|a|phy|lac|tic [æntɪ,ænəfɪ'læktɪk] *adj.* antianaphylaktisch

an|ti|an|a|phy|lax|is [æntɪˌænəfɪ'læksɪs] *noun* Antianaphylaxie *f*
an|ti|an|dro|gen [æntɪ'ændrədʒən] *noun* Antiandrogen *nt*
an|ti|a|ne|mic [ˌæntɪə'niːmɪk] **I** *noun* antianämische Substanz *f* **II** *adj.* gegen Anämie gerichtet, antianämisch
an|ti|an|ti|bod|y [æntɪ'æntɪbɑdɪ] *noun* Anti-Antikörper *m*
an|ti|an|ti|dote [æntɪ'æntɪdəʊt] *noun* Antiantidot *nt*
an|ti|an|ti|tox|in [æntɪˌæntɪ'tɑksɪn] *noun* Anti-Antitoxin *nt*, Antitoxinantikörper *m*
an|ti|asth|mat|ic [ˌæntɪæz'mætɪk] *noun, adj.* s.u. antasthmatic
an|ti|au|tol|y|sin [ˌæntɪɔː'tɑləsɪn] *noun* Antiautolysin *nt*
an|ti|bac|te|ri|al [ˌæntɪbæk'tɪərɪəl] **I** *noun* antibakteriell-wirkende Substanz *f* **II** *adj.* gegen Bakterien (wirkend), antibakteriell
an|ti|bi|o|gram [æntɪ'baɪəgræm] *noun* Antibiogramm *nt*
an|ti|bi|ont [æntɪ'baɪɑnt] *noun* Antibiont *m*
an|ti|bi|o|sis [ˌæntɪbaɪ'əʊsɪs] *noun* Antibiose *f*
an|ti|bi|ot|ic [ˌæntɪbaɪ'ɑtɪk] **I** *noun* Antibiotikum *nt* **II** *adj.* antibiotisch
aminocyclitol antibiotic Aminocyclitol-Antibiotikum *nt*
aminoglycoside antibiotic Aminoglykosid *nt*, Aminoglykosid-Antibiotikum *nt*
broad-spectrum antibiotic Breitspektrumantibiotikum *nt*, Breitbandantibiotikum *nt*
cytotoxic antibiotic zytotoxisches Antibiotikum *nt*
β-lactam antibiotic β-Lactam Antibiotikum *nt*
peptide antibiotic Peptidantibiotikum *nt*
prophylactic antibiotics Antibiotikaprophylaxe *f*
antibiotic-induced *adj.* durch Antibiotika verursacht *oder* hervorgerufen, antibiotikainduziert
antibiotic-like *adj.* antibiotika-artig, antibiotika-ähnlich
antibiotic-resistant *adj.* antibiotikaresistent
an|ti|bi|o|tin [æntɪ'baɪətɪn] *noun* Antibiotin *nt*, Avidin *nt*
an|ti|blas|tic [æntɪ'blæstɪk] *adj.* antiblastisch
an|ti|bod|y ['æntɪbɑdɪ] *noun, plural* **an|ti|bod|ies** Antikörper *m* (*to*)
antibodies to ABO system antigens Antikörper *pl* gegen Antigene des ABO-Systems
antibody to HAV Anti-HAV *nt*, Antikörper *m* gegen HAV
antibody to HBcAg Anti-HB_c *nt*, Antikörper *m* gegen HB_cAg
antibody to HBeAg Anti-HB_e *nt*, Antikörper *m* gegen HB_eAg
antibody to HBsAg Anti-HB_s *nt*, Antikörper *m* gegen HB_sAg
antibody to HDAg Anti-Delta *nt*, Anti-HD *nt*, Antikörper *m* gegen HDAg
antibodies to lymhocytes Antikörper *pl* gegen neutrophile Granulozyten
antibodies to neutrophils Antikörper *pl* gegen Lymphozyten
antibodies to platelets Antikörper *pl* gegen Thrombozyten, Antikörper *pl* gegen Blutplättchen
antibody to self-antigen Antikörper *m* gegen Selbstantigen
antibodies to tissue antigens Antikörper *pl* gegen Gewebsantigene
acetylcholine receptor antibodies Acetylcholin-Rezeptor-Antikörper *pl*
agglutinating antibody kompletter Antikörper *m*, agglutinierender Antikörper *m*
anaphylactic antibody zytophiler Antikörper *m* der IgE-Klasse
anti-acetylcholine receptor antibodies Acetylcholin-Rezeptor-Antikörper *pl*
anti-antigen antibody Anti-Antigenantikörper *m*
anti-CD4 antibody Anti-CD4-Antikörper *m*
anticolon antibody Antikolon-Antikörper *m*
anti-C1q antibodies Anti-C1q-Antikörper *pl*
anti-DNA antibody Anti-DNA-Antikörper *m*
antidonor antibody Antispender-Antikörper *m*
anti-erythrocyte antibody antierythrozytärer Antikörper *m*
anti-GBM antibody s.u. anti-glomerular basement membrane *antibody*
anti-glomerular basement membrane antibody (*Niere*) Antibasalmembranantikörper *m*
antigraft antibody Antitransplantat-Antikörper *m*
anti-I-A antibody Anti-I-A-Antikörper *m*
anti-idiotypic antibody Anti-Idiotypenantikörper *m*
anti-I-E antibody Anti-I-E-Antikörper *m*
anti-insulin antibody Insulinantikörper *m*
antilymphocyte antibody Antilymphozyten-Antikörper *m*
antimicrosomal antibody (*Schilddrüse*) mikrosomaler Antikörper *m*
antimitochondrial antibodies Antimitochondrien-antikörper *pl*, Mitochondrienantikörper *pl*
antinuclear antibodies antinukleäre Antikörper *pl*
antiplatelet antibody Plättchenantikörper *m*, Thrombozytenantikörper *m*
antireceptor antibody Antirezeptorantikörper *m*
anti-RhD antibody Anti-D-Antikörper *m*
antithyroglobulin antibodies Antithyreoglobulin-antikörper *pl*, Thyreoglobulinantikörper *pl*
antithyroid antibody Antischilddrüsenantikörper *m*, Schilddrüsenantikörper *m*
anti-TNF antibody Anti-TNF-Antikörper *m*
auto-anti-idiotypic antibodies auto-anti-idiotypische Antikörper *pl*
autologous antibody Autoantikörper *m*, autologer Antikörper *m*
bi-specific antibody bispezifischer Antikörper *m*, hybrider Antikörper *m*
bi-specific monoclonal antibody bispezifischer monoklonaler Antikörper *m*
bivalent antibody bivalenter Antikörper *m*
blocking antibodies blockierende Antikörper *pl*, inkomplette Antikörper *pl*, nichtagglutinierende Antikörper *pl*
blood-group antibody Blutgruppenantikörper *m*
cell antibody Zellantikörper *m*
cell-bound antibody zellgebundener Antikörper *m*
cell-fixed antibody s.u. cell-bound *antibody*
cell-surface antibody Oberflächenantikörper *m*
CF antibody s.u. complement-fixing *antibody*
chimeric antibody chimärer Antikörper *m*
clonotypic antibody klonotypischer Antikörper *m*
cold antibody Kälteantikörper *m*
cold-reactive antibody Kälteantikörper *m*
complementary antibody komplementärer Antikörper *m*
complement-fixing antibody komplementbindender Antikörper *m*

complete antibody kompletter Antikörper *m*, agglutinierender Antikörper *m*
cross-reacting antibody kreuzreagierender Antikörper *m*
cytophilic antibody zytophiler Antikörper *m*
cytotoxic antibody zytotoxischer Antikörper *m*
cytotropic antibody zytophiler Antikörper *m*
designer antibody Designer-Antikörper *m*
fluorescent antibody fluoreszierender Antikörper *m*
fluorescent treponemal antibody Fluoreszenz-Treponemen-Antikörper *m*
Forssman antibody Forssman-Antikörper *m*, F-Antikörper *m*
gastric antibody Magenschleimhautantikörper *m*
heterocytotropic antibody heterozytotroper Antikörper *m*
heterogenetic antibody s.u. heterologous *antibody*
heterologous antibody Heteroantikörper *m*, Xenoantikörper *m*, heterogener Antikörper *m*, xenogener Antikörper *m*
heterophil antibody heterologer Antikörper *m*, heterophiler Antikörper *m*
heterophile antibody s.u. heterophil *antibody*
high-affinity antibody hochaffiner Antikörper *m*
homocytotropic antibody homozytotroper Antikörper *m*
humanized antibody humanisierter Antikörper *m*
humoral antibody humoraler Antikörper *m*
hybrid antibody hybrider Antikörper *m*
idiotypic antibody anti-idiotypischer Antikörper *m*
IgG2 antibody IgG2-Antikörper *m*
IgG2a antibody IgG2a-Antikörper *m*
IgG3 antibody IgG3-Antikörper *m*
IgM class antibody to HAV Anti-HAV-IgM *nt*, Antikörper *m* gegen HAV der IgM-Klasse
IgM class antibody to HB_cAg Anti-HB_c-IgM *nt*, Antikörper *m* gegen HB_cAg der IgM-Klasse
immobilizing antibody Treponema-immobilisierender Antikörper *m*
immune antibody Immunantikörper *m*
incomplete antibody nicht-agglutinierender Antikörper *m*, inkompletter Antikörper *m*, blockierender Antikörper *m*
inhibiting antibody univalenter Antikörper *m*, hemmender Antikörper *m*
insulin antibody Insulinantikörper *m*
isophil antibody isophiler Antikörper *m*
low-affinity antibody niedrigaffiner Antikörper *m*
lymphocytotoxic antibody lymphozytotoxischer Antikörper *m*
maternal antibodies mütterliche Antikörper *pl*, maternale Antikörper *pl*
membrane-bound antibody membrangebundener Antikörper *m*
mitochondrial antibodies Anti-Mitochondrienantikörper *pl*, Mitochondrienantikörper *pl*
monoclonal antibody monoklonaler Antikörper *m*
natural antibody natürlicher Antikörper *m*, regulärer Antikörper *m*
neutralizing antibody neutralisierender Antikörper *m*
non-agglutinating antibodies blockierende Antikörper *pl*, inkomplette Antikörper *pl*, nicht-agglutinierende Antikörper *pl*
non-organ-specific antibody nichtorganspezifischer Antikörper *m*
nonprecipitable antibody nichtpräzipitierender Antikörper *m*
nonprecipitating antibody nichtpräzipitierender Antikörper *m*
normal antibody natürlicher Antikörper *m*, regulärer Antikörper *m*
organ-specific antibody organspezifischer Antikörper *m*
P-K antibodies s.u. Prausnitz-Küstner *antibodies*
polyclonal antibody polyklonaler Antikörper *m*
polyfunctional antibody polyfunktioneller Antikörper *m*
Prausnitz-Küstner antibodies Prausnitz-Küstner-Antikörper *pl*, PK-Antikörper *pl*
precipitating antibody Präzipitin *nt*
protective antibody protektiver Antikörper *m*
reaginic antibody Reagin *nt*, IgE-Antikörper *m*
Rh antibodies Rh-Antikörper *pl*, Rhesus-Antikörper *pl*
rhesus antibodies Rh-Antikörper *pl*, Rhesus-Antikörper *pl*
saline antibody kompletter Antikörper *m*, agglutinierender Antikörper *m*
single-domain antibody Einzeldomänantikörper *m*
specific antibody spezifischer Antikörper *m*
thyroid antibody Anti-Schilddrüsenantikörper *m*, Schilddrüsenantikörper *m*
tissue antibody Gewebeantikörper *m*
treponema-immobilizing antibody Treponema-immobilisierender Antikörper *m*
treponemal antibody s.u. treponema-immobilizing *antibody*
univalent antibody univalenter Antikörper *m*, hemmender Antikörper *m*
Vβ-specific antibody Vβ-spezifischer Antikörper *m*
warm antibody Wärmeantikörper *m*
warm-reactive antibody Wärmeantikörper *m*
Wassermann antibody Wassermann-Antikörper *m*

antibody-coated *adj.* antikörper-überzogen, antikörper-oppsoniert
antibody-forming *adj.* antikörperbildend
antibody-mediated *adj.* antikörpervermittelt
an|ti|can|cer [æntɪ'kænsər] *adj.* antineoplastisch
an|ti|car|cin|o|gen [ˌæntɪkɑːr'sɪnədʒən] *noun* antikarzinogene Substanz *f*, Antikarzinogen *nt*
an|ti|car|cin|o|gen|ic [æntɪˌkɑːrsɪnə'dʒenɪk] *adj.* antikarzinogen
an|ti|cat|a|lyst [æntɪ'kætlɪst] *noun* Antikatalysator *m*
an|ti|cat|a|lyz|er [æntɪ'kætlaɪzər] *noun* s.u. anticatalyst
an|ti|cath|ode [æntɪ'kæθəʊd] *noun* Antikathode *f*, Antikatode *f*
an|ti|cho|lin|es|ter|ase [æntɪˌkəʊlə'nestəreɪz] *noun* Cholinesterasehemmer *m*, Cholinesteraseinhibitor *m*, Acetylcholinesterasehemmer *m*, Acetylcholinesterasenhibitor *m*
an|ti|co|ag|u|lant [ˌæntɪkəʊ'ægjələnt] **I** *noun* gerinnungshemmende Substanz *f*, Antikoagulans *nt*, Antikoagulantium *nt* **II** *adj.* gerinnungshemmend, antikoagulierend
lupus anticoagulant Lupusantikoagulans *nt*
an|ti|co|ag|u|la|tion [ˌæntɪkəʊˌægjə'leɪʃn] *noun* Antikoagulation *f*

an|ti|co|ag|u|la|tive [,æntɪkəʊ'ægjəleɪtɪv] *adj.* die Blutgerinnung verhindernd, gerinnungshemmend, antikoagulierend

an|ti|co|don [æntɪ'kəʊdɑn] *noun* Antikodon *nt*, Anticodon *nt*

an|ti|col|lag|en|ase [,æntɪkə'lædʒneɪz] *noun* Antikollagenase *f*

an|ti|com|ple|ment [æntɪ'kɑmpləmənt] *noun* gegen Komplement wirkende Substanz *f*, Antikomplement *nt*

an|ti|com|ple|men|ta|ry [æntɪ,kɑmplə'mentərɪ] *adj.* antikomplementär (wirkend)

an|ti|cy|to|ly|sin [,æntɪsaɪ'tɑləsɪn] *noun* Antizytolysin *nt*, Anticytolysin *nt*

an|ti|cy|to|tox|in [æntɪ,saɪtə'tɑksɪn] *noun* Antizytotoxin *nt*

anti-D *noun* Anti-D *nt*, Anti-D-Antikörper *m*

anti-delta *noun* Anti-Delta *nt*, Anti-HD *nt*, Antikörper *m* gegen HDAg

an|ti|di|u|re|sis [æntɪ,daɪə'riːsɪs] *noun* Antidiurese *f*

an|ti|di|u|ret|ic [æntɪ,daɪə'retɪk] I *noun* Antidiuretikum *nt* II *adj.* antidiuretisch

anti-DNase *noun* Anti-DNase *f*

an|ti|dot|al [æntɪ'dəʊtl] *adj.* Antidot betreffend, als Gegengift wirkend, Gegengift-, Antidot-

an|ti|dote ['æntɪdəʊt] I *noun* Gegengift *nt*, Gegenmittel *nt*, Antidot *nt*, Antidoton *nt* (*to, against* gegen) II *vt* ein Gegengift verabreichen *oder* anwenden; ein Gift neutralisieren

chemical antidote chemisches Antidot *nt*

an|ti|dot|ic [æntɪ'dɑtɪk] *adj.* s.u. antidotal

an|ti|dot|i|cal [æntɪ'dɑtɪkl] *adj.* s.u. antidotal

an|ti|e|dem|a|tous [,æntɪɪ'demətəs] *noun, adj.* s.u. antiedemic

an|ti|e|dem|ic [,æntɪə'diːmɪk] I *noun* Ödem(e) verhütendes *oder* linderndes Mittel *nt* II *adj.* Ödem(e) verhindernd *oder* lindernd

an|ti|e|met|ic [,æntɪə'metɪk] I *noun* Antemetikum *nt*, Antiemetikum *nt* II *adj.* antiemetisch

an|ti|en|zyme [æntɪ'enzaɪm] *noun* Antienzym *nt*, Antiferment *nt*

anti-erythrocyte *adj.* gegen Erythrozyten gerichtet *oder* wirkend, antierythrozytär

an|ti|es|ter|ase [æntɪ'estəreɪz] *noun* Antiesterase *f*

an|ti|es|tro|gen [æntɪ'estrədʒən] I *noun* Antiöstrogen *nt*, Östrogenhemmer *m*, Östrogenantagonist *m* II *adj.* Östrogen/Östrogenwirkung hemmend, Antiöstrogen-

an|ti|es|tro|gen|ic [æntɪ,estrə'dʒenɪk] *adj.* Östrogen/Östrogenwirkung hemmend, Antiöstrogen-

an|ti|fe|brile [æntɪ'fiːbraɪl] *noun, adj.* s.u. antipyretic

an|ti|fer|ment [æntɪ'fɜrmənt] *noun* s.u. antienzyme

an|ti|fi|bri|no|ly|sin [æntɪ,faɪbrə'nɑləsɪn] *noun* Antifibrinolysin *nt*; Antiplasmin *nt*

an|ti|fi|bri|no|lyt|ic [æntɪ,faɪbrɪnəʊ'lɪtɪk] *adj.* antifibrinolytisch

an|ti|fi|lar|i|al [,æntɪfɪ'leərɪəl] I *noun* gegen Filarien wirkendes Mittel *nt*, Filarienmittel *nt* II *adj.* gegen Filarien wirkend, filarientötend

an|ti|fol ['æntɪfəʊl] *noun* Folsäureantagonist *m*

an|ti|fol|ate [æntɪ'fəʊleɪt] *noun* Folsäureantagonist *m*

an|ti|fun|gal [æntɪ'fʌŋgəl] I *noun* Antimykotikum *nt* II *adj.* gegen Pilze/Fungi wirkend, antimykotisch, antifungal

an|ti|gen ['æntɪdʒən] *noun* Antigen *nt*

A antigen Antigen A *nt*

ABO antigen ABO-Antigen *nt*

allogeneic antigen Alloantigen *nt*, Isoantigen *nt*

Am antigens Am-Antigene *pl*

Au antigen s.u. Australia *antigen*

Australia antigen Australiaantigen *nt*, Hepatitis B surface-Antigen *nt*, HB_s-Antigen *nt*, Hepatits B-Oberflächenantigen *nt*

B antigen Antigen B *nt*

bacterial antigen Bakterienantigen *nt*

blood-group antigens Blutgruppenantigene *pl*

bound antigen gebundenes Antigen *nt*

C antigen Antigen C *nt*

candida antigen Candidaantigen *nt*

capsular antigen Kapselantigen *nt*, K-Antigen *nt*

carcinoembryonic antigen carcinoembryonales Antigen *nt*

cell wall antigen Zellwandantigen *nt*

cell-surface antigen Zelloberflächenantigen *nt*, Oberflächenantigen *nt*

CF antigen s.u. complement-fixing *antigen*

class I antigen MHC-Klasse I-Antigen *nt*

class I MHC antigen MHC-Klasse I-Antigen *nt*

class II antigen MHC-Klasse II-Antigen *nt*

class II MHC antigen MHC-Klasse II-Antigen *nt*

common antigen gemeinsames Antigen *nt*

common acute lymphoblastic leukemia antigen common ALL-Antigen *nt*

complement-fixing antigen komplementbindendes Antigen *nt*

complete antigen komplettes Antigen *nt*, Vollantigen *nt*

complexed antigen gebundenes Antigen *nt*

conjugated antigen konjugiertes Hapten *nt*

cross-reacting antigen kreuzreagierendes Antigen *nt*

D antigen Antigen D *nt*

delta antigen Hepatitisdeltaantigen *nt*, Deltaantigen *nt*

differentiation antigen Differenzierungsantigen *nt*

donor antigen Spenderantigen *nt*

E antigen Antigen E *nt*

early antigen (*EBV*) Frühantigen *nt*, Early-Antigen *nt*

EBV antigen s.u. Epstein-Barr virus *antigen*

environmental antigen Umweltantigen *nt*

Epstein-Barr nuclear antigen Epstein-Barr nukleäres Antigen *nt*, Epstein-Barr nuclear antigen

Epstein-Barr virus antigen Epstein-Barr-Virus-Antigen *nt*, EBV-Antigen *nt*

erythrocyte antigen Erythrozytenantigen *nt*

erythrocyte group antigen Erythrozytengruppenantigen *nt*

extractable nuclear antigens extrahierbare nukleäre Antigene *pl*, extrahierbare Kernantigene *pl*

F antigen s.u. Forssman *antigen*

factor VIII-associated antigen Faktor VIII-assoziiertes-Antigen *nt*, von Willebrand-Faktor *m*

Fas antigen Fas-Antigen *nt*

flagellar antigen Geißelantigen *nt*, H-Antigen *nt*

foreign antigen Fremdantigen *nt*

Forssman antigen Forssman antigen *nt*, F-Antigen *nt*

free antigen freies Antigen *nt*

Frei's antigen Frei-Antigen *nt*

Gm antigens Gm-Antigene *pl*

group antigen Gruppenantigen *nt*

A

group-reactive antigen gruppenreaktives Antigen *nt*, gruppenspezifisches kreuzreagierendes Antigen *nt*
H antigen Geißelantigen *nt*, H-Antigen *nt*
HB$_s$ antigen s.u. hepatitis B surface *antigen*
HB surface antigen s.u. hepatitis B surface *antigen*
heat-stable antigen hitzestabiles Antigen *nt*
HEMPAS antigen HEMPAS-Antigen *nt*
hepatitis antigen s.u. hepatitis B surface *antigen*
hepatitis-associated antigen s.u. hepatitis B surface *antigen*
hepatitis B core antigen Hepatitis-B-Kernantigen *nt*, Hepatitis B core-Antigen *nt*
hepatitis B e antigen Hepatitis-B$_e$-Antigen *nt*, Hepatitis B e-Antigen *nt*
hepatitis B surface antigen Australiaantigen *nt*, Hepatitis B surface-Antigen *nt*, HB$_s$-Antigen *nt*, Hepatits B-Oberflächenantigen *nt*
hepatitis delta antigen Hepatitis-Deltaantigen *nt*, Deltaantigen *nt*
heterogeneic antigen Heteroantigen *nt*, heterogenes Antigen *nt*, xenogenes Antigen *nt*
heterogenetic antigen heterophiles Antigen *nt*
heterophil antigen s.u. heterophilic *antigen*
heterophile antigen s.u. heterophilic *antigen*
heterophilic antigen heterophiles Antigen *nt*
histocompatibility antigens Histokompatibilitätsantigene *pl*, HLA-Antigene *pl*
homologous antigen 1. homologes Antigen *nt* **2.** Isoantigen *nt*
host antigen Wirtsantigen *nt*
human leukocyte antigens Histokompatibilitätsantigene *pl*, Transplantationsantigene *pl*, HLA-Antigene *pl*, human leukocyte antigens *nt*, humane Leukozytenantigene *pl*
H-Y antigen H-Y-Antigen *nt*
immunotype-specific antigen immunotypenspezifisches Antigen *nt*, typenspezifisches Antigen *nt*
isogeneic antigen Alloantigen *nt*, Isoantigen *nt*
isophile antigen Alloantigen *nt*, Isoantigen *nt*
K antigen Kapselantigen *nt*, K-Antigen *nt*
Km antigens Km-Antigene *pl*
Kveim antigen Kveim-Antigen *nt*
latticed antigen vernetztes Antigen *nt*
LD antigens Lymphozyten-definierte Antigene *pl*, LD-Antigene *pl*
leukocyte antigen Leukozytenantigen *nt*
leukocyte function antigen Leukozytenfunktionsantigen *nt*, leukocyte function antigen *nt*
lymphocyte-defined antigens Lymphozyten-definierte Antigene *pl*, LD-Antigene *pl*
lymphocyte-detected membrane antigen s.u. lymphocyte-determined membrane *antigen*
lymphocyte-determined membrane antigen lymphozyten-determiniertes Membranantigen *nt*, lymphocyte-determined membrane antigen
lymphocyte functional antigen-1 Lymphozytenfunktionsantigen 1 *nt*
lymphocyte functional antigen-3 Lymphozytenfunktionsantigen 3 *nt*
lymphocyte function-associated antigen type 1 Leukozytenintegrin CD18/11a *nt*, lymphozytenassoziiertes Antigen Typ 1 *nt*
lymphocyte stimulating antigen lymphozytenstimulierendes Antigen *nt*
lymphogranuloma venereum antigen Frei-Antigen *nt*
M antigen M-Antigen *nt*
major histocompatibility antigens 1. Histokompatibilitätsantigene *pl*, Transplantationsantigene *pl*, HLA-Antigene *pl*, human leukocyte antigens, humane Leukozytenantigene *pl* **2.** MHC-Antigene *pl*
measles antigen Masernantigen *nt*
melanoma antigen Melanomaantigen *nt*
MHC antigens MHC-Antigene *pl*
MHC class I antigen MHC-Klasse-I-Antigen *nt*
MHC class II antigen MHC-Klasse-II-Antigen *nt*
MHC class III antigen MHC-Klasse-III-Antigen *nt*
minor lymphocyte stimulating antigen minor lymphocyte stimulating antigen *nt*
Mls antigen Mls-Antigen *nt*
Mitsuda antigen Lepromin *nt*, Mitsuda-Antigen *nt*
multivalent antigen multivalentes Antigen *nt*
native antigen natives Antigen *nt*
nuclear antigen Kernantigen *nt*, nukleäres Antigen *nt*
O antigen 1. (*mikrobiol.*) O-Antigen *nt*, Körperantigen *nt* **2.** (*hämatol.*) Antigen O *nt*
oncofetal antigen onkofötales Antigen *nt*, onkofetales Antigen *nt*
organ-specific antigen organspezifisches Antigen *nt*
Ox antigen Ox-Antigen *nt*
Oz antigens Oz-Antigene *pl*
pancreatic oncofetal antigen pankreatisches onkofetales Antigen *nt*
partial antigen Partialantigen *nt*, Teilantigen *nt*, Hapten *nt*
pollen antigen Pollenantigen *nt*, Pollenallergen *nt*
polymeric antigen polymeres Antigen *nt*
polysaccharide antigen Polysaccharidantigen *nt*
polysaccharide capsule antigen Polysaccharidkapselantigen *nt*
Pr antigen Pr-Antigen *nt*
private antigens 1. seltene Antigene *pl*, private Antigene *pl* **2.** Individualantigene *pl*
protease sensitive antigen Pr-Antigen *nt*
protein antigen Proteinantigen *nt*
public antigens ubiquitäre Antigene *pl*, ubiquitäre Blutgruppenantigene *pl*
R antigen R-Antigen *nt*
rabies antigen Rabiesantigen *nt*
ragweed antigen Ragweed-Antigen *nt*
recipient antigen Empfängerantigen *nt*
Rh antigen Rh-Antigen *nt*, Rhesus-Antigen *nt*
rhesus antigen Rh-Antigen *nt*, Rhesus-Antigen *nt*
SD antigens s.u. serologically defined *antigens*
self antigen Selbst-Antigen *nt*
sequestered antigens sequestrierte Antigene *pl*
sero-defined antigens s.u. serologically defined *antigens*
serologically defined antigens serologisch definierte Antigene *pl*
serum hepatitis antigen Australiaantigen *nt*, Hepatitis B surface-Antigen *nt*, HB$_s$-Antigen *nt*, Hepatits B-Oberflächenantigen *nt*
SH antigen Australiaantigen *nt*, Hepatitis B surface-Antigen *nt*, HB$_s$-Antigen *nt*, Hepatits B-Oberflächenantigen *nt*
shared tumor antigens gemeinsame Tumorantigene *pl*

shock antigen schockauslösendes Antigen *nt*, anaphylaxieauslösendes Antigen *nt*
Sm antigen Sm-Antigen *nt*
somatic antigen Körperantigen *nt*, O-Antigen *nt*
species-specific antigen speziesspezifisches Antigen *nt*
streptococcal antigen Streptokokkenantigen *nt*
surface antigen Oberflächenantigen *nt*
T antigen 1. (*mikrobiol.*) T-Antigen *nt* 2. Tumorantigen *nt*, T-Antigen *nt*
target antigen Zielantigen *nt*
T cell antigen T-Zellantigen *nt*
T_{dep} antigen T-abhängiges Antigen *nt*, T-Zell-abhängiges Antigen *nt*, T_{dep}-Antigen *nt*
T-dependent antigen T-abhängiges Antigen *nt*, T-Zell-abhängiges Antigen *nt*, T_{dep}-Antigen *nt*
Thy-1 antigen Thy-1-Antigen *nt*
T_{ind} antigen T-unabhängiges Antigen *nt*, T-Zell-unabhängiges Antigen *nt*, T_{ind}-Antigen *nt*
T-independent antigen T-unabhängiges Antigen *nt*, T-Zell-unabhängiges Antigen *nt*, T_{ind}-Antigen *nt*
T-independent polysaccharide antigen T-Zell-unabhängiges Polysaccharidantigen *nt*
tissue antigen Gewebsantigen *nt*
tissue-specific antigen organspezifisches Antigen *nt*
transplantation antigens Transplantationsantigene *pl*, Histokompatibilitätsantigene *pl*, human leukocyte antigens
tumor antigen Tumorantigen *nt*, T-Antigen *nt*
tumor-associated antigen tumorassoziiertes Antigen *nt*
tumor-specific transplantation antigen tumorspezifisches Transplantationsantigen *nt*
tumor-specific antigen tumorspezifisches Antigen *nt*
V antigen V-Antigen *nt*
VDRL antigen VDRL-Antigen *nt*, Cardiolipin-Cholesterin-Lecitin-Antigen *nt*
Vi antigen Vi-Antigen *nt*
viral antigen Virusantigen *nt*
virus capsid antigen virales Capsid-Antigen *nt*, virus capsid antigen *nt*
W antigen W-Antigen *nt*
xenogeneic antigen xenogenes Antigen *nt*, heterogenes Antigen *nt*, Heteroantigen *nt*

anltilgelnaelmia [ˌæntɪdʒəˈniːmɪə] *noun* (*brit.*) s.u. antigenemia
anltilgelnaelmic [ˌæntɪdʒəˈniːmɪk] *adj.* (*brit.*) s.u. antigenemic
antigen-dependent *adj.* antigenabhängig
anltilgelnelmia [ˌæntɪdʒəˈniːmɪə] *noun* Antigenämie *f*
anltilgelnelmic [ˌæntɪdʒəˈniːmɪk] *adj.* Antigenämie betreffend
anltilgenlic [æntɪˈdʒenɪk] *adj.* Antigeneigenschaften besitzend, antigen, Antigen-
anltilgelniclilty [ˌæntɪdʒəˈnɪsətɪ] *noun* Antigenität *f*
antigen-independent *adj.* antigenunabhängig
antigen-primed *adj.* antigenprimiert
antigen-specific *adj.* antigenspezifisch
antigen-stimulated *adj.* antigenstimuliert
antigen-unspecific *adj.* antigenunspezifisch
anltilgloblullin [ˌæntɪˈglɑbjəlɪn] *noun* Antiglobulin *nt*
anltilgonlaldoltroplic [æntɪˌgɑnədəʊˈtrɑpɪk] *adj.* antigonadotrop
anltilhaelmaglglultilnin [æntɪˌhiːməˈgluːtənɪn] *noun* (*brit.*) s.u. antihemagglutinin
anltilhaelmollylsin [ˌæntɪhɪˈmɑləsɪn] *noun* (*brit.*) s.u. antihemolysin
anltilhaelmollyltic [æntɪˌhiːməˈlɪtɪk] *adj.* (*brit.*) s.u. antihemolytic
anltilhaelmolphillic [æntɪˌhiːməˈfɪlɪk] *adj.* (*brit.*) s.u. antihemophilic
anltilhaemlorlrhaglic [æntɪˌheməˈrædʒɪk] *noun, adj.* (*brit.*) s.u. antihemorrhagic
anti-HAV *noun* Anti-HAV *nt*, Antikörper *m* gegen HAV
anti-HB_c *noun* Anti-HB_c *nt*, Antikörper *m* gegen HB_cAg
anti-HB_e *noun* Anti-HB_e *nt*, Antikörper *m* gegen HB_eAg
anti-HB_s *noun* Anti-HB_s *nt*, Antikörper *m* gegen HB_sAg
anti-HD *noun* Anti-Delta *nt*, Anti-HD *nt*, Antikörper *m* gegen HDAg
anltilhellminltic [ˌæntɪhelˈmɪnθɪk] *noun, adj.* s.u. anthelmintic
anltilhelmaglglultilnin [æntɪˌhiːməˈgluːtənɪn] *noun* Antihämagglutinin *nt*
anltilhelmollylsin [ˌæntɪhɪˈmɑləsɪn] *noun* Antihämolysin *nt*
anltilhelmollyltic [æntɪˌhiːməˈlɪtɪk] *adj.* gegen Hämolyse wirkend, antihämolytisch
anltilhelmolphillic [æntɪˌhiːməˈfɪlɪk] *adj.* antihämophil
anltilhemlorlrhaglic [æntɪˌheməˈrædʒɪk] I *noun* blutstillendes Mittel *nt*, Antihämorrhagikum *nt*, Hämostatikum *nt*, Hämostyptikum *nt* II *adj.* blutstillend, antihämorrhagisch, hämostatisch, hämostyptisch
anltilheplalrin [æntɪˈhepərɪn] *noun* Plättchenfaktor 4 *m*, Antiheparin *nt*
anltilhetlerlollylsin [ˌæntɪhetəˈrɑləsɪn] *noun* Antiheterolysin *nt*
anltilhildrotlic [ˌæntɪhaɪˈdrɑtɪk] *noun, adj.* s.u. antiperspirant
anltilhisltalmine [æntɪˈhɪstəmiːn] *noun* Antihistaminikum *nt*, Antihistamin *nt*, Histaminantagonist *m*
anltilhisltalminlic [æntɪˌhɪstəˈmɪnɪk] I *noun* Antihistaminikum *nt*, Antihistamin *nt*, Histaminantagonist *m* II *adj.* antihistaminisch
anltilhorlmone [æntɪˈhɔːrməʊn] *noun* Hormonblocker *m*, Hormonantagonist *m*, Antihormon *nt*
anltilhylallulronlildase [æntɪˌhaɪəlʊˈrɑnɪdeɪz] *noun* Antihyaluronidase *f*, Hyaluronidasehemmer *m*, Hyaluronidaseantagonist *m*
anti-idiotype *noun* Antiidiotyp *m*
anti-infectious *noun, adj.* s.u. anti-infective
anti-infective I *noun* infektionsverhinderndes Mittel *nt*, Antiinfektiosum *nt* II *adj.* infektionsverhindernd, antiinfektiös
anti-inflammatory I *noun* entzündungshemmendes Mittel *nt*, Entzündungshemmer *m*, Antiphlogistikum *nt* II *adj.* entzündungshemmend, antiphlogistisch
anltilkilnase [æntɪˈkɪneɪz] *noun* Kinasehemmer *m*, Kinaseantagonist *m*, Antikinase *f*
anltilleishlmanlilal [ˌæntɪliːʃˈmænɪəl] I *noun* gegen Leishmanien wirkendes Mittel *nt*, Leishmanienmittel *nt* II *adj.* gegen Leishmanien wirkend; leishmanientötend
anltilleplrotlic [ˌæntɪlepˈrɑtɪk] I *noun* Antileprotikum *nt* II *adj.* gegen Lepra wirkend
anltilleulkolcildin [ˌæntɪluːˈkɑsədɪn] *noun* Antileukozidin *nt*, Antileukotoxin *nt*
anltilleulkolcytlic [æntɪˌluːkəˈsɪtɪk] *adj.* antileukozytär, Antileukozyten-

an|ti|leu|ko|pro|te|ase [æntɪˌluːkə'prəʊtɪeɪz] *noun* Leukoproteasehemmer *m*, Antileukoprotease *f*
an|ti|leu|ko|tox|in [æntɪˌluːkə'tɑksɪn] *noun* s.u. antileukocidin
an|ti|lew|is|ite [æntɪ'luːəsaɪt] *noun* Dimercaprol *nt*, British antilewisit *nt*, 2,3-Dimercaptopropanol *nt*
an|ti|ly|sin [æntɪ'laɪsɪn] *noun* Lysinantagonist *m*, Antilysin *nt*
an|ti|ma|lar|i|al [ˌæntɪmə'leərɪəl] I *noun* Malariamittel *nt*, Antimalariamittel *nt* II *adj.* gegen Malaria wirkend, Antimalaria-
an|ti|me|tab|o|lite [ˌæntɪmə'tæbəlaɪt] *noun* Antimetabolit *m*
an|ti|mi|cro|bi|al [ˌæntɪmaɪ'krəʊbɪəl] I *noun* antimikrobielles Mittel *nt*; Antibiotikum *nt* II *adj.* gegen Mikroorganismen wirkend, antimikrobiell
an|ti|mi|tot|ic [ˌæntɪmaɪ'tɑtɪk] I *noun* Mitosehemmer *m*, Antimitotikum *nt* II *adj.* mitosehemmend, antimitotisch
an|ti|my|co|bac|te|ri|al [æntɪˌmaɪkəʊbæk'tɪərɪəl] I *noun* gegen Mykobakterien wirkendes Mittel *nt* II *adj.* gegen Mykobakterien wirkend
an|ti|my|cot|ic [ˌæntɪmaɪ'kɑtɪk] *adj.* gegen Pilze/Fungi wirkend, antimykotisch, antifugal
an|ti|nar|cot|ic [æntɪˌnɑːr'kɑtɪk] *adj.* antinarkotisch
an|ti|ne|o|plas|tic [æntɪˌniːəʊ'plæstɪk] I *noun* antineoplastische Substanz *f*, Antineoplastikum *nt* II *adj.* antineoplastisch
an|ti|ne|phrit|ic [ˌæntɪnə'frɪtɪk] *adj.* gegen Nephritis wirkend, antinephritisch
an|ti|neu|ral|gic [ˌæntɪnʊ'rældʒɪk] *adj.* antineuralgisch
an|ti|neu|rit|ic [æntɪˌn(j)ʊə'rɪtɪk] *adj.* antineuritisch
an|ti|neu|ro|tox|in [æntɪˌnjʊərə'tɑksɪn] *noun* Neurotoxinantagonist *m*, Antineurotoxin *nt*
an|ti|nu|cle|ar [æntɪ'n(j)uːklɪər] *adj.* antinukleär
an|ti|oe|dem|a|tous [ˌæntɪɪ'demətəs] *noun, adj.* (*brit.*) s.u. antiedemic
an|ti|oe|dem|ic [ˌæntɪə'diːmɪk] *noun, adj.* (*brit.*) s.u. antiedemic
an|ti|ox|i|dant [æntɪ'ɑksɪdənt] *noun* Antioxydans *nt*, Antioxidans *nt*
an|ti|ox|i|dase [æntɪ'ɑksɪdeɪz] *noun* Oxidasehemmer *m*, Antioxidase *f*
an|ti|ox|y|gen [æntɪ'ɑksɪdʒən] *noun* s.u. antioxidant
an|ti|par|a|sit|ic [æntɪˌpærə'sɪtɪk] I *noun* gegen Parasiten wirkendes Mittel *nt*, Antiparasitikum *nt* II *adj.* gegen Parasiten wirkend, antiparasitisch, antiparasitär
an|ti|pe|dic|u|lar [ˌæntɪpɪ'dɪkjələr] *adj.* gegen Läuse wirkend
an|ti|pe|dic|u|lot|ic [ˌæntɪpɪˌdɪkjə'lɑtɪk] I *noun* Antipedikulosum *nt*, Läusemittel *nt* II *adj.* gegen Läuse wirkend
an|ti|pel|la|gra [ˌæntɪpə'lægrə] *noun* Niacin *nt*, Nikotinsäure *f*, Nicotinsäure *f*
an|ti|pep|sin [æntɪ'pepsɪn] *noun* Antipepsin *nt*
an|ti|per|spi|rant [æntɪ'perspɪrənt] I *noun* schweißhemmendes Mittel *nt*, Antiperspirant *nt*, Antitranspirant *nt*, Anthidrotikum *nt*, Antihidrotikum *nt* II *adj.* schweißhemmend, anthidrotisch, antihidrotisch
an|ti|phag|o|cyt|ic [æntɪˌfægə'sɪtɪk] *adj.* antiphagozytisch, antiphagozytär
an|ti|phlo|gis|tic [ˌæntɪfləʊ'dʒɪstɪk] I *noun* entzündungshemmendes Mittel *nt*, Entzündungshemmer *m*, Antiphlogistikum *nt* II *adj.* entzündungshemmend, antiphlogistisch
an|ti|phthi|ri|ac [æntɪ'θɪərɪæk] *adj.* gegen Läuse wirkend
an|ti|plas|min [æntɪ'plæzmɪn] *noun* Antiplasmin *nt*, Antifibrinolysin *nt*
an|ti|plas|mo|di|an [ˌæntɪplæz'məʊdɪən] *adj.* gegen Plasmodien wirkend
an|ti|plas|tic [æntɪ'plæstɪk] I *noun* antiplastische Substanz *f* II *adj.* antiplastisch
an|ti|plate|let [æntɪ'pleɪtlɪt] *adj.* gegen Blutplättchen gerichtet, Antithrombozyten-
an|ti|pneu|mo|coc|cal [æntɪˌn(j)uːmə'kɑkl] *adj.* Pneumokokken hemmend *oder* zerstörend, Anti-Pneumokokken-
an|ti|pneu|mo|coc|cic [æntɪˌn(j)uːmə'kɑksɪk] *adj.* s.u. antipneumococcal
an|ti|port ['æntɪpɔːrt] *noun* Austauschtransport *m*, Gegentransport *m*, Countertransport *m*, Antiport *m*
an|ti|pre|cip|i|tin [ˌæntɪprɪ'sɪpɪtɪn] *noun* Präzipitinantagonist *m*, Antipräzipitin *nt*
anti-proliferative *adj.* antiproliferativ
an|ti|pro|te|ase [æntɪ'prəʊtɪeɪz] *noun* Antiprotease *f*
an|ti|pro|throm|bin [ˌæntɪprəʊ'θrɑmbɪn] *adj.* gegen Prothrombin wirkend, Antiprothrombin-
an|ti|pro|to|zo|al [æntɪˌprəʊtə'zəʊəl] I *noun* gegen Protozoen wirkendes Mittel *nt*, Antiprotozoenmittel *nt*, Antiprotozoikum *nt* II *adj.* gegen Protozoen wirkend, Antiprotozoen-
an|ti|pro|to|zo|an [æntɪˌprəʊtə'zəʊən] *noun, adj.* s.u. antiprotozoal
an|ti|pso|ri|at|ic [æntɪˌsɔːrɪ'ætɪk] I *noun* Mittel *nt* gegen Psoriasis, Antipsorikum *nt* II *adj.* gegen Psoriasis wirkend
an|ti|py|o|gen|ic [ˌæntɪpaɪə'dʒenɪk] *adj.* Eiterbildung verhindernd, antipyogen
an|ti|py|re|sis [ˌæntɪpaɪ'riːsɪs] *noun* Fieberbekämpfung *f*, Antipyrese *f*
an|ti|py|ret|ic [ˌæntɪpaɪ'retɪk] I *noun* fiebersenkendes Mittel *nt*, Antipyretikum *nt*, Antifebrilium *nt* II *adj.* fiebersenkend, antipyretisch, antifebril
an|ti|py|rot|ic [ˌæntɪpaɪ'rɑtɪk] I *noun* Mittel *nt* zur Behandlung von Brandwunden, Antipyrotikum *nt* II *adj.* gegen Brandwunden wirkend
an|ti|ra|chit|ic [ˌæntɪrə'kɪtɪk] *adj.* antirachitisch
an|ti|ren|net [æntɪ'renɪt] *noun* s.u. antirennin
an|ti|ren|nin [æntɪ'renɪn] *noun* Antirennin *nt*
an|ti|rick|ett|si|al [ˌæntɪrɪ'ketsɪəl] I *noun* gegen Rickettsien wirkendes Mittel *nt*, Rickettsienmittel *nt* II *adj.* gegen Rickettsien wirkend
an|ti|schis|to|so|mal [æntɪˌʃɪstə'səʊml] I *noun* gegen Schistosomen wirkendes Mittel *nt*, Schistosomenmittel *nt* II *adj.* gegen Schistosomen wirkend
an|ti|se|rum [æntɪ'sɪərəm] *noun* Immunserum *nt*, Antiserum *nt*
anthrax antiserum Milzbrandserum *nt*
polyclonal antiserum polyklonales Antiserum *nt*
polyvalent antiserum polyvalentes Antiserum *nt*
viral antiserum Virusantiserum *nt*
an|ti|staph|y|lo|coc|cic [æntɪˌstæfɪlə'kɑksɪk] I *noun* gegen Staphylokokken wirkendes Mittel *nt* II *adj.* gegen Staphylokokken wirkend, Anti-Staphylokokken-
an|ti|staph|y|lo|hae|mo|ly|sin [æntɪˌstæfɪləhɪ'mɑləsɪn] *noun* (*brit.*) s.u. antistaphylolysin

an|ti|staph|yl|lo|he|mol|y|sin [æntɪˌstæfɪləhɪ'mɑləsɪn] *noun* s.u. antistaphylolysin
an|ti|staph|yl|lol|y|sin [æntɪˌstæfə'lɑləsɪn] *noun* Antistaphylolysin *nt*
an|ti|strep|to|coc|cic [æntɪˌstreptə'kɑksɪk] I *noun* gegen Streptokokken wirkendes Mittel *nt* II *adj.* gegen Streptokokken wirkend, Anti-Streptokokken-
an|ti|strep|to|ki|nase [æntɪˌstreptəʊ'kaɪneɪz] *noun* Antistreptokinase *f*
an|ti|strep|tol|y|sin [æntɪˌstreptə'laɪsɪn] *noun* Antistreptolysin *nt*
  antistreptolysin O Antistreptolysin O *nt*
an|ti|sub|stance [æntɪ'sʌbstəns] *noun* s.u. antibody
an|ti|throm|bin [æntɪ'θrɑmbɪn] *noun* Antithrombin *nt*
  antithrombin I Fibrin *nt*
  antithrombin III Antithrombin III *nt*
an|ti|throm|bo|ki|nase [æntɪˌθrɑmbə'kaɪneɪz] *noun* Antithrombokinase *f*
an|ti|throm|bo|plas|tin [æntɪˌθrɑmbə'plæstɪn] *noun* Antithromboplastin *nt*
an|ti|throm|bot|ic [ˌæntɪθrɑm'bɑtɪk] I *noun* Antithrombotikum *nt* II *adj.* Thrombose *oder* Thrombusbildung verhindernd *oder* erschwerend, antithrombotisch, Anti-Thrombose(n)-
an|ti|thy|roid [æntɪ'θaɪrɔɪd] *adj.* antithyroid, antithyreoid, antithyroidal, antithyreoidal
an|ti|thy|ro|tox|ic [æntɪˌθaɪrəʊ'tɑksɪk] *adj.* antithyreotoxisch
an|ti|thy|ro|trop|ic [æntɪˌθaɪrə'trɑpɪk] *adj.* antithyreotrop
an|ti|tox|ic [æntɪ'tɑksɪk] *adj.* Antitoxin betreffend, als Antitoxin wirkend, antitoxisch, Antitoxin-
an|ti|tox|i|gen [æntɪ'tɑksɪdʒən] *noun* s.u. antitoxinogen
an|ti|tox|in [æntɪ'tɑksɪn] *noun* **1.** (*pharmakol.*) Gegengift *nt*, Antitoxin *nt* **2.** (*immunolog.*) Antitoxinantikörper *m*, Toxinantikörper *m*, Antitoxin *nt*
  botulinal antitoxin Botulinusantitoxin *nt*, antitoxisches Botulinusserum *nt*
  botulinum antitoxin s.u. botulinal *antitoxin*
  botulinus antitoxin s.u. botulinal *antitoxin*
  botulism antitoxin s.u. botulinal *antitoxin*
  diphtheria antitoxin Diphtherieantitoxin *nt*
  tetanus antitoxin Tetanusantitoxin *nt*, antitoxisches Tetanusimmunserum *nt*
an|ti|tox|in|o|gen [ˌæntɪtɑk'sɪnədʒən] *noun* Antitoxigen *nt*, Antitoxinogen *nt*
an|ti|tox|i|num [ˌæntɪtɑk'saɪnəm] *noun* s.u. antitoxin
an|ti|trep|o|ne|mal [æntɪˌtrepə'niːməl] I *noun* gegen Treponemen wirkendes Mittel *nt*, Treponemenmittel *nt* II *adj.* gegen Treponemen wirkend, treponemazid
an|ti|trich|o|mon|al [æntɪˌtrɪkə'mɑnl] I *noun* gegen Trichomonaden wirkendes Mittel *nt*, Trichomonadenmittel *nt*, Trichomonazid *nt*, Trichomonadizid *nt* II *adj.* gegen Trichomonaden wirkend, trichomonazid, trichomonadizid
an|ti|try|pan|o|so|mal [ˌæntɪtrɪˌpænə'səʊml] I *noun* gegen Trypanosomen wirkendes Mittel *nt*, Trypanosomenmittel *nt* II *adj.* gegen Trypanosomen wirkend
an|ti|tryp|sic [æntɪ'trɪpsɪk] *adj.* s.u. antitryptic
α_1-an|ti|tryp|sin [æntɪ'trɪpsɪn] *noun* α_1-Antitrypsin *nt*
an|ti|tryp|tase [æntɪ'trɪpteɪz] *noun* Antitryptase *f*
an|ti|tryp|tic [æntɪ'trɪptɪk] *adj.* antitryptisch
an|ti|tu|ber|cu|lin [ˌæntɪt(j)uːˈbɜrkjəlɪn] *noun* Tuberkulinantikörper *m*, Antituberkulin *nt*
an|ti|tu|ber|cu|lot|ic [ˌæntɪt(j)uːˌbɜrkjə'lɑtɪk] I *noun* antituberkulöse Substanz *f*, Tuberkulostatikum *nt*, Antituberkulotikum *nt* II *adj.* antituberkulös, tuberkulostatisch
an|ti|tu|ber|cu|lous [ˌæntɪt(j)uːˈbɜrkjələs] *adj.* antituberkulös, tuberkulostatisch
an|ti|tu|bu|lin [æntɪ't(j)uːbjəlɪn] *noun* Antitubulin *nt*
an|ti|tu|mor|i|gen|ic [æntɪˌt(j)uːmərɪ'dʒenɪk] *adj.* Tumorbildung hemmend, antitumorigen
an|ti|tu|mour|i|gen|ic [æntɪˌt(j)uːmərɪ'dʒenɪk] *adj.* (*brit.*) s.u. antitumorigenic
an|ti|ty|phoid [æntɪ'taɪfɔɪd] *adj.* Typhus verhindernd, gegen Typhus wirkend, antityphös
an|ti|ty|ro|si|nase [æntɪ'taɪrəʊsɪneɪz] *noun* Tyrosinasehemmer *m*, Antityrosinase *f*
an|ti|vac|ci|na|tion|ist [æntɪˌvæksɪ'neɪʃənɪst] *noun* Impfgegner *m*
an|ti|ven|ene [æntɪ'veniːn] *noun* s.u. antivenin
an|ti|ven|in [æntɪ'venɪn] *noun* Gegengift *nt*, Antitoxin *nt*, Antivenenum *nt*
an|ti|ven|om [æntɪ'venəm] *noun* s.u. antivenin
an|ti|ven|om|ous [æntɪ'venəməs] *adj.* antitoxisch
an|ti|vi|ral [æntɪ'vaɪrəl] I *noun* antivirale Substanz *f*, virustatische Substanz *f*, viruzide Substanz *f* II *adj.* gegen Viren gerichtet, antiviral; virustatisch; viruzid
an|ti|vi|rot|ic [ˌæntɪvaɪ'rɑtɪk] *noun, adj.* s.u. antiviral
an|ti|vi|ta|min [æntɪ'vaɪtəmɪn] *noun* Antivitamin *nt*, Vitaminantagonist *m*
an|ti|zyme ['æntɪzaɪm] *noun* Antizym *nt*, Antienzym *nt*
an|ti|zy|mot|ic [ˌæntɪzaɪ'mɑtɪk] *adj.* enzymhemmend, antienzymatisch
an|tral ['æntrəl] *adj.* Antrum betreffend, antral, Antrum-
a|nu|cle|ar [eɪ'n(j)uːklɪər] *adj.* kernlos, anukleär
a|nu|cle|ate [eɪ'n(j)uːklɪɪt] *adj.* s.u. anuclear
a|nu|cle|at|ed [eɪ'n(j)uːklɪeɪtɪd] *adj.* entkernt
a|nu|ria [æn'(j)ʊərɪə] *noun* Anurie *f*
  angioneurotic anuria angioneurotische Anurie *f*
a|nus ['eɪnəs] *noun, plural* **a|nus|es, a|ni** ['eɪnaɪ] After *m*, Anus *m*
AO *abk.* s.u. acridine *orange*
AOC *abk.* s.u. amoxicillin
AOG *abk.* s.u. aortography
AoG *abk.* s.u. aortography
a|or|ta [eɪ'ɔːrtə] *noun, plural* **a|or|tas, a|or|tae** [eɪ'ɔːrtiː] Aorta *f*
a|or|tal [eɪ'ɔːrtl] *adj.* s.u. aortic
a|or|tic [eɪ'ɔːrtɪk] *adj.* Hauptschlagader/Aorta betreffend, aortal, aortisch, Aorten-, Aorto-
a|or|ti|co|pul|mo|nar|y [eɪˌɔːrtɪkəʊ'pʌlməˌneriː] *adj.* Aorta und Lungenarterien betreffend, aortopulmonal, aortikopulmonal
a|or|ti|co|re|nal [eɪˌɔːrtɪkəʊ'riːnl] *adj.* Aorta und Niere(n) betreffend, aortorenal, aortikorenal
a|or|to|cor|o|nar|y [eɪˌɔːrtə'kɔːrənerɪ] *adj.* Aorta und Koronararterien betreffend *oder* verbindend, aortokoronar
a|or|to|gram [eɪ'ɔːrtəgræm] *noun* Aortogramm *nt*
a|or|tog|ra|phy [ˌeɪɔːr'tɑgrəfɪ] *noun* Kontrastdarstellung *f* der Aorta, Aortographie *f*, Aortografie *f*
a|or|to|re|nal [eɪˌɔːrtə'riːnl] *adj.* s.u. aorticorenal
AOT *abk.* s.u. adenomatoid odontogenic *tumor*

AP *abk.* s.u. 1. alkaline *phosphatase* 2. 2-aminopurine 3. *angina* pectoris 4. anterior *pituitary* 5. anteroposterior
A.p. *abk.* s.u. *angina* pectoris
APA *abk.* s.u. anti-pernicious anemia *factor*
6-APA *abk.* s.u. 6-aminopenicillanic *acid*
APAF *abk.* s.u. anti-pernicious anemia *factor*
APC *abk.* s.u. ampicillin
ape [eɪp] *noun* Menschenaffe *f*
APH *abk.* s.u. anterior pituitary *hormone*
Aph *abk.* s.u. 1. acid *phosphatase* 2. alkaline *phosphatase*
aph|tha ['æfθə] *noun, plural* **aph|thae** ['æfθiː] Aphthe *f*
contagious aphtha (echte) Maul- und Klauenseuche *f*, Febris aphthosa
aph|thoid ['æfθɔɪd] I *noun* Aphthoid *nt* Pospischill-Feyrter, vagantes Aphthoid *nt*, aphthoide Polypathie *f* II *adj.* aphthenähnlich, aphthenförmig, aphthoid
aph|tho|sis [æf'θəʊsɪs] *noun, plural* **aph|tho|ses** [æf'θəʊsiːz] Aphthose *f*, Aphthosis *f*
aph|thous ['æfθəs] *adj.* Aphthen betreffend, aphthös, aphthenartig
aph|tho|vi|rus [æfθə'vaɪrəs] *noun* Aphthovirus *nt*
aphthovirus of cattle Maul- und Klauenseuche-Virus *nt*, MKS-Virus *nt*
a|phyl|lac|tic [eɪfaɪ'læktɪk] *adj.* Aphylaxie betreffend, aphylaktisch
a|phyl|lax|is [eɪfaɪ'læksɪs] *noun* Aphylaxie *f*
a|pi|cal ['æpɪkl] *adj.* Spitze/Apex betreffend, apikal, Spitzen-, Apikal-
a|pi|tu|i|tar|ism [eɪpɪ't(j)uːətərɪzəm] *noun* 1. Hypophysenaplasie *f* 2. Hypophysenvorderlappeninsuffizienz *f*, HVL-Insuffizienz *f*, Simmonds-Syndrom *nt*, Hypopituitarismus *m*
APL *abk.* s.u. acute promyelocytic *leukemia*
a|pla|sia [ə'pleɪʒ(ɪ)ə] *noun* Aplasie *f*
bone marrow aplasia Knochenmarkaplasie *f*
pure red cell aplasia 1. aregenerative Anämie *f* 2. chronische kongenitale aregenerative Anämie *f*, Blackfan-Diamond-Anämie *f*, pure red cell aplasia
thymic aplasia Thymusaplasie *f*
thymic-parathyroid aplasia DiGeorge-Syndrom *nt*, Schlundtaschensyndrom *nt*, Thymusaplasie *f*
a|plas|tic [eɪ'plæstɪk] *adj.* Aplasie betreffend, von Aplasie gekennzeichnet, aplastisch
ap|ne|a ['æpnɪə, æp'niːə] *noun* 1. Atemstillstand *m*, Apnoe *f* 2. s.u. asphyxia
ap|ne|ic [æp'niːɪk] *adj.* Apnoe betreffend, apnoisch
ap|noe|a ['æpnɪə, æp'niːə] *noun* (*brit.*) s.u. apnea
apo *abk.* s.u. 1. apoenzyme 2. apolipoprotein
ap|o|crine ['æpəkraɪn] *adj.* apokrin
ap|o|en|zyme [æpəʊ'enzaɪm] *noun* Apoenzym *nt*
ap|o|fer|ri|tin [æpə'ferɪtɪn] *noun* Apoferritin *nt*
a|po|lip|o|pro|tein [æpə,lɪpə'prəʊtiːn] *noun* Apolipoprotein *nt*
ap|o|pop|tic [æpə'pɒptɪk *adj.* apopoptisch
ap|o|some ['æpəsəʊm] *noun* Aposom *nt*
ap|o|to|sis [æpə'təʊsɪs *noun* Apotose *f*
ap|pa|ra|tus [æpə'reɪtəs] *noun, plural* **ap|pa|ra|tus, ap|pa|ra|tus|es** 1. (*biolog.*) System *nt*, Trakt *m*, Apparat *m*; (*anatom.*) Organsystem *nt*, Apparatus *m* 2. Apparate *pl*, Maschinerie *f* 3. Apparat *m*, Gerät *nt*
Abbé-Zeiss apparatus Thoma-Zeiss-Zählkammer *f*, Zeiss-Zählkammer *f*
cis-Golgi apparatus Cis-Golgi-Apparat *m*
Golgi's apparatus Golgi-Apparat *m*, Golgi-Komplex *m*
infusion apparatus Infusionsgerät *nt*
medial-Golgi apparatus Medial-Golgi-Apparat *m*
ribosomal apparatus Ribosomenapparat *m*, ribosomaler Apparat *m*
trans-Golgi apparatus Trans-Golgi-Apparat *m*
ap|par|ent [ə'pærənt] *adj.* 1. sichtbar, manifest, apparent 2. offensichtlich, ersichtlich, klar; **without apparent cause** ohne ersichtlichen Grund
ap|pen|di|cal [ə'pendɪkl] *adj.* Wurmfortsatz/ Appendix betreffend, Appendic(o)-, Appendik(o)-, Appendix-
ap|pen|di|ce|al [æpən'dɪʃɪəl] *adj.* s.u. appendical
ap|pen|di|ci|al [æpən'dɪʃɪəl] *adj.* s.u. appendical
ap|pen|di|ci|tis [ə,pendə'saɪtɪs] *noun* Wurmfortsatzentzündung *f*, (*inform.*) Blinddarmentzündung *f*, Appendizitis *f*, Appendicitis *f*
ulcerophlegmonous appendicitis ulzeröse Appendizitis *f*, Appendicits ulcerosa
ap|pen|dic|u|lar [æpən'dɪkjələr] *adj.* 1. Wurmfortsatz/Appendix betreffend, Appendic(o)-, Appendik(o)-, Appendix- 2. Gliedmaße betreffend 3. Anhang/Anhängsel betreffend
ap|pen|dix [ə'pendɪks] *noun, plural* **ap|pen|dix|es, ap|pen|di|ces** [ə'pendəsiːz] 1. Anhang *m*, Anhängsel *nt*, Ansatz *m*, Fortsatz *m*; (*anatom.*) Appendix *f* 2. Wurmfortsatz *m* des Blinddarms, (*inform.*) Wurm *m*, Appendix *f*, Appendix *f* vermiformis
ap|pli|ca|tion [,æplɪ'keɪʃn] *noun* 1. Applikation *f* (*to* auf), Anwendung *f*, Verwendung *f*, Gebrauch *m* (*to* für); **for external application** zum äußeren Gebrauch 2. (*Salbe*) Auftragen *nt*; (*Verband*) Anlegen *nt*; (*Medikament*) Verabreichung *f* 3. Bewerbung *f*, Antrag *m*, Anmeldung *f* (*for* um, für)
ap|pli|ca|tor ['æplɪkeɪtər] *noun* Applikator *m*, Anwendungsgerät *nt*, Aufträger *m*
ap|plied [ə'plaɪd] *adj.* angewandt
ap|ply [ə'plaɪ] *vt* 1. (*Salbe*) auftragen; (*Pflaster*) anlegen; anbringen, auflegen (*to* an, auf) 2. anwenden (*to* auf), verwenden (*to* für); **apply externally** äußerlich anwenden
a|pro|ti|nin [eɪ'prəʊtənɪn] *noun* Aprotinin *nt*
APRT *abk.* s.u. adenine phosphoribosyl *transferase*
6-APS *abk.* s.u. 6-aminopenicillanic *acid*
a|pud|o|ma [,eɪpə'dəʊmə] *noun* Apudom *nt*
a|py|e|tous [ə'paɪətəs] *adj.* nicht-eitrig, ohne Eiter, aputrid
a|pyk|no|mor|phous [ə,pɪknə'mɔːrfəs] *adj.* apyknomorph
a|py|og|e|nous [eɪpaɪ'ɑdʒənəs] *adj.* nicht durch Eiter verursacht, apyogen
a|py|ous [eɪ'paɪəs] *adj.* ohne Eiter, aputrid
a|py|ret|ic [,eɪpaɪ'retɪk] *adj.* fieberfrei, ohne Fieber (verlaufend), apyretisch, afebril
a|py|rex|ia [,eɪpaɪ'reksɪə] *noun* Fieberlosigkeit *f*, Apyrexie *f*
a|py|ro|gen|ic [eɪ,paɪrə'dʒenɪk] *adj.* nicht fiebererzeugend, apyrogen
aq|ua|co|bal|a|min [,ækwəkəʊ'bæləmɪn] *noun* Aquocobalamin *nt*, Aquacobalamin *nt*, Vitamin B_{12}b *nt*
aq|uo|co|bal|a|min [,ækwəʊkəʊ'bæləmɪn] *noun* s.u. aquacobalamin
AR *abk.* s.u. accelerated *reaction*
Ar *abk.* s.u. argon
ar *abk.* s.u. aromatic

Ara *abk.* s.u. arabinose
ARA-A *abk.* s.u. adenine *arabinoside*
ara-A *abk.* s.u. adenine *arabinoside*
ar|ab|in ['ærəbɪn] *noun* Arabin *nt*
ar|a|bin|o|a|den|o|sine [,ærəbɪnəʊə'denəsi:n] *noun* Vidarabin *nt*, Adenin-Arabinosid *nt*
ar|a|bin|o|cyt|i|dine [,ærəbɪnəʊ'sɪtədi:n] *noun* s.u. arabinosylcytosine
a|rab|i|nose [ə'ræbɪnəʊs] *noun* Arabinose *f*
β-a|rab|i|nos|i|dase [ə,ræbɪ'nɑsɪdeɪz] *noun* β-Arabinosidase *f*
ar|a|bi|no|side [ə'ræbɪnəʊsaɪd] Arabinosid *nt*
adenine arabinoside Vidarabin *nt*, Adenin-Arabinosid *nt*
cytosine arabinoside Cytarabin *nt*, Zytosinarabinosid *nt*, Cytosinarabinosid *nt*, Ara-C *nt*
ar|a|bin|o|syl|ad|e|nine [,ærəbɪnəʊsɪl'ædəni:n] *noun* s.u. arabinoadenosine
ar|a|bi|no|syl|cy|to|sine [,ærəbɪnəʊsɪl'saɪtəsi:n] *noun* Cytarabin *nt*, Cytosin-Arabinosid *nt*
ar|a|bin|u|lose [ærə'bɪnjələʊs] *noun* Arabinulose *f*
a|rab|i|tol [ə'ræbɪtɔl] *noun* Arabit *nt*, Arabitol *nt*
ar|a|bo|pyr|a|nose [,ærəbəʊ'paɪrənəʊz] *noun* s.u. arabinose
AraC *abk.* s.u. cytosine *arabinoside*
ARA-C *abk.* s.u. cytosine *arabinoside*
ara-C *abk.* s.u. arabinosylcytosine
a|rach|i|date [ə'rækɪdeɪt] *noun* Arachidat *nt*, Eicosanoat *nt*
a|rach|i|don|ate [ə'rækɪ,dɑneɪt] *noun* Arachidonat *nt*
arachidonate-12-lipoxygenase *noun* Arachidonsäure-12-Lipoxygenase *f*
arachidonate-5-lipoxygenase *noun* Arachidonsäure-5-Lipoxygenase *f*
a|ra|pyr|a|nose [ærə'paɪrənəʊz] *noun* s.u. arabinose
ar|bo|vi|ral [,ɑ:rbə'vaɪrəl] *adj.* Arboviren betreffend, durch Arboviren verursacht, Arboviren-
ar|bo|vi|rus [,ɑ:rbə'vaɪrəs] *noun* Arbovirus *nt*, ARBO-Virus *nt*
ARC *abk.* s.u. **1.** AIDS-related *complex* **2.** autoradiography
arc [ɑ:rk] *noun* Bogen *m*; (*mathemat.*) Kreisbogen *m*, Bogen *m*, Arcus *m*; Lichtbogen *m*
precipitation arc Präzipitationsbogen *m*
precipitin arc Präzipitinbogen *m*
ar|cu|ate ['ɑ:rkjʊ,weɪt] *adj.* bogenförmig, gewölbt, gebogen
ar|cu|at|ed ['ɑ:rkjʊ:weɪtɪd] *adj.* s.u. arcuate
ar|e|a ['eərɪə] *noun, plural* **ar|e|as, ar|e|ae** ['eərɪ,i:] **1.** Gebiet *nt*, Areal *nt*, Zone *f*, Fläche *f*, Oberfläche *f* **2.** (*anatom.*) Area *f*, (*ZNS*) Zentrum *nt* **3.** (*mathemat.*) Inhalt *m*, Fläche *f*, Grundfläche *f*
body surface area Körperoberfläche *f*
exchange area Austauschfläche *f*
thymus-dependent area (*Lymphknoten*) thymusabhängiges Areal *nt*, T-Areal *nt*, thymusabhängige Zone *f*, parakortikale Zone *f*
total body surface area Gesamtkörperoberfläche *f*
unit area Flächeneinheit *f*
a|rec|o|line [ə'rekəʊli:n] *noun* Arekolin *nt*, Arecolinum *nt*
a|re|gen|er|a|tive [eɪrɪ'dʒenərətɪv] *adj.* aregenerativ; aplastisch
Ar|e|na|vir|i|dae [,ærɪnə'vɪrədi:] *plural* Arenaviren *pl*, Arenaviridae *pl*
Arg *abk.* s.u. arginine
Ar|gas|i|dae [ɑ:r'gæsɪdi:] *noun* Lederzecken *pl*, Argasidae *pl*
ar|gen|taf|fin [ɑ:r'dʒentəfɪn] *adj.* argentaffin
ar|gen|taf|fine [ɑ:r'dʒentəfi:n] *adj.* s.u. argentaffin
ar|gen|taf|fin|i|ty [ɑ:r,dʒentə'fɪnətɪ] *noun* Argentaffinität *f*
ar|gen|taf|fi|no|ma [ɑ:r,dʒentəfɪ'nəʊmə] *noun* Argentaffinom *nt*; Karzinoid *nt*
ar|gen|ta|tion [ɑ:rdʒən'teɪʃn] *noun* Versilberung *f*, Silberfärbung *f*
ar|gen|to|phil [ɑ:r'dʒentəfɪl] *adj.* s.u. argentaffin
ar|gen|to|phile [ɑ:r'dʒentəfaɪl] *adj.* s.u. argentaffin
ar|gen|to|phil|ic [ɑ:r,dʒentə'fɪlɪk] *adj.* s.u. argentaffin
ar|gen|tum [ɑ:r'dʒentəm] *noun* Silber *nt*, Argentum *nt*
ar|gi|nase ['ɑ:rdʒɪneɪz] *noun* Arginase *f*
ar|gi|nine ['ɑ:rdʒɪni:n] *noun* Arginin *nt*
arginine-rich *adj.* arginin-reich
ar|gi|ni|no|suc|ci|nase [,ɑ:rdʒənɪnəʊ'sʌksəneɪs] *noun* Argininsuccinatlyase *f*, Argininosuccinatlyase *f*, Argininsuccinase *f*, Argininosuccinase *f*
ar|gi|ni|no|suc|ci|nate [,ɑ:rdʒənɪnəʊ'sʌksəneɪt] *noun* Argininsuccinat *nt*, Argininosuccinat *nt*
ar|gi|nyl ['ɑ:rdʒənɪl] *noun* Arginyl-(Radikal *nt*)
ar|gi|pres|sin [,ɑ:rdʒɪ'presɪn] *noun* Arginin-Vasopressin *nt*, Argipressin *nt*
ar|gon ['ɑ:rgɑn] *noun* Argon *nt*
ArgP *abk.* s.u. arginine *phosphate*
ar|gyr|o|phil ['ɑrdʒɪrəʊfɪl] *adj.* argyrophil
ar|gyr|o|phile ['ɑrdʒɪrəʊfaɪl] *adj.* s.u. argyrophil
ar|gyr|o|phil|ia [,ɑrdʒɪrəʊ'fi:lɪə] *noun* Argyrophilie *f*
ar|gyr|o|phil|ic [,ɑrdʒɪrəʊ'fɪlɪk] *adj.* s.u. argyrophil
ar|gyr|oph|i|lous [,ɑrdʒə'rɑfɪləs] *adj.* s.u. argyrophil
a|ri|bo|fla|vin|o|sis [eɪ,raɪbə,fleɪvə'nəʊsɪs] *noun* Riboflavinmangel *m*, Ariboflavinose *f*
arm [ɑ:rm] *noun* Arm *m*
amino acid arm Aminosäurearm *m*
anticodon arm Antikodonarm *m*
chromosome arm Chromosomenarm *m*
DHU arm DHU-Arm *m*, Dihydrouridinarm *m*
Armstrong ['ɑ:rmstrɔŋ]: **Armstrong's disease** Armstrong-Krankheit *f*, lymphozytäre Choriomeningitis *f*
Arneth [ɑ:r'net]: **Arneth's classification** Arneth-Leukozytenschema *nt*
Arneth's count s.u. *Arneth's* classification
Arneth's formula s.u. *Arneth's* classification
Arneth's index s.u. *Arneth's* classification
Arneth stages Arneth-Stadien *pl*
ar|o|mat|ic [ærə'mætɪk] **I** *noun* Aromat *m*, aromatische Verbindung *f* **II** *adj.* aromatisch
a|ro|ma|ti|za|tion [ə,rəʊmətə'zeɪʃn] *noun* Aromatisierung *f*
a|ro|ma|tize [ə'rəʊmətaɪz] *vt* aromatisieren
ar|range|ment [ə'reɪndʒmənt] *noun* Anordnung *f*, Aufbau *m*, Formation *f*, Disposition *f*
cloverleaf arrangement Kleeblattformation *f*
pleated sheets arrangement Faltblatt *nt*, Faltblattstruktur *f*
ar|rest [ə'rest] **I** *noun* Anhalten *nt*, Aufhalten *nt*, Stillstehen *nt*, Stillstand *m*; Hemmung *f*, Stockung *f* **II** *vt* **1.** anhalten, aufhalten, zum Stillstand bringen, hemmen, hindern **2.** sperren, feststellen, blockieren, arretieren
arrest of development Entwicklungshemmung *f*

arrest of growth Wachstumsstillstand *m*
ar|rhe|no|blas|to|ma [ˌærənəʊblæsˈtəʊmə] *noun* **1.** Arrhenoblastom *nt* **2.** Sertoli-Leidig-Zelltumor *m*
ar|rhe|no|ma [ærɪˈnəʊmə] *noun* s.u. arrhenoblastoma
ar|se|nate [ˈɑːrsəneɪt] *noun* Arsenat *nt*
ar|se|nic [*n* ˈɑːrs(ə)nɪk; *adj.* ɑːrˈsenɪk] **I** *noun* **1.** Arsen *nt* **2.** Arsentrioxid *nt*, Arsenik *nt*, Arsenikum *nt* **II** *adj.* Arsen(ik)-, Arsen-V-
ar|sen|i|cal [ɑːrˈsenɪkl] **I** *noun* arsenhaltige Verbindung *f* **II** *adj.* arsenhaltig, Arsen(ik)-
arsenic-fast *adj.* arsenresistent
ar|se|nide [ˈɑːrsənaɪd] *noun* Arsenid *nt*
ar|se|nous [ˈɑːrsənəs] *adj.* dreiwertiges Arsen enthaltend
ar|sine [ˈɑːrsiːn] *noun* **1.** Arsenwasserstoff *m*, Arsin *nt* **2.** Arsinderivat *nt*
art. *abk.* s.u. arterial
ar|te|fact [ˈɑːrtəfækt] *noun* Kunstprodukt *nt*, artifizielle Veränderung *f*, Artefakt *nt*
ar|te|fac|tu|al [ɑːrtəˈfæktʃəwəl] *adj.* Artefakt betreffend
ar|ter|e|nol [ɑːrˈtɪərɪnəʊl] *noun* Noradrenalin *nt*, Norepinephrin *nt*, Arterenol *nt*, Levarterenol *nt*
arteri- *präf.* s.u. arterio-
ar|te|ri|al [ɑːrˈtɪərɪəl] *adj.* Arterien betreffend, arteriell, arteriös, Arterien-
ar|te|ri|al|i|za|tion [ɑːrˌtɪərɪəlaɪˈzeɪʃn] *noun* **1.** Arterialisierung *f*, Arterialisation *f* **2.** Grad *m* der Sauerstoffsättigung, Arterialisation *f*
arterio- *präf.* Arterien-, Arterio-
ar|te|ri|o|gram [ɑːrˈtɪərɪəgræm] *noun* Arteriogramm *nt*
mesenteric arteriogram Arteriogramm *nt* der Mesenterialarterien
renal arteriogram Arteriogramm *nt* der Arteria renalis und ihrer Äste
ar|te|ri|og|ra|phy [ɑːrˌtɪərɪˈɑgrəfɪ] *noun* Kontrastdarstellung *f* von Arterien, Arteriographie *f*, Arteriografie *f*
mesenteric arteriography Arteriographie/ Arteriografie *f* der Mesenterialarterien
ar|te|ri|o|lar [ɑːrterɪˈəʊlər] *adj.* Arteriole(n) betreffend, arteriolär, Arteriolen-
ar|te|ri|ole [ɑːrˈtɪərɪəʊl] *noun* kleine Arterie *f*, Arteriole *f*, Arteriola *f*
ar|te|ri|ous [ɑːrˈtɪərɪəs] *adj.* s.u. arterial
ar|te|ri|o|ve|nous [ɑːrˌtɪərɪəˈviːnəs] *adj.* Arterie(n) und Vene(n) betreffend *oder* verbindend, arteriovenös
ar|te|ri|tis [ɑːrtəˈraɪtɪs] *noun* Arterienentzündung *f*, Arteriitis *f*
arteritis nodosa Kussmaul-Meier-Krankheit *f*, Panarteriitis nodosa, Periarteriitis nodosa, Polyarteriitis nodosa
ar|ter|y [ˈɑːrtərɪ] *noun, plural* **ar|te|ries** Schlagader *f*, Pulsader *f*, Arterie *f*, Arteria *f*
ar|thral [ˈɑːrθrəl] *adj.* Gelenk betreffend, artikulär, Gelenk-, Arthr(o)-
ar|thral|gia [ɑːrˈθrældʒ(ɪ)ə] *noun* Gelenkschmerz *m*, Gelenkschmerzen *pl*, Arthralgie *f*, Arthrodynia *f*
ar|thrit|ic [ɑːrˈθrɪtɪk] **I** *noun* Patient *m* mit Arthritis, Arthritiker *m* **II** *adj.* Arthritis betreffend, von Arthritis betroffen, arthritisch
ar|thrit|i|cal [ɑːrˈθrɪtɪkl] *adj.* Arthritis betreffend, von Arthritis betroffen, arthritisch
ar|thri|tis [ɑːrˈθraɪtɪs] *noun* Gelenkentzündung *f*, Arthritis *f*
acute rheumatic arthritis rheumatisches Fieber *nt*, Febris rheumatica, akuter Gelenkrheumatismus *m*, Polyarthritis rheumatica acuta
allergic arthritis allergische Arthritis *f*, Arthritis allergica
chronic inflammatory arthritis rheumatoide Arthritis *f*, progrediente Polyarthritis *f*, primär chronische Polyarthritis *f*
juvenile rheumatoid arthritis juvenile Form *f* der chronischen Polyarthritis, Morbus *m* Still, Still-Syndrom *nt*, Chauffard-Ramon-Still-Krankheit *f*
Lyme arthritis Lyme-Krankheit *f*, Lyme-Borreliose *f*, Lyme-Disease *nt*, Erythema-migrans-Krankheit *f*
proliferative arthritis rheumatoide Arthritis *f*, progrediente Polyarthritis *f*, primär chronische Polyarthritis *f*
rheumatoid arthritis rheumatoide Arthritis *f*, progrediente Polyarthritis *f*, primär chronische Polyarthritis *f*
arthro- *präf.* Gelenk-, Arthr(o)-
ar|thro|dyn|i|a [ˌɑːrθrəˈdiːnɪə] *noun* Gelenkschmerz *m*, Arthrodynie *f*, Arthroalgia *f*
ar|thro|gen|ic [ˌɑːrθrəˈdʒenɪk] *adj.* vom Gelenk ausgehend, gelenkbedingt, arthrogen
ar|thro|gram [ˈɑːrθrəgræm] *noun* Arthrogramm *nt*
ar|throg|ra|phy [ɑːrˈθrɑgrəfɪ] *noun* Kontrastdarstellung *f* eines Gelenkes, Arthrographie *f*, Arthrografie *f*
ar|thro|scin|ti|gram [ˌɑːrθrəˈsɪntəgræm] *noun* Gelenkszintigramm *nt*
ar|thro|scin|tig|ra|phy [ˌɑːrθrəsɪnˈtɪgrəfɪ] *noun* Gelenkszintigraphie *f*, Gelenkszintigrafie *f*
Arthus [ˈɑːrθəs]: **Arthus phenomenon** Arthus-Phänomen *nt*, Arthus-Reaktion *f*
Arthus reaction s.u. *Arthus* phenomenon
Arthus-type reaction Arthus-Typ *m* der Überempfindlichkeitsreaktion, Immunkomplex-vermittelte Überempfindlichkeitsreaktion *f*
ar|tic|u|lar [ɑːrˈtɪkjələr] *adj.* Gelenk(e) betreffend, artikulär, Gelenk-, Glieder-
ar|tic|u|la|tion [ɑːrˌtɪkjəˈleɪʃn] *noun* **1.** (*anatom.*) Gelenk *nt*, Verbindung *f*, Verbindungsstelle *f*, Articulatio *f* **2.** Zusammenfügung *f*, Aneinanderfügung *f*, Verbindung *f*
ar|ti|fact [ˈɑːrtəfækt] *noun* Kunstprodukt *nt*, artifizielle Veränderung *f*, Artefakt *nt*
ar|ti|fac|tu|al [ɑːrtəˈfæktʃəwəl] *adj.* Artefakt betreffend
ar|ti|fi|cial [ɑːrtɪˈfɪʃl] *adj.* artifiziell, künstlich, Kunst-
ARV *abk.* s.u. AIDS-associated *retrovirus*
aryl- *präf.* Aryl-
aryl-4-hydroxylase *noun* Aryl-4-hydroxylase *f*, unspezifische Monooxygenase *f*
ar|yl|a|mi|dase [ˌærɪlˈæmɪdeɪz] *noun* Arylamidase *f*
leucine arylamidase s.u. leucine *aminopeptidase*
ar|yl|a|mine [ˌærɪləˈmiːn] *noun* Arylamin *nt*
ar|yl|a|mi|no|pep|ti|dase [ˌærɪləˌmiːnəʊˈpeptɪdeɪz] *noun* Arylaminopeptidase *f*
ar|yl|es|ter|ase [ærɪlˈestəreɪz] *noun* Arylesterase *f*, Arylesterhydrolase *f*
ar|yl|form|am|i|dase [ærɪlˌfɔːrˈmæmɪdeɪz] *noun* Arylformamidase *f*, Formylkynureninhydrolase *f*
ar|yl|sul|fa|tase [ærɪlˈsʌlfəteɪz] *noun* Arylsulfatase *f*
ar|yl|sul|pha|tase [ærɪlˈsʌlfəteɪz] *noun* (*brit.*) s.u. arylsulfatase

AS *abk.* s.u. 1. anaphylactic *shock* 2. antiserum
As *abk.* s.u. arsenic
ASA *abk.* s.u. acetylsalicylic *acid*
ASAL *abk.* s.u. 1. argininosuccinate *lyase* 2. aspartate *aminotransferase*
ASase *abk.* s.u. argininosuccinate *lyase*
as|bes|ti|form [æs'bestɪfɔːrm] *adj.* asbestförmig, asbestartig
as|bes|tos [æs'bestəs] *noun* Asbest *m*
asc. *abk.* s.u. ascending
A-scan *noun* (*Ultraschall*) A-Scan *m*, A-Mode *nt/m*
as|ca|ri|a|sis [æskə'raɪəsɪs] *noun* Spulwurminfektion *f*, Askariasis *f*, Askariose *f*, Askaridose *f*, Askaridiasis *f*
as|car|i|cid|al [ˌæskærɪ'saɪdl] *adj.* askaridentötend, askaridenabtötend, spulwurmtötend, askarizid
as|car|i|cide [ə'skærəsaɪd] *noun* askarizides Mittel *nt*, Askarizid *nt*
as|ca|rid ['æskərɪd] *noun, plural* **as|car|i|des** [ə'skærədiːz] Ascarid *m*
as|car|i|di|a|sis [əˌskærɪ'daɪəsəs] *noun* s.u. ascariasis
as|car|i|o|sis [əˌskærɪ'əʊsɪs] *noun* s.u. ascariasis
As|ca|ris ['æskərɪs] *noun* Askaris *f*, Ascaris *f*
  Ascaris lumbricoides Spulwurm *m*, Ascaris lumbricoides
  Ascaris vermicularis Madenwurm *m*, Enterobius vermicularis, Oxyuris vermicularis
as|ca|ris ['æskərɪs] *noun, plural* **as|car|i|des** [ə'skærədiːz] Spulwurm *m*, Askaris *f*, Ascaris *f*
as|cend|ing [ə'sendɪŋ] *adj.* steigend, aufsteigend, ansteigend, aszendierend
asc|hel|minth ['æskhelmɪnθ] *noun* Schlauchwurm *m*, Rundwurm *m*, Aschelminth *m*, Nemathelminth *m*
Asc|hel|min|thes [ˌæskhel'mɪnθiːz] *plural* Schlauchwürmer *pl*, Rundwürmer *pl*, Nemathelminthes *pl*, Aschelminthes *pl*
Aschheim-Zondek ['æʃhaɪm 'zɑndɪk]: **Aschheim-Zondek hormone** luteinisierendes Hormon *nt*, Luteinisierungshormon *nt*, Interstitialzellen-stimulierendes Hormon *nt*, interstitial cell stimulating hormone *nt*
Aschoff ['æʃɔf]: **Aschoff's bodies** Aschoff-Knötchen *pl*
  Aschoff's cells Aschoff-Zellen *pl*
  Aschoff's nodules s.u. *Aschoff's* bodies
as|ci|tes [ə'saɪtiːz] *noun* Bauchwassersucht *f*, Aszites *m*, Ascites *m*
  bloody ascites hämorrhagischer Aszites *m*, blutiger Aszites *m*, Hämaskos *m*
as|cit|ic [ə'sɪtɪk] *adj.* Aszites betreffend, aszitisch, Aszites-
Ascoli [as'koli]: **Ascoli's reaction** Ascoli-Reaktion *f*
as|co|my|cete [ˌæskəʊ'maɪsiːt] *noun* Schlauchpilz *m*, Askomyzet *m*
As|co|my|ce|tes [ˌæskəʊmaɪ'siːtiːz] *plural* Schlauchpilze *pl*, Askomyzeten *pl*, Ascomycetes *pl*, Ascomycotina *pl*
a|scor|bae|mia [æskɔːr'biːmɪə] *noun* (*brit.*) s.u. ascorbemia
a|scor|bate [ə'skɔːrbeɪt] *noun* Askorbat *nt*, Ascorbat *nt*
  sodium ascorbate Natriumaskorbat *nt*
a|scor|be|mia [æskɔːr'biːmɪə] *noun* Askorbinämie *f*
a|scor|bu|ria [æskɔːr'b(j)ʊərɪə] *noun* Askorbinsäureausscheidung *f* im Harn, Askorburie *f*, Askorbinurie *f*
as|co|spore ['æskəspɔːr] *noun* Askospore *f*
as|cus ['æskəs] *noun, plural* **as|ci** ['æsaɪ, 'æskiː] Sporenschlauch *m*, Askus *m*
a|se|cre|to|ry [ə'siːkrəˌtɔːriː] *adj.* asekretorisch
a|se|mia [ə'siːmɪə] *noun* Asemie *f*, Asemia *f*, Asymbolie *f*
a|sid|er|o|sis [eɪˌsɪdə'rəʊsɪs] *noun* Eisenmangel *m*, Asiderose *f*
ASK *abk.* s.u. antistreptokinase
Askanazy [aska'naːzi]: **Askanazy's cells** Hürthle-Zellen *pl*
ASL *abk.* s.u. 1. antistreptolysin 2. argininosuccinate *lyase*
ASLO *abk.* s.u. *antistreptolysin* O
Asn *abk.* s.u. asparagine
ASO *abk.* s.u. *antistreptolysin* O
ASP *abk.* s.u. asparaginase
Asp *abk.* s.u. aspartic *acid*
as|par|a|gi|nase [æs'pærədʒɪneɪz] *noun* Asparaginase *f*, Asparaginamidase *f*
as|par|a|gine [ə'spærədʒiːn] *noun* Asparagin *nt*
as|par|a|gi|nyl [æs'pærədʒɪnɪl] *noun* Asparaginyl-(Radikal *nt*)
a|spar|tame ['æspɑːrteɪm] *noun* Aspartam *nt*
as|par|tase [ə'spɑːrteɪz] *noun* Aspartatammoniaklyase *f*, Aspartase *f*
as|par|tate [ə'spɑːrteɪt] *noun* Aspartat *nt*
as|par|tyl [ə'spɑːrtɪl] *noun* Aspartyl-(Radikal *nt*)
β-aspartyl-*N*-acetylglucosaminidase *noun* β-Aspartyl-*N*-acetylglucosaminidase *f*, Aspartylglykosaminidase *f*
as|par|tyl|gly|cos|a|min|i|dase [æsˌpɑːrtɪlglaɪˌkəʊsə'mɪnɪdeɪz] *noun* s.u. β-aspartyl-*N*-acetylglucosaminidase
aspartyl-tRNA-synthetase *noun* Aspartyl-tRNA-Synthetase *f*
ASPAT *abk.* s.u. aspartate *aminotransferase*
a|spe|cif|ic [əspɪ'sɪfɪk] *adj.* unspezifisch
as|per|gil|lar [ˌæspər'dʒɪlər] *adj.* Aspergillus betreffend, durch Aspergillus verursacht, Aspergillus-
as|per|gil|lin [ˌæspər'dʒɪlɪn] *noun* Aspergillin *nt*
as|per|gil|lo|ma [ˌæspərdʒɪ'ləʊmə] *noun* Aspergillom *nt*
as|per|gil|lo|my|co|sis [æspərˌdʒɪləmaɪ'kəʊsɪs] *noun* s.u. aspergillosis
as|per|gil|lo|sis [ˌæspərdʒɪ'ləʊsɪs] *noun* Aspergillusmykose *f*, Aspergillose *f*
as|per|gil|lo|tox|i|co|sis [æspərˌdʒɪləˌtɑksɪ'kəʊsɪs] *noun* s.u. aspergillustoxicosis
As|per|gil|lus [æspər'dʒɪləs] *noun* Kolbenschimmel *m*, Gießkannenschimmel *m*, Aspergillus *m*
  Aspergillus flavus gelbsporiger Kolbenschimmel *m*, Aspergillus flavus
  Aspergillus fumigatus rauchgrauer Kolbenschimmel *m*, Aspergillus fumigatus
  Aspergillus glaucus grünsporiger Kolbenschimmel *m*, Aspergillus glaucus
  Aspergillus niger schwarzer Kolbenschimmel *m*, Aspergillus niger
as|per|gil|lus [æspər'dʒɪləs] *noun, plural* **as|per|gil|li** [æspər'dʒɪlaɪ] Kolbenschimmel *m*, Gießkannenschimmel *m*, Aspergillus *m*
as|per|gil|lus|tox|i|co|sis [æspərˌdʒɪləsˌtɑksɪ'kəʊsɪs] *noun* Aspergillustoxikose *f*
as|phyx|ia [æs'fɪksɪə] *noun* Asphyxie *f*
as|pi|ra|tion [æspə'reɪʃn] *noun* 1. Ansaugen *nt*, Absaugen *nt*, Aufsaugen *nt*, Aspiration *f*; (*Gelenk*) Punktion *f* 2. (*pathol.*) Fremdstoffeinatmung *f*, Aspiration *f*
  blood aspiration Blutaspiration *f*
  needle aspiration Nadelaspiration *f*

as|pi|ra|tor ['æspəreɪtər] *noun* Aspirator *m*
as|pi|rin ['æspərɪn] *noun* Azetylsalizylsäure *f*, Acetylsalicylsäure *f*
a|sple|nia [ə'spliːnɪə] *noun* Asplenie *f*
a|sple|nic [ə'splenɪk] *adj.* Asplenie betreffend, asplenisch
a|splen|ism [ə'spliːnɪzəm] *noun* s.u. asplenia
a|spo|ro|gen|ic [ˌeɪspəʊrə'dʒenɪk] *adj.* nichtsporenbildend
a|spo|rog|e|nous [eɪspə'rɑdʒənəs] *adj.* s.u. asporogenic
a|spor|ous [eɪ'spəʊrəs] *adj.* sporenlos
as|say [*n* 'æseɪ, æ'seɪ; *v* æ'seɪ] **I** *noun* **1.** Analyse *f*, Test *m*, Probe *f*, Nachweisverfahren *nt*, Bestimmung *f*, Assay *m*; **carry out an assay** eine Probenbestimmung/Probenanalyse durchführen **2.** Probe *f*, Probematerial *nt* **II** *vt* analysieren, testen, bestimmen, prüfen, untersuchen, messen
agglutination assay Agglutinationsprobe *f*, Agglutinationstest *m*, Agglutinationsreaktion *f*
binding assay Bindungstest *m*, Bindungsassay *m*
biological assay Bioassay *m*
blastogenesis assay gemischte Lymphozytenkultur *f*, Lymphozytenmischkultur *f*, mixed lymphocyte culture, MLC-Assay *m*, MLC-Test *m*
cell-mediated lympholysis assay zellvermittelte Lympholyse *f*, zellvermittelte Lymphozytolyse *f*
chromium release assay Chromfreisetzungstest *m*, Chrom-release-Test *m*
competitive binding assay kompetitiver Bindungstest *m*, kompetitiver Bindungsassay *m*
^{51}Cr-release assay ^{51}Cr-Freisetzung *f*
cytotoxicity assay Zytotoxizitätsassay *m*
E rosette assay E-Rosettentest *m*
EAC rosette assay EAC-Rosettentest *m*
effector-cell assay Effektorzell-Test *m*
ELISPOT assay ELISPOT-Test *m*
enzyme-linked immunosorbent assay Enzyme-linked-immunosorbent-Assay *m*
erythrocyte rosette assay E-Rosettentest *m*
erythrocyte, antibody, complement rosette assay EAC-Rosettentest *m*
hemagglutination-inhibition assay Hämagglutinationshemmtest *m*, Hämagglutinationshemmungsreaktion *f*
hemolytic plaque assay Jerne-Technik *f*, Hämolyse-Plaquetechnik *f*, Plaquetechnik *f*
immune assay Immunoassay *m*
immune adherence hemagglutination assay Immunadhärenz-Hämagglutinationstest *m*
immunoradiometric assay immunradiometrische Bestimmung *f*, immunradiometrische Analyse *f*
Jerne plaque assay Jerne-Technik *f*, Hämolyseplaquetechnik *f*, Plaquetechnik *f*
latex agglutination assay Latextest *m*, Latexagglutinationstest *m*
latex fixation assay s.u. latex agglutination *assay*
L929 cytotoxicity assay Zytotoxizitätstest L929 *m*
Limules assay Limulus-Probe *f*
lymphocyte proliferation assay gemischte Lymphozytenkultur *f*, Lymphozytenmischkultur *f*, mixed lymphocyte culture, MLC-Assay *m*, MLC-Test *m*
mixed lymphocyte culture assay gemischte Lymphozytenkultur *f*, Lymphozytenmischkultur *f*, mixed lymphocyte culture, MLC-Assay *m*, MLC-Test *m*
murine thymocyte proliferation assay muriner Thymozytenproliferationstest *m*
plaque assay Plaque-Test *m*
plaque-forming cell assay Hämolyse-Plaque-Test *m*
proliferation assay Proliferationsassay *m*
rosette assay Rosettentest *m*
Treponema pallidum hemagglutination assay Treponema-Pallidum-Hämagglutinationstest *m*, TPHA-Test *m*
as|sim|i|la|tion [əˌsɪmə'leɪʃn] *noun* **1.** (*a. psychol.*) Angleichung *f*, Anpassung *f*, Assimilation *f* (*to* an) **2.** (*Biochemie*) Assimilation *f*, Assimilierung *f*
genetic assimilation genetische Assimilation *f*
as|so|ci|a|tion [əˌsəʊʃɪ'eɪʃn] *noun* Verbindung *f*, Verknüpfung *f*, Vereinigung *f*, Verkoppelung *f*, Anschluß *m* (*with* mit); (*Chemie*) Assoziation *f* (*von Einzelmolekülen*)
peptide/MHC association MHC-Peptid-Assoziation *f*
AST *abk.* s.u. **1.** antistreptolysin *test* **2.** aspartate *aminotransferase* **3.** aspartate *transaminase*
ASt *abk.* s.u. antistaphylolysin
asth|ma ['æzmə] *noun* **1.** anfallsweise Atemnot *m*, Asthma *nt* **2.** Bronchialasthma *nt*, Asthma bronchiale
allergic asthma konstitutionsallergisches Asthma *nt*, konstitutionsallergisches Bronchialasthma *nt*
atopic asthma konstitutionsallergisches Asthma *nt*, konstitutionsallergisches Bronchialasthma *nt*
bronchial asthma Bronchialasthma *nt*, Asthma bronchiale
bronchitic asthma bronchitisches Asthma *nt*, katarrhalisches/katarralisches Asthma *nt*, Asthmabronchitis *f*
cotton-dust asthma Baumwollfieber *nt*, Baumwollpneumokoniose *f*, Baumwollstaubpneumokoniose *f*, Byssinose *f*
dust asthma stauballergisches Asthma *nt*
extrinsic asthma Extrinsic-Asthma *nt*, exogenallergisches Asthma *nt*, exogen-allergisches Asthma *nt* bronchiale
food asthma Extrinsic-Asthma *nt* durch Nahrungsmittelallergie
infective asthma infektallergisches Asthma *nt*
intrinsic asthma Intrinsic-Asthma *nt*
pollen asthma Heufieber *nt*, Heuschnupfen *m*
asth|mat|ic [æz'mætɪk] **I** *noun* Asthmatiker *m* **II** *adj.* Asthma betreffend, asthmatisch, kurzatmig, Asthma-
asth|mat|i|cal [æz'mætɪkl] *adj.* Asthma betreffend, asthmatisch, kurzatmig, Asthma-
asth|mat|i|form [æz'mætɪfɔːrm] *adj.* asthmaähnlich, asthmaartig, asthmatoid
asth|mo|gen|ic [ˌæzmə'dʒenɪk] **I** *noun* asthmogene Substanz *f* **II** *adj.* asthmaverursachend, asthmaauslösend, asthmogen
AStL *abk.* s.u. antistaphylolysin
ASTO *abk.* s.u. *antistreptolysin* O
AStR *abk.* s.u. antistaphylolysin *reaction*
as|tro|blast ['æstrəblæst] *noun* Astroblast *m*
as|tro|blas|to|ma [ˌæstrəblæs'təʊmə] *noun* Astroblastom *nt*
as|tro|cyte ['æstrəsaɪt] *noun* Sternzelle *f*, Astrozyt *m*
as|tro|cy|to|ma [ˌæstrəsaɪ'təʊmə] *noun* Astrozytom *nt*, Astrocytoma *nt*
anaplastic astrocytoma buntes Glioblastom *nt*, Glioblastoma multiforme

fibrillary astrocytoma faserreiches Astrozytom *nt*, fibrilläres Astrozytom *nt*, Astrocyma fibrillare
gemistocytic astrocytoma gemistozytisches Astrozytom *nt*
protoplasmic astrocytoma faserarmes Astrozytom *nt*, protoplasmatisches Astrozytom *nt*, Astrocytoma protoplasmaticum
as|tro|cy|to|sis [ˌæstrəsaɪ'təʊsɪs] *noun* Astrozytose *f*
as|trog|lia [æ'strɑglɪə] *noun* Astroglia *f*, Makroglia *f*
as|tro|ki|net|ic [ˌæstrəkɪ'netɪk] *adj.* astrokinetisch
as|tro|ma [ə'strəʊmə] *noun* S.U. astrocytoma
as|tro|sphere ['æstrəsfɪər] *noun* Astrosphäre *f*, Aster *f*
AStT *abk.* S.U. antistaphylolysin *test*
ASV *abk.* S.U. avian sarcoma *virus*
AT *abk.* S.U. **1.** air *temperature* **2.** anaphylatoxin **3.** angiotensin **4.** antithrombin
AT I *abk.* S.U. *antithrombin* I
AT III *abk.* S.U. *antithrombin* III
at|a|vism ['ætəvɪzəm] *noun* Atavismus *m*
at|a|vis|tic [ætə'vɪstɪk] *adj.* Atavismus betreffend, atavistisch
ATG *abk.* S.U. antithymocyte *globulin*
ATh *abk.* S.U. azathioprine
a|ther|man|cy [æ'θɜrmənsɪ] *noun* Wärmeundurchlässigkeit *f*, Athermanität *f*
a|ther|ma|nous [æ'θɜrmənəs] *adj.* wärmeundurchlässig, nicht durchlässig für Wärmestrahlen, atherman, adiatherman
a|ther|mic [eɪ'θɜrmɪk] *adj.* ohne Fieber (verlaufend), fieberlos, afebril
a|thi|a|min|o|sis [eɪˌθaɪæmɪ'nəʊsɪs] *noun* Thiaminmangel
atm *abk.* S.U. atmosphere
at|mo|sphere ['ætməsfɪər] *noun* **1.** Atmosphäre *f*, Lufthülle *f*, Gashülle *f*; Luft *f* **2.** (*Druck*) Atmosphäre *f*
at|mo|spher|ic [ˌætmə'sferɪk] *adj.* Atmosphäre *oder* Luft betreffend, atmosphärisch, Atmosphären-, Luft-, Druck-
at|mos|pher|i|cal [ˌætmə'sferɪkl] *adj.* S.U. atmospheric
at. no. *abk.* S.U. atomic *number*
at|om ['ætəm] *noun* Atom *nt*
asymmetric carbon atom asymmetrisches Kohlenstoffatom *nt*
Bohr atom Bohr-Atom *nt*, Bohr-Atommodell *nt*
gram atom Grammatom *nt*, Grammatomgewicht *nt*, Atomgramm *nt*
hydrogen atom Wasserstoffatom *nt*
ionized atom ionisiertes Atom *nt*, Ion *nt*
radioactive atom radioaktives Atom *nt*
tagged atom radioaktives Atom *nt*, radioaktiv-markiertes Atom *nt*, radioaktives Markeratom *nt*
a|tom|ic [ə'tɑmɪk] *adj.* **1.** Atom betreffend, atomar, Atom- **2.** (*figur.*) klein, extrem winzig
a|tom|i|cal [ə'tɑmɪkl] *adj.* Atom betreffend, atomar, Atom-
at|o|pen ['ætəpen] *noun* Atopen *nt*
a|top|ic [eɪ'tɑpɪk] *adj.* **1.** Atopen *oder* Atopie betreffend, atopisch **2.** ursprungsfern, an atypischer Stelle liegend *oder* entstehend, (nach außen) verlagert, heterotopisch, ektop, ektopisch **3.** Ektopie betreffend, ektopisch
at|o|py ['ætəpɪ] *noun* **1.** Atopie *f* **2.** atopische Allergie *f*
a|tox|ic [eɪ'tɑksɪk] *adj.* **1.** ungiftig, nicht-giftig, atoxisch **2.** nicht durch Gift verursacht
a|tox|i|gen|ic [eɪˌtɑksə'dʒenɪk] *adj.* nicht-toxinbildend
ATP *abk.* S.U. **1.** adenosine *triphosphate* **2.** adenosine-5'-triphosphate
ATPase *noun* Adenosintriphosphatase *f*, ATPase *f*
calcium-ATPase Calcium-ATPase *f*, Calcium-ATPase-System *nt*, Ca-ATPase *f*
ATP-dependent *adj.* ATP-abhängig
ATP-driven *adj.* ATP-getrieben
ATP-generating *adj.* ATP-bildend
ATP-linked *adj.* ATP-gebunden, ATP-abhängig
ATP-phosphoribosyltransferase *noun* ATP-Phosphoribosyltransferase *f*
ATP-utilizing *adj.* ATP-verbrauchend
a|trac|tyl|o|side [əˌtræk'tɪləsaɪd] *noun* Atractylosid *nt*
a|trans|fer|ri|nae|mia [eɪˌtrænzferɪ'niːmɪə] *noun* (*brit.*) S.U. atransferrinemia
a|trans|fer|ri|ne|mia [eɪˌtrænzferɪ'niːmɪə] *noun* Transferrinmangel *m*, Atransferrinämie *f*
atrio- *präf.* Vorhof-, Atrio-
a|tri|o|pep|tide [ˌeɪtrɪəʊ'peptaɪd] *noun* atrialer natriuretischer Faktor *m*, Atriopeptid *nt*, Atriopeptin *nt*
a|tri|o|pep|ti|gen [ˌeɪtrɪəʊ'peptɪdʒən] *noun* Atriopeptigen *nt*
a|tri|o|pep|tin [ˌeɪtrɪəʊ'peptɪn] *noun* S.U. atriopeptide
a|troph|e|de|ma [əˌtrəʊfɪ'diːmə] *noun* angioneurotisches Ödem *nt*, Quincke-Ödem *nt*
a|troph|ic [ə'trɑfɪk] *adj.* Atrophie betreffend, von ihr betroffen, durch sie verursacht, atrophisch
a|troph|oe|de|ma [əˌtrəʊfɪ'diːmə] *noun* (*brit.*) S.U. atrophedema
at|ro|phy ['ætrəfɪ] **I** *noun* Schwund *m*, Rückbildung *f*, Verkümmerung *f*, Atrophie *f*, Atrophia *f* **II** *vt* schwinden *oder* verkümmern *oder* schrumpfen lassen, atrophieren; auszehren, abzehren **III** *vi* schwinden, verkümmern, schrumpfen, atrophieren
cell atrophy Zellatrophie *f*
at|ro|pine ['ætrəpiːn] *noun* Atropin *nt*
at|ro|pin|ic [ætrə'pɪnɪk] *adj.* atropinartig
at|tach|ment [ə'tætʃmənt] *noun* **1.** (*anatom.*) Verbindung *f*, Ansatz *m*, Ansatzstelle *f*, Ansatzpunkt *m* **2.** (*mikrobiol.*) Adhärenz *f*, Adhäsion *f*, Adsorption *f*
cell attachment Zellkontakt *m*, Junktion *f*
at|tack [ə'tæk] **I** *noun* **1.** Attacke *f*, Anfall *m* **2.** (*Chemie*) Angriff *m*, Einwirkung *f* (*on* auf) **II** *vt* (*Krankheit*) befallen; (*Chemie*) angreifen
attack of asthma Asthmaanfall *m*
asthmatic attack Asthmaanfall *m*
at|ten|u|ant [ə'tenjəwənt] **I** *noun* **1.** Verdünnungsmittel *nt*, Verdünner *m* **2.** blutverdünnendes Mittel *nt* **3.** attenuierendes Agens *nt* **II** *adj.* verdünnend, attenuierend
at|ten|u|ate [*adj.* ə'tenjəwɪt; *v* ə'tenjəweɪt] **I** *adj.* **1.** verdünnt, vermindert, abgeschwächt, attenuiert **2.** (*Person*) dünn, mager **II** *vt* **3.** (*virulenz*) vermindern, abschwächen, attenuieren **4.** (*Chemie*) verdünnen; (*Physik*) dämpfen, herunterregeln, herabsetzen **5.** dünn *oder* schlank machen **III** *vi* dünner *oder* schwächer *oder* milder werden; sich vermindern
at|ten|u|a|tion [əˌtenjə'weɪʃn] *noun* **1.** Verdünnen *nt*, Abschwächen *nt*, Vermindern *nt* **2.** (*mikrobiol.*) Attenuierung *f* **3.** (*Physik*) Dämpfung *f* **4.** (*Person*) Auszehrung *f*, Abmagerung *f*
at|tract|ant [ə'træktənt] *noun* Lockstoff *m*, Attraktant *m*
chemical attractant chemischer Lockstoff *m*, Attraktant *m*

at|trac|tion [ə'trækʃn] *noun* Anziehung *f*, Anziehungskraft *f*, Attraktion *f*
attraction of affinity chemische Anziehung *f*
attraction of gravity Gravitationskraft *f*, Schwerkraft *f*, Anziehungskraft *f*
chemical attraction chemische Anziehung *f*
magnetic attraction magnetische Anziehung *f*, magnetische Anziehungskraft *f*
van der Waals attractions van der Waals-Anziehungskräfte *pl*
at|trac|tive [ə'træktɪv] *adj.* anziehend, Anziehungs-
at. vol. *abk.* s.u. atomic *volume*
at. wt. *abk.* s.u. atomic *weight*
a|typ|ia [eɪ'tɪpɪə] *noun* (*Krankheitsverlauf*) Regellosigkeit *f*, Atypie *f*
a|typ|ic [eɪ'tɪpɪk] *adj.* s.u. atypical
a|typ|i|cal [eɪ'tɪpɪkl] *adj.* atypisch, untypisch (*for*, *of* für)
AU *abk.* s.u. antitoxin *unit*
Au *abk.* s.u. **1.** aurum **2.** Australia *antigen*
audio- *präf.* Gehör-, Hör-, Audi(o)-
au|di|tive ['ɔːdɪtɪv] *adj.* s.u. auditory
au|di|to|ry ['ɔːdɪt(ə)rɪ] *adj.* Gehör *oder* Hören betreffend, auditiv, Gehör-, Hör-
Auer ['aʊər]: **Auer's bodies** Auer-Stäbchen *pl*
aug|men|ta|tion [,ɔgmen'teɪʃn] *noun* Vergrößerung *f*, Vermehrung *f*, Verstärkung, Wachstum *nt*, Zunahme *f*; Zuwachs *m*
Aujeszky [ɔː'dʒeskiː]: **Aujeszky's disease** Pseudowut *f*, Pseudolyssa *f*, Pseudorabies *f*, Aujeszky-Krankheit *f*
Aujeszky's disease virus Pseudowut-Virus *nt*
Aujeszky's itch s.u. *Aujeszky's* disease
au|ric ['ɔːrɪk] *adj.* Gold betreffend *oder* enthaltend, Gold-
au|rum ['ɔːrəm] *noun* Gold *nt*, Aurum *nt*
auto- *präf.* Selbst-, Eigen-, Aut(o)-
au|to|ag|glu|ti|na|tion [,ɔːtəʊə,gluːtə'neɪʃn] *noun* Autoagglutination *f*
au|to|ag|glu|ti|nin [,ɔːtəʊə'gluːtnɪn] *noun* Autoagglutinin *nt*
au|to|ag|gres|sive [,ɔːtəʊə'gresɪv] *adj.* autoaggressiv, Autoaggresions-
au|to|al|ler|gic [,ɔːtəʊə'lɜrdʒɪk] *adj.* s.u. autoimmune
au|to|al|ler|gy [,ɔːtəʊ'ælərdʒɪ] *noun* s.u. autoimmunity
au|to|an|a|lyz|er [,ɔːtəʊ'ænlaɪzər] *noun* Autoanalysator *m*, Autoanalyzer *m*
sequential multichannel autoanalyzer sequentieller/sequenzieller Multikanalautoanalyzer *m*
au|to|an|ti|bod|y [,ɔːtəʊ'æntɪbadɪ] *noun* Autoantikörper *m*
autoantibodies to ABO system antigens Autoantikörper *pl* gegen Antigene des ABO-Systems
autoantibodies to lymhocytes Autoantikörper *pl* gegen neutrophile Granulozyten
autoantibodies to neutrophils Autoantikörper *pl* gegen Lymphozyten
autoantibodies to platelets Autoantikörper *pl* gegen Thrombozyten, Autoantikörper *pl* gegen Blutplättchen
autoantibodies to tissue antigens Autoantikörper *pl* gegen Gewebsantigene
cold-reactive autoantibody kältereaktiver Autoantikörper *m*
cross-reactive autoantibody kreuzreaktiver Autoantikörper *m*
Donath-Landsteiner cold autoantibody Donath-Landsteiner-Antikörper *m*
islet cell autoantibody Autoantikörper *m* gegen Inselzellen
polyclonal autoantibody polyklonaler Autoantikörper *m*
warm-reactive autoantibody wärmereaktiver Autoantikörper *m*
au|to|an|ti|com|ple|ment [ɔːtəʊ,æntɪ'kampləmənt] *noun* Autoantikomplement *nt*
au|to|an|ti|gen [,ɔːtəʊ'æntɪdʒən] *noun* Autoantigen *nt*
cross-reactive autoantigen kreuzreaktives Autoantigen *nt*
au|to|an|ti|sep|sis [,ɔːtəʊ,æntɪ'sepsɪs] *noun* physiologische Antisepsis *f*
au|to|an|ti|tox|in [,ɔːtəʊ,æntɪ'taksɪn] *noun* Autoantitoxin *nt*
au|to|ca|ta|ly|sis [,ɔːtəʊkə'tæləsɪs] *noun* Autokatalyse *f*
au|to|cat|a|lyst [,ɔːtəʊ'kætəlɪst] *noun* Autokatalysator *m*
au|to|cat|a|lyt|ic [ɔːtəʊ,kætə'lɪtɪk] *adj.* Autokatalyse betreffend, von Autokatalyse betroffen *oder* gekennzeichnet, autokatalytisch
au|toch|tho|nous [ɔː'takθənəs] *adj.* **1.** aus sich selbst heraus entstehend, an Ort und Stelle entstanden, autochthon **2.** eingeboren, bodenständig, autochthon
au|to|clave ['ɔːtəkleɪv] **I** *noun* Autoklav *m* **II** *vt* autoklavieren
au|to|crine ['ɔːtəʊkrɪn *adj.* autokrin
au|to|cy|to|ly|sin [,ɔːtəʊsaɪ'taləsɪn] *noun* s.u. autolysin
au|to|cy|to|ly|sis [,ɔːtəʊsaɪ'taləsɪs] *noun* s.u. autolysis
au|to|cy|to|lyt|ic [ɔːtəʊ,saɪtə'lɪtɪk] *adj.* s.u. autolytic
au|to|cy|to|tox|in [ɔːtəʊ,saɪtə'taksɪn] *noun* Autotoxin *nt*, Autozytotoxin *nt*
au|to|de|struc|tion [,ɔːtəʊdɪ'strʌkʃn] *noun* Selbstzerstörung *f*, Autodestruktion *f*
au|to|di|ges|tion [,ɔːtəʊdɪ'dʒestʃn] *noun* Selbstverdauung *f*, Autodigestion *f*
au|to|di|ges|tive [,ɔːtəʊdɪ'dʒestɪv] *adj.* selbstverdauend, autodigestiv
au|to|flu|o|res|cence [,ɔːtəʊfluə'resəns] *noun* Autofluoreszenz *f*
au|to|gen|e|ic [,ɔːtəʊdʒə'niːɪk] *adj.* s.u. autogenous
au|to|gen|ic [,ɔːtəʊ'dʒenɪk] *adj.* aus dem Körper entstanden, autogen
au|tog|e|nous [ɔː'tadʒənəs] *adj.* **1.** von selbst entstehend, autogen **2.** im Organismus selbst erzeugt, endogen, autogen, autolog
au|to|graft ['ɔːtəʊgræft] *noun* Autotransplantat *nt*, autogenes Transplantat *nt*, autologes Transplantat *nt*
au|to|graft|ing [ɔːtəʊ'græftɪŋ] *noun* Autotransplantation *f*, autogene Transplantation *f*, autologe Transplantation *f*
au|to|hae|mag|glu|ti|na|tion [,ɔːtəʊ,hiːməgluːtə'neɪʃn] *noun* (*brit.*) s.u. autohemagglutination
au|to|hae|mag|glu|ti|nin [ɔːtəʊ,hiːmə'gluːtənɪn] *noun* (*brit.*) s.u. autohemagglutinin
au|to|hae|mo|ly|sin [,ɔːtəʊhɪ'maləsɪn] *noun* (*brit.*) s.u. autohemolysin
au|to|hae|mo|ly|sis [,ɔːtəʊhɪ'maləsɪs] *noun* (*brit.*) s.u. autohemolysis
au|to|hae|mo|lyt|ic [ɔːtəʊ,hiːmə'lɪtɪk] *adj.* (*brit.*) s.u. autohemolytic
au|to|hae|mo|ther|a|py [ɔːtəʊ,hiːmə'θerəpɪ] *noun* (*brit.*) s.u. autohemotherapy

au|to|hae|mo|trans|fu|sion [ɔːtəʊˌhiːmətræns'fjuːʒn] *noun* (*brit.*) s.u. autohemotransfusion

au|to|he|mag|glu|ti|na|tion [ˌɔːtəʊˌhiːməgluːtə'neɪʃn] *noun* Autohämagglutination *f*

au|to|he|mag|glu|ti|nin [ɔːtəʊˌhiːmə'gluːtənɪn] *noun* Autohämagglutinin *nt*

au|to|he|mo|ly|sin [ˌɔːtəʊhɪ'mɑləsɪn] *noun* Autohämolysin *nt*, hämolysierender Autoantikörper *m*

au|to|he|mo|ly|sis [ˌɔːtəʊhɪ'mɑləsɪs] *noun* Autohämolyse *f*

au|to|he|mo|lyt|ic [ɔːtəʊˌhiːmə'lɪtɪk] *adj.* Autohämolyse betreffend, autohämolytisch

au|to|he|mo|ther|a|py [ɔːtəʊˌhiːmə'θerəpɪ] *noun* Eigenblutbehandlung *f*, Autohämotherapie *f*

au|to|he|mo|trans|fu|sion [ɔːtəʊˌhiːmətræns'fjuːʒn] *noun* Eigenbluttransfusion *f*, Autotransfusion *f*

au|to|his|to|ra|di|o|graph [ɔːtəʊˌhɪstəʊ'reɪdɪəʊgrɑːf] *noun* s.u. autoradiograph

au|to|im|mune [ˌɔːtəʊɪ'mjuːn] *adj.* Autoimmunität betreffend, autoimmun, Autoimmun-

au|to|im|mu|ni|ty [ˌɔːtəʊɪ'mjuːnətɪ] *noun* Autoimmunität *f*

induced autoimmunity induzierte Autoimmunität *f*

spontaneous autoimmunity spontan auftretende Autoimmunität *f*

au|to|im|mu|ni|za|tion [ɔːtəʊˌɪmjənə'zeɪʃn] *noun* Autoimmunisierung *f*

au|to|in|fec|tion [ˌɔːtəʊɪn'fekʃn] *noun* Selbstinfizierung *f*, Autoinfektion *f*

au|to|in|fu|sion [ˌɔːtəʊɪn'fjuːʒn] *noun* Autoinfusion *f*

au|to|in|oc|u|la|ble [ˌɔːtəʊɪ'nɑkjələbl] *adj.* autoinokulierbar

au|to|in|oc|u|la|tion [ˌɔːtəʊɪˌnɑkjə'leɪʃn] *noun* Autoinokulation *f*

au|to|in|ter|fer|ence [ɔːtəʊˌɪntər'fɪərəns] *noun* Autointerferenz *f*

au|to|in|tox|i|cant [ˌɔːtəʊɪn'tɑksɪkənt] *noun* Autotoxin *nt*, Endotoxin *nt*

au|to|in|tox|i|ca|tion [ˌɔːtəʊɪnˌtɑksɪ'keɪʃn] *noun* Selbstvergiftung *f*, Autointoxikation *f*

au|to|i|so|ly|sin [ˌɔːtəʊaɪ'sɑləsɪn] *noun* Autoisolysin *nt*

au|to|leu|ko|ag|glu|ti|nin [ɔːtəʊˌluːkəə'gluːtənɪn] *noun* Autoleukoagglutinin *nt*, agglutinierender Leukozytenautoantikörper *m*

au|tol|o|gous [ɔː'tɑləgəs] *adj.* s.u. autogenous

au|tol|y|sate [ɔː'tɑləseɪt] *noun* Autolysat *nt*

au|to|lyse ['ɔːtəlaɪz] *vt*, *vi* s.u. autolyze

au|tol|y|sin [ɔː'tɑləsɪn] *noun* Autolysin *nt*, Autozytolysin *nt*

au|tol|y|sis [ɔː'tɑləsɪs] *noun* Selbstauflösung *f*, Autolyse *f*, Selbstverdauung *f*, Autodigestion *f*

tissue autolysis Gewebsautolyse *f*

au|to|ly|so|some [ˌɔːtəʊ'laɪsəsəʊm] *noun* Autolysosom *nt*

au|to|lyt|ic [ˌɔːtə'lɪtɪk] *adj.* Autolyse betreffend, selbstauflösend, autolytisch; selbstverdauend, autodigestiv

au|to|lyze ['ɔːtəlaɪz] I *vt* eine Autolyse auslösen *oder* verursachen *oder* durchlaufen II *vi* eine Autolyse durchlaufen, sich auflösen

au|to|mat|ic [ɔːtəʊ'mætɪk] *adj.* **1.** spontan, unwillkürlich, zwangsläufig, automatisch **2.** selbsttätig, automatisch, selbstgesteuert, Selbst-

au|to|nom|ic [ɔːtəʊ'nɑmɪk] *adj.* autonom, unabhängig, selbständig/selbstständig (funktionierend); selbstgesteuert

au|to|nom|i|cal [ɔːtəʊ'nɑmɪkl] *adj.* s.u. autonomic

au|ton|o|mous [ɔː'tɑnəməs] *adj.* s.u. autonomic

auto-oxidation *noun* Autoxydation *f*, Autoxidation *f*

au|to|path|ic [ˌɔːtəʊ'pæθɪk] *adj.* ohne erkennbare Ursache (entstanden), unabhängig von anderen Krankheiten, selbständig, selbstständig, idiopathisch; essentiell, essenziell, primär, genuin

au|top|a|thy [ɔː'tɑpəθɪ] *noun* idiopathische Erkrankung *f*, Autopathie *f*

au|to|pha|gia [ɔːtə'feɪdʒ(ɪ)ə] *noun* Autophagie *f*

au|to|phag|ic [ɔːtəʊ'fædʒɪk] *adj.* Autophagie betreffend, autophagisch

au|to|phag|o|some [ɔːtəʊ'fægəsəʊm] *noun* autophagische Vakuole *f*, Autophagosom *nt*

au|toph|a|gy [ɔː'tɑfədʒɪ] *noun* s.u. autophagia

au|to|plast ['ɔːtəʊplæst] *noun* s.u. autograft

au|to|plas|tic [ɔːtəʊ'plæstɪk] I *noun* s.u. autograft II *adj.* Autoplastik betreffend, autoplastisch

au|to|plas|ty ['ɔːtəʊplæstɪ] *noun* Autoplastik *f*

au|to|poi|son|ous [ɔːtəʊ'pɔɪzənəs] *adj.* autotoxisch

au|to|pol|y|mer [ɔːtəʊ'pɑlɪmər] *noun* Autopolymer *nt*

au|to|pol|y|mer|i|za|tion [ˌɔːtəʊˌpɑləmərɪ'zeɪʃn] *noun* Autopolymerisation *f*

au|to|pro|te|o|ly|sis [ɔːtəʊˌprəʊtɪ'ɑləsɪs] *noun* Selbstverdauung *f*, Autolyse *f*, Autodigestion *f*

au|to|pro|throm|bin [ˌɔːtəʊprəʊ'θrɑmbɪn] *noun* Autoprothrombin *nt*

autoprothrombin C Faktor X *m*, Stuart-Prower-Faktor *m*, Autothrombin III *nt*

autoprothrombin I Prokonvertin *nt*, Proconvertin *nt*, Faktor VII *m*, Autothrombin I *nt*, Serum-Prothrombin-Conversion-Accelerator *m*, stabiler Faktor *m*

autoprothrombin II Faktor IX *m*, Christmas-Faktor *m*, Autothrombin II *nt*

au|to|pro|to|ly|sis [ˌɔːtəʊprəʊ'tɑləsɪs] *noun* Autoprotolyse *f*

au|top|sia [ɔː'tɑpsɪə] *noun* Leicheneröffnung *f*, Autopsie *f*, Obduktion *f*, Nekropsie *f*

au|top|sy ['ɔːtɑpsɪ] I *noun* Leicheneröffnung *f*, Autopsie *f*, Obduktion *f*, Nekropsie *f* II *vt* eine Autopsie vornehmen an

au|to|ra|di|o|gram [ɔːtəʊ'reɪdɪəʊgræm] *noun* s.u. autoradiograph

au|to|ra|di|o|graph [ɔːtəʊ'reɪdɪəʊgræf] *noun* Autoradiogramm *nt*

au|to|ra|di|o|graph|ic [ɔːtəʊˌreɪdɪəʊ'græfɪk] *adj.* autoradiographisch, autoradiografisch

au|to|ra|di|og|ra|phy [ɔːtəʊˌreɪdɪ'ɑgrəfɪ] *noun* Autoradiographie *f*, Autoradiografie *f*, Autohistoradiographie *f*, Autohistoradiografie *f*

au|to|re|cep|tor [ˌɔːtəʊrɪ'septər] *noun* Autorezeptor *m*

au|to|re|du|pli|ca|tion [ˌɔːtəʊrɪˌd(j)uːplɪ'keɪʃn] *noun* identische Reduplikation *f*, Autoreduplikation *f*

au|to|reg|u|la|tion [ɔːtəʊˌregjə'leɪʃn] *noun* Selbstregulation *f*, Autoregulation *f*, Selbstregulierung *f*, Autoregulierung *f*, Selbstregelung *f*, Autoregelung *f*

au|to|reg|u|la|to|ry [ɔːtəʊ'regjələtɔːriː] *adj.* autoregulativ, autoregulatorisch

au|to|re|in|fec|tion [ɔːtəʊˌriːɪn'fekʃn] *noun* **1.** s.u. autoinfection **2.** autogene Reinfektion *f*

au|to|re|in|fu|sion [ɔːtəʊˌriːɪn'fjuːʒn] *noun* Autoreinfusion *f*, Autotransfusion *f*

au|to|sen|si|ti|za|tion [ɔːtəʊˌsensɪtɪ'zeɪʃn] *noun* Autosensibilisierung *f*, Autoimmunisierung *f*

au|to|sen|si|tized [ɔːtəʊ'sensɪtaɪzt] *adj.* autosensibilisiert, autoimmun

au|to|sep|ti|cae|mia [ɔːtəʊˌseptə'siːmɪə] *noun* (*brit.*) s.u. autosepticemia

au|to|sep|ti|ce|mia [ɔːtəʊˌseptə'siːmɪə] *noun* Autosepsis *f*, Endosepsis *f*

au|to|se|ro|ther|a|py [ɔːtəʊˌsɪərəʊ'θerəpɪ] *noun* Eigenserumbehandlung *f*, Autoserotherapie *f*

au|to|se|rous [ɔːtəʊ'sɪərəs] *adj.* Autoserum betreffend, autoserös

au|to|se|rum [ɔːtəʊ'sɪərəm] *noun* Eigenserum *nt*, Autoserum *nt*

au|to|so|mal [ɔːtəʊ'səʊml] *adj.* Autosom(en) betreffend, autosomal, Autosomen-

au|to|some ['ɔːtəʊsəʊm] *noun* **1.** Autosom *nt*, Euchromosom *nt* **2.** s.u. autophagosome

au|to|ther|a|py [ɔːtəʊ'θerəpɪ] *noun* **1.** Selbstheilung *f*, Autotherapie *f* **2.** Spontanheilung *f*

au|to|throm|bo|ag|glu|ti|nin [ɔːtəʊˌθrɑmbəʊə'gluːtnɪn] *noun* Autothromboagglutinin *nt*, Plättchenautoagglutinin *nt*

au|to|tox|ae|mia [ˌɔːtəʊtɑk'siːmɪə] *noun* (*brit.*) s.u. autotoxicosis

au|to|tox|e|mia [ˌɔːtəʊtɑk'siːmɪə] *noun* s.u. autotoxicosis

au|to|tox|ic [ɔːtəʊ'tɑksɪk] *adj.* autotoxisch

au|to|tox|i|co|sis [ɔːtəʊˌtɑksɪ'kəʊsɪs] *noun* Autotoxikose *f*, Autointoxikation *f*

au|to|tox|in [ɔːtəʊ'tɑksɪn] *noun* Autotoxin *nt*

au|to|tox|is [ɔːtəʊ'tɑksɪs] *noun* s.u. autotoxicosis

au|to|trans|fu|sion [ˌɔːtəʊtræns'fjuːʒn] *noun* Eigenbluttransfusion *f*, Autotransfusion *f*

au|to|trans|plant [ɔːtəʊ'trænsplænt] *noun* Autotransplantat *nt*, autogenes Transplantat *nt*, autologes Transplantat *nt*

au|to|trans|plan|ta|tion [ɔːtəʊˌtrænsplæn'teɪʃn] *noun* Autotransplantation *f*, autogene Transplantation *f*, autologe Transplantation *f*

au|to|vac|ci|na|tion [ɔːtəʊˌvæksə'neɪʃn] *noun* Autovakzinebehandlung *f*

au|to|vac|cine [ɔːtəʊ'væksiːn] *noun* Eigenimpfstoff *m*, Autovakzine *f*

au|to|vac|ci|no|ther|a|py [ɔːtəʊˌvæksɪnəʊ'θerəpɪ] *noun* s.u. autovaccination

au|tox|ae|mia [ˌɔːtɑk'siːmɪə] *noun* (*brit.*) s.u. autotoxicosis

au|tox|e|mia [ˌɔːtɑk'siːmɪə] *noun* s.u. autotoxicosis

au|tox|i|da|tion [ɔːˌtɑksɪ'deɪʃn] *noun* Autoxydation *f*, Autoxidation *f*

au|tox|i|diz|a|ble [ɔːˌtɑksɪ'daɪzəbl] *adj.* autoxidierbar

au|to|zy|gous [ɔːtə'zaɪgəs] *adj.* autozygot

au|tum|nal [ɔː'tʌmnl] *adj.* im Herbst vorkommend *oder* auftretend, herbstlich, autumnal, Herbst-, Autumnal-

aux|o|cyte ['ɔːgzəsaɪt] *noun* Auxozyt *m*

aux|o|troph ['ɔːgzətrɑf] *noun* auxotrophe Zelle *f*, Auxotroph *m*

aux|o|troph|ic [ɔːgzə'trɑfɪk] *adj.* auxotroph

aux|o|type ['ɔːgzətaɪp] *noun* Auxotyp *m*

AV *abk.* s.u. arteriovenous

A-V *abk.* s.u. arteriovenous

av *abk.* s.u. arteriovenous

a.v. *abk.* s.u. arteriovenous

a|vas|cu|lar [eɪ'væskjələr] *adj.* ohne Blutgefäße, gefäßlos, avaskulär

a|ve|nin [ə'viːnɪn] *noun* Legumin *nt*

a|vi|an ['eɪvɪən] *adj.* Vögel betreffend, Vogel-

a|vid|i|ty [ə'vɪdətɪ] *noun* **1.** Anziehungskraft *f*, Bindungskraft *f* **2.** Säurestärke *f*, Basenstärke *f* **3.** Avidität *f*

antibody avidity Antikörperavidität *f*

a|vir|u|lence [eɪ'vɪrjələns] *noun* Avirulenz *f*

a|vir|u|lent [eɪ'vɪrjələnt] *adj.* nicht-virulent, nicht-ansteckungsfähig, avirulent

a|vi|ta|min|o|sis [eɪˌvaɪtəmɪ'nəʊsɪs] *noun* Vitaminmangelkrankheit *f*, Avitaminose *f*

AVP *abk.* s.u. arginine *vasopressin*

AvSV *abk.* s.u. avian sarcoma *virus*

AW *abk.* s.u. atomic *weight*

awu *abk.* s.u. atomic weight *unit*

ax|i|al ['æksɪəl] *adj.* Achse betreffend, axial, achsenförmig, Achsen-

ax|il|la [æg'zɪlə] *noun, plural* **ax|il|las, ax|il|lae** [æg'zɪliː] Achselhöhle *f*, Achselhöhlengrube *f*, Axilla *f*, Fossa axillaris

ax|il|lary ['æksəˌleriː] *adj.* Achsel(höhle) betreffend, axillar, Axillar-, Achsel-

ax|is ['æksɪs] *noun, plural* **ax|es** ['æksiːz] Achse *f*, Körperachse *f*, Gelenkachse *f*, Organachse *f*, Axis *m*

cell axis Zellachse *f*

hypothalamus-pituitary-adrenal axis Hypothalamus-Hypophyse-Nebennieren-Achse *f*

Az. *abk.* s.u. azote

a|za|ser|ine [eɪzə'sɪəriːn] *noun* Azaserin *nt*

a|zat|a|dine [ə'zætədiːn] *noun* Azatadin *nt*

az|a|thi|o|prine [æzə'θaɪəpriːn] *noun* Azathioprin *nt*

a|ze|o|trop|ic [ˌeɪzɪə'trɑpɪk] *adj.* Azeotropie betreffend, azeotrop

a|ze|ot|ro|py [eɪzɪ'ɑtrəpɪ] *noun* Azeotropie *f*

az|id ['æzɪd] *noun* s.u. azide

az|ide ['æzɪd] *noun* Azid *nt*

az|i|do|thy|mi|dine [ˌæzɪdəʊ'θaɪmədiːn] *noun* Azidothymidin *nt*

az|lo|cil|lin [ˌæzləʊ'sɪlɪn] *noun* Azlocillin *nt*

azo- *präf.* Azo-

az|o|ben|zene [ˌæzəʊ'benziːn] *noun* Azobenzol *nt*

az|o|car|mine [ˌeɪzəʊ'kɑːrmɪn] *noun* Azokarmin *nt*

az|o|tae|mia [æzə'tiːmɪə] *noun* (*brit.*) s.u. azotemia

az|o|taem|ic [æzə'tiːmɪk] *adj.* (*brit.*) s.u. azotemic

az|ote ['æzəʊt, eɪ'zəʊt] *noun* Stickstoff *m*, Nitrogen *nt*; Nitrogenium *nt*

az|o|te|mia [æzə'tiːmɪə] *noun* Azotämie *f*, Azothämie *f*

az|o|tem|ic [æzə'tiːmɪk] *adj.* Azotämie betreffend, durch Azotämie verursacht, azotämisch

az|oxy|ben|zene [æˌzɑgsɪ'benziːn] *noun* Azoxybenzol *nt*

AZT *abk.* s.u. azidothymidine

az|ure ['æʒər] *noun* Azur *m*, Azurfarbstoff *m*

az|u|ro|ci|din [æʒərə'saɪdɪn] *noun* Azurocidin *nt*

az|u|ro|phil ['æʒərəfɪl] *noun* azurophile Zelle *oder* Struktur *f*

az|u|ro|phile ['æʒərəfaɪl] **I** *noun* s.u. azurophil **II** *adj.* s.u. azurophilic

az|u|ro|phil|ia [æʒərə'fɪlɪə] *noun* Azurophilie *f*

az|u|ro|phil|ic [æʒərə'fɪlɪk] *adj.* azurophil

az|y|go|gram ['æzɪgəgræm] *noun* Azygogramm *nt*

az|y|gog|ra|phy [æzɪ'gɑgrəfɪ] *noun* Azygographie *f*, Azygografie *f*

az|y|gos ['æzaɪgəs] I *noun* Azygos *f*, Vena azygos II *adj.* ungepaart, unpaar

az|y|gous *noun, adj.* s.u. azygos

a|zym|ia [ə'ziːmɪə] *noun* Azymie *f*

B

B *abk.* s.u. **1.** asparagine **2.** aspartic *acid* **3.** Bacillus **4.** bacillus **5.** Balantidium **6.** base **7.** behavior **8.** benzoate **9.** bone

β^+ *abk.* s.u. positron

BA *abk.* s.u. **1.** blood *agar* **2.** blood *alcohol* **3.** boric *acid* **4.** bronchial *asthma*

Ba *abk.* s.u. barium

Babès-Ernst ['bɑːbeɪ 'ɜrnst]: **Babès-Ernst granules** metachromatische Granula *pl*, Babès-Ernst-Körperchen *pl*

BAC *abk.* s.u. bacitracin

Bac. *abk.* s.u. bacillus

ba|cam|pi|cil|lin [bə,kæmpɪ'sɪlɪn] *noun* Bacampicillin *nt*

Ba|cil|la|ce|ae [,bæsə'leɪsɪiː] *plural* Bacillaceae *pl*

ba|cil|lae|mia [bæsə'liːmɪə] *noun* (*brit.*) s.u. bacillemia

ba|cil|lar ['bæsɪlər] *adj.* s.u. bacillary

ba|cil|la|ry ['bæsə,leriː] *adj.* bazillenförmig, stäbchenförmig, bazillenähnlich, stäbchenähnlich, bazilliform, bazillär, Bazillen-

ba|cil|le|mia [bæsə'liːmɪə] *noun* Bazillensepsis *f*, Bazillämie *f*

ba|cil|li|form [bə'sɪləfɔːrm] *adj.* s.u. bacillary

Ba|cil|lus [bə'sɪləs] *noun* Bacillus *m*

Bacillus aerogenes capsulatus Welch-Fränkel-Bazillus *m*, Welch-Fränkel-Gasbrand-Bazillus *m*, Clostridium perfringens

Bacillus anthracis Milzbrandbazillus *m*, Milzbranderreger *m*, Bacillus anthracis

Bacillus Calmette-Guérin Bacillus Calmette-Guérin *m*

Bacillus botulinus Botulinusbazillus *m*, Clostridium botulinum

Bacillus coli Escherich-Bakterium *nt*, Colibakterium *nt*, Colibazillus *m*, Kolibazillus *m*, Bacterium coli, Escherichia coli

Bacillus enteritidis Gärtner-Bazillus *m*, Salmonella enteritidis

Bacillus fusiformis Fusobacterium nucleatum, Fusobacterium fusiforme, Fusobacterium Plaut-Vincenti, Leptotrichia buccalis

Bacillus leprae Hansen-Bazillus *m*, Leprabazillus *m*, Leprabakterium *nt*, Mycobacterium leprae

Bacillus pneumoniae Friedländer-Bakterium *nt*, Friedländer-Bazillus *m*, Klebsiella pneumoniae, Bacterium pneumoniae Friedländer

Bacillus subtilis Heubazillus *m*, Bacillus subtilis

Bacillus tetani Tetanusbazillus *m*, Wundstarrkrampfbazillus *m*, Tetanuserreger *m*, Wundstarrkrampferreger *m*, Plectridium tetani, Clostridium tetani

Bacillus typhosus Typhusbazillus *m*, Typhusbacillus *m*, Typhusbakterium *nt*, Salmonella typhi

Bacillus welchii s.u. *Bacillus* aerogenes capsulatus

ba|cil|lus [bə'sɪləs] *noun*, *plural* **ba|cil|li** [bə'sɪlaɪ] **1.** Bazillus *m*, Bacillus *m* **2.** stäbchenförmiges Bakterium *nt*

Abel's bacillus Ozäna-Bakterium *nt*, Klebsiella ozaenae, Klebsiella pneumoniae ozaenae, Bacterium ozaenae

abortus bacillus Bang-Bazillus *m*, Brucella abortus, Bacterium abortus Bang

anthrax bacillus Milzbrandbazillus *m*, Milzbranderreger *m*, Bacillus anthracis

Bang's bacillus Bang-Bazillus *m*, Brucella abortus, Bacterium abortus Bang

Bordet-Gengou bacillus s.u. *Bordetella* pertussis

butter bacillus Clostridium butyricum

Calmette-Guérin bacillus Bacillus *m* Calmette-Guérin

cholera bacillus Komma-Bazillus *m*, Vibrio cholerae, Vibrio comma

coli bacillus Escherich-Bakterium *nt*, Colibakterium *nt*, Colibazillus *m*, Kolibazillus *m*, Bacterium coli, Escherichia coli

coliform bacilli coliforme Bakterien *pl*, Kolibakterien *pl*, Colibakterien *pl*

colon bacillus s.u. coli *bacillus*

comma bacillus Komma-Bazillus *m*, Vibrio cholerae, Vibrio comma

diphtheria bacillus Diphtheriebazillus *m*, Diphtheriebakterium *nt*, Klebs-Löffler-Bazillus *m*, Löffler-Bazillus *m*, Corynebacterium diphtheriae, Bacterium diphtheriae

Ducrey's bacillus Ducrey-Streptobakterium *nt*, Streptobazillus *m* des weichen Schankers, Haemophilus ducreyi, Coccobacillus ducreyi

Escherich's bacillus s.u. coli *bacillus*

Flexner's bacillus Flexner-Bacillus *m*, Shigella flexneri

Friedländer's bacillus Friedländer-Bakterium *nt*, Friedländer-Bacillus *m*, Bacterium pneumoniae Friedländer, Klebsiella pneumoniae

Gärtner's bacillus Gärtner-Bazillus *m*, Salmonella enteritidis

gas bacillus Welch-Fränkel-Bazillus *m*, Welch-Fränkel-Gasbrandbazillus *m*, Clostridium perfringens

influenza bacillus Pfeiffer-Bazillus *m*, Pfeiffer-Influenzabazillus *m*, Haemophilus influenzae, Bacterium influenzae

Klebs-Löffler bacillus Diphtheriebazillus *m*, Diphtheriebakterium *nt*, Klebs-Löffler-Bazillus *m*, Löffler-Bazillus *m*, Corynebacterium diphtheriae, Bacterium diphtheriae

Koch's bacillus 1. Tuberkelbazillus *m*, Tuberkelbakterium *nt*, Tuberkulosebazillus *m*, Tuberkulosebakterium *nt*, TB-Bazillus *m*, TB-Erreger *m*, Mycobacterium tuberculosis, Mycobacterium tuberculosis var. hominis **2.** Komma-Bazillus *m*, Vibrio cholerae, Vibrio comma

Koch-Weeks bacillus Koch-Weeks-Bazillus *m*, Haemophilus aegyptius, Haemophilus aegypticus, Haemophilus conjunctivitidis

lepra bacillus Hansen-Bazillus *m*, Mycobacterium leprae
leprosy bacillus s.u. lepra *bacillus*
Löffler's bacillus Löffler-Bazillus *m*, Corynebacterium diphtheriae
Pfeiffer's bacillus Pfeiffer-Bazillus *m*, Pfeiffer-Influenza-Bazillus *m*, Haemophilus influenzae, Bacterium influenzae
Preisz-Nocard bacillus Preisz-Nocard-Bazillus *m*, Corynebacterium pseudotuberculosis
Schottmüller bacillus Salmonella schottmuelleri, Salmonella paratyphi B, Salmonella enteritidis serovar schottmuelleri
Shiga bacillus Shiga-Kruse-Ruhrbakterium *nt*, Shigella dysenteriae Typ 1
Shiga-Kruse bacillus s.u. Shiga *bacillus*
tetanus bacillus Tetanusbazillus *m*, Wundstarrkrampfbazillus *m*, Tetanuserreger *m*, Wundstarrkrampferreger *m*, Plectridium tetani, Clostridium tetani
tubercle bacillus Tuberkelbazillus *m*, Tuberkelbakterium *nt*, Tuberkulosebazillus *m*, Tuberkulosebakterium *nt*, TB-Bazillus *m*, TB-Erreger *m*, Mycobacterium tuberculosis, Mycobacterium tuberculosis var. hominis
Bacillus typhi Typhusbazillus *m*, Typhusbacillus *m*, Typhusbakterium *nt*, Salmonella typhi
typhoid bacillus Typhusbazillus *m*, Typhusbacillus *m*, Typhusbakterium *nt*, Salmonella typhi
Weeks' bacillus Koch-Weeks-Bazillus *m*, Haemophilus aegyptius, Haemophilus aegypticus, Haemophilus conjunctivitidis
Welch's bacillus Welch-Fränkel-Bazillus *m*, Welch-Fränkel-Gasbrandbazillus *m*, Clostridium perfringens
Whitmore's bacillus Pseudomonas pseudomallei, Malleomyces pseudomallei, Actinobacillus pseudomallei

bac|i|tra|cin [ˌbæsɪ'treɪsɪn] *noun* Bazitrazin *nt*, Bacitracin *nt*
Bact. *abk.* s.u. bacterium
bact. *abk.* s.u. bacterial
bac|ter|ae|mia [ˌbæktə'riːmɪə] *noun* (*brit.*) s.u. bacteremia
bac|ter|e|mia [ˌbæktə'riːmɪə] *noun* Bakteriämie *f*
bac|te|ria *pl* s.u. bacterium
bac|te|ri|ae|mia [bækˌtɪərɪ'iːmɪə] *noun* (*brit.*) s.u. bacteremia
bac|te|ri|al [bæk'tɪərɪəl] *adj.* Bakterien betreffend, bakteriell, Bakterien-
bac|te|ri|cid|al [bækˌtɪərɪ'saɪdl] *adj.* bakterientötend, bakterizid
bac|te|ri|cide [bæk'tɪərəsaɪd] *noun* Bakterizid *nt*, bakterientötender Stoff *m*
bac|te|ri|cid|in [bækˌtɪərə'saɪdn] *noun* Bakterizidin *nt*, Bactericidin *nt*
bac|ter|id ['bæktərɪd] *noun* Bakterid *nt*
bac|te|ri|e|mia [bækˌtɪərɪ'iːmɪə] *noun* s.u. bacteremia
bac|te|ri|form [bæk'tɪərɪfɔːrm] *adj.* bakterienähnlich, bakterienförmig
bac|ter|in ['bæktərɪn] *noun* Bakterienimpfstoff *m*, Bakterienvakzine *f*
bacterio- *präf.* Bakterien-, Bakterio-
bac|te|ri|o|cid|al [bækˌtɪərɪə'saɪdl] *adj.* s.u. bactericidal
bac|te|ri|o|cid|in [bækˌtɪərɪə'saɪdn] *noun* s.u. bactericidin
bac|te|ri|o|cin [bæk'tɪərɪəsɪn] *noun* Bakteriozin *nt*, Bacteriocin *nt*
bacteriocin-type *noun* Bakteriozin-Typ *m*, Bakteriozin-Var *m*
bacteriocin-var *noun* s.u. bacteriocin-type
bac|te|ri|oc|la|sis [bækˌtɪərɪ'ɑkləsɪs] *noun* s.u. bacteriolysis
bac|te|ri|o|gen|ic [bækˌtɪərɪə'dʒenɪk] *adj.* durch Bakterien verursacht, bakteriogen, bakteriell, Bakterien-
bac|te|ri|og|e|nous [bækˌtɪərɪ'ɑdʒənəs] *adj.* s.u. bacteriogenic
bac|te|ri|oid [bæk'tɪərɪɔɪd] **I** *noun* Bakterioid *nt* **II** *adj.* bakterienähnlich, bakterienförmig, bakteroid, bakterioid
bac|te|ri|o|log|ic [bækˌtɪərɪə'lɑdʒɪk] *adj.* Bakterien *oder* Bakteriologie betreffend, bakteriologisch, Bakterien-
bac|te|ri|o|log|i|cal [bækˌtɪərɪə'lɑdʒɪkl] *adj.* s.u. bacteriologic
bac|te|ri|ol|o|gy [bækˌtɪərɪ'ɑlədʒɪ] *noun* Bakteriologie *f*, Bakterienkunde *f*
bac|te|ri|o|ly|sin [bækˌtɪərɪə'laɪsn] *noun* Bakteriolysin *nt*
bac|te|ri|ol|y|sis [bækˌtɪərɪ'ɑləsɪs] *noun* Auflösung *f* von Bakterien/Bakterienzellen, Bakteriolyse *f*
bac|te|ri|o|lyt|ic [bækˌtɪərɪə'lɪtɪk] *adj.* bakterienauflösend, bakteriolytisch
bacterio-opsonin *noun* s.u. bacteriopsonin
bac|te|ri|o|pex|ia [bækˌtɪərɪə'peksɪə] *noun* s.u. bacteriopexy
bac|te|ri|o|pex|y [bækˌtɪərɪə'peksɪ] *noun* Bakteriopexie *f*
bac|te|ri|o|phage [bæk'tɪərɪəfeɪdʒ] *noun* Bakteriophage *m*, Phage *m*, bakterienpathogenes Virus *nt*
defective bacteriophage defekter Phage *m*
intemperate bacteriophage nichttemperenter Bakteriophage *m*, lytischer Bakteriophage *m*, virulenter Bakteriophage *m*
lytic bacteriophage nichttemperenter Bakteriophage *m*, lytischer Bakteriophage *m*, virulenter Bakteriophage *m*
mature bacteriophage reifer Phage *m*
temperate bacteriophage temperenter Bakteriophage *m*, gemäßigter Bakteriophage *m*
virulent bacteriophage nichttemperenter Bakteriophage *m*, lytischer Bakteriophage *m*, virulenter Bakteriophage *m*

bac|te|ri|o|pha|gia [bækˌtɪərɪə'feɪdʒ(ɪ)ə] *noun* Twort-d'Herelle-Phänomen *nt*, d'Herelle-Phänomen *nt*, Bakteriophagie *f*
bac|te|ri|oph|a|gy [bækˌtɪərɪ'ɑfədʒɪ] *noun* s.u. bacteriophagia
bac|te|ri|o|phy|to|ma [bækˌtɪərɪəfaɪ'təʊmə] *noun* bakteriogene Geschwulst *f*, bakteriogene Geschwulstbildung *f*, Bakteriophytom *nt*
bac|te|ri|o|plas|min [bækˌtɪərɪə'plæzmɪn] *noun* Bakterioplasmin *nt*
bac|te|ri|o|pre|cip|i|tin [bækˌtɪərɪəprɪ'sɪpətɪn] *noun* Bakteriopräzipitin *nt*
bac|te|ri|o|pro|tein [bækˌtɪərɪə'prəʊtiːn] *noun* Bakterienprotein *nt*, Bakterioprotein *nt*
bac|te|ri|op|so|nin [bækˌtɪərɪ'ɑpsənɪn] *noun* Bakterienopsonin *nt*, Bakteriopsonin *nt*
bac|te|ri|o|pur|pu|rin [bækˌtɪərɪə'pɜrpjərɪn] *noun* Bakterienpurpurin *nt*, Bakteriopurpurin *nt*

bac|te|ri|o|rho|dop|sin [bæk,tɪərɪərəʊ'dɑpsɪn] *noun* Bakterienrhodopsin *nt*, Bakteriorhodopsin *nt*
bac|te|ri|o|sis [bæk,tɪərɪ'əʊsɪs] *noun* bakterielle Erkrankung *f*, Bakteriose *f*
bac|te|ri|o|sper|mia [bæk,tɪərɪə'spɜrmɪə] *noun* Bakteriospermie *f*
bac|te|ri|os|ta|sis [bæk,tɪərɪ'ɑstəsɪs] *noun* Bakteriostase *f*
bac|te|ri|o|stat [bæk'tɪərɪəʊstæt] *noun* bakteriostatisches Mittel *nt*, Bakteriostatikum *nt*
bac|te|ri|o|stat|ic [bæk,tɪərɪə'stætɪk] I *noun* s.u. bacteriostat II *adj*. bakteriostatisch
bac|te|ri|o|ther|a|py [bæk,tɪərɪə'θerəpɪ] *noun* Bakterientherapie *f*, Bakteriotherapie *f*
bac|te|ri|o|tox|ae|mia [bæk,tɪərɪətɑk'siːmɪə] *noun* (*brit.*) s.u. bacteriotoxemia
bac|te|ri|o|tox|e|mia [bæk,tɪərɪətɑk'siːmɪə] *noun* Bakterientoxämie *f*, Bakteriotoxämie *f*
bac|te|ri|o|tox|ic [bæk,tɪərɪə'tɑksɪk] *adj*. bakterienschädigend, bakterientoxisch, bakteriotoxisch
bac|te|ri|o|tox|in [bæk,tɪərɪə'tɑksɪn] *noun* Bakteriengift *nt*, Bakterientoxin *nt*, Bakteriotoxin *nt*
bac|te|ri|o|trop|ic [bæk,tɪərɪə'trɑpɪk] *adj*. bakteriotrop
bac|te|rit|ic [bæktə'rɪtɪk] *adj*. durch Bakterien verursacht, bakteriogen, bakteriell
Bac|te|ri|um [bæk'tɪərɪəm] *noun* Bacterium *nt*
  Bacterium aeruginosum Pseudomonas aeruginosa, Pyozyanus *m*
  Bacterium coli Escherich-Bakterium *nt*, Coli-Bakterium *nt*, Escherichia coli, Bacterium coli
  Bacterium pestis Pestbakterium *nt*, Yersinia pestis, Pasteurella pestis
  Bacterium sonnei Kruse-Sonne-Ruhrbakterium *nt*, E-Ruhrbakterium *nt*, Shigella sonnei
bac|te|ri|um [bæk'tɪərɪəm] *noun, plural* **bac|te|ria** [bæk'tɪərɪə] Bakterie *f*, Bakterium *nt*
  acid-fast bacteria säurefeste Bakterien *pl*
  chromo bacteria pigmentbildende Bakterien *pl*, chromogene Bakterien *pl*
  chromogenic bacteria pigmentbildende Bakterien *pl*, chromogene Bakterien *pl*
  coliform bacteria coliforme Bakterien *pl*, Kolibakterien *pl*, Colibakterien *pl*
  endotoxic bacterium endotoxinbildendes Bakterium *nt*
  enteric bacteria Enterobakterien *pl*, Darmbakterien *pl*
  exotoxic bacterium exotoxinbildendes Bakterium *nt*
  gram-negative bacteria gram-negative Bakterien *pl*
  gram-positive bacteria gram-positive Bakterien *pl*
  hemophilic bacterium hämophiles Bakterium *nt*
  host bacterium Wirtsbakterium *nt*
  lactic acid bacteria milchsäurebildende Bakterien *pl*
  lactic acid-forming bacteria s.u. lactic acid *bacteria*
  lysogenic bacterium lysogenes Bakterium *nt*
  parasitic bacterium parasitäres Bakterium *nt*
  pathogenic bacteria pathogene Bakterien *pl*, krankheitserregende Bakterien *pl*
  rigid bacteria Bakterien *pl* mit starrer Zellwand
  toxigenic bacterium toxinbildendes Bakterium *nt*, Toxinbildner *m*
  typhoid bacterium s.u. typhoid *bacillus*
bac|te|ri|u|ria [bæk,tɪərɪ'(j)ʊərɪə] *noun* Bakterienausscheidung *f* im Harn, Bakteriurie *f*
bac|te|ri|u|ric [bæk,tɪərɪ'jʊərɪk] *adj*. Bakteriurie betreffend, bakteriurisch
bac|te|roid ['bæktərɔɪd] I *noun* Bakteroid *nt*, Bakteroide *f*, Bacteroid *nt* II *adj*. bakterienähnlich, bakterienförmig, bakteroid, bakterioid
bac|te|roi|dal [bæktə'rɔɪdl] *adj*. bakterienähnlich, bakterienförmig, bakteroid, bakterioid
Bac|te|roi|des [bæktə'rɔɪdiːz] *noun* Bacteroides *f*
bac|ter|u|ria [bæktə'(j)ʊərɪə] *noun* s.u. bacteriuria
badge [bædʒ] *noun* Plakette *f*
  film badge Strahlenschutzplakette *f*
BaE *abk*. s.u. barium *enema*
Bäfverstedt ['beɪfɜrʃtet]: **Bäfverstedt's syndrome** Bäfverstedt-Syndrom *nt*, multiples Sarkoid *nt*, benigne Lymphoplasie *f* der Haut, Lymphozytom *nt*, Lymphozytoma cutis, Lymphadenosis benigna cutis
BAL *abk*. s.u. dimercaprol
bal|ance ['bæləns] I *noun* Balance *f*, Gleichgewicht *nt*, (*a. physiolog.*) Haushalt *m*; **keep one's balance** das Gleichgewicht halten; **lose one's balance** das Gleichgewicht *oder* die Fassung verlieren II *vt* **1.** wiegen **2.** (sich) im Gleichgewicht halten, ins Gleichgewicht bringen, ausbalancieren III *vi* sich im Gleichgewicht halten, sich ausbalancieren; Haltung bewahren
  biological balance biologisches Gleichgewicht *nt*
  energy balance Energiehaushalt *m*, Energiebilanz *f*
  gene balance genetische Balance *f*, Genbalance *f*
  genic balance genetische Balance *f*, Genbalance *f*
bal|an|ti|di|a|sis [,bæləntɪ'daɪəsɪs] *noun* Balantidienruhr *f*, Balantidiose *f*, Balantidiasis *f*
bal|an|tid|i|o|sis [bælən,tɪdɪ'əʊsɪs] *noun* s.u. balantidiasis
Bal|an|tid|i|um [bælən'tɪdɪəm] *noun* Balantidium *nt*
bal|an|ti|do|sis [,bæləntɪ'dəʊsɪs] *noun* s.u. balantidiasis
Balzer ['bɑːlzər]: **Balzer type sebaceous adenoma** Adenoma sebaceum Balzer
BaM *abk*. s.u. barium *meal*
Bamberger-Marie ['bæmbɜrgər ma'ri]: **Bamberger-Marie disease** Marie-Bamberger-Syndrom *nt*, Bamberger-Marie-Syndrom *nt*, Akropachie *f*, hypertrophische pulmonale Osteoarthropathie *f*
  Bamberger-Marie syndrome s.u. *Bamberger-Marie* disease
Bancroft ['bænkrɔft]: **Bancroft's filaria** Bancroft-Filarie *f*, Wuchereria bancrofti
  Bancroft's filariasis Wuchereria bancrofti-Filariose *f*, Wuchereriasis bancrofti, Filariasis bancrofti, Bancroftose *f*
ban|crof|ti|a|sis [,bænkrɔf'taɪəsɪs] *noun* s.u. *Bancroft's* filariasis
ban|crof|to|sis [,bænkrɔf'təʊsɪs] *noun* s.u. *Bancroft's* filariasis
band [bænd] *noun* Band *nt*, Bande *f*, Streifen *m*
  A band A-Band *nt*, A-Streifen *m*, A-Zone *f*, anisotrope Bande *f*
  absorption band Absorptionsbande *f*, Absorptionsstreifen *m*
  C band (*Chromosom*) C-Bande *f*
  chromosome band Chromosomenbande *f*
  G band (*Chromosom*) G-Bande *f*
  precipitation band Präzipitationsbande *f*
  Q band (*Chromosom*) Q-Bande *f*
band|ing ['bændɪŋ] *noun* Banding *nt*
  C banding C-Banding *nt*
  centromeric banding C-Banding *nt*

B

chromosome banding Chromosomenbanding *nt*
Giemsa banding Giemsa-G-Banding *nt*
high-resolution banding hochauflösendes Banding *nt*
prophase banding hochauflösendes Banding *nt*
Q banding s.u. quinacrine *banding*
quinacrine banding Quinacrinbanding *nt*, Q-Banding *nt*
R banding R-Banding *nt*
reverse banding R-Banding *nt*

bane [beɪn] *noun* Gift *m*, Toxin *nt*

bane|wort ['beɪnwɜrt] *noun* Tollkirsche *f*, Belladonna *f*, Atropa belladonna

Bang [bæŋ]: **Bang's bacillus** Bang-Bazillus *m*, Brucella abortus, Bacterium abortus Bang
Bang's disease Bang-Krankheit *f*, Rinderbrucellose *f*

bank [bæŋk] I *noun* Bank *f*; Vorrat *m*, Reserve *f* (*of* an) II *vt* (*Blut, Gewebe*) konservieren und aufbewahren
blood bank Blutbank *f*
bone bank Knochenbank *f*

Bannister ['bænɪstər]: **Bannister's disease** Quincke-Ödem *nt*, angioneurotisches Ödem *nt*

BAP *abk.* s.u. blood agar *plate*

bar|i|um ['beərɪəm] *noun* Barium *nt*

baro- *präf.* Druck-, Gewicht(s)-, Bar(o)-

Barr [bɑːr]: **Barr body** Barr-Körper *m*, Sexchromatin *nt*, Geschlechtschromatin *nt*

Barré-Guillain [ba're gi'jɛ tilde;]: **Barré-Guillain syndrome** Guillain-Barré-Syndrom *nt*, Polyradikuloneuritis *f*, Radikuloneuritis *f*, Neuronitis *f*

bar|ri|er ['bærɪər] *noun* Barriere *f*, Schranke *f*, Sperre *f*, Schwelle *f*
blood-air barrier Blut-Gas-Schranke *f*
blood-brain barrier Blut-Hirn-Schranke *f*
blood-cerebral barrier s.u. blood-brain *barrier*
blood-cerebrospinal fluid barrier Blut-Liquor-Schranke *f*
blood-CSF barrier s.u. blood-cerebrospinal fluid *barrier*
blood-gas barrier s.u. blood-air *barrier*
blood-thymus barrier Blut-Thymus-Schranke *f*, Blut-Thymus-Barriere *f*
CSF-brain barrier Hirn-Liquor-Schranke *f*
diffusion barrier Diffusionsbarriere *f*
hematoencephalic barrier Blut-Hirn-Schranke *f*
mucosal barrier Schleimhautbarriere *f*
mucous membrane barrier Schleimhautbarriere *f*
permeability barrier Permeabilitätsbarriere *f*, Permeabilitätsschranke *f*
thymus epithelial barrier Thymusepithelschranke *f*

Bar|ton|el|la [ˌbɑːrtə'nelə] *noun* Bartonella *f*
Bartonella bacilliformis Bartonella bacilliformis

bar|ton|el|li|a|sis [ˌbɑːrtne'laɪəsɪs] *noun* s.u. bartonellosis

bar|ton|el|lo|sis [ˌbɑːrtne'ləʊsɪs] *noun* Carrión-Krankheit *f*, Bartonellose *f*

ba|sal ['beɪsl] *adj.* **1.** an der Basis liegend, Basis betreffend, basal, Basal-, Grund-; fundamental, grundlegend **2.** den Ausgangswert bezeichnend (*Temperatur etc.*)

ba|sal|i|o|ma [baɪ'sælɪ'əʊmə] *noun* **1.** Basalzellkarzinom *nt*, Basalzellenkarzinom *nt*, Carcinoma basocellulare **2.** Basalzellepitheliom *nt*, Basaliom *nt*, Epithelioma basocellulare

ba|sal|o|ma [ˌbeɪsə'ləʊmə] *noun* s.u. basalioma

base [beɪs] *noun* **1.** (*anatom.*) Basis *f* **2.** (*Chemie*) Base *f* **3.** (*pharmakol.*) Grundbestandteil *m*, Hauptbestandteil *m*, Grundstoff *m*
alloxuric base Purinbase *f*
buffer base Pufferbase *f*
complementary base Komplementärbase *f*
conjugate base konjugierte Base *f*
heterocyclic base heterozyklische Base *f*
hexone bases Hexonbasen *pl*
histone bases Hexonbasen *pl*
Lewis base Lewis-Base *f*
minor base seltene Base *f*
nitrogenous base stickstoffhaltige Base *f*
nucleic base Purinbase *f*
nuclein base Purinbase *f*
purine base Purinbase *f*
pyrimidine base Pyrimidinbase *f*
quaternary ammonium base quartäre Ammoniumbase *f*
rare base seltene Base *f*
Schiff's base Schiff-Base *f*
xanthine base Purinbase *f*

base|ment ['beɪsmənt] I *noun* Fundament *nt*, Basis *f* II *adj.* Basal-

ba|sic ['beɪsɪk] *adj.* basisch, alkalisch

ba|sic|i|ty [beɪ'sɪsətɪ] *noun* Alkalität *f*, Basizität *f*, Basität *f*

Ba|sid|i|o|my|ce|tes [bəˌsɪdɪəʊmaɪ'siːtiːz] *plural* Ständerpilze *pl*, Basidiomyzeten *pl*, Basidiomycetes *pl*

ba|sid|i|o|spore [bə'sɪdɪəʊspəʊər] *noun* Ständerspore *f*, Basidiospore *f*

ba|sid|i|um [bə'sɪdɪəm] *noun*, *plural* **ba|sid|ia** [bə'sɪdɪə] Sporenständer *m*, Basidie *f*, Basidium *nt*

bas|i|lar ['bæsɪlər] *adj.* **1.** an der Schädelbasis gelegen, basilar, basilär, Schädelbasis- **2.** s.u. basal

ba|si|phil|ic [ˌbeɪsɪ'fɪlɪk] *adj.* **1.** basophil, mit basischen Farbstoffen anfärbbar **2.** basophil, aus basophilen Zellen *oder* Strukturen bestehend

baso *abk.* s.u. basophilic *leukocyte*

ba|so|cy|to|sis [ˌbeɪsəʊsaɪ'təʊsɪs] *noun* Basozytose *f*, Basophilie *f*

ba|so|e|ryth|ro|cyte [ˌbeɪsəʊɪ'rɪθrəsaɪt] *noun* basophiler Erythrozyt *m*

ba|so|met|a|chro|mo|phil [beɪsəʊˌmetə'krəʊməfɪl] *adj.* basometachromophil

ba|so|phil ['beɪsəfɪl] I *noun* **1.** mit basischen Farbstoffen anfärbbare Zelle *oder* Struktur *f* **2.** basophiler Leukozyt *m*, basophiler Granulozyt *m*, (*inform.*) Basophiler *m* **3.** (*Adenohypophyse*) basophile Zelle *f*, β-Zelle *f* II *adj.* **4.** basophil, mit basischen Farbstoffen anfärbbar **5.** basophil, aus basophilen Zellen *oder* Strukturen bestehend

ba|so|phile ['beɪsəfaɪl] *noun*, *adj.* s.u. basophil

ba|so|phil|ia [beɪsəʊ'fiːlɪə] *noun* **1.** Basophilie *f* **2.** Basozytose *f*, Basophilie *f* **3.** Anfärbbarkeit mit basischen Farbstoffen, Basophilie *f*

ba|so|phil|ic [beɪsəʊ'fɪlɪk] *adj.* s.u. basiphilic

ba|so|phil|o|cyte [beɪsə'fɪləsaɪt] *noun* basophiler Leukozyt *m*, basophiler Granulozyt *m*, (*inform.*) Basophiler *m*

ba|soph|il|ous [beɪ'sɑfələs] *adj.* s.u. basiphilic

ba|so|plasm ['beɪsəplæzəm] *noun* Basoplasma *nt*

Bassen-Kornzweig ['bæsn 'kɔːrnzwaɪg]: **Bassen-Kornzweig syndrome** Bassen-Kornzweig-Syndrom *nt*, Abetalipoproteinämie *f*, A-Beta-Lipoproteinämie *f*

bas|tard ['bæstərd] I *noun* Mischling *m*, Bastard *m*, Hybride *m/f* II *adj*. hybrid, Hybrid-, Bastard-, Mischlings-

bas|tard|i|za|tion [,bæstərdaɪ'zeɪʃn] *noun* Bastardidierung *f*, Hybridisierung *f*, Hybridisation *f*

bas|tard|ize ['bæstərdaɪz] I *vt* entarten lassen, bastardieren, hybridisieren II *vi* entarten

Bazex ['beɪzeks]: **Bazex's syndrome** Bazex-Syndrom *nt*, Akrokeratose *f* Bazex, paraneoplastische Akrokeratose *f*, Acrokeratosis paraneoplastica

Bazin [ba'zɛ tilde;]: **Bazin's disease** Bazin-Krankheit *f*, nodöses Tuberkulid *nt*, Erythema induratum

BB *abk*. s.u. **1.** blood *bank* **2.** buffer *base*

BBB *abk*. s.u. blood-brain *barrier*

BBM *abk*. s.u. benzbromarone

BBR *abk*. s.u. **1.** benzbromarone **2.** Berlin blue *reaction*

BC *abk*. s.u. **1.** biotin *carboxylase* **2.** bronchial *carcinoma*

BCB *abk*. s.u. brilliant cresyl *blue*

BCC *abk*. s.u. basal cell *carcinoma*

BCCP *abk*. s.u. biotin carboxyl-carrier *protein*

BCDF *abk*. s.u. B-cell differentiation *factors*

BCE *abk*. s.u. basal cell *epithelioma*

BCF *abk*. s.u. basophil chemotactic *factor*

BCG *abk*. s.u. *bacillus* Calmette-Guérin

BCGF *abk*. s.u. B-cell growth *factors*

BCG-immunized *adj*. BCG-immun

BD *abk*. s.u. **1.** base *deficit* **2.** bile *duct*

BDG *abk*. s.u. bilirubin *diglucuronide*

BE *abk*. s.u. **1.** barium *enema* **2.** base *excess* **3.** Bohr *effect*

beam [bi:m] I *noun* **1.** Strahl *m*, Lichtstrahl *m*, Bündel *nt* **2.** Peilstrahl *m*, Leitstrahl *m*, Richtstrahl *m* II *vt* ausstrahlen
laser beam Laserstrahl *m*
proton beam Protonenstrahl *m*
x-ray beam Röntgenstrahl *m*

Bean [bi:n]: **Bean's syndrome** Blaue-Gummiblasen-Nävus-Syndrom *nt*, Bean-Syndrom *nt*, blue rubber bleb nevus syndrome (*nt*)

Bearn-Kunkel [bɜrn 'kʌŋkl]: **Bearn-Kunkel syndrome** s.u. *Bearn-Kunkel-Slater* syndrome

Bearn-Kunkel-Slater [bɜrn 'kʌŋkl 'sleɪtər]: **Bearn-Kunkel-Slater syndrome** Bearn-Kunkel-Syndrom *nt*, Bearn-Kunkel-Slater-Syndrom *nt*, lupoide Hepatitis *f*

Beauvais [bo'vɛ]: **Beauvais' disease** rheumatoide Arthritis *f*, progrediente Polyarthritis *f*, primär chronische Polyarthritis *f*

bec|lo|meth|a|sone [,bekləʊ'meθəsəʊn] *noun* Beclometason *nt*, Beclomethason *nt*

bec|que|rel ['bekrel] *noun* Becquerel *nt*

bed|bug ['bedbʌg] *noun* Bettwanze *f*, gemeine Bettwanze *f*, Cimex lectularius

Bed|so|nia [bed'səʊnɪə] *noun* Chlamydie *f*, Chlamydia *f*, PLT-Gruppe *f*

be|hav|ior [bɪ'heɪvjər] *noun* **1.** Benehmen *nt*; Verhalten *nt* (*to, towards* gegenüber, zu) **2.** (*Chemie, Physik*) Verhalten *nt*
defense behavior Abwehrverhalten *nt*

Bence-Jones ['ben(t)s 'dʒəʊnz]: **Bence-Jones albumin** Bence-Jones-Eiweiß *nt*, Bence-Jones-Protein *nt*
Bence-Jones albumose s.u. *Bence-Jones* albumin
Bence-Jones bodies Bence-Jones-Eiweißkörper *pl*
Bence-Jones myeloma Bence-Jones-Krankheit *f*, Bence-Jones-Plasmozytom *nt*, L-Ketten-Krankheit *f*, Leichte-Ketten-Krankheit *f*
Bence-Jones protein s.u. *Bence-Jones* albumin
Bence-Jones proteinuria Bence-Jones-Proteinurie *f*
Bence-Jones reaction Bence-Jones-Reaktion *f*

be|nign [bɪ'naɪn] *adj*. **1.** (*Tumor*) gutartig, benigne, nicht maligne **2.** nicht rezidivierend, benigne **3.** (*Verlauf*) günstig, vorteilhaft

be|nig|nan|cy [bɪ'nɪgnənsɪ] *noun* Gutartigkeit *f*, Benignität *f*

be|nig|nant [bɪ'nɪgnənt] *adj*. s.u. benign

be|nig|ni|ty [bɪ'nɪgnətɪ] *noun* s.u. benignancy

benz|al|de|hyde [ben'zældəhaɪd] *noun* Benzaldehyd *m*

benz|an|thra|cene [ben'zænθrəsi:n] *noun* Benzanthracen *nt*

ben|za|thine ['benzəθi:n] *noun* Benzathin *nt*
penicillin G benzathine Benzathin-Penicillin G *nt*, Benzathin-Benzylpenicillin *nt*

benz|bro|ma|rone [benz'brəʊmərəʊn] *noun* Benzbromaron *nt*

ben|zene ['benzi:n] *noun* Benzol *nt*, Benzen *nt*
methyl benzene Toluol *nt*, Methylbenzol *nt*

1,3-ben|zene|di|ol [,benzi:n'daɪɔl] *noun* Resorcin *nt*, Resorzin *nt*, *m*-Dihydroxybenzol *nt*

1,4-benzenediol *noun* Hydrochinon *nt*, Parahydroxybenzol *nt*

ben|zi|dine ['benzɪdi:n] *noun* Benzidin *nt*, Diphenyldiamin *nt*

benz|im|id|az|ole [,benzɪmɪ'deɪzəʊl] *noun* Benzimidazol *nt*
2-benzimidazole 2-α-Hydroxybenzyl-Benzimidazol *nt*, 2-Benzimidazol *nt*

ben|zin ['benzɪn] *noun* s.u. benzine

ben|zine [ben'zi:n] *noun* Benzin *nt*

ben|zo|a|py|rene [,benzəʊə'paɪri:n] *noun* s.u. 3,4-benzpyrene

ben|zo|ate ['benzəʊeɪt] *noun* Benzoat *nt*

ben|zo|caine ['benzəʊkeɪn] *noun* Benzocain *nt*

ben|zol ['benzɔl] *noun* s.u. benzene

ben|zo|py|rene [,benzəʊ'paɪri:n] *noun* s.u. 3,4-benzpyrene

ben|zo|yl ['benzəwɪl] *noun* Benzoyl-(Radikal *nt*)

ben|zo|yl|cho|lin|es|ter|ase [benzəwɪl,kəʊlə'nestəreɪz] *noun* unspezifische Cholinesterase *f*, unechte Cholinesterase *f*, Pseudocholinesterase *f*, β-Cholinesterase *f*, Butyrylcholinesterase *f*, Typ II-Cholinesterase *f*

ben|zo|yl|gly|cine [benzəwɪl'glaɪsi:n] *noun* Hippursäure *f*, Benzoylaminoessigsäure *f*, Benzolglykokoll *nt*

3,4-benz|py|rene [benz'paɪri:n] *noun* 3,4-Benzpyren *nt*, 3,4-Benzopyren *nt*, 3,4-Benzoapyren *nt*

benz|pyr|role [benz'pɪərɔl] *noun* 2,3-Benzopyrrol *nt*, Indol *nt*

ben|zyl ['benzɪl] *noun* Benzyl-(Radikal *nt*)

ben|zyl|pen|i|cil|lin [benzɪl,penə'sɪlɪn] *noun* Benzylpenicillin *nt*, Penicillin G *nt*

ber|be|rine ['bɜrbəri:n] *noun* Berberin *nt*

Berger ['bɜrgər]: **Berger's disease** s.u. *Berger's* focal glomerulonephritis
Berger's focal glomerulonephritis Berger-Krankheit *f*, Berger-Nephropathie *f*, mesangiale Glomerulonephritis *f*, fokale Glomerulonephritis *f*, fokalbetonte Glomerulonephritis *f*
Berger's glomerulonephritis s.u. *Berger's* focal glomerulonephritis

Bergey ['bɜrgɪ]: **Bergey's classification** Bergey-Klassifikation *f*

ber|i|ber|i ['berɪ'berɪ] *noun* Beriberi *f*, Vitamin B_1-Mangel *m*, Vitamin B_1-Mangelkrankheit *f*, Thiaminmangel *m*, Thiaminmangelkrankheit *f*
ber|i|ber|ic [berɪ'berɪk] *adj.* Beriberi betreffend, Beriberi-
Bernard-Soulier [bɛr'naːr su'lje]: **Bernard-Soulier disease** s.u. *Bernard-Soulier* syndrome
Bernard-Soulier syndrome Bernard-Soulier-Syndrom *nt*
be|ryth|ro|my|cin [bə,rɪθrə'maɪsɪn] *noun* Erythromycin B *nt*
Besnier-Boeck [bes'nje bek]: **Besnier-Boeck disease** Sarkoidose *f*, Morbus *m* Boeck, Boeck-Sarkoid *nt*, Besnier-Boeck-Schaumann-Krankheit *f*, Lymphogranulomatosa benigna
Besnier-Boeck-Schaumann [bes'nje bek 'ʃɔːmən]: **Besnier-Boeck-Schaumann disease** s.u. *Besnier-Boeck* disease
Besnier-Boeck-Schaumann syndrome s.u. *Besnier-Boeck* disease
Best [best]: **Best's carmine stain** Best-Karminfärbung *f*
beta$_2$-microglobulin *noun* β_2-Mikroglobulin *nt*, Beta$_2$-Mikroglobulin *nt*
beta-endorphin *noun* Beta-Endorphin *nt*
beta-haemolysis *noun* (*brit.*) s.u. beta-hemolysis
beta-haemolytic *adj.* (*brit.*) s.u. beta-hemolytic
beta-hemolysis *noun* β-Hämolyse *f*, beta-Hämolyse *f*, Betahämolyse *f*
beta-hemolytic *adj.* beta-hämolytisch, β-hämolytisch
be|ta|her|pes|vi|rus|es [beɪtə,hɜrpiːz'vaɪrəsəs] *plural* Betaherpesviren *pl*, Betaherpesvirinae *pl*
be|ta|ine ['biːtə,iːn] *noun* Betain *nt*, Trimethylglykokoll *nt*, Glykokollbetain *nt*
beta-lactamase *noun* β-Lactamase *f*, beta-Lactamase *f*, β-Laktamase *f*, beta-Laktamase *f*
beta-lactose *noun* Betalaktose *f*, β-Laktose *f*
beta-lipoprotein *noun* Lipoprotein *nt* mit geringer Dichte, β-Lipoprotein *nt*, low-density lipoprotein
beta-lysin *noun* β-Lysin *nt*, beta-Lysin *nt*
be|ta|meth|a|sone [,beɪtə'meθəsəʊn] *noun* Betamethason *nt*
be|ta|tron ['beɪtətrɑn] *noun* Betatron *nt*
be|ta|zole ['beɪtəzəʊl] *noun* Betazol *nt*
BF *abk.* s.u. **1.** blastogenic *factor* **2.** blood *flow*
Bf *abk.* s.u. blastogenic *factor*
BFP *abk.* s.u. biologic false-positive
BFU *abk.* s.u. burst forming *unit*
BG *abk.* s.u. blood *glucose*
BGA *abk.* s.u. blood gas *analysis*
BH$_2$ *abk.* s.u. dihydrobiopterin
BHC *abk.* s.u. benzene *hexachloride*
BHIA *abk.* s.u. brain-heart infusion *agar*
BHL *abk.* s.u. biological *half-life*
BHN *abk.* s.u. bephenium *hydroxynaphthoate*
bi- *präf.* **1.** zwei-, doppel-, Bi(n)- **2.** s.u. bio-
Bial ['biːɑl]: **Bial's reagent** Bial-Reagens *nt*
Bial's test Bial-Probe *f*, Bial-Pentoseprobe *f*
bi|ar|tic|u|lar [baɪɑːr'tɪkjələr] *adj.* zwei Gelenke betreffend, biartikulär
bi|ar|tic|u|late [baɪɑːr'tɪkjleɪt] *adj.* mit zwei Gelenken versehen, biartikulär
bi|as ['baɪəs] *noun* **1.** (*statist.*) Bias *nt* **2.** (*Physik*) Gittervorspannung *f*; Gitterwiderstand *m*, Gitterableitwiderstand *m*
bi|car|bo|nate [baɪ'kɑːrbənɪt] *noun* Bikarbonat *nt*, Bicarbonat *nt*, Hydrogencarbonat *nt*
blood bicarbonate Plasmabikarbonat *nt*
plasma bicarbonate Plasmabikarbonat *nt*
sodium bicarbonate doppeltkohlensaures Natron *nt*, Natriumbikarbonat *nt*, Natriumhydrogencarbonat *nt*
standard bicarbonate Standardbikarbonat *nt*
bi|car|bo|nat|ae|mia [baɪ,kɑːrbəneɪ'tiːmɪə] *noun* (*brit.*) s.u. bicarbonatemia
bi|car|bo|nat|e|mia [baɪ,kɑːrbəneɪ'tiːmɪə] *noun* Hyperbikarbonatämie *f*, Bikarbonatämie *f*
bi|cel|lu|lar [baɪ'seljələr] *adj.* zweizellig, bizellulär
bi|chlo|ride [baɪ'klɔːraɪd] *noun* Bichlorid *nt*
bi|chro|mate [baɪ'krəʊmeɪt] *noun* Dichromat *nt*
Bickel ['bɪkl]: **Bickel's ring** lymphatischer Rachenring *m*, Waldeyer-Rachenring *m*
Bielschowsky [,biːl'ʃɔvskɪ]: **Bielschowsky's stain** Bielschowsky-Silberimprägnierung *f*
Biermer ['bɪərmer]: **Biermer's anemia** Biermer-Anämie *f*, Addison-Anämie *f*, Morbus *m* Biermer, perniziöse Anämie *f*, Perniziosa *f*, Perniciosa *f*, Anaemia perniciosa, Vitamin B_{12}-Mangelanämie *f*
Biermer's disease s.u. *Biermer's* anemia
Biermer-Ehrlich ['bɪərmer 'eərlɪx]: **Biermer-Ehrlich anemia** s.u. *Biermer's* anemia
Bi|fid|o|bac|te|ri|um [,baɪfɪdəʊbæk'tɪərɪəm] *noun* Bifidobacterium *nt*
Bifidobacterium bifidum Bifidus-Bakterium *nt*, Lactobacillus bifidus, Bifidobacterium bifidum
bi|fid|o|bac|te|ri|um [,baɪfɪdəʊbæk'tɪərɪəm] *noun, plural* **bi|fid|o|bac|te|ria** [,baɪfɪdəʊbæk'tɪərɪə] Bifidobakterium *nt*, Bifidobacterium *nt*
BIL *abk.* s.u. bilirubin
bil. *abk.* s.u. bilirubin
bi|lay|er ['baɪleɪər] *noun* bimolekulare Schicht *f*, Bilayer *m*
bile [baɪl] *noun* Galle *f*, Gallenflüssigkeit *f*, Fel *nt*
Bil|har|zi|a [bɪl'hɑːrzɪə] *noun* Pärchenegel *m*, Schistosoma *nt*, Bilharzia *f*
bil|har|zi|al [bɪl'hɑːrzɪəl] *adj.* Schistosoma/Bilharzia betreffend, durch Schistosoma verursacht, Schistosomen-
bil|har|zi|a|sis [,bɪlhɑːr'zaɪəsɪs] *noun* Bilharziose *f*, Bilharziase *f*, Schistosomiasis *f*
bil|har|zic [bɪl'hɑːrzɪk] *adj.* s.u. bilharzial
bil|har|zi|o|sis [bɪl,hɑːrzɪ'əʊsɪs] *noun* s.u. bilharziasis
bili- *präf.* Galle(n)-, Bili(o)-
bil|i|ar|y ['bɪlɪ,eriː] *adj.* Galle *oder* Gallenblase *oder* Gallengänge betreffend, gallig, biliär, biliös, Gallen(gangs)-
bil|i|di|ges|tive [,bɪlɪdɪ'dʒestɪv] *adj.* Gallenblase und Verdauungstrakt betreffend *oder* verbindend, biliodigestiv
bil|i|ru|bin ['bɪlɪruːbɪn] *noun* Bilirubin *nt*
bil|i|ru|bi|nae|mia [,bɪləruːbɪ'niːmɪə] *noun* (*brit.*) s.u. bilirubinemia
bil|i|ru|bin|ate [bɪlɪ'ruːbɪneɪt] *noun* Bilirubinsalz *nt*, Bilirubinat *nt*
bil|i|ru|bi|ne|mia [,bɪləruːbɪ'niːmɪə] *noun* Bilirubinämie *f*
bil|i|ru|bi|nu|ri|a [,bɪlɪruːbɪ'n(j)ʊərɪə] *noun* Bilirubinausscheidung *f* im Harn, Bilirubinurie *f*
bil|i|ver|din [bɪlɪ'vɜrdɪn] *noun* Biliverdin *nt*

bi|li|xan|thin [bɪlɪ'zænθɪn] *noun* Choletelin *nt*, Bilixanthin *nt*

bi|li|xan|thine [bɪlɪ'zænθiːn] *noun* s.u. bilixanthin

Billroth ['bɪlrəʊt]: **Billroth's cords** s.u. *Billroth's* strands

Billroth's disease Lymphknotenschwellung *f*, Lymphknotentumor *m*, Lymphom *nt*

Billroth's strands Milztrabekel *pl*, Milzstränge *pl*, Trabeculae splenicae

bi|mo|lec|u|lar [ˌbaɪmə'lekjələr] *adj.* aus zwei Molekülen bestehend, bimolekular

bi|na|ry ['baɪneriː] *adj.* aus zwei Elementen bestehend, binär, binar, binarisch, zweifach-, Binär-

bind [baɪnd] **(bound; bound)** I *vt* binden II *vi* binden

bind|er ['baɪndər] *noun* Bindemittel *nt*

bind|ing ['baɪndɪŋ] *noun* (*Chemie*) **1.** Bindung *f* **2.** Bindemittel *nt*

antigen-antibody binding Antigen-Antiköper-Bindung *f*

leukocyte binding Leukozytenbinding *f*, Leukozytenanlagerung *f*

multivalent binding multivalente Bindung *f*

bi|neg|a|tive [baɪ'negətɪv] *adj.* zweifach negativ

bi|no|mi|al [baɪ'nəʊmɪəl] I *noun* Binom *nt* II *adj.* s.u. binominal

bi|nom|i|nal [baɪ'nɑmɪnl] *adj.* (*mathemat.*) zweigliedrig, binomisch, Binomial-; (*biolog.*) zweinamig, binominal

bi|nu|cle|ar [baɪ'n(j)uːklɪər] *adj.* zweikernig

bi|nu|cle|ate [baɪ'n(j)uːklɪeɪt] *adj.* s.u. binuclear

bio- *präf.* Lebens-, Bi(o)-

bi|o|ac|tive [ˌbaɪəʊ'æktɪv] *adj.* biologisch aktiv, bioaktiv

bi|o|ac|tiv|i|ty [ˌbaɪəʊæk'tɪvətɪ] *noun* Bioaktivität *f*

bi|o|a|mine [ˌbaɪəʊ'æmɪn] *noun* biogenes Amin *nt*, Bioamin *nt*

bi|o|am|i|ner|gic [baɪəʊˌæmɪ'nɜrdʒɪk] *adj.* bioaminerg

bi|o|as|say [*n* baɪəʊ'æseɪ; *v* ˌbaɪəʊə'seɪ] I *noun* Bioassay *m* II *vt* etwas einer Bioassayprüfung unterziehen

bi|o|a|vail|a|bil|i|ty [ˌbaɪəʊəˌveɪlə'bɪlətɪ] *noun* biologische Verfügbarkeit *f*, Bioverfügbarkeit *f*

bi|o|a|vail|a|ble [ˌbaɪəʊə'veɪləbl] *adj.* biologisch verfügbar

bi|o|blast ['baɪəʊblæst] *noun* **1.** Mitochondrie *f*, Mitochondrion *nt*, Mitochondrium *nt*, Chondriosom *nt* **2.** (*biolog.*) Bioblast *m*

bi|o|cat|a|lyst [baɪəʊ'kætlɪst] *noun* Enzym *nt*

bi|o|cat|a|lyz|er [baɪəʊ'kætlaɪzər] *noun* Enzym *nt*

bi|o|chem|ic [baɪəʊ'kemɪk] *adj.* Biochemie betreffend, biochemisch

bi|o|chem|i|cal [baɪəʊ'kemɪkl] I *noun* biochemisches Produkt *nt* II *adj.* Biochemie betreffend, biochemisch

bi|o|chem|is|try [baɪəʊ'keməstrɪ] *noun* physiologische Chemie *f*, Biochemie *f*

bi|o|cid|al [baɪəʊ'saɪdl] *adj.* biozid

bi|o|cide ['baɪəsaɪd] *noun* Schädlingsbekämpfungsmittel *nt*, Biozid *nt*

bi|o|com|pat|i|bil|i|ty [ˌbaɪəʊkəmˌpætə'bɪlətɪ] *noun* Biokompatibilität *f*

bi|o|com|pat|i|ble [ˌbaɪəʊkəm'pætɪbl] *adj.* nicht gewebsschädigend, nicht zellschädigend, nicht funktionsschädigend, biokompatibel

bi|o|cy|ber|net|ics [baɪəʊˌsaɪbər'netɪks] *plural* Biokybernetik *f*

bi|o|cy|cle [baɪəʊ'saɪkl] *noun* biologischer Zyklus *m*, Biozyklus *m*

bi|o|cy|tin [baɪəʊ'saɪtn] *noun* Biocytin *nt*, Biotinyllysin *nt*

bi|o|de|grad|a|bil|i|ty [ˌbaɪəʊdɪ'greɪdəbɪlətɪ] *noun* biologische Abbaubarkeit *f*

bi|o|de|grad|a|ble [ˌbaɪəʊdɪ'greɪdəbl] *adj.* biologisch abbaubar

bi|o|deg|ra|da|tion [baɪəʊˌdegrə'deɪʃn] *noun* biologisches Abbauen *nt*

bi|o|de|grade [ˌbaɪəʊdɪ'greɪd] *vi* (sich) biologisch abbauen

bi|o|dy|nam|ic [ˌbaɪəʊdaɪ'næmɪk] *adj.* Biodynamik betreffend, biodynamisch; ökologische Landwirtschaft betreffend

bi|o|dy|nam|i|cal [ˌbaɪəʊdaɪ'næmɪkl] *adj.* s.u. biodynamic

bi|o|dy|nam|ics [ˌbaɪəʊdaɪ'næmɪks] *plural* Biodynamik *f*

bi|o|e|lec|tric [ˌbaɪəʊɪ'lektrɪk] *adj.* bioelektrisch

bi|o|e|lec|tri|cal [ˌbaɪəʊɪ'lektrɪkl] *adj.* s.u. bioelectric

bi|o|el|e|ment [baɪəʊ'eləmənt] *noun* Bioelement *nt*

bi|o|en|gi|neer|ing [baɪəʊˌendʒɪ'nɪərɪŋ] *noun* Biotechnik *f*, Bioengineering *nt*

bi|o|e|quiv|a|lence [ˌbaɪəʊɪ'kwɪvələns] *noun* Bioäquivalenz *f*

bi|o|e|quiv|a|lent [ˌbaɪəʊɪ'kwɪvələnt] *adj.* bioäquivalent

bi|o|feed|back [baɪəʊ'fiːdbæk] *noun* Biofeedback *nt*

bi|o|gen|e|sis [baɪəʊ'dʒenəsɪs] *noun* Biogenese *f*

bi|o|ge|net|ic [ˌbaɪəʊdʒɪ'netɪk] *adj.* **1.** Biogenese betreffend, biogenetisch **2.** Genetic Engineering betreffend

bi|o|ge|net|i|cal [ˌbaɪəʊdʒɪ'netɪkl] *adj.* s.u. biogenetic

bi|o|ge|net|ics [ˌbaɪəʊdʒɪ'netɪks] *plural* Genmanipulation *f*, genetische Manipulation *f*, Genetic engineering *nt*

bi|o|gen|ic [baɪəʊ'dʒenɪk] *adj.* biogen

bi|og|e|nous [baɪ'ɑdʒənəs] *adj.* aus Lebewesen entstanden, biogen

bi|og|e|ny [baɪ'ɑdʒenɪ] *noun* s.u. biogenesis

bi|o|ki|net|ics [ˌbaɪəʊkɪ'netɪks] *plural* Biokinetik *f*

biol. *abk.* s.u. **1.** biological **2.** biology

bi|o|log|ic [ˌbaɪə'lɑdʒɪk] *adj.* Biologie betreffend, biologisch

biologic false-positive biologisch falsch-positiver Test *m*, biologisch falsch-positive Reaktion *f*

bi|o|log|i|cal [baɪə'lɑdʒɪkl] I *noun* biologisches Präparat *nt* (*Serum, Vakzine etc.*) II *adj.* Biologie betreffend, biologisch

bi|ol|o|gy [baɪ'ɑlədʒɪ] *noun* Biologie *f*

cell biology Zellbiologie *f*, Zytobiologie *f*, Cytobiologie *f*

molecular biology Molekularbiologie *f*

tumor biology Tumorbiologie *f*

bi|o|mass ['baɪəʊmæs] *noun* Biomasse *f*

bi|o|ma|te|ri|al [ˌbaɪəʊmə'tɪərɪəl] *noun* Biomaterial *nt*

bi|o|me|chan|i|cal [ˌbaɪəʊmɪ'kænɪkl] *adj.* Biomechanik betreffend, biomechanisch

bi|o|me|chan|ics [ˌbaɪəʊmɪ'kænɪks] *plural* Biomechanik *f*

bi|o|med|i|cal [baɪəʊ'medɪkl] *adj.* biologisch-medizinisch, medizinisch-biologisch, biomedizinisch

bi|o|med|i|cine [baɪəʊ'medəsɪn] *noun* Biomedizin *f*

bi|o|mem|brane [baɪəʊ'membreɪn] *noun* Biomembran *f*

bi|o|mem|bra|nous [baɪəʊ'membrənəs] *adj.* biomembranös

bi|o|mol|e|cule [baɪəʊ'mɑlɪkjuːl] *noun* Biomolekül *nt*

bi|o|phage ['baɪəfeɪdʒ] *noun* Biophage *m*
bi|oph|a|gism [baɪ'ɑfədʒɪzəm] *noun* s.u. biophagy
bi|oph|a|gous [baɪ'ɑfəgəs] *adj.* biophag
bi|oph|a|gy [baɪ'ɑfədʒɪ] *noun* Biophagie *f*
bi|o|phar|ma|ceu|tics [baɪəʊ,fɑːrmə'suːtɪks] *plural* Biopharmazie *f*
biophys. *abk.* s.u. biophysical
bi|o|phys|i|cal [baɪəʊ'fɪsɪkl] *adj.* Biophysik betreffend, biophysikalisch
bi|o|phys|ics [baɪəʊ'fɪsɪks] *plural* Biophysik *f*
bi|o|phys|i|ol|o|gy [baɪəʊ,fɪzɪ'ɑlədʒɪ] *noun* Biophysiologie *f*
bi|o|plasm ['baɪəʊplæzəm] *noun* Protoplasma *nt*
bi|o|plas|mic [baɪəʊ'plæzmɪk] *adj.* protoplasmatisch
bi|o|pol|y|mer [baɪəʊ'pɑlɪmər] *noun* Biopolymer *nt*
bi|op|sy ['baɪɑpsɪ] (*v:* **biopsied) I** *noun* Biopsie *f* **II** *vt* eine Biopsie vornehmen, biopsieren
antral biopsy (*Magen*) Antrumbiopsie *f*
aspiration biopsy Aspirationsbiopsie *f*, Saugbiopsie *f*
bone marrow biopsy Knochenmarkbiopsie *f*
brush biopsy Bürstenabstrich *m*
diagnostic biopsy diagnostische Biopsie *f*, Probebiopsie *f*
endoscopic biopsy endoskopische Biopsie *f*
excisional biopsy Exzisionsbiopsie *f*, Probeexzision *f*
fine-needle biopsy Feinnadelbiopsie *f*
fine-needle aspiration biopsy Feinnadelaspiration *f*, Feinnadelaspirationsbiopsie *f*, Feinnadelbiopsie *f*, Feinnadelpunktionsbiopsie *f*
gastric biopsy Magenbiopsie *f*, Gastrobiopsie *f*
lung biopsy Lungenbiopsie *f*, Lungenpunktion *f*
needle biopsy Nadelbiopsie *f*
needle aspiration biopsy Nadelaspiration *f*, Nadelaspirationsbiopsie *f*, Nadelbiopsie *f*
open biopsy offene Biopsie *f*
percutaneous biopsy perkutane Biopsie *f*
rectal biopsy Rektumbiopsie *f*
renal biopsy Nierenbiopsie *f*, Nierenpunktion *f*
scalene node biopsy Skalenusbiopsie *f*, Daniels Biopsie *f*, Daniels präskalenische Biopsie *f*
surface biopsy Oberflächenbiopsie *f*, Abstrichbiopsie *f*, Abstrich *m*
transilial biopsy transiliakale Biopsie *f*
trephine biopsy Stanzbiopsie *f*
bi|op|tic [baɪ'ɑptɪk] *adj.* Biopsie betreffend, bioptisch, Biopsie-
bi|op|tome ['baɪəptəʊm] *noun* Bioptom *nt*, Biopsiesonde *f*
bi|o|re|vers|i|ble [,baɪəʊrɪ'vɜrsɪbl] *adj.* bioreversibel
bi|o|rhythm ['baɪəʊrɪðm] *noun* biologischer Rhythmus *m*, Biorhythmus *m*
bi|o|rhyth|mic [baɪəʊ'rɪðmɪk] *adj.* biorhythmisch
bi|o|sci|ence ['baɪəʊsaɪəns] *noun* Biowissenschaft *f*
bi|o|syn|the|sis [baɪəʊ'sɪnθəsɪs] *noun* Biosynthese *f*
protein biosynthesis Proteinbiosynthese *f*
bi|o|syn|thet|ic [,baɪəʊsɪn'θetɪk] *adj.* Biosynthese betreffend, biosynthetisch
bi|o|tax|is [,baɪəʊ'tæksɪs] *noun* Biotaxis *f*
bi|o|tax|y [baɪəʊ'tæksɪ] *noun* **1.** s.u. biotaxis **2.** Taxonomie *f*
bi|ot|ic [baɪ'ɑtɪk] *adj.* Leben *oder* lebende Materie betreffend, biotisch, Lebens-
bi|o|tin ['baɪətɪn] *noun* Biotin *nt*, Vitamin H *nt*
bi|o|tin|yl|ly|sine [,baɪəʊtɪnl'laɪsɪn] *noun* s.u. biocytin
bi|o|tox|i|col|o|gy [baɪəʊ,tɑksɪ'kɑlədʒɪ] *noun* Biotoxikologie *f*
bi|o|tox|in [baɪəʊ'tɑksɪn] *noun* Biotoxin
bi|o|trans|for|ma|tion [baɪəʊ,trænsfər'meɪʃn] *noun* Biotransformation *f*
bi|o|type ['baɪəʊtaɪp] *noun* Biotyp *m*, Biotypus *m*, Biovar *m*
bi|o|var ['baɪəʊvɑːr] *noun* s.u. biotype
Biozzi [baɪ'ɑzɪ]: **Biozzi mouse** Biozzi-Maus *f*
bi|pa|ren|tal [baɪpə'rentl] *adj.* beide Eltern betreffend, biparental
bi|phen|yl [baɪ'fenɪl] *noun* Biphenyl *nt*, Diphenyl *nt*
polychlorinated biphenyl polychloriertes Biphenyl *nt*
bi|pos|i|tive [baɪ'pɑzətɪv] *adj.* zweifach positiv
Birbeck ['bɪərbek]: **Birbeck's granules** Birbeck-Granula *pl*
bis|hy|drox|y|cou|ma|rin [,bɪshaɪ,drɑksɪ'kuːmərɪn] *noun* Dicumarol *nt*, Dicoumarol *nt*
Bismarck ['bɪzmɑːrk]: **Bismarck brown** Bismarckbraun *nt*
2,3-bis|phos|pho|glyc|er|ate [bɪs,fɑsfəʊ'glɪsəreɪt] *noun* 2,3-Diphosphoglycerat *nt*
bis|phos|pho|glyc|er|o|mu|tase [bɪs,fɑsfəʊ,glɪsərəʊ'mjuːteɪz] *noun* Diphosphoglyceratmutase *f*
bi|sul|fate [baɪ'sʌlfeɪt] *noun* Bisulfat *nt*
bi|sul|phate [baɪ'sʌlfeɪt] *noun* (*brit.*) s.u. bisulfate
bi|sul|fide [baɪ'sʌlfaɪd] *noun* Bisulfid *nt*, Disulfid *nt*
bi|sul|fite [baɪ'sʌlfaɪt] *noun* Bisulfit *nt*, Hydrogensulfit *nt*
bi|tol|ter|ol [baɪ'təʊltərəʊl] *noun* Bitolterol *nt*
Bittner ['bɪtner]: **Bittner's agent** Mäuse-Mamma-Tumorvirus *nt*
Bittner's milk factor s.u. *Bittner's* agent
Bittner's virus s.u. *Bittner's* agent
bi|tu|men [baɪ't(j)uːmən] *noun* Bitumen *nt*
bi|u|rate ['baɪjəreɪt] *noun* Biurat *nt*
bi|u|ret [baɪjə'ret] *noun* Biuret *nt*, Allophanamid *nt*
bi|va|lence [baɪ'veɪləns] *noun* Zweiwertigkeit *f*
bi|va|len|cy [baɪ'veɪlənsɪ] *noun* s.u. bivalence
bi|va|lent [baɪ'veɪlənt] **I** *noun* Bivalent *m*, Chromosomenpaar *nt*, Geminus *m* **II** *adj.* **1.** (*Chemie*) zweiwertig, bivalent, divalent **2.** (*Genetik*) doppelchromosomig, bivalent
Bizzozero [bɪt'sɑtserəʊ]: **Bizzozero's cells** Blutplättchen *pl*, Thrombozyten *pl*
Bizzozero's corpuscles s.u. *Bizzozero's* cells
Bizzozero's platelets s.u. *Bizzozero's* cells
Bizzozero red cells Bizzozero-Erythrozyten *pl*
BJP *abk.* s.u. Bence-Jones *protein*
BK *abk.* s.u. bradykinin
BL *abk.* s.u. Burkitt's *lymphoma*
Blackfan-Diamond ['blækfæn 'daɪəmənd]: **Blackfan-Diamond anemia** Blackfan-Diamond-Anämie *f*, chronische kongenitale aregenerative Anämie *f*, pure red cell aplasia
Blackfan-Diamond syndrome s.u. *Blackfan-Diamond* anemia
bland [blænd] *adj.* **1.** (*Klima*) mild, sanft **2.** (*Heilmittel*) beruhigend, mild **3.** (*Kost*) bland, leicht
blast [blæst] *noun* unreife Zellvorstufe *f*, Blast *m*
B-cell blast B-Zell-Blast *m*
blasto- *präf.* Keim-, Spross-, Blast(o)-

blas|to|cy|to|ma [ˌblæstəsaɪ'təʊmə] *noun* Blastom *nt*, Blastozytom *nt*
blas|to|derm ['blæstədɜrm] *noun* Keimhaut *f*, Blastoderm *nt*
blas|to|der|mal [blæstə'dɜrml] *adj*. Blastoderm betreffend, vom Blastoderm abstammend, blastodermal
blas|to|der|mat|ic [ˌblæstədɜr'mætɪk] *adj*. s.u. blastodermal
blas|to|der|mic [blæstə'dɜrmɪk] *adj*. s.u. blastodermal
blas|to|disc ['blæstədɪsk] *noun* Keimscheibe *f*, Keimschild *m*, Blastodiskus *m*
blas|to|gen|e|sis [blæstə'dʒenəsɪs] *noun* **1.** (*embryolog.*) Keimentwicklung *f*, Blastogenese *f* **2.** (*hämatol.*) Blastenbildung *f*
blas|to|ge|net|ic [ˌblæstədʒɪ'netɪk] *adj*. s.u. blastogenic
blas|to|gen|ic [blæstə'dʒenɪk] *adj*. Keim/Keimzelle *oder* Keimentwicklung betreffend, keimgebunden, blastogen
blas|to|ma [blæs'təʊmə] *noun, plural* **blas|to|mas, blas|to|ma|ta** [blæs'təʊmətə] **1.** Blastom *nt*, Blastozytom *nt* **2.** Geschwulst *f*, echte Geschwulst *f*, Neubildung *f*, Tumor *m*, Neoplasma *nt*, Blastom *nt*
blas|to|ma|toid [blæs'təʊmətɔɪd] *adj*. blastomähnlich, blastomatös, blastomös
blas|to|ma|to|sis [ˌblæstəʊmə'təʊsɪs] *noun* **1.** Blastomatose *f* **2.** Geschwulstbildung *f*, Geschwulstformation *f*, Tumorbildung *f*, Tumorformation *f*
blas|to|ma|tous [blæs'təʊmətəs] *adj*. s.u. blastomatoid
blas|to|mo|gen|ic [ˌblæstəmə'dʒenɪk] *adj*. tumorbildend, blastomogen
blas|to|mog|e|nous [blæstə'mɑdʒənəs] *adj*. s.u. blastomogenic
blas|to|my|ces [blæstə'maɪsiːz] *noun, plural* **blas|to|my|ce|tes** [blæstəmaɪ'siːtiːz] Hefepilz *m*, Sprosspilz *m*, Blastomyzet *m*, Blastomyces *m*
blas|to|my|cete [blæstə'maɪsiːt] *noun* s.u. blastomyces
blas|to|my|cin [blæstə'maɪsn] *noun* Blastomyzin *nt*
blas|to|my|co|sis [ˌblæstəmaɪ'kəʊsɪs] *noun* **1.** Blastomycesinfektion *f*, Blastomykose *f*, Blastomykosis *f* **2.** Erkrankung *f* durch Hefen *oder* hefeähnliche Pilze, Blastomykose *f*
BlC *abk*. s.u. blood *culture*
bleed [bliːd] **(bled; bled) I** *vt* zur Ader lassen; schröpfen, bluten lassen **II** *vi* bluten; **bleed to death** verbluten
bleed|er ['bliːdər] *noun* Bluter *m*, Hämophile *m/f*
bleed|ing ['bliːdɪŋ] **I** *noun* **1.** Bluten *nt*, Blutung *f* **2.** Aderlass *m* **3.** blutendes Gefäß *nt* **II** *adj*. blutend
bleeding of the nose Nasenbluten *nt*, Nasenblutung *f*, Epistaxis *f*
abdominal bleeding abdominelle Blutung *f*
arterial bleeding arterielle Blutung *f*
cerebral toxic pericapillary bleeding Hirnpurpura *f*, Purpura cerebri
hormone-withdrawal bleeding Hormonentzugsblutung *f*
occult bleeding okkulte Blutung *f*
petechial bleeding Punktblutung *f*, Petechie *f*
blenno- *präf*. Schleim-, Blenn(o)-
Bleo *abk*. s.u. bleomycin
ble|o|my|cin [bliːə'maɪsɪn] *noun* Bleomycin *nt*
blepharo- *präf*. Augenlid-, Lid-, Blephar(o)-
blind|ness ['blaɪnɪs] *noun* **1.** Blindheit *f*, Erblindung *f*, hochgradige Sehschwäche *f* **2.** totale Blindheit *f*, Amaurose *f*, Amaurosis *f* **3.** Ausfall *m* einer Sinneswahrnehmung
river blindness Onchozerkose *f*, Onchocercose *f*, Onchocerciasis *f*, Knotenfiliarose *f*, Onchocerca-volvulus-Infektion *f*
blis|ter ['blɪstər] **I** *noun* **1.** Hautblase *f*, Blase *f*, Bläschen *nt*, Pustel *f* **2.** Brandblase *f*, Wundblase *f* **3.** Zugpflaster *nt* **II** *vt* Blasen hervorrufen **III** *vi* Blasen ziehen *oder* bekommen

B

BLM *abk*. s.u. bleomycin
block [blɑk] *noun* **1.** Hindernis *nt*, Blockade *f*, Sperre *f*; Blockierung *f*, Verstopfung *f* **2.** (*Nerv*) Block *m*, Blockade *f* **3.** Leitungsanästhesie *f*, Regionalanästhesie *f*
metabolic block Stoffwechselblock *m*
block|ade [blɑ'keɪd] **I** *noun* **1.** Blockade *f*, Block *m* **2.** Sperre *f*, Hindernis *nt* **II** *vt* blockieren, absperren, versperren
blockade of antibody-forming cells AFC-Blockade *f*
AFC blockade AFC-Blockade *f*
cell blockade Virusinterferenz *f*
virus blockade Virusinterferenz *f*
block|age ['blɑkɪdʒ] *noun* **1.** Blockieren *nt* **2.** Blockierung *f*; Verstopfung *f*; Obstruktion *f* **3.** Sperre *f*, Hindernis *nt*
block|er ['blɑkər] *noun* **1.** Blocker *m* **2.** blockierende Substanz *f*, Blocker *m*
calcium channel blocker Kalziumblocker *m*, Kalziumantagonist *m*, Ca-Blocker *m*, Ca-Antagonist *m*
histamine blocker Histaminblocker *m*, Histaminrezeptoren-Antagonist *m*, Histaminrezeptoren-Blocker *m*, Antihistaminikum *nt*
hormone blocker Hormonblocker *m*, Hormonantagonist *m*, Antihormon *nt*
block|ing ['blɑkɪŋ] **I** *noun* **1.** Blocken *nt*, Blockieren *nt* **2.** Blockierung *f*, innere/mentale Blockierung *f*, Sperre *f* **II** *adj*. blockierend, blockend
antibody blocking Antikörperhemmung *f*, Antikörperblockade *f*
blood [blʌd] *noun* Blut *nt*
ACD blood Frischblut *nt* mit ACD-Stabilisator
anticoagulated blood mit Antikoagulantien versetztes Blut, antikoaguliertes Blut *nt*
banked blood konserviertes Blut *nt*, konserviertes Vollblut *nt*, Blutkonserve *f*
banked human blood konserviertes Blut *nt*, konserviertes Vollblut *nt*, Blutkonserve *f*
defibrinated blood defibriniertes Blut *nt*, fibrinfreies Blut *nt*
deoxygenated blood venöses Blut *nt*, sauerstoffarmes Blut *nt*
donor blood Spenderblut *nt*
fresh blood Frischblut *nt*
laky blood hämolysiertes Blut *nt*
occult blood okkultes Blut *nt*
oxygenated blood arterielles Blut *nt*, sauerstoffreiches Blut *nt*, Arterienblut *nt*
portal blood Pfortaderblut *nt*
recipient blood Empfängerblut *nt*
sludged blood sludged blood, sludged blood-Phänomen *nt*, blood-sludge, blood-sludge-Phänomen *nt*
whole blood s.u. whole human *blood*
whole human blood Vollblut *nt*
blood-borne *adj*. durch das Blut übertragen, hämatogen
blood|less ['blʌdlɪs] *adj*. ohne Blutvergießen, unblutig
blood|let|ting ['blʌdletɪŋ] *noun* Aderlass *m*
blood-test *vt* Blut untersuchen *oder* testen

blood-type *vt* die Blutgruppe bestimmen
blood-vascular *adj.* Blutgefäße betreffend
bloodly ['blʌdɪ] I *adj.* blutig, bluthaltig, blutbefleckt, Blut- II *vt* blutig machen, mit Blut beflecken
BIS *abk.* s.u. blood *sugar*
BIT *abk.* s.u. blood *type*
blue [bluː] I *noun* Blau *nt*, blaue Farbe *f*, blauer Farbstoff *m* II *adj.* blau, Blau-; (*Haut*) bläulich, fahl
brilliant cresyl blue Brillantkresylblau *nt*
bromophenol blue s.u. bromphenol *blue*
bromphenol blue Bromphenolblau *nt*
bromthymol blue Bromthymolblau *nt*
cresyl blue Kresylblau *nt*, Brillantkresylblau *nt*
indophenol blue Indophenolblau *nt*
Löffler's alkaline methylene blue Löffler-Methylenblau *nt*
methyl blue Methylblau *nt*
methylene blue Methylenblau *nt*, Tetramethylthioninchlorid *nt*
Prussian blue Berliner-Blau *nt*, Ferriferrocyanid *nt*
toluidine blue Toluidinblau *nt*
Blumenthal ['bluːməntaːl]: **Blumenthal's disease** Erythroleukämie *f*
B-lymphocyte *noun* B-Lymphozyt *m*, B-Lymphocyt *m*, B-Zelle *f*
BM *abk.* s.u. basal *membrane*
BMI *abk.* s.u. body mass *index*
BMN *abk.* s.u. betamethasone
B-mode *noun* (*Ultraschall*) B-Mode *m/nt*, B-Scan *m*
BMR *abk.* s.u. basal metabolic *rate*
BMT *abk.* s.u. bone marrow *transplantation*
Bodansky [bəʊ'dæntskɪ]: **Bodansky unit** Bodansky-Einheit *f*
Bodian ['bəʊdɪən]: **Bodian silver stain** Versilberung *f* nach Bodian
bodlilly ['bɑdɪlɪ] *adj.* körperlich, physisch, Körper-
bodly ['bɑdɪ] I *noun, plural* **bodlies** 1. Körper *m*; (*anatom.*) Corpus *nt* 2. Leiche *f*, Leichnam *m* 3. Rumpf *m*, Leib *m* 4. (*a. anatom.*) Rumpf *m*, Stamm *m* II *adj.* körperlich, physisch, Körper-
acetone bodies Ketonkörper *pl*, Ketokörper *pl*
adrenal body Nebenniere *f*, Glandula suprarenalis, Glandula adrenalis
alcapton bodies Alkaptonkörper *pl*
Alder's bodies Alder-Granulationsanomalie *f*, Alder-Granulationskörperchen *pl*
Alder-Reilly bodies Alder-Reilly-Körperchen *pl*
alkapton bodies Alkaptonkörper *pl*
Amato's bodies Amato-Körperchen *pl*
apoptotic bodies apoptotische Körperchen *pl*
Aschoff's bodies Aschoff-Knötchen *pl*
Auer's bodies Auer-Stäbchen *pl*
Barr body Barr-Körper *m*, Sexchromatin *nt*, Geschlechtschromatin *nt*
Bence-Jones bodies Bence-Jones-Eiweißkörper *pl*
Cabot's ring bodies Cabot-Ringe *pl*
cancer bodies 1. Plimmer-Körperchen *nt* 2. Russell-Körperchen *pl*
carotid body Karotisdrüse *f*, Paraganglion *nt* der Karotisgabel, Paraganglion caroticum, Glomus caroticum
cell body Zelleib *m*, Zellkörper *m*
chomaffin body Paraganglion *nt*
chromatinic body Nukleoid *m*, Karyoid *m*, Bakterienchromosom *nt*
chromophilous bodies Nissl-Schollen *pl*, Nissl-Substanz *f*, Nissl-Granula *pl*, Tigroidschollen *pl*
dead body Leiche *f*, Leichnam *m*
Döhle's bodies Döhle-Einschlusskörperchen *pl*, Döhle-Körperchen *pl*
Döhle's inclusion bodies s.u. Döhle's *bodies*
Ehrlich's inner bodies Heinz-Innenkörper *pl*, Heinz-Ehrlich-Innenkörper *pl*
elementary bodies 1. Einschlusskörperchen *pl*, Elementarkörperchen *pl* 2. Blutplättchen *pl*, Thrombozyten *pl*
flagellated bodies (*Malaria*) Sichelkeime *pl*
foreign body Fremdkörper *m*
fuchsin bodies Russell-Körperchen *pl*
Gall body Gall-Körper *m*
Golgi's body Golgi-Apparat *m*, Golgi-Komplex *m*
Heinz bodies s.u. Heinz-Ehrlich *bodies*
Heinz-Ehrlich bodies Heinz-Innenkörperchen *pl*, Heinz-Ehrlich-Körperchen *pl*
Howell's bodies s.u. Howell-Jolly *bodies*
Howell-Jolly bodies Howell-Jolly-Körperchen *pl*, Jolly-Körperchen *pl*
immune body Antikörper *m*
inclusion body Einschlusskörperchen *pl*, Elementarkörperchen *nt*
Jolly's bodies Howell-Jolly-Körperchen *pl*, Jolly-Körperchen *pl*
ketone bodies Ketokörper *pl*, Ketonkörper *pl*
LE bodies L.e.-Körper *pl*, L.E.-Körper *pl*, Lupus erythematodes-Körper *pl*
Leishman-Donovan body amastigote Form *f*, Leishman-Donovan-Körperchen *nt*, Leishmania-Form *f*
Lipschütz bodies Lipschütz-Körperchen *pl*
malpighian bodies (of spleen) Malpighi-Körperchen *pl*, Milzknötchen *pl*, weiße Pulpa *f*, Folliculi lymphatici splenici, Lymphonoduli splenici
metachromatic bodies Volutinkörnchen *pl*, metachromatische Granula *pl*, Babès-Ernst-Körperchen *pl*
Nissl bodies Nissl-Schollen *pl*, Nissl-Substanz *f*, Nissl-Granula *pl*, Tigroidschollen *pl*
paranuclear body Zentroplasma *nt*, Zentrosphäre *f*
pheochrome body Paraganglion *nt*
purine body s.u. purine *base*
red body of ovary Rotkörper *m*, Corpus rubrum
Russell's bodies Russell-Körperchen *pl*
Schaumann's bodies Schaumann-Körperchen *pl*
selenoid body Achromozyt *m*, Achromoretikulozyt *m*, Schilling-Halbmond *m*, Halbmondkörper *m*
tigroid bodies Nissl-Schollen *pl*, Nissl-Substanz *f*, Nissl-Granula *pl*, Tigroidschollen *pl*
Weibel-Palade bodies Weibel-Palade-Körperchen *pl*
Boeck [bek]: **Boeck's disease** Sarkoidose *f*, Morbus *m* Boeck, Boeck-Sarkoid *nt*, Besnier-Boeck-Schaumann-Krankheit *f*, Lymphogranulomatosa benigna
Boeck's sarcoid s.u. *Boeck's* disease
Bohr [bɔːr, bəʊr]: **Bohr atom** Bohr-Atom *nt*, Bohr-Atommodell *nt*
Bohr effect Bohr-Effekt *m*
Bohr equation Bohr-Formel *f*
boil [bɔɪl] *noun* 1. (*pathol.*) Eiterbeule *f*, Blutgeschwür *nt*, Furunkel *m/nt* 2. Kochen *nt*, Sieden *nt*
bond [bɑnd] I *noun* 1. Verbindung *f*, Band *nt*, Bindung *f* 2. (*Chemie*) Bindung *f* II *vt* (*Chemie*) binden III *vi* (*Chemie*) binden

acetal bond Acetalbindung *f*
amide bond Amidbrücke *f*, Amidbindung *f*
anhydride bond Anhydridbindung *f*
carbon-carbon bond Kohlenstoff-Kohlenstoff-Bindung *f*
chemical bond chemische Bindung *f*
cooperative bond kooperative Bindung *f*
coordination bond Koordinationsbindung *f*
covalent bond Atombindung *f*, kovalente Bindung *f*
disulfide bond Disulfidbindung *f*
energy-rich bond energiereiche Bindung *f*
ester bond Esterbindung *f*
ether bond Ätherbindung *f*, Etherbindung *f*
glycosidic bond glykosidische Bindung *f*
high-energy bond energiereiche Bindung *f*
high-energy phosphate bond energiereiche Phosphatbindung *f*
hydrogen bond Wasserstoffbrückenbindung *f*
hydrophobic bond hydrophobe Wechselwirkung *f*, hydrophobe Bindung *f*
ionic bond Ionenbindung *f*, elektrovalente Bindung *f*, heteropolare Bindung *f*, ionogene Bindung *f*
ketal bond Ketalbindung *f*
peptide bond Peptidbindung *f*
phosphate bond Phosphatbindung *f*
phosphoamide bond Phosphoamidbindung *f*
pyrophosphate bond Pyrophosphatbindung *f*
single bond Einfachbindung *f*
triple bond Dreifachbindung *f*
unsaturated bond ungesättigte Bindung *f*
van der Waals bond van der Waals-Bindung *f*

bone [bəʊn] *noun* Knochen *m*; (*anatom.*) Os *nt*

bonly ['bəʊnɪ] *adj.* knochig, knochenähnlich, knöchern, ossär, Knochen-

boostler ['buːstər] *noun* Auffrischung *f*, Auffrischungsimpfung *f*, Verstärkung *f*, Verstärkungsreaktion *f*

bolrate ['bəʊreɪt] *noun* Borat *nt*

bolrax ['bəʊræks] *noun* Borax *nt*, Natriumtetraborat *nt*

borlderlline ['bɔːrdərlaɪn] I *noun* Patient *m* mit Borderline-Psychose **II** *adj.* **1.** auf *oder* an der Grenze **2.** unbestimmt, unentschieden

Borldeltellla [ˌbɔːrdɪ'telə] *plural* Bordetella *pl*
Bordetella pertussis Keuchhustenbakterium *nt*, Bordet-Gengou-Bakterium *nt*, Bordetella pertussis, Haemophilus pertussis

Bordet-Gengou [bɔr'dɛ ʒɑ tilde;;n'gu]: **Bordet-Gengou agar** Bordet-Gengou-Agar *m/nt*, Bordet-Gengou-Medium *nt*
Bordet-Gengou bacillus s.u. *Bordetella* pertussis
Bordet-Gengou culture medium s.u. *Bordet-Gengou* agar
Bordet-Gengou medium s.u. *Bordet-Gengou* agar
Bordet-Gengou phenomenon Bordet-Gengou-Reaktion *f*, Bordet-Gengou-Phänomen *nt*
Bordet-Gengou potato blood agar s.u. *Bordet-Gengou* agar
Bordet-Gengou reaction s.u. *Bordet-Gengou* phenomenon

borlrellia [bə'riːlɪə] *noun* Borrelia *f*

borlrellilolsis [bəʊˌriːlɪ'əʊsɪs] *noun* Borrelieninfektion *f*, Borreliose *f*

Bostock ['bɔstɔk]: **Bostock's catarrh** Heuschnupfen *m*, Heufieber *nt*
Bostock's disease s.u. *Bostock's* catarrh

bothlrilolcephlallilalsis [ˌbɑθrɪəʊˌsefə'laɪəsəs] *noun* Fischbandwurminfektion *f*, Diphyllobothriose *f*, Diphyllobothriasis *f*, Bothriozephalose *f*, Bothriocephalosis *f*

Bothlrilolcephlallus [ˌbɑθrɪəʊ'sefələs] *noun* Diphyllobothrium *nt*, Bothriocephalus *m*, Dibothriocephalus *m*

botlrylolmylcolsis [ˌbɑtrɪəmaɪ'kəʊsɪs] *noun* Botryomykose *f*, Botryomykom *nt*, Botryomykosis *f*, Granuloma pediculatum

botlrylolmylcotlic [ˌbɑθrɪəʊmaɪ'kɑtɪk] *adj.* Botryomykosis betreffend, von Botryomykosis betroffen, botryomykotisch

botltle ['bɑtl] I *noun* Flasche *f* **II** *vt* (in Flaschen) abfüllen
gas bottle Gasflasche *f*
infusion bottle Infusionsflasche *f*

botlullin ['bɑtʃəlɪn] *noun* Botulinustoxin *nt*

botlullilnal [bɑtʃə'laɪnl] *adj.* Clostridium botulinum *oder* Botulinustoxin betreffend, Botulinus-

boltulline ['bɑtʃəlaɪn] *noun* s.u. botulin

botlullilnolgenlic [bɑtʃəˌlɪnə'dʒenɪk] *adj.* Botulinustoxin enthaltend *oder* bildend, botulinogen

botlullism ['bɑtʃəlɪzəm] *noun* Vergiftung *f* durch Botulinustoxin, Botulismus *m*

botlullislmoltoxlin [bɑtʃəˌlɪzmə'tɑksɪn] *noun* s.u. botulin

botlullolgenlic [bɑtʃələʊ'dʒenɪk] *adj.* s.u. botulinogenic

bouilllon ['bʊljɑn; bu'jɔ tilde;] *noun* Nährbrühe *f*, Nährbouillon *f*, Bouillon *f*

bolvine ['bəʊvaɪn] I *noun* Rind *nt* **II** *adj.* bovin, Rinder-

bowlel ['baʊ(ə)l] *noun* (*meist* **bowels** *plural*) Darm *m*; Eingeweide *pl*, Gedärm *nt*
large bowel Dickdarm *m*, Intestinum crassum
small bowel Dünndarm *m*, Intestinum tenue

Bowen ['bəʊən]: **Bowen's carcinoma** Bowen-Karzinom *nt*
Bowen's disease Bowen-Krankheit *f*, Bowen-Dermatose *f*, Morbus *m* Bowen, Dyskeratosis maligna
Bowen's precancerous dermatitis s.u. *Bowen's* disease
Bowen's precancerous dermatosis s.u. *Bowen's* disease

bowlenoid ['bəʊənɔɪd] *adj.* bowenoid

3,4-BP *abk.* s.u. 3,4-benzpyrene

BPB *abk.* s.u. bromophenol *blue*

BPH *abk.* s.u. benign prostatic *hypertrophy*

Bq *abk.* s.u. becquerel

Br *abk.* s.u. bromine

Br. *abk.* s.u. Brucella

brachio- *präf.* Arm-, Brachi(o)-

brachy- *präf.* Kurz-, Brachy-

brachlyltherlalpy [brækɪ'θerəpɪ] *noun* Brachytherapie *f*

brady- *präf.* brady-, Brady-

bradlylkinlin [brædɪ'kaɪnɪn] *noun* Bradykinin *nt*

bradlylkilninlolgen [ˌbrædɪkɪ'nɪnədʒən] *noun* Kallidin *nt*, Lysyl-Bradykinin *nt*

brain [breɪn] *noun* **1.** Gehirn *nt*; (*anatom.*) Encephalon *nt*, Cerebrum *nt* **2.** (*a.* **brains** *plural*) Verstand *m*, Hirn *nt*, ‚Köpfchen' *nt*, Intelligenz *f*, Intellekt *m*

brain-damaged *adj.* hirngeschädigt

brain-dead *adj.* hirntot

branched ['bræntʃd] *adj.* verästelt, verzweigt

branched-chain *adj.* verzweigtkettig

bran|chi|al ['bræŋkɪəl] *adj.* Kiemen/Kiemenbögen betreffend, von Kiemen/Kiemenbögen ausgehend, branchial, branchiogen, Kiemenbogen-

branch|ing ['bræntʃɪŋ] **I** *noun* Verzweigung *f*, Verästelung *f* **II** *adj.* sich verweigend, sich verästelnd

bran|chi|o|ge|net|ic [,bræŋkɪəʊdʒə'netɪk] *adj.* s.u. branchiogenous

bran|chi|o|gen|ic [,bræŋkɪəʊ'dʒenɪk] *adj.* Kiemen/Kiemenbögen betreffend, von Kiemen/Kiemenbögen ausgehend, branchiogen

bran|chi|og|e|nous [,bræŋkɪ'ɑdʒənəs] *adj.* aus einer Kiemenspalte *oder* einem Kiemenbogen entstanden, branchiogen

bran|chi|o|ma [bræŋkɪ'əʊmə] *noun* branchiogene Geschwulst *f*, branchiogener Tumor *m*, Branchiom *nt*

Bran|ha|mel|la [,brænhə'melə] *noun* Branhamella *f*, Moraxella *f*, Moraxella Branhamella *f*
Branhamella catarrhalis Moraxella catarrhalis, Moraxella Branhamella catarrhalis

BRDU *abk.* s.u. 5-bromodeoxyuridine

break|down ['breɪkdaʊn] *noun* **1.** Zusammenbruch *m* **2.** (*Chemie*) Aufspaltung *f*, Auflösung *f*, Abbau *m*
sugar breakdown Zuckerabbau *m*

break|through ['breɪkθruː] *noun* Durchbruch *m*
allergic breakthrough allergischer Durchbruch *m*

breast [brest] *noun* **1.** Brust *f*, weibliche Brust *f*, (*anatom.*) Mamma *f* **2.** Brustdrüse *f*, Glandula mammaria **3.** Brust *f*, Brustkasten *m*, Pectus *nt*, Thorax *m*

Brenner ['brenər]: **Brenner's tumor** Brenner-Tumor *m*

brevi- *präf.* Kurz-, Brevi-

bridge [brɪdʒ] *noun* **1.** (*anatom.*) Brücke *f*, Nasenbrücke *f* **2.** (*Chemie*) Brücke *f*
disulfide bridge Disulfidbrücke *f*

Brill-Symmers [brɪl 'sɪmərs]: **Brill-Symmers disease** Brill-Symmers-Syndrom *nt*, Morbus *m* Brill-Symmers, zentroplastisch-zentrozytisches Lymphom *nt*, zentroplastisch-zentrozytisches malignes Lymphom *nt*, großfollikuläres Lymphoblastom *nt*, großfollikuläres Lymphom *nt*

Brinton ['brɪntn]: **Brinton's disease** entzündlicher Schrumpfmagen *m*, Brinton-Krankheit *f*, Magenszirrhus *m*, Linitis plastica

Brit|ish anti-Lewisite ['brɪtɪʃ] Dimercaprol *nt*, British antilewisit *nt*, 2,3-Dimercaptopropanol *nt*

bro|mate ['brəʊmeɪt] *noun* Bromat *nt*

bro|ma|to|tox|in [,brəʊmətəʊ'tɑksɪn] *noun* Lebensmitteltoxin *nt*, Bromatotoxin *nt*

bro|ma|tox|ism [brəʊmə'tɑksɪzəm] *noun* Lebensmittelvergiftung *f*

bro|mide ['brəʊmaɪd] *noun* Bromid *nt*
calcium bromide Kalziumbromid *nt*

bro|mine ['brəʊmiːn] *noun* Brom *nt*

bro|mo|crip|tine [,brəʊmə'krɪptiːn] *noun* Bromocriptin *nt*

5-bro|mo|de|o|xy|u|ri|dine [,brəʊmədɪ,ɑksɪ'jʊərɪdiːn] *noun* 5-Bromdesoxyuridin *nt*, 5-Bromodesoxyuridin *nt*

bro|mo|sul|fo|phthal|e|in [,brəʊmə,sʌlfəʊ'θælɪiːn] *noun* s.u. bromsulphalein

bro|mo|sul|pho|phthal|e|in [,brəʊmə,sʌlfəʊ'θælɪiːn] *noun* (*brit.*) s.u. bromsulphalein

5-bro|mo|u|ra|cil [brəʊmə'jʊərəsɪl] *noun* 5-Bromuracil *nt*

bro|mo|vi|nyl|de|ox|y|u|ri|dine [brəʊmə,vaɪnldɪ,ɑksɪ'jʊərɪdiːn] *noun* Bromovinyldesoxyuridin *nt*

brom|per|i|dol [brəʊm'perɪdɑl] *noun* Bromperidol *nt*

brom|phen|ir|a|mine [,brəʊmfe'nɪərəmiːn] *noun* Brompheniramin *nt*

brom|phe|nol [brəʊm'fiːnɔl] *noun* Bromphenol *nt*

brom|sul|fo|phthal|e|in [brəʊm,sʌlfəʊ'θælɪiːn] *noun* s.u. bromsulphalein

brom|sul|phal|e|in [,brəʊmsʌl'fæliːɪn] *noun* Bromosulfalein *nt*, Bromosulphthalein *nt*, Bromthalein *nt*, Bromosulfophthalein *nt*

bron|chi|al ['brɑŋkɪəl] *adj.* Bronchus *oder* Bronchialsystem betreffend, bronchial, Broncho-, Bronchial-

bron|chi|o|gen|ic [brɑŋkɪəʊ'dʒenɪk] *adj.* s.u. bronchogenic

bron|chit|ic [brɑŋ'kɪtɪk] *adj.* Bronchitis betreffend, bronchitisch

bron|chi|tis [brɑŋ'kaɪtɪs] *noun* Entzündung *f* der Bronchialschleimhaut, Bronchitis *f*

broncho- *präf.* Bronchien-, Broncho-, Bronchi-, Bronchus-

bron|cho|al|ve|o|lar [,brɑŋkəʊæl'vɪələr] *adj.* bronchoalveolär, bronchiolo-alveolär

bron|cho|con|stric|tion [,brɑŋkəʊkən'strɪkʃn] *noun* Bronchokonstriktion *f*, Bronchuskonstriktion *f*

bron|cho|con|stric|tor [,brɑŋkəʊkən'strɪktər] **I** *noun* bronchokonstriktive Substanz *f* **II** *adj.* bronchokonstriktiv

bron|cho|di|la|ta|tion [brɑŋkəʊ,dɪlə'teɪʃn] *noun* Bronchodilatation *f*, Bronchoerweiterung *f*

bron|cho|di|la|tion [,brɑŋkəʊdaɪ'leɪʃn] *noun* Bronchodilation *f*

bron|cho|di|la|tor [,brɑŋkəʊdaɪ'lətər] **I** *noun* Bronchodilatator *m*, Bronchospasmolytikum *nt* **II** *adj.* bronchodilatorisch, bronchodilatatorisch

bron|cho|e|de|ma [,brɑŋkəʊɪ'diːmə] *noun* Ödem *nt* der Bronchialschleimhaut, Bronchialödem *nt*

bron|cho|e|soph|a|ge|al [,brɑŋkəʊɪ,sɑfə'dʒiːəl] *adj.* Bronchus und Ösophagus betreffend *oder* verbindend, bronchoösophageal

bron|cho|fi|ber|scope [brɑŋkəʊ'faɪbərskəʊp] *noun* flexibles Bronchoskop *nt*, Glasfaserbronchoskop *nt*

bron|cho|fi|ber|sco|py [,brɑŋkəʊfaɪ'bɜrskəpɪ] *noun* Bronchofiberendoskopie *f*

bron|cho|fi|bre|scope [brɑŋkəʊ'faɪbərskəʊp] *noun* (*brit.*) s.u. bronchofiberscope

bron|cho|fi|bre|sco|py [,brɑŋkəʊfaɪ'bɜrskəpɪ] *noun* (*brit.*) s.u. bronchofiberscopy

bron|cho|fi|bros|co|py [,brɑŋkəʊfaɪ'brɑskəpɪ] *noun* s.u. bronchofiberscopy

bron|cho|gen|ic [brɑŋkəʊ'dʒenɪk] *adj.* von den Bronchien ausgehend, bronchogen

bron|cho|gram ['brɑŋkəʊgræm] *noun* Bronchogramm *nt*

bron|cho|graph|ic [brɑŋkəʊ'græfɪk] *adj.* Bronchographie betreffend, mittels Bronchographie, bronchographisch, bronchografisch

bron|chog|ra|phy [brɑn'kɑgrəfɪ] *noun* Bronchographie *f*, Bronchografie *f*

bron|cho|oe|de|ma [,brɑŋkəʊɪ'diːmə] *noun* (*brit.*) s.u. bronchoedema

bron|cho|oe|soph|a|ge|al [,brɑŋkəʊɪ,sɑfə'dʒiːəl] *adj.* (*brit.*) s.u. bronchoesophageal

bron|cho|pleu|ral [brɑŋkəʊ'plʊərəl] *adj.* Bronchien und Pleura betreffend *oder* verbindend, bronchopleural

bron|cho|pul|mo|nary [brɑŋkəʊ'pʌlmə,neriː] *adj.* Lunge und Bronchien betreffend, bronchopulmonal, Bronchopulmonal-

bron|cho|ra|di|og|ra|phy [brɑŋkəʊˌreɪdɪ'ɑgrəfɪ] *noun* Bronchoradiographie *f*, Bronchoradiografie *f*
bron|cho|scope ['brɑŋkəʊskəʊp] *noun* Bronchoskop *nt*
bron|cho|scop|ic [brɑŋkəʊ'skɑpɪk] *adj.* Bronchoskop *oder* Bronchoskopie betreffend, bronchoskopisch
bron|chos|co|py [brɑn'kɑskəpɪ] *noun* Bronchoskopie *f*
bron|cho|tra|che|al [ˌbrɑŋkəʊ'treɪkɪəl] *adj.* Bronchien und Trachea betreffend *oder* verbindend, bronchotracheal, tracheobronchial
bron|chus ['brɑŋkəs] *noun, plural* **bron|chi** ['brɑŋkaɪ] Luftröhrenast *m*, Bronchus *m*
broth [brɑθ] *noun* Nährbrühe *f*, Nährbouillon *f*, Bouillon *f*
carbohydrate broth Kohlenhydratbouillon *f*, Kohlenhydratnährbouillon *f*
brown [braʊn] I *noun* Braun *nt*, braune Farbe *f*, brauner Farbstoff *m* II *adj.* braun; (*Gesichtsfarbe*) bräunlich
Bismarck brown Bismarckbraun *nt*
Bru|cel|la [bruː'selə] *noun* Brucella *f*
Brucella abortus Bang-Bazillus *m*, Brucella abortus, Bacterium abortus Bang
Brucella melitensis Maltafieber-Bakterium *nt*, Bacterium melitensis, Brucella melitensis
Brucella suis Brucella suis, Bacterium abortus suis
bru|cel|la [bruː'selə] *noun* Brucella *f*
bru|cel|lar [bruː'selər] *adj.* Brucellen betreffend, durch Brucellen verursacht, Brucellen-
bru|cel|lin [bruː'selɪn] *noun* Brucellin *nt*
bru|cel|lo|sis [bruːsə'ləʊsɪs] *noun* **1.** Brucellose *f* **2.** Maltafieber *nt*, Mittelmeerfieber *nt*
bovine brucellosis Rinderbrucellose *f*, Bang-Krankheit *f*
bru|cine ['bruːsiːn] *noun* Brucin *nt*
Brug [brʊg]: **Brug's filaria** s.u. *Brugia* malayi
Brug's filariasis Brugia malayi-Filariose *f*, Brugiose *f*, Filariasis malayi
Brug|ia ['bruːdʒɪə] *noun* Brugia *f*
Brugia malayi Malayenfilarie *f*, Brugia malayi, Wuchereria malayi
Brugia pahangi Brugia pahangi
Bruton ['bruːtn]: **Bruton's agammaglobulinemia** Bruton-Typ *m* der Agammaglobulinämie, infantile X-chromosomale Agammaglobulinämie *f*, kongenitale Agammaglobulinämie *f*, kongenitale geschlechtsgebundene Agammaglobulinämie *f*
Bruton's disease s.u. *Bruton's* agammaglobulinemia
BS *abk.* s.u. blood *sugar*
BSA *abk.* s.u. body surface *area*
B-scan *noun* (*Ultraschall*) B-Scan *m*, B-Mode *nt/m*
BSP *abk.* s.u. bromsulphalein
BT *abk.* s.u. **1.** bleeding *time* **2.** brain *tumor* **3.** breast *tumor*
BTB *abk.* s.u. bromthymol *blue*
BTC *abk.* s.u. benzethonium *chloride*
BU *abk.* s.u. **1.** Bodansky *unit* **2.** 5-bromouracil
bu|bo ['b(j)uːbəʊ] *noun, plural* **bu|boes** entzündlich-vergrößerter Lymphknoten *m*, Bubo *m*
chancroidal bubo schankröser Bubo *m*, virulenter Bubo *m*
climatic bubo Lymphogranuloma inguinale, Lymphogranuloma venereum, Lymphopathia venerea, Morbus *m* Durand-Nicolas-Favre, klimatischer Bubo *m*, vierte Geschlechtskrankheit *f*, Poradenitis inguinalis
indolent bubo schmerzloser Bubo *m*, indolenter Bubo *m*, Bubo indolens
malignant bubo maligner Bubo *m*
bu|bon|ic [b(j)uː'bɑnɪk] *adj.* Bubonen betreffend, Beulen-, Bubonen-
Buckley ['bʌklɪ]: **Buckley's syndrome** Buckley-Syndrom *nt*, Hyperimmunglobulinämie E *f*
Bucky ['bʌkɪ]: **Bucky's diaphragm** Bucky-Blende *f*, Streustrahlenraster *nt*
Bucky's rays Bucky-Strahlen *pl*, Grenzstrahlen *pl*
Bucky-Potter ['bʌkɪ 'pɑtər]: **Bucky-Potter diaphragm** s.u. *Bucky's* diaphragm
bud|ding ['bʌdɪŋ] *noun* Sprossung *f*, Knospung *f*, Budding *nt*
cell budding Zellsprossung *f*, Zellknospung *f*
BUDR *abk.* s.u. 5-bromodeoxyuridine
BUdR *abk.* s.u. 5-bromodeoxyuridine
BUDU *abk.* s.u. 5-bromodeoxyuridine
Buerger ['bɜrger]: **Buerger's disease** Winiwarter-Buerger-Krankheit *f*, Morbus *m* Winiwarter-Buerger, Endangiitis obliterans, Thrombangiitis obliterans, Thrombendangiitis obliterans
bu|fa|di|en|o|lides [bjuːfədaɪ'enəʊlaɪds] *plural* Bufadienolide *pl*
bu|fa|gen|ins ['bjuːfədʒenɪns] *plural* Bufagenine *pl*
bu|fa|gins ['bjuːfədʒɪnz] *plural* Bufagenine *pl*
bu|fa|lin ['bjuːfəlɪn] *noun* Bufalin *nt*
bu|fan|o|lide [bjuː'fænəlaɪd] *noun* Bufanolid *nt*
bu|fa|tri|en|o|lides [ˌbjuːfətraɪ'enəʊlaɪds] *plural* Bufatrienolide *pl*
bu|fen|o|lides [bjuː'fenəlaɪds] *plural* Bufenolide *pl*
buf|fer ['bʌfər] I *noun* Puffer *m*; Pufferlösung *f* II *vt* puffern, als Puffer wirken gegen
bicarbonate buffer Bicarbonatpuffer *m*
phosphate buffer Phosphatpuffer *m*
protein buffer Proteinpuffer *m*, Proteinatpuffer *m*, Proteinpuffersystem *nt*, Proteinatpuffersystem *nt*
proteinate buffer Proteinpuffer *m*, Proteinatpuffer *m*, Proteinpuffersystem *nt*, Proteinatpuffersystem *nt*
buf|fered ['bʌfərd] *adj.* gepuffert
bug [bʌg] *noun* **1.** Wanze *f*; Insekt *nt* **2.** Infekt *nt* **3.** (*inform.*) Bazillus *m*, Erreger *m*
bul|la ['bʊlə] *noun, plural* **bul|lae** ['bʊliː, 'bʊlaɪ] **1.** (*dermatol.*) Blase *f*, Bulla *f* **2.** (*anatom.*) blasenähnliche Struktur *f*, Höhle *f*, Bulla *f*
bul|late ['bʊleɪt] *adj.* **1.** mit Blasen besetzt, mit Blasenbildung einhergehend, bullös **2.** aufgebläht, aufgeblasen, bullös
bul|lous ['bʊləs] *adj.* Bullae betreffend, durch Bullae gekennzeichnet, bullös, großblasig
BUN *abk.* s.u. blood urea *nitrogen*
Bunsen ['bʌnsən]: **Bunsen coefficient** Bunsen-Löslichkeitskoeffizient *m*
Bun|ya|vir|i|dae [bʌnjə'vɪərədiː] *plural* Bunyaviren *pl*, Bunyaviridae *pl*
Bun|y|a|vi|rus [bʌnjə'vaɪrəs] *noun* Bunyavirus *nt*
Burkitt ['bɜrkɪt]: **Burkitt's lymphoma** Burkitt-Lymphom *nt*, Burkitt-Tumor *m*, epidemisches Lymphom *nt*, B-lymphoblastisches Lymphom *nt*
Burkitt's tumor s.u. *Burkitt's* lymphoma
burn [bɜrn] (*v:* **burnt; burnt**) I *noun* **1.** Verbrennen *nt* **2.** Brandwunde *f*, Verbrennung *f*; Verbrennungskrankheit *f* II *vt* abbrennen, verbrennen, versengen, durch Feuer *oder* Hitze beschädigen III *vi* **3.** brennen, verbrennen, anbrennen, versengen **4.** (*Wunde*) brennen

5. (*Chemie*) verbrennen, oxydieren, oxidieren **6.** in den Flammen umkommen, verbrennen; verbrannt werden, den Feuertod erleiden
radiation burn Strahlenverbrennung *f*

burlner ['bɜrnər] *noun* Brenner *m*
gas burner Gasbrenner *m*

burlsa ['bɜrsə] *noun, plural* **burlsae** ['bɜrsiː] (*anatom., biolog.*) Beutel *m*, Tasche *f*, Aussackung *f*, Bursa *f*
bursa of Fabricius Bursa Fabricii

bursa-equivalent *noun* Bursa-Äquivalent *nt*

bulsullfan [bjuː'sʌlfæn] *noun* Busulfan *nt*

bulsullphan [bjuː'sʌlfæn] *noun* (*brit.*) s.u. busulfan

bultane ['bjuːteɪn] *noun* Butan *nt*

bultalnol ['bjuːtnɔl] *noun* Butanol *nt*

Butter ['bʌtər]: **Butter's cancer** Karzinom *nt* der Flexura coli dextra

bultyl ['bjuːtɪl] *noun* Butyl-(Radikal *nt*)

bultyllene ['bjuːtliːn] *noun* Butylen *nt*, Buten *nt*

bultyllmerlcapltan [ˌbjuːtɪlmər'kæptæn] *noun* Butylmercaptan *nt*

bultyrlate ['bjuːtəreɪt] *noun* Butyrat *nt*

bultyrlolchollinlesIterlase [ˌbjuːtɪərəʊˌkəʊlə'nestəreɪz] *noun* unspezifische Cholinesterase *f*, unechte Cholinesterase *f*, Pseudocholinesterase *f*, β-Cholinesterase *f*, Butyrylcholinesterase *f*, Typ II-Cholinesterase *f*

BV *abk.* s.u. **1.** blood *vessel* **2.** blood *volume*

BVDU *abk.* s.u. bromovinyldeoxyuridine

BW *abk.* s.u. body *weight*

BX *abk.* s.u. biopsy

byslsilnolsis [bɪsə'nəʊsɪs] *noun* Baumwollfieber *nt*, Baumwollpneumokoniose *f*, Baumwollstaubpneumokoniose *f*, Byssinose *f*

byslsilnotlic [bɪsə'nɑtɪk] *adj.* Byssinose betreffend

C

C *abk.* s.u. **1.** calorie **2.** capacitance **3.** carbon **4.** carrier **5.** cathodal **6.** cathode **7.** cervical **8.** clearance **9.** clostridium **10.** coefficient **11.** compliance **12.** concentration **13.** constant **14.** curie **15.** current **16.** cysteine **17.** cytidine **18.** cytosine **19.** heat *capacity* **20.** large *calorie*

c *abk.* s.u. **1.** calorie **2.** centi- **3.** concentration **4.** curie **5.** cyclic **6.** molar *concentration* **7.** specific heat *capacity*

CA *abk.* s.u. **1.** cancer **2.** carbenicillin **3.** carbonic *anhydrase* **4.** catecholamine **5.** cold *agglutination* **6.** cytosine *arabinoside*

Ca *abk.* s.u. **1.** calcium **2.** cancer **3.** carbonic *anhydrase* **4.** cathodal **5.** cathode

C.a. *abk.* s.u. *candida* albicans

Cabot ['kæbət]: **Cabot's ring bodies** Cabot-Ringe *pl*

Ca-carrier *noun* Ca-Carrier *m*, Calcium-Carrier *m*

Ca-channel *noun* s.u. calcium *channel*

ca|chec|tic [kə'kektɪk] *adj.* Kachexie betreffend, von Kachexie betroffen, ausgezehrt, kachektisch

ca|chec|tin [kə'kektɪn] *noun* Tumor-Nekrose-Faktor *m*, Cachectin *nt*

ca|chex|ia [kə'keksɪə] *noun* Auszehrung *f*, Kachexie *f*, Cachexia *f*

cancerous cachexia Kachexie *f* bei Malignomerkrankung

malarial cachexia chronische Malaria *f*

ca|chex|y [kə'keksɪ] *noun* s.u. cachexia

$CaCO_3$ *abk.* s.u. calcium *carbonate*

cac|tin|o|my|cin [ˌkæktɪnəʊ'maɪsɪn] *noun* Cactinomycin *nt*, Aktinomyzin C *nt*

ca|dav|er [kə'dævər] *noun* Leiche *f*, Leichnam *m*; Kadaver *m*

ca|dav|er|ic [kə'dævərɪk] *adj.* Leiche betreffend, leichenhaft, Leichen-, Kadaver-

ca|dav|er|ine [kə'dævəriːn] *noun* Kadaverin *nt*, Cadaverin *nt*, Pentamethylendiamin *nt*, 1,5-Diaminopentan *nt*

ca|dav|er|ous [kə'dævərəs] *adj.* **1.** s.u. cadaveric **2.** leichenblass; ausgezehrt, ausgemergelt, kachektisch

Ca^{2+}-dependent *adj.* Ca^{2+}-abhängig

cad|mi|um ['kædmɪəm] *noun* Kadmium *nt*, Cadmium *nt*

CAH *abk.* s.u. **1.** carbonic *anhydrase* **2.** chronic active *hepatitis*

Cal *abk.* s.u. **1.** calorie **2.** large *calorie*

cal *abk.* s.u. **1.** calorie **2.** small *calorie*

cal|ci|di|ol [kælsɪ'daɪɔl] *noun* 25-Hydroxycholecalciferol *nt*, Calcidiol *nt*

cal|cif|e|di|ol [ˌkælsɪfə'daɪɔl] *noun* s.u. calcidiol

cal|cif|er|ol [kæl'sɪfərɔl] *noun* **1.** Calciferol *nt*, Vitamin D *nt* **2.** Ergocalciferol *nt*, Vitamin D_2 *nt*

cal|cif|er|ous [kæl'sɪfərəs] *adj.* Kalzium/Kalziumkarbonat enthaltend *oder* bildend, kalkhaltig

cal|ci|fi|ca|tion [ˌkælsəfɪ'keɪʃn] *noun* **1.** Kalkbildung *f* **2.** Verkalkung *f*, Kalkeinlagerung *f*, Kalzifikation *f*, Kalzifizierung *nt*

cal|ci|fied ['kælsɪfaɪd] *adj.* verkalkt, kalzifiziert

cal|ci|fy ['kælsɪfaɪ] *vt, vi* verkalken, kalzifizieren

cal|ci|to|nin [kælsɪ'təʊnɪn] *noun* Kalzitonin *nt*, Calcitonin *nt*, Thyreocalcitonin *nt*

cal|cit|ri|ol [kæl'sɪtrɪɔl] *noun* 1,25-Dihydroxycholecalciferol *nt*, Calcitriol *nt*

cal|ci|um ['kælsɪəm] *noun* Kalzium *nt*, Calcium *nt*

calcium-ATPase *noun* Calcium-ATPase *f*, Calcium-ATPase-System *nt*, Ca-ATPase *f*

cal|cu|lous ['kælkjələs] *adj.* Stein/Steinbildung betreffend, kalkulös, Stein-

cal|cu|lus ['kælkjələs] *noun, plural* **cal|cu|li** ['kælkjəlaɪ] Steinchen *nt*, Konkrement *nt*, Stein *m*, Kalkulus *m*, Calculus *m*

fibrin calculus Fibrinstein *m*

cal|i|brate ['kælɪbreɪt] *vt* eichen, kalibrieren, standardisieren

cal|i|bra|ter ['kæləbreɪtər] *noun* s.u. calibrator

cal|i|bra|tion [ˌkælɪ'breɪʃn] *noun* Eichen *nt*, Kalibrierung *f*, Kalibrieren *nt*

cal|i|bra|tor ['kæləbreɪtər] *noun* Standard *m*, Standardlösung *f*, Eichmaterial *nt*

CALLA *abk.* s.u. common acute lymphoblastic leukemia *antigen*

cal|li|cre|in [ˌkælɪk'riːɪn] *noun* Kallikrein *nt*

Calmette [kal'met]: **Calmette's conjunctival reaction** s.u. *Calmette's* test

Calmette's ophthalmic reaction s.u. *Calmette's* test

Calmette's test Calmette-Konjunktivaltest *m*

Calmette's vaccine BCG-Impfstoff *m*, BCG-Vakzine *f*

Calmette-Guérin [kal'met ge'rɛ tilde;]: **Calmette-Guérin bacillus** Bacillus Calmette-Guérin *m*

Bacillus Calmette-Guérin Bacillus Calmette-Guérin *m*

Bacillus Calmette-Guérin vaccine BCG-Impfstoff *m*, BCG-Vakzine *f*

cal|mod|u|lin [kæl'mɑdjəlɪn] *noun* Kalmodulin *nt*, Calmodulin *nt*

cal|o|mel ['kæləmel] *noun* Kalomel *nt*, Calomel *nt*, Quecksilber-I-Chlorid *nt*

ca|lor|ic [kə'ləʊrɪk] **I** *noun* Wärme *f* **II** *adj.* **1.** Wärme betreffend, kalorisch, Wärme-, Energie- **2.** Kalorie(n) betreffend, kalorisch

cal|o|rie ['kælərɪ] *noun* **1.** Standardkalorie *f*, Kalorie *f*, kleine Kalorie *f*, Gramm-Kalorie *f* **2.** große Kalorie *f*, Kilokalorie *f*

gram calorie Grammkalorie *f*, Standardkalorie *f*, Kalorie *f*, kleine Kalorie *f*

large calorie große Kalorie *f*, Kilokalorie *f*

small calorie kleine Kalorie *f*, Grammkalorie *f*, Standardkalorie *f*, Kalorie *f*

standard calorie s.u. small *calorie*

cal|o|rif|ic [kælə'rɪfɪk] *adj.* wärme-erzeugend, Wärme-, Kalori-

cal|o|rim|e|ter [kælə'rɪmətər] *noun* Kalorimeter *nt*

cal|o|ri|met|ric [ˌkæləʊrɪ'metrɪk] *adj.* Kalorimetrie betreffend, mittels Kalorimetrie, kalorimetrisch

callolrimleltry [kælə'rɪmətrɪ] *noun* Wärmemessung *f*, Kalorimetrie *f*

callolry ['kælərɪ] *noun* s.u. calorie

callselqueslttrin [,kælsə'kwestrɪn] *noun* Calsequestrin *nt*

Calvin ['kælvɪn]: **Calvin cycle** Calvin-Zyklus *m*

Callymlmaltolbacltelrilum [kə,lɪmətəubæk'tɪərɪəm] *noun* Calymmatobacterium *nt*

Calymmatobacterium granulomatis Donovan-Körperchen *nt*, Calymmatobacterium granulomatis, Donovania granulomatis

CAM *abk.* s.u. chlorambucil

camlerla ['kæm(ə)rə] *noun, plural* **camlerlas, camlerlae** ['kæməriː] Kamera *f*, Fotoapparat *m*, Filmkamera *f*, Fernsehkamera *f*

gamma camera Gammakamera *f*

cAMP *abk.* s.u. **1.** cyclic adenosine *monophosphate* **2.** phosphodiesterase

Camlpyllolbaclter [,kæmpɪlə'bæktər] *noun* Campylobacter *m*

camlpyllolbacltelrilolsis [,kæmpɪlə,bæktɪərɪ'əusɪs] *noun* Campylobacteriose *f*

canlcer ['kænsər] *noun* **1.** Krebs *m*, maligner Tumor *m*, Malignom *nt* **2.** s.u. carcinoma **3.** Sarkom *nt*, Sarcoma *nt*

acinar cancer (*Lunge*) azinöses Adenokarzinom *nt*, alveoläres Adenokarzinom *nt*

acinic cell cancer s.u. acinar *cancer*

acinose cancer s.u. acinar *cancer*

alveolar cancer s.u. alveolar *carcinoma*

aniline cancer Anilinkrebs *m*

betel cancer Betelnusskarzinom *nt*

black cancer malignes Melanom *nt*, Melanoblastom *nt*, Melanozytoblastom *nt*, Nävokarzinom *nt*, Melanokarzinom *nt*, Melanomalignom *nt*, malignes Nävoblastom *nt*

breast cancer s.u. breast *carcinoma*

Butter's cancer Karzinom *nt* der Flexura coli dextra

buyo cheek cancer Betelnusskarzinom *nt*

cancer en cuirasse Panzerkrebs *m*, Cancer en cuirasse

cancer in situ Oberflächenkarzinom *nt*, präinvasives Karzinom *nt*, intraepitheliales Karzinom *nt*, Carcinoma in situ

cellular cancer medulläres Karzinom *nt*, Carcinoma medullare

cerebriform cancer medulläres Karzinom *nt*, Carcinoma medullare

chest wall cancer sekundäres Brustwandkarzinom *nt*

chimney sweep's cancer Kaminkehrerkrebs *m*, Schornsteinfegerkrebs *m*

claypipe cancer Pfeifenraucherkrebs *m*

colloid cancer s.u. colloid *carcinoma*

colorectal cancer kolorektales Karzinom *nt*

corset cancer Panzerkrebs *m*, Cancer en cuirasse

dendritic cancer papilläres Karzinom *nt*, Carcinoma papillare , Carcinoma papilliferum

duct cancer duktales Karzinom *nt*, Gangkarzinom *nt*, Carcinoma ductale

ductal cancer s.u. duct *cancer*

early cancer **1.** Frühkarzinom *nt*, early cancer (*m*) **2.** s.u. early *cancer* of stomach

early cancer of stomach Frühkarzinom *nt* des Magens, Magenfrühkarzinom *nt*

early gastric cancer s.u. early *cancer* of stomach

encephaloid cancer medulläres Karzinom *nt*, Carcinoma medullare

endothelial cancer Endotheliom *nt*

epidermoid cancer Plattenepithelkarzinom *nt*, Carcinoma planocellulare, Carcinoma platycellulare

epithelial cancer Karzinom *nt*, (*inform.*) Krebs *m*, Carcinoma *nt*

esophageal cancer Speiseröhrenkrebs *m*, Speiseröhrenkarzinom *nt*, Ösophaguskrebs *m*, Ösophaguskarzinom *nt*

familial cancer familiär gehäuft auftretendes Karzinom *nt*, familiär gehäuft auftretender Krebs *m*

follicular cancer of thyroid s.u. follicular *carcinoma* of thyroid

gastric cancer Magenkrebs, Magenkarzinom *nt*

gastric stump cancer Magenstumpfkarzinom *nt*

gelatiniform cancer s.u. gelatinous *carcinoma*

gelatinous cancer s.u. gelatinous *carcinoma*

glandular cancer s.u. glandular *carcinoma*

green cancer Chlorom *nt*, Chloroleukämie *f*, Chlorosarkom *nt*

hard cancer szirrhöses Karzinom *nt*, Faserkrebs *m*, Szirrhus *m*, Skirrhus *m*, Carcinoma scirrhosum

kang cancer s.u. kangri *cancer*

kangri cancer Kangri-Krebs *m*

large bowel cancer Dickdarmkrebs *m*, Dickdarmkarzinom *nt*

latent cancer s.u. latent *carcinoma*

lung cancer s.u. lung *carcinoma*

mammary cancer s.u. mammary *carcinoma*

medullary cancer s.u. medullary *carcinoma*

melanotic cancer malignes Melanom *nt*, Melanoblastom *nt*, Melanozytoblastom *nt*, Nävokarzinom *nt*, Melanokarzinom *nt*, Melanomalignom *nt*, malignes Nävoblastom *nt*

metastatic cancer s.u. metastatic *carcinoma*

mucinous cancer s.u. mucinous *carcinoma*

mucous cancer s.u. mucinous *carcinoma*

occult cancer s.u. occult *carcinoma*

pipe-smoker's cancer Pfeifenraucherkrebs *m*

rodent cancer knotiges/solides/noduläres/nodulo-ulzeröses Basaliom *nt*, Basalioma exulcerans, Ulcus rodens

scirrhous cancer s.u. scirrhous *carcinoma*

secondary cancer s.u. secondary *carcinoma*

small bowel cancer s.u. small bowel *carcinoma*

small intestinal cancer s.u. small bowel *carcinoma*

soft cancer medulläres Karzinom *nt*, Carcinoma medullare

soot cancer Kaminkehrerkrebs *m*, Schornsteinfegerkrebs *m*

stump cancer (*Magen*) Stumpfkarzinom *nt*

tar cancer Teerkrebs *m*

testicular cancer s.u. testicular *carcinoma*

tubular cancer s.u. tubular *carcinoma*

villous cancer s.u. villous *carcinoma*

canlcerlaelmia [kænsə'riːmɪə] *noun* (*brit.*) s.u. canceremia

canlcerlate ['kænsəreɪt] *vi* kanzerös werden, einen Krebs bilden

canlcerlaltion [,kænsə'reɪʃn] *noun* Krebsbildung *f*, Kanzerisierung *f*

cancer-causing *adj.* Krebs erregend, krebsauslösend, krebserzeugend, onkogen, karzinogen, kanzerogen

canlcerlelmia [kænsə'riːmɪə] *noun* Kanzerämie *f*

can|cer|i|ci|dal [ˌkænsərɪ'saɪdl] *adj.* krebszerstörend
can|cer|i|gen|ic [ˌkænsərɪ'dʒenɪk] *adj.* s.u. cancer-causing
can|cer|i|za|tion [ˌkænsərɪ'zeɪʃn] *noun* s.u. canceration
can|cer|o|ci|dal [ˌkænsərəʊ'saɪdl] *adj.* s.u. cancericidal
can|cer|o|gen|ic [ˌkænsərəʊ'dʒenɪk] *adj.* s.u. cancer-causing
can|cer|o|pho|bia [ˌkænsərəʊ'fəʊbɪə] *noun* s.u. cancerphobia
can|cer|ous ['kænsərəs] *adj.* Krebs betreffend, krebsig, krebsbefallen, krebsartig, kanzerös, karzinomatös
can|cer|pho|bia [ˌkænsər'fəʊbɪə] *noun* Krebsangst *f*, Kanzerophobie *f*, Karzinophobie *f*
cancer-related *adj.* durch Krebs/Krebserkrankung bedingt *oder* verursacht
can|cri|form ['kæŋkrəfɔːrm] *adj.* krebsähnlich, krebsförmig
can|croid ['kæŋkrɔɪd] I *noun* Kankroid *nt* II *adj.* krebsähnlich, kankroid
Can|di|da ['kændɪdə] *noun* Candida *f*, Monilia *f*, Oidium *nt*
  Candida albicans Candida albicans
can|di|dae|mia [kændə'diːmɪə] *noun* (*brit.*) s.u. candidemia
can|di|dal ['kændɪdəl] *adj.* Candida betreffend, durch Candida verursacht, Kandida-, Candida-
can|di|de|mia [kændə'diːmɪə] *noun* Candidämie *f*
can|di|di|a|sis [kændə'daɪəsɪs] *noun* Kandidamykose *f*, Candidamykose *f*, Soormykose *f*, Candidiasis *f*, Candidose *f*, Moniliasis *f*, Moniliose *f*
  candidiasis of the oral mucosa Mundsoor *m*, Candidose *f* der Mundschleimhaut
  systemic candidiasis Systemcandidose *f*
can|di|did ['kændədɪd] *noun* Candidid *nt*, Candida-Mykid *nt*
can|di|din ['kændədɪn] *noun* Candidin *nt*
can|di|do|sis [ˌkændɪ'dəʊsɪs] *noun* s.u. candidiasis
can|nu|la ['kænjələ] *noun, plural* **can|nu|las, can|nu|lae** ['kænjəliː] Hohlnadel *f*, Kanüle *f*
  aspiration cannula Aspirationskanüle *f*, Punktionskanüle *f*
  infusion cannula Infusionskanüle *f*
can|nu|lar ['kænjələr] *adj.* röhrenförmig
can|nu|late ['kænjəˌleɪt] *vt* eine Kanüle legen *oder* einführen, kanülieren
can|nu|la|tion [ˌkænjə'leɪʃn] *noun* Kanülenlegen *nt*, Kanülierung *f*
can|nu|li|za|tion [ˌkænjəlaɪ'zeɪʃn] *noun* s.u. cannulation
ca|nu|la ['kænjələ] *noun, plural* **ca|nu|las, ca|nu|lae** ['kænjəliː] s.u. cannula
ca|nu|lar ['kænjələr] *adj.* s.u. cannular
CAP *abk.* s.u. 1. catabolite gene-activator *protein* 2. chloramphenicol 3. cyclic AMP receptor *protein*
cap *abk.* s.u. capsule
ca|pac|i|tance [kə'pæsɪtəns] *noun* (elektrische) Kapazität *f*
  membrane capacitance Membrankapazität *f*
ca|pac|i|tor [kə'pæsɪtər] *noun* Kondensator *m*
ca|pac|i|ty [kə'pæsətɪ] *noun, plural* **ca|pac|i|ties** Kapazität *f*, Fassungsvermögen *nt*, Volumen *nt*; (*Chemie*) Bindungskapazität *f*
  antigen-binding capacity Antigenbindungskapazität *f*
  binding capacity Bindungskapazität *f*
  buffer capacity Pufferkapazität *f*
  buffering capacity Pufferkapazität *f*
  calorific capacity spezifische Wärme *f*
  diffusion capacity Diffusionskapazität *f*
  heat capacity Wärmekapazität *f*
  hydrogen-binding capacity Wasserstoffbindungskapazität *f*
  hydrogen-bonding capacity Wasserstoffbindungskapazität *f*
  iron-binding capacity Eisenbindungskapazität *f*
  microbicidal capacity mikrobizide Kapazität *f*
  oxygen capacity Sauerstoffbindungskapazität *f*
  specific heat capacity spezifische Wärmekapazität *f*
cap|il|lar|i|tis [kəpɪlə'raɪtɪs] *noun* Kapillarenentzündung *f*, Kapillaritis *f*
cap|il|lar|y ['kæpəˌleriː] I *noun, plural* **cap|il|lar|ies** 1. Haargefäß *nt*, Kapillare *f*, Vas capillare 2. Kapillarröhre *f*, Kapillargefäß *nt* 3. Lymphkapillare, Vas lymphocapillare II *adj.* haarfein, haarförmig, kapillar, kapillär; (*anatom.*) Kapillare(n) betreffend, Kapillar-
  lymph capillary s.u. lymphatic *capillary*
  lymphatic capillary Lymphkapillare *f*, Vas lymphocapillare
  sinusoidal capillary Sinusoid *nt*, Sinusoidgefäß *nt*, Vas sinusoideum
cap|no|phil|ic [ˌkæpnə'fɪlɪk] *adj.* kohlendioxidliebend, kapnophil
cap|ping ['kæpɪŋ] *noun* Haubenbildung *f*, Capping *nt*
cap|rate ['kæpreɪt] *noun* Kaprat *nt*, Caprat *nt*
cap|re|o|my|cin [ˌkæprɪəʊ'maɪsɪn] *noun* Capreomycin *nt*
cap|rin ['kæprɪn] *noun* Caprin *nt*
cap|ro|ate ['kæprəweɪt] *noun* Kaproat *nt*, Caproat *nt*
cap|ro|yl ['kæprəwɪl] *noun* Caproyl-(Radikal *nt*), Hexyl-(Radikal *nt*)
cap|ryl|ate ['kæprɪleɪt] *noun* Kaprylat *nt*, Caprylat *nt*
cap|sid ['kæpsɪd] *noun* Kapsid *nt*
cap|so|mer ['kæpsəmər] *noun* Kapsomer *nt*
cap|so|mere ['kæpsəmɪər] *noun* s.u. capsomer
cap|su|lar ['kæpsələr] *adj.* 1. Kapsel betreffend, kapsulär, kapselartig, kapselförmig, Kapsel- 2. s.u. capsulate
cap|su|late ['kæpsəleɪt] *adj.* eingekapselt, verkapselt
cap|su|lat|ed ['kæpsəleɪtɪd] *adj.* s.u. capsulate
cap|su|la|tion [ˌkæpsə'leɪʃn] *noun* Verkapseln *nt*, Verkapslung *f*, Verkapselung *f*
cap|sule ['kæps(j)uːl] I *noun* 1. (*biolog.*) Kapsel *f*, Hülle *f*, Schale *f* 2. (*anatom.*) Organkapsel *f*, Kapsel *f*, Capsula *f* 3. (*pharmakol.*) Kapsel *f*, Arzneikapsel *f* 4. (*mikrobiol.*) Schleimkapsel *f*, Kapsel *f* 5. (*pathol.*) Tumorkapsel *f* II *vt* einkapseln, verkapseln
  accessory adrenal capsules versprengte Nebennierendrüsen *pl*, versprengtes Nebennierengewebe *nt*, Glandulae suprarenales accessoriae, Glandulae adrenales accessoriae
  adrenal capsule Nebenniere *f*, Glandula suprarenalis, Glandula adrenalis
  bacterial capsule Bakterienkapsel *f*
  connective tissue capsule Bindegewebskapsel *f*
  organ capsule Organkapsel *f*
  spore capsule Sporenkapsel *f*
CAR *abk.* s.u. cytosine *arabinoside*
car|ba|chol ['kɑːrbəkɔl] *noun* Karbachol *nt*, Carbachol *nt*, Carbamoylcholinchlorid *nt*

car|ba|mate ['kɑːrbəmeɪt] *noun* Carbamat *nt*
car|ba|mide ['kɑːrbəmaɪd] *noun* Harnstoff *m*, Karbamid *nt*, Carbamid *nt*, Urea *f*
carb|am|i|no|hae|mo|glo|bin [kɑːr,bæmɪnəʊ,hiːmə'gləʊbɪn] *noun* (*brit.*) s.u. carbaminohemoglobin
carb|am|i|no|he|mo|glo|bin [kɑːr,bæmɪnəʊ,hiːmə'gləʊbɪn] *noun* Carbaminohämoglobin *nt*, Carbhämoglobin *nt*
car|ba|mo|ate ['kɑːbəməʊeɪt] *noun* s.u. carbamate
car|bam|o|yl ['kɑːbəməʊɪl] *noun* Carbamyl-(Radikal *nt*), Carbamoyl-(Radikal *nt*)
N-car|ba|mo|yl|as|par|tate [,kɑːrbəməʊɪlæs'pɑːrteɪt] *noun* *N*-Carbamylaspartat *nt*, *N*-Carbamoylaspartat *nt*
car|ba|mo|yl|trans|fer|ase [,kɑːrbəməʊɪl'trænsfəreɪz] *noun* Carbamyltransferase *f*, Carbamoyltransferase *f*, Transcarbamylase *f*, Transcarbamoylase *f*
ornithine carbamoyltransferase Ornithincarbamyltransferase *f*, Ornithintranscarbamylase *f*
car|ba|mo|yl|u|rea [,kɑːrbəməʊɪljə'rɪə] *noun* Biuret *nt*, Allophanamid *nt*
car|ba|myl ['kɑːrbəmɪl] *noun* s.u. carbamoyl
car|ba|myl|cho|line [,kɑːrbəmɪl'kəʊliːn] *noun* Carbamylcholin *nt*
carb|an|i|on [kɑːrb'ænaɪən] *noun* Carbanion *nt*
car|ba|ril ['kɑːrbərɪl] *noun* s.u. carbaryl
car|bar|sone ['kɑːrbəsəʊn] *noun* Carbason *nt*, 4-Carbamidophenylarsinsäure *f*
car|ba|ryl ['kɑːrbərɪl] *noun* Carbaryl *nt*
car|baz|o|chrome [kɑːr'bæzəkrəʊm] *noun* Carbazochrom *nt*
car|ben|i|cil|lin [,kɑːrbenɪ'sɪlɪn] *noun* Carbenicillin *nt*, α-Carboxypenicillin *nt*
car|ben|ox|o|lone [,kɑːrbən'ɑksələʊn] *noun* Carbenoxolon *nt*
carb|hae|mo|glo|bin [kɑːrb'hiːməgləʊbɪn] *noun* (*brit.*) s.u. carbaminohemoglobin
carb|he|mo|glo|bin [kɑːrb'hiːməgləʊbɪn] *noun* s.u. carbaminohemoglobin
car|bide ['kɑːrbaɪd] *noun* Karbid *nt*
car|bi|nol ['kɑːrbɪnɔl] *noun* Methanol *nt*, Methylalkohol *m*
car|bin|ox|a|mine [kɑːrbɪn'ɑksəmiːn] *noun* Carbinoxamin *nt*
car|bo ['kɑːrbəʊ] *noun* Kohle *f*, Carbo *m*
car|bo|cho|line [,kɑːrbəʊ'kəʊliːn] *noun* s.u. carbachol
car|bo|chro|men [,kɑːrbəʊ'krəʊmiːn] *noun* s.u. carbocromen
car|bo|cro|men [,kɑːrbəʊ'krəʊmiːn] *noun* Carbocromen *nt*, Carbochromen *nt*
car|bo|cy|clic [,kɑːrbəʊ'saɪklɪk] *adj.* karbozyklisch, carbozyklisch
car|bo|hae|mia [,kɑːrbəʊ'hiːmɪə] *noun* (*brit.*) s.u. carbohemia
car|bo|hae|mo|glo|bin [,kɑːrbəʊ'hiːmə,gləʊbɪn] *noun* (*brit.*) s.u. carbaminohemoglobin
car|bo|he|mia [,kɑːrbəʊ'hiːmɪə] *noun* (*Blut*) Kohlendioxidüberschuss *m*, Karbohämie *f*, Carbohämie *f*
car|bo|he|mo|glo|bin [,kɑːrbəʊ'hiːmə,gləʊbɪn] *noun* s.u. carbaminohemoglobin
car|bo|hy|drase [,kɑːrbəʊ'haɪdreɪz] *noun* Karbohydrase *f*, Carbohydrase *f*
car|bo|hy|drate [,kɑːrbəʊ'haɪdreɪt] *noun* Kohlehydrat *nt*, Kohlenhydrat *nt*, Saccharid *nt*
car|bo|late ['kɑːrbəleɪt] *noun* Phenolat *nt*
car|bon ['kɑːrbən] *noun* Kohlenstoff *m*; Carboneum *nt*
anomeric carbon anomeres Kohlenstoffatom *nt*
radioactive carbon Radiokohlenstoff *m*, Radiokarbon *nt*
car|bon|ate ['kɑːrbəneɪt] *noun* Karbonat *nt*, Carbonat *nt*
ammonium carbonate Ammoniumkarbonat *nt*, Hirschhornsalz *nt*
calcium carbonate Kalziumkarbonat *nt*
magnesium carbonate Magnesiumkarbonat *nt*
car|bon|ic [kɑːr'bɑnɪk] *adj.* Kohlenstoff *oder* Kohlensäure *oder* Kohlendioxid betreffend, Kohlen-
car|bon|yl ['kɑːrbənɪl] *noun* Karbonyl-(Radikal *nt*), Carbonyl-(Radikal *nt*)
car|box|y|dis|mu|tase [kɑːr,bɑksɪ'dɪsmjuːteɪz] *noun* Karboxydismutase *f*, Karboxidismutase *f*, Carboxydismutase *f*, Carboxidismutase *f*
ribulose diphosphate carboxydismutase Ribulosediphosphatcarboxydismutase *f*
car|box|y|es|ter|ase [kɑːr,bɑksɪ'estəreɪz] *noun* Carboxyesterase *f*
γ-car|box|y|glu|ta|mate [kɑːr,bɑksɪ'gluːtəmeɪt] *noun* γ-Carboxyglutamat *nt*
car|box|y|hae|mo|glo|bin [kɑːr,bɑksɪ'hiːmə,gləʊbɪn] *noun* (*brit.*) s.u. carboxyhemoglobin
car|box|y|hae|mo|glo|bi|nae|mia [kɑːr,bɑksɪ,hiːmə,gləʊbɪ'niːmɪə] *noun* (*brit.*) s.u. carboxyhemoglobinemia
car|box|y|he|mo|glo|bin [kɑːr,bɑksɪ'hiːmə,gləʊbɪn] *noun* Carboxyhämoglobin *nt*, Kohlenmonoxidhämoglobin *nt*
car|box|y|he|mo|glo|bi|ne|mia [kɑːr,bɑksɪ,hiːmə,gləʊbɪ'niːmɪə] *noun* Carboxyhämoglobinämie *f*
car|box|yl [kɑːr'bɑksɪl] *noun* Karboxyl-(Radikal *nt*), Carboxyl-(Radikal *nt*)
car|box|yl|ase [kɑːr'bɑksɪleɪz] *noun* Carboxylase *f*, Carboxilase *f*
acetyl-CoA carboxylase Acetyl-CoA-Carboxylase *f*
biotin carboxylase Biotincarboxylase *f*
γ-glutamyl carboxylase γ-Glutamylcarboxylase *f*
β-methylcrotonoyl-CoA carboxylase β-Methylcrotonoyl-CoA-carboxylase *f*
pyruvate carboxylase Pyruvatcarboxylase *f*
ribulose diphosphate carboxylase Ribulosediphosphatcarboxylase *f*
car|box|yl|ate [kɑːr'bɑksɪleɪt] *noun* Karboxylat *nt*, Carboxylat *nt*
car|box|yl|a|tion [kɑːr,bɑksɪ'leɪʃn] *noun* Karboxylierung *f*, Carboxylierung *f*
car|box|yl|es|ter|ase [kɑːr,bɑksɪl'estəreɪz] *noun* Carboxylesterase *f*
car|box|yl|trans|fer|ase [kɑːr,bɑksɪl'trænsfəreɪz] *noun* Carboxyltransferase *f*, Transcarboxylase *f*
car|box|y|ly|ase [kɑːr,bɑksɪ'laɪeɪz] *noun* Carboxylyase *f*
car|box|y|meth|yl|cel|lu|lose [kɑːr,bɑksɪ,meθl'seljələʊs] *noun* Carboxymethylcellulose *f*, CM-Cellulose *f*
car|box|y|my|o|glo|bin [kɑːr,bɑksɪ,maɪə'gləʊbɪn] *noun* Carboxymyoglobin *nt*
α-car|box|y|pen|i|cil|lin [kɑːr,bɑksɪ,penə'sɪlɪn] *noun* Carbenicillin *nt*, α-Carboxypenicillin *nt*
car|box|y|pep|ti|dase [kɑːr,bɑksɪ'peptɪdeɪz] *noun* Carboxypeptidase *f*
carboxypeptidase A Carboxypeptidase A *f*

carboxypeptidase B Carboxypeptidase B *f*
carboxypeptidase N Carboxypeptidase N *f*
arginine carboxypeptidase Carboxypeptidase N *f*
serine carboxypeptidase Serincarboxipeptidase *f*

car|box|y|pol|y|pep|ti|dase [kɑːr,bɑksɪ,pɑlɪ'peptɪdeɪz] *noun* **1.** s.u. carboxypeptidase **2.** s.u. *carboxypeptidase* A

car|box|y|some [kɑːr'bɑksɪsəʊm] *noun* Carboxysom *nt*

carboxy-terminal *adj.* carboxyterminal, C-terminal

6-car|box|y|u|ra|cil [kɑːr,bɑksɪ'jʊərəsɪl] *noun* Orotsäure *f*, 6-Carboxyuracil *nt*

car|ci|nae|mia [kɑːrsə'niːmɪə] *noun* (*brit.*) s.u. cancerous *cachexia*

car|ci|ne|mia [kɑːrsə'niːmɪə] *noun* s.u. cancerous *cachexia*

carcino- *präf.* Krebs-, Karzinom-, Karzin(o)-

car|cin|o|gen [kɑːr'sɪnədʒən] *noun* Krebs erregende Substanz *f*, karzinogene Substanz *f*, Karzinogen *nt*, Kanzerogen *nt*

car|ci|no|gen|e|sis [kɑːr,sɪnə'dʒenəsɪs] *noun* Krebsentstehung *f*, Karzinogenese *f*, Kanzerogenese *f*

car|cin|o|gen|ic [,kɑːrsɪnə'dʒenɪk] *adj.* Krebs erregend, krebserzeugend, krebsauslösend, onkogen, kanzerogen, karzinogen

car|ci|no|ge|nic|i|ty [,kɑːrsɪnədʒə'nɪsətɪ] *noun* Karzinogenität *f*

car|ci|noid ['kɑːrsɪnɔɪd] *noun* Karzinoid *nt*
carcinoid of the appendix Appendixkarzinoid *nt*
carcinoid of the ileum Ileumkarzinoid *nt*
bronchial carcinoid Bronchialkarzinoid *nt*

car|ci|nol|o|gy [kɑːrsə'nɑlədʒɪ] *noun* s.u. oncology

car|ci|nol|y|sis [kɑːrsə'nɑləsɪs] *noun* Karzinolyse *f*

car|ci|no|lytic [,kɑːrsənəʊ'lɪtɪk] *adj.* karzinolytisch

car|ci|no|ma [,kɑːrsə'nəʊmə] *noun, plural* **car|ci|no|mas, car|ci|no|ma|ta** [,kɑːrsə'nəʊmətə] Karzinom *nt*, (*inform.*) Krebs *m*, Carcinoma *nt*
carcinoma en cuirasse Panzerkrebs *m*, Cancer en cuirasse
carcinoma growing in situ in situ wachsendes Karzinom *nt*
carcinoma in situ Oberflächenkarzinom *nt*, präinvasives Karzinom *nt*, intraepitheliales Karzinom *nt*, Carcinoma in situ
carcinoma simplex of breast szirrhöses Brustkarzinom *nt*, szirrhöses Brustdrüsenkarzinom *nt*, Szirrhus *m*, Carcinoma solidum simplex der Brust
carcinoma of the ampulla of Vater Karzinom *nt* der Ampulla hepaticopancreatica
carcinoma of the body of uterus Korpuskarzinom *nt*, Gebärmutterkörperkrebs *m*, Carcinoma corporis uteri
carcinoma of the choledochal duct Choledochuskarzinom *nt*, Karzinom *nt* des Ductus choledochus
carcinoma of the common bile duct s.u. *carcinoma* of the choledochal duct
carcinoma of the cystic duct Zystikuskarzinom *nt*, Carcinoma des Ductus cysticus
carcinoma of the fallopian tube Tubenkarzinom *nt*
carcinoma of the head of pancreas Pankreaskopfkarzinom *nt*, Kopfkarzinom *nt*
carcinoma of the lip Lippenkrebs *m*, Lippenkarzinom *nt*
carcinoma of the papilla of Vater Papillenkarzinom *nt*, Karzinom *nt* der Papilla Vateri
carcinoma of the scrotum Skrotumkarzinom *nt*, Carcinoma scroti
carcinoma of the sigmoid colon Sigmakarzinom *nt*
carcinoma of the stomach Magenkrebs *m*, Magenkarzinom *nt*
carcinoma of the tail of pancreas Pankreasschwanzkarzinom *nt*, Schwanzkarzinom *nt*
carcinoma of the tongue Zungenkrebs *m*, Zungenkarzinom *nt*
carcinoma of the uterine cervix Gebärmutterhalskrebs *m*, Gebärmutterhalskarzinom *nt*, Kollumkarzinom *nt*, Zervixkarzinom *nt*, Carcinoma cervicis uteri
acidophilic carcinoma azidophilzelliges Karzinom *nt*
acinar carcinoma s.u. acinar *cancer*
acinar cell carcinoma Azinus-Zell-Karzinom *nt*
acinar cell pancreatic carcinoma azinöses Pankreaskarzinom *nt*
acinic cell carcinoma s.u. acinar *cancer*
acinose carcinoma s.u. acinar *cancer*
acinous carcinoma s.u. acinar *cancer*
adenocystic carcinoma adenoid-zystisches Karzinom *nt*, Carcinoma adenoides cysticum
adenoid cystic carcinoma adenoidzystisches Karzinom *nt*, Carcinoma adenoides cysticum
adenosquamous carcinoma adenosquamöses Karzinom *nt*
adrenal carcinoma Nebennierenkarzinom *nt*
adrenal cortical carcinoma s.u. adrenocortical *carcinoma*
adrenocortical carcinoma Nebennierenrindenkarzinom *nt*, NNR-Karzinom *nt*
alveolar carcinoma azinöses Adenokarzinom *nt*, alveoläres Adenokarzinom *nt*
alveolar cell carcinoma bronchiolo-alveoläres Lungenkarzinom *nt*, Alveolarzellenkarzinom *nt*, Lungenadenomatose *f*, Carcinoma alveolocellulare, Carcinoma alveolare
ampullary carcinoma Karzinom *nt* der Ampulla hepaticopancreatica
anal carcinoma Afterkrebs *m*, Analkarzinom *nt*
anaplastic thyroid carcinoma anaplastisches Schilddrüsenkarzinom *nt*
annular carcinoma zirkuläres Karzinom *nt*, zirkulärwachsendes Karzinom *nt*, annuläres Karzinom *nt*
antral carcinoma (*Magen*) Antrumkarzinom *nt*
anular carcinoma s.u. annular *carcinoma*
basal cell carcinoma Basalzellkarzinom *nt*, Basalzellenkarzinom *nt*, Carcinoma basocellulare
basal squamous cell carcinoma basosquamöses Karzinom *nt*, intermediäres Karzinom *nt*
basisquamous carcinoma s.u. basosquamous *carcinoma*
basosquamous carcinoma basosquamöses Karzinom *nt*, intermediäres Karzinom *nt*
bile duct carcinoma Gallengangskarzinom *nt*, malignes Cholangiom *nt*, Carcinoma cholangiocellulare
Bowen's carcinoma Bowen-Karzinom *nt*
breast carcinoma Brustkrebs *m*, Brustdrüsenkrebs *m*, Brustkarzinom *nt*, Brustdrüsenkarzinom *nt*, Mammakarzinom *nt*, (*inform.*) Mamma-Ca *nt*, Carcinoma mammae
bronchial carcinoma s.u. bronchogenic *carcinoma*

bronchiogenic carcinoma s.u. bronchogenic *carcinoma*
bronchiolar carcinoma bronchiolo-alveoläres Lungenkarzinom *nt*, Alveolarzellenkarzinom *nt*, Lungenadenomatose *f*, Carcinoma alveolocellulare, Carcinoma alveolare
bronchioloalveolar carcinoma bronchiolo-alveoläres Lungenkarzinom *nt*, Alveolarzellenkarzinom *nt*, Lungenadenomatose *f*, Carcinoma alveolocellulare, Carcinoma alveolare
bronchoalveolar carcinoma bronchiolo-alveoläres Lungenkarzinom *nt*, Alveolarzellenkarzinom *nt*, Lungenadenomatose *f*, Carcinoma alveolocellulare, Carcinoma alveolare
bronchoalveolar pulmonary carcinoma bronchiolo-alveoläres Lungenkarzinom, Alveolarzellenkarzinom, Lungenadenomatose *f*, Carcinoma alveolocellulare, Carcinoma alveolare
bronchogenic carcinoma 1. Bronchialkrebs *m*, Bronchialkarzinom *nt* **2.** Lungenkrebs *m*, Lungenkarzinom *nt*
cavity carcinoma Kavernenkarzinom *nt*
cerebriform carcinoma medulläres Karzinom *nt*, Carcinoma medullare
cervical carcinoma (of uterus) Gebärmutterhalskrebs *m*, Gebärmutterhalskarzinom *nt*, Kollumkarzinom *nt*, Zervixkarzinom *nt*, Carcinoma cervicis uteri
cholangiocellular carcinoma s.u. cholangiocarcinoma
chorionic carcinoma s.u. choriocarcinoma
clear carcinoma s.u. clear cell *carcinoma*
clear cell carcinoma hellzelliges Karzinom *nt*, Klarzellkarzinom *nt*, Klarzellenkarzinom *nt*, Carcinoma clarocellulare
clear cell carcinoma of kidney hypernephroides Karzinom *nt*, klarzelliges Nierenkarzinom *nt*, (maligner) Grawitz-Tumor *m*, Hypernephrom *nt*
colloid carcinoma Gallertkrebs *m*, Gallertkarzinom *nt*, Schleimkrebs *m*, Schleimkarzinom *nt*, Kolloidkrebs *m*, Kolloidkarzinom *nt*, Carcinoma colloides, Carcinoma gelatinosum, Carcinoma mucoides, Carcinoma mucosum
colloid breast carcinoma verschleimendes Brustkarzinom *nt*, muzinöses Brustdrüsenkarzinom *nt*, verschleimendes Brustkarzinom *nt*, muzinöses Brustdrüsenkarzinom *nt*
colloid mammary carcinoma s.u. colloid breast *carcinoma*
colon carcinoma Kolonkarzinom *nt*, Dickdarmkarzinom *nt*, Kolonkrebs *m*, Dickdarmkrebs *m*
colorectal carcinoma kolorektales Karzinom *nt*
comedo carcinoma (*Brust*) Komedokarzinom *nt*
corpus carcinoma Korpuskarzinom *nt*, Gebärmutterkörperkrebs *m*, Carcinoma corporis uteri
cribriform carcinoma kribriformes Karzinom *nt*, Carcinoma cribriforme, Carcinoma cribrosum
cribriform breast carcinoma kribriformes Brustkarzinom *nt*, kribriformes Brustdrüsenkarzinom *nt*
cribriform mammary carcinoma kribriformes Brustkarzinom *nt*, kribriformes Brustdrüsenkarzinom *nt*
cylindromatous carcinoma adenoidzystisches Karzinom *nt*, Carcinoma adenoides cysticum
diverticular carcinoma Divertikelkarzinom *nt*
duct carcinoma duktales Karzinom *nt*, Gangkarzinom *nt*, Carcinoma ductale
ductal carcinoma s.u. duct *carcinoma*
ductal breast carcinoma Milchgangskarzinom *nt*
ductal in situ-carcinoma (*Brust*) duktales in-situ-Carcinoma *nt*
ductal mammary carcinoma Milchgangskarzinom *nt*
ductular cell pancreatic carcinoma duktales Pankreaskarzinom
ductular pancreatic carcinoma duktales Pankreaskarzinom
early carcinoma of stomach s.u. early *cancer* of stomach
early gastric carcinoma Frühkarzinom *nt* des Magens, Magenfrühkarzinom *nt*
embryonal carcinoma 1. embryonales Karzinom *nt*, Carcinoma embryonale **2.** embryonales Hodenkarzinom *nt*
embryonal testicular carcinoma embryonales Hodenkarzinom *nt*
encephaloid carcinoma medulläres Karzinom *nt*, Carcinoma medullare
endocervical carcinoma Zervixhöhlenkarzinom *nt*
endometrial carcinoma Endometriumkarzinom *nt*, Carcinoma endometriale
epidermoid carcinoma Plattenepithelkarzinom *nt*, Carcinoma planocellulare, Carcinoma platycellulare
esophageal carcinoma Speiseröhrenkrebs *m*, Speiseröhrenkarzinom *nt*, Ösophaguskrebs *m*, Ösophaguskarzinom *nt*
exocervical carcinoma Portiokarzinom *nt*
exophytic carcinoma exophytisch-wachsendes Karzinom *nt*, exophytisches Karzinom *nt*
familial carcinoma familiär gehäuft auftretendes Karzinom *nt*, familiär gehäuft auftretender Krebs *m*
familial breast carcinoma familiäres Brustkarzinom *nt*, familiär-gehäuftes Brustkarzinom *nt*, familiäres Brustdrüsenkarzinom *nt*, familiär-gehäuftes Brustdrüsenkarzinom *nt*
familial mammary carcinoma familiäres Brustkarzinom *nt*, familiär-gehäuftes Brustkarzinom *nt*, familiäres Brustdrüsenkarzinom *nt*, familiär-gehäuftes Brustdrüsenkarzinom *nt*
follicular carcinoma follikuläres Karzinom *nt*
follicular carcinoma of thyroid follikuläres Schilddrüsenkarzinom *nt*, metastasierendes Schilddrüsenadenom *nt*
follicular thyroid carcinoma metastasierendes Schilddrüsenadenom *nt*, follikuläres Schilddrüsenkarzinom *nt*
gallbladder carcinoma Gallenblasenkarzinom *nt*
gastric carcinoma Magenkrebs, Magenkarzinom *nt*
gelatiniform carcinoma s.u. gelatinous *carcinoma*
gelatinous carcinoma Gallertkrebs *m*, Schleimkrebs *m*, Kolloidkrebs *m*, Gallertkarzinom *nt*, Schleimkarzinom *nt*, Kolloidkarzinom *nt*, Carcinoma colloides, Carcinoma gelatinosum, Carcinoma mucoides, Carcinoma mucosum
giant cell carcinoma Riesenzellkarzinom *nt*, Carcinoma gigantocellulare
glandular carcinoma Adenokarzinom *nt*, Adenocarcinom *nt*, Carcinoma adenomatosum
granulomatous carcinoma granulomatöses Karzinom *nt*, Carcinoma granulomatosum
granulosa carcinoma s.u. granulosa cell *carcinoma*

granulosa cell carcinoma Granulosatumor *m*, Granulosazelltumor *m*, Folliculoma *nt*, Carcinoma granulosocellulare

hair-matrix carcinoma Basalzellkarzinom *nt*, Basalzellenkarzinom *nt*, Carcinoma basocellulare

hepatocellular carcinoma (primäres) Leberzellkarzinom *nt*, hepatozelluläres Karzinom *nt*, malignes Hepatom *nt*, Carcinoma hepatocellulare

hilar carcinoma hilusnahes Lungenkarzinom *nt*

Hürthle cell carcinoma Hürthle-Zell-Karzinom *nt*, malignes Onkozytom *nt*

hypernephroid carcinoma hypernephroides Karzinom *nt*, klarzelliges Nierenkarzinom *nt*, (maligner) Grawitz-Tumor *m*, Hypernephrom *nt*

hypernephroid renal carcinoma hypernephroides Karzinom *nt*, klarzelliges Nierenkarzinom *nt*, (maligner) Grawitz-Tumor *m*, Hypernephrom *nt*

infiltrating ductal breast carcinoma with productive fibrosis S.U. scirrhous breast *carcinoma*

infiltrating ductal carcinoma with productive fibrosis S.U. scirrhous breast *carcinoma*

infiltrating ductal mammary carcinoma with productive fibrosis S.U. scirrhous breast *carcinoma*

inflammatory breast carcinoma inflammatorisches Brustkarzinom *nt*, inflammatorisches Brustdrüsenkarzinom *nt*

inflammatory mammary carcinoma S.U. inflammatory breast *carcinoma*

intermediate carcinoma basosquamöses Karzinom *nt*, intermediäres Karzinom *nt*

intraductal breast carcinoma intraduktales Brustkarzinom *nt*, intraduktalwachsendes Brustkarzinom *nt*, intraduktales Brustdrüsenkarzinom *nt*, intraduktalwachsendes Brustdrüsenkarzinom *nt*

intraductal carcinoma intraduktales Karzinom *nt*, intrakanalikuläres Karzinom *nt*, Carcinoma intraductale

intraductal mammary carcinoma intraduktales Brustkarzinom *nt*, intraduktalwachsendes Brustdrüsenkarzinom *nt*, intraduktales Brustkarzinom *nt*, intraduktalwachsendes Brustdrüsenkarzinom *nt*

intraepithelial carcinoma Oberflächenkarzinom *nt*, präinvasives Karzinom *nt*, intraepitheliales Karzinom *nt*, Carcinoma in situ

invasive carcinoma invasives Karzinom *nt*, infiltrierendes Karzinom *nt*

islet carcinoma S.U. islet cell *carcinoma*

islet cell carcinoma Inselzellkarzinom *nt*, Carcinoma insulocellulare

kangri burn carcinoma S.U. kangri *cancer*

Kulchitsky-cell carcinoma Kultschitzky-Tumor *m*

large bowel carcinoma Dickdarmkrebs *m*, Dickdarmkarzinom *nt*

large-cell anaplastic carcinoma großzelliges Bronchialkarzinom *nt*, großzellig-anaplastisches Bronchialkarzinom *nt*, (*inform.*) Großzeller *m*

large-cell carcinoma großzelliges Bronchialkarzinom *nt*, großzellig-anaplastisches Bronchialkarzinom *nt*, (*inform.*) Großzeller *m*

laryngeal carcinoma Kehlkopfkrebs *m*, Larynxkarzinom *nt*

latent carcinoma latentes Karzinom *nt*

liver cell carcinoma (primäres) Leberzellkarzinom *nt*, hepatozelluläres Karzinom *nt*, malignes Hepatom *nt*, Carcinoma hepatocellulare

lobular breast carcinoma lobuläres Brustkarzinom *nt*, lobuläres Brustdrüsenkarzinom *nt*

lobular carcinoma lobuläres Karzinom *nt*, Carcinoma lobulare

lobular carcinoma in situ (*Brust*) Carcinoma lobulare in situ

lobular mammary carcinoma lobuläres Brustkarzinom *nt*, lobuläres Brustdrüsenkarzinom *nt*

lung carcinoma Lungenkrebs *m*, Lungenkarzinom *nt*

lymphoepithelial carcinoma Lymphoepitheliom *nt*, lymphoepitheliales Karzinom *nt*, Schmincke-Tumor *m*

mammary carcinoma Brustkrebs *m*, Brustdrüsenkrebs *m*, Brustkarzinom *nt*, Brustdrüsenkarzinom *nt*, Mammakarzinom *nt*, (*inform.*) Mamma-Ca *nt*, Carcinoma mammae

mammary gland carcinoma S.U. mammary *carcinoma*

medullary carcinoma medulläres Karzinom *nt*, Carcinoma medullare

medullary breast carcinoma medulläres Brustkarzinom *nt*, medulläres Brustdrüsenkarzinom *nt*

medullary mammary carcinoma medulläres Brustkarzinom *nt*, medulläres Brustdrüsenkarzinom *nt*

medullary thyroid carcinoma medulläres Schilddrüsenkarzinom *nt*, C-Zellen-Karzinom *nt*

melanotic carcinoma malignes Melanom *nt*, Melanoblastom *nt*, Melanozytoblastom *nt*, Nävokarzinom *nt*, Melanokarzinom *nt*, Melanomalignom *nt*, malignes Nävoblastom *nt*

metastatic carcinoma 1. Karzinommetastase *f*, Karzinomabsiedlung *f*, sekundäres Karzinom *nt* **2.** metastasierendes Karzinom *nt*

metatypical carcinoma basosquamöses Karzinom *nt*, intermediäres Karzinom *nt*

microinvasive carcinoma mikroinvasives Karzinom *nt*

middle ear carcinoma Mittelohrkarzinom *nt*

minimal breast carcinoma Minimalkrebs *m*, Minimalkarzinom *nt*, intraduktales *oder* lobuläres Carcinoma in situ

minimal mammary carcinoma Minimalkrebs *m*, Minimalkarzinom *nt*, intraduktales *oder* lobuläres Carcinoma in situ

mucinoid carcinoma verschleimendes Karzinom *nt*

mucinous carcinoma Gallertkrebs *m*, Gallertkarzinom *nt*, Schleimkrebs *m*, Schleimkarzinom *nt*, Kolloidkrebs *m*, Kolloidkarzinom *nt*, Carcinoma colloides , Carcinoma gelatinosum, Carcinoma mucoides, Carcinoma mucosum

mucinous breast carcinoma S.U. colloid breast *carcinoma*

mucinous mammary carcinoma S.U. colloid breast *carcinoma*

mucoepidermoid carcinoma mukoepidermoides Karzinom *nt*

mucous carcinoma S.U. mucinous *carcinoma*

mucous membrane carcinoma Schleimhautkrebs *m*, Schleimhautkarzinom *nt*

nasopharyngeal carcinoma nasopharyngeales Karzinom *nt*, Nasopharyngealkarzinom *nt*

oat cell carcinoma 1. Haferzellkarzinom *nt*, oat-cell-Karzinom *nt*, Carcinoma avenocellulare **2.** kleinzelliges Bronchialkarzinom *nt*, kleinzellig-anaplastisches Bronchialkarzinom *nt*, (*inform.*) Kleinzeller *m*

occult carcinoma okkultes Karzinom *nt*
oncocytic carcinoma onkozytäres Karzinom *nt*, Carcinoma oncocyticum
organoid thyroid carcinoma Langhans-Struma *f*, organoides Schilddrüsenkarzinom *nt*
ovarian carcinoma Eierstockkrebs *m*, Ovarialkarzinom *nt*
pale cell adenocarcinoma hellzelliges Adenokarzinom *nt*
pancreatic carcinoma Bauchspeicheldrüsenkrebs *m*, Pankreaskarzinom *nt*
papillary carcinoma papilläres Karzinom *nt*, Carcinoma papillare, Carcinoma papilliferum
papillary breast carcinoma papilläres Brustkarzinom *nt*, papilläres Brustdrüsenkarzinom *nt*
papillary mammary carcinoma papilläres Brustkarzinom *nt*, papilläres Brustdrüsenkarzinom *nt*
papillary thyroid carcinoma Schilddrüsenpapillom *nt*, papilläres Schilddrüsenkarzinom *nt*
parathyroid carcinoma Nebenschilddrüsenkarzinom *nt*, Epithelkörperchenkarzinom *nt*, Karzinom *nt* der Nebenschilddrüse
periportal carcinoma periportales Leberkarzinom *nt*
pharyngoesophageal carcinoma pharyngoösophageales Karzinom *nt*, hohes Speiseröhrenkarzinom *nt*
poorly-differentiated carcinoma mittelgradig differenziertes Karzinom *nt*
preinvasive carcinoma Oberflächenkarzinom *nt*, präinvasives Karzinom *nt*, intraepitheliales Karzinom *nt*, Carcinoma in situ
prickle cell carcinoma Plattenepithelkarzinom *nt*, Carcinoma planocellulare, Carcinoma platycellulare
primary carcinoma primäres Karzinom *nt*
primary carcinoma of liver cells (primäres) Leberzellkarzinom *nt*, hepatozelluläres Karzinom *nt*, malignes Hepatom *nt*, Carcinoma hepatocellulare
primary carcinoma of lung primäres Lungenkarzinom *nt*, primärer Lungenkrebs *m*
prostatic carcinoma Prostatakrebs *m*, Prostatakarzinom *nt*
pulmonary carcinoma Lungenkrebs *m*, Lungenkarzinom *nt*
pyloric carcinoma (*Magen*) Pyloruskarzinom *nt*
renal cell carcinoma hypernephroides Karzinom *nt*, klarzelliges Nierenkarzinom *nt*, maligner Grawitz-Tumor *m*, Grawitz-Tumor *m*, Hypernephrom *nt*
sarcomatoid carcinoma spindelzelliges Karzinom *nt*, Spindelzellkarzinom *nt*, Carcinoma fusocellulare
scar carcinoma Narbenkarzinom *nt*
scirrhous carcinoma szirrhöses Karzinom *nt*, Faserkrebs *m*, Szirrhus *m*, Skirrhus *m*, Carcinoma scirrhosum
scirrhous breast carcinoma szirrhöses Brustkarzinom *nt*, szirrhöses Brustdrüsenkarzinom *nt*, Szirrhus *m*, Carcinoma solidum simplex der Brust
scirrhous mammary carcinoma S.U. scirrhous breast *carcinoma*
secondary carcinoma Karzinommetastase *f*, Karzinomabsiedlung *f*, metastatisches Karzinom *nt*, sekundäres Karzinom *nt*
signet-ring cell carcinoma Siegelringzellkarzinom *nt*, Carcinoma sigillocellulare
small bowel carcinoma Dünndarmkrebs *m*, Dünndarmkarzinom *nt*
small-cell carcinoma 1. kleinzelliges Karzinom *nt*, Carcinoma parvocellulare 2. kleinzelliges Bronchialkarzinom *nt*, kleinzellig-anaplastisches Bronchialkarzinom *nt*, (*inform.*) Kleinzeller *m*
small-cell anaplastic carcinoma kleinzelliges Bronchialkarzinom *nt*, kleinzellig-anaplastisches Bronchialkarzinom *nt*, (*inform.*) Kleinzeller *m*
small-cell bronchogenic carcinoma kleinzelliges Bronchialkarzinom *nt*
small intestinal carcinoma S.U. small bowel *carcinoma*
solid carcinoma solides Karzinom *nt*, Carcinoma solidum
spindle cell carcinoma spindelzelliges Karzinom *nt*, Spindelzellkarzinom *nt*, Carcinoma fusocellulare
squamous carcinoma S.U. squamous cell *carcinoma*
squamous cell carcinoma Plattenepithelkarzinom *nt*, Carcinoma planocellulare, Carcinoma platycellulare
squamous epithelial carcinoma S.U. squamous cell *carcinoma*
superficial carcinoma oberflächliches Karzinom *nt*, Oberflächenkarzinom *nt*
testicular carcinoma Hodenkrebs *m*, Hodenkarzinom *nt*
thyroid carcinoma Schilddrüsenkrebs *m*, Schilddrüsenkarzinom *nt*
transitional cell carcinoma Übergangszellkarzinom *nt*, Transitionalzellkarzinom *nt*, Carcinoma transitiocellulare
tubal carcinoma 1. (*Ohr*) Tubenkarzinom *nt* 2. (*gynäkol.*) Tubenkarzinom *nt*
tubular carcinoma tubuläres Karzinom *nt*
tubulary breast carcinoma tubuläres Brustkarzinom *nt*, tubuläres Brustdrüsenkarzinom *nt*
tubulary mammary carcinoma tubuläres Brustkarzinom *nt*, tubuläres Brustdrüsenkarzinom *nt*
ulcer carcinoma Ulkuskarzinom *nt*, Carcinoma ex ulcere
undifferentiated carcinoma entdifferenziertes Karzinom *nt*
urinary bladder carcinoma Harnblasenkrebs *m*, Harnblasenkarzinom *nt*, Blasenkrebs *m*, Blasenkarzinom *nt*
uterine carcinoma Gebärmutterkrebs *m*, Uteruskarzinom *nt*
villous carcinoma Zottenkrebs *m*, Carcinoma villosum
well-differentiated carcinoma hochdifferenziertes Karzinom *nt*

car|ci|no|ma|toid [kɑːrsə'nɑmətɔɪd] *adj.* karzinomähnlich, karzinomförmig, karzinomatös

car|ci|no|ma|to|pho|bia [kɑːrsəˌnəʊmətəʊ'fəʊbɪə] *noun* Krebsangst *m*, Kanzerophobie *f*, Karzinophobie *f*

car|ci|no|ma|to|sis [kɑːrsəˌnəʊmə'təʊsɪs] *noun* Karzinomatose *f*, Karzinose *f*
peritoneal carcinomatosis Peritonealkarzinose *f*, Peritonitis carcinomatosa
pleural carcinomatosis Pleurakarzinose *f*, Pleurakarzinomatose *f*, Carcinosis pleurae

car|ci|no|ma|tous [kɑːrsə'nəʊmətəs] *adj.* Karzinom betreffend, krebsig, karzinomartig, karzinomatös

car|ci|no|phil|ia [ˌkɑːrsɪnəʊ'fɪlɪə] *noun* Karzinophilie *f*

car|ci|no|phil|ic [ˌkɑːrsɪnəʊ'fɪlɪk] *adj.* karzinophil

car|ci|no|pho|bia [,kɑːrsɪnəʊ'fəʊbɪə] *noun* s.u. carcinomatophobia

car|ci|no|sar|co|ma [,kɑːrsɪnəʊsɑːr'kəʊmə] *noun* Karzinosarkom *nt*, Carcinosarcoma *nt*

embryonal carcinosarcoma s.u. renal *carcinosarcoma*

renal carcinosarcoma Wilms-Tumor *m*, embryonales Adenosarkom *nt*, embryonales Adenomyosarkom *nt*, Nephroblastom *nt*, Adenomyorhabdosarkom *nt* der Niere

car|ci|no|sis [kɑːrsə'nəʊsɪs] *noun* s.u. carcinomatosis

miliary carcinosis Miliarkarzinose *f*

peritoneal carcinosis s.u. peritoneal *carcinomatosis*

pleural carcinosis Pleurakarzinose *f*, Pleurakarzinomatose *f*, Carcinosis pleurae

pulmonary carcinosis s.u. bronchoalveolar pulmonary *carcinoma*

car|ci|no|sta|tic [,kɑːrsɪnəʊ'stætɪk] *adj*. das Karzinomwachstum hemmend, karzinostatisch

car|ci|nous ['kɑːrsnəs] *adj*. s.u. carcinomatous

cardio- *präf*. **1.** Herz-, Kardia-, Kardio-, Cardio- **2.** Kardia-, Kardio-

car|di|o|cir|cu|la|to|ry [kɑːrdɪəʊ'sɜrkjələtɔːriː] *adj*. Herz und Kreislauf betreffend, Herz-Kreislauf-

car|di|o|li|pin [kɑːrdɪəʊ'lɪpɪn] *noun* Cardiolipin *nt*, Diphosphatidylglycerin *nt*

car|di|o|na|trin [kɑːrdɪəʊ'neɪtrɪn] *noun* atrialer natriuretischer Faktor *m*, Atriopeptid *nt*, Atriopeptin *nt*

care [keər] I *noun* **1.** Pflege *f*; Pflege *f*, Krankenpflege *f*, Betreuung *f*, Behandlung *f*; **be under the care of a doctor** in ärztlicher Behandlung sein; **come under medical care** in ärztliche Behandlung kommen; **take care of** aufpassen auf, etwas/jemanden pflegen, sich kümmern um **2.** Schutz *m*, Fürsorge *f*, Obhut *f* II *vi* sich sorgen (*about* über, um); sich kümmern (*about* um)

ambulatory care ambulante Betreuung *f*

medical care ärztliche Behandlung *oder* Betreuung *oder* Versorgung *f*

car|mine ['kɑːrmɪn] *noun* Karmin *nt*

car|min|o|phil [kɑːr'mɪnəfɪl] I *noun* karminophile Substanz *f*, karminophile Struktur *f*, karminophile Zelle *f* II *adj*. s.u. carminophile

car|min|o|phile [kɑːr'mɪnəfaɪl] *adj*. mit Karmin färbend, karminophil

car|mi|noph|i|lous [kɑːrmɪ'nɑfɪləs] *adj*. s.u. carminophile

car|mus|tine [kɑːr'mɑstiːn] *noun* Carmustin *nt*

car|ni|fi|ca|tion [,kɑːrnəfɪ'keɪʃn] *noun* Karnifikation *f*

car|ni|tine ['kɑːrnɪtiːn] *noun* Karnitin *nt*, Carnitin *nt*

acyl carnitine Acylcarnitin *nt*

car|no|si|nase ['kɑːrnəsɪneɪz] *noun* Aminoacylhistidinpeptidase *f*, Aminoacylhistidindipeptidase *f*, Carnosinase *f*

car|no|sine ['kɑːrnəsiːn] *noun* Karnosin *nt*, Carnosin *nt*, β-Alanin-L-Histidin *nt*

car|o|ten|ase ['kærəʊtneɪz] *noun* Karotinase *f*

car|o|tene ['kærətiːn] *noun* Karotin *nt*, Carotin *nt*

α-carotene α-Karotin *nt*

β-carotene β-Karotin *nt*

γ-carotene γ-Karotin *nt*

β-carotene-15,15'-dioxygenase *noun* Karotinase *f*

ca|rot|e|noid [kə'rɑtənɔɪd] I *noun* Karotinoid *nt*, Carotinoid *nt* II *adj*. karotinoid

ca|rot|ic [kə'rɑtɪk] *adj*. **1.** Karotis betreffend, Karotis- **2.** benommen, stuporös

ca|rot|id [kə'rɑtɪd] I *noun* Halsschlagader *f*, Karotis *f*, Arteria carotis II *adj*. Karotis betreffend, Karotis-

car|ri|er ['kærɪər] *noun* **1.** (*Biochemie, physiolog.*) Träger *m*, Trägersubstanz *f*, Carrier *m* **2.** (*mikrobiol.*) Überträger *m*, Träger *m*, Infektionsträger *m*, Keimträger *m*, Vektor *m*; Carrier *m* **3.** (*Genetik*) Träger *m*

aspartate-glutamate carrier Aspartat-Glutamat-Carrier *m*

ATP-ADP carrier ATP-ADP-Carrier *m*

chronic carrier Dauerträger *m*, Dauerausscheider *m*

convalescent carrier Rekonvaleszenzausscheider *m*

dicarboxylate carrier Dicarboxylatcarrier *m*

germ carrier Bazillenträger *m*, Keimträger *m*

glucose carrier Glukosecarrier *m*

HBV carrier HBV-Träger *m*

α-ketoglutarate-malate carrier α-Ketoglutarat-Malat-Carrier *m*

phosphate carrier Phosphatcarrier *m*

sugar carrier Zucker-Carrier *m*

car|ti|lage ['kɑːrtlɪdʒ] *noun* Knorpel *m*, Knorpelgewebe *nt*; (*anatom.*) Cartilago *f*

calcified cartilage verkalkter Knorpel *m*, kalzifizierter Knorpel *m*

ossifying cartilage Vorläuferknorpel *m*, verknöchernder Knorpel *m*

car|ti|lag|i|nous [kɑːrtə'lædʒɪnəs] *adj*. aus Knorpel bestehend, knorpelig, verknorpelt, kartilaginär, Knorpel-

cary(o)- *präf*. Zellkern-, Kern-, Kary(o)-, Nukle(o)-, Nucle(o)-

cas|cade [kæs'keɪd] *noun* mehrstufiger Prozess *m*, Kaskade *f*

amplification cascade Verstärkungskaskade *f*

coagulation cascade Gerinnungskaskade *f*, Koagulationskaskade *f*

PpO cascade Prophenoloxidase-Kaskade *f*, PpO-Kaskade *f*

prophenoloxidase cascade Prophenoloxidase-Kaskade *f*, PpO-Kaskade *f*

ca|se|at|ing ['keɪsɪeɪtɪŋ] *adj*. verkäsend, verkäst

ca|se|a|tion [,keɪsɪ'eɪʃn] *noun* Verkäsung *f*, Verkäsen *nt*

ca|sein ['keɪsiːn, 'keɪsiːɪn] *noun* Kasein *nt*, Casein *nt*

ca|se|ous ['keɪsɪəs] *adj*. käsig, käseartig, käseähnlich, käseförmig, verkäst

case|worm ['keɪswɜrm] *noun* Echinokokkus *m*, Echinococcus *m*

Casoni [kə'səʊnɪ]: **Casoni's intradermal reaction** s.u. *Casoni's* test

Casoni's intradermal test s.u. *Casoni's* test

Casoni's reaction s.u. *Casoni's* test

Casoni's skin reaction s.u. *Casoni's* test

Casoni's skin test s.u. *Casoni's* test

Casoni's test Casoni-Test *m*

cast [kæst] *noun* **1.** Guss *m*; Gussform *f* **2.** fester Verband *m*, Stützverband *m*; Gips *m*, Gipsverband *m* **3.** Zylinder *m*, Harnzylinder *m*

leukocyte cast Leukozytenzylinder *m*

red cell cast Erythrozytenzylinder *m*

Castellani [kæstə'lænɪ]: **Castellani's test** Castellani-Agglutinin-Absättigung *f*

Castle ['kæsl]: **Castle's factor 1.** Intrinsic-Faktor *m*, intrinsic factor **2.** Zyanocobalamin *nt*, Cyanocobalamin *nt*, Vitamin B_{12} *nt*

Castleman ['kæsəlmən]: **Castleman's lymphocytoma** Castleman-Tumor *m*, Castleman-Lymphozytom *nt*, hyalinisierende plasmazelluläre Lymphknotenhyperplasie *f*

CAT *abk.* S.U. **1.** choline *acetyltransferase* **2.** computerized axial *tomography*

catlalbollic [kætə'bɑlɪk] *adj.* Katabolismus betreffend, katabol, katabolisch

caltablollin [kə'tæbəlɪn] *noun* S.U. catabolite

caltablollism [kə'tæbəlɪzəm] *noun* Abbaustoffwechsel *m*, Katabolismus *m*, Katabolie *f*

fatty acid catabolism Fettsäureabbau *m*, Fettsäurekatabolismus *m*

caltablollite [kə'tæbəlaɪt] *noun* Katabolit *m*

caltablollize [kə'tæbəlaɪz] *vt, vi* abbauen, katabolisieren

catlallase ['kætleɪz] *noun* Katalase *f*

catalase-negative *adj.* katalasenegativ

catalase-positive *adj.* katalasepositiv

caltallylsis [kə'tæləsɪs] *noun, plural* **caltallylses** [kə'tæləsiːz] Katalyse *f*

acid catalysis Säurekatalyse *f*

acid-base catalysis Säure-Basen-Katalyse *f*

base catalysis Basenkatalyse *f*

covalent catalysis kovalente Katalyse *f*

general base catalysis allgemeine Basenkatalyse *f*

specific base catalysis spezifische Basenkatalyse *f*

catlallyst ['kætlɪst] *noun* Katalysator *m*, Akzelerator *m*

catlallytlic [ˌkætə'lɪtɪk] *adj.* Katalyse betreffend, katalytisch, Katalyse-

catlallylzaltor [kætlɪ'zeɪtər] *noun* S.U. catalyst

catlallyze ['kætlaɪz] *vt* katalysieren, beschleunigen

catlallyzler ['kætlaɪzər] *noun* S.U. catalyst

catlalphyllaxlis [ˌkætəfɪ'læksɪs] *noun* Kataphylaxie *f*

caltarrh [kə'tɑːr] *noun* katarrhalische/katarralische Entzündung *f*, Katarrh *m*, Katarr *m*

autumnal catarrh Heuschnupfen *m*, Heufieber *nt*

Bostock's catarrh Heuschnupfen *m*, Heufieber *nt*

catlelchin ['kætəkɪn] *noun* Katechin *nt*, Catechin *nt*, Katechol *nt*, Catechol *nt*

catlelchol ['kætɪkɔl] *noun* **1.** S.U. catechin **2.** Brenzkatechin *nt*, Brenzcatechin *nt*

catlelchollalmine [ˌkætə'kɑləmiːn] *noun* Katecholamin *nt*, Brenzkatechinamin *nt*, Katechinamin *nt*

catecholamine-O-methyltransferase *noun* Catecholamin-O-methyltransferase *f*

catlelchollalminlerlgic [kætəˌkɑləmɪ'nɜrdʒɪk] *adj.* katecholaminerg, katecholaminergisch

calthep|sin G [kə'tepsɪn] *noun* Cathepsin G *nt*

cathlelter ['kæθɪtər] *noun* Katheter *m*

arterial catheter Arterienkatheter *m*

thrombectomy catheter Thrombektomiekatheter *m*

cathlelterlism ['kæθɪterɪzəm] *noun* S.U. catheterization

cathlelterlilzaltion [kæθɪtəraɪ'zeɪʃn] *noun* Katheterisierung *f*, Katheterismus *m*

cathlelterlize ['kæθɪtəraɪz] *vt* einen Katheter einführen/legen, katheterisieren, kathetern

cathloldal ['kæθədl] *adj.* Kathode betreffend, kathodisch, katodisch, Kathoden-, Katoden-

cathlode ['kæθəʊd] *noun* Kathode *f*, Katode *f*

calthodlic [kæ'θɑdɪk] *adj.* S.U. cathodal

cathlollyte ['kæθəlaɪt] *noun* Katholyt *m*

catlilon ['kætˌaɪən] *noun* Kation *nt*

catlilonlic [ˌkætaɪ'ɑnɪk] *adj.* Kation betreffend *oder* enthaltend, kationisch, Kationen-

causlal ['kɔːzl] *adj.* Ursache betreffend, auf die Ursache gerichtet, ursächlich, kausal, Kausal-; verursachend

caulsallgia [kɔː'zældʒ(ɪ)ə] *noun* Kausalgie *f*

causlaltive ['kɔːzətɪv] *adj.* verursachend, begründend, kausal (*of*)

calva ['keɪːvə] *noun* Kava *f*, Vena cava

calval ['keɪvəl] *adj.* Vene cava betreffend, Kava-

cavlern ['kævərn] I *noun* **1.** (pathologischer) Hohlraum *m*, Kaverne *f*, Caverna *f* **2.** (*anatom.*) Hohlraum *m*, Höhle *f*, Kaverne *f*, Caverna *f* II *vt* aushöhlen

cavlilty ['kævətɪ] *noun, plural* **cavlilties** Höhle *f*, Höhlung *f*, Raum *m*, Cavitas *f*, Cavum *nt*

abscess cavity Abszesshöhle *f*

bone marrow cavity Markhöhle *f*, Cavitas medullaris

marrow cavity Markhöhle *f*, Cavitas medullaris

calvoglralphy [keɪ'vɑgrəfɪ] *noun* Kontrastdarstellung *f* der Vena cava, Kavographie *f*, Kavografie *f*

calvum ['keɪvəm] *noun, plural* **calva** ['keɪvə] S.U. cavity

CBC *abk.* S.U. **1.** carbenicillin **2.** complete blood *count*

CBG *abk.* S.U. **1.** corticosteroid-binding *globulin* **2.** cortisol-binding *globulin*

C3b INA *abk.* S.U. C3b *inactivator*

CBL *abk.* S.U. carbenoxolone

Cbl *abk.* S.U. cobalamin

CC *abk.* S.U. **1.** cholecalciferol **2.** clinical *course* **3.** cloxacillin

c.c. *abk.* S.U. constant *current*

CCA *abk.* S.U. chimpanzee coryza *agent*

CCE *abk.* S.U. citrate cleavage *enzyme*

CCh *abk.* S.U. carbamylcholine

CCK *abk.* S.U. cholecystokinin

CCNU *abk.* S.U. lomustine

C_4-cycle *noun* C_4-Zyklus *m*, Hatch-Slack-Zyklus *m*

CD *abk.* S.U. **1.** cadaver *donor* **2.** communicable *disease* **3.** contact *dermatitis* **4.** contagious *disease* **5.** curative *dose*

Cd *abk.* S.U. cadmium

C.D. *abk.* S.U. curative *dose*

CD_{50} *abk.* S.U. **1.** curative *dose* **2.** median curative *dose*

$C.D._{50}$ *abk.* S.U. **1.** curative *dose* **2.** median curative *dose*

CDDP *abk.* S.U. cisplatin

cDNA *abk.* S.U. complementary *DNA*

CDP *abk.* S.U. cytidine-5'-diphosphate

CDPC *abk.* S.U. cytidine diphosphate *choline*

CE *abk.* S.U. **1.** chemical *energy* **2.** chick *embryo* **3.** cytopathic *effect*

CEA *abk.* S.U. carcinoembryonic *antigen*

CEE *abk.* S.U. Central European *Encephalitis*

celcrolpin [sɪ'krəʊpɪn] *noun* Cecropin *nt*

celio- *präf.* Bauch-, Bauchhöhlen-, Abdominal-, Zölio-

cellilolcenltelsis [ˌsiːlɪəsen'tiːsɪs] *noun* Bauchpunktion *f*, Bauchhhöhlenpunktion *f*, Zöliozentese *f*, Zöliocentese *f*

cellilolma [siːlɪ'əʊmə] *noun* Bauchhöhlentumor *m*

cellilolscope ['siːlɪəskəʊp] *noun* Zölioskop *nt*, Laparoskop *nt*

cellilloslcolpy [ˌsiːlɪ'ɑskəpɪ] *noun* Bauchspiegelung *f*, Bauchhöhlenspiegelung *f*, Zölioskopie *f*, Laparoskopie *f*

cellilotlolmy [ˌsiːlɪ'ɑtəmɪ] *noun* **1.** Bauchspiegelung *f*, Bauchhöhlenspiegelung *f*, Zöliotomie *f*, Laparotomie *f* **2.** Bauchschnitt *m*, Bauchdeckenschnitt *m*

cell [sel] *noun* **1.** (*histolog.*) Zelle *f* **2.** (*Physik*) Zelle *f*, Element *nt*

A cells 1. (*Pankreas*) A-Zellen *pl*, α-Zellen *pl* 2. (*Adenohypophyse*) azidophile Zellen, α-Zellen *pl* 3. amakrine Zellen *pl*
Abbé-Zeiss counting cell Thoma-Zeiss-Zählkammer *f*, Thoma-Zeiss-Zählkammer *f*
accessory cells Hilfszellen *pl*
acid cell (*Magen*) Belegzelle *f*, Parietalzelle *f*
acidophil cell S.U. acidophilic *cell*
acidophile cell S.U. acidophilic *cell*
acidophilic cell 1. azidophile Zelle, azidophile Struktur *f* 2. (*Adenohypophyse*) azidophile Zelle *f*, α-Zelle *f*
acinar cell Azinuszelle *f*, Acinuszelle *f*
acinous cell S.U. acinar *cell*
ACTH cells ACTH-Zellen *pl*, ACTH-bildende-Zellen *pl*
activated B cell aktivierte B-Zelle *f*, Blast-B-Zelle *f*
adipose cell Fettzelle *f*, Fettspeicherzelle *f*
adventitial cells Adventitialzellen *pl*, Makrophagen *pl* der Gefäßwand
adventitial reticular cell adventielle Retikularzelle *f*
albuminous cell seröse Drüsenzelle *f*
alpha cells 1. (*Pankreas*) A-Zellen *pl*, α-Zellen *pl* 2. (*Adenohypophyse*) azidophile Zellen, α-Zellen *pl*
alveolar cell Alveolarzelle *f*, Pneumozyt *m*, Pneumocyt *m*
alveolar epithelial cell Alveolarzelle *f*, Pneumozyt *m*, Pneumocyt *m*
amacrine cell amakrine Zelle *f*, Neurocytus amacrinus
ameboid cell amöboide Zelle *f*
amine precursor uptake and decarboxylation cell APUD-Zelle *f*, Apud-Zelle *f*
amphophilic cell amphophile Zelle *f*, Amphozyt *m*
anaplastic cell anaplastische Zelle *f*
angioblastic cells angioblastische Zellen *pl*
animal cell tierische Zelle *f*, animalische Zelle *f*
antibody-forming cell antikörperbildende Zelle *f*
antigen-presenting cell antigenpräsentierende Zelle *f*
antigen-reactive cell antigen-reaktive Zelle *f*, antigen-reaktiver Lymphozyt *m*
antigen-responsive cell S.U. antigen-reactive *cell*
antigen-sensitive cell S.U. antigen-reactive *cell*
apocrine cell apokrin-sezernierende Zelle *f*, apokrine Zelle *f*
APUD cell APUD-Zelle *f*, Apud-Zelle *f*
argentaffine cells 1. argentaffine Zellen *pl* 2. enterochromaffine Zellen *pl*, gelbe Zellen *pl*, argentaffine Zellen *pl*, enteroendokrine Zellen *pl*, Kultschitzky-Zellen *pl*
argyrophilic cell argyrophile Zelle *f*
Aschoff's cells Aschoff-Zellen *pl*
Askanazy's cells Hürthle-Zellen *pl*
astroglia cell Sternzelle *f*, Astrozyt *m*
auxiliary cells Hilfszellen *pl*
auxotrophic cell auxotrophe Zelle *f*, Auxotroph *m*
B cell 1. (*Pankreas*) β-Zelle *f*, B-Zelle *f* 2. (*Adenohypophyse*) basophile Zelle *f*, β-Zelle *f* 3. B-Lymphozyt *m*, B-Zelle *f*
bacterial cell Bakterienzelle *f*
balloon cells 1. Ballonzellen *pl* 2. ballonierte Naevuszellen *pl*
band cell stabkerniger Granulozyt *m*, (*inform.*) Stabkerniger *m*
basal cell (*Nase*) Basalzelle *f*, Ersatzzelle *f*
basal granular cells basalgekörnte Zellen *pl*
basilar cell S.U. basal *cell*
basket cell 1. Korbzelle *f* 2. Myoepithelzelle *f*
basophil cell S.U. basophilic *cell*
basophilic cell 1. mit basischen Farbstoffen anfärbbare Zelle *f*, basophile Zelle *f* 2. (*Adenohypophyse*) basophile Zelle *f*, β-Zelle *f*
beaker cell Becherzelle *f*
berry cell Morulazelle *f*, Traubenzelle *f*
beta cell 1. (*Pankreas*) β-Zelle *f*, B-Zelle *f* 2. (*Adenohypophyse*) basophile Zelle *f*, β-Zelle *f*
Bizzozero's cells Blutplättchen *pl*, Thrombozyten *pl*
Bizzozero red cells Bizzozero-Erythrozyten *pl*
blast cell Blast *m*, Blastenzelle *f*
blast B cell aktivierte B-Zelle *f*, Blast-B-Zelle *f*
blood cells Blutkörperchen *pl*, Blutzellen *pl*, Hämozyten *pl*
blood mast cell Blutmastzelle *f*, basophiler Granulozyt *m*
B memory cell B-Gedächtniszelle *f*
body cell Körperzelle *f*, Somazelle *f*
bone cell Knochenzelle *f*, Osteozyt *m*
bone marrow giant cell Knochenmarksriesenzelle *f*, Megakaryozyt *m*
bone marrow stem cell Knochenmarkstammzelle *f*
bronchoalveolar mast cells bronchoalveoläre Mastzellen *pl*
burr cell Stechapfelform *f*, Echinozyt *m*
C cells 1. (*Pankreas*) γ-Zellen *pl*, C-Zellen *pl* 2. (*Schilddrüse*) parafollikuläre Zellen *pl*, C-Zellen *pl* 3. chromophobe Zellen *pl*
cameloid cell Elliptozyt *m*, Ovalozyt *m*
cancer cell Krebszelle *f*, Tumorzelle *f*
carrier cell Fresszelle *f*, Phagozyt *m*, Phagocyt *m*
CD4 cell CD4-Zelle *f*, CD4-Lymphozyt *m*, $T4^+$-Zelle *f*, $T4^+$-Lymphozyt *m*
$CD4^+CD8^+$ cell $CD4^+CD8^+$-Zelle *f*
$CD4^+CD8^-$ cell $CD4^+CD8^-$-Zelle *f*
$CD4^-CD8^+$ cell $CD4^-CD8^+$-Zelle *f*
$CD4^-CD8^-$ cell $CD4^-CD8^-$-Zelle *f*
$CD4^+$-T_H2 cell $CD4^+$-T_H2-Zelle *f*
CD8 cell CD8-Zelle *f*, CD8-Lymphozyt *m*, $T8^+$-Zelle *f*, $T8^+$-Lymphozyt *m*
$CD8^+$-T_H1 cell $CD8^+$-T_H1-Zelle *f*
chemoreceptive cell chemorezeptive Zelle *f*
chief cell 1. Hauptzelle *f* 2. Pinealozyt *m* 3. chromaffine Zelle *f* 4. chromophobe Zelle *f*
chromaffin cells chromaffine Zellen *pl*, phäochrome Zellen *pl*
chromophobe cell 1. chromophobe Zelle *oder* Struktur *f* 2. (*Adenohypophyse*) chromophobe Zelle *f*, γ-Zelle *f*
chromophobic cell S.U. chromophobe *cell*
clear cells Helle-Zellen *pl*, Hellzellen *pl*, Klarzellen *pl*
cleaved follicular center cell Germinozyt *m*, Zentrozyt *m*
clue cells Clue-Zellen *pl*
colony forming cell koloniebildende Zelle *f*
columnar basket cell säulenartige Korbzelle *f*
compound granular cell Gitterzelle *f*
connective tissue cell Bindegewebszelle *f*
connective tissue mast cell Bindegewebsmastzelle *f*
contrasuppressor cell Kontrasuppressorzelle *f*
cortical epithelial cell kortikale Epithelzelle *f*

C

corticotroph cell ACTH-produzierende Zelle *f* der Adenohypophyse
corticotroph-lipotroph cell s.u. corticotroph *cell*
counting cell Zählkammer *f*
crescent cell Sichelzelle *f*
Custer cells Custer-Zellen *pl*
cytomegalic inclusion cell Zytomegaliezelle *f*
cytotoxic T-cell zytotoxische T-Zelle *f*, zytotoxischer T-Lymphozyt *m*, T-Killerzelle *f*
D cells D-Zellen *pl*, δ-Zellen *pl*
daughter cell Tochterzelle *f*
delta cells 1. (*Pankreas*) D-Zellen *pl*, δ-Zellen *pl* **2.** (*Adenohypophyse*) basophile Zellen *pl*, β-Zellen *pl*
dendritic cell 1. dendritische Retikulumzelle *f* **2.** interdigitierende Retikulumzelle *f*
dendritic epidermal cell dendritische epidermale Zelle *f*
dendritic reticular cell dendritische Retikulumzelle *f*
donkey red blood cell Eselerythrozyt *m*
donor cell Spenderzelle *f*
Dorothy Reed cell Sternberg-Riesenzelle *f*, Sternberg-Reed-Riesenzelle *f*
Downey's cells Downey-Zellen *pl*, monozytoide Zellen *pl*, Pfeiffer-Drüsenfieber-Zellen *pl*
dust cell Staubzelle *f*, Körnchenzelle *f*, Rußzelle *f*, Alveolarmakrophage *m*, Phagozyt *m*
EC cells s.u. enterochromaffin *cells*
effector cell Effektorzelle *f*
endodermal cell endodermale Zelle *f*
enterochromaffin cells enterochromaffine Zellen *pl*, argentaffine Zellen *pl*, gelbe Zellen *pl*, enteroendokrine Zellen *pl*, Kultschitzky-Zellen *pl*
entodermal cell endodermale Zelle *f*
epidermic cell Epidermiszelle *f*
epithelial cell Epithelzelle *f*
epithelioid cell 1. epitheloide Zelle *f* **2.** Pinealozyt *m*
erythroid cell Zelle *f* der erythrozytären Reihe
eukaryotic cell eukaryontische Zelle *f*
F cells 1. (*Pankreas*) F-Zellen *pl* **2.** (*mikrobiol.*) F-Zellen *pl*
fat cell Fettzelle *f*, Adipozyt *m*, Lipozyt *m*
fat-storing cell (*Leber*) Fettspeicherzelle *f*
fatty granular cell Fettkörnchenzelle *f*
fatty granule cell s.u. fatty granular *cell*
foam cell 1. Schaumzelle *f*, Xanthomzelle *f* **2.** Mikulicz-Zelle *f*
follicle cell s.u. follicular *cell*
follicular cell 1. Follikelzelle *f* **2. follicular cells** *pl* Follikelepithel *nt*, Granulosazellen *pl*
follicular dendritic cell follikulär dendritische Zelle *f*
follicular epithelial cell s.u. follicular *cell*
foreign body giant cell Fremdkörperriesenzelle *f*
fungus cell Pilzzelle *f*
fusiform cell spindelförmige Zelle *f*
G cell 1. (*Pankreas*) G-Zelle *f*, Gastrinzelle *f* **2.** (*Hypophyse*) G-Zelle *f*, Gammazelle *f*
ghost cell Erythrozytenghost *m*, Schattenzelle *f*, Blutkörperchenschatten *m*, Ghost *m*
giant cell Riesenzelle *f*
globoid cell Globoidzelle *f*
glomus cell Glomuszelle *f*
goblet cell Becherzelle *f*
gonadotroph cell (*HVL*) gonadotrope Zelle *f*; β-Zelle *f*, Beta-Zelle *f*; D-Zelle *f*, Delta-Zelle *f*
granular cell Körnerzelle *f*
granule cell Körnerzelle *f*
granulosa cells Follikelepithel *nt*, Granulosazellen *pl*
granulosa-lutein cells Granulosaluteinzellen *pl*
grape cell Morulazelle *f*, Traubenzelle *f*
great alveolar cell Nischenzelle *f*, Alveolarzelle *f* Typ II, Pneumozyt *m* Typ II
hairy cell Haarzelle *f*
heckle cell (*Haut*) Stachelzelle *f*
Heidenhain's cell (*Magen*) Belegzelle *f*, Parietalzelle *f*
HeLa cells HeLa-Zellen *pl*
helmet cell Schistozyt *m*
helper cell T-Helferzelle *f*
hemopoietic stem cell Blutstammzelle *f*, hämopoetische Stammzelle *f*, hämatopoetische Stammzelle *f*
hemostatic cell hämostatische Zelle *f*
HEMPAS cell HEMPAS-Zelle *f*
hepatic cell Leberzelle *f*, Leberepithelzelle *f*, Hepatozyt *m*, Leberparenchymzelle *f*
Hfr cell Hfr-Zelle *f*
hilar cells (*Ovar*) Bergerzellen *pl*, Hiluszellen *pl*
hilus cells (*Ovar*) Bergerzellen *pl*, Hiluszellen *pl*
Hodgkin cell Hodgkin-Zelle *f*
horn cell 1. (*Epidermis*) Hornzelle *f* **2.** (*ZNS*) Vorderhornzelle *f oder* Hinterhornzelle *f*
host cell Wirtszelle *f*
Hürthle cells Hürthle-Zellen *pl*
hyperchromatic cell hyperchromatische Zelle *f*, hyperchrome Zelle *f*
immature B cell unreife B-Zelle *f*
immunocompetent cell Immunozyt *m*, immunkompetente Zelle *f*
immunologically competent cell immunkompetente Zelle *f*, Immunozyt *m*
infected cell infizierte Zelle *f*, befallene Zelle *f*
interdigitating cell interdigitierende Zelle *f*, interdigitierende Retikulumzelle *f*
interdigitating dendritic cell interdigitierende dendritische Zelle *f*
interdigitating reticular cell interdigitierende Zelle *f*, interdigitierende Retikulumzelle *f*
interstitial cells 1. Leydig-Zellen *pl*, Leydig-Zwischenzellen *pl*, Interstitialzellen *pl*, interstitielle Drüsen *pl* **2.** (*Leber*) interstitielle Fettspeicherzellen *pl* **3.** Interstitialzellen *pl* des Corpus pineale **4.** interstitielle Eierstockzellen *pl*
interstitial cells of testis Gley-Zellen *pl*, Interstitialzellen *pl* des Hodens
irritation cells Türk-Reizformen *pl*
islet cells Inselzellen *pl*, Zellen *pl* der Langerhans-Inseln
juvenile cell jugendlicher Granulozyt *m*, Metamyelozyt *m*; (*inform.*) Jugendlicher *m*
K cells 1. K-Zellen *pl*, Killerzellen *pl* **2.** zytotoxische T-Lymphozyten *oder* T-Zellen *pl*
killer cells 1. Killer-Zellen *pl*, K-Zellen *pl* **2.** s.u. killer T *cells*
killer T cells zytotoxische T-Zellen *pl*, zytotoxische T-Lymphozyten *pl*
Kulchitsky's cells enterochromaffine Zellen *pl*, gelbe Zellen *pl*, argentaffine Zellen *pl*, enteroendokrine Zellen *pl*, Kultschitzky-Zellen *pl*
Kupffer's cells Kupffer-Sternzellen *pl*, von Kupffer-Sternzellen *pl*, Kupffer-Zellen *pl*, von Kupffer-Zellen *pl*

L cells 1. (*histolog.*) L-Zellen *pl* **2.** (*mikrobiol.*) L-Zellen *pl*
lactotroph cell Prolaktin-Zelle *f*, mammotrope Zelle *f*
lactotropic cell s.u. lactotroph *cell*
LAK cell lymphokin-aktivierte Killerzelle *f*, LAK-Zelle *f*
Langhans' cell Langhans-Riesenzelle *f*
Langhans' giant cell Langhans-Riesenzelle *f*
large alveolar cell s.u. great alveolar *cell*
large granule cells L-Zellen *pl*
LE cells L.e.-Zellen *pl*, L.E.-Zellen *pl*, Lupus erythematodes-Zellen *pl*
Leishman's chrome cells Leishman-Zellen *pl*
lepra cell Virchow-Leprazelle *f*, Leprazelle *f*
Leydig's cells Leydig-Zellen *pl*, Leydig-Zwischenzellen *pl*, Interstitialzellen *pl*, interstitielle Drüsen *pl*
Lipschütz's cell Zentrozyt *m*
liver cell Leberzelle *f*, Leberepithelzelle *f*, Leberparenchymzelle *f*, Parenchymzelle *f*, Hepatozyt *m*
lung mast cell Lungenmastzelle *f*
lupus erythematosus cells L.e.-Zellen *pl*, L.E.-Zellen *pl*, Lupus-erythematodes-Zellen *pl*
luteal cells Corpus-luteum-Zellen *pl*
lutein cells s.u. luteal *cells*
lymph cell Lymphzelle *f*, Lymphozyt *m*, Lymphocyt *m*
lymphadenoma cells Sternberg-Riesenzelle *f*, Sternberg-Reed-Riesenzelle *f*
lymphatic stem cell lymphatische Stammzelle *f*
lymphoid cell 1. Lymphoidzelle *f* **2.** Lymphozyt *m*
lymphoid stem cell lymphoide Stammzelle *f*, lymphatische Stammzelle *f*
lymphokine-activated killer cell lymphokin-aktivierte Killerzelle *f*, LAK-Zelle *f*
M cell M-Zelle *f*
malpighian cell Keratinozyt *m*, Hornzelle *f*, Malpighi-Zelle *f*
mammalian cell Säugetierzelle *f*
marrow cell Knochenmarkzelle *f*, Knochenmarkszelle *f*, hämopoetische Knochenmarkzelle *f*, hämopoetische Knochenmarkszelle *f*
mast cell Mastzelle *f*, Mastozyt *m*
matrix cell Matrixzelle *f*
mature B cell reife B-Zelle *f*
medullary epithelial cell medulläre Epithelzelle *f*
memory cell Gedächtniszelle *f*, memory-cell
memory T-cell Memory-T-Zelle *f*
mesenchymal cell Mesenchymzelle *f*
mesothelial cell Mesothelzelle *f*
Mexican hat cell Targetzelle *f*
MHC-restricted T-cell MHC-restringierte T-Zelle *f*
microfold cell M-Zelle *f*
migratory cell 1. amöboid-bewegliche Zelle *f* **2.** Wanderzelle *f*
morula cell Morulazelle *f*, Traubenzelle *f*
MSH cells MSH-Zellen *pl*, MSH-bildende-Zellen *pl*
mucosa-associated lymphoid cell mukosaassoziiertes lymphatische Zelle *f*
mucosal mast cell mukosaassoziierte Mastzelle *f*, Mukosamastzelle *f*,
multinucleate giant cell vielkernige Riesenzelle *f*
murine cell Mäusezelle *f*, murine Zelle *f*
muscle giant cell Muskelriesenzelle *f*
mycosis cell Mycosis-fungoides-Zelle *f*
mycosis fungoides cell s.u. mycosis *cell*
myeloid cell s.u. marrow *cell*
natural killer cells NK-Zellen *pl*, natürliche Killerzellen *pl*, Natural-Killer-Zellen *pl*
Neumann's cells Neumann-Zellen *pl*
neuroglia cell Neurogliazelle *f*, Neurogliozyt *m*
neuroglial cell s.u. neuroglia *cell*
neutrophilic cell neutrophiler Granulozyt *m*, polymorphkerniger Granulozyt *m*, neutrophiler Leukozyt *m*; (*inform.*) Neutrophiler *m*
nevus cell Nävuszelle *f*, Nävozyt *m*
niche cell Nischenzelle *f*, Alveolarzelle *f* Typ II, Pneumozyt *m* Typ II
NK cells s.u. natural killer *cells*
noncleaved follicular center cell Germinoblast *m*, Zentroblast *m*
nucleated cell kernhaltige Zelle *f*
nucleated mammalian cell kernhaltige Säugetierzelle *f*
nucleated red cell kernhaltige Erythrozytenvorläuferzelle *f*
nucleated red blood cell kernhaltige Erythrozytenvorläuferzelle *f*
null cells Nullzellen *pl*
nutritive cell Ernährerzelle *f*
oat cells Haferzellen *pl*, Oat-cells *pl*
oat-shaped cells s.u. oat *cells*
oxyphil cells (*Nebenschilddrüse*) Welsh-Zellen *pl*, oxyphile Zellen *pl*
packed blood cells Erythrozytenkonzentrat *nt*, Erythrozytenkonserve *f*
packed human blood cells s.u. packed blood *cells*
packed human red cells s.u. packed blood *cells*
packed red cells s.u. packed blood *cells*
Paget's cell Paget-Zelle *f*
pancreatic polypeptide cells (*Pankreas*) F-Zellen *pl*
Paneth's cells Paneth-Zellen *pl*, Paneth-Körnerzellen *pl*, Davidoff-Zellen *pl*
Paneth's granular cells s.u. Paneth's *cells*
parenchymal liver cell Leberzelle *f*, Leberepithelzelle *f*, Leberparenchymzelle *f*, Parenchymzelle *f*, Hepatozyt *m*
parent cell Mutterzelle *f*
pavement cells Plattenepithelzellen *pl*
peripheral blood cell periphere Blutzelle *f*
pessary cell (*Erythrozyt*) Ringform *f*, Pessarform *f*
phagocytic cell phagozytierende Zelle *f*
pheochrome cells phäochrome Zellen *pl*, chromaffine Zellen *pl*
placental giant cell Plazentarriesenzelle *f*
plaque-forming cells plaque-bildende Zellen *pl*
plasma cell Plasmazelle *f*, Plasmozyt *m*
pluripotent cell omnipotente Zelle *f*, pluripotente Zelle *f*
pluripotent stem cell pluripotente Stammzelle *f*
PNH cells PNH-Erythrozyten *pl*
polychromatic cells polychromatische Erythrozyten *pl*
polychromatophil cells polychromatische Erythrozyten *pl*
POMC cells s.u. proopiomelanocortin *cells*
pre-B cell Prä-B-Zelle *f*, Prä-B-Lymphozyt *m*
precursor cell Vorläuferzelle *f*
pre-T cells prä-T-Lymphozyten *pl*
prickle cell (*Haut*) Stachelzelle *f*

primitive granulosa cells präfollikuläre Zellen *pl*, primitive Granulosazellen *pl*
principal cell Hauptzelle *f*
pro-B cell B-Zell-Vorläufer *m*, B-Zell-Vorläuferzelle *f*
prokaryotic cell prokaryotische Zelle *f*, prokaryontische Zelle *f*
prolactin cell (*Adenohypophyse*) Prolaktin-Zelle *f*, mammotrope Zelle *f*
proopiomelanocortin cells Proopiomelanocortinzellen *pl*, POMC-Zellen *pl*
pus cells Eiterzellen *pl*, Eiterkörperchen *pl*
RA cell RA-Zelle *f*, Ragozyt *m*, Rhagozyt *m*
Raji cells Raji-Zellen *pl*
recipient cell Empfängerzelle *f*
red cells s.u. red blood *cells*
red blood cells rote Blutzellen *pl*, rote Blutkörperchen *pl*, Erythrozyten *pl*
Reed's cell Sternberg-Riesenzelle *f*, Sternberg-Reed-Riesenzelle *f*
Reed-Sternberg cell Sternberg-Riesenzelle *f*, Sternberg-Reed-Riesenzelle *f*
reticular cell Retikulumzelle *f*
reticuloendothelial cell Zelle *f* des retikuloendothelialen Systems
reticulum cell Retikulumzelle *f*
rhagiocrine cell s.u. reticuloendothelial *cell*
Rieder's cell Rieder-Form *f*
rod nuclear cell stabkerniger Granulozyt *m*; (*inform.*) Stabkerniger *m*
round cells Rundzellen *pl*
scavenger cell Abraumzelle *f*
scavenger phagocytic cell Abräumphagozyt *m*, Scavenger-Zelle *f*
Schilling's band cell stabkerniger Granulozyt *m*, (*inform.*) Stabkerniger *m*
secretory cell sezernierende Zelle *f*, Drüsenzelle *f*
segmented cell segmentkerniger Granulozyt *m*
self-reactive B cell selbstreaktive B-Zelle *f*
self-reactive T-cell selbstreaktive T-Zelle *f*
semigranular cell semigranuläre Zelle *f*
seminoma cell Seminom-Zelle *f*
Sertoli's cells Sertoli-Zellen *pl*, Stützzellen *pl*, Ammenzellen *pl*, Fußzellen *pl*
sex cell Germinalzelle *f*, Keimzelle *f*
Sézary cell Sézary-Zelle *f*
shadow cell 1. Erythrozytenghost *m*, Ghost *m*, Schattenzelle *f*, Blutkörperchenschatten *m* **2.** Gumprecht-Kernschatten *m*, Gumprecht-Schatten *m* **3.** Halbmondkörper *m*, Achromozyt *m*, Achromoretikulozyt *m*
sheep red blood cell Schaferythrozyt *m*
sickle cell Sichelzelle *f*
signet-ring cell 1. Siegelringzelle *f* **2.** Kastrationszelle *f*
silver cell argentaffine Zelle *f*
skein cell Retikulozyt *m*
small alveolar cell Deckzelle *f*, Alveolarzelle *f* Typ I, Pneumozyt *m* Typ I
smudge cell Gumbrecht-Schatten *pl*, Gumbrecht-Kernschatten *pl*
somatic cell Körperzelle *f*, somatische Zelle *f*
spider cell 1. Astrozyt *m*, fibrillärer Astrozyt *m* **2.** Rouget-Zelle *f* **3.** Spinnenzelle *f*
spindle cell Spindelzelle *f*
squamous alveolar cell s.u. small alveolar *cell*
squamous cell Plattenepithelzelle *f*
stab cell stabkerniger Granulozyt *m*; (*inform.*) Stabkerniger *m*
staff cell s.u. stab *cell*
star cell Sternzelle *f*
stem cell 1. Stammzelle *f*, Vorläuferzelle *f* **2.** Blutstammzelle *f*, Stammzelle *f*
Sternberg's giant cell Sternberg-Riesenzelle *f*, Sternberg-Reed-Riesenzelle *f*
Sternberg-Reed cell s.u. Sternberg's giant *cell*
suppressor cells T-Suppressor-Zellen *pl*, Suppressor-Zellen *pl*
synovial A cells Synovia-A-Zellen *pl*
T cell T-Zelle *f*, T-Lymphozyt *m*
$T4^+$ cell CD4-Zelle *f*, CD4-Lymphozyt *m*, $T4^+$-Zelle *f*, $T4^+$-Lymphozyt *m*
$T8^+$ cell CD8-Zelle *f*, CD8-Lymphozyt *m*, $T8^+$-Zelle *f*, $T8^+$-Lymphozyt *m*
Tc cell zytotoxische T-Zelle *f*, Tc-Zelle *f*
T-cell tumor cell T-Zell-Tumorzelle *f*
TCR-2^+ T cell TCR-2^+-T-Zelle *f*, TCR-2^+-T-Lymphozyt *m*
T effector cell T-Effektorzelle *f*
T_H cell T_H-Zelle *f*, T-Helfer-Zelle *f*
T_H0 cell T_H0-Zelle *f*
T_H1 cell T_H1-Zelle *f*
T_H2 cell T_H2-Zelle *f*
T helper cell T-Helferzelle *f*
T helper/inductor cell T-Helfer/Induktor-Zelle *f*
thymic nurse cells Ammenzellen *pl*
thymic stem cell Thymusstammzelle *f*
T inductor cell T-Induktorzelle *f*
T killer cells T-Killerzellen *pl*
T lymphokine cell T-Lymphokinzelle *f*
T memory cell T-Gedächtniszelle *f*
Ts cell T-Suppressor-Zelle *f*, Ts-Zelle *f*
T suppressor cell T-Suppressorzelle *f*
target cell 1. Targetzelle *f*, Schießscheibenzelle *f*, Kokardenzelle *f* **2.** Zielzelle *f*
tart cell Tart-Zelle *f*
T_{DTA} cell T_{DTA}-Zelle *f*, T_{DTA}-Lymphozyt *m*
($\gamma\delta$) T cells Gamma/Delta-Lymphzyten *pl*, TCR-1^+-Lymphozyten *pl*, ($\gamma\delta$)-Lymphzyten *pl*
thermoinsensitive cells thermoinsensitive Zellen *pl*
thermoresponsive cells thermoresponsive Zellen *pl*
thermosensitive cells thermosensitive Zellen *pl*
Thoma-Zeiss counting cell s.u. Thoma-Zeiss counting *chamber*
tissue cell Gewebezelle *f*, Gewebszelle *f*
tissue mast cell Gewebsmastzelle *f*
totipotent cell omnipotente Zelle *f*, totipotente Zelle *f*
totipotential cell s.u. totipotent *cell*
Touton's giant cells Touton-Riesenzellen *pl*
trophoblast giant cell Trophoblastriesenzelle *f*
tumor cell Tumorzelle *f*
tumor giant cell Tumorriesenzelle *f*
tumor-specific T cell tumorspezifische T-Zelle *f*
Türk's cells Türk-Reizformen *pl*
type I alveolar cell s.u. small alveolar *cell*
type II alveolar cell s.u. great alveolar *cell*
Vβ chain Vβ-Kette *f*
veiled cell Schleierzelle *f*, veiled cell *nt*
veto cells Veto-Zellen *pl*
virus-infected cell virusinfizierte Zelle *f*
virus-resistant cell virusresistente Zelle *f*

von Kupffer's cells Kupffer-Zellen *pl*, von Kupffer-Zellen *pl*, Kupffer-Sternzellen *pl*, von Kupffer-Sternzellen *pl*

water-clear cells wasserhelle Zellen *pl*

white cell s.u. white blood *cell*

white blood cell weiße Blutzelle *f*, weißes Blutkörperchen *nt*, Leukozyt *m*

cell-free *adj.* zellfrei

cel|li|form ['selɪfɔːrm] *adj.* s.u. cell-like

cell-like *adj.* zellähnlich, zellförmig

cell-mediated *adj.* zellvermittelt

cell-membrane-associated *adj.* zellmembranassoziiert

cel|lo|bi|ose [seləʊ'baɪəʊs] *noun* Cellobiose *f*, Cellose *f*

cel|lo|hex|ose [seləʊ'heksəʊs] *noun* Cellohexose *f*

cel|loi|din [sə'lɔɪdɪn] *noun* Zelloidin *nt*, Celloidin *nt*

cel|lose ['seləʊs] *noun* s.u. cellobiose

cel|lo|tet|rose [seləʊ'tetrəʊs] *noun* Cellotetrose *f*

cel|lo|tri|ose [seləʊ'traɪəʊs] *noun* Cellotriose *f*

cel|lu|la ['seljələ] *noun, plural* **cel|lu|lae** ['seljəliː] kleine Zelle *f*, Cellula *f*

cel|lu|lar ['seljələr] *adj.* Zelle betreffend, aus Zellen bestehend, zellular, zellulär, zellig, Zell-, Zyto-, Cyto-

cel|lu|lar|i|ty [seljə'leərətɪ] *noun* Zellreichtum *m*

cel|lu|lase ['seljəleɪs] *noun* Cellulase *f*

cel|lule ['seljuːl] *noun* s.u. cellula

cel|lu|li|ci|dal [seljəlɪ'saɪdl] *adj.* zellzerstörend, zellenzerstörend, zellabtötend, zellenabtötend, zytozoid

cel|lu|lif|u|gal [seljə'lɪf(j)əgəl] *adj.* vom Zellleib weg/wegführend

cel|lu|lin ['seljəlɪn] *noun* s.u. cellulose

cel|lu|lip|e|tal [seljə'lɪpətəl] *adj.* zum Zellleib hin/hinführend

cel|lu|lo|san ['seljələʊsæn] *noun* Hemizellulose *f*, Hemicellulose *f*

cel|lu|lose ['seljələʊs] *noun* Zellulose *f*, Cellulose *f*

ethyl cellulose Äthylcellulose *f*, Ethylcellulose *f*

methyl cellulose Methylcellulose *f*

cel|lu|lo|tox|ic [ˌseljələʊ'tɑksɪk] *adj.* **1.** zellschädigend, zytotoxisch **2.** durch Zytotoxine hervorgerufen, zytotoxisch

cel|lu|lous ['seljələs] *adj.* aus Zellen bestehend, zellulär

Celsius ['selsɪəs]: **Celsius scale** Celsiusskala *f*

Celsius thermometer Celsiusthermometer *nt*

ce|men|to|blas|to|ma [sɪˌmentəblæs'təʊmə] *noun* Zementfibrom *nt*, Zementblastom *nt*, Zementoblastom *nt*

ce|men|to|ma [sɪmen'təʊmə] *noun* Zementom *nt*

ce|men|to|sis [sɪmən'təʊsɪs] *noun* Zementhyperplasie *f*, Hyperzementose

cen|ter ['sentər] *noun* **1.** Zentrum *nt*, Mittelpunkt *m*; Drehpunkt *m*, Angelpunkt *m*, Achse *f* **2.** Zentrum *nt*, ZNS-Zentrum *nt*

cell center Zentrosom *nt*, Zentriol *nt*, Zentralkörperchen *nt*

iron-sulfur center Eisen-Schwefel-Zentrum *nt*

reaction center Keimzentrum *nt*, Reaktionszentrum *nt*

centi- *präf.* Zenti-, Centi-

cen|tre ['sentər] *noun* (*brit.*) s.u. center

centri- *präf.* Zentrum-, Zentri-, Zentro-, Zentral-

cen|trif|u|ga|tion [senˌtrɪfjə'geɪʃn] *noun* Zentrifugierung *f*, Zentrifugieren *nt*

density-gradient centrifugation Dichtegradientenzentrifugation *f*, Zonenzentrifugation *f*

cen|tri|fuge ['sentrɪfjuːdʒ] **I** *noun* Zentrifuge *f*, Trennschleuder *f* **II** *vt* zentrifugieren, schleudern

centro- *präf.* s.u. centri-

cen|tro|blast ['sentrəʊblæst] *noun* Germinoblast *m*, Zentroblast *m*

cen|tro|cyte ['sentrəʊsaɪt] *noun* Germinozyt *m*, Zentrozyt *m*

cen|tro|mere ['sentrəʊmɪər] *noun* Zentromer *nt*, Kinetochor *nt*

cen|tro|mer|ic [sentrəʊ'merɪk] *adj.* Zentromer betreffend, zentromer

cen|tro|plasm ['sentrəʊplæzəm] *noun* Zentroplasma *nt*

cen|tro|plast ['sentrəʊplæst] *noun* Zentroplast *m*

cen|tro|some ['sentrəʊsəʊm] *noun* **1.** Zentrosom *nt*, Zentriol *nt*, Zentralkörperchen *nt* **2.** Mikrozentrum *nt*, Zentrosphäre *f*

cen|tro|sphere ['sentrəʊsfɪər] *noun* **1.** Zentroplasma *nt*, Zentrosphäre *f* **2.** Zentrosom *nt*, Zentriol *nt*, Zentralkörperchen *nt*

ceph|a|lin ['sefəlɪn] *noun* Kephalin *nt*, Cephalin *nt*

cephalo- *präf.* Kopf-, Schädel-, Kephal(o)-, Zephal(o)-

ceph|a|lo|spor|in [ˌsefələʊ'spɔːrɪn] *noun* Cephalosporin *nt*, Zephalosporin *nt*, Kephalosporin *nt*

cephalosporin C Cephalosporin C *nt*

cephalosporin N Adicillin *nt*, Cephalosporin N *nt*, Penicillin N *nt*

ceph|a|lo|spor|i|nase [ˌsefələʊ'spəʊrɪneɪz] *noun* Cephalosporinase *f*

ceph|a|lo|thin ['sefələʊθɪn] *noun* Kephalothin *nt*, Cephalotin *nt*

cer|am|i|dase [sə'ræmɪdeɪz] *noun* Acylsphingosindeacylase *f*, Ceramidase *f*

lactosyl ceramidase Lactosylceramidase *f*

lactosyl ceramidase I Galaktosylceramidase *f*, Galaktocerebrosid-β-galaktosidase *f*

lactosyl ceramidase II β-Galaktosidase *f*, Laktase *f*

cer|a|mide ['serəmaɪd] *noun* Zeramid *nt*, Ceramid *nt*

ce|rane ['sɪəreɪn] *noun* Hexacosan *nt*

cer|a|sin ['serəsɪn] *noun* Zerasin *nt*, Cerasin *nt*

cer|car|ia [sər'keərɪə] *noun, plural* **cer|car|i|ae** [sər'keərɪˌiː] Schwanzlarve *f*, Zerkarie *f*, Cercaria *f*

cer|car|i|al [sər'keərɪəl] *adj.* Zerkarien betreffend, durch Zerkarien hervorgerufen, Zerkarien-

cer|ca|ri|ci|dal [sərˌkærə'saɪdl] *adj.* zerkarientötend, zerkarienabtötend, zerkarizid

cer|ca|ri|en|hul|len|re|ak|tion [sərˌkærɪənˌhʌlənrɪ'ækʃn] *noun* Zerkarienhüllenreaktion *f*, Cercarien-Hüllen-Reaktion *f*

cer|e|bro|gal|ac|tose [ˌserəbrəʊgə'læktəʊs] *noun* Cerebrogalaktose *f*

cer|e|bro|gal|ac|to|side [ˌserəbrəʊgə'læktəsaɪd] *noun* Cerebrogalaktosid *nt*

cer|e|bro|ma [ˌserə'brəʊmə] *noun* **1.** Hirntumor *m*, Hirngeschwulst *f*, Enzephalom *nt* **2.** s.u. cerebriform *carcinoma*

cer|e|brose ['serəbrəʊz] *noun* Zerebrose *f*, D-Galaktose *f*

cer|e|bro|si|dase ['serəbrəʊsɪdeɪz] *noun* Cerebrosidase *f*

lactosyl cerebrosidase Lactosylcerebrosidase *f*

cer|e|bro|side ['serəbrəʊsaɪd] *noun* Zerebrosid *nt*, Cerebrosid *nt*

ce|rul|o|plas|min [sə'ruːləplæzmɪn] *noun* Zöruloplasmin *nt*, Zäruloplasmin *nt*, Coeruloplasmin *nt*, Caeruloplasmin *nt*, Ferroxidase I *f*

cer|vi|cal ['sɜrvɪkl] *adj.* **1.** Hals/Cervix betreffend, zervikal, Hals-, Zervikal-, Nacken- **2.** Gebärmutterhals/

Cervix uteri betreffend, zervikal, Gebärmutterhals-, Zervix-, Cervix-

cer|vix ['sɜrvɪks] *noun, plural* **cer|vix|es** ['sɜrvɪksɪz], **cer|vi|ces** ['sɜrvə,siːz] **1.** Hals *m*, Nacken *m*, Zervix *f*, Cervix *f*, Kollum *nt*, Collum *nt* **2.** Gebärmutterhals *m*, Uterushals *m*, Zervix *f*, Cervix uteri

ce|si|um ['siːzɪəm] *noun* Cäsium *nt*, Caesium *nt*

ces|to|ci|dal [,sestəʊ'saɪdl] *adj.* cestodentötend, cestodenabtötend, cestozid, zestozid

ces|tode ['sestəʊd] **I** *noun* Bandwurm *m*, Zestode *f* **II** *adj.* s.u. cestoid

ces|to|di|a|sis [,sestə'daɪəsɪs] *noun* Bandwurminfektion *f*, Zestodeninfektion *f*

ces|toid ['sestɔɪd] *adj.* bandwurmähnlich, bandwurmartig, zestodenartig

ce|ta|nol ['setənɑl] *noun* Cetylalkohol *m*

CF *abk.* s.u. **1.** chemotactic *factor* **2.** Christmas *factor* **3.** citrovorum *factor* **4.** complement *fixation*

Cf *abk.* s.u. colicinogenic *factor*

CFC *abk.* s.u. colony forming *cell*

CFR *abk.* s.u. complement fixation *reaction*

CFT *abk.* s.u. complement fixation *test*

C.F.T. *abk.* s.u. complement fixation *test*

CFU *abk.* s.u. colony forming *unit*

CFU-C *abk.* s.u. colony forming *unit* in culture

CG *abk.* s.u. chorionic *gonadotropin*

cGMP *abk.* s.u. cyclic *GMP*

CGT *abk.* s.u. chorionic *gonadotropin*

CH *abk.* s.u. Chédiak-Higashi *syndrome*

Ch *abk.* s.u. choline

CHA *abk.* s.u. **1.** chlorambucil **2.** congenital hypoplastic *anemia*

ChA *abk.* s.u. choline *acetylase*

ChAc *abk.* s.u. choline *acetylase*

chain [tʃeɪn] **I** *noun* Kette *f* **II** *vi* eine Kette bilden
- **α chain** α-Kette *f*
- **β chain** β-Kette *f*
- **γ chain** γ-Kette *f*
- **chain of infection** Infektionskette *f*
- **A chain** (*Insulin*) A-Kette *f*
- **B chain** (*Insulin*) B-Kette *f*
- **branched chain** verzweigte Kette *f*
- **closed chain** geschlossene Kette *f*, Ringform *f*
- **electron-transport chain** Elektronentransportkette *f*, elektronenübertragende Kette *f*
- **fatty acid chain** Fettsäurekette *f*
- **H chain** H-Kette *f*, schwere Kette *f*
- **heavy chain** schwere Kette *f*, H-Kette *f*
- **hydrocarbon chain** Kohlenwasserstoffkette *f*
- **immune globulin chain** Immunglobulinkette *f*
- **J chain** J-Kette *f*
- **joining chain** J-Kette *f*
- **kappa chain** kappa-Kette *f*, κ-Kette *f*
- **L chain** L-Kette *f*, leichte Kette *f*
- **lambda chain** lambda-Kette *f*, λ-Kette *f*
- **lateral chain** Seitenkette *f*
- **light chain** leichte Kette *f*, Leichtkette *f*, L-Kette *f*
- **minor chain** schwere Kette *f*, H-Kette *f*
- **open chain** offene Kette *f*; offene Form *f*
- **O-specific chain** O-spezifische Kette *f*
- **peptide chain** Peptidkette *f*
- **polynucleotide chain** Polynukleotidkette *f*
- **polypeptide chain** Polypeptidkette *f*
- **respiratory chain** Atmungskette *f*
- **side chain** Seitenkette *f*
- **Vβ chain** Vβ-Kette *f*

chain-react *vi* eine Kettenreaktion durchlaufen

cham|ber ['tʃeɪmbər] *noun* Kammer *f*
- **Abbé-Zeiss counting chamber** Thoma-Zeiss-Zählkammer *f*, Zeiss-Zählkammer *f*
- **counting chamber** Zählkammer *f*
- **Thoma-Zeiss counting chamber** Abbé-Zählkammer *f*, Thoma-Zeiss-Kammer *f*

chan|cre ['ʃæŋkər] *noun* **1.** primäres Hautgeschwür *nt* (*bei Geschlechtskrankheiten*), Schanker *m* **2.** harter Schanker *m*, Hunter-Schanker *m*, syphilitischer Primäraffekt *m*, Ulcus durum

chan|cri|form ['ʃæŋkrɪfɔːrm] *adj.* schankerähnlich, schankerförmig, schankriform, schankrös

chan|croid ['ʃæŋkrɔɪd] *noun* Chankroid *nt*, weicher Schanker *m*, Ulcus molle

chan|croi|dal [ʃæŋ'krɔɪdl] *adj.* Chankroid betreffend, Chankroid-

chan|crous ['ʃæŋkrəs] *adj.* schankerähnlich, schankrös

chan|nel ['tʃænl] *noun* **1.** Kanal *m*, Rinne *f*, Röhre *f*, Gang *m*, röhrenförmiger Gang *m* **2.** Kanal *m*, Frequenz *f* **3.** (*Protein*) Tunnel *m*
- **calcium channel** Kalziumkanal *m*, Ca-Kanal *m*
- **chloride channel** Chloridkanal *m*, Cl^--Kanal *m*
- **Cl^- channel** Chloridkanal *m*, Cl^--Kanal *m*
- **ion channel** Ionenkanal *m*
- **K channel** Kaliumkanal *m*, K^+-Kanal *m*
- **membrane channel** Membrankanal *m*, Membrantunnel *m*
- **Na channel** Natriumkanal *m*, Na^+-Kanal *m*
- **polyperforin channel** Polyperforinkanal *m*
- **potassium channel** Kalium-Kanal *m*, K^+-Kanal *m*
- **sodium channel** Natriumkanal *m*, Na^+-Kanal *m*
- **transmembrane channel** transmembraner Kanal *m*

cha|o|trop|ic [keɪəʊ'trɑpɪk] *adj.* chaotrop

char|ac|ter ['kærɪktər] *noun* **1.** Charakter *m*, Wesen *nt*, Art *f* **2.** Charakteristikum *nt*, Merkmal *nt*, (charakteristisches) Kennzeichen *nt*, Eigenschaft *f* **3.** Persönlichkeit *f*, Charakter *m*
- **IMViC character** IMViC-Eigenschaften *pl*
- **single-bond character** Einfachbindungscharakter *m*

char|coal ['tʃɑːrkəʊl] *noun* Holzkohle *f*

Charcot-Leyden [ʃar'ko 'laɪdən]: **Charcot-Leyden crystals** Charcot-Leyden-Kristalle *pl*, Asthmakristalle *pl*

Charcot-Neumann [ʃar'ko 'nɔʏman]: **Charcot-Neumann crystals** s.u. *Charcot-Leyden* crystals

Charcot-Rubin [ʃar'ko 'ruːbɪn]: **Charcot-Rubin crystals** s.u. *Charcot-Leyden* crystals

charge [tʃɑːrdʒ] *noun* Ladung *f*
- **elementary charge** Elementarladung *f*
- **energy charge** Energiegehalt *m*, Energieinhalt *m*, Energieladung *f*
- **membrane charge** Membranladung *f*
- **negative charge** negative Ladung *f*
- **nuclear charge** Kernladung *f*
- **partial charge** Teilladung *f*, Partialladung *f*
- **surface charge** Oberflächenladung *f*

ChAT *abk.* s.u. choline *acetyltransferase*

CHD *abk.* s.u. Chédiak-Higashi *disease*

CHE *abk.* s.u. cholinesterase

ChE *abk.* s.u. cholinesterase

Chédiak-Higashi [ʃedi'ak hɪ'gæʃɪ]: **Chédiak-Higashi anomaly** s.u. *Chédiak-Higashi* syndrome
- **Chédiak-Higashi disease** s.u. *Chédiak-Higashi* syndrome

Chédiak-Higashi syndrome Béguez César-Anomalie *f*, Chédiak-Higashi-Syndrom *nt*, Chédiak-Steinbrinck-Higashi-Syndrom *nt*

Chédiak-Steinbrinck-Higashi [ʃedi'ak 'staɪnbrɪŋk hɪ'gæʃɪ]: **Chédiak-Steinbrinck-Higashi anomaly** s.u. *Chédiak-Higashi* syndrome
Chédiak-Steinbrinck-Higashi syndrome s.u. *Chédiak-Higashi* syndrome

cheesly ['tʃiːzɪ] *adj.* käsig, käseartig, verkäsend

CHEI *abk.* s.u. cholinesterase *inhibitor*

cheilo- *präf.* Lippe(n)-, Cheil(o)-

cheillolcarlcilnolma [kaɪləʊ,kɑːrsə'nəʊmə] *noun* Lippenkrebs *m*, Lippenkarzinom *nt*

cheiro- *präf.* Hand-, Cheir(o)-, Chir(o)-

chellate ['kiːleɪt] I *noun* Chelat *nt* II *vt* ein Chelat bilden

chellaltion [kiː'leɪʃn] *noun* Chelatbildung *f*, Chelation *f*

CHEM *abk.* s.u. chemotherapy

chemi- *präf.* Chemie-, Chemo-

chemlilcal ['kemɪkl] I *noun* Chemikalie *f*, chemische Substanz *f*, chemisches Produkt *nt* II *adj.* Chemie betreffend, chemisch, Chemo-

chemlilcolphyslilcal [,kemɪkəʊ'fɪzɪkl] *adj.* Chemie und Physik betreffend, physikalische Chemie betreffend, physikochemisch, chemisch-physikalisch

chemlilcolphyslilollogic [,kemɪkəʊ,fɪzɪə'lɑdʒɪk] *adj.* Chemie und Physiologie betreffend, chemophysiologisch

chemliloltaxlis [,kemɪəʊ'tæksɪs] *noun* s.u. chemotaxis

chemliloltherlalpy [,kemɪəʊ'θerəpɪ] *noun* s.u. chemotherapy

chemlist ['kemɪst] *noun* 1. Chemiker *m* 2. (*brit.*) Apotheker *m*, Drogist *m*

chemlisltry ['keməstrɪ] *noun, plural* **chemlisltries** 1. Chemie *f* 2. chemische Eigenschaften *pl*, chemische Reaktionen *pl*, chemische Phänomene *pl*
clinical chemistry klinische Chemie *f*

chelmo ['kiːməʊ, 'keməʊ] *noun* (*inform.*) s.u. chemotherapy

chemo- *präf.* s.u. chemi-

chelmolatltraclant [,keməʊə'træktənt, ,kiːm-] *noun* Chemotaktin *nt*, chemotaktischer Faktor *m*

chelmolbilotlic [,keməʊbaɪ'ɑtɪk, ,kiːm-] *noun* Kombination *f* von Antibiotikum und Chemotherapeutikum

chelmoldecltolma [,keməʊdek'təʊmə, ,kiːm-] *noun* Chemodektom *nt*, nicht-chromaffines Paragangliom *nt*

chelmolhorlmolnal [,keməʊhɔːr'məʊnl, ,kiːm-] *adj.* chemohormonal

chelmolimlmulnollolgy [,keməʊ,ɪmjə'nɑlədʒɪ, ,kiːm-] *noun* Immunchemie *f*, Immunochemie *f*

chelmolkine ['kiːməʊkɪn] *noun* Chemokin *nt*

chelmollylsis [kɪ'mɑləsɪs] *noun* Chemolyse *f*

chelmolprolphyllaxlis [keməʊ,prəʊfɪ'læksɪs, ,kiːm-] *noun* Chemoprophylaxe *f*, Infektionsprophylaxe *f* durch Chemotherapeutika

chelmolrelceplion [,keməʊrɪ'sepʃn, ,kiːm-] *noun* Chemorezeption *f*, Chemozeption *f*

chelmolrelcepltive [,keməʊrɪ'septɪv, ,kiːm-] *adj.* chemorezeptiv

chelmolrelcepltor [,keməʊrɪ'septər, ,kiːm-] *noun* Chemorezeptor *m*, Chemozeptor *m*

chelmolrelflex [,keməʊ'riːfleks, ,kiːm-] *noun* Chemoreflex *m*

chelmolrelsistlance [,keməʊrɪ'zɪstəns, ,kiːm-] *noun* Chemoresistenz *f*

chelmolsenlsiltive [,keməʊ'sensətɪv, ,kiːm-] *adj.* chemosensitiv, chemosensibel

chelmolsenlsiltivlilty [,keməʊ,sensə'tɪvətɪ, ,kiːm-] *noun* Chemosensibilität *f*

chelmolsenlsor [,keməʊ'sensɔr, ,kiːm-] *noun* Chemosensor *m*

chelmolsenlsolry [,keməʊ'sensərɪ, ,kiːm-] *adj.* chemosensorisch

chelmolselroltherlalpy [,keməʊ,sɪərəʊ'θerəpɪ, ,kiːm-] *noun* kombinierte Chemotherapie *f* und Serumtherapie *f*

chelmolsynlthelsis [,keməʊ'sɪnθəsɪs, ,kiːm-] *noun* Chemosynthese *f*

chelmolsynlthetlic [,keməʊsɪn'θetɪk, ,kiːm-] *adj.* Chemosynthese betreffend, chemosynthetisch

chelmoltaclic [,keməʊ'tæktɪk, ,kiːm-] *adj.* Chemotaxis betreffend, durch Chemotaxis, chemotaktisch

chelmoltacltin [,keməʊ'tæktɪn, ,kiːm-] *noun* s.u. chemoattractant

chelmoltaxlin [,keməʊ'tæksɪn, ,kiːm-] *noun* s.u. chemoattractant

chelmoltaxlis [,keməʊ'tæksɪs, ,kiːm-] *noun* Chemotaxis *f*

chelmolthallalmecltolmy [keməʊ,θælə'mektəmɪ, ,kiːm-] *noun* Chemothalamektomie *f*

chelmoltherlalpeultic [keməʊ,θerə'pjuːtɪk, ,kiːm-] *adj.* Chemotherapie betreffend, mittels Chemotherapie, chemotherapeutisch

chelmoltherlalpeultilcal [keməʊ,θerə'pjuːtɪkl, ,kiːm-] *adj.* s.u. chemotherapeutic

chelmoltherlalpeultics [keməʊ,θerə'pjuːtɪks, ,kiːm-] *plural* s.u. chemotherapy

chelmoltherlalpy [keməʊ'θerəpɪ, ,kiːm-] *noun* Chemotherapie *f*
adjuvant chemotherapy adjuvante Chemotherapie *f*
antibacterial chemotherapy antibakterielle Chemotherapie *f*
antimicrobial chemotherapy antimikrobielle Chemotherapie *f*; Antibiotikatherapie *f*
cancer chemotherapy zytostatische Chemotherapie *f*, antineoplastische Chemotherapie *f*
combination chemotherapy kombinierte Chemotherapie *f*
cytostatic chemotherapy zytostatische Chemotherapie *f*, antineoplastische Chemotherapie *f*
cytotoxic chemotherapy zytotoxische Chemotherapie *f*
infusion chemotherapy Infusionschemotherapie *f*
intra-arterial chemotherapy transarterielle lokale Chemotherapie *f*
perfusion chemotherapy Perfusionschemotherapie *f*
regional chemotherapy lokale Chemotherapie *f*, regionale Chemotherapie *f*

chelmoltranslmitlter [,keməʊtrænz'mɪtər, ,kiːm-] *noun* chemischer Bote *m*, chemische Botensubstanz *f*, Chemotransmitter *m*

chelmoltype ['keməʊtaɪp, 'kiːm-] *noun* Chemotyp *m*, Chemovar *m*

chelmolvar ['keməʊvɑːr, 'kiːm-] *noun* s.u. chemotype

CHF *abk.* s.u. chemotactic *factor*

CHI *abk.* s.u. chemotherapeutic *index*

chilasm ['kaɪæzəm] *noun* s.u. chiasma

chi|as|ma [kaɪ'æzmə] *noun, plural* **chi|as|mas, chi|as|ma|ta** [kaɪ'æzmətə] **1.** (*anatom.*) Kreuzung *f*, x-förmige Kreuzung *f*, Chiasma *nt* **2.** (*Genetik*) Überkreuzung *f* von Chromosomen, Chiasma *nt*
chi|as|ma|ty|py [kaɪ'æzmətaɪpɪ] *noun* Crossing-over *nt*, Crossover *nt*
chick|en|pox ['tʃɪkən,pɑks] *noun* Windpocken *pl*, Wasserpocken *pl*, Varizellen *pl*, Varicella *f*
Chick-Martin [tʃɪk 'mɑːrtn]: **Chick-Martin test** Chick-Martin-Test *m*
chief [tʃiːf] **I** *noun* **1.** Hauptteil *m* **2.** Chef *m*, Vorgesetzte *m*, Leiter *m* **II** *adj.* oberste(r, s), höchste(r, s), erste(r, s), wichtigste(r, s), Haupt-, Ober-
Chievitz ['tʃɪwɪts]: **Chievitz's layer** Chievitz-Schicht *f*
Chievitz's organ Chievitz-Organ *nt*
chilo- *präf.* S.U. cheilo-
chi|mae|ra [kaɪ'mɪərə] *noun* S.U. chimera
chi|me|ra [kaɪ'mɪərə] *noun* Chimäre *f*
chicken-quail chimera Hühner-Wachtel-Chimäre *f*
chi|ral ['kaɪrəl] *adj.* chiral
chi|ral|i|ty [kaɪ'rælətɪ] *noun* Händigkeit *f*, Chiralität *f*; Stereoisomerie *f*
chiro- *präf.* S.U. cheiro-
chi|to|sa|mine [kaɪ'təʊsəmiːn] *noun* Glukosamin *nt*, Aminoglukose *f*
CHL *abk.* S.U. chloroform
Chla|myd|ia [klə'mɪdɪə] *noun* Chlamydie *f*, Chlamydia *f*, PLT-Gruppe *f*
chla|myd|ia [klə'mɪdɪə] *noun, plural* **chla|mid|i|ae** [klə'mɪdɪ,iː] S.U. Chlamydia
TWAR chlamydiae TWAR-Chlamydien *pl*, TWAR-Stämme *pl*, Chlamydia pneumoniae
Chla|myd|i|a|ce|ae [klə,mɪdɪ'eɪsɪiː] *pl* Chlamydiaceae *pl*
chla|myd|i|al [klə'mɪdɪəl] *adj.* Chlamydien betreffend, durch Chlamydien bedingt *oder* hervorgerufen, Chlamydien-
chla|myd|i|o|sis [klə,mɪdɪ'əʊsɪs] *noun* Chlamydienerkrankung *f*, Chlamydieninfektion *f*, Chlamydiose *f*
ChlB *abk.* S.U. chlorobutanol
Chlf. *abk.* S.U. chloroform
chlor|ae|mia [kləʊ'riːmɪə] *noun* (*brit.*) S.U. chloremia
chlor|am|bu|cil [kləʊr'æmbjəsɪl] *noun* Chlorambucil *nt*
chlo|ra|mine T ['klɔːrəmiːn] Chloramin T *nt*
chlor|am|phen|i|col [,kləʊræm'fenɪkɔl] *noun* Chloramphenicol *nt*
chlor|a|nae|mia [,kləʊrə'niːmɪə] *noun* (*brit.*) S.U. chlorosis
chlor|a|ne|mia [,kləʊrə'niːmɪə] *noun* S.U. chlorosis
chlo|rate ['klɔːreɪt] *noun* Chlorat *nt*
chlor|bu|tol [kləʊr'bjuːtɔl] *noun* S.U. chlorobutanol
chlor|dan ['kləʊrdæn] *noun* S.U. chlordane
chlor|dane ['kləʊrdeɪn] *noun* Chlordan *nt*
chlor|e|mia [kləʊ'riːmɪə] *noun* **1.** S.U. chlorosis **2.** erhöhter Chloridgehalt *m* des Blutes, Hyperchlorämie *f*
chlor|hex|i|dine [kləʊr'heksədiːn] *noun* Chlorhexidin *nt*
chlo|ric ['kləʊrɪk] *adj.* Chlor betreffend *oder* enthaltend, Chlor-
chlo|ride ['kləʊraɪd] *noun* Chlorid *nt*
acetyl chloride Azetylchlorid *nt*, Acetylchlorid *nt*
aluminum chloride Aluminiumchlorid *nt*
ammonium chloride Ammoniumchlorid *nt*, Salmiak *m*
benzalkonium chloride Benzalkoniumchlorid *nt*
benzethonium chloride Benzethoniumchlorid *nt*
calcium chloride Kalziumchlorid *nt*
carbamylcholine chloride S.U. carbachol
cesium chloride Cäsiumchlorid *nt*
dansyl chloride Dansylchlorid *nt*
diphenylaminearsine chloride Diphenylaminarsinchlorid *nt*, Adamsit *nt*
ethyl chloride Äthylchlorid *nt*, Ethylchlorid *nt*, Monochloräthan *nt*, Monochlorethan *nt*
ferric chloride Eisen-III-chlorid *nt*
ferriheme chloride Teichmann-Kristalle *pl*, salzsaures Hämin *nt*, Hämin *nt*, Häminkristalle *pl*, Chlorhämin *nt*, Chlorhäminkristalle *pl*, Chlorhämatin *nt*
ferriporphyrin chloride S.U. ferriheme *chloride*
hematin chloride S.U. ferriheme *chloride*
hemin chloride S.U. ferriheme *chloride*
hydrogen chloride Chlorwasserstoff *m*
magnesium chloride Magnesiumchlorid *nt*
methyl chloride Methylchlorid *nt*, Monochlormethan *nt*, Chlormethan *nt*
methylene chloride Methylenchlorid *nt*, Dichlormethan *nt*
methylrosaniline chloride Kristallviolett *nt*, Methylrosaliniumchlorid *nt*
methylthionine chloride Methylenblau *nt*, Tetramethylthioninchlorid *nt*
potassium chloride Kaliumchlorid *nt*
protamine chloride Protaminchlorid *nt*
sodium chloride Kochsalz *nt*, Natriumclorid *nt*
tolonium chloride Toluidinblau O *nt*, Toloniumchlorid *nt*
triphenyltetrazolium chloride Triphenyltetrazoliumchlorid *nt*
vinyl chloride Vinylchlorid *nt*
chlo|ri|dim|e|try [klɔːrɪ'dɪmətrɪ] *noun* Chloridbestimmung *f*, Chloridimetrie *f*, Chloridometrie *f*
chlo|rine ['klɔːriːn] *noun* Chlor *nt*
chlo|rite ['klɔːraɪt] *noun* Chlorit *nt*
chlor|meth|yl [klɔːr'meθl] *noun* Methylchlorid *nt*, Monochlormethan *nt*, Chlormethan *nt*
chloro- *präf.* Chlor(o)-
chlo|ro|an|ae|mia [,klɔːrəʊə'niːmɪə] *noun* (*brit.*) S.U. chlorosis
chlo|ro|an|e|mia [,klɔːrəʊə'niːmɪə] *noun* S.U. chlorosis
chlo|ro|blast ['klɔːrəʊblæst] *noun* Erythroblast *m*, Erythrozytoblast *m*
chlo|ro|bu|ta|nol [klɔːrəʊ'bjuːtənɔl] *noun* Chlorbutanol *nt*, Chlorobutanol *nt*
chlo|ro|cre|sol [klɔːrəʊ'kriːsɔl] *noun* Chlorkresol *nt*, Chlorocresol *nt*
chlo|ro|eth|ane [klɔːrəʊ'eθeɪn] *noun* Äthylchlorid *nt*, Ethylchlorid *nt*, Monochloräthan *nt*, Monochlorethan *nt*
chlo|ro|form ['klɔːrəʊfɔːrm] *noun* Chloroform *nt*, Trichlormethan *nt*
chlo|ro|hae|min [klɔːrəʊ'hiːmɪn] *noun* (*brit.*) S.U. chlorohemin
chlo|ro|he|min [klɔːrəʊ'hiːmɪn] *noun* Teichmann-Kristalle *pl*, salzsaures Hämin *nt*, Hämin *nt*, Häminkristalle *pl*, Chlorhämin *nt*, Chlorhäminkristalle *pl*, Chlorhämatin *nt*
chlo|ro|leu|kae|mia [,klɔːrəʊluː'kiːmɪə] *noun* (*brit.*) S.U. chloroma
chlo|ro|leu|ke|mia [,klɔːrəʊluː'kiːmɪə] *noun* S.U. chloroma

chlo|ro|lym|pho|sar|co|ma [klɔːrəʊ,lɪmfəsɑːr'kəʊmə] *noun* Chlorolymphosarkom *nt*, Chlorolymphom *nt*

chlo|ro|ma [klə'rəʊmə] *noun* Chlorom *nt*, Chloroleukämie *f*, Chlorosarkom *nt*

chlo|ro|my|el|o|ma [,kləʊrəmaɪə'ləʊmə] *noun* **1.** Chloromyelom *nt*, Chloromyelose *f*, Chloromyeloblastom *nt* **2.** s.u. chloroma

chlo|ro|phen|o|thane [klɔːrəʊ'fenəθeɪn] *noun* Chlorophenothan *nt*, Penticidum *nt*, Dichlordiphenyltrichloräthan *nt*

chlo|ro|quine ['kləʊrəkwaɪn] *noun* Chloroquin *nt*

chlo|ro|sis [klə'rəʊsɪs] *noun* Chlorose *f*, Chlorosis *f*

Egyptian chlorosis Anämie *f* bei Ankylostomabefall, tropische Chlorose *f*, ägyptische Chlorose *f*

chlo|rot|ic [klə'rɑtɪk] *adj.* Chlorose betreffend, von Chlorose betroffen, chlorotisch

chlo|ro|vin|yl|di|chlo|ro|ar|sine [,kləʊrə,vaɪnldaɪ,kləʊrəʊ'ɑːrsiːn] *noun* Lewisit *nt*

chlor|tet|ra|cy|cline [klɔːr,tetrə'saɪkliːn] *noun* Chlortetracyclin *nt*

CHO *abk.* s.u. carbohydrate

CH_2O *abk.* s.u. monosaccharide

cholangio- *präf.* Gallengangs-, Cholangi(o)-

chol|an|gi|o|ad|e|no|ma [kəʊ,lændʒɪə,ædɪ'nəʊmə] *noun* Gallengangsadenom *nt*, benignes Cholangiom *nt*

chol|an|gi|o|car|ci|no|ma [kəʊ,lændʒɪə,kɑːrsə'nəʊmə] *noun* Gallengangskarzinom *nt*, malignes Cholangiom *nt*, chlorangiozelluläres Karzinom *nt*, Carcinoma cholangiocellulare

chol|an|gi|o|gram [kə'lændʒɪəgræm] *noun* Cholangiogramm *nt*

chol|an|gi|og|ra|phy [kə,lændʒɪ'ɑgrəfɪ] *noun* Kontrastdarstellung *f* der Gallengänge, Cholangiographie *f*, Cholangiografie *f*

chol|an|gi|o|hep|a|to|ma [kəʊ,lændʒɪə,hepə'təʊmə] *noun* Cholangiohepatom *nt*, Hepatocholangiokarzinom *nt*

chol|an|gi|o|ma [kəʊ,lændʒɪ'əʊmə] *noun* Gallengangstumor *m*, Cholangiom *nt*

benign cholangioma Gallengangsadenom *nt*, benignes Cholangiom *nt*

malignant cholangioma Gallengangskarzinom *nt*, malignes Cholangiom *nt*, chlorangiozelluläres Karzinom *nt*, Carcinoma cholangiocellulare

chol|an|gi|os|co|py [kəʊ,lændʒɪ'ɑskəpɪ] *noun* Gallenwegsendoskopie *f*, Cholangioskopie *f*

chol|an|gi|tis [kəʊlæn'dʒaɪtɪs] *noun* Gallengangsentzündung *f*, Cholangitis *f*

chronic nonsuppurative destructive cholangitis primär biliäre Zirrhose, nicht-eitrige destruierende Cholangitis *f*

chol|e|cal|cif|er|ol [,kəʊlɪkæl'sɪfərɔl] *noun* Cholecalciferol *nt*, Cholekalziferol *nt*, Colecalciferol *nt*, Vitamin D_3 *nt*

cholecysto- *präf.* Gallenblasen-, Cholezyst(o)-

chol|e|cys|to|chol|an|gi|o|gram [kəʊlɪ,sɪstəkəʊ'lændʒɪəʊgræm] *noun* Cholezystcholangiogramm *nt*, Cholezystocholangiogramm *nt*

chol|e|cys|to|chol|an|gi|og|ra|phy [kəʊlɪ,sɪstəkəʊ,lændʒɪ'ɑgrəfɪ] *noun* Cholezystcholangiographie *f*, Cholezystcholangiografie *f*, Cholezystocholangiographie *f*, Cholezystocholangiografie *f*

chol|e|cys|to|ki|nin [kəʊlɪ,sɪstə'kaɪnɪn] *noun* Cholezystokinin *nt*, Pankreozymin *nt*

choledocho- *präf.* Choledochus-, Choledocho-

chol|er|a|gen ['kɑlərədʒən] *noun* Choleraenterotoxin *nt*, Choleragen *nt*

chol|e|scin|ti|gram [kəʊlə'sɪntəgræm] *noun* Gallenwegsszintigramm *nt*, Choleszintigramm *nt*

chol|e|scin|tig|ra|phy [,kəʊlɪsɪn'tɪgrəfɪ] *noun* Gallenwegsszintigraphie *f*, Gallenwegsszintigrafie *f*, Choleszintigraphie *f*, Choleszintigrafie *f*

chol|es|ta|nol [kə'lestənɔl] *noun* Cholestanol *nt*, Dihydrocholesterin *nt*

chol|e|sta|sia [,kəʊlə'steɪʒ(ɪ)ə] *noun* s.u. cholestasis

chol|e|sta|sis [kəʊlə'steɪsɪs] *noun* Gallestauung *f*, Gallenstauung *f*, Cholestase *f*, Cholostase *f*

chol|e|stat|ic [kəʊlə'stætɪk] *adj.* Cholestase betreffend, von Cholestase gekennzeichnet, cholestatisch

chol|es|ter|in [kə'lestərɪn] *noun* s.u. cholesterol

chol|es|ter|ol [kə'lestərəʊl] *noun* Cholesterin *nt*, Cholesterol *nt*

cho|line ['kəʊliːn] *noun* Cholin *nt*, Bilineurin *nt*, Sinkalin *nt*

acetyl glyceryl ether phosphoryl choline Plättchenaktivierender Faktor *m*

cytidine diphosphate choline Zytidindiphosphatcholin *nt*, Cytidindiphosphatcholin *nt*

cho|line|phos|pho|trans|fer|ase [,kəʊliːn,fɑsfəʊ'trænsfəreɪz] *noun* Cholinphosphotransferase *f*

ceramide cholinephosphotransferase Ceramidcholinphosphotransferase *f*

cho|lin|er|gic [,kəʊlə'nɜrdʒɪk] **I** *noun* Parasympathikomimetikum *nt*, Cholinergikum *nt* **II** *adj.* cholinerg, cholinergisch

cho|lin|es|ter ['kəʊlɪnestər] *noun* Cholinester *m*

cho|lin|es|ter|ase [,kəʊlɪ'nestəreɪz] *noun* unspezifische Cholinesterase *f*, unechte Cholinesterase *f*, Pseudocholinesterase *f*, Typ II-Cholinesterase *f*, β-Cholinesterase *f*, Butyrylcholinesterase *f*

nonspecific cholinesterase unspezifische Cholinesterase *f*, unechte Cholinesterase *f*, Pseudocholinesterase *f*, Typ II-Cholinesterase *f*, β-Cholinesterase *f*, Butyrylcholinesterase *f*

serum cholinesterase unspezifische Cholinesterase *f*, unechte Cholinesterase *f*, Pseudocholinesterase *f*, Typ II-Cholinesterase *f*, β-Cholinesterase *f*, Butyrylcholinesterase *f*

specific cholinesterase Azetylcholinesterase *f*, Acetylcholinesterase *f*, echte Cholinesterase *f*

unspecific cholinesterase unspezifische Cholinesterase *f*, unechte Cholinesterase *f*, Pseudocholinesterase *f*, Typ II-Cholinesterase *f*, β-Cholinesterase *f*, Butyrylcholinesterase *f*

cholo- *präf.* Galle(n)-, Chole-, Chol(o)-

chon|dral ['kɑndrəl] *adj.* Knorpel betreffend, knorplig, knorpelig, kartilaginär, chondral

chondro- *präf.* Knorpel-, Chondr(o)-

chon|dro|ad|e|no|ma [,kɑndrəʊ,ædə'nəʊmə] *noun* Chondroadenom *nt*

chon|dro|an|gi|o|ma [,kɑndrəʊ,ændʒɪ'əʊmə] *noun* Chondroangiom *nt*

chon|dro|blast ['kɑndrəʊblæst] *noun* knorpelbildende Zelle *f*, Chondroblast *m*, Chondroplast *m*

chon|dro|blas|to|ma [,kɑndrəʊblæs'təʊmə] *noun* Chondroblastom *nt*, Codman-Tumor *m*

benign chondroblastoma Chondroblastom *nt*, Codman-Tumor *m*

chon|dro|cal|ci|no|sis [ˌkɑndrəʊˌkælsə'nəʊsɪs] *noun* Chondrokalzinose *f*, Pseudogicht *f*, CPPD-Ablagerung *f*, Calciumpyrophosphatdihydratablagerung *f*, Chondrocalcinosis *f*
chon|dro|car|ci|no|ma [ˌkɑndrəʊˌkɑːrsə'nəʊmə] *noun* Chondrokarzinom *nt*
chon|dro|clast ['kɑndrəʊklæst] *noun* Knorpelfresszelle *f*, Chondroklast *m*
chon|dro|en|do|the|li|o|ma [ˌkɑndrəʊˌendəʊˌθiːlɪ'əʊmə] *noun* Chondroendotheliom *nt*
chon|dro|fi|bro|ma [ˌkɑndrəʊfaɪ'brəʊmə] *noun* Chondrofibrom *nt*, chondromyxoides Fibrom *nt*
chon|droid ['kɑndrɔɪd] I *noun* Knorpelgrundsubstanz *f*, Chondroid *nt* II *adj.* knorpelähnlich, knorpelförmig, chondroid
chondroitin-4-sulfate *noun* Chondroitinsulfat A *nt*, Chondroitin-4-Sulfat *nt*
chondroitin-6-sulfate *noun* Chondroitinsulfat C *nt*, Chondroitin-6-Sulfat *nt*
chondroitin-4-sulphate *noun* (*brit.*) s.u. chondroitin-4-sulfate
chondroitin-6-sulphate *noun* (*brit.*) s.u. chondroitin-6-sulfate
chon|dro|li|po|ma [ˌkɑndrəʊlɪ'pəʊmə] *noun* Chondrolipom *nt*
chon|dro|ma [kɑn'drəʊmə] *noun* Knorpelgeschwulst *f*, Knorpeltumor *m*, Chondrom *nt*
central chondroma echtes Chondrom *nt*, zentrales Chondrom *nt*, Enchondrom *nt*
multiple chondromas multiple Chondrome *pl*, Chondromatose *f*
paraosseous chondroma juxtakortikales Chondrom *nt*, periostales Chondrom *nt*, paraossales Chondrom *nt*
periosteal chondroma juxtakortikales Chondrom *nt*, periostales Chondrom *nt*, paraossales Chondrom *nt*
peripheral chondroma peripheres Chondrom *nt*, Ekchondrom *nt*
chon|dro|ma|to|sis [ˌkɑndrəʊmə'təʊsɪs] *noun* multiple Chondrome *pl*, Chondromatose *f*
chon|dro|mu|coid [ˌkɑndrəʊ'mjuːkɔɪd] *noun* Chondromukoid *nt*
chon|dro|mu|co|pro|tein [ˌkɑndrəʊˌmjuːkə'prəʊtiːn] *noun* Chondromukoprotein *nt*, Chondroglycoprotein *nt*
chon|dro|my|o|ma [ˌkɑndrəʊmaɪ'əʊmə] *noun* Chondromyom *nt*
chon|dro|myx|o|fi|bro|sar|co|ma [ˌkɑndrəʊˌmɪksəˌfaɪbrəʊsɑːr'kəʊmə] *noun* Chondromyxofibrosarkom *nt*
chon|dro|myx|o|ma [ˌkɑndrəʊmɪk'səʊmə] *noun* Chondromyxom *nt*
chon|dro|myx|o|sar|co|ma [ˌkɑndrəʊˌmɪksəsɑːr'kəʊmə] *noun* Chondromyxosarkom *nt*
chondro-osteoma *noun* Osteochondrom *nt*, osteokartilaginäre Exostose *f*, kartilaginäre Exostose *f*
chondro-osteosarcoma *noun* Chondroosteosarkom *nt*
chon|dro|pro|tein [ˌkɑndrəʊ'prəʊtiːn] *noun* Chondroprotein *nt*
chon|dro|sa|mine [kɑn'drəʊsəmiːn] *noun* Chondrosamin *nt*, D-Galaktosamin *nt*
chon|dro|sar|co|ma [ˌkɑndrəsɑːr'kəʊmə] *noun* Knorpelsarkom *nt*, Chondrosarkom *nt*, Chondroma sarcomatosum, Enchondroma malignum
central chondrosarcoma zentrales Chondrosarkom *nt*, Enchondrosarkom *nt*
clear cell chondrosarcoma hellzelliges Chondrosarkom *nt*
mesenchymal chondrosarcoma mesenchymales Chondrosarkom *nt*
chon|dro|sar|co|ma|to|sis [ˌkɑndrəʊsɑːrˌkəʊmə'təʊsɪs] *noun* Chondrosarkomatose *f*
chon|dro|sar|co|ma|tous [ˌkɑndrəʊsɑːr'kɑmətəs] *adj.* Chondrosarkom betreffend, chondrosarkomatös
cho|ran|gi|o|ma [kəˌrændʒɪ'əʊmə] *noun* s.u. chorioangioma
chor|do|blas|to|ma [ˌkɔːrdəʊblæs'təʊmə] *noun* Chordoblastom *nt*
chor|do|car|ci|no|ma [kɔːrdəʊˌkɑːrsɪ'nəʊmə] *noun* s.u. chordoma
chor|do|ep|i|the|li|o|ma [ˌkɔːrdəʊepəˌθiːlɪ'əʊmə] *noun* s.u. chordoma
chor|do|ma [kɔːr'dəʊmə] *noun* Chordom *nt*, Notochordom *nt*
chondroid chordoma chondroides Chordom *nt*
chor|do|sar|co|ma [ˌkɔːrdəʊsɑːr'kəʊmə] *noun* s.u. chordoma
cho|ri|o|ad|e|no|ma [ˌkɔːrɪəʊædə'nəʊmə] *noun* Chorioadenom *nt*
cho|ri|o|an|gi|o|fi|bro|ma [ˌkɔːrɪəʊˌændʒɪəʊfaɪ'brəʊmə] *noun* Chorioangiofibrom *nt*
cho|ri|o|an|gi|o|ma [ˌkɔːrɪəʊˌændʒɪ'əʊmə] *noun* Chorioangiom *nt*
cho|ri|o|blas|to|ma [ˌkɔːrɪəʊblæs'təʊmə] *noun* s.u. choriocarcinoma
cho|ri|o|car|ci|no|ma [kɔːrɪəʊˌkɑːrsɪ'nəʊmə] *noun* Chorioblastom *nt*, Chorioepitheliom *nt*, Chorionepitheliom *nt*, malignes Chorioepitheliom *nt*, malignes Chorionepitheliom *nt*, Chorionkarzinom *nt*, fetaler Zottenkrebs *m*
cho|ri|o|ep|i|the|li|o|ma [ˌkɔːrɪəʊepɪˌθɪlɪ'əʊmə] *noun* s.u. choriocarcinoma
cho|ri|o|ma [kəʊrɪ'əʊmə] *noun* Choriom *nt*
cho|ri|o|mam|mo|tro|pin [ˌkəʊrɪəʊˌmæmə'trəʊpɪn] *noun* humanes Plazenta-Laktogen *nt*, Chorionsomatotropin *nt*
cho|ri|o|men|in|gi|tis [ˌkɔːrɪəʊˌmenɪn'dʒaɪtɪs] *noun* Choriomeningitis *f*
lymphocytic choriomeningitis Armstrong-Krankheit *f*, lymphozytäre Choriomeningitis *f*
cho|ri|on|ep|i|the|li|o|ma [ˌkəʊrɪɑnˌepəˌθɪlɪ'əʊmə] *noun* s.u. choriocarcinoma
cho|ri|on|ic [kɔːrɪ'ɑnɪk] *adj.* Zottenhaut/Chorion betreffend, chorional, chorial, Chorion-
cho|ris|to|blas|to|ma [kəˌrɪstəʊblæs'təʊmə] *noun* 1. Choristoblastom *nt* 2. s.u. choristoma
cho|ris|to|ma [ˌkɔːrɪ'stəʊmə] *noun* Choristom *nt*, Chorestom *nt*
cho|roid ['kɔːrɔɪd] I *noun* Aderhaut *f*, Choroidea *f*, Chorioidea *f* II *adj.* Chorion *oder* Corium betreffend, Chorion-
Christmas ['krɪsməs]: **Christmas disease** Hämophilie B *f*, Christmas-Krankheit *f*, Faktor IX-Mangel *m*, Faktor IX-Mangelkrankheit *f*
Christmas factor Faktor IX *m*, Christmas-Faktor *m*, Autothrombin II *nt*
chro|maf|fin ['krəʊməfɪn] *adj.* chromaffin, chromaphil, phäochrom
chro|maf|fine ['krəʊməfiːn] *adj.* s.u. chromaffin

chro|maf|fin|i|ty [ˌkrəʊmə'fɪnətɪ] *noun* Chromaffinität *f*

chro|maf|fi|no|blas|to|ma [krəʊˌmæfɪnəʊblæs'təʊmə] *noun* Chromaffinoblastom *nt*, Argentaffinom *nt*

chro|maf|fi|no|ma [ˌkrəʊməfɪ'nəʊmə] *noun* chromaffiner Tumor *m*, Chromaffinom *nt*

medullary chromaffinoma Phäochromozytom *nt*

chro|ma|phil ['krəʊməfɪl] *adj.* s.u. chromaffin

chrom|ar|gen|taf|fin [ˌkrəʊmɑːr'dʒentəfɪn] *adj.* chromargentaffin

chro|mate ['krəʊmeɪt] I *noun* Chromat *nt* II *vt* chromieren, verchromen; mit Chromsalzlösung behandeln

chro|mat|ic [krəʊ'mætɪk] *adj.* **1.** Farbe betreffend, chromatisch, Farben- **2.** s.u. chromatinic

chro|ma|tid ['krəʊmətɪd] *noun* Chromatid *nt*, Chromatide *f*

daughter chromatid Tochterchromatide *f*

sister chromatids Schwesterchromatiden *pl*

chro|ma|tin ['krəʊmətɪn] *noun* **1.** Chromatin *nt* **2.** Heterochromatin *nt*

sex chromatin Barr-Körper *m*, Sexchromatin *nt*, Geschlechtschromatin *nt*

chro|ma|tin|ic [ˌkrəʊmə'tɪnɪk] *adj.* Chromatin betreffend, aus Chromatin bestehend, Chromatin-

chromatin-negative *adj.* chromatinnegativ

chromatin-positive *adj.* chromatinpositiv

chromato- *präf.* Farb-, Chromat(o)-

chro|mat|o|blast [krə'mætəblæst] *noun* Chromatoblast *m*

chro|mat|o|gram [krə'mætəgræm] *noun* Chromatogramm *nt*

chro|mat|o|graph [krə'mætəgræf] I *noun* Chromatograph *m*, Chromatograf *m* II *vt* mittels Chromatographie analysieren, chromatographieren, chromatografieren

chro|mat|o|graph|ic [ˌkrəʊmətə'græfɪk] *adj.* Chromatographie betreffend, mittels Chromatographie, chromatographisch, chromatografisch

chro|ma|tog|ra|phy [krəʊmə'tɑgrəfɪ] *noun* Chromatographie *f*, Chromatografie *f*

adsorption chromatography Adsorptionschromatographie *f*, Adsorptionschromatografie *f*

affinity chromatography Affinitätschromatographie *f*, Affinitätschromatografie *f*

filter-paper chromatography Papierchromatographie *f*, Papierchromatografie *f*

gas chromatography Gaschromatographie *f*, Gaschromatografie *f*

gas-liquid chromatography Gas-Flüssigkeitschromatographie *f*, Gas-Flüssigkeitschromatografie *f*

gas-solid chromatography Gas-Adsorptionschromatographie *f*, Gas-Adsorptionschromatografie *f*

gel-filtration chromatography Gelchromatographie *f*, Gelchromatografie *f*, Gelfiltrationschromatographie *f*, Gelfiltrationschromatografie *f*

gel-permeation chromatography s.u. gel-filtration *chromatography*

high-performance liquid chromatography Hochdruckflüssigkeitschromatographie *f*, Hochdruckflüssigkeitschromatografie *f*, Druckflüssigkeitschromatographie *f*, Druckflüssigkeitschromatografie *f*

high-pressure liquid chromatography Hochdruckflüssigkeitschromatographie *f*, Hochdruckflüssigkeitschromatografie *f*, Druckflüssigkeitschromatographie *f*, Druckflüssigkeitschromatografie *f*

ion-exchange chromatography Ionenaustauschchromatographie *f*, Ionenaustauschchromatografie *f*, Ionenaustauscherchromatographie *f*, Ionenaustauscherchromatografie *f*

liquid chromatography Flüssigkeitschromatographie *f*, Flüssigkeitschromatografie *f*

liquid-liquid chromatography Flüssigkeits-Flüssigkeitschromatographie *f*, Flüssigkeits-Flüssigkeitschromatografie *f*, Verteilungschromatographie *f*, Verteilungschromatografie *f*

molecular-exclusion chromatography molekulare Ausschlusschromatographie/Ausschlusschromatografie *f*, Molekularsiebfiltration *f*, Molekularsiebchromatographie *f*, Molekularsiebchromatografie *f*

molecular-sieve chromatography s.u. molecular-exclusion *chromatography*

paper chromatography Papierchromatographie *f*, Papierchromatografie *f*

partition chromatography Verteilungschromatographie *f*, Verteilungschromatografie *f*

thin-layer chromatography Dünnschichtchromatographie *f*, Dünnschichtchromatografie *f*

two-dimensional chromatography zweidimensionale Chromatographie/Chromatografie *f*

chro|ma|to|phil [krəʊ'mætəfɪl] *noun, adj.* s.u. chromophil

chro|ma|to|phile [krəʊ'mætəfɪl] *noun, adj.* s.u. chromophil

chro|ma|to|phil|ia [ˌkrəʊmətə'fɪlɪə] *noun* Chromatophilie *f*

chro|ma|to|phil|ic [ˌkrəʊmətə'fɪlɪk] *adj.* s.u. chromophilic

chro|ma|toph|il|ous [ˌkrəʊmə'tɑfɪləs] *adj.* s.u. chromophilic

chro|ma|to|pho|bia [ˌkrəʊmətə'fəʊbɪə] *noun* s.u. chromophobia

chromo- *präf.* Farb(en)-, Chrom(o)-

chro|mo|cen|ter ['krəʊməʊsentər] *noun* Karyosom *nt*

chro|mo|cen|tre ['krəʊməʊsentər] *noun* (*brit.*) s.u. chromocenter

chro|mo|cyte ['krəʊməʊsaɪt] *noun* pigmenthaltige Zelle *f*, pigmentierte Zelle *f*, Chromozyt *m*

chro|mo|di|ag|no|sis [krəʊməʊˌdaɪəg'nəʊsɪs] *noun* Chromodiagnostik *f*

chro|mo|lip|oid [ˌkrəʊməʊ'lɪpɔɪd] *noun* Lipochrom *nt*, Lipoidpigment *nt*

chro|mo|phage ['krəʊməʊfeɪdʒ] *noun* Chromophage *m*

chro|mo|phil ['krəʊməʊfɪl] I *noun* chromophile Struktur *oder* Zelle *f* II *adj.* chromophil, chromatophil

chro|mo|phile ['krəʊməʊfaɪl] *noun, adj.* s.u. chromophil

chro|mo|phil|ic [krəʊməʊ'fɪlɪk] *adj.* chromophil, chromatophil

chro|moph|il|ous [krəʊ'mɑfɪləs] *adj.* s.u. chromophilic

chro|mo|phobe ['krəʊməfəʊb] I *noun* **1.** chromophobe Zelle *oder* Struktur *f* **2.** (*Adenohypophyse*) chromophobe Zelle *f*, γ-Zelle *f* II *adj.* s.u. chromophobic

chro|mo|pho|bia [krəʊməʊ'fəʊbɪə] *noun* Chromophobie *f*

chro|mo|pho|bic [krəʊməʊ'fəʊbɪk] *adj.* schwer anfärbbar, chromophob

chro|mo|phore ['krəʊməʊfɔːr] *noun* Farbradikal *nt*, Chromophor *nt*

chro|mo|pho|ric [krəʊməʊ'fɔːrɪk] *adj.* 1. farbgebend, chromophor 2. farbtragend, chromophor

chro|mo|pro|te|in [krəʊməʊ'prəʊtiːn] *noun* Chromoprotein *nt*, Chromoproteid *nt*

chro|mo|so|mal [ˌkrəʊmə'səʊml] *adj.* Chromosom(en) betreffend, chromosomal, Chromosomen-

chro|mo|some ['krəʊməsəʊm] *noun* 1. Chromosom *nt* 2. Bakterienchromosom *nt*, Nukleoid *m*, Karyoid *m*

accessory chromosome überzähliges Chromosom *nt*

acentric chromosome azentrisches Chromosom *nt*

acrocentric chromosome akrozentrisches Chromosom *nt*

B chromosome überzähliges Chromosom *nt*

bacterial chromosome Bakterienchromosom *nt*

daughter chromosome Tochterchromosom *nt*

dicentric chromosome dizentrisches Chromosom *nt*

giant chromosome 1. Riesenchromosom *nt* 2. Lampenbürstenchromosom *nt*

heterocentric chromosome heterozentrisches Chromosom *nt*

heterologous chromosome Sexchromosom *nt*, Geschlechtschromosom *nt*, Heterochromosom *nt*, Genosom *nt*, Allosom *nt*, Heterosom *nt*

homologous chromosome Autosom *nt*

hybrid chromosome hybrides Chromosom *nt*

lampbrush chromosome Lampenbürstenchromosom *nt*

metacentric chromosome metazentrisches Chromosom *nt*

mitochondrial chromosome Mitochondrienchromosom *nt*

Ph^1 chromosome s.u. Philadelphia *chromosome*

Philadelphia chromosome Philadelphia-Chromosom *nt*

polycentric chromosome polyzentrisches Chromosom *nt*

polytene chromosome Riesenchromosom *nt*

ring chromosome Ringchromosom *nt*

satellite chromosome Satellitenchromosom *nt*, Trabantenchromosom *nt*

sex chromosome Sexchromosom *nt*, Heterochromosom *nt*, Geschlechtschromosom *nt*, Genosom *nt*, Heterosom *nt*, Allosom *nt*

submetacentric chromosome submetazentrisches Chromosom *nt*

telocentric chromosome telozentrisches Chromosom *nt*

trivalent chromosome trivalentes Chromosom *nt*

viral chromosome Viruschromosom *nt*

X chromosome X-Chromosom *nt*

Y chromosome Y-Chromosom *nt*

chro|mo|tox|ic [ˌkrəʊmə'tɑksɪk] *adj.* Hämoglobin zerstörend, durch Hämoglobinzerstörung hervorgerufen, chromotoxisch

chron|ic ['krɑnɪk] *adj.* sich langsam entwickelnd, langsam verlaufend, andauernd, anhaltend, langwierig, chronisch, Dauer-

chryso- *präf.* Gold-, Chrys(o)-, Aur(o)-

chrys|o|ther|a|py [krɪsə'θerəpɪ] *noun* Goldtherapie *f*, Chrysotherapie *f*, Aurotherapie *f*

CHS *abk.* s.u. 1. Chédiak-Higashi *syndrome* 2. cholinesterase

CHT *abk.* s.u. chemotherapy

Churg-Strauss [tʃɜrg straʊs]: **Churg-Strauss syndrome** Churg-Strauss-Syndrom *nt*, allergische granulomatöse Angiitis *f*

chy|lo|mi|cron [kaɪlə'maɪkrɑn] *noun*, *plural* **chy|lo|mi|crons, chy|lo|mi|cra** [kaɪlə'maɪkrə] Chylomikron *nt*, Lipomikron *nt*, Chylusträpfchen *nt*, Chyluskorn *nt*

chy|lous ['kaɪləs] *adj.* Chylus betreffend, aus Chylus bestehend, chylusähnlich, chylusartig, chylös, Chylus-, Chyl(o)-

chy|mase ['kaɪmeɪz] *noun* Chymase *f*

CI *abk.* s.u. 1. chemotherapeutic *index* 2. color *index*

Ci *abk.* s.u. curie

C.I. *abk.* s.u. color *index*

cic|u|tine ['sɪkjətiːn] *noun* Cicutin *nt*, Cicutinum *nt*, Koniin *nt*, Coniin *nt*, Coniinum *nt*

cic|u|tox|in [ˌsɪkjə'tɑksɪn] *noun* Cicutoxin *nt*

CID *abk.* s.u. cytomegalic inclusion *disease*

CIE *abk.* s.u. counterimmunoelectrophoresis

cil|i|ate ['sɪlɪeɪt] I *noun* Wimpertierchen *nt*, Wimperinfusorium *nt*, Ziliat *m*, Ciliat *m* II *adj.* s.u. ciliated

cil|i|at|ed ['sɪlɪeɪtɪd] *adj.* mit Zilien/Wimpern/Wimpernhaaren versehen, zilientragend, bewimpert

C_{in} *abk.* s.u. inulin *clearance*

cine- *präf.* Cine-, Kine-

cin|e|ra|di|og|ra|phy [sɪnəˌreɪdɪ'ɑgrəfɪ] *noun* Röntgenkinematographie *f*, Röntgenkinematografie *f*, Kinematographie *f*, Kinematografie *f*, Kineradiographie *f*, Kineradiografie *f*

cin|e|roent|gen|o|flu|o|rog|ra|phy [sɪnəˌrentgənəfluə'rɑgrəfɪ] *noun* s.u. cineradiography

cin|e|roent|gen|og|ra|phy [sɪnəˌrentgə'nɑgrəfɪ] *noun* s.u. cineradiography

C1 INH *abk.* s.u. C1 *inhibitor*

cin|na|mene ['sɪnəmiːn] *noun* Styrol *nt*, Vinylbenzol *nt*

cir|cle ['sɜrkl] *noun* 1. Kreis *m*; Kreisfläche *f*, Kreisumfang *m*, Kreisinhalt *m* 2. Kreis *m*, Ring *m*, kreisförmige *oder* ringförmige Formation *f*; (*anatom.*) Circulus *m*

vascular circle Circulus vasculosus

cir|cu|la|tion [sɜrkjə'leɪʃn] *noun* 1. Zirkulation *f*, Kreislauf *m* 2. Blutkreislauf *m*, Kreislauf *m*

capillary circulation Kapillarkreislauf *m*, Kapillarzirkulation *f*

lymph circulation Lymphkreislauf *m*, Lymphzirkulation *f*

portal circulation Pfortaderkreislauf *m*, Portalkreislauf *m*, Pfortadersystem *nt*, Portalsystem *nt*

cir|cu|la|to|ry ['sɜrkjələtəʊrɪ] *adj.* Kreislauf betreffend, zirkulierend, umlaufend, Kreis-, Zirkulations-, Blutkreislauf-, Kreislauf-

cir|cum|scribed ['sɜrkəmskraɪbd] *adj.* auf einen Bereich beschränkt, umschrieben, begrenzt, zirkumskript

cir|rho|gen|ic [sɪrəʊ'dʒenɪk] *adj.* s.u. cirrhogenous

cir|rhog|e|nous [sɪ'rɑdʒənəs] *adj.* Zirrhoseentstehung fördernd *oder* auslösend, zirrhogen

cir|rho|sis [sɪ'rəʊsɪs] *noun*, *plural* **cir|rho|ses** [sɪ'rəʊsiːz] 1. Zirrhose *f*, Cirrhosis *f* 2. s.u. *cirrhosis* of liver

cirrhosis of liver Leberzirrhose *f*, Cirrhosis hepatis

cirrhosis of lung Lungenzirrhose *f*, diffuse interstitielle Lungenfibrose *f*

cirrhosis of stomach Magenszirrhus *m*, entzündlicher Schrumpfmagen *m*, Brinton-Krankheit *f*, Linitis plastica

biliary cirrhosis biliäre Leberzirrhose *f*, biliäre Zirrhose *f*, Hanot-Zirrhose *f*, Cirrhosis biliaris
liver cirrhosis s.u. *cirrhosis* of liver
cir|rhot|ic [sɪ'rɑtɪk] I *noun* Patient *m* mit Zirrhose, Zirrhotiker *m* II *adj.* Zirrhose betreffend, von Zirrhose betroffen, zirrhös, zirrhotisch, Zirrhose(n)-
CIS *abk.* s.u. *carcinoma* in situ
cis [sɪs] *adj.* diesseits, cis
cis|pla|tin ['sɪsplətɪn] *noun* Cisplatin *nt*
cis-platinum *noun* s.u. cisplatin
cis|tron ['sɪstrɑn] *noun* Cistron *nt*
cit|rase ['sɪtreɪz] *noun* Zitrataldolase *f*, Zitratlyase *f*, Citrataldolase *f*, Citratlyase *f*
cit|ra|tase ['sɪtrəteɪz] *noun* s.u. citrase
cit|rate ['sɪtreɪt, 'saɪ-] *noun* Zitrat *nt*, Citrat *nt*
calcium citrate Kalziumcitrat *nt*
sodium citrate Natriumcitrat *nt*
cit|ri|des|mo|lase [ˌsɪtrə'dezməleɪz] *noun* s.u. citrase
Cit|ro|bac|ter [ˌsɪtrə'bæktər] *noun* Citrobacter *f*
cit|rul|line ['sɪtrəliːn] *noun* Zitrullin *nt*, Citrullin *nt*
CJD *abk.* s.u. Creutzfeldt-Jakob *disease*
CK *abk.* s.u. creatine *kinase*
CL *abk.* s.u. **1.** chronic *leukemia* **2.** citrate *lyase*
Cl *abk.* s.u. **1.** chlorine **2.** clearance
class [klæs] I *noun* Klasse *f*, Gruppe *f*, Art *f* II *vt* klassifizieren, (in Klassen) einteilen *oder* einordnen *oder* einstufen
antibody class Antikörperklasse *f*
class. *abk.* s.u. classification
clas|si|fi|ca|tion [ˌklæsəfɪ'keɪʃn] *noun* **1.** Klassifizieren *nt* **2.** Klassifikation *f*, Klassifizierung *f*, Einordnung *f*, Einteilung *f* **3.** (*biolog.*) Einordnung *f*, Taxonomie *f*
adansonian classification numerische Taxonomie *f*
Ann Arbor classification Ann-Arbor-Klassifizierung *f*
Arneth's classification Arneth-Leukozytenschema *nt*
Bergey's classification Bergey-Klassifikation *f*
Chicago classification Chicago-Einteilung *f*, Chicago-Klassifikation *f*
Denver classification Denver-System *nt*, Denver-Klassifikation *f*
Dukes' classification Dukes-Klassifikation *f*, Dukes-Einteilung *f*
Gell and Coombs classification Gell-Coombs-Klassifikation *f*
Jansky's classification Jansky-Klassifikation *f*
Kauffmann-White classification Kauffmann-White-Schema *nt*
Lancefield classification Lancefield-Einteilung *f*, Lancefield-Klassifikation *f*
Paris classification Paris-Einteilung *f*, Paris-Klassifikation *f*
Runyon classification Runyon-Einteilung *f*, Runyon-Klassifikation *f*
TNM classification TNM-Klassifikation *f*
Clauberg ['klaʊbɜrg]: **Clauberg's culture medium** Clauberg-Nährboden *m*
Clauberg's medium s.u. *Clauberg's* culture medium
Clauberg's test Clauberg-Test *m*
clear|ance ['klɪərəns] *noun* Clearance *f*
inulin clearance Inulinclearance *f*
plasma iron clearance Plasmaeisenclearance *f*, Eisenclearance *f*
cleft [kleft] I *noun* Spalt *m*, Spalte *f*, Furche *f*, Fissur *f* II *adj.* gespalten, geteilt, klaffend, auseinander klaffend
branchial cleft Schlundfurche *f*, Kiemenspalte *f*
cleido- *präf.* Schlüsselbein-, Klavikula(r)-, Kleido-
CLH *abk.* s.u. corpus luteum *hormone*
clin. *abk.* s.u. clinical
clin|ic ['klɪnɪk] I *noun* **1.** Poliklinik *f*, Ambulanz *f*, Ambulatorium *nt* **2.** Sprechstunde *f*; Beratungsgruppe *f* *oder* Therapiegruppe *f* **3.** Krankenhaus *nt*, spezialisiertes Krankenhaus *nt*, Klinik *f* **4.** Bedside-Teaching *nt*, Unterweisung *f* (*von Studenten*) am Krankenbett II *adj.* s.u. clinical
clin|i|cal ['klɪnɪkl] *adj.* klinisch, Klinik/Krankenhaus betreffend, klinisches Bild betreffend
clinical-diagnostic *adj.* klinisch-diagnostisch
cli|ni|cian [klɪ'nɪʃn] *noun* Kliniker *m*
clin|i|co|an|a|tom|i|cal [ˌklɪnɪkəʊænə'tɑmɪkl] *adj.* klinisch-anatomisch
clin|i|co|path|o|log|ic [klɪnɪkəʊˌpæθə'lɑdʒɪk] *adj.* klinisch-pathologisch
clin|i|co|path|o|log|i|cal [klɪnɪkəʊˌpæθə'lɑdʒɪkl] *adj.* s.u. clinicopathologic
clin|i|co|pa|thol|o|gy [ˌklɪnɪkəʊpə'θɑlədʒɪ] *noun* klinische Pathologie *f*
CLL *abk.* s.u. chronic lymphocytic *leukemia*
clo|faz|i|mine [kləʊ'fæzɪmiːn] *noun* Clofazimin *nt*
clon|al ['kləʊnl] *adj.* Klon betreffend, klonal, Klon-
clo|nal|i|ty [kləʊ'nælətɪ] *noun* Fähigkeit *f* zur Klonierung/Klonbildung
clone [kləʊn] I *noun* Klon *m*, Clon *m* II *vt* klonen
B-cell clone B-Zell-Klon *m*
cell clone Zellklon *m*
T-cell clone T-Zell-Klon *m*
clon|ing ['kləʊnɪŋ] *noun* Klonierung *f*, Klonbildung *f*
molecular cloning molekulares Klonieren *nt*
clo|no|gen|ic [ˌkləʊnəʊ'dʒenɪk] *adj.* die Klonbildung anregend, klonogen
clo|nor|chi|a|sis [ˌkləʊnɔːr'kaɪəsɪs] *noun* Klonorchiasis *f*, Clonorchiose *f*, Clonorchiasis *f*, Opisthorchiasis *f*
clo|nor|chi|o|sis [kləʊˌnɔːrkaɪ'əʊsɪs] *noun* s.u. clonorchiasis
Clo|nor|chis si|nen|sis [kləʊ'nɔːrkɪs] chinesischer Leberegel *m*, Clonorchis sinensis, Opisthorchis sinensis
clo|no|type ['kləʊnəʊtaɪp] *noun* Klonotyp *m*
clo|no|typ|ic [kləʊnəʊ'tɪpɪk] *adj.* klonotypisch
clos|trid|i|al [klɑ'strɪdɪəl] *adj.* Clostridien betreffend, durch sie verursacht, Clostridien-
clos|trid|i|o|pep|ti|dase [klɑˌstrɪdɪəʊ'peptɪdeɪz] Clostridiopeptidase *f*
clos•trid•i•o•pep•ti•dase A [klɑˌstrɪdɪəʊ'peptɪdeɪz] Clostridium-histolyticum-kollagenase *f*, Clostridiopeptidase A *f*
clostridiopeptidase B Clostridium-histolyticum-proteinase B *f*, Clostridiopeptidase B *f*, Clostripain *nt*
Clos|trid|i|um [klɑ'strɪdɪəm] *noun* Clostridium *nt*
Clostridium botulinum Botulinusbazillus *m*, Clostridium botulinum
Clostridium novyi Clostridium novyi, Clostridium oedematiens
Clostridium novyi type B Bacillus gigas Zeissler, Clostridium novyi typ B
Clostridium novyi type C Clostridium bubalorum Prévot, Clostridium novyi typ C

Clostridium perfringens Welch-Fränkel-Bazillus *m*, Welch-Fränkel-Gasbrandbazillus *m*, Clostridium perfringens
Clostridium septicum Pararauschbrandbazillus *m*, Clostridium septicum
Clostridium tetani Tetanusbazillus *m*, Tetanuserreger *m*, Wundstarrkrampfbazillus *m*, Wundstarrkrampferreger *m*, Clostridium tetani, Plectridium tetani
Clostridium welchii (*brit.*) s.u. *Clostridium* perfringens

clos|trid|i|um [klɑ'strɪdɪəm] *noun, plural* **clos|tri|dia** [klɑ'strɪdɪə] Klostridie *f*, Clostridie *f*, Clostridium *nt*

clot [klɑt] I *noun* **1.** Klumpen *m*, Klümpchen *nt* **2.** Gerinnsel *nt*, Blutgerinnsel *nt*, Fibringerinnsel *nt* II *vt* zum Gerinnen bringen III *vi* gerinnen, koagulieren
blood clot Blutgerinnsel *nt*, Blutkuchen *m*
currant jelly clot Kruorgerinnsel *nt*, Cruor sanguinis
postmortem clot Leichengerinnsel *nt*
red blood clot roter Abscheidungsthrombus *m*
washed clot s.u. white *clot*
white clot Abscheidungsthrombus *m*, Konglutinationsthrombus *m*, weißer Thrombus *m*, grauer Thrombus *m*

clo|trim|a|zole [kləʊ'trɪməzəʊl] *noun* Clotrimazol *nt*

clot|ted ['klɑtɪd] *adj.* **1.** geronnen **2.** klumpig

clot|ting ['klɑtɪŋ] *noun* Gerinnung *f*, Blutgerinnung *f*, Fibringerinnung *f*, Koagulation *f*; Klumpenbildung *f*
blood clotting Blutgerinnung *f*, Koagulation *f*

Clough-Richter [klʌf 'rɪktər]: **Clough-Richter's syndrome** Clough-Syndrom *nt*, Clough-Richter-Syndrom *nt*, Kältehämagglutinationskrankheit *f*

claw frog [klɔː] Krallenfrosch *m*

clox|a|cil|lin [klɑksə'sɪlɪn] *noun* Cloxacillin *nt*

clus|ter ['klʌstər] *noun* Haufen *m*, Anhäufung *f*, Ansammlung *f*

CM *abk.* s.u. **1.** capreomycin **2.** contrast *medium*

CM-cellulose s.u. carboxymethylcellulose

CMF *abk.* s.u. chondromyxoid *fibroma*

CMI *abk.* s.u. cell-mediated *immunity*

CML *abk.* s.u. **1.** cell-mediated *lympholysis* **2.** chronic myelocytic *leukemia*

CMP *abk.* s.u. **1.** cytidine *monophosphate* **2.** cytidine *monophosphate*

CMV *abk.* s.u. cytomegalovirus

CMVIG *abk.* s.u. cytomegalovirus immune *globulin*

CO *abk.* s.u. **1.** carbon *monoxide* **2.** crossing-over **3.** crossover

Co *abk.* s.u. cobalt

CO_2 *abk.* s.u. carbon *dioxide*

CoA *abk.* s.u. *coenzyme* A

co|ag|glu|ti|na|tion [kəʊə,gluːtə'neɪʃn] *noun* Koagglutination *f*

co|ag|glu|ti|nin [kəʊə'gluːtnɪn] *noun* Koagglutinin *nt*

co|ag|u|la|bil|i|ty [kəʊ,ægjələ'bɪlətɪ] *noun* Gerinnbarkeit *f*, Koagulierbarkeit *f*, Koagulabilität *f*

co|ag|u|la|ble [kəʊ'ægjələbl] *adj.* gerinnbar, gerinnungsfähig, koagulierbar, koagulabel

co|ag|u|lant [kəʊ'ægjələnt] I *noun* gerinnungsförderndes Mittel *nt*, Koagulans *nt* II *adj.* Koagulation bewirkend *oder* beschleunigend *oder* verursachend, gerinnungsfördernd, koagulationsfördernd

co|ag|u|lase [kəʊ'ægjəleɪz] *noun* Koagulase *f*, Coagulase *f*

coagulase-negative *adj.* koagulasenegativ

coagulase-positive *adj.* koagulasepositiv

co|ag|u|late [kəʊ'ægjəleɪt] I *vt* gerinnen *oder* koagulieren lassen II *vi* gerinnen, koagulieren

co|ag|u|la|tion [kəʊ,ægjə'leɪʃn] *noun* **1.** Gerinnung *f*, Koagulation *f* **2.** Blutgerinnung *f* **3.** s.u. coagulum
blood coagulation Blutgerinnung *f*
disseminated intravascular coagulation 1. disseminierte intravasale Koagulation *f*, disseminierte intravasale Gerinnung *f* **2.** Verbrauchskoagulopathie *f*
massive coagulation Froin-Symptom *nt*

co|ag|u|la|tive [kəʊ'ægjələtɪv] *adj.* gerinnungsfördernd, gerinnungsverursachend, koagulationsfördernd

co|ag|u|la|tor [kəʊ'ægjəleɪtər] *noun* Koagulator *m*

co|ag|u|lop|a|thy [kəʊ,ægjə'lɑpəθɪ] *noun* Blutgerinnungsstörung *f*, Gerinnungsstörung *f*, Koagulopathie *f*
consumption coagulopathy 1. Verbrauchskoagulopathie *f* **2.** disseminierte intravasale Koagulation *f*, disseminierte intravasale Gerinnung *f*
dilution coagulopathy Verdünnungskoagulopathie *f*
septic coagulopathy septische Koagulopathie *f*, septische Verbrauchskoagulopathie *f*

co|ag|u|lum [kəʊ'ægjələm] *noun, plural* **co|ag|u|la** [kəʊ'ægjələ] Blutgerinnsel *nt*, Gerinnsel *nt*, Koagel *nt*, Koagulum *nt*
fibrin coagulum Fibringerinnsel *nt*

CoA-SH *abk.* s.u. *coenzyme* A

coat [kəʊt] I *noun* **1.** Haut *f*, Fell *nt*, Hülle *f* **2.** Überzug *m*, Beschichtung *f*, Schicht *f*, Decke *f* II *vt* **3.** beschichten, überziehen **4.** bedecken, umhüllen (*with* mit)
buffy coat Leukozytenmanschette *f*, buffy coat
cell coat Zellhülle *f*
lipophosphoglycan surface coat Lipophosphoglykanoberflächenbelag *m*
LPG surface coat Lipophosphoglykanoberflächenbelag *m*
protein coat Proteinhülle *f*

coat|ed ['kəʊtɪd] *adj.* **1.** beschichtet, überzogen (*with* mit); dragiert **2.** (*Zunge*) belegt **3.** imprägniert

coat|ing ['kəʊtɪŋ] *noun* Schicht *f*, Beschichtung *f*, Deckschicht *f*; (*Zunge*) Belag *m*; Überzug *m*

CoA-transferase *noun* Coenzym A-Transferase *f*, CoA-Transferase *f*

co|bal|a|min [kəʊ'bæləmɪn] *noun* Kobalamin *nt*, Cobalamin *nt*

co|balt ['kəʊbɔːlt] *noun* Kobalt *nt*, Cobalt *nt*
cobalt 60 Kobalt 60 *nt*

co|byr|in|a|mide [kəʊbɪ'rɪnəmaɪd] *noun* Cobyrsäure *f*

co|car|box|y|lase [kəʊkɑːr'bɑksəleɪz] *noun* Thiaminpyrophosphat *nt*

co|car|cin|o|gen [kəʊkɑːr'sɪnədʒən] *noun* Kokarzinogen *nt*

co|car|ci|no|gen|e|sis [kəʊ,kɑːrsnəʊ'dʒenəsɪs] *noun* Kokarzinogenese *f*

coc|cal ['kɑkəl] *adj.* Kokken betreffend, kokkenähnlich, kokkenförmig, Kokken-

Coc|cid|ia [kɑk'sɪdɪə] *plural* Kokzidien *pl*, Coccidia *pl*

coc|cid|i|al [kɑk'sɪdɪəl] *adj.* Kokzidien betreffend, durch sie verursacht, Kokzidien-

coc|cid|i|an [kɑk'sɪdɪən] I *noun* s.u. coccidium II *adj.* s.u. coccidial

coc|cid|i|oi|dal [kɑk,sɪdɪ'ɔɪdl] *adj.* Kokzidioido-, Kokzidioiden-

Coc|cid|i|oi|des [kɑk,sɪdɪ'ɔɪdiːz] *noun* Kokzidioidespilz *m*, Coccidioides *m*
coc|cid|i|oi|din [kɑk,sɪdɪ'ɔɪdɪn] *noun* Kokzidioidin *nt*, Coccidioidin *nt*
coc|cid|i|oi|do|ma [kɑk,sɪdɪɔɪ'dəʊmə] *noun* Kokzidioidom *nt*
coc|cid|i|um [kɑk'sɪdɪəm] *noun, plural* **coc|ci|dia** [kɑk'sɪdɪə] Kokzidie *f*, Coccidium *nt*
coc|ci|gen|ic [,kɑksə'dʒenɪk] *adj.* durch Kokken bedingt *oder* hervorgerufen, kokkenbedingt, Kokken-
cocco- *präf.* Beeren-, Trauben-, Kokken-
coc|co|gen|ic [,kɑkə'dʒenɪk] *adj.* s.u. coccigenic
coc|cog|e|nous [kə'kɑdʒənəs] *adj.* s.u. coccigenic
coc|coid ['kɑkɔɪd] *adj.* kokkenähnlich, kokkoid
coc|cu|lin ['kɑkjəlɪn] *noun* Pikrotoxin *nt*, Cocculin *nt*
coc|cus ['kɑkəs] *noun, plural* **coc|ci** ['kɑksaɪ] Kokke *f*, Kokkus *m*, Coccus *m*
  Neisser's coccus Gonokokkus *m*, Gonococcus *m*, Neisseria gonorrhoeae
cock|roach ['kɑkrəʊtʃ] *noun* Küchenschabe *f*, Schabe *f*, Kakerlake *f*, Kakerlak *m*
coc|to|la|bile [,kɑktəʊ'leɪbl] *adj.* kochlabil, kochunbeständig, siedelabil, siedeunbeständig
coc|to|sta|bile [,kɑktəʊ'steɪbl] *adj.* kochstabil, kochfest, siedestabil, siedefest
coc|to|sta|ble [,kɑktəʊ'steɪbl] *adj.* s.u. coctostabile
co|cul|ti|va|tion [kəʊ,kʌltə'veɪʃn] *noun* Kokultivation *f*, Kokultivierung *f*
co-culture *noun* Kokultur *f*
code [kəʊd] **I** *noun* Code *m*, Kode *m* **II** *vt* codieren, kodieren, verschlüsseln, in einen Code umsetzen
  amino acid code Aminosäurecode *m*
  genetic code genetischer Kode *m*, genetischer Code *m*
co|deine ['kəʊdiːn] *noun* Kodein *nt*, Codein *nt*, Methylmorphin *nt*
cod|ing ['kəʊdɪŋ] **I** *noun* Verschlüsseln *nt*, Codieren *nt*, Codierung *f*; Chiffrieren *nt* **II** *adj.* kodierend
Codman ['kɑdmən]: **Codman's sign** Codman-Zeichen *nt*
  Codman's triangle Codman-Dreieck *nt*
  Codman's tumor Chondroblastom *nt*, Codman-Tumor *m*
co|dom|i|nance [kəʊ'dɑmɪnəns] *noun* Kodominanz *f*
co|dom|i|nant [kəʊ'dɑmɪnənt] *adj.* kodominant
co|don ['kəʊdɑn] *noun* Kodon *nt*, Codon *nt*
  chain-initiation codon Initialkodon *nt*, Initiationskodon *nt*, Starterkodon *nt*
  chain-termination codon Abbruchskodon *nt*, Terminationskodon *nt*, Kettenabbruchskodon *nt*
  nonsense codon Abbruchskodon *nt*, Kettenabbruchskodon *nt*, Terminationskodon *nt*
  termination codon Kettenabbruchkodon *nt*, Abbruchkodon *nt*, Terminationskodon *nt*
Coe [kəʊ]: **Coe virus** Coe-Virus *nt*, Coxsackievirus A21 *nt*
co|ef|fi|cient [,kəʊə'fɪʃənt] *noun* Koeffizient *m*
  absorption coefficient Extinktionskoeffizient *f*
  adsorption coefficient Adsorptionskoeffizient *m*
  binomial coefficient Binomialkoeffizient *m*
  blood-gas partition coefficient Blut-Gas-Verteilungskoeffizient *m*
  Bunsen coefficient Bunsen-Löslichkeitskoeffizient *m*
  diffusion coefficient Diffusionskoeffizient *m*
  dilution coefficient Verdünnungskoeffizient *m*
  erythrocyte color coefficient Erythrozytenfärbekoeffizient *m*, Färbekoeffizient *m*
  extinction coefficient Extinktionskoeffizient *m*
  homogeneity coefficient Homogenitätsgrad *m*
  Krogh's diffusion coefficient Krogh-Diffusionskoeffizient *m*
  molar absorption coefficient molarer Extinktionskoeffizient *m*
  molar extinction coefficient molarer Extinktionskoeffizient *m*
  partition coefficient Verteilungskoeffizient *m*
  solubility coefficient Bunsen-Löslichkeitskoeffizient *m*
  specific absorption coefficient spezifischer Extinktionskoeffizient *m*
  specific extinction coefficient spezifischer Extinktionskoeffizient *m*
coe|len|ter|ates [siː'lentəreɪts] *plural* Zölenteraten *pl*
coe|lo|mates ['siːləʊmeɪts] *plural* Zölomaten *pl*
coe|lo|mo|cyte ['siːləməʊsaɪt] *noun* Zölomozyt *m*
co|en|zyme [kəʊ'enzaɪm] *noun* Koenzym *nt*, Coenzym *nt*
  coenzyme A Coenzym A *nt*
  coenzyme B_{12} Coenzym B_{12} *nt*, 5'-Desoxyadenosylcobalamin *nt*
  coenzyme I Nicotinamid-adenin-dinucleotid *nt*, Diphosphopyridinnucleotid *nt*, Cohydrase I *f*, Coenzym I *nt*
  coenzyme II Nicotinamid-adenin-dinucleotid-phosphat *nt*, Triphosphopyridinnucleotid, Cohydrase II *f*, Coenzym II *nt*
  coenzyme Q Ubichinon *nt*
  coenzyme R Biotin *nt*, Vitamin H *nt*
  acetoacetyl coenzyme A Azetoazetylcoenzym A *nt*, Acetoacetylcoenzym A *nt*, Azetoazetyl-CoA *nt*
  acetyl coenzyme A Azetylcoenzym A *nt*, Acetylcoenzym A *nt*, Acetyl-CoA *nt*
  acyl coenzyme A Acylcoenzym A *nt*, Acyl-CoA *nt*
  malonyl coenzyme A Malonyl-Coenzym A *nt*, Malonyl-CoA *nt*
  nucleotide coenzyme Nukleotidcoenzym *nt*
  pyridine coenzyme Pyridincoenzym *nt*
  Warburg's coenzyme Nicotinamid-adenin-dinucleotid-phosphat *nt*, Triphosphopyridinnucleotid *nt*, Cohydrase II *f*, Coenzym II *nt*
co-expression *noun* Koexpression *f*
co|fac|tor [kəʊ'fæktər] *noun* Kofaktor *m*, Cofaktor *m*
  cofactor of thromboplastin Proakzelerin *nt*, Proaccelerin *nt*, Acceleratorglobulin *nt*, labiler Faktor *m*, Faktor V *m*
  cofactor V Prokonvertin *nt*, Proconvertin *nt*, Faktor VII *m*, Autothrombin I *nt*, Serum-Prothrombin-Conversion-Accelerator *m*, stabiler Faktor *m*
  cobra venom cofactor C3-Proaktivator *m*, Faktor B *m*
  platelet cofactor (I) antihämophiles Globulin *nt*, Antihämophiliefaktor *m*, Faktor VIII *m*
  platelet cofactor II Faktor IX *m*, Christmas-Faktor *m*, Autothrombin II *nt*
co|fer|ment [kəʊ'fɜrment] *noun* s.u. coenzyme
COH *abk.* s.u. carbohydrate
CO-HB *abk.* s.u. carbon monoxide *hemoglobin*
CO-Hb *abk.* s.u. carboxyhemoglobin
co|her|ence [kəʊ'hɪərəns] *noun* Zusammenhalt *m*, Kohärenz *f*
co|her|en|cy [kəʊ'hɪərənsɪ] *noun* s.u. coherence
co|her|ent [kəʊ'hɪərənt] *adj.* zusammenhängend, kohärent

co|he|sion [kəʊ'hiːʒn] *noun* Anziehung *f*, Anziehungskraft *f*, Kohäsion *f*
co|he|sive [kəʊ'hiːsɪv] *adj.* auf Kohäsion beruhend, kohäsiv, Binde-, Kohäsions-
co|he|sive|ness [kəʊ'hiːsɪvnɪs] *noun* **1.** Kohäsionskraft *f*, Bindekraft *f* **2.** Festigkeit *f*
Cohnheim ['kəʊnhaɪm]: **Cohnheim's theory** Cohnheim-Emigrationstheorie *f*, Cohnheim-Entzündungstheorie *f*
col|chi|cine ['kaltʃəsiːn] *noun* Kolchizin *nt*, Colchicin *nt*
cold [kəʊld] **I** *noun* **1.** Kälte *f* **2.** Erkältung *f*, Schnupfen *m*; **have a cold** erkältet sein; (einen) Schnupfen haben; **a heavy/bad cold** eine schwere Erkältung; **get/catch/take (a) cold** sich eine Erkältung zuziehen, sich erkälten **II** *adj.* **3.** kalt **4.** frierend **5.** kalt, tot, leblos
allergic cold Heuschnupfen *m*, Heufieber *nt*
co|li|cin ['kaləsɪn] *noun* Kolizin *nt*, Colicin *nt*
co|li|cin|o|gen [kalɪ'sɪnədʒən] *noun* Kolizinogen *nt*, Colicinogen *nt*, Col-Faktor *m*, kolizinogener Faktor *m*, colicinogener Faktor *m*
co|li|ci|nog|e|ny [ˌkalɪsɪ'nadʒənɪ] *noun* Kolizinogenie *f*, Colicinogenie *f*
co|li|form ['kalɪfɔːrm] **I** *noun* coliforme Bakterien *pl*, Kolibakterien *pl*, Colibakterien *pl* **II** *adj.* koliähnlich, koliform, coliform
co|li|phage ['kəʊləfeɪdʒ] *noun* Koliphage *m*, Coliphage *m*
co|li|tis [kə'laɪtɪs] *noun* Dickdarmentzündung *f*, Kolonentzündung *f*, Kolitis *f*, Colitis *f*
balantidial colitis Balantidenkolitis *f*, Kolitis/Colitis *f* durch Balantidium coli; Balantidiasis *f*, Balantidiosis *f*
co|li|tox|i|co|sis [kalɪˌtaksɪ'kəʊsɪs] *noun* Kolitoxikose *f*
co|li|tox|in [kalɪ'taksɪn] *noun* Kolitoxin *nt*, Colitoxin *nt*
col|la|gen ['kalədʒən] *noun* Kollagen *nt*
col|la|gen|ase [kə'lædʒəneɪz] *noun* Kollagenase *f*
col|la|gen|o|sis [ˌkalədʒə'nəʊsɪs] *noun* Kollagenkrankheit *f*, Kollagenose *f*, Kollagenopathie *f*
col|lag|e|nous [kə'lædʒənəs] *adj.* aus Kollagen bestehend, Kollagen formend *oder* produzierend, Kollagen-
col|li|qua|tion [ˌkalɪ'kweɪʒn] *noun* Einschmelzung *f*, Verflüssigung *f*, Kolliquation *f*
col|liq|ua|tive [kə'lɪkwətɪv] *adj.* mit Verflüssigung einhergehend, kolliquativ, Kolliquations-
col|loid ['kalɔɪd] **I** *noun* **1.** Kolloid *nt*, kolloiddisperses System *nt* **2.** Kolloid *nt* **3.** Kolloidlösung *f*, kolloidale Lösung *f* **II** *adj.* s.u. colloidal
col|loi|dal [kə'lɔɪdl] *adj.* kolloidal, kolloid
co|lon ['kəʊlən] *noun* Dickdarm *m*, Kolon *nt*, Colon *nt*, Intestinum colon
co|lon|ic [kəʊ'lanɪk] *adj.* Kolon betreffend, Kolon-, Dickdarm-
col|o|ni|za|tion [ˌkalənɪ'zeɪʃn] *noun* **1.** Kolonisierung *f*, Besiedlung *f* **2.** Einnisten *nt*, Innidation *f*
stem-cell colonization Stammzellenkolonisierung *f*
co|lon|o|scope [kəʊ'lanəskəʊp] *noun* Koloskop *nt*, Kolonoskop *nt*
co|lon|os|co|py [kəʊlə'naskəpɪ] *noun* Dickdarmspiegelung *f*, Dickdarmendoskopie *f*, Kolonspiegelung *f*, Kolonendoskopie *f*, Koloskopie *f*, Kolonoskopie *f*
col|o|ny ['kalənɪ] *noun, plural* **col|o|nies** Kolonie *f*
bacterial colony Bakterienkolonie *f*
daughter colony Tochterkolonie *f*
filamentous colony filamentöse Kolonie *f*, myzeliale Kolonie *f*
H colony H-Form *f*, Hauchform *f*
M colony M-Kolonie *f*, M-Form *f*, mukoide Form *f*
mucoid colony M-Kolonie *f*, M-Form *f*, mukoide Form *f*
O colony (*Kolonie*) O-Form *f*
col|or ['kʌlər] **I** *noun* **1.** Farbe *f*, Farbstoff *m* **2.** Hautfarbe *f*, Gesichtsfarbe *f*, Teint *m* **II** *vt* färben **III** *vi* **3.** sich färben, sich verfärben, Farbe annehmen
complementary color Komplementärfarbe *f* (*to* zu), Gegenfarbe *f* (*to* zu)
co|lo|rec|tal [ˌkalə'rektl] *adj.* Kolon und Rektum betreffend *oder* verbindend, kolorektal
co|lo|rec|tum [ˌkalə'rektəm] *noun* Kolon und Rektum, Kolorektum *nt*
col|or|im|e|ter [ˌkʌlə'rɪmɪtər] *noun* Farbmesser *m*, Farbenmesser *m*, Kolorimeter *nt*, Chromatometer *nt*
col|or|i|met|ric [ˌkʌlərɪ'metrɪk] *adj.* s.u. colorimetrical
col|or|i|met|ri|cal [ˌkʌlərɪ'metrɪkl] *adj.* Kolorimetrie betreffend, kolorimetrisch
col|or|im|e|try [ˌkʌlə'rɪmətrɪ] *noun* Farbvergleich *m*, Farbmessung *f*, Kolorimetrie *f*, Colorimetrie *f*
col|our ['kʌlər] *noun, vt, vi* (*brit.*) s.u. color
colpo- *präf.* Scheiden-, Kolp(o)-, Vaginal-
co|ma ['kəʊmə] *noun, plural* **co|mas, co|mae** ['kəʊmiː] tiefe Bewusstlosigkeit *f*, Koma *nt*, Coma *nt*; **be in a coma** im Koma liegen; **fall/go into (a) coma** ins Koma fallen, komatös werden
irreversible coma Hirntod *m*, biologischer Tod *m*
com|bi|na|tion [ˌkambə'neɪʃn] **I** *noun* **1.** Verbinden *nt*, Vereinigung *f*; Verbindung *f*, Kombination *f* **2.** (*Chemie*) Verbindung *f* **II** *adj.* Kombinations-
gene combination Genkombination *f*
com|e|do|car|ci|no|ma [kamɪdəʊˌkaːrsə'nəʊmə] *noun* (*Brust*) Komedokarzinom *nt*
com|men|sal [kə'mensəl] **I** *noun* Kommensale *m*, Paraphage *m* **II** *adj.* kommensal
com|men|sal|ism [kə'mensəlɪzəm] *noun* Mitessertum *nt*, Kommensalismus *m*
com|mu|ni|ca|bil|i|ty [kəˌmjuːnɪkə'bɪlətɪ] *noun* **1.** Übertragbarkeit *f* **2.** Mitteilbarkeit *f* **3.** Mitteilsamkeit *f*, Redseligkeit *f*
com|mu|ni|ca|ble [kə'mjuːnɪkəbl] *adj.* **1.** (*Krankheit*) übertragbar, ansteckend **2.** mitteilbar **3.** kommunikativ, mitteilsam, redselig
com|mu|ni|ca|ble|ness [kə'mjuːnɪkəblnɪs] *noun* s.u. communicability
com|mu|ni|ca|tion [kəˌmjuːnɪ'keɪʃn] *noun* **1.** (*Physik, epidemiol.*) Übertragung *f* (*to* auf) **2.** Verständigung *f*, Kommunikation *f*
cell-to-cell communication Zell-Zell-Kommunikation *f*
com|pat|i|bil|i|ty [kəmˌpætə'bɪlətɪ] *noun* Verträglichkeit *f*, Vereinbarkeit *f*, Kompatibilität *f* (*with* mit)
ABO compatibility ABO-Verträglichkeit *f*, ABO-Kompatibilität *f*
com|pen|sa|tion [ˌkampən'seɪʃn] *noun* Ausgleich *m*, Aufhebung *f*, Kompensation *f*
dosage compensation Dosiskompensation *f*
com|pe|tence ['kampətəns] *noun* (*mikrobiol.*) Kompetenz *f*; (*immunolog.*) Immunkompetenz *f*
immunologic competence Immunkompetenz *f*
com|pe|ten|cy ['kampətənsɪ] *noun* s.u. competence
com|pe|tent ['kampətənt] *adj.* kompetent

com|pet|i|tive [kəm'petɪtɪv] *adj.* kompetitiv
com|ple|ment [*n* 'kɑmpləmənt; *v* 'kɑmpləment] I *noun* 1. Ergänzung *f* (*to*), Vervollkommnung *f* (*to*) 2. Komplementärfarbe *f* (*to* zu), Gegenfarbe *f* (*to* zu) 3. (*immunolog.*) Komplement *nt*, Complement *nt* II *vt* ergänzen, vervollkommnen
aneuploid chromosome complement aneuploider Chromosomensatz *m*
chromosome complement Chromosomensatz *m*
diploid chromosome complement diploider Chromosomensatz *m*
genetic complement Genbestand *m*
haploid chromosome complement haploider Chromosomensatz *m*
hemolytic complement hämolytisches Komplement *nt*
com|ple|men|tal [ˌkɑmplə'mentl] *adj.* s.u. complementary
com|ple|men|ta|ry [ˌkɑmplə'ment(ə)rɪ] *adj.* ergänzend, komplementär, Ergänzungs-, Komplementär-
com|ple|men|ta|tion [ˌkɑmpləmən'teɪʃn] *noun* Komplementation *f*
complement-fixing *adj.* komplementbindend
complement-mediated *adj.* komplementvermittelt
com|plete [kəm'pliːt] *adj.* ganz, vollständig, komplett, völlig, vollzählig, total, Gesamt-
com|plex [*n* 'kɑmpleks; *adj.*, *v* kəm'pleks] I *noun* Komplex *m* II *adj.* zusammengesetzt; komplex, kompliziert III *vt*, *vi* einen Komplex bilden (*with* mit)
AIDS-related complex AIDS-related-Complex *m*
antigen-antibody complex Antigen-Antikörper-Komplex *m*, Immunkomplex *m*
B-cell antigen receptor complex B-Zell-Rezeptor-Antigen-Komplex *m*
binary complex binärer Komplex *m*
CD3 complex CD3-Komplex *m*
CD3-antigen complex CD3-Komplex *m*
chelate complex Chelatkomplex *m*
codon-anticodon complex Codon-Anticodon-Komplex *m*
drug-antibody immune complex Medikament-Antikörper-Immunkomplex *m*
EAHF complex EAHF-Komplex *m*, Ekzem-Asthma-Heufieber-Komplex *m*
enzyme-cofactor complex Enzym-Cofaktor-Komplex *m*, Holoenzym *nt*
enzyme-inhibitor complex Enzym-Inhibitor-Komplex *m*
enzyme-substrate complex Enzym-Substrat-Komplex *m*
enzyme-substrate-inhibitor complex Enzym-Substrat-Inhibitor-Komplex *m*
erythrocyte-bound complex erythrozytengebundener Komplex *m*
factor IX complex Faktor IX-Komplex *m*
fatty acid synthase complex Fettsäuresynthase *f*, Fettsäuresynthasekomplex *m*
gene complex Genkomplex *m*
Golgi's complex Golgi-Apparat *m*, Golgi-Komplex *m*
GpIb/GpIx complex GpIb/GpIx-Komplex *m*
GpIIb/IIIa complex GpIIb/IIIa-Komplex *m*
hapten carrier complex Hapten-Carrier-Komplex *m*
histocompatibility complex s.u. HLA *complex*
HLA complex Histokompatibilitätsantigene *pl*, Transplantationsantigene *pl*, HLA-Antigene *pl*, human leukocyte antigens *nt*, humane Leukozytenantigene *pl*
hormone-receptor complex Hormonrezeptorkomplex *m*
immune complex Immunkomplex *m*, Antigen-Antikörper-Komplex *m*
initiation complex Initialkomplex *m*, Initiationskomplex *m*, Starterkomplex *m*
major histocompatibility complex 1. Haupthistokompatibilitätskomplex *m*, major Histokompatibilitätskomplex *m* 2. s.u. HLA *complex*
membrane attack complex (*Komplement*) terminaler Komplex *m*, C5b-9-Komplex *m*, Membranangriffskomplex *m*
minor histocompatibility complex minor Histokompatibilitätsantigene *pl*
multienzyme complex Multienzymkomplex *m*
opsonized immune complex opsonierter Immunkomplex *m*
precipitating immune complex präzipitierender Immunkomplex *m*
proteasome complex Proteosomkomplex *m*
prothrombinase complex Prothrombinasekomplex *m*
pyruvate dehydrogenase complex Pyruvatdehydrogenasekomplex *m*
self-MHC-self-peptide complex Selbst-MHC-Selbstpeptid-Komplex *m*
supramolecular complex supramolekularer Komplex *m*
T-cell receptor complex T-Zell-Rezeptorkomplex *m*
TCR complex TCR-Komplex *m*
TCR-associated complex TCR-assoziierter Komplex *m*
TCR-CD3 complex TCR-CD3-Komplex *m*
TCR-MHC-peptide complex TCR-MHC-Peptid-Komplex *m*
ternary complex ternärer Komplex *m*, zentraler Komplex *m*
vitamin B complex Vitamin B-Komplex *m*
com|pli|ance [kəm'plaɪəns] *noun* Compliance *f*
com|po|nent [kəm'pəʊnənt] I *noun* Bestandteil *m*, Teil *m*, Komponente *f* II *adj.* Teil-
component A of prothrombin Proakzelerin *nt*, Proaccelerin *nt*, Acceleratorglobulin *nt*, labiler Faktor *m*, Faktor V *m*
components of complement Komplementkomponenten *pl*, Komplementfaktoren *pl*
antigenic component antigene Komponente *f*
complement components Komplementkomponenten *pl*, Komplementfaktoren *pl*
GTP-dependent component G-Protein *nt*, GTP-abhängige Komponente *f*
M component M-Gradient *m*, Myelomgradient *m*
membrane component Membrankomponente *f*
plasma thromboplastin component Faktor IX *m*, Christmas-Faktor *m*, Autothrombin II *nt*
thromboplastic plasma component antihämophiles Globulin *nt*, Antihämophiliefaktor *m*, Faktor VIII *m*
com|pos|ite [kəm'pɑzɪt] I *noun* Zusammensetzung *f*, Mischung *f*, Kompositum *nt* II *adj.* zusammengesetzt (*of* aus); gemischt
com|po|si|tion [ˌkɑmpə'zɪʃn] *noun* Zusammensetzung *f*, Aufbau *m*, Struktur *f*; Beschaffenheit *f*, Komposition *f*
base composition Basenzusammensetzung *f*

com|pound [*n* 'kɑmpaʊnd; *adj.* 'kɑmpaʊnd, kɑm'paʊnd] I *noun* 1. (*Chemie*) Verbindung *f* 2. (*pharmakol.*) Kombination *f*, Kombinationspräparat *nt*, Kompositum *nt*, Compositum *nt* II *adj.* zusammengesetzt, aus mehreren Komponenten bestehend
compound A 11-Dehydrocorticosteron *nt*, Kendall-Substanz A *f*
compound B Kortikosteron *nt*, Corticosteron *nt*, Compound B Kendall
compound E S.U. cortisone
compound F S.U. cortisol
acyclic compound offene Kette *f*
aliphatic compound aliphatische Verbindung *f*
aromatic compound aromatische Verbindung *f*
azo compound Azoverbindung *f*
benzene compound aromatische Verbindung *f*
binary compound binäre Verbindung *f*
calcium compounds kalziumhaltige Verbindungen *pl*, Kalziumverbindungen *pl*
carbon compound Kohlenstoffverbindung *f*
chemical compound chemische Verbindung *f*
closed-chain compound Ringverbindung *f*
cyclic compound Ringverbindung *f*
diazo compound Diazoverbindung *f*
energy-rich compound energiereiche Verbindung *f*
heterocyclic compound heterozyklische Verbindung *f*
high-energy compound energiereiche Verbindung *f*
homocyclic compound isozyklische Verbindung *f*
inorganic compound anorganische Verbindung *f*
ionic compound ionische Verbindung *f*
iron compound eisenhaltige Verbindung *f*, Eisenverbindung *f*
isocyclic compound isozyklische Verbindung *f*
Kendall's compound A 11-Dehydrocorticosteron *nt*, Kendall-Substanz A *f*
Kendall's compound B Kortikosteron *nt*, Corticosteron *nt*, Compound B Kendall
Kendall's compound E Kortison *nt*, Cortison *nt*
Kendall's compound F Kortisol *nt*, Cortisol *nt*, Hydrocortison *nt*
low-energy compound energiearme Verbindung *f*
organic compound organische Verbindung *f*, organische Komponente *f*
ring compound Ringverbindung *f*
saturated compound gesättigte Verbindung *f*
ternary compound ternäre Verbindung *f*
tertiary compound S.U. ternary *compound*
unsaturated compound ungesättigte Verbindung *f*

com|put|er [kəm'pjuːtər] *noun* 1. Computer *m*, Rechner *m* 2. Rechner *m*, Kalkulator *m*

computer-controlled *adj.* computergesteuert

com|put|er|ized [kəm'pjuːtəraɪzd] *adj.* mithilfe eines Computers, unter Einsatz eines Computers, computergestützt

computer-operated *adj.* computergesteuert

computer-supported *adj.* computergestützt

COMT *abk.* S.U. catecholamine-O-methyltransferase

ConA *abk.* S.U. concanavalin A

conA *abk.* S.U. concanavalin A

con|ca|na|va|lin A [ˌkɑnkə'nævəlɪn] Concanavalin A *nt*

con|cen|tra|tion [ˌkɑnsən'treɪʃn] *noun* 1. Konzentration *f*, Anreicherung *f*; **at/in a high concentration** in hoher Konzentration; **at/in a low concentration** in niedriger Konzentration 2. Zusammenballung *f*, Ansammlung *f*, Konzentration *f*, Konzentrierung *f*
antigen concentration Antigenkonzentration *f*
biomass concentration Biomassenkonzentration *f*
hydrogen ion concentration Wasserstoffionenkonzentration *f*
ion concentration Ionenkonzentration *f*
ionic concentration S.U. ion *concentration*
mass concentration Massenkonzentration *f*
maximal allowance concentration maximal zulässige Konzentration *f*
maximal work place concentration maximale Arbeitsplatzkonzentration *f*
mean corpuscular hemoglobin concentration Sättigungsindex *m*, mittlere Hämoglobinkonzentration *f* der Erythrozyten
microbial concentration Mikrobenkonzentration *f*
minimal bactericidal concentration minimale bakterizide Konzentration *f*
minimal inhibitory concentration minimale Hemmkonzentration *f*
minimal lethal concentration S.U. minimal bactericidal *concentration*
molar concentration molare Konzentration *f*
serum concentration Serumkonzentration *f*
substrate concentration Substratkonzentration *f*

con|den|sa|tion [ˌkɑnden'seɪʃn] *noun* 1. (*Chemie*) Kondensation *f*, Verdichtung *f* 2. (*Physik*) Kondensation *f*, Verflüssigung *f* 3. (*Physik*) Kondensat *nt*, Kondensationsprodukt *nt*
aldol condensation Aldolkondensation *f*

con|dens|er [kən'densər] *noun* 1. (*Physik*) Kondensator *m*; Verflüssiger *m*; Verdichter *m* 2. Kondensor *m*, Kondensorlinse *f*, Sammellinse *f*
darkfield condenser Dunkelfeldkondensor *m*

con|di|tion [kən'dɪʃn] I *noun* 1. Bedingung *f*, Voraussetzung *f* 2. (physischer *oder* psychischer) Zustand *m*, Verfassung *f*, Befinden *nt*; Kondition *f*, Form *f*; **in (a) good condition** in guter Verfassung, gesund; **in (a) bad/poor condition** in schlechter Verfassung, krank II *vt* (*a. psychol.*) konditionieren (*to*, *for* auf)
environmental conditions Umweltbedingungen *pl*
precancerous condition Präkanzerose *f*, prämaligne Läsion *f*

con|duct|ance [kən'dʌktəns] *noun* elektrische Leitfähigkeit *f*, Wirkleitwert *m*, Konduktanz *f*
membrane conductance Membranleitfähigkeit *f*

con|duc|tiv|i|ty [ˌkɑndʌk'tɪvətɪ] *noun* Leitfähigkeit *f*, Leitvermögen *nt*, Konduktivität *f*
ionic conductivity Ionenleitfähigkeit *f*

con|dy|lo|ma [ˌkɑndə'ləʊmə] *noun*, *plural* **con|dy|lo|mas, con|dy|lo|ma|ta** [ˌkɑndə'ləʊmətə] 1. Kondylom *nt*, Condyloma *nt* 2. Feigwarze *f*, spitze Feigwarze *f*, Feuchtwarze *f*, spitzes Kondylom, Condyloma acuminatum, Papilloma acuminatum, Papilloma venereum 3. breites Kondylom, Condyloma latum, Condyloma syphiliticum
acuminate condyloma Feigwarze *f*, Feuchtwarze *f*, spitzes Kondylom *nt*, Condyloma acuminatum, Papilloma acuminatum, Papilloma venereum
flat condyloma breites Kondylom *nt*, Condyloma syphiliticum, Condyloma latum
pointed condyloma Feigwarze *f*, spitze Feigwarze *f*, Feuchtwarze *f*, spitzes Kondylom *nt*, Condyloma

acuminatum, Papilloma venereum, Papilloma acuminatum
syphilitic condyloma breites Kondylom *nt*, Condyloma latum, Condyloma syphiliticum
con|fig|u|ra|tion [kən,fɪgjə'reɪʃn] *noun* 1. (*Chemie*) Konfiguration *f*, räumliche Anordnung *f* 2. Konfiguration *f*, Bau *m*, Aufbau *m*, (äußere) Form *f*, Gestalt *f*; Struktur *f*
absolute configuration absolute Konfiguration *f*
cis configuration cis-Konfiguration *f*
staple configuration Klammerkonfiguration *f*, Staple-Konfiguration *f*
con|for|ma|tion [,kɑnfɔːr'meɪʃn] *noun* räumliche Anordnung *f*, Konformation *f*
β-conformation β-Konformation *f*
enzyme conformation Enzymkonformation *f*
native conformation native Konformation *f*
pleated sheets conformation Faltblatt *nt*, Faltblattstruktur *f*
con|geal [kən'dʒiːl] I *vt* (*Blut*) gerinnen lassen II *vi* (*Blut*) gerinnen
con|gen|ic [kɑn'dʒenɪk] *adj.* kongen
con|gen|i|tal [kən'dʒenɪtl] *adj.* angeboren, kongenital
con|glu|ti|na|tion [kən,gluːtə'neɪʃn] *noun* Konglutination *f*, Conglutinatio *f*
con|glu|ti|nin [kən'gluːtnɪn] *noun* Konglutinin *nt*
immune conglutinin Immunkonglutinin *nt*
con|glu|ti|no|gen [kən'gluːtɪnədʒən] *noun* Konglutinogen *nt*
co|nid|i|um [kə'nɪdɪəm] *noun, plural* **co|ni|dia** [kə'nɪdɪə] Konidie *f*, Conidium *nt*
co|ni|ine ['kəʊnɪiːn] *noun* Cicutin *nt*, Cicutinum *nt*, Koniin *nt*, Coniin *nt*, Coniinum *nt*
con|ju|gate [*n*, *adj.* 'kɑndʒəgɪt; *v* 'kɑndʒəgeɪt] I *noun* Konjugat *nt* II *adj.* konjugiert III *vt* konjugieren
hapten-carrier conjugate Hapten-Carrier-Konjugat *nt*
hapten-protein conjugate Hapten-Protein-Konjugat *nt*
con|ju|gat|ed ['kɑndʒəgeɪtɪd] *adj.* konjugiert; konjugierte Doppelbindungen enthaltend
con|junc|ti|val [kən,dʒʌŋk'taɪvl] *adj.* Bindehaut/Conjunctiva betreffend, konjunktival, Bindehaut-, Konjunktival-
con|junc|ti|vi|tis [kən,dʒʌŋktə'vaɪtɪs] *noun* Bindehautentzündung *f*, Konjunktivitis *f*, Conjunctivitis *f*
allergic conjunctivitis allergische Konjunktivitis *f*, atopische Konjunktivitis *f*, Conjunctivitis allergica; Heuschnupfen *m*, Heufieber *nt*
anaphylactic conjunctivitis allergische Konjunktivitis *f*, atopische Konjunktivitis *f*, Conjunctivitis allergica; Heuschnupfen *m*, Heufieber *nt*
atopic conjunctivitis allergische Konjunktivitis *f*, atopische Konjunktivitis *f*, Conjunctivitis allergica; Heuschnupfen *m*, Heufieber *nt*
con|na|tal ['kɑneɪtl] *adj.* angeboren, bei der Geburt vorhanden, konnatal
con|nate ['kɑneɪt] *adj.* s.u. connatal
Conradi-Drigalski [drɪ'gælskɪ]: **Conradi-Drigalski agar** Drigalski-Conradi-Nährboden *m*
con|san|guine [kɑn'sæŋgwɪn] *adj.* s.u. consanguineous
con|san|guin|e|al [,kɑnsæŋ'gwɪnɪəl] *adj.* s.u. consanguineous
con|san|guin|e|ous [,kɑnsæŋ'gwɪnɪəs] *adj.* blutsverwandt
con|san|guin|i|ty [,kɑnsæŋ'gwɪnətɪ] *noun* Blutsverwandtschaft *f*, Konsanguinität *f*
con|serv|a|tive [kən'sɜrvətɪv] *adj.* 1. erhaltend, bewahrend, konservierend, konservativ 2. (*Therapie*) zurückhaltend, vorsichtig, konservativ
con|stant ['kɑnstənt] I *noun* Konstante *f* II *adj.* 1. unveränderlich, konstant, gleich bleibend 2. dauernd, andauernd, ständig, stetig, konstant 3. (*mathemat.*, *Physik*) konstant
absorption constant s.u. absorption *coefficient*
adsorption constant s.u. adsorption *coefficient*
affinity constant Affinitätskonstante *f*
apparent dissociation constant apparente Dissoziationskonstante *f*
basic dissociation constant basische Dissoziationskonstante *f*
binding constant Assoziationskonstante *f*
concentration dissociation constant s.u. apparent dissociation *constant*
decay constant Zerfallskonstante *f*
dissociation constant Dissoziationskonstante *f*
equilibrium constant Gleichgewichtskonstante *f*
gas constant Gaskonstante *f*
inhibitor constant Inhibitorkonstante *f*
lattice constant Gitterkonstante *f*
mass-action constant Massenwirkungskonstante *f*
proton dissociation constant Protonendissoziationskonstante *f*
substrate constant Substratkonstante *f*
thermodynamic dissociation constant thermodynamische Dissoziationskonstante *f*, wahre Dissoziationskonstante *f*
true dissociation constant thermodynamische Dissoziationskonstante *f*, wahre Dissoziationskonstante *f*
con|sti|tu|tion|al [,kɑnstɪ't(j)uːʃənl] *adj.* konstitutionell, anlagebedingt, körperlich bedingt, naturgegeben
con|sump|tion [kən'sʌmpʃn] *noun* 1. Verbrauch *m*, Konsumption *f* 2. Auszehrung *f*, Konsumption *f*
energy consumption Energieverbrauch *m*
con|tact ['kɑntækt] *noun* 1. Kontakt *m*, Fühlung *f*, Berührung *f*, Verbindung *f* 2. (*epidemiol.*) Kontaktperson *f* 3. (*elekt.*) Kontakt *m*, Anschluss *m*
cell contact Zellkontakt *m*, Junktion *f*
primary contact Primärkontakt *m*
con|tac|tant [kən'tæktənt] *noun* Kontaktallergen *nt*
con|ta|gion [kən'teɪdʒən] *noun* 1. Übertragung *f* durch Kontakt 2. übertragbare Krankheit *f*, kontagiöse Krankheit *f* 3. kontagiöses Partikel *nt*, Kontagion *nt*, Kontagium *nt*
con|ta|gi|os|i|ty [kən,teɪdʒɪ'ɑsətɪ] *noun* Übertragbarkeit *f*, Ansteckungsfähigkeit *f*, Kontagiosität *f*
con|ta|gious [kən'teɪdʒəs] *adj.* (direkt) übertragbar, ansteckend, kontagiös, Kontagions-
con|ta|gium [kən'teɪdʒ(ɪ)əm] *noun, plural* **con|ta|gia** [kən'teɪdʒ(ɪ)ə] kontagiöses Partikel *nt*, Kontagion *nt*, Kontagium *nt*
con|tam|i|nant [kən'tæmɪnənt] *noun* verschmutzende Substanz *f*, verunreinigende Substanz *f*
con|tam|i|nate [kən'tæmɪneɪt] *vt* verunreinigen, verschmutzen, vergiften, infizieren, verseuchen, kontaminieren
con|tam|i|nat|ed [kən'tæmɪneɪtɪd] *adj.* kontaminiert
con|tam|i|na|tion [kən,tæmɪ'neɪʃn] *noun* Verseuchung *f*, Verunreinigung *f*; Vergiftung *f*, Kontamination *f*

bacterial contamination bakterielle Verseuchung *f*, bakterielle Kontamination *f*
conltilnulilty [ˌkɑntə'n(j)uːətɪ] *noun* Stetigkeit *f*, ununterbrochenes Fortdauern *oder* Fortbestehen *nt*, ununterbrochener Zusammenhang *m*, Kontinuität *f*
genetic continuity genetische Kontinuität *f*
conltraclture [kən'træktʃər] *noun* Kontraktur *f*
pain-induced reflex contracture schmerzbedingt-reflektorische Kontraktur *f*
conltralinldilcatled [ˌkɑntrə'ɪndɪkeɪtɪd] *adj.* nicht anwendbar, nicht zur Anwendung empfohlen, kontraindiziert
conltralinldilcaltion [kɑntrəˌɪndɪ'keɪʃn] *noun* Gegenanzeige *f*, Gegenindikation *f*, Kontraindikation *f*
conltrast ['kɑntræst] *noun* Bildkontrast *m*, Kontrast *m*
film contrast Filmkontrast *m*
conltralstimlullant [ˌkɑntrə'stɪmjələnt] I *noun* Beruhigungsmittel *nt* II *adj.* kontrastimulierend; beruhigend
conltrol [kən'trəʊl] I *noun* **1.** Kontrolle *f*, Herrschaft *f* (*of, over* über) **2.** Steuerung *f*, Bedienung *f*; Regler *m*, Schalter *m*; Regelung *f*, Regulierung *f* **3.** Kontrolle *f*, Anhaltspunkt *m*; Vergleichswert *m*, Kontrollwert *m*, Kontrollversuch *m*, Kontrollperson *f*, Kontrollgruppe *f* II *vt* **4.** in Schranken halten, eindämmen, Einhalt gebieten, bekämpfen, im Rahmen halten; **control oneself** sich beherrschen **7.** beherrschen, unter Kontrolle haben/bringen; bändigen **5.** kontrollieren, überwachen, beaufsichtigen **6.** leiten, lenken, führen, verwalten; (*a. Technik*) regeln, steuern, regulieren
acceptor control Akzeptorkontrolle *f*
feedback control Rückkopplungskontrolle *f*, Feedbackkontrolle *f*
relaxed control entspannte Kontrolle *f*, relaxed control (*f*)
transcriptional control Transkriptionskontrolle *f*
conlvallesce [ˌkɑnvə'les] *vi* genesen, gesund werden
conlvalleslcence [ˌkɑnvə'lesəns] *noun* Genesung *f*, Rekonvaleszenz *f*
conlvalleslcent [ˌkɑnvə'lesənt] I *noun* Genesende *f/m*, Rekonvaleszent *m* II *adj.* Genesung betreffend, genesend, rekonvaleszent, Genesungs-, Rekonvaleszenten-
conlverlgence [kən'vɜrdʒəns] *noun* Annäherung *f*, Zusammenstreben *nt*, Zusammenlaufen *nt*, Konvergenz *f* (*to, towards* an)
conlverlsion [kən'vɜrʒn] *noun* **1.** Verwandlung *f*, Umwandlung *f* (*into* in); Umstellung *f* (*to* auf); Konversion *f* **2.** (*mikrobiol.*) lysogene Konversion *f*, Phagenkonversion *f*
energy conversion Energieumwandlung *f*
gene conversion Genkonversion *f*
lysogenic conversion lysogene Konversion *f*, Phagenkonversion *f*
conlverltase ['kɑnvɜrteɪz] *noun* Convertase *f*
C3 convertase C3-Konvertase *f*, 4-2-Enzym *nt*
C3 proactivator convertase C3-Proaktivatorkonvertase *f*, Faktor D *m*
C3PA convertase S.U. C3 proactivator *convertase*
C5 convertase C5-Konvertase *f*
conlverltin [kən'vɜrtɪn] *noun* Prokonvertin *nt*, Proconvertin *nt*, Faktor VII *m*, Autothrombin I *nt*, Serum-Prothrombin-Conversion-Accelerator *m*, stabiler Faktor *m*
Cooley ['kuːlɪ]: **Cooley's anemia** Cooley-Anämie *f*, homozygote β-Thalassämie *f*, Thalassaemia major
Cooley's disease S.U. *Cooley's* anemia
Coomassie [kuː'ms]: **Coomassie blue** Coomassie-Blau *nt*
Coombs [kuːms]: **Coombs test** Antiglobulintest *m*, Coombs-Test *m*
direct Coombs test direkter Coombs-Test *m*
indirect Coombs test indirekter Coombs-Test *m*
Coombs-negative *adj.* Coombs-negativ
Coombs-positive *adj.* Coombs-positiv
colopleraltion [kəʊˌɑpə'reɪʃn] *noun* Kooperation *f*, Zusammenarbeit *f*
cell cooperation Zellkooperation *f*
T-B cooperation T-B-Kooperation *f*
COP *abk.* S.U. colloid osmotic *pressure*
colpollylmer [kəʊ'pɑlɪmər] *noun* Kopolymer *nt*, Copolymer *nt*
colpollymlerlase [ˌkəʊpə'lɪməreɪz] *noun* Copolymerase *f*
coplper ['kɑpər] I *noun* Kupfer *nt*, Cuprum *nt* II *adj.* kupfern, Kupfer-
coplperly ['kɑpərɪ] *adj.* kupferig, kupferhaltig, kupferartig, kupferfarbig
copro- *präf.* Kot-, Fäkal-, Kopro-, Stuhl-, Sterko-
coplrolanltilbodly [ˌkɑprə'æntɪbɑdɪ] *noun* Koproantikörper *m*
CoQ *abk.* S.U. *coenzyme* Q
CoR *abk.* S.U. Congo *red*
corlalcidlilum [ˌkɔːrə'sɪdɪəm] *noun, plural* **corlalcildia** [ˌkɔːrə'sɪdɪə] Wimperlarve *f*, Flimmerlarve *f*, Korazidium *nt*, Coracidium *nt*
corlasthlma [kɔːr'æzmə] *noun* Heufieber *nt*, Heuschnupfen *m*
cord [kɔːrd] *noun* schnurähnliche *oder* strangähnliche Struktur *f*, Strang *m*, Band *nt*, Chorda *f*
Billroth's cords Milztrabekel *pl*, Milzstränge *pl*, Trabeculae splenicae
lymph cords (*Lymphknoten*) Markstränge *pl*
red pulp cords Milzstränge *pl*
splenic cords Milzstränge *pl*
core [kɔːr, kəʊr] *noun* **1.** Kern *m* **2.** Eiterpfropf *m*, Pfropf *m* **3.** (*virus*) Core (*nt/m*), Innenkern *m*
atomic core Atomkern *m*
eosinophil crystalloid core kristalloider Eosinophilenkern *m*
nucleic acid core Nukleinsäure-haltiger Innenkörper *m*, Nukleinsäure-haltiger Kern *m*, Core *m*
colrelpresslor [ˌkəʊrɪ'presər] *noun* Korepressor *m*, Corepressor *m*
Cori ['kɔːrɪ, 'kəʊ-]: **Cori cycle** Cori-Zyklus *m*
Cori's ester Cori-Ester *m*, Glukose-1-phosphat *nt*
Corlolnalvilrus [kəˌrəʊnə'vaɪrəs] *noun* Coronavirus *nt*
corlolnalvilrus [kəˌrəʊnə'vaɪrəs] *noun* S.U. Coronavirus
human coronavirus humanes Coronavirus *nt*
human enteric coronavirus humanes enterisches Coronavirus *nt*, human enteric coronavirus *nt*
corlpolrelal [kɔːr'pɔːrɪəl] *adj.* Körper/Corpus betreffend, körperlich, leiblich, Körper-, Korpus-, Corpus-
corpse [kɔːrps] *noun* Leiche *f*, Leichnam *m*
corlpuslcle ['kɔːrpəsl] *noun* **1.** (*anatom.*) Körperchen *nt*, Korpuskel *nt*, Corpusculum *nt* **2.** (*Physik*) Masseteilchen *nt*, Elementarteilchen *nt*, Korpuskel *nt*
Alder-Reilly corpuscles Alder-Reilly-Körperchen *pl*
Bizzozero's corpuscles S.U. Bizzozero's *cells*
blood corpuscles S.U. blood *cells*

bone corpuscle Knochenzelle *f*, Osteozyt *m*
colloid corpuscles Amyloidkörper *pl*, Corpora amylacea
colored corpuscles rote Blutzellen *pl*, rote Blutkörperchen *pl*, Erythrozyten *pl*
colorless corpuscle weiße Blutzelle *f*, weißes Blutkörperchen *nt*, Leukozyt *m*
dust corpuscles Blutstäubchen *pl*, Hämokonien *pl*, Hämokonia *pl*
malpighian corpuscles (of spleen) Malpighi-Körperchen *pl*, Milzknötchen *pl*, weiße Pulpa *f*, Folliculi lymphatici splenici, Lymphonoduli splenici
pessary corpuscle s.u. pessary *cell*
pus corpuscles s.u. pus *cells*
red corpuscles s.u. red blood *cells*
red blood corpuscles s.u. red blood *cells*
shadow corpuscle Halbmondkörper *m*, Achromozyt *m*, Achromoretikulozyt *m*
splenic corpuscles Malpighi-Milzknötchen *pl*, Folliculi lymphatici splenici
thymus corpuscles Hassall-Körperchen *pl*

cor|pus|cu|lar [kɔːr'pʌskjələr] *adj.* Korpuskeln betreffend, aus Korpuskeln bestehend, korpuskular, Korpuskular-, Teilchen-

cort. *abk.* s.u. cortical

cor|tex ['kɔːrteks] *noun, plural* **cor|ti|ces** ['kɔːrtɪsiːz] **1.** (*anatom.*) Rinde *f*, äußerste Schicht *f*, Kortex *m*, Cortex *m* **2.** (*a. biolog.*) Rinde *f*, Schale *f*
adrenal cortex Nebennierenrinde *f*, Cortex *m*, Cortex gl. suprarenalis
nonolfactory cortex Neokortex *m*, Neocortex *m*
thymic cortex Thymusrinde *f*, Cortex thymi

cor|tex|o|lone [kɔːr'teksələʊn] *noun* Cortexolon *nt*

cor|tex|one [kɔːr'teksəʊn] *noun* (11-)Desoxycorticosteron *nt*, Desoxykortikosteron *nt*, Cortexon *nt*

cor|ti|ad|re|nal [ˌkɔːrtɪə'driːnl] *adj.* s.u. corticoadrenal

cor|ti|cal ['kɔːrtɪkl] *adj.* Rinde/Cortex betreffend, kortikal, Rinden-, Kortiko-, Cortico-

cor|ti|cec|to|my [kɔːrtə'sektəmɪ] *noun* Kortikektomie *f*, Tupektomie *f*

cortico- *präf.* Rinden-, Kortex-, Kortik(o)-

cor|ti|co|ad|re|nal [ˌkɔːrtɪkəʊə'driːnl] *adj.* Nebennierenrinde betreffend, adrenokortikal, Nebennierenrinden-, NNR-

cor|ti|co|lib|er|in [ˌkɔːrtɪkəʊ'lɪbərɪn] *noun* Kortikoliberin *nt*, Corticoliberin *nt*, corticotropin releasing factor *nt*, corticotropin releasing hormone *nt*

cor|ti|co|ster|oid [ˌkɔːrtɪkəʊ'stɪərɔɪd] *noun* Kortikosteroid *nt*, Corticosteroid *nt*

cor|ti|co|ster|one [ˌkɔːrtɪ'kɑstərəʊn] *noun* Kortikosteron *nt*, Corticosteron *nt*, Compound B Kendall

cor|ti|co|trope ['kɔːrtɪkətrəʊp] *noun* s.u. corticotroph *cell*

cor|ti|co|troph ['kɔːrtɪkətrəʊf] *noun* ACTH-produzierende Zelle *f* der Adenohypophyse

cor|ti|co|troph|ic [ˌkɔːrtɪkə'trɑfɪk] *adj.* s.u. corticotropic

cor|ti|co|tro|phin [ˌkɔːrtɪkə'trɑfɪn] *noun* s.u. corticotropin

corticotroph-lipotroph *noun* s.u. corticotroph

cor|ti|co|trop|ic [ˌkɔːrtɪkə'trɑpɪk] *adj.* auf die Nebennierenrinde einwirkend, kortikotrop, adrenokortikotrop

cor|ti|co|tro|pin [ˌkɔːrtɪkə'trəʊpɪn] *noun* Kortikotropin *nt*, Kortikotrophin *nt*, Corticotrophin *nt*, adrenocorticotropes Hormon *nt*, corticotropes Hormon *nt*, Adrenokortikotropin *nt*

cor|ti|sol ['kɔːrtɪsɔl] *noun* Kortisol *nt*, Cortisol *nt*, Hydrocortison *nt*

cor|ti|sone ['kɔːrtɪzəʊn] *noun* Kortison *nt*, Cortison *nt*

cortisone-sensitive *adj.* cortisonempfindlich, kortisonempfindlich

Cor|y|ne|bac|te|ri|um [ˌkɔːrənɪbæk'tɪərɪəm] *noun* Corynebacterium *nt*
Corynebacterium diphtheriae Diphtheriebazillus *m*, Diphtheriebakterium *nt*, Klebs-Löffler-Bazillus *m*, Löffler-Bazillus *m*, Corynebacterium diphtheriae, Bacterium diphtheriae
Corynebacterium pseudodiphtheriticum Löffler-Pseudodiphtheriebazillus *m*, Corynebacterium pseudodiphtheriticum
Corynebacterium pseudotuberculosis Preisz-Nocard-Bazillus *m*, Corynebacterium pseudotuberculosis

co|ryn|e|form [kə'rɪnəfɔːrm] *adj.* keulenförmig, koryneform

co|ry|za [kə'raɪzə] *noun* Virusschnupfen *m*, Schnupfen *m*, Nasenkatarrh *m*, Nasenkatarr *m*, Koryza *f*, Coryza *f*, Rhinitis acuta
allergic coryza s.u. allergic *cold*
pollen coryza allergische Rhinitis *f*, Rhinopathia vasomotorica allergica

co|stim|u|la|tor [kəʊ'stɪmjəleɪtər] *noun* Kostimulator *m*

co-stimulatory *adj.* kostimulatorisch

co|sub|strate [kəʊ'sʌbstreɪt] *noun* Cosubstrat *nt*, Kosubstrat *nt*

co|syn|trop|in [kəʊsɪn'trəʊpɪn] *noun* Kosyntropin *nt*, Tetracosactid *nt*, β_1-24-Kortikotropin *nt*

co|throm|bo|plas|tin [kəʊˌθrɑmbəʊ'plæstɪn] *noun* Prokonvertin *nt*, Proconvertin *nt*, Faktor VII *m*, Autothrombin I *nt*, Serum-Prothrombin-Conversion-Accelerator *m*, stabiler Faktor *m*

co|trans|duc|tion [ˌkəʊtrænz'dʌkʃn] *noun* Kotransduktion *f*, Cotransduktion *f*

co|trans|mit|ter [ˌkəʊtrænz'mɪtər] *noun* Cotransmitter *m*

co|trans|port [kəʊ'trænspɔːrt] *noun* gekoppelter Transport *m*, Cotransport *m*, Symport *m*

co-trimoxazole *noun* Cotrimoxazol *nt*

cough [kɔf, kɑf] **I** *noun* **1.** Husten *m*; **have a cough** Husten haben **2.** Husten *nt* **II** *vt* husten, abhusten, aushusten **III** *vi* husten
whooping cough Keuchhusten *m*, Pertussis *f*, Tussis convulsiva

cou|ma|rin ['kuːmərɪn] *noun* **1.** Kumarin *nt*, Cumarin *nt* **2.** Kumarinderivat *nt*

coun|selling ['kaʊnsəlɪŋ] *noun* Beratung *f*
genetic counseling genetische Beratung *f*

count [kaʊnt] **I** *noun* Zählung *f*, Zählen *nt*, Berechnung *f*, Rechnung *f* **II** *vt* zählen, auszählen, rechnen, berechnen **III** *vi* rechnen
counts per minute counts per minute
counts per second counts per second
Addis count Addis-Count *m*, Addis-Hamburger-Count *m*, Addis-Test *m*
Arneth's count Arneth-Leukozytenschema *nt*
blood count **1.** Blutbild *nt* **2.** Bestimmung/Auszählung *f* des Blutbildes
cell count Zellzählung *f*
complete blood count großes Blutbild *nt*

differential blood count Differentialblutbild *nt*, Differenzialblutbild *nt*, weißes Blutbild *nt*
differential white cell count Differentialblutbild *nt*, Differenzialblutbild *nt*, weißes Blutbild *nt*
erythrocyte count Erythrozytenzahl *f*, Erythrozytenzählung *f*
full blood count großes Blutbild *nt*
granulocyte count 1. Granulozytenzahl *f* **2.** Granulozytenzählung *f*, Bestimmung *f* der Granulozytenzahl
leukocyte count 1. Leukozytenzahl *f* **2.** Leukozytenzählung *f*
platelet count 1. Thrombozytenzahl *f* **2.** Thrombozytenzählung *f*
red blood count 1. Erythrozytenzahl *f* **2.** Bestimmung *f* der Erythrozytenzahl, Erythrozytenzählung *f*
red cell count 1. Erythrozytenzahl *f* **2.** Bestimmung *f* der Erythrozytenzahl, Erythrozytenzählung *f*
white blood count weißes Blutbild *nt*, Leukozytenzahl *f*
white cell count 1. Leukozytenzahl *f* **2.** Bestimmung *f* der Leukozytenzahl, Leukozytenzählung *f*

coun|ter ['kaʊntər] *noun* Zähler *m*, Zählvorrichtung *f*, Zählgerät *nt*
Coulter counter Coulter-Counter *m*
whole-body counter Ganzkörperzähler *m*

coun|ter|cur|rent ['kaʊntərkɜrənt] *noun* Gegenstrom *m*, Gegenströmung *f*

coun|ter|e|lec|tro|pho|re|sis [ˌkaʊntərɪˌlektrəʊfə'riːsɪs] *noun* s.u. counterimmunoelectrophoresis

coun|ter|im|mu|no|e|lec|tro|pho|re|sis [ˌkaʊntərˌɪmjənəʊɪˌlektrəʊfə'riːsɪs] *noun* Gegenstromelektrophorese *f*, Gegenstromimmunoelektrophorese *f*

coun|ter|stain [*n* 'kaʊntərsteɪn; *v* ˌkaʊntər'steɪn] **I** *noun* Gegenfärbung *f*, Kontrastfärbung *f* **II** *vt* gegenfärben

coun|ter|trans|port [ˌkaʊntər'trænspɔːrt] *noun* Austauschtransport *m*, Gegentransport *m*, Countertransport *m*, Antiport *m*

cou|pling ['kʌplɪŋ] *noun* **1.** Verbindung *f*, Vereinigung *f* **2.** (*biolog.*) Paarung *f* **3.** (*Technik*) Kopplung *f*; Kupplung *f*
energy coupling Energiekopplung *f*
genetic coupling Genkopplung *f*, Faktorenkopplung *f*

course [kɔːrs, kəʊrs] *noun* **1.** Lauf *m*, Verlauf *m*, natürlicher Verlauf *m*, Ablauf *m*, Gang *m*, Fortgang *m*; **in the course of** im Lauf, im Verlauf, während; **in (the) course of time** im Laufe der Zeit; **the course of a disease** Krankheitsverlauf **2.** Kur *f*, Behandlungszyklus *m*; **undergo a course of treatment** sich einer (längeren) Behandlung unterziehen **3.** Monatsblutung *f*, Periode *f*, Regel *f*, Menses *pl*, Menstruation *f*
clinical course (*Krankheit*) klinischer Verlauf *m*, Befund *m*

co|va|lence [kəʊ'veɪləns] *noun* Kovalenz *f*

co|va|len|cy [kəʊ'veɪlənsɪ] *noun* s.u. covalence

co|va|lent [kəʊ'veɪlənt] *adj.* kovalent

cov|er ['kʌvər] *noun* **1.** Decke *f*; Abdeckung *f*, Bedeckung *f*; Deckel *m* **2.** s.u. coverage

cov|er|age ['kʌv(ə)rɪdʒ] *noun* Abdeckung *f*, antibiotische Abdeckung *f*
aerobic coverage antibiotische Abdeckung *f* gegen aerobe Erreger

cov|er|glass ['kʌvərglæs] *noun* Deckglas *nt*

cov|er|slip ['kʌvərslɪp] *noun* s.u. coverglass

Cox [kɑks]: **Cox vaccine** Cox-Vakzine *f*

co|zy|mase [kəʊ'zaɪmeɪz] *noun* Nicotinamid-adenin-dinucleotid *nt*, Diphosphopyridinnucleotid *nt*, Cohydrase I *f*, Coenzym I *nt*

CP *abk.* s.u. **1.** ceruloplasmin **2.** creatine *phosphate*

CPA *abk.* s.u. *carboxypeptidase* A

C3PA *abk.* s.u. C3 *proactivator*

C3PAase *abk.* s.u. C3 proactivator *convertase*

C_4-pathway *noun* Hatch-Slack-Zyklus *m*, C_4-Zyklus *m*

CPB *abk.* s.u. *carboxypeptidase* B

CPD *abk.* s.u. citrate phosphate *dextrose*

cpd. *abk.* s.u. compound

CPE *abk.* s.u. cytopathic *effect*

CPH *abk.* s.u. chronic persistent *hepatitis*

CPK *abk.* s.u. creatine *phosphokinase*

CPM *abk.* s.u. **1.** capreomycin **2.** cyclophosphamide

cpm *abk.* s.u. *counts* per minute

c.p.m. *abk.* s.u. *counts* per minute

CPR *abk.* s.u. cardiopulmonary *resuscitation*

C-protein *noun* C-Protein *nt*

cps *abk.* s.u. *counts* per second

c.p.s. *abk.* s.u. *counts* per second

CR *abk.* s.u. **1.** complement *receptor* **2.** complete *remission*

Cr *abk.* s.u. **1.** creatine **2.** creatinine

cream [kriːm] **I** *noun* Creme *f*, Krem *f*, Kreme *f* **II** *adj.* creme, cremefarben, krem, kremfarben
leukocyte cream Leukozytenmanschette *f*, buffy coat

cre|a|tine ['kriːətiːn] *noun* Kreatin *nt*, Creatin *nt*, α-Methylguanidinoessigsäure *f*

cre|at|i|nine [krɪ'ætəniːn] *noun* Kreatinin *nt*, Creatinin *nt*

cre|no|cyte ['kriːnəsaɪt] *noun* Stechapfelform *f*, Echinozyt *m*

cre|o|sol ['kriːəsɔl] *noun* Kreosol *nt*, Creosol *nt*

cres|cent ['kresənt] **I** *noun* **1.** Halbmond *m*, halbmondförmige Struktur *f* **2. crescents** *plural* (*Malaria*) Sichelkeime *pl* **II** *adj.* halbmondförmig, sichelförmig, mondsichelförmig
malarial crescents (*Malaria*) Sichelkeime *pl*

cre|sol ['kriːsɔl] *noun* Kresol *nt*

crest [krest] *noun* **1.** Leiste *f*, Kamm *m*, Grat *m* **2.** Knochenleiste *f*, Knochenkamm *m*, Crista *f*
crest of ilium Darmbeinkamm *m*, Crista iliaca

Creutzfeldt-Jakob ['krɔytsfelt 'jaːkɔp]: **Creutzfeldt-Jakob disease** Creutzfeldt-Jakob-Erkrankung *f*, Creutzfeldt-Jakob-Syndrom *nt*, Jakob-Creutzfeldt-Erkrankung *f*, Jakob-Creutzfeldt-Syndrom *nt*
Creutzfeldt-Jakob syndrome s.u. *Creutzfeldt-Jakob* disease

CRF *abk.* s.u. corticotropin releasing *factor*

CRH *abk.* s.u. corticotropin releasing *hormone*

cri|sis ['kraɪsɪs] *noun, plural* **cri|ses** ['kraɪsiːz] Krise *f*, Krisis *f*, Crisis *f*
addisonian crisis Addison-Krise *f*, akute Nebenniereninsuffizienz *f*
adrenal crisis Addison-Krise *f*, akute Nebenniereninsuffizienz *f*
anaphylactoid crisis anaphylaktoide Reaktion *f*
aplastic crisis aplastische Krise *f*
blast crisis Blastenschub *m*, Blastenkrise *f*
blood crisis Blutkrise *f*
hemoclastic crisis hämoklastische Krise *f*

hemolytic crisis hämolytische Krise *f*
myelocytic crisis Myelozytenkrise *f*
sickle-cell crisis Sichelzellkrise *f*

CRO *abk.* s.u. cathode ray *oscilloscope*

Crohn [krəʊn]: **Crohn's disease** Crohn-Krankheit *f*, Morbus *m* Crohn, Enteritis regionalis, Ileocolitis regionalis, Ileocolitis terminalis, Ileitis regionalis, Ileitis terminalis

crolmolglylcate [ˌkrəʊmə'glaɪkeɪt] *noun* Cromoglykat *nt*

crolmollyn ['krəʊməlɪn] *noun* Cromoglicinsäure *f*, Cromoglycinsäure *f*, Cromolyn *nt*

cross [krɔːs, krɑs] I *noun* Kreuzung *f*, Kreuzungsprodukt *nt* (*between* zwischen) II *adj.* Kreuzungs- III *vt* kreuzen IV *vi* sich kreuzen (lassen); Gene austauschen

crosslbred ['krɔːsbred] I *noun* Hybride *f/m*, Kreuzung *f*, Mischling *m* II *adj.* gekreuzt, hybrid

crosslbreed ['krɔːsbriːd] I *noun* Hybride *f/m*, Kreuzung *f*, Mischling *m* II *vt*, *vi* kreuzen

crosslbreedling ['krɔːsbriːdɪŋ] *noun* 1. Hybridisierung *f*, Hybridisation *f* 2. Hybridisation, Bastardisierung *f*

cross-immunity *noun* Kreuzimmunität *f*

crossing-over *noun* Chiasmabildung *f*, Faktorenaustausch *m*, Crossing-over *nt*

cross-link *noun* Quervernetzung *f*, Querverbindung *f*

cross-linker *noun* Vernetzer *m*

cross-linking *noun* Vernetzung *f*, Kreuzvernetzung *f*
Fc receptor cross-linking Fc-Rezeptor-Kreuzvernetzung *f*
receptor cross-linking Rezeptorvernetzung *f*, Rezeptorkreuzvernetzung *f*

crosslmatch ['krɔːsmætʃ] I *noun* Kreuzprobe *f* II *vt* eine Kreuzprobe machen *oder* durchführen, (*inform.*) kreuzen
ABO crossmatch ABO-Kreuzprobe *f*
lymphocytotoxic crossmatch (*Transplantation*) Zytotoxizitätstest *m*

cross-match *noun*, *vt* s.u. crossmatch

cross-matching *noun* Kreuzprobe *f*
ABO cross-matching s.u. ABO *crossmatch*

crosslolver ['krɔːsəʊvər] *noun* s.u. crossing-over

cross-react *vt* kreuzreagieren, eine Kreuzreaktion geben

cross-reacting *adj.* kreuzreagierend

cross-reaction *noun* Kreuzreaktion *f*

cross-reactive *adj.* kreuzreaktiv, kreuzreagierend

cross-reactivity *noun* Kreuzreaktivität *f*

cross-resistance *noun* Kreuzresistenz *f*

cross-sensitivity *noun* Kreuzsensibilität *f*

cross-sensitization *noun* Kreuzsensibilisierung *f*

cross-sensitizing *adj.* kreuzsensibilisierend

croup [kruːp] *noun* 1. Krupp *m*, Croup *m* 2. echter Krupp *m*, diphtherischer Krupp *m* 3. falscher Krupp *m*, Pseudokrupp *m*
diphtheritic croup echter Krupp *m*, diphtherischer Krupp *m*
false croup falscher Krupp *m*, Pseudokrupp *m*, subglottische Laryngitis *f*, Laryngitis subglottica
membranous croup echter Krupp *m* bei Diphtherie, Kehlkopfdiphtherie *f*

crouplous ['kruːpəs] *adj.* 1. s.u. croupy 2. pseudomembranös, entzündlich-fibrinös

crouply ['kruːpɪ] *adj.* kruppartig, kruppähnlich, kruppös

CRP *abk.* s.u. 1. C-reactive *protein* 2. cross-reactive *protein* 3. cyclic AMP receptor *protein*

CrP *abk.* s.u. creatine *phosphate*

CRT *abk.* s.u. 1. capillary resistance *test* 2. cathode-ray *tube*

crulor ['kruːɔːr] *noun* Blutgerinnsel *nt*, Blutkuchen *m*, Blutklumpen *m*, Kruor *m*, Cruor sanguinis

crust [krʌst] I *noun* Kruste *f*, Borke *f*, Grind *nt*, Schorf *m*, Crusta *f* II *adj.* s.u. crusted III *vi* verkrusten, eine Kruste/ein Grind bilden
buffy crust s.u. buffy *coat*

crustled ['krʌstɪd] *adj.* mit einer Kruste überzogen, verkrustet, krustig

cryo- *präf.* Kälte-, Frost-, Kry(o)-, Psychro-

crylolfilbrinlolgen [ˌkraɪəʊfaɪ'brɪnədʒən] *noun* Kryofibrinogen *nt*

crylolfilbrinlolgenlaelmia [ˌkraɪəʊfaɪˌbrɪnədʒə'niːmɪə] *noun* (*brit.*) s.u. cryofibrinogenemia

crylolfilbrinlolgenlelmia [ˌkraɪəʊfaɪˌbrɪnədʒə'niːmɪə] *noun* Kryofibrinogenämie *f*

crylolgamlmalgloblullin [kraɪəʊˌgæmə'glɑbjəlɪn] *noun* s.u. cryoglobulin

crylolgenlic [kraɪəʊ'dʒenɪk] *adj.* kälteerzeugend, kryogen

crylolgloblullin [kraɪəʊ'glɑbjəlɪn] *noun* Kälteglobulin *nt*, Kryoglobulin *nt*

crylolgloblullinlaelmia [kraɪəʊˌglɑbjəlɪ'niːmɪə] *noun* (*brit.*) s.u. cryoglobulinemia

crylolgloblullinlelmia [kraɪəʊˌglɑbjəlɪ'niːmɪə] *noun* Kryoglobulinämie *f*

crylolphillic [kraɪəʊ'fɪlɪk] *adj.* kälteliebend, psychrophil

crylolprelciplitate [ˌkraɪəʊprɪ'sɪpəteɪt] *noun* Kryopräzipitat *nt*

crylolprelciplitaltion [ˌkraɪəʊprɪˌsɪpə'teɪʃn] *noun* Kryopräzipitation *f*

crylolpreslerlvaltion [kraɪəʊˌprezər'veɪʃn] *noun* Kältekonservierung *f*, Kryokonservierung *f*

crylolproltein [kraɪəʊ'prəʊtiːn] *noun* Kälteprotein *nt*, Kryoprotein *nt*

crylolltollerlant [kraɪəʊ'tɑlərənt] *adj.* kälteunempfindlich, kältewiderstandsfähig, kältetolerant

crypltolcoclcal [krɪptə'kɑkəl] *adj.* Kryptokokken betreffend, durch Kryptokokken hervorgerufen, Kryptokokken-, Cryptococcus-

cryp|to|coc|co|ma [ˌkrɪptəkɑ'kəʊmə] *noun* Kryptokokkengranulom *nt*, Torulom *nt*

Cryp|to|coc|cus [krɪptə'kɑkəs] *noun* Kryptokokkus *m*, Cryptococcus *m*

cryp|to|ge|net|ic [ˌkrɪtpədʒə'netɪk] *adj.* s.u. cryptogenic

cryp|to|gen|ic [krɪptə'dʒenɪk] *adj.* kryptogen, kryptogenetisch

cryp|to|mer|ic [krɪptə'merɪk] *adj.* kryptomer

cryp|tom|e|rism [krɪp'tɑmərɪzəm] *noun* Kryptomerie *f*

crys|tal ['krɪstl] I *noun* Kristall *m*; Kristall *nt*, Kristallglas *nt* II *adj.* s.u. crystalline III *vt* kristallisieren
asthma crystals s.u. Charcot-Leyden *crystals*
blood crystals s.u. hematoidin *crystals*
Charcot-Leyden crystals Charcot-Leyden-Kristalle *pl*, Asthmakristalle *pl*
Charcot-Neumann crystals s.u. Charcot-Leyden *crystals*
Charcot-Rubin crystals s.u. Charcot-Leyden *crystals*
hematoidin crystals Hämatoidin *nt*, Hämatoidinkristalle *pl*
hemin crystals Teichmann-Kristalle *pl*, salzsaures Hämin *nt*, Hämin *nt*, Häminkristalle *pl*, Chlorhämin *nt*, Chlorhäminkristalle *pl*, Chlorhämatin *nt*

hydroxyapatite crystal Hydroxyapatitkristall *m*
leukocytic crystals s.u. Charcot-Leyden *crystals*
Leyden's crystals s.u. Charcot-Leyden *crystals*
thorn apple crystal (*Harnsediment*) Stechapfelform *f*

crys|tal|line ['krɪstliːn] *adj.* **1.** kristallartig, kristallinisch, kristallin, kristallen, Kristall- **2.** (*figur.*) kristallklar, kristallen

crys|tal|liz|a|ble ['krɪstlaɪzəbl] *adj.* kristallisierbar

crys|tal|li|za|tion [ˌkrɪstlə'zeɪʃn] *noun* Kristallisierung *f*, Kristallisieren *nt*, Kristallisation *f*, Kristallbildung *f*

crys|tal|log|ra|phy [ˌkrɪstə'lɑgrəfɪ] *noun* Kristallographie *f*, Kristallografie *f*
X-ray crystallography Röntgenkristallographie *f*

crys|tal|loid ['krɪstəlɔɪd] I *noun* Kristalloid *nt* II *adj.* kristallähnlich, kristalloid

CS *abk.* s.u. **1.** chondroitin *sulfate* **2.** clinical *staging* **3.** corticosteroid

Cs *abk.* s.u. cesium

C-4-S *abk.* s.u. chondroitin-4-sulfate

C-6-S *abk.* s.u. chondroitin-6-sulfate

CSA *abk.* s.u. chondroitin *sulfate* A

CSB *abk.* s.u. chondroitin *sulfate* B

CSC *abk.* s.u. chondroitin *sulfate* C

CSF *abk.* s.u. cerebrospinal *fluid*

C-substance *noun* C-Substanz *f*

CT *abk.* s.u. **1.** calcitonin **2.** carboxyltransferase **3.** chemotherapy **4.** clotting *time* **5.** coagulation *time* **6.** computed *tomography* **7.** computerized *tomography* **8.** connective *tissue* **9.** Coombs *test*

CTC *abk.* s.u. chlortetracycline

C-terminal *adj.* carboxy-terminal, C-terminal

CTF *abk.* s.u. chemotactic *factor*

CTL *abk.* s.u. **1.** clotrimazole **2.** cytotoxic T-*lymphocyte*

CTM *abk.* s.u. computerized *tomography*

CTP *abk.* s.u. cytidine-5'-triphosphate

CTX *abk.* s.u. cyclophosphamide

Cu *abk.* s.u. copper

cul|tur|a|ble ['kʌltʃ(ə)rəbl] *adj.* züchtbar, kulturfähig, kultivierbar

cul|ture ['kʌltʃər] I *noun* **1.** Kultur *f* **2.** Züchtung *f*, Zucht *f*, Kultur *f* II *vt* züchten, eine Kultur anlegen von
agar slant culture Schrägkultur *f*, Schrägagarkultur *f*
asynchronous culture asynchrone Kultur *f*
attenuated culture attenuierte Kultur *f*
axenic culture Reinkultur *f*
bacterial culture Bakterienkultur *f*
blood culture Blutkultur *f*
bone marrow culture Knochenmarkskultur *f*
broth culture Bouillonkultur *f*
cell culture Zellkultur *f*
concentration culture Anreicherungskultur *f*
elective culture Elektivkultur *f*; Anreicherungskultur *f*
enrichment culture Anreicherungskultur *f*
human diploid cell culture humane diploide Zellkultur *f*, humane diploide Zellenkultur *f*, human diploid cell culture *nt*
laboratory culture Laboratoriumskultur *f*, Laborkultur *f*
lymphocyte culture Lymphozytenkultur *f*
mixed culture gemischte Kultur *f*, Mischkultur *f*
mixed lymphocyte culture gemischte Lymphozytenkultur *f*, Lymphozytenmischkultur *f*, mixed lymphocyte culture, MLC-Assay *m*, MLC-Test *m*
mixed lymphocyte-tumor culture gemischte Lymphozyten-Tumor-Interaktion *f*
monkey kidney cell culture Affennierenzellkultur *f*
needle culture Stabkultur *f*
organ culture Organkultur *f*
plate culture Plattenkultur *f*
primary culture Primärkultur *f*
pure culture Reinkultur *f*
secondary culture Sekundärkultur *f*
selective culture Selektivkultur *f*
smear culture Ausstrichkultur *f*, Abstrichkultur *f*
synchronized culture synchrone Kultur *f*, synchronisierte Kultur *f*, Synchronkultur *f*
tissue culture **1.** Gewebekultur *f* **2.** Gewebezüchtung *f*

cul|tured ['kʌltʃərd] *adj.* kultiviert; gezüchtet, Zucht-, Kultur-

cu|ma|rin ['k(j)uːmərɪn] *noun* s.u. coumarin

cu|mu|late [*adj.* 'kjuːmjəlɪt; *v* kjuːmjəleɪt] I *adj.* gehäuft, angehäuft, aufgehäuft, kumuliert II *vt* kumulieren, häufen, anhäufen, aufhäufen, ansammeln III *vi* kumulieren, sich häufen, sich anhäufen, sich aufhäufen, sich ansammeln

cu|mu|la|tion [kjuːmjə'leɪʃn] *noun* Anhäufung *f*, Kumulation *f*, Anreicherung *f*

cu|mu|la|tive ['kjuːmjələtɪv] *adj.* sich häufend, sich anhäufend, anwachsend, kumulativ; Gesamt-

cur|a|bil|i|ty [ˌkjʊərə'bɪlətɪ] *noun* Heilbarkeit *f*, Kurabilität *f*

cur|a|ble ['kjʊərəbl] *adj.* heilbar, kurabel

cur|a|tive ['kjʊərətɪv] I *noun* Heilmittel *nt* II *adj.* heilend, auf Heilung ausgerichtet, heilungsfördernd, kurativ, Heil-, Heilungs-

cure [kjʊər] I *noun* **1.** Kur *f*, Heilverfahren *nt*, Behandlung *f* (*for* gegen) **2.** Behandlungsverfahren *nt*, Behandlungsschema *nt*, Therapie *f* **3.** (*Krankheit*) Heilung *f* **4.** Heilmittel *nt*, Mittel *nt* (*for* gegen) II *vt* jemanden heilen, kurieren (*of* von); (*Krankheit*) heilen III *vi* **5.** Heilung bringen, heilen **6.** eine Kur machen, kuren

cu|rie ['kjʊərɪ, kjʊə'ri] *noun* Curie *nt*

cur|rent ['kɜrənt] *noun* Strom *m*, Strömung *f*; (*elekt.*) Strom *m*
alternating current Wechselstrom *m*
constant current konstanter Gleichstrom *m*
direct current Gleichstrom *m*
heavy current Starkstrom *m*
membrane current Membranstrom *m*

curve [kɜrv] I *noun* (*a. mathemat.*) Kurve *f*; Krümmung *f*, Biegung *f*, Bogen *m*, Rundung *f*, Wölbung *f* II *vt* biegen, wölben, krümmen
growth curve Wachstumskurve *f*
bell-shaped curve (*statist.*) Glockenkurve *f*, Gauss-Kurve *f*
dose-effect curve Dosis-Wirkungs-Kurve *f*
dose-response curve s.u. dose-effect *curve*
dye-dilution curve Indikatorverdünnungskurve *f*, Farbstoffverdünnungskurve *f*
elution curve Auswaschkurve *f*, Elutionskurve *f*
exponential curve Exponentialkurve *f*
frequency curve **1.** (*biolog., mathemat.*) Häufigkeitskurve *f* **2.** (*biolog.*) Variationskurve *f*
gaussian curve (*statist.*) Glockenkurve *f*, Gauss-Kurve *f*
isodose curve Isodose *f*, Isodosenkurve *f*

oxygen dissociation curve (*physiolog.*) Sauerstoffdissoziationskurve *f*, Sauerstoffbindungskurve *f*
oxygen-hemoglobin dissociation curve s.u. oxygen dissociation *curve*
oxyhemoglobin dissociation curve s.u. oxygen dissociation *curve*
Price-Jones curve Price-Jones-Kurve *f*
probability curve Kurve *f* der Wahrscheinlichkeitsverteilung
saturation curve Sättigungskurve *f*
temperature curve Temperaturkurve *f*, Temperaturtabelle *f*, Fieberkurve *f*, Fiebertabelle *f*

Cushing ['kʊʃɪŋ]: **Cushing's basophilism** s.u. *Cushing's* syndrome
Cushing's disease zentrales Cushing-Syndrom *nt*, Morbus *m* Cushing
Cushing's effect s.u. *Cushing's* phenomenon
Cushing's phenomenon Cushing-Effekt *m*, Cushing-Phänomen *nt*
Cushing's response s.u. *Cushing's* phenomenon
Cushing's syndrome Cushing-Syndrom *nt*
medicamentous Cushing's syndrome medikamentöses Cushing-Syndrom *nt*

cushlinlgoid ['kʊʃɪŋgɔɪd] *adj.* Cushing-ähnlich, cushingoid

Custer ['kʌstər]: **Custer cells** Custer-Zellen *pl*

cultalnelous [kjuː'teɪnɪəs] *adj.* Haut/Cutis betreffend, kutan, dermal, Haut-, Derm(a)-

cultilrelacltion [ˌkjuːtərɪ'ækʃn] *noun* Hautreaktion *f*, Kutireaktion *f*, Dermoreaktion *f*
Pirquet's cutireaction Pirquet-Reaktion *f*, Pirquet-Tuberkulinprobe *f*

cultis ['kjuːtɪs] *noun, plural* **cultisles, cultes** ['kjuːtiːz] Haut *f*, Kutis *f*, Cutis *f*

CVI *abk.* s.u. common variable *immunodeficiency*

CXR *abk.* s.u. chest *x-ray*

cxr *abk.* s.u. chest *x-ray*

CyA *abk.* s.u. cyclosporin A

cylalnate ['saɪəneɪt] *noun* Zyanat *nt*, Cyanat *nt*

cylanlhaelmolglolbin [saɪən'hiːməgləʊbɪn] *noun* (*brit.*) s.u. cyanhemoglobin

cylanlhelmolglolbin [saɪən'hiːməgləʊbɪn] *noun* Zyanhämoglobin *nt*, Cyanhämoglobin *nt*, Hämoglobincyanid *nt*

cylalnid ['saɪənɪd] *noun* s.u. cyanide

cylalnide ['saɪənaɪd] *noun* Zyanid *nt*, Cyanid *nt*
hydrogen cyanide Cyanwasserstoff *m*; Blausäure *f*
methyl cyanide Acetonitril *nt*
potassium cyanide Kaliumcyanid *nt*, Zyankali *nt*, Cyankali *nt*

cylanlmetlhaelmolglolbin [ˌsaɪənmet'hiːməgləʊbɪn] *noun* (*brit.*) s.u. cyanmethemoglobin

cylanlmetlhelmolglolbin [ˌsaɪənmet'hiːməgləʊbɪn] *noun* Zyanmethämoglobin *nt*, Cyanmethämoglobin *nt*, Methämoglobinzyanid *nt*

cylanlmetlmylolglolbin [ˌsaɪənmetˌmaɪə'gləʊbɪn] *noun* Zyanmetmyoglobin *nt*, Cyanmetmyoglobin *nt*, Metmyoglobinzyanid *nt*

cyano- *präf.* Zyan(o)-, Cyan(o)-, Blau-

cylalnolcolballalmin [ˌsaɪənəʊkəʊ'bæləmɪn] *noun* Zyanocobalamin *nt*, Cyanocobalamin *nt*, Vitamin B_{12} *nt*

cylalnolsis [ˌsaɪə'nəʊsɪs] *noun* Blausucht *f*, Zyanose *f*, Cyanosis *f*

cylalnotlic [ˌsaɪə'nɑtɪk] *adj.* Zyanose betreffend, mit Zyanose einhergehend, zyanotisch

CYC *abk.* s.u. cyclophosphamide

cylclase ['saɪkleɪz] *noun* Zyklase *f*, Cyclase *f*
adenyl cyclase s.u. adenylate *cyclase*
adenylate cyclase Adenylatcyclase *f*
adenylyl cyclase s.u. adenylate *cyclase*
nucleotide cyclase Nukleotidzyklase *f*, Nukleotidylzyklase *f*, Nukleotidcyclase *f*, Nukleotidylcyclase *f*
nucleotidyl cyclase s.u. nucleotide *cyclase*
squalene epoxide lanosterol-cyclase Squalenepoxid-Lanosterincyclase *f*

cylcle ['saɪkl] **I** *noun* **1.** Zyklus *m*, Kreis *m*, Kreislauf *m*; (*a. Physik*) Periode *f*; **in cycles** periodisch **2.** (*Chemie*) Ring *m* **II** *vt* periodisch wiederholen **III** *vi* periodisch wiederkehren
***N*-acetylornithine cycle** *N*-Acetylornithin-Zyklus *m*
ATP cycle ATP-Zyklus *m*
ATP-ADP cycle ATP-Zyklus *m*
Calvin cycle Calvin-Zyklus *m*
carbon cycle Kohlenstoffkreislauf *m*
carbon dioxide cycle s.u. carbon *cycle*
cell cycle Zellzyklus *m*
citrate-pyruvate cycle Zitrat-Pyruvat-Zyklus *m*, Citrat-Pyruvat-Zyklus *m*
citric acid cycle Krebszyklus *m*, Zitronensäurezyklus *m*, Zitratzyklus *m*, Tricarbonsäurezyklus *m*
Cori cycle Cori-Zyklus *m*
energy cycle Energiekreislauf *m*
erythrocytic cycle erythrozytärer Zyklus *m*, erythrozytäre Phase *f*
fatty acid oxidation cycle Zyklus *m* der Fettsäureoxidation, Fettsäurezyklus *m*
futile cycle sinnloser Zyklus *m*, futiler Zyklus *m*
glucose-alanine cycle Glukose-Alanin-Zyklus *m*
glucose-lactate cycle Cori-Zyklus *m*
γ-glutamyl cycle γ-Glutaminsäurezyklus *m*
growth cycle Wachstumszyklus *m*
Hatch-Slack cycle Hatch-Slack-Zyklus *m*, C_4-Zyklus *m*
Hodgkin cycle Hodgkin-Zyklus *m*
Krebs cycle 1. Krebs-Zyklus *m*, Zitronensäurezyklus *m*, Citratzyklus *m*, Tricarbonsäurezyklus *m* **2.** s.u. Krebs-Henseleit *cycle*
Krebs ornithine cycle s.u. Krebs-Henseleit *cycle*
Krebs urea cycle s.u. Krebs-Henseleit *cycle*
Krebs-Henseleit cycle Harnstoffzyklus *m*, Ornithinzyklus *m*, Krebs-Henseleit-Zyklus *m*
malaria cycle Malariazyklus *m*
ornithine cycle s.u. Krebs-Henseleit *cycle*
preerythrocytic cycle präerythrozytärer Zyklus *m*, präerythrozytäre Phase *f*
succinate-glycine cycle Succinat-Glycin-Zyklus *m*
tricarboxylic acid cycle Zitronensäurezyklus *m*, Citratzyklus *m*, Tricarbonsäurezyklus *m*, Krebs-Zyklus *m*

cylclic ['saɪklɪk] *adj.* **1.** zyklisch, periodisch, Kreislauf- **2.** (*Chemie*) zyklisch, ringförmig, Ring-, Zyklo-

cylclilcotlolmy [ˌsaɪklɪ'kɑtəmɪ] *noun* s.u. cyclotomy

cyclo- *präf.* **1.** Kreis-, Zykl(o)-, Cycl(o)- **2.** Ziliarkörper-

cylclolhexlalnol [saɪkləʊ'heksənɔl] *noun* Zyklohexanol *nt*, Cyclohexanol *nt*

cylclolhexlilmide [saɪkləʊ'heksəmaɪd] *noun* Cycloheximid *nt*, Actidion *nt*

cylclolhyldrollase [saɪkləʊ'haɪdrəleɪz] *noun* Cyclohydrolase *f*
GTP cyclohydrolase GTP-cyclohydrolase *f*

C

IMP cyclohydrolase IMP-Cyclohydrolase *f*, Inosinsäurecyclohydrolase *f*
inosinic acid cyclohydrolase s.u. IMP *cyclohydrolase*
cy|clo|i|som|er|ase [ˌsaɪkləʊaɪ'sɑmәreɪz] *noun* Zykloisomerase *f*, Cycloisomerase *f*
cy|clo|li|gase [ˌsaɪkləʊ'laɪgeɪz] *noun* Zykloligase *f*, Cycloligase *f*
cy|clo|ox|y|gen|ase [ˌsaɪkləʊ'ɑksɪdʒəneɪz] *noun* Zyklooxigenase *f*, Cyclooxigenase *f*
fatty-acid cyclooxygenase Fettsäurezyklooxygenase *f*
cy|clo|pen|tane [ˌsaɪkləʊ'penteɪn] *noun* Zyklopentan *nt*, Cyclopentan *nt*
cy|clo|pen|ten|o|phen|an|threne [ˌsaɪkləʊpenˌtiːnəʊfɪ'nænθriːn] *noun* Cyclopentanophenanthren *nt*
cy|clo|phos|pha|mide [ˌsaɪkləʊ'fɑsfəmaɪd] *noun* Cyclophosphamid *nt*
cy|clo|pro|pane [ˌsaɪkləʊ'prəʊpeɪn] *noun* Zyklopropan *nt*, Cyclopropan *nt*
cy|clo|spor|in A [ˌsaɪkləʊ'spəʊrɪn] s.u. cyclosporine
cy|clo|spor|ine [ˌsaɪkləʊ'spəʊriːn] *noun* Cyclosporin *nt*, Cyclosporin A *nt*
cy|clot|o|my [saɪ'klɑtəmɪ] *noun* Ziliarmuskeldurchtrennung *f*, Zyklotomie *f*
Cyd *abk.* s.u. cytidine
cy|lin|dro|ad|e|no|ma [ˌsɪlɪndrəʊˌædə'nəʊmə] *noun* s.u. cylindroma
cy|lin|dro|ma [sɪlɪn'drəʊmə] *noun* **1.** Zylindrom *nt*, Cylindroma *nt*, Spiegler-Tumor *m*; (*Kopfhaut*) Turbantumor *m* **2.** adenoidzystisches Karzinom *nt*, Carcinoma adenoides cysticum
bronchial cylindroma Bronchialzylindrom *nt*
sweat gland cylindroma Schweißdrüsenzylindrom *nt*
cy|pro|ter|one [saɪ'prəʊtərəʊn] *noun* Cyproteron *nt*
Cys *abk.* s.u. cysteine
Cys-Cys *abk.* s.u. cystine
Cys-SH *abk.* s.u. cysteine
cyst [sɪst] *noun* **1.** (*pathol.*) sackartige Geschwulst *f*, Zyste *f*, Cyste *f*, Kyste *f*, Kystom *nt* **2.** (*mikrobiol.*) Zyste *f* **3.** (*biolog.*) Zyste *f*, Ruhezelle *f*; Kapsel *f*, Hülle *f*
alveolar cyst Alveolarzyste *f*, Alveolenzyste *f*
angioblastic cyst angioblastische Zyste *f*
benign cyst of ovary (*Ovar*) Dermoid *nt*, Dermoidzyste *f*, Teratom *nt*
bone cyst Knochenzyste *f*
dermoid cyst *noun* **1.** Dermoid *nt*, Dermoidzyste *f* **2.** (*Ovar*) Dermoid *nt*, Dermoidzyste *f*, Teratom *nt*
echinococcus cyst Echinokokkenblase *f*, Echinokokkenzyste *f*, Hydatide *f*
lutein cyst Luteinzyste *f*
ovarian cyst Ovarialzyste *f*, Eierstockzyste *f*
serous cyst seröse Zyste *f*
cyst|ad|e|no|car|ci|no|ma [sɪstˌædnəʊˌkɑːrsɪ'nəʊmə] *noun* Cystadenokarzinom *nt*, Kystadenokarzinom *nt*, Zystadenokarzinom *nt*, Cystadenocarcinoma *nt*
ovarian cystadenocarcinoma verkrebstes Ovarialkystom *nt*, Cystadenocarcinoma ovarii
cyst|ad|e|no|fi|bro|ma [sɪstˌædnəʊfaɪ'brəʊmə] *noun* Cystadenofibrom *nt*, Kystadenofibrom *nt*, Zystadenofibrom *nt*, Cystadenofibroma *nt*
cyst|ad|e|no|ma [sɪstædə'nəʊmə] *noun* Cystadenom *nt*, Kystadenom *nt*, Zystadenom *nt*, Adenokystom *nt*, zystisches Adenom *nt*, Zystom *nt*, Kystom *nt*, Cystadenoma *nt*
mucinous cystadenoma muzinöses Zystadenom *nt*, muzinöses Kystadenom *nt*
mucinous ovarian cystadenoma pseudomuzinöses Ovarialkystom *nt*, muzinöses Ovarialkystom *nt*, Cystadenoma ovarii pseudomucinosum
ovarian cystadenoma Ovarialkystom *nt*, Cystadenoma ovarii
papillary cystadenoma papilläres Zystadenom *nt*, papilläres Kystadenom *nt*, papilläres Adenokystom *nt*
papillary cystadenoma lymphomatosum Whartin-Tumor *m*, Whartin-Albrecht-Arzt-Tumor *m*, Adenolymphom *nt*, Cystadenoma lymphomatosum, Cystadenolymphoma papilliferum
pseudomucinous ovarian cystadenoma s.u. mucinous ovarian *cystadenoma*
serous ovarian cystadenoma seröses Ovarialkystom *nt*, Cystadenoma ovarii serosum
cyst|ad|e|no|sar|co|ma [sɪstˌædnəʊsɑːr'kəʊmə] *noun* Cystadenosarkom *nt*, Kystadenosarkom *nt*, Zystadenosarkom *nt*, Cystadenosarcoma *nt*
cys|ta|thi|o|nase [ˌsɪstə'θaɪəneɪz] *noun* Cystathionin-γ-Lyase *f*, Cystathionase *f*
cys|ta|thi|o|nine [ˌsɪstə'θaɪəniːn] *noun* Zystathionin *nt*, Cystathionin *nt*
cys|te|ine ['sɪstiːɪn] *noun* Zystein *nt*, Cystein *nt*
cysteine-rich *adj.* cystein-reich
cys|te|in|yl [ˌsɪstɪ'ɪnl] *noun* Cysteinyl-(Radikal *nt*)
cys|tic ['sɪstɪk] *adj.* **1.** Zyste betreffend, zystisch, blasenartig, Zysten- **2.** Gallenblase *oder* Harnblase betreffend, Harnblasen-, Blasen-, Gallenblasen-, Zysto-
Cys|ti|cer|cus [sɪstɪ'sɜrkəs] *noun* Cysticercus *m*
Cysticercus bovis Cysticercus bovis, Finne *f* des Rinderfinnenbandwurms
Cysticercus cellulosae Cysticercus cellulosae, Finne *f* des Schweinefinnenbandwurms
cys|tine ['sɪstiːn] *noun* Zystin *nt*, Cystin *nt*, Dicystein *nt*
cysto- *präf.* Harnblasen-, Blasen-, Zyst(o)-
cys|to|ad|e|no|ma [sɪstəˌædə'nəʊmə] *noun* s.u. cystadenoma
cys|to|car|ci|no|ma [sɪstəˌkɑːrsɪ'nəʊmə] *noun* Zystokarzinom *nt*, Cystocarcinoma *nt*
cys|to|ep|i|the|li|o|ma [ˌsɪstəepəˌθiːlɪ'əʊmə] *noun* Zystoepitheliom *nt*, Cystoepithelioma *nt*
cys|to|fi|bro|ma [ˌsɪstəfaɪ'brəʊmə] *noun* Zystofibrom *nt*, Cystofibroma *nt*
cys|tog|ra|phy [sɪs'tɑgrəfɪ] *noun* Zystographie *f*, Zystografie *f*
cys|toid ['sɪstɔɪd] **I** *noun* zystenähnliche Struktur *f*, Pseudozyste *f* **II** *adj.* zystenähnlich, zystenartig, zystoid
cys|to|ma [sɪs'təʊmə] *noun* s.u. cystadenoma
glandular cystoma glanduläres Kystom *nt*, glanduläres Zystom *nt*
multilocular cystoma multilokuläres Kystom *nt*, multilokuläres Cystom *nt*
ovarian cystoma s.u. ovarian *cystadenoma*
papillary cystoma papilläres Kystom *nt*, papilläres Cystom *nt*
pseudomucinous cystoma pseudomuzinöses Kystom *nt*, pseudomuzinöses Zystom *nt*, Pseudomuzinkystom *nt*
serous cystoma seröses Kystom *nt*, seröses Zystom *nt*
unilocular cystoma unilokuläres Kystom *nt*, unilokuläres Zystom *nt*
cys|to|my|o|ma [ˌsɪstəmaɪ'əʊmə] *noun* zystisches Myom *nt*, Cystomyoma *nt*

cys|to|myx|o|ad|e|no|ma [sɪstə,mɪksəædə'nəʊmə] *noun* Cystomyxoadenoma *nt*
cys|to|myx|o|ma [,sɪstəmɪk'səʊmə] *noun* muzinöses Zystadenom *nt*, Cystomyxoma *nt*
cys|to|sar|co|ma [,sɪstəsɑːr'kəʊmə] Cystosarcoma phyllodes, Cystosarcoma phylloides
cystosarcoma phyllodes Cystosarcoma phyllodes, Cystosarcoma phylloides
cystosarcoma phylloides Cystosarcoma phyllodes, Cystosarcoma phylloides
telangiectatic cystosarcoma Cystosarcoma phyllodes, Cystosarcoma phylloides
cys|to|u|re|throg|ra|phy [,sɪstə,jʊərə'θrɑgrəfɪ] *noun* Zystourethrographie *f*, Zystourethrografie *f*, Urethrozystographie *f*, Urethrozystografie *f*
cys|to|u|re|thros|co|py [,sɪstə,jʊərə'θrɑskəpɪ] *noun* Zystourethroskopie *f*, Urethrozystoskopie *f*
Cyt *abk.* s.u. **1.** cytochrome **2.** cytosine
cyth|ae|mol|y|sis [,sɪθɪ'mɑləsɪs] *noun* (*brit.*) s.u. cythemolysis
cyth|e|mol|y|sis [,sɪθɪ'mɑləsɪs] *noun* Erythrozytenauflösung *f*, Erythrozytenzerstörung *f*, Erythrozytenabbau *m*, Hämolyse *f*, Hämatozytolyse *f*
cy|ti|dine ['saɪtɪdiːn] *noun* Zytidin *nt*, Cytidin *nt*
cytidine-5'-diphosphate *noun* Zytidin-5'-diphosphat *nt*, Cytidin-5'-diphosphat *nt*
cytidine-5'-triphosphate *noun* Zytidin-5'-triphosphat *nt*, Cytidin-5'-triphosphat *nt*
cy|ti|dy|late [,saɪtə'dɪleɪt] *noun* Cytidylat *nt*
cyto- *präf.* Zell-, Zyt(o)-, Cyt(o)-
cy|to|ad|he|sin [,saɪtəʊæd'hiːzɪn] **1.** *noun* Zytoadhäsin *nt* **2. cytoadhesins** *plural* β_3-Integrine *pl*, Zytoadhäsine *pl*
cy|to|an|a|lyz|er [,saɪtəʊ'ænlaɪzər] *noun* Zellanalysator *m*, Zytoanalysator *m*
cy|to|bi|ol|o|gy [,saɪtəʊbaɪ'ɑlədʒɪ] *noun* Zellbiologie *f*, Zytobiologie *f*, Cytobiologie *f*
cy|to|blast ['saɪtəʊblæst] *noun* Zellkern *m*, Zytoblast *m*, Cytoblast *m*
cy|to|cen|trum [saɪtəʊ'sentrəm] *noun* **1.** Zentrosom *nt*, Zentriol *nt*, Zentralkörperchen *nt* **2.** Mikrozentrum *nt*, Zentrosphäre *f*
cy|to|chem|is|try [saɪtəʊ'keməstrɪ] *noun* Zytochemie *f*, Histopochemie *f*
cy|to|chrome ['saɪtəʊkrəʊm] *noun* Zytochrom *nt*, Cytochrom *nt*
cytochrome a_3 Cytochrom a_3 *nt*, Cytochromoxidase *f*, Cytochromcoxidase *f*, Ferrocytochrom-c-Sauerstoff-Oxidoreduktase *f*
cytochrome aa_3 s.u. *cytochrome* a_3
cytochrome b_{558} Zytochrom b_{558} *nt*
cy|to|ci|dal [saɪtəʊ'saɪdl] *adj.* zellzerstörend, zellabtötend, zytozid
cy|to|cide ['saɪtəsaɪd] *noun* zytozides Mittel *nt*
cy|to|cu|prein [,saɪtəʊ'kuːprɪən] *noun* Hyperoxiddismutase *f*, Superoxiddismutase *f*, Hämocuprein *nt*, Erythrocuprein *nt*
cy|to|den|drite [saɪtə'dendraɪt] *noun* Dendrit *m*
cy|to|di|ag|no|sis [saɪtəʊ,daɪəg'nəʊsɪs] *noun* Zelldiagnostik *f*, Zytodiagnostik *f*
exfoliative cytodiagnosis Exfoliativzytologie *f*, exfoliative Zytodiagnostik *f*
cy|to|di|ag|nos|tic [saɪtəʊ,daɪəg'nɑstɪk] *adj.* Zytodiagnostik betreffend, zytodiagnostisch
cy|to|fla|vin [saɪtəʊ'fleɪvɪn] *noun* Zytoflavin *nt*
cy|to|gene ['saɪtədʒiːn] *noun* Zytogen *nt*, Plasmagen *nt*
cy|to|gen|e|sis [saɪtəʊ'dʒenəsɪs] *noun* Zellbildung *f*, Zellentwicklung *f*, Zytogenese *f*
cy|to|ge|net|ic [,saɪtəʊdʒə'netɪk] *adj.* Zytogenetik betreffend, mittels Zytogenetik, zytogenetisch
cy|to|ge|net|i|cal [,saɪtəʊdʒə'netɪkl] *adj.* s.u. cytogenetic
cy|to|ge|net|ics [,saɪtəʊdʒə'netɪks] *plural* Zellgenetik *f*, Zytogenetik *f*, Cytogenetik *f*
cy|to|gen|ic [saɪtəʊ'dʒenɪk] *adj.* **1.** Zytogenese betreffend, zytogen **2.** zellbildend, zellenbildend, zytogen
cy|tog|e|nous [saɪ'tɑdʒənəs] *adj.* zellbildend, zellenbildend, zytogen
cy|tog|e|ny [saɪ'tɑdʒənɪ] *noun* s.u. cytogenesis
cy|to|his|to|log|ic [saɪtəʊ,hɪstə'lɑdʒɪk] *adj.* zytohistologisch
cy|to|his|tol|o|gy [,saɪtəʊhɪs'tɑlədʒɪ] *noun* Zytohistologie *f*
cy|to|hor|mone [saɪtəʊ'hɔːrməʊn] *noun* Zellhormon *nt*, Zytohormon *nt*
cy|to|hy|a|lo|plasm [saɪtəʊ'haɪələplæzəm] *noun* zytoplasmatische Matrix *f*, Grundzytoplasma *nt*, Hyaloplasma *nt*
cy|toid ['saɪtɔɪd] *adj.* zellähnlich, zellartig, zellförmig
cy|to|kine ['saɪtəʊkaɪn] *noun* Zytokin *nt*
inhibitory cytokines inhibitorische Zytokine *pl*
pro-inflammatory cytokine proinflammatorisches Zytokin *nt*
soluble cytokine lösliches Zytokin *nt*
cytokine-inhibitory *adj.* zytokininhibierend
cytokine-like *adj.* zytokinähnlich, zytokinartig
cy|to|ki|ne|sis [,saɪtəʊkɪ'niːsɪs] *noun* Zellteilung *f*, Zellleibteilung *f*, Zytokinese *f*, Cytokinese *f*
cy|to|ki|nin [saɪtəʊ'kaɪnɪn] *noun* Zytokinin *nt*, Cytokinin *nt*
cy|to|lem|ma [saɪtəʊ'lemə] *noun* äußere Zellmembran *f*, Zytolemm *nt*
cy|to|li|pin H [saɪtəʊ'lɪpɪn] Lactosyl-*N*-acylsphingosin *nt*
cy|to|log|ic [saɪtəʊ'lɑdʒɪk] *adj.* Zytologie betreffend, zytologisch
cy|tol|o|gy [saɪ'tɑlədʒɪ] *noun* **1.** Zelllehre *f*, Zellenlehre *f*, Zellforschung *f*, Zellenforschung *f*, Zytologie *f*, Cytologie *f* **2.** s.u. cytodiagnosis
aspiration biopsy cytology Saugzytologie *f*, Saugbiopsiezytologie *f*, Aspirationszytologie *f*, Aspirationsbiopsiezytologie *f*
exfoliative cytology Exfoliativzytologie *f*, exfoliative Zytodiagnostik *f*
needle aspiration cytology Nadelaspirationszytologie *f*, Nadelpunktionszytologie *f*
cy|to|lymph ['saɪtəlɪmf] *noun* zytoplasmatische Matrix *f*, Grundzytoplasma *nt*, Hyaloplasma *nt*
cy|tol|y|sate [saɪ'tɑlɪseɪt] *noun* Zytolysat *nt*
cy|tol|y|sin [saɪ'tɑləsɪn] *noun* Zytolysin *nt*
cy|tol|y|sis [saɪ'tɑləsɪs] *noun* Zellauflösung *f*, Zellzerfall *m*, Zytolyse *f*
cy|to|ly|so|some [,saɪtə'laɪsəsəʊm] *noun* **1.** autophagische Vakuole *f*, Autophagosom *nt* **2.** Zytolysosom *nt*
cy|to|lyt|ic [saɪtəʊ'lɪtɪk] *adj.* Zytolyse betreffend *oder* auslösend, zytolytisch
cy|to|ma [saɪ'təʊmə] *noun* Zelltumor *m*, Zytom *nt*
cy|to|meg|a|lo|vi|rus [saɪtəʊ,megələ'vaɪrəs] *noun* Zytomegalievirus *nt*, Cytomegalievirus *nt*

cy|to|mem|brane [saɪtəʊ'membreɪn] *noun* Zellmembran *f*, Zytomembran *f*, Zellwand *f*, Plasmalemm *nt*
cy|to|mere ['saɪtəmɪər] *noun* Zytomer *nt*
cy|to|met|a|pla|sia [saɪtəʊ,metə'pleɪʒ(ɪ)ə] *noun* Zellmetaplasie *f*, Zytometaplasie *f*
cy|tom|e|ter [saɪ'tɑmɪtər] *noun* Zytometer *nt*
cy|tom|e|try [saɪ'tɑmətrɪ] *noun* Zellmessung *f*, Zytometrie *f*
flow cytometry Strömungszytometrie *f*
cy|to|path|ic [saɪtəʊ'pæθɪk] *adj.* zellschädigend, zytopathisch
cy|to|path|o|gen|e|sis [saɪtəʊ,pæθə'dʒenəsɪs] *noun* Zytopathogenese *f*
cy|to|path|o|ge|net|ic [saɪtəʊ,pæθədʒə'netɪk] *adj.* zytopathogenetisch
cy|to|path|o|gen|ic [saɪtəʊ,pæθə'dʒenɪk] *adj.* zytopathogen
cy|to|path|o|ge|nic|i|ty [saɪtəʊ,pæθədʒə'nɪsətɪ] *noun* Zytopathogenität *f*
cy|to|path|o|log|ic [,saɪtəʊpæθə'lɑdʒɪk] *adj.* Zytopathologie betreffend, zytopathologisch
cy|to|pa|thol|o|gy [,saɪtəʊpə'θɑlədʒɪ] *noun* Zellpathologie *f*, Zytopathologie *f*
cy|to|pem|phis [saɪtəʊ'pemfɪs] *noun* s.u. cytopempsis
cy|to|pem|psis [saɪtəʊ'pempsɪs] *noun* Vesikulartransport *m*, Zytopempsis *f*
cy|to|pe|nia [saɪtəʊ'piːnɪə] *noun* Zellverminderung *f*, Zellzahlverminderung *f*, Zytopenie *f*
cy|to|phag|o|cy|to|sis [saɪtəʊ,fægəsaɪ'təʊsɪs] *noun* s.u. cytophagy
cy|toph|a|gous [saɪ'tɑfəgəs] *adj.* zellfressend, zytophag
cy|toph|a|gy [saɪ'tɑfədʒɪ] *noun* Zytophagie *f*
cy|to|phil|ic [,saɪtə'fɪlɪk] *adj.* zytophil
cy|to|pho|tom|e|ter [,saɪtəʊfəʊ'tɑmɪtər] *noun* Zytophotometer *nt*, Zytofotometer *nt*
cy|to|pho|to|met|ric [saɪtəʊ,fəʊtə'metrɪk] *adj.* mittels Zytophotometrie, zytophotometrisch, zytofotometrisch
cy|to|pho|tom|e|try [,saɪtəʊfəʊ'tɑmətrɪ] *noun* Zytophotometrie *f*, Zytofotometrie *f*, Mikrospektrophotometrie *f*, Mikrospektrofotometrie *f*
cy|to|phy|lac|tic [,saɪtəʊfɪ'læktɪk] *adj.* zytophylaktisch
cy|to|phy|lax|is [,saɪtəʊfɪ'læksɪs] *noun* Zytophylaxie *f*
cy|to|phys|i|ol|o|gy [saɪtəʊ,fɪzɪ'ɑlədʒɪ] *noun* Zellphysiologie *f*, Zytophysiologie *f*
cy|to|pig|ment ['saɪtəʊpɪgmənt] *noun* Zellpigment *nt*, Zytopigment *nt*
cy|to|plasm ['saɪtəʊplæzəm] *noun* Zellprotoplasma *nt*, Protoplasma *nt*, Zytoplasma *nt*, Cytoplasma *nt*
cy|to|plas|mic [saɪtə'plæzmɪk] *adj.* Zytoplasma betreffend, aus Zytoplasma bestehend, zytoplasmatisch, Zytoplasma-
cy|to|poi|e|sis [,saɪtəʊpɔɪ'iːsɪs] *noun* Zellbildung *f*, Zytopoese *f*
cy|tor|rhex|is [,saɪtəʊ'reksɪs] *noun* Zellzerfall *m*, Zytorrhexis *f*
cy|tos|co|py [saɪ'tɑskəpɪ] *noun* Zytoskopie *f*
cy|to|sine ['saɪtəsiːn] *noun* Zytosin *nt*, Cytosin *nt*
cy|to|skel|e|ton [,saɪtə'skelɪtn] *noun* Zellskelett *nt*, Zytoskelett *nt*
cy|to|sol ['saɪtəsɔl] *noun* Zytosol *nt*
cy|to|some ['saɪtəsəʊm] *noun* **1.** Zellkörper *m*, Zytosoma *nt* **2.** Zytosom *nt*
cy|tos|ta|sis [saɪ'tɑstəsɪs] *noun* Zytostase *f*
cy|to|stat|ic [,saɪtə'stætɪk] **I** *noun* Zytostatikum *nt* **II** *adj.* zytostatisch
cy|to|tac|tic [,saɪtə'tæktɪk] *adj.* Zytotaxis betreffend, zytotaktisch
cy|to|tax|is [,saɪtə'tæksɪs] *noun* Zytotaxis *f*
cy|to|tox|ic [,saɪtə'tɑksɪk] *adj.* zellschädigend, zellvergiftend, zytotoxisch
cy|to|tox|ic|i|ty [,saɪtətɑk'sɪsətɪ] *noun* Zytotoxizität *f*
antibody-dependent cell-mediated cytotoxicity antikörperabhängige zellvermittelte Zytotoxizität *f*
antibody-dependent cellular cytotoxicity s.u. antibody-dependent cell-mediated *cytotoxicity*
cell-mediated cytotoxicity zellvermittelte Zytotoxizität *f*
Fc receptor-mediated cytotoxicity Fc-Rezeptor-vermittelte Zytotoxizität *f*
K-cell cytotoxicity K-Zell-Zytotoxizität *f*
cy|to|tox|in [,saɪtə'tɑksɪn] *noun* Zytotoxin *nt*
cy|to|trop|ic [,saɪtə'trɑpɪk] *adj.* auf Zellen gerichtet, zytotrop
cy|tot|ro|pism [saɪ'tɑtrəpɪzəm] *noun* Zytotropismus *m*
Cyx-S *abk.* s.u. cystine
Czapek ['tʃapek]: **Czapek solution agar** s.u. *Czapek-Dox* agar
Czapek-Dox ['tʃapek dɑks]: **Czapek-Dox agar** Czapek-Dox-Nährlösung *f*, Czapek-Dox-Medium *nt*
Czapek-Dox culture medium s.u. *Czapek-Dox* agar
Czapek-Dox medium s.u. *Czapek-Dox* agar

D

D *abk.* s.u. 1. aspartic *acid* 2. density 3. dentin 4. deoxy- 5. deviation 6. difference 7. diffusion *capacity* 8. dihydrouridine 9. donor 10. dopamine 11. dose

D *abk.* s.u. diffusion *coefficient*

d *abk.* s.u. 1. density 2. deoxy-

DA *abk.* s.u. 1. deoxyadenosine 2. diphenylchlorarsine 3. dopamine

Da *abk.* s.u. dalton

dA *abk.* s.u. deoxyadenosine

DACT *abk.* s.u. *actinomycin* D

dac|ty|li|tis [dæktə'laɪtɪs] *noun* Fingerentzündung *f*, Zehenentzündung *f*, Daktylitis *f*

sickle cell dactylitis Hand-Fuß-Syndrom *nt*, Sichelzelldaktylitis *f*

dactylo- *präf.* Finger-, Zehen-, Daktyl(o)-

dAdo *abk.* s.u. deoxyadenosine

DADP *abk.* s.u. deoxyadenosine *diphosphate*

dADP *abk.* s.u. deoxyadenosine *diphosphate*

DAF *abk.* s.u. decay accelerating *factor*

DAG *abk.* s.u. diacylglycerol

DAGT *abk.* s.u. direct antiglobulin *test*

dal|ton ['dɔːltn] *noun* Dalton *nt*, Atommasseneinheit *f*

DAM *abk.* s.u. diacetylmorphine

dam|age ['dæmɪdʒ] I *noun* Schaden *m*, Schädigung *f*, Beschädigung *f* (*to* an); **do damage to** beschädigen II *vt* beschädigen III *vi* Schaden nehmen, beschädigt werden

brain damage Hirnschaden *m*, Hirnschädigung *f*, Enzephalopathie *f*

genetic damage Genschaden *m*, Genschädigung *f*, genetische Schädigung *f*

metabolic damage metabolische Störung *f*

tissue damage Gewebeschädigung *f*, Gewebeverletzung *f*

dam|aged ['dæmɪdʒd] *adj.* beschädigt, defekt

dam|ag|ing ['dæmədʒɪŋ] *adj.* schädlich, schädigend, nachteilig (*to* für)

DAMP *abk.* s.u. deoxyadenosine *monophosphate*

dAMP *abk.* s.u. deoxyadenosine *monophosphate*

Dane [deɪn]: **Dane particle** Hepatitis-B-Virus *nt*

DANS *abk.* s.u. 5-dimethylamino-1-naphthalenesulfonic *acid*

Danysz ['dæniːz; 'dɑnɪʃ]: **Danysz's effect** s.u. *Danysz's* phenomenon

Danysz's phenomenon Danysz-Phänomen *nt*

dap|sone ['dæpsəʊn] *noun* Dapson *nt*, Diaminodiphenylsulfon *nt*

Darling ['dɑːrlɪŋ]: **Darling's disease** Darling-Krankheit *f*, Histoplasmose *f*, retikuloendotheliale Zytomykose *f*

Dar|win|ism ['dɑːrwənɪzəm] *noun* Darwinismus *m*

DASC *abk.* s.u. dehydroascorbic *acid*

DAT *abk.* s.u. direct antiglobulin *test*

DATP *abk.* s.u. deoxyadenosine *triphosphate*

dATP *abk.* s.u. deoxyadenosine *triphosphate*

dau|no|my|cin [dɔːnə'maɪsɪn] *noun* s.u. daunorubicin

dau|no|ru|bi|cin [dɔːnə'ruːbəsɪn] *noun* Daunorubicin *nt*, Daunomycin *nt*, Rubidomycin *nt*

Davidsohn ['deɪvɪdsəʊn]: **Davidsohn differential absorption test** modifizierter Paul-Bunnell-Test *m* nach Davidsohn

DBA *abk.* s.u. dibenzanthracene

DBC *abk.* s.u. differential blood *count*

DBH *abk.* s.u. dopamine β-*hydroxylase*

DC *abk.* s.u. 1. direct *current* 2. donor *cell* 3. decarboxylase

D.C. *abk.* s.u. direct *current*

dC *abk.* s.u. deoxycytidine

dc *abk.* s.u. direct *current*

d.c. *abk.* s.u. direct *current*

DCA *abk.* s.u. 1. deoxycholate citrate *agar* 2. deoxycorticosterone *acetate*

DCDP *abk.* s.u. deoxycytidine *diphosphate*

dCDP *abk.* s.u. deoxycytidine *diphosphate*

DCL *abk.* s.u. diflucortolone

DCMP *abk.* s.u. deoxycytidine *monophosphate*

dCMP *abk.* s.u. deoxycytidine *monophosphate*

DCTP *abk.* s.u. deoxycytidine *triphosphate*

dCTP *abk.* s.u. deoxycytidine *triphosphate*

dCyd *abk.* s.u. deoxycytidine

DDT *abk.* s.u. dichlorodiphenyltrichloroethane

DEA *abk.* s.u. diethanolamine

deA *abk.* s.u. deoxyadenosine

de|a|cet|yl|ase [dɪə'setleɪz] *noun* Deacetylase *f*

acetylornithine deacetylase Acetylornithindeacetylase *f*

de|ac|ti|va|tion [dɪˌæktɪ'veɪʃn] *noun* Inaktivieren *nt*, Inaktivierung *f*

de|ac|yl|ase [dɪ'æsɪleɪz] *noun* Deacylase *f*

acylsphingosine deacylase Acylsphingosindeacylase *f*, Ceramidase *f*

de|ac|yl|ate [dɪ'æsɪleɪt] *vt* deacylieren

de|ac|yl|a|tion [dɪˌæsɪ'leɪʃn] *noun* Deacylierung *f*

dead [ded] I *plural* **the dead** die Toten II *adj.* 1. tot, gestorben; leblos 2. abgestorben, nekrotisch; gefühllos, taub 3. ohne Ausgang, blind (endend)

deADO *abk.* s.u. deoxyadenosine

de|ag|gre|gat|ed [dɪ'ægrɪgeɪtɪd] *adj.* deaggregiert

de|al|ler|gi|za|tion [dɪˌælərdʒɪ'zeɪʃn] *noun* Desensibilisierung *f*, Deallergisierung *f*

de|am|i|dase [dɪ'æmɪdeɪz] *noun* Desamidase *f*, Amidohydrolase *f*

de|am|i|da|tion [dɪˌæmɪ'deɪʃn] *noun* s.u. deamidization

de|am|i|di|za|tion [dɪˌæmɪdɪ'zeɪʃn] *noun* Desamidierung *f*

de|am|i|nase [dɪ'æmɪneɪz] *noun* Desaminase *f*, Aminohydrolase *f*

adenine deaminase Adenindesaminase *f*

adenosine deaminase Adenosindesaminase *f*

adenylate deaminase AMP-Desaminase *f*

adenylic acid deaminase AMP-Desaminase *f*

AMP deaminase AMP-Desaminase *f*

cytidine **deaminase** Zytidindesaminase *f*, Cytidindesaminase *f*
cytosine deaminase Cytosindesaminase *f*
de|am|i|na|tion [dɪˌæmɪ'neɪʃn] *noun (Chemie)* Desaminierung *f*
oxidative deamination oxidative Desaminierung *f*
de|am|i|ni|za|tion [dɪˌæmɪnə'zeɪʃn] *noun* s.u. deamination
death [deθ] *noun* Tod *m*, Exitus *m*; Todesfall *m*; Sterben *nt*, Absterben *nt*; **after death** postmortal, post mortem; **before death** prämortal, ante mortem
brain death Hirntod *m*
cell death Zelltod *m*, Zelluntergang *m*, Zytonekrose *f*
cerebral death Hirntod *m*, biologischer Tod *m*
clinical death klinischer Tod *m*
painless death leichter/schmerzloser Tod *m*, Euthanasie *f*
programmed cell death programmierter Zelltod *m*
de|bulk|ing [dɪ'bʌlkɪŋ] *noun* partielle Geschwulstverkleinerung *f*, Debulking *nt*
dec|ane ['dekeɪn] *noun* Dekan *nt*, Decan *nt*
de|car|box|yl|ase [ˌdɪkɑːr'bɑksəleɪz] *noun* Dekarboxylase *f*, Decarboxylase *f*
***S*-adenosylmethionine decarboxylase** *S*-Adenosylmethionindecarboxylase *f*
arginine decarboxylase Arginindecarboxylase *f*
branched-chain α-keto acid decarboxylase s.u. branched-chain 2-keto acid *dehydrogenase*
dopa decarboxylase Dopadecarboxylase *f*, DOPA-decarboxylase *f*
ornithine decarboxylase Ornithindecarboxylase *f*
orotidine-5'-phosphate decarboxylase s.u. orotidylic acid *decarboxylase*
orotidylate decarboxylase s.u. orotidylic acid *decarboxylase*
orotidylic acid decarboxylase Orotidylsäuredecarboxylase *f*
pyrophosphomevalonate decarboxylase Pyrophosphomevalonatdecarboxylase *f*
pyruvate decarboxylase Pyruvatdecarboxylase *f*
de|car|box|yl|ate [ˌdɪkɑːr'bɑksəleɪt] *vt* dekarboxylieren, decarboxylieren
de|car|box|yl|a|tion [ˌdɪkɑːrˌbɑksə'leɪʃn] *noun* Dekarboxylierung *f*, Decarboxylierung *f*
oxidative decarboxylation oxidative Decarboxylierung *f*
de|cay [dɪ'keɪ] I *noun* **1.** *(figur.)* Verfall *m*, Zerfall *m*, Verschlechterung *f*; Schwäche *f*, Altersschwäche *f* **2.** *(Radium)* Zerfall *m* **II** *vi* zerfallen; verwesen, sich auflösen, sich zersetzen, faulen, verfaulen **6.** *(Radium)* zerfallen
alpha decay α-Zerfall *m*, alpha-Zerfall *m*
beta decay β-Zerfall *m*, beta-Zerfall *m*
nuclear decay Kernzerfall *m*, radioaktiver Zerfall *m*
radioactive decay radioaktiver Zerfall *m*
deCDP *abk.* s.u. deoxycytidine *diphosphate*
de|cease [dɪ'siːs] I *noun* Tod *m*, Ableben *nt* **II** *vi* versterben, verscheiden
deCMP *abk.* s.u. deoxycytidine *monophosphate*
deCTP *abk.* s.u. deoxycytidine *triphosphate*
de|fect ['dɪfekt] *noun* **1.** Defekt *m*, Fehler *m*, Schaden *m* (*in* an) **2.** Mangel *m*, Schwäche *f*, Unvollkommenheit *f*
acquired defect erworbener Defekt *m*
coagulation defect Blutgerinnungsstörung *f*, Gerinnungsstörung *f*
de|fence [dɪ'fens] *noun (brit.)* s.u. defense
de|fend [dɪ'fend] *vt* verteidigen (*from, against* gegen); schützen (*from, against* vor)
de|fense [dɪ'fens] *noun* Verteidigung *f*, Schutz *m*, Abwehr *f*
cellular defense zelluläre Abwehr *f*, zelluläres Abwehrsystem *nt*
exterior defense äußere Abwehr *f*, äußerer Abwehrmechanismus *m*
de|fense|less [dɪ'fenslɪs] *adj.* schutzlos, wehrlos, hilflos
de|fen|sin ['dɪfensɪn] *noun* Defensin *nt*
de|fen|sive [dɪ'fensɪv] *adj.* schützend, abwehrend, Abwehr-, Schutz-
de|fi|bri|nat|ed [dɪ'faɪbrɪneɪtɪd] *adj.* fibrinfrei, defibriniert
de|fi|bri|na|tion [dɪˌfaɪbrɪ'neɪʃn] *noun* Defibrinieren *nt*, Defibrination *nt*
de|fi|cien|cy [dɪ'fɪʃənsɪ] *noun* **1.** Mangel *m*, Defizit *nt* (*of* an); Fehlen *nt* (*of* von) **2.** Unzulänglichkeit *f*, Mangelhaftigkeit *f*
alpha$_1$-antitrypsin deficiency s.u. α_1-antitrypsin *deficiency*
antithrombin III deficiency Antithrombin III-Mangel *m*, AT III-Mangel *m*
α_1-antitrypsin deficiency alpha$_1$-Antitrypsinmangel *m*, Antitrypsinmangelkrankheit *f*
B-cell deficiency B-Zell-Defekt *m*, B-Zell-Defizienz *f*
C1-INH deficiency s.u. C1 inhibitor *deficiency*
C1 inhibitor deficiency hereditäres Angioödem *nt*, hereditäres Quincke-Ödem *nt*, C1-Inhibitor-Mangel *m*
calcium deficiency Kalziummangel *m*
carnosinase deficiency Karnosinämie *f*, Carnosinämie *f*, Karnosinämie-Syndrom *nt*, Carnosinämie-Syndrom *nt*
erythrocyte pyruvate kinase deficiency Pyruvatkinasemangel *m*
factor I deficiency Fibrinogenmangel *m*, Hypofibrinogenämie *f*; Afibrinogenämie *f*
factor II deficiency Faktor II-Mangel *m*, Hypoprothrombinämie *f*
factor V deficiency Parahämophilie *f*, Parahämophilie A *f*, Owren-Syndrom *nt*, Faktor V-Mangel *m*, Faktor V-Mangelkrankheit *f*, Hypoproakzelerinämie *f*, Hypoproaccelerinämie *f*
factor VII deficiency Faktor VII-Mangel, Hypoproconvertinämie *f*, Hypoprokonvertinämie *f*, Parahämophilie B *f*
factor IX deficiency Hämophilie B *f*, Christmas-Krankheit *f*, Faktor IX-Mangel *m*, Faktor IX-Mangelkrankheit *f*
factor X deficiency Faktor X-Mangel *m*
factor XI deficiency Faktor XI-Mangel, PTA-Mangel *m*
factor XII deficiency Hageman-Syndrom *nt*, Faktor XII-Mangel *m*, Faktor XII-Mangelkrankheit *f*
fibrinogen deficiency Fibrinogenmangel *m*, Hypofibrinogenämie *f*
folic acid deficiency Folsäuremangel *m*
genetic deficiency genetischer Defekt *m*, genetischbedingter Defekt *nt*
glucose-6-phosphate dehydrogenase deficiency s.u. glucose-6-phosphate dehydrogenase *disease*
glucosephosphate isomerase deficiency Glucosephosphatisomerase-Mangel *m*, Glucosephosphatisomerase-Defekt *m*

γ-glutamyl transpeptidase deficiency γ-Glutamyltransferasemangel *m*, Glutathionurie *f*
Hageman factor deficiency Hageman-Syndrom *nt*, Faktor XII-Mangel *m*, Faktor XII-Mangelkrankheit *f*
IgA deficiency IgA-Mangel *m*, IgA-Defizienz *f*
IgG deficiency IgG-Mangel *m*, IgG-Defizienz *f*
IgG subclass deficiency IgG-Subklassen-Mangel *m*, IgG-Subklassen-Defizienz *f*
immune deficiency Immundefekt *m*, Immunmangelkrankheit *f*, Defektimmunopathie *f*, Immundefizienz *f*
immune complex deficiency Immunkomplexdefekt *m*
immunity deficiency s.u. immune *deficiency*
immunological deficiency s.u. immune *deficiency*
iron deficiency Eisenmangel *m*
isolated IgA deficiency selektiver IgA-Mangel *m*
leukocyte adhesion deficiency Leukozytenadhäsionsdefizienz *f*
MHC class II deficiency MHC-Klasse-II-Mangel *m*
myeloperoxidase deficiency Myeloperoxidasemangel *m*
neutral β-galactosidase deficiency Lactosylceramidose *f*, neutrale β-Galaktosidase-Defekt *m*
oxygenation deficiency mangelhafte Oxygenation *f*
prolidase deficiency Prolidasemangel *m*
proline dehydrogenase deficiency Hyperprolinämie *f* Typ I, Prolinoxidasemangel *m*
properdin deficiency Properdinmangel *m*
PTA deficiency PTA-Mangel *m*, Faktor XI-Mangel *m*
purine nucleoside phosphorylase deficiency Purin nukleosidphosphorylase-Mangel *m*
riboflavin deficiency Ariboflavinose *f*, Ariboflavinose-Syndrom *nt*
selective IgA deficiency selektiver IgA-Mangel *m*
small-intestinal disaccharidase deficiency Disaccharidintoleranz *f*
T-cell deficiency T-Zell-Defekt *m*, T-Zell-Defizienz *f*
vitamin K deficiency Vitamin K-Mangel *m*

de|fi|cient [dɪ'fɪʃənt] *adj.* **1.** Mangel leidend (*in* an); **be deficient in** ermangeln, arm sein an **2.** unzulänglich, fehlend, mangelnd, mangelhaft

def|i|cit ['defəsɪt] *noun* Mangel *m* (*in* an); Defizit *nt*; Verlust *m*, Ausfall *m*
base deficit Basendefizit *nt*, negativer Basenüberschuss *m*
functional deficit Funktionsdefizit *f*
saturation deficit Sättigungsdefizit *nt*

deGDP *abk.* s.u. deoxyguanosine *diphosphate*

de|gen|er|ate [*n*, *adj.* dɪ'dʒenərɪt; *v* dɪ'dʒenəreɪt] **I** *noun* degenerierter Mensch *m* **II** *adj.* s.u. degenerated **III** *vi* degenerieren (*into* zu); sich zurückbilden, verfallen; entarten (*into* zu)

de|gen|er|at|ed [dɪ'dʒenəreɪtɪd] *adj.* degeneriert, zurückgebildet, verfallen; entartet

de|gen|er|a|tion [dɪˌdʒenə'reɪʃn] *noun* **1.** Degeneration *f*, Entartung *f* **2.** Degeneration *f*, Verfall *m*, Verkümmerung *f*, Rückbildung *f*, Entartung *f*
Abercrombie's degeneration amyloide Degeneration *f*; Amyloidose *f*
adipose degeneration degenerative Verfettung *f*, fettige Degeneration *f*, Degeneratio adiposa
albuminoid degeneration albuminöse/albuminoide/albuminoid-körnige Degeneration *f*, trübe Schwellung *f*
albuminoid-granular degeneration s.u. albuminoid *degeneration*
albuminous degeneration s.u. albuminoid *degeneration*
amyloid degeneration amyloide Degeneration *f*; Amyloidose *f*
ballooning degeneration Ballonierung *f*, ballonierende Degeneration *f*
basophilic degeneration basophile Degeneration *f*
caseous degeneration verkäsende Degeneration *f*, verkäsende Nekrose *f*, Verkäsung *f*
colliquative degeneration Kolliquationsnekrose *f*
colloid degeneration kolloide Degeneration *f*
cystic degeneration zystische Degeneration *f*
fatty degeneration degenerative Verfettung *f*, fettige Degeneration *f*
fibrinoid degeneration fibrinoide Degeneration *f*
floccular degeneration albuminöse/albuminoide/albuminoid-körnige Degeneration *f*, trübe Schwellung *f*
gelatiniform degeneration gallertige Degeneration *f*
glassy degeneration hyaline Degeneration *f*, Hyalinose *f*, Hyalinisierung *f*, Hyalinisation *f*
hyaline degeneration hyaline Degeneration *f*, Hyalinose *f*; Hyalinisierung *f*, Hyalinisation *f*
hydropic degeneration hydropische Degeneration *f*
lardaceous degeneration amyloide Degeneration *f*; Amyloidose *f*
mucinoid degeneration s.u. mucinous *degeneration*
mucinous degeneration muzinöse Degeneration *f*
mucoid degeneration mukoide Degeneration *f*
mucous degeneration muköse Degeneration *f*
myxomatous degeneration myxomatöse Degeneration *f*
Nissl degeneration Nissl-Degeneration *f*
parenchymatous degeneration albuminöse/albuminoide/albuminoid-körnige Degeneration *f*, trübe Schwellung *f*
pigmentary degeneration Pigmentdegeneration *f*
Virchow's degeneration s.u. Virchow's *disease*
waxy degeneration amyloide Degeneration *f*; Amyloidose *f*

de|gen|er|a|tive [dɪ'dʒenərətɪv] *adj.* degenerierend, degenerativ, Degenerations-; entartend

de|germ [dɪ'dʒɜrm] *vt* s.u. disinfect

de|ger|mi|nate [dɪ'dʒɜrməneɪt] *vt* s.u. disinfect

DeGMP *abk.* s.u. deoxyguanosine *monophosphate*

deg|ra|da|tion [ˌdegrə'deɪʃn] *noun* **1.** (*Chemie*) Abbau *m*, Zerlegung *f*, Degradierung *f* **2.** (*biolog.*) Degeneration *f*, Entartung *f*
amino acid degradation Aminosäureabbau *m*
Edman degradation Edman-Abbau *m*
oxidative degradation oxidativer Abbau *m*
sequential degradation sequentieller/sequenzieller/schrittweiser Abbau *m*

de|grade [dɪ'greɪd] **I** *vt* **1.** schwächen, herabsetzen, vermindern **2.** (*Chemie*) zerlegen, abbauen **II** *vi* **3.** (*Chemie*) zerfallen **4.** (*biolog.*) degenerieren, entarten **5.** sich verschlechtern; schwach *oder* schwächer werden, (*Kräfte*) nachlassen

de|gran|u|la|tion [dɪˌgrænjə'leɪʃn] *noun* Degranulation *f*, Degranulierung *f*
mast cell degranulation Mastzelldegranulation *f*

de|hy|drase [dɪ'haɪdreɪz] *noun* Dehydrase *f*
carbamoylaspartate dehydrase Dihydroorotase *f*

D

de|hy|dra|tase [dɪ'haɪdrəteɪz] *noun* Dehydratase *f*, Hydratase *f*
aminolevulinate dehydratase Porphobilinogensynthase *f*
carbonate dehydratase Kohlensäureanhydrase *f*, Karbonatdehydratase *f*, Carboanhydrase *f*
dihydroxyacid dehydratase Dihydroxysäuredehydratase *f*
serine dehydratase Serindehydratase *f*

de|hy|drate [dɪ'haɪdreɪt] **I** *vt* Wasser entfernen *oder* entziehen, entwässern, dehydrieren; (vollständig) trocknen **II** *vi* Wasser verlieren *oder* abgeben, dehydrieren

de|hy|dra|tion [ˌdɪhaɪ'dreɪʃn] *noun* **1.** (*Chemie*) Dehydrierung *f*, Wasserstoffabspaltung *f* **2.** Dehydration *f*, Wasserentzug *m*; Entwässerung *f*, Entwässerungstherapie *f* **3.** (*pathol.*) Wassermangel *m*, Dehydration *f*, Dehydratation *f*, Hypohydratation *f*

7-de|hy|dro|cho|les|ter|ol [dɪˌhaɪdrəʊkə'lestərəʊl] *noun* 7-Dehydrocholesterin *nt*, Provitamin D_3 *nt*

11-de|hy|dro|cor|ti|cos|ter|one [dɪˌhaɪdrəʊˌkɔːrtɪ'kɑstərəʊn] *noun* 11-Dehydrocorticosteron *nt*, Kendall-Substanz A *f*

de|hy|dro|gen|ase [dɪ'haɪdrədʒəneɪz] *noun* Dehydrogenase *f*, Dehydrase *f*
acetaldehyde dehydrogenase Aldehyddehydrogenase *f*
acyl-CoA dehydrogenase Acyl-CoA-dehydrogenase *f*
alcohol dehydrogenase Alkoholdehydrogenase *f*
aldehyde dehydrogenase (NAD $^+$) Aldehyddehydrogenase *f*
aminoadipate semialdehyde dehydrogenase Aminoadipatsemialdehyddehydrogenase *f*
aminoadipic acid semialdehyde dehydrogenase Aminoadipinsäuresemialdehyddehydrogenase *f*
2-aminomuconic acid semialdehyde dehydrogenase 2-Aminomuconsäuresemialdehyddehydrogenase *f*
aspartate semialdehyde dehydrogenase Aspartatsemialdehyddehydrogenase *f*
branched-chain 2-keto acid dehydrogenase branched-chain-2-Ketosäuredehydrogenase *f*
cortisol dehydrogenase Cortisoldehydrogenase *f*, 11-β-Hydroxysteroiddehydroxygenase *f*
dihydrolipoamide dehydrogenase Dihydrolipoyldehydrogenase *f*, Lipoamiddehydrogenase *f*
dihydrolipoyl dehydrogenase S.U. dihydrolipoamide *dehydrogenase*
dihydrouracil dehydrogenase Dihydrouracildehydrogenase *f*
flavin-linked dehydrogenase flavingebundene/flavinabhängige Dehydrogenase *f*
formaldehyde dehydrogenase Formaldehyddehydrogenase *f*
glucose-6-phosphate dehydrogenase Glukose-6-phosphatdehydrogenase *f*
glutamate dehydrogenase Glutamatdehydrogenase *f*, Glutaminsäuredehydrogenase *f*
glycerol-3-phosphate dehydrogenase (NAD $^+$) zytoplasmatische Glyzerin-3-phosphatdehydrogenase *f*, Glyzerinphosphatdehydrogenase (NAD^+) *f*
3-hydroxyacyl-CoA dehydrogenase 3-Hydroxyacyl-CoA-dehydrogenase *f*
α-hydroxybutyrate dehydrogenase α-Hydroxybutyratdehydrogenase *f*
β-hydroxybutyrate dehydrogenase β-Hydroxybutyratdehydrogenase *f*, 3-Hydroxybutyratdehydrogenase *f*
β-hydroxybutyric dehydrogenase S.U. β-hydroxybutyrate *dehydrogenase*
β-hydroxyisobutyric acid dehydrogenase β-Hydroxyisobuttersäuredehydrogenase *f*
hydroxysteroid dehydrogenase Hydroxysteroiddehydrogenase *f*
IMP dehydrogenase IMP-Dehydrogenase *f*, Inosinsäuredehydrogenase *f*
inosinic acid dehydrogenase S.U. IMP *dehydrogenase*
isocitrate dehydrogenase Isozitratdehydrogenase *f*, Isocitratdehydrogenase *f*
isocitrate dehydrogenase (NAD^+) NAD-spezifische Isocitratdehydrogenase *f*
isocitrate dehydrogenase ($NADP^+$) NADP-spezifische Isocitratdehydrogenase *f*
isocitric acid dehydrogenase S.U. isocitrate *dehydrogenase*
α-keto acid dehydrogenase α-Ketosäuredehydrogenase *f*
α-ketoglutarate dehydrogenase α-Ketoglutaratdehydrogenase *f*
lactate dehydrogenase Laktatdehydrogenase *f*
lactic acid dehydrogenase S.U. lactate *dehydrogenase*
lipoamide dehydrogenase Lipamiddehydrogenase *f*, Lipoamiddehydrogenase *f*, Dihydrolipoyldehydrogenase *f*
lysine dehydrogenase Lysindehydrogenase *f*
malate dehydrogenase Malatdehydrogenase (NAD^+) *f*
malate dehydrogenase ($NADP^+$) Malatdehydrogenase ($NADP^+$) *f*, Malatenzym *nt*
malate-NAD dehydrogenase S.U. malate *dehydrogenase*
malate-NADPH dehydrogenase S.U. malate *dehydrogenase* ($NADP^+$)
malic acid dehydrogenase S.U. malate *dehydrogenase*
NADH dehydrogenase NADH-Dehydrogenase *f*
NAD-linked dehydrogenase NAD-abhängige Dehydrogenase *f*
NADP-specific isocitrate dehydrogenase S.U. isocitrate *dehydrogenase* ($NADP^+$)
NAD-specific isocitrate dehydrogenase S.U. isocitrate *dehydrogenase* (NAD^+)
orotate dehydrogenase Orotsäuredehydrogenase *f*
oxoglutarate dehydrogenase α-Ketoglutaratdehydrogenase *f*
2-oxoisovalerate dehydrogenase (lipoamide) α-Ketoisovaleratdehydrogenase *f*
6-phosphogluconate dehydrogenase 6-Phosphogluconatdehydrogenase *f*
3-phosphoglyceraldehyde dehydrogenase Glyzerinaldehyd(-3-)dehydrogenase *f*, 3-Phosphoglyzerinaldehyddehydrogenase *f*
phosphoglycerate dehydrogenase Phosphoglyceratdehydrogenase *f*
proline dehydrogenase Prolindehydrogenase *f*, Prolin(-5-)oxidase *f*
pyridine-linked dehydrogenase pyridinabhängige Dehydrogenase *f*
pyridine nucleotide dehydrogenase Pyridinnukleotiddehydrogenase *f*

pyruvate dehydrogenase Pyruvatdehydrogenase *f*
Robison ester dehydrogenase Glukose-6-phosphatdehydrogenase *f*
sorbitol dehydrogenase L-Iditoldehydrogenase *f*, Iditdehydrogenase *f*, Sorbitdehydrogenase *f*
succinate dehydrogenase Succinatdehydrogenase *f*
tetrahydrofolate dehydrogenase Dihydrofolatreduktase *f*
UDPglucose dehydrogenase Uridindiphosphatglukose-dehydrogenase *f*, UDPG-dehydrogenase *f*

de|hy|dro|gen|ate [dɪ'haɪdrədʒəneɪt] *vt* Wasserstoff entziehen/abspalten, dehydrogenieren, dehydrieren

de|hy|dro|gen|a|tion [dɪ,haɪdrədʒə'neɪʃn] *noun* Wasserstoffentzug *m*, Wasserstoffabspaltung *f*, Dehydrogenierung *f*, Dehydrierung *f*

de|hy|dro|gen|ize [dɪ'haɪdrədʒənaɪz] *vt* s.u. dehydrogenate

de|hy|dro|pep|ti|dase [dɪ,haɪdrəʊ'peptɪdeɪz] *noun* Aminoacylase *f*, Hippurikase *f*

(3-)de|hy|dro|ret|i|nol [dɪ,haɪdrəʊ'retnɔl] *noun* (3-)Dehydroretinol *nt*, Vitamin A_2 *nt*

de|hy|drox|yl|a|tion [dɪhaɪ,drɑksɪ'leɪʃn] *noun* Dehydroxylierung *f*

de|layed [dɪ'leɪd] *adj.* verzögert, verschleppt, verspätet; verschoben, aufgeschoben; Spät-

de|le|tion [dɪ'liːʃn] *noun* (*Genetik*) Deletion *f*
clonal deletion klonale Deletion *f*

de|mar|cat|ed ['diːmɑːrkeɪtɪd] *adj.* abgegrenzt, demarkiert

de|mar|ca|tion [,diːmɑːr'keɪʃn] *noun* Abgrenzung *f*, Demarkation *f*; Abgrenzen *nt*, Demarkieren *nt*

dem|e|clo|cy|cline [,deməkləʊ'saɪkliːn] *noun* Demeclocyclin *nt*, Demethylchlortetracyclin *nt*

dem|e|col|cine [,demə'kɑlsiːn] *noun* Demecolcin *nt*, *N*-desacetyl-*N*-methylcolchicin *nt*

de|meth|yl|chlor|tet|ra|cy|cline [dɪ,meθəl,klɔːr,tetrə'saɪkliːn] *noun* s.u. demeclocycline

de|min|er|al|i|za|tion [dɪ,mɪn(ə)rəlaɪ'zeɪʃn] *noun* Demineralisation *f*

de|min|er|al|ize [dɪ'mɪn(ə)rəlaɪz] *vt* entsalzen, demineralisieren

de|na|tur|ant [dɪ'neɪtʃərənt] *noun* denaturierendes Mittel *nt*, Denaturierungsmittel *nt*, Vergällungsmittel *nt*

de|na|tur|a|tion [dɪ,neɪtʃə'reɪʃn] *noun* **1.** Denaturierung *f*, Denaturieren *nt* **2.** Vergällen *nt*, Denaturieren *nt*

de|na|ture [dɪ'neɪtʃər] *vt* **1.** denaturieren **2.** vergällen, denaturieren

de|na|tured [dɪ'neɪtʃərd] *adj.* **1.** denaturiert **2.** vergällt, denaturiert

de|ni|tri|fi|ca|tion [dɪ,naɪtrəfɪ'keɪʃn] *noun* Denitrifizierung *f*, Denitrifikation *f*, Denitrierung *f*

de|ni|tri|fy [dɪ'naɪtrəfaɪ] *vt* denitrifizieren, denitrieren

de|ni|tro|gen|a|tion [dɪ,naɪtrədʒɪ'neɪʃn] *noun* Denitrogenisierung *f*, Denitrogenisation *f*

den|si|tom|e|try [,densɪ'tɑmətrɪ] *noun* Dichtemessung *f*, Dichtebestimmung *f*, Densimetrie *f*, Densitometrie *f*

den|si|ty ['densətɪ] *noun* **1.** Dichte *f*, Dichtheit *f* **2.** (*Negativ*) Schwärzung *f*
bone density Knochendichte *f*
decay density Zerfallsdichte *f*
receptor density Rezeptordichte *f*
tissue density Gewebsdichte *f*
weight density spezifisches Gewicht *nt*

den|tal ['dentl] *adj.* **1.** Zahn *oder* Zähne betreffend, dental, zahnärztlich, zahnheilkundlich, Zahn- **2.** von den Zähnen ausgehend, dentogen

den|tin ['dentɪn] *noun* Zahnbein *nt*, Dentin *nt*, Dentinum *nt*, Substantia eburna, Substantia eburna dentis

den|ti|nal ['dentɪnəl] *adj.* Dentin betreffend, dentinal, Zahnbein-

den|ti|no|blas|to|ma [,dentɪnəʊblæs'təʊmə] *noun* s.u. dentinoma

den|ti|no|ma [dentɪ'nəʊmə] *noun* Dentinom *nt*

den|tin|os|te|oid [,dentɪn'ɑstɪɔɪd] *noun* benigner Dentin-Osteoid-Mischtumor *m*, Dentinoosteom *nt*

dento- *präf.* Zahn-, Dent(i)-, Dent(o)-, Odont(o)-

den|to|ma [den'təʊmə] *noun* s.u. dentinoma

de|nu|cle|at|ed [dɪ'n(j)uːklɪeɪtɪd] *adj.* entkernt, kernlos, denukleiert

de|os|si|fi|ca|tion [dɪ,ɑsəfɪ'keɪʃn] *noun* (*Knochen*) Demineralisation *f*

de|ox|i|da|tion [dɪ,ɑksə'deɪʃn] *noun* Sauerstoffentfernung *f*, Sauerstoffentzug *m*, Desoxidation *f*

de|ox|i|dize [dɪ'ɑksədaɪz] *vt* Sauerstoff entziehen, desoxidieren

deoxy- *präf.* Desoxy-

de|ox|y|a|den|o|sine [dɪ,ɑksɪə'denəsiːn] *noun* Desoxyadenosin *nt*, Adenindesoxyribosid *nt*

5'-de|ox|y|a|den|o|syl|co|bal|a|min [dɪ,ɑksɪə,denəsɪlkəʊ'bæləmɪn] *noun* Coenzym B_{12} *nt*, 5'-Desoxyadenosylcobalamin *nt*

de|ox|y|a|den|yl|ate [dɪ,ɑksɪə'denleɪt] *noun* Desoxyadenylat *nt*

11-de|ox|y|cor|ti|cos|ter|one [dɪ,ɑksɪ,kɔːrtɪ'kɑstərəʊn] *noun* (11-)Desoxycorticosteron *nt*, Desoxykortikosteron *nt*, Cortexon *nt*

11-de|ox|y|cor|ti|sol [dɪ,ɑksɪ'kɔːrtɪsɔl] *noun* 11-Desoxycortisol *nt*

de|ox|y|cy|ti|dine [dɪ,ɑksɪ'saɪtədiːn] *noun* Desoxycytidin *nt*

de|ox|y|cy|ti|dyl|ate [dɪ,ɑksɪ,saɪtə'dɪleɪt] *noun* Desoxycytidylat *nt*

de|ox|y|gen|ate [dɪ'ɑksɪdʒəneɪt] *vt* Sauerstoff entziehen, desoxygenieren

de|ox|y|gen|a|tion [dɪ,ɑksɪdʒə'neɪʃn] *noun* Sauerstoffentzug *m*, Desoxygenierung *f*, Desoxygenation *f*

de|ox|y|gua|no|sine [dɪ,ɑksɪ'gwɑːnəsiːn] *noun* Desoxyguanosin *nt*

de|ox|y|guan|yl|ate [dɪ,ɑksɪ'gwɑnɪleɪt] *noun* Desoxyguanylat *nt*

de|ox|y|hae|mo|glo|bin [dɪ,ɑksɪ'hiːməgləʊbɪn] *noun* (*brit.*) s.u. deoxyhemoglobin

de|ox|y|he|mo|glo|bin [dɪ,ɑksɪ'hiːməgləʊbɪn] *noun* reduziertes Hämoglobin *nt*, desoxygeniertes Hämoglobin *nt*, Desoxyhämoglobin *nt*

de|ox|y|my|o|glo|bin [dɪ,ɑksɪ'maɪəgləʊbɪn] *noun* Desoxymyoglobin *nt*

de|ox|y|ri|bo|nu|cle|ase [dɪ,ɑksɪ,raɪbəʊ'n(j)uːklɪeɪs] *noun* Desoxyribonuclease *f*, DNase *f*, DNSase *f*, DNAase *f*
deoxyribonuclease I Desoxyribonuclease I *f*, DNase I *f*, neutrale Desoxyribonuclease *f*
deoxyribonuclease II Desoxyribonuclease II *f*, DNase II *f*, saure Desoxyribonuclease *f*
streptococcal deoxyribonuclease Streptodornase *f*, Streptokokken-Desoxyribonuclease *f*

viral deoxyribonuclease virale Desoxyribonuklease *f*, virale DNase *f*

de|oxy|ri|bo|nu|cle|o|pro|tein [dɪˌɑksɪˌraɪbəʊˌn(j)uːklɪəʊ'prəʊtiːn] *noun* Desoxyribonukleoprotein *nt*

de|oxy|ri|bo|nu|cle|o|side [dɪˌɑksɪˌraɪbəʊ'n(j)uːklɪəsaɪd] *noun* Desoxyribonukleosid *nt*, Desoxyribonucleosid *nt*, Desoxyribosid *nt*

de|oxy|ri|bo|nu|cle|o|tide [dɪˌɑksɪˌraɪbəʊ'n(j)uːklɪətaɪd] *noun* Desoxyribonukleotid *nt*, Desoxyribonucleotid *nt*

de|oxy|ri|bose [dɪˌɑksɪ'raɪbəʊs] *noun* Desoxyribose *f*

de|oxy|thy|mi|dine [dɪˌɑksɪ'θaɪmɪdiːn] *noun* Desoxythymidin *nt*

de|oxy|thy|mi|dy|late [dɪˌɑksɪˌθaɪmə'dɪleɪt] *noun* Desoxythymidylat *nt*

de|oxy|vi|rus [dɪˌɑksɪ'vaɪrəs] *noun* DNA-Viren *pl*, DNS-Viren *pl*

de|pend|o|vi|rus|es [dɪ'pendəʊvaɪrəsəs] *plural* Dependoviren *pl*

de|phos|pho|ryl|ate [dɪ'fɑsfərəleɪt] *vt* dephosphorylieren

de|ple|tion [dɪ'pliːʃn] *noun* **1.** Entleerung *f* **2.** Flüssigkeitsentzug *m*, Depletion *f* **3.** Flüssigkeitsarmut *f*, Depletion *f*

complement depletion Komplementverminderung *f*

de|pos|it [dɪ'pɑzɪt] *noun* Bodensatz *m*, Niederschlag *m*, Sediment *nt*, Ablagerung *f*

amyloid deposit Amyloidablagerung *f*

dep|o|si|tion [dep'zʃn] *noun* **1.** s.u. deposit **2.** Sedimentbildung *f*, Ablagerungsbildung *f*

fibrin deposition Fibrinablagerung *f*

depth [depθ] *noun* Tiefe *f*

focal depth Schärfentiefe *f*, Tiefenschärfe *f*

der|i|vant ['derɪvənt] *noun* s.u. derivative

der|i|va|tion [ˌderə'veɪʃn] *noun* **1.** Ableitung *f*, Herleitung *f* (*from* von) **2.** Herkunft *f*, Abstammung *f*, Ursprung *m*

de|riv|a|tive [dɪ'rɪvətɪv] *noun* **1.** (*Chemie*) Abkömmling *m*, Derivat *nt* **2.** (*pharmakol.*) Derivantium *nt*

arachidonic acid derivatives Arachidonsäurederivate *pl*, Eicosanoide *pl*

de|rive [dɪ'raɪv] **I** *vt* **1.** herleiten, übernehmen (*from* von) **2.** (*Chemie*) ableiten **II** *vi* **3.** abstammen (*from* von, aus); ausgehen (*from* von) **4.** sich her- *oder* ableiten (*from* von)

de|rived [dɪ'raɪvd] *adj.* **1.** abgeleitet (*from* von) **2.** sekundär

derm(a)- *präf.* s.u. dermato-

der|ma ['dɜrmə] *noun* **1.** Haut *f*, Derma *nt*, Cutis *f* **2.** Lederhaut *f*, Dermis *f*, Corium *nt*

der|mal ['dɜrməl] *adj.* **1.** Lederhaut/Dermis betreffend, dermal, Dermis- **2.** Haut/Derma betreffend, dermal, kutan, Haut-, Dermal-

der|ma|ti|tis [ˌdɜrmə'taɪtɪs] *noun* Hautentzündung *f*, Dermatitis *f*

allergic dermatitis 1. s.u. allergic contact *dermatitis* **2.** s.u. atopic *dermatitis*

allergic contact dermatitis allergische Kontaktdermatitis *f*, allergisches Kontaktekzem *nt*

atopic dermatitis atopische Dermatitis *f*, atopisches Ekzem *nt*, endogenes Ekzem *nt*, exsudatives Ekzem *nt*, neuropathisches Ekzem *nt*, konstitutionelles Ekzem *nt*, Prurigo Besnier, Morbus *m* Besnier, Ekzemkrankheit *f*, neurogene Dermatose *f*

Bowen's precancerous dermatitis Bowen-Krankheit *f*, Bowen-Dermatose *f*, Morbus *m* Bowen, Dyskeratosis maligna

contact dermatitis 1. Kontaktdermatitis *f*, Kontaktekzem *nt* **2.** s.u. allergic contact *dermatitis*

eczematous dermatitis Ekzem *nt*, Ekzema *nt*, Eczema *nt*, Eccema *nt*

nickel dermatitis Kontaktdermatitis *f* bei Nickelallergie

photoallergic contact dermatitis Photokontaktallergie *f*, Fotokontaktallergie *f*, photoallergische/fotoallergische Dermatitis *f*, photoallergische/fotoallergische Kontaktdermatitis *f*, photoallergisches/fotoallergisches Ekzem *nt*

photocontact dermatitis s.u. photoallergic contact *dermatitis*

precancerous dermatitis Bowen-Krankheit, Bowen-Dermatose *f*, Morbus *m* Bowen, Dyskeratosis maligna

radiation dermatitis Strahlendermatitis *f*, Radiumdermatitis *f*, Radiodermatitis *f*

roentgen-ray dermatitis s.u. radiation *dermatitis*

x-ray dermatitis s.u. radiation *dermatitis*

dermato- *präf.* Haut-, Dermat(o)-

der|ma|to|al|lo|plas|ty [ˌdɜrmətəʊ'æləplæstɪ] *noun* s.u. dermatohomoplasty

der|ma|to|au|to|plas|ty [ˌdɜrmətəʊ'ɔːtəplæstɪ] *noun* autologe Hautplastik *f*, Hautlappenplastik *f*, Hautautoplastik *f*, Hautautotransplantation *f*, Dermatoautoplastik *f*

der|ma|to|fi|bro|ma [ˌdɜrmətəʊfaɪ'brəʊmə] *noun* Hautfibrom *nt*, Dermatofibrom *nt*, Dermatofibroma *nt*

der|ma|to|fi|bro|sar|co|ma [ˌdɜrmətəʊˌfaɪbrəsɑːr'kəʊmə] *noun* Dermatofibrosarkom *nt*, Dermatofibrosarcoma *nt*

dermatofibrosarcoma protuberans Dermatofibrosarcoma protuberans

der|ma|to|gen|ic [ˌdɜrmətəʊ'dʒenɪk] *adj.* von der Haut ausgehend, durch sie bedingt, dermatogen

der|ma|to|het|er|o|plas|ty [ˌdɜrmətə'hetərəplæstɪ] *noun* heterologe Hautplastik *f*, heterologe Hautlappenplastik *f*, Dermatoheteroplastik *f*

der|ma|to|ho|mo|plas|ty [ˌdɜrmətəʊ'həʊməplæstɪ] *noun* homologe Hautplastik *f*, homologe Hautlappenplastik *f*, Dermatohomoplastik *f*

der|ma|to|log|ic [ˌdɜrmətəʊ'lɑdʒɪk] *adj.* Dermatologie betreffend, dermatologisch

der|ma|tol|o|gy [ˌdɜrmə'tɑlədʒɪ] *noun* Dermatologie *f*

der|ma|to|path|ic [ˌdɜrmətəʊ'pæθɪk] *adj.* dermatopathisch, dermopathisch

der|ma|top|a|thy [ˌdɜrmə'tɑpəθɪ] *noun* Hauterkrankung *f*, Hautleiden *nt*, Dermatopathie *f*, Dermatopathia *f*, Dermatose *f*

der|ma|to|phy|tid [dɜrmə'tɑfətɪd] *noun* Dermatophytid *nt*

der|ma|to|plas|tic [dɜrmətəʊ'plæstɪk] *adj.* Dermatoplastik betreffend, dermatoplastisch

der|ma|to|plas|ty ['dɜrmətəplæstɪ] *noun* Hautplastik *f*, Hautlappenplastik *f*, Dermatoplastik *f*

der|ma|to|sis [ˌdɜrmə'təʊsɪs] *noun, plural* **der|ma|to|ses** [ˌdɜrmə'təʊsiːz] Hauterkrankung *f*, Hautkrankheit *f*, krankhafte Hautveränderung *f*, Dermatose *f*, Dermatosis *f*

Bowen's precancerous dermatosis Bowen-Krankheit *f*, Bowen-Dermatose *f*, Morbus *m* Bowen, Dyskeratosis maligna
dermatolytic bullous dermatosis Epidermolysis bullosa dystrophica
dermolytic bullous dermatosis Epidermolysis bullosa dystrophica
precancerous dermatosis präkanzeröse Hautveränderung *f*
radiation dermatosis Strahlendermatose *f*

der|mis ['dɜrmɪs] *noun* Lederhaut *f*, Dermis *f*, Corium *nt*

der|mi|tis [dɜr'maɪtɪs] *noun* s.u. dermatitis

dermo- *präf.* s.u. dermato-

der|moid ['dɜrmɔɪd] I *noun* **1.** Dermoid *nt*, Dermoidzyste *f* **2.** (*Ovar*) Dermoid *nt*, Dermoidzyste *f*, Teratom *nt* II *adj.* hautähnlich, hautartig, dermoid, dermatoid
implantation dermoid Epidermalzyste *f*, Epidermoidzyste *f*, Epidermiszyste *f*, epidermale Zyste *f*
sequestration dermoid Epidermalzyste *f*, Epidermoidzyste *f*, Epidermiszyste *f*, epidermale Zyste *f*

de|sat|u|rase [dɪ'sætʃəreɪz] *noun* Desaturase *f*
acyl-CoA desaturase Acyl-CoA-desaturase *f*

de|sen|si|ti|za|tion [dɪˌsensɪtə'zeɪʃn] *noun* Desensibilisierung *f*, Hyposensibilisierung *f*

de|sen|si|tize [dɪ'sensɪtaɪz] *vt* **1.** desensibilisieren, hyposensibilisieren, unempfindlich *oder* immun machen (*to* gegen) **2.** lichtunempfindlich machen, desensibilisieren

desmo- *präf.* Bänder-, Desm(o)-

des|mo|cy|to|ma [ˌdezməʊsaɪ'təʊmə] *noun* Bindegewebsgeschwulst *f*, Fibrom *nt*

des|moid ['dezmɔɪd] I *noun* Desmoid *nt* II *adj.* **1.** fibrös, fibroid, desmoid **2.** bindegewebsartig, bandartig, sehnenartig, desmoid

des|mo|ne|o|plasm [ˌdezmə'nɪəplæzəm] *noun* Bindegewebstumor *m*, Bindegewebsneoplasma *nt*

des|mo|sine ['dezməsɪn] *noun* Desmosin *nt*

des|mo|some ['dezməsəʊm] *noun* Haftplatte *f*, Desmosom *nt*, Macula adhaerens

des|ox|i|met|a|sone [desˌɑksɪ'metəsəʊn] *noun* Desoximetason *nt*

desoxy- *präf.* s.u. deoxy-

des|ox|y|cor|ti|cos|ter|one [ˌdesɑksɪˌkɔːrtɪ'kɑstərəʊn] *noun* s.u. 11-deoxycorticosterone

des|ox|y|cor|tone [ˌdesɑksɪ'kɔːrtəʊn] *noun* s.u. 11-deoxycorticosterone

des|ox|y|ri|bo|nu|cle|ase [ˌdesɑksɪˌraɪbəʊ'n(j)uːklɪeɪs] *noun* s.u. deoxyribonuclease

des|ox|y|ri|bose [ˌdesɑksɪ'raɪbəʊs] *noun* s.u. deoxyribose

desoxy-sugar *noun* Desoxyzucker *m*

de|spi|ral|i|za|tion [dɪˌspaɪrəlɪ'zeɪʃn] *noun* Entspiralisierung *f*, Entspiralisation *f*

des|qua|mate ['deskwəmeɪt] *vi* sich schuppen, sich abschuppen, sich häuten

des|qua|ma|tion [ˌdeskwə'meɪʃn] *noun* Schuppung *f*, Abschuppung *f*, Abschilferung *f*, Desquamation *f*

des|qua|ma|tive [dɪ'skwæmətɪv] *adj.* abschuppend, abschilfernd, desquamativ, Desquamations-, Desquamativ-

de|struc|tion [dɪ'strʌkʃn] *noun* Zerstörung *f*, Destruktion *f*
graft destruction Transplantatzerstörung *f*

de|struc|tive [dɪ'strʌktɪv] *adj.* zerstörend, zerstörerisch, zerrüttend, verderblich, schädlich, destruktiv, destruierend; **destructive to health** gesundheitsschädlich

de|te|ri|o|rate [dɪ'tɪərɪəreɪt] I *vt* verschlechtern, verschlimmern, beeinträchtigen II *vi* (*Zustand*) sich verschlechtern, sich verschlimmern, schlechter werden

de|te|ri|o|ra|tion [dɪˌtɪərɪə'reɪʃn] *noun* (*Zustand*) Verschlechterung *f*, Verschlimmerung *f*, Deterioration *f*, Deteriorisierung *f*

de|ter|mi|nant [dɪ'tɜrmɪnənt] I *noun* Determinante *f* II *adj.* entscheidend, bestimmend, determinant, determinierend
antigenic determinant Epitop *nt*, antigene Determinante *f*, Antigendeterminante *f*
idiotypic determinant Idiotop *nt*, Idiotypendeterminante *f*

de|ter|mi|nate [dɪ'tɜrmɪnət] *adj.* determiniert, fest, festgelegt, bestimmt, entschieden

de|tri|tus [dɪ'traɪtəs] *noun*, *plural* **de|tri|tus** Trümmer *pl*, Gewebstrümmer *pl*, Zelltrümmer *pl*, Geröll *nt*, Schutt *m*, Detritus *m*

deutero- *präf.* Zweite(r, s), Zweit-, Deuter(o)-, Deut(o)-

deu|ter|o|hae|min [ˌd(j)uːtərə'hiːmɪn] *noun* (*brit.*) s.u. deuterohemin

deu|ter|o|hae|mo|phil|ia [ˌd(j)uːtərəˌhemə'fɪlɪə] *noun* (*brit.*) s.u. deuterohemophilia

deu|ter|o|he|min [ˌd(j)uːtərə'hiːmɪn] *noun* Deuterohämin *nt*

deu|ter|o|he|mo|phil|ia [ˌd(j)uːtərəˌhemə'fɪlɪə] *noun* Deuterohämophilie *f*

deu|ter|o|my|cete [ˌd(j)uːtərə'maɪsiːt] *noun* unvollständiger Pilz *m*, Deuteromyzet *m*, Deuteromycet *m*

Deu|ter|o|my|ce|tes [ˌd(j)uːtərəmaɪ'siːtiːz] *plural* unvollständige Pilze *pl*, Deuteromyzeten *pl*, Deuteromycetes *pl*, Deuteromycotina *pl*, Fungi imperfecti

deu|ter|o|path|ic [ˌd(j)uːtərəʊ'pæθɪk] *adj.* Deuteropathie betreffend, deuteropathisch; (*Krankheit, Symptom*) sekundär, zusätzlich

deu|ter|o|stomes ['d(j)uːtərəstəʊms] *plural* s.u. Deuterostomia

Deu|ter|o|sto|mia [d(j)uːtərə'stəʊmɪə] *plural* Zweitmünder *pl*, Rückenmarkstiere *pl*, Deuterostomier *pl*, Deuterostomia *pl*

DEV *abk.* s.u. duck embryo *vaccine*

de|vi|a|tion [ˌdɪvɪ'eɪʃn] *noun* **1.** Abweichung *f*, Abweichen *nt* (*from* von) **2.** (*Physik*) Ablenkung *f*, Abweichung *f* **3.** (*statist.*) Abweichung *f* (*vom Mittelwert*), Deviation *f*
complement deviation Neisser-Wechsberg-Phänomen *nt*
immune deviation Immundeviation *f*

Dex *abk.* s.u. dexamethasone

dex|a|meth|a|sone [ˌdeksə'meθəzəʊn] *noun* Dexamethason *nt*

dex|tran ['dekstræn] *noun* Dextran *nt*
low-molecular-weight dextran niedermolekulares Dextran *nt*

dex|tran|ase ['dekstrəneɪz] *noun* Dextranase *f*

dex|trane ['dekstreɪn] *noun* s.u. dextran

dex|trin ['dekstrɪn] *noun* Dextrin *nt*, Dextrinum *nt*
limit dextrin Grenzdextrin *nt*

dextrin-1,6-glucosidase *noun* Amylo-1,6-Glukosidase *f*, Dextrin-1,6-Glukosidase *f*

dex|trin|ose ['dekstrɪnəʊz] *noun* Isomaltose *f*, Dextrinose *f*

dextro- *präf.* Rechts-, Dextr(o)-
dex|tro|com|pound [ˌdekstrəʊ'kɑmpaʊnd] *noun* rechtsdrehende Verbindung *f*
dex|tro|gy|ral [ˌdekstrəʊ'dʒaɪrəl] *adj.* s.u. dextrorotatory
dex|tro|gy|ra|tion [ˌdekstrəʊdʒaɪ'reɪʃn] *noun* s.u. dextrorotation
dex|tro|ro|ta|ry [ˌdekstrəʊ'rəʊtərɪ] *adj.* s.u. dextrorotatory
dex|tro|ro|ta|tion [ˌdekstrəʊrəʊ'teɪʃn] *noun* Rechtsdrehung *f*, Dextrorotation *f*
dex|tro|ro|ta|to|ry [ˌdekstrəʊ'rəʊtətɔːriː] *adj.* rechtsdrehend, dextrorotatorisch, dextrogyral
dex|trose ['dekstrəʊs] *noun* Traubenzucker *m*, Glukose *f*, Dextrose *f*
citrate phosphate dextrose CPD-Stabilisator *m*
D.f. *abk.* s.u. *dientamoeba* fragilis
DFSP *abk.* s.u. *dermatofibrosarcoma* protuberans
DG *abk.* s.u. diglyceride
dG *abk.* s.u. deoxyguanosine
dGDP *abk.* s.u. deoxyguanosine *diphosphate*
DGMP *abk.* s.u. deoxyguanosine *monophosphate*
dGMP *abk.* s.u. deoxyguanosine *monophosphate*
DGTP *abk.* s.u. deoxyguanosine *triphosphate*
dGTP *abk.* s.u. deoxyguanosine *triphosphate*
dGUO *abk.* s.u. deoxyguanosine
DH *abk.* s.u. **1.** dehydrogenase **2.** delayed *hypersensitivity*
DHAP *abk.* s.u. dihydroxyacetone *phosphate*
d'Herelle [de'rɛl]: **d'Herelle phenomenon** Bakteriophagie *f*, d'Herelle-Phänomen *nt*, Twort-d'Herelle-Phänomen *nt*
DHF *abk.* s.u. dihydrofolic *acid*
DHFR *abk.* s.u. dihydrofolate *reductase*
DHL *abk.* s.u. diffuse histiocytic *lymphoma*
DHPR *abk.* s.u. dihydropteridine *reductase*
DHR *abk.* s.u. delayed hypersensitivity *reaction*
DHS *abk.* s.u. delayed-type *hypersensitivity*
DHT *abk.* s.u. **1.** dihydrotachysterol **2.** dihydrotestosterone
DHU *abk.* s.u. dihydrouridine
Di *abk.* s.u. diphtheria
DIC *abk.* s.u. disseminated intravascular *coagulation*
diff *abk.* s.u. difference
Di Guglielmo [dɪ gu'ljelmo]: **Di Guglielmo disease** Di Guglielmo-Krankheit *f*, Di Guglielmo-Syndrom *nt*, akute Erythrämie *f*, akute erythrämische Myelose *f*, Erythroblastose *f* des Erwachsenen, akute Erythromyelose *f*
Di Guglielmo syndrome s.u. *Di Guglielmo* disease
di|a|be|tes [daɪə'biːtɪs] *noun* **1.** Diabetes *m* **2.** s.u. *diabetes* mellitus
diabetes mellitus Zuckerkrankheit *f*, Zuckerharnruhr *f*, Diabetes mellitus
brittle diabetes insulinabhängiger Diabetes *m*, insulinabhängiger Diabetes *m* mellitus, Typ 1 Diabetes, Typ 1 Diabetes mellitus, Insulinmangeldiabetes *m*
bronze diabetes s.u. bronzed *diabetes*
bronzed diabetes Hämochromatose *f*, Bronzediabetes *m*, Siderophilie *f*, Eisenspeicherkrankheit *f*
growth-onset diabetes mellitus s.u. insulin-dependent *diabetes* mellitus
insulin-dependent diabetes mellitus insulinabhängiger Diabetes *m*, insulinabhängiger Diabetes *m* mellitus, Typ 1 Diabetes, Typ 1 Diabetes mellitus, Insulinmangeldiabetes *m*
juvenile diabetes mellitus s.u. insulin-dependent *diabetes* mellitus
juvenile-onset diabetes mellitus s.u. insulin-dependent *diabetes* mellitus
juvenile-onset diabetes mellitus of adult Typ-I-Diabetes mellitus des Erwachsenen, juvenile-onset diabetes of adult
ketosis-prone diabetes mellitus s.u. insulin-dependent *diabetes* mellitus
ketosis-resistant diabetes mellitus s.u. non-insulin-dependent *diabetes* mellitus
maturity-onset diabetes mellitus s.u. non-insulin-dependent *diabetes* mellitus
maturity-onset diabetes mellitus of youth Typ-II-Diabetes mellitus bei Jugendlichen, maturity-onset diabetes of youth
non-insulin-dependent diabetes mellitus nicht-insulinabhängiger Diabetes mellitus, Typ-II-Diabetes mellitus, non-insulin-dependent diabetes, non-insulin-dependent diabetes mellitus
di|a|bet|ic [daɪə'betɪk] **I** *noun* Diabetiker *m* **II** *adj.* **1.** Diabetes betreffend, zuckerkrank, diabetisch, Diabetes- **2.** durch Diabetes bedingt *oder* ausgelöst *oder* verursacht, diabetisch; diabetogen
di|a|be|to|gen|ic [daɪəˌbetə'dʒenɪk] *adj.* Diabetes verursachend *oder* auslösend, diabetogen
di|a|be|tog|e|nous [daɪəbɪ'tɑdʒənəs] *adj.* durch Diabetes bedingt, diabetogen; diabetisch
di|ac|e|tate [daɪ'æsɪteɪt] *noun* Diazetat *nt*, Diacetat *nt*
di|ac|e|tyl [daɪ'æsɪtl] *noun* Diazetyl *nt*, Diacetyl *nt*
di|ac|e|tyl|cho|line [daɪˌæsɪtl'kəʊliːn] *noun* Succinylcholinchlorid *nt*, Suxamethoniumchlorid *nt*
di|ac|e|tyl|mor|phine [daɪˌæsɪtl'mɔːrfiːn] *noun* Heroin *nt*, Diamorphin *nt*, Diacetylmorphin *nt*
di|ac|id [daɪ'æsɪd] **I** *noun* zweibasische Säure *f* **II** *adj.* zweibasisch
di|a|cyl|glyc|er|ine [ˌdaɪæsɪl'glɪsərɪn] *noun* Diacylglycerin *nt*, Diglycerid *nt*
di|a|cyl|glyc|er|ol [ˌdaɪæsɪl'glɪsərɔl] *noun* s.u. diacylglycerine
di|ad ['daɪæd] *noun* Dyade *f*
di|ag|nose [daɪəg'nəʊz] **I** *vt* diagnostizieren **II** *vi* eine Diagnose stellen
di|ag|no|sis [ˌdaɪəg'nəʊsɪs] *noun, plural* **di|ag|no|ses** [ˌdaɪəg'nəʊsiːz] **1.** Diagnose *f*; **make a diagnosis** eine Diagnose stellen **2.** Diagnostik *f*
diagnosis by exclusion Ausschlussdiagnose *f*
clinical diagnosis klinische Diagnose *f*
cytohistologic diagnosis s.u. cytologic *diagnosis*
cytologic diagnosis zytologische Diagnostik *f*, zytohistologische Diagnostik *f*, Zytodiagnostik *f*
prenatal diagnosis pränatale Diagnose *f*
serum diagnosis Serodiagnostik *f*, Serumdiagnostik *f*
tissue diagnosis Gewebsdiagnostik *f*
topographical diagnosis Topodiagnose *f*
di|ag|nos|tic [ˌdaɪəg'nɑstɪk] **I** *noun* **1.** Symptom *nt*, charakteristisches Merkmal *nt* **2.** Diagnose *f* **II** *adj.* Diagnose *oder* Diagnostik betreffend, diagnostisch
di|ag|nos|ti|cate [ˌdaɪəg'nɑstɪkeɪt] *vt, vi* s.u. diagnose
di|ag|nos|tics [ˌdaɪəg'nɑstɪks] *plural* Diagnostik *f*
computer diagnostics Computerdiagnostik *f*
di|al|y|sis [daɪ'æləsɪs] *noun, plural* **di|al|y|ses** [daɪ'æləsiːz] Dialyse *f*
lymph dialysis Lymphdialyse *f*

di|a|mide ['daɪəmaɪd] *noun* 1. Diamid *nt* 2. Hydrazin *nt*, Diamid *nt*
di|am|ine ['daɪəmiːn] *noun* Diamin *nt*
p-di|am|i|no|di|phen|yl [ˌdaɪˌæmɪnəʊdaɪ'fenl] *noun* Benzidin *nt*, Diphenyldiamin *nt*
Diamond-Blackfan ['daɪ(ə)mənd 'blæckfæn]: **Diamond-Blackfan syndrome** Blackfan-Diamond-Anämie *f*, chronische kongenitale aregenerative Anämie *f*, pure red cell aplasia
di|a|pe|de|sis [ˌdaɪəpɪ'diːsɪs] *noun* Wanderung *f*, Emigration *f*, Diapedese *f*
leukocyte diapedesis Leukopedese *f*, Leukozytendiapedese *f*, Leukodiapedese *f*
leukocytic diapedesis Leukopedese *f*, Leukozytendiapedese *f*, Leukodiapedese *f*
di|aph|a|nos|co|py [daɪˌæfə'nɑskəpɪ] *noun* Diaphanoskopie *f*, Durchleuchten *nt*, Diaphanie *f*, Transillumination *f*
di|aph|o|rase [daɪ'æfəreɪz] *noun* Diaphorase *f*, Lipoamiddehydrogenase *f*
di|a|phragm ['daɪəfræm] *noun* 1. (*anatom.*) Zwerchfell *nt*, Diaphragma *nt* 2. (*Physik*) (halbdurchlässige) Scheidewand *oder* Membran *f*, Blende *f*
Bucky's diaphragm Bucky-Blende *f*, Streustrahlenraster *nt*
Bucky-Potter diaphragm s.u. *Bucky's* diaphragm
condenser diaphragm Kondensorblende *f*
light diaphragm (*Mikroskop*) Leuchtfeldblende *f*
Potter-Bucky diaphragm Bucky-Blende *f*, Streustrahlenraster *nt*
di|ar|rhea [daɪə'rɪə] *noun* Durchfall *m*, Diarrhoe *f*, Diarrhö *f*
bloody diarrhea blutiger Durchfall *m*, Blutstuhl *m*
di|ar|rhoea [daɪə'rɪə] *noun* (*brit.*) s.u. diarrhea
di|a|ther|my ['daɪəθɜrmɪ] *noun* Diathermie *f*
ultrashort-wave diathermy Ultrakurzwellendiathermie *f*, Ultrahochfrequenzdiathermie *f*
di|ath|e|sis [daɪ'æθəsɪs] *noun*, *plural* **di|ath|e|ses** [daɪ'æθəsiːz] Neigung *f*, Bereitschaft *f*, Disposition *f*, Diathese *f*
bleeding diathesis Blutungsneigung *f*, hämorrhagische Diathese *f*
hemorrhagic diathesis Blutungsneigung *f*, hämorrhagische Diathese *f*
di|ba|sic [daɪ'beɪsɪk] *adj.* zweibasisch
di|benz|an|thra|cene [daɪˌbenz'ænθrəsiːn] *noun* Dibenzanthrazen *nt*
di|both|ri|o|ceph|a|li|a|sis [daɪˌbɑθrɪəʊˌsefə'laɪəsɪs] *noun* s.u. diphyllobothriasis
Di|both|ri|o|ceph|a|lus [daɪˌbɑθrɪəʊ'sefələs] *noun* s.u. Diphyllobothrium
di|car|bon|ate [daɪ'kɑːrbəneɪt] *noun* Bikarbonat *nt*, Bicarbonat *nt*, Hydrogencarbonat *nt*
di|chlo|ride [daɪ'klɔːraɪd] *noun* Dichlorid *nt*
ethylene dichloride Äthylendichlorid *nt*, Ethylendichlorid *nt*
methylene dichloride Methylenchlorid *nt*, Dichlormethan *nt*
di|chlo|ro|di|phen|yl|tri|chlor|o|eth|ane [daɪˌklɔːrəʊdaɪˌfenltraɪˌklɔːrəʊ'eθeɪn] *noun* Dichlordiphenyltrichloräthan *nt*
di|chlor|o|vos [daɪ'kləʊrəvɑs] *noun* s.u. dichlorvos
di|chlor|vos [daɪ'kləʊrvɑs] *noun* Dichlorvos *nt*
di|chro|mo|phil [daɪ'krəʊməfɪl] *adj.* dichromophil
di|chro|moph|i|lism [daɪkrə'mɑfəlɪzəm] *noun* Dichromophilie *f*
Dick [dɪk]: **Dick method** s.u. *Dick* test
Dick reaction s.u. *Dick* test
Dick test Dick-Test *m*, Dick-Probe *f*
Dick test toxin Scharlachtoxin *nt*, erythrogenes Toxin *nt*
Dick toxin s.u. *Dick* test toxin
Dickens ['dɪkɪns]: **Dickens shunt** Pentosephosphatzyklus *m*, Phosphogluconatweg *m*
di|cou|ma|rin [daɪ'k(j)uːmərɪn] *noun* s.u. dicumarol
di|cu|ma|rol [daɪ'k(j)uːmərɔl] *noun* Dicumarol *nt*, Dicoumarol *nt*
di|cy|clic [daɪ'zaɪklɪk] *adj.* dizyklisch
di|cys|te|ine [daɪ'sɪstɪiːn] *noun* Zystin *nt*, Cystin *nt*, Dicystein *nt*
di|de|ox|y|nu|cle|o|side [daɪdɪˌɑksɪ'n(j)uːklɪəsaɪd] *noun* Didesoxynukleosid *nt*, Didesoxynucleosid *f*, Dideoxynucleosid *f*
die [daɪ] *vi* sterben
Di|ent|a|moe|ba [daɪˌentə'miːbə] *noun* Dientamoeba *f*
Dientamoeba fragilis Dientamoeba fragilis
di|eth|a|nol|a|mine [daɪˌeθə'nɑləmiːn] *noun* Diäthanolamin *nt*
di|eth|yl|am|in|o|eth|yl|cel|lu|lose [daɪˌeθələˌmiːnəʊˌeθəl'seljələʊs] *noun* Diäthylaminoäthylcellulose *f*, DEAE-Cellulose *f*
dif|fer|ence ['dɪf(ə)rəns] *noun* Differenz *f*
potential difference Potentialdifferenz *f*, Potenzialdifferenz *f*
dif|fer|en|ti|a|tion [dɪfəˌrenʃɪ'eɪʃn] *noun* 1. Differenzierung *f*, Unterscheidung *f* 2. (*histolog.*) Differenzierung *f*, Differenzieren *nt*
B-cell differentiation B-Zell-Differenzierung *f*
cell differentiation Zelldifferenzierung *f*
lymphocyte differentiation Lymphozytendifferenzierung *f*
monocyte differentiation Monozytendifferenzierung *f*
T-cell differentiation T-Zell-Differenzierung *f*
dif|fu|sion [dɪ'fjuːʒn] *noun* 1. Diffusion *f* 2. Immundiffusion *f*
double-diffusion in one dimension Oakley-Fulthorpe-Technik *f*, eindimensionale Immundiffusion *f* nach Oakley-Fulthorpe, eindimensionale Immunodiffusion *f* nach Oakley-Fulthorpe
double-diffusion in two dimensions Ouchterlony-Technik *f*, zweidimensionale Immundiffusion *f* nach Ouchterlony, zweidimensionale Immunodiffusion *f* nach Ouchterlony
exchange diffusion Austauschdiffusion *f*
facilitated diffusion erleichterte Diffusion *f*, katalysierte Diffusion *f*, vermittelte Diffusion *f*
gaseous diffusion Gasdiffusion *f*
radial diffusion Radialdiffusion *f*
single radial diffusion radiale Diffusionsmethode *f*, Radialimmundiffusion *f*
di|flu|cor|to|lone [daɪfluː'kɔːrtələʊn] *noun* Diflucortolon *nt*
di|glu|cu|ro|nide [daɪgluː'kjʊərənaɪd] *noun* Diglukuronid *nt*
bilirubin diglucuronide Bilirubindiglukuronid *nt*
di|glyc|er|ide [daɪ'glɪsəraɪd] *noun* s.u. diacylglycerine
di|het|er|o|zy|gote [daɪˌhetərə'zaɪgəʊt] *noun* Dihybride *m*, Dihybrid *m*

D

di|het|er|o|zy|gous [daɪˌhetərə'zaɪgəs] *adj.* dihybrid

di|hy|brid [daɪ'haɪbrɪd] I *noun* s.u. diheterozygote II *adj.* s.u. diheterozygous

di|hy|drate [daɪ'haɪdreɪt] *noun* Dihydrat *nt*

di|hy|dro|bi|op|ter|in [daɪˌhaɪdrəʊbaɪ'ɑptərɪn] *noun* Dihydrobiopterin *nt*

di|hy|dro|cal|cif|er|ol [daɪˌhaɪdrəʊkæl'sɪfərɔl] *noun* Dihydrocalciferol *nt*, Vitamin D_4 *nt*

di|hy|dro|cho|les|ter|ol [daɪˌhaɪdrəʊkə'lestərəʊl] *noun* Cholestanol *nt*, Dihydrocholesterin *nt*

di|hy|dro|cor|ti|sol [daɪˌhaɪdrəʊ'kɔːrtɪsɔl] *noun* Dihydrokortisol *nt*, Dihydrocortisol *nt*

di|hy|dro|fol|lic|u|lin [daɪˌhaɪdrəʊfə'lɪkjəlɪn] *noun* Estradiol *nt*, Östradiol *nt*

di|hy|dro|or|o|tase [daɪˌhaɪdrəʊ'ɔːrəteɪz] *noun* Dihydroorotase *f*

di|hy|dro|ret|i|nal [daɪˌhaɪdrəʊ'retnæl] *noun* Dihydroretinal *nt*

di|hy|dro|ret|i|nol [daɪˌhaɪdrəʊ'retnɑl] *noun* Dihydroretinol *nt*, $Retinol_2$ *nt*, Vitamin A_2 *nt*

di|hy|dro|ta|chys|te|rol [daɪˌhaɪdrəʊtæ'kɪstərɔl] *noun* Dihydrotachysterin *nt*, Dihydrotachysterol *nt*, A.T. 10 (*nt*)

di|hy|dro|tes|tos|ter|one [daɪˌhaɪdrəʊtes'tɑstərəʊn] *noun* Dihydrotestosteron *nt*

di|hy|dro|the|e|lin [daɪˌhaɪdrəʊ'θiːlɪn] *noun* Estradiol *nt*, Östradiol *nt*

5,6-di|hy|dro|u|ra|cil [daɪˌhaɪdrəʊ'jʊərəsɪl] *noun* 5,6-Dihydrouracil *nt*

di|hy|dro|u|ri|dine [daɪˌhaɪdrəʊ'jʊərɪdiːn] *noun* Dihydrouridin *nt*

di|hy|drox|y|ac|e|tone [ˌdaɪhaɪˌdrɑksɪ'æsɪtəʊn] *noun* Dihydroxyazeton *nt*, Dihydroxyaceton *nt*

(1,25-)di|hy|drox|y|cho|le|cal|cif|er|ol [ˌdaɪhaɪˌdrɑksɪˌkəʊləkæl'sɪfərɔl] *noun* (1,25-)Dihydroxycholecalciferol *nt*

di|hy|drox|y|flu|o|rane [ˌdaɪhaɪˌdrɑksɪ'flʊəræn] *noun* Fluorescein *nt*, Fluoreszein *nt*, Resorcinphthalein *nt*

3,4-di|hy|drox|y|phen|yl|al|a|nine [ˌdaɪhaɪˌdrɑksɪˌfenɪl'æləniːn] *noun* s.u. dopa

2,6-di|hy|drox|y|pu|rine [ˌdaɪhaɪˌdrɑksɪ'pjʊəriːn] *noun* 2,6-Dihydroxypurin *nt*, Xanthin *nt*

di|i|o|dide [daɪ'aɪədaɪd] *noun* Dijodid *nt*, Diiodid *nt*

di|lu|ent ['dɪljəwənt] I *noun* Verdünner *m*, Verdünnungsmittel *nt*, Diluens *nt*, Diluent *m* II *adj.* verdünnend

di|lute [daɪ'l(j)uːt] I *adj.* verdünnt II *vt* verdünnen, verwässern, strecken, diluieren

di|lut|ed [daɪ'l(j)uːtɪd] *adj.* verdünnt

di|lu|tion [daɪ'l(j)uːʃn] *noun* Verdünnung *f*; verdünnte Lösung *f*, Dilution *f*

serial dilution Reihenverdünnung *f*, Serienverdünnung *f*

di|mer|cap|rol [ˌdaɪmɜr'kæprɔl] *noun* Dimercaprol *nt*, British antilewisit *nt*, 2,3-Dimercaptopropanol *nt*

di|mer|ic [daɪ'merɪk] *adj.* **1.** (*Chemie*) zweiteilig, zweigliedrig, dimer **2.** s.u. dimerous

di|mer|i|za|tion [ˌdaɪmərаɪ'zeɪʃn] *noun* Dimerisierung *f*

dim|er|ous ['dɪmərəs] *adj.* (*biolog.*) zweiteilig, dimer

di|meth|yl|al|lyl|trans|fer|ase [daɪˌmeθəlˌælɪl'trænsfəreɪz] *noun* Dimethylallyltransferase *f*

p- di|meth|yl|a|mi|no|az|o|ben|zene [daɪˌmeθələˌmiːnəʊˌæzəʊ'benziːn] *noun* Buttergelb *nt*, Dimethylgelb *nt*, *p*-Dimethylaminoazobenzol *nt*

7,12-di|meth|yl|benz|a|an|thra|cene [daɪˌmeθəlˌbenzə'ænθrəsiːn] *noun* 7,12-Dimethylbenzanthracen *nt*

7,12-di|meth|yl|benz|an|thra|cene [daɪˌmeθəlˌbenz'ænθrəsiːn] *noun* 7,12-Dimethylbenzanthracen *nt*

di|meth|yl|ben|zene [daɪˌmeθəl'benziːn] *noun* Xylol *nt*, Dimethylbenzol *nt*

β,β-di|meth|yl|cys|teine [daɪˌmeθəl'sɪstɪiːn] *noun* D-Penicillamin *nt*, D-β,β-Dimethylcystein *nt*, β-Mercaptovalin *nt*

di|meth|yl|gly|cine [daɪˌmeθəl'glaɪsɪn] *noun* Dimethylglycin *nt*

N^2,N^2-di|meth|yl|gua|nine [daɪˌmeθəl'gwɑniːn] *noun* N^2,N^2-Dimethylguanin *nt*

di|meth|yl|ke|tone [daɪˌmeθəl'kiːtəʊn] *noun* Azeton *nt*, Aceton *nt*, Dimethylketon *nt*

di|ni|tro|a|mi|no|phe|nol [daɪˌnaɪtrəʊəˌmiːnəʊ'fiːnəʊl] *noun* Dinitroaminophenol *nt*, Pikraminsäure *f*

di|ni|tro|cel|lu|lose [daɪˌnaɪtrəʊ'seljələʊs] *noun* Dinitrozellulose *f*, Schießbaumwolle *f*, Nitrozellulose *f*

(2,4-)di|ni|tro|chlo|ro|ben|zene [daɪˌnaɪtrəʊˌklɔːrə'benziːn] *noun* (2,4-)Dinitrochlorbenzol *nt*

di|ni|tro|cre|sol [daɪˌnaɪtrəʊ'kriːsɔl] *noun* s.u. dinitro-*o*-cresol

(2,4-)di|ni|tro|fluor|o|ben|zene [daɪˌnaɪtrəʊˌflʊərəʊ'benziːn] *noun* (2,4-)Dinitrofluorbenzol *nt*, Sanger-Reagenz *nt*

dinitro-o-cresol *noun* Dinitro-*o*-Kresol *nt*

di|ni|tro|phe|nol [daɪˌnaɪtrəʊ'fiːnɔl] *noun* Dinitrophenol *nt*

di|no|prost ['daɪnəprɑst] *noun* Dinoprost *nt*, Prostaglandin $F_2\alpha$ *nt*

di|no|pros|tone [daɪnə'prɑstəʊn] *noun* Dinoproston *nt*, Prostaglandin E_2 *nt*

di|nu|cle|o|tide [daɪ'n(j)uːklɪətaɪd] *noun* Dinukleotid *nt*

flavin adenine dinucleotide Flavinadenindinukleotid *nt*

nicotinamide-adenine dinucleotide Nicotinamid-adenin-dinucleotid *nt*, Diphosphopyridinnucleotid *nt*, Cohydrase I *f*, Coenzym I *nt*

di|o|la|mine [daɪ'ɑləmiːn] *noun* s.u. diethanolamine

di|ose ['daɪəʊs] *noun* Diose *f*, Glykolaldehyd *m*

di|ox|ane [daɪ'ɑkseɪn] *noun* (1,4-)Dioxan *nt*, Diäthylendioxid *nt*

di|ox|ide [daɪ'ɑksaɪd] *noun* Dioxid *nt*

carbon dioxide Kohlendioxid *nt*

diethylene dioxide s.u. dioxane

hydrogen dioxide Wasserstoffperoxid *nt*, Wasserstoffsuperoxid *nt*

nitrogen dioxide Stickstoffdioxid *nt*

silicon dioxide Siliziumdioxid *nt*

sulfur dioxide Schwefeldioxid *nt*

di|ox|in [daɪ'ɑksɪn] *noun* Dioxin *nt*

di|ox|y|gen [daɪ'ɑksɪdʒən] *noun* molekularer Sauerstoff *m*

di|ox|y|gen|ase [daɪ'ɑksɪdʒəneɪz] *noun* Sauerstofftransferase *f*, Dioxygenase *f*

cysteine dioxygenase Cysteindeoxigenase *f*

homogentisate 1,2-dioxygenase s.u. homogentisic acid 1,2-*dioxygenase*

homogentisic acid 1,2-dioxygenase Homogentisinsäure(-1,2-)dioxygenase *f*, Homogentisinatoxidase *f*, Homogentisinoxygenase *f*, Homogentisinsäureoxygenase *f*

procollagen-proline, 2-oxoglutarate 4-dioxygenase Prolinhydroxylase *f*, Prolylhydroxylase *f*
di|pep|ti|dase [daɪ'peptɪdeɪz] *noun* Dipeptidase *f*
aminoacyl histidine dipeptidase Aminoacylhistidinpeptidase *f*, Aminoacylhistidindipeptidase *f*, Carnosinase *f*
proline dipeptidase Prolidase *f*, Prolindipeptidase *f*
prolyl dipeptidase Prolinase *f*, Prolyldipeptidase *f*
di|pep|tide [daɪ'peptaɪd] *noun* Dipeptid *nt*
di|phen|yl [daɪ'fenl] *noun* Biphenyl *nt*, Diphenyl *nt*
di|phen|yl|a|mine [daɪˌfenɪlə'miːn] *noun* Diphenylamin *nt*
di|phen|yl|chlor|ar|sine [daɪˌfenɪlˌklɔː'rɑːrsiːn] *noun* Diphenylarsinchlorid *nt*, Clark I *nt*
di|phen|yl|cy|an|ar|sine [daɪˌfenɪlˌsaɪən'ɑːrsiːn] *noun* Diphenylarsincyanid *nt*, Clark II *nt*
di|phos|pha|tase [daɪ'fɑsfəteɪz] *noun* Diphosphatase *f*
hexose diphosphatase Hexosediphosphatase *f*, Fructose-1,6-diphosphatase *f*
di|phos|phate [daɪ'fɑsfeɪt] *noun* Diphosphat *nt*
adenosine diphosphate Adenosindiphosphat *nt*, Adenosin-5'-diphosphat *nt*, Adenosin-5'-pyrophosphat *nt*
deoxyadenosine diphosphate Desoxyadenosindiphosphat *nt*
deoxycytidine diphosphate Desoxycytidindiphosphat *nt*
deoxyguanosine diphosphate Desoxyguanosindiphosphat *nt*
deoxyribonucleoside diphosphate Desoxyribonucleosiddiphosphat *nt*
deoxythymidine diphosphate Desoxythymidindiphosphat *nt*
hexose diphosphate Hexosediphosphat *nt*
phosphatidylinosine diphosphate Phosphatidylinosindiphosphat *nt*
phosphatidylinositol diphosphate s.u. phosphatidylinosine *diphosphate*
thiamine diphosphate Thiaminpyrophosphat *nt*
uridine diphosphate Uridin-5'-diphosphat *nt*
di|phos|pho|glu|cu|ro|nate [daɪˌfɑsfəʊgluː'kjʊərəneɪt] *noun* Diphosphoglucoronat *nt*
uridine diphosphoglucuronate UDP-glucuronat *nt*
1,3-di|phos|pho|glyc|er|ate [daɪˌfɑsfəʊ'glɪsəreɪt] *noun* 1,3-Diphosphoglycerat *nt*, 3-Phosphoglyceroylphosphat *nt*, Negelein-Ester *m*
2,3-diphosphoglycerate *noun* 2,3-Diphosphoglycerat *nt*, Greenwald-Ester *m*
di|phos|pho|thi|a|min [daɪˌfɑsfəʊ'θaɪəmɪn] *noun* Thiaminpyrophosphat *nt*, Cocarboxylase *f*
di|phos|pho|trans|fer|ase [daɪˌfɑsfəʊ'trænsfəreɪz] *noun* Diphosphotransferase *f*, Pyrophosphokinase *f*, Pyrophosphotransferase *f*
diph|the|ria [dɪf'θɪərɪə] *noun* Diphtherie *f*, Diphtheria *f*
diph|ther|ic [dɪf'θerɪk] *adj.* Diphtherie betreffend, durch sie verursacht, diphtherisch, Diphtherie-
diph|the|rit|ic [ˌdɪfθə'rɪtɪk] *adj.* s.u. diphtheric
diph|the|roid ['dɪfθərɔɪd] I *noun* **1.** coryneformes Bakterium *nt* **2.** Pseudodiphtherie *f*, Diphtheroid *nt* II *adj.* diphtherieähnlich, diphtheroid
diph|the|ro|tox|in [ˌdɪfθərəʊ'tɑksɪn] *noun* Diphtherietoxin *nt*
di|phyl|lo|both|ri|a|sis [daɪˌfɪləʊbɑθ'raɪəsɪs] *noun* Fischbandwurminfektion *f*, Diphyllobothriose *f*, Diphyllobothriasis *f*, Bothriozephalose *f*, Bothriocephalosis *f*
Di|phyl|lo|both|ri|um [daɪˌfɪləʊ'bɑθrɪəm] *noun* Diphyllobothrium *nt*, Bothriocephalus *m*, Dibothriocephalus *m*
Diphyllobothrium latum Fischbandwurm *m*, breiter Fischbandwurm *m*, Grubenkopfbandwurm *m*, Diphyllobothrium latum, Bothriocephalus latus
Diphyllobothrium taenioides s.u. *Diphyllobothrium* latum
diplo- *präf.* Doppel-, Dipl(o)-
dip|lo|bac|te|ri|um [ˌdɪpləbæk'tɪərɪəm] *noun, plural* **dip|lo|bac|te|ria** [ˌdɪpləbæk'tɪərɪə] Diplobakterium
dip|lo|coc|cal [ˌdɪplə'kɑkəl] *adj.* Diplokokken betreffend, durch sie verursacht, Diplokokken-
Dip|lo|coc|cus [ˌdɪplə'kɑkəs] *noun* Diplococcus *m*
Diplococcus gonorrhoeae Gonokokkus *m*, Gonococcus *m*, Neisseria gonorrhoeae
Diplococcus intracellularis Meningokokkus *m*, Neisseria meningitidis
Diplococcus lanceolatus s.u. *Diplococcus* pneumoniae
Diplococcus pneumoniae Fränkel-Pneumokokkus *m*, Pneumokokkus *m*, Streptococcus pneumoniae, Diplococcus pneumoniae
dip|lo|coc|cus [dɪplə'kɑkəs] *noun, plural* **dip|lo|coc|ci** [ˌdɪplə'kɑksiː, ˌdɪplə'kɑkiː] Diplokokkus *m*, Diplococcus *m*
diplococcus of Morax-Axenfeld Diplobakterium *nt* Morax-Axenfeld, Moraxella lacunata, Moraxella Moraxella lacunata
diplococcus of Neisser Gonokokkus *m*, Gonococcus *m*, Neisseria gonorrhoeae
dip|loid ['dɪplɔɪd] I *noun* diploide Zelle *f*, diploides Individuum *nt* II *adj.* mit doppeltem Chromosomensatz, diploid
dip|loi|dy ['dɪplɔɪdɪ] *noun* Diploidie *f*
di|po|lar [daɪ'pəʊlər] *adj.* zweipolig, dipolar, bipolar
di|pole ['daɪpəʊl] *noun* **1.** (*Physik*) Dipol *m* **2.** (*Chemie*) dipolares Molekül *nt*, Dipol *m*
di|sac|cha|ri|dase [daɪ'sækərɪdeɪz] *noun* Disaccharidase *f*
DISC *abk.* s.u. ductal in situ-*carcinoma*
disc [dɪsk] *noun* (*brit.*) s.u. disk
dis|charge [*n* 'dɪstʃɑːrdʒ; *v* dɪs'tʃɑːrdʒ] I *noun* **1.** Ausfluss *m*, Absonderung *f*, Ausscheidung *f*, Sekret *nt*; (*elekt.*) Entladung *f* **2.** (*Patient*) Entlassung *f* II *vt* **3.** absondern, ausscheiden; (*elekt.*) entladen **4.** (*Patient*) entlassen (*from* aus) III *vi* eitern
bloody discharge 1. Blutabsonderung *f*, blutige Sekretion *f* **2.** blutiges Sekret *nt*, blutiger Ausfluss *m*
nipple discharge 1. Ausfluss *m* aus der Brustwarze **2.** Brustwarzensekret *nt*
dis|crim|i|na|tion [dɪˌskrɪmə'neɪʃn] *noun* Unterscheidung *f* (*between* zwischen); Diskrimination *f*, Diskriminieren *nt*
self-non-self discrimination Selbst-Nichtselbst-Diskriminierung *f*, Selbst-Nichtselbst-Unterscheidung *f*
dis|ease [dɪ'ziːz] I *noun* Krankheit *f*, Erkrankung *f*, Leiden *nt*; Morbus *m* II *vt* krank machen
Abrami's disease hämolytische Anämie *f*
accumulation disease Speicherkrankheit *f*, Thesaurismose *f*

Addison-Biermer disease perniziöse Anämie *f*, Biermer-Anämie *f*, Addison-Anämie *f*, Morbus *m* Biermer, Perniziosa *f*, Perniciosa *f*, Anaemia perniciosa, Vitamin B_{12}-Mangelanämie *f*
Alibert's disease Alibert-Krankheit *f*, Alibert-Bazin-Krankheit *f*, Mycosis fungoides, klassische Mycosis fungoides, Mycosis fungoides Alibert-Bazin-Form
Almeida's disease Lutz-Splendore-Almeida-Krankheit *f*, südamerikanische Blastomykose *f*, Parakokzidioidomykose *f*
alpha chain disease Alpha-Kettenkrankheit *f*, α-Kettenkrankheit *f*, α-Schwere-Kettenkrankheit *f*, Alpha-Schwerekettenkrankheit *f*
antibody deficiency disease Antikörpermangelsyndrom *nt*
anti-GBM antibody disease Anti-Glomerulusbasalmembranantikörper-Nephritis *f*
anti-glomerular basement membrane antibody disease Anti-Glomerulusbasalmembranantikörper-Nephritis *f*
α_1-antitrypsin disease $alpha_1$-Antitrypsinmangel *m*, $alpha_1$-Antitrypsinmangelkrankheit *f*
Armstrong's disease Armstrong-Krankheit *f*, lymphozytäre Choriomeningitis *f*
atopic disease Atopie *f*
Aujeszky's disease Pseudowut *f*, Pseudolyssa *f*, Pseudorabies *f*, Aujeszky-Krankheit *f*
autoaggressive disease s.u. autoimmune *disease*
autoimmune disease Autoimmunerkrankung *f*, Autoimmunkrankheit *f*, Autoimmunopathie *f*, Autoaggressionskrankheit *f*
bacterial disease bakterielle Erkrankung *f*
Bamberger-Marie disease Marie-Bamberger-Syndrom *nt*, Bamberger-Marie-Syndrom *nt*, Akropachie *f*, hypertrophische pulmonale Osteoarthropathie *f*
Bang's disease Bang-Krankheit *f*, Rinderbrucellose *f*
Bannister's disease Quincke-Ödem *nt*, angioneurotisches Ödem *nt*
Bazin's disease Bazin-Krankheit *f*, nodöses Tuberkulid *nt*, Erythema induratum
Beauvais' disease rheumatoide Arthritis *f*, progrediente chronische Polyarthritis *f*, primär chronische Polyarthritis *f*
Bernard-Soulier disease Bernard-Soulier-Syndrom *nt*
Besnier-Boeck disease s.u. Boeck's *disease*
Besnier-Boeck-Schaumann disease s.u. Boeck's *disease*
Biermer's disease Biermer-Anämie *f*, Addison-Anämie *f*, Morbus *m* Biermer, perniziöse Anämie *f*, Perniziosa *f*, Perniciosa *f*, Anaemia perniciosa, Vitamin B_{12}-Mangelanämie *f*
Billroth's disease Lymphknotenschwellung *f*, Lymphknotentumor *m*, Lymphom *nt*, Lymphoma *nt*
blinding disease s.u. blinding filarial *disease*
blinding filarial disease Onchozerkose *f*, Onchocercose *f*, Onchocerciasis *f*, Knotenfilariose *f*, Onchocerca-volvulus-Infektion *f*
Blumenthal's disease Erythroleukämie *f*
Boeck's disease Sarkoidose *f*, Morbus *m* Boeck, Boeck-Sarkoid *nt*, Besnier-Boeck-Schaumann-Krankheit *f*, Lymphogranulomatosa benigna
Bostock's disease Heuschnupfen *m*, Heufieber *nt*
Bowen's disease Bowen-Krankheit *f*, Bowen-Dermatose *f*, Morbus *m* Bowen, Dyskeratosis maligna
Brill-Symmers disease Brill-Symmers-Syndrom *nt*, Morbus *m* Brill-Symmers, zentroplastisch-zentrozytisches Lymphom *nt*, zentroplastisch-zentrozytisches malignes Lymphom *nt*, großfollikuläres Lymphoblastom *nt*, großfollikuläres Lymphom *nt*
Brinton's disease entzündlicher Schrumpfmagen *m*, Brinton-Krankheit *f*, Magenszirrhus *m*, Linitis plastica
broad-beta disease Hyperlipoproteinämie Typ III *f*, primäre/essentielle/essenzielle Hyperlipoproteinämie Typ III *f*, Hypercholesterinämie *f* mit Hypertriglyzeridämie, Broad-Beta-Disease (*nt*), Hyperlipoproteinämie *f* mit breiter Betabande
Bruton's disease Bruton-Typ *m* der Agammaglobulinämie, infantile X-chromosomale Agammaglobulinämie *f*, kongenitale Agammaglobulinämie *f*, kongenitale geschlechtsgebundene Agammaglobulinämie *f*
Buerger's disease Winiwarter-Buerger-Krankheit *f*, Morbus *m* Winiwarter-Buerger, Endangiitis obliterans, Thrombangiitis obliterans, Thrombendangiitis obliterans
cat-scratch disease Katzenkratzkrankheit *f*, cat scratch disease (*nt*), benigne Inokulationslymphoretikulose *f*, Miyagawanellose *f*
Chédiak-Higashi disease Béguez César-Anomalie *f*, Chédiak-Higashi-Syndrom *nt*, Chédiak-Steinbrinck-Higashi-Syndrom *nt*
Christmas disease Hämophilie B *f*, Christmas-Krankheit *f*, Faktor IX-Mangel *m*, Faktor IX-Mangelkrankheit *f*
chronic granulomatous disease (of childhood) septische Granulomatose *f*, progressive septische Granulomatose *f*, kongenitale Dysphagozytose *f*
C-J disease s.u. Creutzfeldt-Jakob *disease*
cold agglutinin disease Kälteagglutininkrankheit *f*
cold hemagglutinin disease s.u. cold agglutinin *disease*
collagen-vascular disease Kollagenkrankheit *f*, Kollagenose *f*, Kollagenopathie *f*
communicable disease übertragbare Krankheit *f*, ansteckende Krankheit *f*
constitutional disease konstitutionelle/anlagebedingte Krankheit *f*, konstitutionelle/anlagebedingte Erkrankung *f*
contagious disease s.u. communicable *disease*
Cooley's disease Cooley-Anämie *f*, homozygote β-Thalassämie *f*, Thalassaemia major
Creutzfeldt-Jakob disease Creutzfeldt-Jakob-Erkrankung *f*, Creutzfeldt-Jakob-Syndrom *nt*, Jakob-Creutzfeldt-Erkrankung *f*, Jakob-Creutzfeldt-Syndrom *nt*
Crohn's disease Crohn-Krankheit *f*, Morbus *m* Crohn, Enteritis regionalis, Ileocolitis regionalis/terminalis, Ileitis regionalis/terminalis
cytomegalic inclusion disease Zytomegalie *f*, Zytomegalie-Syndrom *nt*, Zytomegalievirusinfektion *f*, zytomegale Einschlusskörperkrankheit *f*
Darling's disease Darling-Krankheit *f*, Histoplasmose *f*, retikuloendotheliale Zytomykose *f*
deficiency disease Mangelkrankheit *f*
Di Guglielmo disease Di Guglielmo-Krankheit *f*, Di Guglielmo-Syndrom *nt*, akute Erythrämie *f*, akute erythrämische Myelose *f*, Erythroblastose *f* des Erwachsenen, akute Erythromyelose *f*

disseminated metastatic disease disseminierte Metastasierung *f*
Ebola disease Ebolaviruskrankheit *f*, Ebola-Fieber *nt*, Ebola hämorrhagisches Fieber *nt*
Ebola virus disease s.u. Ebola *disease*
echinococcal cystic disease s.u. echinococcus *disease*
echinococcus disease Echinokokkenkrankheit *f*, Echinokokkeninfektion *f*, Echinokokkose *f*, Hydatidose *f*
epidemic disease epidemische Krankheit *f*, epidemische Erkrankung *f*, Epidemie *f*
exogenous disease exogene Krankheit *f*, Exopathie *f*
extramammary Paget's disease extramammärer Morbus *m* Paget
Fanconi's disease Fanconi-Anämie *f*, Fanconi-Syndrom *nt*, konstitutionelle infantile Panmyelopathie *f*
fatal disease tödlich verlaufende Erkrankung *f*
Filatov's disease Pfeiffer-Drüsenfieber *nt*, infektiöse Mononukleose *f*, Monozytenangina *f*, Mononucleosis infectiosa
Franklin's disease Franklin-Syndrom *nt*, Schwerekettenkrankheit *f*, H-Krankheit *f*
gamma chain disease Gamma-Typ *m* der Schwerekettenkrankheit, γ-Typ *m*, γ-H-Kettenkrankheit *f*
Gandy-Nanta disease siderotische Splenomegalie *f*
genetic disease genetische/genetisch-bedingte Erkrankung *f*, genetische/genetisch-bedingte Krankheit *f*
giant platelet disease Bernard-Soulier-Syndrom *nt*
Glanzmann's disease Glanzmann-Naegeli-Syndrom *nt*, Thrombasthenie *f*
glucose-6-phosphate dehydrogenase disease Glukose-6-Phosphatdehydrogenasemangel *m*, Glukose-6-Phosphatdehydrogenasemangelkrankheit *f*, G-6-PDH-Mangel *m*, G-6-PDH-Mangelkrankheit *f*
graft-versus-host disease Transplantat-Wirt-Reaktion *f*, Graft-versus-Host-Reaktion *f*, GvH-Reaktion *f*
Guinea worm disease Medinawurmbefall *m*, Medinawurminfektion *f*, Guineawurmbefall *m*, Guineawurminfektion *f*, Drakunkulose *f*, Drakontiase *f*, Dracunculosis *f*, Dracontiasis *f*
GVH disease s.u. graft-versus-host *disease*
heavy-chain disease Franklin-Syndrom *nt*, Schwerekettenkrankheit *f*, H-Krankheit *f*
Hebra's disease Hebra-Krankheit *f*, Kokardenerythem *nt*, Erythema multiforme, Erythema exsudativum multiforme, Hidroa vesiculosa
hemoglobin disease Hämoglobinopathie *f*
hemoglobin C disease Hämoglobin-C-Krankheit *f*
hemoglobin C-thalassemia disease Hämoglobin-C-Thalassämie *f*, HbC-Thalassämie *f*
hemoglobin E-thalassemia disease Hämoglobin-E-Thalassämie *f*, HbE-Thalassämie *f*
hemoglobin H disease Hämoglobin-H-Krankheit, HbH-Krankheit *f*, α-Thalassämie *f*
hemolytic disease of the newborn fetale Erythroblastose *f*, Erythroblastosis fetalis, Morbus haemolyticus neonatorum
hemorrhagic disease of the newborn hämorrhagische Diathese *f* der Neugeborenen, Morbus haemorrhagicus neonatorum, Melaena neonatorum vera
Henoch's disease Schoenlein-Henoch-Syndrom *nt*, Purpura *f* Schoenlein-Henoch, anaphylaktoide Purpura *f* Schoenlein-Henoch, rheumatoide Purpura *f*, athrombopenische Purpura *f*, Immunkomplexpurpura *f*, Immunkomplexvaskulitis *f*, Purpura anaphylactoides (Schoenlein-Henoch), Purpura rheumatica (Schoenlein-Henoch)
hereditary disease hereditäre/erbliche Erkrankung *f*, Erbkrankheit *f*, Erbleiden *nt*
herring-worm disease Heringswurmkrankheit *f*, Anisakiasis *f*
Hodgkin's disease Hodgkin-Krankheit *f*, Hodgkin-Lymphom *nt*, Morbus *m* Hodgkin, Hodgkin-Paltauf-Steinberg-Krankheit *f*, Paltauf-Steinberg-Krankheit *f*, Lymphogranulomatose *f*, maligne Lymphogranulomatose *f*, Lymphogranulomatosis maligna
hookworm disease Hakenwurmbefall *m*, Hakenwurminfektion *f*, Ankylostomiasis *f*, Ankylostomatosis *f*, Ankylostomatidose *f*
idiopathic disease idiopathische Erkrankung *f*
immune-complex disease Immunkomplexkrankheit *f*
immunodeficiency disease s.u. immune *deficiency*
inclusion body disease Zytomegalie *f*, Zytomegalie-Syndrom *nt*, Zytomegalievirusinfektion *f*, zytomegale Einschlusskörperkrankheit *f*
infectious disease Infekt *m*, Infektion *f*, Infektionskrankheit *f*
infective disease s.u. infectious *disease*
iron storage disease Eisenspeicherkrankheit *f*, Hämochromatose *f*
Jakob's disease s.u. Jakob-Creutzfeldt *disease*
Jakob-Creutzfeldt disease Creutzfeldt-Jakob-Erkrankung *f*, Creutzfeldt-Jakob-Syndrom *nt*, Jakob-Creutzfeldt-Erkrankung *f*, Jakob-Creutzfeldt-Syndrom *nt*
Jaksch's disease von Jaksch-Hayem-Anämie *f*, von Jaksch-Hayem-Syndrom *nt*, Anaemia pseudoleucaemica infantum
Kahler's disease Kahler-Krankheit *f*, Huppert-Krankheit *f*, Morbus *m* Kahler, Plasmozytom *nt*, multiples Myelom *nt*, plasmozytisches Immunozytom *nt*, plasmozytisches Lymphom *nt*
Kimura's disease Kimura-Krankheit *f*, Kimura-Syndrom *nt*, Morbus *m* Kimura, papulöse Angioplasie *f*, angiolymphoide Hyperplasie *f* mit Eosinophilie (Kimura)
L-chain disease Bence-Jones-Plasmozytom *nt*, Bence-Jones-Krankheit *f*, L-Kettenkrankheit *f*, Leichte-Kettenkrankheit *f*
Lederer's disease Lederer-Anämie *f*
legionnaire's disease Legionärskrankheit *f*, Veteranenkrankheit *f*
Letterer-Siwe disease Letterer-Siwe-Krankheit *f*, Abt-Letterer-Siwe-Krankheit *f*, maligne Säuglingsretikulose *f*, akute Säuglingsretikulose *f*, maligne generalisierte Histiozytose *f*
Lyme disease Lyme-Krankheit *f*, Lyme-Borreliose *f*, Lyme-Disease (*nt*), Erythema-migrans-Krankheit *f*
lymph node disease (*Tumor*) Lymphknotenbefall *m*, Lymphknotenmetastase *f*, Lymphknotenmetastasierung *f*
lymphoproliferative disease lymphoproliferative Erkrankung *f*
lymphoreticular diseases lymphoretikuläre Erkrankungen *pl*, Erkrankungen *pl* des lymphoretikulären Systems
mad cow disease bovine spongiforme Enzephalopathie *f*, Rinderwahnsinn *m*

Majocchi's disease Purpura Majocchi, Majocchi-Krankheit *f*, Purpura anularis teleangiectodes (atrophicans), Teleangiectasia follicularis anulata
malignant disease bösartige Erkrankung *f*, maligne Erkrankung *f*, Malignom *nt*
Manson's disease Manson-Krankheit *f*, Manson-Bilharziose *f*, Schistosomiasis mansoni
Marchiafava-Micheli disease Marchiafava-Micheli-Anämie *f*, paroxysmale nächtliche Hämoglobinurie *f*
medical disease internistische Erkrankung *f*, nicht-chirurgische Erkrankung *f*
metabolic disease Stoffwechselerkrankung *f*
metastatic disease 1. Metastasierung *f*, Filialisierung *f* **2.** Krankheit *f* durch Metastasierung, Krankheitssymptome *pl* durch Metastasierung
microdrepanocytic disease Sichelzellthalassämie *f*, Sichelzellenthalassämie *f*, Mikrodrepanozytenkrankheit *f*, HbS-Thalassämie *f*
micrometastatic disease Mikrometastasierung *f*
Milton's disease Quincke-Ödem *nt*, angioneurotisches Ödem *nt*
molecular disease Molekularkrankheit *f*, molekulare Krankheit *f*
Moschcowitz's disease Moschcowitz-Syndrom *nt*, thrombotisch-thrombozytopenische Purpura *f*, Moschcowitz-Singer-Symmers-Syndrom *nt*, thrombotische Mikroangiopathie *f*, Purpura thrombotica, Purpura thrombotica thrombocytopenica, Purpura Moschcowitz
mu chain disease μ-Kettenkrankheit *f*, μ-Schwerekettenkrankheit *f*
myeloproliferative disease myeloproliferative Erkrankung *f*, myeloproliferatives Syndrom *nt*
neoplastic disease Tumorleiden *nt*
Nettleship's disease Nettleship-Erkrankung *f*, Nettleship-Syndrom *nt*, kutane Mastozytose *f*, Mastozytose-Syndrom *nt*, Urticaria pigmentosa
Newcastle disease atypische Geflügelpest *f*, Newcastle disease (*nt*)
Nicolas-Favre disease Morbus *m* Durand-Nicolas-Favre, klimatischer Bubo *m*, vierte Geschlechtskrankheit *f*, Lymphogranuloma inguinale, Lymphogranuloma venereum, Lymphopathia venerea, Poradenitis inguinalis
occult disease okkulte Erkrankung *f*, nicht-manifeste Erkrankung *f*
Osler-Vaquez disease Morbus *m* Vaquez-Osler, Vaquez-Osler-Syndrom *nt*, Osler-Krankheit *f*, Osler-Vaquez-Krankheit *f*, Polycythaemia vera, Polycythaemia rubra vera, Erythrämie *f*
Paget's disease 1. S.U. Paget's *disease* of the breast **2.** extramammärer Morbus *m* Paget
Paget's disease of the breast Paget-Krebs *m*, Krebsekzem *nt* der Brust, Morbus *m* Paget
Paget's disease of the nipple S.U. Paget's *disease* of the breast
pandemic disease Pandemie *f*
parasitic disease Parasitenerkrankung *f*, Parasitose *f*
Pfeiffer's disease Pfeiffer-Drüsenfieber *nt*, infektiöse Mononukleose *f*, Monozytenangina *f*, Mononucleosis infectiosa
poststreptococcal diseases Poststreptokokkenerkrankungen *pl*
primary disease Grundleiden *nt*, Primärerkrankung *f*
Pringle's disease Pringle-Tumor *m*, Naevus *m* Pringle, Adenoma sebaceum Pringle
proliferative disease proliferative Mastopathie *f*
proliferative disease of the breast S.U. proliferative *disease*
proliferative disease without atypia proliferative Mastopathie *f* ohne Atypien
Quincke's disease Quincke-Ödem *nt*, angioneurotisches Ödem *nt*
Reed-Hodgkin disease Hodgkin-Krankheit *f*, Hodgkin-Lymphom *nt*, Morbus *m* Hodgkin, Hodgkin-Paltauf-Steinberg-Krankheit *f*, Paltauf-Steinberg-Krankheit *f*, Lymphogranulomatose *f*, maligne Lymphogranulomatose *f*, Lymphogranulomatosis maligna
reportable disease anzeigepflichtige/meldepflichtige Erkrankung *f*, anzeigepflichtige/meldepflichtige Krankheit *f*
rheumatic disease rheumatische Erkrankung *f*, Erkrankung *f* des rheumatischen Formenkreises, Rheumatismus *m*, Rheuma *nt*
rheumatoid disease Rheumatoid *nt*, rheumatoide Erkrankung *f*
runt disease Runt-Krankheit *f*, runt disease *nt*
salivary gland disease Zytomegalie *f*, Zytomegalie-Syndrom *nt*, Zytomegalievirusinfektion *f*, zytomegale Einschlusskörperkrankheit *f*
Schaumann's disease Sarkoidose *f*, Morbus *m* Boeck, Boeck-Sarkoid *nt*, Besnier-Boeck-Schaumann-Krankheit *f*, Lymphogranulomatosa benigna
Schimmelbusch's disease Schimmelbusch-Krankheit *f*, proliferierende Mastopathie *f*
Schönlein's disease S.U. Schönlein-Henoch *disease*
Schönlein-Henoch disease Schoenlein-Henoch-Syndrom *nt*, Purpura *f* Schoenlein-Henoch, anaphylaktoide Purpura *f* Schoenlein-Henoch, rheumatoide Purpura *f*, athrombopenische Purpura *f*, Immunkomplexpurpura *f*, Immunkomplexvaskulitis *f*, Purpura anaphylactoides (Schoenlein-Henoch), Purpura rheumatica (Schoenlein-Henoch)
Schultz's disease Agranulozytose *f*, perniziöse Neutropenie *f*, maligne Neutropenie *f*
secondary disease 1. Sekundärerkrankung *f*, Sekundärkrankheit *f*, Zweiterkrankung *f*, Zweitkrankheit *f* **2.** (*hämatol.*) Sekundärkrankheit *f*
Senear-Usher disease Senear-Usher-Syndrom *nt*, Pemphigus erythematosus, Pemphigus seborrhoicus, Lupus erythematosus pemphigoides
serum disease Serumkrankheit *f*
severe combined immunodeficiency disease schwerer kombinierter Immundefekt *m*, Schweitzer-Typ *m* der Agammaglobulinämie
sexually transmitted disease sexuell übertragene Krankheit *f*, venerisch übertragene Krankheit *f*, Geschlechtskrankheit *f*, durch Sexualkontakt übertragbare Krankheit
sickle-cell disease Sichelzellerkrankung *f*
sickle-cell-hemoglobin C disease Sichelzell-Hämoglobin-C-Krankheit *f*, Sichelzellen-Hämoglobin-C-Krankheit *f*, HbS-HbC-Krankheit *f*
sickle-cell-hemoglobin D disease Sichelzell-Hämoglobin-D-Krankheit *f*, Sichelzellen-Hämoglobin-D-Krankheit *f*, HbS-HbD-Krankheit *f*
sickle-cell-thalassemia disease Sichelzellthalassämie *f*, Sichelzellenthalassämie *f*, Mikrodrepanozytenkrankheit *f*, HbS-Thalassämie *f*

slow virus disease Slow-Virus-Infektion *f*
Sternberg's disease Morbus *m* Hodgkin, Hodgkin-Krankheit *f*, Hodgkin-Lymphom *nt*, Hodgkin-Paltauf-Steinberg-Krankheit *f*, Paltauf-Steinberg-Krankheit *f*, Lymphogranulomatose *f*, maligne Lymphogranulomatose *f*, Lymphogranulomatosis maligna
Symmers' disease Brill-Symmers-Syndrom *nt*, Morbus *m* Brill-Symmers, zentroplastisch-zentrozytisches Lymphom *nt*, zentroplastisch-zentrozytisches malignes Lymphom *nt*, großfollikuläres Lymphoblastom *nt*, großfollikuläres Lymphom *nt*
systemic disease systemische Erkrankung *f*, Systemerkrankung *f*, Allgemeinerkrankung *f*
thalassemia-sickle cell disease Sichelzellthalassämie *f*, Sichelzellenthalassämie *f*, Mikrodrepanozytenkrankheit *f*, HbS-Thalassämie *f*
thyroid malignant disease maligne Schilddrüsenerkrankung *f*, Schilddrüsenmalignom *nt*, Schilddrüsenkrebs *m*
van Bogaert's disease subakute sklerosierende Panenzephalitis *f*, Einschlusskörperchenenzephalitis *f* Dawson, subakute sklerosierende Leukenzephalitis *f* van Bogaert
Vaquez's disease Morbus *m* Vaquez-Osler, Vaquez-Osler-Syndrom *nt*, Osler-Krankheit *f*, Osler-Vaquez-Krankheit *f*, Polycythaemia vera, Polycythaemia rubra vera, Erythrämie *f*
Vaquez-Osler disease S.U. Vaquez's *disease*
venereal disease Geschlechtskrankheit *f*, venerische Krankheit *f*, venerische Erkrankung *f*
viral disease Viruserkrankung *f*, Viruskrankheit *f*
Virchow's disease amyloide Degeneration *f*; Amyloidose *f*
von Jaksch's disease von Jaksch-Hayem-Anämie *f*, von Jaksch-Hayem-Syndrom *nt*, Anaemia pseudoleucaemica infantum
von Willebrand's disease Willebrand-Jürgens-Syndrom *nt*, von Willebrand-Jürgens-Syndrom *nt*, konstitutionelle Thrombopathie *f*, hereditäre Pseudohämophilie *f*, vaskuläre Pseudohämophilie *f*, Angiohämophilie *f*
Weil's disease **1.** Weil-Krankheit *f*, Leptospirosis icterohaemorrhagica **2.** Weil-ähnliche-Erkrankung *f*
Werlhof's disease idiopathische thrombozytopenische Purpura *f*, Morbus *m* Werlhof, essentielle/essenzielle Thrombozytopenie *f*, idiopathische Thrombozytopenie *f*
Werner-Schultz disease Agranulozytose *f*, maligne Neutropenie *f*, perniziöse Neutropenie *f*
Whitmore's disease Whitmore-Krankheit *f*, Pseudomalleus *m*, Pseudorotz *m*, Melioidose *f*, Malleoidose *f*, Melioidosis *f*
Winiwarter-Buerger disease Winiwarter-Buerger-Krankheit *f*, Morbus *m* Winiwarter-Buerger, Endangiitis obliterans, Thrombangiitis obliterans, Thrombendangiitis obliterans

dis|eased [dɪ'ziːzd] *adj.* krank, erkrankt, Krankheits-; krankhaft

disease-inducing *adj.* krankheitsinduzierend

dis|e|quil|ib|ri|um [dɪsˌekwə'lɪbrɪəm] *noun* gestörtes Gleichgewicht *nt*, Ungleichgewicht *nt*
linkage disequilibrium Bindungsungleichgewicht *nt*

dish [dɪʃ] *noun* Schüssel *f*, flache Schüssel *f*, Schale *f*
culture dish Petrischale *f*
Petri dish Petrischale *f*

dis|in|fect [ˌdɪsɪn'fekt] *vt* keimfrei machen, desinfizieren

dis|in|te|gra|tion [dɪsˌɪntə'greɪʃn] *noun* Auflösung *f*, Aufspaltung *f*, Zerfall *m*, Disintegration *f*
cell disintegration Zellzerfall *m*

disk [dɪsk] *noun* Scheibe *f*; Diskus *m*, Discus *m*
blastodermic disk Blastodermscheibe *f*
blood disk Blutplättchen *nt*, Thrombozyt *m*

dis|lo|ca|tion [dɪslə'keɪʃn] *noun* **1.** Verlagerung *f*, Lageanomalie *f*, Lageatypie *f*, Dislokation *f* **2.** (*Genetik*) Chromosomendislokation *f*, Dislokation *f*

dis|mu|tase ['dɪsmjuːteɪz] *noun* Dismutase *f*
superoxide dismutase Hyperoxiddismutase *f*, Superoxiddismutase *f*, Hämocuprein *nt*, Erythrocuprein *nt*

dis|or|der [dɪs'ɔːrdər] *noun* pathologischer Zustand *m*, krankhafte Störung *f*, Erkrankung *f*, Krankheit *f*
atopic disorder Atopie *f*
bleeding disorders Blutungsübel *pl*; Blutgerinnungsstörungen *pl*
genetic disorder S.U. genetic *disease*
hereditary disorder hereditäre Erkrankung *f*, erbliche Erkrankung *f*, Erbkrankheit *f*, Erbleiden *nt*
immune-complex disorder Immunkomplexkrankheit *f*
immunodeficiency disorder S.U. immune *deficiency*
immunoproliferative disorder immunproliferative Erkrankung *f*
lymphoproliferative disorder lymphoproliferative Erkrankung *f*
lymphoreticular disorders lymphoretikuläre Erkrankungen *pl*, Erkrankungen *pl* des lymphoretikulären Systems
metabolic disorder Stoffwechselstörung *f*

dis|par|i|ty [dɪs'pærətɪ] *noun* Verschiedenheit *f*, Unvereinbarkeit *f*, Disparität *f*
genetic disparity genetische Disparität *f*

dis|per|sion [dɪ'spɜrʒn] *noun* **1.** Streuung *f*, Verstreuung *f*, Verteilung *f*, Dispersion *f* **2.** (*Physik*) Dispersion *f*, Suspension *f*, disperses System *nt* **3.** (*pharmakol.*) Dispersion *f*
cell dispersion Zellsuspension *f*, Zelldispersion *f*

dis|sec|tion [dɪ'sekʃn, daɪ-] *noun* **1.** (*pathol.*) Leichenöffnung *f*, Sektion *f*, Obduktion *f* **2.** (*chirurg.*) Ausräumung *f*, Resektion *f*, Dissektion *f*
axillary dissection Axilladissektion *f*, Axillarevision *f*, Axillaausräumung *f*
axillary lymph node dissection S.U. axillary *dissection*
axillary nodal dissection S.U. axillary *dissection*
lymph node dissection Lymphknotenentfernung *f*, Lymphknotendissektion *f*
node dissection Lymphknotenentfernung *f*, Lymphknotendissektion *f*

dis|sem|i|na|tion [dɪˌsemɪ'neɪʃn] *noun* **1.** Ausstreuung *f*, Verbreitung *f* **2.** (*pathol.*) Aussaat *f*, Streuung *f*, Dissemination *f* **3.** (*mikrobiol.*) Dissemination *f*
early systemic dissemination Frühgeneralisation *f*

dis|so|ci|a|tion [dɪˌsəʊʃɪ'eɪʃn] *noun* **1.** Trennung *f*, Abtrennung *f*, Auflösung *f*, Loslösung *f* **2.** (*Chemie, psychol.*) Dissoziation *f*
albuminocytologic dissociation albuminozytologische Dissoziation *f*

D

dis|tance ['dɪstəns] *noun* Entfernung *f* (*from* von); Distanz *f*, Abstand *m* (*between* zwischen); Entfernung *f*, Strecke *f*
focal distance Brennweite *f*
dis|tri|bu|tion [ˌdɪstrə'bjuːʃn] *noun* Verteilung *f*, Austeilung *f*, (*mathemat.*) Verteilung *f*
binomial distribution Binomialverteilung *f*
dose distribution Dosisverteilung *f*
frequency distribution Häufigkeitsverteilung *f*
gaussian distribution Gauss-Normalverteilung *f*
normal distribution Gauss-Normalverteilung *f*
probability distribution Wahrscheinlichkeitsverteilung *f*
tissue distribution Gewebeverteilung *f*
di|sul|fate [daɪ'sʌlfeɪt] *noun* Disulfat *nt*
di|sul|phate [daɪ'sʌlfeɪt] *noun* (*brit.*) s.u. disulfate
di|ver|gence [daɪ'vɜrdʒəns] *noun* (*biolog.*) Auseinanderstreben *nt*, Auseinanderlaufen *nt*, Divergenz *f*
evolutionary divergence evolutionäre Divergenz *f*
di|ver|si|fi|ca|tion [dɪˌvɛrsəfɪ'keɪʃn] *noun* Diversifikation *f*
human diversification humane Diversifikation *f*
di|ver|si|ty [dɪ'vɛrsətɪ] *noun* Vielfalt *f*, Diversität *f*
antibody diversity Antikörperdiversität *f*
class diversity Klassendiversität *f*
immunoglobulin diversity Immunglobulindiversität *f*
N-region diversity N-Region-Diversität *f*
species diversity Artenvielfalt *f*
structural diversity strukturelle Diversität *f*
T-cell receptor diversity T-Zell-Rezeptordiversität *f*
di|vi|sion [dɪ'vɪʒn] *noun* **1.** Teilung *f*; Zerteilung *f*, Spaltung *f* (*into* in); Abtrennung *f* (*from* von) **2.** Verteilung *f*, Austeilung *f*, Aufteilung *f* (*among, between* unter) **3.** Einteilung *f*, Gliederung *f* (*into* in)
cell division Zellteilung *f*
differential cell division differentielle/differenzielle Zellteilung *f*
direct cell division direkte Zellteilung *f*, Amitose *f*
meiotic division Reduktion *f*, Reduktionsteilung *f*, Meiose *f*
meiotic cell division s.u. meiotic *division*
mitotic cell division mitotische Zellteilung *f*, Mitose *f*
reduction cell division **1.** s.u. meiotic *division* **2.** erste Reifeteilung *f*
DLE *abk.* s.u. **1.** discoid *lupus* erythematosus **2.** disseminated *lupus* erythematosus
DM *abk.* s.u. **1.** adamsite **2.** dexamethasone **3.** *diabetes* mellitus **4.** diphenylaminearsine *chloride* **5.** dopamine
DMBA *abk.* s.u. 7,12-dimethylbenzanthracene
DMCT *abk.* s.u. demethylchlortetracycline
DMP *abk.* s.u. dimercaprol
DMS *abk.* s.u. dexamethasone
DMSO *abk.* s.u. dimethyl *sulfoxide*
DNA *abk.* s.u. deoxyribonucleic *acid*
bacterial DNA Bakterien-DNA *f*, Bakterien-DNS *f*, bakterielle DNA *f*, bakterielle DNS *f*
complementary DNA komplementäre DNA *f*, komplementäre DNS *f*
copy DNA s.u. complementary *DNA*
double-helical DNA s.u. double-stranded *DNA*
double-stranded DNA Doppelhelix-DNA *f*, Duplex-DNA *f*, Doppelstrang-DNA *f*, Doppelhelix-DNS *f*, Duplex-DNS *f*, Doppelstrang-DNS *f*
duplex DNA s.u. double-stranded *DNA*
mitochondrial DNA mitochondriale DNS *f*, mitochondriale DNA *f*, Mitochondrien-DNA *f*
nuclear DNA Kern-DNA, Kern-DNS *f*
regulatory DNA spacer-DNA *f*, Regulator-DNA *f*
satellite DNA Satelliten-DNA *f*, Satelliten-DNS *f*
single-stranded DNA Einzelstrang-DNA *f*
spacer DNA Spacer-DNA *f*, Regulator-DNA *f*
starter DNA Starter-DNA *f*, Starter-DNS *f*
viral DNA Virus-DNA *f*, virale DNA *f*, Virus-DNS *f*, virale DNS *f*
DNAase *abk.* s.u. deoxyribonuclease
DNAse *abk.* s.u. deoxyribonuclease
DNase *abk.* s.u. deoxyribonuclease
DNA-specific *adj.* DNA-spezifisch
DNP *abk.* s.u. **1.** deoxyribonucleoprotein **2.** dinitrophenol
Dnp *abk.* s.u. deoxyribonucleoprotein
DO *abk.* s.u. diamine *oxidase*
DOAP *abk.* s.u. dihydroxyacetone *phosphate*
DOC *abk.* s.u. 11-deoxycorticosterone
DOCA *abk.* s.u. deoxycorticosterone *acetate*
Döhle ['diːlɪ; 'døːlə]: **Döhle's bodies** Döhle-Einschlusskörperchen *pl*, Döhle-Körperchen *pl*
Döhle's inclusion bodies s.u. *Döhle's* bodies
do|main [dəʊ'meɪn] *noun* **1.** (*Biochemie*) Domäne *f*, domain **2.** (*figur.*) Bereich *m*, Gebiet *nt*, Domäne *f*
transmembrane domain Transmembrandomäne *f*
dom|i|nance ['dɑmɪnəns] *noun* Dominanz *f*
partial dominance Semidominanz *f*, unvollständige Dominanz *f*
dom|i|nant ['dɑmɪnənt] **I** *noun* Dominante *f* **II** *adj.* **1.** dominant, dominierend, vorherrschend; überwiegend **2.** Dominanz betreffend, (im Erbgang) dominierend, dominant
do|nate [dəʊ'neɪt] *vt* (*Blut*) spenden; stiften, schenken
Donath-Landsteiner ['dəʊnæθ 'lændstaɪnər]: **Donath-Landsteiner cold autoantibody** Donath-Landsteiner-Antikörper *m*
Donath-Landsteiner phenomenon Donath-Landsteiner-Phänomen *nt*
Donath-Landsteiner test Donath-Landsteiner-Reaktion *f*
do|na|tion [dəʊ'neɪʃn] *noun* (*Blut, Organ*) Spende *f*
blood donation Blutspende *f*
organ donation Organspende *f*
related donation Verwandtenspende *f*, Verwandtenorganspende *f*, Organspende *f* durch Verwandte
do|na|tor ['dəʊneɪtər] *noun* s.u. donor
do|nor ['dəʊnər] *noun* **1.** Spender *m*, Blutspender *m*, Organspender *m* **2.** (*Chemie*) Donor *m*, Donator *m*
blood donor Blutspender *m*
cadaver donor Leichenspender *m*
general donor Universalspender *m*
organ donor Organspender *m*
proton donor Protonendonor *m*, Protonenspender *m*
universal donor Universalspender *m*
DOP *abk.* s.u. dihydroxyacetone *phosphate*
DOPA *abk.* s.u. 3,4-dihydroxyphenylalanine
do|pa ['dəʊpə] *noun* 3,4-Dihydroxyphenylalanin *nt*, Dopa *nt*, DOPA *nt*
decarboxylated dopa s.u. dopamine
do|pa|mine ['dəʊpəmiːn] *noun* Dopamin *nt*, Hydroxytyramin *nt*

do|pa|mi|ner|gic [ˌdəʊpəmɪ'nɜrdʒɪk] *adj.* von Dopamin aktiviert *oder* übertragen, durch Dopaminfreisetzung wirkend, dopaminerg
dopa-oxydase *noun* Monophenolmonooxygenase *f*, Monophenyloxidase *f*
do|pase ['dəʊpeɪz] *noun* s.u. dopa-oxydase
Dorothy Reed ['dɔːrəθɪ riːd]: **Dorothy Reed cell** Sternberg-Riesenzelle *f*, Sternberg-Reed-Riesenzelle *f*
dorso- *präf.* Rücken-, Dors(o)-, Dorsi-
dos. *abk.* s.u. **1.** dosage **2.** dose
dos|age ['dəʊsɪdʒ] *noun* **1.** Dosierung *f*, Verabreichung *f* **2.** Dosis *f*, Menge *f*; Portion *f*
dosage-meter *noun* s.u. dosimeter
dose [dəʊs] I *noun* **1.** (*pharmakol.*) Dosis *f*, Gabe *f* **2.** (*radiolog.*) Dosis *f*, Strahlendosis *f* **3.** Dosis *f*, Portion *f* II *vt* **4.** (*pharmakol.*) dosieren, in Dosen verabreichen **5.** jemandem eine Dosis verabreichen, Arznei geben
absorbed dose Energiedosis *f*
antigen dose Antigendosis *f*
average dose Durchschnittsdosis *f*
booster dose Boosterdosis *f*
cumulative dose kumulierte Dosis *f*, kumulierte Strahlendosis *f*
cumulative radiation dose s.u. cumulative *dose*
curative dose Dosis curativa
depth dose Tiefendosis *f*
divided dose fraktionierte Dosis *f*, Dosis refracta
doubling dose Verdopplungsdosis *f*
effective dose Effektivdosis *f*, Dosis effectiva, Dosis efficax, Wirkdosis *f*
exit dose Exitdosis *f*, Austrittsdosis *f*
exposure dose Ionendosis *f*
fatal dose tödliche Dosis *f*, letale Dosis *f*, Letaldosis *f*, Dosis letalis
focal dose Herddosis *f*
fractional dose fraktionierte Dosis *f*, Dosis refracta
infective dose infektiöse Dosis *f*, Infektionsdosis *f*, Dosis infectiosa
integral dose Integraldosis *f*
integral absorbed dose s.u. integral *dose*
lethal dose tödliche Dosis *f*, letale Dosis *f*, Letaldosis *f*, Dosis letalis
maximal permissible dose Maximaldosis *f*
maximum dose Maximaldosis *f*, Dosis maximalis
median curative dose mittlere Dosis curativa
median effective dose mittlere effektive Dosis *f*, mittlere wirksame Dosis *f*, Dosis effectiva media
median infective dose mittlere Infektionsdosis *f*, Dosis infectiosa media
median lethal dose mittlere letale Dosis *f*, Dosis letalis media
minimal dose Minimaldosis *f*
minimal lethal dose minimale letale Dosis *f*, Dosis letalis minima
minimum dose s.u. minimal *dose*
organ tolerance dose Organtoleranzdosis *f*
radiation dose Strahlendosis *f*
radiation absorbed dose Rad *nt*
refractive dose fraktionierte Dosis *f*, Dosis refracta
therapeutic dose therapeutische Dosis *f*, Dosis therapeutica
threshold dose Grenzdosis *f*, Schwellendosis *f*
tissue dose Gewebedosis *f*
tolerance dose Toleranzdosis *f*, Dosis tolerata
total dose Gesamtdosis *f*
toxic dose toxische Dosis *f*, Dosis toxica
volume dose Integraldosis *f*
dose-dependent *adj.* dosisabhängig
do|sim|e|ter [dəʊ'sɪmɪtər] *noun* Dosismesser *m*, Dosimeter *nt*
do|si|met|ric [ˌdəʊsɪ'metrɪk] *adj.* Dosimetrie betreffend, dosimetrisch
do|sim|e|try [dəʊ'sɪmətrɪ] *noun* Strahlendosismessung *f*, Dosimetrie *f*
dot [dɑt] *noun* Punkt *m*, Pünktchen *nt*, Tüpfelchen *nt*
Maurer's dots Maurer-Körnelung *f*, Maurer-Tüpfelung *f*
Schüffner's dots Schüffner-Tüpfelung *f*
double-stranded *adj.* doppelsträngig, Doppelstrang-
Downey ['daʊnɪ]: **Downey's cells** Downey-Zellen *pl*, monozytoide Zellen *pl*, Pfeiffer-Drüsenfieber-Zellen *pl*
dox|o|ru|bi|cin [ˌdɑksə'ruːbəsɪn] *noun* Doxorubicin *nt*, Adriamycin *nt*
DP *abk.* s.u. diphosphate
DPA *abk.* s.u. diphenylamine
1,3-DPG *abk.* s.u. 1,3-diphosphoglycerate
2,3-DPG *abk.* s.u. 2,3-diphosphoglycerate
DPHR *abk.* s.u. dihydropteridine *reductase*
DPOx *abk.* s.u. diphenol *oxidase*
DPPK *abk.* s.u. dephospho-phosphorylase *kinase*
DR *abk.* s.u. **1.** deoxyribose **2.** dihydrofolic acid *reductase*
dra|cun|cu|li|a|sis [drəˌkʌŋkjə'laɪəsəs] *noun* Medinawurminfektion *f*, Guineawurminfektion *f*, Drakunkulose *f*, Drakontiase *f*, Dracunculosis *f*, Dracontiasis *f*
Dra|cun|cu|lus [drə'kʌŋkjələs] *noun* Dracunculus *m*
Dracunculus medinensis Medinawurm *m*, Guineawurm *m*, Dracunculus medinensis, Filaria medinensis
drain|age ['dreɪnɪdʒ] *noun* **1.** Drainage *f*, Dränage *f*, Ableitung *f* (*von Wundflüssigkeit*); Abfluss *m* **2.** Drainieren *nt*, Dränieren *nt*, Ableiten *nt*; Abfließen *nt*, Ablaufen *nt*
lymphatic drainage Lymphabfluss *m*, Lymphdrainage *f*, Lymphdränage *f*
dRDP *abk.* s.u. deoxyribonucleoside *diphosphate*
drep|a|no|cy|tae|mia [ˌdrepənəʊsaɪ'tiːmɪə] *noun* (*brit.*) s.u. drepanocytemia
drep|a|no|cyte ['drepənəʊsaɪt] *noun* Sichelzelle *f*, Drepanozyt *m*
drep|a|no|cy|te|mia [ˌdrepənəʊsaɪ'tiːmɪə] *noun* Sichelzellanämie *f*, Sichelzellenanämie *f*, Herrick-Syndrom *nt*
drep|a|no|cyt|ic [ˌdrepənəʊ'sɪtɪk] *adj.* Sichelzellen betreffend, Sichelzell(en)-
drep|a|no|cy|to|sis [ˌdrepənəʊsaɪ'təʊsɪs] *noun* Drepanozytose *f*
Dresbach ['drezbæk, -bɑx]: **Dresbach's anemia** s.u. *Dresbach's* syndrome
Dresbach's syndrome Dresbach-Syndrom *nt*, hereditäre Elliptozytose *f*, Ovalozytose *f*, Kamelozytose *f*, Elliptozytenanämie *f*
dRIB *abk.* s.u. deoxyribose
drift [drɪft] *noun* Drift *f*
antigenic drift Antigendrift *f*, antigenic drift
genetic drift genetische Drift *f*, Gendrift *f*
random genetic drift Gendrift *f*, genetische Drift *f*

Drigalski-Conradi [drɪ'gælskɪ, kən'rɑːdɪ]: **Drigalski-Conradi agar** Drigalski-Conradi-Nährboden *m*
dRMP *abk.* s.u. deoxyribonucleoside *monophosphate*
DRNA *abk.* s.u. deoxyribonucleic *acid*
dRTP *abk.* s.u. deoxyribonucleoside *triphosphate*
drug [drʌg] I *noun* 1. Arzneimittel *nt*, Arznei *f*, Medikament *nt* 2. Droge *f*, Rauschgift *nt*; **be on drugs** rauschgiftsüchtig sein 3. Betäubungsmittel *nt*, Droge *f* II *vt* betäuben
anticancer drug antineoplastische Substanz *f*
generic drugs Fertigarzneimittel *pl*, Generika *pl*, Generica *pl*
β-lactam drug β-Lactam-Antibiotikum *nt*
drug-fast *adj.* s.u. drug-resistant
drug-resistant *adj.* arzneimittelresistent
DS *abk.* s.u. 1. desmosome 2. donor *serum* 3. double-stranded
ds *abk.* s.u. double-stranded
DSA *abk.* s.u. digital subtraction *angiography*
dsDNA *abk.* s.u. 1. double-stranded *DNA* 2. double-stranded deoxyribonucleic *acid*
dsRNA *abk.* s.u. double-stranded ribonucleic *acid*
DST *abk.* s.u. 1. dexamethasone suppression *test* 2. donor-specific *transfusion*
dT *abk.* s.u. deoxythymidine
DTDP *abk.* s.u. deoxythymidine *diphosphate*
dTDP *abk.* s.u. deoxythymidine *diphosphate*
DTH *abk.* s.u. delayed-type *hypersensitivity*
dThd *abk.* s.u. 1. deoxythymidine 2. thymidine
DTMP *abk.* s.u. deoxythymidine *monophosphate*
dTMP *abk.* s.u. deoxythymidine *monophosphate*
DTTP *abk.* s.u. deoxythymidine *triphosphate*
dTTP *abk.* s.u. deoxythymidine *triphosphate*
Dubreuilh [dy'brœj]: **circumscribed precancerous melanosis of Dubreuilh** prämaligne Melanose *f*, melanotische Präkanzerose *f*, Dubreuilh-Krankheit *f*, Dubreuilh-Erkrankung *f*, Dubreuilh-Hutchinson-Krankheit *f*, Dubreuilh-Hutchinson-Erkrankung *f*, Lentigo maligna, Melanosis circumscripta praeblastomatosa Dubreuilh, Melanosis circumscripta praecancerosa Dubreuilh
precancerous melanosis of Dubreuilh s.u. circumscribed precancerous melanosis of *Dubreuilh*
duct [dʌkt] *noun* Gang *m*, Kanal *m*, Ductus *m*
acinar duct Schaltstück *nt*
bile duct Gallengang *m*, Ductus biliferus
biliary duct s.u. bile *duct*
lymphatic ducts Hauptlymphgänge *pl*, Ductus lymphatici
Duffy ['dʌfɪ]: **Duffy blood group (system)** Duffy-Blutgruppe *f*, Duffy-Blutgruppensystem *nt*
Duke [d(j)uːk]: **Duke's method** Duke-Methode *f*, Bestimmung *f* der Blutungszeit nach Duke
Duke's test s.u. *Duke's* method
dust-borne *adj.* durch Staubpartikel übertragen
DWDL *abk.* s.u. diffuse well-differentiated lymphocytic *lymphoma*
DXM *abk.* s.u. dexamethasone
dye [daɪ] I *noun* 1. Farbstoff *m*, Färbeflüssigkeit *f*, Färbemittel *nt* 2. Tönung *f*, Färbung *f*, Farbe *f* II *vt* färben III *vi* sich färben lassen
acid dye saurer Farbstoff *m*, anionischer Farbstoff *m*
acidic dye s.u. acid *dye*
acridine dyes Akridinfarbstoffe *pl*
amphoteric dye amphoterischer Farbstoff *m*
anionic dye s.u. acid *dye*
azo dyes Azofarbstoffe *pl*
basic dye basischer Farbstoff *m*, kationischer Farbstoff *m*
cationic dye s.u. basic *dye*
contrast dye 1. Kontrastmittel *nt*, Röntgenkontrastmittel *nt* 2. (*histolog.*) Kontrastfärbemittel *nt*
fluorescent dye fluoreszierender Farbstoff *m*, fluoreszierendes Färbemittel *nt*, Fluorochrom *nt*
metachromatic dye metachromatischer Farbstoff *m*
dye|ing ['daɪɪŋ] *noun* Färben *nt*
dy|er ['daɪər] *noun* Farbstoff *m*, Färbemittel *nt*
dye|stuff ['daɪstʌf] *noun* s.u. dyer
dys|be|ta|lip|o|pro|tein|ae|mia [dɪs,beɪtə,lɪpə,prəʊtɪ'niːmɪə] *noun* (*brit.*) s.u. dysbetalipoproteinemia
dys|be|ta|lip|o|pro|tein|e|mia [dɪs,beɪtə,lɪpə,prəʊtɪ'niːmɪə] *noun* Hyperlipoproteinämie *f* Typ III, primäre Hyperlipoproteinämie *f* Typ III, essentielle/essenzielle Hyperlipoproteinämie *f* Typ III, Hypercholesterinämie *f* mit Hypertriglyzeridämie, Broad-Beta-Disease *nt*, Hyperlipoproteinämie *f* mit breiter Betabande
dys|en|ter|y ['dɪsnterɪ] *noun* Ruhr *f*, Dysenterie *f*, Dysenteria *f*
balantidial dysentery Balantidienruhr *f*, Balantidiose *f*, Balantidiasis *f*
Flexner's dysentery Bakterienruhr *f*, bakterielle Ruhr *f*, Dysenterie *f*
viral dysentery Virusdysenterie *f*
dys|fi|brin|o|gen [dɪsfaɪ'brɪnədʒən] *noun* nicht-gerinnbares Fibrinogen *nt*, Dysfibrinogen *nt*
dys|fi|brin|o|ge|nae|mia [,dɪsfaɪ,brɪnədʒə'niːmɪə] *noun* (*brit.*) s.u. dysfibrinogenemia
dys|fi|brin|o|ge|nae|mic [,dɪsfaɪ,brɪnədʒə'niːmɪk] *adj.* (*brit.*) s.u. dysfibrinogenemic
dys|fi|brin|o|ge|ne|mia [,dɪsfaɪ,brɪnədʒə'niːmɪə] *noun* Dysfibrinogenämie *f*
dys|fi|brin|o|ge|ne|mic [,dɪsfaɪ,brɪnədʒə'niːmɪk] *adj.* Dysfibrinogenämie betreffend, dysfibrinogenämisch
dys|gam|ma|glob|u|li|nae|mia [dɪs,gæmə,glɑbjəlɪ'niːmɪə] *noun* (*brit.*) s.u. dysgammaglobulinemia
dys|gam|ma|glob|u|li|ne|mia [dɪs,gæmə,glɑbjəlɪ'niːmɪə] *noun* Dysgammaglobulinämie *f*
dys|ger|mi|no|ma [dɪs,dʒɜrmɪ'nəʊmə] *noun* Seminom *nt* des Ovars, Dysgerminom *nt*
dys|glob|u|li|nae|mia [dɪs,glɑbjəlɪ'niːmɪə] *noun* (*brit.*) s.u. dysglobulinemia
dys|glob|u|li|ne|mia [dɪs,glɑbjəlɪ'niːmɪə] *noun* Dysglobulinämie *f*
dys|haem|a|to|poi|e|sia [dɪs,hemətəpɔɪ'iːʒ(ɪ)ə] *noun* (*brit.*) s.u. dyshematopoiesis
dys|haem|a|to|poi|e|sis [dɪs,hemətəpɔɪ'iːsɪs] *noun* (*brit.*) s.u. dyshematopoiesis
dys|haem|a|to|poi|et|ic [dɪs,hemətəpɔɪ'etɪk] *adj.* (*brit.*) s.u. dyshematopoietic
dys|hae|mo|poi|e|sis [dɪs,hiːməpɔɪ'iːsɪs] *noun* (*brit.*) s.u. dyshematopoiesis
dys|hae|mo|poi|et|ic [dɪs,hiːməpɔɪ'etɪk] *adj.* (*brit.*) s.u. dyshematopoietic
dys|hem|a|to|poi|e|sia [dɪs,hemətəpɔɪ'iːʒ(ɪ)ə] *noun* s.u. dyshematopoiesis
dys|hem|a|to|poi|e|sis [dɪs,hemətəpɔɪ'iːsɪs] *noun* fehlerhafte Blutbildung *f*, fehlerhafte Hämopoese *f*, Dyshämopoese *f*

dys|hem|a|to|poi|et|ic [dɪsˌhemətəpɔɪ'etɪk] *adj.* Dyshämopoese betreffend, dyshämopoetisch

dys|he|mo|poi|e|sis [dɪsˌhiːməpɔɪ'iːsɪs] *noun* s.u. dyshematopoiesis

dys|he|mo|poi|et|ic [dɪsˌhiːməpɔɪ'etɪk] *adj.* s.u. dyshematopoietic

dys|pla|sia [dɪs'pleɪʒ(ɪ)ə] *noun* Fehlbildung *f*, Fehlentwicklung *f*, Missgestalt *f*, Dysplasie *f*, Dysplasia *f*
mammary dysplasia zystische Mastopathie *f*, fibrös-zystische Mastopathie *f*, Mammadysplasie *f*, Zystenmamma *f*, Mastopathia chronica cystica

D

E

E *abk.* s.u. **1.** electron **2.** energy **3.** enzyme **4.** erythema **5.** erythrocyte **6.** Escherichia **7.** ester **8.** extinction *coefficient* **9.** glutamic *acid* **10.** molar extinction *coefficient*

e *abk.* s.u. elementary *charge*

E *abk.* s.u. molar absorption *coefficient*

ε *abk.* s.u. **1.** emissivity **2.** extinction *coefficient* **3.** molar absorption *coefficient*

η *abk.* s.u. viscosity

e^+ *abk.* s.u. positron

e^- *abk.* s.u. electron

E^0 *abk.* s.u. oxidation-reduction *potential*

E^{0+} *abk.* s.u. oxidation-reduction *potential*

E_1 *abk.* s.u. estrone

E_2 *abk.* s.u. estradiol

E_3 *abk.* s.u. estriol

E_4 *abk.* s.u. estetrol

EA *abk.* s.u. **1.** early *antigen* **2.** ethyl *alcohol*

EACA *abk.* s.u. epsilon-aminocaproic *acid*

EAE *abk.* s.u. **1.** experimental allergic *encephalitis* **2.** experimental allergic *encephalomyelitis*

EAEM *abk.* s.u. experimental allergic *encephalomyelitis*

earth [ɜrθ] *noun* **1.** (*Chemie*) Erde *f* **2.** (*Physik*) Erde *f*, Erdung *f*, Masse *f*

rare earths seltene Erden *pl*

Eaton ['iːtn]: **Eaton agent** Eaton-agent *nt*, Mycoplasma pneumoniae

Eaton agent pneumonia Mycoplasma-pneumoniae-Pneumonie *f*, Mykoplasmapneumonie *f*

EB *abk.* s.u. **1.** elementary *bodies* **2.** erythroblast

E.B. *abk.* s.u. elementary *bodies*

EBNA *abk.* s.u. Epstein-Barr nuclear *antigen*

EBV *abk.* s.u. Epstein-Barr *virus*

EC *abk.* s.u. **1.** enterochromaffin **2.** ethyl *cellulose* **3.** extracellular

ec|chon|dro|ma [ekɑn'drəʊmə] *noun* peripheres Chondrom *nt*, Ekchondrom *nt*

ec|chy|mo|ma [ekɪ'məʊmə] *noun* Ekchymom *nt*

ECF *abk.* s.u. **1.** eosinophil chemotactic *factor* **2.** extracellular *fluid*

ECFA *abk.* s.u. eosinophil chemotactic *factor* of anaphylaxis

ECF-A *abk.* s.u. eosinophil chemotactic *factor* of anaphylaxis

e|chi|no|coc|cal [ɪˌkaɪnəʊ'kɑkl] *adj.* Echinokokken betreffend, durch sie verursacht, Echinokokken-

e|chi|no|coc|ci|a|sis [ɪˌkaɪnəʊkɑ'kaɪəsɪs] *noun* s.u. echinococcosis

e|chi|no|coc|co|sis [ɪˌkaɪnəʊkɑ'kəʊsɪs] *noun* Echinokokkenkrankheit *f*, Echinokokkeninfektion *f*, Echinokokkose *f*, Hydatidose *f*

E|chi|no|coc|cus [ɪˌkaɪnəʊ'kɑkəs] *noun* Echinokokkus *m*, Echinococcus *m*

Echinococcus granulosus Blasenbandwurm *m*, Hundebandwurm *m*, Echinococcus granulosus, Taenia echinococcus

Echinococcus multilocularis Echinococcus multilocularis

e|chi|no|cyte [ɪ'kaɪnəsaɪt] *noun* Stechapfelform *f*, Echinozyt *m*

e|chi|no|derms [ɪ'kaɪnədɛrmz] *plural* Echinodermen *pl*

ech|o|gram ['ekəʊgræm] *noun* Echogramm *nt*, Sonogramm *nt*

ech|o|graph ['ekəʊgræf] *noun* Sonograph *m*, Sonograf *m*

e|chog|ra|phy [e'kɑgrəfɪ] *noun* Ultraschalldiagnostik *f*, Echographie *f*, Echografie *f*, Sonographie *f*, Sonografie *f*

ECM *abk.* s.u. *erythema* chronicum migrans

ec|o|par|a|site [iːkəʊ'pærəsaɪt] *noun* s.u. ectoparasite

ECS *abk.* s.u. extracellular *space*

ec|to|an|ti|gen [ektəʊ'æntɪdʒen] *noun* Ektoantigen *nt*, Exoantigen *nt*

ec|to|derm ['ektəʊdɜrm] *noun* äußeres Keimblatt *nt*, Ektoblast *nt*, Ektoderm *nt*

ec|to|der|mal [ektəʊ'dɜrml] *adj.* Ektoderm betreffend, vom Ektoderm abstammend, ektodermal

ec|to|glob|u|lar [ektəʊ'glɑbjələr] *adj.* exoglobulär, extraglobulär

ec|to|tox|in [ektəʊ'tɑksɪn] *noun* Exotoxin *nt*, Ektotoxin *nt*

ec|to|par|a|site [ektəʊ'pærəsaɪt] *noun* (*microbiol.*) Außenparasit *m*, Ektoparasit *m*, Ektosit *m*

ECW *abk.* s.u. extracellular *water*

ec|ze|ma ['eksəmə] *noun* Ekzem *nt*, Ekzema *nt*, Eczema *nt*, Eccema *nt*

allergic eczema s.u. atopic *eczema*

atopic eczema atopische Dermatitis *f*, atopisches Ekzem *nt*, endogenes Ekzem *nt*, exsudatives Ekzem *nt*, neuropathisches Ekzem *nt*, konstitutionelles Ekzem *nt*, Prurigo Besnier, Morbus *m* Besnier, Ekzemkrankheit *f*, neurogene Dermatose *f*

contact eczema Kontaktekzem *nt*, Kontaktdermatitis *f*

endogenous eczema s.u. atopic *eczema*

ec|zem|a|ti|za|tion [ɪgˌzemətɪ'zeɪʃn] *noun* Ekzematisation *f*

ec|ze|ma|toid [ɪg'zemətɔɪd] *adj.* ekzemähnlich, ekzematoid

ec|zem|a|tous [ɪg'zemətəs] *adj.* ekzematös

ED *abk.* s.u. **1.** effective *dose* **2.** electrodiagnosis

E.D. *abk.* s.u. effective *dose*

ED_{50} *abk.* s.u. median effective *dose*

$E.D._{50}$ *abk.* s.u. median effective *dose*

EDC *abk.* s.u. ethylene *dichloride*

e|de|ma [ɪ'diːmə] *noun, plural* **e|de|mas, e|de|ma|ta** [ɪ'diːmətə] Ödem *nt*

brain edema Hirnödem *nt*

cachectic edema kachektisches Ödem *nt*

cellular edema zelluläres Ödem *nt*, Zellödem *nt*

circumscribed edema s.u. Quincke's *edema*

gaseous edema Gasödem *nt*

hereditary angioneurotic edema hereditäres Angioödem *nt*, hereditäres Quincke-Ödem *nt*
hydremic edema hydrämisches Ödem *nt*
interstitial edema interstitielles Ödem *nt*
lymphatic edema Lymphödem *nt*, Lymphoedema *nt*
malignant edema malignes Ödem *nt*
Milton's edema S.U. Quincke's *edema*
Quincke's edema Quincke-Ödem *nt*, angioneurotisches Ödem *nt*
eldemlaltous [ɪ'demətəs] *adj.* Ödem betreffend, ödematös
Edman ['edmən]: **Edman degradation** Edman-Abbau *m*
Edman method Edman-Methode *f*
Edman's reagent Phenylisothiocyanat *nt*, Edman-Reagenz *nt*
sequential Edman method sequentielle/sequenzielle Edman-Methode *f*
subtractive Edman method subtraktive Edman-Methode *f*
EDTA *abk.* S.U. ethylenediaminetetraacetic *acid*
EDx *abk.* S.U. electrodiagnosis
EE *abk.* S.U. endogenous *eczema*
EF *abk.* S.U. **1.** elongation *factor* **2.** extrinsic *factor*
EFA *abk.* S.U. essential fatty *acid*
eflfect [ɪ'fekt] *noun* Wirkung *f*, Effekt *m*; Auswirkung *f* (*on, upon* auf)
blood transfusion effect Bluttransfusionseffekt *m*
Bohr effect Bohr-Effekt *m*
carrier effect Carrier-Effekt *m*
cumulative effect Gesamtwirkung *f*
cytopathic effect zytopathischer Effekt *m*
Danysz's effect Danysz-Phänomen *nt*
saturation effect Sättigungseffekt *m*
side effect (*Therapie, Medikament*) Nebenwirkung *f*
undesirable effects unerwünschte Wirkungen *pl*, unerwünschte Folgen *pl*, unerwünschte Konsequenzen *pl*
untoward effect (*Therapie, Medikament*) Nebenwirkung *f*
veto effect Veto-Effekt *m*
eflfecltivelness [ɪ'fektɪvnɪs] *noun* Wirksamkeit *f*, Effektivität *f*; Wirkung *f*, Effekt *m*
relative biological effectiveness relative biologische Wirksamkeit *f*
EG *abk.* S.U. *echinococcus* granulosus
EGF *abk.* S.U. epidermal growth *factor*
egg [eg] *noun* **1.** Ei *nt*, Ovum *nt* **2.** Eizelle *f*, Oozyt *m*, Ovozyt *m*, Ovum *nt*
chick egg Hühnerei *nt*
embryonated egg bebrütetes Hühnerei *nt*, angebrütetes Hühnerei *nt*, embryoniertes Hühnerei *nt*
embryonated chick egg S.U. embryonated *egg*
E_h *abk.* S.U. **1.** oxidation-reduction *potential* **2.** redox *potential*
EHEC *abk.* S.U. enterohemorrhagic *Escherichia* coli
EHL *abk.* S.U. effective *half-life*
Ehrlich ['eərlɪx; 'eːrliç]: **Ehrlich's aldehyde reagent** Ehrlich-Aldehydreagenz *nt*
Ehrlich's anemia aplastische Anämie *f*
Ehrlich's diazo reaction Ehrlich-Diazoreaktion *f*
Ehrlich's diazo reagent Ehrlich-Diazoreagenz *nt*
Ehrlich's inner bodies Heinz-Innenkörper *pl*, Heinz-Ehrlich-Innenkörper *pl*
Ehrlich's side-chain theory Ehrlich-Seitenkettentheorie *f*
Ehrlich's test 1. Ehrlich-Reaktion *f*, Ehrlich-Aldehydprobe *f* **2.** Ehrlich-Reaktion *f*, Ehrlich-Diazoreaktion *f*
Ehrllichlia [eər'lɪkɪə] *noun* Ehrlichia *f*
EIA *abk.* S.U. enzyme *immunoassay*
eilcolsalnolate [aɪˌkəʊsə'nəʊeɪt] *noun* Eicosanoat *nt*, Arachidat *nt*
eilcolsalnoid [aɪ'kəʊsənɔɪd] *noun* Arachidonsäurederivat *nt*, Eicosanoid *nt*
EIEC *abk.* S.U. enteroinvasive *Escherichia* coli
EL *abk.* S.U. erythroleukemia
ellasltase [ɪ'læsteɪz] *noun* Elastase *f*, Elastinase *f*, Pankreaselastase *f*, Pankreopeptidase E *f*
ellasltinlase [ɪ'læstɪneɪz] *noun* S.U. elastase
ellasltolfilbrolma [ɪˌlæstəfaɪ'brəʊmə] *noun* Elastofibrom *nt*
ellasltolma [ɪlæs'təʊmə] *noun* Elastom *nt*, Elastoma *nt*
ellecltrode [ɪ'lektrəʊd] *noun* Elektrode *f*
active electrode aktive Elektrode *f*, differente Elektrode *f*
calomel electrode Kalomelelektrode *f*
glass electrode Glaselektrode *f*
hydrogen electrode Wasserstoffelektrode *f*
positive electrode Anode *f*, positive Elektrode *f*, positiver Pol *m*
reference electrode Referenzelektrode *f*, Bezugselektrode *f*
ellecltroldilaglnolsis [ɪˌlektrəʊˌdaɪəg'nəʊsɪs] *noun* Elektrodiagnostik *f*
ellecltroldilaglnosltic [ɪˌlektrəʊˌdaɪəg'nɑstɪk] *adj.* Elektrodiagnostik betreffend, elektrodiagnostisch
ellecltroldilaglnosltics [ɪˌlektrəʊˌdaɪəg'nɑstɪks] *plural* S.U. electrodiagnosis
ellecltrolgram [ɪ'lektrəʊgræm] *noun* Elektrogramm *nt*, Elektrometerdiagramm *nt*
ellecltrolgraph [ɪ'lektrəʊgræf] *noun* **1.** S.U. electrogram **2.** registrierendes Elektrometer *nt*, Elektrograph *m*, Elektrograf *m*
ellecltroglralphy [ɪˌlek'tɑgrəfɪ] *noun* Elektrographie *f*, Elektrografie *f*
ellecltrolimlmulnoldiflfulsion [ɪˌlektrəʊˌɪmjənəʊdɪ'fjuːʒn] *noun* Elektroimmundiffusion *f*, Elektroimmunodiffusion *f*
ellecltrollyte [ɪ'lektrəlaɪt] *noun* Elektrolyt *m*
amphoteric electrolyte Ampholyt *m*
ellecltron [ɪ'lektrɑn] **I** *noun* Elektron *nt* **II** *adj.* Elektronen-
nuclear electron Kernelektron *nt*
valence electron Valenzelektron *nt*
ellecltrolneglaltive [ɪˌlektrəʊ'negətɪv] *adj.* Elektronegativität betreffend, elektronegativ, negativ elektrisch
electron-microscopical *adj.* mithilfe eines Elektronenmikroskops (sichtbar), elektronenmikroskopisch
ellecltrolpholrelsis [ɪˌlektrəʊfə'riːsɪs] *noun* Elektrophorese *f*
disc electrophoresis Diskelektrophorese *f*
disk electrophoresis Diskelektrophorese *f*
gel electrophoresis Gelelektrophorese *f*
lipoprotein electrophoresis Lipoproteinelektrophorese *f*
protein electrophoresis Proteinelektrophorese *f*
thin-layer electrophoresis Dünnschichtelektrophorese *f*

e|lec|tro|pho|ret|ic [ɪˌlektrəʊfə'retɪk] *adj.* Elektrophorese betreffend, mittels Elektrophorese, elektrophoretisch
e|lec|tro|pho|tom|e|ter [ɪˌlektrəfəʊ'tɑmɪtər] *noun* Elektrophotometer *nt*, Elektrofotometer *nt*
e|lec|tro|pos|i|tive [ɪˌlektrəʊ'pɑzɪtɪv] *adj.* elektropositiv, positiv elektrisch
e|lec|tro|pos|i|tiv|i|ty [ɪˌlektrəʊˌpɑzɪ'tɪvətɪ] *noun* Elektropositivität *f*
e|lec|tro|spec|tro|gram [ɪˌlektrəʊ'spektrəgræm] *noun* Elektrospektrogramm *nt*
e|lec|tro|spec|trog|ra|phy [ɪˌlektrəʊspek'trɑgrəfɪ] *noun* Elektrospektrographie *f*, Elektrospektrografie *f*
e|lec|tro|tax|is [ɪˌlektrəʊ'tæksɪs] *noun* Elektrotaxis *f*
Elek ['iːlek]: **Elek test** Elek-Plattentest *m*
Elek-Ouchterlony ['iːlek 'ɑktərləʊnɪ]: **Elek-Ouchterlony test** Elek-Ouchterlony-Test *m*
el|e|ment ['eləmənt] *noun* (*mathemat.*) Element *nt*; (*elekt.*) Element *nt*, Zelle *f*; (*Chemie*) Grundstoff *m*, Element *nt*
F element Fertilitätsfaktor *m*, F-Faktor *m*
rare earth elements s.u. rare *earths*
restriction element Restriktionselement *nt*
trace element Spurenelement *nt*
el|e|men|ta|ry [elə'ment(ə)rɪ] *adj.* elementar, Elementar-
eleo- *präf.* Öl-, Oleo-
e|lim|i|na|tion [ɪˌlɪmə'neɪʃn] *noun* **1.** Beseitigung *f*, Entfernung *f*, Ausmerzung *f*, Eliminierung *f* **2.** (*Chemie*, *pharmkol.*) Ausscheidung *f*, Elimination *f* **3.** (*mathemat.*) Elimination *f*
virus elimination Viruseliminierung *f*
ELISA *abk.* s.u. enzyme-linked immunosorbent *assay*
el|lip|to|cy|ta|ry [ɪˌlɪptə'saɪtərɪ] *adj.* Elliptozyten betreffend, elliptozytär, Elliptozyten-
el|lip|to|cyte [ɪ'lɪptəsaɪt] *noun* Elliptozyt *m*, Ovalozyt *m*
el|lip|to|cy|to|sis [ɪˌlɪptəsaɪ'təʊsɪs] *noun* Dresbach-Syndrom *nt*, hereditäre Elliptozytose *f*, Ovalozytose *f*, Kamelozytose *f*, Elliptozytenanämie *f*
hereditary elliptocytosis hereditäre Elliptozytose *f*, Ovalozytose *f*, Kamelozytose *f*, Elliptozytenanämie *f*
el|lip|to|cy|tot|ic [ɪˌlɪptəsaɪ'tɑtɪk] *adj.* Elliptozytose betreffend, Elliptozytose-
e|lon|ga|tion [ɪlɔːŋ'geɪʃn] *noun* **1.** Verlängerung *f*; Dehnung *f*, Streckung *f* **2.** (*Physik*) Elongation *f*
cell elongation Zellverlängerung *f*
chain elongation Kettenverlängerung *f*
Elphor *abk.* s.u. electrophoresis
el|u|ate ['eljəweɪt] *noun* Eluat *nt*
e|lu|tion [ɪ'luːʃn] *noun* Auswaschen *nt*, Herausspülen *nt*, Eluieren *nt*, Elution *f*
EM *abk.* s.u. **1.** electron *microscopy* **2.** erythromycin
e|ma|ci|at|ed [ɪ'meɪʃɪeɪtɪd] *adj.* **1.** abgemagert, abgezehrt, ausgezehrt, ausgemergelt **2.** (*Chemie*) ausgelaugt
e|ma|ci|a|tion [ɪˌmeɪʃɪ'eɪʃn] *noun* **1.** Auszehrung *f*, (extreme) Abmagerung *f*, Emaciatio *f* **2.** (*Chemie*) Auslaugung *f*
EMB *abk.* s.u. ethambutol
Embden-Mayerhof ['embdən 'maɪərhɔf]: **Embden-Mayerhof pathway** Embden-Mayerhof-Weg *m*
Embden-Mayerhof-Parnas ['embdən 'maɪərhɔf 'parnas]: **Embden-Mayerhof-Parnas pathway** s.u. *Embden-Mayerhof* pathway
em|bol|ic [em'bɑlɪk] *adj.* Embolus *oder* Embolie betreffend, embolisch, Embolie-, Embolus-
em|bo|lism ['embəlɪzəm] *noun* Embolie *f*, Embolia *f*
bland embolism blande Embolie *f*
capillary embolism Kapillarembolie *f*
fat embolism Fettembolie *f*
gas embolism Luftembolie *f*, Gasembolie *f*
pulmonary embolism Lungenembolie *f*
pyemic embolism infektiöse Embolie *f*, septische Embolie *f*
retrograde embolism retrograde Embolie *f*
venous embolism venöse Embolie *f*
em|bo|lize ['embəlaɪz] *vt* embolisieren
em|bo|lus ['embələs] *noun*, *plural* **em|bo|li** ['embəlaɪ, 'embəliː] Embolus *m*
arterial embolus arterieller Embolus *m*
bland embolus blander Embolus *m*
capillary embolus Kapillarembolus *m*
pulmonary embolus Lungenembolus *m*
septic embolus septischer Embolus *m*
tumor embolus Tumorembolus *m*
em|bry|o ['embrɪəʊ] *noun*, *plural* **em|bry|os** Embryo *m*
chick embryo Hühnerembryo *m*
em|bry|o|ma [embrɪ'əʊmə] *noun* embryonaler Tumor *m*, Embryom *nt*, Embryoma *nt*
embryoma of kidney Wilms-Tumor *m*, embryonales Adenosarkom *nt*, embryonales Adenomyosarkom *nt*, Nephroblastom *nt*, Adenomyorhabdosarkom *nt* der Niere
em|bry|o|nal ['embrɪənl] *adj.* s.u. embryonic
em|bry|o|nat|ed ['embrɪəneɪtɪd] *adj.* **1.** Embryo(nen) enthaltend **2.** befruchtet **3.** (*mikrobiol.*) bebrütet, angebrütet, embryoniert
em|bry|on|ic [ˌembrɪ'ɑnɪk] *adj.* Embryo *oder* Embryonalstadien betreffend, vom Embryonalstadium stammend, embryonal, embryonisch, Embryo-, Embryonal-
EMC *abk.* s.u. erythromycin
em|i|gra|tion [ˌemɪ'greɪʃn] *noun* Emigration *f*; Diapedese *f*
em|i|o|cy|to|sis [ˌemɪəʊsaɪ'təʊsɪs] *noun* Emeozytose *f*, Emeiozytose *f*
em|is|siv|i|ty [ˌemə'sɪvətɪ] *noun* Emissionskoeffizient *m*
EMIT *abk.* s.u. enzyme-multiplied immunoassay *technique*
EN *abk.* s.u. **1.** enolase **2.** *erythema* nodosum
ENA *abk.* s.u. extractable nuclear *antigens*
en|an|ti|o|mer [ɪ'næntɪəʊmər] *noun* optisches Isomer *nt*, Spiegelbildisomer *nt*, Enantiomer *nt*
e|nan|ti|om|er|ism [ɪˌnæntɪ'ɑmərɪzəm] *noun* optische Isomerie *f*, Spiegelbildisomerie *f*, Enantiomerie *f*
en|an|ti|o|mor|phism [ɪˌnæntɪəʊ'mɔːrfɪzəm] *noun* s.u. enantiomerism
en|ce|phal|ic [ˌensə'fælɪk] *adj.* Gehirn/Encephalon betreffend, enzephal, Hirn-, Gehirn-, Encephal(o)-, Enzephal(o)-
en|ceph|a|lit|ic [enˌsefə'lɪtɪk] *adj.* Enzephalitis betreffend, von Enzephalitis betroffen, enzephalitisch, Enzephalitis-
en|ceph|a|li|tis [enˌsefə'laɪtɪs] *noun* Gehirnentzündung *f*, Enzephalitis *f*, Encephalitis *f*
Central European encephalitis zentraleuropäische Zeckenenzephalitis *f*, Frühsommer-Enzephalitis *f*, Frühsommer-Meningo-Enzephalitis *f*, Central European encephalitis
experimental allergic encephalitis s.u. experimental allergic *encephalomyelitis*

E

herpes encephalitis Herpesenzephalitis *f*, Herpes-simplex-Enzephalitis *f*, HSV-Enzephalitis *f*
herpes simplex encephalitis s.u. herpes *encephalitis*
herpes simplex virus encephalitis s.u. herpes *encephalitis*
herpetic encephalitis s.u. herpes *encephalitis*
HSV encephalitis s.u. herpes *encephalitis*
postinfectious encephalitis s.u. postinfectious *encephalomyelitis*
Russian endemic encephalitis s.u. Russian spring-summer *encephalitis*
Russian forest-spring encephalitis s.u. Russian spring-summer *encephalitis*
Russian spring-summer encephalitis russische Frühjahr-Sommer-Enzephalitis *f*, russische Frühsommer-Enzephalitis *f*, russische Zeckenenzephalitis *f*
Russian tick-borne encephalitis s.u. Russian spring-summer *encephalitis*
Russian vernal encephalitis s.u. Russian spring-summer *encephalitis*
subacute inclusion body encephalitis subakute sklerosierende Panenzephalitis *f*, Einschlusskörperenzephalitis *f* Dawson, subakute sklerosierende Leukenzephalitis *f* van Bogaert
tick-borne encephalitis Zeckenenzephalitis *f*
van Bogaert's encephalitis subakute sklerosierende Panenzephalitis *f*, Einschlusskörperchenenzephalitis *f* Dawson, subakute sklerosierende Leukenzephalitis *f* van Bogaert
varicella encephalitis Varizellen-Enzephalitis *f*
Venezuelan equine encephalitis venezuelanische Pferdeenzephalitis *f*, Venezuelan equine encephalitis , Venezuelan equine encephalomyelitis
Western equine encephalitis westliche Pferdeenzephalitis *f*, Western equine encephalitis, Western equine encephalomyelitis
zoster encephalitis Zoster-Enzephalitis *f*

encephalo- *präf.* Gehirn-, Enzephal(o)-, Encephal(o)-

en|ceph|a|loid [en'sefəlɔɪd] I *noun* medulläres Karzinom *nt*, Carcinoma medullare II *adj.* gehirn- *oder* gehirnsubstanzähnelnd, gehirnähnlich, enzephaloid

en|ceph|a|lo|my|e|li|tis [en,sefələʊmaɪə'laɪtɪs] *noun* Entzündung *f* von Gehirn und Rückenmark, Enzephalomyelitis *f*, Encephalomyelitis *f*
experimental allergic encephalomyelitis experimentelle allergische Enzephalitis *f*, experimentelle allergische Enzephalomyelitis *f*
postinfectious encephalomyelitis Impfenzephalitis *f*, Impfenzephalomyelitis *f*, Impfenzephalopathie *f*, Vakzinationsenzephalitis *f*, Encephalomyelitis postvaccinalis
Venezuelan equine encephalomyelitis s.u. Venezuelan equine *encephalitis*
Western equine encephalomyelitis s.u. Western equine *encephalitis*
zoster encephalomyelitis Zoster-Enzephalomyelitis *f*

en|ceph|a|lop|a|thy [en,sefə'lɑpəθɪ] *noun* Enzephalopathie *f*, Encephalopathia *f*
bovine spongiform encephalopathy bovine spongiforme Enzephalopathie *f*, Rinderwahnsinn *m*
subacute spongiform encephalopathy subakute spongiforme Enzephalopathie *f*, subakute spongiforme Virusenzephalopathie *f*
subacute spongiform virus encephalopathy subakute spongiforme Enzephalopathie *f*, subakute spongiforme Virusenzephalopathie *f*

En|ces|to|da [enses'təʊdə] *plural* Bandwürmer *pl*, Zestoden *pl*, Cestoda *pl*, Cestodes *pl*

en|chon|dro|ma [,enkɑn'drəʊmə] *noun* echtes/zentrales Chondrom *nt*, echtes/zentrales Osteochondrom *nt*, Enchondrom *nt*
malignant enchondroma Knorpelsarkom *nt*, Chondrosarkom *nt*, Chondroma sarcomatosum, Enchondroma malignum
multiple congenital enchondroma s.u. multiple *enchondromatosis*

en|chon|dro|ma|to|sis [en,kɑndrəmə'təʊsɪs] *noun* Ollier-Erkrankung *f*, Ollier-Syndrom *nt*, Enchondromatose *f*, multiple kongenitale Enchondrome *pl*, Hemichondrodystrophie *f*
multiple enchondromatosis Ollier-Erkrankung *f*, Ollier-Syndrom *nt*, Enchondromatose *f*, multiple kongenitale Enchondrome *pl*, Hemichondrodystrophie *f*

en|chon|dro|sar|co|ma [en,kɑndrəsɑːr'kəʊmə] *noun* zentrales Chondrosarkom *nt*, Enchondrosarkom *nt*

en|chon|dro|sis [enkɑn'drəʊsɪs] *noun* **1.** Enchondrose *f*, Enchondrosis *f* **2.** s.u. enchondroma

en|cla|vo|ma [enklə'vəʊmə] *noun* Speicheldrüsenmischtumor *m*

en|do|car|di|tis [,endəʊkɑːr'daɪtɪs] *noun* Endokardentzündung *f*, Endokarditis *f*, Endocarditis *f*
viridans endocarditis Viridans-Endokarditis *f*, Endokarditis *f* durch Streptococcus viridans

en|do|cri|no|ma [,endəʊkrɪ'nəʊmə] *noun* Endokrinom *nt*
multiple endocrinomas multiple endokrine Adenopathie *f*, multiple endokrine Neoplasie *f*, pluriglanduläre Adenomatose *f*

en|do|cy|to|sis [,endəʊsaɪ'təʊsɪs] *noun* Endozytose *f*
receptor-mediated endocytosis rezeptorvermittelte Endozytose *f*

en|do|de|ox|y|ri|bo|nu|cle|ase [,endəʊdɪ,ɑksɪ,raɪbəʊ'n(j)uːklɪeɪz] *noun* Endodesoxyribonuklease *f*

en|do|derm ['endəʊdɜrm] *noun* s.u. entoderm

en|do|der|mal [endəʊ'dɜrml] *adj.* s.u. entodermal

en|do|en|zyme [endəʊ'enzaɪm] *noun* Endoenzym *nt*, intrazelluläres Enzym *nt*

en|dog|e|nous [en'dɑdʒənəs] *adj.* **1.** im Innern entstehend *oder* befindlich, nicht von außen zugeführt, endogen **2.** aus innerer Ursache, von innen kommend, anlagebedingt, endogen

en|do|glo|bar [endəʊ'gləʊbər] *adj.* s.u. endoglobular

en|do|glob|u|lar [endəʊ'glɑbjələr] *adj.* endoglobulär, intraglobulär; intrakorpuskulär; intraerythrozytär

en|do|nu|cle|ase [endəʊ'n(j)uːklɪeɪz] *noun* Endonuklease *f*, Endonuclease *f*
restriction endonuclease Restriktionsendonuklease *f*

en|do|par|a|site [endəʊ'pærəsaɪt] *noun* Endoparasit *m*, Entoparasit *m*, Endosit *m*, Binnenparasit *m*, Innenparasit *m*

en|do|per|ox|ide [,endəʊpə'rɑksaɪd] *noun* Endoperoxid *nt*
cyclic endoperoxide zyklisches Endoperoxid *nt*

en|do|phyt|ic [endəʊ'fɪtɪk] *adj.* nach innen wachsend, endophytisch

en|do|plasm ['endəʊplæzəm] *noun* Endoplasma *nt*, Endozytoplasma *nt*, Entoplasma *nt*
en|do|plas|mic [endəʊ'plæzmɪk] *adj.* Endoplasma betreffend, im Endoplasma liegend, endoplasmatisch
en|do|re|du|pli|ca|tion [ˌendəʊrɪˌd(j)u:plɪ'keɪʃn] *noun* Endoreduplikation *f*
en|do|ri|bo|nu|cle|ase [ˌendəʊˌraɪbəʊ'n(j)u:klɪeɪz] *noun* Endoribonuklease *f*, Endoribonuclease *f*
en|do|scope ['endəʊskəʊp] *noun* Endoskop *nt*
en|do|scop|ic [endəʊ'skɑpɪk] *adj.* Endoskop *oder* Endoskopie betreffend, mittels Endoskop *oder* Endoskopie, endoskopisch
en|dos|co|py [en'dɑskəpɪ] *noun* Spiegelung *f*, Endoskopie *f*
en|dos|te|o|ma [enˌdɑstɪ'əʊmə] *noun* Endostom *nt*
en|dos|to|ma [ˌendɑs'təʊmə] *noun* s.u. endosteoma
en|do|the|li|al [endəʊ'θi:lɪəl] *adj.* Endothel betreffend, aus Endothel bestehend, endothelial, Endothel-
en|do|the|li|o|blas|to|ma [endəʊˌθi:lɪəblæs'təʊmə] *noun* Endothelioblastom *nt*
en|do|the|li|o|ma [endəʊˌθi:lɪ'əʊmə] *noun* Endotheliom *nt*
perithelial endothelioma Hämangioperizytom *nt*
en|do|the|li|o|sar|co|ma [endəʊˌθi:lɪəsɑ:r'kəʊmə] *noun* Kaposi-Sarkom *nt*, Morbus *m* Kaposi, Retikuloangiomatose *f*, Angioretikulomatose *f*, idiopathisches multiples Pigmentsarkom Kaposi *nt*, Sarcoma idiopathicum multiplex haemorrhagicum
en|do|the|li|um [endəʊ'θi:lɪəm] *noun*, *plural* **en|do|the|lia** [endəʊ'θi:lɪə] Endothel *nt*, Endothelium *nt*
vascular endothelium Gefäßendothel *nt*
en|do|tox|ae|mia [ˌendəʊtɑk'si:mɪə] *noun* (*brit.*) s.u. endotoxemia
en|do|tox|e|mia [ˌendəʊtɑk'si:mɪə] *noun* endogene Toxämie *f*, Endotoxämie *f*
en|do|tox|i|co|sis [endəʊˌtɑksɪkəʊsɪs] *noun* Endotoxikose *f*
en|e|ma ['enəmə] *noun*, *plural* **en|e|mas, en|e|ma|ta** ['enəmətə] Einlauf *m*, Klistier *nt*, Klysma *nt*
barium enema Bariumeinlauf *m*
barium contrast enema Bariumkontrasteinlauf *m*
contrast enema Bariumkontrasteinlauf *m*
en|er|gy ['enərdʒɪ] *noun* Energie *f*, Kraft *f*
activation energy Aktivierungsenergie *f*
atomic energy Atomenergie *f*, Kernenergie *f*
binding energy Bindungsenergie *f*
bond energy Bindungsenergie *f*
chemical energy chemische Energie *f*
free energy freie *oder* ungebundene Energie *f*
light energy Lichtenergie *f*
phosphate-bond energy Phosphatbindungsenergie *f*, Energie *f* der Phosphatbindung, phosphatgebundene Energie *f*
radiant energy Strahlungsenergie *f*
radiation energy Strahlungsenergie *f*
thermal energy Wärmeenergie *f*, thermische Energie *f*
total binding energy Gesamtbindungsenergie *f*
energy-dependent *adj.* energieabhängig
energy-independent *adj.* energieunabhängig
energy-rich *adj.* energiereich
energy-transducing *adj.* energietransformierend
en|gi|neer|ing [endʒə'nɪərɪŋ] *noun* Engineering *nt*
biological engineering Biotechnik *f*, Bioengineering *nt*
genetic engineering Genmanipulation *f*, genetische Manipulation *f*, Genetic engineering *nt*
en|hance|ment [en'hænsmənt] *noun* Steigerung *f*, Erhöhung *f*, Vergrößerung *f*; Enhancement *nt*
active enhancement aktives Enhancement *nt*
active enhancement of graft survival aktives Enhancement *nt* des Transplantatüberlebens
immunologic enhancement immunologische Verstärkung *f*
passive enhancement passives Enhancement *nt*
ENK *abk.* s.u. enkephalin
en|keph|a|lin [en'kefəlɪn] *noun* Enkephalin *nt*
leucine enkephalin Leu-Enkephalin *nt*, Leucin-Enkephalin *nt*
methionine enkephalin Met-Enkephalin *nt*, Methionin-Enkephalin *nt*
ENL *abk.* s.u. erythema nodosum *leprosy*
en|large|ment [ɪn'lɑ:rdʒmənt] *noun* Erweiterung *f*, Vergrößerung *f*, Ausdehnung *f*; (*a. anatom.*) Schwellung *f*, Auftreibung *f*
cell enlargement Zellvergrößerung *f*
splenic enlargement Milzvergrößerung *f*, Milzschwellung *f*, Milztumor *m*, Splenomegalie *f*, Splenomegalia *f*
Eno *abk.* s.u. enolase
ENOL *abk.* s.u. enolase
e|nol ['ɪnɑl] *noun* Enol *nt*
e|no|lase ['en(ə)leɪz] *noun* Enolase *f*
en|o|yl ['i:nəʊwɪl] *noun* Enoyl-(Radikal *nt*)
en|rich|ment [en'rɪtʃmənt] *noun* Anreicherung *f*
Ent|a|moe|ba [entə'mi:bə] *noun* Entamoeba *f*
Entamoeba histolytica Ruhramöbe *f*, Entamoeba histolytica, Entamoeba dysenteriae
en|ter|al ['entərəl] *adj.* Darm betreffend, im Darm (liegend), durch den Darm, enteral, intestinal, Darm-, Intestinal-, Enter(o)-
en|ter|ic [en'terɪk] I **enterics** *plural* Enterobakterien *pl*, Darmbakterien *pl* II *adj.* Darm betreffend, enterisch, Dünndarm-, Darm-, Entero-
en|ter|i|tis [entə'raɪtɪs] *noun* Darmentzündung *f*, Dünndarmentzündung *f*, Enteritis *f*
terminal enteritis Crohn-Krankheit *f*, Morbus *m* Crohn, Enteritis regionalis, Ileocolitis regionalis/terminalis, Ileitis regionalis/terminalis
transmural granulomatous enteritis Crohn-Krankheit *f*, Morbus *m* Crohn, Enteritis regionalis, Ileocolitis regionalis/terminalis, Ileitis regionalis/terminalis
entero- *präf.* Darm-, Eingeweide-, Enter(o)-
En|ter|o|bac|ter [entərəʊ'bæktər] *noun* Enterobacter *nt*
en|ter|o|chro|maf|fin [entərəʊ'krəʊməfɪn] *adj.* enterochromaffin
en|ter|o|coc|cus [entərəʊ'kɑkəs] *noun*, *plural* **en|ter|o|coc|ci** [entərəʊ'kɑkaɪ, entərəʊ'kɑki:] Enterokokkus *m*, Enterokokke *f*, Enterococcus *m*
en|ter|o|glu|ca|gon [entərəʊ'glu:kəgɑn] *noun* Enteroglukagon *nt*, intestinales Glukagon *nt*
en|ter|o|tox|ae|mia [ˌentərəʊtɑk'si:mɪə] *noun* (*brit.*) s.u. enterotoxemia
en|ter|o|tox|e|mia [ˌentərəʊtɑk'si:mɪə] *noun* Enterotoxämie *f*, Enterotoxinämie *f*
en|ter|o|tox|ic [entərəʊ'tɑksɪk] *adj.* Enterotoxin betreffend *oder* enthaltend, enterotoxisch

en|ter|o|tox|i|gen|ic [entərəʊ,tɑksɪ'dʒenɪk] *adj.* enterotoxinbildend, enterotoxigen
en|ter|o|tox|in [entərəʊ'tɑksɪn] *noun* Enterotoxin *nt*
staphylococcal enterotoxin Staphylokokkenenterotoxin *nt*
staphylococcal enterotoxin B Staphylokokkenenterotoxin B *nt*
Vibrio cholerae enterotoxin Choleraenterotoxin *nt*, Choleragen *nt*
en|ter|o|tox|ism [entərəʊ'tɑksɪzm] *noun* Enterotoxikation *f*, Enterointoxikation *f*; Autointoxikation *f*
en|ter|o|vi|ral [entərəʊ'vaɪrəl] *adj.* Enteroviren betreffend, enteroviral, Enteroviren-
en|ter|o|vi|rus [entərəʊ'vaɪrəs] *noun* Enterovirus *nt*
Entner-Doudoroff ['entnər 'du:dərɑf]: **Entner-Doudoroff fermentation** Entner-Doudoroff-Abbau *m*
Entner-Doudoroff pathway s.u. *Entner-Doudoroff* fermentation
ento- *präf.* End(o)-, Ent(o)-
en|to|derm ['entəʊdɜrm] *noun* inneres Keimblatt *nt*, Entoderm *nt*
en|to|der|mal [entəʊ'dɜrml] *adj.* Entoderm betreffend, vom Entoderm abstammend, entodermal
env *abk.* s.u. envelope
en|vel|ope ['envələʊp] *noun* **1.** (*anatom.*) Hülle *f*, Schale *f* **2.** (*mikrobiol.*) Hülle *f*, Virushülle *f*, Envelope *nt*
cell envelope Zellhülle *f*, Zellumhüllung *f*
membrane envelope Membranhülle *f*
en|vi|ron|ment [en'vaɪ(r)ənmənt] *noun* Umgebung *f*; Umwelt *f*; Milieu *nt*
en|vi|ron|men|tal [en,vaɪ(r)ən'mentl] *adj.* Umgebungs-, Umwelt-, Milieu-
en|zy|mat|ic [,enzɪ'mætɪk] *adj.* Enzym(e) betreffend, durch Enzyme bewirkt, enzymatisch, Enzym-
enzymatically-active *adj.* enzymatisch aktiv
en|zyme ['enzaɪm] *noun* Enzym *nt*, Ferment *nt*
acyl enzyme Acylenzym *nt*
adaptive enzyme induzierbares Enzym *nt*
allosteric enzyme allosterisches Enzym *nt*
angiotensin converting enzyme Angiotensin-Converting-Enzym *nt*, Converting-Enzym *nt*
auxiliary enzyme Hilfsenzym *nt*
brancher enzyme Branchingenzym *nt*, Glucan-verzweigende Glykosyltransferase *f*, 1,4-α-Glucan-branching-Enzym *nt*
branching enzyme s.u. brancher *enzyme*
catabolic enzyme kataboles Enzym *nt*, katabolisches Enzym *nt*
citrate cleavage enzyme ATP-Citrat-Lyase *f*, citratspaltendes Enzym *nt*
constitutive enzyme konstitutives Enzym *nt*
cysteine enzyme Cysteinenzym *nt*
erythrocyte enzymes Erythrozytenenzyme *pl*
fat-splitting enzyme Lipase *f*
flavin-linked redox enzyme flavinabhängiges Redoxenzym *nt*
glycolytic enzyme glykolytisches Enzym *nt*
heme enzyme Hämenzym *nt*
histidine enzyme Histidinenzym *nt*
homotropic enzyme homotropes Enzym *nt*
hydrolytic enzyme Hydrolase *f*
1-hydoxylase enzyme 1-Hydroxylase-Enzym *nt*
induced enzyme induzierbares Enzym *nt*
inducible enzyme s.u. induced *enzyme*
intracellular enzyme Endoenzym *nt*, intrazelluläres Enzym *nt*
K enzyme K-Enzym *nt*
lysine enzyme Lysinenzym *nt*
M enzyme M-Enzym *nt*
malic enzyme Malatdehydrogenase ($NADP^+$) *f*, Malatenzym *nt*
modification enzyme Modifikationsenzym *nt*
nonregulatory enzyme nicht-regulatorisches Enzym *nt*
oxidation-reduction enzyme Redoxenzym *nt*
proteolytic enzyme proteolytisches Enzym *nt*; Proteinase *f*, Protease *f*
redox enzyme Redoxenzym *nt*, Oxidoreduktase *f*
regulatory enzyme regulatorisches Enzym *nt*, Regulatorenzym *nt*
respiratory enzyme Cytochrom a_3 *nt*, Cytochrom(c)oxidase *f*, Ferrocytochrom c-Sauerstoff-Oxidoreduktase *f*
restriction enzyme s.u. restrictive *enzyme*
restrictive enzyme 1. Restriktionsenzym *nt* **2.** Restriktionsendonuklease *f*
Schardinger's enzyme Schardinger-Enzym *nt*, Xanthinoxidase *f*
serine enzyme Serinenzym *nt*
terminal addition enzyme DNS-Nukleotidylexotransferase *f*, DNA-Nukleotidylexotransferase *f*, terminale Desoxynukleotidyltransferase *f*
tissue-degrading enzyme gewebsschädigendes Enzym *nt*
transferring enzyme Transferase *f*
enzyme-bound *adj.* enzymgebunden
enzyme-catalyzed *adj.* enzymkatalysiert
en|zy|mic [en'zaɪmɪk] *adj.* s.u. enzymatic
en|zy|mol|y|sis [,enzaɪ'mɑləsɪs] *noun* enzymatische Spaltung *f*
en|zy|mop|a|thy [,enzaɪ'mɑpəθɪ] *noun* Enzymopathie *f*
EO *abk.* s.u. ethylene *oxide*
e|o|sin ['ɪəsɪn] *noun* Eosin *nt*
e|o|sin|o|blast [ɪə'sɪnəblæst] *noun* Eosinoblast *m*, Eosinophiloblast *m*
e|o|sin|o|cyte [ɪə'sɪnəsaɪt] *noun* eosinophiler Leukozyt *m*, eosinophiler Granulozyt *m*, (*inform.*) Eosinophiler *m*
e|o|sin|o|pe|nia [ɪə,sɪnə'piːnɪə] *noun* Eosinopenie *f*
e|o|sin|o|phil [ɪə'sɪnəfɪl] **I** *noun* **1.** eosinophile Struktur *oder* Zelle *f* **2.** s.u. eosinocyte **II** *adj.* s.u. eosinophilic
e|o|sin|o|phile [ɪə'sɪnəfaɪl] **I** *noun* **1.** eosinophile Struktur *oder* Zelle *f* **2.** s.u. eosinocyte **II** *adj.* s.u. eosinophilic
e|o|sin|o|phil|ia [ɪə,sɪnə'fɪlɪə] *noun* **1.** s.u. eosinophilosis **2.** eosinophile Beschaffenheit *f*, Eosinophilie *f*
Löffler's eosinophilia Löffler-Syndrom *nt*, eosinophiles Lungeninfiltrat *nt*
e|o|sin|o|phil|ic [ɪə,sɪnə'fɪlɪk] *adj.* **1.** (*histolog.*) mit Eosin färbend, eosinophil **2.** (*hämatol.*) eosinophile Leukozyten *oder* Eosinophilie betreffend, eosinophil
e|o|sin|o|phil|o|sis [ɪə,sɪnəfɪ'ləʊsɪs] *noun* Eosinophilie *f*, Eosinophilämie *f*
e|o|sin|o|phil|o|tac|tic [ɪə,sɪnə,fɪlə'tæktɪk] *adj.* s.u. eosinotactic
e|o|si|noph|i|lous [,ɪəsɪ'nɑfɪləs] *adj.* s.u. eosinophilic
e|o|sin|o|tac|tic [ɪə,sɪnə'tæktɪk] *adj.* eosinotaktisch
e|o|sin|o|tax|is [ɪə,sɪnə'tæksɪk] *noun* Eosinotaxis *f*

EP *abk.* s.u. 1. electrophoresis 2. endogenous *pyrogen* 3. erythropoietin

EPEC *abk.* s.u. enteropathogenic *Escherichia* coli

eplenldylma [ə'pendımə] *noun* Ependym *nt*

eplenldylmal [ə'pendıməl] *adj.* Ependym betreffend, aus Ependym bestehend, ependymal, Ependym-

elpenldylmolblasltolma [ə,pendıməublæs'təumə] *noun* Ependymoblastom *nt*

elpenldylmolcyltolma [ə,pendıməusaı'təumə] *noun* s.u. ependymoma

elpenldylmolma [ə,pendı'məumə] *noun* Ependymom *nt*, Ependymozytom *nt*, Ependymgliom *nt*, Ependymogliom *nt*, Ependymepitheliom *nt*, Ependymoepitheliom *nt*, Pfeilerzellgliom *nt*

Ephoresis *abk.* s.u. electrophoresis

eplilcarlcinlolgen [,epıka:r'sınədʒən] *noun* Epikarzinogen *nt*

eplildemlic [epı'demık] I *noun* epidemische Krankheit *f*, epidemische Erkrankung *f*, Epidemie *f* II *adj.* epidemieartig auftretend, epidemisch

eplilderm ['epıd3rm] *noun* s.u. epidermis

eplilderlmal [epı'd3rml] *adj.* 1. s.u. epidermic 2. epidermisähnlich, epidermoid

eplilderlmic [epı'd3rmık] *adj.* Oberhaut/Epidermis betreffend, epidermal, Epidermis-, Epiderm(o)-

eplilderlmis [epı'd3rmıs] *noun* Oberhaut *f*, Epidermis *f*

eplilderlmollylsis [epıd3r'maləsıs] *noun* Epidermolysis *f*

acquired epidermolysis bullosa Epidermolysis bullosa acquisita

albopapuloid epidermolysis bullosa dystrophica Pasini-Syndrom *nt*, Pasini-Pierini-Syndrom *nt*, Epidermolysis bullosa albopapuloidea

dominant epidermolysis bullosa dystrophica Cockayne-Touraine-Syndrom *nt*, Epidermolysis bullosa dystrophica dominans, Epidermolysis bullosa hereditaria dystrophica dominans, Epidermolysis bullosa hyperplastica

hyperplastic epidermolysis bullosa dystrophica s.u. dominant *epidermolysis* bullosa dystrophica

junctional epidermolysis bullosa Herlitz-Syndrom *nt*, kongenitaler nicht-syphilitischer Pemphigus *m*, Epidermolysis bullosa letalis, Epidermolysis bullosa hereditaria letalis, Epidermolysis bullosa atrophicans generalisata gravis Herlitz

localized epidermolysis bullosa simplex Weber-Cockayne-Syndrom *nt*, Epidermolysis bullosa simplex Weber-Cockayne, Epidermolysis bullosa manuum et pedum aestivalis

eplilderlmollytlic [,epıd3rmə'lıtık] *adj.* Epidermolysis betreffend, epidermolytisch

eplilderlmophlyltid [,epıd3r'mafıtıd] *noun* Epidermophytid *nt*, Dermatophytid *nt*

Eplilderlmophlylton [epıd3r'mafıtan] *noun* Epidermophyton *nt*

eplilmer ['epəmər] *noun* Epimer *nt*

eplilmerlase ['epımereız] *noun* Epimerase *f*

aldose 1-epimerase Aldose-1-epimerase *f*, Mutarotase *f*

3-hydroxyacyl-CoA epimerase 3-Hydroxyacyl-CoA-epimerase *f*

methylmalonyl-CoA epimerase Methylmalonyl-CoA-epimerase *f*, Methylmalonyl-CoA-racemase *f*

ribulose-phosphate 3-epimerase Ribulosephosphat-3-epimerase *f*

uridine diphosphogalactose-4-epimerase UDP-Glukose-4-epimerase *f*, UDP-Galactose-4-epimerase *f*, Galaktowaldenase *f*

eplilmere ['epımıər] *noun* Epimer *nt*

eplilmerlilzaltion [,epımərı'zeıʃn] *noun* Epimerisierung *f*

eplilthellilal [epı'θi:lıəl] *adj.* Epithel betreffend, aus Epithel bestehend, epithelial, Epithel-

eplilthellilolma [epı,θılı'əumə] *noun* 1. epithelialer Tumor *m*, epitheliale Geschwulst *f*, Epitheliom *nt*, Epithelioma *nt* 2. Karzinom *nt*, (*inform.*) Krebs *m*, Carcinoma *nt*

basal cell epithelioma Basalzellepitheliom *nt*, Basaliom *nt*, Epithelioma basocellulare

benign calcified epithelioma verkalktes Epitheliom *nt*, Pilomatrixom *nt*, Pilomatricoma *nt*, Epithelioma calcificans (Malherbe)

chorionic epithelioma Chorioblastom *nt*, Chorioepitheliom *nt*, Chorionepitheliom *nt*, malignes Chorioepitheliom *nt*, malignes Chorionepitheliom *nt*, Chorionkarzinom *nt*, fetaler Zottenkrebs *m*

malignant epithelioma Karzinom *nt*, (*inform.*) Krebs *m*, Carcinoma *nt*

multiple self-healing squamous epithelioma Keratoakanthom *nt*, selbstheilendes Stachelzellkarzinom *nt*, selbstheilender Stachelzellkrebs *m*, selbstheilender Stachelzellenkrebs *m*, Molluscum sebaceum, Molluscum pseudocarcinomatosum

eplilthellilum [epı'θi:lıəm] *noun, plural* **eplilthellilums, eplilthellia** [epı'θi:lıə] Deckgewebe *nt*, Epithelgewebe *nt*, Epithelialgewebe *nt*, Epithel *nt*, Epithelium *nt*

absorbing epithelium resorbierendes Epithel *nt*, Saumzellen *pl*, Enterozyten *pl*

chorionic epithelium Chorionepithel *nt*

keratinized squamous epithelium verhorntes Plattenepithel *nt*

laminated epithelium mehrschichtiges Epithel *nt*

nonkeratinized squamous epithelium unverhorntes Plattenepithel *nt*

pavement epithelium einschichtiges Plattenepithel *nt*

simple squamous epithelium einschichtiges Plattenepithel *nt*

squamous epithelium Plattenepithel *nt*

stratified squamous epithelium mehrschichtiges Plattenepithel *nt*

eplitope ['epıtəup] *noun* antigene Determinante *f*, Epitop *nt*

immunogenic epitope imunogenes Epitop *nt*

T cell epitope T-Zell-Epitop *nt*

eplitoxloid [epı'taksɔıd] *noun* Epitoxoid *nt*

EPO *abk.* s.u. erythropoietin

eplolprolstenlol [epı'prastənal] *noun* Prostazyklin *nt*, Prostacyclin *nt*, Prostaglandin I_2 *f*

EPS *abk.* s.u. 1. endocrine polyglandular *syndrome* 2. exophthalmos-producing *substance*

Epstein-Barr ['epstaın ba:r]: **Epstein-Barr nuclear antigen** Epstein-Barr nukleäres Antigen *nt*, Epstein-Barr nuclear antigen

Epstein-Barr virus antigen Epstein-Barr-Virus-Antigen *nt*, EBV-Antigen *nt*

Epstein-Barr virus Epstein-Barr-Virus *nt*, EB-Virus *nt*

eplullolfilbrolma [,epjələufaı'brəumə] *noun* Epulofibrom *nt*, Epulis fibromatosa, Epulis fibrosa

EQ *abk.* s.u. equivalent
Eq *abk.* s.u. equivalent
eq *abk.* s.u. equivalent
e|qua|tion [ɪ'kweɪʃn] *noun* Gleichung *f*; Formel *f*
Bohr equation Bohr-Formel *f*
Lineweaver-Burk equation Lineweaver-Burk-Gleichung *f*
e|quil|i|brate [ɪ'kwɪləbreɪt] *vt* ins Gleichgewicht bringen, im Gleichgewicht halten, äquilibrieren
e|quil|i|bra|tion [ˌɪkwəlɪ'breɪʃn] *noun* **1.** s.u. equilibrium **2.** Aufrechterhaltung *oder* Herstellung *f* des Gleichgewichts, Äquilibrieren *nt*
e|quil|lib|ri|um [ekwə'lɪbrɪəm] *noun, plural* **e|quil|lib|ri|ums, e|quil|lib|ria** [ekwə'lɪbrɪə] Gleichgewicht *nt*, Äquilibrium *nt*; **in equilibrium** im Gleichgewicht (*with* mit)
binding equilibrium Bindungsgleichgewicht *nt*
Hardy-Weinberg equilibrium Hardy-Weinberg-Gesetz *nt*
e|qui|mo|lar [ˌɪkwə'məʊlər] *adj.* äquimolar
e|qui|mo|lec|u|lar [ˌɪkwəmə'lekjələr] *adj.* äquimolekular
e|quiv|a|lence [ɪ'kwɪvələns] *noun* Gleichwertigkeit *f*, Äquivalenz *f*
base equivalence Basenäquivalenz *f*
e|quiv|a|lent [ɪ'kwɪvələnt] **I** *noun* **1.** Äquivalent *nt* (*of* für) **2.** (*Chemie*) Grammäquivalent *nt* **II** *adj.* (*Chemie*) äquivalent
caloric equivalent Energieäquivalent *nt*, kalorisches Äquivalent *nt*
energy equivalent Energieäquivalent *nt*, kalorisches Äquivalent *nt*
ER *abk.* s.u. **1.** endoplasmic *reticulum* **2.** estrogen *receptor*
er|gas|to|plasm [ɜr'gæstəplæzəm] *noun* raues endoplasmatisches Retikulum *nt*, granuläres endoplasmatisches Retikulum *nt*, Ergastoplasma *nt*
er|go|cal|cif|er|ol [ˌɜrgəʊkæl'sɪfərɑl] *noun* Ergocalciferol *nt*, Vitamin D_2 *nt*
er|gos|te|rin [ɜr'gɑstərɪn] *noun* s.u. ergosterol
er|gos|te|rol [ɜr'gɑstərəʊl] *noun* Ergosterol *nt*, Ergosterin *nt*, Provitamin D_2 *nt*
activated ergosterol s.u. ergocalciferol
irradiated ergosterol s.u. ergocalciferol
ERT *abk.* s.u. estrogen replacement *therapy*
e|rup|tion [ɪ'rʌpʃn] *noun* **1.** Ausbruch *m*, Hervortreten *nt*, Hervorbrechen *nt*, Eruption *f* **2.** (*Ausschlag*) Ausbruch *m*, Eruption *f* **3.** (*dermatol.*) Ausschlag *m*, Eruption *f*
polymorphic light eruption polymorpher Lichtausschlag *m*, polymorphe Lichtdermatose *f*, polymorphe Lichtdermatose *f* Haxthausen, Sommerprurigo *f*, Prurigo aestivalis, Lupus-erythematodes-artige Lichtdermatose *f*, Lichtekzem *nt*, Eccema solare, Dermatopathia photoelectrica
ERY *abk.* s.u. erysipelothrix
Ery *abk.* s.u. erythrocyte
er|y|sip|e|las [erɪ'sɪpələs] *noun* Wundrose *f*, Rose *f*, Erysipel *nt*, Erysipelas *nt*, Streptodermia cutanea lymphatica
er|y|sip|e|loid [erɪ'sɪpəlɔɪd] **I** *noun* Erysipeloid *nt*, Rotlauf *m*, Schweinerotlauf *m*, Pseudoerysipel *nt*, Rosenbach-Krankheit *f*, Erythema migrans **II** *adj.* erysipelähnlich, erysipeloid
Er|y|sip|e|lo|thrix [erə'sɪpələʊθrɪks] *noun* Erysipelothrix *f*
Erysipelothrix insidiosa Schweinerotlauf-Bakterium *nt*, Erysipelothrix rhusiopathiae, Erysipelothrix insidiosa
Erysipelothrix rhusiopathiae Schweinerotlauf-Bakterium *nt*, Erysipelothrix rhusiopathiae, Erysipelothrix insidiosa
er|y|sip|e|lo|tox|in [erəˌsɪpələʊ'tɑksɪn] *noun* Erysipelotoxin *nt*
er|y|the|ma [erə'θiːmə] *noun* Hautrötung *f*, Erythem *nt*, Erythema *nt*
erythema chronicum migrans Wanderröte *f*, Erythema chronicum migrans
erythema nodosum Knotenrose *f*, Erythema nodosum
hemorrhagic exudative erythema Schoenlein-Henoch-Syndrom *nt*, Purpura Schoenlein-Henoch *f*, anaphylaktoide Purpura Schoenlein-Henoch *f*, rheumatoide Purpura *f*, Immunkomplexpurpura *f*, Immunkomplexvaskulitis *f*, Purpura anaphylactoides (Schoenlein-Henoch), Purpura rheumatica (Schoenlein-Henoch), athrombopenische Purpura *f*
toxic erythema toxisches Erythem *nt*, Erythema toxicum
er|y|them|a|tous [erə'θemətəs] *adj.* Erythem betreffend, durch ein Erythem gekennzeichnet, erythematös
er|y|thrae|mia [erɪ'θriːmɪə] *noun* (*brit.*) s.u. erythremia
er|y|thrae|mic [erɪ'θriːmɪk] *adj.* (*brit.*) s.u. erythremic
er|y|thre|mia [erɪ'θriːmɪə] *noun* Osler-Krankheit *f*, Osler-Vaquez-Krankheit *f*, Vaquez-Osler-Syndrom *nt*, Morbus *m* Vaquez-Osler, Polycythaemia vera, Polycythaemia rubra vera, Erythrämie *f*
acute erythremia Di Guglielmo-Krankheit *f*, Di Guglielmo-Syndrom *nt*, akute Erythrämie *f*, akute Erythromyelose *f*, akute erythrämische Myelose *f*, Erythroblastose *f* des Erwachsenen
er|y|thre|mic [erɪ'θriːmɪk] *adj.* Erythrämie betreffend, erythrämisch
erythro- *präf.* Rot-, Erythr(o)-, Erythrozyten-
e|ryth|ro|blast [ɪ'rɪθrəblæst] *noun* Erythroblast *m*, Erythrozytoblast *m*
acidophilic erythroblast azidophiler Normoblast *m*, orthochromatischer Normoblast *m*, oxyphiler Normoblast *m*
early erythroblast basophiler Normoblast *m*
eosinophilic erythroblast s.u. acidophilic *erythroblast*
intermediate erythroblast s.u. polychromatic *erythroblast*
late erythroblast s.u. acidophilic *erythroblast*
orthochromatic erythroblast s.u. acidophilic *erythroblast*
oxyphilic erythroblast orthochromatischer Normoblast *m*
polychromatic erythroblast polychromatischer Normoblast *m*
e|ryth|ro|blas|tae|mia [ɪˌrɪθrəblæs'tiːmɪə] *noun* (*brit.*) s.u. erythroblastemia
e|ryth|ro|blas|te|mia [ɪˌrɪθrəblæs'tiːmɪə] *noun* Erythroblastämie *f*, Erythroblastose *f*
e|ryth|ro|blas|tic [ɪˌrɪθrə'blæstɪk] *adj.* Erythroblasten betreffend, Erythroblasten-
e|ryth|ro|blas|to|ma [ɪˌrɪθrəblæs'təʊmə] *noun* Erythroblastom *nt*

e|ryth|ro|blas|to|ma|tosis [ɪˌrɪθrəˌblæstəmə'təʊsɪs] *noun* Erythroblastomatose *f*

e|ryth|ro|blas|to|pe|nia [ɪˌrɪθrəˌblæstə'pɪnɪə] *noun* Erythroblastopenie *f*

e|ryth|ro|blas|to|sis [ˌɪˌrɪθrəblæs'təʊsɪs] *noun* Erythroblastose *f*, Erythroblastämie *f*
fetal erythroblastosis fetale Erythroblastose *f*, Erythroblastosis fetalis, Morbus haemolyticus neonatorum

e|ryth|ro|blas|tot|ic [ˌɪˌrɪθrəblæs'tɑtɪk] *adj.* Erythroblastose betreffend, Erythroblastose(n)-

e|ryth|ro|chro|mia [ɪˌrɪθrə'krəʊmɪə] *noun* Rotfärbung *f*, rötliche Verfärbung *f*, Erythrochromie *f*

er|y|throc|la|sis [erɪ'θrɑkləsɪs] *noun* Erythrozytenfragmentierung *f*, Erythroklasie *f*

e|ryth|ro|clas|tic [ɪˌrɪθrə'klæstɪk] *adj.* Erythroklasie betreffend, erythroklastisch

e|ryth|ro|cu|prein [ɪˌrɪθrə'k(j)uːprɪˌiːn] *noun* Superoxiddismutase *f*, Hämocuprein *nt*, Erythrocuprein *nt*

e|ryth|ro|cy|a|no|sis [ɪˌrɪθrəˌsaɪə'nəʊsɪs] *noun* Erythrozyanose *f*, Erythrocyanosis *f*

e|ryth|ro|cyte [ɪ'rɪθrəsaɪt] *noun* rote Blutzelle *f*, rotes Blutkörperchen *nt*, Erythrozyt *m*
antibody-sensitized erythrocyte antikörpersensilibierter Erythrozyt *m*
basophilic erythrocyte basophiler Erythrozyt *m*
beef erythrocytes Rindererythrozyten *pl*
burr erythrocyte s.u. crenated *erythrocyte*
crenated erythrocyte Stechapfelform *f*, Echinozyt *m*
mammalian erythrocyte Säugetiererythrozyt *m*
Mexican hat erythrocyte Targetzelle *f*
mouse erythrocyte Mäuseerythrozyt *m*
reconstituted erythrocyte rekonstituierter Erythrozyt *m*
resealed erythrocyte s.u. reconstituted *erythrocyte*
target erythrocyte Targetzelle *f*, Schießscheibenzelle *f*, Kokardenzelle *f*

e|ryth|ro|cy|thae|mia [ɪˌrɪθrəsaɪ'θiːmɪə] *noun* (*brit.*) s.u. erythrocythemia

e|ryth|ro|cy|the|mia [ɪˌrɪθrəsaɪ'θiːmɪə] *noun* **1.** Erythrozythämie *f*, Erythrozytose *f* **2.** Polyzythämie *f*, Polycythaemia **3.** s.u. erythremia

e|ryth|ro|cyt|ic [ɪˌrɪθrə'sɪtɪk] *adj.* Erythrozyten betreffend, erythrozytär, Erythrozyten-, Erythrozyto-, Erythro-

e|ryth|ro|cy|to|blast [ɪˌrɪθrə'saɪtəblæst] *noun* s.u. erythroblast

e|ryth|ro|cy|to|ly|sin [ɪˌrɪθrəsaɪ'tɑləsɪn] *noun* Erythrolysin *nt*, Erythrozytolysin *nt*, Hämolysin *nt*

e|ryth|ro|cy|to|ly|sis [ɪˌrɪθrəsaɪ'tɑləsɪs] *noun* **1.** Erythrozytenauflösung *f*, Erythrolyse *f*, Erythrozytolyse *f* **2.** Erythrolyse *f*, Erythrozytolyse *f*, Hämolyse *f*

e|ryth|ro|cy|tom|e|ter [ɪˌrɪθrəsaɪ'tɑmɪtər] *noun* Erythrozytometer *nt*

e|ryth|ro|cy|tom|e|try [ɪˌrɪθrəsaɪ'tɑmətrɪ] *noun* Erythrozytometrie *f*

erythrocyto-opsonin *noun* Hämopsonin *nt*

e|ryth|ro|cy|to|pe|nia [ɪˌrɪθrəˌsaɪtə'pɪnɪə] *noun* s.u. erythropenia

e|ryth|ro|cy|toph|a|gous [ɪˌrɪθrəsaɪ'tɑfəgəs] *adj.* Erythrophagozytose betreffend, erythrophagisch

e|ryth|ro|cy|toph|a|gy [ɪˌrɪθrəsaɪ'tɑfədʒɪ] *noun* Erythrophagozytose *f*, Erythrophagie *f*

e|ryth|ro|cy|to|poi|e|sis [ɪˌrɪθrəˌsaɪtəpɔɪ'iːsɪs] *noun* s.u. erythropoiesis

e|ryth|ro|cy|tor|rhex|is [ɪˌrɪθrəˌsaɪtə'reksɪs] *noun* Erythrorrhexis *f*, Erythrozytorrhexis *f*

e|ryth|ro|cy|tos|chi|sis [ɪˌrɪθrəsaɪ'tɑskəsɪs] *noun* Erythroschisis *f*, Erythrozytoschisis *f*

e|ryth|ro|cy|to|sis [ɪˌrɪθrəsaɪ'təʊsɪs] *noun* Erythrozytose *f*, Erythrozythämie *f*
leukemic erythrocytosis Morbus *m* Vaquez-Osler, Vaquez-Osler-Syndrom *nt*, Osler-Krankheit *f*, Osler-Vaquez-Krankheit *f*, Polycythaemia vera, Polycythaemia rubra vera, Erythrämie *f*
stress erythrocytosis Gaisböck-Syndrom *nt*, Polycythaemia hypertonica, Polycythaemia rubra hypertonica

e|ryth|ro|cy|tu|ria [ɪˌrɪθrəsaɪ't(j)ʊərɪə] *noun* Erythrozytenausscheidung *f* im Harn, Erythrozyturie *f*; Hämaturie *f*

e|ryth|ro|de|gen|er|a|tive [ɪˌrɪθrədɪ'dʒenərətɪv] *adj.* erythrodegenerativ

e|ryth|ro|der|ma [ɪˌrɪθrə'dɜrmə] *noun* **1.** s.u. erythrodermatitis **2.** Wilson-Krankheit *f*, Dermatitis exfoliativa, Pityriasis rubra Hebra, Pityriasis rubra Hebra-Jadassohn
Sézary erythroderma Sézary-Syndrom *nt*

e|ryth|ro|der|ma|ti|tis [ɪˌrɪθrəˌdɜrmə'taɪtɪs] *noun* Erythroderma *nt*, Erythrodermie *f*, Erythrodermia *f*, Erythrodermatitis *f*

e|ryth|ro|der|mia [ɪˌrɪθrə'dɜrmɪə] *noun* s.u. erythrodermatitis

e|ryth|ro|gen|e|sis [ɪˌrɪθrə'dʒenəsɪs] *noun* Erythrozytenbildung *f*, Erythrogenese *f*

e|ryth|ro|gen|ic [ɪˌrɪθrə'dʒenɪk] *adj.* **1.** erythrozytenbildend, erythrogen, erythrozytogen **2.** Erythem verursachend, erythrogen

e|ryth|ro|gone [ɪ'rɪθrəgəʊn] *noun* Promegaloblast *m*

e|ryth|ro|go|ni|um [ɪˌrɪθrə'gəʊnɪəm] *noun* s.u. erythrogone

e|ryth|ro|ka|tal|y|sis [ɪˌrɪθrəkə'tæləsɪs] *noun* Erythrozytenabbau *m*, Erythrokatalyse *f*

e|ryth|ro|ki|net|ics [ɪˌrɪθrəkɪ'netɪks] *plural* Erythrokinetik *f*, Erythrozytenkinetik *f*

e|ryth|ro|leu|kae|mia [ɪˌrɪθrəluː'kiːmɪə] *noun* (*brit.*) s.u. erythroleukemia

e|ryth|ro|leu|ke|mia [ɪˌrɪθrəluː'kiːmɪə] *noun* Erythroleukämie *f*

e|ryth|ro|leu|ko|blas|to|sis [ɪˌrɪθrəˌluːkəblæs'təʊsɪs] *noun* Icterus neonatorum gravis

e|ryth|ro|leu|ko|sis [ɪˌrɪθrəluː'kəʊsɪs] *noun* Erythroleukose *f*

e|ryth|ro|lose [ɪ'rɪθrələʊz] *noun* Erythrolose *f*

er|y|throl|y|sin [erə'θrɑləsɪs] *noun* s.u. erythrocytolysin

er|y|throl|y|sis [erə'θrɑləsɪs] *noun* s.u. erythrocytolysis

er|y|throm|e|ter [erɪ'θrɑmɪtər] *noun* s.u. erythrocytometer

er|y|throm|e|try [erɪ'θrɑmətrɪ] *noun* s.u. erythrocytometry

e|ryth|ro|my|cin [ɪˌrɪθrə'maɪsɪn] *noun* Erythromycin *nt*

er|y|thron ['erɪθrɑn] *noun* Erythron *nt*, Erythrozytenorgan *nt*

e|ryth|ro|ne|o|cy|to|sis [ɪˌrɪθrəˌnɪəsaɪ'təʊsɪs] *noun* Erythroneozytose *f*

er|y|throp|a|thy [erɪ'θrɑpəθɪ] *noun* Erythropathie *f*, Erythrozytopathie *f*

e|ryth|ro|pe|nia [ɪˌrɪθrə'piːnɪə] *noun* Erythrozytenmangel *m*, Erythropenie *f*, Erythrozytopenie *f*

E

e|ryth|ro|phage [ɪ'rɪθrəfeɪdʒ] *noun* Erythrophage *m*, Erythrozytophage *m*
e|ryth|ro|pha|gia [ɪ,rɪθrə'feɪdʒ(ɪ)ə] *noun* s.u. erythrocytophagy
e|ryth|ro|phag|o|cy|to|sis [ɪ,rɪθrə,fægəʊsaɪ'təʊsɪs] *noun* s.u. erythrocytophagy
er|y|throph|a|gous [erɪ'θrɑfəgəs] *adj.* s.u. erythrocytophagous
e|ryth|ro|phil [ɪ'rɪθrəfɪl] I *noun* erythrophile Zelle *f oder* Substanz *f* II *adj.* s.u. erythrophilic
e|ryth|ro|phil|ic [ɪ,rɪθrə'fɪlɪk] *adj.* erythrophil
er|y|throph|i|lous [erɪ'θrɑfɪləs] *adj.* s.u. erythrophilic
e|ryth|ro|pho|bic [ɪ,rɪθrə'fəʊbɪk] *adj.* erythrophob
e|ryth|ro|phore [ɪ'rɪθrəfɔːr] *noun* Allophor *nt*, Erythrophor *nt*
e|ryth|ro|poi|e|sis [ɪ,rɪθrəpɔɪ'iːsɪs] *noun* Erythrogenese *f*, Erythrozytogenese *f*, Erythrozytenbildung *f*, Erythropoese *f*, Erythropoiese *f*
e|ryth|ro|poi|et|ic [ɪ,rɪθrəpɔɪ'etɪk] *adj.* Erythropoese betreffend *oder* stimulierend, erythropoetisch, erythropoietisch
e|ryth|ro|poi|e|tin [ɪ,rɪθrə'pɔɪətɪn] *noun* Erythropoetin *nt*, Erythropoietin *nt*, erythropoetischer Faktor *m*, Hämatopoietin *nt*, Hämopoietin *nt*
e|ryth|ro|pyk|no|sis [ɪ,rɪθrəpɪk'nəʊsɪs] *noun* Erythropyknose *f*
e|ryth|ror|rhex|is [ɪ,rɪθrə'reksɪs] *noun* s.u. erythrocytorrhexis
er|y|throse ['erɪθrəʊs] *noun* Erythrose *f*
e|ryth|ro|sed|i|men|ta|tion [ɪ,rɪθrə,sedɪmen'teɪʃn] *noun* Erythrozytensenkung *f*, Erythrozytensedimentation *f*
e|ryth|ro|sta|sis [ɪ,rɪθrə'steɪsɪs] *noun* Erythrostase *f*
e|ryth|ru|lose [ɪ'rɪθrələʊs] *noun* Erythrulose *f*
ES *abk.* s.u. extracellular *space*
Escherich ['eʃərɪk]: **Escherich's bacillus** s.u. *Escherichia* coli
Esch|e|rich|ia [eʃə'rɪkɪə] *noun* Escherichia *nt*
  Escherichia coli Escherich-Bakterium *nt*, Colibakterium *nt*, Colibazillus *m*, Kolibazillus *m*, Escherichia coli, Bacterium coli
  enterohemorrhagic Escherichia coli enterohämorrhagisches Escherichia coli
  enteroinvasive Escherichia coli enteroinvasives Escherichia coli
  enteropathogenic Escherichia coli enteropathogenes Escherichia coli
  enterotoxicogenic Escherichia coli enterotoxisches Escherichia coli
E-selectin *noun* E-Selektin *nt*
ESF *abk.* s.u. erythropoietic stimulating *factor*
e|soph|a|ge|al [ɪ,sɑfə'dʒiːəl] *adj.* Speiseröhre/Ösophagus betreffend, ösophageal, oesophageal, ösophagisch, Speiseröhren-, Ösophag(o)-, Ösophagus-
esophago- *präf.* Speiseröhren-, Ösophag(o)-, Oesophag(o)-, Ösophagus-
e|soph|a|go|gram [ɪ'sɑfəgəgræm] *noun* Ösophagogramm *nt*
e|soph|a|gog|ra|phy [ɪ,sɑfə'gɑgrəfɪ] *noun* Kontrastdarstellung *f* der Speiseröhre, Ösophagographie *f*, Ösophagografie *f*
e|soph|a|gus [ɪ'sɑfəgəs] *noun, plural* **e|soph|a|gi** [ɪ'sɑfədʒaɪ, ɪ'sɑfəgaɪ] Speiseröhre *f*, Ösophagus *m*, Oesophagus *m*
ESR *abk.* s.u. **1.** erythrocyte sedimentation *rate* **2.** erythrocyte sedimentation *reaction*
es|sen|tial [ə'senʃl] *adj.* **1.** essentiell, essenziell, wesentlich, grundlegend, fundamental, (unbedingt) erforderlich (*to* für); Haupt-, Grund- **2.** essentiell, essenziell; idiopathisch; primär **3.** ätherisch, Essenz(en) enthaltend
es|ter ['estər] *noun* Ester *m*
  carbamic acid ethyl ester Urethan *nt*, Carbaminsäureäthylester *m*
  Cori's ester Cori-Ester *m*, Glukose-1-phosphat *nt*
  enol ester Enolester *m*
  fatty acid ester Fettsäureester *m*
  Robison ester Glukose-6-phosphat *nt*, Robison-Ester *m*
es|ter|ase ['estəreɪz] *noun* Esterase *f*
  butyrylcholine esterase unspezifische Cholinesterase *f*, unechte Cholinesterase *f*, Pseudocholinesterase *f*, β-Cholinesterase *f*, Butyrylcholinesterase *f*, Typ II-Cholinesterasse *f*
  serine esterase Serinesterase *f*
esterase-negative *adj.* esterasenegativ
esterase-positive *adj.* esterasepositiv
es|ter|i|fi|ca|tion [e,sterəfɪ'keɪʃn] *noun* Veresterung *f*
es|ter|i|fy [e'sterəfaɪ] *vt* verestern
es|ter|ize ['estəraɪz] I *vt* in einen Ester verwandeln II *vi* in einen Ester umgewandelt werden
es|te|rol|y|sis [estə'rɑləsɪs] *noun* Esterhydrolyse *f*, Esterspaltung *f*
es|ter|o|lyt|ic [,estərəʊ'lɪtɪk] *adj.* esterspaltend, esterhydrolisierend
es|te|trol ['estətrɑl] *noun* Östetrol *nt*, Estetrol *nt*
es|the|si|o|neu|ro|blas|to|ma [es,θiːzɪə,njʊərəblæs'təʊmə] *noun* Ästhesioneuroblastom *nt*
es|tra|di|ol [,estrə'daɪɔl] *noun* Estradiol *nt*, Östradiol *nt*
es|tra|mus|tine [,estrə'mʌstiːn] *noun* Estramustin *nt*
es|trane ['estreɪn] *noun* Östran *nt*, Estran *nt*
es|tra|pen|ta|ene [,estrə'pentəwiːn] *noun* Estrapentaen *nt*
es|tra|tet|ra|ene [,estrə'tetrəwiːn] *noun* Estratetraen *nt*
es|tra|tri|ene [,estrə'traɪiːn] *noun* Estratrien *nt*
es|trin ['estrɪn] *noun* s.u. estrogen
es|tri|ol ['estrɪɔl] *noun* Estriol *nt*, Östriol *nt*
es|tro|gen ['estrədʒən] *noun* Estrogen *nt*, Östrogen *nt*
es|tro|gen|ic [,estrə'dʒenɪk] *adj.* **1.** s.u. estrogenous **2.** Östrus auslösend
es|trog|e|nous [es'trɑdʒənəs] *adj.* Östrogen betreffend, östrogenartig (wirkend), östrogen
es|trone ['estrəʊn] *noun* Estron *nt*, Östron *nt*, Follikulin *nt*, Folliculin *nt*
es|tro|stil|ben [,estrə'stɪlbən] *noun* Diäthylstilböstrol *nt*, Diethylstilbestrol *nt*
Et *abk.* s.u. ethyl
ETA *abk.* s.u. ethionamide
eta *abk.* s.u. viscosity
e|tam|syl|ate [ɪ'tæmsɪleɪt] *noun* s.u. ethamsylate
ETEC *abk.* s.u. enterotoxicogenic *Escherichia* coli
ETH *abk.* s.u. ethionamide
ETHA *abk.* s.u. ethionamide
eth|a|cryn|ate [eθə'krɪneɪt] *noun* Etacrynat *nt*, Ethacrinat *nt*
eth|al ['eθæl] *noun* Cetylalkohol *m*
eth|al|de|hyde [ɪ'ældəhaɪd] *noun* Azetaldehyd *m*, Acetaldehyd *m*, Äthanal *nt*, Ethanal *nt*

e|tham|bu|tol [ɪ'θæmbju:tɑl] *noun* Ethambutol *nt*
e|tham|syl|late [ɪ'θæmsɪleɪt] *noun* Etamsylat *nt*
eth|a|nal ['eθənæl] *noun* s.u. ethaldehyde
eth|ane ['eθeɪn] *noun* Äthan *nt*, Ethan *nt*
eth|ane|di|al [,eθeɪn'daɪæl] *noun* Glyoxal *nt*, Oxalaldehyd *m*
eth|ane|di|a|mine [,eθeɪn'daɪəmi:n] *noun* Äthylendiamin *nt*, Ethylendiamin *nt*
1,2-eth|ane|di|sul|fo|nate [,eθeɪndaɪ'sʌlfəneɪt] *noun* Äthandisulfonat *nt*
1,2-eth|ane|di|sul|pho|nate [,eθeɪndaɪ'sʌlfəneɪt] *noun* (*brit.*) s.u. 1,2-ethanedisulfonate
eth|a|nol ['eθənɔl] *noun* Äthanol *nt*, Ethanol *nt*, Äthylalkohol *m*; (*inform.*) Alkohol *m*
eth|a|nol|a|mine [eθə'nɑləmi:n] *noun* Äthanolamin *nt*, Ethanolamin *nt*, Colamin *nt*, Monoethanolamin *nt*
eth|ene ['eθi:n] *noun* s.u. ethylene
eth|e|nyl ['eθənɪl] *noun* Vinyl-(Radikal *nt*)
eth|e|nyl|ben|zene [,eθənɪl'benzi:n] *noun* Styrol *nt*, Vinylbenzol *nt*
e|ther ['eθər] *noun* **1.** Äther *m*, Ether *m* **2.** s.u. ethyl *ether*
  diethyl ether s.u. ethyl *ether*
  ethyl ether Äther *m*, Ether *m*, Diäthyläther *m*, Diethylether *m*
  methyl ether Methyläther *m*, Methylether *m*
e|thi|nyl| [ɪ'θaɪnl] *noun* s.u. ethynyl
eth|i|on|a|mide [eθɪ'ɑnəmaɪd] *noun* Ethionamid *nt*
e|thi|o|nine [ɪ'θaɪəni:n] *noun* Äthionin *nt*, Ethionin *nt*
eth|yl ['eθɪl] *noun* Äthyl-(Radikal *nt*), Ethyl-(Radikal *nt*)
eth|yl|al|de|hyde [eθəl'ældəhaɪd] *noun* s.u. ethaldehyde
eth|yl|a|mine [eθəl'æmi:n] *noun* Äthylamin *nt*, Ethylamin *nt*
eth|yl|ate ['eθəleɪt] *noun* Äthylat *nt*, Ethylat *nt*
eth|yl|ene ['eθəli:n] *noun* Äthylen *nt*, Ethylen *nt*, Äthen *nt*, Ethen *nt*
eth|yl|ene|di|a|mine|tet|ra|ac|e|tate [,eθəli:n,daɪəmi:n,tetrə'æsɪteɪt] *noun* Äthylendiamintetraacetat *nt*, Ethylendiamintetraacetat *nt*, Edetat *nt*
eth|yl|en|i|mine [eθəl'enəmi:n] *noun* Äthylenimin *nt*, Ethylenimin *nt*
eth|yl|mor|phine [eθəl'mɔ:rfi:n] *noun* Äthylmorphin *nt*, Ethylmorphin *nt*
e|thy|nyl [ɪ'θaɪnl] *noun* Äthinyl-(Radikal *nt*), Ethinyl-(Radikal *nt*)
e|ti|dro|nate [ɪtaɪ'drəʊnaɪt] *noun* Etidronat *nt*
e|ti|o|chol|an|o|lone [ɪtɪəʊkəʊ'lænələʊn] *noun* Ätiocholanolon *nt*
e|ti|o|gen|ic [ɪtɪəʊ'dʒenɪk] *adj.* (*Ursache*) auslösend, verursachend, kausal
e|ti|o|lo|gic [ɪtɪəʊ'lɑdʒɪk] *adj.* s.u. etiological
e|ti|o|lo|gi|cal [ɪtɪəʊ'lɑdʒɪkl] *adj.* Ätiologie betreffend, ätiologisch
e|ti|o|lo|gy [ɪtɪ'ɑlədʒɪ] *noun* **1.** Lehre *f* von den Krankheitsursachen, Ätiologie *f* **2.** (Gesamtheit der) Krankheitsursachen *pl*, Ätiologie *f*
e|ti|o|pa|tho|lo|gy [,ɪtɪəʊpə'θɑlədʒɪ] *noun* Krankheitsentstehung *f*, Krankheitsentwicklung *f*, Pathogenese *f*
e|ti|o|trop|ic [ɪtɪəʊ'trɑpɪk] *adj.* auf die Ursache gerichtet, ätiotrop, kausal, Kausal-
e|to|po|side [ɪtəʊ'pəʊsaɪd] *noun* Etoposid *nt*
EU *abk.* s.u. enzyme *unit*
eu|bac|te|ri|um [ju:bæk'tɪərɪəm] *noun, plural* **eu|bac|te|ria** [ju:bæk'tɪərɪə] **1.** echtes Bakterium *nt*, Eubakterium *nt*, Eubacterium *nt* **2.** Bakterium *nt* der Ordnung Eubacteriales **3.** Bakterium *nt* der Ordnung Eubacterium
eu|bi|o|tics [ju:baɪ'ɑtɪks] *plural* Eubiotik *f*
eu|car|y|on [ju:'kærɪɑn] *noun* **1.** s.u. eukaryon **2.** s.u. eukaryote
eu|car|y|ote [ju:'kærɪət] *noun* s.u. eukaryote
eu|car|y|ot|ic [ju:,kærɪ'ɑtɪk] *adj.* s.u. eukaryotic
Eu|ces|to|da [ju:se'stəʊdə] *plural* Bandwürmer *pl*, Zestoden *pl*, Cestoda *pl*, Cestodes *pl*
eu|chro|mat|ic [,jukrə'mætɪk] *adj.* Euchromatin betreffend, aus Euchromatin bestehend, euchromatisch, achromatisch
eu|chro|ma|tin [ju:'krəʊmətɪn] *noun* Achromatin *nt*, Euchromatin *nt*
eu|chro|mo|some [ju:'krəʊməsəʊm] *noun* Autosom *nt*
eu|kar|y|on [ju:'kærɪɑn] *noun* **1.** Eukaryon *nt* **2.** s.u. eukaryote
eu|kar|y|o|sis [,ju:kærɪ'əʊsɪs] *noun* Eukaryose *f*
eu|kar|y|ote [ju:'kærɪəʊt] *noun* Eukaryont *m*, Eukaryot *m*
eu|kar|y|ot|ic [ju:,kærɪ'ɑtɪk] *adj.* Eukaryon *oder* Eukaryot betreffend, eukaryot, eukaryont, eukaryontisch
EV *abk.* s.u. extravascular
E.v.G. *abk.* s.u. elastica-van Gieson *stain*
ev|o|lu|tion [,evə'lu:ʃn] *noun* **1.** Entfaltung *f*, Entwicklung *f* **2.** (*biolog.*) Entwicklung *f*, Evolution *f*
  biological evolution biologische Evolution *f*, Darwin-Evolution *f*
  chemical evolution chemische Evolution *f*
  darwinian evolution biologische Evolution *f*, Darwin-Evolution *f*
ev|o|lu|tion|al [evə'lu:ʃənl] *adj.* Entwicklung betreffend, Entwicklungs-
ev|o|lu|tion|ar|y [evə'lu:ʃə,neri:] *adj.* Evolution betreffend, Evolutions-
Ewing ['ju:ɪŋ]: **Ewing's sarcoma** Ewing-Sarkom *nt*, Ewing-Knochensarkom *nt*, endotheliales Myelom *nt*
  Ewing's tumor s.u. *Ewing's* sarcoma
ex|am|i|na|tion [ɪg,zæmə'neɪʃn] *noun* Untersuchung *f*
  abdominal examination abdominelle Untersuchung *f*
  clinical examination klinische Untersuchung *f*
  medical examination ärztliche Untersuchung *f*
  microscopical examination mikroskopische Untersuchung *f*
  postmortem examination Leicheneröffnung *f*, Obduktion *f*, Autopsie *f*, Nekropsie *f*
  radiographic examination radiologische Untersuchung *f*
  x-ray examination Röntgenuntersuchung *f*
ex|am|i|na|tion|al [ɪg'zæmə'neɪʃənl] *adj.* Prüfung *oder* Untersuchung betreffend, Prüfungs-, Untersuchungs-
ex|am|ine [ɪg'zæmɪn] *vt* **1.** untersuchen **2.** untersuchen, prüfen (*for* auf) **3.** (*wissenschaftlich*) untersuchen, erforschen
ex|an|them [eg'zænθəm] *noun* **1.** Hautausschlag *m*, Exanthem *nt*, Exanthema *nt* **2.** Erkrankung *f* mit Exanthem als Hauptsymptom, Exanthem *nt*, Exanthema *nt*
ex|an|the|ma [,egzæn'θi:mə] *noun, plural* **ex|an|the|mas, ex|an|the|ma|ta** [egzæn'θemətə] s.u. exanthem
  measles exanthema Masernexanthem *nt*

E

ex|an|them|a|tous [ˌegzæn'θemətəs] *adj.* Exanthem betreffend, durch ein Exanthem gekennzeichnet, exanthemartig, exanthematisch, exanthematös

ex|an|thrope ['ekzænθrəʊp] *noun* äußere/externe Krankheitsursache *f*, äußere/externe Infektionsquelle *f*

ex|an|throp|ic [ˌegzæn'θrɑpɪk] *adj.* (*Krankheit, Infektion*) von außen kommend, nicht im Körper entstanden; exogen

ex|cess [*n* ɪk'ses; *adj.* 'ekses] **I** *noun* **1.** Übermaß *nt*, Überfluss *m* (*of* an) **2.** Überschuss *m* **3.** Exzess *m* **II** *adj.* überschüssig, Über-

antibody excess Antikörperüberschuss *m*

antigen excess Antigenüberschuss *m*

base excess Basenüberschuss *m*, Basenexzess *m*

negative base excess negativer Basenüberschuss *m*, Basendefizit *nt*

ex|change [ɪks'tʃeɪndʒ] **I** *noun* Tausch *m*, Austausch *m* **II** *vt* tauschen, austauschen, wechseln, auswechseln (*for* gegen)

cation exchange Kationenaustausch *m*

gene exchange Genaustausch *m*

genetic exchange Genaustausch *m*

ion exchange Ionenaustausch *m*

plasma exchange Plasmaaustausch *m*

ex|chang|er [ɪks'tʃeɪndʒər] *noun* Austauscher *m*

cation exchanger Kationenaustauscher *m*

ex|er|gon|ic [ˌeksər'gɑnɪk] *adj.* energiefreisetzend, exergonisch

exf. *abk.* s.u. extract

ex|fo|li|a|tion [eksˌfəʊlɪ'eɪʃn] *noun* Abblättern *nt*, Abschälen *nt*; Abblätterung *f*, Abschälung *f*, Abstoßung *f*, Exfoliation *f*

ex|fo|li|a|tive [eks'fəʊlɪətɪv] *adj.* sich schuppend, abblätternd, exfoliativ, Exfoliativ-

ex|haus|tion [ɪg'zɔːstʃn] *noun* (extreme) Ermüdung *f*, Erschöpfung *f*

clonal exhaustion klonale Erschöpfung *f*

exo-amylase *noun* β-Amylase *f*, Exoamylase *f*

ex|o|an|ti|gen [eksəʊ'æntɪdʒən] *noun* s.u. ectoantigen

ex|o|bi|ol|o|gy [ˌeksəʊbaɪ'ɑlədʒɪ] *noun* Exobiologie *f*, Ektobiologie *f*, extraterrestrische Biologie *f*

ex|o|cel|lu|lar [eksəʊ'seljələr] *adj.* exozellulär

ex|o|cy|to|sis [ˌeksəʊsaɪ'təʊsɪs] *noun* Exozytose *f*

ex|o|cy|tot|ic [ˌeksəʊsaɪ'tɑtɪk] *adj.* Exozytose betreffend, mittels Exozytose, exozytotisch, Exozytosen-

ex|o|de|ox|y|ri|bo|nu|cle|ase [ˌeksəʊdɪˌɑksɪˌraɪbəʊ'n(j)uːklɪeɪz] *noun* Exodesoxyribonuklease *f*

ex|o|en|zyme [eksəʊ'enzaɪm] *noun* **1.** Exoenzym *nt* **2.** extrazelluläres Enzym *nt*, Ektoenzym *nt*

ex|o|e|ryth|ro|cyt|ic [ˌeksəʊɪˌrɪθrə'sɪtɪk] *adj.* exoerythrozytär

ex|og|e|nous [ek'sɑdʒənəs] *adj.* **1.** von außen zugeführt *oder* stammend *oder* wirkend, durch äußere Ursachen entstehend, exogen **2.** an der Außenfläche ablaufend, exogen

ex|on ['eksɑn] *noun* Exon *nt*

ex|o|nu|cle|ase [eksəʊ'n(j)uːklɪeɪz] *noun* Exonuklease *f*, Exonuclease *f*

ex|op|a|thy [eks'ɑpəθɪ] *noun* durch äußere Ursachen hervorgerufene Krankheit *f*, exogene Krankheit *f*, Exopathie *f*

ex|o|pep|ti|dase [eksəʊ'peptɪdeɪz] *noun* Exopeptidase *f*

ex|o|phyt|ic [eksəʊ'fɪtɪk] *adj.* nach außen wachsend, exophytisch

ex|o|ri|bo|nu|cle|ase [eksəʊˌraɪbəʊ'n(j)uːklɪeɪz] *noun* Exoribonuklease *f*, Exoribonuclease *f*

ex|o|sep|sis [eksəʊ'sepsɪs] *noun* exogene Sepsis *f*, Exosepsis *f*

ex|o|the|li|o|ma [eksəʊˌθiːlɪ'əʊmə] *noun* Meningiom *nt*, Meningeom *nt*

ex|o|tox|ic [eksəʊ'tɑksɪk] *adj.* Exotoxin betreffend, durch Exotoxin(e) verursacht, exotoxinbildend, Exotoxin-

ex|o|tox|in [eksəʊ'tɑksɪn] *noun* Exotoxin *nt*, Ektotoxin *nt*

pyrogenic exotoxin C Toxisches-Schock-Syndrom-Toxin-1 *nt*, toxic shock-syndrome toxin 1 *nt*

ex|pand|er [ɪk'spændər] *noun* Expander *m*

plasma expander Plasmaexpander *m*

plasma volume expander Plasmaexpander *m*

ex|pan|sion [ɪk'spænʃn] *noun* **1.** (*Physik*) Ausdehnung *f*, Ausweitung *f* **2.** (*pathol.*) Ausbreitung *f*, Expansion *f*

clonal expansion klonale Expansion *f*

ex|pan|sive [ɪk'spænsɪv] *adj.* **1.** (sich) ausdehnend, expansiv, Ausdehnungs-, Expansions- **2.** (*Wachstum*) verdrängend, expansiv

ex|per|i|ment [*n* ɪk'sperəmənt; *v* ek'sperəmənt] **I** *noun* Versuch *m*, Experiment *nt* **II** *vi* experimentieren, Versuche durchführen *oder* anstellen (*on* an; *with* mit)

control experiment Kontrollexperiment *nt*, Kontrollversuch *m*

single-blind experiment Blindversuch *m*

ex|plo|ra|tion [ˌeksplə'reɪʃn] *noun* **1.** Untersuchung *f*, Erkundung *f*, Ausforschung *f*, Exploration *f* **2.** Anamneseerhebung *f*, Exploration *f*

abdominal exploration Exploration *f* des Bauchraums, abdominelle Exploration *f*

ex|press [ɪk'spres] *vt* exprimieren

ex|pres|sion [ɪk'spreʃn] *noun* Expression *f*, Exprimieren *nt*

cytokine expression Zytokinexpression *f*

gene expression Genausprägung *f*, Genmanifestierung *f*, Genmanifestation *f*, Genexpression *f*

hormone expression Hormonexpression *f*

surface expression Oberflächenexpression *f*

virus expression Virusexpression *f*

ex|san|gui|nate [eks'sæŋgwəneɪt] **I** *adj.* s.u. exsanguine **II** *vt* **1.** ausbluten, verbluten **2.** Blut abziehen; blutleer machen

ex|san|gui|na|tion [eksˌsæŋgwə'neɪʃn] *noun* massiver Blutverlust *m*, Ausblutung *f*, Ausbluten *nt*, Verbluten *nt*, Exsanguination *f*

ex|san|guine [eks'sæŋgwɪn] *adj.* blutleer; blutarm, anämisch

ex|san|gui|no|trans|fu|sion [eksˌsæŋgwɪnəʊtræns'fjuːʒn] *noun* Blutaustauschtransfusion *f*, Austauschtransfusion *f*, Blutaustausch *m*, Exsanguinationstransfusion *f*

Ext. *abk.* s.u. extract

ex|tra|cel|lu|lar [ekstrə'seljələr] *adj.* außerhalb der Zelle (liegend), extrazellulär, Extrazellular-

ex|tract [*n* 'ekstrækt; *v* ɪk'strækt] **I** *noun* Extrakt *m*, Auszug *m* (*from* aus) **II** *vt* ausziehen, ausscheiden, herauslösen, extrahieren

cell extract Zellextrakt *m*

ex|tra|med|ul|lar|y [ekstrə'medəˌleriː] *adj.* außerhalb des Marks (liegend), extramedullär

ex|tra|mi|to|chon|dri|al [ekstrə,maɪtə'kɑndrɪəl] *adj.* außerhalb der Mitochondrien (liegend), extramitochondrial

ex|tra|nu|cle|ar [ekstrə'n(j)uːklɪər] *adj.* außerhalb des Kerns (liegend), extranukleär

ex|tra|thy|mic [ekstrə'θaɪmɪk] *adj.* außerhalb des Thymus, extrathymisch

ex|trav|a|sate [ɪk'strævəseɪt] *noun* Extravasat *nt*

ex|trav|a|sa|tion [ɪk,strævə'seɪʃn] *noun* **1.** Extravasation *f* **2.** Extravasat *nt*

ex|tra|vas|cu|lar [ekstrə'væskjələr] *adj.* außerhalb eines Gefäßes (liegend), extravasal

ex|trin|sic [ɪk'strɪnzɪk] *adj.* von außen (kommend *oder* wirkend), äußerlich, äußere(r, s), exogen, extrinsisch, extrinsic

ex|u|date ['eksjʊdeɪt] *noun* Exsudat *nt*, Ausschwitzung *f*

ex|u|da|tion [,eksjʊ'deɪʃn] *noun* **1.** s.u. exudate **2.** Ausschwitzung *f*, Ausschwitzen *nt*, Exsudation *f*

ex|u|da|tive [ɪg'zuːdətɪv] *adj.* Exsudat *oder* Exsudation betreffend, exsudativ

Ez *abk.* s.u. eczema

F

F *abk.* s.u. **1.** Fahrenheit **2.** filial *generation* **3.** flow **4.** fluorine **5.** flush **6.** force **7.** free *energy* **8.** phenylalanine

f *abk.* s.u. **1.** focal *distance* **2.** formyl **3.** frequency **4.** function

F_1 *abk.* s.u. filial *generation*

F I *abk.* s.u. *factor* I

F_2 *abk.* s.u. filial *generation*

F II *abk.* s.u. *factor* II

F III *abk.* s.u. *factor* III

F IV *abk.* s.u. *factor* IV

F V *abk.* s.u. *factor* V

F VI *abk.* s.u. *factor* VI

F VII *abk.* s.u. *factor* VII

F VIII *abk.* s.u. *factor* VIII

F IX *abk.* s.u. *factor* IX

F X *abk.* s.u. *factor* X

F XI *abk.* s.u. *factor* XI

F XII *abk.* s.u. *factor* XII

F XIII *abk.* s.u. *factor* XIII

FA *abk.* s.u. **1.** fatty *acid* **2.** fluorescent *antibody* **3.** folic *acid* **4.** formaldehyde

Fab *abk.* s.u. Fab *fragment*

F-AB *abk.* s.u. Forssman *antibody*

$F(ab')_2$ *abk.* s.u. $F(ab')_2$ *fragment*

Faber ['fɑːbər]: **Faber's anemia** Faber-Anämie *f*, Chloranämie *f*

Faber's syndrome s.u. *Faber's* anemia

FABP *abk.* s.u. fatty-acid binding *protein*

Fabricius [fə'brɪʃ(ɪ)əs]: **bursa of Fabricius** Bursa Fabricii

fac|tor ['fæktər] *noun* **1.** Faktor *m* **2.** Erbfaktor *m*

factor I 1. Fibrogen *nt*, Faktor I *m* **2.** C3b-Inaktivator *m*, Factor I *m*

factor II Prothrombin *nt*, Faktor II *m*

factor III Gewebsfaktor *m*, Gewebsthromboplastin *nt*, Faktor III *m*

factor IV Kalcium *nt*, Calzium *nt*, Faktor IV *m*

factor V 1. Proakzelerin *nt*, Proaccelerin *nt*, Acceleratorglobulin *nt*, labiler Faktor *m*, Faktor V *m* **2.** Wachstumsfaktor V *m*, Faktor V *m*

factor VI Accelerin *nt*, Akzelerin *nt*, Faktor VI *m*

factor VII Prokonvertin *nt*, Proconvertin *nt*, Faktor VII *m*, Autothrombin I *nt*, Serum-Prothrombin-Conversion-Accelerator *m*, stabiler Faktor *m*

factor VIII antihämophiles Globulin *nt*, Antihämophiliefaktor *m*, Faktor VIII *m*

factor IX Faktor IX *m*, Christmas-Faktor *m*, Autothrombin II *nt*

factor X 1. Faktor X *m*, Stuart-Prower-Faktor *m*, Autothrombin III *nt* **2.** Wachstumsfaktor X *m*, Faktor X *m*

factor XI Faktor XI *m*, Plasmathromboplastinantecedent *m*, antihämophiler Faktor C *m*, Rosenthal-Faktor *m*

factor XII Faktor XII *m* Hageman-Faktor *m*

factor XIII Faktor XIII *m*, fibrinstabilisierender Faktor *m*, Laki-Lorand-Faktor *m*

factor B C3-Proaktivator *m*, Faktor B *m*, glycinreiches Beta-Globulin *nt*

factor D C3-Proaktivatorkonvertase *f*, Faktor D *m*

factor h 1. Faktor H *m* **2.** Biotin *nt*, Vitamin H *nt*

factor P Properdin *nt*

factor S Biotin *nt*, Vitamin H *nt*

factor W s.u. *factor* S

accelerator factor Proakzelerin *nt*, Proaccelerin *nt*, Acceleratorglobulin *nt*, labiler Faktor *m*, Faktor V *m*

activation factor s.u. *factor* XII

adrenocorticotropic hormone releasing factor Kortikoliberin *nt*, Corticoliberin *nt*, corticotropin releasing factor, corticotropin releasing hormone

amplification factor Verstärkungsfaktor *m*

antiachromotrichia factor Pantothensäure *f*, Vitamin B_3 *nt*

antiacrodynia factor Pyridoxin *nt*, Vitamin B_6 *nt*

antialopecia factor Inosit *nt*, Inositol *nt*

antianemic factor Zyanocobalamin *nt*, Cyanocobalamin *nt*, Vitamin B_{12} *nt*

anti-black-tongue factor Niacin *nt*, Nikotinsäure *f*, Nicotinsäure *f*

anti-egg white factor Biotin *nt*, Vitamin H *nt*

antihemophilic factor (A) s.u. *factor* VIII

antihemophilic factor B s.u. *factor* IX

antihemophilic factor C Faktor X *m*, Stuart-Prower-Faktor *m*, Autothrombin III *nt*

antihemorrhagic factor Phyllochinone *pl*, Vitamin K *nt*

antinuclear factor antinukleärer Faktor *m*

anti-pernicious anemia factor Zyanocobalamin *nt*, Cyanocobalamin *nt*, Vitamin B_{12} *nt*

antirachitic factor Calciferol *nt*, Vitamin D *nt*

antiscorbutic factor Askorbinsäure *f*, Ascorbinsäure *f*, Vitamin C *nt*

atrial natriuretic factor atrialer natriuretischer Faktor *m*, Atriopeptid *nt*, Atriopeptin *nt*

augmentation factor Wachstumsfaktor *m*

basophil chemotactic factor Basophilen-chemotaktischer Faktor *m*, basophil chemotactic factor

B-cell differentiation factors B-Zellendifferenzierungsfaktoren *pl*

B cell differentiation factor BSF-2 Humaninterferon-β_2 *nt*

B-cell growth factors B-Zellenwachstumsfaktoren *pl*

Bittner's milk factor Mäuse-Mamma-Tumorvirus *nt*

blastogenic factor Lymphozytenmitogen *nt*, Lymphozytentransformationsfaktor *m*

blood clotting factor Blutgerinnungsfaktor *m*, Gerinnungsfaktor *m*, Koagulationsfaktor *m*

Castle's factor 1. Intrinsic-Faktor *m*, intrinsic factor **2.** Zyanocobalamin *nt*, Cyanocobalamin *nt*, Vitamin B_{12} *nt*

chemotactic factor Chemotaktin *nt*, chemotaktischer Faktor *m*

Christmas factor s.u. *factor* IX
ciliary neurotrophic factor ziliärer neurotropher Faktor *m*
citrovorum factor N^{10}-Formyl-Tetrahydrofolsäure *f*, Citrovorum-Faktor *m*, Leukovorin *nt*, Leucovorin *nt*
clotting factors Blutgerinnungsfaktoren *pl*, Gerinnungsfaktoren *pl*
clumping factor Clumping-Faktor *m*
coagulation factors Blutgerinnungsfaktoren *pl*, Gerinnungsfaktoren *pl*
colicinogenic factor Kolizinogen *nt*, Colicinogen *nt*, Col-Faktor *m*, kolizinogener Faktor *m*, colicinogener Faktor *m*
colony-stimulating factor kolonie-stimulierender Faktor *m*, Colony-stimulating-Faktor *m*
complement factor Komplementfaktor *m*
contact factor s.u. *factor* XII
corticotropin releasing factor Kortikoliberin *nt*, Corticoliberin *nt*, corticotropin releasing factor *nt*, corticotropin releasing hormone *nt*
cytokine synthesis inhibitory factor Zytokinsynthesehemmender-Faktor *m*, cytokine synthesis inhibitory factor *nt*
Day's factor Folsäure *f*, Folinsäure *f*, Folacin *nt*, Pteroylglutaminsäure *f*, Vitamin B_c *nt*
decay accelerating factor Decay-accelerating-Faktor *m*
differentiation factor Differenzierungsfaktor *m*
diffusion factor Hyaluronidase *f*
Duran-Reynals factor Hyaluronidase *f*
Duran-Reynals permeability factor s.u. Duran-Reynals *factor*
Duran-Reynals spreading factor s.u. Duran-Reynals *factor*
elongation factor Verlängerungsfaktor *m*, Elongationsfaktor *m*
eluate factor Pyridoxin *nt*, Vitamin B_6 *nt*
environmental factor Umweltfaktor *m*, Umwelteinfluss *m*
eosinophil chemotactic factor 1. Eosinophilen-chemotaktischer Faktor *m* **2.** s.u. eosinophil chemotactic *factor* of anaphylaxis
eosinophil chemotactic factor of anaphylaxis Eosinophilen-chemotaktischer Faktor *m* der Anaphylaxie
epidermal growth factor epidermaler Wachstumsfaktor *m*
erythropoietic stimulating factor Erythropoetin *nt*, Erythropoietin *nt*, erythropoetischer Faktor *m*, Hämatopoietin *nt*, Hämopoietin *nt*
extrinsic factor Cyanocobalamin *nt*, Cobalamin *nt*, Vitamin B_{12} *nt*
F factor Fertilitätsfaktor *m*, F-Faktor *m*
fertility factor Fertilitätsfaktor *m*, F-Faktor *m*
fibrin stabilizing factor s.u. *factor* XIII
Fletscher's factor Präkallikrein *nt*, Fletscher-Faktor *m*
follicle stimulating hormone releasing factor Gonadotropin-releasing-Faktor *m*, Gonadotropin-releasing-Hormon *nt*
galactopoietic factor Prolaktin *nt*, Prolactin *nt*, laktogenes Hormon *nt*
gastric anti-pernicious anemia factor Intrinsic-Faktor *m*, intrinsic factor (*m*)
gastric intrinsic factor Intrinsic-Faktor *m*, intrinsic factor (*m*)
glass factor s.u. *factor* XII
gonadotropin releasing factor Gonadotropin-releasing-Faktor *m*, Gonadotropin-releasing-Hormon *nt*, Gonadoliberin *nt*
granulocyte-macrophage colony stimulating factor granulozyten-makrophagen-koloniestimulierender Faktor *m*
granulocyte stimulating factor granulozyten-stimulierender Faktor *m*
growth factor Wachstumsfaktor *m*
growth factor V Wachstumsfaktor V *m*, Faktor V *m*
growth factor X Wachstumsfaktor X *m* Faktor X *m*
growth hormone inhibiting factor Somatostatin *nt*, growth hormone release inhibiting hormone, somatotropin (release) inhibiting hormone, somatotropin (release) inhibiting factor, growth hormone inhibiting factor
growth hormone release inhibiting factor s.u. growth hormone inhibiting *factor*
growth hormone releasing factor Somatoliberin *nt*, Somatotropin-releasing-Faktor *m*, growth hormone releasing factor, growth hormone releasing hormone
Hageman factor s.u. *factor* XII
HG factor s.u. hyperglycemic-glycogenolytic *factor*
high-molecular-weight neutrophil chemotactic factor Neutrophilen-chemotaktischer Faktor *m*
histamine releasing factor Histamin-Releasing-Faktor *m*
homologous restriction factor homologer Restriktionsfaktor *m*
humoral thymic factor s.u. thymic humoral *factor*
hybridoma growth factor Humaninterferon β_2 *nt*
hyperglycemic-glycogenolytic factor Glukagon *nt*, Glucagon *nt*
immobilization factor Immobilisierungsfaktor *m*
immune adherence factor Immunadhärenzfaktor *m*
inhibiting factor Inhibiting-Faktor *m*
initiation factor Initialfaktor *m*, Initiationsfaktor *m*
insulin-like growth factors insulinähnliche Wachstumsfaktoren *pl*, insulin-like growth factors *pl*, insulinähnliche Aktivität *f*
insulin-like growth factor I Somatomedin C *nt*
intrinsic factor Intrinsic-Faktor *m*, intrinsic factor (*m*)
invasion factor Hyaluronidase *f*
labile factor Proakzelerin *nt*, Proaccelerin *nt*, Acceleratorglobulin *nt*, labiler Faktor *m*, Faktor V *m*
lactogenic factor Prolaktin *nt*, Prolactin *nt*, laktogenes Hormon *nt*
Laki-Lorand factor s.u. *factor* XIII
LE factors antinukleäre Antikörper *pl*
lethal factor Letalfaktor *m*, Letalgen *nt*
leukemia inhibiting factor Leukämie-hemmender Faktor *m*
leukocyte inhibitory factor Leukozytenmigration-inhibierender Faktor *m*
LLD factor Zyanocobalamin *nt*, Cyanocobalamin *nt*, Vitamin B_{12} *nt*
low molecular weight B-cell growth factor niedermolekularer B-Zell-Wachstumsfaktor *m*
luteinizing hormone releasing factor Luliberin *nt*, Lutiliberin *nt*, LH-releasing-Faktor *m*, LH-releasing-Hormon *nt*

lymph node permeability factor Lymphknotenpermeabilitätsfaktor *m*, lymph node permeability factor
lymphocyte blastogenic factor s.u. lymphocyte mitogenic *factor*
lymphocyte mitogenic factor Lymphozytenmitogen *nt*, Lymphozytentransformationsfaktor *m*
lymphocyte transforming factor s.u. lymphocyte mitogenic *factor*
lysogenic factor Bakteriophage *m*, Phage *m*, bakterienpathogenes Virus *nt*
macrophage-activating factor Makrophagenaktivierungsfaktor *m*, makrophagenaktivierender Faktor *m*
macrophage chemotactic factor Makrophagen-chemotaktischer Faktor *m*
macrophage cytotoxicity-inducing factor macrophage cytotoxicity-inducing factor
macrophage deactivating factor macrophage deactivating factor, Makrophagendeaktivierungsfaktor *m*
macrophage disappearance factor macrophage disappearance factor
macrophage growth factor Makrophagenwachstumsfaktor *m*, macrophage growth factor
macrophage Ia recruting factor macrophage Ia recruting factor
macrophage inhibitory factor s.u. migration inhibiting *factor*
macrophage slowing factor macrophage slowing factor
macrophage spreading inhibitory factor macrophage spreading inhibitory factor
mast-cell growth factor Mastzellenwachstumsfaktor *m*, Interleukin-3 *nt*
melanocyte stimulating hormone inhibiting factor Melanotropin-inhibiting-Faktor *m*, MSH-inhibiting-Faktor *m*
melanocyte stimulating hormone releasing factor Melanoliberin *nt*, Melanotropin-releasing-Faktor *m*, MSH-releasing-Faktor *m*
migration inhibiting factor Migrationsinhibitionsfaktor *m*
milk factor Mäuse-Mamma-Tumorvirus *nt*
mitogenic factor Lymphozytenmitogen *nt*, Lymphozytentransformationsfaktor *m*
mouse antialopecia factor Inosit *nt*, Inositol *nt*
mouse mammary tumor factor Mäuse-Mamma-Tumorvirus *nt*
MSH inhibiting factor s.u. melanocyte stimulating hormone inhibiting *factor*
necrotizing factor Nekrotoxin *nt*
nerve growth factor Nervenwachstumsfaktor *m*
neutrophil chemotactic factor Neutrophilen-chemotaktischer Faktor *m*
NK cytotoxic factor NK-zytotoxischer Faktor *m*
osteoclast activating factor Osteoklasten-aktivierender Faktor *m*
phagocytosis factor Phagozytosefaktor
plasma labile factor Proakzelerin *nt*, Proaccelerin *nt*, Acceleratorglobulin *nt*, labiler Faktor *m*, Faktor V *m*
plasma thromboplastin factor s.u. *factor* VIII
plasma thromboplastin factor B s.u. *factor* IX
plasmatocyte depletion factor Plasmatozyten-Depletionsfaktor *m*
plasmin prothrombin conversion factor Proakzelerin *nt*, Proaccelerin *nt*, Acceleratorglobulin *nt*, labiler Faktor *m*, Faktor V *m*
platelet factor Plättchenfaktor *m*
platelet factor 1 Plättchenfaktor 1 *m*
platelet factor 2 Plättchenfaktor 2 *m*
platelet factor 3 Plättchenfaktor 3 *m*
platelet factor 4 Plättchenfaktor 4 *m*, Antiheparin *nt*
platelet activating factor Plättchen-aktivierender Faktor *m*, platelet activating factor *nt*, platelet aggregating factor *nt*
platelet aggregating factor s.u. platelet activating *factor*
platelet-derived growth factor Thrombozytenwachstumsfaktor *m*, Plättchenwachstumsfaktor *m*, platelet-derived growth factor *nt*
platelet tissue factor Thrombokinase *f*, Thromboplastin *nt*, Prothrombinaktivator *m*
prolactin inhibiting factor Prolactin-inhibiting-Faktor *m*, Prolactin-inhibiting-Hormon *nt*
prolactin releasing factor Prolactin-releasing-Faktor *m*, Prolactin-releasing-Hormon *nt*
prothrombin conversion factor s.u. *factor* VII
prothrombin converting factor s.u. *factor* VII
PTA factor s.u. *factor* XI
PTC factor s.u. *factor* IX
R factor Resistenzplasmid *nt*, Resistenzfaktor *m*, R-Plasmid *nt*, R-Faktor *m*
recognition factor Erkennungsfaktor *m*
releasing factor Releasingfaktor *m*, Releasinghormon *nt*
resistance factor Resistenzplasmid *nt*, Resistenzfaktor *m*, R-Plasmid *nt*, R-Faktor *m*
resistance transfer factor Resistenztransferfaktor *m*
Rh factor s.u. rhesus *factor*
rhesus factor Rhesusfaktor *m*
rheumatoid factors Rheumafaktoren *pl*
risk factor Risikofaktor *m*
sea-star factor Seesternfaktor *m*
selective factor Selektionsfaktor *m*, Auslesefaktor *m*
sex factor Fertilitätsfaktor *m*, F-Faktor *m*
skin reactive factor hautreaktiver Faktor *m*, skin reactive factor *nt*
somatotropin inhibiting factor Somatostatin *nt*, growth hormone release inhibiting hormone *nt*, somatotropin inhibiting hormone/factor *nt*, somatotropin release inhibiting hormone/factor *nt*, growth hormone inhibiting factor *nt*
somatotropin release inhibiting factor s.u. somatotropin inhibiting *factor*
somatotropin releasing factor Somatoliberin *nt*, Somatotropin-releasing-Faktor *m*, growth hormone releasing factor *nt*, growth hormone releasing hormone *nt*
specific macrophage arming factor specific macrophage arming factor *nt*
spreading factor Hyaluronidase *f*
stabile factor s.u. *factor* VII
stem-cell factor Stammzellfaktor *m*
Stuart factor s.u. Stuart-Prower *factor*
Stuart-Prower factor Faktor X *m*, Stuart-Prower-Faktor *m*, Autothrombin III *nt*
surfactant factor (*Lunge*) Surfactant *nt*, Surfactant-Faktor *m*, Antiatelektasefaktor *m*

thymic humoral factor humoraler Thymusfaktor *m*, thymic humoral factor
thymic lymphopoietic factor Thymopoetin *nt*, Thymopoietin *nt*, Thymin *nt*
thyroid-stimulating hormone releasing factor s.u. thyrotropin releasing *factor*
thyrotropin releasing factor Thyroliberin *nt*, Thyreotropin-releasing-Faktor *m*, Thyreotropin-releasing-Hormon *nt*
tissue factor s.u. *factor* III
transfer factor Transferfaktor *m*
transforming growth factor-β transformierender Wachstumsfaktor β *m*
tumor necrosis factor Tumor-Nekrose-Faktor *m*, Cachectin *nt*
tumor necrosis factor α Tumornekrosefaktor α *m*
tumor necrosis factor β Lymphotoxin *nt*, Tumornekrosefaktor β *m*
vaccinia growth factor Vaccinia-Wachstumsfaktor *m*
virulence factor Virulenzfaktor *m*
virus-encoded growth factor viruscodierter Wachstumsfaktor *m*
von Willebrand factor von Willebrand-Faktor *m*, Faktor VIII assoziiertes-Antigen *nt*
Wills' factor Folsäure *f*, Folacin *nt*, Pteroylglutaminsäure *f*, Vitamin B_c *nt*

FAD *abk.* s.u. **1.** flavin adenine *dinucleotide* **2.** pyrophosphorylase
$FADH_2$ *abk.* s.u. flavin adenine *dinucleotide*
FADN *abk.* s.u. flavin adenine *dinucleotide*
Fahrenheit ['færənhaɪt] Fahrenheit *nt*
false-negative I *noun* falschnegativer Test *m*, falschnegative Reaktion *f* **II** *adj.* falschnegativ
false-positive I *noun* falschpositiver Test *m*, falschpositive Reaktion *f* **II** *adj.* falschpositiv
fam|i|ly ['fæməlɪ] **I** *noun* (*a. biolog.*) Familie *f* **II** *adj.* Familien-
DP family DP-Familie *f*
DQ family DQ-Familie *f*
DR family DR-Familie *f*
immunoglobulin supergene family Immunoglobulinsupergen-Familie *f*
Fanconi [fæn'kəʊnɪ]: **Fanconi's anemia** Fanconi-Anämie *f*, Fanconi-Syndrom *nt*, konstitutionelle infantile Panmyelopathie *f*
Fanconi's disease s.u. *Fanconi's* anemia
Fanconi's pancytopenia s.u. *Fanconi's* anemia
Fanconi's syndrome s.u. *Fanconi's* anemia
FAR *abk.* s.u. fluorescent antibody *reaction*
far|ne|sol ['fɑːrnəsɔl] *noun* Farnesol *nt*
far|no|quin|one [ˌfɑːrnəʊ'kwɪnəʊn] *noun* Menachinon *nt*, Vitamin K_2 *nt*
fas|ci|clin II ['fæsɪklɪn] *noun* Fasciclin II *nt*
FAT *abk.* s.u. **1.** fluorescent antibody *technique* **2.** fluorescent antibody *test*
fat [fæt] **I** *noun* **1.** Fett *nt*, Lipid *nt* **2.** Fettgewebe *nt* **II** *adj.* fett, fettig, fetthaltig
brown fat braunes Fettgewebe *nt*
fetal fat braunes Fettgewebe *nt*
neutral fat Neutralfett *nt*
polyunsaturated fat Lipid *nt* mit mehrfach ungesättigten Fettsäuren
saturated fat Fett *nt* aus gesättigten Fettsäuren
structural fat Strukturfett *nt*, Baufett *nt*
unsaturated fat Fett *nt* mit ungesättigten Fettsäuren
white fat weißes Fett *nt*, weißes Fettgewebe *nt*
fa|tal ['feɪtl] **I** *noun* tödlicher Unfall *m* **II** *adj.* **1.** tödlich, mit tödlichem Ausgang, fatal, letal **2.** fatal, unheilvoll, verhängnisvoll (*to* für) **3.** unvermeidlich
F_1-ATPase *noun* Kopplungsfaktor F_1 *m*, F_1-ATPase *f*
fat|ty ['fætɪ] *adj.* **1.** fett, fettig, fetthaltig, adipös, Fett- **2.** fett, fettleibig, adipös, Fett-
FB *abk.* s.u. **1.** *factor* B **2.** foreign *body*
Fb *abk.* s.u. fibroblast
FBC *abk.* s.u. full blood *count*
FBS *abk.* s.u. feedback *system*
Fc *abk.* s.u. Fc *fragment*
FCC *abk.* s.u. flucloxacillin
Fc-dependent *adj.* Fc-abhängig
Fc-independent *adj.* Fc-unabhängig
FD *abk.* s.u. **1.** fatal *dose* **2.** focal *distance*
Fd *abk.* s.u. **1.** Fd *fragment* **2.** ferredoxin
FDP *abk.* s.u. **1.** fibrin degradation *products* **2.** fibrinogen degradation *products* **3.** fructose-1,6-diphosphate
FDP-ALD *abk.* s.u. fructose diphosphate *aldolase*
FDPase *abk.* s.u. fructose-1,6-diphosphatase
F-duction *noun* Sexduktion *f*, F-Duktion *f*
FE *abk.* s.u. fetal *erythroblastosis*
Fe *abk.* s.u. **1.** ferrum **2.** iron
feb|ri|cide ['febrɪsaɪd] **I** *noun* fiebersenkendes Mittel *nt*, Antipyretikum *nt* **II** *adj.* fiebersenkend, antipyretisch
feb|rile ['febrɪl] *adj.* Fieber betreffend, mit Fieber, fieberhaft, febril, Fieber-
feed|back ['fiːdbæk] *noun* Rückkopplung *f*, Feedback *nt*
antibody feedback Antikörperrückkopplung *f*, Antikörperfeedback *nt*
FeLV *abk.* s.u. feline leukemia *virus*
fer|men|ta|tion [ˌfɜrmen'teɪʃn] *noun* Gärung *f*, Gärungsprozess *m*, Fermentation *f*, Fermentierung *f*
Entner-Doudoroff fermentation Entner-Doudoroff-Abbau *m*
fer|re|dox|in [ˌferə'dɑksɪn] *noun* Ferredoxin *nt*
fer|ric ['ferɪk] *adj.* dreiwertiges Eisen enthaltend, Ferri-, Eisen-III-
fer|ri|cy|a|nide [ferɪ'saɪənaɪd] *noun* Hexacyanoferrat (III) *nt*
potassium ferricyanide Kaliumferricyanid *nt*
fer|ri|hae|mo|glo|bin [ferɪ'hiːməgləʊbɪn] *noun* (*brit.*) s.u. ferrihemoglobin
fer|ri|he|mo|glo|bin [ferɪ'hiːməgləʊbɪn] *noun* Methämoglobin *nt*, Hämiglobin *nt*
fer|ri|pro|to|por|phy|rin [ferɪˌprəʊtəʊ'pɔːrfərɪn] *noun* Teichmann-Kristalle *pl*, salzsaures Hämin *nt*, Hämin *nt*, Häminkristalle *pl*, Chlorhämin *nt*, Chlorhäminkristalle *pl*, Chlorhämatin *nt*
fer|ri|tin ['ferɪtɪn] *noun* Ferritin *nt*
fer|ro|pro|tein [ferəʊ'prəʊtiːn] *noun* Ferroprotein *nt*
fer|ro|pro|to|por|phy|rin [ferəʊˌprəʊtəʊ'pɔːrfərɪn] *noun* Häm *nt*, Protohäm *nt*
fer|rous ['ferəs] *adj.* zweiwertiges Eisen enthaltend, Ferro-, Eisen-II-
fer|rox|i|dase [fer'ɑksɪdeɪz] *noun* Zöruloplasmin *nt*, Zäruloplasmin *nt*, Coeruloplasmin *nt*, Caeruloplasmin *nt*, Ferroxidase I *f*
fer|rum ['ferəm] *noun* Eisen *nt*, Ferrum *nt*
FeSV *abk.* s.u. feline sarcoma *virus*
fe|tal ['fiːtl] *adj.* Fötus *oder* Fetalperiode betreffend, fötal, fetal, Feto-, Fetus-

α-fe|to|pro|tein [fiːtəʊ'prəʊtiːn] *noun* α_1-Fetoprotein *nt*, alpha$_1$-Fetoprotein *nt*

fe|ver ['fiːvər] *noun* **1.** Fieber *nt*, Febris *f*, Pyrexie *f* **2.** fieberhafte Erkrankung *f*, Fieber *nt*

aestivoautumnal fever Falciparum-Malaria *f*, Tropenfieber *nt*, Aestivoautumnalfieber *nt*, Malaria tropica

African Coast fever East-Coast-Fieber *nt*, bovine Piroplasmose *f*, bovine Theileriose *f*

African tick fever afrikanisches Zeckenfieber *nt*

ague fever Sumpffieber *nt*, Wechselfieber *nt*, Malaria *f*

aphthous fever Maul- und Klauenseuche *f*, echte Maul- und Klauenseuche *f*, Febris aphthosa, Stomatitis epidemica, Aphthosis epizootica

autumn fever 1. japanisches Herbstfieber *nt*, (japanisches) Siebentagefieber *nt*, Nanukayami *nt*, Nanukayami-Krankheit *f* **2.** Feldfieber *nt*, Erntefieber *nt*, Schlammfieber *nt*, Sumpffieber *nt*, Erbsenpflückerkrankheit *f*, Leptospirosis grippotyphosa

black fever 1. Felsengebirgsfleckfieber *nt*, amerikanisches Zeckenbissfieber *nt*, Rocky Mountain spotted fever *nt* **2.** viszerale Leishmaniose *f*, viszerale Leishmaniase *f*, Kala-Azar *f*, Splenomegalia tropica

blackwater fever Schwarzwasserfieber *nt*, Febris biliosa et haemoglobinurica

cat-scratch fever Katzenkratzkrankheit *f*, cat scratch disease (*nt*), benigne Inokulationslymphoretikulose *f*, Miyagawanellose *f*

Central European tick-borne fever zentraleuropäische Zeckenenzephalitis *f*, Frühsommer-Enzephalitis *f*, Frühsommer-Meningo-Enzephalitis *f*, Central European encephalitis

cotton-mill fever Baumwollfieber *nt*, Baumwollpneumokoniose *f*, Baumwollstaubpneumokoniose *f*, Byssinose *f*

Ebola fever Ebolaviruskrankheit *f*, Ebola-Fieber *nt*, Ebola hämorrhagisches Fieber *nt*

Ebola hemorrhagic fever s.u. Ebola *fever*

Ebola virus fever s.u. Ebola *fever*

hay fever Heufieber *nt*, Heuschnupfen *m*

hemoglobinuric fever Schwarzwasserfieber *nt*, Febris biliosa et haemoglobinurica

hemorrhagic fever hämorrhagisches Fieber *nt*

herpetic fever Febris herpetica

marsh fever 1. Sumpffieber *nt*, Wechselfieber *nt*, Malaria *f* **2.** Feldfieber *nt*, Erntefieber *nt*, Schlammfieber *nt*, Sumpffieber *nt*, Erbsenpflückerkrankheit *f*, Leptospirosis grippotyphosa

Monday fever Baumwollfieber *nt*, Baumwollpneumokoniose *f*, Baumwollstaubpneumokoniose *f*, Byssinose *f*

nonseasonal hay fever perenniale Rhinitis *f*, perenniale allergische Rhinitis *f*

paratyphoid fever Paratyphus *m*

perennial hay fever perenniale Rhinitis *f*, perenniale allergische Rhinitis *f*

Pfeiffer's glandular fever Pfeiffer-Drüsenfieber *nt*, infektiöse Mononukleose *f*, Monozytenangina *f*, Mononucleosis infectiosa

relapsing fever Rückfallfieber *nt*, Febris recurrens

remittent fever remittierendes Fieber *nt*, Febris remittens

rheumatic fever rheumatisches Fieber *nt*, Febris rheumatica, akuter Gelenkrheumatismus *m*, Polyarthritis rheumatica acuta

scarlet fever Scharlach *m*, Scharlachfieber, Scarlatina *f*

tick fever 1. Zeckenbissfieber *nt* **2.** endemisches Rückfallfieber *nt*, Zeckenrückfallfieber *nt* **3.** Felsengebirgsfleckfieber *nt*, amerikanisches Zeckenbissfieber *nt*, Rocky Mountain spotted fever *nt*

typhoid fever Bauchtyphus *m*, Typhus *m*, Typhus *m* abdominalis, Febris typhoides

vaccinal fever Impffieber *nt*

viral hemorrhagic fever 1. hämorrhagisches Fieber *nt* **2.** Ebola-Fieber *nt*, Ebola hämorrhagisches Fieber *nt*

Whitmore's fever Whitmore-Krankheit *f*, Pseudomalleus *m*, Pseudorotz *m*, Melioidose *f*, Malleoidose *f*, Melioidosis *f*

yellow fever Gelbfieber *nt*

FFA *abk.* s.u. free fatty *acid*

FFP *abk.* s.u. fresh frozen *plasma*

FH_2 *abk.* s.u. dihydrofolic *acid*

FH_4 *abk.* s.u. tetrahydrofolic *acid*

FIA *abk.* s.u. fluoroimmunoassay

fi|ber ['faɪbər] *noun* Faser *f*, faserähnliche Struktur *f*

argentaffin fiber s.u. argentophil *fiber*

argentophil fiber Retikulumfaser *f*, Retikulinfaser *f*, Gitterfaser *f*, argyrophile Faser *f*

argyrophil fiber s.u. argentophil *fiber*

collagen fiber Kollagenfaser *f*

collagenous fiber s.u. collagen *fiber*

lattice fiber s.u. argentophil *fiber*

fi|brae|mia [faɪ'briːmɪə] *noun* (*brit.*) s.u. fibrinemia

fi|bre ['faɪbər] *noun* (*brit.*) s.u. fiber

fi|bre|mia [faɪ'briːmɪə] *noun* s.u. fibrinemia

fi|brin ['faɪbrɪn] *noun* Fibrin *nt*

fi|bri|nae|mia [ˌfaɪbrə'niːmɪə] *noun* (*brit.*) s.u. fibrinemia

fi|brin|ase ['faɪbrɪneɪz] *noun* **1.** Faktor XIII *m*, fibrinstabilisierender Faktor *m*, Laki-Lorand-Faktor *m* **2.** s.u. fibrinolysin

fi|bri|na|tion [ˌfaɪbrə'neɪʃn] *noun* Fibrinbildung *f*

fi|bri|ne|mia [ˌfaɪbrə'niːmɪə] *noun* Fibrinämie *f*

fibrino- *präf.* Fibrin-, Fibrino-

fi|bri|no|cel|lu|lar [ˌfaɪbrɪnəʊ'seljələr] *adj.* aus Fibrin und Zellen bestehend, fibrinozellulär

fi|brin|o|gen [faɪ'brɪnədʒən] *noun* Fibrinogen *nt*, Faktor I *m*

clottable fibrinogen gerinnbares Fibrinogen *nt*, gerinnungsfähiges Fibrinogen *nt*

human fibrinogen Humanfibrinogen *nt*

nonclottable fibrinogen nicht-gerinnbares Fibrinogen *nt*, Dysfibrinogen *nt*

fi|bri|no|ge|nase [ˌfaɪbrɪ'nɑdʒəneɪz] *noun* Thrombin *nt*, Faktor IIa *m*

fi|brin|o|ge|nae|mia [faɪˌbrɪnədʒə'niːmɪə] *noun* (*brit.*) s.u. fibrinogenemia

fi|brin|o|ge|ne|mia [faɪˌbrɪnədʒə'niːmɪə] *noun* Fibrinogenämie *f*, Hyperfibrinogenämie *f*

fi|bri|no|gen|e|sis [ˌfaɪbrɪnə'dʒenəsɪs] *noun* Fibrinbildung *f*, Fibrinogenese *f*

fi|bri|no|gen|ic [ˌfaɪbrɪnə'dʒenɪk] *adj.* fibrinbildend, fibrinogen

fi|bri|no|ge|nol|y|sis [ˌfaɪbrɪnədʒɪ'nɑləsɪs] *noun* Fibrinogenauflösung *f*, Fibrinogenspaltung *f*, Fibrinogeninaktivierung *f*, Fibrinogenolyse *f*

fi|bri|no|gen|o|lyt|ic [faɪbrɪnəˌdʒenə'lɪtɪk] *adj.* Fibrinogenolyse betreffend, fibrinogenauflösend, fibrino-

F

genspaltend, fibrinogeninaktivierend, fibrinogenolytisch

filbrinlolgenlolpelnia [faɪbrɪnə,dʒenə'piːnɪə] *noun* Fibrinogenmangel *m*, Fibrinogenopenie *f*, Hypofibrinogenämie *f*, Fibrinopenie *f*

filbrilnoglelnous [faɪbrɪ'nɑdʒənəs] *adj.* s.u. fibrinogenic

filbrinloid ['faɪbrɪnɔɪd] I *noun* Fibrinoid *nt* II *adj.* fibrinähnlich, fibrinartig, fibrinoid

filbrinlolkilnase [faɪ,brɪnə'kaɪneɪz] *noun* Fibrinokinase *f*

filbrilnollylsin [faɪbrə'nɑləsɪn] *noun* Fibrinolysin *nt*, Plasmin *nt*

streptococcal fibrinolysin Streptokinase *f*

filbrilnollylsis [faɪbrə'nɑləsɪs] *noun* Fibrinspaltung *f*, Fibrinolyse *f*

filbrinlollylsolkilnase [faɪ,brɪnə,laɪsə'kaɪneɪz] *noun* Fibrinolysokinase *f*

filbrilnollytlic [,faɪbrɪnə'lɪtɪk] *adj.* Fibrinolyse betreffend *oder* verursachend, fibrinspaltend, fibrinolytisch

filbrilnolpelnia [,faɪbrɪnə'piːnɪə] *noun* s.u. fibrinogenopenia

filbrilnolpepltide [,faɪbrɪnə'peptaɪd] *noun* Fibrinopeptid *nt*

filbrilnolplatellet [,faɪbrɪnə'pleɪtlɪt] *adj.* aus Fibrin und Thrombozyten bestehend

filbrilnolpulrullent [,faɪbrɪnə'pjʊər(j)ələnt] *adj.* fibrinös-eitrig

filbrinlous ['faɪbrɪnəs] *adj.* Fibrin betreffend *oder* enthaltend, fibrinartig, fibrinhaltig, fibrinreich, fibrinös, Fibrin-

fibro- *präf.* Faser-, Fibro-

filbrosladlelnolma [,faɪbrəʊædə'nəʊmə] *noun* Fibroadenom *nt*, Fibroadenoma *nt*, Adenofibrom *nt*, Adenoma fibrosum

fibroadenoma of breast Fibronadenom *nt* der Brust

breast fibroadenoma Fibroadenom *nt* der Brust, Fibroadenom *nt* der Brustdrüse

giant breast fibroadenoma Riesenfibroadenom *nt* der Brust, Riesenfibroadenom *nt* der Brustdrüse

intracanalicular fibroadenoma intrakanalikuläres Fibroadenom *nt* der Brust, intrakanalikulär-wachsendes Fibroadenom *nt* der Brust, Fibroadenoma intracanaliculare

pericanalicular fibroadenoma kanalikuläres Fibroadenom *nt* der Brust, kanalikulär-wachsendes Fibroadenom *nt* der Brust, Fibroadenoma pericanaliculare

filbrolanlgilolma [faɪbrəʊ,ændʒɪ'əʊmə] *noun* Fibroangiom *nt*, Fibroangioma *nt*

nasopharyngeal fibroangioma Nasenrachenfibrom *nt*, juveniles Nasenrachenfibrom *nt*, Schädelbasisfibrom *nt*, Basalfibroid *nt*, Basalfibrom *nt*

filbrolblast ['faɪbrəʊblæst] *noun* juvenile Bindegewebszelle *f*, Fibroblast *m*

filbrolblaslitic [faɪbrəʊ'blæstɪk] *adj.* fibroblastisch, Fibroblasten-

filbrolblasltolma [,faɪbrəʊblæs'təʊmə] *noun* **1.** s.u. fibroma **2.** s.u. fibrosarcoma

filbrolcarlcilnolma [faɪbrəʊ,kɑːrsɪ'nəʊmə] *noun* szirrhöses Karzinom *nt*, Faserkrebs *m*, Szirrhus *m*, Skirrhus *m*, Carcinoma scirrhosum

filbrolchonldrolma [,faɪbrəʊkɑn'drəʊmə] *noun* Fibrochondrom *nt*

filbrolellasltolma [,faɪbrəʊɪlæs'təʊmə] *noun* Fibroelastom *nt*

filbrolenlchonldrolma [faɪbrəʊ,enkɑn'drəʊmə] *noun* Fibroenchondrom *nt*

filbrolepliltheliilolma [,faɪbrəʊepɪ,θɪlɪ'əʊmə] *noun* Fibroepitheliom *nt*, Fibroepithelioma *nt*

premalignant fibroepithelioma Pinkus-Tumor *m*, prämalignes Fibroepitheliom *nt*, fibroepithelialer Tumor *m*, fibroepithelialer Tumor *m* Pinkus, Fibroepithelioma Pinkus

filbrolglilolma [,faɪbrəglaɪ'əʊmə] *noun* Fasergliom *nt*, Fibrogliom *nt*

filbroid ['faɪbrɔɪd] I *noun* **1.** s.u. fibroleiomyoma **2.** s.u. fibroma II *adj.* aus Fasern *oder* fibrösem Bindegewebe bestehend, fibroid

filbrolkerlaltolma [,faɪbrəkerə'təʊmə] *noun* Fibrokeratom *nt*

filbrolleilolmyolma [faɪbrəʊ,laɪəmaɪ'əʊmə] *noun* Fibroleiomyom *nt*, Leiomyofibrom *nt*

filbrollilpolma [,faɪbrəʊlɪ'pəʊmə] *noun* Fibrolipom *nt*, Lipoma fibrosum

filbrolma [faɪ'brəʊmə] *noun* Bindegewebsgeschwulst *f*, Fibrom *nt*, Fibroma *nt*

ameloblastic fibroma Ameloblastofibrom *nt*

cementifying fibroma Zementfibrom *nt*, Zementblastom *nt*, Zementoblastom *nt*

central fibroma of bone s.u. desmoplastic *fibroma*

chondromyxoid fibroma Chondrofibrom *nt*, chondromyxoides Fibrom *nt*

cystic fibroma zystisches Fibrom *nt*, Fibroma cysticum

desmoplastic fibroma desmoplastisches Fibrom *nt*

hard fibroma hartes Fibrom *nt*, Fibroma durum

intracanalicular fibroma s.u. intracanalicular *fibroadenoma*

irritation fibroma Irritationsfibrom *nt*, Lappenfibrom *nt*

juvenile nasopharyngeal fibroma Nasenrachenfibrom *nt*, juveniles Nasenrachenfibrom *nt*, Schädelbasisfibrom *nt*, Basalfibroid *nt*, Basalfibrom *nt*

lobular fibroma s.u. irritation *fibroma*

non-ossifying fibroma of bone nicht-osteogenes Knochenfibrom *nt*, nicht-ossifizierendes Knochenfibrom *nt*, xanthomatöser/fibröser Riesenzelltumor *m* des Knochens, Xanthogranuloma *nt* des Knochens

nonosteogenic fibroma nicht-ossifizierendes Fibrom *nt*, fibröser Kortikalisdefekt *m*, fibröser metaphysärer Defekt *m*, benignes fibröses Histiozytom *nt* des Knochens

ossifying fibroma (of bone) ossifizierendes Fibrom *nt*, osteofibröse Dysplasie *f*

osteogenic fibroma Osteoblastom *nt*

ovarian fibroma Eierstockfibrom *nt*, Ovarialfibrom *nt*

peripheral fibroma peripheres verknöcherndes Fibrom *nt*

pleural fibroma Pleurafibrom *nt*

telangiectatic fibroma **1.** teleangiektatisches Fibrom *nt*, Fibroma cavernosum , Fibroma teleangiectaticum, Fibrohämangiom *nt* **2.** Angiofibrom *nt*

filbrolmaltolsis [faɪ,brəʊmə'təʊsɪs] *noun* Fibromatose *f*, Fibromatosis *f*

nasopharyngeal fibromatosis nasopharyngeales Fibrom *nt*

filbrolmaltous [faɪ'brəʊmətəs] *adj.* Fibrom betreffend, fibromartig, fibromatös

fi|bro|my|o|ma [ˌfaɪbrəʊmaɪ'əʊmə] *noun* Fibromyom *nt*
fi|bro|myx|o|ma [ˌfaɪbrəʊmɪk'səʊmə] *noun* Fibromyxom *nt*
fi|bro|myx|o|sar|co|ma [faɪbrəʊˌmɪksəsɑːr'kəʊmə] *noun* Fibromyxosarkom *nt*, Fibromyxosarcoma *nt*
fi|bro|nec|tin [faɪbrəʊ'nektɪn] *noun* Fibronektin *nt*, Fibronectin *nt*
fi|bro|neu|ro|ma [ˌfaɪbrəʊnjʊə'rəʊmə] *noun* Neurofibrom *nt*, Fibroneurom *nt*
fibro-osteoma *noun* verknöcherndes Fibrom *nt*, ossifizierendes Fibrom *nt*, Fibroosteom *nt*
fi|bro|pap|il|lo|ma [faɪbrəʊˌpæpə'ləʊmə] *noun* fibroepitheliales Papillom *nt*, Fibropapillom *nt*
fi|bro|sar|co|ma [ˌfaɪbrəʊsɑːr'kəʊmə] *noun* Fibrosarkom *nt*, Fibrosarcoma *nt*
central fibrosarcoma zentrales Fibrosarkom *nt*
endosteal fibrosarcoma endostales Fibrosarkom *nt*
medullary fibrosarcoma medulläres Fibrosarkom *nt*
spindle cell fibrosarcoma spindelzelliges Fibrosarkom *nt*, Fibrospindelzellsarkom *nt*
fi|bro|xan|tho|ma [ˌfaɪbrəʊzæn'θəʊmə] *noun* Fibroxanthom *nt*, Fibroxanthoma *nt*
fibroxanthoma of bone nicht-ossifizierendes Fibrom *nt*, fibröser Kortikalisdefekt *m*, fibröser metaphysärer Defekt *m*, benignes fibröses Histiozytom *nt* des Knochens
atypical fibroxanthoma atypisches Fibroxanthom *nt*, paradoxes Fibrosarkom *nt*, pseudosarkomatöses Xanthofibrom *nt*
field [fiːld] *noun* Feld *nt*, Gebiet *nt*, Bezirk *m*, Bereich *m*
magnetic field magnetisches Feld *nt*, Magnetfeld *nt*
magnetizing field s.u. magnetic *field*
mantle field Mantelfeld *nt*
total nodal field Bestrahlung *f* aller Lymphknotengruppen, total nodal irradiation *nt*
FIGLU *abk.* s.u. formiminoglutamic *acid*
Fi|lar|ia [fɪ'leərɪə] *noun* Filaria *f*
Filaria bancrofti Bancroft-Filarie *f*, Wuchereria bancrofti
Filaria diurna 1. s.u. *Filaria* loa 2. Microfilaria diurna
Filaria dracunculus Medinawurm *m*, Guineawurm *m*, Dracunculus medinensis, Filaria medinensis
Filaria immitis Herzwurm *m*, Dirofilaria immitis
Filaria loa Wanderfilarie *f*, Taglarvenfilarie *f*, Augenwurm *m*, Loa loa
Filaria medinensis s.u. *Filaria* dracunculus
Filaria nocturna s.u. *Filaria* bancrofti
Filaria sanguinis-hominis s.u. *Filaria* bancrofti
Filaria volvulus Knäuelfilarie *f*, Onchocerca volvulus
fi|lar|ia [fɪ'leərɪə] *noun, plural* **fi|lar|i|ae** [fɪ'leərɪˌiː] Filarie *f*, Filaria *f*
Bancroft's filaria s.u. *Filaria* bancrofti
Brug's filaria Malayenfilarie *f*, Brugia malayi, Wuchereria malayi
fi|lar|i|al [fɪ'leərɪəl] *adj.* Filarie(n) betreffend, Filarien-
fil|a|ri|a|sis [ˌfɪlə'raɪəsɪs] *noun* Filarieninfektion *f*, Filariose *f*, Filariasis *f*
Bancroft's filariasis Wuchereria *f* bancrofti-Filariose, Wuchereriasis bancrofti, Filariasis bancrofti, Bancroftose
bancroftian filariasis s.u. Bancroft's *filariasis*
Brug's filariasis Brugia malayi-Filariose *f*, Brugiose *f*, Filariasis malayi
Filatov [fɪ'lætɔf]: **Filatov's disease** Pfeiffer-Drüsenfieber *nt*, infektiöse Mononukleose *f*, Monozytenangina *f*, Mononucleosis infectiosa
fil|i|al ['fɪlɪəl] *adj.* Filial-
film [fɪlm] I *noun* 1. Film *m*, Membran *f*, Membrane *f* 2. Film *m*, Überzug *m*, (dünne) Schicht *f*, Häutchen *nt*, Belag *m* 3. Film *m*; Bild *nt*, Aufnahme *f* II *vt* überziehen (*with* mit); ein Häutchen bilden
chest film Thoraxaufnahme *f*, Thoraxröntgenaufnahme *f*
roentgenographic film 1. Röntgenfilm *m* 2. Röntgenaufnahme *f*, Röntgenbild *nt*
two-layer film Doppelschicht *f*, Doppelfilm *m*
x-ray film 1. Röntgenfilm *m* 2. Röntgenaufnahme *f*, Röntgenbild *nt*
fil|ter ['fɪltər] I *noun* Filter *m/nt* II *vt* filtern, filtrieren
bacterial filter Bakterienfilter *m*
fil|tra|ble ['fɪltrəbl] *adj.* filtrierbar
fil|trate ['fɪltreɪt] I *noun* Filtrat *nt* II *vt* filtern, abfiltern, filtrieren
culture filtrate Kulturfiltrat *nt*
fil|tra|tion [fɪl'treɪʃn] *noun* Filtration *f*, Filtrierung *f*, Filtrieren *nt*
gel filtration Gelfiltration *f*, Molekularsiebfiltration *f*, molekulare Ausschlusschromatographie/Ausschlusschromatografie *f*
find|ing ['faɪndɪŋ] *noun* (*a.* **findings** *plural*) Befund *m*; Beobachtung *f*
clinical finding klinischer Befund *m*
pathological finding pathologischer Befund *m*, pathologisch-anatomischer Befund *m*
fis|sion ['fɪʃn] I *noun* 1. Spaltung *f*, Spalten *nt* 2. Teilung *f*, Zellteilung *f* 3. Kernspaltung *f* II *vt* spalten III *vi* sich spalten
cellular fission Zellteilung *f*, Zellspaltung *f*
fis|tu|la ['fɪstʃələ] *noun, plural* **fis|tu|las, fis|tu|lae** ['fɪstʃəliː] 1. (*pathol.*) Fistel *f*, Fistula *f* 2. (*chirurg.*) Fistel *f*; Shunt *m*
abscess fistula Abszessfistel *f*
small-intestinal fistula Dünndarmfistel *f*
FITC *abk.* s.u. fluorescein *isothiocyanate*
fix|a|tion [fɪk'seɪʃn] *noun* Fixierung *f*, Fixieren *nt*
complement fixation Komplementbindung *f*
fl. *abk.* s.u. fluid
fla|gel|lar [flə'dʒelər] *adj.* Geißel/Flagellum betreffend, Geißel-
flag|el|late [*n, adj.* 'flædʒəlɪt; *v* 'flædʒəleɪt] I *noun* Geißeltierchen *nt*, Flagellat *m*, Flagellatum *nt* II *adj.* Flagellat betreffend, geißeltragend, begeißelt, mit Geißeln besetzt, Geißel-
blood flagellates Blutflagellaten *pl*
fla|gel|lum [flə'dʒeləm] *noun, plural* **fla|gel|lums, fla|gel|la** [flə'dʒelə] Geißel *f*, Flimmer *m*, Flagelle *f*, Flagellum *nt*
bacterial flagellum Bakteriengeißel *f*
flap [flæp] *noun* Lappen *m*, Hautlappen *m*, Gewebelappen *m*
composite flap zusammengesetzter/kombinierter Lappen *m*, zusammengesetzter/kombinierter Hautlappen *m*
compound flap s.u. composite *flap*
cross flap Cross-over-Plastik *f*
cross-leg flap Cross-leg-Plastik *f*
crossover flap Crossover-Plastik *f*

split-thickness flap Spalthautlappen *m*, Spalthauttransplantat *nt*
flask [flæsk] *noun* Flasche *f*, Kolben *m*, Gefäß *nt*
culture flask Kulturgefäß *nt*
fla|vin ['fleɪvɪn] *noun* Flavin *nt*
flavin-containing *adj.* flavinhaltig, flavinenthaltend
fla|vo|dox|in [fleɪəʊ'dɑksɪn] *noun* Flavodoxin *nt*
fla|vo|en|zyme [fleɪəʊ'enzaɪm] *noun* Flavoenzym *nt*
fla|vone ['fleɪvəʊn] *noun* Flavon *nt*
fla|vo|noid ['fleɪvənɔɪd] *noun* Flavonoid *nt*
fld. *abk.* s.u. fluid
flea [fliː] *noun* Floh *m*
common flea Menschenfloh *m*, Pulex irritans
human flea Menschenfloh *m*, Pulex irritans
Fletscher ['fletʃər]: **Fletscher's factor** Präkallikrein *nt*, Fletscher-Faktor *m*
floc|cu|late ['flɑkjəleɪt] *vt, vi* ausflocken
flo|ra ['fləʊrə] *noun, plural* **flo|ras, flo|rae** ['fləʊriː] **1.** Flora *f*, Pflanzenwelt *f* **2.** Flora *f*, Bakterienflora *f*
resident flora Residentflora *f*
flow [fləʊ] **I** *noun* **1.** Fließen *nt*, Rinnen *nt*, Strömen *nt* **2.** Fluss *m*, Strom *m*; (*Physik*) Flow *m*; Abfluss *m*, Zufluss *m* **3.** Monatsblutung *f*, Periode *f*, Regel *f*, Menses *pl*, Menstruation *f* **4.** Strom *m*, Stromfluss *m* **II** *vi* fließen, rinnen, strömen (*from* aus); zirkulieren
blood flow Blutfluss *m*, Durchblutung *f*, Perfusion *f*
gene flow Genfluss *m*, Gen-flow *m*
ion flow Ionenstrom *m*, Ionenfluss *m*
flox|ur|i|dine [flɑks'jʊərədiːn] *noun* s.u. 5-fluorodeoxyuridine
flu *abk.* s.u. influenza
flu|clox|a|cil|lin [ˌfluːklɑksə'sɪlɪn] *noun* Flucloxacillin *nt*
flu|cy|to|sine [fluː'saɪtəsiːn] *noun* Flucytosin *nt*
flu|dro|cor|ti|sone [fluːdrə'kɔːrtɪzəʊn] *noun* Fludrocortison *nt*
flu|id ['fluːɪd] **I** *noun* Flüssigkeit *f*; nicht-festes Mittel *nt*, Fluid *nt* **II** *adj.* flüssig, fließend; fluid
body fluid Körperflüssigkeit *f*
cerebrospinal fluid Hirnflüssigkeit *f*, Gehirn- und Rückenmarksflüssigkeit *f*, Liquor *m*, Liquor cerebrospinalis
culture fluid Kulturflüssigkeit *f*
extracellular fluid Extrazellularflüssigkeit *f*
interstitial fluid interstitielle Flüssigkeit *f*
intracellular fluid intrazelluläre Flüssigkeit *f*, Intrazellularflüssigkeit *f*
tissue fluid Gewebsflüssigkeit *f*, interstitielle Flüssigkeit *f*
transcellular fluid transzelluläre Flüssigkeit *f*
flu|id|ize ['fluːɪdaɪz] *vt* verflüssigen; fluidisieren
fluke [fluːk] *noun* Saugwurm *m*, Egel *m*, Trematode *f*
blood fluke Pärchenegel *m*, Schistosoma *nt*, Bilharzia *f*
lancet fluke kleiner Leberegel *m*, Lanzettegel *m*, Dicrocoelium lanceolatum, Dicrocoelium dendriticum
flu|meth|a|sone [fluː'meθəsəʊn] *noun* Flumetason *nt*
flu|nis|o|lide [fluː'nɪsəʊlaɪd] *noun* Flunisolid *nt*
flu|or ['fluːɔːr] *noun* Ausfluss *m*, Fluor *m*
flu|o|resce [flʊə'res] *vi* fluoreszieren
flu|o|res|ce|in [flʊə'resɪɪn] *noun* Fluorescein *nt*, Fluoreszein *nt*, Resorcinphthalein *nt*
flu|o|res|cence [flʊə'resəns] *noun* Fluoreszenz *f*
flu|o|res|cent [flʊə'resənt] *adj.* fluoreszierend
flu|o|res|cin [flʊə'resɪn] *noun* Fluorescin *nt*, Fluoreszin *nt*
flu|o|ride ['flʊəraɪd] *noun* Fluorid *nt*
calcium fluoride Kalziumfluorid *nt*
flu|o|rine ['flʊərɪn] *noun* Fluor *nt*
flu|o|ro|chrome ['flʊərəʊkrəʊm] *noun* fluoreszierender Farbstoff *m*, fluoreszierendes Färbemittel *nt*, Fluorochrom *nt*
flu|o|ro|cit|rate [flʊərəʊ'sɪtreɪt] *noun* Fluorzitrat *nt*, Fluorcitrat *nt*
flu|o|ro|cyte ['flʊərəʊsaɪt] *noun* Fluorozyt *m*, Fluoreszyt *m*
5-flu|o|ro|de|ox|y|u|ri|dine [ˌflʊərəʊdɪˌɑksɪ'jʊərədiːn] *noun* (5-)Fluorodesoxyuridin *nt*
flu|o|rog|ra|phy [flʊə'rɑgrəfɪ] *noun* Röntgendurchleuchtung *f*, Schirmbildverfahren *nt*
flu|o|ro|im|mu|no|as|say ['flʊərəʊˌɪmjənəʊˌæseɪ] *noun* Fluoreszenzimmunoassay *m*
flu|o|ro|met|ric [flʊərəʊ'metrɪk] *adj.* Fluorometer *oder* Fluorometrie betreffend, fluorometrisch
flu|o|rom|e|try [flʊə'rɑmətrɪ] *noun* Fluorimetrie *f*, Fluorometrie *f*, Fluoreszenzphotometrie *f*, Fluoreszenzfotometrie *f*
flu|o|ro|neph|e|lom|e|ter [ˌflʊərəˌnefɪ'lɑmɪtər] *noun* Fluoronephelometer *nt*
flu|o|ro|pho|tom|e|try [ˌflʊərəfəʊ'tɑmətrɪ] *noun* Fluorophotometrie *f*, Fluorofotometrie *f*
flu|o|ro|roent|ge|nog|ra|phy [flʊərəʊˌrentgə'nɑgrəfɪ] *noun* Röntgendurchleuchtung *f*, Schirmbildverfahren *nt*
flu|o|ro|scope ['flʊərəʊskəʊp] *noun* Fluoroskop *nt*
flu|o|ro|scop|i|cal [ˌflʊərəʊ'skɑpɪkl] *adj.* Fluoroskopie betreffend, fluoroskopisch
flu|o|ros|co|py [flʊə'rɑskəpɪ] *noun* Durchleuchtung *f*, Röntgendurchleuchtung *f*, Fluoroskopie *f*
x-ray fluoroscopy Röntgendurchleuchtung *f*, Durchleuchtung *f*, Fluoroskopie *f*
5-flu|o|ro|u|ra|cil [ˌflʊərə'jʊərəsɪl] *noun* 5-Fluorouracil *nt*
flush [flʌʃ] **I** *noun* Wallung *f*, Hitze *f*, Flush *m*, Flushing *nt* **II** *vt* erröten lassen **III** *vi* s.u. flush up
flush out *vt* spülen, ausspülen, waschen, auswaschen
flush up *vi* erröten, rot werden
carcinoid flush Karzinoidflush *m*
histamine flush Histaminflush *m*
flu|ta|mide ['fluːtəmaɪd] *noun* Flutamid *nt*
FLV *abk.* s.u. feline leukemia *virus*
FM *abk.* s.u. **1.** fibrin *monomer* **2.** flavin *mononucleotide*
FMH *abk.* s.u. **1.** fat-mobilizing *hormone* **2.** flavin *mononucleotide*
FMNH$_2$ *abk.* s.u. flavin *mononucleotide*
FN *abk.* s.u. fibronectin
fn *abk.* s.u. fibronectin
Fneg *abk.* s.u. false-negative
fo|cus|ing ['fəʊkəsɪŋ] *noun* Fokussierung *f*
isoelectric focusing Elektrofokussierung *f*, isoelektrische Fokussierung *f*
fo|li|nate ['fəʊlɪneɪt] *noun* Folinat *nt*
calcium folinate Kalziumfolinat *nt*
fol|li|cle ['fɑlɪkl] *noun* bläschenförmiges Gebilde *nt*, Follikel *m*, Folliculus *m*
aggregated follicles Peyer-Plaques *pl*, Folliculi lymphatici aggregati
aggregated follicles of vermiform appendix Peyer-Plaques *pl* der Appendix vermiformis, Folliculi lymphatici aggregati appendicis vermiformis
aggregated lymphatic follicles Peyer-Plaques *pl*, Folliculi lymphatici aggregati

lymph follicle Lymphfollikel *m*, Lymphknötchen *nt*, Folliculus lymphaticus, Nodulus lymphaticus, Lymphonodulus *m*
lymphatic follicle s.u. lymph *follicle*
lymphatic follicle of tongue Zungenbalg *m*, Folliculus lingualis
lymphatic follicles of stomach Folliculi lymphatici gastrici
lymphoid follicle s.u. lymph *follicle*
mucosal lymph follicle Lymphfollikel *m* der Schleimhaut
primary follicles 1. (*Ovar*) Primärfollikel *pl*, Folliculi ovarici primarii **2.** (*Lymphknoten*) Primärfollikel *pl*
primary lymph follicle Primärfollikel *m*
secondary follicle 1. (*Ovar*) Sekundärfollikel *m*, wachsender Follikel *m* **2.** (*Lymphknoten*) Sekundärfollikel *m*
secondary lymph follicle Sekundärfollikel *m*
follicles of thyroid gland Schilddrüsenfollikel *pl*, Speicherfollikel *pl*, Folliculi gl. thyroideae
follliclullar [fə'lɪkjələr] *adj.* Follikel betreffend, von einem Follikel abstammend *oder* ausgehend, aus Follikeln bestehend, follikelähnlich, follikular, follikulär, Follikel-
follliclullolma [fəˌlɪkjə'ləʊmə] *noun* Granulosatumor *m*, Granulosazelltumor *m*, Folliculoma *nt*, Carcinoma granulosocellulare
force [fəʊərs] *noun* Kraft *f*, Stärke *f*
attractive force Anziehungskraft *f*
covalent force kovalente Kraft *f*
electrostatic force elektrostatische Kraft *f*
hemodynamic shearing force hämodynamische Scherkraft *f*
non-covalent force nichtkovalente Kraft *f*
proton-motive force protonentreibende Kraft *m*
repulsive force Abstoßungskraft *f*
van der Waals forces van der Waals-Anziehungskräfte *pl*
forlceps ['fɔːrsəps] *noun, plural* **forlceps, forlcilpes** [fɔːrsə'piːz] (*a.* **a pair of forceps**) Zange *f*, Klemme *f*; Pinzette *f*, Forzeps *m*, Forceps *m*
biopsy forceps Biopsiezange *f*, Probeexzisionszange *f*, PE-Zange *f*
biopsy specimen forceps s.u. biopsy *forceps*
fork [fɔːrk] Gabel *f*, Gabelung *f*, Abzweigung *f*
transcription fork Transkriptionsgabel *f*
form [fɔːrm] *noun* **1.** Form *f*, Gestalt *f* **2.** (*mathemat.*) Formel *f*; Form *f*, Konfiguration *f*
allo form Diastereomer *nt*, Diastereoisomer *nt*, Diastomer *nt*, allo-Form *f*
band form stabkerniger Granulozyt *m*, (*inform.*) Stabkerniger *m*
D form D-Form *f*
enol form Enolform *f*
hemin form Häminform *f*
I form I-Form *f*
juvenile form jugendlicher Granulozyt *m*, Metamyelozyt *m*; (*inform.*) Jugendlicher *m*
keto form Ketoform *f*
lactam form Lactamform *f*
minimum free-energy form Form/Konformation *f* mit minimaler freier Energie
native form native Form *f*
sickle forms (*Malaria*) Sichelkeime *pl*
transmembrane form Transmembranform *f*
wall-defective microbial form L-Form *f*, L-Phase *f*, L-Organismus *m*
young form jugendlicher Granulozyt *m*, Metamyelozyt *m*; (*inform.*) Jugendlicher *m*
formlalldelhyde [fɔːr'mældəˌhaɪd] *noun* Formaldehyd *m*, Ameisensäurealdehyd *m*, Methanal *nt*
forlmallin ['fɔːrməlɪn] *noun* Formalin *nt*
forlmaltion [fɔːr'meɪʃn] *noun* **1.** Bildung *f*, Gebilde *nt*, Formation *f* **2.** Formung *f*, Gestaltung *f*; Bildung *f*, Entwicklung *f*, Entstehung *f*, Formation *f*
abscess formation Abszessbildung *f*, Abszessformation *f*, Abszedierung *f*
blood formation Blutbildung *f*, Hämatopoese *f*, Hämatopoiese *f*, Hämopoese *f*, Hämopoiese *f*
granuloma formation Granulombildung *f*
rouleaux formation Geldrollenbildung *f*, Geldrollenagglutination *f*, Rouleau-Bildung *f*, Pseudoagglutination *f*
forlmimlilno [fɔːr'mɪmɪnəʊ] *noun* Formimino-(Gruppe *f*)
forlmimlilnolglultalmate [fɔːrˌmɪmɪnəʊ'gluːtəmeɪt] *noun* Formiminoglutamat *nt*
forlmimlilnoltranslferlase [fɔːrˌmɪmɪnəʊ'trænsfəreɪz] *noun* Glutamatformiminotransferase *f*
forlmol ['fɔːrmɔl] *noun* wässrige Formaldehydlösung *f*, Formol *nt*
forlmulla ['fɔːrmjələ] *noun, plural* **forlmullas, forlmullae** ['fɔːrmjəliː] **1.** Formel *f* **2.** (*pharmakol.*) Rezeptur *f*
antigenic formula Antigenformel *f*
Arneth's formula Arneth-Leukozytenschema *nt*
chemical formula chemische Formel *f*
conformational formula Konformationsformel *f*
constitutional formula Strukturformel *f*
Fischer's projection formulas Fischer-Projektionsformeln *pl*
molecular formula Summenformel *f*
structural formula Strukturformel *f*
forlmyl ['fɔːrmɪl] *noun* Formyl-(Radikal *nt*)
forlmyllase ['fɔːrmɪleɪz] *noun* Arylformamidase *f*, Formylkynureninhydrolase *f*
forlmyllate ['fɔːrmɪleɪt] *vt* formylieren
forlmyllkylnurlelnine [ˌfɔːrmɪlkaɪ'nʊərəniːn] *noun* Formylkynurenin *nt*
forlmylltranslferlase [fɔːrmɪl'trænsfəreɪz] *noun* Formyltransferase *f*
Forssman ['fɔːrsmən]: **Forssman antibody** Forssman-Antikörper *m*, F-Antikörper *m*
Forssman antigen Forssman antigen *nt*, F-Antigen *nt*
Forssman antigen-antibody reaction s.u. *Forssman* reaction
Forssman reaction Forssman-Antikörper-Reaktion *f*
Foshay ['fɔːʃeɪ]: **Foshay test** Foshay-Reaktion *f*
FP *abk.* s.u. freezing *point*
fp *abk.* s.u. freezing *point*
f.p. *abk.* s.u. freezing *point*
F1P *abk.* s.u. fructose-1-phosphate
F-1-P *abk.* s.u. fructose-1-phosphate
F1P-ALD *abk.* s.u. fructose-1-phosphate *aldolase*
F1,6-P *abk.* s.u. fructose-1,6-diphosphate
F6P *abk.* s.u. fructose-6-phosphate
F-6-P *abk.* s.u. fructose-6-phosphate
Fpos *abk.* s.u. false-positive
Fr *abk.* s.u. frequency

F

fraction ['frækʃn] *noun* 1. (*mathemat.*) Bruch *m* 2. (*Chemie*) Fraktion *f*
protein fraction Proteinfraktion *f*, Eiweißfraktion *f*
fractional ['frækʃənəl] *adj.* fraktioniert
fractionate ['frækʃneɪt] *vt* fraktionieren, auftrennen
fractionation [ˌfrækʃə'neɪʃn] *noun* Fraktionierung *f*, Fraktionieren *nt*
fragility [frə'dʒɪlətɪ] *noun* Zerbrechlichkeit *f*, Brüchigkeit *f*, Sprödigkeit *f*, Fragilität *f*
fragility of blood Erythrozytenresistenz *f*
capillary fragility Kapillarfragilität *f*
erythrocyte fragility Erythrozytenresistenz *f*
mechanical erythrocyte fragility mechanische Erythrozytenresistenz *f*
osmotic erythrocyte fragility osmotische Erythrozytenresistenz *f*
fragilocyte [frə'dʒɪləsaɪt] *noun* Fragilozyt *m*
fragilocytosis [frəˌdʒɪləsaɪ'təʊsɪs] *noun* Fragilozytose *f*
fragment ['frægmənt] I *noun* Fragment *nt*, Bruchstück *nt*, Bruchteil *m* II *vi* brechen, zerbrechen, in Stücke brechen
antigen binding fragment antigenbindendes Fragment *nt*, Fab *nt*, Fab-Fragment *nt*
crystallizable fragment kristallisierbares Fragment *nt*, Fc-Fragment *nt*
Fab fragment antigenbindendes Fragment *nt*, Fab-Fragment *nt*
$F(ab')_2$ fragment $F(ab')_2$-Fragment *nt*
Fc fragment kristallisierbares Fragment *nt*, Fc-Fragment *nt*
Fd fragment Fd-Fragment *nt*
Okazaki fragments Okazaki-Fragmente *pl*, Okazaki-Stückchen *pl*
opsonic fragments opsonische Fragmente
restriction fragment Restriktionsfragment *nt*
fragmentation [ˌfrægmən'teɪʃn] *noun* Fragmentation *f*, Fragmentierung *f*
frame [freɪm] *noun* Rahmen *m*, Gestell *nt*, Gerüst *nt*, Skelett *nt*
framework ['freɪmwɜrk] *noun* Grundgerüst *nt*, Gerüst *nt*, Stützwerk *nt*; Gerippe *nt*, Framework *nt*
freckle ['frekl] I *noun* 1. Sommersprosse *f*, Ephelide *f* 2. Fleck *m*, Hautfleck *m*, Fleckchen *nt* II *vt* tüpfeln, sprenkeln
melanotic freckle prämaligne Melanose *f*, melanotische Präkanzerose *f*, Dubreuilh-Krankheit *f*, Dubreuilh-Erkrankung *f*, Dubreuilh-Hutchinson-Krankheit *f*, Dubreuilh-Hutchinson-Erkrankung *f*, Lentigo maligna, Melanosis circumscripta praeblastomatosa/praecancerosa Dubreuilh
melanotic freckle of Hutchinson prämaligne Melanose *f*, melanotische Präkanzerose *f*, Dubreuilh-Krankheit *f*, Dubreuilh-Erkrankung *f*, Dubreuilh-Hutchinson-Krankheit *f*, Dubreuilh-Hutchinson-Erkrankung *f*, Lentigo maligna, Melanosis circumscripta praeblastomatosa/praecancerosa Dubreuilh
freezing ['fri:zɪŋ] I *noun* 1. Einfrieren *nt* 2. Vereisung *f* 3. Erstarrung *f* 4. Erfrierung *f*, Kongelation *f*, Congelatio *f* 5. Gefrieren *nt*, Gerinnen *nt*, Erstarren *nt* II *adj.* eiskalt; Gefrier-, Kälte-
quick freezing Tiefkühlverfahren *nt*, Gefrierverfahren *nt*
Frei [fraɪ]: **Frei's antigen** Frei-Antigen *nt*
Frei's reaction S.U. *Frei's* skin reaction
Frei's skin reaction Frei-Hauttest *m*, Frei-Intrakutantest *m*
Frei's skin test S.U. *Frei's* skin reaction
Frei's test S.U. *Frei's* skin reaction
Frei-Hoffman [fraɪ 'hɑfmən]: **Frei-Hoffman reaction** S.U. *Frei's* skin reaction
Frenkel ['freŋkl]: **Frenkel's intracutaneous test** Frenkel-Intrakutantest *m*
frequency ['fri:kwənsɪ] *noun* Frequenz *f*, Häufigkeit *f*
gene frequency Genhäufigkeit *f*, Genfrequenz *f*
Freund [frɔɪnd; frɔʏnt]: **Freund adjuvant** Freund-Adjuvans *nt*
Freund complete adjuvant komplettes Freund-Adjuvans *nt*
FRF *abk.* S.U. follicle stimulating hormone releasing *factor*
Friderichsen-Waterhouse [ˌfrɪdə'rɪksən 'wɔ:tərhaʊs]: **Friderichsen-Waterhouse syndrome** Waterhouse-Friderichsen-Syndrom *nt*
Friedländer ['fri:dlendər]: **Friedländer's bacillus** Friedländer-Bakterium *nt*, Friedländer-Bacillus *m*, Bacterium pneumoniae Friedländer, Klebsiella pneumoniae
Friedländer's bacillus pneumonia S.U. *Friedländer's* pneumonia
Friedländer's pneumobacillus S.U. *Friedländer's* bacillus
Friedländer's pneumonia Friedländer-Pneumonie *f*, Klebsiellenpneumonie *f*
FRS *abk.* S.U. ferredoxin-reducing *substance*
Fru *abk.* S.U. fructose
fru *abk.* S.U. fructose
fruc *abk.* S.U. fructose
fructan ['frʌktæn] *noun* Fruktan *nt*, Levan *nt*
fructofuranose [ˌfrʌktə'fjʊrənəʊz] *noun* Fruktofuranose *f*
β-fructofuranosidase [frʌktəˌfjʊrənəʊ'saɪdeɪz] *noun* Saccharase *f*, β-Fructofuranosidase *f*, Invertase *f*
fructokinase [frʌktə'kaɪneɪz] *noun* Fruktokinase *f*, Fructokinase *f*
fructopyranose [frʌktə'paɪrənəʊz] *noun* S.U. fructose
fructosamine [frʌktə'sæmɪn] *noun* Fructosamin *nt*
fructosan ['frʌktəsæn] *noun* Fruktosan *nt*, Fructosan *nt*, Levulan *nt*
fructose ['frʌktəʊs] *noun* Fruchtzucker *m*, Fruktose *f*, Fructose *f*, Levulose *f*
fructose-1,6-bisphosphatase *noun* S.U. fructose-1,6-diphosphatase
fructose-1,6-bisphosphate *noun* S.U. fructose-1,6-diphosphate
fructose-1,6-diphosphatase *noun* Fructose-1,6-diphosphatase *f*, Hexosediphosphatase *f*
fructose-1,6-diphosphate *noun* Fructose-1,6-diphosphat *nt*, Harden-Young-Ester *m*
fructose-1-phosphate *noun* Fructose-1-phosphat *nt*
fructose-2,6-bisphosphatase *noun* S.U. fructose-2,6-diphosphatase
fructose-2,6-bisphosphate *noun* S.U. fructose-2,6-diphosphate
fructose-2,6-diphosphatase *noun* Fructose-2,6-diphosphatase *f*
fructose-2,6-diphosphate *noun* Fructose-2,6-diphosphat *nt*
fructose-6-phosphate *noun* Fructose-6-phosphat *nt*, Neuberg-Ester *m*

fruc|to|si|dase [ˌfrʌktə'saɪdeɪz] *noun* s.u. β-fructofuranosidase

fruc|to|syl|trans|fer|ase [ˌfrʌktəsɪl'trænsfəreɪz] *noun* Fructosyltransferase *f*

FS *abk.* s.u. frozen *section*

FSF *abk.* s.u. fibrin stabilizing *factor*

FSH *abk.* s.u. follicle stimulating *hormone*

FSH-RF *abk.* s.u. follicle stimulating hormone releasing *factor*

FSH-RH *abk.* s.u. follicle stimulating hormone releasing *hormone*

FSP *abk.* s.u. fibrinolytic split *products*

FTA *abk.* s.u. fluorescent treponemal *antibody*

FTA-Abs *abk.* s.u. fluorescent treponemal antibody absorption *test*

FU *abk.* s.u. 5-fluorouracil

5-FU *abk.* s.u. 5-fluorouracil

fuch|sin ['f(j)u:ksɪn] *noun* Fuchsin *nt*

fuch|sin|o|phil [f(j)u:k'sɪnəfɪl] **I** *noun* fuchsinophile Zelle *oder* Struktur *f* **II** *adj.* fuchsinophil

fuch|sin|o|phil|ia [ˌf(j)u:ksɪnə'fɪlɪə] *noun* Fuchsinophilie *f*

fuch|sin|o|phil|ic [ˌf(j)u:ksɪnə'fɪlɪk] *adj.* fuchsinophil

FUDR *abk.* s.u. 5-fluorodeoxyuridine

FUdr *abk.* s.u. 5-fluorodeoxyuridine

5-FUdR *abk.* s.u. **1.** floxuridine **2.** 5-fluorodeoxyuridine

FUM *abk.* s.u. fumarate *hydratase*

fu|ma|rase ['fju:məreɪz] *noun* Fumarase *f*, Fumarathydratase *f*

fu|ma|rate ['fju:məreɪt] *noun* Fumarat *nt*
ferrous fumarate Ferrofumarat *nt*, Eisen-II-fumarat *nt*
iron fumarate Eisen-II-fumarat *nt*, Ferrofumarat *nt*

fu|ma|ryl|a|ce|to|ac|e|tase [ˌfju:mərɪləˌsi:təʊ'æsɪteɪz] *noun* Fumarylacetoacetase *f*

4-fu|ma|ryl|a|ce|to|ac|e|tate [ˌfju:mərɪləˌsi:təʊ'æsɪteɪt] *noun* 4-Fumarylacetoacetat *nt*, 4-Fumarylazetoazetat *nt*

func|tion ['fʌŋkʃn] *noun* Funktion *f*, Tätigkeit *f*, Wirksamkeit *f*
bodily function Körperfunktion *f*
defensive function Abwehrtätigkeit *f*, Abwehrfunktion *f*
effector function Effektorfunktion *f*
gene function Genfunktion *f*

func|tion|al ['fʌŋkʃnəl] *adj.* funktionell, Funktions-

fun|gae|mia [fʌŋ'gi:mɪə] *noun* (*brit.*) s.u. fungemia

fun|gal ['fʌŋgəl] *adj.* Pilz/Fungus betreffend, fungal, Pilz-, Fungus-

fun|ge|mia [fʌŋ'gi:mɪə] *noun* Pilzsepsis *f*, Fungämie *f*, Mykämie *f*

Fun|gi ['fʌŋdʒaɪ] *plural* Pilze *pl*, Fungi *pl*, Myzeten *pl*, Mycetes *pl*, Mycophyta *pl*, Mycota *pl*

fun|gi|cid|al [ˌfʌndʒə'saɪdl] *adj.* pilztötend, pilzabtötend, fungizid

fun|gi|cide ['fʌndʒəsaɪd] *noun* fungizides Mittel *nt*, Fungizid *nt*

fun|gi|stat ['fʌndʒəstæt] *noun* fungistatisches Mittel *nt*, Fungistatikum *nt*

fun|gi|stat|ic [fʌndʒə'stætɪk] *adj.* das Pilzwachstum hemmend, fungistatisch

fun|gi|tox|ic [fʌndʒə'tɑksɪk] *adj.* pilztoxisch, fungitoxisch

fun|gi|tox|ic|i|ty [ˌfʌndʒətɑk'sɪsətɪ] *noun* Toxizität *f* für Pilze/Fungi

F

fun|goid ['fʌŋgɔɪd] *adj.* pilzartig, schwammartig, fungoid, fungös

fun|gus ['fʌŋgəs] *noun, plural* **fun|gi** ['fʌŋdʒaɪ] **1.** s.u. Fungi **2.** (*biolog.*) Pilz *m*, Schwamm *m* **3.** (*pathol.*) pilzartige/schwammartige Geschwulst *f*, schwammartiges Gebilde *nt*
algal fungi Algenpilze *pl*, niedere Pilze *pl*, Phykomyzeten *pl*, Phykomyzetes *pl*
fission fungi Spaltpilze *pl*, Schizomyzeten *pl*, Schizomycetes *pl*
imperfect fungi unvollständige Pilze *pl*, Fungi imperfecti, Deuteromyzeten *pl*, Deuteromycetes *pl*, Deuteromycotina *pl*
thrush fungus Candida albicans
true fungi echte Pilze *pl*, Eumyzeten *pl*, Eumycetes *pl*, Eumycophyta *pl*
yeast fungus Hefepilz *m*, Sprosspilz *m*, Blastomyzet *m*
yeast-like fungus s.u. yeast *fungus*

fu|ran ['fjʊəræn] *noun* Furan *nt*, Furfuran *nt*

fu|rane ['fjʊəreɪn] *noun* s.u. furan

fu|ra|nose ['fjʊərənəʊs] *noun* Furanose *f*

fu|ro|cou|ma|rin [ˌfjʊrəʊ'kumərɪn] *noun* Furocumarin *nt*, Furanocumarin *nt*

fu|sion ['fju:ʒn] *noun* **1.** (*Physik*) Schmelzen *nt*, Verschmelzen *nt* **2.** (*biolog.*) Verschmelzung *f*, Zellverschmelzung *f*, Chromosomenverschmelzung *f*, Fusion *f*
cell fusion Zellverschmelzung *f*, Zellfusion *f*
lysosome fusion Lysosomenfusion *f*
phagolysosome fusion Phagolysosomenfusion *f*

fu|so|bac|te|ri|um [ˌfju:zəʊbæk'tɪərɪəm] *noun, plural* **fu|so|bac|te|ria** [ˌfju:zəʊbæk'tɪərɪə] Fusobakterium *nt*

fu|so|spi|ro|che|to|sis [fju:zəʊˌspaɪrəkɪ'təʊsɪs] *noun* Fusospirochätose *f*, Fusoborreliose *f*

G

G *abk.* s.u. **1.** ganglioside **2.** generation **3.** gentamicin **4.** globulin **5.** glucose **6.** glycine **7.** guanine **8.** guanosine
GA *abk.* s.u. **1.** glucuronic *acid* **2.** glyceraldehyde
GABA *abk.* s.u. **1.** γ-aminobutyric *acid* **2.** gamma-aminobutyric *acid*
GABAlerlgic [gæbə'ɜrdʒɪk] *adj.* GABAerg
GAG *abk.* s.u. glycosaminoglycan
Gal *abk.* s.u. galactose
galact(o)- *präf.* Milch-, Milchzucker-, Galakt(o)-, Lakt(o)-
gallacltolcerlelbrolside [gə,læktəʊ'serəbrəʊsaɪd] *noun* Galaktocerebrosid *nt*
gallacltolkilnase [gə,læktə'kaɪneɪz] *noun* Galaktokinase *f*, Galactokinase *f*
gallacltollipllid [gə,læktəʊ'lɪpɪd] *noun* Galaktolipid *nt*
gallacltolliplin [gə,læktəʊ'lɪpɪn] *noun* s.u. galactolipid
gallacltoslalmine [gə,læk'təʊsəmiːn] *noun* Galaktosamin *nt*, Chondrosamin *nt*
gallacltose [gə'læktəʊs] *noun* Galaktose *f*, Galactose
uridine diphosphate D-galactose Uridindiphosphat-D-Galaktose *f*, UDP-Galaktose *f*, aktive Galaktose *f*
gallacltolsidlase [gə,læktə'sɪdeɪz] *noun* Glaktosidase *f*
α-D-galactosidase A α-D-Glaktosidase A *f*, Ceramidtrihexosidase *f*
α-D-galactosidase B α-D-Galaktosidase B *f*, α-*N*-Acetylgalaktosaminidase *f*
cerebroside β-galactosidase Galaktosylceramidase *f*, Galaktocerebrosid-β-galaktosidase *f*
galactocerebroside β-galactosidase s.u. galactosylceramidase
galactosylceramide β-galactosidase s.u. galactosylceramidase
gallacltolside [gə'læktəsaɪd] *noun* Galaktosid *nt*, Galactosid *nt*
gallacltolsyllcelramlildase [gə,læktəsɪlsə'ræmɪdeɪz] *noun* Galaktosylceramidase *f*, Galaktocerebrosid-β-galaktosidase *f*
gallacltolsyllcerlalmide [gə,læktəsɪl'serəmaɪd] *noun* s.u. galactocerebroside
gallacltolsyllglulcose [gə,læktəsɪl'gluːkəʊz] *noun* Milchzucker *m*, Laktose *f*, Lactose *f*, Laktobiose *f*
gallacltolwalldenlase [gə,læktə'wældəneɪz] *noun* Galaktowaldenase *f*, UDP-Glucose-4-Epimerase *f*, UDP-Galaktose-4-Epimerase *f*
Gall [ɔːl]: **Gall body** Gall-Körper *m*
GalN *abk.* s.u. galactosamine
Gal-1-PUT *abk.* s.u. galactose-1-phosphate *uridyltransferase*
GALT *abk.* s.u. gut-associated lymphoid *tissue*
gamlmalgloblullinloplalthy [,gæmə,glɑbjəlɪ'nɑpəθɪ] *noun* Gammopathie *f*
gamlmalgram ['gæməgræm] *noun* Szintigramm *nt*
gamma-haemolytic *adj.* (*brit.*) s.u. gamma-hemolytic
gamma-hemolytic *adj.* gamma-hämolytisch, γ-hämolytisch, nicht-hämolytisch, nicht-hämolysierend
Gamlmalherlpeslvirlilnae [gæmə,hɜrpiːz'vɪərəniː] *plural* Gammaherpesviren *pl*, Gammaherpesvirinae *pl*
gamma-scintigraphy *noun* Gammaszintigraphie *f*, Gammaszintigrafie *f*
gamlmoplalthy [gæ'mɑpəθɪ] *noun* Gammopathie *f*
biclonal gammopathy biklonale Gammopathie *f*
monoclonal gammopathy monoklonale Gammopathie *f*
polyclonal gammopathy polyklonale Gammopathie *f*
ganlcilclolvir [gæn'saɪkləvɪər] *noun* Ganciclovir *nt*, Dihydroxypropoxymethylguanin *nt*
Gandy-Gamna ['gændɪ 'gæmnə]: **Gandy-Gamna spleen** siderotische Splenomegalie *f*
Gandy-Nanta ['gændɪ 'næntə]: **Gandy-Nanta disease** siderotische Splenomegalie *f*
ganglio- *präf.* Ganglien-, Ganglio-
ganlglilolblast ['gæŋglɪəblæst] *noun* Ganglioblast *m*
ganlglilolcyltolma [,gæŋglɪəsaɪ'təʊmə] *noun* s.u. ganglioneuroma
ganlglilolglilolma [,gæŋglɪəglaɪ'əʊmə] *noun* zentrales Ganglioneurom *nt*, Gangliogliom *nt*
ganlglilolglilolneulrolma [gæŋglɪə,glaɪənjʊə'rəʊmə] *noun* s.u. ganglioneuroma
ganlglilolma [gæŋglɪ'əʊmə] *noun* s.u. ganglioneuroma
ganlglilolneulrolblasltolma [gæŋglɪə,njʊərəblæs'təʊmə] *noun* Ganglioneuroblastom *nt*
ganlglilolneulrolfilbrolma [gæŋglɪə,njʊərəfaɪ'brəʊmə] *noun* s.u. ganglioneuroma
ganlglilolneulrolma [,gæŋglɪənjʊə'rəʊmə] *noun* Ganglioneurom *nt*, Ganglioneuroma *nt*, Gangliozytom *nt*
central ganglioneuroma zentrales Ganglioneurom *nt*, Gangliogliom *nt*
ganlglilolside ['gæŋglɪəsaɪd] *noun* Gangliosid *nt*
ganlgrene ['gæŋgriːn] *noun* Gangrän *f*, Brand *m*, gangräne Nekrose *f*, Gangraena *f*
gas gangrene Gasbrand *m*, Gasgangrän *f*, Gasödem *nt*, Gasödemerkrankung *f*, malignes Ödem *nt*, Gasphlegmone *f*, Gangraena emphysematosa
gaseous gangrene s.u. gas *gangrene*
thrombotic gangrene postthrombotische Gangrän *f*
ganlgrelnous ['gæŋgrɪnəs] *adj.* Gangrän betreffend, gangränös
GAP *abk.* s.u. glyceraldehyde-3-phosphate
Gardner-Diamond ['gɑːrdnər 'daɪ(ə)mənd]: **Gardner-Diamond syndrome** Erythrozytenautosensibilisierung *f*, schmerzhafte Ekchymosen-Syndrom *nt*, painful bruising syndrome *nt*
Gärtner ['gertnər]: **Gärtner's bacillus** Gärtner-Bazillus *m*, Salmonella enteritidis
GAS *abk.* s.u. group A *streptococci*
gas [gæs] **I** *noun, plural* **gasles, gaslses 1.** Gas *nt* **2.** Gas *nt*, Giftgas *nt*, Kampfstoff *m* **3.** Lachgas *nt*, Distickstoffoxid *nt*, Stickoxidul *nt*; **have gas** Lachgas bekommen **4.** Blähung *f*, Wind *m*, Flatus *m* **II** *vt* **5.** mit Gas füllen **6.** mit Gas verseuchen *oder* vergiften, vergasen

arterial blood gases arterielle Blutgase *pl*
blood gases Blutgase *pl*
laughing gas Lachgas *nt*, Distickstoffoxid *nt*
rare gas Edelgas *nt*
venous blood gases venöse Blutgase *pl*
gas-absorbing *adj.* gasabsorbierend
gas|e|ous ['gæsɪəs] *adj.* gasförmig, gasartig, gasig, Gas-
gas|light ['gæslaɪt] *noun* **1.** Gaslicht *nt* **2.** Gasbrenner *m*
gasp|ing ['gæspɪŋ] I *noun* Keuchen *nt*, Schnaufen *nt*, schweres Atmen *nt*, Schnappatmung *f* II *adj.* keuchend, schnaufend, schwer atmend
gas|proof ['gæspruːf] *adj.* gasdicht
gas|tight ['gæstaɪt] *adj.* gasdicht
gastr- *präf.* s.u. gastro-
gas|tric ['gæstrɪk] *adj.* Magen betreffend, gastrisch, gastral, Magen-, Gastro-
gas|trin|o|ma [ˌgæstrɪ'nəʊmə] *noun* Gastrinom *nt*
gastro- *präf.* Magen-, Gastro-
gas|tro|in|tes|ti|nal [ˌgæstrəɪn'testənl] *adj.* Magen/Gaster und Darm/Intestinum betreffend, gastrointestinal, gastroenteral, Magen-Darm-, Gastroentero-, Gastrointestino-
gas|tro|scope ['gæstrəskəʊp] *noun* Gastroskop *nt*
gas|tro|scop|ic [gæstrə'skɑpɪk] *adj.* Gastroskop *oder* Gastroskopie betreffend, mittels Gastroskop *oder* Gastroskopie, gastroskopisch
gas|tros|co|py [gæ'strɑskəpɪ] *noun* Magenspiegelung *f*, Gastroskopie *f*
gas|tro|stax|is [gæstrə'stæksɪs] *noun* **1.** Sickerblutung *f* aus der Magenschleimhaut, Gastrostaxis *f* **2.** hämorrhagische Gastritis *f*
gas|tros|to|ga|vage [gæˌstrɑstəgə'vɑːʒ] *noun* Ernährung *f* mittels Magensonde
gas|tros|to|ma [gæ'strɑstəmə] *noun* äußere Magenfistel *f*, Gastrostoma *nt*
G-banding *noun* G-Banding *nt*, Giemsa-Banding *nt*
GBG *abk.* s.u. glycine-rich *β-glycoprotein*
GBM *abk.* s.u. glomerular basement *membrane*
GC *abk.* s.u. **1.** gas *chromatography* **2.** glucocorticoid
gcal *abk.* s.u. gram *calorie*
g-cal *abk.* s.u. gram *calorie*
GDH *abk.* s.u. glutamate *dehydrogenase*
GDP *abk.* s.u. guanosine-5'-diphosphate
gel [dʒel] I *noun* Gel *nt* II *vi* gelieren, ein Gel bilden
peptide mapping gel Peptidkartierungsgel *nt*, Peptid-mapping-Gel *nt*
separation gel Trenngel *nt*
silica gel Kieselgel *nt*
gel|ate ['dʒeleɪt] *vi* gelieren, ein Gel bilden
gel|at|i|fi|ca|tion [dʒəˌlætəfɪ'keɪʃn] *noun* Gelatinieren *nt*, Gelatinierung *f*
gel|a|tin ['dʒelətn] *noun* Gelatine *f*, Gelatina *f*; Gallerte *f*, Gelee *m/nt*
gel|a|tin|ase ['dʒelətɪneɪz] *noun* Gelatinase *f*
gel|at|i|nate ['dʒelətɪneɪt] *vt*, *vi* s.u. gelatinize
gel|a|tine ['dʒelətiːn] *noun* s.u. gelatin
gel|at|i|nize ['dʒelətnaɪz] I *vt* gelatinieren lassen II *vi* gelatinieren
gel|at|i|nous [dʒə'lætnəs] *adj.* **1.** gelartig, gallertartig, gelatineartig, gelatinös, Gallert- **2.** Gel enthaltend
gel|a|tion [dʒə'leɪʃn] *noun* Gelierung *f*
plasma gelation Plasmagelierung *f*
Gell and Coombs [gel kuːms]: **Gell and Coombs classification** Gell-Coombs-Klassifikation *f*
gel|ose ['dʒeləʊs] *noun* Agar *m/nt*
gem|is|to|cyte [dʒə'mɪstəsaɪt] *noun* gemistozytischer Astrozyt *m*, Gemistozyt *m*
gene [dʒiːn] *noun* Gen *nt*, Erbfaktor *m*, Erbeinheit *f*, Erbanlage *f*
allelic gene Allel *nt*
ancestral gene Stammgen *nt*
antibody gene Antikörpergen *m*
autosomal gene autosomales Gen *nt*
btk gene btk-Gen *nt*
C_H gene Schwere-Kette-Gen *nt*, C_H-Gen *nt*
C1 inhibitor gene C1-Inhibitor-Gen *nt*
class I gene Klasse-I-Gen *nt*
class II gene Klasse-II-Gen *nt*
codominant genes kodominante Gene *pl*
complementary genes Komplementärgene *pl*
constant region gene Konstante-Region-Gen *nt*
cumulative gene Polygen *nt*
dominant gene dominantes Gen *nt*
gag gene gag-Gen *nt*
germ line gene Keimbahngen *nt*
germ line V gene Keimbahn-V-Gen *nt*
gld gene gld-Gen *nt*
H gene s.u. histocompatibility *gene*
heavy chain gene Schwere-Kette-Gen *nt*, C_H-Gen *nt*
histocompatibility gene Histokompatibilitätsgen *nt*, HLA-Gen *nt*
histoincompatibility gene Histoinkompatibilitätsgen *nt*
HLA gene s.u. histocompatibility *gene*
HLA-A gene HLA-A-Gen *nt*
HLA-B gene HLA-B-Gen *nt*
HLA-C gene HLA-C-Gen *nt*
HLA-D gene HLA-D-Gen *nt*
HLA-E gene HLA-E-Gen *nt*
HLA-F gene HLA-F-Gen *nt*
HLA-G gene HLA-G-Gen *nt*
holandric gene Y-gebundenes Gen *nt*, holandrisches Gen *nt*
immune response genes Immunantwort-Gene *pl*, Immune-response-Gene *pl*, Ir-Gene *pl*
immune suppressor genes Immunsuppressionsgene *pl*, Is-Gene *pl*
immunoglobulin genes Immunoglobulingene *pl*
Is genes s.u. immune suppressor *genes*
lethal gene Letalfaktor *m*, Letalgen *nt*
light chain gene Leichte-Kette-Gen *nt*
lpr gene lymphoproliferatives Gen *nt*, lpr-Gen *nt*
Lsh/Ity/Bcg gene Lsh/Ity/Bcg-Gen *nt*
lymphoproliferative gene lymphoproliferatives Gen *nt*, lpr-Gen *nt*
major gene Majorgen *nt*
MHC-encoded gene MHC-kodiertes Gen *nt*
MHC-linked gene MHC-gekoppeltes Gen *nt*
mutant gene mutiertes Gen *nt*
Mx gene Mx-Gen *nt*
non-MHC gene Nicht-MHC-Gen *nt*
operator gene Operatorgen *nt*, O-Gen *nt*
pseudo-light chain gene Pseudo-Leichte-Kette-Gen *nt*
reciprocal genes Komplementärgene *pl*
recombinase gene Rekombinasegen *nt*
recombination activating gene Rekombinationsaktivierungsgen *nt*
regulator gene Regulatorgen *nt*
regulatory gene Regulatorgen *nt*

repressor gene Regulatorgen *nt*
structural gene Strukturgen *nt*
suppressor gene Suppressorgen *nt*
T-cell receptor gene T-Zell-Rezeptor-Gen *nt*
transducible gene transduzierbares Gen *nt*
transforming gene Onkogen *nt*
tum gene tum-Gen *nt*
tumor antigen gene Tumorantigengen *nt*
tyrosinase gene Tyrosinasegen *nt*
V gene V-Gen *nt*
variable region gene Variable-Region-Gen *nt*
V-D-J gene V-D-J-Gen *nt*
V region gene V-Region-Gen *nt*
wild-type gene Wildtypgen *nt*
X-La gene X-La-Gen *nt*
X-linked gene X-gebundenes Gen *nt*
Y-linked gene Y-gebundenes Gen *nt*, holandrisches Gen *nt*

gen|er|al|i|za|tion [ˌdʒenərəlɪ'zeɪʃn] *noun* Generalisierung *f*, Generalisation *f*, Ausbreitung *f* auf dem gesamten Körper; Metastasierung *f*

gen|er|a|tion [ˌdʒenə'reɪʃn] *noun* **1.** Generation *f* **2.** Erzeugung *f*; Entwicklung *f*
filial generation Filialgeneration *f*
filial generation 1 Tochtergeneration *f*, F_1-Generation *f*
filial generation 2 Enkelgeneration *f*, F_2-Generation *f*
first filial generation s.u. filial *generation* 1
parental generation Elterngeneration *f*
second filial generation s.u. filial *generation* 2

ge|net|ic [dʒə'netɪk] *adj.* Genetik *oder* Gene betreffend, durch Gene bedingt, genetisch, erbbiologisch, Vererbungs-, Erb-, Entwicklungs-

ge|net|ics [dʒə'netɪks] *plural* **1.** Genetik *f*, Erblehre *f*, Vererbungslehre *f* **2.** Erbanlagen *pl*
bacterial genetics Bakteriengenetik *f*
classical genetics klassische Genetik *f*
mendelian genetics Mendel-Genetik *f*
microbial genetics Mikrobengenetik *f*
molecular genetics Molekulargenetik *f*, molekulare Genetik *f*
population genetics Populationsgenetik *f*
viral genetics Virusgenetik *f*

ge|net|o|troph|ic [dʒəˌnetə'trɑfɪk] *adj.* genetotroph, genetotrophisch

Gengou [ʒɑ tilde;'gu]: **Gengou phenomenon** Gengou-Phänomen *nt*, Komplementbindung *f*

gen|ic ['dʒenɪk] *adj.* Gen(e) betreffend, durch Gene bedingt, Gen-

gen|o|copy ['dʒenəkɑpɪ] *noun* Genokopie *f*

ge|nom ['dʒiːnəʊm] *noun* s.u. genome

ge|nome ['dʒiːnəʊm] *noun* Erbinformation *f*, Genom *nt*
HIV-1 genome HIV-1-Genom *nt*
viral genome Virusgenom *nt*

ge|no|mic [dʒɪ'nɑmɪk] *adj.* Genom betreffend, Genom-

ge|no|tox|ic [ˌdʒiːnə'tɑksɪk] *adj.* genschädigend, genomschädigend

gen|o|type ['dʒenətaɪp] *noun* Genotyp *m*, Genotypus *m*, Erbbild *nt*

gen|o|typ|ic [dʒenə'tɪpɪk] *adj.* Genotyp betreffend, auf ihm beruhend, durch ihn bestimmt, genotypisch

gen|ta|mi|cin [ˌdʒentə'maɪsɪn] *noun* Gentamicin *nt*

gen|ta|my|cin [ˌdʒentə'maɪsɪn] *noun* s.u. gentamicin

GER *abk.* s.u. granular endoplasmic *reticulum*

germ [dʒɜrm] **I** *noun* **1.** Keim *m*, Anlage *f* **2.** Keim *m*, Bazillus *m*, Bakterium *nt*, Krankheitserreger *m*, Erreger *m* **II** *vt* keimen lassen **III** *vi* keimen

ger|mi|no|blast ['dʒɜrmɪnəblæst] *noun* **1.** Germinoblast *m* **2.** (*hämatol.*) Germinoblast *m*, Zentroblast *m*

ger|mi|no|cyte ['dʒɜrmɪnəsaɪt] *noun* **1.** Keimzelle *f*, Germinozyt *m* **2.** (*hämatol.*) Germinozyt *m*, Zentrozyt *m*

ger|mi|no|ma [ˌdʒɜrmɪ'nəʊmə] *noun* Keimzelltumor *m*, Germinom *nt*

germ-line encoded keimbahnkodiert

ges|ta|gen ['dʒestədʒən] *noun* Gestagen *nt*, gestagenes Hormon *nt*

ges|ta|gen|ic [ˌdʒestə'dʒenɪk] *adj.* Gestagen betreffend, gestagen

GF *abk.* s.u. glass *factor*

GG *abk.* s.u. gamma *globulin*

GGT *abk.* s.u. γ-glutamyltransferase

GH *abk.* s.u. **1.** general *hospital* **2.** growth *hormone* **3.** growth hormone inhibiting *hormone*

GHIF *abk.* s.u. growth hormone inhibiting *factor*

GH-IF *abk.* s.u. growth hormone inhibiting *factor*

GH-IH *abk.* s.u. growth hormone inhibiting *hormone*

ghost [gəʊst] *noun* **1.** Erythrozytenghost *m*, Schattenzelle *f*, Blutkörperchenschatten *m*, Ghost *m* **2.** (*mikrobiol.*) Ghost *m*
erythrocyte ghost Blutkörperchenschatten *m*, Erythrozytenghost *m*
red cell ghost Erythrozytenghost *m*, Ghost *m*, Schattenzelle *f*, Blutkörperchenschatten *m*

GH-RF *abk.* s.u. growth hormone releasing *factor*

GH-RH *abk.* s.u. growth hormone releasing *hormone*

GH-RIF *abk.* s.u. growth hormone release inhibiting *factor*

GH-RIH *abk.* s.u. growth hormone release inhibiting *hormone*

GI *abk.* s.u. gastrointestinal

Giemsa ['giːmzə]: **Giemsa banding** (*Chromosom*) Giemsa-G-Banding *nt*
Giemsa's stain Giemsa-Färbung *f*

GIF *abk.* s.u. growth hormone inhibiting *factor*

GIH *abk.* s.u. growth hormone inhibiting *hormone*

GIT *abk.* s.u. gastrointestinal *tract*

GK *abk.* s.u. glucokinase

gland [glænd] *noun* Drüse *f*, Glandula *f*
accessory adrenal glands versprengte Nebennierendrüsen *pl*, versprengtes Nebennierengewebe *nt*, Glandulae suprarenales accessoriae, Glandulae adrenales accessoriae
acid glands Magendrüsen *f*, Fundus- und Korpusdrüsen *pl*, Glandulae gastricae propriae
acinar gland s.u. acinous *gland*
acinotubular gland tubuloazinöse Drüse *f*, tubuloalveoläre Drüse *f*
acinous gland azinöse Drüse *f*, beerenförmige Drüse *f*
adrenal gland Nebenniere *f*, Glandula suprarenalis, Glandula adrenalis
aggregated glands Peyer-Plaques *pl*, Folliculi lymphatici aggregati
aporic gland Drüse *f* mit innerer Sekretion, endokrine Drüse *f*, Glandula endocrina, Glandula sine ductibus
lymph gland Lymphknoten *m*, *old* Lymphdrüse *f*, Nodus lymphaticus, Nodus lymphoideus, Lymphonodus *m*

G

lymphatic gland s.u. lymph *gland*
mammary gland Brustdrüse *f*, Glandula mammaria
Peyer's glands Peyer-Plaques *pl*, Folliculi lymphatici aggregati
pituitary gland Hirnanhangdrüse *f*, Hypophyse *f*, Pituitaria *f*, Hypophysis *f*, Glandula pituitaria
prostate gland Vorsteherdrüse *f*, Prostata *f*, Prostatadrüse *f*, Glandula prostatica
Rosenmüller's gland 1. oberster tiefer Leistenlymphknoten *m* 2. Cloquet-Drüse *f*, Rosenmüller-Cloquet-Drüse *f*, Rosenmüller-Drüse *f*
salivary glands Speicheldrüsen *pl*, Glandulae salivariae
suprarenal gland Nebenniere *f*, Glandula suprarenalis, Glandula adrenalis
sweat glands Schweißdrüsen *pl*, Glandulae sudoriferae
thymus gland Thymus *m*
Virchow's gland Klavikulardrüse *f*, Virchow-Knötchen *nt*, Virchow-Knoten *m*, Virchow-Drüse *f*

glan|du|lar ['glændʒələr] *adj*. 1. Drüse/Glandula betreffend, glandulär, Drüsen- 2. Glans clitoridis/penis betreffend, Glans-

glau|co|ma [glɔː'kəʊmə] *noun* grüner Star *m*, Glaukom *nt*
corticosteroid-induced glaucoma Kortisonglaukom *nt*, Cortisonglaukom *nt*

GLC *abk*. s.u. gas-liquid *chromatography*

Glc *abk*. s.u. glucose

glc *abk*. s.u. glaucoma

Glc-6-P *abk*. s.u. glucose-6-phosphate

GLDH *abk*. s.u. glutamate *dehydrogenase*

gli|o|blast ['glaɪəʊblæst] *noun* Glioblast *m*, Spongioblast *m*

gli|o|blas|to|ma [,glaɪəʊblæs'təʊmə] *noun* Glioblastom *nt*, Glioblastoma *nt*, Gliablastom *nt*
glioblastoma multiforme buntes Glioblastom, Glioblastoma multiforme

gli|o|cyte ['glaɪəʊsaɪt] *noun* Neurogliazelle *f*, Gliazelle *f*, Gliozyt *m*

gli|o|cy|to|ma [,glaɪəʊsaɪ'təʊmə] *noun* s.u. glioma

gli|o|ma [glaɪ'əʊmə] *noun* Gliageschwulst *f*, Gliatumor *m*, Gliom *nt*, Glioma *nt*
astrocytic glioma Astrozytom *nt*, Astrocytoma *nt*
malignant glioma Glioblastom *nt*, Gliablastom *nt*
peripheral glioma Schwannom *nt*, Neurinom *nt*, Neurilemom *nt*, Neurilemmom *nt*

gli|o|myx|o|ma [,glaɪəmɪk'səʊmə] *noun* Gliomyxom *nt*

gli|o|neu|ro|ma [,glaɪəʊnjʊə'rəʊmə] *noun* Glioneurom *nt*, Glioneuroblastom *nt*

gli|o|sar|coma [,glaɪəʊsɑːr'kəʊmə] *noun* Gliosarkom *nt*, Glioma sarcomatosum

Gln *abk*. s.u. 1. glutamine 2. glutaminyl

glob|u|lin ['glɑbjəlɪn] *noun* Globulin *nt*
accelerator globulin Proakzelerin *nt*, Proaccelerin *nt*, Acceleratorglobulin *nt*, labiler Faktor *m*, Faktor V *m*
alpha globulin α-Globulin *nt*
antihemophilic globulin antihämophiles Globulin *nt*, Antihämophiliefaktor *m*, Faktor VIII *m*
antilymphocyte globulin Antilymphozytenglobulin *nt*
antithymocyte globulin Antithymozytenglobulin *nt*
bilirubin-binding globulin Bilirubin-bindendes Globulin *nt*
corticosteroid-binding globulin Transkortin *nt*, Transcortin *nt*, Cortisol-bindendes Globulin *nt*
cortisol-binding globulin Transkortin *nt*, Transcortin *nt*, Cortisol-bindendes Globulin *nt*
cytomegalovirus immune globulin Zytomegalievirusimmunoglobulin *nt*
gamma globulin 1. Gammaglobulin *nt*, γ-Globulin *nt* 2. *old* Immunglobulin *nt*
hepatitis B immune globulin Hepatitis-B-Immunglobulin *nt*
human rabies immune globulin humanes Rabiesimmunglobulin *nt*
immune globulin Immunglobulin *nt*
pertussis immune globulin Keuchhusten-Immunglobulin *nt*
plasma globulins Plasmaglobuline *pl*
rabies immune globulin Tollwut-Immunglobulin *nt*, Rabiesimmunglobulin *nt*
sex-hormone-binding globulin Sexualhormon-bindendes Globulin *nt*
testosterone-estradiol-binding globulin testosteronbindendes Globulin *nt*
tetanus immune globulin Tetanusimmunglobulin *nt*
varicella-zoster immune globulin Varicella-Zoster-Immunglobulin *nt*

glo|mal ['gləʊməl] *adj*. Glomus betreffend, Glomus-

glo|man|gi|o|ma [gləʊ,mændʒɪ'əʊmə] *noun* Glomustumor *m*, Glomangiom *nt*, Angiomyoneurom *nt*

glo|mer|u|lar [gləʊ'merjələr] *adj*. Glomerulus/Glomerulum betreffend, glomerulär, Glomerulo-

glo|mer|u|lo|ne|phri|tis [gləʊ,merjələʊnɪ'fraɪtɪs] *noun* Glomerulonephritis *f*
anti-basement membrane glomerulonephritis Antibasalmembran-Glomerulonephritis *f*
anti-GBM glomerulonephritis s.u. anti-basement membrane *glomerulonephritis*
Berger's glomerulonephritis Berger-Krankheit *f*, Berger-Nephropathie *f*, mesangiale Glomerulonephritis *f*, fokale Glomerulonephritis *f*, fokalbetonte Glomerulonephritis *f*
Berger's focal glomerulonephritis Berger-Krankheit *f*, Berger-Nephropathie *f*, mesangiale Glomerulonephritis *f*, fokale Glomerulonephritis *f*, fokalbetonte Glomerulonephritis *f*
chronic hypocomplementemic glomerulonephritis membranoproliferative Glomerulonephritis *f*
IgA glomerulonephritis Berger-Krankheit *f*, Berger-Nephropathie *f*, mesangiale Glomerulonephritis *f*, fokale Glomerulonephritis *f*, fokalbetonte Glomerulonephritis *f*
immune complex glomerulonephritis Immunkomplexglomerulonephritis *f*
poststreptococcal glomerulonephritis Poststreptokokkenglomerulonephritis *f*

glo|mus ['gləʊməs] *noun, plural* **glo|mi** ['gləʊmaɪ], **glom|e|ra** ['glɑmərə] 1. Gefäßknäuel *nt/m*, Nervenknäuel *nt/m*, Glomus *nt* 2. Glomusorgan *nt*, Masson-Glomus *nt*, Hoyer-Grosser-Organ *nt*, Knäuelanastomose *f*, Glomus neuromyoarteriale, Anastomosis arteriovenosa glomeriformis
carotid glomus Karotisdrüse *f*, Paraganglion *nt* der Karotisgabel, Paraganglion caroticum, Glomus caroticum

Glp *abk*. s.u. 5-oxoproline

Glu *abk*. s.u. glutamic *acid*

glu|ca|gon ['glu:kəgɑn] *noun* Glukagon *nt*, Glucagon *nt*
gut glucagon Enteroglukagon *nt*, intestinales Glukagon *nt*
intestinal glucagon Enteroglukagon *nt*, intestinales Glukagon *nt*
glu|ca|go|no|ma [glu:kəgɑ'nəʊmə] *noun* Glukagonom *nt*, Glucagonom *nt*, A-Zell-Tumor *m*, A-Zellen-Tumor *m*
glu|can ['glu:kæn] *noun* Glukan *nt*, Glucan *nt*, Glukosan *nt*
gluco- *präf.* Glukose-, Gluko-, Gluco-
glu|co|cer|e|bro|si|dase [ˌglu:kəʊˌserə'brəʊsɪdeɪz] *noun* Glukozerebrosidase *f*, Glukocerebrosidase *f*, Glucocerebrosidase *f*
glu|co|cer|e|bro|side [glu:kə'serəbrəʊsaɪd] *noun* Glukozerebrosid *nt*, Glukocerebrosid *nt*, Glucocerebrosid *nt*
glu|co|cor|ti|coid [glu:kə'kɔ:rtəkɔɪd] **I** *noun* Glukokortikoid *nt*, Glucocorticoid *nt*, Glukosteroid *nt* **II** *adj.* Glukokortikoid(e) betreffend, glukokortikoidähnliche Wirkung besitzend, glukokortikoidähnlich
glucocorticoid-sensitive *adj.* glukokortikoid-empfindlich, glukokortikoid-sensitive
glu|co|gen|e|sis [glu:kə'dʒenəsɪs] *noun* Glukosebildung *f*, Glukogenese *f*, Glykogenese *f*, Glucogenese *f*
glu|co|gen|ic [glu:kə'dʒenɪk] *adj.* glukogen, glucogen
glu|co|ki|nase [glu:kə'kaɪneɪz] *noun* **1.** Glukokinase *f*, Glucokinase *f* **2.** glukosespezifische Hexokinase *f*
glu|co|lip|id [glu:kə'lɪpɪd] *noun* Glukolipid *nt*, Glucolipid *nt*
glu|col|y|sis [glu:'kɑləsɪs] *noun* S.U. glycolysis
glu|co|nate ['glu:kəneɪt] *noun* Glukonat *nt*, Gluconat *nt*
calcium gluconate Kalziumgluconat *nt*
ferrous gluconate Ferrogluconat *nt*, Eisen-II-gluconat *nt*
glu|co|ne|o|gen|e|sis [glu:kəˌni:ə'dʒenəsɪs] *noun* Glukoneogenese *f*, Glykoneogenese *f*, Gluconeogenese *f*
glu|co|pro|tein [glu:kə'prəʊti:n] *noun* **1.** Glukoprotein *nt*, Glucoprotein *nt* **2.** S.U. glycoprotein
glu|co|re|cep|tor [ˌglu:kərɪ'septər] *noun* Glukorezeptor *m*, Glucorezeptor *m*
glu|co|sa|mine [glu:'kəʊsəmi:n] *noun* Glukosamin *nt*, Aminoglukose *f*
glu|cose ['glu:kəʊz] *noun* Glukose *f*, Traubenzucker *m*, Dextrose *f*, Glucose *f*,
blood glucose Blutzucker *m*, Blutglukose *f*
uridine diphosphate glucose Uridindiphosphat-D-Glukose *f*, UDP-Glukose *f*, aktive Glukose *f*
glucose-1,6-diphosphate *noun* Glukose-1,6-diphosphat *nt*
glucose-1-phosphate *noun* Glukose-1-phosphat *nt*, Cori-Ester *m*
glucose-6-phosphatase *noun* Glukose-6-phosphatase *f*
glucose-6-phosphate *noun* Glukose-6-phosphat *nt*, Robison-Ester *m*
glucose-repressed *adj.* durch Glukose reprimiert
glucose-repressible *adj.* durch Glukose reprimierbar
glu|co|si|dase [glu:'kəʊsɪdeɪz] *noun* Glukosidase *f*, Glucosidase *f*
cerebroside β-glucosidase Glukozerebrosidase *f*, Glukocerebrosidase *f*, Glucocerebrosidase *f*
sucrose α-glucosidase Sucrase *f*, Saccharose-α-glucosidase *f*
glu|co|side ['glu:kəsaɪd] *noun* Glukosid *nt*, Glucosid *nt*
ceramide glucoside Glukocerebrosid *nt*, Glucocerebrosid *nt*
glu|co|syl|cer|am|i|dase [ˌglu:kəsɪlsə'ræmɪdeɪz] *noun* S.U. glucocerebrosidase
glu|co|syl|trans|fer|ase [ˌglu:kəsɪl'trænsfəreɪz] *noun* Glykosyltransferase *f*
glu|cu|ro|nyl|trans|fer|ase [ˌglu:kərəʊnɪl'trænsfəreɪz] *noun* Glukuronyltransferase *f*
GluDH *abk.* S.U. glutamate *dehydrogenase*
glu|ta|mate ['glu:təmeɪt] *noun* Glutamat *nt*
glu|ta|mine ['glu:təmi:n] *noun* Glutamin *nt*
glu|tam|i|nyl [glu:'tæmɪnɪl] *noun* Glutaminyl(-Radikal *nt*)
γ-glu|ta|myl|cy|clo|trans|fer|ase [ˌglu:təmɪlˌsaɪkləʊ'trænsfəreɪz] *noun* γ-Glutamylcyclotransferase *f*
γ-glu|ta|myl|cys|te|ine [ˌglu:təmɪl'sɪstɪi:n] *noun* γ-Glutamylcystein *nt*
glu|ta|myl|trans|fer|ase [ˌglu:təmɪl'trænsfəreɪz] Glutamyltransferase *f*
γ-glutamyltransferase γ-Glutamyltransferase *f*, γ-Glutamyltranspeptidase *f*
glutaminyl-peptide γ-glutamyltransferase Faktor XIIIa *m*
protein-glutamine γ-glutamyltransferase Faktor XIIIa *m*
glu|ta|ral ['glu:təræl] *noun* S.U. glutaraldehyde
glu|tar|al|de|hyde [ˌglu:tə'rældəhaɪd] *noun* Glutaraldehyd *m*, Glutarsäuredialdehyd *m*
glu|ta|thi|one [glu:tə'θaɪəʊn] *noun* Glutathion *nt*, γ-Glutamylcysteinglycin *nt*
oxidized glutathione oxidiertes Glutathion *nt*, Glutathiondisulfid *nt*
reduced glutathione reduziertes Glutathion *nt*, Glutathionsulfhydryl *nt*
Gly *abk.* S.U. glycine
gly|can ['glaɪkæn] *noun* Polysaccharid *nt*, Glykan *nt*, Glycan *nt*
phosphatidylinositol glycan Phosphatidylinositolglycan *nt*
glyc|er|al|de|hyde [ˌglɪsə'rældəhaɪd] *noun* Glyzerinaldehyd *m*, Glycerinaldehyd *m*, Glyceraldehyd *m*
glyceraldehyde-3-phosphate *noun* Glyzerinaldehyd-3-phosphat *nt*, 3-Phosphoglyzerinaldehyd *m*
glyc|er|ate ['glɪsəreɪt] *noun* Glyzerat *nt*, Glycerat *nt*
glyc|er|ide ['glɪsəraɪd] *noun* Acylglycerin *nt*, Glyzerid *nt*, Glycerid *nt*
glyc|er|in ['glɪsərɪn] *noun* **1.** S.U. glycerol **2.** glyzerinhaltige Zubereitung *f*
glyc|er|ol ['glɪsərɔl] *noun* Glyzerin *nt*, Glycerin *nt*, Glycerol *nt*, Propan-1,2,3-triol *nt*
glycerol-3-phosphate *noun* Glyzerin-3-phosphat *nt*
glycerol-3-phosphorylcholine *noun* Glyzerin-3-phosphorylcholin *nt*
glyc|er|ol|ize ['glɪsərəlaɪz] *vt* mit Glyzerin behandeln, in Glyzerin konservieren
glyc|er|one ['glɪsərəʊn] *noun* Glyzeron *nt*, Glyceron *nt*, Dihydroxyaceton *nt*
gly|ci|nate ['glaɪsɪneɪt] *noun* Glyzinat *nt*, Glycinat *nt*
gly|cine ['glaɪsi:n] *noun* Glyzin *nt*, Glycin *nt*, Glykokoll *nt*, Aminoessigsäure *f*
glyco- *präf.* Glykogen-, Glyk(o)-, Glyc(o)-, Zucker-, Glyzerin-
gly|co|gen ['glaɪkədʒən] *noun* Glykogen *nt*, tierische Stärke *f*
gly|co|ge|nase ['glaɪkədʒɪneɪz] *noun* Glykogenase *f*; α-Amylase *f*; β-Amylase *f*

G

gly|co|hae|mo|glo|bin [glaɪkə'hiːməgləʊbɪn] *noun* (*brit.*) s.u. glycohemoglobin
gly|co|he|mo|glo|bin [glaɪkə'hiːməgləʊbɪn] *noun* glykosyliertes Hämoglobin *nt*, Glykohämoglobin *nt*
gly|col ['glaɪkɔl] *noun* Glykol *nt*
gly|col|late ['glaɪkəleɪt] *noun* Glykolat *nt*
gly|col|lip|id [ˌglaɪkə'lɪpɪd] *noun* Glykolipid *nt*
gly|col|y|sis [glaɪ'kɑləsɪs] *noun* Glykolyse *f*, Glycolyse *f*, Embden-Meyerhof-Weg *m*
aerobic glycolysis aerobe Glykolyse *f*
gly|col|yt|ic [ˌglaɪkə'lɪtɪk] *adj.* Glykolyse betreffend *oder* fördernd, glykolytisch
gly|co|me|tab|o|lism [ˌglaɪkəmə'tæbəlɪzəm] *noun* Zuckerstoffwechsel *m*, Zuckermetabolismus *m*
gly|co|ne|o|gen|e|sis [ˌglaɪkəˌniːəʊ'dʒenəsɪs] *noun* s.u. gluconeogenesis
gly|co|pho|rin [glaɪkəʊ'fəʊrɪn] *noun* Glykophorin *nt*
glycophorin A Glykophorin A *nt*
glycophorin B Glykophorin B *nt*
glycophorin C Glykophorin C *nt*
glycophorin D Glykophorin D *nt*
erythrocyte surface glycoprotein Erythrozytenoberflächenglykoprotein *nt*
LCMV glycoprotein LCMV-Glykoprotein *nt*
surface glycoprotein Oberflächenglykoprotein *nt*
variable surface glycoprotein variables Oberflächenglykoprotein *nt*
gly|co|phos|pho|gly|cer|ide [glaɪkəˌfɑsfəʊ'glɪsəraɪd] *noun* Glykophosphoglycerid *nt*
gly|co|pro|tein [glaɪkə'prəʊtiːn] *noun* Glykoprotein *nt*, Glykoproteid *nt*, Glycoprotein *nt*, Glycoproteid *nt*
α_1-acid glycoprotein saures α_1-Glykoprotein *nt*, α_1-saures Glykoprotein *nt*
alpha$_1$-acid glycoprotein saures α_1-Glykoprotein *nt*, α_1-saures Glykoprotein *nt*
glycine-rich β-glycoprotein C3-Proaktivator *m*, Faktor B *m*, glycinreiches Beta-Globulin *nt*
gly|co|sam|ine [glaɪkəʊsə'miːn] *noun* Glykosamin *nt*, Aminozucker *m*
gly|cos|a|mi|no|gly|can [ˌglaɪkəʊsəˌmiːnəʊ'glaɪkæn] *noun* Glykosaminoglykan *nt*
gly|cos|a|mi|no|lip|id [ˌglaɪkəʊsəˌmiːnəʊ'lɪpɪd] *noun* Glykosaminolipid *nt*
gly|co|si|dase [glaɪ'kəʊsɪdeɪz] *noun* Glykosidase *f*, Glykosidhydrolase *f*
gly|co|side ['glaɪkəsaɪd] *noun* Glykosid *nt*, Glycosid *nt*
methyl glycoside Methylglykosid *nt*
gly|co|sid|ic [ˌglaɪkə'sɪdɪk] *adj.* glykosidisch
gly|co|sphin|go|lip|id [glaɪkəˌsfɪŋgəʊ'lɪpɪd] *noun* Glykosphingolipid *nt*, Sphingoglykolipid *nt*
acidic glycosphingolipid Gangliosid *nt*, saures Glykosphingolipid *nt*
gly|cos|u|ria [glaɪkə's(j)ʊərɪə] *noun* Zuckerausscheidung *f* im Harn, Glukosurie *f*, Glucosurie *f*, Glykosurie *f*, Glykurie *f*, Glukurese *f*
gly|co|syl|ac|yl|gly|cer|ol [ˌglaɪkəsɪlˌæsɪl'glɪsərɔl] *noun* Glykosylacylglycerin *nt*
N-gly|co|syl|a|mine [ˌglaɪkəsɪlə'miːn] *noun* *N*-Glycosylamin *nt*, *N*-Glykosid *nt*
gly|co|syl|at|ed [glaɪ'kəʊsɪleɪtɪd] *adj.* glykosyliert
gly|co|syl|a|tion [ˌglaɪkəsɪ'leɪʃn] *noun* Glykosylierung *f*
gly|co|syl|cer|am|i|dase [ˌglaɪkəsɪlsə'ræmɪdeɪz] *noun* Glukozerebrosidase *f*, Glukocerebrosidase *f*, Glucocerebrosidase *f*
gly|co|syl|sphin|go|sine [ˌglaɪkəsɪl'sfɪŋgəsiːn] *noun* Glykosylsphingosin *nt*
GM *abk.* s.u. **1.** general *medicine* **2.** gentamicin
GMP *abk.* s.u. guanosine *monophosphate*
cyclic GMP zyklisches Guanosin-3',5'-Phosphat *nt*, zyklisches GMP *nt*, Zyklo-GMP *nt*, Cyclo-GMP *nt*
GMW *abk.* s.u. gram-molecular *weight*
GN *abk.* s.u. **1.** glomerulonephritis **2.** gram-negative
GnRF *abk.* s.u. gonadotropin releasing *factor*
GnRH *abk.* s.u. gonadotropin releasing *hormone*
GOD *abk.* s.u. glucose *oxidase*
goi|ter ['gɔɪtər] *noun* Kropf *m*, Struma *f*
colloid goiter Kolloidstruma *f*, Gallertstruma *f*, Struma colloides
malignant goiter Schilddrüsenkrebs *m*, Schilddrüsenkarzinom *nt*
nodular goiter Knotenkropf *m*, Knotenstruma *f*, Struma nodosa
nodular colloid goiter knotige Kolloidstruma *f*, Struma colloides nodosa
goi|tre ['gɔɪtər] *noun* (*brit.*) s.u. goiter
Golgi ['gɔldʒɪ]: **Golgi's apparatus** Golgi-Apparat *m*, Golgi-Komplex *m*
Golgi's body s.u. *Golgi's* apparatus
Golgi's complex s.u. *Golgi's* apparatus
gol|gi|o|some ['gɔldʒɪəsəʊm] *noun* Diktyosom *nt*
gonado- *präf.* Gonaden-, Gonad(o)-
go|na|do|blas|to|ma [ˌgɑnədəʊblæs'təʊmə] *noun* Gonadoblastom *nt*
go|na|do|lib|er|in [ˌgɑnədəʊ'lɪbərɪn] *noun* Gonadotropin-releasing-Faktor *m*, Gonadotropin-releasing-Hormon *nt*, Gonadoliberin *nt*
go|nad|o|trope ['gɑnədəʊtrəʊp] *noun* s.u. gonadotroph
go|nad|o|troph ['gɑnədəʊtrəʊf] *noun* **1.** gonadotrope Substanz *f* **2.** (*HVL*) gonadotrope Zelle *f*; β-Zelle *f*, Beta-Zelle *f*; D-Zelle *f*, Delta-Zelle *f*
go|na|do|troph|ic [ˌgɑnədəʊ'trɑfɪk] *adj.* s.u. gonadotropic
go|na|do|tro|phin [ˌgɑnədəʊ'trəʊfɪn] *noun* s.u. gonadotropin
go|na|do|trop|ic [ˌgɑnədəʊ'trɑpɪk] *adj.* auf die Gonaden wirkend, gonadotrop
go|na|do|tro|pin [ˌgɑnədəʊ'trəʊpɪn] *noun* gonadotropes Hormon *nt*, Gonadotropin *nt*
chorionic gonadotropin Choriongonadotropin *nt*
human chorionic gonadotropin humanes Choriongonadotropin *nt*
human menopausal gonadotropin Menotropin *nt*, Menopausengonadotropin *nt*, humanes Menopausengonadotropin *nt*
gon|o|some ['gɑnəsəʊm] *noun* Sexchromosom *nt*, Heterochromosom *nt*, Geschlechtschromosom *nt*, Gonosom *nt*, Heterosom *nt*, Allosom *nt*
gony- *präf.* Knie-, Gon-
Goodpasture [gʊd'pæstʃər]: **Goodpasture's peroxidase stain** Peroxidasefärbung *f* nach Goodpasture
GOT *abk.* s.u. glutamic-oxaloacetic *transaminase*
GP *abk.* s.u. **1.** glycoprotein **2.** gram-positive
gp *abk.* s.u. glycoprotein
G1P *abk.* s.u. glucose-1-phosphate
G-1-P *abk.* s.u. glucose-1-phosphate
G-1,6-P *abk.* s.u. glucose-1,6-diphosphate
G6P *abk.* s.u. glucose-6-phosphate
G-6-P *abk.* s.u. glucose-6-phosphate

G-6-pase *abk.* s.u. glucose-6-phosphatase
GPD *abk.* s.u. glucose-6-phosphate *dehydrogenase*
G-6-PD *abk.* s.u. glucose-6-phosphate *dehydrogenase*
GPDH *abk.* s.u. glucose-6-phosphate *dehydrogenase*
G-6-PDH *abk.* s.u. glucose-6-phosphate *dehydrogenase*
GPP *abk.* s.u. glucose-6-phosphate *dehydrogenase*
G-protein *noun* G-Protein *nt*, GTP-abhängige Komponente *f*
GPT *abk.* s.u. glutamic-pyruvic *transaminase*
GR *abk.* s.u. **1.** gamma *rays* **2.** glutathione *reductase*
grad. *abk.* s.u. gradient
gra|di|ent ['greɪdɪənt] *noun* Neigung *f*, Steigerung *f*, Gefälle *nt*; Gradient *m*
charge gradient Ladungsgradient *m*
ion gradient Ionengradient *m*, Ionengefälle *nt*
mass gradient Massengradient *m*
proton-motive gradient protonentreibender Gradient *m*
temperature gradient Temperaturgefälle *nt*, Temperaturgradient *m*
tumor grading Tumorgrading *nt*
graft [græft] **I** *noun* **1.** Transplantat *nt*, transplantiertes Gewebe *nt* **2.** Transplantation *f* **II** *vt* transplantieren, eine Transplantation durchführen
allogeneic graft allogenes/allogenetisches/homologes Transplantat *nt*, Homotransplantat *nt*, Allotransplantat *nt*
autochthonous graft s.u. autologous *graft*
autodermic graft autologes Hauttransplantat *nt*
autoepidermic graft s.u. autodermic *graft*
autogenous graft s.u. autologous *graft*
autologous graft autologes Transplantat *nt*, autogenes Transplantat *nt*, Autotransplantat *nt*
autoplastic graft s.u. autologous *graft*
composite graft gemischtes Transplantat *nt*, Mehrorgantransplantat *nt*
cutis graft Kutislappen *m*
dermal graft Dermislappen *m*
dermal-fat graft Hautfettlappen *m*
dermic graft s.u. dermal *graft*
epidermic graft Reverdin-Läppchen *nt*, Reverdin-Lappen *m*, Epidermisläppchen *nt*, Epidermislappen *m*
free skin graft freies Hauttransplantat *nt*
full-thickness skin graft Vollhautlappen *m*, Vollhauttransplantat *nt*
H graft portokavaler Interpositionsshunt *m*
heterodermic graft heterologes Hauttransplantat *nt*
heterogenous graft heterogenes Transplantat *nt*, heterologes Transplantat *nt*, xenogenes Transplantat *nt*, xenogenetisches Transplantat *nt*, Xenotransplantat *nt*, Heterotransplantat *nt*
heterologous graft s.u. heterogenous *graft*
heteroplastic graft s.u. heterogenous *graft*
heterospecific graft s.u. heterogenous *graft*
homologous graft homologes Transplantat *nt*, allogenes Transplantat *nt*, allogenetisches Transplantat *nt*, Homotransplantat *nt*, Allotransplantat *nt*
homoplastic graft s.u. homologous *graft*
isogeneic graft s.u. isologous *graft*
isologous graft isologes Transplantat *nt*, isogenes Transplantat *nt*, syngenes Transplantat *nt*, syngenetisches Transplantat *nt*, isogenetisches Transplantat *nt*, Isotransplantat *nt*
isoplastic graft s.u. isologous *graft*
Krause-Wolfe graft Krause-Wolfe-Lappen *m*, Wolfe-Krause-Lappen *m*
mesh graft Mesh-Graft *f/nt*, Mesh-Transplantat *nt*, Maschentransplantat *nt*, Gittertransplantat *nt*
patch graft Patchgraft *f/nt*
pedicle skin graft gestielter Hautlappen *m*
skin graft Hauttransplantat *nt*, Hautlappen *m*
split-skin graft Spalthautlappen *m*, Spalthauttransplantat *nt*
split-thickness graft s.u. split-skin *graft*
syngeneic graft s.u. isologous *graft*
Thiersch's graft Thiersch-Lappen *m*
thin-split graft Thiersch-Lappen *m*
Wolfe's graft Wolfe-Krause-Lappen *m*, Krause-Wolfe-Lappen *m*
Wolfe-Krause graft s.u. Wolfe's *graft*
xenogeneic graft s.u. heterogenous *graft*
graft|ing ['græftɪŋ] *noun* Transplantation *f*, Implantation *f*
Graham ['greɪəm, græm]: **Graham's peroxidase stain** Peroxidasefärbung *f* nach Graham
Gram [græm]: **Gram's method** s.u. *Gram's* stain
Gram's stain Gram-Färbung *f*
gram-equivalent *noun* Grammäquivalent *nt*
gram|mole ['græm,məʊl] *noun* Grammolekül *nt*, Grammmolekül *nt*, Mol *nt*, Grammol *nt*, Grammmol *nt*, Grammolekulargewicht *nt*, Grammmolekulargewicht *nt*
gram-negative *adj.* Gram-negativ, gramnegativ
gram-positive *adj.* Gram-positiv, grampositiv
gran|ullar ['grænjələr] *adj.* kornig, gekörnt, granulär, granular, granulös, granuliert
gran|ulla|tion [,grænjʊ'leɪʃn] *noun* **1.** (*anatom.*) körnchenähnliche Struktur *f*, Granulation *f* **2.** Körnchenbildung *f*, Körnen *nt*, Granulieren *nt* **3.** (*pathol.*) Granulation *f*; Granulierung *f* **4.** Granulationsgewebe *nt*, Granulation *f*
Reilly granulations Alder-Reilly-Granulationsanomalie *f*, Reilly-Granulationsanomalie *f*
gran|ule ['grænju:l] *noun* Körnchen *nt*; Zellkörnchen *nt*, Speicherkörnchen *nt*, Granulum *nt*
acidophil granules azidophile Granula *pl*
albuminous granules zytoplasmatische Granula *pl*
argentaffine granules argentaffine Granula *pl*
azur granules azurophile Granula *pl*
azurophil granules s.u. azur *granules*
Babès-Ernst granules metachromatische Granula *pl*, Babès-Ernst-Körperchen *pl*
beta granules β-Granula *pl*
Birbeck's granules Birbeck-Granula *pl*
cytoplasmic granules zytoplasmatische Granula *pl*
eosinophil granules eosinophile Granula *pl*
gamma granules γ-Granula *pl*
Heinz granules Heinz-Innenkörperchen *pl*, Heinz-Ehrlich-Körperchen *pl*
hyperchromatin granules azurophile Granula *pl*
metachromatic granules Volutinkörnchen *pl*, metachromatische Granula *pl*, Babès-Ernst-Körperchen *pl*
Nissl granules Nissl-Schollen *pl*, Nissl-Substanz *f*, Nissl-Granula *pl*, Tigroidschollen *pl*
oxyphil granules azidophile Granula *pl*
Schüffner's granules Schüffner-Tüpfelung *f*
toxic granules toxische Granula *pl*
volutin granules Volutinkörnchen *pl*, metachromatische Granula *pl*, Babès-Ernst-Körperchen *pl*

zymogen granules Zymogengranula *pl*, Zymogenkörnchen *pl*
gran|u|lo|blast ['grænjələʊblæst] *noun* Myeloblast *m*
gran|u|lo|cyte ['grænjələʊsaɪt] *noun* Granulozyt *m*, granulärer Leukozyt *m*
band granulocyte stabkerniger Granulozyt *m*, (*inform.*) Stabkerniger *m*
basophilic granulocyte basophiler Leukozyt *m*, basophiler Granulozyt *m*, (*inform.*) Basophiler *m*
eosinophilic granulocyte eosinophiler Leukozyt *m*, eosinophiler Granulozyt *m*, (*inform.*) Eosinophiler *m*
neutrophilic granulocyte neutrophiler Granulozyt *m*, polymorphkerniger Granulozyt *m*, neutrophiler Leukozyt *m*; (*inform.*) Neutrophiler *m*
polymorphonuclear granulocyte polymorphkerniger neutrophiler Granulozyt *m*, neutrophiler Leukozyt *m*, (*inform.*) Neutrophiler *m*
segmented granulocyte segmentkerniger Granulozyt *m*
gran|u|lo|cyt|ic [ˌgrænjələʊ'sɪtɪk] *adj.* Granulozyt(en) betreffend, granulozytär, Granulozyten-, Granulozyto-
gran|u|lo|cy|to|p|a|thy [ˌgrænjələʊsaɪ'tɑpəθɪ] *noun* Granulozytopathie *f*
gran|u|lo|cy|to|pe|nia [ˌgrænjələʊˌsaɪtə'piːnɪə] *noun* **1.** Granulopenie *f*, Granulozytopenie *f*; Neutropenie *f*; Leukopenie *f* **2.** Agranulozytose *f*, maligne Neutropenie *f*, perniziöse Neutropenie *f*
gran|u|lo|cy|to|poi|e|sis [ˌgrænjələʊˌsaɪtəpɔɪ'iːsɪs] *noun* s.u. granulopoiesis
gran|u|lo|cy|to|poi|et|ic [ˌgrænjələʊˌsaɪtəpɔɪ'etɪk] *adj.* s.u. granulopoietic
gran|u|lo|cy|to|sis [ˌgrænjələʊsaɪ'təʊsɪs] *noun* Granulozytose *f*
gran|u|lo|ma [grænjə'ləʊmə] *noun, plural* **gran|u|lo|mas, gran|u|lo|ma|ta** [grænjə'ləʊmətə] Granulationsgeschwulst *f*, Granulom *nt*, Granuloma *nt*
amebic granuloma Amöbengranulom *nt*, Amöbom *nt*
bilharzial granuloma Schistosomengranulom *nt*, Schistosomagranulom *nt*
candida granuloma s.u. candidal *granuloma*
candidal granuloma Candidagranulom *nt*, Soorgranulom *nt*
eosinophilic granuloma 1. eosinophiles Granulom *nt*, eosinophiles Knochengranulom *nt* **2.** Heringswurmkrankheit *f*, Anisakiasis *f*
epithelioid cell granuloma epitheloidzelliges Granulom *nt*
foreign-body granuloma Fremdkörpergranulom *nt*
histiocytic granuloma histiozytäres Granulom *nt*
Hodgkin's granuloma Hodgkin-Krankheit *f*, Hodgkin-Lymphom *nt*, Morbus *m* Hodgkin, Hodgkin-Paltauf-Steinberg-Krankheit *f*, Paltauf-Steinberg-Krankheit *f*, (maligne) Lymphogranulomatose *f*, Lymphogranulomatosis maligna
immunological granuloma immunologisches Granulom *nt*, Immungranulom *nt*
lethal midline granuloma letales Mittelliniengranulom *nt*, Granuloma gangraenescens nasi
lipoid granuloma Lipoidgranulom *nt*
lipophagic granuloma lipophages Granulom *nt*, Lipogranulom *nt*
malignant granuloma letales Mittelliniengranulom *nt*, Granuloma gangraenescens nasi
midline granuloma letales Mittelliniengranulom *nt*, Granuloma gangraenescens nasi
monilial granuloma Candidagranulom *nt*, Soorgranulom *nt*
non-immunological granuloma nichtimmunologisches Granulom *nt*
reticulohistiocytic granuloma 1. retikulohistiozytisches Granulom *nt*, Riesenzellhistiozytom *nt*, Retikulohistiozytom (Cak) *nt* **2. reticulohistiocytic granulomomata** *plural* multiple Retikulohistiozytome *pl*, multizentrische Retikulohistiozytose *f*, Lipoiddermatoarthritis *f*, Reticulohistiocytosis disseminata
salivary gland granuloma Speicheldrüsengranulom *nt*
silicon granuloma Siliziumgranulom *nt*
gran|u|lo|ma|to|sis [grænjəˌləʊmə'təʊsɪs] *noun* Granulomatose *f*, Granulomatosis *f*
Alder's constitutional granulomatosis Alder-Granulationsanomalie *f*, Alder-Granulationskörperchen *pl*
allergic granulomatosis Churg-Strauss-Syndrom *nt*, allergische granulomatöse Angiitis *f*
lipid granulomatosis Xanthomatose *f*
malignant granulomatosis Hodgkin-Krankheit *f*, Hodgkin-Lymphom *nt*, Morbus *m* Hodgkin, Hodgkin-Paltauf-Steinberg-Krankheit *f*, Paltauf-Steinberg-Krankheit *f*, Lymphogranulomatose *f*, maligne Lymphogranulomatose *f*, Lymphogranulomatosis maligna
gran|u|lom|a|tous [grænjə'ləʊmətəs] *adj.* granulomatös
gran|u|lo|pe|nia [ˌgrænjələʊ'pɪnɪə] *noun* s.u. granulocytopenia
gran|u|lo|plasm ['grænjələʊplæzəm] *noun* Granuloplasma *nt*
gran|u|lo|poi|e|sis [ˌgrænjələʊpɔɪ'iːsɪs] *noun* Granulozytenbildung *f*, Granulozytopoese *f*, Granulozytopoiese *f*, Granulopoese *f*
gran|u|lo|poi|et|ic [ˌgrænjələʊpɔɪ'etɪk] *adj.* Granulopoese betreffend *oder* stimulierend, granulopoetisch, granulozytopoetisch
green [griːn] **I** *noun* Grün *nt*, grüne Farbe *f*, grüner Farbstoff *m* **II** *adj.* grün
brilliant green Brillantgrün *nt*
bromcresol green Bromkresolgrün *nt*
GRF *abk.* s.u. **1.** gonadotropin releasing *factor* **2.** growth hormone releasing *factor*
GRH *abk.* s.u. **1.** gonadotropin releasing *hormone* **2.** growth hormone releasing *hormone*
grid [grɪd] *noun* **1.** Gitternetz *nt*, Gitter *nt* **2.** Streustrahlenblende *f*; Gitterblende *f*, Rasterblende *f*
focused grid Fokussierraster *nt*
Potter-Bucky grid Bucky-Blende *f*, Streustrahlenraster *nt*
GRIF *abk.* s.u. growth hormone inhibiting *factor*
GRIH *abk.* s.u. growth hormone inhibiting *hormone*
groove [gruːv] *noun* Furche *f*, Rinne *f*; Nut *f*, Rille *f*
binding groove Bindungsspalte *f*
branchial groove Schlundfurche *f*, Kiemenspalte *f*
group [gruːp] *noun* **1.** Gruppe *f*; Kollektiv *nt*, Patientenkollektiv *nt* **2.** Gruppe *f*, Radikal *nt*
blood group Blutgruppe *f*
blood group A Blutgruppe A *f*
blood group AB Blutgruppe AB *f*
blood group B Blutgruppe B *f*

blood group D Blutgruppe D *f*
Duffy blood group Duffy-Blutgruppe *f*, Duffy-Blutgruppensystem *nt*
Kidd blood group Kidd-Blutgruppe *f*, Kidd-Blutgruppensystem *nt*
Lancefield groups Lancefield-Gruppen *pl*
Lewis blood group Lewis-Blutgruppe *f*, Lewis-Blutgruppensystem *nt*
Ii blood group Ii-Blutgruppe *f*, Ii-Blutgruppensystem *nt*
Lutheran blood group Lutheran-Blutgruppe *f*, Lutheran-Blutgruppensystem *nt*
MN blood group MNSs-Blutgruppe *f*, MNSs-Blutgruppensystem *nt*
MNSs blood group MNSs-Blutgruppe *f*, MNSs-Blutgruppensystem *nt*
P blood group P-Blutgruppe *f*, P-Blutgruppensystem *nt*
PLT group PLT-Gruppe *f*, Chlamydia *f*, Chlamydie *f*
Runyon group Runyon-Gruppe *f*

groupling ['gru:pıŋ] *noun* Gruppierung *f*, An- *oder* Einordnung *f* (in Gruppen); Gruppenbestimmung *f*
blood grouping Blutgruppenbestimmung *f*
serologic grouping serologisches Gruppieren *nt*

group-reactive *adj.* gruppenreaktiv

group-specific *adj.* gruppenspezifisch

growth [grəυθ] *noun* **1.** Wachsen *nt*, Wachstum *nt*; Wuchs *m*, Größe *f* **2.** Gewächs *nt*, Wucherung *f*, Auswuchs *m*, Geschwulst *f*, Neoplasma *nt*
chain growth Kettenwachstum *nt*
expansive growth expansives Wachstum *nt*, verdrängendes Wachstum *nt*
exponential growth exponentielles Wachstum *nt*
new growth Neubildung *f*, Neoplasma *nt*, Geschwulst *f*

Gruber ['gru:bər]: **Gruber's reaction** Gruber-Widal-Reaktion *f*, Gruber-Widal-Test *m*, Widal-Reaktion *f*, Widal-Test *m*
Gruber's test S.U. *Gruber's* reaction

Gruber-Widal ['gru:bər vi'dal]: **Gruber-Widal reaction** S.U. *Gruber's* reaction
Gruber-Widal test S.U. *Gruber's* reaction

Grünbaum-Widal ['gri:nbaυm vi'dal]: **Grünbaum-Widal test** S.U. *Gruber's* reaction

GS *abk.* S.U. general *surgery*

gs *abk.* S.U. group-specific

GSC *abk.* S.U. gas-solid *chromatography*

GSH *abk.* S.U. **1.** glutathione **2.** reduced *glutathione*

GSSG *abk.* S.U. oxidized *glutathione*

gt *abk.* S.U. granulation *tissue*

GTH *abk.* S.U. glutathione

GTP *abk.* S.U. guanosine-5'-triphosphate

Gua *abk.* S.U. guanine

guailac ['gwaıæk] *noun* Guajak *nt*, Guajakharz *nt*

guanlildine ['gwænıdi:n] *noun* Guanidin *nt*, Iminoharnstoff *m*

gualnine ['gwɑni:n] *noun* Guanin *nt*

gualnolsine ['gwɑnəsi:n] *noun* Guanosin *nt*

guanosine-5'-diphosphate *noun* Guanosin-5'-diphosphat *nt*

guanosine-5'-triphosphate *noun* Guanosin-5'-triphosphat *nt*

gum [gʌm] *noun* **1.** Zahnfleisch *nt*, Gingiva *f* **2.** Gummi *m/nt*; Klebstoff *m* **3.** Gummi *m/nt*, Gummiharz *nt*, Kautschuk *m*
guaiac gum Guajak *nt*, Guajakharz *nt*

Guo *abk.* S.U. guanosine

gut [gʌt] *noun* **1.** Darm *m*, Darmkanal *m*; Gedärme *pl*, Eingeweide *pl*, (*anatom.*) Intestinum *nt* **2.** (*chirurg.*) Catgut *nt* **3.** (*inform.*) Bauch *m*

GV *abk.* S.U. gentian *violet*

GVHR *abk.* S.U. graft-versus-host *reaction*

gynlanldrolblaslitolma [dʒı,nændrəυblæs'təυmə] *noun* Gynandroblastom *nt*

gylrase ['dʒaıreız] *noun* Gyrase *f*
DNA gyrase DNA-Gyrase *f*, DNS-Gyrase *f*

G

H

H *abk.* s.u. **1.** heroin **2.** histamine **3.** histidine **4.** homogeneity **5.** hormone **6.** human **7.** hydrogen

H$^+$ *abk.* s.u. **1.** hydrogen *ion* **2.** hydrogen ion *concentration*

H$_1$ *abk.* s.u. alternative *hypothesis*

^{2}**H** *abk.* s.u. heavy *hydrogen*

^{3}**H** *abk.* s.u. tritium

HA *abk.* s.u. **1.** hemadsorption **2.** hemagglutination **3.** hemagglutinin **4.** hemolytic *anemia* **5.** *hemophilia* A **6.** *hepatitis* A **7.** hyaluronic *acid* **8.** hydroxyapatite

HAA *abk.* s.u. hepatitis-associated *antigen*

HACC *abk.* s.u. hexachlorocyclohexane

HAD *abk.* s.u. 3-hydroxyacyl-CoA *dehydrogenase*

HAd *abk.* s.u. hemadsorption

HAE *abk.* s.u. hereditary *angioedema*

haem [hiːm] *noun* (*brit.*) s.u. haeme

haema- *präf.* (*brit.*) s.u. haemo-

hae|ma|chro|ma|to|sis [ˌhiːməˌkrəʊmə'təʊsɪs] *noun* (*brit.*) s.u. haemochromatosis

haem|a|chrome ['hiːməkrəʊm] *noun* (*brit.*) **1.** Blutfarbstoff *m* **2.** sauerstofftransportierendes Blutpigment *nt*

haem|a|cyte ['hiːməsaɪt] *noun* (*brit.*) s.u. haemocyte

haem|a|cy|tom|e|ter [ˌhiːməsaɪ'tɑmɪtər] *noun* (*brit.*) s.u. haemocytometer

haem|a|cy|tom|e|try [ˌhiːməsaɪ'tɑmətrɪ] *noun* (*brit.*) s.u. haemocytometry

haem|a|cy|to|zo|on [hiːməˌsaɪtə'zəʊɑn] *noun* (*brit.*) s.u. haemocytozoon

haem|ad|o|ste|no|sis [ˌhemædəʊstɪ'nəʊsɪs] *noun* (*brit.*) Blutgefäßstenose *f*, Arterienstenose *f*

hae|ma|drom|e|ter [ˌhiːmə'drɑmɪtər] *noun* (*brit.*) s.u. haemodromometer

hae|ma|dro|mo|graph [hiːmə'drəʊməgræf] *noun* (*brit.*) s.u. haemodromograph

hae|ma|dro|mom|e|ter [ˌhiːmədrəʊ'mɑmɪtər] *noun* (*brit.*) s.u. haemodromometer

haem|ad|sorb|ent [ˌhemæd'sɔːrbənt] *adj.* (*brit.*) hämadsorbierend, hämadsorptiv

haem|ad|sorp|tion [ˌhemæd'sɔːrpʃn] *noun* (*brit.*) Hämadsorption *nt*

hae|ma|dy|na|mom|e|ter [ˌhiːməˌdaɪnə'mɑmɪtər] *noun* (*brit.*) s.u. haemodynamometer

haem|a|dy|na|mom|e|try [hiːməˌdaɪnə'mɑmətrɪ] *noun* (*brit.*) s.u. haemodynamometry

haem|a|fa|cient [hiːmə'feɪʃnt] *noun, adj.* (*brit.*) s.u. haemopoietic

haem|a|fae|cia [hiːmə'fiːsɪə] *noun* (*brit.*) blutiger Stuhl *m*, bluthaltiger Stuhl *m*, Blutstuhl *m*

hae|mag|glu|ti|na|tion [hiːməˌgluːtə'neɪʃn] *noun* (*brit.*) Hämagglutination *f*

indirect haemagglutination indirekte Hämagglutination *f*, passive Hämagglutination *f*

passive haemagglutination indirekte Hämagglutination *f*, passive Hämagglutination *f*

haem|ag|glu|tin|a|tive [hiːmə'gluːtneɪtɪv] *adj.* (*brit.*) Hämagglutination betreffend *oder* verusachend, hämagglutinativ, hämagglutinierend

hae|mag|glu|ti|nin [hiːmə'gluːtənɪn] *noun* (*brit.*) Hämagglutinin *nt*

cold haemagglutinin Kältehämagglutinin *nt*

warm haemagglutinin Wärmehämagglutinin *nt*

haem|ag|glu|tin|o|gen [hiːmə'gluːtɪnədʒən] *noun* (*brit.*) Hämagglutinogen *nt*

hae|mal ['hiːməl] *adj.* (*brit.*) Blut *oder* Blutgefäße betreffend, Blut-, Häma-, Häm(o)-, Blutgefäß-

hae|ma|lum [hɪ'mæləm] *noun* (*brit.*) Hämalaun *nt*

Mayer's haemalum Mayer-Hämalaun *nt*

hae|ma|nal|y|sis [ˌhiːmə'nɑləsɪs] *noun* (*brit.*) Blutuntersuchung *f*, Blutanalyse *f*, Hämanalyse *f*, Hämoanalyse *f*

hae|man|gi|ec|ta|sia [hɪˌmændʒɪek'teɪʒ(ɪ)ə] *noun* (*brit.*) s.u. haemangiectasis

hae|man|gi|ec|ta|sis [hɪˌmændʒɪ'ektəsɪs] *noun* (*brit.*) Blutgefäßerweiterung *f*, Hämangiektasie *f*, Haemangiectasia *f*

hae|man|gi|o|am|e|lo|blas|to|ma [hɪˌmændʒɪəʊˌæmələʊblæs'təʊmə] *noun* (*brit.*) Hämangioameloblastom *nt*

hae|man|gi|o|blast [hɪ'mændʒɪəʊblæst] *noun* (*brit.*) Hämangioblast *m*

hae|man|gi|o|blas|to|ma [hɪˌmændʒɪəʊblæs'təʊmə] *noun* (*brit.*) Lindau-Tumor *m*, Hämangioblastom *nt*, Angioblastom *nt*

hae|man|gi|o|en|do|the|li|o|blas|to|ma [hɪˌmændʒɪəʊˌendəʊˌθiːlɪəblæs'təʊmə] *noun* (*brit.*) Hämangioendothelioblastom *nt*

hae|man|gi|o|en|do|the|li|o|ma [hɪˌmændʒɪəʊˌendəʊθiːlɪ'əʊmə] *noun* (*brit.*) Hämangioendotheliom *nt*, Hämangioendothelioma *nt*

malignant haemangioendothelioma malignes Hämangioendotheliom *nt*, sarkomatöses Hämangioendotheliom *nt*, Hämangiosarkom *nt*

hae|man|gi|o|en|do|the|li|o|sar|co|ma [hɪˌmændʒɪəʊˌendəʊˌθiːlɪəsɑːr'kəʊmə] *noun* (*brit.*) s.u. haemangiosarcoma

hae|man|gi|o|fi|bro|ma [hɪˌmændʒɪəʊfaɪ'brəʊmə] *noun* (*brit.*) Hämangiofibrom *nt*

hae|man|gi|o|ma [hɪˌmændʒɪ'əʊmə] *noun* (*brit.*) Hämangiom *nt*, Haemangioma *nt*

capillary haemangioma 1. Kapillarhämangiom *nt*, Haemangioma capillare **2.** Blutschwamm *m*, blastomatöses Hämangiom *nt*, Haemangioma planotuberosum, Haemangioma simplex

ossifying periosteal haemangioma ossifizierendes periostales Hämangiom *nt*, subperiostaler Riesenzelltumor *m*

sclerosing haemangioma sklerosierendes Hämangiom *nt*

sclerosing haemangioma of Wolbach Histiozytom *nt*, Histiocytoma *nt*

hae|man|gi|o|ma|to|sis [hɪ,mændʒɪəʊmə'təʊsɪs] *noun* (*brit.*) Hämangiomatose *f*, Haemangiomatosis *f*

hae|man|gi|o|per|i|cyte [hɪ,mændʒɪə'perɪsaɪt] *noun* (*brit.*) Adventitiazelle *f*, Perizyt *m*

hae|man|gi|o|per|i|cy|to|ma [hɪ,mændʒɪə,perɪsaɪ'təʊmə] *noun* (*brit.*) Hämangioperizytom *nt*

hae|man|gi|o|sar|co|ma [hɪ,mændʒɪəsɑːr'kəʊmə] *noun* (*brit.*) malignes Hämangioendotheliom *nt*, sarkomatöses Hämangioendotheliom *nt*, Hämangiosarkom *nt*

haem|a|phe|re|sis [,hemәfә'riːsɪs] *noun* (*brit.*) Hämapherese *f*, Hämopherese *f*

haem|a|poi|e|sis [,hemәpɔɪ'iːsɪs] *noun* (*brit.*) s.u. haemopoiesis

haem|a|poi|et|ic [,hemәpɔɪ'etɪk] *noun, adj.* (*brit.*) s.u. haemopoietic

haemat- *präf.* s.u. haemato-

hae|ma|tem|e|sis [hiːmә'temәsɪs] *noun* (*brit.*) Bluterbrechen *nt*, Hämatemesis *f*, Vomitus cruentus

hae|ma|ther|a|py [,hiːmә'θerәpɪ] *noun* (*brit.*) s.u. haemotherapy

hae|ma|tho|rax [hiːmә'θɔːræks] *noun* (*brit.*) s.u. haemothorax

hae|ma|tim|e|ter [,hiːmә'tɪmәtәr] *noun* (*brit.*) s.u. haemocytometer

hae|ma|tim|e|try [,hiːmә'tɪmәtrɪ] *noun* (*brit.*) s.u. haemocytometry

hae|ma|tin ['hiːmәtɪn] *noun* (*brit.*) Hämatin *nt*, Hydroxyhämin *nt*

reduced haematin Häm *nt*, Protohäm *nt*

haem|a|ti|nae|mia [,hemәtɪ'niːmɪә] *noun* (*brit.*) Hämatinämie *f*

hae|ma|tin|om|e|ter [,hiːmәtɪ'nɑmɪtәr] *noun* (*brit.*) s.u. haemoglobinometer

haemato- *präf.* (*brit.*) Blut-, Häma-, Häm(o)-, Hämat(o)-

haem|a|to|blast ['hemәtәblæst] *noun* (*brit.*) s.u. haemocytoblast

haem|a|to|cele ['hemәtәsiːl] *noun* (*brit.*) **1.** Blutbruch *m*, Hämatozele *f*, Haematocele *f* **2.** Hämatozele *f*, Haematocele testis **3.** Einblutung *f* in eine Körperhöhle, Hämatozele *f*

haem|a|to|chlo|rin [hemәtә'klәʊrɪn] *noun* (*brit.*) Hämatochlorin *nt*

haem|a|to|chro|ma|to|sis [hemәtә,krәʊmә'tәʊsɪs] *noun* (*brit.*) **1.** Gewebeanfärbung *f* durch Blutpigmente **2.** s.u. haemochromatosis

hae|mat|o|crit ['hemәtәkrɪt] *noun* (*brit.*) **1.** Hämatokrit *m* **2.** Hämatokritröhrchen *nt*

venous haematocrit venöser Hämatokrit *m*

Wintrobe haematocrit Wintrobe-Hämatokritröhrchen *nt*

haem|a|toc|ry|al [,hemә'tɑkrɪәl] *adj.* (*brit.*) wechselwarm, poikilotherm

haem|a|to|crys|tal|lin [,hemәtәʊ'krɪstәlɪn] *noun* (*brit.*) s.u. haemoglobin

haem|a|to|cy|a|nin [,hemәtәʊ'saɪәnɪn] *noun* (*brit.*) s.u. haemocyanin

haem|a|to|cyst ['hemәtәʊsɪst] *noun* (*brit.*) **1.** hämorrhagische Zyste *f*, blutgefüllte Zyste *f*, Blutzyste *f*, Haemocystis *f*, Haematocystis *f* **2.** s.u. haematocystis

haem|a|to|cys|tis [,hemәtәʊ'sɪstɪs] *noun* (*brit.*) Blutansammlung *f* in Harn- *oder* Gallenblase, Haemocystis *f*, Haematocystis *f*

hae|mat|o|cyte ['hemәtәʊsaɪt] *noun* (*brit.*) s.u. haemocyte

haem|a|to|cy|to|blast [,hemәtә'saɪtәblæst] *noun* (*brit.*) s.u. haemocytoblast

haem|a|to|cy|tol|y|sis [,hemәtәsaɪ'tɑlәsɪs] *noun* (*brit.*) s.u. haemolysis

haem|a|to|cy|tom|e|ter [,hemәtәsaɪ'tɑmɪtәr] *noun* (*brit.*) s.u. haemocytometer

haem|a|to|cy|to|pe|nia [,hemәtәʊ,saɪtә'piːnɪә] *noun* (*brit.*) Panzytopenie *f*

haem|a|to|cy|to|zo|on [,hemәtәʊ,saɪtә'zәʊɑn] *noun* (*brit.*) s.u. haemocytozoon

haem|a|to|cy|tu|ria [,hemәtәʊsaɪ'tʊәrɪә] *noun* (*brit.*) (echte) Hämaturie *f*, Erythrozyturie *f*, Hämatozyturie *f*

haem|a|to|di|al|y|sis [,hemәtәʊdaɪ'ælәsɪs] *noun* (*brit.*) s.u. haemodialysis

haem|a|to|dys|cra|sia [,hemәtәʊdɪs'kreɪʒ(ɪ)ә] *noun* (*brit.*) s.u. haemodyscrasia

haem|a|to|dys|tro|phy [,hemәtәʊ'dɪstrәfɪ] *noun* (*brit.*) s.u. haemodystrophy

hae|ma|to|gen|e|sis [,hemәtәʊ'dʒenәsɪs] *noun* (*brit.*) s.u. haemopoiesis

haem|a|to|gen|ic [,hemәtәʊ'dʒenɪk] (*brit.*) **I** *noun* hämopoeseförderndes Mittel *nt* **II** *adj.* **1.** die Blutbildung/Blutzellbildung betreffend *oder* anregend, hämopoetisch **2.** s.u. haematogenous

hae|ma|tog|e|nous [,hiːmә'tɑdʒәnәs] *adj.* (*brit.*) **1.** im Blut entstanden, aus dem Blut stammend, hämatogen **2.** durch Blut übertragen, über den Blutweg, hämatogen

hae|mat|o|glo|bin [,hemәtәʊ'glәʊbɪn] *noun* (*brit.*) s.u. haemoglobin

haem|a|to|glo|bin|u|ria [,hemәtәʊ,glәʊbɪ'n(j)ʊәrɪә] *noun* (*brit.*) s.u. haemoglobinuria

hae|mat|o|glob|u|lin [,hemәtәʊ'glɑbjәlɪn] *noun* (*brit.*) s.u. haemoglobin

haem|a|to|his|ti|o|blast [,hemәtәʊ'hɪstɪәblæst] *noun* (*brit.*) s.u. haemohistioblast

haem|a|to|hy|a|loid [,hemәtәʊ'haɪәlɔɪd] *noun* (*brit.*) Hämatohyaloid *nt*, hämatogenes Hyalin *nt*

hae|ma|toi|din [,hiːmә'tɔɪdɪn] *noun* (*brit.*) Hämatoidin *nt*, Hämatoidinkristalle *pl*

hae|ma|tol|o|gy [,hiːmә'tɑlәdʒɪ] *noun* (*brit.*) Hämatologie *f*, Hämologie *f*

haem|a|to|lymph|an|gi|o|ma [,hemәtәʊlɪmfændʒɪ'әʊmә] *noun* (*brit.*) Hämatolymphangiom *nt*, Hämolymphangiom *nt*

hae|ma|tol|y|sis [,hiːmә'tɑlәsɪs] *noun* (*brit.*) s.u. haemolysis

haem|a|to|lyt|ic [,hemәtәʊ'lɪtɪk] *adj.* (*brit.*) s.u. haemolytic

hae|ma|to|ma [hiːmә'tәʊmә] *noun, plural* **hae|ma|to|mas, hae|ma|to|ma|ta** (*brit.*) [hiːmә'tәʊmәtә] Bluterguss *m*, Hämatom *nt*, Haematoma *nt*

hae|ma|tom|e|try [hiːmә'tɑmәtrɪ] *noun* (*brit.*) **1.** Hämoglobin- *oder* Hämatokritbestimmung *f*, Hämatometrie *f* **2.** Blutdruckmessung *f*, Hämatometrie *f*

hae|ma|top|a|thy [hiːmә'tɑpәθɪ] *noun* (*brit.*) s.u. haemopathy

haem|a|to|pe|nia [,hemәtәʊ'piːnɪә] *noun* (*brit.*) Blutmangel *m*, Hämatopenie *f*

haem|a|to|phage ['hemәtәʊfeɪdʒ] *noun* (*brit.*) s.u. haemophagocyte

haem|a|to|phag|o|cyte [,hemәtәʊ'fægәsaɪt] *noun* (*brit.*) s.u. haemophagocyte

hae|ma|toph|a|gous [ˌhiːmə'tɑfəgəs] *adj.* (*brit.*) blutsaugend, hämatophag

haem|a|to|phil|ia [ˌhemətəʊ'fɪlɪə] *noun* (*brit.*) s.u. haemophilia

haem|a|to|plas|tic [ˌhemətəʊ'plæstɪk] *adj.* (*brit.*) blutbildend, hämatoplastisch

hae|mat|o|poi|e|sis [ˌhemətəʊpɔɪ'iːsɪs] *noun* (*brit.*) s.u. haemopoiesis

splenic haematopoiesis s.u. splenic *haemopoiesis*

haem|a|to|poi|et|ic [ˌhemətəʊpɔɪ'etɪk] *noun, adj.* (*brit.*) s.u. haemopoietic

haem|a|to|poi|e|tin [ˌhemətəʊ'pɔɪətɪn] *noun* (*brit.*) s.u. haemopoietin

haem|a|to|por|phy|rin [ˌhemətəʊ'pɔːrfərɪn] *noun* (*brit.*) Hämatoporphyrin *nt*

haem|a|to|sis [hemə'təʊsɪs] *noun* (*brit.*) **1.** s.u. haemopoiesis **2.** (*physiolog.*) Arterialisation *f*

haem|a|to|spec|tro|pho|tom|e|ter [ˌhemətəʊˌspektrəfəʊ'tɑmɪtər] *noun* (*brit.*) Hämatospektrophotometer *nt*, Hämatospektrofotometer *nt*, Hämospektrophotometer *nt*, Hämospektrofotometer *nt*

haem|a|to|spec|tro|scope [ˌhemətəʊ'spektrəskəʊp] *noun* (*brit.*) Hämatospektroskop *nt*, Hämospektroskop *nt*

haem|a|to|spec|tros|co|py [ˌhemətəʊspek'trɑskəpɪ] *noun* (*brit.*) Hämatospektroskopie *f*, Hämospektroskopie *f*

haem|a|to|stat|ic [ˌhemətəʊ'stætɪk] (*brit.*) **I** *noun* Blutstillungsmittel *nt*, blutstillendes Mittel *nt*, Hämostatikum *nt*, Hämostyptikum *nt* **II** *adj.* **1.** Hämostase betreffend, blutstillend, blutungsstillend, hämostatisch, hämostyptisch **2.** Blutstauung/Hämostase betreffend, hämatostatisch

haem|a|tos|te|on [ˌhemə'tɑstɪɑn] *noun* (*brit.*) (*Knochen*) Markhöhlenblutung *f*, Markhöhleneinblutung *f*, Haematosteon *nt*

haem|a|to|ther|a|py [ˌhemətəʊ'θerəpɪ] *noun* (*brit.*) s.u. haemotherapy

haem|a|to|tho|rax [ˌhemətəʊ'θɔːræks] *noun* (*brit.*) s.u. haemothorax

haem|a|to|tox|ic [ˌhemətəʊ'tɑksɪk] *adj.* (*brit.*) s.u. haemotoxic

haem|a|to|tox|i|co|sis [hemətəʊˌtɑksɪ'kəʊsɪs] *noun* (*brit.*) Hämatotoxikose *f*

haem|a|to|tox|in [ˌhemətəʊ'tɑksɪn] *noun* (*brit.*) s.u. haemotoxin

haem|a|to|trop|ic [ˌhemətəʊ'trɑpɪk] *adj.* (*brit.*) s.u. haemotropic

haem|a|to|tym|pa|num [ˌhemətəʊ'tɪmpənəm] *noun* (*brit.*) s.u. haemotympanum

haem|a|tox|ic [hemə'tɑksɪk] *adj.* (*brit.*) s.u. haemotoxic

haem|a|tox|in [hemə'tɑksɪn] *noun* (*brit.*) s.u. haemotoxin

hae|ma|tox|y|lin [hemə'tɑksəlɪn] *noun* (*brit.*) Hämatoxylin *nt*

alum haematoxylin Hämalaun *nt*

iron haematoxylin Eisen-Hämatoxylin *nt*

haematoxylin-eosin *noun* (*brit.*) Hämatoxylin-Eosin *nt*

hae|ma|to|zo|al [ˌhemətəʊ'zəʊəl] *adj.* (*brit.*) s.u. haemozoic

hae|ma|to|zo|an [ˌhemətəʊ'zəʊən] (*brit.*) **I** *noun* s.u. haemozoon **II** *adj.* s.u. haemozoic

haem|a|to|zo|ic [ˌhemətəʊ'zəʊɪk] *adj.* (*brit.*) s.u. haemozoic

haem|a|to|zo|on [ˌhemətəʊ'zəʊɑn] *noun* (*brit.*) s.u. haemozoon

haem|a|tu|re|sis [ˌhemətjə'riːsɪs] *noun* (*brit.*) s.u. haematuria

haem|a|tu|ria [ˌhiːmə't(j)ʊərɪə] *noun* (*brit.*) Blutharnen *nt*, Blutausscheidung *f* im Harn, Hämaturie *f*, Haematuria *f*

angioneurotic haematuria renale Hämaturie *f*

macroscopic haematuria Makrohämaturie *f*, makroskopische Hämaturie *f*

haeme [hiːm] *noun* (*brit.*) **1.** Häm *nt*, Protohäm *nt* **2.** Protohäm IX *nt*

haem|en|do|the|li|o|ma [ˌhemendəʊˌθiːlɪ'əʊmə] *noun* (*brit.*) s.u. haemangioendothelioma

hae|mic ['hiːmɪk] *adj.* (*brit.*) Blut betreffend, Blut-, Häma-, Hämat(o)-, Häm(o)-

hae|min ['hiːmɪn] *noun* (*brit.*) **1.** Hämin *nt* **2.** Teichmann-Kristalle *pl*, salzsaures Hämin *nt*, Hämin *nt*, Häminkristalle *pl*, Chlorhämin *nt*, Chlorhäminkristalle *pl*, Chlorhämatin *nt*

H

haemo- *präf.* (*brit.*) Blut-, Häma-, Hämato-, Häm(o)-

hae|mo|ag|glu|ti|na|tion [ˌhiːməəˌgluːtə'neɪʃn] *noun* (*brit.*) s.u. haemagglutination

hae|mo|ag|glu|ti|nin [ˌhiːməə'gluːtənɪn] *noun* (*brit.*) s.u. haemagglutinin

hae|mo|blast ['hiːməblæst] *noun* (*brit.*) s.u. haemocytoblast

lymphoid haemoblast of Pappenheim Proerythroblast *m*

hae|mo|blas|to|sis [ˌhiːməblæs'təʊsɪs] *noun* (*brit.*) Hämoblastose *f*

hae|mo|chro|ma|to|sis [hiːməˌkrəʊmə'təʊsɪs] *noun* (*brit.*) Eisenspeicherkrankheit *f*, Hämochromatose *f*, Siderophilie *f*, Bronzediabetes *m*

hae|mo|chro|ma|tot|ic [hiːməˌkrəʊmə'tɑtɪk] *adj.* (*brit.*) Hämochromatose betreffend

hae|mo|chrome ['hiːməkrəʊm] *noun* (*brit.*) Hämochrom *nt*, Hämochromogen *nt*

hae|mo|chro|mo|gen [hiːmə'krəʊmədʒən] *noun* (*brit.*) s.u. haemochrome

hae|mo|cla|sia [hiːmə'kleɪʒ(ɪ)ə] *noun* (*brit.*) **1.** Hämoklasie *f* **2.** Erythroklasie *f*

hae|moc|la|sis [hɪ'mɑkləsɪs] *noun* (*brit.*) s.u. haemoclasia

hae|mo|con|cen|tra|tion [hiːməˌkɑnsən'treɪʃn] *noun* (*brit.*) Bluteindickung *f*, Hämokonzentration *f*

hae|mo|con|ges|tion [ˌhiːməkən'dʒestʃn] *noun* (*brit.*) Blutstauung *f*

hae|mo|co|nia [hiːmə'kəʊnɪə] *plural* (*brit.*) Blutstäubchen *pl*, Hämokonien *pl*, Hämokonia *pl*

hae|mo|co|ni|o|sis [hiːməˌkəʊnɪ'əʊsɪs] *noun* (*brit.*) Hämokoniose *f*

hae|mo|cry|os|co|py [ˌhiːməkraɪ'ɑskəpɪ] *noun* (*brit.*) Gefrierpunktbestimmung *f* des Blutes, Hämokryoskopie *f*

hae|mo|cul|ture ['hiːməkʌltʃər] *noun* (*brit.*) Blutkultur *f*

hae|mo|cu|pre|in [hiːmə'kjuːprɪˌɪn] *noun* (*brit.*) Hämocuprein *nt*, Erythrocuprein *nt*, Superoxiddismutase *f*

hae|mo|cy|a|nin [hiːmə'saɪənɪn] *noun* (*brit.*) Hämocyanin *nt*

hae|mo|cyte ['hiːməsaɪt] *noun* (*brit.*) Blutzelle *f*, Hämozyt *m*

hae|mo|cy|to|blast [hiːmə'saɪtəblæst] *noun* (*brit.*) Blutstammzelle *f*, Stammzelle *f*, Hämozytoblast *m*

hae|mo|cy|to|blas|to|ma [hiːməˌsaɪtəblæs'təʊmə] *noun* (*brit.*) Stammzellentumor *m*, Hämozytoblastom *nt*

hae|mo|cy|to|ca|ther|e|sis [hiːmə,saɪtəkə'θerəsɪs] *noun* (*brit.*) Blutzellenzerstörung *f*

hae|mo|cy|to|ly|sis [,hiːməsaɪ'tɑləsɪs] *noun* (*brit.*) s.u. haemolysis

hae|mo|cy|tom|e|ter [,hiːməsaɪ'tɑmɪtər] *noun* (*brit.*) Zählkammer *f*, Hämozytometer *nt*

Thoma-Zeiss haemocytometer Abbé-Zählkammer *f*, Thoma-Zeiss-Kammer *f*

hae|mo|cy|tom|e|try [,hiːməsaɪ'tɑmətrɪ] *noun* (*brit.*) Hämozytometrie *f*

hae|mo|cy|to|pha|gia [hiːmə,saɪtə'feɪdʒ(ɪ)ə] *noun* (*brit.*) Hämozytophagie *f*, Hämophagozytose *f*

hae|mo|cy|to|poi|e|sis [hiːmə,saɪtəpɔɪ'iːsɪs] *noun* (*brit.*) s.u. haemopoiesis

hae|mo|cy|to|trip|sis [hiːmə,saɪtə'trɪpsɪs] *noun* (*brit.*) druckbedingte Hämolyse *f*, traumatische Hämolyse *f*

hae|mo|cy|to|zo|on [hiːmə,saɪtə'zəʊɑn] *noun, plural* **hae|mo|cy|to|zoa** [hiːmə,saɪtə'zəʊə] (*brit.*) einzelliger Blutparasit *m*, Hämozytozoon *nt*

hae|mo|di|ag|no|sis [,hiːmədaɪəg'nəʊsɪs] *noun* (*brit.*) Hämodiagnostik *f*

hae|mo|di|al|y|sis [,hiːmədaɪ'æləsɪs] *noun* (*brit.*) Blutwäsche *f*, Hämodialyse *f*; extrakorporale Dialyse *f*

hae|mo|di|al|yz|er [hiːmə'daɪəlaɪzər] *noun* (*brit.*) Hämodialysator *m*, künstliche Niere *f*

hae|mo|di|a|stase [hiːmə'daɪəsteɪz] *noun* (*brit.*) Blutamylase *f*

hae|mo|di|lu|tion [,hiːmədɪ'l(j)uːʃn] *noun* (*brit.*) Blutverdünnung *f*, Hämodilution *f*

hae|mo|drom|o|graph [hiːmə'drɑməgræf] *noun* (*brit.*) Hämodromograph *m*, Hämodromograf *m*

hae|mo|dro|mom|e|ter [,hiːmədrə'mɑmɪtər] *noun* (*brit.*) Hämodromometer *nt*

hae|mo|dy|nam|ic [,hiːmədaɪ'næmɪk] *adj.* (*brit.*) hämodynamisch

hae|mo|dy|nam|ics [,hiːmədaɪ'næmɪks] *plural* (*brit.*) Hämodynamik *f*

hae|mo|dy|na|mom|e|ter [hiːmə,daɪnə'mɑmɪtər] *noun* (*brit.*) Blutdruckmessgerät *nt*, Blutdruckapparat *m*

hae|mo|dy|na|mom|e|try [hiːmə,daɪnə'mɑmətrɪ] *noun* (*brit.*) Blutdruckmessung *f*

hae|mo|dys|cra|sia [,hiːmədɪs'kreɪʒ(ɪ)ə] *noun* (*brit.*) Hämatodyskrasie *f*, Hämodyskrasie *f*

hae|mo|dys|tro|phy [hiːmə'dɪstrəfɪ] *noun* (*brit.*) Hämodystrophie *f*

hae|mo|fer|rum [hiːmə'ferəm] *noun* (*brit.*) Hämoglobineisen *nt*

hae|mo|fil|ter ['hiːməfɪltər] *noun* (*brit.*) Hämofilter *m/nt*

hae|mo|fil|tra|tion [,hiːməfɪl'treɪʃn] *noun* (*brit.*) Hämofiltration *f*

hae|mo|flag|el|late [hiːmə'flædʒəlɪt] *noun* (*brit.*) Blutflagellat *m*

hae|mo|fus|cin [hiːmə'fjuːsɪn] *noun* (*brit.*) Hämofuscin *nt*, Hämofuszin *nt*

hae|mo|gen|e|sis [hiːmə'dʒenəsɪs] *noun* (*brit.*) s.u. haemopoiesis

hae|mo|glo|bin ['hiːməgləʊbɪn] *noun* (*brit.*) Blutfarbstoff *m*, Hämoglobin *nt*

haemoglobin A Erwachsenenhämoglobin *nt*, Hämoglobin A *nt*

haemoglobin A_{1c} Hämoglobin A_{1c} *nt*

haemoglobin A_2 Hämoglobin A_2 *nt*

haemoglobin Bart's Hämoglobin *nt* Bart's

haemoglobin C Hämoglobin C *nt*

haemoglobin Chesapeake Hämoglobin *nt* Chesapeake

haemoglobin D Hämoglobin D *nt*

haemoglobin E Hämoglobin E *nt*

haemoglobin F fetales Hämoglobin *nt*, Hämoglobin F *nt*

haemoglobin Gower Hämoglobin *nt* Gower

haemoglobin H Hämoglobin H *nt*

haemoglobin I Hämoglobin I *nt*

haemoglobin Kansas Hämoglobin *nt* Kansas

haemoglobin Lepore Hämoglobin *nt* Lepore

haemoglobin M Hämoglobin M *nt*

haemoglobin Rainier Hämoglobin *nt* Rainier

haemoglobin S Sichelzellhämoglobin *nt*, Hämoglobin S *nt*

haemoglobin Seattle Hämoglobin *nt* Seattle

haemoglobin Yakima Hämoglobin *nt* Yakima

carbon monoxide haemoglobin Carboxyhämoglobin *nt*, Kohlenmonoxidhämoglobin *nt*

deoxygenated haemoglobin reduziertes Hämoglobin *nt*, desoxygeniertes Hämoglobin *nt*, Desoxyhämoglobin *nt*

fetal haemoglobin fetales Hämoglobin *nt*

glycosylated haemoglobin glykosyliertes Hämoglobin *nt*

mean cell haemoglobin s.u. mean corpuscular *haemoglobin*

mean corpuscular haemoglobin Färbekoeffizient *m*, mean corpuscular hemoglobin *nt*

oxidized haemoglobin oxygeniertes Hämoglobin *nt*, Oxyhämoglobin *nt*

oxygenated haemoglobin s.u. oxidized *haemoglobin*

reduced haemoglobin reduziertes Hämoglobin *nt*, desoxygeniertes Hämoglobin *nt*, Desoxyhämoglobin *nt*

sickle-cell haemoglobin Sichelzellhämoglobin *nt*, Hämoglobin S *nt*

hae|mo|glo|bin|at|ed [hiːmə'gləʊbɪneɪtɪd] *adj.* (*brit.*) hämoglobinhaltig

hae|mo|glo|bi|nae|mia [hiːmə,gləʊbɪ'niːmɪə] *noun* (*brit.*) Hämoglobinämie *f*

hae|mo|glo|bi|no|chol|ia [hiːmə,gləʊbɪnə'kəʊlɪə] *noun* (*brit.*) Hämoglobinocholie *f*

hae|mo|glo|bi|nol|y|sis [hiːmə,gləʊbɪ'nɑləsɪs] *noun* (*brit.*) Hämoglobinabbau *m*, Hämoglobinspaltung *f*, Hämoglobinolyse *f*

hae|mo|glo|bi|nom|e|ter [hiːmə,gləʊbɪ'nɑmɪtər] *noun* (*brit.*) Hämoglobinometer *nt*

hae|mo|glo|bi|nom|e|try [hiːmə,gləʊbɪ'nɑmətrɪ] *noun* (*brit.*) Hämoglobinometrie *f*

hae|mo|glo|bi|nop|a|thy [hiːmə,gləʊbɪ'nɑpəθɪ] *noun* (*brit.*) Hämoglobinopathie *f*

hae|mo|glo|bi|no|pep|sia [hiːmə,gləʊbɪnə'pepsɪə] *noun* (*brit.*) s.u. haemoglobinolysis

hae|mo|glo|bi|nous [hiːmə'gləʊbɪnəs] *adj.* (*brit.*) hämoglobinhaltig

hae|mo|glo|bi|nu|ria [,hiːmə,gləʊbɪ'n(j)ʊərɪə] *noun* (*brit.*) Hämoglobinausscheidung *f* im Harn, Hämoglobinurie *f*, Haemoglobinuria *f*

malarial haemoglobinuria Schwarzwasserfieber *nt*, Febris biliosa et haemoglobinurica

paroxysmal cold haemoglobinuria paroxysmale Kältehämoglobinurie *f*

paroxysmal nocturnal haemoglobinuria Marchiafava-Micheli-Anämie *f*, paroxysmale nächtliche Hämoglobinurie *f*
toxic haemoglobinuria toxische Hämoglobinurie *f*
hae|mo|glo|bi|nu|ric [hiːmə,gləʊbɪ'n(j)ʊərɪk] *adj.* (*brit.*) Hämoglobinurie betreffend, durch Hämoglobinurie gekennzeichnet, hämoglobinurisch
hae|mo|gram ['hiːməgræm] *noun* (*brit.*) Hämogramm *nt*; Differentialblutbild *nt*, Differenzialblutbild *nt*
hae|mo|his|ti|o|blast [hiːmə'hɪstɪəblæst] *noun* (*brit.*) Ferrata-Zelle *f*, Hämohistioblast *m*
hae|mo|ki|ne|sis [,hiːməkɪ'niːsɪs] *noun* (*brit.*) Blutfluss *m*, Blutzirkulation *f*, Hämokinese *f*
hae|mo|ki|net|ic [,hiːməkɪ'netɪk] *adj.* (*brit.*) den Blutfluss betreffend *oder* fördernd, hämokinetisch
hae|mo|ki|nin [hiːmə'kaɪnɪn] *noun* (*brit.*) Hämokinin *nt*
hae|mo|lin ['hiːməlɪn] *noun* (*brit.*) Hämolin *nt*
hae|mo|lith ['hiːməlɪθ] *noun* (*brit.*) Gefäßstein *m*, Angiolith *m*, Hämolith *m*
hae|mo|lo|gy [hɪ'mɑlədʒɪ] *noun* (*brit.*) s.u. haematology
hae|mo|lymph ['hiːməlɪmf] *noun* (*brit.*) Hämolymphe *f*
hae|mo|lymph|an|gi|o|ma [,hiːməlɪm,fændʒɪ'əʊmə] *noun* (*brit.*) s.u. haematolymphangioma
hae|mo|ly|sate [hɪ'mɑləseɪt] *noun* (*brit.*) Hämolysat *nt*
hae|mo|ly|sin [hɪ'mɑləsɪn] *noun* (*brit.*) **1.** hämolyseverursachendes Toxin *nt*, Hämolysegift *nt*, Hämolysin *nt* **2.** hämolyseauslösender Antikörper *m*, Hämolysin *nt*
alpha haemolysin α-Hämolysin *nt*
beta haemolysin β-Hämolysin *nt*
cold haemolysin Kältehämolysin *nt*; Donath Landsteiner-Antikörper *m*
heterophile haemolysin heterophiles Hämolysin *nt*
immune haemolysin Immunhämolysin *nt*
warm-cold haemolysin Kalt-Warm-Hämolysin *nt*
hae|mo|ly|sis [hɪ'mɑləsɪs] *noun* (*brit.*) Erythrozytenauflösung *f*, Erythrozytenzerstörung *f*, Erythrozytenabbau *m*, Hämolyse *f*, Hämatozytolyse *f*
γ-haemolysis γ-Hämolyse *f*, Gammahämolyse *f*
colloid osmotic haemolysis kolloidosmotische Hämolyse *f*
contact haemolysis Kontakthämolyse *f*
gamma haemolysis γ-Hämolyse *f*, Gammahämolyse *f*
immune haemolysis Immunhämolyse *f*
intravascular haemolysis intravaskuläre Hämolyse *f*
postoperative haemolysis postoperative Hämolyse *f*
single-radial haemolysis einfache radiale Hämolyse *f*
hae|mo|lyt|ic [,hiːmə'lɪtɪk] *adj.* (*brit.*) Hämolyse betreffend *oder* auslösend, hämolytisch
γ-haemolytic γ-hämolytisch, gamma-hämolytisch, nicht-hämolytisch, nicht-hämolysierend
hae|mo|lyz|a|ble [,hiːmə'laɪzəbl] *adj.* (*brit.*) hämolysierbar
hae|mo|ly|za|tion [,hiːməlaɪ'zeɪʃn] *noun* (*brit.*) Hämolyseauslösung *f*, Hämolyseverursachung *f*
hae|mo|lyze ['hiːməlaɪz] *vt, vi* (*brit.*) hämolysieren
hae|mom|e|ter [hɪ'mɑmɪtər] *noun* (*brit.*) s.u. haemoglobinometer
hae|mo|nor|mo|blast [hiːmə'nɔːrməblæst] *noun* (*brit.*) Erythroblast *m*
hae|mo|pa|tho|lo|gy [,hiːməpə'θɑlədʒɪ] *noun* (*brit.*) Hämopathologie *f*
hae|mop|a|thy [hɪ'mɑpəθɪ] *noun* (*brit.*) Erkrankung *f* des Blutes *oder* der blutbildenden Gewebe, Hämopathie *f*
hae|mo|phage ['hiːməfeɪdʒ] *noun* (*brit.*) s.u. haemophagocyte
hae|mo|phag|o|cyte [hiːmə'fægəsaɪt] *noun* (*brit.*) Hämophagozyt *m*, Hämophage *m*
hae|mo|phag|o|cy|to|sis [hiːmə,fægəsaɪ'təʊsɪs] *noun* (*brit.*) Hämophagozytose *f*, Hämozytophagie *f*
hae|mo|phil ['hiːməfɪl] (*brit.*) **I** *noun* hämophiler Mikroorganismus *m* **II** *adj.* blutliebend, hämophil
hae|mo|phile ['hiːməfaɪl] *adj.* (*brit.*) blutliebend, hämophil
hae|mo|phil|ia [hiːmə'fɪlɪə] *noun* (*brit.*) Bluterkrankheit *f*, Hämophilie *f*, Haemophilia *f*
haemophilia A klassische Hämophilie *f*, Hämophilie A *f*, Faktor-VIII-Mangel *m*, Haemophilia vera
haemophilia B Hämophilie B *f*, Faktor-IX-Mangel *m*, Faktor-IX-Mangelkrankheit *f*, Christmas-Krankheit *f*
haemophilia C Faktor XI-Mangel, PTA-Mangel *m*
classical haemophilia Hämophilie A *f*, klassische Hämophilie *f*, Faktor-VIII-Mangel *m*
vascular haemophilia von Willebrand-Jürgens-Syndrom *nt*, konstitutionelle Thrombopathie *f*, hereditäre Pseudohämophilie *f*, vaskuläre Pseudohämophilie *f*, Angiohämophilie *f*
hae|mo|phil|i|ac [hiːmə'fɪlɪæk] *noun* (*brit.*) Bluter *m*, Hämophiler *m*
hae|mo|phil|ic [hiːmə'fɪlɪk] *adj.* (*brit.*) **1.** blutliebend, hämophil **2.** Hämophilie betreffend, von Hämophilie betroffen, hämophil, Bluter-
hae|mo|phil|i|oid [hiːmə'fɪlɪɔɪd] *noun* (*brit.*) Hämophilioid *nt*, Pseudohämophilie *f*
Hae|moph|i|lus [hiː'mɑfɪləs] *noun* Haemophilus *m*
Haemophilus aegyptius Koch-Weeks-Bazillus *m*, Haemophilus aegyptius, Haemophilus aegypticus, Haemophilus conjunctivitidis
Haemophilus ducreyi Streptobacillus *m* des weichen Schankers, Haemophilus ducreyi, Coccobacillus ducreyi
Haemophilus duplex Diplobakterium *nt* Morax-Axenfeld, Moraxella lacunata, Moraxella Moraxella lacunata
Haemophilus influenzae Pfeiffer-Bazillus *m*, Pfeiffer-Influenzabazillus *m*, Haemophilus influenzae, Bacterium influenzae
Haemophilus pertussis Keuchhustenbakterium *nt*, Bordet-Gengou-Bakterium *nt*, Bordetella pertussis, Haemophilus pertussis
hae|mo|pi|e|zom|e|ter [hiːmə,paɪə'zɑmɪtər] *noun* (*brit.*) Blutdruckmessgerät *nt*, Blutdruckapparat *m*
hae|mo|plas|tic [hiːmə'plæstɪk] *adj.* (*brit.*) s.u. haematoplastic
hae|mo|poi|e|sic [,hiːməpɔɪ'iːsɪk] *noun, adj.* (*brit.*) s.u. haemopoietic
hae|mo|poi|e|sis [,hiːməpɔɪ'iːsɪs] *noun* (*brit.*) Blutbildung *f*, Hämatopoese *f*, Hämatopoiese *f*, Hämopoese *f*, Hämopoiese *f*
antenatal haemopoiesis pränatale Blutbildung *f*, pränatale Hämopoese *f*, pränatale Hämopoiese *f*
extramedullary haemopoiesis extramedulläre Blutbildung *f*
medullary haemopoiesis medulläre Blutbildung *f*, myelopoetische Blutbildung *f*
megaloblastic haemopoiesis megaloblastische Blutbildung *f*, megaloblastische Hämopoese *f*, megaloblastische Hämopoiese *f*

H

myelopoietic haemopoiesis medulläre Blutbildung *f*, myelopoetische Blutbildung *f*
prenatal haemopoiesis pränatale Blutbildung *f*, pränatale Hämopoese *f*
splenic haemopoiesis extramedulläre Blutbildung *f* in der Milz
hae|mo|poi|et|ic [ˌhiːməpɔɪ'etɪk] (*brit.*) I *noun* hämopoesefördernde Mittel *nt* II *adj.* die Blutbildung/Blutzellbildung betreffend *oder* anregend, hämopoetisch
hae|mo|poi|e|tin [hiːmə'pɔɪətɪn] *noun* (*brit.*) erythropoetischer Faktor *m*, Erythropoetin *nt*, Erythropoietin *nt*, Hämatopoetin *nt*, Hämopoietin *nt*
hae|mo|por|phy|rin [hiːmə'pɔːrfərɪn] *noun* (*brit.*) s.u. haematoporphyrin
hae|mo|pre|cip|i|tin [ˌhiːməprɪ'sɪpətɪn] *noun* (*brit.*) Hämopräzipitin *nt*
hae|mo|pro|tein [hiːmə'prəʊtiːɪn] *noun* (*brit.*) Hämoprotein *nt*
hae|mop|so|nin [ˌhɪmɑp'səʊnɪn] *noun* (*brit.*) Hämopsonin *nt*
hae|mop|tic [hɪ'mɑptɪk] *adj.* (*brit.*) s.u. haemoptysic
hae|mop|to|ic [hɪmɑp'təʊɪk] *adj.* (*brit.*) s.u. haemoptysic
hae|mop|ty|sic [ˌhɪmɑp'taɪsɪk] *adj.* (*brit.*) Bluthusten/Hämoptyse betreffend, durch Bluthusten gekennzeichnet
hae|mop|ty|sis [hɪ'mɑptəsɪs] *noun* (*brit.*) Bluthusten *nt*, Blutspucken *nt*, Hämoptoe *f*, Hämoptyse *f*, Hämoptysis *f*
haem|o|rhe|o|lo|gy [ˌhiːmərɪ'ɑlədʒɪ] *noun* (*brit.*) s.u. haemorrheology
haem|or|rhage ['hem(ə)rɪdʒ] (*brit.*) I *noun* Blutung *f*, Einblutung *f*, Hämorrhagie *f*, Haemorrhagia *f* II *vi* (schwach) bluten, sickern
abdominal haemorrhage abdominelle Blutung *f*
arterial haemorrhage arterielle Blutung *f*
brain haemorrhage Hirnblutung *f*
bronchial haemorrhage Bluthusten *nt*, Blutspucken *nt*, Hämoptoe *f*, Hämoptyse *f*, Hämoptysis *f*
capillary haemorrhage Kapillarblutung *f*
fetomaternal haemorrhage fetomaternale Transfusion *f*
occult haemorrhage okkulte Blutung *f*
petechial haemorrhage Punktblutung *f*, Petechie *f*
secondary haemorrhage Nachblutung *f*
haem|or|rhag|ic [ˌhemə'rædʒɪk] *adj.* (*brit.*) Blutung betreffend, durch Blutung gekennzeichnet, hämorrhagisch, Blutungs-
haem|or|rhag|in [ˌhemə'rædʒɪn] *noun* (*brit.*) Hämorrhagin *nt*
haem|or|rhe|o|lo|gy [ˌhiːmərɪ'ɑlədʒɪ] *noun* (*brit.*) Hämorheologie *f*, Hämorrheologie *f*
hae|mo|sid|er|in [hiːmə'sɪdərɪn] *noun* Hämosiderin *nt*
hae|mo|sid|er|o|sis [hiːməˌsɪdə'rəʊsɪs] *noun* (*brit.*) Hämosiderose *f*
idiopathic pulmonary haemosiderosis Ceelen-Gellerstedt-Syndrom *nt*, primäre Lungenhämosiderose *f*, idiopathische Lungenhämosiderose *f*
primary pulmonary haemosiderosis Ceelen-Gellerstedt-Syndrom *nt*, primäre Lungenhämosiderose *f*, idiopathische Lungenhämosiderose *f*
pulmonary haemosiderosis Lungenhämosiderose *f*
hae|mo|spo|ri|an [hiːmə'spɔːrɪæn] (*brit.*) I *noun* Hämosporidie *f* II *adj.* Hämosporidien betreffend
haem|o|spo|rid|i|an [ˌhiːməspə'rɪdɪæn] *noun, adj.* (*brit.*) s.u. haemosporian
hae|mo|sta|sia [hiːmə'steɪʒ(ɪ)ə] *noun* (*brit.*) s.u. haemostasis
hae|mos|ta|sis [hɪ'mɑstəsɪs, hiːmə'steɪsɪs] *noun* (*brit.*) **1.** Blutstillung *f*, Blutungsstillung *f*, Hämostase *f* **2.** Blutstauung *f*, Blutstockung *f*, Hämostase *f*, Stase *f*
hae|mo|stat ['hiːməstæt] *noun* (*brit.*) topisches Hämostatikum *nt*
hae|mo|stat|ic [hiːmə'stætɪk] (*brit.*) I *noun* Blutstillungsmittel *nt*, blutstillendes Mittel *nt*, Hämostatikum *nt*, Hämostyptikum *nt* II *adj.* Hämostase betreffend, blutstillend, blutungsstillend, hämostatisch, hämostyptisch
hae|mo|styp|tic [hiːmə'stɪptɪk] *noun, adj.* (*brit.*) s.u. haemostatic
hae|mo|ta|chom|e|ter [ˌhiːmətæ'kɑmɪtər] *noun* (*brit.*) Hämatotachometer *nt*, Hämotachometer *nt*
hae|mo|ther|a|peu|tics [hiːməˌθerə'pjuːtɪks] *plural* (*brit.*) s.u. haemotherapy
hae|mo|ther|a|py [hiːmə'θerəpɪ] *noun* (*brit.*) Bluttherapie *f*, Hämatotherapie *f*, Hämotherapie *f*; Transfusionstherapie *f*
hae|mo|tho|rax [hiːmə'θɔːræks] *noun* (*brit.*) Blutbrust *f*, Hämothorax *m*, Hämatothorax *m*
hae|mo|tox|ic [hiːmə'tɑksɪk] *adj.* (*brit.*) hämotoxisch
hae|mo|tox|in [hiːmə'tɑksɪn] *noun* (*brit.*) Hämotoxin *nt*
hae|mo|troph ['hiːmətrɑf] *noun* (*brit.*) Gesamtheit *f* der mütterlichen Nährstoffe
hae|mo|trophe *noun* (*brit.*) s.u. haemotroph
hae|mo|trop|ic [hiːmə'trɑpɪk] *adj.* (*brit.*) hämatotrop, hämotrop
hae|mo|tym|pa|num [hiːmə'tɪmpənəm] *noun* (*brit.*) Bluterguß *m* in die Paukenhöhle, Hämotympanon *nt*, Hämatotympanon *nt*
hae|mo|zo|ic [hiːmə'zəʊɪk] *adj.* (*brit.*) Blutparasiten betreffend, Blutparasiten-
hae|mo|zo|in [hiːmə'zəʊɪn] *noun* (*brit.*) Hämozoin *nt*
hae|mo|zo|on [hiːmə'zəʊɑn] *noun, plural* **hae|mo|zoa** [hiːmə'zəʊə] (*brit.*) (einzelliger/vielzelliger) Blutparasit *m*, Hämozoon *nt*
HAI *abk.* s.u. **1.** hemagglutination *inhibition* **2.** hemagglutination-inhibition *test*
half-antigen *noun* Halbantigen *nt*, Hapten *nt*
half-life *noun* Halbwertzeit *f*, Halbwertszeit *f*
biological half-life biologische Halbwertzeit *f*
effective half-life effektive Halbwertzeit *f*
serum half-life Serumhalbwertszeit *f*
half-time *noun* s.u. half-life
plasma iron clearance half-time Eisenclearance *f*, Plasma-Eisenclearance *f*
hal|ide ['hælaɪd] I *noun* Halogenid *nt*, Halid *nt*, Haloid *nt* II *adj.* salzähnlich, haloid
acid halide Säurehalogenid *nt*
hal|ma|to|gen|e|sis [ˌhælmətəʊ'dʒenəsɪs] *noun* sprunghafte Variation *f*, Halmatogenese *f*, Halmatogenesis *f*
halo- *präf.* Salz-, Hal(o)-
hal|o|gen ['hælədʒən] *noun* Salzbildner *m*, Halogen *nt*
hal|oid ['hælɔɪd] *adj.* salzähnlich, haloid
hal|om|e|ter [heɪ'lɑmɪtər] *noun* Halometer *nt*
hal|om|e|try [heɪ'lɑmətrɪ] *noun* Halometrie *f*
ha|mar|to|blas|to|ma [həˌmɑːrtəʊblæs'təʊmə] *noun* Hamartoblastom *nt*, malignes Hamartom *nt*

ham|ar|to|ma [ˌhæmər'təʊmə] *noun, plural* **ham|ar|to|mas, ham|ar|to|ma|ta** [ˌhæmər'təʊmətə] Hamartom *nt*
bile duct hamartomas Meyenburg-Komplexe *pl*
ham|ar|to|ma|to|sis [ˌhæmɑːrtəʊmə'təʊsɪs] *noun* Hamartomatose *f*, Hamartomatosis *f*, Hamartose *f*, Hamartosis *f*
HANE *abk.* s.u. hereditary angioneurotic *edema*
hapl(o)- *präf.* Einzel-, Einfach-, Hapl(o)-
hap|loid ['hæplɔɪd] **I** *noun* Zelle *f oder* Individuum *nt* mit haploidem Chromosomensatz **II** *adj.* haploid
hap|loi|dy ['hæplɔɪdɪ] *noun* Haploidie *f*
hap|lont ['hæplɑnt] *noun* Haplont *m*
hap|lo|type ['hæplətaɪp] *noun* Haplotyp *m*
MHC haplotype MHC-Haplotyp *m*
hap|ten ['hæpten] *noun* Halbantigen *nt*, Hapten *nt*
conjugated hapten konjugiertes Hapten *nt*
hap|tene ['hæptiːn] *noun* s.u. hapten
hap|ten|ic [hæp'tenɪk] *adj.* Hapten betreffend, durch Haptene bedingt, Hapten-
hap|te|ni|za|tion [hæptenɪ'zeɪʃn] *noun* Haptenisierung *f*
Hardy-Weinberg ['hɑːrdɪ 'waɪnbɜrg]: **Hardy-Weinberg equilibrium** s.u. *Hardy-Weinberg* law
Hardy-Weinberg law Hardy-Weinberg-Gesetz *nt*
Hardy-Weinberg rule s.u. *Hardy-Weinberg* law
Hart|ma|nel|la [ˌhɑːrtmə'nelə] *noun* Hartmanella *f*
hart|ma|nel|li|a|sis [ˌhɑːrtmənе'laɪəsɪs] *noun* Hartmanellainfektion *f*, Hartmanellose *f*, Hartmanelliasis *f*
Hatch-Slack [hætʃ slæk]: **Hatch-Slack cycle** Hatch-Slack-Zyklus *m*, C_4-Zyklus *m*
Hatch-Slack pathway s.u. *Hatch-Slack* cycle
HAV *abk.* s.u. hepatitis A *virus*
Hayem [ɛ'jem]: **Hayem's solution** Hayem-Lösung *f*
Hayem-Widal [ɛ'jem vi'dal]: **Hayem-Widal syndrome** Widal-Abrami-Anämie *f*, Widal-Abrami-Ikterus *m*, Widal-Anämie *f*, Widal-Ikterus *m*
HB *abk.* s.u. *hepatitis* B
HbA *abk.* s.u. *hemoglobin* A
HbA_1 *abk.* s.u. glycosylated *hemoglobin*
HbA_2 *abk.* s.u. *hemoglobin* A_2
HbC *abk.* s.u. *hemoglobin* C
HBcAg *abk.* s.u. hepatitis B core *antigen*
HB_cAg *abk.* s.u. hepatitis B core *antigen*
$Hb_{Chesapeake}$ *abk.* s.u. *hemoglobin* Chesapeake
HbCN *abk.* s.u. cyanmethemoglobin
HbCO *abk.* s.u. carboxyhemoglobin
HbD *abk.* s.u. *hemoglobin* D
HBDH *abk.* s.u. α-hydroxybutyrate *dehydrogenase*
HBDNAP *abk.* s.u. hepatitis B DNA *polymerase*
HbE *abk.* s.u. *hemoglobin* E
HBe *abk.* s.u. hepatitis B e *antigen*
HB_eAg *abk.* s.u. hepatitis B e *antigen*
HBeAg *abk.* s.u. hepatitis B e *antigen*
Hb_F *abk.* s.u. *hemoglobin* F
HbF *abk.* s.u. fetal *hemoglobin*
HbH *abk.* s.u. *hemoglobin* H
HbI *abk.* s.u. *hemoglobin* I
HBIG *abk.* s.u. hepatitis B immune *globulin*
HBLV *abk.* s.u. human B-lymphotropic *virus*
HbM *abk.* s.u. *hemoglobin* M
HbO_2 *abk.* s.u. oxyhemoglobin
HbS *abk.* s.u. *hemoglobin* S
HBsAg *abk.* s.u. hepatitis B surface *antigen*
HB_sAg *abk.* s.u. hepatitis B surface *antigen*
HBV *abk.* s.u. hepatitis B *virus*
HC *abk.* s.u. **1.** hydrocarbon **2.** hydrocortisone
HCA *abk.* s.u. hepatocellular *adenoma*
HCC *abk.* s.u. **1.** hepatocellular *carcinoma* **2.** hexachlorocyclohexane **3.** 2,5-hydroxycholecalciferol
25-HCC *abk.* s.u. 25-hydroxycholecalciferol
HCCH *abk.* s.u. hexachlorocyclohexane
HCG *abk.* s.u. human chorionic *gonadotropin*
hCG *abk.* s.u. human chorionic *gonadotropin*
HCH *abk.* s.u. hexachlorocyclohexane
HCHO *abk.* s.u. formaldehyde
HCl *abk.* s.u. **1.** hydrochloric *acid* **2.** hydrogen *chloride*
HCN *abk.* s.u. hydrogen *cyanide*
HCT *abk.* s.u. hematocrit
Hct *abk.* s.u. hematocrit
HCV *abk.* s.u. **1.** hepatitis C *virus* **2.** human *coronavirus*
HCy *abk.* s.u. hemocyanin
Hcy *abk.* s.u. homocysteine
HD *abk.* s.u. **1.** hemodialysis **2.** Hodgkin's *disease*
HDAg *abk.* s.u. hepatitis delta *antigen*
HDC *abk.* s.u. hydrocortisone
HDCC *abk.* s.u. human diploid cell *culture*
HDL *abk.* s.u. high-density *lipoprotein*
HDN *abk.* s.u. hemolytic *disease* of the newborn
HDP *abk.* s.u. hexose *diphosphate*
HDV *abk.* s.u. hepatitis delta *virus*
HE *abk.* s.u. hematoxylin-eosin
He *abk.* s.u. heparin
Heaf [hiːf]: **Heaf test** Heaf-Test *m*
health [helθ] *noun* **1.** Gesundheit *f* **2.** Gesundheitszustand *m*; **in good health** gesund; **in poor health** kränklich
general health Allgemeinzustand *m*
health|y ['helθɪ] *adj.* gesund; gesundheitsfördernd, bekömmlich, heilsam
heat-labile *adj.* hitzelabil
heat|proof ['hiːtpruːf] *adj.* hitzebeständig, wärmebeständig, thermostabil
heat-resistant *adj.* s.u. heatproof
heat-resisting *adj.* s.u. heatproof
heat-sensitive *adj.* wärmeempfindlich, hitzeempfindlich
Hebra ['hiːbrə]: **Hebra's disease** Hebra-Krankheit *f*, Kokardenerythem *nt*, Erythema multiforme, Erythema exsudativum multiforme, Hidroa vesiculosa
Hebra's prurigo s.u. *Hebra's* disease
HECV *abk.* s.u. human enteric *coronavirus*
Hegglin ['heglɪn]: **Hegglin's anomaly** May-Hegglin-Anomalie *f*, Hegglin-Syndrom *nt*
Hegglin's change in neutrophils and platelets s.u. *Hegglin's* anomaly
Hegglin's syndrome s.u. *Hegglin's* anomaly
Heidenhain ['haɪdnhaɪn]: **Heidenhain's azan stain** Heidenhain-Azanfärbung *f*
Heidenhain's cell (*Magen*) Belegzelle *f*, Parietalzelle *f*
Heidenhain's iron hematoxylin stain Heidenhain-Hämatoxylinfärbung *f*
Heinz [haɪnts]: **Heinz bodies** s.u. *Heinz-Ehrlich* bodies
Heinz body anemia Anämie *f* mit Heinz-Innenkörperchen
Heinz granules s.u. *Heinz-Ehrlich* bodies
Heinz-Ehrlich [haɪnts 'eərlɪk]: **Heinz-Ehrlich bodies** Heinz-Innenkörperchen *pl*, Heinz-Ehrlich-Körperchen *pl*
helio- *präf.* Sonnen-, Heli(o)-
he|li|o|ther|a|py [ˌhiːlɪə'θerəpɪ] *noun* Behandlung *f* mit Sonnenlicht, Heliotherapie *f*

H

he|lix ['hi:lɪks] *noun, plural* **he|lix|es, he|li|ces** ['helɪ,si:z] Helix *f*
alpha helix α-Helix *f*
DNA helix Watson-Crick-Modell *nt*, Doppelhelix *f*
double helix Watson-Crick-Modell *nt*, Doppelhelix *f*
Pauling-Corey helix α-Helix *f*
twin helix Watson-Crick-Modell *nt*, Doppelhelix *f*
Watson-Crick helix Watson-Crick-Modell *nt*, Doppelhelix *f*

hel|minth ['helmɪnθ] *noun* parasitischer Wurm *m*, Helminthe *f*

hel|min|thic [hel'mɪnθɪk] *adj.* Helminthen betreffend, durch Helminthen verursacht, Helminthen-, Wurm-

hema- *präf.* s.u. hemo-

he|ma|chro|ma|to|sis [,hi:mə,krəʊmə'təʊsɪs] *noun* s.u. hemochromatosis

hem|a|chrome ['hi:məkrəʊm] *noun* **1.** Blutfarbstoff *m* **2.** sauerstofftransportierendes Blutpigment *nt*

hem|a|cyte ['hi:məsaɪt] *noun* s.u. hemocyte

hem|a|cy|tom|e|ter [,hi:məsaɪ'tɑmɪtər] *noun* s.u. hemocytometer

hem|a|cy|tom|e|try [,hi:məsaɪ'tɑmətrɪ] *noun* s.u. hemocytometry

hem|a|cy|to|zo|on [hi:mə,saɪtə'zəʊɑn] *noun* s.u. hemocytozoon

hem|ad|o|ste|no|sis [,hemædəʊstɪ'nəʊsɪs] *noun* Blutgefäßstenose *f*, Arterienstenose *f*

he|ma|drom|e|ter [,hi:mə'drɑmɪtər] *noun* s.u. hemodromometer

he|ma|dro|mo|graph [hi:mə'drəʊməgræf] *noun* s.u. hemodromograph

he|ma|dro|mom|e|ter [,hi:mədrəʊ'mɑmɪtər] *noun* s.u. hemodromometer

hem|ad|sorb|ent [,hemæd'sɔ:rbənt] *adj.* hämadsorbierend, hämadsorptiv

hem|ad|sorp|tion [,hemæd'sɔ:rpʃn] *noun* Hämadsorption *nt*

he|ma|dy|na|mom|e|ter [,hi:mə,daɪnə'mɑmɪtər] *noun* s.u. hemodynamometer

hem|a|dy|na|mom|e|try [hi:mə,daɪnə'mɑmətrɪ] *noun* s.u. hemodynamometry

hem|a|fa|cient [hi:mə'feɪʃnt] *noun, adj.* s.u. hemopoietic

hem|a|fe|cia [hi:mə'fi:sɪə] *noun* blutiger Stuhl *m*, bluthaltiger Stuhl *m*, Blutstuhl *m*

he|mag|glu|ti|na|tion [hi:mə,glu:tə'neɪʃn] *noun* Hämagglutination *f*
indirect hemagglutination indirekte Hämagglutination *f*, passive Hämagglutination *f*
passive hemagglutination indirekte Hämagglutination *f*, passive Hämagglutination *f*

hem|ag|glu|tin|a|tive [hi:mə'glu:tneɪtɪv] *adj.* Hämagglutination betreffend *oder* verusachend, hämagglutinativ, hämagglutinierend

he|mag|glu|ti|nin [hi:mə'glu:tənɪn] *noun* Hämagglutinin *nt*
cold hemagglutinin Kältehämagglutinin *nt*
warm hemagglutinin Wärmehämagglutinin *nt*

hem|ag|glu|tin|o|gen [hi:mə'glu:tɪnədʒən] *noun* Hämagglutinogen *nt*

he|mal ['hi:məl] *adj.* Blut *oder* Blutgefäße betreffend, Blut-, Häma-, Häm(o)-, Blutgefäß-

he|ma|lum [hɪ'mæləm] *noun* Hämalaun *nt*
Mayer's hemalum Mayer-Hämalaun *nt*

he|ma|nal|y|sis [,hi:mə'nɑləsɪs] *noun* Blutuntersuchung *f*, Blutanalyse *f*, Hämanalyse *f*, Hämoanalyse *f*

he|man|gi|ec|ta|sia [hɪ,mændʒɪek'teɪʒ(ɪ)ə] *noun* s.u. hemangiectasis

he|man|gi|ec|ta|sis [hɪ,mændʒɪ'ektəsɪs] *noun* Blutgefäßerweiterung *f*, Hämangiektasie *f*, Haemangiectasia *f*

he|man|gi|o|am|el|o|blas|to|ma [hɪ,mændʒɪəʊ,æmələʊblæs'təʊmə] *noun* Hämangioameloblastom *nt*

he|man|gi|o|blast [hɪ'mændʒɪəʊblæst] *noun* Hämangioblast *m*

he|man|gi|o|blas|to|ma [hɪ,mændʒɪəʊblæs'təʊmə] *noun* Lindau-Tumor *m*, Hämangioblastom *nt*, Angioblastom *nt*

he|man|gi|o|en|do|the|li|o|blas|to|ma [hɪ,mændʒɪəʊ,endəʊ,θi:lɪəblæs'təʊmə] *noun* Hämangioendothelioblastom *nt*

he|man|gi|o|en|do|the|li|o|ma [hɪ,mændʒɪəʊ,endəʊθi:lɪ'əʊmə] *noun* Hämangioendotheliom *nt*, Hämangioendothelioma *nt*
malignant hemangioendothelioma malignes Hämangioendotheliom *nt*, sarkomatöses Hämangioendotheliom *nt*, Hämangiosarkom *nt*

he|man|gi|o|en|do|the|li|o|sar|co|ma [hɪ,mændʒɪəʊ,endəʊ,θi:lɪəsɑ:r'kəʊmə] *noun* s.u. hemangiosarcoma

he|man|gi|o|fi|bro|ma [hɪ,mændʒɪəʊfaɪ'brəʊmə] *noun* Hämangiofibrom *nt*

he|man|gi|o|ma [hɪ,mændʒɪ'əʊmə] *noun* Hämangiom *nt*, Haemangioma *nt*
capillary hemangioma **1.** Kapillarhämangiom *nt*, Haemangioma capillare **2.** Blutschwamm *m*, blastomatöses Hämangiom *nt*, Haemangioma planotuberosum, Haemangioma simplex
ossifying periosteal hemangioma ossifizierendes periostales Hämangiom *nt*, subperiostaler Riesenzelltumor *m*
sclerosing hemangioma sklerosierendes Hämangiom *nt*
sclerosing hemangioma of Wolbach Histiozytom *nt*, Histiocytoma *nt*

he|man|gi|o|ma|to|sis [hɪ,mændʒɪəʊmə'təʊsɪs] *noun* Hämangiomatose *f*, Haemangiomatosis *f*

he|man|gi|o|per|i|cyte [hɪ,mændʒɪə'perɪsaɪt] *noun* Adventitiazelle *f*, Perizyt *m*

he|man|gi|o|per|i|cy|to|ma [hɪ,mændʒɪə,perɪsaɪ'təʊmə] *noun* Hämangioperizytom *nt*

he|man|gi|o|sar|co|ma [hɪ,mændʒɪəsɑ:r'kəʊmə] *noun* malignes Hämangioendotheliom *nt*, sarkomatöses Hämangioendotheliom *nt*, Hämangiosarkom *nt*

hem|a|phe|re|sis [,hemәfə'ri:sɪs] *noun* Hämapherese *f*, Hämopherese *f*

hem|a|poi|e|sis [,heməpɔɪ'i:sɪs] *noun* s.u. hemopoiesis

hem|a|poi|et|ic [,heməpɔɪ'etɪk] *noun, adj.* s.u. hemopoietic

hemat- *präf.* s.u. hemato-

he|ma|tem|e|sis [hi:mə'teməsɪs] *noun* Bluterbrechen *nt*, Hämatemesis *f*, Vomitus cruentus

he|ma|ther|a|py [,hi:mə'θerəpɪ] *noun* s.u. hemotherapy

he|ma|tho|rax [hi:mə'θɔ:ræks] *noun* s.u. hemothorax

hem|a|tim|e|ter [,hi:mə'tɪmətər] *noun* s.u. hemocytometer

hem|a|tim|e|try [,hi:mə'tɪmətrɪ] *noun* s.u. hemocytometry

he|ma|tin ['hi:mətɪn] *noun* Hämatin *nt*, Hydroxyhämin *nt* reduced hematin Häm *nt*, Protohäm *nt*

hem|a|ti|ne|mia [ˌhemətɪˈniːmɪə] *noun* Hämatinämie *f*

hem|a|tin|om|e|ter [ˌhiːmətɪˈnɑmɪtər] *noun* s.u. hemoglobinometer

hemato- *präf.* Blut-, Häma-, Häm(o)-, Hämat(o)-

hem|a|to|blast [ˈhemətəblæst] *noun* s.u. hemocytoblast

hem|a|to|cele [ˈhemətəsiːl] *noun* **1.** Blutbruch *m*, Hämatozele *f*, Haematocele *f* **2.** Hämatozele *f*, Haematocele testis **3.** Einblutung *f* in eine Körperhöhle, Hämatozele *f*

hem|a|to|chlo|rin [hemətəˈkləʊrɪn] *noun* Hämatochlorin *nt*

hem|a|to|chro|ma|to|sis [hemətəˌkrəʊməˈtəʊsɪs] *noun* **1.** Gewebeanfärbung *f* durch Blutpigmente **2.** s.u. hemochromatosis

he|mat|o|crit [ˈhemətəkrɪt] *noun* **1.** Hämatokrit *m* **2.** Hämatokritröhrchen *nt*

venous hematocrit venöser Hämatokrit *m*

Wintrobe hematocrit Wintrobe-Hämatokritröhrchen *nt*

hem|a|toc|ry|al [ˌheməˈtɑkrɪəl] *adj.* wechselwarm, poikilotherm

hem|a|to|crys|tal|lin [ˌhemətəʊˈkrɪstəlɪn] *noun* s.u. hemoglobin

hem|a|to|cy|a|nin [ˌhemətəʊˈsaɪənɪn] *noun* s.u. hemocyanin

hem|a|to|cyst [ˈhemətəʊsɪst] *noun* **1.** hämorrhagische Zyste *f*, blutgefüllte Zyste *f*, Blutzyste *f*, Haemocystis *f*, Haematocystis *f* **2.** s.u. hematocystis

hem|a|to|cys|tis [ˌhemətəʊˈsɪstɪs] *noun* Blutansammlung *f* in Harn- *oder* Gallenblase, Haemocystis *f*, Haematocystis *f*

he|mat|o|cyte [ˈhemətəʊsaɪt] *noun* s.u. hemocyte

hem|a|to|cy|to|blast [ˌhemətəˈsaɪtəblæst] *noun* s.u. hemocytoblast

hem|a|to|cy|to|ly|sis [ˌhemətəsaɪˈtɑləsɪs] *noun* s.u. hemolysis

hem|a|to|cy|tom|e|ter [ˌhemətəsaɪˈtɑmɪtər] *noun* s.u. hemocytometer

hem|a|to|cy|to|pe|nia [ˌhemətəʊˌsaɪtəˈpiːnɪə] *noun* Panzytopenie *f*

hem|a|to|cy|to|zo|on [ˌhemətəʊˌsaɪtəˈzəʊɑn] *noun* s.u. hemocytozoon

hem|a|to|cy|tu|ria [ˌhemətəʊsaɪˈtʊərɪə] *noun* (echte) Hämaturie *f*, Erythrozyturie *f*, Hämatozyturie *f*

hem|a|to|di|al|y|sis [ˌhemətəʊdaɪˈæləsɪs] *noun* s.u. hemodialysis

hem|a|to|dys|cra|sia [ˌhemətəʊdɪsˈkreɪʒ(ɪ)ə] *noun* s.u. hemodyscrasia

hem|a|to|dys|tro|phy [ˌhemətəʊˈdɪstrəfɪ] *noun* s.u. hemodystrophy

he|ma|to|gen|e|sis [ˌhemətəʊˈdʒenəsɪs] *noun* s.u. hemopoiesis

hem|a|to|gen|ic [ˌhemətəʊˈdʒenɪk] **I** *noun* hämopoesefördernes Mittel *nt* **II** *adj.* **1.** die Blutbildung/Blutzellbildung betreffend *oder* anregend, hämopoetisch **2.** s.u. hematogenous

he|ma|tog|e|nous [ˌhiːməˈtɑdʒənəs] *adj.* **1.** im Blut entstanden, aus dem Blut stammend, hämatogen **2.** durch Blut übertragen, über den Blutweg, hämatogen

he|mat|o|glo|bin [ˌhemətəʊˈgləʊbɪn] *noun* s.u. hemoglobin

hem|a|to|glo|bin|u|ria [ˌhemətəʊˌgləʊbɪˈn(j)ʊərɪə] *noun* s.u. hemoglobinuria

he|mat|o|glob|u|lin [ˌhemətəʊˈglɑbjəlɪn] *noun* s.u. hemoglobin

hem|a|to|his|ti|o|blast [ˌhemətəʊˈhɪstɪəblæst] *noun* s.u. hemohistioblast

hem|a|to|hy|a|loid [ˌhemətəʊˈhaɪəlɔɪd] *noun* Hämatohyaloid *nt*, hämatogenes Hyalin *nt*

he|ma|toi|din [ˌhiːməˈtɔɪdɪn] *noun* Hämatoidin *nt*, Hämatoidinkristalle *pl*

he|ma|to|lo|gy [ˌhiːməˈtɑlədʒɪ] *noun* Hämatologie *f*, Hämologie *f*

hem|a|to|lymph|an|gi|o|ma [ˌhemətəʊlɪmfændʒɪˈəʊmə] *noun* Hämatolymphangiom *nt*, Hämolymphangiom *nt*

he|ma|to|ly|sis [ˌhiːməˈtɑləsɪs] *noun* s.u. hemolysis

hem|a|to|ly|tic [ˌhemətəʊˈlɪtɪk] *adj.* s.u. hemolytic

he|ma|to|ma [hiːməˈtəʊmə] *noun, plural* **he|ma|to|mas, he|ma|to|ma|ta** [hiːməˈtəʊmətə] Bluterguss *m*, Hämatom *nt*, Haematoma *nt*

he|ma|tom|e|try [hiːməˈtɑmətrɪ] *noun* **1.** Hämoglobin- *oder* Hämatokritbestimmung *f*, Hämatometrie *f* **2.** Blutdruckmessung *f*, Hämatometrie *f*

he|ma|top|a|thy [hiːməˈtɑpəθɪ] *noun* s.u. hemopathy

hem|a|to|pe|nia [ˌhemətəʊˈpiːnɪə] *noun* Blutmangel *m*, Hämatopenie *f*

hem|a|to|phage [ˈhemətəʊfeɪdʒ] *noun* s.u. hemophagocyte

hem|a|to|phag|o|cyte [ˌhemətəʊˈfægəsaɪt] *noun* s.u. hemophagocyte

he|ma|toph|a|gous [ˌhiːməˈtɑfəgəs] *adj.* blutsaugend, hämatophag

hem|a|to|phil|ia [ˌhemətəʊˈfɪlɪə] *noun* s.u. hemophilia

hem|a|to|plas|tic [ˌhemətəʊˈplæstɪk] *adj.* blutbildend, hämatoplastisch

he|mat|o|poi|e|sis [ˌhemətəʊpɔɪˈiːsɪs] *noun* s.u. hemopoiesis

splenic hematopoiesis s.u. splenic *hemopoiesis*

hem|a|to|poi|et|ic [ˌhemətəʊpɔɪˈetɪk] *noun, adj.* s.u. hemopoietic

hem|a|to|poi|e|tin [ˌhemətəʊˈpɔɪətɪn] *noun* s.u. hemopoietin

hem|a|to|por|phy|rin [ˌhemətəʊˈpɔːrfərɪn] *noun* Hämatoporphyrin *nt*

hem|a|to|sis [heməˈtəʊsɪs] *noun* **1.** s.u. hemopoiesis **2.** (*physiolog.*) Arterialisation *f*

hem|a|to|spec|tro|pho|tom|e|ter [ˌhemətəʊˌspektrəfəʊˈtɑmɪtər] *noun* Hämatospektrophotometer *nt*, Hämatospektrofotometer *nt*, Hämospektrophotometer *nt*, Hämospektrofotometer *nt*

hem|a|to|spec|tro|scope [ˌhemətəʊˈspektrəskəʊp] *noun* Hämatospektroskop *nt*, Hämospektroskop *nt*

hem|a|to|spec|tros|co|py [ˌhemətəʊspekˈtrɑskəpɪ] *noun* Hämatospektroskopie *f*, Hämospektroskopie *f*

hem|a|to|stat|ic [ˌhemətəʊˈstætɪk] **I** *noun* Blutstillungsmittel *nt*, blutstillendes Mittel *nt*, Hämostatikum *nt*, Hämostyptikum *nt* **II** *adj.* **1.** Hämostase betreffend, blutstillend, blutungsstillend, hämostatisch, hämostyptisch **2.** Blutstauung/Hämostase betreffend, hämatostatisch

hem|a|tos|te|on [ˌheməˈtɑstɪɑn] *noun* (*Knochen*) Markhöhlenblutung *f*, Markhöhleneinblutung *f*, Haematosteon *nt*

hem|a|to|ther|a|py [ˌhemətəʊˈθerəpɪ] *noun* s.u. hemotherapy

hem|a|to|tho|rax [ˌhemətəʊ'θɔːræks] *noun* s.u. hemothorax
hem|a|to|tox|ic [ˌhemətəʊ'tɑksɪk] *adj.* s.u. hemotoxic
hem|a|to|tox|i|co|sis [hemətəʊˌtɑksɪ'kəʊsɪs] *noun* Hämatotoxikose *f*
hem|a|to|tox|in [ˌhemətəʊ'tɑksɪn] *noun* s.u. hemotoxin
hem|a|to|trop|ic [ˌhemətəʊ'trɑpɪk] *adj.* s.u. hemotropic
hem|a|to|tym|pa|num [ˌhemətəʊ'tɪmpənəm] *noun* s.u. hemotympanum
hem|a|tox|ic [hemə'tɑksɪk] *adj.* s.u. hemotoxic
hem|a|tox|in [hemə'tɑksɪn] *noun* s.u. hemotoxin
he|ma|tox|y|lin [hemə'tɑksəlɪn] *noun* Hämatoxylin *nt*
alum hematoxylin Hämalaun *nt*
iron hematoxylin Eisen-Hämatoxylin *nt*
hematoxylin-eosin *noun* Hämatoxylin-Eosin *nt*
he|ma|to|zo|al [ˌhemətəʊ'zəʊəl] *adj.* s.u. hemozoic
he|ma|to|zo|an [ˌhemətəʊ'zəʊən] I *noun* s.u. hemozoon II *adj.* s.u. hemozoic
hem|a|to|zo|ic [ˌhemətəʊ'zəʊɪk] *adj.* s.u. hemozoic
hem|a|to|zo|on [ˌhemətəʊ'zəʊɑn] *noun* s.u. hemozoon
hem|a|tu|re|sis [ˌhemətjə'riːsɪs] *noun* s.u. hematuria
hem|a|tu|ria [ˌhiːmə't(j)ʊərɪə] *noun* Blutharnen *nt*, Blutausscheidung *f* im Harn, Hämaturie *f*, Haematuria *f*
angioneurotic hematuria renale Hämaturie *f*
macroscopic hematuria Makrohämaturie *f*, makroskopische Hämaturie *f*
heme [hiːm] *noun* **1.** Häm *nt*, Protohäm *nt* **2.** Protohäm IX *nt*
hem|en|do|the|li|o|ma [ˌhemendəʊˌθiːlɪ'əʊmə] *noun* s.u. hemangioendothelioma
hemi- *präf.* Halb-, Hemi-
hem|i|ac|e|tal [hemɪ'æsɪtæl] *noun* Halbacetal *nt*, Hemiacetal *nt*
hem|i|al|bu|min [ˌhemɪæl'bjuːmɪn] *noun* s.u. hemialbumose
hem|i|al|bu|mose [hemɪ'ælbjəməʊs] *noun* (*pathol.*) Hemialbumin *nt*, Hemialbumose *f*
he|mic ['hiːmɪk] *adj.* Blut betreffend, Blut-, Häma-, Hämat(o)-, Häm(o)-
hem|i|cel|lu|lose [hemɪ'seljələʊs] *noun* Hemicellulose *f*
hem|i|ke|tal [hemɪ'kiːtæl] *noun* Halbketal *nt*, Hemiketal *nt*
he|min ['hiːmɪn] *noun* **1.** Hämin *nt* **2.** Teichmann-Kristalle *pl*, salzsaures Hämin *nt*, Hämin *nt*, Häminkristalle *pl*, Chlorhämin *nt*, Chlorhäminkristalle *pl*, Chlorhämatin *nt*
hem|i|par|a|site [hemɪ'pærəsaɪt] *noun* Halbschmarotzer *m*, Halbparasit *m*, Hemiparasit *m*
hem|i|zy|gos|i|ty [ˌhemɪzaɪ'gɑsətɪ] *noun* Hemizygotie *f*
hem|i|zy|gote [hemɪ'zaɪgəʊt] *noun* hemizygote Zelle *f*, hemizygotes Individuum *nt*
hem|i|zy|gous [hemɪ'zaɪgəs] *adj.* hemizygot
hemo- *präf.* Blut-, Häma-, Hämato-, Häm(o)-
he|mo|ag|glu|ti|na|tion [ˌhiːməəˌgluːtə'neɪʃn] *noun* s.u. hemagglutination
he|mo|ag|glu|ti|nin [ˌhiːməə'gluːtənɪn] *noun* s.u. hemagglutinin
he|mo|blast ['hiːməblæst] *noun* s.u. hemocytoblast
lymphoid hemoblast of Pappenheim Proerythroblast *m*
he|mo|blas|to|sis [ˌhiːməblæs'təʊsɪs] *noun* Hämoblastose *f*
he|mo|chro|ma|to|sis [hiːməˌkrəʊmə'təʊsɪs] *noun* Eisenspeicherkrankheit *f*, Hämochromatose *f*, Siderophilie *f*, Bronzediabetes *m*
he|mo|chro|ma|tot|ic [hiːməˌkrəʊmə'tɑtɪk] *adj.* Hämochromatose betreffend
he|mo|chrome ['hiːməkrəʊm] *noun* Hämochrom *nt*, Hämochromogen *nt*
he|mo|chro|mo|gen [hiːmə'krəʊmədʒən] *noun* s.u. hemochrome
he|mo|cla|sia [hiːmə'kleɪʒ(ɪ)ə] *noun* **1.** Hämoklasie *f* **2.** Erythroklasie *f*
he|moc|la|sis [hɪ'mɑkləsɪs] *noun* s.u. hemoclasia
he|mo|con|cen|tra|tion [hiːməˌkɑnsən'treɪʃn] *noun* Bluteindickung *f*, Hämokonzentration *f*
he|mo|con|ges|tion [ˌhiːməkən'dʒestʃn] *noun* Blutstauung *f*
he|mo|co|nia [hiːmə'kəʊnɪə] *plural* Blutstäubchen *pl*, Hämokonien *pl*, Hämokonia *pl*
he|mo|co|ni|o|sis [hiːməˌkəʊnɪ'əʊsɪs] *noun* Hämokoniose *f*
he|mo|cry|os|co|py [ˌhiːməkraɪ'ɑskəpɪ] *noun* Gefrierpunktbestimmung *f* des Blutes, Hämokryoskopie *f*
he|mo|cul|ture ['hiːməkʌltʃər] *noun* Blutkultur *f*
he|mo|cu|pre|in [hiːmə'kjuːprɪˌɪn] *noun* Hämocuprein *nt*, Erythrocuprein *nt*, Superoxiddismutase *f*
he|mo|cy|a|nin [hiːmə'saɪənɪn] *noun* Hämocyanin *nt*
he|mo|cyte ['hiːməsaɪt] *noun* Blutzelle *f*, Hämozyt *m*
he|mo|cy|to|blast [hiːmə'saɪtəblæst] *noun* Blutstammzelle *f*, Stammzelle *f*, Hämozytoblast *m*
he|mo|cy|to|blas|to|ma [hiːməˌsaɪtəblæs'təʊmə] *noun* Stammzellentumor *m*, Hämozytoblastom *nt*
he|mo|cy|to|ca|ther|e|sis [hiːməˌsaɪtəkə'θerəsɪs] *noun* Blutzellenzerstörung *f*
he|mo|cy|tol|y|sis [ˌhiːməsaɪ'tɑləsɪs] *noun* s.u. hemolysis
he|mo|cy|tom|e|ter [ˌhiːməsaɪ'tɑmɪtər] *noun* Zählkammer *f*, Hämozytometer *nt*
Thoma-Zeiss hemocytometer Abbé-Zählkammer *f*, Thoma-Zeiss-Kammer *f*
he|mo|cy|tom|e|try [ˌhiːməsaɪ'tɑmətrɪ] *noun* Hämozytometrie *f*
he|mo|cy|to|pha|gia [hiːməˌsaɪtə'feɪdʒ(ɪ)ə] *noun* Hämozytophagie *f*, Hämophagozytose *f*
he|mo|cy|to|poi|e|sis [hiːməˌsaɪtəpɔɪ'iːsɪs] *noun* s.u. hemopoiesis
he|mo|cy|to|trip|sis [hiːməˌsaɪtə'trɪpsɪs] *noun* druckbedingte Hämolyse *f*, traumatische Hämolyse *f*
he|mo|cy|to|zo|on [hiːməˌsaɪtə'zəʊɑn] *noun, plural* **he|mo|cy|to|zoa** [hiːməˌsaɪtə'zəʊə] einzelliger Blutparasit *m*, Hämozytozoon *nt*
he|mo|di|ag|no|sis [ˌhiːmədaɪəg'nəʊsɪs] *noun* Hämodiagnostik *f*
he|mo|di|al|y|sis [ˌhiːmədaɪ'æləsɪs] *noun* Blutwäsche *f*, Hämodialyse *f*; extrakorporale Dialyse *f*
he|mo|di|a|lyz|er [hiːmə'daɪəlaɪzər] *noun* Hämodialysator *m*, künstliche Niere *f*
he|mo|di|a|stase [hiːmə'daɪəsteɪz] *noun* Blutamylase *f*
he|mo|di|lu|tion [ˌhiːmədɪ'l(j)uːʃn] *noun* Blutverdünnung *f*, Hämodilution *f*
he|mo|drom|o|graph [hiːmə'drɑməgræf] *noun* Hämodromograph *m*, Hämodromograf *m*
he|mo|dro|mom|e|ter [ˌhiːmədrə'mɑmɪtər] *noun* Hämodromometer *nt*
he|mo|dy|nam|ic [ˌhiːmədaɪ'næmɪk] *adj.* hämodynamisch
he|mo|dy|nam|ics [ˌhiːmədaɪ'næmɪks] *plural* Hämodynamik *f*
he|mo|dy|na|mom|e|ter [hiːməˌdaɪnə'mɑmɪtər] *noun* Blutdruckmessgerät *nt*, Blutdruckapparat *m*

he|mo|dy|na|mom|e|try [hiːmə,daɪnə'mɑmətrɪ] *noun* Blutdruckmessung *f*
he|mo|dys|cra|sia [,hiːmədɪs'kreɪʒ(ɪ)ə] *noun* Hämatodyskrasie *f*, Hämodyskrasie *f*
he|mo|dys|tro|phy [hiːmə'dɪstrəfɪ] *noun* Hämodystrophie *f*
he|mo|fer|rum [hiːmə'ferəm] *noun* Hämoglobineisen *nt*
he|mo|fil|ter ['hiːməfɪltər] *noun* Hämofilter *m/nt*
he|mo|fil|tra|tion [,hiːməfɪl'treɪʃn] *noun* Hämofiltration *f*
he|mo|flag|el|late [hiːmə'flædʒəlɪt] *noun* Blutflagellat *m*
he|mo|fus|cin [hiːmə'fjuːsɪn] *noun* Hämofuscin *nt*, Hämofuszin *nt*
he|mo|gen|e|sis [hiːmə'dʒenəsɪs] *noun* s.u. hemopoiesis
he|mo|glo|bin ['hiːməgləʊbɪn] *noun* Blutfarbstoff *m*, Hämoglobin *nt*
hemoglobin A Erwachsenenhämoglobin *nt*, Hämoglobin A *nt*
hemoglobin A_{1c} Hämoglobin A_{1c} *nt*
hemoglobin A_2 Hämoglobin A_2 *nt*
hemoglobin Bart's Hämoglobin *nt* Bart's
hemoglobin C Hämoglobin C *nt*
hemoglobin Chesapeake Hämoglobin *nt* Chesapeake
hemoglobin D Hämoglobin D *nt*
hemoglobin E Hämoglobin E *nt*
hemoglobin F fetales Hämoglobin *nt*, Hämoglobin F *nt*
hemoglobin Gower Hämoglobin *nt* Gower
hemoglobin H Hämoglobin H *nt*
hemoglobin I Hämoglobin I *nt*
hemoglobin Kansas Hämoglobin *nt* Kansas
hemoglobin Lepore Hämoglobin *nt* Lepore
hemoglobin M Hämoglobin M *nt*
hemoglobin Rainier Hämoglobin *nt* Rainier
hemoglobin S Sichelzellhämoglobin *nt*, Hämoglobin S *nt*
hemoglobin Seattle Hämoglobin *nt* Seattle
hemoglobin Yakima Hämoglobin *nt* Yakima
carbon monoxide hemoglobin Carboxyhämoglobin *nt*, Kohlenmonoxidhämoglobin *nt*
deoxygenated hemoglobin reduziertes Hämoglobin *nt*, desoxygeniertes Hämoglobin *nt*, Desoxyhämoglobin *nt*
fetal hemoglobin fetales Hämoglobin *nt*
glycosylated hemoglobin glykosyliertes Hämoglobin *nt*
mean cell hemoglobin s.u. mean corpuscular *hemoglobin*
mean corpuscular hemoglobin Färbekoeffizient *m*, mean corpuscular hemoglobin *nt*
oxidized hemoglobin oxygeniertes Hämoglobin *nt*, Oxyhämoglobin *nt*
oxygenated hemoglobin s.u. oxidized *hemoglobin*
reduced hemoglobin reduziertes Hämoglobin *nt*, desoxygeniertes Hämoglobin *nt*, Desoxyhämoglobin *nt*
sickle-cell hemoglobin Sichelzellhämoglobin *nt*, Hämoglobin S *nt*
he|mo|glo|bin|at|ed [hiːmə'gləʊbɪneɪtɪd] *adj.* hämoglobinhaltig
he|mo|glo|bi|ne|mia [hiːmə,gləʊbɪ'niːmɪə] *noun* Hämoglobinämie *f*
he|mo|glo|bi|no|cho|lia [hiːmə,gləʊbɪnə'kəʊlɪə] *noun* Hämoglobinocholie *f*
he|mo|glo|bi|nol|y|sis [hiːmə,gləʊbɪ'nɑləsɪs] *noun* Hämoglobinabbau *m*, Hämoglobinspaltung *f*, Hämoglobinolyse *f*
he|mo|glo|bi|nom|e|ter [hiːmə,gləʊbɪ'nɑmɪtər] *noun* Hämoglobinometer *nt*
he|mo|glo|bi|nom|e|try [hiːmə,gləʊbɪ'nɑmətrɪ] *noun* Hämoglobinometrie *f*
he|mo|glo|bi|nop|a|thy [hiːmə,gləʊbɪ'nɑpəθɪ] *noun* Hämoglobinopathie *f*
he|mo|glo|bi|no|pep|sia [hiːmə,gləʊbɪnə'pepsɪə] *noun* s.u. hemoglobinolysis
he|mo|glo|bi|nous [hiːmə'gləʊbɪnəs] *adj.* hämoglobinhaltig
he|mo|glo|bi|nu|ria [,hiːmə,gləʊbɪ'n(j)ʊərɪə] *noun* Hämoglobinausscheidung *f* im Harn, Hämoglobinurie *f*, Haemoglobinuria *f*
malarial hemoglobinuria Schwarzwasserfieber *nt*, Febris biliosa et haemoglobinurica
paroxysmal cold hemoglobinuria paroxysmale Kältehämoglobinurie *f*
paroxysmal nocturnal hemoglobinuria Marchiafava-Micheli-Anämie *f*, paroxysmale nächtliche Hämoglobinurie *f*
toxic hemoglobinuria toxische Hämoglobinurie *f*
he|mo|glo|bi|nu|ric [hiːmə,gləʊbɪ'n(j)ʊərɪk] *adj.* Hämoglobinurie betreffend, durch Hämoglobinurie gekennzeichnet, hämoglobinurisch
he|mo|gram ['hiːməgræm] *noun* Hämogramm *nt*; Differentialblutbild *nt*, Differenzialblutbild *nt*
he|mo|his|ti|o|blast [hiːmə'hɪstɪəblæst] *noun* Ferrata-Zelle *f*, Hämohistioblast *m*
he|mo|ki|ne|sis [,hiːməkɪ'niːsɪs] *noun* Blutfluss *m*, Blutzirkulation *f*, Hämokinese *f*
he|mo|ki|net|ic [,hiːməkɪ'netɪk] *adj.* den Blutfluss betreffend *oder* fördernd, hämokinetisch
he|mo|ki|nin [hiːmə'kaɪnɪn] *noun* Hämokinin *nt*
he|mo|lin ['hiːməlɪn] *noun* Hämolin *nt*
he|mo|lith ['hiːməlɪθ] *noun* Gefäßstein *m*, Angiolith *m*, Hämolith *m*
he|mol|o|gy [hɪ'mɑlədʒɪ] *noun* s.u. hematology
he|mo|lymph ['hiːməlɪmf] *noun* Hämolymphe *f*
he|mo|lymph|an|gi|o|ma [,hiːməlɪm,fændʒɪ'əʊmə] *noun* s.u. hematolymphangioma
he|mol|y|sate [hɪ'mɑləseɪt] *noun* Hämolysat *nt*
he|mol|y|sin [hɪ'mɑləsɪn] *noun* **1.** hämolyseverursachendes Toxin *nt*, Hämolysegift *nt*, Hämolysin *nt* **2.** hämolyseauslösender Antikörper *m*, Hämolysin *nt*
alpha hemolysin α-Hämolysin *nt*
beta hemolysin β-Hämolysin *nt*
cold hemolysin Kältehämolysin *nt*; Donath-Landsteiner-Antikörper *m*
heterophile hemolysin heterophiles Hämolysin *nt*
immune hemolysin Immunhämolysin *nt*
warm-cold hemolysin Kalt-Warm-Hämolysin *nt*
he|mol|y|sis [hɪ'mɑləsɪs] *noun* Erythrozytenauflösung *f*, Erythrozytenzerstörung *f*, Erythrozytenabbau *m*, Hämolyse *f*, Hämatozytolyse *f*
γ-hemolysis γ-Hämolyse *f*, Gammahämolyse *f*
colloid osmotic hemolysis kolloidosmotische Hämolyse *f*
contact hemolysis Kontakthämolyse *f*
gamma hemolysis γ-Hämolyse *f*, Gammahämolyse *f*
immune hemolysis Immunhämolyse *f*
intravascular hemolysis intravaskuläre Hämolyse *f*

H

postoperative hemolysis postoperative Hämolyse *f*
single-radial hemolysis einfache radiale Hämolyse *f*

he|mo|lyt|ic [ˌhiːmə'lɪtɪk] *adj.* Hämolyse betreffend *oder* auslösend, hämolytisch
γ-hemolytic γ-hämolytisch, gamma-hämolytisch, nicht-hämolytisch, nicht-hämolysierend

he|mo|ly|za|ble [ˌhiːmə'laɪzəbl] *adj.* hämolysierbar

he|mo|ly|za|tion [ˌhiːməlaɪ'zeɪʃn] *noun* Hämolyseauslösung *f*, Hämolyseverursachung *f*

he|mo|lyze ['hiːməlaɪz] *vt, vi* hämolysieren

he|mom|e|ter [hɪ'mɑmɪtər] *noun* s.u. hemoglobinometer

he|mo|nor|mo|blast [hiːmə'nɔːrməblæst] *noun* Erythroblast *m*

he|mo|pa|thol|o|gy [ˌhiːməpə'θɑlədʒɪ] *noun* Hämopathologie *f*

he|mop|a|thy [hɪ'mɑpəθɪ] *noun* Erkrankung *f* des Blutes *oder* der blutbildenden Gewebe, Hämopathie *f*

he|mo|phage ['hiːməfeɪdʒ] *noun* s.u. hemophagocyte

he|mo|phag|o|cyte [hiːmə'fægəsaɪt] *noun* Hämophagozyt *m*, Hämophage *m*

he|mo|phag|o|cy|to|sis [hiːməˌfægəsaɪ'təʊsɪs] *noun* Hämophagozytose *f*, Hämozytophagie *f*

he|mo|phil ['hiːməfɪl] I *noun* hämophiler Mikroorganismus *m* II *adj.* blutliebend, hämophil

he|mo|phile ['hiːməfaɪl] *adj.* blutliebend, hämophil

he|mo|phil|ia [hiːmə'fɪlɪə] *noun* Bluterkrankheit *f*, Hämophilie *f*, Haemophilia *f*
hemophilia A klassische Hämophilie *f*, Hämophilie A *f*, Faktor-VIII-Mangel *m*, Haemophilia vera
hemophilia B Hämophilie B *f*, Faktor-IX-Mangel *m*, Faktor-IX-Mangelkrankheit *f*, Christmas-Krankheit *f*
hemophilia C Faktor XI-Mangel, PTA-Mangel *m*
classical hemophilia Hämophilie A *f*, klassische Hämophilie *f*, Faktor-VIII-Mangel *m*
vascular hemophilia von Willebrand-Jürgens--Syndrom *nt*, konstitutionelle Thrombopathie *f*, hereditäre Pseudohämophilie *f*, vaskuläre Pseudohämophilie *f*, Angiohämophilie *f*

he|mo|phil|i|ac [hiːmə'fɪlɪæk] *noun* Bluter *m*, Hämophiler *m*

he|mo|phil|ic [hiːmə'fɪlɪk] *adj.* 1. blutliebend, hämophil 2. Hämophilie betreffend, von Hämophilie betroffen, hämophil, Bluter-

he|mo|phil|i|oid [hiːmə'fɪlɪɔɪd] *noun* Hämophilioid *nt*, Pseudohämophilie *f*

he|mo|pi|e|zom|e|ter [hiːməˌpaɪə'zɑmɪtər] *noun* Blutdruckmessgerät *nt*, Blutdruckapparat *m*

he|mo|plas|tic [hiːmə'plæstɪk] *adj.* s.u. hematoplastic

he|mo|poi|e|sic [ˌhiːməpɔɪ'iːsɪk] *noun, adj.* s.u. hemopoietic

he|mo|poi|e|sis [ˌhiːməpɔɪ'iːsɪs] *noun* Blutbildung *f*, Hämatopoese *f*, Hämatopoiese *f*, Hämopoese *f*, Hämopoiese *f*
antenatal hemopoiesis pränatale Blutbildung *f*, pränatale Hämopoese *f*, pränatale Hämopoiese *f*
extramedullary hemopoiesis extramedulläre Blutbildung *f*
medullary hemopoiesis medulläre Blutbildung *f*, myelopoetische Blutbildung *f*
megaloblastic hemopoiesis megaloblastische Blutbildung *f*, megaloblastische Hämopoese *f*, megaloblastische Hämopoiese *f*
myelopoietic hemopoiesis medulläre Blutbildung *f*, myelopoetische Blutbildung *f*
prenatal hemopoiesis pränatale Blutbildung *f*, pränatale Hämopoese *f*
splenic hemopoiesis extramedulläre Blutbildung *f* in der Milz

he|mo|poi|et|ic [ˌhiːməpɔɪ'etɪk] I *noun* hämopoeseförderndes Mittel *nt* II *adj.* die Blutbildung/Blutzellbildung betreffend *oder* anregend, hämopoetisch

he|mo|poi|e|tin [hiːmə'pɔɪətɪn] *noun* erythropoetischer Faktor *m*, Erythropoetin *nt*, Erythropoietin *nt*, Hämatopoetin *nt*, Hämopoietin *nt*

he|mo|por|phy|rin [hiːmə'pɔːrfərɪn] *noun* s.u. hematoporphyrin

he|mo|pre|cip|i|tin [ˌhiːməprɪ'sɪpətɪn] *noun* Hämopräzipitin *nt*

he|mo|pro|tein [hiːmə'prəʊtiːɪn] *noun* Hämoprotein *nt*

he|mop|so|nin [ˌhɪmɑp'səʊnɪn] *noun* Hämopsonin *nt*

he|mop|tic [hɪ'mɑptɪk] *adj.* s.u. hemoptysic

he|mop|to|ic [hɪmɑp'təʊɪk] *adj.* s.u. hemoptysic

he|mop|ty|sic [ˌhɪmɑp'taɪsɪk] *adj.* Bluthusten/Hämoptyse betreffend, durch Bluthusten gekennzeichnet

he|mop|ty|sis [hɪ'mɑptəsɪs] *noun* Bluthusten *nt*, Blutspucken *nt*, Hämoptoe *f*, Hämoptyse *f*, Hämoptysis *f*

hem|o|rhe|ol|o|gy [ˌhiːmərɪ'ɑlədʒɪ] *noun* s.u. hemorrheology

hem|or|rhage ['hem(ə)rɪdʒ] I *noun* Blutung *f*, Einblutung *f*, Hämorrhagie *f*, Haemorrhagia *f* II *vi* (schwach) bluten, sickern
abdominal hemorrhage abdominelle Blutung *f*
arterial hemorrhage arterielle Blutung *f*
brain hemorrhage Hirnblutung *f*
bronchial hemorrhage Bluthusten *nt*, Blutspucken *nt*, Hämoptoe *f*, Hämoptyse *f*, Hämoptysis *f*
capillary hemorrhage Kapillarblutung *f*
fetomaternal hemorrhage fetomaternale Transfusion *f*
occult hemorrhage okkulte Blutung *f*
petechial hemorrhage Punktblutung *f*, Petechie *f*
secondary hemorrhage Nachblutung *f*

hem|or|rhag|ic [ˌhemə'rædʒɪk] *adj.* Blutung betreffend, durch Blutung gekennzeichnet, hämorrhagisch, Blutungs-

hem|or|rha|gin [ˌhemə'rædʒɪn] *noun* Hämorrhagin *nt*

he|mor|rhe|ol|o|gy [ˌhiːmərɪ'ɑlədʒɪ] *noun* Hämorheologie *f*, Hämorrheologie *f*

he|mo|sid|er|in [hiːmə'sɪdərɪn] *noun* Hämosiderin *nt*

he|mo|sid|er|o|sis [hiːməˌsɪdə'rəʊsɪs] *noun* Hämosiderose *f*
idiopathic pulmonary hemosiderosis Ceelen-Gellerstedt-Syndrom *nt*, primäre Lungenhämosiderose *f*, idiopathische Lungenhämosiderose *f*
primary pulmonary hemosiderosis Ceelen-Gellerstedt-Syndrom *nt*, primäre Lungenhämosiderose *f*, idiopathische Lungenhämosiderose *f*
pulmonary hemosiderosis Lungenhämosiderose *f*

he|mo|spo|ri|an [hiːmə'spɔːrɪæn] I *noun* Hämosporidie *f* II *adj.* Hämosporidien betreffend

hem|o|spo|rid|i|an [ˌhiːməspə'rɪdɪæn] *noun, adj.* s.u. hemosporian

he|mo|sta|sia [hiːmə'steɪʒ(ɪ)ə] *noun* s.u. hemostasis

he|mos|ta|sis [hɪ'mɑstəsɪs, hiːmə'steɪsɪs] *noun* 1. Blutstillung *f*, Blutungsstillung *f*, Hämostase *f* 2. Blutstauung *f*, Blutstockung *f*, Hämostase *f*, Stase *f*

he|mo|stat ['hiːməstæt] *noun* topisches Hämostatikum *nt*

he|mo|stat|ic [hiːmə'stætɪk] I *noun* Blutstillungsmittel *nt*, blutstillendes Mittel *nt*, Hämostatikum *nt*, Hämostyptikum *nt* II *adj.* Hämostase betreffend, blutstillend, blutungsstillend, hämostatisch, hämostyptisch

he|mo|styp|tic [hiːmə'stɪptɪk] *noun, adj.* S.U. hemostatic

he|mo|ta|chom|e|ter [ˌhiːmətæ'kɑmɪtər] *noun* Hämatotachometer *nt*, Hämotachometer *nt*

he|mo|ther|a|peu|tics [hiːməˌθerə'pjuːtɪks] *plural* S.U. hemotherapy

he|mo|ther|a|py [hiːmə'θerəpɪ] *noun* Bluttherapie *f*, Hämatotherapie *f*, Hämotherapie *f*; Transfusionstherapie *f*

he|mo|tho|rax [hiːmə'θɔːræks] *noun* Blutbrust *f*, Hämothorax *m*, Hämatothorax *m*

he|mo|tox|ic [hiːmə'tɑksɪk] *adj.* hämotoxisch

he|mo|tox|in [hiːmə'tɑksɪn] *noun* Hämotoxin *nt*

he|mo|troph ['hiːmətrɑf] *noun* Gesamtheit *f* der mütterlichen Nährstoffe

he|mo|trophe *noun* S.U. hemotroph

he|mo|trop|ic [hiːmə'trɑpɪk] *adj.* hämatotrop, hämotrop

he|mo|tym|pa|num [hiːmə'tɪmpənəm] *noun* Bluterguß *m* in die Paukenhöhle, Hämotympanon *nt*, Hämatotympanon *nt*

he|mo|zo|ic [hiːmə'zəʊɪk] *adj.* Blutparasiten betreffend, Blutparasiten-

he|mo|zo|in [hiːmə'zəʊɪn] *noun* Hämozoin *nt*

he|mo|zo|on [hiːmə'zəʊɑn] *noun, plural* **he|mo|zoa** [hiːmə'zəʊə] (einzelliger/vielzelliger) Blutparasit *m*, Hämozoon *nt*

Henoch ['henəʊk; 'hɛnɔx]: **Henoch's disease** S.U. *Henoch-Schönlein* purpura

Henoch's purpura 1. Schoenlein-Henoch-Syndrom *nt*, Purpura *f* Schoenlein-Henoch, anaphylaktoide Purpura *f* Schoenlein-Henoch, rheumatoide Purpura *f*, athrombopenische Purpura *f*, Immunkomplexpurpura *f*, Immunkomplexvaskulitis *f*, Purpura anaphylactoides (Schoenlein-Henoch), Purpura rheumatica (Schoenlein-Henoch) **2.** Purpura Henoch, Purpura fulminans

Henoch-Schönlein ['henəʊk 'ʃeɪnlaɪn; 'ʃøːn-]: **Henoch-Schönlein purpura** Schoenlein-Henoch-Syndrom *nt*, Purpura *f* Schoenlein-Henoch, anaphylaktoide Purpura *f* Schoenlein-Henoch, rheumatoide Purpura *f*, athrombopenische Purpura *f*, Immunkomplexpurpura *f*, Immunkomplexvaskulitis *f*, Purpura anaphylactoides (Schoenlein-Henoch), Purpura rheumatica (Schoenlein-Henoch)

Henoch-Schönlein syndrome S.U. *Henoch-Schönlein* purpura

hen|o|gen|e|sis [ˌhenəʊ'dʒenəsɪs] *noun* Ontogenese *f*

Henry ['henrɪ]: **Henry's law** Henry-Absorptionsgesetz *nt*

hep|a|rin ['hepərɪn] *noun* Heparin *nt*

low-dose heparin low-dose-Heparin *nt*, LD-Heparin *nt*

low-molecular-weight heparin niedermolekulares Heparin *nt*

hep|a|ri|nae|mia [ˌhepərɪ'niːmɪə] *noun* (*brit.*) S.U. heparinemia

hep|a|rin|ase ['hepərɪneɪz] *noun* Heparinase *f*, Heparinlyase *f*

hep|a|rin|ate ['hepərɪneɪt] *noun* Heparinat *nt*

hep|a|ri|ne|mia [ˌhepərɪ'niːmɪə] *noun* Heparinämie *f*

hep|a|rin|i|za|tion [ˌhepərɪnə'zeɪʃn] *noun* Heparinisieren *nt*, Heparinisierung *f*

hep|a|rin|ize ['hepərɪnaɪz] *vt* mit Heparin behandeln *oder* versetzen, heparinisieren

hep|a|rin|oid ['hepərɪnɔɪd] *noun* Heparinoid *nt*

he|pat|ic [hɪ'pætɪk] *adj.* **1.** Leber/Hepar betreffend, zur Leber gehörig, hepatisch, Leber-, Hepat(o)- **2.** rotbraun

hep|a|tit|ic [hepə'tɪtɪk] *adj.* Hepatitis betreffend, hepatitisch, Hepatitis-

hep|a|ti|tis [hepə'taɪtɪs] *noun* Leberentzündung *f*, Hepatitis *f*

hepatitis A Virushepatitis A *f*, Hepatitis A *f*, epidemische Hepatitis *f*, Hepatitis epidemica

hepatitis B Virushepatitis B *f*, Hepatitis B *f*, Serumhepatitis *f*

hepatitis D Deltahepatitis *f*, Hepatitis D *f*

acute viral hepatitis akute Virushepatitis *f*

autoimmune hepatitis chronisch-aktive Hepatitis *f*, chronisch-aggressive Hepatitis *f*

chronic active hepatitis chronisch-aktive Hepatitis *f*, chronisch-aggressive Hepatitis *f*

chronic aggressive hepatitis chronisch-aktive Hepatitis *f*, chronisch-aggressive Hepatitis *f*

chronic persistent hepatitis chronisch-persistierende Hepatitis *f*

chronic persisting hepatitis chronisch-persistierende Hepatitis *f*

chronic viral hepatitis chronische Virushepatitis *f*

cytomegalovirus hepatitis Zytomegalievirushepatitis *f*, CMV Hepatitis *f*

delta hepatitis Hepatitis D *f*, Deltahepatitis *f*

homologous hepatitis S.U. *hepatitis* B

inoculation hepatitis Virushepatitis B *f*, Hepatitis B *f*, Serumhepatitis *f*

lupoid hepatitis lupoide Hepatitis *f*, Bearn-Kunkel-Syndrom *nt*, Bearn-Kunkel-Slater-Syndrom *nt*

MS-1 hepatitis Virushepatitis A *f*, Hepatitis A *f*, epidemische Hepatitis *f*, Hepatitis epidemica

MS-2 hepatitis Virushepatitis B *f*, Hepatitis B *f*, Serumhepatitis *f*

non-A,non-B hepatitis Nicht-A-Nicht-B-Hepatitis *f*, Non-A-Non-B-Hepatitis *f*

post-transfusion hepatitis Posttransfusionshepatitis *f*

serum hepatitis Virushepatitis B *f*, Hepatitis B *f*, Serumhepatitis *f*

short-incubation hepatitis Virushepatitis A *f*, Hepatitis A *f*, epidemische Hepatitis *f*, Hepatitis epidemica

subacute hepatitis chronisch-aktive Hepatitis *f*, chronisch-aggressive Hepatitis *f*

transfusion hepatitis 1. Posttransfusionshepatitis *f* **2.** Virushepatitis B *f*, Hepatitis B *f*, Serumhepatitis *f*

viral hepatitis Virushepatitis *f*

virus hepatitis Virushepatitis *f*

hepato- *präf.* Leber-, Hepat(o)-

hep|a|to|blas|to|ma [ˌhepətəʊblæs'təʊmə] *noun* Lebermischtumor *m*, Hepatoblastom *nt*

hep|a|to|car|cin|o|gen|ic [hepətəʊˌkɑːrsɪnə'dʒenɪk] *adj.* Leberkrebs verursachend

hep|a|to|car|ci|no|ma [hepətəʊˌkɑːrsɪ'nəʊmə] *noun* (primäres) Leberzellkarzinom *nt*, hepatozelluläres Karzinom *nt*, malignes Hepatom *nt*, Carcinoma hepatocellulare

H

hep|a|to|cel|lu|lar [ˌhepətəʊ'seljələr] *adj.* Leberzelle(n) betreffend, hepatozellulär, Leberzell(en)-
hep|a|to|cho|lan|gi|o|car|ci|no|ma [ˌhepətəʊkəʊˌlændʒɪəʊˌkɑːrsɪ'nəʊmə] *noun* Cholangiohepatom *nt*, Hepatocholangiokarzinom *nt*
hep|a|to|ma [hepə'təʊmə] *noun* (primärer) Lebertumor *m*, Hepatom *nt*, Hepatoma *nt*
embryonic hepatoma Lebermischtumor *m*, Hepatoblastom *nt*
malignant hepatoma (primäres) Leberzellkarzinom *nt*, hepatozelluläres Karzinom *nt*, malignes Hepatom *nt*, Carcinoma hepatocellulare
hep|a|to|me|ga|lia [ˌhepətəʊmɪ'geɪljə] *noun* S.U. hepatomegaly
hep|a|to|meg|a|ly [hepətəʊ'megəlɪ] *noun* Lebervergrößerung *f*, Leberschwellung *f*, Hepatomegalie *f*
hep|a|to|sple|no|meg|a|ly [hepətəʊˌsplɪnə'megəlɪ] *noun* Vergrößerung/Schwellung *f* von Leber und Milz, Hepatosplenomegalie *f*
hep|a|to|tox|ic [hepətəʊ'tɑksɪk] *adj.* leberschädigend, leberzellschädigend, hepatotoxisch
hep|a|to|tox|ic|i|ty [ˌhepətəʊtɑk'sɪsətɪ] *noun* Lebergiftigkeit *f*, Leberschädlichkeit *f*,
hep|a|tox|ic [hepə'tɑksɪk] *adj.* S.U. hepatotoxic
hep|tane ['hepteɪn] *noun* Heptan *nt*
hep|ta|pep|tide [heptə'peptaɪd] *noun* Heptapeptid *nt*
hep|ta|tom|ic [heptə'tɑmɪk] *adj.* S.U. heptavalent
hep|ta|va|lent [heptə'veɪlənt] *adj.* siebenwertig, heptavalent
hep|tose ['heptəʊs] *noun* Heptose *f*
hep|tyl|pen|i|cil|lin [ˌheptɪlˌpenə'sɪlɪn] *noun* Heptylpenicillin *nt*, Penicillin K *nt*, Penicillin IV *nt*
he|red|i|ta|bil|i|ty [həˌredɪtə'bɪlətɪ] *noun* Erblichkeit *f*, Vererbbarkeit *f*
he|red|i|ta|ble [hə'redɪtəbl] *adj.* vererbbar, erblich, hereditär, Erb-
he|red|i|tar|y [hə'redɪterɪ] *adj.* ererbt, vererbt, erblich, erbbedingt, Erb-; angeboren
he|red|i|ty [hə'redətɪ] *noun, plural* **he|red|i|ties** **1.** Heredität *f*, Erblichkeit *f*, Vererbbarkeit *f* **2.** Vererbung *f*, Erbgang *m* **3.** Erbmasse *f*, ererbte Anlagen *pl*, Erbanlagen *pl*
autosomal heredity autosomale Vererbung *f*
sex-linked heredity geschlechtsgebundene Vererbung *f*, gonosomale Vererbung *f*
X-linked heredity S.U. sex-linked *heredity*
her|e|do|di|ath|e|sis [ˌherədəʊdaɪ'æθəsɪs] *noun* erblich-bedingte/hereditäre Veranlagung *f*, erblich-bedingte/hereditäre Prädisposition *f*
her|o|in ['herəʊɪn] *noun* Heroin *nt*, Diamorphin *nt*, Diacetylmorphin *nt*
herp|an|gi|na [hɜrpæn'dʒaɪnə] *noun* Herpangina *f*, Zahorsky-Syndrom *nt*, Angina herpetica
her|pes ['hɜrpiːz] *noun* **1.** Herpes *m* **2.** S.U. *herpes* genitalis **3.** S.U. *herpes* simplex
herpes febrilis Fieberbläschen *nt*, Herpes simplex der Lippen, Herpes febrilis, Herpes labialis
herpes genitalis Herpes genitalis
herpes labialis S.U. *herpes* febrilis
herpes ophthalmicus S.U. *herpes* zoster ophthalmicus
herpes progenitalis S.U. *herpes* genitalis
herpes simplex Herpes simplex
herpes zoster Gürtelrose *f*, Zoster *m*, Zona *f*, Herpes zoster
herpes zoster auricularis Genikulatumneuralgie *f*, Ramsay Hunt-Syndrom *nt*, Zoster oticus, Herpes zoster oticus, Neuralgia geniculata
herpes zoster ophthalmicus Zoster ophthalmicus, Herpes zoster ophthalmicus
herpes zoster oticus S.U. *herpes* zoster auricularis
Her|pes|vir|i|dae [ˌhɜrpiːz'vɪrədiː] *plural* Herpesviren *pl*, Herpesviridae *pl*
her|pes|vi|rus [ˌhɜrpiːz'vaɪrəs] *noun* Herpesvirus *nt*
human herpesvirus 1 Herpes-simplex-Virus Typ I *nt*, HSV-Typ I *m*
human herpesvirus 2 Herpes-simplex-Virus Typ II *nt*, HSV-Typ II *m*
human herpesvirus 3 Varicella-Zoster-Virus *nt*
human herpesvirus 4 Epstein-Barr-Virus *nt*, EB-Virus *nt*
human herpesvirus 5 Zytomegalievirus *nt*, Cytomegalievirus *nt*
human herpesvirus C humanes B-lymphotropes-Virus *nt*, humanes Herpesvirus C *nt*
her|pet|ic [hər'petɪk] *adj.* **1.** Herpes betreffend, mit Herpes einhergehend, herpetisch, Herpes- **2.** Herpesviren betreffend, durch sie verursacht, herpetisch, Herpes-
her|pet|i|form [hər'petɪfɔːrm] *adj.* herpesähnlich, herpesartig, herpetiform
Her|pe|to|vir|i|dae [hɜrpətəʊ'vɪrədiː] *plural* Herpetoviridae *pl*
Herrick ['herɪk]: **Herrick's anemia** Sichelzellanämie *f*, Sichelzellenanämie *f*, Herrick-Syndrom *nt*
Hess [hes; 'hɛs]: **Hess' test** Rumpel-Leede-Test *m*
HETE *abk.* S.U. hydroxyeicosatetraenoic *acid*
hetero- *präf.* Fremd-, Heter(o)-
het|er|o|ag|glu|ti|na|tion [ˌhetərəəˌgluːtə'neɪʃn] *noun* Heteroagglutination *f*
het|er|o|ag|glu|ti|nin [ˌhetərəə'gluːtənɪn] *noun* Heteroagglutinin *nt*
het|er|o|al|bu|mose [hetərə'ælbjəməʊs] *noun* Heteroalbumin *nt*, Heteroalbumose *f*
het|er|o|an|ti|bod|y [hetərə'æntɪbɑdɪ] *noun* Heteroantikörper *m*, Xenoantikörper *m*, heterogener Antikörper *m*, xenogener Antikörper *m*
het|er|o|an|ti|gen [hetərə'æntɪdʒən] *noun* Heteroantigen *nt*, heterogenes Antigen *nt*, xenogenes Antigen *nt*
het|er|o|cel|lu|lar [hetərə'seljələr] *adj.* aus verschiedenen Zellen bestehend, heterozellulär
het|er|o|cen|tric [hetərə'sentrɪk] *adj.* heterozentrisch
het|er|o|chro|mat|ic [ˌhetərəkrəʊ'mætɪk] *adj.* heterochromatisch
het|er|o|chro|ma|tin [hetərə'krəʊmətɪn] *noun* Heterochromatin *nt*
het|er|o|chro|ma|tin|i|za|tion [hetərəˌkrəʊmətɪnə'zeɪʃn] *noun* **1.** Heterochromatinbildung *f* **2.** (*Genetik*) Lyonisierung *f*
het|er|o|chro|ma|ti|za|tion [hetərəˌkrəʊmətaɪ'zeɪʃn] *noun* **1.** Heterochromatinbildung *f* **2.** (*Genetik*) Lyonisierung *f*
het|er|o|chro|ma|to|sis [hetərəˌkrəʊmə'təʊsɪs] *noun* S.U. heterochromia
het|er|o|chro|mia [hetərə'krəʊmɪə] *noun* Heterochromie *f*, Heterochromatose *f*
het|er|o|chro|mo|some [hetərə'krəʊməsəʊm] *noun* Sexchromosom *nt*, Geschlechtschromosom *nt*, Heterochromosom *nt*, Genosom *nt*, Allosom *nt*, Heterosom *nt*

het|er|o|cy|clic [hetərə'saɪklɪk] *adj.* heterozyklisch
het|er|o|di|mer [hetərə'daɪmər] *noun* Heterodimer *nt*
αβ TCR heterodimer αβ-TCR-Heterodimer *nt*
γδ TCR heterodimer γδ-TCR-Heterodimer *nt*
het|er|o|ge|ne|ic [ˌhetərədʒə'niːɪk] *adj.* von verschiedener Herkunft, von einer anderen Art (stammend), heterogenetisch, heterogen, xenogen, xenogenetisch
het|er|o|ge|ne|i|ty [ˌhetərədʒə'niːətɪ] *noun* Verschiedenartigkeit *f*, Ungleichartigkeit *f*, Heterogenität *f*
affinity heterogeneity Affinitätsheterogenität *f*, Heterogenität *f* der Affinität
het|er|o|ge|ne|ous [hetərə'dʒiːnɪəs] *adj.* uneinheitlich, ungleichartig, verschiedenartig, heterogen
het|er|o|gen|e|sis [hetərə'dʒenəsɪs] *noun* **1.** (*Genetik*) Heterogenese *f*, Heterogonie *f* **2.** (*biolog.*) asexuelle Entstehung *f*, asexuelle Bildung *f*, Heterogenese *f*, Heterogonie *f* **3.** (*biolog.*) Spontanentstehung *f*, Spontanbildung *f*, Heterogenese *f*, Heterogonie *f*
het|er|o|ge|net|ic [ˌhetərədʒə'netɪk] *adj.* **1.** Heterogenese betreffend, heterogenetisch **2.** von verschiedener Herkunft, von einer anderen Art stammend, heterogenetisch
het|er|o|gen|ic [hetərə'dʒenɪk] *adj.* s.u. heterogeneic
het|er|o|ge|nic|i|ty [ˌhetərədʒə'nɪsətɪ] *noun* s.u. heterogeneity
het|er|o|ge|note [hetərə'dʒɪnəʊt] *noun* Heterogenote *f*
het|er|og|e|nous [ˌhetə'rɑdʒənəs] *adj.* **1.** s.u. heterogeneous **2.** von verschiedener Herkunft, von einer anderen Art (stammend), heterogenetisch, heterogen, xenogen, xenogenetisch
het|er|og|e|ny [hetə'rɑdʒənɪ] *noun* Heterogenie *f*
het|er|o|gly|can [hetərə'glaɪkæn] *noun* Heteroglykan *nt*
het|er|og|o|ny [hetə'rɑgənɪ] *noun* s.u. heterogenesis
het|er|o|graft ['hetərəgræft] *noun* heterogenes Transplantat *nt*, heterologes Transplantat *nt*, xenogenes Transplantat *nt*, xenogenetisches Transplantat *nt*, Xenotransplantat *nt*, Heterotransplantat *nt*
het|er|o|haem|ag|glu|ti|na|tion [hetərəˌhiːməˌgluːtə'neɪʃn] *noun* (*brit.*) s.u. heterohemagglutination
het|er|o|haem|ag|glu|ti|nin [hetərəˌhiːmə'gluːtənɪn] *noun* (*brit.*) s.u. heterohemagglutinin
het|er|o|hae|mol|y|sin [ˌhetərəhɪ'mɑləsɪn] *noun* (*brit.*) s.u. heterohemolysin
het|er|o|hem|ag|glu|ti|na|tion [hetərəˌhiːməˌgluːtə'neɪʃn] *noun* Heterohämagglutination *f*
het|er|o|hem|ag|glu|ti|nin [hetərəˌhiːmə'gluːtənɪn] *noun* Heterhämagglutinin *nt*, heterophiles Hämagglutinin *nt*
het|er|o|he|mol|y|sin [ˌhetərəhɪ'mɑləsɪn] *noun* Heterohämolysin *nt*
het|er|o|im|mune [ˌhetərəɪ'mjuːn] *adj.* Heteroimmunität betreffend, heteroimmun
het|er|o|im|mu|ni|ty [ˌhetərəɪ'mjuːnətɪ] *noun* Heteroimmunität *f*
het|er|o|in|fec|tion [ˌhetərəɪn'fekʃn] *noun* Heteroinfektion *f*
het|er|o|lip|id [hetərə'lɪpɪd] *noun* Heterolipid *nt*
het|er|ol|o|gous [hetə'rɑləgəs] *adj.* **1.** abweichend, nicht übereinstimmend, heterolog **2.** artfremd, heterolog, xenogen
het|er|ol|y|sin [hetə'rɑləsɪn] *noun* **1.** Heterolysin *nt*, Heterozytolysin *nt* **2.** Heterolysin *nt*
het|er|ol|y|sis [hetə'rɑləsɪs] *noun* Heterolyse *f*
het|er|o|lyt|ic [hetərə'lɪtɪk] *adj.* heterolytisch
het|er|o|met|a|pla|sia [ˌhetərəˌmetə'pleɪʒ(ɪ)ə] *noun* Heterometaplasie *f*
het|er|o|mor|pho|sis [ˌhetərəmɔːr'fəʊsɪs] *noun* Heteromorphose *f*
het|er|o|mor|phous [hetərə'mɔːrfəs] *adj.* verschiedengestaltig, heteromorph
het|er|o|mor|phy ['hetərəmɔːrfɪ] *noun* Heteromorphie *f*, Heteromorphismus *m*
het|er|o|phag|ic [hetərə'fædʒɪk] *adj.* Heterophagie betreffend, heterophagisch
het|er|o|phag|o|some [hetərə'fægəsəʊm] *noun* heterophagische Vakuole *f*, Heterophagosom *nt*
het|er|oph|a|gy [hetər'ɑfədʒɪ] *noun* Heterophagie *f*
het|er|o|phil ['hetərəfɪl] **I** *noun* heterophiles Antigen *nt* **II** *adj.* heterophil
het|er|o|phile ['hetərəfaɪl] *noun* heterophiles Antigen *nt*
het|e|ro|phil|ic [hetərə'fɪlɪk] *adj.* heterophil
het|er|o|pla|sia [hetərə'pleɪʒ(ɪ)ə] *noun* Heteroplasie *f*, Alloplasie *f*
het|er|o|plas|tic [hetərə'plæstɪk] *adj.* **1.** Heteroplasie *oder* Heteroplastik betreffend, heteroplastisch **2.** s.u. heterologous
het|er|o|plas|tid [hetərə'plæstɪd] *noun* s.u. heterograft
het|er|o|plas|ty ['hetərəplæstɪ] *noun, plural* **het|er|o|plas|ties** **1.** s.u. heterotransplantation **2.** s.u. heteroplasia
het|er|o|ploid ['hetərəplɔɪd] **I** *noun* heteroploide Zelle *f*; heteroploider Organismus *m* **II** *adj.* heteroploid
het|er|o|ploi|dy ['hetərəplɔɪdɪ] *noun* Heteroploidie *f*
het|er|o|pol|y|mer [hetərə'pɑlɪmər] *noun* Heteropolymer *nt*
het|er|o|pol|y|mer|ic [hetərəˌpɑlɪ'merɪk] *adj.* heteropolymer
het|er|o|pol|y|sac|cha|ride [hetərəˌpɑlɪ'sækəraɪd] *noun* Heteropolysaccharid *nt*
het|er|o|pro|tein [hetərə'prəʊtiːn] *noun* Heteroprotein *nt*
het|er|o|sac|cha|ride [hetərə'sækəraɪd] *noun* Heterosaccharid *nt*
het|er|o|some ['hetərəsəʊm] *noun* s.u. heterochromosome
het|er|o|top|ic [hetərə'tɑpɪk] *adj.* an atypischer Stelle liegend *oder* entstehend, heterotop, heterotopisch, dystop, ektop
het|er|o|trans|plant [hetərə'trænzplænt] *noun* heterogenes Transplantat *nt*, heterologes Transplantat *nt*, xenogenes Transplantat *nt*, xenogenetisches Transplantat *nt*, Xenotransplantat *nt*, Heterotransplantat *nt*
het|er|o|trans|plan|ta|tion [hetərəˌtrænzplæn'teɪʃn] *noun* heterogene Transplantation *f*, heterologe Transplantation *f*, xenogene Transplantation *f*, xenogenetische Transplantation *f*, Xenotransplantation *f*, Heterotransplantation *f*, Xenoplastik *f*, Heteroplastik *f*
het|er|o|tri|mer [hetərə'traɪmər] *noun* Heterotrimer *nt*
het|er|o|tri|mer|ic [hetərətraɪ'merɪk] *adj.* heterotrimer
het|er|o|vac|cine [hetərə'væksiːn] *noun* Heterovakzine *f*
het|er|o|zy|go|sis [ˌhetərəzaɪ'gəʊsɪs] *noun* s.u. heterozygosity
het|er|o|zy|gos|i|ty [ˌhetərəzaɪ'gɑsətɪ] *noun* Ungleicherbigkeit *f*, Mischerbigkeit *f*, Heterozygotie *f*

het|er|o|zy|gote [hetərə'zaɪgəʊt] *noun* heterozygote Zelle *f*, Heterozygot *m*, Heterozygote *f*
HLA-DR3/4 heterozygote HLA-DR3/4-Heterozygot *m*
hex|a|chlo|ride [,heksə'klɔʊraɪd] *noun* Hexachlorid *nt*
benzene hexachloride Benzolhexachlorid *nt*, Hexachlorcyclohexan *nt*; Lindan *nt*
gamma-benzene hexachloride Benzolhexachlorid *nt*, Hexachlorcyclohexan *nt*; Lindan *nt*
hex|a|chlo|ro|cy|clo|hex|ane [heksə,klɔːrəʊ,saɪkləʊ-'heksеɪn] *noun* Benzolhexachlorid *nt*, Hexachlorcyclohexan *nt*; Lindan *nt*
hex|a|dec|a|no|ate [heksə,dekə'nəʊeɪt] *noun* Hexadecanoat *nt*, Palmitat *nt*
hex|ane ['heksеɪn] *noun* Hexan *nt*
hex|a|ploid ['heksəplɔɪd] *adj.* hexaploid
hex|a|ploi|dy ['heksəplɔɪdɪ] *noun* Hexaploidie *f*
hex|a|va|lent [heksə'veɪlənt] *adj.* sechswertig, hexavalent
hex|i|tol ['heksɪtɔl] *noun* Hexitol *nt*, Hexit *nt*
hex|o|ki|nase [heksəʊ'kaɪneɪz] *noun* Hexokinase *f*
hex|on ['heksɑn] *noun* (*virus*) Hexon *nt*
hex|os|a|mine [hek'sɑsəmiːn] *noun* Hexosamin *nt*
hex|os|a|min|i|dase [hek,sɑsə'mɪnɪdeɪz] *noun* **1.** Hexosaminidase *f* **2.** β-*N*-Acetylgalaktosaminidase *f*, *N*-Acetyl-β-Hexosaminidase A *f*
***N*-acetyl-β-hexosaminidase A** β-*N*-Acetylgalaktosaminidase *f*, *N*-Acetyl-β-Hexosaminidase A *f*
hex|o|san ['heksəsæn] *noun* Hexosan *nt*
hex|ose ['heksəʊs] *noun* Hexose *f*
hex|ose|phos|pha|tase [heksəʊs'fɑsfəteɪz] *noun* Hexosephosphatase *f*
hex|ose|phos|phate [heksəʊs'fɑsfeɪt] *noun* Hexosephosphat *nt*, Hexosephosphorsäure *f*
hex|o|syl|trans|fer|ase [,heksəsɪl'trænsfəreɪz] *noun* Hexosyltransferase *f*
hex|u|lose ['heksjələʊs] *noun* Ketohexose *f*, Hexulose *f*
Heymann ['heɪmn]: **Heymann nephritis** Heymann-Nephritis *f*
HF *abk.* s.u. **1.** Hageman *factor* **2.** hay *fever* **3.** hemofiltration **4.** hemorrhagic *fever*
HFSH *abk.* s.u. human follicle-stimulating *hormone*
Hg *abk.* s.u. **1.** hemoglobin **2.** mercury
Hg-F *abk.* s.u. fetal *hemoglobin*
HGA *abk.* s.u. homogentisic *acid*
hgb *abk.* s.u. hemoglobin
HGF *abk.* s.u. hyperglycemic-glycogenolytic *factor*
HGH *abk.* s.u. human growth *hormone*
hGH *abk.* s.u. human growth *hormone*
HGPRT *abk.* s.u. hypoxanthine guanine *phosphoribosyltransferase*
HHA *abk.* s.u. heterohemagglutinin
HHT *abk.* s.u. hydroxyheptadecatrienoic *acid*
HI *abk.* s.u. **1.** hemagglutination *inhibition* **2.** hemagglutination-inhibition *test*
5-HIAA *abk.* s.u. 5-hydroxyindoleacetic *acid*
hi|a|tus [haɪ'eɪtəs] *noun, plural* **hi|a|tus, hi|a|tus|es** Spalt *m*, Spalte *f*, Ritze *f*, schmale Öffnung *f*, Hiatus *m*
leukemic hiatus Hiatus leucaemicus
hi|ber|no|ma [haɪbər'nəʊmə] *noun* braunes Lipom *nt*, Hibernom *nt*, Lipoma feto-cellulare
hi|drad|e|no|ma [,haɪdrædɪ'nəʊmə] *noun* Schweißdrüsenadenom *nt*, Hidradenom *nt*, Hidradenoma *nt*, Syringom *nt*, Syringoma *nt*, Adenoma sudoriparum
clear-cell hidradenoma noduläres Hidradenom *nt*, Hidradenoma solidum
hidro- *präf.* Schweiß-, Schweißdrüsen-, Hidr(o)-
hi|dro|ad|e|no|ma [,haɪdrəædə'nəʊmə] *noun* s.u. hidradenoma
hi|dro|cys|to|ma [,haɪdrəsɪs'təʊmə] *noun* Schweißdrüsenzyste *f*, Hidrokystom *nt*, Hidrozystom *nt*
high-affinity *adj.* mit hoher Affinität, hochaffin
high-frequency *adj.* hochfrequent, Hochfrequenz-
high-molecular-weight *adj.* hochmolekular
high-pressure *adj.* Hochdruck-
HIM *abk.* s.u. hexosephosphate *isomerase*
hir|u|din ['hɪr(j)ədɪn] *noun* Hirudin *nt*
Hir|u|din|e|a [hɪrʊ'dɪnɪə] *noun* Blutegel *m*, Hirudinea *f*
hi|ru|di|ni|za|tion [hɪ,ruːdɪnaɪ'zeɪʃn] *noun* **1.** Behandlung *f* mit Hirudin **2.** Blutegeltherapie *f*
Hi|ru|do [hɪ'ruːdəʊ] *noun* Hirudo *f*
Hirudo medicinalis medizinischer Blutegel *m*, Hirudo medicinalis
HIS *abk.* s.u. hyperimmune *serum*
His *abk.* s.u. histidine
his|tam|i|nae|mia [hɪs,tæmɪ'niːmɪə] *noun* (*brit.*) s.u. histaminemia
his|tam|i|nase [hɪs'tæmɪneɪz] *noun* Histaminase *f*, Diaminoxidase *f*
his|ta|mine ['hɪstəmiːn] *noun* Histamin *nt*
his|tam|i|ne|mia [hɪs,tæmɪ'niːmɪə] *noun* Histaminämie *f*
his|ta|mi|ner|gic [hɪstəmɪ'nɜrdʒɪk] *adj.* histaminerg
his|ti|dine ['hɪstədiːn] *noun* Histidin *nt*, His
his|ti|di|nol ['hɪstədɪnɔl] *noun* Histidinol *nt*
histio- *präf.* Gewebe-, Histio-, Histo-
his|ti|o|blast ['hɪstɪəblæst] *noun* Histoblast *m*, Histioblast *m*
his|ti|o|cyte ['hɪstɪəsaɪt] *noun* Gewebsmakrophag *m*, Histiozyt *m*
sea-blue histiocyte seeblauer Histiocyt *m*
his|ti|o|cyt|ic [hɪstɪə'sɪtɪk] *adj.* Histiozyte(n) betreffend, histiozytisch, histiozytär
his|ti|o|cy|to|ma [,hɪstɪəsaɪ'təʊmə] *noun* Histiozytom *nt*, Histiocytoma *nt*
fibrous histiocytoma Fibrohistiozytom *nt*, fibröses Histiozytom *nt*, Dermatofibrom *nt*
lipoid histiocytoma Fibroxanthom *nt*
malignant fibrous histiocytoma malignes fibröses Histiozytom *nt*
sea-blue histiocytoma seeblaues Histiozytom *nt*
his|ti|o|cy|to|ma|to|sis [hɪstɪə,saɪtəmə'təʊsɪs] *noun* Histiozytomatose *f*, Histiocytomatosis *f*
his|ti|o|cy|to|sis [,hɪstɪəsaɪ'təʊsɪs] *noun* Histiozytose *f*, Histiocytosis *f*
histiocytosis X Histiozytose X *f*, Histiocytosis X *f*
acute disseminated histiocytosis X s.u. acute *histiocytosis* of the newborn
acute histiocytosis of the newborn Abt-Letterer-Siwe-Krankheit *f*, akute Säuglingsretikulose *f*, maligne Säuglingsretikulose *f*, maligne generalisierte Histiozytose *f*
medium-cell histiocytosis (akute) Monozytenleukämie *f*
nonlipid histiocytosis s.u. acute *histiocytosis* of the newborn
sinus histiocytosis Sinuskatarrh *m*, Sinushistiozytosis *f*, akute unspezifische Lymphadenitis *f*
his|ti|o|gen|ic [hɪstɪə'dʒenɪk] *adj.* s.u. histogenous
his|ti|oid ['hɪstɪɔɪd] *adj.* s.u. histoid
his|ti|o|ma [hɪstɪ'əʊmə] *noun* s.u. histoma

his|ti|on|ic [hɪstɪ'ɑnɪk] *adj.* Gewebe betreffend, von einem Gewebe abstammend, Gewebe-, Histo-, Histio-
histo- *präf.* s.u. histio-
his|to|blast ['hɪstəblæst] *noun* s.u. histioblast
his|to|com|pat|i|bil|i|ty [ˌhɪstəkəmˌpætə'bɪlətɪ] *noun* Gewebeverträglichkeit *f*, Histokompatibilität *f*
his|to|com|pat|i|ble [ˌhɪstəkəm'pætɪbl] *adj.* gewebsverträglich, histokompatibel
his|to|cyte ['hɪstəsaɪt] *noun* s.u. histiocyte
his|to|cy|to|sis [ˌhɪstəsaɪ'təʊsɪs] *noun* s.u. histiocytosis
his|to|di|ag|no|sis [hɪstəˌdaɪə'gnəʊsɪs] *noun* Gewebediagnose *f*, Histodiagnose *f*
his|to|di|al|y|sis [ˌhɪstədaɪ'æləsɪs] *noun* Gewebeauflösung *f*, Gewebedesintegration *f*
his|to|dif|fer|en|ti|a|tion [hɪstəˌdɪfəˌrenʃɪ'eɪʃn] *noun* Gewebedifferenzierung *f*
his|to|flu|o|res|cence [hɪstəˌfluə'resəns] *noun* Gewebefluoreszenz *f*, Histofluoreszenz *f*
his|tog|e|nous [hɪs'tɑdʒənəs] *adj.* vom Gewebe gebildet, aus dem Gewebe stammend, histogen
his|toid ['hɪstɔɪd] *adj.* **1.** gewebsartig, gewebsähnlich, histoid **2.** (*pathol.*) histoid
his|to|in|com|pat|i|bil|i|ty [ˌhɪstəɪnkəmˌpætɪ'bɪlətɪ] *noun* Gewebeunverträglichkeit *f*, Histoinkompatibilität *f*
his|to|in|com|pat|i|ble [hɪstəˌɪnkəm'pætɪbl] *adj.* gewebsunverträglich, histoinkompatibel
histol. *abk.* s.u. **1.** histological **2.** histology
his|to|log|ic [hɪstə'lɑdʒɪk] *adj.* s.u. histological
his|to|log|i|cal [hɪstə'lɑdʒɪkl] *adj.* Histologie betreffend, histologisch
his|tol|o|gy [hɪs'tɑlədʒɪ] *noun* **1.** Gewebelehre *f*, Histologie *f* **2.** mikroskopische Struktur *f*
pathological histology Histopathologie *f*
tumor histology Tumorhistologie *f*
his|to|lyt|ic [hɪstə'lɪtɪk] *adj.* Histolyse betreffend *oder* auslösend, histolytisch
his|to|ma [hɪs'təʊmə] *noun* Gewebetumor *m*, Gewebegeschwulst *f*, Histom *nt*, Histiom *nt*
his|tone ['hɪstəʊn] *noun* Histon *nt*
his|to|path|o|log|ic [hɪstəˌpæθə'lɑdʒɪk] *adj.* Histopathologie betreffend, histopathologisch
his|to|pa|thol|o|gy [ˌhɪstəpə'θɑlədʒɪ] *noun* Gewebepathologie *f*, Histopathologie *f*
His|to|plas|ma [hɪstə'plæzmə] *noun* Histoplasma *nt*
his|to|plas|min [hɪstə'plæzmɪn] *noun* Histoplasmin *nt*
his|to|plas|mo|ma [ˌhɪstəplæz'məʊmə] *noun* Histoplasmom *nt*
his|to|plas|mo|sis [ˌhɪstəplæz'məʊsɪs] *noun* Darling-Krankheit *f*, Histoplasmose *f*, retikuloendotheliale Zytomykose *f*
his|to|tox|ic [hɪstə'tɑksɪk] *adj.* gewebeschädigend, histotoxisch
his|to|trop|ic [hɪstə'trɑpɪk] *adj.* mit besonderer Affinität zu Gewebe *oder* Gewebezellen, histotrop
HIV *abk.* s.u. human immunodeficiency *virus*
hive [haɪv] *noun* Quaddel *f*, Urtica *f*
hives [haɪvz] *plural* Nesselsucht *f*, Nesselausschlag *m*, Urtikaria *f*, Urticaria *f*
HJ *abk.* s.u. Howell-Jolly *bodies*
HK *abk.* s.u. hexokinase
HL *abk.* s.u. **1.** half-life **2.** Hodgkin's *lymphoma*
HLA-identical *adj.* HLA-identisch
HLA-linked *adj.* HLA-gekoppelt
HMG *abk.* s.u. **1.** human menopausal *gonadotropin* **2.** 3-hydroxy-3-methylglutaric *acid*
hMG *abk.* s.u. human menopausal *gonadotropin*
HMG-CoA *abk.* s.u. β-hydroxy-β-methylglutaryl-CoA
HMP *abk.* s.u. hexose *monophosphate*
HMS *abk.* s.u. hexose monophosphate *shunt*
HMW *abk.* s.u. high-molecular-weight
HMWK *abk.* s.u. high-molecular-weight *kininogen*
HMW-NCF *abk.* s.u. high-molecular-weight neutrophil chemotactic *factor*
hnRNA *abk.* s.u. heterogeneous nuclear *RNA*
H_2O_2 *abk.* s.u. hydrogen *peroxide*
HOADH *abk.* s.u. 3-hydroxyacyl-CoA *dehydrogenase*
Hodgkin ['hɑdʒkɪn]: **Hodgkin cell** Hodgkin-Zelle *f*
Hodgkin cycle Hodgkin-Zyklus *m*
Hodgkin's disease Hodgkin-Krankheit *f*, Hodgkin-Lymphom *nt*, Morbus *m* Hodgkin, Hodgkin-Paltauf-Steinberg-Krankheit *f*, Paltauf-Steinberg-Krankheit *f*, (maligne) Lymphogranulomatose *f*, Lymphogranulomatosis maligna
Hodgkin's granuloma s.u. *Hodgkin's* disease
Hodgkin's lymphoma s.u. *Hodgkin's* disease
Hodgkin's sarcoma Hodgkin-Sarkom *nt*
non-Hodgkin's lymphoma non-Hodgkin-Lymphom *nt*
Hofmeister ['həʊfmaɪstər]: **Hofmeister's series** Hofmeister-Reihen *pl*, lyotrope Reihen *pl*
Hofmeister's tests s.u. *Hofmeister's* series
hol|an|dric [hɑ'lændrɪk] *adj.* holandrisch
holo- *präf.* Holo-, Pan-, Voll-
hol|o|an|ti|gen [hɑlə'æntɪdʒən] *noun* Vollantigen *nt*, Holoantigen *nt*
hol|o|en|zyme [hɑlə'enzaɪm] *noun* Holoenzym *nt*
hol|o|gyn|ic [ˌhɑlə'dʒɪnɪk] *adj.* hologyn
hol|o|par|a|site [hɑlə'pærəsaɪt] *noun* Vollschmarotzer *m*, Vollparasit *m*, Holoparasit *m*
hol|o|pro|tein [hɑlə'prəʊtiːɪn] *noun* Holoprotein *nt*
hom|in|i|nox|ious [ˌhɑmənɪ'nɑkʃəs] *adj.* für den Menschen schädlich, den Menschen schädigend
ho|mo|bi|o|tin [ˌhəʊməʊ'baɪətɪn] *noun* Homobiotin *nt*
ho|mo|car|no|si|nase [həʊməʊ'kɑːrnəsɪneɪz] *noun* Homokarnosinase *f*, Homocarnosinase *f*
ho|mo|car|no|sine [həʊməʊ'kɑːrnəsiːn] *noun* Homokarnosin *nt*, Homocarnosin *nt*
ho|mo|cel|lu|lar [həʊməʊ'seljələr] *adj.* homozellulär
ho|mo|cen|tric [həʊməʊ'sentrɪk] *adj.* einen gemeinsamen Mittelpunkt habend, homozentrisch
ho|moch|ro|nous [həʊ'mɑkrənəs] *adj.* in derselben Generation auftretend, homochron
ho|mo|cit|rate [həʊmə'sɪtreɪt] *noun* Homozitrat *nt*, Homocitrat *nt*
ho|mo|cy|clic [həʊməʊ'saɪklɪk] *adj.* homozyklisch
ho|mo|cys|teine [həʊməʊ'sɪstiːɪn] *noun* Homozystein *nt*, Homocystein *nt*
ho|mo|cys|tine [həʊməʊ'sɪstiːn] *noun* Homozystin *nt*, Homocystin *nt*
ho|mo|gam|ete [həʊməʊ'gæmiːt] *noun* Homogamet *m*
ho|mo|ga|met|ic [ˌhəʊməʊgə'metɪk] *adj.* homogametisch
ho|mog|a|mous [həʊ'mɑgəməs] *adj.* homogam
ho|mog|a|my [həʊ'mɑgəmɪ] *noun* Homogamie *f*
ho|mog|e|nate [hə'mɑdʒəneɪt] *noun* Homogenat *nt*, Homogenisat *nt*
ho|mo|ge|ne|i|ty [ˌhəʊmədʒə'niːɪtɪ] *noun* Gleichartigkeit *f*, Einheitlichkeit *f*, Homogenität *f*

ho|mo|ge|ne|i|za|tion [həʊməʊ,dʒɪnɪə'zeɪʃn] *noun* s.u. homogenization

ho|mo|ge|ne|ous [həʊməʊ'dʒiːnɪəs] *adj.* gleichartig, einheitlich, übereinstimmend, homogen

ho|mo|ge|ne|ous|ness [həʊməʊ'dʒiːnɪəsnɪs] *noun* s.u. homogeneity

ho|mo|gen|e|sis [həʊməʊ'dʒenəsɪs] *plural* Homogenese *f*

ho|mo|ge|net|ic [,həʊməʊdʒə'netɪk] *adj.* Homogenese betreffend, homogenetisch

ho|mo|ge|net|ical [,həʊməʊdʒə'netɪkl] *adj.* s.u. homogenetic

ho|mo|gen|ic [həʊməʊ'dʒenɪk] *adj.* s.u. homozygous

ho|mo|ge|nic|i|ty [,həʊməʊdʒə'nɪsətɪ] *noun* s.u. homogeneity

ho|mog|e|ni|za|tion [hə,mɑdʒənɪ'zeɪʃn] *noun* Homogenisierung *f*, Homogenisation *f*

ho|mog|e|nous [hə'mɑdʒənəs] *adj.* **1.** s.u. homogeneous **2.** s.u. homoplastic **3.** s.u. homologous

ho|mo|gen|ti|sate [,həʊməʊ'dʒentɪseɪt] *noun* Homogentisat *nt*

ho|mo|gly|can [həʊməʊ'glaɪkæn] *noun* s.u. homopolysaccharide

ho|mo|graft ['həʊməʊgræft] *noun* homologes Transplantat *nt*, allogenes Transplantat *nt*, allogenetisches Transplantat *nt*, Homotransplantat *nt*, Allotransplantat *nt*

isogeneic homograft isologes Transplantat *nt*, isogenes Transplantat *nt*, syngenes Transplantat *nt*, syngenetisches Transplantat *nt*, isogenetisches Transplantat *nt*, Isotransplantat *nt*

syngeneic homograft syngenes Transplantat *nt*, syngenetisches Transplantat *nt*, isogenes Transplantat *nt*, isogenetisches Transplantat *nt*, isologes Transplantat *nt*, Isotransplantat *nt*

ho|mo|li|pid [həʊməʊ'lɪpɪd] *noun* Homolipid *nt*

ho|mol|o|gous [hə'mɑləgəs] *adj.* **1.** entsprechend, übereinstimmend, ähnlich, artgleich, homolog **2.** (*immunol.*) homolog, allogen, allogenetisch **3.** (*Chemie*) gleichliegend, gleichlaufend, homolog

ho|mo|logue ['həʊməlɔg] *noun* **1.** (*biolog.*) homologes Organ *nt* **2.** (*Chemie*) homologe Verbindung *f*

ho|mol|o|gy [hə'mɑlədʒɪ] *noun, plural* **ho|mol|o|gies** Übereinstimmung *f*, Entsprechung *f*, homologe Beschaffenheit *f*, Homologie *f*

ho|mol|y|sin [həʊ'mɑləsɪn] *noun* homologes Lysin *nt*, Homolysin *nt*

ho|mol|y|sis [həʊ'mɑləsɪs] *noun* Homolyse *f*

ho|mo|mor|phic [,həʊməʊ'mɔːrfɪk] *adj.* gleichgestaltig, homomorph

ho|mo|mor|phous [həʊməʊ'mɔːrfəs] *adj.* s.u. homomorphic

ho|mo|plas|tic [həʊməʊ'plæstɪk] *adj.* homoplastisch, homolog, allogen

ho|mo|pol|y|mer [həʊmə'pɑlɪmər] *noun* Homopolymer *nt*

ho|mo|pol|y|pep|tide [,həʊməʊpɑlɪ'peptaɪd] *noun* Homopolypeptid *nt*

ho|mo|pol|y|sac|cha|ride [həʊməʊ,pɑlɪ'sækəraɪd] *noun* Homopolysaccharid *nt*, Homoglykan *nt*

ho|mo|pro|line [həʊməʊ'prəʊliːn] *noun* Pipecolinsäure *f*, Homoprolin *nt*

ho|mo|ser|ine [həʊməʊ'seriːn] *noun* Homoserin *nt*

ho|mo|trans|plant [həʊməʊ'trænzplænt] *noun* s.u. homograft

ho|mo|trans|plan|ta|tion [həʊməʊ,trænzplæn'teɪʃn] *noun* homologe Transplantation *f*, allogene Transplantation *f*, allogenetische Transplantation *f*, Homotransplantation *f*, Allotransplantation *f*

ho|mo|trop|ic [həʊməʊ'trɑpɪk] *adj.* homotrop

ho|mo|zy|go|sis [,həʊməʊzaɪ'gəʊsɪs] *noun* Gleicherbigkeit *f*, Reinerbigkeit *f*, Erbgleichheit *f*, Homozygotie *f*

ho|mo|zy|gos|i|ty [,həʊməʊzaɪ'gɑsətɪ] *noun* s.u. homozygosis

ho|mo|zy|gote [həʊməʊ'zaɪgəʊt] *noun* homozygote Zelle *f*, homozygoter Organismus *m*, Homozygot *m*, Homozygote *f*

ho|mo|zy|got|ic [,həʊməʊzaɪ'gɑtɪk] *adj.* s.u. homozygous

ho|mo|zy|gous [həʊməʊ'zaɪgəs] *adj.* gleicherbig, reinerbig, homozygot

hook|worm ['hʊkwɜrm] *noun* **1.** Hakenwurm *m* **2.** (europäischer) Hakenwurm *m*, Grubenwurm *m*, Ancylostoma duodenale

European hookworm (europäischer) Hakenwurm *m*, Grubenwurm *m*, Ancylostoma duodenale

HOP *abk.* s.u. hydroxyproline

hor|mo|nal [hɔːr'məʊnl] *adj.* hormonal, hormonell, Hormon-

hor|mo|nal|ly-dependent ['hɔːrmənəlɪ] *adj.* hormonabhängig

hor|mone ['hɔːrməʊn] *noun* Hormon *nt*

adenohypophysial hormones Hormone *pl* der Adenohypophyse, Vorderlappenhormone *pl*, Hypophysenvorderlappenhormone *pl*, HVL-Hormone *pl*

adrenocortical hormone Hormon *nt* der Nebennierenrinde, Nebennierenrindenhormon *nt*, NNR-Hormon *nt*

adrenocorticotropic hormone adrenocorticotropes Hormon *nt*, corticotropes Hormon *nt*, Kortikotropin *nt*, Adrenokortikotropin *nt*

adrenomedullary hormone Nebennierenmarkhormon *nt*, NNM-Hormon *nt*

AM hormone Nebennierenmarkhormon *nt*, NNM-Hormon *nt*

androgenic hormone männliches Keimdrüsenhormon *nt*, Androgen *nt*; androgene Substanz *f*

anterior pituitary hormone Hormon *nt* der Adenohypophyse, Vorderlappenhormon *nt*, Hypophysenvorderlappenhormon *nt*, HVL-Hormon *nt*

antidiuretic hormone antidiuretisches Hormon *nt*, Vasopressin *nt*

Aschheim-Zondek hormone luteinisierendes Hormon *nt*, Luteinisierungshormon *nt*, Interstitialzellen-stimulierendes Hormon *nt*, interstitial cell stimulating hormone *nt*

atrial natriuretic hormone atrialer natriuretischer Faktor *m*, Atriopeptid *nt*, Atriopeptin *nt*

corpus luteum hormone Gelbkörperhormon *nt*, Corpus-luteum-Hormon *nt*, Progesteron *nt*

cortical hormone Nebennierenrindenhormon *nt*, NNR-Hormon *nt*

corticotropin releasing hormone Kortikoliberin *nt*, Corticoliberin *nt*, corticotropin releasing factor *nt*, corticotropin releasing hormone *nt*

effector hormone Effektorhormon *nt*

estrogenic hormones östrogene Hormone *pl*

fat-mobilizing hormone lipolytisches Hormon *nt*

follicle stimulating hormone follikelstimulierendes Hormon *nt*, Follitropin *nt*, Follikelreifungshormon *nt*
follicle stimulating hormone releasing hormone Gonadotropin-releasing-Faktor *m*, Gonadotropin-releasing-Hormon *nt*
galactopoietic hormone Prolaktin *nt*, Prolactin *nt*, laktogenes Hormon *nt*
gestagenic hormone Gestagen *nt*, gestagenes Hormon *nt*
glucocorticoid hormone Glukokortikoid *nt*, Glucocorticoid *nt*, Glukosteroid *nt*
gonadotropic hormone gonadotropes Hormon *nt*, Gonadotropin *nt*
gonadotropin releasing hormone Gonadotropin-releasing-Faktor *m*, Gonadotropin-releasing-Hormon *nt*, Gonadoliberin *nt*
growth hormone Wachstumshormon *nt*, somatotropes Hormon *nt*, Somatotropin *nt*
growth hormone inhibiting hormone Somatostatin *nt*, growth hormone release inhibiting hormone, somatotropin (release) inhibiting hormone, somatotropin (release) inhibiting factor, growth hormone inhibiting factor
growth hormone release inhibiting hormone s.u. growth hormone inhibiting *hormone*
growth hormone releasing hormone Somatoliberin *nt*, Somatotropin-releasing-Faktor *m*, growth hormone releasing factor, growth hormone releasing hormone
human follicle-stimulating hormone Menotropin *nt*, Menopausengonadotropin *nt*, humanes Menopausengonadotropin *nt*
human growth hormone Wachstumshormon *nt*, Somatotropin *nt*, somatotropes Hormon *nt*
inhibiting hormone Inhibiting-Hormon *nt*
interstitial cell stimulating hormone luteinisierendes Hormon *nt*, Luteinisierungshormon *nt*, Interstitialzellen-stimulierendes Hormon *nt*, interstitial cell stimulating hormone *nt*
ketogenic hormone lipolytisches Hormon *nt*
lactogenic hormone Prolaktin *nt*, Prolactin *nt*, laktogenes Hormon *nt*
lipid hormone Lipidhormon *nt*
luteinizing hormone luteinisierendes Hormon *nt*, Luteinisierungshormon *nt*, Interstitialzellen-stimulierendes Hormon *nt*, interstitial cell stimulating hormone *nt*
luteinizing hormone releasing hormone Luliberin *nt*, Lutiliberin *nt*, LH-releasing-Faktor *m*, LH-releasing-Hormon *nt*
luteotropic hormone Luteotropin *nt*, luteotropes Hormon *nt*
luteotropic lactogenic hormone Prolaktin *nt*, Prolactin *nt*, laktogenes Hormon *nt*
melanocyte stimulating hormone Melanotropin *nt*, melanotropes Hormon *nt*, melanozytenstimulierendes Hormon *nt*
melanophore stimulating hormone s.u. melanocyte stimulating *hormone*
metabolic hormone Stoffwechselhormon *nt*
neurohypophysial hormone Neurohypophysenhormon *nt*, Hormon *nt* der Neurophypophyse, Hypophysenhinterlappenhormon *nt*, Hinterlappenhormon *nt*, HHL-Hormon *nt*
parathyroid hormone Parathormon *nt*, Parathyrin *nt*
peptide hormone Peptidhormon *nt*
pituitary hormone Hypophysenhormon *nt*
placental growth hormone humanes Plazenta-Laktogen *nt*, Chorionsomatotropin *nt*
polypeptide hormone Proteohormon *nt*, Polypeptidhormon *nt*
posterior pituitary hormones Hinterlappenhormone *pl*, Hypophysen-Hinterlappenhormone *pl*, HHL-Hormone *pl*, Neurohypophysenhormone *pl*
progestational hormone Gelbkörperhormon *nt*, Progesteron *nt*, Corpus-luteum-Hormon *nt*
prolactin inhibiting hormone Prolactin-inhibiting-Faktor *m*, Prolactin-inhibiting-Hormon *nt*
prolactin releasing hormone Prolactin-releasing-Faktor *m*, Prolactin-releasing-Hormon *nt*
protein hormone Proteinhormon *nt*
regulatory hormone Steuerhormon *nt*, Regulationshormon *nt*
releasing hormone Releasingfaktor *m*, Releasinghormon *nt*
sex hormone Geschlechtshormon *nt*, Sexualhormon *nt*
somatotropic hormone Somatotropin *nt*, somatotropes Hormon *nt*, Wachstumshormon *nt*
somatotropin releasing hormone Somatoliberin *nt*, Somatotropin-releasing-Faktor *m*, growth hormone releasing factor *nt*, growth hormone releasing hormone *nt*
steroid hormone Steroidhormon *nt*
thyroid-stimulating hormone Thyrotropin *nt*, Thyreotropin *nt*, thyreotropes Hormon *nt*
thyrotropin releasing hormone Thyroliberin *nt*, Thyreotropin-releasing-Faktor *m*, Thyreotropin-releasing-Hormon *nt*
tissue hormone Gewebshormon *nt*
tropic hormone tropes Hormon *nt*

hormone-dependent *adj.* hormonabhängig
hormone-like *adj.* hormonähnlich
hormone-sensitive *adj.* hormonsensitiv
hor|mon|ic [hɔːr'mɑnɪk] *adj.* s.u. hormonal
hor|mon|o|gen ['hɔːrmənədʒən] *noun* Prohormon *nt*, Hormonogen *nt*, Hormogen *nt*
hor|mo|no|gen|e|sis [ˌhɔːrmənəʊ'dʒenəsɪs] *noun* Hormonbildung *f*, Hormonogenese *f*
hor|mo|no|gen|ic [ˌhɔːrmənəʊ'dʒenɪk] *adj.* Hormonbildung betreffend *oder* stimulierend, hormonbildend, homonogen
hor|mo|no|poi|e|sis [ˌhɔːrmənəʊpɔɪ'iːsɪs] *noun* s.u. hormonogenesis
hor|mo|no|poi|et|ic [ˌhɔːrmənəʊpɔɪ'etɪk] *adj.* s.u. hormonogenic
horseshoe crab Hufeisenkrabbe *f*, Limulus polyphemus
hos|pi|tal ['hɑspɪtl] *noun* **1.** Krankenhaus *nt*, Klinik *f* **2.** Lazarett *nt* **3.** Pflegehaus *nt*, Hospital *nt*
general hospital allgemeines Krankenhaus *nt*
host [həʊst] *noun* Wirt *m*; Wirtszelle *f*
accidental host Fehlwirt *m*
bacterial host Bakterienwirt *m*
cell host Wirtszelle *f*
dead-end host Fehlendwirt *m*
definitive host Endwirt *m*
final host Endwirt *m*
primary host Endwirt *m*

reservoir host Parasitenreservoir *nt*
secondary host Zwischenwirt *m*
transfer host Hilfswirt *m*, Transportwirt *m*, Wartewirt *m*, paratenischer Wirt *m*
transport host Hilfswirt *m*, Transportwirt *m*, Wartewirt *m*, paratenischer Wirt *m*
host-specific *adj.* wirtsspezifisch
5-HOT *abk.* s.u. 5-hydroxytryptamine
Howell ['haʊəl]: **Howell's bodies** s.u. *Howell-Jolly* bodies
Howell-Jolly ['haʊəl ʒɔ'li]: **Howell-Jolly bodies** Howell-Jolly-Körperchen *pl*, Jolly-Körperchen *pl*
HP *abk.* s.u. **1.** heparin **2.** hydroxyproline
HPETE *abk.* s.u. hydroperoxyeicosatetraenoic *acid*
HPL *abk.* s.u. human placental *lactogen*
hPL *abk.* s.u. human placental *lactogen*
HPLC *abk.* s.u. **1.** high-performance liquid *chromatography* **2.** high-pressure liquid *chromatography*
HPN *abk.* s.u. hypertension
HPRT *abk.* s.u. hypoxanthine guanine *phosphoribosyltransferase*
HPV *abk.* s.u. human *papillomavirus*
H_2Q *abk.* s.u. ubiquinol
HRP *abk.* s.u. horseradish *peroxidase*
HRT *abk.* s.u. hormone replacement *therapy*
HS *abk.* s.u. **1.** *herpes* simplex **2.** homologous *serum*
H/S *abk.* s.u. hyposensitization
HSD *abk.* s.u. hydroxysteroid *dehydrogenase*
HSDH *abk.* s.u. hydroxysteroid *dehydrogenase*
HSE *abk.* s.u. herpes simplex *encephalitis*
HSP *abk.* s.u. Henoch-Schönlein *purpura*
HSV *abk.* s.u. herpes simplex *virus*
5-HT *abk.* s.u. 5-hydroxytryptamine
HTACS *abk.* s.u. human thyroid adenylate cyclase *stimulator*
HTG *abk.* s.u. hypertriglyceridemia
HTLV *abk.* s.u. **1.** human T-cell leukemia *virus* **2.** human T-cell lymphoma *virus* **3.** human T-cell lymphotropic *virus*
HTLV-III *abk.* s.u. human T-cell lymphotropic *virus* type III
5-HTP *abk.* s.u. 5-hydroxytryptophan
HTR *abk.* s.u. hemolytic transfusion *reaction*
hU *abk.* s.u. dihydrouridine
hu *abk.* s.u. dihydrouridine
Hübener-Thomsen-Friedenreich ['(h)juːbənər 'tɑmsən 'friːdnraɪx]: **Hübener-Thomsen-Friedenreich phenomenon** Thomsen-Phänomen *nt*, Hübener-Thomsen-Friedenreich-Phänomen *nt*, T-Agglutinationsphänomen *nt*
hu|man [(h)juːmən] **I** *noun* Mensch *m* **II** *adj.* **1.** den Menschen betreffend, im Menschen vorkommend, vom Menschen stammend, human, Human- **2.** menschlich, menschenfreundlich, menschenwürdig, human, Menschen-
hu|man|ized ['(h)juːmənaɪzt] *adj.* humanisiert
hu|mor ['(h)juːmər] *noun* Körperflüssigkeit *f*, Flüssigkeit *f*, Humor *m*
hu|mor|al ['(h)juːmərəl] *adj.* Flüssigkeit(en) betreffend, humoral, Humoral-
Hürthle ['hɜrtl; 'hyrtlə]: **Hürthle cells** Hürthle-Zellen *pl*
Hürthle cell adenoma Hürthle-Tumor *m*, Hürthle-Zelladenom *nt*, Hürthle-Struma *f*, oxyphiles Schilddrüsenadenom *nt*
Hürthle cell carcinoma Hürthle-Zell-Karzinom *nt*, malignes Onkozytom *nt*
Hürthle cell tumor s.u. *Hürthle* cell adenoma
malignant Hürthle cell tumor s.u. *Hürthle* cell carcinoma
HUS *abk.* s.u. hemolytic-uremic *syndrome*
HV *abk.* s.u. hepatitis *virus*
HVA *abk.* s.u. homovanillic *acid*
HVL *abk.* s.u. half-value *layer*
HX *abk.* s.u. hypoxanthine
hy|a|lin ['haɪəlɪn] *noun* **1.** Hyalin *nt* **2.** glasartig transparente Substanz *f*
hy|a|line [*n* 'haɪəliːn; *adj.* 'haɪəlɪn, 'haɪəlaɪn] **I** *noun* s.u. hyalin **II** *adj.* **1.** Hyalin betreffend, Hyalin- **2.** transparent, durchscheinend; glasartig, glasig, hyalin **3.** amorph, nicht kristallin
hy|a|lin|i|za|tion [ˌhaɪəlɪnɪ'zeɪʃn] *noun* Hyalinisierung *f*, Hyalinisation *f*
hy|a|lo|plasm ['haɪələplæzəm] *noun* Grundzytoplasma *nt*, zytoplasmatische Matrix *f*, Hyaloplasma *nt*
hy|a|lo|plas|ma [haɪələ'plæzmə] *noun* s.u. hyaloplasm
hy|a|lo|plas|mat|ic [ˌhaɪələplæz'mætɪk] *adj.* Hyaloplasma betreffend, im Hyaloplasma liegend, hyaloplasmatisch
hy|a|lo|plas|mic [haɪələ'plæzmɪk] *adj.* s.u. hyaloplasmatic
hy|a|lu|rate [haɪə'lʊəreɪt] *noun* s.u. hyaluronate
hy|a|lu|ro|nate [ˌhaɪə'lʊrəneɪt] *noun* Hyaluronsäureester *m*, Hyaluronsäuresalz *nt*, Hyaluronat *nt*
hy|a|lu|ron|i|dase [haɪəlʊ'rɑnɪdaɪz] *noun* hyaluronsäure-spaltendes Enzym *nt*, Hyaluronidase *f*
hy|a|lu|ron|o|glu|co|sa|min|i|dase [ˌhaɪəlʊˌrɑnəˌgluːkəʊsə'mɪnədeɪz] *noun* Hyaluronglukosaminidase *f*, Hyaluronoglukosaminidase *f*
hy|a|lu|ron|o|glu|cu|ron|i|dase [ˌhaɪəlʊˌrɑnəˌgluːkə'rɑndɪdeɪz] *noun* Hyaluronglucuronidase *f*, Hyaluronoglucuronidase *f*
H-Y-autospecific *adj.* H-Y-autospezifisch
hy|brid ['haɪbrɪd] **I** *noun* Bastard *m*, Kreuzung *f*, Mischling *m*, Hybride *f* **II** *adj.* hybrid, Bastard-, Misch-
F_1 hybrid F_1-Hybride *f*
resonance hybrid Resonanzhybrid *nt*
T-cell hybrids T-Zell-Hybride *pl*
hy|brid|ism ['haɪbrədɪzəm] *noun* **1.** Hybridisierung *f*, Hybridisation *f* **2.** Hybridität *f*
hy|bri|do|ma [haɪbrɪ'dəʊmə] *noun* Hybridom *nt*
hy|dan|to|in [haɪ'dæntəwɪn] *noun* Hydantoin *nt*, Glykolylharnstoff *m*
hy|drad|e|no|ma [ˌhaɪdrædɪ'nəʊmə] *noun* s.u. hidradenoma
hy|drae|mia [haɪ'driːmɪə] *noun* (*brit.*) s.u. hydremia
hy|drase ['haɪdreɪz] *noun* s.u. hydratase
enoyl hydrase s.u. enoyl-CoA *hydratase*
hy|dra|tase ['haɪdrəteɪz] *noun* Hydratase *f*
aconitate hydratase Aconitase *f*, Aconitathydratase *f*
enoyl-ACP hydratase Enoyl-ACP-hydratase *f*
enoyl-CoA hydratase Enoyl-CoA-hydratase *f*, Enoyl-hydrase *f*, Enoyl-hydratase *f*
fumarate hydratase Fumarase *f*, Fumarathydratase *f*
hy|drate ['haɪdreɪt] **I** *noun* Hydrat *nt* **II** *vt* hydratisieren
aluminum hydrate s.u. aluminium *hydroxide*
hy|dra|zide ['haɪdrəzaɪd] *noun* Hydrazid *nt*
isonicotinic acid hydrazide Isoniazid *nt*, Isonicotinsäurehydrazid *nt*, Pyridin-4-carbonsäurehydrazid *nt*
4-pyridine carboxylic acid hydrazide s.u. isonicotinic acid *hydrazide*

hy|dra|zine ['haɪdrəziːn] *noun* Hydrazin *nt*, Diamid *nt*
hy|dra|zone ['haɪdrəzəʊn] *noun* Hydrazon *nt*
hy|dre|mia [haɪ'driːmɪə] *noun* Hydrämie *f*, Hydroplasmie *f*; Verdünnungsanämie *f*
hy|dric ['haɪdrɪk] *adj.* Wasserstoff betreffend *oder* enthaltend, Wasserstoff-, Hydro-
hy|dride ['haɪdraɪd] *noun* Hydrid *nt*
 arsenous hydride Arsenwasserstoff *m*
 methyl hydride Sumpfgas *nt*, Grubengas *nt*, Methan *nt*
hydro- *präf.* **1.** Wasser-, Hydr(o)- **2.** Wasserstoff-, Hydro-
hy|dro|car|bon [haɪdrə'kɑːrbən] *noun* Kohlenwasserstoff *m*
 aliphatic hydrocarbon aliphatischer Kohlenwasserstoff *m*
 aromatic hydrocarbon aromatischer Kohlenwasserstoff *m*
 cyclic hydrocarbon ringförmiger Kohlenwasserstoff *m*, zyklischer Kohlenwasserstoff *m*
 saturated hydrocarbon gesättigter Kohlenwasserstoff *m*
 unsaturated hydrocarbon ungesättigter Kohlenwasserstoff *m*
hy|dro|chlo|ride [haɪdrə'klɔːraɪd] *noun* Hydrochlorid *nt*
 amantadine hydrochloride Amantadin-Hydrochlorid *nt*, Amino-Adamantan *nt*, Adamantanamin *nt*
 betazole hydrochloride Betazolhydrochlorid *nt*
 ethylmorphine hydrochloride Ethylmorphinhydrochlorid *nt*, Aethylmorphinum hydrochloricum
hy|dro|cor|ti|sone [haɪdrə'kɔːrtɪzəʊn] *noun* Kortisol *nt*, Cortisol *nt*, Hydrocortison *nt*
hy|dro|cyst|ad|e|no|ma [haɪdrəˌsɪstædə'nəʊmə] *noun* papilläres Hidradenom *nt*, Hydrokystadenom *nt*, Hidrozystadenom *nt*
hy|dro|cys|to|ma [ˌhaɪdrəsɪs'təʊmə] *noun* Hydrozystom *nt*, Hydrokystom *nt*
hy|dro|gen ['haɪdrədʒən] *noun* Wasserstoff *m*; Hydrogenium *nt*
 heavy hydrogen schwerer Wasserstoff *m*, Deuterium *nt*
 light hydrogen leichter Wasserstoff *m*, Protium *nt*
hy|dro|gen|ase ['haɪdrədʒəneɪz, haɪ'drɑdʒəneɪz] *noun* Hydrogenase *f*
hy|dro|gen|ly|ase [ˌhaɪdrədʒən'laɪeɪz] *noun* **1.** Hydrogenlyase *f* **2.** Hydrogenase *f*
hy|dro|lase ['haɪdrəleɪz] *noun* Hydrolase *f*
 acid hydrolase saure Hydrolase *f*
 aryl-ester hydrolase Arylesterase *f*, Arylesterhydrolase *f*
 carboxylic ester hydrolase Carboxylesterase *f*
 formylkynurenine hydrolase Arylformamidase *f*, Formylkynureninhydrolase *f*
 fumaroylacetoacetate hydrolase Fumarylacetoacetase *f*
 galactosylceramide β-galactosyl-hydrolase Galaktosylceramidase *f*, Galaktocerebrosid-β-galaktosidase *f*
 β-hydroxyisobutyryl-CoA hydrolase β-Hydroxyisobutyryl-CoA-hydrolase *f*
 lactosylceramide galactosyl hydrolase Lactosylceramidase *f*
 peptide hydrolase Peptidase *f*, Peptidhydrolase *f*
hy|drol|y|sis [haɪ'drɑləsɪs] *noun, plural* **hy|drol|y|ses** [haɪ'drɑləsiːz] Hydrolyse *f*
 acid hydrolysis saure Hydrolyse *f*
 basic hydrolysis basische Hydrolyse *f*
hy|dro|lyte ['haɪdrəlaɪt] *noun* Hydrolyt *m*
hy|dro|lyt|ic [haɪdrə'lɪtɪk] *adj.* Hydrolyse betreffend *oder* fördernd, hydrolytisch
hy|dro|lyze ['haɪdrəlaɪz] *vt, vi* hydrolisieren
hy|dro|my|o|ma [ˌhaɪdrəmaɪ'əʊmə] *noun* zystisches Leiomyom *nt*, Hydromyom *nt*
hy|dro|ni|um [haɪ'drəʊnɪəm] *noun* Hydroniumion *nt*, Hydroxoniumion *nt*
hy|dro|per|ox|ide [ˌhaɪdrəpə'rɑksaɪd] *noun* Wasserstoffperoxid *nt*, Wasserstoffsuperoxid *nt*
hy|dro|phil ['haɪdrəfɪl] *adj.* S.U. hydrophilic
hy|dro|phile ['haɪdrəfaɪl] *adj.* S.U. hydrophilic
hy|dro|phil|ic [haɪdrə'fɪlɪk] *adj.* wasserliebend, Wasser/Feuchtigkeit aufnehmend, Wasser anziehend, hydrophil
hy|droph|i|lous [haɪ'drɑfɪləs] *adj.* S.U. hydrophilic
hy|dro|pho|bic [haɪdrə'fəʊbɪk] *adj.* Wasser abstoßend, hydrophob
hy|drop|ic [haɪ'drɑpɪk] *adj.* Hydrops betreffend, mit Hydrops einhergehend, hydropisch
hy|drox|ide [haɪ'drɑksaɪd] *noun* Hydroxid *nt*
 aluminum hydroxide Aluminiumhydroxid *nt*
 ferric hydroxide Eisen-III-hydroxid *nt*
 iron hydroxide Eisen-III-hydroxid *nt*
 magnesium hydroxide Magnesiumhydroxid *nt*
 sodium hydroxide Natriumhydroxid *nt*
hy|drox|o|co|bal|a|min [haɪˌdrɑksəʊkəʊ'bæləmɪn] *noun* Hydroxocobalamin *nt*, Aquocobalamin *nt*, Vitamin B_{12b} *nt*
hydroxy- *präf.* Hydroxy-
3-hy|drox|y|ac|yl-CoA [haɪˌdrɑksɪ'æsɪl] *noun* 3-Hydroxyacyl-CoA *nt*
hy|drox|y|ap|a|tite [haɪˌdrɑksɪ'æpətaɪt] *noun* Hydroxyapatit *nt*, Hydroxylapatit *nt*
2-α-hydroxybencyl-benzimidazole *noun* 2-α-Hydroxybenzyl-Benzimidazol *nt*, 2-Benzimidazol *nt*
2-hy|drox|y|ben|za|mide [haɪˌdrɑksɪ'benzəmaɪd] *noun* Salizylamid *nt*, Salicylamid *nt*, Salicylsäureamid *nt*, *o*-Hydroxybenzamid *nt*
hy|drox|y|ben|zene [haɪˌdrɑksɪ'benziːn] *noun* Phenol *nt*, Karbolsäure *f*, Monohydroxybenzol *nt*
p-hy|drox|y|ben|zyl|pen|i|cil|lin [haɪˌdrɑksɪˌbenzɪlpenə'sɪlɪn] *noun* Penicillin X *nt*, Penicillin III *nt*, Hydroxybenzylpenicillinsäure *f*
β-hy|drox|y|bu|tyr|ate [haɪˌdrɑksɪ'bjuːtəreɪt] *noun* β-Hydroxybutyrat *nt*
25-hy|drox|y|cho|le|cal|cif|e|rol [haɪˌdrɑksɪˌkəʊləkæl'sɪfərɔl] *noun* 25-Hydroxycholecalciferol *nt*, Calcidiol *nt*
17-hy|drox|y|cor|ti|co|ster|oid [haɪˌdrɑksɪˌkɔːrtɪkəʊ'sterɔɪd] *noun* 17-Hydroxikortikosteroid *nt*, 17-Hydroxicorticosteroid *nt*
17-hy|drox|y|cor|ti|cos|ter|one [haɪˌdrɑksɪˌkɔːrtɪ'kɑstərəʊn] *noun* Kortisol *nt*, Cortisol *nt*, Hydrocortison *nt*
18-hydroxycorticosterone *noun* 18-Hydroxicorticosteron *nt*
25-hy|drox|y|er|go|cal|cif|e|rol [haɪˌdrɑksɪˌɜrgəkæl'sɪfərɔl] *noun* 25-Hydroxyergocalciferol *nt*
hy|drox|y|he|min [haɪˌdrɑksɪ'hiːmɪn] *noun* S.U. hematin
hy|drox|yl [haɪ'drɑksɪl] *noun* Hydroxyl-(Radikal *nt*)
hy|drox|yl|ap|a|tite [haɪˌdrɑksɪl'æpətaɪt] *noun* S.U. hydroxyapatite

hy|drox|y|lase [haɪ'drɑksɪleɪz] *noun* Hydroxylase *f*
1-hydroxylase 1-Hydroxylase *f*
dopamine β-hydroxylase Dopamin-β-monooxygenase *f*, Dopamin-β-hydroxylase *f*
proline hydroxylase s.u. prolyl *hydroxylase*
prolyl hydroxylase Prolinhydroxylase *f*, Prolylhydroxylase *f*

hy|drox|y|ly|sine [ˌhaɪdrɑksɪ'laɪsiːn] *noun* Hydroxylysin *nt*

β-hydroxy-β-methylglutaryl-CoA *noun* β-Hydroxy-β-methylglutaryl-CoA *nt*

hy|drox|y|naph|tho|ate [haɪˌdrɑksɪ'næfθəʊeɪt] *noun* Hydroxynaphthoat *nt*
bephenium hydroxynaphthoate Bepheniumhydroxynaphthoat *nt*

hy|drox|y|phen|yl|al|a|nine [haɪˌdrɑksɪfenl'æləniːn] *noun* Tyrosin *nt*

hy|drox|y|phen|yl|eth|yl|a|mine [haɪˌdrɑksɪˌfenlˌeθɪlə'miːn] *noun* Tyramin *nt*, Tyrosamin *nt*

hy|drox|y|pro|line [haɪˌdrɑksɪ'prəʊliːn] *noun* Hydroxyprolin *nt*

6-hy|drox|y|pu|rine [haɪˌdrɑksɪ'pjʊəriːn] *noun* s.u. hypoxanthine

hy|drox|y|pyr|u|vate [haɪˌdrɑksɪ'paɪruːveɪt] *noun* Hydroxypyruvat *nt*

17-hy|drox|y|ste|roid [haɪˌdrɑksɪ'stɪərɔɪd] *noun* 17-Hydroxysteroid *nt*

5-hy|drox|y|tryp|ta|mine [haɪˌdrɑksɪ'trɪptəmiːn] *noun* 5-Hydroxytryptamin *nt*, Serotonin *nt*

5-hy|drox|y|tryp|to|phan [haɪˌdrɑksɪ'trɪptəfæn] *noun* 5-Hydroxytryptophan *nt*

hy|drox|y|ty|ra|mine [haɪˌdrɑksɪ'taɪrəmiːn] *noun* Dopamin *nt*, Hydroxytyramin *nt*

hy|drox|y|val|ine [haɪˌdrɑksɪ'væliːn] *noun* Hydroxyvalin *nt*

Hyl *abk.* s.u. hydroxylysine

Hylys *abk.* s.u. hydroxylysine

Hyp *abk.* s.u. **1.** hydroxyproline **2.** hypoxanthine

hyp|al|bu|min|ae|mia [ˌhɪpælˌbjuːmɪ'niːmɪə] *noun* (*brit.*) s.u. hypalbuminemia

hyp|al|bu|min|e|mia [ˌhɪpælˌbjuːmɪ'niːmɪə] *noun* verminderter Albumingehalt *m* des Blutes, Hypalbuminämie *f*, Hypoalbuminämie *f*

hyper- *präf.* Über-, Hyper-

hy|per|a|cute [ˌhaɪpərə'kjuːt] *adj.* (*Verlauf, Reaktion*) hyperakut, perakut

hy|per|ae|mia [haɪpər'iːmɪə] *noun* (*brit.*) s.u. hyperemia

hy|per|ae|mic [haɪpər'iːmɪk] *adj.* (*brit.*) s.u. hyperemic

hy|per|al|pha|lip|o|pro|tein|ae|mia [haɪpərˌælfəˌlɪpəˌprəʊtɪ'niːmɪə] *noun* (*brit.*) s.u. hyperalphalipoproteinemia

hy|per|al|pha|lip|o|pro|tein|e|mia [haɪpərˌælfəˌlɪpəˌprəʊtɪ'niːmɪə] *noun* Hyperalphalipoproteinämie *f*

hy|per|be|ta|lip|o|pro|tein|ae|mia [haɪpərˌbeɪtəˌlɪpəprəʊtiːn'iːmɪə] *noun* (*brit.*) s.u. hyperbetalipoproteinemia

hy|per|be|ta|lip|o|pro|tein|e|mia [haɪpərˌbeɪtəˌlɪpəprəʊtiːn'iːmɪə] *noun* Hyperbetalipoproteinämie *f*

hy|per|bil|i|ru|bi|nae|mia [haɪpərˌbɪləˌruːbɪ'niːmɪə] *noun* (*brit.*) s.u. hyperbilirubinemia

hy|per|bil|i|ru|bi|ne|mia [haɪpərˌbɪləˌruːbɪ'niːmɪə] *noun* vermehrter Bilirubingehalt *m* des Blutes, Hyperbilirubinämie *f*

hy|per|cho|les|ter|ae|mia [ˌhaɪpərkəˌlestə'riːmɪə] *noun* (*brit.*) s.u. hypercholesterolemia

hy|per|cho|les|ter|ae|mic [ˌhaɪpərkəˌlestə'riːmɪk] *adj.* (*brit.*) s.u. hypercholesterolemic

hy|per|cho|les|ter|e|mia [ˌhaɪpərkəˌlestə'riːmɪə] *noun* s.u. hypercholesterolemia

hy|per|cho|les|ter|e|mic [ˌhaɪpərkəˌlestə'riːmɪk] *adj.* s.u. hypercholesterolemic

hy|per|cho|les|ter|in|ae|mia [ˌhaɪpərkəˌlestərɪ'niːmɪə] *noun* (*brit.*) s.u. hypercholesterolemia

hy|per|cho|les|ter|in|e|mia [ˌhaɪpərkəˌlestərɪ'niːmɪə] *noun* s.u. hypercholesterolemia

hy|per|cho|les|ter|ol|ae|mia [ˌhaɪpərkəˌlestərə'liːmɪə] *noun* (*brit.*) s.u. hypercholesterolemia

hy|per|cho|les|ter|ol|ae|mic [ˌhaɪpərkəˌlestərə'liːmɪk] *adj.* (*brit.*) s.u. hypercholesterolemic

hy|per|cho|les|ter|ol|e|mia [ˌhaɪpərkəˌlestərə'liːmɪə] *noun* erhöhter Cholesteringehalt *m* des Blutes, Hypercholesterinämie *f*

hy|per|cho|les|ter|ol|e|mic [ˌhaɪpərkəˌlestərə'liːmɪk] *adj.* Hypercholesterinämie betreffend *oder* verursachend, durch Hypercholesterinämie gekennzeichnet

hy|per|chro|mat|ic [ˌhaɪpərkrəʊ'mætɪk] *adj.* hyperchromatisch

hy|per|chro|ma|tin [haɪpər'krəʊmətɪn] *noun* Hyperchromatin *nt*

hy|per|chro|mic [haɪpər'krəʊmɪk] *adj.* **1.** hyperchromatisch **2.** hyperchrom

hy|per|chy|lo|mi|cro|nae|mia [haɪpərˌkaɪləˌmaɪkrə'niːmɪə] *noun* (*brit.*) s.u. hyperchylomicronemia

hy|per|chy|lo|mi|cro|ne|mia [haɪpərˌkaɪləˌmaɪkrə'niːmɪə] *noun* Hyperchylomikronämie *f*, Chylomikronämie *f*

hy|per|co|ag|u|la|bil|i|ty [ˌhaɪpərkəʊˌægjələ'bɪlətɪ] *noun* erhöhte Gerinnbarkeit *f* des Blutes, Hyperkoagulabilität *f*

hy|per|co|ag|u|la|ble [ˌhaɪpərkəʊ'ægjələbl] *adj.* leicht gerinnbar, mit erhöhter Gerinnbarkeit

hy|per|cy|thae|mia [ˌhaɪpərsaɪ'θiːmɪə] *noun* (*brit.*) s.u. hypercythemia

hy|per|cy|the|mia [ˌhaɪpərsaɪ'θiːmɪə] *noun* pathologische Erhöhung *f* der Erythrozytenzahl, Erythrozythämie *f*, Erythrozytose *f*, Hypererythrozythämie *f*, Hyperzythämie *f*

hy|per|cy|to|sis [ˌhaɪpərsaɪ'təʊsɪs] *noun* **1.** pathologische Erhöhung *f* der Zellzahl, Hyperzytose *f* **2.** Erhöhung *f* der Leukozytenzahl, Leukozytose *f*

hy|per|e|mia [haɪpər'iːmɪə] *noun* vermehrte Blutfülle *f*, Hyperämie *f*
reactive hyperemia reaktive Hyperämie *f*

hy|per|e|mic [haɪpər'iːmɪk] *adj.* durch Hyperämie gekennzeichnet, hyperämisch

hy|per|e|o|sin|o|phil|ia [ˌhaɪpərɪəˌsɪnə'fɪlɪə] *noun* übermäßige Eosinophilie *f*, Hypereosinophilie *f*

hy|per|er|gy ['haɪpərɜrdʒɪ] *noun* gesteigerte Empfindlichkeit *f*, verstärkte Reaktion *f*, verstärkte Reaktionsbereitschaft *f*, Hyperergie *f*, Allergie *f*

hy|per|e|ryth|ro|cy|thae|mia [ˌhaɪpərɪˌrɪθrəsaɪ'θiːmɪə] *noun* (*brit.*) s.u. hypercythemia

hy|per|e|ryth|ro|cy|the|mia [ˌhaɪpərɪˌrɪθrəsaɪ'θiːmɪə] *noun* s.u. hypercythemia

hy|per|fi|brin|o|ge|nae|mia [ˌhaɪpərfaɪ'brɪnədʒə'niːmɪə] *noun* (*brit.*) s.u. hyperfibrinogenemia

hy|per|fi|brin|o|ge|ne|mia [ˌhaɪpərfaɪ'brɪnədʒə'niːmɪə] *noun* vermehrter Fibrinogengehalt *m* des Blutes, Hyperfibrinogenämie *f*

hy|per|gam|ma|glob|u|li|nae|mia [haɪpərˌgæməˌglɑbjəlɪ'niːmɪə] *noun* (*brit.*) S.U. hypergammaglobulinemia

hy|per|gam|ma|glob|u|li|ne|mia [haɪpərˌgæməˌglɑbjəlɪ'niːmɪə] *noun* Hypergammaglobulinämie *f*

hy|per|glob|u|lia [ˌhaɪpərglɑ'bjuːlɪə] *noun* Hyperglobulie *f*, Polyglobulie *f*

hy|per|glob|u|lin|ae|mia [haɪpərˌglɑbjəlɪ'niːmɪə] *noun* (*brit.*) S.U. hyperglobulinemia

hy|per|glob|u|lin|e|mia [haɪpərˌglɑbjəlɪ'niːmɪə] *noun* Hyperglobulinämie *f*

hy|per|im|mune [ˌhaɪpərɪ'mjuːn] *adj.* hyperimmun

hy|per|im|mu|ni|ty [ˌhaɪpərɪ'mjuːnətɪ] *noun* Hyperimmunität *f*

hy|per|im|mu|ni|za|tion [haɪpərˌɪmjənɪ'zeɪʃn] *noun* Hyperimmunisierung *f*

hy|per|ker|a|to|sis [haɪpərˌkerə'təʊsɪs] *noun* Hyperkeratose *f*, Hyperkeratosis *f*
epidermolytic hyperkeratosis 1. Erythrodermia congenitalis ichthyosiformis bullosa 2. Sauriasis *f*, Ichthyosis hystrix, Hyperkeratosis monstruosa

hy|per|mu|ta|tion [ˌhaɪpərmj uː'teɪʃn] *noun* Hypermutation *f*
somatic hypermutation somatische Hypermutation *f*

hy|per|ne|o|cy|to|sis [haɪpərˌnɪəsaɪ'təʊsɪs] *noun* Hyperleukozytose *f* mit starker Linksverschiebung

hy|per|ne|phro|ma [ˌhaɪpərnɪ'frəʊmə] *noun* 1. hypernephroides Karzinom *nt*, klarzelliges Nierenkarzinom *nt*, (maligner) Grawitz-Tumor *m*, Hypernephrom *nt* 2. benigner Grawitz-Tumor *m*, Hypernephrom *nt*

hy|per|or|tho|cy|to|sis [haɪpərˌɔːrθəsaɪ'təʊsɪs] *noun* Hyperleukozytose *f* ohne Linksverschiebung

hy|per|ox|ae|mia [ˌhaɪpərɑk'siːmɪə] *noun* (*brit.*) S.U. hyperoxemia

hy|per|ox|e|mia [ˌhaɪpərɑk'siːmɪə] *noun* erhöhter Säuregehalt *m* des Blutes, Hyperoxämie *f*

hy|per|ox|ia [haɪpər'ɑksɪə] *noun* 1. erhöhter Sauerstoffgehalt *m* im Gewebe, Hyperoxie *f* 2. erhöhte Sauerstoffspannung *f*, Hyperoxie *f*

hy|per|ox|ic [haɪpər'ɑksɪk] *adj.* Hyperoxie betreffend, hyperoxisch

hy|per|ox|ide [haɪpər'ɑksaɪd] *noun* Hyperoxid *nt*, Superoxid *nt*, Peroxid *nt*

hy|per|par|a|site [haɪpər'pærəsaɪt] *noun* Überparasit *m*, Sekundärparasit *m*, Hyperparasit *m*

hy|per|pla|sia [haɪpər'pleɪʒ(ɪ)ə] *noun* Hyperplasie *f*, Hyperplasia *f*, numerische Hypertrophie *f*
adenomatous hyperplasia (*Endometrium*) adenomatöse Hyperplasie *f*
angiofollicular mediastinal lymph node hyperplasia benigne Hyperplasie *f* der Mediastinallymphknoten
angiolymphoid hyperplasia (with eosinophilia) Kimura-Krankheit *f*, Kimura-Syndrom *nt*, Morbus *m* Kimura, papulöse Angioplasie *f*, angiolymphoide Hyperplasie *f* mit Eosinophilie (Kimura)
B-cell hyperplasia B-Zellen-Hyperplasie *f*
benign mediastinal lymph node hyperplasia benigne Hyperplasie *f* der Mediastinallymphknoten
islet hyperplasia S.U. islet cell *hyperplasia*
islet cell hyperplasia Inselhyperplasie *f*, Inselzellhyperplasie *f*
prostatic hyperplasia S.U. prostatic *hypertrophy*
Sertoli cell hyperplasia Sertoli-Zell-Hyperplasie *f*, Sertoli-Zellen-Hyperplasie *f*
thymus hyperplasia Thymushyperplasie *f*

hy|per|plas|mia [haɪpər'plæzmɪə] *noun* 1. vermehrtes Blutplasmavolumen *nt*, Hyperplasmie *f* 2. Erythrozytenschwellung *f*, Erythrozytenvergrößerung *f*

hy|per|plas|tic [haɪpər'plæstɪk] *adj.* Hyperplasie betreffend, hyperplastisch

hy|per|ploid ['haɪpərplɔɪd] I *noun* hyperploide Zelle *f*, hyperploider Organismus *m* II *adj.* hyperploid

hy|per|ploi|dy [haɪpər'plɔɪdɪ] *noun* Hyperploidie *f*

hy|per|re|spon|sive|ness [ˌhaɪpərrɪ'spɑnsɪvnɪs] *noun* Allergiebereitschaft *f*

hy|per|seg|men|ta|tion [haɪpərˌsegmən'teɪʃn] *noun* Hypersegmentierung *f*
hereditary hypersegmentation of neutrophils Undritz-Anomalie *f*

hy|per|sen|si|tive [haɪpər'sensətɪv] *adj.* 1. überempfindlich, hypersensibel 2. überempfindlich, allergisch (*to* gegen)

hy|per|sen|si|tive|ness [haɪpər'sensətɪvnɪs] *noun* S.U. hypersensitivity

hy|per|sen|si|tiv|i|ty [haɪpərˌsensə'tɪvətɪ] *noun* 1. Reizüberempfindlichkeit *f*, Hypersensitivität *f*, Hypersensitation *f*, Hypersensibilität *f* 2. Überempfindlichkeit *f*, Allergie *f*
anaphylactic hypersensitivity anaphylaktische Überempfindlichkeit *f*, anaphylaktische Allergie *f*, anaphylaktischer Typ *m* der Überempfindlichkeitsreaktion, Überempfindlichkeitsreaktion *f* vom Soforttyp, Typ I der Überempfindlichkeitsreaktion
antibody-dependent cytotoxic hypersensitivity S.U. type II *hypersensitivity*
cell-mediated hypersensitivity T-zellvermittelte Überempfindlichkeitsreaktion *f*, Tuberkulin-Typ *m* der Überempfindlichkeitsreaktion, Spät-Typ *m* der Überempfindlichkeitsreaktion, Typ IV *m* der Überempfindlichkeitsreaktion
contact hypersensitivity Kontaktüberempfindlichkeit *f*, Kontaktallergie *f*
cytotoxic hypersensitivity Überempfindlichkeitsreaktion *f* vom zytotoxischen Typ, Typ II *m* der Überempfindlichkeitsreaktion
delayed hypersensitivity S.U. type IV *hypersensitivity*
delayed-type hypersensitivity S.U. type IV *hypersensitivity*
drug hypersensitivity Arzneimittelallergie *f*, Arzneimittelüberempfindlichkeit *f*
granulomatous hypersensitivity granulomatöse Überempfindlichkeitsreaktion *f*, granulomatöse Form *f* der verzögerten Überempfindlichkeitsreaktion
immediate hypersensitivity S.U. type I *hypersensitivity*
immune complex hypersensitivity Immunkomplex-vermittelte Überempfindlichkeitsreaktion *f*, Arthus-Typ *m* der Überempfindlichkeitsreaktion, Typ III *m* der Überempfindlichkeitsreaktion
Jones-Mote hypersensitivity Jones-Mote-Reaktion *f*
reflex hypersensitivity reflektorische Überempfindlichkeit *f*

H

skin test hypersensitivity Hauttestüberempfindlichkeit *f*

T cell-mediated hypersensitivity T-zellvermittelte Überempfindlichkeitsreaktion *f*, Tuberkulin-Typ IV *m* der Überempfindlichkeitsreaktion, Spät-Typ *m* der Überempfindlichkeitsreaktion, Typ IV *m* der Überempfindlichkeitsreaktion

tuberculin-type hypersensitivity T-zellvermittelte Überempfindlichkeitsreaktion *f*, Tuberkulin-Typ IV *m* der Überempfindlichkeitsreaktion, Spät-Typ *m* der Überempfindlichkeitsreaktion, Typ IV *m* der Überempfindlichkeitsreaktion

type I hypersensitivity anaphylaktische Überempfindlichkeit *f*, anaphylaktische Allergie *f*, anaphylaktischer Typ *m* der Überempfindlichkeitsreaktion, Überempfindlichkeitsreaktion *f* vom Soforttyp, Typ I *m* der Überempfindlichkeitsreaktion

type II hypersensitivity Überempfindlichkeitsreaktion *f* vom zytotoxischen Typ, Typ II *m* der Überempfindlichkeitsreaktion

type III hypersensitivity Immunkomplex-vermittelte Überempfindlichkeitsreaktion *f*, Arthus-Typ *m* der Überempfindlichkeitsreaktion, Typ III *m* der Überempfindlichkeitsreaktion

type IV hypersensitivity T-zellvermittelte Überempfindlichkeitsreaktion *f*, Tuberkulin-Typ *m* der Überempfindlichkeitsreaktion, Spät-Typ *m* der Überempfindlichkeitsreaktion, Typ IV *m* der Überempfindlichkeitsreaktion

hy|per|sen|si|ti|za|tion [haɪpər,sensətɪ'zeɪʃn] *noun* Erzeugung *f* einer Überempfindlichkeit, Erzeugung *f* einer Überempfindlichkeitsreaktion, Allergisierung *f*

hy|per|ten|sion [haɪpər'tenʃn] *noun* Bluthochdruck *m*, (arterielle) Hypertonie *f*, Hypertension *f*, Hypertonus *m*, Hochdruckkrankheit *f*

benign hypertension benigne Hypertonie *f*

hy|per|throm|bin|ae|mia [haɪpər,θrɑmbɪ'niːmɪə] *noun* (*brit.*) s.u. hyperthrombinemia

hy|per|throm|bin|e|mia [haɪpər,θrɑmbɪ'niːmɪə] *noun* pathologisch erhöhter Thrombingehalt *m* des Blutes, Hyperthrombinämie *f*

hy|per|tri|glyc|er|id|ae|mia [,haɪpərtraɪ,glɪsərɪ'diːmɪə] *noun* (*brit.*) s.u. hypertriglyceridemia

hy|per|tri|glyc|er|id|e|mia [,haɪpərtraɪ,glɪsərɪ'diːmɪə] *noun* erhöhter Triglyzeridgehalt *m* des Blutes, Hypertriglyzeridämie *f*, Hypertriglyceridämie *f*

hy|per|tro|phia [haɪpər'trəʊfɪə] *noun* übermäßige Volumenzunahme *f*, Hypertrophie *f*

hy|per|troph|ic [haɪpər'trɑfɪk] *adj.* Hypertrophie betreffend, hypertroph, hypertrophisch

hy|per|tro|phy [haɪ'pɜrtrəfɪ] I *noun* s.u. hypertrophia II *vt* hypertrophieren lassen, zu Hypertrophie führen III *vi* hypertrophieren, sich (übermäßig) vergrößern

adenomatous prostatic hypertrophy s.u. benign prostatic *hypertrophy*

benign prostatic hypertrophy (benigne) Prostatahypertrophie *f*, (benigne) Prostatahyperplasie *f*, Prostataadenom *nt*, Blasenhalsadenom *nt*, Blasenhalskropf *m*, Adenomyomatose *f* der Prostata

nodular prostatic hypertrophy s.u. benign prostatic *hypertrophy*

prostatic hypertrophy Prostatavergrößerung *f*

quantitative hypertrophy numerische Hyertrophie *f*, Hyperplasie *f*

hy|per|vac|ci|na|tion [haɪpər,væksə'neɪʃn] *noun* **1.** Auffrischungsimpfung *f*, Hypervakzination *f* **2.** Hyperimmunisierung *f*, Hypervakzination *f*

hy|po|be|ta|lip|o|pro|tein|ae|mia [haɪpər,beɪtə-,lɪpəprəʊtiːn'iːmɪə] *noun* (*brit.*) s.u. hypobetalipoproteinemia

hy|po|be|ta|lip|o|pro|tein|e|mia [haɪpər,beɪtə,lɪpəprəʊtiːn'iːmɪə] *noun* verminderter Betalipoproteingehalt *m* des Blutes, Hypobetalipoproteinämie *f*

hy|po|blast ['haɪpəʊblæst] *noun* inneres Keimblatt *nt*, Entoderm *nt*

hy|po|blas|tic [haɪpəʊ'blæstɪk] *adj.* Entoderm betreffend, vom Entoderm abstammend, entodermal

hy|po|chro|mat|ic [,haɪpəʊkrəʊ'mætɪk] *adj.* hypochromatisch

hy|po|chro|mia [haɪpəʊ'krəʊmɪə] *noun* **1.** Hypochromie *f* **2.** Hypochromatose *f*

hy|po|chro|mic [haɪpəʊ'krəʊmɪk] *adj.* **1.** hypochrom **2.** hypochromatisch

hy|po|co|ag|u|la|bil|i|ty [,haɪpəʊkəʊ,ægjələ'bɪlətɪ] *noun* verminderte Gerinnbarkeit *f*, Hypokoagulabilität *f*

hy|po|co|ag|u|la|ble [,haɪpəʊkəʊ'ægjələbl] *adj.* mit verminderter Gerinnbarkeit, hypokoagulabel

hy|po|com|ple|ment|ae|mia [haɪpəʊ,kɑmpləmen'tiːmɪə] *noun* (*brit.*) s.u. hypocomplementemia

hy|po|com|ple|ment|e|mia [haɪpəʊ,kɑmpləmen'tiːmɪə] *noun* verminderter Komplementgehalt *m* des Blutes, Hypokomplementämie *f*

hy|po|cy|thae|mia [,haɪpəʊsaɪ'θiːmɪə] *noun* (*brit.*) s.u. hypocythemia

hy|po|cy|the|mia [,haɪpəʊsaɪ'θiːmɪə] *noun* Verminderung *f* der Erythrozytenzahl, Hypozythämie *f*

hy|po|cy|to|sis [,haɪpəʊsaɪ'təʊsɪs] *noun* Verminderung *f* der Blutzellzahl, Hypozytose *f*

hy|po|di|a|phrag|mat|ic [haɪpəʊ,daɪəfræg'mætɪk] *adj.* unterhalb des Zwerchfells (liegend), hypophrenisch, subphrenisch

hy|po|dys|fi|brin|o|ge|nae|mia [haɪpəʊ,dɪsfaɪ,brɪnədʒə-'niːmɪə] *noun* (*brit.*) s.u. hypodysfibrinogenemia

hy|po|dys|fi|brin|o|ge|ne|mia [haɪpəʊ,dɪsfaɪ,brɪnədʒə'niːmɪə] *noun* Hypodysfibrinogenämie *f*

hy|po|e|o|sin|o|phil|ia [,haɪpəʊɪə,sɪnə'fɪlɪə] *noun* Eosinopenie *f*

hy|po|fer|rism [haɪpəʊ'ferɪzəm] *noun* Eisenmangel *m*

hy|po|fi|brin|o|ge|nae|mia [,haɪpəʊfaɪ'brɪnədʒə-'niːmɪə] *noun* (*brit.*) s.u. hypofibrinogenemia

hy|po|fi|brin|o|ge|ne|mia [,haɪpəʊfaɪ'brɪnədʒə'niːmɪə] *noun* verminderter Fibrinogengehalt *m* des Blutes, Fibrinogenmangel *m*, Hypofibrinogenämie *f*

hy|po|gam|ma|glo|bin|ae|mia [haɪpəʊ,gæmə,gləʊbə-'niːmɪə] *noun* (*brit.*) s.u. hypogammaglobinemia

hy|po|gam|ma|glo|bin|e|mia [haɪpəʊ,gæmə,gləʊbə'niːmɪə] *noun* Gammaglobulinmangel *m*, Hypogammaglobulinämie *f*

acquired hypogammaglobulinemia erworbene Hypogammaglobulinämie *f*

common variable hypogammaglobulinemia variabler nicht-klassifizierbarer Immundefekt *m*

congenital hypogammaglobulinemia Bruton-Typ *m* der Agammaglobulinämie, infantile X-chromosomale Agammaglobulinämie *f*, kongenitale Agammaglobulinämie *f*, kongenitale geschlechtsgebundene Agammaglobulinämie *f*

transient hypogammaglobulinemia of infancy vorübergehende Hypogammaglobulinämie *f* des Kindesalters, transitorische Hypogammaglobulinämie *f* des Kindesalters, transiente Hypogammaglobulinämie *f* des Kindesalters
X-linked hypogammaglobulinemia s.u. congenital *hypogammaglobulinemia*

hy|po|glob|u|lia [ˌhaɪpəʊglɑ'bjuːlɪə] *noun* Verminderung *f* der Erythrozytenzahl, Hypoglobulie *f*

hy|po|gly|cae|mia [ˌhaɪpəʊglaɪ'siːmɪə] *noun (brit.)* s.u. hypoglycemia

hy|po|gly|cae|mic [ˌhaɪpəʊglaɪ'siːmɪk] *noun, adj. (brit.)* s.u. hypoglycemic

hy|po|gly|ce|mia [ˌhaɪpəʊglaɪ'siːmɪə] *noun* pathologische Verminderung *f* des Blutzuckers, Hypoglykämie *f*, Glukopenie *f*

hy|po|gly|ce|mic [ˌhaɪpəʊglaɪ'siːmɪk] **I** *noun* blutzuckersenkendes Mittel *nt*, Hypoglykämikum *nt* **II** *adj.* Hypoglykämie betreffend *oder* verursachend, durch Hypoglykämie bedingt, hypoglykämisch

hy|po|gran|u|lo|cy|to|sis [ˌhaɪpəʊˌgrænjələʊsaɪ'təʊsɪs] *noun* Granulozytenverminderung *f*, Granulozytopenie *f*

hy|po|hal|ite [haɪpəʊ'hælaɪt] *noun* Hypohalit *nt*

hy|po|hy|drae|mia [ˌhaɪpəʊhaɪ'driːmɪə] *noun (brit.)* s.u. hypohydremia

hy|po|hy|dre|mia [ˌhaɪpəʊhaɪ'driːmɪə] *noun* Blutplasmamangel *m*

hy|po|ne|o|cy|to|sis [haɪpəʊˌnɪəsaɪ'təʊsɪs] *noun* Leukopenie *f* mit Linksverschiebung

hy|po|pla|sia [haɪpəʊ'pleɪʒ(ɪ)ə] *noun* Unterentwicklung *f*, Hypoplasie *f*
thymic hypoplasia DiGeorge-Syndrom *nt*, Schlundtaschensyndrom *nt*, Thymusaplasie *f*

hy|po|pro|ac|cel|er|in|ae|mia [haɪpəʊˌprəʊækˌselərɪ'niːmɪə] *noun (brit.)* s.u. hypoproaccelerinemia

hy|po|pro|ac|cel|er|in|e|mia [haɪpəʊˌprəʊækˌselərɪ'niːmɪə] *noun* Owren-Syndrom *nt*, Faktor-V-Mangel *m*, Parahämophilie *f*, Parahämophilie *f* A, Hypoproakzelerinämie *f*, Hypoproaccelerinämie *f*

hy|po|pro|con|ver|tin|ae|mia [haɪpəʊˌprəʊkənˌvɜrtə'niːmɪə] *noun (brit.)* s.u. hypoproconvertinemia

hy|po|pro|con|ver|tin|e|mia [haɪpəʊˌprəʊkənˌvɜrtə'niːmɪə] *noun* Faktor-VII-Mangel *m*, Parahämophilie B *f*, Hypoprokonvertinämie *f*, Hypoproconvertinämie *f*

hy|po|pro|tein|ae|mia [haɪpəʊˌprəʊtɪ(ɪ)n'iːmɪə] *noun (brit.)* s.u. hypoproteinemia

hy|po|pro|tein|e|mia [haɪpəʊˌprəʊtɪ(ɪ)n'iːmɪə] *noun* verminderter Proteingehalt *m* des Blutes, Hypoproteinämie *f*

hy|po|pro|throm|bi|nae|mia [ˌhaɪpəʊprəʊˌθrɑmbɪ'niːmɪə] *noun (brit.)* s.u. hypoprothrombinemia

hy|po|pro|throm|bi|ne|mia [ˌhaɪpəʊprəʊˌθrɑmbɪ'niːmɪə] *noun* Faktor-II-Mangel *m*, Hypoprothrombinämie *f*

hy|po|sen|si|tive [haɪpəʊ'sensətɪv] *adj.* **1.** vermindert reizempfindlich, hyposensibel **2.** vermindert reaktionsfähig, hyperg, hypergisch

hy|po|sen|si|tiv|i|ty [haɪpəʊˌsensə'tɪvətɪ] *noun* verminderte Reaktion *f*, verminderte Reaktionsfähigkeit *f*, Hypergie *f*

hy|po|sen|si|ti|za|tion [haɪpəʊˌsensətɪ'zeɪʃn] *noun* Hyposensibilisierung *f*, Desensibilisierung *f*

hy|po|skel|o|cy|to|sis [haɪpəʊˌskɪəsaɪ'təʊsɪs] *noun* s.u. hyponeocytosis

hy|pos|mo|lar|i|ty [haɪˌpɑsmə'lærətɪ] *noun* verminderte Osmolarität *f*, Hyposmolarität *f*

hy|pos|ta|sis [haɪ'pɑstəsɪs] *noun, plural* **hy|pos|ta|ses** [haɪ'pɑstəsiːz] **1.** Senkung *f*, Hypostase *f* **2.** *(pathol.)* passive Blutfülle *f*, Senkungsblutfülle *f*, Hypostase *f*, Hypostasis *f* **3.** *(Genetik)* Überdeckung *f*, Hypostase *f*, Hypostasie *f*
postmortem hypostasis Totenflecke *pl*, Livor mortis, Livores *pl*

hy|po|stat|ic [haɪpə'stætɪk] *adj.* Hypostase betreffend, hypostatisch

hy|poth|e|sis [haɪ'pɑθəsɪs] *noun, plural* **hy|poth|e|ses** [haɪ'pɑθəsiːz] Hypothese *f*, Annahme *f*, Vermutung *f*, Vorraussetzung *f*
alternative hypothesis Alternativhypothese *f*
clonal-selection hypothesis Klon-Selektions-Hypothese *f*, Klon-Selektions-Theorie *f*
Jacob-Monod hypothesis Jacob-Monod-Hypothese *f*, Jacob-Monod-Modell *nt*
lattice hypothesis Gittertheorie *f*
Lyon hypothesis Lyon-Hypothese *f*
one gene-one enzyme hypothesis Ein Gen-ein Enzym-Hypothese *f*, Ein Gen-ein Polypeptid-Hypothese *f*, Ein Gen-eine Polypeptidkette-Hypothese *f*
one gene-one polypeptide chain hypothesis s.u. one gene-one enzyme *hypothesis*
one gene-one polypeptide hypothesis s.u. one gene-one enzyme *hypothesis*
two gene-one polypeptide chain hypothesis Zwei Gene-eine Polypeptidkettenhypothese *f*
Warburg's hypothesis Warburg-Hypothese *f*

hy|po|throm|bin|ae|mia [haɪpəʊˌθrɑmbə'niːmɪə] *noun (brit.)* s.u. hypothrombinemia

hy|po|throm|bin|e|mia [haɪpəʊˌθrɑmbə'niːmɪə] *noun* verminderter Thrombingehalt *m* des Blutes, Thrombinmangel *m*, Hypothrombinämie *f*

hy|po|vi|ta|min|o|sis [haɪpəʊˌvaɪtəmɪ'nəʊsɪs] *noun* Vitaminmangelkrankheit *f*, Hypovitaminose *f*

hy|po|vo|lae|mia [ˌhaɪpəʊvəʊ'liːmɪə] *noun (brit.)* s.u. hypovolemia

hy|po|vo|lae|mic [ˌhaɪpəʊvəʊ'liːmɪk] *adj. (brit.)* s.u. hypovolemic

hy|po|vo|le|mia [ˌhaɪpəʊvəʊ'liːmɪə] *noun* Verminderung *f* der zirkulierenden Blutmenge, Hypovolämie *f*

hy|po|vo|le|mic [ˌhaɪpəʊvəʊ'liːmɪk] *adj.* Hypovolämie betreffend, durch Hypovolämie gekennzeichnet *oder* verursacht, hypovolämisch

hy|pox|ae|mia [haɪˌpɑk'siːmɪə] *noun (brit.)* s.u. hypoxemia

hy|pox|ae|mic [haɪˌpɑk'siːmɪk] *adj. (brit.)* s.u. hypoxemic

hy|po|xan|thine [haɪpəʊ'zænθiːn] *noun* Hypoxanthin *nt*, 6-Hydroxypurin *nt*

hy|pox|e|mia [haɪˌpɑk'siːmɪə] *noun* **1.** verminderter Sauerstoffgehalt *m* des arteriellen Blutes, arterielle Hypoxie *f*, Hypoxämie *f* **2.** s.u. hypoxia

hy|pox|e|mic [haɪˌpɑk'siːmɪk] *adj.* Hypoxämie betreffend, durch Hypoxämie gekennzeichnet *oder* bedingt, hypoxämisch

hy|pox|ia [haɪ'pɑksɪə] *noun* Sauerstoffmangel *m*, Sauerstoffnot *f*, Hypoxie *f*

H

anemic hypoxia anämische Hypoxie *f*
histotoxic hypoxia histotoxische Hypoxie *f*, zytotoxische Hypoxie *f*
ischemic hypoxia ischämische Anoxie *f*, ischämische Hypoxie *f*, Stagnationsanoxie *f*, Stagnationshypoxie *f*
tissue hypoxia Gewebehypoxie *f*

hy|pox|ic [haɪ'pɑksɪs] *adj.* Hypoxie betreffend, durch Hypoxie gekennzeichnet *oder* bedingt, hypoxisch

hystero- *präf.* 1. Gebärmutter-, Uterus-, Hyster(o)- 2. Hysterie-

hys|ter|o|car|ci|no|ma [ˌhɪstərəʊˌkɑːrsɪ'nəʊmə] *noun* Endometriumkarzinom *nt*, Carcinoma endometriale

hys|ter|o|my|o|ma [ˌhɪstərəʊmaɪ'əʊmə] *noun* Gebärmuttermyom *nt*, Uterusmyom *nt*

I

I *abk.* s.u. **1.** indicator **2.** induction **3.** inhibition **4.** inhibitor **5.** inosine **6.** intestinal **7.** iodine **8.** ionic *strength* **9.** isoleucine **10.** isotope

i *abk.* s.u. inactive

IA *abk.* s.u. intra-arterial

i.a. *abk.* s.u. intra-arterial

IAGT *abk.* s.u. indirect antiglobulin *test*

IAHA *abk.* s.u. immune adherence hemagglutination *assay*

iatro- *präf.* Medizin-, Arzt-, Iatr(o)-

i|at|ro|gen|ic [aɪˌætrə'dʒenɪk] *adj.* durch den Arzt hervorgerufen, durch ärztliche Einwirkung

IB *abk.* s.u. immune *body*

I.B. *abk.* s.u. inclusion *body*

IBC *abk.* s.u. iron-binding *capacity*

IC *abk.* s.u. **1.** immune *complex* **2.** intercellular **3.** interstitial *cells* **4.** intracellular

i.c. *abk.* s.u. intracutaneous

ICF *abk.* s.u. intracellular *fluid*

ICR *abk.* s.u. intracutaneous *reaction*

ICS *abk.* s.u. intracellular *space*

ICSH *abk.* s.u. interstitial cell stimulating *hormone*

ic|ter|ic [ɪk'terɪk] *adj.* Gelbsucht/Ikterus betreffend, von Gelbsucht betroffen, gelbsüchtig, ikterisch, Ikterus-

ictero- *präf.* Ikterus-, Ictero-

ic|ter|o|a|nae|mia [ˌɪktərəʊə'niːmɪə] *noun* (*brit.*) s.u. icteroanemia

ic|ter|o|a|ne|mia [ˌɪktərəʊə'niːmɪə] *noun* Widal-Anämie *f*, Widal-Ikterus *m*, Widal-Abrami-Anämie *f*, Widal-Abrami-Ikterus *m*

hemolytic icteroanemia Widal-Anämie *f*, Widal-Ikterus *m*, Widal-Abrami-Anämie *f*, Widal-Abrami-Ikterus *m*

ic|ter|o|hae|mor|rha|gia [ɪktərəʊˌhemə'rædʒ(ɪ)ə] *noun* (*brit.*) s.u. icterohemorrhagia

ic|ter|o|he|mor|rha|gia [ɪktərəʊˌhemə'rædʒ(ɪ)ə] *noun* Ikterus *m* mit Hämorrhagie

ic|ter|o|hep|a|ti|tis [ɪktərəʊˌhepə'taɪtɪs] *noun* ikterische Hepatitis *f*, Hepatitis *f* mit Ikterus

ic|ter|us ['ɪktərəs] *noun* Gelbsucht *f*, Ikterus *m*, Icterus *m*

acquired hemolytic icterus Widal-Anämie *f*, Widal-Ikterus *m*, Widal-Abrami-Anämie *f*, Widal-Abrami-Ikterus *m*

chronic familial icterus hereditäre Sphärozytose *f*, Kugelzellanämie *f*, Kugelzellenanämie *f*, Kugelzellikterus *m*, Kugelzellenikterus *m*, familiärer hämolytischer Ikterus *m*, Morbus *m* Minkowski-Chauffard

congenital familial icterus s.u. chronic familial *icterus*

congenital hemolytic icterus s.u. chronic familial *icterus*

hemolytic icterus hämolytische Gelbsucht *f*, hämolytischer Ikterus *m*

ICW *abk.* s.u. intracellular *water*

ID *abk.* s.u. **1.** immunodiffusion **2.** infectious *disease* **3.** infective *dose*

I.D. *abk.* s.u. infective *dose*

ID$_{50}$ *abk.* s.u. median infective *dose*

I.D.$_{50}$ *abk.* s.u. median infective *dose*

IDD *abk.* s.u. immunodeficiency *disease*

IDDM *abk.* s.u. insulin-dependent *diabetes* mellitus

idi(o)- *präf.* Selbst-, Eigen-, Idi(o)-

id|i|o|ag|glu|ti|nin [ˌɪdɪəʊə'gluːtənɪn] *noun* Idioagglutinin *nt*

id|i|o|chro|ma|tin [ɪdɪəʊ'krəʊmətɪn] *noun* Idiochromatin *nt*

id|i|o|chro|mo|some [ɪdɪəʊ'krəʊməsəʊm] *noun* Geschlechtschromosom *nt*, Sexchromosom *nt*, Gonosom *nt*, Heterosom *nt*

id|i|o|het|er|o|ag|glu|ti|nin [ɪdɪəʊˌhetərəə'gluːtənɪn] *noun* Idioheteroagglutinin *nt*

id|i|o|het|er|o|ly|sin [ɪdɪəʊˌhetə'rɑləsɪn] *noun* Idioheterolysin *nt*

id|i|o|i|so|ag|glu|ti|nin [ɪdɪəʊˌaɪsəə'gluːtənɪn] *noun* Idioisoagglutinin *nt*

id|i|o|i|so|ly|sin [ˌɪdɪəʊaɪ'sɑləsɪn] *noun* Idioisolysin *nt*

id|i|o|ly|sin [ɪdɪ'ɑləsɪn] *noun* Idiolysin *nt*

id|i|o|pa|thet|ic [ˌɪdɪəʊpə'θetɪk] *adj.* s.u. idiopathic

id|i|o|path|ic [ɪdɪəʊ'pæθɪk] *adj.* ohne erkennbare Ursache (entstanden), unabhängig von anderen Krankheiten, selbständig, selbstständig, idiopathisch; essentiell, essenziell, primär, genuin

id|i|op|a|thy [ɪdɪ'ɑpəθɪ] *noun* idiopathische Erkrankung *f*

id|i|o|syn|crat|ic [ˌɪdɪəʊsɪn'krætɪk] *adj.* Idiosynkrasie betreffend, überempfindlich, allergisch, idiosynkratisch

id|i|o|tope ['ɪdɪəʊtəʊp] *noun* Idiotop *nt*, Idiotypendeterminante *f*

id|i|o|type ['ɪdɪəʊtaɪp] *noun* Idiotyp *m*, Idiotypus *m*, Genotyp *m*, Genotypus *m*

idiotype-bearing *adj.* idiotyptragend

idiotype-specific *adj.* idiotypspezifisch

id|i|o|typ|ic [ɪdɪəʊ'tɪpɪk] *adj.* Idiotype(n) betreffend, idiotypisch, Idiotypen-

id|i|o|ty|py ['ɪdɪəʊtaɪpɪ] *noun* Idiotypie *f*

id|i|o|var|i|a|tion [ɪdɪəʊˌveərɪ'eɪʃn] *noun* **1.** Idiovariation *f* **2.** Mutation *f*

IDL *abk.* s.u. intermediate-density *lipoprotein*

i|dox|ur|i|dine [ˌaɪdɑks'jʊərɪdiːn] *noun* Idoxuridin *nt*, Jododesoxyuridin *nt*

IDU *abk.* s.u. idoxuridine

IE *abk.* s.u. immunoelectrophoresis

IEC *abk.* s.u. intraepithelial *carcinoma*

IEP *abk.* s.u. **1.** immunoelectrophoresis **2.** isoelectric *point*

IF *abk.* s.u. **1.** immunofluorescence **2.** inhibiting *factor* **3.** initiation *factor* **4.** interferon **5.** interstitial *fluid* **6.** Intrinsic *factor*

IFAR *abk.* s.u. indirect fluorescent antibody *reaction*

IFN *abk.* s.u. interferon

IFN-α *abk.* s.u. interferon-α

IFN-β *abk.* s.u. interferon-β
IFN-γ *abk.* s.u. interferon-γ
i|fos|fa|mide [aɪ'fɑsfəmaɪd] *noun* Ifosfamid *nt*
IG *abk.* s.u. immunoglobulin
Ig *abk.* s.u. immunoglobulin
IgA *abk.* s.u. *immunoglobulin* A
  secretory IgA sekretorisches IgA *nt*
IgD *abk.* s.u. *immunoglobulin* D
IgE *abk.* s.u. *immunoglobulin* E
IgE-dependent *adj.* IgE-abhängig
IgE-sensitized *adj.* IgE-sensibilisiert
IGF I *abk.* s.u. insulin-like growth *factor* I
IGF *abk.* s.u. insulin-like growth *factors*
IgG *abk.* s.u. *immunoglobulin* G
IgG-adherent *adj.* IgG-adhärent
IgM *abk.* s.u. *immunoglobulin* M
  surface IgM Oberflächen-IgM *nt*
IH *abk.* s.u. **1.** inhibiting *hormone* **2.** iron *hematoxylin*
IHA *abk.* s.u. indirect *hemagglutination*
IL *abk.* s.u. interleukin
IL-1 *abk.* s.u. interleukin-1
IL-2 *abk.* s.u. interleukin-2
IL-3 *abk.* s.u. interleukin-3
ILA *abk.* s.u. insulin-like *activity*
Ile *abk.* s.u. isoleucine
il|e|o|co|li|tis [ˌɪlɪəʊkə'laɪtɪs] *noun* Entzündung *f* von Ileum und Kolon, Ileokolitis *f*, Ileocolitis *f*
  transmural granulomatous ileocolitis Crohn-Krankheit *f*, Morbus *m* Crohn, Enteritis regionalis, Ileocolitis regionalis, Ileocolitis terminalis, Ileitis regionalis, Ileitis terminalis
Ileu *abk.* s.u. isoleucine
ill|ness ['ɪlnɪs] *noun* Krankheit *f*, Erkrankung *f*, Leiden *nt*
  bodily illness körperliche Erkrankung *f*
  radiation illness Strahlenkrankheit *f*
IM *abk.* s.u. **1.** infectious *mononucleosis* **2.** intramuscular
i.m. *abk.* s.u. intramuscular
im|ag|ing ['ɪmədʒɪŋ] *noun* (bildliche) Darstellung *f*
  radionuclide imaging Szintigraphie *f*, Szintigrafie *f*
  magnet resonance imaging Kernspinresonanztomographie *f*, Kernspinresonanztomografie *f*, NMR-Tomographie *f*, NMR-Tomografie *f*, MR-Tomographie *f*, MR-Tomografie *f*
im|id|az|ole [ɪmɪd'æzəʊl] *noun* Imidazol *nt*, Glyoxalin *nt*
im|id|az|o|lyl|eth|yl|a|mine [ˌɪmɪdˌæzəʊlɪlˌeθəl'æmɪn] *noun* Histamin *nt*
im|ide ['ɪmaɪd] *noun* Imid *nt*
imido- *präf.* Imido-
im|i|do|di|pep|ti|dase [ˌɪmɪdəʊdaɪ'peptɪdeɪz] *noun* Prolidase *f*, Prolindipeptidase *f*
im|in|az|ole [ˌɪmɪn'æzəʊl] *noun* s.u. imidazole
imino- *präf.* Imino-
im|me|di|ate [ɪ'mɪdɪɪt] *adj.* unmittelbar, direkt
im|mune [ɪ'mjuːn] **I** *noun* immune Person *f* **II** *adj.* **1.** (*figur.*) immun, geschützt (*against, to* gegen); gefeit (*against, to* gegen); unempfänglich **2.** Immunsystem *oder* Immunantwort betreffend, immun (*against, to* gegen); Immun(o)-
immune-mediated *adj.* immunvermittelt
im|mu|ni|fa|cient [ɪˌmjuːnə'feɪʃənt] *adj.* Immunität hervorrufend, immunisierend
im|mu|ni|ty [ɪ'mjuːnətɪ] *noun* Immunität *f*, Unempfänglichkeit *f* (*from, against* gegen)
  immunity to bacteria Immunität *f* gegen Bakterien
  immunity to fungi Immunität *f* gegen Pilze
  immunity to protozoa Imunität *f* gegen Einzeller
  immunity to viruses Immunität *f* gegen Viren
  immunity to worms Imunität *f* gegen Würmer
  acquired immunity erworbene Immunität *f*
  active immunity aktive Immunität *f*
  adaptive immunity erworbene Immunität *f*
  antibacterial immunity antibakterielle Immunität *f*
  antitoxic immunity antitoxische Immunität *f*
  antiviral immunity antivirale Immunität *f*
  cell immunity Zellimmunität *f*, Gewebsimmunität *f*
  cell-mediated immunity zellvermittelte Immunität *f*, zelluläre Immunität *f*
  cellular immunity s.u. cell-mediated *immunity*
  concomitant immunity begleitende Immunität *f*, Prämunition *f*
  familial immunity angeborene Immunität *f*
  genetic immunity angeborene Immunität *f*
  humoral immunity humorale Immunität *f*
  inherent immunity angeborene Immunität *f*
  inherited immunity angeborene Immunität *f*
  innate immunity angeborene Immunität *f*
  native immunity angeborene Immunität *f*
  natural immunity natürliche Immunität *f*
  passive immunity passive Immunität *f*
  protective immunity protektive Immunität *f*
  relative immunity begleitende Immunität *f*, Prämunität *f*, Präimmunität *f*, Prämunition *f*
  species immunity absolute Wirtsresistenz *f*
  specific immunity spezifische Immunität *f*
  T cell-mediated immunity zellvermittelte Immunität *f*, zelluläre Immunität *f*
  tissue immunity Gewebeimmunität *f*
  tumor immunity Tumorimmunität *f*
im|mu|ni|za|tion [ˌɪmjənə'zeɪʃn] *noun* Immunisierung *f*, Immunisation *f*
  active immunization aktive Immunisierung *f*
  non-specific local immunization unspezifische lokale Immunisierung *f*
  passive immunization passive Immunisierung *f*
  specific active immunization spezifische aktive Immunisierung *f*
im|mu|nize ['ɪmjənaɪz] *vt* immunisieren, immun machen (*against* gegen)
immuno- *präf.* Immun-, Immuno-
im|mu|no|ad|ju|vant [ˌɪmjənəʊ'ædʒəvənt] *noun* Immunadjuvans *nt*, Immunoadjuvans *nt*
im|mu|no|ad|sor|bent [ˌɪmjənəʊæd'sɔːrbənt] *noun* Immunadsorbens *nt*, Immunosorbens *nt*
im|mu|no|ad|sorp|tion [ˌɪmjənəʊæd'sɔːrpʃn] *noun* Immunadsorption *f*
im|mu|no|ag|glu|ti|na|tion [ˌɪmjənəʊəˌgluːtə'neɪʃn] *noun* Immunagglutination *f*
im|mu|no|as|say [ˌɪmjənəʊ'æseɪ] *noun* Immunoassay *m*
  enzyme immunoassay Enzymimmunoassay *m*
  turbidimetric immunoassay turbidimetrischer Immunoassay *m*
im|mu|no|bi|ol|o|gy [ˌɪmjənəʊbaɪ'ɑlədʒɪ] *noun* Immunbiologie *f*
  transplantation immunobiology Transplantationsimmunobiologie *f*
im|mu|no|blast ['ɪmjənəʊblæst] *noun* Immunoblast *m*
  B immunoblast B-Immunoblast *m*
im|mu|no|blot|ting [ˌɪmjənəʊ'blɑtɪŋ] *noun* Immunblotting *nt*

im|mu|no|chem|i|cal [ɪmjənəʊ'kemɪkl] *adj.* Immunchemie betreffend, immunochemisch

im|mu|no|chem|is|try [ˌɪmjənəʊ'keməstrɪ] *noun* Immunchemie *f*, Immunochemie *f*

im|mu|no|che|mo|ther|a|py [ˌɪmjənəʊˌkiːməʊ'θerəpɪ] *noun* kombinierte Immun- und Chemotherapie *f*, Immunchemotherapie *f*, Immunochemotherapie *f*

im|mu|no|com|pe|tence [ˌɪmjənəʊ'kɑmpətəns] *noun* Immunkompetenz *f*

im|mu|no|com|pe|tent [ˌɪmjənəʊ'kɑmpətənt] *adj.* immunologisch kompetent, immunkompetent

im|mu|no|com|plex [ˌɪmjənəʊ'kɑmpleks] *noun* Immunkomplex *m*, Antigen-Antikörper-Komplex *m*

im|mu|no|com|pro|mised [ˌɪmjənəʊ'kɑmprəmaɪzd] *adj.* mit geschwächter Immunabwehr, abwehrgeschwächt

im|mu|no|con|glu|ti|nin [ˌɪmjənəʊkɑn'gluːtnɪn] *noun* Immunkonglutinin *nt*

im|mu|no|cyte ['ɪmjənəʊsaɪt] *noun* immunkompetente Zelle *f*, Immunozyt *m*

im|mu|no|cy|to|ad|her|ence [ɪmjənəʊˌsaɪtəæd'hɪərəns] *noun* Immunozytoadhärenz *f*

im|mu|no|cy|to|chem|is|try [ɪmjənəʊˌsaɪtə'keməstrɪ] *noun* Immunzytochemie *f*

im|mu|no|cy|to|ma [ˌɪmjənəʊsaɪ'təʊmə] *noun* Immunozytom *nt*, lymphoplastozytisches Lymphom *nt*, lympho-plasmozytoides Lymphom *nt*

lymphoplasmacytic immunocytoma Waldenström-Krankheit *f*, Morbus *m* Waldenström, Makroglobulinämie *f* Waldenström

lymphoplasmacytoid immunocytoma lymphoplasmozytoides Immunozytom *nt*

plasmacytic immunocytoma Kahler-Krankheit *f*, Huppert-Krankheit *f*, Morbus *m* Kahler, Plasmozytom *nt*, multiples Myelom *nt*, plasmozytisches Immunozytom *nt*, plasmozytisches Lymphom *nt*

polymorphocellular immunocytoma polymorphzelliges Immunozytom *nt*

im|mu|no|de|fi|cien|cy [ˌɪmjənəʊdɪ'fɪʃənsɪ] *noun, plural* **im|mu|no|de|fi|cien|cies** Immundefekt *m*, Immunmangelkrankheit *f*, Defektimmunopathie *f*, Immundefizienz *f*

immunodeficiency with elevated IGM Immundefektsyndrom *nt* mit IGM-Überproduktion

immunodeficiency with hyper-IGM s.u. *immunodeficiency* with elevated IGM

immunodeficiency with increased IGM s.u. *immunodeficiency* with elevated IGM

immunodeficiency with short-limbed dwarfism Immunmangel *m* mit dysproportioniertem Zwergwuchs

immunodeficiency with thrombocytopenia and eczema Wiskott-Aldrich-Syndrom *nt*

immunodeficiency with thymoma Immundefekt *m* mit Thymom

antibody immunodeficiency Immundefekt *m* mit mangelhafter Antikörperbildung, B-Zell-Immundefekt *m*

cellular immunodeficiency zellulärer Immundefekt *m*, T-Zell-Immundefekt *m*

combined immunodeficiency kombinierter Immundefekt *m*

common variable immunodeficiency s.u. common variable unclassifiable *immunodeficiency*

common variable unclassifiable immunodeficiency variabler nicht-klassifizierbarer Immundefekt *m*

hereditary immunodeficiency hereditärer Immundefekt *m*

humoral immunodeficiency humoraler Immundefekt *m*

non-specific immunodeficiency unspezifischer Immundefekt *m*

primary immunodeficiency primärer Immundefekt *m*

secondary immunodeficiency sekundärer Immundefekt *m*

severe combined immunodeficiency schwerer kombinierter Immundefekt *m*, Schweitzer-Typ *m* der Agammaglobulinämie

specific immunodeficiency spezifischer Immundefekt *m*

im|mu|no|de|pres|sant [ˌɪmjənəʊdɪ'presənt] *noun* Immunsuppressivum *nt*, Immunosuppressivum *nt*, Immundepressivum *nt*, Immunodepressivum *nt*, immunsuppressive Substanz *f*, immunosuppressive Substanz *f*, immundepressive Substanz *f*, immunodepressive Substanz *f*

im|mu|no|de|pres|sion [ˌɪmjənəʊdɪ'preʃn] *noun* s.u. immunosuppression

im|mu|no|de|pres|sive [ˌɪmjənəʊdɪ'presɪv] I *noun* s.u. immunodepressant II *adj.* die Immunreaktion unterdrückend *oder* abschwächend, immunsuppressiv, immunosuppressiv, immundepressiv, immunodepressiv

im|mu|no|de|pres|sor [ˌɪmjənəʊdɪ'presər] *noun* s.u. immunodepressant

im|mu|no|der|ma|tol|o|gy [ɪmjənəʊˌdɜrmə'tɑlədʒɪ] *noun* Immundermatologie *f*

im|mu|no|de|vi|a|tion [ɪmjənəʊˌdɪvɪ'eɪʃn] *noun* Immundeviation *f*

im|mu|no|di|ag|no|sis [ˌɪmjənəʊˌdaɪəg'nəʊsɪs] *noun* Immundiagnose *f*; Serodiagnostik *f*, Serumdiagnostik *f*

im|mu|no|dif|fu|sion [ˌɪmjənəʊdɪ'fjuːʒn] *noun* Immundiffusion *f*, Immunodiffusion *f*

radial immunodiffusion radiale Diffusionsmethode *f*, Radialimmundiffusion *f*

im|mu|no|dom|i|nance [ˌɪmjənəʊ'dɑmɪnəns] *noun* Immundominanz *f*, Immunodominanz *f*

im|mu|no|dom|i|nant [ˌɪmjənəʊ'dɑmɪnənt] *adj.* immundominant, immunodominant

im|mu|no|e|lec|tro|pho|re|sis [ˌɪmjənəʊɪˌlektrəʊfə'riːsɪs] *noun* Immunelektrophorese *f*, Immunoelektrophorese *f*

countercurrent immunoelectrophoresis Gegenstromelektrophorese *f*, Gegenstromimmunoelektrophorese *f*

Laurell's immunoelectrophoresis Laurell-Immunoelektrophorese *f*

Laurell's rocket immunoelectrophoresis s.u. Laurell's *immunoelectrophoresis*

im|mu|no|fer|ri|tin [ˌɪmjənəʊ'ferɪtn] *noun* Antikörper-Ferritin-Konjugat *nt*

im|mu|no|fil|tra|tion [ˌɪmjənəʊfɪl'treɪʃn] *noun* Immunofiltration *f*

im|mu|no|fluo|res|cence [ˌɪmjənəʊfluə'resəns] *noun* Immunfluoreszenz *f*, Immunofluoreszenz *f*

im|mu|no|gen [ɪ'mjuːnədʒən] *noun* Immunogen *nt*

im|mu|no|ge|net|ic [ˌɪmjənəʊdʒə'netɪk] *adj.* Immungenetik betreffend, immungenetisch

im|mu|no|ge|net|ics [ˌɪmjənəʊdʒə'netɪks] *plural* Immungenetik *f*

im|mu|no|gen|ic [ˌɪmjənəʊ'dʒenɪk] *adj.* Immunität hervorrufend, eine Immunantwort auslösend, immunogen

im|mu|no|ge|nic|i|ty [ˌɪmjənəʊdʒə'nɪsətɪ] *noun* Immunogenität *f*

im|mu|no|glob|u|lin [ˌɪmjənəʊ'glɑbjəlɪn] *noun* Immunglobulin *nt*

immunoglobulin A Immunglobulin A *nt*

immunoglobulin D Immunglobulin D *nt*

immunoglobulin E Immunglobulin E *nt*

immunoglobulin G Immunglobulin G *nt*

immunoglobulin M Immunglobulin M *nt*

membrane-bound immunoglobulin membrangebundenes Immunglobulin *nt*

monoclonal immunoglobulin monoklonales Immunglobulin *nt*

surface immunoglobulin Oberflächenimmunglobulin *nt*

tetanus immunoglobulin Tetanusimmunglobulin *nt*

thyroid-binding inhibitory immunoglobulin S.U. thyroid-stimulating *immunoglobulin*

thyroid-stimulating immunoglobulin Thyroidea-stimulierendes Immunglobulin *nt*, thyroid-stimulating immunoglobulin *nt*, long-acting thyroid stimulator *nt*

im|mu|no|glob|u|li|nop|a|thy [ɪmjənəʊˌglɑbjəlɪ'nɑpəθɪ] *noun* Gammopathie *f*

im|mu|no|hae|ma|tol|o|gy [ɪmjənəʊˌhiːmə'tɑlədʒɪ] *noun* (*brit.*) S.U. immunohematology

im|mu|no|hae|mo|ly|sis [ˌɪmjənəʊhɪ'mɑləsɪs] *noun* (*brit.*) S.U. immunohemolysis

im|mu|no|he|ma|tol|o|gy [ɪmjənəʊˌhiːmə'tɑlədʒɪ] *noun* Immunhämatologie *f*

im|mu|no|he|mo|ly|sis [ˌɪmjənəʊhɪ'mɑləsɪs] *noun* Immunhämolyse *f*, Immunohämolyse *f*

im|mu|no|his|to|chem|i|cal [ɪmjənəʊˌhɪstə'kemɪkl] *adj.* Immunhistochemie betreffend, immunhistochemisch

im|mu|no|his|to|che|mis|try [ɪmjənəʊˌhɪstə'keməstrɪ] *noun* Immunhistochemie *f*

im|mu|no|his|to|flu|o|res|cence [ˌɪmjənəʊˌhɪstəfluə'resəns] *noun* Immunhistofluoreszenz *f*

im|mu|no|in|com|pe|tence [ˌɪmjənəʊɪn'kɑmpətəns] *noun* Immuninkompetenz *f*

im|mu|no|in|com|pe|tent [ˌɪmjənəʊɪn'kɑmpətənt] *adj.* immunologisch inkompetent, immuninkompetent

im|mu|no|log|ic [ɪmjənə'lɑdʒɪk] *adj.* S.U. immunological

im|mu|no|log|i|cal [ɪmjənə'lɑdʒɪkl] *adj.* Immunologie betreffend, immunologisch, Immun(o)-

im|mu|nol|o|gist [ɪmjə'nɑlədʒɪst] *noun* Immunologe *m*

im|mu|nol|o|gy [ɪmjə'nɑlədʒɪ] *noun* Immunologie *f*, Immunitätsforschung *f*, Immunitätslehre *f*

transfusion immunology Transfusionsimmunologie *f*

tumor immunology Tumorimmunologie *f*

im|mu|no|mod|u|la|tion [ˌɪmjənəʊmɑdʒə'leɪʃn] *noun* Immunmodulation *f*

im|mu|no|mod|u|la|tor [ɪmjənəʊ'mɑdʒəleɪtər] *noun* Immunmodulator *m*

im|mu|no|mod|u|la|to|ry [ˌɪmjənəʊ'mɑdʒələˌtɔːrɪ] *adj.* immunmodulatorisch

im|mu|no|par|a|si|tol|o|gy [ɪmjənəʊˌpærəsaɪ'tɑlədʒɪ] *noun* Immunparasitologie *f*

im|mu|no|path|o|gen|e|sis [ɪmjənəʊˌpæθə'dʒenəsɪs] *noun* Immunpathogenese *f*

im|mu|no|path|o|log|ic [ɪmjənəʊˌpæθə'lɑdʒɪk] *adj.* Immunpathologie betreffend, immunpathologisch, immunopathologisch

im|mu|no|pa|thol|o|gy [ˌɪmjənəʊpə'θɑlədʒɪ] *noun* Immunpathologie *f*, Immunopathologie *f*

im|mu|no|per|ox|i|dase [ˌɪmjənəʊpər'ɑksɪdeɪz] *noun* Immunperoxidase *f*

im|mu|no|phys|i|ol|o|gy [ɪmjənəʊˌfɪzɪ'ɑlədʒɪ] *noun* Immunphysiologie *f*

im|mu|no|po|ten|ti|a|tion [ˌɪmjənəʊpəˌtentʃɪ'eɪʃn] *noun* Verstärkung *f* der Immunantwort

im|mu|no|po|ten|ti|a|tor [ˌɪmjənəʊpə'tentʃɪeɪtər] *noun* die Immunantwort verstärkendes Mittel *nt*

im|mu|no|pre|cip|i|ta|tion [ˌɪmjənəʊprɪˌsɪpə'teɪʃn] *noun* Immunpräzipitation *f*

im|mu|no|pro|lif|er|a|tive [ˌɪmjənəʊprə'lɪfəreɪtɪv] *adj.* immunoproliferativ

im|mu|no|pro|phy|lax|is [ɪmjənəʊˌprəʊfə'læksɪs] *noun* Immunprophylaxe *f*

im|mu|no|ra|di|om|e|try [ɪmjənəʊˌreɪdɪ'ɑmətrɪ] *noun* Immunradiometrie *f*, Immunoradiometrie *f*

im|mu|no|re|ac|tion [ˌɪmjənəʊrɪ'ækʃn] *noun* Immunantwort *f*, Immunreaktion *f*, immunologische Reaktion *f*

im|mu|no|re|ac|tive [ˌɪmjənəʊrɪ'æktɪv] *adj.* eine Immunreaktion zeigend *oder* gebend, immunreaktiv, immunoreaktiv

im|mu|no|re|ac|tiv|i|ty [ɪmjənəʊˌrɪæk'tɪvətɪ] *noun* Immunreaktivität *f*

im|mu|no|reg|u|la|tion [ɪmjənəʊˌregjə'leɪʃn] *noun* Steuerung *f* der Immunantwort, Immunregulation *f*

im|mu|no|re|pel|lents [ˌɪmjənəʊrɪ'pelənt] *plural* Immunorepellentien *pl*

im|mu|no|scin|tig|ra|phy [ˌɪmjənəʊsɪn'tɪgrəfɪ] *noun* Immunszintigraphie *f*, Immunszintigrafie *f*

im|mu|no|se|lec|tion [ˌɪmjənəʊsɪ'lekʃn] *noun* Immunselektion *f*

im|mu|no|sor|bent [ˌɪmjənəʊ'sɔːrbənt] *noun* Immunadsorbens *nt*, Immunosorbens *nt*

im|mu|no|stim|u|lant [ˌɪmjənəʊ'stɪmjələnt] *noun* immunstimulierende Substanz *f*, immunsystemstimulierende Substanz *f*, Immunstimulans *nt*

im|mu|no|stim|u|la|tion [ɪmjənəʊˌstɪmjə'leɪʃn] *noun* Immunstimulation *f*

im|mu|no|stim|u|la|to|ry [ˌɪmjənəʊ'stɪmjələˌtɔːriː] *adj.* das Immunsystem stimulierend, immunstimulierend

im|mu|no|sup|pres|sant [ˌɪmjənəʊsə'presənt] *noun* S.U. immunodepressant

im|mu|no|sup|pressed [ˌɪmjənəʊsə'prest] *adj.* immunosupprimiert

im|mu|no|sup|pres|sion [ˌɪmjənəʊsə'preʃn] *noun* Unterdrückung *oder* Abschwächung *f* der Immunreaktion, Immunsuppression *f*, Immunosuppression *f*, Immundepression *f*, Immunodepression *f*

antigen non-specific immunosuppression antigenunspezifische Immunsuppression *f*

antigen-specific immunosuppression antigen-spezifische Immunsuppression *f*

non-specific immunosuppression unspezifische Immunsuppression *f*

specific immunosuppression spezifische Immunsuppression *f*

im|mu|no|sup|pres|sive [,ımjənəusə'presıv] I *noun* s.u. immunodepressant II *adj.* die Immunreaktion unterdrückend *oder* abschwächend, immunsuppressiv, immunosuppressiv, immundepressiv, immunodepressiv

im|mu|no|sur|veil|lance [,ımjənəusɜr'veıl(j)ənts] *noun* Immunüberwachung *f*, Immunsurveillance *f*

im|mu|no|ther|a|py [,ımjənəu'θerəpı] *noun* Immuntherapie *f*

active immunotherapy aktive Immuntherapie *f*

passive immunotherapy passive Immuntherapie *f*

im|mu|no|tol|er|ance [,ımjənəu'tɑlərən(t)s] *noun* 1. Immuntoleranz *f* 2. Immunparalyse *f*

im|mu|no|tox|in [,ımjənəu'tɑksın] *noun* Immuntoxin *nt*, Immunotoxin *nt*

im|mu|no|trans|fu|sion [ımjənəu,trænz'fju:ʃn] *noun* Immuntransfusion *f*, Immunotransfusion *f*

im|mu|no|type [ı'mju:nətaıp] *noun* Serotyp *m*, Serovar *m*

IMP *abk.* s.u. inosine *monophosphate*

In *abk.* s.u. inulin

in|ac|ti|vate [ın'æktıveıt] *vt* 1. (*immunol.*) unwirksam machen, inaktivieren 2. (*mikrobiol.*) inaktivieren

in|ac|ti|vat|ed [ın'æktıveıtıð] *adj.* inaktiviert

in|ac|ti|va|tion [ın,æktı'veıʃn] *noun* Inaktivieren *nt*, Inaktivierung *f*

complement inactivation Komplementinaktivierung *f*

in|ac|ti|va|tor [ın'æktıveıtər] *noun* inaktivierende Substanz *f*, Inaktivator *m*

anaphylatoxin inactivator Anaphylatoxininaktivator *m*

C1 inactivator s.u. C1 *inhibitor*

C3b inactivator C3b-Inaktivator *m*, Faktor I *m*

in|ac|tive [ın'æktıv] *adj.* 1. (*Chemie, Physik*) unwirksam, inaktiv; ohne optische Aktivität; nicht radioaktiv 2. (*pathol.*) ruhend, inaktiv, Inaktivitäts-

in|ac|tiv|i|ty [ınæk'tıvətı] *noun* 1. (*Chemie, Physik*) Unwirksamkeit *f*, Inaktivität *f* 2. (*pathol.*) Untätigkeit *f*, Ruhen *nt*, Inaktivität *f*

INAH *abk.* s.u. isonicotinic acid *hydrazide*

in|ap|pa|rent [ınə'pærənt] *adj.* symptomlos, symptomarm, klinisch nicht in Erscheinung tretend, inapparent, nicht sichtbar, nicht wahrnehmbar

in|born ['ınbɔ:rn] *adj.* angeboren, bei der Geburt vorhanden

in|bred ['ınbred] *adj.* 1. angeboren 2. durch Inzucht erzeugt, ingezüchtet

in|breed ['ınbri:d] *vt* durch Inzucht züchten

in|breed|ing ['ınbri:dıŋ] *noun* Inzucht *f*

selective inbreeding selektive Inzucht *f*

IncB *abk.* s.u. inclusion *body*

in|clu|sion [ın'klu:ʃn] *noun* Einschluss *m*, Einschließen *nt* (*in* in); Inklusion *f*

cell inclusion Zelleinschluss *m*

intranuclear inclusions Einschlusskörperchen *pl*

leukocyte inclusions Döhle-Einschlusskörperchen *pl*, Döhle-Körperchen *pl*

in|com|pat|i|bil|i|ty [ınkəm,pætə'bılətı] *noun* Unvereinbarkeit *f*, Unverträglichkeit *f*, Inkompatibilität *f*

ABO incompatibility ABO-Unverträglichkeit *f*, ABO-Inkompatibilität *f*

allogeneic incompatibility allogene Inkompatibilität *f*

blood group incompatibility Blutgruppenunverträglichkeit *f*, Blutgruppeninkompatibilität *f*

isogeneic incompatibility isogene Inkompatibilität *f*

Rh incompatibility Rhesus-Blutgruppenunverträglichkeit *f*, Rhesus-Inkompatibilität *f*, Rh-Inkompatibilität *f*

in|com|pat|i|ble [ınkəm'pætıbl] *adj.* unvereinbar, unverträglich, nicht zusammenpassend, inkompatibel (*with* mit)

in|com|pat|i|ble|ness [ınkəm'pætıblnıs] *noun* s.u. incompatibility

in|com|pe|tence [ın'kɑmpıtəns] *noun* 1. Unfähigkeit *f*, Untüchtigkeit *f*, Inkompetenz *f* 2. Unzulänglichkeit *f*, Insuffizienz *f*

immunologic incompetence s.u. immunoincompetence

in|com|plete [,ınkəm'pli:t] *adj.* 1. unvollständig, unvollkommen, unvollzählig, inkomplett 2. unfertig

in|dex ['ındeks] *noun, plural* **in|dex|es, in|di|ces** ['ındısi:z] 1. Zeigefinger *m*, Index *m* 2. Index *m*, Messziffer *f*, Messzahl *f*, Vergleichszahl *f* 6. Zeiger *m*, Uhrzeiger *m*; (*Waage*) Zunge *f*

absorbency index Extinktionskoeffizient *m*

acceptor control index Akzeptorkontrollindex *m*, Akzeptorkontrolratio *f*

Arneth's index Arneth-Leukozytenschema *nt*

body mass index Quetelet-Index *m*, Körpermasseindex *m*, body mass index

chemotherapeutic index therapeutische Breite *f*, therapeutischer Index *m*

color index Färbeindex *m*, Hämoglobinquotient *m*

erythrocyte color index Erythrozytenfärbeindex *m*, Färbeindex *m*

Karnofsky performance index Karnofsky-Index *m*, Karnofsky-Skala *f*

mitotic index Mitoseindex *m*

Quetelet index Körpermasseindex *m*, Quetelet-Index *m*, body mass index *m/nt*

Shannon index Shannon-Index *m*

therapeutic index therapeutische Breite *f*, therapeutischer Index *m*

in|di|ca|tor ['ındəkeıtər] *noun* 1. (*Chemie*) Indikator *m* 2. (*Technik*) Zeiger *m*, Anzeiger *m*, Zähler *m*, Messer *m*, Messgerät *nt*, Anzeigegerät *nt*

acid-base indicator Säure-Basen-Indikator *m*

in|di|rect [ındə'rekt] *adj.* mittelbar, auf Umwegen, nicht gerade *oder* direkt, indirekt

in|dis|pen|sa|ble [ındə'spensəbl] *adj.* unentbehrlich, unbedingt notwendig, unerlässlich (*to* für); **indispensable to life** lebensnotwendig

in|dis|sol|u|ble [ındı'sɑljəbl] *adj.* unlöslich

in|dole ['ındəul] *noun* Indol *nt*, 2,3-Benzopyrrol *nt*

in|do|lence ['ındləns] *noun* 1. (*Schmerz*) Unempfindlichkeit *f*, Schmerzlosigkeit *f*, Indolenz *f* 2. (*pathol.*) langsamer Verlauf *m*, langsamer Heilungsprozess *m*

in|do|lent ['ındlənt] *adj.* 1. schmerzunempfindlich, unempfindlich, indolent 2. schmerzlos, indolent 3. langsam voranschreitend, langsam heilend, indolent

in|do|phe|nol [ındəu'fi:nɔl] *noun* Indophenol *nt*

in|do|phe|nol|ase [ındəu'fi:nəleız] *noun* Indophenoloxidase *f*, Zytochromoxidase *f*, Cytochromoxidase *f*

in|dox|yl [ın'dɑksıl] *noun* Indoxyl *nt*, 3-Hydroxyindol *nt*

in|duc|er [ın'd(j)u:sər] *noun* (*Genetik*) Induktor *m*, Inducer *m*

proliferation inducer Proliferations-Inducer *m*
in|duc|tion [ɪn'dʌkʃn] *noun* **1.** (*Genetik*) Induktion *f* **2.** (*Physik*) Induktion *f* **3.** (*Biochemie*) Enzyminduktion *f*, Induktion *f*
coordinated induction koordinierte Induktion *f*
de novo induction De-novo-Induktion *f*
enzyme induction Enzyminduktion *f*
substrate induction Substratinduktion *f*
tolerance induction Toleranzinduktion *f*
in|duc|tive [ɪn'dʌktɪv] *adj.* Induktion betreffend, durch Induktion entstehend, induktiv, Induktions-
in|duc|tor [ɪn'dʌktər] *noun* Induktor *m*, Reaktionsbeschleuniger *m*
in|du|lin ['ɪndjəlɪn] *noun* Indulin *nt*
in|du|rate ['ɪnd(j)ʊərɪt] *adj.* verhärtet, induriert
in|du|rat|ed ['ɪnd(j)ʊəreɪtɪd] *adj.* s.u. indurate
in|du|ra|tion [ɪnd(j)ʊə'reɪʃn] *noun* Gewebsverhärtung *f*, Verhärtung *f*, Induration *f*
in|du|ra|tive ['ɪnd(j)ʊəreɪtɪv] *adj.* Induration betreffend, indurativ
INF *abk.* s.u. interferon
Inf. *abk.* s.u. **1.** infection **2.** infusion
in|farct ['ɪnfɑːrkt] *noun* Infarkt *m*, infarziertes Areal *nt*
anemic infarct ischämischer Infarkt *m*, anämischer Infarkt *m*, weißer Infarkt *m*, blasser Infarkt *m*
hemorrhagic infarct hämorrhagischer Infarkt *m*, roter Infarkt *m*
ischemic infarct ischämischer Infarkt *m*, anämischer Infarkt *m*, weißer Infarkt *m*, blasser Infarkt *m*
thrombotic infarct thrombotischer Infarkt *m*
white infarct ischämischer Infarkt *m*, anämischer Infarkt *m*, weißer Infarkt *m*, blasser Infarkt *m*
in|farc|tion [ɪn'fɑːrkʃn] *noun* **1.** Infarzierung *f*, Infarktbildung *f* **2.** Infarkt *m*
anemic pulmonary infarction anämischer Lungeninfarkt *m*
hemorrhagic infarction hämorrhagische Infarzierung *f*
hemorrhagic infarction of small intestine hämorrhagische Dünndarminfarzierung *f*
in|fect|ed [ɪn'fektɪd] *adj.* infiziert (*with* mit)
in|fec|tion [ɪn'fekʃn] *noun* **1.** Ansteckung *f*, Infektion *f* **2.** Infekt *m*, Infektion *f*, Infektionskrankheit *f*
aerosol infection Tröpfcheninfektion *f*
airborne infection aerogene Infektion *f*
apparent infection apparente Infektion *f*, klinisch-manifeste Infektion *f*
arboviral infection Arbovireninfektion *f*, Arbovirose *f*
bacterial infection bakterielle Infektion *f*
blood-borne infection hämatogene Infektion *f*
contact infection Kontaktinfektion *f*
cross infection Kreuzinfektion *f*
cryptogenic infection kryptogene Infektion *f*
cytomegalovirus infection Zytomegalie *f*, Zytomegalie-Syndrom *nt*, Zytomegalievirusinfektion *f*, zytomegale Einschlusskörperkrankheit *f*
ectogenous infection exogene Infektion *f*
endogenous infection endogene Infektion *f*
exogenous infection exogene Infektion *f*
HIV infection HIV-Infektion *f*
inapparent infection inapparente Infektion *f*
lethal infection tödlich verlaufende Infektion *f*
natural infection natürliche Infektion *f*
necrotizing infection nekrotisierende Infektion *f*
opportunistic infection opportunistische Infektion *f*
overwhelming post-splenectomy infection Post-Splenektomiesepsis *f*, Post-Splenektomiesepsis-syndrom *nt*, Overwhelming-post-splenectomy-Sepsis *f*, Overwhelming-post-splenectomy-Sepsis-Syndrom *nt*
parasitic infection parasitäre Infektion *f*, Parasiteninfektion *f*, Parasitenbefall *m*
primary infection Erstinfektion *f*
pyogenic infection pyogene Infektion *f*
secondary infection Sekundärinfektion *f*, Sekundärinfekt *m*
slow virus infection Slow-Virus-Infektion *f*
subclinical infection inapparente Infektion *f*
viral infection Virusinfektion *f*
infection-immunity *noun* Infektionsimmunität *f*, Infektimmunität *f*
in|fec|ti|os|i|ty [ɪn,fekʃɪ'ɑsətɪ] *noun* Ansteckungsfähigkeit *f*, Infektiosität *f*
in|fec|tious [ɪn'fekʃəs] *adj.* ansteckungsfähig, ansteckend, infektiös; übertragbar
in|fec|tious|ness [ɪn'fekʃəsnɪs] *noun* s.u. infectiosity
in|fec|tive [ɪn'fektɪv] *adj.* s.u. infectious
in|fec|tiv|i|ty [ɪnfek'tɪvətɪ] *noun* s.u. infectiosity
in|fes|ta|tion [ɪnfes'teɪʃn] *noun* Parasitenbefall *m*, Parasiteninfektion *f*, Infestation *f*
in|fest|ed [ɪn'festɪd] *adj.* (*Parasit*) verseucht, befallen, infiziert
in|fil|trate [ɪn'fɪltreɪt] **I** *noun* Infiltrat *nt* **II** *vt* einsickern (in), eindringen, infiltrieren
cellular infiltrate zelluläres Infiltrat *nt*, Zellinfiltrat *nt*
dermal infiltrate Hautinfiltrat *nt*, dermales Infiltrat *nt*
inflammatory infiltrate entzündliches Infiltrat *nt*
in|fil|trat|ing ['ɪnfɪltreɪtɪŋ] *adj.* einsickernd, eindringend, infiltrierend
in|fil|tra|tion [,ɪnfɪl'treɪʃn] *noun* **1.** Infiltration *f*, Infiltrierung *f* **2.** Infiltrat *nt*
adipose infiltration Fettinfiltration *f*
cellular infiltration Zellinfiltration *f*
early infiltration Frühinfiltration *f*
inflammatory infiltration entzündliches Infiltrat *nt*
leukemic infiltration leukämisches Infiltrat *nt*, leukämische Infiltration *f*
serous infiltration seröse Infiltration *f*
in|flamed [ɪn'fleɪmd] *adj.* **1.** entzündet **2.** brennend
in|flam|ma|tion [,ɪnflə'meɪʃn] *noun* Entzündung *f*, Inflammation *f*
acute inflammation akute Entzündung *f*
adhesive inflammation adhäsive Entzündung *f*, verklebende Entzündung *f*
allergic inflammation allergische Reaktion *f*, allergische Entzündung *f*
alterative inflammation alterative Entzündung *f*, Alteration *f*
atrophic inflammation atrophische Entzündung *f*, fibroide Entzündung *f*
cirrhotic inflammation atrophische Entzündung *f*, fibroide Entzündung *f*
diffuse inflammation diffuse Entzündung *f*
disseminated inflammation disseminierte Entzündung *f*
exudative inflammation exsudative Entzündung *f*

fibrinopurulent inflammation fibrinös-eitrige Entzündung *f*
fibrinous inflammation fibrinöse Entzündung *f*
fibroid inflammation atrophische Entzündung *f*, fibroide Entzündung *f*
granulomatous inflammation granulomatöse Entzündung *f*
hemorrhagic inflammation hämorrhagische Entzündung *f*
hyperplastic inflammation proliferative Entzündung *f*, produktive Entzündung *f*
local inflammation lokale Entzündung *f*, örtliche Entzündung *f*
productive inflammation s.u. proliferative *inflammation*
proliferative inflammation proliferative Entzündung *f*, produktive Entzündung *f*
proliferous inflammation s.u. proliferative *inflammation*
sclerosing inflammation sklerosierende Entzündung *f*
serous inflammation seröse Entzündung *f*
specific inflammation spezifische Entzündung *f*
subacute inflammation subakute Entzündung *f*
suppurative inflammation eitrige Entzündung *f*
toxic inflammation toxische Entzündung *f*

in|flam|ma|to|ry [ɪn'flæmətɔːriː] *adj.* Entzündung betreffend, durch eine Entzündung gekennzeichnet, entzündlich, Entzündungs-

in|flu|en|za [ˌɪnfluː'enzə] *noun* Grippe *f*, Influenza *f*
influenza A A-Grippe *f*, Influenza A *f*
influenza B B-Grippe *f*, Influenza B *f*
influenza C C-Grippe *f*, Influenza C *f*
Asian influenza asiatische Grippe *f*
avian influenza atypische Geflügelpest *f*, Newcastle disease (*nt*)
Hong Kong influenza Hongkonggrippe *f*

in|flu|en|zal [ˌɪnfluː'enzl] *adj.* Grippe betreffend, grippal, Influenza-, Grippe-

influenza-specific *adj.* influenzaspezifisch

In|flu|en|za|vi|rus [ɪnfluːˌenzə'vaɪrəs] *noun* Influenzavirus *nt*

in|fu|sion [ɪn'fjuːʒn] *noun* **1.** Infusion *f* **2.** (*pharmakol.*) Aufguss *m*, Infus *nt*, Infusum *nt*; Tee *m*
intravenous infusion intravenöse Infusion *f*, i.v.-Infusion *f*

INH *abk.* s.u. **1.** isoniazid **2.** isonicotinic acid *hydrazide*

in|her|ent [ɪn'herənt] *adj.* innewohnend, eigen (*in*); intrinsisch; angeboren

in|her|it [ɪn'herɪt] **I** *vt* erben (*from* von) **II** *vi* erben

in|her|it|a|ble [ɪn'herɪtəbl] *adj.* vererbbar, erblich, Erb-

in|her|it|ance [ɪn'herɪtəns] *noun* **1.** Vererbung *f*; **by inheritance** erblich, durch Vererbung **2.** Erbgut *nt*
alternative inheritance alternative Vererbung *f*
codominant inheritance kodominante Vererbung *f*
complemental inheritance komplementäre Vererbung *f*
cytoplasmic inheritance zytoplasmatische Vererbung *f*, extranukleäre Vererbung *f*
extrachromosomal inheritance extrachromosomale Vererbung *f*
extranuclear inheritance zytoplasmatische Vererbung *f*, extranukleäre Vererbung *f*
haplotype inheritance Haplotypenvererbung *f*
holandric inheritance holandrische Vererbung *f*
mitochondrial inheritance extrachromosomale Vererbung *f*
multifactorial inheritance multifaktorielle Vererbung *f*
quantitative inheritance polygene Vererbung *f*
sex-linked inheritance geschlechtsgebundene Vererbung *f*, gonosomale Vererbung *f*
X-linked inheritance X-chromosomale Vererbung *f*
Y-linked inheritance Y-gebundene Vererbung *f*, holandrische Vererbung *f*

in|her|it|ed [ɪn'herɪtɪd] *adj.* vererbt, ererbt, Erb-

in|hib|in [ɪn'hɪbɪn] *noun* Inhibin *nt*

in|hib|it [ɪn'hɪbɪt] *vt* hemmen, hindern, inhibieren

in|hi|bi|tion [ˌɪn(h)ɪ'bɪʃn] *noun* Hemmung *f*, Inhibition *f*
allosteric inhibition allosterische Hemmung *f*
antagonist inhibition Antagonistenhemmung *f*
autogenic inhibition autogene Hemmung *f*, Selbsthemmung *f*, Autoinhibition *f*
competitive inhibition kompetitive Hemmung *f*
concerted inhibition konzertierte Inhibition *f*, konzertierte Hemmung *f*
contact inhibition Kontakthemmung *f*, Dichtehemmung *f*
cumulative inhibition kumulative Hemmung *f*
density inhibition Kontakthemmung *f*, Dichtehemmung *f*
end-product inhibition Endprodukthemmung *f*, Rückkopplungshemmung *f*, feedback-Hemmung *f*
enzyme inhibition Enzymhemmung *f*
feedback inhibition Rückkopplungshemmung *f*, Rückwärtshemmung *f*, Feedbackhemmung *f*
hemagglutination inhibition Hämagglutinationshemmung *f*
pain inhibition Schmerzhemmung *f*
proactive inhibition proaktive Hemmung *f*
reversible inhibition reversible Hemmung *f*
selective inhibition kompetitive Hemmung *f*
uncompetitive inhibition unkompetitive Hemmung *f*

in|hib|i|tive [ɪn'hɪbɪtɪv] *adj.* s.u. inhibitory

in|hib|i|tor [ɪn'hɪbɪtər] *noun* Hemmstoff *m*, Hemmer *m*, Inhibitor *m*
ACE inhibitor Angiotensin-Converting-Enzym-Hemmer *m*, ACE-Hemmer *m*
acetylcholinesterase inhibitor Cholinesterasehemmer *m*, Cholinesteraseinhibitor *m*, Acetylcholinesterasehemmer *m*, Acetylcholinesteraseinhibitor *m*
allosteric inhibitor allosterischer Inhibitor *m*
angiotensin converting enzyme inhibitor Angiotensin-Converting-Enzym-Hemmer *m*, ACE-Hemmer *m*
C1 esterase inhibitor s.u. C1 *inhibitor*
C1 inhibitor C1-Inaktivator *m*, C1-Esterase-Inhibitor *m*
carbonic anhydrase inhibitor Carboanhydrasehemmstoff *m*, Carboanhydraseinhibitor *m*
cholinesterase inhibitor Cholinesterasehemmer *m*, Cholinesteraseinhibitor *m*
cytokine inhibitor Zytokinhemmer *m*, Zytokininhibitor *m*
DNA-specific inhibitor DNA-spezifischer Inhibitor *m*
enzyme inhibitor Enzymhemmstoff *m*, Enzyminhibitor *m*
esterase inhibitor Esterasehemmer *m*, Esterasehemmstoff *m*, Esteraseinhibitor *m*

I

feedback inhibitor Feedbackinhibitor *m*
gyrase inhibitor Gyrasehemmer *m*
membrane attack complex inhibitor S-Protein *nt*, Vitronektin *nt*
monoamine oxidase inhibitor Monoaminoxidase-Hemmer *m*, Monoaminooxidase-Hemmer *m*, MAO-Hemmer *m*
α_2-plasmin inhibitor α_2-Plasmininhibitor *m*
platelet inhibitor Plättchenaggregationshemmer *m*
prostaglandin synthetase inhibitor Prostaglandinsynthetasehemmer *m*
protein synthesis inhibitor Proteinsynthesehemmer *m*
serine protease inhibitor Serinproteaseinhibitor *m*
trypsin inhibitor Trypsininhibitor *m*

in|hib|i|to|ry [ɪn'hɪbətɔːriː] *adj.* hemmend, hindernd, inhibitorisch, Hemmungs-
in|i|ti|a|tor [ɪ'nɪʃɪeɪtər] *noun* Initiator *m*
Inj. *abk.* s.u. injection
in|jec|tion [ɪn'dʒekʃn] *noun* **1.** Injektion *f*, Einspritzung *f*, Spritze *f* **2.** (*pharmakol.*) Injektion *f*, Injektionsmittel *nt*, Injektionspräparat *nt* **3.** (*pathol.*) Gefäßinjektion *f* **4.** Blutüberfüllung *f*, Kongestion *f*; Hyperämie *f*
in|jured ['ɪndʒərd] **I** *noun* Verletzte *m/f* **II** *adj.* verletzt
in|ju|ry ['ɪndʒərɪ] *noun, plural* **in|ju|ries** Verletzung *f* (*to* an; *from* durch, von); Wunde *f*, Schaden *m*, Schädigung *f*, Trauma *n*
cellular injury Zellschädigung *f*
ischemic injury ischämie-bedingte Schädigung *f*, Schädigung *f* durch Ischämie
late injury Spätschaden *m*, Spätschädigung *f*
radiation injury Strahlenschädigung *f*, Strahlenschaden *m*

in|nate [ɪ'neɪt, 'ɪneɪt] *adj.* **1.** angeboren (*in*); bei der Geburt vorhanden; kongenital; hereditär **2.** innewohnend, eigen (*in*)
in|noc|u|ous ['nɑkjws] *adj.* harmlos
Ino *abk.* s.u. inosine
in|oc|u|la|ble [ɪ'nɑkjələbl] *adj.* **1.** inokulierbar, durch Inokulation/Impfung übertragbar, impfbar **2.** durch Inokulation/Impfung infizierbar
in|oc|u|late [ɪ'nɑkjəleɪt] *vt* **1.** durch Inokulation übertragen, inokulieren **2.** (*mikrobiol.*) impfen, beimpfen, überimpfen, inokulieren
in|oc|u|la|tion [ɪˌnɑkjə'leɪʃn] *noun* Beimpfung *f*, Überimpfung *f*, Impfung *f*, Inokulation *f*
in|oc|u|lum [ɪ'nɑkjələm] *noun, plural* **in|oc|u|la** [ɪ'nɑkjələ] Inokulum *nt*
in|op|er|a|ble [ɪn'ɑpərəbl] *adj.* inoperabel, nicht operierbar
in|or|gan|ic [ˌɪnɔːr'gænɪk] *adj.* **1.** (*Chemie*) anorganisch **2.** unorganisch
in|o|sae|mia [ɪnə'siːmɪə] *noun* (*brit.*) s.u. inosemia
in|os|cu|late [ɪn'ɑksjəleɪt] *vt* eine Anastomose bilden, anastomosieren
in|o|se|mia [ɪnə'siːmɪə] *noun* **1.** erhöhter Inositgehalt *m* des Blutes, Inositämie *f* **2.** erhöhter Fibringehalt *m* des Blutes, Hyperfibrinämie *f*
in|o|sine ['ɪnəʊsiːn] *noun* Inosin *nt*
in|o|site ['ɪnəsaɪt] *noun* s.u. inositol
in|o|si|tol [ɪ'nəʊsɪtɔl] *noun* **1.** Inosit *nt*, Inositol *nt* **2.** meso-Inosit *m*, meso-Inositol *nt*, myo-Inosit *m*, myo-Inositol *nt*
in|stil|la|tion [ɪnstə'leɪʃn] *noun* Einträufelung *f*, Instillation *f*; Tropfinfusion *f*
intravenous instillation intravenöse Tropfinfusion *f*

in|suf|fi|cien|cy [ˌɪnsə'fɪʃənsɪ] *noun, plural* **in|suf|fi|cien|cies** **1.** Funktionsschwäche *f*, Insuffizienz *f*, Insufficientia *f* **2.** Unzulänglichkeit *f*; Untauglichkeit *f*, Unfähigkeit *f*
adrenal insufficiency **1.** Nebenniereninsuffizienz *f*, Hypadrenalismus *m*, Hypoadrenalismus *m* **2.** Nebennierenrindeninsuffizienz *f*, NNR-Insuffizienz *f*, Hypoadrenokortizismus *m*, Hypokortikalismus *m*, Hypokortizismus *m*
adrenocortical insufficiency Nebennierenrindeninsuffizienz *f*, NNR-Insuffizienz *f*, Hypoadrenokortizismus *m*, Hypokortikalismus *m*, Hypokortizismus *m*

in|su|lin ['ɪns(j)ʊlən] *noun* Insulin *nt*
insulin-antagonistic *adj.* insulinantagonistisch
in|su|lin|ase ['ɪnsəlɪneɪz] *noun* Insulinase *f*
insulin-induced *adj.* insulininduziert, insulinbedingt
insulin-like *adj.* insulinähnlich
in|su|li|no|ma [ˌɪns(j)əlɪ'nəʊmə] *noun, plural* **in|su|li|no|mas, in|su|li|no|ma|ta** [ˌɪns(j)əlɪ'nəʊmətə] Insulinom *nt*, B-Zell-Tumor *m*, B-Zellen-Tumor *m*
in|su|lo|ma [ɪns(j)ə'ləʊmə] *noun* s.u. insulinoma
in|te|gral ['ɪntɪgrəl] **I** *noun* (*mathemat.*) Integral *nt* **II** *adj.* **1.** (*mathemat.*) ganz, ganzzahlig, Integral- **2.** integral, wesentlich, unabdingbar **3.** vollständig, vollkommen
in|te|grase ['ntreɪz] Integrase *f*
HIV-1 integrase HIV-1-Integrase *f*

in|te|grin ['ntrn] *noun* Integrin *nt*
β_1 integrin β_1-Integrin *nt*
β_2 integrin β_2-Integrin *nt*
β_3 integrins β_3-Integrine *pl*, Zytoadhäsine *pl*
leukocyte integrin Leukozytenintegrin *nt*
leukocyte integrin CD18/11a Leukozytenintegrin CD18/11a *nt*, lymphozytenassoziiertes Antigen Typ 1n
leukocyte integrin CD18/11b Leukozytenintegrin CD18/11b *nt*, Komplementrezeptortyp 3 *m*
leukocyte integrin CD18/11c Leukozytenintegrin CD18/11c *nt*, Komplementrezeptortyp 4 *m*

inter- *präf.* Zwischen-, Inter-; Gegen-, Wechsel-
in|ter|ac|tion [ɪntər'ækʃn] *noun* gegenseitige Einwirkung *f*, Wechselwirkung *f*, Interaktion *f*
allergen-IgE-mast cell interaction Allergen-IgE-Mastzell-Interaktion *f*
antigen-antibody interaction Antigen-Antikörper-Interaktion *f*, Antigen-Antikörper-Wechselwirkung *f*
B-T interaction B-Zell-T-Zell-Interaktion *f*, B-T-Interaktion *f*
drug interactions Arzneimittelwechselwirkungen *pl*
gene interaction Genwechselwirkung *f*
genetic interactions (*virus*) genetische Wechselwirkungen *pl*
host-parasite interaction Wirt-Parasit-Wechselwirkung *f*
hydrophobic interaction hydrophobe Wechselwirkung *f*
idiotypic interaction idiotypische Interaktion *f*
ionic interaction ionische Wechselwirkung *f*
receptor-ligand interaction Rezeptor-Liganden-Interaktion *f*
receptor-target interaction Rezeptor-Zielzelle-Interaktion *f*

T-B interaction B-Zell-T-Zell-Interaktion *f*, B-T-Interaktion *f*
van der Waals interaction van der Waals-Wechselwirkung *f*
in|ter|ac|tive [ɪntər'æktɪv] *adj.* aufeinander einwirkend, sich gegenseitig beeinflussend, interagierend, wechselwirkend
in|ter|breed [ɪntər'bri:d] I *vt* kreuzen, durch Kreuzung züchten II *vi* sich kreuzen
in|ter|cel|lu|lar [ɪntər'seljələr] *adj.* zwischen Zellen (liegend), im Interzellularraum (liegend), Zellen verbindend, interzellulär, interzellular, Interzellular-
in|ter|fer|ence [ɪntər'fɪərəns] *noun* **1.** Störung *f*, Behinderung *f*, Hemmung *f* (*with*); Beeinträchtigung *f* (*with*) **2.** Überlagerung *f*, Interferenz *f* **3.** Virusinterferenz *f*
heterologous interference heterologe Interferenz *f*
homologous interference homologe Interferenz *f*
virus interference Virusinterferenz *f*
in|ter|fer|on [ɪntər'fɪərɑn] *noun* Interferon *nt*
interferon-α Leukozyteninterferon *nt*, α-Interferon *nt*
interferon-β Fibroblasteninterferon *nt*, β-Interferon *nt*
interferon-γ Immuninterferon *nt*, γ-Interferon *nt*
epithelial interferon β-Interferon *nt*
fibroblast interferon β-Interferon *nt*
fibroepithelial interferon s.u. fibroblast *interferon*
immune interferon γ-Interferon *nt*
leukocyte interferon α-Interferon *nt*
in|ter|gra|da|tion [,ɪntərgreɪ'deɪʃn] *noun* Intergradation *f*
in|ter|leu|kin ['ɪntərlu:kɪn] *noun* Interleukin *nt*
interleukin-1 *noun* Interleukin-1 *nt*
interleukin-2 *noun* Interleukin-2 *nt*
interleukin-3 *noun* Interleukin-3 *nt*
in|ter|me|di|ate [ɪntər'mi:dɪəjət] I *noun* Zwischenglied *nt*, Zwischenform *f*; Zwischenprodukt *nt*, Intermediärsubstanz *f* II *adj.* dazwischenliegend, intermediär, Zwischen-, Mittel-, Intermediär-
reactive nitrogen intermediates reaktive Stickstoffintermediate *pl*
reactive oxygen intermediates reaktive Sauerstoffintermediate *pl*, reaktive Sauerstoffmetabolite *pl*
in|ter|me|din [ɪntər'mi:dɪn] *noun* Melanotropin *nt*, melanotropes Hormon *nt*, melanozytenstimulierendes Hormon *nt*
in|tes|ti|nal [ɪn'testənl] *adj.* Darm/Intestinum betreffend, intestinal, Darm-, Eingeweide-, Intestinal-
in|tes|tine [ɪn'testɪn] *noun* Darm *m*; (*anatom.*) Intestinum *nt*; **intestines** *plural* Eingeweide *pl*, Gedärme *pl*
large intestine Dickdarm *m*, Intestinum crassum
small intestine Dünndarm *m*, Intestinum tenue
in|ti|ma ['ɪntɪmə] *noun, plural* **in|ti|mae** ['ɪntɪmi:] (*anatom.*) Intima *f*, Tunica intima, Tunica intima vasorum
in|ti|mal ['ɪntɪməl] *adj.* Intima betreffend, Intima-
in|tol|er|ance [ɪn'tɑlərəns] *noun* Überempfindlichkeit *f* (*to* gegen); Unverträglichkeit *f*, Intoleranz *f*
cold intolerance Kälteintoleranz *f*
in|tox|i|ca|tion [ɪn,tɑksɪ'keɪʃn] *noun* Vergiftung *f*, Intoxikation *f*; Toxikose *f*
roentgen intoxication Strahlenkrankheit *f*
septic intoxication Septikämie *f*, Septikhämie *f*, Blutvergiftung *f*; Sepsis *f*
intra- *präf.* inner-, intra-
intra-abdominal *adj.* in/innerhalb der Bauchhöhle (liegend), intraabdominal, intraabdominell
intra-arterial *adj.* in einer Arterie (liegend), in eine Arterie, intraarteriell
in|tra|can|a|lic|u|lar [ɪntrə,kænə'lɪkjələr] intrakanalikulär
in|tra|cel|lu|lar [ɪntrə'seljələr] *adj.* innerhalb einer Zelle (liegend *oder* ablaufend), intrazellulär, intrazellular
in|tra|cu|ta|ne|ous [,ɪntrəkju'teɪnɪəs] *adj.* in der Haut (liegend), in die Haut, intrakutan, intradermal
in|tra|duc|tal [ɪntrə'dʌktl] *adj.* in einem Gang/Ductus (liegend), intraductal
in|tra|ep|i|the|li|al [,ɪntrəepɪ'θi:lɪəl] *adj.* innerhalb des Epithels (liegend), intraepithelial
in|tra|e|ryth|ro|cyt|ic [,ɪntrəɪ,rɪθrə'sɪtɪk] *adj.* innerhalb eines Erythrozyten (liegend), intraerythrozytär
in|tra|glob|u|lar [ɪntrə'glɑbjələr] *adj.* intraglobulär, intraglobular
in|tra|med|ul|lar|y [ɪntrə'medjəleri:] *adj.* **1.** im Rückenmark (liegend), in das Rückenmark, intramedullär **2.** in der Medulla oblongata (liegend), intramedullär **3.** im Knochenmark (liegend), in das Knochenmark, intramedullär
in|tra|mem|bra|nous [ɪntrə'membrənəs] *adj.* innerhalb einer Membran (liegend *oder* auftretend), intramembranös
in|tra|mi|to|chon|dri|al [ɪntrə,maɪtə'kɑndrɪəl] *adj.* intramitochondrial
in|tra|mo|lec|u|lar [,ɪntrəmə'lekjələr] *adj.* innerhalb eines Moleküls, innermolekular, intramolekular
in|tra|mu|ral [ɪntrə'mjʊərəl] *adj.* innerhalb einer Organwand liegend *oder* auftretend, intramural
in|tra|mus|cu|lar [ɪntrə'mʌskjələr] *adj.* innerhalb des Muskels (liegend), in den Muskel, intramuskulär
in|tra|nu|cle|ar [ɪntrə'n(j)u:klɪər] *adj.* im Kern (liegend), intranukleär
in|tra|os|se|ous [ɪntrə'ɑsɪəs] *adj.* im Knochen (liegend), in den Knochen, intraossär, intraossal, endostal
in|tra|os|te|al [ɪntrə'ɑstɪəl] *adj.* s.u. intraosseous
in|tra|pel|vic [ɪntrə'pelvɪk] *adj.* innerhalb des Beckens (liegend), intrapelvin
in|tra|per|i|to|ne|al [ɪntrə,perɪtə'ni:əl] *adj.* in der Bauchfellhöhle (liegend), von Bauchfell/Peritoneum umgeben, intraperitoneal
in|tra|seg|men|tal [,ɪntrəseg'mentl] *adj.* innerhalb eines Segments (liegend), intrasegmental
in|tra|spi|nal [ɪntrə'spaɪnl] *adj.* in der Wirbelsäule *oder* im Wirbelkanal (liegend), in den Wirbelkanal, intraspinal
in|tra|tho|rac|ic [,ɪntrəθɔ'ræsɪk] *adj.* im Brustkorb (liegend), intrathorakal, endothorakal
in|tra|thy|mic [ɪntrə'aɪmk] *adj.* im Thymus entstehend *oder* ablaufend, intrathymisch
in|tra|u|ter|ine [ɪntrə'ju:tərɪn] *adj.* in der Gebärmutter, in der Gebärmutterhöhle, in die Gebärmutter, intrauterin
in|tra|vas|cu|lar [ɪntrə'væskjələr] *adj.* innerhalb eines Gefäßes (liegend), in ein Gefäß, intravasal, intravaskulär
in|tra|ve|nous [ɪntrə'vi:nəs] I *noun* **1.** intravenöse Injektion *f* **2.** intravenöse Infusion *f* II *adj.* innerhalb der Vene (liegend), in eine Vene hinein, intravenös

in|trin|sic [ɪn'trɪnsɪk] *adj.* innere(r, s), von innen kommend *oder* wirkend, innewohnend, innerhalb, endogen, intrinsisch
in|trin|si|cal [ɪn'trɪnsɪkl] *adj.* s.u. intrinsic
in|u|lase ['ɪnjəleɪz] *noun* Inulase *f*, Inulinase *f*
in|u|lin ['ɪnjəlɪn] *noun* Inulin *nt*
in|u|lin|ase ['ɪnjəlɪneɪz] *noun* s.u. inulase
in|vac|ci|na|tion [ɪn,væksə'neɪʃn] *noun* Invakzination *f*
in|vade [ɪn'veɪd] *vt* eindringen (in), sich ausbreiten (über, in), sich eindrängen (in)
in|va|sin [ɪn'veɪsɪn] *noun* Hyaluronidase *f*
in|va|sion [ɪn'veɪʒn] *noun* **1.** (*Erreger*) Eindringen *nt*, Invasion *f* **2.** (*mikrobiol.*) Invasion *f* **3.** (*pharmakol.*) Invasion *f* **4.** (*Tumor*) Invasion *f*; Infiltration *f*
  early invasion Frühinvasion *f*
  local invasion lokale Invasion *f*
in|va|sive [ɪn'veɪzɪv] *adj.* **1.** (*pathol.*) eindringend, invasiv **2.** (*chirurg.*) invasiv
in|va|sive|ness [ɪn'veɪsɪvnɪs] *noun* Fähigkeit *f* zur Invasion, Invasivität *f*
in|ver|sion [ɪn'vɜrʒn] *noun* **1.** (*Physik, Chemie*) Umkehrung *f*, Inversion *f* **2.** (*Genetik*) Chromosomeninversion *f*, Inversion *f*
  inversion of chromosome Chromosomeninversion *f*
in|vert|ase [ɪn'vɜrteɪz] *noun* Invertase *f*, β-Fruktofuranosidase *f*
In|ver|te|bra|ta [ɪn,vɜrtə'breɪtə] *plural* Wirbellose *pl*, Invertebraten *pl*
io|date ['aɪədeɪt] *noun* Iodat *nt*, Jodat *nt*
io|dide ['aɪədaɪd] *noun* Iodid *nt*, Jodid *nt*
  potassium iodide Kaliumjodid *nt*, Kaliumiodid *nt*
io|dine ['aɪədaɪn] *noun* Jod *nt*, Iod *nt*
io|do|ac|e|tate [aɪ,əʊdə'æsɪteɪt] *noun* Jodacetat *nt*, Iodacetat *nt*
5-io|do|de|ox|y|ur|i|dine [aɪ,əʊdədɪ,ɑksɪ'jʊərɪdiːn] *noun* s.u. idoxuridine
io|do|thy|ro|glob|u|lin [aɪ,əʊdə,θaɪrə'glɑbjəlɪn] *noun* Thyreoglobulin *nt*
io|do|thy|ro|nine [aɪ,əʊdə'θaɪrəniːn] *noun* Jodthyronin *nt*
io|do|ty|ro|sine [aɪ,əʊdə'taɪrəsiːn] *noun* Jodtyrosin *nt*
ion ['aɪɑn] *noun* Ion *nt*
  hydrogen ion Wasserstoffion *nt*
  sodium ion Natrium-Ion *nt*
i|on|ic [aɪ'ɑnɪk] *adj.* Ion/Ionen betreffend, ionisch, Ionen-
io|no|gram ['aɪənəgræm] *noun* Elektropherogramm *nt*
ion|o|phore [aɪ'ɑnəfɔːr] *noun* Ionophor *nt*
  Ca ionophore Calciumionophor *nt*, Ca-Ionophor *nt*
  calcium ionophore Calciumionophor *nt*, Ca-Ionophor *nt*
ion|o|pho|re|sis [aɪ,ɑnəfə'riːsɪs] *noun* Ionophorese *f*, Elektrophorese *f*
ion|o|pho|ret|ic [aɪ,ɑnəfə'retɪk] *adj.* Elektrophorese betreffend, mittels Elektrophorese, elektrophoretisch
ion-permeable *adj.* ionendurchlässig, ionenpermeabel
I.P. *abk.* s.u. **1.** intraperitoneal **2.** isoelectric *point*
i.p. *abk.* s.u. **1.** intraperitoneal **2.** isoelectric *point*
IP_3 *abk.* s.u. inositol *triphosphate*
IPA *abk.* s.u. isopropyl *alcohol*
IPR *abk.* s.u. isoproterenol
IPTG *abk.* s.u. isopropyl *thiogalactoside*
IPV *abk.* s.u. poliovirus *vaccine* inactivated
IR *abk.* s.u. **1.** immunoreactivity **2.** insulin *resistance*
IRMA *abk.* s.u. immunoradiometric *assay*
i|ron ['aɪərn] **I** *noun* **1.** (*Chemie*) Eisen *nt*, Ferrum *nt* **2.** (*pharmakol.*) Eisen *nt*, Eisenpräparat *nt*, eisenhaltiges Arzneimittel *nt* **II** *adj.* eisern, Eisen-; eisenfarbig
ir|ra|di|ate [ɪ'reɪdɪeɪt] *vt* **1.** bestrahlen, mit Strahlen behandeln **2.** erleuchten, ausstrahlen, anstrahlen; (*Schmerz*) ausstrahlen **3.** (*Licht*) ausstrahlen, verbreiten; (*Strahlen*) aussenden
ir|ra|di|a|tion [ɪ,reɪdɪ'eɪʃn] *noun* **1.** Bestrahlung *f*, Strahlentherapie *f* **2.** (*Schmerz*) Ausstrahlung *f*, Irradiation *f* **3.** (*physiolog.*) Ausbreitung *f*, Irradiation *f* **4.** (*Licht*) Ausstrahlung *f*, Aussendung *f* **5.** (*Physik*) Strahlungsintensität *f*; spezifische Strahlungsenergie *f*
  cobalt irradiation Kobaltbestrahlung *f*
  postoperative irradiation Nachbestrahlung *f*, postoperative Bestrahlung *f*
  preoperative irradiation Vorbestrahlung *f*, präoperative Bestrahlung *f*
  total body irradiation Ganzkörperbestrahlung *f*
  total nodal irradiation Bestrahlung *f* aller Lymphknotengruppen, total nodal irradiation *nt*
  ultraviolet irradiation UV-Bestrahlung *f*
  UV irradiation UV-Bestrahlung *f*
  whole-body irradiation Ganzkörperbestrahlung *f*
  whole-brain irradiation Ganzhirnbestrahlung *f*
IS *abk.* s.u. **1.** immune *serum* **2.** immunosuppressive **3.** intracellular *space* **4.** intraspinal
ISC *abk.* s.u. interstitial *cells*
is|chae|mia [ɪ'skiːmɪə] *noun* (*brit.*) s.u. ischemia
is|chae|mic [ɪ'skiːmɪk] *adj.* (*brit.*) s.u. ischemic
is|che|mia [ɪ'skiːmɪə] *noun* Ischämie *f*
  warm ischemia warme Ischämie *f*
is|che|mic [ɪ'skiːmɪk] *adj.* Ischämie betreffend, von Ischämie betroffen, durch Ischämie bedingt, blutleer, ischämisch, Ischämie-
ischio- *präf.* Sitzbein-, Ischias-, Hüft(e)-, Ischio-
ISF *abk.* s.u. interstitial *fluid*
is|land ['aɪlənd] *noun* Insel *f*, isolierter Zellhaufen *oder* Gewebeverband *m*
  islands of Langerhans Langerhans-Inseln *pl*, endokrines Pankreas *nt*, Inselorgan *nt*, Pankreasinseln *pl*, Pars endocrina pancreatis
is|let ['aɪlɪt] *noun* **1.** Inselchen *nt* **2.** s.u. island
  islets of Langerhans Langerhans-Inseln *pl*, endokrines Pankreas *nt*, Inselorgan *nt*, Pankreasinseln *pl*, Pars endocrina pancreatis
ISN *abk.* s.u. inosine
i|so|ag|glu|ti|na|tion [,aɪsəə,gluːtə'neɪʃn] *noun* Isoagglutination *f*
i|so|ag|glu|ti|nin [,aɪsəə'gluːtənɪn] *noun* Isoagglutinin *nt*
i|so|al|lele [,aɪsəə'liːl] *noun* Isoallel *nt*
i|so|al|lox|a|zine [,aɪsəə'lɑksəziːn] *noun* Isoalloxazin *nt*
i|so|an|ti|bod|y [aɪsə'æntɪbɑdɪ] *noun* Alloantikörper *m*, Isoantikörper *m*
i|so|an|ti|gen [aɪsə'æntɪdʒən] *noun* Alloantigen *nt*, Isoantigen *nt*
i|so|bu|ta|nol [aɪsə'bjuːtnɔl] *noun* Isobutanol *m*, Isobutylalkohol *m*
i|so|bu|tyl|ene [aɪsə'bjuːtliːn] *noun* Isobutylen *nt*
i|so|cel|lu|lar [aɪsə'seljələr] *adj.* aus gleichartigen Zellen bestehend, isozellulär
i|so|chro|mat|ic [,aɪsəkrəʊ'mætɪk] *adj.* isochrom, isochromatisch, farbtonrichtig, gleichfarbig; gleichmäßig gefärbt

i|so|chro|mo|some [aɪsə'krəʊməsəʊm] *noun* Isochromosom *nt*

i|so|cit|rase [aɪsə'sɪtreɪz] *noun* Isozitratlyase *f*, Isocitratlyase *f*

i|so|cit|ra|tase [aɪsə'sɪtrəteɪz] *noun* s.u. isocitrase

i|so|cit|rate [aɪsə'sɪtreɪt] *noun* Isocitrat *nt*, Isozitrat *nt*

i|so|cit|ri|tase [aɪsə'sɪtrəteɪz] *noun* s.u. isocitrase

i|so|cy|to|ly|sin [ˌaɪsəsaɪ'tɑləsɪn] *noun* Isozytolysin *nt*

i|so|cy|to|sis [ˌaɪsəsaɪ'təʊsɪs] *noun* Isozytose *f*

i|so|dose ['aɪsədəʊs] *noun* Isodose *f*

i|so|en|zyme [aɪsə'enzaɪm] *noun* Isozym *nt*, Isoenzym *nt*

i|so|flur|o|phate [aɪsə'flʊərəfeɪt] *noun* Diisopropylfluorphosphat *nt*, Fluostigmin *nt*

i|so|form ['aɪsfɔːrm] *noun* Isoform *f*

i|so|ge|ne|ic [ˌaɪsədʒə'niːɪk] *adj.* isogen, isogenetisch, syngen, syngenetisch

i|so|gen|ic [aɪsə'dʒenɪk] *adj.* s.u. isogeneic

i|so|gen|o|mat|ic [aɪsəˌdʒenə'mætɪk] *adj.* isogenomatisch

i|so|graft ['aɪsəgræft] *noun* isologes Transplantat *nt*, isogenes Transplantat *nt*, syngenes Transplantat *nt*, syngenetisches Transplantat *nt*, isogenetisches Transplantat *nt*, Isotransplantat *nt*

i|so|haem|ag|glu|ti|na|tion [ˌaɪsəhiːməˌgluːtn'eɪʃn] *noun (brit.)* s.u. isohemagglutination

i|so|haem|ag|glu|ti|nin [aɪsəˌhiːmə'gluːtnɪn] *noun (brit.)* s.u. isohemagglutinin

i|so|hae|mo|ly|sin [ˌaɪsəhɪ'mɑləsɪn] *noun (brit.)* s.u. isohemolysin

i|so|hae|mo|ly|sis [ˌaɪsəhɪ'mɑləsɪs] *noun (brit.)* s.u. isohemolysis

i|so|hae|mo|lyt|ic [aɪsəˌhiːmə'lɪtɪk] *adj. (brit.)* s.u. isohemolytic

i|so|hem|ag|glu|ti|na|tion [ˌaɪsəhiːməˌgluːtn'eɪʃn] *noun* Isoagglutination *f*, Isohämagglutination *f*

i|so|hem|ag|glu|ti|nin [aɪsəˌhiːmə'gluːtnɪn] *noun* Isoagglutinin *nt*, Isohämagglutinin *nt*

i|so|he|mo|ly|sin [ˌaɪsəhɪ'mɑləsɪn] *noun* Isohämolysin *nt*

i|so|he|mo|ly|sis [ˌaɪsəhɪ'mɑləsɪs] *noun* Isohämolyse *f*

i|so|he|mo|lyt|ic [aɪsəˌhiːmə'lɪtɪk] *adj.* Isohämolyse betreffend, durch Isohämolyse gekennzeichnet, isohämolytisch

i|so|im|mu|ni|za|tion [aɪsəˌɪmjənɪ'zeɪʃn] *noun* Isoimmunisierung *f*, Alloimmunisierung *f*

i|so|late ['aɪsəleɪt] *noun* Isolat *nt*

i|so|leu|cine [aɪsə'luːsiːn] *noun* Isoleucin *nt*

i|so|leu|ko|ag|glu|ti|nin [aɪsəˌluːkəə'gluːtənɪn] *noun* (natürliches) Leukozytenagglutinin *nt*

i|so|lo|gous [aɪ'sɑləgəs] *adj.* genetisch-identisch, artgleich, isolog, homolog; syngen, syngenetisch, isogen, isogenetisch

i|so|ly|sin [aɪ'sɑləsɪn] *noun* Isolysin *nt*

i|so|lytic [aɪsə'lɪtɪk] *adj.* Isolyse betreffend, isolytisch

i|so|mer ['aɪsəmər] *noun* Isomer *nt*, Isomere *f*
cis-trans isomer cis-trans-Isomer *nt*
sequence isomer Sequenzisomer *nt*

i|som|er|ase [aɪ'sɑməreɪz] *noun* Isomerase *f*
enoyl-CoA isomerase Enoyl-CoA-isomerase *f*
glucose-6-phosphate isomerase Glukose-6-phosphatisomerase *f*, Phosphohexoseisomerase *f*, Phosphoglucoseisomerase *f*
hexosephosphate isomerase Glukose-6-phosphatisomerase *f*, Phosphohexoseisomerase *f*, Phosphoglucoseisomerase *f*
maleylacetoacetate isomerase Maleylacetoacetatisomerase *f*
mannose-6-phosphate isomerase Mannose-6-phosphatisomerase *f*, Mannosephosphatisomerase *f*
phosphoglucose isomerase Glukose(-6-)phosphatisomerase *f*, Phosphohexoseisomerase *f*, Phosphoglucoseisomerase *f*
ribose-5-phosphate isomerase Ribosephosphatisomerase *f*, Phosphoriboisomerase *f*

i|so|mer|ic [aɪsə'merɪk] *adj.* Isomerie betreffend *oder* zeigend, isomer

i|som|er|ide [aɪ'sɑməraɪd] *noun* s.u. isomer

i|som|er|ism [aɪ'sɑmərɪzəm] *noun* Isomerie *f*
chain isomerism Kettenisomerie *f*
cis-trans isomerism cis-trans Isomerie *f*, geometrische Isomerie *f*
conformational isomerism Konformationsisomerie *f*
constitutional isomerism Strukturisomerie *f*
sequence isomerism Sequenzisomerie *f*
structural isomerism Konstitutionsisomerie *f*, Strukturisomerie *f*

I

i|so|ni|a|zid [aɪsə'naɪəzɪd] *noun* Isoniazid *nt*, Isonicotinsäurehydrazid *nt*, Pyridin-4-carbonsäurehydrazid *nt*

i|so|nic|o|ti|no|yl|hy|dra|zine [aɪsəˌnɪkə'tiːnəwɪl'haɪdrəziːn] *noun* s.u. isoniazid

i|so|nic|o|ti|nyl|hy|dra|zine [aɪsəˌnɪkə'tiːnɪl'haɪdrəziːn] *noun* s.u. isoniazid

iso-oncotic *adj.* isonkotisch, isoonkotisch

i|so|pre|cip|i|tin [ˌaɪsəprɪ'sɪpətɪn] *noun* Isopräzipitin *nt*

i|so|pren|a|line [aɪsə'prenəliːn] *noun* Isoprenalin *nt*, Isoproterenol *nt*, Isopropylnoradrenalin *nt*

i|so|prene ['aɪsəpriːn] *noun* Isopren *nt*, 2-Methyl-1,3-butadien *nt*

i|so|pren|oid [aɪsə'priːnɔɪd] *noun* Isoprenoid *nt*

i|so|pre|nol [aɪsə'prenɔl] *noun* Isoprenol *nt*, Isoprenoidalkohol *m*

i|so|pro|pa|nol [aɪsə'prəʊpənɔl] *noun* Isopropanol *nt*, Isopropylalkohol *m*

i|so|pro|pyl|ar|ter|e|nol [aɪsəˌprəʊpɪlˌɑːr'terənɔl] *noun* s.u. isoprenaline

i|so|pro|pyl|car|bi|nol [aɪsəˌprəʊpɪl'kɑːrbɪnɔl] *noun* s.u. isopropanol

i|so|pro|ter|e|nol [aɪsəˌprəʊ'terənɔl] *noun* s.u. isoprenaline

i|so|sen|si|ti|za|tion [aɪsə'sensətɪ'zeɪʃn] *noun* Allosensitivierung *f*, Isosensitivierung *f*

i|so|ser|ine [aɪsə'seriːn] *noun* Isoserin *nt*

i|so|thi|o|cy|a|nate [aɪsəˌθaɪəʊ'saɪəneɪt] *noun* Isothiocyanat *nt*
fluorescein isothiocyanate Fluoreszeinisothiocyanat *nt*

i|so|to|nia [aɪsə'təʊnɪə] *noun* Isotonie *f*

i|so|ton|ic [aɪsə'tɑnɪk] *adj.* isoton, isotonisch

i|so|tope ['aɪsətəʊp] *noun* Isotop *nt*
radioactive isotope radioaktives Isotop *nt*, Radioisotop *nt*

i|so|top|ic [aɪsə'tɑpɪk] *adj.* Isotop betreffend, isotop, Isotopen-

i|so|trans|plant [aɪsə'trænzplænt] *noun* s.u. isograft

i|so|trans|plan|ta|tion [aɪsəˌtrænzplæn'teɪʃn] *noun* isologe Transplantation *f*, isogene Transplantation *f*, isogenetische Transplantation *f*, syngene Transplantation *f*, syngenetische Transplantation *f*, Isotransplantation *f*

i|so|type ['aɪsətaɪp] *noun* Isotyp *m*
IgG1 isotype IgG1-Isotyp *m*
immunmoglobulin isotype Immunglobulinisotyp *m*
immunoglobulin isotype Immunoglobulinisotyp *m*
i|so|typ|ic [aɪsə'tɪpɪk] *adj.* Isotypie *oder* Isotypen betreffend, isotypisch
i|sot|y|py [aɪ'sɑtɪpɪ] *noun* Isotypie *f*
i|so|zyme ['aɪsəzaɪm] *noun* Isozym *nt*, Isoenzym *nt*
ISP *abk.* s.u. **1.** isoprenaline **2.** isoproterenol
is|sue ['ɪʃuː] *noun* **1.** Ausfluss *m*, Eiterausfluss *m*, Blutausfluss *m*, Serumausfluss *m* **2.** eiterndes Geschwür *nt*
IT *abk.* s.u. **1.** immunological *tolerance* **2.** immunotoxin **3.** intrathoracic
itch [ɪtʃ] I *noun* **1.** Jucken *nt*, Juckreiz *m*; Pruritus *m* **2.** Krätze *f*, Scabies *f* II *vt* jemanden jucken, kratzen III *vi* jucken
Aujeszky's itch Pseudowut *f*, Pseudolyssa *f*, Pseudorabies *f*, Aujeszky-Krankheit *f*
ITF *abk.* s.u. interferon
Ito-Reenstierna ['iːtəʊ riːn'stɪərnə]: **Ito-Reenstierna reaction** Ito-Reenstierna-Reaktion *f*
Ito-Reenstierna test s.u. *Ito-Reenstierna* reaction
ITP *abk.* s.u. **1.** idiopathic thrombocytopenic *purpura* **2.** inosine *triphosphate*
IU *abk.* s.u. **1.** international *unit* **2.** intrauterine
I.U. *abk.* s.u. international *unit*
IUT *abk.* s.u. intrauterine *transfusion*
IV *abk.* s.u. intravenous
I.V. *abk.* s.u. intravenous
i.v. *abk.* s.u. intravenous
IVI *abk.* s.u. intravenous *infusion*
IVT *abk.* s.u. intravenous *therapy*
Ix|o|des [ɪk'səʊdiːz] *noun* Ixodes *m*
ix|o|di|a|sis [ˌɪksəʊ'daɪəsɪs] *noun* **1.** Ixodiasis *f* **2.** Zeckenbefall *m* **3.** durch Zecken übertragene Krankheit *f*
ix|od|ic [ɪk'sɑdɪk] *adj.* durch Zecken übertragen *oder* verursacht, Zecken-
Ix|od|i|dae [ɪk'sɑdədiː] *plural* Schildzecken *pl*, Haftzecken *pl*, Holzböcke *pl*, Ixodidae *pl*
Ix|od|i|des [ɪk'sɑdədiːz] *plural* Zecken *pl*, Ixodides *pl*
ix|o|dism ['ɪksədɪzəm] *noun* s.u. ixodiasis

J

J *abk.* s.u. **1.** joint **2.** joule

Jacob-Monod ['dʒeɪkəb ʒa'kɔ mɔ'nɔ]: **Jacob-Monod hypothesis** Jacob-Monod-Hypothese *f*, Jacob-Monod-Modell *nt*
Jacob-Monod model s.u. *Jacob-Monod* hypothesis

Jakob ['jakɔp]: **Jakob's disease** s.u. *Jakob-Creutzfeldt* disease

Jakob-Creutzfeldt ['jakɔp 'krɔytsfelt]: **Jakob-Creutzfeldt disease** Creutzfeldt-Jakob-Erkrankung *f*, Creutzfeldt-Jakob-Syndrom *nt*, Jakob-Creutzfeldt-Erkrankung *f*, Jakob-Creutzfeldt-Syndrom *nt*
Jakob-Creutzfeldt virus Jakob-Creutzfeldt-Virus *nt*, JC-Virus *nt*

Jaksch [jakʃ]: **Jaksch's anemia** von Jaksch-Hayem-Anämie *f*, von Jaksch-Hayem-Syndrom *nt*, Anaemia pseudoleucaemica infantum
Jaksch's disease s.u. *Jaksch's* anemia

Jansky ['dʒænskɪ; janskɪ]: **Jansky's classification** Jansky-Klassifikation *f*

Jarisch-Herxheimer ['jaːrɪʃ 'hɛrkshaɪmər]: **Jarisch-Herxheimer reaction** Jarisch-Herxheimer-Reaktion *f*, Herxheimer-Jarisch-Reaktion *f*

jaun|dice ['dʒɔːndɪs] *noun* Gelbsucht *f*, Ikterus *m*, Icterus *m*
acholuric jaundice s.u. chronic familial *jaundice*
acholuric familial jaundice s.u. chronic familial *jaundice*
chronic acholuric jaundice s.u. chronic familial *jaundice*
chronic familial jaundice hereditäre Sphärozytose *f*, Kugelzellanämie *f*, Kugelzellenanämie *f*, Kugelzellikterus *m*, Kugelzellenikterus *m*, familiärer hämolytischer Ikterus *m*, Morbus *m* Minkowski-Chauffard
congenital hemolytic jaundice s.u. chronic familial *jaundice*
congenital nonhemolytic jaundice Crigler-Najjar-Syndrom *nt*, idiopathische Hyperbilirubinämie *f*
familial acholuric jaundice s.u. chronic familial *jaundice*
familial nonhemolytic jaundice Meulengracht-Krankheit *f*, Meulengracht-Gilbert-Krankheit *f*, Meulengracht-Syndrom *nt*, Meulengracht-Gilbert-Syndrom *nt*, intermittierende Hyperbilirubinämie Meulengracht *f*, Icterus juvenilis intermittens Meulengracht
hemolytic jaundice hämolytische Gelbsucht *f*, hämolytischer Ikterus *m*
leptospiral jaundice Weil-Krankheit *f*, Leptospirosis icterohaemorrhagica
nuclear jaundice Kernikterus *m*, Bilirubinenzephalopathie *f*
occult jaundice okkulter Ikterus *m*, latenter Ikterus *m*
spirochetal jaundice Weil-Krankheit *f*, Leptospirosis icterohaemorrhagica
toxemic jaundice s.u. toxic *jaundice*
toxic jaundice toxischer Ikterus *m*

jaun|diced ['dʒɔːndɪst] *adj.* gelbsüchtig, ikterisch

JCD *abk.* s.u. Jakob-Creutzfeldt *disease*

jct. *abk.* s.u. junction

Jerne ['jernə]: **Jerne plaque assay** s.u. *Jerne* technique
Jerne technique Jerne-Technik *f*, Hämolyseplaquetechnik *f*, Plaquetechnik *f*

JHR *abk.* s.u. Jarisch-Herxheimer *reaction*

joint [dʒɔɪnt] *noun* **I** *noun* **1.** Gelenk *nt*, Articulatio *f* **2.** Verbindung *f*, Verbindungsstelle *f*, Fuge *f*, Naht *f*, Nahtstelle *f* **II** *adj.* gemeinsam, gemeinschaftlich, Gemeinschafts-; vereint **III** *vt* verbinden, zusammenfügen
bleeder's joint Blutergelenk *nt*, hämophile Arthritis *f*, Arthropathia haemophilica

Jolly [ʒɔ'li]: **Jolly's bodies** Howell-Jolly-Körperchen *pl*, Jolly-Körperchen *pl*

joule [dʒuːl] *noun* Joule *nt*

JRA *abk.* s.u. juvenile rheumatoid *arthritis*

Jt *abk.* s.u. joint

jt *abk.* s.u. joint

junc|tion ['dʒʌŋkʃn] *noun* Verbindungsstelle *f*, Verbindungspunkt *m*, Anschlussstelle *f*, Vereinigungsstelle *f*, Junktion *f*
adherent junction Zonula adherens
tight junction Verschlusskontakt *m*, Zonula occludens

juv. *abk.* s.u. juvenile

ju|van|tia [dʒuː'vænʃɪə] *plural* Heilmittel *pl*, therapeutische Maßnahmen *pl*, Juvantia *pl*

ju|ve|nile ['dʒuːvənl] **I** *noun* Jugendliche *m/f*. **II** *adj.* **1.** jugendlich, jung, juvenil, Jugend-, Juvenil- **2.** unreif, Entwicklungs-; kindisch

K

K *abk.* s.u. **1.** dissociation *constant* **2.** kalium **3.** Kelvin **4.** lysine **5.** potassium
K *abk.* s.u. dissociation *constant*
K' *abk.* s.u. apparent dissociation *constant*
Kahler ['kaːlər]: **Kahler's disease** Kahler-Krankheit *f*, Huppert-Krankheit *f*, Morbus *m* Kahler, Plasmozytom *nt*, multiples Myelom *nt*, plasmozytisches Immunozytom *nt*, plasmozytisches Lymphom *nt*
Kahn [kɑːn]: **Kahn's albumin A reaction** Kahn-Flockungsreaktion *f*
ka|lae|mia [kə'liːmɪə] *noun* (*brit.*) s.u. kalemia
ka|le|mia [kə'liːmɪə] *noun* (vermehrter) Kaliumgehalt *m* des Blutes, Hyperkaliämie *f*, Kaliämie *f*
ka|li ['keɪlɪ] *noun* Pottasche *f*, Kaliumkarbonat *nt*
ka|li|ae|mia [kælɪ'iːmɪə] *noun* (*brit.*) s.u. kalemia
ka|li|e|mia [kælɪ'iːmɪə] *noun* s.u. kalemia
ka|li|o|pe|nia [kælɪəʊ'pɪnɪə] *noun* Kaliummangel *m*, Kaliopenie *f*; Hypokaliämie *f*
ka|li|o|pe|nic [kælɪəʊ'pɪnɪk] *adj.* Kaliopenie betreffend *oder* verursachend, durch sie gekennzeichnet *oder* verursacht, kaliopenisch
ka|li|um ['keɪlɪəm] *noun* Kalium *nt*
kal|li|din ['kælədɪn] *noun* Kallidin *nt*, Lysyl-Bradykinin *nt*
kallidin I Bradykinin *nt*
kallidin II s.u. kallidin
kallidin 9 Bradykinin *nt*
kallidin 10 s.u. kallidin
kal|li|krein [kælɪ'kriːɪn] *noun* Kallikrein *nt*
plasma kallikrein Plasmakallikrein *nt*, Serumkallikrein *nt*
tissue kallikrein Gewebskallikrein *nt*
kal|li|krei|no|gen [kælə'kraɪnədʒən] *noun* Kallikreinogen *nt*, Präkallikrein *nt*, Fletscher-Faktor *m*
ka|o|lin ['keɪəʊlɪn] *noun* s.u. kaoline
ka|o|line ['keɪəʊliːn] *noun* Kaolin *nt*
Kaposi [kə'pəʊsɪ, 'kæpəsɪ]: **Kaposi's sarcoma** Kaposi-Sarkom *nt*, Morbus *m* Kaposi, Retikuloangiomatose *f*, Angioretikulomatose *f*, idiopathisches multiples Pigmentsarkom *nt* Kaposi, Sarcoma idiopathicum multiplex haemorrhagicum
Karnofsky [kɑːr'nɑfskɪ]: **Karnofsky performance index** s.u. *Karnofsky* scale
Karnofsky scale Karnofsky-Index *m*, Karnofsky-Skala *f*
karyo- *präf.* Kern-, Zellkern-, Kary(o)-, Nukle(o)-, Nucle(o)-
kar|y|o|cyte ['kærɪəʊsaɪt] *noun* **1.** kernhaltige Zelle *f*, Karyozyt *m* **2.** Normoblast *m*
kar|y|o|gram ['kærɪəʊgræm] *noun* Karyogramm *nt*, Idiogramm *nt*
kar|y|o|ki|ne|sis [ˌkærɪəʊkɪ'niːsɪs] *noun* **1.** mitotische Kernteilung *f*, Karyokinese *f* **2.** Mitose *f*
kar|y|o|ki|net|ic [ˌkærɪəʊkɪ'netɪk] *adj.* Karyokinese betreffend, karyokinetisch; mitotisch
kar|y|o|lymph ['kærɪəʊlɪmf] *noun* Kernsaft *m*, Karyolymphe *f*
kar|y|o|ly|sis [kærɪ'ɑləsɪs] *noun* Zellkernauflösung *f*, Kernauflösung *f*, Karyolyse *f*
kar|y|o|lyt|ic [ˌkærɪəʊ'lɪtɪk] *adj.* Karyolyse betreffend *oder* auslösend, von ihr gekennzeichnet, karyolytisch
kar|y|o|meg|a|ly [ˌkærɪəʊ'megəlɪ] *noun* Kernvergrößerung *f*, Karyomegalie *f*
kar|y|on ['kærɪɑn] *noun* Zellkern *m*, Nukleus *m*, Nucleus *m*, Karyon *nt*
kar|y|o|phage ['kærɪəfeɪdʒ] *noun* Karyophage *m*
kar|y|o|plasm ['kærɪəʊplæzəm] *noun* Zellkernprotoplasma *nt*, Kernprotoplasma *nt*, Karyoplasma *nt*, Nukleoplasma *nt*
kar|y|o|plas|mat|ic [ˌkærɪəʊplæz'mætɪk] *adj.* s.u. karyoplasmic
kar|y|o|plas|mic [kærɪəʊ'plæzmɪk] *adj.* Karyoplasma betreffend, karyoplasmatisch, nukleoplasmatisch
kar|y|o|plast ['kærɪəʊplæst] *noun* s.u. karyon
kar|y|o|pyk|no|sis [ˌkærɪəʊpɪk'nəʊsɪs] *noun* Kernschrumpfung *f*, Kernverdichtung *f*, Kernpyknose *f*, Pyknose *f*, Karyopyknose *f*
kar|y|o|pyk|not|ic [ˌkærɪəʊpɪk'nɑtɪk] *adj.* Karyopyknose betreffend *oder* auslösend, von Karyopyknose gekennzeichnet, karyopyknotisch
kar|y|or|rhec|tic [kærɪəʊ'rektɪk] *adj.* Karyorrhexis betreffend *oder* verursachend, karyorrhektisch
kar|y|or|rhex|is [kærɪəʊ'reksɪs] *noun, plural* **kar|y|or|rhex|es** [kærɪəʊ'reksiːz] Zellkernzerfall *m*, Kernzerfall *m*, Karyorhexis *f*, Karyorrhexis *f*
kar|y|o|some ['kærɪəʊsəʊm] *noun* Karyosom *nt*
kar|y|o|the|ca [kærɪəʊ'θiːkə] *noun* Kernmembran *f*, Karyothek *f*
kar|y|o|type ['kærɪəʊtaɪp] *noun* Karyotyp *m*
kar|y|o|typ|ic [kærɪəʊ'tɪpɪk] *adj.* Karyotyp/Karyotypen betreffend, Karyotypen-
kar|y|o|typ|ing [kærɪəʊ'taɪpɪŋ] *noun* Chromosomenanalyse *f*
Kasabach-Merritt ['kæsəbɑk 'merɪt]: **Kasabach-Merritt syndrome** Kasabach-Merritt-Syndrom *nt*, Thrombopenie-Hämangiom-Syndrom *nt*, Thrombozytopenie-Hämangiom-Syndrom *nt*
kat *abk.* s.u. katal
kat|al ['kætæl] *noun* Katal *nt*
kat|a|ther|mom|e|ter [ˌkætəθɜr'mɑmɪtər] *noun* Katathermometer *nt*
kat|i|on ['kætˌaɪɑn] *noun* Kation *nt*
Kauffmann-White ['kaʊfmən (h)waɪt]: **Kauffmann-White classification** Kauffmann-White-Schema *nt*
KB *abk.* s.u. ketone *bodies*
Kb *abk.* s.u. kilobase
kb *abk.* s.u. kilobase
Kbp *abk.* s.u. kilobase *pairs*
kcal *abk.* s.u. kilocalorie
kCi *abk.* s.u. kilocurie
KCl *abk.* s.u. potassium *chloride*
K_d *abk.* s.u. dissociation *constant*

K_d *abk.* S.U. dissociation *constant*
KE *abk.* S.U. Kendall's *Compound* E
Kell [kel]: **Kell blood group (system)** Kell-Blutgruppe *f*, Kell-Blutgruppensystem *nt*, Kell-Cellano-System *nt*
Kelvin ['kelvɪn]: **Kelvin scale** Kelvin-Skala *f*
Kelvin thermometer Kelvin-Thermometer *nt*
kellvin ['kelvɪn] *noun* Kelvin *nt*
Kendall ['kendl]: **Kendall's compound A** 11-Dehydrocorticosteron *nt*, Kendall-Substanz A *f*
Kendall's compound B Kortikosteron *nt*, Corticosteron *nt*, Compound B Kendall
Kendall's compound E Kortison *nt*, Cortison *nt*
Kendall's compound F Kortisol *nt*, Cortisol *nt*, Hydrocortison *nt*
kephlallin ['kefəlɪn] *noun* Kephalin *nt*, Cephalin *nt*
K_{eq} *abk.* S.U. equilibrium *constant*
kerlalsin ['kerəsɪn] *noun* Kerasin *nt*
kelratlic [kə'rætɪk] *adj.* **1.** Keratin betreffend, Keratin- **2.** Hornhaut/Kornea betreffend, Hornhaut-, Kerato- **3.** hornartig, Horn-
kerlaltin ['kerətɪn] *noun* Hornstoff *m*, Keratin *nt*
kerlaltinlase ['kerətɪneɪz] *noun* Keratinase *f*
kerlaltinlilzaltion [ˌkerətɪnɪ'zeɪʃn] *noun* Verhornung *f*, Keratinisation *f*
kerlaltinlize ['kerətɪnaɪz] *vi* verhornen, hornig werden
kelratlilnolcyte [kɪ'rætnəʊsaɪt] *noun* Keratinozyt *m*, Hornzelle *f*, Malpighi-Zelle *f*
kelratlilnous [kɪ'rætnəs] *adj.* hornig, verhornt, aus Horn, Horn-
kerato- *präf.* Hornhaut-, Kerato-, Korneal-
kerlaltolaclanltholma [ˌkerətəʊæˌkæn'θəʊmə] *noun* Keratoakanthom *nt*, selbstheilendes Stachelzellkarzinom *nt*, selbstheilender Stachelzellkrebs *m*, selbstheilender Stachelzellenkrebs *m*, Molluscum sebaceum, Molluscum pseudocarcinomatosum
kerlaltolanlgilolma [kerətəʊˌændʒɪ'əʊmə] *noun* Angiokeratom *nt*
kerlaltollylsis [kerə'tɑləsɪs] *noun* **1.** Ablösung *f* der Hornschicht, Keratolyse *f*, Keratolysis *f* **2.** Auflösung/Erweichung *f* der Hornsubstanz der Haut, Keratolyse *f* **3.** Keratolyse *f*, Keratolysis *f*
kerlaltollytlic [ˌkerətəʊ'lɪtɪk] **I** *noun* Keratolytikum *nt* **II** *adj.* Keratolyse betreffend *oder* auslösend, keratolytisch
kerlaltolsullfate [ˌkerətəʊ'sʌlfeɪt] *noun* Keratansulfat *nt*
kerlaltolsullphate [ˌkerətəʊ'sʌlfeɪt] *noun* (*brit.*) S.U. keratosulfat
kerlniclterlus [kɜr'nɪktərəs] *noun* Kernikterus *m*, Bilirubinenzephalopathie *f*
keltal ['kiːtæl] *noun* Ketal *nt*
keltilmine ['ketɪmiːn] *noun* Ketimin *nt*
keto- *präf.* Keto(n)-
keltolgenlelsis [kiːtəʊ'dʒenəsɪs] *noun* Ketokörperbildung *f*, Ketonkörperbildung *f*, Ketogenese *f*
keltolgelnetlic [ˌkiːtəʊdʒə'netɪk] *adj.* S.U. ketogenic
keltolgenlic [kiːtəʊ'dʒenɪk] *adj.* Keton/Ketonkörper bildend, ketogen, ketoplastisch
α-keltolglultalrate [kiːtəʊ'gluːtəreɪt] *noun* α-Ketoglutarat *nt*
keltolhexlolkilnase [kiːtəʊˌheksə'kaɪneɪz] *noun* Ketokinase *f*, Ketohexokinase *f*, Fructokinase *f*
keltol ['kiːtɔl] *noun* Ketol *nt*
keltollylsis [kɪ'tɑləsɪs] *noun* Ketolyse *f*
keltollytlic [ˌkiːtə'lɪtɪk] *adj.* Ketolyse betreffend *oder* fördernd, ketolytisch
keltone ['kiːtəʊn] *noun* Keton *nt*
keltonlic [kiː'tɑnɪk] *adj.* Keton(e) betreffend, Keton-, Keto-
keltose ['kiːtəʊs] *noun* Ketozucker *m*, Ketonzucker *m*, Ketose *f*
keltolsis [kɪ'təʊsɪs] *noun* Azetonämie *f*, Ketonämie *f*, Ketoazidose *f*, Ketose *f*, Ketosis *f*
17-keltoslterloid [kɪ'tɑstərɔɪd] *noun* 17-Ketosteroid *nt*, 17-Oxosteroid *nt*
keltolthilollase [ˌkiːtə'θaɪəleɪz] *noun* Ketothiolase *f*
α-methylacetoacetyl CoA-β-ketothiolase Acetyl-CoA-Acetyltransferase *f*, Acetoacetylthiolase *f*, Thiolase *f*
keltoltranslferlase [ˌkiːtəʊ'trænsfəreɪz] *noun* Transketolase *f*
keltoxlime [kɪ'tɑksiːm] *noun* Ketoxim *nt*
keV *abk.* S.U. kilo electron *volt*
kev *abk.* S.U. kilo electron *volt*
Kidd [kɪd]: **Kidd blood group (system)** Kidd-Blutgruppe *f*, Kidd-Blutgruppensystem *nt*
kidlney ['kɪdnɪ] *noun* Niere *f*; (*anatom.*) Ren *m*, Nephros *m*
killolbase ['kɪləbeɪs] *noun* Kilobase *f*
killolcallolrie ['kɪləkælərɪ] *noun* (große) Kalorie *f*, Kilokalorie *f*
killolculrie ['kɪləkjʊərɪ] *noun* Kilocurie *nt*
killolvolt ['kɪləvəʊlt] *noun* Kilovolt *nt*
killolwatt ['kɪləwɑt] *noun* Kilowatt *nt*
kilowatt-hour *noun* Kilowattstunde *f*
Kimura [kɪ'mʊərə]: **Kimura's disease** Kimura-Krankheit *f*, Kimura-Syndrom *nt*, Morbus *m* Kimura, papulöse Angioplasie *f*, angiolymphoide Hyperplasie *f* mit Eosinophilie (Kimura)
kilnase ['kaɪneɪz] *noun* Kinase *f*
acetate kinase Azetatkinase *f*
acetylglutamate kinase Acetylglutamatkinase *f*
***N*-acetylmannosamine kinase** *N*-Acetylmannosaminkinase *f*
adenosine kinase Adenosinkinase *f*
adenylate kinase Adenylatkinase *f*, Myokinase *f*, AMP-Kinase *f*, A-Kinase *f*
AMP kinase Adenylatkinase *f*, Myokinase *f*, AMP-Kinase *f*, A-Kinase *f*
arginine kinase Argininkinase *f*
aspartate kinase Aspartatkinase *f*
B-cell cytoplasmic tyrosinase kinase zytoplasmatische B-Zell-Tyrosinase-Kinase *f*
butyrate kinase Butyratkinase *f*
choline kinase Cholinkinase *f*
creatine kinase Kreatinkinase *f*, Creatinkinase *f*, Kreatinphosphokinase *f*, Creatinphosphokinase *f*
dephospho-phosphorylase kinase Dephosphophosphorylasekinase *f*
ethanolamine kinase Ethanolaminkinase *f*, Äthanolaminkinase *f*
glucose-1-phosphate kinase Phosphoglukokinase *f*, Phosphoglucokinase *f*
glutamate kinase Glutamatkinase *f*
glycerol kinase Glyzerinkinase *f*
glycogen phosphorylase kinase Phosphorylasekinase *f*
mevalonate kinase Mevalonatkinase *f*
NDP kinase S.U. nucleoside diphosphate *kinase*
NMP kinase S.U. nucleoside monophosphate *kinase*
nucleoside kinase Nukleosidkinase *f*

nucleoside diphosphate kinase Nucleosiddiphosphatkinase *f*, NDP-Kinase *f*
nucleoside monophosphate kinase Nucleosidmonophosphatkinase *f*, NMP-Kinase *f*
pantothenate kinase Pantothenatkinase *f*
phosphoglycerate kinase Phosphoglyceratkinase *f*
protein kinase Proteinkinase *f*
protein kinase C Proteinkinase C *f*
pyruvate kinase Pyruvatkinase *f*
pyruvate dehydrogenase kinase Pyruvatdehydrogenasekinase *f*
riboflavin kinase Riboflavinkinase *f*
thymidine kinase Thymidinkinase *f*

ki|net|ic [kɪ'netɪk] *adj.* Kinetik *oder* Bewegung betreffend *oder* fördernd *oder* verursachend, kinetisch, Bewegungs-

ki|net|ics [kɪ'netɪks] *plural* Kinetik *f*
reaction kinetics Reaktionskinetik *f*
saturation kinetics Sättigungskinetik *f*

kineto- *präf.* Bewegungs-, Kinet(o)-

ki|nin ['kaɪnɪn] *noun* Kinin *nt*
C2 kinin C2-Kinin *nt*

ki|nin|ase ['kaɪnɪneɪz] *noun* Kininase *f*

ki|nin|o|gen [kaɪ'nɪnədʒən] *noun* Kininogen *nt*
high-molecular-weight kininogen hochmolekulares Kininogen *nt*, HMW-Kininogen *nt*
HMW kininogen s.u. high-molecular-weight *kininogen*
LMW kininogen s.u. low-molecular-weight *kininogen*
low-molecular-weight kininogen niedermolekulares Kininogen *nt*, low-molecular-weight kininogen

kino- *präf.* Bewegungs-, Kine-, Kinet(o)-, Kin(o)-

kit|a|sa|my|cin [ˌkɪtəsə'maɪsɪn] *noun* Leucomycin *nt*, Kitasamycin *nt*

KKS *abk.* s.u. kallikrein-kinin *system*

Kleb|si|el|la [ˌklebzɪ'elə] *noun* Klebsiella *f*
Klebsiella friedländeri s.u. *Klebsiella* pneumoniae
Klebsiella ozaenae s.u. *Klebsiella* pneumoniae ozaenae
Klebsiella pneumoniae Friedländer-Bakterium *nt*, Friedländer-Bazillus *m*, Klebsiella pneumoniae, Bacterium pneumoniae Friedländer
Klebsiella pneumoniae ozaenae Ozäna-Bakterium *nt*, Klebsiella ozaenae, Klebsiella pneumoniae ozaenae, Bacterium ozaenae
Klebsiella pneumoniae rhinoscleromatis Rhinosklerom-Bakterium *nt*, Klebsiella rhinoscleromatis, Klebsiella pneumoniae rhinoscleromatis, Bacterium rhinoscleromatis
Klebsiella rhinoscleromatis s.u. *Klebsiella* pneumoniae rhinoscleromatis

Klebs-Löffler [klebs 'leflər; 'lœf-]: **Klebs-Löffler bacillus** Diphtheriebazillus *m*, Diphtheriebakterium *nt*, Klebs-Löffler-Bazillus *m*, Löffler-Bazillus *m*, Corynebacterium diphtheriae, Bacterium diphtheriae

Koch [kɔk, kɔx]: **Koch's bacillus 1.** Tuberkelbazillus *m*, Tuberkelbakterium *nt*, Tuberkulosebazillus *m*, Tuberkulosebakterium *nt*, TB-Bazillus *m*, TB-Erreger *m*, Mycobacterium tuberculosis, Mycobacterium tuberculosis var. hominis **2.** Komma-Bazillus *m*, Vibrio cholerae, Vibrio comma
Koch's law s.u. *Koch's* postulates
Koch's phenomenon Koch-Phänomen *nt*
Koch's postulates Koch-Regeln *pl*, Koch-Postulate *pl*
Koch's tuberculin Alttuberkulin *nt*, Tuberkulin-Original-Alt *nt*

Koch-Weeks [kɔk wiːks]: **Koch-Weeks bacillus** Koch-Weeks-Bazillus *m*, Haemophilus aegyptius, Haemophilus aegypticus, Haemophilus conjunctivitidis

Krause-Wolfe ['kraʊzə wʊlf]: **Krause-Wolfe graft** Krause-Wolfe-Lappen *m*, Wolfe-Krause-Lappen *m*

kre|a|tin ['krɪətɪn] *noun* Kreatin *nt*, Creatin *nt*, α-Methylguanidinoessigsäure *f*

Krebs [kreːps]: **Krebs cycle 1.** Krebs-Zyklus *m*, Zitronensäurezyklus *m*, Citratzyklus *m*, Tricarbonsäurezyklus *m* **2.** s.u. *Krebs-Henseleit* cycle
Krebs ornithine cycle s.u. *Krebs-Henseleit* cycle
Krebs urea cycle s.u. *Krebs-Henseleit* cycle

Krebs-Henseleit [kreːps 'hensəlaɪt]: **Krebs-Henseleit cycle** Harnstoffzyklus *m*, Ornithinzyklus *m*, Krebs-Henseleit-Zyklus *m*

kres|ol ['kresɑl] *noun* Kresol *nt*

Krukenberg ['krʊkənbɜrg]: **Krukenberg's tumor** Krukenberg-Tumor *m*

KS *abk.* s.u. Kaposi's *sarcoma*

K_S *abk.* s.u. substrate *constant*

17-KS *abk.* s.u. 17-ketosteroid

Kulchitsky [kuːl'tʃɪtskɪ]: **Kulchitsky's cells** enterochromaffine Zellen *pl*, gelbe Zellen *pl*, argentaffine Zellen *pl*, enteroendokrine Zellen *pl*, Kultschitzky-Zellen *pl*
Kulchitsky-cell carcinoma Kultschitzky-Tumor *m*

Kunkel ['kʌŋkl]: **Kunkel's syndrome** lupoide Hepatitis *f*, Bearn-Kunkel-Syndrom *nt*, Bearn-Kunkel-Slater-Syndrom *nt*

Kupffer ['kʊpfər]: **Kupffer's cells** Kupffer-Sternzellen *pl*, von Kupffer-Sternzellen *pl*, Kupffer-Zellen *pl*, von Kupffer-Zellen *pl*

kV *abk.* s.u. kilovolt

kv *abk.* s.u. kilovolt

Kveim [k(ə)'veɪm]: **Kveim antigen** Kveim-Antigen *nt*
Kveim test Kveim-Hauttest *m*, Kveim-Nickerson-Test *m*

kW *abk.* s.u. kilowatt

kw *abk.* s.u. kilowatt

kWh *abk.* s.u. kilowatt-hour

kwhr *abk.* s.u. kilowatt-hour

kyt(o)- *präf.* Zell-, Zyt(o)-, Cyt(o)-

K

L

L *abk.* s.u. **1.** leucine **2.** lingual **3.** liquor **4.** liter **5.** lues **6.** solubility *product*
l *abk.* s.u. liter
l. *abk.* s.u. liter
λ *abk.* s.u. wavelength
L- *abk.* s.u. stereoisomer
LA *abk.* s.u. **1.** leucine *aminopeptidase* **2.** lupus *anticoagulant*
Lab *abk.* s.u. laboratory
LAD *abk.* s.u. lactic acid *dehydrogenase*
la|bel|ling ['leɪbəlɪŋ] *noun* Markieren *nt*, Markierung *f*, Kennzeichnung *f*
affinity labeling Affinitätsmarkierung *f*
isotopic labeling Isotopenmarkierung *f*
labio- *präf.* Lippen-, Schamlippen-, Labio-
lab|o|ra|to|ry ['læbrətɔːrɪ] *noun* Laboratorium *nt*, Labor *nt*
lab|ro|cyte ['læbrəsaɪt] *noun* Mastzelle *f*, Mastozyt *m*
lack [læk] *noun* Mangel *m* (*of* an)
lack of oxygen Sauerstoffmangel *m*
lac|tal|bu|min [ˌlæktæl'bjuːmɪn] *noun* Laktalbumin *nt*, Lactalbumin *nt*
lac|tam ['læktæm] *noun* Laktam *nt*, Lactam *nt*, Laktonamin *nt*
β-lac|tam|ase ['læktəmeɪz] *noun* β-Laktamase *f*, β-Lactamase *f*, beta-Laktamase *f*, beta-Lactamase *f*
β-lactamase-resistant *adj.* β-Lactamase-fest, β-Lactamase-resistent
lac|tam|ide [læk'tæmɪd] *noun* Laktamid *nt*, Lactamid *nt*
lac|tase ['lækteɪz] *noun* Laktase *f*, Lactase *f*, β-Galaktosidase *f*
lac|tate ['lækteɪt] **I** *noun* Laktat *nt*, Lactat *nt* **II** *vi* Milch absondern, laktieren
calcium lactate Kalziumlaktat *nt*
ferrous lactate Ferrolactat *nt*, Eisen-II-laktat *nt*
lac|tic ['læktɪk] *adj.* Milch betreffend, Milch-, Lakt(o)-, Lact(o)-, Galakt(o)-, Galact(o)-
lac|tim ['læktɪm] *noun* Laktim *nt*, Lactim *nt*, Laktonimin *nt*
lacto- *präf.* Milch-, Lakt(o)-, Lact(o)-, Galakt(o)-, Galact(o)-
Lac|to|bac|il|la|ce|ae [ˌlæktəʊˌbæsə'leɪsɪˌiː] *plural* Milchsäurebakterien *pl*, Lactobacillaceae *pl*
Lac|to|ba|cil|lus [ˌlæktəʊbə'sɪləs] *noun, plural* **Lac|to|ba|cil|li** [ˌlæktəʊbə'sɪlaɪ] Milchsäurestäbchen *nt*, Laktobacillus *m*, Lactobacillus *m*
Lactobacillus bifidus Bifidus-Bakterium *nt*, Lactobacillus bifidus, Bifidobacterium bifidum
lac|to|fer|rin [læktəʊ'ferɪn] *noun* Laktoferrin *nt*, Lactoferrin *nt*, Laktotransferrin *nt*, Lactotransferrin *nt*
lac|to|fla|vin [læktəʊ'fleɪvɪn] *noun* Riboflavin *nt*, Laktoflavin *nt*, Vitamin B_2 *nt*
lac|to|gen ['læktəʊdʒən] *noun* **1.** laktationsfördernde Substanz *f* **2.** Prolaktin *nt*, Prolactin *nt*, laktogenes Hormon *nt*
human placental lactogen humanes Plazenta-Laktogen *nt*, Chorionsomatotropin *nt*
lac|to|glob|u|lin [læktəʊ'glɑbjəlɪn] *noun* Laktoglobulin *nt*, Lactoglobulin *nt*
lac|to|nase ['læktəneɪz] *noun* Laktonase *f*, Lactonase *f*
lac|tone ['læktəʊn] *noun* Lakton *nt*, Lacton *nt*
lac|to|pro|tein [læktəʊ'prəʊtiːn] *noun* Milcheiweiß *nt*, Laktoprotein *nt*, Lactoprotein *nt*
lac|tose ['læktəʊs] *noun* Milchzucker *m*, Laktose *f*, Lactose *f*, Laktobiose *f*
lac|to|side ['læktəsaɪd] *noun* Laktosid *nt*, Lactosid *nt*
ceramide lactoside Lactosyl-*N*-acylsphingosin *nt*
lac|to|si|do|sis [ˌlæktəʊsaɪ'dəʊsɪs] *noun, plural* **lac|to|si|do|ses** [ˌlæktəʊsaɪ'dəʊsiːz] Laktosidspeicherkrankheit *f*, Laktosidose *f*
ceramide lactosidosis Lactosylceramidose *f*, neutrale β-Galaktosidase-Defekt *m*
lac|to|syl|cer|a|mide [lækˌtəʊsɪl'serəmaɪd] *noun* s.u. lactosyl-*N*-acylsphingosine
lactosyl-N-acylsphingosine *noun* Lactosyl-*N*-acylsphingosin *nt*, Lactosylceramid *nt*
lac|to|trope ['læktəʊtrəʊp] *noun* s.u. lactotroph
lac|to|troph ['læktəʊtrɑf] *noun* Prolaktin-Zelle *f*, mammotrope Zelle *f*
lac|to|tro|phin [læktəʊ'trəʊfɪn] *noun* Prolaktin *nt*, Prolactin *nt*, laktogenes Hormon *nt*
lac|to|trop|ic [læktəʊ'trɑpɪk] *adj.* laktotrop
lac|to|tro|pin [læktəʊ'trəʊpɪn] *noun* s.u. lactotrophin
laev|u|lose ['levjələʊz] *noun* Fruchtzucker *m*, Fruktose *f*, Fructose *f*, Laevulose *f*
Laki-Lorand ['lækɪ lə'rænd]: **Laki-Lorand factor** Faktor XIII *m*, fibrinstabilisierender Faktor *m*, Laki-Lorand-Faktor *m*
LAK *abk.* s.u. lymphokine-activated killer *cell*
lamp [læmp] *noun* Lampe *f*; Leuchte *f*, Beleuchtungskörper *m*; Glühbirne *f*
ultraviolet lamp Ultraviolettlampe *f*, UV-Lampe *f*
Lancefield ['lænsfiːld]: **Lancefield classification** Lancefield-Einteilung *f*, Lancefield-Klassifikation *f*
Lancefield groups Lancefield-Gruppen *pl*
Lancefield precipitation test Lancefield-Präzipitationstest *m*
Landsteiner-Donath ['lændstaɪnər 'dəʊnæθ]: **Landsteiner-Donath test** Donath-Landsteiner-Reaktion *f*, Landsteiner-Reaktion *f*
Langerhans ['læŋərhænz]: **islands of Langerhans** Langerhans-Inseln *pl*, endokrines Pankreas *nt*, Inselorgan *nt*, Pankreasinseln *pl*, Pars endocrina pancreatis
islets of Langerhans s.u. islands of *Langerhans*
Langhans ['læŋhænz]: **Langhans' cell** s.u. *Langhans'* giant cell
Langhans' giant cell Langhans-Riesenzelle *f*
LAP *abk.* s.u. **1.** leucine *aminopeptidase* **2.** leukocyte alkaline *phosphatase*
Lap. *abk.* s.u. **1.** laparoscopy **2.** laparotomy

laparo- *präf.* Bauch-, Bauchdecken-, Bauchwand-, Bauchhöhlen, Lapar(o)-
lap|a|ro|scope ['læpərəskəʊp] *noun* Laparoskop *nt*
lap|a|ros|co|py [ˌlæpə'rɑskəpɪ] *noun* Bauchspiegelung *f*, Laparoskopie *f*
lap|a|rot|o|my [læpə'rɑtəmɪ] *noun* (operative) Bauchhöhleneröffnung *f*, Laparotomie *f*
lap|in|i|za|tion [ˌlæpɪnɪ'zeɪʃn] *noun* Lapinisation *f*
lap|in|ize ['læpɪnaɪz] *vt* lapinisieren
lap|in|ized ['læpɪnaɪzd] *adj.* lapinisiert
lar|da|ceous [lɑːr'deɪʃəs] *adj.* fettartig, fettähnlich
la|ryn|ge|al [lə'rɪndʒ(ɪ)əl] *adj.* Kehlkopf/Larynx betreffend, laryngeal, Kehlkopf-, Laryng(o)-, Larynx-
laryngo- *präf.* Kehlkopf-, Laryng(o)-, Larynx-
lar|ynx ['lærɪŋks] *noun* Kehlkopf *m*, Larynx *m*
LAS *abk.* s.u. lymphadenopathy *syndrome*
lase [leɪz] **I** *vt* mit Laser bestrahlen **II** *vi* Laserlicht ausstrahlen, lasen
la|ser ['leɪzər] *noun* Laser *m*
argon laser Argonlaser *m*
carbon dioxide laser Kohlendioxidlaser *m*, CO_2-Laser *m*
la|tex ['leɪteks] *noun, plural* **la|tex|es, lat|i|ces** ['lætəsiːz] Latex *m*
RF latex Latex-Rheumafaktor-Test *m*
LATS *abk.* s.u. long-acting thyroid *stimulator*
lat|tice ['lætɪs] *noun* **1.** Gitter *nt*; Kristallgitter *nt* **2.** Gittermuster *nt*, Gitteranordnung *f*
antigen-antibody lattice Antigen-Antikörper-Netzwerk *nt*
immune-complex lattice Immunkomplexnetzwerk *nt*
ionic lattice Ionengitter *nt*
space lattice Raumgitter *nt*
lau|da|num ['lɔːdnəm] *noun* **1.** Opium *nt*, Laudanum *nt* **2.** Opiumtinktur *f*, Tinktura opii, Laudanum liquidum
Laurell ['lɔrəl, 'lɑ-]: **Laurell's immunoelectrophoresis** s.u. *Laurell* technique
Laurell's rocket immunoelectrophoresis s.u. *Laurell* technique
Laurell technique Laurell-Immunoelektrophorese *f*
lau|ro|yl ['lɔːrəwɪl] *noun* Lauroyl-(Radikal *nt*)
Lauth [lɔːθ]: **Lauth's violet** Thionin *nt*, Lauth-Violett *nt*
LAV *abk.* s.u. lymphadenopathy-associated *virus*
law [lɔː] *noun* Gesetz *nt*, Gesetzmäßigkeit *f*, Prinzip *nt*, Satz *m*, Grundsatz *m*, Lehrsatz *m*, Regel *f*
law of conservation of energy Gesetz *nt* von der Erhaltung der Energie, Satz *m* von der Erhaltung der Energie
law of conservation of matter Gesetz *nt* von der Erhaltung der Materie, Satz *m* von der Erhaltung der Materie
law of definite proportions Gesetz *nt* der konstanten Proportionen, Proust-Gesetz *nt*
law of gravitation Newton-Gravitationsgesetz *nt*
law of independent assortement Rekombinationsgesetz *nt*, Unabhängigkeitsgesetz *nt*
law of inertia Trägheitsgesetz *nt*
law of mass action Massenwirkungsgesetz *nt*
law of multiple proportions Gesetz *nt* der multiplen Proportionen
law of nature Naturgesetz *nt*
law of reciprocal proportions Gesetz *nt* der multiplen Proportionen
law of refraction Brechungsgesetz *nt*
law of segregation Spaltungsgesetz *nt*
gas law Gasgesetz *nt*
Hardy-Weinberg law Hardy-Weinberg-Gesetz *nt*
Henry's law Henry-Absorptionsgesetz *nt*
Koch's law s.u. *Koch's* postulates
mass law Massenwirkungsgesetz *nt*
Mendel's laws Mendel-Gesetze *pl*, Mendel-Regeln *pl*
mendelian laws s.u. Mendel's *laws*
lay|er ['leɪər] *noun* Schicht *f*, Lage *f*, Blatt *nt*; (*anatom.*) Lamina *f*, Stratum *nt*
blastodermic layer Keimzone *f*, Keimschicht *f*
cell layer Zellschicht *f*
cellular layer Zellschicht *f*
Chievitz's layer Chievitz-Schicht *f*
half-value layer Halbwertdicke *f*, Halbwertschichtdicke *f*
prickle cell layer Stachelzellschicht *f*, Stratum spinosum epidermidis
second half-value layer Halbwertschichtdicke *f* der zweiten Schicht
LBL *abk.* s.u. lymphoblastic *leukemia*
LC *abk.* s.u. liver *cirrhosis*
LCAT *abk.* s.u. lecithin-cholesterol *acyltransferase*
LCFA *abk.* s.u. long-chain fatty *acid*
LCM *abk.* s.u. lymphocytic *choriomeningitis*
LCMV-tolerant *adj.* LCMV-tolerant
LCTA *abk.* s.u. lymphocytotoxic *antibody*
LD *abk.* s.u. **1.** lethal *dose* **2.** lipodystrophy
L.D. *abk.* s.u. lethal *dose*
LD_{50} *abk.* s.u. median lethal *dose*
$L.D._{50}$ *abk.* s.u. median lethal *dose*
LDH *abk.* s.u. **1.** lactate *dehydrogenase* **2.** low-dose *heparin*
LDL *abk.* s.u. low-density *lipoprotein*
LE *abk.* s.u. *lupus* erythematosus
L.E. *abk.* s.u. *lupus* erythematosus
lec|ith|al|bu|min [lesɪθ'ælbjəmɪn] *noun* Lezithalbumin *nt*, Lecithalbumin *nt*
lec|i|thin ['lesɪθɪn] *noun* Lezithin *nt*, Lecithin *nt*, Phosphatidylcholin *nt*
lec|i|thi|nase ['lesɪθɪneɪz] *noun* Lezithinase *f*, Lecithinase *f*, Phospholipase *f*
lecithinase A Phospholipase A_1 *f*, Phospholipase A_2 *f*, Lecithinase A *f*
lecithinase B Lysophospholipase *f*, Lecithinase B *f*, Phospholipase B *f*
lecithinase C Phospholipase C *f*, Lecithinase C *f*, Lipophosphodiesterase I *f*
lecithinase D Phospholipase D *f*, Lecithinase D *f*
lec|i|tho|pro|tein [ˌlesɪθəʊ'prəʊtiːn] *noun* Lecithoprotein *nt*
lec|tin ['lektɪn] *noun* Lektin *nt*, Lectin *nt*
Lederer ['ledərər]: **Lederer's anemia** Lederer-Anämie *f*
Lederer's disease s.u. *Lederer's* anemia
leech|es [liːtʃəs] *plural* Blutegel *pl*, Hirudinea *pl*
Leede-Rumpel ['liːdɪ 'rʌmpl]: **Leede-Rumpel phenomenon** Rumpel-Leede-Phänomen *nt*
Lee-White [liː (h)waɪt]: **Lee-White method** Lee-White-Probe *f*, Lee-White-Test *m*
Le|gion|el|la [liːdʒə'nelə] *noun* Legionella *f*
Legionella micdadei Legionella micdadei, Pittsburgh pneumonia agent
Legionella pittsburgensis s.u. *Legionella* micdadei

le|gion|el|lo|sis [ˌliːdʒəne'ləʊsɪs] *noun* 1. Legionelleninfektion *f*, Legionellose *f* 2. Legionärskrankheit *f*, Veteranenkrankheit *f*

leio- *präf.* Glatt-, Leio-

lei|o|my|o|blas|to|ma [laɪəˌmaɪəblæ'stəʊmə] *noun* epitheliales Leiomyom *nt*, Leiomyoblastom *nt*

lei|o|my|o|fi|bro|ma [laɪəˌmaɪəfaɪ'brəʊmə] *noun* Leiomyofibrom *nt*, Fibroleiomyom *nt*

lei|o|my|o|ma [ˌlaɪəmaɪ'əʊmə] *noun, plural* **lei|o|my|o|mas, lei|o|my|o|ma|ta** [ˌlaɪəmaɪ'əʊmətə] Leiomyom *nt*

bizarre leiomyoma epitheliales Leiomyom *nt*, Leiomyoblastom *nt*

epithelioid leiomyoma epitheliales Leiomyom *nt*, Leiomyoblastom *nt*

uterine leiomyoma Uterusmyom *nt*, Uterusleiomyom *nt*, Leiomyoma uteri

vascular leiomyoma Angiomyom *nt*

lei|o|my|o|ma|to|sis [laɪəˌmaɪəmə'təʊsɪs] *noun* Leiomyomatose *f*, Leiomyomatosis *f*

lei|o|my|om|a|tous [ˌlaɪəmaɪ'ɑmətəs] *adj.* Leiomyom betreffend, leiomyomatös

lei|o|my|o|sar|co|ma [laɪəˌmaɪəsɑːr'kəʊmə] *noun* Leiomyosarkom *nt*, Leiomyosarcoma *nt*

Leishman ['liːʃmæn]: **Leishman's chrome cells** Leishman-Zellen *pl*

Leishman's stain Leishman-Färbung *f*

Leishman-Donovan ['liːʃmæn 'dɑnəvən]: **Leishman-Donovan body** amastigote Form *f*, Leishman-Donovan-Körperchen *nt*, Leishmania-Form *f*

leish|ma|nia [liːʃ'mænɪə] *noun* Leishmanie *f*, Leishmania *f*

leish|ma|ni|al [liːʃ'mænɪəl] *adj.* Leishmanien betreffend, durch sie verursacht, Leishmanien-

leish|ma|ni|a|sis [ˌliːʃmə'naɪəsɪs] *noun* Leishmanieninfektion *f*, Leishmaniase *f*, Leishmaniasis *f*, Leishmaniose *f*, Leishmaniosis *f*

American leishmaniasis amerikanische Leishmaniose *f*, mukokutane Leishmaniose *f*, Haut-Schleimhaut-Leishmaniase *f* (Südamerikas), Leishmaniasis americana

anergic leishmaniasis s.u. anergic cutaneous *leishmaniasis*

anergic cutaneous leishmaniasis leproide Leishmaniasis *f*, Leishmaniasis cutis diffusa, Leishmaniasis tegumentaria diffusa

leish|man|id ['liːʃmænɪd] *noun* Hautleishmanid *nt*, Hautleishmanoid *nt*, Leishmanid *nt*

leish|man|in ['liːʃmənɪn] *noun* Leishmanin *nt*

leish|man|i|o|sis [liːʃˌmænɪ'əʊsɪs] *noun* s.u. leishmaniasis

leish|ma|noid ['liːʃmənɔɪd] *noun* Leishmanoid *nt*

Lennert ['lenərt]: **Lennert's lesion** s.u. *Lennert's* lymphoma

Lennert's lymphoma lymphoepithelioides Lymphom *nt*, Lennert-Lymphom *nt*

lens [lenz] *noun* 1. Linse *f*, Objektiv *nt* 2. (*anatom.*) Linse *f*, Augenlinse *f*, Lens *f*, Lens *f* cristallina

achromatic lens achromatische Linse *f*

adherent lens Kontaktlinse *f*

amplifying lens Vergrößerungslinse *f*

focusing lens Sammellinse *f*

object lens Objektiv *nt*, Objektivlinse *f*

objective lens s.u. object *lens*

len|ti|go [len'taɪgəʊ] *noun, plural* **len|tig|i|nes** [len'tɪdʒəniːz] Linsenmal *nt*, Linsenfleck *m*, Leberfleck *m*, Lentigo *f*, Lentigo *f* benigna, Lentigo *f* juvenilis, Lentigo *f* simplex

lentigo maligna Dubreuilh-Krankheit *f*, Dubreuilh-Erkrankung *f*, Dubreuilh-Hutchinson-Krankheit *f*, Dubreuilh-Hutchinson-Erkrankung *f*, prämaligne Melanose *f*, melanotische Präkanzerose *f*, Lentigo maligna, Melanosis circumscripta praeblastomatosa (Dubreuilh), Melanosis circumscripta praecancerosa (Dubreuilh)

malignant lentigo Lentigo maligna, Dubreuilh-Krankheit *f*, Dubreuilh-Erkrankung *f*, Dubreuilh-Hutchinson-Krankheit *f*, Dubreuilh-Hutchinson-Erkrankung *f*, prämaligne Melanose *f*, melanotische Präkanzerose *f*, Melanosis circumscripta praeblastomatosa (Dubreuilh), Melanosis circumscripta praecancerosa (Dubreuilh)

Len|ti|vir|i|nae [lentɪ'vɪərəniː] *plural* Lentiviren *pl*, Lentivirinae *pl*

len|ti|vi|rus [lentɪ'vaɪrəs] *noun* Lentivirus *nt*

Leon ['lɪɑn]: **Leon virus** Leon-Stamm *m*, Leon-Virus *nt*, Poliovirus Typ III *nt*

Leonard ['lenərd; 'lɪənɑːrd]: **Leonard tube** Kathodenstrahlröhre *f*, Katodenstrahlröhre *f*

lep|er ['lepər] *noun* Leprakranke *m/f*, Aussätzige *m/f*

lep|ra ['leprə] *noun* s.u. leprosy

lep|rid ['leprɪd] *noun* Leprid *nt*

lep|ride ['lepraɪd] *noun* Leprid *nt*

lep|ro|ma [lep'rəʊmə] *noun, plural* **lep|ro|mas, lep|ro|ma|ta** [lep'rəʊmətə] Lepraknoten *m*, Leprom *nt*

lep|rom|a|tous [lep'rɑmətəs] *adj.* Leprom betreffend, lepromatös

lep|ro|min ['leprəmɪn] *noun* Lepromin *nt*, Mitsuda-Antigen *nt*

lep|rose ['leprəʊs] *adj.* s.u. leprous

lep|ro|stat|ic [leprə'stætɪk] I *noun* Leprostatikum *nt* II *adj.* leprostatisch

lep|ro|sy ['leprəsɪ] *noun* Lepra *f*, Aussatz *m*, Hansen-Krankheit *f*, Morbus *m* Hansen, Hansenosis *f*

borderline leprosy Borderline-Lepra *f*, dimorphe Lepra *f*, Lepra dimorpha

diffuse leprosy of Lucio s.u. Lucio's *leprosy*

erythema nodosum leprosy Erythema nodosum leprosum

lazarine leprosy s.u. Lucio's *leprosy*

lepromatous leprosy lepromatöse Lepra *f*, Lepra lepromatosa

Lucio's leprosy Lucio-Phänomen *nt*

tuberculoid leprosy tuberkuloide Lepra *f*, Lepra tuberculoides

uncharacteristic leprosy indeterminierte Lepra *f*, Lepra indeterminata

lep|rot|ic [lep'rɑtɪk] *adj.* s.u. leprous

lep|rous ['leprəs] *adj.* Lepra betreffend, von Lepra betroffen, leprös, Lepra-

lep|to|me|nin|ge|al [ˌleptəʊmɪ'nɪndʒɪəl] *adj.* Leptomeninx betreffend, leptomeningeal

lep|to|me|nin|gi|o|ma [ˌleptəʊmɪˌnɪndʒɪ'əʊmə] *noun* Meningiom *nt* der weichen Hirnhäute, Leptomeningiom *nt*

lep|to|me|ninx [leptəʊ'miːnɪŋks] *noun, plural* **lep|to|me|nin|ges** [ˌleptəʊmɪ'nɪndʒiːz] weiche Hirn- und Rückenmarkshaut *f*, Leptomeninx *f*

lep|tom|o|nad [lep'tɑmənæd, ˌleptə'məʊnæd] I *noun* s.u. leptomonas II *adj.* Leptomonas betreffend, Leptomonaden-, Leptomonas-

lep|tom|o|nas [lep'tɑmənəs, ˌleptə'məʊnæs] *noun* 1. Leptomonade *f*, Leptomonas *f* 2. Leptomonas-Form *f*

Lep|to|spi|ra [leptəʊ'spaɪrə] *noun* Leptospira *f*

Leptospira biflexa apathogene Leptospiren *pl*, Wasserleptospiren *pl*, Leptospira biflexa

Leptospira icterohaemorrhagiae Weil-Leptospire *f*, Weil-Spirochaete *f*, Leptospira icterohaemorrhagiae, Leptospira interrogans serovar icterohaemorrhagiae

lep|to|spi|ral [leptəʊ'spaɪrəl] *adj*. Leptospiren betreffend, durch Leptospiren verursacht, Leptospiren-

lep|to|spi|ro|sis [ˌleptəʊspaɪ'rəʊsɪs] *noun* Leptospirenerkrankung *f*, Leptospirose *f*, Leptospirosis *f*

le|sion ['li:ʒn] *noun* 1. Verletzung *f*, Wunde *f*, Schädigung *f*, Läsion *f* 2. Funktionsstörung *f*, Funktionsausfall *m*, Läsion *f*

annular lesion anuläre/zirkuläre/ringförmige Schädigung *f*, anuläre/zirkuläre/ringförmige Läsion *f*

coin lesion (*Lunge*) Rundherd *m*

Lennert's lesion s.u. *Lennert's* lymphoma

tumor-like lesion tumorähnliche Veränderung *f*, tumor-like lesion (*f*)

le|thal ['li:θəl] I *noun* 1. Letalfaktor *m*, Letalgen *nt* 2. letale Substanz *f* II *adj*. tödlich, letal, Todes-, Letal-

le|thal|i|ty [lɪ'θælətɪ] *noun* Letalität *f*

Letterer-Siwe ['letərər 'saɪwi:; 'ziwə]: **Letterer-Siwe disease** Letterer-Siwe-Krankheit *f*, Abt-Letterer-Siwe-Krankheit *f*, maligne Säuglingsretikulose *f*, akute Säuglingsretikulose *f*, maligne generalisierte Histiozytose *f*

Leu *abk*. s.u. leucine

leu|cae|mia [lu:'si:mɪə] *noun* (*brit*.) s.u. leukemia

leu|ce|mia [lu:'si:mɪə] *noun* s.u. leukemia

leu|cine ['lu:si:n] *noun* Leuzin *nt*, α-Aminoisocapronsäure *f*, Leucin *nt*

leuco- *präf*. s.u. leuko-

leu|co|cyte ['lu:kəsaɪt] *noun* s.u. leukocyte

leu|co|cy|to|sis [ˌlu:kəsaɪ'təʊsɪs] *noun* s.u. leukocytosis

leu|cov|o|rin [lu:'kɑvərɪn] *noun* Folinsäure *f*, Leukovorin *nt*, Leucovorin *nt*, Citrovorum-Faktor *m*

leu-enkephalin *noun* Leu-Enkephalin *nt*, Leucin-Enkephalin *nt*

leu|kae|mia [lu:'ki:mɪə] *noun* (*brit*.) s.u. leukemia

leu|kae|mic [lu:'ki:mɪk] *adj*. (*brit*.) s.u. leukemic

leu|ka|phe|re|sis [ˌlu:kəfɪ'ri:sɪs] *noun* Leukapherese *f*

leu|ke|mia [lu:'ki:mɪə] *noun* Leukämie *f*, Leukose *f*

acute leukemia akute Leukämie *f*, unreifzellige Leukämie *f*

acute lymphocytic leukemia akute lymphatische Leukämie *f*

acute myelocytic leukemia akute myeloische Leukämie *f*, akute nicht-lymphatische Leukämie *f*

acute nonlymphocytic leukemia akute myeloische Leukämie *f*, akute nicht-lymphatische Leukämie *f*

acute promyelocytic leukemia akute Promyelozytenleukämie *f*, Promyelozytenleukämie *f*, akute promyelozytäre Leukämie *f*, promyelozytäre Leukämie *f*

aleukemic leukemia aleukämische Leukämie *f*

aleukocythemic leukemia aleukämische Leukämie *f*

basophilic leukemia Basophilenleukämie *f*, Blutmastzell-Leukämie *f*

basophilocytic leukemia s.u. basophilic *leukemia*

blast cell leukemia Stammzellenleukämie *f*, akute undifferenzierte Leukämie *f*

chronic leukemia chronische Leukämie *f*, reifzellige Leukämie *f*

chronic lymphocytic leukemia chronische lymphatische Leukämie *f*, chronische lymphozytische Leukämie *f*, chronische Lymphadenose *f*

chronic myelocytic leukemia chronische myeloische Leukämie *f*, chronische granulozytäre Leukämie *f*, chronische Myelose *f*

embryonal leukemia Stammzellenleukämie *f*, akute undifferenzierte Leukämie *f*

eosinophilic leukemia Eosinophilenleukämie *f*

eosinophilocytic leukemia Eosinophilenleukämie *f*

erythrocytic leukemia Erythroleukämie *f*

granulocytic leukemia myeloische Leukämie *f*, granulozytäre Leukämie *f*

hairy cell leukemia Haarzellenleukämie *f*, leukämische Retikuloendotheliose *f*

hemoblastic leukemia Stammzellenleukämie *f*, akute undifferenzierte Leukämie *f*

hemocytoblastic leukemia s.u. hemoblastic *leukemia*

histiocytic leukemia (akute) Monozytenleukämie *f*

leukemic leukemia leukämische Leukämie *f*

leukopenic leukemia 1. aleukämische Leukämie *f* 2. subleukämische Leukämie *f*

lymphatic leukemia lymphatische Leukämie *f*, lymphozytische Leukämie *f*

lymphoblastic leukemia akute lymphoblastische Leukämie *f*, Lymphoblastenleukämie *f*

lymphocytic leukemia lymphatische Leukämie *f*, lymphozytische Leukämie *f*

lymphogenous leukemia s.u. lymphocytic *leukemia*

lymphoid leukemia s.u. lymphocytic *leukemia*

lymphosarcoma cell leukemia Lymphosarkomzellenleukämie *f*

mast cell leukemia Basophilenleukämie *f*, Blutmastzell-Leukämie *f*

mature cell leukemia chronische myeloische Leukämie *f*, chronische granulozytäre Leukämie *f*, chronische Myelose *f*

megakaryocytic leukemia Megakaryozytenleukämie *f*, megakaryozytäre Myelose *f*, hämorrhagische Thrombozythämie *f*, essentielle/essenzielle Thrombozythämie *f*

monocytic leukemia (akute) Monozytenleukämie *f*

myeloblastic leukemia Myeloblastenleukämie *f*

myelocytic leukemia myeloische Leukämie *f*, granulozytäre Leukämie *f*

myelogenic leukemia s.u. myelocytic *leukemia*

myelogenous leukemia s.u. myelocytic *leukemia*

myeloid leukemia s.u. myelocytic *leukemia*

myelomonocytic leukemia (akute) myelomonozytäre Leukämie *f*, (akute) Myelomonozytenleukämie *f*

Naegeli leukemia (akute) myelomonozytäre Leukämie *f*, (akute) Myelomonozytenleukämie *f*

plasma cell leukemia Plasmazellenleukämie *f*

plasmacytic leukemia s.u. plasma cell *leukemia*

promyelocytic leukemia (akute) Promyelozytenleukämie *f*, (akute) promyelozytäre Leukämie *f*

Schilling's leukemia Schilling-Typ *m* der Monozytenleukämie, reine Monozytenleukämie *f*

stem cell leukemia Stammzellenleukämie *f*, akute undifferenzierte Leukämie *f*

subleukemic leukemia subleukämische Leukämie *f*

undifferentiated cell leukemia Stammzellenleukämie *f*, akute undifferenzierte Leukämie *f*
leu|ke|mic [luː'kiːmɪk] *adj.* Leukämie betreffend, von ihr betroffen, leukämisch
leu|ke|mid [luː'kiːmɪd] *noun* Leukämid *nt*
leu|ke|mo|gen [luː'kiːmədʒən] *noun* leukämieauslösende Substanz *f*, Leukämogen *nt*
leu|ke|mo|gen|e|sis [luːˌkiːmə'dʒenəsɪs] *noun* Leukämogenese *f*
leu|ke|mo|gen|ic [luːˌkiːmə'dʒenɪk] *adj.* leukämieauslösend, leukämieverursachend, leukämogen
leu|ke|moid [luː'kiːmɔɪd] I *noun* leukämoide Reaktion *f*, leukämische Reaktion *f*, Leukämoid *nt* II *adj.* leukämieartig, leukämieähnlich, leukämoid
leu|kin ['luːkɪn] *noun* Leukin *nt*
leuko- *präf.* Leuk(o)-, Leuc(o)-
leu|ko|ag|glu|ti|nin [ˌluːkəə'gluːtənɪn] *noun* Leukozytenagglutinin *nt*, Leukoagglutinin *nt*
leu|ko|blast ['luːkəblæst] *noun* Leukoblast *m*
granular leukoblast Promyelozyt *m*
leu|ko|blas|to|sis [ˌluːkəblæs'təʊsɪs] *noun* Leukoblastose *f*
leu|ko|ci|din [luːkə'saɪdɪn] *noun* Leukozidin *nt*, Leukocidin *nt*
leu|ko|crit ['luːkəkrɪt] *noun* Leukokrit *m*
leu|ko|cy|tac|tic [ˌluːkəsaɪ'tæktɪk] *adj.* s.u. leukotactic
leu|ko|cy|tal [luːkə'saɪtæl] *adj.* s.u. leukocytic
leu|ko|cy|tax|ia [ˌluːkəsaɪ'tæksɪə] *noun* s.u. leukotaxis
leu|ko|cy|tax|is [ˌluːkəsaɪ'tæksɪs] *noun* s.u. leukotaxis
leu|ko|cyte ['luːkəsaɪt] *noun* weiße Blutzelle *f*, weißes Blutkörperchen *nt*, Leukozyt *m*
agranular leukocyte agranulärer Leukozyt *m*, lymphoider Leukozyt *m*, Agranulozyt *m*
basophilic leukocyte basophiler Leukozyt *m*, basophiler Granulozyt *m*, (*inform.*) Basophiler *m*
eosinophilic leukocyte eosinophiler Leukozyt *m*, eosinophiler Granulozyt *m*, (*inform.*) Eosinophiler *m*
granular leukocyte Granulozyt *m*, granulärer Leukozyt *m*
lymphoid leukocyte s.u. agranular *leukocyte*
neutrophilic leukocyte neutrophiler Granulozyt *m*, polymorphkerniger Granulozyt *m*, neutrophiler Leukozyt *m*; (*inform.*) Neutrophiler *m*
polymorphonuclear leukocyte polymorphkerniger neutrophiler Granulozyt *m*, neutrophiler Leukozyt *m*, (*inform.*) Neutrophiler *m*
polymorphonuclear basophil leukocyte s.u. basophilic *leukocyte*
polymorphonuclear eosinophil leukocyte s.u. eosinophilic *leukocyte*
polymorphonuclear neutrophil leukocyte s.u. polymorphonuclear *leukocyte*
polynuclear leukocyte **1.** s.u. granular *leukocyte* **2.** s.u. polymorphonuclear *leukocyte*
polynuclear neutrophilic leukocyte s.u. polymorphonuclear *leukocyte*
Türk's leukocytes Türk-Reizformen *pl*
Türk's irritation leukocytes s.u. Türk's *leukocytes*
leu|ko|cy|thae|mia [ˌluːkəsaɪ'θiːmɪə] *noun* (*brit.*) s.u. leukemia
leu|ko|cy|the|mia [ˌluːkəsaɪ'θiːmɪə] *noun* s.u. leukemia
leu|ko|cyt|ic [luːkə'sɪtɪk] *adj.* Leukozyten betreffend, leukozytär, Leukozyten-, Leukozyto-
leu|ko|cy|to|blast [luːkə'saɪtəblæst] *noun* Leukoblast *m*
leu|ko|cy|to|gen|e|sis [luːkəˌsaɪtə'dʒenəsɪs] *noun* Leukozytenbildung *f*, Leukozytogenese *f*
leu|ko|cy|toid ['luːkəsaɪtɔɪd] *adj.* leukozytenartig, leukozytenähnlich, leukozytenförmig, leukozytoid
leu|ko|cy|tol|y|sin [ˌluːkəsaɪ'tɑləsɪn] *noun* Leukolysin *nt*, Leukozytolysin *nt*
leu|ko|cy|tol|y|sis [ˌluːkəsaɪ'tɑləsɪs] *noun* Leukozytenauflösung *f*, Leukolyse *f*, Leukozytolyse *f*
leu|ko|cy|to|lyt|ic [luːkəˌsaɪtə'lɪtɪk] I *noun* leukolytische Substanz *f* II *adj.* Leukolyse betreffend *oder* auslösend, leukolytisch, leukozytolytisch
leu|ko|cy|to|ma [ˌluːkəsaɪ'təʊmə] *noun* Leukozytom *nt*, Leukocytoma *nt*
leu|ko|cy|to|pe|nia [luːkəˌsaɪtə'piːnɪə] *noun* s.u. leukopenia
leu|ko|cy|toph|a|gy [ˌluːkəsaɪ'tɑfədʒɪ] *noun* Leukozytophagie *f*, Leukophagozytose *f*
leu|ko|cy|to|poi|e|sis [luːkəˌsaɪtəpɔɪ'iːsɪs] *noun* s.u. leukopoiesis
leu|ko|cy|to|sis [ˌluːkəsaɪ'təʊsɪs] *noun* Erhöhung *f* der Leukozytenzahl, Leukozytose *f*
absolute leukocytosis absolute Leukozytose *f*
agonal leukocytosis terminale Leukozytose *f*
basophilic leukocytosis Basophilie *f*, Basozytose *f*
digestive leukocytosis Verdauungsleukozytose *f*, postprandiale Leukozytose *f*
lymphocytic leukocytosis s.u. lymphocytosis
monocytic leukocytosis Monozytenvermehrung *f*, Monozytose *f*
mononuclear leukocytosis Mononukleose *f*, Mononucleosis *f*
neutrophilic leukocytosis Neutrophilie *f*
pathologic leukocytosis pathologische Leukozytose *f*
pure leukocytosis Granulozytose *f*
relative leukocytosis relative Leukozytose *f*
toxic leukocytosis toxische Leukozytose *f*
leu|ko|cy|to|tac|tic [luːkəˌsaɪtə'tæktɪk] *adj.* s.u. leukotactic
leu|ko|cy|to|tax|ia [luːkəˌsaɪtə'tæksɪə] *noun* s.u. leukotaxis
leu|ko|cy|to|tax|is [luːkəˌsaɪtə'tæksɪs] *noun* s.u. leukotaxis
leu|ko|cy|to|ther|a|py [luːkəˌsaɪtə'θerəpɪ] *noun* Leukozytotherapie *f*
leu|ko|cy|to|tox|ic|i|ty [luːkəˌsaɪtətɑk'sɪsətɪ] *noun* Leukozytentoxizität *f*
leu|ko|cy|to|tox|in [luːkəˌsaɪtə'tɑksɪn] *noun* Leukotoxin *nt*, Leukozytotoxin *nt*
leu|ko|cy|to|trop|ic [luːkəˌsaɪtə'trɑpɪk] *adj.* mit besonderer Affinität für Leukozyten, leukozytotrop
leu|ko|cy|tu|ria [ˌluːkəsaɪ't(j)ʊərɪə] *noun* Leukozytenausscheidung *f* im Harn, Leukozyturie *f*
leu|ko|der|ma [luːkə'dɜrmə] *noun* Leukoderm *nt*, Leukoderma *nt*, Leucoderma *nt*, Leukopathie *f*, Leukopathia *f*
leu|ko|der|ma|tous [luːkə'dɜrmətəs] *adj.* Leukoderm betreffend
leu|ko|der|mia [luːkə'dɜrmɪə] *noun* s.u. leukoderma
leu|ko|der|mic [luːkə'dɜrmɪk] *adj.* s.u. leukodermatous
leu|ko|dys|tro|phy [luːkə'dɪstrəfɪ] *noun* Leukodystrophie *f*, Leukodystrophia *f*
orthochromatic leukodystrophy orthochromatische Leukodystrophie *f*
leu|ko|e|de|ma [ˌluːkəɪ'diːmə] *noun* Leuködem *nt*

L

leu|ko|en|ceph|a|li|tis [ˌluːkəenˌsefə'laɪtɪs] *noun* Entzündung *f* der weißen Hirnsubstanz, Leukoenzephalitis *f*, Leukenzephalitis *f*, Leucoencephalitis *f*
van Bogaert's sclerosing leukoencephalitis subakute sklerosierende Panenzephalitis *f*, Einschlusskörperchenenzephalitis *f* Dawson, subakute sklerosierende Leukenzephalitis *f* van Bogaert
leu|ko|en|ceph|a|lop|a|thy [ˌluːkəenˌsefə'lɑpəθɪ] *noun* krankhafte Veränderung *f* der weißen Hirnsubstanz, Leukoenzephalopathie *f*
leu|ko|en|ceph|a|ly [ˌluːkəen'sefəlɪ] *noun* s.u. leukoencephalopathy
leu|ko|e|ryth|ro|blas|to|sis [ˌluːkəɪˌrɪθrəblæs'təʊsɪs] *noun* leukoerythroblastische Anämie *f*, idiopathische myeloische Metaplasie *f*, primäre myeloische Metaplasie *f*, Leukoerythroblastose *f*
leu|ko|gram ['luːkəgræm] *noun* Leukogramm *nt*
leu|ko|lym|pho|sar|co|ma [luːkəˌlɪmfəsɑːr'kəʊmə] *noun* **1.** Lymphosarkomzellenleukämie *f* **2.** s.u. leukosarcoma
leu|kol|y|sin [luː'kɑləsɪn] *noun* s.u. leukocytolysin
leu|kol|y|sis [luː'kɑləsɪs] *noun* s.u. leukocytolysis
leu|ko|lyt|ic [ˌluːkə'lɪtɪk] *noun, adj.* s.u. leukocytolytic
leukon ['luːkɑn] *noun* Leukon *nt*
leu|ko|oe|de|ma [ˌluːkəɪ'diːmə] *noun* (*brit.*) s.u. leukoedema
leu|ko|pe|de|sis [ˌluːkəpɪ'diːsɪs] *noun* Leukopedese *f*, Leukozytendiapedese *f*, Leukodiapedese *f*
leu|ko|pe|nia [luːkə'piːnɪə] *noun* verminderter Leukozytengehalt *m* des Blutes, Leukopenie *f*, Leukozytopenie *f*
basophil leukopenia Basopenie *f*
basophilic leukopenia Basopenie *f*
congenital leukopenia kongenitale Leukozytopenie *f*, kongenitale Neutropenie *f*
eosinophilic leukopenia Eosinopenie *f*
lymphocytic leukopenia Lymphopenie *f*
malignant leukopenia Agranulozytose *f*, maligne Neutropenie *f*, perniziöse Neutropenie *f*
monocytic leukopenia Monozytopenie *f*
neutrophilic leukopenia Neutropenie *f*
pernicious leukopenia Agranulozytose *f*, maligne Neutropenie *f*, perniziöse Neutropenie *f*
leu|ko|pe|nic [luːkə'piːnɪk] *adj.* Leukopenie betreffend *oder* verursachend, leukopenisch
leu|ko|phag|o|cy|to|sis [luːkəˌfægəsaɪ'təʊsɪs] *noun* s.u. leukocytophagy
leu|ko|phe|re|sis [ˌluːkəfə'riːsɪs] *noun* Leukopherese *f*
leu|ko|poi|e|sis [ˌluːkəpɔɪ'iːsɪs] *noun* Leukozytenbildung *f*, Leukopoese *f*, Leukozytopoese *f*
leu|ko|poi|et|ic [ˌluːkəpɔɪ'etɪk] *adj.* Leukopoese betreffend, leukopoetisch, leukozytopoetisch
leu|ko|pre|cip|i|tin [ˌluːkəprɪ'sɪpətɪn] *noun* Leukozytenpräzipitin *nt*
leu|ko|pro|te|ase [luːkə'prəʊtɪeɪz] *noun* Leukoprotease *f*
leu|ko|sar|co|ma [ˌluːkəsɑːr'kəʊmə] *noun* Leukosarkom *nt*, Leukolymphosarkom *nt*
leu|ko|sar|co|ma|to|sis [ˌluːkəsɑːrˌkəʊmə'təʊsɪs] *noun* Leukosarkomatose *f*
leu|ko|sis [luː'kəʊsɪs] *noun, plural* **leu|ko|ses** [luː'kəʊsiːz] **1.** Leukose *f* **2.** s.u. leukemia
leu|ko|tac|tic [luːkə'tæktɪk] *adj.* Leukotaxis betreffend, leukotaktisch
leu|ko|tax|ia [luːkə'tæksɪə] *noun* s.u. leukotaxis
leu|ko|tax|in [luːkə'tæksɪn] *noun* s.u. leukotaxine
leu|ko|tax|ine [luːkə'tæksiːn] *noun* Leukotaxin *nt*
leu|ko|tax|is [luːkə'tæksɪs] *noun* Leukotaxis *f*, Leukozytotaxis *f*
leu|ko|tox|ic [luːkə'tɑksɪk] *adj.* leukozytenzerstörend, leukozytenschädigend, leukotoxisch, leukozytotoxisch
leu|ko|tox|ic|i|ty [ˌluːkətɑk'sɪsətɪ] *noun* Leukotoxizität *f*, Leukozytotoxizität *f*
leu|ko|tox|in [luːkə'tɑksɪn] *noun* Leukotoxin *nt*, Leukozytotoxin *nt*
leu|ko|tri|ene [luːkə'traɪiːn] *noun* Leukotrien *nt*
leukotriene-B_4 Leukotrien-B_4 *nt*
leukotriene-D_4 Leukotrien-D_4 *nt*
lev|an ['levæn] *noun* Fructan *nt*, Levan *nt*, Poly-D-Fruktose *f*
lev|ar|ter|e|nol [levɑːr'tɪərɪnɔl] *noun* Noradrenalin *nt*, Norepinephrin *nt*, Arterenol *nt*, Levarterenol *nt*
lev|el ['levəl] *noun* (*Alkohol etc.*) Spiegel *m*, Stand *m*, Pegel *m*, Gehalt *m*, Konzentration *f*, Anteil *m*
level of metabolic activity Stoffwechselumsatz *m*
level of metabolism s.u. *level* of metabolic activity
air-fluid level Flüssigkeitsspiegel *m*
blood level Blutspiegel *m*, Blutkonzentration *f*
blood glucose level Blutzuckerspiegel *m*, Blutzuckerwert *m*, Glukosespiegel *m*
energy level Energieniveau *nt*
glucose level Blutzuckerspiegel *m*, Zuckerspiegel *m*, Blutzuckerwert *m*, Glukosespiegel *m*
therapeutic level therapeutischer Spiegel *m*
le|vo|gy|ral [liːvə'dʒaɪrəl] *adj.* s.u. levorotatory
le|vo|gy|ra|tion [ˌliːvədʒaɪ'reɪʃn] *noun* s.u. levorotation
le|vo|gy|rous [liːvə'dʒaɪrəs] *adj.* s.u. levorotatory
le|vo|ro|ta|ry [liːvə'rəʊtərɪ] *adj.* s.u. levorotatory
le|vo|ro|ta|tion [ˌliːvərəʊ'teɪʃn] *noun* Linksdrehung *f*, Lävorotation *f*
le|vo|ro|ta|to|ry [liːvə'rəʊtətɔːrɪ] *adj.* linksdrehend, lävorotatorisch
lev|u|lan ['levjəlæn] *noun* Fruktosan *nt*, Fructosan *nt*, Laevulan *nt*
lev|u|lo|san [levjə'ləʊsæn] *noun* s.u. levulan
lev|u|lose ['levjələʊz] *noun* Fruchtzucker *m*, Fruktose *f*, Fructose *f*, Lävulose *f*
Lewis ['luːɪs]: **Lewis acid** Lewis-Säure *f*
Lewis base Lewis-Base *f*
Lewis blood group (system) Lewis-Blutgruppe *f*, Lewis-Blutgruppensystem *nt*
lew|is|ite ['luːəsaɪt] *noun* Lewisit *nt*
Leyden ['laɪdn]: **Leyden's crystals** Asthmakristalle *pl*, Charcot-Leyden-Kristalle *pl*
Leydig ['laɪdɪg]: **Leydig's cells** Leydig-Zellen *pl*, Leydig-Zwischenzellen *pl*, Interstitialzellen *pl*, interstitielle Drüsen *pl*
Leydig cell tumor Leydig-Zelltumor *m*, Leydig-Zellentumor *m*
L-form *noun* L-Form *f*, L-Phase *f*, L-Organismus *m*
LFT *abk.* s.u. latex fixation *test*
LG *abk.* s.u. **1.** lipophagic *granuloma* **2.** lymphangiogram **3.** lymphogram **4.** lymphogranulomatosis
LGG *abk.* s.u. lactogenic *hormone*
LGV *abk.* s.u. *lymphogranuloma* venereum
LH *abk.* s.u. luteinizing *hormone*
LH-RF *abk.* s.u. luteinizing hormone releasing *factor*
LH-RH *abk.* s.u. luteinizing hormone releasing *hormone*
Li *abk.* s.u. lithium

lice *plural* s.u. louse
Liebermann-Burchard ['li:bə(r)mæn 'bɜrkhɑrd]: **Liebermann-Burchard reaction** Liebermann-Burchard-Reaktion *f*
Liebermann-Burchard test s.u. *Liebermann-Burchard* reaction
li|en ['laɪən] *noun* Milz *f*; (*anatom.*) Splen *m*, Lien *m*
li|e|nal ['laɪənl] *adj.* Milz/Splen betreffend, von der Milz ausgehend, lienal, splenisch, Milz-, Lienal-, Splen(o)-
lieno- *präf.* Milz-, Lienal-, Splen(o)-
li|e|no|med|ul|la|ry [laɪənəʊ'medəˌleri:] *adj.* Milz/Splen und Knochenmark betreffend, splenomedullär
li|e|no|my|e|log|e|nous [laɪənəʊˌmaɪə'lɑdʒənəs] *adj.* s.u. lienomedullary
li|e|no|my|e|lo|ma|la|cia [laɪənəʊˌmaɪələʊmə'leɪʃ(ɪ)ə] *noun* Splenomyelomalazie *f*
LIF *abk.* s.u. leukocyte inhibitory *factor*
life [laɪf] *noun, plural* **lives** **1.** Leben *nt* **2.** Lebensdauer *f*, Lebenszeit *f*, Leben *nt*
life|less ['laɪflɪs] *adj.* **1.** leblos, tot **2.** unbelebt
life-saving I *noun* Lebensrettung *f* II *adj.* lebensrettend, Rettungs-
life-sustaining *adj.* lebenserhaltend
life-threatening *adj.* lebensbedrohlich, lebensgefährdend, lebensgefährlich
li|gand ['laɪgənd] *noun* Ligand *m*
carbohydrate ligands Kohlenhydratliganden *pl*
li|gase ['laɪgeɪz] *noun* Ligase *f*, Synthetase *f*
DNA ligase DNA-Ligase *f*, DNS-Ligase *f*, Polynukleotidligase *f*, Polydesoxyribonukleotidsynthase (ATP) *f*
polydeoxyribonucleotide ligase DNA-Ligase *f*, DNS-Ligase *f*, Polydesoxyribonukleotidsynthase (ATP) *f*, Polynukleotidligase *f*
light[1] [laɪt] I *noun* Licht *nt*, Helligkeit *f*; Beleuchtung *f*, Licht *nt*, Lichtquelle *f* II *adj.* hell
ultraviolet light Ultraviolett *nt*, Ultraviolettlicht *nt*, Ultraviolettstrahlung *f*, UV-Licht *nt*, UV-Strahlung *f*
light[2] [laɪt] *adj.* leicht, nicht schwer; (*Schlaf*) leicht; (*Krankheit*) leicht, unbedeutend
light-absorbing *adj.* lichtabsorbierend
light-dependent *adj.* lichtabhängig
light-independent *adj.* lichtunabhängig
light-induced *adj.* lichtinduziert
light-insensitive *adj.* lichtunempfindlich
light-sensitive *adj.* lichtempfindlich
lig|nin ['lɪgnɪn] *noun* Lignin *nt*
lim|it ['lɪmɪt] I *noun* **1.** Grenze *f*; Begrenzung *f*, Beschränkung *f*, Limit *nt* **2.** Grenzwert *m* II *vt* begrenzen; einschränken, beschränken (*to* auf); limitieren
Lim|ul|us polyphemus ['lmjls] Hufeisenkrabbe *f*, Limulus polyphemus
lin|dane ['lɪndeɪn] *noun* Benzolhexachlorid *nt*, Hexachlorcyclohexan *nt*; Lindan *nt*
line [laɪn] *noun* **1.** Linie *f*, Grenzlinie *f*, Linea *f* **2.** Linie *f*, Abstammungslinie *f*, Geschlecht *nt*
absorption lines Absorptionslinien *pl*
cell line Zelllinie *f*, Zell-Linie *f*
continuous cell line permanente Zellinie *f*
diploid cell line diploide Zellinie *f*
precipitation line Präzipitationsbande *f*
spectral line Spektrallinie *f*
tumor cell line Tumorzelllinie *f*
lin|e|age ['lɪnɪɪdʒ] *noun* Abstammung *f*, Linie *f*, Reihe *f*
dendritic cell lineage dendritische Zelllinie *f*
erythroid lineage rote Reihe *f*
erythroid cell lineage rote Reihe *f*
lymphoid lineage lymphatische Reihe *f*
lymphoid cell lineage lymphatische Reihe *f*
megakaryocytic lineage megakaryozytäre Reihe *f*
megakaryocytic cell lineage megakaryozytäre Reihe *f*
monocyte/macrophage lineage Monozyten-Makrophagen-Stamm *m*
myeloid lineage myeloische Reihe *f*
myeloid cell lineage myeloische Reihe *f*
line-breed *vt* reinzüchten
line|breed|ing ['laɪnbri:dɪŋ] *noun* Reinzucht *f*, Linienzucht *f*
Lineweaver-Burk ['laɪnwi:vər bɜrk]: **Lineweaver-Burk equation** Lineweaver-Burk-Gleichung *f*
Lineweaver-Burk plot Lineweaver-Burk-Darstellung *f*
lin|gua ['lɪŋgwə] *noun, plural* **lin|guae** ['lɪŋgwi:] Zunge *f*; (*anatom.*) Lingua *f*, Glossa *f*
lin|gual ['lɪŋgwəl] *adj.* lingual, Zungen-, Lingual-
link|age ['lɪŋkɪdʒ] *noun* **1.** (*Chemie*) Bindung *f* (*to* an) **2.** Verkettung *f*, Verbindung *f*, Verknüpfung *f* **3.** Kopplung *f*
acetal linkage Azetalbindung *f*
amide linkage Amidbrücke *f*, Amidbindung *f*
cross linkage Quervernetzung *f*, Querverbindung *f*
energy-rich linkage energiereiche Bindung *f*
gene linkage Genkopplung *f*, Faktorenkopplung *f*
glycosidic linkage glykosidische Bindung *f*
high-energy linkage energiereiche Bindung *f*
ionic linkage Ionenbindung *f*, elektrovalente Bindung *f*, heteropolare Bindung *f*, ionogene Bindung *f*
ketal linkage Ketalbindung *f*
li|no|le|ate [lɪ'nəʊlɪeɪt] *noun* Linoleat *nt*
lip [lɪp] I *noun* Lippe *f*; (*anatom.*) Labium oris II *adj.* Lippen-
li|pae|mia [lɪ'pi:mɪə] *noun* (*brit.*) s.u. lipemia
li|pase ['lɪpeɪz] *noun* **1.** Lipase *f* **2.** Triacylglycerinlipase *f*, Triglyceridlipase *f*
diacylglycerol lipase Lipoproteinlipase *f*
diglyceride lipase Lipoproteinlipase *f*
hormone-sensitive lipase hormonsensitive Lipase *f*
lipoprotein lipase Lipoproteinlipase *f*
li|pa|sic [lɪ'peɪsɪk] *adj.* **1.** Lipase betreffend, Lipase- **2.** s.u. lipolytic
li|pe|mia [lɪ'pi:mɪə] *noun* Lipämie *f*, Hyperlipämie *f*
lip|id ['lɪpɪd] *noun* Lipid *nt*
lipid A Lipid A *nt*
amphipathic lipid amphipathisches Lipid *nt*, polares Lipid *nt*
carrier lipid Trägerlipid *nt*, Carrierlipid *nt*
complex lipid kompliziertes Lipid *nt*, verseifbares Lipid *nt*
compound lipid Heterolipid *nt*
glycerol lipid Glyzerinfett *nt*, Glyzerinlipid *nt*
polyunsaturated lipid Lipid *nt* mit mehrfach ungesättigten Fettsäuren
saponifiable lipid verseifbares Lipid *nt*, kompliziertes Lipid *nt*
saturated lipid Lipid *nt* aus gesättigten Fettsäuren
simple lipid Homolipid *nt*
unsaturated lipid Lipid *nt* mit ungesättigten Fettsäuren
lip|i|dae|mia [lɪpɪ'di:mɪə] *noun* (*brit.*) s.u. lipidemia
lip|i|dase ['lɪpɪdeɪz] *noun* Lipase *f*

L

lip|ide ['lɪpaɪd, -ɪd] *noun* s.u. lipid

lip|i|de|mia [lɪpɪ'diːmɪə] *noun* Lipidämie *f*, Hyperlipidämie *f*

li|pid|ic [lɪ'pɪdɪk] *adj.* Lipid/Lipide betreffend *oder* enthaltend, Lipid-, Lipo-

lip|i|dol ['lɪpɪdɑl] *noun* Fettalkohol *m*, Lipidalkohol *m*

lip|i|dol|y|sis [lɪpɪ'dɑləsɪs] *noun* Lipidspaltung *f*, Lipidolyse *f*

lip|i|do|lyt|ic [ˌlɪpɪdəʊ'lɪtɪk] *adj.* Lipidolyse betreffend *oder* verursachend, lipidolytisch

lipid-soluble *adj.* lipidlöslich

lip|in ['lɪpɪn] *noun* s.u. lipid

lipo- *präf.* Fett-, Lip(o)-

lip|o|ad|e|no|ma [lɪpəˌædə'nəʊmə] *noun* Lipoadenom *nt*

lip|o|am|ide [lɪpə'æmaɪd] *noun* Lipamid *nt*, Lipoamid *nt*
pyruvate dehydrogenase lipoamide Pyruvatdehydrogenase *f*, Pyruvatdehydrogenase *f* Lipoamid

lip|o|ar|a|bin|o|man|nan [lɪpəˌrbn'mnn] *noun* Lipoarabinomannan *nt*

lip|o|blas|to|ma [ˌlɪpəblæs'təʊmə] *noun* **1.** Lipoblastom *nt* **2.** s.u. liposarcoma

lip|o|chon|dro|ma [ˌlɪpəkɑn'drəʊmə] *noun* Lipochondrom *nt*, benignes Mesenchymom *nt*

lip|o|chro|mae|mia [ˌlɪpəkrəʊ'miːmɪə] *noun* (*brit.*) s.u. lipochromemia

lip|o|chrome ['lɪpəkrəʊm] *noun* Lipochrom *nt*, Lipoidpigment *nt*

lip|o|chro|me|mia [ˌlɪpəkrəʊ'miːmɪə] *noun* Lipochromämie *f*

li|poc|la|sis [lɪ'pɑkləsɪs] *noun* s.u. lipolysis

lip|o|clas|tic [lɪpə'klæstɪk] *adj.* s.u. lipolytic

lip|o|cyte ['lɪpəsaɪt] *noun* **1.** Fettzelle *f*, Fettgewebszelle *f*, Lipozyt *m*, Adipozyt *m* **2.** (*Leber*) Fettspeicherzelle *f*

lip|o|dys|tro|phy [lɪpə'dɪstrəfɪ] *noun* Lipodystrophie *f*, Lipodystrophia *f*

lip|o|fi|bro|ma [ˌlɪpəfaɪ'brəʊmə] *noun* Lipofibrom *nt*

lip|o|fus|cin [lɪpə'fjuːsɪn] *noun* Abnutzungspigment *nt*, Lipofuszin *nt*

lip|o|gen|e|sis [lɪpə'dʒenəsɪs] *noun* Fettsynthese *f*, Fettbiosynthese *f*, Lipogenese *f*

lip|o|ge|net|ic [ˌlɪpədʒə'netɪk] *adj.* s.u. lipogenic

lip|o|gen|ic [lɪpə'dʒenɪk] *adj.* fettbildend *oder* fettproduzierend, lipogen

lip|o|gran|u|lo|ma [lɪpəˌgrænjə'ləʊmə] *noun* Lipogranulom *nt*, Oleogranulom *nt*

lip|oid ['lɪpɔɪd] **I** *noun* Lipoid *nt* **II** *adj.* s.u. lipoidal

lip|oi|dal [lɪ'pɔɪdl] *adj.* fettartig, fettähnlich, lipoid

li|pol|y|sis [lɪ'pɑləsɪs] *noun* Fettspaltung *f*, Fettabbau *m*, Lipolyse *f*

lip|o|lyt|ic [lɪpə'lɪtɪk] *adj.* Lipolyse betreffend *oder* verursachend, lipolytisch

li|po|ma [lɪ'pəʊmə] *noun, plural* **li|po|mas, li|po|ma|ta** [lɪ'pəʊmətə] Fettgeschwulst *f*, Fettgewebsgeschwulst *f*, Fetttumor *m*, Fettgewebstumor *m*, Lipom *nt*
fat cell lipoma braunes Lipom *nt*, Hibernom *nt*, Lipoma feto-cellulare
fetal lipoma s.u. fetal cell *lipoma*
fetal cell lipoma braunes Lipom *nt*, Hibernom *nt*, Lipoma feto-cellulare
fetocellular lipoma s.u. fetal cell *lipoma*
infiltrating lipoma Liposarkom *nt*, Liposarcoma *nt*
lipoblastic lipoma s.u. liposarcoma
nevoid lipoma Angiolipom *nt*
telangiectatic lipoma Angiolipom *nt*

li|pom|a|toid [lɪ'pɑmətɔɪd] *adj.* lipomartig, lipomähnlich, lipomatös

li|po|ma|to|sis [lɪˌpəʊmə'təʊsɪs] *noun* Lipomatose *f*, Lipomatosis *f*

li|pom|a|tous [lɪ'pɑmətəs] *adj.* s.u. lipomatoid

lip|o|met|a|bol|ic [lɪpəˌmetə'bɑlɪk] *adj.* Fettstoffwechsel betreffend, lipometabolisch

lip|o|me|tab|o|lism [ˌlɪpəmə'tæbəlɪzəm] *noun* Fettstoffwechsel *m*, Fettmetabolismus *m*

lip|o|mi|cron [lɪpə'maɪkrɑn] *noun* Lipomikron *nt*, Chylomikron *nt*

lip|o|my|o|hae|man|gi|o|ma [lɪpəˌmaɪəʊhɪˌmændʒɪ'əʊmə] *noun* (*brit.*) s.u. lipomyohemangioma

lip|o|my|o|he|man|gi|o|ma [lɪpəˌmaɪəʊhɪˌmændʒɪ'əʊmə] *noun* Lipomyohämangiom *nt*

lip|o|my|o|ma [ˌlɪpəmaɪ'əʊmə] *noun* Lipomyom *nt*

lip|o|myx|o|ma [ˌlɪpəmɪks'əʊmə] *noun* Lipomyxom *nt*

lip|o|nu|cle|o|pro|tein [lɪpəˌn(j)uːklɪəʊ'prəʊtiːn] *noun* Liponukleoprotein *nt*

lip|o|pe|nia [lɪpə'piːnɪə] *noun* Lipidmangel *m*, Lipopenie *f*

lip|o|pe|nic [lɪpə'piːnɪk] *adj.* Lipopenie betreffend, von Lipopenie betroffen, durch Lipopenie gekennzeichnet, lipopenisch

lip|o|pep|tid [lɪpə'peptɪd] *noun* Lipopeptid *nt*

lip|o|phage ['lɪpəfeɪdʒ] *noun* Lipophage *m*

lip|o|pha|gia [lɪpə'feɪdʒɪə] *noun* Lipophagie *f*

lip|o|phag|ic [lɪpə'fædʒɪk] *adj.* Lipophagie betreffend, lipophagisch

lip|o|phile ['lɪpəfaɪl] *adj.* s.u. lipophilic

lip|o|phil|ia [lɪpə'fiːlɪə] *noun* Fettlöslichkeit *f*, Lipophilie *f*

lip|o|phil|ic [lɪpə'fɪlɪk] *adj.* Lipohilie betreffend, lipophil

lip|o|phos|pho|gly|can [lɪpəˌfɑsf'laɪkn] *noun* Lipophosphoglykan *nt*

lip|o|pol|y|sac|cha|ride [lɪpəˌpɑlɪ'sækəraɪd] *noun* Lipopolysaccharid *nt*

lip|o|pro|tein [lɪpə'prəʊtiːn] *noun* Lipoprotein *nt*
α-lipoprotein Lipoprotein *nt* mit hoher Dichte, α-Lipoprotein *nt*, high-density lipoprotein *nt*, α-Lipoprotein *nt*
β-lipoprotein Lipoprotein *nt* mit geringer Dichte, β-Lipoprotein *nt*, low-density lipoprotein *nt*
high-density lipoprotein Lipoprotein *nt* mit hoher Dichte, high density lipoprotein *nt*, α-Lipoprotein *nt*
intermediate-density lipoprotein Lipoprotein *nt* mit mittlerer Dichte, intermediate-density lipoprotein *nt*
low-density lipoprotein Lipoprotein *nt* mit geringer Dichte, β-Lipoprotein *nt*, low-density lipoprotein *nt*
transport lipoprotein Transportlipoprotein *nt*
very low-density lipoprotein Lipoprotein *nt* mit sehr geringer Dichte, very low-density lipoprotein *nt*, prä-β-Lipoprotein *nt*

lip|o|pro|tein|ae|mia [lɪpəˌprəʊtɪɪ'niːmɪə] *noun* (*brit.*) s.u. lipoproteinemia

lip|o|pro|tein|e|mia [lɪpəˌprəʊtɪɪ'niːmɪə] *noun* Lipoproteinämie *f*
α-lipoproteinemia Tangier-Krankheit *f*, Analphalipoproteinämie *f*, Hypo-Alpha-Lipoproteinämie *f*
β-lipoproteinemia Abetalipoproteinämie *f*, A-Beta-Lipoproteinämie *f*, Bassen-Kornzweig-Syndrom *nt*

lipoprotein-X *noun* Lipoprotein X *nt*
lip|o|sar|co|ma [ˌlɪpəsɑːr'kəʊmə] *noun* Liposarkom *nt*, Liposarcoma *nt*
lip|o|sol|u|ble [lɪpə'sɑljəbl] *adj.* fettlöslich
lip|o|some ['lɪpəsəʊm] *noun* Liposom *nt*
lip|o|troph|ic [lɪpə'trɑfɪk] *adj.* Lipotrophie betreffend, lipotroph, lipotrophisch
li|pot|ro|phy [lɪ'pɑtrəfɪ] *noun* Lipotrophie *f*
lip|o|trop|ic [ˌlɪpə'trɑpɪk] *adj.* mit besonderer Affinität zu Fett, lipotrop
β-lip|o|tro|pin [lɪpə'trəʊpɪn] *noun* β-Lipotropin *nt*
li|pot|ro|pism [lɪ'pɑtrəpɪzəm] *noun* Lipotropie *f*
li|pot|ro|py [lɪ'pɑtrəpɪ] *noun* s.u. lipotropism
li|pox|i|dase [lɪ'pɑksɪdeɪz] *noun* s.u. lipoxygenase
li|pox|y|ge|nase [lɪ'pɑksɪdʒɪneɪz] *noun* Lipoxygenase *f*
Lipschütz ['lɪpʃɪts; -ʃʏts]: **Lipschütz bodies** Lipschütz-Körperchen *pl*
Lipschütz's cell Zentrozyt *m*
Liq. *abk.* s.u. liquor
liq. *abk.* s.u. liquid
liq|ue|fy ['lɪkwəfaɪ] I *vt* verflüssigen, liqueszieren; schmelzen II *vi* sich verflüssigen, liqueszieren; schmelzen
liq|uid ['lɪkwɪd] I *noun* Flüssigkeit *f* II *adj.* **1.** flüssig, liquid, liquide, Flüssigkeits- **2.** klar, wässrig, durchsichtig, transparent
liq|ui|fy ['lɪkwəfaɪ] *vt, vi* s.u. liquefy
liq|uor ['lɪkər; 'lɪkwɔːr] *noun* **1.** Flüssigkeit *f* **2.** seröse Körperflüssigkeit *f*, Liquor *m* **3.** (*pharmakol.*) Arzneilösung *f*, Liquor *m*
Lis|te|ria [lɪ'stɪərɪə] *noun* Listeria *f*
lis|te|ri|al [lɪ'stɪərɪəl] *adj.* Listeria betreffend, durch Listeria verursacht, Listerien-, Listeria-
lis|te|ri|o|sis [lɪˌstɪərɪ'əʊsɪs] *noun, plural* **lis|te|ri|o|ses** [lɪˌstɪərɪ'əʊsiːz] Listerieninfektion *f*, Listeriose *f*
li|ter ['liːtər] *noun* Liter *nt/m*
lith|i|um ['lɪθɪəm] *noun* Lithium *nt*
litho- *präf.* Stein-, Lith(o)-
lit|mus ['lɪtməs] *noun* Lackmus *nt*
li|ve|do [lɪ'viːdəʊ] *noun* Livedo *f*
postmortem livedo s.u. postmortem *lividity*
liv|er ['lɪvər] *noun* Leber *f*; (*anatom.*) Hepar *nt*
liv|id ['lɪvɪd] *adj.* blassbläulich, fahl, livid, livide, bläulich verfärbt
li|vid|i|ty [lɪ'vɪdətɪ] *noun* bläuliche Hautverfärbung *f*, Lividität *f*
postmortem lividity Totenflecke *pl*, Livor mortis, Livores *pl*
li|vor ['laɪvɔːr] *noun* **1.** s.u. lividity **2.** s.u. *livor* mortis
livor mortis Totenflecke *pl*, Livor mortis, Livores *pl*
LLC *abk.* s.u. liquid-liquid *chromatography*
LLF *abk.* s.u. Laki-Lorand *factor*
LM *abk.* s.u. light *microscope*
LMF *abk.* s.u. lymphocyte mitogenic *factor*
LMM *abk.* s.u. **1.** lentigo-maligna *melanoma* **2.** light *meromyosin*
LMW *abk.* s.u. low-molecular-weight
LMWK *abk.* s.u. low-molecular-weight *kininogen*
LN *abk.* s.u. lymph *node*
LNPF *abk.* s.u. lymph node permeability *factor*
Loa ['ləʊə] *noun* Loa *f*
Loa loa Wanderfilarie *f*, Taglarvenfilarie *f*, Augenwurm *m*, Loa loa
load [ləʊd] I *noun* Belastung *f*; Last *f* II *vt* **1.** laden, beladen, belasten (*with* mit); (*Magen*) überladen **2.** beschweren III *vi* (*a.* **load up**) aufladen, einladen, laden; beladen werden
radiation load Strahlenbelastung *f*, Strahlenexposition *f*
lo|bar ['ləʊbər] *adj.* Organlappen/Lobus betreffend, lobär, Lappen-, Lobär-, Lobar-
lob|u|lar ['lɑbjələr] *adj.* Läppchen/Lobulus betreffend, läppchenförmig, lobulär, Läppchen-, Lobular-
lo|ca|tion [ləʊ'keɪʃn] *noun* Lage *f*, Lokalisation *f*
chromosome location Chromosomenlokalisation *f*
lo|cus ['ləʊkəs] *noun, plural* **lo|ca** ['ləʊkə], **lo|ci** ['ləʊsaɪ, 'ləʊkaɪ] **1.** Ort *m*, Platz *m*, Stelle *f*; (*anatom.*) Lokus *m*, Locus *m* **2.** (*Genetik*) Genlocus *m*, Genort *m*
binding locus Bindungsstelle *f*
class I loci Klasse-I-Loci *pl*
class II loci Klasse-II-Loci *pl*
histocompatibility locus Histokompatibilitätsgen *nt*, HLA-Gen *nt*
I-E locus I-E-Locus *m*
IgH locus Schwere-Immunglobulinketten-Locus *m*
immunoglobulin heavy chain locus Schwere-Immunglobulinketten-Locus *m*
operator locus Operatorgen *nt*, O-Gen *nt*
Löffler ['leflər; 'lœflər]: **Löffler's agar** Löffler-Serum *nt*, Löffler-Serumnährboden *m*
Löffler's alkaline methylene blue Löffler-Methylenblau *nt*
Löffler's alkaline methylene blue stain Löffler-Methylenblaufärbung *f*, alkalische Löffler-Methylenblaufärbung *f*
Löffler's bacillus Löffler-Bazillus *m*, Corynebacterium diphtheriae
Löffler's blood culture medium s.u. *Löffler's* agar
Löffler's coagulated serum medium s.u. *Löffler's* agar
Löffler's eosinophilia Löffler-Syndrom *nt*, eosinophiles Lungeninfiltrat *nt*
Löffler's pneumonia s.u. *Löffler's* eosinophilia
Löffler's serum s.u. *Löffler's* agar
Löffler's syndrome s.u. *Löffler's* eosinophilia
Lohmann ['ləʊmən]: **Lohmann reaction** Lohmann-Reaktion *f*
lo|i|a|sis [ləʊ'aɪəsɪs] *noun* Loa-loa-Infektion *f*, Loa-loa-Filariose *f*, Filaria-loa-Infektion *f*, Loiasis *f*, Loaose *f*
lo|mus|tine [ləʊ'mʌstiːn] *noun* Lomustine *nt*
long-chain *adj.* langkettig
long-term *adj.* langfristig, Dauer-, Langzeit-
loss [lɔːs, lɑs] *noun* Verlust *m*, Schaden *m*, Einbuße *f*
blood loss Blutverlust *m*
weight loss Gewichtsverlust *m*
louse [laʊs] *noun, plural* **lice** [laɪs] Laus *f*
body louse Kleiderlaus *f*, Pediculus humanus corporis, Pediculus humanus humanus, Pediculus humanus vestimenti
clothes louse Kleiderlaus *f*, Pediculus humanus corporis, Pediculus humanus humanus, Pediculus humanus vestimenti
human louse Menschenlaus *f*, Pediculus humanus
louse-borne *adj.* durch Läuse übertragen, Läuse-
lous|i|cide ['laʊsɪsaɪd] I *noun* Pedikulizid *nt* II *adj.* läusetötend, läuseabtötend, pedikulizid
lou|sy ['laʊzɪ] *adj.* mit Läusen infestiert, von Läusen befallen
low-affinity *adj.* mit niedriger Affinität, niederaffin
low-calorie *adj.* kalorienarm

L

Löwenstein-Jensen ['leɪvənstaɪn 'jenzən]: **Löwenstein-Jensen culture medium** Löwenstein-Jensen-Nährboden *m*, Löwenstein-Jensen-Medium *nt*
Löwenstein-Jensen medium s.u. *Löwenstein-Jensen* culture medium
low-molecular-weight *adj.* niedermolekular
LP *abk.* s.u. **1.** lipoprotein **2.** lymphocytopoiesis **3.** lymphopoiesis
LPL *abk.* s.u. lipoprotein *lipase*
LPS *abk.* s.u. lipopolysaccharide
LRF *abk.* s.u. luteinizing hormone releasing *factor*
LRH *abk.* s.u. luteinizing hormone releasing *hormone*
LS *abk.* s.u. laparoscopy
L-selectin *noun* L-Selektin *nt*
LT *abk.* s.u. **1.** leukotriene **2.** lymphotoxin
LTF *abk.* s.u. lymphocyte transforming *factor*
LTH *abk.* s.u. luteotropic *hormone*
LTR *abk.* s.u. long terminal *repeat*
Lucio ['luːʃəʊ]: **diffuse leprosy of Lucio** s.u. *Lucio's* leprosy
Lucio's leprosy Lucio-Phänomen *nt*
Lucio's phenomenon s.u. *Lucio's* leprosy
lules ['luːiːz] *noun* harter Schanker *m*, Morbus *m* Schaudinn, Schaudinn-Krankheit *f*, Syphilis *f*, Lues *f*, Lues *f* venerea
luletlic [luː'etɪk] *adj.* Syphilis betreffend, von Syphilis betroffen, durch Syphilis verursacht, syphilitisch, luetisch, Syphilis-
lullibllerlin [luː'lɪbərɪn] *noun* Luliberin *nt*, Lutiliberin *nt*, LH-releasing-Faktor *m*, LH-releasing-Hormon *nt*
lumlbrilcide ['lʌmbrɪsaɪd] *noun* Askarizid *nt*
lumlbrilcoid ['lʌmbrɪkɔɪd] **I** *noun* Spulwurm *m*, Ascaris lumbricoides **II** *adj.* wurmförmig, wurmartig
lulmen ['luːmən] *noun, plural* **lulmilna** ['luːmɪnə] **1.** Lichtung *f*, Hohlraum *m*, Lumen *nt* **2.** (*Physik*) Lumen *nt*
lulmilnesce [ˌluːmɪ'nes] *vi* lumineszieren
lulmilneslcence [luːmɪ'nesəns] *noun* Lumineszenz *f*
lulmilneslcent [luːmɪ'nesənt] *adj.* lumineszierend
lulmilnoslilty [ˌluːmɪ'nɑsətɪ] *noun* Leuchten *nt*; Leuchtkraft *f*; Lichtstärke *f*, Helligkeit *f*
lump [lʌmp] *noun* **1.** Schwellung *f*, Beule *f*, Höcker *m*, Geschwulst *f*, Knoten *m* **2.** Klumpen *m*, Brocken *m*
lung [lʌŋ] *noun* Lunge *f*, Lungenflügel *m*; (*anatom.*) Pulmo *m*
bird-breeder's lung Vogelzüchterlunge *f*, Taubenzüchterlunge *f*
bird-fancier's lung s.u. bird-breeder's *lung*
farmer's lung Farmerlunge *f*, Drescherkrankheit *f*, Dreschfieber *nt*
lunglworms ['lʌŋwɜrmz] *plural* Lungenwürmer *pl*
lulpoid ['luːpɔɪd] *adj.* Lupus betreffend, lupusähnlich, lupös, lupoid
lulpolma [luː'pəʊmə] *noun* Lupusknötchen *nt*, Lupom *nt*
lulpous ['luːpəs] *adj.* s.u. lupoid
lulpus ['luːpəs] *noun* Lupus *m*
lupus erythematosus Lupus erythematodes, Lupus erythematosus, Erythematodes *m*
chilblain lupus erythematosus Lupus pernio
chronic discoid lupus erythematosus s.u. discoid *lupus* erythematosus
cutaneous lupus erythematosus Lupus erythematodes integumentalis, Lupus erythematodes chronicus
discoid lupus erythematosus Discoid-Lupus erythematosus, Lupus erythematodes chronicus discoides
disseminated lupus erythematosus s.u. systemic *lupus* erythematosus
hypertrophic lupus erythematosus Lupus erythematodes hypertrophicus
systemic lupus erythematosus systemischer Lupus erythematodes, Systemerythematodes *m*, Lupus erythematodes visceralis, Lupus erythematodes integumentalis et visceralis
lultelal ['luːtɪəl] *adj.* Corpus luteum betreffend, luteal, Luteal-
lultelin ['luːtɪiːn] *noun* Lutein *nt*
lultelilnolma [luːtɪə'nəʊmə] *noun* Luteom *nt*, Luteinom *nt*
lultelolhorlmone [luːtɪə'hɔːrməʊn] *noun* Gelbkörperhormon *nt*, Progesteron *nt*, Corpus-luteum-Hormon *nt*
lultelolma [luːtɪ'əʊmə] *noun, plural* **lultelolmas, lultelolmalta** [luːtɪ'əʊmətə] **1.** s.u. luteinoma **2.** Luteoma gravidarum
lulteloltrophlic [luːtɪə'trəʊfɪk] *adj.* s.u. luteotropic
lulteloltrophlin [luːtɪə'trəʊfɪn] *noun* Luteotropin *nt*, luteotropes Hormon *nt*
lulteloltroplic [luːtɪə'trɑpɪk] *adj.* luteotrop
lultillibllerlin [ˌluːtɪ'lɪbərɪn] *noun* Luliberin *nt*, Lutiliberin *nt*, LH-releasing-Faktor *m*, LH-releasing-Hormon *nt*
lultillibllerlilnerlgic [luːtɪˌlɪbərɪ'nɜrdʒɪk] *adj.* luliberinerg, lutiliberinerg
LV *abk.* s.u. live *vaccine*
Ly *abk.* s.u. lysine
lylase ['laɪeɪz] *noun* Lyase *f*, Synthase *f*
***N*-acetylneuraminate lyase** *N*-Acetylneuraminatlyase *f*
adenylosuccinate lyase Adenylsuccinatlyase *f*, Adenylosuccinatlyase *f*
aldehyde lyase Aldehydlyase *f*, Aldolase *f*
argininosuccinate lyase Argininsuccinatlyase *f*, Argininosuccinatlyase *f*, Argininsuccinase *f*, Argininosuccinase *f*
aspartate ammonia-lyase Aspartatammoniaklyase *f*, Aspartase *f*
ATP-citrate lyase ATP-Citrat-Lyase *f*, citratspaltendes Enzym *nt*
citrate lyase Zitrataldolase *f*, Zitratlyase *f*, Citrataldolase *f*, Citratlyase *f*
cystathionine γ-lyase Cystathionin-γ-Lyase *f*, Cystathionase *f*
heparin lyase Heparinase *f*, Heparinlyase *f*
histidine ammonia-lyase Histidinammoniaklyase *f*, Histidase *f*, Histidinase *f*
hyaluronate lyase Hyaluronatlyase *f*
hyaluronic lyase s.u. hyaluronate *lyase*
β-hydroxy-β-methylglutaryl-CoA lyase β-Hydroxy-β-methylglutaryl-CoA-lyase *f*, HMG-CoA-lyase *f*
isocitrate lyase Isozitratlyase *f*, Isocitratlyase *f*
LYDMA *abk.* s.u. lymphocyte-determined membrane *antigen*
lye [laɪ] **I** *noun* Lauge *f* **II** *vt* mit Lauge behandeln, ablaugen
lymph [lɪmf] *noun* **1.** Lymphe *f*, Lymphflüssigkeit *f*, Lympha *f* **2.** lymphähnliche Flüssigkeit *f*
lymlpha ['lɪmfə] *noun* s.u. lymph

lym|pha|den ['lɪmfəden] *noun* Lymphknoten *m*, *old* Lymphdrüse *f*, Nodus lymphaticus, Nodus lymphoideus, Lymphonodus *m*

lymph|ad|e|nec|ta|sis [lɪm,fædə'nektəsɪs] *noun* Lymphknotenvergrößerung *f*, Lymphadenektasie *f*

lymph|ad|e|nec|to|my [lɪm,fædə'nektəmɪ] *noun* Lymphknotenentfernung *f*, Lymphknotenexstirpation *f*, Lymphadenektomie *f*

lymph|ad|en|hy|per|tro|phy [lɪm,fædənhaɪ'pɜrtrəfɪ] *noun* Lymphknotenhypertrophie *f*

lymph|a|de|nia [lɪmfə'diːnɪə] *noun* **1.** s.u. lymphadenhypertrophy **2.** s.u. lymphadenopathy

lymph|ad|e|ni|tis [lɪm,fædə'naɪtɪs] *noun* Lymphknotenentzündung *f*, Lymphadenitis *f*
acute mesenteric lymphadenitis Masshoff-Lymphadenitis *f*, Lymphadenitis mesenterialis acuta
acute nonspecific lymphadenitis Sinuskatarrh *m*, Sinuskatarr *m*, Sinushistiozytose *f*, akute unspezifische Lymphadenitis *f*
caseous lymphadenitis Pseudotuberkulose *f*
Masshoff's lymphadenitis Masshoff-Lymphadenitis *f*, Lymphadenitis mesenterialis acuta
mesenteric lymphadenitis Mesenteriallymphadenitis *f*, Lymphadenitis mesenterica, Lymphadenitis mesenterialis, Entzündung *f* der Mesenteriallymphknoten
paratuberculous lymphadenitis Pseudotuberkulose *f*
tuberculous lymphadenitis Lymphknotentuberkulose *f*, Lymphadenitis tuberculosa

lymph|ad|e|no|gram [lɪm'fædɪnəgræm] *noun* Lymphadenogramm *nt*

lymph|ad|e|nog|ra|phy [lɪm,fædɪ'nɑgrəfɪ] *noun* Kontrastdarstellung *f* von Lymphknoten, Lymphadenographie *f*, Lymphadenografie *f*

lymph|ad|e|noid [lɪm'fædɪnɔɪd] *adj.* lymphadenoid

lymph|ad|e|no|ma [,lɪmfædɪ'nəʊmə] *noun* **1.** Lymphadenom *nt* **2.** s.u. lymphoma

lymph|ad|e|nop|a|thy [lɪm,fædɪ'nɑpəθɪ] *noun* Lymphknotenerkrankung *f*, Lymphadenopathie *f*
angioimmunoblastic lymphadenopathy with dysproteinemia angioimmunoblastische Lymphadenopathie *f*, immunoblastische Lymphadenopathie *f*, Lymphogranulomatosis X *f*
dermatopathic lymphadenopathy Pautrier-Woringer-Syndrom *nt*, dermatopathische Lymphopathie *f*, dermatopathische Lymphadenitis *f*, lipomelanotische Retikulose *f*
immunoblastic lymphadenopathy angioimmunoblastische Lymphadenopathie *f*, immunoblastische Lymphadenopathie *f*, Lymphogranulomatosis X *f*
tuberculous lymphadenopathy s.u. tuberculous *lymphadenitis*

lymph|ad|e|no|sis [lɪm,fædɪ'nəʊsɪs] *noun* Lymphknotenschwellung *f*, Lymphadenose *f*, Lymphadenosis *f*

lymph|ad|e|not|o|my [lɪm,fædɪ'nɑtəmɪ] *noun* Lymphadenotomie *f*

lymph|an|ge|i|tis [,lɪmfændʒɪ'aɪtɪs] *noun* s.u. lymphangitis

lymph|an|gi|ec|ta|sia [lɪm,fændʒɪek'teɪʒ(ɪ)ə] *noun* s.u. lymphangiectasis

lymph|an|gi|ec|ta|sis [lɪm,fændʒɪ'ektəsɪs] *noun* Lymphgefäßerweiterung *f*, Lymphangiektasie *f*

lymph|an|gi|ec|tat|ic [lɪm,fændʒɪek'tætɪk] *adj.* Lymphangiektasie betreffend, lymphangiektatisch

lymph|an|gi|i|tis [lɪm,fændʒɪ'aɪtɪs] *noun* s.u. lymphangitis

lymph|an|gi|o|ad|e|nog|ra|phy [lɪm,fændʒɪəʊædə'nɑgrəfɪ] *noun* s.u. lymphography

lymph|an|gi|o|en|do|the|li|o|blas|to|ma [lɪm,fændʒɪəʊ,endəʊ-,θiːlɪəblæs'təʊmə] *noun* s.u. lymphangioendothelioma

lymph|an|gi|o|en|do|the|li|o|ma [lɪm,fændʒɪəʊ,endəʊ-,θiːlɪ'əʊmə] *noun* Lymphangioendotheliom *nt*, Lymphoendotheliom *nt*

lymph|an|gi|o|fi|bro|ma [lɪm,fændʒɪəʊfaɪ'brəʊmə] *noun* Lymphangiofibrom *nt*

lymph|an|gi|o|gram [lɪm'fændʒɪəʊgræm] *noun* s.u. lymphogram

lymph|an|gi|og|ra|phy [lɪm,fændʒɪ'ɑgrəfɪ] *noun* s.u. lymphography

lymph|an|gi|o|ma [lɪm,fændʒɪ'əʊmə] *noun* Lymphangiom *nt*
simple lymphangioma kapilläres Lymphangiom *nt*, einfaches Lymphangiom *nt*, Lymphangioma capillare, Lymphangioma simplex

lymph|an|gi|om|a|tous [lɪm,fændʒɪ'ɑmətəs] *adj.* Lymphangiom betreffend, lymphangiomatös

lymph|an|gi|o|my|o|ma|to|sis [lɪm,fændʒɪəʊ,maɪəmə'təʊsɪs] *noun* Lymphangiomyomatosis *f*, Lymphangiomyomatosis-Syndrom *nt*

lymph|an|gi|o|phle|bi|tis [lɪm,fændʒɪəʊflɪ'baɪtɪs] *noun* Lymphangiophlebitis *f*

lymph|an|gi|o|sar|co|ma [lɪm,fændʒɪəʊsɑːr'kəʊmə] *noun* Lymphangiosarkom *nt*

lymph|an|gi|o|sis [lɪm,fændʒɪ'əʊsɪs] *noun* Lymphangiosis *f*
carcinomatous lymphangiosis Lymphangiosis carcinomatosa

lym|phan|gi|tis [,lɪmfæn'dʒaɪtɪs] *noun* Lymphgefäßentzündung *f*, Lymphangitis *f*, Lymphangiitis *f*
lymphangitis carcinomatosa Lymphangiosis carcinomatosa
tuberculous lymphangitis tuberkulöse Lymphangiitis *f*, Lymphangiitis tuberculosa

lym|pha|phe|re|sis [,lɪmfəfə'riːsɪs] *noun* s.u. lymphocytapheresis

lym|phat|ic [lɪm'fætɪk] **I** *noun* Lymphgefäß *nt*, Vas lymphaticum **II** *adj.* Lymphe *oder* lymphatisches Organ betreffend, lymphatisch, Lymph(o)-

lym|phat|ics [lɪm'fætɪks] *plural* Lymphgefäße *pl*, Lymphsystem *nt*

lym|pha|tism ['lɪmfətɪzəm] *noun* Lymphatismus *m*, lymphatische Diathese *f*, Status lymphaticus

lym|pha|ti|tis [lɪmfə'taɪtɪs] *noun* s.u. lymphangitis

lym|pha|tol|y|sis [lɪmfə'tɑləsɪs] *noun* Zerstörung *oder* Auflösung *f* des lymphatischen Gewebes, Lymphatolyse *f*

lymph|e|de|ma [,lɪmfɪ'diːmə] *noun* Lymphödem *nt*, Lymphoedema *nt*

lymph|ep|i|the|li|o|ma [lɪmf,epɪ,θɪlɪ'əʊmə] *noun* s.u. lymphoepithelioma

lym|phi|za|tion [lɪmfɪ'zeɪʃn] *noun* Lymphbildung *f*

lymph|no|di|tis [,lɪmfnəʊ'daɪtɪs] *noun* s.u. lymphadenitis

lym|pho|blast ['lɪmfəblæst] *noun* Lymphoblast *m*, Lymphozytoblast *m*

lym|pho|blas|tic [lɪmfə'blæstɪk] *adj.* lymphoblastisch

lym|pho|blas|to|ma [ˌlɪmfəblæs'təʊmə] *noun* **1.** Lymphoblastom *nt* **2.** s.u. lymphoblastic *lymphoma*

lym|pho|blas|to|sis [ˌlɪmfəblæs'təʊsɪs] *noun* Lymphoblastose *f*, Lymphoblastosis *f*

lym|pho|cap|il|lar|y [ˌlɪmfəkə'pɪlərɪ] *adj.* Lymphkapillare(n) betreffend, lymphokapillär

lym|pho|cele ['lɪmfəsiːl] *noun* Lymphozele *f*, Lymphocele *f*

lym|pho|ci|ne|sia [ˌlɪmfəsɪ'niːʒ(ɪ)ə] *noun* s.u. lymphokinesis

lym|pho|cy|ta|phe|re|sis [lɪmfəˌsaɪtəfə'riːsɪs] *noun* Lymphozytenpherese *f*, Lymphopherese *f*, Lymphozytopherese *f*

lym|pho|cyte ['lɪmfəsaɪt] *noun* Lymphzelle *f*, Lymphozyt *m*, Lymphocyt *m*

(γδ) lymphocytes Gamma/Delta-Lymphzyten *pl*, TCR-1⁺-Lymphozyten *pl*, (γδ)-Lymphzyten *pl*

CD4 lymphocyte CD4-Zelle *f*, CD4-Lymphozyt *m*, T4⁺-Zelle *f*, T4⁺-Lymphozyt *m*

CD8 lymphocyte CD8-Zelle *f*, CD8-Lymphozyt *m*, T8⁺-Zelle *f*, T8⁺-Lymphozyt *m*

cytotoxic T-lymphocyte zytotoxische T-Zelle *f*, zytotoxischer T-Lymphozyt *m*, T-Killerzelle *f*

gamma/delta lymphocytes Gamma/Delta-Lymphzyten *pl*, TCR-1⁺-Lymphozyten *pl*, (γδ)-Lymphzyten *pl*

intraepithelial lymphocyte intraepithelialer Lymphozyt *m*

lamina propria lymphocyte Lamina-propria-Lymphozyt *m*

large granular lymphocyte großer Granulozyt *m*

mucosal lymphocyte mukosaassoziierter Lymphozyt *m*

self-reactive lymphocyte selbstreaktiver Lymphozyt *m*

T4⁺ lymphocyte CD4-Zelle *f*, CD4-Lymphozyt *m*, T4⁺-Zelle *f*, T4⁺-Lymphozyt *m*

T8⁺ lymphocyte CD8-Zelle *f*, CD8-Lymphozyt *m*, T8⁺-Zelle *f*, T8⁺-Lymphozyt *m*

TCR-2⁺ T lymphocyte TCR-2⁺-T-Zelle *f*, TCR-2⁺-T-Lymphozyt *m*

TCR-1⁺ lymphocytes Gamma/Delta-Lymphzyten *pl*, TCR-1⁺-Lymphozyten *pl*, (γδ)-Lymphzyten *pl*

thymic lymphocyte Thymozyt *m*

thymus-dependent lymphocyte thymusabhängiger Lymphozyt *m*, T-Lymphozyt *m*

thymus-independent lymphocyte B-Lymphozyt *m*, B-Lymphocyt *m*, B-Zelle *f*

tumor-infiltrating lymphocytes tumorinfiltrierende Lymphozyten *pl*

virgin lymphocyte jungfräulicher Lymphozyt *m*

lymphocyte-dependent *adj.* lymphozytenabhängig

lymphocyte-independent *adj.* lymphozytenunabhängig

lym|pho|cy|thae|mia [ˌlɪmfəsaɪ'θiːmɪə] *noun* (*brit.*) s.u. lymphocytosis

lym|pho|cy|the|mia [ˌlɪmfəsaɪ'θiːmɪə] *noun* s.u. lymphocytosis

lym|pho|cyt|ic [lɪmfə'sɪtɪk] *adj.* Lymphozyten betreffend, lymphozytär, Lymphozyten-

lym|pho|cy|to|blast [lɪmfə'saɪtəblæst] *noun* s.u. lymphoblast

lym|pho|cy|to|ma [ˌlɪmfəsaɪ'təʊmə] *noun* Lymphozytom *nt*, Lymphocytoma *nt*; Pseudolymphom *nt*

Castleman's lymphocytoma Castleman-Tumor *m*, Castleman-Lymphozytom *nt*, hyalinisierende plasmazelluläre Lymphknotenhyperplasie *f*

lym|pho|cy|to|pe|nia [lɪmfəˌsaɪtə'pɪnɪə] *noun* Lymphopenie *f*, Lymphozytopenie *f*

lym|pho|cy|to|phe|re|sis [lɪmfəˌsaɪtəfə'riːsɪs] *noun* s.u. lymphocytapheresis

lym|pho|cy|to|poi|e|sis [lɪmfəˌsaɪtəpɔɪ'iːsɪs] *noun* Lymphozytenbildung *f*, Lymphopoese *f*, Lymphopoiese *f*, Lymphozytopoese *f*, Lymphozytopoiese *f*

lym|pho|cy|to|poi|et|ic [lɪmfəˌsaɪtəpɔɪ'etɪk] *adj.* s.u. lymphopoietic

lym|pho|cy|to|sis [ˌlɪmfəsaɪ'təʊsɪs] *noun* Lymphozytose *f*, Lymphocytosis *f*, Lymphozythämie *f*

lym|pho|cy|to|tox|ic [lɪmfəˌsaɪtə'tɑksɪk] *adj.* lymphozytenzerstörend, lymphozytotoxisch

lym|pho|cy|to|tox|ic|i|ty [lɪmfəˌsaɪtətɑk'sɪsətɪ] *noun* Lymphozytotoxizität *f*

lym|pho|di|a|pe|de|sis [lɪmfəˌdaɪəpɪ'diːsɪs] *noun* Lymphodiapedese *f*, Lymphozytendiapedese *f*

lym|pho|duct ['lɪmfədʌkt] *noun* Lymphgefäß *nt*, Vas lymphaticum

lymph|oe|de|ma [ˌlɪmfɪ'diːmə] *noun* (*brit.*) s.u. lymphedema

lym|pho|ep|i|the|li|o|ma [lɪmfəˌepɪˌθɪlɪ'əʊmə] *noun* Lymphoepitheliom *nt*, lymphoepitheliales Karzinom *nt*, Schmincke-Tumor *m*

lym|pho|gen|e|sis [lɪmfə'dʒenəsɪs] *noun* Lymphbildung *f*, Lymphogenese *f*

lym|pho|gen|ic [lɪmfə'dʒenɪk] *adj.* aus Lymphe *oder* lymphatischen Gefäßen stammend, lymphogen

lym|phog|e|nous [lɪm'fɑdʒənəs] *adj.* **1.** Lymphe produzierend **2.** s.u. lymphogenic

lym|pho|glan|du|la [lɪmfə'glændʒələ] *noun, plural* **lym|pho|glan|du|lae** [lɪmfə'glændʒəliː] Lymphknoten *m*, *old* Lymphdrüse *f*, Nodus lymphaticus, Nodus lymphoideus, Lymphonodus *m*

lym|pho|gram ['lɪmfəgræm] *noun* Lymphogramm *nt*, Lymphangiogramm *nt*

lym|pho|gran|u|lo|ma [lɪmfəˌgrænjə'ləʊmə] *noun* **1.** Lymphogranulom *nt* **2.** Hodgkin-Krankheit *f*, Hodgkin-Lymphom *nt*, Lymphogranulomatose *f*, maligne Lymphogranulomatose *f*, Morbus *m* Hodgkin, Lymphogranulomatosis maligna, Hodgkin-Paltauf-Steinberg-Krankheit *f*, Paltauf-Steinberg-Krankheit *f*

lymphogranuloma inguinale s.u. *lymphogranuloma* venereum

lymphogranuloma venereum Lymphogranuloma inguinale, Lymphogranuloma venereum, Lymphopathia venerea, Morbus *m* Durand-Nicolas-Favre, klimatischer Bubo *m*, vierte Geschlechtskrankheit *f*, Poradenitis inguinalis

lym|pho|gran|u|lo|ma|to|sis [lɪmfəˌgrænjəˌləʊmə'təʊsɪs] *noun* **1.** Lymphogranulomatose *f*, Lymphogranulomatosis *f* **2.** s.u. lymphogranuloma

benign lymphogranulomatosis Sarkoidose *f*, Morbus *m* Boeck, Boeck-Sarkoid *nt*, Besnier-Boeck-Schaumann-Krankheit *f*, Lymphogranulomatosa benigna

malignant lymphogranulomatosis Hodgkin-Krankheit *f*, Hodgkin-Lymphom *nt*, Morbus *m* Hodgkin, Hodgkin-Paltauf-Steinberg-Krankheit *f*, Paltauf-Steinberg-Krankheit *f*, Lymphogranulomatose *f*, maligne Lymphogranulomatose *f*, Lymphogranulomatosis maligna

lym|phog|ra|phy [lɪm'fɑgrəfɪ] *noun* Kontrastdarstellung *f* von Lymphgefäßen und Lymphknoten, Lymphographie *f*, Lymphangiographie *f*

lym|pho|hae|ma|tog|e|nous [ˌlɪmfəˌhiːmə'tɑdʒənəs] *adj.* (*brit.*) s.u. lymphohematogenous
lym|pho|he|ma|tog|e|nous [ˌlɪmfəˌhiːmə'tɑdʒənəs] *adj.* lymphohämatogen
lym|pho|his|ti|o|cyt|ic [lɪmfəˌhɪstɪə'sɪtɪk] *adj.* lymphohistiozytär
lym|pho|his|ti|o|plas|ma|cyt|ic [lɪmfəˌhɪstɪəˌplæzmə'sɪtɪk] *adj.* lympho-histio-plasmazytär
lym|phoid ['lɪmfɔɪd] *adj.* lymphartig, lymphatisch, lymphozytenähnlich, lymphoid, Lymph-
lym|phoid|ec|to|my [ˌlɪmfɔɪ'dektəmɪ] *noun* Lymphoidektomie *f*
lym|phoi|do|cyte [lɪm'fɔɪdəsaɪt] *noun* Lymphoidzelle *f*
lym|pho|kine ['lɪmfəkaɪn] *noun* Lymphokin *nt*
lymphokine-mediated *adj.* lymphokinvermittelt
lym|pho|ki|ne|sis [ˌlɪmfəkɪ'niːsɪs] *noun* **1.** Lymphzirkulation *f* **2.** Endolymphzirkulation *f*
lym|phol|y|sis [lɪm'fɑləsɪs] *noun* Lymphozytenauflösung *f*, Lympholyse *f*, Lympholysis *f*, Lymphozytolyse *f*
  cell-mediated lympholysis zellvermittelte Lympholyse *f*, zellvermittelte Lymphozytolyse *f*
lym|pho|lyt|ic [ˌlɪmfə'lɪtɪk] *adj.* Lymphozyten auflösend *oder* zerstörend, lympholytisch, lymphozytolytisch
lym|pho|ma [lɪm'fəʊmə] *noun, plural* **lym|pho|mas, lym|pho|ma|ta** [lɪm'fəʊmətə] **1.** Lymphknotenschwellung *f*, Lymphknotentumor *m*, Lymphom *nt* **2.** s.u. lymphogranuloma **3.** non-Hodgkin-Lymphom *nt*
  African lymphoma Burkitt-Lymphom *nt*, Burkitt-Tumor *m*, epidemisches Lymphom *nt*, B-lymphoblastisches Lymphom *nt*
  B-cell lymphoma B-Zellymphom *nt*, B-Zellenlymphom *nt*
  Burkitt's lymphoma Burkitt-Lymphom *nt*, Burkitt-Tumor *m*, epidemisches Lymphom *nt*, B-lymphoblastisches Lymphom *nt*
  centroblastic-centrocytic malignant lymphoma zentroblastisch-zentrozytischen Lymphom *nt*, zentroblastisch-zentrozytischen malignes Lymphom *nt*, Brill-Symmers-Syndrom *nt*, Morbus *m* Brill-Symmers, großfollikuläres Lymphom *nt*, großfollikuläres Lymphoblastom *nt*
  centroblastic malignant lymphoma zentroblastisches Lymphom *nt*
  centrocytic malignant lymphoma zentrozytisches Lymphom *nt*, zentrozytisches malignes Lymphom *nt*, lymphozytisches Lymphosarkom *nt*
  convoluted T-cell lymphoma T-Zellenlymphom *nt* vom convoluted-cell-Typ
  diffuse lymphoma Lymphosarkom *nt*
  diffuse histiocytic lymphoma **1.** zentroblastisches Lymphom *nt* **2.** zentrozytisches Lymphom *nt*, zentrozytisches malignes Lymphom *nt*, lymphozytisches Lymphosarkom *nt*
  diffuse well-differentiated lymphoma zentrozytisches Lymphom *nt*, zentrozytisches malignes Lymphom *nt*, lymphozytisches Lymphosarkom *nt*
  diffuse well-differentiated lymphocytic lymphoma diffuse well-differentiated lymphocytic lymphoma
  follicular lymphoma Brill-Symmers-Syndrom *nt*, Morbus *m* Brill-Symmers, zentroblastisch-zentrozytisches Lymphom *nt*, zentroblastisch-zentrozytisches malignes Lymphom *nt*, großfollikuläres Lymphoblastom *nt*, großfollikuläres Lymphom *nt*
  gastric lymphoma Lymphom *nt* des Magens, Lymphogranulom *nt* des Magens
  giant follicle lymphoma s.u. giant follicular *lymphoma*
  giant follicular lymphoma Brill-Symmers-Syndrom *nt*, Morbus *m* Brill-Symmers, zentroblastisch-zentrozytisches Lymphom *nt*, zentroblastisch-zentrozytisches malignes Lymphom *nt*, großfollikuläres Lymphoblastom *nt*, großfollikuläres Lymphom *nt*
  granulomatous lymphoma Hodgkin-Krankheit *f*, Hodgkin-Lymphom *nt*, Morbus *m* Hodgkin, Hodgkin-Paltauf-Steinberg-Krankheit *f*, Paltauf-Steinberg-Krankheit *f*, Lymphogranulomatose *f*, maligne Lymphogranulomatose *f*, Lymphogranulomatosis maligna
  histiocytic lymphoma immunoblastisches Lymphom *nt*, immunoblastisches malignes Lymphom *nt*, Retikulumzellensarkom *nt*
  Hodgkin's lymphoma Hodgkin-Krankheit *f*, Hodgkin-Lymphom *nt*, Morbus *m* Hodgkin, Hodgkin-Paltauf-Steinberg-Krankheit *f*, Paltauf-Steinberg-Krankheit *f*, Lymphogranulomatose *f*, maligne Lymphogranulomatose *f*, Lymphogranulomatosis maligna
  immunoblastic lymphoma Retikulumzellensarkom *nt*, immunoblastisches Lymphom *nt*, immunoblastisches malignes Lymphom *nt*
  immunoblastic malignant lymphoma Retikulumzellensarkom *nt*, immunoblastisches Lymphom *nt*, immunoblastisches malignes Lymphom *nt*
  Lennert's lymphoma lymphoepithelioides Lymphom *nt*, Lennert-Lymphom *nt*
  lymphoblastic lymphoma lymphoblastisches Lymphom *nt*
  malignant lymphoma **1.** s.u. Hodgkin's *lymphoma* **2.** non-Hodgkin-Lymphom *nt*
  malignant lymphoma of bone Retikulumzellsarkom *nt* des Knochens, Retikulosarkom *nt* des Knochens, Retothelsarkom *nt* des Knochens, malignes Lymphom des Knochens
  nodular lymphoma zentroblastisch-zentrozytisches Lymphom *nt*, zentroblastisch-zentrozytisches malignes Lymphom *nt*, Brill-Symmers-Syndrom *nt*, Morbus *m* Brill-Symmers, großfollikuläres Lymphom *nt*, großfollikuläres Lymphoblastom *nt*
  nodular poorly-differentiated lymphocytic lymphoma nodular poorly-differentiated lymphocytic lymphoma
  nodular poorly-differentiated lymphoma s.u. nodular *lymphoma*
  nodular well-differentiated lymphocytic lymphoma nodular well-differentiated lymphocytic lymphoma
  non-Hodgkin's lymphoma non-Hodgkin-Lymphom *nt*
  plasmacytoid lymphocytic lymphoma Immunozytom *nt*, lymphoplasmozytisches Lymphom *nt*, lympho-plasmozytoides Lymphom *nt*
  poorly-differentiated lymphocytic lymphoma poorly-differentiated lymphocytic lymphoma
  T-cell lymphoma T-Zellymphom *nt*, T-Zellenlymphom *nt*
  T-zone lymphoma T-Zonenlymphom *nt*
  well-differentiated lymphocytic lymphoma well-differentiated lymphocytic lymphoma *nt*

L

lym|pho|ma|toid [lɪm'fəʊmətɔɪd] *adj.* lymphomartig, lymphomähnlich, lymphomatoid
lym|pho|ma|to|sis [lɪm,fəʊmə'təʊsɪs] *noun, plural* **lym|pho|ma|to|ses** [lɪm,fəʊmə'təʊsiːz] Lymphomatose *f*, Lymphomatosis *f*
lym|pho|ma|tous [lɪm'fəʊmətəs] *adj.* Lymphom betreffend, lymphomartig, lymphomatös
lym|pho|myx|o|ma [,lɪmfəmɪk'səʊmə] *noun* Lymphomyxom *nt*
lym|pho|nod|u|lus [lɪmfə'nɑdʒələs] *noun, plural* **lym|pho|nod|u|li** [lɪmfə'nɑdʒəlaɪ] Lymphfollikel *m*, Lymphknötchen *nt*, Folliculus lymphaticus, Nodulus lymphaticus, Lymphonodulus *m*
lym|pho|no|dus [lɪmfə'nəʊdəs] *noun, plural* **lym|pho|no|di** [lɪmfə'nəʊdaɪ] Lymphknoten *m*, *old* Lymphdrüse *f*, Nodus lymphaticus, Nodus lymphoideus, Lymphonodus *m*
lym|pho|path|ia [lɪmfə'pæθɪə] *noun* s.u. lymphopathy
lymphopathia venereum s.u. *lymphogranuloma venereum*
lym|phop|a|thy [lɪm'fɑpəθɪ] *noun* Erkrankung *f* des lymphatischen Systems, Lymphopathie *f*, Lymphopathia *f*
lym|pho|pe|nia [lɪmfə'pɪnɪə] *noun* Lymphopenie *f*, Lymphozytopenie *f*
lym|pho|pla|sia [lɪmfə'pleɪʒ(ɪ)ə] *noun* Lymphoplasie *f*, Lymphoplasia *f*
cutaneous lymphoplasia Bäfverstedt-Syndrom *nt*, benigne Lymphoplasie *f* der Haut, multiples Sarkoid *nt*, Lymphozytom *nt*, Lymphocytoma cutis, Lymphadenosis benigna cutis
lym|pho|plas|ma|cel|lu|lar [lɪmfə,plæzmə'seljələr] *adj.* lympho-plasmazellulär
lym|pho|poi|e|sis [,lɪmfəpɔɪ'iːsɪs] *noun* **1.** Lymphbildung *f* **2.** Lymphozytenbildung *f*, Lymphopoese *f*, Lymphopoiese *f*, Lymphozytopoese *f*, Lymphozytopoiese *f*
lym|pho|poi|et|ic [,lɪmfəpɔɪ'etɪk] *adj.* Lymphozytopoese betreffend *oder* stimulierend, lymphopoetisch, lymphozytopoetisch
lym|pho|pro|lif|er|a|tive [,lɪmfəprə'lɪfə,reɪtɪv] *adj.* lymphoproliferativ
lym|pho|re|tic|u|lar [,lɪmfərɪ'tɪkjələr] *adj.* lymphoretikulär
lym|pho|re|tic|u|lo|sis [,lɪmfərɪ,tɪkjə'ləʊsɪs] *noun* Lymphoretikulose *f*
benign lymphoreticulosis Katzenkratzkrankheit *f*, cat-scratch-disease, benigne Inokulationslymphoretikulose *f*
lym|phor|rhal|gia [lɪmfə'rædʒ(ɪ)ə] *noun* s.u. lymphorrhea
lym|phor|rhea [lɪmfə'rɪə] *noun* Lymphorrhagie *f*, Lymphorrhö *f*
lym|phor|rhoea [lɪmfə'rɪə] *noun* (*brit.*) s.u. lymphorrhea
lym|pho|sar|co|ma [,lɪmfəsɑːr'kəʊmə] *noun* Lymphosarkom *nt*
lymphoblastic lymphosarcoma lymphoblastisches Lymphosarkom *nt*
lymphocytic lymphosarcoma lymphozytisches Lymphosarkom *nt*, zentrozytisches Lymphom *nt*, zentrozytisches malignes Lymphom *nt*
lym|pho|sar|co|ma|to|sis [lɪmfə,sɑːrkəʊmə'təʊsɪs] *noun* Lymphosarkomatose *f*
lym|phos|ta|sis [lɪm'fɑstəsɪs] *noun* Lymphstauung *f*, Lymphostase *f*
lym|pho|tax|is [lɪmfə'tæksɪs] *noun* Lymphotaxis *f*
lym|pho|tox|in [lɪmfə'tɑksɪn] *noun* Lymphotoxin *nt*, zytotoxisches Lymphokin *nt*, Tumornekrosefaktor β *m*
lym|phous ['lɪmfəs] *adj.* Lymphe betreffend, lymphhaltig, Lymph-
lymph-vascular *adj.* Lymphgefäße betreffend, lymphovaskulär
Lyon ['laɪən]: **Lyon hypothesis** Lyon-Hypothese *f*
ly|on|i|za|tion [,laɪənaɪ'zeɪʃn] *noun* Lyonisierung *f*
ly|o|nized ['laɪənaɪzd] *adj.* lyonisiert
ly|o|phil ['laɪəfɪl] *noun* lyophile Substanz *f*
ly|o|phile ['laɪəfaɪl] **I** *noun* s.u. lyophil **II** *adj.* s.u. lyophilic
ly|o|phil|ic [laɪə'fɪlɪk] *adj.* lyophil
ly|oph|i|li|za|tion [laɪ,ɑfəlɪ'zeɪʃn] *noun* Gefriertrocknung *f*, Lyophilisation *f*, Lyophilisierung *f*
ly|oph|i|lize [laɪ'ɑfəlaɪz] *vt* gefriertrocknen, lyophilisieren
ly|o|pho|bic [laɪə'fəʊbɪk] *adj.* lyophob
ly|o|trop|ic [laɪə'trɑpɪk] *adj.* lyotrop
Lys *abk.* s.u. lysine
ly|sate ['laɪseɪt] *noun* **1.** (*Chemie*) Lyseprodukt *nt*, Lysat *nt* **2.** (*pharmakol.*) Lysat *nt*
lyse [laɪs] **I** *vt* etwas auflösen **II** *vi* sich auflösen
ly|sin ['laɪsɪn] *noun* Lysin *nt*
ly|sine ['laɪsiːn] *noun* Lysin *nt*
ly|sis ['laɪsɪs] *noun, plural* **ly|ses** ['laɪsiːz] **1.** (*pathol.*) Lyse *f*, Lysis *f* **2.** (*Fieber*) Lyse *f*, Lysis *f*, lytische Deferveszenz *f*, allmählicher Fieberabfall *m* **3.** (*Chemie*) Auflösung *f*, Lyse *f* **4.** (*chirurg.*) Lösung *f*, Lyse *f*
bystander lysis Bystander-Lyse *f*
cell lysis Zelllyse *f*, Zytolyse *f*
complement-mediated lysis komplementvermittelte Lyse *f*
ly|so|ceph|a|lin [laɪsə'sefəlɪn] *noun* Lysokephalin *nt*, Lysocephalin *nt*
ly|so|gen ['laɪsədʒən] *noun* **1.** Lysinogen *nt* **2.** lyseverursachendes Agens *nt*, lytisches Agens *nt* **3.** lysogeniertes Bakterium *nt*
ly|so|gen|e|sis [laɪsə'dʒenəsɪs] *noun* Lysinbildung *f*
ly|so|gen|ic [laɪsə'dʒenɪk] *adj.* **1.** lysinbildend, Lyse verursachend, lysogen **2.** Lysogenie betreffend, lysogen
ly|so|ge|nic|i|ty [,laɪsədʒə'nɪsətɪ] *noun* **1.** Fähigkeit *f* zur Lysinproduktion **2.** Lysogenisation *f* **3.** Lysogenie *f*
ly|so|ge|ni|za|tion [laɪsə,dʒenɪ'zeɪʃn] *noun* Lysogenisation *f*
ly|sog|e|ny [laɪ'sɑdʒənɪ] *noun* Lysogenie *f*
ly|so|ki|nase [laɪsə'kaɪneɪz] *noun* Lysokinase *f*
ly|so|lec|i|thin [laɪsə'lesɪθɪn] *noun* Lysolezithin *nt*, Lysolecithin *nt*, Lysophosphatidylcholin *nt*
ly|so|phos|pha|tide [laɪsə'fɑsfətaɪd] *noun* Lysophosphatid *nt*
ly|so|phos|pho|glyc|er|ide [laɪsə,fɑsfəʊ'glɪsəraɪd] *noun* Lysophosphoglyzerid *nt*
ly|so|phos|pho|li|pase [laɪsə,fɑsfəʊ'lɪpeɪz] *noun* Lysophospholipase *f*, Lecithinase B *f*, Phospholipase B *f*
ly|so|so|mal [laɪsə'səʊml] *adj.* Lysosom betreffend, lysosomal
ly|so|some ['laɪsəsəʊm] *noun* Lysosom *nt*
primary lysosome Primärlysosom *nt*
secondary lysosome Sekundärlysosom *nt*
ly|so|type ['laɪsətaɪp] *noun* Lysotyp *m*, Phagovar *m*

ly|so|zyme [ˈlaɪsəzaɪm] *noun* Lysozym *nt*
ly|so|zy|mu|ria [ˌlaɪsəzaɪˈm(j)ʊərɪə] *noun* Lysozymausscheidung *f* im Harn, Lysozymurie *f*
lys|sa [ˈlɪsə] *noun* Tollwut *f*, Rabies *f*, Lyssa *f*
Lys|sa|vi|rus [ˈlɪsəvaɪrəs] *noun* Lyssavirus *nt*
lys|sic [ˈlɪsɪk] *adj.* Tollwut betreffend, Tollwut-, Rabies-, Lyssa-
ly|syl [ˈlaɪsɪl] *noun* Lysyl-(Radikal *nt*)
lysyl-bradykinin *noun* Kallidin *nt*, Lysyl-Bradykinin *nt*
lytic[1] *abk.* s.u. osteolytic
lyt|ic[2] [ˈlɪtɪk] *adj.* **1.** Lyse betreffend, Lyse- **2.** Lysin betreffend, Lysin- **3.** eine Lyse auslösend, lytisch **4.** allmählich sinkend *oder* abfallend, zurückgehend, lytisch
lyt|ta [ˈlɪtə] *noun* s.u. lyssa
lyze [laɪs] *vt*, *vi* s.u. lyse
LZM *abk.* s.u. lysozyme

L

M

M *abk.* s.u. **1.** malignant **2.** mass **3.** methionine **4.** mitochondria **5.** mixture **6.** molar **7.** molarity **8.** morphium **9.** murmur **10.** myosin

m *abk.* s.u. **1.** mass **2.** meter **3.** molal **4.** molality **5** molar

μ *abk.* s.u. micro-

MAA *abk.* s.u. macroaggregated *albumin*

MAC *abk.* s.u. **1.** maximal allowance *concentration* **2.** membrane attack *complex*

mac *abk.* s.u. mass *concentration*

Machado [mə'ʃɑːdəʊ]: **Machado's test** Machado-Test *m*, Machado-Guerreiro-Reaktion *f*, Komplementbindungsreaktion *f* nach Machado

Machado-Guerreiro [mə'ʃɑːdəʊ ge'reɪrəʊ]: **Machado-Guerreiro test** s.u. *Machado's* test

MAC INH *abk.* s.u. membrane attack complex *inhibitor*

Maclagan [mək'lɑːgən]: **Maclagan's test** Maclagan-Reaktion *f*, Thymoltrübungstest *m*

macro- *präf.* Makr(o)-, Macr(o)-

mac|ro|ad|e|no|ma [mækrəʊædə'nəʊmə] *noun* Makroadenom *nt*

mac|ro|ag|gre|gate [mækrəʊ'ægrɪgeɪt] *noun* Makroaggregat *nt*

mac|ro|a|nal|y|sis [ˌmækrəʊə'næləsɪs] *noun* Makroanalyse *f*

mac|ro|bac|te|ri|um [ˌmækrəʊbæk'tɪərɪəm] *noun* Makrobakterium *nt*, Megabakterium *nt*

mac|ro|blast ['mækrəʊblæst] *noun* Makroblast *m*

mac|ro|cel|lu|lar [mækrəʊ'seljələr] *adj.* großzellig, makrozellulär

mac|ro|cyte ['mækrəʊsaɪt] *noun* Makrozyt *m*

mac|ro|cy|thae|mia [ˌmækrəʊsaɪ'θiːmɪə] *noun* (*brit.*) s.u. macrocytosis

mac|ro|cy|the|mia [ˌmækrəʊsaɪ'θiːmɪə] *noun* s.u. macrocytosis

mac|ro|cyt|ic [mækrəʊ'sɪtɪk] *adj.* Makrozyt betreffend, makrozytisch, Makrozyten-

mac|ro|cy|to|sis [ˌmækrəʊsaɪ'təʊsɪs] *noun* Makrozytose *f*

mac|ro|e|ryth|ro|blast [ˌmækrəʊɪ'rɪθrəblæst] *noun* s.u. macroblast

mac|ro|e|ryth|ro|cyte [ˌmækrəʊɪ'rɪθrəsaɪt] *noun* s.u. macrocyte

mac|ro|fol|lic|u|lar [ˌmækrəʊfə'lɪkjələr] *adj.* makrofollikulär

mac|ro|glob|u|lin [ˌmækrəʊ'glɑbjəlɪn] *noun* Makroglobulin *nt*

α_2-macroglobulin α_2-Makroglobulin *nt*

mac|ro|glob|u|li|nae|mia [mækrəʊˌglɑbjəlɪ'niːmɪə] *noun* (*brit.*) s.u. macroglobulinemia

mac|ro|glob|u|li|ne|mia [mækrəʊˌglɑbjəlɪ'niːmɪə] *noun* Makroglobulinämie *f*

Waldenström's macroglobulinemia Waldenström-Krankheit *f*, Morbus *m* Waldenström, Makroglobulinämie *f*, Makroglobulinämie *f* Waldenström

mac|ro|leu|ko|blast [mækrəʊ'luːkəblæst] *noun* Makroleukoblast *m*

mac|ro|lide ['mækrəʊlaɪd] *noun* **1.** Makrolid *nt* **2.** Makrolid-Antibiotikum *nt*

mac|ro|lym|pho|cyte [mækrəʊ'lɪmfəsaɪt] *noun* Makrolymphozyt *m*

mac|ro|lym|pho|cy|to|sis [mækrəʊˌlɪmfəsaɪ'təʊsɪs] *noun* Makrolymphozytose *f*

mac|ro|mol|e|cule [mækrəʊ'mɑlɪkjuːl] *noun* Riesenmolekül *nt*, Makromolekül *nt*

mac|ro|mon|o|cyte [mækrəʊ'mɑnəsaɪt] *noun* Makromonozyt *m*

mac|ro|my|e|lo|blast [mækrəʊ'maɪələblæst] *noun* Makromyeloblast *m*

mac|ro|nod|u|lar [mækrəʊ'nɑdʒələr] *adj.* großknotig, makronodulär

mac|ro|nor|mo|blast [mækrəʊ'nɔːrməblæst] *noun* **1.** Makronormoblast *m* **2.** Makroblast *m*

mac|ro|phage ['mækrəʊfeɪdʒ] *noun* Makrophag *m*, Makrophage *m*

alveolar macrophage Alveolarmakrophage *m*, Alveolarphagozyt *m*

blood macrophage mononukleärer Phagozyt *m*, Monozyt *m*

bone-marrow macrophage Knochenmarkmakrophage *m*

marginal zone macrophage Marginalzonenmakrophage *m*

phagocytic macrophage phagozytierender Makrophage *m*

splenic macrophages Milzmakrophagen *pl*

tissue macrophage Gewebsmakrophag *m*, Histiozyt *m*

macrophage-derived *adj.* von Makrophagen abstammend

mac|ro|phag|o|cyte [mækrəʊ'fægəsaɪt] *noun* s.u. macrophage

mac|ro|pol|y|cyte [mækrəʊ'pɑlɪsaɪt] *noun* Makropolyzyt *m*

mac|ro|pro|my|e|lo|cyte [ˌmækrəʊprəʊ'maɪələsaɪt] *noun* Makropromyelozyt *m*

mac|ro|pro|tein [mækrəʊ'prəʊtiːn] *noun* Makroprotein *nt*

mac|ro|scop|ic [mækrəʊ'skɑpɪk] *adj.* mit bloßem Auge sichtbar, makroskopisch

mac|ro|scop|i|cal [mækrəʊ'skɑpɪkl] *adj.* s.u. macroscopic

mac|ro|throm|bo|cyte [mækrəʊ'θrɑmbəsaɪt] *noun* Riesenthrombozyt *m*, Makrothrombozyt *m*

MAF *abk.* s.u. macrophage-activating *factor*

Mag *abk.* s.u. magnesium

magn. *abk.* s.u. magnetic

mag|ne|sia [mæg'niːʒə] *noun* Magnesia *nt*, Magnesiumoxid *nt*

mag|ne|si|um [mæg'niːzɪəm] *noun* Magnesium *nt*

mag|net ['mægnɪt] *noun* Magnet *m*

mag|net|ic [mæg'netɪk] *adj.* Magnet *oder* Magnetismus betreffend, magnetisch, Magnet-

mag|net|ism ['mægnıtızəm] *noun* Magnetismus *m*
mag|ni|cel|lu|lar [,mægnı'seljələr] *adj.* s.u. magnocellular
mag|no|cel|lu|lar [,mægnəʊ'seljələr] *adj.* großzellig, magnozellular, magnozellulär
maj. *abk.* s.u. major
Majocchi [ma'joki]: **Majocchi's disease** Purpura Majocchi, Majocchi-Krankheit *f*, Purpura anularis teleangiectodes, Purpura anularis teleangiectodes atrophicans, Teleangiectasia follicularis anulata
Majocchi's purpura s.u. *Majocchi's* disease
ma|jor ['meıdʒər] *adj.* Haupt-; größere(r, s); bedeutend, wichtig
Mal. *abk.* s.u. malate
ma|la|cia [mə'leıʃ(ı)ə] *noun* (krankhafte) Erweichung *f*, Malazie *f*, Malacia *f*
ma|la|cial [mə'leıʃ(ı)əl] *adj.* Malazie betreffend, von Malazie gekennzeichnet, Erweichungs-
ma|lar|ia [mə'leərıə] *noun* Sumpffieber *nt*, Wechselfieber *nt*, Malaria *f*
benign tertian malaria 1. Vivax-Malaria *f* **2.** Tertiana *f*, Dreitagefieber *nt*, Malaria tertiana
hemolytic malaria Schwarzwasserfieber *nt*, Febris biliosa et haemoglobinurica
malignant tertian malaria Tropenfieber *nt*, Aestivoautumnalfieber *nt*, Falciparum-Malaria *f*, Malaria tropica
ovale malaria Ovale-Malaria *f*
pernicious malaria Falciparum-Malaria *f*, Tropenfieber *nt*, Malaria tropica
tertian malaria Tertiana *f*, Dreitagefieber *nt*, Malaria tertiana
vivax malaria 1. Vivax-Malaria *f* **2.** Tertiana *f*, Dreitagefieber *nt*, Malaria tertiana
ma|lar|i|a|ci|dal [mə,leərıə'saıdl] *adj.* Malariaparasiten abtötend, plasmodizid
ma|lar|i|al [mə'leərıəl] *adj.* Malaria betreffend, durch Malaria bedingt, Malaria-
ma|late ['mæleıt] *noun* Malat *nt*
isopropyl malate Isopropylmalat *nt*
ma|le|yl|a|ce|to|ac|e|tate [,mæləwılə,si:təʊ'æsıteıt] *noun* Maleylacetoacetat *nt*
ma|lign [mə'laın] *adj.* s.u. malignant
ma|lig|nan|cy [mə'lıgnənsı] *noun, plural* **ma|lig|nan|cies** **1.** Bösartigkeit *f*, Malignität *f* **2.** bösartige Geschwulst *f*, Malignom *nt*
esophageal malignancy Speiseröhrenmalignom *nt*, Ösophagusmalignom *nt*, maligner Speiseröhrentumor *m*, maligne Speiseröhrengeschwulst *f*; Speiseröhrenkrebs *m*, Speiseröhrenkarzinom *nt*, Ösophaguskrebs *m*, Ösophaguskarzinom *nt*
local malignancy örtliche Malignität *f*
small bowel malignancy Dünndarmkrebs *m*, Dünndarmkarzinom *nt*
malignancy-associated *adj.* malignom-assoziiert
ma|lig|nant [mə'lıgnənt] *adj.* **1.** (*pathol.*) bösartig, maligne **2.** verderblich, schädlich
ma|lig|ni|ty [mə'lıgnətı] *noun* s.u. malignancy
mal|nour|ished [mæl'nɜrıʃt] *adj.* fehlernährt, mangelernährt, unterernährt
mal|nu|tri|tion [,mæln(j)u:'trıʃn] *noun* Fehlernährung *f*, Mangelernährung *f*, Unterernährung *f*, Malnutrition *f*
ma|lo|nate ['mæləneıt] *noun* Malonat *nt*
ma|lo|nyl ['mælənıl] *noun* Malonyl-(Radikal *nt*)
malonyl-CoA Malonyl-Coenzym A *nt*, Malonyl-CoA *nt*
mal|tase ['mɔ:lteız] *noun* Maltase *f*, α-D-Glucosidase *f*
mal|tose ['mɔ:ltəʊz] *noun* Malzzucker *m*, Maltose *f*
mam|ma ['mæmə] *noun, plural* **mam|mae** ['mæmi:] Brust *f*, weibliche Brust *f*, Brustdrüse *f*, Mamma *f*
mam|ma|ry ['mæmərı] *adj.* Brust/Mamma *oder* Milchdrüse betreffend, Mamma-, Brust-, Brustwarzen-, Milchdrüsen-
mam|mec|to|my [mə'mektəmı] *noun* Brustentfernung *f*, Brustdrüsenentfernung *f*, Mammaamputation *f*, Mastektomie *f*
mammo- *präf.* Brust-, Brustdrüsen-, Mamm(o)-, Mast(o)-
mam|mo|gram ['mæməʊgræm] *noun* Mammogramm *nt*
mam|mog|ra|phy [mə'mɑgrəfı] *noun* Mammographie *f*
MAN *abk.* s.u. mannose
Man *abk.* s.u. mannose
man|del|ate ['mændəleıt] *noun* Mandelat *nt*
tropine mandelate Homatropin *nt*
man|ga|nese ['mæŋgəni:z] *noun* Mangan *nt*
man|nan ['mænæn] *noun* Mannan *nt*
man|nos|a|mine ['mænəʊsəmi:n] *noun* Mannosamin *nt*
man|no|san ['mænəsæn] *noun* s.u. mannan
man|nose ['mænəʊs] *noun* Mannose *f*
mannose-1-phosphate *noun* Mannose-1-Phosphat *nt*
mannose-6-phosphate *noun* Mannose-6-Phosphat *nt*
α-man|no|si|dase ['mænəʊsıdeız] *noun* α-Mannosidase *f*
man|no|side ['mænəsaıd] *noun* Mannosid *nt*
man|no|si|do|sis [,mænəsı'dəʊsıs] *noun* Mannosidasemangel *m*, Mannosidasemangel-Syndrom *nt*, Mannosidosis *f*
Manson ['mænsən]: **Manson's disease** Manson-Krankheit *f*, Manson-Bilharziose *f*, Schistosomiasis mansoni
Manson's schistosomiasis s.u. *Manson's* disease
Man|son|el|la [,mænsə'nelə] *noun* Mansonella *f*
Mantoux [mæn'tu:; mɑ tilde;'tu]: **Mantoux reaction** s.u. *Mantoux* test
Mantoux test Mendel-Mantoux-Probe *f*, Mendel-Mantoux-Test *m*
MAO *abk.* s.u. monoamine *oxidase*
MAOI *abk.* s.u. monoamine oxidase *inhibitor*
map [mæp] *noun* Karte *f*; Plan *m*
gene map Genkarte *f*
genetic map Genkarte *f*
peptide map Peptidmuster *nt*, peptide map
map|ping ['mæpıŋ] *noun* Mapping *nt*
biochemical mapping biochemisches Kartieren *nt*, biochemische Kartierung *f*
gene mapping Genkartierung *f*
ma|ran|tic [mə'ræntık] *adj.* s.u. marasmic
mar|as|mat|ic [,mæræz'mætık] *adj.* s.u. marasmic
ma|ras|mic [mə'ræzmık] *adj.* Marasmus betreffend, durch Marasmus hervorgerufen, an Marasmus leidend, abgezehrt, verfallen, marantisch, marastisch
ma|ras|mus [mə'ræzməs] *noun* **1.** Verfall *m*, Kräfteschwund *m*, Marasmus *m* **2.** Säuglingsdystrophie *f*, Marasmus *m*
mar|ces|cin [mɑ:r'sesın] *noun* Marzeszin *nt*, Marcescin *nt*
Marchiafava-Micheli [mærkıə'fɑ:və mı'kelı]: **Marchiafava-Micheli anemia** Marchiafava-Micheli-Anämie *f*, paroxysmale nächtliche Hämoglobinurie *f*

Marchiafava-Micheli disease s.u. *Marchiafava-Micheli* anemia
Marchiafava-Micheli syndrome s.u. *Marchiafava-Micheli* anemia
mar|gin|a|tion [ˌmɑːrdʒəˈneɪʃn] *noun* (*pathol.*) Margination *f*
cell margination Zellmargination *f*
mark|er [ˈmɑːrkər] *noun* **1.** Kennzeichen *nt*, Markierung *f* **2.** Marker *m*, Markersubstanz *f*, Markierungsgen *nt*
activation marker Aktivierungsmarker *m*
B cell surface marker B-Zell-Oberflächenmarker *m*
cell marker Zelloberflächenmarker *m*
cell-surface marker Zelloberflächenmarker *m*
lineage marker Stammzellmarker *m*
lineage specific marker zellreihenspezifischer Marker *m*
maturation marker Reifungsmarker *m*
pan T-cell marker Pan-T-Zell-Marker *m*
surface differentiation marker Oberflächendifferenzierungsmarker *m*
T-cell lineage marker T-Zell-Stammmarker *m*
tumor marker Tumormarker *m*
very late activation marker VLA-Marker *m*
VLA marker VLA-Marker *m*
mar|row [ˈmærəʊ] *noun* **1.** Mark *nt*, Medulla *f* **2.** Knochenmark *nt*, Medulla ossium
adrenal marrow Nebennierenmark *nt*, Medulla, Medulla gl. suprarenalis
bone marrow Knochenmark *nt*, Medulla ossium
fatty marrow s.u. yellow bone *marrow*
fatty bone marrow s.u. yellow bone *marrow*
gelatinous bone marrow weißes Knochenmark *nt*, Gallertmark *nt*
primary bone marrow primäres Knochenmark *nt*
red marrow s.u. red bone *marrow*
red bone marrow rotes Blut bildendes Knochenmark *nt*, Medulla ossium rubra
secondary bone marrow sekundäres Knochenmark *nt*
yellow bone marrow gelbes fetthaltiges Knochenmark *nt*, Fettmark *nt*, Medulla ossium flava
ma|ser [ˈmeɪzər] *noun* Maser *m*
mass [mæs] I *noun* (*Physik*) Masse *f*; (*mathemat.*) Volumen *nt*, Inhalt *m* II *adj.* Massen-
atomic mass Atommasse *f*, Atomgewicht *nt*
red cell mass Erythrozytenmasse *f*
relative atomic mass relative Atommasse *f*
tigroid masses Nissl-Schollen *pl*, Nissl-Substanz *f*, Nissl-Granula *pl*, Tigroidschollen *pl*
Masshoff [ˈmæshɑf]: **Masshoff's lymphadenitis** Masshoff-Lymphadenitis *f*, Lymphadenitis mesenterialis acuta
Masson [ˈmæsən; maˈsɔ tilde;ː]: **Masson stain** Masson-Färbung *f*
Masson-Goldner [ˈmæsən ˈgəʊldnər]: **Masson-Goldner stain** Masson-Goldner-Färbung *f*
mas|tad|e|no|ma [ˌmæstædɪˈnəʊmə] *noun* Brustadenom *nt*, Brustdrüsenadenom *nt*
mas|tec|to|my [mæsˈtektəmɪ] *noun* Brustentfernung *f*, Brustdrüsenentfernung *f*, Mammaamputation *f*, Mastektomie *f*
masto- *präf.* Brust-, Brustdrüsen-, Mast(o)-, Mamm(o)-
mas|to|car|ci|no|ma [mæstəʊˌkɑːrsɪˈnəʊmə] *noun* Brustkrebs *m*, Brustdrüsenkrebs *m*, Brustkarzinom *nt*, Brustdrüsenkarzinom *nt*, Mammakarzinom *nt*, (*inform.*) Mamma-Ca *nt*, Carcinoma mammae
mas|to|chon|dro|ma [ˌmæstəʊkɑnˈdrəʊmə] *noun* Brustchondrom *nt*, Brustdrüsenchondrom *nt*
mas|to|cyte [ˈmæstəʊsaɪt] *noun* Mastzelle *f*, Mastozyt *m*
mas|to|cy|to|ma [ˌmæstəʊsaɪˈtəʊmə] *noun* Mastzelltumor *m*, Mastozytom *nt*
mas|to|cy|to|sis [ˌmæstəʊsaɪˈtəʊsɪs] *noun* Mastozytose *f*
mas|to|gram [ˈmæstəʊgræm] *noun* s.u. mammogram
mas|tog|ra|phy [mæsˈtɑgrəfɪ] *noun* s.u. mammography
mas|ton|cus [mæsˈtɑŋkəs] *noun* Brustschwellung *f*, Brustdrüsenschwellung *f*, Brusttumor *m*, Brustdrüsentumor *m*
mas|to|path|ia [mæstəʊˈpæθɪə] *noun* Brustdrüsenerkrankung *f*, Mastopathie *f*, Mastopathia *f*
benign mastopathia zystische Mastopathie *f*, fibröszystische Mastopathie *f*, Mammadysplasie *f*, Mastopathia chronica cystica
mas|to|scir|rhus [mæstəʊˈs(k)ɪrəs] *noun* szirrhöses Brustkarzinom *nt*, szirrhöses Brustdrüsenkarzinom *nt*, Szirrhus *m*, Carcinoma solidum simplex der Brust
match [mætʃ] I *noun* Gegenstück *nt*, (zusammenpassendes) Paar *nt* II *vt* **1.** paaren **2.** jemanden *oder* etwas vergleichen (*with* mit) **3.** entsprechen, passen zu
match|ing [ˈmætʃɪŋ] I *noun* Anpassung *f*, Anpassen *nt*, Matching *nt* II *adj.* (dazu) passend
antigen matching Antigenmatching *nt*
cross matching 1. Kreuzprobe *f* **2.** Durchführung *f* einer Kreuzprobe, Crossmatching *nt*
donor-recipient matching Spender-Empfänger-Matching *nt*
ma|te|ri|al [məˈtɪərɪəl] I *noun* Material *nt*, Stoff *m*, Rohstoff *m*, Grundstoff *m*, Substanz *f*, Rohsubstanz *f*, Grundsubstanz *f* II *adj.* materiell, physisch, körperlich; stofflich, Material-
genetic material genetisches Material *nt*, Genmaterial *nt*
ma|ter|nal [məˈtɜrnl] *adj.* **1.** Mutter/Mater betreffend, mütterlich, maternal, Mutter- **2.** mütterlicherseits
mat|ri|lin|e|al [ˌmætrɪˈlɪnɪəl] *adj.* durch die mütterliche Linie vererbt
ma|trix [ˈmeɪtrɪks] *noun, plural* **ma|trix|es, ma|tri|ces** [ˈmeɪtrɪsiːz] Nährsubstanz *f*, Grundsubstanz *f*, Matrix *f*; Grundgewebe *nt*, Ausgangsgewebe *nt*, Matrix *f*
bone matrix Knochenmatrix *f*, Osteoid *nt*, organische Knochengewebsgrundsubstanz *f*
cell matrix Zellmatrix *f*
mitochondrial matrix Mitochondrienmatrix *f*
protein matrix Proteinmatrix *f*, Eiweißmatrix *f*
matrix-degrading *adj.* matrixschädigend
mat|ter [ˈmætər] I *noun* **1.** Material *nt*, Substanz *f*, Stoff *m*, Materie *f* **2.** (*anatom.*) Substanz *f* **3.** (*pathol.*) Eiter *m* II *vi* (*pathol.*) eitern
foreign matter Fremdkörper *m*
mat|u|ra|tion [ˌmætʃəˈreɪʃn] *noun* **1.** Reifen *nt*, Heranreifen *nt*, Reifung *f*; Maturation *f* **2.** Reifung *f*, Zellreifung *f* **3.** (*Abszess*) Reifung *f*, Ausreifung *f*
affinity maturation Affinitätsreifung *f*
erythrocyte maturation Erythrozytenreifung *f*
virus maturation Virusreifung *f*
ma|ture [məˈt(j)ʊər] I *adj.* reif, ausgereift, vollentwickelt, ausgewachsen II *vt* reifen lassen, ausreifen lassen; reif werden lassen; reifer machen III *vi* reifen, ausreifen, reif werden; heranreifen

M

Maurer ['maʊrər]: **Maurer's clefts** s.u. *Maurer's* dots
Maurer's dots Maurer-Körnelung *f*, Maurer-Tüpfelung *f*
Maurer's spots s.u. *Maurer's* dots
Maurer's stippling s.u. *Maurer's* dots
max|i|mum ['mæksɪməm] I *noun, plural* **max|i|mums, max|i|ma** ['mæksɪmə] Maximalwert *m*, Höchstwert *m*, Höchstgrenze *f*, Höchstmaß *nt*, Höchststand *m*, Maximum *m* II *adj.* **1.** maximal, größte(r, s), Höchst, Maximal- **2.** höchstzulässig, maximal
absorption maximum Absorptionsmaximum *nt*
transport maximum Transportmaximum *nt*
May-Grünwald [meɪ 'griːnvɑlt; 'gryːnvalt]: **May-Grünwald's stain** May-Grünwald-Färbung *f*
May-Grünwald-Giemsa [meɪ 'griːnvɑlt 'giːmzə]: **May-Grünwald-Giemsa stain** May-Grünwald-Giemsa-Färbung *f*
May-Hegglin [meɪ 'heglɪn]: **May-Hegglin anomaly** May-Hegglin-Anomalie *f*, Hegglin-Syndrom *nt*
MB *abk.* s.u. **1.** methylene *blue* **2.** myeloblast
Mb *abk.* s.u. **1.** melanoblast **2.** myoglobin
MBC *abk.* s.u. minimal bactericidal *concentration*
MBL *abk.* s.u. myeloblastic *leukemia*
Mbl *abk.* s.u. myeloblast
MbO_2 *abk.* s.u. oxymyoglobin
MC *abk.* s.u. **1.** methicillin **2.** mitomycin **3.** myocarditis
M-C *abk.* s.u. mineralocorticoid
MCF *abk.* s.u. macrophage chemotactic *factor*
mcg *abk.* s.u. microgram
MCGF *abk.* s.u. mast cell growth *factor*
MCH *abk.* s.u. mean corpuscular *hemoglobin*
MCHC *abk.* s.u. mean corpuscular hemoglobin *concentration*
m-chromosome *noun* Mitochondrienchromosom *nt*
MCi *abk.* s.u. megacurie
MCIF *abk.* s.u. macrophage cytotoxicity-inducing *factor*
MCT *abk.* s.u. medium-chain *triglyceride*
MCV *abk.* s.u. mean corpuscular *volume*
MD *abk.* s.u. maximum *dose*
MDF *abk.* s.u. **1.** macrophage deactivating *factor* **2.** macrophage disappearance *factor*
MDH *abk.* s.u. malate *dehydrogenase*
Me *abk.* s.u. methyl
MEA *abk.* s.u. multiple endocrine *adenomatosis*
meal [miːl] *noun* Mahl *nt*, Mahlzeit *f*, Essen *nt*
barium meal Bariumbrei *m*
mean [miːn] I *noun* Mitte *f*, Mittel *nt*, Durchschnitt *m*; (*mathemat.*) Mittel *nt*, Mittelwert *m* II *adj.* mittel, durchschnittlich, mittlere(r, s), Durchschnitts-, Mittel-
mea|sles ['miːzəlz] *plural* Masern *pl*, Morbilli *pl*
German measles Röteln *pl*, Rubella *f*, Rubeola *f*
mea|sure ['meʒər] I *noun* **1.** (*a. Physik, mathemat.*) Maß *nt*, Maßeinheit *f* **2.** Maßnahme *f*, Vorkehrung *f*; **take measures** Maßnahmen ergreifen **3.** Messen *nt*, Maß *nt* **4.** Messgerät *nt*, Maß *nt*, Maßstab *m*, Messbecher *m* II *vt* abmessen, vermessen, ausmessen, Maß nehmen
life-sustaining measures lebenserhaltende Maßnahmen *pl*
meas|ur|ement ['meʒərmənt] *noun* **1.** Messen *nt*, Messung *f*, Vermessung *f* **2. measurements** *plural* Maße *pl*, Ausmaße *pl*, Größe *f*
blank measurement Leermessung *f*
mech|an|ism ['mekənɪzəm] *noun* Mechanismus *m*
mechanism of defense 1. (*psychol.*) Abwehrmechanismus *m* **2.** (*physiolog.*) Abwehrapparat *m*, Abwehrmechanismus *m*
defense mechanism 1. (*psychol.*) Abwehrmechanismus *m* **2.** (*physiolog.*) Abwehrapparat *m*, Abwehrmechanismus *m*
escape mechanism Escape-Mechanismus *m*
feedback mechanism Rückkopplungshemmung *f*, Rückwärtshemmung *f*, Feedbackhemmung *f*
immune mechanism Immunmechanismus *m*
immune effector mechanism Immuneffektormechanism *m*
killing mechanism Tötungsmechanismus *m*
recognition mechanism Erkennungsmechanismus *m*
T-cell-dependent defense mechanism T-Zell-abhängiger Abwehrmechanismus *m*
T-cell-independent defense mechanism T-Zell-unabhängiger Abwehrmechanismus *m*
meato- *präf.* Meatus-, Meato-; Gehörgangs-
MEB *abk.* s.u. methylene *blue*
me|chlor|eth|a|mine [ˌmekləʊr'eθəmiːn] *noun* Stickstoff-Lost *nt*, N-Lost *nt*, Chlormethin *nt*
me|co|ni|um [mɪ'kəʊnɪəm] *noun* **1.** Kindspech *nt*, Mekonium *nt*, Meconium *nt* **2.** Opium *nt*, Laudanum *nt*, Meconium *nt*
med. *abk.* s.u. medical
me|dia ['miːdɪə] I *noun, plural* **me|di|ae** ['miːdɪiː] (*anatom.*) Media *f*, Tunica media II *plural* s.u. medium
me|di|al ['miːdɪəl] *adj.* **1.** in der Mitte liegend, mittlere(r, s), medial, Mittel- **2.** Media betreffend, Media-
me|di|an ['miːdɪən] *adj.* in der Mitte liegend, die Mitte bildend, mittlere(r, s), median, Median-, Mittel-
me|di|a|tor ['miːdɪeɪtər] *noun* Mediator *m*, Mediatorsubstanz *f*
mediators of immunity Immunmediatoren *pl*
glycoprotein mediator Glykoproteinmediator *m*, Glykopeptidmediator *m*
inflammatory mediator Entzündungsmediator *m*
protein mediator Proteinmediator *m*, Peptidmediator *m*
soluble mediator löslicher Mediator *m*
vasoactive mediator vasoaktiver Mediator *m*
med|i|ca|ble ['medɪkəbl] *adj.* heilbar
med|i|cal ['medɪkl] I *noun* **1.** Arzt *m*, praktischer Arzt *m* **2.** ärztliche Untersuchung *f* II *adj.* **3.** medizinisch, ärztlich, Kranken-; **on medical grounds** aus gesundheitlichen Gründen **4.** internistisch
me|dic|a|ment [mə'dɪkəmənt] I *noun* Medikament *nt*, Arzneimittel *nt*, Heilmittel *nt* II *vt* medikamentös behandeln
med|i|ca|men|tous [məˌdɪkə'mentəs] *adj.* mithilfe von Medikamenten, medikamentös
med|i|cate ['medɪkeɪt] *vt* **1.** behandeln, medizinisch behandeln, medikamentös behandeln **2.** mit Arzneistoffen imprägnieren *oder* versetzen
med|i|ca|tion [medɪ'keɪʃn] *noun* **1.** Arzneimittelverordnung *f*, Verordnung *f*, Verschreibung *f*, Medikation *f* **2.** Medikament *nt*, Arzneimittel *nt*, Heilmittel *nt*
me|dic|i|nal [mɪ'dɪsɪnl] *adj.* **1.** heilend, heilkräftig, medizinisch, medizinal, Heil-, Medizinal-, Medizin- **2.** medizinisch, ärztlich, Kranken- **3.** internistisch
med|i|cine ['medɪsən] I *noun* **1.** Medizin *f*, Heilkunst *f*, Heilkunde *f* **2.** Medikament *nt*, Medizin *f*, Heilmittel *nt*, Arznei *f*, Arzneimittel *nt* **3.** Innere Medizin *f* II *vt* Arznei/Medizin verabreichen (*to* zu)

general medicine Allgemeinmedizin *f*

me|di|um ['mi:dɪəm] I *noun, plural* **me|di|ums, me|dia** ['mi:dɪə] 1. Medium *nt*, Hilfsmittel *nt*, (*Chemie, Physik*) Medium *nt*, Träger *m* 2. (*mikrobiol.*) Kultursubstrat *nt*, Nährboden *m*, künstlicher Nährboden *m* 3. Durchschnitt *m*, Mittel *nt* II *adj.* mittelmäßig, mittlere(r, s), Mittel-, Durchschnitts-

agar medium Agarnährboden *m*

agar culture medium Agarnährboden *m*, Agar *m/nt*

Bordet-Gengou medium s.u. Bordet-Gengou culture *medium*

Bordet-Gengou culture medium Bordet-Gengou-Agar *m/nt*, Bordet-Gengou-Medium *nt*

brain-heart infusion medium Hirn-Herz-Dextrose-Medium *nt*

citrate medium Zitratnährboden *m*

Clauberg's medium Clauberg-Nährboden *m*

Clauberg's culture medium Clauberg-Nährboden *m*

contrast medium Kontrastmittel *nt*, Röntgenkontrastmittel *nt*

culture medium Kultursubstrat *nt*, Nährboden *m*, künstlicher Nährboden *m*

Czapek-Dox medium s.u. Czapek-Dox culture *medium*

Czapek-Dox culture medium Czapek-Dox-Nährlösung *f*, Czapek-Dox-Medium *nt*

differential culture medium Differentialnährboden *m*, Differenzialnährboden *m*, Differentialmedium *nt*, Differenzialmedium *nt*

Endo's medium Endoagar *m/nt*

enriched medium angereichertes Medium *nt*

enriched culture medium angereichertes Medium *nt*

gelatin medium s.u. gelatin culture *medium*

gelatin culture medium Gelatinenährboden *m*, Gelatinemedium *nt*

HAT medium HAT-Medium *nt*

laboratory medium Labornährboden *m*, Labormedium *nt*

litmus-milk medium Lackmus-Milchbouillon *f*, Lackmus-Milchmedium *nt*

litmus-milk culture medium Lackmus-Milchbouillon *f*, Lackmus-Milchmedium *nt*

Löffler's blood culture medium Löffler-Serum *nt*, Löffler-Serumnährboden *m*

Löffler's coagulated serum medium s.u. Löffler's blood culture *medium*

Löwenstein-Jensen medium Löwenstein-Jensen-Nährboden *m*, Löwenstein-Jensen-Medium *nt*

Löwenstein-Jensen culture medium s.u. Löwenstein-Jensen *medium*

organ culture medium Organkultur *f*

oxidation-fermentative medium OF-Medium *nt*, Oxidations-Fermentationsmedium *nt* nach Hugh

Petragnani medium Petragnani-Medium *nt*

Petragnani culture medium Petragnani-Medium *nt*

radiolucent medium strahlendurchlässiges Medium *nt*

radiopaque medium röntgendichtes Medium *nt*, strahlendichtes Medium *nt*

selective medium Selektivnährboden *m*, Selektivmedium *nt*

selective culture medium Selektivnährboden *m*, Selektivmedium *nt*

Wilson-Blair culture medium Wilson-Blair-Agar *m/nt*, Wismutsulfitagar *m/nt* nach Wilson und Blair

me|dul|la [me'dʌlə] *noun, plural* **me|dul|las, me|dul|lae** [me'dʌli:] 1. Mark *nt*, markartige Substanz *f*, Medulla *f* 2. Knochenmark *nt*, Medulla ossium

medulla oblongata Markhirn *nt*, verlängertes Mark *nt*, Medulla oblongata, Bulbus *m*, Bulbus *m* medullae spinalis, Myelencephalon *nt*

medulla of bone Knochenmark *nt*, Medulla ossium

medulla of thymus Thymusmark *nt*, Medulla thymi

adrenal medulla Nebennierenmark *nt*, Medulla, Medulla gl. suprarenalis

med|ul|lar|y ['medəleri, me'dʌlərɪ] *adj.* 1. Mark/Medulla betreffend, markähnlich *oder* markhaltig, markig, medullar, medullär, Mark- 2. Medulla oblongata betreffend, medullär 3. Knochenmark betreffend, medullär

med|ul|lat|ed ['med(j)əleɪtɪd] *adj.* markhaltig

medullo- *präf.* Mark-, Medullo-, Medullar-; Myel(o)-

med|ul|lo|blast ['med(j)ələʊblæst] *noun* Medulloblast *m*, Neuroblast *m*

med|ul|lo|blas|to|ma [ˌmed(j)ələʊblæs'təʊmə] *noun* Medulloblastom *nt*

med|ul|lo|ep|i|the|li|o|ma [ˌmed(j)ələʊepɪˌθɪlɪ'əʊmə] *noun* Neuroepitheliom *nt*

med|ul|lo|my|o|blas|to|ma [ˌmed(j)ələʊˌmaɪəblæs'təʊmə] *noun* Medullomyoblastom *nt*

med|ul|lo|su|pra|re|no|ma [ˌmed(j)ələʊˌsu:prərɪ'nəʊmə] *noun* Phäochromozytom *nt*

meg(a)- *präf.* Groß-, Meg(a)-

meg|a|car|y|o|blast [megə'kærɪəblæst] *noun* s.u. megakaryoblast

meg|a|car|y|o|cyte [megə'kærɪəsaɪt] *noun* s.u. megakaryocyte

meg|a|cu|rie [megə'kjʊərɪ] *noun* Megacurie *nt*

meg|a|kar|y|o|blast [megə'kærɪəblæst] *noun* Megakaryoblast *m*

meg|a|kar|y|o|cyte [megə'kærɪəsaɪt] *noun* Knochenmarksriesenzelle *f*, Megakaryozyt *m*

meg|a|kar|y|o|cy|to|poi|e|sis [megəˌkærɪəˌsaɪtəpɔɪ'i:sɪs] *noun* Megakaryozytopoese *f*, Megakaryozytopoiese *f*

meg|a|kar|y|o|cy|to|sis [megəˌkærɪəsaɪ'təʊsɪs] *noun* Megakaryozytose *f*

megalo- *präf.* Groß-, Mega-, Megal(o)-; Makr(o)-

meg|a|lo|blast ['megələʊblæst] *noun* Megaloblast *m*

meg|a|lo|blas|toid [megələʊ'blæstɔɪd] *adj.* megaloblastoid

meg|a|lo|car|y|o|cyte [megələʊ'kærɪəsaɪt] *noun* s.u. megakaryocyte

meg|a|lo|cyte ['megələʊsaɪt] *noun* Megalozyt *m*

meg|a|lo|cy|thae|mia [ˌmegələʊsaɪ'θi:mɪə] *noun* (*brit.*) s.u. macrocytosis

meg|a|lo|cy|the|mia [ˌmegələʊsaɪ'θi:mɪə] *noun* s.u. macrocytosis

meg|a|lo|cy|to|sis [ˌmegələʊsaɪ'təʊsɪs] *noun* s.u. macrocytosis

meg|a|lo|kar|y|o|cyte [megələʊ'kærɪəsaɪt] *noun* s.u. megakaryocyte

meg|a|throm|bo|cyte [megə'θrɑmbəsaɪt] *noun* Megathrombozyt *m*

meg|a|volt ['megəvəʊlt] *noun* Megavolt *nt*

mei|o|sis [maɪ'əʊsɪs] *noun* Reduktion *f*, Reduktionsteilung *f*, Meiose *f*

mei|ot|ic [maɪ'ɑtɪk] *adj.* Meiose betreffend, meiotisch

M

mel|a|nae|mia [melə'niːmɪə] *noun (brit.)* s.u. melanemia

mel|a|ne|mia [melə'niːmɪə] *noun* Melanämie *f*

mel|a|nin ['melənɪn] *noun* Melanin *nt*

melano- *präf.* Schwarz-, Melan(o)-

mel|a|no|ac|an|tho|ma [ˌmelənəʊækæn'θəʊmə] *noun* Melanoakanthom *nt*

mel|a|no|am|el|o|blas|to|ma [ˌmelənəʊˌæmələʊblæs'təʊmə] *noun* Melanoameloblastom *nt*

mel|an|o|blast ['melənəʊblæst] *noun* Melanoblast *m*

mel|a|no|blas|to|ma [ˌmelənəʊblæs'təʊmə] *noun* s.u. malignant *melanoma*

mel|a|no|blas|to|sis [ˌmelənəʊblæs'təʊsɪs] *noun* Melanoblastose *f*, Melanoblastosis *f*

mel|a|no|car|ci|no|ma [ˌmelənəʊˌkɑːrsɪ'nəʊmə] *noun* s.u. malignant *melanoma*

mel|an|o|cyte ['melənəʊsaɪt] *noun* Melanozyt *m*

mel|a|no|cyt|ic [ˌmelənəʊ'sɪtɪk] *adj.* Melanozyt(en) betreffend, melanozytär, melanozytisch

mel|a|no|cy|to|ma [ˌmelənəʊsaɪ'təʊmə] *noun* Melanozytom *nt*, Melanocytoma *nt*

mel|a|no|cy|to|sis [ˌmelənəʊ'saɪtəʊsɪs] *noun* Melanozytose *f*, Melanocytosis *f*

mel|a|no|den|dro|cyte [ˌmelənəʊ'dendrəsaɪt] *noun* s.u. melanocyte

mel|a|no|gen|e|sis [ˌmelənəʊ'dʒenəsɪs] *noun* Melaninbildung *f*, Melanogenese *f*

mel|a|no|gen|ic [ˌmelənəʊ'dʒenɪk] *adj.* melaninbildend

mel|a|noid ['melənɔɪd] I *noun* Melanoid *nt* II *adj.* melaninartig, melanoid

mel|a|no|ma [melə'nəʊmə] *noun, plural* **mel|a|no|mas, mel|a|no|ma|ta** [melə'nəʊmətə] **1.** Melanom *nt* **2.** malignes Melanom *nt*, Melanoblastom *nt*, Melanozytoblastom *nt*, Nävokarzinom *nt*, Melanokarzinom *nt*, Melanomalignom *nt*, malignes Nävoblastom *nt*

acral-lentiginous melanoma akrolentiginöses Melanom *nt*, akrolentiginöses malignes Melanom *nt*

amelanotic melanoma amelanotisches Melanom *nt*, amelanotisches malignes Melanom *nt*

amelanotic malignant melanoma amelanotisches Melanom *nt*, amelanotisches malignes Melanom *nt*

benign juvenile melanoma Spindelzellnävus *m*, Spitz-Tumor *m*, Allen-Spitz-Nävus *m*, Spitz-Nävus *m*, Nävus *m* Spitz, Epitheloidzellnävus *m*, benignes juveniles Melanom *nt*

juvenile melanoma Spindelzellnävus *m*, Spitz-Tumor *m*, Allen-Spitz-Nävus *m*, Spitz-Nävus *m*, Nävus Spitz *m*, Epitheloidzellnävus *m*, benignes juveniles Melanom *nt*

lentigo-maligna melanoma Lentigo-maligna-Melanom *nt*

malignant melanoma malignes Melanom *nt*, Melanoblastom *nt*, Melanozytoblastom *nt*, Nävokarzinom *nt*, Melanokarzinom *nt*, Melanomalignom *nt*, malignes Nävoblastom *nt*

malignant lentigo melanoma Lentigo-maligna-Melanom *nt*

nodular melanoma noduläres Melanom *nt*, knotiges malignes Melanom *nt*, primär knotiges Melanom *nt*, nodöses Melanomalignom *nt*

superficial spreading melanoma oberflächlich/superfiziell spreitendes Melanom *nt*, pagetoides malignes Melanom *nt*

mel|a|no|phore [mə'lænəfəʊər, 'melənəfəʊər] *noun* Melanophore *f*

mel|a|no|sis [melə'nəʊsɪs] *noun* Melanose *f*, Melanosis *f*

circumscribed precancerous melanosis of Dubreuilh prämaligne Melanose *f*, melanotische Präkanzerose *f*, Dubreuilh-Krankheit *f*, Dubreuilh-Erkrankung *f*, Dubreuilh-Hutchinson-Krankheit *f*, Dubreuilh-Hutchinson-Erkrankung *f*, Lentigo maligna, Melanosis circumscripta praeblastomatosa Dubreuilh, Melanosis circumscripta praecancerosa Dubreuilh

precancerous melanosis of Dubreuilh Dubreuilh-Krankheit *f*, Dubreuilh-Erkrankung *f*, Dubreuilh-Hutchinson-Krankheit *f*, Dubreuilh-Hutchinson-Erkrankung *f*, prämaligne Melanose *f*, melanotische Präkanzerose *f*, Lentigo maligna, Melanosis circumscripta praeblastomatosa (Dubreuilh), Melanosis circumscripta praecancerosa (Dubreuilh)

mel|a|not|ic [melə'nɑtɪk] *adj.* Melanin betreffend, melaninhaltig, melanotisch

mel|i|bi|ase [melɪ'baɪeɪz] *noun* α-D-Galaktosidase *f*

mel|i|bi|ose [melɪ'baɪəʊs] *noun* Melibiose *f*

mel|pha|lan ['melfəlæn] *noun* Melphalan *nt*

mem|brane ['membreɪn] *noun* **1.** (*anatom.*) (zarte) Haut *f*, (zarte) Schicht *f*, Häutchen *nt*, Membran *f*, Membrane *f*, Membrana *f* **2.** (*Physik, Chemie*) Membran *f*, Membrane *f*

accidental membrane Pseudomembran *f*

basal membrane Basalmembran *f*, Basallamina *f*

basement membrane Basalmembran *f*, Basallamina *f*

basilar membrane Basalmembran *f*, Basallamina *f*

cell membrane Zellmembran *f*, Zytomembran *f*, Zellwand *f*, Plasmalemm *nt*

cytoplasmic membrane s.u. cell *membrane*

elementary membrane Einheitsmembran *f*, Elementarmembran *f*

erythrocyte membrane Erythrozytenmembran *f*

glomerular basement membrane Glomerulumbasalmembran *f*

lipid membrane Lipidmembran *nt*

mitochondrial membrane Mitochondrienmembran *f*

mucous membrane s.u. mucosa

plasma membrane s.u. cell *membrane*

receptor membrane Rezeptormembran *f*

Schwann's membrane Schwann-Scheide *f*, Neurilemm *nt*, Neurolemm *nt*, Neurilemma *nt*

semipermeable membrane semipermeable Membran *f*

unit membrane Einheitsmembran *f*, Elementarmembran *f*

membrane-bound *adj.* membrangebunden, membranständig

mem|bra|nous ['membrənəs] *adj.* Membran betreffend, häutig, membranartig, membranös, Membran-

mem|o|ry ['memərɪ] *noun, plural* **mem|o|ries** Gedächtnis *nt*, Erinnerung *f*, Erinnerungsvermögen *nt*, Merkfähigkeit *f*

genetic memory genetisches Gedächtnis *nt*

immunological memory Immungedächtnis *nt*, immunologisches Gedächtnis *nt*

MEN *abk.* s.u. multiple endocrine *neoplasia*

men|a|di|ol [menə'daɪɔl] *noun* Menadiol *nt*, Vitamin K_4 *nt*

men|a|di|one [menə'daɪəʊn] *noun* Menadion *nt*, Vitamin K_3 *nt*
me|naph|thone [mə'næfθəʊn] *noun* s.u. menadione
men|a|quin|one [menə'kwɪnəʊn] *noun* Menachinon *nt*, Vitamin K_2 *nt*
Mendel ['mendl]: **Mendel's laws** Mendel-Gesetze *pl*, Mendel-Regeln *pl*
me|nin|ges [mɪ'nɪndʒiːz] *plural, Sing.* **me|ninx** ['miːnɪŋks] Hirn- und Rückenmarkshäute *pl*, Meningen *pl*, Meninges *pl*
me|nin|gi|o|ma [mɪˌnɪndʒɪ'əʊmə] *noun, plural* **me|nin|gi|o|mas, me|nin|gi|o|ma|ta** [mɪˌnɪndʒɪ'əʊmətə] Meningiom *nt*, Meningeom *nt*
angioblastic meningioma Lindau-Tumor *m*, Angioblastom *nt*, Hämangioblastom *nt*
me|nin|gism [mə'nɪndʒɪzəm, 'menɪndʒɪzəm] *noun* Meningismus *m*; Pseudomeningitis *f*
men|in|gi|tis [menɪn'dʒaɪtɪs] *noun, plural* **men|in|git|i|des** [menɪn'dʒɪtədiːz] Hirn- *oder* Rückenmarkshautentzündung *f*, Meningitis *f*
benign lymphocytic meningitis lymphozytäre Meningitis *f*
carcinomatous meningitis Meningealkarzinose *f*, Meningitis carcinomatosa
Haemophilus influenzae meningitis Influenzabazillenmeningitis *f*, Haemophilus-influenzae-Meningitis *f*
leukemic meningitis leukämische Hirnhautinfiltration *f*, Meningitis leucaemica, Meningiosis leucaemica
lymphocytic meningitis lymphozytäre Meningitis *f*
meningococcal meningitis Meningokokkenmeningitis *f*, Meningitis cerebrospinalis epidemica
viral meningitis Virusmeningitis *f*, virale Meningitis *f*
zoster meningitis Zoster-Meningitis *f*
meningo- *präf.* Hirnhaut-, Mening(o)-
me|nin|go|blas|to|ma [mɪˌnɪŋgəblæs'təʊmə] *noun* malignes Melanom *nt* der Hirnhaut
me|nin|go|coc|cae|mia [mɪˌnɪŋgəkɑk'siːmɪə] *noun* (*brit.*) s.u. meningococcemia
me|nin|go|coc|ce|mia [mɪˌnɪŋgəkɑk'siːmɪə] *noun* Meningokokkensepsis *f*, Meningokokkämie *f*
me|nin|go|coc|co|sis [mɪˌnɪŋgəkɑ'kəʊsɪs] *noun* Meningokokkeninfektion *f*, Meningokokkose *f*
me|nin|go|coc|cus [mɪˌnɪŋgə'kɑkəs] *noun* Meningokokke *f*, Meningococcus *m*, Neisseria meningitidis
me|nin|go|en|ceph|a|li|tis [mɪˌnɪŋgəenˌsefə'laɪtɪs] *noun* Meningoenzephalitis *f*, Meningoencephalitis *f*, Enzephalomeningitis *f*, Encephalomeningitis *f*
herpetic meningoencephalitis Herpesmeningoenzephalitis *f*, Meningoencephalitis herpetica
me|nin|go|fi|bro|blas|to|ma [mɪˌnɪŋgəˌfaɪbrəblæs'təʊmə] *noun* s.u. meningioma
men|in|go|ma [menɪn'gəʊmə] *noun* s.u. meningioma
me|nin|go|the|li|o|ma [mɪˌnɪŋgəˌθiːlɪ'əʊmə] *noun* s.u. meningioma
me|nis|co|cyte [mɪ'nɪskəsaɪt] *noun* Sichelzelle *f*
me|nis|co|cy|to|sis [mɪˌnɪskəʊsaɪ'təʊsɪs] *noun* Sichelzellanämie *f*, Sichelzellenanämie *f*, Herrick-Syndrom *nt*
meno- *präf.* Men(o)-, Menstruations-
men|o|tro|pin [menə'trəʊpɪn] *noun* Menotropin *nt*, Menopausengonadotropin *nt*, humanes Menopausengonadotropin *nt*
MeOH *abk.* s.u. methyl *alcohol*
mEq. *abk.* s.u. milliequivalent
meq. *abk.* s.u. milliequivalent
mer|cap|tan [mər'kæptæn] *noun* Merkaptan *nt*, Mercaptan *nt*
mer|cap|to|eth|a|nol [mərˌkæptəʊ'eθənɔl] *noun* Merkaptoäthanol *nt*, Merkaptoethanol *nt*
mer|cap|tol [mər'kæptɑl] *noun* Mercaptol *nt*
6-mer|cap|to|pu|rine [mərˌkæptəʊ'pjʊəriːn] *noun* 6-Mercaptopurin *nt*
mer|cu|rate ['mɜrkjəreɪt] **I** *noun* Quecksilbersalz *nt* **II** *vt* mit Quecksilber/Quecksilbersalz verbinden *oder* behandeln, merkurieren
mer|cu|ri|al [mər'kjʊərɪəl] **I** *noun* Quecksilberzubereitung *f*, Quecksilberpräparat *nt* **II** *adj.* Quecksilber betreffend, Quecksilber-; quecksilberhaltig, quecksilberartig
mer|cu|ry ['mɜrkjərɪ] *noun* **1.** Quecksilber *nt*, (*Chemie*) Hydrargyrum *nt* **2.** Quecksilber *nt*, Quecksilbersäule *f* **3.** Quecksilberzubereitung *f*, Quecksilberpräparat *nt*
mer|o|my|o|sin [merəʊ'maɪəsɪn] *noun* Meromyosin *nt*
light meromyosin leichtes Meromyosin *nt*, L-Meromyosin *nt*
me|sen|chy|ma [mɪ'zeŋkɪmə] *noun* Mesenchym *nt*, embryonales Bindegewebe *nt*
mes|en|chy|mal [mes'eŋkɪməl] *adj.* Mesenchym betreffend, aus Mesenchym enstehend, mesenchymal, Mesenchym-
mes|en|chyme ['mes(ə)ŋkaɪm] *noun* s.u. mesenchyma
mes|en|chy|mo|ma [ˌmesənkaɪ'məʊmə] *noun* Mesenchymom *nt*, Mesenchymomo *nt*
malignant mesenchymoma malignes Mesenchymom *nt*
mes|en|ter|ic [ˌmesən'terɪk] *adj.* Mesenterium betreffend, zum Mesenterium gehörend, mesenterisch, mesenterial, Mesenterial-, Gekröse(n)-
mesh|work ['meʃwɜrk] *noun* Netzwerk *nt*, Maschen *pl*
meso- *präf.* Mes(o)-
mes|o|blast ['mezəʊblæst] *noun* mittleres Keimblatt *nt*, Mesoblast *m*, Mesoderm *nt*
mes|o|blas|tic [mezəʊ'blæstɪk] *adj.* Mesoblast/Mesoderm betreffend, mesoblastisch, mesodermal
mes|o|cy|to|ma [ˌmezəʊsaɪ'təʊmə] *noun* Bindegewebstumor *m*
mes|o|derm ['mezəʊdɜrm] *noun* mittleres/drittes Keimblatt *nt*, Mesoderm *nt*; Mesoblast *m*
mes|o|der|mal [mezəʊ'dɜrml] *adj.* Mesoderm betreffend, vom Mesoderm ausgehend, mesodermal, Mesoderm-, Mesodermal-
mes|o|der|mic [mezəʊ'dɜrmɪk] *adj.* s.u. mesodermal
mes|o|neph|ric [mezə'nefrɪk] *adj.* Urniere/Mesonephros betreffend, mesonephrogen, Urnieren-, Mesonephros-
mes|o|ne|phro|ma [ˌmezəʊnə'frəʊmə] *noun* Mesonephrom *nt*
mes|o|the|li|al [mezəʊ'θiːlɪəl] *adj.* Mesothel betreffend, mesothelial, Mesothel-
mes|o|the|li|o|ma [mezəʊˌθiːlɪ'əʊmə] *noun* Mesotheliom *nt*
benign mesothelioma benignes Mesotheliom *nt*
pleural mesothelioma Pleuramesotheliom *nt*
mes|o|the|li|um [mezəʊ'θiːlɪəm] *noun* Mesothel *nt*
mes|sen|ger ['mesɪndʒər] **I** *noun* Bote *m* **II** *adj.* Boten-
chemical messenger chemischer Bote *m*, chemische Botensubstanz *f*, Chemotransmitter *m*

M

intracellular messenger intrazelluläre Botensubstanz *f*, intrazellulärer Bote *m*

Met *abk.* s.u. methionine

metab. *abk.* s.u. **1.** metabolic **2.** metabolism

met|a|bol|ic [metə'bɑlɪk] *adj.* **1.** Stoffwechsel/Metabolismus betreffend, stoffwechselbedingt, metabolisch, Stoffwechsel- **2.** (*biolog.*) veränderlich, sich verwandelnd

me|tab|o|lism [mə'tæbəlɪzəm] *noun* Stoffwechsel *m*, Metabolismus *m*

amino acid metabolism Aminosäurestoffwechsel *m*, Aminosäuremetabolismus *m*

cell metabolism Zellstoffwechsel *m*, Zellmetabolismus *m*

cellular metabolism Zellstoffwechsel *m*, Zellmetabolismus *m*

energy metabolism Energiestoffwechsel *m*

glucose metabolism Glukosestoffwechsel *m*

intermediary metabolism Zwischenstoffwechsel *m*, Intermediärstoffwechsel *m*, Intermediärmetabolismus *m*

lipid metabolism Lipidstoffwechsel *m*, Lipidstoffmetabolismus *m*

protein metabolism Proteinstoffwechsel *m*, Proteinmetabolismus *m*, Eiweißstoffwechsel *m*, Eiweißmetabolismus *m*

me|tab|o|lite [mə'tæbəlaɪt] *noun* Stoffwechselprodukt *nt*, Stoffwechselzwischenprodukt *nt*, Metabolit *m*

arachidonic acid metabolite Arachidonsäuremetabolit *m*

O_2 metabolite s.u. oxygen *metabolite*

oxygen metabolite Sauerstoffmetabolit *m*, O_2-Metabolit *m*

me|tab|o|lize [mə'tæbəlaɪz] *vt*, *vi* verstoffwechseln, umwandeln, metabolisieren

met|a|cen|tric [metə'sentrɪk] *adj.* metazentrisch

met|a|chro|mat|ic [ˌmetəkrəʊ'mætɪk] *adj.* metachromatisch

met|a|chro|ma|tin [metə'krəʊmətɪn] *noun* Metachromatin *nt*

met|a|hae|mo|glo|bin [metə'hiːməgləʊbɪn] *noun* (*brit.*) s.u. methemoglobin

met|a|he|mo|glo|bin [metə'hiːməgləʊbɪn] *noun* s.u. methemoglobin

met|al ['metl] I *noun* Metall *nt* II *adj.* aus Metall, metallen, Metall-

alkali metal Alkalimetall *nt*

alkaline metal s.u. alkali *metal*

alkaline earth metal Erdalkalimetall *nt*

light metal Leichtmetall *nt*

me|tal|lo|en|zyme [məˌtæləʊ'enzaɪm] *noun* Metallenzym *nt*, Metalloenzym *nt*

me|tal|lo|fla|vo|pro|tein [məˌtæləʊˌfleɪvəʊ'prəʊtiːn] *noun* Metallflavoprotein *nt*, Metalloflavoprotein *nt*

met|al|loid ['metlɔɪd] I *noun* Nichtmetall *nt*, Halbmetall *nt*, Metalloid *nt* II *adj.* metallähnlich, metalloid, metalloidisch

me|tal|lo|pro|tein [məˌtæləʊ'prəʊtiːn] *noun* Metallprotein *nt*, Metalloprotein *nt*

met|a|mor|pho|sis [ˌmetəmɔːr'fəʊsɪs, metə'mɔːrfəsɪs] *noun* Umgestaltung *f*, Umformung *f*, Umwandlung *f*, Metamorphose *f*

platelet metamorphosis visköse Metamorphose *f*

met|a|my|e|lo|cyte [metə'maɪələsaɪt] *noun* jugendlicher Granulozyt *m*, Metamyelozyt *m*; (*inform.*) Jugendlicher *m*

met|a|neu|tro|phil [metə'n(j)uːtrəfɪl] *adj.* metaneutrophil

met|a|neu|tro|phile [metə'n(j)uːtrəfaɪl] *adj.* s.u. metaneutrophil

met|a|pla|sia [metə'pleɪʒ(ɪ)ə] *noun* Metaplasie *f*

agnogenic myeloid metaplasia idiopathische myeloische Metaplasie *f*, primäre myeloische Metaplasie *f*, Leukoerythroblastose *f*, leukoerythroblastische Anämie *f*

indirect metaplasia indirekte Metaplasie *f*

myeloid metaplasia myeloische Metaplasie *f*

regenerative metaplasia indirekte Metaplasie *f*

retrograde metaplasia retrograde Metaplasie *f*, Retroplasie *f*

squamous metaplasia Plattenepithelmetaplasie *f*, squamöse Metaplasie *f*

sweat gland metaplasia Schweißdrüsenmetaplasie *f*

met|a|ru|bri|cyte [metə'ruːbrəsaɪt] *noun* azidophiler Normoblast *m*, orthochromatischer Normoblast *m*, oxaphiler Normoblast *m*

me|tas|ta|sis [mə'tæstəsɪs] *noun*, *plural* **me|tas|ta|ses** [mə'tæstəsiːz] **1.** Absiedelung *f*, Tochtergeschwulst *f*, Metastase *f*, Metastasis *f* **2.** Metastasierung *f*, Filialisierung *f* **3.** Abszedierung *f*, Metastasierung *f*

adrenal metastasis Nebennierenmetastase *f*

axillary metastasis Achsellymphknotenmetastase *f*

axillary lymph node metastasis s.u. axillary *metastasis*

bone metastasis Knochenmetastase *f*, ossäre Metastase *f*

brain metastasis Hirnmetastase *f*

carcinomatous metastasis Krebsmetastase *f*, Karzinommetastase *f*

cerebral metastasis Großhirnmetastase *f*, Hirnmetastase *f*

CNS metastasis ZNS-Metastase *f*, Metastase *f* ins ZNS

contact metastasis Kontaktmetastase *f*

crossed metastasis gekreuzte Metastase *f*

direct metastasis direkte Metastase *f*

distant metastasis Fernmetastase *f*

dural metastasis Durametastase *f*

hematogenous metastasis hämatogene Metatase *f*

hepatic metastasis Lebermetastase *f*

implantation metastasis Implantationsmetastase *f*

liver metastasis Lebermetastase *f*

lymph node metastasis Lymphknotenmetastase *f*

osseous metastasis Knochenmetastase *f*, ossäre Metastase *f*

osteoblastic metastasis osteoplastische Metastase *f*

osteoblastic-osteolytic metastasis osteoplastische-osteolytische Metastase *f*

osteoclastic bone metastasis osteoklastische Knochenmetastase *f*

osteolytic metastasis osteolytische Metastase *f*

osteoplastic bone metastasis osteoplastische Knochenmetastase *f*

peritoneal metastasis Bauchfellmetastase *f*, Peritonealmetastase *f*

pigment metastasis Pigmentmetastase *f*

pulmonary metastasis Lungenmetastase *f*

retrograde metastasis paradoxe Metastase *f*, retrograde Metastase *f*

soft tissue metastasis Weichteilmetastase *f*
solitary metastasis Solitärmetastase *f*
transplantation metastasis Transplantationsmetastase *f*
visceral metastasis Eingeweidemetastase *f*
meltasltalsize [mə'tæstəsaɪz] *vt* Metastasen bilden *oder* setzen, metastasieren
metlalstatlic [metə'stætɪk] *adj.* Metastase/Metastasen betreffend, metastasierend, metastatisch, Metastasen-
Metlalzoa [metə'zəʊə] *plural* Mehrzeller *pl*, Vielzeller *pl*, Metazoen *pl*
metlalzolal [metə'zəʊəl] *adj.* vielzellig, metazoisch
metlalzolan [metə'zəʊən] **I** *noun* s.u. metazoon **II** *adj.* s.u. metazoal
metlalzolic [metə'zəʊɪk] *adj.* s.u. metazoal
metlalzolon [metə'zəʊɑn] *noun, plural* **metlalzoa** [metə'zəʊə] Mehrzeller *pl*, Vielzeller *m*, Metazoon *nt*
melter ['miːtər] **I** *noun* **1.** Meter *nt/m* **2.** Meter *nt*, Messer *m*, Zähler *m*, Messinstrument *nt* **II** *vt* messen
methlaclryllate [meθ'ækrəleɪt] *noun* Methacrylat *nt*
methyl methacrylate Methylmethacrylat *nt*
metlhaemlallbulmin [ˌmethiːmæl'bjuːmən] *noun* (*brit.*) s.u. methemalbumin
metlhaemlallbulmilnaelmia [ˌmethemælˌbjuːmɪ'niːmɪə] *noun* (*brit.*) s.u. methemalbuminemia
metlhaeme ['methiːm] *noun* (*brit.*) s.u. metheme
metlhaelmolglolbin [metˌhiːmə'gləʊbɪn] *noun* (*brit.*) s.u. methemoglobin
metlhaelmolglolbilnaelmia [metˌhiːməˌgləʊbɪ'niːmɪə] *noun* (*brit.*) s.u. methemoglobinemia
metlhaelmolglolbilnaelmic [metˌhiːməˌgləʊbɪ'niːmɪk] *adj.* (*brit.*) s.u. methemoglobinemic
metlhaelmolglolbinlulria [metˌhiːməˌgləʊbɪ'n(j)ʊərɪə] *noun* (*brit.*) s.u. methemoglobinuria
methlalnol ['meθənɑl] *noun* Methanol *nt*, Methylalkohol *m*
Met-Hb *abk.* s.u. methemoglobin
metHb *abk.* s.u. methemoglobin
metlhemlallbulmin [ˌmethiːmæl'bjuːmən] *noun* Methämalbumin *nt*
metlhemlallbulmilnelmia [ˌmethemælˌbjuːmɪ'niːmɪə] *noun* Methämalbuminämie *f*
metlheme ['methiːm] *noun* Hämatin *nt*, Hydroxyhämin *nt*
metlhelmolglolbin [metˌhiːmə'gləʊbɪn] *noun* Methämoglobin *nt*, Hämiglobin *nt*
cyanide methemoglobin Zyanmethämoglobin *nt*, Cyanmethämoglobin *nt*, Methämoglobinzyanid *nt*
metlhelmolglolbilnelmia [metˌhiːməˌgləʊbɪ'niːmɪə] *noun* erhöhter Methämoglobingehalt *m* des Blutes, Methämoglobinämie *f*
congenital methemoglobinemia enzymopathische Methämoglobinämie *f*, hereditäre Methämoglobinämie *f*
metlhelmolglolbilnelmic [metˌhiːməˌgləʊbɪ'niːmɪk] *adj.* Methämoglobinämie betreffend *oder* verursachend, methämoglobinämisch
metlhelmolglolbinlulria [metˌhiːməˌgləʊbɪ'n(j)ʊərɪə] *noun* Methämoglobinausscheidung *f* im Harn, Methämoglobinurie *f*
melthelnalmine [meθ'iːnəmiːn] *noun* Methenamin *nt*, Hexamin *nt*, Hexamethylentetramin *nt*
methlene ['meθiːn] *noun* s.u. methylene
methlilcillin [meθə'sɪlɪn] *noun* Methizillin *nt*, Methicillin *nt*
melthilolnine [mɪ'θaɪəniːn] *noun* Methionin *nt*
melthilolnyl [mə'θaɪənɪl] *noun* Methionyl-(Radikal *nt*)
melthislalzone [me'θɪsəzəʊn] *noun* Methisazon *nt*, Marboran *nt*
methlod ['meθəd] *noun* Methode *f*, Verfahren *nt*; Vorgehensweise *f*, Verfahrensweise *f*; System *nt*
method of measuring Messverfahren *nt*, Messmethode *f*, Messtechnik *f*
Addis method Addis-Count *m*, Addis-Hamburger-Count *m*, Addis-Test *m*
agar diffusion method Agardiffusionsmethode *f*, Agardiffusionstest *m*
CsCl gradient method CsCl-Gradientenmethode *f*, Cäsiumchloridgradientenmethode *f*
cyanmethemoglobin method Zyanhämoglobinmethode *f*
Dick method Dick-Test *m*, Dick-Probe *f*
Duke's method Duke-Methode *f*, Bestimmung *f* der Blutungszeit nach Duke
dye-dilution method Indikatormethode *f*, Farbstoffverdünnungsmethode *f*
Edman method Edman-Methode *f*
Gram's method Gram-Färbung *f*, Gramfärbung *f*
Lee-White method Lee-White-Probe *f*, Lee-White-Test *m*
Price-Jones method Price-Jones-Kurve *f*
Quick's method Thromboplastinzeit *f*, Quickwert *m*, Quickzeit *f*, (*inform.*) Quick *m*, Prothrombinzeit *f*
radial diffusion method radiale Diffusionsmethode *f*, Radialimmundiffusion *f*
Schick's method Schick-Test *m*
sequential Edman method sequentielle/sequenzielle Edman-Methode *f*
staining method Färbeverfahren *nt*, Färbetechnik *f*, Färbung *f*
subtractive Edman method subtraktive Edman-Methode *f*
Westergren method Westergren-Methode *f*
Wintrobe method Wintrobe-Methode *f*
methloltrexlate [meθə'trekseɪt] *noun* Methotrexat *nt*
melthoxlsallen [me'θɑksələn] *noun* s.u. 8-methoxypsoralen
melthoxlylchlor [mə'θɑksɪklɔːr] *noun* Methoxychlor *nt*
8-melthoxlylpsorlallen [məˌθɑksɪ'sɔːrəlen] *noun* 8-Methoxypsoralen *nt*
methlyl ['meθəl] *noun* Methyl-(Radikal *nt*)
methlyllalmine [ˌmeθələ'miːn] *noun* Methylamin *nt*
methlyllate ['meθəleɪt] **I** *noun* Methylat *nt* **II** *vt* **1.** methylieren **2.** denaturieren
methlyllatled ['meθəleɪtɪd] *adj.* **1.** methyliert **2.** denaturiert, vergällt
methlyllaltion [meθə'leɪʃn] *noun* Methylierung *f*
methlyllbenlzol [meθɪl'benzɑl] *noun* Toluol *nt*, Methylbenzol *nt*
2-methyl-1,3-butadien *noun* Isopren *nt*, 2-Methyl-1,3-butadien *nt*
methlyllcolballalmine [ˌmeθɪlkəʊ'bæləmiːn] *noun* Methylcobalamin *nt*
methlyllcyltolsine [meθɪl'saɪtəsiːn] *noun* Methylcytosin *nt*
methlyllene ['meθɪliːn] *noun* Methylen *nt*, Methen *nt*
5,10-methlyllenelteltralhyldrolfollate [ˌmeθəliːnˌtetrəˌhaɪdrə'fəʊleɪt] *noun* 5,10-Methylentetrahydrofolat *nt*

M

meth|yl|gly|cine [meθəl'glaɪsiːn] *noun* Sarkosin *nt*, Methylglykokoll *nt*, Methylglycin *nt*
meth|yl|gly|ox|al|ase [ˌmeθəlglaɪ'ɑksəleɪz] *noun* Lactoylglutathionlyase *f*, Glyoxalase I *f*
meth|yl|guan|i|dine [meθəl'gwænɪdiːn] *noun* Methylguanidin *nt*
meth|yl|gua|nine [meθəl'gwɑniːn] *noun* Methylguanin *nt*
meth|yl|his|ti|dine [meθəl'hɪstɪdiːn] *noun* Methylhistidin *nt*
meth|yl|ly|sine [meθəl'laɪsiːn] *noun* Methyllysin *nt*
meth|yl|mer|cap|tan [ˌmeθəlmər'kæptæn] *noun* Methylmercaptan *nt*
meth|yl|meth|ane [meθəl'meθeɪn] *noun* Äthan *nt*, Ethan *nt*
meth|yl|mor|phine [meθəl'mɔːrfiːn] *noun* Kodein *nt*, Codein *nt*, Methylmorphin *nt*
meth|yl|phen|yl|hy|dra|zine [meθəlˌfenl'haɪdrəziːn] *noun* Methylphenylhydrazin *nt*
6-meth|yl|pte|rin [meθəl'terɪn] *noun* 6-Methylpterin *nt*
meth|yl|pu|rine [meθəl'pjʊəriːn] *noun* Methylpurin *nt*
meth|yl|py|ra|pone [meθəl'paɪrəpəʊn] *noun* s.u. metyrapone
5-meth|yl|re|sor|cin|ol [ˌmeθəlrɪ'sɔːrsɪnəl] *noun* Orcinol *nt*
meth|yl|tet|ra|hy|dro|fo|late [meθəlˌtetrəˌhaɪdrə'fəʊleɪt] *noun* Methyltetrahydrofolat *nt*
meth|yl|the|o|bro|mine [meθəlˌθiːə'brəʊmiːn] *noun* Koffein *nt*, Coffein *nt*, Methyltheobromin *nt*, 1,3,7-Trimethylxanthin *nt*
meth|yl|trans|fer|ase [meθəl'trænsfəreɪz] *noun* Methyltransferase *f*, Transmethylase *f*
betaine-homocysteine methyltransferase Betain-Homocystein-methyltransferase *f*
homocysteine methyltransferase Homocystein-methyltransferase *f*
homocysteine:tetrahydrofolate methyltransferase Homocystein-tetrahydrofolat-methyltransferase *f*, 5-Methyltetrahydrofolat-homocystein-methyltransferase *f*
5-methyltetrahydrofolate-homocysteine methyltransferase 5-Methyltetrahydrofolat-homocystein-methyltransferase *f*, Homocystein-Tetrahydrofolat-methyltransferase *f*
meth|yl|u|ra|cil [meθəl'jʊərəsɪl] *noun* Methyluracil *nt*
5-methyluracil Thymin *nt*, 5-Methyluracil *nt*
meth|yl|xan|thine [meθəl'zænθiːn] *noun* Methylxanthin *nt*
metMb *abk.* s.u. metmyoglobin
met|my|o|glo|bin [metˌmaɪə'gləʊbɪn] *noun* Metmyoglobin *nt*
met|ric ['metrɪk] *adj.* metrisch, Maß-, Meter-
met|ri|cal ['metrɪkl] *adj.* s.u. metric
metro- *präf.* Gebärmutter-, Metr(o)-, Hyster(o)-, Uter(o)-
me|tro|car|ci|no|ma [ˌmiːtrəʊˌkɑːrsɪ'nəʊmə] *noun* Endometriumkarzinom *nt*, Carcinoma endometriale
me|tyr|a|pone [mə'tɪərəpəʊn] *noun* Metyrapon *nt*
me|val|o|nate [me'væləneɪt] *noun* Mevalonat *nt*
MF *abk.* s.u. **1.** mitogenic *factor* **2.** myelofibrosis
MG *abk.* s.u. monoglyceride
Mg *abk.* s.u. magnesium
mg *abk.* s.u. milligram
µg *abk.* s.u. microgram
MGF *abk.* s.u. macrophage growth *factor*
MHb *abk.* s.u. myohemoglobin
MHC *abk.* s.u. major histocompatibility *complex*
MHC-encoded *adj.* MHC-kodiert
MHC-linked *adj.* MHC-gekoppelt
MHC-restricted *adj.* MHC-restringiert
MHC-unrestricted *adj.* ohne MHC-Restriction
MIC *abk.* s.u. minimal inhibitory *concentration*
mi|celle [mɪ'sel, maɪ'sel] *noun* Mizelle *f*, Micelle *f*
micro- *präf.* Mikr(o)-, Micr(o)-
mi|cro|ad|e|no|ma [ˌmaɪkrəʊædə'nəʊmə] *noun* Mikroadenom *nt*
mi|cro|ag|gre|gate [maɪkrəʊ'ægrɪgeɪt] *noun* Mikroaggregat *nt*
mi|cro|an|gi|o|path|ic [maɪkrəʊˌændʒɪəʊ'pæθɪk] *adj.* mikroangiopathisch
mi|cro|an|gi|op|a|thy [maɪkrəʊˌændʒɪ'ɑpəθɪ] *noun* Mikroangiopathie *f*
thrombotic microangiopathy thrombotische Mikroangiopathie *f*, thrombotisch-thrombozytopenische Purpura *f*, Moschcowitz-Singer-Symmers-Syndrom *nt*, Moschcowitz-Syndrom *nt*, Purpura thrombotica, Purpura thrombotica thrombocytopenica, Purpura Moschcowitz
mi|cro|an|gi|os|co|py [maɪkrəʊˌændʒɪ'ɑskəpɪ] *noun* Kapillarmikroskopie *f*, Kapillaroskopie *f*
mi|cro|bac|te|ri|um [ˌmaɪkrəʊbæk'tɪərɪəm] *noun, plural* **mi|cro|bac|te|ria** [ˌmaɪkrəʊbæk'tɪərɪə] **1.** Mikrobakterium *nt*, Microbacterium *nt* **2.** Mikroorganismus *m*
mi|crobe ['maɪkrəʊb] *noun* Mikrobe *f*, Mikroorganismus *m*, Mikrobion *nt*
mi|cro|bi|al [maɪ'krəʊbɪəl] *adj.* Mikroben betreffend, mikrobisch, mikrobiell, Mikroben-
mi|cro|bi|an [maɪ'krəʊbɪən] **I** *noun* s.u. microbe **II** *adj.* s.u. microbial
mi|cro|bic [maɪ'krəʊbɪk] *adj.* s.u. microbial
mi|cro|bi|cid|al [ˌmaɪkrəʊbɪ'saɪdl] *adj.* mikrobenabtötend, entkeimend, mikrobizid
mi|cro|bi|cide [maɪ'krəʊbɪsaɪd] *noun* mikrobizides Mittel *nt*, Mikrobizid *nt*; Antibiotikum *nt*
mi|cro|bi|o|as|say [ˌmaɪkrəˌbaɪəʊ'æseɪ] *noun* Mikrobioassay *m*
mi|cro|bi|o|log|ic [ˌmaɪkrəbaɪə'lɑdʒɪk] *adj.* mikrobiologisch
mi|cro|bi|ol|o|gy [ˌmaɪkrəbaɪ'ɑlədʒɪ] *noun* Mikrobiologie *f*
medical microbiology medizinische Mikrobiologie *f*
mi|cro|blast ['maɪkrəblæst] *noun* Mikroblast *m*
mi|cro|bod|y ['maɪkrəbɑdɪ] *noun* Peroxisom *nt*, Microbody *m*
mi|cro|car|ci|no|ma [maɪkrəˌkɑːrsə'nəʊmə] *noun* Mikrokarzinom *nt*
mi|cro|coc|cus [maɪkrə'kɑkəs] *noun, plural* **mi|cro|coc|ci** [maɪkrə'kɑksaɪ] Mikrokokke *f*, Mikrokokkus *m*, Micrococcus *m*
mi|cro|cul|ture ['maɪkrəkʌltʃər] *noun* Mikrokultur *f*
mi|cro|cyte ['maɪkrəsaɪt] *noun* Mikrozyt *m*
mi|cro|cy|thae|mia [ˌmaɪkrəsaɪ'θiːmɪə] *noun* (*brit.*) s.u. microcytosis
mi|cro|cy|the|mia [ˌmaɪkrəsaɪ'θiːmɪə] *noun* s.u. microcytosis
mi|cro|cy|to|sis [ˌmaɪkrəsaɪ'təʊsɪs] *noun* Mikrozytose *f*
mi|cro|drep|a|no|cy|to|sis [maɪkrəˌdrepənəʊsaɪ'təʊsɪs] *noun* Sichelzellthalassämie *f*, Sichelzellenthalassämie *f*, Mikrodrepanozytenkrankheit *f*, HbS-Thalassämie *f*

mi|cro|en|vi|ron|ment [ˌmaɪkrəen'vaɪr()nmnt] *noun* Mikroumgebung *f*
mi|cro|e|ryth|ro|blast [ˌmaɪkrəɪ'rɪθrəblæst] *noun* s.u. microblast
mi|cro|e|ryth|ro|cyte [ˌmaɪkrəɪ'rɪθrəsaɪt] *noun* s.u. microcyte
mi|cro|flo|ra [ˌmaɪkrəʊ'flɔːrə] *noun* Mikroflora *f*
mi|cro|fluo|rom|e|try [ˌmaɪkrəflʊə'rɑmətrɪ] *noun* Mikrospektrophotometrie *f*, Mikrospektrofotometrie *f*, Zytophotometrie *f*, Zytofotometrie *f*
mi|cro|fol|li|cu|lar [ˌmaɪkrəfə'lɪkjələr] *adj.* mikrofollikulär
β_2-mi|cro|glob|u|lin [maɪkrə'glɑbjəlɪn] *noun* β_2-Mikroglobulin *nt*, beta$_2$-Mikroglobulin *nt*
mi|cro|gram ['maɪkrəgræm] *noun* Mikrogramm *nt*
mi|cro|graph ['maɪkrəgræf] *noun* **1.** Mikrograph *m*, Mikrograf *m* **2.** mikrografische Darstellung *f*
electron micrograph elektronenmikroskopische Aufnahme *f*
mi|cro|hae|mat|o|crit [ˌmaɪkrəhɪ'mætəkrɪt] *noun* (*brit.*) s.u. microhematocrit
mi|cro|haem|or|rhage [maɪkrə'hemərɪdʒ] *noun* (*brit.*) s.u. microhemorrhage
mi|cro|he|mat|o|crit [ˌmaɪkrəhɪ'mætəkrɪt] *noun* Mikrohämatokrit *m*
mi|cro|hem|or|rhage [maɪkrə'hemərɪdʒ] *noun* Mikroblutung *f*
mi|cro|in|farct [maɪkrə'ɪnfɑːrkt] *noun* Mikroinfarkt *m*
mi|cro|in|va|sion [ˌmaɪkrəɪn'veɪʒn] *noun* Mikroinvasion *f*
mi|cro|leu|ko|blast [maɪkrə'luːkəblæst] *noun* s.u. myeloblast
mi|cro|me|tas|ta|sis [ˌmaɪkrəmɪ'tæstəsɪs] *noun* Mikrometastase *f*
mi|cro|me|ter ['maɪkrəʊmiːtər; ' maɪ'krɑmɪtər] *noun* **1.** Mikrometer *m/nt* **2.** (*Gerät*) Mikrometer *nt*
mi|cro|meth|od ['maɪkrəmeθəd] *noun* Mikromethode *f*
mi|cro|my|e|lo|blast [maɪkrə'maɪələblæst] *noun* Mikromyeloblast *m*
mi|cro|my|e|lo|lym|pho|cyte [maɪkrəˌmaɪələ'lɪmfəsaɪt] *noun* s.u. micromyeloblast
mi|cro|or|gan|ism [maɪkrə'ɔːrgənɪzəm] *noun* Mikroorganismus *m*
opportunistic microorganism opportunistisch-pathogener Erreger *m*
mi|cro|par|a|site [maɪkrə'pærəsaɪt] *noun* Mikroparasit *m*
mi|cro|pa|thol|o|gy [ˌmaɪkrəpə'θɑlədʒɪ] *noun* Mikropathologie *f*
mi|cro|phage ['maɪkrəfeɪdʒ] *noun* Mikrophage *m*
mi|cro|phag|o|cyte [maɪkrə'fægəsaɪt] *noun* s.u. microphage
mi|cro|pre|cip|i|ta|tion [ˌmaɪkrəprɪˌsɪpə'teɪʃn] *noun* Mikropräzipitation *f*
mi|cro|pro|lac|ti|no|ma [ˌmaɪkrəprəʊˌlæktɪ'nəʊmə] *noun* Mikroprolaktinom *nt*
mi|cro|ra|di|o|gram [maɪkrə'reɪdɪəgræm] *noun* Mikroradiogramm *nt*
mi|cro|ra|di|og|ra|phy [maɪkrəˌreɪdɪ'ɑgrəfɪ] *noun* Mikroradiographie *f*, Mikroradiografie *f*
mi|cro|scope ['maɪkrəskəʊp] **I** *noun* Mikroskop *nt* **II** *vt* **1.** mikroskopisch untersuchen **2.** vergrößern
binocular microscope binokulares Mikroskop *nt*, Doppelmikroskop *nt*, Binokularmikroskop *nt*
dark-field microscope Dunkelfeldmikroskop *nt*
electron microscope Elektronenmikroskop *nt*
fluorescence microscope Fluoreszenzmikroskop *nt*
fluorescent microscope s.u. fluorescence *microscope*
laser microscope Laser-Scan-Mikroskop *nt*
light microscope Lichtmikroskop *nt*
phase microscope Phasenkontrastmikroskop *nt*
phase-contrast microscope s.u. phase *microscope*
scanning microscope s.u. scanning electron *microscope*
scanning electron microscope Elektronenrastermikroskop *nt*, Rasterelektronenmikroskop *nt*
ultrasonic microscope Ultraschallmikroskop *nt*
ultraviolet microscope Ultraviolettmikroskop *nt*, UV-Mikroskop *nt*
mi|cro|scop|ic [maɪkrə'skɑpɪk] *adj.* **1.** winzig klein, mit bloßem Auge nicht sichtbar, mikroskopisch **2.** Mikroskop/Mikroskopie betreffend, mittels Mikroskop/Mikroskopie, mikroskopisch, Mikroskop-
mi|cro|scop|i|cal [maɪkrə'skɑpɪkl] *adj.* s.u. microscopic
mi|cros|co|py [maɪ'krɑskəpɪ] *noun* Mikroskopie *f*, Untersuchung *f* mittels Mikroskop
dark-field microscopy Dunkelfeldmikroskopie *f*
electron microscopy Elektronenmikroskopie *f*
fluorescence microscopy Fluoreszenzmikroskopie *f*
histofluorescence microscopy Histofluoreszenzmikroskopie *f*
immunofluorescence microscopy Immunfluoreszenzmikroskopie *f*, Immunofluoreszenzmikroskopie *f*
phase microscopy s.u. phase-contrast *microscopy*
phase-contrast microscopy Phasenkontrastverfahren *nt*, Phasenkontrastbild *nt*, Phasenkontrastmikroskopie *f*
mi|cro|slide ['maɪkrəslaɪd] *noun* Objektträger *m*
mi|cro|some ['maɪkrəsəʊm] *noun* Mikrosom *nt*
mi|cro|sphere ['maɪkrəsfɪər] *noun* **1.** Zentrosom *nt*, Zentriol *nt*, Zentralkörperchen *nt* **2.** Mikrozentrum *nt*, Zentrosphäre *f*
mi|cro|sphe|ro|cyte [maɪkrə'sfɪərəsaɪt] *noun* Kugelzelle *f*, Sphärozyt *m*
mi|cro|sphe|ro|cy|to|sis [maɪkrəˌsfɪərəsaɪ'təʊsɪs] *noun* Sphärozytose *f*
mi|cro|throm|bo|sis [ˌmaɪkrəθrɑm'bəʊsɪs] *noun* Mikrothrombose *f*
mi|cro|throm|bus [maɪkrə'θrɑmbəs] *noun, plural* **mi|cro|throm|bi** [maɪkrə'θrɑmbaɪ] Mikrothrombus *m*
mi|cro|ti|ter [maɪkrəʊ'taɪtər] *noun* Mikrotiter *m*
mi|cro|tome ['maɪkrətəʊm] *noun* Mikrotom *nt*
frozen-section microtome Gefriermikrotom *nt*, Gefrierschnittmikrotom *nt*
mi|cro|volt ['maɪkrəvəʊlt] *noun* Mikrovolt *nt*
mi|cro|watt ['maɪkrəwɑt] *noun* Mikrowatt *nt*
MIF *abk.* s.u. **1.** macrophage inhibitory *factor* **2.** melanocyte stimulating hormone inhibiting *factor* **3.** migration inhibiting *factor*
mi|gra|tion [maɪ'greɪʃn] *noun* **1.** Wanderung *f*, Migration *f*; Abwandern *nt*, Fortziehen *nt*, Zug *m* **2.** s.u. *migration* of leukocytes
migration of leukocytes Leukozytenmigration *f*, Leukozytendiapedese *f*
cell migration Zellwanderung *f*, Zellmigration *f*
ionic migration Ionenwanderung *f*
leukocyte migration Leukozytenwanderung *f*, Leukozytenmigration *f*

M

lymphocyte migration Lymphozytenwanderung *f*, Lymphozytenmigration *f*
neutrophil migration Neutrophilenwanderung *f*, Neutrophilenmigration *f*
phagocyte migration Phagozytenwanderung *f*, Phagozytenmigration *f*
selective migration selektive Migration *f*
stem-cell migration Stammzellenmigration *f*

milgraltolry ['maɪgrətɔːriː] *adj.* wandernd, migratorisch, Zug-, Wander-

mil. *abk.* s.u. milliliter

millilelquivlallent [ˌmɪlɪ'kwɪvələnt] *noun* Milliäquivalent *nt*

millilgram ['mɪlɪgræm] *noun* Milligramm *nt*

millillilter ['mɪləliːtər] *noun* Milliliter *nt/m*

millilmelter ['mɪlɪmiːtər] *noun* Millimeter *nt/m*

millilmollar [mɪlɪ'məʊlər] *adj.* millimolar

millilmole ['mɪlɪməʊl] *noun* Millimol *nt*

millilosImol [mɪlɪ'ɑsmɑl] *noun* Milliosmol *nt*

millilosImole [mɪlɪ'ɑsməʊl] *noun* Milliosmol *nt*

millilrad ['mɪlɪræd] *noun* Millirad *nt*

millilrem ['mɪlɪrem] *noun* Millirem *nt*

millilseclond ['mɪlɪsekənd] *noun* Millisekunde *f*

millilvolt ['mɪlɪvəʊlt] *noun* Millivolt *nt*

Milton ['mɪltn]: **Milton's disease** s.u. *Milton's* edema
Milton's edema Quincke-Ödem *nt*, angioneurotisches Ödem *nt*

mimliclry ['mɪməkrɪ] *noun* Mimikry *f*
molecular mimicry molekulare Mimikry *f*

min. *abk.* s.u. minor

miner ['maɪnər]

minlerlal ['mɪn(ə)rəl] I *noun* Mineral *nt* II *adj.* **1.** Mineral betreffend *oder* enthaltend, mineralisch, Mineral- **2.** anorganisch, mineralisch

minlerlallilzaltion [ˌmɪn(ə)rəlɪ'zeɪʃn] *noun* Mineralisation *f*

minlerlallolcoid [mɪn(ə)'ræləʊkɔɪd] *noun* s.u. mineralocorticoid

minlerlallolcorltilcoid [ˌmɪn(ə)rələʊ'kɔːrtɪkɔɪd] *noun* Mineralokortikoid *nt*, Mineralocorticoid *nt*

Minkowski-Chauffard [mɪn'kɔvskɪ ʃo'faːr]: **Minkowski-Chauffard syndrome** Minkowski-Chauffard-Syndrom *nt*, Minkowski-Chauffard-Gänsslen-Syndrom *nt*, hereditäre Sphärozytose *f*, konstitutionelle hämolytische Kugelzellanämie *f*, familiärer hämolytischer Ikterus *m*, Morbus *m* Minkowski-Chauffard

milnor ['maɪnər] *adj.* **1.** kleiner, geringer, weniger bedeutend; minor **2.** Unter-, Neben-, Hilfs-

Minot-von Willebrand ['maɪnət fɔn 'vɪləbrɑnt]: **Minot-von Willebrand syndrome** Willebrand-Jürgens-Syndrom *nt*, von Willebrand-Jürgens-Syndrom *nt*, konstitutionelle Thrombopathie *f*, hereditäre Pseudohämophilie *f*, vaskuläre Pseudohämophilie *f*, Angiohämophilie *f*

milolpaplolvalvilrus [maɪəˌpæpəʊvæ'vaɪrəs] *noun* Polyomavirus *nt*, Miopapovavirus *nt*

MIRF *abk.* s.u. macrophage Ia recruting *factor*

mite [maɪt] *noun* Milbe *f*

mitlilcide ['maɪtəsaɪd] *noun* milbentötendes Mittel *nt*, Mitizid *nt*

miltolchonldria *plural* s.u. mitochondrion

miltolchonldrilal [maɪtə'kɑndrɪəl] *adj.* Mitochondrien betreffend, von Mitochondrien stammend, mitochondrial, Mitochondrien-

miltolchonldrilon [maɪtə'kɑndrɪən] *noun, plural* **miltolchonldria** [maɪtə'kɑndrɪə] Mitochondrie *f*, Mitochondrion *nt*, Mitochondrium *nt*, Chondriosom *nt*

miltolgen ['maɪtədʒən] *noun* Mitogen *nt*
B-cell mitogen B-Zell-Mitogen *nt*

mitlolgelnelsia [ˌmaɪtədʒɪ'niːʒ(ɪ)ə] *noun* s.u. mitogenesis

miltolgenlelsis [maɪtə'dʒenəsɪs] *noun* Mitogenese *f*

miltolgelnetlic [ˌmaɪtədʒə'netɪk] *adj.* Mitogenese betreffend *oder* induzierend, mitogenetisch

miltolgenlic [maɪtə'dʒenɪk] *adj.* mitoseauslösend, mitosestimulierend, mitogen

miltolmylcin [maɪtə'maɪsɪn] *noun* Mitomycin *nt*

miltoslchilsis [mɪ'tɑskəsɪs] *noun* s.u. mitosis

miltolsis [maɪ'təʊsɪs] *noun, plural* **miltolses** [maɪ'təʊsiːz] Mitose *f*, mitotische Zellteilung *f*, indirekte Kernteilung *f*; Karyokinese *f*

mitlolsome ['maɪtəsəʊm] *noun* Mitosom *nt*

miltotlic [maɪ'tɑtɪk] *adj.* Mitose betreffend, mitotisch, Mitose(n)-

Mitsuda [mɪt'suːdə]: **Mitsuda antigen** Lepromin *nt*, Mitsuda-Antigen *nt*
Mitsuda reaction Mitsuda-Reaktion *f*, Leprominreaktion *f*
Mitsuda test Lepromintest *m*

mixlture ['mɪkstʃʒər] *noun* **1.** Mischung *f*, Gemisch *nt* (*of ... and* aus ... und) **2.** (*pharmakol.*) Mixtur *f* **3.** (*biolog.*) Kreuzung *f*
alveolar gas mixture alveoläres Gasgemisch *nt*
gas mixture Gasgemisch *nt*

MK *abk.* s.u. **1.** menaquinone **2.** myokinase

mL *abk.* s.u. milliliter

ml *abk.* s.u. milliliter

MLC *abk.* s.u. **1.** minimal lethal *concentration* **2.** mixed lymphocyte *culture*

MLD *abk.* s.u. minimal lethal *dose*

mld *abk.* s.u. minimal lethal *dose*

M.L.D. *abk.* s.u. minimal lethal *dose*

MLD_{50} *abk.* s.u. median lethal *dose*

MLM *abk.* s.u. malignant lentigo *melanoma*

MLR *abk.* s.u. mixed lymphocyte *reaction*

MLV *abk.* s.u. murine leukemia *virus*

MM *abk.* s.u. malignant *melanoma*

mm *abk.* s.u. millimeter

mM *abk.* s.u. millimolar

µm *abk.* s.u. micrometer

MMb *abk.* s.u. metmyoglobin

MMC *abk.* s.u. metamyelocyte

M-mode *noun* M-mode *m*, TM-mode *m*

mmol *abk.* s.u. millimole

MMR *abk.* s.u. measles, mumps, and rubella *vaccine* live

MMTV *abk.* s.u. mouse mammary tumor *virus*

MN *abk.* s.u. **1.** mononuclear **2.** mononucleosis

Mn *abk.* s.u. manganese

modlel ['mɑdl] I *noun* Modell *nt*, Muster *nt*, Vorlage *f* (*of* für) II *adj.* vorbildlich, musterhaft, Muster- III *vt* formen, nachbilden, modellieren
Jacob-Monod model Jacob-Monod-Hypothese *f*, Jacob-Monod-Modell *nt*
operon model Operonmodell *nt*
sequential model Sequenzmodell *nt*
space-filling model Raummodell *nt*, Kalottenmodell *nt*
Stablay model Stablay-Modell *nt*

subunit model Untereinheitenmodell *nt*, globuläres Modell *nt*

mod|i|fi|ca|tion [ˌmɑdəfɪ'keɪʃn] *noun* Änderung *f*, Abänderung *f*, Veränderung *f*, Abwandlung *f*, Umwandlung *f*, Modifizierung *f*, Modifikation *f*
posttranslational modification posttranslationale Modifizierung *f*

mod|u|la|tion [ˌmɑdʒə'leɪʃn] *noun* Abwandlung *f*, Abstimmung *f*, Modulation *f*
idiotypic modulation idiotypische Modulation *f*
neuroendocrine modulation neuroendokrine Modulation *f*

mod|u|la|tor ['mɑdʒəleɪtər] *noun* Modulator *m*
allosteric modulator allosterischer Modulator *m*, allosterischer Regulator *m*
inhibitory modulator hemmender Modulator *m*, negativer Modulator *m*
negative modulator hemmender Modulator *m*, negativer Modulator *m*
positive modulator positiver Modulator *m*, fördernder Modulator *m*, stimulierender Modulator *m*

mol *abk.* s.u. **1.** molar **2.** mole **3.** molecular **4.** molecule

mo|lal ['məʊləl] *adj.* molal

mo|lal|i|ty [məʊ'lælətɪ] *noun* Molalität *f*

mo|lar ['məʊlər] *adj.* molar, Mol-, Molar-

mo|lar|i|ty [məʊ'lærətɪ] *noun* Molarität *f*

mold [məʊld] *noun* Schimmel *m*, Moder *m*; Schimmelpilz *m*

mole [məʊl] **1.** (*Chemie*) Grammmolekül *nt*, Grammmol *nt*, Mol *nt*, Grammmolekulargewicht *nt* **2.** (*pathol.*) Mole *f*, Mola *f* **3.** (kleines) Muttermal *nt*, Mal *nt*, Leberfleck *m*, Pigmentfleck *m*, Nävus *m*, Naevus *m*
malignant mole destruierende Blasenmole *f*, destruierendes Chorionadenom *nt*
metastasizing mole destruierendes Chorionadenom *nt*, destruierende Blasenmole *f*
true mole echte Mole *f*, Mola vera

mo|lec|u|lar [mə'lekjələr] *adj.* Molekül betreffend, molekular, Molekular-

mol|e|cule ['mɑləkju:l] *noun* Molekül *nt*, Molekel *f/nt*
acceptor molecule Akzeptormolekül *nt*
accessory molecule akzessorisches Molekül *nt*
adhesion molecule Adhäsionsmolekül *nt*
bridging molecule Brückenmolekül *nt*
carrier molecule Trägermolekül *nt*, Carriermolekül *nt*
CD2 molecule CD2-Molekül *nt*
cell surface molecule Zelloberflächenmolekül *nt*
cellular adhesion molecule zelluläres Adhäsionsmolekül *nt*
charged molecule geladenes Molekül *nt*
class I molecule MHC-Klasse-I-Molekül *nt*, Klasse-I-Molekül *nt*
class II molecule MHC-Klasse-II-Molekül *nt*, Klasse-II-Molekül *nt*
class III molecule MHC-Klasse-III-Molekül *nt*, Klasse-III-Molekül *nt*
gram molecule Grammolekül *nt*, Grammmolekül *nt*, Mol *nt*, Grammol *nt*, Grammmol *nt*, Grammolekulargewicht *nt*, Grammmolekulargewicht *nt*
intercellular adhesion molecules interzelluläre Adhäsionsmoleküle *pl*
intercellular adhesion molecule-1 interzelluläres Adhäsionsmolekül 1 *nt*
intercellular cellular adhesion molecule-1 interzelluläres Adhäsionsmolekül-1 *nt*, Interzelluläradhäsionsmolekül-1 *nt*, ICAM-1 *nt*
intercellular cellular adhesion molecule-2 interzelluläres Adhäsionsmolekül-2 *nt*, Interzelluläradhäsionsmolekül-2 *nt*, ICAM-2 *nt*
MHC molecule MHC-Molekül *nt*
MHC class I molecule MHC-Klasse-I-Molekül *nt*, Klasse-I-Molekül *nt*
MHC class II molecule MHC-Klasse-II-Molekül *nt*, Klasse-II-Molekül *nt*
MHC class III molecule MHC-Klasse-III-Molekül *nt*, Klasse-III-Molekül *nt*
mucosal adhesion cellular adhesion molecule-1 schleimhautadhärentes Adhäsionsmolekül-1 *nt*, Mukosaadhäsionsmolekül-1 *nt*, MAdCAM-1 *nt*
prochiral molecule prochirales Molekül *nt*
receptor molecule Rezeptormolekül *nt*
repressor molecule Repressormolekül *nt*
self-MHC molecule Selbst-MHC-Molekül *nt*
tumor-associated molecule tumorassoziertes Molekül *nt*
uncharged molecule ungeladenes Molekül *nt*
vascular cellular adhesion molecule-1 vaskuläres Adhäsionsmolekül-1 *nt*, Gefäßadhäsionsmolekül-1 *nt*, VCAM *nt*

mol|lusc ['mɑləsk] *noun* s.u. mollusk

Mol|lus|ca [mə'lʌskə] *plural* Weichtiere *pl*, Mollusken *pl*, Mollusca *pl*

mol|lus|cum [mə'lʌskəm] *noun, plural* **mol|lus|ca** [mə'lʌskə] **1.** weicher Hauttumor *m*, Molluscum *nt* **2. molluscum contagiosum** Dellwarze *f*, Molluscum contagiosum, Epithelioma contagiosum, Epithelioma molluscum

mol|lusk ['mɑləsk] *noun* Weichtier *nt*, Molluske *f*

Moloney [mə'ləʊnɪ]: **Moloney reaction** Moloney-Underwood-Test *m*
Moloney test Moloney-Test *m*
Moloney virus Moloney-Virus *nt*

Mol.wt. *abk.* s.u. molecular *weight*

mol.wt. *abk.* s.u. molecular *weight*

Momp *abk.* s.u. major outer membrane *protein*

mon|ad ['mɑnæd, 'məʊnæd] *noun* **1.** (*biolog.*) Einzeller *m*, Monade *f* **2.** (*Chemie*) einwertiges Element *oder* Atom *oder* Radikal *nt* **3.** (*Genetik*) Monade *f*

mon|am|ide [mɑn'æmɪd] *noun* s.u. monoamide

mon|a|mine [mɑn'æmɪn] *noun* s.u. monoamine

mon|am|i|ner|gic [mɑnˌæmɪ'nɜrdʒɪk] *adj.* s.u. monoaminergic

mon|a|va|lent [ˌmɑnə'veɪlənt] *adj.* s.u. monovalent

Mo|ni|lia [mə'nɪlɪə] *noun* Candida *f*, Monilia *f*, Oidium *nt*

mo|nil|i|al [mə'nɪlɪəl] *adj.* Candida betreffend, durch Candida verursacht, Candida-, Soor-

mon|i|li|a|sis [mɑnɪ'laɪəsɪs] *noun, plural* **mon|i|li|a|ses** [mɑnɪ'laɪəsi:z] Kandidamykose *f*, Candidamykose *f*, Soormykose *f*, Candidiasis *f*, Candidose *f*, Moniliasis *f*, Moniliose *f*

mo|nil|i|id [mə'nɪləɪd] *noun* Candidid *nt*

mo|nil|i|o|sis [məˌnɪlə'əʊsɪs] *noun* s.u. moniliasis

Mono *abk.* s.u. mononucleosis

mono- *präf.* Einfach-, Mon-, Mono-

mon|o|a|cid [mɑnəʊ'æsɪd] I *noun* einbasische *oder* einwertige Säure *f* II *adj.* einbasisch

mon|o|a|cyl|gly|cer|ol [mɑnəʊˌæsɪl'glɪsərɑl] *noun* Monoacylglycerin *nt*, Monoglycerid *nt*

M

mon|o|am|ide [mɑnəʊ'æmaɪd] *noun* Monoamid *nt*
mon|o|a|mine [mɑnəʊ'æmɪn] *noun* Monoamin *nt*
mon|o|am|i|ner|gic [mɑnəʊ,æmɪ'nɜrdʒɪk] *adj.* monoaminerg
mon|o|blast ['mɑnəʊblæst] *noun* Monoblast *m*
mon|o|clo|nal [mɑnə'kləʊnl] *adj.* von einer Zelle *oder* einem Zellklon abstammend, monoklonal
mon|o|cy|clic [mɑnə'saɪklɪk] *adj.* (*Chemie, Physik*) monozyklisch
mon|o|cyte ['mɑnəʊsaɪt] *noun* mononukleärer Phagozyt *m*, Monozyt *m*
  blood monocyte Blutmonozyt *m*
mon|o|cyt|ic [mɑnəʊ'sɪtɪk] *adj.* Monozyt/Monozyten betreffend, monozytär, Monozyten-
mon|o|cy|toid [mɑnəʊ'saɪtɔɪd] *adj.* monozytenartig, monozytenförmig, monozytoid
mon|o|cy|to|pe|nia [mɑnəʊ,saɪtə'piːnɪə] *noun* Monozytenverminderung *f*, Monozytopenie *f*
mon|o|cy|to|poi|e|sis [mɑnəʊ,saɪtəpɔɪ'iːsɪs] *noun* Monozytenbildung *f*, Monozytopoese *f*, Monozytopoiese *f*
mon|o|cy|to|sis [,mɑnəʊsaɪ'təʊsɪs] *noun* Monozytenvermehrung *f*, Monozytose *f*
mon|o|eth|a|nol|a|mine [,mɑnəʊeθə'nɑləmiːn] *noun* Äthanolamin *nt*, Ethanolamin *nt*
mon|o|glyc|er|ide [mɑnəʊ'glɪsəraɪd] *noun* s.u. monoacylglycerol
mon|o|in|fec|tion [,mɑnəʊɪn'fekʃn] *noun* Reininfektion *f*, Monoinfektion *f*
mon|o|kine ['mɑnəʊkaɪn] *noun* Monokin *nt*
mon|o|lay|er [mɑnəʊ'leɪər] **I** *noun* monomolekulare Schicht *f*, Monolayer *m* **II** *adj.* einlagig, einschichtig
mon|o|mer ['mɑnəʊmər] *noun* Monomer *nt*, Monomere *nt*
  fibrin monomer Fibrinmonomer *nt*
  perforin monomer Perforinmonomer *nt*
mon|o|mer|ic [mɑnəʊ'merɪk] *adj.* monomer
mon|o|mo|lec|u|lar [,mɑnəʊmə'lekjələr] *adj.* monomolekular
mon|o|nu|cle|ar [mɑnəʊ'n(j)uːklɪər] **I** *noun* einkernige Zelle *f* **II** *adj.* **1.** s.u. mononucleate **2.** s.u. monocyclic
mon|o|nu|cle|ate [mɑnəʊ'n(j)uːklɪeɪt] *adj.* nur einen Kern besitzend, mononukleär
mon|o|nu|cle|o|sis [mɑnəʊ,n(j)uːklɪ'əʊsɪs] *noun* **1.** Mononukleose *f*, Mononucleosis *f* **2.** infektiöse Mononukleose *f*, Pfeiffer-Drüsenfieber *nt*, Monozytenangina *f*, Mononucleosis infectiosa
  cytomegalovirus mononucleosis Zytomegalievirusmononukleose *f*, CMV-Mononukleose *f*, Paul-Bunnel-negative infektiöse Mononukleose *f*
  infectious mononucleosis Pfeiffer-Drüsenfieber *nt*, infektiöse Mononukleose *f*, Monozytenangina *f*, Mononucleosis infectiosa
  post-transfusion mononucleosis Postperfusionssyndrom *nt*, Posttransfusionssyndrom *nt*
mon|o|nu|cle|o|tide [mɑnəʊ'n(j)uːklɪətaɪd] *noun* Mononukleotid *nt*, Mononucleotid *nt*
  flavin mononucleotide Flavinmononukleotid *nt*, Riboflavin(-5'-)phosphat *nt*
  nicotinamide mononucleotide Nicotinamid-mononucleotid *nt*
  nicotinic acid mononucleotide Nicotinsäuremononucleotid *nt*
mon|o|ox|y|gen|ase [mɑnəʊ'ɑksɪdʒəneɪz] *noun* Monoxygenase *f*, Monooxygenase *f*
  dopamine β-monooxygenase Dopamin-β-monooxygenase *f*, Dopamin-β-hydroxylase *f*
  flavin monooxygenase Aryl-4-hydroxylase *f*, unspezifische Monooxygenase *f*
  monophenol monooxygenase Monophenolmonooxygenase *f*, Monophenyloxidase *f*
  squalene monooxygenase Squalenmonooxigenase *f*
  steroid 11β-monooxygenase Steroid-11β-monooxygenase *f*, 11β-Hydroxylase *f*
  steroid 17α-monooxygenase Steroid-17α-monooxygenase *f*, 17α-Hydroxylase *f*
  steroid 21-monooxygenase Steroid-21-monooxygenase *f*, 21-Hydroxylase *f*
  unspecific monooxygenase Aryl-4-hydroxylase *f*, unspezifische Monooxygenase *f*
mon|o|pe|nia [mɑnə'piːnɪə] *noun* s.u. monocytopenia
mon|o|phos|phate [mɑnəʊ'fɑsfeɪt] *noun* Monophosphat *nt*
  adenosine monophosphate Adenosinmonophosphat *nt*, Adenylsäure *f*
  cyclic adenosine monophosphate zyklisches Adenosin-3',5'-phosphat *nt*, cylco-AMP
  cyclic guanosine monophosphate zyklisches Guanosin-3',5'-Phosphat *nt*, zyklisches GMP, Zyklo-GMP *nt*, Cyclo-GMP *nt*
  cytidine monophosphate Zytidinmonophosphat *nt*, Cytidinmonophosphat *nt*, Cytidylsäure *f*
  deoxyadenosine monophosphate Desoxyadenosinmonophosphat *nt*, Desoxyadenylsäure *f*
  deoxycytidine monophosphate Desoxycytidinmonophosphat *nt*, Desoxycytidylsäure *f*
  deoxyguanosine monophosphate Desoxyguanosinmonophosphat *nt*, Desoxyguanylsäure *f*
  deoxyribonucleoside monophosphate Desoxyribonucleosidmonophosphat *nt*
  deoxythymidine monophosphate Desoxythymidinmonophosphat *nt*, Desoxythymidylsäure *f*
  guanosine monophosphate Guanosin-5'-monophosphat *nt*, Guanylsäure *f*
  hexose monophosphate Hexosemonophosphat *nt*
  inosine monophosphate Inosinmonophosphat *nt*, Inosinsäure *f*
  ribonucleoside monophosphate Ribonukleosidmonophosphat *nt*
  thymidine monophosphate Thymidinmonophosphat *nt*, Thymidylsäure *f*
  uridine monophosphate Uridinmonophosphat *nt*, Uridylsäure *f*
  xanthosine monophosphate Xanthosinmonophosphat *nt*, Xanthylsäure *f*
mon|o|sac|cha|ride [mɑnə'sækəraɪd] *noun* Einfachzucker *m*, Monosaccharid *nt*
mon|ose ['mɑnəʊz] *noun* s.u. monosaccharide
mon|o|spe|cif|ic [,mɑnəʊspə'sɪfɪk] *adj.* monospezifisch
mon|o|un|sat|u|rat|ed [,mɑnəʌn'sætʃəreɪtɪd] *adj.* einfach ungesättigt
mon|o|va|lence [mɑnəʊ'veɪləns] *noun* Einwertigkeit *f*
mon|o|va|lent [mɑnəʊ'veɪlənt] *adj.* mit nur einer Valenz, einwertig, monovalent, univalent
mon|ox|ide [mɑn'ɑksaɪd] *noun* Monoxid *nt*
  carbon monoxide Kohlenmonoxid *nt*, Kohlenoxid *nt*; Kohlensäureanhydrid *nt*
  nitrogen monoxide Stickoxid *nt*, Stickstoffmonoxid *nt*

monloxlylgenlase [mɑn'ɑksɪdʒəneɪz] *noun* s.u. monooxygenase
Montenegro [ˌmɑntə'niːgrəʊ]: **Montenegro reaction** s.u. *Montenegro* test
Montenegro test Montenegro-Test *m*, Leishmanin-Test *m*
Morlaxlellla [ˌmɔːræk'selə] *noun* Moraxella *f*
Moraxella lacunata Diplobakterium *nt* Morax-Axenfeld, Moraxella lacunata
morlbid ['mɔːrbɪd] *adj.* erkrankt, krankhaft, krank, pathologisch, kränklich, morbid
morlbidlilty [mɔːr'bɪdətɪ] *noun* Krankheitshäufigkeit *f*, Erkrankungsrate *f*, Morbidität *f*
morlbillli [mɔːr'bɪlaɪ] *plural* Masern *pl*, Morbilli *pl*
Morlbilllilvilrus [mɔːrˌbɪlɪ'vaɪrəs] *noun* Morbillivirus *nt*
morlbus ['mɔːrbəs] *noun, plural* **morlbi** ['mɔːrbaɪ] Krankheit *f*, Morbus *m*
morlphine ['mɔːrfiːn] *noun* Morphin *nt*, Morphium *nt*, Morphineum *nt*
morlphinlic [mɔːr'fɪnɪk] *adj.* Morphin betreffend, Morphin-
morlphilum ['mɔːrfɪəm] *noun* s.u. morphine
morpho- *präf.* Form-, Gestalt-, Morph-, Morpho-
morltal ['mɔːrtl] *adj.* tödlich, todbringend (*to* für); Tod-, Todes-; sterblich, Sterbe-
morltallilty [mɔːr'tælətɪ] *noun* **1.** Sterblichkeit *f*, Mortalität *f* **2.** Sterberate *f*, Sterbeziffer *f*, Mortalitätsrate *f*, Mortalitätsziffer *f*
molsailicism [məʊ'zeɪəsɪzəm] *noun* Mosaizismus *m*, Mosaik *nt*
erythrocyte mosaicism Erythrozytenmosaizismus *m*
Moschcowitz ['mɑʃkəwɪts]: **Moschcowitz's disease** Moschcowitz-Syndrom *nt*, thrombotisch-thrombozytopenische Purpura *f*, Moschcowitz-Singer-Symmers-Syndrom *nt*, thrombotische Mikroangiopathie *f*, Purpura thrombotica, Purpura thrombotica thrombocytopenica, Purpura Moschcowitz
mOsm *abk.* s.u. milliosmole
mosm *abk.* s.u. milliosmole
MOTT *abk.* s.u. *mycobacteria* other than tubercle bacilli
mount [maʊnt] **I** *noun* (*Mikroskop*) Objektträger *m* **II** *vt* **1.** (*Präparat*) fixieren **2.** montieren
mounltant ['maʊntnt] *noun* (*Mikroskop*) Fixiermittel *nt*, Fixativ *nt*
mouse [maʊs] *noun, plural* **mice** [maɪs] Maus *f*
Biozzi mouse Biozzi-Maus *f*
gene knock-out mouse gko-Maus *f*
gko mouse gko-Maus *f*
New Zealand Black/New Zealand white mouse NZB/NZW-Maus *f*
NOD mice NOD-Mäuse *pl*
NZB/NZW mouse NZB/NZW-Maus *f*
movelment ['muːvmənt] *noun* **1.** Bewegung *f* **2.** Stuhlgang *m*; Stuhl *m*
ameboid movement s.u. ameboid cell *movement*
ameboid cell movement amöboide Zellbewegung *f*
cell movement Zellbewegung *f*
MP *abk.* s.u. **1.** mucopeptide **2.** mucopolysaccharide **3.** myelopathy
m.p. *abk.* s.u. melting *point*
6-MP *abk.* s.u. 6-mercaptopurine
M.P.D. *abk.* s.u. maximal permissible *dose*
Mph *abk.* s.u. melanophore
MPO *abk.* s.u. myeloperoxidase
MPS *abk.* s.u. **1.** mononuclear phagocytic *system* **2.** mucopolysaccharide **3.** myeloproliferative *syndrome*
MQ *abk.* s.u. menaquinone
MR *abk.* s.u. **1.** metabolic *rate* **2.** mumps and rubella *vaccine* live
mrad *abk.* s.u. millirad
mrem *abk.* s.u. millirem
MRF *abk.* s.u. melanocyte stimulating hormone releasing *factor*
MRI *abk.* s.u. magnet resonance *imaging*
mRNA *abk.* s.u. **1.** messenger *RNA* **2.** messenger ribonucleic *acid*
ms *abk.* s.u. millisecond
msec *abk.* s.u. millisecond
MSF *abk.* s.u. macrophage slowing *factor*
MSG *abk.* s.u. myeloscintigraphy
MSH *abk.* s.u. melanocyte stimulating *hormone*
MSH-RF *abk.* s.u. melanocyte stimulating hormone releasing *factor*
MSIF *abk.* s.u. macrophage spreading inhibitory *factor*
MSV *abk.* s.u. murine sarcoma *virus*
MT *abk.* s.u. mammary *tumor*
MTA *abk.* s.u. methenamine
mtDNA *abk.* s.u. mitochondrial *DNA*
mtr. *abk.* s.u. meter
MTT *abk.* s.u. malignant trophoblastic *teratoma*
MTX *abk.* s.u. methotrexate
mulcin ['mjuːsɪn] *noun* Muzin *nt*, Mukoid *nt*, Mukoproteid *nt*
mulcilnase ['mjuːsɪneɪz] *noun* Muzinase *f*, Mucinase *f*, Mukopolysaccharidase *f*
mulcilnoid ['mjuːsɪnɔɪd] *adj.* **1.** Muzin betreffend, muzinartig, muzinähnlich, muzinös **2.** schleimähnlich, schleimartig, schleimig, mukoid, mukös
mulcilnous ['mjuːsɪnəs] *adj.* s.u. mucinoid
muco- *präf.* **1.** Schleim-, Muzi-, Muci-, Muko-, Muco-, Myxo- **2.** Schleimhaut-, Mukosa-
mulcoid ['mjuːkɔɪd] **I** *noun* Mukoid *nt*, Mucoid *nt* **II** *adj.* schleimähnlich, schleimartig, schleimig, mukoid, mukös
mulcollipid [mjuːkə'lɪpɪd] *noun* Mukolipid *nt*, Mucolipid *nt*
mulcollipllildolsis [mjuːkəˌlɪpɪ'dəʊsɪs] *noun* Mukolipidose *f*, Mucolipidosis *f*
mulcolpepltide [mjuːkə'peptaɪd] *noun* Mukopeptid *nt*, Mucopeptid *nt*; Peptidoglykan *nt*, Murein *nt*
mulcolpollylsaclchalrildase [mjuːkəˌpɑlɪ'sækərɪdeɪz] *noun* s.u. mucinase
mulcolpollylsaclchalride [mjuːkəˌpɑlɪ'sækəraɪd] *noun* Mukopolysaccharid *nt*, Mucopolysaccharid *nt*, Glykosaminoglykan *nt*
acid mucopolysaccharides saure Mucopolysaccharide *pl*
mulcolpollylsaclchalrildolsis [mjuːkəˌpɑlɪsækərɪ'dəʊsɪs] *noun, plural* **mulcolpollylsaclchalrildolses** [mjuːkəˌpɑlɪsækərɪ'dəʊsiːz] Mukopolysaccharidose *f*, Mucopolysaccharidose *f*, Mukopolysaccharid-Speicherkrankheit *f*
mulcolproltein [mjuːkə'prəʊtiːn] *noun* Mukoprotein *nt*, Mukoproteid *nt*, Mucoprotein *nt*, Mucoproteid *nt*
mulcolrin ['mjuːkərɪn] *noun* Mukorin *nt*, Mucorin *nt*
mulcolsa [mjuː'kəʊzə] *noun, plural* **mulcolsae** [mjuː'kəʊziː] Schleimhaut *f*, Mukosa *f*, Tunica mucosa
cervical mucosa Zervixschleimhaut *f*

cobblestone mucosa (*Schleimhaut*) Pflastersteinrelief *nt*
intestinal mucosa Darmschleimhaut *f*
mu|co|sal [mjuː'kəʊzl] *adj.* Schleimhaut/Mukosa betreffend, Schleimhaut-, Mukosa-
mu|co|san|guin|e|ous [ˌmjuːkəʊsæŋ'gwɪnɪəs] *adj.* blutig-schleimig
mu|co|san|guin|o|lent [ˌmjuːkəsæŋ'gwɪnlənt] *adj.* blutig-schleimig
mu|co|se|rous [mjuːkə'sɪərəs] *adj.* mukös-serös, mukoserös
mu|cous ['mjuːkəs] *adj.* **1.** Schleim/Mucus betreffend, schleimartig, mukoid, mukös, Schleim- **2.** schleimbedeckt, schleimig **3.** schleimbildend, schleimhaltig, schleimabsondernd, mukös
mul|ti|cen|tric [mʌltɪ'sentrɪk] *adj.* polyzentrisch
mul|ti|fac|to|ri|al [ˌmʌltɪfæk'tɔːrɪəl] *adj.* **1.** aus mehreren Faktoren bestehend, multifaktoriell **2.** durch eine Vielzahl von Faktoren bedingt, multifaktoriell
mul|ti|loc|u|lar [mʌltɪ'lɑkjələr] *adj.* vielkammrig, vielkammerig, multilokulär
mul|ti|ple ['mʌltɪpl] *adj.* vielfach, mehrfach, vielfältig, mehrere, viele, multipel, multiple, multiplex, vielfach-
mul|ti|va|lence [mʌltɪ'veɪləns] *noun* Mehrwertigkeit *f*, Vielwertigkeit *f*, Multivalenz *f*
mul|ti|va|lent [mʌltɪ'veɪlənt] *adj.* **1.** (*Chemie*) mehrwertig, multivalent **2.** (*immunol.*) multivalent, polyvalent
MuLV *abk.* S.U. murine leukemia *virus*
mum|mi|fi|ca|tion [ˌmʌməfɪ'keɪʃn] *noun* **1.** Mumifikation *f*, Mumifizierung *f* **2.** trockene Gangrän *f*, Mumifikation *f*, Mumifizierung *f*
mum|mi|fied ['mʌməfaɪd] *adj.* **1.** mumifiziert **2.** vertrocknet, eingetrocknet
mumps [mʌmps] *noun* Mumps *m/f*, Ziegenpeter *m*, Parotitis epidemica
Mur *abk.* S.U. muramic *acid*
mu|ram|i|dase [mjʊə'ræmɪdeɪz] *noun* Lysozym *nt*
Murchison-Sanderson ['mɜrtʃɪsən 'sændərsən]: **Murchison-Sanderson syndrome** Hodgkin-Krankheit *f*, Hodgkin-Lymphom *nt*, Morbus *m* Hodgkin, Hodgkin-Paltauf-Steinberg-Krankheit *f*, Paltauf-Steinberg-Krankheit *f*, Lymphogranulomatose *f*, maligne Lymphogranulomatose *f*, Lymphogranulomatosis maligna
mu|rein ['mjʊəriːn] *noun* Murein *nt*, Mukopeptid *nt*, Peptidoglykan *nt*
mu|rine ['mjʊəraɪn, 'mjʊərɪn] *adj.* Mäuse *oder* Ratten betreffend, murin, Mäuse-, Ratten-
mur|mur ['mɜrmər] *noun* **1.** Geräusch *nt*, Herzgeräusch *nt* **2.** Rauschen, Murmeln *nt*, Geräusch *nt*
anemic murmur Herzgeräusch *nt* bei Anämie
mu|ta|bil|i|ty [mjuːtə'bɪlətɪ] *noun* Veränderlichkeit *f*; Mutationsfähigkeit *f*, Mutabilität *f*
mu|ta|ble ['mjuːtəbəl] *adj.* wandelbar, veränderlich; mutationsfähig, mutabel
mu|ta|gen ['mjuːtədʒən] *noun* Mutagen *nt*, mutagenes Agens *nt*
chemical mutagen chemisches Mutagen *nt*
mu|ta|gen|e|sis [mjuːtə'dʒenəsɪs] *noun* Mutagenese *f*
site-directed mutagenesis ortsspezifische Mutagenese *f*, site-directed mutagenesis *nt*
mu|ta|gen|ic [mjuːtə'dʒenɪk] *adj.* Mutation verursachend, mutagen
mu|ta|ge|nic|i|ty [ˌmjuːtədʒə'nɪsətɪ] *noun* Mutationsfähigkeit *f*, Mutagenität *f*
mu|tant ['mjuːtnt] **I** *noun* Mutante *f* **II** *adj.* durch Mutation entstanden, mutiert, mutant
amber mutant amber-Mutante *f*
asporogenous mutant nichtsporenbildende Mutante *f*
auxotrophic mutant auxotrophe Mutante *f*
chain-termination mutant Kettenabbruchsmutante *f*, Terminationsmutante *f*
conditional-lethal mutant konditionell letale Mutante *f*
constitutive mutant konstitutive Mutante *f*
genetic mutant genetische Mutante *f*
lethal mutant letale Mutante *f*, Letalmutante *f*
mitochondrial mutant Mitochondrienmutante *f*
operator-constitutive mutant Operator-konstitutive-Mutante *f*
rare mutant seltene Mutante *f*
temperature-sensitive mutant temperatursensitive Mutante *f*, ts-Mutante *f*
ts mutant Temperatur-sensitive Mutante *f*, ts-Mutante *f*
mu|ta|ro|tase [mjuːtə'rəʊteɪz] *noun* Aldose-1-epimerase *f*, Mutarotase *f*
mu|ta|ro|ta|tion [ˌmjuːtərəʊ'teɪʃn] *noun* Mutarotation *f*
mu|tase ['mjuːteɪz] *noun* Mutase *f*
acetolactate mutase Azetolaktatmutase *f*
bisphosphoglycerate mutase Diphosphoglyceratmutase *f*
diphosphoglycerate mutase Diphosphoglyceratmutase *f*
methylmalonyl-CoA mutase Methylmalonyl-CoA-mutase *f*
phosphoglycerate mutase Phosphoglyceratmutase *f*, Phosphoglyceromutase *f*, Phosphoglyceratphosphomutase *f*
mu|ta|tion [mjuː'teɪʃn] *noun* Erbänderung *f*, Mutation *f*
bud mutation Sport *m*, Knospenmutation *f*, Sprossmutation *f*
chromosomal mutation Chromosomenmutation *f*
frame-shift mutation Rasterverschiebung *f*, frameshift-Mutation *f*
gene mutation Genmutation *f*
genomic mutation Genommutation *f*
lpr mutation lpr-Mutation *f*
lethal mutation Letalfaktor *m*, Letalgen *nt*
missense mutation Missense-Mutation *f*, Falsch-Sinn-Mutation *f*
nonsense mutation Nonsense-Mutation *f*, Unsinn-Mutation *f*
numerical chromosomal mutation numerische Chromosomenmutation *f*
point mutation Punktmutation *f*
somatic mutation somatische Mutation *f*
somatic point mutation somatische Punktmutation *f*
structural chromosomal mutation strukturelle Chromosomenmutation *f*
suppression mutation Suppressionsmutation *f*, Suppressormutation *f*, kompensierende Mutation *f*
virus mutation Virusmutation *f*
mu|ta|tion|al [mjuː'teɪʃnl] *adj.* Mutation betreffend, Mutations-

multon ['mju:tɑn] *noun* Muton *nt*
MV *abk.* s.u. megavolt
mV *abk.* s.u. millivolt
µV *abk.* s.u. microvolt
MW *abk.* s.u. molecular *weight*
µW *abk.* s.u. microwatt
MWC *abk.* s.u. maximal work place *concentration*
mxt. *abk.* s.u. mixture
mylceltes [maɪ'si:ti:z] *plural* Pilze *f*, Fungi *f*, Myzeten *pl*, Mycota *pl*
mylcelthaelmia [ˌmaɪsə'θi:mɪə] *noun* (*brit.*) s.u. mycethemia
mylcelthelmia [ˌmaɪsə'θi:mɪə] *noun* Pilzsepsis *f*, Fungämie *f*, Mykämie *f*, Myzetämie *f*, Myzethämie *f*
mylceltolma [maɪsə'təʊmə] *noun*, *plural* **mylceltolmas, mylceltolmalta** [maɪsə'təʊmətə] Madurafuß *m*, Maduramykose *f*, Myzetom *nt*, Mycetoma *nt*
actinomycotic mycetoma Aktinomyzetom *nt*
myco- *präf.* Pilz-, Myko-, Myzeto-
mylcolbacltelrilolsis [ˌmaɪkəʊbækˌtɪərɪ'əʊsɪs] *noun* Mykobakteriose *f*
Mylcolbacltelrilum [ˌmaɪkəʊbæk'tɪərɪəm] *noun* Mycobacterium *nt*
Mycobacterium leprae Hansen-Bazillus *m*, Leprabazillus *m*, Leprabakterium *nt*, Mycobacterium leprae
Mycobacterium paratuberculosis Johne-Bazillus *m*, Mycobacterium paratuberculosis
Mycobacterium tuberculosis Tuberkelbazillus *m*, Tuberkulosebazillus *m*, Tuberkelbakterium *nt*, Tuberkulosebakterium *nt*, TB-Bazillus *m*, TB-Erreger *m*, Mycobacterium tuberculosis, Mycobacterium tuberculosis var. hominis
mylcolbacltelrilum [ˌmaɪkəʊbæk'tɪərɪəm] *noun*, *plural* **mylcolbacltelria** [ˌmaɪkəʊbæk'tɪərɪə] Mykobakterium *nt*, Mycobacterium *nt*
mycobacteria other than tubercle bacilli nichttuberkulöse Mykobakterien *pl*, atypische Mykobakterien *pl*
atypical mycobacteria nichttuberkulöse Mykobakterien *pl*, atypische Mykobakterien *pl*
anonymous mycobacteria nichttuberkulöse Mykobakterien *pl*, atypische Mykobakterien *pl*
group I mycobacteria fotochromogene Mykobakterien *pl*, Mykobakterien *pl* der Runyon-Gruppe I
group II mycobacteria skotochromogene Mykobakterien *pl*, Mykobakterien *pl* der Runyon-Gruppe II
group III mycobacteria nicht-chromogene Mykobakterien *pl*, Mykobakterien *pl* der Runyon-Gruppe III
group IV mycobacteria schnellwachsende Mykobakterien *pl*, schnellwachsende atypische Mykobakterien *pl*, Mykobakterien *pl* der Runyon-Gruppe IV
Mylcophlylta [maɪ'kɑfɪtə] *plural* Pilze *pl*, Fungi *pl*, Myzeten *pl*, Mycetes *pl*, Mycophyta *pl*, Mycota *pl*
Mylcolplaslma [maɪkəʊ'plæzmə] *noun* Mycoplasma *nt*
Mycoplasma pneumoniae Eaton-agent *nt*, Mycoplasma pneumoniae
mylcolplaslmal [maɪkəʊ'plæzməl] *adj.* Mykoplasma betreffend, durch Mykoplasma verursacht, Mykoplasma-, Mykoplasmen-
mylcolside ['maɪkəsaɪd] *noun* Mykosid *nt*
mylcolsis [maɪ'kəʊsɪs] *noun* Pilzerkrankung *f*, Mykose *f*, Mycosis *f*
respiratory mycosis respiratorische Mykose *f*
mylcolstat ['maɪkəstæt] *noun* fungistatisches Mittel *nt*, Fungistatikum *nt*
mylcolstatlic [maɪkəʊ'stætɪk] *adj.* Pilzwachstum hemmend, fungistatisch
mylcotlic [maɪ'kɑtɪk] *adj.* **1.** Mykose betreffend, mykotisch, Mykose- **2.** durch Pilze verursacht, mykotisch, Pilz-
mylcoltoxlilcolsis [ˌmaɪkəˌtɑksɪ'kəʊsɪs] *noun*, *plural* **mylcoltoxlilcolses** [ˌmaɪkəˌtɑksɪ'kəʊsi:z] Mykotoxikose *f*
mylcoltoxlin [maɪkəʊ'tɑksɪn] *noun* Pilztoxin *nt*, Mykotoxin *nt*
mylellitis [maɪə'laɪtɪs] *noun* **1.** Rückenmarkentzündung *f*, Rückenmarksentzündung *f*, Myelitis *f* **2.** Knochenmarkentzündung *f*, Knochenmarksentzündung *f*, Myelitis *f*, Osteomyelitis *f*
radiation myelitis Strahlenmyelitis *f*
myelo- *präf.* Mark-, Rückenmark(s)-, Knochenmark(s)-, Myel(o)-
mylellolblast ['maɪələʊblæst] *noun* Myeloblast *m*
mylellolblasltaelmia [ˌmaɪələʊblæs'ti:mɪə] *noun* (*brit.*) s.u. myeloblastemia
mylellolblasltelmia [ˌmaɪələʊblæs'ti:mɪə] *noun* Myeloblastämie *f*
mylellolblasltolma [ˌmaɪələʊblæs'təʊmə] *noun* Myeloblastom *nt*
mylellolblasltolmaltolsis [maɪələʊˌblæstəʊmə'təʊsɪs] *noun* Myeloblastomatose *f*
mylellolblasltolsis [ˌmaɪələʊblæs'təʊsɪs] *noun* Myeloblastose *f*
mylellolcyte ['maɪələʊsaɪt] *noun* Myelozyt *m*
basophilic myelocyte basophiler Myelozyt *m*
eosinophilic myelocyte eosinophiler Myelozyt *m*
neutrophilic myelocyte neutrophiler Myelozyt *m*
mylellolcylthaelmia [ˌmaɪələʊsaɪ'θi:mɪə] *noun* (*brit.*) s.u. myelocythemia
mylellolcylthelmia [ˌmaɪələʊsaɪ'θi:mɪə] *noun* Myelozytämie *f*, Myelozythämie *f*
mylellolcytlic [ˌmaɪələʊ'sɪtɪk] *adj.* Myelozyt/Myelozyten betreffend, Myelozyten-
mylellolcyltolma [ˌmaɪələʊsaɪ'təʊmə] *noun* Myelozytom *nt*
mylellolfilbrolsis [ˌmaɪələʊfaɪ'brəʊsɪs] *noun* Knochenmarkfibrose *f*, Knochenmarksfibrose *f*, Myelofibrose *f*, Myelosklerose *f*, Osteomyelofibrose *f*, Osteomyelosklerose *f*
mylellolgenlic [ˌmaɪələʊ'dʒenɪk] *adj.* s.u. myelogenous
mylellogle lnous [maɪə'lɑdʒənəs] *adj.* im Knochenmark entstanden, aus dem Knochenmark stammend, myelogen, osteomyelogen
mylellolgram ['maɪələgræm] *noun* Myelogramm *nt*, Hämatomyelogramm *nt*
mylelloid ['maɪələɪd] *adj.* **1.** Knochenmark betreffend, vom Knochenmark stammend, knochenmarkähnlich, markartig, myeloid, Knochenmark-, Knochenmarks- **2.** Rückenmark betreffend, Rückenmark-, Rückenmarks- **3.** myelozytenähnlich, myeloid, myeloisch
mylellollilpolma [ˌmaɪələʊlɪ'pəʊmə] *noun* Myelolipom *nt*
mylellolma [maɪə'ləʊmə] *noun*, *plural* **mylellolmas, mylellolmalta** [maɪə'ləʊmətə] Myelom *nt*, Myeloma *nt*
Bence-Jones myeloma Bence-Jones-Krankheit *f*, Bence-Jones-Plasmozytom *nt*, L-Ketten-Krankheit *f*, Leichte-Ketten-Krankheit *f*

M

L-chain myeloma Bence-Jones-Plasmozytom *nt*, Bence-Jones-Krankheit *f*, L-Kettenkrankheit *f*, Leichte-Kettenkrankheit *f*
localized myeloma solitäres/lokalisiertes Myelom *nt*, solitäres/lokalisiertes Plasmozytom *nt*
multiple myeloma Kahler-Krankheit *f*, Huppert-Krankheit *f*, Morbus *m* Kahler, multiples Myelom *nt*, Plasmozytom *nt*, plasmozytisches Immunozytom *nt*, plasmozytisches Lymphom *nt*
plasma cell myeloma Kahler-Krankheit *f*, Huppert-Krankheit *f*, Morbus *m* Kahler, Plasmozytom *nt*, multiples Myelom *nt*, plasmozytisches Immunozytom *nt*, plasmozytisches Lymphom *nt*
solitary myeloma solitäres/lokalisiertes Myelom *nt*, solitäres/lokalisiertes Plasmozytom *nt*

my|e|lo|mon|o|cyt|ic [ˌmaɪələʊˌmɑnə'sɪtɪk] *adj.* myelomonozytär

my|e|lom|y|cis [maɪə'lɑmɪsiːz] *noun* medulläres Karzinom *nt*, Carcinoma medullare

my|e|lo|path|ic [ˌmaɪələʊ'pæθɪk] *adj.* Myelopathie betreffend, myelopathisch

my|e|lop|a|thy [maɪə'lɑpəθɪ] *noun* **1.** Rückenmarkerkrankung *f*, Rückenmarkserkrankung *f*, Myelopathie *f*, Myelopathia *f* **2.** Knochenmarkerkrankung *f*, Knochenmarkserkrankung *f*, Myelopathie *f*, Myelopathia *f*
carcinomatous myelopathy paraneoplastische Myelopathie *f*
paracarcinomatous myelopathy paraneoplastische Myelopathie *f*

my|e|lo|per|ox|i|dase [ˌmaɪələʊpə'rɑksɪdeɪz] *noun* Myeloperoxidase *f*

my|e|lo|plaque ['maɪələʊplæk] *noun* Knochenmarkriesenzelle *f*, Knochenmarksriesenzelle *f*

my|e|lo|plax ['maɪələʊplæks] *noun*, *plural* **my|e|lo|pla|xes** ['maɪələplæksiːz] s.u. myeloplaque

my|e|lo|poi|e|sis [ˌmaɪələʊpɔɪ'iːsɪs] *noun* Myelopoese *f*

my|e|lo|pro|lif|er|a|tive [ˌmaɪələʊprəʊ'lɪfəreɪtɪv] *adj.* myeloproliferativ

my|e|lo|sar|co|ma|to|sis [ˌmaɪələʊˌsɑːrkəmə'təʊsɪs] *noun* s.u. multiple *myeloma*

my|e|lo|scin|ti|gram [ˌmaɪələ'sɪntəgræm] *noun* Myeloszintigramm *nt*

my|e|lo|scin|tig|ra|phy [ˌmaɪələʊsɪn'tɪgrəfɪ] *noun* Myeloszintigraphie *f*, Myeloszintigrafie *f*

my|e|lo|scle|ro|sis [ˌmaɪələʊsklɪ'rəʊsɪs] *noun* **1.** s.u. myelofibrosis **2.** Myelosklerose *f*

my|e|lo|sis [maɪə'ləʊsɪs] *noun* Myelose *f*, Myelozytose *f*
acute erythremic myelosis Di Guglielmo-Krankheit *f*, Di Guglielmo-Syndrom *nt*, akute Erythrämie *f*, akute Erythromyelose *f*, akute erythrämische Myelose *f*, Erythroblastose *f* des Erwachsenen
aleukemic myelosis leukoerythroblastische Anämie *f*, primäre myeloische Metaplasie *f*, idiopathische myeloische Metaplasie *f*, Leukoerythroblastose *f*
chronic nonleukemic myelosis s.u. nonleukemic *myelosis*
nonleukemic myelosis primäre myeloische Metaplasie *f*, idiopathische myeloische Metaplasie *f*, Leukoerythroblastose *f*, leukoerythroblastische Anämie *f*

my|e|lo|sup|pres|sion [ˌmaɪələʊsə'preʃn] *noun* Knochenmarkdepression *f*, Knochenmarksdepression *f*, Knochenmarkhemmung *f*, Knochenmarkshemmung *f*

my|e|lo|sup|pres|sive [ˌmaɪələʊsə'presɪv] **I** *noun* myelodepressive Substanz *f* **II** *adj.* knochenmarkhemmend, knochenmarkshemmend, myelodepressiv

my|e|lo|tox|ic [ˌmaɪələʊ'tɑksɪk] *adj.* knochenmarkschädigend, knochenmarksschädigend, knochenmarktoxisch, knochenmarkstoxisch, myelotoxisch

my|e|lo|tox|ic|i|ty [ˌmaɪələʊtɑk'sɪsətɪ] *noun* Knochenmarkschädlichkeit *f*, Knochenmarksschädlichkeit *f*, Myelotoxizität *f*

myo- *präf.* Muskel-, My(o)-

my|o|blast ['maɪəʊblæst] *noun* Myoblast *m*

my|o|blas|tic [maɪəʊ'blæstɪk] *adj.* Myoblast/Myoblasten betreffend, Myoblasten-

my|o|blas|to|ma [ˌmaɪəʊblæs'təʊmə] *noun* Myoblastom *nt*, Abrikossoff-Geschwulst *f*, Abrikossoff-Tumor *m*, Myoblastenmyom *nt*, Granularzelltumor *m*
granular-cell myoblastoma Abrikossoff-Geschwulst *f*, Abrikossoff-Tumor *m*, Myoblastenmyom *nt*, Myoblastom *nt*, Granularzelltumor *m*

my|o|blas|to|my|o|ma [maɪəʊˌblæstəmaɪ'əʊmə] *noun* s.u. myoblastoma
granular-cell myoblastomyoma s.u. granular-cell *myoblastoma*

my|o|car|di|tis [ˌmaɪəʊkɑːr'daɪtɪs] *noun* Herzmuskelentzündung *f*, Myokardentzündung *f*, Myokarditis *f*, Myocarditis *f*
infectious-allergic myocarditis infektiös-allergische Myokarditis *f*, infektallergische Myokarditis *f*

my|o|cyte ['maɪəʊsaɪt] *noun* Muskelzelle *f*, Myozyt *m*

my|o|cy|to|ma [ˌmaɪəʊsaɪ'təʊmə] *noun* Myozytom *nt*

my|o|ep|i|the|li|o|ma [maɪəʊˌepɪˌθɪlɪ'əʊmə] *noun* Myoepitheliom *nt*
clear cell myoepithelioma hellzelliges Myoepitheliom *nt*

my|o|ep|i|the|li|um [ˌmaɪəʊepɪ'θiːlɪəm] *noun* Myoepithel *nt*

my|o|fi|bro|blast [maɪəʊ'faɪbrəblæst] *noun* Myofibroblast *m*

my|o|fi|bro|ma [ˌmaɪəʊfaɪ'brəʊmə] *noun* Myofibrom *nt*, Fibromyom *nt*

my|o|glo|bin [maɪə'gləʊbɪn] *noun* Myoglobin *nt*

my|o|glob|u|lin [maɪəʊ'glɑbjəlɪn] *noun* Myoglobulin *nt*

my|o|hae|mo|glo|bin [maɪəʊ'hiːməgləʊbɪn] *noun* (*brit.*) s.u. myoglobin

my|o|he|mo|glo|bin [maɪəʊ'hiːməgləʊbɪn] *noun* s.u. myoglobin

my|o|ki|nase [maɪəʊ'kaɪneɪz] *noun* Adenylatkinase *f*, Myokinase *f*, AMP-Kinase *f*, A-Kinase *f*

my|o|li|po|ma [ˌmaɪəʊlaɪ'pəʊmə] *noun* Myolipom *nt*

my|o|ma [maɪ'əʊmə] *noun*, *plural* **my|o|ma|ta** [maɪ'əʊmətə] Myom *nt*

my|o|ne|cro|sis [ˌmaɪənɪ'krəʊsɪs] *noun* Muskelnekrose *f*, Myonekrose *f*
clostridial myonecrosis Gasbrand *m*, Gasgangrän *f*, Gasödem *nt*, malignes Ödem *nt*

my|op|a|thy [maɪ'ɑpəθɪ] *noun* Muskelerkrankung *f*, Myopathie *f*, Myopathia *f*
metabolic myopathy metabolische Myopathie *f*, stoffwechselbedingte Myopathie *f*

my|o|sar|co|ma [ˌmaɪəʊsɑːr'kəʊmə] *noun* Myosarkom *nt*, Myosarcoma *nt*

my|o|sin ['maɪəsɪn] *noun* Myosin *nt*

myx|ad|e|no|ma [mɪksˌædə'nəʊmə] *noun* Myxadenom *nt*

myxo- *präf.* Schleim-, Myx(o)-, Muk(o)-, Muc(o)-, Muz(i)-, Muc(i)-

myx|o|ad|e|no|ma [ˌmɪksəʊˌædɪ'nəʊmə] *noun* Myxadenom *nt*

myx|o|blas|to|ma [ˌmɪksəʊblæs'təʊmə] *noun* s.u. myxoma

myx|o|chon|dro|fi|bro|sar|co|ma [mɪksəʊˌkɑndrəʊˌfaɪbrəsɑːr'kəʊmə] *noun* malignes Mesenchymom *nt*

myx|o|chon|dro|ma [ˌmɪksəʊkɑn'drəʊmə] *noun* Myxochondrom *nt*

myx|o|chon|dro|os|te|o|sar|co|ma [mɪksəʊˌkɑndrəʊˌɑstɪəʊsɑːr'kəʊmə] *noun* s.u. myxochondrofibrosarcoma

myx|o|chon|dro|sar|co|ma [mɪksəʊˌkɑndrəʊsɑːr'kəʊmə] *noun* s.u. myxochondrofibrosarcoma

myx|o|cys|to|ma [ˌmɪksəʊsɪs'təʊmə] *noun* Myxokystom *nt*, Myxozystom *nt*

myx|o|cyte ['mɪksəʊsaɪt] *noun* Schleimzelle *f*, Myxozyt *f*

myx|o|en|chon|dro|ma [mɪksəʊˌenkɑn'drəʊmə] *noun* Myxoenchondrom *nt*

myx|o|en|do|the|li|o|ma [mɪksəʊˌendəʊˌθɪlɪ'əʊmə] *noun* Myxoendotheliom *nt*

myx|o|fi|bro|ma [ˌmɪksəʊfaɪ'brəʊmə] *noun* Fibromyxom *nt*, Myxofibrom *nt*, Myxoma fibrosum

myx|o|fi|bro|sar|co|ma [mɪksəʊˌfaɪbrəsɑːr'kəʊmə] *noun* Myxofibrosarkom *nt*

myx|o|in|o|ma [ˌmɪksəʊɪn'əʊmə] *noun* s.u. myxofibroma

myx|o|li|po|ma [ˌmɪksəʊlɪ'pəʊmə] *noun* Myxolipom *nt*, Myxoma lipomatosum

myx|o|ma [mɪk'səʊmə] *noun, plural* **myx|o|mas, myx|o|ma|ta** [mɪk'səʊmətə] Myxom *nt*
lipomatous myxoma Myxoma lipomatodes

myx|o|ma|to|sis [ˌmɪksəʊmə'təʊsɪs] *noun* **1.** Myxomatose *f*, Myxomatosis *f* **2.** myxomatöse Degeneration *f*

myx|om|a|tous [mɪk'sɑmətəs] *adj.* schleimig, schleimbildend, schleimähnlich, myxomartig, myxomatös

myx|o|sar|co|ma [ˌmɪksəʊsɑːr'kəʊmə] *noun* Myxosarkom *nt*, Myxosarcoma *nt*, Myxoma sarcomatosum

myx|o|sar|com|a|tous [ˌmɪksəʊsɑːr'kɑmətəs] *adj.* myxosarkomatös

N

N *abk.* s.u. 1. asparagine 2. negative 3. neuraminidase 4. neutron *number* 5. nitrogen 6. normal 7. nucleoside
n *abk.* s.u. 1. frequency 2. neutral 3. neutron 4. normal 5. number
n *abk.* s.u. number
ν *abk.* s.u. 1. frequency 2. kinematic *viscosity*
NA *abk.* s.u. 1. neuraminidase 2. neutralizing *antibody* 3. nicotinic *acid* 4. nucleic *acid*
Na *abk.* s.u. sodium
NaCl *abk.* s.u. sodium *chloride*
NAD *abk.* s.u. nicotinamide-adenine *dinucleotide*
na|dide ['nædaɪd] *noun* Nadid *nt*, Nicotinamidadenindinucleotid *nt*
NADP *abk.* s.u. nicotinamide-adenine dinucleotide *phosphate*
NAD(P)$^+$-transhydrogenase NAD(P)$^+$-Transhydrogenase *f*, Pyridinnucleotidtranshydrogenase *f*
Naegeli ['neɪgəlɪ]: **Naegeli leukemia** myelomonozytäre Leukämie *f*, akute myelomonozytäre Leukämie *f*, Myelomonozytenleukämie *f*, akute Myelomonozytenleukämie *f*
naevo- *präf.* (*brit.*) s.u. nevo-
nae|vo|cyte ['niːvəʊsaɪt] *noun* (*brit.*) s.u. nevocyte
nae|vo|cyt|ic [niːvəʊ'sɪtɪk] *adj.* (*brit.*) s.u. naevocytic
nae|void ['niːvɔɪd] *adj.* (*brit.*) s.u. nevoid
nae|vo|li|po|ma [ˌniːvəʊlaɪ'pəʊmə] *noun* (*brit.*) s.u. nevolipoma
nae|vo|xan|tho|en|do|the|li|o|ma [ˌniːvəˌzænθəˌendəʊˌθiːlɪ'əʊmə] *noun* (*brit.*) s.u. nevoxanthoendothelioma
nae|vus ['niːvəs] *noun, plural* **nae|vi** ['niːvaɪ] (*brit.*) s.u. nevus
NAG *abk.* s.u. non-agglutinating
Na$^+$-K$^+$-ATPase Natrium-Kalium-ATPase *f*, Na$^+$-K$^+$-ATPase *f*
NAM *abk.* s.u. nicotinamide *mononucleotide*
NANA *abk.* s.u. *N*-acetylneuraminic *acid*
NANB *abk.* s.u. non-A,non-B *hepatitis*
nan|o|kat|al [ˌnænəkæ'tæl] *noun* Nanokatal *nt*
NaOH *abk.* s.u. sodium *hydroxide*
naph|tal|in ['næftəlɪn] *noun* s.u. naphthalene
naph|tha|lene ['næfθəliːn] *noun* Naphthalin *nt*
naph|thol ['næfθɔl] *noun* Naphthol *nt*
naph|tol ['næfθɔl] *noun* s.u. naphthol
na|tive ['neɪtɪv] *adj.* natürlich, unverändert, nativ, Nativ-
na|trae|mia [neɪ'triːmɪə] *noun* (*brit.*) s.u. natremia
na|tre|mia [neɪ'triːmɪə] *noun* erhöhter Natriumgehalt *m* des Blutes, Hypernatriämie *f*
na|tri|ae|mia [neɪtrɪ'iːmɪə] *noun* (*brit.*) s.u. natremia
na|tri|e|mia [neɪtrɪ'iːmɪə] *noun* s.u. natremia
nat|ri|um ['neɪtrɪəm] *noun* Natrium *nt*
na|tron ['neɪtrɑn] *noun* 1. Natriumkarbonat *nt*, Soda *f/nt* 2. Natriumbikarbonat *nt*, doppeltkohlensaures Natron *nt* 3. Natriumhydroxid *nt*, kaustisches Natron *nt*
na|trum ['neɪtrəm] *noun* s.u. natrium
nat|u|ral ['nætʃ(ə)rəl] *adj.* 1. Natur betreffend, natürlich, naturgegeben, Natur- 2. angeboren, natürlich (*to*) 3. unehelich
NB *abk.* s.u. nitrobenzene
NBT *abk.* s.u. nitroblue *tetrazolium*
NCF *abk.* s.u. neutrophil chemotactic *factor*
ND *abk.* s.u. neoplastic *disease*
NDP *abk.* s.u. nucleoside-5'-diphosphate
NDV *abk.* s.u. Newcastle disease *virus*
NE *abk.* s.u. norepinephrine
nec|rec|to|my [nek'rektəmɪ] *noun* Nekroseexzision *f*, Nekroseentfernung *f*
necro- *präf.* Nekrose-, Nekr(o)-
nec|ro|cy|to|sis [ˌnekrəʊsaɪ'təʊsɪs] *noun* Zelltod *m*, Zelluntergang *m*, Zytonekrose *f*
nec|ro|gen|ic [nekrəʊ'dʒenɪk] *adj.* Nekrose hervorrufend, nekrogen
ne|crog|e|nous [nɪ'krɑdʒənəs] *adj.* s.u. necrogenic
ne|crol|y|sis [nɪ'krɑləsɪs] *noun* Nekrolyse *f*, Necrolysis *f*
toxic epidermal necrolysis Lyell-Syndrom *nt*, medikamentöses Lyell-Syndrom *nt*, Syndrom *nt* der verbrühten Haut, Epidermolysis acuta toxica, Epidermolysis necroticans combustiformis
ne|crose [ne'krəʊs] I *vt* nekrotisieren II *vi* absterben, brandig werden, nekrotisieren
ne|cro|sis [nɪ'krəʊsɪs] *noun, plural* **ne|cro|ses** [nɪ'krəʊsiːz] lokaler Zelltod *m*, lokaler Gewebstod *m*, Nekrose *f*, Necrosis *f*
adipose tissue necrosis Fettgewebsnekrose *f*, Adiponecrosis *f*
bone necrosis Knochennekrose *f*, Osteonekrose *f*
caseous necrosis verkäsende Degeneration *f*, verkäsende Nekrose *f*, Verkäsung *f*
cell necrosis Zellnekrose *f*, Zytonekrose *f*
coagulation necrosis Koagulationsnekrose *f*
colliquative necrosis Kolliquationsnekrose *f*
ischemic necrosis ischämische Nekrose *f*
liquefaction necrosis Kolliquationsnekrose *f*
marrow necrosis Knochenmarknekrose *f*, Knochenmarksnekrose *f*
radiation necrosis Strahlennekrose *f*
radiation bone necrosis Strahlenosteonekrose *f*, Osteoradionekrose *f*
septic necrosis septische Nekrose *f*
single-cell necrosis Einzelzellnekrose *f*
swelling necrosis Quellungsnekrose *f*
ne|crot|ic [nɪ'krɑtɪk] *adj.* Nekrose betreffend, in Nekrose übergegangen, nekrotisch, nekrotisierend, Nekro-, Nekrose-
nec|ro|tiz|ing ['nekrətaɪzɪŋ] *adj.* Nekrose auslösend, nekrotisierend
nec|ro|tox|in [ˌnekrə'tɑksɪn] *noun* Nekrotoxin *nt*
nee|dle ['niːdl] I *noun* 1. Nadel *f* 2. Zeiger *m*; (*Waage*) Zunge *f* II *vt* (mit einer Nadel) nähen; durchstechen; punktieren

aspiration needle Aspirationsnadel *f*, Punktionsnadel *f*
biopsy needle Biopsienadel *f*
NEFA *abk.* s.u. nonesterified fatty *acid*
neg. *abk.* s.u. negative
neg|a|tive ['negətɪv] I *noun* **1.** Negativ *nt* **2.** negativer Pol *m* **II** *adj.* negativ, erfolglos, ergebnislos; ohne Befund; fehlend, nicht vorhanden
Neisser ['naɪsər]: **Neisser's coccus** s.u. diplococcus of *Neisser*
diplococcus of Neisser Gonokokkus *m*, Gonococcus *m*, Neisseria gonorrhoeae
Neisser's stain Neisser-Färbung *f*
Neis|se|ria [naɪ'sɪərɪə] *noun* Neisseria *f*
Neisseria gonorrhoeae Gonokokkus *m*, Gonococcus *m*, Neisseria gonorrhoeae
Neisseria meningitidis Meningokokkus *m*, Neisseria meningitidis
penicillinase-producing Neisseria gonorrhoeae Penicillinase-produzierende Neisseria gonorrhoeae *f*
Neis|ser|i|a|ce|ae [naɪ,sɪərɪ'eɪsii:] *plural* Neisseriaceae *pl*
neis|se|ri|al [naɪ'sɪərɪəl] *adj.* Neisseria betreffend, durch Neisseria verursacht, Neisserien-
neis|se|ri|an [naɪ'sɪərɪən] *adj.* s.u. neisserial
Neisser-Wechsberg ['naɪsər 'weksbɜrg]: **Neisser-Wechsberg phenomenon** Neisser-Wechsberg-Phänomen *nt*
Nelson ['nelsən]: **Nelson's tumor** Nelson-Tumor *m*
nem|a|thel|minth [,nemə'θelmɪnθ] *noun* Schlauchwurm *m*, Rundwurm *m*, Aschelminth *m*, Nemathelminth *m*
Nem|a|thel|min|thes [,neməθel'mɪnθi:z] *plural* Schlauchwürmer *pl*, Rundwürmer *pl*, Nemathelminthes *pl*, Aschelminthes *pl*
Nem|a|to|da [nemə'təʊdə] *plural* Fadenwürmer *pl*, Rundwürmer *pl*, Nematoden *pl*, Nematodes *pl*
ne|mer|tines ['nemrtn, -ti:n] *plural* Nemertinen *pl*
neo- *präf.* Neu-, Jung-, Ne(o)-
ne|o|an|ti|gen [ni:əʊ'æntɪdʒən] *noun* Neoantigen *nt*; Tumorantigen *nt*
ne|o|cy|to|sis [,ni:əʊsaɪ'təʊsɪs] *noun* Neozytose *f*
ne|o|my|cin [ni:əʊ'maɪsn] *noun* Neomycin *nt*
ne|o|na|tal [ni:əʊ'neɪtl] *adj.* Neugeborenenperiode/Neonatalperiode betreffend, neonatal, Neonatal-, Neugeborenen-
ne|o|pla|sia [ni:əʊ'pleɪʒ(ɪ)ə] *noun* Gewebeneubildung *f*, Neoplasie *f*
cartilage neoplasia Knorpelgeschwulst *f*, Knorpeltumor *m*, Knorpelneoplasie *f*
multiple endocrine neoplasia multiple endokrine Adenopathie *f*, multiple endokrine Neoplasie *f*, pluriglanduläre Adenomatose *f*
multiple endocrine neoplasia I Wermer-Syndrom *nt*, MEN-Typ I *m*, MEA-Typ I *m*
multiple endocrine neoplasia IIa Sipple-Syndrom *nt*, MEN-Typ IIa *m*, MEA-Typ IIa *m*
multiple endocrine neoplasia III MMN-Syndrom *nt*, MEN-Typ III *m*, MEA-Typ III *m*
ne|o|plasm ['ni:əʊplæzəm] *noun* Neubildung *f*, Neoplasma *nt*; Tumor *m*
gastric neoplasm Magengeschwulst *f*, Magentumor *m*
intestinal neoplasm Darmgeschwulst *f*, Darmtumor *m*, Darmneoplasma *nt*
malignant neoplasm maligne Geschwulst *f*, malignes Neoplasma *nt*, Malignom *nt*
small bowel neoplasm Dünndarmgeschwulst *f*, Dünndarmneoplasma *nt*, Dünndarmtumor *m*
ne|o|plas|tic [ni:əʊ'plæstɪk] *adj.* Neoplasie *oder* Neoplasma betreffend, neoplastisch
ne|o|vas|cu|lar|i|za|tion [ni:əʊ,væskjələrɪ'zeɪʃn] *noun* **1.** (*Tumor*) Gefäßneubildung *f* **2.** Kapillareinsprossung *f*, Revaskularisierung *f*, Revaskularisation *f*
neph|e|lom|e|ter [nefə'lɑmɪtər] *noun* Trübungsmesser *m*, Nephelometer *nt*
neph|e|lo|met|ric [,nefələ'metrɪk] *adj.* Nephelometrie betreffend, nephelometrisch
neph|e|lom|e|try [nefə'lɑmətrɪ] *noun* Nephelometrie *f*
neph|rad|e|no|ma [,nefrædɪ'nəʊmə] *noun* Nierenadenom *nt*
ne|phri|tis [nɪ'fraɪtɪs] *noun* Nierenentzündung *f*, Nephritis *f*
anti-basement membrane nephritis Anti-Glomerulusbasalmembranantikörper-Nephritis *f*
anti-GBM antibody nephritis s.u. anti-basement membrane *nephritis*
Heymann nephritis Heymann-Nephritis *f*
immune complex nephritis Immunkomplexnephritis *f*
lupus nephritis Lupusnephritis *f*, Lupusnephropathie *f*
transfusion nephritis Transfusionsnephropathie *f*
nephro- *präf.* Niere(n)-, Reno-, Nephr(o)-
neph|ro|blas|to|ma [,nefrəblæs'təʊmə] *noun* Wilms-Tumor *m*, embryonales Adenosarkom *nt*, Adenomyosarkom *nt*, Adenomyorhabdosarkom *nt* der Niere, Nephroblastom *nt*
ne|phro|ma [nə'frəʊmə] *noun* Nierengeschwulst *f*, Nephrom *nt*
embryonal nephroma Wilms-Tumor *m*, embryonales Adenosarkom *nt*, embryonales Adenomyosarkom *nt*, Nephroblastom *nt*, Adenomyorhabdosarkom *nt* der Niere
ne|phrop|a|thy [nə'frɑpəθɪ] *noun* Nierenerkrankung *f*, Nierenschädigung *f*, Nephropathie *f*, Nephropathia *f*
IgA nephropathy Berger-Krankheit *f*, Berger-Nephropathie *f*, mesangiale Glomerulonephritis *f*, fokale Glomerulonephritis *f*, fokalbetonte Glomerulonephritis *f*
ne|phro|sis [nə'frəʊsɪs] *noun, plural* **ne|phro|ses** [nə'frəʊsi:z] **1.** Nephrose *f*, Nephrosis *f* **2.** s.u. nephropathy **3.** nephrotisches Syndrom *nt*; Nephrose *f*
hemoglobinuric nephrosis hämoglobinurische Nephrose *f*
lipid nephrosis Lipoidnephrose *f*, Lipidnephrose *f*, Minimal-change-Glomerulonephritis *f*
ne|sid|i|o|blast [nə'sɪdɪəblæst] *noun* (*Pankreas*) Inselzelle *f*
ne|sid|i|o|blas|to|ma [nə,sɪdɪəblæs'təʊmə] *noun* Inselzelladenom *nt*, Nesidioblastom *nt*, Nesidiom *nt*, Adenoma insulocellulare
ne|sid|i|o|blas|to|sis [nə,sɪdɪəblæs'təʊsɪs] *noun* (*Pankreas*) diffuse Inselzellhyperplasie *f*
net|tle ['netl] *noun* Quaddel *f*, Urtika *f*, Urtica *f*
Nettleship ['netlʃɪp]: **Nettleship's disease** Nettleship-Erkrankung *f*, Nettleship-Syndrom *nt*, kutane Mastozytose *f*, Mastozytose-Syndrom *nt*, Urticaria pigmentosa
net|work ['netwɜrk] *noun* Netz *nt*; Netzwerk *nt*, Maschenwerk *nt*, Netzgewebe *nt*, Geflecht *nt*; (*anatom.*) Rete *nt*

communication network Kommunikationsnetzwerk *nt*
lymphocapillary network Lymphkapillarennetz *nt*, Rete lymphocapillare
NeuAc *abk.* S.U. *N*-acetylneuraminic *acid*
Neufeld ['n(j)uːfeld; 'nɔʏfelt]: **Neufeld capsular swelling** Neufeld-Reaktion *f*, Kapselquellungsreaktion *f*
Neufeld's reaction S.U. *Neufeld* capsular swelling
Neufeld's test S.U. *Neufeld* capsular swelling
Neumann ['n(j)uːmən; 'nɔʏman]: **Neumann's cells** Neumann-Zellen *pl*
neur|a|min|i|dase [ˌnjʊərə'mɪnɪdeɪz] *noun* Neuraminidase *f*, Sialidase *f*
neu|ri|lem|ma [njʊərɪ'lemə] *noun* Schwann-Scheide *f*, Neurilemm *nt*, Neurolemm *nt*, Neurilemma *nt*
neu|ri|lem|o|ma [ˌnjʊərɪlə'məʊmə] *noun* S.U. neurilemoma
neu|ri|le|mo|ma [ˌnjʊərɪlə'məʊmə] *noun* Neurilemom *nt*, Neurilemmom *nt*, Neurinom *nt*, Schwannom *nt*
neu|ri|no|ma [ˌnjʊərɪ'nəʊmə] *noun* S.U. neurilemoma
neu|ri|tis [ˌnjʊərɪ'raɪtɪs] *noun* Nervenentzündung *f*, Neuritis *f*
radiation neuritis Strahlenneuritis *f*, Radioneuritis *f*
neuro- *präf.* Nerven-, Neur(o)-
neu|ro|al|ler|gy [njʊərəʊ'ælərdʒɪ] *noun* Neuroallergie *f*
neu|ro|blast ['njʊərəʊblæst] *noun* Neuroblast *m*
neu|ro|cyte ['njʊərəʊsaɪt] *noun* Nervenzelle *f*, Neurozyt *m*, Neuron *nt*
neu|ro|cy|to|ma [ˌnjʊərəʊsaɪ'təʊmə] *noun* **1.** Neurozytom *nt*, Ganglioneurom *nt* **2.** Neuroepitheliom *nt*
neu|ro|der|ma|ti|tis [njʊərəʊˌdɜrmə'taɪtɪs] *noun* **1.** Neurodermitis *f*, Neurodermatose *f* **2.** atopisches/endogenes/exsudatives/neuropathisches/konstitutionelles Ekzem *nt*, atopische Dermatitis *f*, neurogene Dermatose *f*, Neurodermitis disseminata/diffusa/constitutionalis/atopica, Morbus Besnier *m*, Prurigo Besnier **3.** Vidal-Krankheit *f*, Lichen Vidal *m*, Lichen simplex chronicus (Vidal), Neurodermitis circumscriptus
disseminated neurodermatitis atopische Dermatitis *f*, atopisches Ekzem *nt*, endogenes Ekzem *nt*, exsudatives Ekzem *nt*, neuropathisches Ekzem *nt*, konstitutionelles Ekzem *nt*, Prurigo Besnier, Morbus *m* Besnier, Ekzemkrankheit *f*, neurogene Dermatose *f*
neu|ro|ep|i|the|li|al [ˌnjʊərəʊepɪ'θiːlɪəl] *adj.* Neuroepithel betreffend, aus Neuroepithel bestehend, neuroepithelial, Neuroepithel-
neu|ro|ep|i|the|li|o|ma [ˌnjʊərəʊepɪˌθiːlɪ'əʊmə] *noun* Neuroepitheliom *nt*
neu|ro|fi|bro|ma [ˌnjʊərəʊfaɪ'brəʊmə] *noun* Neurofibrom *nt*
multiple neurofibroma Recklinghausen-Krankheit *f*, von Recklinghausen-Krankheit *f*, Neurofibromatosis generalisata
neu|ro|fi|bro|sar|co|ma [ˌnjʊərəʊˌfaɪbrəsɑːr'kəʊmə] *noun* Neurofibrosarkom *nt*
neu|ro|gen|ic [ˌnjʊərəʊ'dʒenɪk] *adj.* in Nerven/Nervenzellen entstehend, Nerven/Nervengewebe bildend, neurogen
neu|rog|lia [njʊə'rɑglɪə] *noun* Neuroglia *f*, Glia *f*
neu|rog|li|al [njʊə'rɑglɪəl] *adj.* Neuroglia betreffend, neuroglial, glial
neu|ro|gli|an [njʊə'rɑglɪən *noun* Neuroglian *nt*
neu|rog|li|o|cyte [njʊə'rɑglɪəsaɪt] *noun* Neurogliazelle *f*, Neurogliozyt *m*
neu|rog|li|o|cy|to|ma [njʊəˌrɑglɪəsaɪ'təʊmə] *noun* S.U. neuroglioma
neu|ro|gli|o|ma [ˌnjʊərəʊglaɪ'əʊmə] *noun* Neurogliom *nt*, Gliom *nt*, Neuroma verum
neu|ro|hor|mo|nal [ˌnjʊərəʊ'hɔːrmənl] *adj.* neurohormonal
neu|ro|hor|mone [ˌnjʊərəʊ'hɔːrməʊn] *noun* Neurohormon *nt*
neu|ro|hy|poph|y|sis [ˌnjʊərəʊhaɪ'pɑfəsɪs] *noun* Neurohypophyse *f*, Hypophysenhinterlappen *m*, Neurohypophysis *f*, Lobus posterior hypophyseos
neu|ro|im|mu|no|log|ic [ˌnjʊərəʊˌɪmjənə'lɑdʒɪk] *adj.* Neuroimmunologie betreffend, neuroimmunologisch
neu|ro|im|mu|nol|o|gy [ˌnjʊərəʊˌɪmjə'nɑlədʒɪ] *noun* Neuroimmunologie *f*
neu|ro|lem|ma [ˌnjʊərəʊ'lemə] *noun* S.U. neurilemma
neu|ro|lem|mo|ma [ˌnjʊərəʊlə'məʊmə] *noun* S.U. neurilemoma
neu|ro|log|ic [ˌnjʊərəʊ'lɑdʒɪk] *adj.* neurologisch
neu|rol|o|gy [njʊə'rɑlədʒɪ] *noun* Neurologie *f*
neu|rol|y|sin [njʊə'rɑləsɪn] *noun* Neurolysin *nt*
neu|ro|ma [njʊə'rəʊmə] *noun* Neurom *nt*
facial neuroma S.U. facial nerve *neuroma*
facial nerve neuroma Fazialisneurinom *nt*
false neuroma 1. Amputationsneurom *nt* **2.** Neuroma spurium
true neuroma echtes Neurom *nt*; Ganglioneurom *nt*
neu|ron ['njʊərɑn] *noun* Nervenzelle *f*, Neuron *nt*
late-expiratory neuron spätexspiratorisches Neuron *nt*, E-Neuron *nt*
thermosensitive neuron thermosensitives Neuron *nt*
neu|ro|path|o|log|i|cal [ˌnjʊərəʊˌpæθə'lɑdʒɪkl] *adj.* neuropathologisch
neu|ro|pa|thol|o|gy [ˌnjʊərəʊpə'θɑlədʒɪ] *noun* Neuropathologie *f*
neu|rop|a|thy [njʊə'rɑpəθɪ] *noun* **1.** nicht-entzündliche Nervenerkrankung *f*, Neuropathie *f* **2.** Nervenleiden *nt*, Neuropathie *f*
serum neuropathy Serumneuropathie *f*
serum sickness neuropathy S.U. serum *neuropathy*
neu|ro|pep|tide [ˌnjʊərəʊ'peptaɪd] *noun* Neuropeptid *nt*
neu|ro|sar|co|ma [ˌnjʊərəsɑːr'kəʊmə] *noun* Neurosarkom *nt*
neu|ro|schwan|no|ma [ˌnjʊərəʃwɑ'nəʊmə] *noun* S.U. neurilemoma
neu|ro|spon|gi|o|ma [njʊərəˌspʌndʒɪ'əʊmə] *noun* Gliageschwulst *f*, Gliatumor *m*, Gliom *nt*
neu|ro|vac|cine [ˌnjʊərə'væksiːn] *noun* Neurovakzine *f*
neu|ro|vir|u|lence [ˌnjʊərə'vɪr(j)ələns] *noun* Neurovirulenz *f*
neu|ro|vir|u|lent [ˌnjʊərə'vɪr(j)ələnt] *adj.* neurovirulent
neu|ro|vi|rus [ˌnjʊərə'vaɪrəs] *noun* Neurovirus *nt*
neu|tral ['n(j)uːtrəl] *adj.* neutral; unbestimmt, indifferent (*to* gegenüber)
neu|tral|i|za|tion [ˌn(j)uːtrəlɪ'zeɪʃn] *noun* Neutralisierung *f*, Neutralisation *f*, Ausgleich *m*, Aufhebung *f*
virus neutralization Virusneutralisation *f*
neu|tral|ize ['n(j)uːtrəlaɪz] *vt* ausgleichen, aufheben, unwirksam *oder* unschädlich machen, neutralisieren
neu|tro|cyte ['n(j)uːtrəsaɪt] *noun* neutrophiler Granulozyt *m*, polymorphkerniger Granulozyt *m*, neutrophiler Leukozyt *m*; (*inform.*) Neutrophiler *m*

neu|tro|cy|to|pe|nia [n(j)uːtrə,saɪtə'piːnɪə] *noun* s.u. neutropenia

neu|tro|cy|to|sis [,n(j)uːtrəsaɪ'təʊsɪs] *noun* s.u. neutrophilia

neu|tron ['n(j)uːtrɑn] *noun* Neutron *nt*

neu|tro|pe|nia [,n(j)uːtrə'piːnɪə] *noun* Neutropenie *f*, Neutrozytopenie *f*

congenital neutropenia kongenitale Leukozytopenie *f*, kongenitale Neutropenie *f*

cyclic neutropenia s.u. periodic *neutropenia*

idiopathic neutropenia s.u. malignant *neutropenia*

idiosyncratic neutropenia s.u. malignant *neutropenia*

malignant neutropenia Agranulozytose *f*, maligne Neutropenie *f*, perniziöse Neutropenie *f*

periodic neutropenia periodische/zyklische Leukozytopenie *f*, periodische/zyklische Neutropenie *f*

primary splenic neutropenia hypersplenie-bedingte Neutropenie *f*

neu|tro|pe|nic [,n(j)uːtrə'piːnɪk] *adj.* neutropenisch

neu|tro|phil ['n(j)uːtrəfɪl] I *noun* **1.** neutrophiler Granulozyt *m*, polymorphkerniger Granulozyt *m*, neutrophiler Leukozyt *m*; (*inform.*) Neutrophiler *m* **2.** neutrophile Zelle *oder* Substanz *f* II *adj.* neutrophil

band neutrophil s.u. stab *neutrophil*

stab neutrophil stabkerniger Granulozyt *m*, (*inform.*) Stabkerniger *m*

neu|tro|phile ['n(j)uːtrəfaɪl] *noun, adj.* s.u. neutrophil

neu|tro|phil|ia [,n(j)uːtrə'fɪlɪə] *noun* Neutrophilie *f*, Neutrozytose *f*

neu|tro|phil|ic [,n(j)uːtrə'fɪlɪk] *adj.* neutrophil

nevo- *präf.* Nävus-, Nävo-

ne|vo|cyte ['niːvəʊsaɪt] *noun* Nävuszelle *f*, Nävozyt *m*

ne|vo|cyt|ic [niːvəʊ'sɪtɪk] *adj.* aus Nävuszellen bestehend, nävozytisch

ne|void ['niːvɔɪd] *adj.* nävusähnlich, nävusartig, nävoid

ne|vo|li|po|ma [,niːvəʊlaɪ'pəʊmə] *noun* Nävolipom *nt*, Naevus lipomatosus

ne|vo|xan|tho|en|do|the|li|o|ma [,niːvə,zænθə,endəʊ,θiːlɪ'əʊmə] *noun* juveniles Riesenzellgranulom *nt*, juveniles Xanthom *nt*, juveniles Xanthogranulom *nt*, Naevoxanthoendotheliom *nt*, Naevoxanthom *nt*

ne|vus ['niːvəs] *noun, plural* **ne|vi** ['niːvaɪ] **1.** Muttermal *nt*, Mal *nt*, Nävus *m*, Naevus *m* **2.** s.u. nevus cell *nevus*

amelanotic nevus amelanotischer Nävus *m*

basal cell nevus Basalzellnävus *m*

epithelioid cell nevus Spitz-Tumor *m*, Spitz-Nävus *m*, Allen-Spitz-Nävus *m*, Epitheloidzellnävus *m*, Spindelzellnävus *m*, benignes juveniles Melanom *nt*

nevocellular nevus s.u. nevus cell *nevus*

nevocytic nevus s.u. nevus cell *nevus*

nevus cell nevus Nävuszellnävus *m*, Nävuszellennävus *m*, Naevus naevocellularis

Nezelof [nɛzə'lɔf]: **Nezelof syndrome** Nézelof-Krankheit *f*, Nézelof-Syndrom *nt*, Immundefekt *m* vom Nézelof-Typ

NF *abk.* s.u. neutral *fat*

NG *abk.* s.u. new *growth*

N.g. *abk.* s.u. *Neisseria* gonorrhoeae

NGF *abk.* s.u. nerve growth *factor*

NHL *abk.* s.u. non-Hodgkin's *lymphoma*

NH_2-terminal *adj.* N-terminal, aminoterminal

Ni *abk.* s.u. nickel

ni|a|cin ['naɪəsɪn] *noun* Niacin *nt*, Nikotinsäure *f*, Nicotinsäure *f*

ni|a|cin|a|mide [,naɪə'sɪnəmaɪd] *noun* s.u. nicotinamide

ni|a|ci|nate ['naɪəsɪneɪt] *noun* Niacinat *nt*, Nicotinat *nt*

inositol niacinate Inositolnicotinat *nt*

nick|el ['nɪkl] *noun* Nickel *nt*

Nickerson-Kveim ['nɪkərsən k(ə)'veɪm]: **Nickerson-Kveim test** Kveim-Hauttest *m*, Kveim-Nickerson-Test *m*

Nicolas-Favre [nɪkɔ'la 'faːvrə]: **Nicolas-Favre disease** Morbus *m* Durand-Nicolas-Favre, klimatischer Bubo *m*, vierte Geschlechtskrankheit *f*, Lymphogranuloma inguinale , Lymphogranuloma venereum, Lymphopathia venerea, Poradenitis inguinalis

nic|o|tin|a|mide [,nɪkə'tɪnəmaɪd] *noun* Nicotinamid *nt*, Nicotinsäureamid *nt*

nic|o|tine ['nɪkətiːn] *noun* Nikotin *nt*, Nicotin *nt*

nic|o|tin|ic [nɪkə'tiːnɪk] *adj.* nikotinartig, nikotinhaltig, nikotinerg, Nikotin-

NIDDM *abk.* s.u. non-insulin-dependent *diabetes* mellitus

nin|hy|drin [nɪn'haɪdrɪn] *noun* Ninhydrin *nt*, Triketohydrindenhydrat *nt*

Nissl ['nɪsl]: **Nissl bodies** Nissl-Schollen *pl*, Nissl-Substanz *f*, Nissl-Granula *pl*, Tigroidschollen *pl*

Nissl degeneration Nissl-Degeneration *f*

Nissl granules s.u. *Nissl* bodies

Nissl substance s.u. *Nissl* bodies

ni|tra|tase ['naɪtrəteɪz] *noun* Nitratreduktase *f*

ni|trate ['naɪtreɪt] I *noun* Nitrat *nt* II *vt* **1.** mit Salpetersäure *oder* Nitrat behandeln **2.** in ein Nitrat umwandeln

ammonium nitrate Ammoniumnitrat *nt*

ni|tric ['naɪtrɪk] *adj.* Stickstoff/Nitrogen betreffend *oder* enthaltend, Salpeter-, Stickstoff-

ni|tride ['naɪtraɪd] *noun* Nitrid *nt*

ni|trile ['naɪtrɪl] *noun* Nitril *nt*

ni|trite ['naɪtraɪt] *noun* Nitrit *nt*

ethyl nitrite Äthylnitrit *nt*, Ethylnitrit *nt*

isoamyl nitrite Amylnitrit *nt*

nitro- *präf.* Nitro-

ni|tro|ben|zene [naɪtrəʊ'benziːn] *noun* Nitrobenzol *nt*

ni|tro|ben|zol [naɪtrəʊ'benzɔl] *noun* s.u. nitrobenzene

ni|tro|fu|ran [naɪtrəʊ'fjʊəræn] *noun* Nitrofuran *nt*

ni|tro|gen ['naɪtrəʊdʒən] *noun* Stickstoff *m*, Nitrogen *nt*; Nitrogenium *nt*

blood urea nitrogen Blutharnstoffstickstoff *m*

guanidino nitrogen Guanidinstickstoff *m*

rest nitrogen Reststickstoff *m*, Rest-N *m/nt*, nichtproteingebundener Stickstoff *m*

ni|tro|gen|ase ['naɪtrədʒəneɪz] *noun* Nitrogenase *f*

ni|trog|e|nous [naɪ'trɑdʒənəs] *adj.* stickstoffhaltig

ni|tros|am|ine [naɪ'trəʊsæmɪn] *noun* Nitrosamin *nt*

ni|trous ['naɪtrəs] *adj.* nitros, salpetrig, Salpeter-

NK *abk.* s.u. natural killer *cells*

NK-mediated *adj.* NK-Zell-vermittelt

nkat *abk.* s.u. nanokatal

Nle *abk.* s.u. norleucine

NM *abk.* s.u. **1.** neomycin **2.** nodular *melanoma*

NMN *abk.* s.u. nicotinamide *mononucleotide*

NMP *abk.* s.u. nucleoside-5'-monophosphate

NMR *abk.* s.u. nuclear magnetic *resonance*

NO *abk.* s.u. **1.** nitric *oxide* **2.** nitrous *oxide*

N_2O *abk.* s.u. nitrous *oxide*

node [nəʊd] *noun* Knoten *m*, Knötchen *nt*, knotige Struktur *f*, (*anatom.*) Nodus *m*, Nodulus *m*
abdominal lymph nodes abdominelle Lymphknoten *pl*, Bauchlymphknoten *pl*, Nodi lymphoidei abdominis
anorectal lymph nodes S.U. pararectal lymph *nodes*
anterior cervical lymph nodes vordere Halslymphknoten *pl*, Nodi lymphoidei cervicales anteriores
anterior jugular lymph nodes vordere jugulare Lymphknoten *pl*, Nodi lymphoidei jugulares anteriores
anterior mediastinal lymph nodes vordere Mediastinallymphknoten *pl*, Nodi lymphoidei mediastinales anteriores
apical axillary lymph nodes apikale Achsellymphknoten *pl*, Nodi lymphoidei axillarum apicales
apical lymph nodes apikale Achsellymphknoten *pl*, Nodi lymphoidei axillarum apicales
appendicular lymph nodes Appendixlymphknoten *pl*, Nodi lymphoidei appendiculares
axillary lymph nodes Achsellymphknoten *pl*, Nodi lymphoidei axillares
brachial axillary lymph nodes Oberarmlymphknoten *pl*
brachial lymph nodes Oberarmlymphknoten *pl*, Nodi lymphoidei brachiales
bronchopulmonary lymph nodes Hiluslymphknoten *pl*, Nodi lymphoidei bronchopulmonales
buccal lymph node Wangenlymphknoten *m*, Nodus buccinatorius, Nodus lymphoideus buccinatorius
buccinator lymph node S.U. buccal lymph *node*
celiac lymph nodes Lymphknoten *pl* des Truncus coeliacus, Nodi lymphoidei coeliaci
cervical lymph nodes Halslymphknoten *pl*, Zervikallymphknoten *pl*, Nodi lymphoidei cervicales
collecting lymph nodes Sammellymphknoten *pl*
common iliac lymph nodes Lymphknoten *pl* der Arteria iliaca communis, Nodi lymphoidei iliaci communes
common intermediate iliac lymph nodes Nodi lymphoidei iliaci communes intermedii
common lateral iliac lymph nodes Nodi lymphoidei iliaci communes laterales
common medial iliac lymph nodes Nodi lymphoidei iliaci communes mediales
common promontory iliac lymph nodes Nodi lymphoidei promontorii
common subaortic iliac lymph nodes Lymphknoten *pl* der Aortengabel, Nodi lymphoidei subaortici
cubital lymph nodes kubitale Lymphknoten *pl*, Nodi lymphoidei cubitales
cystic node Lymphknoten *m* am Gallenblasenhals, Nodus cysticus
deep anterior cervical lymph nodes tiefe vordere Halslymphknoten *pl*, Nodi lymphoidei cervicales anteriores profundi
deep axillary lymph nodes tiefe Achsellymphknoten *pl*, Nodi lymphoidei axillarum profundi
deep cervical lymph nodes tiefe Halslymphknoten *pl*, Nodi lymphoidei cervicales profundi
deep inguinal lymph nodes tiefe Leistenlymphknoten *pl*, Inguinallymphknoten *pl*, Nodi lymphoidei inguinales profundi
deep lateral cervical lymph nodes tiefe seitliche Halslymphknoten *pl*, Nodi lymphoidei cervicales laterales profundi
deep lymph nodes of upper limb tiefe Armlymphknoten *pl*, Nodi lymphoidei profundi, Nodi lymphoidei profundi membri superioris
deep parotid lymph nodes tiefe Parotislymphknoten *pl*, Nodi lymphoidei parotidei profundi
deep popliteal lymph nodes tiefe Kniekehlenlymphknoten *pl*, Popliteallymphknoten *pl*, Nodi lymphoidei poplitei profundi
diaphragmatic lymph nodes S.U. superior phrenic lymph *nodes*
external iliac lymph nodes Lymphknoten *pl* der Arteria iliaca externa, Nodi lymphoidei iliaci externi
external interiliac iliac lymph nodes zwischen Arteria iliaca interna und Arteria iliaca externa liegende Lymphknoten *pl*, Nodi lymphoidei interiliaci
external intermediate iliac lymph nodes Nodi lymphoidei iliaci externi intermedii
external lateral iliac lymph nodes Nodi lymphoidei iliaci externi laterales
external medial iliac lymph nodes Nodi lymphoidei iliaci externi mediales
facial lymph nodes Gesichtslymphknoten *pl*, Nodi lymphoidei faciales
hepatic lymph nodes Leberlymphknoten *pl*, Leberhiluslymphknoten *pl*, Nodi lymphoidei hepatici
hilar lymph nodes S.U. bronchopulmonary lymph *nodes*
ileocolic lymph nodes Lymphknoten *pl* der Arteria ileocolica, Nodi lymphoidei ileocolici
inferior epigastric lymph nodes Lymphknoten *pl* der Arteria epigastrica inferior, Nodi lymphoidei epigastrici inferiores
inferior gluteal lymph nodes Lymphknoten *pl* der Arteria glutaea inferior, Nodi lymphoidei gluteales inferiores
inferior inguinal lymph nodes untere Leistenlymphknoten *pl*, Nodi lymphoidei inguinales inferiores
inferior mesenteric lymph nodes untere Mesenteriallymphknoten *pl*, Nodi lymphoidei mesenterici inferiores
inferior pancreatic lymph nodes untere Pankreaslymphknoten *pl*, Nodi lymphoidei pancreatici inferiores
inferior pancreaticoduodenal lymph nodes untere pankreatikoduodenale Lymphknoten *pl*, Nodi lymphoidei pancraticoduodenales inferiores
inferior phrenic lymph nodes untere Zwerchfelllymphknoten *pl*, Nodi lymphoidei phrenici inferiores
inferior superficial inguinal lymph nodes untere oberflächliche Leistenlymphknoten *pl*, Nodi lymphoidei inguinales superficiales inferiores
inferior tracheobronchial lymph nodes untere tracheobronchiale Lymphknoten *pl*, Nodi lymphoidei tracheobronchiales inferiores
infraauricular lymph nodes infraaurikuläre Lymphknoten *pl*, Nodi lymphoidei infraauriculares
inguinal lymph nodes Leistenlymphknoten *pl*, Inguinallymphknoten *pl*, Nodi lymphoidei inguinales
intercostal lymph nodes paravertebrale Interkostallymphknoten *pl*, Nodi lymphoidei intercostales

interiliac lymph nodes s.u. external interiliac iliac lymph *nodes*
intermediate lumbar lymph nodes intermediäre Lumballymphknoten *pl*, Nodi lymphoidei lumbales intermedii
internal iliac lymph nodes Lymphknoten *pl* der Arteria iliaca interna, Nodi lymphoidei iliaci interni
interpectoral axillary lymph node Brustwandlymphknoten *pl*, Pektoralislymphknoten *m*
interpectoral lymph nodes Brustwandlymphknoten *pl*, Pektoralislymphknoten *pl*, Nodi lymphoidei interpectorales
intraglandular lymph nodes in der Parotis liegende Lymphknoten *pl*, Nodi lymphoidei intraglandulares
jugulodigastric lymph node oberster tiefer Halslymphknoten *m*, Nodus jugulodigastricus, Nodus lymphoideus jugulodigastricus
jugulo-omohyoid lymph node Nodus juguloomohyoideus, Nodus lymphoideus juguloomohyoideus
juxta-intestinal lymph nodes juxtaintestinale Lymphknoten *pl*, Nodi lymphoidei juxtaintestinales
lateral aortic lymph nodes laterale Aortenlymphknoten *pl*, Nodi lymphoidei aortici laterales
lateral axillary lymph nodes s.u. brachial axillary lymph *nodes*
lateral caval lymph nodes laterale Cavalymphknoten *pl*, Nodi lymphoidei cavales laterales
lateral cervical lymph nodes seitliche Halslymphknoten *pl*, Nodi lymphoidei cervicales laterales
lateral jugular lymph nodes laterale jugulare Lymphknoten *pl*, Nodi lymphoidei jugulares laterales
lateral pericardial lymph nodes laterale perikardiale Lymphknoten *pl*, Nodi lymphoidei pericardiaci laterales
lateral vesical lymph nodes laterale paravesikale Lymphknoten *pl*, Nodi lymphoidei vesicales laterales
left colic lymph nodes Lymphknoten *pl* der Arteria colica sinistra, Nodi lymphoidei colici sinistri
left gastric lymph nodes linke Lymphknotengruppe *f* der kleinen Magenkurvatur, Nodi lymphoidei gastrici sinistri
left gastroepiploic lymph nodes s.u. left gastroomental lymph *nodes*
left gastroomental lymph nodes linke Lymphknotengruppe *f* der großen Magenkurvatur, Nodi lymphoidei gastroomentales sinistri
left lumbar lymph nodes lumbale Lymphknoten *pl* der Bauchaorta, Nodi lymphoidei lumbales sinistri
lienal lymph nodes s.u. splenic lymph *nodes*
lymph node Lymphknoten *m*, *old* Lymphdrüse *f*, Nodus lymphaticus, Nodus lymphoideus, Lymphonodus *m*
lymph node of arch of azygos vein Lymphknoten *m* am Azygosbogen, Nodus lymphoideus arcus venae azygos
malar lymph node Wangenlymphknoten *m*, Nodus lymphoideus malaris
mandibular lymph node Unterkieferlymphknoten *m*, Nodus mandibularis, Nodus lymphoideus mandibularis
mastoid lymph nodes retroaurikuläre Lymphknoten *pl*, Nodi lymphoidei mastoidei
mesenteric lymph nodes Mesenteriallymphknoten *pl*, Nodi lymphoidei mesenterici
mesocolic lymph nodes mesokolische Lymphknoten *pl*, Nodi lymphoidei mesocolici
middle colic lymph nodes Lymphknoten *pl* der Arteria colica media, Nodi lymphoidei colici medii
nasolabial lymph node Lymphknoten *m* der Nasolabialfalte, Nodus nasolabialis, Nodus lymphoideus nasolabialis
obturator lymph nodes Lymphknoten *pl* der Arteria obturatoria, Nodi lymphoidei obturatorii
occipital lymph nodes okzipitale Lymphknoten *pl*, Nodi lymphoidei occipitales
paracolic lymph nodes parakolische Lymphknoten *pl*, Nodi lymphoidei paracolici
paramammary lymph nodes seitliche Brustdrüsenlymphknoten *pl*, Mammalymphknoten *pl*, Nodi lymphoidei paramammarii
pararectal lymph nodes pararektale Lymphknoten *pl*, anorektale Lymphknoten *pl*, Nodi lymphoidei pararectales
parasternal lymph nodes parasternale Lymphknoten *pl*, Nodi lymphoidei parasternales
paratracheal lymph nodes paratracheale Lymphknoten *pl*, Nodi lymphoidei paratracheales
parauterine lymph nodes parauterine Lymphknoten *pl*, Nodi lymphoidei parauterini
paravaginal lymph nodes paravaginale Lymphknoten *pl*, Nodi lymphoidei paravaginales
paravesical lymph nodes paravesikale Lymphknoten *pl*, Nodi lymphoidei paravesicales
pectoral axillary lymph node s.u. interpectoral axillary lymph *node*
pectoral lymph node s.u. interpectoral lymph *node*
pelvic lymph nodes Beckenlymphknoten *pl*, Nodi lymphoidei pelvis
pericardial lymph nodes perikardiale Lymphknoten *pl*, Nodi lymphoidei pericardiaci
perivesicular lymph nodes perivesikuläre Lymphknoten *pl*, Nodi lymphoidei perivesiculares
postaortic lymph nodes retroaortale Lymphknoten *pl*, Nodi lymphoidei postaortici
postcaval lymph nodes retrokavale Lymphknoten *pl*, Nodi lymphoidei postcavales
posterior mediastinal lymph nodes hintere Mediastinallymphknoten *pl*, Nodi lymphoidei mediastinales posteriores
postvesical lymph nodes postvesikale Lymphknoten *pl*, Nodi lymphoidei postvesicales
preaortic lymph nodes präaortale Lymphknoten *pl*, Nodi lymphoidei preaortici
preauricular lymph nodes präaurikuläre Lymphknoten *pl*, Nodi lymphoidei preauriculares
precaval lymph nodes präkavale Lymphknoten *pl*, Nodi lymphoidei precavales
prececal lymph nodes präzäkale Lymphknoten *pl*, Nodi lymphoidei precaecales
prelaryngeal lymph nodes prälaryngeale Lymphknoten *pl*, Nodi lymphoidei prelaryngei
prepericardial lymph nodes präperikardiale Lymphknoten *pl*, Nodi lymphoidei prepericardiaci
pretracheal lymph nodes prätracheale Lymphknoten *pl*, Nodi lymphoidei pretracheales
prevertebral lymph nodes prävertebrale Lymphknoten *pl*, Nodi lymphoidei prevertebrales
prevesical lymph nodes prävesikale Lymphknoten *pl*, Nodi lymphoidei prevesicales

pulmonary juxta-esophageal lymph nodes juxtaösophageale Lymphknoten *pl*, Nodi lymphoidei juxtaoesophageales
pulmonary lymph nodes Lungenlymphknoten *pl*, Nodi lymphoidei bronchopulmonales
pyloric lymph nodes Pylorislymphknoten *pl*, Nodi lymphoidei pylorici
regenerative node (*pathol.*) Regeneratknoten *m*
regional lymph nodes regionale Lymphknoten *pl*, Nodi regionales, Nodi lymphoidei regionales
retroaortic lymph nodes s.u. postaortic lymph *nodes*
retroauricular lymph nodes s.u. mastoid lymph *nodes*
retrocecal lymph nodes retrozäkale Lymphknoten *pl*, Nodi lymphoidei retrocaecales
retropharyngeal lymph nodes retropharyngeale Lymphknoten *pl*, Nodi lymphoidei retropharyngei
retropyloric lymph nodes retropylorische Lymphknoten *pl*, Nodi retropylorici, Nodi lymphoidei retropylorici
right colic lymph nodes Lymphknoten *pl* der Arteria colica dextra, Nodi lymphoidei colici dextri
right gastric lymph nodes rechte Lymphknotengruppe *f* der kleinen Magenkurvatur, Nodi lymphoidei gastrici dextri
right gastroomental lymph nodes rechte Lymphknotengruppe *f* der großen Magenkurvatur, Nodi lymphoidei gastroomentales dextri
right lumbar lymph nodes lumbale Lymphknoten *pl* der Vena cava inferior, Nodi lymphoidei lumbales dextri
Rosenmüller's node 1. oberster tiefer Leistenlymphknoten *m* **2.** Cloquet-Drüse *f*, Rosenmüller-Cloquet-Drüse *f*, Rosenmüller-Drüse *f*
Rosenmüller's lymph node oberster tiefer Leistenlymphknoten *m*
sacral lymph nodes sakrale Lymphknoten *pl*, Nodi lymphoidei sacrales
sentinel node Virchow-Knötchen *nt*, Virchow-Knoten *m*, Virchow-Drüse *f*, Klavikulardrüse *f*
sigmoid lymph nodes Lymphknoten *pl* der Arteria sigmoidea, Nodi sigmoidei, Nodi lymphoidei sigmoidei
signal node Klavikulardrüse *f*, Virchow-Knötchen *nt*, Virchow-Knoten *m*, Virchow-Drüse *f*
splenic lymph nodes Milzlymphknoten *pl*, Nodi lymphoidei lienales, Nodi lymphoidei splenici
submandibular lymph nodes submandibuläre Lymphknoten *pl*, Nodi lymphoidei submandibulares
submental lymph nodes Kinnlymphknoten *pl*, Nodi lymphoidei submentales
subpyloric lymph nodes subpylorische Lymphknoten *pl*, Nodi lymphoidei subpylorici
subscapular axillary lymph nodes subskapuläre Lymphknoten *pl*, Nodi lymphoidei subscapulares
subscapular lymph nodes subskapuläre Lymphknoten *pl*, Nodi lymphoidei subscapulares
superficial anterior cervical lymph nodes vordere oberflächliche Halslymphknoten *pl*, Nodi lymphoidei cervicales anteriores superficiales
superficial axillary lymph nodes oberflächliche Achsellymphknoten *pl*, Nodi lymphoidei axillarum superficiales
superficial cervical lymph nodes oberflächliche Halslymphknoten *pl*, Nodi lymphoidei cervicales superficiales
superficial inguinal lymph nodes oberflächliche Leistenlymphknoten *pl*, Nodi lymphoidei inguinales superficiales
superficial lateral cervical lymph nodes seitliche oberflächliche Halslymphknoten *pl*, Nodi lymphoidei cervicales laterales superficiales
superficial lymph nodes of upper limb oberflächliche Lymphknoten *pl* des Arms, Nodi lymphoidei membri superioris superficiales
superficial parotid lymph nodes oberflächliche Parotislymphknoten *pl*, Nodi lymphoidei parotidei superficiales
superficial popliteal lymph nodes oberflächliche Kniekehlenlymphknoten *pl*, Popliteallymphknoten *pl*, Nodi lymphoidei poplitei superficiales
superior gluteal lymph nodes Lymphknoten *pl* der Arteria glutaea superior, Nodi lymphoidei gluteales superiores
superior mesenteric lymph nodes obere Mesenteriallymphknoten *pl*, Nodi lymphoidei mesenterici superiores
superior pancreatic lymph nodes obere Pankreaslymphknoten *pl*, Nodi lymphoidei pancreatici superiores
superior pancreaticoduodenal lymph nodes obere pankreatikoduodenale Lymphknoten *pl*, Nodi lymphoidei pancraticoduodenales superiores
superior phrenic lymph nodes obere Zwerchfelllymphknoten *pl*, Nodi lymphoidei phrenici superiores
superior rectal lymph nodes Lymphknoten *pl* der Arteria rectalis superior, Nodi lymphoidei rectales superiores
superior tracheobronchial lymph nodes obere tracheobronchiale Lymphknoten *pl*, Nodi lymphoidei tracheobronchiales superiores
superolateral superficial inguinal lymph nodes laterale Gruppe *f* der oberflächlichen Leistenlymphknoten, Nodi lymphoidei inguinales superolaterales, Nodi lymphoidei inguinales superficiales superolaterales
superomedial superficial inguinal lymph nodes mediale Gruppe *f* der oberflächlichen Leistenlymphknoten, Nodi lymphoidei inguinales superomediales, Nodi lymphoidei inguinales superficiales superomediales
supraclavicular lymph nodes supraklavikuläre Lymphknoten *pl*, Nodi lymphoidei supraclaviculares
suprapyloric lymph node suprapylorische Lymphknoten, Nodus lymphoideus suprapyloricus
supratrochlear lymph nodes s.u. cubital lymph *nodes*
thyroid lymph nodes Schilddrüsenlymphknoten *pl*, Nodi lymphoidei thyroidei
tracheal lymph nodes s.u. paratracheal lymph *nodes*
variceal node Varixknoten *m*
Virchow's node Klavikulardrüse *f*, Virchow-Knötchen *nt*, Virchow-Knoten *m*, Virchow-Drüse *f*

nodlullar ['nɑdʒələr] *adj.* **1.** Knoten betreffend, knotenförmig, knötchenförmig, nodulär, Knoten- **2.** mit Knoten besetzt, knotig

N

nod|ule ['nɑdʒuːl] *noun* Knötchen *nt*, Nodulus *m*
aggregated nodules Peyer-Plaques *pl*, Folliculi lymphatici aggregati
Aschoff's nodules Aschoff-Knötchen *pl*
cold nodule (*Schilddrüse*) kalter Knoten *m*
cold thyroid nodule kalter Schilddrüsenknoten *m*, kalter Knoten *m*
colloid nodule Kolloidknoten *m*
hot nodule (*Schilddrüse*) heißer Knoten *m*
hot thyroid nodule heißer Schilddrüsenknoten *m*, heißer Knoten *m*
lymph nodule Lymphfollikel *m*, Lymphknötchen *nt*, Folliculus lymphaticus, Nodulus lymphaticus, Lymphonodulus *m*
siderotic nodules Gamna-Gandy-Körperchen *pl*, Virchow-Knötchen *pl*
solitary nodule Solitärknoten *m*
solitary thyroid nodule Solitärknoten *m*
thyroid nodule Schilddrüsenknoten *m*

non-agglutinating *adj.* nicht-agglutinierend
non|an|ti|gen|ic [nɑn,æntɪ'dʒenɪk] *adj.* keine Immunantwort auslösend, nicht-antigen
non-antigen-specific *adj.* nicht-antigenspezifisch
non|a|pep|tide [nɑnə'peptaɪd] *noun* Nonapeptid *nt*
non|bac|te|ri|al [nɑnbæk'tɪərɪəl] *adj.* abakteriell
non|cel|lu|lar [nɑn'seljələr] *adj.* nicht-zellulär
non-cholinergic *adj.* nicht-cholinerg
non|chro|maf|fin [nɑn'krəʊməfɪn] *adj.* nichtchromaffin
non|chro|mo|gens [nɑn'krəʊmədʒəns] *plural* s.u. nonphotochromogens
non|cy|to|path|o|gen|ic [nɑn,saɪtə,pæθə'dʒenɪk] *adj.* nicht-zytopathogen
non-enzymatic *adj.* nichtenzymatisch
non|hae|mo|lyt|ic [nɑn,hiːmə'lɪtɪk] *adj.* (*brit.*) s.u. nonhemolytic
non|he|mo|lyt|ic [nɑn,hiːmə'lɪtɪk] *adj.* γ-hämolytisch, gamma-hämolytisch, nicht-hämolytisch, nicht-hämolysierend
non-immunogenic *adj.* nichtimmunogen
non|in|va|sive [nɑnɪn'veɪsɪv] *adj.* nicht-invasiv
non-lymphocyte-dependent *adj.* nichtlymphozytenabhängig, lymphozytenunabhängig
non-lymphoid *adj.* nicht-lymphatisch
non-MHC-linked *adj.* nicht-MHC-gekoppelt
non|on|co|gen|ic [nɑn,ɑŋkəʊ'dʒenɪk] *adj.* nicht-onkogen
non|or|gan|ic [,nɑnɔːr'gænɪk] *adj.* **1.** anorganisch **2.** unorganisch
non|path|o|gen [nɑn'pæθədʒən] *noun* apathogener Mikroorganismus *m*
non|path|o|ge|net|ic [nɑn,pæθədʒə'netɪk] *adj.* s.u. nonpathogenic
non|path|o|gen|ic [nɑn,pæθə'dʒenɪk] *adj.* apathogen
non-phagocytic *adj.* nichtphagozytär, nichtphagozytierend
non|pho|to|chro|mo|gens [,nɑnfəʊtə'krəʊmədʒəns] *plural* (*microbiol.*) nichtchromogene Mykobakterien *pl*, Mykobakterien *pl* der Runyon-Gruppe III
non|po|lar [nɑn'pəʊlər] *adj.* nichtpolar, unpolar; apolar
non|re|pet|i|tive [,nɑnrɪ'petɪtɪv] *adj.* nichtrepetitiv
non|self [nɑn'self] *adj.* nicht-selbst, nonself
non|spe|cif|ic [,nɑnspə'sɪfɪk] *adj.* **1.** unspezifisch **2.** (*Behandlung*) unspezifisch
non|tox|ic [nɑn'tɑksɪk] *adj.* nichtgiftig, ungiftig
nor|a|dren|a|lin [,nɔːrə'drenlɪn] *noun* s.u. norepinephrine
nor|a|dren|er|gic [nɔːr,ædrə'nɜrdʒɪk] *adj.* noradrenerg
nor|ep|i|neph|rine [nɔːr,epɪ'nefrɪn] *noun* Noradrenalin *nt*, Norepinephrin *nt*, Arterenol *nt*, Levarterenol *nt*
Norleu *abk.* s.u. norleucine
nor|leu|cine [nɔːr'luːsɪn] *noun* Norleucin *nt*, α-Amino-*n*-capronsäure *f*
nor|mal ['nɔːrml] **I** *noun* Normalwert *m*, Durchschnitt *m* **II** *adj.* normal
normo- *präf.* Normal-, Norm(o)-
nor|mo|blast ['nɔːrməblæst] *noun* Normoblast *m*
acidophilic normoblast azidophiler Normoblast *m*, orthochromatischer Normoblast *m*, oxyphiler Normoblast *m*
basophilic normoblast basophiler Normoblast *m*
early normoblast basophiler Normoblast *m*
eosinophilic normoblast azidophiler Normoblast *m*, orthochromatischer Normoblast *m*, oxyphiler Normoblast *m*
intermediate normoblast polychromatischer Normoblast *m*
late normoblast azidophiler Normoblast *m*, orthochromatischer Normoblast *m*, oxyphiler Normoblast *m*
orthochromatic normoblast azidophiler Normoblast *m*, orthochromatischer Normoblast *m*, oxyphiler Normoblast *m*
oxyphilic normoblast orthochromatischer Normoblast *m*
polychromatic normoblast polychromatischer Normoblast *m*

nor|mo|blas|tic [nɔːrmə'blæstɪk] *adj.* Normoblasten betreffend, normoblastisch, Normoblasten-
nor|mo|blas|to|sis [,nɔːrməblæs'təʊsɪs] *noun* Normoblastose *f*
nor|mo|cal|cae|mi|a [,nɔːrməkæl'siːmɪə] *noun* (*brit.*) s.u. normocalcemia
nor|mo|cal|cae|mic [,nɔːrməkæl'siːmɪk] *adj.* (*brit.*) s.u. normocalcemic
nor|mo|cal|ce|mi|a [,nɔːrməkæl'siːmɪə] *noun* Normokalzämie *f*, Normokalziämie *f*
nor|mo|cal|ce|mic [,nɔːrməkæl'siːmɪk] *adj.* Normokalzämie betreffend, normokalzämisch, normokalziämisch
nor|mo|chro|ma|sia [,nɔːrməkrəʊ'meɪʒɪə] *noun* Normochromie *f*
nor|mo|chro|mia [nɔːrmə'krəʊmɪə] *noun* s.u. normochromasia
nor|mo|chro|mic [nɔːrmə'krəʊmɪk] *adj.* **1.** von normaler Farbe, normochrom **2.** (*hämatol.*) normochrom
nor|mo|cyte ['nɔːrməsaɪt] *noun* (reifer) Erythrozyt *m*, Normozyt *m*
nor|mo|e|ryth|ro|cyte [,nɔːrməɪ'rɪθrəsaɪt] *noun* s.u. normocyte
nor|mo|vo|lae|mia [,nɔːrməvəʊ'liːmɪə] *noun* (*brit.*) s.u. normovolemia
nor|mo|vo|lae|mic [,nɔːrməvəʊ'liːmɪk] *adj.* (*brit.*) s.u. normovolemic
nor|mo|vo|le|mia [,nɔːrməvəʊ'liːmɪə] *noun* Normovolämie *f*
nor|mo|vo|le|mic [,nɔːrməvəʊ'liːmɪk] *adj.* Normovolämie betreffend, normovolämisch
Norwalk ['nɔːrwɔːk]: **Norwalk agent** Norwalk-Agens *nt*, Norwalk-Virus *nt*
Norwalk virus s.u. *Norwalk* agent

nox|a ['nɑksə] *noun, plural* **nox|ae** ['nɑksiː] Schadstoff *m*, schädigendes *oder* krankheitserregendes Agens *nt*, Noxe *f*
nox|ious ['nɑkʃəs] *adj.* schädigend, schädlich, ungesund (*to* für)
nox|ious|ness ['nɑkʃəsnɪs] *noun* Schädlichkeit *f*
NP *abk.* s.u. nucleoprotein
NPC *abk.* s.u. nasopharyngeal *carcinoma*
NPDL *abk.* s.u. nodular poorly-differentiated lymphocytic *lymphoma*
NR *abk.* s.u. normal *range*
nRNA *abk.* s.u. nuclear *RNA*
NSILA *abk.* s.u. nonsuppressible insulin-like *activity*
NSS *abk.* s.u. normal saline *solution*
NT *abk.* s.u. **1.** neutralization *test* **2.** nystatin
N-terminal *adj.* aminoterminal, N-terminal
NTP *abk.* s.u. nucleoside-5'-triphosphate
Nuc *abk.* s.u. nucleoside
nu|cle|ar ['n(j)uːklɪər] *adj.* **1.** Zellkern *oder* Nukleus betreffend, nukleär, nuklear, Zellkern-, Kern- **2.** Atomkern betreffend, nuklear, Kern-, Nuklear-
nu|cle|ase ['n(j)uːklɪeɪz] *noun* Nuklease *f*, Nuclease *f*
nu|cle|at|ed ['n(j)uːklɪeɪtɪd] *adj.* kernhaltig
nu|cle|ide ['n(j)uːklɪaɪd] *noun* Nukleid *nt*
nu|cle|in ['n(j)uːkliːɪn] *noun* Nuklein *nt*
nucleo- *präf.* Kern-, Nukle(o)-, Nucle(o)-
nu|cle|o|cap|sid [ˌn(j)uːklɪəʊ'kæpsɪd] *noun* Nukleokapsid *nt*
nu|cle|o|glu|co|pro|tein [ˌn(j)uːklɪəʊˌgluːkəʊ'prəʊtiːn] *noun* Nukleoglukoprotein *nt*
nu|cle|o|his|tone [ˌn(j)uːklɪəʊ'hɪstəʊn] *noun* Nukleohiston *nt*, Nucleohiston *nt*
nu|cle|oid ['n(j)uːklɪɔɪd] **I** *noun* Nukleoid *nt*, Nucleoid *nt* **II** *adj.* kernartig, kernähnlich, nukleoid
nu|cle|o|lus [n(j)uː'klɪələs] *noun, plural* **nu|cle|o|li** [n(j)uː'klɪəlaɪ] Kernkörperchen *nt*, Nukleolus *m*, Nucleolus *m*
chromatin nucleolus Karyosom *nt*
false nucleolus Karyosom *nt*
nu|cle|o|plasm ['n(j)uːklɪəʊplæzəm] *noun* Zellkernprotoplasma *nt*, Kernprotoplasma *nt*, Karyoplasma *nt*, Nukleoplasma *nt*
nu|cle|o|pro|tein [ˌn(j)uːklɪəʊ'prəʊtiːn] *noun* Nukleoprotein *nt*, Nucleoprotein *nt*
nu|cle|o|sid|ase [ˌn(j)uːklɪəʊ'saɪdeɪz] *noun* Nukleosidase *f*, Nucleosidase *f*
nu|cle|o|side ['n(j)uːklɪəʊsaɪd] *noun* Nukleosid *nt*, Nucleosid *nt*
minor nucleoside seltenes Nukleosid *nt*
nucleoside-5'-diphosphate *noun* Nucleosid-5'-diphosphat *nt*
nucleoside-5'-monophosphate *noun* Nucleosid-5'-monophosphat *nt*
nucleoside-5'-triphosphate *noun* Nucleosid-5'-triphosphat *nt*
nu|cle|o|some ['n(j)uːklɪəsəʊm] *noun* Nukleosom *nt*
nu|cle|o|tid|ase [ˌn(j)uːklɪə'taɪdeɪz] *noun* Nukleotidase *f*, Nucleotidase *f*
5'-nucleotidase 5'-Nukleotidase *f*, 5'-Nucleotidase *f*
nu|cle|o|tide ['n(j)uːklɪətaɪd] *noun* Nukleotid *nt*, Nucleotid *nt*
flavin nucleotide Flavinnukleotid *nt*
guanine nucleotide Guanosin-5'-monophosphat *nt*, Guanylsäure *f*
pyridine nucleotide Pyridinnukleotid *nt*
pyrimidine nucleotide Pyrimidinnukleotid *nt*
triphosphopyridine nucleotide Nicotinamid-adenin-dinucleotid-phosphat *nt*, Triphosphopyridinnucleotid *nt*, Cohydrase II *f*, Coenzym II *nt*
nu|cle|o|tid|yl [ˌn(j)uːklɪə'taɪdɪl] *noun* Nukleotidyl-(Rest *m*)
nu|cle|o|tid|yl|ex|o|trans|fer|ase [ˌn(j)uːklɪə'taɪdɪlˌeksəʊ'transfəreɪz] *noun* Nukleotidylexotransferase *f*
DNA nucleotidylexotransferase DNS-Nukleotidylexotransferase *f*, DNA-Nukleotidylexotransferase *f*, terminale Desoxynukleotidyltransferase *f*
nu|cle|o|tid|yl|trans|fer|ase [n(j)uːklɪəˌtaɪdɪl'transfəreɪz] *noun* Nukleotidyltransferase *f*
DNA nucleotidyltransferase DNA-abhängige DNA-Polymerase *f*, DNS-abhängige DNS-Polymerase *f*, DNS-Nukleotidyltransferase *f*, DNS-Polymerase *f* I, Kornberg-Enzym *nt*
polyribonucleotide nucleotidyltransferase Polynukleotidphosphorylase *f*, Polyribonukleotidnukleotidyltransferase *f*
RNA nucleotidyltransferase DNA-abhängige RNA-Polymerase *f*, DNS-abhängige RNS-Polymerase *f*, Transkriptase *f*
nu|cle|us ['n(j)uːklɪəs] *noun, plural* **nu|cle|us|es, nu|cle|i** ['n(j)uːklɪaɪ] **1.** Zellkern *m*, Kern *m*, Nukleus *m*, Nucleus *m*; Atomkern *m* **2.** (*ZNS*) Kern *m*, Kerngebiet *nt*, Nucleus *m*
atomic nucleus Atomkern *m*
cell nucleus Zellkern *m*, Nukleus *m*, Nucleus *m*
fusion nucleus Verschmelzungskern *m*
steroid nucleus Steroidkern *m*
nu|clide ['n(j)uːklaɪd] *noun* Nuklid *nt*
radioactive nuclide radioaktives Nuklid *nt*, Radionuklid *nt*
num|ber ['nʌmbər] *noun* **1.** Zahl *f*, Ziffer *f* **2.** Anzahl *f* (*of* an)
atomic number Ordnungszahl *f*
charge number Ordnungszahl *nt*
erythrocyte number Erythrozytenzahl *f*
leukocyte number Leukozytenzahl *f*
mass number Massenzahl *f*
molar number Molzahl *f*
neutron number Neutronenzahl *f*
oxidation number Oxidationszahl *f*
proton number Protonenzahl *f*
saponification number Verseifungszahl *f*
NWDL *abk.* s.u. nodular well-differentiated lymphocytic *lymphoma*
nys|ta|tin ['nɪstətɪn] *noun* Nystatin *nt*

N

O

O *abk.* s.u. **1.** opium **2.** oxygen
O_2 *abk.* s.u. molecular *oxygen*
O_3 *abk.* s.u. ozone
OA *abk.* s.u. **1.** orotic *acid* **2.** oxaloacetate
OAA *abk.* s.u. oxaloacetic *acid*
OAF *abk.* s.u. osteoclast activating *factor*
Oakley-Fulthorpe ['əʊklɪ 'fʊlθɔːrp]: **Oakley-Fulthorpe technique** Oakley-Fulthorpe-Technik *f*, eindimensionale Immunodiffusion *f* nach Oakley-Fulthorpe
Oakley-Fulthorpe test s.u. *Oakley-Fulthorpe* technique
ob|jec|tive [əb'dʒektɪv] I *noun* Objektiv *nt*, Objektivlinse *f* II *adj.* sachlich, unpersönlich, objektiv
achromatic objective achromatisches Objektiv *nt*, Achromat *m*
ob|struc|tion [əb'strʌkʃn] *noun* Blockierung *f*, Verstopfung *f*, Verlegung *f*, Verschluss *m*, Obstruktion *f*
biliary obstruction Gallengangsobstruktion *f*, Gallenwegsobstruktion *f*
oc|cult [ə'kʌlt, 'ɑkʌlt] *adj.* verborgen, okkult
OCT *abk.* s.u. ornithine *carbamoyltransferase*
oc|ta|dec|a|no|ate [ˌɑktəˌdekə'nəʊeɪt] *noun* Stearat *nt*
oc|tose ['ɑktəʊs] *noun* Oktose *f*, Octose *f*, C_8-Zucker *m*
ODC *abk.* s.u. **1.** ornithine *decarboxylase* **2.** orotidylic acid *decarboxylase*
O_2-dependent *adj.* sauerstoffabhängig
odonto- *präf.* Zahn-, Dental-, Dent(o)-, Odont(o)-
o|don|to|am|e|lo|blas|to|ma [əʊˌdɑntəʊˌæmələʊblæs'təʊmə] *noun* Odontoadamantinom *nt*, Odontoameloblastom *nt*, ameloblastisches Fibroodontom *nt*, ameloblastisches Odontom *nt*
o|don|to|am|e|lo|blas|to|sar|co|ma [əʊˌdɑntəʊˌæmələʊˌblæstəsɑːr'kəʊmə] *noun* Odontoameloblastosarkom *nt*
o|don|to|blast [əʊ'dɑntəʊblæst] *noun* Odontoblast *m*, Dentinoblast *m*
o|don|to|blas|to|ma [əʊˌdɑntəʊblæs'təʊmə] *noun* Odontoblastom *nt*
o|don|to|ma [əʊdɑn'təʊmə] *noun* **1.** Odontom *nt* **2.** odontogener Tumor *m*
ameloblastic odontoma Odontoadamantinom *nt*, Odontoameloblastom *nt*, ameloblastisches Odontom *nt*, ameloblastisches Fibroodontom *nt*
complex odontoma komplexes Odontom *nt*
composite odontoma komplexes Odontom *nt*
oe|de|ma [ɪ'diːmə] *noun, plural* **oe|de|mas, oe|de|ma|ta** [ɪ'diːmətə] (*brit.*) Ödem *nt*
brain oedema Hirnödem *nt*
cachectic oedema kachektisches Ödem *nt*
cellular oedema zelluläres Ödem *nt*, Zellödem *nt*
circumscribed oedema s.u. Quincke's *oedema*
gaseous oedema Gasödem *nt*
hereditary angioneurotic oedema hereditäres Angioödem *nt*, hereditäres Quincke-Ödem *nt*
hydremic oedema hydrämisches Ödem *nt*
interstitial oedema interstitielles Ödem *nt*
lymphatic oedema Lymphödem *nt*, Lymphoedema *nt*
malignant oedema malignes Ödem *nt*
Milton's oedema s.u. Quincke's *oedema*
Quincke's oedema Quincke-Ödem *nt*, angioneurotisches Ödem *nt*
oe|dem|a|tous [ɪ'demətəs] *adj.* (*brit.*) Ödem betreffend, ödematös
oe|soph|a|ge|al [ɪˌsɑfə'dʒiːəl] *adj.* (*brit.*) Speiseröhre/Ösophagus betreffend, ösophageal, oesophageal, ösophagisch, Speiseröhren-, Ösophag(o)-, Ösophagus-
oesophago- *präf.* (*brit.*) Speiseröhren-, Ösophag(o)-, Oesophag(o)-, Ösophagus-
oe|soph|a|go|gram [ɪ'sɑfəgəgræm] *noun* (*brit.*) Ösophagogramm *nt*
oe|soph|a|gog|ra|phy [ɪˌsɑfə'gɑgrəfɪ] *noun* (*brit.*) Kontrastdarstellung *f* der Speiseröhre, Ösophagographie *f*, Ösophagografie *f*
oe|soph|a|gus [ɪ'sɑfəgəs] *noun, plural* **oe|soph|a|gi** [ɪ'sɑfədʒaɪ, ɪ'sɑfəgaɪ] (*brit.*) Speiseröhre *f*, Ösophagus *m*, Oesophagus *m*
OFA *abk.* s.u. oncofetal *antigen*
17-OH-CS *abk.* s.u. 17-hydroxycorticosteroid
17-OHS *abk.* s.u. 17-hydroxycorticosteroid
OI *abk.* s.u. opportunistic *infection*
O_2-independent *adj.* sauerstoffunabhängig
Okazaki [ɔːkə'zɑːkɪ]: **Okazaki fragments** Okazaki-Fragmente *pl*, Okazaki-Stückchen *pl*
o|le|fine ['əʊləfiːn] *noun* Olefin *nt*, Alken *nt*
o|le|in ['əʊliːɪn] *noun* Olein *nt*, Triolen *nt*
oleo- *präf.* Ole(o)-, Öl-
o|le|o|gran|u|lo|ma [ˌəʊlɪəʊˌgrænjə'ləʊmə] *noun* Oleogranulom *nt*, Lipogranulom *nt*
o|le|o|ma [əʊlɪ'əʊmə] *noun* Oleom *nt*, Oleosklerom *nt*, Oleogranulom *nt*, Elaiom *nt*
o|li|gae|mia [ɑlɪ'giːmɪə] *noun* (*brit.*) s.u. oligemia
o|li|gae|mic [ɑlɪ'giːmɪk] *adj.* (*brit.*) s.u. oligemic
o|li|ge|mia [ɑlɪ'giːmɪə] *noun* Hypovolämie *f*, Oligämie *f*
o|li|ge|mic [ɑlɪ'giːmɪk] *adj.* Hypovolämie betreffend, hypovolämisch
oligo- *präf.* Klein-, Olig(o)-
o|li|go|clo|nal [ˌɑlɪgəʊ'kləʊnl] *adj.* oligoklonal
o|li|go|cy|thae|mia [ˌɑlɪgəʊsaɪ'θiːmɪə] *noun* (*brit.*) s.u. oligocythemia
o|li|go|cy|the|mia [ˌɑlɪgəʊsaɪ'θiːmɪə] *noun* Oligozythämie *f*
o|li|go|cy|to|sis [ˌɑlɪgəʊsaɪ'təʊsɪs] *noun* s.u. oligocythemia
o|li|go|den|dro|blas|to|ma [ɑlɪgəʊˌdendrəʊblæs'təʊmə] *noun* Oligodendrogliom *nt*
o|li|go|den|dro|gli|o|ma [ɑlɪgəʊˌdendrəʊglaɪ'əʊmə] *noun* Oligodendrogliom *nt*
o|li|go|gene ['ɑlɪgəʊdʒiːn] *noun* Oligogen *nt*, Hauptgen *nt*
o|li|go|gen|ic [ɑlɪgəʊ'dʒenɪk] *adj.* oligogen

ollig|o|mer ['ɑlɪgəʊmər] *noun* Oligomer *nt*
ollig|o|mer|ic [ɑlɪgəʊ'merɪk] *adj.* oligomer
ol|i|go|nu|cle|o|tide [ɑlɪgəʊ'n(j)uːklɪətaɪd] *noun* Oligonukleotid *nt*
ol|i|go|pep|tide [ɑlɪgəʊ'peptaɪd] *noun* Oligopeptid *nt*
O-locus *noun* Operatorgen *nt*, O-Gen *nt*
OMF *abk.* s.u. osteomyelofibrosis
OMP *abk.* s.u. 1. orotidylic *acid* 2. outer membrane *protein*
Omp *abk.* s.u. outer membrane *protein*
OMS *abk.* s.u. osteomyelosclerosis
onco- *präf.* Tumor-, Geschwulst-, Onko-
on|co|cyte ['ɑŋkəsaɪt] *noun* Onkozyt *m*
on|co|cyt|ic [ɑŋkə'sɪtɪk] *adj.* aus Onkozyten bestehend, onkozytär
on|co|cy|to|ma [ˌɑŋkəsaɪ'təʊmə] *noun* 1. Onkozytom *nt*, Hürthle-Tumor *m*, Hürthle-Zelladenom *nt*, Hürthle-Struma *f*, oxyphiles Schilddrüsenadenom *nt* 2. Hürthle-Zell-Karzinom *nt*, malignes Onkozytom *nt*
on|cod|na|vi|rus [ɑŋ'kɑdnəvaɪrəs] *noun* Oncodnavirus *nt*
on|co|gene ['ɑŋkədʒiːn] *noun* Onkogen *nt*
cellular oncogene zelluläres Onkogen *nt*
src oncogene src-Onkogen *nt*
viral oncogene virales Onkogen *nt*
on|co|gen|e|sis [ɑŋkə'dʒenəsɪs] *noun* Tumorbildung *f*, Onkogenese *f*
viral oncogenesis virale/virusinduzierte Tumorbildung *f*, virale/virusinduzierte Onkogenese *f*
on|co|ge|net|ic [ˌɑŋkədʒə'netɪk] *adj.* Onkogenese betreffend, onkogenetisch
on|co|gen|ic [ɑŋkə'dʒenɪk] *adj.* einen Tumor erzeugend, geschwulsterzeugend, onkogen
on|co|ge|nic|i|ty [ˌɑŋkədʒə'nɪsətɪ] *noun* Fähigkeit *f* zur Tumorbildung, Onkogenität *f*
on|cog|e|nous [ɑŋ'kɑdʒənəs] *adj.* von einem Tumor abstammend, onkogen
on|co|log|ic [ɑŋkə'lɑdʒɪk] *adj.* Onkologie betreffend, onkologisch
on|col|o|gy [ɑŋ'kɑlədʒɪ] *noun* Geschwulstlehre *f*, Onkologie *f*
on|col|y|sis [ɑŋ'kɑləsɪs] *noun* Geschwulstauflösung *f*, Onkolyse *f*
on|co|lyt|ic [ɑŋkə'lɪtɪk] *adj.* Onkolyse betreffend *oder* auslösend, onkolytisch
on|co|ma [ɑŋ'kəʊmə] *noun* Geschwulst *f*, Tumor *m*
on|cor|na|vi|rus [ɑŋ'kɔːrnəvaɪrəs] *noun* Oncornavirus *nt*
on|co|stat|in M [ɑŋkə'sttn] *noun* Oncostatin M *nt*
on|co|ther|a|py [ɑŋkə'θerəpɪ] *noun* Tumortherapie *f*, Onkotherapie *f*
on|cot|ic [ɑn'kɑtɪk] *adj.* Schwellung *oder* Geschwulst betreffend, durch eine Schwellung verursacht, onkotisch
on|co|trop|ic [ˌɑŋkə'trɑpɪk] *adj.* mit besonderer Affinität zu Tumorzellen, onkotrop
On|co|vir|i|nae [ɑŋkə'vɪərəniː] *plural* Oncoviren *pl*, Oncovirinae *pl*
on|co|vi|rus [ɑŋkə'vaɪrəs] *noun* Onkovirus *nt*, Oncovirus *nt*
on|tog|e|ny [ɑn'tɑdʒənɪ] *noun* Ontogenese *f*
T-cell ontogeny T-Zell-Ontogenese *f*
o|oph|o|ro|ma [əʊˌɑfə'rəʊmə] *noun* Ovarialschwellung *f*, Ovarialtumor *m*, Eierstockschwellung *f*, Eierstocktumor *m*, Oophorom *nt*
Op. *abk.* s.u. operation
op|er|a|tion [ɑpə'reɪʃn] *noun* 1. (chirurgischer) Eingriff *m*, Operation *f* 2. Operation *f*, Technik *f*, Verfahren *nt*
Thiersch's operation Thiersch-Technik *f*
op|er|a|tor ['ɑpəreɪtər] *noun* Operatorgen *nt*, O-Gen *nt*
op|er|on ['ɑpəˌrɑn] *noun* Operon *nt*
o|pi|ate ['əʊpɪeɪt] I *noun* 1. Opiat *nt*, Opiumpräparat *nt*, Opioid *nt* 2. Schlafmittel *nt*, Hypnotikum *nt*; Beruhigungsmittel *nt*, Sedativum *nt*; Betäubungsmittel *nt*, Narkotikum *nt* II *adj.* 3. opiumhaltig 4. einschläfernd; beruhigend; sedierend; betäubend
o|pi|oid ['əʊpɪɔɪd] *noun* 1. Opioid *nt* 2. (endogenes) Opioid *nt*, Opioid-Peptid *nt*
o|pi|um ['əʊpɪəm] *noun* Opium *nt*, Laudanum *nt*, Meconium *nt*
OPRT *abk.* s.u. orotate *phosphoribosyltransferase*
OPSI *abk.* s.u. overwhelming post-splenectomy *infection*
op|sin|o|gen [ɑp'sɪnədʒən] *noun* s.u. opsogen
op|so|gen ['ɑpsədʒən] *noun* Opsinogen *nt*, Opsogen *nt*
op|son|ic [ɑp'sɑnɪk] *adj.* opsonisch
op|so|nin ['ɑpsənɪn] *noun* Opsonin *nt*
immune opsonin opsonisierender Antikörper *m*
OPSS *abk.* s.u. overwhelming post-splenectomy sepsis *syndrome*
OPV *abk.* s.u. poliovirus *vaccine* live oral
O-R *abk.* s.u. oxidation-reduction
or|ange ['ɔːrɪndʒ] *noun* Orange *nt*
acridine orange Akridinorange *nt*
methyl orange Methylorange *nt*, Helianthin *nt*
or|chi|en|ceph|a|lo|ma [ɔːrkɪˌensəfə'ləʊmə] *noun* embryonales Hodenkarzinom *nt*, Orchiblastom *nt*, Orchioblastom *nt*
or|chi|o|my|e|lo|ma [ɔːrkɪəʊˌmaɪə'ləʊmə] *noun* Plasmozytom *nt* des Hodens
or|der|li|ness ['ɔːrdərlɪnɪs] *noun* 1. (*Physik*) Ordnungsgrad *m* 2. Ordnung *f*, Regelmäßigkeit *f*
org. *abk.* s.u. organic
or|gan ['ɔːrgn] *noun* Organ *nt*, Organum *nt*, Organon *nt*
blood-forming organs Blut bildende Organe *pl*, blutzellbildende Organe *pl*
central lymphoid organ zentrales lymphatisches Organ *nt*, primäres lymphatisches Organ *nt*
Chievitz's organ Chievitz-Organ *nt*
donor organ Spenderorgan *nt*
effector organ Effektororgan *nt*, Erfolgsorgan *nt*
lymphoid organ lymphatisches Organ *nt*
peripheral lymphoid organ peripheres lymphatisches Organ *nt*, sekundäres lymphatisches Organ *nt*
primary lymphoid organ zentrales lymphatisches Organ *nt*, primäres lymphatisches Organ *nt*
secondary lymphoid organ peripheres lymphatisches Organ *nt*, sekundäres lymphatisches Organ *nt*
target organ Erfolgsorgan *nt*, Zielorgan *nt*
or|gan|ic [ɔːr'gænɪk] I *noun* organische Substanz *f* II *adj.* 1. Organ/Organe *oder* Organismus betreffend, organisch 2. organisch, somatisch 3. (*Chemie*) organisch
or|gan|ism ['ɔːrgənɪzəm] *noun* Organismus *m*
Leishmania organisms Leishmaniaorganismen *pl*
target organism Zielorganismus *m*
or|gan|oid ['ɔːrgənɔɪd] *adj.* 1. organähnlich, organartig, organoid 2. (*pathol.*) organoid
or|ga|no|phos|phate [ˌɔːrgənəʊ'fɑsfeɪt] *noun* Organophosphat *nt*

or|ga|no|phos|pho|rus [ˌɔːrgənəʊ'fɑsfərəs] *noun* organische Phosphorverbindung *f*

or|ga|no|tax|is [ˌɔːrgənəʊ'tæksɪs] *noun* Organotaxis *f*

or|ga|no|trop|ic [ˌɔːrgənəʊ'trɑpɪk] *adj.* organotrop

or|ga|not|ro|pism [ˌɔːrgə'nɑtrəpɪzəm] *noun* Organotropie *f*

or|ga|not|ro|py [ˌɔːrgə'nɑtrəpɪ] *noun* s.u. organotropism

Orn *abk.* s.u. ornithine

or|ni|thine ['ɔːrnəθiːn] *noun* Ornithin *nt*

Oro *abk.* s.u. **1.** orotate **2.** orotic *acid*

oro- *präf.* Mund-, Oro-

or|o|so|mu|coid [ˌɔːrəsəʊ'mjuːkɔɪd] *noun* Plasmaorosomukoid *nt*, Orosomukoid *nt*, saures α_1-Glykoprotein *nt*

plasma orosomucoid Orososomucoid *nt*, Plasma-Orososomucoid *nt*, saures α_1-Glykoprotein *nt*

or|o|tate ['ɔːrəteɪt] *noun* Orotat *nt*

o|rot|i|dine-5'-phosphate [ɔː'rɑtɪdiːn] *noun* Orotidin-5'-Phosphat *nt*, Orotidinmonophosphat *nt*, Orotidylsäure *f*

or|tho|chro|mat|ic [ˌɔːrθəʊkrəʊ'mætɪk] *adj.* orthochromatisch

or|tho|chro|mia [ɔːrθəʊ'krəʊmɪə] *noun* Orthochromie *f*

or|tho|chro|mo|phil [ɔːrθəʊ'krəʊməfɪl] *adj.* s.u. orthochromatic

or|tho|chro|mo|phile [ɔːrθəʊ'krəʊməfaɪl] *adj.* s.u. orthochromatic

or|tho|cy|to|sis [ˌɔːrθəʊsaɪ'təʊsɪs] *noun* Orthozytose *f*

or|tho|gen|ics [ɔːrθəʊ'dʒenɪks] *plural* Erbhygiene *f*, Eugenik *f*, Eugenetik *f*

Or|tho|myx|o|vir|i|dae [ˌɔːrθəʊˌmɪksəʊ'vɪrədiː] *plural* Orthomyxoviren *pl*, Orthomyxoviridae *pl*

OS *abk.* s.u. osteogenic *sarcoma*

Os *abk.* s.u. osmium

os|cil|lo|scope [ə'sɪləskəʊp] *noun* Oszilloskop *nt*

cathode ray oscilloscope Kathodenstrahloszilloskop *nt*, Katodenstrahloszilloskop *nt*

Osler-Vaquez ['ɑzlər va'ke]**: Osler-Vaquez disease** Morbus *m* Vaquez-Osler, Vaquez-Osler-Syndrom *nt*, Osler-Krankheit *f*, Osler-Vaquez-Krankheit *f*, Polycythaemia vera, Polycythaemia rubra vera, Erythrämie *f*

Osm *abk.* s.u. osmole

osm *abk.* s.u. osmol

os|mic ['ɑzmɪk] *adj.* osmiumhaltig, Osmium-

os|mi|um ['ɑzmɪəm] *noun* Osmium *nt*

os|mol [ɑzmɑl] *noun* s.u. osmole

os|mo|lal|i|ty [ɑzməʊ'lælətɪ] *noun* Osmolalität *f*

os|mo|lar [ɑz'məʊlər] *adj.* osmolar

os|mo|lar|i|ty [ɑzməʊ'lærətɪ] *noun* Osmolarität *f*

os|mole ['ɑzməʊl] *noun* Osmol *nt*

os|mot|ic [ɑz'mɑtɪk] *adj.* Osmose betreffend, osmotisch, Osm(o)-

os|se|ous ['ɑsɪəs] *adj.* Knochen betreffend, aus Knochen, knöchern, ossär, ossal, Knochen-

os|si|fy|ing ['ɑsəfaɪɪŋ] *adj.* verknöchernd, ossifizierend

osteo- *präf.* Knochen-, Osteo-

os|te|o|blast ['ɑstɪəʊblæst] *noun* Osteoblast *m*, Osteoplast *m*

os|te|o|blas|tic [ɑstɪəʊ'blæstɪk] *adj.* **1.** Osteoblasten betreffend, aus Osteoblasten bestehend, osteoblastisch **2.** osteoplastisch

os|te|o|blas|to|ma [ˌɑstɪəʊblæs'təʊmə] *noun* Osteoblastom *nt*

os|te|o|car|ci|no|ma [ɑstɪəʊˌkɑːrsɪ'nəʊmə] *noun* Knochenkrebs *m*

os|te|o|car|ti|lag|i|nous [ɑstɪəʊˌkɑːrtə'lædʒɪnəs] *adj.* aus Knochen und Knorpel bestehend, osteochondral, osteokartilaginär

os|te|o|chon|dral [ɑstɪəʊ'kɑndrəl] *adj.* s.u. osteocartilaginous

os|te|o|chon|dro|fi|bro|ma [ɑstɪəʊˌkɑndrəʊfaɪ'brəʊmə] *noun* Osteochondrofibrom *nt*

os|te|o|chon|dro|ma [ˌɑstɪəʊkɑn'drəʊmə] *noun* Osteochondrom *nt*, knorpelige Exostose *f*, kartilaginäre Exostose *f*, Chondroosteom *nt*

fibrosing osteochondroma Osteochondrofibrom *nt*

os|te|o|chon|dro|my|o|sar|co|ma [ɑstɪəʊˌkɑndrəˌmaɪəsɑːr'kəʊmə] *noun* Osteochondromyosarkom *nt*, Osteochondromyosarcoma *nt*

os|te|o|chon|dro|myx|o|ma [ɑstɪəʊˌkɑndrəmɪk'səʊmə] *noun* Osteochondromyxom *nt*

os|te|o|chon|dro|sar|co|ma [ɑstɪəʊˌkɑndrəsɑːr'kəʊmə] *noun* Osteochondrosarkom *nt*, Osteochondrosarcoma *nt*

os|te|o|clast ['ɑstɪəklæst] *noun* Knochenfresszelle *f*, Osteoklast *m*, Osteoclastocytus *m*

os|te|o|clas|tic [ɑstɪəʊ'klæstɪk] *adj.* Osteoklasten betreffend, osteoklastisch

os|te|o|clas|to|ma [ˌɑstɪəʊklæs'təʊmə] *noun* Riesenzelltumor *m* des Knochens, Osteoklastom *nt*

os|te|o|fi|bro|chon|dro|sar|co|ma [ɑstɪəʊˌfaɪbrəˌkɑndrəsɑːr'kəʊmə] *noun* malignes Mesenchymom *nt*

os|te|o|fi|bro|ma [ˌɑstɪəʊfaɪ'brəʊmə] *noun* Knochenfibrom *nt*, Osteofibrom *nt*

os|te|o|fi|bro|sar|co|ma [ɑstɪəʊˌfaɪbrəsɑːr'kəʊmə] *noun* Osteofibrosarkom *nt*, Osteofibrosarcoma *nt*

os|te|o|ge|net|ic [ˌɑstɪəʊdʒə'netɪk] *adj.* Knochenbildung/Osteogenese betreffend, knochenbildend, osteogenetisch

os|te|o|gen|ic [ɑstɪəʊ'dʒenɪk] *adj.* **1.** vom Knochen/Knochengewebe ausgehend *oder* stammend, osteogen **2.** s.u. osteogenetic

os|te|oid ['ɑstɪɔɪd] **I** *noun* organische Grundsubstanz *f* des Knochens, Osteoid *nt* **II** *adj.* knochenähnlich, knochenartig, osteoid

os|te|o|li|po|chon|dro|ma [ˌɑstɪəʊˌlɪpəkɑn'drəʊmə] *noun* Osteolipochondrom *nt*

os|te|o|li|po|ma [ˌɑstɪəʊlɪ'pəʊmə] *noun* Osteolipom *nt*

os|te|o|lyt|ic [ɑstɪəʊ'lɪtɪk] *adj.* Osteolyse betreffend *oder* erzeugend, knochenauflösend, osteolytisch

os|te|o|ma [ɑstɪ'əʊmə] *noun* (benigne) Knochengeschwulst *f*, Osteom *nt*

compact osteoma kompaktes Osteom *m*, Osteoma eburneum

giant osteoid osteoma Osteoblastom *nt*

osteoid osteoma Osteoidosteom *nt*

os|te|o|my|e|lo|fi|bro|sis [ɑstɪəʊˌmaɪələʊfaɪ'brəʊsɪs] *noun* Knochenmarkfibrose *f*, Knochenmarksfibrose *f*, Myelofibrose *f*, Osteomyelofibrose *f*; Osteomyelosklerose *f*, Myelosklerose *f*

os|te|o|my|e|lo|re|tic|u|lo|sis [ɑstɪəʊˌmaɪələʊˌrɪtɪkjə'ləʊsɪs] *noun* Osteomyeloretikulose *f*

os|te|o|my|e|lo|scle|ro|sis [ɑstɪəʊˌmaɪələʊsklɪ'rəʊsɪs] *noun* s.u. osteomyelofibrosis

os|te|o|myx|o|chon|dro|ma [ɑstɪəʊˌmɪksəkɑn'drəʊmə] *noun* Osteochondromyxom *nt*

os|te|o|ne|cro|sis [ˌɑstɪəʊnɪ'krəʊsɪs] *noun* Knochen-, Osteonekrose *f*
radiation osteonecrosis Strahlungsosteonekrose *f*, Radioosteonekrose *f*, Osteoradionekrose *f*
osteo-odontoma *noun* Odontoadamantinom *nt*, Odontoameloblastom *nt*, ameloblastisches Fibroodontom *nt*, ameloblastisches Odontom *nt*
os|te|o|plast ['ɑstɪəʊplæst] *noun* S.U. osteoblast
os|te|o|po|ro|sis [ˌɑstɪəʊpə'rəʊsɪs] *noun* Osteoporose *f*, Osteoporosis *f*
steroid osteoporosis steroidinduzierte Osteoporose *f*, Steroidosteoporose *f*
steroid-induced osteoporosis steroidinduzierte Osteoporose *f*, Steroidosteoporose *f*
os|te|o|sar|co|ma [ˌɑstɪəʊsɑːr'kəʊmə] *noun* Knochensarkom *nt*, Osteosarkom *nt*, Osteosarcoma *nt*, osteogenes Sarkom *nt*, osteoplastisches Sarkom *nt*
chondroblastic osteosarcoma S.U. chondrosarcomatous *osteosarcoma*
chondrosarcomatous osteosarcoma chondroblastisches Osteosarkom *nt*, chondrosarkomatöses Osteosarkom *nt*
fibroblastic osteosarcoma fibroblastisches Osteosarkom *nt*
osteoblastic osteosarcoma osteoblastisches Osteosarkom *nt*, osteoplastisches Osteosarkom *nt*
osteolytic osteosarcoma osteolytisches Osteosarkom *nt*
periosteal osteosarcoma periostales Osteosarkom *nt*, perossales Sarkom *nt*, periostales Sarkom *nt*, periostales osteogenes Sarkom *nt*
peripheral osteosarcoma S.U. periosteal *osteosarcoma*
telangiectatic osteosarcoma teleangiektatisches Osteosarkom *nt*
OT *abk.* S.U. old *tuberculin*
OTC *abk.* S.U. **1.** ornithine *transcarbamoylase* **2.** oxytetracycline
OTD *abk.* S.U. organ tolerance *dose*
Ouchterlony ['ɑktərləʊnɪ]: **Ouchterlony technique** Ouchterlony-Technik *f*, zweidimensionale Immunodiffusion *f* nach Ouchterlony
Ouchterlony test S.U. *Ouchterlony* technique
out|bred ['atbred] *adj.* ausgezüchtet
o|val|o|cy|ta|ry [ˌəʊvələʊ'saɪtərɪ] *adj.* S.U. ovalocytic
o|val|o|cyte ['əʊvələʊsaɪt] *noun* Elliptozyt *m*, Ovalozyt *m*
o|val|o|cyt|ic [əʊvələʊ'sɪtɪk] *adj.* Elliptozyten betreffend, elliptozytär, Elliptozyten-
o|val|o|cy|to|sis [ˌəʊvələʊsaɪ'təʊsɪs] *noun* hereditäre Elliptozytose *f*, Ovalozytose *f*, Kamelozytose *f*, Elliptozytenanämie *f*, Dresbach-Syndrom *nt*
o|var|i|an [əʊ'veərɪən] *adj.* Eierstock/Ovarium betreffend, ovarial, ovariell, Eierstock-, Ovarial-
o|ver|ex|pressed [ˌvr'sprest] *adj.* überexprimiert
ox|ac|id [ɑks'æsɪd] *noun* Oxosäure *f*, Oxysäure *f*
ox|al|al|de|hyde [ɑksəl'ældəhaɪd] *noun* Oxalaldehyd *m*, Glyoxal *nt*
ox|a|late ['ɑksəleɪt] *noun* Oxalat *nt*
ammonium oxalate Ammoniumoxalat *nt*
calcium oxalate Kalziumoxalat *nt*
potassium oxalate Kaliumoxalat *nt*
sodium oxalate Natriumoxalat *nt*
ox|a|lo|ac|e|tate [ˌɑksələʊ'æsɪteɪt] *noun* Oxalacetat *nt*
ox|a|lo|sis [ɑksə'ləʊsɪs] *noun* Oxalose *f*, Oxalose-Syndrom *nt*
ox|a|lo|suc|ci|nate [ˌɑksələʊ'sʌksəneɪt] *noun* Oxalsuccinat *nt*, Oxalsukzinat *nt*
ox|id ['ɑksɪd] *noun* S.U. oxide
ox|i|dant ['ɑksɪdənt] *noun* Oxidationsmittel *nt*, Oxidans *nt*
ox|i|dase ['ɑksɪdeɪz] *noun* Oxidase *f*
aldehyde oxidase Aldehydoxidase *f*
amine oxidase Monoaminoxidase *f*, Monoaminooxidase *f*
amino acid oxidase Aminosäureoxidase *f*
catechol oxidase *o*-Diphenoloxidase *f*, Catecholoxidase *f*, Polyphenoloxidase *f*
cytochrome (c) oxidase Cytochrom a_3 *nt*, Cytochromoxidase *f*, Cytochromcoxidase *f*, Ferrocytochrom-c-Sauerstoff-Oxidoreduktase *f*
diamine oxidase Diaminooxidase *f*, Histaminase *f*
diphenol oxidase *o*-Diphenoloxidase *f*, Catecholoxidase *f*, Polyphenoloxidase *f*
direct oxidase Oxygenase *f*
flavin-linked oxidase flavinabhängige Oxidase *f*
glucose oxidase Glukoseoxidase *f*
homogentisate oxidase Homogentisinsäure(-1,2-) dioxygenase *f*, Homogentisinatoxidase *f*, Homogentisinoxygenase *f*, Homogentisinsäureoxygenase *f*
homogentisic acid oxidase S.U. homogentisate *oxidase*
hypoxanthine oxidase Xanthinoxidase *f*, Schardinger-Enzym *nt*
indirect oxidase Peroxidase *f*
indophenol oxidase Indophenoloxidase *f*, Zytochromoxidase *f*, Cytochromoxidase *f*
lysyl oxidase Lysyloxidase *f*
monoamine oxidase Monoaminoxidase *f*, Monoaminooxidase *f*
monophenyl oxidase Monophenolmonooxygenase *f*, Monophenyloxidase *f*
NADH oxidase NADH-Oxidase *f*
NADPH oxidase NADPH-Oxidase *f*
phagocytic oxidase phagozytäre Oxidase *f*
primary oxidase Oxigenase *f*, Oxygenase *f*
tyramine oxidase Monoaminoxidase *f*, Monoaminooxidase *f*
xanthine oxidase Xanthinoxidase *f*, Schardinger-Enzym *nt*
oxidase-negative *adj.* oxidasenegativ
oxidase-positive *adj.* oxidasepositiv
ox|i|date ['ɑksɪdeɪt] *vt, vi* S.U. oxidize
ox|i|da|tion [ɑksɪ'deɪʃn] *noun* Oxidation *f*, Oxidieren *nt*
aerobic oxidation aerobe Oxidation *f*
amino acid oxidation oxidativer Aminosäureabbau *m*, Aminosäureoxidation *f*
biological oxidation biologische Oxydation *f*
fatty acid oxidation Fettsäureoxidation *f*
omega oxidation ω-Oxidation *f*, omega-Oxidation *f*
tissue oxidation Gewebsoxidation *f*
oxidation-reduction *noun* Oxidation-Reduktion *f*, Oxidations-Reduktions-Reaktion *f*, Redox-Reaktion *f*
ox|i|da|tive [ɑksɪ'deɪtɪv] *adj.* Oxidation betreffend, mittels Oxidation, oxidativ, oxidierend
ox|ide ['ɑksaɪd] *noun* Oxid *nt*
aluminum oxide Aluminiumoxid *nt*
barium oxide Bariumoxid *nt*
ethylene oxide Äthylenoxid *nt*, Ethylenoxid *nt*
magnesium oxide Magnesia *nt*, Magnesiumoxid *nt*
nitric oxide Stickoxid *nt*, Stickstoffmonoxid *nt*

nitrous oxide Lachgas *nt*, Distickstoffmonoxid *nt*
ox|i|dize ['ɑksɪdaɪz] *vt, vi* oxidieren
ox|i|dized ['ɑksɪdaɪzt] *adj.* oxidiert
ox|i|diz|er ['ɑksɪdaɪzər] *noun* s.u. oxidant
ox|i|do|re|duc|tase [ˌɑksɪdəʊrɪ'dʌkteɪz] *noun* Oxidoreduktase *f*
ferredoxin-NADP oxidoreductase Ferredoxin-NADP-oxidoreduktase *f*
ox|i|do|re|duc|tion [ˌɑksɪdəʊrɪ'dʌkʃn] *noun* Oxidation-Reduktion *f*, Oxidations-Reduktions-Reaktion *f*, Redox-Reaktion *f*
oxo- *präf.* Oxo-, Keto-, Oxy-
5-ox|o|pro|li|nase [ɑksəʊ'prəʊlɪneɪz] *noun* 5-Oxoprolinase *f*
5-ox|o|pro|line [ɑksəʊ'prəʊliːn] *noun* 5-Oxoprolin *nt*, Pyroglutaminsäure *f*
5-ox|o|pro|lin|u|ria [ɑksəʊˌprəʊlɪ'n(j)ʊərɪə] *noun* Pyroglutaminazidurie *f*, hämolytische Anämie *f* mit Glutathionsynthetasedefekt
oxy- *präf.* Sauerstoff-, Oxy-, Oxi-
ox|y|ac|id [ɑksɪ'æsɪd] *noun* s.u. oxacid
ox|y|ben|zene [ɑksɪ'benziːn] *noun* Phenol *nt*, Karbolsäure *f*, Monohydroxybenzol *nt*
ox|y|gen ['ɑksɪdʒən] *noun* Sauerstoff *m*; (*Chemie*) Oxygen *nt*, Oxygenium *nt*
molecular oxygen molekularer Sauerstoff *m*
ox|y|gen|ase ['ɑksɪdʒəneɪz] *noun* Oxygenase *f*, Oxigenase *f*
mixed-function oxygenase mischfunktionelle Oxygenase *f*
tryptophan oxygenase Tryptophanoxigenase *f*
ox|y|gen|ate ['ɑksɪdʒəneɪt] *vt* oxygenieren
ox|y|gen|a|tion [ˌɑksɪdʒə'neɪʃn] *noun* Oxygenisation *f*, Oxygenation *f*, Oxygenieren *nt*, Oxygenierung *f*
ox|y|gen|a|tor [ˌɑksɪdʒə'neɪtər] *noun* Oxygenator *m*
oxygen-dependent *adj.* sauerstoffabhängig
oxygen-independent *adj.* sauerstoffunabhängig
ox|y|haeme ['ɑksɪhiːm] *noun* (*brit.*) s.u. oxyheme
ox|y|hae|mo|chro|mo|gen [ɑksɪˌhiːmə'krəʊmədʒən] *noun* (*brit.*) s.u. oxyhemochromogen
ox|y|hae|mo|glo|bin [ɑksɪ'hiːməˌgləʊbɪn] *noun* (*brit.*) s.u. oxyhemoglobin
ox|y|heme ['ɑksɪhiːm] *noun* Hämatin *nt*, Oxyhämin *nt*
ox|y|he|mo|chro|mo|gen [ɑksɪˌhiːmə'krəʊmədʒən] *noun* Hämatin *nt*, Oxyhämin *nt*
ox|y|he|mo|glo|bin [ɑksɪ'hiːməˌgləʊbɪn] *noun* oxygeniertes Hämoglobin *nt*, Oxyhämoglobin *nt*
ox|y|my|o|glo|bin [ɑksɪˌmaɪə'gləʊbɪn] *noun* Oxymyoglobin *nt*
ox|y|phil ['ɑksɪfɪl] I *noun* oxyphile Zelle *f* II *adj.* oxyphil, azidophil
ox|y|phile ['ɑksɪfaɪl] *noun, adj.* s.u. oxyphil
ox|y|phil|ic [ɑksɪ'fɪlɪk] *adj.* oxyphil, azidophil
ox|y|pu|rine [ɑksɪ'pjʊəriːn] *noun* Oxypurin *nt*
ox|y|re|duc|tase [ˌɑksɪrɪ'dʌkteɪz] *noun* Oxidoreduktase *f*
ferrocytochrome c-oxygen oxyreductase Cytochrom a_3 *nt*, Cytochromoxidase *f*, Cytochromcoxidase *f*, Ferrocytochrom c-Sauerstoff-Oxidoreduktase *f*
ox|y|te|tra|cy|cline [ɑksɪˌtetrə'saɪkliːn] *noun* Oxytetracyclin *nt*
o|zone ['əʊzəʊn] *noun* Ozon *nt*

O

P

P *abk.* s.u. **1.** parental *generation* **2.** partial *pressure* **3.** permeability **4.** phenolphthalein **5.** plasma **6.** power **7.** pressure **8.** probability **9.** product **10.** proline **11.** protein **12.** pulse
p *abk.* s.u. **1.** phosphate **2.** probability **3.** protein
p- *abk.* s.u. para-
P_1 *abk.* s.u. parental *generation*
p^+ *abk.* s.u. proton
p- *abk.* s.u. para-
Φ *abk.* s.u. phenyl
ψ *abk.* s.u. pseudo-
PA *abk.* s.u. **1.** pernicious *anemia* **2.** plasminogen *activator* **3.** prealbumin
PAB *abk.* s.u. para-aminobenzoic *acid*
PABA *abk.* s.u. **1.** *p*-aminobenzoic *acid* **2.** para-aminobenzoic *acid*
pack|ing ['pækɪŋ] *noun* Packing *nt*, Packmethode *f*
Paget ['pædʒɪt]: **Paget's cell** Paget-Zelle *f*
Paget's disease **1.** s.u. *Paget's* disease of the breast **2.** s.u. extramammary *Paget's* disease
Paget's disease of the breast Paget-Krebs *m*, Krebsekzem *nt* der Brust, Morbus *m* Paget
Paget's disease of the nipple s.u. *Paget's* disease of the breast
extramammary Paget's disease extramammärer Morbus *m* Paget
Paget's sarcoma Paget-Sarkom *nt*
PAF *abk.* s.u. platelet activating *factor*
pain [peɪn] **I** *noun* **1.** Schmerz *m*, Schmerzen *pl*, Schmerzempfindung *f*; **be in pain** Schmerzen haben **2.** Wehen *pl*, Geburtswehen *pl* **II** *vt* jemandem Schmerzen bereiten, jemandem wehtun
abdominal pain Bauchschmerzen *pl*, Leibschmerzen *pl*, Abdominalschmerzen *pl*, Schmerzen *pl* im Abdomen, Abdominalgie *f*
acute pain akuter Schmerz *m*
agonizing pain qualvolle Schmerzen *pl*
boring pain bohrender Schmerz *m*
pain-free *adj.* schmerzfrei
pain|ful ['peɪnfəl] *adj.* **1.** schmerzend, schmerzlich, schmerzhaft **2.** beschwerlich, mühsam
pain-induced *adj.* schmerzbedingt
pain|kil|ler ['peɪnkɪlər] *noun* Schmerzmittel *nt*, schmerzstillendes Mittel *nt*, Analgen *nt*, Analgetikum *nt*
pain|kil|ling ['peɪnkɪlɪŋ] *adj.* schmerzstillend
pain|less ['peɪnlɪs] *adj.* schmerzlos
pain|less|ness ['peɪnlɪsnɪs] *noun* Schmerzlosigkeit *f*
pair [peər] *noun* Paar *nt*
acid-base pair Säure-Basen-Paar *nt*
base pair Basenpaar *nt*
buffer pair Pufferpaar *nt*
kilobase pairs Kilobasenpaare *pl*
nucleoside pair Basenpaar *nt*
pair|ing ['peərɪŋ] *noun* Paarung *f*
base pairing Basenpaarung *f*
chromosome pairing Chromosomenpaarung *f*
pal|li|ate ['pælɪeɪt] *vt* lindern, mildern
pal|li|a|tion [pælɪ'eɪʃn] *noun* Milderung *f*, Krankheitsmilderung *f*, Symptommilderung *f*, Linderung *f*, Palliation *f*
pal|li|a|tive ['pælɪətɪv] **I** *noun* Linderungsmittel *nt*, Palliativum *nt*, Palliativ *nt* **II** *adj.* mildernd, lindernd, palliativ, Palliativ-
pal|mi|tate ['pælmɪteɪt] *noun* Palmitat *nt*
pal|pa|tion [pæl'peɪʃn] *noun* Betasten *nt*, Abtasten *nt*, Palpation *f*, Palpieren *nt*
abdominal palpation Palpation *f* des Abdomens/der Bauchdecke
PALS *abk.* s.u. periarterial lymphatic *sheath*
pan- *präf.* Ganz-, Pan-
pan|ag|glu|tin|a|ble [ˌpænə'gluːtɪnəbl] *adj.* panagglutinierbar, panagglutinabel
pan|ag|glu|ti|na|tion [ˌpænəˌgluːtə'neɪʃn] *noun* Panagglutination *f*
pan|ag|glu|ti|nin [ˌpænə'gluːtənɪn] *noun* Panagglutinin *nt*
Pancoast ['pænkəʊst]: **Pancoast's tumor** Pancoast-Tumor *m*, apikaler Sulkustumor *m*
pan|cre|as ['pænkrɪəs] *noun, plural* **pan|cre|a|ta** [pæŋ'krɪətə, ˌpænkrɪ'eɪtə] Bauchspeicheldrüse *f*, Pankreas *nt*, Pancreas *nt*
pan|cre|at|ic [pænkrɪ'ætɪk] *adj.* Bauchspeicheldrüse/Pancreas betreffend, aus dem Pancreas stammend, pankreatisch, Bauchspeicheldrüsen-, Pankreas-
pan|cre|o|zy|min [pænkrɪə'zaɪmɪn] *noun* Pankreozymin *nt*, Cholezystokinin *nt*
pan|cy|to|pe|nia [pænˌsaɪtə'piːnɪə] *noun* Panzytopenie *f*
congenital pancytopenia Fanconi-Anämie *f*, Fanconi-Syndrom *nt*, konstitutionelle infantile Panmyelopathie *f*
Fanconi's pancytopenia Fanconi-Anämie *f*, Fanconi-Syndrom *nt*, konstitutionelle infantile Panmyelopathie *f*
primary splenic pancytopenia hypersplenie-bedingte Panzytopenie *f*
pan|dae|mia [pæn'diːmɪə] *noun* (*brit.*) s.u. pandemia
pan|daem|ic [pæn'demɪk] *noun, adj.* (*brit.*) s.u. pandemic
pan|de|mia [pæn'diːmɪə] *noun* Pandemie *f*
pan|dem|ic [pæn'demɪk] **I** *noun* Pandemie *f* **II** *adj.* pandemisch
pan|en|ceph|a|li|tis [ˌpænenˌsefə'laɪtɪs] *noun* Panenzephalitis *f*, Panencephalitis *f*
subacute sclerosing panencephalitis subakute sklerosierende Panenzephalitis *f*, Einschlusskörperenzephalitis *f* Dawson, subakute sklerosierende Leukenzephalitis *f* van Bogaert
Paneth ['pɑːneɪt; 'panet]: **Paneth's cells** Paneth-Zellen *pl*, Paneth-Körnerzellen *pl*, Davidoff-Zellen *pl*
Paneth's granular cells s.u. *Paneth's* cells
pan|haem|a|to|pe|nia [pænˌhiːmətəʊ'piːnɪə] *noun* (*brit.*) s.u. pancytopenia

pan|hem|a|to|pe|nia [pæn,hiːmətəʊ'piːnɪə] *noun* s.u. pancytopenia

pan|hy|po|gam|ma|glob|u|lin|ae|mia [pæn,haɪpəʊ,gæmə,glɑbjəlɪn'iːmɪə] *noun* (*brit.*) s.u. panhypogammaglobulinemia

pan|hy|po|gam|ma|glob|u|lin|e|mia [pæn,haɪpəʊ,gæmə,glɑbjəlɪn'iːmɪə] *noun* Hypogammaglobulinämie *f*

pan|im|mu|ni|ty [,pænɪ'mjuːnətɪ] *noun* Panimmunität *f*

pan|my|e|loid [pæn'maɪəlɔɪd] *adj.* alle Knochenmarkselemente betreffend, panmyeloid

pan|my|e|lo|path|ia [pæn,maɪələʊ'pæθɪə] *noun* s.u. panmyelopathy

pan|my|e|lop|a|thy [pæn,maɪə'lɑpəθɪ] *noun* Panmyelopathie *f*

constitutional infantile panmyelopathy Fanconi-Anämie *f*, Fanconi-Syndrom *nt*, konstitutionelle infantile Panmyelopathie *f*

pan|my|e|loph|thi|sis [pæn,maɪə'lɑfθəsɪs] *noun* **1.** Knochenmarkschwund *m*, Knochenmarksschwund *m*, Panmyelophthise *f* **2.** aplastische Anämie *f*

pan|my|e|lo|sis [pæn,maɪə'ləʊsɪs] *noun* Panmyelose *f*

pan|nic|u|li|tis [pə,nɪkjə'laɪtɪs] *noun* Entzündung *f* des Unterhautfettgewebes, Pannikulitis *f*, Panniculitis *f*

LE panniculitis Lupus erythematodes profundus

lupus panniculitis Lupus erythematodes profundus

pan|ning ['pn] *noun* Panning *nt*, Plattentrennung *f*

pan|op|tic [pæn'ɑptɪk] *adj.* panoptisch

pan|to|then ['pæntəθen] *noun* Pantothensäure *f*, Vitamin B_3 *nt*

pan|to|then|ate [pæntə'θeneɪt] *noun* Pantothenat *nt*

pan|to|yl|tau|rine [,pæntəwɪl'tɔːriːn] *noun* Pantoyltaurin *nt*, Thiopansäure *f*

Papanicolaou [pɑpə,niːkə'ləʊ, ,pæpə'niːkə-]: **Papanicolaou's smear** Papanicolaou-Abstrich *m*

Papanicolaou's stain Pap-Färbung *f*, Papanicolaou-Färbung *f*

Papanicolaou's test Papanicolaou-Test *m*, Pap-Test *m*

PAP *abk.* s.u. primary atypical *pneumonia*

Pap *abk.* s.u. Papanicolaou's *stain*

pa|per ['peɪpər] *noun* **1.** Papier *nt* **2.** Blatt *nt*, Papier *nt*

litmus paper Lackmuspapier *nt*

pap|il|lar|y ['pæpɪleriː] *adj.* **1.** Papille *oder* Warze betreffend, papillenförmig, warzenförmig, papillär, papillar, Papillen-, Warzen- **2.** mit Papillen *oder* Wärzchen bedeckt, warzig

pa|pil|lo|ad|e|no|cys|to|ma [,pæpɪləʊ,ædnəʊsɪs'təʊmə] *noun* papilläres Zystadenom *nt*, papilläres Kystadenom *nt*, papilläres Adenokystom *nt*

pa|pil|lo|car|ci|no|ma [pæpɪləʊ,kɑːrsɪ'nəʊmə] *noun* papilläres Karzinom *nt*, Carcinoma papillare, Carcinoma papilliferum

pap|il|lo|ma [pæpɪ'ləʊmə] *noun* Papillom *nt*

papilloma of the ureter Harnleiterpapillom *nt*, Ureterpapillom *nt*

duct papilloma (*Brustdrüse*) intraduktales Papillom *nt*

ductal breast papilloma Milchgangspapillom *nt*

fibroepithelial papilloma fibroepitheliales Papillom *nt*, Fibropapillom *nt*

intracanalicular papilloma intrakanalikuläres Papillom *nt*

intraductal papilloma (*Brustdrüse*) intraduktales Papillom *nt*

renal pelvic papilloma Nierenbeckenpapillom *nt*

squamous cell papilloma Plattenepithelpapillom *nt*

transitional cell papilloma Übergangsepithelpapillom *nt*

urinary bladder papilloma Harnblasenpapillom *nt*, Blasenpapillom *nt*

villous papilloma Papillom *nt*

pap|il|lo|ma|to|sis [,pæpɪləʊmə'təʊsɪs] *noun* Papillomatose *f*, Papillomatosis *f*

pap|il|lom|a|tous [pæpɪ'ləʊmətəs] *adj.* Papillom betreffend, papillomartig, papillomatös

Pap|il|lo|ma|vi|rus [pæpɪ'ləʊməvaɪrəs] *noun* Papillomavirus *nt*

pap|il|lo|ma|vi|rus [pæpɪ'ləʊməvaɪrəs] *noun* s.u. Papillomavirus

human papillomavirus humanes Papillomavirus *nt*

Pappenheim ['pɑːpənhaɪm]: **lymphoid hemoblast of Pappenheim** Proerythroblast *m*

Pappenheim's stain Pappenheim-Färbung *f*, panoptische Färbung *f* nach Pappenheim

pap|u|lo|sis [,pæpjə'ləʊsɪs] *noun* Papulose *f*, Papulosis *f*

lymphomatoid papulosis lymphomatoide Papulose *f*, T-Zell-Pseudolymphom *nt*

para- *präf.* para-, Para-

par|a|cel|lu|lar [pærə'seljələr] *adj.* parazellulär

par|ac|et|al|de|hyde [pær,æsɪ'tældəhaɪd] *noun* s.u. paraldehyde

par|a|cet|a|mol [pærə'setəməʊl] *noun* Paracetamol *nt*

par|a|cor|tex [pærə'kɔːrteks] *noun* (*Lymphknoten*) thymusabhängiges Areal *nt*, T-Areal *nt*, thymusabhängige Zone *f*, parakortikale Zone *f*

par|a|cor|ti|cal [pærə'kɔːrtɪkl] *adj.* parakortikal

par|af|fin ['pærəfɪn] **I** *noun* **1.** Paraffin *nt*, Paraffinum *nt* **2.** Alkan *nt* **II** *vt* mit Paraffin behandeln, paraffinieren

par|af|fine ['pærəfiːn] *noun* Paraffin *nt*, Paraffinum *nt*

par|af|fi|no|ma [,pærəfɪ'nəʊmə] *noun* Paraffinom *nt*

par|a|gan|gli|o|ma [pærə,gæŋglɪ'əʊmə] *noun* Paragangliom *nt*

medullary paraganglioma Phäochromozytom *nt*

nonchromaffin paraganglioma nicht-chromaffines Paragangliom *nt*, Chemodektom *nt*

par|a|gan|gli|on [pærə'gæŋglɪən] *noun, plural* **par|a|gan|gli|ons, par|a|gan|glia** [pærə'gæŋglɪə] Paraganglion *nt*

chromaffine paraganglia sympathische Paraganglien *pl*

par|a|gran|u|lo|ma [pærə,grænjə'ləʊmə] *noun* lymphozytenreiche Form *f* des Hodgkin-Lymphoms, Hodgkin-Paragranulom *nt*, Paragranulom *nt*

par|a|hae|mo|phil|ia [pærə,hiːmə'fɪlɪə] *noun* (*brit.*) s.u. parahemophilia

par|a|he|mo|phil|ia [pærə,hiːmə'fɪlɪə] *noun* Parahämophilie *f*, Parahämophilie *f* A, Owren-Syndrom *nt*, Faktor-V-Mangel *m*, Hypoproakzelerinämie *f*, Hypoproaccelerinämie *f*

par|a|hor|mone [pærə'hɔːrməʊn] *noun* Parahormon *nt*

par|al|bu|min [,pæræl'bjuːmɪn] *noun* Paralbumin *nt*

par|al|de|hyde [pə'rældəhaɪd] *noun* Paraldehyd *m*

par|al|ler|gic [,pærə'lɜrdʒɪk] *adj.* Parallergie betreffend, parallergisch

par|al|ler|gy [pær'ælərdʒɪ] *noun* Parallergie *f*; parallergische Reaktion *f*

pa|ral|y|sis [pə'rælɪsɪs] *noun, plural* **pa|ral|y|ses** [pə'rælɪsiːz] (vollständige) Lähmung *f*, Paralyse *f*, Plegie *f*; Parese *f*

epidemic infantile paralysis epidemische Poliomyelitis *f*
immune paralysis Immunparalyse *f*
immunologic paralysis Immunparalyse *f*
serum paralysis Serumlähmung *f*

par|a|my|e|lo|blast [pærə'maɪələblæst] *noun* Paramyeloblast *m*

par|a|my|o|sin [pærə'maɪəsɪn] *noun* Paramyosin *nt*, Tropomyosin A *nt*

par|a|my|o|sin|o|gen [pærə,maɪə'sɪnədʒən] *noun* Paramyosinogen *nt*

par|a|myx|o|vi|rus [pærə,mɪskə'vaɪrəs] *noun* Paramyxovirus *nt*

par|a|ne|o|plas|tic [pærə,niːə'plæstɪk] *adj.* paraneoplastisch

par|a|ne|phro|ma [,pærənɪ'frəʊmə] *noun* Nebennierentumor *m*, Nebennierengeschwulst *f*

par|a|plasm ['pærəplæzəm] *noun* **1.** Hyaloplasma *nt*, Grundzytoplasma *nt*, zytoplasmatische Matrix *f* **2.** Paraplasma *nt*, Alloplasma *nt*

par|a|plas|mat|ic [,pærəplæz'mætɪk] *adj.* s.u. paraplasmic

par|a|plas|mic [pærə'plæzmɪk] *adj.* Paraplasma betreffend, im Paraplasma (liegend), paraplasmatisch

par|a|pro|tein [pærə'prəʊtiːn] *noun* Paraprotein *nt*

par|a|pro|tein|ae|mia [pærə,prəʊtɪ'niːmɪə] *noun* (*brit.*) s.u. paraproteinemia

par|a|pro|tein|e|mia [pærə,prəʊtɪ'niːmɪə] *noun* Paraproteinämie *f*

par|a|sit|ae|mia [,pærəsaɪ'tiːmɪə] *noun* (*brit.*) s.u. parasitemia

par|a|si|tal [pærə'saɪtl] *adj.* s.u. parasitic

par|a|si|ta|ry [pærə'saɪtərɪ] *adj.* s.u. parasitic

par|a|site ['pærəsaɪt] *noun* **1.** Schmarotzer *m*, Parasit *m* **2.** (*embryolog.*) Parasit *m*
accidental parasite Zufallsparasit *m*
animal parasite tierischer Parasit *m*, Zooparasit *m*
human parasite Humanparasit *m*, Parasit *m* des Menschen
internal parasite Binnenschmarotzer *m*, Innenschmarotzer *m*, Endoparasit *m*, Entoparasit *m*, Endosit *m*
intracellular parasite intrazellulärer Parasit *m*
malaria parasite Malariaerreger *m*, Malariaplasmodium *nt*, Plasmodium *nt*
malarial parasite s.u. malaria *parasite*
multicellular parasite multizellulärer Parasit *m*
protozoan parasites parasitäre Einzeller *pl*, einzellige Parasiten *pl*
temporary parasite temporärer Parasit *m*

par|a|sit|e|mia [,pærəsaɪ'tiːmɪə] *noun* Parasitämie *f*

parasite-specific *adj.* parasitenspezifisch

par|a|sit|ic [pærə'sɪtɪk] *adj.* durch Parasiten hervorgerufen, schmarotzend, schmarotzerhaft, parasitisch, parasitär

par|a|sit|i|cal [pærə'sɪtɪkl] *adj.* s.u. parasitic

par|a|sit|i|ci|dal [pærə,sɪtɪ'saɪdl] *adj.* parasitentötend, parasitenabtötend, parasitizid

par|a|sit|i|cide [pærə'sɪtɪsaɪd] I *noun* parasitentötendes Mittel *nt*, parasitenabtötendes Mittel *nt*, Parasitizid *nt* II *adj.* s.u. parasiticidal

par|a|sit|i|cid|ic [pærə,sɪtɪ'sɪdɪk] *adj.* s.u. parasiticidal

par|a|sit|i|fer [pærə'sɪtɪfər] *noun* Parasitenwirt *m*

par|a|sit|ism ['pærəsɪtɪzm] *noun* **1.** Schmarotzertum *nt*, schmarotzende Lebensweise *f*, Parasitismus *m*, Parasitie *f* **2.** s.u. parasitization

par|a|sit|i|za|tion [,pærəsɪtə'zeɪʃn] *noun* Parasitenbefall *m*, Parasiteninfektion *f*

par|a|si|to|gen|ic [pærə,saɪtə'dʒenɪk] *adj.* durch Parasiten verursacht, parasitogen, Parasiten-

par|a|sit|oid [pærə'saɪtɔɪd] I *noun* Parasitoid *m* II *adj.* parasitenähnlich

par|a|si|tol|o|gy [,pærəsaɪ'tɑlədʒɪ] *noun* Parasitologie *f*
medical parasitology medizinische Parasitologie *f*

par|a|si|to|sis [,pærəsaɪ'təʊsɪs] *noun* Parasitenerkrankung *f*, Parasitose *f*

par|a|thor|mone [pærə'θɔːrməʊn] *noun* Parathormon *nt*, Parathyrin *nt*

par|a|thy|roid [pærə'θaɪrɔɪd] I *noun* Nebenschilddrüse *f*, Epithelkörperchen *nt*, Parathyroidea *f*, Parathyreoidea *f*, Glandula parathyroidea II *adj.* neben der Schilddrüse (liegend), parathyroidal, parathyreoidal

par|a|thy|roi|dal [pærə'θaɪrɔɪdl] *adj.* Nebenschilddrüse betreffend, parathyroid, parathyreoid, parathyroidal, parathyreoidal

par|a|thy|roi|do|ma [pærə,θaɪrɔɪ'dəʊmə] *noun* **1.** Nebenschilddrüsenadenom *nt*, Epithelkörperchenadenom *nt*, Parathyreoidom *nt* **2.** Nebenschilddrüsenkarzinom *nt*, Epithelkörperchenkarzinom *nt*, Karzinom *nt* der Nebenschilddrüse

par|a|tu|ber|cu|lo|sis [,pærətə,bɜrkjə'ləʊsɪs] *noun* Pseudotuberkulose *f*

par|a|ty|phoid [pærə'taɪfɔɪd] *noun* **1.** Paratyphus *m* **2.** Salmonellenenteritis *f*, Salmonellose *f*

par|a|vac|cin|ia [,pærəvæk'sɪnɪə] *noun* Melkerknoten *m*, Nebenpocken *pl*, Melkerpocken *pl*, Paravakzineknoten *pl*, Paravaccinia *f*

pa|ren|chy|ma [pə'reŋkɪmə] *noun* Parenchym *nt*

pa|ren|chy|mal [pə'reŋkɪml] *adj.* Parenchym betreffend, parenchymatös, Parenchym-

par|en|chym|a|tous [,pærəŋ'kɪmətəs] *adj.* s.u. parenchymal

par|ent ['peərənt] I **parents** *plural* Eltern *pl* II *adj.* Stamm-, Mutter; ursprünglich, Ur-

pa|ren|tal [pə'rentl] *adj.* elterlich, Eltern-

par|en|ter|al [pæ'rentərəl] *adj.* unter Umgehung des Magen-Darm-Kanals, parenteral

par|o|mo|my|cin [,pærəməʊ'maɪsɪn] *noun* Paromomycin *nt*

par|ox|ys|mal [pærək'sɪzməl] *adj.* anfallsartig, in Anfällen auftretend, paroxysmal

par|tial ['pɑːrʃl] *adj.* teilweise, partiell, Teil-, Partial-

par|ti|cle ['pɑːrtɪkl] *noun* (*a. Physik*) Teilchen *nt*, Körperchen *nt*, Partikel *nt*
α particle α-Teilchen *nt*, alpha-Teilchen *nt*
β particle β-Teilchen *nt*, beta-Teilchen *nt*
alpha particle alpha-Teilchen *nt*, α-Teilchen *nt*
beta particle β-Teilchen *nt*, beta-Teilchen *nt*
Dane particle Hepatitis-B-Virus *nt*
defective interfering virus particles defekte interferierende Viruspartikel *pl*, DI-Partikel *pl*
DI particles defekte interferierende Viruspartikel *pl*, DI-Partikel *pl*
elementary particle Elementarteilchen *nt*
nuclear particle 1. Kernteilchen *nt* **2. nuclear particles** *pl* Howell-Jolly-Körperchen *pl*, Jolly-Körperchen *pl*

P

viral particle Viruspartikel *m*, Virion *nt*
virus particle s.u. viral *particle*
par|tic|u|late [pər'tɪkjəlɪt] *adj.* aus Teilchen/Partikeln bestehend, Teilchen-, Partikel-, Korpuskel-
diesel exhaust particulates Dieselabgaspartikel *pl*
Par|vo|vir|i|dae [pɑːrvəʊ'vɪrədiː] *plural* Parvoviren *pl*, Parvoviridae *pl*
Par|vo|vi|rus [pɑːrvəʊ'vaɪrəs] *noun* Parvovirus *nt*
PAS *abk.* s.u. **1.** *p*-aminosalicylic *acid* **2.** para-aminosalicylic *acid* **3.** periodic acid-Schiff *reaction* **4.** periodic acid-Schiff *stain*
PASA *abk.* s.u. **1.** *p*-aminosalicylic *acid* **2.** para-aminosalicylic *acid*
PAS-reaction *noun* PAS-Reaktion *f*, PAS-Schiff-Reaktion *f*
pass. *abk.* s.u. passive
pas|sive ['pæsɪv] *adj.* (*elekt.*) passiv, nicht aktiv; (*Chemie*) Passivität aufweisend, träge, passiv
PAT *abk.* s.u. platelet aggregation *test*
pat. *abk.* s.u. patient
patch [pætʃ] **I** *noun* **1.** Fleck *m*, Flecken *m*, Flicken *m*, Lappen *m* **2.** (*chirurg.*) Lappen *m*, Gewebelappen *m*, Läppchen *nt* **3.** Pflaster *nt*, Heftpflaster *nt*; Augenklappe *f*, Augenbinde *f* **II** *vt* flicken, zusammenflicken, ausbessern
Peyer's patches Peyer-Plaques *pl*, Folliculi lymphatici aggregati
path [pæθ, pɑːθ] *noun, plural* **paths** [pæðz, pɑːðs] Bahn *f*, Weg *m*; Leitung *f*
Path. *abk.* s.u. **1.** pathogenesis **2.** pathology
path. *abk.* s.u. pathology
patho- *präf.* Path(o)-, Krankheits-
path|o|an|a|tom|i|cal [ˌpæθəʊˌænə'tɑmɪkl] *adj.* pathologisch-anatomisch
path|o|a|nat|o|my [ˌpæθəʊə'nætəmɪ] *noun* pathologische Anatomie *f*
path|o|bi|ol|o|gy [ˌpæθəʊbaɪ'ɑlədʒɪ] *noun* Pathobiologie *f*
path|o|gen ['pæθəʊdʒən] *noun* Krankheitserreger *m*, pathogener Organismus *m*, pathogener Mikroorganismus *m*
extracellular pathogens extrazelluläre Pathogene *pl*
intracellular pathogens intrazelluläre Pathogene *pl*
opportunistic pathogen opportunistisch-pathogener Erreger *m*
path|o|gen|e|sis [pæθəʊ'dʒenəsɪs] *noun* Krankheitsentstehung *f*, Krankheitsentwicklung *f*, Pathogenese *f*
path|o|gen|e|sy [pæθəʊ'dʒenəsɪ] *noun* s.u. pathogenesis
path|o|ge|net|ic [ˌpæθəʊdʒə'netɪk] *adj.* **1.** Pathogenese betreffend, pathogenetisch **2.** s.u. pathogenic
path|o|gen|ic [pæθəʊ'dʒenɪk] *adj.* pathogen, krankheitserregend, krankheitsverursachend, krankmachend
path|o|ge|nic|i|ty [ˌpæθəʊdʒə'nɪsətɪ] *noun* Pathogenität *f*
pa|thog|e|ny [pə'θɑdʒənɪ] *noun* s.u. pathogenesis
pa|thog|no|mon|ic [pəˌθɑ(g)nə'mɑmɪk] *adj.* für eine Krankheit kennzeichnend, krankheitskennzeichnend, pathognomonisch, pathognostisch
path|og|nos|tic [ˌpæθəg'nɑstɪk] *adj.* s.u. pathognomonic
path|o|log|ic [pæθə'lɑdʒɪk] *adj.* s.u. pathological
path|o|log|i|cal [pæθəʊ'lɑdʒɪkl] *adj.* **1.** Pathologie betreffend, pathologisch **2.** krankhaft, pathologisch
pa|thol|o|gist [pə'θɑlədʒɪst] *noun* Pathologe *m*
pa|thol|o|gy [pə'θɑlədʒɪ] *noun* **1.** Krankheitslehre *f*, Pathologie *f* **2.** pathologischer Befund *m* **3.** Pathologie *f*, Abteilung *f* für Pathologie
cellular pathology Zellpathologie *f*, Zytopathologie *f*
clinical pathology klinische Pathologie *f*
general pathology allgemeine Pathologie *f*
medical pathology medizinische Pathologie *f*
molecular pathology Molekularpathologie *f*
special pathology spezielle Pathologie *f*
path|o|phys|i|o|log|ic [pæθəʊˌfɪzɪə'lɑdʒɪk] *adj.* Pathophysiologie betreffend, pathophysiologisch
path|o|phys|i|ol|o|gy [pæθəʊˌfɪzɪ'ɑlədʒɪ] *noun* Pathophysiologie *f*
path|way ['pæθweɪ] *noun* s.u. path
alternative pathway (*Komplement*) alternative Aktivierung *f*
alternative complement pathway s.u. alternative *pathway*
anabolic pathway anaboler Stoffwechselweg *m*, anabolischer Stoffwechselweg *m*
catabolic pathway katabolischer Stoffwechselweg *m*
classic pathway (*Komplement*) klassischer Aktivierungsweg *m*
classic complement pathway s.u. classic *pathway*
cyclooxygenase pathway Cyclooxygenasereaktionsweg *m*
degradative pathway Abbauweg *m*
Embden-Mayerhof pathway Embden-Mayerhof-Weg *m*
Embden-Mayerhof-Parnas pathway s.u. Embden-Mayerhof *pathway*
Entner-Doudoroff pathway Entner-Doudoroff-Abbau *m*
fumarate pathway Fumaratweg *m*
Hatch-Slack pathway Hatch-Slack-Zyklus *m*, C_4-Zyklus *m*
intrinsic pathway intrinsic-System *nt*
α-ketoglutarate pathway α-Ketoglutaratweg *m*
lipoxygenase pathway Lipoxygenaseweg *m*, Lipoxygenasereaktionsweg *m*
lytic pathway lytischer Reaktionsweg *m*
nitric oxide pathway Stickoxidreaktionsweg *m*
NO pathway Stickoxidreaktionsweg *m*
oxaloacetate pathway Oxalacetatweg *m*
pentose phosphate pathway Pentosephosphatzyklus *m*, Phosphogluconatweg *m*
phosphogluconate pathway s.u. pentose phosphate *pathway*
properdin pathway Properdin-System *nt*, alternativer Weg *m* der Komplementaktivierung
pa|tient ['peɪʃənt] **I** *noun* Patient *m*, Kranke *m/f* **II** *adj.* **1.** geduldig **2.** zulassend, gestattend
ambulatory patient gehfähiger Patient *m*
cancer patient Krebspatient *m*, Patient *m* mit Krebserkrankung
pat|ril|in|e|al [ˌpætrɪ'lɪnɪəl] *adj.* patrilineal, patrilinear
pat|ro|cli|nous [ˌpætrəʊ'klaɪnəs] *adj.* patroklin
pat|tern ['pætərn] *noun* **1.** Muster *nt*, Vorlage *f*, Modell *nt*, Pattern *nt*; Probe *f*, Warenprobe *f*; Schablone *f* **2.** (*Krankheitsverlauf*) Schema *nt*, Struktur *f*, Phänomen *nt*
antigenic pattern Antigenmuster *nt*
enzyme pattern Enzymmuster *nt*
Paul-Bunnell [pɔːl bjuː'nel]: **Paul-Bunnell reaction** Paul-Bunnell-Reaktion *f*

Paul-Bunnell test Paul-Bunnell-Test *m*
Paul-Bunnell-Davidsohn [pɔːl bjuː'nel 'deɪvɪdsən]: **Paul-Bunnell-Davidsohn test** modifizierter Paul-Bunnell-Test *m* nach Davidsohn
Pauling-Corey ['pɔːlɪŋ 'kɔːrɪ]: **Pauling-Corey helix** α-Helix *f*
PBP *abk.* s.u. penicillin-binding *protein*
PBR *abk.* s.u. Paul-Bunnell *reaction*
PC *abk.* s.u. **1.** paper *chromatography* **2.** penicillin **3.** phosphatidylcholine **4.** phosphocholine **5.** phosphocreatine **6.** plasmocyte **7.** propicillin **8.** pyruvate *carboxylase*
PCA *abk.* s.u. perchloric *acid*
PCB *abk.* s.u. polychlorinated *biphenyl*
PCC *abk.* s.u. pheochromocytoma
PCECV *abk.* s.u. purified chick embryo cell *vaccine*
PCF *abk.* s.u. prothrombin converting *factor*
PCG *abk.* s.u. penicillin G
PCH *abk.* s.u. **1.** paroxysmal cold *hemoglobinuria* **2.** pheochromocytoma
PCM *abk.* s.u. paracetamol
PCN *abk.* s.u. penicillin
Pco_2 *abk.* s.u. carbon dioxide partial *pressure*
pCO_2 *abk.* s.u. carbon dioxide partial *pressure*
pcpn. *abk.* s.u. precipitation
PCV *abk.* s.u. **1.** packed-cell *volume* **2.** penicillin V
PCZ *abk.* s.u. procarbazine
PD *abk.* s.u. **1.** potential *difference* **2.** primary *disease* **3.** proliferative *disease*
PDC *abk.* s.u. pyruvate *decarboxylase*
PDE *abk.* s.u. phosphodiesterase
PDGF *abk.* s.u. platelet-derived growth *factor*
PDH *abk.* s.u. pyruvate *dehydrogenase*
PDHC *abk.* s.u. pyruvate dehydrogenase *complex*
PDL *abk.* s.u. poorly-differentiated lymphocytic *lymphoma*
PDLL *abk.* s.u. poorly-differentiated lymphocytic *lymphoma*
PDS *abk.* s.u. prednisone
PDWA *abk.* s.u. proliferative *disease* without atypia
PE *abk.* s.u. **1.** phosphatidylethanolamine **2.** pulmonary *embolism* **3.** pulmonary *embolus*
PEC *abk.* s.u. pyrogenic *exotoxin* C
Pelger ['pelgər]: **Pelger's nuclear anomaly** Pelger-Huët-Kernanomalie *f*
Pelger-Huët ['pelgər 'hjuːet]: **Pelger-Huët anomaly** Pelger-Huët-Kernanomalie *f*
Pelger-Huët nuclear anomaly 1. Pelger-Huët-Kernanomalie *f* **2.** Pseudopelgeranomalie *f*
pen|e|trance ['penɪtrəns] *noun* Penetranz *f*
variable penetrance variable Penetranz *f*
pen|e|tra|tion [penɪ'treɪʃn] *noun* **1.** Eindringen *nt*, Durchdringen *nt* (*into* in); Durchstoßen *nt*, Durchstechen *nt*, Penetration *f*, Penetrierung *f* **2.** (*Tumor*) Einwachsen *nt*, Durchbrechen *nt*, Penetration *f* **3.** (*mikrobiol.*) Penetration *f*
antibody penetration Antikörperpenetration *f*
pen|i|cil|la|mine [penə'sɪləmiːn] *noun* Penizillamin *nt*, Penicillamin *nt*
pen|i|cil|lin [penə'sɪlɪn] *noun* Penizillin *nt*, Penicillin *nt*
penicillin I s.u. *penicillin* F
penicillin II s.u. *penicillin* G
penicillin III s.u. *penicillin* X
penicillin IV s.u. *penicillin* K
penicillin F 2-Pentenylpenicillin *nt*, Penicillin F *nt*, Penicillin I *nt*
penicillin G Penicillin G *nt*, Benzylpenicillin *nt*
penicillin K Heptylpenicillin *nt*, Penicillin K *nt*, Penicillin IV *nt*
penicillin N Adicillin *nt*, Penicillin N *nt*, Cephalosporin N *nt*
penicillin O Penicillin O *nt*, Allylmercaptomethylpenicillinsäure *f*, Almecillin *nt*, Penicillin AT *nt*
penicillin V Penicillin V *nt*, Phenoxymethylpenicillin *nt*
penicillin X Hydroxybenzylpenicillin *nt*, Penicillin X *nt*
clemizole penicillin G Clemizol-Penicillin G *nt*, Clemizol-Benzylpenicillin *nt*
dimethoxyphenyl penicillin Methizillin *nt*, Methicillin *nt*
isoxazolyl penicillins Isoxazolyl-Penicilline *pl*
β-lactamase-resistant penicillin β-Lactamase-festes Penicillin *nt*
phenoxymethyl penicillin Phenoxymethylpenicillin *nt*, Penicillin V *nt*
pen|i|cil|lin|ase [penə'sɪləneɪz] *noun* Penizillinase *f*, Penicillinase *f*, Penicillin-Beta-Lactamase *f*
penicillinase-resistent *adj.* penicillinasefest
penicillin-fast *adj.* penicillinfest
penicillin-resistant *adj.* penicillinresistent
pen|i|cil|li|o|sis [penə,sɪlɪ'əʊsɪs] *noun* Penicillium-Infektion *f*
Pen|i|cil|li|um [penə'sɪlɪəm] *noun* Pinselschimmel *m*, Penicillium *nt*
Penicillium glaucum grüner Pinselschimmel *m*, Penicillium glaucum
pen|tane ['penteɪn] *noun* Pentan *nt*
pen|ta|pep|tide [pentə'peptaɪd] *noun* Pentapeptid *nt*
pen|ta|sac|cha|ride [pentə'sækəraɪd] *noun* Pentasaccharid *nt*
2-pen|te|nyl|pen|i|cil|lin [,pentənɪl,penɪ'sɪlɪn] *noun* 2-Pentenylpenicillin *nt*, Penicillin F *nt*, Penicillin I
pen|tone ['pentəʊn] *noun* Penton *nt*
pen|to|san ['pentəsæn] *noun* Pentosan *nt*
pen|tose ['pentəʊs] *noun* Pentose *f*, C_5-Zucker *m*
pen|to|side ['pentəsaɪd] *noun* Pentosid *nt*
pen|tox|i|fyl|line [pentɑk'sɪfəlɪn] *noun* Pentoxifyllin *nt*
PEP *abk.* s.u. phosphoenolpyruvate
pep|sase ['pepseɪz] *noun* s.u. pepsin
pep|sin ['pepsɪn] *noun* Pepsin *nt*
pep|sin|ate ['pepsɪneɪt] *vt* mit Pepsin behandeln
pep|tic ['peptɪk] *adj.* verdauungsfördernd, verdauungsanregend, peptisch, Verdauungs-
pep|tid ['peptɪd] *noun* s.u. peptide
pep|ti|dase ['peptɪdeɪz] *noun* Peptidase *f*, Peptidhydrolase *f*
procollagen peptidase Prokollagenpeptidase *f*, Prokollagenprotease *f*
pep|tide ['peptaɪd] *noun* Peptid *nt*
antigenic peptide antigenes Peptid *nt*
atrial natriuretic peptide atrialer natriuretischer Faktor *m*, Atriopeptid *nt*, Atriopeptin *nt*
C peptide C-Peptid *nt*
calcitonin gene related peptide Calcitoningen-verwandtes Peptid *nt*
cationic peptide kationisches Peptid *nt*
exogenous peptide exogenes Peptid *nt*
formyl peptide Formylpeptid *nt*

P

phenylthiocarbamoyl peptide PTC-Peptid *nt*, Phenylthiocarbamid-Peptid *nt*
vasoactive intestinal peptide vasoaktives intestinales Peptid *nt*, vasoaktives intestinales Polypeptid *nt*
pep|ti|der|gic [peptɪ'dɜrdʒɪk] *adj.* peptiderg
pep|ti|do|gly|can [ˌpeptɪdəʊ'glaɪkæn] *noun* Peptidoglykan *nt*, Murein *nt*, Mukopeptid *nt*
peptidyl-tRNA *noun* Peptidyl-tRNA *f*, Peptidyl-tRNS *f*
Pep|to|coc|cus [peptəʊ'kɑkəs] *noun* Peptococcus *m*
pep|tone ['peptəʊn] *noun* Pepton *nt*
Pep|to|strep|to|coc|cus [peptəʊˌstreptəʊ'kɑkəs] *noun* Peptostreptococcus *m*
per os s.u. peroral
per|ac|id [pɜr'æsɪd] *noun* Peroxisäure *f*, Persäure *f*
per|a|cute [pɜrə'kjuːt] *adj.* sehr akut, perakut; hyperakut
per|chlo|rate [pɜr'klɔːreɪt] *noun* Perchlorat *nt*
per|chlo|ride [pɜr'klɔːraɪd] *noun* Perchlorid *nt*
per|co|late [*n* 'pɜrkəlɪt; *v* 'pɜrkəleɪt] I *noun* Filtrat *nt*, Perkolat *nt* II *vt* filtern, filtrieren, perkolieren III *vi* 1. durchsickern, durchlaufen, versickern 2. gefiltert werden
per|co|la|tion [pɜrkə'leɪʃn] *noun* Filtration *f*, Perkolation *f*; Perkolieren *nt*
per|co|la|tor ['pɜrkəleɪtər] *noun* Filtrierapparat *m*, Perkolator *m*
per|cu|ta|ne|ous [pɜrkjuː'teɪnɪəs] *adj.* durch die Haut hindurch (wirkend), perkutan
per|fo|rin ['pɜrfrn] *noun* Perforin *nt*
perforin-mediated *adj.* perforinvermittelt
peri- *präf.* Peri-
per|i|a|nal [perɪ'eɪnl] *adj.* um den Anus/After herum (liegend), perianal, zirkumanal
per|i|ar|te|ri|al [ˌperɪɑːr'tɪərɪəl] *adj.* um eine Arterie herum (liegend), eine Arterie umgebend, periarteriell
per|i|can|a|lic|u|lar [perɪˌkænə'lɪkjələr] *adj.* perikanalikulär
per|i|cap|il|la|ry [ˌperɪkə'pɪlərɪ] *adj.* um eine Kapillare herum (liegend), perikapillär
per|i|car|di|tis [ˌperɪkɑːr'daɪtɪs] *noun* Herzbeutelentzündung *f*, Perikardentzündung *f*, Perikarditis *f*, Pericarditis *f*
carcinous pericarditis Perikardkarzinose *f*, Herzbeutelkarzinose *f*
per|i|cel|lu|lar [perɪ'seljələr] *adj.* um eine Zelle herum (liegend), perizellulär
per|i|duc|tal [perɪ'dʌktəl] *adj.* um einen Gang/Ductus herum (liegend), periduktal
per|i|ep|i|the|li|o|ma [ˌperɪepɪˌθɪlɪ'əʊmə] *noun* Nebennierenrindenkarzinom *nt*, NNR-Karzinom *nt*
per|i|lymph|ad|e|ni|tis [ˌperɪlɪmˌfædɪ'naɪtɪs] *noun* Perilymphadenitis *f*
per|i|lym|phan|gi|tis [perɪˌlɪmfæn'dʒaɪtɪs] *noun* Perilymphangitis *f*
per|i|lym|phat|ic [ˌperɪlɪm'fætɪk] *adj.* 1. Perilymphe betreffend, perilymphatisch 2. um ein Lymphgefäß herum (liegend), perilymphatisch
per|i|na|tal [perɪ'neɪtl] *adj.* um die Zeit der Geburt herum, perinatal, Perinatal-
per|i|nu|cle|ar [perɪ'n(j)uːklɪər] *adj.* um einen Kern/Nukleus herum (liegend), perinuklear, perinukleär
pe|ri|od ['pɪərɪəd] *noun* 1. Periode *f*, Zyklus *m*; Zeitspanne *f* 2. (*pathol.*) (sich wiederholender) Schub *m*
acceleration period Beschleunigungsphase *f*
biological half-life period biologische Halbwertszeit *f*
effective half-live period effektive Halbwertzeit *f*
exponential period (*Wachstum*) exponentielle Phase *f*, log-Phase *f*
G_1 period s.u. Gap_1 *period*
G_2 period s.u. Gap_2 *period*
Gap_1 period G_1-Phase *f*
Gap_2 period G_2-Phase *f*
half-live period Halbwertzeit *f*, Halbwertszeit *f*
lag period lag-Phase *f*, Lagphase *f*, Latenzphase *f*
latency period 1. (*psychol.*) Latenzphase *f* 2. (*mikrobiol.*) Latenzzeit *f*, Inkubationszeit *f*
log period log-Phase *f*, exponentielle Phase *f*
logarithmic period s.u. log *period*
M period M-Phase *f*
mitotic period M-Phase *f*
prodromal period Prodromalstadium *nt*, Prodromalsphase *f*, Vorläuferstadium *nt*
S period S-Phase *f*
per|i|o|date [pə'raɪədeɪt] *noun* Perjodat *nt*, Periodat *nt*
pe|ri|od|ic [' ˌpɪərɪ'ɑdɪk; ' ˌpɜraɪ'ɑdɪk] *adj.* 1. periodisch, regelmäßig (wiederkehrend), phasenhaft (ablaufend), zyklisch; in Schüben verlaufend 2. (*Chemie*) aus Perjodsäure bestehend *oder* abstammend, perjodsauer
pe|ri|o|dic|i|ty [ˌpɪərɪə'dɪsətɪ] *noun* regelmäßige Wiederkehr *f*, Periodizität *f*, Periodik *f*
minor periodicity Nebenperiodizität *f*, Unterperiodizität *f*
per|i|op|er|a|tive [perɪ'ɑp(ə)rətɪv] *adj.* perioperativ
per|i|os|te|al [perɪ'ɑstɪəl] *adj.* Knochenhaut/Periost betreffend, periostal, Periost-
per|i|os|te|o|ma [ˌperɪɑstɪ'əʊmə] *noun* Periosteom *nt*
per|i|os|te|um [perɪ'ɑstɪəm] *noun, plural* **per|i|os|tea** [perɪ'ɑstɪə] Knochenhaut *f*, äußere Knochenhaut *f*, Periost *nt*, Periosteum *nt*
per|i|par|tal [perɪ'pɑːrtl] *adj.* um die Geburt herum (auftretend), peripartal
per|i|par|tum [perɪ'pɑːrtəm] *adj.* s.u. peripartal
pe|riph|er|al [pə'rɪfərəl] *adj.* im äußeren Bereich/Körperbereich (liegend), zur Körperoberfläche hin, peripher
per|i|por|tal [perɪ'pɔːrtl] *adj.* 1. im Bereich der Leberpforte (liegend), periportal 2. um die Pfortader herum (liegend), periportal
per|i|to|ne|al [ˌperɪtəʊ'niːəl] *adj.* Bauchfell/Peritoneum betreffend, aus Peritoneum bestehend, peritoneal, Bauchfell-, Peritoneal-
per|ma|nent ['pɜrmənənt] *adj.* fortdauernd, dauernd, anhaltend, dauerhaft, ständig, beständig, bleibend, permanent, Dauer-
per|man|ga|nate [pər'mæŋgəneɪt] *noun* Permanganat *nt*
potassium permanganate Kaliumpermanganat *nt*
per|me|a|bil|i|ty [ˌpɜrmɪə'bɪlətɪ] *noun* Durchlässigkeit *f*, Durchdringlichkeit *f*, Permeabilität *f*
cell permeability Zellpermeabilität *f*
per|me|a|ble ['pɜrmɪəbl] *adj.* durchlässig, durchdringbar, permeabel (*to* für)
per|me|ase ['pɜrmɪeɪz] *noun* Permease *f*, Permeasesystem *nt*
per|me|ate ['pɜrmɪeɪt] I *noun* Permeat *nt* II *vt* durchdringen, hindurchdringen, permeieren, penetrieren III *vi* sickern *oder* durchsickern (*through*

durch); dringen *oder* eindringen (*into* in); sich verbreiten (*among* unter)
per|me|a|tion [ˌpɜrmɪ'eɪʃn] *noun* Eindringen *nt*, Durchdringen *nt*, Permeieren *nt*, Permeation *f*, Penetration *f*
per|mu|ta|tion [ˌpɜrmjuː'teɪʃn] *noun* Austausch *m*, Umstellung *f*, Vertauschung *f*, Permutation *f*
circular permutation zirkuläre Permutation *f*
per|ni|cious [pər'nɪʃəs] *adj.* gefährlich, schwer, bösartig, perniziös
per|o|ral [pɜr'ɔːrəl] *adj.* durch den Mund, durch die Mundhöhle, peroral, per os
per|ox|i|dase [pər'ɑksɪdeɪz] *noun* Peroxidase *f*
fatty acid peroxidase Fettsäureperoxidase *f*
glutathione peroxidase Glutathionperoxidase *f*
horseradish peroxidase Meerrettichperoxidase *f*
peroxidase-dependent *adj.* peroxidaseabhängig
peroxidase-independent *adj.* peroxidaseunabhängig
per|ox|ide [pər'ɑksaɪd] *noun* Peroxid *nt*
benzoyl peroxide Benzoylperoxid *nt*
hydrogen peroxide Wasserstoffperoxid *nt*, Wasserstoffsuperoxid *nt*
magnesium peroxide Magnesiumperoxid *nt*, Magnesiumsuperoxid *nt*, Magnesiumperhydrol *nt*
per|ox|i|some [pər'ɑksɪsəʊm] *noun* Peroxisom *nt*, Microbody *m*
peroxy- *präf.* Peroxi-, Peroxy-
per|sist|ence [pər'sɪstəns] *noun* Fortdauern *nt*, Fortbestehen *nt*, Persistenz *f*
virus persistence Viruspersistenz *f*
per|tus|sis [pər'tʌsɪs] *noun* Keuchhusten *m*, Pertussis *f*, Tussis convulsiva
per|tus|soid [pər'tʌsɔɪd] **I** *noun* Pertussoid *m* **II** *adj.* keuchhustenartig, pertussisartig, pertussoid
pes|ti|cide ['pestəsaɪd] *noun* Schädingsbekämpfungsmittel *nt*, Pestizid *nt*, Biozid *nt*
PET *abk.* s.u. positron-emission *tomography*
pe|te|chia [pɪ'tiːkɪə, pɪ'tekɪə] *noun, plural* **pe|te|chiae** [pɪ'tiːkɪˌiː] Punktblutung *f*, Petechie *f*
pe|te|chi|al [pɪ'tiːkɪəl, pɪ'tekɪəl] *adj.* punktförmig, fleckförmig, petechienartig, petechial
peth|i|dine ['peθədiːn] *noun* Pethidin *nt*
pet|i|o|late ['petɪəleɪt] *adj.* gestielt
pet|i|o|lat|ed ['petɪəleɪtɪd] *adj.* gestielt
pet|i|oled ['petɪəʊld] *adj.* gestielt
Petragnani [ˌpetrə(g)'nɑːni]: **Petragnani (culture) medium** Petragnani-Medium *nt*
Petri ['piːtriː; 'peːtri]: **Petri dish** Petrischale *f*
Petri plate Petri-Platte *f*
Peyer ['paɪər]: **Peyer's glands** Peyer-Plaques *pl*, Folliculi lymphatici aggregati
Peyer's patches s.u. *Peyer's* glands
Peyer's plaques s.u. *Peyer's* glands
PF *abk.* s.u. platelet *factor*
PF_1 *abk.* s.u. platelet *factor* 1
PF_2 *abk.* s.u. platelet *factor* 2
PF_3 *abk.* s.u. platelet *factor* 3
PF_4 *abk.* s.u. platelet *factor* 4
PFC *abk.* s.u. plaque-forming *cells*
Pfeiffer ['(p)faɪfər]: **Pfeiffer's bacillus** Pfeiffer-Bazillus *m*, Pfeiffer-Influenza-Bazillus *m*, Haemophilus influenzae, Bacterium influenzae
Pfeiffer's blood agar Pfeiffer-Agar *m/nt*, Pfeiffer-Blutagar *m/nt*
Pfeiffer's disease Pfeiffer-Drüsenfieber *nt*, infektiöse Mononukleose *f*, Monozytenangina *f*, Mononucleosis infectiosa
Pfeiffer's glandular fever s.u. *Pfeiffer's* disease
Pfeiffer's phenomenon Pfeiffer-Phänomen *nt*
Pfeiffer's reaction Pfeiffer-Versuch *m*
PFU *abk.* s.u. plaque-forming *unit*
6-PG *abk.* s.u. 6-phosphogluconate
PG *abk.* s.u. **1.** phosphoglycerate **2.** progesterone **3.** prostaglandin
PGA *abk.* s.u. **1.** phosphoglyceric *acid* **2.** pteroylglutamic *acid*
6-PGD *abk.* s.u. 6-phosphogluconate *dehydrogenase*
PGD_2 *abk.* s.u. *prostaglandin* D_2
6-PGDH *abk.* s.u. 6-phosphogluconate *dehydrogenase*
PGE_1 *abk.* s.u. *prostaglandin* E_1
PGE_2 *abk.* s.u. *prostaglandin* E_2
PGH_2 *abk.* s.u. *prostaglandin* H_2
PGI *abk.* s.u. phosphoglucose *isomerase*
PGI_2 *abk.* s.u. *prostaglandin* I_2
PGK *abk.* s.u. phosphoglycerate *kinase*
PGLUM *abk.* s.u. phosphoglucomutase
PGM *abk.* s.u. **1.** phosphoglucomutase **2.** phosphoglycerate *mutase*
1,3-P_2Gri *abk.* s.u. 1,3-diphosphoglycerate
2,3-P_2Gri *abk.* s.u. 2,3-diphosphoglycerate
PGX *abk.* s.u. prostacyclin
PH *abk.* s.u. passive *hemagglutination*
Ph *abk.* s.u. phenyl
pH *abk.* s.u. hydrogen ion *concentration*
blood pH Blut-pH *m*, Blut-pH-Wert *m*
Ph1 *abk.* s.u. Philadelphia *chromosome*
PHA *abk.* s.u. **1.** passive *hemagglutination* **2.** phenylalanine **3.** phytohemagglutinin
phage [feɪdʒ] *noun* Bakteriophage *m*, Phage *m*, bakterienpathogenes Virus *nt*
defective phage defekter Phage *m*
mature phage reifer Phage *m*
transducing phage transduzierender Phage *m*
virulent phage nichttemperenter Bakteriophage *m*, lytischer Bakteriophage *m*, virulenter Bakteriophage *m*
phago- *präf.* Fress-, Phage(n)-, Phag(o)-
phag|o|cyt|able [fægəʊ'saɪtəbl] *adj.* durch Phagozytose aufnehmbar *oder* abbaubar, phagozytierbar
phag|o|cyte ['fægəʊsaɪt] *noun* Fresszelle *f*, Phagozyt *m*, Phagocyt *m*
alveolar phagocyte Alveolarmakrophag *m*, Alveolarphagozyt *m*, Staubzelle *f*, Körnchenzelle *f*, Rußzelle *f*
mesangial phagocytes mesangiale Phagozyten *pl*
mononuclear phagocyte mononukleärer Phagozyt *m*
phag|o|cyt|ic [fægəʊ'sɪtɪk] *adj.* Phagozyt *oder* Phagozytose betreffend, phagozytär, phagozytisch, Phagozyt-
phag|o|cyt|ize ['fægəʊsɪtaɪz] *vt* durch Phagozytose abbauen, durch/mittels Phagozytose aufnehmen, phagozytieren
phag|o|cy|tol|y|sis [ˌfægəʊsaɪ'tɑləsɪs] *noun* Phagolyse *f*, Phagozytolyse *f*
phag|o|cy|to|lyt|ic [fægəʊˌsaɪtə'lɪtɪk] *adj.* Phagolyse betreffend, phagolytisch, phagozytolytisch
phag|o|cy|tose ['fægəʊsaɪtəʊz] *vt* s.u. phagocytize
phag|o|cy|to|sis [ˌfægəʊsaɪ'təʊsɪs] *noun, plural* **phag|o|cy|to|ses** [ˌfægəʊsaɪ'təʊsiːz] Phagozytose *f*, Phagocytose *f*

P

phaglolcyltotlic [ˌfægəʊsaɪ'tɑtɪk] *adj.* Phagozytose betreffend, phagozytisch
phalgollylsis [fə'gɑləsɪs] *noun, plural* **phalgollylses** [fə'gɑləsiːz] Phagolyse *f*, Phagozytolyse *f*
phaglollylsolsome [fægə'laɪsəsəʊm] *noun* Phagolysosom *nt*
phaglollytlic [fægəʊ'lɪtɪk] *adj.* s.u. phagocytolytic
phaglolsome ['fægəʊsəʊm] *noun* Phagosom *nt*
phagloltype ['fægəʊtaɪp] *noun* s.u. phagovar
phaglolvar ['fægəʊvɑːr] *noun* Lysotyp *m*, Phagovar *m*
pharlmalceultic [fɑːrmə'suːtɪk] *adj.* arzneikundlich, pharmazeutisch
pharlmalceultilcal [fɑːrmə'suːtɪkl] I *noun* Arzneimittel *nt*, Pharmazeutikum *nt* II *adj.* s.u. pharmaceutic
pharlmalceultics [fɑːrmə'suːtɪks] *plural* Arzneikunde *f*, Arzneilehre *f*, Pharmazeutik *f*, Pharmazie *f*
pharlmalcist ['fɑːrməsɪst] *noun* **1.** Pharmazeut *m*, Apotheker *m* **2.** pharmazeutischer Chemiker *m*
pharmaco- *präf.* Arzneimittel-, Pharma-, Pharmako-
pharlmalcolchemlisltry [ˌfɑːrməkəʊ'keməstrɪ] *noun* pharmazeutische Chemie *f*
pharlmalcoldilaglnolsis [ˌfɑːrməkəʊˌdaɪəg'nəʊsɪs] *noun* Pharmakodiagnostik *f*
pharlmalcoldylnamlic [ˌfɑːrməkəʊdaɪ'næmɪk] *adj.* Pharmakodynamik betreffend, pharmakodynamisch
pharlmalcoldylnamlics [ˌfɑːrməkəʊdaɪ'næmɪks] *plural* Pharmakodynamik *f*
pharlmalcolgelnetlics [ˌfɑːrməkəʊdʒɪ'netɪks] *plural* Pharmakogenetik *f*
pharmlalcolkilnetlic [ˌfɑːrməkəʊkɪ'netɪk] *adj.* Pharmakokinetik betreffend, pharmakokinetisch
pharlmalcolkilnetlics [ˌfɑːrməkəʊkɪ'netɪks] *plural* Pharmakokinetik *f*
pharlmalcollloglic [ˌfɑːrməkəʊ'lɑdʒɪk] *adj.* s.u. pharmacological
pharlmalcollloglilcal [ˌfɑːrməkəʊ'lɑdʒɪkl] *adj.* pharmakologisch
pharlmalcollolgist [fɑːrmə'kɑlədʒɪst] *noun* Pharmakologe *m*
pharlmalcollolgy [fɑːrmə'kɑlədʒɪ] *noun* Arzneimittellehre *f*, Arzneimittelforschung *f*, Pharmakologie *f*
pharlmalcon ['fɑːrməkɑn] *noun* Arzneistoff *m*, Arzneimittel *nt*, Wirkstoff *m*, Pharmakon *nt*
pharlmalcoltherlalpy [ˌfɑːrməkəʊ'θerəpɪ] *noun* Pharmakotherapie *f*
pharlmalcy ['fɑːrməsɪ] *noun, plural* **pharlmalcies 1.** s.u. pharmaceutics **2.** Apotheke *f*
phase [feɪz] *noun* Phase *f*; Abschnitt *m*; Stufe *f*, Entwicklungsstufe *f*, Stadium *nt*
acceleration phase s.u. acceleration *period*
elicitation phase Manifestationsphase *f*
elongation phase Elongationsphase *f*
erythrocytic phase erythrozytärer Zyklus *m*, erythrozytäre Phase *f*
exponential phase (*Wachstum*) exponentielle Phase *f*, log-Phase *f*
G_1 phase G_1-Phase *f*
G_2 phase G_2-Phase *f*
lag phase lag-Phase *f*, Lagphase *f*, Latenzphase *f*
latency phase 1. (*psychol.*) Latenzphase *f* **2.** (*mikrobiol.*) Latenzzeit *f*, Inkubationszeit *f*
log phase log-Phase *f*, exponentielle Phase *f*
logarithmic phase log-Phase *f*, exponentielle Phase *f*
megaloblastic phase (*Blut*) megaloblastische Periode *f*, megaloblastische Phase *f*
preerythrocytic phase präerythrozytärer Zyklus *m*, präerythrozytäre Phase *f*
prodromal phase s.u. prodromal *period*
S phase S-Phase *f*
sensitization phase Sensibilisierungsphase *f*
Ph¹c *abk.* s.u. Philadelphia *chromosome*
pH-dependence *noun* pH-Abhängigkeit *f*, pH-Wert-Abhängigkeit *f*
Phe *abk.* s.u. phenylalanine
phenlacleltin [fɪ'næsətɪn] *noun* Phenazetin *nt*, Phenacetin *nt*
pheno- *präf.* **1.** Phen(o)- **2.** Phän(o)-
phelnolcoply ['fiːnəʊkɑpɪ] *noun* Phänokopie *f*
phelnoldin ['fiːnəʊdɪn] *noun* Hämatin *nt*, Oxyhämin *nt*
phelnolgelnetlics [ˌfiːnəʊdʒɪ'netɪks] *plural* Phänogenetik *f*
phelnol ['fiːnɑl] *noun* **1.** Phenol *nt*, Karbolsäure *f*, Monohydroxybenzol *nt* **2. phenols** *plural* Phenole *pl*
methyl phenol Kresol *nt*
phelnollase ['fiːnəleɪz] *noun* Phenoloxidase *f*, Phenolase *f*
phelnollate ['fiːnəleɪt] I *noun* Phenolat *nt* II *vt* mit Phenol behandeln *oder* sterilisieren
phelnollic [fɪ'nəʊlɪk] *adj.* Phenol betreffend *oder* enthaltend, phenolisch, Phenol-
phelnollphthallelin [ˌfiːnɔl'(f)θæliːn, -'θæliːɪn] *noun* Phenolphthalein *nt*
phelnollsullfonelphthallein [ˌfiːnɔlˌsʌlfəʊn'(f)θæliːn] *noun* Phenolrot *nt*, Phenolsulfophthalein *nt*, Phenolsulfonphthalein *nt*
phelnollsullphonelphthallein [ˌfiːnɔlˌsʌlfəʊn'(f)θæliːn] *noun* (*brit.*) s.u. phenolsulfonephthalein
phelnomlelnon [fɪ'nɑməˌnɑn] *noun, plural* **phelnomlelna** [fɪ'nɑmənə] Erscheinung *f*, Zeichen *nt*, (objektives) Symptom *nt*, Phänomen *nt*
adhesion phenomenon Immunadhärenz *f*
Arthus phenomenon Arthus-Phänomen *nt*, Arthus-Reaktion *f*
Bordet-Gengou phenomenon Bordet-Gengou-Reaktion *f*, Bordet-Gengou-Phänomen *nt*
Danysz's phenomenon Danysz-Phänomen *nt*
d'Herelle phenomenon Bakteriophagie *f*, d'Herelle-Phänomen *nt*, Twort-d'Herelle-Phänomen *nt*
Donath-Landsteiner phenomenon Donath-Landsteiner-Phänomen *nt*
generalized Shwartzman phenomenon s.u. Shwartzman *phenomenon*
Gengou phenomenon Gengou-Phänomen *nt*, Komplementbindung *f*
Hübener-Thomsen-Friedenreich phenomenon Thomsen-Phänomen *nt*, Hübener-Thomsen-Friedenreich-Phänomen *nt*, T-Agglutinationsphänomen *nt*
Koch's phenomenon Koch-Phänomen *nt*
LE phenomenon LE-Phänomen *nt*, Lupus-erythematodes-Phänomen *nt*
LE cell phenomenon L.e.-Zellphänomen *nt*, L.E.-Zellphänomen *nt*
Leede-Rumpel phenomenon Rumpel-Leede-Phänomen *nt*
Lucio's phenomenon Lucio-Phänomen *nt*
Neisser-Wechsberg phenomenon Neisser-Wechsberg-Phänomen *nt*

Pfeiffer's phenomenon Pfeiffer-Phänomen *nt*
Rumpel-Leede phenomenon Rumpel-Leede-Phänomen *nt*
Sanarelli's phenomenon Sanarelli-Shwartzman-Phänomen *nt*, Sanarelli-Shwartzman-Reaktion *f*
Sanarelli-Shwartzman phenomenon Sanarelli-Shwartzman-Phänomen *nt*, Sanarelli-Shwartzman-Reaktion *f*
satellite phenomenon Ammenphänomen *nt*, Ammenwachstum *nt*, Satellitenphänomen *nt*, Satellitenwachstum *nt*
Schultz-Charlton phenomenon Schultz-Charlton-Phänomen *nt*, Schultz-Charlton-Auslösch-Phänomen *nt*
Shwartzman phenomenon Sanarelli-Shwartzman-Phänomen *nt*, Sanarelli-Shwartzman-Reaktion *f*, Shwartzman-Sanarelli-Reaktion *f*, Shwartzman-Sanarelli-Phänomen *nt*
Thomsen phenomenon Hübener-Thomsen-Friedenreich-Phänomen *nt*, Thomsen-Phänomen *nt*, T-Agglutinationsphänomen *nt*
Twort phenomenon s.u. Twort-d'Herelle *phenomenon*
Twort-d'Herelle phenomenon d'Herelle-Phänomen *nt*, Twort-d'Herelle-Phänomen *nt*, Bakteriophagie *f*

phe|no|thi|a|zine [ˌfiːnə'θaɪəziːn] *noun* **1.** Phenothiazin *nt* **2.** Phenothiazinderivat *nt*
phe|no|type ['fiːnətaɪp] *noun* (äußeres) Erscheinungsbild *nt*, Phänotyp *m*, Phänotypus *m*
phe|no|typ|ic [fiːnə'tɪpɪk] *adj.* Phänotyp betreffend, phänotypisch
phe|nox|ide [fɪ'nɑksaɪd] *noun* Phenolat *nt*
phenoxy- *präf.* Phenoxy-
phe|nox|y|meth|yl|pen|i|cil|lin [fɪˌnɑksɪˌmeθlpenə'sɪlɪn] *noun* Phenoxymethylpenicillin *nt*, Penicillin V *nt*
phen|pro|cou|mon [ˌfenprəʊ'kuːmɑn] *noun* Phenprocoumon *nt*
phen|yl ['fenɪl] *noun* Phenyl-(Radikal *nt*), Benzolrest *m*
phen|yl|al|a|nine [fenɪl'æləniːn] *noun* Phenylalanin *nt*
phenylalanine-4-hydroxylase *noun* Phenylalanin-4-hydroxylase *f*, Phenylalanin-4-monooxygenase *f*, Phenylalaninase *f*
phenylalanine-4-monooxygenase *noun* s.u. phenylalanine-4-hydroxylase
phen|yl|car|bi|nol [fenɪl'kɑːrbɪnɔl] *noun* Benzylalkohol *m*, Phenylcarbinol *nt*
phen|yl|eth|a|nol|a|mine-N-methyltransferase [fenɪlˌeθə'nɑləmiːn] *noun* Phenyläthanolamin-*N*-methyltransferase *f*
phen|yl|hy|dra|zine [fenɪl'haɪdrəziːn] *noun* Phenylhydrazin *nt*
phe|nyl|ic [fə'nɪlɪk] *adj.* phenylisch, Phenyl-
phen|yl|i|so|thi|o|cy|a|nate [ˌfenɪlˌaɪsəˌθaɪəʊ'saɪəneɪt] *noun* Phenylisothiocyanat *nt*, Edman-Reagenz *nt*
phen|yl|meth|a|nol [fenɪl'meθənɔl] *noun* Benzylalkohol *m*, Phenylcarbinol *nt*
phen|yl|py|ru|vate [ˌfenɪlpaɪ'ruːveɪt] *noun* Phenylpyruvat *nt*
phe|o|chrome ['fiːəkrəʊm] *adj.* chromaffin, phäochrom
phe|o|chro|mo|blast [fiːə'krəʊməblæst] *noun* Phäochromoblast *m*
phe|o|chro|mo|blas|to|ma [fiːəˌkrəʊməblæs'təʊmə] *noun* s.u. pheochromocytoma
phe|o|chro|mo|cytes [fiːə'krəʊməsaɪts] *plural* phäochrome Zellen *pl*, chromaffine Zellen *pl*
phe|o|chro|mo|cy|to|ma [fiːəˌkrəʊməsaɪ'təʊmə] *noun* Phäochromozytom *nt*
phe|re|sis [fə'riːsɪs] *noun* Pherese *f*, Apherese *f*
PhHA *abk.* s.u. phytohemagglutinin
phlebo- *präf.* Venen-, Phleb(o)-, Ven(o)-
phleb|o|gram ['flebəgræm] *noun* **1.** (*radiolog.*) Phlebogramm *nt* **2.** (*kardiol.*) Phlebogramm *nt*
phleb|o|graph ['flebəgræf] *noun* Phlebograph *m*, Phlebograph *m*
phle|bog|ra|phy [flə'bɑgrəfɪ] *noun* **1.** (*radiolog.*) Phlebographie *f*, Phlebografie *f*, Venographie *f*, Venografie *f* **2.** (*kardiol.*) Phlebographie *f*, Phlebografie *f*
phle|bot|o|my [flə'bɑtəmɪ] *noun* **1.** Venenschnitt *m*, Phlebotomie *f*, Venaesectio *f* **2.** Venenpunktion *f* **3.** Veneneröffnung *f*, Venaesectio *f*
bloodless phlebotomy unblutiger Aderlass *m*
phleg|ma|sia [fleg'meɪʒ(ɪ)ə] *noun* Entzündung *f*, Fieber *nt*, Phlegmasie *f*, Phlegmasia *f*
thrombotic phlegmasia Milchbein *nt*, Leukophlegmasie *f*, Phlegmasia alba dolens
phleg|mon ['flegmɑn] *noun* Phlegmone *f*, phlegmonöse Entzündung *f*
phleg|mon|ous ['flegmənəs] *adj.* Phlegmone betreffend, phlegmonös
phlo|gis|tic [fləʊ'dʒɪstɪk] *adj.* Entzündung betreffend, entzündlich, phlogistisch, Entzündungs-
phlogo- *präf.* Entzündung(s)-
PhNCS *abk.* s.u. phenylisothiocyanate
phor|o|blast ['fɔːrəblæst] *noun* Fibroblast *m*
phor|o|cyte ['fɔːrəsaɪt] *noun* Bindegewebszelle *f*, Fibrozyt *m*
phos|pha|tase ['fɑsfəteɪz] *noun* Phosphatase *f*
acid phosphatase saure Phosphatase *f*
alkaline phosphatase alkalische Phosphatase *f*
bisphosphoglycerate phosphatase Diphosphoglyceratphosphatase *f*
choline phosphatase Phospholipase D *f*, Lecithinase D *f*
diphosphoglycerate phosphatase Diphosphoglyceratphosphatase *f*
histidinol phosphatase Histidinolphosphatase *f*
leukocyte alkaline phosphatase alkalische Leukozytenphosphatase *f*
phosphorylase phosphatase Phosphorylasephosphatase *f*
polynucleotide phosphatase Polynukleotidphosphatase *f*
pyruvate dehydrogenase phosphatase Pyruvatdehydrogenasephosphatase *f*
phos|phate ['fɑsfeɪt] *noun* Phosphat *nt*
acetyl phosphate Azetylphosphat *nt*, Acetylphosphat *nt*
***N*-acetylneuraminic acid-9-phosphate** *N*-Acetylneuraminsäure-9-Phosphat *nt*
acid phosphate saures Phosphat *nt*
adenosine 3',5'-cyclic phosphate zyklisches Adenosin-3',5'-phosphat *nt*, cylco-AMP
alkaline phosphate alkalisches Phosphat *nt*
aluminum phosphate Aluminiumphosphat *nt*
ammonium phosphate Ammoniumphosphat *nt*
arginine phosphate Argininphosphat *nt*, Argininophosphat *nt*
aspartyl phosphate Asparaginsäurephosphat *nt*, Aspartylphosphat *nt*
calcium phosphate Kalziumphosphat *nt*

P

carbamoyl phosphate Carbamylphosphat *nt*, Carbamoylphosphat *nt*
creatine phosphate Kreatinphosphat *nt*, Creatinphosphat *nt*, Phosphokreatin *nt*
dihydroxyacetone phosphate Dihydroxyacetonphosphat *nt*, Phosphodihydroxyaceton *nt*
γ-glutamyl phosphate γ-Glutamylphosphat *nt*
glycerone phosphate Dihydroxyacetonphosphat *nt*
guanidine phosphate Phosphoguanidin *nt*, Guanidinphosphat *nt*
guanosine 3',5'-cyclic phosphate zyklisches Guanosin-3',5'-Phosphat *nt*, zyklisches GMP, Zyklo-GMP *nt*, Cyclo-GMP *nt*
histidinol phosphate Histidinolphosphat *nt*
magnesium phosphate Magnesiumphosphat *nt*
nicotinamide-adenine dinucleotide phosphate Nicotinamid-adenin-dinucleotid-phosphat *nt*, Triphosphopyridinnucleotid, Cohydrase II *f*, Coenzym II *nt*
3-phosphoglyceroyl phosphate Negelein-Ester *m*, 1,3-Diphosphoglycerat *nt*, 3-Phosphoglyceroylphosphat *nt*
pyridoxal phosphate Codecarboxylase *f*, Pyridoxalphosphat *nt*
ribonucleoside 2',3'-cyclic phosphate zyklisches Ribonukleosid-2',3'-phosphat *nt*
sugar phosphate Zuckerphosphat *nt*

phosphate-ATP-exchange *noun* Phosphat-ATP-Austausch *m*

phos|pha|ti|dase [fɑsfə'taɪdeɪz] *noun* Phosphatidase *f*, Phospholipase A_2 *f*

phos|pha|tide ['fɑsfətaɪd] *noun* **1.** Phospholipid *nt*; Phosphatid *nt* **2.** (*inform.*) s.u. phosphoglyceride
glycerol phosphatide Phosphoglyzerid *nt*, Glycerophosphatid *nt*, (*inform.*) Phospholipid *nt*, Phosphatid *nt*

phos|pha|ti|dyl [fɑsfə'taɪdɪl] *noun* Phosphatidyl *nt*
choline phosphatidyl s.u. choline *phosphoglyceride*

phos|pha|ti|dyl|cho|line [fɑsfə,taɪdɪl'kəʊliːn] *noun* Phosphatidylcholin *nt*, Cholinphosphoglycerid *nt*, Lecithin *nt*

phos|pha|ti|dyl|eth|a|nol|a|mine [fɑsfə,taɪdl,eθə'nɑləmiːn] *noun* Phosphatidyläthanolamin *nt*, Äthanolaminphosphoglycerid *nt*

phos|pha|ti|dyl|in|o|si|tol [fɑsfə,taɪdlɪ'nəʊsɪtɔl] *noun* Phosphatidylinosit *nt*, Phosphatidylinositol *nt*

phosphatidylinositol-specific *adj.* phosphatidylinositol-spezifisch

phos|pha|ti|dyl|ser|ine [fɑsfə,taɪdl'seriːn] *noun* Phosphatidylserin *nt*

phos|pho|am|i|dase [fɑsfəʊ'æmɪdeɪz] *noun* Phosphoamidase *f*

phos|pho|cho|line [fɑsfəʊ'kəʊliːn] *noun* Phosphocholin *nt*

phos|pho|cre|a|tine [fɑsfəʊ'krɪətiːn] *noun* Phosphokreatin *nt*, Kreatinphosphat *nt*, Creatinphosphat *nt*

phos|pho|di|es|ter|ase [,fɑsfəʊdaɪ'estəreɪz] *noun* Phosphodiesterase *f*

phos|pho|e|nol|pyr|u|vate [fɑsfəʊ,iːnɑlpaɪ'ruːveɪt] *noun* Phosphoenolpyruvat *nt*

phos|pho|en|zyme [fɑsfəʊ'enzaɪm] *noun* Phosphoenzym *nt*

phos|pho|eth|a|nol|a|mine [fɑsfəʊ,eθə'nɑləmiːn] *noun* Phosphoäthanolamin *nt*

phos|pho|fruc|to|al|do|lase [fɑsfəʊ,frʌktə'ældəleɪz] *noun* Fructosediphosphataldolase *f*, Fructosebisphosphataldolase *f*, Aldolase *f*

(6-)phos|pho|fruc|to|ki|nase [fɑsfəʊ,frʌktə'kaɪneɪz] *noun* (6-)Phosphofruktokinase *f*

phos|pho|glu|co|ki|nase [fɑsfəʊ,gluːkəʊ'kaɪneɪz] *noun* Phosphoglukokinase *f*, Phosphoglucokinase *f*

phos|pho|glu|co|mu|tase [fɑsfəʊ,gluːkəʊ'mjuːteɪz] *noun* Phosphoglukomutase *f*, Phosphoglucomutase *f*

6-phos|pho|glu|co|nate [fɑsfəʊ'gluːkəneɪt] *noun* 6-Phosphogluconat *nt*

6-phos|pho|glu|co|no|lac|tone [fɑsfəʊ,gluːkənəʊ'læktəʊn] *noun* 6-Phosphogluconolacton *nt*

phos|pho|glu|co|pro|tein [fɑsfəʊ,gluːkəʊ'prəʊtiːn] *noun* Phosphoglykoprotein *nt*

3-phos|pho|glyc|er|al|de|hyde [fɑsfəʊ,glɪsər'ældəhaɪd] *noun* Glyzerinaldehyd-3-phosphat *nt*, 3-Phosphoglyzerinaldehyd *m*

phos|pho|glyc|er|ate [fɑsfəʊ'glɪsəreɪt] *noun* Phosphoglycerat *nt*

phos|pho|glyc|er|ide [fɑsfəʊ'glɪsəraɪd] *noun* Phosphoglycerid *nt*, Glycerophosphatid *nt*, (*inform.*) Phospholipid *nt*, (*inform.*) Phosphatid *nt*
choline phosphoglyceride Phosphatidylcholin *nt*, Cholinphosphoglycerid *nt*, Lecithin *nt*, Lezithin *nt*
ethanolamine phosphoglyceride Ethanolaminphosphoglycerid *nt*, Äthanolaminphosphoglycerid *nt*, Phosphatidyläthanolamin *nt*, Phosphatidylethanolamin *nt*

phos|pho|glyc|er|o|mu|tase [fɑsfəʊ,glɪsərəʊ'mjuːteɪz] *noun* Phosphoglyceratmutase *f*, Phosphoglyceromutase *f*, Phosphoglyceratphosphomutase *f*

phos|pho|hex|o|i|som|er|ase [fɑsfəʊ,heksəaɪ'sɑməreɪz] *noun* Glukose(-6-)phosphatisomerase *f*, Phosphohexoseisomerase *f*, Phosphoglucoseisomerase *f*

phos|pho|hex|o|ki|nase [fɑsfəʊ,heksəʊ'kaɪneɪz] *noun* s.u. (6-)phosphofructokinase

phos|pho|in|o|si|tol [,fɑsfəʊɪ'nəʊsɪtɔl] *noun* Phosphoinositol *nt*, Inosittriphosphat *nt*

phos|pho|ke|to|lase [fɑsfəʊ'ketleɪz] *noun* Phosphoketolase *f*

phos|pho|ki|nase [fɑsfəʊ'kaɪneɪz] *noun* Phosphokinase *f*
choline phosphokinase Cholinkinase *f*
creatine phosphokinase Kreatinkinase *f*, Creatinkinase *f*, Kreatinphosphokinase *f*, Creatinphosphokinase *f*

phos|pho|li|pase [fɑsfəʊ'lɪpeɪz] *noun* Phospholipase *f*, Lezithinase *f*, Lecithinase *f*
phospholipase A_1 Phospholipase A_1 *f*, Lecithinase A *f*
phospholipase A_2 Phospholipase A_2 *f*, Lecithinase A *f*
phospholipase B Lysophospholipase *f*, Phospholipase B *f*, Lecithinase B *f*
phospholipase C Phospholipase C *f*, Lecithinase C *f*, Lipophosphodiesterase I *f*
phospholipase D Phospholipase D *f*, Lecithinase D *f*

phos|pho|lip|id [fɑsfəʊ'lɪpɪd] *noun* Phospholipid *nt*; Phosphatid *nt*

phos|pho|li|po|pro|tein [fɑsfəʊ,lɪpə'prəʊtiːn] *noun* Phospholipoprotein *nt*

phos|pho|mon|o|es|ter|ase [fɑsfəʊ,mɑnə'estəreɪz] *noun* **1.** alkalische Phosphatase *f* **2.** saure Phosphatase *f*
acid phosphomonoesterase s.u. acid *phosphatase*

phos|pho|mul|tase [fɑsfəʊ'mjuːteɪz] *noun* Phosphomutase *f*

phos|pho|nu|cle|ase [fɑsfəʊ'njuːklɪeɪz] *noun* Nukleotidase *f*, Nucleotidase *f*

phos|pho|pro|tein [fɑsfəʊ'prəʊtiːn] *noun* Phosphoprotein *nt*

phos|pho|ri|bo|i|som|er|ase [fɑsfəʊ,raɪbəʊaɪ'sɑməreɪz] *noun* Ribosephosphatisomerase *f*, Phosphoriboisomerase *f*

(5-)phos|pho|ri|bo|syl|la|mine [fɑsfəʊ,raɪbə'sɪləmiːn] *noun* (5-)Phosphoribosylamin *nt*

phos|pho|ri|bo|syl-AMP-cyclohydrolase [fɑsfəʊ'raɪbəsɪl] *noun* Phosphoribosyl-AMP-cyclohydrolase *f*

phos|pho|ri|bo|syl|py|ro|phos|phate [fɑsfəʊ,raɪbəsɪl-,paɪrə'fɑsfeɪt] *noun* Phosphoribosylpyrophosphat *nt*

phos|pho|ri|bo|syl|trans|fer|ase [fɑsfəʊ,raɪbəsɪl-'trænsfəreɪz] *noun* Phosphoribosyltransferase *f*
hypoxanthine guanine phosphoribosyltransferase Hypoxanthinphosphoribosyltransferase *f*, Hypoxanthin-Guanin-phosphoribosyltransferase *f*
hypoxanthine phosphoribosyltransferase s.u. hypoxanthine guanine *phosphoribosyltransferase*
orotate phosphoribosyltransferase Orotsäurephosphoribosyltransferase *f*

phos|pho|ri|bu|lo|ki|nase [fɑsfəʊ,raɪbjələʊ'kaɪneɪz] *noun* Phosphoribulokinase *f*

phos|pho|ryl|ase [fɑs'fɔrəleɪz] *noun* **1.** Phosphorylase *f* **2.** Glykogenphosphorylase *f*, Stärkephosphorylase *f*
glycogen phosphorylase Glykogenphosphorylase *f*
inosine phosphorylase Purinnukleosidphosphorylase *f*
nucleoside phosphorylase Nucleosidphosphorylase *f*
phosphorylase kinase kinase Phosphorylasekinasekinase *f*, Proteinkinase *f*
polynucleotide phosphorylase Polynukleotidphosphorylase *f*, Polyribonukleotidnukleotidyltransferase *f*
purine-nucleoside phosphorylase Purinnukleosidphosphorylase *f*

phos|pho|ryl|a|tion [,fɑsfɔːrə'leɪʃn] *noun* Phosphorylierung *f*
cyclic phosphorylation zyklische Phosphorylierung *f*
oxidative phosphorylation oxidative Phosphorylierung *f*, Atmungskettenphosphorylierung *f*
substrate-level phosphorylation Substratkettenphosphorilierung *f*
tyrosine phosphorylation Tyrosinphosphorylierung *f*

phos|pho|ser|ine [fɑsfə'seriːn] *noun* Phosphoserin *nt*

phos|pho|sug|ar [fɑsfəʊ'ʃʊgər] *noun* Phosphatzucker *m*

phos|pho|trans|fer|ase [fɑsfəʊ'trænsfəreɪz] *noun* Phosphotransferase *f*
creatine phosphotransferase Kreatinkinase *f*, Creatinkinase *f*, Kreatinphosphokinase *f*, Creatinphosphokinase *f*

pho|to|al|ler|gic [,fəʊtəʊə'lɜrdʒɪk] *adj.* photoallergisch, fotoallergisch

pho|to|al|ler|gy [fəʊtəʊ'ælərdʒɪ] *noun* Photoallergie *f*, Fotoallergie *f*, Lichtallergie *f*

pho|to|che|mo|ther|a|py [fəʊtəʊ,kiːmə'θerəpɪ] *noun* Photochemotherapie *f*, Fotochemotherapie *f*

pho|to|co|ag|u|la|tion [,fəʊtəʊkəʊ,ægjə'leɪʃn] *noun* Lichtkoagulation *f*, Photokoagulation *f*, Fotokoagulation *f*

pho|to|co|ag|u|la|tor [,fəʊtəʊkəʊ'ægjəleɪtər] *noun* Lichtkoagulator *m*, Photokoagulator *m*, Fotokoagulator *m*

pho|to|scope ['fəʊtəskəʊp] *noun* Fluoroskop *nt*

pho|tos|co|py [fəʊ'tɑskəpɪ] *noun* Durchleuchtung *f*, Röntgendurchleuchtung *f*, Fluoroskopie *f*

Phy|co|my|ce|tes [,faɪkəʊmaɪ'siːtiːz] *plural* niedere Pilze *pl*, Algenpilze *pl*, Phykomyzeten *pl*, Phycomycetes *pl*

phy|lum ['faɪləm] *noun, plural* **phy|la** ['faɪlə] Stamm *m*, Phylum *nt*

phy|ma ['faɪmə] *noun, plural* **phy|mas, phy|ma|ta** ['faɪmətə] Geschwulst *f*, Gewächs *nt*, Knolle *f*, Phyma *nt*

phys|i|o|log|ic [,fɪzɪə'lɑdʒɪk] *adj.* **1.** normal, natürlich, physiologisch **2.** Physiologie betreffend, physiologisch

phys|i|ol|o|gy [fɪzɪ'ɑlədʒɪ] *noun* Physiologie *f*
cell physiology Zellphysiologie *f*, Zytophysiologie *f*

phyt|ag|glu|ti|nin [,faɪtə'gluːtnɪn] *noun* Phytagglutinin *nt*

phyto- *präf.* Pflanzen-, Phyt(o)-

phy|to|haem|ag|glu|ti|nin [faɪtəʊ,hiːmə'gluːtənɪn] *noun* (*brit.*) s.u. phytohemagglutinin

phy|to|hem|ag|glu|ti|nin [faɪtəʊ,hiːmə'gluːtənɪn] *noun* Phytohämagglutinin *nt*

phy|to|men|a|di|one [faɪtəʊ,menə'daɪəʊn] *noun* s.u. phytonadione

phy|to|na|di|one [,faɪtəʊnə'daɪəʊn] *noun* Phytonadion *nt*, Phytomenadion *nt*, Vitamin K_1 *nt*

PI *abk.* s.u. **1.** phosphatidylinositol **2.** primary *infection* **3.** proactive *inhibition* **4.** prostacyclin

Pi|cor|na|vir|i|dae [paɪ,kɔːrnə'vɪrədiː] *plural* Picornaviren *pl*, Picornaviridae *pl*

pic|ture ['pɪktʃər] *noun* Bild *nt*; fotografische Aufnahme *f*; Illustration *f*; Darstellung *f*
blood picture Blutbild *nt*

PIF *abk.* s.u. prolactin inhibiting *factor*

pig|ment ['pɪgmənt] **I** *noun* Farbe *f*, Farbstoff *m*, Farbkörper *m*, farbgebende Substanz *f*, Pigment *nt* **II** *vt* pigmentieren, färben **III** *vi* sich pigmentieren, sich färben
blood pigment 1. hämoglobinogenes Pigment *nt* **2.** Blutfarbstoff *m*, Hämoglobin *nt*
flavin pigment Flavinpigment *nt*
malarial pigment Malariapigment *nt*
melanotic pigment Melanin *nt*

pig|men|tal [pɪg'mentl] *adj.* s.u. pigmentary

pig|men|tary ['pɪgmən,teriː] *adj.* Pigment betreffend, pigmentär, Pigment-

PIH *abk.* s.u. Prolactin inhibiting *hormone*

pi|lo|ma|tri|co|ma [paɪlə,mætrɪ'kəʊmə] *noun* s.u. pilomatrixoma

pi|lo|ma|trix|o|ma [paɪlə,meɪtrɪk'səʊmə] *noun* Pilomatrixom *nt*, Pilomatricoma *nt*, verkalktes Epitheliom *nt*, Epithelioma calcificans, Epithelioma calcificans Malherbe

pimelo- *präf.* Fett-, Pimel(o)-, Lip(o)-

pim|e|lo|ma [pɪmə'ləʊmə] *noun* Fettgeschwulst *f*, Fettgewebstumor *m*, Lipom *nt*

pi|ne|al ['pɪnɪəl] **I** *noun* Zirbeldrüse *f*, Pinealdrüse *f*, Pinea *f*, Corpus pineale, Glandula pinealis, Epiphyse *f*,

P

Epiphysis cerebri II *adj.* Zirbeldrüse betreffend, pineal, Pineal(o)-

pi|ne|al|lo|blas|to|ma [,pɪnɪæləʊblæs'təʊmə] *noun* Pinealoblastom *nt*

pi|ne|al|lo|cy|to|ma [,pɪnɪæləʊsaɪ'təʊmə] *noun* s.u. pinealoma

pi|ne|al|lo|ma [pɪnɪə'ləʊmə] *noun* Pinealom *nt*, Pinealozytom *nt*

pin|e|o|blas|to|ma [,pɪnɪəʊblæs'təʊmə] *noun* s.u. pinealoblastoma

pin|e|o|cy|to|ma [,pɪnɪəʊsaɪ'təʊmə] *noun* s.u. pinealoma

pi|no|cy|to|sis [,pɪnəsaɪ'təʊsɪs] *noun* Pinozytose *f*

pi|no|cy|tot|ic [,pɪnəsaɪ'tɑtɪk] *adj.* Pinozytose betreffend, pinozytotisch, Pinozytose-

pi|no|some ['pɪnəsəʊm] *noun* Pinozytosebläschen *nt*, pinozytäres Bläschen *nt*

Pirquet [pɜr'keɪ; pir'kɛ]: **Pirquet's cutireaction** Pirquet-Reaktion *f*, Pirquet-Tuberkulinprobe *f*

Pirquet's reaction s.u. *Pirquet's* cutireaction

Pirquet's test s.u. *Pirquet's* cutireaction

PIP_2 *abk.* s.u. phosphatidylinosine *diphosphate*

PITC *abk.* s.u. phenylisothiocyanate

pi|tu|i|cyte [pɪ't(j)uɪsaɪt] *noun* Pituizyt *m*

pi|tu|i|cy|to|ma [pɪ,t(j)uːəsaɪ'təʊmə] *noun* Pituizytom *nt*

pi|tu|i|tar|y [pɪ't(j)uːə,teriː] I *noun* Hirnanhangdrüse *f*, Hypophyse *f*, Pituitaria *f*, Hypophysis *f*, Glandula pituitaria II *adj.* Hypophyse betreffend, hypophysär, pituitär, Hypophysen-

anterior pituitary Hypophysenvorderlappen *m*, Adenohypophyse *f*

posterior pituitary Hypophysenhinterlappen *m*, Neurohypophyse *f*, Neurohypophysis *f*

PIV *abk.* s.u. parainfluenza *virus*

PK *abk.* s.u. pyruvate *kinase*

PKR *abk.* s.u. Prausnitz-Küstner *reaction*

plaque [plæk] *noun* **1.** (*pathol.*) Fleck *m*, Plaque *f* **2.** (*mikrobiol.*) Plaque *f*, Phagenloch *nt*

bacteriophage plaque Plaque *f*

Peyer's plaques Peyer-Plaques *pl*, Folliculi lymphatici aggregati

plasm ['plæzəm] *noun* s.u. plasma

plas|ma ['plæzmə] *noun* **1.** Blutplasma *nt*, Plasma *nt* **2.** Zellplasma *nt*, Zytoplasma *nt* **3.** zellfreie Lymphe *f* **4.** (*Physik*) Plasma *nt*

antihemophilic human plasma antihämophiles Plasma *nt*

blood plasma Blutplasma *nt*, zellfreie Blutflüssigkeit *f*

cell plasma Zellplasma *nt*, Zytoplasma *nt*

citrated plasma Zitratplasma *nt*, Citratplasma *nt*

dried plasma Trockenplasma *nt*

fresh frozen plasma Fresh-frozen-Plasma *nt*

oxalate plasma Oxalatplasma *nt*

reticulum plasma Retikulumplasma *nt*

plas|ma|cel|lu|lar [,plæzmə'seljələr] *adj.* Plasmazelle(n) betreffend, plasmazellulär, plasmozytisch

plas|ma|cyte ['plæzməsaɪt] *noun* Plasmazelle *f*, Plasmozyt *m*

plas|ma|cyt|ic [plæzmə'sɪtɪk] *adj.* s.u. plasmacellular

plas|ma|cy|to|ma [,plæzməsaɪ'təʊmə] *noun* **1.** solitärer Plasmazelltumor *m* **2.** Kahler-Krankheit *f*, Huppert-Krankheit *f*, Morbus *m* Kahler, Plasmozytom *nt*, multiples Myelom *nt*, plasmozytisches Immunozytom *nt*, plasmozytisches Lymphom *nt*

plas|ma|cy|to|sis [,plæzməsaɪ'təʊsɪs] *noun* Plasmazellvermehrung *f*, Plasmozytose *f*

plas|ma|gene ['plæzmədʒiːn] *noun* Plasmagen *nt*, Plasmafaktor *m*

plas|ma|lem|ma [plæzmə'lemə] *noun* Zellmembran *f*, Zellwand *f*, Plasmalemm *nt*

plas|ma|lem|mal [plæzmə'leməl] *adj.* Plasmalemm betreffend, aus Plasmalemm bestehend

plas|ma|pher|e|sis [plæzməfə'riːsɪs] *noun* Plasmapherese *f*

plas|ma|phe|ret|ic [,plæzməfə'retɪk] *adj.* Plasmapherese betreffend

plas|ma|ther|a|py [plæzmə'θerəpɪ] *noun* Therapie/Behandlung *f* mit Plasma, Therapie/Behandlung *f* mit Blutplasma, Plasmatherapie *f*

plas|mat|ic [plæz'mætɪk] *adj.* Plasma betreffend, im Plasma liegend, plasmatisch, Plasma-

plas|mic ['plæzmɪk] *adj.* s.u. plasmatic

plas|mid ['plæzmɪd] *noun* Plasmid *nt*

chimeric plasmid Rekombinationsplasmid *nt*

F plasmid Fertilitätsfaktor *m*, F-Faktor *m*

R plasmid Resistenzplasmid *nt*, Resistenzfaktor *m*, R-Plasmid *nt*, R-Faktor *m*

recombinant plasmid Rekombinationsplasmid *nt*

resistance plasmid s.u. R *plasmid*

plas|min ['plæzmɪn] *noun* Plasmin *nt*, Fibrinolysin *nt*

plas|min|o|gen [plæz'mɪnədʒən] *noun* Plasminogen *nt*, Profibrinolysin *nt*

plasmo- *präf.* Plasma-, Plasm(o)-

plas|mo|cyte ['plæzməsaɪt] *noun* Plasmazelle *f*, Plasmozyt *m*

plas|mo|cy|to|ma [,plæzməsaɪ'təʊmə] *noun* s.u. plasmacytoma

plas|mo|ki|nin [,plæzmə'kaɪnɪn] *noun* antihämophiles Globulin *nt*, Antihämophiliefaktor *m*, Faktor VIII *m*

plas|mo|some ['plæzməsəʊm] *noun* **1.** Kernkörperchen *nt*, Nukleolus *m*, Nucleolus *m* **2.** Mitochondrie *f*, Mitochondrion *nt*, Mitochondrium *nt*, Chondriosom *nt*

plate [pleɪt] *noun* Platte *f*

agar plate Agarplatte *f*

blood plate s.u. blood *platelet*

blood agar plate Blutagarplatte *f*

cell plate Zellplatte *f*

culture plate Kulturplatte *f*

object plate (*Mikroskop*) Objektträger *m*, Objektglas *nt*, Deckglas *nt*

Petri plate Petri-Platte *f*

pla|teau [plæ'təʊ] *noun, plural* **pla|teaux, pla|teaus** [plæ'təʊz] Plateau *nt*, Plateauphase *f*

plate|let ['pleɪtlɪt] *noun* **1.** Plättchen *nt* **2.** (*hämatol.*) Plättchen *nt*, Blutplättchen *nt*, Thrombozyt *m*, Thrombocyt *m*

Bizzozero's platelets Blutplättchen *pl*, Thrombozyten *pl*

blood platelet Blutplättchen *nt*, Thrombozyt *m*

plate|let|pher|e|sis [,pleɪtlɪtfə'riːsɪs] *noun* Thrombopherese *f*, Thrombozytopherese *f*

plat|i|num ['plætnəm] *noun* Platin *nt*

plat|y|hel|minth [plætɪ'helmɪnθ] *noun* Plattwurm *m*, Plathelminth *m*

Plat|y|hel|min|thes [,plætɪhel'mɪnθiːz] *plural* Plattwürmer *pl*, Plathelminthes *pl*

PLD *abk.* s.u. *phospholipase* D

pleo- *präf.* Viel-, Mehr-, Pleo-, Pleio-, Poly-

ple|o|car|y|o|cyte [pliːəˈkærɪəsaɪt] *noun* s.u. pleokaryocyte
ple|o|cy|to|sis [ˌpliːəsaɪˈtəʊsɪs] *noun* erhöhte Zellzahl *f*, Pleozytose *f*
ple|o|kar|y|o|cyte [pliːəˈkærɪəsaɪt] *noun* Pleokaryozyt *m*, Polykaryozyt *m*
ple|o|mor|phic [pliːəˈmɔːrfɪk] *adj.* mehrgestaltig, pleomorph, polymorph
ple|o|mor|phism [pliːəˈmɔːrfɪzəm] *noun* Mehrgestaltigkeit *f*, Pleomorphismus *m*, Polymorphismus *m*
cellular pleomorphism Zellpleomorphismus *m*
pleth|o|ra [ˈpleθərə] *noun* Überfüllung *f*, Blutüberfüllung *f*, Plethora *f*
pleth|o|ric [ˈpleθərɪk, pləˈθɔːrɪk] *adj.* Plethora betreffend, Plethora-
pleu|ra [ˈplʊərə] *noun, plural* **pleu|rae** [ˈplʊəriː] Brustfell *nt*, Pleura *f*
pleu|ral [ˈplʊərəl] *adj.* Pleura betreffend, pleural, Pleura-, Rippenfell-, Brustfell-
pleur|i|sy [ˈplʊərəsɪ] *noun* Brustfellentzündung *f*, Rippenfellentzündung *f*, Pleuritis *f*
benign dry pleurisy Bornholmer-Krankheit *f*, epidemische Pleurodynie *f*, Myalgia epidemica
pleuro- *präf.* Brustfell-, Rippenfell-, Pleura-, Pleur(o)-; Rippen-
plex|us [ˈpleksəs] *noun, plural* **plex|us, plex|us|es** Plexus *m*, Geflecht *nt*
lymphatic plexus Lymphgefäßnetz *nt*, Plexus lymphaticus
plot [plɑt] **I** *noun* grafische Darstellung *f*, Diagramm *nt*, Schema *nt* **II** *vt* (*Kurve*) aufzeichnen, auftragen
Lineweaver-Burk plot Lineweaver-Burk-Darstellung *f*
PLP *abk.* s.u. pyridoxal *phosphate*
PLT *abk.* s.u. primed lymphocyte *typing*
plug [plʌg] *noun* Pfropf *m*, Pfropfen *m*
platelet plug weißer Abscheidungsthrombus *m*, Thrombozytenpfropf *m*
plu|ri|glan|du|lar [plʊərɪˈglændʒələr] *adj.* mehrere Drüsen betreffend, pluriglandulär, multiglandulär, polyglandulär
plu|ri|nu|cle|ar [plʊərɪˈn(j)uːklɪər] *adj.* mehrkernig, vielkernig, mit mehreren/vielen Kernen versehen, multinukleär, multinuklear
plu|ri|po|tent [plʊərɪˈpəʊtnt, plʊəˈrɪpətənt] *adj.* pluripotent; omnipotent
PM *abk.* s.u. **1.** panmyelopathy **2.** poliomyelitis
p.m. *abk.* s.u. postmortal
PMB *abk.* s.u. polymorphonuclear basophil *leukocyte*
PMC *abk.* s.u. promyelocyte
PME *abk.* s.u. polymorphonuclear eosinophil *leukocyte*
PMLE *abk.* s.u. polymorphic light *eruption*
PMN *abk.* s.u. polymorphonuclear neutrophil *leukocyte*
Pn *abk.* s.u. pneumonia
PNA *abk.* s.u. pentose nucleic *acid*
PNC *abk.* s.u. penicillin
pneu|mo|ba|cil|lus [ˌn(j)uːməʊbəˈsɪləs] *noun* s.u. Friedländer's *pneumobacillus*
Friedländer's pneumobacillus Friedländer-Bakterium *nt*, Friedländer-Bacillus *m*, Bacterium pneumoniae Friedländer, Klebsiella pneumoniae
pneu|mo|coc|cal [n(j)uːməʊˈkɑkl] *adj.* Pneumokokken betreffend, Pneumokokken-
pneu|mo|coc|cic [n(j)uːməʊˈkɑksɪk] *adj.* s.u. pneumococcal
pneu|mo|coc|cus [n(j)uːməʊˈkɑkəs] *noun, plural* **pneu|mo|coc|ci** [n(j)uːməʊˈkɑkaɪ, n(j)uːməʊˈkɑsaɪ] Pneumokokkus *m*, Fränkel-Pneumokokkus *m*, Pneumococcus *m*, Streptococcus pneumoniae, Diplococcus pneumoniae
pneu|mo|cys|tic [n(j)uːməʊˈsɪstɪk] *adj.* Pneumocystis betreffend, durch Pneumocystis hervorgerufen, Pneumocystis-
Pneu|mo|cys|tis [n(j)uːməʊˈsɪstɪs] *noun* Pneumocystis *f*
pneu|mo|nia [n(j)uːˈməʊnɪə] *noun* Lungenentzündung *f*, Lungenparenchymentzündung *f*, Pneumonie *f*, Pneumonia *f*
cold agglutinin pneumonia atypische Pneumonie *f*, primär-atypische Pneumonie *f*
cytomegalovirus pneumonia Zytomegalievirus-pneumonie *f*, CMV-Pneumonie *f*
Eaton agent pneumonia Mycoplasma-pneumoniae-Pneumonie *f*, Mykoplasmapneumonie *f*
Friedländer's pneumonia Friedländer-Pneumonie *f*, Klebsiellenpneumonie *f*
Friedländer's bacillus pneumonia s.u. Friedländer's *pneumonia*
Klebsiella pneumonia Klebsiellenpneumonie *f*, Friedländer-Pneumonie *f*
Löffler's pneumonia Löffler-Syndrom *nt*, eosinophiles Lungeninfiltrat *nt*
nonbacterial pneumonia abakterielle Pneumonie *f*
Pneumocystis pneumonia Pneumocystis-Pneumonie *f*, interstitielle Plasmazellpneumonie *f*, Pneumocystose *f*
primary atypical pneumonia atypische Pneumonie *f*, primär-atypische Pneumonie *f*
typhoid pneumonia Typhuspneumonie *f*, Pneumonia typhosa
varicella pneumonia Varizellen-Pneumonie *f*
pneu|mon|ic [n(j)uːˈmɑnɪk] *adj.* **1.** Lunge betreffend, pulmonal, Lungen- **2.** Lungenentzündung/Pneumonie betreffend, pneumonisch
pneu|mo|ni|tis [ˌn(j)uːməˈnaɪtɪs] *noun* Lungenentzündung *f*, Pneumonie *f*, interstitielle Pneumonie *f*, interstitielle Lungenentzündung *f*, Pneumonitis *f*
hypersensitivity pneumonitis exogen allergische Alveolitis *f*, Hypersensitivitätspneumonitis *f*
pneumocystis carinii pneumonitis Pneumocystis-Pneumonie *f*, interstitielle Plasmazellpneumonie *f*, Pneumocystose *f*
PNH *abk.* s.u. paroxysmal nocturnal *hemoglobinuria*
PNMT *abk.* s.u. phenylethanolamine-*N*-methyltransferase
PNP *abk.* s.u. polyneuropathy
PNPase *abk.* s.u. polynucleotide *phosphorylase*
PNS *abk.* s.u. paraneoplastic *syndrome*
PO_2 *abk.* s.u. oxygen partial *pressure*
Po_2 *abk.* s.u. oxygen partial *pressure*
pO_2 *abk.* s.u. oxygen partial *pressure*
POA *abk.* s.u. pancreatic oncofetal *antigen*
POD *abk.* s.u. peroxidase
poikil(o)- *präf.* Bunt-, Poikil(o)-
poi|kil|o|blast [ˈpɔɪkɪləʊblæst] *noun* Poikiloblast *m*
poi|kil|o|cyte [ˈpɔɪkɪləʊsaɪt] *noun* Poikilozyt *m*
poi|kil|o|cy|thae|mia [ˌpɔɪkɪləʊsaɪˈθiːmɪə] *noun* (*brit.*) s.u. poikilocytosis
poi|kil|o|cy|the|mia [ˌpɔɪkɪləʊsaɪˈθiːmɪə] *noun* s.u. poikilocytosis

P

poi|ki|lo|cy|to|sis [ˌpɔɪkɪləʊsaɪ'təʊsɪs] *noun* Poikilozytose *f*, Poikilozythämie *f*

poi|ki|lo|throm|bo|cyte [pɔɪkɪləʊ'θrɑmbəsaɪt] *noun* Poikilothrombozyt *m*

point [pɔɪnt] *noun* Punkt *m*, Anschlusspunkt *m*, Verbindungspunkt *m*, Stelle *f*, bestimmte Stelle *f*, Berührungspunkt *m*

focal point Brennpunkt *m*

freezing point Gefrierpunkt *m*; **below freezing point** unter dem Gefrierpunkt, unter Null

isoelectric point isoelektrischer Punkt *m*

melting point Schmelzpunkt *m*

saturation point Sättigungspunkt *m*

poi|son ['pɔɪzn] **I** *noun* Gift *nt* **II** *adj.* gift-, Gift- **III** *vt* **1.** vergiften **2.** infizieren

blood poison Blutvergiftung *f*; Sepsis *f*, Septikämie *f*

mitotic poison Mitosegift *nt*

poi|son|ing ['pɔɪzənɪŋ] *noun* Vergiftung *f*, Vergiften *nt*

bacterial food poisoning bakterielle Lebensmittelvergiftung *f*

blood poisoning Blutvergiftung *f*; Sepsis *f*, Septikämie *f*

CO poisoning Kohlenmonoxidvergiftung *f*, CO-Vergiftung *f*, CO-Intoxikation *f*

cyanide poisoning Zyanidvergiftung *f*

endotoxin poisoning Endotoxinvergiftung *f*

food poisoning Lebensmittelvergiftung *f*

poi|son|ous ['pɔɪzənəs] *adj.* als Gift wirkend, Gift(e) enthaltend, giftig, toxisch, Gift-

pol *abk.* S.U. polymerase

po|lar|i|za|tion [ˌpəʊlərɪ'zeɪʃn] *noun* Polarisation *f*; Polarisieren *nt*

fluorescence polarization Fluoreszenzpolarisation *f*

polio- *präf.* Poli(o)-

po|li|o|my|e|li|tis [pəʊlɪəʊˌmaɪə'laɪtɪs] *noun* Poliomyelitis *f*; (*inform.*) Polio *f*

po|li|o|vi|rus [pəʊlɪəʊ'vaɪrəs] *noun* Poliomyelitis-Virus *nt*, Polio-Virus *nt*

pol|len ['pɑlən] *noun* Blütenstaub *m*, Pollen *m*

pol|le|no|gen|ic [ˌpɑlɪnəʊ'dʒenɪk] *adj.* durch Pollen hervorgerufen, Pollen-

pol|le|no|sis [pɑlɪ'nəʊsɪs] *noun* S.U. pollinosis

pol|li|no|sis [pɑlɪ'nəʊsɪs] *noun* Pollinose *f*, Pollinosis *f*; Pollenallergie *f*; Heuschnupfen *m*, Heufieber *nt*

poly- *präf.* Viel-, Poly-

polyA *abk.* S.U. polyadenylate

pol|y|ad|e|no|ma [pɑlɪˌædə'nəʊmə] *noun* Polyadenom *nt*

pol|y|a|den|yl|ate [ˌpɑlɪə'denleɪt] *noun* Polyadenylat *nt*

pol|y|am|ide [pɑlɪ'æmaɪd] *noun* Polyamid *nt*

pol|y|a|mine [pɑlɪ'æmɪn] *noun* Polyamin *nt*

pol|y|an|i|on [pɑlɪ'naɪn] *noun* Polyanion *nt*

pol|y|ar|thri|tis [ˌpɑlɪɑːr'θraɪtɪs] *noun* Entzündung *f* mehrerer Gelenke, Polyarthritis *f*

acute rheumatic polyarthritis rheumatisches Fieber *nt*, Febris rheumatica, akuter Gelenkrheumatismus *m*, Polyarthritis rheumatica acuta

pol|y|che|mo|ther|a|py [pɑlɪˌkiːmə'θerəpɪ] *noun* Polychemotherapie *f*

pol|y|chro|mat|ic [ˌpɑlɪkrəʊ'mætɪk] *adj.* vielfarbig, bunt, polychromatisch

pol|y|chro|mat|o|cyte [ˌpɑlɪkrəʊ'mætəsaɪt] *noun* polychromatische Zelle *f*

pol|y|chro|ma|to|cy|to|sis [pɑlɪˌkrəʊmətəʊsaɪ'təʊsɪs] *noun* Polychromatophilie *f*, Polychromasie *f*

pol|y|chro|mat|o|phil [pɑlɪ'krəʊmətəfɪl] **I** *noun* polychromatische Zelle *f* **II** *adj.* vielfarbig, bunt, polychromatisch

pol|y|chro|mat|o|phile [pɑlɪ'krəʊmətəfaɪl] *noun, adj.* S.U. polychromatophil

pol|y|chro|ma|to|phil|ia [pɑlɪˌkrəʊmətəʊ'fɪlɪə] *noun* Polychromatophilie *f*, Polychromasie *f*

pol|y|chro|ma|to|phil|ic [pɑlɪˌkrəʊmətəʊ'fɪlɪk] *adj.* vielfarbig, bunt, polychromatisch

pol|y|chro|mo|phil [pɑlɪ'krəʊməfɪl] *noun, adj.* S.U. polychromatophil

pol|y|clo|nal [pɑlɪ'kləʊnl] *adj.* polyklonal

pol|y|cy|thae|mia [ˌpɑlɪsaɪ'θiːmɪə] *noun* (*brit.*) S.U. polycythemia

pol|y|cy|the|mia [ˌpɑlɪsaɪ'θiːmɪə] *noun* **1.** Polyzythämie *f*, Polycythaemia *f* **2.** Polyglobulie *f*

benign polycythemia Gaisböck-Syndrom *nt*, Polycythaemia hypertonica, Polycythaemia rubra hypertonica

myelopathic polycythemia Morbus *m* Osler-Vaquez, Vaquez-Osler-Syndrom *nt*, Osler-Vaquez-Krankheit *f*, Osler-Krankheit *f*, Erythrämie *f*, Polycythaemia vera, Polycythaemia rubra vera

primary polycythemia Osler-Krankheit *f*, Osler-Vaquez-Krankheit *f*, Vaquez-Osler-Syndrom *nt*, Morbus *m* Vaquez-Osler, Erythrämie *f*, Polycythaemia vera, Polycythaemia rubra vera

splenomegalic polycythemia Osler-Krankheit *f*, Osler-Vaquez-Krankheit *f*, Vaquez-Osler-Syndrom *nt*, Morbus *m* Vaquez-Osler, Erythrämie *f*, Polycythaemia vera, Polycythaemia rubra vera

stress polycythemia Gaisböck-Syndrom *nt*, Polycythaemia hypertonica, Polycythaemia rubra hypertonica

pol|y|de|ox|y|ri|bo|nu|cle|o|tide [ˌpɑlɪdɪˌɑksɪˌraɪbəʊ'n(j)uːklɪətaɪd] *noun* Polydesoxyribonukleotid *nt*

pol|y|en|do|crine [pɑlɪ'endəʊkraɪn] *adj.* polyendokrin

pol|y|en|do|cri|no|ma [pɑlɪˌendəkraɪ'nəʊmə] *noun* multiple endokrine Adenopathie *f*, multiple endokrine Neoplasie *f*, pluriglanduläre Adenomatose *f*

pol|y|en|oic [ˌpɑlɪɪ'nəʊɪk] *adj.* mehrfach ungesättigt

pol|y|func|tion|al [pɑlɪ'fʌkʃnl] *adj.* polyfunktional

po|lym|er|ase [pə'lɪməreɪz] *noun* Polymerase *f*

DNA polymerase DNS-Polymerase *f*, DNA-Polymerase *f*

DNA polymerase I S.U. DNA-directed DNA *polymerase*

DNA polymerase II RNS-abhängige DNS-Polymerase *f*, RNA-abhängige DNA-Polymerase *f*, reverse Transkriptase *f*

DNA-directed DNA polymerase DNA-abhängige DNA-Polymerase *f*, DNS-abhängige DNS-Polymerase *f*, DNS-Nukleotidyltransferase *f*, DNS-Polymerase *f* I, Kornberg-Enzym *nt*

DNA-directed RNA polymerase DNA-abhängige RNA-Polymerase *f*, DNS-abhängige RNS-Polymerase *f*, Transkriptase *f*

hepatitis B DNA polymerase Hepatitis-B-DNA-polymerase *f*

nucleotide polymerase Nukleotidpolymerase *f*

RNA polymerase RNA-Polymerase *f*, RNS-Polymerase *f*

RNA-directed DNA polymerase RNS-abhängige DNS-Polymerase *f*, RNA-abhängige DNA-Polymerase *f*, reverse Transkriptase *f*
RNA-directed RNA polymerase RNS-abhängige RNS-Polymerase *f*, RNA-abhängige RNA-Polymerase *f*
pollylmerlic [pɑlɪ'merɪk] *adj.* polymer
pollymlerlilzaltion [pə,lɪmərɪ'zeɪʃn] *noun* Polymerisation *f*
enzymic polymerization enzymatische Polymerisation *f*
pollylmilcrolbilal [,pɑlɪmaɪ'krəʊbɪəl] *adj.* durch mehrere Mikroorganismen hervorgerufen
pollylmilcrolbic [,pɑlɪmaɪ'krəʊbɪk] *adj.* s.u. polymicrobial
pollylmorph ['pɑlɪmɔːrf] *noun* **1.** (*inform.*) polymorphkerniger neutrophiler Granulozyt *m*, neutrophiler Leukozyt *m*, (*inform.*) Neutrophiler *m* **2.** (*Chemie*) polymorpher Körper *m*
pollylmorlphic [pɑlɪ'mɔːrfɪk] *adj.* vielgestaltig, multimorph, pleomorph, polymorph
pollylmorlphism [pɑlɪ'mɔːrfɪzəm] *noun* Vielförmigkeit *f*, Vielgestaltigkeit *f*; (*Genetik*) Polymorphismus *m*, Polymorphie *f*
cellular polymorphism Zellpolymorphie *f*
genetic polymorphism genetischer Polymorphismus *m*
MHC polymorphism MHC-Polymorhismus *m*
structural polymorphism struktureller Polymorphismus *m*
pollylmorlpholcelllullar [pɑlɪ,mɔːrfəʊ'seljələr] *adj.* polymorphzellig
pollylmorlpholnulclelar [pɑlɪ,mɔːrfəʊ'n(j)uːklɪər] **I** *noun* polymorphkerniger neutrophiler Granulozyt *m*, neutrophiler Leukozyt *m*, (*inform.*) Neutrophiler *m* **II** *adj.* polymorphkernig
pollylmorlphous [pɑlɪ'mɔːrfəs] *adj.* s.u. polymorphic
pollylmyxlin [pɑlɪ'mɪksɪn] *noun* Polymyxin *nt*, Polymyxinantibiotikum *nt*
polymyxin E Polymyxin E *nt*, Colistin *nt*
pollylneulriltis [pɑlɪ,njʊə'raɪtɪs] *noun* Polyneuritis *f*
postinfectious polyneuritis Guillain-Barré-Syndrom *nt*, Polyradikuloneuritis *f*, Radikuloneuritis *f*, Neuronitis *f*
pollylneulroplalthy [,pɑlɪnjʊə'rɑpəθɪ] *noun* Polyneuropathie *f*
acute postinfectious polyneuropathy Guillain-Barré-Syndrom *nt*, Neuronitis *f*, Radikuloneuritis *f*, Polyradikuloneuritis *f*
pollylnulclelar [pɑlɪ'n(j)uːklɪər] *adj.* vielkernig, polynukleär
pollylnulclelate [pɑlɪ'n(j)uːklɪeɪt] *adj.* s.u. polynuclear
pollylnulclelatled [pɑlɪ'n(j)uːklɪeɪtɪd] *adj.* s.u. polynuclear
pollylnulcleloltildase [pɑlɪ,n(j)uːklɪə'tɪdeɪz] *noun* s.u. polynucleotide *phosphatase*
pollylnulcleloltide [pɑlɪ'n(j)uːklɪətaɪd] *noun* Polynukleotid *nt*, Polynucleotid *nt*
pollyp ['pɑlɪp] *noun* Polyp *m*, Polypus *m*
adenomatous polyp adenomatöser Polyp *m*
cellular polyp adenomatöser Polyp *m*
gastric polyp Magenpolyp *m*
pedunculated polyp gestielter Polyp *m*
sessile polyp breitbasiger Polyp *m*, sessiler Polyp *m*
uterine polyp Gebärmutterpolyp *m*, Uteruspolyp *m*
pollylpepltide [pɑlɪ'peptaɪd] *noun* Polypeptid *nt*
pancreatic polypeptide pankreatisches Polypeptid *nt*
vasoactive intestinal polypeptide s.u. vasoactive intestinal *peptide*
pollylphelnolloxlildase [pɑlɪ,fiːnɑl'ɑksɪdeɪz] *noun* o-Diphenoloxidase *f*, Catecholoxidase *f*, Polyphenoloxidase *f*
pollylplaslmia [pɑlɪ'plæzmɪə] *noun* Verdünnungsanämie *f*, Hydrämie *f*, Hydroplasmie *f*
pollylploid ['pɑlɪplɔɪd] **I** *noun* polyploide Zelle *f*, polyploider Organismus *m* **II** *adj.* polyploid
pollylploildy ['pɑlɪplɔɪdɪ] *noun* Polyploidie *f*, Polyploidisierung *f*
pollylpoid ['pɑlɪpɔɪd] *adj.* polypähnlich, polypenförmig, polypös
pollyplolsis [pɑlɪ'pəʊsɪs] *noun* Polyposis *f*
gastric polyposis Magenpolypose *f*, Polyposis gastrici, Polyposis ventriculi
pollylraldiclulliltis [,pɑlɪrə,dɪkjə'laɪtɪs] *noun* Polyradikulitis *f*
neuroallergic polyradiculitis neuroallergische Polyradikulitis *f*
pollylrilbolnulcleloltide [pɑlɪ,raɪbəʊ'n(j)uːklɪətaɪd] *noun* Polyribonukleotid *nt*
pollylrilbolsome [pɑlɪ'raɪbəsəʊm] *noun* Polysom *nt*, Polyribosom *nt*, Ergosom *nt*
pollylsaclchalride [pɑlɪ'sækəraɪd] *noun* Polysaccharid *nt*, hochmolekulares Kohlenhydrat *nt*
capsular polysaccharide kapsuläres Polysaccharid *nt*, Kapselpolysaccharid *nt*
capsule polysaccharide kapsuläres Polysaccharid *nt*, Kapselpolysaccharid *nt*
core polysaccharide Kernpolysaccharid *nt*
type III pneumococcal polysaccharide Typ-III-Pneumokokken-Polysaccharid *m*
pollylsaclchalrose [pɑlɪ'sækərəʊs] *noun* s.u. polysaccharide
pollylsome ['pɑlɪsəʊm] *noun* s.u. polyribosome
pollylsolmic [pɑlɪ'səʊmɪk] *adj.* polysom
pollylsolmy [pɑlɪ'səʊmɪ] *noun* Polysomie *f*
pollyltene ['pɑlɪtiːn] *noun* Polytän *nt*
pollyltelny [pɑlɪ'tiːnɪ] *noun* Polytänie *f*
pollylunlsatlulratled [,pɑlɪʌn'sætʃəreɪtɪd] *adj.* s.u. polyenoic
pollylvallence [pɑlɪ'veɪləns] *noun* Mehrwertigkeit *f*, Vielwertigkeit *f*, Polyvalenz *f*
pollylvallent [pɑlɪ'veɪlənt] *adj.* mehrwertig, vielwertig, multivalent, polyvalent
POM *abk.* s.u. polymyxin
POMC *abk.* s.u. proopiomelanocortin
POME *abk.* s.u. *polymyxin* E
Ponfick ['pɑnfɪk]: **Ponfick's shadows** Achromozyt *m*, Achromoretikulozyt *m*, Halbmondkörper *m*, Schilling-Halbmond *m*
pool [puːl] **I** *noun* **1.** Pool *m*; (*hämatol.*) Pool *m*, Mischplasma *nt*, Mischserum *nt* **2.** Ansammlung *f*, Blutansammlung *f*, Flüssigkeitsansammlung *f* **II** *vt* einen Pool bilden *oder* mischen, poolen
amino acid pool Aminosäurepool *m*
extravascular pool extravaskulärer Pool *m*
gene pool Genpool *m*
immunoglobulin pool Immunglobulinpool *m*
intravascular pool intravaskulärer Pool *m*
poolling ['puːlɪŋ] *noun* Poolen *nt*, Poolung *f*

P

pop|u|la|tion [pɑpjə'leɪʃn] *noun* **1.** Bevölkerung *f* **2.** Bevölkerungszahl *f*, Einwohnerzahl *f*; Gesamtzahl *f*, Bestand *m*, Population *f*
cell population Zellpopulation *f*
expanded lymphocyte population expandierte Lymphozytenpopulation *f*
laboratory population Laborpopulation *f*
leukocyte population Leukozytenpopulation *f*
lymphocyte population Lymphozytenpopulation *f*
purified lymphocyte population gereinigte Lymphozytenpopulation *f*
species population Artenpopulation *f*

por|ad|e|ni|tis [pɔːr,ædə'naɪtɪs] *noun* Poradenitis *f*

por|ad|e|no|lym|phi|tis [pɔːr,ædnəʊlɪm'faɪtɪs] *noun* Lymphogranuloma inguinale, Lymphogranuloma venereum, Lymphopathia venerea, Morbus *m* Durand-Nicolas-Favre, klimatischer Bubo *m*, vierte Geschlechtskrankheit *f*, Poradenitis inguinalis

pore [pɔːr, pəʊr] *noun* kleine Öffnung *f*, Pore *f*; Porus *m*
pore of sweat duct Schweißdrüsenpore *f*, Porus sudoriferus
nuclear pore Kernpore *f*

pore-forming *adj.* porenbildend

por|phin ['pɔːrfɪn] *noun* Porphin *nt*

por|phy|ran ['pɔːrfɪræn] *noun* Metalloporphyrin *nt*

por|phy|rin ['pɔːrfərɪn] *noun* Porphyrin *nt*

por|tal ['pɔːrtl] **I** *noun* Pfortader *f*, Porta *f*, Vena portae, Vena portae hepatis **II** *adj.* **1.** Pfortader/Vena portae betreffend, portal, Portal- **2.** Leberpforte/Porta hepatis betreffend, portal, Portal-

Porter-Silber ['pɔːrtər 'sɪlbər]: **Porter-Silber chromagens** Porter-Silber-Chromogene *pl*
Porter-Silber chromagens test s.u. *Porter-Silber* test
Porter-Silber reaction Porter-Silber-Farbreaktion *f*
Porter-Silber test Porter-Silber-Methode *f*

pos. *abk.* s.u. positive

pos|i|tive ['pɑzɪtɪv] **I** *noun* **1.** positive Eigenschaft *f*, positiver Sachverhalt *oder* Faktor *m*, Positivum *nt* **2.** Positiv *nt* **II** *adj.* **3.** positiv **4.** (*Befund*) positiv **5.** (*Antwort*) positiv, bejahend; eindeutig, sicher, feststehend; definitiv

pos|i|tron [pɑsɪtrɑn] *noun* Antielektron *nt*, positives Elektron *nt*, Positron *nt*

post. *abk.* s.u. posterior

post|cap|il|lar|y [pəʊst'kæpə,leriː] **I** *noun* venöse Kapillare *f*, venöser Teil *m* der Kapillarschlinge **II** *adj.* postkapillär

pos|te|ri|or [pɑ'stɪərɪər] *adj.* **1.** hinten (liegend), hintere(r, s), posterior, Hinter- **2.** hinter, später (*to* als)

post|haem|or|rha|gic [,pəʊsthemə'rædʒɪk] *adj.* (*brit.*) s.u. posthemorrhagic

post|hem|or|rha|gic [,pəʊsthemə'rædʒɪk] *adj.* nach einer Blutung (auftretend), posthämorrhagisch

post|he|pat|ic [,pəʊsthɪ'pætɪk] *adj.* hinter der Leber (auftretend), posthepatisch

post|mor|tal [pəʊst'mɔːrtl] *adj.* nach dem Tode (auftretend), postmortal, post mortem

post|mor|tem [pəʊst'mɔːrtəm] **I** *noun* Leicheneröffnung *f*, Obduktion *f*, Autopsie *f*, Nekropsie *f* **II** *adj.* nach dem Tode (eintretend), postmortal, post mortem

post|op|er|a|tive [pəʊst'ɑp(ə)rətɪv] *adj.* nach der Operation (eintretend *oder* erfolgend), postoperativ

post|par|tal [pəʊst'pɑːrtl] *adj.* nach der Geburt (auftretend), postpartal, post partum

post|par|tum [pəʊst'pɑːrtəm] *adj.* s.u. postpartal

post|sur|gi|cal [pəʊst'sɜrdʒɪkl] *adj.* nach einer Operation, postoperativ

post-thymic *adj.* postthymisch

post|tran|scrip|tion|al [,pəʊsttræn'skrɪpʃənl] *adj.* posttranskriptional

post|trans|la|tion|al [,pəʊsttræns'leɪʃənl] *adj.* posttranslational

post-traumatic *adj.* nach einem Unfall (auftretend), durch eine Verletzung hervorgerufen, als Folge eines Unfalls, posttraumatisch; traumatisch

pos|tu|late ['pɑstʃəleɪt] *noun* Forderung *f*, Gebot *nt*, Bedingung *f*, Grundbedingung *f*, Postulat *nt*
Koch's postulates Koch-Regeln *pl*, Koch-Postulate *pl*

po|tas|si|um [pə'tæsɪəm] *noun* Kalium *nt*

po|tence ['pəʊtəns] *noun* Wirksamkeit *f*, Stärke *f*, Kraft *f*, Kraftentfaltung *f*; (*a. pharmakol., Chemie*) Wirkung *f*

po|ten|cy ['pəʊtənsɪ] *noun* s.u. potence

po|tent ['pəʊtənt] *adj.* potent, wirksam, stark

po|ten|tial [pə'tenʃəl] **I** *noun* Potential *nt*, Potenzial *nt*; (*elekt.*) Spannung *f* **II** *adj.* potentiell, potenziell, Potential-, Potenzial-
midpoint oxidation-reduction potential Normalpotential *nt*, Normalpotenzial *nt*
midpoint redox potential Normalpotential *nt*, Normalpotenzial *nt*
oxidation-reduction potential Redoxpotential *nt*, Redoxpotenzial *nt*
redox potential Redoxpotential *nt*, Redoxpotenzial *nt*
sensitizing potential allergenes Potential *nt*
standard oxidation-reduction potential Normalpotential *nt*, Normalpotenzial *nt*
standard redox potential Normalpotential *nt*, Normalpotenzial *nt*
test potential Testpotential *nt*, Testpotenzial *nt*

potential-dependent *adj.* potentialabhängig, potenzialabhängig

Potter-Bucky ['pɑtər 'bʌkɪ]: **Potter-Bucky diaphragm** s.u. *Potter-Bucky* grid
Potter-Bucky grid Bucky-Blende *f*, Streustrahlenraster *nt*

pouch [paʊtʃ] *noun* (*a. anatom.*) Beutel *m*, Tasche *f*, (kleiner) Sack *m*
branchial pouch Schlundtasche *f*

pow|er ['paʊər] *noun* **1.** (*a. Physik*) Kraft *f*, Stärke *f*, Energie *f* **2.** (*mathemat.*) Potenz *f*
attractive power Anziehungskraft *f*
buffering power Puffervermögen *nt*, Pufferkapazität *f*

Pox|vir|i|dae [pɑks'vɪrədiː] *plural* Pockenviren *pl*, Poxviridae *pl*

PP *abk.* s.u. **1.** pancreatic *polypeptide* **2.** partial *pressure* **3.** polypeptide **4.** posterior *pituitary* **5.** pyrophosphate

PPA *abk.* s.u. **1.** phenylpyruvic *acid* **2.** Pittsburgh pneumonia *agent*

PP-cells *noun* (*Pankreas*) F-Zellen *pl*

PPCF *abk.* s.u. plasmin prothrombin conversion *factor*

PPNG *abk.* s.u. penicillinase-producing *Neisseria* gonorrhoeae

PPS *abk.* s.u. postperfusion *syndrome*

Ppt. *abk.* s.u. precipitate

PR *abk.* s.u. partial *remission*

Pr *abk.* s.u. **1.** prolactin **2.** propane **3.** propyl

Prausnitz-Küstner ['praʊsnɪts 'kɪstnər]: **Prausnitz-Küstner antibodies** Prausnitz-Küstner-Antikörper *pl*, PK-Antikörper *pl*
Prausnitz-Küstner reaction Prausnitz-Küstner-Reaktion *f*
Prausnitz-Küstner test s.u. *Prausnitz-Küstner* reaction
prelallbulmin [ˌprɪæl'bjuːmɪn] *noun* Präalbumin *nt*
prelbelta-lipoprotein [prɪ'beɪtə] *noun* Lipoprotein *nt* mit sehr geringer Dichte, very low-density lipoprotein *nt*, prä-β-Lipoprotein *nt*
prelbeltalliplolprolteinlaelmia [prɪˌbiːtəˌlɪpəˌprəʊtɪɪ'niːmɪə] *noun* (*brit.*) s.u. prebetalipoproteinemia
prelbeltalliplolprolteinlelmia [prɪˌbiːtəˌlɪpəˌprəʊtɪɪ'niːmɪə] *noun* Erhöhung *f* der Präbetalipoproteine im Blut, Hyperpräbetalipoproteinämie *f*
prelcanlcer [prɪ'kænsər] *noun* Präkanzerose *f*, prämaligne Läsion *f*
prelcanlcerlolsis [ˌprɪkænsə'rəʊsɪs] *noun* s.u. precancer
prelcanlcerlous [prɪ'kænsərəs] *adj.* präkanzerös, präkarzinomatös, prämaligne
prelcaplillarly [prɪ'kæpəˌleriː] **I** *noun* Präkapillare *f*, Endarteriole *f*, Metarteriole *f* **II** *adj.* präkapillar, präkapillär
prelcarlcilnolmaltous [prɪˌkɑːrsɪ'nəʊmətəs] *adj.* s.u. precancerous
prelcipliltalbillilty [prɪˌsɪpɪtæ'bɪlətɪ] *noun* Ausfällbarkeit *f*, Präzipitationsfähigkeit *f*
prelcipliltalble [prɪ'sɪpɪtəbl] *adj.* niederschlagbar, ausfällbar, fällbar, abscheidbar, präzipitierbar
prelcipliltant [prɪ'sɪpɪtənt] **I** *noun* Fällmittel *nt*, Fällungsagens *nt*, Ausfällungsagens *nt* **II** *adj.* sich als Niederschlag absetzend
prelcipliltate [*n* prɪ'sɪpɪtət; *v* prɪ'sɪpɪteɪt] **I** *noun* Präzipitat *nt*, Niederschlag *m*, Kondensat *nt* **II** *vt* fällen, ausfällen, niederschlagen, präzipitieren **III** *vi* ausfällen, sich niederschlagen
hemoglobin precipitate Hämoglobinpräzipitat *nt*, Hämoglobinzylinder *m*
prelcipliltaltion [prɪˌsɪpɪ'teɪʃn] *noun* Fällung *f*, Ausfällung *f*, Ausflockung *f*, Präzipitation *f*; Ausfällen *nt*, Präzipitieren *nt*
fractional precipitation fraktionierte Ausfällung *f*, fraktionierte Präzipitation *f*
hemoglobin precipitation Hämoglobinpräzipitation *f*, Hämoglobinausfällung *f*
isoelectric precipitation isoelektrische Ausfällung *f*, isoelektrische Präzipitation *f*
selective precipitation selektive Präzipitation *f*
prelcipliltaltive [prɪ'sɪpɪteɪtɪv] *adj.* ausfällend, präzipitierend
prelcipliltaltor [prɪ'sɪpɪteɪtər] *noun* **1.** Fällmittel *nt*, Fällungsagens *nt*, Ausfällungsagens *nt* **2.** Ausfällapparat *m*
prelcipliltin [prɪ'sɪpɪtɪn] *noun* Präzipitin *nt*
prelcipliltinlolgen [prɪˌsɪpə'tɪnədʒən] *noun* Präzipitinogen *nt*
prelcipliltolgen [prɪ'sɪpɪtəʊdʒən] *noun* s.u. precipitinogen
prelcise [prɪ'saɪs] *adj.* genau, exakt, präzis, präzise
prelcurlsor [prɪ'kɜrsər] *noun* (erstes) Anzeichen *nt*, Vorzeichen *nt*, Vorbote *m*; (*biolog.*, *Chemie*) Vorläufer *m*, Vorstufe *f*, Präkursor *m*
plasma cell precursor Plasmazellvorläufer *m*, Plasmazellvorläuferzelle *f*
preldislpolsiltion [prɪˌdɪspə'zɪʃn] *noun* Veranlagung *f*, Neigung *f*, Empfänglichkeit *f*, Anfälligkeit *f*
predlnilmusltine [ˌprednə'mʌstiːn] *noun* Prednimustin *nt*
predlnislollone [pred'nɪsələʊn] *noun* Prednisolon *nt*
predlnilsone ['prednɪsəʊn] *noun* Prednison *nt*
prelducltal [prɪ'dʌktəl] *adj.* präduktal
prelelrythlrolcytlic [prɪɪˌrɪθrə'sɪtɪk] *adj.* präerythrozytär
prelhelpatlic [ˌprɪhɪ'pætɪk] *adj.* vor der Leber (liegend), prähepatisch, antehepatisch
prelinlvalsive [ˌprɪɪn'veɪzɪv] *adj.* präinvasiv
Preisz-Nocard [praɪz nəʊ'kɑːrd]: **Preisz-Nocard bacillus** Preisz-Nocard-Bazillus *m*, Corynebacterium pseudotuberculosis
prelkallilkrein [prɪˌkælə'kriːɪn] *noun* Präkallikrein *nt*, Fletscher-Faktor *m*
prelleulkaelmia [ˌprɪluː'kiːmɪə] *noun* (*brit.*) s.u. preleukemia
prelleulkaelmic [ˌprɪluː'kiːmɪk] *adj.* (*brit.*) s.u. preleukemic
prelleulkelmia [ˌprɪluː'kiːmɪə] *noun* Präleukämie *f*, präleukämisches Syndrom *nt*
prelleulkelmic [ˌprɪluː'kiːmɪk] *adj.* präleukämisch
prelmallignant [ˌprɪmə'lɪgnənt] *adj.* präkanzerös, präkarzinomatös, prämaligne
prelmeilotlic [ˌprɪmaɪ'ɑtɪk] *adj.* vor der Meiose, prämeiotisch
prelmiltotlic [ˌprɪmaɪ'tɑtɪk] *adj.* vor der Mitose (ablaufend), prämitotisch
prelmonlolcyte [prɪ'mɑnəsaɪt] *noun* s.u. promonocyte
prelmorlbid [prɪ'mɔːrbɪd] *adj.* prämorbid
prelmorltal [prɪ'mɔːrtl] *adj.* vor dem Tod, prämortal
prelmulcin [prɪ'mjuːsɪn] *noun* Prämuzin *nt*
prelmulniltion [ˌprəmjuː'nɪʃn] *noun* begleitende Immunität *f*, Prämunität *f*, Präimmunität *f*, Prämunition *f*
prelmylelloblast [prɪ'maɪələblæst] *noun* Prämyeloblast *m*
prelmylellolcyte [prɪ'maɪələsaɪt] *noun* Promyelozyt *m*
prelnaltal [prɪ'neɪtl] *adj.* vor der Geburt, vorgeburtlich, pränatal
prelopleraltive [prɪ'ɑpərətɪv] *adj.* vor einer Operation, präoperativ
prelpoltence [prɪ'pəʊtns] *noun* Individualpotenz *f*, Präpotenz *f*
prelpoltenlcy [prɪ'pəʊtnsɪ] *noun* s.u. prepotence
prelpoltent [prɪ'pəʊtnt] *adj.* präpotent
prelprimed ['prpraɪmd] *adj.* präprimiert
prelprolhorlmone [ˌprɪprəʊ'hɔːrməʊn] *noun* Präprohormon *nt*
prelprolphage [prɪ'prəʊfeɪdʒ] *noun* Präprophage *m*
prelprolproltein [ˌprɪprəʊ'prəʊtiːn] *noun* Präproprotein *nt*
prelproltein [prɪ'prəʊtiːn] *noun* Präprotein *nt*
hormone preprotein Prohormon *nt*, Hormonogen *nt*, Hormogen *nt*
pre-sensitized *adj.* präsensibilisiert
prelsenltaltion [prezn'teɪʃn] *noun* Präsentation *f*
antigen presentation Antigenpräsentation *f*
preslsure ['preʃər] *noun* Druck *m*
carbon dioxide partial pressure Kohlendioxidpartialdruck *m*, CO_2-Partialdruck *m*

P

colloid osmotic pressure kolloidosmotischer Druck *m*
CO_2 partial pressure Kohlendioxidpartialdruck *m*, CO_2-Partialdruck *m*
evolutionary pressure evolutionärer Druck *m*
half-saturation pressure Halbsättigungsdruck *m*
oncotic pressure kolloidosmotischer Druck *m*, onkotischer Druck *m*
O_2 partial pressure S.U. oxygen partial *pressure*
oxygen partial pressure Sauerstoffpartialdruck *m*, O_2-Partialdruck *m*
partial pressure Partialdruck *m*

prelsurlgilcal [prɪ'sɜrdʒɪkl] *adj.* vor einer Operation, präoperativ

pre-transplant *adj.* prätransplantär

prelvent [prɪ'vent] *vt* verhindern, verhüten, vorbeugen

prelvenltion [prɪ'venʃn] *noun* **1.** Verhinderung *f*, Verhütung *f* **2.** Vorbeugung *f*, Verhütung *f*, Prävention *f*; Prophylaxe *f*

prelvenltive [prɪ'ventɪv] I *noun* **1.** Vorbeugungsmittel *nt*, Schutzmittel *nt*, Präventivmittel *nt* **2.** Schutzmaßnahme *f*, Vorsichtsmaßnahme *f* II *adj.* verhütend, vorbeugend, präventiv, Vorbeugungs-, Schutz-; prophylaktisch

PRF *abk.* S.U. prolactin releasing *factor*

PRH *abk.* S.U. Prolactin releasing *hormone*

Price-Jones [praɪs dʒəunz]: **Price-Jones curve** Price-Jones-Kurve *f*
Price-Jones method S.U. *Price-Jones* curve

prick [prɪk] I *noun* **1.** Stich *m*, Insektenstich *m*, Nadelstich *m* **2.** Stechen *nt*, stechender Schmerz *m* **3.** Dorn *m*, Stachel *m* II *vt* stechen, einstechen, aufstechen, durchstechen; punktieren III *vi* stechen, schmerzen

pricklle ['prɪkl] I *noun* **1.** Stachel *m*, Dorn *m* **2.** Stechen *nt*, Jucken *nt*, Kribbeln *nt*, Prickeln *nt* II *vi* stechen, jucken, kribbeln

Priesel ['priːzl]: **Priesel tumor** Priesel-Tumor *m*, Loeffler-Priesel-Tumor *m*, Thekom *nt*, Thekazelltumor *m*, Fibroma thecacellulare xanthomatodes

prim. *abk.* S.U. primary

prilmalquine ['praɪməkwɪn] *noun* Primaquin *nt*

prilmalry ['praɪˌmeriː] *adj.* **1.** wichtigste(r, s), wesentlich, primär, Haupt-; elementar, Grund- **2.** erste(r, s), ursprünglich, Ur-, Erst-, Anfangs- **3.** (*Chemie*) primär, Primär-

primed [praɪmd] *adj.* primiert

primler ['praɪmər] *noun* Primer *m*, Starter *m*
RNA primer RNA-primer *m*, RNA-Starterstrang *m*

prinlcilple ['prɪnsəpl] *noun* **1.** Prinzip *nt*, Satz *m*, Regel *f*, Lehre *f*, Grundsatz *m*, Grundregel *f*, Grundlehre *f*; Gesetz *nt*, Gesetzmäßigkeit *f* **2.** Wirkstoff *m*, wirksamer Bestandteil *m*; Grundbestandteil *m*
principle of causality Kausalitätsprinzip *nt*
principle of function Funktionsprinzip *nt*
active principle aktives Prinzip *nt*, aktiver Bestandteil *m*; Wirkstoff *m*
follicle-stimulating principle follikelstimulierendes Hormon *nt*, Follitropin *nt*, Follikelreifungshormon *nt*

Pringle ['prɪŋgl]: **Pringle's disease** Pringle-Tumor *m*, Naevus Pringle *m*, Adenoma sebaceum Pringle
Pringle's sebaceous adenoma S.U. *Pringle's* disease

prilon ['praɪɑn] *noun* Prion *nt*

PRL *abk.* S.U. prolactin

Prl *abk.* S.U. prolactin

PRM *abk.* S.U. paromomycin

Pro *abk.* S.U. proline

prolaclcellerlin [ˌprəuæk'selərɪn] *noun* Proakzelerin *nt*, Proaccelerin *nt*, Acceleratorglobulin *nt*, labiler Faktor *m*, Faktor V *m*

prolacltilvaltor [prəu'æktɪveɪtər] *noun* Proaktivator *m*
C3 proactivator C3-Proaktivator *m*, Faktor B *m*
plasminogen proactivator Plasminogenproaktivator *m*

problalbillilty [prɑbə'bɪlətɪ] *noun* Wahrscheinlichkeit *f*

prolbacltelrilolphage [ˌprəubæk'tɪərɪəfeɪdʒ] *noun* Prophage *m*

prolband ['prəubænd] *noun* Testperson *f*, Versuchsperson *f*, Proband *m*

probe [prəub] I *noun* **1.** Sonde *f* **2.** Gensonde *f*, Probe (*f*) **3.** Untersuchung *f* II *vt* **4.** sondieren, mit einer Sonde untersuchen **5.** erforschen, untersuchen

Proc. *abk.* S.U. procedure

prolcaine ['prəukeɪn] *noun* Prokcain *nt*, Procain *nt*
penicillin G procaine Procain-Penicillin G *nt*, Procain-Benzylpenicillin *nt*

prolcaplsid [prəu'kæpsɪd] *noun* Prokapsid *nt*, Procapsid *nt*

prolcarlbalzine [prəu'kɑːrbəziːn] *noun* Procarbazin *nt*

prolcarlboxlylpepltildase [ˌprəukɑːrˌbɑksɪ'peptɪdeɪz] *noun* Procarboxypeptidase *f*

prolcarlcinlolgen [ˌprəukɑːr'sɪnədʒən] *noun* Prokarzinogen *nt*

Prolcarlyloltae [prəuˌkærɪ'əutiː] *plural* Prokaryoten *pl*, Prokaryonten *pl*, Procaryotae *pl*

prolcarlylote [prəu'kærɪəut] *noun* S.U. prokaryote

prolcarlylotlic [ˌprəukærɪ'ɑtɪk] *adj.* S.U. prokaryotic

prolceldure [prə'siːdʒər] *noun* Vorgehen *nt*; Verfahren *nt*, Technik *f*

procless ['prɑses] I *noun, plural* **proclessles** ['prɑsesɪz, 'prɑsəˌsiːz] **1.** (*anatom.*) Fortsatz *m*, Vorsprung *m*, Processus *m* **2.** (*a. Chemie, Physik*) Prozess *m*, Verfahren *nt* II *vt* bearbeiten, verarbeiten, behandeln, einem Verfahren unterwerfen
process of selection Ausleseprozess *m*
exchange process Austauschvorgang *m*
rejection process Abstoßungsprozess *m*

proclesIsing ['prɑsesɪŋ] *noun* Processing *nt*
antigen processing Antigen-Processing *nt*, Antigenprozessierung *f*
posttranscriptional processing posttranskriptionales Processing *nt*, posttranskriptionaler Reifungsprozess *m*

prolchilral [prəu'kaɪrəl] *adj.* prochiral

prolchilrallilty [ˌprəukaɪ'rælətɪ] *noun* Prochiralität *f*

prolchrolmolsome [prəu'krəuməsəum] *noun* Prochromosom *nt*

prolchylmolsin [prəu'kaɪməsɪn] *noun* Prochymosin *nt*, Prorennin *nt*

prolcollllalgen [prəu'kɑlədʒən] *noun* Prokollagen *nt*

prolcolllalgenlase [prəukɑ'lædʒəneɪz] *noun* Prokollagenase *f*

prolconlverltin [ˌprəukən'vɜrtɪn] *noun* Prokonvertin *nt*, Proconvertin *nt*, Faktor VII *m*, Autothrombin I *nt*, Serum-Prothrombin-Conversion-Accelerator *m*, stabiler Faktor *m*

procto- *präf.* Enddarm-, Mastdarm-, Ano-, Anus-, Prokt(o)-, Rektum-, Rekto-

procltolscope ['prɑktəskəup] *noun* Proktoskop *nt*, Rektoskop *nt*

proc|tos|co|py [prɑk'tɑskəpɪ] *noun* Mastdarmspiegelung *f*, Proktoskopie *f*, Rektoskopie *f*
proc|to|sig|moid|o|scope [ˌprɑktəsɪg'mɔɪdəskəʊp] *noun* Proktosigmoidoskop *nt*, Proktosigmoideoskop *nt*, Rektosigmoidoskop *nt*, Rektosigmoideoskop *nt*
proc|to|sig|moi|dos|co|py [prɑktəˌsɪgmɔɪ'dɑskəpɪ] *noun* Proktosigmoidoskopie *f*, Proktosigmoideoskopie *f*, Rektosigmoidoskopie *f*, Rektosigmoideoskopie *f*
pro|dro|ma [prə'drəʊmə, 'prɑdrəmə] *noun, plural* **pro|dro|mas, pro|dro|ma|ta** [prə'drəʊmətə] s.u. prodrome
pro|dro|mal [prə'drəʊməl, 'prɑdrəməl] *adj.* ankündigend, vorangehend, prodromal, Prodromal-
pro|drome ['prəʊdrəʊm] *noun* Prodromalerscheinung *f*, Prodrom *nt*, Vorzeichen *nt*, Frühsymptom *nt*
pro|drom|ic [prə'drɑmɪk] *adj.* s.u. prodromal
prod|ro|mous ['prɑdrəməs] *adj.* s.u. prodromal
prod|ro|mus ['prɑdrəməs] *noun* s.u. prodrome
pro|drug ['prəʊdrʌg] *noun* Prodrug (*f*)
prod|uct ['prɑdʌkt] *noun* Produkt *nt*
  cleavage product Spaltprodukt *nt*
  end product Endprodukt *nt*
  fibrin degradation products s.u. fibrinolytic split *products*
  fibrinogen degradation products s.u. fibrinolytic split *products*
  fibrinolytic split products Fibrinogenspaltprodukte *pl*, Fibrinspaltprodukte *pl*, Fibrindegradationsprodukte *pl*, Fibrinogendegradationsprodukte *pl*
  ion product Ionenprodukt *nt*
  solubility product Löslichkeitsprodukt *nt*
  split product Spaltprodukt *nt*
pro|duc|tion [prə'dʌkʃn] *noun* Bildung *f*, Produktion *f*
  antibody production Antikörperbildung *f*, Antikörperproduktion *f*
pro|duc|tive [prə'dʌktɪv] *adj.* produktiv, Produktions-
pro|e|las|tin [ˌprəʊɪ'læstɪn] *noun* Proelastin *nt*
pro|en|zyme [prəʊ'enzaɪm] *noun* Enzymvorstufe *f*, Proenzym *nt*, Zymogen *nt*
pro|e|ryth|ro|blast [ˌprəʊɪ'rɪθrəblæst] *noun* Proerythroblast *m*, Pronormoblast *m*
pro|e|ryth|ro|cyte [ˌprəʊɪ'rɪθrəsaɪt] *noun* Erythrozytenvorläufer *m*, Erythrozytenvorläuferzelle *f*
pro|fer|ment [prəʊ'fɜrment] *noun* s.u. proenzyme
pro|fi|bri|no|ly|sin [ˌprəʊfaɪbrɪ'nɑləsɪn] *noun* Plasminogen *nt*, Profibrinolysin *nt*
pro|file ['prəʊfaɪl] *noun* Profil *nt*; Längsschnitt *m*; Durchschnitt *m*; Querschnitt *m* **3.** Diagramm *nt*, Kurve *f*
  antigenic profile Antigenprofil *nt*
  enzyme profile Enzymprofil *nt*
pro|gen|i|tor [prəʊ'dʒenɪtər] *noun* **1.** Vorläufer *m*; Vorfahr *m* **2.** (*histolog., hämatol.*) Vorläuferzelle *f*
  B-cell progenitor B-Zell-Vorläufer *m*, B-Zell-Vorläuferzelle *f*
  erythrocyte progenitor Erythrozytenvorläufer *m*, Erythrozytenvorläuferzelle *f*
  leukocyte progenitor Leukozytenvorläufer *m*, Leukozytenvorläuferzelle *f*
  lymphatic progenitor Lymphozytenvorläuferzelle *f*
  lymphoid progenitor lymphatische Vorläuferzelle *f*
  myeloid progenitor myeloische Vorläuferzelle *f*
  T cell progenitor T-Zellvorläufer *m*, T-Zellvorläuferzelle *f*
prog|e|ny ['prɑdʒənɪ] *noun* Nachkommen *pl*, Nachkommenschaft *f*, Abkömmlinge *pl*, Kinder *pl*, Progenitur *f*
  virus progeny Virusnachkommen *pl*, Virusnachkommenschaft *f*
pro|ges|ta|gen [prəʊ'dʒestədʒən] *noun* s.u. progestogen
pro|ges|ta|tion|al [prəʊdʒe'steɪʃənl] *adj.* Lutealphase betreffend
pro|ges|te|roid [prəʊ'dʒestərɔɪd] *noun* progesteronähnliche Substanz *f*, Progesteroid *nt*
pro|ges|ter|one [prəʊ'dʒestərəʊn] *noun* Gelbkörperhormon *nt*, Progesteron *nt*, Corpus-luteum-Hormon *nt*
pro|ges|to|gen [prəʊ'dʒestədʒən] *noun* Progestagen *nt*, Progestogen *nt*
pro|glot|tid [prəʊ'glɑtɪd] *noun* Bandwurmglied *nt*, Proglottid *m*
pro|glot|tis [prəʊ'glɑtɪs] *noun, plural* **pro|glot|ti|des** [prəʊ'glɑtədiːz] s.u. proglottid
pro|glu|ca|gon [prəʊ'gluːkəgɑn] *noun* Proglukagon *nt*
pro|gran|u|lo|cyte [prəʊ'grænjələsaɪt] *noun* s.u. promyelocyte
prog|ress [*n* 'prɑgres; *v* prə'gres] **I** *noun* Fortschritt *m*, Fortschritte *pl*, Fortgang *m*, Lauf *m* **II** *vi* Fortschritte machen, fortschreiten, seinen Fortgang nehmen, sich entwickeln, fortentwickeln, weiterentwickeln
pro|gres|sive [prə'gresɪv] *adj.* fortschreitend, zunehmend, sich weiterentwickelnd, progressiv
pro|hor|mone [prəʊ'hɔːrməʊn] *noun* Prohormon *nt*
pro|in|su|lin [prəʊ'ɪnsələn] *noun* Proinsulin *nt*
pro|jec|tion [prə'dʒekʃn] *noun* Projektion *f*; (*statist.*) Hochrechnung *f*
  Fischer projection Fischer-Projektion *f*
pro|kal|li|krein [prəʊˌkælə'kriːɪn] *noun* s.u. prekallikrein
Pro|kar|y|o|tae [prəʊˌkærɪˌəʊtiː] *plural* s.u. Procaryotae
pro|kar|y|ote [prəʊ'kærɪəʊt] *noun* Prokaryot *m*, Prokaryont *m*
pro|kar|y|ot|ic [prəʊˌkærɪ'ɑtɪk] *adj.* Prokaryoten betreffend, prokaryontisch, prokaryotisch
pro|lac|tin [prəʊ'læktɪn] *noun* Prolaktin *nt*, Prolactin *nt*, laktogenes Hormon *nt*
pro|lac|ti|no|ma [prəʊˌlæktɪ'nəʊmə] *noun* Prolaktinom *nt*, Prolactinom *nt*
pro|lam|in [prəʊ'læmɪn, 'prəʊləmɪn] *noun* Prolamin *nt*
pro|lam|ine [prəʊ'læmiːn, 'prəʊləmɪn] *noun* s.u. prolamin
pro|leu|ko|cyte [prəʊ'luːkəsaɪt] *noun* Leukozytenvorläufer *m*, Leukozytenvorläuferzelle *f*
pro|li|dase ['prɑlɪdeɪz] *noun* Prolidase *f*, Prolindipeptidase *f*
pro|lif|er|a|tion [prəˌlɪfə'reɪʃn] *noun* **1.** Wucherung *f*, Proliferation *f* **2.** Wuchern *nt*, Proliferieren *nt*, (rasche) Vermehrung *f oder* Ausbreitung *f*
  bursa cell proliferation Bursazellproliferation *f*
  immune cell proliferation Immunzellproliferation *f*
  T-cell proliferation T-Zell-Proliferation *f*
pro|lif|er|a|tive [prə'lɪfəˌreɪtɪv] *adj.* proliferativ, proliferierend, wuchernd, Vermehrungs-, Proliferations-
pro|lif|er|ous [prəʊ'lɪfərəs] *adj.* s.u. proliferative
pro|li|nase ['prɑlɪneɪz] *noun* Prolinase *f*, Prolyldipeptidase *f*
pro|line ['prəʊliːn] *noun* Prolin *nt*
proline(-5-)oxidase *noun* Prolindehydrogenase *f*, Prolin (-5-)oxidase *f*

P

proline-4-monooxygenase *noun* Prolin-4-monooxygenase *f*
pro|lyl ['prəʊlɪl] *noun* Prolyl-(Radikal *nt*)
pro|lym|pho|cyte [prəʊ'lɪmfəsaɪt] *noun* Prolymphozyt *m*
pro|mas|ti|gote [prəʊ'mæstɪgəʊt] *noun* promastigote Form *f*, Leptomonas-Form *f*
pro|ma|zine ['prəʊməzi:n] *noun* Promazin *nt*
pro|meg|a|kar|y|o|cyte [prəʊ,megə'kærɪəsaɪt] *noun* Promegakaryozyt *m*
pro|meg|a|lo|blast [prəʊ'megələblæst] *noun* Promegaloblast *m*
pro|met|a|phase [prəʊ'metəfeɪz] *noun* Prometaphase *f*
pro|mon|o|cyte [prəʊ'mɑnəsaɪt] *noun* Promonozyt *m*
pro|mot|er [prə'məʊtər] *noun* Promotor *m*, Aktivator *m*
tissue-specific promoter gewebespezifischer Promoter *m*
pro|my|el|o|cyte [prəʊ'maɪələsaɪt] *noun* Promyelozyt *m*
pro|nase ['prəʊneɪz] *noun* Pronase *f*
pro|nor|mo|blast [prəʊ'nɔ:rməblæst] *noun* Proerythroblast *m*, Pronormoblast *m*
pro|o|pi|o|mel|an|o|cor|tin [prəʊ,əʊpɪəʊ,melənəʊ'kɔ:rtɪn] *noun* Proopiomelanocortin *nt*
pro|pane ['prəʊpeɪn] *noun* Propan *nt*
pro|per|din [prəʊ'pɜrdɪn] *noun* Properdin *nt*
prop|er|ty ['prɑpərtɪ] *noun, plural* **prop|er|ties** Eigenschaft *f*
antigenic property Antigeneigenschaft *f*
staining properties Färbeeigenschaften *pl*, Anfärbbarkeit *f*
pro|phage ['prəʊfeɪdʒ] *noun* Prophage *m*
pro|phase ['prəʊfeɪz] *noun* Prophase *f*
pro|phe|nol|ox|i|dase [,prəʊfnl'ɑksdeɪz] *noun* Prophenoloxidase *f*
pro|phy|lac|tic [,prəʊfɪ'læktɪk] **I** *noun* **1.** vorbeugendes Mittel *nt*, Prophylaktikum *nt* **2.** vorbeugende Maßnahme *f* **3.** Präservativ *nt*, Kondom *nt* **II** *adj.* vorbeugend, prophylaktisch, Vorbeugungs-, Schutz-
pro|phy|lax|is [,prəʊfɪ'læksɪk] *noun* vorbeugende Behandlung *f*, Präventivbehandlung *f*, Vorbeugung *f*, Prophylaxe *f*
antibiotic prophylaxis Antibiotikaprophylaxe *f*
tetanus prophylaxis Tetanusprophylaxe *f*
pro|pi|cil|lin [,prəʊpɪ'sɪlɪn] *noun* Propicillin *nt*, Phenoxypropylpenicillin *nt*
pro|pi|o|nate ['prəʊpɪəneɪt] *noun* Propionat *nt*
Pro|pi|on|i|bac|te|ri|a|ce|ae [,prəʊpɪɑnɪbæk,tɪərɪ'eɪsɪ,i:] *plural* Propionibacteriaceae *pl*
pro|plas|min [prəʊ'plæzmɪn] *noun* s.u. plasminogen
pro|pria ['prɑprɪə] *noun* Propria *f*, Tunica propria
pro|pyl ['prəʊpɪl] *noun* Propyl-(Radikal *nt*)
pro|pyl|ene ['prəʊpəli:n] *noun* Propylen *nt*, Propen *nt*
pro|ru|bri|cyte [prəʊ'ru:brɪsaɪt] *noun* basophiler Normoblast *m*
pro|se|cre|tin [,prəʊsɪ'kri:tɪn] *noun* Prosekretin *nt*
pros|ta|cy|clin [prɑstə'saɪklɪn] *noun* Prostazyklin *nt*, Prostacyclin *nt*, Prostaglandin I_2 *nt*
pros|ta|glan|din [prɑstə'glændɪn] *noun* Prostaglandin *nt*
prostaglandin D_2 Prostaglandin D_2 *nt*
prostaglandin E_1 Prostaglandin E_1 *nt*, Alprostadil *nt*
prostaglandin E_2 Prostaglandin E_2 *nt*, Dinoproston *nt*
prostaglandin $F_2\alpha$ Prostaglandin $F_2\alpha$ *nt*, Dinoprost *nt*
prostaglandin H_2 Prostaglandin H_2 *nt*
prostaglandin I_2 s.u. prostacyclin
pros|tate ['prɑsteɪt] **I** *noun* Vorsteherdrüse *f*, Prostata *f*, Prostatadrüse *f*, Glandula prostatica **II** *adj.* s.u. prostatic
pros|tat|ic [prɑs'tætɪk] *adj.* Prostata betreffend, von ihr ausgehend, prostatisch, Prostat(a)-
prot|a|mine ['prəʊtəmi:] *noun* Protamin *nt*
pro|te|ase ['prəʊtɪeɪz] *noun* s.u. proteinase
granula protease Mastzellgranulaprotease *f*, Granulaprotease *f*
IgA_1 protease IgA_1-Protease *f*
mast cell granula protease Mastzellgranulaprotease *f*, Granulaprotease *f*
procollagen protease s.u. procollagen *peptidase*
serine protease Serinprotease *f*
pro|te|a|some ['prtsm] *noun* Proteosom *nt*
pro|tec|tion [prə'tekʃn] *noun* Schutz *m* (*from* vor; *against* gegen)
radiation protection Strahlenschutz *m*
pro|te|id ['prəʊti:ɪd] *noun* Eiweiß *nt*, Protein *nt*
pro|te|id|ic [prəʊtɪ'ɪdɪk] *adj.* Protein/Proteine betreffend, Protein-
pro|tein ['prəʊti:n, 'prəʊti:ɪn] **I** *noun* Eiweiß *nt*, Protein *nt* **II** *adj.* eiweißartig, proteinartig, eiweißhaltig, proteinhaltig, Protein-, Eiweiß-
protein A Protein A *nt*
protein C Protein C *nt*
AA protein AA-Protein *nt*, Amyloidprotein-A *nt*
actin-binding protein Aktin-bindendes Protein *nt*
acute-phase protein Akute-Phase-Protein *nt*
acyl carrier protein Acyl-Carrier-Protein *nt*
AL protein AL-Protein *nt*, Amyloidprotein-L *nt*
alcohol-soluble protein Prolamin *nt*
amyloid A protein AA-Protein *nt*, Amyloidprotein-A *nt*
amyloid light chain protein AL-Protein *nt*, Amyloidprotein-L *nt*
androgen binding protein androgenbindendes Protein *nt*
anion transport protein Anionentransportprotein *nt*
antifreeze protein Anti-Frier-Protein *nt*, Anti-Frost-Protein *nt*
bacterial protein Bakterienprotein *nt*
Bence-Jones protein Bence-Jones-Protein *nt*, Bence-Jones-Eiweiß *nt*
binding protein Bindungsprotein *nt*
biotin carboxyl-carrier protein Biotin-Carboxyl-Carrier-Protein *nt*
blood group protein Blutgruppenprotein *nt*
capsid protein Kapsidprotein *nt*
carrier protein Trägerprotein *nt*, Carrierprotein *nt*
catabolite gene-activator protein Cyclo-AMP-Rezeptorprotein *nt*, Katabolit-Gen-Aktivator-protein *nt*
cationic protein kationisches Protein *nt*
C4-binding protein C4-bindendes Protein *nt*
channel protein Kanalprotein *nt*, Tunnelprotein *nt*
coagulated protein koaguliertes Protein *nt*
coat protein Hüllprotein *nt*
complement control proteins komplementkontrollierende Proteine *pl*, Regulatoren *pl* der Komplementaktivierung
compound protein s.u. conjugated *protein*
conjugated protein zusammengesetztes Protein *nt*

contractile protein kontraktiles Protein *nt*
core protein Coreprotein *nt*
corticosteroid-binding protein Transkortin *nt*, Transcortin *nt*, Cortisol-bindendes Globulin *nt*
C-reactive protein C-reaktives Protein *nt*
cross-reactive protein kreuzreagierendes Protein *nt*
cyclic AMP receptor protein Cyclo-AMP-Rezeptorprotein *nt*, Katabolit-Gen-Aktivatorprotein *nt*
cytokine inhibitory protein zytokininhibierendes Protein *nt*
denatured protein denaturiertes Protein *nt*
derived protein Eiweißderivat *nt*, Proteinderivat *nt*
early protein (*virus*) Frühprotein *nt*
electron-transfering protein elektronenübertragendes Protein *nt*
estrogen-receptor protein Östrogenrezeptorprotein *nt*
extrinsic protein äußeres/peripheres Protein *nt*, äußeres/peripheres Membranprotein *nt*
extrinsic membrane protein äußeres/peripheres Membranprotein *nt*
F protein F-Protein *nt*, Fusionsprotein *nt*
fatty-acid binding protein Fettsäure-bindendes Protein *nt*
foreign protein Fremdeiweiß *nt*, Fremdprotein *nt*
fusion protein Fusionsprotein *nt*, F-Protein *nt*
gag protein gag-Protein *nt*
gp 41 protein gp 41-Protein *nt*
gp 120 protein gp120-Protein *nt*
gp 160 protein gp160-Protein *nt*
heat-shock proteins Hitzeschockproteine *pl*
hemagglutinin neuraminidase protein Hämagglutinin-Neuraminidaseprotein *nt*, HN-Protein *nt*
heme protein hämhaltiges Protein *nt*, Hämoprotein *nt*
heterologous protein Fremdeiweiß *nt*
HN protein S.U. hemagglutinin neuraminidase *protein*
immune protein Antikörper *m*
initiator protein Initiatorprotein *nt*, Starterprotein *nt*
integral protein integrales Protein *nt*, integrales Membranprotein *nt*
integral membrane protein intrinsisches Membranprotein *nt*, integrales Membranprotein *nt*
intrinsic protein integrales Protein *nt*, integrales Membranprotein *nt*
intrinsic membrane protein intrinsisches Membranprotein *nt*, integrales Membranprotein *nt*
iron protein Eisenprotein *nt*, Ferroprotein *nt*, eisenhaltiges Protein *nt*
iron-sulfur protein Eisen-Schwefel-Protein *nt*
late protein (*virus*) Spätprotein *nt*
lipopolysaccharide-binding protein lipopolysaccharidbindendes Protein *nt*
M protein 1. monoklonaler Antikörper *m* **2.** M-Protein *nt*
major outer membrane protein major outer membrane protein
mannan-binding protein mannanbindendes Protein *nt*
matrix protein Matrixprotein *nt*
membrane protein Membranprotein *nt*
membrane cofactor protein Membrankofaktorprotein *nt*
MHC protein MHC-Protein *nt*
M-line protein M-Linien-Protein *nt*
monoclonal protein monoklonaler Antikörper *m*
myelin basic protein basisches Myelinprotein *nt*
native protein natives Protein *nt*
Nef protein Nef-Protein *nt*
nonhistone protein Nicht-Histon-Protein *nt*
oligomeric protein oligomeres Protein *nt*
outer membrane protein äußeres Membranprotein *nt*, outer membrane protein
penicillin-binding protein penicillinbindendes Protein *nt*
peripheral membrane protein S.U. extrinsic membrane *protein*
plasma protein Plasmaprotein *nt*
protective protein Schutzprotein *nt*
purified placental protein humanes Plazenta-Laktogen *nt*, Chorionsomatotropin *nt*
R protein R-Protein *nt*
receptor protein Rezeptorprotein *nt*
regulatory protein regulatorisches Protein *nt*, Regulatorprotein *nt*
Rev protein Rev-Protein *nt*
serum protein Serumprotein *nt*, Serumeiweiß *nt*
simple protein globuläres Eiweiß *nt*, globuläres Protein *nt*
sterol carrier protein Sterin-Carrier-Protein *nt*
stress proteins Stressproteine *pl*
structural protein Strukturprotein *nt*
Tat protein Tat-Protein *nt*
transport protein Transportprotein *nt*
viral protein Virusprotein *nt*
virulence-associated protein S.U. virulence-associated surface *protein*
virulence-associated surface protein virulenz-assoziiertes Protein *nt*, virulenz-assoziiertes Oberflächenprotein *nt*

pro|te|in|a|ceous [ˌprəʊtɪ(ɪ)'neɪʃəs] *adj.* Protein betreffend, proteinartig, Protein-, Eiweiß-
pro|tein|ae|mia [ˌprəʊtɪ(ɪ)'niːmɪə] *noun* (*brit.*) S.U. proteinemia
pro|tein|ase ['prəʊtɪ(ɪ)neɪz] *noun* Proteinase *f*, Protease *f*
procollagen *N*-proteinase S.U. procollagen *peptidase*
serine proteinase Serinproteinase *f*
pro|tein|e|mia [ˌprəʊtɪ(ɪ)'niːmɪə] *noun* erhöhter Proteingehalt *m* des Blutes, Proteinämie *f*
broad-beta proteinemia Hyperlipoproteinämie Typ III *f*, primäre/essentielle/essenzielle Hyperlipoproteinämie Typ III *f*, Hypercholesterinämie *f* mit Hypertriglyzeridämie, Broad-Beta-Disease (*nt*), Hyperlipoproteinämie *f* mit breiter Betabande
pro|tein|ic [prəʊ'tiːnɪk] *adj.* Protein betreffend, Eiweiß-, Protein-
pro|te|in|o|chrome [ˌprəʊtɪ'ɪnəkrəʊm] *noun* Proteinochrom *nt*
pro|tei|nog|e|nous [ˌprəʊtɪ(ɪ)'nɑdʒənəs] *adj.* von Proteinen abstammend, aus Proteinen gebildet, proteinogen
pro|tein|oid ['prəʊtɪ(ɪ)nɔɪd] *noun* Proteinoid *nt*
pro|tein|o|sis [prəʊtɪ(ɪ)'nəʊsɪs] *noun* Proteinose *f*
protein-polysaccharide *noun* Proteinpolysaccharid *nt*
protein-shell *noun* Proteinhülle *f*
pro|tein|u|ria [prəʊtɪ(ɪ)'n(j)ʊərɪə] *noun* Eiweißausscheidung *f* im Harn, Proteinurie *f*, Albuminurie *f*

P

accidental proteinuria akzidentelle Albuminurie *f*, akzidentelle Proteinurie *f*
proteo- *präf.* Eiweiß-, Protein-, Prote(o)-
pro|te|o|gly|can [prəʊtɪə'glaɪkæn] *noun* Proteoglykan *nt*
pro|te|o|hor|mone [prəʊtɪə'hɔːrməʊn] *noun* Proteohormon *nt*, Polypeptidhormon *nt*
pro|te|o|lip|id [prəʊtɪə'lɪpɪd] *noun* Proteolipid *nt*
pro|te|o|lip|in [prəʊtɪə'lɪpɪn] *noun* s.u. proteolipid
pro|te|o|ly|sis [prəʊtɪ'ɑləsɪs] *noun* Proteinspaltung *f*, Eiweißspaltung *f*, Proteolyse *f*
pro|te|o|lyt|ic [prəʊtɪə'lɪtɪk] I *noun* proteolytisches Enzym *nt*; Proteinase *f*, Protease *f* **II** *adj.* Proteolyse betreffend, eiweißspaltend, proteolytisch
pro|te|o|met|a|bol|ic [prəʊtɪə,metə'bɑlɪk] *adj.* Eiweißstoffwechsel betreffend
pro|te|o|me|tab|o|lism [,prəʊtɪəmə'tæbəlɪzəm] *noun* Proteinstoffwechsel *m*, Proteinmetabolismus *m*, Eiweißstoffwechsel *m*, Eiweißmetabolismus *m*
pro|te|o|pep|sis [prəʊtɪə'pepsɪs] *noun* Eiweißverdauung *f*
pro|te|o|pep|tic [prəʊtɪə'peptɪk] *adj.* eiweißverdauend, proteopeptisch
pro|te|ose ['prəʊtɪəʊs] *noun* Proteose *f*
pro|throm|bin [prəʊ'θrɑmbɪn] *noun* Prothrombin *nt*, Faktor II *m*
pro|throm|bin|ase [prəʊ'θrɑmbɪneɪz] *noun* Thrombokinase *f*, Thromboplastin *nt*, Prothrombinaktivator *m*
pro|throm|bi|no|pe|nia [prəʊ,θrɑmbɪnəʊ'piːnɪə] *noun* Faktor-II-Mangel *m*, Hypoprothrombinämie *f*
pro|throm|bo|ki|nase [prəʊ,θrɑmbəʊ'kaɪneɪz] *noun* Prokonvertin *nt*, Proconvertin *nt*, Faktor VII *m*, Autothrombin I *nt*, Serum-Prothrombin-Conversion-Accelerator *m*, stabiler Faktor *m*
pro|tide ['prəʊtaɪd] *noun* Eiweiß *nt*, Protein *nt*
pro|tist ['prəʊtɪst] *noun* Einzeller *m*, Protist *m*
eukaryotic protist höherer Protist *m*, Eukaryot *m*, Eukaryont *m*
prokaryotic protist niederer Protist *m*, Prokaryot *m*, Prokaryont *m*
Pro|tis|ta [prəʊ'tɪstə] *plural* Einzeller *pl*, Protisten *pl*, Protista *pl*
proto- *präf.* Erst-, Ur-, Prot(o)-
pro|to|cell ['prəʊtəsel] *noun* Protozelle *f*, Urzelle *f*
pro|to|gene ['prəʊtədʒən] *noun* Urgen *nt*, Protogen *nt*
pro|to|haeme ['prəʊtəhiːm] *noun* (*brit.*) s.u. protoheme
pro|to|heme ['prəʊtəhiːm] *noun* Protohäm *nt*, Häm *nt*
pro|ton ['prəʊtɑn] *noun* Proton *nt*
proton-yielding *adj.* protonenliefernd
proto-oncogene *noun* Protoonkogen *nt*
pro|to|path|ic [,prəʊtə'pæθɪk] *adj.* **1.** ohne erkennbare Ursache (entstanden), unabhängig von anderen Krankheiten, selbständig, selbstständig, idiopathisch; essentiell, essenziell, primär, genuin **2.** gestört, entdifferenziert; protopathisch
pro|to|plasm ['prəʊtəplæzəm] *noun* Protoplasma *nt*
pro|to|plas|mal [prəʊtə'plæzməl] *adj.* s.u. protoplasmic
pro|to|plas|mat|ic [,prəʊtəplæz'mætɪk] *adj.* s.u. protoplasmic
pro|to|plas|mic [prəʊtə'plæzmɪk] *adj.* Protoplasma betreffend *oder* enthaltend, aus Protoplasma bestehend, protoplasmatisch, Protoplasm(a)-
pro|to|stomes [prə'tɑstəʊmz] *plural* s.u. Protostomia
Pro|to|sto|mia [prəʊtə'stəʊmɪə] *plural* Erstmünder *pl*, Altmünder *pl*, Urmünder *pl*, Protostomier *pl*
Pro|to|zoa [prəʊtə'zəʊə] *plural* Urtierchen *pl*, tierische Einzeller *pl*, Protozoen *pl*, Protozoa *pl*
pro|to|zoa [prəʊtə'zəʊə] *plural* s.u. protozoon
parasitic protozoa parasitäre Einzeller *pl*, einzellige Parasiten *pl*
pro|to|zo|al [prəʊtə'zəʊəl] *adj.* Protozoen betreffend, Protozoen-
pro|to|zo|an [prəʊtə'zəʊən] I *noun* s.u. protozoon II *adj.* s.u. protozoal
pro|to|zo|on [prəʊtə'zəʊɑn] *noun, plural* **pro|to|zoa** [prəʊtə'zəʊə] Urtierchen *nt*, Protozoon *nt*
pro|to|zo|o|sis [,prəʊtəzəʊ'əʊsɪs] *noun* Protozoeninfektion *f*
pro|vi|ral [prəʊ'vaɪrəl] *adj.* proviral
pro|vi|rus [prəʊ'vaɪrəs] *noun* Provirus *nt*
HIV-1 provirus HIV-1-Provirus *nt*
pro|vi|ta|min [prəʊ'vaɪtəmɪn] *noun* Provitamin *nt*
prov|o|ca|tion [prɑv'keɪʃn] *noun* Reiz *m*, Provokation *f*
bronchial provocation bronchiale Provokation *f*
pro|zone ['prəʊzəʊn] *noun* Prozone *f*
PRPP *abk.* s.u. phosphoribosylpyrophosphate
prt *abk.* s.u. protease
pru|ri|go [prʊə'raɪgəʊ] *noun* Juckblattersucht *f*, Prurigo *f*
Hebra's prurigo Hebra-Krankheit *f*, Kokardenerythem *nt*, Erythema multiforme, Erythema exsudativum multiforme, Hidroa vesiculosa
PS *abk.* s.u. phosphatidylserine
Ps. *abk.* s.u. Pseudomonas
psam|mo|car|ci|no|ma [sæmə,kɑːrsɪ'nəʊmə] *noun* Psammokarzinom *nt*
psam|mo|ma [sæ'məʊmə] *noun, plural* **psam|mo|mas, psam|mo|ma|ta** [sæ'məʊmətə] Sandgeschwulst *f*, Psammom *nt*
psam|mo|sar|co|ma [,sæməsɑːr'kəʊmə] *noun* Psammosarkom *nt*
P-selectin *noun* P-Selektin *nt*
pseudo- *präf.* Falsch-, Schein-, Pseud(o)-
pseu|do|ag|glu|ti|na|tion [,suːdəʊə,gluːtə'neɪʃn] *noun* **1.** Pseudoagglutination *f* **2.** Geldrollenbildung *f*, Pseudoagglutination *f*, Pseudohämagglutination *f*
pseu|do|a|nae|mia [,suːdəʊə'niːmɪə] *noun* (*brit.*) s.u. pseudoanemia
pseu|do|an|a|phy|lax|is [suːdəʊ,ænəfɪ'læksɪs] *noun* anaphylaktoide Reaktion *f*
pseu|do|a|ne|mia [,suːdəʊə'niːmɪə] *noun* Pseudoanämie *f*
pseu|do|cho|lin|es|ter|ase [suːdəʊ,kəʊlɪ'nestəreɪz] *noun* unspezifische Cholinesterase *f*, unechte Cholinesterase *f*, Pseudocholinesterase *f*, Typ II-Cholinesterase *f*, β-Cholinesterase *f*, Butyrylcholinesterase *f*
pseu|do|gene [' suːdədʒiːn] *noun* Pseudogen *nt*
pseu|do|gli|o|ma [,suːdəʊglaɪ'əʊmə] *noun* Pseudogliom *nt*
pseu|do|hae|mag|glu|ti|na|tion [suːdəʊ,hiːmə,gluːtn'eɪʃn] *noun* (*brit.*) s.u. pseudohemagglutination
pseu|do|hae|mo|phil|ia [suːdəʊ,hiːmə'fɪlɪə] *noun* (*brit.*) s.u. pseudohemophilia
pseu|do|he|mag|glu|ti|na|tion [suːdəʊ,hiːmə,gluːtn'eɪʃn] *noun* Geldrollenbildung *f*, Pseudoagglutination *f*, Pseudohämagglutination *f*
pseu|do|he|mo|phil|ia [suːdəʊ,hiːmə'fɪlɪə] *noun* Willebrand-Jürgens-Syndrom *nt*, von Willebrand-Jürgens-Syndrom *nt*, konstitutionelle Thrombopathie *f*, hereditäre Pseudohämophilie *f*, vaskuläre Pseudohämophilie *f*, Angiohämophilie *f*

hereditary pseudohemophilia Willebrand-Jürgens-Syndrom *nt*, von Willebrand-Jürgens-Syndrom *nt*, konstitutionelle Thrombopathie *f*, hereditäre Pseudohämophilie *f*, vaskuläre Pseudohämophilie *f*, Angiohämophilie *f*

pseu|do|leu|kae|mia [ˌsuːdəʊluː'kiːmɪə] *noun* (*brit.*) s.u. pseudoleukemia

pseu|do|leu|ke|mia [ˌsuːdəʊluː'kiːmɪə] *noun* Pseudoleukämie *f*

pseu|do|li|po|ma [ˌsuːdəʊlɪ'pəʊmə] *noun* Pseudolipom *nt*

pseu|do|lym|pho|ma [ˌsuːdəʊlɪm'fəʊmə] *noun* Pseudolymphom *nt*

Spiegler-Fendt pseudolymphoma multiples Sarkoid *nt*, Bäfverstedt-Syndrom *nt*, benigne Lymphoplasie *f* der Haut, Lymphozytom *nt*, Lymphocytoma cutis, Lymphadenosis benigna cutis

pseu|do|mel|a|no|ma [ˌsuːdəʊmelə'nəʊmə] *noun* Pseudomelanom *nt*

pseu|do|met|hae|mo|glo|bin [ˌsuːdəʊmetˌhiːmə'gləʊbɪn] *noun* (*brit.*) s.u. pseudomethemoglobin

pseu|do|met|he|mo|glo|bin [ˌsuːdəʊmetˌhiːmə'gləʊbɪn] *noun* Methämalbumin *nt*

Pseu|do|mo|nas [ˌsuːdə'məʊnəs] *noun* Pseudomonas *f*

Pseudomonas aeruginosa Pseudomonas aeruginosa, Pyozyaneus *m*

pseu|do|mu|cin [ˌsuːdə'mjuːsɪn] *noun* Pseudomuzin *nt*, Pseudomucin *nt*, Metalbumin *nt*

pseu|do|mu|ci|nous [ˌsuːdə'mjuːsɪəs] *adj.* pseudomuzinös

pseu|do|myx|o|ma [ˌsuːdəmɪk'səʊmə] *noun* Pseudomyxom *nt*

pseudomyxoma peritonei Gallertbauch *m*, Pseudomyxoma peritonei, Hydrops spurius

pseu|do|neu|ro|ma [ˌsuːdənjʊə'rəʊmə] *noun* Pseudoneurom *nt*

pseu|do|pol|y|cyt|hae|mia [suːdəˌpɑlɪsaɪ'θiːmɪə] *noun* (*brit.*) s.u. pseudopolycythemia

pseu|do|pol|y|cyt|he|mia [suːdəˌpɑlɪsaɪ'θiːmɪə] *noun* Pseudopolyglobulie *f*, relative Polyglobulie *f*

pseu|do|ra|bies [suːdə'reɪbiːz] *noun* Pseudowut *f*, Pseudolyssa *f*, Pseudorabies *f*, Aujeszky-Krankheit *f*

pseu|do|ro|sette [ˌsuːdərəʊ'zet] *noun* Pseudorosette *f*

pseu|do|ru|bel|la [ˌsuːdəruː'belə] *noun* Pseudorubella *f*, Dreitagefieber *nt*, sechste Krankheit *f*, Exanthema subitum, Roseola infantum

pseu|do|sar|co|ma [ˌsuːdəsɑːr'kəʊmə] *noun* Pseudosarkom *nt*

pseu|do|sar|co|ma|to|sis [ˌsuːdəsɑːrˌkəʊmə'təʊsɪs] *noun* Pseudosarkomatose *f*

pseu|do|sar|com|a|tous [ˌsuːdəsɑːr'kɑmətəs] *adj.* pseudosarkomatös

pseu|do|small|pox [ˌsuːdə'smɔːlpɑks] *noun* weiße Pocken *pl*, Alastrim *nt*, Variola minor

pseu|do|tu|mor [ˌsuːdə't(j)uːmər] *noun* Scheingeschwulst *f*, falsche Geschwulst *f*, Pseudotumor *m*

pseu|do|tu|mour [ˌsuːdə't(j)uːmər] *noun* (*brit.*) s.u. pseudotumor

PSL *abk.* s.u. prednisolone

PSP *abk.* s.u. phenolsulfonephthalein

PT *abk.* s.u. **1.** parathyroid **2.** prothrombin *time*

Pt *abk.* s.u. platinum

pt. *abk.* s.u. **1.** patient **2.** point

PTA *abk.* s.u. plasma thromboplastin *antecedent*

Ptase *abk.* s.u. phosphatase

PTB *abk.* s.u. prothrombin

PTC *abk.* s.u. plasma thromboplastin *component*

Ptd *abk.* s.u. phosphatidyl

PtdCho *abk.* s.u. phosphatidylcholine

PtdEth *abk.* s.u. phosphatidylethanolamine

PtdIns *abk.* s.u. phosphatidylinositol

PtdSer *abk.* s.u. phosphatidylserine

pter|in ['terɪn] *noun* Pterin *nt*

pter|op|ter|in [ter'ɑptərɪn] *noun* Pteroyltriglutaminsäure *f*

pter|o|yl|glu|ta|mate [ˌterəwɪl'gluːtəmeɪt] *noun* Folinat *nt*

PTF *abk.* s.u. plasma thromboplastin *factor*

PTH *abk.* s.u. **1.** parathormone **2.** parathyroid *hormone*

PTS *abk.* s.u. phosphotransferase *system*

PTT *abk.* s.u. partial thromboplastin *time*

PUFA *abk.* s.u. polyunsaturated fatty *acid*

puff [pʌf] *noun* Puff *m*

chromosome puff Puff *m*

puf|fing ['pʌfɪŋ] *noun* Puffing *nt*

pu|lex ['pjuːleks] *noun* Pulex *m*; Floh *m*

pulm. *abk.* s.u. pulmonary

pulmo- *präf.* Lungen-, Pulmonal-, Pulmo-

pul|mo|nal ['pʌlmənl] *adj.* s.u. pulmonary

pul|mo|nar|y ['pʌlməˌneriː] *adj.* Lunge/Pulmo betreffend, pulmonal, Lungen-, Pulmonal-, Pulmo-

pul|mon|ic [pʌl'mɑnɪk] *adj.* s.u. pulmonary

pulp [pʌlp] *noun* (*Organ*) Mark *nt*, Parenchym *nt*, Pulpa *f*

pulp of spleen rote Pulpa *f*, Milzpulpa *f*, Pulpa splenica, Pulpa lienis

red pulp (*Milz*) rote Pulpa *f*, Milzpulpa *f*, Pulpa splenica, Pulpa lienis

splenic pulp (*Milz*) rote Pulpa *f*, Milzpulpa *f*, Pulpa splenica, Pulpa lienis

pul|pal ['pʌlpəl] *adj.* Mark/Pulpa betreffend, Pulpa-, Mark-

pulse [pʌls] *noun* **1.** Puls *m*, Pulsschlag *m* **2.** Impuls *m*

current pulse Stromstoß *m*

pump [pʌmp] **I** *noun* Pumpe *f* **II** *vt*, *vi* pumpen

calcium pump Kalziumpumpe *f*, Ca-Pumpe *f*

lymphatic pump Lymphpumpe *f*

membrane pump Membranpumpe *f*

Na^+ pump Natriumpumpe *f*

Na^+-K^+-pump Natrium-Kalium-Pumpe *f*, Na^+-K^+-Pumpe *f*

proton pump Protonenpumpe *f*

sodium pump Natriumpumpe *f*, Na^+-Pumpe *f*

sodium-potassium pump Natrium-Kalium-Pumpe *f*, Na^+-K^+-Pumpe *f*

punc|tu|a|tion [pʌŋktʃə'weɪʃn] *noun* Tüpfelung *f*

Schüffner's punctuation Schüffner-Tüpfelung *f*

punc|ture ['pʌŋktʃər] **I** *noun* **1.** Stich *m*, Einstich *m*, Loch *nt* **2.** Punktion *f*, Punktur *f*, Punctio *f* **II** *vt* punktieren, eine Punktion vornehmen *oder* durchführen

bone marrow puncture Knochenmarkpunktion *f*

Pur *abk.* s.u. purine

pu|rine ['pjʊəriːn] *noun* Purin *nt*

purine-5'-nucleotidase *noun* 5'-Nukleotidase *f*, 5'-Nucleotidase *f*

pur|pu|ra ['pɜrpjʊərə] *noun* Purpura *f*

acute vascular purpura Schoenlein-Henoch-Syndrom *nt*, Purpura *f* Schoenlein-Henoch, anaphylaktoide Purpura *f* Schoenlein-Henoch, rheumatoide Purpura *f*, athrombopenische Purpura *f*, Immunkomplexpurpura *f*, Immunkomplexvaskulitis *f*, Purpura anaphylactoides (Schoenlein-Henoch), Purpura rheumatica (Schoenlein-Henoch)

allergic purpura 1. allergische Purpura *f*, Purpura allergica **2.** s.u. allergic vascular *purpura*

allergic vascular purpura Schoenlein-Henoch-Syndrom *nt*, Purpura *f* Schoenlein-Henoch, anaphylaktoide Purpura *f* Schoenlein-Henoch, rheumatoide Purpura *f*, athrombopenische Purpura *f*, Immunkomplexpurpura *f*, Immunkomplexvaskulitis *f*, Purpura anaphylactoides (Schoenlein-Henoch), Purpura rheumatica (Schoenlein-Henoch)

anaphylactoid purpura 1. allergische Purpura *f*, Purpura allergica **2.** s.u. allergic vascular *purpura*

brain purpura Hirnpurpura *f*, Purpura cerebri

cerebral purpura Hirnpurpura *f*, Purpura cerebri

Henoch's purpura 1. s.u. allergic vascular *purpura* **2.** Purpura *f* Henoch, Purpura fulminans

Henoch-Schönlein purpura s.u. allergic vascular *purpura*

hyperglobulinemic purpura Purpura hyperglobulinaemica, Purpura hyperglobulinaemica Waldenström

idiopathic thrombocytopenic purpura idiopathische thrombozytopenische Purpura *f*, essentielle/essenzielle Thrombozytopenie *f*, idiopathische Thrombozytopenie *f*, Morbus *m* Werlhof

Majocchi's purpura Purpura Majocchi, Majocchi-Krankheit *f*, Purpura anularis teleangiectodes (atrophicans), Teleangiectasia follicularis anulata

malignant purpura Meningokokkenmeningitis *f*

nonthrombocytopenic purpura Purpura simplex

post-transfusion purpura posttransfusionelle Purpura *f*

Schönlein's purpura s.u. allergic vascular *purpura*

Schönlein-Henoch purpura s.u. allergic vascular *purpura*

steroid purpura Steroidpurpura *f*

thrombocytopenic purpura 1. thrombozytopenische Purpura *f* **2.** idiopathische thrombozytopenische Purpura *f*, essentielle/essenzielle Thrombozytopenie *f*, idiopathische Thrombozytopenie *f*, Morbus *m* Werlhof

thrombopenic purpura s.u. thrombocytopenic *purpura*

thrombotic thrombocytopenic purpura thrombotische Mikroangiopathie *f*, thrombotisch-thrombozytopenische Purpura *f*, Moschcowitz-Singer-Symmers-Syndrom *nt*, Moschcowitz-Syndrom *nt*, Purpura thrombotica, Purpura thrombotica thrombocytopenica, Purpura Moschcowitz

Waldenström's purpura 1. Purpura hyperglobinaemica, Purpura hyperglobinaemica Waldenström **2.** Waldenström-Krankheit *f*, Morbus *m* Waldenström, Makroglobulinämie *f*, Makroglobulinämie *f* Waldenström

leukocytic pyrogen endogenes Pyrogen *nt*

pur|pu|ric [pɜr'pjʊərɪk] *adj.* Purpura betreffend, purpurisch, Purpura-

pu|ru|lent ['pjʊər(j)ələnt] *adj.* eitrig, eiternd, purulent, suppurativ

pus [pʌs] *noun* Eiter *m*

pus|tu|lar ['pʌstʃələr] *adj.* Pustel/Pustula betreffend, mit Pustelbildung einhergehend, pustulös, Pustel-

pus|tule ['pʌstʃʊl] *noun* Eiterbläschen *nt*, Pustel *f*, Pustula *f*

PV *abk.* s.u. plasma *volume*

PX *abk.* s.u. pyridoxine

py|ae|mia [paɪ'iːmɪə] *noun* (*brit.*) s.u. pyemia

py|ae|mic [paɪ'iːmɪk] *adj.* (*brit.*) s.u. pyemic

pyelo- *präf.* Nierenbecken-, Pyel(o)-; Becken-

py|e|lo|gram ['paɪələʊgræm] *noun* Pyelogramm *nt*

py|e|lo|graph ['paɪələʊgræf] *noun* s.u. pyelogram

py|e|log|ra|phy [paɪə'lɑgrəfɪ] *noun* Pyelographie *f*, Pyelografie *f*

py|e|mia [paɪ'iːmɪə] *noun* Pyämie *f*

py|e|mic [paɪ'iːmɪk] *adj.* Pyämie betreffend, von Pyämie gekennzeichnet, pyämisch

py|lic ['paɪɪk] *adj.* Eiter betreffend, eitrig, Eiter-

pyk|no|cyte ['pɪknəsaɪt] *noun* Pyknozyt *m*

pyk|no|cy|to|ma [ˌpɪknəsaɪ'təʊmə] *noun* Onkozytom *nt*, Hürthle-Tumor *m*, Hürthle-Zelladenom *nt*, Hürthle-Struma *f*, oxyphiles Schilddrüsenadenom *nt*

py|o|coc|cic [paɪə'kɑksɪk] *adj.* Pyokokken betreffend

py|o|coc|cus [paɪə'kɑkəs] *noun* Eiterkokkus *m*, Pyokokkus *m*

py|o|cy|a|nin [paɪə'saɪənɪn] *noun* Pyozyanin *nt*, Pyocyanin *nt*

py|o|cy|a|no|sis [paɪəˌsaɪə'nəʊsɪs] *noun* Pyozyaneus-Infektion *f*, Pseudomonas-aeruginosa-Infektion *f*

py|o|gen|ic [paɪə'dʒenɪk] *adj.* eiterbildend, pyogen, pyogenetisch

py|o|sep|ti|cae|mia [paɪəˌseptɪ'siːmɪə] *noun* (*brit.*) s.u. pyosepticemia

py|o|sep|ti|ce|mia [paɪəˌseptɪ'siːmɪə] *noun* Pyoseptikämie *f*, Pyosepsis *f*

py|o|sis [paɪ'əʊsɪs] *noun* Eiterung *f*, Pyosis *f*

Pyr *abk.* s.u. **1.** pyridine **2.** pyrimidine **3.** pyroglutamic *acid*

py|ran ['paɪræn] *noun* Pyran *nt*

py|ra|nose ['paɪrənəʊz] *noun* Pyranose *f*

py|ret|ic [paɪ'retɪk] *adj.* fiebererzeugend, pyretisch

pyr|i|dine ['pɪrɪdiːn] *noun* Pyridin *nt*

pyr|i|dox|al [ˌpɪrə'dɑksəl] *noun* Pyridoxal *nt*

pyr|i|dox|ine [ˌpɪrɪ'dɑksiːn] *noun* Pyridoxin *nt*, Vitamin B_6 *nt*

pyr|i|meth|a|mine [pɪrɪ'meθəmiːn] *noun* Pyrimethamin *nt*

py|rim|i|dine [paɪ'rɪmɪdiːn] *noun* Pyrimidin *nt*

py|ri|ni|no|phil|ic [prnn'flk] *adj.* pyrininophil

pyr|i|thi|a|mine [ˌpɪrə'θaɪəmiːn] *noun* Pyrithiamin *nt*

py|ro|cat|e|chin [paɪrəʊ'kætɪtʃɪn] *noun* s.u. pyrocatechol

py|ro|cat|e|chol [paɪrəʊ'kætɪkɑl] *noun* Brenzkatechin *nt*, Brenzcatechin *nt*

py|ro|gen ['paɪrədʒən] *noun* pyrogene Substanz *f*, Pyrogen *nt*

endogenous pyrogen endogenes Pyrogen *nt*

py|ro|glob|u|lin [paɪrəʊ'glɑbjəlɪn] *noun* Pyroglobulin *nt*

py|ro|glu|ta|mase [paɪrəʊ'gluːtəmeɪz] *noun* 5-Oxoprolinase *f*

py|ro|glu|ta|mate [paɪrəʊ'gluːtəmeɪt] *noun* 5-Oxoprolin *nt*, Pyroglutaminsäure *f*

py|ro|phos|pha|tase [paɪrəʊ'fɑsfəteɪz] *noun* Pyrophosphatase *f*

py|ro|phos|phate [paɪrəʊ'fɑsfeɪt] *noun* Pyrophosphat *nt*

isopentenyl pyrophosphate Isopentenylpyrophosphat *nt*, aktives Isopren *nt*

tetraethyl pyrophosphate Tetraäthylpyrophosphat *nt*, Tetraethylpyrophosphat *nt*
thiamine pyrophosphate Thiaminpyrophosphat *nt*
py|ro|phos|pho|ki|nase [paɪrəʊ,fɑsfəʊ'kaɪneɪz] *noun* Diphosphotransferase *f*, Pyrophosphokinase *f*, Pyrophosphotransferase *f*
ribose-phosphate pyrophosphokinase Ribosephosphatpyrophosphokinase *f*, Phosphoribosylpyrophosphatsynthetase *f*
py|ro|phos|pho|me|val|o|nate [paɪrəʊ,fɑsfəʊmə'væləneɪt] *noun* Pyrophosphomevalonat *nt*
py|ro|phos|pho|ro|ly|sis [paɪrəʊ,fɑsfə'rɑləsɪs] *noun* Pyrophosphorolyse *f*
py|ro|phos|pho|ry|lase [,paɪrəʊfɑs'fɔːrəleɪz] *noun* Pyrophosphorylase *f*, Glykosyl-1-phosphatnukleotidyltransferase *f*
orotidine-5'-phosphate pyrophosphorylase s.u. orotate *phosphoribosyltransferase*
UDPglucose pyrophosphorylase UDPglukose-hexose-1-phosphaturidylyltransferase *f*, UDPglukose-galaktose-1-phosphaturidylyltransferase *f*, Galaktose-1-phosphat-uridyltransferase *f*
py|ro|phos|pho|trans|fer|ase [paɪrəʊ,fɑsfəʊ'trænsfəreɪz] *noun* s.u. pyrophosphokinase
pyr|role ['pɪrəʊl] *noun* Pyrrol *nt*
pyr|rol|i|dine [pɪ'rəʊlɪdiːn] *noun* Pyrrolidin *nt*
pyr|ro|line ['pɪrəliːn] *noun* Pyrrolin *nt*
py|ru|vate ['paɪruːveɪt] *noun* Pyruvat *nt*
PZ *abk.* s.u. pancreozymin

P

Q

Q *abk.* s.u. **1.** *coenzyme* Q **2.** glutamine **3.** glutaminyl **4.** quantity **5.** quotient
Q-H$_2$ *abk.* s.u. ubiquinol
quadri- *präf.* Vier-, Quadri-, Tetra-
qual.anal. *abk.* s.u. qualitative *analysis*
quallilta|tive ['kwalɪteɪtɪv] *adj.* Qualität betreffend, qualitativ, Qualitäts-
qualliltive ['kwalətɪv] *adj.* s.u. qualitative
quant.anal. *abk.* s.u. quantitative *analysis*
quanltilfilcaltion [ˌkwantəfɪ'keɪʃn] *noun* Quantifizierung *f*, Quantitätsbestimmung *f*, Messung *f*
quanltilfy ['kwantəfaɪ] *vt* quantitativ bestimmen, messen, quantifizieren
quanltiltaltive ['kwantɪteɪtɪv] *adj.* quantitativ, mengenmäßig, Mengen-
quanltiltive ['kwantətɪv] *adj.* s.u. quantitative
quanltilty ['kwantətɪ] *noun* Menge *f*, Größe *f*, Quantität *f*; Quantum *nt*; (*mathemat.*) Größe *f*
quanltum ['kwantəm] *noun, plural* **quanlta** ['kwantə] **1.** (bestimmte) Menge *f*, Quantum *nt* **2.** Lichtquant *nt*, Strahlungsquant *nt*; Photon *nt*, Foton *nt*, Quant *nt*
Quetelet [kɛtə'lɛ]: **Quetelet index** Körpermasseindex *m*, Quetelet-Index *m*, body mass index *m/nt*
Quick [kwɪk]: **Quick's method** s.u. *Quick* test
  Quick test Thromboplastinzeit *f*, Quickwert *m*, Quickzeit *f*, (*inform.*) Quick *m*, Prothrombinzeit *f*
  Quick value s.u. *Quick* test
quick-freeze I *noun* Tiefkühlverfahren *nt*, Gefrierverfahren *nt* **II** *vt* tiefkühlen, einfrieren
quicklsillver ['kwɪksɪlvər] *noun* Quecksilber *nt*; (*Chemie*) Hydrargyrum *nt*
Quincke ['kwɪŋkə]: **Quincke's disease** s.u. *Quincke's* edema
  Quincke's edema Quincke-Ödem *nt*, angioneurotisches Ödem *nt*
quilnone ['kwɪnəʊn, 'kwaɪnəʊn] *noun* Chinon *nt*
quoltient ['kwəʊʃnt] *noun* Quotient *m*
  blood quotient Färbeindex *m*, Hämoglobinquotient *m*
  caloric quotient kalorischer Quotient *m*

R

R *abk.* S.U. **1.** arginine **2.** gas *constant* **3.** radical **4.** range **5.** respiration **6.** ribose **7.** roentgen
r *abk.* S.U. **1.** racemic **2.** roentgen
RA *abk.* S.U. **1.** radioactive **2.** rheumatoid *arthritis*
Ra *abk.* S.U. radium
RAAS *abk.* S.U. renin-angiotensin-aldosterone *system*
rab|id ['ræbɪd] *adj.* **1.** von Tollwut befallen, tollwütig **2.** (*figur.*) rasend, wütend
ra|bies ['reɪbiːz] *noun* Tollwut *f*, Rabies *f*, Lyssa *f*
ra|bi|form ['reɪbɪfɔːrm] *adj.* tollwutähnlich, tollwutartig, rabiform
rac- *abk.* S.U. racemate
race [reɪs] *noun* Rasse *f*; Gattung *f*, Unterart *f*
ra|ce|mase ['ræsəmeɪz] *noun* Razemase *f*, Racemase *f*
  methylmalonyl-CoA racemase Methylmalonyl-CoA-epimerase *f*, Methylmalonyl-CoA-racemase *f*
ra|ce|mate ['ræsəmeɪt] *noun* Razemat *nt*, Racemat *nt*
ra|ce|mic [reɪ'siːmɪk] *adj.* razemisch, racemisch
ra|ce|mi|za|tion [ˌræsɪmɪ'zeɪʃn] *noun* Razemisierung *f*, Racemisierung, *f* Racemisierungsreaktion *f*
rac|e|mize ['ræsəmaɪz] *vt* razemisieren, racemisieren
rac|e|mose ['ræsəməʊz] *adj.* traubenförmig, Trauben-
ra|cial ['reɪʃl] *adj.* Rasse betreffend, rassisch, Rassen-
RAD *abk.* S.U. radiation absorbed *dose*
Rad *abk.* S.U. radiation absorbed *dose*
rad *abk.* S.U. **1.** radial **2.** radiation absorbed *dose*
ra|di|al ['reɪdɪəl] *adj.* **1.** (*anatom.*) Radius betreffend, zur Radialseite hin, radial, Radial-, Radius-, Speichen- **2.** Radius betreffend, radial, strahlenförmig, strahlig, Strahlen-, Radial-
ra|di|ate [*adj.* 'reɪdɪɪt; *v* 'reɪdɪeɪt] **I** *adj.* strahlenförmig, sternförmig, radial, Radial-, Strahl-, Strahlen- **II** *vt* abstrahlen, ausstrahlen **III** *vi* **1.** ausstrahlen (*from* von); ausgestrahlt werden; Strahlen aussenden, strahlen **2.** strahlenförmig *oder* sternförmig ausgehen (*from* von)
ra|di|a|ther|my [reɪˌdaɪə'θɜrmɪ] *noun* Kurzwellendiathermie *f*
ra|di|a|tion [reɪdɪ'eɪʃn] *noun* **1.** Strahlung *f*, Strahlen *nt*, Radiation *f* **2.** Bestrahlung *f*, Strahlentherapie *f*, Strahlenbehandlung *f*, Radiotherapie *f* **3.** (*anatom.*) Strahlung *f*, Radiatio *f*
  alpha radiation Alphastrahlung *f*, α-Strahlung *f*
  beta radiation Betastrahlung *f*, β-Strahlung *f*
  braking radiation Bremsstrahlung *f*
  cobalt radiation Kobaltbestrahlung *f*
  gamma radiation Gammastrahlung *f*, γ-Strahlung *f*
  heat radiation Wärmestrahlung *f*
  ionizing radiation ionisierende Strahlung *f*
  megavoltage radiation Megavoltstrahlung *f*
  particulate radiation Teilchenstrahlung *f*, Korpuskelstrahlung *f*, Korpuskularstrahlung *f*, korpuskuläre Strahlung *f*, materielle Strahlung *f*
  postoperative radiation Nachbestrahlung *f*, postoperative Bestrahlung *f*
  preoperative radiation Vorbestrahlung *f*, präoperative Bestrahlung *f*
  resonance radiation Resonanzstrahlung *f*
  therapeutic radiation therapeutische Bestrahlung *f*, Strahlentherapie *f*
  total body radiation S.U. whole-body *radiation*
  ultraviolet radiation Ultraviolettstrahlung *f*, UV-Strahlung *f*
  whole-body radiation Ganzkörperbestrahlung *f*
  whole-brain radiation Ganzhirnbestrahlung *f*
ra|di|a|tive ['reɪdɪeɪtɪv] *adj.* S.U. radiatory
ra|di|a|to|ry ['reɪdɪəˌtɔːriː] *adj.* abstrahlend, ausstrahlend, Strahlungs-
rad|i|cal ['rædɪkl] **I** *noun* **1.** Radikal *nt* **2.** (*mathemat.*) Wurzel *f*; Wurzelzeichen *nt* **3.** (*figur.*) Grundlage *f*, Basis *f* **II** *adj.* **4.** drastisch, extrem, radikal, Radikal-; fundamental, grundlegend, Grund- **5.** Wurzel- **6.** Radikal-
  free radical freies Radikal *nt*
ra|dic|u|lar [rə'dɪkjələr] *adj.* **1.** Wurzel/Radix betreffend, von einer Wurzel ausgehend, radikulär, Wurzel-, Radikul(o)- **2.** Radikal betreffend
radiculo- *präf.* Wurzel-, Radikul(o)-
radio- *präf.* **1.** Radio-, Radius-, Radial-, Speichen- **2.** Strahl-, Strahlen-, Strahlungs-, Radio- **3.** Radioaktivität betreffend, Radium-, Radio-
ra|di|o|ac|tion [ˌreɪdɪəʊ'ækʃn] *noun* S.U. radioactivity
ra|di|o|ac|ti|vate [ˌreɪdɪəʊ'æktɪveɪt] *vt* radioaktiv machen
ra|di|o|ac|tive [ˌreɪdɪəʊ'æktɪv] *adj.* Radioaktivität betreffend *oder* aufweisend, radioaktiv
ra|di|o|ac|tiv|i|ty [ˌreɪdɪəʊæk'tɪvətɪ] *noun* Radioaktivität *f*
  artificial radioactivity künstliche Radioaktivität *f*
  induced radioactivity künstliche Radioaktivität *f*
ra|di|o|au|to|gram [ˌreɪdɪəʊ'ɔːtəgræm] *noun* S.U. radioautograph
ra|di|o|au|to|graph [ˌreɪdɪəʊ'ɔːtəgræf] *noun* Autoradiogramm *nt*
ra|di|o|au|tog|ra|phy [ˌreɪdɪəʊɔː'tɑgrəfɪ] *noun* Autoradiographie *f*, Autoradiografie *f*, Autohistoradiographie *f*, Autohistoradiografie *f*
ra|di|o|bi|o|log|ic [reɪdɪəʊˌbaɪə'lɑdʒɪk] *adj.* strahlenbiologisch, radiobiologisch
ra|di|o|bi|o|log|i|cal [reɪdɪəʊˌbaɪə'lɑdʒɪkl] *adj.* S.U. radiobiologic
ra|di|o|bi|ol|o|gy [ˌreɪdɪəʊbaɪ'ɑlədʒɪ] *noun* Strahlenbiologie *f*, Strahlungsbiologie *f*, Radiobiologie *f*, Strahlenforschung *f*
ra|di|o|car|bon [ˌreɪdɪəʊ'kɑːrbən] *noun* Radiokohlenstoff *m*, Radiokarbon *nt*
ra|di|o|chem|i|cal [ˌreɪdɪəʊ'kemɪkl] *adj.* Radiochemie/Strahlenchemie betreffend, radiochemisch, strahlenchemisch
ra|di|o|chem|is|try [ˌreɪdɪəʊ'kemәstrɪ] *noun* Radiochemie *f*, Strahlenchemie *f*

raldilolcurlalbillilty [ˌreɪdɪəʊˌkjʊərə'bɪlətɪ] *noun* Heilbarkeit *f* durch Strahlenbehandlung

raldilolcurlalble [ˌreɪdɪəʊ'kjʊərəbl] *adj.* durch Strahlentherapie heilbar

raldiloldense ['reɪdɪəʊdens] *adj.* strahlendicht

raldiloldenlsilty [ˌreɪdɪəʊ'densətɪ] *noun* Strahlendichte *f*, Strahlenundurchlässigkeit *f*

raldiloldermaltiltis [reɪdɪəʊˌdermə'taɪtɪs] *noun* Strahlendermatitis *f*, Radiodermatitis *f*, Radiumdermatitis *f*

raldiloldilaglnolsis [reɪdɪəʊˌdaɪəg'nəʊsɪs] *noun* Radiodiagnose *f*

raldiloldilaglnosltics [reɪdɪəʊˌdaɪəg'nɑstɪks] *plural* Radiodiagnostik *f*

raldilolgraph ['reɪdɪəʊgræf] **I** *noun* Röntgenbild *nt*, Röntgenaufnahme *f*, Radiogramm *nt*, Röntgenogramm *nt* **II** *vt* ein Radiogramm machen; röntgen
a.p. radiograph s.u. anteroposterior *radiograph*
anteroposterior radiograph a.p.-Röntgenbild *nt*, a.p.-Aufnahme *f*

raldilolgraphlic [ˌreɪdɪəʊ'græfɪk] *adj.* Radiographie betreffend, mittels Radiographie, radiographisch, radiografisch, Röntgen-; radiologisch

raldiloglralphy [reɪdɪ'ɑgrəfɪ] *noun* Röntgen *nt*, Röntgenuntersuchung *f*, Radiographie *f*, Radiografie *f*, Röntgenographie *f*, Röntgenografie *f*
contrast radiography Röntgenkontrastdarstellung *f*
double-contrast radiography Doppelkontrastmethode *f*, Bikontrastmethode *f*

raldilolimlmulnolaslsay [ˌreɪdɪəʊˌɪmjənəʊ'æseɪ] *noun* Radioimmunoassay *m*

raldilolimlmulnoldeltecltion [ˌreɪdɪəʊˌɪmjənəʊdɪ'tekʃn] *noun* Radioimmundetektion *f*

raldilolimlmulnoldiflfulsion [ˌreɪdɪəʊˌɪmjənəʊdɪ'fjuːʒn] *noun* Radioimmundiffusion *f*, Radioimmunodiffusion *f*

raldilolimlmulnolellecltrolpholrelsis [reɪdɪəʊˌɪmjənəʊɪˌlektrəʊfə'riːsɪs] *noun* Radio-immunoelektrophorese *f*

raldilolimlmulnollolcallilzaltion [ˌreɪdɪəʊˌɪmjənəʊˌləʊkəlaɪ'zeɪʃn] *noun* Radioimmunlokalisation *f*

raldiloliloldine [ˌreɪdɪəʊ'aɪədaɪn] *noun* Radiojod *nt*, Radioiod *nt*

raldilolilsoltope [ˌreɪdɪəʊ'aɪsətəʊp] *noun* radioaktives Isotop *nt*, Radioisotop *nt*

raldilollalbelled [ˌreɪdɪəʊ'leɪblt] *adj.* radioaktivmarkiert

raldilolloglic [ˌreɪdɪəʊ'lɑdʒɪk] *adj.* Radiologie betreffend, auf Radiologie beruhend, radiologisch

raldilolloglilcal [ˌreɪdɪəʊ'lɑdʒɪkl] *adj.* s.u. radiologic

raldilollolgist [reɪdɪ'ɑlədʒɪst] *noun* Radiologe *m*, Arzt *m* für Radiologie

raldilollolgy [reɪdɪ'ɑlədʒɪ] *noun* Strahlenkunde *f*, Strahlenheilkunde *f*, Radiologie *f*

raldilollulcenlcy [ˌreɪdɪəʊ'luːsnsɪ] *noun* Strahlendurchlässigkeit *f*

raldilollulcent [ˌreɪdɪəʊ'luːsənt] *adj.* strahlendurchlässig

raldilolnulclide [ˌreɪdɪəʊ'n(j)uːklaɪd] *noun* radioaktives Nuklid *nt*, Radionuklid *nt*

radio-opacity *noun* s.u. radiopacity

raldilolpaclilty [ˌreɪdɪəʊ'pæsətɪ] *noun* Strahlendichte *f*, Strahlenundurchlässigkeit *f*

raldilolpaque [ˌreɪdɪəʊ'peɪk] *adj.* strahlendicht, strahlenundurchlässig; röntgendicht

raldilolparlent [reɪdɪəʊ'pærənt] *adj.* strahlendurchlässig

raldilolpalthollolgy [ˌreɪdɪəʊpə'θɑlədʒɪ] *noun* Strahlenpathologie *f*

raldilolpharlmalceultilcals [ˌreɪdɪəʊˌfɑːrmə'suːtɪkls] *plural* Radiopharmaka *pl*

raldilolphyslics [ˌreɪdɪəʊ'fɪzɪks] *plural* Strahlenphysik *f*

raldilolrelsistlance [ˌreɪdɪəʊrɪ'zɪstəns] *noun* Strahlenunempfindlichkeit *f*, Strahlenresistenz *f*

raldilolrelsistlant [ˌreɪdɪəʊrɪ'zɪstənt] *adj.* strahlenunempfindlich, strahlenresistent

raldiloslcolpy [ˌreɪdɪ'ɑskəpɪ] *noun* Röntgenuntersuchung *f*, Röntgendurchleuchtung *f*, Röntgenoskopie *f*, Radioskopie *f*

raldilolsenlsilbillilty [ˌreɪdɪəʊˌsensə'bɪlətɪ] *noun* Strahlenempfindlichkeit *f*

raldilolsenlsiltive [ˌreɪdɪəʊ'sensətɪv] *adj.* strahlenempfindlich

raldilolsenlsiltivelness [ˌreɪdɪəʊ'sensətɪvnɪs] *noun* s.u. radiosensibility

raldilolsenlsiltivlilty [reɪdɪəʊˌsensɪ'tɪvətɪ] *noun* s.u. radiosensibility

raldiloltellemleltry [ˌreɪdɪəʊtə'lemətrɪ] *noun* Radiotelemetrie *f*; Biotelemetrie *f*

raldiloltherlalpeultics [ˌreɪdɪəʊˌθerə'pjuːtɪks] *plural* **1.** s.u. radiology **2.** s.u. radiotherapy

raldiloltherlalpist [ˌreɪdɪəʊ'θerəpɪst] *noun* Strahlentherapeut *m*, Röntgentherapeut *m*

raldiloltherlalpy [ˌreɪdɪəʊ'θerəpɪ] *noun* Bestrahlung *f*, Strahlentherapie *f*, Strahlenbehandlung *f*, Radiotherapie *f*
adjuvant radiotherapy adjuvante Strahlentherapie *f*
proton beam radiotherapy Protonenstrahltherapie *f*
short-distance radiotherapy Brachytherapie *f*
supervoltage radiotherapy Supervolttherapie *f*, Hochvolttherapie *f*, Megavolttherapie *f*

raldiloltracler ['reɪdɪəʊtreɪsər] *noun* radioaktiver Tracer *m*, Radiotracer *m*

raldiloltranslparlenlcy [reɪdɪəʊˌtræns'peərənsɪ] *noun* Strahlendurchlässigkeit *f*

raldiloltranslparlent [reɪdɪəʊˌtræns'pærənt] *adj.* s.u. radiolucent

raldilum ['reɪdɪəm] *noun* Radium *nt*

raldilus ['reɪdɪəs] *noun, plural* **raldilusles, raldili** ['reɪdɪaɪ] **1.** Radius *m* **2.** (*anatom.*) Speiche *f*, Radius *m*
van der Waals radius van der Waals-Radius *m*

raldix ['reɪdɪks] *noun, plural* **radlilces** ['rædəsiːz, 'reɪdəsiːz] **1.** Wurzel *f*, Radix *f* **2.** (*mathemat.*) Grundzahl *f*, Basis *f*

raldon ['reɪdɑn] *noun* Radon *nt*

raglolcyte ['rægəsaɪt] *noun* Ragozyt *m*, Rhagozyt *m*, RA-Zelle *f*

Raji ['rɑdʒɪ]: **Raji cells** Raji-Zellen *pl*

RAID *abk.* s.u. radioimmunodetection

range [reɪndʒ] *noun* **1.** Radius *m*, Aktionsradius *m*; Bereich *m*, Messbereich *m*, Skalenbereich *m* **2.** (*statist.*) Toleranzbreite *f*, Streuungsbreite *f*, Bereich *m*
buffer range Pufferbereich *m*
host range Wirtsspektrum *nt*
normal range Normalbereich *m*

ralpalmylcin [rp'maɪsn] *noun* Rapamycin *nt*

RAS *abk.* s.u. renin-angiotensin *system*

rash [ræʃ] *noun* **1.** Ausschlag *m*, Exanthem *nt* **2.** Vorexanthem *nt*, Rash *m/nt*
nettle rash Nesselausschlag *m*, Nesselfieber *nt*, Nesselsucht *f*, Urtikaria *f*, Urticaria *f*

scarlet fever rash Scharlachexanthem *nt*
skin rash Hautausschlag *m*, Exanthem *nt*
RAST *abk.* s.u. radioallergosorbent *test*
rat [ræt] *noun* Ratte *f*
rate [reɪt] I *noun* Quote *f*, Rate *f*; Geschwindkeit *f*, Tempo *nt*; **at the rate of** im Verhältnis von II *vt* einschätzen, einstufen, bewerten, beurteilen
rate of change Änderungsgeschwindigkeit *f*
rate of consumption Verbrauch *m*, Verbrauchsgeschwindigkeit *f*
rate of flow Durchflussgeschwindigkeit *f*, Durchflussmenge *f*, Fluss *m*
rate of formation Bildungsgeschwindigkeit *f*
basal metabolic rate Basalumsatz *m*, Grundumsatz *m*, basal metabolic rate
erythrocyte sedimentation rate Blutkörperchensenkung *f*, Blutkörperchensenkungsgeschwindigkeit *f*, (*inform.*) Blutsenkung *f*
leisure metabolic rate Freizeitumsatz *m*
metabolic rate Stoffwechselumsatz *m*
metabolic rate at rest Ruheumsatz *m*
mitotic rate Mitoserate *f*
mortality rate Sterberate *f*, Sterbeziffer *f*, Mortalitätsrate *f*, Mortalitätsziffer *f*
mutation rate Mutationsrate *f*
reaction rate Reaktionsgeschwindigkeit *f*, Reaktionsrate *f*, Umsatzgeschwindigkeit *f*, Umsatzrate *f*
sickness rate Krankheitshäufigkeit *f*, Erkrankungsrate *f*, Morbidität *f*
specific reaction rate Reaktionsgeschwindigkeitskonstante *f*
working metabolic rate Arbeitsumsatz *m*
RA-test *abk.* s.u. rheumatoid arthritis *test*
Rathke ['ratkə]: **Rathke's pouch tumor** Erdheim-Tumor *m*, Kraniopharyngeom *nt*
Rathke's tumor s.u. *Rathke's* pouch tumor
ra|tio ['reɪʃ(ɪ)əʊ] *noun, plural* **ra|tios** Verhältnis *nt*; Ratio *f*; Quotient *m*
acceptor control ratio Akzeptorkontrollindex *m*, Akzeptorkontrolratio *f*
A-G ratio s.u. albumin-globulin *ratio*
albumin-globulin ratio Albumin-Globulin-Quotient *m*, Eiweißquotient *m*
curative ratio therapeutische Breite *f*, therapeutischer Index *m*
karyoplasmic ratio Kern-Zytoplasma-Relation *f*
molar ratio molares Verhältnis *f*
N:C ratio Kern-Zytoplasma-Relation *f*, Kern-Plasma-Verhältnis *nt*
nuclear to cytoplasmic ratio Kern-Zytoplasma-Relation *f*, Kern-Plasma-Verhältnis *nt*
therapeutic ratio therapeutische Breite *f*, therapeutischer Index *m*
RAtx *abk.* s.u. radiation *therapy*
RAV *abk.* s.u. Rous-associated *virus*
ray [reɪ] I *noun* Strahl *m*; Lichtstrahl *m* II *vt* **1.** ausstrahlen **2.** bestrahlen III *vi* Strahlen aussenden, strahlen; sich strahlenförmig ausbreiten
alpha rays α-Strahlen *pl*, Alphastrahlen *pl*, Alphastrahlung *f*
anode rays Anodenstrahlen *pl*, Anodenstrahlung *f*
beta rays Betastrahlen *pl*, β-Strahlen *pl*
borderline rays Bucky-Strahlen *pl*, Grenzstrahlen *pl*
Bucky's rays Bucky-Strahlen *pl*, Grenzstrahlen *pl*
cathode rays Kathodenstrahlen *pl*, Katodenstrahlen *pl*, Kathodenstrahlung *f*, Katodenstrahlung *f*
gamma rays Gammastrahlen *pl*, γ-Strahlen *pl*
heat rays Infrarotstrahlen *pl*
ionic rays α-Strahlen *pl*, Alphastrahlen *pl*, Alphastrahlung *f*
proton ray Protonenstrahl *m*
roentgen rays Röntgenstrahlen *pl*, Röntgenstrahlung *f*
ultraviolet rays Ultraviolettstrahlen *pl*, Ultraviolettstrahlung *f*, UV-Strahlen *pl*, UV-Strahlung *f*
Rb *abk.* s.u. ribosome
R-band *noun* (*Chromosom*) R-Bande *f*
RBC *abk.* s.u. red blood *count*
rbc *abk.* s.u. red blood *count*
RBE *abk.* s.u. relative biological *effectiveness*
RCC *abk.* s.u. red cell *count*
RCM *abk.* s.u. red cell *mass*
R.C.P.(E) *abk.* s.u. reactivity
RCS *abk.* s.u. reticulum cell *sarcoma*
rd *abk.* s.u. radiation absorbed *dose*
re|ab|sorb [riːæb'zɔːrb] *vt* s.u. resorb
re|ab|sorp|tion [riːæb'zɔːrpʃn] *noun* **1.** Reabsorption *f* **2.** s.u. resorption
re|act [rɪ'ækt] I *vt* zur Reaktion bringen II *vi* reagieren, eine Reaktion bewirken
re|ac|tance [rɪ'æktəns] *noun* Blindwiderstand *m*, Reaktanz *f*
capacitive reactance kapazitiver Widerstand *m*, Kapazitanz *f*
re|ac|tant [rɪ'æktənt] *noun* Reaktionspartner *m*, Reaktant *m*
acute-phase reactant Akute-Phase-Protein *nt*
re|ac|tion [rɪ'ækʃn] *noun* (*a. Chemie, Physik*) Reaktion *f* (*to* auf; *against* gegen); Rückwirkung *f*, Gegenwirkung *f* (*on* auf)
accelerated reaction beschleunigte Reaktion *f*
acetic acid reaction Rivalta-Probe *f*
acid reaction **1.** saure Reaktion *f*, saures Verhalten *nt* **2.** Säurenachweis *m*
acid-base reaction Säure-Basen-Reaktion *f*
acid phosphatase reaction Saure-Phosphatase-Reaktion *f*
adverse reaction unerwartete schädigende Nebenwirkung *f*
agglutination inhibiting reaction Agglutinationshemmungsreaktion *f*
allergic reaction Überempfindlichkeitsreaktion *f*
allograft reaction Allotransplantatabstoßung *f*, Allotransplantatabstoßungsreaktion *f*
amphoteric reaction amphotere Reaktion *f*
anamnestic reaction anamnestische Reaktion *f*, Anamnesephänomen *nt*
anaphylactoid reaction anaphylaktoide Reaktion *f*
antibody-mediated reaction antikörpervermittelte Reaktion *f*
antigen-antibody reaction Antigen-Antikörper-Reaktion *f*
antistaphylolysin reaction Antistaphylolysin-Reaktion *f*
Arthus reaction Arthus-Phänomen *nt*, Arthus-Reaktion *f*
Arthus-type reaction Arthus-Typ *m* der Überempfindlichkeitsreaktion, Immunkomplex-vermittelte Überempfindlichkeitsreaktion *f*

Ascoli's reaction Ascoli-Reaktion *f*
Bence-Jones reaction Bence-Jones-Reaktion *f*
Berlin blue reaction Berliner-Blau-Reaktion *f*, Ferriferrocyanid-Reaktion *f*
biuret reaction Biuretreaktion *f*
borderline reaction Borderline-Reaktion *f*
borderline leprosy reaction Borderline-Reaktion *f*
Bordet-Gengou reaction Bordet-Gengou-Reaktion *f*, Bordet-Gengou-Phänomen *nt*
Calmette's conjunctival reaction Calmette-Konjunktivaltest *m*
Calmette's ophthalmic reaction s.u. Calmette's conjunctival *reaction*
capsule swelling reaction Neufeld-Reaktion *f*, Kapselquellungsreaktion *f*
Casoni's reaction Casoni-Test *m*
Casoni's intradermal reaction s.u. Casoni's *reaction*
Casoni's skin reaction s.u. Casoni's *reaction*
cell-mediated reaction 1. zellvermittelte Reaktion *f* **2.** T-zellvermittelte Überempfindlichkeitsreaktion *f*, Tuberkulin-Typ *m* der Überempfindlichkeitsreaktion, Spät-Typ *m* der Überempfindlichkeitsreaktion, Typ IV *m* der Überempfindlichkeitsreaktion
cellular reaction zelluläre Reaktion *f*
chain reaction Kettenreaktion *f*
chemical reaction chemische Reaktion *f*
cholera-red reaction Cholera-Rotreaktion *f*, Nitrosoindolreaktion *f*
complement binding reaction s.u. complement fixation *reaction*
complement fixation reaction Komplementbindungsreaktion *f*
compluetic reaction Wassermann-Test *m*, Wassermann-Reaktion *f*, Komplementbindungsreaktion *f* nach Wassermann
conglutination reaction Konglutinationsreaktion *f*, Konglutinationstest *m*
conjunctival reaction Konjunktivalprobe *f*, Konjunktivaltest *m*, Ophthalmoreaktion *f*, Ophthalmotest *m*
cytotoxic reaction zytotoxische Reaktion *f*
defense reaction 1. (*psychol.*) Abwehrmechanismus *m* **2.** (*physiolog.*) Abwehrapparat *m*, Abwehrmechanismus *m*
delayed hypersensitivity reaction T-zellvermittelte Überempfindlichkeitsreaktion *f*, Tuberkulin-Typ *m* der Überempfindlichkeitsreaktion, Spät-Typ *m* der Überempfindlichkeitsreaktion, Typ IV *m* der Überempfindlichkeitsreaktion
dermotuberculin reaction Pirquet-Reaktion *f*, Pirquet-Test *m*
diazo reaction Ehrlich-Diazoreaktion *f*
Dick reaction Dick-Test *m*, Dick-Probe *f*
Ehrlich's diazo reaction Ehrlich-Diazoreaktion *f*
equilibrium reaction Gleichgewichtsreaktion *f*
erythrocyte sedimentation reaction Blutkörperchensenkung *f*, Blutkörperchensenkungsgeschwindigkeit *f*, (*inform.*) Blutsenkung *f*
exchange reaction Austauschreaktion *f*
exergonic reaction exergonische Reaktion *f*
exothermal reaction exotherme Reaktion *f*
exothermic reaction s.u. exothermal *reaction*
FA reaction s.u. fluorescent antibody *reaction*
false-negative reaction falsch-negative Reaktion *f*
false-positive reaction falsch-positive Reaktion *f*
Felix-Weil reaction Weil-Felix-Reaktion *f*, Weil-Felix-Test *m*
Feulgen reaction Feulgen-Nuklealreaktion *f*
Feulgen nuclear reaction Feulgen-Nuklealreaktion *f*
fluorescent antibody reaction Immunfluoreszenz *f*, Immunfluoreszenztest *m*, Fluoreszenz-Antikörper-Reaktion *f*
foreign-body reaction Fremdkörperreaktion *f*
Forssman reaction Forssman-Antikörper-Reaktion *f*
Forssman antigen-antibody reaction s.u. Forssman *reaction*
Frei's reaction s.u. Frei's skin *reaction*
Frei's skin reaction Frei-Hauttest *m*, Frei-Intrakutantest *m*
Frei-Hoffman reaction s.u. Frei's skin *reaction*
graft-versus-host reaction Transplantat-Wirt-Reaktion *f*, Graft-versus-Host-Reaktion *f*, GvH-Reaktion *f*
granulomatous reaction granulomatöse Reaktion *f*
Gruber's reaction Gruber-Widal-Reaktion *f*, Gruber-Widal-Test *m*, Widal-Reaktion *f*, Widal-Test *m*
Gruber-Widal reaction s.u. Gruber's *reaction*
GVH reaction s.u. graft-versus-host *reaction*
hemagglutination-inhibition reaction Hämagglutinationshemmtest *m*, Hämagglutinationshemmungsreaktion *f*
hemoclastic reaction hämoklastische Reaktion *f*
hemolytic transfusion reaction hämolytischer Transfusionszwischenfall *m*
homograft reaction Allotransplantatabstoßung *f*, Allotransplantatabstoßungsreaktion *f*
host-versus-graft reaction Wirt-anti-Transplantat-Reaktion *f*, Host-versus-Graft-Reaktion *f*
HVG reaction s.u. host-versus-graft *reaction*
hypersensitivity reaction Überempfindlichkeitsreaktion *f*
id reaction Id-Typ *m*, Id-Reaktion *f*
IgE-dependent mast cell reaction IgE-abhängige Mastzellenreaktion *f*
immediate hypersensitivity reaction anaphylaktische Überempfindlichkeit *f*, anaphylaktische Allergie *f*, anaphylaktischer Typ *m* der Überempfindlichkeitsreaktion, Überempfindlichkeitsreaktion *f* vom Soforttyp, Typ I *m* der Überempfindlichkeitsreaktion
immune reaction Immunantwort *f*, Immunreaktion *f*, immunologische Reaktion *f*
immunological reaction s.u. immune *reaction*
IMViC reactions IMViC-Testkombination *f*
incompatible blood transfusion reaction Transfusionszwischenfall *m*
indirect fluorescent antibody reaction indirekte Fluoreszenz-Antikörper-Reaktion *f*, indirekte Fluoreszenz *f*, indirekter Fluoreszenztest *m*, Sandwich-Technik *f*
intracutaneous reaction Intrakutanreaktion *f*
intracuti reaction Frei-Hauttest *m*, Frei-Intrakutantest *m*
Ito-Reenstierna reaction Ito-Reenstierna-Reaktion *f*
Jarisch-Herxheimer reaction Jarisch-Herxheimer-Reaktion *f*, Herxheimer-Jarisch-Reaktion *f*
Kahn's albumin A reaction Kahn-Flockungsreaktion *f*

late reaction Spätreaktion *f*
lepromin reaction Leprominreaktion *f*, Mitsuda-Reaktion *f*
leukemic reaction s.u. leukemoid *reaction*
leukemoid reaction leukämoide Reaktion *f*, leukämische Reaktion *f*, Leukämoid *nt*
leukoagglutinin reaction (*Transfusion*) Leukoagglutininreaktion *f*
Liebermann-Burchard reaction Liebermann-Burchard-Reaktion *f*
Lohmann reaction Lohmann-Reaktion *f*
Mantoux reaction Mendel-Mantoux-Probe *f*, Mendel-Mantoux-Test *m*
mast cell reaction Mastzellenreaktion *f*
Mitsuda reaction Mitsuda-Reaktion *f*, Leprominreaktion *f*
mixed agglutination reaction Mischzellagglutination *f*
mixed lymphocyte reaction gemischte Lymphozytenkultur *f*, Lymphozytenmischkultur *f*, mixed lymphocyte culture, MLC-Assay *m*, MLC-Test *m*
modification reaction Modifikationsreaktion *f*
Moloney reaction Moloney-Underwood-Test *m*
Montenegro reaction Montenegro-Test *m*, Leishmanin-Test *m*
NAPDH oxidase reaction NAPDH-Oxidase-Reaktion *f*
Neufeld's reaction Neufeld-Reaktion *f*, Kapselquellungsreaktion *f*
ninhydrin reaction Ninhydrinreaktion *f*
non-specific reaction unspezifische Reaktion *f*
oxidase reaction Oxidasereaktion *f*, Oxidasetest *m*
oxidation-reduction reaction s.u. oxidation-reduction
Paul-Bunnell reaction Paul-Bunnell-Reaktion *f*
periodic acid-Schiff reaction PAS-Reaktion *f*, PAS-Schiff-Reaktion *f*
peroxidase reaction Peroxidasereaktion *f*
Pfeiffer's reaction Pfeiffer-Versuch *m*
phosphorylase reaction Phosphorylase-Reaktion *f*
Pirquet's reaction Pirquet-Reaktion *f*, Pirquet-Tuberkulinprobe *f*
polymerase chain reaction Polymerasekettenreaktion *f*
Porter-Silber reaction Porter-Silber-Farbreaktion *f*
Prausnitz-Küstner reaction Prausnitz-Küstner-Reaktion *f*
precipitation reaction Präzipitationsreaktion *f*, Fällungsreaktion *f*
precipitin reaction Präzipitinreaktion *f*
priming reaction Starterreaktion *f*, Initialreaktion *f*
prozone reaction Prozonenphänomen *nt*
Prussian blue reaction Berliner-Blau-Reaktion *f*, Ferriferrocyanid-Reaktion *f*
pseudoallergic reaction pseudoallergische Reaktion *f*; Pseudoallergie *f*
racemization reaction s.u. racemization
lepra reaction Leprareaktion *f*
redox reaction Oxidations-Reduktionsreaktion *f*, Redoxreaktion *f*
rejection reaction s.u. rejection *response*
Schick reaction Schick-Probe *f*
Schultz-Charlton reaction Schultz-Charlton-Phänomen *nt*, Schultz-Charlton-Auslösch-Phänomen *nt*
secondary reaction Sekundärreaktion *f*, Sekundärantwort *f*
serological reaction Seroreaktion *f*
serum reaction Seroreaktion *f*
serum sickness-like reaction Reaktion *f* vom Serumkrankheittyp
Shwartzman reaction Sanarelli-Shwartzman-Phänomen *nt*, Sanarelli-Shwartzman-Reaktion *f*, Shwartzman-Sanarelli-Reaktion *f*, Shwartzman-Sanarelli-Phänomen *nt*
skin reaction Hautreaktion *f*, Hauttest *m*
specific reaction spezifische Immunreaktion *f*
toxin-antitoxin reaction Toxin-Antitoxin-Reaktion *f*
transfusion reaction Transfusionszwischenfall *m*
Treponema pallidum immobilization reaction Treponema-Pallidum-Immobilisationstest *m*, TPI-Test *m*, Nelson-Test *m*
tryptophan reaction Tryptophantest *m*
tuberculin reaction Tuberkulinreaktion *f*
Voges-Proskauer reaction Voges-Proskauer-Reaktion *f*
Wassermann reaction Wassermann-Test *m*, Wassermann-Reaktion *f*, Komplementbindungsreaktion *f* nach Wassermann
Weil-Felix reaction Weil-Felix-Reaktion *f*, Weil-Felix-Test *m*
wheal-and-flare skin reaction Quaddelbildung und Hautrötung
Widal's reaction Widal-Reaktion *f*, Widal-Test *m*, Gruber-Widal-Reaktion *f*, Gruber-Widal-Test *m*

re|ac|tive [rɪ'æktɪv] *adj.* reaktiv, rückwirkend, gegenwirkend; empfänglich (*to* für); Reaktions-

re|ac|tiv|i|ty [rɪæk'tɪvətɪ] *noun* Reaktivität *f*
non-self reactivity Nichtselbstreaktivität *f*

re|ac|tor [rɪ'æktər] *noun* **1.** (*immunolog.*) positiv Reagierende *m/f* **2.** (*Chemie*) Reaktionsgefäß *nt*; Reaktionsmittel *nt*

re|a|gent [rɪ'eɪdʒənt] *noun* **1.** Reagenz *nt*, Reagens *nt* **2.** (*psychol.*) Versuchsperson *f*, Testperson *f*
blocking reagent Schutzreagenz *nt*, Blockierungsreagenz *nt*
Edman's reagent Phenylisothiocyanat *nt*, Edman-Reagenz *nt*
Ehrlich's aldehyde reagent Ehrlich-Aldehydreagenz *nt*
Ehrlich's diazo reagent Ehrlich-Diazoreagenz *nt*
protecting reagent Schutzreagenz *nt*, Blockierungsreagenz *nt*
Schiff's reagent Schiff-Reagenz *nt*

re|a|gin [riː'eɪdʒɪn] *noun* Reagin *nt*, IgE-Antikörper *m*
atopic reagin **1.** Prausnitz-Küstner-Antikörper *pl*, P-K-Antikörper *pl* **2.** Reagin *nt*, IgE-Antikörper *m*

re|a|gin|ic [rɪə'dʒɪnɪk] *adj.* Reagin betreffend, Reagin-

re|ar|range|ment [r'reɪndʒmnt] *noun* Umordnung *f*, Neuordnung *f*, Rearrangement *nt*
κ-rearrangement κ-Rearrangement *nt*
gene rearrangement Genrekombination *f*
heavy chain gene rearrangement Schwere-Ketten-Gen-Rearrangement *nt*
immunoglobulin gene rearrangement Immunglobulin-Gen-Rearrangement *nt*, Ig-Gen-Rearrangement *nt*
light chain gene rearrangement Leichte-Ketten-Gen-Rearrangement *nt*

TCR β-chain gene rearrangement TCR β-Kettengenrearrangement *nt*
V-J rearrangement V-J-Rearrangement *nt*
re|as|sort|ant [rɪə'sɔːrtənt] *noun (virus)* Reassortante *f*
re|as|sort|ment [rɪə'sɔːrtmənt] *noun (virus)* Reassortment *nt*
genetic reassortment genetisches Reassortment *nt*
rec. *abk.* s.u. recurrent
re|cal|ci|fi|ca|tion [rɪˌkælsəfɪ'keɪʃn] *noun* Rekalzifizierung *f*, Rekalzifikation *f*
re|cep|tor [rɪ'septər] *noun* Rezeptor *m*
α-adrenergic receptor α-adrenerger Rezeptor *m*, α-Rezeptor *m*
β-adrenergic receptor β-adrenerger Rezeptor *m*, β-Rezeptor *m*
amino acid receptor Aminosäurerezeptor *m*
antigen receptor Antigenrezeptor *m*
antigen-specific receptor antigenspezifischer Rezeptor *m*
B receptor B-Rezeptor *m*
C3 receptor C3-Rezeptor *m*
C3b receptor C3b-Rezeptor *m*
C3b/C4b receptor Komplementrezeptortyp 1 *m*, Immunadhärenzrezeptor *m*, C3b/C4b-Rezeptor *m*
C3bi receptor C3bi-Rezeptor *m*
C5a receptor C5a-Rezeptor *m*
complement receptor Komplementrezeptor *m*, Komplement-bindender Rezeptor *m*
complement receptor type Komplementrezeptortyp *m*
complement receptor type 1 Komplementrezeptortyp 1 *m*, Immunadhärenzrezeptor *m*, C3b/C4b-Rezeptor *m*
complement receptor type 2 Komplementrezeptortyp 2 *m*
complement receptor type 3 Leukozytenintegrin CD18/11b *nt*, Komplementrezeptortyp 3 *m*
complement receptor type 4 Leukozytenintegrin CD18/11c *nt*, Komplementrezeptortyp 4 *m*
contact receptor Kontaktrezeptor *m*
cytokine receptor Zytokinrezeptor *m*
cytoplasmic receptor zytoplasmatischer Rezeptor *m*
erythroblast receptor Erythroblastrezeptor *m*
estrogen receptor Östrogenrezeptor *m*, Estrogenrezeptor *m*
Fc receptor Fc-Rezeptor *m*
f-Met-Leu-Phe receptor f-Met-Leu-Phe-Rezeptor *m*, f-MLP-Rezeptor *m*
f-MLP receptor f-Met-Leu-Phe-Rezeptor *m*, f-MLP-Rezeptor *m*
H receptor Histaminrezeptor *m*, H-Rezeptor *m*
H_1 receptor Histamin 1-Rezeptor *m*, H_1-Rezeptor *m*
H_2 receptor Histamin 2-Rezeptor *m*, H_2-Rezeptor *m*
high-affinity receptor hochaffiner Rezeptor *m*
histamine receptor Histaminrezeptor *m*, H-Rezeptor *m*
histamine 1 receptor Histamin 1-Rezeptor *m*, H_1-Rezeptor *m*
histamine 2 receptor Histamin 2-Rezeptor *m*, H_2-Rezeptor *m*
hormone receptor Hormonrezeptor *m*
IL-1 receptor IL-1-Rezeptor *m*
IL-2 receptor IL-2-Rezeptor *m*
immune adherence receptor Komplementrezeptortyp 1 *m*, Immunadhärenzrezeptor *m*, C3b/C4b-Rezeptor *m*
insulin receptor Insulinrezeptor *m*
mannosyl-fucosyl receptor Mannosyl-Fucosyl-Rezeptor *m*
MHC-restricted T-cell receptor MHC-restringierter T-Zell-Rezeptor *m*
nicotinic receptor nikotinerger Rezeptor *m*
nuclear receptor nukleärer Rezeptor *m*
opsonic receptor Opsoninrezeptor *m*
progesterone receptor Progesteronrezeptor *m*
sheep erythrocyte receptor Schaferythrozytenrezeptor *m*
steroid receptor Steroidrezeptor *m*
surface immunoglobulin receptor Oberflächenimmunglobulinrezeptor *m*
T-cell receptor T-Zell-Rezeptor *m*, T-Zellenrezeptor *m*
T-cell antigen receptor T-Zell-Antigenrezeptor *m*, T3/T-Rezeptor *m*
TNF receptor TNF-Rezeptor *m*
TNFα receptor TNFα-Rezeptor *m*
transferrin receptor Transferrinrezeptor *m*
T3/T cell receptor s.u. T-cell antigen *receptor*
vitrionectin receptor Vitrionectinrezeptor *m*
receptor-mediated *adj.* rezeptor-gesteuert, rezeptor-vermittelt
re|cip|i|ent [rɪ'sɪpɪənt] **I** *noun* Empfänger *m* **II** *adj.* empfänglich, aufnahmefähig (*of, to* für); aufnehmend
general recipient Universalempfänger *m*
organ recipient Organempfänger *m*
transplant recipient Transplantatempfänger *m*
universal recipient Universalempfänger *m*
re|cir|cu|la|tion [rɪˌsɜrkjə'leɪʃn] *noun* Rezirkulation *f*, Kreislauf *m*
lymphocyte recirculation Lymphozytenrezirkulation *f*
rec|og|ni|tion [ˌrekəg'nɪʃn] *noun* Erkennen *nt*, Wiedererkennen *nt*, Erkennung *f*, Wiedererkennung *f*
allogeneic recognition allogene Erkennung *f*
antigen recognition Antigenerkennung *f*
bacterial recognition Bakterienerkennung *f*
cell-cell recognition Zell-Zell-Erkennung *f*
immune recognition Immunerkennung *f*
MHC-restricted recognition MHC-restringierte Erkennung *f*
xenogeneic recognition xenogene Erkennung *f*
re|com|bi|nant [riː'kɑmbɪnənt] **I** *noun* Rekombinante *f* **II** *adj.* rekombinant
re|com|bi|na|tion [ˌriːkɑmbɪ'neɪʃn] *noun* Rekombination *f*
gene recombination Genrekombination *f*
homologous recombination homologe Rekombination *f*, legitime Rekombination *f*
legitimate recombination homologe Rekombination *f*, legitime Rekombination *f*
nonhomologous recombination illegitime Rekombination *f*, nicht-homologe Rekombination *f*
somatic recombination somatische Rekombination *f*
V-D-J recombination V-D-J-Rekombination *f*
viral recombination virale Rekombination *f*
V-J recombination V-J-Rekombination *f*

re|com|bine [riːkəm'baɪn] *vt* rekombinieren
re|con|sti|tu|tion [riːˌkɑnstɪ't(j)uːʃn] *noun* Wiederherstellung *f*, Neubildung *f*, Rekonstitution *f*
bone-marrow reconstitution Knochenmarkrekonstitution *f*
re|cov|er [rɪ'kʌvər] **I** *vt* wiederbekommen, wieder finden, zurückgewinnen; (*Bewusstsein*) wiedererlangen; (*Zeit*) wiederaufholen **II** *vi* **1.** genesen, gesunden; sich erholen (*from, of* von) **2.** (*Bewusstsein*) wiedererlangen, wieder zu sich kommen
re|cov|er|y [rɪ'kʌvərɪ] *noun* **1.** Zurückgewinnung *f*, Wiederherstellung *f*, Wiedergutmachung *f*; (*Bewusstsein*) Wiedererlangung *f* **2.** Genesung *f*, Gesundung *f*, Rekonvaleszenz *f*; Erholung *f*; **make a quick recovery** sich schnell erholen (*from* von); **past/ beyond recovery** unheilbar
complete recovery vollständige/komplette Wiederherstellung *f*, vollständige/komplette Heilung *f*, vollständige/komplette Erholung *f*; Restitutio ad integrum
full recovery vollständige/komplette Wiederherstellung *f*, vollständige/komplette Heilung *f*, vollständige/komplette Erholung *f*; Restitutio ad integrum
rec|tal ['rektl] *adj.* Enddarm/Rektum betreffend, zum Rektum gehörend, im Rektum befindlich, rektal, Rektal-, Rektum-, Rekto-; Mastdarm-
recto- *präf.* Enddarm-, Anus-, Ano-, Prokt(o)-, Mastdarm-, Rekt(o)-, Rektal-, Rektum-
rec|to|scope ['rektəskəʊp] *noun* Rektoskop *nt*
rec|tos|co|py [rek'tɑskəpɪ] *noun* Mastdarmspiegelung *f*, Rektoskopie *f*
rec|to|sig|moid [rektəʊ'sɪgmɔɪd] **I** *noun* Rektum und Sigma, Rektosigma *nt* **II** *adj.* Enddarm/Rektum und Sigma betreffend *oder* verbindend, rektosigmoidal
rec|to|sig|moi|dec|to|my [rektəˌsɪgmɔɪ'dektəmɪ] *noun* Resektion *f* von Sigma und Rektum, Rektosigmoidektomie *f*
rec|tum ['rektəm] *noun, plural* **rec|tums, rec|ta** ['rektə] Enddarm *m*, Mastdarm *m*, Rektum *nt*, Rectum *nt*, Intestinum rectum
re|cur|rence [rɪ'kɜrəns] *noun* Wiederkehr *f*, Wiederauftreten *nt*, Wiederauftauchen *nt*; Rückfall *m*, Rezidiv *nt*
local recurrence Lokalrezidiv *nt*
re|cur|rent [rɪ'kɜrənt] *adj.* (regelmäßig *oder* ständig) wiederkehrend, sich wiederholend, rekurrent, rezidivierend; habituell; (*anatom.*) rückläufig
red [red] **I** *noun* Rot *nt*, rote Farbe *f*, roter Farbstoff *m* **II** *adj.* **1.** rot **2.** rot, gerötet
brilliant vital red Brillantrot *nt*
carmine red Karminrot *nt*
Congo red Kongorot *nt*
cresol red Kresolrot *nt*
methyl red Methylrot *nt*
re|dox ['riːdɑks] *noun* Oxidation-Reduktion *f*, Redox, Redox-Reaktion *f*
re|duce [rɪ'd(j)uːs] *vt* **1.** herabsetzen, verringern, vermindern, verkleinern, reduzieren (*by* um; *to* auf); drosseln, senken; (*Schmerz*) lindern; (*Lösung*) schwächen, verdünnen **2.** (*Chemie, Physik*) reduzieren
re|duc|tase [rɪ'dʌkteɪz] *noun* Reduktase *f*
acetaldehyde reductase Alkoholdehydrogenase *f*
acetoacetyl-CoA reductase Azetoazetyl-CoA-Reduktase *f*, Acetoacetyl-CoA-Reduktase *f*
aldose reductase Aldosereduktase *f*
cysteine reductase (NADH) Cysteinreduktase (NADH) *f*
cytochrome b$_5$ reductase Cytochrom b$_5$-Reduktase *f*
cytochrome P$_{450}$ reductase NADPH-Cytochromreduktase *f*, Cytochrom-P$_{450}$-Reduktase *f*
dihydrobiopterin reductase Dihydrobiopterinreduktase *f*
dihydrofolate reductase Dihydrofolatreduktase *f*
dihydrofolic acid reductase s.u. dihydrofolate *reductase*
dihydropteridine reductase Dihydropteridinreduktase *f*
enoyl-ACP reductase (NADPH) Enoyl-ACP-reduktase (NADPH) *f*
glucuronate reductase Glukuronatreduktase *f*
glutathione reductase Glutathionreductase *f*
β-hydroxy-β-methylglutaryl-CoA reductase β-Hydroxy-β-methylglutaryl-CoA-reduktase *f*, HMG-CoA-reduktase *f*
methemoglobin reductase (NADPH) Methämoglobinreduktase (NADPH) *f*
5,10-methylenetetrahydrofolate reductase (FADH$_2$) 5,10-Methylentetrahydrofolatreduktase (FADH$_2$) *f*
NADH cytochrome b$_5$-reductase Cytochrom b$_5$-Reduktase *f*
NADH-ferredoxin reductase NADH-Ferredoxin-reduktase *f*
NADH-methemoglobin reductase NADH-abhängige Methämoglobinreduktase *f*, NADH-Methämoglobinreduktase *f*
NADPH-cytochrome reductase NADPH-Cytochromreduktase *f*, Cytochrom-P$_{450}$-Reduktase *f*
NADPH-ferrihemoprotein reductase s.u. NADPH-cytochrome *reductase*
NADPH-methemoglobin reductase Methämoglobinreduktase (NADPH) *f*, NADPH-abhängige Methämoglobinreduktase *f*
nitrate reductase Nitratreduktase *f*
pyridine nucleotide reductase Pyridinnukleotidreduktase *f*
5α-reductase 5α-Reduktase *f*
ribonucleoside diphosphate reductase Ribonukleosiddiphosphatreduktase *f*, RDP-Reduktase *f*, Ribonukleotidreduktase *f*
ribonucleotide reductase s.u. ribonucleoside diphosphate *reductase*
steroid 5α-reductase Steroid-5α-reduktase *f*, 5α-Reduktase *f*
re|duc|tion [rɪ'dʌkʃn] *noun* **1.** Herabsetzung *f*, Verringerung *f*, Verminderung *f*, Verkleinerung *f* (*by* um; *to* auf); Abschwächung *f*; Schmerzlinderung *f*, Linderung *f* **2.** (*Chemie*) Reduktion *f*
weight reduction Gewichtsabnahme *f*, Gewichtsreduktion *f*
re|du|pli|ca|tion [rɪˌd(j)uːplɪ'keɪʃn] *noun* Verdopplung *f*, Verdoppelung *f*, Wiederholung *f*, Reduplikation *f*
gene reduplication Genverdoppelung *f*, Genreduplikation *f*
Reed [riːd]: **Reed's cell** Sternberg-Riesenzelle *f*, Sternberg-Reed-Riesenzelle *f*
Reed-Hodgkin [riːd 'hɑdʒkɪn]: **Reed-Hodgkin disease** Hodgkin-Krankheit *f*, Hodgkin-Lymphom *nt*, Morbus *m* Hodgkin, Hodgkin-Paltauf-Steinberg-Krankheit *f*, Paltauf-Steinberg-Krankheit *f*, (maligne)

R

Lymphogranulomatose *f*, Lymphogranulomatosis maligna
Reed-Sternberg [riːd 'stɜrnbɜrg]: **Reed-Sternberg cell** Sternberg-Riesenzelle *f*, Sternberg-Reed-Riesenzelle *f*
re|flex ['riːfleks] I *noun* Reflex *m* II *adj.* Reflexe betreffend, durch einen Reflex bedingt, reflektorisch, Reflex-
chain reflex Reflexkette *f*
Regaud [rə'go]: **Regaud's tumor** Schmincke-Tumor *m*, Lymphoepitheliom *nt*, lymphoephitheliales Karzinom *nt*
re|gen|er|ate [*adj.* rɪ'dʒenərɪt; *v* rɪ'dʒenəreɪt] I *adj.* regeneriert II *vt* erneuern, neubilden, regenerieren III *vi* sich neubilden, sich erneuern, sich regenerieren
re|gen|er|a|tion [rɪˌdʒenə'reɪʃn] *noun* (*a. histolog.*) Neubildung *f*, Erneuerung *f*, Regeneration *f*
re|gen|er|a|tive [rɪ'dʒenərətɪv] *adj.* Regeneration betreffend, regenerationsfähig, sich regenerierend, sich erneuernd, regenerativ, Regenerativ-, Regenerations-
re|gion ['riːdʒn] *noun* Gebiet *nt*, Region *f*, Bereich *m*
A region A-Region *f*
C region konstante Region *f*, C-Region *f*
C_H region C_H-Region *f*
C_L region C_L-Region *f*
complementarity determining region hypervariable Region *f*
constant region C-Region *f*, konstante Region *f*
D region D-Region *f*
DRB region DRB-Region *f*
framework region Framework-Region *f*
H2D region H2D-Region *f*
H2K region H2K-Region *f*
hypervariable region hypervariable Region *f*
immunodominant region immundominante Region *f*
K region K-Region *f*
M region M-Region *f*
nuclear region Nuklearregion *f*, Kernregion *f*
Qa region Qa-Region *f*
Tla region Tla-Region *f*
transmembrane region Transmembranregion *f*
V region s.u. variable *region*
variable region variable Region *f*, V-Region *f*
V_H region V_H-Region *f*
V_L region V_L-Region *f*
re|gress [rɪ'gres] I *noun* s.u. regression II *vi* sich rückläufig entwickeln, sich zurückbilden, sich zurückentwickeln
re|gres|sion [rɪ'greʃn] *noun* Rückbildung *f*, Rückentwicklung *f*, rückläufige Entwicklung *f*, Regression *f*
tumor regression Tumorregression *f*
re|gres|sive [rɪ'gresɪv] *adj.* sich zurückbildend, sich zurückentwickelnd, regressiv, Regressions-
reg|u|la|tion [regjə'leɪʃn] *noun* 1. (*a. physiolog.*) Regelung *f*, Einstellung *f*, Steuerung *f*, Regulierung *f* 2. Vorschrift *f*, Bestimmung *f*
coordinated regulation koordinierte Regulation *f*
gene regulation Genregulation *f*
metabolic regulation Stoffwechselkontrolle *f*, Stoffwechselregulation *f*
reg|u|la|tor ['regjəleɪtər] *noun* Regler *m*, Regulator *m*
regulators of complement activation komplementkontrollierende Proteine *pl*, Regulatoren *pl* der Komplementaktivierung
immune regulator Immunregulator *m*
reg|u|la|to|ry ['regjələtɔːriː] *adj.* regulatorisch, Regulations-, Regulator-, Steuer-, Ausführungs-, Durchführungs-
Reilly ['raɪlɪ]: **Reilly granulations** Alder-Reilly-Granulationsanomalie *f*, Reilly-Granulationsanomalie *f*
re|in|fec|tion [riːɪn'fekʃn] *noun* 1. Reinfektion *f* 2. Reinfekt *m*, Reinfektion *f*
re|ject [rɪ'dʒekt] *vt* 1. (*Transplantat*) abstoßen 2. zurückweisen, abschlagen, ablehnen
re|jec|tion [rɪ'dʒekʃn] *noun* Abstoßung *f*, Abstoßungsreaktion *f*
accelerated rejection (*Transplantation*) beschleunigte Abstoßung *f*, beschleunigte Abstoßungsreaktion *f*
acute rejection (*Transplantation*) akute Abstoßung *f*, akute Abstoßungsreaktion *f*
antibody-mediated rejection antikörpervermittelte Abstoßung *f*
chronic rejection chronische Abstoßung *f*, chronische Abstoßungsreaktion *f*
graft rejection Transplantatabstoßung *f*
hyperacute rejection (*Transplantat*) hyperakute Abstoßung *f*, perakute Abstoßung *f*
transplant rejection Transplantatabstoßung *f*
re|lapse [*n* 'riːlæps; *v* rɪ'læps] I *noun* Rückfall *m*, Relaps *m*; Rezidiv *nt* II *vi* einen Rückfall erleiden
local relapse s.u. local *recurrence*
re|laps|ing [rɪ'læpsɪŋ] *adj.* rezidivierend, Rückfall-
re|la|tion|ship [rɪ'leɪʃnʃɪp] *noun* Beziehung *f*, Verbindung *f*, Verhältnis *nt* (*to* zu); Verwandtschaft *f* (*to* mit)
host-parasite relationship Wirt-Parasit-Wechselwirkung *f*
virus-host relationship Virus-Wirtbeziehung *f*
re|la|tive ['relətɪv] I *noun* 1. Verwandte *m/f* 2. (verwandtes) Derivat *nt* II *adj.* vergleichsweise, ziemlich, verhältnismäßig, relativ, Verhältnis-
re|lease [rɪ'liːs] I *noun* Ausschüttung *f*, Abgabe *f*; Freisetzung *f*, Freigabe *f*; Auslösung *f* II *vt* ausschütten, abgeben; freigeben, freisetzen
cytokine release Zytokinfreisetzung *f*, Zytokinabgabe *f*
enzyme release Enzymfreisetzung *f*, Enzymabgabe *f*
hormone release Hormonausschüttung *f*, Hormonausscheidung *f*, Hormonabgabe *f*
isotope release Isotopenfreisetzung *f*
Rem *abk.* s.u. roentgen equivalent man
rem *abk.* s.u. roentgen equivalent man
re|me|di|a|ble [rɪ'miːdɪəbl] *adj.* heilend, kurativ
re|me|di|al [rɪ'miːdɪəl] *adj.* heilend, kurativ, Heil-
rem|e|dy ['remɪdɪ] I *noun, plural* **rem|e|dies** Heilmittel *nt*, Arzneimittel *nt*, Arznei *f*, Remedium *nt*, Kur *f* (*for*, *against* gegen) II *vt* heilen, kurieren (*for*, *against* gegen)
re|min|er|al|i|za|tion [rɪˌmɪn(ə)rəlɪ'zeɪʃn] *noun* Remineralisation *f*
re|mis|sion [rɪ'mɪʃn] *noun* vorübergehende Besserung *f*, Remission *f*
complete remission Vollremission *f*, komplette Remission *f*
partial remission Teilremission *f*, partielle Remission *f*
re|mit|tent [rɪ'mɪtnt] *adj.* (vorübergehend) nachlassend, abklingend, remittierend

re|nal ['ri:nl] *adj.* Niere/Ren betreffend, von der Niere ausgehend, renal, Nephr(o)-, Nieren-, Reno-
re|nin ['ri:nɪn] *noun* Renin *nt*
reno- *präf.* Nieren-, Nephr(o)-, Ren(o)-
re|pair [rɪ'peər] **I** *noun* **1.** operative Versorgung *f*, Operation *f*; Technik *f*; Naht *f* **2.** Wiederherstellung *f*, Reparatur *f* **II** *vt* **3.** operativ versorgen **4.** reparieren, ausbessern
recombination repair Rekombinationsreparatur *f*
re|peat [rɪ'pi:t] *noun* (sich wiederholende) Sequenz *f*, Wiederholung *f*, Repetition *f*
long terminal repeat LTR-Sequenz *f*
short consensus repeats kurze übereinstimmende Wiederholungen *pl*, short consensus repeats *pl*
rep|er|toire ['reprtwa:r] *noun* Repertoire *nt*
peripheral repertoire peripheres Repertoire *nt*
rep|e|ti|tion [repɪ'tɪʃn] *noun* Wiederholung *f*, Repetition *f*
re|pet|i|tive [rɪ'petɪtɪv] *adj.* (sich) wiederholend, repetitiv
rep|li|case ['replɪkeɪz] *noun* Replikase *f*, Replicase *f*
RNA replicase RNS-abhängige RNS-Polymerase *f*, RNA-abhängige RNA-Polymerase *f*
rep|li|cate ['replɪkeɪt] **I** *vt* verdoppeln, kopieren, wiederholen; replizieren **II** *vi* replizieren, sich verdoppeln
rep|li|ca|tion [ˌreplɪ'keɪʃn] *noun* Replikation *f*, Autoduplikation *f*
bidirectional replication bidirektionale Replikation *nt*
conservative replication konservative Replikation *f*
unidirectional replication unidirektionale Replikation *f*
virus replication Virusvermehrung *f*, Virusreplikation *f*
rep|li|con ['replɪkɑn] *noun* Replikationseinheit *f*, Replikon *nt*, Replicon *nt*
re|press [rɪ'pres] *vt* hemmen, unterdrücken, reprimieren
re|pres|sion [rɪ'preʃn] *noun* **1.** Hemmung *f*, Repression *f* **2.** Genrepression *f*, Repression *f*
catabolite repression Katabolitenrepression *f*
coordinate repression koordinierte Repression *f*
end-product repression Endproduktrepression *f*
enzyme repression Enzymrepression *f*
gene repression Genrepression *f*
re|pres|sor [rɪ'presər] *noun* Repressor *m*
gene repressor Genrepressor *m*
rep|ti|lase ['reptɪleɪz] *noun* Reptilase *f*
RER *abk.* s.u. rough endoplasmic *reticulum*
R-ER *abk.* s.u. rough endoplasmic *reticulum*
RES *abk.* s.u. reticuloendothelial *system*
Res. *abk.* s.u. research
re|search [rɪ'sɜrtʃ, 'ri:sɜrtʃ] **I** *noun* **1.** Forschung *f*; Forschungsarbeit *f*, (wissenschaftliche) Untersuchung *f* (*into*, *on* über); **do research/carry out research** forschen, Forschung betreiben **2.** (genaue) Untersuchung *f*, Nachforschung *f* (*after*, *for* nach) **II** *adj.* Forschungs- **III** *vt* erforschen, untersuchen **IV** *vi* forschen, Forschung betreiben (*on* über)
applied research angewandte Forschung *f*, Zweckforschung *f*
basic research Grundlagenforschung *f*
res|i|due ['rezɪd(j)u:] *noun* Rest *m*, Überbleibsel *nt*, Rückstand *m*, Residuum *nt*
amino acid residue Aminosäurerest *m*
res|in ['rez(ɪ)n] *noun* **1.** Harz *nt*, Resina *f* **2.** Ionenaustauscher *m*, Ionenaustauscherharz *nt*, Resin *nt*
anion exchange resin Anionenaustauscher *m*, Anionenaustauscherharz *nt*, Anresin *nt*
cation exchange resin Kationenaustauscherharz *nt*, Katresin *nt*
ion-exchange resin Ionenaustauscherharz *nt*, Resin *nt*
re|sist|ance [rɪ'zɪstəns] *noun* **1.** Widerstand *m* (*to* gegen) **2.** Widerstandskraft *f*, Widerstandsfähigkeit *f*, Abwehr *f* (*to* gegen), Abwehrkraft *f* (*to* gegen); Resistenz *f* **3.** Atemwegswiderstand *m*, Resistance *f* **4.** (*mikrobiol.*, *pharmakol.*) Resistenz *f*
antibiotic resistance Antibiotikaresistenz *f*
bacteriophage resistance Phagenresistenz *f*
chromosomal resistance chromosomale Resistenz *f*
erythrocyte resistance Erythrozytenresistenz *f*
extrachromosomal resistance extrachromosomale Resistenz *f*
heat resistance Hitzebeständigkeit *f*
host resistance Wirtsresistenz *f*
immunologic resistance Immunresistenz *f*
insulin resistance Insulinresistenz *f*
natural resistance natürliche Immunität *f*
re|sist|ant [rɪ'zɪstənt] *adj.* widerstandsfähig, resistent, nicht anfällig, immun (*to* gegen)
res|o|lu|tion [rezə'lu:ʃn] *noun* **1.** Auflösung *f*, Auflösungsvermögen *nt*, Resolution *f* **2.** (*Chemie*) Auflösung *f*, Zerlegung (*into* in) **3.** (*pathol.*) Auflösung *f*, Rückbildung *f*
res|o|nance ['rezənəns] *noun* Mitschwingen *nt*, Nachhall *m*, Widerhall *m*, Resonanz *f*
nuclear magnetic resonance Kernresonanz *f*, Kernspinresonanz *f*
re|sorb [rɪ'zɔ:rb] *vt* aufnehmen, (wieder) aufsaugen, resorbieren, reabsorbieren
re|sorp|tion [rɪ'zɔ:rpʃn] *noun* Flüssigkeitsaufnahme *f*, Aufnahme *f*, Aufsaugung *f*, Resorption *f*, Reabsorption *f*
res|pi|ra|tion [respɪ'reɪʃn] *noun* **1.** Lungenatmung *f*, (äußere) Atmung *f*, Atmen *nt*, Respiration *f* **2.** (innere) Atmung *f*, Zellatmung *f*, Gewebeatmung *f*
cell respiration innere Atmung *f*, Zellatmung *f*, Gewebeatmung *f*
re|spond [rɪ'spɑnd] *vi* antworten (*to* auf); reagieren, ansprechen (*to* auf); **respond poorly** nicht ansprechen *oder* reagieren (*to* auf)
re|sponse [rɪ'spɑns] *noun* **1.** Antwort *f* (*to* auf); **in response to** als Antwort auf **2.** (*physiolog.*, *psychol.*) Reaktion *f*, Reizantwort *f*, Response *f*, Antwort *f* (*to* auf); Ansprechen *nt*, Reagieren *nt* (*to* auf)
anamnestic response anamnestische Reaktion *f*, Anamnesephänomen *nt*
antibody response Antikörperantwort *f*
autoimmune response Autoimmunreaktion *f*
cellular immune response zelluläre Immunantwort *f*
delayed immune response Immunreaktion *f* vom verzögerten Typ
heat-shock response Hitzeschockreaktion *f*
hormonal response hormonelle/hormongesteuerte Reizantwort *f*, hormonelle/hormongesteuerte Reaktion *f*, hormonelle/hormongesteuerte Anpassung *f*
humoral immune response humorale Immunantwort *f*

R

IgE response IgE-Antwort *f*
immediate response Sofortreaktion *f*, Frühreaktion *f*
immediate immune response Immunreaktion *f* vom Soforttyp
immune response Immunantwort *f*, Immunreaktion *f*, immunologische Reaktion *f*
immunological response s.u. immune *response*
inflammatory response Entzündungsreaktion *f*
late response Spätreaktion *f*, Spätphasenreaktion *f*
late-phase response Spätreaktion *f*, Spätphasenreaktion *f*
metabolic response Stoffwechselreaktion *f*, metabolische Reizantwort *f*, metabolische Reaktion *f*
primary immune response Primärantwort *f*, Primärreaktion *f*
rejection response Abstoßung *f*, Abstoßungsreaktion *f*
secondary response s.u. secondary *reaction*
secondary immune response Sekundärantwort *f*, Sekundärreaktion *f*
skin response Hautreflex *m*, Hautreaktion *f*
unconditioned response unbedingte Reaktion *f*

re|spon|sive [rɪ'spɑnsɪv] *adj.* **1.** antwortend, als Antwort (*to* auf); Antwort- **2.** (leicht) reagierend *oder* ansprechend (*to* auf); empfänglich (*to* für)

re|spon|sive|ness [rɪ'spɑnsɪvnɪs] *noun* Ansprechbarkeit *f*, Rekationsfähigkeit *f*, Empfänglichkeit *f* (*to* für)

res|ti|tu|tion [restɪ't(j)uːʃn] *noun* Wiederherstellung *f*, Restitution *f*

res|to|ra|tion [ˌrestəʊ'reɪʃn] *noun* Wiederherstellung *f*
restoration from sickness s.u. *restoration* of health
restoration of health gesundheitliche Wiederherstellung *f*, Genesung *f*

re|stric|tion [rɪ'strɪkʃn] *noun* Restriktion *f*
MHC restriction MHC-Restriktion *f*

re|sus|ci|tate [rɪ'sʌsɪteɪt] **I** *vt* wieder beleben, reanimieren **II** *vi* das Bewusstsein wiedererlangen

re|sus|ci|ta|tion [rɪˌsʌsɪ'teɪʃn] *noun* **1.** Wiederbelebung *f*, Reanimation *f* **2.** Notfalltherapie *f*, Reanimationstherapie *f*
cardiopulmonary resuscitation kardiopulmonale Reanimation *f*, kardiopulmonale Wiederbelebung *f*

re|sus|ci|ta|tive [rɪ'sʌsɪteɪtɪv] *adj.* wieder belebend, reanimierend, Wiederbelebungs-, Reanimations-

re|sus|ci|ta|tor [rɪ'sʌsɪteɪtər] *noun* Reanimator *m*

re|te ['riːtɪ] *noun, plural* **re|tia** ['riːʃ(ɪ)ə] Netz *nt*, Netzwerk *nt*, Rete *nt*
lymphocapillary rete Lymphkapillarennetz *nt*, Rete lymphocapillare

re|te|thel|i|o|ma [ˌrɪtəˌθɪlɪ'əʊmə] *noun* **1.** Hodgkin-Krankheit *f*, Hodgkin-Lymphom *nt*, Morbus *m* Hodgkin, Hodgkin-Paltauf-Steinberg-Krankheit *f*, Paltauf-Steinberg-Krankheit *f*, (maligne) Lymphogranulomatose *f*, Lymphogranulomatosis maligna **2.** non-Hodgkin-Lymphom *nt*

re|tic|u|lar [rɪ'tɪkjələr] *adj.* netzförmig, netzartig, retikular, retikulär, Netz-

reticulo- *präf.* Netz-, Retikul(o)-, Retikulum-

re|tic|u|lo|cyte [rɪ'tɪkjələʊsaɪt] *noun* Retikulozyt *m*

re|tic|u|lo|cy|to|pe|nia [rɪˌtɪkjələʊˌsaɪtə'piːnɪə] *noun* Retikulopenie *f*, Retikulozytopenie *f*

re|tic|u|lo|cy|to|sis [rɪˌtɪkjələʊsaɪ'təʊsɪs] *noun* Retikulozytose *f*

re|tic|u|lo|en|do|the|li|al [rɪˌtɪkjələʊˌendəʊ'θiːlɪəl] *adj.* retikuloendotheliales Gewebe *oder* System betreffend, retikuloendothelial

re|tic|u|lo|en|do|the|li|o|ma [rɪˌtɪkjələʊˌendəʊˌθiːlɪ'əʊmə] *noun* s.u. retethelioma

re|tic|u|lo|en|do|the|li|o|sis [rɪˌtɪkjələʊˌendəʊˌθiːlɪ'əʊsɪs] *noun* Retikuloendotheliose *f*
leukemic reticuloendotheliosis Haarzellenleukämie *f*, leukämische Retikuloendotheliose *f*

re|tic|u|lo|en|do|the|li|um [rɪˌtɪkjələʊˌendəʊ'θiːlɪəm] *noun* retikuloendotheliales Gewebe *nt*

re|tic|u|lo|his|ti|o|cyt|ic [rɪˌtɪkjələʊˌhɪstɪə'sɪtɪk] *adj.* retikulohistiozytär

re|tic|u|lo|his|ti|o|cy|to|ma [rɪˌtɪkjələʊˌhɪstɪəʊsaɪ'təʊmə] *noun* **1.** retikulohistiozytisches Granulom *nt*, Riesenzellhistiozytom *nt*, Retikulohistiozytom (Cak) *nt* **2. reticulohistiocytomata** *plural* multiple Retikulohistiozytome *pl*, multizentrische Retikulohistiozytose *f*, Lipoiddermatoarthritis *f*, Reticulohistiocytosis disseminata

re|tic|u|lo|his|ti|o|cy|to|sis [rɪˌtɪkjələʊˌhɪstɪəʊsaɪ'təʊsɪs] *noun* Retikulohistiozytose *f*
multicentric reticulohistiocytosis multiple Retikulohistiozytome *pl*, multizentrische Retikulohistiozytose *f*, Lipoiddermatoarthritis *f*, Reticulohistiocytosis disseminata

re|tic|u|loid [rɪ'tɪkjəlɔɪd] **I** *noun* Retikuloid *nt* **II** *adj.* Retikulose-ähnlich, retikuloid

re|tic|u|lo|pe|nia [rɪˌtɪkjələʊ'piːnɪə] *noun* Retikulopenie *f*, Retikulozytopenie *f*

re|tic|u|lo|sis [rɪˌtɪkjə'ləʊsɪs] *noun* Retikulose *f*
benign inoculation reticulosis Katzenkratzkrankheit *f*, cat-scratch-disease, benigne Inokulationslymphoretikulose *f*
familial hemophagocytic reticulosis s.u. histiocytic medullary *reticulosis*
histiocytic medullary reticulosis maligne Histiozytose *f*, maligne Retikulohistiozytose *f*, histiozytäre medulläre Retikulose *f*
leukemic reticulosis (akute) Monozytenleukämie *f*

re|tic|u|lum [rɪ'tɪkjələm] *noun, plural* **re|tic|u|la** [rɪ'tɪkjələ] **1.** Retikulum *nt* **2.** retikuläres Bindegewebe *nt*
agranular reticulum glattes endoplasmatisches Retikulum, agranuläres endoplasmatisches Retikulum *nt*
agranular endoplasmic reticulum s.u. smooth endoplasmic *reticulum*
endoplasmic reticulum endoplasmatisches Retikulum *nt*
granular endoplasmic reticulum s.u. rough endoplasmic *reticulum*
rough endoplasmic reticulum raues endoplasmatisches Retikulum, granuläres endoplasmatisches Retikulum, Ergastoplasma *nt*
smooth endoplasmic reticulum glattes endoplasmatisches Retikulum, agranuläres endoplasmatisches Retikulum *nt*

ret|i|ni|tis [retə'naɪtɪs] *noun* Netzhautentzündung *f*, Retinitis *f*
leukemic retinitis s.u. leukemic *retinopathy*

ret|i|no|blas|to|ma [ˌretɪnəʊblæs'təʊmə] *noun* Retinoblastom *nt*, Glioma retinae

ret|i|nol ['retnɑl] *noun* Retinol *nt*, Vitamin A_1 *nt*, Vitamin-A-Alkohol *m*

retinol₂ (3-)Dehydroretinol *nt*, Vitamin A_2 *nt*
ret|i|nop|a|thy [retɪ'nɑpəθɪ] *noun* (nicht-entzündliche) Netzhauterkrankung *f*, Retinopathie *f*, Retinopathia *f*, Retinose *f*
leukemic retinopathy leukämische Netzhautinfiltration *f*
re|to|thel ['riːtəʊθel] *adj.* s.u. reticuloendothelial
re|to|the|li|al [retəʊ'θiːlɪəl] *adj.* Retothel betreffend, retothelial, Retothel-
ret|o|the|li|um [retəʊ'θiːlɪəm] *noun* Retothel *nt*
retro- *präf.* Zurück-, Retro-, Rück-, Rückwärts-
ret|ro|grade ['retrəʊgreɪd] **I** *adj.* rückläufig, rückgängig, von hinten her, retrograd, Rückwärts-; rückwirkend, zeitlich/örtlich zurückliegend **II** *vi* entarten, degenerieren
ret|ro|in|hi|bi|tion [retrəʊˌin(h)ɪ'bɪʃn] *noun* Endproduktthemmung *f*, Rückkopplungshemmung *f*, Feedback-Hemmung *f*
Ret|ro|vir|i|dae [retrəʊ'vɪrədiː] *plural* Retroviren *pl*, Retroviridae *pl*
ret|ro|vi|rus [retrəʊ'vaɪrəs] *noun* Retrovirus *nt*
AIDS-associated retrovirus human immunodeficiency virus *nt*, humanes T-Zell-Leukämie-Virus III *nt*, Lymphadenopathie-assoziiertes Virus *nt*, Aids-Virus *nt*
exogenous retrovirus exogenes Retrovirus *nt*
re|vac|ci|na|tion [rɪˌvæksə'neɪʃn] *noun* Wiederholungsimpfung *f*, Wiederimpfung *f*, Revakzination *f*
re|vas|cu|lar|i|za|tion [rɪˌvæskjələrɪ'zeɪʃn] *noun* **1.** (*pathol.*) Kapillareinsprossung *f*, Revaskularisierung *f*, Revaskularisation *f* **2.** (*chirurg.*) Revaskularisation *f*, Revaskularisierung *f*
re|ver|sion [rɪ'vɜrʒn] *noun* (*a. Genetik*) Umkehrung *f*, Umkehr *f* (*to* zu); Reversion *f*
genotypic reversion genotypische Reversion *f*
phenotypic reversion phänotypische Rückmutation *f*, phänotypische Reversion *f*
re|ver|tant [rɪ'vɜrtnt] *noun* Revertante *f*
RF *abk.* s.u. **1.** releasing *factor* **2.** resistance *factor* **3.** rheumatic *fever* **4.** rheumatoid *factors* **5.** riboflavin **6.** risk *factor*
R_F *abk.* s.u. *rate* of flow
RH *abk.* s.u. **1.** reactive *hyperemia* **2.** releasing *hormone*
Rh *abk.* s.u. rhesus *factor*
RHA *abk.* s.u. rheumatoid *arthritis*
rhabdo- *präf.* Stab-, Rhabd(o)-
rhab|do|cyte ['ræbdəsaɪt] *noun* Metamyelozyt *m*
rhab|do|my|o|blas|to|ma [ræbdəˌmaɪəblæs'təʊmə] *noun* Rhabdosarkom *nt*, Rhabdomyosarkom *nt*
rhab|do|my|o|chon|dro|ma [ræbdəˌmaɪəkɑn'drəʊmə] *noun* benignes Mesenchymom *nt*
rhab|do|my|o|ma [ˌræbdəmaɪ'əʊmə] *noun* Rhabdomyom *nt*
rhab|do|my|o|myx|o|ma [ræbdəˌmaɪəmɪk'səʊmə] *noun* benignes Mesenchymom *nt*
rhab|do|my|o|sar|co|ma [ræbdəˌmaɪəsɑːr'kəʊmə] *noun* Rhabdosarkom *nt*, Rhabdomyosarkom *nt*
rhab|do|sar|co|ma [ˌræbdəsɑːr'kəʊmə] *noun* Rhabdosarkom *nt*, Rhabdomyosarkom *nt*
rheu|mat|ic [ruː'mætɪk] **I** *noun* Rheumatiker *m* **II** *adj.* rheumatisch, Rheuma-
rheu|ma|tism ['ruːmətɪzəm] *noun* rheumatische Erkrankung *f*, Erkrankung *f* des rheumatischen Formenkreises, Rheumatismus *m*, Rheuma *nt*
acute articular rheumatism s.u. inflammatory *rheumatism*
inflammatory rheumatism rheumatisches Fieber *nt*, Febris rheumatica, akuter Gelenkrheumatismus *m*, Polyarthritis rheumatica acuta
rheu|ma|toid ['ruːmətɔɪd] *adj.* **1.** rheumaähnlich, rheumatoid, Rheuma- **2.** rheumatisch, Rheuma-
rhi|ni|tis [raɪ'naɪtɪs] *noun* Nasenschleimhautentzündung *f*, Rhinitis *f*; Schnupfen *m*, Nasenkatarrh *m*
allergic rhinitis allergische Rhinitis *f*, Rhinopathia vasomotorica allergica
allergic vasomotor rhinitis s.u. allergic *rhinitis*
anaphylactic rhinitis s.u. allergic *rhinitis*
atopic rhinitis perenniale Rhinitis *f*, perenniale allergische Rhinitis *f*
nonseasonal allergic rhinitis s.u. atopic *rhinitis*
seasonal allergic rhinitis allergische saisongebundende Rhinitis *f*; Heuschnupfen *m*, Heufieber *nt*
rhino- *präf.* Nasen-, Naso-, Rhin(o)-
rhi|nop|a|thy [raɪ'nɑpəθɪ] *noun* Nasenerkrankung *f*, Rhinopathie *f*
allergic rhinopathy s.u. allergic *rhinitis*
rhiz(o)- *präf.* Wurzel-, Rhiz(o)-
rho *abk.* s.u. density
RHS *abk.* s.u. reticulohistiocytic *system*
RIA *abk.* s.u. radioimmunoassay
Rib *abk.* s.u. **1.** ribose **2.** ribosome
ri|ba|vi|rin [ˌraɪbə'vaɪrɪn] *noun* Ribavirin *nt*, Virazol *nt*
ri|bo|fla|vin [ˌrɪbəʊ'fleɪvɪn] *noun* Riboflavin *nt*, Laktoflavin *nt*, Vitamin B_2 *nt*
riboflavin-5'-phosphate *noun* Flavinmononukleotid *nt*, Riboflavin-5'-phosphat *nt*
ri|bo|nu|cle|ase [rɪbəʊ'n(j)uːklɪeɪz] *noun* Ribonuklease *f*, Ribonuclease *f*
ribonuclease I alkalische Ribonuklease *f*, Pankreasribonuklease *f*
ri|bo|nu|cle|o|pro|tein [rɪbəʊˌn(j)uːklɪəʊ'prəʊtiːn] *noun* Ribonukleoprotein *nt*
ri|bo|nu|cle|o|side [rɪbəʊ'n(j)uːklɪəsaɪd] *noun* Ribonukleosid *nt*, Ribonucleosid *nt*
ribonucleoside-2'-phosphate *noun* Ribonukleosid-2'-phosphat *nt*
ribonucleoside-3'-phosphate *noun* Ribonukleosid-3'-phosphat *nt*
ri|bo|nu|cle|o|tide [rɪbəʊ'n(j)uːklɪətaɪd] *noun* Ribonukleotid *nt*, Ribonucleotid *nt*
guanine ribonucleotide Guanosin-5'-monophosphat *nt*, Guanylsäure *f*
purine ribonucleotide Purinribonukleotid *nt*
ri|bo|py|ra|nose [rɪbəʊ'paɪrənəʊz] *noun* Ribopyranose *f*
ri|bose ['raɪbəʊs] *noun* Ribose *f*
ribose-5-phosphate *noun* Ribose-5-phosphat *nt*
ri|bo|so|mal [raɪbə'səʊml] *adj.* Ribosomen betreffend, ribosomal, Ribosomen-
ri|bo|some ['rɪbəʊsəʊm] *noun* Ribosom *nt*, Palade-Granula *pl*
mitochondrial ribosome mitochondriales Ribosom *nt*
ri|bo|su|ria [rɪbəʊ's(j)ʊərɪə] *noun* erhöhte Riboseausscheidung *f* im Harn, Ribosurie *f*
ri|bo|syl ['rɪbəʊsɪl] *noun* Ribosyl(-Radikal) *nt*
5-ri|bo|syl|u|ri|dine [ˌrɪbəʊsɪl'jʊərɪdiːn] *noun* Pseudouridin *nt*
ri|bo|vi|rus [rɪbəʊ'vaɪrəs] *noun* RNA-Virus *nt*
Ribu *abk.* s.u. ribulose

R

ri|bu|lose ['raɪbjələʊz] *noun* Ribulose *f*
ribulose-5-phosphate *noun* Ribulose-5-phosphat *nt*
rick|ett|sia [rɪ'ketsɪə] *noun, plural* **rick|ett|si|ae** [rɪ'ketsɪ,iː] Rickettsie *f*, Rickettsia *f*
rick|ett|si|al [rɪ'ketsɪəl] *adj.* Rickettsien betreffend, durch Rickettsien hervorgerufen, Rickettsien-
rick|ett|si|o|sis [rɪ,ketsɪ'əʊsɪs] *noun* Rickettsienerkrankung *f*, Rickettsieninfektion *f*, Rickettsiose *f*
RID *abk.* s.u. radial *immunodiffusion*
Rieder ['riːdər]: **Rieder's cell** Rieder-Form *f*
RIF *abk.* s.u. rifampicin
RIFA *abk.* s.u. rifampicin
rif|am|pi|cin ['rɪfæmpəsɪn] *noun* Rifampizin *nt*, Rifampicin *nt*
rif|am|pin ['rɪfæmpɪn] *noun* s.u. rifampicin
rif|a|my|cin [rɪfə'maɪsɪn] *noun* Rifamycin *nt*
RIG *abk.* s.u. **1.** human rabies immune *globulin* **2.** rabies immune *globulin*
ri|gid|i|ty [rɪ'dʒɪdətɪ] *noun* **1.** Starre *f*, Starrheit *f*, Steifheit *f*, Unbiegsamkeit *f*, Rigidität *f* **2.** (*neurol.*) Rigor *m*, Rigidität *f*
  postmortem rigidity Totenstarre *f*, Rigor mortis
ri|man|ta|dine [raɪ'mæntədiːn] *noun* Rimantadin *nt*
ring [rɪŋ] *noun* **1.** ringförmige *oder* kreisförmige Struktur *f*, Ring *m*, Kreis *m*; (*anatom.*) Anulus *m*, Annulus *m* **2.** (*Chemie*) Ring *m*, geschlossene *oder* kontinuierliche Kette *f*
  aromatic ring aromatischer Ring *m*, aromatische Ringstruktur *f*
  benzene ring Benzolring *m*
  Bickel's ring lymphatischer Rachenring *m*, Waldeyer-Rachenring *m*
  heterocyclic ring heterozyklischer Ring *m*, heterozyklische Ringstruktur *f*
  homocyclic ring homozyklischer Ring *m*, homozyklische Ringstruktur *f*
  isocyclic ring isozyklische Ringstruktur *f*, homozyklische Ringstruktur *f*
  β-lactam ring β-Lactamring *m*
  lymphoid ring Waldeyer-Rachenring *m*, lymphatischer Rachenring *m*
  precipitin ring Präzipitinring *m*
  Waldeyer's ring lymphatischer Rachenring *m*, Waldeyer-Rachenring *m*
  Waldeyer's tonsillar ring s.u. Waldeyer's *ring*
RISA *abk.* s.u. radioiodinated serum *albumin*
risk [rɪsk] *noun* Risiko *nt*
  aggravated risk erhöhtes Risiko *nt*
  cancer risk Krebsrisiko *nt*
RIST *abk.* s.u. radioimmunosorbent *test*
RMP *abk.* s.u. rifampicin
Rn *abk.* s.u. radon
RNA *abk.* s.u. ribonucleic *acid*
  activator RNA Aktivator-RNA *f*, Aktivator-RNS *f*
  double-stranded RNA Doppelstrang-RNA *f*, Doppelstrang-RNS *f*
  heterogeneous nuclear RNA heterogene Kern-RNS *f*, heterogene Kern-RNA *f*
  initiator transfer-RNA Initiator-tRNA *f*, Starter-tRNA *f*
  messenger RNA Boten-RNA *f*, Matrizen-RNA *f*, Messenger-RNA *f*, Boten-RNS *f*, Messenger-RNS *f*, Matrizen-RNS *f*
  negative-sense RNA Minus-Strang-RNA *f*
  negative-strand RNA s.u. negative-sense *RNA*
  nuclear RNA Kern-RNA *f*, Kern-RNS *f*
  positive-sense RNA Plus-Strang-RNA *f*, Plus-Strang-RNS *f*
  priming RNA Starter-RNA *f*, Starter-RNS *f*, priming-RNA *f*
  ribosomal RNA ribosomale RNA *f*, ribosomale RNS *f*, Ribosomen-RNA *f*, Ribosomen-RNS *f*
  single-stranded RNA Einzelstrang-RNA *f*
  viral RNA Virus-RNA *f*, virale RNA *f*, Virus-RNS *f*, virale RNS *f*
RNA-priming *noun* RNA-priming *nt*
RNase *abk.* s.u. ribonuclease
RNP *abk.* s.u. ribonucleoprotein
Robison ['rɑbɪsən]: **Robison ester** Glukose-6-phosphat *nt*, Robison-Ester *m*
  Robison ester dehydrogenase Glukose-6-phosphat-dehydrogenase *f*
ro|bo|vi|ru|ses [rəʊbəʊ'vaɪrəsəs] *plural* durch Nager/Rodentia übertragene Viren *pl*, rodent-borne viruses *pl*
ro|dent ['rəʊdnt] **I** *noun* Nager *m*, Nagetier *nt* **II** *adj.* (*Ulcus*) fressend, exulzerierend
roent|gen ['rentgən] **I** *noun* Röntgen *nt*, Röntgeneinheit *f* **II** *adj.* Röntgen-
roentgen equivalent man roentgen equivalent man, Rem *nt*
roent|gen|ize ['rentgənaɪz] *vt* mit Röntgenstrahlen behandeln, bestrahlen; eine Röntgenuntersuchung durchführen, durchleuchten, röntgen
roent|gen|o|gram ['rentgənəʊgræm] *noun* Röntgenaufnahme *f*, Röntgenbild *nt*
  a.p. roentgenogram a.p.-Röntgenbild *nt*, a.p.-Aufnahme *f*
  anteroposterior roentgenogram s.u. a.p. *roentgenogram*
roent|gen|o|graph ['rentgənəʊgræf] *noun* s.u. roentgenogram
roent|gen|o|graph|ic [,rentgənəʊ'græfɪk] *adj.* Radiographie betreffend, mittels Radiographie, radiographisch, radiografisch, Röntgen-; radiologisch
roent|gen|og|ra|phy [,rentgə'nɑgrəfɪ] *noun* **1.** Röntgenfotografie *f* **2.** Röntgenuntersuchung *f*, Röntgen *nt*
  contrast roentgenography s.u. contrast *radiography*
roent|gen|o|paque [,rentgənə'peɪk] *adj.* s.u. radiopaque
roent|gen|o|par|ent [,rentgənəʊ'peərənt] *adj.* s.u. radioparent
roent|gen|o|scope ['rentgənəʊskəʊp] *noun* Röntgenapparat *m*, Durchleuchtungsapparat *m*, Fluoroskop *nt*; Bestrahlungsgerät *nt*
roent|gen|os|co|py [,rentgə'nɑskəpɪ] *noun* Röntgenuntersuchung *f*, Röntgendurchleuchtung *f*, Röntgenoskopie *f*, Fluoroskopie *f*
roent|gen|o|ther|a|py [,rentgənəʊ'θerəpɪ] *noun* Röntgentherapie *f*; Strahlentherapie *f*
Rosenmüller ['rəʊz(ə)nmʌlər]: **Rosenmüller's gland 1.** oberster tiefer Leistenlymphknoten *m* **2.** Cloquet-Drüse *f*, Rosenmüller-Cloquet-Drüse *f*, Rosenmüller-Drüse *f*
  Rosenmüller's lymph node s.u. *Rosenmüller's* gland
  Rosenmüller's node s.u. *Rosenmüller's* gland
ro|se|o|la [rəʊ'zɪələ] *noun* **1.** Roseola *f* **2.** s.u. *roseola* infantum
  roseola infantum Dreitagefieber *nt*, sechste Krankheit *f*, Exanthema subitum, Roseola infantum
ro|set [rəʊ'zet] *noun* Rosette *f*

ro|sette [rəʊ'zet] *noun* s.u. roset
ro|set|ting [rəʊ'zet] *noun* Rosettenmethode *f*
Rose-Waaler [rəʊz 'wɔːlər]: **Rose-Waaler test** Rose-Waaler-Test *m*, Waaler-Rose-Test *m*
Rous [raʊs, ruːs]: **Rous-associated virus** Rous-assoziiertes Virus *nt*
Rous sarcoma Rous-Sarkom *nt*
Rous sarcoma virus Rous-Sarkom-Virus *nt*
Rous tumor s.u. *Rous* sarcoma
R-5-P *abk.* s.u. ribose-5-phosphate
rRNA *abk.* s.u. **1.** ribosomal *RNA* **2.** ribosomal ribonucleic *acid*
RSSE *abk.* s.u. Russian spring-summer *encephalitis*
RSV *abk.* s.u. **1.** respiratory syncytial *virus* **2.** Rous sarcoma *virus*
RT *abk.* s.u. **1.** radiotherapy **2.** reverse *transcriptase*
RTF *abk.* s.u. resistance transfer *factor*
Ru *abk.* s.u. ribulose
ru|bel|la [ruː'belə] *noun* Röteln *pl*, Rubella *f*, Rubeola *f*
ru|be|o|la [ruː'bɪələ, ˌruːbɪ'əʊlə] *noun* Masern *pl*, Morbilli *pl*
ru|bri|blast ['ruːbrɪblæst] *noun* Proerythroblast *m*
ru|bri|cyte ['ruːbrɪsaɪt] *noun* polychromatischer Normoblast *m*
rule [ruːl] *noun* Regel *f*, Gesetz *nt*
Hardy-Weinberg rule Hardy-Weinberg-Gesetz *nt*
Rumpel-Leede ['rʌmpl 'liːdɪ]: **Rumpel-Leede phenomenon** s.u. *Rumpel-Leede* sign
Rumpel-Leede sign Rumpel-Leede-Phänomen *nt*
Rumpel-Leede test Rumpel-Leede-Test *m*
Runyon ['rʌnjən]: **Runyon classification** Runyon-Einteilung *f*, Runyon-Klassifikation *f*
Runyon group Runyon-Gruppe *f*
RU-5-P *abk.* s.u. ribulose-5-phosphate
Russell ['rʌsl]: **Russell's bodies** Russell-Körperchen *pl*
ru|tin ['ruːtn] *noun* Rutin *nt*, Rutosid *nt*
ru|ti|nose ['ruːtnəʊs] *noun* Rutinose *f*
ru|to|side ['ruːtəsaɪd] *noun* s.u. rutin
RV *abk.* s.u. rubella *vaccine*

R

S

S *abk.* s.u. **1.** saline **2.** saturation **3.** scale **4.** serine **5.** sound **6.** substrate **7.** sulfur **8.** syndrome

SA *abk.* s.u. **1.** salicylamide **2.** salicylic *acid* **3.** serum *albumin* **4.** specific *activity* **5.** sulfanilamide

Sabin ['sæbɪn]: **Sabin's vaccine** Sabin-Impfstoff *m*, Sabin-Vakzine *f*, oraler Lebendpolioimpfstoff *m*

sac|cha|rase ['sækəreɪz] *noun* Saccharase *f*, β-Fructofuranosidase *f*

sac|cha|rate ['sækəreɪt] *noun* Sacharat *nt*, Saccharat *nt*

sac|cha|ride ['sækəraɪd] *noun* Kohlenhydrat *nt*, Sacharid *nt*, Saccharid *nt*

saccharo- *präf.* Sachar(o)-, Sacchar(o)-, Zucker-

sac|cha|ro|me|tab|o|lism [ˌsækərəʊmə'tæbəlɪzəm] *noun* Zuckerstoffwechsel *m*, Zuckermetabolismus *m*

sac|cha|ro|pine ['sækərəʊpiːn] *noun* Saccharopin *nt*

sac|cha|rose ['sækərəʊz] *noun* Rübenzucker *m*, Rohrzucker *m*, Saccharose *f*

Saccoglossus ruber Eichelwurm *m*, Saccoglossus ruber

sal|a|zo|sul|fa|pyr|i|dine [ˌsæləzəʊˌsʌlfə'pɪrɪdiːn] *noun* Salazosulfapyridin *nt*

sal|a|zo|sul|pha|pyr|i|dine [ˌsæləzəʊˌsʌlfə'pɪrɪdiːn] *noun* (*brit.*) s.u. salazosulfapyridine

sal|i|cyl ['sæləsɪl] *noun* Salizyl-(Radikal *nt*), Salicyl-(Radikal *nt*)

sal|i|cyl|al|de|hyde [ˌsæləsɪl'ældəhaɪd] *noun* Salizylaldehyd *nt*

sal|i|cyl|am|ide [sælə'sɪləmaɪd] *noun* Salizylamid *nt*, Salicylamid *nt*, Salicylsäureamid *nt*, *o*-Hydroxybenzamid *nt*

sal|ic|y|late [sə'lɪsəleɪt] I *noun* Salizylat *nt*, Salicylat *nt* II *vt* mit Salizylsäure behandeln

sal|i|cyl|a|zo|sul|fa|pyr|i|dine [ˌsæləsɪlˌeɪzəʊˌsʌlfə'pɪrɪdiːn] *noun* Salazosulfapyridin *nt*

sal|i|cyl|a|zo|sul|pha|pyr|i|dine [ˌsæləsɪlˌeɪzəʊˌsʌlfə'pɪrɪdiːn] *noun* (*brit.*) s.u. salicylazosulfapyridine

sa|line ['seɪliːn, 'seɪlaɪn] I *noun* Salzlösung *f*; physiologische Kochsalzlösung *f* II *adj.* salzig, salzhaltig, salzartig, salinisch, Salz-

sal|i|vary ['sæləˌveriː] *adj.* Speichel/Saliva betreffend, Speichel-, Sial(o)-

Salk ['sɔː(l)k]: **Salk vaccine** Salk-Impfstoff *m*, Salk-Vakzine *f*, Salkvakzine *f*

Salm. *abk.* s.u. Salmonella

sal|mi|ac ['sælmɪˌæk] *noun* Ammoniumchlorid *nt*, Salmiak *nt*

Sal|mo|nel|la [sælmə'nelə] *noun* Salmonella *f*

Salmonella enteritidis Gärtner-Bazillus *m*, Salmonella enteritidis

Salmonella typhi Typhusbazillus *m*, Typhusbacillus *m*, Salmonella typhi

Salmonella typhosa s.u. *Salmonella* typhi

sal|mo|nel|la [sælmə'nelə] *noun, plural* **sal|mo|nel|lae** [sælmə'neliː] Salmonelle *f*, Salmonella *f*

sal|mo|nel|lal [sælmə'neləl] *adj.* Salmonellen betreffend, durch Salmonellen verusacht, Salmonellen-

sal|mo|nel|lo|sis [ˌsælmənə'ləʊsɪs] *noun* Salmonellose *f*

salt [sɔːlt] I *noun* **1.** Salz *nt* **2.** Kochsalz *nt*, Tafelsalz *nt*, Natriumchlorid *nt* II *adj.* salzig, Salz-

basic salt basisches Salz *nt*

buffer salt Puffersalz *nt*

crystalline salt Ionenkristall *m*

iron salt Eisensalz *nt*

table salt Kochsalz *nt*, Tafelsalz *nt*, Natriumchlorid *nt*

sam|ple ['sæmpəl] *noun* Probe *f*

assay sample Probe *f*, Probematerial *nt*

blood sample Blutprobe *f*

sam|pling ['sæmplɪŋ] *noun* **1.** Stichprobenerhebung *f* **2.** Muster *nt*, Probe *f*

blood sampling Blutentnahme *f*, Blutprobenentnahme *f*

Sanarelli [sana'reli]: **Sanarelli's phenomenon** Sanarelli-Shwartzman-Phänomen *nt*, Sanarelli-Shwartzman-Reaktion *f*

Sanarelli-Shwartzman [sana'reli ʃwɔːrtsmən]: **Sanarelli-Shwartzman phenomenon** Sanarelli-Shwartzman-Phänomen *nt*, Sanarelli-Shwartzman-Reaktion *f*

sangui- *präf.* Blut-, Sangui-, Häma-, Hämat(o)-, Häm(o)-

san|guin|o|lent [sæŋ'gwɪnələnt] *adj.* Blut enthaltend, mit Blut vermischt, blutig, sanguinolent

san|gui|no|poi|et|ic [ˌsæŋgwɪnəʊpɔɪ'etɪk] *adj.* Blutbildung betreffend *oder* anregend, hämopoetisch

san|i|ti|za|tion [ˌsænətɪ'zeɪʃn] *noun* Sanitizing *nt*, Sanitization *f*, Sanitation *f*

san|i|tize ['sænətaɪz] *vt* keimfrei machen, sterilisieren

S-antigen *noun* S-Antigen *nt*

sa|pon|i|fi|ca|tion [səˌpɑnəfɪ'keɪʃn] *noun* Verseifung *f*, Saponifikation *f*

sapr(o)- *präf.* Faul-, Fäulnis-, Sapr(o)-

Sar *abk.* s.u. sarcosine

sarco- *präf.* Fleisch-, Sark(o)-, Sarc(o)-

sar|co|blast ['sɑːrkəʊblæst] *noun* Sarkoblast *m*

sar|co|car|ci|no|ma [sɑːrkəʊˌkɑːrsɪ'nəʊmə] *noun* Sarcocarcinoma *nt*, Carcinosarcoma *nt*

sar|coid ['sɑːrkɔɪd] I *noun* **1.** s.u. sarcoidosis **2.** sarkomähnlicher Tumor *m*, Sarkoid *nt* II *adj.* sarkoid

Boeck's sarcoid s.u. sarcoidosis

Schaumann's sarcoid s.u. sarcoidosis

Spiegler-Fendt sarcoid multiples Sarkoid *nt*, Bäfverstedt-Syndrom *nt*, benigne Lymphoplasie *f* der Haut, Lymphozytom *nt*, Lymphocytoma cutis, Lymphadenosis benigna cutis

sar|coi|do|sis [ˌsɑːrkɔɪ'dəʊsɪs] *noun* Sarkoidose *f*, Morbus *m* Boeck, Boeck-Sarkoid *nt*, Besnier-Boeck-Schaumann-Krankheit *f*, Lymphogranulomatosa benigna

sar|co|ly|sis [sɑːr'kɑləsɪs] *noun* Sarkolyse *f*, Sarcolysis *f*

sar|co|ma [sɑːr'kəʊmə] *noun, plural* **sar|co|mas, sar|co|ma|ta** [sɑːr'kəʊmətə] Sarkom *nt*, Sarcoma *nt*

adipose sarcoma Liposarkom *nt*, Liposarcoma *nt*
ameloblastic sarcoma Ameloblastosarkom *nt*, Sarcoma ameloblasticum
avian sarcoma Rous-Sarkom *nt*
B-cell immunoplastic sarcoma B-Zellen-immunoplastisches Sarkom *nt*
botryoid sarcoma Sarkoma botryoides
chloromatous sarcoma Chlorom *nt*, Chloroleukämie *f*, Chlorosarkom *nt*
embryonal sarcoma Wilms-Tumor *m*, embryonales Adenosarkom *nt*, embryonales Adenomyosarkom *nt*, Nephroblastom *nt*, Adenomyorhabdosarkom *nt* der Niere
epithelioid sarcoma Epitheloidsarkom *nt*
Ewing's sarcoma Ewing-Sarkom *nt*, Ewing-Knochensarkom *nt*, endotheliales Myelom *nt*
fascicular sarcoma spindelzelliges Sarkom *nt*, Spindelzellsarkom *nt*
fibroblastic sarcoma Fibrosarkom *nt*, Fibrosarcoma *nt*
giant cell sarcoma Riesenzellsarkom *nt*, Sarcoma gigantocellulare
granulocytic sarcoma Chlorosarkom *nt*, Chlorom *nt*, Chloroleukämie *f*
Hodgkin's sarcoma Hodgkin-Sarkom *nt*
idiopathic multiple pigmented hemorrhagic sarcoma S.U. Kaposi's *sarcoma*
immunoblastic sarcoma Retikulumzellensarkom *nt*, immunoblastisches Lymphom *nt*, immunoblastisches malignes Lymphom *nt*
juxtacortical sarcoma parostales Sarkom *nt*, juxtakortikales Sarkom *nt*
juxtacortical ossifying sarcoma periostales Osteosarkom *nt*, perossales Sarkom *nt*, periostales Sarkom *nt*, periostales osteogenes Sarkom *nt*
Kaposi's sarcoma Kaposi-Sarkom *nt*, Morbus *m* Kaposi, Retikuloangiomatose *f*, Angioretikulomatose *f*, idiopathisches multiples Pigmentsarkom *nt* Kaposi, Sarcoma idiopathicum multiplex haemorrhagicum
leukocytic sarcoma 1. Leukosarkom *nt*, Leukolymphosarkom *nt* **2.** Leukämie *f*, Leukose *f*
lymphatic sarcoma Lymphosarkom *nt*
melanotic sarcoma malignes Melanom *nt*, Melanoblastom *nt*, Melanozytoblastom *nt*, Nävokarzinom *nt*, Melanokarzinom *nt*, Melanomalignom *nt*, malignes Nävoblastom *nt*
mixed cell sarcoma malignes Mesenchymom *nt*
multiple idiopathic hemorrhagic sarcoma S.U. Kaposi's *sarcoma*
osteoblastic sarcoma S.U. osteoid *sarcoma*
osteogenic sarcoma S.U. osteoid *sarcoma*
osteoid sarcoma Knochensarkom *nt*, Osteosarkom *nt*, Osteosarcoma *nt*, osteogenes Sarkom *nt*, osteoplastisches Sarkom *nt*
osteolytic sarcoma S.U. osteoid *sarcoma*
Paget's sarcoma Paget-Sarkom *nt*
parosteal sarcoma 1. parosteales Sarkom *nt*, juxtakortikales Sarkom *nt* **2.** periostales Osteosarkom *nt*, perossales Sarkom *nt*, periostales Sarkom *nt*, periostales osteogenes Sarkom *nt*
periosteal sarcoma periostales Osteosarkom *nt*, perossales Sarkom *nt*, periostales Sarkom *nt*, periostales osteogenes Sarkom *nt*
periosteal osteogenic sarcoma S.U. periosteal *sarcoma*
polymorphous sarcoma malignes Mesenchymom *nt*
polymorphous cell sarcoma polymorphzelliges Sarkom *nt*
pseudo-Kaposi sarcoma Pseudo-Kaposi-Syndrom *nt*, Akroangiodermatitis *f*, Pseudosarcoma Kaposi
reticular sarcoma of bone Ewing-Sarkom *nt*, Ewing-Knochensarkom *nt*, endotheliales Myelom *nt*
reticulocytic sarcoma S.U. reticulum cell *sarcoma*
reticulocytic sarcoma of bone S.U. reticulum cell *sarcoma* of bone
reticuloendothelial sarcoma S.U. reticulum cell *sarcoma*
reticuloendothelial sarcoma of bone S.U. reticulum cell *sarcoma* of bone
reticulum cell sarcoma Retikulosarkom *nt*, Retikulumzellsarkom *nt*, Retikulumzellensarkom *nt*, Retothelsarkom *nt*
reticulum cell sarcoma of bone Retikulumzellsarkom *nt* des Knochens, Retikulumzellensarkom *nt* des Knochens, Retikulosarkom *nt* des Knochens, Retothelsarkom *nt* des Knochens, malignes Lymphom *nt* des Knochens
retothelial sarcoma S.U. reticulum cell *sarcoma*
retothelial sarcoma of bone S.U. reticulum cell *sarcoma* of bone
round cell sarcoma rundzelliges Sarkom *nt*, Rundzellensarkom *nt*
Rous sarcoma Rous-Sarkom *nt*
soft tissue sarcoma Weichteilsarkom *nt*
spindle cell sarcoma spindelzelliges Sarkom *nt*, Spindelzellsarkom *nt*
synovial sarcoma malignes Synoviom *nt*, malignes Synovialom *nt*, Synovialsarkom *nt*
synovial cell sarcoma S.U. synovial *sarcoma*
T-cell immunoblastic sarcoma T-Zellen-immunoblastisches Sarkom *nt*
thyroid sarcoma Schilddrüsensarkom *nt*

sar|co|ma|toid [sɑːr'kəʊmətɔɪd] *adj.* sarkomartig, in Form eines Sarkoms, sarkomatös
sar|co|ma|to|sis [sɑːr,kəʊmə'təʊsɪs] *noun* Sarkomatose *f*, Sarcomatosis *f*
sar|com|a|tous [sɑːr'kɑmətəs] *adj.* Sarkom betreffend, sarkomatös, Sarkom-
sar|co|plasm ['sɑːrkəplæzəm] *noun* Protoplasma *nt* der Muskelzelle, Sarkoplasma *nt*
sar|co|plas|mic [sɑːrkə'plæzmɪk] *adj.* Sarkoplasma betreffend, aus Sarkoplasma bestehend, sarkoplasmatisch, Sarkoplasma-
sar|co|plast ['sɑːrkəplæst] *noun* interstitielle Muskelzelle *f*, Sarkoplast *m*
sar|co|sine ['sɑːrkəsiːn] *noun* Sarkosin *nt*, Methylglykokoll *nt*, Methylglycin *nt*
SASP *abk.* S.U. salazosulfapyridine
sat. *abk.* S.U. saturated
sat.sol. *abk.* S.U. saturated *solution*
sat|u|rate ['sætʃəreɪt] **I** *adj.* abgesättigt, gesättigt, saturiert **II** *vt* absättigen, sättigen, saturieren
sat|u|rat|ed ['sætʃəreɪtɪd] *adj.* abgesättigt, gesättigt, saturiert
sat|u|ra|tion [,sætʃə'reɪʃn] *noun* **1.** Sättigung *f*, Absättigung *f*, Aufsättigung *f*, Saturation *f* **2.** Sättigen *nt*, Absättigen *nt*, Aufsättigen *nt*, Saturieren *nt*
substrate saturation Substratsättigung *f*
sax|i|tox|in [sæksɪ'tɑksɪn] *noun* Saxitoxin *nt*
SB *abk.* S.U. standard *bicarbonate*

SC *abk.* s.u. 1. sex *chromatin* 2. sickle *cell*
Sc *abk.* s.u. scanner
SCA *abk.* s.u. sickle cell *anemia*
scale [skeɪl] I *noun* 1. Skala *f*, Gradeinteilung *f*, Maßeinteilung *f*; Staffelung *f* 2. Waagschale *f*; **(a pair of) scales** *plural* Waage *f* II *vt* mit einer Skala versehen; einstufen
absolute scale Kelvin-Skala *f*
absolute temperature scale Kelvin-Skala *f*
Celsius scale Celsiusskala *f*
centigrade scale 1. hundertteilige Skala *f* 2. Celsius-Skala *f*
Fahrenheit scale Fahrenheit-Skala *f*
Karnofsky scale Karnofsky-Index *m*, Karnofsky-Skala *f*
Kelvin scale Kelvin-Skala *f*
pH scale pH-Skala *f*
temperature scale Temperaturskala *f*
thermometer scale Thermometerskala *f*
scan [skæn] I *noun* 1. Abtastung *f*, Scan *m*, Scanning *nt* 2. Szintigramm *nt*, Scan *m* II *vt* abtasten, scannen
bone scan 1. Knochenszintigraphie *f*, Knochenszintigrafie *f*, Knochenscan *m*; Skelettszintigraphie *f*, Skelettszintigrafie *f* 2. Knochenszintigramm *nt*, Knochenscan *m*
isotopic scan Radionuklid-Scan *m*
radionuclide scan Radionuklid-Scan *m*
thyroid scan 1. Schilddrüsenszintigraphie *f*, Schilddrüsenszintigrafie *f* 2. Schilddrüsenszintigramm *nt*
scan|ner ['skænər] *noun* Abtastgerät *nt*, Abtaster *m*, Scanner *m*; Szintiscanner *m*
scintillation scanner Szintiscanner *m*
scan|ning ['skænɪŋ] *noun* Abtasten *nt*, Abtastung *f*, Scanning *nt*, Szintigraphie *f*, Szintigrafie *f*, Scan *m*
bone scanning Knochenszintigraphie *f*, Knochenszintigrafie *f*, Knochenscan *m*; Skelettszintigraphie *f*, Skelettszintigrafie *f*
nuclear resonance scanning Kernspinresonanztomographie *f*, Kernspinresonanztomografie *f*, NMR-Tomographie *f*, NMR-Tomografie *f*, MR-Tomographie *f*, MR-Tomografie *f*
radioisotope scanning Szintigraphie *f*, Szintigrafie *f*
radionuclide scanning Radionuklid-Scanning *nt*
scintillation scanning s.u. scintiscanning
scapho- *präf.* Kahn-, Skaph(o)-, Scaph(o)-
scar|i|fi|ca|tion [skærəfɪ'keɪʃn] *noun* Hautritzung *f*, Skarifikation *f*
scar|i|fy ['skærəfaɪ] *vt* (*Haut*) ritzen, skarifizieren
scar|let ['skɑːrlət] I *noun* Scharlach *m*, Scharlachrot *nt* II *adj.* scharlachrot, scharlachfarben
SCAT *abk.* s.u. sheep cell agglutination *test*
SCC *abk.* s.u. squamous cell *carcinoma*
SCFA *abk.* s.u. short-chain fatty *acid*
Schardinger ['ʃɑːrdɪŋər]: **Schardinger's enzyme** Schardinger-Enzym *nt*, Xanthinoxidase *f*
Schaumann ['ʃɔːmən; 'ʃaʊ-]: **Schaumann's bodies** Schaumann-Körperchen *pl*
Schaumann's disease Sarkoidose *f*, Morbus *m* Boeck, Boeck-Sarkoid *nt*, Besnier-Boeck-Schaumann-Krankheit *f*, Lymphogranulomatosa benigna
Schaumann's sarcoid s.u. *Schaumann's* disease
Schaumann's syndrome s.u. *Schaumann's* disease
SChE *abk.* s.u. serum *cholinesterase*
Schick [ʃɪk]: **Schick's method** s.u. *Schick's* test
Schick reaction Schick-Probe *f*
Schick's test Schick-Test *m*
Schick test toxin Schick-Test-Toxin *nt*
Schiff [ʃɪf]: **Schiff's base** Schiff-Base *f*
Schiff's reagent Schiff-Reagenz *nt*
Schilling ['ʃɪlɪŋ]: **Schilling's band cell** stabkerniger Granulozyt *m*, (*inform.*) Stabkerniger *m*
Schilling's leukemia Schilling-Typ *m* der Monozytenleukämie, reine Monozytenleukämie *f*
Schilling test Schilling-Test *m*
Schimmelbusch ['ʃɪməlbʊʃ]: **Schimmelbusch's disease** Schimmelbusch-Krankheit *f*, proliferierende Mastopathie *f*
schist(o)- *präf.* Spalt-, Schist(o)-, Schiz(o)-
schis|to|cyte ['skɪstəʊsaɪt] *noun* Schistozyt *m*
schis|to|cy|to|sis [ˌskɪstəʊsaɪ'təʊsɪs] *noun* Schistozytose *f*
Schis|to|so|ma [ˌskɪstə'səʊmə] *noun* Pärchenegel *m*, Schistosoma *nt*, Bilharzia *f*
Schistosoma haematobium Blasenpärchenegel *m*, Schistosoma haematobium
Schistosoma intercalatum Darmpärchenegel *m*, Schistosoma intercalatum
Schistosoma japonicum japanischer Pärchenegel *m*, Schistosoma japonicum
schis|to|so|mal [skɪstəʊ'səʊməl] *adj.* Schistosomen betreffend, durch Schistosomen verursacht, Schistosomen-
schis|to|some ['skɪstəʊsəʊm] *noun* Pärchenegel *m*, Schistosoma *nt*, Bilharzia *f*
schis|to|so|mi|a|sis [ˌskɪstəʊsəʊ'maɪəsɪs] *noun* Schistosomiasis *f*, Bilharziose *f*
Manson's schistosomiasis Manson-Krankheit *f*, Manson-Bilharziose *f*, Schistosomiasis mansoni
schis|to|so|mules [skɪstəʊ'səʊmjːl] *plural* Schistosomula *pl*
schizo- *präf.* Spalt-, Schiz(o)-, Schist(o)-
schiz|o|cyte ['skɪzəʊsaɪt] *noun* s.u. schistocyte
schiz|o|cy|to|sis [ˌskɪzəʊsaɪ'təʊsɪs] *noun* s.u. schistocytosis
schi|zog|o|ny [skɪ'zɑgənɪ] *noun* Zerfallsteilung *f*, Schizogonie *f*
Schiz|o|my|ce|tes [ˌskɪzəʊmaɪ'siːtiːz] *plural* Spaltpilze *pl*, Schizomyzeten *pl*, Schizomycetes *pl*
schiz|ont ['skɪzɑnt] *noun* Schizont *m*
Schmincke ['ʃmɪŋkɪ]: **Schmincke tumor** lymphoepitheliales Karzinom *nt*, Schmincke-Tumor *m*, Lymphoepitheliom *nt*
Schönlein ['ʃeɪnlaɪn; 'ʃøːn-]: **Schönlein's disease** s.u. *Schönlein-Henoch* disease
Schönlein's purpura s.u. *Schönlein-Henoch* disease
Schönlein-Henoch ['ʃeɪnlaɪn 'henəʊk; 'hɛnɔx]: **Schönlein-Henoch disease** Schoenlein-Henoch-Syndrom *nt*, Purpura *f* Schoenlein-Henoch, anaphylaktoide Purpura *f* Schoenlein-Henoch, rheumatoide Purpura *f*, athrombopenische Purpura *f*, Immunkomplexpurpura *f*, Immunkomplexvaskulitis *f*, Purpura anaphylactoides (Schoenlein-Henoch), Purpura rheumatica (Schoenlein-Henoch)
Schönlein-Henoch purpura s.u. *Schönlein-Henoch* disease
Schönlein-Henoch syndrome s.u. *Schönlein-Henoch* disease
Schottmüller ['ʃɑtmɪlər]: **Schottmüller bacillus** Salmonella schottmuelleri, Salmonella paratyphi B, Salmonella enteritidis serovar schottmuelleri

S

Schüf|fner ['ʃɪfnər; 'ʃyf-]: **Schüffner's dots** s.u. *Schüffner's* stippling
Schüffner's granules s.u. *Schüffner's* stippling
Schüffner's punctuation s.u. *Schüffner's* stippling
Schüffner's stippling Schüffner-Tüpfelung *f*

Schultz [ʃʊlts]: **Schultz's angina** Agranulozytose *f*, maligne Neutropenie *f*, perniziöse Neutropenie *f*
Schultz's disease s.u. *Schultz's* angina
Schultz's syndrome s.u. *Schultz's* angina

Schultz-Charlton [ʃults 'tʃɑːrltn]: **Schultz-Charlton phenomenon** Schultz-Charlton-Phänomen *nt*, Schultz-Charlton-Auslösch-Phänomen *nt*
Schultz-Charlton reaction s.u. *Schultz-Charlton* phenomenon
Schultz-Charlton test s.u. *Schultz-Charlton* phenomenon

Schwann [ʃwɑn; ʃwan]: **Schwann-cell tumor** s.u. schwannoma
Schwann's membrane Schwann-Scheide *f*, Neurilemm *nt*, Neurolemm *nt*, Neurilemma *nt*

schwan|no|gli|o|ma [ˌʃwɑnəglaɪ'əʊmə] *noun* s.u. schwannoma

schwan|no|ma [ʃwɑ'nəʊmə] *noun* Schwannom *nt*, Neurinom *nt*, Neurilemom *nt*, Neurilemmom *nt*
granular-cell schwannoma Abrikossoff-Geschwulst *f*, Abrikossoff-Tumor *m*, Myoblastenmyom *nt*, Myoblastom *nt*, Granularzelltumor *m*

SCID *abk.* s.u. **1.** severe combined *immunodeficiency* **2.** severe combined immunodeficiency *disease*

sci|ence ['saɪəns] *noun* Wissenschaft *f*; Naturwissenschaft *f*
natural science Naturwissenschaft *f*, Naturwissenschaften *pl*

sci|en|tif|ic [saɪən'tɪfɪk] *adj.* **1.** naturwissenschaftlich, wissenschaftlich **2.** systematisch, exakt

sci|en|tist ['saɪəntɪst] *noun* Wissenschaftler *m*, Forscher *m*

scin|ti|gram ['sɪntɪgræm] *noun* s.u. scintiscan

scin|ti|graph|ic [sɪntɪ'græfɪk] *adj.* Szintigraphie betreffend, szintigraphisch, szintigrafisch

scin|tig|ra|phy [sɪn'tɪgrəfɪ] *noun* Szintigraphie *f*, Szintigrafie *f*; Scanning *nt*
renal scintigraphy Nierenszintigraphie *f*, Nierenszintigrafie *f*, Renoszintigraphie *f*, Renoszintigrafie *f*
total body scintigraphy Ganzkörperszintigraphie *f*, Ganzkörperszintigrafie *f*

scin|til|la|scope [sɪn'tɪləskəʊp] *noun* s.u. scintillator

scin|til|late ['sɪntleɪt] *vi* aufblitzen, flimmern, funkeln, szintillieren

scin|til|la|tor ['sɪntleɪtər] *noun* Szintillationszähler *m*, Szintillationsdetektor *m*, Szintillator *m*

scin|til|lom|e|ter [sɪntə'lɑmɪtər] *noun* s.u. scintillator

scin|ti|scan ['sɪntɪskæn] *noun* Szintigramm *nt*, Scan *m*

scin|ti|scan|ner [sɪntɪ'skænər] *noun* Szintiscanner *m*

scin|ti|scan|ning [sɪntɪ'skænɪŋ] *noun* Szintigraphie *f*, Szintigrafie *f*, Scanning *nt*

scir|rho|ma [skɪə'rəʊmə] *noun* szirrhöses Karzinom *nt*, Faserkrebs *m*, Szirrhus *m*, Skirrhus *m*, Carcinoma scirrhosum

scir|rhous ['skɪrəs] *adj.* derb, verhärtet, szirrhös

scir|rhus ['skɪrəs] *noun* s.u. scirrhoma

sclero- *präf.* Skler(o)-

scle|ro|pro|tein [ˌsklɪərə'prəʊtiːn] *noun* Gerüsteiweiß *nt*, Skleroprotein *nt*

scle|ro|sis [sklɪə'rəʊsɪs] *noun, plural* **scle|ro|ses** [sklɪə'rəʊsiːz] Sklerose *f*, Sclerosis *f*
sclerosis of the arteries (*inform.*) Arterienverkalkung *f*, Arteriosklerose *f*, Arteriosclerosis *f*

scle|rot|ic [sklɪ'rɑtɪk] *adj.* Sklerose betreffend, an Sklerose erkrankt, sklerotisch

sco|lex ['skəʊleks] *noun, plural* **sco|le|ces** [skəʊ'liːsiːz], **sco|li|ces** ['skɑləsiːz] Bandwurmkopf *m*, Skolex *m*, Scolex *m*

score [skɔːr] *noun* Score *m*

sco|to|chro|mo|gen|ic [ˌskəʊtəˌkrəʊmə'dʒenɪk] *adj.* skotochromogen

sco|to|chro|mo|gens [ˌskəʊtə'krəʊmədʒəns] *plural* **1.** skotochromogene Mykobakterien *pl*, Mykobakterien *pl* der Runyon-Gruppe II **2.** skotochromogene Mikroorganismen *pl*

screen [skriːn] *noun* **1.** Schutzschirm *m*, Schirm *m* **2.** Filter *nt/m*, Blende *f* **3.** (*radiolog.*) Schirm *m*, Screen *nt*
fluorescent screen Leuchtschirm *m*

screen|ing ['skriːnɪŋ] *noun* **1.** Screening *nt* **2.** Vortest *m*, Suchtest *m*, Siebtest *m*, Screeningtest *m*

SD *abk.* s.u. streptodornase

SDH *abk.* s.u. **1.** sorbitol *dehydrogenase* **2.** succinate *dehydrogenase*

SE *abk.* s.u. systemic *lupus* erythematosus

se|ba|ceous [sɪ'beɪʃəs] *adj.* **1.** talgartig, talgig, Talg- **2.** talgbildend, talgabsondernd

sebo- *präf.* Talg-, Seb(o)-

sec. *abk.* s.u. secondary

sec|ond|ar|y ['sekənˌderiː] *adj.* **1.** sekundär, Sekundär-; folgend (*to* auf), nachfolgend (*to* auf) **2.** zweitrangig, sekundär; nebengeordnet, untergeordnet, begleitend, Nach-, Neben-, Sekundär-

se|cre|tion [sɪ'kriːʃn] *noun* **1.** Absondern *nt*, Sezernieren *nt* **2.** Absonderung *f*, Sekretion *f* **3.** Absonderung *f*, Sekret *nt*, Secretum *nt*
cytokine secretion Zytokinsekretion *f*

se|cre|tor [sɪ'kriːtər] *noun* Sekretor *m*, Ausscheider *m*

se|cre|to|ry [sɪ'kriːtərɪ] *adj.* Sekret *oder* Sekretion betreffend, sekretorisch, Sekret-, Sekretions-

sec|tion ['sekʃn] **I** *noun* **1.** Schnitt *m*, Einschnitt *m*, Inzision *f* **2.** (mikroskopischer) Schnitt *m* **II** *vt* einen Schnitt machen, durch Inzision eröffnen, inzidieren
frozen section Gefrierschnitt *m*

seg|ment ['segmənt] **I** *noun* Teil *m*, Abschnitt *m*, Segment *nt* **II** *vt* in Segmente teilen, segmentieren
C segment C-Segment *nt*
chromatid segment Chromatidabschnitt *m*
D segment D-Segment *nt*, Diversitätssegment *nt*
diversity segment D-Segment *nt*, Diversitätssegment *nt*
framework segment Framework-Segment *nt*
J segment J-Segment *nt*
V segment V-Segment *nt*

se|lec|tin [sɪ'lektɪn] *noun* Selektin *nt*

se|lec|tion [sɪ'lekʃn] *noun* Auslese *f*, Selektion *f*
antigen selection antigene Selektion *f*
clonal selection klonale Selektion *f*
host selection Wirtswahl *f*
kinetic selection kinetische Selektion *f*
natural selection natürliche Auslese *f*
negative selection negative Selektion *f*, zentrale Toleranz *f*
peripheral negative selection periphere negative Selektion *f*, periphere Toleranz *f*

positive selection positive Selektion *f*
thermodynamic selection thermodynamische Selektion *f*
thymic selection intrathymische Selektion *f*
sel|lec|tiv|i|ty [sɪlek'tɪvətɪ] *noun* Selektivität *f*
ion selectivity Ionenselektivität *f*
self [self] *noun, plural* **selves** Selbst *nt*, Ich *nt*
self-antigen *noun* Autoantigen *nt*
self-digestion *noun* Selbstverdauung *f*, Autodigestion *f*
self-epitope *noun* Selbstepitop *nt*
self-fermentation *noun* **1.** Autolyse *f* **2.** s.u. self-digestion
self-infection *noun* Selbstansteckung *f*, Selbstinfizierung *f*, Autoinfektion *f*
self-MHC *noun* Selbst-MHC *nt*
self-MHC-restricted *adj.* selbst-MHC-restringiert
self-peptide *noun* Selbstpeptid *nt*
self-poisoning *noun* Selbstvergiftung *f*, Autointoxikation *f*
self-reacting *adj.* selbstreaktiv
self-reactive *adj.* selbstreaktiv
self-reactivity *noun* Selbstreaktivität *f*
self-regulating *adj.* selbstregelnd, selbstregulierend
self-regulation *noun* Selbstregulation *f*, Autoregulation *f*
self-replicating *adj.* selbstreplizierend, autoreplizierend
self-replication *noun* Selbstreplikation *f*, Autoreplikation *f*
self-respect *noun* Selbstachtung *f*
self-superantigen *noun* Selbst-Superantigen *nt*
SEM *abk.* s.u. scanning electron *microscope*
semi- *präf.* Halb-, Semi-
sem|i|al|de|hyde [semɪ'ældəhaɪd] *noun* Semialdehyd *m*
aminoadipate semialdehyde Aminoadipatsemialdehyd *m*
aminoadipic acid semialdehyde Aminoadipinsäuresemialdehyd *m*
2-aminomuconic acid semialdehyde 2-Aminomuconsäuresemialdehyd *m*
aspartate semialdehyde Aspartatsemialdehyd *m*
sem|i|gran|u|lar [semɪ'rnjlr] *adj.* semigranulär
sem|i|no|ma [semɪ'nəʊmə] *noun* Seminom *nt*
anaplastic seminoma anaplastisches Seminom *nt*
ovarian seminoma Seminom *nt* des Ovars, Dysgerminom *nt*
spermatocytic seminoma spermatozytisches Seminom *nt*
sem|i|per|me|a|bil|i|ty [semɪˌpɜrmɪə'bɪlətɪ] *noun* Semipermeabilität *f*
sem|i|per|me|a|ble [semɪ'pɜrmɪəbl] *adj.* halbdurchlässig, semipermeabel
Senear-Usher [sɪ'nɪər 'ʌʃər]: **Senear-Usher disease** s.u. *Senear-Usher* syndrome
Senear-Usher syndrome Senear-Usher-Syndrom *nt*, Pemphigus erythematosus, Pemphigus seborrhoicus, Lupus erythematosus pemphigoides
sense [sens] **I** *noun* **1.** Sinn *m*, Sinnesorgan *nt* **2.** Sinnesfähigkeit *f*, Empfindungsfähigkeit *f*; Empfindung *f* **II** *vt* fühlen, spüren, empfinden; ahnen
sen|si|tiv|i|ty [sensɪ'tɪvətɪ] *noun* **1.** Sensibilität *f* (*to*); Empfindsamkeit *f*, Feinfühligkeit *f*, Feingefühl *nt* **2.** Sensitivität *f*, Empfindlichkeit *f*, Überempfindlichkeit *f* (*to* gegen); Lichtempfindlichkeit *f*, Sensibilität *f* **3.** (*statist.*) Sensitivität *f*
light sensitivity Lichtempfindlichkeit *f*
temperature sensitivity Temperaturempfindlichkeit *f*
tuberculin sensitivity Tuberkulinsensibilität *f*
sep|a|ra|tion [ˌsepə'reɪʃn] *noun* Trennung *f*, Absonderung *f*; (*Chemie*) Abscheidung *f*, Spaltung *f*; Separation *f*
density-gradient separation Dichtegradiententrennung *f*
magnetic separation magnetische Trennung *f*
sep|sis ['sepsɪs] *noun* Blutvergiftung *f*, Sepsis *f*; Septikämie *f*, septikämisches Syndrom *nt*
anthrax sepsis Milzbrandsepsis *f*
fulminating tuberculous sepsis Landouzy-Sepsis *f*, Landouzy-Typhobazillose *f*, Sepsis tuberculosa acutissima
overwhelming post-splenectomy sepsis Post-Splenektomiesepsis *f*, Post-Splenektomiesepsis-syndrom *nt*, Overwhelming-post-splenectomy-Sepsis *f*, Overwhelming-post-splenectomy-Sepsis-Syndrom *nt*
tuberculous sepsis Tuberkulosesepsis *f*, Sepsis tuberculosa
sep|tae|mia [sep'ti:mɪə] *noun* (*brit.*) s.u. septicemia
sep|te|mia [sep'ti:mɪə] *noun* s.u. septicemia
sep|tic ['septɪk] *adj.* **1.** Sepsis betreffend, eine Sepsis verursachend, septisch **2.** nicht-keimfrei, septisch
sep|ti|cae|mia [septə'si:mɪə] *noun* (*brit.*) s.u. septicemia
sep|ti|cae|mic [septə'si:mɪk] *adj.* (*brit.*) s.u. septicemic
sep|ti|ce|mia [septə'si:mɪə] *noun* Septikämie *f*, Septikhämie *f*, Blutvergiftung *f*; Sepsis *f*
Gram-positive septicemia grampositive Septikämie *f*
sep|ti|ce|mic [septə'si:mɪk] *adj.* Septikämie betreffend, septikämisch; septisch
se|quence ['si:kwəns] *noun* Reihe *f*, Folge *f*, Aufeinanderfolge *f*, Reihenfolge *f*, Sequenz *f*
amino acid sequence Aminosäuresequenz *f*
base sequence Basensequenz *f*
coding sequence kodierende Sequenz *f*, Codesequenz *f*
germ line sequence Keimbahnsequenz *f*
leader sequence Signalsequenz *f*, Leitsequenz *f*
nucleotide sequence Nukleotidsequenz *f*
primary sequence Primärsequenz *f*
recombination sequence Rekombinationssequenz *f*
repetitive sequence repetitive Sequenz *f*
S sequence S-Sequenz *f*
signal sequence Signalsequenz *f*, Leitsequenz *f*
switch sequence S-Sequenz *f*
se|quenc|ing ['si:kwənsɪŋ] *noun* Sequenzierung *f*
se|quen|tial [sɪ'kwenʃl] *adj.* Sequenz betreffend, aufeinander folgend, nachfolgend (*to, upon* auf); sequentiell, sequenziell, Sequenz-
se|ques|tral [sɪ'kwestrəl] *adj.* Sequester betreffend, Sequester-
se|ques|tra|tion [ˌsɪkwəs'treɪʃn] *noun* Sequesterbildung *f*, Sequestrierung *f*, Sequestration *f*, Dissektion *f*, Demarkation *f*
se|ques|trec|to|my [ˌsɪkwəs'trektəmɪ] *noun* Sequesterentfernung *f*, Sequestrektomie *f*
se|ques|trot|o|my [ˌsɪkwəs'trɑtəmɪ] *noun* s.u. sequestrectomy
se|ques|trum [sɪ'kwestrəm] *noun, plural* **se|ques|tra** [sɪ'kwestrə] **1.** Sequester *nt* **2.** Knochensequester *nt*
Ser *abk.* s.u. serine
S-ER *abk.* s.u. smooth endoplasmic *reticulum*
ser. *abk.* s.u. serial

S

se|ri|al ['sɪərɪəl] I *noun* Reihe *f*, Serie *f* II *adj.* Serien-, Reihen-
se|ries ['sɪəri:z] *noun, plural* **se|ries** Serie *f*, Reihe *f*, Folge *f*; homologe Reihe *f*
series of experiments Versuchsreihe *f*
basophil series basophile Reihe *f*
basophilic series s.u. basophil *series*
eosinophil series eosinophile Reihe *f*
eosinophilic series s.u. eosinophil *series*
erythrocyte series s.u. erythrocytic *series*
erythrocytic series erythrozytäre Reihe *f*
granulocyte series granulozytäre Reihe *f*
granulocytic series s.u. granulocyte *series*
Hofmeister's series Hofmeister-Reihen *pl*, lyotrope Reihen *pl*
homologous series homologe Reihe *f*
leukocytic series granulozytäre Reihe *f*
lymphocyte series lymphozytäre Reihe *f*
lymphocytic series s.u. lymphocyte *series*
lyotropic series Hofmeister-Reihen *pl*, lyotrope Reihen *pl*
monocyte series monozytäre Reihe *f*
monocytic series s.u. monocyte *series*
myelocytic series s.u. myeloid *series*
myeloid series myeloide Reihe *f*, myelozytäre Reihe *f*
neutrophil series neutrophile Reihe *f*
neutrophilic series s.u. neutrophil *series*
plasmacyte series plasmazytäre Reihe *f*
plasmacytic series s.u. plasmacyte *series*
red cell series rote Reihe *f*
thrombocyte series thrombozytäre Reihe *f*
thrombocytic series s.u. thrombocyte *series*
ser|ine ['seri:n] *noun* Serin *nt*
serine-pyruvate-aminotransferase *noun* Serin-Pyruvat-Aminotransferase *f*
sero- *präf.* Serum-, Sero-
se|ro|al|bu|mi|nous [,sɪərəʊæl'bju:mɪnəs] *adj.* seroalbuminös
se|ro|con|ver|sion [,sɪərəʊkən'vɜrʒn] *noun* Serokonversion *f*
se|ro|cul|ture ['sɪərəʊkʌltʃər] *noun* Serumkultur *f*
se|ro|di|ag|nosis [sɪərəʊ,daɪəg'nəʊsɪs] *noun* Serodiagnostik *f*, Serumdiagnostik *f*
se|ro|di|ag|nos|tic [sɪərəʊ,daɪəg'nɑstɪk] *adj.* Serodiagnostik betreffend, serodiagnostisch
se|ro|epi|de|mi|o|lo|gy [,sɪərəʊepɪ,di:mɪ'ɑlədʒɪ] *noun* Seroepidemiologie *f*
se|ro|fast ['sɪərəʊfæst] *adj.* serum-fest
se|ro|fi|brin|ous [sɪərəʊ'faɪbrɪnəs] *adj.* serös-fibrinös, serofibrinös
se|ro|fi|brous [sɪərəʊ'faɪbrəs] *adj.* serofibrös
se|ro|flu|id [sɪərəʊ'flu:ɪd] *noun* seröse Flüssigkeit *f*
se|ro|glob|u|lin [sɪərəʊ'glɑbjəlɪn] *noun* Seroglobulin *nt*
se|ro|group ['sɪərəʊgru:p] *noun* Serogruppe *f*
se|ro|log|ic [sɪərəʊ'lɑdʒɪk] *adj.* Serologie betreffend, auf Serologie beruhend, serologisch
se|ro|log|i|cal [sɪərəʊ'lɑdʒɪkl] *adj.* s.u. serologic
se|rol|o|gist [sɪ'rɑlədʒɪst] *noun* Serologe *m*
se|rol|o|gy [sɪ'rɑlədʒɪ] *noun* Serumkunde *f*, Serologie *f*
diagnostic serology Serodiagnostik *f*, Serumdiagnostik *f*
se|rol|y|sin [sɪ'rɑləsɪn] *noun* Serolysin *nt*, Serumlysin *nt*
se|ro|ma [sɪ'rəʊmə] *noun* Serom *nt*
se|ro|mem|bra|nous [sɪərəʊ'membrənəs] *adj.* serös und membranös, seromembranös, serös-membranös
se|ro|mu|coid [sɪərəʊ'mju:kɔɪd] *adj.* s.u. seromucous
se|ro|mu|cous [sɪərəʊ'mju:kəs] *adj.* gemischt serös und mukös, mukoserös, seromukös
se|ro|mu|cus [sɪərəʊ'mju:kəs] *noun* seromuköses Sekret *nt*
se|ro|neg|a|tive [sɪərəʊ'negətɪv] *adj.* seronegativ
se|ro|neg|a|tiv|i|ty [sɪərəʊ,negə'tɪvətɪ] *noun* Seronegativität *f*
se|ro|phil|ic [sɪərəʊ'fɪlɪk] *adj.* serophil
se|ro|plas|tic [sɪərəʊ'plæstɪk] *adj.* s.u. serofibrinous
se|ro|pos|i|tive [sɪərəʊ'pɑsətɪv] *adj.* seropositiv
se|ro|pos|i|tiv|i|ty [sɪərəʊ,pɑsə'tɪvətɪ] *noun* Seropositivität *f*
se|ro|pu|ru|lent [sɪərəʊ'pjʊər(j)ələnt] *adj.* serös und eitrig, seropurulent, eitrig-serös
se|ro|pus ['sɪərəʊpʌs] *noun* eitriges Serum *nt*, seröser Eiter *m*
se|ro|re|ac|tion [,sɪərəʊrɪ'ækʃn] *noun* Seroreaktion *f*
se|ro|re|sis|tance [,sɪərəʊrɪ'zɪstəns] *noun* Seroresistenz *f*
se|ro|re|sis|tant [,sɪərəʊrɪ'zɪstənt] *adj.* seroresistent
se|ro|sa|mu|cin [sɪ,rəʊsə'mju:sɪn] *noun* Serosamuzin *nt*
se|ro|san|guin|e|ous [,sɪərəʊsæŋ'gwɪnɪəs] *adj.* serös und blutig, serosanguinös, blutig-serös
se|ro|ther|a|py [sɪərəʊ'θerəpɪ] *noun* Serotherapie *f*, Serumtherapie *f*
se|ro|to|ner|gic [,serətə'nɜrdʒɪk] *adj.* s.u. serotoninergic
se|ro|to|nin [,sɪərə'təʊnɪn] *noun* Serotonin *nt*, 5-Hydroxytryptamin *nt*
se|ro|to|ni|ner|gic [sɪərə,təʊnɪ'nɜrdʒɪk] *adj.* serotonerg, serotoninerg
se|ro|type ['sɪərəʊtaɪp] I *noun* s.u. serovar II *vt* in Serotypen einteilen
se|rous ['sɪərəs] *adj.* **1.** Serum betreffend, aus Serum bestehend, serumhaltig, serös, Sero-, Serum- **2.** serumartig, serös
se|ro|vac|ci|na|tion [sɪərəʊ,væksə'neɪʃn] *noun* Serovakzination *f*, Simultanimpfung *f*
se|ro|var ['sɪərəʊvær] *noun* Serotyp *m*, Serovar *m*
serovar-specific *adj.* serovar-spezifisch
se|ro|zyme ['sɪərəʊzaɪm] *noun* Prothrombin *nt*, Faktor II *m*
Sertoli ['sɜrtlɪ, sɜr'təʊlɪ]: **Sertoli cell hyperplasia** Sertoli-Zell-Hyperplasie *f*, Sertoli-Zellen-Hyperplasie *f*
Sertoli cell tumor Sertoli-Zell-Tumor *m*
Sertoli-cell-only syndrome del Castillo-Syndrom *nt*, Castillo-Syndrom *nt*, Sertoli-Zell-Syndrom *nt*, Sertoli-cell-only-Syndrom *nt*, Germinalaplasie *f*, Germinalzellaplasie *f*
Sertoli's cells Sertoli-Zellen *pl*, Stützzellen *pl*, Ammenzellen *pl*, Fußzellen *pl*
Sertoli-Leydig ['sɜrtlɪ 'laɪdɪg]: **Sertoli-Leydig cell tumor** Sertoli-Leydig-Zell-Tumor *m*, Arrhenoblastom *nt*
se|rum ['sɪərəm] *noun, plural* **se|rums, se|ra** ['sɪərə] **1.** Blutserum *nt*, Serum *nt* **2.** Antiserum *nt*, Immunserum *nt*
anticomplementary serum Antikomplementserum *nt*
antilymphocyte serum Antilymphozytenserum *nt*
antirabies serum Tollwut-Immunserum *nt*
anti-T cell serum Anti-T-Zellserum *nt*, Anti-T-Zellenserum *nt*
antitoxic serum 1. (*pharmakol.*) Gegengift *nt*, Antitoxin *nt* **2.** (*immunolog.*) Antitoxinantikörper *m*, Toxinantikörper *m*, Antitoxin *nt*

blood serum Blutserum *nt*, Serum *nt*
convalescence serum s.u. convalescent human *serum*
convalescent human serum Rekonvaleszentenserum *nt*
convalescents' serum s.u. convalescent human *serum*
donor serum Spenderserum *nt*
foreign serum Fremdserum *nt*
heterologous serum heterologes Serum *nt*
homologous serum homologes Serum *nt*
human serum Humanserum *nt*
hyperimmune serum Hyperimmunserum *nt*
immune serum Immunserum *nt*, Antiserum *nt*
Löffler's serum Löffler-Serum *nt*, Löffler-Serumnährboden *m*
monovalent serum monovalentes Serum *nt*, spezifisches Serum *nt*
polyvalent serum polyvalentes Serum *nt*
recipient serum Empfängerserum *nt*
specific serum monovalentes Serum *nt*, spezifisches Serum *nt*
xenogeneic serum xenogenes Serum *nt*

se|rum|al ['sɪərəməl] *adj.* Serum betreffend, aus Serum gewonnen, Serum-

serum-fast *adj.* serum-fest

ser|yl ['serɪl] *noun* Seryl-(Radikal *nt*)

ses|sile ['sesəl] *adj.* festsitzend, breit aufsitzend, sessil

se|vere [sə'vɪər] *adj.* (*Krankheit*) schlimm, schwer; (*Schmerz*) heftig, stark

sex [seks] I *noun* **1.** Geschlecht *nt* **2.** Geschlechtstrieb *m*, Sexualität *f* II *adj.* Sex-, Sexual-
chromosomal sex chromosomales Geschlecht *nt*, genetisches Geschlecht *nt*
genetic sex chromosomales Geschlecht *nt*, genetisches Geschlecht *nt*
nuclear sex Kerngeschlecht *nt*

sex-limited *adj.* auf ein Geschlecht beschränkt, geschlechtsbeschränkt

sex-linked *adj.* geschlechtsgebunden

sex-specific *adj.* geschlechtsspezifisch

sex|u|al ['sekʃəwəl] *adj.* sexuell, geschlechtlich, Sexual-, Geschlechts-

Sézary ['sezari]: **Sézary cell** Sézary-Zelle *f*
Sézary erythroderma s.u. *Sézary* syndrome
Sézary syndrome Sézary-Syndrom *nt*

SF *abk.* s.u. scarlet *fever*

SG *abk.* s.u. structural *gene*

SGOT *abk.* s.u. serum glutamic oxaloacetic *transaminase*

SGPT *abk.* s.u. serum glutamic pyruvate *transaminase*

SGV *abk.* s.u. salivary gland *virus*

SH *abk.* s.u. **1.** serum *hepatitis* **2.** somatotropic *hormone*

Sh. *abk.* s.u. Shigella

shad|ow ['ʃædəʊ] *noun* **1.** (*radiolog.*) Schatten *m* **2.** Erythrozytenghost *m*, Ghost *m*, Schattenzelle *f*, Blutkörperchenschatten *m* **3.** Gumprecht-Kernschatten *m*, Gumprecht-Schatten *m* **4.** Halbmondkörper *m*, Achromozyt *m*, Achromoretikulozyt *m*
Ponfick's shadows Achromozyt *m*, Achromoretikulozyt *m*, Halbmondkörper *m*, Schilling-Halbmond *m*

SH-Ag *abk.* s.u. serum hepatitis *antigen*

Shannon ['ʃnn]: **Shannon index** Shannon-Index *m*

SHBG *abk.* s.u. sex-hormone-binding *globulin*

sheath [ʃi:θ] *noun, plural* **sheaths** [ʃi:ðz] Scheide *f*; Hülle *f*, Mantel *m*, Ummantelung *f*
lymphoid sheath (*Milz*) periarterielle Lymphscheide *f*
periarterial lymphatic sheath (*Milz*) periarterielle Lymphscheide *f*
periarterial lymphoid sheath s.u. periarterial lymphatic *sheath*

sheet [ʃi:t] *noun* Bogen *m*, Blatt *nt*; (dünne) Platte *f*
β-sheet s.u. pleated *sheet*
beta sheet s.u. pleated *sheet*
beta pleated sheet s.u. pleated *sheet*
pleated sheet Faltblatt *nt*, Faltblattstruktur *f*
β-pleated sheet s.u. pleated *sheet*

SH-IF *abk.* s.u. somatotropin inhibiting *factor*

shi|gel|la [ʃɪ'gelə] *noun, plural* **shi|gel|las, shi|gel|lae** [ʃɪ'geli:] Shigelle *f*, Shigella *f*

shield [ʃi:ld] I *noun* **1.** Schild *m* **2.** Schutzschild *m*, Schutzschirm *m* II *vt* schützen (*from* vor); (*Physik*) abschirmen

shift [ʃɪft] I *noun* Verlagerung *f*, Verschiebung *f*; Wechsel *m*, Veränderung *f* II *vt* verlagern, verschieben; umstellen (*to* auf); verändern; wechseln, auswechseln, tauschen, austauschen III *vi* sich verlagern, sich verschieben; wechseln
shift to the left Linksverschiebung *f*
shift to the right Rechtsverschiebung *f*
antigenic shift Antigenshift *f*, antigenic shift
chloride shift Hamburger-Phänomen *nt*, Chloridverschiebung *f*
leftward shift Linksverschiebung *f*
rightward shift Rechtsverschiebung *f*

Shig. *abk.* s.u. Shigella

Shiga ['ʃi:gə]: **Shiga bacillus** s.u. *Shigella* dysenteriae type 1
Shiga toxin Shigatoxin *nt*

Shiga-Kruse ['ʃi:gə 'kruzə]: **Shiga-Kruse bacillus** s.u. *Shigella* dysenteriae type 1

Shi|gel|la [ʃɪ'gelə] *noun* Shigella *f*
Shigella alkalescens Escherich-Bakterium *nt*, Colibakterium *nt*, Colibazillus *m*, Kolibazillus *m*, Escherichia coli, Bacterium coli
Shigella ambigua s.u. *Shigella* dysenteriae type 2
Shigella boydii Shigella boydii
Shigella ceylonsis s.u. *Shigella* sonnei
Shigella dispar s.u. *Shigella* alkalescens
Shigella dysenteriae Shigella dysenteriae
Shigella dysenteriae type 1 Shiga-Kruse-Ruhrbakterium *nt*, Shigella dysenteriae Typ 1
Shigella dysenteriae type 2 Shigella schmitzii, Shigella ambigua, Shigella dysenteriae Typ 2
Shigella flexneri Flexner-Bazillus *m*, Shigella flexneri
Shigella madampensis s.u. *Shigella* alkalescens
Shigella paradysenteriae s.u. *Shigella* flexneri
Shigella schmitzii s.u. *Shigella* dysenteriae type 2
Shigella shigae s.u. *Shigella* dysenteriae type 1
Shigella sonnei Kruse-Sonne-Ruhrbakterium *nt*, E-Ruhrbakterium *nt*, Shigella sonnei

shig|el|lo|sis [ʃɪgə'ləʊsɪs] *noun* Shigellainfektion *f*, Shigellose *f*; Bakterienruhr *f*

shin|gles ['ʃɪŋgəls] *plural* Gürtelrose *f*, Zoster *m*, Zona *f*, Herpes zoster

shock [ʃɑk] *noun* **1.** Schock *m*, Schockzustand *m*, Schockreaktion *f*; **be in (a state of) shock** einen Schock haben, unter Schock stehen **2.** elektrischer Schlag *m*; Elektroschock *m*, Schock *m*

allergic shock allergischer Schock *m*, anaphylaktischer Schock *m*, Anaphylaxie *f*
anaphylactic shock allergischer Schock *m*, anaphylaktischer Schock *m*, Anaphylaxie *f*
anaphylactoid shock anaphylaktoide Reaktion *f*
endotoxic shock Endotoxinschock *m*
endotoxin shock s.u. endotoxic *shock*
hematogenic shock Volumenmangelschock *m*, hypovolämischer Schock *m*
hemorrhagic shock hämorrhagischer Schock *m*, Blutungsschock *m*
histamine shock Histaminschock *m*
oligemic shock Volumenmangelschock *m*, hypovolämischer Schock *m*
red shock warmer Schock *m*, roter Schock *m*
septic shock septischer Schock *m*
warm shock warmer Schock *m*, roter Schock *m*

shot [ʃɑt] *noun* Impfung *f*, Injektion *f*
booster shot Auffrischung *f*, Auffrischungsimpfung *f*

shunt [ʃʌnt] I *noun* 1. (*chirurg., pathol.*) Nebenschluss *m*, Shunt *m*; Bypass *m* 2. (*Physik*) Nebenschluss *m*, Nebenwiderstand *m*, Shunt *m* II *vt* 3. (*chirurg.*) einen Shunt anlegen, shunten 4. (*Physik*) nebenschließen, shunten
Dickens shunt Pentosephosphatzyklus *m*, Phosphogluconatweg *m*
hexose monophosphate shunt Pentosephosphatzyklus *m*, Phosphogluconatweg *m*
pentose shunt Pentosephosphatzyklus *m*, Phosphogluconatweg *m*
Warburg-Lipmann-Dickens shunt s.u. pentose *shunt*

shuttlle ['ʃʌtl] *noun* Shuttle *m*
fatty acid shuttle Fettsäureshuttle *m*
glycerol phosphate shuttle Glyzerinphosphatshuttle *m*
malate-aspartate shuttle Malat-Aspartat-Shuttle *m*
NADH shuttle NADH-Shuttle *m*

Shwachman ['ʃwækmən]: **Shwachman syndrome** Shwachman-Syndrom *nt*, Shwachman-Blackfan-Diamond-Oski-Khaw-Syndrom *nt*

Shwachman-Diamond ['ʃwækmən 'daɪ(ə)mənd]: **Shwachman-Diamond syndrome** s.u. *Shwachman* syndrome

Shwartzman ['ʃwɑrtsmən]: **generalized Shwartzman phenomenon** s.u. *Shwartzman* phenomenon
Shwartzman phenomenon Sanarelli-Shwartzman-Phänomen *nt*, Sanarelli-Shwartzman-Reaktion *f*, Shwartzman-Sanarelli-Reaktion *f*, Shwartzman-Sanarelli-Phänomen *nt*
Shwartzman reaction s.u. *Shwartzman* phenomenon

Shy *abk.* s.u. 6-mercaptopurine

SI *abk.* s.u. International *System* of Units

Si *abk.* s.u. silicon

sick [sɪk] I *noun* 1. **the sick** *plural* die Kranken 2. Übelkeit *f* II *adj.* 3. krank (*of* an); **fall sick** krank werden, erkranken 4. schlecht, übel; **feel sick** einen Brechreiz verspüren 5. Kranken-, Krankheits-

sicklen ['sɪkn] I *vt* Übelkeit verursachen II *vi* 1. erkranken, krank werden 2. kränkeln

sicklenling ['sɪkənɪŋ] *adj.* Übelkeit erregend

sicklaelmia [sɪk'liːmɪə] *noun* (*brit.*) s.u. sicklemia

sicklle ['sɪkəl] *noun* Sichel *f*

sicklelmia [sɪk'liːmɪə] *noun* Sichelzellanämie *f*, Sichelzellenanämie *f*, Herrick-Syndrom *nt*

sicklling ['sɪklɪŋ] *noun* Sichelzellbildung *f*

sicklly ['sɪklɪ] I *adj.* 1. kränklich, schwächlich; krankhaft, kränklich, blass 2. (*Klima*) ungesund II *vt* krank machen

sicklness ['sɪknɪs] *noun* 1. Krankheit *f*, Erkrankung *f*; Leiden *nt* 2. Übelkeit *f*, Erbrechen *nt*
radiation sickness Strahlenkrankheit *f*
serum sickness Serumkrankheit *f*
x-ray sickness Strahlenkrankheit *f*

sidero- *präf.* Eisen-, Sider(o)-

sidlerlolblast ['sɪdərəʊblæst] *noun* Sideroblast *m*

sidlerlolcyte ['sɪdərəʊsaɪt] *noun* Siderozyt *m*

sidlerlolpelnia [sɪdərəʊ'piːnɪə] *noun* (systemischer) Eisenmangel *m*, Sideropenie *f*

sidlerlolpelnic [sɪdərəʊ'piːnɪk] *adj.* Sideropenie betreffend, durch Sideropenie bedingt, sideropenisch

sildelrophlillin [sɪdə'rɑfəlɪn] *noun* Transferrin *nt*, Siderophilin *nt*

sidlerlolsis [sɪdə'rəʊsɪs] *noun* Siderose *f*, Siderosis *f*

sidlerlotlic [sɪdə'rɑtɪk] *adj.* Siderose betreffend, siderotisch

sign [saɪn] I *noun* 1. Zeichen *nt*, Symptom *nt* 2. Zeichen *nt*, Symbol *nt*, Kennzeichen *nt* II *vt* unterzeichnen, unterschreiben, signieren III *vi* unterschreiben, unterzeichnen
signs of maturity Reifezeichen *pl*
accessory sign Begleitsymptom *nt*, Nebensymptom *nt*
antecedent sign Prodromalsymptom *nt*
asident sign Nebensymptom *nt*
Codman's sign Codman-Zeichen *nt*
Rumpel-Leede sign Rumpel-Leede-Phänomen *nt*
Sternberg's sign Sternberg-Zeichen *nt*

siglnal ['sɪgnl] *noun* Zeichen *nt*, Anzeichen *nt* (*of* für); Signal *nt*
inhibitory signal Hemmsignal *nt*
termination signal Abbruchsignal *nt*, Terminationssignal *nt*
tolerogenic signal tolerogenes Signal *nt*

sillilca ['sɪlɪkə] *noun* Siliziumdioxid *nt*

sillilcate ['sɪlɪkeɪt] *noun* Silikat *nt*, Silicat *nt*

sillilcon ['sɪlɪkɑn] *noun* Silizium *nt*, Silicium *nt*

sillilcone ['sɪlɪkəʊn] *noun* Silikon *nt*

sillver ['sɪlvər] I *noun* Silber *nt*, (*Chemie*) Argentum *nt* II *adj.* silbern, Silber-

single-strand *adj.* s.u. single-stranded

single-stranded *adj.* einstrangig, Einzelstrang-

sinistro- *präf.* Links-, Sinistr(o)-

silnus ['saɪnəs] *noun, plural* **silnus, silnusles** 1. Höhle *f*, Höhlung *f*, Bucht *f*, Tasche *f*, Sinus *m* 2. (*anatom.*) Knochenhöhle *f*, Markhöhle *f*, Sinus *m*; (*Nase*) Nebenhöhle *f*; (*Gehirn*) venöser Sinus *m* 3. (*pathol.*) Fistelgang *m*, Fisteltasche *f*, Sinus *m*
lymph sinus s.u. lymphatic *sinus*
lymphatic sinus Lymphsinus *m*, Lymphknotensinus *m*

silnuslliltis [saɪnə'saɪtɪs] *noun* Nebenhöhlenentzündung *f*, Nasennebenhöhlenentzündung *f*, Sinusitis *f*, Sinuitis *f*
allergic sinusitis allergische Nebenhöhlenentzündung *f*, allergische Sinusitis *f*
polypoid sinusitis polypöse Sinusitis *f*

si|nus|oid ['saɪnəsɔɪd] I *noun* **1.** sinusartige Struktur *f*, Sinusoid *m* **2.** Sinusoid *nt*, Sinusoidgefäß *nt*, Vas sinusoideum **II** *adj.* s.u. sinusoidal

si|nus|oi|dal [saɪnə'sɔɪdl] *adj.* Sinusoid betreffend, sinusartig, sinusoid, sinusoidal, Sinus-

Sipple ['sɪpl]: **Sipple's syndrome** Sipple-Syndrom *nt*, MEN-Typ *m* IIa, MEA-Typ *m* IIa

SiO2 *abk.* s.u. silicon *dioxide*

site [saɪt] *noun* Stelle *f*, Ort *m*

A binding site s.u. aminoacyl binding *site*

aminoacyl site s.u. aminoacyl binding *site*

aminoacyl binding site A-Stelle *f*, Aminoacyl-Stelle *f*, A-Bindungsstelle *f*, Aminoacyl-Bindungsstelle *f*

antibody combining site Antikörperbindungsstelle *f*

antigen binding site Antigenbindungsstelle *f*

binding site Bindungsstelle *f*

complement binding site Komplementbindungsstelle *f*

enzyme recognition site Enzymerkennungsstelle *f*

Fc-receptor binding site F_c-Rezeptorbindungsstelle *f*

inflammatory site Entzündungsort *m*

peptidyl site P-Bindungsstelle *f*, Peptidylstelle *f*, Peptidylbindungsstelle *f*

recognition site Erkennungsstelle *f*

SK *abk.* s.u. streptokinase

skim|ming ['skɪmɪŋ] *noun* **1.** (*Schaum*) Abschöpfen *nt*, Abschäumen *nt*, Skimming *nt* **2. skimmings** *plural* Schaum *m*

plasma skimming Plasma-Skimming *nt*

skin [skɪn] I *noun* **1.** Haut *f*, (*anatom.*) Integumentum commune **2.** äußere Haut *f*; Kutis *f*, Cutis *f* **II** *vt* schälen, abhäuten; (*Haut*) aufschürfen

SKSD *abk.* s.u. streptokinase-streptodornase

SL *abk.* s.u. streptolysin

SLE *abk.* s.u. systemic *lupus* erythematosus

slide [slaɪd] *noun* Objektträger *m*

object slide (*Mikroskop*) Objektträger *m*, Objektglas *nt*, Deckglas *nt*

slough [slʌf] I *noun* Schorf *m*, abgeschilferte Haut *f*, tote Haut *f* **II** *vt* (*Haut*) abstreifen, abwerfen

SLS *abk.* s.u. streptolysin S

sludge [slʌdʒ] *noun* Schlamm *m*, Bodensatz *m*; Sludge *m*

sludg|ing [slʌdʒɪŋ] *noun* Sludge-Phänomen *nt*, Sludging *nt*; Geldrollenbildung *f*

sludging of blood Sludge-Phänomen *nt*, Sludging *nt*; Geldrollenbildung *f*

SM *abk.* s.u. **1.** somatomedin **2.** spectrometry **3.** streptomycin

SMA *abk.* s.u. sequential multichannel *autoanalyzer*

SMAF *abk.* s.u. specific macrophage arming *factor*

smear [smɪər] I *noun* **1.** Zellausstrich *m*, Ausstrich *m*; Abstrich *m* **2.** Schmiere *f* **II** *vt* **3.** (*Kultur*) ausstreichen **4.** schmieren; etwas bestreichen (*with* mit); (*Salbe*) auftragen; (*Haut*) einreiben

blood smear Blutausstrich *m*

bone marrow smear Knochenmarkausstrich *m*

cervical smear Zervixabstrich *m*, Abstrich *m*

Papanicolaou's smear Papanicolaou-Abstrich *m*

vaginal smear Vaginalabstrich *m*, Scheidenabstrich *m*, Vaginalsmear *m*

Sn *abk.* s.u. **1.** stannum **2.** tin

SO_2 *abk.* s.u. sulfur *dioxide*

SOD *abk.* s.u. superoxide *dismutase*

so|da ['səʊdə] *noun* **1.** Soda *f*, Natriumkarbonat *nt* **2.** Natriumbikarbonat *nt* **3.** Ätznatron *nt*, kaustische Soda, Natriumhydroxid *nt*

baking soda Natriumbikarbonat *nt*

bicarbonate soda Natriumbikarbonat *nt*

SODH *abk.* s.u. sorbitol *dehydrogenase*

so|di|um ['səʊdɪəm] *noun* Natrium *nt*

sodium-potassium-ATPase *noun* Natrium-Kalium-ATPase *f*, Na^+-K^+-ATPase *f*

Sol. *abk.* s.u. solution

sol. *abk.* s.u. solution

soluble-RNA *noun* Transfer-RNS *f*, Transfer-RNA *f*

so|lu|tion [sə'luːʃn] *noun* **1.** (*Chemie, pharmakol.*) Lösung *f* **2.** (*pathol.*) Lösung *f*, Ablösung *f*, Solutio *f*

ACD solution ACD-Lösung *f*, ACD-Stabilisator *m*

ammonia solution Salmiakgeist *m*, wässrige Ammoniaklösung *f*

anticoagulant citrate phosphate dextrose solution CPD-Stabilisator *m*

buffer solution Pufferlösung *f*

culture solution Nährlösung *f*

diluted ammonia solution verdünnter Salmiakgeist *m*

diluted sodium hypochlorite solution verdünnte Natriumhypochloritlösung *f*

Hayem's solution Hayem-Lösung *f*

ionic solution ionische Lösung *f*

isotonic saline solution isotone Kochsalzlösung *f*

isotonic sodium chloride solution isotone Kochsalzlösung *f*

normal saline solution physiologische Kochsalzlösung *f*

normal salt solution physiologische Kochsalzlösung *f*

physiologic saline solution physiologische Kochsalzlösung *f*

physiologic salt solution physiologische Kochsalzlösung *f*

physiologic sodium chloride solution physiologische Kochsalzlösung *f*

saline solution Salzlösung *f*

salt solution 1. Salzlösung *f* **2.** Kochsalzlösung *f*

saturated solution gesättigte Lösung *f*

sodium chloride solution Kochsalzlösung *f*

sodium hypochlorite solution Natriumhypochloritlösung *f*

standard solution Normallösung *f*, Standardlösung *f*, Bezugslösung *f*, Vergleichslösung *f*

strong ammonia solution konzentrierter Salmiakgeist *m*

so|ma ['səʊmə] *noun, plural* **so|mas, so|ma|ta** ['səʊmətə] **1.** Körper *m*, Soma *nt* **2.** Zellkörper *m*, Soma *nt*

so|mal ['səʊməl] *adj.* s.u. somatic

so|mat|ic [səʊ'mætɪk] *adj.* Körper/Soma betreffend, zum Körper behörend, somatisch, körperlich, Soma(to)-

somato- *präf.* Körper-, Somat(o)-

so|ma|to|gen|ic [ˌsəʊmətə'dʒenɪk] *adj.* vom Körper verursacht, körperlich, somatogen

so|ma|to|mam|mo|tro|pine [ˌsəʊmətəʊˌmæmə'trəʊpiːn] *noun* Somatomammotropin *nt*

chorionic somatomammotropine humanes Plazenta-Laktogen *nt*, Chorionsomatotropin *nt*

S

so|ma|to|me|din [ˌsəʊmətəʊ'miːdn] *noun* Somatomedin *nt*, sulfation factor (*m*)
somatomedin C Somatomedin C *nt*
so|ma|to|stat|in [ˌsəʊmətəʊ'stætɪn] *noun* Somatostatin *nt*, growth hormone release inhibiting hormone *nt*, somatotropin inhibiting hormone/factor *nt*, somatotropin release inhibiting hormone/factor *nt*, growth hormone inhibiting factor *nt*
so|ma|to|stat|i|no|ma [səʊmətəʊˌstætɪ'nəʊmə] *noun* Somatostatinom *nt*, D-Zell-Tumor *m*, D-Zellen-Tumor *m*
so|ma|to|troph|ic [ˌsəʊmətəʊ'trəʊfɪk] *adj.* s.u. somatotropic
so|ma|to|tro|phin [ˌsəʊmətəʊ'trəʊfɪn] *noun* s.u. somatotropin
so|ma|to|trop|ic [ˌsəʊmətəʊ'trɑpɪk] *adj.* somatotrop
so|ma|to|tro|pin [ˌsəʊmətəʊ'trəʊpɪn] *noun* Somatotropin *nt*, somatotropes Hormon *nt*, Wachstumshormon *nt*
so|mat|ro|pin [səʊ'mætrəpɪn] *noun* s.u. somatotropin
SorbD *abk.* s.u. sorbitol *dehydrogenase*
sor|bent ['sɔːrbənt] *noun* Sorptionsmittel *nt*, Sorbens *nt*
sor|bite ['sɔːrbaɪt] *noun* s.u. sorbitol
sor|bi|tol ['sɔːrbɪtɔl] *noun* Sorbit *nt*, Sorbitol *nt*, Glucit *nt*, Glucitol *nt*
sore [səʊr; sɔːr] **I** *noun* Wunde *f*, Entzündung *f*, wunde Stelle *f* **II** *adj.* weh, wund, schmerzhaft; entzündet
sort|er ['sɔːrtr] *noun* Sortierer *m*, Sorter *m*
fluorescence-activated cell sorter fluoreszenzaktivierter Zellsorter *m*
sound [saʊnd] **I** *noun* Sonde *f* **II** *vi* sondieren
source ['səʊərs, 'sɔːrs] *noun* Quelle *f*; Ursprung *m*, Ursache *f*
source of error Fehlerquelle *f*
source of infection Infektionsquelle *f*, Herd *m*, Fokus *m*
source of light Lichtquelle *f*
energy source Energiequelle *f*
radiation source Strahlenquelle *f*
SP *abk.* s.u. sphingomyelin
space [speɪs] **I** *noun* (*a. anatom.*) Raum *m*, Platz *m*; Zwischenraum *m*, Abstand *m*, Lücke *f*, Spalt *m*; Zeitraum *m* **II** *vt* räumlich *oder* zeitlich einteilen; in Abständen verteilen
extracellular space extrazellulärer Raum *m*, Extrazellularraum *m*
intracellular space intrazellulärer Raum *m*, Intrazellularraum *m*
marrow space Markhöhle *f*, Cavitas medullaris
third space dritter Raum *m*, transzellulärer Raum *m*, third space *nt*
spac|er ['speɪsər] *noun* Zwischenstück *nt*, Spacer *m*
sp.act. *abk.* s.u. specific *activity*
spas|mo|gen ['spzmdʒn] *noun* Spasmogen *nt*
SPCA *abk.* s.u. serum prothrombin conversion *accelerator*
Spec. *abk.* s.u. specimen
spec. *abk.* s.u. specific
spe|cies ['spiːʃiːz] *noun, plural* **spe|cies** Art *f*, Spezies *f*, Species *f*; Gattung *f*
species-specific *adj.* speziesspezifisch, artspezifisch
spe|cif|ic [spɪ'sɪfɪk] *adj.* **1.** Spezies betreffend, artspezifisch, Arten- **2.** spezifisch (wirkend), gezielt **3.** (*Physik*) spezifisch
spec|i|fic|i|ty [ˌspesɪ'fɪsətɪ] *noun* spezifische Eigenschaft *f*, Spezifität *f*
antibody specificity Antikörperspezifität *f*
antigen specificity Antigenspezifität *f*
antigen binding specificity Antigenbindungsspezifität *f*
B-cell specificity B-Zell-Spezifität *f*
blood group specificity Blutgruppenspezifität *f*
codon specificity Codonspezifität *f*
configurational specificity Konfigurationsspezifität *f*
host specificity Wirtsspezifität *f*
ligand specificity Ligandenspezifität *f*
organ specificity Organspezifität *f*
species specificity Artspezifität *f*, Speziesspezifität *f*
substrate specificity Substratspezifität *f*
T-cell specificity T-Zell-Spezifität *f*
template specificity Matrizenspezifität *f*
type specificity Typenspezifität *f*
spec|i|men ['spesɪmən] *noun* Probe *f*, Untersuchungsmaterial *nt*
blood specimen Blutprobe *f*
spec|tral ['spektrəl] *adj.* Spektrum betreffend, spektral, Spektral-, Spektro-
spec|tro|col|o|rim|e|ter [ˌspektrəʊˌkʌlə'rɪmətər] *noun* Spektrokolorimeter *nt*
spec|tro|flu|o|rom|e|ter [ˌspektrəʊflʊə'rɑmɪtər] *noun* Spektrofluorometer *nt*
spec|tro|gram ['spektrəʊgræm] *noun* Spektrogramm *nt*
spec|tro|graph ['spektrəʊgræf] *noun* Spektrograph *m*, Spektrograf *m*
spec|trog|ra|phy [spek'tɑgrəfɪ] *noun* Spektrographie *f*, Spektrografie *f*
spec|trom|e|ter [spek'trɑmɪtər] *noun* **1.** Spektralapparat *m*, Spektrometer *nt* **2.** Spektroskop *nt*
spec|tro|met|ric [ˌspektrə'metrɪk] *adj.* spektrometrisch
spec|trom|e|try [spek'trɑmətrɪ] *noun* Spektrometrie *f*
spec|tro|pho|to|flu|o|rom|e|ter [ˌspektrəʊˌfəʊtəʊflʊə'rɑmɪtər] *noun* Spektrophotofluorometer *nt*, Spektrofotofluorometer *nt*
spec|tro|pho|tom|e|ter [ˌspektrəʊfəʊ'tɑmɪtər] *noun* Spektrophotometer *nt*, Spektrofotometer *nt*, Spektralphotometer *nt*, Spektralfotometer *nt*
absorption spectrophotometer Absorptionsspektrophotometer *nt*, Absorptionsspektrofotometer *nt*
spec|tro|pho|tom|e|try [ˌspektrəʊfəʊ'tɑmətrɪ] *noun* Spektrophotometrie *f*, Spektrofotometrie *f*
spec|tro|po|la|rim|e|ter [spektrəʊˌpəʊlə'rɪmətər] *noun* Spektralpolarimeter *nt*, Spektropolarimeter *nt*
spec|tro|scope ['spektrəʊskəʊp] *noun* Spektroskop *nt*
spec|tro|scop|ic [spektrəʊ'skɑpɪk] *adj.* Spektroskop *oder* Spektroskopie betreffend, spektroskopisch, spektralanalytisch
spec|tro|scop|i|cal [spektrəʊ'skɑpɪkl] *adj.* s.u. spectroscopic
spec|tros|co|py [spek'trɑskəpɪ] *noun* Spektroskopie *f*
NMR spectroscopy s.u. nuclear magnetic resonance *spectroscopy*
nuclear magnetic resonance spectroscopy Kernresonanzspektroskopie *f*, Kernspinresonanzspektroskopie *f*, NMR-Spektroskopie *f*
spec|trum ['spektrəm] *noun, plural* **spec|trums, spec|tra** ['spektrə] **1.** Spektrum *nt* **2.** Spektrum *nt*, Skala *f*, Bandbreite *f*
absorption spectrum Absorptionsspektrum *nt*

light-absorption spectrum Lichtabsorptionsspektrum *nt*, Absorptionsspektrum *nt*
x-ray spectrum Röntgenspektrum *nt*
S-peptide *noun* S-Peptid *nt*
sper|mo|cy|to|ma [ˌspɜrməsaɪ'təʊmə] *noun* Seminom *nt*
SPF *abk.* s.u. spectrophotofluorometer
sphero- *präf.* Kugel-, Sphär(o)-
sphe|ro|cyte ['sfɪərəsaɪt] *noun* Kugelzelle *f*, Sphärozyt *m*
sphe|ro|cyt|ic [sfɪərə'sɪtɪk] *adj.* Sphärozyten betreffend, Sphärozyten-
sphe|ro|cy|to|sis [ˌsfɪərəsaɪ'təʊsɪs] *noun* Sphärozytose *f*
hereditary spherocytosis Minkowski-Chauffard-Syndrom *nt*, Minkowski-Chauffard-Gänsslen-Syndrom *nt*, hereditäre Sphärozytose *f*, konstitutionelle hämolytische Kugelzellanämie *f*, familiärer hämolytischer Ikterus *m*, Morbus *m* Minkowski-Chauffard
spher|ul|in ['sfɪərjəlɪn] *noun* Sphaerulin *nt*
sphin|go|ga|lac|to|side [ˌsfɪŋgəʊgə'læktəsaɪd] *noun* Sphingogalaktosid *nt*
sphin|go|gly|co|lip|id [sfɪŋgəʊˌglaɪkə'lɪpɪd] *noun* Sphingoglykolipid *nt*
sphin|go|in ['sfɪŋgəʊwɪn] *noun* Sphingoin *nt*
sphin|go|lip|id [sfɪŋgəʊ'lɪpɪd] *noun* Sphingolipid *nt*
sphin|go|my|e|lin [sfɪŋgəʊ'maɪəlɪn] *noun* Sphingomyelin *nt*
sphin|go|my|e|li|nase [sfɪŋgəʊ'maɪəlɪneɪz] *noun* Spingomyelinase *f*, Spingomyelinphosphodiesterase *f*
sphin|go|phos|pho|lip|id [sfɪŋgəʊˌfɑsfəʊ'lɪpɪd] *noun* Sphingophospholipid *nt*
sphin|go|sine ['sfɪŋgəsiːn] *noun* Sphingosin *nt*, 4-Sphingenin *nt*
Spiegler-Fendt ['spiːglər fent]: **Spiegler-Fendt pseudolymphoma** s.u. *Spiegler-Fendt* sarcoid
Spiegler-Fendt sarcoid multiples Sarkoid *nt*, Bäfverstedt-Syndrom *nt*, benigne Lymphoplasie *f* der Haut, Lymphozytom *nt*, Lymphocytoma cutis, Lymphadenosis benigna cutis
spin|dle ['spɪndl] *noun* **1.** Spindel *f* **2.** Kernspindel *f*, Mitosespindel *f*
mitotic spindle Kernspindel *f*, Mitosespindel *f*
spi|rad|e|no|ma [spaɪˌrædɪ'nəʊmə] *noun* Schweißdrüsenadenom *nt*, Spiradenom *nt*, Adenoma sudoriparum
spi|ro|chet|al [spaɪrə'kiːtl] *adj.* Spirochäten betreffend, durch Spirochäten verursacht, Spirochäten-
spi|ro|chete ['spaɪrəkiːt] *noun* **1.** Spirochäte *f* **2.** schraubenförmiges Bakterium *nt*
spleen [spliːn] *noun* Milz *f*; *(anatom.)* Splen *m*, Lien *m*
enlarged spleen Milzvergrößerung *f*, Milzschwellung *f*, Milztumor *m*, Splenomegalie *f*, Splenomegalia *f*
Gandy-Gamna spleen siderotische Splenomegalie *f*
speckled spleen Fleckenmilz *f*
splen|ad|e|no|ma [ˌspliːnædɪ'nəʊmə] *noun* Pulpahyperplasie *f*, Splenadenom *nt*
splen|ic ['splenɪk] *adj.* Milz/Splen betreffend, von der Milz ausgehend, lienal, splenisch, Lienal-, Milz-, Splen(o)-
sple|no|ma [splɪ'nəʊmə] *noun* Milztumor *m*, Splenom *nt*
sple|no|med|ul|lar|y [spliːnə'medleriː] *adj.* splenomedullär
sple|no|me|ga|lia [ˌspliːnəmɪ'geɪljə] *noun* s.u. splenomegaly
sple|no|meg|a|ly [spliːnə'megəlɪ] *noun* Milzvergrößerung *f*, Milzschwellung *f*, Milztumor *m*, Splenomegalie *f*, Splenomegalia *f*
hemolytic splenomegaly hämolytische Splenomegalie *f*
siderotic splenomegaly siderotische Splenomegalie *f*
thrombophlebitic splenomegaly Opitz-Krankheit *f*, Opitz-Syndrom *nt*, thrombophlebitische Splenomegalie *f*
sple|no|my|e|log|e|nous [ˌspliːnəˌmaɪə'lɑdʒənəs] *adj.* splenomedullary
spli|cing ['splaɪsɪŋ] *noun* Splicing *nt*, Spleißen *nt*
differential splicing differentielles Spleißen *nt*
spondylo- *präf.* Wirbel-, Spondyl(o)-
spong|es ['spʌndʒəs] *plural* Schwämme *pl*
spongio- *präf.* Schwamm-, Spongi(o)-
spon|gi|o|blast ['spʌndʒɪəʊblæst] *noun* Spongioblast *m*
spon|gi|o|blas|to|ma [ˌspʌndʒɪəʊblæs'təʊmə] *noun* Spongioblastom *nt*
spon|gi|o|cyte ['spʌndʒɪəʊsaɪt] *noun* **1.** *(ZNS)* Gliazelle *f*, Spongiozyt *m* **2.** *(NNR)* Spongiozyt *m*
spon|gi|o|cy|to|ma [ˌspʌndʒɪəʊsaɪ'təʊmə] *noun* Spongioblastom *nt*
spon|gy ['spʌndʒɪ] *adj.* schwammig, schwammartig, schwammähnlich, spongiös, Schwamm-; porös
spon|ta|ne|ous [spɑn'teɪnɪəs] *adj.* von selbst (entstanden), von innen heraus (kommend), spontan, selbsttätig, unwillkürlich, Spontan-
spore [spəʊər, spɔːr] *noun* Spore *f*, Spora *f*
bacterial spore Bakterienspore *f*
clostridial spores Clostridiensporen *pl*
spread [spred] (*v* **spread; spread) I** *noun* Verbreitung *f*, Ausbreitung *f* **II** *adj.* ausgebreitet, verbreitet; gespreizt, Spreiz- **III** *vt* *(Krankheit)* verbreiten, ausbreiten **IV** *vi* sich verbreiten, sich ausbreiten
bronchogenic spread bronchogene Aussaat *f*
intracanalicular spread intrakanalikuläre Aussaat *f*
lymphatic spread lymphogene Aussaat *f*, lymphogene Streuung *f*
lymphohematogenous spread lymphohämatogene Aussaat *f*
viral spread Virusausbreitung *f*, Virusverbreitung *f*
S-protein *noun* S-Protein *nt*, Vitronektin *nt*
sprout [spraʊt] **I** *noun* Spross *m*, Sprössling *m* **II** *vt* keimen lassen, wachsen lassen, entwickeln **III** *vi* sprießen, keimen, aufgehen, Knospen treiben, knospen
squal|lene ['skweɪliːn] *noun* Squalen *nt*
squalene-2,3-epoxide *noun* Squalen-2,3-epoxid *nt*
squa|mous ['skweɪməs] *adj.* **1.** schuppig, schuppenförmig, schuppenähnlich, squamös **2.** mit Schuppen bedeckt, schuppig
Sr *abk.* s.u. strontium
SRBC *abk.* s.u. sheep red blood *cell*
SRF *abk.* s.u. **1.** skin reactive *factor* **2.** somatotropin releasing *factor*
SRH *abk.* s.u. somatotropin releasing *hormone*
SR-IF *abk.* s.u. somatotropin release inhibiting *factor*
SRS-A *abk.* s.u. slow-reacting *substance* of anaphylaxis
SS *abk.* s.u. **1.** saturated *solution* **2.** serum *sickness* **3.** Sézary *syndrome* **4.** single-stranded
ss *abk.* s.u. single-stranded
ssDNA *abk.* s.u. single-stranded *DNA*
SSM *abk.* s.u. superficial spreading *melanoma*
SSP *abk.* s.u. salazosulfapyridine

SSPE *abk.* s.u. subacute sclerosing *panencephalitis*
ssRNA *abk.* s.u. single-stranded *RNA*
SST *abk.* s.u. somatostatin
ST *abk.* s.u. **1.** skin *test* **2.** standard *temperature*
st *abk.* s.u. stage
sta|bil|li|ty [stə'bɪlətɪ] *noun* Stabilität *f*, Beständigkeit *f*, Festigkeit *f*; Widerstandsfähigkeit *f*, Widerstandskraft *f*; (*Chemie*) Resistenz *f*
acid stability Säurestabilität *f*
mitotic stability Mitosestabilität *f*
Stablay ['stbl]: **Stablay model** Stablay-Modell *nt*
stage [steɪdʒ] *noun* **1.** Stadium *nt*, Phase *f*, Stufe *f*, Grad *m*; Abschnitt *m*; **by/in stages** schrittweise, stufenweise **2.** (*Mikroskop*) Objekttisch *m*
activation stage Aktivierungsphase *f*
Arneth stages Arneth-Stadien *pl*
chiasma stage Chiasmastadium *nt*
developmental stage Entwicklungsphase *f*, Entwicklungsstufe *f*
microscope stage Objektivtisch *m*
prodromal stage Prodromalstadium *nt*, Prodromalsphase *f*, Vorläuferstadium *nt*
promastigote stage promastigote Form *f*, Leptomonas-Form *f*
resting stage Ruhezustand *m*, Ruhestadium *nt*
stag|ing ['steɪdʒɪŋ] *noun* Staging *nt*
clinical staging klinisches Staging *nt*
surgical staging chirurgisches Staging *nt*
TNM staging TNM-Staging *nt*
tumor staging Tumorstaging *nt*
stain [steɪn] **I** *noun* **1.** Farbe *f*, Farbstoff *m*, Färbemittel *nt* **2.** Färbung *f* **II** *vt* anfärben, färben
acid stain saurer Farbstoff *m*
acid-fast stain säurefeste Färbung *f*, Färbung *f* säurefester Bakterien
auramine stain Auraminfärbung *f*
azan stain Azan-Färbung *f*, Heidenhain-Azanfärbung *f*
basic stain 1. basischer Farbstoff *m* **2.** basische Färbung *f*
Best's carmine stain Best-Karminfärbung *f*
Bielschowsky's stain Bielschowsky-Silberimprägnierung *f*
Bodian silver stain Versilberung *f* nach Bodian
capsule stain Kapselfärbung *f*
carbolfuchsin stain Karbolfuchsinfärbung *f*
carbol-gentian violet stain Karbolgentianaviolettfärbung *f*
Congo red stain Kongorotfärbung *f*
contrast stain 1. Kontrastfärbemittel *nt* **2.** Kontrastfärbung *f*
differential stain Differentialfärbung *f*, Differenzialfärbung *f*
elastica-van Gieson stain Elastica-van Gieson-Färbung *f*, E.v.G-Färbung *f*
fat stain Fettfärbung *f*
Feulgen stain Feulgen-Nuklealreaktion *f*
fibrin stain Fibrinfärbung *f*
flagellar stain Geißelfärbung *f*
fuchsin stain Fuchsinfärbung *f*
Giemsa's stain Giemsa-Färbung *f*
Goodpasture's peroxidase stain Peroxidasefärbung *f* nach Goodpasture
Graham's peroxidase stain Peroxidasefärbung nach Graham
Gram's stain Gram-Färbung *f*
HE stain s.u. hematoxylin-eosin *stain*
Heidenhain's azan stain Heidenhain-Azanfärbung *f*
Heidenhain's iron hematoxylin stain Heidenhain-Hämatoxylinfärbung *f*
hemalum stain Hämalaunfärbung *f*
hemalum-eosin stain Hämalaun-Eosin-Färbung *f*
hematoxylin-eosin stain Hämatoxylin-Eosin-Färbung *f*, HE-Färbung *f*
immunofluorescent stain Immunfluoreszenzfärbung *f*, Immunofluoreszenzfärbung *f*
iron hematoxylin stain Eisen-Hämatoxylin-Färbung *f*
Leishman's stain Leishman-Färbung *f*
Löffler's alkaline methylene blue stain (alkalische) Löffler-Methylenblaufärbung *f*
Masson stain Masson-Färbung *f*
Masson-Goldner stain Masson-Goldner-Färbung *f*
May-Grünwald's stain May-Grünwald-Färbung *f*
May-Grünwald-Giemsa stain May-Grünwald-Giemsa-Färbung *f*
methyl violet stain Methylviolettfärbung *f*
methylene blue stain Methylenblaufärbung *f*
negative stain Negativfärbung *f*
Neisser's stain Neisser-Färbung *f*
nuclear stain Kernfärbung *f*
panoptic stain panoptische Färbung *f*
Papanicolaou's stain Pap-Färbung *f*, Papanicolaou-Färbung *f*
Pappenheim's stain Pappenheim-Färbung *f*, panoptische Färbung *f* nach Pappenheim
PAS stain periodic acid-Schiff-Färbung *f*, PAS-Färbung *f*
periodic acid-Schiff stain PAS-Färbung *f*
peroxidase stain Peroxidasefärbung *f*
positive stain Positivfärbung *f*
Prussian blue stain Berliner-Blau-Reaktion *f*, Ferriferrocyanid-Reaktion
selective stain Selektivfärbung *f*
silver stain Versilberung *f*, Silberfärbung *f*, Silberimprägnierung *f*
spore stain Sporenfärbung *f*
toluidine blue stain Toluidinblaufärbung *f*
van Gieson's stain van Gieson-Färbung *f*, v.G.-Färbung *f*
stain|ing ['steɪnɪŋ] *noun* **1.** Färben *nt*, Färbung *f* **2.** Verschmutzung *f*
fluorochrome staining Fluoreszensfärbung *f*, Fluorochromisierung *f*
negative staining s.u. negative-contrast *staining*
negative-contrast staining Negativkontrastierung *f*, Negativkontrastfärbung *f*
stand|ard ['stændərd] **I** *noun* **1.** Standard *m*, Norm *f*; Maßstab *m*; Richtlinie *f* **2.** Richtmaß *nt*, Normalmaß *nt*, Standard *m*, Standardwert *m* **3.** Standardlösung *f* **II** *adj.* Norm-, Standard-; normal, Normal-; Routine-; Einheits-
stan|num ['stænəm] *noun* Zinn *nt*, Stannum *nt*
staph|y|lo|coc|cal [ˌstæfɪləʊ'kɑkəl] *adj.* Staphylokokken betreffend, durch Staphylokokken verursacht, Staphylokokken-
staph|y|lo|coc|cae|mia [ˌstæfɪləʊkɑk'siːmɪə] *noun* (*brit.*) s.u. staphylococcemia
staph|y|lo|coc|ce|mia [ˌstæfɪləʊkɑk'siːmɪə] *noun* Staphylokokkensepsis *f*, Staphylokokkämie *f*

staph|y|lo|coc|cic [ˌstæfɪləʊ'kɑksɪk] *adj.* s.u. staphylococcal

staph|y|lo|coc|cin [ˌstæfɪləʊ'kɑksɪn] *noun* Staphylokokzin *nt*, Staphylococcin *nt*

staph|y|lo|coc|co|ly|sin [ˌstæfɪləʊkə'kɑləsɪn] *noun* s.u. staphylolysin

staph|y|lo|coc|cus [ˌstæfɪləʊ'kɑkəs] *noun, plural* **staph|y|lo|coc|ci** [stæfɪləʊ'kɑksaɪ] Traubenkokkus *m*, Staphylokokkus *m*, Staphylococcus *m*

staph|y|lo|hae|mo|ly|sin [ˌstæfɪləʊhɪ'mɑləsɪn] *noun* (*brit.*) s.u. staphylohemolysin

staph|y|lo|he|mo|ly|sin [ˌstæfɪləʊhɪ'mɑləsɪn] *noun* Staphylohämolysin *nt*

staph|y|lo|ki|nase [ˌstæfɪləʊ'kaɪneɪs] *noun* Staphylokinase *f*

staph|y|lol|y|sin [ˌstæfɪ'lɑləsɪn] *noun* Staphylolysin *nt*, Staphylokokkenhämolysin *nt*
α-staphylolysin α-Staphylolysin *nt*
β-staphylolysin β-Staphylolysin *nt*
δ-staphylolysin δ-Staphylolysin *nt*
ε-staphylolysin ε-Staphylolysin *nt*
γ-staphylolysin γ-Staphylolysin *nt*
alpha staphylolysin α-Staphylolysin *nt*
beta staphylolysin β-Staphylolysin *nt*, beta-Staphylolysin *nt*
delta staphylolysin δ-Staphylolysin *nt*, delta-Staphylolysin *nt*
epsilon staphylolysin ε-Staphylolysin *nt*
gamma staphylolysin γ-Staphylolysin *nt*

sta|sis ['steɪsɪs] *noun, plural* **sta|ses** ['steɪsiːz] Stauung *f*, Stockung *f*, Stillstand *f*, Stase *f*, Stasis *f*

sta|tus ['steɪtəs, 'stætəs] *noun* Zustand *m*, Lage *f*, Situation *f*, Status *m*
coagulation status Gerinnungsstatus *m*

stax|is ['stæksɪs] *noun* Sickerblutung *f*, Blutung *f*, Staxis *f*

STD *abk.* s.u. sexually transmitted *disease*

ste|a|rate ['stɪəreɪt] *noun* Stearat *nt*

ste|a|rin ['stɪərɪn] *noun* Stearin *nt*

stearo- *präf.* Fett-, Stear(o)-, Steat(o)-, Lip(o)-

steato- *präf.* s.u. stearo-

ste|a|to|cys|to|ma [ˌstɪətəsɪs'təʊmə] *noun* **1.** Steatocystoma *nt* **2.** falsches Atherom *nt*, Follikelzyste *f*, Ölzyste *f*, Talgretentionszyste *f*, Sebozystom *nt*, Steatom *nt*

ste|a|to|ma [stɪə'təʊmə] *noun, plural* **ste|a|to|mas, ste|a|to|ma|ta** [stɪə'təʊmətə] **1.** Fettgeschwulst *f*, Fettgewebsgeschwulst *f*, Fetttumor *m*, Fettgewebstumor *m*, Lipom *nt* **2.** falsches Atherom *nt*, Follikelzyste *f*, Ölzyste *f*, Talgretentionszyste *f*, Sebozystom *nt*, Steatom *nt*

ster|e|o|i|so|mer [sterɪə'aɪsəmər] *noun* Stereoisomer *nt*

ster|e|o|i|so|mer|ic [sterɪəˌaɪsə'merɪk] *adj.* Stereoisomerie betreffend *oder* besitzend, stereoisomer, stereoisomerisch

ster|e|o|i|som|er|ism [ˌsterɪəaɪ'sɑmərɪzəm] *noun* Raumisomerie *f*, Stereoisomerie *f*

ster|ile ['sterɪl] *adj.* **1.** keimfrei, steril; aseptisch **2.** unfruchtbar, steril, infertil

ste|ril|i|ty [stə'rɪlətɪ] *noun* **1.** Keimfreiheit *f*, Sterilität *f*; Asepsis *f* **2.** Unfruchtbarkeit *f*, Sterilität *f*

ster|il|i|za|tion [ˌsterɪlə'zeɪʃn] *noun* **1.** Entkeimung *f*, Sterilisierung *f*, Sterilisation *f* **2.** (*gynäkol., urolog.*) Sterilisation *f*, Sterilisierung *f*

ster|il|ize ['sterɪlaɪz] *vt* **1.** entkeimen, keimfrei machen, sterilisieren **2.** (*gynäkol., urolog.*) unfruchtbar machen, sterilisieren

ster|il|i|zer ['sterɪlaɪzər] *noun* Sterilisator *m*, Sterilisierapparat *m*

Sternberg ['stɜrnbɜrg; 'ʃtɛrnbɛrk]: **Sternberg's disease** Morbus *m* Hodgkin, Hodgkin-Krankheit *f*, Hodgkin-Lymphom *nt*, Hodgkin-Paltauf-Steinberg-Krankheit *f*, Paltauf-Steinberg-Krankheit *f*, (maligne) Lymphogranulomatose *f*, Lymphogranulomatosis maligna
Sternberg's giant cell Sternberg-Riesenzelle *f*, Sternberg-Reed-Riesenzelle *f*
Sternberg's sign Sternberg-Zeichen *nt*

Sternberg-Reed ['stɜrnbɜrg riːd]: **Sternberg-Reed cell** s.u. *Sternberg's* giant cell

ste|roid ['stɪərɔɪd, 'sterɔɪd] *noun* Steroid *nt*
adrenocortical steroid Adrenocorticosteroid *nt*

steroid-induced *adj.* steroidinduziert, Steroid-

ste|rol ['stɪərɔl, 'sterɔl] *noun* Sterin *nt*, Sterol *nt*

STH *abk.* s.u. somatotropic *hormone*

stib|o|phen ['stɪbəfen] *noun* Stibophen *nt*

stil|bene ['stɪlbiːn] *noun* Stilben *nt*

stim|u|la|tion [stɪmjə'leɪʃn] *noun* Reiz *m*, Reizung *f*, Stimulation *f*
antigenic stimulation Antigenstimulation *f*
T-cell-dependent stimulation T-Zell-abhängige Stimulation *f*

stim|u|la|tor ['stɪmjəleɪtər] *noun* **1.** Anregungsmittel *nt*, Reizmittel *nt*, Aufputschmittel *nt*, Stimulans *nt* **2.** Anreiz *m*, Antrieb *m*, Anregung *f*, Stimulanz *f*
human thyroid adenylate cyclase stimulator Thyroidea-stimulierendes Immunglobulin *nt*, thyroid-stimulating immunoglobulin *nt*, long-acting thyroid stimulator *nt*
long-acting thyroid stimulator Thyroidea-stimulierendes Immunglobulin *nt*, thyroid-stimulating immunoglobulin, long-acting thyroid stimulator *nt*

stim|u|lus ['stɪmjələs] *noun, plural* **stim|u|li** ['stɪmjəlaɪ] Reiz *m*, Stimulus *m*
chemotactic stimulus chemotaktischer Stimulus *m*

stip|pling ['stɪplɪŋ] *noun* Tüpfelung *f*, Punktierung *f*
Maurer's stippling Maurer-Körnelung *f*, Maurer-Tüpfelung *f*
Schüffner's stippling Schüffner-Tüpfelung *f*

stool [stuːl] *noun* Kot *m*, Fäkalien *pl*, Faeces *pl*
bloody stool Blutstuhl *m*, blutiger Stuhl *m*; Hämatochezie *f*
tarry stool Teerstuhl *m*, Meläna *f*, Melaena *f*

Str. *abk.* s.u. streptococci

strain [streɪn] *noun* **1.** Rasse *f*, Art *f*; Bakterienstamm *m*, Stamm *m* **2.** Varietät *f*, Varietas *f* **3.** Erbanlage *f*, Anlage *f*, Veranlagung *f*; Charakterzug *m*, Merkmal *nt*
bacterial strain Bakterienstamm *m*
high-responder strain High-responder-Stamm *m*
low-responder strain Low-responder-Stamm *m*
parental strain parentaler Stamm *m*, Elternstamm *m*
transgenic strain transgener Stamm *m*
TWAR strains TWAR-Chlamydien *pl*, TWAR-Stämme *pl*, Chlamydia pneumoniae

strand [strænd] *noun* Strang *m*, Faser *f*
Billroth's strands Milztrabekel *pl*, Milzstränge *pl*, Trabeculae splenicae
complementary strand Komplementärstrang *m*

leading strand Hauptstrang *m*, leading strand
parent strand Elternstrang *m*
polyribonucleotide strand Polyribonukleotidstrang *m*
primer strand Starterstrang *m*
template strand Matrizenstrang *m*

stream [striːm] I *noun* Strom *m*, Strömung *f* II *vt* ausströmen, verströmen III *vi* strömen, fließen
blood stream Blutstrom *m*, Blutkreislauf *m*

strength [streŋθ] *noun* **1.** Kraft *f*, Stärke *f* **2.** Stärke *f*, Stromstärke *f*; Wirkungsgrad *m* **3.** Stärke *f*, Säurestärke *f*; (*Lösung*) Konzentration *f*
ionic strength Ionenstärke *f*

Strept. *abk.* s.u. streptococci

strepto- *präf.* Strept(o)-

strep|to|ba|cil|lus [ˌstreptəʊbə'sɪləs] *noun, plural* **strep|to|ba|cil|li** [ˌstreptəʊbə'sɪlaɪ] Streptobacillus *m*

strep|to|coc|cae|mia [ˌstreptəʊkɑk'siːmɪə] *noun* (*brit.*) s.u. streptococcemia

strep|to|coc|cal [streptəʊ'kɑkl] *adj.* Streptokokken betreffend, durch Streptokokken verursacht, Streptokokken-

strep|to|coc|ce|mia [ˌstreptəʊkɑk'siːmɪə] *noun* Streptokokkensepsis *f*, Streptokokkämie *f*

strep|to|coc|ci *plural* s.u. streptococcus

strep|to|coc|cic [streptəʊ'kɑk(s)ɪk] *adj.* s.u. streptococcal

strep|to|coc|col|y|sin [ˌstreptəʊkɑ'kɑləsɪn] *noun* s.u. streptolysin

strep|to|coc|co|sis [ˌstreptəʊkɑ'kəʊsɪs] *noun* Streptokokkeninfektion *f*, Streptokokkose *f*

Strep|to|coc|cus [streptəʊ'kɑkəs] *noun* Streptococcus *m*
Streptococcus lactis Milchsäurebazillus *m*, Streptococcus lactis, Bacillus lactis
Streptococcus pneumoniae Fränkel-Pneumokokkus *m*, Pneumokokkus *m*, Pneumococcus *m*, Streptococcus pneumoniae, Diplococcus pneumoniae
Streptococcus pyogenes Streptococcus pyogenes, Streptococcus haemolyticus, Streptococcus erysipelatis, A-Streptokokken *pl*, Streptokokken *pl* der Gruppe A
Streptococcus viridans Streptococcus viridans, vergrünende Streptokokken *pl*, viridans Streptokokken *pl*

strep|to|coc|cus [streptəʊ'kɑkəs] *noun, plural* **strep|to|coc|ci** [streptəʊ'kɑkaɪ, streptəʊ'kɑsaɪ] Streptokokke *f*, Streptokokkus *m*, Streptococcus *m*
alpha streptococci s.u. alpha-hemolytic *streptococci*
alpha-hemolytic streptococci alphahämolytische Streptokokken *pl*
anhemolytic streptococci s.u. gamma *streptococci*
beta streptococci s.u. beta-hemolytic *streptococci*
beta-hemolytic streptococci β-hämolytische Streptokokken *pl*, beta-hämolytische Streptokokken *pl*
β-hemolytic streptococci s.u. beta-hemolytic *streptococci*
gamma streptococci gamma-hämolytische Streptokokken *pl*, nichthämolysierende Streptokokken *pl*
gamma-hemolytic streptococci s.u. gamma *streptococci*
group A streptococci A-Streptokokken *pl*, Streptokokken *pl* der Gruppe A, Streptococcus pyogenes, Streptococcus haemolyticus, Streptococcus erysipelatis
group N streptococci N-Streptokokken *pl*, Streptokokken *pl* der Gruppe N
hemolytic streptococci hämolytische Streptokokken *pl*
indifferent streptococci s.u. gamma *streptococci*
lactic streptococci N-Streptokokken *pl*, Streptokokken *pl* der Gruppe N
nonenterococcal group D streptococci Nichtenterokokken *pl* der Gruppe D
nonhemolytic streptococci s.u. gamma *streptococci*
viridans streptococci vergrünende Streptokokken *pl*, viridans Streptokokken *pl*, Streptococcus viridans

strep|to|dor|nase [streptəʊ'dɔːrneɪs] *noun* Streptodornase *f*, Streptokokken-Desoxyribonuclease *f*

streptodornase-streptokinase *noun* s.u. streptokinase-streptodornase

strep|to|gen|in [streptəʊ'dʒenɪn] *noun* Streptogenin *nt*

strep|to|hae|mol|y|sin [ˌstreptəʊhɪ'mɑləsɪn] *noun* (*brit.*) s.u. streptolysin

strep|to|he|mol|y|sin [ˌstreptəʊhɪ'mɑləsɪn] *noun* s.u. streptolysin

strep|to|ki|nase [streptəʊ'kaɪneɪz] *noun* Streptokinase *f*

streptokinase-streptodornase *noun* Streptokinase-Streptodornase *f*

strep|tol|y|sin [strep'tɑləsɪn] *noun* Streptolysin *nt*
streptolysin O Streptolysin O *nt*
streptolysin S Streptolysin S *nt*

Strep|to|my|ces [streptə'maɪsiːz] *noun* Streptomyces *m*

strep|to|my|cin [streptəʊ'maɪsn] *noun* Streptomycin *nt*

strep|to|sep|ti|cae|mia [streptəʊˌseptɪ'siːmɪə] *noun* (*brit.*) s.u. streptosepticemia

strep|to|sep|ti|ce|mia [streptəʊˌseptɪ'siːmɪə] *noun* Streptokokkensepsis *f*

stron|tia ['strɑnʃ(ɪ)ə] *noun* Strontiumoxid *nt*

stron|ti|um ['strɑnʃ(ɪ)əm] *noun* Strontium *nt*

struc|ture ['strʌktʃər] *noun* Struktur *f*, Aufbau *m*, Bau *m*, Gefüge *nt*
β-structure Faltblatt *nt*, Faltblattstruktur *f*
antigenic structure Antigenstruktur *f*
bilayer structure Bilayerstruktur *f*
bond structure Bindungsstruktur *f*
bonding structure s.u. bond *structure*
covalent structure Primärstruktur *f*
duplex structure Doppelhelixstruktur *f*, Duplexstruktur *f*
pleated sheets structure Faltblatt *nt*, Faltblattstruktur *f*
protein structure Proteinstruktur *f*
quaternary structure Quartärstruktur *f*
viral structure Virusstruktur *f*

STS *abk.* s.u. serologic *tests* for syphilis

Stuart ['st(j)uːərt]: **Stuart factor** s.u. *Stuart-Prower* factor

Stuart-Prower ['st(j)uːərt 'praʊər]: **Stuart-Prower factor** Faktor X *m*, Stuart-Prower-Faktor *m*, Autothrombin III *nt*

stud|y ['stʌdɪ] I *noun, plural* **stud|ies** **1.** Studieren *nt* **2.** (wissenschaftliches) Studium *nt* **3.** Studie *f*, Untersuchung *f* (*of, in* über) II *vt* studieren; untersuchen, prüfen III *vi* studieren; lernen
blinded study Blindstudie *f*
lymhocyte transfer study Lymphozytentransferstudie *f*

sty|p|sis ['stɪpsɪs] *noun* **1.** Blutstillung *f*, Stypsis *f* **2.** Behandlung *f* mit einem Styptikum

styp|tic ['stɪptɪk] **I** *noun* **1.** blutstillendes Mittel *nt*, Hämostyptikum *nt*, Styptikum *nt* **2.** Adstringens *nt* **II** *adj.* **3.** blutstillend, hämostyptisch, styptisch **4.** zusammenziehend, adstringierend

sty|rene ['staɪriːn] *noun* Styrol *nt*, Vinylbenzol *nt*

sty|rol ['staɪrɔl] *noun* s.u. styrene

sty|ro|lene ['staɪrəliːn] *noun* s.u. styrene

sub- *präf.* Unter-, Sub-; Infra-

sub|a|cute [ˌsʌbə'kjuːt] *adj.* subakut

sub|clin|i|cal [sʌb'klɪnɪkl] *adj.* ohne klinische Symptome, subklinisch

sub|cul|ture ['sʌbkʌltʃər] *noun* **1.** Unterkultur *f*, Nachkultur *f*, Subkultur *f*, Abimpfung *f* **2.** Abimpfen *nt*

sub|feb|rile [sʌb'febrɪl] *adj.* leicht fieberhaft, subfebril

sub|leu|kae|mic [ˌsʌbluː'kiːmɪk] *adj.* (*brit.*) s.u. subleukemic

sub|leu|ke|mic [ˌsʌbluː'kiːmɪk] *adj.* subleukämisch

sub|lym|phae|mia [ˌsʌblɪm'fiːmɪə] *noun* (*brit.*) s.u. sublymphemia

sub|lym|phe|mia [ˌsʌblɪm'fiːmɪə] *noun* Lymphozytenmangel *m*, Lymphopenie *f*, Lymphozytopenie *f*

sub|pop|u|la|tion [ˌsʌbppj'leɪʃn] *noun* Subpopulation *f*

sub|stance ['sʌbstəns] *noun* Substanz *f*, Stoff *m*, Materie *f*, Masse *f*; (*anatom.*) Substantia *f*

anterior pituitary-like substance Choriongonadotropin *nt*

attractive substance Lockstoff *m*, Attraktant *m*

basophil substance s.u. tigroid *substance*

beta substance Heinz-Innenkörperchen *pl*, Heinz-Ehrlich-Körperchen *pl*

blood group substance Blutgruppenantigen *nt*

chromophil substance s.u. tigroid *substance*

cortical substance of lymph node Lymphknotenrinde *f*, Cortex nodi lymphatici

cortical substance of suprarenal gland Nebennierenrinde *f*, Cortex gl. suprarenalis

exophthalmos-producing substance Exophthalmus-produzierender Faktor *m*, Exophthalmus-produzierende Substanz

ferredoxin-reducing substance ferredoxin-reduzierende Substanz *f*

foreign substance körperfremde Substanz *f*, Fremdsubstanz *f*; Fremdkörper *m*

messenger substance Botensubstanz *f*, Botenstoff *m*

Nissl substance s.u. tigroid *substance*

slow-reacting substance of anaphylaxis slow-reacting substance of anaphylaxis *nt*

T substance T-Substanz *f*

tigroid substance Nissl-Schollen *pl*, Nissl-Substanz *f*, Nissl-Granula *pl*, Tigroidschollen *pl*

trace substance Spurensubstanz *f*

transmitter substance Transmittersubstanz *f*

sub|sti|tute ['sʌbstɪt(j)uːt] **I** *noun* Ersatz *m*, Ersatzstoff *m*, Ersatzmittel *nt*, Surrogat *nt* **II** *adj.* Ersatz-

blood substitute Blutersatz *m*; Plasmaersatz *m*, Plasmaexpander *m*

plasma substitute Plasmaersatz *m*, Plasmaexpander *m*

sub|sti|tu|tion [ˌsʌbstɪ't(j)uːʃn] *noun* Ersatz *m*, Austausch *m*, Substitution *f*, Substituierung *f*, Substituieren *nt*

base substitution Basensubstitution *f*

sub|strate ['sʌbstreɪt] *noun* Substrat *nt*

first substrate erstes Substrat *nt*, führendes Substrat *nt*

following substrate zweites Substrat *nt*, Folgesubstrat *nt*

leading substrate erstes Substrat *nt*, führendes Substrat *nt*

test substrate Testsubstrat *nt*

sub|u|nit ['sʌbjuːnɪt] *noun* Untereinheit *f*

catalytic subunit katalytische Untereinheit *f*

regulatory subunit regulatorische Untereinheit *f*

suc|ci|nate ['sʌksɪneɪt] *noun* Succinat *nt*

ferrous succinate Ferrosuccinat *nt*, Eisen-II-succinat *nt*

suc|ci|nyl ['sʌksɪnɪl] *noun* Succinyl-(Radikal *nt*)

succinyl-CoA *noun* succinylcoenzyme A

suc|ci|nyl|co|en|zyme A [ˌsʌksɪnɪlkəʊ'enzaɪm] Succinyl-CoA *nt*

suc|ci|nyl|trans|fer|ase [ˌsʌksɪnɪl'trænsfəreɪz] *noun* Succinyltransferase *f*

dihydrolipoamide succinyltransferase Dihydrolipoylsuccinyltransferase *f*

su|crose ['suːkrəʊs] *noun* Rübenzucker *m*, Rohrzucker *m*, Saccharose *f*

SUDH *abk.* s.u. succinate *dehydrogenase*

su|gar ['ʃʊgər] *noun* Zucker *m*

amino sugar Aminozucker *m*

beet sugar Rübenzucker *m*

blood sugar Blutzucker *m*, Glukose *f*

brain sugar Zerebrose *f*, D-Galaktose *f*

collagen sugar Aminoessigsäure *f*, Glyzin *nt*, Glycin *nt*, Glykokoll *nt*

deoxy sugar Desoxyzucker *m*

fruit sugar Fruchtzucker *m*, Fruktose *f*, Fructose *f*, Levulose *f*

gelatine sugar Aminoessigsäure *f*, Glyzin *nt*, Glycin *nt*, Glykokoll *nt*

NDP sugar s.u. nucleoside diphosphate *sugar*

nucleoside diphosphate sugar Nucleosiddiphosphatzucker *m*, NDP-Zucker *m*

phosphatidyl sugar Glykophosphoglycerid *nt*

sug|gil|la|tion [sʌ(g)jə'leɪʃn, sʌdʒə'leɪʃn] *noun* **1.** Suggillation *f* **2.** Livedo *f* **3.** Totenflecken *pl*, Leichenflecke *pl*, Livores *pl*

postmortem suggillation Totenflecke *pl*, Livor mortis, Livores *pl*

sulf|ac|id [sʌlf'æsɪd] *noun* Thiosäure *f*

sulf|am|ide [sʌl'fæmaɪd, 'sʌlfəmaɪd] *noun* Sulfamid-Gruppe *f*

sul|fa|nil|a|mide [sʌlfə'nɪləmaɪd] *noun* Sulfanilamid *nt*, *p*-Aminobenzoesulfonamid *nt*

sul|fa|tase ['sʌlfəteɪz] *noun* Sulfatase *f*

cerebroside sulfatase Zerebrosidsulfatase *f*, Cerebrosidsulfatase *f*

chondroitin sulfatase Chondroitinsulfatsulfatase *f*, *N*-Acetylgalaktosamin-6-sulfatsulfatase *f*

galactosamine-6-sulfate sulfatase *N*-Acetylgalaktosamin-6-Sulfatsulfatase *f*, Chondroitinsulfatsulfatase *f*

sul|fate ['sʌlfeɪt] *noun* Sulfat *nt*

aluminum sulfate Aluminiumsulfat *nt*

barium sulfate Bariumsulfat *nt*

calcium sulfate Kalziumsulfat *nt*

chondroitin sulfate Chondroitinsulfat *nt*

chondroitin sulfate A Chondroitinsulfat A *nt*, Chondroitin-4-Sulfat *nt*

chondroitin sulfate B Chondroitinsulfat B *nt*, Dermatansulfat *nt*
chondroitin sulfate C Chondroitinsulfat C *nt*, Chondroitin-6-Sulfat *nt*
copper sulfate Kupfersulfat *nt*
ferrous sulfate Ferrosulfat *nt*, Eisen-II-sulfat *nt*
iron sulfate Eisen-II-sulfat *nt*, Ferrosulfat *nt*
keratan sulfate Keratansulfat *nt*
magnesium sulfate Magnesiumsulfat *nt*, Bittersalz *nt*
protamine sulfate Protaminsulfat *nt*

sulf|he|mo|glo|bin [sʌlf'hiːməgləʊbɪn] *noun* Sulfhämoglobin *nt*

sulf|he|mo|glo|bin|e|mia [sʌlf,hiːməgləʊbɪ'niːmɪə] *noun* Sulfhämoglobinämie *f*

sul|fide ['sʌlfaɪd] *noun* Sulfid *nt*
dichlorodiethyl sulfide Gelbkreuz *nt*, Senfgas *nt*, Lost *nt*, Dichlordiäthylsulfid *nt*
hydrogen sulfide Schwefelwasserstoff *m*

sul|fite ['sʌlfaɪt] *noun* Sulfit *nt*

sulf|met|he|mo|glo|bin [sʌlf,met'hiːməgləʊbɪn] *noun* s.u. sulfhemoglobin

sulfo- *präf.* Schwefel-, Sulfon-, Sulf(o)-

sul|fo|li|pid [sʌlfə'lɪpɪd] *noun* Sulfolipid *nt*

sul|fon|a|mide [sʌl'fɑnəmaɪd] *noun* Sulfonamid *nt*

sul|fo|nate ['sʌlfəneɪt] **I** *noun* Sulfonat *nt* **II** *vt* sulfonieren, sulfurieren

sul|fo|nat|ed ['sʌlfəneɪtɪd] *adj.* sulfoniert, sulfuriert

sul|fone ['sʌlfəʊn] *noun* **1.** Sulfon *nt* **2.** Sulfon-Gruppe *f*

sul|fo|nyl ['sʌlfənɪl] *noun* Sulfonyl-(Radikal *nt*)

sul|fo|trans|fer|ase [sʌlfə'trænsfəreɪz] *noun* Sulfotransferase *f*

sulf|ox|ide [sʌlf'ɑksaɪd] *noun* **1.** Sulfoxid-(Radikal *nt*) **2.** Sulfoxid *nt*
dimethyl sulfoxide Dimethylsulfoxid *nt*

sul|fur ['sʌlfər] *noun* Schwefel *m*, Sulfur *nt*

sul|fu|rat|ed ['sʌlfjəreɪtɪd] *adj.* schwefelhaltig

sulph- *präf.* (*brit.*) s.u. sulfo-

sulph|ac|id [sʌlf'æsɪd] *noun* (*brit.*) s.u. sulfacid

sulph|am|ide [sʌl'fæmaɪd, 'sʌlfəmaɪd] *noun* (*brit.*) s.u. sulfamide

sul|pha|nil|a|mide [sʌlfə'nɪləmaɪd] *noun* (*brit.*) s.u. sulfanilamide

sul|pha|tase ['sʌlfəteɪz] *noun* (*brit.*) s.u. sulfatase

sul|phate ['sʌlfeɪt] *noun* (*brit.*) s.u. sulfate

sulph|hae|mo|glo|bin [sʌlf'hiːməgləʊbɪn] *noun* (*brit.*) s.u. sulfhemoglobin

sulph|hae|mo|glo|bin|ae|mia [sʌlf,hiːməgləʊbɪ'niːmɪə] *noun* (*brit.*) s.u. sulfhemoglobinemia

sul|phide ['sʌlfaɪd] *noun* (*brit.*) s.u. sulfide

sul|phite ['sʌlfaɪt] *noun* (*brit.*) s.u. sulfite

sulph|met|hae|mo|glo|bin [sʌlf,met'hiːməgləʊbɪn] *noun* (*brit.*) s.u. sulfhemoglobin

sulpho- *präf.* (*brit.*) s.u. sulfo-

sul|pho|li|pid [sʌlfə'lɪpɪd] *noun* (*brit.*) s.u. sulfolipid

sul|phon|a|mide [sʌl'fɑnəmaɪd] *noun* (*brit.*) s.u. sulfonamide

sul|pho|nate ['sʌlfəneɪt] *noun, vt* (*brit.*) s.u. sulfonate

sul|pho|nat|ed ['sʌlfəneɪtɪd] *adj.* (*brit.*) s.u. sulfonated

sul|phone ['sʌlfəʊn] *noun* (*brit.*) s.u. sulfone

sul|pho|nyl ['sʌlfənɪl] *noun* (*brit.*) s.u. sulfonyl

sul|pho|trans|fer|ase [sʌlfə'trænsfəreɪz] *noun* (*brit.*) s.u. sulfotransferase

sulph|ox|ide [sʌlf'ɑksaɪd] *noun* (*brit.*) s.u. sulfoxide

sul|phur ['sʌlfər] *noun* (*brit.*) s.u. sulfur

sul|phu|rat|ed ['sʌlfjəreɪtɪd] *adj.* (*brit.*) s.u. sulfurated

super- *präf.* Über-, Super-, Hyper-

su|per|a|cute [,suːpərə'kjuːt] *adj.* perakut

su|per|an|ti|gen [suːpər'ntdʒn] *noun* Superantigen *nt*
endogenous superantigen endogenes Superantigen *nt*
exogenous superantigen exogenes Superantigen *nt*

su|per|coil ['suːpərkɔɪl] *noun* Superschraube *f*, Supercoil *f*

su|per|fam|i|ly ['suːpərfæməlɪ] *noun* Überfamilie *f*, Superfamilie *f*
immunoglobulin superfamily Immunoglobulin-Superfamilie *f*

su|per|gene ['suːpərdʒiːn] *noun* Supergen *nt*
immunoglobulin supergene Immunoglobulinsupergen *nt*

su|per|in|fect|ed [,suːpərn'fektɪd] *adj.* superinfiziert

su|per|in|fec|tion [,suːpərn'fekʃn] *noun* Superinfektion *f*

su|per|le|thal [suːpər'liːθəl] *adj.* superletal

su|per|ox|ide [suːpər'ɑksaɪd] *noun* Superoxid *nt*, Hyperoxid *nt*, Peroxid *nt*

su|per|par|a|site [suːpər'pærəsaɪt] *noun* **1.** Superparasit *m* **2.** Überparasit *m*, Sekundärparasit *m*, Hyperparasit *m*

su|per|sen|si|tive [suːpər'sensɪtɪv] *adj.* überempfindlich; allergisch

su|per|sen|si|tiv|i|ty [suːpər,sensə'tɪvətɪ] *noun* Überempfindlichkeit *f*, Hypersensitivität *f*, Supersensitivität *f*

sup|pres|sion [sə'preʃn] *noun* Unterdrückung *f*, Hemmung *f*, Suppression *f*
IgG-mediated suppression IgG-vermittelte Unterdrückung *f*
immune system suppression Unterdrückung *oder* Abschwächung *f* der Immunreaktion, Immunsuppression *f*, Immunosuppression *f*, Immundepression *f*, Immunodepression *f*

sup|pres|sive [sə'presɪv] *adj.* unterdrückend, repressiv, Unterdrückungs-; hemmend; verstopfend

sup|pres|sor [sə'presər] *noun* Hemmer *m*, Suppressor *m*

sup|pu|ra|tion [sʌpjə'reɪʃn] *noun* Eiterbildung *f*, Vereiterung *f*, Eiterung *f*, Suppuration *f*, Suppuratio *f*

sup|pu|ra|tive ['sʌpjəreɪtɪv] *adj.* eiterbildend, eiternd, eitrig, suppurativ, purulent

supra- *präf.* Über-, Ober-, Supra-

su|pra|mo|lec|u|lar [,suːprəmə'lekjələr] *adj.* supramolekular

su|pra|re|nal [suːprə'riːnl] **I** *noun* Nebenniere *f*, Glandula suprarenalis, Glandula adrenalis **II** *adj.* oberhalb der Niere/Ren (liegend), suprarenal

sur|face ['sɜrfɪs] **I** *noun* Oberfläche *f*, Außenfläche *f*, Außenseite *f* **II** *adj.* Oberflächen- **III** *vi* an die Oberfläche *oder* zum Vorschein kommen; ans Tageslicht kommen
body surface Körperoberfläche *f*
contact surface Kontaktfläche *f*
exchange surface Austauschfläche *f*

sur|fac|tant [sər'fæktənt] *noun* **1.** oberflächenaktive Substanz *f*, grenzflächenaktive Substanz *f*, Detergens *nt* **2.** (*Lunge*) Surfactant *nt*, Surfactant-Faktor *m*, Antiatelektasefaktor *m*

sur|geon ['sɜrdʒən] *noun* Chirurg *m*
transplant surgeon Transplantationschirurg *m*

sur|ger|y ['sɜrdʒərɪ] *noun, plural* **sur|ger|ies** **1.** Chirurgie *f* **2.** chirurgischer Eingriff *m*, operativer Eingriff *m*, chirurgische Behandlung *f*, Operation *f* **3.** Opera-

tionssaal *m* **4.** Sprechzimmer *nt*, Praxis *f* **5.** (*brit.*) Sprechstunde *f*
ablative surgery amputierende Chirurgie *f*, ablative Chirurgie *f*, Amputation *f*
cancer surgery Tumorchirurgie *f*, Krebschirurgie *f*, Chirurgie *f* maligner Tumoren
general surgery Allgemeinchirurgie *f*
sur|gi|cal ['sɜrdʒɪkl] *adj.* **1.** Chirurgie betreffend, chirurgisch **2.** operativ, Operations-
sur|veil|lance [sər'veɪl(j)əns] *noun* Überwachung *f*; Aufsicht *f*
immune surveillance Immunüberwachung *f*, Immunsurveillance *f*
immunological surveillance s.u. immune *surveillance*
Susp. *abk.* s.u. suspension
sus|pen|sion [sə'spenʃn] *noun* Aufschwemmung *f*, Suspension *f*
cell suspension Zellaufschwemmung *f*, Zellsuspension *f*
SV *abk.* s.u. satellite *virus*
SVI *abk.* s.u. slow virus *infection*
swab [swɑb] **I** *noun* **1.** Tupfer *m*, Wattebausch *m* **2.** Abstrichtupfer *m* **3.** Abstrich *m*; **take a swab** einen Abstrich machen **II** *vt* abtupfen, betupfen
vaginal swab s.u. vaginal *smear*
swell [swel] (*v* **swelled; swollen) I** *noun* Anschwellen *nt*; Schwellung *f*, Geschwulst *f*; Vorwölbung *f*, Ausbuchtung *f* **II** *vt* aufquellen, quellen **III** *vi* anschwellen
swell|ing ['swelɪŋ] *noun* **1.** Anschwellen *nt*, Anwachsen *nt*; Aufquellen *nt*, Quellen *nt* **2.** Schwellung *f*, Verdickung *f*; Geschwulst *f*, Beule *f*
capsular swelling Neufeld-Reaktion *f*, Kapselquellungsreaktion *f*
cloudy swelling albuminöse Degeneration *f*, albuminoide Degeneration *f*, albuminoid-körnige Degeneration *f*, trübe Schwellung *f*
fibrinoid swelling fibrinoide Verquellung *f*
Neufeld capsular swelling Neufeld-Reaktion *f*, Kapselquellungsreaktion *f*
nuclear swelling Kernschwellung *f*
switch [swɪtʃ] *noun* Umstellung *f*, Wechsel *m*; Austausch *m*
Ig class switch Ig-Klassen-Switch *m*
immunoglobulin class switch Ig-Klassen-Switch *m*
switch|ing ['swɪtʃɪŋ] *noun* Umschaltung *f*, Switching *nt*
class switching Klassenumschaltung *f*, class switching *nt*
de novo isotype switching De-novo-Isotyp-Switching *nt*
isotype switching Isotypenklassenwechsel *m*
sym|bi|on ['sɪmbɪɑn] *noun* s.u. symbiont
sym|bi|on|ic [ˌsɪmbɪ'ɑnɪk] *adj.* Symbiose betreffend, symbiotisch, symbiontisch
sym|bi|ont ['sɪmbɪɑnt] *noun* Symbiont *m*
sym|bi|o|sis [sɪmbɪ'əʊsɪs] *noun, plural* **sym|bi|o|ses** [sɪmbɪ'əʊsiːz] Symbiose *f*
sym|bi|ote ['sɪmbɪəʊt] *noun* s.u. symbiont
sym|bi|ot|ic [ˌsɪmbɪ'ɑtɪk] *adj.* s.u. symbionic
sym|bol ['sɪmbl] *noun* Zeichen *nt*, Symbol *nt*
Symmers ['sɪmərz]: **Symmers' disease** Brill-Symmers-Syndrom *nt*, Morbus *m* Brill-Symmers, zentroplastisch-zentrozytisches (malignes) Lymphom *nt*, großfollikuläres Lymphoblastom *nt*, großfollikuläres Lymphom *nt*
sym|path|i|co|blas|to|ma [sɪmˌpæθɪkəʊblæs'təʊmə] *noun* s.u. sympathoblastoma
sympatho- *präf.* Sympathikus-, Sympathik(o)-, Sympath(o)-
sym|pa|tho|blas|to|ma [ˌsɪmpəθəʊblæs'təʊmə] *noun* Sympathikoblastom *nt*, Sympathikogoniom *nt*, Sympathoblastom *nt*, Sympathogoniom *nt*
symp|tom ['sɪmptəm] *noun* Zeichen *nt*, Anzeichen *nt*, Krankheitszeichen *nt*, Symptom *nt* (*of* für, von)
accessory symptom Begleitsymptom *nt*, Nebensymptom *nt*
asident symptom Nebensymptom *nt*
cardinal symptom Primärsymptom *nt*, Hauptsymptom *nt*, Leitsymptom *nt*, Kardinalsymptom *nt*
concomitant symptom Begleitsymptom *nt*, Nebensymptom *nt*
constitutional symptom Allgemeinsymptom *nt*
deficiency symptom Mangelerscheinung *f*, Mangelsymptom *nt*
equivocal symptom unspezifisches Symptom *nt*
local symptom Lokalsymptom *nt*
pathognomonic symptom pathognomonisches Zeichen *nt*, pathognomonisches Symptom *nt*
precursory symptom Frühsymptom *nt*
premonitory symptom Frühsymptom *nt*
syn|apse ['sɪnæps, sɪ'næps] **I** *noun, plural* **syn|aps|es** [sɪ'næpsiːz] Synapse *f* **II** *vi* eine Synapse bilden
acetylcholinergic synapse azetylcholinerge Synapse *f*
syn|drome ['sɪndrəʊm] *noun* Syndrom *nt*, Symptomenkomplex *m*
syndrome of sea-blue histiocyte seeblaue Histiozytose *f*
Abercrombie's syndrome amyloide Degeneration *f*; Amyloidose *f*
acquired immune deficiency syndrome s.u. acquired immunodeficiency *syndrome*
acquired immunodeficiency syndrome erworbenes Immundefektsyndrom *nt*, acquired immunodeficiency syndrome
acute radiation syndrome akutes Strahlensyndrom *nt*
adrenogenital syndrome kongenitale Nebennierenrindenhyperplasie *f*, adrenogenitales Syndrom *nt*
antibody deficiency syndrome Antikörpermangelsyndrom *nt*
argentaffinoma syndrome Flushsyndrom *nt*, Karzinoidsyndrom *nt*, Biörck-Thorson-Syndrom *nt*
autoerythrocyte sensitization syndrome Erythrozytenautosensibilisierung *f*, schmerzhaftes Ekchymosen-Syndrom *nt*, painful bruising syndrome (*nt*)
Bäfverstedt's syndrome Bäfverstedt-Syndrom *nt*, multiples Sarkoid *nt*, benigne Lymphoplasie *f* der Haut, Lymphozytom *nt*, Lymphozytoma cutis, Lymphadenosis benigna cutis
Bamberger-Marie syndrome Marie-Bamberger-Syndrom *nt*, Bamberger-Marie-Syndrom *nt*, Akropachie *f*, hypertrophische pulmonale Osteoarthropathie *f*
Barré-Guillain syndrome Guillain-Barré-Syndrom *nt*, Polyradikuloneuritis *f*, Radikuloneuritis *f*, Neuronitis *f*
basal cell nevus syndrome Gorlin-Goltz-Syndrom *nt*, Basalzellnävus-Syndrom *nt*, nävoides Basalzellkarzinom-Syndrom *nt*, nävoides Basalzellenkarzi-

S

nom-Syndrom *nt*, nävoide Basaliome *pl*, Naevobasaliome *pl*, Naevobasaliomatose *f*
Bassen-Kornzweig syndrome Bassen-Kornzweig-Syndrom *nt*, Abetalipoproteinämie *f*, A-Beta-Lipoproteinämie *f*
Bazex's syndrome Bazex-Syndrom *nt*, Akrokeratose *f* Bazex, paraneoplastische Akrokeratose *f*, Acrokeratosis paraneoplastica
Bearn-Kunkel-Slater syndrome Bearn-Kunkel-Syndrom *nt*, Bearn-Kunkel-Slater-Syndrom *nt*, lupoide Hepatitis *f*
Bernard-Soulier syndrome Bernard-Soulier-Syndrom *nt*
Besnier-Boeck-Schaumann syndrome Sarkoidose *f*, Morbus *m* Boeck, Boeck-Sarkoid *nt*, Besnier-Boeck-Schaumann-Krankheit *f*, Lymphogranulomatosa benigna
B-K mole syndrome BK-mole-Syndrom *nt*, BK-Naevussyndrom *nt*, hereditäres dysplastisches Naevuszellnaevussyndrom *nt*, FAMM-Syndrom *nt*
Blackfan-Diamond syndrome Blackfan-Diamond-Anämie *f*, chronische kongenitale aregenerative Anämie *f*, pure red cell aplasia
Buckley's syndrome Buckley-Syndrom *nt*, Hyperimmunglobulinämie *f* E
carcinoid syndrome Flushsyndrom *nt*, Karzinoidsyndrom *nt*, Biörck-Thorson-Syndrom *nt*
Chédiak-Higashi syndrome Béguez César-Anomalie *f*, Chédiak-Higashi-Syndrom *nt*, Chédiak-Steinbrinck-Higashi-Syndrom *nt*
Chédiak-Steinbrinck-Higashi syndrome s.u. Chédiak-Higashi *syndrome*
Churg-Strauss syndrome Churg-Strauss-Syndrom *nt*, allergische granulomatöse Angiitis *f*
Clough-Richter's syndrome Clough-Syndrom *nt*, Clough-Richter-Syndrom *nt*, Kältehämagglutinationskrankheit *f*
cold agglutinin syndrome Kälteagglutininkrankheit *f*
combined immunodeficiency syndrome kombinierter Immundefekt *m*
Creutzfeldt-Jakob syndrome Creutzfeldt-Jakob-Erkrankung *f*, Creutzfeldt-Jakob-Syndrom *nt*, Jakob-Creutzfeldt-Erkrankung *f*, Jakob-Creutzfeldt-Syndrom *nt*
defibrination syndrome Defibrinationssyndrom *nt*, Defibrinisierungssyndrom *nt*
Diamond-Blackfan syndrome Blackfan-Diamond-Anämie *f*, chronische kongenitale aregenerative Anämie *f*, pure red cell aplasia
DiGeorge syndrome DiGeorge-Syndrom *nt*, Schlundtaschensyndrom *nt*, Thymusaplasie *f*
Di Guglielmo syndrome Di Guglielmo-Krankheit *f*, Di Guglielmo-Syndrom *nt*, akute Erythrämie *f*, akute erythrämische Myelose *f*, Erythroblastose *f* des Erwachsenen, akute Erythromyelose *f*
disseminated intravascular coagulation syndrome disseminierte intravasale Koagulation *f*, disseminierte intravasale Gerinnung *f*
Dresbach's syndrome Dresbach-Syndrom *nt*, hereditäre Elliptozytose *f*, Ovalozytose *f*, Kamelozytose *f*, Elliptozytenanämie *f*
endocrine polyglandular syndrome multiple endokrine Adenopathie *f*, multiple endokrine Neoplasie *f*, pluriglanduläre Adenomatose *f*
erythrocyte autosensitization syndrome Erythrozytenautosensibilisierung *f*, schmerzhaftes Ekchymosen-Syndrom *nt*, painful bruising syndrome (*nt*)
Faber's syndrome Faber-Anämie *f*, Chloranämie *f*
Fanconi's syndrome Fanconi-Anämie *f*, Fanconi-Syndrom *nt*, konstitutionelle infantile Panmyelopathie *f*
Friderichsen-Waterhouse syndrome Waterhouse-Friderichsen-Syndrom *nt*
Gardner-Diamond syndrome Erythrozytenautosensibilisierung *f*, schmerzhafte Ekchymosen-Syndrom *nt*, painful bruising syndrome *nt*
giant platelet syndrome Bernard-Soulier-Syndrom *nt*
glioma-polyposis syndrome Turcot-Syndrom *nt*
glucagonoma syndrome Glukagonom-Syndrom *nt*
Hageman syndrome Hageman-Syndrom *nt*, Faktor XII-Mangel *m*, Faktor XII-Mangelkrankheit *f*
Hayem-Widal syndrome Widal-Abrami-Anämie *f*, Widal-Abrami-Ikterus *m*, Widal-Anämie *f*, Widal-Ikterus *m*
Hegglin's syndrome May-Hegglin-Anomalie *f*, Hegglin-Syndrom *nt*
hemangioma-thrombocytopenia syndrome Kasabach-Merritt-Syndrom *nt*, Thrombopenie-Hämangiom-Syndrom *nt*, Thrombozytopenie-Hämangiom-Syndrom *nt*
hemohistioblastic syndrome Retikuloendotheliose *f*
hemolytic-uremic syndrome Gasser-Syndrom *nt*, hämolytisch-urämisches Syndrom *nt*
Henoch-Schönlein syndrome Schoenlein-Henoch-Syndrom *nt*, Purpura *f* Schoenlein-Henoch, anaphylaktoide Purpura *f* Schoenlein-Henoch, rheumatoide Purpura *f*, athrombopenische Purpura *f*, Immunkomplexpurpura *f*, Immunkomplexvaskulitis *f*, Purpura anaphylactoides (Schoenlein-Henoch), Purpura rheumatica (Schoenlein-Henoch)
hyperimmunoglobulinemia E syndrome Buckley-Syndrom *nt*, Hyperimmunglobulinämie E *f*
immunodeficiency syndrome Immundefekt *m*, Immunmangelkrankheit *f*, Defektimmunopathie *f*
immunological deficiency syndrome Immundefekt *m*, Immunmangelkrankheit *f*, Defektimmunopathie *f*
Kasabach-Merritt syndrome Kasabach-Merritt-Syndrom *nt*, Thrombopenie-Hämangiom-Syndrom *nt*, Thrombozytopenie-Hämangiom-Syndrom *nt*
Kunkel's syndrome lupoide Hepatitis *f*, Bearn-Kunkel-Syndrom *nt*, Bearn-Kunkel-Slater-Syndrom *nt*
LAD syndrome LAD-Syndrom *nt*, Leukozytenadhäsionsdefizienz-Syndrom *nt*, Leukocyte-adhesion-deficiency-Syndrom *nt*
lazy leukocyte syndrome Lazy-Leukocyte-Syndrom *nt*
leukocyte adhesion deficiency syndrome LAD-Syndrom *nt*, Leukozytenadhäsionsdefizienz-Syndrom *nt*, Leukocyte-adhesion-deficiency-Syndrom *nt*
Löffler's syndrome Löffler-Syndrom *nt*, eosinophiles Lungeninfiltrat *nt*
lymphadenopathy syndrome Lymphadenopathiesyndrom *nt*
lymphoproliferative syndrome lymphoproliferative Erkrankung *f*
lymphoreticular syndromes lymphoretikuläre Erkrankungen *pl*, Erkrankungen *pl* des lymphoretikulären Systems

malignant carcinoid syndrome Flushsyndrom *nt*, Karzinoidsyndrom *nt*, Biörck-Thorson-Syndrom *nt*
Marchiafava-Micheli syndrome Marchiafava-Micheli-Anämie *f*, paroxysmale nächtliche Hämoglobinurie *f*
mastocytosis syndrome Mastozytose-Syndrom *nt*
metastatic carcinoid syndrome Flushsyndrom *nt*, Karzinoidsyndrom *nt*, Biörck-Thorson-Syndrom *nt*
Minkowski-Chauffard syndrome Minkowski-Chauffard-Syndrom *nt*, Minkowski-Chauffard-Gänsslen-Syndrom *nt*, hereditäre Sphärozytose *f*, konstitutionelle hämolytische Kugelzellanämie *f*, familiärer hämolytischer Ikterus *m*, Morbus *m* Minkowski-Chauffard
Minot-von Willebrand syndrome Willebrand-Jürgens-Syndrom *nt*, von Willebrand-Jürgens-Syndrom *nt*, konstitutionelle Thrombopathie *f*, hereditäre Pseudohämophilie *f*, vaskuläre Pseudohämophilie *f*, Angiohämophilie *f*
multiple hamartoma syndrome Cowden-Krankheit *f*, Cowden-Syndrom *nt*, multiple Hamartome-Syndrom *nt*
Murchison-Sanderson syndrome Hodgkin-Krankheit *f*, Hodgkin-Lymphom *nt*, Morbus *m* Hodgkin, Hodgkin-Paltauf-Steinberg-Krankheit *f*, Paltauf-Steinberg-Krankheit *f*, (maligne) Lymphogranulomatose *f*, Lymphogranulomatosis maligna
myeloproliferative syndrome myeloproliferative Erkrankung *f*, myeloproliferatives Syndrom *nt*
nevoid basal cell carcinoma syndrome s.u. nevoid basalioma *syndrome*
nevoid basalioma syndrome Gorlin-Goltz-Syndrom *nt*, Basalzellnävus-Syndrom *nt*, nävoides Basalzellkarzinom-Syndrom *nt*, nävoides Basalzellenkarzinom-Syndrom *nt*, nävoide Basaliome *pl*, Naevobasaliome *pl*, Naevobasaliomatose *f*
Nezelof syndrome Nézelof-Krankheit *f*, Nézelof-Syndrom *nt*, Immundefekt *m* vom Nézelof-Typ
osteomyelofibrotic syndrome Knochenmarkfibrose *f*, Knochenmarksfibrose *f*, Myelofibrose *f*, Osteomyelofibrose *f*; Osteomyelosklerose *f*, Myelosklerose *f*
overwhelming post-splenectomy sepsis syndrome Post-Splenektomiesepsis *f*, Post-Splenektomiesepsissyndrom *nt*, Overwhelming-post-splenectomy-Sepsis *f*, Overwhelming-post-splenectomy-Sepsis-Syndrom *nt*
painful bruising syndrome Erythrozytenautosensibilisierung *f*, schmerzhafte Ekchymosen-Syndrom *nt*, painful bruising syndrome (*nt*)
pancytopenia-dysmelia syndrome Fanconi-Anämie *f*, konstitutionelle infantile Panmyelopathie *f*
paraneoplastic syndrome paraneoplastisches Syndrom *nt*
postperfusion syndrome Postperfusionssyndrom *nt*, Posttransfusionssyndrom *nt*
postphlebitic syndrome postthrombotisches Syndrom *nt*, postthrombotischer Symptomenkomplex *m*
post-thrombotic syndrome postthrombotisches Syndrom *nt*, postthrombotischer Symptomenkomplex *m*
post-transfusion syndrome s.u. postperfusion *syndrome*
radial aplasia-thrombocytopenia syndrome Radiusaplasie-Thrombozytopenie-Syndrom *nt*
radiation syndrome s.u. radiation *sickness*
rubella syndrome kongenitale Röteln *pl*, kongenitales Rötelnsyndrom *nt*
Schaumann's syndrome Sarkoidose *f*, Morbus *m* Boeck, Boeck-Sarkoid *nt*, Besnier-Boeck-Schaumann-Krankheit *f*, Lymphogranulomatosa benigna
Schönlein-Henoch syndrome Schoenlein-Henoch-Syndrom *nt*, Purpura *f* Schoenlein-Henoch, anaphylaktoide Purpura *f* Schoenlein-Henoch, rheumatoide Purpura *f*, athrombopenische Purpura *f*, Immunkomplexpurpura *f*, Immunkomplexvaskulitis *f*, Purpura anaphylactoides (Schoenlein-Henoch), Purpura rheumatica (Schoenlein-Henoch)
Schultz's syndrome Agranulozytose *f*, maligne Neutropenie *f*, perniziöse Neutropenie *f*
sea-blue histiocyte syndrome seeblaue Histiozytose *f*
Senear-Usher syndrome Senear-Usher-Syndrom *nt*, Pemphigus erythematosus, Pemphigus seborrhoicus, Lupus erythematosus pemphigoides
Sertoli-cell-only syndrome del Castillo-Syndrom *nt*, Castillo-Syndrom *nt*, Sertoli-Zell-Syndrom *nt*, Sertoli-cell-only-Syndrom *nt*, Germinalaplasie *f*, Germinalzellaplasie *f*
serum sickness-like syndrome Reaktion *f* vom Serumkrankheittyp
Sézary syndrome Sézary-Syndrom *nt*
Shwachman syndrome Shwachman-Syndrom *nt*, Shwachman-Blackfan-Diamond-Oski-Khaw-Syndrom *nt*
Shwachman-Diamond syndrome s.u. Shwachman *syndrome*
sickle cell syndrome Sichelzellerkrankung *f*
Sipple's syndrome Sipple-Syndrom *nt*, MEN-Typ *m* IIa, MEA-Typ *m* IIa
SLE-like syndrome systemischer Lupus erythematodes, Systemerythematodes *m*, Lupus erythematodes visceralis, Lupus erythematodes integumentalis et visceralis
superior sulcus tumor syndrome Pancoast-Syndrom *nt*
TAR syndrome s.u. thrombocytopenia-absent radius *syndrome*
thrombocytopenia-absent radius syndrome Radiusaplasie-Thrombozytopenie-Syndrom *nt*
toxic shock syndrome toxisches Schocksyndrom *nt*, Syndrom *nt* des toxischen Schocks
transfusion syndrome fetofetale Transfusion *f*
trisomy syndrome Trisomie-Syndrom *nt*
tumor lysis syndrome Tumorzerfallssyndrom *nt*
von Willebrand's syndrome Willebrand-Jürgens-Syndrom *nt*, von Willebrand-Jürgens-Syndrom *nt*, konstitutionelle Thrombopathie *f*, hereditäre Pseudohämophilie *f*, vaskuläre Pseudohämophilie *f*, Angiohämophilie *f*
Waldenström's syndrome Waldenström-Krankheit *f*, Morbus *m* Waldenström, Makroglobulinämie *f* (Waldenström)
Weil's syndrome 1. Weil-Krankheit *f*, Leptospirosis icterohaemorrhagica **2.** Weil-ähnliche-Erkrankung *f*
Wermer's syndrome Wermer-Syndrom *nt*, MEN-Typ I *m*, MEA-Typ I *m*
Widal's syndrome Widal-Abrami-Anämie *f*, Widal-Abrami-Ikterus *m*, Widal-Anämie *f*, Widal-Ikterus *m*

Willebrand's syndrome Willebrand-Jürgens-Syndrom *nt*, von Willebrand-Jürgens-Syndrom *nt*, konstitutionelle Thrombopathie *f*, hereditäre Pseudohämophilie *f*, vaskuläre Pseudohämophilie *f*, Angiohämophilie *f*
X-linked lymphoproliferative syndrome Duncan-Syndrom *nt*

syn|dromic [sɪn'drɑmɪk, sɪn'drəʊmɪk] *adj.* Syndrom betreffend, als Syndrom auftretend

syn|er|get|ic [ˌsɪnər'dʒetɪk] *adj.* zusammenwirkend, synergetisch

syn|er|gia [sɪ'nɜrdʒɪə] *noun* s.u. synergy

syn|er|gic [sɪ'nɜrdʒɪk] *adj.* s.u. synergetic

syn|er|gist ['sɪnərdʒɪst] *noun* **1.** synergistische Substanz *f*, Synergist *m* **2.** synergistisches Organ *nt*, Synergist *m*

syn|er|gis|tic [ˌsɪnər'dʒɪstɪk] *adj.* Synergismus betreffend, auf Synergismus beruhend, zusammenwirkend, synergistisch

syn|er|gy ['sɪnərdʒɪ] *noun* Zusammenwirken *nt*, Zusammenspiel *nt*, Synergie *f*

syn|ge|ne|ic [ˌsɪndʒə'nɪɪk] *adj.* syngen, syngenetisch, isogen, isogenetisch, isolog

syn|ge|net|ic [ˌsɪndʒə'netɪk] *adj.* s.u. syngeneic

syn|graft ['sɪngræft] *noun* syngenes Transplantat *nt*, syngenetisches Transplantat *nt*, isogenes Transplantat *nt*, isogenetisches Transplantat *nt*, isologes Transplantat *nt*, Isotransplantat *nt*

sy|no|vi|a|lo|ma [sɪˌnəʊvɪə'ləʊmə] *noun* s.u. synovioma
benign synovialoma pigmentierte villonoduläre Synovitis *f*, benignes Synovialom *nt*, Riesenzelltumor *m* der Sehnenscheide, Tendosynovitis nodosa
malignant synovialoma malignes Synovialom *nt*, malignes Synoviom *nt*, Synovialsarkom *nt*

synovio- *präf.* Synovia-, Synovialis-, Synovial(o)-, Synovi(o)-

syn|o|vi|o|ma [sɪˌnəʊvɪ'əʊmə] *noun* Synoviom *nt*, Synovialom *nt*
benign synovioma s.u. benign *synovialoma*
malignant synovioma malignes Synovialom *nt*, malignes Synoviom *nt*, Synovialsarkom *nt*

syn|o|vi|o|sar|co|ma [sɪˌnəʊvɪəʊsɑːr'kəʊmə] *noun* malignes Synoviom *nt*, malignes Synovialom *nt*, Synovialsarkom *nt*

syn|thase ['sɪnθeɪz] *noun* Synthase *f*
acetolactate synthase Azetolaktatsynthase *f*
***N*-acetylneuraminate-9-phosphate synthase** *N*-Acetylneuraminat-9-Phosphat-Synthase *f*
(5-)aminolevulinate synthase 5-Aminolävulinatsynthase *f*, δ-Aminolävulinatsynthase *f*
anthranilate synthase Anthranilatsynthase *f*
citrate (si-)synthase Zitratsynthase *f*
cystathionine β-synthase Cystathionin-β-Synthase *f*
cysteine synthase Cysteinsynthase *f*
dephospho-glycogen synthase Dephosphoglykogensynthase *f*
fatty acid synthase Fettsäuresynthase *f*, Fettsäuresynthasekomplex *m*
glycogen synthase Glykogensynthase *f*, Glykogensynthetase *f*
homocitrate synthase Homocitratsynthase *f*
β-hydroxy-β-methylglutaryl-CoA synthase β-Hydroxy-β-methylglutaryl-CoA-synthase *f*, HMG-CoA-synthase *f*
malate synthase Malatsynthase *f*
phospho-glycogen synthase Phosphoglykogensynthase *f*
polydeoxyribonucleotide synthase (ATP) DNA-Ligase *f*, DNS-Ligase *f*, Polydesoxyribonukleotidsynthase (ATP) *f*, Polynukleotidligase *f*
prostaglandin synthase s.u. prostaglandin endoperoxide *synthase*
prostaglandin endoperoxide synthase Prostaglandinsynthase *f*, Prostaglandinendoperoxidsynthase *f*
squalene synthase Squalensynthase *f*
thymidylate synthase Thymidylatsynthase *f*
tryptophan synthase Tryptophansynthase *f*

syn|the|sis ['sɪnθəsɪs] *noun, plural* **syn|the|ses** ['sɪnθəsiːz] Synthese *f*
amino acid synthesis Aminosäuresynthese *f*
fatty acid synthesis Fettsäuresynthese *f*
lethal synthesis Letalsynthese *f*
protein synthesis Proteinsynthese *f*, Eiweißsynthese *f*

syn|the|tase ['sɪnθəteɪz] *noun* Ligase *f*, Synthetase *f*
acetyl-CoA synthetase Acetyl-CoA-Synthetase *f*
acyl-CoA synthetase (GDP forming) Acyl-CoA-synthetase *f* (GDP-bildend)
adenylosuccinate synthetase Adenylsuccinatsynthetase *f*, Adenylosuccinatsynthetase *f*
alanyl-Trna synthetase Alanyl-Trna-Synthetase *f*
amide synthetase Amidsynthetase *f*
aminoacyl-tRNA synthetase Aminoacyl-tRNA-Synthetase *f*
argininosuccinate synthetase Argininsuccinatsynthetase *f*, Argininosuccinatsynthetase *f*
asparagine synthetase Asparaginsynthetase *f*
carbamoyl-phosphate synthetase Carbamylphosphatsynthetase *f*, Carbamoylphosphatsynthetase *f*
dihydrobiopterin synthetase Dihydrobiopterinsynthetase *f*
γ-glutamylcysteine synthetase γ-Glutamylcysteinsynthetase *f*
glutathione synthetase Glutathionsynthetase *f*
GMP synthetase GMP-Synthetase *f*, Guanylsäuresynthetase *f*
guanylic acid synthetase s.u. GMP *synthetase*
heme synthetase Hämsynthetase *f*, Goldberg-Enzym *nt*, Ferrochelatase *f*
methionyl-tRNA synthetase Methionyl-tRNA-synthetase *f*
nitric oxide synthetase Stickoxidsynthetase *f*
phosphoribosylpyrophosphate synthetase Ribosephosphatpyrophosphokinase *f*, Phosphoribosylpyrophosphatsynthetase *f*
prostacyclin synthetase Prostazyklinsynthetase *f*
pyrophosphate ribose-P-synthetase Ribosephosphatpyrophosphokinase *f*, Phosphoribosylpyrophosphatsynthetase *f*
thromboxane synthetase Thromboxansynthetase *f*

syph|i|lid ['sɪfəlɪd] *noun* Syphilid *nt*

syph|i|lide ['sɪfəlaɪd] *noun* s.u. syphilid

syph|i|lis ['sɪf(ə)lɪs] *noun* harter Schanker *m*, Morbus *m* Schaudinn, Schaudinn-Krankheit *f*, Syphilis *f*, Lues *f*, Lues *f* venerea

syph|i|lit|ic [ˌsɪfə'lɪtɪk] *adj.* Syphilis betreffend, von Syphilis betroffen, durch Syphilis verursacht, syphilitisch, luetisch, Syphilis-

syphilo- *präf.* Syphilis-, Syphil(o)-

syph|i|lo|derm ['sɪfələʊdɜrm] *noun* s.u. syphilid

syph|il|lo|der|ma [sɪfələʊ'dɜrmə] *noun* s.u. syphilid
syph|il|loid ['sɪfələɪd] *adj.* syphilisähnlich, syphilisartig, syphiloid
syph|il|lo|ma [ˌsɪfə'ləʊmə] *noun, plural* **syph|il|lo|mas, syph|il|lo|ma|ta** [ˌsɪfə'ləʊmətə] Gummiknoten *m*, Syphilom *nt*, Gumma *nt*, Gumma *nt* syphiliticum
syr|ing|ad|e|no|ma [ˌsɪrɪŋ(g)ædɪ'nəʊmə] *noun* s.u. syringoadenoma
sy|ringe [sə'rɪndʒ, 'sɪrɪndʒ] **I** *noun* Spritze *f* **II** *vt* spritzen, einspritzen
aspiration syringe Aspirationsspritze *f*, Punktionsspritze *f*
injection syringe Injektionsspritze *f*, Spritze *f*
syringo- *präf.* Tuben-, Fistel-, Syring(o)-
sy|rin|go|ad|e|no|ma [səˌrɪŋgəʊædɪ'nəʊmə] *noun* Syringadenom *nt*, Syringoadenom *nt*, Hidradenom *nt*, Syringozystadenom *nt*
sy|rin|go|car|ci|no|ma [səˌrɪŋgəʊˌkɑːrsə'nəʊmə] *noun* Schweißdrüsenkarzinom *nt*
sy|rin|go|cyst|ad|e|no|ma [səˌrɪŋgəʊˌsɪstædɪ'nəʊmə] *noun* s.u. syringoadenoma
sy|rin|go|cys|to|ma [səˌrɪŋgəʊsɪs'təʊmə] *noun* Syringozystom *nt*, Syringocystoma *nt*, Hidrozystom *nt*, Hidrocystoma *nt*
syr|in|go|ma [ˌsɪrɪŋ'gəʊmə] *noun* Schweißdrüsenadenom *nt*, Syringom *nt*
syst. *abk.* s.u. systemic
sys|tem ['sɪstəm] *noun* **1.** System *nt*; Aufbau *m*, Gefüge *nt*; Einheit *f*; Anordnung *f* **2.** (*anatom.*) System *nt*, Systema *f*
system of macrophages retikuloendotheliales System *nt*, retikulohistiozytäres System *nt*
ABO system ABO-System *nt*
absorbent system lymphatisches System *nt*, Lymphsystem *nt*, Systema lymphaticum
activation system Aktivierungssystem *nt*
ADH system ADH-System *nt*, Adiuretinsystem *nt*, Vasopressinsystem *nt*
adrenal cortex system Nebennierenrindensystem *nt*, NNR-System *nt*
aldosterone system Aldosteronsystem *nt*
anterior pituitary system Hypophysenvorderlappensystem *nt*, HVL-System *nt*
APUD system APUD-System *nt*, Apud-System *nt*
B-cell system B-Zellsystem *nt*
bicarbonate buffer system Bicarbonatpuffersystem *nt*
bilayer system Bilayersystem *nt*
biological system biologisches System *nt*, Biosystem *nt*
blood group system Blutgruppensystem *nt*
blood-vascular system Blutgefäßsystem *nt*
buffer system Puffersystem *nt*
calcium-ATPase system Calcium-ATPase *f*, Calcium-ATPase-System *nt*, Ca-ATPase *f*
capillary system Kapillarbett *nt*, Kapillarstromgebiet *nt*, Kapillarnetz *nt*
CD system CD-System *nt*
cell-free system zellfreies System *nt*
cellular defense system zelluläre Abwehr *f*, zelluläres Abwehrsystem *nt*
cellular defensive system zelluläre Abwehr *f*, zelluläres Abwehrsystem *nt*
κ chain system κ-Kettensystem *nt*
λ chain system λ-Kettensystem *nt*
cluster of differentiation system CD-System *nt*
complement system Komplementsystem *nt*
cytochrome system Atmungskette *f*
defensive system Abwehrsystem *nt*
dissociated multienzyme system lösliches Multienzymsystem *nt*, dissoziiertes Multienzymsystem *nt*
Duffy blood group system Duffy-Blutgruppe *f*, Duffy-Blutgruppensystem *nt*
Dukes' system Dukes-Klassifikation *f*, Dukes-Einteilung *f*
effector system Effektorsystem *nt*
enterochromaffin system enterochromaffines System *nt*
extrinsic system Extrinsic-System *nt*
feedback system Rückkopplungssystem *nt*, Feedbacksystem *nt*
fetal immune system fetales Immunsystem *nt*
fibrinolytic system fibrinolytisches System *nt*, Plasminsystem *nt*
hematopoetic system hämopoetisches System *nt*
heterogenous system heterogenes System *nt*
HLA system HLA-System *nt*
humoral defensive system humorale Abwehr *f*, humorales Abwehrsystem *nt*
immune system Immunsystem *nt*
International System of Units internationales Einheitensystem *nt*, Système international d'Unites, SI-System *nt*
intrinsic system intrinsic-System *nt*
kallikrein system s.u. kallikrein-kinin *system*
kallikrein-kinin system Kallikrein-Kinin-System *nt*
Kell blood group system Kell-Blutgruppe *f*, Kell-Blutgruppensystem *nt*, Kell-Cellano-System *nt*
kinin system s.u. kallikrein-kinin *system*
Lewis blood group system Lewis-Blutgruppe *f*, Lewis-Blutgruppensystem *nt*
Ii blood group system Ii-Blutgruppe *f*, Ii-Blutgruppensystem *nt*
Lutheran blood group system Lutheran-Blutgruppe *f*, Lutheran-Blutgruppensystem *nt*
lymphatic system lymphatisches System *nt*, Lymphsystem *nt*, Systema lymphaticum
lymphoid system lymphatisches System *nt*
lymphoproliferative system lymphoproliferatives System *nt*
lymphoreticular system lymphoretikuläres System *nt*
lymph-vascular system Lymphgefäßsystem *nt*
macrophage system Makrophagensystem *nt*
mammalian immune system Immunsystem *nt* der Säugetiere
membrane system Membransystem *nt*
membrane transport system Membrantransportsystem *nt*
metric system metrisches System *nt*
microphage system Mikrophagensystem *nt*
mineralocorticoid system Mineralokortikoidsystem *nt*
MN blood group system MNSs-Blutgruppe *f*, MNSs-Blutgruppensystem *nt*
MNSs blood group system MNSs-Blutgruppe *f*, MNSs-Blutgruppensystem *nt*
mononuclear phagocytic system mononukleäres Phagozytensystem *nt*
multienzyme system Multienzymsystem *nt*

neonatal immune system neonatales Immunsystem *nt*, Immunsystem *nt* des Neugeborenen
nonspecific defensive system unspezifisches Abwehrsystem *nt*
oxidation-reduction system Redoxsystem *nt*
P blood group system P-Blutgruppe *f*, P-Blutgruppensystem *nt*
phosphate buffer system Phosphatpuffer *m*, Phosphatpuffersystem *nt*
phosphotransferase system Phosphotransferasesystem *nt*
plasma enzyme system Plasmaenzymsystem *nt*
plasmin system fibrinolytisches System *nt*, Plasminsystem *nt*
properdin system Properdin-System *nt*, alternativer Weg *m* der Komplementaktivierung
protein buffer system Proteinpuffer *m*, Proteinatpuffer *m*, Proteinpuffersystem *nt*, Proteinatpuffersystem *nt*
proteinate buffer system Proteinpuffer *m*, Proteinatpuffer *m*, Proteinpuffersystem *nt*, Proteinatpuffersystem *nt*
redox system Redoxsystem *nt*
renin-angiotensin system Renin-Angiotensin-System *nt*
renin-angiotensin-aldosterone system Renin-Angiotensin-Aldosteron-System *nt*
reticuloendothelial system retikuloendotheliales System *nt*, retikulohistiozytäres System *nt*
reticulohistiocytic system S.U. reticuloendothelial *system*
Rh system Rhesussystem *nt*, Rh-System *nt*
SI system internationales Einheitensystem *nt*, Système International d'Unites, SI-System *nt*
soluble multienzyme system lösliches Multienzymsystem *nt*, dissoziiertes Multienzymsystem *nt*
specific defensive system spezifisches Abwehrsystem *nt*
T-cell system T-Zell-System *nt*, T-Zellen-System *nt*
template system Matrize *f*, Matrizensystem *nt*
TNM system TNM-System *nt*
TNM staging system S.U. TNM *system*
transport system Transportsystem *nt*
tunicate system Tunikatensystem *nt*
vasopressin system Vasopressinsystem *nt*, Adiuretinsystem *nt*, ADH-System *nt*
villous capillary system villöses Kapillarbett *nt*, villöses Kapillarsystem *nt*

sys|tem|at|ic [sɪstə'mætɪk] *adj.* systematisch, methodisch

sys|tem|ic [sɪs'temɪk] *adj.* Gesamtorganismus *oder* Organsystem betreffend, systemisch, generalisiert, System-

T

T *abk.* s.u. **1.** absolute *temperature* **2.** Taenia **3.** telocentric *chromosome* **4.** tension **5.** testosterone **6.** tetracycline **7.** threonine **8.** thymidine **9.** thymine **10.** thyroid **11.** topical **12.** toxicity **13.** translocation **14.** transmittance **15.** transplantation **16.** tritium **17.** tropine **18.** tumor **19.** type

T *abk.* s.u. absolute *temperature*

t *abk.* s.u. **1.** temperature **2.** time **3.** transfer

t *abk.* s.u. **1.** temperature **2.** tritium

θ *abk.* s.u. angle

t- *abk.* s.u. tissue

T_3 *abk.* s.u. triiodothyronine

T_4 *abk.* s.u. thyroxine

T½ *abk.* s.u. **1.** half-life **2.** half-time

t½ *abk.* s.u. **1.** half-life **2.** half-time

TAA *abk.* s.u. tumor-associated *antigen*

ta|ble ['teɪbl] I *noun* **1.** Tisch *m*; Operationstisch *m* **2.** Tabelle *f*, Liste *f*, Verzeichnis *nt*, Register *nt* II *vt* tabellarisieren, in einer Tabelle zusammenstellen, in eine Tabelle eintragen

life table Sterblichkeitstabelle *f*

tachy- *präf.* Schnell-, Tachy-

tach|y|ki|nin [tækɪ'kaɪnɪn] *noun* Tachykinin *nt*

tach|y|phy|lax|is [ˌtækɪfɪ'læksɪs] *noun* Tachyphylaxie *f*

Tae|nia ['tiːnɪə] *noun* Taenia *f*

Taenia echinococcus Blasenbandwurm *m*, Hundebandwurm *m*, Echinococcus granulosus, Taenia echinococcus

Taenia lata (breiter) Fischbandwurm *m*, Grubenkopfbandwurm *m*, Diphyllobothrium latum, Bothriocephalus latus

Taenia saginata Rinderbandwurm *m*, Rinderfinnenbandwurm *m*, Taenia saginata, Taeniarhynchus saginatus

Taenia solium Schweinebandwurm *m*, Schweinefinnenbandwurm *m*, Taenia solium

tae|ni|a|cide ['tiːnɪəsaɪd] I *noun* Bandwurmmittel *nt*, Taenizid *nt*, Taenicidum *nt* II *adj.* taenizid, taeniatötend, taeniaabtötend

tae|ni|a|fuge [ˌtiːnɪə'fjuːdʒ] *noun* Taeniafugum *nt*

talc [tælk] *noun* Talkum *nt*, Talcum *nt*

ta|mox|i|fen [tə'mɑksɪfen] *noun* Tamoxifen *nt*

Tan|gier [tæn'dʒɪər]: **Tangier disease** Tangier-Krankheit *f*, Analphalipoproteinämie *f*, Hypo-Alpha-Lipoproteinämie *f*

tan|y|cyte ['tænɪsaɪt] *noun* Tanyzyt *m*

tape|worm ['teɪpwɜrm] *noun* **1.** Bandwurm *m* **2. tape worms** *plural* Bandwürmer *pl*, Zestoden *pl*, Cestoda *pl*, Cestodes *pl*

African tapeworm Rinderbandwurm *m*, Rinderfinnenbandwurm *m*, Taenia saginata, Taeniarhynchus saginatus

armed tapeworm Schweinebandwurm *m*, Schweinefinnenbandwurm *m*, Taenia solium

beef tapeworm Rinderbandwurm *m*, Rinderfinnenbandwurm *m*, Taenia saginata, Taeniarhynchus saginatus

broad tapeworm s.u. broad fish *tapeworm*

broad fish tapeworm (breiter) Fischbandwurm *m*, Grubenkopfbandwurm *m*, Diphyllobothrium latum, Bothriocephalus latus

dog tapeworm Blasenbandwurm *m*, Hundebandwurm *m*, Echinococcus granulosus, Taenia echinococcus

fish tapeworm (breiter) Fischbandwurm *m*, Grubenkopfbandwurm *m*, Diphyllobothrium latum, Bothriocephalus latus

hookless tapeworm Rinderbandwurm *m*, Rinderfinnenbandwurm *m*, Taenia saginata, Taeniarhynchus saginatus

measly tapeworm Schweinebandwurm *m*, Schweinefinnenbandwurm *m*, Taenia solium

Swiss tapeworm (breiter) Fischbandwurm *m*, Grubenkopfbandwurm *m*, Diphyllobothrium latum, Bothriocephalus latus

unarmed tapeworm Rinderbandwurm *m*, Rinderfinnenbandwurm *m*, Taenia saginata, Taeniarhynchus saginatus

tar|get ['tɑːrgɪt] *noun* **1.** Ziel *nt*; Zielscheibe *f* **2.** Ziel *nt*, Soll *nt* **3.** (*Physik*) Ziel *nt*, Messobjekt *nt*; Fangelektrode *f*; Auffänger *m*; Zielkern *m*

TAT *abk.* s.u. **1.** tetanus *antitoxin* **2.** tyrosine *aminotransferase*

tau|rine ['tɔːriːn] *noun* Taurin *nt*, Äthanolaminsulfonsäure *f*, Aminoäthylsulfonsäure *f*

tau|ro|cho|late [tɔːrəʊ'kəʊleɪt] *noun* Taurocholat *nt*

tau|to|mer ['tɔːtəmər] *noun* Tautomer *nt*

tau|tom|er|ase [tɔː'tɑməreɪz] *noun* Tautomerase *f*

tau|to|mer|ic [ˌtɔːtə'merɪk] *adj.* tautomer

tau|tom|er|ism [tɔː'tɑmərɪzəm] *noun* Tautomerie *f*

enol-keto tautomerism Keto-Enol-Tautomerie *f*

keto-enol tautomerism Keto-Enol-Tautomerie *f*

tau|tom|er|ize [tɔː'tɑməraɪz] *vt* tautomerisieren

tax|ine ['tæksiːn] *noun* Taxin *nt*

tax|is ['tæksɪs] *noun, plural* **tax|es** ['tæksiːz] **1.** (*biolog.*) Taxis *f* **2.** (*chirurg.*) Reposition *f*, Taxis *f*

TB *abk.* s.u. **1.** toluidine *blue* **2.** tubercle *bacillus* **3.** tuberculosis

Tb *abk.* s.u. tuberculosis

TBa *abk.* s.u. tubercle *bacillus*

T-band *noun* (*Chromosom*) T-Bande *f*

TbB *abk.* s.u. tubercle *bacillus*

TBC *abk.* s.u. tuberculosis

Tbc *abk.* s.u. tuberculosis

TBI *abk.* s.u. total body *irradiation*

TBII *abk.* s.u. thyroid-binding inhibitory *immunoglobulin*

TBS *abk.* s.u. tuberculostatic

TBSA *abk.* s.u. total body surface *area*

TBV *abk.* s.u. **1.** total blood *volume* **2.** total body *volume*

TBW *abk.* s.u. total body *water*
TC *abk.* s.u. **1.** tetracycline **2.** thyrocalcitonin **3.** tissue *culture* **4.** transcobalamin
T$_c$ *abk.* s.u. cytotoxic T-*cell*
TCC *abk.* s.u. transitional cell *carcinoma*
T-cell *noun* T-Zelle *f*, T-Lymphozyt *m*
(γδ) T-cells Gamma/Delta-Lymphzyten *pl*, TCR-1$^+$-Lymphozyten *pl*, (γδ)-Lymphzyten *pl*
T4$^+$ cell CD4-Zelle *f*, CD4-Lymphozyt *m*, T4$^+$-Zelle *f*, T4$^+$-Lymphozyt *m*
T8$^+$ cell CD8-Zelle *f*, CD8-Lymphozyt *m*, T8$^+$-Zelle *f*, T8$^+$-Lymphozyt *m*
cytotoxic T-cell zytotoxische T-Zelle *f*, zytotoxischer T-Lymphozyt *m*, T-Killerzelle *f*
killer T-cells s.u. cytotoxic *T-cell*
memory T-cell Memory-T-Zelle *f*
MHC-restricted T-cell MHC-restringierte T-Zelle *f*
pre T-cells prä-T-Lymphozyten *pl*
self-reactive T-cell selbstreaktive T-Zelle *f*
TCR-2$^+$ T-cell TCR-2$^+$-T-Zelle *f*, TCR-2$^+$-T-Lymphozyt *m*
tumor-specific T-cell tumorspezifische T-Zelle *f*
T cell-dependent *adj.* T-Zellen-abhängig, T-Zell-abhängig
T cell-independent *adj.* T-Zellen-unabhängig, T-Zell-unabhängig
TCM *abk.* s.u. trichloromethane
TCMI *abk.* s.u. T cell-mediated *immunity*
TCP *abk.* s.u. thrombocytopenia
TCR *abk.* s.u. T cell *receptor*
TCR-associated *adj.* TCR-assoziiert
TCT *abk.* s.u. **1.** thrombin clotting *time* **2.** thyrocalcitonin
TD *abk.* s.u. thymus-dependent
T-dependent *adj.* T-abhängig, T-Zell-abhängig, T-Zellen-abhängig
T-deprived *adj.* T-depriviert
TDT *abk.* s.u. terminal deoxynucleotidyl *transferase*
TDZ *abk.* s.u. thymus-dependent *zone*
Te *abk.* s.u. **1.** tellurium **2.** tetanus
TEBG *abk.* s.u. testosterone-estradiol-binding *globulin*
tech|nique [tek'ni:k] *noun* Technik *f*, Verfahren *nt*, Arbeitsverfahren *nt*; Methode *f*; Operation *f*, Operationsmethode *f*
assay technique Nachweismethode *f*
double-contrast barium technique Bariumdoppelkontrastmethode *f*, Bikonstrastmethode *f*
enzyme-multiplied immunoassay technique Enzyme-multiplied-immunoassay-Technik *f*
fluorescent antibody technique Immunfluoreszenz *f*, Immunfluoreszenz-Technik *f*, Immunofluoreszenz *f*, Immunofluoreszenz-Technik *f*
gel technique Geltechnik *f*
indirect immunoperoxidase technique indirekte Immunperoxidasetechnik *f*
Jerne technique Jerne-Technik *f*, Hämolyseplaquetechnik *f*, Plaquetechnik *f*
Laurell technique Laurell-Immunoelektrophorese *f*
mantle field technique Mantelfeldbestrahlung *f*
Oakley-Fulthorpe technique Oakley-Fulthorpe-Technik *f*, eindimensionale Immunodiffusion *f* nach Oakley-Fulthorpe
Ouchterlony technique Ouchterlony-Technik *f*, zweidimensionale Immunodiffusion *f* nach Ouchterlony
Southern blot technique Southern-Blot-Technik *f*
staining technique Färbeverfahren *nt*, Färbetechnik *f*, Färbung *f*
Western blot technique Western-Blot-Technik *f*
T½$_{eff}$ *abk.* s.u. effective *half-life*
TEG *abk.* s.u. **1.** thrombelastogram **2.** thromboelastogram
tel|an|gi|ec|ta|sia [tel,ændʒɪek'teɪʒ(ɪ)ə] *noun* Telangiektasie *f*, Teleangiektasie *f*, Telangiectasia *f*
tel|an|gi|ec|ta|sis [tel,ændʒɪ'ektəsɪs] *noun* s.u. telangiectasia
tel|an|gi|ec|tat|ic [tel,ændʒɪek'tætɪk] *adj.* Telangiektasie betreffend, teleangiektatisch
tele- *präf.* **1.** End-, Tel(e)- **2.** Fern-, Tele-
tel|e|co|balt [telə'kəʊbɔːlt] *noun* Telekobalt *nt*
tel|e|cu|rie|ther|a|py [telə,kjʊərɪ'θerəpɪ] *noun* Telecurietherapie *f*, Telegammatherapie *f*
tel|e|di|ag|no|sis [telə,daɪəg'nəʊsɪs] *noun* Ferndiagnose *f*
tel|e|ra|di|og|ra|phy [telə,reɪdɪ'ɑgrəfɪ] *noun* s.u. teleroentgenography
tel|e|ra|di|um [telə'reɪdɪəm] *noun* Teleradium *nt*
tel|e|roent|gen|o|gram [telə'rentgənəgræm] *noun* Teleröntgengramm *nt*
tel|e|roent|gen|og|ra|phy [telə,rentgə'nɑgrəfɪ] *noun* Teleröntgengraphie *f*, Teleröntgengrafie *f*
tel|e|roent|gen|ther|a|py [telə,rentgən'θerəpɪ] *noun* Teleröntgentherapie *f*
tel|e|ther|a|py [telə'θerəpɪ] *noun* Teletherapie *f*, Telestrahlentherapie *f*
tel|lu|ric [te'lʊərɪk] *adj.* **1.** Erde betreffend, tellurisch, Erd- **2.** tellurhaltig, tellurig, tellurisch, Tellur-
tel|lu|rite ['teljəraɪt] *noun* Tellurit *nt*
tel|lu|ri|um [te'lʊərɪəm] *noun* Tellur *nt*
telo- *präf.* End-, Tel(o)-
tel|o|cen|tric [teləʊ'sentrɪk] *adj.* telozentrisch
TEM *abk.* s.u. triethylenemelamine
Temp. *abk.* s.u. temperature
tem|per|a|ture ['tempərətʃʊər] *noun* **1.** Temperatur *f* **2.** Körpertemperatur *f*, Körperwärme *f*; Fieber *nt*; **have/run a temperature** fiebern, Fieber *oder* (erhöhte) Temperatur haben
absolute temperature absolute Temperatur *f*
air temperature Lufttemperatur *f*
ambient temperature Umgebungstemperatur *f*
axillary temperature Achseltemperatur *f*, Achselhöhlentemperatur *f*, Axillatemperatur *f*
radiant temperature Strahlungstemperatur *f*
standard temperature Standardtemperatur *f*
temperature-dependent *adj.* temperaturabhängig
temperature-insensitive *adj.* temperaturunempfindlich
temperature-sensitive *adj.* temperaturempfindlich, temperatursensitiv
tem|plate ['templɪt] *noun* Schablone *f*; Matrize *f*; Vorlage *f*, Muster *nt*, Modell *nt*
DNA template DNA-Matrize *f*
template-primer *noun* Template-primer *nt*
template-specific *adj.* matrizenspezifisch
tem|po|rar|y ['tempərerɪ] *adj.* **1.** vorübergehend, vorläufig, zeitweilig, temporär **2.** provisorisch, Hilfs-, Aushilfs-
TEN *abk.* s.u. toxic epidermal *necrolysis*
ten|den|cy ['tendnsɪ] *noun, plural* **ten|den|cies** Neigung *f* (*to* für); Hang *m* (*to* zu); Anlage *f*
bleeding tendency Blutungsneigung *f*

thrombotic tendency Thromboseneigung *f*, Thrombophilie *f*
ten|sion ['tenʃn] *noun* (elektrische) Spannung *f*, (*Gas*) Partialdruck *m*, Spannung *f*
carbon dioxide tension Kohlendioxidspannung *f*
TEP *abk.* s.u. tetraethyl *pyrophosphate*
TEPA *abk.* s.u. **1.** triethylenephosphoramide **2.** triethylenethiophosphoramide
TEPP *abk.* s.u. tetraethyl *pyrophosphate*
terat(o)- *präf.* Missbildungs-, Terat(o)-
ter|a|to|blas|to|ma [ˌterətəʊblæs'təʊmə] *noun* Teratoblastom *nt*
ter|a|to|car|ci|no|gen|e|sis [ˌterətəʊˌkɑːrsɪnə'dʒenəsɪs] *noun* Teratokarzinogenese *f*
ter|a|to|car|ci|no|ma [terətəʊˌkɑːrsɪ'nəʊmə] *noun* Teratokarzinom *nt*, Teratocarcinoma *nt*
te|rat|o|gen ['terətədʒən] *noun* Teratogen *nt*
ter|a|to|gen|e|sis [ˌterətəʊ'dʒenəsɪs] *noun* Missbildungsentstehung *f*, Teratogenese *f*
ter|a|to|ge|net|ic [ˌterətəʊdʒə'netɪk] *adj.* Teratogenese betreffend, teratogenetisch
ter|a|to|gen|ic [ˌterətəʊ'dʒenɪk] *adj.* Missbildungen verursachend *oder* erzeugend, teratogen
ter|a|toid ['terətɔɪd] *adj.* teratoid
ter|a|to|ma [terə'təʊmə] *noun, plural* **ter|a|to|mas, ter|a|to|ma|ta** [terə'təʊmətə] teratoide Geschwulst *f*, teratogene Geschwulst *f*, Teratom *nt*
benign cystic teratoma zystisches Teratom *nt*, Dermoidzyste *f* des Ovars, Teratoma coaetaneum
cystic teratoma (*Ovar*) Dermoid *nt*, Dermoidzyste *f*, (*zystisches*) Teratom *nt*, Teratoma coaetaneum
embryonal teratoma embryonales Teratom *nt*, solides Teratom *nt*, malignes Teratom *nt*, Teratoma embryonale
immature teratoma unreifes Teratom *nt*, malignes Teratom *nt*, Teratoma inguinale
malignant teratoma malignes Teratom *nt*, embryonales Teratom *nt*, unreifes Teratom *nt*, Teratoma embryonale
malignant trophoblastic teratoma malignes trophoblastisches Teratom *nt*
mature teratoma **1.** reifes Teratom *nt*, adultes Teratom *nt*, Dermoidzyste *f* **2.** Dermoidzyste *f* des Ovars, zystisches Teratom *nt*, Teratoma coaetaneum
sacrococcygeal teratoma Steißteratom *nt*, Sakralteratom *nt*
solid teratoma embryonales Teratom *nt*, unreifes Teratom *nt*, malignes Teratom *nt*, Teratoma embryonale
ter|mi|nal ['tɜrmɪnl] **I** *noun* Ende *nt*, Endstück *nt*, Endglied *nt*, Spitze *f* **II** *adj.* **1.** endständig, End-; abschließend, begrenzend, terminal, Grenz- **2.** letzte(r, s); unheilbar, terminal, im Endstadium, im Sterben, Sterbe-, Terminal-
ter|mi|na|tion [ˌtɜrmɪ'neɪʃn] *noun* **1.** Ende *nt*; Aufhören *nt*, Einstellung *f*; Abschluss *m*, Abbruch *m*, Beendigung *f*, Termination *f* **2.** Endung *f*, Endigung *f*
chain termination Kettenabbruch *m*
ter|mi|nus ['tɜrmɪnəs] *noun, plural* **ter|mi|nus|es, ter|mi|ni** ['tɜrmɪnaɪ] Ende *nt*, Grenze *f*, Terminus *m*
C terminus C-Terminus *m*
N terminus N-Terminus *m*
ter|mo|lec|u|lar [tɜrmə'lekjələr] *adj.* trimolekular
ter|na|ry ['tɜrnərɪ] *adj.* **1.** (*Chemie*) dreifach, dreigliedrig, ternär **2.** s.u. tertiary
ter|ox|ide [tər'ɑksaɪd] *noun* Trioxid *nt*
ter|pene ['tɜrpiːn] *noun* Terpen *nt*
ter|pe|noid ['tɜrpənɔɪd] *adj.* terpenoid
tert. *abk.* s.u. tertiary
ter|tian ['tɜrʃn] *adj.* jeden dritten Tag auftretend, tertian
ter|ti|ary ['tɜrʃərɪ, 'tɜrʃɪˌeriː] *adj.* dritten Grades, drittgradig, an dritter Stelle, tertiär, Tertiär-
test [test] **I** *noun* **1.** Test *m*, Probe *f*, Versuch *m* **2.** Analyse *f*, Nachweis *m*, Untersuchung *f*, Test *m*, Probe *f*, Reaktion *f* **II** *vt* prüfen, untersuchen, einer Prüfung unterziehen; analysieren, testen (*for* auf) **III** *vi* einen Test machen, untersuchen (*for* auf)
test out *vt* ausprobieren (*on* bei, an)
abortus-Bang-ring test Abortus-Bang-Ringprobe *f*, ABR-Probe *f*
ABR test s.u. abortus-Bang-ring *test*
acid elution test Säureelutionstest *m*
ACTH test s.u. ACTH stimulation *test*
ACTH stimulation test ACTH-Test *m*
Addis test Addis-Count *m*, Addis-Hamburger-Count *m*, Addis-Test *m*
agar diffusion test Agardiffusionsmethode *f*, Agardiffusionstest *m*
agglutination test Agglutinationsprobe *f*, Agglutinationstest *m*, Agglutinationsreaktion *f*
Almén's test for blood Almen-Probe *f*, Guajak-Probe *f*
anoxemia test Hypoxietest *m*
antibiotic sensitivity test Antibiotikasensibilitätstest *m*
antifibrinolysin test Antifibrinolysintest *m*
antiglobulin test Antiglobulintest *m*, Coombs-Test *m*
antiglobulin consumption test Antiglobulin-Konsumptionstest *m*, AGK-Test *m*
anti-human globulin test s.u. antiglobulin *test*
antihyaluronidase test Antihyaluronidase-Test *m*
antistaphylolysin test Antistaphylolysin-Test *m*
antistreptolysin test Antistreptolysin-Test *m*
arginine test Arginin-Test *m*
arylsulfatase test Arylsulfatasetest *m*
augmented histamine test Histamintest *m*
autohemolysis test Autohämolysetest *m*, Wärmeresistenztest *m*
benzidine test Benzidinprobe *f*
Berlin blue test Berliner-Blau-Reaktion *f*, Ferriferrocyanid-Reaktion *f*
biuret test Biuretreaktion *f*
blind test Blindversuch *m*
blood test Blutuntersuchung *f*, Bluttest *m*
bromosulfophthalein test Bromosulfaleintest *m*, Bromosulfophthaleintest *m*, Bromosulphthaleintest *m*, Bromthaleintest *m*, BSP-Test *m*
bromsulfophthalein test s.u. bromosulfophthalein *test*
bromsulphalein test s.u. bromosulfophthalein *test*
broth-dilution test Reihenverdünnungstest *m*
BSP test s.u. bromosulfophthalein *test*
Calmette's test Calmette-Konjunktivaltest *m*
capillary fragility test Kapillarresistenzprüfung *f*
capillary resistance test s.u. capillary fragility *test*
Casoni's test Casoni-Test *m*
Casoni's intradermal test Casoni-Test *m*
Casoni's skin test Casoni-Test *m*

Castellani's test Castellani-Agglutinin-Absättigung *f*
catalase test Katalase-Test *m*
cephalin-cholesterol flocculation test Hanger-Flockungstest *m*, Kephalin-Cholesterin-Test *m*
Chick-Martin test Chick-Martin-Test *m*
cis-trans test cis-trans-Test *m*
Clauberg's test Clauberg-Test *m*
clinical test klinischer Test *m*
coagulase test Koagulasetest *m*
coagulation test Gerinnungstest *m*
coccidioidin test s.u. coccidioidin skin *test*
coccidioidin skin test Kokzidioidin-Test *m*, Kokzidioidin-Hauttest *m*
complementation test Komplementierungstest *m*
complement fixation test Komplementbindungsreaktion *f*
conjunctival test Konjunktivalprobe *f*, Konjunktivaltest *m*, Ophthalmoreaktion *f*, Ophthalmotest *m*
Coombs test Antiglobulintest *m*, Coombs-Test *m*
cutireaction test Hauttest *m*
Davidsohn differential absorption test modifizierter Paul-Bunnell-Test *m* nach Davidsohn
dexamethasone suppression test Dexamethason-Kurztest *m*, Dexamethason-Test *m*
Dick test Dick-Test *m*, Dick-Probe *f*
dilution test Verdünnungstest *m*
direct antiglobulin test direkter Coombs-Test *m*
direct Coombs test direkter Coombs-Test *m*
disk diffusion test Plattendiffusionstest *m*
Donath-Landsteiner test Donath-Landsteiner-Reaktion *f*
Duke's test Duke-Methode *f*, Bestimmung *f* der Blutungszeit nach Duke
Ehrlich's test 1. Ehrlich-Reaktion *f*, Ehrlich-Aldehydprobe *f* **2.** Ehrlich-Reaktion *f*, Ehrlich-Diazoreaktion *f*
Elek test Elek-Plattentest *m*
Elek-Ouchterlony test Elek-Ouchterlony-Test *m*
erythrocyte fragility test Erythrozytenresistenztest *m*
FA test s.u. fluorescent antibody *test*
ferric chloride test Eisenchloridprobe *f*, Fölling-Probe *f*
Feulgen test Feulgen-Nuklealreaktion *f*
flocculation test Flockungstest *m*
fluorescein installation test Fluoreszeinversuch *m*, Fluoreszeinaugenprobe *m*
fluorescent antibody test Immunfluoreszenz *f*, Immunfluoreszenztest *m*, Fluoreszenz-Antikörper-Reaktion *f*
fluorescent treponemal antibody absorption test Fluoreszenz-Treponemen-Antikörper-Absorptionstest *m*, FTA-Abs-Test *m*
Foshay test Foshay-Reaktion *f*
fragility test Erythrozytenresistenztest *m*
Frei's test Frei-Hauttest *m*, Frei-Intrakutantest *m*
Frei's skin test s.u. Frei's *test*
Frenkel's intracutaneous test Frenkel-Intrakutantest *m*
FTA-Abs test s.u. fluorescent treponemal antibody absorption *test*
gel diffusion test Geldiffusionstest *m*, Agardiffusionstest *m*, Agardiffusionsmethode *f*
glycosylated hemoglobin test HbA_{1c}-Bestimmung *f*
Gruber's test Gruber-Widal-Reaktion *f*, Gruber-Widal-Test *m*, Widal-Reaktion *f*, Widal-Test *m*
Gruber-Widal test s.u. Gruber's *test*
Grünbaum-Widal test s.u. Gruber's *test*
guaiac test Guajaktest *m*, Guajakprobe *f*
Heaf test Heaf-Test *m*
hemadsorption test Hämadsorptionstest *m*
hemadsorption virus test s.u. hemadsorption *test*
hemagglutination-inhibition test Hämagglutinationshemmtest *m*, Hämagglutinationshemmungsreaktion *f*
hemin test Teichmann-Probe *f*
Hess' test Rumpel-Leede-Test *m*
heterophil agglutination test 1. Paul-Bunnel Test *m* **2.** modifizierter Paul-Bunnel Test *m* mit Pferdeerythrozyten
heterophil antibody test 1. Paul-Bunnell-Test *m* **2.** modizifizierter Paul-Bunnell-Test *m* mit Pferdeerythrozyten
histamine test Histamintest *m*
histidine loading test Histidinbelastungstest *m*, FIGLU-Test *m*
histoplasmin test Histoplasmin-Test *m*, Histoplasmin-Hauttest *m*
histoplasmin-latex test Histoplasmin-Latextest *m*
histoplasmin skin test s.u. histoplasmin *test*
Hofmeister's tests Hofmeister-Reihen *pl*, lyotrope Reihen *pl*
horse cell test modifizierter Paul-Bunnell-Test *m* mit Pferdeerythrozyten
17-hydroxycorticosteroid test Porter-Silber-Methode *f*
IFA test s.u. indirect fluorescent antibody *test*
IHA test s.u. indirect hemagglutination antibody *test*
IMViC test IMViC-Testkombination *f*
indirect antiglobulin test indirekter Coombs-Test *m*
indirect Coombs test indirekter Coombs-Test *m*
indirect fluorescent antibody test indirekte Fluoreszenz-Antikörper-Reaktion *f*, indirekte Fluoreszenz *f*, indirekter Fluoreszenztest *m*, Sandwich-Technik *f*
indirect hemagglutination antibody test indirekter Hämagglutinations-Antikörper-Test *m*, IHA-Test *m*
intracutaneous test Intrakutantest *m*, Intrakutanprobe *f*, Intradermaltest *m*
Kveim test Kveim-Hauttest *m*, Kveim-Nickerson-Test *m*
laboratory test Laborversuch *m*, Labortest *m*
Lancefield precipitation test Lancefield-Präzipitationstest *m*
Landsteiner-Donath test Donath-Landsteiner-Reaktion *f*, Landsteiner-Reaktion *f*
latex agglutination test Latextest *m*, Latexagglutinationstest *m*
latex fixation test s.u. latex agglutination *test*
leishmanin test Leishmanin-Test *m*, Montenegro-Test *m*
lepromin test Lepromintest *m*
Liebermann-Burchard test Liebermann-Burchard-Reaktion *f*
lymphocyte proliferation test gemischte Lymphozytenkultur *f*, Lymphozytenmischkultur *f*, mixed lymphocyte culture, MLC-Assay *m*, MLC-Test *m*

lymphocyte stimulation test Lymphozytenstimulationstest *m*
Machado's test Machado-Test *m*, Machado-Guerreiro-Reaktion *f*, Komplementbindungsreaktion *f* nach Machado
Machado-Guerreiro test s.u. Machado's *test*
Maclagan's test Maclagan-Reaktion *f*, Thymoltrübungstest *m*
macrophage migration inhibition test Makrophagen-Migrationshemmtest *m*
major test Majortest *m*, Majorprobe *f*
Mantoux test Mendel-Mantoux-Probe *f*, Mendel-Mantoux-Test *m*
metyrapone test Metyrapon-Test *m*
microprecipitation test Mikropräzipitationstest *m*
microtiter broth-dilution test Mikrodilutionsverfahren *nt*
MIF test s.u. migration inhibiting factor *test*
migration inhibiting factor test Migrationsinhibitionsfaktortest *m*, MIF-Test *m*
minor test Minortest *m*, Minorprobe *f*
Mitsuda test Lepromintest *m*
mixed lymphocyte culture test gemischte Lymphozytenkultur *f*, Lymphozytenmischkultur *f*, mixed lymphocyte culture, MLC-Assay *m*, MLC-Test *m*
MLC test s.u. mixed lymphocyte culture *test*
Moloney test Moloney-Test *m*
Montenegro test Montenegro-Test *m*, Leishmanin-Test *m*
Neufeld's test Neufeld-Reaktion *f*, Kapselquellungsreaktion *f*
neutralization test Neutralisationstest *m*
Nickerson-Kveim test Kveim-Hauttest *m*, Kveim-Nickerson-Test *m*
nitroblue tetrazolium test Nitroblau-Tetrazolium-Test *m*, NBT-Test *m*
Oakley-Fulthorpe test Oakley-Fulthorpe-Technik *f*, eindimensionale Immunodiffusion *f* nach Oakley-Fulthorpe
occult blood test Test *m* für okkultes Blut
Ouchterlony test Ouchterlony-Technik *f*, zweidimensionale Immunodiffusion *f* nach Ouchterlony
oxidase test Oxidasereaktion *f*, Oxidasetest *m*
Pap test s.u. Papanicolaou's *test*
Papanicolaou's test Papanicolaou-Test *m*, Pap-Test *m*
paracoccidioidin test Parakokzidioidin-Test *m*, Parakokzidioidin-Hauttest *m*
paracoccidioidin skin test Parakokzidioidin-Test *m*, Parakokzidioidin-Hauttest *m*
patch test Pflasterprobe *f*, Patch-Test *m*
Paul-Bunnell test Paul-Bunnell-Test *m*
Paul-Bunnell-Davidsohn test modifizierter Paul-Bunnell-Test *m* nach Davidsohn
penicilloyl-polylysine test Penicilloyl-Polylysin-Test *m*, PPL-Test *m*
peroxidase test Peroxidase-Test *m*
Pirquet's test Pirquet-Reaktion *f*, Pirquet-Tuberkulinprobe *f*
plaque test Plaque-Test *m*
platelet aggregation test Plättchenaggregationstest *m*, Thrombozytenaggregationstest *m*
Porter-Silber test Porter-Silber-Methode *f*
Porter-Silber-chromagens test s.u. Porter-Silber *test*
PPL test Penicilloyl-Polylysin-Test *m*, PPL-Test *m*
Prausnitz-Küstner test Prausnitz-Küstner-Reaktion *f*
precipitin test Präzipitationstest *m*
prick test Pricktest *m*, Stichtest *m*
protection test Neutralisationstest *m*
prothrombin test Thromboplastinzeit *f*, Quickwert *m*, Quickzeit *f*, (*inform.*) Quick *m*, Prothrombinzeit *f*
prothrombin-consumption test Prothrombin-Konsumptionstest *m*
provocative test Provokation *f*, Provokationstest *m*, Provokationsprobe *f*
Prussian blue test Berliner-Blau-Reaktion *f*, Ferriferrocyanid-Reaktion *f*
Quick test Thromboplastinzeit *f*, Quickwert *m*, Quickzeit *f*, (*inform.*) Quick *m*, Prothrombinzeit *f*
radioallergosorbent test Radio-Allergen-Sorbent-Test *m*
radioimmunosorbent test Radioimmunosorbent-test *m*
rapid plasma reagin test rapid plasma reagin test (*m*), RPR-Test *m*
reptilase test Reptilase-Test *m*
rheumatoid arthritis test Rheumatest *m*
rheumatoid factor latex agglutination test Latex-Rheumafaktor-Test *m*
ring test Ringtest *m*
ring precipitin test s.u. ring *test*
Rose-Waaler test Rose-Waaler-Test *m*, Waaler-Rose-Test *m*
RPR test RPR-Test *m*, rapid plasma reagin test *m*
Rumpel-Leede test Rumpel-Leede-Test *m*
scarification test Kratztest *m*, Skarifikationstest *m*
Schick's test Schick-Test *m*
Schilling test Schilling-Test *m*
Schultz-Charlton test Schultz-Charlton-Phänomen *nt*, Schultz-Charlton-Auslösch-Phänomen *nt*
scratch test Scratchtest *m*, Kratztest *m*, Skarifikationstest *m*
screening test Vortest *m*, Suchtest *m*, Siebtest *m*, Screeningtest *m*
serologic test serologischer Test *m*
serologic tests for syphilis serologische Syphilisdiagnostik *f*, serologische Syphilistests *pl*
serum neutralization test Neutralisationstest *m*
sheep cell agglutination test Schaferythrozytenagglutinationstest *m*
single-blind test Blindversuch *m*
skin test Hauttest *m*
spherulin test s.u. spherulin skin *test*
spherulin skin test Sphaerulin-Test *m*, Sphaerulin-Hauttest *m*
staphylococcal-clumping test Staphylokokken-Clumping-Test *m*
sugar test Zuckertest *m*
sulfosalicylic acid turbidity test Sulfosalizylsäure-Probe *f*
Thorn test Thorn-Test *m*, ACTH-Eosinophilen-Test *m*
thromboplastin generation test Thromboplastingenerationstest *m*, Thromboplastinbildungstest *m*
thromboplastin time test Thromboplastinzeit *f*, Quickwert *m*, Quickzeit *f*, (*inform.*) Quick *m*, Prothrombinzeit *f*
tine test Tine-Test *m*, Nadeltest *m*, Stempeltest *m*, Multipunkturtest *m*
tine tuberculin test s.u. tine *test*
tolerance test Toleranztest *m*

tourniquet test Kapillarresistenzprüfung *f*
toxigenicity test (in vitro) Elek-Plattentest *m*
TPHA test s.u. Treponema pallidum hemagglutination *test*
TPI test s.u. Treponema pallidum immobilization *test*
Treponema pallidum complement fixation test Treponema-pallidum-Komplementbindungstest *m*
Treponema pallidum hemagglutination test Treponema-Pallidum-Hämagglutinationstest *m*, TPHA-Test *m*
Treponema pallidum immobilization test Treponema-Pallidum-Immobilisationstest *m*, TPI-Test *m*, Nelson-Test *m*
tuberculin test Tuberkulintest *m*
tuberculin skin test Tuberkulintest *m*
urease test Urease-Test *m*
VDRL test VDRL-Test *m*
Voges-Proskauer test Voges-Proskauer-Reaktion *f*
Waaler-Rose test Rose-Waaler-Test *m*, Waaler-Rose-Test *m*
Wassermann test Wassermann-Test *m*, Wassermann-Reaktion *f*, Komplementbindungsreaktion *f* nach Wassermann
Weil-Felix test Weil-Felix-Reaktion *f*, Weil-Felix-Test *m*
Widal's test Widal-Reaktion *f*, Widal-Test *m*, Gruber-Widal-Reaktion *f*, Gruber-Widal-Test *m*
Widal's serum test s.u. Widal's *test*

test|ing ['testɪŋ] I *noun* Prüfung *f*, Test *m*; Untersuchen *nt*, Testen *nt*; Versuch *m* II *adj.* Test-, Versuchs-, Probe-, Prüf-, Mess-
tes|tos|ter|one [tes'tɑstərəʊn] *noun* Testosteron *nt*
te|tan|ic [tə'tænɪk] *adj.* 1. (*physiolog.*) Tetanus *oder* Tetani betreffend *oder* auslösend, tetanisch, Tetanus- 2. (*pathol.*) Tetanus betreffend, tetanisch, Tetanus-
te|tan|i|form [te'tænɪfɔːrm] *adj.* tetanusartig, tetanieartig, tetaniform, tetanoid
tet|a|noid ['tetənɔɪd] *adj.* s.u. tetaniform
tet|a|nus ['tetənəs] *noun* 1. (*physiolog.*) Tetanus *m*, Tetanie *f* 2. (*pathol.*) Wundstarrkrampf *m*, Tetanus *m*
tet|a|ny ['tetənɪ] *noun* 1. (*physiolog.*) Tetanus *m*, Tetanie *f* 2. neuromuskuläre Übererregbarkeit *f*, Tetanie *f*
tetra- *präf.* Tetr(a)-, Vier-
tet|ra|ac|e|tate [ˌtetrə'æsɪteɪt] *noun* Tetraacetat *nt*
tet|ra|chlor|eth|ane [ˌtetrəklɔːr'eθeɪn] *noun* Tetrachloräthan *nt*, Tetrachlorethan *nt*
tet|ra|chlo|ride [tetrə'klɔːraɪd] *noun* Tetrachlorid *nt*
acetylene tetrachloride Tetrachloräthan *nt*, Tetrachlorethan *nt*
tet|ra|cy|cline [tetrə'saɪkliːn] *noun* 1. Tetracyclin *nt* 2. Tetrazyklin *nt*, Tetrazyklin-Antibiotikum *nt*
tet|ra|ene ['tetrəiːn] *noun* Tetraen *nt*
tet|ra|hy|dro|bi|op|ter|in [tetrəˌhaɪdrəbaɪ'ɑptərɪn] *noun* Tetrahydrobiopterin *nt*
tet|ra|hy|dro|can|nab|i|nol [tetrəˌhaɪdrəkə'næbɪnɔl] *noun* Tetrahydrocannabinol *nt*
tet|ra|hy|dro|cor|ti|sol [tetrəˌhaɪdrə'kɔːrtɪsɔl] *noun* Tetrahydrokortisol *nt*, Tetrahydrocortisol *nt*
tet|ra|hy|dro|fo|late [tetrəˌhaɪdrə'fəʊleɪt] *noun* Tetrahydrofolat *nt*
tet|ra|i|o|do|thy|ro|nine [ˌtetrəaɪˌəʊdə'θaɪrəniːn] *noun* Thyroxin *nt*, (3,5,3',5'-)Tetrajodthyronin *nt*
tet|ra|meth|yl|ene|di|am|ine [tetrəˌmeθɪliːn'daɪəmiːn] *noun* Putreszin *nt*, Putrescin *nt*, 1,4-Diaminobutan *nt*, Tetramethylendiamin *nt*
tet|ra|nu|cle|o|tide [tetrə'n(j)uːklɪətaɪd] *noun* Tetranukleotid *nt*
tet|ra|so|mic [tetrə'səʊmɪk] *adj.* Tetrasomie betreffend, durch Tetrasomie gekennzeichnet, tetrasom
tet|ra|so|my ['tetrəsəʊmɪ] *noun* Tetrasomie *f*
tet|ra|va|lent [tetrə'veɪlənt] *adj.* vierwertig, tetravalent
tet|ra|zo|li|um [tetrə'zəʊlɪəm] *noun* Tetrazolium *nt*
nitroblue tetrazolium Nitroblau-Tetrazolium *nt*
tet|rose ['tetrəʊz] *noun* Tetrose *f*, C_4-Zucker *m*
te|trox|ide [te'trɑksaɪd] *noun* Tetroxid *nt*
osmium tetroxide Osmiumtetroxid *nt*
TF *abk.* s.u. transfer *factor*
TG *abk.* s.u. thyroglobulin
TGT *abk.* s.u. thromboplastin generation *test*
TH *abk.* s.u. ethionamide
Th. *abk.* s.u. therapy
thal|as|sae|mia [θælə'siːmɪə] *noun* (*brit.*) s.u. thalassemia
thal|as|sa|nae|mia [θəˌlæsə'niːmɪə] *noun* (*brit.*) s.u. thalassemia
thal|as|sa|ne|mia [θəˌlæsə'niːmɪə] *noun* s.u. thalassemia
thal|as|se|mia [θælə'siːmɪə] *noun* Mittelmeeranämie *f*, Thalassämie *f*, Thalassaemia *f*
β-thalassemia *noun* β-Thalassämie *f*
thalassemia major Cooley-Anämie *f*, homozygote β-Thalassämie *f*, Thalassaemia major
thalassemia minor heterozygote β-Thalassämie *f*, Thalassaemia minor
hemoglobin C-thalassemia Hämoglobin-C-Thalassämie *f*, HbC-Thalassämie *f*
hemoglobin E-thalassemia Hämoglobin-E-Thalassämie *f*, HbE-Thalassämie *f*
heterozygous β-thalassemia s.u. heterozygous form of *β-thalassemia*
heterozygous form of β-thalassemia heterozygote β-Thalassämie *f*, Thalassaemia minor
homozygous β-thalassemia Cooley-Anämie *f*, homozygote β-Thalassämie *f*, Thalassaemia major
homozygous form of β-thalassemia s.u. homozygous *β-thalassemia*
sickle-cell-thalassemia Sichelzellthalassämie *f*, Sichelzellenthalassämie *f*, Mikrodrepanozytenkrankheit *f*, HbS-Thalassämie *f*
thanat(o)- *präf.* Tod-, Thanat(o)-
than|a|to|bi|o|log|ic [ˌθænətəʊbaɪə'lɑdʒɪk] *adj.* thanatobiologisch
than|a|to|gno|mon|ic [ˌθænətəʊnəʊ'mɑnɪk] *adj.* thanatognomonisch, thanatognostisch
than|a|tol|o|gy [θænə'tɑlədʒɪ] *noun* Thanatologie *f*
than|a|to|phor|ic [θænətəʊ'fəʊrɪk] *adj.* tödlich, letal, thanatophor
than|a|top|sia [θænə'tɑpsɪə] *noun* s.u. thanatopsy
than|a|top|sy ['θænətɑpsɪ] *noun* Autopsie *f*, Obduktion *f*, Nekropsie *f*
than|a|to|sis [θænə'təʊsɪs] *noun* Gangrän *f*, Nekrose *f*
THC *abk.* s.u. tetrahydrocannabinol
Thd *abk.* s.u. thymidine
ThE *abk.* s.u. thromboembolism
the|a|ter ['θɪətər] *noun* Operationssaal *m*
the|co|ma [θɪ'kəʊmə] *noun* s.u. theca cell *tumor*
thelo- *präf.* Brustwarzen-, Thel(o)-, Mamill(o)-, Thele-
the|o|ry ['θɪərɪ] *noun* 1. Theorie *f*, Lehre *f* 2. Hypothese *f*
theory of evolution Evolutionstheorie *f*
atom theory Atomtheorie *f*

clonal-selection theory Klon-Selektions-Hypothese *f*, Klon-Selektions-Theorie *f*
Cohnheim's theory Cohnheim-Emigrationstheorie *f*, Cohnheim-Entzündungstheorie *f*
Ehrlich's side-chain theory Ehrlich-Seitenkettentheorie *f*
emigration theory Cohnheim-Emigrationstheorie *f*, Cohnheim-Entzündungstheorie *f*
mendelian theory Mendel-Gesetze *pl*, Mendel-Regeln *pl*
side chain theory Ehrlich-Seitenkettentheorie *f*

Ther. *abk.* s.u. therapy

ther|a|peu|tic [θerə'pju:tɪk] *adj.* **1.** Therapie/Behandlung betreffend, therapeutisch, Behandlungs-, Therapie- **2.** heilend, kurativ, therapeutisch

ther|a|peu|tist [θerə'pju:tɪst] *noun* s.u. therapist

ther|a|pist ['θerəpɪst] *noun* Therapeut *m*

ther|a|py ['θerəpɪ] *noun* Behandlung *f*, Therapie *f*; Heilverfahren *nt*
antibiotic therapy Antibiotikatherapie *f*, antibiotische Therapie *f*
anticancer drug therapy zytostatische Chemotherapie *f*, antineoplastische Chemotherapie *f*
anti-CD4 therapy Anti-CD4-Therapie *f*
anticoagulant therapy Antikoagulantientherapie *f*
antineoplastic drug therapy zytostatische Chemotherapie *f*, antineoplastische Chemotherapie *f*
antirejection therapy (*Transplantation*) Therapie *f* der Abstoßungsreaktion
autoserum therapy Eigenserumbehandlung *f*, Autoserotherapie *f*
combination therapy Kombinationsbehandlung *f*, Kombinationstherapie *f*
drug therapy Arzneimitteltherapie *f*, Medikamententherapie *f*, medikamentöse Therapie *f*
estrogen therapy s.u. estrogen replacement *therapy*
estrogen replacement therapy Östrogentherapie *f*, Östrogenersatztherapie *f*, Estrogentherapie *f*, Estrogenersatztherapie *f*
gene therapy Gentherapie *f*
hormonal therapy Hormontherapie *f*
hormone therapy Hormontherapie *f*
hormone replacement therapy Hormontherapie *f*, Hormonersatztherapie *f*
immunosuppressive therapy Immunsuppression *f*
infusion therapy Infusionstherapie *f*
intravenous therapy intravenöse Therapie *f*
megavoltage therapy Megavoltstrahlentherapie *f*, Hochenergiestrahlentherapie *f*
palliative therapy Palliativbehandlung *f*, Palliativtherapie *f*
radiation therapy Bestrahlung *f*, Strahlentherapie *f*, Strahlenbehandlung *f*, Radiotherapie *f*
roentgen therapy Röntgentherapie *f*; Strahlentherapie *f*
serum therapy Serotherapie *f*, Serumtherapie *f*
short distance radiation therapy Brachytherapie *f*
short wave therapy Kurzwellentherapie *f*, Kurzwellenbehandlung *f*
specific therapy spezifische Behandlung *f*
x-ray therapy Röntgentherapie *f*, Röntgenbehandlung *f*

ther|mal ['θɜrml] *adj.* Wärme *oder* Hitze betreffend, warm, heiß, thermal, thermisch, Wärme-, Thermal-, Thermo-

ther|mic ['θɜrmɪk] *adj.* Hitze *oder* Wärme betreffend, thermisch, Hitze-, Wärme-, Therm(o)-

thermo- *präf.* Hitze-, Wärme-, Therm(o)-

ther|mo|co|ag|u|la|tion [ˌθɜrməʊkəʊˌægjə'leɪʃn] *noun* Thermokoagulation *f*

ther|mo|dy|nam|ics [ˌθɜrməʊdaɪ'næmɪks] *plural* Thermodynamik *f*
equilibrium thermodynamics klassische Thermodynamik *f*, Gleichgewichtsthermodynamik *f*

ther|mo|in|ac|ti|va|tion [ˌθɜrməʊɪnˌæktə'veɪʃn] *noun* Wärmeinaktivierung *f*, Hitzeinaktivierung *f*

ther|mo|in|sta|bil|i|ty [θɜrməʊˌɪnstə'bɪlətɪ] *noun* s.u. thermolability

ther|mo|la|bile [θɜrməʊ'leɪbɪl, -'leɪbaɪl] *adj.* hitzeunbeständig, wärmeunbeständig, wärmeempfindlich, thermolabil

ther|mo|la|bil|i|ty [ˌθɜrməʊlə'bɪlətɪ] *noun* Wärmeunbeständigkeit *f*, Hitzeunbeständigkeit *f*, Thermolabilität *f*

ther|mo|ly|sin [θɜr'mɑləsɪn] *noun* Thermolysin *nt*

ther|mo|ly|sis [θɜr'mɑləsɪs] *noun* **1.** thermische Dissoziation *f*, Thermolyse *f* **2.** Abgabe *f* von Körperwärme

ther|mo|lyt|ic [ˌθɜrmə'lɪtɪk] *adj.* Thermolyse betreffend, thermolytisch

ther|mom|e|ter [θər'mɑmɪtər] *noun* Thermometer *nt*
air thermometer Luftthermometer *nt*
alcohol thermometer Alkoholthermometer *nt*
bimetal thermometer Bimetallthermometer *nt*
Celsius thermometer Celsiusthermometer *nt*
centigrade thermometer Celsiusthermometer *nt*
clinical thermometer Fieberthermometer *nt*
Fahrenheit thermometer Fahrenheit-Thermometer *nt*
gas thermometer Gasthermometer *nt*
Kelvin thermometer Kelvin-Thermometer *nt*
mercurial thermometer Quecksilberthermometer *nt*

ther|mo|pre|cip|i|ta|tion [ˌθɜrməʊprɪˌsɪpɪ'teɪʃn] *noun* Thermopräzipitation *f*

ther|mo|ra|di|o|ther|a|py [θɜrməʊˌreɪdɪəʊ'θerəpɪ] *noun* Thermoradiotherapie *f*

ther|mo|re|sist|ance [ˌθɜrməʊrɪ'zɪstəns] *noun* Widerstandsfähigkeit *f* gegen Wärme/Hitze, Wärmebeständigkeit *f*, Hitzebeständigkeit *f*, Thermoresistenz *f*

ther|mo|re|sist|ant [ˌθɜrməʊrɪ'zɪstənt] *adj.* resistent gegen Wärme/Hitze, hitzebeständig, wärmebeständig, thermoresistent

ther|mo|sen|si|tiv|i|ty [θɜrməʊˌsensə'tɪvətɪ] *noun* Temperaturempfindlichkeit *f*, Thermosensibilität *f*

ther|mo|sta|bil|i|ty [ˌθɜrməʊstə'bɪlətɪ] *noun* Wärmebeständigkeit *f*, Hitzebeständigkeit *f*, Thermostabilität *f*

ther|mo|sta|ble [θɜrməʊ'steɪbl] *adj.* wärmebeständig, hitzebeständig, thermostabil

ther|mo|tac|tic [θɜrməʊ'tæktɪk] *adj.* Thermotaxis betreffend, thermotaktisch

ther|mo|tax|ic [θɜrməʊ'tæksɪk] *adj.* s.u. thermotactic

ther|mo|tax|is [θɜrməʊ'tæksɪs] *noun* Thermotaxis *f*

ther|mo|ther|a|py [θɜrməʊ'θerəpɪ] *noun* Wärmebehandlung *f*, Wärmetherapie *f*, Wärmeanwendung *f*, Thermotherapie *f*

ther|mo|tol|er|ant [θɜrməʊ'tɑlərənt] *adj.* thermotolerant

the|sau|ris|mo|sis [θəˌsɔːrɪz'məʊsɪs] *noun* Speicherkrankheit *f*, Thesaurismose *f*

the|sau|ro|sis [θəsɔː'rəusɪs] *noun* übermäßige Speicherung *f*, pathologische Speicherung *f*, Thesaurose *f*; Speicherkrankheit *f*, Thesaurismose *f*
THF *abk.* s.u. **1.** tetrahydrofolate **2.** thymic humoral *factor*
THFA *abk.* s.u. tetrahydrofolic *acid*
Thi *abk.* s.u. thiamine
thi|a|min ['θaɪəmɪn] *noun* s.u. thiamine
thi|am|i|nase [θaɪ'æmɪneɪz] *noun* Thiaminase *f*
thi|a|mine ['θaɪəmɪn] *noun* Thiamin *nt*, Vitamin B_1 *nt*
thick|ness ['θɪknɪs] *noun* **1.** Dicke *f*, Stärke *f*; Dichte *f* **2.** (*pathol.*) Verdickung *f*, Schwellung *f*
half-value thickness Halbwertdicke *f*, Halbwertschichtdicke *f*
Thiersch [tɪərʃ]: **Thiersch's graft** Thiersch-Lappen *m*
Thiersch's operation Thiersch-Technik *f*
thio- *präf.* Thi(o)-, Schwefel-
thio-acid *noun* Thiosäure *f*
thi|o|al|co|hol [θaɪəu'ælkəhɑl] *noun* Merkaptan *nt*, Mercaptan *nt*, Thioalkohol *m*
thi|o|am|ide [θaɪəu'æmaɪd] *noun* Thioamid *nt*
thi|o|cy|a|nate [θaɪəu'saɪəneɪt] *noun* Thiozyanat *nt*, Thiocyanat *nt*, Rhodanid *nt*
potassium thiocyanate Kaliumthiocyanat *nt*
thi|o|es|ter [θaɪəu'estər] *noun* Thioester *m*
acyl-CoA thioester Acyl-CoA-thioester *m*
thi|o|e|ther [θaɪəu'eθər] *noun* Thioäther *m*, Thioether *m*
thi|o|fla|vine [θaɪəu'fleɪvɪn] *noun* Thioflavin *nt*
thi|o|ga|lac|to|side [ˌθaɪəugə'læktəsaɪd] *noun* Thiogalaktosid *nt*, Thiogalactosid *nt*
isopropyl thiogalactoside Isopropylthiogalaktosid *nt*
thi|o|glu|cose [θaɪəu'gluːkəus] *noun* Thioglucose *f*
thi|o|ki|nase [θaɪəu'kaɪneɪz] *noun* Thiokinase *f*
thi|ol ['θaɪɑl] *noun* **1.** Sulfhydryl-Gruppe *f*, SH-Gruppe *f* **2.** Thiol *nt*, Merkaptan *nt*, Thioalkohol *m*
thi|o|lase ['θaɪəleɪz] *noun* **1.** Thiolase *f* **2.** Acetyl-CoA-Acetyltransferase *f*, Thiolase *f*, Acetoacetylthiolase *f*
acetoacetyl-CoA thiolase Acetyl-CoA-Acetyltransferase *f*, Acetoacetylthiolase *f*, Thiolase *f*
3-ketoacyl-CoA thiolase s.u. acetoacetyl-CoA *thiolase*
thi|o|sul|fate [θaɪəu'sʌlfeɪt] *noun* Thiosulfat *nt*
thi|o|sul|phate [θaɪəu'sʌlfeɪt] *noun* (*brit.*) s.u. thiosulfate
2-thi|o|u|ra|cil [θaɪəu'juərəsɪl] *noun* 2-Thiouracil *nt*
2-thi|o|u|ri|dine [θaɪəu'juəridiːn] *noun* 2-Thiouridin *nt*
Thoma-Zeiss ['təumə zaɪs; 'toːma tsaɪz]: **Thoma-Zeiss counting cell** s.u. *Thoma-Zeiss* counting chamber
Thoma-Zeiss counting chamber Abbé-Zählkammer *f*, Thoma-Zeiss-Kammer *f*
Thoma-Zeiss hemocytometer s.u. *Thoma-Zeiss* counting chamber
Thomsen ['tɑmsən]: **Thomsen phenomenon** Hübener-Thomsen-Friedenreich-Phänomen *nt*, Thomsen-Phänomen *nt*, T-Agglutinationsphänomen *nt*
thoraco- *präf.* Brust-, Brustkorb-, Thorax-, Thorak(o)-
Thorn [θɔːrn]: **Thorn test** Thorn-Test *m*, ACTH-Eosinophilen-Test *m*
ThPP *abk.* s.u. thiamine *pyrophosphate*
Thr *abk.* s.u. threonine
thread|worm ['θredwɜrm] *noun* **1.** Fadenwurm *m*, Strongyloides *m* **2.** Madenwurm *m*, Enterobius vermicularis, Oxyuris vermicularis
thre|o|nine ['θriːəniːn] *noun* Threonin *nt*, α-Amino-β-hydroxybuttersäure *f*
thresh|old ['θreʃəuld] **I** *noun* Grenze *f*, Schwelle *f*, Limen *nt* **II** *adj.* Schwellen-
THRF *abk.* s.u. thyrotropin releasing *factor*
thromb- *präf.* s.u. thrombo-
throm|ba|phe|re|sis [ˌθrɑmbəfə'riːsɪs] *noun* s.u. thrombocytapheresis
throm|base ['θrɑmbeɪs] *noun* s.u. thrombin
throm|bas|the|nia [ˌθrɑmbæs'θiːnɪə] *noun* Thrombasthenie *f*, Glanzmann-Naegeli-Syndrom *nt*
Glanzmann's thrombasthenia Glanzmann-Naegeli-Syndrom *nt*, Thrombasthenie *f*
hereditary hemorrhagic thrombasthenia Glanzmann-Naegeli-Syndrom *nt*, Thrombasthenie *f*
throm|bec|to|my [θrɑm'bektəmɪ] *noun* Thrombusentfernung *f*, Thrombektomie *f*
thromb|e|las|to|gram [ˌθrɑmbɪ'læstəgræm] *noun* s.u. thromboelastogram
thromb|e|las|to|graph [ˌθrɑmbɪ'læstəgræf] *noun* s.u. thromboelastograph
thromb|e|las|tog|ra|phy [θrɑmbˌɪlæs'tɑgrəfɪ] *noun* s.u. thromboelastography
thromb|em|bo|lia [ˌθrɑmbem'bəulɪə] *noun* s.u. thromboembolism
throm|bi *plural* s.u. thrombus
throm|bin ['θrɑmbɪn] *noun* Thrombin *nt*, Faktor IIa *m*
throm|bin|o|gen [θrɑm'bɪnədʒən] *noun* s.u. thrombin
throm|bin|o|gen|e|sis [ˌθrɑmbɪnə'dʒenəsɪs] *noun* Thrombinbildung *f*
thrombo- *präf.* Plättchen-, Thrombus-, Thromb(o)-
throm|bo|ag|glu|ti|nin [ˌθrɑmbəuə'gluːtənɪn] *noun* Plättchenagglutinin *nt*, Thromboagglutinin *nt*, Thrombozytenagglutinin *nt*
throm|bo|an|gi|i|tis [θrɑmbəuˌændʒɪ'aɪtɪs] *noun* Thrombangiitis *f*, Thromboangiitis *f*
thromboangiitis obliterans Winiwarter-Buerger-Krankheit *f*, Morbus *m* Winiwarter-Buerger, Endangiitis obliterans, Thrombangiitis obliterans, Thrombendangiitis obliterans
throm|bo|as|the|ni|a [ˌθrɑmbəuæs'θiːnɪə] *noun* s.u. thrombasthenia
throm|bo|blast ['θrɑmbəublæst] *noun* Knochenmarksriesenzelle *f*, Megakaryozyt *m*
throm|boc|la|sis [θrɑm'bɑkləsɪs] *noun* s.u. thrombolysis
throm|bo|clas|tic [θrɑmbəu'klæstɪk] *noun, adj.* s.u. thrombolytic
throm|bo|cyt|a|phe|re|sis [θrɑmbəuˌsaɪtəfə'riːsɪs] *noun* Thrombopherese *f*, Thrombozytopherese *f*
throm|bo|cyte ['θrɑmbəusaɪt] *noun* Blutplättchen *nt*, Plättchen *nt*, Thrombozyt *m*
throm|bo|cy|thae|mia [ˌθrɑmbəusaɪ'θiːmɪə] *noun* (*brit.*) s.u. thrombocythemia
throm|bo|cy|the|mia [ˌθrɑmbəusaɪ'θiːmɪə] *noun* permanente Erhöhung *f* der Thrombozytenzahl, Thrombozythämie *f*
essential thrombocythemia hämorrhagische Thrombozythämie *f*, essentielle/essenzielle Thrombozythämie *f*, Megakaryozytenleukämie *f*, megakaryozytäre Myelose *f*
hemorrhagic thrombocythemia hämorrhagische Thrombozythämie *f*, essentielle/essenzielle Thrombozythämie *f*, Megakaryozytenleukämie *f*, megakaryozytäre Myelose *f*
idiopathic thrombocythemia hämorrhagische Thrombozythämie *f*, essentielle/essenzielle Thrombozythämie *f*, Megakaryozytenleukämie *f*, megakaryozytäre Myelose *f*

primary thrombocythemia hämorrhagische Thrombozythämie *f*, essentielle/essenzielle Thrombozythämie *f*, Megakaryozytenleukämie *f*, megakaryozytäre Myelose *f*

throm|bo|cyt|ic [θrambəʊ'sɪtɪk] *adj.* thrombozytär, Thrombozyten-

throm|bo|cy|tin [θrambəʊ'saɪtɪn] *noun* Serotonin *nt*, 5-Hydroxytryptamin *nt*

throm|bo|cy|tol|y|sis [ˌθrambəʊsaɪ'taləsɪs] *noun* Plättchenauflösung *f*, Thrombozytenauflösung *f*, Thrombozytolyse *f*

throm|bo|cy|to|path|ia [θrambəʊˌsaɪtə'pæθɪə] *noun* Thrombopathie *f*, Thrombozytopathie *f*

throm|bo|cy|to|path|ic [θrambəʊˌsaɪtə'pæθɪk] *adj.* Thrombozytopathie betreffend, thrombopathisch, thrombozytopathisch

throm|bo|cy|top|a|thy [ˌθrambəʊsaɪ'tapəθɪ] *noun* s.u. thrombocytopathia

throm|bo|cy|to|pe|nia [θrambəʊˌsaɪtə'piːnɪə] *noun* verminderte Thrombozytenzahl *f*, Blutplättchenmangel *m*, Plättchenmangel *m*, Thrombopenie *f*, Thrombozytopenie *f*

essential thrombocytopenia idiopathische thrombozytopenische Purpura *f*, essentielle/essenzielle Thrombozytopenie *f*, idiopathische Thrombozytopenie *f*, Morbus *m* Werlhof

immune thrombocytopenia Immunthrombozytopenie *f*

throm|bo|cy|to|poi|e|sis [θrambəʊˌsaɪtəpɔɪ'iːsɪs] *noun* Thrombozytenbildung *f*, Thrombopoese *f*, Thrombozytopoese *f*

throm|bo|cy|to|poi|et|ic [θrambəʊˌsaɪtəpɔɪ'etɪk] *adj.* Thrombozytenbildung betreffend *oder* stimulierend, thrombopoetisch, thrombozytopoetisch

throm|bo|cy|tor|rhex|is [θrambəʊˌsaɪtə'reksɪs] *noun* Thrombozytorrhexis *f*

throm|bo|cy|to|sis [ˌθrambəʊsaɪ'təʊsɪs] *noun* temporäre Erhöhung *f* der Thrombozytenzahl, Thrombozytose *f*

throm|bo|e|las|to|gram [ˌθrambəʊɪ'læstəgræm] *noun* Thrombelastogramm *nt*

throm|bo|e|las|to|graph [ˌθrambəʊɪ'læstəgræf] *noun* Thrombelastograph *m*, Thrombelastograf *m*

throm|bo|e|las|tog|ra|phy [θrambəʊˌɪlæs'tagrəfɪ] *noun* Thrombelastographie *f*, Thrombelastografie *f*

throm|bo|em|bo|lec|to|my [θrambəʊˌembə'lektəmɪ] *noun* Thrombembolektomie *f*, Thromboembolektomie *f*

throm|bo|em|bo|lia [ˌθrambəʊem'bəʊlɪə] *noun* s.u. thromboembolism

throm|bo|em|bo|lism [θrambəʊ'embəlɪzəm] *noun* Thrombembolie *f*, Thromboembolie *f*

throm|bo|en|dar|ter|ec|to|my [ˌθrambəʊenˌdaːrtə'rektəmɪ] *noun* Thrombendarteriektomie *f*, Thromboendarteriektomie *f*

throm|bo|en|do|car|di|tis [θrambəʊˌendəʊkaːr'daɪtɪs] *noun* Thrombendokarditis *f*, Thromboendokarditis *f*

throm|bo|gen ['θrambəʊdʒən] *noun* Prothrombin *nt*, Faktor II *m*

throm|bo|gene ['θrambəʊdʒiːn] *noun* Proakzelerin *nt*, Proaccelerin *nt*, Acceleratorglobulin *nt*, labiler Faktor *m*, Faktor V *m*

throm|bo|gen|e|sis [θrambəʊ'dʒenəsɪs] *noun* Thrombusbildung *f*, Thrombogenese *f*

throm|bo|gen|ic [θrambəʊ'dʒenɪk] *adj.* thrombogen

β-throm|bo|glob|u|lin [θrambəʊ'glabjəlɪn] *noun* β-Thromboglobulin *nt*

throm|boid ['θrambɔɪd] *adj.* thrombusartig, thromboid

throm|bo|kin|ase [ˌθrambəʊ'kaɪneɪz] *noun* Thrombokinase *f*, Thromboplastin *nt*, Prothrombinaktivator *m*

throm|bo|ki|net|ics [ˌθrambəʊkaɪ'netɪks] *plural* Thrombokinetik *f*

throm|bo|lym|phan|gi|tis [θrambəʊˌlɪmfæn'dʒaɪtɪs] *noun* Thrombolymphangitis *f*

throm|bol|y|sis [θram'baləsɪs] *noun* Thrombusauflösung *f*, Thrombolyse *f*

throm|bo|lyt|ic [θrambəʊ'lɪtɪk] **I** *noun* thrombolytische Substanz *f*, Thrombolytikum *nt* **II** *adj.* Thrombolyse betreffend *oder* fördernd, thrombolytisch

throm|bo|path|ia [θrambəʊ'pæθɪə] *noun* s.u. thrombocytopathia

throm|bop|a|thy [θram'bapəθɪ] *noun* s.u. thrombocytopathia

constitutional thrombopathy 1. Willebrand-Jürgens-Syndrom *nt*, von Willebrand-Jürgens-Syndrom *nt*, konstitutionelle Thrombopathie *f*, hereditäre Pseudohämophilie *f*, vaskuläre Pseudohämophilie *f*, Angiohämophilie *f* **2.** Glanzmann-Naegeli-Syndrom *nt*, Thrombasthenie *f*

throm|bo|pen|ia [θrambəʊ'piːnɪə] *noun* s.u. thrombocytopenia

throm|bo|pe|ny ['θrambəʊpiːnɪ] *noun* s.u. thrombocytopenia

throm|bo|phil|ia [θrambəʊ'fɪlɪə] *noun* Thromboseneigung *f*, Thrombophilie *f*

throm|bo|phle|bit|ic [ˌθrambəʊflə'bɪtɪk] *adj.* Thrombophlebitis betreffend, thrombophlebitisch

throm|bo|phle|bi|tis [ˌθrambəʊflə'baɪtɪs] *noun* **1.** Thrombophlebitis *f* **2.** blande nicht-eitrige Venenthrombose *f*, nicht-eitrige Thrombose *f*

throm|bo|plas|tic [θrambəʊ'plæstɪk] *adj.* eine Thrombusbildung auslösend *oder* fördernd, thromboplastisch

throm|bo|plas|tid [θrambəʊ'plæstɪd] *noun* s.u. thrombocyte

throm|bo|plas|tin [θrambəʊ'plæstɪn] *noun* s.u. thrombokinase

tissue thromboplastin Gewebsfaktor *m*, Gewebsthromboplastin *nt*, Faktor III *m*

throm|bo|plas|tin|o|gen [ˌθrambəʊplæs'tɪnədʒən] *noun* antihämophiles Globulin *nt*, Antihämophiliefaktor *m*, Faktor VIII *m*

throm|bo|poi|e|sis [ˌθrambəʊpɔɪ'iːsɪs] *noun* **1.** s.u. thrombogenesis **2.** s.u. thrombocytopoiesis

throm|bo|poi|et|in [ˌθrambəʊpɔɪ'etɪn] *noun* Thrombopoetin *nt*, Thrombopoietin *nt*

throm|bosed ['θrambəʊst] *adj.* **1.** geronnen, koaguliert **2.** von Thrombose betroffen, thrombosiert

throm|bo|sin ['θrambəsɪn] *noun* s.u. thrombin

throm|bo|sis [θram'bəʊsɪs] *noun, plural* **throm|bo|ses** [θram'bəʊsiːz] Blutpfropfbildung *f*, Thrombusbildung *f*, Thrombose *f*

portal vein thrombosis Pfortaderthrombose *f*

throm|bo|spon|din [θrambəʊ'spandɪn] *noun* Thrombospondin *nt*

throm|bos|ta|sis [θram'bastəsɪs] *noun* Thrombostase *f*

throm|bo|sthe|nin [θrambəʊ'sθiːnɪn] *noun* Thrombosthenin *nt*

throm|bo|test ['θrambəʊtest] *noun* Thrombotest *m*

T

throm|bot|ic [θrɑm'bɑtɪk] *adj.* Thrombose betreffend, von ihr betroffen, thrombotisch
throm|bo|to|nin [θrɑmbəʊ'təʊnɪn] *noun* Serotonin *nt*, 5-Hydroxytryptamin *nt*
throm|box|ane [θrɑm'bɑkseɪn] *noun* Thromboxan *nt*
throm|bo|zyme ['θrɑmbəzaɪm] *noun* s.u. thrombokinase
throm|bus ['θrɑmbəs] *noun, plural* **throm|bi** ['θrɑmbaɪ] Blutpfropf *m*, Thrombus *m*
agglutinative thrombus hyaliner Thrombus *m*
blood plate thrombus s.u. blood platelet *thrombus*
blood platelet thrombus Plättchenthrombus *m*, Thrombozytenthrombus *m*
calcified thrombus Phlebolith *m*
coagulation thrombus Gerinnungsthrombus *m*, Schwanzthrombus *m*, roter Thrombus *m*
conglutination-agglutination thrombus Konglutinationsthrombus *m*, Abscheidungsthrombus *m*, weißer Thrombus *m*, grauer Thrombus *m*
currant jelly thrombus Kruorgerinnsel *nt*, Cruor sanguinis
fibrin thrombus Fibrinthrombus *m*
fibrin-platelet thrombus Fibrin-Plättchenthrombus *m*
hyaline thrombus hyaliner Thrombus *m*
infective thrombus infektiöser Thrombus *m*
laminated thrombus Abscheidungsthrombus *m*
mixed thrombus Abscheidungsthrombus *m*
mural thrombus Parietalthrombus *m*
organized thrombus organisierter Thrombus *m*
pale thrombus Abscheidungsthrombus *m*, Konglutinationsthrombus *m*, weißer Thrombus *m*, grauer Thrombus *m*
parietal thrombus parietaler Thrombus *m*, wandständiger Thrombus *m*, Parietalthrombus *m*
plain thrombus Abscheidungsthrombus *m*, Konglutinationsthrombus *m*, weißer Thrombus *m*, grauer Thrombus *m*
plate thrombus Plättchenthrombus *m*, Thrombozytenthrombus *m*
platelet thrombus s.u. plate *thrombus*
postmortem thrombus Post-mortem-Thrombus *m*
red thrombus roter Thrombus *m*, Gerinnungsthrombus *m*, Schwanzthrombus *m*
white thrombus Abscheidungsthrombus *m*, Konglutinationsthrombus *m*, weißer Thrombus *m*, grauer Thrombus *m*
thrush [θrʌʃ] *noun* **1.** Mundsoor *m*, Candidose *f* der Mundschleimhaut **2.** (*inform.*) vaginaler Soor *m*
Thx *abk.* s.u. thyroxine
Thy *abk.* s.u. thymine
thyme [taɪm] *noun* Thymian *m*, Thymus *m*
thy|mec|to|my [θaɪ'mektəmɪ] *noun* (*chirurg.*) Thymusentfernung *f*, Thymektomie *f*
thy|mic [θaɪmɪk] *adj.* Thymus betreffend, Thym(o)-, Thymus-
thy|mi|co|lym|phat|ic [ˌθaɪmɪkəʊlɪm'fætɪk] *adj.* thymikolymphatisch
thy|mi|dine ['θaɪmədiːn] *noun* **1.** Thymidin *nt* **2.** Desoxythymidin *nt*
thy|mi|dyl|ate [θaɪmə'dɪleɪt] *noun* Thymidylat *nt*
thy|min ['θaɪmɪn] *noun* s.u. thymopoietin
thy|mine ['θaɪmiːn] *noun* Thymin *nt*, 5-Methyluracil *nt*
thymo- *präf.* Thymus-, Thym(o)-
thy|mo|cyte ['θaɪməsaɪt] *noun* Thymozyt *m*
common thymocyte intermediärer Thymozyt *m*
cortical thymocyte kortikaler Thymozyt *m*
early thymocyte früher Thymozyt *m*
intermediate thymocyte intermediärer Thymozyt *m*
mature thymocyte reifer Thymozyt *m*
thy|mo|ma [θaɪ'məʊmə] *noun, plural* **thy|mo|mas, thy|mo|ma|ta** [θaɪ'məʊmətə] Thymusgeschwulst *f*, Thymustumor *m*, Thymom *nt*
thy|mop|a|thy [θaɪ'mɑpəθɪ] *noun* Thymuserkrankung *f*, Thymopathie *f*
thy|mo|poi|et|in [θaɪmə'pɔɪətɪn] *noun* Thymopoetin *nt*, Thymopoietin *nt*, Thymin *nt*
thy|mo|pri|val [θaɪmə'praɪvl] *adj.* s.u. thymoprivous
thy|mo|priv|ic [θaɪmə'prɪvɪk] *adj.* s.u. thymoprivous
thy|mop|ri|vous [θaɪ'mɑprɪvəs] *adj.* durch Thymusatrophie *oder* Thymusresektion bedingt, thymopriv
thy|mo|sin ['θaɪməsɪn] *noun* Thymosin *nt*
thy|mo|tox|in [θaɪmə'tɑksɪn] *noun* Thymotoxin *nt*
thy|mo|troph|ic [θaɪmə'trɑfɪk] *adj.* thymotroph
thy|mus ['θaɪməs] *noun, plural* **thy|mu|ses, thy|mi** ['θaɪmaɪ] **1.** Thymus *m* **2.** s.u. thyme
thymus-dependent *adj.* thymusabhängig
thy|mus|ec|to|my [ˌθaɪməs'ektəmɪ] *noun* s.u. thymectomy
thymus-independent *adj.* thymusunabhängig
thyro- *präf.* Schilddrüsen-, Thyre(o)-, Thyr(o)-
thy|ro|a|pla|sia [ˌθaɪrəʊə'pleɪʒ(ɪ)ə] *noun* Schilddrüsenaplasie *f*, Thyreoaplasia *f*; Athyrie *f*
thy|ro|cal|ci|to|nin [θaɪrəʊˌkælsɪ'təʊnɪn] *noun* Thyreocalcitonin *nt*, Calcitonin *nt*, Kalzitonin *nt*
thy|ro|cele ['θaɪrəʊsiːl] *noun* **1.** Schilddrüsentumor *m*, Schilddrüsenvergrößerung *f*, Thyrozele *f* **2.** Kropf *m*, Struma *f*
thy|ro|gen|ic [θaɪrəʊ'dʒenɪk] *adj.* s.u. thyrogenous
thy|rog|e|nous [θaɪ'rɑdʒənəs] *adj.* von der Schilddrüse ausgehend, durch Schilddrüsenhormone verursacht, thyreogen
thy|ro|glob|u|lin [θaɪrəʊ'glɑbjəlɪn] *noun* Thyreoglobulin *nt*
thy|roid ['θaɪrɔɪd] **I** *noun* Schilddrüse *f*, Thyroidea *f*, Thyreoidea *f*, Glandula thyroidea **II** *adj.* **1.** schildförmig, Schild- **2.** Schilddrüse *oder* Schildknorpel betreffend, Schilddrüsen-, Thyro-
thy|roid|i|tis [θaɪrɔɪ'daɪtɪs] *noun* Schilddrüsenentzündung *f*, Thyroiditis *f*, Thyreoiditis *f*
autoimmune thyroiditis **1.** Autoimmunthyroiditis *f*, Immunthyroiditis *f*, Autoimmunthyreoiditis *f*, Immunthyreoiditis *f* **2.** Hashimoto-Thyreoiditis *f*, Struma lymphomatosa
chronic lymphadenoid thyroiditis Hashimoto-Thyreoiditis *f*, Struma lymphomatosa
chronic lymphocytic thyroiditis Hashimoto-Thyreoiditis *f*, Struma lymphomatosa
immune thyroiditis Hashimoto-Thyreoiditis *f*, Struma lymphomatosa
lymphocytic thyroiditis Hashimoto-Thyreoiditis *f*, Struma lymphomatosa
lymphoid thyroiditis s.u. lymphocytic *thyroiditis*
thy|ro|lib|e|rin [θaɪrəʊ'lɪbərɪn] *noun* Thyroliberin *nt*, Thyreotropin-releasing-Faktor *m*, Thyreotropin-releasing-Hormon *nt*
thy|ro|nine ['θaɪrəʊniːn] *noun* Thyronin *nt*
thy|ro|pri|val [θaɪrəʊ'praɪvl] *adj.* durch Schilddrüsenausfall bedingt, thyreopriv
thy|ro|pri|vous [θaɪrəʊ'prɪvəs] *adj.* s.u. thyroprival

thy|ro|tox|ic [θaɪrəʊ'tɑksɪk] *adj.* durch Schilddrüsenüberfunktion bedingt, thyreotoxisch
thy|ro|tox|i|co|sis [θaɪrəʊ,tɑksɪ'kəʊsɪs] *noun* Schilddrüsenüberfunktion *f*, Thyreotoxikose *f*; Hyperthyreose *f*
thy|ro|tro|pin [θaɪrəʊ'trəʊpɪn, θaɪ'rɑtrəpɪn] *noun* Thyrotropin *nt*, Thyreotropin *nt*, thyreotropes Hormon *nt*
thy|rox|in [θaɪ'rɑksɪn] *noun* s.u. thyroxine
thy|rox|ine [θaɪ'rɑksiːn] *noun* Thyroxin *nt*, (3,5,3',5'-) Tetrajodthyronin *nt*
TI *abk.* s.u. **1.** therapeutic *index* **2.** trypsin *inhibitor*
TIA *abk.* s.u. turbidimetric *immunoassay*
tick [tɪk] *noun* Zecke *f*
bandicoot tick Haemaphysalis humerosa
tick-borne *adj.* durch Zecken übertragen, Zecken-
TIG *abk.* s.u. **1.** tetanus immune *globulin* **2.** tetanus *immunoglobulin*
ti|groid ['taɪgrɔɪd] *adj.* gefleckt, tigroid
ti|grol|y|sis [taɪ'grɑləsɪs] *noun* Chromotinauflösung *f*, Chromatolyse *f*, Chromatinolyse *f*, Tigrolyse *f*
time [taɪm] **I** *noun* **1.** Zeit *f*; Uhrzeit *f* **2.** Zeit *f*, Zeitdauer *f*; Zeitabschnitt *m* **II** *vt* **3.** (*Zeit*) messen, stoppen, abstoppen **4.** timen, den (richtigen) Zeitpunkt bestimmen *oder* abwarten; die Zeit festsetzen für **III** *vi* zeitlich übereinstimmen (*with* mit)
bleeding time Blutungszeit *f*
clotting time Blutgerinnungszeit *f*, Gerinnungszeit *f*
coagulation time Blutgerinnungszeit *f*, Gerinnungszeit *f*
partial thromboplastin time partielle Thromboplastinzeit *f*
plasma iron clearance half time Eisenclearance *f*, Plasma-Eisenclearance *f*
prothrombin time Thromboplastinzeit *f*, Quickwert *m*, Quickzeit *f*, (*inform.*) Quick *m*, Prothrombinzeit *f*
recalcification time Rekalzifizierungszeit *f*
reptilase clotting time Reptilasezeit *f*
thrombin time Plasmathrombinzeit *f*, Thrombinzeit *f*, Antithrombinzeit *f*
thrombin clotting time Plasmathrombinzeit *f*, Thrombinzeit *f*, Antithrombinzeit *f*
unit time Zeiteinheit *f*
tin [tɪn] *noun* Zinn *nt*, Stannum *nt*
T-independent *adj.* T-unabhängig, T-Zell-unabhängig
tin|ea ['tɪnɪə] *noun* Tinea *f*; Trichophytie *f*, Trichophytia *f*
tis|sue ['tɪʃuː] *noun* Gewebe *nt*
tissue of origin Herkunftsgewebe *nt*, Ausgangsgewebe *nt*
adenoid tissue lymphatisches Gewebe *nt*
adipose tissue Fettgewebe *nt*
areolar connective tissue lockeres Bindegewebe *nt*
bone tissue Knochengewebe *nt*
bronchus-associated lymphoid tissue bronchusassoziiertes lymphatisches Gewebe *nt*, bronchus-associated lymphoid tissue *nt*
brown adipose tissue braunes Fettgewebe *nt*
cartilaginous tissue Knorpelgewebe *nt*, Knorpel *m*
collagenous connective tissue kollagenfaseriges Bindegewebe *nt*
connective tissue Bindegewebe *nt*, Binde- und Stützgewebe *nt*
dense connective tissue straffes Bindegewebe *nt*
dense fiber parallel connective tissue straffes parallelfaseriges Bindegewebe *nt*
dense fibrous connective tissue straffes Bindegewebe *nt*
dense interwoven connective tissue straffes geflechtartiges Bindegewebe *nt*
embryonic connective tissue Mesenchym *nt*, embryonales Bindegewebe *nt*
endoganglionic connective tissue endoganglionäres Bindegewebe *nt*
fat tissue Fettgewebe *nt*
fatty tissue s.u. fat *tissue*
foreign tissue Fremdgewebe *nt*
gelatinous connective tissue gallertartiges Bindegewebe *nt*, gallertiges Bindegewebe *nt*
granulation tissue Granulationsgewebe *nt*, Granulation *f*
gut-associated lymphoid tissue darmassoziiertes lymphatisches System *nt*, gut-associated lymphoid tissue *nt*
hematopoietic tissue hämopoetisches Gewebe *nt*, Blut bildendes Gewebe *nt*
hemopoietic tissue s.u. hematopoietic *tissue*
heterologous tissue heterologes Gewebe *nt*
infected tissue infiziertes Gewebe *nt*
inflamed tissue entzündetes Gewebe *nt*
interstitial connective tissue interstitielles Bindegewebe *nt*
loose connective tissue lockeres Bindegewebe *nt*
loose fibrous connective tissue lockeres Bindegewebe *nt*
lymphatic tissue lymphatisches Gewebe *nt*
lymphoid tissue lymphatisches Gewebe *nt*
mesenchymal tissue Mesenchym *nt*, embryonales Bindegewebe *nt*
mucosa-associated lymphoid tissue mukosaassoziiertes lymphatisches Gewebe *nt*, mucosa-associated lymphoid tissue *nt*
mucous connective tissue s.u. gelatinous connective *tissue*
myeloid tissue rotes Knochenmark *nt*, Medulla ossium rubra
non-lymphoid tissue nicht-lymphatisches Gewebe *nt*
non-self tissue nicht-eigen Gewebe *nt*
parent tissue Muttergewebe *nt*
replacement tissue Ersatzgewebe *nt*
reticular tissue retikuläres Bindegewebe *nt*
reticular connective tissue retikuläres Bindegewebe *nt*
reticulated tissue retikuläres Bindegewebe *nt*
reticuloendothelial tissue retikuloendotheliales Gewebe *nt*
soft tissue Weichteile *pl*
target tissue Erfolgsgewebe *nt*, Zielgewebe *nt*
white adipose tissue s.u. yellow adipose *tissue*
yellow adipose tissue weißes *oder* gelbes Fettgewebe *nt*
tissue-damaging *adj.* gewebeverletzend, gewebeschädigend
tissue-degrading *adj.* gewebeverletzend, gewebeschädigend
tissue-specific *adj.* gewebespezifisch; organspezifisch
TIT *abk.* s.u. **1.** treponema pallidum immobilization *test* **2.** triiodothyronine
ti|ter ['taɪtər] *noun* Titer *m*
agglutination titer Agglutinationstiter *m*
antibody titer Antikörpertiter *m*

antistaphylolysin titer Antistaphylolysin-Titer *m*
antistreptolysin titer Antistreptolysintiter *m*, ASL-Titer *m*, ASO-Titer *m*, AST-Titer *m*
reagin titer Reagintiter *m*
viral titer Virustiter *m*

TITH *abk.* s.u. triiodothyronine
ti|trant ['taɪtrənt] *noun* Titrant *m*
ti|trate ['taɪtreɪt] *vt, vi* titrieren
ti|tra|tion [taɪ'treɪʃn] *noun* Titration *f*, Titrierung *f*
ti|tri|met|ric [taɪtrə'metrɪk] *adj.* titrimetrisch
ti|trim|e|try [taɪ'tɪmətrɪ] *noun* Maßanalyse *f*, Titrimetrie *f*
TK *abk.* s.u. **1.** thiokinase **2.** thymidine *kinase* **3.** transketolase
TLC *abk.* s.u. thin-layer *chromatography*
TLE *abk.* s.u. thin-layer *electrophoresis*
T-lineage-specific *adj.* T-Reihen-spezifisch
T½live *abk.* s.u. biological *half-life*
T-lymphocyte *noun* T-Zelle *f*, T-Lymphozyt *m*, T-Lymphocyt *m*
Tm *abk.* s.u. **1.** transport *maximum* **2.** tumor
T_m *abk.* s.u. melting *point*
T m *abk.* s.u. melting *point*
TMP *abk.* s.u. thymidine *monophosphate*
TNF *abk.* s.u. tumor necrosis *factor*
TNG *abk.* s.u. trinitroglycerol
TNI *abk.* s.u. total nodal *irradiation*
TO *abk.* s.u. **1.** old *tuberculin* **2.** target *organ* **3.** tryptophan *oxygenase* **4.** turnover
tol|er|ance ['tɑlərəns] *noun* **1.** Widerstandsfähigkeit *f*, Toleranz *f* (*of* gegen); (*a. pharmakol.*) Verträglichkeit *f*, Toleranz *f* **2.** Immuntoleranz *f* **3.** Immunparalyse *f*

acquired tolerance erworbene Immuntoleranz *f*
acquired immunologic tolerance erworbene Immuntoleranz *f*
B-cell tolerance B-Zell-Toleranz *f*
central tolerance negative Selektion *f*, zentrale Toleranz *f*
high-dose tolerance high-dose-Immuntoleranz *f*
high-dose immunologic tolerance high-dose-Immuntoleranz *f*
high-zone immunologic tolerance s.u. high-dose immunologic *tolerance*
immune tolerance 1. Immuntoleranz *f* **2.** Immunparalyse *f*
immunologic tolerance 1. Immuntoleranz *f* **2.** Immunparalyse *f*
immunological tolerance s.u. immunologic *tolerance*
low-dose tolerance s.u. low-dose immunologic *tolerance*
low-dose immunologic tolerance Low-dose-Immuntoleranz *f*
low-zone tolerance s.u. low-zone immunologic *tolerance*
low-zone immunologic tolerance Low-dose-Immuntoleranz *f*
peripheral tolerance periphere negative Selektion *f*, periphere Toleranz *f*
post-thymic tolerance postthymische Toleranz *f*, postthymische Immuntoleranz *f*
T-cell tolerance T-Zell-Toleranz *f*
tissue tolerance Gewebeverträglichkeit *f*

tolerance-susceptible *adj.* toleranzanfällig
tol|er|i|za|tion [tɑlər'zeɪʃn] *noun* Toleranzinduktion *f*
tol|er|o|gen ['tɑlərədʒən] *noun* Toleranz-induzierende Substanz *f*, Tolerogen *nt*
tol|er|o|gen|e|sis [ˌtɑlərəʊ'dʒenəsɪs] *noun* Toleranzinduktion *f*, Tolerogenese *f*, Toleranzentstehung *f*
tol|er|o|gen|ic [tɑlərəʊ'dʒenɪk] *adj.* Toleranz-induzierend, tolerogen
tol|u|ene ['tɑljəwiːn] *noun* Toluol *nt*, Methylbenzol *nt*
tol|u|i|dine [təʊ'luːədiːn] *noun* Toluidin *nt*

toluidine blue O Toluidinblau O *nt*, Toloniumchlorid *nt*

tol|u|ol ['tɑljəwɔl] *noun* s.u. toluene
tomo- *präf.* Schicht-, Tom(o)-
to|mo|gram ['təʊməgræm] *noun* Schichtaufnahme *f*, Tomogramm *nt*
to|mo|graph ['təʊməgræf] *noun* Tomograph *m*, Tomograf *m*
to|mog|ra|phy [tə'mɑgrəfɪ] *noun* Schichtröntgen *nt*, Schichtaufnahmeverfahren *nt*, Tomographie *f*, Tomografie *f*

computed tomography s.u. computerized axial *tomography*
computer-assisted tomography s.u. computerized axial *tomography*
computerized tomography s.u. computerized axial *tomography*
computerized axial tomography Computertomographie *f*, Computertomografie *f*
positron-emission tomography Positronemissionstomographie *f*, Positronemissionstomografie *f*

to|phus ['təʊfəs] *noun, plural* **to|phi** ['təʊfaɪ] **1.** Knoten *m*, Tophus *m* **2.** Gichtknoten *m*, Tophus *m*, Tophus *m* arthriticus
top|i|cal ['tɑpɪkl] *adj.* topisch, örtlich, lokal, Lokal-
topo- *präf.* Orts-, Top(o)-
top|o|graph|ic [tɑpə'græfɪk] *adj.* s.u. topographical
top|o|graph|i|cal [tɑpə'græfɪkl] *adj.* Topografie betreffend, ortsbeschreibend, topographisch, topografisch
TOPV *abk.* s.u. trivalent oral poliovirus *vaccine*
Touton ['tuːtɑn, tɔn]: **Touton's giant cells** Touton-Riesenzellen *pl*
tox. *abk.* s.u. toxic
tox|ae|mia [tɑk'siːmɪə] *noun* (*brit.*) s.u. toxemia
tox|ae|mic [tɑk'siːmɪk] *adj.* (*brit.*) s.u. toxemic
tox|a|nae|mia [tɑksə'niːmɪə] *noun* (*brit.*) s.u. toxanemia
tox|a|ne|mia [tɑksə'niːmɪə] *noun* hämotoxische Anämie *f*, toxische Anämie *f*
tox|e|mia [tɑk'siːmɪə] *noun* **1.** Blutvergiftung *f*, Toxikämie *f*, Toxämie *f* **2.** Toxinämie *f*, Toxemia
tox|e|mic [tɑk'siːmɪk] *adj.* Toxikämie betreffend, durch Toxikämie gekennzeichnet, toxikämisch, Toxiämie-, Toxikämie-
tox|ic ['tɑksɪk] **I** *noun* Gift *nt*, Giftstoff *m*, Toxikum *nt*, Toxikon *nt* **II** *adj.* als Gift wirkend, Gift/Gifte enthaltend, giftig, toxisch, Gift-
tox|i|cae|mia [tɑksə'siːmɪə] *noun* (*brit.*) s.u. toxemia
tox|i|cant ['tɑksɪkənt] *noun, adj.* s.u. toxic
tox|i|ca|tion [tɑksɪ'keɪʃn] *noun* Vergiftung *f*; Intoxikation *f*; Vergiften *nt*
tox|i|ce|mia [tɑksə'siːmɪə] *noun* s.u. toxemia
tox|ic|i|ty [tɑk'sɪsətɪ] *noun* Giftigkeit *f*, Toxizität *f*

bone marrow toxicity Knochenmarkschädlichkeit *f*, Knochenmarkstoxizität *f*

drug toxicity Arzneimitteltoxizität *f*
local toxicity lokale Toxizität *f*
toxico- *präf.* Gift-, Toxik(o)-, Tox(o)-, Toxi-
tox|i|co|gen|ic [tɑksɪkəʊ'dʒenɪk] *adj.* s.u. toxigenic
tox|i|co|hae|mia [tɑksɪkəʊ'hiːmɪə] *noun* (*brit.*) s.u. toxemia
tox|i|co|he|mia [tɑksɪkəʊ'hiːmɪə] *noun* s.u. toxemia
tox|i|coid ['tɑksɪkɔɪd] *adj.* giftartig, giftähnlich, toxoid
tox|i|co|path|ic [ˌtɑksɪkəʊ'pæθɪk] *adj.* toxikopathisch
tox|i|cop|a|thy [tɑksɪ'kɑpəθɪ] *noun* Vergiftung *f*, Toxikopathie *f*
tox|i|co|sis [tɑksɪ'kəʊsɪs] *noun* Toxikose *f*, Toxicosis *f*
triiodothyronine toxicosis Thyreotoxikose *f*
tox|i|gen|ic [tɑksɪ'dʒenɪk] *adj.* giftbildend, toxinbildend, toxogen, toxigen
tox|i|ge|nic|i|ty [ˌtɑksɪdʒə'nɪsətɪ] *noun* Toxigenität *f*
tox|in ['tɑksɪn] *noun* Gift *nt*, Giftstoff *m*, Toxin *nt*
animal toxin tierisches Toxin *nt*, Zootoxin *nt*
anthrax toxin Milzbrandtoxin *nt*
bacillus anthracis toxin Milzbrandtoxin *nt*
bacterial toxin Bakteriengift *nt*, Bakterientoxin *nt*, Bakteriotoxin *nt*
botulinus toxin Botulinustoxin *nt*
cholera toxin Choleraenterotoxin *nt*, Choleragen *nt*
clostridium botulinum toxin Clostridium botulinum-Toxin *nt*
diagnostic diphtheria toxin s.u. diphtheria *toxin* for Schick test
Dick toxin s.u. Dick test *toxin*
Dick test toxin Scharlachtoxin *nt*, erythrogenes Toxin *nt*
diphtheria toxin Diphtherietoxin *nt*
diphtheria toxin for Schick test Schick-Test-Toxin *nt*
erythrogenic toxin Scharlachtoxin *nt*, erythrogenes Toxin *nt*
exfoliative toxin Exfoliativtoxin *nt*
exfoliative dermatitis toxin Exfoliative-Dermatitis-Toxin *nt*
extracellular toxin Ektotoxin *nt*, Exotoxin *nt*
foreign toxin Fremdtoxin *nt*
intracellular toxin Endotoxin *nt*
pertussis toxin Pertussistoxin *nt*
Schick test toxin Schick-Test-Toxin *nt*
Shiga toxin Shigatoxin *nt*
staphylococcal toxin Staphylokokkentoxin *nt*
streptococcal erythrogenic toxin Scharlachtoxin *nt*, erythrogenes Toxin *nt*
tetanus toxin Tetanustoxin *nt*
toxic shock-syndrome toxin-1 toxisches Schocksyndrom-Toxin-1 *nt*, toxic shock-syndrome toxin-1 *nt*
tox|i|nae|mia [tɑksɪ'niːmɪə] *noun* (*brit.*) s.u. toxinemia
tox|i|ne|mia [tɑksɪ'niːmɪə] *noun* Blutvergiftung *f*, Toxinämie *f*, Toxämie *f*
tox|i|no|gen|ic [ˌtɑksɪnəʊ'dʒenɪk] *adj.* s.u. toxigenic
tox|i|no|sis [tɑksɪ'nəʊsɪs] *noun* Toxinose *f*
tox|ip|a|thy [tɑk'sɪpəθɪ] *noun* s.u. toxicopathy
tox|oid ['tɑksɔɪd] *noun* Toxoid *nt*, Anatoxin *nt*
diphtheria toxoid Diphtherie-Anatoxin *nt*, Diphtherietoxoid *nt*, Diphtherieformoltoxoid *nt*
tetanus toxoid Tetanustoxoid *nt*
tox|on ['tɑksɑn] *noun* Toxon *nt*
tox|one ['tɑksəʊn] *noun* s.u. toxon
tox|o|no|sis [tɑksə'nəʊsɪs] *noun* s.u. toxicosis
tox|o|phore ['tɑksəfəʊər] *noun* toxophore Gruppe *f*
tox|oph|o|rous [tɑk'sɑfərəs] *adj.* gifttragend, gifthaltig, toxophor
Tox|o|plas|ma [tɑksə'plæzmə] *noun* Toxoplasma *nt*
tox|o|plas|mic [tɑksə'plæzmɪk] *adj.* Toxoplasma-, Toxoplasmen-, Toxoplasmose-
tox|o|plas|min [tɑksə'plæzmɪn] *noun* Toxoplasmin *nt*
tox|o|plas|mo|sis [ˌtɑksəplæz'məʊsɪs] *noun* Toxoplasmainfektion *f*, Toxoplasmose *f*
TP *abk.* s.u. **1.** thrombopoietin **2.** *Treponema* pallidum **3.** triphosphate
TPA *abk.* s.u. tissue plasminogen *activator*
TPBH *abk.* s.u. triphosphopyridine *nucleotide*
TPC *abk.* s.u. thromboplastic plasma *component*
TPHA *abk.* s.u. Treponema pallidum hemagglutination *assay*
TPN *abk.* s.u. triphosphopyridine *nucleotide*
TPP *abk.* s.u. thiamine *pyrophosphate*
Tr *abk.* s.u. **1.** tract **2.** transferrin **3.** tremor
tr. *abk.* s.u. trace
tra|bec|u|lar [trə'bekjələr] *adj.* Trabekel betreffend *oder* bildend, trabekulär
trace [treɪs] **I** *noun* **1.** Spur *f* **2.** Kurve *f*, Zeichnung *f*, Aufzeichnung *f* **II** *vt* zeichnen, aufzeichnen, nachzeichnen; entwerfen
trac|er ['treɪsər] *noun* **1.** Radioindikator *m*, Isotopenindikator *m*, Indikator *m*, radioaktiver Markierungsstoff *m*, Leitisotop *nt*, Tracer *m* **2.** (*elekt.*) Taster *m*
radioactive tracer radioaktiver Marker *m*, Tracer *m*
tract [trækt] *noun* Trakt *m*, System *nt*, Traktus *m*, Tractus *m*
gastrointestinal tract Magen-Darm-Trakt *m*, Magen-Darm-Kanal *m*, Gastrointestinaltrakt *m*
trait [treɪt] *noun* Merkmal *nt*, Eigenschaft *f*
hereditary trait erbliche Belastung *f*
sickle-cell trait Sichelzellanlage *f*
tran|quil|iz|er ['træŋkwəlaɪzər] *noun* Tranquilizer *m*, Tranquillantium *nt*
trans [trænz] *adj.* trans
trans|a|cet|y|lase [ˌtrænzə'setleɪz] *noun* Transacetylase *f*, Acyltransferase *f*
dihydrolipoyl transacetylase Dihydrolipoyltransacetylase *f*
lipoyl transacetylase Lipoacetyltransferase *f*, Dihydrolipoyltransacetylase *f*
trans|ac|y|lase [trænz'æsəleɪz] *noun* Acyltransferase *f*, Transacylase *f*
trans|am|i|nase [trænz'æmɪneɪz] *noun* Aminotransferase *f*, Transaminase *f*
acetylornithine transaminase Acetylornithintransaminase *f*
alanine transaminase Alaninaminotransferase *f*, Alanintransaminase *f*, Glutamatpyruvattransaminase *f*
β-alanine transaminase Aminobuttersäureaminotransferase *f*, β-Alaninaminotransaminase *f*
β-alanine α-ketoglutarate transaminase s.u. β-alanine *transaminase*
aminoadipate transaminase Aminoadipattransaminase *f*
aminoadipic acid transaminase Aminoadipinsäuretransaminase *f*
aspartate transaminase Aspartataminotransferase *f*, Aspartattransaminase *f*, Glutamatoxalacetattransaminase *f*

T

branched-chain amino acid transaminase branched-chain-Aminosäuretransaminase *f*
cysteine transaminase Cysteinaminotransferase *f*, Cysteinaminotransaminase *f*
glutamic-oxaloacetic transaminase Glutamatoxalacetattransaminase *f*, Aspartataminotransferase *f*, Aspartattransaminase *f*
glutamic-pyruvic transaminase Glutamatpyruvattransaminase *f*, Alaninaminotransferase *f*, Alanintransaminase *f*
histidinol phosphate transaminase Histidinolphosphattransaminase *f*, Histidinolphosphataminotransferase *f*
leucine transaminase Leucinaminotransferase *f*, Leucintransaminase *f*
ornithine transaminase Ornithinaminotransferase *f*, Ornithinaminotransaminase *f*, Ornithinketosäureaminotransferase *f*
serum glutamic oxaloacetic transaminase Aspartataminotransferase *f*, Aspartattransaminase *f*, Glutamatoxalacetattransaminase *f*
serum glutamic pyruvate transaminase Alaninaminotransferase *f*, Alanintransaminase *f*, Glutamatpyruvattransaminase *f*
tyrosine transaminase Tyrosinaminotransferase *f*, Tyrosintransaminase *f*

trans|car|bam|o|yl|ase [ˌtrænzkɑːr'bæməwɪleɪz] *noun* Carbamyltransferase *f*, Carbamoyltransferase *f*
aspartate transcarbamoylase Aspartattranscarbamylase *f*, Aspartatcarbamyltransferase *f*, ATCase *f*
ornithine transcarbamoylase Ornithincarbamyltransferase *f*, Ornithintranscarbamylase *f*

trans|car|box|yl|ase [ˌtrænzkɑːr'bɑksɪleɪz] *noun* Carboxyltransferase *f*, Transcarboxylase *f*

trans|cel|lu|lar [trænz'seljələr] *adj.* transzellulär

trans|co|bal|a|min [ˌtrænzkəʊ'bæləmɪn] *noun* Transcobalamin *nt*, Vitamin-B_{12}-bindendes Globulin *nt*

trans|cor|tin [trænz'kɔːrtɪn] *noun* Transkortin *nt*, Transcortin *nt*, Cortisol-bindendes Globulin *nt*

tran|scribe [træn'skraɪb] *vt* übertragen, umschreiben, transkribieren

trans|cript ['trænskrɪpt] *noun* Abschrift *f*, Kopie *f*, Transcript *f*

tran|scrip|tase [træn'skrɪpteɪz] *noun* Transkriptase *f*, DNA-abhängige RNApolymerase *f*
HIV reverse transcriptase HIV-reverse Transkriptase *f*
reverse transcriptase RNS-abhängige DNS-Polymerase *f*, RNA-abhängige DNA-Polymerase *f*, reverse Transkriptase *f*

tran|scrip|tion [træn'skrɪpʃn] *noun* Transkription *f*
proviral transcription provirale Transkription *f*
reverse transcription reverse Transkription *f*
virus transcription Virustranskription *f*

tran|scrip|tion|al [træn'skrɪpʃənl] *adj.* Transkription betreffend, Transkriptions-

trans|duc|tion [trænz'dʌkʃn] *noun* **1.** Transduktion *f* **2.** Transformation *f*
high-frequency transduction hochfrequente Transduktion *f*
signal transduction Signaltransduktion *f*

trans|fect|ed [træns'fektd] *adj.* transfiziert

trans|fer [*n* 'trænsfər; *v* træns'fɜr] **I** *noun* **1.** Übertragung *f*, Verlagerung *f*, Transfer *m* (*to* auf) **2.** (*Patient*) Verlegung *f* (*to* nach, zu; *in, into* in) **II** *vt* übertragen, verlagern, transferieren (*to* auf); (*Patient*) verlegen (*to* nach, zu; *in, into* in); überweisen (*to* an)
adoptive transfer of suppression adoptiver Suppressionstransfer *m*
concerted proton transfer konzertierte Protonenübertragung *f*
energy transfer Energieübertragung *f*, Energietransfer *m*
gene transfer Genübertragung *f*, Gentransfer *m*
proton transfer Protonenübertragung *f*

trans|fer|ase ['trænsfəreɪz] *noun* Transferase *f*
acylglycerol palmitoyl transferase Acylglycerinpalmitidyltransferase *f*
adenine phosphoribosyl transferase Adeninphosphoribosyltransferase *f*
aspartate carbamoyl transferase S.U. aspartate *transcarbamoylase*
carnitine palmitoyl transferase Carnitinpalmitoyltransferase *f*
deoxynucleotidyl transferase (terminal) DNS-Nukleotidylexotransferase *f*, DNA-Nukleotidylexotransferase *f*, terminale Desoxynukleotidyltransferase *f*
3-keto acid-CoA transferase 3-Ketosäure-CoA-transferasae *f*
oxygen transferase Sauerstofftransferase *f*, Dioxygenase *f*
peptidyl transferase Peptidyltransferase *f*
serine hydroxymethyl transferase Serinhydroxymethyltransferase *f*
terminal deoxynucleotidyl transferase S.U. terminal deoxyribonucleotidyl *transferase*
terminal deoxyribonucleotidyl transferase DNS-Nukleotidylexotransferase *f*, DNA-Nukleotidylexotransferase *f*, terminale Desoxynukleotidyltransferase *f*
UDPglucuronyl transferase Glukuronyltransferase *f*
uridylyl transferase Uridyltransferase *f*, Uridylyltransferase *f*

trans|fer|rin [træns'ferɪn] *noun* Transferrin *nt*, Siderophilin *nt*

transfer-RNA *noun* Transfer-RNS *f*, Transfer-RNA *f*
initiator transfer-RNA Initiator-tRNA *f*, Starter-tRNA *f*

trans|for|ma|tion [ˌtrænsfər'meɪʃn] *noun* Umwandlung *f*, Umbildung *f*, Umgestaltung *f*, Transformation *f*
bacterial transformation Transformation *f*
energy transformation Energieumwandlung *f*, Energietransformation *f*
lymphocyte transformation Lymphozytentransformation *f*

trans|fruc|to|syl|ase [trænzˌfrʌktəʊ'sɪleɪz] *noun* Fruktosyltransferase *f*

trans|fuse [trænz'fjuːz] *vt* (*Blut*) übertragen, transfundieren, eine Transfusion vornehmen

trans|fu|sion [trænz'fjuːʒn] *noun* Bluttransfusion *f*, Transfusion *f*, Blutübertragung *f*
autologous transfusion Eigenbluttransfusion *f*, Autotransfusion *f*
blood transfusion Bluttransfusion *f*, Blutübertragung *f*
direct transfusion direkte Transfusion *f*
donor-specific transfusion spenderspezifische Transfusion *f*
exchange transfusion Blutaustauschtransfusion *f*, Austauschtransfusion *f*, Blutaustausch *m*

exsanguination transfusion Blutaustauschtransfusion *f*, Austauschtransfusion *f*, Blutaustausch *m*, Exsanguinationstransfusion *f*
fetomaternal transfusion fetomaternale Transfusion *f*
immediate transfusion direkte Transfusion *f*
indirect transfusion indirekte Transfusion *f*
intrauterine transfusion intrauterine Transfusion *f*
mediate transfusion indirekte Transfusion *f*
pre-transplant transfusion prätransplantäre Transfusion *f*
replacement transfusion Blutaustauschtransfusion *f*, Austauschtransfusion *f*, Blutaustausch *m*
substitution transfusion Blutaustausch *m*, Austauschtransfusion *f*
total transfusion Austauschtransfusion *f*, Blutaustausch *m*

trans|gene ['trænsdʒiːn] *noun* Transgen *nt*

trans|gen|ic [træns'dʒenk] *adj.* transgen

trans|gen|ics [træns'dʒenks] *plural* transgene Organismen *pl*, transgene Tiere *pl*

trans|glu|tam|in|ase [ˌtrænzgluː'tæmɪneɪz] *noun* 1. Transglutaminase *f* 2. Faktor XIIIa *m*

trans|hy|dro|gen|ase [trænz'haɪdrədʒəneɪz] *noun* Transhydrogenase *f*
NAD(P)⁺-transhydrogenase NAD(P)⁺-Transhydrogenase *f*, Pyridinnucleotidtranshydrogenase *f*
pyridine nucleotide transhydrogenase Pyridinnukleotidtranshydrogenase *f*, NAD(P)⁺-Transhydrogenase *f*

tran|sient ['trænʃənt, 'trænzɪənt] *adj.* vergänglich, flüchtig, kurz, kurzdauernd, unbeständig, vorübergehend, transient; transitorisch

trans|ke|to|lase [træns'kiːtəleɪz] *noun* Transketolase *f*

trans|la|tion [trænz'leɪʃn] *noun* Translation *f*

trans|la|tion|al [trænz'leɪʃnl] *adj.* Übersetzungs-, Translations-

trans|lo|case [trænz'ləʊkeɪz] *noun* Translokase *f*

trans|lo|ca|tion [ˌtrænzləʊ'keɪʃn] *noun* Translokation *f*
group translocation Gruppentranslokation *f*
reciprocal translocation reziproke Translokation *f*
robertsonian translocation Robertson-Translokation *f*

trans|mem|brane [træns'membreɪn] *adj.* transmembran

trans|mis|sion [trænz'mɪʃn] *noun* 1. (*mikrobiol.*, *Genetik*) Übertragung *f*, Ansteckung *f*, Transmission *f* 2. (*physiolog.*) Überleitung *f*, Weiterleitung *f*, Fortpflanzung *f*; (*Physik*) Übertragung *f*, Transmisssion *f*
ephaptic transmission ephaptische Übertragung *f*
hereditary transmission 1. Vererbung *f*, Erbgang *m* 2. Erblichkeit *f*, Heredität *f*

trans|mit [trænz'mɪt] *vt* (*Krankheit*) übertragen

trans|mit|tance [trænz'mɪtns] *noun* Übertragung *f*, Transmission *f*

trans|mit|ter [trænz'mɪtər] *noun* Überträger *m*, Überträgersubstanz *f*, Transmitter *m*

trans|pep|ti|dase [trænz'peptɪdeɪz] *noun* Transpeptidase *f*
γ-glutamyl transpeptidase γ-Glutamyltransferase *f*, γ-Glutamyltranspeptidase *f*

trans|phos|pho|ryl|ase [ˌtrænzfɑs'fɔːrəleɪz] *noun* 1. Phosphotransferase *f* 2. Phosphorylase *f*

trans|phos|pho|ryl|a|tion [ˌtrænzfɑsˌfɔːrə'leɪʃn] *noun* Transphosphorylierung *f*

trans|plant [*n* 'trænsplænt; *v* træns'plænt] I *noun* 1. Transplantat *nt* 2. s.u. transplantation II *vt* umpflanzen, verpflanzen, übertragen, transplantieren
allogeneic transplant allogenes/allogenetisches/homologes Transplantat *nt*, Homotransplantat *nt*, Allotransplantat *nt*
cadaveric transplant Leichentransplantat *nt*, Kadavertransplantat *nt*
cadaveric kidney transplant Kadaverniere *f*, Kadavernierentransplantat *nt*, Leichenniere *f*, Leichennierentransplantat *nt*
composite transplant gemischtes Transplantat *nt*, Mehrorgantransplantat *nt*
heart transplant Herztransplantat *nt*
homologous transplant homologes Transplantat *nt*, allogenes Transplantat *nt*, allogenetisches Transplantat *nt*, Homotransplantat *nt*, Allotransplantat *nt*
kidney transplant Nierentransplantat *nt*
related transplant Verwandtentransplantat *nt*
related kidney transplant Verwandtenniere *f*, Verwandtennierentransplantat *nt*

trans|plant|a|bil|i|ty [trænsˌplæntə'bɪlətɪ] *noun* Transplantierbarkeit *f*

trans|plant|a|ble [trænz'plæntəbl] *adj.* transplantabel, transplantierbar

trans|plan|tar [trænz'plæntər] *adj.* transplantar

trans|plan|ta|tion [ˌtrænzplæn'teɪʃn] *noun* Verpflanzung *f*, Transplantation *f*, Übertragung *f*
allogeneic transplantation allogene/allogenetische/homologe Transplantation *f*, Allotransplantation *f*, Homotransplantation *f*
autochthonous transplantation s.u. autologous *transplantation*
autologous transplantation Autotransplantation *f*, autogene Transplantation *f*, autologe Transplantation *f*
bone marrow transplantation Knochenmarktransplantation *f*
cadaveric transplantation Kadavertransplantation *f*, Transplantation *f* von Leichenorganen
cardiopulmonary transplantation Herz-Lungen-Transplantation *f*
heart transplantation Herztransplantation *f*, Herzverpflanzung *f*
heterologous transplantation heterogene Transplantation *f*, heterologe Transplantation *f*, xenogene Transplantation *f*, xenogenetische Transplantation *f*, Xenotransplantation *f*, Heterotransplantation *f*, Xenoplastik *f*, Heteroplastik *f*
heteroplastic transplantation s.u. heterologous *transplantation*
heterotopic transplantation heterotope Transplantation *f*
homologous transplantation homologe Transplantation *f*, allogene Transplantation *f*, allogenetische Transplantation *f*, Homotransplantation *f*, Allotransplantation *f*
isogeneic transplantation s.u. isologous *transplantation*
isologous transplantation isologe Transplantation *f*, isogene Transplantation *f*, isogenetische Transplantation *f*, syngene Transplantation *f*, syngenetische Transplantation *f*, Isotransplantation *f*
kidney transplantation Nierentransplantation *f*, Nierenverpflanzung *f*

T

organ transplantation Organtransplantation *f*, Organverpflanzung *f*, Organübertragung *f*
syngeneic transplantation syngene Transplantation *f*, syngenetische Transplantation *f*, isologe Transplantation *f*, isogene Transplantation *f*, isogenetische Transplantation *f*, Isotransplantation *f*
xenogeneic transplantation s.u. heterologous *transplantation*

trans|port [*n* 'trænspɔːrt; *v* træn'spɔːrt] I *noun* Transport *m*, Beförderung *f* II *vt* transportieren, befördern
carrier-mediated transport trägervermittelter (aktiver) Transport *m*, carriervermittelter (aktiver) Transport *m*
carrier-mediated active transport trägervermittelter (aktiver) Transport *m*, carriervermittelter (aktiver) Transport *m*
coupled transport gekoppelter Transport *m*, Cotransport *m*, Symport *m*
electrogenic transport elektrogener Transport *m*
electron transport Elektronentransport *m*
exchange transport Austauschtransport *m*, Gegentransport *m*, Countertransport *m*, Antiport *m*
facilitated transport vermittelter Transport *m*, erleichterter Transport *m*
homocellular transport homozellulärer Transport *m*
intracellular transport intrazellulärer Transport *m*
mediated transport vermittelter Transport *m*, erleichterter Transport *m*
microsomal electron transport mikrosomaler Elektronentransport *m*
nonmediated transport nicht-vermittelter Transport *m*, nicht-katalysierter Transport *m*
paracellular transport parazellulärer Transport *m*
transcellular transport transzellulärer Transport *m*

trans|port|er [træn'spɔːrtər] *noun* Transporter *m*
glucose transporter Glucosetransporter *m*
transmembrane transporter Transmembrantransporter *m*

trans|po|si|tion [ˌtrænzpə'zɪʃn] *noun* **1.** (*Chemie, Genetik*) Umstellung *f*, Transposition *f* **2.** (*Chemie*) Umlagerung *f*, Transposition *f*

trans|po|son [trænz'pəʊzɑn] *noun* Transposon *nt*

trans|vec|tor [trænz'vektər] *noun* Transvektor *m*

traumato- *präf.* Wund-, Trauma-, Traumat(o)-, Verletzungs-

trau|ma|to|gen|ic [ˌtrɔːmətəʊ'dʒenɪk] *adj.* **1.** durch eine Verletzung/ein Trauma hervorgerufen, traumatogen **2.** ein Trauma verursachend, traumatogen

treat|ment ['triːmənt] *noun* **1.** Behandlung *f*, Behandlungsmethode *f*, Behandlungstechnik *f*, Therapie *f* **2.** Heilmittel *nt*, Arzneimittel *nt*
causal treatment Kausalbehandlung *f*
conservative treatment konservative Behandlung *f*
curative treatment kurative Behandlung *f*
dietetic treatment diätetische Behandlung *f*
drug treatment medikamentöse Behandlung *f*
isoserum treatment Isoserumbehandlung *f*, Isoimmunserumbehandlung *f*
local treatment Lokalbehandlung *f*
palliative treatment Palliativbehandlung *f*, Palliativtherapie *f*
preventive treatment Präventivbehandlung *f*, vorbeugende Behandlung *f*, Prophylaxe *f*
prophylactic treatment vorbeugende Behandlung *f*, prophylaktische Behandlung *f*
radiation treatment Bestrahlung *f*, Strahlentherapie *f*, Strahlenbehandlung *f*, Radiotherapie *f*
ray treatment s.u. radiation *treatment*
specific treatment spezifische Behandlung *f*

trem|a|tode ['tremətəʊd] *noun* Saugwurm *m*, Trematode *f*

trem|or ['tremər, 'treməʊr] *noun* (unwillkürliches) Zittern *nt*, Tremor *m*
benign essential tremor hereditärer Tremor *m*, essentieller/essenzieller Tremor *m*

Trep|o|ne|ma [trepə'niːmə] *noun* Treponeme *f*, Treponema *nt*
Treponema forans Reiter-Spirochäte *f*, Reiter-Stamm *m*, Treponema forans
Treponema pallidum Syphilisspirochäte *f*, Treponema pallidum, Spirochaeta pallida
Treponema pallidum subspecies pertenue s.u. *Treponema* pertenue
Treponema pertenue Frambösie-Spirochäte *f*, Treponema pertenue, Treponema pallidum subspecies pertenue, Spirochaeta pertenuis

trep|o|ne|mal [trepə'niːml] *adj.* Treponemen betreffend, durch Treponemen hervorgerufen, Treponema-, Treponemen-

trep|o|ne|ma|to|sis [trepəˌniːmə'təʊsɪs] *noun* Treponemainfektion *f*, Treponematose *f*

trep|o|ne|mi|a|sis [ˌtrepənɪ'maɪəsɪs] *noun* **1.** s.u. treponematosis **2.** harter Schanker *m*, Morbus *m* Schaudinn, Schaudinn-Krankheit *f*, Syphilis *f*, Lues *f*, Lues *f* venerea

trep|o|ne|mi|ci|dal [trepəˌnɪmə'saɪdl] *adj.* treponemenabtötend, treponemizid

tre|tin|o|in [trɪ'tɪnjəwɪn] *noun* Retinsäure *f*, Vitamin A_1-Säure *f*, Tretinoin *nt*

TRF *abk.* s.u. thyrotropin releasing *factor*

TRH *abk.* s.u. thyrotropin releasing *hormone*

tri- *präf.* Drei-, Tri-

tri|ac|e|tate [traɪ'æsɪteɪt] *noun* Triazetat *nt*, Triacetat *nt*

tri|ac|yl|glyc|er|ol [traɪˌæsɪl'glɪsərɑl] *noun* Triacylglycerin *nt*, Triglycerid *nt*

tri|al ['traɪəl] I *noun* Versuch *m* (*of* mit); Probe *f*, Prüfung *f*, Test *m*, Erprobung *f*; **on trial** auf/zur Probe, probeweise; **by way of trial** versuchsweise II *adj.* Versuchs-, Probe-
blind trial Blindversuch *m*

tri|an|gle ['traɪæŋgl] *noun* Dreieck *nt*, (*anatom.*) Trigonum *nt*
Codman's triangle Codman-Dreieck *nt*

tri|chlo|ro|meth|ane [traɪˌklɔːrəʊ'meθeɪn] *noun* Chloroform *nt*, Trichlormethan *nt*

tricho- *präf.* Haar-, Trich(o)-

trich|o|leu|ko|cyte [trɪkəʊ'luːkəsaɪt] *noun* Haarzelle *f*

trich|o|mon|ad [trɪkəʊ'mɑnæd] *noun* Trichomonade *f*, Trichomonas *f*

tri|eth|yl|ene|mel|a|mine [traɪˌeθəliːn'meləmiːn] *noun* Triethylenmelamin *nt*

tri|eth|yl|ene|phos|phor|a|mide [traɪˌeθəliːnfɑs'fɔːrəmaɪd] *noun* Triäthylenphosphoramid *nt*

tri|eth|yl|ene|thi|o|phos|phor|a|mide [traɪˌeθəliːnˌθaɪəʊfɑs'fɔːrəmaɪd] *noun* Triäthylenthiophosphorsäuretriamid *nt*

tri|fluor|o|thy|mi|dine [traɪˌfluərə'θaɪmədi:n] *noun* s.u. trifluridine
tri|flur|i|dine [traɪ'fluərədi:n] *noun* Trifluridin *nt*
tri|glyc|er|ide [traɪ'glɪsəraɪd] *noun* s.u. triacylglycerol
 medium-chain triglyceride mittelkettiges Triglyzerid *nt*
tri|hy|drate [traɪ'haɪdreɪt] *noun* s.u. trihydroxide
tri|hy|drox|ide [ˌtraɪhaɪ'draksaɪd] *noun* Trihydroxid *nt*
tri|i|o|do|thy|ro|nine [traɪˌaɪədə'θaɪrəni:n] *noun* Trijodthyronin *nt*, Triiodthyronin *nt*
ε-*N*-tri|meth|yl|ly|sine [traɪˌmeθəl'laɪsi:n] *noun* ε-*N*-Trimethyllysine *nt*
tri|ni|tro|glyc|er|in [traɪˌnaɪtrəʊ'glɪsərɪn] *noun* Glyceroltrinitrat *nt*, Nitroglyzerin *nt*
tri|ni|tro|glyc|er|ol [traɪˌnaɪtrəʊ'glɪsərɔl] *noun* s.u. trinitroglycerin
tri|ni|tro|phe|nol [traɪˌnaɪtrəʊ'fi:nɔl] *noun* Pikrinsäure *f*, Trinitrophenol *nt*
tri|nu|cle|ate [traɪ'n(j)u:klɪeɪt] *adj.* dreikernig, drei Kerne besitzend
tri|nu|cle|o|tide [traɪ'n(j)u:klɪətaɪd] *noun* Trinukleotid *nt*
tri|o|le|in [traɪ'əʊli:ɪn] *noun* Triolein *nt*, Trioleylglycerin *nt*
tri|o|le|o|yl|glyc|er|ol [ˌtraɪəʊˌlɪəwɪl'glɪsərɔl] *noun* s.u. triolein
tri|ose ['traɪəʊs] *noun* Triose *f*, C_3-Zucker *m*
tri|ose|phos|phate [ˌtraɪəʊs'fasfeɪt] *noun* Triosephosphat *nt*
tri|ox|ide [traɪ'aksaɪd] *noun* Trioxid *nt*
tri|pep|tide [traɪ'peptaɪd] *noun* Tripeptid *nt*
tri|phos|pha|tase [traɪ'fasfəteɪz] *noun* Triphosphatase *f*
 adenosine triphosphatase Adenosintriphosphatase *f*, ATPase *f*
 sodium-potassium adenosine triphosphatase Natrium-Kalium-ATPase *f*, Na^+-K^+-ATPase *f*
tri|phos|phate [traɪ'fasfeɪt] *noun* Triphosphat *nt*
 adenosine triphosphate Adenosintriphosphat *nt*, Adenosin-5'-triphosphat *nt*
 deoxyadenosine triphosphate Desoxyadenosintriphosphat *nt*
 deoxycytidine triphosphate Desoxycytidintriphosphat *nt*
 deoxyguanosine triphosphate Desoxyguanosintriphosphat *nt*
 deoxyribonucleoside triphosphate Desoxyribonucleosidtriphosphat *nt*
 deoxythymidine triphosphate Desoxythymidintriphosphat *nt*
 inosine triphosphate Inosintriphosphat *nt*
 inositol triphosphate Inosittriphosphat *nt*, Phosphoinositol *nt*
 uridine triphosphate Uridin-5'-triphosphat *nt*
tri|plet ['trɪplɪt] *noun* **1.** Dreiergruppe *f*, Triplett *nt* **2.** Drilling *m*
 anticodon triplet Antikodontriplett *nt*
 base triplet Basentriplett *nt*
 coding triplet kodierendes Triplett *nt*
 codon triplet Codontriplett *nt*
tri|sac|cha|ride [traɪ'sækəraɪd] *noun* Dreifachzucker *m*, Trisaccharid *nt*
tri|so|mia [traɪ'səʊmɪə] *noun* s.u. trisomy
tri|so|mic [traɪ'səʊmɪk] *adj.* Trisomie betreffend, von Trisomie betroffen, trisom
tri|so|my ['traɪsəʊmɪ] *noun* Trisomie *f*

TRIT *abk.* s.u. triiodothyronine
trit|i|ate ['trɪtɪeɪt] *vt* mit Tritium behandeln *oder* markieren
trit|i|um ['trɪtɪəm, 'trɪʃɪəm] *noun* Tritium *nt*
tri|va|lent [traɪ'veɪlənt] *adj.* dreiwertig, trivalent
tRNA *abk.* s.u. transfer ribonucleic *acid*
tro|pate ['trəʊpeɪt] *noun* Tropat *nt*
 tropine tropate Atropin *nt*
troph|ic ['trafɪk] *adj.* Nahrung/Ernährung betreffend, trophisch
tropho- *präf.* Ernährungs-, Nahrungs-, Troph(o)-, Nährstoff-
troph|o|blas|to|ma [ˌtrafəblæs'təʊmə] *noun* Chorioblastom *nt*, (malignes) Chorioepitheliom *nt*, (malignes) Chorionepitheliom *nt*, Chorionkarzinom *nt*, fetaler Zottenkrebs *m*
troph|o|neu|rot|ic [ˌtrafənjʊə'ratɪk] *adj.* Trophoneurose betreffend, trophoneurotisch
troph|o|zo|ite [ˌtrafə'zəʊaɪt] *noun* Trophozoit *m*
 ameboid trophozoite Amöbentrophozoit *m*, Magnaform *f*
tro|pin ['trəʊpɪn] *noun* Opsonin *nt*
tro|pine ['trəʊpi:n] *noun* Tropin *nt*
tro|pism ['trəʊpɪzəm] *noun* Tropismus *m*, tropistische Bewegung *f*
 cell tropism Zelltropismus *m*
 tissue tropism Gewebetropismus *m*, Gewebstropismus *m*
tro|po|col|la|gen [trəʊpə'kalədʒən] *noun* Tropokollagen *nt*
tro|po|e|las|tin [ˌtrəʊpəɪ'læstɪn] *noun* Tropoelastin *nt*
tro|po|my|o|sin [trəʊpə'maɪəsɪn] *noun* Tropomyosin *nt*
tro|po|nin ['trəʊpənɪn] *noun* Troponin *nt*
Trp *abk.* s.u. tryptophan
trunk [trʌŋk] *noun* **1.** Stamm *m*, Rumpf *m*, Leib *m*, Torso *m*, (*anatom.*) Truncus *m* **2.** Gefäßstamm *m*, Gefäßstrang *m*, Nervenstamm *m*, Nervenstrang *m*
 lymphatic trunks Lymphstämme *pl*, Hauptlymphgefäße *pl*, Trunci lymphatici
Try *abk.* s.u. tryptophan
Try|pan|o|so|ma [trɪˌpænə'səʊmə] *noun* Trypanosoma *nt*
try|pan|o|so|mal [trɪˌpænə'səʊməl] *adj.* Trypanosomen betreffend, durch Trypanosomen verursacht, Trypanosomen-
try|pan|o|some [trɪ'pænəsəʊm, 'trɪpənəsəʊm] *noun* Trypanosome *f*, Trypanosoma *nt*
 African trypanosome Trypanosoma brucei
 American trypanosome Trypanosoma cruzei
try|pan|o|so|mi|a|sis [trɪˌpænəsəʊ'maɪəsɪs] *noun* Trypanosomainfektion *f*, Trypanosomeninfektion *f*, Trypanosomiasis *f*, Trypanomiasis *f*
 African trypanosomiasis afrikanische Schlafkrankheit *f*, afrikanische Trypanosomiasis *f*
 American trypanosomiasis Chagas-Krankheit *f*, amerikanische Trypanosomiasis *f*
try|pan|o|so|mi|ci|dal [trɪˌpænəˌsəʊmə'saɪdl] *adj.* trypanosomentötend, trypanosomenabtötend, trypanozid, trypanosomizid
try|pan|o|so|mi|cide [trɪˌpænə'səʊməsaɪd] **I** *noun* Trypanozid *nt*, Trypanosomizid *nt* **II** *adj.* trypanosomentötend, trypanosomenabtötend, trypanozid, trypanosomizid
try|pan|o|so|mid [trɪ'pænəsəʊmɪd] *noun* Trypanosomid *nt*, Trypanid *nt*

trypIsin ['trɪpsɪn] *noun* Trypsin *nt*
trypIsinIoIgen [trɪp'sɪnədʒən] *noun* Trypsinogen *nt*
tryptIaImine ['trɪptəmiːn] *noun* Tryptamin *nt*
tryptIase ['trɪpteɪz] *noun* Tryptase *f*
trypItic ['trɪptɪk] *adj.* (tryptische) Verdauung betreffend, tryptisch
trypItoIphan ['trɪptəfæn] *noun* Tryptophan *nt*
tryptophan-2,3-dioxygenase *noun* s.u. tryptophanase
trypItophaInase ['trɪptəfəneɪz] *noun* Tryptophanpyrrolase *f*, Tryptophan-2,3-dioxigenase *f*
trypItoIphane ['trɪptəfeɪn] *noun* s.u. tryptophan
TSA *abk.* s.u. tumor-specific *antigen*
tsetIse ['tsetsiː, 'tsiːtsiː] *noun* Zungenfliege *f*, Tsetsefliege *f*, Glossina *f*
TSH *abk.* s.u. thyroid-stimulating *hormone*
TSS *abk.* s.u. toxic shock *syndrome*
TSST-1 *abk.* s.u. toxic shock-syndrome *toxin*-1
TSTA *abk.* s.u. tumor-specific transplantation *antigen*
TT *abk.* s.u. **1.** tetanus *toxoid* **2.** thrombin clotting *time* **3.** thrombin *time* **4.** tolerance *test*
TTC *abk.* s.u. **1.** tetracycline **2.** triphenyltetrazolium *chloride*
TTP *abk.* s.u. thrombotic thrombocytopenic *purpura*
TU *abk.* s.u. tuberculin *unit*
Tu *abk.* s.u. tumor
tube [t(j)uːb] *noun* **1.** Rohr *nt*, Röhre *f*, Röhrchen *nt*, Schlauch *m*, Kanal *m*; Tube *f* **2.** (*anatom.*) Röhre *f*, Kanal *m* **3.** (*anatom.*) Eileiter *m*, Tube *f*, Ovidukt *m*, Salpinx *f*, Tuba uterina **4.** Sonde *f*, Rohr *nt*, Röhre *f*, Schlauch *m*
cathode-ray tube Kathodenstrahlröhre *f*, Katodenstrahlröhre *f*
culture tube Kulturröhrchen *nt*
Leonard tube Kathodenstrahlröhre *f*, Katodenstrahlröhre *f*
test tube Reagenzglas *nt*, Reagenzröhrchen *nt*
Westergren tube Westergren-Röhrchen *nt*
x-ray tube Röntgenröhre *f*
tuIberIcle ['t(j)uːbərkl] *noun* **1.** (*anatom.*) Höcker *m*, Schwellung *f*, Knoten *m*, Knötchen *nt*, Tuberculum *nt* **2.** (*pathol.*) Tuberkel *m*, Tuberkelknötchen *nt*, Tuberculum *nt*
tuIberIcuIlar [t(j)uː'bɜrkjələr] *adj.* Tuberkel betreffend, tuberkelähnlich, tuberkular
tuIberIcuIlate [t(j)uː'bɜrkjəleɪt] *adj.* s.u. tubercular
tuIberIcuIlatIed [t(j)uː'bɜrkjəleɪtɪd] *adj.* s.u. tubercular
tuIberIcuIlaItion [ˌt(j)uːbɜrkjə'leɪʃn] *noun* Tuberkelbildung *f*
tuIberIcuIlid [t(j)uː'bɜrkjəlɪd] *noun* Tuberkulid *nt*
tuIberIcuIlin [t(j)uː'bɜrkjəlɪn] *noun* Tuberkulin *nt*, Tuberculin *nt*
Koch's tuberculin Alttuberkulin *nt*, Tuberkulin-Original-Alt *nt*
old tuberculin Alttuberkulin *nt*, Tuberkulin-Original-Alt *nt*
P.P.D. tuberculin gereinigtes Tuberkulin *nt*, PPD-Tuberkulin *nt*
purified protein derivative tuberculin gereinigtes Tuberkulin *nt*, PPD-Tuberkulin *nt*
tuIberIcuIloIciIdal [t(j)uːˌbɜrkjələ'saɪdl] *adj.* Tuberkelbakterien-abtötend, tuberkulozid
tuIberIcuIloid [t(j)uː'bɜrkjəlɔɪd] *adj.* **1.** tuberkelähnlich, tuberkelartig, tuberkuloid **2.** tuberkuloseartig, tuberkuloid
tuIberIcuIloIma [t(j)uːˌbɜrkjə'ləʊmə] *noun* Tuberkulom *nt*, Tuberculoma *nt*
tuIberIcuIloIproItein [t(j)uːˌbɜrkjələ'prəʊtiːn] *noun* Tuberkuloprotein *nt*
tuIberIcuIloIsis [t(j)uːˌbɜrkjə'ləʊsɪs] *noun* Tuberkulose *f*, Tuberculosis *f*
acinonodular tuberculosis azino-noduläre Lungentuberkulose *f*
bovine tuberculosis Rindertuberkulose *f*
disseminated tuberculosis 1. disseminierte Tuberkulose *f* **2.** Miliartuberkulose *f*, miliare Tuberkulose *f*, Tuberculosis miliaris
general tuberculosis Miliartuberkulose *f*, miliare Tuberkulose *f*, Tuberculosis miliaris
lymph node tuberculosis Lymphknotentuberkulose *f*, Lymphadenitis tuberculosa
tuIberIcuIlosItat [t(j)uː'bɜrkjələstæt] *noun* Tuberkulostatikum *nt*
tuIberIcuIloIstatIic [t(j)uːˌbɜrkjələʊ'stætɪk] **I** *noun* Tuberkulostatikum *nt* **II** *adj.* tuberkulostatisch
tuIberIcuIlotIic [t(j)uːˌbɜrkjə'lɑtɪk] *adj.* s.u. tuberculous
tuIberIcuIlous [t(j)uː'bɜrkjələs] *adj.* Tuberkulose betreffend, von ihr betroffen, tuberkulös
tuIbuIlar ['t(j)uːbjələr] *adj.* röhrenförmig, tubulär, Röhren-; (*Niere*) Tubulus-
tuImor ['t(j)uːmər] *noun* **1.** Schwellung *f*, Anschwellung *f*, Tumor *m* **2.** Geschwulst *f*, Neubildung *f*, Gewächs *nt*, Neoplasma *nt*, Tumor *m*
A cell tumor (*Pankreas*) Glukagonom *nt*, Glucagonom *nt*, A-Zell-Tumor *m*, A-Zellen-Tumor *m*
Abrikosov's tumor Myoblastenmyom *nt*, Myoblastom *nt*, Abrikossoff-Geschwulst *f*, Abrikossoff-Tumor *m*, Granularzelltumor *m*
adenoid tumor Adenom *nt*, Adenoma *nt*
adenomatoid tumor Adenomatoidtumor *m*
adenomatoid odontogenic tumor Adenoameloblastom *nt*
adipose tumor Fettgeschwulst *f*, Fettgewebsgeschwulst *f*, Fetttumor *m*, Fettgewebstumor *m*, Lipom *nt*
adrenal tumor Nebennierentumor *m*
allogeneic tumor allogener Tumor *m*
alpha cell tumor Glukagonom *nt*, Glucagonom *nt*, A-Zell-Tumor *m*, A-Zellen-Tumor *m*
alveolar cell tumor bronchiolo-alveoläres Lungenkarzinom *nt*, Alveolarzellenkarzinom *nt*, Lungenadenomatose *f*, Carcinoma alveolocellulare, Carcinoma alveolare
ameloblastic adenomatoid tumor Adenoameloblastom *nt*
aneurysmal giant cell tumor aneurysmatische Knochenzyste *f*, hämorrhagische Knochenzyste *f*, hämangiomatöse Knochenzyste *f*, aneurysmatischer Riesenzelltumor *m*, benignes Knochenaneurysma *nt*
angiomatoid tumor s.u. adenomatoid *tumor*
aortic body tumor Glomus-aorticum-Tumor *m*
autologous tumor autologer Tumor *m*
B cell tumor (*Pankreas*) B-Zelltumor *m*, Beta-Zelltumor *m*, Insulinom *nt*
benign tumor gutartiger Tumor *m*
beta cell tumor s.u. B cell *tumor*
bile duct tumor Gallengangstumor *m*
blood tumor 1. Aneurysma *nt* **2.** Bluterguss *m*, Hämatom *nt*, Haematoma *nt*

bone tumor Knochengeschwulst *f*, Knochentumor *m*
borderline tumor Borderline-Tumor *m*
brain tumor Hirntumor *m*
breast tumor Brusttumor *m*, Brustdrüsentumor *m*, Brustgeschwulst *f*, Brustdrüsengeschwulst *f*
Brenner's tumor Brenner-Tumor *m*
brown tumor (*Knochen*) **1.** brauner Tumor *m* **2.** brauner Riesenzelltumor *m*
brown giant cell tumor (*Knochen*) brauner Riesenzelltumor *m*
Burkitt's tumor Burkitt-Lymphom *nt*, Burkitt-Tumor *m*, epidemisches Lymphom *nt*, B-lymphoblastisches Lymphom *nt*
carcinoid tumor Karzinoid *nt*
carcinoid tumor of bronchus Bronchialkarzinoid *nt*
carotid body tumor Glomus-caroticum-Tumor *m*
cerebellopontine angle tumor Akustikusneurinom *nt*
chromaffin tumor Paragangliom *nt*
chromaffin-cell tumor Phäochromozytom *nt*
Codman's tumor Chondroblastom *nt*, Codman-Tumor *m*
colloid tumor Myxom *nt*
combination tumor Kombinationstumor *m*
composition tumor Kompositionstumor *m*
connective tissue tumor Bindegewebstumor *m*
cystic tumor zystischer Tumor *m*
D_1 tumor Vipom *nt*, VIPom *nt*, VIP-produzierendes Inselzelladenom *nt*, D_1-Tumor *m*
D-cell tumor s.u. delta cell *tumor*
delta cell tumor D-Zell-Tumor *m*, D-Zellen-Tumor *m*, Somatostatinom *nt*
dermoid tumor 1. Dermoid *nt*, Dermoidzyste *f* **2.** (*Ovar*) Dermoid *nt*, Dermoidzyste *f*, Teratom *nt*
desmoid tumor Desmoid *nt*
eighth nerve tumor Akustikusneurinom *nt*
embryonal tumor embryonaler Tumor *m*, Embryom *nt*, Embryoma *nt*
embryonic tumor s.u. embryonal *tumor*
embryoplastic tumor embryoplastischer Tumor *m*
epithelial tumor 1. epithelialer Tumor *m*, epitheliale Geschwulst *f*, Epitheliom *nt*, Epithelioma *nt* **2.** Karzinom *nt*, (*inform.*) Krebs *m*, Carcinoma *nt*
erectile tumor kavernöses Hämangiom *nt*, Kavernom *nt*, Haemangioma tuberonodosum
Ewing's tumor Ewing-Sarkom *nt*, Ewing-Knochensarkom *nt*, endotheliales Myelom *nt*
exophytic tumor exophytisch-wachsender Tumor *m*, exophytischer Tumor *m*
false tumor Pseudotumor *m*
familial bilateral giant cell tumor Cherubismus *m*, Cherubinismus *m*
fatty tumor Fettgeschwulst *f*, Lipom *nt*
fibrocellular tumor s.u. fibroid *tumor*
fibroid tumor Bindegewebsgeschwulst *f*, Fibrom *nt*, Fibroma *nt*
fibroplastic tumor 1. s.u. fibroid *tumor* **2.** Fibrosarkom *nt*, Fibrosarcoma *nt*
fibrous giant cell tumor of bone nicht-osteogenes Knochenfibrom *nt*, nicht-ossifizierendes Knochenfibrom *nt*, xanthomatöser/fibröser Riesenzelltumor *m* des Knochens, Xanthogranuloma *nt* des Knochens
G cell tumor (*Pankreas*) G-Zell-Tumor *m*, G-Zellen-Tumor *m*
gastric tumor Magengeschwulst *f*, Magentumor *m*
gastrointestinal tract tumor Tumor *m* des Gastrointestinaltraktes
gelatinous tumor Myxom *nt*
germ cell tumor s.u. germinal *tumor*
germinal tumor Keimzelltumor *m*, Germinom *nt*
germinal testicular tumor germinaler Hodentumor *m*, germinativer Hodentumor *m*
giant cell tumor Riesenzelltumor *m*
giant cell tumor of bone Riesenzelltumor *m* des Knochens, Osteoklastom *nt*
giant cell tumor of tendon sheath Riesenzelltumor *m* der Sehnenscheide, pigmentierte villonoduläre Synovitis *f*, benignes Synovialom *nt*, Tendosynovitis nodosa
glomus tumor Glomustumor *m*, Glomangiom *nt*, Angiomyoneurom *nt*
glomus jugulare tumor Glomus-jugulare-Tumor *m*
glomus tympanicum tumor Glomus-tympanicum-Tumor *m*
granular-cell tumor Abrikossoff-Geschwulst *f*, Abrikossoff-Tumor *m*, Myoblastenmyom *nt*, Myoblastom *nt*, Granularzelltumor *m*
granulation tumor Granulationsgeschwulst *f*, Granulom *nt*, Granuloma *nt*
granulosa tumor Granulosatumor *m*, Granulosazelltumor *m*, Folliculoma *nt*, Carcinoma granulosocellulare
granulosa-theca cell tumor Granulosa-Thekazelltumor *m*, Theka-Granulosazelltumor *m*
hepatic tumor Lebertumor *m*, Lebergeschwulst *f*
heterologous tumor heterologer Tumor *m*
hilar cell tumor Hiluszelltumor *m*, Berger-Zelltumor *m*, Berger-Zellentumor *m*
hilus cell tumor s.u. hilar cell *tumor*
histioid tumor Bindegewebstumor *m*
homologous tumor homologer Tumor *m*
homotypic tumor s.u. homologous *tumor*
Hürthle cell tumor Hürthle-Tumor *m*, Hürthle-Zelladenom *nt*, Hürthle-Struma *f*, oxyphiles Schilddrüsenadenom *nt*
infiltrating tumor infiltrativ-wachsender Tumor *m*
infratentorial tumor infratentorieller Tumor *m*
innocent tumor gutartiger Tumor *m*, benigner Tumor *m*
intestinal tumor Darmgeschwulst *f*, Darmtumor *m*, Darmneoplasma *nt*
islet cell tumor Inselzelltumor *m*
Krukenberg's tumor Krukenberg-Tumor *m*
lacteal tumor 1. Brustabszess *m*, Brustdrüsenabszess *m* **2.** Milchzyste *f*, Galaktozele *f*
Leydig cell tumor Leydig-Zelltumor *m*, Leydig-Zellentumor *m*
liver tumor Lebergeschwulst *f*, Lebertumor *m*, Hepatom *nt*
lung tumor Lungentumor *m*
luteinized granulosa-theca cell tumor Luteom *nt*, Luteinom *nt*
lymph node tumor Lymphknotengeschwulst *f*, Lymphknotentumor *m*
lymphoepithelial tumor Lymphoepitheliom *nt*, lymphoepitheliales Karzinom *nt*, Schmincke-Tumor *m*
lymphoproliferative tumor Tumor *m* des lymphoproliferativen Systems

malignant tumor Krebs *m*, maligner Tumor *m*, Malignom *nt*
malignant Hürthle cell tumor Hürthle-Zell-Karzinom *nt*, malignes Onkozytom *nt*
mammary tumor Brustgeschwulst *f*, Brustdrüsengeschwulst *f*, Brusttumor *m*, Brustdrüsentumor *m*
mast cell tumor Mastzelltumor *m*, Mastozytom *nt*
mediastinal tumor Mediastinaltumor *m*
melanotic neuroectodermal tumor Melanoameloblastom *nt*
mesenchymal tumor mesenchymaler Tumor *m*
mesothelial tumor mesothelialer Tumor *m*
metastatic tumor Tumormetastase *f*
metastatic liver tumor Lebermetastasen *pl*, sekundärer Lebertumor *m*
mixed tumor Mischtumor *m*
mixed tumor of salivary gland Speicheldrüsenmischtumor *m*, pleomorphes Adenom *nt*
mixed hepatic tumor Lebermischtumor *m*, Hepatoblastom *nt*
mucoepidermoid tumor Mukoepidermoidtumor *m*
mucous tumor Myxom *nt*
muscular tumor Myom *nt*
Nelson's tumor Nelson-Tumor *m*
neuroepithelial tumor neuroepithelialer Tumor *m*
neurogenic tumor neurogener Tumor *m*
non-beta islet cell tumor Nicht-Betazell-Pankreastumor *m*, nicht-beta-Inselzelltumor *m*
nongerminal testicular tumor Nicht-Keimgeschwulst *f*
oil tumor Lipogranulom *nt*, Oleogranulom *nt*
organ tumor Organtumor *m*
organoid tumor teratoide Geschwulst *f*, teratogene Geschwulst *f*, Teratom *nt*
ovarian tumor Eierstockgeschwulst *f*, Eierstocktumor *m*, Ovarialgeschwulst *f*, Ovarialtumor *m*
oxyphil cell tumor Hürthle-Tumor *m*, Hürthle-Zelladenom *nt*, Hürthle-Struma *f*, oxyphiles Schilddrüsenadenom *nt*
Pancoast's tumor Pancoast-Tumor *m*, apikaler Sulkustumor *m*
papillary tumor Papillom *nt*
paraffin tumor Paraffinom *nt*
parathyroid tumor Nebenschilddrüsentumor *m*, Nebenschilddrüsengeschwulst *f*, Epithelkörperchentumor *m*, Epithelkörperchengeschwulst *f*
phantom tumor Scheingeschwulst *f*, Phantomtumor *m*
pigmented tumor Pigmenttumor *m*
pituitary tumor Hypophysentumor *m*
plasma cell tumor 1. solitärer Plasmazelltumor *m* 2. Kahler-Krankheit *f*, Huppert-Krankheit *f*, Morbus *m* Kahler, Plasmozytom *nt*, multiples Myelom *nt*, plasmozytisches Immunozytom *nt*, plasmozytisches Lymphom *nt*
pleural tumor Rippenfelltumor *m*, Pleuratumor *m*
pontine angle tumor Akustikusneurinom *nt*
potato tumor Glomus-caroticum-Tumor *m*
premalignant fibroepithelial tumor Pinkus-Tumor *m*, prämalignes Fibroepitheliom *nt*, fibroepithelialer Tumor *m*, fibroepithelialer Tumor *m* Pinkus, Fibroepithelioma Pinkus
Priesel tumor Priesel-Tumor *m*, Loeffler-Priesel-Tumor *m*, Thekom *nt*, Thekazelltumor *m*, Fibroma thecacellulare xanthomatodes
primary liver tumor primärer Lebertumor *m*
prolactin-producing tumor Prolaktinom *nt*, Prolactinom *nt*
Rathke's tumor s.u. Rathke's pouch *tumor*
Rathke's pouch tumor Erdheim-Tumor *m*, Kraniopharyngeom *nt*
Regaud's tumor Schmincke-Tumor *m*, Lymphoepitheliom *nt*, lymphoephitheliales Karzinom *nt*
retinal anlage tumor Melanoameloblastom *nt*
Rous tumor Rous-Sarkom *nt*
salivary gland tumor Speicheldrüsentumor *m*
salivary gland mixed tumor Speicheldrüsenmischtumor *m*
sand tumor Sandgeschwulst *f*, Psammom *nt*
Schmincke tumor lymphoepitheliales Karzinom *nt*, Schmincke-Tumor *m*, Lymphoepitheliom *nt*
Schwann-cell tumor Schwannom *nt*, Neurinom *nt*, Neurilemom *nt*, Neurilemmom *nt*
Sertoli cell tumor Sertoli-Zell-Tumor *m*
Sertoli-Leydig cell tumor Sertoli-Leydig-Zell-Tumor *m*, Arrhenoblastom *nt*
small bowel tumor Dünndarmgeschwulst *f*, Dünndarmneoplasma *nt*, Dünndarmtumor *m*
spindle cell tumor Spindelzelltumor *m*
spleen tumor 1. Milzgeschwulst *f*, Milztumor *m* **2.** Milzvergrößerung *f*, Milzschwellung *f*, Milztumor *m*, Splenomegalie *f*, Splenomegalia *f*
splenic tumor s.u. spleen *tumor*
subperiosteal giant cell tumor subperiostaler Riesenzelltumor *m*, ossifizierendes periostales Hämangiom *nt*
superior sulcus tumor Pancoast-Tumor *m*, apikaler Sulkustumor *m*
sweat gland tumor Schweißdrüsengeschwulst *f*, Schweißdrüsentumor *m*
teratoid tumor s.u. teratoma
testicular tumor Hodengeschwulst *f*, Hodentumor *m*
theca tumor s.u. theca cell *tumor*
theca cell tumor Thekazelltumor *m*, Thekom *nt*, Priesel-Tumor *m*, Loeffler-Priesel-Tumor *m*, Fibroma thecacellulare xanthomatodes
thyroid tumor Schilddrüsengeschwulst *f*, Schilddrüsentumor *m*
tum-variant tumor tum-Varianten-Tumor *m*
ulcerative tumor ulzerativ-wachsender Tumor *m*, ulzerativer Tumor *m*
undifferentiated tumor undifferenzierter Tumor *m*
unresectable tumor nicht-reserzierbarer Tumor *m*
villous tumor Papillom *nt*
Warthin's tumor Warthin-Tumor *m*, Warthin-Albrecht-Arzt-Tumor *m*, Adenolymphom *nt*, Cystadenoma lymphomatosum, Cystadenolymphoma papilliferum
Wilms' tumor Wilms-Tumor *m*, embryonales Adenosarkom *nt*, embryonales Adenomyosarkom *nt*, Nephroblastom *nt*, Adenomyorhabdosarkom *nt* der Niere
xanthomatous giant cell tumor xanthomatöser Riesenzelltumor *m*
xanthomatous giant cell tumor of bone nicht-osteogenes/nicht-ossifizierendes Fibrom *nt*, nicht-osteogenes/nicht-ossifizierendes Knochenfibrom *nt*, xanthomatöser/fibröser Riesenzelltumor *m* des Knochens, Xanthogranulom *nt* des Knochens

Z-E tumor s.u. Zollinger-Ellison *tumor*
Zollinger-Ellison tumor Zollinger-Ellison-Tumor *m*
tu|mor|af|fin [ˌt(j)uːmər'æfɪn] *adj.* mit besonderer Affinität zu Tumoren, tumoraffin
tu|mor|i|ci|dal [ˌt(j)uːmərɪ'saɪdl] *adj.* krebszellenzerstörend, krebszellenabtötend, tumorizid
tu|mor|i|gen|e|sis [ˌt(j)uːmərɪ'dʒenəsɪs] *noun* Tumorentstehung *f*, Tumorbildung *f*, Tumorgenese *f*
tumor-infiltrating *adj.* tumorinfiltrierend
tu|mor|ous ['t(j)uːmərəs] *adj.* tumorartig, tumorös
tumor-specific *adj.* tumorspezifisch
tu|mour ['t(j)uːmər] *noun* (*brit.*) Schwellung *f*, Anschwellung *f*, Tumor *m*
tu|mour|af|fin [ˌt(j)uːmər'æfɪn] *adj.* (*brit.*) s.u. tumoraffin
tu|mour|i|ci|dal [ˌt(j)uːmərɪ'saɪdl] *adj.* (*brit.*) s.u. tumoricidal
tu|mour|i|gen|e|sis [ˌt(j)uːmərɪ'dʒenəsɪs] *noun* (*brit.*) s.u. tumorigenesis
tumour-infiltrating *adj.* (*brit.*) s.u. tumor-infiltrating
tu|mour|ous ['t(j)uːmərəs] *adj.* (*brit.*) s.u. tumorous
tumour-specific *adj.* (*brit.*) s.u. tumor-specific
Tun|ga ['tʌŋgə] *noun* Tunga *f*
Tunga penetrans Sandfloh *m*, Tunga penetrans, Dermatophilus penetrans
tu|ni|cates ['t(j)ːnkɪts] *plural* Tunikaten *pl*
tur|bid ['tɜrbɪd] *adj.* (*Flüssigkeit*) wolkig; undurchsichtig, milchig, unklar, trüb, trübe
tur|bi|dim|e|ter [tɜrbɪ'dɪmətər] *noun* Trübungsmesser *m*, Turbidimeter *nt*
tur|bi|di|met|ric [ˌtɜrbədɪ'metrɪk] *adj.* Turbidimeter *oder* Turbidimetrie betreffend, turbidimetrisch
tur|bi|dim|e|try [tɜrbɪ'dɪmətrɪ] *noun* Trübungsmessung *f*, Turbidimetrie *f*
tur|bid|i|ty [tɜr'bɪdətɪ] *noun* (*Lösung*) Trübung *f*, Trübheit *f*
tur|bid|ness ['tɜrbɪdnɪs] *noun* s.u. turbidity
tur|bi|do|stat [tɜr'bɪdəstæt] *noun* Turbidostat *m*
tur|gor ['tɜrgər] *noun* Spannungszustand *m*, Quellungszustand *m*, Turgor *m*
cell turgor Zellturgor *m*
Türk [tɪrk]: **Türk's irritation leukocytes** s.u. *Türk's* cells
Türk's cells Türk-Reizformen *pl*
Türk's leukocytes s.u. *Türk's* cells
turn|o|ver ['tɜrnəʊvər] *noun* Umsatz *m*, Umsatzrate *f*, Fluktuation *f*, Fluktuationsrate *f*
cell turnover Zellmauserung *f*
energy turnover Energieumsatz *m*
TW *abk.* s.u. total body *water*
two-dimensional *adj.* zweidimensional
Twort [twɔːrt]: **Twort phenomenon** s.u. *Twort-d'Herelle* phenomenon
Twort-d'Herelle [twɔːrt də'rɛl]: **Twort-d'Herelle phenomenon** d'Herelle-Phänomen *nt*, Twort-d'Herelle-Phänomen *nt*, Bakteriophagie *f*
TX *abk.* s.u. thromboxane
Tx *abk.* s.u. treatment
Ty *abk.* s.u. type
type [taɪp] I *noun* Typ *m*, Typus *m*; Typus *m*; Muster *nt*, Modell *nt*, Standard *m*; Art *f*, Sorte *f* II *vt* (*Blutgruppe, Gentyp*) bestimmen
blood type Blutgruppe *f*
phage type Lysotyp *m*, Phagovar *m*
wild type Wildtyp *m*, Wildform *f*
ty|phic ['taɪfɪk] *adj.* Typhus betreffend, Typhus-
ty|phoid ['taɪfɔɪd] I *noun* Bauchtyphus *m*, Typhus *m*, Typhus *m* abdominalis, Febris typhoides II *adj.* **1.** Fleckfieber betreffend, Fleckfieber- **2.** typhusartig, benommen, suporös, typhös
ty|phous ['taɪfəs] *adj.* Typhus betreffend, typhusartig, typhusähnlich, typhös, Typhus-
ty|phus ['taɪfəs] *noun* Fleckfieber *nt*, Typhus *m*
louse-borne typhus epidemisches Fleckfieber *nt*, klassisches Fleckfieber *nt*, Läusefleckfieber *nt*, Flecktyphus *m*, Hungertyphus *m*, Kriegstyphus *m*, Typhus exanthematicus
murine typhus endemisches Fleckfieber *nt*, murines Fleckfieber *nt*, Rattenfleckfieber *nt*, Flohfleckfieber *nt*
tick typhus Zeckenbissfieber *nt*
typ|ing ['taɪpɪŋ] *noun* Blutgruppenbestimmung *f*, Gentypenbestimmung *f*, Typing *nt*, Typisierung *f*
blood typing Blutgruppenbestimmung *f*
blood group typing Blutgruppenbestimmung *f*
HLA typing HLA-Typing *nt*, HLA-Typisierung *f*
phage typing Lysotypie *f*
primed lymphocyte typing Primed-lymphocyte-Typing *nt*
serologic typing serologisches Typisieren *nt*
tissue typing HLA-Typing *nt*
ty|pol|o|gy [taɪ'pɑlədʒɪ] *noun* Typologie *f*
Tyr *abk.* s.u. tyrosine
ty|ra|mine ['taɪrəmiːn] *noun* Tyramin *nt*, Tyrosamin *nt*
ty|ro|ma [taɪ'rəʊmə] *noun* käsiger Tumor *m*, Tyrom *nt*
ty|ros|a|mine [taɪ'rɑsəmiːn] *noun* s.u. tyramine
ty|ro|sin|ase ['taɪrəsɪneɪz] *noun* Tyrosinase *f*
ty|ro|sine ['taɪrəsiːn] *noun* Tyrosin *nt*
tze|tze ['tsetsiː, 'tsiːtsiː] *noun* s.u. tsetse

U

U *abk.* s.u. **1.** unit **2.** uracil **3.** urea **4.** uridine
υ *abk.* s.u. kinematic *viscosity*
UA *abk.* s.u. uric *acid*
u|bi|qui|nol [juː'bɪkwɪnɑl] *noun* Ubihydrochinon *nt*
u|bi|qui|none [juː'bɪkwɪnəʊn, ˌjuːbɪkwɪ'nəʊn] *noun* Ubichinon *nt*
u|biq|ui|tous [juː'bɪkwɪtəs] *adj.* überall vorkommend, allgegenwärtig, ubiquitär
Ubn *abk.* s.u. urobilin
UCR *abk.* s.u. unconditioned *response*
Ucs *abk.* s.u. unconscious
UD *abk.* s.u. uridine *diphosphate*
UDP *abk.* s.u. uridine-5'-diphosphate
UDP-D-glucuronic acid Uridindiphosphatglucuronsäure *f*, UDP-D-Glucuronsäure *f*, aktive Glucuronsäure *f*
UDPG *abk.* s.u. UDPglucose
UDPgalactose *noun* Uridindiphosphat-D-Galaktose *f*, UDP-Galaktose *f*, aktive Galaktose *f*
UDPgalactose-4-epimerase *noun* s.u. UDPglucose-4-epimerase
UDPglucose *noun* Uridindiphosphat-D-Glukose *f*, UDP-Glukose *f*, aktive Glukose *f*
UDPglucose-4-epimerase *noun* UDP-Glukose-4-epimerase *f*, UDP-Galactose-4-epimerase *f*, Galaktowaldenase *f*
UDPglucuronate *noun* UDP-glucuronat *nt*
UDPglucuronate-bilirubin-glucuronosyltransferase *noun* Glukuronyltransferase *f*
UFA *abk.* s.u. unesterified fatty *acid*
UG *abk.* s.u. urogenital
ul|cer ['ʌlsər] *noun* Geschwür *nt*, Ulkus *nt*, Ulcus *nt*
chancroid ulcer Chankroid *nt*, weicher Schanker *m*, Ulcus molle
chancroidal ulcer s.u. chancroid *ulcer*
rodent ulcer knotiges Basaliom *nt*, solides Basaliom *nt*, noduläres Basaliom *nt*, nodulo-ulzeröses Basaliom *nt*, Basalioma exulcerans, Ulcus rodens
syphilitic ulcer harter Schanker *m*, Hunter-Schanker *m*, syphilitischer Primäraffekt *m*, Ulcus durum
ul|cer|ate ['ʌlsəreɪt] *vi* geschwürig werden, schwären, eitern, eitrig werden; ulzerieren; exulzerieren
ul|cer|at|ed ['ʌlsəreɪtɪd] *adj.* eitrig, eiternd, vereitert; ulzeriert; exulzeriert
ul|cer|a|tion [ʌlsə'reɪʃn] *noun* **1.** Eiterung *f*, Geschwür *nt*, Geschwürsbildung *f*, Ulzeration *f*; Exulzeration *f* **2.** s.u. ulcer
ul|cer|a|tive ['ʌlsəreɪtɪv] *adj.* **1.** geschwürig, ulzerativ, ulzerös, eitrig, eiternd, Eiter-, Geschwür(s)- **2.** Geschwüre hervorrufend *oder* verursachend, ulzerogen
ul|cer|o|car|ci|no|ma [ˌʌlsərəʊˌkɑːrsɪ'nəʊmə] *noun* Ulkuskarzinom *nt*, Carcinoma ex ulcere
ul|cer|o|gan|gre|nous [ˌʌlsərəʊ'gæŋgrənəs] *adj.* ulzerös-gangrenös
ul|cer|o|ge|ne|sis [ˌʌlsərəʊ'dʒenəsɪs] *noun* Ulkusentstehung *f*, Ulzerogenese *f*
ul|cer|o|gen|ic [ˌʌlsərəʊ'dʒenɪk] *adj.* Geschwüre hervorrufend, ulzerogen
ul|cer|o|mem|bra|nous [ˌʌlsərəʊ'membrənəs] *adj.* ulzerös-membranös, ulzeromembranös
ul|cer|o|phleg|mon|ous [ˌʌlsərəʊ'flegmənəs] *adj.* ulzerophlegmonös
ul|cer|ous ['ʌlsərəs] *adj.* s.u. ulcerative
ultra- *präf.* jenseits (von), darüber ... hinaus, äußerst, ultra-
ul|tra|cen|trif|u|ga|tion [ˌʌltrəsenˌtrɪfjə'geɪʃn] *noun* Ultrazentrifugation *f*
ul|tra|cen|tri|fuge [ʌltrə'sentrɪfjuːdʒ] *noun* Ultrazentrifuge *f*
ul|tra|fil|ter [ʌltrə'fɪltər] *noun* Ultrafilter *m*; semipermeable Membran *f*
ul|tra|fil|trate [ʌltrə'fɪltreɪt] *noun* Ultrafiltrat *nt*
ul|tra|fil|tra|tion [ˌʌltrəfɪl'treɪʃn] *noun* Ultrafiltration *f*
ul|tra|mi|cro|a|nal|y|sis [ʌltrəˌmaɪkrəʊə'næləsɪs] *noun* Ultramikroanalyse *f*
ul|tra|mi|cro|scope [ʌltrə'maɪkrəskəʊp] *noun* Ultramikroskop *nt*
ul|tra|mi|cro|scop|ic [ʌltrəˌmaɪkrə'skɑpɪk] *adj.* **1.** Ultramikroskop betreffend, ultramikroskopisch **2.** (*Größe*) ultramikroskopisch, submikroskopisch, ultravisibel
ul|tra|mi|cros|co|py [ˌʌltrəmaɪ'krɑskəpɪ] *noun* Ultramikroskopie *f*
ul|tra|mi|cro|tome [ʌltrə'maɪkrətəʊm] *noun* Ultramikrotom *nt*
ul|tra|red [ʌltrə'red] **I** *noun* Ultrarot *nt*, Infrarot *nt*, Ultrarotlicht *nt*, Infrarotlicht *nt*, IR-Licht *nt*, UR-Licht *nt* **II** *adj.* infrarot, ultrarot
ul|tra|short ['ʌltrəʃɔrt] *adj.* Ultrakurz-
ul|tra|son|ic [ʌltrə'sɑnɪk] *adj.* Ultraschall-, Ultrasono-
ul|tra|son|o|gram [ʌltrə'sɑnəgræm] *noun* Sonogramm *nt*
ul|tra|son|o|graph|ic [ʌltrəˌsɑnə'græfɪk] *adj.* Ultraschall betreffend, sonographisch, sonografisch, Ultraschall-, Ultrasono-
ul|tra|so|nog|ra|phy [ˌʌltrəsə'nɑgrəfɪ] *noun* Ultraschalldiagnostik *f*, Sonographie *f*, Sonografie *f*
ul|tra|sound ['ʌltrəsaʊnd] *noun* Ultraschall *m*, Ultraschallstrahlen *pl*, Ultraschallwellen *pl*
ul|tra|struc|ture ['ʌltrəstrʌktʃər] *noun* Feinstruktur *f*, Ultrastruktur *f*
ul|tra|vi|o|let [ʌltrə'vaɪəlɪt] **I** *noun* Ultraviolett *nt*, Ultraviolettlicht *nt*, Ultraviolettstrahlung *f*, UV-Licht *nt*, UV-Strahlung *f* **II** *adj.* ultraviolett, Ultraviolett-, UV-
UMP *abk.* s.u. uridine *monophosphate*
un|a|dul|ter|at|ed [ʌnə'dʌltəreɪtɪd] *adj.* rein, pur, echt, unverfälscht, unverdünnt
un|com|mu|ni|ca|ble [ʌnkə'mjuːnɪkəbl] *adj.* (*Krankheit*) nicht ansteckend *oder* übertragbar
un|com|ple|ment|ed [ʌn'kɑmpləmentɪd] *adj.* nicht an Komplement gebunden, inaktiv

un|con|di|tioned [ʌnkən'dɪʃənd] *adj.* angeboren, unbedingt
un|con|scious [ʌn'kɑnʃəs] I *noun* **the unconscious** das Unbewusste II *adj.* 1. unbewusst, unwillkürlich 2. bewusstlos, besinnungslos, ohnmächtig
un|con|scious|ness [ʌn'kɑnʃəsnɪs] *noun* 1. Unbewusstheit *f* 2. Bewusstlosigkeit *f*, Besinnungslosigkeit *f*, Ohnmacht *f*
un|con|tam|i|nat|ed [ʌnkən'tæmɪneɪtɪd] *adj.* nicht verunreinigt *oder* verseucht *oder* infiziert *oder* vergiftet
un|cou|pler [ʌn'kʌplər] *noun* Entkoppler *m*, entkoppelnde Substanz *f*
un|cou|pling [ʌn'kʌplɪŋ] *noun* Entkopplung *f*
un|der|de|vel|oped [ˌʌndərdɪ'veləpt] *adj.* 1. (*radiolog.*) unterentwickelt 2. zurückgeblieben, unterentwickelt, mangelhaft entwickelt
un|der|de|vel|op|ment [ˌʌndərdɪ'veləpmənt] *noun* Unterentwicklung *f*, Unreife *f*
un|der|dose [*n* 'ʌndərdəʊs; *v* ʌndər'dəʊs] I *noun* zu geringe Dosis *f*, Unterdosierung *f* II *vt* zu gering dosieren, unterdosieren; jemandem eine zu geringe Dosis verabreichen
un|der|ex|pose [ˌʌndərɪk'spəʊz] *vt* unterbelichten
un|der|ex|po|sure [ˌʌndərɪk'spəʊʒər] *noun* Unterbelichtung *f*
un|der|nour|ished [ʌndər'nɜrɪʃt] *adj.* unterernährt, mangelernährt, fehlernährt
un|der|nour|ish|ment [ʌndər'nɜrɪʃmənt] *noun* Unterernährung *f*, Mangelernährung *f*, Fehlernährung *f*
un|der|nu|tri|tion [ˌʌndərn(j)uː'trɪʃn] *noun* s.u. undernourishment
un|der|per|fused [ˌʌndərpər'fjuːzd] *adj.* minderdurchblutet, hypoperfundiert
un|der|time [ʌndər'taɪm] *vt* unterbelichten
un|der|weight ['ʌndərweɪt] I *noun* Untergewicht *nt* II *adj.* untergewichtig
un|de|vel|oped [ˌʌndɪ'veləpd] *adj.* unentwickelt, schlecht entwickelt, nicht ausgebildet
un|dif|fer|en|ti|at|ed [ʌnˌdɪfə'renʃɪeɪtɪd] *adj.* undifferenziert, gleichartig, homogen; (*pathol.*) entdifferenziert
un|dif|fer|en|ti|a|tion [ʌnˌdɪfəˌrenʃɪ'eɪʃn] *noun* Entdifferenzierung *f*
Undritz ['ʌndrɪts]: **Undritz's anomaly** Undritz-Anomalie *f*
uni- *präf.* Ein-, Uni-, Mon(o)-
u|ni|cam|er|al [juːnɪ'kæm(ə)rəl] *adj.* einkammrig, unikameral
u|ni|cam|er|ate [juːnɪ'kæmərɪt] *adj.* s.u. unicameral
u|ni|cel|lu|lar [juːnɪ'seljələr] *adj.* einzellig, unizellular, unizellulär
u|ni|lat|er|al [juːnɪ'lætərəl] *adj.* nur eine Seite betreffend, einseitig, halbseitig, unilateral
un|im|paired [ʌnɪm'peərd] *adj.* 1. unvermindert, unbeeinträchtigt 2. unbeschädigt, intakt, nicht befallen
un|in|hib|it|ed [ʌnɪn'hɪbətɪd] *adj.* ungehemmt, nicht gehemmt
u|ni|nu|cle|ar [juːnɪ'n(j)uːklɪər] *adj.* einkernig, mononukleär
u|ni|nu|cle|at|ed [juːnɪ'n(j)uːklɪeɪtɪd] *adj.* s.u. uninuclear
u|nit ['juːnɪt] *noun* 1. Einheit *f*, Grundeinheit *f*, Maßeinheit *f* 2. (*pharmakol.*) Einheit *f*, Dosis *f*, Menge *f*
unit of force Krafteinheit *f*
unit of heat Wärmeeinheit *f*
unit of measure Maßeinheit *f*
unit of power Leistungseinheit *f*
unit of time Zeiteinheit *f*
alexin unit Komplementeinheit *f*
amboceptor unit Hämolysineinheit *f*
androgen unit Androgeneinheit *f*
antigen unit Antigeneinheit *f*
antihyaluronidase unit Antihyaluronidase-Einheit *f*
antitoxin unit Antitoxineinheit *f*
atomic mass unit Atommasseneinheit *f*
atomic weight unit s.u. atomic mass *unit*
base units Basiseinheiten *pl*
Bodansky unit Bodansky-Einheit *f*
burst forming unit burst forming unit *nt*
coding unit kodierende Einheit *f*, Codeeinheit *f*
colony forming unit colony forming unit *nt*
colony forming unit in culture colony forming unit in culture *nt*
complement unit Komplementeinheit *f*
energy unit Energieeinheit *f*
enzyme unit Enzymeinheit *f*
hemolysin unit Hämolysineinheit *f*
hemolytic unit 1. Hämolysineinheit *f* 2. Komplementeinheit *f*
insulin unit Insulineinheit *f*
international unit internationale Einheit *f*, international unit *nt*
international unit of enzyme activity internationale Einheit *f* der Enzymaktivität, Enzymeinheit
mass unit Masseneinheit *f*
plaque-forming unit plaque-bildende Einheit *f*
SI unit SI-Einheit *f*
tuberculin unit Tuberkulineinheit *f*
x-ray unit Röntgenanlage *f*
univ. *abk.* s.u. universal
u|ni|va|lence [juːnɪ'veɪləns] *noun* Einwertigkeit *f*, Univalenz *f*
u|ni|va|lent [juːnɪ'veɪlənt] *adj.* einwertig, univalent, monovalent
u|ni|ver|sal [juːnə'vɜrsl] I *noun* das Allgemeine II *adj.* 1. universal, global, allumfassend, gesamt, Universal-, Gesamt- 2. universell, generell, allgemein gültig, General-
un|mu|tat|ed [ʌn'mjuːteɪtɪd] *adj.* unmutiert
un|re|spon|sive|ness [ʌnr'spɑnsvns] *noun* Nichtreaktivität *f*
un|sat|u|rat|ed [ʌn'sætʃəreɪtɪd] *adj.* ungesättigt
un|spe|cif|ic [ˌʌnspɪ'sɪfɪk] *adj.* unspezifisch, nicht spezifisch
UR *abk.* s.u. 1. ultrared 2. unconditioned *response*
Ura *abk.* s.u. uracil
u|ra|cil ['jʊərəsɪl] *noun* Uracil *nt*
u|rae|mia [jə'riːmɪə] *noun* (*brit.*) s.u. uremia
u|rae|mic [jə'riːmɪk] *adj.* (*brit.*) s.u. uremic
u|rate ['jʊəreɪt] *noun* Urat *nt*
Urd *abk.* s.u. uridine
u|rea [jʊ'riːə] *noun* Harnstoff *m*, Karbamid *nt*, Carbamid *nt*, Urea *f*
u|re|ase ['jʊərɪeɪz] *noun* Urease *f*
urease-negative *adj.* ureasenegativ
urease-positive *adj.* ureasepositiv
u|re|ide ['jʊrɪaɪd] *noun* Ureid *nt*
u|re|mia [jə'riːmɪə] *noun* Harnvergiftung *f*, Urämie *f*
u|re|mic [jə'riːmɪk] *adj.* Urämie betreffend, durch Urämie hervorgerufen, urämisch

urethro- *präf.* Harnröhren-, Urethral-, Urethr(o)-
u|re|thro|gra|phy [ˌjʊərə'θrɑgrəfɪ] *noun* Kontrastdarstellung *f* der Harnröhre, Urethrographie *f*, Urethrografie *f*
u|re|thro|scope [jə'riːθrəskəʊp] *noun* Urethroskop *nt*
u|re|thro|scop|ic [jəˌriːθrə'skɑpɪk] *adj.* Urethroskop *oder* Urethroskopie betreffend, urethroskopisch
u|re|thros|co|py [ˌjʊərɪ'θrɑskəpɪ] *noun* Harnröhrenspiegelung *f*, Urethroskopie *f*
u|ric ['jʊərɪk] *adj.* Urin betreffend, Urin-, Harn-
urico- *präf.* Harnsäure-, Urik(o)-, Harn-, Urin-, Uro-, Uri-
u|ri|dine ['jʊərɪdiːn] *noun* Uridin *nt*
uridine-5'-diphosphate *noun* Uridin-5'-diphosphat *nt*
uridine-5'-triphosphate *noun* Uridin-5'-triphosphat *nt*
u|ri|dyl|ate [jʊərɪ'dɪleɪt] *noun* Uridylat *nt*
u|ri|dyl|trans|fer|ase [jʊərədɪl'trænsfəreɪz] *noun* Uridylyltransferase *f*
galactose-1-phosphate uridyltransferase UDPglukose-hexose-1-phosphaturidylyltransferase *f*, UDP-glukose-galaktose-1-phosphaturidylyltransferase *f*, Galaktose-1-phosphaturidyltransferase *f*
glucose-1-phosphate uridylyltransferase Glukose-1-phosphat-uridylyltransferase *f*
hexose-1-phosphate uridylyltransferase UDPglukose-hexose-1-phosphaturidylyltransferase *f*, UDP-glukose-galaktose-1-phosphaturidylyltransferase *f*, Galaktose-1-phosphat-uridyltransferase *f*
UDPglucose-hexose-1-phosphate uridylyltransferase UDPglukose-hexose-1-phosphaturidylyltransferase *f*, UDPglukose-galaktose-1-phosphaturidylyltransferase *f*, Galaktose-1-phosphat-uridyltransferase *f*
UTP-galactose-1-phosphate uridylyltransferase UTP-Galaktose-1-phosphaturidylyltransferase *f*
UTP-glucose-1-phosphate uridylyltransferase UTP-Glukose-1-phosphaturidylyltransferase *f*
u|ri|nary ['jʊərɪˌneriː] *adj.* Harn *oder* Harnorgane betreffend, Harn produzierend *oder* ausscheidend, Harn-, Urin-
urino- *präf.* Harn-, Urin-, Uri-, Uro-
u|ro|bi|lin [jʊərəʊ'baɪlɪn, jʊərəʊ'bɪlɪn] *noun* Urobilin *nt*
u|ro|gen|i|tal [jʊərəʊ'dʒenɪtl] *adj.* Harn- und Geschlechtsorgane betreffend, urogenital, Urogenital-
u|ro|poi|e|sis [ˌjʊərəʊpɔɪ'iːsɪs] *noun* Harnbereitung *f*, Harnproduktion *f*, Harnbildung *f*, Uropoese *f*
u|ro|poi|et|ic [ˌjʊərəʊpɔɪ'etɪk] *adj.* Harnbildung/Uropoese betreffend, uropoetisch
ur|ti|ca ['ɜrtɪkə] *noun* Quaddel *f*, Urtika *f*, Urtica *f*
ur|ti|car|ia [ɜrtɪ'keərɪə] *noun* Nesselausschlag *m*, Nesselfieber *nt*, Nesselsucht *f*, Urtikaria *f*, Urticaria *f*
bullous urticaria bullöse Urtikaria *f*, Urticaria bullosa , Urticaria vesiculosa
cold urticaria Kälteurtikaria *f*, Urticaria e frigore
light urticaria Sonnenurtikaria *f*, Sommerurtikaria *f*, Lichturtikaria *f*, fotoallergische Urtikaria *f*, Urticaria solaris, Urticaria photogenica
ur|ti|car|i|al [ɜrtɪ'keərɪəl] *adj.* Urtikaria betreffend, urtikariell
US *abk.* S.U. ultrasound
u|ter|ine ['juːtərɪn, 'juːtəraɪn] *adj.* Gebärmutter/Uterus betreffend, uterin, Gebärmutter-, Uterus-
u|ter|us ['juːtərəs] *noun, plural* **u|ter|us|es, u|teri** ['juːtəraɪ] Gebärmutter *f*, Uterus *m*, Metra *f*
UTP *abk.* S.U. **1.** uridine-5'-triphosphate **2.** uridine *triphosphate*
UV *abk.* S.U. ultraviolet
uv *abk.* S.U. ultraviolet
u|vi|o|fast ['juːvɪəʊfæst] *adj.* S.U. uvioresistant
u|vi|om|e|ter [ˌjuːvɪ'ɑmɪtər] *noun* UV-Strahlenmesser *m*
u|vi|o|re|sist|ant [ˌjuːvɪəʊrɪ'zɪstənt] *adj.* widerstandsfähig gegen UV-Strahlen, UV-resistent
u|vi|o|sen|si|tive [juːvɪəʊ'sensɪtɪv] *adj.* empfindlich/sensibel gegen UV-Strahlen, UV-empfindlich
UVR *abk.* S.U. ultraviolet *radiation*

U

V

V *abk.* s.u. **1.** valine **2.** value **3.** vanadium **4.** Vibrio **5.** virulence **6.** volt **7.** volume

v *abk.* s.u. volt

VA *abk.* s.u. **1.** *analysis* of variance **2.** voltampere

vacc. *abk.* s.u. **1.** vaccination **2.** vaccine

vac|ci|na [væk'sɪnə] *noun* s.u. vaccinia

vac|ci|nal ['væksɪnl] *adj.* Impfung/Vakzination *oder* Impfstoff/Vakzine betreffend, vakzinal, Impf-, Vakzine-

vac|ci|nate ['væksɪneɪt] *vt, vi* impfen, vakzinieren (*against* gegen)

vac|ci|na|tion [ˌvæksɪ'neɪʃn] *noun* **1.** Schutzimpfung *f*, Impfung *f*, Vakzination *f* **2.** Pockenschutzimpfung *f*, Vakzination *f*

BCG vaccination BCG-Impfung *f*

rubella vaccination Rötelnimpfung *f*, Rötelnschutzimpfung *f*

vac|ci|na|tor ['væksɪneɪtər] *noun* **1.** Impfarzt *m* **2.** Impfmesser *nt*, Impfnadel *f*

vac|cine [væk'siːn, 'væksiːn] **I** *noun* Impfstoff *m*, Vakzine *f*, Vakzin *nt* **II** *adj.* s.u. vaccinal

anthrax vaccine Anthraxvakzine *f*

attenuated vaccine attenuierte Vakzine *f*

autogenous vaccine Eigenimpfstoff *m*, Autovakzine *f*

Bacillus Calmette-Guérin vaccine s.u. BCG *vaccine*

bacterial vaccine Bakterienimpfstoff *m*, Bakterienvakzine *f*

BCG vaccine BCG-Impfstoff *m*, BCG-Vakzine *f*

Calmette's vaccine s.u. BCG *vaccine*

cholera vaccine Cholera-Impfstoff *m*, Cholera-Vakzine *f*

Cox vaccine Cox-Vakzine *f*

duck embryo vaccine Entenembryovakzine *f*, Entenembryotollwutvakzine *f*

HB vaccine Hepatitis B-Vakzine *f*

hepatitis B vaccine Hepatitis-B-Vakzine *f*, HB-Vakzine *f*

heterogenous vaccine heterogener Impfstoff *m*

heterologous vaccine heterologer Impfstoff *m*, heterologe Vakzine *f*

heterotypic vaccine s.u. heterologous *vaccine*

human diploid cell vaccine Human-Diploid-Zell-Vakzine *f*, human diploid cell vaccine *nt*

inactivated vaccine Totimpfstoff *m*, Totvakzine *f*, inaktivierter Impfstoff *m*

influenza virus vaccine Grippeimpfstoff *m*, Influenzaimpfstoff *m*, Grippevakzine *f*, Influenzavakzine *f*

killed vaccine Todimpfstoff *m*, Totvakzine *f*, inaktivierter Impfstoff *m*

live vaccine Lebendimpfstoff *m*, Lebendvakzine *f*

measles vaccine s.u. measles virus *vaccine*

measles, mumps, and rubella vaccine live MMR-Lebendvakzine *f*, Masern-Mumps-Röteln-Lebendvakzine *f*

measles virus vaccine Masern-Vakzine *f*

measles virus live vaccine Masernlebendvakzine *f*, Masernviruslebendvakzine *f*, Masernlebendimpfstoff *m*, Masernviruslebendimpfstoff *m*

measles virus vaccine live Masernlebendvakzine *f*, Masernviruslebendvakzine *f*, Masernlebendimpfstoff *m*, Masernviruslebendimpfstoff *m*

mixed vaccine polyvalenter Impfstoff *m*

multivalent vaccine polyvalenter Impfstoff *m*

mumps vaccine s.u. mumps virus *vaccine*

mumps and rubella vaccine live Mumps-Röteln-Lebendvakzine *f*, MR-Lebendvakzine *f*

mumps virus vaccine Mumpsimpfstoff *m*, Mumpsvakzine *f*

mumps virus vaccine live Mumpsviruslebendvakzine *f*

pertussis vaccine Pertussisvakzine *f*, Pertussisimpfstoff *m*, Keuchhustenvakzine *f*, Keuchhustenimpfstoff *m*

poliomyelitis vaccine Polioimpfstoff *m*, Poliomyelitisimpfstoff *m*, Poliovakzine *f*, Poliomyelitisvakzine *f*

poliovirus vaccine inactivated Salk-Impfstoff *m*, Salk-Vakzine *f*, Salkvakzine *f*

poliovirus vaccine live oral oraler Lebendpolioimpfstoff *m*, Sabin-Impfstoff *m*, Sabin-Vakzine *f*

poliovirus vaccine live oral trivalent s.u. poliovirus *vaccine* live oral

polyvalent vaccine polyvalenter Impfstoff *m*

purified chick embryo cell vaccine purified chick embryo cell vaccine *nt*

rabies vaccine Tollwutvakzine *f*, Rabiesvakzine *f*

rubella vaccine Röteln-Lebendimpfstoff *m*, Rötelnvirus-Lebendimpfstoff *m*

rubella virus live vaccine Röteln-Lebendimpfstoff *m*, Rötelnvirus-Lebendimpfstoff *m*

rubella virus vaccine live Röteln-Lebendimpfstoff *m*, Rötelnvirus-Lebendimpfstoff *m*

Sabin's vaccine Sabin-Impfstoff *m*, Sabin-Vakzine *f*, oraler Lebendpolioimpfstoff *m*

Salk vaccine Salk-Impfstoff *m*, Salk-Vakzine *f*, Salkvakzine *f*

SP vaccine Spaltimpfstoff *m*, Spaltvakzine *f*

split-protein vaccine s.u. subvirion *vaccine*

split-virus vaccine s.u. subvirion *vaccine*

subunit vaccine s.u. subvirion *vaccine*

subvirion vaccine Spaltimpfstoff *m*, Spaltvakzine *f*

tetanus vaccine Tetanusvakzine *f*

trivalent oral poliovirus vaccine trivalente orale Poliovakzine *f*

tuberculosis vaccine BCG-Impfstoff *m*, BCG-Vakzine *f*

typhoid vaccine Typhusimpfstoff *m*, Typhusvakzine *f*

typhoid and paratyphoid vaccine Typhus-Paratyphus-Impfstoff *m*

varicella vaccine Varicella-Vakzine *f*

viral vaccine Virusimpfstoff *m*, Virusvakzine *f*

whole-virus vaccine Ganzvirusimpfstoff *m*

whooping-cough vaccine Pertussisvakzine *f*, Pertussisimpfstoff *m*, Keuchhustenvakzine *f*, Keuchhustenimpfstoff *m*
WV vaccine s.u. whole-virus *vaccine*
yellow fever vaccine Gelbfieberimpfstoff *m*, Gelbfiebervakzine *f*
vac|ci|nee [væksə'niː] *noun* Geimpfter *m*, Impfling *m*
vac|cin|ia [væk'sɪnɪə] *noun* Impfpocken *pl*, Vaccinia *f*
vac|cin|i|al [væk'sɪnɪəl] *adj.* Vaccinia betreffend, Vaccinia-, Vakzine-
vac|cin|i|form [væk'sɪnəfɔːrm] *adj.* vacciniaähnlich, *adj.* vacciniaähnlichartig
vac|ci|nog|e|nous [væksɪ'nɑdʒənəs] *adj.* Vakzine-bildend
vac|ci|noid ['væksɪnɔɪd] *adj.* vacciniaähnlich, vaccinoid
vac|ci|no|pho|bia [ˌvæksɪnəʊ'fəʊbɪə] *noun* Vakzinophobie *f*
vac|ci|num ['væksɪnəm] *noun* Impfstoff *m*, Vakzine *f*, Vakzin *nt*
VAg *abk.* s.u. viral *antigen*
vag. *abk.* s.u. vaginal
va|gi|na [və'dʒaɪnə] *noun, plural* **va|gi|nas, va|gi|nae** [və'dʒaɪniː] **1.** (*anatom.*) Scheide *f*, Hülle *f*, Umscheidung *f*, Vagina *f* **2.** (*gynäkol.*) Scheide *f*, Vagina *f*
vagina of bulb Tenon-Kapsel *f*, Vagina bulbi
vag|i|nal ['vædʒənl] *adj.* Scheide/Vagina betreffend, vaginal, Scheiden-, Vaginal-
vagino- *präf.* Scheiden-, Vagin(o)-, Kolp(o)-
Val *abk.* s.u. valine
va|lence ['veɪləns] *noun* Wertigkeit *f*, Valenz *f*
antibody valence Antikörpervalenz *f*
antigen valence Antigenvalenz *f*
effective antibody valence effektive Antikörpervalenz *f*
va|len|cy ['veɪlənsɪ] *noun* s.u. valence
va|line ['vælɪn] *noun* Valin *nt*, α-Aminoisovaleriansäure *f*
val|ue ['væljuː] *noun* Gehalt *m*, Grad *m*; Wert *m*, Zahlenwert *m*
blood glucose value Blutzuckerspiegel *m*, Blutzuckerwert *m*, Glukosespiegel *m*
caloric value Kalorienwert *m*
laboratory value Laborwert *m*
normal value Normalwert *m*
Quick value Thromboplastinzeit *f*, Quickwert *m*, Quickzeit *f*, (*inform.*) Quick *m*, Prothrombinzeit *f*
valve [vælv] *noun* **1.** (*anatom.*) Klappe *f*, Valva *f* **2.** Ventil *nt*, Klappe *f*, Hahn *m*
lymphatic valve Lymphklappe *f*, Lymphgefäßklappe *f*, Valvula lymphatica
van Bogaert [væn 'bəʊgərt]: **van Bogaert's disease** subakute sklerosierende Panenzephalitis *f*, Einschlusskörperchenenzephalitis *f* Dawson, subakute sklerosierende Leukenzephalitis *f* van Bogaert
van Bogaert's encephalitis s.u. *van Bogaert's* disease
van Bogaert's sclerosing leukoencephalitis s.u. *van Bogaert's* disease
van der Waals [væn dər wɑːlz]: **van der Waals attractions** van der Waals-Anziehungskräfte *pl*
van der Waals bond van der Waals-Bindung *f*
van der Waals forces s.u. *van der Waals* attractions
van der Waals interaction van der Waals-Wechselwirkung *f*
van der Waals radius van der Waals-Radius *m*
van Gieson [væn 'giːzɑn]: **elastica-van Gieson stain** Elastica-van Gieson-Färbung *f*, E.v.G-Färbung *f*
van Gieson's stain van Gieson-Färbung *f*, v.G.-Färbung *f*
van|a|date ['vænədeɪt] *noun* Vanadat *nt*
va|na|di|um [və'neɪdɪəm] *noun* Vanadium *nt*, Vanadin *nt*
van|co|my|cin [vænkəʊ'maɪsɪn] *noun* Vancomycin *nt*
va|nil|lin [və'nɪlɪn] *noun* Vanillin *nt*
Vaquez [va'ke]: **Vaquez's disease** Morbus *m* Vaquez-Osler, Vaquez-Osler-Syndrom *nt*, Osler-Krankheit *f*, Osler-Vaquez-Krankheit *f*, Polycythaemia vera, Polycythaemia rubra vera, Erythrämie *f*
Vaquez-Osler [va'ke 'ɑzlər]: **Vaquez-Osler disease** s.u. *Vaquez's* disease
var|i|a|bil|i|ty [ˌveərɪə'bɪlətɪ] *noun* Veränderlichkeit *f*, Variabilität *f*; Unbeständig-, Wechselhaftigkeit *f*, Variationsfähigkeit *f*
idiotypic variability idiotypische Variabilität *f*
immunoglobulin variability Immunglobulinvariabilität *f*
var|i|ant ['veərɪənt] I *noun* Variante *f*, Abart *f*, Spielart *f*, Spielform *f* II *adj.* andere(r, s), veränderlich, abweichend, verschieden, unterschiedlich, variant
allotypic variant allotypische Variante *f*
idiotypic variant idiotypische Variante *f*
isotypic variant isotypische Variante *f*
L-phase variant L-Form *f*, L-Phase *f*, L-Organismus *m*
tum variant tum-Variante *f*
var|i|a|tion [ˌveərɪ'eɪʃn] *noun* **1.** Veränderung *f*, Abwandlung *f*, Schwankung *f*, Schwankungen *pl*, Wechsel *m*, Abweichung *f*, Variation *f* **2.** Variation *f*, Variante *f*
allotypic variation allotypische Variation *f*
antigenic variation Antigenwechsel *m*, Antigenvariation *f*
idiotypic variation idiotypische Variation *f*
isotypic variation isotypische Variation *f*
phenotypic variation phänotypische Variation *f*
varic- *präf.* s.u. varico-
var|i|ca|tion [værɪ'keɪʃn] *noun* **1.** Varixbildung *f* **2.** Varikosität *f* **3.** s.u. varix
var|i|ce|al [værɪ'siːəl, və'rɪsɪəl] *adj.* Varix betreffend, Varizen-, Varik(o)-
var|i|cel|la [værɪ'selə] *noun* Windpocken *pl*, Wasserpocken *pl*, Varizellen *pl*, Varicella *f*
var|i|cel|li|form [værɪ'selɪfɔːrm] *adj.* Windpocken-ähnlich, varicelliform
var|i|cel|loid [værɪ'selɔɪd] *adj.* s.u. varicelliform
var|i|ces *plural* s.u. varix
va|ric|i|form [və'rɪsəfɔːrm] *adj.* varizenähnlich, varikös
varico- *präf.* Krampfader-, Varizen-, Varik(o)-
var|i|cose ['værɪkəʊs] *adj.* Varize *oder* Varikose betreffend, varikös, Varizen-, Varik(o)-, Krampfader-
var|i|co|sis [værɪ'kəʊsɪs] *noun* ausgedehnte Krampfaderbildung *f*, Varikose *f*, Varicosis *f*
var|i|cos|i|ty [værɪ'kɑsətɪ] *noun* **1.** Varikosität *f* **2.** s.u. varix
va|ri|e|ty [və'raɪətɪ] *noun, plural* **va|ri|e|ties** Varietät *f*, Varietas *f*, Typ *m*, Stamm *m*, Rasse *f*, Variante *f*, Spielart *f*
va|ri|o|la [və'raɪələ] *plural* Pocken *pl*, Blattern *pl*, Variola *f*
variola minor weiße Pocken *pl*, Alastrim *nt*, Variola minor

va|ri|o|lar [və'raɪələr] *adj.* Pocken/Variola betreffend, Pocken-, Variola-
va|ri|o|la|tion [,veərɪə'leɪʃn] *noun* Variolation *f*
var|i|o|lic [,veərɪ'ɑlɪk] *adj.* s.u. variolar
var|i|o|li|form [værɪ'ɑlɪfɔːrm] *adj.* pockenähnlich, pockenartig, varioliform
var|i|o|li|za|tion [,veərɪəlɪ'zeɪʃn] *noun* s.u. variolation
var|i|o|loid ['veərɪələɪd] I *noun* Variola benigna II *adj.* pockenähnlich, pockenartig, varioliform
va|ri|o|lous [və'raɪələs] *adj.* s.u. variolar
var|ix ['veərɪks] *noun, plural* **var|i|ces** ['veərəsiːz] Varix *f*, Varixknoten *m*, Varize *f*, Krampfader *f*, Krampfaderknoten *m*
vas ['væs] *noun, plural* **va|sa** ['veɪsə] Gefäß *nt*, Vas *nt*
vasal ['veɪzl] *adj.* Gefäß betreffend, Gefäß-, Vas(o)-
vas|cu|lar ['væskjələr] *adj.* Gefäß/Gefäße betreffend, vaskulär, vaskular, Gefäß-, Vaskulo-, Vaso-
vas|cu|lar|i|ty [væskjə'lærətɪ] *noun* Gefäßreichtum *m*, Vaskularität *f*
vas|cu|lar|i|za|tion [,væskjələrɪ'zeɪʃn] *noun* Gefäßbildung *f*, Gefäßneubildung *f*, Vaskularisation *f*, Vaskularisierung *f*
vas|cu|li|tis [væskjə'laɪtɪs] *noun* Gefäßentzündung *f*, Angiitis *f*, Vaskulitis *f*, Vasculitis *f*
allergic vasculitis Immunkomplexvaskulitis *f*, leukozytoklastische Vaskulitis *f*, Vasculitis allergica, Vasculitis hyperergica cutis, Arteriitis allergica cutis
hypersensitivity vasculitis Immunkomplexvaskulitis *f*, leukozytoklastische Vaskulitis *f*, Vasculitis allergica, Vasculitis hyperergica cutis, Arteriitis allergica cutis
leukocytoclastic vasculitis Immunkomplexvaskulitis *f*, leukozytoklastische Vaskulitis *f*, Vasculitis allergica, Vasculitis hyperergica cutis, Arteriitis allergica cutis
vasculo- *präf.* Blutgefäß-, Gefäß-, Angi(o)-, Vas(o)-, Vaskulo-
vaso- *präf.* Gefäß-, Vas(o)-, Vaskulo-; Samenleiter-, Vas(o)-
vas|o|ac|tive [,veɪzəʊ'æktɪv] *adj.* den Gefäßtonus beeinflussend, vasoaktiv
vas|o|con|ges|tion [,veɪzəʊkən'dʒestʃn] *noun* Vasokongestion *f*
vas|o|con|stric|tion [,veɪzəʊkən'strɪkʃn] *noun* Engstellung *f* von Blutgefäßen, Vasokonstriktion *f*
vas|o|con|stric|tive [,veɪzəʊkən'strɪktɪv] *adj.* Vasokonstriktion betreffend, vasokonstriktorisch
vas|o|dil|a|ta|tion [veɪzəʊ,dɪlə'teɪʃn] *noun* s.u. vasodilation
vas|o|dil|a|tion [,veɪzəʊdaɪ'leɪʃn] *noun* Gefäßerweiterung *f*, Vasodilatation *f*
cold vasodilation Kältevasodilatation *f*, Lewis-Reaktion *f*
vas|o|dil|a|tive [,veɪzəʊdaɪ'leɪtɪv] *adj.* Vasodilatation betreffend *oder* hervorrufend, gefäßerweiternd, vasodilatatorisch
vas|o|pres|sin [veɪzəʊ'presɪn] *noun* Vasopressin *nt*, Antidiuretin *nt*, antidiuretisches Hormon *nt*
arginine vasopressin Arginin-Vasopressin *nt*, Argipressin *nt*
Vater ['faːtər]: **carcinoma of the ampulla of Vater** Karzinom *nt* der Ampulla hepaticopancreatica
carcinoma of the papilla of Vater Papillenkarzinom *nt*, Karzinom *nt* der Papilla Vateri
VB *abk.* s.u. 1. blood *volume* 2. vinblastine
VBG *abk.* s.u. venous blood *gases*
VC *abk.* s.u. vinyl *chloride*
VCA *abk.* s.u. virus capsid *antigen*
VCM *abk.* s.u. vancomycin
VCR *abk.* s.u. vincristine
VD *abk.* s.u. venereal *disease*
vec|tion ['vekʃn] *noun* Krankheitsübertragung *f*, Übertragung *f*, Vektion *f*
circular vection Zirkularvektion *f*
vec|tor ['vektər] *noun* 1. (*mathemat.*) Vektor *m* 2. (*mikrobiol.*) Überträger *m*, Träger *m*, Vektor *m*; Carrier *m* 3. (*Genetik*) Vektor *m*, Carrier *m*
insect vector Vektorinsekt *nt*
integral vector Integralvektor *m*
vec|to|ri|al [vek'tɔːrɪəl] *adj.* Vektor/Vektoren betreffend, vektoriell, Vektor-
VEE *abk.* s.u. 1. Venezuelan equine *encephalitis* 2. Venezuelan equine *encephalomyelitis*
VEEV *abk.* s.u. Venezuelan equine encephalomyelitis *virus*
veg|e|tate ['vedʒɪteɪt] *vi* wuchern
veg|e|ta|tion [,vedʒɪ'teɪʃn] *noun* Wucherung *f*, Gewächs *nt*
ve|hi|cle ['viːɪkl] *noun* 1. (*Biochemie*) Vehikel *nt*, Vehiculum *nt*, Träger *m*; Transportprotein *nt* 2. (*pharmakol.*) Konstituens *nt*, Vehikel *nt*, Vehikulum *nt* 3. (*mikrobiol.*) Überträger *m*, Vehikel *nt*, Vehikulum *nt*; Vektor *m*
vein [veɪn] *noun* Ader *f*, Blutgefäß *nt*, Vene *f*, Vena *f*
portal vein (of liver) Pfortader *f*, Porta *f*, Vena portae, Vena portae hepatis
ve|ne|re|al [və'nɪərɪəl] *adj.* 1. geschlechtlich, sexuell, Geschlechts-, Sexual 2. Geschlechtskrankheit betreffend, venerisch, Geschlechts-; geschlechtskrank
ve|ne|re|ol|o|gy [və,nɪərɪ'ɑlədʒɪ] *noun* Venerologie *f*
ven|om ['venəm] *noun* (tierisches) Gift *nt*
ve|nos|ta|sis [vɪ'nɑstəsɪs] *noun* venöse Stauung *f*, Venostase *f*
ve|nous ['viːnəs] *adj.* Venen *oder* venöses System betreffend, venös, Adern-, Venen-, Veno-
ve|no|ve|nous [viːnə'viːnəs] *adj.* venovenös
ven|ule ['venjuːl] *noun* kleine *oder* kleinste Vene *f*, Venole *f*, Venule *f*, Venula *f*
high endothelial venules Gefäße *pl* mit hohem Endothel, high endothelial venules *pl*
vermi- *präf.* Wurm-, Vermi-
ver|mi|ci|dal [,vɜrmɪ'saɪdl] *adj.* wurmtötend, wurmabtötend, vermizid
ver|mi|cide ['vɜrmɪsaɪd] *noun* Vermizid *nt*, Vermicidum *nt*
ver|mif|u|gal [vɜr'mɪfjəgəl] *adj.* wurmabtreibend, vermifug
ver|mi|fuge ['vɜrmɪfjuːdʒ] *noun* wurmabtreibendes Mittel *nt*, Vermifugum *nt*
ver|mi|nal ['vɜrmɪnl] *adj.* s.u. verminous
ver|mi|na|tion [,vɜrmɪ'neɪʃn] *noun* 1. Wurmbefall *m* 2. Ektoparasitenbefall *m*
ver|mi|no|sis [,vɜrmɪ'nəʊsɪs] *noun* s.u. vermination
ver|mi|nous ['vɜrmɪnəs] *adj.* Würmer betreffend, durch Würmer hervorgerufen, Wurm-
ver|ru|cous [və'ruːkəs] *adj.* warzenartig, warzig, verrukös
ve|si|ca [və'saɪkə, 'vesɪkə] *noun, plural* **ve|si|cae** [və'saɪsiː, və'saɪkiː] 1. Blase *f*, Vesica *f* 2. Blase *f*, Sack *m*, Bulla *f*

V

ves|i|cal ['vesɪkl] *adj.* 1. Blase/Vesica betreffend, vesikal, Vesiko-, Blasen- 2. Bläschen/Vesicula betreffend, mit Bläschenbildung einhergehend, vesikulär, bläschenartig, Vesikular-, Vesikulo- 3. Hautbläschen betreffend

ves|i|cle ['vesɪkl] *noun* 1. *(anatom.)* kleine Blase *f*, Bläschen *nt*, Vesikel *nt*, Vesicula *f* 2. *(pathol.)* kleines Hautbläschen *nt*, Vesicula cutanea
autophagic vesicle autophagische Vakuole *f*, Autophagosom *nt*
class I storage vesicle Klasse-I-Speicher-Vesikel *nt*
class II storage vesicle Klasse-II-Speicher-Vesikel *nt*
phagocytotic vesicle Phagosom *nt*
zoster vesicles Zosterbläschen *pl*

vesico- *präf.* Blasen-, Vesik(o)-

ve|sic|u|lar [və'sɪkjələr] *adj.* Bläschen/Vesicula betreffend, blasig, bläschenförmig, bläschenartig, vesikulär, Vesikulär-, Vesikulo-

ve|sic|u|late [və'sɪkjəleɪt] *adj.* blasig, bläschenartig; mit Bläschen bedeckt

ve|sic|u|lat|ed [və'sɪkjəleɪtɪd] *adj.* s.u. vesiculate

ve|sic|u|la|tion [və,sɪkjə'leɪʃn] *noun* Bläschenbildung *f*, Vesikulation *f*
membrane vesiculation Membranvesikulation *f*

ves|sel ['vesl] *noun* Gefäß *nt*; Ader *f*
afferent lymph vessel zuführendes Lymphgefäß *nt*, afferentes Lymphgefäß *nt*, Vas afferens lymphaticum
blood vessel Blutgefäß *nt*
capacitance vessel Kapazitätsgefäß *nt*
capillary vessel Kapillargefäß *nt*, Vas capillare
culture vessel Kulturgefäß *nt*
deep lymph vessel tiefes Lymphgefäß *nt*, Vas lymphaticum profundum
deep lymphatic vessel tiefes Lymphgefäß *nt*, Vas lymphaticum profundum
dermal blood vessel Hautgefäß *nt*, Hautblutgefäß *nt*, dermales Blutgefäß *nt*
efferent lymph vessel ableitendes Lymphgefäß *nt*, efferentes Lymphgefäß *nt*, Vas efferens lymphaticum
lymph vessel Lymphgefäß *nt*, Vas lymphaticum
lymphatic vessel Lymphgefäß *nt*, Vas lymphaticum
lymphocapillary vessel Lymphkapillare *f*, Vas lymphocapillare
superficial lymph vessel oberflächliches Lymphgefäß *nt*, Vas lymphaticum superficiale
superficial lymphatic vessel oberflächliches Lymphgefäß *nt*, Vas lymphaticum superficiale

v.G. *abk.* s.u. van Gieson's *stain*

VH *abk.* s.u. 1. venous *hematocrit* 2. viral *hepatitis*

Vib|rio ['vɪbrɪəʊ] *noun* Vibrio *m*
Vibrio cholerae non-01 nicht-agglutinable Vibrionen *pl*, NAG-Vibrionen *pl*, Vibrio cholerae non-01
Vibrio cholerae serogroup non-01 nicht-agglutinable Vibrionen *pl*, NAG-Vibrionen *pl*, Vibrio cholerae non-01
Vibrio cholerae Komma-Bazillus *m*, Vibrio cholerae, Vibrio comma
Vibrio cholerae 01 Vibrio cholerae 0:1
Vibrio cholerae subgroup 01 Vibrio cholerae 0:1
Vibrio cholerae biotype eltor Vibrio El-tor, Vibrio cholerae biovar eltor
Vibrio comma s.u. *vibrio* cholerae
Vibrio eltor s.u. *vibrio* cholerae biotype eltor
Vibrio septicus Pararauschbrandbazillus *m*, Clostridium septicum

vib|rio ['vɪbrɪəʊ] *noun, plural* **vib|ri|os** Vibrio *m*
cholera vibrio Komma-Bazillus *m*, Vibrio cholerae , Vibrio comma
El Tor vibrio Vibrio El-Tor *nt*, Vibrio cholerae biovar eltor
NAG vibrios nicht-agglutinable Vibrionen *pl*, NAG-Vibrionen *pl*, Vibrio cholerae non-01
non-agglutinating vibrios nicht-agglutinable Vibrionen *pl*, NAG-Vibrionen *pl*, Vibrio cholerae non-01

vib|ri|o|ci|dal [,vɪbrɪəʊ'saɪdl] *adj.* vibriotötend, vibrioabtötend, vibrionentötend, vibrionenabtötend, vibriozid

vi|dar|a|bine [vaɪ'dærəbiːn] *noun* Vidarabin *nt*, Adenin-Arabinosid *nt*, Ara-A *nt*

view [vjuː] *noun* Aufnahme *f*, Bild *nt*, Projektion *f*

vil|lose ['vɪləʊs] *adj.* s.u. villous

vil|lous ['vɪləs] *adj.* mit Zotten/Villi besetzt, zottig, villös, Zotten-

VIN *abk.* s.u. vincamine

vin|blas|tine [vɪn'blæstiːn] *noun* Vinblastin *nt*, Vincaleukoblastin *nt*

vin|ca|leu|ko|blas|tine [,vɪŋkə,luːkə'blæstiːn] *noun* s.u. vinblastine

vin|ca|mine ['vɪŋkəmiːn] *noun* Vincamin *nt*

vin|co|fos ['vɪnkəʊfɑs] *noun* Vincofos *nt*

vin|cris|tine [vɪn'krɪstiːn] *noun* Vincristin *nt*

vin|de|sine ['vɪndəsiːn] *noun* Vindesin *nt*, VP-16 *nt*

vi|nyl ['vaɪnl] *noun* Vinyl-(Radikal *nt*)

vi|o|let ['vaɪəlɪt] I *noun* Violett *nt*, violette Farbe *f* II *adj.* violett
crystal violet Kristallviolett *nt*, Methylrosaliniumchlorid *nt*
gentian violet Gentianaviolett *nt*
Lauth's violet Thionin *nt*, Lauth-Violett *nt*
methyl violet Methylviolett *nt*
Paris violet Gentianaviolett *nt*
pentamethyl violet Gentianaviolett *nt*

vi|o|my|cin ['vaɪəmaɪsɪn] *noun* Viomycin *nt*

vi|os|ter|ol [vaɪ'ɑstərɔl] *noun* s.u. *vitamin* D_2

VIP *abk.* s.u. 1. vasoactive intestinal *peptide* 2. vasoactive intestinal *polypeptide*

vi|po|ma [vɪ'pəʊmə] *noun* Vipom *nt*, VIPom *nt*, VIP-produzierendes Inselzelladenom *nt*, D_1-Tumor *m*

vi|rae|mia [vaɪ'riːmɪə] *noun* *(brit.)* s.u. viremia

vi|ral ['vaɪrəl] *adj.* Virus betreffend, durch Viren verursacht, viral, Virus-

vi|ra|zole ['vaɪrəzəʊl] *noun* Virazol *nt*, Ribavirin *nt*

Virchow ['vɪərçəʊ]: **Virchow's degeneration** s.u. *Virchow's* disease
Virchow's disease amyloide Degeneration *f*; Amyloidose *f*
Virchow's gland Klavikulardrüse *f*, Virchow-Knötchen *nt*, Virchow-Knoten *m*, Virchow-Drüse *f*
Virchow's node s.u. *virchow's* gland

vi|re|mia [vaɪ'riːmɪə] *noun* Virämie *f*

vi|ri|ci|dal [vaɪrɪ'saɪdl] *adj.* s.u. virucidal

vi|ri|cide ['vaɪrɪsaɪd] *noun* s.u. virucide

vi|ri|on ['vaɪrɪɑn, 'vɪrɪɑn] *noun* Viruspartikel *m*, Virion *nt*

vi|ro|ge|net|ic [,vaɪrədʒɪ'netɪk] *adj.* durch Viren verursacht, von Viren abstammend, virogen

vi|roid ['vaɪrɔɪd] *noun* nacktes Minivirus *nt*, Viroid *nt*

vi|rol|o|gy [vaɪ'rɑlədʒɪ] *noun* Virologie *f*
vi|ro|pex|is [vaɪrə'peksɪs] *noun* Viropexis *f*
vi|ro|sis [vaɪ'rəʊsɪs] *noun* Viruserkrankung *f*, Virose *f*
vi|ro|stat|ic [vaɪrə'stætɪk] I *noun* Virostatikum *nt*, Virustatikum *nt* II *adj.* virostatisch
vi|ru|ci|dal [ˌvaɪrə'saɪdl] *adj.* viruzid
vi|ru|cide ['vaɪrəsaɪd] *noun* Viruzid *nt*
vir|u|lence ['vɪr(j)ələns] *noun* Virulenz *f*
vir|u|lent ['vɪr(j)ələnt] *adj.* Virulenz betreffend, infektionsfähig, virulent; giftig; ansteckend
vi|rus ['vaɪrəs] *noun, plural* **vi|rus|es** **1.** Virus *nt* **2.** Viruserkrankung *f*, Viruskrankheit *f*
acute laryngotracheobronchitis virus Parainfluenza-2-Virus *nt*, Parainfluenzavirus Typ-2 *nt*
adeno-associated virus adenoassoziertes Virus *nt*, Adenosatellitovirus *nt*
adeno-associated satellite virus S.U. adeno-associated *virus*
adenoidal-pharyngeal-conjunctival virus Adenovirus *nt*
adenosatellite virus S.U. adeno-associated *virus*
AIDS virus human immunodeficiency virus *nt*, humanes T-Zell-Leukämie-Virus III *nt*, Lymphadenopathie-assoziiertes Virus *nt*, Aids-Virus *nt*
Aids-associated virus S.U. AIDS *virus*
alastrim virus Alastrimvirus *nt*
amphotropic virus amphotropes Virus *nt*
animal viruses tierische Viren *pl*
attenuated virus attenuiertes Virus *nt*
Aujeszky's disease virus Pseudowut-Virus *nt*
avian leukemia virus Vögel-Leukämie-Virus *nt*, avian leukemia virus *nt*
avian sarcoma virus Vögel-Sarkom-Virus *nt*, avian sarcoma virus *nt*
B virus Herpes-B-Virus *nt*, Herpesvirus simiae
bacterial virus Bakteriophage *m*, Phage *m*, bakterienpathogenes Virus *nt*
Bittner's virus Mäuse-Mamma-Tumorvirus *nt*
Bk virus Bk-Virus *nt*
Brunhilde virus Brunhilde-Stamm *m*, Brunhilde-Virus *nt*, Poliovirus Typ I *nt*
C virus Coxsackievirus *nt*
CA virus S.U. croup-associated *virus*
Catu virus Catuvirus *nt*
CCA virus RS-Virus *nt*, Respiratory-Syncytial-Virus *nt*
CEE virus CEE-Virus *nt*, FSME-Virus *nt*
CELO virus CELO-Virus *nt*
Central European encephalitis virus CEE-Virus *nt*, FSME-Virus *nt*
CHAI virus CHAI-Virus *nt*
chickenpox virus Varicella-Zoster-Virus *nt*
Coe virus Coe-Virus *nt*, Coxsackievirus A21 *nt*
cold viruses S.U. common cold *viruses*
common cold viruses Schnupfenviren *pl*
coryza virus Rhinovirus *nt*
croup-associated virus Parainfluenza 2-Virus *nt*, Parainfluenzavirus Typ 2 *nt*
cytomegalic inclusion disease virus Zytomegalievirus *nt*, Cytomegalievirus *nt*
cytopathogenic virus zytopathogenes Virus *nt*
defective virus defektes Virus *nt*
delta virus Deltaagens *nt*, Hepatitis-Delta-Virus *nt*
DNA viruses DNA-Viren *pl*, DNS-Viren *pl*
DNA-containing viruses DNA-Viren *pl*, DNS-Viren *pl*
EB virus S.U. Epstein-Barr *virus*
Ebola virus Ebola-Virus *nt*, Sudan-Zaire-Virus *nt*
ECAO virus ECAO-Virus *nt*
ECBO virus ECBO-Virus *nt*
ECCO virus ECCO-Virus *nt*
ECDO virus ECDO-Virus *nt*
ECHO virus ECHO-Virus *nt*, Echovirus *nt*
ECMO virus ECMO-Virus *nt*
ECPO virus ECPO-Virus *nt*
ECSO virus ECSO-Virus *nt*
ectotropic virus ektotropes Virus *nt*
EEE virus Eastern equine encephalitis-Virus *nt*, Eastern equine encephalomyelitis-Virus *nt*, EEE-Virus *nt*
encephalitis viruses Enzephalitisviren *pl*, enzephalitis-verursachende Viren *pl*
enteric virus Enterovirus *nt*
enveloped virus umhülltes Virus *nt*, behülltes Virus *nt*
Epstein-Barr virus Epstein-Barr-Virus *nt*, EB-Virus *nt*
feline leukemia virus Katzen-Leukämie-Virus *nt*, feline leukemia virus
feline sarcoma virus Katzen-Sarkom-Virus *nt*, feline sarcoma virus
German measles virus Rötelnvirus *nt*
HA-1 virus S.U. hemadsorption type 1 *virus*
HA-2 virus S.U. hemadsorption type 2 *virus*
helper virus Helfervirus *nt*, Helpervirus *nt*
hemadsorption type 1 virus Parainfluenza-3-Virus *nt*, Parainfluenzavirus Typ 3 *nt*
hemadsorption type 2 virus Parainfluenza-1-Virus *nt*, Parainfluenzavirus Typ 1 *nt*
hepatitis virus Hepatitisvirus *nt*
hepatitis A virus Hepatitis-A-Virus *nt*
hepatitis B virus Hepatitis-B-Virus *nt*
hepatitis C virus Hepatitis-C-Virus *nt*, Non-A-Non-B-Hepatitis-Virus *nt*, NANB-Hepatitisvirus *nt*
hepatitis delta virus Deltaagens *nt*, Hepatitis-Delta-Virus *nt*
herpangina viruses Herpanginaviren *pl*
herpes B virus Herpes-B-Virus *nt*, Herpesvirus simiae
herpes simplex virus Herpes-simplex-Virus *nt*, Herpesvirus hominis
herpes simplex virus type I Herpes-simplex-Virus Typ I *nt*, HSV-Typ I *m*
herpes simplex virus type II Herpes-simplex-Virus Typ II *nt*, HSV-Typ II *m*
human B-lymphotropic virus humanes B-lymphotropes-Virus *nt*, humanes Herpesvirus C *nt*
human immunodeficiency virus human immunodeficiency virus *nt*, humanes T-Zell-Leukämie-Virus III *nt*, Lymphadenopathie-assoziiertes Virus *nt*, Aids-Virus *nt*
human T-cell leukemia virus S.U. human T-cell lymphotropic *virus*
human T-cell lymphoma virus S.U. human T-cell lymphotropic *virus*
human T-cell lymphotropic virus humanes T-Zell-lymphotropes-Virus *nt*, humanes T-Zell-Leukämievirus *nt*
human T-cell lymphotropic virus type III S.U. human immunodeficiency *virus*

influenza A virus s.u. influenza *virus* type A
influenza B virus s.u. influenza *virus* type B
influenza C virus s.u. influenza *virus* type C
influenza virus Grippevirus *nt*, Influenzavirus *nt*
influenza virus type A Influenza A-Virus *nt*
influenza virus type B Influenza B-Virus *nt*
influenza virus type C Influenza C-Virus *nt*
influenzal virus s.u. influenza *virus*
Jakob-Creutzfeldt virus Jakob-Creutzfeldt-Virus *nt*, JC-Virus *nt*
JC virus s.u. Jakob-Creutzfeldt *virus*
Kemerovo virus Kemerova-Virus *nt*
Lansing virus Lansing-Stamm *m*, Lansing-Virus *nt*, Poliovirus Typ II *nt*
LCM virus LCM-Virus *nt*
Leon virus Leon-Stamm *m*, Leon-Virus *nt*, Poliovirus Typ III *nt*
lipid-containing viruses lipidhaltige Viren *pl*
Lunyo virus Lunyo-Virus *nt*
lymphadenopathy-associated virus s.u. human immunodeficiency *virus*
lymphocytic choriomeningitis virus LCM-Virus *nt*
lytic virus lytisches Virus *nt*
mammary cancer virus of mice Mäuse-Mamma-Tumorvirus *nt*
mammary tumor virus of mice s.u. mammary cancer *virus* of mice
measles virus Masernvirus *nt*, Morbillivirus *nt*
Moloney virus Moloney-Virus *nt*
monkeypox virus Affenpockenvirus *nt*
mouse leukemia virus murines Leukämievirus *nt*, Mäuseleukämievirus *nt*
mouse mammary tumor virus Mäuse-Mamma-Tumorvirus *nt*
mumps virus Mumpsvirus *nt*
murine leukemia virus murines Leukämievirus *nt*, Mäuseleukämievirus *nt*
murine sarcoma virus Mäuse-Sarkom-Virus *nt*, murine sarcoma virus
mutant virus mutiertes Virus *nt*
naked virus nacktes Virus *nt*
negative-sense RNA viruses Minus-Strang-RNA-Viren *pl*
neurotropic virus neurotropes Virus *nt*
Newcastle disease virus Newcastle-disease-Virus *nt*
non-A,non-B hepatitis virus Hepatits-C-Virus *nt*, Non-A-Non-B-Hepatitis-Virus *nt*, NANB-Hepatitis-virus *nt*
nonlipid-containing viruses nicht-lipidhaltige Viren *pl*
Norwalk virus Norwalk-Agens *nt*, Norwalk-Virus *nt*
oncogenic viruses onkogene Viren *pl*
parainfluenza virus Parainfluenzavirus *nt*
paravaccinia virus Melkerknotenvirus *nt*, Paravacciniavirus *nt*, Paravakzine-Virus *nt*
poliomyelitis virus Poliomyelitis-Virus *nt*, Polio-Virus *nt*
positive-sense RNA viruses Plus-Strang-RNA-Viren *pl*
rabies virus Tollwutvirus *nt*, Rabiesvirus *nt*, Lyssavirus *nt*
respiratory syncytial virus RS-Virus *nt*, Respiratory-Syncytial-Virus *nt*
RNA virus RNA-Virus *nt*
RNA-containing virus RNA-Virus *nt*
rodent-borne viruses durch Nager/Rodentia übertragene Viren *pl*, rodent-borne viruses *pl*
Rous-associated virus Rous-assoziiertes Virus *nt*
Rous sarcoma virus Rous-Sarkom-Virus *nt*
RS virus RS-Virus *nt*, Respiratory-syncitial-Virus *nt*
RSSE virus RFSE-Virus *nt*, RSSE-Virus *nt*, russische Frühsommerenzephalitis-Virus *nt*
rubella virus Rötelnvirus *nt*
Russian spring-summer encephalitis virus RSSE-Virus *nt*, RFSE-Virus *nt*, russische Frühsommerenzephalitis-Virus *nt*
SA virus SA-Virus *nt*
salivary gland virus Zytomegalievirus *nt*, Cytomegalievirus *nt*
satellite virus Satellitenvirus *nt*
slow virus Slow-Virus *nt*
tick-borne viruses durch Zecken übertragene Viren
tumor viruses Tumorviren *pl*, onkogene Viren *pl*
tumor-inducing viruses onkogene Viren *pl*
vaccine virus Impfvirus *nt*
vaccinia virus Vacciniavirus *nt*, Vakzinevirus *nt*
varicella virus s.u. varicella-zoster *virus*
varicella-zoster virus Varicella-Zoster-Virus *nt*
variola virus Pockenvirus *nt*, Variolavirus *nt*
Venezuelan equine encephalitis virus Venezuelan-Equine-Encephalitis-Virus *nt*, VEE-Virus *nt*
Venezuelan equine encephalomyelitis virus s.u. Venezuelan equine encephalitis *virus*
visceral disease virus Zytomegalievirus *nt*, Cytomegalievirus *nt*
WEE virus s.u. Western equine encephalitis *virus*
Western equine encephalitis virus Western-Equine-Enzephalitis-Virus *nt*, WEE-Virus *nt*
Western equine encephalomyelitis virus s.u. Western equine encephalitis *virus*
wild-type virus Wildtypvirus *nt*
yellow fever virus Gelbfiebervirus *nt*

vilruslaelmia [ˌvaɪrə'siːmɪə] *noun* (*brit.*) s.u. viremia
virus-coded *adj.* viruscodiert
vilruslelmia [ˌvaɪrə'siːmɪə] *noun* s.u. viremia
virus-encoded *adj.* viruscodiert
virus-induced *adj.* virusinduziert
virus-infected *adj.* virusinfiziert, virusbefallen
virus-specific *adj.* virusspezifisch
virlulstatlic [vɪrə'stætɪk] *adj.* virostatisch
viscero- *präf.* Eingeweide-, Viszer(o)-, Viszeral-
vislcoslilty [vɪs'kɑsətɪ] *noun* Zähigkeit *f*, innere Reibung *f*, Viskosität *f*
absolute viscosity absolute/dynamische Zähigkeit *f*, absolute/dynamische Viskosität *f*
kinematic viscosity kinematische Viskosität *f*
Vit. *abk.* s.u. vitamin
viltal ['vaɪtl] **I vitals** *plural* lebenswichtige Organe *pl*; Vitalfunktionen *pl* **II** *adj.* vital, lebenswichtig (*to* für)
vitamin K-dependent *adj.* Vitamin K-abhängig
viltalmin ['vaɪtəmɪn] *noun* Vitamin *nt*
vitamin A **1.** Vitamin A *nt* **2.** s.u. *vitamin* A_1
vitamin A_1 Retinol *nt*, Vitamin A_1 *nt*, Vitamin A-Alkohol *m*
vitamin A_2 (3-)Dehydroretinol *nt*, Vitamin A_2 *nt*
vitamin B_1 Thiamin *nt*, Vitamin B_1 *nt*
vitamin B_2 Riboflavin *nt*, Lactoflavin *nt*, Vitamin B_2 *nt*
vitamin B_6 Vitamin B_6 *nt*

vitamin B_{12} Zyanocobalamin *nt*, Cyanocobalamin *nt*, Vitamin B_{12} *nt*
vitamin B_{12b} Hydroxocobalamin *nt*, Aquocobalamin *nt*,. Vitamin-B_{12b} *nt*
vitamin C Askorbinsäure *f*, Ascorbinsäure *f*, Vitamin C *nt*
vitamin D Calciferol *nt*, Vitamin D *nt*
vitamin D_2 Ergocalciferol *nt*, Vitamin D_2 *nt*
vitamin D_3 Cholecalciferol *nt*, Vitamin D_3 *nt*
vitamin D_4 Dihydrocalciferol *nt*, Vitamin D_4 *nt*
vitamin E α-Tocopherol *nt*, Vitamin E *nt*
vitamin G s.u. *vitamin* B_2
vitamin H Biotin *nt*, Vitamin H *nt*
vitamin K Phyllochinone *pl*, Vitamin K *nt*
vitamin K_1 Phytomenadion *nt*, Vitamin K_1 *nt*
vitamin K_2 Menachinon *nt*, Vitamin K_2 *nt*
vitamin K_3 Menadion *nt*, Vitamin K_3 *nt*
antihemorrhagic vitamin Phyllochinone *pl*, Vitamin K *nt*
antiscorbutic vitamin Askorbinsäure *f*, Ascorbinsäure *f*, Vitamin C *nt*
fat-soluble vitamin fettlösliches Vitamin *nt*
water-soluble vitamin wasserlösliches Vitamin *nt*

vi|ta|mine ['vaɪtəmɪn] *noun* s.u. vitamin

vi|ta|min|ize ['vaɪtəmɪnaɪz] *vt* (*Lebensmittel*) mit Vitaminen anreichern, vitaminisieren, vitaminieren

vi|tam|i|no|gen|ic [vaɪˌtæmɪnəʊ'dʒenɪk] *adj.* durch ein Vitamin hervorgerufen, durch Vitamine verursacht, vitaminogen

viv|i|di|al|y|sis [ˌvɪvədaɪ'æləsɪs] *noun* Vividialyse *f*

Voges-Proskauer ['fəʊgəs 'prɑskaʊər; 'foːgəs]: **Voges-Proskauer reaction** Voges-Proskauer-Reaktion *f*
Voges-Proskauer test s.u. *Voges-Proskauer* reaction

VLDL *abk.* s.u. very low-density *lipoprotein*

VM *abk.* s.u. **1.** viomycin **2.** voltmeter

Vm *abk.* s.u. voltmeter

VMA *abk.* s.u. vanillylmandelic *acid*

Vol. *abk.* s.u. volume

volt [vəʊlt] *noun* Volt *nt*
kilo electron volt Kiloelektronenvolt *nt*

volt|age ['vəʊltɪdʒ] *noun* elektrische Spannung *f* (*in Volt*)

vol|tam|e|ter [vəʊl'tæmɪtər] *noun* Voltamperemeter *nt*

volt|am|pere [vəʊlt'æmpɪər] *noun* Voltampere *nt*

volt|me|ter ['vəʊltmiːtər] *noun* Spannungsmesser *m*, Voltmeter *nt*

vol|ume ['vɑljuːm] *noun* Volumen *nt*
volume of packed red cells (venöser) Hämatokrit *m*
atomic volume Atomvolumen *nt*
blood volume Blutvolumen *nt*
circulation volume zirkulierendes Blutvolumen *nt*
mean corpuscular volume mittleres Erythrozytenvolumen *nt*, mittleres Erythrozyteneinzelvolumen *nt*, mean corpuscular volume *nt*
packed-cell volume (venöser) Hämatokrit *m*
plasma volume Plasmavolumen *nt*
red cell volume totales Erythrozytenvolumen *nt*
total blood volume totales Blutvolumen *nt*
total body volume Gesamtkörpervolumen *nt*

vol|u|tin ['vɑljətɪn] *noun* Volutin *nt*

von Jaksch [vɑn jakʃ]: **von Jaksch's anemia** von Jaksch-Hayem-Anämie *f*, von Jaksch-Hayem-Syndrom *nt*, Anaemia pseudoleucaemica infantum
von Jaksch's disease s.u. *von Jaksch's* anemia

von Kupffer [vɑn 'kʊpfər]: **von Kupffer's cells** Kupffer-Zellen *pl*, von Kupffer-Zellen *pl*, Kupffer-Sternzellen *pl*, von Kupffer-Sternzellen *pl*

von Willebrand [vɑn 'vɪləbrant]: **von Willebrand's disease** Willebrand-Jürgens-Syndrom *nt*, von Willebrand-Jürgens-Syndrom *nt*, konstitutionelle Thrombopathie *f*, hereditäre Pseudohämophilie *f*, vaskuläre Pseudohämophilie *f*, Angiohämophilie *f*
von Willebrand factor von Willebrand-Faktor *m*, Faktor VIII assoziiertes-Antigen *nt*
von Willebrand's syndrome s.u. *von Willebrand's* disease

VP *abk.* s.u. **1.** plasma *volume* **2.** vasopressin

VPR *abk.* s.u. Voges-Proskauer *reaction*

VPRC *abk.* s.u. *volume* of packed red cells

VPT *abk.* s.u. Voges-Proskauer *test*

vWF *abk.* s.u. von Willebrand *factor*

VZIG *abk.* s.u. varicella-zoster immune *globulin*

VZV *abk.* s.u. varicella-zoster *virus*

W

W *abk.* s.u. **1.** water **2.** watt **3.** weight

Waaler-Rose ['vɑːlər rəʊz]: **Waaler-Rose test** Rose-Waaler-Test *m*, Waaler-Rose-Test *m*

Waldenström ['wɑldənstrem]: **Waldenström's macroglobulinemia** Waldenström-Krankheit *f*, Morbus *m* Waldenström, Makroglobulinämie *f* (Waldenström)
Waldenström's purpura 1. Purpura hyperglobinaemica (Waldenström) **2.** s.u. *Waldenström's* macroglobulinemia
Waldenström's syndrome s.u. *Waldenström's* macroglobulinemia

Waldeyer ['valdaɪər]: **Waldeyer's ring** lymphatischer Rachenring *m*, Waldeyer-Rachenring *m*
Waldeyer's tonsillar ring s.u. *Waldeyer's* ring

wall [wɔːl] *noun* Wand *f*, Innenwand *f*, Wall *m*
cell wall Zellwand *f*
lymphocyte wall Lymphozytenwall *m*, Lymphozytenmantel *m*
spore wall Sporenwand *f*

WaR *abk.* s.u. Wassermann *reaction*

Warburg ['wɔːrbɜrg; 'varbʊrk]: **Warburg's coenzyme** Nicotinamid-adenin-dinucleotid-phosphat *nt*, Triphosphopyridinnucleotid, Cohydrase II *f*, Coenzym II *nt*
Warburg's hypothesis Warburg-Hypothese *f*

Warburg-Lipmann-Dickens ['wɔːrbɜrg 'lɪpmən 'dɪkəns]: **Warburg-Lipmann-Dickens shunt** Pentosephosphatzyklus *m*, Phosphogluconatweg *m*

war|fa|rin ['wɔːrfərɪn] *noun* Warfarin *nt*

wart [wɔːrt] *noun* **1.** (virusbedingte) Warze *f*, Verruca *f* **2.** warzenähnliche Hautveränderung *f*
acuminate wart Feigwarze *f*, Feuchtwarze *f*, spitzes Kondylom *nt*, Condyloma acuminatum, Papilloma acuminatum, Papilloma venereum
fig wart Feigwarze *f*, Feuchtwarze *f*, spitzes Kondylom *nt*, Condyloma acuminatum, Papilloma acuminatum, Papilloma venereum

Warthin ['wɔːrθɪn]: **Warthin's tumor** Warthin-Tumor *m*, Warthin-Albrecht-Arzt-Tumor *m*, Adenolymphom *nt*, Cystadenoma lymphomatosum, Cystadenolymphoma papilliferum

Wassermann ['wɑsərmən; 'vasərman]: **Wassermann antibody** Wassermann-Antikörper *m*
Wassermann reaction Wassermann-Test *m*, Wassermann-Reaktion *f*, Komplementbindungsreaktion *f* nach Wassermann
Wassermann test s.u. *Wassermann* reaction

wat|er ['wɔːtər] *noun* Wasser *nt*; Sekret *nt*
extracellular water extrazelluläres Wasser *nt*
intracellular water intrazelluläres Wasser *nt*
total body water Gesamtkörperwasser *nt*

Watson-Crick ['wɑtsən krɪk]: **Watson-Crick helix** Watson-Crick-Modell *nt*, Doppelhelix *f*

watt [wɑt] *noun* Watt *nt*

watt|age ['wɑtɪdʒ] *noun* Wattleistung *f*

watt-hour *noun* Wattstunde *f*

watt|me|ter ['wɑtmiːtər] *noun* Leistungsmesser *m*, Wattmeter *nt*

watt-second *noun* Wattsekunde *f*

wave [weɪv] *noun* **1.** Welle *f* **2.** Welle *f*, wellenförmige Struktur *f*

wave|length ['weɪv,leŋ(k)θ] *noun* Wellenlänge *f*

way [weɪ] *noun* **1.** Weg *m*, Bahn *f*; Richtung *f* **2.** Durchgang *m*, Öffnung *f* **3.** Methode *f*, Verfahren *nt*, Art und Weise

WB *abk.* s.u. whole *blood*

WBC *abk.* s.u. **1.** white blood *cell* **2.** white blood *count*

WC *abk.* s.u. **1.** white *cell* **2.** whooping *cough*

WCC *abk.* s.u. white cell *count*

WDL *abk.* s.u. well-differentiated lymphocytic *lymphoma*

WDLL *abk.* s.u. well-differentiated lymphocytic *lymphoma*

WDMF *abk.* s.u. wall-defective microbial *form*

WEE *abk.* s.u. **1.** Western equine *encephalitis* **2.** Western equine *encephalomyelitis*

Weeks [wiːks]: **Weeks' bacillus** Koch-Weeks-Bazillus *m*, Haemophilus aegyptius, Haemophilus aegypticus, Haemophilus conjunctivitidis

Weibel-Palade [wiːbl 'pleɪd]: **Weibel-Palade bodies** Weibel-Palade-Körperchen *pl*

weight [weɪt] *noun* **1.** Gewicht *nt* **2.** Körpergewicht *nt*, Gewicht *nt*
atomic weight Atomgewicht *nt*
body weight Körpergewicht *nt*
gram-atomic weight Grammatom *nt*, Grammatomgewicht *nt*, Atomgramm *nt*
gram-molecular weight Grammolekül *nt*, Grammmolekül *nt*, Mol *nt*, Grammol *nt*, Grammmol *nt*, Grammolekulargewicht *nt*, Grammmolekulargewicht *nt*
molar weight Molgewicht *nt*, Molargewicht *nt*
molecular weight Molekulargewicht *nt*
weight per volume Gewicht *nt* pro Volumeneinheit, spezifisches Gewicht *nt*
blinding worm Knäuelfilarie *f*, Onchocerca volvulus

Weil [waɪl; vaɪl]: **Weil's disease 1.** Weil-Krankheit *f*, Leptospirosis icterohaemorrhagica **2.** Weil-ähnliche-Erkrankung *f*
Weil's syndrome s.u. *Weil's* disease

Weil-Felix [waɪl 'fiːlɪks]: **Weil-Felix reaction** Weil-Felix-Reaktion *f*, Weil-Felix-Test *m*
Weil-Felix test s.u. *Weil-Felix* reaction

Welch ['weltʃ]: **Welch's bacillus** Welch-Fränkel-Bazillus *m*, Welch-Fränkel-Gasbrandbazillus *m*, Clostridium perfringens

wen [wen] *noun* **1.** piläre Hautzyste *f* **2.** Epidermoid *nt*, Epidermalzyste *f*, Epidermiszyste *f*, Epidermoidzyste *f*, (echtes) Atherom *nt*, Talgretentionszyste *f*

Werlhof ['verlhɔf]: **Werlhof's disease** idiopathische thrombozytopenische Purpura *f*, Morbus *m* Werlhof, essentielle/essenzielle Thrombozytopenie *f*, idiopathische Thrombozytopenie *f*

Wermer ['wɜrmər]: **Wermer's syndrome** Wermer-Syndrom *nt*, MEN-Typ I *m*, MEA-Typ I *m*
Werner-Schultz ['wɜrnər ʃʊlts]: **Werner-Schultz disease** Agranulozytose *f*, maligne Neutropenie *f*, perniziöse Neutropenie *f*
Westergren ['westərgren]: **Westergren method** Westergren-Methode *f*
Westergren tube Westergren-Röhrchen *nt*
WFR *abk.* s.u. Weil-Felix *reaction*
Wh *abk.* s.u. watt-hour
Whartin ['(h)wɔːrtɪn]: **Whartin's tumor** Whartin-Tumor *m*, Whartin-Albrecht-Arzt-Tumor *m*, Adenolymphom *nt*, Cystadenoma lymphomatosum, Cystadenolymphoma papilliferum
wheal [(h)wiːl] *noun* Quaddel *f*
whip|worm ['(h)wɪpwɜrm] *noun* Peitschenwurm *m*, Trichuris trichiura, Trichocephalus dispar
Whitmore ['(h)wɪtməʊr]: **Whitmore's bacillus** Pseudomonas pseudomallei, Malleomyces pseudomallei, Actinobacillus pseudomallei
Whitmore's disease Whitmore-Krankheit *f*, Pseudomalleus *m*, Pseudorotz *m*, Melioidose *f*, Malleoidose *f*, Melioidosis *f*
Whitmore's fever s.u. *Whitmore's* disease
Widal [vi'dal]: **Widal's reaction** Widal-Reaktion *f*, Widal-Test *m*, Gruber-Widal-Reaktion *f*, Gruber-Widal-Test *m*
Widal's serum test s.u. *Widal's* reaction
Widal's syndrome Widal-Abrami-Anämie *f*, Widal-Abrami-Ikterus *m*, Widal-Anämie *f*, Widal-Ikterus *m*
Widal's test s.u. *Widal's* reaction
Willebrand ['vɪləbrant]: **Willebrand's syndrome** Willebrand-Jürgens-Syndrom *nt*, von Willebrand-Jürgens-Syndrom *nt*, konstitutionelle Thrombopathie *f*, hereditäre Pseudohämophilie *f*, vaskuläre Pseudohämophilie *f*, Angiohämophilie *f*
Wills [wɪlz]: **Wills' factor** Folsäure *f*, Folacin *nt*, Pteroylglutaminsäure *f*, Vitamin B_c *nt*
Wilms [wɪlmz]: **Wilms' tumor** Wilms-Tumor *m*, embryonales Adenosarkom *nt*, embryonales Adenomyosarkom *nt*, Nephroblastom *nt*, Adenomyorhabdosarkom *nt* der Niere
Winiwarter-Buerger ['wɪnɪwɑːrtər 'bʏrgər]: **Winiwarter-Buerger disease** Winiwarter-Buerger-Krankheit *f*, Morbus *m* Winiwarter-Buerger, Endangiitis obliterans, Thrombangiitis obliterans, Thrombendangiitis obliterans
Wintrobe ['wɪntrəʊb]: **Wintrobe hematocrit** Wintrobe-Hämatokritröhrchen *nt*
Wintrobe method Wintrobe-Methode *f*
Wolfe [wʊlf]: **Wolfe's graft** Wolfe-Krause-Lappen *m*, Krause-Wolfe-Lappen *m*
Wolfe-Krause [wʊlf kraʊs; 'vɔlfə 'kraʊzə]: **Wolfe-Krause graft** s.u. *Wolfe's* graft
worm [wɜrm] *noun* **1.** Wurm *m f* **2. worms** *plural* Wurmkrankheit *f*, Würmer *pl*, Helminthiase *f*
acorn worm Eichelwurm *m*, Saccoglossus ruber
bilharzia worm Pärchenegel *m*, Schistosoma *nt*, Bilharzia *f*
dragon worm Medinawurm *m*, Guineawurm *m*, Dracunculus medinensis, Filaria medinensis
eye worm Augenwurm *m*, Wanderfilarie *f*, Taglarvenfilarie *f*, Loa loa *f*
Guinea worm Medinawurm *m*, Guineawurm *m*, Dracunculus medinensis, Filaria medinensis
Medina worm Medinawurm *m*, Guineawurm *m*, Dracunculus medinensis, Filaria medinensis
parasitic worms parasitäre Würmer *pl*, parasitische Würmer *pl*, Helminthen *pl*, Helminthes *pl*
ribbon worms Schnurwürmer *pl*
WR *abk.* s.u. Wassermann *reaction*
W.r. *abk.* s.u. Wassermann *reaction*
WRT *abk.* s.u. Waaler-Rose *test*
Ws *abk.* s.u. watt-second
wt *abk.* s.u. weight
Wuch|er|e|ria [vʊkə'rɪrɪə] *noun* Wuchereria *f*
Wuchereria bancrofti Bancroft-Filarie *f*, Wuchereria bancrofti
Wuchereria brugi s.u. *Wuchereria* malayi
Wuchereria malayi Malayenfilarie *f*, Brugia malayi, Wuchereria malayi
wuch|er|e|ri|a|sis [ˌvʊkərɪ'raɪəsɪs] *noun* Wuchereria-Infektion *f*, Wuchereriose *f*, Wuchereriasis *f*
w./v. *abk.* s.u. *weight* per volume

X

X *abk.* s.u. **1.** reactance **2.** xanthine **3.** xanthosine
Xan *abk.* s.u. xanthine
xan|thene ['zænθiːn] *noun* Xanthen *nt*
xan|thine ['zænθiːn] *noun* 2,6-Dihydroxypurin *nt*, Xanthin *nt*
xantho- *präf.* Gelb-, Xanth(o)-
xan|tho|fi|bro|ma [ˌzænθəʊfaɪ'brəʊmə] *noun* Xanthofibrom *nt*
xan|tho|gran|u|lo|ma [zænθəʊˌgrænjə'ləʊmə] *noun* Xanthogranulom *nt*
xanthogranuloma of bone nicht-osteogenes/nicht-ossifizierendes Knochenfibrom *nt*, nicht-osteogenes/nicht-ossifizierendes Fibrom *nt*, xanthomatöser/fibröser Riesenzelltumor *m* des Knochens, Xanthogranuloma *nt* des Knochens
juvenile xanthogranuloma juveniles Xanthogranulom *nt*, juveniles Riesenzellgranulom *nt*, Naevoxanthoendotheliom *nt*, Xanthogranuloma juvenile, Naevoxanthom *nt*
xan|tho|ma [zæn'θəʊmə] *noun* Xanthom *nt*
xan|thom|a|tous [zæn'θɑmətəs] *adj.* Xanthom betreffend, xanthomatös
xan|tho|sar|co|ma [ˌzænθəʊsɑːr'kəʊmə] *noun* Riesenzelltumor *m* der Sehnenscheide, pigmentierte villonoduläre Synovitis *f*, benignes Synovialom *nt*, Tendosynovitis nodosa
xan|tho|sine ['zænθəsiːn] *noun* Xanthosin *nt*
Xao *abk.* s.u. xanthosine
xen(o)- *präf.* Fremd-, Xen(o)-
xen|o|an|ti|gen [zenə'æntɪdʒən] *noun* Xenoantigen *nt*
xen|o|di|ag|no|sis [zenəˌdaɪəg'nəʊsɪs] *noun* Xenodiagnose *f*, Xenodiagnostik *f*
xen|o|di|ag|nos|tic [zenəˌdaɪəg'nɑstɪk] *adj.* Xenodiagnose betreffend, xenodiagnostisch
xen|o|ge|ne|ic [ˌzenədʒə'niːɪk] *adj.* xenogen, xenogenetisch; heterogen
xen|o|gen|ic [zenə'dʒenɪk] *adj.* **1.** s.u. xenogeneic **2.** s.u. xenogenous
xe|nog|e|nous [zə'nɑdʒənəs] *adj.* durch einen Fremdkörper hervorgerufen, von außen stammend, xenogen; exogen
xen|o|graft ['zenəgræft] *noun* heterogenes Transplantat *nt*, heterologes Transplantat *nt*, xenogenes Transplantat *nt*, xenogenetisches Transplantat *nt*, Xenotransplantat *nt*, Heterotransplantat *nt*
Xen|o|pus ['zenps] *noun* Xenopus *m*
xen|o|rec|og|ni|tion [zenˌrek'nʃn] *noun* xenogene Erkennung *f*
xen|o|trans|plan|ta|tion [zenəˌtrænsplæn'teɪʃn] *noun* heterogene Transplantation *f*, heterologe Transplantation *f*, xenogene Transplantation *f*, xenogenetische Transplantation *f*, Xenotransplantation *f*, Heterotransplantation *f*, Xenoplastik *f*, Heteroplastik *f*
xero- *präf.* Trocken-, Xer(o)-
xe|rot|ic [zɪ'rɑtɪk] *adj.* Xerose betreffend, trocken, xerotisch
XLA *abk.* s.u. X-linked *agammaglobulinemia*
X-linked *adj.* X-gebunden
XMP *abk.* s.u. xanthosine *monophosphate*
XO *abk.* s.u. xanthine *oxidase*
XOD *abk.* s.u. xanthine *oxidase*
XOX *abk.* s.u. xanthine *oxidase*
x-radiation *noun* Röntgenstrahlen *pl*, Röntgenstrahlung *f*
x-ray ['eksraɪ] **I** *noun* **1.** Röntgenstrahl *m* **2.** Röntgenaufnahme *f*, Röntgenbild *nt*; **take an x-ray** ein Röntgenbild machen (*of* von) **II** *adj.* Röntgen- **III** *vt* **3.** röntgen, ein Röntgenbild machen (*of* von); durchleuchten **4.** mit Röntgenstrahlen behandeln, bestrahlen
check x-ray Kontrollaufnahme *f*, Kontrollröntgenaufnahme *f*
chest x-ray Thoraxaufnahme *f*, Thoraxröntgenaufnahme *f*

Y *abk.* s.u. tyrosine
y *abk.* s.u. yellow
yeast [jiːst] *noun* Hefe *f*, Sprosspilz *m*
yelllow ['jeləʊ] I *noun* 1. (*Farbe*) Gelb *nt* 2. Eigelb *nt* II *adj.* gelb
acridine yellow Akridingelb *nt*
alizarin yellow Alizaringelb *nt*
brilliant yellow Brillantgelb *nt*
butter yellow Buttergelb *nt*, Dimethylgelb *nt*, *p*-Dimethylaminoazobenzol *nt*
Y.F. *abk.* s.u. yellow *fever*

Z

Z *abk.* s.u. atomic *number*
zi|do|vu|dine [zaɪ'dəʊvjuːdiːn] *noun* Azidothymidin *nt*
zinc [zɪŋk] *noun* Zink *nt*
Zn *abk.* s.u. zinc
Zollinger-Ellison ['zɑlɪndʒər 'elɪsən]: **Zollinger-Ellison tumor** Zollinger-Ellison-Tumor *m*
zone [zəʊn] *noun* **1.** (*anatom.*) Gegend *f*, Körpergegend *f*, Bereich *mf* **2.** Zone *f*, Bereich *m*, Bezirk *m*, Gürtel *m*
  zone of antibody excess Präzone *f*, Zone *f* des Antikörperüberschusses
  zone of antigen excess Postzone *f*, Zone *f* des Antigenüberschusses
  antibody excess zone s.u. *zone* of antibody excess
  antigen excess zone s.u. *zone* of antigen excess
  equivalence zone Äquivalenzzone *f*
  inhibition zone Hemmhof *m*, Hemmzone *f*
  isoelectric zone isoelektrische Zone *f*
  medullary zone Markzone *f*
  paracortical zone parakortikale Zone *f*
  thymus-dependent zone (*Lymphknoten*) thymusabhängiges Areal *nt*, T-Areal *nt*, thymusabhängige Zone *f*, parakortikale Zone *f*
zoo- *präf.* Tier-, Zo(o)-
zoo-agglutinin *noun* Zooagglutinin *nt*
zo|o|an|thro|po|no|sis [zəʊə,ænθrəpə'nəʊsɪs] *noun* Anthropozoonose *f*, Zooanthroponose *f*
zo|o|no|sis [zəʊə'nəʊsɪs] *noun, plural* **zo|o|no|ses** [zəʊə'nəʊsiːz] Zoonose *f*
zo|o|not|ic [zəʊə'nɑtɪk] *adj.* Zoonose betreffend
zo|o|par|a|site [zəʊə'pærəsaɪt] *noun* tierischer Parasit *m*, Zooparasit *m*
zo|o|par|a|sit|ic [zəʊə,pærə'sɪtɪk] *adj.* Zooparasiten betreffend
zo|o|pre|cip|i|tin [,zəʊəprɪ'sɪpətɪn] *noun* Zoopräzipitin *nt*
zo|o|tox|in [zəʊə'tɑksɪn] *noun* Tiergift *nt*, Zootoxin *nt*
zos|ter ['zɑstər] *noun* Gürtelrose *f*, Zoster *m*, Zona *f*, Herpes zoster
zos|ter|i|form [zɑs'terɪfɔːrm] *adj.* zosterartig, zosterähnlich
zos|ter|oid ['zɑstərɔɪd] *adj.* s.u. zosteriform
zyme [zaɪm] *noun* Enzym *nt*
zy|min ['zaɪmɪn] *noun* Enzym *nt*
zymo- *präf.* Enzym-, Zym(o)-
zy|mo|chem|is|try [,zaɪməʊ'keməstrɪ] *noun* Chemie *f* der Gärung, Zymochemie *f*
zy|mo|gen ['zaɪmədʒən] *noun* Enzymvorstufe *f*, Zymogen *nt*, Enzymogen *nt*, Proenzym *nt*
zy|mo|gen|ic [zaɪmə'dʒenɪk] *adj.* Gärung betreffend *oder* auslösend, zymogen, Gärungs-
zy|mog|e|nous [zaɪ'mɑdʒənəs] *adj.* s.u. zymogenic
zy|mog|ic [zaɪ'mɑdʒɪk] *adj.* s.u. zymogenic
zy|mo|gram ['zaɪməgræm] *noun* Zymogramm *nt*
zy|moid ['zaɪmɔɪd] I *noun* Zymoid *nt* II *adj.* enzymartig, zymoid

Anhang/Appendix

Abkürzungen und Akronyme
Abbrevations and Acronyms

A 1. acceleration <engl.> 2. acceptor <engl.> 3. acid <engl.> 4. Adenin <ger.> 5. adenine <engl.> 6. Adenosin <ger.> 7. adenosine <engl.> 8. adenylic acid <engl.> 9. Adrenalin <ger.> 10. adrenaline <engl.> 11. adult <engl.> 12. Aktivität <ger.> 13. Akzeptor <ger.> 14. Alanin <ger.> 15. alanine <engl.> 16. albumin <engl.> 17. Albumin <ger.> 18. allergist <engl.> 19. Ampere <ger.> 20. ampere <engl.> 21. ampicillin <engl.> 22. anaphylaxis <engl.> 23. Androsteron <ger.> 24. androsterone <engl.> 25. Angiotensin <ger.> 26. anode <engl.> 27. Argon <engl.> 28. argon <ger.> 29. Massenzahl <ger.> 30. mass number <engl.>

a 1. acid <engl.> 2. acidity <engl.> 3. ampere <engl.> 4. anode <engl.> 5. axial <engl.> 6. specific absorption coefficient <engl.> 7. spezifischer Extinktionskoeffizient <ger.>

A^- 1. Anion <ger.> 2. anion <engl.>

α 1. alpha particle <engl.> 2. Bunsen coefficient <engl.> 3. Bunsen-Löslichkeitskoeffizient <ger.>

A absorbance <engl.>

a 1. absorptivity <engl.> 2. specific absorption coefficient <engl.>

AA 1. acetic acid <engl.> 2. amino acid <engl.> 3. aminoacyl <engl.> 4. Anionenaustauscher <ger.> 5. aplastic anemia <engl.> 6. aplastische Anämie <ger.> 7. arachidonic acid <engl.>

ÄA Äthylalkohol <ger.>

AAC antigen-antibody complex <engl.>

AAF acetylaminofluorene <engl.>

AAK 1. Anti-Antikörper <ger.> 2. Antigen-Antikörper-Komplex <ger.> 3. Autoantikörper <ger.>

AAO amino acid oxidase <engl.>

AAR 1. antigen-antibody reaction <engl.> 2. Antigen-Antikörper-Reaktion <ger.>

AAS anthrax antiserum <engl.>

AAT 1. alanine aminotransferase <engl.> 2. Aspartataminotransferase <ger.> 3. aspartate aminotransferase <engl.>

AAV 1. adeno-associated virus <engl.> 2. adenoassoziertes Virus <ger.>

AB abortion <engl.>

ab abortion <engl.>

ABC 1. antigen-binding capacity <engl.> 2. aspiration biopsy cytology <engl.>

abd 1. abdomen <engl.> 2. abdominal <ger.> 3. abdominal <engl.>

Abd. Abdomen <ger.>

abdom. 1. abdomen <engl.> 2. abdominal <engl.>

ABG 1. arterial blood gases <engl.> 2. arterielle Blutgase <ger.>

Abn abnormal <engl.>

Abnor abnormal <engl.>

Abor abortion <engl.>

ABP androgen binding protein <engl.>

ABR Abortus-Bang-Ringprobe <ger.>

A.br. Asthma bronchiale <ger.>

abs absolute <engl.>

γ-ABU γ-aminobutyric acid <engl.>

AC 1. acetylcholine <engl.> 2. Adenylatcyclase <ger.> 3. adenylate cyclase <engl.> 4. adrenal cortex <engl.> 5. alternating current <engl.> 6. anticoagulant <engl.> 7. anticomplementary <engl.> 8. Azetylcholin <ger.>

A.C. alternating current <engl.>

Ac 1. accelerator <engl.> 2. acetyl <engl.>

aC arabinosylcytosine <engl.>

ACA epsilon-aminocaproic acid <engl.>

AcAc Azetoazetat <ger.>

ACC 1. acinic cell carcinoma <engl.> 2. adenoid cystic carcinoma <engl.> 3. adrenocortical carcinoma <engl.> 4. alveolar cell carcinoma <engl.>

Acc adenoid cystic carcinoma <engl.>

acc 1. acceleration <engl.> 2. accident <engl.>

AcCh 1. Acetylcholi n <ger.> 2. acetylcholine <engl.>

accid 1. accident <engl.> 2. accidental <engl.>

AcCoA acetyl coenzyme A <engl.>

ACD actinomycin D <engl.>

ACE 1. Angiotensin-Converting-Enzym <ger.> 2. Acetylcholinesterase <ger.>

ACG 1. acycloguanosine <engl.> 2. angiocardiography <engl.>

AcG accelerator globulin <engl.>

ACH 1. Acetylcholin <ger.> 2. acetylcholine <engl.>

ACh 1. Acetylcholin <ger.> 2. acetylcholine <engl.>

Ach 1. Acetylcholin <ger.> 2. acetylcholine <engl.>

ACHE 1. Acetylcholinesterase <ger.> 2. acetylcholinesterase <engl.>

AChE 1. Acetylcholinesterase <ger.> 2. acetylcholinesterase <engl.>

ACP 1. acid phosphatase <engl.> 2. Acyl-Carrier-Protein <ger.> 3. acyl carrier protein <engl.>

AcPh acid phosphatase <engl.>

7-ACS 1. 7-amino-cephalosporanic acid <engl.> 2. 7-Amino-cephalosporansäure <ger.>

ACT anticoagulant therapy <engl.>

Act-D actinomycin D <engl.>

ACTH 1. adreno-corticotropes Hormon <ger.> 2. adrenocorticotropic hormone <engl.>

ACTH-RF adrenocorticotropic hormone releasing factor <engl.>

ACTN 1. adrenocorticotrophin <engl.> 2. Adrenocorticotropin <ger.>

ACV 1. Aciclovir <ger.> 2. acyclovir <engl.>

AD 1. alcohol dehydrogenase <engl.> 2. Alkoholdehydrogenase <ger.> 3. antigenic determinant <engl.> 4. atopic dermatitis <engl.> 5. average dose <engl.>

ADA 1. Adenosindesaminase <ger.> 2. adenosine deaminase <engl.>

AdC adrenal cortex <engl.>

ADCC antibody-dependent cellular cytotoxicity <engl.>

Ade 1. Adenin <ger.> 2. adenine <engl.>
ADH 1. alcohol dehydrogenase <engl.> 2. Alkoholdehydrogenase <ger.> 3. antidiuretic hormone <engl.> 4. antidiuretisches Hormon <ger.>
ADM Adriamycin <ger.>
AdM adrenal medulla <engl.>
Ado adenosine <engl.>
ADP 1. Adenosin-5'-diphosphat <ger.> 2. Adenosindiphosphat <ger.> 3. adenosine diphosphate <engl.> 4. adenosine-5'-diphosphate <engl.>
Adr. 1. Adrenalin <ger.> 2. adrenaline <engl.>
ADT 1. adenosine triphosphate <engl.> 2. Adenosintriphosphat <ger.>
ADV adenovirus <engl.>
A.E. Antitoxineinheit <ger.>
AE 1. activation energy <engl.> 2. Aktivierungsenergie <ger.> 3. akute Erythrämie <ger.> 4. Antitoxineinheit <ger.> 5. Arzneimittelexanthem <ger.>
AeDTE Äthylendiamintetraessigsäure <ger.>
AF acid-fast <engl.>
AFL 1. Antifibrinolysin <ger.> 2. antifibrinolysin <engl.>
AFP 1. $alpha_1$-Fetoprotein <ger.> 2. alpha-fetoprotein <engl.> 3. α_1-Fetoprotein <ger.>
AFT 1. Antifibrinolysintest <ger.> 2. antifibrinolysin test <engl.>
AG 1. Allergen <ger.> 2. allergen <engl.> 3. Angiographie <ger.> 4. Antigen <ger.> 5. antigen <engl.> 6. antiglobulin <engl.> 7. Antiglobulin <ger.>
A/G 1. Albumin-Globulin-Quotient <ger.> 2. albumin-globulin ratio <engl.>
Ag 1. Allergen <ger.> 2. antigen <engl.> 3. Antigen <ger.> 4. argentum <engl.> 5. Silber <ger.> 6. silver <engl.>
ag 1. allergen <engl.> 2. antigen <engl.>
AGCT antiglobulin consumption test <engl.>
AGEPC acetyl glyceryl ether phosphoryl choline <engl.>
AGG 1. Agammaglobulinämie <ger.> 2. agammaglobulinemia <engl.>
Aggl. Agglutination <ger.>
AGKT 1. AGK-Test <ger.> 2. Antiglobulin-Konsumptionstest <ger.>
$AgNO_3$ Silbernitrat <ger.>
AGS adrenogenital syndrome <engl.>
AGT antiglobulin test <engl.>
AH Antihistamin <ger.>
AHC 1. antihämophiler Faktor C <ger.> 2. antihemophilic factor C <engl.>
AHD 1. Antihyaluronidase <ger.> 2. antihyaluronidase <engl.>
AHE Antihyaluronidase-Einheit <ger.>
AHF Antihämophiliefaktor <ger.>
AHG 1. antihämophiles Globulin <ger.> 2. antihemophilic globulin <engl.>
A.H.G. antihemophilic globulin <engl.>
AHP antihämophiles Plasma <ger.>
AHR Agglutinationshemmungsreaktion <ger.>
AHT 1. Antihyaluronidase-Test <ger.> 2. antihyaluronidase test <engl.>
AI 1. anaphylatoxin inactivator <engl.> 2. Anaphylatoxininaktivator <ger.>
AIDS 1. acquired immune deficiency syndrome <engl.> 2. acquired immunodeficiency syndrome <engl.>
AIHA autoimmune hemolytic anemia <engl.>
AIL angioimmunoblastische Lymphadenopathie <ger.>
AILD angioimmunoblastic lymphadenopathy with dysproteinemia <engl.>
AK 1. acetate kinase <engl.> 2. Adenylatkinase <ger.> 3. Azetatkinase <ger.>
Ak Adenylatkinase <ger.>
AKG Angiokardiographie <ger.>
AL 1. acute leukemia <engl.> 2. akute Leukämie <ger.>
Al 1. Aluminium <ger.> 2. aluminium <engl.> 3. aluminum <engl.>
Al_2O_2 1. Aluminiumoxid <ger.> 2. aluminum oxide <engl.>
ALA δ-aminolevulinic acid <engl.>
Ala 1. Alanin <ger.> 2. alanine <engl.>
Ala. δ-aminolevulinic acid <engl.>
ALAT 1. Alaninaminotransferase <ger.> 2. alanine aminotransferase <engl.>
Alb. 1. Albumin <ger.> 2. albumin <engl.>
$AlCl_3$ Aluminiumchlorid <ger.>
ALD 1. Aldolase <ger.> 2. aldolase <engl.>
ALG 1. antilymphocyte globulin <engl.> 2. Antilymphozytenglobulin <ger.>
$Al(HO)_3$ Aluminiumhydroxid <ger.>
Alk. 1. Alkalose <ger.> 2. Alkohol <ger.>
alk. alkalisch <ger.>
ALL 1. acute lymphocytic leukemia <engl.> 2. akute lymphatische Leukämie <ger.>
All. Allergie <ger.>
ALM 1. acral-lentiginous melanoma <engl.> 2. akrolentiginöses Melanom <ger.>
ALP 1. alkaline phosphatase <engl.> 2. alkalische Leukozytenphosphatase <ger.> 3. allopurinol <engl.>
aLP alkalische Leukozytenphosphatase <ger.>
ALS 1. δ-Aminolävulinsäure <ger.> 2. antilymphocyte serum <engl.> 3. Antilymphozytenserum <ger.>
ALT 1. Alaninaminotransferase <ger.> 2. alanine aminotransferase <engl.> 3. alanine transaminase <engl.>
Alu Aluminium <ger.>
ALV avian leukemia virus <engl.>
alv. alveolär <ger.>
AM 1. actinomycosis <engl.> 2. actomyosin <engl.> 3. adrenal marrow <engl.> 4. ammeter <engl.>
am ammeter <engl.>
AMA antimitochondrial antibodies <engl.>
AmB amphotericin B <engl.>
AMC amoxicillin <engl.>
AME Atommasseneinheit <ger.>
AML 1. acute myelocytic leukemia <engl.> 2. akute myeloische Leukämie <ger.>
AMM 1. amelanotic malignant melanoma <engl.> 2. amelanotisches malignes Melanom <ger.>
AMML akute myelomonozytäre Leukämie <ger.>
AMOL akute Monozytenleukämie <ger.>
AMP 1. adenosine monophosphate <engl.> 2. Adenosinmonophosphat <ger.> 3. ampicillin <engl.>
Amp. Ampere <ger.>
amp. 1. ampere <engl.> 2. amplifier <engl.>
AMS Antikörpermangelsyndrom <ger.>
AMT-B amphotericin B <engl.>
amu atomic mass unit <engl.>
ANA 1. antinuclear antibodies <engl.> 2. antinukleäre Antikörper <ger.>
ANF 1. antinuclear factor <engl.> 2. antinukleärer Faktor <ger.> 3. atrial natriuretic factor <engl.> 4. atrialer natriuretischer Faktor <ger.>

ANLL akute nicht-lymphatische Leukämie <ger.>
ANOVA analysis of variance <engl.>
ANP atrial natriuretic peptide <engl.>
AO acridine orange <engl.>
ÄO Äthylenoxid <ger.>
AOC amoxicillin <engl.>
AOG aortography <engl.>
AOT adenomatoid odontogenic tumor <engl.>
A.p. angina pectoris <engl.>
AP **1.** alkaline phosphatase <engl.> **2.** alkalische Phosphatase <ger.> **3.** 2-Aminopurin <ger.> **4.** 2-aminopurine <engl.> **5.** angina pectoris <engl.> **6.** anterior pituitary <engl.> **7.** anteroposterior <engl.>
APA anti-pernicious anemia factor <engl.>
6-APA **1.** 6-aminopenicillanic acid <engl.> **2.** 6-Aminopenicillansäure <ger.>
APAF anti-pernicious anemia factor <engl.>
APC ampicillin <engl.>
APH anterior pituitary hormone <engl.>
APh **1.** alkalische Phosphatase <ger.> **2.** acid phosphatase <engl.> **3.** alkaline phosphatase <engl.>
APL **1.** acute promyelocytic leukemia <engl.> **2.** akute Promyelozytenleukämie <ger.>
apo **1.** apoenzyme <engl.> **2.** apolipoprotein <engl.>
APP Akute-Phase-Protein <ger.>
APRT **1.** adenine phosphoribosyl transferase <engl.> **2.** Adeninphosphoribosyltransferase <ger.>
6-APS **1.** 6-aminopenicillanic acid <engl.> **2.** 6-Aminopenicillansäure <ger.>
AR accelerated reaction <engl.>
Ar **1.** Argon <ger.> **2.** argon <engl.>
ar **1.** aromatic <engl.> **2.** aromatisch <ger.>
Ara arabinose <engl.>
ARA-A **1.** Adenin-Arabinosid <ger.> **2.** adenine arabinoside <engl.>
ara-A adenine arabinoside <engl.>
ara-C **1.** arabinosylcytosine <engl.> **2.** cytosine arabinoside <engl.>
ARC **1.** AIDS-related-Complex <ger.> **2.** AIDS-related complex <engl.>
Arg **1.** Arginin <ger.> **2.** arginine <engl.>
ARG autoradiography <engl.>
ArgP **1.** arginine phosphate <engl.> **2.** Argininphosphat <ger.>
ARSB Arylsulfatase B <ger.>
art. arterial <engl.>
ARV AIDS-associated retrovirus <engl.>
AS **1.** Aminoessigsäure <ger.> **2.** Aminosäure <ger.> **3.** anaphylactic shock <engl.> **4.** anaphylaktischer Schock <ger.> **5.** Antiserum <ger.> **6.** antiserum <engl.> **7.** Askorbinsäure <ger.>
As arsenic <engl.>
ASA **1.** acetylsalicylic acid <engl.> **2.** argininosuccinic acid <engl.>
ASAL argininosuccinate lyase <engl.>
ASase argininosuccinate lyase <engl.>
ASAT **1.** Aspartataminotransferase <ger.> **2.** aspartate aminotransferase <engl.>
asc. ascending <engl.>
ASK **1.** Antistreptokinase <ger.> **2.** antistreptokinase <engl.>
ASL **1.** antistreptolysin <engl.> **2.** Antistreptolysin <ger.> **3.** argininosuccinate lyase <engl.>
ASLO **1.** Antistreptolysin O <ger.> **2.** antistreptolysin O <engl.>
Asn **1.** Asparagin <ger.> **2.** asparagine <engl.>
ASO **1.** Antistreptolysin O <ger.> **2.** antistreptolysin O <engl.>
ASP **1.** Asparaginase <ger.> **2.** asparaginase <engl.>
Asp **1.** Asparaginsäure <ger.> **2.** aspartic acid <engl.>
Asp. Aspergillus <ger.>
ASPAT **1.** Aspartataminotransferase <ger.> **2.** aspartate aminotransferase <engl.>
Asp-NH_2 Asparagin <ger.>
ASS **1.** Acetylsalicylsäure <ger.> **2.** Azetylsalizylsäure <ger.>
AST **1.** Antistreptolysin-Test <ger.> **2.** antistreptolysin test <engl.> **3.** Aspartataminotransferase <ger.> **4.** aspartate aminotransferase <engl.> **5.** aspartate transaminase <engl.>
ASt **1.** Antistaphylolysin <ger.> **2.** antistaphylolysin <engl.>
AStL **1.** Antistaphylolysin <ger.> **2.** antistaphylolysin <engl.>
ASTO **1.** Antistreptolysin O <ger.> **2.** antistreptolysin O <engl.>
AStR **1.** antistaphylolysin reaction <engl.> **2.** Antistaphylolysin-Reaktion <ger.>
AStT **1.** Antistaphylolysin-Test <ger.> **2.** Antistaphylolysin-Titer <ger.> **3.** antistaphylolysin test <engl.>
ASV avian sarcoma virus <engl.>
AT **1.** air temperature <engl.> **2.** Alttuberkulin <ger.> **3.** Anaphylatoxin <ger.> **4.** anaphylatoxin <engl.> **5.** Angiotensin <ger.> **6.** angiotensin <engl.> **7.** antithrombin <engl.> **8.** Antithrombin <ger.> **9.** Austauschtransfusion <ger.>
AT I antithrombin I <engl.>
AT III **1.** Antithrombin III <ger.> **2.** antithrombin III <engl.>
ATG **1.** antithymocyte globulin <engl.> **2.** Antithymozytenglobulin <ger.>
ATh **1.** Azathioprin <ger.> **2.** azathioprine <engl.>
atm atmosphere <engl.>
at. no. atomic number <engl.>
ATP **1.** adenosine-5'-triphosphate <engl.> **2.** adenosine triphosphate <engl.> **3.** Adenosintriphosphat <ger.> **4.** Adenosin-5'-triphosphat <ger.>
ATPase **1.** adenosine triphosphatase <engl.> **2.** Adenosintriphosphatase <ger.>
at. vol. atomic volume <engl.>
at. wt. atomic weight <engl.>
ATZ Antithrombinzeit <ger.>
AU antitoxin unit <engl.>
Au Australia antigen <engl.>
AUG Ausscheidungsurographie <ger.>
AUL akute undifferenzierte Leukämie <ger.>
AV arteriovenous <engl.>
A-V arteriovenous <engl.>
av arteriovenous <engl.>
a.v. arteriovenous <engl.>
AVP **1.** arginine vasopressin <engl.> **2.** Arginin-Vasopressin <ger.>
AvSV avian sarcoma virus <engl.>
AW atomic weight <engl.>
awu atomic weight unit <engl.>
Az. azote <engl.>
AZK Alveolarzellkarzinom <ger.>
AZT **1.** Azidothymidin <ger.> **2.** azidothymidine <engl.>
B **1.** asparagine <engl.> **2.** aspartic acid <engl.> **3.** Bacillus <engl.> **4.** Balantidium <engl.> **5.** Base <ger.> **6.**

base <engl.> **7.** behavior <engl.> **8.** Benzoat <ger.> **9.** benzoate <engl.> **10.** bone <engl.> **11.** Bor <ger.>

B. **1.** Bacillus <ger.> **2.** bacillus <engl.>

β^+ **1.** Positron <ger.> **2.** positron <engl.>

BA **1.** blood agar <engl.> **2.** blood alcohol <engl.> **3.** Blutagar <ger.> **4.** boric acid <engl.> **5.** bronchial asthma <engl.>

Ba **1.** Barium <ger.> **2.** barium <engl.>

BAC bacitracin <engl.>

Bac. **1.** Bacillus <ger.> **2.** bacillus <engl.>

Bact. bacterium <engl.>

bact. bacterial <engl.>

BaE barium enema <engl.>

bakt. bakteriell <ger.>

BAL dimercaprol <engl.>

BaM barium meal <engl.>

BAP blood agar plate <engl.>

Bas. basophiler Granulozyt <ger.>

baso basophilic leukocyte <engl.>

$BaSO_4$ Bariumsulfat <ger.>

BB **1.** blood bank <engl.> **1.** Blutbank <ger.> **3.** Blutbild <ger.> **4.** buffer base <engl.>

BBB blood-brain barrier <engl.>

BBM benzbromarone <engl.>

BBR **1.** benzbromarone <engl.> **2.** Berlin blue reaction <engl.> **3.** Berliner-Blau-Reaktion <ger.>

BC **1.** biotin carboxylase <engl.> **2.** Biotincarboxylase <ger.> **3.** bronchial carcinoma <engl.> **4.** Bronchialkarzinom <ger.>

BCB brilliant cresyl blue <engl.>

BCC basal cell carcinoma <engl.>

BCCP **1.** Biotin-Carboxyl-Carrier-Protein <ger.> **2.** biotin carboxyl-carrier protein <engl.>

BCDF B-cell differentiation factors <engl.>

BCE **1.** basal cell epithelioma <engl.> **2.** Butyrylcholinesterase <ger.>

BCF **1.** basophil chemotactic factor <engl.> **2.** Basophilen-chemotaktischer Faktor <ger.>

BCG **1.** Bacillus Calmette-Guérin <ger.> **2.** bacillus Calmette-Guérin <engl.>

BCGF B-cell growth factors <engl.>

BChE Butyrylcholinesterase <ger.>

BD **1.** base deficit <engl.> **2.** Basendefizit <ger.> **3.** bile duct <engl.>

BDG bilirubin diglucuronide <engl.>

BE **1.** barium enema <engl.> **2.** base excess <engl.> **3.** Basenexzess <ger.> **4.** Bohr effect <engl.>

BF **1.** blastogenic factor <engl.> **2.** blood flow <engl.>

Bf blastogenic factor <engl.>

BFP biologic false-positive <engl.>

BFU burst forming unit <engl.>

BG **1.** Bindegewebe <ger.> **2.** blood glucose <engl.> **3.** Blutglukose <ger.> **4.** Blutgruppe <ger.>

BGA **1.** blood gas analysis <engl.> **2.** Blutgasanalyse <ger.>

BGF Blutgerinnungsfaktor <ger.>

BGZ Blutgerinnungszeit <ger.>

BH_2 **1.** Dihydrobiopterin <ger.> **2.** dihydrobiopterin <engl.>

BHA Blasenhalsadenom <ger.>

BHC **1.** benzene hexachloride <engl.> **2.** Benzolhexachlorid <ger.>

BHIA brain-heart infusion agar <engl.>

BHL biological half-life <engl.>

BHN bephenium hydroxynaphthoate <engl.>

BHS Blut-Hirn-Schranke <ger.>

BHWZ biologische Halbwertzeit <ger.>

Bi Wismut <ger.>

BIL **1.** Bilirubin <ger.> **2.** bilirubin <engl.>

Bil. Bilirubin <ger.>

bil. bilirubin <engl.>

biol. **1.** biological <engl.> **2.** biology <engl.>

biophys. biophysical <engl.>

BJ Bence-Jones <ger.>

BJP **1.** Bence-Jones protein <engl.> **2.** Bence-Jones-Proteinurie <ger.>

BK bradykinin <engl.>

BKS **1.** Blutkörperchensenkung <ger.> **2.** Blutkörperchensenkungsgeschwindigkeit <ger.>

Bkt. Bakterium <ger.>

BL **1.** Borderline-Lepra <ger.> **2.** Burkitt-Lymphom <ger.> **3.** Burkitt's lymphoma <engl.>

Bl.B. Blutbild <ger.>

BlC blood culture <engl.>

Bleo **1.** Bleomycin <ger.> **2.** bleomycin <engl.>

BLM **1.** Bleomycin <ger.> **2.** bleomycin <engl.>

BLS Blut-Liquor-Schranke <ger.>

BlS blood sugar <engl.>

BlT blood type <engl.>

BM **1.** Basalmembran <ger.> **2.** basal membrane <engl.>

BMI body mass index <engl.>

BMN **1.** Betamethason <ger.> **2.** betamethasone <engl.>

BMR basal metabolic rate <engl.>

BMT bone marrow transplantation <engl.>

BNS Basalzellnävus-Syndrom <ger.>

bot. bottle <engl.>

BP **1.** Blutplasma <ger.> **2.** bullöses Pemphigoid <ger.>

3,4-BP **1.** 3,4-Benzpyren <ger.> **2.** 3,4-benzpyrene <engl.>

BPB bromophenol blue <engl.>

BPG Benzathin-Penicillin G <ger.>

BPH benign prostatic hypertrophy <engl.>

Bq **1.** Becquerel <ger.> **2.** becquerel <engl.>

Br **1.** Brom <ger.> **2.** bromine <engl.>

Br. Brucella <ger.>

BRDU **1.** 5-Bromdesoxyuridin <ger.> **2.** 5-bromodeoxyuridine <engl.>

BRO Bronchoskopie <ger.>

BS **1.** blood sugar <engl.> **2.** Blutserum <ger.>

BSA body surface area <engl.>

BSE bovine spongiforme Enzephalopathie <ger.>

BSG **1.** Blutkörperchensenkung <ger.> **2.** Blutkörperchensenkungsgeschwindigkeit <ger.>

BSP bromsulphalein <engl.>

BSR Blutkörperchensenkung <ger.>

BT **1.** bleeding time <engl.> **2.** brain tumor <engl.> **3.** breast tumor <engl.>

BTB **1.** Bromthymolblau <ger.> **2.** bromthymol blue <engl.>

BTC benzethonium chloride <engl.>

BTG β-Thromboglobulin <ger.>

BTS Brenztraubensäure <ger.>

BU **1.** Bodansky unit <engl.> **2.** 5-bromouracil <engl.> **3.** 5-Bromuracil <ger.>

BuChE Butyrylcholinesterase <ger.>

BUdR **1.** 5-Bromdesoxyuridin <ger.> **2.** 5-bromodeoxyuridine <engl.>

BUDR 5-bromodeoxyuridine <engl.>

BUDU **1.** 5-Bromdesoxyuridin <ger.> **2.** 5-bromodeoxyuridine <engl.>

BUN blood urea nitrogen <engl.>

BV 1. Bildverstärker <ger.> 2. blood vessel <engl.> 3. blood volume <engl.> 4. Blutvolumen <ger.>

BVDU 1. bromovinyldeoxyuridine <engl.> 2. Bromovinyldesoxyuridin <ger.>

BW body weight <engl.>

BX biopsy <engl.>

BZ 1. Benzoyl- <ger.> 2. Blutungszeit <ger.> 3. Blutzucker <ger.>

BZL Benzol <ger.>

C 1. calorie <engl.> 2. capacitance <engl.> 3. carbon <engl.> 4. carrier <engl.> 5. cathodal <engl.> 6. cathode <engl.> 7. Celsius <ger.> 8. cervical <engl.> 9. Chloramphenicol <ger.> 10. clearance <engl.> 11. coefficient <engl.> 12. compliance <engl.> 13. concentration <engl.> 14. constant <engl.> 15. Curie <ger.> 16. curie <engl.> 17. current <engl.> 18. Cystein <ger.> 19. cysteine <engl.> 20. Cystin <ger.> 21. Cytidin <ger.> 22. cytidine <engl.> 23. Cytosin <ger.> 24. cytosine <engl.> 25. heat capacity <engl.> 26. Kohlenstoff <ger.> 27. Komplement <ger.> 28. Konzentration <ger.> 29. large calorie <engl.> 30. Zytosin <ger.>

c 1. calorie <engl.> 2. centi- <engl.> 3. concentration <engl.> 4. curie <engl.> 5. cyclic <engl.> 6. molar concentration <engl.> 7. specific heat capacity <engl.> 8. Zenti- <ger.>

C. Clostridium <ger.>

C1-INH 1. C1-Inaktivator <ger.> 2. C1 inhibitor <engl.>

$C_{15}H_{31}COOH$ Palmitinsäure <ger.>

$C_{17}H_{33}COOH$ Ölsäure <ger.>

$C_{17}H_{35}COOH$ Stearinsäure <ger.>

C_2H_2 Azetylen <ger.>

C3b-INA 1. C3b inactivator <engl.> 2. C3b-Inaktivator <ger.>

C_3H_6O Aceton <ger.>

C3PA C3 proactivator <engl.>

C3PAase C3 proactivator convertase <engl.>

C_4H_{10} Butan <ger.>

C_4H_9OH Butylalkohol <ger.>

C-4-S chondroitin-4-sulfate <engl.>

C_5H_{12} Pentan <ger.>

$C_6H_{10}O_5$ Zellulose <ger.>

C_6H_{14} Hexan <ger.>

$C_6H_{14}O_6$ Mannit <ger.>

C_6H_5CHO Benzaldehyd <ger.>

$C_6H_5NH_2$ Anilin <ger.>

C_6H_5OH Phenol <ger.>

C_6H_6 Benzol <ger.>

C-6-S chondroitin-6-sulfate <engl.>

C_7H_{16} Heptan <ger.>

C.a. 1. Candida albicans <ger.> 2. candida albicans <engl.>

CA 1. cancer <engl.> 2. carbenicillin <engl.> 3. Carbenicillin <ger.> 4. Carboanhydrase <ger.> 5. carbonic anhydrase <engl.> 6. Carcinoma <ger.> 7. catecholamine <engl.> 8. cold agglutination <engl.> 9. Cytarabin <ger.> 10. cytosine arabinoside <engl.>

Ca 1. Calcium <ger.> 2. calcium <engl.> 3. cancer <engl.> 4. Carboanhydrase <ger.> 5. carbonic anhydrase <engl.> 6. Carcinoma <ger.> 7. cathodal <engl.> 8. cathode <engl.> 9. Kalzium <ger.>

Ca. Carcinoma <ger.>

$CaCO_3$ calcium carbonate <engl.>

$CaCl_2$ Kalziumchlorid <ger.>

CAH 1. Carboanhydrase <ger.> 2. carbonic anhydrase <engl.> 3. chronic active hepatitis <engl.> 4. chronisch-aggressive Hepatitis <ger.> 5. chronisch-aktive Hepatitis <ger.>

Cal 1. calorie <engl.> 2. große Kalorie <ger.> 3. Kilokalorie <ger.> 4. large calorie <engl.>

cal 1. calorie <engl.> 2. Kalorie <ger.> 3. kleine Kalorie <ger.> 4. small calorie <engl.>

CALLA 1. common ALL-Antigen <ger.> 2. common acute lymphoblastic leukemia antigen <engl.>

CAM 1. chlorambucil <engl.> 2. Chlorambucil <ger.> 3. Chloramphenicol <ger.>

cAMP 1. cyclic adenosine monophosphate <engl.> 2. Cyclo-AMP <ger.>

CaO Kalziumoxid <ger.>

CAP 1. Carbamylphosphat <ger.> 2. Catabolit-Gen-Aktivatorprotein <ger.> 3. catabolite gene-activator protein <engl.> 4. Chloramphenicol <ger.> 5. chloramphenicol <engl.> 6. cyclic AMP receptor protein <engl.>

cap capsule <engl.>

CAR cytosine arabinoside <engl.>

$CaSO_4$ Kalziumsulfat <ger.>

CAT 1. choline acetyltransferase <engl.> 2. computerized axial tomography <engl.> 3. Computertomographie <ger.>

CB Coomassie-Blau <ger.>

CBC 1. Carbenicillin <ger.> 2. carbenicillin <engl.> 3. complete blood count <engl.>

CBG 1. corticosteroid-binding globulin <engl.> 2. Cortisol-bindendes Globulin <ger.> 3. cortisol-binding globulin <engl.>

CBL carbenoxolone <engl.>

Cbl cobalamin <engl.>

CC 1. Cholecalciferol <ger.> 2. cholecalciferol <engl.> 3. clinical course <engl.> 4. cloxacillin <engl.>

c.c. constant current <engl.>

CCA chimpanzee coryza agent <engl.>

CCE citrate cleavage enzyme <engl.>

CCh carbamylcholine <engl.>

CCK 1. Cholecystokinin <ger.> 2. cholecystokinin <engl.>

CCl_4 Tetrachlorkohlenstoff <ger.>

CCNU lomustine <engl.>

CD 1. cadaver donor <engl.> 2. communicable disease <engl.> 3. contact dermatitis <engl.> 4. contagious disease <engl.> 5. curative dose <engl.>

C.D. curative dose <engl.>

Cd 1. Cadmium <ger.> 2. cadmium <engl.>

$C.D._{50}$ median curative dose <engl.>

cDNA 1. complementary DNA <engl.> 2. komplementäre DNA <ger.>

CDP 1. Cytidin-5'-diphosphat <ger.> 2. Cytidindiphosphat <ger.> 3. cytidine-5'-diphosphate <engl.> 4. cytidine diphosphate <engl.>

CDPC cytidine diphosphate choline <engl.>

CE 1. California-Enzephalitis <ger.> 2. chemical energy <engl.> 3. chemische Energie <ger.> 4. chick embryo <engl.> 5. Cholesterinester <ger.> 6. cytopathic effect <engl.> 7. zytopathischer Effekt <ger.>

CEA 1. carcinoembryonales Antigen <ger.> 2. carcinoembryonic antigen <engl.>

CEE Central European Encephalitis <engl.>

CF 1. chemotactic factor <engl.> 2. chemotaktischer Faktor <ger.> 3. Christmas factor <engl.> 4. Christ-

mas-Faktor <ger.> **5.** citrovorum factor <engl.> **6.** Citrovorum-Faktor <ger.> **7.** complement fixation <engl.>
Cf colicinogenic factor <engl.>
CFA komplettes Freund-Adjuvans <ger.>
CFC colony forming cell <engl.>
CFR complement fixation reaction <engl.>
CFT complement fixation test <engl.>
CFU colony forming unit <engl.>
CFU-C colony forming unit in culture <engl.>
CG **1.** Choriongonadotropin <ger.> **2.** chorionic gonadotropin <engl.>
CGL chronische granulozytäre Leukämie <ger.>
cGMP **1.** cyclic GMP <engl.> **2.** Cyclo-GMP <ger.>
CGT **1.** Choriongonadotropin <ger.> **2.** chorionic gonadotropin <engl.>
CH **1.** Chédiak-Higashi-Syndrom <ger.> **2.** Chédiak-Higashi syndrome <engl.>
Ch **1.** Cholin <ger.> **2.** choline <engl.>
CH_2O Formaldehyd <ger.>
CH_3CHO_3 Paraldehyd <ger.>
CH_3Cl Methylchlorid <ger.>
CH_3CoCl Acetylchlorid <ger.>
CH_3COOH Essigsäure <ger.>
CH_3OH Methanol <ger.>
CH_4 Methan <ger.>
CHA **1.** Chlorambucil <ger.> **2.** chlorambucil <engl.> **3.** congenital hypoplastic anemia <engl.>
ChA choline acetylase <engl.>
ChAc choline acetylase <engl.>
ChAT choline acetyltransferase <engl.>
$ChCl_3$ Chloroform <ger.>
CHD Chédiak-Higashi disease <engl.>
CHE **1.** Cholesterinesterase <ger.> **2.** Cholesterinesterhydrolase <ger.> **3.** Cholinesterase <ger.> **4.** cholinesterase <engl.>
ChE **1.** Cholinesterase <ger.> **2.** cholinesterase <engl.>
CHEI cholinesterase inhibitor <engl.>
CHEM chemotherapy <engl.>
CHF **1.** chemotactic factor <engl.> **2.** chemotaktischer Faktor <ger.>
CHI chemotherapeutic index <engl.>
CHL **1.** Chloroform <ger.> **2.** chloroform <engl.>
Chl. **1.** Chloramphenicol <ger.> **2.** Chloroform <ger.>
ChlB chlorobutanol <engl.>
Chlf. **1.** Chloroform <ger.> **2.** chloroform <engl.>
CHO carbohydrate <engl.>
Chol. Cholesterin <ger.>
CHR **1.** Cercarien-Hüllen-Reaktion <ger.> **2.** Chromobacterium <ger.> **3.** Chromobacterium <ger.>
Chr. Chromosom <ger.>
chromat. chromatographisch <ger.>
CHS **1.** Chédiak-Higashi-Syndrom <ger.> **2.** Chédiak-Higashi syndrome <engl.>
CHT **1.** Chemotherapie <ger.> **2.** chemotherapy <engl.>
C.I. color index <engl.>
CI **1.** chemotherapeutic index <engl.> **2.** color index <engl.>
Ci **1.** Curie <ger.> **2.** curie <engl.>
CID cytomegalic inclusion disease <engl.>
CIE counterimmunoelectrophoresis <engl.>
CIN cervicale intraepitheliale Neoplasie <ger.>
Cin inulin clearance <engl.>
CIS Carcinoma in situ <ger.>
CJD Creutzfeldt-Jakob disease <engl.>
CK **1.** creatine kinase <engl.> **2.** Creatinkinase <ger.>
CL **1.** Chemilumineszenz <ger.> **2.** chronic leukemia <engl.> **3.** chronische Leukämie <ger.> **4.** chronische Lymphadenose <ger.> **5.** citrate lyase <engl.>
Cl **1.** Chlor <ger.> **2.** chlorine <engl.> **3.** clearance <engl.>
Cl_3COOH Trichloressigsäure <ger.>
class. classification <engl.>
CLH corpus luteum hormone <engl.>
clin. clinical <engl.>
CLIS Carcinoma lobulare in situ <ger.>
CLL **1.** chronic lymphocytic leukemia <engl.> **2.** chronische lymphatische Leukämie <ger.>
CM **1.** capreomycin <engl.> **2.** contrast medium <engl.>
cm Zentimeter <ger.>
CMF chondromyxoid fibroma <engl.>
CMI cell-mediated immunity <engl.>
CML **1.** cell-mediated lympholysis <engl.> **2.** chronic myelocytic leukemia <engl.> **3.** chronische myeloische Leukämie <ger.>
CMP **1.** cytidine monophosphate <engl.> **2.** Cytidinmonophosphat <ger.>
CMV **1.** Cytomegalievirus <ger.> **2.** cytomegalovirus <engl.>
CMVIG cytomegalovirus immune globulin <engl.>
Co Celsius <ger.>
CO **1.** carbon monoxide <engl.> **2.** crossing-over <engl.> **3.** crossover <engl.> **4.** Kohlenmonoxid <ger.>
Co **1.** Cobalt <ger.> **2.** cobalt <engl.> **3.** Kobalt <ger.>
Co I Coenzym I <ger.>
Co II Coenzym II <ger.>
CO_2 **1.** carbon dioxide <engl.> **2.** Kohlendioxid <ger.>
CoA **1.** Coenzym A <ger.> **2.** coenzyme A <engl.>
CoA-SH **1.** Coenzym A <ger.> **2.** coenzyme A <engl.>
COH carbohydrate <engl.>
CO-Hb **1.** carbon monoxide hemoglobin <engl.> **2.** Carboxyhämoglobin <ger.> **3.** carboxyhemoglobin <engl.>
COMT **1.** catecholamine-*O*-methyltransferase <engl.> **2.** Catecholamin-*O*-methyltransferase <ger.>
ConA **1.** Concanavalin A <ger.> **2.** concanavalin A <engl.>
conA concanavalin A <engl.>
COP colloid osmotic pressure <engl.>
CoQ **1.** coenzyme Q <engl.> **2.** Coenzym Q <ger.>
CoR Congo red <engl.>
cort. cortical <engl.>
CP **1.** Caeruloplasmin <ger.> **2.** ceruloplasmin <engl.> **3.** creatine phosphate <engl.> **4.** Creatinphosphat <ger.>
CPA **1.** Carboxypeptidase A <ger.> **2.** carboxypeptidase A <engl.>
CPB **1.** Carboxypeptidase B <ger.> **2.** carboxypeptidase B <engl.>
CPD citrate phosphate dextrose <engl.>
cpd. compound <engl.>
CPE **1.** cytopathic effect <engl.> **2.** zytopathischer Effekt <ger.>
CPH **1.** chronic persistent hepatitis <engl.> **2.** chronisch-persistierende Hepatitis <ger.>
CPK **1.** creatine phosphokinase <engl.> **2.** Creatinphosphokinase <ger.>
CPM **1.** capreomycin <engl.> **2.** Cyclophosphamid <ger.> **3.** cyclophosphamide <engl.>

c.p.m counts per minute <engl.>

CPR cardiopulmonary resuscitation <engl.>

c.p.s. counts per second <engl.>

CPT Cholinphosphotransferase <ger.>

CR 1. complement receptor <engl.> 2. complete remission <engl.> 3. komplette Remission <ger.>

Cr 1. creatine <engl.> 2. creatinine <engl.> 3. Kreatinin <ger.>

CRF 1. corticotropin releasing factor <engl.> 2. Corticotropin-relasing-Faktor <ger.>

CRH 1. Corticotropin-relasing-Hormon <ger.> 2. corticotropin releasing hormone <engl.>

CRO cathode ray oscilloscope <engl.>

CRP 1. C-reactive protein <engl.> 2. C-reaktives Protein <ger.> 3. cross-reactive protein <engl.> 4. cyclic AMP receptor protein <engl.> 5. Cyclo-AMP-Rezeptorprotein <ger.>

CrP creatine phosphate <engl.>

CRT 1. capillary resistance test <engl.> 2. cathode-ray tube <engl.>

CS 1. chondroitin sulfate <engl.> 2. clinical staging <engl.> 3. Corticosteroid <ger.> 4. corticosteroid <engl.>

CSA chondroitin sulfate A <engl.>

CSB chondroitin sulfate B <engl.>

CSC chondroitin sulfate C <engl.>

CSF 1. cerebrospinal fluid <engl.> 2. Colony-stimulating-Faktor <ger.>

CT 1. calcitonin <engl.> 2. Carboxyltransferase <ger.> 3. carboxyltransferase <engl.> 4. Chemotherapie <ger.> 5. chemotherapy <engl.> 6. clotting time <engl.> 7. coagulation time <engl.> 8. computed tomography <engl.> 9. computerized tomography <engl.> 10. Computertomographie <ger.> 11. connective tissue <engl.> 12. Coombs-Test <ger.> 13. Coombs test <engl.>

CTC 1. Chlortetracyclin <ger.> 2. chlortetracycline <engl.>

CTF 1. chemotactic factor <engl.> 2. chemotaktischer Faktor <ger.>

CTL 1. Clotrimazol <ger.> 2. clotrimazole <engl.> 3. cytotoxic T-lymphocyte <engl.>

CTM 1. computerized tomography <engl.> 2. Computertomographie <ger.>

CTP 1. cytidine triphosphate <engl.> 2. cytidine-5'-triphosphate <engl.> 3. Cytidintriphosphat <ger.> 4. Cytidin-5'-triphosphat <ger.>

CTX 1. Cyclophosphamid <ger.> 2. cyclophosphamide <engl.>

CU Colitis ulcerosa <ger.>

Cu 1. copper <engl.> 2. Kupfer <ger.>

C. u. Colitis ulcerosa <ger.>

$CuSO_4$ Kupfersulfat <ger.>

CVI common variable immunodeficiency <engl.>

CXR chest x-ray <engl.>

cxr chest x-ray <engl.>

CyA 1. Cyclosporin A <ger.> 2. cyclosporin A <engl.>

CYC 1. Cyclophosphamid <ger.> 2. cyclophosphamide <engl.>

Cyd 1. Cytidin <ger.> 2. cytidine <engl.>

Cys 1. Cystein <ger.> 2. cysteine <engl.>

CYS Zystoskopie <ger.>

Cys-Cys cystine <engl.>

Cys-S Cystin <ger.>

Cys-SH 1. Cystein <ger.> 2. cysteine <engl.>

Cys-SO_3H Cysteinsäure <ger.>

Cyt 1. cytochrome <engl.> 2. cytosine <engl.>

Cyx-S cystine <engl.>

D 1. aspartic acid <engl.> 2. Dalton <ger.> 3. density <engl.> 4. dentin <engl.> 5. deoxy- <engl.> 6. Desoxy- <ger.> 7. Deuterium <ger.> 8. deviation <engl.> 9. Dichte <ger.> 10. difference <engl.> 11. diffusion capacity <engl.> 12. Diffusionskoeffizient <ger.> 13. dihydrouridine <engl.> 14. donor <engl.> 15. Dopamin <ger.> 16. dopamine <engl.> 17. dose <engl.> 18. Dosis <ger.>

d 1. density <engl.> 2. deoxy- <engl.> 3. Desoxy- <ger.> 4. Dichte <ger.>

d. Dichte <ger.>

δ Standardabweichung <ger.>

D diffusion coefficient <engl.>

d½ 1. Halbwertdicke <ger.> 2. Halbwertschichtdicke <ger.>

D_2O 1. Deuteriumoxid <ger.> 2. schweres Wasser <ger.>

DA 1. deoxyadenosine <engl.> 2. Desoxyadenosin <ger.> 3. diphenylchlorarsine <engl.> 4. Dopamin <ger.> 5. dopamine <engl.>

Da dalton <engl.>

dA 1. deoxyadenosine <engl.> 2. Desoxyadenosin <ger.>

DA-β-OH Dopamin-β-hydroxylase <ger.>

DACT actinomycin D <engl.>

dAdo 1. deoxyadenosine <engl.> 2. Desoxyadenosin <ger.>

DADP 1. deoxyadenosine diphosphate <engl.> 2. Desoxyadenosindiphosphat <ger.>

dADP 1. deoxyadenosine diphosphate <engl.> 2. Desoxyadenosindiphosphat <ger.>

DAF decay accelerating factor <engl.>

DAG diacylglycerol <engl.>

DAGT direct antiglobulin test <engl.>

DAM 1. Diacetylmorphin <ger.> 2. diacetylmorphine <engl.>

DAMP deoxyadenosine monophosphate <engl.>

dAMP 1. deoxyadenosine monophosphate <engl.> 2. deoxyadenylic acid <engl.> 3. Desoxyadenosinmonophosphat <ger.>

DANS 1. 5-dimethylamino-1-naphthalenesulfonic acid <engl.> 2. 5-Dimethylamino-1-naphthalinsulfonsäure <ger.>

DASC dehydroascorbic acid <engl.>

DAT direct antiglobulin test <engl.>

DATP 1. deoxyadenosine triphosphate <engl.> 2. Desoxyadenosintriphosphat <ger.>

dATP 1. deoxyadenosine triphosphate <engl.> 2. Desoxyadenosintriphosphat <ger.>

DAUN Daunorubicin <ger.>

DBA dibenzanthracene <engl.>

DBC differential blood count <engl.>

DBH 1. dopamine β-hydroxylase <engl.> 2. Dopamin-β-hydroxylase <ger.>

DBV Doppelblindversuch <ger.>

D.C. direct current <engl.>

d.c. direct current <engl.>

DC 1. Decarboxylase <ger.> 2. decarboxylase <engl.> 3. direct current <engl.> 4. donor cell <engl.> 5. Doxycyclin <ger.> 6. Dünnschichtchromatographie <ger.>

dC 1. deoxycytidine <engl.> 2. Desoxycytidin <ger.>

dc direct current <engl.>

DCA 1. deoxycholate citrate agar <engl.> 2. deoxycorticosterone acetate <engl.>
dCDP 1. deoxycytidine diphosphate <engl.> 2. Desoxycytidindiphosphat <ger.>
DCDP deoxycytidine diphosphate <engl.>
DCL diflucortolone <engl.>
DCMP deoxycytidine monophosphate <engl.>
dCMP 1. deoxycytidine monophosphate <engl.> 2. Desoxycytidinmonophosphat <ger.>
DCT direkter Coombs-Test <ger.>
DCTP deoxycytidine triphosphate <engl.>
dCTP 1. deoxycytidine triphosphate <engl.> 2. Desoxycytidintriphosphat <ger.>
dCyd deoxycytidine <engl.>
DDT 1. Dichlordiphenyltrichloräthan <ger.> 2. dichlorodiphenyltrichloroethane <engl.>
DE 1. Dosis efficax <ger.> 2. Effektivdosis <ger.>
DEA diethanolamine <engl.>
deA 1. deoxyadenosine <engl.> 2. Desoxyadenosin <ger.>
deADO 1. deoxyadenosine <engl.> 2. Desoxyadenosin <ger.>
deCDP deoxycytidine diphosphate <engl.>
deCMP deoxycytidine monophosphate <engl.>
deCTP deoxycytidine triphosphate <engl.>
deGDP deoxyguanosine diphosphate <engl.>
DeGMP deoxyguanosine monophosphate <engl.>
DEV duck embryo vaccine <engl.>
Dex 1. Dexamethason <ger.> 2. dexamethasone <engl.>
Dex. Dexamethason <ger.>
D.f. dientamoeba fragilis <engl.>
DFP Diisopropylfluorphosphat <ger.>
DFSP Dermatofibrosarcoma protuberans <ger.>
DG 1. Diacylglycerin <ger.> 2. diglyceride <engl.>
dG 1. deoxyguanosine <engl.> 2. Desoxyguanosin <ger.>
dGDP 1. deoxyguanosine diphosphate <engl.> 2. Desoxyguanosindiphosphat <ger.>
DGMP deoxyguanosine monophosphate <engl.>
dGMP 1. deoxyguanosine monophosphate <engl.> 2. Desoxyguanosinmonophosphat <ger.>
Dgn. 1. Diagnose <ger.> 2. Diagnostik <ger.>
DGS 1. DiGeorge-Syndrom <ger.> 2. Di Guglielmo-Syndrom <ger.>
DGTP deoxyguanosine triphosphate <engl.>
dGTP 1. deoxyguanosine triphosphate <engl.> 2. Desoxyguanosintriphosphat <ger.>
dGUO 1. deoxyguanosine <engl.> 2. Desoxyguanosin <ger.>
DH 1. Dehydrogenase <ger.> 2. dehydrogenase <engl.> 3. delayed hypersensitivity <engl.>
DHAP dihydroxyacetone phosphate <engl.>
DHCC 1,25-Dihydroxycholecalciferol <ger.>
DHF dihydrofolic acid <engl.>
DHFR 1. dihydrofolate reductase <engl.> 2. Dihydrofolatreduktase <ger.>
DHL diffuse histiocytic lymphoma <engl.>
DHPG Dihydroxypropoxymethylguanin <ger.>
DHPR 1. dihydropteridine reductase <engl.> 2. Dihydropteridinreduktase <ger.>
DHR delayed hypersensitivity reaction <engl.>
DHS delayed-type hypersensitivity <engl.>
DHT 1. Dihydrotachysterol <ger.> 2. dihydrotachysterol <engl.> 3. Dihydrotestosteron <ger.> 4. dihydrotestosterone <engl.>
DHU 1. Dihydrouridin <ger.> 2. dihydrouridine <engl.>
DI 1. Dosis infectiosa <ger.> 2. Initialdosis <ger.>
Di 1. diphtheria <engl.> 2. Diphtherie <ger.>
DIC 1. disseminated intravascular coagulation <engl.> 2. disseminierte intravasale Koagulation <ger.>
diff difference <engl.>
DIFP Diisopropylfluorphosphat <ger.>
DIG disseminierte intravasale Gerinnung <ger.>
1,3-DIPG 1,3-Diphosphoglycerat <ger.>
2,3-DIPG 2,3-Diphosphoglycerat <ger.>
DISC 1. ductal in situ-carcinoma <engl.> 2. duktales in-situ-carcinoma <ger.>
DL Donath-Landsteiner <ger.>
DL-Ak Donath-Landsteiner-Antikörper <ger.>
DLE 1. Discoid-Lupus erythematosus <ger.> 2. discoid lupus erythematosus <engl.> 3. disseminated lupus erythematosus <engl.>
DLR Donath-Landsteiner-Reaktion <ger.>
DM 1. Dexamethason <ger.> 2. dexamethasone <engl.> 3. Diabetes mellitus <ger.> 4. diabetes mellitus <engl.> 5. diphenylaminearsine chloride <engl.> 6. Dopamin <ger.> 7. dopamine <engl.>
D.m. Diabetes mellitus <ger.>
DMA Dimethylamin <ger.>
DMAC Dimethylacetamid <ger.>
DMBA 1. 7,12-dimethylbenzaanthracene <engl.> 2. 7,12-dimethylbenzanthracene <engl.> 3. 7,12-Dimethylbenzanthrazen <ger.>
DMCT demethylchlortetracycline <engl.>
DMP dimercaprol <engl.>
DMS 1. Dexamethason <ger.> 2. dexamethasone <engl.>
DMSO 1. Dimethylsulfoxid <ger.> 2. dimethyl sulfoxide <engl.>
DNA deoxyribonucleic acid <engl.>
DNAase deoxyribonuclease <engl.>
DNAse deoxyribonuclease <engl.>
DNase 1. deoxyribonuclease <engl.> 2. Desoxyribonuklease <ger.>
DNB Dinitrobenzol <ger.>
DNP 1. deoxyribonucleoprotein <engl.> 2. Dinitrophenol <ger.> 3. dinitrophenol <engl.>
Dnp deoxyribonucleoprotein <engl.>
DNR Daunorubicin <ger.>
DNS Desoxyribonukleinsäure <ger.>
DO diamine oxidase <engl.>
DOAP dihydroxyacetone phosphate <engl.>
DOC 1. 11-deoxycorticosterone <engl.> 2. 11-Desoxycorticosteron <ger.>
DOCA 1. deoxycorticosterone acetate <engl.> 2. Desoxycorticosteronacetat <ger.>
DOP dihydroxyacetone phosphate <engl.>
DOPA 1. 3,4-Dihydroxyphenylalanin <ger.> 2. 3,4-dihydroxyphenylalanine <engl.>
Dopa 3,4-Dihydroxyphenylalanin <ger.>
Dos. 1. Dosierung <ger.> 2. Dosis <ger.>
dos. 1. dosage <engl.> 2. dose <engl.>
Dox Doxorubicin <ger.>
DP 1. Diphosgen <ger.> 2. diphosphate <engl.>
DPA diphenylamine <engl.>
1,3-DPG 1,3-diphosphoglycerate <engl.>
2,3-DPG 2,3-diphosphoglycerate <engl.>
DPHR dihydropteridine reductase <engl.>
Dpl. Diplococcus <ger.>
DPN Diphosphopyridinnucleotid <ger.>

DPOx diphenol oxidase <engl.>

DPPK dephospho-phosphorylase kinase <engl.>

DR 1. deoxyribose <engl.> 2. dihydrofolic acid reductase <engl.>

dR Desoxyribose <ger.>

DRB Daunorubicin <ger.>

dRDP 1. deoxyribonucleoside diphosphate <engl.> 2. Desoxyribonucleosiddiphosphat <ger.>

dRiB 1. deoxyribose <engl.> 2. Desoxyribose <ger.>

dRMP 1. deoxyribonucleoside monophosphate <engl.> 2. Desoxyribonucleosidmonophosphat <ger.>

DRNA deoxyribonucleic acid <engl.>

dRTP 1. deoxyribonucleoside triphosphate <engl.> 2. Desoxyribonucleosidtriphosphat <ger.>

DS 1. desmosome <engl.> 2. donor serum <engl.> 3. double-stranded <engl.>

ds 1. doppelsträngig <ger.> 2. double-stranded <engl.>

DSA 1. digitale Subtraktionsangiographie <ger.> 2. digital subtraction angiography <engl.>

dsDNA 1. Doppelstrang-DNA <ger.> 2. double-stranded DNA <engl.> 3. double-stranded deoxyribonucleic acid <engl.>

dsDNS Doppelstrang-DNS <ger.>

dsRNA 1. Doppelstrang-RNA <ger.> 2. double-stranded ribonucleic acid <engl.>

dsRNS Doppelstrang-RNS <ger.>

DST 1. dexamethasone suppression test <engl.> 2. donor-specific transfusion <engl.>

dT 1. deoxythymidine <engl.> 2. Desoxythymidin <ger.>

DTDP deoxythymidine diphosphate <engl.>

dTDP 1. deoxythymidine diphosphate <engl.> 2. Desoxythymidindiphosphat <ger.>

DTH delayed-type hypersensitivity <engl.>

dThd 1. deoxythymidine <engl.> 2. Desoxythymidin <ger.>

DTMP deoxythymidine monophosphate <engl.>

dTMP 1. deoxythymidine monophosphate <engl.> 2. Desoxythymidinmonophosphat <ger.>

DTTP deoxythymidine triphosphate <engl.>

dTTP 1. deoxythymidine triphosphate <engl.> 2. Desoxythymidintriphosphat <ger.>

DWDL diffuse well-differentiated lymphocytic lymphoma <engl.>

DXM 1. Dexamethason <ger.> 2. dexamethasone <engl.>

E 1. Einheit <ger.> 2. electron <engl.> 3. Elektron <ger.> 4. Energie <ger.> 5. energy <engl.> 6. Enzym <ger.> 7. enzyme <engl.> 8. Epinephrin <ger.> 9. Erythem <ger.> 10. erythema <engl.> 11. erythrocyte <engl.> 12. Erythrozyt <ger.> 13. Escherichia <ger.> 14. Escherichia <engl.> 15. Ester <ger.> 16. ester <engl.> 17. extinction coefficient <engl.> 18. Extinktion <ger.> 19. Extinktionskoeffizient <ger.> 20. glutamic acid <engl.> 21. molarer Extinktionskoeffizient <ger.> 22. molar extinction coefficient <engl.>

e elementary charge <engl.>

E. 1. Echinococcus <ger.> 2. Entamoeba <ger.> 3. Escherichia <ger.>

Ε molar absorption coefficient <engl.>

ε 1. emissivity <engl.> 2. extinction coefficient <engl.> 3. Extinktionskoeffizient <ger.> 4. molar absorption coefficient <engl.>

η 1. absolute Viskosität <ger.> 2. viscosity <engl.>

e^+ 1. Positron <ger.> 2. positron <engl.>

e^- 1. Elektron <ger.> 2. electron <engl.>

E^0 oxidation-reduction potential <engl.>

E_1 estrone <engl.>

E_2 estradiol <engl.>

E_3 estriol <engl.>

E_4 estetrol <engl.>

EA 1. Early-Antigen <ger.> 2. early antigen <engl.> 3. ethyl alcohol <engl.>

EACA epsilon-aminocaproic acid <engl.>

EAE 1. experimental allergic encephalitis <engl.> 2. experimental allergic encephalomyelitis <engl.> 3. experimentelle allergische Enzephalitis <ger.> 4. experimentelle allergische Enzephalomyelitis <ger.>

EAEM 1. experimental allergic encephalomyelitis <engl.> 2. experimentelle allergische Enzephalomyelitis <ger.>

EAHF Ekzem-Asthma-Heufieber-Komplex <ger.>

EB 1. elementary bodies <engl.> 2. Erythroblast <ger.> 3. erythroblast <engl.>

E.B. elementary bodies <engl.>

EBF Erythroblastosis fetalis <ger.>

EBK Eisenbindungskapazität <ger.>

EBNA 1. Epstein-Barr nuclear antigen <engl.> 2. Epstein-Barr nukleäres Antigen <ger.>

EBV 1. EB-Virus <ger.> 2. Epstein-Barr-Virus <ger.> 3. Epstein-Barr virus <engl.>

EC 1. enterochromaffin <ger.> 2. enterochromaffin <engl.> 3. Escherichia coli <ger.> 4. ethyl cellulose <engl.> 5. extracellular <engl.> 6. extrazellulär <ger.>

ECF 1. eosinophil chemotactic factor <engl.> 2. Eosinophilen-chemotaktischer Faktor <ger.> 3. extracellular fluid <engl.> 4. Extrazellularflüssigkeit <ger.>

ECF-A 1. eosinophil chemotactic factor of anaphylaxis <engl.> 2. Eosinophilen-chemotaktischer Faktor der Anaphylaxie <ger.>

ECM erythema chronicum migrans <engl.>

ECR Extrazellularraum <ger.>

ECS extracellular space <engl.>

ECW 1. extracellular water <engl.> 2. extrazelluläres Wasser <ger.>

E.D. 1. effective dose <engl.> 2. Effektivdosis <ger.>

ED 1. effective dose <engl.> 2. Effektivdosis <ger.> 3. electrodiagnosis <engl.>

$E.D._{50}$ 1. median effective dose <engl.> 2. mittlere effektive Dosis <ger.>

EDC ethylene dichloride <engl.>

EDTA 1. Ethylendiamintetraessigsäure <ger.> 2. ethylenediaminetetraacetic acid <engl.>

EDx electrodiagnosis <engl.>

EE 1. endogenes Ekzem <ger.> 2. endogenous eczema <engl.>

EF 1. elongation factor <engl.> 2. Elongationsfaktor <ger.> 3. extrinsic factor <engl.>

EFA essential fatty acid <engl.>

EG Echinococcus granulosus <ger.>

EGF epidermal growth factor <engl.>

Eh 1. Redoxpotential <ger.> 2. redox potential <engl.> 3. oxidation-reduction potential <engl.>

EHEC 1. enterohämorrhagisches Escherichia coli <ger.> 2. enterohemorrhagic Escherichia coli <engl.>

EHL effective half-life <engl.>

EIA 1. enzyme immunoassay <engl.> 2. Enzymimmunoassay <ger.>
EIEC 1. enteroinvasive Escherichia coli <engl.> 2. enteroinvasives Escherichia coli <ger.>
EK 1. Endokarditis <ger.> 2. Erythrozytenkonzentrat <ger.>
EL 1. Erythroleukämie <ger.> 2. erythroleukemia <engl.>
ELISA 1. Enzyme-linked-immunosorbent-Assay <ger.> 2. enzyme-linked immunosorbent assay <engl.>
Elmi Elektronenmikroskop <ger.>
ELP Elektrophorese <ger.>
Elphor electrophoresis <engl.>
EM 1. electron microscopy <engl.> 2. Elektronenmikroskop <ger.> 3. erythromycin <engl.>
EMB 1. Ethambutol <ger.> 2. ethambutol <engl.>
EMC erythromycin <engl.>
EMF elektromagnetisches Feld <ger.>
EMIT 1. Enzyme-Multiplied-Immunoassay-Technique <ger.> 2. enzyme-multiplied immunoassay technique <engl.>
EMW Embden-Meyerhof-Weg <ger.>
EN 1. enolase <engl.> 2. Enolase <ger.> 3. erythema nodosum <engl.>
ENA 1. extractable nuclear antigens <engl.> 2. extrahierbare nukleäre Antigene <ger.>
ENK 1. Enkephalin <ger.> 2. enkephalin <engl.>
ENL erythema nodosum leprosy <engl.>
Eno 1. Enolase <ger.> 2. enolase <engl.>
ENOL 1. Enolase <ger.> 2. enolase <engl.>
env envelope <engl.>
EO ethylene oxide <engl.>
Eos. eosinophiler Granulozyt <ger.>
EP 1. electrophoresis <engl.> 2. Elektrophorese <ger.> 3. endogenes Pyrogen <ger.> 4. endogenous pyrogen <engl.> 5. Erythropoetin <ger.> 6. erythropoietin <engl.>
EPEC enteropathogenic Escherichia coli <engl.>
EPF Exophthalmus-produzierender Faktor <ger.>
Ephoresis electrophoresis <engl.>
EPO 1. Erythropoetin <ger.> 2. erythropoietin <engl.>
EPS 1. endocrine polyglandular syndrome <engl.> 2. exophthalmos-producing substance <engl.> 3. Exophthalmus-produzierende Substanz <ger.>
EQ 1. Eiweißquotient <ger.> 2. equivalent <engl.>
Eq 1. Äquivalent <ger.> 2. equivalent <engl.>
eq equivalent <engl.>
Eq. Val Grammäquivalent <ger.>
ER 1. endoplasmatisches Retikulum <ger.> 2. endoplasmic reticulum <engl.> 3. Enteritis regionalis <ger.> 4. estrogen receptor <engl.>
E.r. Enteritis regionalis <ger.>
ERC 1. endoskopische retrograde Cholangiographie <ger.> 2. Enteritis regionalis Crohn <ger.>
ERCP endoskopische retrograde Cholangiopankreatikographie <ger.>
ERP endoskopische retrograde Pankreatographie <ger.>
ERT estrogen replacement therapy <engl.>
ERV endogenes Retrovirus <ger.>
erv endogenes Retrovirus <ger.>
Ery 1. erythrocyte <engl.> 2. Erythrozyt <ger.>
ERY erysipelothrix <engl.>
ES 1. Empfängerserum <ger.> 2. extracellular space <engl.>
ESF erythropoietic stimulating factor <engl.>
ESR 1. Elektronenspinresonanz <ger.> 2. erythrocyte sedimentation rate <engl.> 3. erythrocyte sedimentation reaction <engl.>
Et ethyl <engl.>
ETA 1. Ethionamid <ger.> 2. ethionamide <engl.>
ETEC 1. enterotoxicogenic Escherichia coli <engl.> 2. enterotoxisches Escherichia coli <ger.>
ETH 1. Ethionamid <ger.> 2. ethionamide <engl.>
ETHA 1. Ethionamid <ger.> 2. ethionamide <engl.>
EU 1. Energieumsatz <ger.> 2. enzyme unit <engl.>
EV 1. Erythrozytenvolumen <ger.> 2. extravascular <engl.>
eV Elektronenvolt <ger.>
E.v.G. elastica-van Gieson stain <engl.>
EW Eiweiß <ger.>
exf. extract <engl.>
exper. experimentell <ger.>
Ext. 1. Extinktion <ger.> 2. extract <engl.>
EZ 1. extrazellulär <ger.> 2. Extrazellularraum <ger.>
Ez eczema <engl.>
EZF Extrazellularflüssigkeit <ger.>
EZR Extrazellularraum <ger.>
EZW extrazelluläres Wasser <ger.>
F 1. Fahrenheit <engl.> 2. Fahrenheit <ger.> 3. Fett <ger.> 4. filial generation <engl.> 5. flow <engl.> 6. Fluor <ger.> 7. fluorine <engl.> 8. flush <engl.> 9. force <engl.> 10. free energy <engl.> 11. freie Energie <ger.> 12. Phenylalanin <ger.> 13. phenylalanine <engl.>
f 1. focal distance <engl.> 2. formyl <engl.> 3. frequency <engl.> 4. function <engl.>
Fo Fahrenheit <ger.>
F_1 1. F_1-Generation <ger.> 2. filial generation 1 <engl.>
F_2 1. F_2-Generation <ger.> 2. filial generation 2 <engl.>
F I 1. factor I <engl.> 2. Faktor I <ger.>
F II 1. factor II <engl.> 2. Faktor II <ger.>
F III 1. factor III <engl.> 2. Faktor III <ger.>
F IV 1. factor IV <engl.> 2. Faktor IV <ger.>
F IX 1. factor IX <engl.> 2. Faktor IX <ger.>
F V 1. factor V <engl.> 2. Faktor V <ger.>
F VI 1. factor VI <engl.> 2. Faktor VI <ger.>
F VII 1. factor VII <engl.> 2. Faktor VII <ger.>
F VIII 1. factor VIII <engl.> 2. Faktor VIII <ger.>
F X 1. factor X <engl.> 2. Faktor X <ger.>
F XI 1. factor XI <engl.> 2. Faktor XI <ger.>
F XII 1. factor XII <engl.> 2. Faktor XII <ger.>
F XIII 1. factor XIII <engl.> 2. Faktor XIII <ger.>
F-1,6-P Fructose-1,6-diphosphat <ger.>
F1,6-P fructose-1,6-diphosphate <engl.>
F-1-P 1. Fructose-1-phosphat <ger.> 2. fructose-1-phosphate <engl.>
F1P fructose-1-phosphate <engl.>
F1P-ALD fructose-1-phosphate aldolase <engl.>
F-2,6-P Fructose-2,6-diphosphat <ger.>
F-6-P 1. Fructose-6-phosphat <ger.> 2. fructose-6-phosphate <engl.>
F6P fructose-6-phosphate <engl.>
FA 1. fatty acid <engl.> 2. fluorescent antibody <engl.> 3. folic acid <engl.> 4. Formaldehyd <ger.> 5. formaldehyde <engl.>
F-AB Forssman antibody <engl.>
Fab 1. Fab-Fragment <ger.> 2. Fab fragment <engl.>
$F(ab')_2$ 1. $F(ab')_2$-Fragment <ger.> 2. $F(ab')_2$ fragment <engl.>
FABP fatty-acid binding protein <engl.>

FAD 1. Flavinadenindinukleotid <ger.> 2. flavin adenine dinucleotide <engl.>

FADH$_2$ flavin adenine dinucleotide <engl.>

FADN flavin adenine dinucleotide <engl.>

F-AK Forssman-Antikörper <ger.>

FAR 1. fluorescent antibody reaction <engl.> 2. Fluoreszenz-Antikörper-Reaktion <ger.>

FAT 1. fluorescent antibody technique <engl.> 2. fluorescent antibody test <engl.>

FB 1. factor B <engl.> 2. Faktor B <ger.> 3. foreign body <engl.>

Fb 1. Fibroblast <ger.> 2. fibroblast <engl.>

FBC full blood count <engl.>

Fbg. Fibrinogen <ger.>

FBS feedback system <engl.>

Fc 1. Fc-Fragment <ger.> 2. Fc fragment <engl.>

FCC flucloxacillin <engl.>

FD 1. fatal dose <engl.> 2. focal distance <engl.>

Fd 1. Fd fragment <engl.> 2. ferredoxin <engl.>

FDP 1. fibrin degradation products <engl.> 2. Fibrindegradationsprodukte <ger.> 3. fibrinogen degradation products <engl.> 4. Fibrinogendegradationsprodukte <ger.> 5. fructose-1,6-diphosphate <engl.>

FDP-ALD fructose diphosphate aldolase <engl.>

FDPase fructose-1,6-diphosphatase <engl.>

FE 1. fetal erythroblastosis <engl.> 2. fetale Erythroblastose <ger.> 3. Fettembolie <ger.>

Fe 1. Eisen <ger.> 2. Ferrum <ger.> 3. ferrum <engl.> 4. iron <engl.>

FeLV feline leukemia virus <engl.>

FeSV feline sarcoma virus <engl.>

FF Fleckfieber <ger.>

FFA free fatty acid <engl.>

FFP 1. Fresh-frozen-Plasma <ger.> 2. fresh frozen plasma <engl.>

FFS freie Fettsäure <ger.>

FH$_2$ 1. dihydrofolic acid <engl.> 2. Dihydrofolsäure <ger.>

FH$_4$ 1. tetrahydrofolic acid <engl.> 2. Tetrahydrofolsäure <ger.>

FI Färbeindex <ger.>

FIA 1. Fluoreszenzimmunoassay <ger.> 2. fluoroimmunoassay <engl.>

FIGLU 1. formiminoglutamic acid <engl.> 2. Formiminoglutaminsäure <ger.>

FIGS Formiminoglutaminsäure <ger.>

FITC fluorescein isothiocyanate <engl.>

FK Fremdkörper <ger.>

fl. fluid <engl.>

Flav. Flavin <ger.>

fld. fluid <engl.>

flu influenza <engl.>

FLV feline leukemia virus <engl.>

FM 1. fibrin monomer <engl.> 2. flavin mononucleotide <engl.> 3. Flavinmononukleotid <ger.>

FMH fat-mobilizing hormone <engl.>

FMN 1. flavin mononucleotide <engl.> 2. Flavinmononukleotid <ger.>

FMNH$_2$ flavin mononucleotide <engl.>

FN 1. fibronectin <engl.> 2. Fibronektin <ger.>

fn 1. fibronectin <engl.> 2. Fibronektin <ger.>

Fneg false-negative <engl.>

FO oligomycinempfindlichkeitsübertragender Faktor <ger.>

FP freezing point <engl.>

f.p. freezing point <engl.>

Fpos false-positive <engl.>

Fr 1. Franklin <ger.> 2. frequency <engl.>

FRF follicle stimulating hormone releasing factor <engl.>

FRS 1. ferredoxin-reducing substance <engl.> 2. Ferredoxin-reduzierende Substanz <ger.>

Fru 1. fructose <engl.> 2. Fruktose <ger.>

fru fructose <engl.>

Fruc Fruktose <ger.>

fruc fructose <engl.>

FS 1. Fettsäure <ger.> 2. frozen section <engl.>

FSE Frühsommer-Enzephalitis <ger.>

FSF 1. fibrinstabilisierender Faktor <ger.> 2. fibrin stabilizing factor <engl.>

FSH 1. follicle stimulating hormone <engl.> 2. follikelstimulierendes Hormon <ger.>

FSH-RF follicle stimulating hormone releasing factor <engl.>

FSH-RH follicle stimulating hormone releasing hormone <engl.>

FSME Frühsommer-Meningoenzephalitis <ger.>

FSP 1. Fibrinogenspaltprodukte <ger.> 2. fibrinolytic split products <engl.> 3. Fibrinspaltprodukte <ger.>

FTA 1. fluorescent treponemal antibody <engl.> 2. Fluoreszenz-Treponemen-Antikörper <ger.>

FTA-Abs 1. fluorescent treponemal antibody absorption test <engl.> 2. FTA-Abs-Test <ger.>

FTA-ABT Fluoreszenz-Treponemen-Antikörper-Absorptionstest <ger.>

FU 5-fluorouracil <engl.>

5-FU 5-fluorouracil <engl.>

FUDR 1. 5-fluorodeoxyuridine <engl.> 2. 5-Fluorodesoxyuridin <ger.>

5-FUdR 1. floxuridine <engl.> 2. 5-fluorodeoxyuridine <engl.>

FUM 1. fumarate hydratase <engl.> 2. Fumarathydratase <ger.>

G 1. ganglioside <engl.> 2. Gastrin <ger.> 3. Generation <ger.> 4. generation <engl.> 5. gentamicin <engl.> 6. Gentamicin <ger.> 7. Globulin <ger.> 8. globulin <engl.> 9. glucose <engl.> 10. Glukose <ger.> 11. Glycin <ger.> 12. glycine <engl.> 13. Guanin <ger.> 14. guanine <engl.> 15. Guanosin <ger.> 16. guanosine <engl.> 17. Körpergewicht <ger.>

g 1. Gewicht <ger.> 2. Gramm <ger.>

G-1,6-P 1. glucose-1,6-diphosphate <engl.> 2. Glukose-1,6-diphosphat <ger.>

G-1-P 1. glucose-1-phosphate <engl.> 2. Glukose-1-phosphat <ger.>

G1P glucose-1-phosphate <engl.>

G-6-P 1. glucose-6-phosphate <engl.> 2. Glukose-6-phosphat <ger.>

G6P glucose-6-phosphate <engl.>

G-6-Pase 1. glucose-6-phosphatase <engl.> 2. Glukose-6-phosphatase <ger.>

G-6-PD glucose-6-phosphate dehydrogenase <engl.>

G-6-PDH 1. glucose-6-phosphate dehydrogenase <engl.> 2. Glukose-6-phosphatdehydrogenase <ger.>

GA 1. glucuronic acid <engl.> 2. Glukoamylase <ger.> 3. glyceraldehyde <engl.> 4. Glyzerinaldehyd <ger.> 5. Golgi-Apparat <ger.>

GABA 1. γ-aminobutyric acid <engl.> 2. Gammaaminobuttersäure <ger.> 3. gamma-aminobutyric acid <engl.>

GABS Gamma-Aminobuttersäure <ger.>
GAG **1.** glycosaminoglycan <engl.> **2.** Glykosaminglykan <ger.>
gag Gruppenantigen <ger.>
GalN **1.** Galaktosamin <ger.> **2.** galactosamine <engl.>
Gal **1.** galactose <engl.> **2.** Galaktose <ger.>
Gal-1-PUT **1.** galactose-1-phosphate uridyltransferase <engl.> **2.** Galaktose-1-phosphat-uridyltransferase <ger.>
GALT gut-associated lymphoid tissue <engl.>
GAP **1.** glyceraldehyde-3-phosphate <engl.> **2.** Glyzerinaldehyd-3-phosphat <ger.>
GAPD (H) Glyzerinaldehyd-3-phosphatdehydrogenase <ger.>
GAS group A streptococci <engl.>
GB **1.** Gallenblase <ger.> **2.** Gasbrand <ger.> **3.** Guillain-Barré-Syndrom <ger.>
GBG **1.** glycine-rich β-glycoprotein <engl.> **2.** glycinreiches Beta-Globulin <ger.>
GBM glomerular basement membrane <engl.>
GBS Guillain-Barré-Syndrom <ger.>
GC **1.** Gaschromatographie <ger.> **2.** gas chromatography <engl.> **3.** glucocorticoid <engl.>
gcal gram calorie <engl.>
GD Gesamtdosis <ger.>
GDH glutamate dehydrogenase <engl.>
GDP **1.** Guanosin-5'-diphosphat <ger.> **2.** Guanosindiphosphat <ger.> **3.** guanosine-5'-diphosphate <engl.> **4.** guanosine diphosphate <engl.>
GER **1.** granular endoplasmic reticulum <engl.> **2.** granuläres endoplasmatisches Retikulum <ger.>
GeV Gigaelektronenvolt <ger.>
GF glass factor <engl.>
GG **1.** Gammaglobulin <ger.> **2.** gamma globulin <engl.>
GGT γ-glutamyltransferase <engl.>
GGTP γ-Glutamyltranspeptidase <ger.>
GH **1.** general hospital <engl.> **2.** growth hormone <engl.> **3.** growth hormone inhibiting hormone <engl.>
GH-IF growth hormone inhibiting factor <engl.>
GH-IH growth hormone inhibiting hormone <engl.>
GH-RF growth hormone releasing factor <engl.>
GH-RH growth hormone releasing hormone <engl.>
GH-RIF growth hormone release inhibiting factor <engl.>
GH-RIH growth hormone release inhibiting hormone <engl.>
GI **1.** gastrointestinal <engl.> **2.** gastrointestinal <ger.> **3.** Granuloma inguinale <ger.>
GIF growth hormone inhibiting factor <engl.>
GIH growth hormone inhibiting hormone <engl.>
GIP gastrisches inhibitorisches Polypeptid <ger.>
GIT gastrointestinal tract <engl.>
GK **1.** Geschlechtskrankheit <ger.> **2.** Gewebekultur <ger.> **3.** glucokinase <engl.> **4.** Glukokinase <ger.> **5.** Glyzerinkinase <ger.>
GKB Ganzkörperbestrahlung <ger.>
GKV Gesamtkörpervolumen <ger.>
GKW Gesamtkörperwasser <ger.>
GLC gas-liquid chromatography <engl.>
Glc **1.** glucose <engl.> **2.** Glucose <ger.>
glc glaucoma <engl.>
Glc-6-P **1.** glucose-6-phosphate <engl.> **2.** Glukose-6-phosphat <ger.>
GLDH **1.** Glutamatdehydrogenase <ger.> **2.** glutamate dehydrogenase <engl.>
Gln **1.** Glutamin <ger.> **2.** glutamine <engl.>
Glp 5-oxoproline <engl.>
Glu **1.** Glutamat <ger.> **2.** glutamic acid <engl.> **3.** Glutaminsäure <ger.>
GluDH glutamate dehydrogenase <engl.>
Gly **1.** Glycin <ger.> **2.** glycine <engl.> **3.** Glykogen <ger.> **4.** Glykokoll <ger.> **5.** Glyzin <ger.>
GM **1.** general medicine <engl.> **2.** Gentamicin <ger.> **3.** gentamicin <engl.>
GM-CSF Granulozyten-Makrophagen-koloniestimulierender Faktor <ger.>
GMP **1.** guanosine monophosphate <engl.> **2.** Guanosinmonophosphat <ger.>
3',5'-GMP zyklisches Guanosin-3',5'-Phosphat <ger.>
GMW gram-molecular weight <engl.>
GN **1.** Glomerulonephritis <ger.> **2.** glomerulonephritis <engl.> **3.** gram-negative <engl.> **4.** gramnegativ <ger.>
Gn-RF **1.** gonadotropin releasing factor <engl.> **2.** Gonadotropin-releasing-Faktor <ger.>
Gn-RH **1.** Gonadotropin-releasing-Hormon <ger.> **2.** gonadotropin releasing hormone <engl.>
GO Gonorrhoe <ger.>
Go Gonorrhoe <ger.>
GOD **1.** glucose oxidase <engl.> **2.** Glukoseoxidase <ger.>
GOT **1.** Glutamatoxalacetattransaminase <ger.> **2.** glutamic-oxaloacetic transaminase <engl.>
GP **1.** glycoprotein <engl.> **2.** Glykoprotein <ger.> **3.** grampositiv <ger.> **4.** gram-positive <engl.>
gp **1.** glycoprotein <engl.> **2.** Glykoprotein <ger.>
GPA Glykophorin A <ger.>
GPC Glyzerin-3-phosphorylcholin <ger.>
GPD glucose-6-phosphate dehydrogenase <engl.>
GPDH glucose-6-phosphate dehydrogenase <engl.>
GPI Glukosephosphatisomerase <ger.>
GPP **1.** glucose-6-phosphate dehydrogenase <engl.> **2.** Glukose-6-phosphatdehydrogenase <ger.>
GPS Goodpasture-Syndrom <ger.>
GPT **1.** Glutamatpyruvattransaminase <ger.> **2.** glutamic-pyruvic transaminase <engl.>
GR **1.** gamma rays <engl.> **2.** glutathione reductase <engl.> **3.** Glutathionreductase <ger.>
grad. gradient <engl.>
Grad. radient <ger.>
gran. granuliert <ger.>
GRF **1.** gonadotropin releasing factor <engl.> **2.** Gonadotropin-releasing-Faktor <ger.> **3.** growth hormone releasing factor <engl.>
GRH **1.** Gonadotropin-releasing-Hormon <ger.> **2.** gonadotropin releasing hormone <engl.> **3.** growth hormone releasing hormone <engl.>
GRIF growth hormone inhibiting factor <engl.>
GRIH growth hormone inhibiting hormone <engl.>
GS **1.** general surgery <engl.> **2.** Goodpasture-Syndrom <ger.>
gs **1.** group-specific <engl.> **2.** gruppenspezifisch <ger.>
GSC gas-solid chromatography <engl.>
GSDH Glutaminsäuredehydrogenase <ger.>
GSH **1.** glutathione <engl.> **2.** reduced glutathione <engl.> **3.** reduziertes Glutathion <ger.>
GSSG **1.** oxidiertes Glutathion <ger.> **2.** oxidized glutathione <engl.>

GT gereinigtes Tuberkulin <ger.>
γ-GT 1. γ-Glutamyltransferase <ger.> 2. γ-Glutamyltranspeptidase <ger.>
gt granulation tissue <engl.>
GTH 1. Glutathion <ger.> 2. glutathione <engl.> 3. gonadotropes Hormon <ger.>
GTP 1. guanosine-5'-triphosphate <engl.> 2. guanosine triphosphate <engl.> 3. Guanosin-5'-triphosphat <ger.> 4. Guanosintriphosphat <ger.>
GU Grundumsatz <ger.>
Gua guanine <engl.>
Guo 1. Guanosin <ger.> 2. guanosine <engl.>
GV 1. Gentianaviolett <ger.> 2. gentian violet <engl.>
GvHR 1. graft-versus-host reaction <engl.> 2. Graft-versus-host-Reaktion <ger.> 3. GvH-Reaktion <ger.>
GZ Gerinnungszeit <ger.>
H 1. Helium <ger.> 2. Heparin <ger.> 3. Heroin <ger.> 4. heroin <engl.> 5. Histamin <ger.> 6. histamine <engl.> 7. Histidin <ger.> 8. histidine <engl.> 9. homogeneity <engl.> 10. Hormon <ger.> 11. hormone <engl.> 12. human <ger.> 13. human <engl.> 14. hydrogen <engl.> 15. Wasserstoff <ger.>
H^+ 1. hydrogen ion <engl.> 2. Wasserstoffion <ger.>
H_0 Nullhypothese <ger.>
H_1 alternative hypothesis <engl.>
^2H 1. Deuterium <ger.> 2. heavy hydrogen <engl.>
^3H 1. Tritium <ger.> 2. tritium <engl.>
H_2CO_3 Kohlensäure <ger.>
H_2O Wasser <ger.>
H_2O_2 1. hydrogen peroxide <engl.> 2. Wasserstoffperoxid <ger.> 3. Wasserstoffsuperoxid <ger.>
H_2Q ubiquinol <engl.>
H_2S Schwefelwasserstoff <ger.>
$H_2S_2O_3$ Thioschwefelsäure <ger.>
H_2SiO_3 Silikat <ger.>
H_2SO_4 Schwefelsäure <ger.>
H_3BO_3 Borsäure <ger.>
$H_4P_2O_7$ Pyrophosphorsäure <ger.>
HA 1. Hämadsorption <ger.> 2. Hämagglutination <ger.> 3. Hämagglutinin <ger.> 4. hämolytische Anämie <ger.> 5. Hämophilie A <ger.> 6. hemadsorption <engl.> 7. hemagglutination <engl.> 8. hemagglutinin <engl.> 9. hemolytic anemia <engl.> 10. hemophilia A <engl.> 11. hepatitis A <engl.> 12. Hepatitis A <ger.> 13. hyaluronic acid <engl.> 14. hydroxyapatite <engl.>
HAA hepatitis-associated antigen <engl.>
HACC 1. Hexachlorcyclohexan <ger.> 2. hexachlorocyclohexane <engl.>
HAD 1. 3-hydroxyacyl-CoA dehydrogenase <engl.> 2. Hämadsorption <ger.>
HAd 1. Hämadsorption <ger.> 2. hemadsorption <engl.>
HAE 1. hereditäres Angioödem <ger.> 2. hereditary angioedema <engl.>
HAH Hämagglutinationshemmung <ger.>
HAI 1. hemagglutination inhibition <engl.> 2. hemagglutination-inhibition test <engl.>
HANE hereditary angioneurotic edema <engl.>
HÄS Hydroxyäthylstärke <ger.>
HAV 1. Hepatitis-A-Virus <ger.> 2. hepatitis A virus <engl.>
HB 1. Hepatitis B <ger.> 2. hepatitis B <engl.>
Hb Hämoglobin <ger.>
HB II reduziertes Hämoglobin <ger.>
HB III Hämiglobin <ger.>
HbA 1. Hämoglobin A <ger.> 2. hemoglobin A <engl.>
HbA_1 1. glycosylated hemoglobin <engl.> 2. glykosyliertes Hämoglobin <ger.>
HbA_2 1. Hämoglobin A_2 <ger.> 2. hemoglobin A_2 <engl.>
HBB 2-α-Hydroxybenzyl-Benzimidazol <ger.>
HbC 1. Hämoglobin C <ger.> 2. hemoglobin C <engl.>
HBcAg 1. Hepatitis B core-Antigen <ger.> 2. hepatitis B core antigen <engl.>
HbChesapeake hemoglobin Chesapeake <engl.>
HbCN 1. cyanmethemoglobin <engl.> 2. Methämoglobinzyanid <ger.>
HbCO carboxyhemoglobin <engl.>
HbD 1. Hämoglobin D <ger.> 2. hemoglobin D <engl.>
HBDH 1. α-Hydroxybutyratdehydrogenase <ger.> 2. α-hydroxybutyrate dehydrogenase <engl.>
HBDNAP 1. Hepatitis-B-DNA-polymerase <ger.> 2. hepatitis B DNA polymerase <engl.>
HbE Färbekoeffizient <ger.>
HbE 1. Hämoglobin E <ger.> 2. hemoglobin E <engl.>
HBe hepatitis B e antigen <engl.>
HBeAg 1. Hepatitis B e-Antigen <ger.> 2. hepatitis B e antigen <engl.>
HBeAg hepatitis B e antigen <engl.>
HbF 1. Hämoglobin F <ger.> 2. hemoglobin F <engl.>
HbF 1. fetales Hämoglobin <ger.> 2. fetal hemoglobin <engl.>
HbH 1. Hämoglobin H <ger.> 2. hemoglobin H <engl.>
HbI 1. Hämoglobin I <ger.> 2. hemoglobin I <engl.>
HBIG 1. Hepatitis-B-Immunglobulin <ger.> 2. hepatitis B immune globulin <engl.>
HBLV 1. human B-lymphotropic virus <engl.> 2. humanes B-lymphotropes-Virus <ger.>
HbM 1. Hämoglobin M <ger.> 2. hemoglobin M <engl.> 3. Methämoglobin <ger.>
HbO_2 1. Oxyhämoglobin <ger.> 2. oxyhemoglobin <engl.>
HbP fetal hemoglobin <engl.>
HbS 1. Hämoglobin S <ger.> 2. hemoglobin S <engl.>
HBsAg 1. Hepatitis B surface-Antigen <ger.> 2. hepatitis B surface antigen <engl.>
HBsAg hepatitis B surface antigen <engl.>
HBV 1. Hepatitis-B-Virus <ger.> 2. hepatitis B virus <engl.>
HC 1. Hepatitis C <ger.> 2. Histokompatibilität <ger.> 3. hydrocarbon <engl.> 4. Hydrocortison <ger.> 5. hydrocortisone <engl.>
HCA hepatocellular adenoma <engl.>
HCB Hexachlorbenzol <ger.>
HCC 1. 25-hydroxycholecalciferol <engl.> 2. hepatocellular carcinoma <engl.> 3. hepatozelluläres Karzinom <ger.> 4. hexachlorocyclohexane <engl.>
25-HCC 1. 25-Hydroxycholecalciferol <ger.> 2. 25-hydroxy-cholecalciferol <engl.>
HCCH 1. Hexachlorcyclohexan <ger.> 2. hexachlorocyclohexane <engl.>
HCG 1. human chorionic gonadotropin <engl.> 2. humanes Choriongonadotropin <ger.>
hCG human chorionic gonadotropin <engl.>
HCH 1. Hexachlorcyclohexan <ger.> 2. hexachlorocyclohexane <engl.>
HCHO formaldehyde <engl.>
HCl 1. Chlorwasserstoff <ger.> 2. hydrochloric acid <engl.> 3. hydrogen chloride <engl.> 4. Salzsäure <ger.>

HCN 1. Cyanwasserstoff <ger.> 2. hydrogen cyanide <engl.>
HCT 1. Hämatokrit <ger.> 2. hematocrit <engl.>
Hct hematocrit <engl.>
HCV 1. hepatitis C virus <engl.> 2. Hepatitis-C-Virus <ger.> 3. human coronavirus <engl.> 4. humanes Coronavirus <ger.>
HCX Histiocytosis X <ger.>
HCy hemocyanin <engl.>
Hcy homocysteine <engl.>
HD 1. Hämodialyse <ger.> 2. hemodialysis <engl.> 3. Herddosis <ger.> 4. Hodgkin's disease <engl.>
HDAg 1. Hepatitis-Deltaantigen <ger.> 2. hepatitis delta antigen <engl.>
HDC 1. Hydrocortison <ger.> 2. hydrocortisone <engl.>
HDCC human diploid cell culture <engl.>
HDL 1. high-density-Lipoprotein <ger.> 2. high-density lipoprotein <engl.>
HDN hemolytic disease of the newborn <engl.>
HDO schweres Wasser <ger.>
HDP hexose diphosphate <engl.>
HDV 1. Hepatitis-Delta-Virus <ger.> 2. hepatitis delta virus <engl.>
HE 1. Hämatoxylin-Eosin <ger.> 2. hematoxylin-eosin <engl.>
He 1. Helium <ger.> 2. Heparin <ger.> 3. heparin <engl.>
HECV 1. human enteric coronavirus <engl.> 2. humanes enterisches Coronavirus <ger.>
HES Hydroxyäthylstärke <ger.>
HET Hydroxyeicosatetraensäure <ger.>
HETE hydroxyeicosatetraenoic acid <engl.>
HF 1. Hageman factor <engl.> 2. Hageman-Faktor <ger.> 3. Hämofiltration <ger.> 4. hay fever <engl.> 5. hemofiltration <engl.> 6. hemorrhagic fever <engl.> 7. Heufieber <ger.>
HFSH human follicle-stimulating hormone <engl.>
HG Hypoglykämie <ger.>
Hg 1. hemoglobin <engl.> 2. mercury <engl.> 3. Quecksilber <ger.>
HGA homogentisic acid <engl.>
Hgb Hämoglobin <ger.>
hgb hemoglobin <engl.>
HGF hyperglycemic-glycogenolytic factor <engl.>
Hg-F 1. fetales Hämoglobin <ger.> 2. fetal hemoglobin <engl.>
HGH human growth hormone <engl.>
hGH human growth hormone <engl.>
HGPRT 1. hypoxanthine guanine phosphoribosyltransferase <engl.> 2. Hypoxanthin-Guanin-phosphoribosyltransferase <ger.>
HHA 1. Heterohämagglutinin <ger.> 2. heterohemagglutinin <engl.>
HHL Hypophysenhinterlappen <ger.>
HHT 1. hydroxyheptadecatrienoic acid <engl.> 2. Hydroxyheptadecatriensäure <ger.>
HI 1. hemagglutination inhibition <engl.> 2. hemagglutination-inhibition test <engl.>
5-HIAA 5-hydroxyindoleacetic acid <engl.>
5-HIE 5-Hydroxyindolessigsäure <ger.>
5-HIES 5-Hydroxyindolessigsäure <ger.>
HIM hexosephosphate isomerase <engl.>
HIS 1. hyperimmune serum <engl.> 2. Hyperimmunserum <ger.>
His 1. Histidin <ger.> 2. histidine <engl.>
histol. 1. histological <engl.> 2. histology <engl.>
HIV human immunodeficiency virus <engl.>
HJ 1. Howell-Jolly bodies <engl.> 2. Howell-Jolly-Körperchen <ger.>
HK 1. Hämatokrit <ger.> 2. Hexokinase <ger.> 3. hexokinase <engl.>
Hk Hämatokrit <ger.>
HKT Hämatokrit <ger.>
Hkt Hämatokrit <ger.>
HL 1. Haarzellenleukämie <ger.> 2. half-life <engl.> 3. Harnleiter <ger.> 4. Hodgkin-Lymphom <ger.> 5. Hodgkin's lymphoma <engl.>
HLK Halslymphknoten <ger.>
5-HMC 5-Hydroxymethylcytosin <ger.>
HMG 1. 3-Hydroxy-3-methylglutarsäure <ger.> 2. 3-hydroxy-3-methylglutaric acid <engl.> 3. human menopausal gonadotropin <engl.>
hMG human menopausal gonadotropin <engl.>
HMG-CoA 1. β-hydroxy-β-methylglutaryl-CoA <engl.> 2. β-Hydroxy-β-methylglutaryl-CoA <ger.>
HMP 1. Hexosemonophosphat <ger.> 2. hexose monophosphate <engl.>
HMS hexose monophosphate shunt <engl.>
HMW high-molecular-weight <engl.>
HMWK 1. high-molecular-weight kininogen <engl.> 2. HMW-Kininogen <ger.> 3. hochmolekulares Kininogen <ger.>
HMW-NCF high-molecular-weight neutrophil chemotactic factor <engl.>
HNO_3 Salpetersäure <ger.>
hnRNA 1. heterogene Kern-RNA <ger.> 2. heterogeneous nuclear RNA <engl.>
hnRNS heterogene Kern-RNS <ger.>
HOADH 1. 3-hydroxyacyl-CoA dehydrogenase <engl.> 2. 3-Hydroxyacyl-CoA-dehydrogenase <ger.>
17-HOCS 1. 17-Hydroxycorticosteroid <ger.> 2. 17-hydroxy-corticosteroid <engl.>
HOP 1. Hydroxyprolin <ger.> 2. hydroxyproline <engl.>
5-HOT 1. 5-Hydroxytryptamin <ger.> 2. 5-hydroxytryptamine <engl.>
HP 1. Hämatoporphyrin <ger.> 2. Heparin <ger.> 3. heparin <engl.> 4. Hydroxyprolin <ger.> 5. hydroxyproline <engl.>
Hp Haptoglobin <ger.>
HPETE 1. hydroperoxyeicosatetraenoic acid <engl.> 2. Hydroperoxyeicosatetraensäure <ger.>
HPL 1. humanes Plazentalaktogen <ger.> 2. human placental lactogen <engl.>
hPL human placental lactogen <engl.>
HPLC 1. high-performance liquid chromatography <engl.> 2. high-pressure liquid chromatography <engl.>
HPN hypertension <engl.>
HPRT 1. hypoxanthine guanine phosphoribosyltransferase <engl.> 2. Hypoxanthin-phosphoribosyltransferase <ger.>
HPV 1. humanes Papillomavirus <ger.> 2. human papillomavirus <engl.>
HQE hereditäres Quincke-Ödem <ger.>
HQÖ hereditäres Quincke-Ödem <ger.>
HRP horseradish peroxidase <engl.>
HRT hormone replacement therapy <engl.>
HS 1. Herpes simplex <ger.> 2. herpes simplex <engl.> 3. homologes Serum <ger.> 4. homologous serum <engl.>

H/S hyposensitization <engl.>

HSD hydroxysteroid dehydrogenase <engl.>

HSDH hydroxysteroid dehydrogenase <engl.>

HSE 1. herpes simplex encephalitis <engl.> 2. Herpes-simplex-Enzephalitis <ger.>

HSP Henoch-Schönlein purpura <engl.>

Hst. Harnstoff <ger.>

HSV 1. Herpes-simplex-Virus <ger.> 2. herpes simplex virus <engl.>

HSV-I Herpes-simplex-Virus Typ I <ger.>

HSV-II Herpes-simplex-Virus Typ II <ger.>

HSV-Typ I Herpes-simplex-Virus Typ I <ger.>

HSV-Typ II Herpes-simplex-Virus Typ II <ger.>

5-HT 1. 5-Hydroxytryptamin <ger.> 2. 5-hydroxytryptamine <engl.>

HTACS human thyroid adenylate cyclase stimulator <engl.>

HTF humoraler Thymusfaktor <ger.>

HTG hypertriglyceridemia <engl.>

HTLV 1. humanes T-Zell-Leukämie-Virus <ger.> 2. humanes T-Zell-lymphotropes-Virus <ger.> 3. human T-cell leukemia virus <engl.> 4. human T-cell lymphoma virus <engl.> 5. human T-cell lymphotropic virus <engl.>

HTLV III 1. humanes T-Zell-Leukämie-Virus III <ger.> 2. human T-cell lymphotropic virus type III <engl.>

5-HTP 1. 5-Hydroxytryptophan <ger.> 2. 5-hydroxytryptophan <engl.>

HTR hemolytic transfusion reaction <engl.>

hU dihydrouridine <engl.>

Human-IFN-β_2 Humaninterferon-β_2 <ger.>

HUS 1. hämolytisch-urämisches Syndrom <ger.> 2. hemolytic-uremic syndrome <engl.>

HV 1. Heilverfahren <ger.> 2. Hepatitisvirus <ger.> 3. hepatitis virus <engl.>

HVA homovanillic acid <engl.>

HvG Host-versus-Graft-Reaktion <ger.>

HvGR Host-versus-Graft-Reaktion <ger.>

HVH Herpesvirus hominis <ger.>

HVL 1. half-value layer <engl.> 2. Hypophysenvorderlappen <ger.>

HWD 1. Halbwertdicke <ger.> 2. Halbwertschichtdicke <ger.>

HWS Halbwertschichtdicke <ger.>

HWZ 1. Halbwertszeit <ger.> 2. Halbwertzeit <ger.>

HX 1. Hypoxanthin <ger.> 2. hypoxanthine <engl.>

Hyl 1. Hydroxylysin <ger.> 2. hydroxylysine <engl.>

Hylys 1. Hydroxylysin <ger.> 2. hydroxylysine <engl.>

HYP 1. Hypertrophie <ger.> 2. Hydroxyprolin <ger.> 3. hydroxyproline <engl.>

Hyp hypoxanthine <engl.>

I 1. indicator <engl.> 2. Indikator <ger.> 3. induction <engl.> 4. Induktion <ger.> 5. Inhibition <ger.> 6. inhibition <engl.> 7. Inhibitor <ger.> 8. inhibitor <engl.> 9. Inosin <ger.> 10. inosine <engl.> 11. intestinal <engl.> 12. Iod <ger.> 13. iodine <engl.> 14. ionic strength <engl.> 15. isoleucine <engl.> 16. Isotop <ger.> 17. isotope <engl.>

i 1. inactive <engl.> 2. inaktiv <ger.>

IA 1. Immunadhärenz <ger.> 2. intra-arterial <engl.>

i.a. intra-arterial <engl.>

IAGT indirect antiglobulin test <engl.>

IAHA immune adherence hemagglutination assay <engl.>

IAT Ionenaustauscher <ger.>

IB immune body <engl.>

I.B. inclusion body <engl.>

IBC iron-binding capacity <engl.>

IC 1. immune complex <engl.> 2. Immunkomplex <ger.> 3. intercellular <engl.> 4. interstitial cells <engl.> 5. intracellular <engl.> 6. intrazellulär <ger.>

i.c. 1. intracutaneous <engl.> 2. intrakutan <ger.>

ICD Isocitratdehydrogenase <ger.>

ICF 1. intracellular fluid <engl.> 2. Intrazellularflüssigkeit <ger.>

ICR 1. intracutaneous reaction <engl.> 2. Intrakutanreaktion <ger.>

ICS intracellular space <engl.>

ICSH interstitial cell stimulating hormone <engl.>

ICT indirekter Coombs-Test <ger.>

ICW 1. intracellular water <engl.> 2. intrazelluläres Wasser <ger.>

ID 1. Immundefekt <ger.> 2. Immundiffusion <ger.> 3. immunodiffusion <engl.> 4. infectious disease <engl.> 5. infective dose <engl.> 6. Infektionsdosis <ger.> 7. Initialdosis <ger.> 8. Ionendosis <ger.>

I.D. infective dose <engl.>

Id Idiotyp <ger.>

ID$_{50}$ 1. median infective dose <engl.> 2. mittlere Infektionsdosis <ger.>

I.D.$_{50}$ 1. median infective dose <engl.> 2. mittlere Infektionsdosis <ger.>

IDD immunodeficiency disease <engl.>

IDDM insulin-dependent diabetes mellitus <engl.>

IDH Isocitratdehydrogenase <ger.>

IDL intermediate-density lipoprotein <engl.>

IDT Intradermaltest <ger.>

IDU 1. Idoxuridin <ger.> 2. idoxuridine <engl.>

IDUR Idoxuridin <ger.>

IE 1. Immunelektrophorese <ger.> 2. immunoelectrophoresis <engl.> 3. infektiöse Einheit <ger.> 4. Internationale Einheit <ger.>

I.E. 1. infektiöse Einheit <ger.> 2. Internationale Einheit <ger.>

IEC 1. intraepithelial carcinoma <engl.> 2. intraepitheliales Karzinom <ger.>

IEF isoelektrische Fokussierung <ger.>

IEP 1. Immunelektrophorese <ger.> 2. immunoelectrophoresis <engl.> 3. isoelectric point <engl.> 4. isoelektrischer Punkt <ger.>

IES Indolessigsäure <ger.>

IF 1. Immunfluoreszenz <ger.> 2. immunofluorescence <engl.> 3. inhibiting factor <engl.> 4. Inhibitingfaktor <ger.> 5. Initialfaktor <ger.> 6. initiation factor <engl.> 7. Initiationsfaktor <ger.> 8. Interferon <ger.> 9. interferon <engl.> 10. interstitial fluid <engl.> 11. Intrinsic-Faktor <ger.> 12. Intrinsic factor <engl.>

IFAR 1. indirect fluorescent antibody reaction <engl.> 2. indirekte Fluoreszenz-Antikörper-Reaktion <ger.>

IFN 1. Interferon <ger.> 2. interferon <engl.>

IFN-α 1. α-Interferon <ger.> 2. interferon-α <engl.>

IFN-β 1. β-Interferon <ger.> 2. interferon-β <engl.>

IFN-γ 1. γ-Interferon <ger.> 2. interferon-γ <engl.>

IFT Immunfluoreszenztest <ger.>

IG 1. Immunglobulin <ger.> 2. immunoglobulin <engl.>

Ig 1. Immunglobulin <ger.> 2. immunoglobulin <engl.>

IgA 1. Immunglobulin A <ger.> 2. immunoglobulin A <engl.>

IgD 1. Immunglobulin D <ger.> 2. immunoglobulin D <engl.>
IgE 1. Immunglobulin E <ger.> 2. immunoglobulin E <engl.>
IGF insulin-like growth factors <engl.>
IGF I insulin-like growth factor I <engl.>
IgG 1. Immunglobulin G <ger.> 2. immunoglobulin G <engl.>
IgM 1. Immunglobulin M <ger.> 2. immunoglobulin M <engl.>
IH 1. Inhibitinghormon <ger.> 2. inhibiting hormone <engl.> 3. iron hematoxylin <engl.>
IHA 1. indirect hemagglutination <engl.> 2. indirekte Hämagglutination <ger.>
IK 1. Immunkomplex <ger.> 2. Immunkonglutinin <ger.>
IKN Immunkomplexnephritis <ger.>
IKT Intrakutantest <ger.>
IKZ Inkubationszeit <ger.>
IL 1. indeterminierte Lepra <ger.> 2. Interleukin <ger.> 3. interleukin <engl.>
IL-1 1. Interleukin-1 <ger.> 2. interleukin-1 <engl.>
IL-2 1. Interleukin-2 <ger.> 2. interleukin-2 <engl.>
IL-3 1. Interleukin-3 <ger.> 2. interleukin-3 <engl.>
ILA insulin-like activity <engl.>
Ile isoleucine <engl.>
Ileu isoleucine <engl.>
IM 1. infectious mononucleosis <engl.> 2. intramuscular <engl.>
I.M. intramuscular <engl.>
i.m. intramuscular <engl.>
IMP 1. inosine monophosphate <engl.> 2. Inosinmonophosphat <ger.>
In inulin <engl.>
INAH isonicotinic acid hydrazide <engl.>
IncB inclusion body <engl.>
Ind. Indikation <ger.>
INF 1. Interferon <ger.> 2. interferon <engl.>
Inf. 1. infection <engl.> 2. Infektion <ger.> 3. Infusion <ger.> 4. infusion <engl.>
INH 1. isoniazid <engl.> 2. isonicotinic acid hydrazide <engl.> 3. Isonicotinsäurehydrazid <ger.>
Inj. 1. injection <engl.> 2. Injektion <ger.>
Ino 1. Inosin <ger.> 2. inosine <engl.>
IOC intraoperative Cholangiographie <ger.>
IP 1. isoelectric point <engl.> 2. isoelektrischer Punkt <ger.>
I.P. 1. intraperitoneal <engl.> 2. isoelectric point <engl.>
i.p. 1. intraperitoneal <engl.> 2. isoelectric point <engl.>
IP_3 1. inositol triphosphate <engl.> 2. Inosittriphosphat <ger.>
IPA 1. isopropyl alcohol <engl.> 2. Isopropylalkohol <ger.>
IPR isoproterenol <engl.>
IPTG 1. isopropyl thiogalactoside <engl.> 2. Isopropylthiogalaktosid <ger.>
IPV poliovirus vaccine inactivated <engl.>
IQ Infektionsquelle <ger.>
IR 1. immunoreactivity <engl.> 2. Immunreaktivität <ger.> 3. insulin resistance <engl.>
IRMA immunoradiometric assay <engl.>
IS 1. immune serum <engl.> 2. immunosuppressive <engl.> 3. Immunserum <ger.> 4. Immunsuppression <ger.> 5. Insertionssequenz <ger.> 6. intracellular space <engl.> 7. intraspinal <engl.>
ISC 1. in-situ-carcinoma <ger.> 2. interstitial cells <engl.>
ISF interstitial fluid <engl.>
ISN 1. Inosin <ger.> 2. inosine <engl.>
ISP 1. isoprenaline <engl.> 2. isoproterenol <engl.>
IT 1. immunological tolerance <engl.> 2. immunotoxin <engl.> 3. Immunotoxin <ger.> 4. Immuntherapie <ger.> 5. Immuntoleranz <ger.> 6. intrathoracic <engl.>
ITF 1. Interferon <ger.> 2. interferon <engl.>
ITP 1. idiopathic thrombocytopenic purpura <engl.> 2. idiopathische thrombozytopenische Purpura <ger.> 3. inosine triphosphate <engl.> 4. Inosintriphosphat <ger.>
IU 1. international unit <engl.> 2. intrauterine <engl.>
I.U. international unit <engl.>
IUT 1. intrauterine Transfusion <ger.> 2. intrauterine transfusion <engl.>
IV intravenous <engl.>
I.V. intravenous <engl.>
i.v. intravenous <engl.>
IVI 1. intravenöse Infusion <ger.> 2. intravenous infusion <engl.>
IVRA intravenöse Regionalanästhesie <ger.>
IVT intravenous therapy <engl.>
IZ Intrazellularraum <ger.>
IZF Intrazellularflüssigkeit <ger.>
IZR Intrazellularraum <ger.>
IZW intrazelluläres Wasser <ger.>
J 1. Ionendosis <ger.> 2. Jod <ger.> 3. joint <engl.> 4. Joule <ger.> 5. joule <engl.>
JCD Jakob-Creutzfeldt disease <engl.>
jct. junction <engl.>
JHR Jarisch-Herxheimer reaction <engl.>
JRA juvenile rheumatoid arthritis <engl.>
juv. juvenile <engl.>
K 1. dissociation constant <engl.> 2. Dissoziationskonstante <ger.> 3. Kalium <ger.> 4. kalium <engl.> 5. Kathode <ger.> 6. Kelvin <ger.> 7. Kelvin <engl.> 8. potassium <engl.>
K dissociation constant <engl.>
Kd dissociation constant <engl.>
K' 1. apparent dissociation constant <engl.> 2. apparente Dissoziationskonstante <ger.>
K_2CO_3 Kaliumkarbonat <ger.>
$K_2Cr_2O_7$ Kaliumdichromat <ger.>
KA 1. Kälteagglutinin <ger.> 2. Ketoazidose <ger.> 3. Kontaktallergie <ger.>
kat 1. Katal <ger.> 2. katal <engl.>
KB ketone bodies <engl.>
Kb kilobase <engl.>
kb kilobase <engl.>
Kbp 1. Kilobasenpaare <ger.> 2. kilobase pairs <engl.>
KBR Komplementbindungsreaktion <ger.>
Kcal 1. große Kalorie <ger.> 2. Kilokalorie <ger.>
kcal 1. Kilokalorie <ger.> 2. kilocalorie <engl.>
kCi 1. Kilocurie <ger.> 2. kilocurie <engl.>
KCl 1. Kaliumchlorid <ger.> 2. potassium chloride <engl.>
KCN 1. Kaliumcyanid <ger.> 2. Zyankali <ger.>
Kd dissociation constant <engl.>
KE 1. Kendall's Compound E <engl.> 2. kinetische Energie <ger.> 3. Kontaktekzem <ger.>

Keq equilibrium constant <engl.>

keV 1. kilo electron volt <engl.> 2. Kiloelektronenvolt <ger.>

KG 1. Körpergewicht <ger.> 2. Kryoglobulin <ger.>

KGW Körpergewicht <ger.>

KH Kohlenhydrat <ger.>

Kh Kohlenhydrat <ger.>

KI Karnofsky-Index <ger.>

KKS 1. Kallikrein-Kinin-System <ger.> 2. kallikrein-kinin system <engl.>

KL-Baz. Klebs-Löffler-Bazillus <ger.>

Km Michaelis-Konstante <ger.>

KM 1. Kernmembran <ger.> 2. Knochenmark <ger.> 3. Kontrastmittel <ger.>

KO Körperoberfläche <ger.>

KOF Körperoberfläche <ger.>

KOH Kaliumhydroxid <ger.>

KPR kardiopulmonale Reanimation <ger.>

Kps. Kapsel <ger.>

KRK kolorektales Karzinom <ger.>

Krkh. Krankheit <ger.>

KS 1. Kaposi-Sarkom <ger.> 2. Kaposi's sarcoma <engl.> 3. kardiogener Schock <ger.>

17-KS 1. 17-Ketosteroid <ger.> 2. 17-ketosteroid <engl.>

KS 1. substrate constant <engl.> 2. Substratkonstante <ger.>

KT konnatale Toxoplasmose <ger.>

kV 1. Kilovolt <ger.> 2. kilovolt <engl.>

KW Kohlenwasserstoff <ger.>

kW 1. Kilowatt <ger.> 2. kilowatt <engl.>

kw kilowatt <engl.>

kWh 1. kilowatt-hour <engl.> 2. Kilowattstunde <ger.>

kwhr kilowatt-hour <engl.>

KWT Kurzwellentherapie <ger.>

KZ körperlicher Zustand <ger.>

L 1. Leucin <ger.> 2. leucine <engl.> 3. lingual <engl.> 4. liquor <engl.> 5. liter <engl.> 6. Lues <ger.> 7. lues <engl.> 8. solubility product <engl.>

l 1. linksdrehend <ger.> 2. liter <engl.>

λ wavelength <engl.>

L. Lactobacillus <ger.>

l. liter <engl.>

LA 1. leucine aminopeptidase <engl.> 2. lupus anticoagulant <engl.> 3. Lupusantikoagulans <ger.>

Lab laboratory <engl.>

LAD lactic acid dehydrogenase <engl.>

LAK lymphokine-activated killer cell <engl.>

LAP 1. Leucinaminopeptidase <ger.> 2. leucine aminopeptidase <engl.> 3. leukocyte alkaline phosphatase <engl.>

Lap. 1. laparoscopy <engl.> 2. Laparoskopie <ger.> 3. Laparotomie <ger.> 4. laparotomy <engl.>

LAS 1. Lymphadenopathiesyndrom <ger.> 2. lymphadenopathy syndrome <engl.>

LATS long-acting thyroid stimulator <engl.>

LAV 1. Lymphadenopathie-assoziiertes Virus <ger.> 2. lymphadenopathy-associated virus <engl.>

LBC Lymphadenosis benigna cutis <ger.>

LBL 1. Lymphoblastenleukämie <ger.> 2. lymphoblastic leukemia <engl.> 3. lymphoblastisches Lymphom <ger.>

LC liver cirrhosis <engl.>

LCAT 1. Lecithin-Cholesterin-Acyltransferase <ger.> 2. lecithin-cholesterol acyltransferase <engl.>

LCFA long-chain fatty acid <engl.>

LCM 1. lymphocytic choriomeningitis <engl.> 2. lymphozytäre Choriomeningitis <ger.>

LCTA lymphocytotoxic antibody <engl.>

LD 1. Laktatdehydrogenase <ger.> 2. Letaldosis <ger.> 3. lethal dose <engl.> 4. lipodystrophy <engl.>

L.D. lethal dose <engl.>

ld letale Dosis <ger.>

LD$_{50}$ 1. median lethal dose <engl.> 2. mittlere letale Dosis <ger.>

L.D.$_{50}$ 1. median lethal dose <engl.> 2. mittlere letale Dosis <ger.>

LDH 1. lactate dehydrogenase <engl.> 2. Laktatdehydrogenase <ger.> 3. LD-Heparin <ger.> 4. low-dose heparin <engl.>

LDL low-density lipoprotein <engl.>

LE 1. Lungenembolie <ger.> 2. Lupus erythematodes <ger.> 3. lupus erythematosus <engl.>

L.E. 1. Lupus erythematodes <ger.> 2. lupus erythematosus <engl.>

L.e. Lupus erythematodes <ger.>

LEC Lupus erythematodes chronicus <ger.>

Leu 1. Leucin <ger.> 2. leucine <engl.> 3. Leuzin <ger.>

LEV Lupus erythematodes visceralis <ger.>

LF Laktoferrin <ger.>

LFT latex fixation test <engl.>

LG 1. lipophagic granuloma <engl.> 2. lymphangiogram <engl.> 3. Lymphangiogramm <ger.> 4. lymphogram <engl.> 5. Lymphogramm <ger.> 6. Lymphogranulomatose <ger.> 7. lymphogranulomatosis <engl.> 8. Lymphographie <ger.>

LGG lactogenic hormone <engl.>

LGH laktogenes Hormon <ger.>

LGV lymphogranuloma venereum <engl.>

LH 1. luteinisierendes Hormon <ger.> 2. luteinizing hormone <engl.>

LH-RF 1. LH-Releasing-Faktor <ger.> 2. luteinizing hormone releasing factor <engl.> 3. Luteinizing-hormone-releasing-Faktor <ger.>

LH-RH 1. LH-Releasing-Hormon <ger.> 2. Luteinizing-hormone-releasing-Hormon <ger.> 3. luteinizing hormone releasing hormone <engl.>

Li lithium <engl.>

li. linksdrehend <ger.>

LIF 1. leukocyte inhibitory factor <engl.> 2. Leukozytenmigration-inhibierender Faktor <ger.>

Liq. liquor <engl.>

liq. liquid <engl.>

LK Lymphknoten <ger.>

Lk Lymphknoten <ger.>

LKS Lymphknotenschwellung <ger.>

LL 1. lepromatöse Lepra <ger.> 2. lymphatische Leukämie <ger.>

LLC liquid-liquid chromatography <engl.>

LLF 1. Laki-Lorand factor <engl.> 2. Laki-Lorand-Faktor <ger.>

LM 1. Lichtmikroskop <ger.> 2. light microscope <engl.>

LMF lymphocyte mitogenic factor <engl.>

LMM 1. Lentigo-maligna-Melanom <ger.> 2. lentigo-maligna melanoma <engl.> 3. light meromyosin <engl.>

LMW low-molecular-weight <engl.>

LMWK low-molecular-weight kininogen <engl.>

LN lymph node <engl.>

Ln. Lymphonodus <ger.>

LNPF lymph node permeability factor <engl.>

LP 1. Latenzperiode <ger.> 2. Lipoprotein <ger.> 3. lipoprotein <engl.> 4. lymphocytopoiesis <engl.> 5. Lymphopoese <ger.> 6. lymphopoiesis <engl.> 7. Lymphozytopoese <ger.>

LPC Lysophosphatidylcholin <ger.>

LPCh Lysophosphatidylcholin <ger.>

LPh Leukozytenphosphatase <ger.>

LPL 1. Lipoproteinlipase <ger.> 2. lipoprotein lipase <engl.>

LPS 1. Lipopolysaccharid <ger.> 2. lipopolysaccharide <engl.>

LP-X Lipoprotein X <ger.>

Lp-X Lipoprotein X <ger.>

LRF luteinizing hormone releasing factor <engl.>

LRH luteinizing hormone releasing hormone <engl.>

LS 1. laparoscopy <engl.> 2. Laparoskopie <ger.> 3. Lymphosarkom <ger.>

Lsg. Lösung <ger.>

LSK Leukosarkomatose <ger.>

LT 1. Leukotrien <ger.> 2. leukotriene <engl.> 3. Lymphotoxin <ger.> 4. lymphotoxin <engl.>

LTF 1. lymphocyte transforming factor <engl.> 2. Lymphozytentransformationsfaktor <ger.>

LTH luteotropic hormone <engl.>

LTR long terminal repeat <engl.>

LV 1. Lebendvakzine <ger.> 2. live vaccine <engl.>

Ly 1. Lysin <ger.> 2. lysine <engl.>

LYDMA lymphocyte-determined membrane antigen <engl.>

Lys 1. Lysin <ger.> 2. lysine <engl.>

lytic osteolytic <engl.>

LZM 1. Lysozym <ger.> 2. lysozyme <engl.>

M 1. malignant <engl.> 2. maligne <ger.> 3. mass <engl.> 4. Masse <ger.> 5. Massenzahl <ger.> 6. Mega- <ger.> 7. Metabolit <ger.> 8. Methionin <ger.> 9. methionine <engl.> 10. mitochondria <engl.> 11. Mitose <ger.> 12. Mol <ger.> 13. Molar <ger.> 14. molar <ger.> 15. molar <engl.> 16. Molarität <ger.> 17. molarity <engl.> 18. Morphin <ger.> 19. murmur <engl.> 20. myosin <engl.> 21. Myosin <ger.>

m 1. mass <engl.> 2. Masse <ger.> 3. Meter <ger.> 4. meter <engl.> 5. molal <ger.> 6. molal <engl.> 7. molality <engl.> 8. molar <ger.> 9. molar <engl.>

µ 1. micro- <engl.> 2. Mikro- <ger.>

m- meta- <ger.>

M. 1. Micrococcus <ger.> 2. Mixtur <ger.> 3. mixture <engl.> 4. Morbus <ger.> 5. morphium <engl.>

m. meter <engl.>

mA Milliampere <ger.>

µA Mikroampere <ger.>

MAA 1. macroaggregated albumin <engl.> 2. Makroalbuminaggregat <ger.>

MAC 1. maximal allowance concentration <engl.> 2. Membranangriffskomplex <ger.> 3. membrane attack complex <engl.>

mac 1. mass concentration <engl.> 2. Massenkonzentration <ger.>

MAC INH membrane attack complex inhibitor <engl.>

MAF 1. macrophage-activating factor <engl.> 2. Makrophagenaktivierungsfaktor <ger.>

Mag magnesium <engl.>

magn. 1. magnetic <engl.> 2. magnetisch <ger.>

maj. major <engl.>

MAK mikrosomaler Antikörper <ger.>

Mal. 1. Malat <ger.> 2. malate <engl.>

MAN 1. Mannose <ger.> 2. mannose <engl.>

Man 1. Mannose <ger.> 2. mannose <engl.>

MAO 1. monoamine oxidase <engl.> 2. Monoaminooxidase <ger.> 3. Monoaminoxidase <ger.>

MAOH 1. MAO-Hemmer <ger.> 2. Monoaminooxidase-Hemmer <ger.>

MAOI monoamine oxidase inhibitor <engl.>

mÄq Milliäquivalent <ger.>

mäq Milliäquivalent <ger.>

MB 1. Methylenblau <ger.> 2. methylene blue <engl.> 3. Myeloblast <ger.> 4. myeloblast <engl.>

Mb 1. Melanoblast <ger.> 2. melanoblast <engl.> 3. myoglobin <engl.> 4. Myoglobin <ger.>

mb Millibar <ger.>

mbar Millibar <ger.>

MBC minimal bactericidal concentration <engl.>

MBK minimale bakterizide Konzentration <ger.>

MBL 1. Myeloblastenleukämie <ger.> 2. myeloblastic leukemia <engl.>

Mbl 1. Myeloblast <ger.> 2. myeloblast <engl.>

MbO_2 1. Oxymyoglobin <ger.> 2. oxymyoglobin <engl.>

MBq Megabecquerel <ger.>

M-C 1. mineralocorticoid <engl.> 2. Mineralokortikoid <ger.>

MC 1. methicillin <engl.> 2. Mitomycin <ger.> 3. mitomycin <engl.> 4. myocarditis <engl.>

mC Millicoulomb <ger.>

µC Mikrocoulomb <ger.>

MCF 1. macrophage chemotactic factor <engl.> 2. Makrophagen-chemotaktischer Faktor <ger.>

mcg 1. microgram <engl.> 2. Mikrogramm <ger.>

MCGF mast cell growth factor <engl.>

MCH mean corpuscular hemoglobin <engl.>

MCHC mean corpuscular hemoglobin concentration <engl.>

MCi 1. Megacurie <ger.> 2. megacurie <engl.>

mCi Millicurie <ger.>

µCi Mikrocurie <ger.>

MCIF macrophage cytotoxicity-inducing factor <engl.>

MCLS mukokutanes Lymphknotensyndrom <ger.>

MCT medium-chain triglyceride <engl.>

MCV mean corpuscular volume <engl.>

MD 1. Maximaldosis <ger.> 2. maximum dose <engl.>

MDB Magen-Darm-Blutung <ger.>

MDBl Magen-Darm-Blutung <ger.>

MDF 1. macrophage deactivating factor <engl.> 2. macrophage disappearance factor <engl.>

MDH malate dehydrogenase <engl.>

ME 1. Mache-Einheit <ger.> 2. Masseneinheit <ger.> 3. Meningoenzephalitis <ger.>

M.E. Mache-Einheit <ger.>

MEA 1. Monoethanolamin <ger.> 2. multiple endocrine adenomatosis <engl.> 3. multiple endokrine Adenopathie <ger.>

MEB 1. Methylenblau <ger.> 2. methylene blue <engl.>

med. 1. medical <engl.> 2. medizinisch <ger.>

MEN 1. multiple endocrine neoplasia <engl.> 2. multiple endokrine Neoplasie <ger.>

MeOH 1. methyl alcohol <engl.> 2. Methylalkohol <ger.>

mEq milliequivalent <engl.>

meq 1. Milliäquivalent <ger.> 2. milliequivalent <engl.>

mEq. milliequivalent <engl.>

meq. milliequivalent <engl.>

MESGN mesangioproliferative Glomerulonephritis <ger.>

MET Methionin <ger.>
Met 1. Methionin <ger.> 2. methionine <engl.>
metab. 1. metabolic <engl.> 2. metabolism <engl.>
Met-Hb 1. Methämoglobin <ger.> 2. methemoglobin <engl.>
metHb methemoglobin <engl.>
metMb metmyoglobin <engl.>
MEV mittleres Erythrozytenvolumen <ger.>
MF 1. mitogenic factor <engl.> 2. Myelofibrose <ger.> 3. myelofibrosis <engl.>
Mf Mikrofibrille <ger.>
µF Mikrofarad <ger.>
MG 1. Molekulargewicht <ger.> 2. monoglyceride <engl.>
Mg 1. Magnesium <ger.> 2. magnesium <engl.>
mg 1. milligram <engl.> 2. Milligramm <ger.>
µg 1. microgram <engl.> 2. Mikrogramm <ger.>
$MgCl_2$ Magnesiumchlorid <ger.>
MGF macrophage growth factor <engl.>
MGN membranöse Glomerulonephritis <ger.>
$MgSO_4$ Magnesiumsulfat <ger.>
MH 1. Monoaminooxidase-Hemmer <ger.> 2. Morbus Hodgkin <ger.>
MHb myohemoglobin <engl.>
MHC 1. major Histokompatibilitätskomplex <ger.> 2. major histocompatibility complex <engl.>
MHK minimale Hemmkonzentration <ger.>
M.H.K. minimale Hemmkonzentration <ger.>
MHN Morbus haemolyticus neonatorum <ger.>
Mhn Morbus haemolyticus neonatorum <ger.>
MHz Megahertz <ger.>
MIC minimal inhibitory concentration <engl.>
MIF 1. macrophage inhibitory factor <engl.> 2. melanocyte stimulating hormone inhibiting factor <engl.> 3. Melanotropin-inhibiting-Faktor <ger.> 4. migration inhibiting factor <engl.> 5. Migrationsinhibitionsfaktor <ger.>
mil. milliliter <engl.>
min. 1. minor <ger.> 2. minor <engl.>
MIRF macrophage Ia recruting factor <engl.>
MIT Monoiodtyrosin <ger.>
Mixt. Mixtura <ger.>
MK 1. Mammakarzinom <ger.> 2. menaquinone <engl.> 3. myokinase <engl.>
MKR Meinicke-Klärungsreaktion <ger.>
MKS Maul- und Klauenseuche <ger.>
ML myeloische Leukämie <ger.>
mL milliliter <engl.>
ml 1. Milliliter <ger.> 2. milliliter <engl.>
ml. milliliter <engl.>
µl Mikroliter <ger.>
MLC 1. minimal lethal concentration <engl.> 2. mixed lymphocyte culture <engl.>
MLD minimal lethal dose <engl.>
M.L.D. minimal lethal dose <engl.>
mld minimal lethal dose <engl.>
MLD_{50} median lethal dose <engl.>
MLM malignant lentigo melanoma <engl.>
MLR mixed lymphocyte reaction <engl.>
MLV 1. Mäuse-Leukämie-Virus <ger.> 2. murine leukemia virus <ger.>
MM 1. malignant melanoma <engl.> 2. malignes Melanom <ger.> 3. Mumps-Meningitis <ger.> 4. myeloische Metaplasie <ger.>
mM 1. Millimol <ger.> 2. millimolar <engl.> 3. millimolar <ger.>
mm 1. Millimeter <ger.> 2. millimeter <engl.>
mm. millimeter <engl.>
µM mikromolar <ger.>
µm 1. micrometer <engl.> 2. Mikrometer <ger.>
MMb metmyoglobin <engl.>
MMC 1. metamyelocyte <engl.> 2. Metamyelozyt <ger.>
MML myelomonozytäre Leukämie <ger.>
MMoL myelomonozytäre Leukämie <ger.>
mmol 1. Millimol <ger.> 2. millimole <engl.>
MMR measles, mumps, and rubella vaccine live <engl.>
MMS Methylmalonsäure <ger.>
MMTV 1. Mäuse-Mamma-Tumorvirus <ger.> 2. mouse mammary tumor virus <engl.>
MN 1. mononuclear <engl.> 2. mononucleosis <engl.> 3. mononukleär <ger.> 4. Mononukleose <ger.> 5. multinodulär <ger.>
Mn 1. Mangan <ger.> 2. manganese <engl.>
MNZ Miconazol <ger.>
Mo Molybdän <ger.>
mol 1. Mol <ger.> 2. mole <engl.>
Mol. Molekül <ger.>
mol. 1. molar <ger.> 2. molar <engl.> 3. molecular <engl.> 4. molecule <engl.>
Mol.Gew. Molekulargewicht <ger.>
Mol.wt. molecular weight <engl.>
mol.wt. molecular weight <engl.>
Momp major outer membrane protein <engl.>
Mono 1. mononucleosis <engl.> 2. Mononukleose <ger.>
mOsm 1. Milliosmol <ger.> 2. milliosmol <engl.> 3. milliosmole <engl.>
mosm 1. Milliosmol <ger.> 2. milliosmol <engl.> 3. milliosmole <engl.>
MOTT mycobacteria other than tubercle bacilli <engl.>
MP 1. mucopeptide <engl.> 2. mucopolysaccharide <engl.> 3. Mukopeptid <ger.> 4. Mukopolysaccharid <ger.> 5. Myelopathie <ger.> 6. myelopathy <engl.>
mp melting point <engl.>
m.p. melting point <engl.>
6-MP 1. 6-Mercaptopurin <ger.> 2. 6-mercaptopurine <engl.>
M.P.D. maximal permissible dose <engl.>
MPGN membranoproliferative Glomerulonephritis <ger.>
Mph melanophore <engl.>
MPO 1. Myeloperoxidase <ger.> 2. myeloperoxidase <engl.>
MPS 1. mononuclear phagocytic system <engl.> 2. mononukleäres Phagozytensystem <ger.> 3. Mucopolysaccharid <ger.> 4. mucopolysaccharide <engl.> 5. Mukopolysaccharid <ger.> 6. myeloproliferative syndrome <engl.> 7. myeloproliferatives Syndrom <ger.>
MQ menaquinone <engl.>
MR 1. metabolic rate <engl.> 2. mumps and rubella vaccine live <engl.>
mrad 1. Millirad <ger.> 2. millirad <engl.>
mrem 1. Millirem <ger.> 2. millirem <engl.>
MRF 1. melanocyte stimulating hormone releasing factor <engl.> 2. Melanotropin-releasing-Faktor <ger.> 3. MSH-Releasing-Faktor <ger.>
MRI magnet resonance imaging <engl.>
mRNA 1. Matrizen-RNA <ger.> 2. messenger RNA <engl.> 3. messenger ribonucleic acid <engl.> 4. Messenger-RNA <ger.>

mRNS 1. Matrizen-RNS <ger.> 2. Messenger-RNS <ger.>
MRT MR-Tomographie <ger.>
mS Millisekunde <ger.>
ms 1. millisecond <engl.> 2. Millisekunde <ger.>
msec 1. millisecond <engl.> 2. Millisekunde <ger.>
MSF macrophage slowing factor <engl.>
MSG 1. myeloscintigraphy <engl.> 2. Myeloszintigraphie <ger.>
MSH 1. melanocyte stimulating hormone <engl.> 2. melanozytenstimulierendes Hormon <ger.>
MSH-RF 1. melanocyte stimulating hormone releasing factor <engl.> 2. MSH-Releasing-Faktor <ger.>
MSIF macrophage spreading inhibitory factor <engl.>
MSK Mediastinoskopie <ger.>
MSV 1. Mäuse-Sarkom-Virus <ger.> 2. murine sarcoma virus <engl.>
MT 1. mammary tumor <engl.> 2. Mycobacterium tuberculosis <ger.>
MTA 1. Methenamin <ger.> 2. methenamine <engl.>
mtDNA 1. mitochondrial DNA <engl.> 2. Mitochondrien-DNA <ger.>
mtDNS Mitochondrien-DNS <ger.>
mtr. meter <engl.>
MTT 1. malignant trophoblastic teratoma <engl.> 2. malignes trophoblastisches Teratom <ger.>
MTU Methylthiouracil <ger.>
MTX 1. Methotrexat <ger.> 2. methotrexate <engl.>
MuLV murine leukemia virus <engl.>
Mur muramic acid <engl.>
MV 1. Megavolt <ger.> 2. megavolt <engl.>
mV 1. Millivolt <ger.> 2. millivolt <engl.>
µV 1. microvolt <engl.> 2. Mikrovolt <ger.>
mVal Milliäquivalent <ger.>
mval Milliäquivalent <ger.>
MW 1. Makroglobulinämie Waldenström <ger.> 2. molecular weight <engl.>
µW 1. microwatt <engl.> 2. Mikrowatt <ger.>
MWC maximal work place concentration <engl.>
MWG Massenwirkungsgesetz <ger.>
Mxt. Mixtur <ger.>
mxt. mixture <engl.>
MZ Massenzahl <ger.>
MZK maximal zulässige Konzentration <ger.>
N 1. asparagine <engl.> 2. Nachbehandlung <ger.> 3. Nausea <ger.> 4. negativ <ger.> 5. negative <engl.> 6. Neuraminidase <ger.> 7. neuraminidase <engl.> 8. Neutron <ger.> 9. Neutronenzahl <ger.> 10. neutron number <engl.> 11. nitrogen <engl.> 12. Nitrogenium <ger.> 13. Noradrenalin <ger.> 14. Norm <ger.> 15. normal <ger.> 16. normal <engl.> 17. Normallösung <ger.> 18. nucleoside <engl.> 19. Stickstoff <ger.>
n 1. frequency <engl.> 2. Neutron <ger.> 3. neutron <engl.> 4. Norm <ger.> 5. normal <ger.> 6. normal <engl.> 7. Normallösung <ger.> 8. number <engl.>
n. neutral <engl.>
ν 1. frequency <engl.> 2. kinematic viscosity <engl.> 3. kinematische Viskosität <ger.>
n number <engl.>
N_2O 1. Distickstoffoxid <ger.> 2. nitrous oxide <engl.>
NA 1. Neuraminidase <ger.> 2. neuraminidase <engl.> 3. neutralisierender Antikörper <ger.> 4. neutralizing antibody <engl.> 5. nicotinic acid <engl.> 6. Noradrenalin <ger.> 7. nucleic acid <engl.>
Na 1. Natrium <ger.> 2. natrium <engl.> 3. sodium <engl.>
$Na_2B_4O_7$ Natriumtetraborat <ger.>
Na_2CO_3 Natriumkarbonat <ger.>
$Na_2S_2O_3$ Natriumthiosulfat <ger.>
Na_2SO_4 Natriumsulfat <ger.>
NAA Neutronenaktivierungsanalyse <ger.>
NaCl 1. Kochsalz <ger.> 2. Natriumchlorid <ger.> 3. sodium chloride <engl.>
NAD 1. Nicotinamid-adenin-dinucleotid <ger.> 2. nicotinamide-adenine dinucleotide <engl.>
NADH reduziertes Nicotinamid-adenin-dinucleotid <ger.>
NADP 1. Nicotinamid-adenin-dinucleotid-phosphat <ger.> 2. nicotinamide-adenine dinucleotide phosphate <engl.>
$NADP^+$ oxidiertes Nicotinamid-adenin-dinucleotid-phosphat <ger.>
NADPH reduziertes Nicotinamid-adenin-dinucleotid-phosphat <ger.>
NaF Natriumfluorid <ger.>
NAG 1. nicht-agglutinierend <ger.> 2. non-agglutinating <engl.>
$NaHCO_3$ Natriumbikarbonat <ger.>
NaLS Natriumlaurylsulfat <ger.>
NAM nicotinamide mononucleotide <engl.>
NANA 1. *N*-Acetylneuraminsäure <ger.> 2. *N*-acetylneuraminic acid <engl.>
NANB 1. Non-A-Non-B-Hepatitis <ger.> 2. non-A,non-B hepatitis <engl.>
NANBH Non-A-Non-B-Hepatitis <ger.>
NANC nicht-adrenerg <ger.>
$NaNO_3$ 1. Natriumnitrat <ger.> 2. Salpeter <ger.>
NaOH 1. Natriumhydroxid <ger.> 2. sodium hydroxide <engl.>
NB 1. Nachblutung <ger.> 2. Neuroblastom <ger.> 3. nitrobenzene <engl.> 4. Nitrobenzol <ger.>
NBT 1. Nitroblau-Tetrazolium <ger.> 2. nitroblue tetrazolium <engl.>
nc Nanocurie <ger.>
NCF 1. neutrophil chemotactic factor <engl.> 2. Neutrophilen-chemotaktischer Faktor <ger.>
nCi Nanocurie <ger.>
NCV Non-Cholera-Vibrionen <ger.>
ND neoplastic disease <engl.>
NDP 1. Nucleosiddiphosphat <ger.> 2. Nucleosid-5'-diphosphat <ger.> 3. nucleoside diphosphate <engl.> 4. nucleoside-5'-diphosphate <engl.>
NDV Newcastle disease virus <engl.>
NE 1. Norepinephrin <ger.> 2. norepinephrine <engl.>
Ne Neon <ger.>
NEFA nonesterified fatty acid <engl.>
neg. 1. negativ <ger.> 2. negative <engl.>
NeuAc *N*-acetylneuraminic acid <engl.>
Neutros neutrophiler Granulozyt <ger.>
NF 1. neutral fat <engl.> 2. Neutralfett <ger.>
NFS nichtveresterte Fettsäure <ger.>
NG 1. new growth <engl.> 2. Nitroglyzerin <ger.>
ng Nanogramm <ger.>
N.g. Neisseria gonorrhoeae <ger.>
NGF nerve growth factor <engl.>
NGL Nitroglyzerin <ger.>
NH_3 Ammoniak <ger.>
$NH_4^+Cl^-$ Salmiak <ger.>
NHK Naturheilkunde <ger.>

NHL 1. Non-Hodgkin-Lymphom <ger.> 2. non-Hodgkin's lymphoma <engl.>
NI nicht-infektiös <ger.>
Ni 1. Nickel <ger.> 2. nickel <engl.>
NIDDM non-insulin-dependent diabetes mellitus <engl.>
NK 1. natural killer cells <engl.> 2. natürliche Killerzellen <ger.>
nkat 1. Nanokatal <ger.> 2. nanokatal <engl.>
nl Nanoliter <ger.>
Nle norleucine <engl.>
NM 1. neomycin <engl.> 2. noduläres Melanom <ger.> 3. nodular melanoma <engl.> 4. Nuklearmedizin <ger.>
nm Nanometer <ger.>
NMD niedermolekulares Dextran <ger.>
nmD niedermolekulares Dextran <ger.>
NMH niedermolekulares Heparin <ger.>
NMN 1. nicotinamide mononucleotide <engl.> 2. Nicotinamid-mononucleotid <ger.>
NMP 1. nucleoside monophosphate <engl.> 2. nucleoside-5'-monophosphate <engl.> 3. Nucleosidmonophosphat <ger.> 4. Nucleosid-5'-monophosphat <ger.>
NMR nuclear magnetic resonance <engl.>
NN Nebenniere <ger.>
Nn Neutron <ger.>
NNM Nebennierenmark <ger.>
NNR Nebennierenrinde <ger.>
NO 1. nitric oxide <engl.> 2. nitrous oxide <engl.> 3. Stickoxid <ger.>
NO_2 Stickstoffdioxid <ger.>
NOR Noradrenalin <ger.>
Norleu norleucine <engl.>
NP 1. nucleoprotein <engl.> 2. Nukleoprotein <ger.>
NPC 1. nasopharyngeal carcinoma <engl.> 2. nasopharyngeales Karzinom <ger.>
NPDL nodular poorly-differentiated lymphocytic lymphoma <engl.>
NPL Neoplasma <ger.>
Npl Neoplasma <ger.>
NPN nicht-proteingebundener Stickstoff <ger.>
NR normal range <engl.>
nRNA 1. Kern-RNA <ger.> 2. nuclear RNA <engl.>
NS 1. nephrotisches Syndrom <ger.> 2. Nierenszintigraphie <ger.>
ns Nanosekunde <ger.>
NSAIM nicht-steroidale antiinflammatorisch-wirkende Medikamente <ger.>
NSAR nicht-steroidale Antirheumatika <ger.>
NSD Nebenschilddrüse <ger.>
nsec Nanosekunde <ger.>
NSILA nonsuppressible insulin-like activity <engl.>
NSS normal saline solution <engl.>
NT 1. Neutralisationstest <ger.> 2. neutralization test <engl.> 3. nystatin <engl.>
NTG Nitroglyzerin <ger.>
NTP 1. nucleoside triphosphate <engl.> 2. nucleoside-5'-triphosphate <engl.> 3. Nucleosidtriphosphat <ger.> 4. Nucleosid-5'-triphosphat <ger.>
Nuc nucleoside <engl.>
NW Nebenwirkung <ger.>
NWDL nodular well-differentiated lymphocytic lymphoma <engl.>
NZN 1. Nävuszellennävus <ger.> 2. Nävuszellnävus <ger.>

O 1. Oberfläche <ger.> 2. Oberflächenanästhesie <ger.> 3. Opium <ger.> 4. opium <engl.> 5. oral <ger.> 6. Ordnungszahl <ger.> 7. Osmose <ger.> 8. oxygen <engl.> 9. Oxygenium <ger.> 10. Sauerstoff <ger.>
o oral <ger.>
ω Ohm <ger.>
O_2 1. molecular oxygen <engl.> 2. molekularer Sauerstoff <ger.>
O_3 1. Ozon <ger.> 2. ozone <engl.>
O_2-Hb Oxyhämoglobin <ger.>
OA 1. orotic acid <engl.> 2. oxaloacetate <engl.>
OAA oxaloacetic acid <engl.>
O-Ag O-Antigen <ger.>
OAF 1. osteoclast activating factor <engl.> 2. Osteoklasten-aktivierender Faktor <ger.>
OAS oberflächenaktive Substanz <ger.>
o. B. ohne Befund <ger.>
OC Oxacillin <ger.>
OCG orales Cholezystogramm <ger.>
OCT 1. Ornithincarbamyltransferase <ger.> 2. ornithine carbamoyltransferase <engl.>
ODC 1. ornithine decarboxylase <engl.> 2. orotidylic acid decarboxylase <engl.> 3. Orotidylsäuredecarboxylase <ger.>
Oe Östrogen <ger.>
OFA oncofetal antigen <engl.>
offiz. offizinell <ger.>
17-OH-CS 1. 17-Hydroxycorticosteroid <ger.> 2. 17-hydroxycorticosteroid <engl.>
17-OHS 17-hydroxycorticosteroid <engl.>
OI opportunistic infection <engl.>
OM Osteomyelitis <ger.>
OMF 1. Osteomyelofibrose <ger.> 2. osteomyelofibrosis <engl.>
OMP 1. Orotidinmonophosphat <ger.> 2. orotidylic acid <engl.> 3. outer membrane protein <engl.>
Omp outer membrane protein <engl.>
OMS 1. osteomyelosclerosis <engl.> 2. Osteomyelosklerose <ger.>
onc Onkogen <ger.>
OP Operation <ger.>
Op. 1. Operation <ger.> 2. operation <engl.>
OPRT 1. orotate phosphoribosyltransferase <engl.> 2. Orotsäurephosphoribosyltransferase <ger.>
OPSI overwhelming post-splenectomy infection <engl.>
OPSS overwhelming post-splenectomy sepsis syndrome <engl.>
OPV poliovirus vaccine live oral <engl.>
O-R oxidation-reduction <engl.>
org. 1. organic <engl.> 2. organisch <ger.>
Org. Organismus <ger.>
ORN Osteoradionekrose <ger.>
Orn. 1. Ornithin <ger.> 2. ornithine <engl.>
Oro 1. orotate <engl.> 2. orotic acid <engl.>
OS 1. Orotsäure <ger.> 2. osteogenic sarcoma <engl.> 3. Osteosarkom <ger.>
Os 1. Osmium <ger.> 2. osmium <engl.>
OSCF oligomycinempfindlichkeitsübertragender Faktor <ger.>
osm 1. Osmol <ger.> 2. osmol <engl.> 3. osmole <engl.>
OT 1. old tuberculin <engl.> 2. Organtoleranzdosis <ger.> 3. orotracheal <ger.>
OTC 1. ornithine transcarbamoylase <engl.> 2. Ornithintranscarbamylase <ger.> 3. Oxytetracyclin <ger.> 4. oxytetracycline <engl.>

OTD 1. organ tolerance dose <engl.> 2. Organtoleranzdosis <ger.>

OV Ovalbumin <ger.>

OXC Oxacillin <ger.>

Oxy-Hb Oxyhämoglobin <ger.>

OZ Ordnungszahl <ger.>

P 1. parental generation <engl.> 2. partial pressure <engl.> 3. P-Blutgruppe <ger.> 4. Perkussion <ger.> 5. Permeabilität <ger.> 6. permeability <engl.> 7. phenolphthalein <engl.> 8. Phenolphthalein <ger.> 9. Phosphor <ger.> 10. plasma <engl.> 11. Plättchenfaktor <ger.> 12. Poise <ger.> 13. Pol <ger.> 14. power <engl.> 15. pressure <engl.> 16. probability <engl.> 17. product <engl.> 18. Prolaktin <ger.> 19. proline <engl.> 20. protein <engl.> 21. Protein <ger.> 22. Puls <ger.> 23. pulse <engl.> 24. Wahrscheinlichkeit <ger.>

p 1. phosphate <engl.> 2. probability <engl.> 3. Protein <ger.> 4. protein <engl.> 5. Proton <ger.>

ϕ phenyl <engl.>

ψ pseudo- <engl.>

***p*-** para- <engl.>

p^+ 1. Proton <ger.> 2. proton <engl.>

P_1 parental generation <engl.>

P. Pasteurella <ger.>

PA 1. Periduralanästhesie <ger.> 2. pernicious anemia <engl.> 3. perniziöse Anämie <ger.> 4. plasminogen activator <engl.> 5. Plättchenaggregation <ger.> 6. Polyamid <ger.> 7. posterior-anterior <ger.> 8. posteroanterior <ger.> 9. Präalbumin <ger.> 10. prealbumin <engl.> 11. Primäraffekt <ger.> 12. Pseudomonas aeruginosa <ger.>

Pa Pascal <ger.>

P.A. Primäraffekt <ger.>

p.a. 1. posterior-anterior <ger.> 2. posteroanterior <ger.>

p.-a. posterior-anterior <ger.>

P-A posterior-anterior <ger.>

p-a posterior-anterior <ger.>

PÄ Polyäthylen <ger.>

PAA Poliomyelitis anterior acuta <ger.>

PAB 1. Paraaminobenzoesäure <ger.> 2. para-aminobenzoic acid <engl.>

PABA 1. *p*-aminobenzoic acid <engl.> 2. Paraaminobenzoesäure <ger.> 3. para-aminobenzoic acid <engl.>

PAC Pivampicillin <ger.>

PAF 1. platelet activating factor <engl.> 2. Plättchenaktivierender Faktor <ger.>

PAH Paraaminohippursäure <ger.>

PALS periarterial lymphatic sheath <engl.>

PAP 1. primary atypical pneumonia <engl.> 2. pulmonale alveoläre Proteinose <ger.>

Pap 1. Papanicolaou-Färbung <ger.> 2. Papanicolaou's stain <engl.>

PAS 1. para-aminosalicylic acid <engl.> 2. Paraaminosalizylsäure <ger.> 3. periodic acid-Schiff reaction <engl.> 4. periodic acid-Schiff stain <engl.>

PASA *p*-aminosalicylic acid <engl.>

PAT platelet aggregation test <engl.>

Pat. Patient <ger.>

pat. patient <engl.>

Path. 1. Pathogenese <ger.> 2. pathogenesis <engl.> 3. Pathologie <ger.> 4. pathology <engl.>

path. pathology <engl.>

Pb Blei <ger.>

PBE plaque-bildende Einheit <ger.>

PBG Porphobilinogen <ger.>

PBP 1. penicillinbindendes Protein <ger.> 2. penicillin-binding protein <engl.>

PBR 1. Paul-Bunnell reaction <engl.> 2. Paul-Bunnell-Reaktion <ger.>

PC 1. paper chromatography <engl.> 2. Papierchromatographie <ger.> 3. penicillin <engl.> 4. Penicillin <ger.> 5. Phosphatidylcholin <ger.> 6. phosphatidylcholine <engl.> 7. Phosphocholin <ger.> 8. phosphocholine <engl.> 9. phosphocreatine <engl.> 10. Phosphokreatin <ger.> 11. plasmocyte <engl.> 12. Plasmozyt <ger.> 13. propicillin <engl.> 14. Propicillin <ger.> 15. Pyruvatcarboxylase <ger.> 16. pyruvate carboxylase <engl.>

P.c. Pneumocystis carinii <ger.>

PCA 1. passive cutane Anaphylaxie <ger.> 2. perchloric acid <engl.>

PCB 1. polychloriertes Biphenyl <ger.> 2. polychlorinated biphenyl <engl.>

PCC 1. Phäochromozytom <ger.> 2. pheochromocytoma <engl.>

PCECV purified chick embryo cell vaccine <engl.>

PCF prothrombin converting factor <engl.>

PCG 1. Penicillin G <ger.> 2. penicillin G <engl.>

PCH 1. paroxysmal cold hemoglobinuria <engl.> 2. Phäochromozytom <ger.> 3. pheochromocytoma <engl.>

PCh Phosphatidylcholin <ger.>

pCi Picocurie <ger.>

PCM 1. Paracetamol <ger.> 2. paracetamol <engl.>

PCN 1. Penicillin <ger.> 2. penicillin <engl.>

Pco_2 1. carbon dioxide partial pressure <engl.> 2. CO_2-Partialdruck <ger.> 3. Kohlendioxidpartialdruck <ger.>

pCO_2 1. carbon dioxide partial pressure <engl.> 2. CO_2-Partialdruck <ger.> 3. Kohlendioxidpartialdruck <ger.>

PcP primär chronische Polyarthritis <ger.>

pcP primär chronische Polyarthritis <ger.>

pcpn. precipitation <engl.>

PCV 1. packed-cell volume <engl.> 2. Penicillin V <ger.> 3. penicillin V <engl.>

PCZ 1. Procarbazin <ger.> 2. procarbazine <engl.>

PD 1. peridural <ger.> 2. potential difference <engl.> 3. primary disease <engl.> 4. proliferative disease <engl.>

PDA Periduralanästhesie <ger.>

PDC pyruvate decarboxylase <engl.>

PDE 1. Phosphodiesterase <ger.> 2. phosphodiesterase <engl.>

PDGF platelet-derived growth factor <engl.>

PDH 1. Pyruvatdehydrogenase <ger.> 2. pyruvate dehydrogenase <engl.>

PDHC pyruvate dehydrogenase complex <engl.>

PDL poorly-differentiated lymphocytic lymphoma <engl.>

PDLL poorly-differentiated lymphocytic lymphoma <engl.>

PDS 1. Prednison <ger.> 2. prednisone <engl.>

PDWA proliferative disease without atypia <engl.>

PE 1. phosphatidylethanolamine <engl.> 2. potentielle Energie <ger.> 3. Probeexzision <ger.> 4. pulmonary embolism <engl.> 5. pulmonary embolus <engl.>

PEC 1. pyrogenes Exotoxin C <ger.> 2. pyrogenic exotoxin C <engl.>

PEM Protein-Energie-Mangelsyndrom <ger.>

PEP 1. Phosphoenolpyruvat <ger.> 2. phosphoenolpyruvate <engl.> 3. Polyestradiolphosphat <ger.>

PET 1. Positronemissionstomographie <ger.> 2. positron-emission tomography <engl.>

PF 1. platelet factor <engl.> 2. Plättchenfaktor <ger.>

PF$_1$ 1. platelet factor 1 <engl.> 2. Plättchenfaktor 1 <ger.>

PF$_2$ 1. platelet factor 2 <engl.> 2. Plättchenfaktor 2 <ger.>

PF$_3$ 1. platelet factor 3 <engl.> 2. Plättchenfaktor 3 <ger.>

PF$_4$ 1. platelet factor 4 <engl.> 2. Plättchenfaktor 4 <ger.>

PFC plaque-forming cells <engl.>

PFK 6-Phosphofruktokinase <ger.>

PFU plaque-forming unit <engl.>

PG 1. Peptidoglykan <ger.> 2. Phlebographie <ger.> 3. phosphoglycerate <engl.> 4. Progesteron <ger.> 5. progesterone <engl.> 6. Prostaglandin <ger.> 7. prostaglandin <engl.> 8. Proteoglykan <ger.>

Pg Phlebographie <ger.>

pg Picogramm <ger.>

6-PG 6-phosphogluconate <engl.>

PGA 1. phosphoglyceric acid <engl.> 2. pteroylglutamic acid <engl.>

PGD$_2$ 1. Prostaglandin D_2 <ger.> 2. prostaglandin D_2 <engl.>

6-PGD 1. 6-Phosphogluconatdehydrogenase <ger.> 2. 6-phosphogluconate dehydrogenase <engl.>

6-PGDH 6-phosphogluconate dehydrogenase <engl.>

PGE$_1$ 1. Prostaglandin E_1 <ger.> 2. prostaglandin E_1 <engl.>

PGE$_2$ 1. Prostaglandin E_2 <ger.> 2. prostaglandin E_2 <engl.>

PGH$_2$ 1. Prostaglandin H_2 <ger.> 2. prostaglandin H_2 <engl.>

PGI 1. Phosphoglucoseisomerase <ger.> 2. phosphoglucose isomerase <engl.>

PGI$_2$ 1. Prostaglandin I_2 <ger.> 2. prostaglandin I_2 <engl.>

PGK 1. phosphoglycerate kinase <engl.> 2. Phosphoglyceratkinase <ger.>

PGL progressive generalisierte Lymphadenopathie <ger.>

PGLUM 1. phosphoglucomutase <engl.> 2. Phosphoglukomutase <ger.>

PGM 1. phosphoglucomutase <engl.> 2. Phosphoglukomutase <ger.> 3. phosphoglycerate mutase <engl.> 4. Phosphoglyceromutase <ger.>

PGX 1. prostacyclin <engl.> 2. Prostazyklin <ger.>

PH 1. passive Hämagglutination <ger.> 2. passive hemagglutination <engl.>

pH hydrogen ion concentration <engl.>

Ph^1 1. Philadelphia-Chromosom <ger.> 2. Philadelphia chromosome <engl.>

Ph^1**-C** 1. Philadelphia-Chromosom <ger.> 2. Philadelphia chromosome <engl.>

PH$_3$ Phosphorwasserstoff <ger.>

PHA 1. passive Hämagglutination <ger.> 2. passive hemagglutination <engl.> 3. Phenylalanin <ger.> 4. phenylalanine <engl.> 5. Phytohämagglutinin <ger.> 6. phytohemagglutinin <engl.>

Phe 1. Phenylalanin <ger.> 2. phenylalanine <engl.>

PhHA 1. Phytohämagglutinin <ger.> 2. phytohemagglutinin <engl.>

PHI Phosphohexoseisomerase <ger.>

PhNCS phenylisothiocyanate <engl.>

PI 1. phosphatidylinositol <engl.> 2. primary infection <engl.> 3. proactive inhibition <engl.> 4. prostacyclin <engl.> 5. Prostazyklin <ger.>

PIF 1. Prolactin-inhibiting-Faktor <ger.> 2. prolactin inhibiting factor <engl.> 3. Prolaktin-inhibiting-Faktor <ger.>

PIH 1. Prolactin-inhibiting-Hormon <ger.> 2. Prolactin inhibiting hormone <engl.> 3. Prolaktin-inhibiting-Hormon <ger.>

PIP$_2$ 1. Phosphatidylinosindiphosphat <ger.> 2. phosphatidylinosine diphosphate <engl.>

PITC phenylisothiocyanate <engl.>

PIV parainfluenza virus <engl.>

PK 1. pyruvate kinase <engl.> 2. Pyruvatkinase <ger.>

pK Dissoziationskonstante <ger.>

pkat Picokatal <ger.>

PKR 1. Phosphokreatin <ger.> 2. Prausnitz-Küstner-Reaktion <ger.> 3. Prausnitz-Küstner reaction <engl.>

PL Probelaparotomie <ger.>

PLAP Pyridoxalphosphat <ger.>

PLD 1. Phospholipase D <ger.> 2. phospholipase D <engl.>

PLP 1. Pyridoxalphosphat <ger.> 2. pyridoxal phosphate <engl.>

PLP-A$_2$ Phospholipase A_2 <ger.>

PLT 1. Primed-lymphocyte-Typing <ger.> 2. primed lymphocyte typing <engl.>

PM 1. Panmyelopathie <ger.> 2. panmyelopathy <engl.> 3. Poliomyelitis <ger.> 4. poliomyelitis <engl.>

p.m. postmortal <engl.>

PMB polymorphonuclear basophil leukocyte <engl.>

PMC 1. promyelocyte <engl.> 2. Promyelozyt <ger.>

PME polymorphonuclear eosinophil leukocyte <engl.>

PMLE polymorphic light eruption <engl.>

PMMA Polymethylmethacrylat <ger.>

PMN 1. polymorphonuclear leukocyte <engl.> 2. polymorphonuclear neutrophil leukocyte <engl.>

Pn pneumonia <engl.>

PNA pentose nucleic acid <engl.>

PNC 1. Penicillin <ger.> 2. penicillin <engl.>

PNG polymorphkerniger neutrophiler Granulozyt <ger.>

PNH 1. paroxysmale nächtliche Hämoglobinurie <ger.> 2. paroxysmal nocturnal hemoglobinuria <engl.>

PNMT phenylethanolamine-*N*-methyltransferase <engl.>

PNP polyneuropathy <engl.>

PNPase polynucleotide phosphorylase <engl.>

PNS paraneoplastic syndrome <engl.>

pO$_2$ 1. O_2-Partialdruck <ger.> 2. oxygen partial pressure <engl.> 3. Sauerstoffpartialdruck <ger.>

po$_2$ 1. O_2-Partialdruck <ger.> 2. oxygen partial pressure <engl.> 3. Sauerstoffpartialdruck <ger.>

POA 1. pancreatic oncofetal antigen <engl.> 2. pankreatisches onkofetales Antigen <ger.>

POD 1. Peroxidase <ger.> 2. peroxidase <engl.>

pol 1. Polymerase <ger.> 2. polymerase <engl.>

poly polymorphonuclear leukocyte <engl.>

polyA 1. Polyadenylat <ger.> 2. polyadenylate <engl.>

POM polymyxin <engl.>

POMC 1. Proopiomelanocortin <ger.> 2. proopiomelanocortin <engl.>

POME polymyxin E <engl.>

pos. 1. positiv <ger.> 2. positive <engl.>

post. 1. posterior <ger.> 2. posterior <engl.>

PP 1. pancreatic polypeptide <engl.> 2. pankreatisches Polypeptid <ger.> 3. partial pressure <engl.> 4. Polypeptid <ger.> 5. polypeptide <engl.> 6. Polypropylen <ger.> 7. posterior pituitary <engl.> 8. Pyrophosphat <ger.> 9. pyrophosphate <engl.>

PPA 1. phenylpyruvic acid <engl.> 2. Pittsburgh pneumonia agent <engl.> 3. Pittsburgh pneumonia agent <ger.>

PPase Pyrophosphatase <ger.>

PPCF plasmin prothrombin conversion factor <engl.>

PPNG 1. penicillinase-producing Neisseria gonorrhoeae <engl.> 2. Penicillinase-produzierende Neisseria gonorrhoeae <ger.>

PPS 1. Postperfusionssyndrom <ger.> 2. postperfusion syndrome <engl.>

Ppt. precipitate <engl.>

PR 1. partial remission <engl.> 2. partielle Remission <ger.> 3. Phenolrot <ger.>

Pr 1. prolactin <engl.> 2. Prolaktin <ger.> 3. Propan <ger.> 4. propane <engl.> 5. propyl <engl.>

PRA 1. Phosphoribosylamin <ger.> 2. Plasmareninaktivität <ger.>

PRF 1. Prolactin-releasing-Faktor <ger.> 2. prolactin releasing factor <engl.> 3. Prolaktin-Releasing-Faktor <ger.>

PRH 1. Prolactin-releasing-Hormon <ger.> 2. Prolactin releasing hormone <engl.> 3. Prolaktin-Releasing-Hormon <ger.>

prim. primary <engl.>

PRL 1. Prolactin <ger.> 2. prolactin <engl.> 3. Prolaktin <ger.>

Prl prolactin <engl.>

PRM paromomycin <engl.>

Pro 1. Prolin <ger.> 2. proline <engl.>

Proc. procedure <engl.>

PRP progressive Rötelnpanenzephalitis <ger.>

PRPP 1. Phosphoribosylpyrophosphat <ger.> 2. phosphoribosylpyrophosphate <engl.>

prt 1. Protease <ger.> 2. protease <engl.>

PS 1. pathologisches Staging <ger.> 2. Phosphatidylserin <ger.> 3. phosphatidylserine <engl.> 4. Polysaccharid <ger.>

Ps. Pseudomonas <ger.>

PSL 1. Prednisolon <ger.> 2. prednisolone <engl.>

PSP 1. phenolsulfonephthalein <engl.> 2. Phenolsulfonphthalein <ger.> 3. Phenolsulfophthalein <ger.>

PT 1. parathyroid <engl.> 2. Pertussistoxin <ger.> 3. Präzipitationstest <ger.> 4. Primärtumor <ger.> 5. prothrombin time <engl.>

Pt 1. Platin <ger.> 2. platinum <engl.>

pt. 1. patient <engl.> 2. point <engl.>

PTA 1. Plasmathromboplastinantecedent <ger.> 2. plasma thromboplastin antecedent <engl.>

Ptase 1. Phosphatase <ger.> 2. phosphatase <engl.>

PTB 1. Prothrombin <ger.> 2. prothrombin <engl.>

PTC 1. perkutane transhepatische Cholangiographie <ger.> 2. plasma thromboplastin component <engl.>

Ptd phosphatidyl <engl.>

PtdCho phosphatidylcholine <engl.>

PtdEth phosphatidylethanolamine <engl.>

PtdIns phosphatidylinositol <engl.>

PtdSer phosphatidylserine <engl.>

PTF plasma thromboplastin factor <engl.>

PTH 1. Parathormon <ger.> 2. parathormone <engl.> 3. parathyroid hormone <engl.>

PTJC perkutane transjugulare Cholangiographie <ger.>

PTS 1. phosphotransferase system <engl.> 2. Phosphotransferasesystem <ger.> 3. postthrombotisches Syndrom <ger.>

PTT 1. partial thromboplastin time <engl.> 2. partielle Thromboplastinzeit <ger.>

PTZ 1. partielle Thromboplastinzeit <ger.> 2. Plasmathrombinzeit <ger.> 3. Prothrombinzeit <ger.>

PUFA polyunsaturated fatty acid <engl.>

pulm. pulmonary <engl.>

Pur purine <engl.>

PV 1. plasma volume <engl.> 2. Plasmavolumen <ger.>

PVA 1. Polyvinylacetat <ger.> 2. Polyvinylalkohol <ger.>

PVAC Polyvinylazetat <ger.>

PVAL Polyvinylalkohol <ger.>

PVC Polyvinylchlorid <ger.>

PVP Polyvinylpyrrolidon <ger.>

PW peripherer Widerstand <ger.>

PX 1. Pyridoxin <ger.> 2. pyridoxine <engl.>

PyK Pyruvatkinase <ger.>

PYP Pyrophosphat <ger.>

Pyr 1. Pyridin <ger.> 2. pyridine <engl.> 3. pyrimidine <engl.> 4. pyroglutamic acid <engl.>

PyrP Pyridoxaminphosphat <ger.>

PZ 1. pancreozymin <engl.> 2. Pankreozymin <ger.>

PZA Pyrazinamid <ger.>

Q 1. coenzyme Q <engl.> 2. glutamine <engl.> 3. glutaminyl <engl.> 4. quantity <engl.> 5. Quarantäne <ger.> 6. Quotient <ger.> 7. quotient <engl.>

[Q.] blood flow <engl.>

Q-H$_2$ ubiquinol <engl.>

QS Quecksilbersäule <ger.>

qual.Anal. qualitative Analyse <ger.>

qual.anal. qualitative analysis <engl.>

quant.Anal. quantitative Analyse <ger.>

quant.anal. quantitative analysis <engl.>

R 1. arginine <engl.> 2. gas constant <engl.> 3. Gaskonstante <ger.> 4. radical <engl.> 5. Radikal <ger.> 6. range <engl.> 7. Reiz <ger.> 8. Resistenzfaktor <ger.> 9. respiration <engl.> 10. respiratorischer Quotient <ger.> 11. Ribose <ger.> 12. ribose <engl.> 13. roentgen <engl.> 14. Röntgen <ger.>

r 1. racemic <engl.> 2. razemisch <ger.> 3. rekombinant <ger.> 4. roentgen <engl.>

R. Rickettsia <ger.>

R-5-P 1. Ribose-5-phosphat <ger.> 2. ribose-5-phosphate <engl.>

RA 1. radioactive <engl.> 2. radioaktiv <ger.> 3. Ragozyt <ger.> 4. Rhagozyt <ger.> 5. rheumatoid arthritis <engl.> 6. rheumatoide Arthritis <ger.>

Ra 1. Radium <ger.> 2. radium <engl.>

RAAS 1. Renin-Angiotensin-Aldosteron-System <ger.> 2. renin-angiotensin-aldosterone system <engl.>

rac- 1. racemate <engl.> 2. Razemat <ger.>

RAD radiation absorbed dose <engl.>

Rad radiation absorbed dose <engl.>

rad 1. racemic <engl.> 2. radiation absorbed dose <engl.>

rad. radial <engl.>

RAID radioimmunodetection <engl.>

RAS 1. Renin-Angiotensin-System <ger.> 2. renin-angiotensin system <engl.>

RAST 1. Radio-Allergen-Sorbent-Test <ger.> 2. radioallergosorbent test <engl.>
RA-test rheumatoid arthritis test <engl.>
RAtx radiation therapy <engl.>
RAV 1. Rous-associated virus <engl.> 2. Rous-assoziiertes Virus <ger.>
Rb ribosome <engl.>
RBC red blood count <engl.>
rbc red blood count <engl.>
RBE relative biological effectiveness <engl.>
RBW relative biologische Wirksamkeit <ger.>
RCC red cell count <engl.>
RCM red cell mass <engl.>
RCS 1. reticulum cell sarcoma <engl.> 2. Retikulumzellensarkom <ger.>
rd radiation absorbed dose <engl.>
rec. recurrent <engl.>
RECG Radioelektrokardiographie <ger.>
REG Radioenzephalogramm <ger.>
REM Rasterelektronenmikroskop <ger.>
Rem roentgen equivalent man <engl.>
rem 1. Rem <ger.> 2. roentgen equivalent man <engl.>
R-ER rough endoplasmic reticulum <engl.>
RES 1. reticuloendothelial system <engl.> 2. retikuloendotheliales System <ger.>
Res. research <engl.>
Rez. Rezept <ger.>
RF 1. releasing factor <engl.> 2. Releasingfaktor <ger.> 3. Replikationsform <ger.> 4. resistance factor <engl.> 5. Resistenzfaktor <ger.> 6. Rheumafaktoren <ger.> 7. rheumatic fever <engl.> 8. rheumatoid factors <engl.> 9. Riboflavin <ger.> 10. riboflavin <engl.> 11. Risikofaktor <ger.> 12. risk factor <engl.>
RF rate of flow <engl.>
RF-LH LH-Releasing-Faktor <ger.>
RH 1. reactive hyperemia <engl.> 2. reaktive Hyperämie <ger.> 3. releasing hormone <engl.> 4. Releasinghormon <ger.>
Rh 1. rhesus factor <engl.> 2. Rhesusfaktor <ger.>
rH Redoxpotential <ger.>
RHA 1. rheumatoid arthritis <engl.> 2. rheumatoide Arthritis <ger.>
RhA 1. rheumatoid arthritis <engl.> 2. rheumatoide Arthritis <ger.>
RHS 1. reticulohistiocytic system <engl.> 2. retikulohistiozytäres System <ger.>
RIA 1. Radioimmunoassay <ger.> 2. radioimmunoassay <engl.>
Rib 1. Ribose <ger.> 2. ribose <engl.> 3. ribosome <engl.>
Ribu 1. Ribulose <ger.> 2. ribulose <engl.>
RID 1. radial immunodiffusion <engl.> 2. Radioimmunodiffusion <ger.>
RIF rifampicin <engl.>
RIFA rifampicin <engl.>
RIG 1. Rabiesimmunglobulin <ger.> 2. rabies immune globulin <engl.>
RISA 1. radioiodinated serum albumin <engl.> 2. Radioiod-Serumalbumin <ger.>
RIST 1. Radioimmunosorbenttest <ger.> 2. radioimmunosorbent test <engl.>
RIT Radioiodtest <ger.>
RKG Radiokardiographie <ger.>
RKM Röntgenkontrastmittel <ger.>
RKZ Rekalzifizierungszeit <ger.>
RM 1. radikale Mastektomie <ger.> 2. Rückenmark <ger.>
RMP rifampicin <engl.>
RMSF Rocky Mountain spotted fever <ger.>
RN Reststickstoff <ger.>
Rn radon <engl.>
RNA 1. ribonucleic acid <engl.> 2. Ribonukleinsäure <ger.>
RNase 1. ribonuclease <engl.> 2. Ribonuklease <ger.>
Rnase 1. ribonuclease <engl.> 2. Ribonuklease <ger.>
RNP 1. ribonucleoprotein <engl.> 2. Ribonukleoprotein <ger.>
RNS Ribonukleinsäure <ger.>
Rö. Röntgen <ger.>
R.Q. respiratorischer Quotient <ger.>
RQ respiratorischer Quotient <ger.>
RR Riva-Rocci <ger.>
rRNA 1. ribosomal RNA <engl.> 2. ribosomal ribonucleic acid <engl.> 3. ribosomale Ribonukleinsäure <ger.> 4. Ribosomen-RNA <ger.>
RS Reststickstoff <ger.>
RSSE Russian spring-summer encephalitis <engl.>
RSV 1. respiratory syncytial virus <engl.> 2. Rous-Sarkom-Virus <ger.> 3. Rous sarcoma virus <engl.>
RT 1. Radiotherapie <ger.> 2. radiotherapy <engl.> 3. Reduktionsteilung <ger.> 4. reverse transcriptase <engl.> 5. reverse Transkriptase <ger.>
rT_3 reverses Triiodthyronin <ger.>
RTF 1. resistance transfer factor <engl.> 2. Resistenztransferfaktor <ger.>
rTMP ribothymidylic acid <engl.>
RU Reihenuntersuchung <ger.>
Ru 1. Ribulose <ger.> 2. ribulose <engl.>
Ru-5-P 1. Ribulose-5-phosphat <ger.> 2. ribulose-5-phosphate <engl.>
RV rubella vaccine <engl.>
RVG Renovasographie <ger.>
RZ Rekalzifizierungszeit <ger.>
RZT Riesenzelltumor <ger.>
S 1. saline <engl.> 2. Sättigungsgrad <ger.> 3. saturation <engl.> 4. scale <engl.> 5. Schwefel <ger.> 6. serine <engl.> 7. Siemens <ger.> 8. sound <engl.> 9. Standardabweichung <ger.> 10. Substrat <ger.> 11. substrate <engl.> 12. Sulfur <ger.> 13. sulfur <engl.> 14. Syndrom <ger.> 15. syndrome <engl.> 16. Synthese <ger.>
s 1. Sedimentationskoeffizient <ger.> 2. Sekunde <ger.> 3. sphärisch <ger.>
SA 1. salicylamide <engl.> 2. salicylic acid <engl.> 3. Salizylamid <ger.> 4. Sarkom <ger.> 5. serum albumin <engl.> 6. Serumalbumin <ger.> 7. specific activity <engl.> 8. spezifische Aktivität <ger.> 9. sulfanilamide <engl.>
Sa Sarcoma <ger.>
Salm. Salmonella <ger.>
Sar sarcosine <engl.>
SASP 1. Salazosulfapyridin <ger.> 2. salazosulfapyridine <engl.>
sat. saturated <engl.>
sat.sol. saturated solution <engl.>
sat.soln. saturated solution <engl.>
SB 1. standard bicarbonate <engl.> 2. Standardbikarbonat <ger.>
SBH Säure-Basen-Haushalt <ger.>

SC 1. Säulenchromatographie <ger.> 2. sex chromatin <engl.> 3. sickle cell <engl.>

Sc 1. Scanner <ger.> 2. scanner <engl.>

s.c. subkutan <ger.>

SCA sickle cell anemia <engl.>

SCAT sheep cell agglutination test <engl.>

SCC squamous cell carcinoma <engl.>

SCFA short-chain fatty acid <engl.>

SCh Säulenchromatographie <ger.>

SChE serum cholinesterase <engl.>

SCID 1. severe combined immunodeficiency <engl.> 2. severe combined immunodeficiency disease <engl.>

SCT Staphylokokken-Clumping-Test <ger.>

SD 1. Schilddrüse <ger.> 2. Streptodornase <ger.> 3. streptodornase <engl.>

SDA serologisch definierte Antigene <ger.>

SDH 1. Schilddrüsenhormon <ger.> 2. sorbitol dehydrogenase <engl.> 3. succinate dehydrogenase <engl.>

Sdp. Siedepunkt <ger.>

SE systemic lupus erythematosus <engl.>

Se Selen <ger.>

sec 1. secondary <engl.> 2. sekundär <ger.> 3. Sekunde <ger.>

SEF Staphylokokkenenterotoxin F <ger.>

sek. sekundär <ger.>

SEM scanning electron microscope <engl.>

S-ER 1. glattes endoplasmatisches Retikulum <ger.> 2. smooth endoplasmic reticulum <engl.>

Ser 1. Serin <ger.> 2. serine <engl.>

ser. serial <engl.>

SEV Sekundärelektronenvervielfacher <ger.>

SF scarlet fever <engl.>

SFT Sabin-Feldman-Test <ger.>

SG 1. Sonogramm <ger.> 2. spezifisches Gewicht <ger.> 3. structural gene <engl.>

SGOT serum glutamic oxaloacetic transaminase <engl.>

SGPT serum glutamic pyruvate transaminase <engl.>

SGR Sachs-Georgi-Reaktion <ger.>

SGV salivary gland virus <engl.>

SH 1. serum hepatitis <engl.> 2. Serumhepatitis <ger.> 3. somatotropes Hormon <ger.> 4. somatotropic hormone <engl.>

Sh. Shigella <ger.>

SH-Ag serum hepatitis antigen <engl.>

SHBG 1. sex-hormone-binding globulin <engl.> 2. Sexualhormon-bindendes Globulin <ger.>

SH-IF 1. somatotropin inhibiting factor <engl.> 2. Somatotropin-inhibiting-Faktor <ger.>

Shig. Shigella <ger.>

Shy 6-mercaptopurine <engl.>

SI 1. International System of Units <engl.> 2. Sättigungsindex <ger.>

Si 1. Silicium <ger.> 2. silicon <engl.> 3. Silizium <ger.>

SiO_2 1. silicon dioxide <engl.> 2. Siliziumdioxid <ger.>

SK 1. Serumkallikrein <ger.> 2. Streptokinase <ger.> 3. streptokinase <engl.>

SKSD streptokinase-streptodornase <engl.>

SL 1. Streptolysin <ger.> 2. streptolysin <engl.>

SLE systemic lupus erythematosus <engl.>

SLO Streptolysin O <ger.>

SLS 1. Streptolysin S <ger.> 2. streptolysin S <engl.>

SM 1. Somatomedin <ger.> 2. somatomedin <engl.> 3. spectrometry <engl.> 4. Spektrometrie <ger.> 5. Stereomikroskop <ger.> 6. Streptomycin <ger.> 7. streptomycin <engl.>

SMA 1. sequential multichannel autoanalyzer <engl.> 2. sequentieller Multikanalautoanalyzer <ger.>

SMAF specific macrophage arming factor <engl.>

Sn 1. Stannum <ger.> 2. stannum <engl.> 3. tin <engl.> 4. Zinn <ger.>

SO_2 1. Schwefeldioxid <ger.> 2. sulfur dioxide <engl.>

SOD 1. Superoxiddismutase <ger.> 2. superoxide dismutase <engl.>

SODH sorbitol dehydrogenase <engl.>

Sol. solution <engl.>

sol. solution <engl.>

soln. solution <engl.>

SorbD sorbitol dehydrogenase <engl.>

SP 1. saure Phosphatase <ger.> 2. Sphingomyelin <ger.> 3. sphingomyelin <engl.>

Sp. 1. Siedepunkt <ger.> 2. Spirillum <ger.>

sp. spinal <ger.>

sp.act. specific activity <engl.>

SPCA 1. Serum-Prothrombin-Conversion-Accelerator <ger.> 2. serum prothrombin conversion accelerator <engl.>

SpE Spurenelement <ger.>

Spec. 1. specimen <engl.> 2. Spezies <ger.>

spec. specific <engl.>

spez.Gew. spezifisches Gewicht <ger.>

SPF 1. Spektrophotofluorometer <ger.> 2. spectrophotofluorometer <engl.>

SPG Splenoportographie <ger.>

sp.G. spezifisches Gewicht <ger.>

sph. sphärisch <ger.>

Spir. Spiritus <ger.>

SPM Spectinomycin <ger.>

SpS Spenderserum <ger.>

SPT Sekretin-Pankreozymin-Test <ger.>

sq subkutan <ger.>

SR sarkoplasmatisches Retikulum <ger.>

Sr 1. Strontium <ger.> 2. strontium <engl.>

SRBC sheep red blood cell <engl.>

SRF 1. skin reactive factor <engl.> 2. somatotropin releasing factor <engl.> 3. Somatotropin-releasing-Faktor <ger.>

SRH 1. Somatotropin-releasing-Hormon <ger.> 2. somatotropin releasing hormone <engl.>

SR-IF 1. somatotropin release inhibiting factor <engl.> 2. Somatotropin-release-inhibiting-Faktor <ger.>

SRS-A slow-reacting substance of anaphylaxis <engl.>

SS 1. Salizylsäure <ger.> 2. saturated solution <engl.> 3. serum sickness <engl.> 4. Sézary-Syndrom <ger.> 5. Sézary syndrome <engl.> 6. single-stranded <engl.>

ss single-stranded <engl.>

ssDNA 1. Einzelstrang-DNA <ger.> 2. single-stranded DNA <engl.>

SSM 1. superficial spreading melanoma <engl.> 2. superfiziell spreitendes Melanom <ger.>

SSP 1. Salazosulfapyridin <ger.> 2. salazosulfapyridine <engl.> 3. Shwartzman-Sanarelli-Phänomen <ger.>

SSPE subacute sclerosing panencephalitis <engl.>

ssRNA 1. Einzelstrang-RNA <ger.> 2. single-stranded RNA <engl.>

SST 1. Somatostatin <ger.> 2. somatostatin <engl.>

ST 1. skin test <engl.> 2. standard temperature <engl.> 3. Standardtemperatur <ger.>

st stage <engl.>

Staph. Staphylococcus <ger.>

STBG Sterkobilinogen <ger.>
STD sexually transmitted disease <engl.>
STH 1. somatotropes Hormon <ger.> 2. somatotropic hormone <engl.>
STP Sternalpunktion <ger.>
Str. streptococci <engl.>
Strept. streptococci <engl.>
STS serologic tests for syphilis <engl.>
SUDH succinate dehydrogenase <engl.>
Susp. 1. Suspension <ger.> 2. suspension <engl.>
SV 1. satellite virus <engl.> 2. Satellitenvirus <ger.> 3. Simian-Virus <ger.>
Sv Sievert <ger.>
SVI 1. slow virus infection <engl.> 2. Slow-Virus-Infektion <ger.>
Sympt. 1. Symptom <ger.> 2. Symptomatik <ger.>
syst. systemic <engl.>
SZI Szintigraphie <ger.>
T 1. absolute Temperatur <ger.> 2. absolute temperature <engl.> 3. Primärtumor <ger.> 4. telocentric chromosome <engl.> 5. telozentrisches Chromosom <ger.> 6. tension <engl.> 7. Testosteron <ger.> 8. testosterone <engl.> 9. Tetracyclin <ger.> 10. tetracycline <engl.> 11. thorakal <ger.> 12. Threonin <ger.> 13. threonine <engl.> 14. Thymidin <ger.> 15. thymidine <engl.> 16. Thymin <ger.> 17. thymine <engl.> 18. thyroid <engl.> 19. topical <engl.> 20. toxicity <engl.> 21. Toxizität <ger.> 22. translocation <engl.> 23. Translokation <ger.> 24. transmittance <engl.> 25. transplantation <engl.> 26. Transplantation <ger.> 27. Tritium <ger.> 28. tritium <engl.> 29. tropine <engl.> 30. tumor <engl.> 31. type <engl.>
t 1. Temperatur <ger.> 2. temperature <engl.> 3. time <engl.> 4. transfer <engl.>
T absolute temperature <engl.>
t temperature <engl.>
T. Taenia <ger.>
Tm melting point <engl.>
T½ 1. Halbwertszeit <ger.> 2. Halbwertzeit <ger.> 3. half-life <engl.> 4. half-time <engl.>
t½ 1. Halbwertszeit <ger.> 2. Halbwertzeit <ger.> 3. half-life <engl.> 4. half-time <engl.>
T½eff effective half-life <engl.>
T½live biological half-life <engl.>
2,4,5-T Trichlorphenoxyessigsäure <ger.>
T_3 1. triiodothyronine <engl.> 2. Triiodthyronin <ger.> 3. Trijodthyronin <ger.>
T_4 1. Tetraiodthyronin <ger.> 2. Thyroxin <ger.> 3. thyroxine <engl.>
TA Transaldolase <ger.>
TAA 1. tumor-associated antigen <engl.> 2. tumor-assoziiertes Antigen <ger.>
TAL Triamcinolon <ger.>
TAP Thiamphenicol <ger.>
TAT 1. tetanus antitoxin <engl.> 2. Tyrosinaminotransferase <ger.> 3. tyrosine aminotransferase <engl.>
TB 1. toluidine blue <engl.> 2. tracheobronchial <ger.> 3. tubercle bacillus <engl.> 4. tuberculosis <engl.> 5. Tuberkelbazillus <ger.>
Tb 1. tuberculosis <engl.> 2. Tuberkulose <ger.>
Tb. Tuberkulose <ger.>
TBa 1. tubercle bacillus <engl.> 2. Tuberkelbazillus <ger.>
TbB 1. tubercle bacillus <engl.> 2. Tuberkelbazillus <ger.>
Tbc 1. tuberculosis <engl.> 2. Tuberkulose <ger.>
TBC tuberculosis <engl.>
TBI total body irradiation <engl.>
TBII thyroid-binding inhibitory immunoglobulin <engl.>
Tbk Tuberkulose <ger.>
TBS tuberculostatic <engl.>
TBSA total body surface area <engl.>
TBV 1. total blood volume <engl.> 2. total body volume <engl.> 3. totales Blutvolumen <ger.>
TBW total body water <engl.>
Tc cytotoxic T-cell <engl.>
TC 1. Taurocholsäure <ger.> 2. Tetracyclin <ger.> 3. tetracycline <engl.> 4. Thyreocalcitonin <ger.> 5. thyrocalcitonin <engl.> 6. tissue culture <engl.> 7. Transcobalamin <ger.> 8. transcobalamin <engl.>
Tc zytotoxischer T-Lymphozyt <ger.>
TCC transitional cell carcinoma <engl.>
TCE Trichloressigsäure <ger.>
TCL Triamcinolon <ger.>
TCM 1. Trichlormethan <ger.> 2. trichloromethane <engl.>
TCMI T cell-mediated immunity <engl.>
TCP thrombocytopenia <engl.>
TCR 1. T cell receptor <engl.> 2. T-Zell-Rezeptor <ger.>
TCT 1. thrombin clotting time <engl.> 2. Thyreocalcitonin <ger.> 3. thyrocalcitonin <engl.>
TD 1. Tagesdosis <ger.> 2. thymus-dependent <engl.> 3. Tiefendosis <ger.> 4. toxische Dosis <ger.>
TDT 1. terminal deoxynucleotidyl transferase <engl.> 2. terminale Desoxynukleotidyltransferase <ger.>
TDZ thymus-dependent zone <engl.>
TE 1. Tetanus <ger.> 2. Tuberkulineinheit <ger.>
Te 1. tellurium <engl.> 2. Tetanus <ger.> 3. tetanus <engl.>
TEA 1. Thrombendarteriektomie <ger.> 2. Triethanolamin <ger.>
TEBG 1. Testosteron-bindendes Globulin <ger.> 2. testosterone-estradiol-binding globulin <engl.>
TEG 1. thrombelastogram <engl.> 2. Thrombelastogramm <ger.> 3. Thrombelastographie <ger.> 4. thromboelastogram <engl.>
TEM 1. Triethylenmelamin <ger.> 2. triethylenemelamine <engl.>
Temp. temperature <engl.>
TEN toxic epidermal necrolysis <engl.>
TEP tetraethyl pyrophosphate <engl.>
TEPA 1. triethylenephosphoramide <engl.> 2. triethylenethiophosphoramide <engl.>
TEPP tetraethyl pyrophosphate <engl.>
tert. 1. tertiär <ger.> 2. tertiary <engl.>
TF 1. Thymusfaktor <ger.> 2. transfer factor <engl.> 3. Transferfaktor <ger.>
Tf Transferrin <ger.>
TG 1. Thyreoglobulin <ger.> 2. thyroglobulin <engl.>
tgl. täglich <ger.>
TGT 1. Thromboplastingenerationstest <ger.> 2. thromboplastin generation test <engl.>
TH 1. Ethionamid <ger.> 2. ethionamide <engl.> 3. Tetrahydrokortisol <ger.>
Th 1. Therapie <ger.> 2. Thorium <ger.>
Th. 1. Therapie <ger.> 2. therapy <engl.>
THAM Tromethanol <ger.>
THC tetrahydrocannabinol <engl.>
Thd 1. Thymidin <ger.> 2. thymidine <engl.>

ThE 1. Thromboembolie <ger.> 2. thromboembolism <engl.>
Ther. 1. Therapie <ger.> 2. therapy <engl.>
THF 1. Tetrahydrofolat <ger.> 2. tetrahydrofolate <engl.> 3. Tetrahydrofolsäure <ger.> 4. thymic humoral factor <engl.>
THFA tetrahydrofolic acid <engl.>
THFS Tetrahydrofolsäure <ger.>
Thi 1. Thiamin <ger.> 2. thiamine <engl.>
THO tritiummarkiertes Wasser <ger.>
thor. thorakal <ger.>
ThPP thiamine pyrophosphate <engl.>
Thr 1. Threonin <ger.> 2. threonine <engl.>
THRF thyrotropin releasing factor <engl.>
THTH thyreotropes Hormon <ger.>
ThTT Thymoltrübungstest <ger.>
Thx 1. Thyroxin <ger.> 2. thyroxine <engl.>
Thy 1. Thymin <ger.> 2. thymine <engl.>
TI 1. therapeutic index <engl.> 2. therapeutischer Index <ger.> 3. trypsin inhibitor <engl.>
Ti Titan <ger.>
TIA 1. turbidimetric immunoassay <engl.> 2. turbidimetrischer Immunoassay <ger.>
TIG 1. tetanus immune globulin <engl.> 2. tetanus immunoglobulin <engl.>
TIL tumorinfiltrierende Lymphozyten <ger.>
TIT 1. Treponema-pallidum-Immobilisationstest <ger.> 2. treponema pallidum immobilization test <engl.> 3. Triiodthyronin <ger.> 4. triiodothyronine <engl.>
TITH 1. Triiodthyronin <ger.> 2. triiodothyronine <engl.>
TK 1. Tetrachlorkohlenstoff <ger.> 2. thiokinase <engl.> 3. thymidine kinase <engl.> 4. Thymidinkinase <ger.> 5. transketolase <engl.> 6. Transketolase <ger.>
TL tuberkuloide Lepra <ger.>
TLC thin-layer chromatography <engl.>
TLE thin-layer electrophoresis <engl.>
Tm 1. Transportmaximum <ger.> 2. transport maximum <engl.> 3. tumor <engl.>
Tm melting point <engl.>
TMA Trimethylamin <ger.>
TMAO Trimethylaminoxid <ger.>
TMP 1. thymidine monophosphate <engl.> 2. Thymidinmonophosphat <ger.> 3. Trimethoprim <ger.>
Tn Thoron <ger.>
TNF 1. Tumor-Nekrose-Faktor <ger.> 2. tumor necrosis factor <engl.>
TNG trinitroglycerol <engl.>
TNI total nodal irradiation <engl.>
TO 1. old tuberculin <engl.> 2. target organ <engl.> 3. tracheoösophageal <ger.> 4. tryptophan oxygenase <engl.> 5. turnover <engl.>
TOA Tuberkulin-Original-Alt <ger.>
TOE tracheoösophageal <ger.>
TOPV trivalent oral poliovirus vaccine <engl.>
tox. toxic <engl.>
TP 1. Thrombopoetin <ger.> 2. thrombopoietin <engl.> 3. Treponema pallidum <ger.> 4. Treponema pallidum <engl.> 5. Triosephosphat <ger.> 6. Triphosphat <ger.> 7. triphosphate <engl.>
TPA 1. tissue plasminogen activator <engl.> 2. Triethylenphosphoramid <ger.>
TPBH triphosphopyridine nucleotide <engl.>
TPC thromboplastic plasma component <engl.>
TPHA 1. Treponema-pallidum-Hämagglutinationstest <ger.> 2. Treponema pallidum hemagglutination assay <engl.>
TPN 1. triphosphopyridine nucleotide <engl.> 2. Triphosphopyridinnucleotid <ger.>
TPP 1. thiamine pyrophosphate <engl.> 2. Thiaminpyrophosphat <ger.>
TPR totaler peripherer Widerstand <ger.>
TPW totaler peripherer Widerstand <ger.>
TPZ Thromboplastinzeit <ger.>
TR Teilremission <ger.>
Tr transferrin <engl.>
Tr. 1. tract <engl.> 2. tremor <engl.>
tr. trace <engl.>
TRA Triäthanolamin <ger.>
TRF 1. Thyreotropin-releasing-Faktor <ger.> 2. Thyrotropin-releasing-Faktor <ger.> 3. thyrotropin releasing factor <engl.>
TRH 1. Thyreotropin-releasing-Hormon <ger.> 2. Thyrotropin-releasing-Hormon <ger.> 3. thyrotropin releasing hormone <engl.>
Tri Trichloräthylen <ger.>
Tris Tris-Puffer <ger.>
TRIT 1. Triiodthyronin <ger.> 2. triiodothyronine <engl.>
tRNA 1. Transfer-RNA <ger.> 2. transfer ribonucleic acid <engl.>
tRNS Transfer-RNS <ger.>
Trp 1. Tryptophan <ger.> 2. tryptophan <engl.>
Try 1. Tryptophan <ger.> 2. tryptophan <engl.>
Ts T-Suppressorzelle <ger.>
TSA 1. tumor-specific antigen <engl.> 2. tumorspezifisches Antigen <ger.>
TSH thyroid-stimulating hormone <engl.>
TSI Thyroidea-stimulierendes Immunglobulin <ger.>
TSS 1. toxic shock syndrome <engl.> 2. toxisches Schocksyndrom <ger.>
TSST-1 toxic shock-syndrome toxin-1 <engl.>
TSTA 1. tumor-specific transplantation antigen <engl.> 2. tumorspezifisches Transplantationsantigen <ger.>
TT 1. tetanus toxoid <engl.> 2. thrombin clotting time <engl.> 3. thrombin time <engl.> 4. Thrombinzeit <ger.> 5. Thrombotest <ger.> 6. tolerance test <engl.> 7. Toleranztest <ger.>
TTA transtracheale Aspiration <ger.>
TTC 1. Tetracyclin <ger.> 2. tetracycline <engl.> 3. triphenyltetrazolium chloride <engl.>
TTH thyreotropes Hormon <ger.>
TTP 1. thrombotic thrombocytopenic purpura <engl.> 2. thrombotisch-thrombozytopenische Purpura <ger.>
TTT Thymoltrübungstest <ger.>
TU 1. Todesursache <ger.> 2. tuberculin unit <engl.>
Tu tumor <engl.>
TVT tiefe Venenthrombose <ger.>
TW total body water <engl.>
TX 1. Thromboxan <ger.> 2. thromboxane <engl.>
Tx treatment <engl.>
Ty type <engl.>
Tyr 1. Tyrosin <ger.> 2. tyrosine <engl.>
TZ 1. Tetracyclin <ger.> 2. Thrombinzeit <ger.>
U 1. unit <engl.> 2. Untersuchung <ger.> 3. Uracil <ger.> 4. uracil <engl.> 5. Urea <ger.> 6. urea <engl.> 7. Uridin <ger.> 8. uridine <engl.> 9. Urtikaria <ger.>

ν kinematic viscosity <engl.>
UA 1. uric acid <engl.> 2. Urinanalyse <ger.>
Ub Urobilin <ger.>
Ubg Urobilinogen <ger.>
Ubn 1. Urobilin <ger.> 2. urobilin <engl.>
UCR unconditioned response <engl.>
Ucs unconscious <engl.>
U.d. Ulcus duodeni <ger.>
UD 1. Ulcus duodeni <ger.> 2. Uridindiphosphat <ger.> 3. uridine diphosphate <engl.>
UDP 1. Uridin-5'-diphosphat <ger.> 2. Uridindiphosphat <ger.> 3. uridine-5'-diphosphate <engl.> 4. uridine diphosphate <engl.>
UDPG UDPglucose <engl.>
UFA unesterified fatty acid <engl.>
UFS unveresterte Fettsäure <ger.>
UG 1. urogenital <ger.> 2. urogenital <engl.>
UGT Urogenitaltrakt <ger.>
UK Urokinase <ger.>
UKG Ultraschallkardiographie <ger.>
ÜLR Überlebensrate <ger.>
UMP 1. uridine monophosphate <engl.> 2. Uridinmonophosphat <ger.>
UQH_2 Ubihydrochinon <ger.>
UR 1. ultrared <engl.> 2. Ultrarot <ger.> 3. unconditioned response <engl.>
Ur Urin <ger.>
Ura uracil <engl.>
Urd 1. Uridin <ger.> 2. uridine <engl.>
US 1. Ultraschall <ger.> 2. ultrasound <engl.>
UTP 1. uridine triphosphate <engl.> 2. uridine-5'-triphosphate <engl.> 3. Uridintriphosphat <ger.> 4. Uridin-5'-triphosphat <ger.>
UV 1. Ulcus ventriculi <ger.> 2. ultraviolet <engl.> 3. Ultraviolett <ger.>
uv ultraviolet <engl.>
U.v. Ulcus ventriculi <ger.>
UVR ultraviolet radiation <engl.>
UZ Ultrazentrifuge <ger.>
V 1. valine <engl.> 2. value <engl.> 3. Vanadin <ger.> 4. Vanadium <ger.> 5. vanadium <engl.> 6. virulence <engl.> 7. Virulenz <ger.> 8. Volt <ger.> 9. volt <engl.> 10. volume <engl.>
v volt <engl.>
V. Vibrio <ger.>
VA 1. analysis of variance <engl.> 2. Varianzanalyse <ger.> 3. Voltampere <ger.> 4. voltampere <engl.>
vacc. 1. vaccination <engl.> 2. vaccine <engl.>
VAg viral antigen <engl.>
vag. vaginal <engl.>
Val 1. Grammäquivalent <ger.> 2. Valin <ger.> 3. valine <engl.>
Var. Variante <ger.>
VB 1. blood volume <engl.> 2. Blutvolumen <ger.> 3. Vinblastin <ger.> 4. vinblastine <engl.>
VBG venous blood gases <engl.>
VBL Vinblastin <ger.>
VC 1. Variationskoeffizient <ger.> 2. Vinylchlorid <ger.> 3. vinyl chloride <engl.>
VCA 1. virales Capsid-Antigen <ger.> 2. virus capsid antigen <engl.>
VCM vancomycin <engl.>
VCR 1. Vincristin <ger.> 2. vincristine <engl.>
VD 1. venereal disease <engl.> 2. Verdachtsdiagnose <ger.>
VEE 1. Venezuelan equine encephalitis <engl.> 2. Venezuelan equine encephalomyelitis <engl.> 3. Venezuelan-equine-Encephalitis <ger.> 4. Venezuelan-equine-Encephalomyelitis <ger.>
VEEV Venezuelan equine encephalomyelitis virus <engl.>
v.G. van Gieson's stain <engl.>
VH 1. venous hematocrit <engl.> 2. viral hepatitis <engl.> 3. Virushepatitis <ger.>
VIN 1. Vincamin <ger.> 2. vincamine <engl.>
Vio Viomycin <ger.>
VIP 1. vasoactive intestinal peptide <engl.> 2. vasoactive intestinal polypeptide <engl.> 3. vasoaktives intestinales Peptid <ger.> 4. vasoaktives intestinales Polypeptid <ger.>
Vit. 1. Vitamin <ger.> 2. vitamin <engl.>
VK 1. Verbrauchskoagulopathie <ger.> 2. Verteilungskoeffizient <ger.>
VKP Verbrauchskoagulopathie <ger.>
VLB Vincaleukoblastin <ger.>
VLDL 1. very low-density-Lipoprotein <ger.> 2. very low-density lipoprotein <engl.>
VM 1. Viomycin <ger.> 2. viomycin <engl.> 3. Voltmeter <ger.> 4. voltmeter <engl.>
Vm 1. Voltmeter <ger.> 2. voltmeter <engl.>
VMA vanillylmandelic acid <engl.>
VMR vasomotorische Rhinitis <ger.>
VO_2 Sauerstoffverbrauch <ger.>
Vol. volume <engl.>
VP 1. plasma volume <engl.> 2. Plasmavolumen <ger.> 3. vasopressin <engl.> 4. Versuchsperson <ger.>
VPR 1. Voges-Proskauer reaction <engl.> 2. Voges-Proskauer-Reaktion <ger.>
VPRC volume of packed red cells <engl.>
VPT Voges-Proskauer test <engl.>
VR Vollremission <ger.>
VT Versuchstier <ger.>
vWF 1. von Willebrand factor <engl.> 2. von Willebrand-Faktor <ger.>
vWJS von Willebrand-Jürgens-Syndrom <ger.>
VZIG 1. varicella-zoster immune globulin <engl.> 2. Varicella-Zoster-Immunglobulin <ger.>
VZV 1. Varicella-Zoster-Virus <ger.> 2. varicella-zoster virus <engl.>
W 1. Wasser <ger.> 2. water <engl.> 3. Watt <ger.> 4. watt <engl.> 5. weight <engl.> 6. Wolfram <ger.>
WaR 1. Wassermann reaction <engl.> 2. Wassermann-Reaktion <ger.>
Wa.R. 1. Wassermann reaction <engl.> 2. Wassermann-Reaktion <ger.>
WAS Wiskott-Aldrich-Syndrom <ger.>
WB whole blood <engl.>
WBC 1. white blood cell <engl.> 2. white blood count <engl.>
WBZ weiße Blutzellen <ger.>
WC 1. white cell <engl.> 2. whooping cough <engl.>
WCC white cell count <engl.>
WD Wirkdosis <ger.>
WD_{50} mittlere wirksame Dosis <ger.>
WDL well-differentiated lymphocytic lymphoma <engl.>
WDLL well-differentiated lymphocytic lymphoma <engl.>
WDMF wall-defective microbial form <engl.>
WEE 1. Western equine encephalitis <engl.> 2. western equine encephalomyelitis <engl.> 3. Western-

Equine-Enzephalitis <ger.> **4.** Western-Equine-Enzephalomyelitis <ger.>
WFR **1.** Weil-Felix reaction <engl.> **2.** Weil-Felix-Reaktion <ger.>
WFS Waterhouse-Friderichsen-Syndrom <ger.>
WG Wirkungsgrad <ger.>
WH Wachstumshormon <ger.>
Wh **1.** watt-hour <engl.> **2.** Wattstunde <ger.>
WPO Wasserstoffperoxid <ger.>
WR **1.** Wassermann reaction <engl.> **2.** Wassermann-Reaktion <ger.> **3.** Widal-Reaktion <ger.>
W.r. **1.** Wassermann reaction <engl.> **2.** Wassermann-Reaktion <ger.>
WRT **1.** Waaler-Rose-Test <ger.> **2.** Waaler-Rose test <engl.>
Ws **1.** watt-second <engl.> **2.** Wattsekunde <ger.>
wt weight <engl.>
w./v. weight per volume <engl.>
X **1.** reactance <engl.> **2.** Xanthin <ger.> **3.** xanthine <engl.> **4.** Xanthosin <ger.> **5.** xanthosine <engl.>
Xan **1.** Xanthin <ger.> **2.** xanthine <engl.>
Xanth. Xanthomatose <ger.>
Xao **1.** Xanthosin <ger.> **2.** xanthosine <engl.>
Xe Xenon <ger.>
XLA X-linked agammaglobulinemia <engl.>
XMP **1.** xanthosine monophosphate <engl.> **2.** Xanthosinmonophosphat <ger.>
XO **1.** xanthine oxidase <engl.> **2.** Xanthinoxidase <ger.>
XOD xanthine oxidase <engl.>
XOX xanthine oxidase <engl.>
XR Xeroradiographie <ger.>
Y. Yersinia <ger.>
Y.F. yellow fever <engl.>
Z **1.** atomic number <engl.> **2.** Ordnungszahl <ger.>
ZE Erythrozytenzahl <ger.>
ZG Zymogengranula <ger.>
ZK Zellkern <ger.>
Zn **1.** zinc <engl.> **2.** Zink <ger.>
$ZnCl_2$ Zinkchlorid <ger.>
ZSZ Zitronensäurezyklus <ger.>
ZVD zentraler Venendruck <ger.>
ZZ Zellzahl <ger.>

Deutsch-Englisch

Anatomie

A-Bande - A band, A disk, anisotropic disk
Abdomen - belly, abdomen
abdominal - abdominal; ventral
Abdominalaorta - abdominal aorta, abdominal part of aorta
Abdominalorgan - abdominal organ
abdominalvesikal - abdominovesical
abdominell - s.u. abdominal
abdominelle Lymphknoten - abdominal lymph nodes
abdominopelvin - abdominopelvic
abdominothorakal - abdominothoracic
Abducens - abducent nerve, abducens, sixth nerve
Abductor - abductor muscle, abductor
Abduktion - abduction
Abduktionsmuskel - abductor muscle, abductor
Abduktor - abductor muscle, abductor
Abduzens - abducent nerve, abducens, sixth nerve
abführende Glomerulusarteriole - efferent vessel of glomerulus, efferent arteriole of glomerulus
absteigende Aorta - s.u. Aorta descendens
absteigendes Kolon - descending colon
Acetabulum - acetabulum, acetabular cavity, socket of hip (joint)
Achillessehne - heel tendon, Achilles tendon, calcaneal tendon
Achromatin - achromatin, achromin, euchromatin
achromatisch - euchromatic
Achse - pivot, axis
Achsel - s.u. Axilla
Achselgegend - axillary region
Achselhaare - hairs of axilla, hirci
Achselhöhle - underarm, axillary fossa/space, axilla, armpit
Achselhöhlengrube - axillary fossa/space, axilla, armpit
Achsellymphknoten - axillary glands, axillary lymph nodes
Achselregion - axillary region
Achselschlagader - axillary artery
Achselvene - axillary vein
Acinus - acinus
Acromion - acromion, acromial process
Adamsapfel - Adam's apple, laryngeal prominence
Adductor - adductor muscle, adductor
Adduktion - adduction
Adduktionsmuskel - adductor muscle, adductor
Adduktor - adductor muscle, adductor
Adduktorenkanal - canal of Henle, adductor canal
adenohypophysär - adenohypophysial, adenohypophyseal
Adenohypophyse - adenohypophysis, anterior pituitary, anterior lobe of hypophysis, anterior lobe of pituitary (gland)
Adenohypophysis - s.u. Adenohypophyse
adenoid - adenoid, adenoidal
Ader - vas, vessel
Äderchen - veinlet, veinule, veinulet
Aderhaut - choroid, chorioid, chorioidea, choroidea
adipös - adipic, adipose, fat, obese, fatty
Adipozyt - adipocyte, fat cell, lipocyte
Aditus - aditus, opening, aperture
Aditus laryngis - aperture of larynx
Aditus orbitalis - orbital opening, orbital aperture
Adnexa - adnexa
adoleszent - adolescent
Adoleszenz - adolescence
adrenal - adrenal, adrenic
adrenocortical - s.u. adrenokortical
adrenokortikal - adrenocortical, corticoadrenal, cortiadrenal, adrenal-cortical
Adventitia - adventitia, external coat, adventitial coat
afferent - afferent
Afferenz - afferent, afference
After - anus, anal orifice
Afterschleimhaut - anal mucosa
agranulär - agranular
agranuläre Rinde - agranular cortex, agranular isocortex
agranuläres endoplasmatisches Retikulum - s.u. glattes endoplasmatisches Retikulum
akral - acral, acroteric
akromial - acromial
Akromioklavikulargelenk - acromioclavicular joint/articulation, AC joint
Akromion - acromion, acromial process, acromion process, acromial bone
Akustikus - vestibulocochlear nerve, acoustic/auditory nerve, eighth nerve
akzessorische Brustdrüsen - accessory breasts, supernumerary breasts
akzessorische Brustwarze - supernumerary nipple, accessory nipple
akzessorische Nasenknorpel - accessory nasal cartilages
Ala - wing, ala
Alae nasi - nasal wings, wings of nose
Ala major - great(er) wing of sphenoid bone
Ala minor - lesser/small wing of sphenoid bone
Ala ossis ilii - wing of ilium, ala of ilium
Ala ossis sacri - wing of sacrum, sacral ala
Albuginea - albuginea
Alcock-Kanal - Alcock's canal, pudendal canal
Allantois - allantois, allantoid membrane
Allantoiskreislauf - allantoic circulation, umbilical circulation
Allantoissack - allantoic sac
Allantoisvene - allantoic vein
alveolär - alveolar, faveolate
Alveolarbronchiolen - alveolar bronchioles, respiratory bronchioles
Alveolarkanälchen - alveolar canals of maxilla, alveolodental canals
Alveolarmakrophag - s.u. Alveolarphagozyt
Alveolarphagozyt - alveolar macrophage, dust cell, alveolar phagocyte

Alveolarporen - alveolar pores, interalveolar pores, Kohn's pores
Alveolarsäckchen - air saccules, alveolar saccules, alveolar sacs, air sacs
Alveolarsepten - alveolar septa, interalveolar septa, septal bones
Alveolarzelle - alveolar cell, alveolar epithelial cell, pneumonocyte, pneumocyte
Alveole - alveolus
Alveoli dentales - dental alveoli, tooth sockets
Alveoli pulmonis - air vesicles, pulmonary alveoli, alveoli
Amboss - incus, anvil
Ambossfortsatz - limb of incus, crus of incus, process of incus
Ambosskörper - body of incus
Ambossschenkel - limb of incus, crus of incus, process of incus
Amboss-Steigbügel-Gelenk - incudostapedial joint, incudostapedial articulation
Ammenzellen - Sertoli's cells, nurse cells, nursing cells
Amnion - amnion
Ampulla - ampulla
Ampulla canaliculi lacrimalis - ampulla of lacrimal canaliculus/duct
Ampulla ductus deferentis - ampulla of deferent duct
Ampulla hepatopancreatica - hepatopancreatic ampulla, Vater's ampulla
ampullär - ampullary, ampullar
Ampulla recti - rectal ampulla
Ampulla tubae uterinae - ampulla of (uterine) tube
Ampulle - 1. ampulla 2. rectal ampulla, ampulla of rectum
anal - anal
Analgegend - anal region, anal triangle
Analkanal - anal canal
Analkrypten - anal crypts, anal sinuses, Morgagni's crypts
Analregion - anal region, anal triangle
Analsäulen - anal columns, columns of Morgagni
Analschleimhaut - anal mucosa
Anastomose - anastomosis
Anatomie - anatomy
anatomisch - anatomical, anatomic
anatomischer Humerushals - true neck of humerus, anatomical neck of humerus
Angulus - angle
Angulus iridocornealis - iridocorneal angle, filtration angle
Angulus oris - angle of mouth
Angulus subpubicus - subpubic angle, pubic angle
anisotrope Bande - A band, A disk, anisotropic disk
Ankoneus - anconeus (muscle)
anorektal - anorectal, rectoanal
anorektale Lymphknoten - pararectal lymph nodes, anorectal lymph nodes
Anorektum - anorectum
anovaginal - anovaginal
Ansatz - (*Muskel*) attachment, insertion
Ansatzaponeurose - aponeurosis of insertion
Antagonist - antagonistic muscle, agonistic muscle, agonist, antagonist
antebrachial - antebrachial
Antebrachium - antebrachium, antibrachium, forearm
anterior - anterior, ventral
Anthelix - antihelix, anthelix
Antihelix - s.u. Anthelix
Antitragus - antitragus
antral - antral
Antrum - antrum
Antrum mastoideum - mastoid antrum/cavity
Antrum pyloricum - gastric antrum, pyloric antrum
Anulus - ring, annulus, anulus
Anulus femoralis - femoral ring, crural ring
Anulus inguinalis profundus - abdominal/deep inguinal ring
Anulus inguinalis superficialis - superficial/external inguinal ring
Anus - anus, anal orifice, fundament
Aorta - aorta
Aorta abdominalis - abdominal aorta, abdominal part of aorta
Aorta ascendens - ascending part of aorta, ascending aorta
Aorta descendens - descending part of aorta, descending aorta
aortal - aortic, aortal
Aorta thoracica - thoracic aorta, thoracic part of aorta
Aortenarkade - median arcuate ligament, aortic arcade
Aortenbogen - aortic arch, arch of aorta
Aortenbulbus - aortic bulb, arterial bulb
Aortengabel - bifurcation of aorta
Aortenisthmus - aortic isthmus, isthmus of aorta
Aortenklappe - aortic valve, valve of aorta
Aortenlymphknoten - aortic lymph nodes
Aortenostium - aortic ostium, aortic opening
Aortensinus - aortic sinus, Petit's sinus
Apertura - aperture, opening, orifice
Apertura pelvis inferior - inferior aperture/opening of pelvis, pelvic outlet
Apertura pelvis superior - superior aperture/opening of pelvis, pelvic inlet
Apertura thoracis inferior - lower/inferior thoracic aperture, thoracic outlet
Apertura thoracis superior - upper/superior thoracic aperture, thoracic inlet
Apex - apex
Apex cordis - apex of heart
Apex nasi - nasal tip, tip of nose
Apex pulmonalis - apex of lung
Apex vesicae - apex/vortex of urinary bladder
apikal - apical
Apikalsegment - apical segment
Aponeurose - aponeurosis, aponeurotic membrane
Aponeurosis - aponeurosis, aponeurotic membrane
Aponeurosis bicipitalis - bicipital aponeurosis
Aponeurosis palmaris - palmar aponeurosis/fascia
Aponeurosis plantaris - plantar aponeurosis/fascia
aponeurotisch - aponeurotic
apophysär - apophyseal, apophysary, apophysial
Apophyse - apophysis, protuberance
Apophysis - apophysis
Apparatus - apparatus
Apparatus digestorius - digestive apparatus/system, alimentary apparatus/system
Apparatus respiratorius - respiratory apparatus/tract/system
Apparatus urogenitalis - urogenital tract, genitourinary tract, urogenital apparatus
Appendices epiploicae/omentales - epiploic/omental appendices

Appendix - appendix, appendage
Appendixlymphknoten - appendicular lymph nodes
Appendixvene - appendicular vein
Appendix vermiformis - vermiform appendage, vermiform appendix, appendix
Aqueductus - aqueduct, aqueductus; conduit, canal, channel
Aqueductus cerebri - aqueduct of mesencephalon, cerebral aqueduct, aqueduct of midbrain, aqueduct of Sylvius, ventricular aqueduct
Aqueductus cochleae - aqueduct of cochlea, cochlear aqueduct, perilymphatic duct
Aqueductus mesencephalici - s.u. Aqueductus cerebri
Aqueductus vestibuli - Cotunnius' aqueduct, Cotunnius' canal, vestibular aqueduct, aqueduct of Cotunnius, aqueduct of vestibule
arachnoid - arachnoid, arachnoidal, arachnoidean
Arachnoidalzotten - arachnoidal villi, arachnoidal granulations, pacchionian granulations
Arachnoidea mater - arachnoid, arachnoid membrane
Arachnoidea mater encephali - cranial arachnoid, arachnoid of brain
Arachnoidea mater spinalis - spinal arachnoid, arachnoid of spine
Arcus - arch
Arcus alveolaris - alveolar border
Arcus anterior atlantis - anterior arch of atlas
Arcus aortae - aortic arch, arch of aorta
Arcus costalis - costal arch, arch of ribs
Arcus palatoglossus - palatoglossal arch
Arcus palatopharyngeus - palatopharyngeal arch
Arcus palmaris - palmar arch
Arcus posterior atlantis - posterior arch of atlas
Arcus pubicus - pubic arch
Arcus venae azygos - arch of azygos vein
Arcus vertebrae - neural arch, vertebral arch
Arcus zygomaticus - zygomatic arch
Area - area; field, region, zone
Areae gastricae - gastric areas, gastric fields
Area intercondylaris - intercondylar area/fossa of tibia
Areola mammae - areola of mammary gland, areola of nipple
areolar - areolar
argentaffin - argentaffin, argentophil, argentophilic
argyrophil - argyrophil, argyrophile, argyrophilic, argyrophilous
Arm - arm, upper extremity
Armplexus - brachial plexus
Armschlagader - brachial artery
Arteria - artery
Arteria angularis - angular artery
Arteria appendicularis - appendicular artery, vermiform artery
Arteria axillaris - axillary artery
Arteria basilaris - basilar artery, basal artery
Arteria brachialis - brachial artery
Arteria carotis - carotid artery
Arteria carotis communis - common carotid, common carotid artery
Arteria carotis externa - external carotid, external carotid artery
Arteria carotis interna - internal carotid, internal carotid artery
Arteria centralis retinae - central artery of retina, Zinn's artery
Arteria cerebri anterior - anterior cerebral artery
Arteria cerebri media - middle cerebral artery
Arteria cerebri posterior - posterior cerebral artery
Arteria circumflexa - circumflex artery
Arteria colica - colic artery
Arteria comitans - accompanying artery
Arteria communicans - communicating artery
Arteria coronaria dextra - right coronary artery of heart
Arteria coronaria sinistra - left coronary artery of heart
Arteria cystica - cystic artery
Arteria dorsalis pedis - dorsal artery of foot
Arteria ductus deferentis - deferential artery, artery of deferent duct
Arteriae cerebrales - cerebral arteries, arteries of cerebrum
Arteriae ciliares - ciliary arteries
Arteriae conjunctivales - conjunctival arteries
Arteriae digitales manus - digital arteries of hand
Arteriae digitales pedis - digital arteries of foot
Arteriae gastrici breves - short gastric arteries
Arteriae ileales - ileal arteries
Arteriae jejunales - jejunal arteries
Arteriae metacarpales - metacarpal arteries
Arteriae metatarsales - metatarsal arteries
Arteria epigastrica inferior - inferior epigastric artery
Arteria epigastrica superficialis - superficial epigastric artery
Arteria epigastrica superior - superior epigastric artery
Arteriae sigmoideae - sigmoid arteries
Arteriae tarsales - tarsal arteries
Arteriae vesicales - vesical arteries
Arteria facialis - facial artery
Arteria femoralis - femoral artery, crural artery
Arteria fibularis - peroneal artery, fibular artery
Arteria hepatica communis - common hepatic artery
Arteria hepatica propria - proper hepatic artery, hepatic artery
Arteria iliaca communis - common iliac artery
Arteria iliaca externa - external iliac artery, anterior iliac artery
Arteria iliaca interna - internal iliac artery, hypogastric artery
Arteria interossea - interosseous artery
Arteria labialis inferior - inferior labial artery
Arteria labialis superior - superior labial artery, superior coronary artery
Arteria lienalis - s.u. Arteria splenica
Arteria lingualis - lingual artery
Arteria maxillaris - maxillary artery
Arteria meningea media - middle meningeal artery
Arteria meningea posterior - posterior meningeal artery
Arteria mesenterica inferior - inferior mesenteric artery
Arteria mesenterica superior - superior mesenteric artery
Arteria ophthalmica - ophthalmic artery
Arteria ovarica - ovarian artery
Arteria poplitea - popliteal artery
Arteria profunda femoris - deep femoral artery, deep artery of thigh
Arteria pulmonalis - pulmonary artery
Arteria radialis - radial artery
Arteria renalis - renal artery
Arteria spinalis - spinal artery
Arteria splenica - splenic artery, lienal artery
Arteria subclavia - subclavian artery
Arteria supraorbitalis - supraorbital artery

Arteria suprarenalis - suprarenal artery
Arteria testicularis - testicular artery
Arteria thoracica interna - internal thoracic artery
Arteria thyroidea - thyroid artery
Arteria tibialis anterior - anterior tibial artery
Arteria tibialis posterior - posterior tibial artery
Arteria ulnaris - ulnar artery
Arteria umbilicalis - umbilical artery
Arteria vertebralis - vertebral artery
Arterie - artery; blood vessel
arteriell - arterial, arterious
Arteriengeflecht - arterial rete (mirabile), arterial network, arterial circle
Arteriengeflecht am Außenknöchel - lateral malleolar network, lateral malleolar rete
Arteriengeflecht der Iris - arterial circle of iris
Arteriengeflecht des Innenknöchels - medial malleolar network, medial malleolar rete
Arterienintima - endarterium
Arteriennetz - arterial rete (mirabile), arterial network, arterial circle
Arteriennetz des Handwurzelrückens - dorsal carpal network, dorsal carpal rete
Arteriola - arteriole
Arteriola glomerularis afferens - afferent arteriole of glomerulus, afferent glomerular arteriole
Arteriola glomerularis efferens - efferent arteriole of glomerulus, efferent glomerular arteriole
arteriös - arterial, arterious
arteriovenös - arteriovenous
arteriovenöse Anastomose - arteriovenous anastomosis, arteriolovenular anastomosis
Articulatio - articulation, joint
Articulatio acromioclavicularis - acromioclavicular articulation/joint, AC joint
Articulatio atlantoaxialis - atlantoaxial articulation/joint
Articulatio atlantooccipitalis - atlanto-occipital articulation/joint
Articulatio calcaneocuboidea - calcaneocuboid articulation/joint
Articulatio coxae - femoral articulation/joint, hip joint, thigh joint, hip
Articulatio cubiti - cubital articulation/joint, elbow joint, elbow
Articulatio cuneonavicularis - cuneonavicular articulation/joint
Articulatio genus - knee joint, knee
Articulatio glenohumeralis - glenohumeral articulation/joint, shoulder joint
Articulatio humeroradialis - humeroradial articulation/joint
Articulatio humeroulnaris - humeroulnar articulation/joint
Articulatio iliofemoralis - s.u. Articulatio coxae
Articulatio lumbosacralis - lumbosacral articulation/joint
Articulationes carpi - carpal articulations/joints
Articulationes carpometacarpales - carpometacarpal articulations/joints, CMC joints
Articulationes intercarpales - intercarpal articulations/joints
Articulationes intermetacarpales - intermetacarpal articulations/joints
Articulationes intermetatarsales - intermetatarsal articulations/joints
Articulationes interphalangeae - interphalangeal articulations/joints, digital joints
Articulationes manus - articulations/joints of hands
Articulationes metacarpophalangeae - knuckle joints, metacarpophalangeal jointss, MCP joints
Articulationes metatarsophalangeae - metatarsophalangeal joints, MTP joints
Articulationes pedis - articulations/joints of foot
Articulationes sternocostales - sternocostal articulations/joints
Articulationes tarsometatarsales - Lisfranc's joints, tarsometatarsal articulations/joints
Articulatio radiocarpalis - radiocarpal articulation/joint, wrist joint, wrist
Articulatio radioulnaris - radioulnar articulation/joint
Articulatio sacrococcygea - sacrococcygeal articulation/joint
Articulatio sacroiliaca - iliosacral articulation/joint, sacroiliac articulation/joint
Articulatio sternoclavicularis - sternoclavicular articulation/joint
Articulatio subtalaris/talocalcanea - subtalar articulation/joint, talocalcaneal joint
Articulatio talocalcaneonavicularis - talocalcaneonavicular articulation/joint
Articulatio talocruralis - ankle joint, ankle, talocrural articulation/joint
Articulatio tarsi transversa - Chopart's joint, transverse tarsal joint
Articulatio temporomandibularis - mandibular joint, temporomandibular joint
Articulatio tibiofibularis - tibiofibular joint
artikulär - articular, arthral
aryepiglottisch - aryepiglottic, aryepiglottidean
Aryknorpel - arytenoid, arytenoid cartilage
arytänoid - arytenoid, arytenoidal
Aschoff-Tawara-Knoten - AV-node, Aschoff-Tawara's node, atrioventricular node
Ast - limb, branch; ramus
A-Streifen - A band, A disk, anisotropic disk
Atemhilfsmuskulatur - accessory respiratory musculature, accessory respiratory muscles *pl*
Atemmuskulatur - respiratory musculature, accessory respiratory muscles *pl*
Atemwege - respiratory apparatus, air passages, respiratory tract, respiratory system, respiratory passages
Atlantoaxialgelenk - atlantoaxial articulation/joint
Atlantookzipitalgelenk - atlanto-occipital articulation/joint, Cruveilhier's articulation
Atlas - atlas
Atlasbogen - arch of atlas
atrial - atrial, auricular
atrioventrikular - s.u. atrioventrikulär
atrioventrikulär - atrioventricular, ventriculoatrial
Atrioventrikularklappe - atrioventricular valve
Atrioventrikularknoten - AV-node, Aschoff's node, Aschoff-Tawara's node, atrioventricular node
Atrioventrikularvenen - atrioventricular veins
Atrium - atrium, chamber
Atrium cordis - atrium (of heart)
Attikus - attic of middle ear, epitympanum
Auerbach-Plexus - Auerbach's plexus, myenteric plexus
aufsteigende Aorta - s.u. Aorta ascendens
aufsteigendes Kolon - ascending colon

Augapfel - eyeball, ball of the eye, bulb of eye, ocular bulb
Auge - eye
Augenachse - axis of bulb, axis of eye
Augenbindehaut - conjunctiva
Augenbraue - eyebrow, supercilium, brow
Augenbrauenhaare - supercilia, hairs of eyebrow
Augenhöhle - eyepit, eye socket, orbit, orbita
Augenhornhaut - cornea, keratoderma of eye
Augenkammer - chamber of eye
Augenlid - lid, cilium, eyelid; palpebra
Augenlidkommissur - commissure of eyelid, palpebral commissure
Augenlinse - lens, crystalline lens
Augenmuskeln - eye muscles, ocular muscles, oculorotatory muscles
Augenwimpern - eyelashes, cilia
Augenwinkel - angle of eye, ocular angle, canthus
Augenwinkelarterie - angular artery
Augenwinkelvene - angular vein
Auricula - auricle, pinna (of ear)
Auricula atrii - atrial auricle, atrial auricula, auricle of heart, auricle
Aurikel - **1.** atrial auricle, atrial auricula, atrial appendage (of heart), auricula **2.** auricle, auricula, pinna (of ear)
Auris - auris, ear
Auris externa - external ear, outer ear
Auris interna - inner ear, internal ear
Auris media - middle ear
Außenband - (*Knie*) fibular collateral ligament, lateral ligament (of knee)
Außenknöchel - lateral malleolus, external malleolus
Außenknöchelband - (lateral) ligament of ankle (joint), lateral malleolar ligament
Außenmeniskus - lateral semilunar cartilage of knee joint, lateral meniscus of knee
Außenrand - lateral margin, lateral border
äußere Genitalien - externalia, external genitalia
äußerer Gehörgang - external acoustic meatus, external auditory canal
äußere Schädelbasis - external cranial base, external base of cranium
äußeres Fazialisknie - external genu of facial nerve, geniculum of facial nerve
autonomer/vegetativer Nervenplexus - autonomic plexus, visceral plexus
autonomes/vegetatives Nervengeflecht - autonomic plexus, visceral plexus
autonomes Nervensystem - autonomic nervous system, vegetative nervous system
avalvulär - avalvular, nonvalvular, without valves
AV-Knoten - Aschoff-Tawara's node, atrioventricular node, AV-node
axial - axial
Axilla - underarm, axilla, axillary fossa, axillary space, arm pit
axillar - axillary
Axillarlinie - axillary line
Axis - axis
Axis bulbi - axis of bulb, axis of eye
Axis lentis - axis of lens
Axis opticus - optic axis (of eye), sagittal axis of eye
Axis pelvis - pelvic axis, plane of pelvic canal
Axon - axon, axis cylinder, neuraxon
azellulär - without cells, acellular
azetabulär - acetabular, cotyloid
Azetabularand - acetabular edge, margin of acetabulum
Azetabulum - acetabulum, acetabular cavity, socket of hip (joint
azinär - acinar, acinal, acinic
azinös - s.u. azinär
Azinus - acinus
A-Zone - A band, A disk, anisotropic disk
Azygos - azygos, azygous, azygos vein
Azygosbogen - arch of azygos vein
Backe - cheek; bucca
Backenschlagader - buccal artery, buccinator artery
Backenzahn - molar, molar tooth, buccal tooth, cheek tooth
Balanos - glans of penis
Balken - callosum
Balkenstrahlung - radiation of corpus callosum
Ballen - pad, ball; (*Fuß*) ball of (the) foot; (*Hand*) thenar
Band - band, cord, chord, ligament
Bande - band
Bandhaft - syndesmodial joint, syndesmotic joint, syndesmosis
Bandscheibe - intervertebral disk, intervertebral cartilage, disk, disc
Bartholin-Drüse - Bartholin's gland, greater vestibular gland
basal - basal, basilar, basilary
Basalganglien - basal ganglia, basal nuclei
Basallamina - s.u. Basalmembran
Basalmembran - basal membrane, basal lamina, basement membrane, basement layer
Basalschicht - basal layer of epidermis, columnar layer, basal cell layer
Basalsegment - basal segment (of lung)
Basalzelle - basal cell, foot cells, basilar cell
Basalzellschicht - basal layer of epidermis, columnar layer, basal cell layer
Basilarmembran - basilar lamina/membrane of cochlear duct
Basis - base, basis
Basisarterie - basal artery, basilar artery
Basis cochleae - base of cochlea
Basis cordis - base of heart
Basis cranii - base of skull, cranial base
Basis pulmonis - base of lung
Bauch - stomach, belly; abdomen
Bauchdecke - abdominal wall
Baucheingeweide - abdominal viscera
Bauchfell - abdominal membrane, peritoneum
Bauchfellhöhle - peritoneal cavity, greater peritoneal sac
Bauchhöhle - abdominal cavity, enterocele
Bauchlymphknoten - abdominal lymph nodes
Bauchmuskeln - muscles of abdomen
Bauchmuskulatur - muscles of abdomen
Bauchnetz - epiploon, omentum
Bauchraum - abdominal cavity, enterocele
Bauchschlagader - abdominal aorta, abdominal part of aorta
Bauchspeicheldrüse - pancreas
Bauchwand - abdominal wall
Bauchwandvenen - epigastric veins
Bauhin-Klappe - Bauhin's valve, ileocecal valve
Becherzelle - beaker cell, chalice cell, goblet cell
Becken - pelvis

Beckenachse - axis of pelvis, pelvic axis, plane of pelvic canal
Beckenausgang - inferior pelvic aperture, inferior opening of pelvis, pelvic outlet
Beckenausgangsebene - pelvic plane of outlet
Beckendurchmesser - pelvic diameter
Beckenebene - pelvic plane
Beckeneingang - superior opening of pelvis, superior pelvic aperture, pelvic inlet
Beckeneingangsebene - pelvic plane of inlet
Beckenfaszie - pelvic fascia, hypogastric fascia
Beckenganglien - pelvic ganglia, hypogastric ganglia
Beckengeflecht - inferior hypogastric plexus, pelvic plexus
Beckengürtel - pelvic girdle, girdle of inferior member
Beckenhöhle - pelvic cavity
Beckenlängsdurchmesser - conjugate diameter of pelvis
Beckenlymphknoten - pelvic lymph nodes
Beckenneigung - pelvic incline, pelvic inclination
Beckenplexus - inferior hypogastric plexus, pelvic plexus
Beckenquerdurchmesser - transverse diameter of pelvis
Beckenrand - pelvic brim
Beckenring - pelvic ring, bony pelvis
Beckenschaufel - wing of ilium, ala of ilium
Begleitarterie - accompanying artery
Bein - leg, lower extremity
Beinarterien - arteries of lower limb
Bertin-Säulen - renal columns, columns of Bertin
Beta-Zellen - **1.** (*Pankreas*) beta cells (of pancreas), B cells **2.** (*HVL*) beta cells (of adenohypophysis, B cells
Beuger - flexor muscle, flexor
Beugersehne - flexor tendon
Bifurcatio - bifurcation, forking
Bifurcatio aortae - bifurcation of aorta
Bifurcatio carotidis - carotid bifurcation
Bifurcatio trachealis - bifurcation of trachea
Bifurcatio trunci pulmonalis - bifurcation of pulmonary trunk
Bigelow-Band - iliofemoral ligament, Bigelow's ligament
Bikuspidalis - left atrioventricular valve, bicuspid valve, mitral valve
biliär - biliary, bilious
biliodigestiv - bilidigestive, biliary-enteric, biliary-intestinal
biliointestinal - s.u. biliodigestiv
biliös - s.u. biliär
Bindegewebe - connective tissue, tela, phoroplast
Bindegewebshülle - connective tissue tunic
Bindegewebskapsel - fibrous coat, fibrous tunic, connective tissue capsule
Bindegewebsmembran - connective tissue membrane
Bindegewebsscheide - connective tissue sheath
Bindegewebszelle - connective tissue cell, fibrocyte
Bindehaut - conjunctiva
Bindehautarterien - conjunctival arteries
Bindehautsack - conjunctival sac
Bindehautvenen - conjunctival veins
Bizepsaponeurose - bicipital aponeurosis, bicipital fascia, semilunar fascia
Bizeps brachii - biceps, biceps brachii (muscle), biceps muscle of arm
Bizeps femoris - biceps femoris (muscle), biceps muscle of thigh
Bizepskopf - head of biceps brachii muscle
Bizepsrinne - bicipital fissure, bicipital groove
Blandin-Nuhn-Drüse - anterior lingual gland, Blandin's gland
Bläschendrüse - seminal vesicle, spermatocyst, seminal gland, vesicular gland
Blase - (*Harnblase*) urinary bladder, bladder
Blasenarterien - vesical arteries
Blasenhals - bladder neck, neck of bladder
Blasenspitze - fundus of bladder, base of bladder
Blasenvenen - vesical veins
Blasenwandmuskulatur - bladder wall muscle, detrusor muscle of bladder
Blasenzäpfchen - Lieutaud's uvula, uvula of bladder
bleibende Zähne - secondary dentition, permanent dentition, succedaneous dentition, succedaneous teeth, second teeth, permanent teeth
Blinddarm - cecum, typhlon, blind gut, blind intestine
Blinddarmarterie - appendicular artery, vermiform artery
Blut bildendes/hämopoetisches Gewebe - hemopoietic tissue, hematopoietic tissue
Blutgefäß - blood vessel
Bogenfuß - (*Wirbel*) pedicle (of arch of vertebra)
Bogengang - (*Ohr*) semicircular duct, membranous semicircular canal
Bogenvenen - arcuate veins of kidney, arciform veins of kidney
Bowman-Spüldrüsen - Bowman's glands, olfactory glands
Brachialis - brachialis (muscle), brachial muscle
Brachioradialis - brachioradialis (muscle), brachioradial muscle
Braue - eyebrow, brow
braunes Fettgewebe - brown adipose tissue, brown fat, fetal fat
bronchial - bronchial
Bronchialarterien - bronchial branches of thoracic aorta
Bronchialbaum - bronchial system, bronchial tree
Bronchialdrüsen - bronchial glands
Bronchialmuskulatur - bronchial musculature
Bronchialschleimhaut - bronchial mucosa
Bronchialsystem - bronchial tree, bronchial system
Bronchialvenen - bronchial veins
Bronchiole - bronchiole, bronchiolus
Bronchioli alveolarii/respiratorii - alveolar bronchioles, respiratory bronchioles
Bronchiolus - bronchiole, bronchiolus
bronchoalveolär - bronchoalveolar, bronchovesicular, vesiculobronchial
bronchopleural - bronchopleural
bronchopulmonal - bronchopulmonary
bronchotracheal - bronchotracheal, tracheobronchial
bronchovesikulär - s.u. bronchoalveolär
Bronchus - bronchus
Bronchus lobaris - lobar bronchus
Bronchus principalis - main bronchus, principal bronchus, stem bronchus
Bronchus segmentalis - segmental bronchus, segment bronchus
Bruch-Membran - basal complex/lamina of choroid, Bruch's membrane
Brücke - **1.** (*Nase*) bridge, bridge of nose **2.** (*ZNS*) bridge of Varolius, pons, metencephalon, metencephal
Brückenkerne - nuclei of pons, pontine nuclei
Brust - **1.** breast, chest, thorax **2.** breast(s *pl*), mamma
Brustbein - breast bone, xiphoid bone, sternum
Brustbeinkörper - body of sternum

Brustdrüse - mammary gland, mamma, breast
Brustdrüsenläppchen - lobules of mammary glands
Brustdrüsenlappen - lobes of mammary gland
Brustfell - pleura
Brusthöhle - thoracic cavity, pectoral cavity
Brustkasten - s.u. Brustkorb
Brustkorb - chest, thorax, rib cage, thoracic cage
Brustkorbausgang - lower thoracic aperture, inferior thoracic aperture, thoracic outlet
Brustkorbeingang - upper thoracic aperture, thoracic inlet, superior thoracic opening
Brustkorbmuskulatur - thoracic muscles *pl*
Brustmilchgang - thoracic duct, chyliferous duct, duct of Pecquet
Brustmuskulatur - thoracic muscles *pl*
Brustorgane - chest organs
Brustparenchym - breast parenchyma
Brustwand - chest wall, thoracic wall
Brustwandlymphknoten - interpectoral lymph node, pectoral lymph node
Brustwarze - nipple, mammary papilla, mamilla
Brustwirbel - thoracic vertebrae, dorsal vertebrae
Brustwirbelsäule - thoracic spine
bukkal - buccal, genal
Bukkaldrüsen - buccal glands
bulbär - bulbar
Bulbus - bulb
Bulbus aortae - aortic bulb, arterial bulb
Bulbus caroticus - carotid bulbus, carotid sinus
Bulbus medullae spinalis - medulla oblongata, medulla, bulbus
Bulbus oculi - eyeball, bulb of eye, ocular bulb
Burdach-Strang - cuneate fasciculus, Burdach's tract, cuneate funiculus
Bursa - bursa
Bursa bicipitoradialis - bicipitoradial bursa
Bursa infrahyoidea - infrahyoid bursa
Bursa infrapatellaris profunda - deep infrapatellar bursa, subligamentous bursa
Bursa intratendinea olecrani - intratendinous bursa of olecranon, Monro's bursa
Bursa omentalis - omental bursa, omental sac, epiploic sac
Bursa pharyngealis - Tornwaldt's cyst/bursa, pharyngeal bursa
Bursa subacromialis - subacromial bursa, deltoid bursa
Bursa subcutanea - subcutaneous bursa
Bursa subcutanea acromialis - subcutaneous acromial bursa, bursa of the acromion
Bursa subcutanea calcanea - subcutaneous calcaneal bursa, subcalcaneal bursa
Bursa subcutanea infrapatellaris - subcutaneous infrapatellar bursa, infrapatellar bursa
Bursa subcutanea olecrani - olecranon bursa, subcutaneous bursa of olecranon
Bursa subcutanea prepatellaris - (subcutaneous) prepatellar bursa
Bursa subcutanea prominentiae laryngeae - hyoid bursa, laryngeal bursa
Bursa subcutanea tuberositatis tibiae - pretibial bursa, subcutaneous bursa of tuberosity of tibia
Bursa subdeltoidea - subdeltoid bursa, acromial bursa
Bursa subfascialis - subfascial bursa
Bursa subfascialis prepatellaris - subfascial prepatellar bursa, middle patellar bursa
Bursa submuscularis - submuscular bursa
Bursa subtendinea - subtendinous bursa
Bursa subtendinea prepatellaris - subtendinous prepatellar bursa, deep patellar bursa
Bursa suprapatellaris - suprapatellar bursa, subcrural bursa
Bursa synovialis - mucous bursa, synovial bursa
Bursa tendinis calcanei - bursa of Achilles (tendon), bursa of calcaneal tendon
B-Zellen - **1.** (*Pankreas*) beta cells (of pancreas), B cells **2.** (*HVL*) beta cells (of adenohypophysis, B cells **3.** B-lymphocytes, thymus-independent lymphocytes
Caecum - blind gut, cecum, typhlon
Calcaneus - heel bone, calcaneal bone, calcaneus
Calices renales - renal calices
Calix - calix, calyx
Calvaria - roof of skull, skullcap, skullpan, calvarium, calvaria, concha of cranium
Camera - chamber, camera
Camera anterior - anterior chamber of eye
Camera posterior - posterior chamber of eye
Camera vitrea - vitreous chamber
Canales alveolares - alveolar canals of maxilla, alveolodental canals
Canales diploici - diploic canals, Breschet's canals
Canaliculus - canaliculus, canal
Canaliculus lacrimalis - lacrimal canaliculus, lacrimal duct
Canalis - canal, channel, duct
Canalis adductorius - adductor canal, Hunter's canal
Canalis alimentarius - digestive tract, alimentary canal/tract, digestive canal
Canalis analis - anal canal
Canalis caroticus - carotid canal
Canalis carpi - flexor canal, carpal tunnel
Canalis centralis - central canal (of spinal cord)
Canalis cervicis uteri - cervical canal (of uterus)
Canalis femoralis - femoral canal, crural canal
Canalis gastricus - gastric canal, ventricular canal
Canalis infraorbitalis - infraorbital canal
Canalis inguinalis - inguinal canal, abdominal canal
Canalis nervi facialis - facial canal, canal for facial nerve, fallopian aqueduct
Canalis obturatorius - obturator canal
Canalis opticus - optic canal, optic foramen
Canalis pudendalis - Alcock's canal, pudendal canal
Canalis pyloricus - pyloric canal
Canalis sacralis - sacral canal
Canalis semicircularis - semicircular canal
Canalis spiralis cochleae - spiral duct, spiral canal of cochlea
Canalis spiralis modioli - spiral canal of modiolus, Rosenthal's canal
Canalis ventricularis - s.u. Canalis gastricus
Canalis vertebralis - vertebral canal, spinal canal, neural canal
Capitulum humeri - capitellum, little head of humerus, radial head of humerus, capitate eminence, capitulum, capitulum of humerus
Capsula - capsule
Capsula adiposa perirenalis - adipose/fatty capsule of kidney, renal capsule
Capsula articularis - joint/articular capsule, capsular membrane
Capsula fibrosa perivascularis - Glisson's capsule, perivascular fibrous capsule

Capsula lentis - lens capsule, lenticular capsule, crystalline capsule
Capsula prostatica - capsule of prostate, prostatic capsule
Caput - head, caput
Caput breve musculi bicipitis brachii - short head of biceps brachii muscle
Caput costae - head of rib
Caput femoris - head of femur, femoral head
Caput fibulae - head of fibula
Caput humerale - head of humerus
Caput laterale musculi tricipitis brachii - lateral head of triceps brachii muscle
Caput longum musculi bicipitis brachii - long head of biceps brachii muscle
Caput longum musculi tricipitis brachii - long head of triceps brachii muscle
Caput mallei - head of malleus
Caput mandibulae - head of mandible
Caput mediale musculi tricipitis brachii - medial head of triceps brachii muscle
Caput ossis metacarpi - metacarpal head
Caput ossis metatarsi - metatarsal head
Caput pancreatis - head of pancreas
Caput radii - head of radius
Caput stapedis - head of stapes
Caput tali - head of talus
Caput ulnae - head of ulna, capitulum ulnae
Cardia - cardiac part of stomach, cardia
Carotis - carotid
Carpus - wrist, carpus
Cartilagines alares - alar cartilages
Cartilagines nasi - nasal cartilages
Cartilagines tracheales - tracheal cartilages
Cartilago - cartilage, cartilago
Cartilago articularis - articular cartilage, joint cartilage
Cartilago arytenoidea - arytenoid, arytenoid cartilage
Cartilago auriculae - auricular cartilage, cartilage of auricle
Cartilago costalis - costal cartilage, rib cartilage
Cartilago cricoidea - cricoid cartilage, cricoid
Cartilago cuneiformis - cuneiform cartilage, Wrisberg's cartilage
Cartilago epiphysialis - cartilage plate, epiphyseal cartilage
Cartilago thyroidea - thyroid cartilage
Cartilago triticea - triticeal cartilage
Cartilago tubae auditivae/auditoriae - cartilage of auditory tube, tubal cartilage
Caruncula - caruncle, caruncula
Caruncula lacrimalis - lacrimal caruncle
Caruncula sublingualis - sublingual papilla/caruncle
Cauda - cauda, tail
Cauda epididymidis - tail of epididymis
Cauda equina - cauda equina, cauda
Cauda pancreatis - tail of pancreas
Cava - s.u. Vena cava
Cavitas - cavity, cavitation, cavum
Cavitas abdominis/abdominalis - abdominal cavity
Cavitas articularis - articular cavity, joint cavity, joint space
Cavitas cranii - cranial cavity
Cavitas glenoidalis - glenoid cavity, glenoid fossa
Cavitas medullaris - bone marrow cavity, medullary canal, medullary cavity
Cavitas nasalis/nasi - nasal cavity, nasal chamber
Cavitas oris - oral cavity, mouth
Cavitas oris externum - external oral cavity
Cavitas oris propria - proper oral cavity
Cavitas pelvina/pelvis - pelvic cavity
Cavitas pericardiaca/pericardialis - pericardial cavity
Cavitas peritonealis - peritoneal cavity
Cavitas pharyngis - pharyngeal cavity
Cavitas thoracica/thoracis - thoracic cavity, pectoral cavity
Cavitas tympani - tympanic cavity, tympanum
Cavitas uteri - uterine cavity
Cavum - cavity, cavitas, cavitation, cavum
Cavum conchae - cavity of concha, innominate fossa of auricle
Cavum mediastinale - mediastinal cavity, mediastinal space, mediastinum
Cavum mediastinale anterius - anterior mediastinal cavity, anterior mediastinum
Cavum mediastinale inferius - inferior mediastinal cavity, inferior mediastinum
Cavum mediastinale medius - middle mediastinal cavity, middle mediastinum
Cavum mediastinale posterius - posterior mediastinal cavity, postmediastinum, posterior mediastinum
Cavum mediastinale superius - superior mediastinum, superior mediastinal cavity
Cavum septi pellucidi - cavity of septum pellucidum, cavum of septum pellucidum, ventricle of Arantius, ventricle of Sylvius, Vieussen's ventricle, Duncan's ventricle, fifth ventricle, pseudocele, pseudocoele, pseudoventricle
Cavum trigeminale - trigeminal cavity, Meckel's space, Meckel's cavity
Cellula - cellula, cellule, cell
Cellulae ethmoidales - ethmoidal cells
Cellulae mastoideae - mastoid cells, mastoid sinuses
Cellulae pneumaticae - tubal air cells
Cellulae tympanicae - tympanic cells
Centrum - center
Centrum ossificationis - ossification center/nucleus/point
Centrum tendineum - tendinous center, central tendon of diaphragm
Cerebellum - cerebellum
Cerebrum - cerebrum, brain
Cervix - collum, neck, cervix
Cervix uteri - cervix, cervix of uterus, neck of uterus, uterine neck
Cervix vesicae - bladder neck, neck of urinary bladder
Chiasma - chiasma, chiasm
Chiasma opticum - optic chiasm, optic decussation
Chiasma tendinum - Camper's chiasm, crossing of the tendons
chirurgischer Humerushals - false neck of humerus, surgical neck of humerus
Choana - choana, posterior naris, postnaris, pharyngeal isthmus
Choledochus - choledochus, choledochal duct, choledoch, common bile duct, choledochous duct, common duct, common gall duct
chondral - cartilaginous, chondral, chondric
chondroid - chondroid, chondroitic, cartilaginiform, cartilaginoid
Chopart-Gelenklinie - Chopart's articulation/joint, transverse tarsal joint, midtarsal joint
Chorda - cord, chorda; ligament

Chordae tendineae - tendinous cords of heart
Chordakanal - Civinini's canal, chorda tympani canal
Chorda obliqua - oblique cord, Weitbrecht's ligament
Chorda tympani - cord of tympanum, chorda tympani
Chorioallantois - chorioallantois, chorioallantoic membrane
Choriocapillaris - choriocapillary layer/lamina, choriocapillaris
Chorioidea - choroid, choroidea, chorioid, chorioidea
Chorion - chorionic sac, chorion sac, chorion
chorional - chorionic, chorial
Chromatin - chromatin, chromoplasm, karyotin
Cilium - eyelash, cilium
Cingulum - girdle, cingulum; (*ZNS*) cingulum, cingule
Cingulum membri inferioris - s.u. Cingulum pelvicum
Cingulum membri superioris - s.u. Cingulum pectorale
Cingulum pectorale - thoracic girdle, pectoral girdle, shoulder girdle, girdle of superior member
Cingulum pelvicum - girdle of inferior member, pelvic girdle
Circulus - circle; ring, circulus
Circulus arteriosus - arterial circle
Circulus arteriosus cerebri - circle of Willis, arterial circle of cerebrum
Circulus arteriosus iridis - arterial circle of iris
Circulus vasculosus - vascular circle
Circulus vasculosus nervi optici - circle of Zinn, circle of Haller
Cisterna - cistern, cisterna
Cisterna ambiens - ambient cistern
Cisterna cerebellomedullaris - cerebellomedullary cistern, great cistern
Cisterna chiasmatica - chiasmatic cistern
Cisterna chyli - chyle cistern
Cisternae subarachnoideae - subarachnoidal/subarachnoid cisterns
Cisterna interpeduncularis - Tarin's space, interpeduncular cistern, basal cistern
Cisterna magna - s.u. Cisterna cerebellomedullaris
Cisterna pontocerebellaris - pontine/pontocerebellar cistern
Clavicula - clavicle, collar bone, clavicula
Clitoris - clitoris, nympha of Krause
Cloquet-Septum - Cloquet's septum, crural septum, femoral septum
CM-Gelenk - CMC joint, carpometacarpal articulation/joint
Coccyx - coccyx, coccygeal bone
Cochlea - cochlea
Collum - neck, collum, cervix
Collum anatomicum - anatomical neck of humerus, true neck of humerus
Collum chirurgicum - false neck of humerus, surgical neck of humerus
Collum femoris - neck of femur, femoral neck
Collum fibulae - neck of fibula
Collum radii - neck of radius
Collum vesicae biliaris - neck of gallbladder
Colon - colon
Colon ascendens - ascending colon
Colon descendens - descending colon
Colon sigmoideum - sigmoid colon, sigmoid
Colon transversum - transverse colon
Columna - column
Columna anterior - anterior column, ventral column
Columnae anales - anal columns, rectal columns, columns of Morgagni
Columnae renales - renal columns, columns of Bertin
Columna lateralis - lateral column
Columna posterior - dorsal column, posterior column
Columna vertebralis - vertebral column, spine, spinal column, backbone
Commissura - commissure, commissura
Commissura labiorum - commissure of lips
Commissura palpebralis - commissure of eyelid, palpebral commissure
Concha - concha, turbinate bone
Concha nasalis inferior - inferior nasal concha, inferior concha, inferior turbinate bone
Concha nasalis media - middle turbinate bone, middle nasal concha, middle concha
Concha nasalis superior - superior nasal concha, superior turbinate bone, superior concha
Concha nasalis suprema - supreme concha, supreme turbinate bone
Condylus - condyle
Condylus humeri - condyle of humerus
Condylus lateralis femoris - lateral/external/fibular condyle of femur
Condylus lateralis tibiae - lateral/external condyle of tibia
Condylus medialis femoris - medial/internal/tibial condyle of femur
Condylus medialis tibiae - medial condyle of tibia, internal condyle of tibia
Condylus occipitalis - occipital condyle
Conjunctiva - conjunctiva
Conus - cone, conus
Conus arteriosus - arterial cone, pulmonary cone, infundibulum
Conus elasticus - elastic cone (of larynx), cricovocal membrane
Conus medullaris - medullary cone
Cor - heart
Corium - corium, derma, dermis
Cornea - cornea, keratoderma of eye
Cornu - horn, cornu
Cornu anterius medullae spinalis - anterior/ventral horn (of spinal cord)
Cornu anterius ventriculi lateralis - anterior/frontal horn of lateral ventricle
Cornu inferius - s.u. Cornu temporale
Cornu occipitale - s.u. Cornu posterius (ventriculi lateralis)
Cornu posterius medullae spinalis - dorsal horn of spinal cord, posterior horn of spinal cord
Cornu posterius ventriculi lateralis - occipital/posterior horn of lateral ventricle
Cornu temporale - inferior/temporal horn of lateral ventricle
Cornu uteri - uterine horn, horn of uterus
Corona - corona, crown
Corona ciliaris - ciliary crown
Corona radiata - radiate crown
Corpus - body
Corpus adiposum - fatty body, fat body
Corpus adiposum buccae - fatty ball of Bichat, fat body of cheek, buccal fat pad
Corpus adiposum infrapatellare - infrapatellar fat body
Corpus adiposum orbitae - adipose/fat body of orbit

Corpus adiposum pararenale - paranephric fat body, pararenal fat body, pararenal body
Corpus albicans - white body of ovary
Corpus callosum - callosum
Corpus cavernosum clitoridis - cavernous body of clitoris
Corpus cavernosum penis - cavernous body of penis, spongy body of penis
Corpus ciliare - ciliary body, ciliary apparatus
Corpusculum - small body, corpuscle, corpusculum
Corpus femoris - body/shaft of femur
Corpus fibulae - body/shaft of fibula
Corpus humeri - body/shaft of humerus
Corpus luteum - yellow body (of ovary)
Corpus mammillare - mamillary body
Corpus pancreatis - body of pancreas
Corpus pineale - pineal gland, pineal, epiphysis
Corpus radii - body/shaft of radius
Corpus sterni - body of sternum
Corpus tibiae - body/shaft of tibia
Corpus ulnae - body/shaft of ulna
Corpus vertebrae - vertebral body, body of vertebra
Corpus vesicae - body of (urinary) bladder
Corpus vesicae biliaris/felleae - body of gall bladder
Corpus vitreum - hyaloid body, vitreous body
Cortex - cortex
Cortex cerebelli - cerebellar cortex, cortical substance of cerebellum
Cortex cerebri - cerebral cortex, pallium
Cortex glandulae suprarenalis - suprarenal/adrenal cortex
Cortex lentis - cortex of lens
Cortex renalis - renal cortex
Corti-Ganglion - cochlear ganglion, Corti's ganglion, spiral ganglion
Corti-Membran - tectorial membrane of cochlear duct, Corti's membrane
Corti-Organ - Corti's organ, acoustic organ, spiral organ
Costa - rib, costa
Costa cervicalis - cervical rib
Costae spuriae - false ribs, abdominal ribs, spurious ribs
Costae verae - true ribs, sternal ribs
Coxa - coxa, hip
Crista - ridge, crest
Cristae cutis - skin ridges, dermal ridges
Crista iliaca - crest of ilium, iliac crest
Crista pubica - pubic crest
Crus - leg, limb, crus
Crus dextrum diaphragmatis - right crus of diaphragm
Crus dextrum fasciculi atrioventricularis - right bundle branch, right branch/leg of av-bundle
Crus sinistrum diaphragmatis - left crus of diaphragm
Crus sinistrum fasciculi atrioventricularis - left leg/branch of av-bundle, left bundle branch
Crypta - crypt, pit
Cryptae tonsillae palatinae - tonsillar crypts of palatine tonsil
Cryptae tonsillae pharyngeae - tonsillar crypts of pharyngeal tonsil
Cubitus - elbow, cubitus
Cupula - cupula, cupola
Cupula pleurae - cupula of pleura, cervical pleura
Curvatura - curvature, bend, flexure
Curvatura major gastrica - greater gastric curvature, greater curvature of stomach
Curvatura minor gastrica - lesser gastric curvature, lesser curvature of stomach
Cuspides commissurales - cusps of commissures
Cuspis - cusp, cuspis
Cuspis anterior - anterior cusp
Cuspis anterior valvae atrioventricularis sinistrae - aortic cusp
Cuspis dentis - dental cusp, cusp
Cuspis medialis - medial cusp, septal cusp
Cuspis posterior - posterior cusp
Cuspis septalis - medial cusp, septal cusp
Cutis - skin, cutis, derma
Damm - perineum, perineal region
Dammmuskulatur - perineal muscles *pl*, muscles of perineum
Dammnerven - perineal nerves
Darm - gut(s *pl*), bowel(s *pl*), intestine(s *pl*)
Darmarterien - intestinal arteries
Darmbein - iliac bone, flank bone, ilium
Darmbeinkamm - crest of ilium, iliac crest
Darmbeinschaufel - wing of ilium, ala of ilium
Darmdrüsen - Lieberkühn's glands, intestinal follicles, intestinal glands
Darmkanal - intestinal canal, gut
Darmschleife - intestinal loop
Darmschleimhaut - intestinal mucosa
Darmwand - intestinal wall, bowel wall
Darmzotten - intestinal villi, villi of small intestine
Darwin-Höcker - auricular tubercle, Darwin tubercle, darwinian tubercle
Daumen - thumb, pollex
Daumenballen - thenar, ball of thumb, thenar prominence
Daumennagel - thumbnail, nail of thumb
Decussatio - decussation, crossing
Decussationes tegmentales - tegmental decussations, decussations of tegmentum
Decussatio pyramidum - pyramidal decussation, motor decussation, decussation of pyramids
Deltaband - deltoid ligament, medial ligament of ankle (joint)
Deltoideus - deltoid, deltoideus (muscle), deltoid muscle
Dendrit - dendrite, dendron, dendritic axon
dendritisch - dendriform, dendroid, dendritic, tree-shaped, branching
Dens - tooth, dens
Dens axis - dens axis, dentoid/odontoid process of axis
Dens caninus - eyetooth, canine tooth
Dens incisivus - incisor tooth, incisive tooth
Dens molaris - molar tooth, molar, cheek tooth
Dens premolaris - premolar, premolar tooth, bicuspid tooth
Dens serotinus - wisdom tooth, third molar (tooth)
dental - dental, odontic
Dentes decidui - deciduous dentition, deciduous teeth, baby teeth
Dentes permanentes - permanent dentition, second teeth, permanent teeth
Dentin - dentin, dentine
Dentition - dentition
Derma - skin, derma, dermis, cutis
dermal - dermal, dermatic, dermic, cutaneous
Dermis - derma, dermis, corium
Dezidua - decidual membrane, decidua
dezidual - decidual
Diaphragma - diaphragm
diaphragmal - phrenic, diaphragm

Diaphragma pelvis - pelvic diaphragm
diaphragmatisch - diaphragmatic
diaphysär - diaphyseal, diaphysary, diaphysial
Diaphyse - s.u. Diaphysis
Diaphysis - shaft (of bone), diaphysis
Dickdarm - large bowel, large intestine, colon
Dickdarmgekröse - mesocolon
Dickdarmhaustren - haustra of colon, sacculations of colon
Didymus - orchis, testis, testicle, didymus
Digastrikus - digastricus (muscle), digastric muscle, digastric
Digestion - digestion
digestiv - digestive
digital - digital
Digitus - digit; finger, toe
Digitus anularis - ring finger, fourth finger
Digitus medius - middle finger, third finger
Digitus minimus manus - fifth finger, little finger
Digitus minimus pedis - little toe
Digitus primus manus - thumb, first finger, pollex
Digitus primus pedis - big toe, great toe, hallux
Digitus quartus - s.u. Digitus anularis
Digitus secundus - index finger, second finger, index
Digitus tertius - s.u. Digitus medius
Diploe - diploe
Diploekanäle - diploic canals, Breschet's canals
Diploevenen - diploic veins, Breschet's veins
direkte Pyramidenbahn - Türck's column, anterior/direct corticospinal tract
Discus - disk, disc
Discus articularis - articular disk, interarticular disk, interarticular cartilage
Discus interpubicus - interpubic disk, interpubic ligament
Discus intervertebralis - intervertebral disk/cartilage, disk, disc
Discus nervi optici - blind spot, optic disk, optic papilla
distale Interphalangealgelenke - distal interphalangeal joints, DIP joints
Dornfortsatz - spine of vertebra, spinous process
dorsal - dorsal; thoracic
Dorsum - dorsum, back
Dorsum manus - dorsum of hand, back of hand
Dorsum nasi - dorsum of nose
Dorsum pedis - dorsum of foot, back of foot
Dottersack - umbilical vesicle, yolk sac, vitelline sac
Douglas-Raum - rectouterine excavation/pouch, Douglas's space
Drehgelenk - trochoidal articulation/joint, rotary articulation/joint, rotatory articulation/joint
dritter Molar - wisdom tooth, third molar, third molar tooth
dritter Ventrikel - third ventricle (of brain/cerebrum)
Drüse - gland
Ductus - duct, canal
Ductus biliaris/choledochus - choledochal duct, common bile duct, common duct
Ductus cochlearis - Löwenberg's canal, cochlear duct/canal
Ductus cysticus - cystic duct, cystic gall duct, duct of gallbladder
Ductus deferens - deferent duct, deferent canal
Ductus ejaculatorius - ejaculatory duct
Ductus epididymitis - duct/canal of epididymis
Ductus excretorius - excretory duct of seminal vesicle
Ductus hepaticus communis - common hepatic duct, hepatocystic duct
Ductus hepaticus dexter - right hepatic duct
Ductus hepaticus sinister - left hepatic duct
Ductus lactiferi - galactophorous/lactiferous ducts, milk ducts
Ductus lymphatici - lymphatic ducts
Ductus nasolacrimalis - nasolacrimal duct, nasal duct, tear duct
Ductus pancreaticus - Wirsung's canal, hepatopancreatic duct
Ductus pancreaticus accessorius - Santorini's duct, accessory hepatopancreatic duct
Ductus parotideus - Stensen's canal, parotid duct
Ductus semicirculares - semicircular ducts
Ductus sublinguales minores - lesser/minor sublingual ducts, Walther's ducts
Ductus sublingualis major - major/greater sublingual duct, Bartholin's duct
Ductus submandibularis - submandibular duct, Wharton's duct
Ductus thoracicus - thoracic duct, chyliferous duct
duktal - ductal, ductular
Dünndarm - small bowel, small intestine, enteron
Dünndarmgekröse - mesentery, mesenterium
Dünndarmschleimhaut - mucous membrane of small intestine, mucosa of small intestine
Dünndarmschlinge - intestinal loop, small bowel loop
duodenal - duodenal
Duodenaldrüsen - duodenal glands, Brunner's glands
Duodenojejunalflexur - duodenojejunal flexure, duodenojejunal angle
Duodenum - duodenum
dural - dural, duramatral
Dura mater - dura mater, dura, pachymeninx
Dura mater cranialis/encephali - dura mater of brain
Dura mater spinalis - dura mater of spinal cord
Durasinus - cerebral sinuses, dural sinuses
echte Rippen - true ribs, sternal ribs, vertebrosternal ribs
echtes Gelenk - diarthrosis, diarthrodial articulation/joint
Eckzahn - canine tooth, canine, cuspid tooth
efferent - efferent, efferential, centrifugal, excurrent
Eichel - head of penis, glans, balanus
Eichelseptum - septum of glans penis
Eidotter - vitellus, yolk
Eierstock - ovary, ovarium, oophoron
Eierstockarterie - ovarian artery, tubo-ovarian artery
Eierstockband - ovarian ligament, uteroovarian ligament
Eierstockfollikel - ovarian follicles
Eierstockhilus - hilum of ovary, hilus of ovary
Eierstockkapsel - albuginea of ovary, albugineous coat/tunic
Eierstockmulde - ovarian fossa, Claudius' fossa
Eierstockrinde - cortex of ovary
Eierstockvene - ovarian vein
Eigelenk - ellipsoidal articulation/joint, condylar articulation/joint
Eihügel - proligerous disk, ovarian cumulus, germ-bearing hillock, germ hillock
Eileiter - salpinx, fallopian tube, tube, uterine tube, oviduct
Eileiterfransen - Richard's fringes, fimbriae of uterine tube
Ejakulationsgang - ejaculatory duct

Ektoblast - s.u. Ektoderm
Ektoderm - ectoderm, ectoblast, ectodermal germ layer
ektodermal - ectodermal, ectodermic, epiblastic
Elastika - elastica, elastic tunic
elastischer Knorpel - elastic cartilage, yellow cartilage
Ellbogen - elbow; cubitus
Ellbogenfortsatz - tip of elbow, olecranon process of ulna, olecranon
Ellbogengelenk - elbow, cubital joint, elbow joint
Ellbogengrube - cubital fossa, antecubital fossa
Ellenbeugengrube - cubital fossa, antecubital fossa
Ellenbogen - s.u. Ellbogen
Ellipsoidgelenk - ellipsoidal articulation/joint, condylar articulation/
elliptisch - ellipsoidal, ellipsoid, elliptical
Embryo - embryo
embryonal - embryonic, embryonal, embryonary, embryous
embryonisch - s.u. embryonal
Eminentia - eminence
Eminentia frontalis - frontal eminence, frontal tuber, frontal prominence
Eminentia hypothenaris - hypothenar eminence, antithenar eminence, hypothenar
Eminentia intercondylaris - intercondylar tubercle, intercondylar eminence
Eminentia thenaris - thenar, ball of thumb, thenar eminence
Emissarium - emissary vein, emissarium, emissary
Enarthrose - ball-and-socket articulation/joint, enarthrodial articulation/joint, socket joint, enarthrosis
Encephalon - brain, encephalon
Endarterie - terminal branch, end artery, terminal artery, Cohnheim's artery
Enddarm - rectum
Endglied - distal phalanx, terminal phalanx
Endhirn - endbrain, telencephalon
Endhirnhälfte - hemispherium, cerebral hemisphere
Endokard - endocardium
endokrin - endocrinal, endocrine, endocrinic, endocrinous
endokrines Pankreas - endocrine part of pancreas, islets/islands of Langerhans, islet tissue, pancreatic islands *pl*, pancreatic islets *pl*
Endokrinium - s.u. Endokrinum
Endokrinum - endocrinium, endocrine system
Endolymphe - endolymph, Scarpa's fluid
endometrial - endometrial
Endometrium - endometrium, uterine mucosa
endomyokardial - endomyocardial
Endomysium - endomysium
Endoneurium - Henle's sheath, sheath of Key and Retzius, endoneurium
endoplasmatisches Retikulum - endoplasmic reticulum
Endosalpinx - endosalpinx
Endosteum - endosteum, inner periosteum
Endothel - endothelial tissue, endothelium
endothelial - endothelial
Endothelium - endothelial tissue, endothelium
endozervikal - endocervical, intracervical
Endozervix - endocervix
Endphalanx - distal phalanx, terminal phalanx
Endplatte - end-plate, end plate
enteral - enteral
enterisch - enteric, intestinal
Enteron - enteron, gut, alimentery canal
enzephal - encephalic
Enzephalon - encephalon, brain
Ependym - ependyma, endyma
ependymal - ependymal, ependymary
Epicardium - epicardium, visceral pericardium
Epicondylus - epicondyle, epicondylus
Epicondylus lateralis femoris - lateral/external epicondyle of femur
Epicondylus lateralis humeri - lateral/external epicondyle of humerus
Epicondylus medialis femoris - medial/internal epicondyle of femur
Epicondylus medialis humeri - medial/internal epicondyle of humerus
epidermal - epidermal, epidermatic, epidermic
Epidermis - epidermis, outer skin
Epididymis - epididymis, parorchis
epidural - peridural, epidural
Epiduralraum - epidural cavity, epidural space, extradural space
Epiduralspalt - s.u. Epiduralraum
epigastrisch - epigastric
Epigastrium - epigastrium, epigastric region, epigastric zone
Epiglottis - epiglottis, epiglottic cartilage
epiglottisch - epiglottal, epiglottidean
Epiglottisstiel - epiglottic petiole
Epikard - epicardium, visceral pericardium, cardiac pericardium
Epikardia - epicardia
epikardial - epicardial, epicardiac
epikondylär - epicondylian, epicondylar, epicondylic
Epikondyle - epicondyle, epicondylus
Epimysium - epimysium, external perimysium
Epineurium - epineurium
epipharyngeal - epipharyngeal, nasopharyngeal
Epipharynx - nasal part of pharynx, nasal pharynx, rhinopharynx, epipharynx, nasopharynx
epiphysär - epiphyseal, epiphysial
Epiphyse - 1. epiphysis 2. epiphysis, pineal body, pineal gland
Epiphysenfuge - epiphysial disk, epiphysial plate, growth plate
Epiphysenfugenknorpel - epiphysial cartilage
Epiphysenknorpel - epiphyseal cartilage
Epiphysenlinie - epiphyseal line, epiphysial line
Epiphysenstiel - habenula, habena, pineal peduncle
Epiphysis - epiphysis, pineal body, pineal gland
epiploisch - epiploic, omental
Epiploon - epiploon, omentum
Episklera - episclera, episcleral lamina
Episkleralvenen - episcleral veins
Epistropheus - dens axis, odontoid bone, epistropheus
Epitendineum - epitendineum, epitenon
Epithel - epithelial tissue, epithelium
epithelial - epithelial
Epithelium - epithelial tissue, epithelium
Epithelium anterius - corneal epithelium, anterior epithelium of cornea
Epithelium lentis - epithelium of lens, subcapsular epithelium
Epithelium pigmentosum - pigmented epithelium of iris
Epithelium posterius - posterior epithelium of cornea, corneal endothelium

Epithelkörperchen - epithelial body, parathyroid, parathyroid gland
Epithelzelle - epithelial cell
epitympanal - epitympanic
epitympanisch - epitympanic
Epitympanum - attic of middle ear, epitympanum, tympanic attic
Epizyt - epicyte
Eponychium - eponychium, cuticle, quick
Epoophoron - epoophoron, ovarian appendage
Erbsenbein - pisiform bone, lentiform bone
Erregungsleitungssystem des Herzens - cardiac conducting system, cardiac conduction system
erste Zähne - primary dentition, deciduous dentition, deciduous teeth, baby teeth
Excavatio - excavation, pouch, recess
Excavatio disci - depression of optic disk, physiologic cup, optic cup
Excavatio rectouterina - rectouterine excavation/pouch, Douglas's space
Excavatio rectovesicalis - Proust's space, rectovesical pouch/excavation
Excavatio vesicouterina - vesicouterine excavation/pouch, uterovesical pouch
Exkret - excretion
Exkretion - excretion
exkretorisch - excretory, excurrent
exokrin - exocrine
exokrines Pankreas - exocrine part of pancreas
Extensor - extensor, extensor muscle
Extensorsehne - extensor tendon
extern - external, exterior, outside
Externusaponeurose - external oblique aponeurosis
Extraperitonealraum - extraperitoneal space
extravaginal - extravaginal
extravasal - extravascular
extrazellulär - extracellular
Extrazellularflüssigkeit - extracellular fluid
Extrazellularraum - extracellular space
Extremität - extremity, limb
Facies - face, facies
Facies articularis - articular surface
Facies lunata - articular surface of acetabulum, lunate surface
Facies patellaris femoris - patellar surface/fossa of femur
falsche Rippen - false ribs, asternal ribs, spurious ribs
Falx - falx
Falx cerebelli - falx of cerebellum, falciform process of cerebellum
Falx cerebri - falciform process of cerebrum, falx of cerebrum
Falx inguinalis - Henle's ligament, inguinal falx
Fascia - fascia
Fascia antebrachii - antebrachial fascia, fascia of forearm
Fascia axillaris - axillary fascia
Fascia brachii - brachial fascia, fascia of arm
Fascia cervicalis - cervical fascia, fascia of neck
Fascia colli media - pretracheal fascia, pretracheal layer of fascia
Fascia colli profunda - prevertebral layer of fascia, prevertebral fascia
Fascia cremasterica - cremasteric fascia, Cooper's fascia
Fascia cribrosa - cribriform fascia, cribriform membrane
Fascia cruris - crural fascia, fascia of leg
Fascia dorsalis manus - dorsal fascia of hand
Fascia dorsalis pedis - dorsal fascia of foot
Fascia iliaca - iliac fascia, Abernethy's fascia
Fascia lata - broad fascia, deep fascia of thigh, femoral fascia
Fascia nuchae - nuchal fascia, fascia of nape
Fascia parotidea - parotid fascia
Fascia pectoralis - pectoral fascia
Fascia pelvica/pelvis - pelvic fascia, hypogastric fascia
Fascia perinei - superficial perineal fascia, Cruveilhier's fascia
Fascia profunda - deep fascia, aponeurotic fascia
Fascia prostatae - prostatic fascia, pelviprostatic fascia
Fascia renalis - renal fascia, Gerota's fascia
Fascia superficialis - superficial fascia, subcutaneous fascia
Fascia temporalis - temporal fascia, temporal aponeurosis
Fascia thoracica - thoracic fascia
Fascia thoracolumbalis - thoracolumbar fascia, deep fascia of back
Fascia transversalis - transverse fascia, endoabdominal fascia
Fasciculi proprii - Flechsig's fasciculi, proper fasciculi of spinal cord, fundamental bundles, basic bundles, ground bundles
Fasciculus - fascicle, fasciculus; band, cord, bundle, tract
Fasciculus atrioventricularis - His' band/bundle, atrioventricular band, atrioventricular bundle, av-bundle
Fasciculus cuneatus - cuneate fasciculus, Burdach's tract, cuneate funiculus
Fasciculus gracilis - fasciculus of Goll, fasciculus gracilis of spinal cord
Fasciculus interfascicularis - interfascicular fasciculus, comma tract of Schultze
Fasciculus longitudinalis dorsalis - dorsal longitudinal fasciculus, Schütz' bundle
Fasciculus longitudinalis inferior - inferior longitudinal fasciculus of cerebrum
Fasciculus longitudinalis medialis - medial longitudinal fasciculus, Collier's tract
Fasciculus longitudinalis superior - superior longitudinal fasciculus of cerebrum
Fasciculus mamillotegmentalis - mamillotegmental fasciculus/tract
Fasciculus mamillothalamicus - mamillothalamic fasciculus/tract, bundle of Vicq d'Azur
Fasciculus septomarginalis - septomarginal fasciculus/tract, Bruce's tract
Fasciculus subthalamicus - subthalamic fasciculus
Fasciculus tegmentalis ventralis - ventral tegmental fasciculus, Spitzer's fasciculus
Fasciculus thalamicus - thalamic fasciculus
Fasciculus uncinatus - uncinate fasciculus, unciform fasciculus
Faser - fiber, fibre, thread, filament
Faserbahn - fiber tract
Faserbündel - fiber bundle, fascicle
Faszie - s.u. Fascia
Fauces - fauces; throat
fazial - facial
Fazialis - facial nerve, seventh cranial nerve, seventh nerve, intermediofacial nerve
Fazialisganglion - geniculate ganglion, ganglion of facial nerve
Fazialishügel - facial colliculus, facial eminence
Fazialiskanal - facial canal, canal for facial nerve, fallopian aqueduct

Fazialiskern - nucleus of facial nerve, facial motor nerve
Fazialisknie - genu of facial canal, geniculum of facial canal
Fazialiswurzel - facial root, root of facial nerve
Felsenbein - petrosal bone, petrous pyramid
Felsenbeinkanal - Cotunnius' canal, vestibular
Felsenbeinpyramide - s.u. Felsenbein
Felsenbeinspitze - apex of petrous portion of temporal bone
femoral - femoral
femoropopliteal - femoropopliteal
Femur - 1. femur, thigh bone, femoral bone 2. thigh, femur, femoral region
Femurdiaphyse - shaft of femur, body of femur, femoral shaft
Femurepikondyle - epicondyle of femur
Femurepiphyse - femoral epiphysis
Femurkondyle - condyle of femur
Femurkopf - head of femur, femoral head
Femurschaft - shaft of femur, femoral shaft
Fenestra - window, fenestra
Fenestra cochleae - cochlear window, round window
Fenestra vestibuli - oval window, vestibular window
Ferse - heel, calx, calcaneal region
Fersenbein - heel bone, calcaneal bone, calcaneus
Fersenbeinhöcker - calcaneal tuber, calcaneal tuberosity
Fersenregion - calcaneal region, heel, calx
Fet - fetus, foetus
fetal - fetal, foetal
Fettgewebe - fat, adipose tissue, fat tissue
Fettgewebszelle - adipose cell, fat cell, adipocyte, lipocyte
Fettkörper - fatty body, fat body
Fettmark - yellow bone marrow, fat marrow, fatty marrow
Fettzelle - adipose cell, fat cell, adipocyte, lipocyte
Fibra - fiber, fibre
Fibrae arcuatae cerebri - arcuate fibers of cerebrum
Fibrae circulares - Müller's muscle, circular fibers of ciliary muscle
Fibrae corticospinales - corticospinal fibers
Fibrae lentis - lens fibers, fibers of lens
Fibrae longitudinales - Brücke's fibers, longitudinal fibers of ciliary muscle
Fibrae meridionales - meridional fibers of ciliary muscle
Fibrae pontocerebellares - pontocerebellar fibers
Fibrae radiales - radial/oblique fibers of ciliary muscle
Fibrae zonulares - zonular fibers
fibrillär - fibrillar, fibrillary, fibrillate
Fibroblast - fibroblast, desmocyte
fibrös - fibrous, fibrose, desmoid
Fibula - calf bone, fibula
Fibuladiaphyse - body of fibula, shaft of fibula
Fibulaköpfchen - head of fibula
fibular - fibular
Fibulaschaft - body of fibula, shaft of fibula
Fila radicularia - root filaments of spinal nerves
Filum - filum, filament, thread
Filum spinale/terminale - terminal filament, meningeal filament, terminal meningeal thread, terminal thread of spinal cord
Fimbria - fimbria, fringe, border, edge
Fimbriae tubae - fimbriae of uterine tube, Richard's fringes
Fimbria ovarica - ovarian fimbria
Finger - finger, digit
Fingerarterien - digital arteries
Fingerbeere - finger pulp
Fingerglied - phalanx
Fingergrundgelenk - knuckle, knuckle joint, metacarpophalangeal joint
Fingerknöchel - knuckle
Fingerkuppe - finger pulp
Fingernagel - fingernail, nail
Fingernerven - digital nerves of hand
Fingerrückenarterien - dorsal digital arteries of hand
Fingerspitze - tip of finger, fingertip
Fingerstrecker - extensor muscle of fingers, extensor digitorum (muscle)
Fissura - fissure, notch, cleft, slit
Fissura choroidea - choroid fissure, Schwalbe's fissure
Fissurae cerebelli - cerebellar fissures
Fissura horizontalis - horizontal fissure of right lung, secondary fissure of lung
Fissura obliqua - oblique fissure of lung, primary fissure of lung
Fissura orbitalis inferior - inferior orbital fissure, inferior sphenoidal fissure
Fissura orbitalis superior - superior orbital fissure, superior sphenoidal fissure
Flaccida - flaccida, Shrapnell's membrane
Flanke - flank
Flechsig-Bündel - Flechsig's tract, direct/posterior spinocerebellar tract
Flexor - flexor muscle, flexor
Flexura - flexure, bend, bending
Flexura coli dextra/hepatica - right colic flexure, hepatic colic flexure
Flexura coli sinistra/splenica - splenic colic flexure, left colic flexure
Flexura duodeni inferior - inferior duodenal flexure, inferior flexure of duodenum
Flexura duodeni superior - superior duodenal flexure, superior flexure of duodenum
Flexura duodenojejunalis - duodenojejunal flexure, duodenojejunal angle
Flimmerepithel - ciliated epithelium
Flügelbänder - alar ligaments, Mauchart's ligaments
Flügelbein - sphenoid, alar bone, sphenoid bone
Folia cerebelli - convolutions/gyri of cerebellum, cerebellar folia
Folium - folium
Folium vermis - folium vermis
Folliculi linguales - lingual follicles, lymphatic follicles of tongue
Folliculi lymphatici aggregati - Peyer's plaques/patches, aggregated follicles/glands
Folliculi ovarici primarii - primary ovarian follicles, primary follicle
Folliculi ovarici secundarii - secondary ovarian follicles, enlarging follicles
Folliculi ovarici vesiculosi - graafian follicles, tertiary ovarian follicles, vesicular ovarian follicles, tertiary follicles, vesicular follicles
Folliculus - follicle; gland, sac
Follikel - follicle; gland
Fontana-Räume - spaces of Fontana, spaces of iridocorneal angle
Fontanelle - fontanelle, fontanel
Fonticuli cranii - cranial fontanelles

Fonticulus - fontanelle, fontanel
Fonticulus anterior - anterior/bregmatic/frontal fontanelle
Fonticulus anterolateralis - s.u. Fonticulus sphenoidalis
Fonticulus mastoideus - mastoid fontanelle, posterolateral fontanelle
Fonticulus posterior - posterior/occipital/triangular fontanelle
Fonticulus posterolateralis - s.u. Fonticulus mastoideus
Fonticulus sphenoidalis - anterolateral fontanelle, sphenoidal fontanelle
Foramen - foramen, meatus, aperture
Foramen caecum - cecal foramen (of frontal bone), Vicq d'Azyr's foramen
Foramen caecum linguae - glandular/cecal foramen of the tongue, Morgagni's foramen
Foramen epiploicum - s.u. Foramen omentale
Foramen frontale - frontal foramen, frontal incisure, frontal notch
Foramen incisivum - Stensen's foramen, incisive foramen, incisor foramen
Foramen infraorbitale - infraorbital foramen, suborbital foramen
Foramen interventriculare - interventricular foramen, Monro's foramen
Foramen intervertebrale - intervertebral foramen
Foramen ischiadicum majus - greater sciatic foramen, greater ischiadic foramen
Foramen ischiadicum minus - lesser sciatic foramen, lesser ischiadic foramen
Foramen jugulare - jugular foramen, posterior lacerate foramen
Foramen lacerum - lacerated foramen, middle lacerate foramen
Foramen magnum - great foramen, great occipital foramen
Foramen obturatum - obturator foramen, ring foramen
Foramen omentale - epiploic foramen, omental foramen,Winslow's foramen
Foramen ovale - oval foramen of sphenoid bone
Foramen rotundum - round foramen (of sphenoid bone)
Foramen supraorbitale - supraorbital foramen/incisure/notch
Foramen venae cavae - vena caval foramen, venous foramen
Foramen venosum - venous foramen, Vesalius' foramen
Foramen vertebrale - vertebral foramen, spinal foramen
Foramina sacralia - sacral foramina
Forel-Bündel - thalamic fasciculus
Fornix - fornix, fundus, vault
Fornix cerebri - fornix, fornix of cerebrum
Fornix gastricus - gastric fornix, fornix of stomach
Fornix pharyngis - vault of pharynx, fornix of pharynx
Fornix vaginae - fornix of vagina, fundus of vagina
Fossa - fossa, fovea, pit, space, hollow, depression
Fossa acetabuli - acetabular fossa
Fossa axillaris - axillary fossa/space, axilla, armpit
Fossa condylaris - condylar fossa, condyloid fossa
Fossa coronoidea - coronoid fossa (of humerus), fossa of coronoid process
Fossa cranii anterior - anterior cranial fossa
Fossa cranii media - middle cranial fossa
Fossa cranii posterior - posterior cranial fossa
Fossa cubitalis - cubital fossa, antecubital fossa
Fossa hypophysialis - hypophyseal/hypophysial/pituitary fossa
Fossa iliaca - iliac fossa
Fossa infraclavicularis - Mohrenheim's fossa, infraclavicular triangle/fossa
Fossa inguinalis lateralis - external/lateral inguinal fossa
Fossa inguinalis medialis - internal/medial inguinal fossa
Fossa intercondylaris - intercondylar fossa of femur
Fossa navicularis urethrae - navicular fossa of (male) urethra, fossa of Morgagni
Fossa olecrani - olecranon fossa, anconeal fossa
Fossa ovalis - oval fossa (of heart)
Fossa poplitea - popliteal cavity/fossa/space
Fossa radialis - radial fossa (of humerus), radial depression
Fossa rhomboidea - rhomboid fossa, ventricle of Arantius
Fossa supraclavicularis major - greater supraclavicular fossa
Fossa supraclavicularis minor - lesser/minor supraclavicular fossa
Fossa supratonsillaris - supratonsillar fossa, supratonsillar recess
Fossa temporalis - temporal fossa
Fossa tonsillaris - tonsillar fossa/sinus, amygdaloid fossa, tonsillar sinus
Fossa vesicae biliaris/felleae - gallbladder fossa, gallbladder bed
Fossula - little fossa, fossula
Fossulae tonsillares - tonsillar fossulae, tonsillar pits, tonsillar crypts
fötal - fetal, foetal
Fötus - fetus, foetus
Fovea - fovea, depression, pit, fossa
Fovea articularis - articular fovea/fossa/pit of radial head
Fovea capitis femoris - fossa/fovea/pit of head of femur
Fovea centralis - central fovea of retina, Soemmering's foramen
Foveola - foveola, (small) pit
Foveola coccygea - postanal pit, coccygeal foveola, coccygeal dimple
Foveolae gastricae - gastric foveolae, gastric pits
Foveolae granulares - granular pits, pacchionian foveolae, granular foveolae
Frenulum - frenulum, small bridle, small frenum
Frenulum labii inferioris - inferior labial frenulum, frenulum of lower lip
Frenulum labii superioris - superior labial frenulum, frenulum of upper lip
Frenulum linguae - lingual frenum/frenulum, frenum/frenulum of tongue
frontal - frontal, metopic
Frontalebene - coronal plane, frontal plane
Frontalhirn - frontal brain
Frontallappen - frontal lobe
Fundus - fundus, base, bottom
Fundus-Corpus-Region - fundus-corpus region
Fundus gastricus - fundus of stomach, fundus, gastric fundus
Fundus vesicae - fundus of urinary bladder, fundus of bladder
Fundus vesicae biliaris/felleae - fundus of gallbladder
Funiculi medullae spinalis - funiculi of spinal cord
Funiculus - funiculus, funicle, cord
Funiculus anterior medullae spinalis - anterior funiculus (of spinal cord), ventral funiculus (of spinal cord)
Funiculus dorsalis medullae spinalis - s.u. Funiculus posterior medullae spinalis

Funiculus lateralis medullae oblongatae - lateral funiculus of medulla oblongata
Funiculus lateralis medullae spinalis - lateral white commissure of spinal cord, anterolateral column of spinal cord, lateral funiculus of spinal cord
Funiculus posterior medullae spinalis - dorsal funiculus (of spinal cord), posterior funiculus (of spinal cord)
Funiculus separans - separating funiculus
Funiculus spermaticus - spermatic cord, testicular cord
Funiculus umbilicalis - umbilical cord, navel string, funis
Funiculus ventralis medullae spinalis - s.u. Funiculus anterior medullae spinalis
Fuß - foot
Fußaußenrand - lateral margin of foot, lateral border of foot
Fußballen - ball of (the) foot, pad
Fußgelenke - joints of foot
Fußgewölbe - arch of (the) foot
Fußinnenrand - medial border of foot, medial margin of foot
Fußknöchel - ankle, malleolus
Fußknochen - bones of the foot
Fußlängsgewölbe - longitudinal arch of foot
Fußquergewölbe - transverse arch of foot
Fußrücken - dorsum of foot, back of foot
Fußrückenarterie - dorsal artery of foot
Fußrückenfaszie - dorsal fascia of foot
Fußskelett - foot skeleton
Fußsohle - sole (of foot), planta pedis
Fußsohlenaponeurose - plantar aponeurosis, plantar fascia
Fußwurzel - root of foot, tarsus
Fußwurzelarterien - tarsal arteries
Fußwurzelknochen - tarsal bones, tarsalia
Fußzellen - Sertoli's cells, nursing cells, foot cells
Galea aponeurotica - galea, epicranial aponeurosis, galea aponeurotica
Galle - **1.** bile, gall **2.** s.u. Gallenblase
Gallenblase - gall bladder, gallbladder, cholecystis
Gallenblasenarterie - cystic artery
Gallenblasengang - cystic duct, duct of gallbladder
Gallenblasengrube - s.u. Gallenblasenbett
Gallenblasenhals - neck of gallbladder
Gallenblasenkörper - body of gall bladder
Gallenblasenkuppel - fundus of gallbladder
Gallenblasenschleimhaut - mucosa of gallbladder, mucous membrane of gallbladder
Gallenblasenvene - cystic vein
Gallengang - bile duct, biliary duct, gall duct
Gallenkanälchen - biliary ductules, bile ductules
Gallenkapillaren - bile capillaries, biliferous tubules
Gallertkern - gelatinous nucleus, vertebral pulp
Gang - passage, passageway, tunnel, duct, channel, meatus, canal
Ganglia autonomica - autonomic ganglia, visceral ganglia
Ganglia cardiaca - cardiac ganglia, Wrisberg's ganglia
Ganglia craniospinalia - craniospinal/encephalospinal/sensory ganglia
Ganglia encephalica - s.u. Ganglia sensoria neurium cranialum
Ganglia encephalospinalia - s.u. Ganglia craniospinalia
Ganglia lumbalia - lumbar ganglia
Ganglia pelvica - pelvic ganglia
Ganglia sacralia - sacral ganglia
Ganglia sensoria - s.u. Ganglia craniospinalia
Ganglia sensoria neurium cranialum - sensory ganglia of cranial/encephalic nerves
Ganglia thoracica - thoracic ganglia
Ganglia trunci sympathetici - ganglia of sympathetic trunk, sympathetic trunk ganglia
Ganglia visceralia - s.u. Ganglia autonomica
Ganglion - neural ganglion, ganglion, nerve ganglion
ganglionär - ganglionic, ganglial
Ganglion ciliare - ciliary ganglion, Schacher's ganglion
Ganglion cochleare - cochlear ganglion, Corti's ganglion, spiral ganglion
Ganglion geniculatum/geniculi - geniculate ganglion, ganglion of facial nerve
Ganglion impar - Walther's ganglion, coccygeal ganglion
Ganglion inferius nervi vagi - caudal/inferior ganglion of vagus nerve
Ganglion oticum - Arnold's ganglion, otic ganglion
Ganglion parasympathicum - parasympathetic ganglion
Ganglion pterygopalatinum - pterygopalatine ganglion, Meckel's ganglion
Ganglion sensorium/spinale - spinal ganglion, dorsal root ganglion
Ganglion spirale cochleae - s.u. Ganglion cochleare
Ganglion stellatum - cervicothoracic ganglion, stellate ganglion
Ganglion submandibulare - submandibular ganglion, submaxillary ganglion
Ganglion superius nervi vagi - superior/rostral ganglion of vagus nerve
Ganglion sympathicum - sympathetic ganglion
Ganglion trigeminale - Gasser's ganglion, trigeminal ganglion
Ganglion vestibulare - vestibular ganglion, Scarpa's ganglion
Gangliozyt - ganglion cell, gangliocyte
Ganser-Kommissur - dorsal supraoptic commissure, Ganser's commissure
Garrod-Knötchen - Garrod's nodes, knuckle pads
Gasser-Ganglion - Gasser's ganglion, trigeminal ganglion
gastral - gastric
gastroenteral - s.u. gastrointestinal
gastrointestinal - gastrointestinal, gastroenteric
Gaumen - palate, roof of mouth
Gaumenaponeurose - palatine aponeurosis
Gaumenbein - palate bone, palatine bone
Gaumenbogen - palatine arch, oral arch, palatomaxillary arch, pillar of fauces
Gaumendrüsen - palatine glands
Gaumenleiste - raphe of palate, palatine raphe
Gaumenmandel - tonsil, faucial tonsil, palatine tonsil
Gaumenmandelkrypten - tonsillar crypts of palatine tonsil
Gaumenmandelnische - amygdaloid fossa, tonsillar fossa
Gaumensegel - soft palate
Gaumenzäpfchen - uvula, palatine uvula, pendulous palate, plectrum
Gebärmutter - womb, uterus, metra
Gebärmutterdrüsen - uterine glands
Gebärmutterfundus - fundus of uterus
Gebärmutterhals - cervix, cervix of uterus, uterine neck
Gebärmutterhöhle - uterine cavity, uterine canal
Gebärmutteristhmus - isthmus of uterus
Gebärmutterkanal - uterine canal
Gebärmutterkörper - body of uterus, corpus of uterus
Gebärmutterkuppe - fundus of uterus

Gebärmutterschleimhaut - endometrium
Gebärmuttervenen - uterine veins
Gebärmutterzipfel - uterine horn, horn of uterus
Gebiss - dentition, natural dentition, set of teeth
Gefäß - vessel, vas
Gefäßplexus - vascular plexus
Geflecht - network, net, rete, plexus
Gehirn - brain, encephalon
Gehirnarterien - cerebral arteries
Gehirnschädel - braincase, brainpan, cranium
Gehirnschlagadern - cerebral arteries, arteries of cerebrum
Gehirnwindung - convolution, gyrus
Gehörgang - auditory canal, acoustic meatus
Gehörknöchelchen - auditory ossicles, ear ossicles
Gehörknöchelchenkette - ossicular chain
Gehörorgan - organ of hearing
Gehör- u. Gleichgewichtsorgan - vestibulocochlear organ, organ of hearing and balance, organ of hearing and equilibrium
gekreuzte Pyramidenbahn - crossed corticospinal tract, lateral corticospinal tract, crossed pyramidal tract, lateral pyramidal tract
Gekröse - mesentery, mesenterium
gelbes/weißes Fettgewebe - white fat, yellow adipose tissue
gelbes Knochenmark - yellow marrow, fat marrow, fatty marrow
gelbes Mark - (*Knochen*) yellow marrow, fatty marrow
Gelbkörper - corpus luteum, yellow body of ovary
Gelenk - articulation, joint, arthrosis
Gelenkachse - axis (of joint)
Gelenkfläche - articular surface
Gelenkfortsatz - articular process
Gelenkhöhle - articular cavity, joint cavity, joint space
Gelenkkapsel - joint capsule, articular capsule
Gelenkknorpel - articular cartilage, joint cartilage
Gelenkkopf - condyle, articular condyle
Gelenklippe - articular lip
Gelenkpfanne - socket, joint cavity
Gelenkraum - s.u. Gelenkhöhle
Gelenkscheibe - articular disk, articular discus
Gelenkschmiere - synovia, synovial fluid, articular serum
Gelenkspalt - articular cavity, joint cavity, joint space
Geniculum - knee, genu, geniculum
Geniculum canalis nervi facialis - genu of facial canal, geniculum of facial canal
Geniculum nervi facialis - external genu of facial nerve, geniculum of facial nerve
genital - genital, genitalic
Genitalien - genitalia, genitals, genital organs
Genitalorgane - s.u. Genitalien
Genu - genu, knee
Genu nervi facialis - internal genu of facial nerve, genu of facial nerve
Gesäß - bottom, behind; posterior, breech, buttocks *pl*
Gesäßbacken - buttocks, nates, clunes
Gesäßfalte - gluteal sulcus, gluteal fold
Gesäßfurche - gluteal furrow, gluteal groove
Gesäßgegend - gluteal region
Gesäßmuskeln - muscles of buttock
Gesäßmuskulatur - muscles of buttock
Gesäßregion - gluteal region
Gesäßspalte - natal cleft, anal cleft
Geschlecht - sex, gender
Geschlechtschromatin - sex chromatin, Barr body
Geschlechtschromosom - idiochromosome, sex chromosome, gonosome; heterologous chromosome, heterochromosome, heterosome
Geschlechtsorgane - s.u. Genitalien
Geschmacksknospe - gemma, taste bud, gustatory bud
Geschmackspore - gustatory pore, taste pore
Gesicht - face
Gesichtshaare - facial hairs
Gesichtsknochen - facial bones
Gesichtslymphknoten - facial lymph nodes
Gesichtsmuskulatur - facial muscles *pl*, muscles of facial expression
Gewebe - tissue
Gingiva - gum, gingiva, attached gingiva
gingival - gingival
Glandula - gland
Glandula adrenalis - s.u. Glandula suprarenalis
Glandula bulbourethralis - bulbourethral gland, Cowper's gland
Glandulae areolares - areolar glands, Montgomery's glands/tubercles
Glandulae bronchiales - bronchial glands
Glandulae buccales - buccal glands
Glandulae cervicales - cervical glands (of uterus)
Glandulae ciliares - Moll's glands, ciliary glands (of conjunctiva)
Glandulae conjunctivales - conjunctival glands, Krause's glands
Glandulae duondenales - duodenal glands, Brunner's glands
Glandulae endocrinae - endocrine glands, ductless glands, incretory glands
Glandulae intestinales - Lieberkühn's glands, intestinal follicles/glands
Glandulae labiales - labial glands
Glandulae lacrimales accessoriae - accessory lacrimal glands, Ciaccio's glands
Glandulae laryngeales - laryngeal glands
Glandulae linguales - lingual glands, glands of tongue
Glandulae olfactoriae - Bowman's glands, olfactory glands
Glandulae pharyngeales - pharyngeal glands
Glandulae preputiales - preputial glands, glands of Tyson
Glandulae salivariae - salivary glands
Glandulae sebaceae - sebaceous glands, oil glands
Glandulae sebaceae conjunctivales - glands of Zeis, sebaceous glands of conjunctiva
Glandulae tarsales - tarsal glands, Meibom's glands, palpebral glands
Glandulae tracheales - tracheal glands
Glandulae urethrales - Littre's glands, urethral glands of male urethra
Glandulae uterinae - uterine glands
Glandula lacrimalis - lacrimal gland
Glandula lingualis anterior - anterior lingual gland, Blandin's gland
Glandula mammaria - mammary gland, milk gland, breast
Glandula parathyroidea - epithelial body, parathyroid, parathyroid gland
Glandula parotidea - parotid gland, parotic, parotid
Glandula pinealis - pineal gland, epiphysis, pineal body, pineal
Glandula pituitaria - pituitary, pituitary gland, hypophysis

glandulär - glandular, glandulous
Glandula sublingualis - sublingual gland, Rivinus gland
Glandula submandibularis - submandibular gland, mandibular gland
Glandula suprarenalis - suprarenal, adrenal, adrenal gland
Glandula thyroidea - thyroid gland, thyroid, thyroidea
Glandula vestibularis major - Bartholin's gland, greater vestibular gland
Glans - glans
Glans clitoridis - glans of clitoris
Glans penis - glans, glans of penis, head of penis
Glaskörper - hyaloid body, vitreous body
Glaskörpermembran - vitreous membrane, hyaloid membrane
Glaskörperraum - vitreous chamber
glatte Muskulatur - smooth musculature, nonstriated muscles *pl*
glatte Prostatamuskulatur - muscular substance of prostate
glattes endoplasmatisches Retikulum - smooth endoplasmic reticulum, agranular reticulum, agranular endoplasmic reticulum, smooth reticulum
Gleichgewichtsorgan - vestibular apparatus, organ of balance/equilibrium
Glia - glia, neuroglia
glial - neuroglial, neurogliar, glial
Glied - limb, extremity
Gliedmaße - extremity, limb; member
Gliedmaßenskelett - appendicular skeleton
Gliozyt - neuroglia cell, gliacyte, gliocyte, spongiocyte
Glisson-Kapsel - Glisson's capsule, perivascular fibrous capsule
glomerulär - glomerular, glomerulose
Glomerulum - s.u. Glomerulus
Glomerulumbasalmembran - glomerular basement membrane
Glomerulummembram - glomerular membrane
Glomerulumschlinge - glomerular loop
Glomerulus - glomerulus, glomerule
Glomerulusarteriole - arteriole of glomerulus, artery of glomerulus
Glomus - glomus; glomus body
Glomus caroticum - carotid body, carotid glomus
Glomus coccygeum - coccygeal glomus, coccygeal body, Luschka's body
Glomuskörper - glomeriform arteriovenous anastomosis
Glomusorgan - glomus organ, glomiform body, glomus
Glossa - tongue, glossa
Glottis - glottis
glottisch - glottal, glottic
Glutäus maximus - gluteus maximus (muscle), greatest gluteus muscle
Glutäus medius - gluteus medius (muscle), middle gluteus muscle
Glutäus minimus - gluteus minimus (muscle), least gluteus muscle
Goll-Strang - fasciculus of Goll, fasciculus gracilis of spinal cord
gonadal - gonadal, gonadial
Gonade - gonad
Gonecystis - seminal capsule/gland, vesicular gland, seminal vesicle
Gowers-Bündel - Gowers' tract/column, anterior spinocerebellar tract
granulär - granular, granulose
granuläre Rinde - granular cortex, granular isocortex
granuläres endoplasmatisches Retikulum - s.u. raues endoplasmatisches Retikulum
Granulosa - granular layer of follicle, granulosa
Granulosazellen - follicular epithelial cells, follicular cells
Gratiolet-Sehstrahlung - radiation of Gratiolet, optic radiation, visual radiation
graue Substanz - gray, gray matter/substance, nonmyelinated matter/substance
Grenzstrang - sympathetic chain/trunk, gangliated/ganglionated cord
Grenzstrangganglien - ganglia of sympathetic trunk, sympathetic trunk ganglia
großes Becken - greater pelvis, false pelvis, large pelvis
große Schamlippe - greater lip of pudendum, large pudendal lip
großes Netz - greater epiploon, greater omentum
große Speicheldrüsen - large salivary glands, major salivary glands
Großhirn - cerebrum, upper brain
Großhirnbahnen - cerebral tracts
Großhirnfurchen - sulci of cerebrum
Großhirnhälfte - cerebral hemisphere, hemisphere, telencephalic hemisphere
Großhirnhemisphäre - s.u. Großhirnhälfte
Großhirnmantel - s.u. Großhirnrinde
Großhirnrinde - cerebral cortex, cortex, pallium
Großhirnsichel - falx of cerebrum, falciform process of cerebrum
Großhirnvenen - cerebral veins
Großhirnwindungen - convolutions of cerebrum, gyri of cerebrum
Großzehe - hallux, big toe, great toe
Grundphalanx - proximal phalanx
Grundsubstanz - matrix, ground substance, intercellular substance, interstitial substance
Gudden-Haubenbündel - mamillotegmental fasciculus/tract
Gudden-Kommissur - ventral supraoptic commissure, Gudden's commissure
Gyri cerebri - convolutions of cerebrum, gyri of cerebrum
Gyri insulae - gyri of insula
Gyri temporales - temporal gyri/convolutions
Gyrus - gyrus, convolution
Gyrus cinguli - cingulate convolution, cingulate gyrus
Gyrus frontalis - frontal gyrus, frontal convolution
Gyrus hippocampi - parahippocampal gyrus, hippocampal gyrus
Gyrus parahippocampalis - s.u. Gyrus hippocampi
Gyrus postcentralis - postcentral gyrus, posterior central convolution
Gyrus precentralis - precentral gyrus, anterior central gyrus
Gyrus rectus - straight gyrus
Haar - hair
Haarbalg - hair follicle
Haarfollikel - hair follicle
Haarkutikula - hair cuticle
Haarmark - hair medulla
Haarpapille - hair papilla
Haarschaft - hair shaft
Haarwurzel - hair root
Haarwurzelepithel - hair root epithelium
Haarwurzelscheide - hair sheath

Hakenbündel - uncinate fasciculus, unciform fasciculus
Haller-Membran - vascular lamina of choroid, Haller's membrane
Haller-Netz - rete of Haller
Hallux - big toe, great toe, hallux
Hals - neck, cervix, collum; (*Kehle*) throat
Halsarterie - carotid, common carotid artery
Halsfaszie - cervical fascia, fascia of neck
Halslymphknoten - cervical lymph node
Halsmuskeln - cervical muscles, neck muscles
Halsmuskulatur - neck muscles *pl*, cervical muscles *pl*
Halsnerven - cervical nerves, cervical spinal nerves
Halsorgane - neck organs
Halsplexus - cervical plexus
Halsschlagader - carotid, common carotid artery
Halswirbel - cervical vertebrae
Halswirbelsäule - cervical spine
Hamatum - hamate bone, hooked bone, hamatum
Hammer - hammer, malleus
Hammer-Ambossgelenk - incudomalleolar articulation/joint
Hammergriff - manubrium of malleus
Hammerhals - neck of malleus
Hammerkopf - head of malleus
Hammerstiel - handle of malleus
Hand - hand
Handfläche - flat of the hand, palm
Handgelenk - wrist, carpus
Handknochen - bones of the hand
Handrücken - dorsum of hand, back of (the) hand
Handrückenfaszie - dorsal fascia of hand
Handteller - s.u. Handfläche
Handwurzel - wrist, carpus
Handwurzelast - carpal branch
Handwurzelgelenk - wrist, carpus
Handwurzelkanal - s.u. Handwurzeltunnel
Handwurzelknochen - carpal bones, carpals
Handwurzeltunnel - carpal canal, flexor canal, carpal tunnel
Harnblase - bladder, urinary bladder
Harnblasendreieck - Lieutaud's triangle, vesical triangle
Harnblasenfundus - s.u. Harnblasengrund
Harnblasengeflecht - vesical plexus s.u. Plexus autonomicus
Harnblasengrund - fundus of urinary bladder, fundus of bladder
Harnblasenhals - neck of urinary bladder, bladder neck
Harnblasenkörper - body of (urinary) bladder
Harnblasenschleimhaut - mucosa of bladder, mucous membrane of urinary bladder
Harnblasenspitze - vertex of urinary bladder, vortex of urinary bladder
Harnblasenvenen - vesical veins
Harnleiter - ureter
Harnleitergeflecht - ureteric plexus
Harnröhre - urethra
Harnröhrenenge - isthmus of urethra
Harnröhrenisthmus - isthmus of urethra
Harnröhrenschwellkörper - spongy body of (male) urethra, bulbar colliculus
Harnröhrensphinkter - sphincter muscle of urethra
harte Hirnhaut - dura mater of brain
harter Gaumen - hard palate
harte Rückenmarkshaut - dura mater of spinal cord, pachymeninx
Hasner-Klappe - lacrimal fold, Hasner's fold/valve
Haubenkreuzungen - tegmental decussations, decussations of tegmentum
Hauptbronchus - primary bronchus, main bronchus, principal bronchus
Hauptgallengang - choledochus, choledochal duct, common bile duct
Hauptlymphgänge - lymphatic ducts
Haustra coli - sacculations of colon, haustra of colon
Haut - **1.** skin, cutis, derma **2.** coat, tunic, membrane
Hautast - cutaneous branch
Hautfurchen - sulci of skin, skin furrows
Hautleisten - skin ridges, dermal ridges
Hautmuskel - cutaneous muscle
Hautnerv - cutaneous nerve
Hautspaltlinien - Langer's lines
Hautvene - cutaneous vein
H-Bande - Hensen's line, H band, H disk
Heister-Klappe - Heister's fold/valve, spiral fold
Held-Bündel - Held's bundle, vestibulospinal tract
Helix - helix
Helixhöcker - spine of helix
Helweg-Dreikantenbahn - Helweg's bundle/tract, olivospinal tract, triangular tract
Hemiazygos - hemiazygos vein, hemiazygous vein, left azygos vein
Hemiazygos accessoria - accessory hemiazygos vein
hepatisch - hepatic
Hepatozyt - liver cell, hepatic cell, hepatocyte
Herz - heart
Herzbasis - base of heart
Herzbeutel - pericardial sac, heart sac, pericardium
Herzgefäße - cardiac vessels
Herzkammer - chamber of (the) heart, ventricle
Herzklappe - heart valve, cardiac valve
Herzkranzarterie - coronary artery, coronary, coronaria, coronary artery of heart
Herzkranzfurche - coronary sulcus of heart, atrioventricular sulcus
Herzkranzgefäß - s.u. Herzkranzarterie
Herzmuskel - cardiac muscle, myocardium
Herzmuskelfaser - myocardial fiber, cardiac muscle fiber
Herzmuskelzelle - myocardial cell
Herzmuskulatur - cardiac muscle, myocardium
Herzohr - atrial auricle, atrial auricula, auricle of heart, auricle
Herzskelett - fibrous skeleton of heart, cardiac skeleton
Herzspitze - apex of heart
Herzspitzeninzisur - notch/incisure of the apex of the heart
Herzvenen - cardiac veins
Herzvorhof - atrium (of heart)
hiatal - hiatal
Hiatus - hiatus, aperture, opening, fissure, gap, cleft
Hiatus adductorius - adductor hiatus
Hiatus aorticus - aortic hiatus, aortic opening in/of diaphragm
Hiatus oesophageus - esophageal opening in diaphragm, esophageal hiatus
Hiatus sacralis - sacral hiatus
Hiatus saphenus - saphenous hiatus, saphenous opening
Hilum - hilum, hilus
Hilum ovarii - hilum of ovary, hilus of ovary
Hilum pulmonis - hilum of lung, hilus of lung, pulmonary hilum

Hilum renale - hilum of kidney, hilus of kidney
Hilum splenicum - hilum of spleen
Hilus - s.u. Hilum
Hiluslymphknoten - bronchopulmonary lymph nodes, shilar lymph nodes
hinterer Gaumenbogen - posterior column of fauces, palatopharyngeal arch
hinteres Kreuzband - posterior cruciate ligament (of knee)
Hinterhaupt - back of (the) head, occiput
Hinterhauptsbein - occipital bone, occipital
Hinterhauptsfontanelle - posterior fontanella, occipital fontanella, triangular fontanella
Hinterhauptsgegend - occipital region
Hinterhauptskondyle - occipital condyle
Hinterhauptsschuppe - occipital squama
Hinterhauptsvene - occipital vein
Hinterhorn des Rückenmarks - dorsal horn of spinal cord, posterior horn of spinal cord
Hinterhorn des Seitenventrikels - occipital/posterior horn of lateral ventricle
Hinterkopf - back of (the) head, occiput
Hintersäule - dorsal column, posterior column
Hippocampus - hippocampus, Ammon's horn, horn of Ammon
Hirci - hirci, hairs of axilla
Hirn - brain, encephalon; cerebrum
Hirnarterien - cerebral arteries, arteries of cerebrum
Hirnbasis - base of brain
Hirnbasisvenen - inferior cerebral veins
Hirngewölbe - fornix, fornix of cerebrum
Hirnhaut - meninx
Hirnhautarterie - meningeal artery
Hirnhautschlagader - s.u. Hirnhautarterie
Hirnkammer - s.u. Hirnventrikel
Hirnlappen - cerebral lobes, lobes of cerebrum
Hirnmantel - cerebral cortex, pallium
Hirnnerv - cerebral nerve, cranial nerve
I. Hirnnerv - olfactory nerve, first nerve, nerve of smell
II. Hirnnerv - optic nerve, second nerve
III. Hirnnerv - oculomotor nerve, third nerve
Hirnnervenkerne - cranial nerve nuclei, nuclei of cranial nerves
Hirnrinde - cerebral cortex, pallium
Hirnsand - acervulus, sand bodies, brain sand
Hirnschädel - braincase, brainpan, cerebral cranium
Hirnschale - skull, cranium
Hirnschlagadern - cerebral arteries, arteries of cerebrum
Hirnsichel - falx cerebri, falx of cerebrum
Hirnsinus - sinuses of dura mater, cranial sinuses
Hirnstamm - encephalic trunk, brain stem, brain axis
Hirnstiel - peduncle of cerebrum, cerebral peduncle
Hirnvenen - cerebral veins
Hirnventrikel - ventricle of brain, ventricle of cerebrum
Hirnwindungen - gyri of cerebrum, convolutions of cerebrum
His-Bündel - His' band, bundle of His, atrioventricular bundle, av-bundle
Histiozyt - histiocyte, tissue macrophage
Histologie - histology, microscopic anatomy, histologic anatomy
histologisch - histological, histologic
Hoden - orchis, testis, testicle
Hodenarterie - testicular artery, internal spermatic artery
Hodensack - scrotum, testicular bag
Hodenvene - testicular vein, spermatic vein
Hoffa-Fettkörper - infrapatellar fat body
Hohlhandbogen - palmar arch
Hörbahn - auditory pathway
Hornhaut - **1.** (*Auge*) cornea, keratoderma of eye **2.** horny skin, horny layer (of epidermis)
Hornhautepithel - corneal epithelium, anterior epithelium of cornea
Hörstrahlung - acoustic radiation, auditory radiation
Hueck-Band - pectinal ligament of iris, Hueck's ligament
Hüfte - **1.** hip, coxa **2.** s.u. Hüftgelenk
Hüftgelenk - hip, hip joint, femoral joint, coxofemoral joint, thigh joint
Hüftgelenkspfanne - socket of hip (joint), acetabulum, acetabular cavity
Hüftknochen - hipbone, pelvic bone
Hüftkopfarterie - acetabular artery, acetabular branch of obturator artery
Hüftpfanne - socket of hip (joint), acetabulum, acetabular cavity
Hüftregion - hip, coxa
Humeroradialgelenk - humeroradial articulation/joint
Humeroulnargelenk - humeroulnar articulation/joint
Humerus - humerus
Humerusdiaphyse - shaft of humerus
Humerusepikondyle - epicondyle of humerus, humeral epicondyle
Humerushals - neck of humerus
Humeruskondyle - condyle of humerus
Humeruskopf - head of humerus
Humerusköpfchen - capitellum, little head of humerus, capitulum
Humerusschaft - shaft of humerus, body of (the) humerus
hyaliner Knorpel - hyaline cartilage, glasslike cartilage
Hymen - hymen, virginal membrane, hymenal membrane; maidenhead
Hypochondrium - hypochondrium, hypochondriac region
hypodermal - hypodermal, hypodermatic, hypodermic
Hypodermis - hypoderm, hypoderma, hypodermis
hypogastrisch - hypogastric
Hypogastrium - hypogastrium, pubic region, hypogastric region
Hypoglossus - hypoglossal nerve, hypoglossal, hypoglossus, twelfth cranial nerve, motor nerve of tongue, twelfth nerve
Hypopharynx - pharyngolaryngeal cavity, hypopharynx, laryngopharynx
hypophysär - hypophysial, hypophyseal, pituitary
Hypophyse - pituitary gland, pituitary, hypophysis
Hypophysengrube - hypophysial fossa, hypophyseal fossa, pituitary
Hypophysenhinterlappen - posterior pituitary, posterior lobe of hypophysis pituitary, posterior lobe of pituitary (gland)
Hypophysenmittellappen - intermediate part/lobe (of hypophysis)
Hypophysenstiel - infundibular stalk, hypophyseal/hypophysial stalk
Hypophysenvorderlappen - adenohypophysis, anterior pituitary, anterior lobe of pituitary (gland)
Hypophysis - s.u. Hypophyse
hypothalamisch - hypothalamic

Hypothalamus - hypothalamus
Hypothalamuskerne - hypothalamic nuclei, nuclei of hypothalamus
Hypothenar - hypothenar, hypothenar eminence
Ileozäkum - ileocecum
Ileozökalklappe - Bauhin's valve, ileocecal valve, fallopian valve
Ileum - ileum, twisted intestine
Ileumarterien - ileal arteries
Ileumvenen - ileal veins
Iliopsoas - iliopsoas (muscle)
Iliosakralgelenk - iliosacral articulation/joint
Ilium - iliac bone, flank bone, ilium
Incisura - incisure, notch, incision, cut, cleft
Incisura acetabuli - incisure of acetabulum, acetabular notch
Incisura angularis - angular notch of stomach, angular sulcus, gastric notch
Incisura apicis cordis - notch/incisure of the apex of the heart
Incisura clavicularis - clavicular notch of sternum
Incisura frontalis - frontal foramen, frontal incisure, frontal notch
Incisura jugularis - jugular notch, jugular incisure
Incisura mandibulae - incisure of mandible, mandibular notch
Incisura radialis - radial notch (of ulna)
Incisura scapulae - incisure of scapula, scapular notch
Incisura supraorbitalis - supraorbital foramen/incisure/notch
Incisura tentorii - incisure of tentorium, tentorial notch
Incisura trochlearis - trochlear notch (of ulna)
Incisura ulnaris - ulnar notch (of radius)
Incisura vertebralis inferior - greater vertebral notch, inferior vertebral notch
Incisura vertebralis superior - lesser vertebral notch, superior vertebral notch
Inclinatio pelvis - angle of pelvis, pelvic inclination, pelvivertebral angle
Incus - anvil, ambos, incus
Index - index, index finger
infraaurikuläre Lymphknoten - infraauricular lymph nodes
Infraorbitalkanal - infraorbital canal
infundibulär - infundibular
Infundibulum - 1. infundibulum 2. pulmonary/arterial cone, infundibulum of heart
Infundibulum hypophysis - infundibular stalk, hypophyseal/hypophysial stalk
Infundibulum tubae uterinae - infundibulum of uterine tube
inguinal - inguinal
Inguinallymphknoten - inguinal lymph nodes
Innenband - tibial collateral ligament, medial ligament of knee
Innenknöchel - medial malleolus, tibial malleolus, internal malleolus
Innenknöchelband - deltoid ligament of ankle (joint), medial ligament of ankle (joint)
Innenmeniskus - medial meniscus (of knee)
Innenohr - inner ear, internal ear
Innenohrschnecke - cochlea
Innenohrtaubheit - inner ear deafness, labyrinthine deafness
Innenrotation - internal rotation
innere Genitalien - internal genitalia, internalia
innerer Gehörgang - internal acoustic meatus, internal auditory canal
innere Schädelbasis - internal cranial base, internal base of cranium
inneres Fazialisknie - internal genu of facial nerve, genu of facial nerve
Insel - 1. island, islet 2. s.u. Inselrinde
Inselorgan - islands/islets of Langerhans, endocrine part of pancreas, islet tissue
Inselrinde - insular area, insular cortex
Inselvenen - insular veins
Inselwindungen - gyri of insula
Inselzelle - (*Pankreas*) islet cell, nesidioblast
Insertion - (*Muskel*) insertion
Interdigitalraum - interdigit, web space
Interkarpalgelenke - carpal articulations/joints, intercarpal articulations/joints
Interkostalarterien - intercostal arteries
Interkostallymphknoten - intercostal lymph nodes
Interkostalmembran - intercostal membrane
Interkostalmuskeln - intercostal muscles
Interkostalnerven - intercostal nerves, anterior branches of thoracic nerves
Interkostalraum - intercostal space
Interkostalvenen - intercostal veins
Interlobularvenen - interlobular veins
intermediärer Lymphknoten der Lacuna vasorum - intermediate lacunar node
Intermedius - intermediate nerve, intermediary nerve, Wrisberg's nerve
Intermetakarpalgelenke - intermetacarpal articulations/joints
Intermetatarsalgelenke - intermetatarsal articulations/joints
Interossärmuskeln - interossei muscles, interosseous muscles
Interphalangealgelenke - interphalangeal articulations/joints, digital joints
interstitial - s.u. interstitiell
Interstitialgewebe - interstitial tissue, interstitium
Interstitialzellen - interstitial glands, interstitial cells
interstitiell - interstitial
Interstitium - interstice, interstitium, interstitial space
Intertarsalgelenk - intertarsal joint, tarsal joint
Interventrikulararterie - interventricular artery
Interventrikularfurche - interventricular sulcus, longitudinal sulcus of heart
Interventrikularseptum - interventricular septum (of heart), ventricular septum
Intervertebralgelenk - facet articulation (of vertebrae)
Intervertebralloch - intervertebral foramen
Intervertebralscheibe - intervertebral disk, intervertebral cartilage
Intervertebralvene - intervertebral vein
Intestinum - intestine(s *pl*), gut, bowel, intestinum
Intima - intima, endangium
intradermal - intracutaneous, intradermal, intradermic
intrakardial - intracardiac, endocardiac, endocardial
intrakranial - intracranial, endocranial
intrakraniell - s.u. intrakranial
intrakutan - intracutaneous, intradermal, intradermic, endermic, endermatic
intramuskulär - intramuscular
intravenös - intravenous, endovenous

intrazellulär - intracellular, endocellular
intrazerebellär - intracerebellar
intrazerebral - intracerebral
IP-Gelenke - interphalangeal articulations/joints, digital joints, phalangeal joints
Iridokornealwinkel - iridocorneal angle, angle of chamber, iridal angle, filtration angle
Iris - iris
Irisfalten - iridial folds
Iriskrypten - crypts of Fuchs, crypts of iris
Ischiasnerv - sciatic nerve, ischiadic nerve
Isokortex - isocortex, homotypical cortex, neocortex, neopallium
isotrope Bande - I disk, isotropic disk, I band
Isthmus - isthmus
Isthmus aortae - isthmus of aorta, aortic isthmus
Isthmus faucium - isthmus of fauces, oropharyngeal isthmus
Isthmus glandulae thyroideae - isthmus of thyroid (gland)
Isthmus prostatae - isthmus of prostate (gland)
Isthmus tubae auditivae/auditoriae - isthmus of auditory tube, isthmus of eustachian tube
Isthmus tubae uterinae - isthmus of uterine tube, isthmus of fallopian tube
Isthmus uteri - isthmus of uterus, lower uterine segment
IV. Hirnnerv - trochlear nerve, fourth nerve
IX. Hirnnerv - glossopharyngeal nerve, ninth nerve
Jacobson-Plexus - tympanic plexus, Jacobson's plexus
jejunal - jejunal
Jejunum - empty intestine, jejunum
Jejunumvenen - jejunal veins
Jochbein - cheekbone, zygomatic bone, malar bone, mala
Jochbeinbogen - s.u. Jochbogen
Jochbogen - zygomatic arch, malar arch, zygoma
jugular - jugular
Jugularis - jugular, jugular vein
Jugularis externa - external jugular vein
Jugularis interna - internal jugular vein
Jugularvene - jugular, jugular vein
juxtaintestinale Lymphknoten - juxta-intestinal lymph nodes
juxtaösophageale Lymphknoten - juxtaesophageal nodes
Kahnbein - **1.** (*Hand*) scaphoid bone (of hand), navicular **2.** (*Fuß*) navicular bone, scaphoid bone of foot
Kalkaneokuboidgelenk - calcaneocuboid articulation/joint
Kalotte - calvarium, calvaria, cranial vault, skull cap
Kammer - **1.** chamber, cavity, ventricle **2.** (*Herz*) chamber of (the) heart, ventricle
Kammermuskulatur - (*Herz*) ventricular musculature
Kammerseptum - interventricular septum (of heart), ventricular septum
Kammerwasser - aqueous humor, intraocular fluid
Kammerwinkel - iridocorneal angle, angle of chamber, filtration angle
Kanal - canal, channel, duct, tube, meatus
Kanthus - angle of the eye, canthus
kapillar - capillary
Kapillare - capillary, capillary vessel
Kapillarendothel - capillary endothelium
Kapillargefäß - capillary vessel, capillary
Kapitatum - capitate bone, capitate
Kapsel - capsule
Kapselbänder - capsular ligaments
Kardia - cardiac part of stomach, cardia
kardial - cardiac
Kardiaregion - cardia region
Karotis - carotid artery
Karotisdreieck - carotid triangle, carotid trigone, Malgaigne's triangle
Karotisdrüse - carotid body, carotid glomus
Karotis externa - external carotid, external carotid artery
Karotisgabel - carotid bifurcation
Karotis interna - internal carotid, internal carotid artery
Karotiskanal - carotid canal
Karotisscheide - carotid sheath
Karotissinus - carotid bulbus, carotid sinus
karpal - carpal
Karpalknochen - carpal bones, bones of wrist, carpals
Karpaltunnel - carpal canal, flexor canal, carpal tunnel, carpal canal
Karpometakarpalgelenk - carpometacarpal articulation/joint, CMC joint
Karpus - wrist, carpus
Karunkel - sublingual papilla/caruncle
Kauda - cauda, cauda equina
Kaudakanal - caudal canal
kaudal - caudal
Kaudalkanal - caudal canal
Kaudatusvenen - veins of caudate nucleus
Kaumuskeln - muscles of mastication, masticatory muscles
Kaumuskulatur - muscles of mastication, masticatory muscles
Kava - cava, vena cava
Kehldeckel - epiglottis, epiglottic cartilage
Kehle - throat, gullet
Kehlkopf - larynx, voice box
Kehlkopfarterie - laryngeal artery
Kehlkopfdrüsen - laryngeal glands
Kehlkopfeingang - aperture of larynx
Kehlkopfknorpel - laryngeal cartilages
Kehlkopfmembran - fibroelastic membrane of larynx
Kehlkopfmuskulatur - muscles of larynx, laryngeal musculature
Kehlkopfschlagader - laryngeal artery
Kehlkopfschleimhaut - laryngeal mucosa, mucosa of larynx
Kehlkopfskelett - laryngeal skeleton
Kehlkopftasche - Morgagni's ventricle, ventricle of Galen, laryngeal ventricle
Kehlkopfventrikel - s.u. Kehlkopftasche
Kehlkopfvorhof - laryngeal vestibule, vestibulum of larynx
Keilbein - **1.** (*Schädel*) sphenoid, sphenoid bone, alar bone, suprapharyngeal bone, cavilla **2.** (*Fuß*) cuneiform bone, cuneiform
Keilbeinflügel - wing of sphenoid bone, ala of sphenoid bone
Keilbeinfontanelle - anterolateral fontanelle, sphenoidal fontanelle
Keilbeinhöhle - sphenoidal sinus
Keimdrüse - gonad, genital gland
Keimepithel - germinal epithelium
Keimzelle - germ cell, germinocyte
Keith-Flack-Knoten - sinoatrial node, sinuatrial node, sinus node, Keith-Flack's node
Kerckring-Falten - circular folds, Kerckring's circular folds
Kern - **1.** nucleus, karyon **2.** nucleus

Kiefer - jaw, jawbone
Kiefergelenk - mandibular articulation/joint, temporomandibular articulation/joint
Kieferhöhle - maxillary antrum, maxillary sinus
Kieferknochen - jawbone, jaw
Kinn - chin; mentum, mental protuberance
Kinnarterie - mental artery
Kinnlade - jaw, jawbone
Kinnlymphknoten - submental lymph nodes
Kinnregion - mental region, chin region, chin area
Kinnschlagader - mental artery
Kitzler - clitoris, nympha of Krause
Klappe - valve, valva
Klappensegel - cusp
Klappentasche - valve cusp
Klavikel - s.u. Klavikula
Klavikula - clavicle, collar bone
kleines Becken - lesser pelvis, true pelvis, small pelvis
kleine Schamlippe - nympha, lesser lip of pudendum, small pudendal lip
kleines Netz - lesser epiploon, lesser omentum
kleine Speicheldrüsen - small salivary glands, minor salivary glands
Kleinfinger - fifth finger, little finger
Kleinfingerballen - hypothenar eminence, antithenar eminence, hypothenar
Kleinhirn - cerebellum
Kleinhirnarterien - cerebellar arteries
Kleinhirnbahnen - cerebellar tracts
Kleinhirnbrückenwinkel - pontocerebellar trigone
Kleinhirnfurchen - cerebellar fissures
Kleinhirnhemisphäre - cerebellar hemisphere, hemispherium
Kleinhirnkerne - nuclei of cerebellum, intracerebellar nuclei, roof nuclei
Kleinhirnmandel - tonsil of cerebellum, cerebellar tonsil
Kleinhirnrinde - cerebellar cortex, cortical substance of cerebellum
Kleinhirnsichel - falx of cerebellum, falciform process of cerebellum
Kleinhirnstiele - cerebellar peduncles, peduncles of cerebellum
Kleinhirnvenen - veins of cerebellum, cerebellar veins
Kleinhirnwindungen - gyri of cerebellum, cerebellar folia, convolutions of cerebellum
Kleinhirnzäpfchen - uvula of cerebellum
Kleinzehe - little toe
Klitoris - clitoris
Klitorisschaft - body of clitoris
Klitorisschenkel - crus of clitoris
Klitorisschwellkörper - cavernous body of clitoris
Klitorisspitze - glans of clitoris
Klitorisvorhaut - prepuce of clitoris
Klivus - clivus
Knie - **1.** knee, genu **2.** s.u. Kniegelenk
Kniegelenk - knee joint, knee
Kniekehle - popliteal cavity, popliteal fossa, popliteal space
Kniekehlenarterie - popliteal artery
Kniekehlenvene - popliteal vein
Kniescheibe - knee cap, kneecap, patella
Kniescheibenband - patellar tendon, patellar ligament
Knievenen - genicular veins
Knöchelarterie - malleolar artery
Knöchelregion - malleolar region, ankle
Knochen - bone
Knochengerüst - skeleton, bony skeleton, cage
Knochengewebe - bone tissue
Knochenhaut - bone skin, periosteum
Knochenkamm - bony ridge, bone crest, crest, crista
Knochenkeim - s.u. Knochenkern
Knochenkern - ossification nucleus, ossification center
Knochenmark - bone marrow, marrow, medulla
Knochenmarkshöhle - marrow canal
Knochenschaft - shaft, diaphysis
Knochenzelle - bone cell, osseous cell, osteocyt
Knorpel - cartilage
Knorpelgewebe - cartilage, cartilaginous tissue
Knorpelzelle - chondrocyte, cartilage corpuscle, cartilage cell
Knoten - node, nodosity, nodule, tubercle
kokzygeal - coccygeal
kolisch - colic
Kollateralgefäß - collateral vessel
Kollum - neck, collum; cervix
Kolon - colon, segmented intestine
Kolonflexur - colic flexure, flexure of colon
Kolonhaustren - haustra of colon, sacculations of colon
Kolonkrypten - colonic crypts
Kolonschlagader - colic artery
Kolonschleimhaut - mucosa of colon, colonic mucosa
Kolontänien - colic taeniae, longitudinal bands of colon
kolorektal - colorectal
Kolorektum - colorectum
kolovaginal - colovaginal
kolovesikal - colovesical
Kompakta - compact substance of bone, compact bone
Kondyle - condyle, condylus
Konjunktiva - conjunctiva
konjunktival - conjunctival
Konjunktivaldrüsen - conjunctival glands, Krause's glands, Terson's glands
Kopf - head; caput
Kopfhaut - scalp
Kopfhautaponeurose - epicranial aponeurosis
Kopfschwarte - galea, galea aponeurotica
Korakobrachialis - coracobrachialis (muscle), coracobrachial muscle
Korium - corium, dermis, derma
Kornea - cornea, keratoderma of eye
Korneaepithel - corneal epithelium
Korneosklera - corneosclera
korneoskleral - corneoscleral, sclerocorneal
koronar - coronary
Koronararterie - coronary, coronary artery of heart, coronary artery
Koronarie - s.u. Koronararterie
Körper - body, corpus; corpuscle
Körpergegend - region, zone
Körperhöhle - body cavity
Kortex - **1.** cortex **2.** (*Großhirn*) cerebral cortex
kortikal - cortical
Kortikalis - cortical substance of bone, cortical bone
Kostotransversalgelenk - costotransverse joint, lateral costovertebral joint
Kostovertebralgelenke - costovertebral articulations, costovertebral joints
kranial - cranial, cephalic
Kranium - skull, cranium
Kranzarterie - **1.** coronary artery, circumflex artery **2.** (*Herz*) coronary, coronary artery of heart

Kranzfurche - coronary sulcus of heart, atrioventricular groove/sulcus
Kranzgefäß - s.u. Kranzarterie
Kranznaht - arcuate suture, coronal suture
Kranzschlagader - s.u. Kranzarterie
Kremaster - cremasteric coat of testis, cremaster muscle
Kreuzband - cruciate ligament
Kreuzbein - sacrum, sacral bone, os sacrum
Kreuzbeinflügel - sacral ala
Kreuzbeingegend - sacral region
Kreuzbeinkanal - sacral canal
Kreuzbeinnerven - sacral nerves
Kreuzbeinregion - sacral region
Kreuzwirbel - sacral vertebrae
Krikoidknorpel - cricoid, cricoid cartilage
Krikothyroidalgelenk - cricothyroid articulation, cricothyroid joint
Krikothyroideus - cricothyroideus (muscle), cricothyroid muscle
Krypte - crypt, crypta
kubitale Lymphknoten - cubital lymph nodes, supratrochlear lymph nodes, brachial glands
Kuboid - cuboid bone, cuboid
Kugelgelenk - ball-and-socket joint, multiaxial joint, spheroidal joint
Kuneokuboidgelenk - cuneocuboid articulation, cuneocuboid joint
Kuneonavikulargelenk - cuneonavicular articulation, cuneonavicular joint
Kuppel - cupula, cupola
kutan - dermal, dermatic, dermic, cutaneous
Kutis - skin, cutis
Labbé-Vene - inferior anastomotic vein, Labbé's vein
labial - labial
Labium - labium, lip
Labium inferius - inferior lip, lower lip
Labium majus pudendi - greater lip of pudendum, large pudendal lip
Labium minus pudendi - lesser lip of pudendum, small pudendal lip
Labium superius - superior lip, upper lip
Labrum - lip, edge, brim
Labrum acetabuli - acetabular lip, acetabular labrum
Labrum articulare - articular lip
Labrum glenoidale - glenoid lip, glenoid labrum
Labyrinth - s.u. Labyrinthus
labyrinthär - labyrinthine, labyrinthian, labyrinthic
Labyrinthus - **1.** labyrinth **2.** inner ear, internal ear, labyrinth
Labyrinthus cochlearis - labyrinth of cochlea, cochlear labyrinth
Labyrinthus membranaceus - membranous labyrinth, endolymphatic labyrinth
Labyrinthus osseus - bony labyrinth, osseous labyrinth
Labyrinthus vestibularis - vestibular labyrinth
Lacuna - lacune, pit, cavity, lake
Lacunae urethrales - lacunae of urethra, urethral lacunae
Lacuna musculorum - muscular compartment, lacuna of muscles
Lacuna vasorum - vascular compartment, vascular lacuna, lacuna of vessels
lakunär - lacunar, lacunal, lacunary
Lambdanaht - lambdoid suture
Lamellenknochen - lamellated bone, lamellar bone
Lamina - lamina, layer, plate, stratum
Lamina arcus vertebrae - lamina of vertebra, lamina of vertebral arch
Lamina basalis - basal lamina, basal plate
Lamina basalis choroideae - basal complex/lamina of choroid, Bruch's membrane
Lamina basilaris - basilar lamina/membrane of cochlear duct
Lamina cartilaginis cricoideae - lamina of cricoid cartilage
Lamina choroidocapillaris - choriocapillary layer/lamina, choriocapillaris
Lamina externa - outer table of skull, external layer/lamina of skull
Lamina interna - inner table of skull, internal lamina/layer of skull
Lamina limitans anterior - Bowman's lamina, anterior limiting lamina
Lamina limitans posterior - Descemet's membrane, posterior limiting lamina
Lamina muscularis mucosae - muscular layer of mucosa
Lamina parietalis pericardii - parietal layer of serous pericardium, parietal pericardium
Lamina pretrachealis - pretracheal fascia, pretracheal layer/lamina of fascia
Lamina prevertebralis - prevertebral fascia, prevertebral lamina/layer of fascia
Lamina tecti - tectal lamina/plate, quadrigeminal plate
Lamina vasculosa - vascular lamina of choroid, Haller's membrane
Lamina visceralis - visceral layer of pericardium, epicardium, visceral pericardium
Langerhans-Inseln - islands/islets of Langerhans, endocrine part of pancreas, pancreatic islands/islets, islet tissue
Läppchen - **1.** lobule **2.** (*Ohr*) lobe, lap
Lappen - lobe
laryngeal - laryngeal
laryngotracheal - laryngotracheal, tracheolaryngeal
Larynx - larynx, voice box
Leber - liver
Leberbett - fossa of gall bladder, hepatic bed of gallbladder, gallbladder bed
Lebergefäße - hepatic vessels
Leberläppchen - hepatic lobules, lobules of liver
Leberlappen - lobe of liver, hepatic lobe
Leberparenchym - liver parenchyma
Leberpforte - hepatic portal, portal fissure
Lebersegmente - hepatic segments, segments of liver
Lebersinusoid - liver sinusoid
Lebervenen - hepatic veins
Leberzelle - parenchymal liver cell, hepatocyte
Leib - body; (*Stamm*) truncus, trunk; (*Bauch*) belly, abdomen
Leiste - **1.** inguinal region, groin, inguen **2.** ridge, crest, crista, border
Leistenband - inguinal ligament/arch
Leistengegend - groin, inguen, inguinal region
Leistengrube - inguinal fovea, inguinal fossa
Leistenkanal - inguinal canal, abdominal canal
Leistenlymphknoten - inguinal lymph nodes
Leistenregion - groin, inguen, inguinal region
Leistenring - inguinal ring
Leistensichel - Henle's ligament, inguinal falx
Lende - lumbar region, loin; flank
Lendenlordose - lumbar lordosis

Lendenmark - lumbar part of spinal cord, lumbar segments of spinal cord
Lendennerven - lumbar nerves, lumbar spinal nerves
Lendenplexus - lumbar plexus
Lendenregion - lumbar region
Lendenrippe - lumbar rib
Lendenwirbel - lumbar vertebrae, abdominal vertebrae
Lendenwirbelquerfortsatz - costal process
Lendenwirbelsäule - lumbar spine
Lens (cristallina) - lens, crystalline lens, lens of the eye
leptomeningeal - leptomeningeal
Leptomeninx - leptomeninx, pia-arachnoid, piarachnoid
Levator - levator muscle, levator
Levator ani - levator ani (muscle)
Leydig-Zellen - Leydig cells, interstitial glands, interstitial cells
Lid - lid, eyelid; palpebra
Lidarterien - palpebral arteries
Lidkanten - edges of eyelids
Lidknorpel - tarsus, tarsal cartilage, palpebral cartilage, tarsal plate
Lidknorpelplatte - s.u. Lidknorpel
Lidplatte - s.u. Lidknorpel
Lidspalte - palpebral fissure
Lidvenen - palpebral veins
lienal - lienal, splenic
Ligament - ligament, band, ligamentum
Ligamenta alaria - alar ligaments, Mauchart's ligaments
Ligamenta capsularia - capsular ligaments
Ligamenta carpometacarpalia - carpometacarpal ligaments
Ligamenta flava - yellow ligaments, flaval ligaments
Ligamenta glenohumeralia - glenohumeral ligaments
Ligamenta intercuneiformia - intercuneiform ligaments
Ligamenta interspinalia - interspinal ligaments, interspinous ligaments
Ligamenta metacarpalia - metacarpal ligaments, intermetacarpal ligaments
Ligamenta metatarsalia - metatarsal ligaments, intermetatarsal ligaments
Ligamenta palmaria - palmar ligaments
Ligamenta plantaria - Cruveilhier's ligaments
ligamentär - ligamentous
Ligamenta sacroiliaca - iliosacral ligaments
Ligamenta tarsi - intertarsal ligaments, ligaments of tarsus
Ligamenta tarsometatarsalia - tarsometatarsal ligaments
Ligamentum - ligament, band
Ligamentum acromioclaviculare - acromioclavicular ligament
Ligamentum anulare radii - annular ligament of radius, annular radial ligament
Ligamentum arcuatum laterale - lateral arcuate ligament
Ligamentum arcuatum mediale - medial arcuate ligament
Ligamentum arcuatum medianum - median arcuate ligament, aortic arcade
Ligamentum arcuatum pubis - arcuate ligament of pubis, pubic arcuate ligament
Ligamentum arteriosum - ligament of Botallo, ligamentum arteriosum
Ligamentum calcaneocuboideum - calcaneocuboid ligament
Ligamentum calcaneofibulare - calcaneofibular ligament, triquetral ligament of foot
Ligamentum calcaneonaviculare - calcaneonavicular ligament
Ligamentum capitis femoris - ligament of head of femur, internal capsular ligament
Ligamentum carpi radiatum - radiate carpal ligament, Mayer's ligament
Ligamentum collaterale - lateral ligament, collateral ligament
Ligamentum collaterale fibulare - fibular collateral ligament, lateral ligament of knee
Ligamentum collaterale tibiale - tibial collateral ligament, medial ligament of knee
Ligamentum coracoacromiale - coracoacromial ligament, acromiocoracoid ligament
Ligamentum coracoclaviculare - coracoclavicular ligament, Caldani's ligament
Ligamentum coracohumerale - coracohumeral ligament
Ligamentum cricopharyngeum - cricopharyngeal ligament, Santorini's ligament
Ligamentum cricotracheale - cricotracheal ligament
Ligamentum cruciatum anterius - anterior cruciate ligament (of knee)
Ligamentum cruciatum posterius - posterior cruciate ligament (of knee)
Ligamentum deltoideum - deltoid/medial ligament of ankle (joint)
Ligamentum iliofemorale - iliofemoral ligament, Bigelow's ligament
Ligamentum inguinale - inguinal ligament/arch
Ligamentum interfoveolare - interfoveolar ligament, Hesselbach's ligament
Ligamentum lacunare - lacunar ligament, Gimbernat's ligament
Ligamentum laterale - lateral ligament, collateral ligament
Ligamentum longitudinale anterius - anterior longitudinal ligament
Ligamentum longitudinale posterius - posterior longitudinal ligament
Ligamentum mediale - medial ligament
Ligamentum nuchae - nuchal ligament, neck ligament
Ligamentum palpebrale laterale - canthal ligament, lateral palpebral ligament
Ligamentum palpebrale mediale - medial palpebral ligament
Ligamentum patellae - patellar tendon, patellar ligament
Ligamentum popliteum arcuatum - popliteal arch, arcuate popliteal ligament
Ligamentum popliteum obliquum - oblique popliteal ligament, Bourgery's ligament
Ligamentum pubicum superius - superior pubic ligament
Ligamentum quadratum - quadrate ligament, Denucé's ligament
Ligamentum reflexum - reflected ligament, reflex ligament of Gimbernat
Ligamentum suspensorium - suspensory ligament
Ligamentum talocalcaneum - talocalcaneal ligament
Ligamentum talofibulare - talofibular ligament
Ligamentum tibiofibulare - tibiofibular ligament
Ligamentum venosum - venous ligament of liver, Arantius' ligament
Ligamentum vestibulare - vestibular ligament, ventricular ligament (of larynx)
Ligamentum vocale - vocal ligament
Limbus - edge, border, fringe, hem
Limbus acetabuli - margin/border of acetabulum, acetabular edge/limbus

Limbus corneae - limbus of cornea, corneal margin, corneoscleral junction
Linea - line, strip, streak, mark
Linea alba - Hunter's line, white line of abdomen
Linea aspera - rough crest/line of femur
Linea axillaris anterior - anterior axillary line, preaxillary line
Linea axillaris media - median axillary line, midaxillary line
Linea axillaris posterior - posterior axillary line, postaxillary line
Linea epiphysialis - epiphyseal line, epiphysial line
Linea intercondylaris - intercondylar line, intercondyloid line
Linea intertrochanterica - intertrochanteric line, oblique line of femur
Linea mammillaris - papillary line, mamillary line, nipple line
Linea medioclavicularis - medioclavicular line, midclavicular line
Linea parasternalis - parasternal line, costoclavicular line
Linea paravertebralis - paravertebral line
Linea pectinea - pectineal crest of femur
Linea scapularis - scapular line
Linea semilunaris - semilunar line, Spieghel's line
Linea sternalis - sternal line
Lingua - tongue, lingua, glossa
lingual - glossal, glottic, lingual
linke Herzkammer - left ventricle of heart, aortic ventricle of heart, left heart
linker Ventrikel - left ventricle (of heart), aortic ventricle (of heart)
Linse - lens, crystalline lens
Linsenachse - axis of lens
Linsenepithel - epithelium of lens, subcapsular epithelium
Linsenfasern - lens fibers, fibers of lens
Linsenkapsel - lens capsule, crystalline capsule, lenticular capsule
Linsenkern - **1.** (*Auge*) nucleus of lens **2.** (*ZNS*) lenticular nucleus, lentiform nucleus
Linsenrand - equator of lens
Linsenrinde - cortex of lens, cortical substance of lens
Lipozyt - lipocyte, fat cell, adipocyte
Lippe - labium, lip
Lippenbändchen - labial frenulum
Lippendrüsen - labial glands
Lippenrot - red margin (of lip)
Lippenspeicheldrüsen - labial glands
Liquor - liquor, fluid
Liquor amnii - amniotic fluid
Liquor cerebrospinalis - cerebrospinal fluid
lobär - lobar
Lobi cerebri - cerebral lobes, lobes of cerebrum
Lobi glandulae mammariae - lobes of mammary gland
Lobuli glandulae mammariae - lobules of mammary glands
Lobuli hepatis - hepatic lobules, lobules of liver
Lobulus - lobule
Lobulus auriculae - lobule, ear lobule, tip of ear
Lobus - lobe
Lobus anterior hypophysis - anterior lobe of hypophysis, anterior lobe of pituitary (gland), adenohypophysis
Lobus caudatus - caudate lobe of liver, Spigelius' lobe
Lobus frontalis - frontal lobe
Lobus hepatis - lobe of liver, hepatic lobe
Lobus inferior - inferior pulmonary lobe, inferior lobe of lung
Lobus insularis - insula, insular area, insular cortex, insular lobe
Lobus medius - middle pulmonary lobe, middle lobe of right lung
Lobus occipitalis - occipital lobe
Lobus parietalis - parietal lobe
Lobus posterior hypophysis - neurohypophysis, posterior lobe of hypophysis, posterior lobe of pituitary (gland)
Lobus pulmonis - lobe of lung, pulmonary lobe
Lobus pyramidalis - Morgagni's appendix, pyramidal lobe of thyroid (gland)
Lobus quadratus - quadrate lobe of liver
Lobus superior - superior pulmonary lobe, lobe of lung
Lobus temporalis - temporal lobe
Lordose - backward curvature, lordosis
Löwenthal-Bahn - tectospinal tract, Löwenthal's tract
Luftröhre - windpipe, trachea
Luftröhrengabelung - bifurcation of trachea
Luftröhrenmuskulatur - tracheal musculature
Luftwege - air passages, airways, respiratory tract, respiratory passages
lumbal - lumbar
Lumbalganglien - lumbar ganglia
Lumbalnerven - lumbar nerves, lumbar spinal nerves
Lumbalplexus - lumbar plexus
Lumbalwirbel - lumbar vertebrae, abdominal vertebrae
Lumbosakralgelenk - lumbosacral articulation, lumbosacral joint
Lumbrikalmuskeln - lumbrical muscles, lumbricales muscles
Lunge - lung
Lungenalveolen - pulmonary alveoli, pulmonary vesicles, alveoli
Lungenbasis - base of lung
Lungenbläschen - pulmonary alveoli, pulmonary vesicles, alveoli
Lungenfell - pulmonary pleura, visceral pleura
Lungenflügel - lung
Lungengefäße - pulmonary vessels
Lungenhilus - hilum of lung, hilus of lung, pulmonary hilum
Lungenlappen - lobe of lung, pulmonary lobe
Lungenlymphknoten - pulmonary lymph nodes
Lungenschlagader - pulmonary artery
Lungensegmente - bronchopulmonary segments
Lungenspitze - apex of lung
Lungenvenen - pulmonary veins
Lungenwurzel - root of lung, pedicle of lung s.u. Radix posterior
lymphatisch - lymphatic, lymphoid
lymphatisches Gewebe - lymphoid tissue, adenoid tissue, lymphatic tissue
Lymphdrüse - s.u. Lymphknoten
Lymphe - lymph, lympha
Lymphfollikel - lymph follicle, lymphatic follicle, lymphonodulus
Lymphgefäß - lymphatic vessel, lymphoduct, lymphatic
Lymphgefäßplexus - lymphatic plexus
Lymphkapillare - lymphocapillary vessel, lymph/lymphatic capillary
Lymphkapillarennetz - lymphocapillary rete, lymphocapillary network

Lymphknötchen - lymph follicle, lymphatic follicle, lymphonodulus
Lymphknoten - lymph node, lymphatic gland, lymphonodus
Lymphsystem - lymphatics, lymphatic system, absorbent system
Macula - yellow spot, Soemmering's spot, macula lutea, macula
Macula sacculi - macula of sacculus, saccular spot
Macula utriculi - macula of utricle, utricular spot
Magen - stomach, belly
Magenarterien - gastric arteries
Magenausgang - gastric outlet, pylorus
Magen-Darm-Kanal - gastrointestinal canal, gastrointestinal tract
Magen-Darm-Trakt - gastrointestinal tract
Magendrüsen - gastric glands, gastric follicles, acid glands, fundic glands
Magenfundus - fundus of stomach, fundus, gastric fundus
Magengrübchen - gastric foveolae, gastric pits
Magengrube - pit of stomach, epigastric fossa
Magenknieeinschnitt - angular notch of stomach, angular sulcus, gastric notch
Magenkuppel - gastric fornix, fornix of stomach
Magenmund - cardiac part of stomach, cardia
Magenschleimhaut - mucosa of stomach, mucous membrane of stomach
Magenschleimhautfalten - gastric plicae, gastric folds
Magenschleimhautfelder - gastric areas, gastric fields
Magenstraße - gastric canal, ventricular canal
Mahlzahn - molar tooth, molar, multicuspid tooth, cheek tooth
Makroglia - macroglia, astroglia
Makula - (*Auge*) yellow spot, Soemmering's spot, macula lutea
Makulaarteriole - macular arteriole
Makulavene - macular venule
Malleolus - malleolus, ankle
Malleolus lateralis - lateral/outer/fibular malleolus
Malleolus medialis - medial/tibial malleolus
Malleus - (*Ohr*) hammer, malleus
Mamilla - s.u. Mamille
mamillär - mammillary, mamillary
Mamillarlinie - papillary line, mamillary line, nipple line
Mamille - nipple, teat, mamilla (of the breast), mammary papilla
Mamma - breast, mamma
Mamma masculina - male breast
Mandel - tonsil, tonsilla
Mandelkapsel - tonsillar capsule
Mandelkrypten - tonsillar pits, tonsillar crypts
Mandibel - s.u. Mandibula
Mandibula - mandible, mandibula, lower jaw
mandibulär - mandibular
Mandibularis - mandibular nerve
männliche Genitalien - male genitalia, masculine genital organs
männliches Glied - penis, member, virile member
Manubriosternalgelenk - manubriosternal symphysis, manubriosternal joint
Manubrium - manubrium
Manubrium sterni - manubrium of sternum, manubrium sterni
marginal - marginal
Margo - margin, border, edge, boundary
Margo acetabuli - margin/border of acetabulum, acetabular edge/limbus
Margo anterior - arterior border, ventral border, anterior margin
Margo interosseus - interosseous margin
Margo lateralis - lateral margin, lateral border
Margo lateralis pedis - lateral margin of foot, lateral border of foot
Margo medialis - medial margin, medial border
Margo medialis pedis - medial border of foot, medial margin of foot
Margo orbitalis - orbital margin, orbital crest
Margo posterior - posterior margin, posterior border
Margo superior - superior margin, superior border
Margo supraorbitalis - supraorbital margin
Mark - marrow, medulla, (*Organ*) pulp, pulpa
markfrei - unmyelinated, unmedullated, nonmyelinated, nonmedullated
markhaltig - myelinated, medullated
markhaltige Fasern - myelinated fibers, medullated fibers
Markhöhle - bone marrow cavity, medullary canal, medullary cavity
marklos - unmyelinated, unmedullated, nonmyelinated, nonmedullated
marklose Fasern - nonmedullated fibers, nonmyelinated fibers, gray fibers
Markscheide - myelin sheath, medullary sheath
Marksegel - medullary velum
Marshall-Vene - oblique vein of left atrium, Marshall's oblique vein
Mastdarm - straight intestine, rectum
Mastoid - mastoid, mastoid process
Mastozyt - mastocyte, mast cell, labrocyte
Mastzelle - mastocyte, mast cell, labrocyte
Maxilla - maxilla, maxillary bone, upper jaw bone, upper jaw
maxillär - maxillary
meatal - meatal
Meatus - meatus, opening, passage, channel
Meatus acusticus externus - external auditory canal, external acoustic/auditory meatus
Meatus acusticus internus - internal auditory canal, internal acoustic/auditory meatus
Meatus nasi inferior - inferior nasal meatus
Meatus nasi medius - middle nasal meatus
Meatus nasi superior - superior nasal meatus
Meckel-Ganglion - pterygopalatine ganglion, Meckel's ganglion
mediastinal - mediastinal
Mediastinallymphknoten - mediastinal lymph nodes
Mediastinalpleura - mediastinal pleura
Mediastinalraum - s.u. Mediastinum
Mediastinum - median septum, mediastinum
Mediastinum anterius - anterior mediastinal cavity, anterior mediastinum
Mediastinum inferius - inferior mediastinal cavity, inferior mediastinum
Mediastinum medium - middle mediastinal cavity, middle mediastinum
Mediastinum posterius - posterior mediastinal cavity, posterior mediastinum
Mediastinum superius - superior mediastinal cavity, superior mediastinum
Mediastinum testis - septum of testis, body of Highmore

Mediastinumvenen - mediastinal veins
Medioklavikularlinie - medioclavicular line, midclavicular line
Medulla - 1. medulla, marrow 2. s.u. Medulla glandulae suprarenalis
Medulla glandulae suprarenalis - adrenal medulla/marrow, suprarenal marrow/medulla
Medulla oblongata - medulla oblongata, bulbus
Medulla ossium - bone marrow, marrow, medulla
Medulla ossium flava - yellow bone marrow, fatty bone marrow, fat marrow
Medulla ossium rubra - red bone marrow, red marrow
Medulla ovarii - ovarian medulla, medulla of ovary
medullär - medullary, medullar
Medulla renalis - medulla of kidney, renal medulla
Medulla spinalis - spinal medulla, spinal marrow, spinal cord
Meibom-Drüsen - tarsal glands, Meibom's glands, palpebral glands
Meiose - meiotic cell division, meiosis, meiotic division, miosis
meiotisch - meiotic, miotic
Meissner-Plexus - Meissner's plexus, submucosal/submucous plexus
Mekonium - meconium
Melanozyt - pigmented cell of the skin, melanocyte
melanozytär - melanocytic
melanozytisch - s.u. melanozytär
Membran - membrane, layer, lamina
Membrana - membrane, layer
Membrana atlantooccipitalis - atlantooccipital membrane
Membrana cricovocalis - cricovocal membrane, elastic cone (of larynx)
Membrana fibroelastica laryngis - fibroelastic membrane of larynx
Membrana fibrosa - fibrous membrane of articular capsule, fibrous articular capsule
Membrana intercostalis - intercostal membrane
Membrana interossea - interosseous membrane
Membrana pupillaris - pupillary membrane, capsulopupillary membrane
Membrana suprapleuralis - suprapleural membrane, Sibson's fascia
Membrana synovialis - synovial layer/membrane of articular capsule, synovium
Membrana tectoria - tectorial membrane
Membrana tectoria ducti cochlearis - tectorial membrane of cochlear duct, Corti's membrane
Membrana thyrohyoidea - thyrohyoid membrane, hyothyroid membrane
Membrana tympanica - tympanic membrane, eardrum, drum membrane
Membrana vitrea - vitreous membrane, hyaloid membrane
membranös - membranate, membranous, membraneous, membranaceous
meningeal - meningeal
Meningen - meninges
Meninx - s.u. Meningen
Meniscus - meniscus, articular meniscus, joint meniscus
Meniscus articularis - meniscus, articular meniscus, joint meniscus
Meniscus lateralis - lateral meniscus of knee
Meniscus medialis - medial meniscus of knee
Meniskus - meniscus, articular meniscus, joint meniscus
mental - mental, chin, genial
Mentum - chin, mentum
Mesencephalon - mesencephalon, mesocephalon, midbrain
Mesenchym - mesenchymal tissue, mesenchyma, mesenchyme
mesenchymal - mesenchymal
mesenterial - mesenteric, mesaraic, mesareic
Mesenterialgefäße - mesenteric vessels
Mesenteriallymphknoten - mesenteric lymph nodes
Mesenterialvenen - mesenteric veins
Mesenterica inferior - inferior mesenteric artery
Mesenterica superior - superior mesenteric artery
mesenterisch - s.u. mesenterial
Mesenterium - mesentery, mesenterium, mesostenium
Mesenzephalon - mesencephalon, mesocephalon, midbrain
Mesoappendix - mesentery of vermiform appendix, mesoappendix
Mesoderm - mesoblast, mesoderm; mesodermal germ layer
mesodermal - mesoblastic, mesodermal, mesodermic
Mesoduodenum - mesoduodenum
Mesokolon - mesocolon
Mesorektum - mesorectum, mesentery of rectum
Mesosalpinx - mesosalpinx
Mesosigma - mesosigmoid, mesentery of sigmoid colon, sigmoid mesocolon
Mesotympanum - mesotympanum
mesovarial - mesovarial, mesovarian, mesoarial
Mesovarium - mesovarium, mesoarium
metakarpal - metacarpal
Metakarpalknochen - metacarpals, metacarpal bones, knucklebones
Metakarpalköpfchen - metacarpal head
Metakarpophalangealgelenke - knuckle joints, metacarpophalangeal joints, MCP joints
Metakarpus - metacarpus
metaphysär - metaphyseal, metaphysial
Metaphyse - metaphysis
Metaphysis - metaphysis
metatarsal - metatarsal
Metatarsalia - metatarsals, metatarsal bones
Metatarsalknochen - s.u. Metatarsalia
Metatarsalköpfchen - metatarsal head
Metatarsophalangealgelenke - metatarsophalangeal joints, MTP joints
Metatarsus - metatarsus
Metencephalon - metencephalon, metencephal, afterbrain
Metra - uterus, womb, metra
Meynert-Bündel - Meynert's bundle/tract, habenulointerpeduncular tract
Mikrosom - microsome
mikrosomal - microsomal
Milchgänge - galactophorous/lactiferous ducts, milk ducts
Milchgebiss - primary dentition, deciduous dentition, milk teeth, baby teeth
Milchleiste - mammary line, milk line
Milchzahn - baby tooth, milk tooth
Milz - spleen, lien
Milzarterie - splenic artery, lienal artery
Milzfollikel - splenic follicles, splenic nodules
Milzgefäße - splenic vessels

Milzhilus - hilum of spleen
Milzknötchen - splenic corpuscles, splenic follicles, splenic nodules
Milzlymphknoten - splenic lymph nodes, lienal lymph nodes
Milzpulpa - red pulp, splenic pulp, splenic tissue
Milzschlagader - splenic artery, lienal artery
Milzvene - splenic vein, lienal vein
mimische Muskulatur - facial muscles *pl*, muscles of (facial) expression
mitochondrial - mitochondrial
Mitochondrie - mitochondrion, chondriosome
Mitochondrion - s.u. Mitochondrie
Mitose - mitosis, mitotic cell division, karyokinesis, karyomitosis
mitotisch - mitotic, karyokinetic
mitral - mitral
Mitralis - s.u. Mitralklappe
Mitralklappe - left atrioventricular valve, bicuspid valve, mitral valve
Mittelfinger - middle finger, third finger
Mittelfuß - metatarsus, midfoot
Mittelfußarterien - metatarsal arteries
Mittelfußknochen - metatarsals, metatarsal bones
Mittelfußvenen - metatarsal veins
Mittelhand - metacarpus
Mittelhandarterien - metacarpal arteries
Mittelhandknochen - metacarpals, metacarpal bones, knucklebones
Mittelhandvenen - metacarpal veins
Mittelhirn - mesencephalon, mesocephalon, midbrain
Mittelhirnarterien - mesencephalic arteries
Mittelhirnvenen - veins of midbrain, mesencephalic veins
Mittellappen - middle pulmonary lobe, middle lobe of right lung
Mittelohr - middle ear
Mittelohrknochen - middle ear bones, ear bones
M-Linie - mesophragma, M band, M disk
Mohrenheim-Grube - Mohrenheim's fossa, infraclavicular triangle/fossa
Molar - molar tooth, molar, multicuspid tooth, cheek tooth
Moll-Drüsen - Moll's glands, ciliary glands (of conjunctiva)
Monakow-Bündel - Monakow's tract/bundle, rubrospinal tract
Mongolenfalte - palpebronasal fold, epicanthal fold, mongolian fold, epicanthus
Monro-Foramen - interventricular foramen, Monro's foramen
Motokortex - motor cortex, motor area, motor region, excitomotor area, psychomotor area
Motoneuron - motoneuron, motor neuron, motor cell
motorische Rinde - Betz's cell area, excitomotor area, motor cortex, psychomotor area, motor area, motor region, rolandic area
MP-Gelenke - knuckle joints, metacarpophalangeal joints, MCP joints
M-Streifen - M disk, M band, mesophragma
MT-Gelenke - metatarsophalangeal joints, MTP joints
Mucus - mucus
mukös - mucoid, mucous, mucinoid
Mukosa - mucous coat, mucous tunic, mucosa
Müller-Muskel - Müller's muscle, circular fibers of ciliary muscle
Mund - mouth
Mundhöhle - oral cavity, mouth
Mundschleimhaut - mucosa of mouth, oral mucosa
Mundspalte - oral fissure, orifice of mouth
Mündung - mouth, opening, os, orifice, aperture
Mundvorhof - oral vestibule, vestibulum of mouth
Mundwinkel - angle of mouth
Muscularis - muscularis, muscular coat, muscular tunic
Musculi abdominis - muscles of abdomen
Musculi auriculares - auricular muscles
Musculi bulbi - eye muscles, ocular muscles, oculorotatory muscles
Musculi capitis - muscles of head
Musculi cervicis - cervical muscles, neck muscles
Musculi colli - neck muscles, cervical muscles
Musculi dorsi - back muscles, muscles of the back
Musculi faciei - facial muscles, muscles of (facial) expression
Musculi infrahyoidei - infrahyoid muscles
Musculi intercostales - intercostal muscles
Musculi interossei - interossei muscles, interosseous muscles
Musculi laryngis - muscles of larynx, laryngeal musculature
Musculi linguae - lingual muscles, muscles of tongue
Musculi lumbricales - lumbrical muscles, lumbricales muscles
Musculi masticatorii - muscles of mastication, masticatory muscles
Musculi papillares - papillary muscles
Musculi perinei - perineal muscles, muscles of perineum
Musculi suprahyoidei - suprahyoid muscles
Musculi thoracis - thoracic muscles
Musculus - muscle
Musculus abductor - abductor muscle, abductor
Musculus abductor hallucis - abductor hallucis (muscle), abductor muscle of great toe
Musculus abductor pollicis brevis - abductor pollicis brevis (muscle), short abductor muscle of thumb
Musculus abductor pollicis longus - abductor pollicis longus (muscle), long abductor muscle of thumb
Musculus adductor - adductor muscle, adductor
Musculus adductor brevis - adductor brevis (muscle), short adductor muscle
Musculus adductor hallucis - adductor hallucis (muscle), adductor muscle of great toe
Musculus adductor longus - adductor longus (muscle), long adductor muscle
Musculus adductor magnus - adductor magnus (muscle), great adductor muscle
Musculus adductor pollicis - adductor pollicis (muscle), adductor muscle of thumb
Musculus anconeus - anconeus (muscle)
Musculus arytenoideus obliquus - arytenoideus obliquus (muscle), oblique arytenoid muscle
Musculus arytenoideus transversus - arytenoideus transversus (muscle), transverse arytenoid muscle
Musculus biceps brachii - biceps brachii (muscle), biceps muscle of arm
Musculus biceps femoris - biceps femoris (muscle), biceps muscle of thigh
Musculus brachialis - brachialis (muscle), brachial muscle
Musculus brachioradialis - brachioradialis (muscle), brachioradial muscle
Musculus bulbospongiosus - bulbospongiosus (muscle)

Musculus ciliaris - ciliaris (muscle), Bowman's muscle, ciliary muscle
Musculus constrictor pharyngis - constrictor pharyngis (muscle), constrictor muscle of pharynx
Musculus coracobrachialis - coracobrachialis (muscle), coracobrachial muscle
Musculus cremaster - cremaster (muscle), Riolan's muscle
Musculus cricoarytenoideus lateralis - cricoarytenoideus lateralis (muscle)
Musculus cricoarytenoideus posterior - cricoarytenoideus posterior (muscle)
Musculus cricothyroideus - cricothyroideus (muscle), cricothyroid muscle
Musculus deltoideus - deltoid, deltoideus (muscle), deltoid muscle
Musculus detrusor vesicae - detrusor vesicae (muscle), detrusor muscle of bladder
Musculus digastricus - digastricus (muscle), digastric muscle, digastric
Musculus dilatator pupillae - dilatator pupillae (muscle), dilator muscle of pupil
Musculus extensor - extensor muscle, extensor
Musculus extensor carpi - extensor carpi (muscle), extensor muscle of wrist
Musculus extensor digitorum - extensor digitorum (muscle), extensor muscle of fingers/toes
Musculus extensor hallucis brevis - extensor hallucis brevis (muscle)
Musculus extensor hallucis longus - extensor hallucis longus (muscle)
Musculus extensor indicis - extensor indicis (muscle), extensor muscle of index
Musculus extensor pollicis brevis - extensor pollicis brevis (muscle)
Musculus extensor pollicis longus - extensor pollicis longus (muscle)
Musculus flexor - flexor muscle, flexor
Musculus flexor carpi radialis - flexor carpi radialis (muscle), radial flexor muscle of wrist
Musculus flexor digitorum brevis - flexor digitorum brevis (muscle)
Musculus flexor digitorum longus - flexor digitorum longus (muscle)
Musculus flexor digitorum profundus - flexor digitorum profundus (muscle)
Musculus flexor digitorum superficialis - flexor digitorum superficialis (muscle)
Musculus flexor hallucis brevis - flexor hallucis brevis (muscle)
Musculus flexor hallucis longus - flexor hallucis longus (muscle)
Musculus flexor pollicis brevis - flexor pollicis brevis (muscle), short flexor muscle of thumb
Musculus flexor pollicis longus - flexor pollicis longus (muscle), long flexor muscle of thumb
Musculus gastrocnemius - gastrocnemius (muscle)
Musculus gluteus maximus - gluteus maximus (muscle), greatest gluteus muscle
Musculus gluteus medius - gluteus medius (muscle), middle gluteus muscle
Musculus gluteus minimus - gluteus minimus (muscle), least gluteus muscle
Musculus iliopsoas - iliopsoas (muscle)
Musculus ischiocavernosus - ischiocavernosus (muscle), ischiocavernous muscle
Musculus latissimus dorsi - latissimus dorsi (muscle)
Musculus levator - elevator, levator; levator muscle
Musculus levator ani - levator ani (muscle)
Musculus masseter - masseter, masseter muscle
Musculus obturatorius externus - obturator externus (muscle), obturatorius externus muscle
Musculus obturatorius internus - obturator internus (muscle), obturatorius internus muscle
Musculus occipitofrontalis - occipitofrontalis (muscle), occipitofrontal muscle
Musculus opponens pollicis - opponens pollicis (muscle), opposing muscle of thumb
Musculus orbicularis oculi - orbicularis oculi (muscle), orbicular muscle of eye
Musculus orbicularis oris - orbicularis oris (muscle), orbicular muscle of mouth
Musculus orbitalis - orbitalis (muscle), Müller's muscle, orbital muscle
Musculus palmaris brevis - palmaris brevis (muscle), short palmar muscle
Musculus palmaris longus - palmaris longus (muscle), long palmar muscle
Musculus pectineus - pectineus (muscle), pectineal muscle
Musculus pectoralis major - pectoralis major (muscle), greater pectoral muscle
Musculus pectoralis minor - pectoralis minor (muscle), smaller pectoral muscle
Musculus peroneus brevis - peroneus brevis (muscle), short peroneal muscle
Musculus peroneus longus - peroneus longus (muscle), long peroneal muscle
Musculus peroneus quartus - peroneus quartus (muscle)
Musculus peroneus tertius - peroneus tertius (muscle), third peroneal muscle
Musculus piriformis - piriformis (muscle), piriform muscle
Musculus plantaris - plantaris (muscle), plantar muscle
Musculus pronator quadratus - pronator quadratus (muscle), quadrate pronator muscle
Musculus pronator teres - pronator teres (muscle), round pronator muscle
Musculus psoas major - psoas major (muscle), greater psoas muscle
Musculus psoas minor - psoas minor (muscle), smaller psoas muscle
Musculus quadratus femoris - quadratus femoris (muscle), quadrate muscle of thigh
Musculus quadratus lumborum - quadratus lumborum (muscle), quadrate lumbar muscle
Musculus quadriceps femoris - quadriceps femoris (muscle), quadriceps muscle (of thigh)
Musculus rectus abdominis - rectus abdominis (muscle), straight abdominal muscle
Musculus rectus femoris - rectus femoris (muscle)
Musculus scalenus anterior - scalenus anterior (muscle), anterior scalene muscle
Musculus scalenus medius - scalenus medius (muscle), middle scalene muscle, Albinus' muscle
Musculus scalenus minimus - scalenus minimus (muscle), smallest scalene muscle, Sibson's muscle
Musculus scalenus posterior - scalenus posterior (muscle), posterior scalene muscle
Musculus semimembranosus - semimembranosus (muscle), semimembranous muscle

Musculus semitendinosus - semitendinosus (muscle), semitendinous muscle
Musculus serratus anterior - serratus anterior (muscle)
Musculus soleus - soleus (muscle)
Musculus sphincter - sphincter, sphincter muscle
Musculus sphincter ampullae hepatopancreaticae - sphincter ampullae hepatopancreaticae (muscle), sphincter of hepatopancreatic ampulla, Oddi's sphincter
Musculus sphincter ani externus - sphincter ani externus (muscle), external sphincter muscle of anus
Musculus sphincter ani internus - sphincter ani internus (muscle), internal sphincter muscle of anus
Musculus sphincter ductus choledochi - sphincter ductus choledochi (muscle), sphincter muscle of bile duct, Giordano's sphincter, Boyden's sphincter
Musculus sphincter ductus pancreatici - sphincter ductus pancreatici (muscle), sphincter muscle of pancreatic duct
Musculus sphincter pupillae - sphincter pupillae (muscle), sphincter muscle of pupil
Musculus sphincter pyloricus - sphincter pylori (muscle), sphincter muscle of pylorus
Musculus sphincter urethrae - sphincter urethrae (muscle), sphincter muscle of urethra
Musculus stapedius - stapedius (muscle)
Musculus sternalis - sternalis (muscle), sternal muscle
Musculus sternocleidomastoideus - sternocleidomastoideus (muscle), sternocleidomastoid muscle
Musculus supinator - supinator (muscle), supinator
Musculus tarsalis inferior - tarsalis inferior (muscle), inferior tarsal muscle
Musculus tarsalis superior - tarsalis superior (muscle), superior tarsal muscle
Musculus temporalis - temporalis (muscle), temporal muscle
Musculus tensor fasciae latae - tensor fasciae latae (muscle), tensor muscle of fascia lata
Musculus tensor tympani - tensor tympani (muscle), tensor muscle of tympanum
Musculus tensor veli palatini - tensor veli palatini (muscle), tensor muscle of palatine velum
Musculus tibialis anterior - tibialis anterior (muscle), anterior tibial muscle
Musculus tibialis posterior - tibialis posterior (muscle), posterior tibial muscle
Musculus trachealis - tracheal muscle
Musculus tragicus - tragicus (muscle), muscle of tragus, Valsalva's muscle
Musculus transversus abdominis - transversus abdominis (muscle), transverse muscle of abdomen
Musculus trapezius - trapezius (muscle)
Musculus triceps brachii - triceps brachii (muscle), triceps muscle of arm, triceps
Musculus triceps surae - triceps surae (muscle), triceps muscle of calf
Musculus vocalis - vocalis (muscle), vocal muscle
Muskel - muscle, musculus
Muskelansatz - muscle insertion, enthesis
Muskelbauch - belly, muscle belly
Muskelbündel - fasciculus, muscle bundle
Muskelfaser - muscle fibril, muscular fibril, muscle fiber, myofibril
Muskelfaserbündel - muscle fascicle
Muskelgewebe - muscle tissue, muscular tissue
Muskelhaut des Skrotums - dartos fascia of scrotum
Muskelhüllgewebe - perimysium, exomysium
Muskelkopf - head of muscle
Muskelscheide - epimysium, perimysium
Muskelschicht - muscular coat, muscular tunic
Muskelsehne - muscle tendon, sinew
Muskelspindel - neuromuscular spindle, muscle spindle
Muskelzelle - muscle cell, myocyte
muskulär - muscular
Muskulatur - muscular system, muscles *pl*, musculature
Mutterkuchen - placenta
Muttermilch - mother's milk, breast milk
Muttermund - opening of uterus, external mouth of uterus
Myelin - myelin
myelinarm - poorly-myelinated
myelinfrei - unmyelinated, unmedullated, nonmyelinated, nonmedullated
myelinlos - s.u. myelinfrei
myelinreich - richly-myelinated
Myelinscheide - myelin sheath, medullary sheath
myeloid - myeloid
Myoepithel - muscle epithelium, myoepithelium
Myofibrille - muscle fibril, muscular fibril, myofibril
Myofilament - myofilament
Myokard - myocardium; cardiac muscle
myokardial - myocardial, myocardiac
Myometrium - mesometrium, myometrium
Myozyt - myocyte, muscle cell
Nabel - bellybutton, navel
Nabelarterie - umbilical artery
Nabelgefäße - umbilical vessels
Nabelregion - umbilical region
Nabelring - umbilical ring
Nabelschnur - umbilical cord, cord, umbilical
Nabelvene - umbilical vein
Nacken - nape, back of the neck, neck; nucha
Nackenband - nuchal ligament, neck ligament
Nackenmuskulatur - neck muscles, muscles of neck
Nackenregion - neck region, nuchal region, posterior cervical region
Nagel - nail, nail plate
Nagelbett - nail bed; nail matrix
Nagelhaut - nail skin, perionychium, eponychium
Nagelplatte - nail plate, nail
Nagelwurzel - nail root
nasal - nasal, rhinal
Nase - nose
Nasenbein - nasal bone
Nasenbrücke - bridge of nose, nasal bridge
Naseneingang - nasal vestibule, vestibule of nose
Nasenflügel - nasal wings, wings of nose
Nasenflügelknorpel - alar cartilages
Nasengang - nasal meatus, meatus of nose
Nasenhaare - hairs of nose, vibrissae
Nasenhöhle - nasal cavity, nasal chamber
Nasenknorpel - nasal cartilages
Nasen-Lid-Falte - palpebronasal fold, epicanthal fold, mongolian fold
Nasenloch - nostril, naris
Nasenmuschel - nasal concha, turbinate bone, turbinate
Nasennebenhöhlen - paranasal sinuses, nasal sinuses
Nasenrachen - nasal part of pharynx, nasal pharynx, rhinopharynx, epipharynx, nasopharynx
Nasenrachenraum - s.u. Nasenrachen
Nasenrücken - dorsum of nose

Nasenscheidewand - nasal septum, septum of nose
Nasenschleimhaut - nasal mucosa, pituitary membrane (of nose)
Nasenschleimhautdrüsen - nasal glands
Nasenseptum - s.u. Nasenscheidewand
Nasenseptumknorpel - cartilage of nasal septum, quadrangular cartilage
Nasenspitze - nasal tip, tip of nose
Nasenvorhof - nasal vestibule, vestibule of nose
Nasenwurzel - nasal root, root of nose
Nasopharynx - nasal part of pharynx, nasal pharynx, rhinopharynx, epipharynx, nasopharynx
Nebeneierstock - epoophoron, ovarian appendage
Nebenhoden - epididymis, parorchis
Nebenhodengang - duct/canal of epididymis
Nebenhodenkopf - head of epididymis
Nebenhodenkörper - body of epididymis
Nebenhodenschwanz - tail of epididymis
Nebenhöhlen - (*Nase*) paranasal sinuses, nasal sinuses
Nebenmilz - accessory spleen, splenculus, spleniculus
Nebenniere - suprarenal, adrenal, adrenal gland
Nebennierenarterie - suprarenal artery
Nebennierenarterien - suprarenal arteries
Nebennierenmark - adrenal medulla, adrenal marrow, suprarenal marrow, suprarenal medulla
Nebennierenrinde - adrenal cortex, suprarenal cortex
Nebennierenvenen - suprarenal veins, adrenal veins
Nebenpankreas - accessory pancreas
Nebenschilddrüse - parathyroid, parathyroid gland, epithelial body
Nebentränendrüsen - accessory lacrimal glands, Ciaccio's glands
Neocerebellum - neocerebellum, corticocerebellum
Neocortex - neocortex, homogenetic cortex, neopallium
Nerv - nerve, nervus
nerval - neural, nervous
Nervenfaser - neurofiber, neurofibra, nerve fiber
Nervengeflecht - nerve plexus, neuroplexus
Nervengewebe - nerve tissue, nervous tissue
Nervenplexus - neuroplexus, nerve plexus
Nervenstamm - nerve trunk, trunk, truncus
Nervenstrang - nerve cord; nerve trunk, trunk
Nervensystem - nervous system, systema nervosum
Nervenwurzel - nerve root, radix
Nervenzelle - neurocyte, neuron, nerve cell
Nervi alveolares superiores - superior alveolar nerves
Nervi anales inferiores - inferior rectal nerves, inferior anal nerves
Nervi cervicales - cervical nerves, cervical spinal nerves
Nervi ciliares - ciliary nerves
Nervi craniales - cerebral nerves, cranial nerves, encephalic nerves
Nervi digitales manus - digital nerves of hand
Nervi digitales pedis - digital nerves of foot
Nervi encephalici - s.u. Nervi craniales
Nervi intercostales - intercostal nerves, anterior branches of thoracic nerves
Nervi lumbales - lumbar nerves, lumbar spinal nerves
Nervi perineales - perineal nerves
Nervi sacrales - sacral nerves, sacral spinal nerves
Nervi spinales - spinal nerves
Nervi splanchnici - splanchnic nerves
Nervi subscapulares - subscapular nerves
Nervi supraclaviculares - supraclavicular nerves
Nervi thoracici - thoracic nerves, thoracic spinal nerves
nervös - nervous, neural
Nervus - nerve
Nervus abducens - abducent nerve, abducens, sixth nerve
Nervus accessorius - accessory nerve, spinal accessory nerve, eleventh nerve
Nervus acusticus - s.u. Nervus vestibulocochlearis
Nervus alveolaris inferior - inferior alveolar nerve, inferior dental nerve
Nervus autonomicus - autonomic nerve, visceral nerve
Nervus axillaris - axillary nerve, circumflex nerve
Nervus coccygeus - coccygeal nerve
Nervus cochlearis - cochlear nerve
Nervus cutaneus - cutaneous nerve
Nervus facialis - facial nerve, intermediofacial nerve, seventh nerve
Nervus femoralis - femoral nerve
Nervus fibularis communis - common fibular nerve, common peroneal nerve
Nervus fibularis profundus - deep fibular nerve, deep peroneal nerve
Nervus fibularis superficialis - superficial fibular nerve, superficial peroneal nerve
Nervus frontalis - frontal nerve
Nervus genitofemoralis - genitofemoral nerve
Nervus glossopharyngeus - glossopharyngeal nerve, ninth nerve
Nervus hypoglossus - hypoglossal nerve, hypoglossus, twelfth nerve
Nervus infraorbitalis - infraorbital nerve
Nervus intermedius - intermediate nerve, intermediary nerve, Wrisberg's nerve
Nervus ischiadicus - sciatic nerve, ischiadic nerve
Nervus laryngeus recurrens - recurrent laryngeal nerve, recurrent nerve
Nervus laryngeus superior - superior laryngeal nerve
Nervus mandibularis - mandibular nerve
Nervus maxillaris - maxillary nerve
Nervus medianus - median nerve
Nervus mixtus - mixed nerve
Nervus motorius - motor nerve
Nervus obturatorius - obturator nerve
Nervus occipitalis major - greater occipital nerve
Nervus occipitalis minor - lesser occipital nerve
Nervus occipitalis tertius - third occipital nerve, least occipital nerve
Nervus oculomotorius - oculomotor nerve, third nerve, oculomotorius
Nervus olfactorius - olfactory nerve, first nerve, nerve of smell
Nervus ophthalmicus - ophthalmic nerve
Nervus opticus - optic nerve, second nerve
Nervus phrenicus - phrenic nerve, diaphragmatic nerve
Nervus pudendus - pudendal nerve, pudic nerve
Nervus radialis - radial nerve
Nervus saphenus - saphenous nerve
Nervus sensorius - sensory nerve
Nervus splanchnicus - splanchnic nerve
Nervus splanchnicus major - greater splanchnic nerve, major splanchnic nerve
Nervus splanchnicus minor - lesser splanchnic nerve, minor splanchnic nerve
Nervus suboccipitalis - suboccipital nerve, infraoccipital nerve
Nervus supraorbitalis - supraorbital nerve
Nervus suprascapularis - suprascapular nerve

Nervus supratrochlearis - supratrochlear nerve
Nervus suralis - sural nerve
Nervus thoracicus longus - long thoracic nerve, Bell's nerve
Nervus thoracodorsalis - thoracodorsal nerve
Nervus tibialis - tibial nerve
Nervus transversus colli - transverse cervical nerve, transverse nerve of neck
Nervus trigeminus - trigeminal nerve, fifth nerve, trigeminal
Nervus trochlearis - trochlear nerve, fourth nerve
Nervus tympanicus - tympanic nerve, Andersch's nerve, Jacobson's nerve
Nervus ulnaris - ulnar nerve, cubital nerve
Nervus vagus - vagus nerve, tenth nerve, vagus
Nervus vertebralis - vertebral nerve
Nervus vestibularis - vestibular nerve
Nervus vestibulocochlearis - vestibulocochlear nerve, acoustic/auditory nerve, eighth nerve
Nervus visceralis - autonomic nerve, visceral nerve
Netz - epiploon, omentum; network, net, rete, reticulation, web, plexus
Netzbeutel - omental bursa, omental sac, epiploic sac
Netzhaut - retina, nervous tunic of eyeball
Netzhautarterie - s.u. Netzhautarteriole
Netzhautarteriole - arteriole of retina
Netzhautgefäße - blood vessels of retina
Netzhautschlagader, zentrale - central artery of retina, Zinn's artery
Netzhautvene - venule of retina
neural - nervous, neural
Neuralrohr - neural tube, cerebromedullary tube, medullary tube
Neuraxon - nerve fibril, neurite, axon, neuraxon
Neurilemm - Schwann's sheath, neurilemma, neurolemma
Neurit - s.u. Neuraxon
Neuroderm - neural ectoderm, neuroderm
Neuroepithel - neuroepithelial cells, neuroepithelium, neurepithelium
Neurofibra - neurofiber, nerve fiber
Neuroglia - neuroglia, glia
neurohypophysär - neurohypophyseal, neurohypophysial
Neurohypophyse - neurohypophysis, posterior pituitary, posterior lobe of hypophysis
Neurohypophysis - s.u. Neurohypophyse
Neurokranium - neurocranium, cerebral cranium
Neurolemm - s.u. Neurilemm
Neuron - neuron, nerve cell, neurocyte
neuronal - neuronal
Neuropil - neuropil, neuropile, neuropilem, molecular substance
Neurozyt - neuron, neurone, nerve cell, neurocyte
Niere - kidney
Nierenarterie - renal artery, emulgent artery
Nierenarterien - renal arteries
Nierenbecken - renal pelvis
Nierengefäße - renal vessels
Nierenhilus - hilum of kidney, hilus of kidney
Nierenkapsel - renicapsule, capsule of kidney
Nierenkelche - renal calices
Nierenmark - medulla of kidney, renal medulla
Nierenpapillen - renal papillae
Nierenparenchym - renal parenchyma
Nierenpyramiden - pyramids of Malpighi, renal pyramids
Nierenrinde - renal cortex, cortical substance of kidney
Nierenschlagader - renal artery, emulgent artery
Nierensegmente - segments of kidney, renal segments
Nierenstiel - renal pedicle, kidney pedicle
Nierentubuli - renal tubules, uriniferous tubules, uriniparous tubules
Nierenvene - renal vein
Nierenvenen - veins of kidney, renal veins
nodal - nodal
Nodi lymphoidei abdominis - abdominal lymph nodes
Nodi lymphoidei anorectales - pararectal lymph nodes, anorectal lymph nodes
Nodi lymphoidei aortici laterales - lateral aortic lymph nodes
Nodi lymphoidei appendiculares - appendicular lymph nodes
Nodi lymphoidei axillares - axillary lymph nodes, axillary glands
Nodi lymphoidei axillarum apicales - apical lymph nodes, apical axillary lymph nodes
Nodi lymphoidei axillarum profundi - deep axillary lymph nodes
Nodi lymphoidei axillarum superficiales - superficial axillary lymph nodes
Nodi lymphoidei brachiales - brachial lymph nodes, brachial axillary lymph nodes, lateral axillary lymph nodes
Nodi lymphoidei bronchopulmonales - bronchopulmonary lymph nodes, hilar lymph nodes
Nodi lymphoidei cavales laterales - lateral caval lymph nodes
Nodi lymphoidei cervicales - cervical lymph nodes
Nodi lymphoidei cervicales anteriores - anterior cervical lymph nodes
Nodi lymphoidei cervicales anteriores profundi - deep anterior cervical lymph nodes
Nodi lymphoidei cervicales anteriores superficiales - superficial anterior cervical lymph nodes
Nodi lymphoidei cervicales laterales - lateral cervical lymph nodes
Nodi lymphoidei cervicales laterales profundi - deep lateral cervical lymph nodes
Nodi lymphoidei cervicales laterales superficiales - superficial lateral cervical lymph nodes
Nodi lymphoidei cervicales profundi - deep cervical lymph nodes
Nodi lymphoidei cervicales superficiales - superficial cervical lymph nodes
Nodi lymphoidei coeliaci - celiac lymph nodes
Nodi lymphoidei colici dextri - right colic lymph nodes
Nodi lymphoidei colici medii - middle colic lymph nodes
Nodi lymphoidei colici sinistri - left colic lymph nodes
Nodi lymphoidei cubitales - cubital lymph nodes, supratrochlear lymph nodes, brachial glands
Nodi lymphoidei epigastrici inferiores - inferior epigastric lymph nodes
Nodi lymphoidei faciales - facial lymph nodes
Nodi lymphoidei gastrici dextri - right gastric lymph nodes
Nodi lymphoidei gastrici sinistri - left gastric lymph nodes
Nodi lymphoidei gastroomentales dextri - right gastroomental lymph nodes, right gastroepiploic lymph nodes
Nodi lymphoidei gastroomentales sinistri - left gastroomental lymph nodes, left gastroepiploic lymph nodes

Nodi lymphoidei gluteales inferiores - inferior gluteal lymph nodes
Nodi lymphoidei gluteales superiores - superior gluteal lymph nodes
Nodi lymphoidei hepatici - hepatic lymph nodes
Nodi lymphoidei hilares - bronchopulmonary lymph nodes, hilar lymph nodes
Nodi lymphoidei ileocolici - ileocolic lymph nodes
Nodi lymphoidei iliaci communes - common iliac lymph nodes
Nodi lymphoidei iliaci communes intermedii - common intermediate iliac lymph nodes
Nodi lymphoidei iliaci communes laterales - common lateral iliac lymph nodes
Nodi lymphoidei iliaci communes mediales - common medial iliac lymph nodes
Nodi lymphoidei iliaci externi - external iliac lymph nodes
Nodi lymphoidei iliaci externi intermedii - external intermediate iliac lymph nodes
Nodi lymphoidei iliaci externi laterales - external lateral iliac lymph nodes
Nodi lymphoidei iliaci externi mediales - external medial iliac lymph nodes
Nodi lymphoidei iliaci interni - internal iliac lymph nodes
Nodi lymphoidei infraauriculares - infraauricular lymph nodes
Nodi lymphoidei inguinales - inguinal lymph nodes
Nodi lymphoidei inguinales profundi - deep inguinal lymph nodes, Rosenmüller's (lymph) nodes
Nodi lymphoidei inguinales superficiales - superficial inguinal lymph nodes
Nodi lymphoidei inguinales superficiales inferiores - inferior superficial inguinal lymph nodes
Nodi lymphoidei inguinales superficiales superolaterales - superolateral superficial inguinal lymph nodes
Nodi lymphoidei inguinales superficiales superomediales - superomedial superficial inguinal lymph nodes
Nodi lymphoidei intercostales - intercostal lymph nodes
Nodi lymphoidei interiliaci - external interiliac iliac lymph nodes, interiliac lymph nodes
Nodi lymphoidei interpectorales - interpectoral lymph nodes, interpectoral axillary lymph nodes, pectoral axillary lymph nodes, pectoral lymph nodes
Nodi lymphoidei intraglandulares - intraglandular lymph nodes
Nodi lymphoidei juxtaintestinales - juxta-intestinal (lymph) nodes
Nodi lymphoidei juxtaoesophageales - pulmonary juxtaesophageal nodes
Nodi lymphoidei lienales - splenic lymph nodes, lienal lymph nodes
Nodi lymphoidei lumbales dextri - right lumbar lymph nodes
Nodi lymphoidei lumbales intermedii - intermediate lumbar lymph nodes
Nodi lymphoidei lumbales sinistri - left lumbar lymph nodes
Nodi lymphoidei mastoidei - mastoid lymph nodes, retroauricular lymph nodes
Nodi lymphoidei mediastinales - mediastinal lymph nodes
Nodi lymphoidei membri superioris profundi - deep lymph nodes of upper limb
Nodi lymphoidei membri superioris superficiales - superficial lymph nodes of upper limb
Nodi lymphoidei mesenterici - mesenteric lymph nodes
Nodi lymphoidei mesenterici inferiores - inferior mesenteric lymph nodes
Nodi lymphoidei mesenterici superiores - superior mesenteric lymph nodes, central superior nodes
Nodi lymphoidei mesocolici - mesocolic lymph nodes
Nodi lymphoidei obturatorii - obturator lymph nodes
Nodi lymphoidei occipitales - occipital lymph nodes
Nodi lymphoidei pancreatici - pancreatic lymph nodes
Nodi lymphoidei pancreaticoduodenales inferiores - inferior pancreaticoduodenal lymph nodes
Nodi lymphoidei pancreaticoduodenales superiores - superior pancreaticoduodenal lymph nodes
Nodi lymphoidei paracolici - paracolic lymph nodes
Nodi lymphoidei paramammarii - paramammary lymph nodes
Nodi lymphoidei pararectales - pararectal lymph nodes, anorectal lymph nodes
Nodi lymphoidei parasternales - parasternal lymph nodes
Nodi lymphoidei paratracheales - paratracheal lymph nodes, tracheal lymph nodes
Nodi lymphoidei parauterini - parauterine lymph nodes
Nodi lymphoidei paravaginales - paravaginal lymph nodes
Nodi lymphoidei paravesicales - paravesical lymph nodes
Nodi lymphoidei parotidei profundi - deep parotid lymph nodes
Nodi lymphoidei parotidei superficiales - superficial parotid lymph nodes
Nodi lymphoidei pelvis - pelvic lymph nodes
Nodi lymphoidei pericardiaci laterales - lateral pericardial lymph nodes
Nodi lymphoidei phrenici inferiores - inferior phrenic lymph nodes
Nodi lymphoidei phrenici superiores - superior phrenic lymph nodes, diaphragmatic lymph nodes
Nodi lymphoidei poplitei profundi - deep popliteal lymph nodes
Nodi lymphoidei poplitei superficiales - superficial popliteal lymph nodes
Nodi lymphoidei postaortici - postaortic lymph nodes, retroaortic lymph nodes
Nodi lymphoidei postcavales - postcaval lymph nodes
Nodi lymphoidei postvesicales - postvesical lymph nodes
Nodi lymphoidei preaortici - preaortic lymph nodes
Nodi lymphoidei precaecales - prececal lymph nodes
Nodi lymphoidei precavales - precaval lymph nodes
Nodi lymphoidei prelaryngei - prelaryngeal lymph nodes, prelaryngeal cervical lymph nodes
Nodi lymphoidei prepericardiaci - prepericardial lymph nodes
Nodi lymphoidei pretracheales - pretracheal lymph nodes
Nodi lymphoidei prevertebrales - prevertebral lymph nodes
Nodi lymphoidei prevesicales - prevesicular lymph nodes
Nodi lymphoidei profundi membri superioris - deep lymph nodes of upper limb
Nodi lymphoidei promontorii - common promontory iliac lymph nodes
Nodi lymphoidei pylorici - pyloric lymph nodes
Nodi lymphoidei rectales superiores - superior rectal lymph nodes
Nodi lymphoidei regionales - regional lymph nodes
Nodi lymphoidei retroauriculares - mastoid lymph nodes, retroauricular lymph nodes
Nodi lymphoidei retrocaecales - retrocecal lymph nodes

Nodi lymphoidei retropharyngeales - retropharyngeal lymph nodes
Nodi lymphoidei retropylorici - retropyloric lymph nodes
Nodi lymphoidei sacrales - sacral lymph nodes
Nodi lymphoidei sigmoidei - sigmoid nodes
Nodi lymphoidei splenici - splenic lymph nodes, lienal lymph nodes
Nodi lymphoidei subaortici - common subaortic iliac lymph nodes
Nodi lymphoidei submandibulares - submandibular lymph nodes
Nodi lymphoidei submentales - submental lymph nodes
Nodi lymphoidei subpylorici - subpyloric lymph nodes
Nodi lymphoidei subscapulares - subscapular lymph nodes, subscapular axillary lymph nodes
Nodi lymphoidei superiores centrales - superior mesenteric lymph nodes, central superior nodes
Nodi lymphoidei supraclaviculares - supraclavicular lymph nodes
Nodi lymphoidei thyroidei - thyroid lymph nodes
Nodi lymphoidei tracheobronchiales inferiores - inferior tracheobronchial lymph nodes
Nodi lymphoidei tracheobronchiales superiores - superior tracheobronchial lymph nodes
Nodi lymphoidei vesicales laterales - lateral vesical lymph nodes
Nodulus - 1. node, nodule 2. nodule of cerebellum, nodule of vermis
Nodulus lymphoideus - lymph follicle, lymphatic follicle, lymphoid follicle
Nodulus valvularum semilunarium - nodules of Arantius, Bianchi's nodules
Nodus - node, nodosity
Nodus atrioventricularis - Aschoff-Tawara's node, Aschoff's node, atrioventricular node, AV-node
Nodus lymphoideus - lymph node, lymphatic gland, lymphonodus, lymphaden, lymphoglandula
Nodus lymphoideus arcus venae azygos - lymph node of arch of azygous vein
Nodus lymphoideus buccinatorius - buccal lymph node, buccinator lymph node
Nodus lymphoideus cysticus - cystic node, node of neck of gall bladder
Nodus lymphoideus fibularis - fibular node, peroneal node
Nodus lymphoideus foraminalis - node of anterior border of epiploic foramen, node of epiploic foramen, foraminal node
Nodus lymphoideus jugulodigastricus - jugulodigastric lymph node, Küttner's ganglion
Nodus lymphoideus juguloomohyoideus - jugulo-omohyoid lymph node
Nodus lymphoideus lacunaris vasculorum intermedius - intermediate lacunar node
Nodus lymphoideus lacunaris vasculorum lateralis - lateral lacunar node
Nodus lymphoideus lacunaris vasculorum medialis - medial lacunar node
Nodus lymphoideus ligamenti arteriosi - node of ligamentum arteriosum
Nodus lymphoideus malaris - malar lymph node
Nodus lymphoideus mandibularis - mandibular lymph node
Nodus lymphoideus nasolabialis - nasolabial lymph node
Nodus lymphoideus suprapyloricus - suprapyloric lymph node
Nodus lymphoideus tibialis anterior - anterior tibial node
Nodus lymphoideus tibialis posterior - posterior tibial node
Nodus sinuatrialis - sinoatrial node, sinuatrial node, sinus node, Keith-Flack's node
nuchal - nuchal
Nuclei basales - basal nuclei, basal ganglia
Nuclei cerebelli - nuclei of cerebellum, intracerebellar nuclei, roof nuclei
Nuclei cochleares - cochlear nuclei, nuclei of cochlear nerve
Nuclei nervorum cranialium/encephalicorum - cranial nerve nuclei, nuclei of cranial nerves
Nuclei pontis - nuclei of pons, pontine nuclei
Nucleus - nucleus
Nucleus thoracicus - Clarke's nucleus, thoracic nucleus, dorsal nucleus (of Clarke), Stilling's nucleus, thoracic column, Clarke's column, Stilling column
nukleär - nuclear
Nukleolus - nucleolus, micronucleus
Nukleus - nucleus; cell nucleus, karyon, karyoplast
Nussgelenk - cotyloid articulation/joint, enarthrodial articulation/joint, socket joint, enarthrosis
Oberarm - upper arm, arm
Oberarmarterie - brachial artery
Oberarmfaszie - brachial fascia, fascia of arm
Oberarmknochen - humerus
Oberarmkopf - head of humerus
Oberarmlymphknoten - brachial lymph nodes, brachial axillary lymph nodes
Oberarmregion - brachial region, brachial surface
Oberarmschlagader - brachial artery
Oberarmvenen - brachial veins
Oberbauch - s.u. Oberbauchgegend
Oberbauchgegend - epigastric region, epigastric zone, epigastrium
obere Extremitäten - upper limbs, thoracic limbs, upper extremities
obere Gliedmaßen - superior limbs, upper limbs, thoracic limbs
oberer Schambeinast - ascending ramus of pubis, superior pubic ramus
obere Thoraxapertur - superior aperture of thorax, upper thoracic aperture
oberflächliche Muskulatur - superficial muscles *pl*
Oberhaut - outer skin, epidermis
Oberkiefer - upper jaw, maxilla, maxillary bone
Oberkieferarterie - maxillary artery
Oberkieferhöhle - maxillary sinus
Oberkieferknochen - s.u. Oberkiefer
Oberkiefervenen - maxillary veins
Oberkörper - upper part of the body; chest
Oberlappen - superior pulmonary lobe, lobe of lung
Oberlid - upper lid, upper eyelid
Oberlidplatte - superior tarsus, tarsal plate of upper eyelid
Oberlidvenen - superior palpebral veins
Oberlippe - upper lip, superior lip
Oberlippenarterie - superior labial artery
Oberlippenbändchen - superior labial frenulum, frenulum of upper lip
Oberlippenvene - superior labial vein
Oberschenkel - thigh, upper leg, femur
Oberschenkelarterie - femoral artery
Oberschenkelfaszie - broad fascia, deep fascia of thigh, femoral fascia

Oberschenkelhals - neck of femur, neck of thigh bone, femoral neck
Oberschenkelknochen - femur, thigh bone, femoral bone
Oberschenkelkondyle - condyle of femur, femoral condyle
Oberschenkelkopf - head of femur, femoral head
Oberschenkelkranzarterie - circumflex femoral artery, femoral circumflex artery
Oberschenkelschaft - femoral shaft, shaft of femur
Oberschenkelvene - femoral vein
Obturatorkanal - obturator canal
Occiput - back of the head, occiput
Oesophagus - gullet, esophagus
Ohr - ear
Ohrenschmalz - s.u. Ohrschmalz
Ohrläppchen - lobule, ear lobule, tip of ear
Ohrmuschel - ear concha, auricle
Ohrmuschelknorpel - auricular cartilage, cartilage of auricle
Ohrmuschelmuskeln - auricular muscles
Ohrmuskeln - ear muscles, auricular muscles
Ohrschmalz - earwax, wax, cerumen
Ohrschmalzpfropf - impacted cerumen, impacted earwax, ceruminal plug
Ohrspeicheldrüse - parotic, parotid, parotid gland
Ohrtrompete - auditory tube, eustachian tube, eustachium, otopharyngeal tube
okulär - ocular, ophthalmic
Okulomotorius - oculomotor nerve, third cranial nerve, third nerve, oculomotorius
okzipital - occipital
okzipitale Lymphknoten - occipital lymph nodes
Okzipitallappen - occipital lobe
Okzipitalregion - occipital region
Okziput - back of the head, occiput
Olekranon - olecranon process of ulna, olecranon
omental - omental, epiploic
Omentum - omentum, epiploon
Omentum majus - greater omentum, greater epiploon
Omentum minus - lesser omentum, lesser epiploon, Willis' pouch
Onyx - nail, unguis, onyx
Optikus - optic nerve, second cranial nerve, second nerve
Optikuskanal - optic canal, optic foramen
oral - oral
Orbita - orbital cavity, eye socket, eyepit, orbit
Orbitaäste - orbital branches
Orbitaboden - orbital floor
Orbitadach - roof of orbit
orbital - orbital
Orbitarand - orbital margin, orbital crest
Orbitaseptum - orbital septum, tarsal membrane
Orchis - testis, testicle, orchis
Organ - organ
Organa genitalia feminina externa - external female genitalia
Organa genitalia feminina interna - internal female genitalia
Organa genitalia masculina externa - external male genitalia
Organa genitalia masculina interna - internal male genitalia
Organkapsel - capsule, organ capsule
Organum - organ, organum, organon
Organum spirale - Corti's organ, acoustic organ, spiral organ
Organum vestibulocochleare - vestibulocochlear organ, organ of hearing and balance, organ of hearing and equilibrium
orofazial - orofacial
Oropharynx - oral pharynx, oropharynx, pharyngo-oral cavity
Os[1] - bone, os
Os[2] - mouth, opening
Os capitatum - capitate bone, capitate
Os centrale - central bone
Os coccygis - coccygeal bone, coccyx, tailbone
Os coxae - hip bone, coxal bone, pelvic bone, coxa
Os cuboideum - cuboid bone, cuboid
Os cuneiforme - cuneiform
Os ethmoidale - ethmoid bone, cribriform bone, ethmoid
Os femoris - thigh bone, femoral bone, femur
Os frontale - frontal bone, frontal
Os hamatum - hamate bone, hooked bone, hamatum
Os hyoideum - hyoid, hyoid bone, tongue bone
Os ilium - iliac bone, flank bone, ilium
Os ischii - ischial bone, ischium
Os lacrimale - lacrimal bone
Os lunatum - lunate bone, lunate
Os nasale - nasal bone
Os naviculare - navicular bone, scaphoid bone of foot
Os occipitale - occipital bone, occipital
ösophageal - esophageal
ösophagogastral - esophagogastric, gastroesophageal
Ösophagus - esophagus, gullet
Ösophagusäste - esophageal branches
Ösophagusmündung - cardiac opening, cardia, cardiac orifice
Ösophagusschleimhaut - esophageal mucosa, mucous membrane of esophagus
Ösophagussphinkter - esophageal sphincter
Ösophagusvenen - esophageal veins
Os palatinum - palate bone, palatine bone
Os parietale - parietal bone, bregmatic bone
Os pisiforme - pisiform bone, lentiform bone
Os pubis - pubic bone, pubis
Ossa carpi - carpal bones, carpals, bones of wrist
Ossa cranii - cranial bones
Os sacrum - os sacrum, sacral bone, sacrum
Ossa faciei - facial bones
Ossa manus - bones of the hand
Ossa metacarpi - metacarpal bones, metacarpals, metacarpalia
Ossa metatarsi - metatarsal bones, metatarsal, metatarsalia
Ossa pedis - bones of the foot
ossär - bone-like, osseous, osteal, bony
Ossa sesamoidea - sesamoid bones, sesamoids
Ossa tarsi - tarsal bones, tarsalia
Os scaphoideum - scaphoid, scaphoid bone (of hand)
Os sphenoidale - sphenoid bone, sphenoid, alar bone
Os temporale - temporal bone, temporal
Osteozyt - osseous cell, bone cell, bone corpuscle, osteocyte
Ostium - ostium, opening, mouth, orifice
Ostium abdominale tubae uterinae - abdominal opening of uterine tube
Ostium aortae - aortic opening, aortic ostium, aortic orifice
Ostium atrioventriculare dextrum - tricuspid orifice, right atrioventricular opening

Ostium atrioventriculare sinistrum - mitral orifice, left atrioventricular opening
Ostium cardiacum - cardiac opening, cardia, cardiac orifice, esophagogastric orifice
Ostium trunci pulmonalis - opening of pulmonary trunk
Ostium ureteris - ureteric orifice, orifice of ureter
Ostium urethrae externum - external urethral opening, external urethral orifice
Ostium urethrae internum - internal urethral orifice, internal urethral opening
Ostium uteri - opening of uterus, external mouth of uterus
Ostium uterinum tubae - uterine opening of uterine tube
Ostium vaginae - vaginal introitus, (external) vaginal orifice, vaginal opening
Ostium venae cavae inferioris - opening of inferior vena cava
Ostium venae cavae superioris - opening of superior vena cava
Os trapezium - trapezium bone
Os trapezoideum - trapezoid bone, trapezoid
Os triquetrum - triquetrum, triquetral bone
Os zygomaticum - cheek bone, zygomatic bone, malar bone
Ovar - ovary, oarium, ovarium, oophoron
ovarial - ovarian
Ovarialfimbrie - ovarian fimbria
Ovarialfollikel - ovarian follicle
Ovarialmark - ovarian medulla, medulla of ovary
ovariell - s.u. ovarial
Ovarium - s.u. Ovar
Ovidukt - tube, uterine tube, fallopian tube, oviduct
Ovum - ovum, egg, egg cell
Pachymeninx - dura mater, pachymeninx
palatal - palatal, palatine
Palatum - roof of mouth, palate
Palatum durum - hard palate
Palatum molle - soft palate
Palatum osseum - bony palate, osseous palate
Pallidum - pallidum, paleostriatum, globus pallidus
Pallium - brain mantle, pallium
Palma - palm, flat of hand
palmar - palmar, volar
Palmaraponeurose - palmar aponeurosis, Dupuytren's fascia
Palpebra - eyelid, lid, palpebra
Palpebra inferior - lower lid, lower eyelid
palpebral - palpebral
Palpebra superior - upper lid, upper eyelid
Pankreas - pancreas
Pankreasäste - pancreatic branches
Pankreasgang - Wirsung's duct, hepatopancreatic duct, pancreatic duct
Pankreasgefäße - pancreatic vessels
Pankreasinseln - endocrine part of pancreas, islets of Langerhans, islands of Langerhans, islet tissue, pancreatic islands *pl*, pancreatic islets *pl*
Pankreaskapsel - capsule of pancreas, pancreatic capsule
Pankreaskopf - head of pancreas
Pankreaskörper - body of pancreas
Pankreaslymphknoten - pancreatic lymph nodes
Pankreasschwanz - tail of pancreas
Pankreasvenen - pancreatic veins
Papilla - papilla
Papilla ductus parotidei - parotid papilla
Papilla duodeni major - Vater's papilla, major duodenal papilla, bile papilla
Papilla duodeni minor - Santorini's minor caruncle, minor duodenal papilla
Papillae renales - renal papillae
Papilla ilealis - ileocecal papilla, ileal papilla
Papilla lacrimalis - lacrimal papilla
Papilla mammaria - mammary papilla, nipple, mamilla
papillär - papillary, papillar, papillate, papillated
Papillarmuskel - papillary muscle
Papille - **1.** papilla **2.** optic nerve papilla, optic nerve disk
parafollikulär - parafollicular
Paraganglion - paraganglion, chromaffin body, pheochrome body
parakolische Lymphknoten - paracolic lymph nodes
pararektale Lymphknoten - pararectal lymph nodes, anorectal lymph nodes
parasternale Lymphknoten - parasternal lymph nodes
Parasternallinie - parasternal line, costoclavicular line
Parasympathikus - parasympathetic nervous system, craniosacral system, parasympathetic part of autonomic nervous system
parasympathisch - parasympathetic
parasympathisches Nervensystem - parasympathetic nervous system, craniosacral system
parathyreoidal - s.u. parathyroidal
parathyroidal - parathyroid, parathyroidal
Parathyroidea - parathyroid, parathyroid gland, epithelial body
paratracheale Lymphknoten - paratracheal lymph nodes, tracheal lymph nodes
paraumbilikal - paraumbilical, paraomphalic, parumbilical
parauterine Lymphknoten - parauterine lymph nodes
paravaginale Lymphknoten - paravaginal lymph nodes
Paravertebrallinie - paravertebral line
paravesikale Lymphknoten - paravesicular lymph nodes
Parenchym - parenchymatous tissue, parenchyma
parenchymatös - parenchymal, parenchymatous
parietal - parietal
parietales Perikard - parietal layer of serous pericardium, parietal pericardium
Parietalpleura - parietal pleura
Parietalzellen - (*Magen*) border cells, parietal cells
Parotis - parotid gland, parotic, parotid
Parotisast - parotid branch
Parotisgang - Blasius' duct, Stensen's duct, parotid duct
Parotisloge - parotid space
Parotislymphknoten - parotid lymph nodes
Parotisplexus - parotid plexus of facial nerve, anserine plexus
Parotisvenen - parotid veins
Pars - part, portion
Pars abdominalis aortae - abdominal aorta, abdominal part of aorta
Pars ascendens aortae - ascending part of aorta, ascending aorta
Pars ascendens duodeni - ascending part of duodenum
Pars autonomica systematis nervosi - autonomic nervous system, sympathetic nervous system, vegetative nervous system, visceral nervous system
Pars cardiaca - cardiac part of stomach, cardia
Pars centralis systemae nervosi - central nervous system, cerebrospinal system, neural axis
Pars cerebralis arteriae carotis internae - cerebral part of internal carotid artery

Pars cervicalis arteriae carotis internae - cervical part of internal carotid artery
Pars cervicalis medullae spinalis - cervical part of spinal cord, cervical segments of spinal cord, cervicalia
Pars coccygea medullae spinalis - coccygeal part of spinal cord, coccygeal segments of spinal cord, coccygea
Pars descendens aortae - descending aorta, descending part of aorta
Pars descendens duodeni - descending part of duodenum
Pars endocrina pancreatis - endocrine part of pancreas, islands/islets of Langerhans, islet tissue, pancreatic islands/islets
Pars exocrina pancreatis - exocrine part of pancreas
Pars flaccida membranae tympanicae - flaccida, Shrapnell's membrane
Pars horizontalis/inferior duodeni - horizontal part of duodenum, inferior part of duodenum
Pars intermedia adenohypophysis - intermediate part/lobe (of hypophysis)
Pars laryngea pharyngis - laryngopharyngeal cavity, hypopharynx, laryngopharynx
Pars lumbalis medullae spinalis - lumbar part of spinal cord, lumbar segments of spinal cord, lumbaria
Pars nasalis pharyngis - nasopharynx, epipharynx, rhinopharynx, nasopharyngeal space
Pars oralis pharyngis - oral pharynx, oral part of pharynx, oropharynx
Pars palpebralis glandulae lacrimalis - palpebral part of lacrimal gland
Pars parasympathica - parasympathetic nervous system, craniosacral system, parasympathetic part of autonomic nervous system
Pars peripherica - peripheral nervous system
Pars petrosa arteriae carotidis internae - petrosal part of internal carotid artery
Pars petrosa ossis temporalis - petrous part of temporal bone, petrous pyramid, petrosal bone, petrous bone
Pars prostatica - prostatic part of urethra
Pars sacralis medullae spinalis - sacral part of spinal cord, sacral segments of spinal cord, sacral cord, sacralia
Pars spongiosa - spongy/cavernous part of male urethra
Pars squamosa ossis temporalis - squamous bone
Pars superior duodeni - superior part of duodenum, duodenal bulb, duodenal cap
Pars sympathica - sympathetic nervous system, thoracolumbar system, sympathicus
Pars tensa membranae tympanicae - pars tensa
Pars thoracica aortae - thoracic part of aorta, thoracic aorta
Pars thoracica medullae spinalis - thoracic segments of spinal cord, thoracic part of spinal cord, thoracica
Patella - knee cap, cap, patella
Paukenhöhle - tympanic cavity, cavity of middle ear, eardrum, tympanum
Paukenhöhlenschleimhaut - mucosa of tympanic cavity
Pectus - breast, chest, thorax
Pediculus - pedicle, stalk, pediculus
Pedunculi cerebellares - cerebellar peduncles, peduncles of cerebellum
Pedunculus - peduncle, stalk, stem
Pedunculus cerebri - peduncle of cerebrum, cerebral peduncle
pektoral - pectoral
Pektoralisfaszie - pectoral fascia
Pektoralis major - pectoralis major (muscle), greater pectoral muscle
Pektoralis minor - pectoralis minor (muscle), smaller pectoral muscle
pelvin - pelvic
pelvirektal - pelvirectal
Pelvis - pelvis
Pelvis major - greater pelvis, false pelvis, large pelvis
Pelvis minor - lesser pelvis, true pelvis, small pelvis
Pelvis renalis - renal pelvis, pelvis of ureter
penil - penile, penial
Penis - penis, virile member, member; (*erigiert*) phallus
Penisschaft - shaft of penis
Penisschwellkörper - cavernous body of penis, spongy body of penis
Peniswurzel - root of penis
penoskrotal - penoscrotal
Perforansäste - perforating branches
Perforansvenen - perforating veins, communicating veins
Pericardium - pericardium, pericardial sac, heart sac
peridural - peridural, epidural
Perikard - pericardium, pericardial sac, heart sac
Perikardhöhle - pericardial cavity
perikardial - pericardial, pericardiac
perikardiale Lymphknoten - pericardial lymph nodes
Perikardpleura - pericardial pleura
Perikardvenen - pericardiac veins
Perikornealring - limbus of cornea, corneal margin, corneoscleral junction
Perilympha - perilymph, labyrinthine fluid, Cotunnius's liquid
perineal - perineal
perioral - perioral, peristomal, peristomatous, circumoral
Periost - bone skin, periosteum, periost
periostal - periosteal, periosteous, parosteal
peripheres Nervensystem - peripheral nervous system
Periportalfeld - (*Leber*) portal tract, portal triad
Perisalpinx - perisalpinx
peritoneal - peritoneal
Peritoneum - peritoneum, abdominal membrane
periumbilikal - periomphalic, periumbilical
perivesikuläre Lymphknoten - perivesicular lymph nodes
Peronäus brevis - peroneus brevis (muscle), short peroneal muscle
Peronäus longus - peroneus longus (muscle), long peroneal muscle
Peronäus quartus - peroneus quartus (muscle)
Peronäus tertius - peroneus tertius (muscle), third peroneal muscle
peroral - through the mouth, peroral, per os
Petit-Kanal - Petit's canals, zonular spaces
Peyer-Plaques - Peyer's plaques/patches, aggregated follicles/glands
Pfannenlippe - acetabular lip, acetabular labrum
Pfeilnaht - longitudinal suture, biparietal suture, sagittal suture
Pfortader - portal vein (of liver), portal
Phagozyt - phagocyte
phagozytär - phagocytic
phagozytisch - phagocytic, phagocytotic
phalangeal - phalangeal
Phalanx - phalanx; toe bone; finger bone
Phalanx distalis - distal phalanx, ungual phalanx

Phalanx media - middle phalanx
Phalanx proximalis - proximal phalanx
phallisch - penile, penial, phallic
Phallus - penis, virile member, member, phallus
phäochrom - pheochrome; chromaffin
pharyngeal - pharyngeal; faucial
Pharynx - pharynx, throat
Pharynxäste - pharyngeal branches
Pharynxkuppel - vault of pharynx, fornix of pharynx
Pharynxmuskulatur - pharyngeal muscles *pl*, pharyngeal musculature
Pharynxschleimhaut - mucous membrane of pharynx
Pharynxvenen - pharyngeal veins
Phren - diaphragm, phren
Phrenikus - phrenic nerve, diaphragmatic nerve
Pia - s.u. Pia mater
pial - pial, piamatral
Pia mater - pia, pia mater
Pia mater cranialis/encephali - cranial pia mater
Pia mater spinalis - spinal pia mater
Pigment - pigment
pigmentär - pigmentary, pigmental
pilär - pilar, pilary, hairy
Pilus - hair, pilus
Pinea - pineal body, cerebral apophysis, pineal, pinus
PIP-Gelenk - proximal interphalangeal joint, PIP joint
pituitär - pituitary, hypophysial, hypophyseal
Placenta - placenta
plantar - plantar
Plasma - 1. plasma, plasm 2. blood plasma, plasma
Plasmalemm - cell membrane, plasma membrane, plasmalemma
Plattenepithel - squamous epithelium
Plazenta - placenta
plazental - s.u. plazentar
plazentar - placental, placentary
Pleura - pleura
Pleura costalis - costal pleura
Pleura diaphragmatica - diaphragmatic pleura
Pleurahöhle - pleural sac, pleural cavity, pleural space
Pleurakuppel - cupula of pleura, cervical pleura
pleural - pleural
Pleura mediastinalis - mediastinal pleura
Pleura parietalis - parietal pleura
Pleura pericardiaca - pericardial pleura
Pleura pulmonalis/visceralis - pulmonary pleura, visceral pleura
Pleuraraum - s.u. Pleurahöhle
Pleuraspalt - s.u. Pleurahöhle
Plexus - plexus; network, net
Plexus lymphaticus - lymphatic plexus
Plexus nervosus - nerve plexus
Plexus nervosus aorticus - aortic plexus
Plexus nervosus autonomicus - autonomic plexus, visceral plexus
Plexus nervosus brachialis - brachial plexus
Plexus nervosus cardiacus - cardiac plexus
Plexus nervosus caroticus communis - common carotid plexus
Plexus nervosus caroticus externus - external carotid plexus
Plexus nervosus caroticus internus - carotid plexus, internal carotid plexus
Plexus nervosus cervicalis - cervical plexus
Plexus nervosus coeliacus - celiac plexus, solar plexus
Plexus nervosus hypogastricus inferior - pelvic plexus, inferior hypogastric plexus
Plexus nervosus hypogastricus superior - presacral nerve, superior hypogastric plexus
Plexus nervosus mesentericus inferior - inferior mesenteric plexus
Plexus nervosus mesentericus superior - superior mesenteric plexus
Plexus nervosus myentericus - Auerbach's plexus, myenteric plexus
Plexus nervosus oesophageus - esophageal plexus
Plexus nervosus pelvicus - inferior hypogastric plexus, pelvic plexus
Plexus nervosus prostaticus - prostatic plexus, Santorini's plexus
Plexus nervosus submucosus - Meissner's plexus, submucosal/submucous plexus
Plexus nervosus testicularis - testicular plexus, spermatic plexus
Plexus nervosus uretericus - ureteric plexus
Plexus nervosus uterovaginalis - uterovaginal plexus
Plexus nervosus vesicalis - vesical plexus
Plexus nervosus visceralis - s.u. Plexus nervosus autonomicus
Plexus vascularis - vascular plexus
Plexus vasculosus - vascular plexus
Plexus venosus - venous plexus
Plexus venosus areolaris - areolar venous plexus, areolar plexus
Plexus venosus pampiniformis - pampiniform plexus, spermatic plexus
Plexus venosus rectalis - rectal venous plexus, hemorrhoidal venous plexus, hemorrhoidal plexus
Plexus venosus vertebralis - vertebral venous plexus
Plica - plica, fold, ridge, ligament
Plica aryepiglottica - aryepiglottic fold, arytenoepiglottidean fold
Plicae alares - alar ligaments of knee, alar folds
Plicae ciliares - ciliary folds
Plicae circulares - circular folds, Kerckring's circular folds
Plicae gastricae - gastric plicae, gastric folds
Plicae iridis - iridial folds
Plicae mucosae vesicae biliaris - mucosal folds of gallbladder
Plicae palmatae - palmate folds
Plicae transversae recti - horizontal folds of rectum, Kohlrausch's folds
Plicae tubariae - tubal folds (of uterine tube)
Plica interureterica - interureteric fold, Mercier's valve/bar
Plica lacrimalis - lacrimal fold, Hasner's fold/valve
Plica palpebronasalis - palpebronasal fold, mongolian fold, epicanthus
Plica rectouterina - rectouterine fold, Douglas' fold
Plica salpingopalatina - salpingopalatine fold, nasopharyngeal fold
Plica spiralis - Heister's fold/valve, spiral fold
Plica stapedialis - stapedial fold
Plica synovialis - synovial fold
Plica triangularis - aryepiglottic fold of Collier, triangular fold
Plica vestibularis - vestibular fold, false vocal cord
Plica vocalis - vocal fold, vocal cord, true vocal cord
Pollex - thumb, first finger, pollex
pontin - pontine, pontil, pontile

popliteal - popliteal
portal - portal
Portalgefäße - portal vessels
Portio - portio, part, portion
Portio vaginalis cervicis - vaginal part of cervix uteri, vaginal part of uterus, exocervix, ectocervix
portokaval - portosystemic, portocaval
Porus - pore, meatus, foramen
Porus acusticus - acoustic pore, auditory pore, acoustic meatus
Porus gustatorius - gustatory pore, taste pore
postvesikale Lymphknoten - postvesical lymph nodes
präaortale Lymphknoten - preaortic lymph nodes
präaurikuläre Lymphknoten - preauricular lymph nodes
präkardial - precardiac, precordial
präkavale Lymphknoten - precaval lymph nodes
präkordial - precardiac, precordial
Präkordialregion - precordium, precardium
prälaryngeale Lymphknoten - prelaryngeal lymph nodes, prelaryngeal cervical lymph nodes
präperikardiale Lymphknoten - prepericardial lymph nodes
präputial - preputial
Präputialdrüsen - preputial glands, crypts of Littre, glands of Tyson
Präputium - 1. prepuce, preputium 2. prepuce of penis, foreskin, preputium
prätracheale Lymphknoten - pretracheal lymph nodes
prävertebrale Lymphknoten - prevertebral lymph nodes
prävesikale Lymphknoten - prevesicular lymph nodes
präzäkale Lymphknoten - prececal lymph nodes
Preputium - prepuce, preputium
Preputium clitoridis - prepuce of clitoris
Preputium penis - prepuce of penis, foreskin, prepuce, preputium
Primärfollikel - 1. primary ovarian follicle, primary follicle 2. primary lymph follicle, primary follicle
Primordialfollikel - primordial follicle, unilaminar follicle
Processus - process, prominence, projection, outgrowth
Processus articularis - articular process
Processus axillaris - axillary process of mammary gland, axillary tail of mammary gland
Processus ciliares - ciliary processes
Processus condylaris - condylar process, condyle of mandible
Processus coracoideus - coracoid process, coracoid
Processus costalis - costal process
Processus frontalis maxillae - frontal process
Processus mastoideus - mastoid process, mastoid bone, mastoid
Processus spinosus - spinous process, spine of vertebra, spinal crest of Rauber
Processus styloideus radii - styloid process of radius, radial malleolus
Processus styloideus ulnae - styloid process of ulna, ulnar malleolus
Processus transversus - transverse process
Processus uncinatus pancreatis - uncinate process of pancreas, lesser/small/uncinate pancreas
Processus vocalis - vocal process of arytenoid cartilage
Processus xiphoideus - xiphoid process, ensiform appendix, xiphoid
Prominentia - prominence, projection, protrusion
Prominentia laryngea - laryngeal prominence, Adam's apple, thyroid eminence, laryngeal protuberance
Prostata - prostate, prostate gland
Prostatadrüse - s.u. Prostata
Prostatafaszie - prostatic fascia, pelviprostatic fascia
Prostataisthmus - isthmus of prostate (gland)
Prostatakapsel - capsule of prostate, prostatic capsule
Prostataplexus - prostatic plexus, Santorini's plexus
prostatisch - prostatic, prostate
Proust-Raum - Proust's space, rectovesical pouch/excavation
proximale Interphalangealgelenke - proximal interphalangeal joints, PIP joints
Prussak-Raum - superior recess of tympanic membrane, Prussak's space, Prussak's pouch
Psoasarkade - medial arcuate ligament
Psoas major - psoas major (muscle), greater psoas muscle
Psoas minor - psoas minor (muscle), smaller psoas muscle
Pubes - 1. pubic hair(s *pl*), pubes 2. pubic region, pubes
pubisch - pubic, pudendal
pudendal - pudendal, pudic
Pudendus - pudendal nerve, pudic nerve
Pulmo - lung, pulmo
pulmonal - pulmonary, pulmonal, pulmonic, pneumal, pneumonic
Pulmonalisklappe - s.u. Pulmonalklappe
Pulmonalklappe - pulmonary valve, pulmonary trunk valve
Pulpa - pulp
Pulpa splenica/lienis - red pulp, pulp of spleen, splenic pulp
Pulsader - artery
pupillär - oculopupillary
Pupille - pupil (of the eye), pupilla
pylorisch - pyloric
Pylorus - pylorus
Pyloruskanal - pyloric canal
Pyramide - pyramid, pyramis
Pyramidenbahn - corticospinal tract, pyramidal tract
Pyramidenbahnkreuzung - pyramidal decussation, motor decussation
Pyramis - pyramid, pyramis
Pyramis medullae oblongatae - pyramid of medulla oblongata
Pyramis vermis - cerebellar pyramid, pyramid of vermis
Quadrizeps - quadriceps femoris (muscle), quadriceps muscle (of thigh)
Querfortsatz - transverse process
quer gestreifte Muskulatur - skeletal muscles *pl*, striated muscles *pl*, striped muscles *pl*, voluntary muscles *pl*
Querkolon - transverse colon
Rachen - throat, pharynx
Rachenenge - oropharyngeal isthmus, pharyngo-oral isthmus
Rachenhöhle - pharyngeal cavity, faucial cavity
Rachenmandel - pharyngeal tonsil, adenoid tonsil
Rachenmandelkrypten - tonsillar crypts of pharyngeal tonsil
Rachenring, lymphatischer - Waldeyer's ring, tonsillar ring, lymphoid ring
Radialis - radial artery
Radialisrinne - radial sulcus, spiral sulcus, radial groove, groove for radial nerve, spiral groove
Radiatio - radiation
Radiatio acustica - acoustic radiation, auditory radiation

Radiatio optica - radiation of Gratiolet, optic radiation, visual radiation
Radiokarpalgelenk - radiocarpal joint, wrist joint
Radioulnargelenk - radioulnar articulation/joint
Radius - radial bone, radius
Radiusaplasie - radial aplasia, radius aplasia
Radiushals - neck of radius
Radiusköpfchen - head of radius
Radiusschaft - shaft of radius, body of radius
Radix - root
Radix anterior - anterior root (of spinal nerves), motor root (of spinal nerves), ventral root (of spinal nerves)
Radix linguae - root of tongue
Radix mesenterii - root of mesentery
Radix motoria - s.u. Radix anterior
Radix nasi - nasal root, root of nose
Radix penis - root of penis
Radix posterior - dorsal root (of spinal nerves), posterior root (of spinal nerves), sensory root (of spinal nerves)
Radix pulmonis - root of lung, pedicle of lung
Radix sensoria - s.u. Radix posterior
Rami articulares - articular branches
Rami atriales - atrial branches
Rami autonomici - autonomic branches
Rami bronchiales - bronchial branches
Rami capsulare - capsular branches
Rami cardiaci - cardiac branches
Rami coeliaci - celiac branches of vagus nerve, celiac nerves
Rami cutanei - cutaneous branches
Rami dorsales - dorsal branches
Rami gastrici anteriores - anterior gastric branches of vagus nerve, anterior gastric plexus
Rami gastrici posteriores - posterior gastric branches of vagus nerve, posterior gastric plexus
Rami hepatici - hepatic branches of vagus nerve
Rami interganglionares - interganglionic branches
Rami linguales nervi glossopharyngei - lingual branches of glossopharyngeal nerve
Rami linguales nervi hypoglossi - lingual branches of hypoglossal nerve
Rami linguales nervi lingualis - lingual branches of lingual nerve
Rami mediastinales - mediastinal branches
Rami oesophageales - esophageal branches
Rami orbitales - orbital branches
Rami palpebrales - palpebral branches
Rami pancreatici - pancreatic branches
Rami perforantes - perforating branches
Rami pharyngeales - pharyngeal branches
Rami prostatici - prostatic branches of inferior vesical artery
Rami pulmonales - pulmonary branches of autonomic nervous system
Rami tracheales - tracheal branches
Rami ureterici - ureteral branches, ureteric branches
Rami vaginales - vaginal branches
Ramus - ramus, branch; division, twig
Ramus anastomoticus - anastomotic branch
Ramus anterior - anterior branch
Ramus carpalis - carpal branch
Ramus circumflexus - circumflex branch of left coronary artery
Ramus communicans - communicating branch
Ramus communicans albus - white communicating branch, communicans white ramus
Ramus frontalis - frontal branch
Ramus inferior ossis pubis - descending ramus of pubis, inferior ramus of pubis, inferior pubic ramus
Ramus interventricularis anterior - anterior interventricular branch of left coronary artery, anterior interventricular artery
Ramus interventricularis posterior - posterior interventricular branch of right coronary artery, posterior interventricular artery
Ramus lingualis nervi facialis - lingual branch of facial nerve
Ramus mandibulae - ramus of mandible
Ramus meningeus - meningeal branch
Ramus muscularis - muscular branch
Ramus ossis ischii - ischial ramus, ramus of ischium
Ramus ossis pubis - pubic ramus, ramus of pubis
Ramus palmaris - palmar branch
Ramus parotideus - parotid branch
Ramus profundus - deep branch
Ramus spinalis - spinal branch
Ramus superficialis - superficial branch
Ramus superior - superior branch
Ramus superior ossis pubis - ascending ramus of pubis, superior ramus of pubis, superior pubic ramus
Raphe - raphe, rhaphe, seam
Raphe palati - raphe of palate, palatine raphe
Raphe penis - raphe of penis, raphe penis
Raphe perinei - perineal raphe, raphe of perineum
Raphe scroti - raphe of scrotum, scrotal raphe
raues endoplasmatisches Retikulum - rough endoplasmic reticulum, granular endoplasmic reticulum, ergastoplasm, ergoplasm
Rautengrube - rhomboid fossa, ventricle of Arantius
Recessus - recess, space, hollow, pouch, cavity
Recessus anterior - anterior recess of tympanic membrane, anterior pouch of Tröltsch
Recessus costodiaphragmaticus - phrenicocostal recess, costodiaphragmatic recess, costodiaphragmatic sinus, phrenicocostal sinus
Recessus costomediastinalis - costomediastinal recess, costomediastinal sinus
Recessus epitympanicus - Hyrtl's recess, epitympanic recess, tympanic attic, epitympanum, attic of middle ear
Recessus pharyngeus - Rosenmüller's recess, pharyngeal recess
Recessus phrenicomediastinalis - phrenicomediastinal sinus, phrenicomediastinal recess
Recessus pleurales - pleural sinuses, pleural recesses
Recessus posterior - posterior pouch of Tröltsch, posterior recess of tympanic membrane
Recessus retrocaecalis - retrocecal recess, cecal recess, retroceal fossa
Recessus superior - superior recess of tympanic membrane, Prussak's space, Prussak's pouch
rechte Herzkammer - right ventricle of heart, right heart
rechter Ventrikel - right ventricle (of heart)
Rectum - straight intestine, rectum
Regenbogenhaut - iris
regional - regional; local
regionale Lymphknoten - regional lymph nodes
regionär - s.u. regional

rektal - rectal
rektoabdominal - rectoabdominal
rektoperineal - rectoperineal
Rektosigma - rectosigmoid
rektosigmoidal - rectosigmoid
rektouterin - rectouterine, uterorectal
Rektum - rectum, straight intestine
Rektumampulle - rectal ampulla
Rektumschleimhaut - mucosa of rectum, mucous membrane of rectum
Rektumvenen - rectal veins, hemorrhoidal veins
Rektus abdominis - rectus abdominis (muscle), straight abdominal muscle
Rektus femoris - rectus femoris (muscle)
Rektusscheide - rectus sheath, sheath of rectus abdominis muscle
Rekurrens - recurrent laryngeal nerve, recurrent nerve
Ren - kidney, ren
renal - renal, renogenic, nephric, nephrogenous, nephrogenic
Reproduktionsorgane - genital organs, generative organs, reproductive organs
Respirationssystem - s.u. Respirationstrakt
Respirationstrakt - respiratory tract, respiratory system, respiratory apparatus
respiratorisches Flimmerepithel - respiratory epithelium
Rete - rete, network, net
Rete arteriosum - arterial network, arterial rete, arterial rete mirabile
Rete carpale dorsale - dorsal carpal network, dorsal carpal rete
Rete lymphocapillare - lymphocapillary rete, lymphocapillary network
Rete malleolare laterale - lateral malleolar network, lateral malleolar rete
Rete malleolare mediale - medial malleolar network, medial malleolar rete
Rete patellare - rete of patella, arterial network of patella
Rete testis - rete of Haller
Rete venosum - venous rete, venous network
Rete venosum dorsale manus - dorsal network of hand, dorsal venous network of hand, dorsal venous plexus of hand
Rete venosum dorsale pedis - dorsal rete of foot, dorsal venous rete of foot, dorsal network of foot, dorsal venous network of foot
retikulär - reticular, reticulate, reticulated
retikuloendothelial - reticuloendothelial, retothel
retikulohistiozytär - reticulohistiocytic
Retikulum - reticulum, network; reticular tissue
Retikulumfaser - reticular fiber, argentaffin fiber, argentophil fiber
Retina - retina, nervous tunic of eyeball
Retinacula cutis - retinacula of skin
Retinaculum - retinaculum, band, ligament
Retinaculum extensorum - extensor retinaculum of hand
Retinaculum flexorum - carpal retinaculum, flexor retinaculum of hand
Retinaculum musculorum extensorum inferius - inferior extensor retinaculum of foot, cruciate ligament of ankle (joint)
Retinaculum musculorum extensorum superius - superior extensor retinaculum of foot, transverse ligament of ankle (joint)
Retinaculum musculorum flexorum - flexor retinaculum of foot, internal annular ligament of ankle, laciniate ligament
retinal - retinal
retroaortale Lymphknoten - postaortic lymph nodes, retroaortic lymph nodes
retroaurikuläre Lymphknoten - mastoid lymph nodes, retroauricular lymph nodes
Retrobulbärraum - retrobulbar space, retro-ocular space
retrocavale Lymphknoten - postcaval lymph nodes
Retroinguinalraum - retroinguinal space, Bogros's space
Retrokardialraum - retrocardiac space, Holzknecht's space, prevertebral space
retroperitoneal - retroperitoneal
Retroperitonealraum - retroperitoneal space, retroperitoneum
retropharyngeale Lymphknoten - retropharyngeal lymph nodes
retropylorische Lymphknoten - retropyloric lymph nodes
retrosternal - retrosternal, substernal
retrotonsillär - retrotonsillar
retrozäkal - retrocecal
retrozäkale Lymphknoten - retrocecal lymph nodes
Retrozäkalgrube - retrocecal recess, cecal recess, retroceal fossa
Retzius-Raum - retropubic space, Retzius' space
Rhinopharynx - rhinopharynx, nasopharyngeal space, epipharynx, nasopharynx
Rhombencephalon - rhombencephalon, hindbrain
Ribosom - ribosome
ribosomal - ribosomal
Riechbahn - olfactory tract
Riechfäden - olfactory nerves/fibers, first nerves, nerves of smell
Riechhirn - rhinencephalon, olfactory brain, smell brain
Riechkolben - olfactory knob, olfactory bulb, Morgagni's tubercle
Riechschleimhaut - olfactory mucosa
Riechzellen - olfactory cells, Schultze's cells
Rima - slit, fissure, cleft
Rima glottidis - fissure of glottis, true glottis, aperture of glottis
Rima oris - oral fissure, orifice of mouth
Rima palpebrarum - palpebral fissure
Rima pudendi - vulval cleft, vulvar slit, pudendal cleft/slit
Rima vestibuli - false glottis, fissure of laryngeal vestibule, fissure of vestibule
Rinde - cortex
Rindenlabyrinth - convoluted part of renal cortex
Ring - ring, annulus, anulus
Ringfinger - ring finger, fourth finger
Ringknorpel - cricoid cartilage, cricoid, annular cartilage
Ringknorpelbogen - arch of cricoid (cartilage)
Ringknorpelplatte - lamina of cricoid cartilage
Rippe - rib
Rippenbogen - costal arch, arch of ribs
Rippenfell - costal pleura
Rippenhöcker - tubercle of rib
Rippenknochen - bony rib, costal bone
Rippenknorpel - costal cartilage, rib cartilage
Rippenköpfchen - head of rib
Rippenkopfgelenk - capitular articulation (of rib), capitular joint (of rib)
Rosenmüller-Drüse - palpebral part of lacrimal gland

Rosenmüller-Grube - Rosenmüller's recess, pharyngeal recess
rote Muskelfaser - red muscle fiber, red muscle
rotes Knochenmark - red marrow, myeloid tissue
rotes Mark - (*Knochen*) red marrow, myeloid tissue
Rücken - back
Rückenmark - spinal medulla, spinal marrow, spinal cord
Rückenmarknerven - spinal nerves
Rückenmarksarterie - spinal artery
Rückenmarkshaut - spinal meninx
Rückenmarksnerven - spinal nerves
Rückenmarkssegmente - segments of spinal cord
Rückenmarksvenen - spinal veins
Rückenmuskulatur - back muscles *pl*
Rückgrat - spinal column, spine, vertebral column, backbone, back
Rumpf - body, trunk
Sacrum - sacrum, os sacrum
sagittal - sagittal
SA-Knoten - sinoatrial node, sinuatrial node, sinus node, Keith-Flack's node
sakral - sacral
sakrale Lymphknoten - sacral lymph nodes
Sakralganglien - sacral ganglia
Sakralmark - sacral segments of spinal cord, sacral part of spinal cord
Sakralnerven - sacral nerves, sacral spinal nerves
Sakralplexus - ischiadic plexus, sacral plexus
Sakralwirbel - sacral vertebrae
Sakrokokzygealgelenk - sacrococcygeal articulation/joint
Sakrum - sacrum, os sacrum
Saliva - saliva, spittle
Salpinx - **1.** salpinx, tube, fallopian tube, uterine tube, oviduct, ovarian canal **2.** (*Ohr*) eustachian canal, eustachian tube, eustachium, otosalpinx, auditory tube, pharyngotympanic tube, otopharyngeal tube, guttural duct
Samen - semen, seminal fluid, sperm
Samenbläschen - seminal vesicle/gland, vesicular gland, gonecyst
Samenblase - S.U. Samenbläschen
Samenfaden - sperm, spermatozoon, spermium
Samenfluss - gonacratia, spermatorrhea
Samenflüssigkeit - sperm, semen, spermatic fluid, seminal fluid
Samenleiter - deferent duct, deferent canal
Samenleiterampulle - ampulla of deferent duct
Samenleiterarterie - deferential artery, artery of deferent duct
Samenstrang - spermatic cord, testicular cord
Santorini-Band - cricopharyngeal ligament, Santorini's ligament
Santorini-Gang - Santorini's duct, accessory hepatopancreatic duct
Saphena - saphenous vein, saphena
Saphena accessoria - accessory saphenous vein
Saphena magna - great saphenous vein
Saphena parva - small saphenous vein
Sappey-Venen - paraumbilical veins, veins of Sappey
Sarkolemm - sarcolemma, myolemma
sarkoplasmatisches Retikulum - sarcoplasmic reticulum
Scapula - scapula, shoulder blade
Scarpa-Ganglion - vestibular ganglion, Scarpa's ganglion S.U. Ganglia autonomica
Schädelbasis - base of skull/cranium, cranial base
Schädelbasisarterie - basilar artery, basal artery
Schädeldach - skullcap, skullpan, calvarium
Schädelfontanellen - cranial fontanelles
Schädelgrube - cranial fossa
Schädelhöhle - intracranial cavity, cranial cavity
Schädelknochen - cranial bones
Schädelnähte - cranial sutures, skull sutures
Schafhaut - amnion
Schaft - shaft; (*Knochen*) diaphysis
Scham - external genitalia *pl*, pudendum
Schambein - pubic bone, pubis, os pubis
Schambeinast - pubic ramus, ramus of pubis
Schambeinregion - pubic region, hypogastric region, hypogastrium, pubes
Schambeinwinkel - subpubic angle, pubic angle
Schamberg - mons pubis, mons veneris
Schambogen - pubic arch
Schamfuge - pubic symphysis, pubic synchondrosis
Schamgegend - pubic region, hypogastric region, hypogastrium, pubes
Schamhaare - pubic hair(s *pl*), pubes
Schamhügel - mons pubis, mons veneris
Schamlippe - lip of pudendum, pudendal lip, labium
Schamspalte - vulval cleft, vulvar slit, pudendal cleft/slit
Scheide - **1.** vagina, sheath **2.** vagina
Scheideneingang - vaginal introitus, vaginal opening
Scheidengewölbe - fornix of vagina, fundus of vagina S.U. Fornix gastricus
Scheidenvorhof - vestibule of vagina, vestibulum of vulva
Scheitelbein - parietal bone, bregmatic bone
Scheitellappen - parietal lobe
Schenkelhals - neck of femur, femoral neck
Schenkelschaft - femoral shaft, shaft of femur
Schienbein - shin, shinbone, shin bone, tibia
Schienbeinvenen - tibial veins
Schienbein-Wadenbein-Gelenk - tibiofibular joint/articulation
Schilddrüse - thyroid, thyroid gland
Schilddrüsenarterie - thyroid artery
Schilddrüsenfollikel - thyroid follicles, follicles of thyroid gland
Schilddrüsenisthmus - isthmus of thyroid (gland)
Schilddrüsenlymphknoten - thyroid lymph nodes
Schilddrüsenvenen - thyroid veins
Schildknorpel - thyroid cartilage
Schläfe - temple
Schläfenbein - temporal bone, temporal
Schläfenbeinschuppe - temporal squama, squamous bone, squamous portion of temporal bone
Schläfengrube - temporal fossa
Schläfenhirn - temporal brain
Schläfenlappen - temporal lobe
Schläfenlappenwindungen - temporal gyri
Schläfenregion - temple, temporal region
Schläfenwindungen - temporal gyri/convolutions S.U. Hiatus tendineus
Schlagader - artery
Schleim - mucus, phlegm
Schleimbeutel - bursa, mucous bursa, synovial bursa
Schleimdrüse - mucous gland, muciparous gland
Schleimhaut - mucous membrane, mucous coat, mucosa
Schlemm-Kanal - Lauth's canal, Schlemm's canal, venous sinus of sclera
Schließmuskel - sphincter, sphincter muscle
Schlund - pharynx, throat, gullet

Schlundenge - oropharyngeal isthmus, pharyngo-oral isthmus
Schlüsselbein - collar bone, clavicle, clavicula
Schnecke - cochlea
Schneckenachse - modiolus, central pillar of cochlea
Schneckenbasis - base of cochlea
Schneckenfenster - cochlear window, round window
Schneckengang - Löwenberg's canal, cochlear duct/canal
Schneckenlabyrinth - labyrinth of cochlea, cochlear labyrinth
Schneckenloch - helicotrema, Breschet's hiatus
Schneckenspindel - modiolus, central pillar of cochlea
Schneckenspitze - apex of cochlea, cupula of cochlea
Schulter - shoulder
Schulterblatt - scapula, shoulder blade
Schulterblattgräte - spine of scapula, scapular spine
Schultereckgelenk - acromioclavicular joint, AC joint
Schultergelenk - shoulder, shoulder joint, glenohumeral joint
Schultergürtel - thoracic girdle, shoulder girdle, pectoral girdle
Schultze-Komma - interfascicular fasciculus, comma tract of Schultze
Schuppennaht - squamosal suture, squamous suture
Schweißdrüsen - Boerhaave's glands, sweat glands
Schwellgewebe - erectile tissue
Schwellkörper - cavernous body of penis, spongy body of penis
Schwellkörperkavernen - caverns of cavernous bodies, caverns of corpora cavernosa, cavities of corpora cavernosa
Schwellkörpervenen - cavernous veins (of penis)
Schwertfortsatz - xiphoid process, ensiform appendix, xiphoid
Sclera - (*Auge*) sclera, sclerotic coat, white of the eye
Scrotum - scrotum, testicular bag
Segelklappe - atrioventricular valve
Segment - segment, section, part, portion
Segmenta bronchopulmonalia - bronchopulmonary segments, lobules of lung
Segmenta hepatis - hepatic segments, segments of liver
Segmenta renalia - segments of kidney, renal segments
Segmentbronchus - segmental bronchus, segment bronchus
Segmentum - segment, section, part, portion
Segmentum anterius - (*Lunge*) anterior segment (of lung)
Segmentum apicale - apical segment, superior segment (of lung)
Segmentum apicoposterius - apicoposterior segment (of lung)
Segmentum basale - basal segment (of lung)
Segmentum cardiacum - s.u. Segmentum basale mediale
Segmentum laterale - lateral segment (of lung)
Segmentum lingulare inferius - inferior lingular segment (of lung)
Segmentum lingulare superius - superior lingular segment (of lung)
Segmentum mediale - medial segment (of lung)
Segmentum posterius - posterior segment (of right lung)
Segmentum superius - superior segment (of lung)
Sehbahn - optic tract, optic pathway, visual pathway
Sehgrube - Soemmering's foramen, central pit, central fovea
Sehne - muscle tendon, tendon, sinew
Sehnenscheide - synovial sheath (of tendon), tendon sheath
Sehnerv - optic nerve, second nerve
Sehnervenkreuzung - optic chiasm, optic decussation
Sehnervenpapille - optic nerve papilla, optic papilla, optic disk
Sehstrahlung - radiation of Gratiolet, optic radiation, visual radiation
Seitenband - collateral ligament, lateral ligament
Seitengewölbe - lateral part of fornix of vagina, lateral fornix
Seitenlappen - (*Prostata*) lateral lobe of prostate
Seitensäule - lateral column
Seitenstrangbahnen - tracts of lateral funiculus
Seitenventrikel - lateral ventricle (of brain/cerebrum)
Sekundärfollikel - **1.** secondary lymph follicle, secondary follicle **2.** secondary ovarian follicle, enlarging follicle, secondary follicle
Semen - semen, seminal fluid, sperm
Semilunarklappe - semilunar cusp
Semimembranosus - semimembranosus (muscle), semimembranous muscle
Semitendinosus - semitendinosus (muscle), semitendinous muscle
Septa interalveolaria - interalveolar septa, alveolar septa
Septum - septum, partition
Septum atrioventriculare - atrioventricular septum (of heart)
Septum femorale - Cloquet's septum, crural septum, femoral septum
Septum interatriale - interatrial septum (of heart), interauricular septum
Septum intermusculare - intermuscular ligament, intermuscular septum
Septum interventriculare - interventricular septum (of heart), ventricular septum
Septumknorpel - cartilage of nasal septum, septal cartilage of nose
Septum nasi - nasal septum
Septum nasi osseum - osseous nasal septum, bony septum of nose
Septum orbitale - orbital septum, tarsal membrane
Septum rectovaginale - rectovaginal septum
Septum rectovesicale - Denonvilliers' aponeurosis/fascia, rectovesical septum
Septum scroti - septum of scrotum, scrotal septum
serös - serous
Serosa - serous coat, serous membrane, serosa
Sertoli-Zellen - Sertoli's cells, nurse cells, foot cells
Serum - **1.** serum, serous fluid **2.** blood serum, serum
Sesambein - s.u. Sesamknochen
Sesamknochen - sesamoid, sesamoid bone
Sexualorgane - genitals, genital organs, reproductive organs; sex organs
Siebbein - ethmoid, ethmoid bone, cribriform bone
Siebbeinplatte - cribriform lamina of ethmoid bone, sieve plate
Siebbeinzellen - ethmoidal sinuses, ethmoidal cells
Sigma - s.u. Sigmoid
Sigmavenen - sigmoid veins
Sigmoid - sigmoid colon, sigmoid
Sinnesorgane - sense organs, sensory organs, senses
sinuatrial - sinoatrial, sinoauricular, sinuatrial, sinuauricular

Sinuatrialbündel - Keith-Flack's bundle, Keith's bundle, sinoatrial bundle
Sinuatrialknoten - s.u. Sinusknoten
sinuaurikulär - s.u. sinuatrial
sinubronchial - s.u. sinupulmonal
sinupulmonal - sinopulmonary, sinobronchial
Sinus - sinus, cavity, canal
Sinus anales - rectal sinuses, anal sinuses/crypts, crypts of Morgagni
Sinus aortae - aortic sinus, Petit's sinus
Sinus caroticus - carotid bulbus, carotid sinus
Sinus cavernosus - cavernous sinus
Sinus coronarius - coronary sinus
Sinus durae matris - sinuses of dura mater, cranial sinuses
Sinus ethmoidales - ethmoidal sinuses, ethmoidal cells, ethmoidal aircells
Sinus frontalis - frontal sinus, frontal antrum
Sinus intercavernosi - intercavernous sinuses
Sinusknoten - sinus node, sinoatrial node, sinuatrial node, Keith-Flack's node
Sinus marginalis - marginal sinus
Sinus maxillaris - maxillary sinus/antrum, antrum of Highmore
Sinus paranasales - paranasal sinuses, nasal sinuses, air sinuses
Sinus prostaticus - prostatic sinus
Sinus sagittalis inferior - inferior sagittal sinus, inferior longitudinal sinus
Sinus sagittalis superior - superior sagittal sinus, superior longitudinal sinus
Sinus sigmoideus - sigmoid sinus
Sinus sphenoidalis - sphenoidal sinus
Sinus tarsi - tarsal sinus, tarsal canal
Sinus transversus - transverse sinus (of dura mater)
Sinus transversus pericardii - transverse sinus of pericardium, Theile's canal
Sinus venarum cavarum - sinus of venae cavae
Sinus venosus sclerae - Lauth's canal, Schlemm's canal, venous sinus of sclera
Sitzbein - ischial bone, ischium
Sitzbeinast - ischial ramus, ramus of ischium
Sitzbeinhöcker - ischial tuberosity, sciatic tuber
Skalenus anterior - scalenus anterior (muscle), anterior scalene muscle
Skalenus medius - scalenus medius (muscle), middle scalene muscle, Albinus' muscle
Skalenus minimus - scalenus minimus (muscle), smallest scalene muscle, Sibson's muscle
Skalenus posterior - scalenus posterior (muscle), posterior scalene muscle
Skalp - scalp
Skapula - scapula, shoulder blade
Skelett - skeleton, bony skeleton
Skelettmuskeln - skeletal muscles, somatic muscles
Skelettmuskulatur - skeletal muscles
Sklera - sclera, sclerotic coat, white of the eye
skleral - scleral, sclerotic
Skleravenen - scleral veins
skrotal - oscheal, scrotal
Skrotalraphe - raphe of scrotum, scrotal raphe
Skrotum - scrotum, testicular bag
Soleus - soleus (muscle)
Soma - body, soma; cell body
somatisch - somatic, somal, physical, bodily
Spaltlinien - (*Haut*) cleavage lines
Spatia anguli iridocornealis - spaces of Fontana, spaces of iridocorneal angle
Spatia zonularia - Petit's canals, zonular spaces
Spatium - space
Spatium epidurale - epidural space, extradural space, epidural cavity
Spatium episclerale - episcleral space, Tenon's space
Spatium extraperitoneale - extraperitoneal space
Spatium intercostale - intercostal space
Spatium retroperitoneale - retroperitoneal space, retroperitoneum
Spatium retropharyngeum - retropharyngeal space
Spatium retropubicum - retropubic space, Retzius' space
Spatium subarachnoideum - subarachnoid space, subarachnoid cavity
Spatium subdurale - subdural cavity, subdural space
Speicheldrüsen - salivary glands
Speicherzelle - storage cell
Speiseröhre - esophagus, gullet
Speiseröhrendrüsen - esophageal glands
Speiseröhrenschleimhaut - esophageal mucosa, mucous membrane of esophagus
Speiseröhrenvenen - esophageal veins
Sperma - sperm, sperma, semen, seminal fluid
spermatisch - spermatic, seminal
Spermatozyt - spermatocyte
Spermie - s.u. Spermatozoon
Spermium - s.u. Spermatozoon
Sphinkter - sphincter, sphincter muscle
Sphinkter ductus choledochi - sphincter ductus choledochi (muscle), sphincter muscle of bile duct, Giordano's sphincter, Boyden's sphincter
Sphinkter ductus pancreatici - sphincter ductus pancreatici (muscle), sphincter muscle of pancreatic duct
Sphinktermuskulatur - sphincteric musculature
Spieghel-Leberlappen - caudate lobe of liver, Spigelius' lobe
Spieghel-Linie - semilunar line, Spieghel's line
Spina - spine, process, projection
Spina ischiadica - ischial spine, sciatic spine, spine of ischium
spinal - spinal
Spinalganglion - spinal ganglion, dorsal root ganglion, sensory ganglion
Spinalkanal - neurocanal, vertebral canal, neural canal, spinal canal
Spinalnerven - spinal nerves
Spinalnervenwurzel - root of spinal nerve
Spina scapulae - spine of scapula, scapular spine
Spindelapparat - spindle, nuclear/mitotic spindle, spindle apparatus
Spinnwebenhaut - arachnoid, arachnoidea, arachnoid membrane
Spitzer-Faserbündel - ventral tegmental fasciculus, Spitzer's fasciculus
Splanchnikus - splanchnic nerve
Splanchnikus imus - lowest splanchnic nerve, lowest thoracic splanchnic nerve
Splanchnikus major - greater splanchnic nerve, major splanchnic nerve, greater thoracic splanchnic nerve
Splanchnikus minor - lesser splanchnic nerve, inferior splanchnic nerve, minor splanchnic nerve, lesser thoracic splanchnic nerve
Splen - spleen, lien, splen

Splen accessorius - accessory spleen, splenculus, splenulus
splenisch - splenic, lienal
splenorenal - splenorenal, splenonephric, lienorenal
Spongiosa - cancellated/cancellous bone, spongy bone
Sprungbein - ankle bone, ankle, talus
Sputum - sputum, expectoration
Squama - squama, squame, scale plate
Squama frontalis - squama of frontal bone, frontal squama
Squama occipitalis - occipital squama
Squama ossis temporalis - temporal squama, squamous bone, squamous portion of temporal bone
Stamm - body, trunk; (*Stiel*) stem, stalk, peduncle; (*Schaft*) shaft
Stammbronchus - primary bronchus, main bronchus, stem bronchus
Stammhirn - encephalic trunk, brain stem, brainstem
Stapedius - stapedial nerve, stapedius nerve
Stapes - stirrup bone, stirrup, stapes
Statokonien - ear crystals, otoconia, otoliths, statoconia, statoliths
Statolithenmembran - statolithic membrane, otolithic membrane
Statolithenorgan - macula organ, statolithic organ
Steigbügel - stirrup bone, stirrup, stapes
Steigbügelkopf - head of stapes
Steigbügelplatte - base of stapes
Steigbügelschenkel - crus of stapes
Steiß - s.u. Steißbein
Steißbein - coccygeal bone, tailbone, coccyx
Steißbeingrübchen - postanal pit, coccygeal foveola, coccygeal dimple
Steißbeinplexus - coccygeal plexus
Steißbeinwirbel - coccygeal vertebrae, caudal vertebrae
Sternallinie - sternal line
Sternokleidomastoideus - sternocleidomastoideus (muscle), sternocleidomastoid muscle
Sternokostalgelenke - sternocostal articulations/joints
Sternum - breast bone, sternum
Stimmband - vocal ligament
Stimmfalte - s.u. Stimmlippe
Stimmlippe - vocal cord, true vocal cord, vocal fold
Stimmmuskel - vocalis (muscle), vocal muscle
Stimmritze - true glottis, aperture/fissure of glottis
Stirn - brow, forehead; frons
Stirnast - frontal branch
Stirnbein - frontal bone, frontal
Stirnbeinschuppe - squama of frontal bone, frontal squama
Stirnfortsatz - frontal process
Stirnhirn - frontal brain
Stirnhirnwindung - frontal gyrus, frontal convolution
Stirnhöcker - frontal tuber, frontal eminence, frontal prominence
Stirnhöhle - frontal sinus, frontal antrum
Stirnlappen - frontal lobe
Stratum - stratum, layer, lamina
Stratum fibrosum - fibrous layer of articular capsule, fibrous membrane of articular capsule, fibrous articular capsule
Stratum synoviale - synovial layer of articular capsule, synovium, synovial membrane (of articular capsule)
Stria - stria, striation, stripe, band, streak, line
Subarachnoidalraum - subarachnoid cavity, subarachnoid space
Subarachnoidalspalt - s.u. Subarachnoidalraum
Subarachnoidalzisternen - subarachnoidal/subarachnoid cisterns
subdural - subdural
Subduralraum - subdural cavity, subdural space
Subduralspalt - s.u. Subduralraum
Subklavia - subclavian artery
subkutan - subcutaneous, hypodermal, hypodermatic, hypodermic
Subkutangewebe - subcutaneous tissue
Subkutis - subcutis, hypoderm, superficial fascia, subcutaneous fascia
submandibuläre Lymphknoten - submandibular lymph nodes
submukös - submucosal, submucous
subpylorische Lymphknoten - subpyloric lymph nodes
subskapuläre Lymphknoten - subscapular lymph nodes, subscapular axillary lymph nodes
Substantia - substance, matter, material
Substantia alba - white matter, myelinated matter, white substance
Substantia alba medullae spinalis - white substance of spinal cord, myelinated substance of spinal cord, white matter of spinal cord
Substantia compacta - compact substance of bone, compact bone
Substantia corticalis - cortical substance of bone, cortical bone
Substantia grisea - gray substance, nonmyelinated substance, gray matter, nonmyelinated matter, gray
Substantia grisea centralis - central gray, central gray substance
Substantia grisea medullae spinalis - gray matter of spinal cord, nonmyelinated matter of spinal cord, gray substance of spinal cord
Substantia muscularis - muscular substance of prostate
Substantia spongiosa/trabecularis - cancellated/cancellous bone, spongy bone
Substanz - substance, mass, material, matter
Subtalargelenk - subtalar joint, talocalcaneal joint
Sulci arteriales - arterial grooves, arterial sulci, arterial impressions
Sulci cerebri - sulci of cerebrum
Sulci cutis - skin grooves, sulci of skin, skin furrows
Sulcus - sulcus, groove, furrow, trench, depression
Sulcus anterolateralis - anterolateral sulcus, anterolateral groove
Sulcus bicipitalis - bicipital fissure, bicipital groove
Sulcus carpi - carpal sulcus
Sulcus centralis cerebri - central sulcus of cerebrum, fissure of Rolando
Sulcus coronarius - coronary sulcus of heart, atrioventricular sulcus
Sulcus intertubercularis - intertubercular sulcus (of humerus), bicipital groove of humerus
Sulcus interventricularis anterior - anterior interventricular groove, anterior interventricular sulcus
Sulcus interventricularis posterior - posterior interventricular sulcus, posterior interventricular groove
Sulcus intraparietalis - Pansch's fissure, intraparietal sulcus
Sulcus medianus posterior medullae spinalis - dorsal median sulcus of spinal cord, posterior median sulcus of spinal cord

Sulcus nervi radialis - radial sulcus, spiral sulcus, radial groove, groove for radial nerve, spiral groove
Sulcus nervi ulnaris - sulcus of ulnar nerve, ulnar groove, groove of ulnar nerve
Sulcus posterolateralis - dorsolateral groove, posterolateral groove, dorsolateral sulcus
Sulcus precentralis - precentral sulcus, prerolandic sulcus
Sulcus prechiasmaticus - prechiasmatic sulcus, chiasmatic sulcus, optic sulcus
Sulcus sinus sagittalis superioris - sagittal sulcus, sagittal groove
Sulcus sinus sigmoidei - sulcus of sigmoid sinus, sigmoid groove
Sulcus sinus transversi - sigmoid fossa, sulcus of transverse sinus
Sulcus tali - talar sulcus, sulcus of talus
Sulcus terminalis linguae - terminal sulcus of tongue, V-shaped line (of tongue)
Supinator - supinator (muscle), supinator
Suprahyoidalmuskulatur - suprahyoid muscles
supraklavikuläre Lymphknoten - supraclavicular lymph nodes
suprapylorische Lymphknoten - suprapyloric lymph nodes
Supratrochlearis - supratrochlear nerve
Suralis - sural nerve
Sutura - suture, bony suture, suture joint
Sutura coronalis - arcuate suture, coronal suture
Suturae cranii - cranial sutures, skull sutures
Sutura frontalis - frontal suture, metopic suture
Sutura lambdoidea - lambdoid suture
Sutura metopica - frontal suture, metopic suture
Sutura sagittalis - longitudinal suture, biparietal suture, sagittal suture
Sutura serrata - serrate suture, serrated suture
Sutura squamosa - squamosal suture, squamous suture
Sympathikus - sympathetic nervous system, sympathicus, thoracolumbar system
Sympathikusganglion - sympathetic ganglion
sympathisch - sympathetic, sympathic
sympathisches Nervensystem - sympathetic nervous system, thoracolumbar system
Symphyse - s.u. Symphysis
Symphysis - symphysis, fibrocartilaginous joint
Symphysis mandibulae - mental symphysis, mandibular symphysis
Symphysis manubriosternalis - manubriosternal symphysis, manubriosternal joint
Symphysis pubica - pubic symphysis, pubic synchondrosis
Synovia - synovia, synovial fluid
synovial - synovial
Synovialfalte - synovial fold
Synovialis - synovium, synovial layer/membrane
Synovialzotten - synovial villi, haversian glands, synovial fringes
synzytial - syncytial
Synzytium - syncytium
Syrinx - syrinx, tube
Systema - system
Systema cardiovasculare - cardiovascular system
Systema conducens cordis - cardiac conducting system, cardiac conduction system
Systema lymphoideum - lymphatic system, absorbent system
Systema nervosum - nervous system
Systema nervosum centrale - neural axis, central nervous system
Systema nervosum periphericum - peripheral nervous system
Systema repiratorium - respiratory system/tract, respiratory passages
Systema urinarium - urogenital apparatus, genitourinary apparatus, urogenital tract, genitourinary tract
Taenia - taenia, tenia, band
Taeniae coli - colic taeniae, longitudinal bands of colon
Taenia libera - free taenia of colon, free band of colon
Taenia mesocolica - mesocolic taenia, mesocolic band
Taenia omentalis - omental band, omental taenia
talar - talar
Talg - sebum, smegma; tallow, suet
Talgdrüsen - sebaceous glands, oil glands
talokalkaneal - talocalcaneal, talocalcanean
Talokalkaneonavikulargelenk - talocalcaneonavicular articulation/joint
talokrural - talocrural, crurotalar
Talokruralgelenk - ankle, ankle joint, crurotalar joint, talocrural joint
Talonavikulargelenk - talonavicular articulation/joint
Talus - talus, ankle, ankle bone
Talushals - neck of talus, neck of ankle bone
Taluskopf - head of talus
Talusrinne - talar sulcus, sulcus of talus
Talusrolle - trochlea of talus
Tänie s.u. Taenia
tarsal - tarsal
Tarsalis inferior - tarsalis inferior (muscle), inferior tarsal muscle
Tarsalis superior - tarsalis superior (muscle), superior tarsal muscle
Tarsalkanal - tarsal sinus, tarsal canal
Tarsometatarsalgelenke - Lisfranc's joints, tarsometatarsal articulations/joints
Tarsus - 1. root of the foot, tarsus, bony tarsus, instep 2. tarsus, tarsal plate, tarsal cartilage, ciliary cartilage, palpebral cartilage
Tarsus inferior - inferior tarsus, tarsal plate of lower eyelid
Tarsus superior - superior tarsus, tarsal plate of upper eyelid
Taschenband - vestibular ligament, ventricular ligament (of larynx)
Taschenfalte - vestibular fold, false vocal cord
Taschenklappe - semilunar cusp, semilunar valve, flap valve
tegmental - tegmental
Tela - tela, tissue, web
Tela choroidea ventriculi quarti - tela choroidea of fourth ventricle
Tela choroidea ventriculi tertii - tela choroidea of third ventricle
Tela subcutanea - superficial/subcutaneous fascia, subcutis, hypoderm
Tela submucosa - submucous layer, submucosa, submucous coat, submucous membrane, vascular membrane of viscera
Tela subserosa - subserous layer, subserosa, subserous coat
Telencephalon - telencephalon, endbrain
temporal - temporal

Temporalhirn - temporal brain
Temporalis - temporalis (muscle), temporal muscle
Temporallappen - temporal lobe
Temporalregion - temporal region
Temporomandibulargelenk - temporomandibular articulation/joint
Tendo - tendon, tendo
Tendo calcaneus - heel tendon, Achilles tendon, calcaneal tendon
Tenon-Kapsel - vagina of bulb, bulbar fascia/sheath, Tenon's capsule
Tenon-Raum - episcleral space, Tenon's space
Tentorium - tentorium
Tentorium cerebelli - tentorium of cerebellum
Tentoriumschlitz - tentorial notch
Terminalbronchiolen - lobular bronchioles, terminal bronchioles
Terminalhaar - terminal hair
Terminalsulkus - terminal sulcus of tongue, V-shaped line (of tongue)
Testikel - s.u. Testis
testikulär - testicular
Testis - testis, testicle, orchis
Thalamus - thalamus, optic thalamus
Thalamuskerne - thalamic nuclei, nuclei of thalamus
Thalamusstiel - thalamic peduncle
Thalamusstrahlung - thalamic radiation, radiation of thalamus
Theka - **1.** theca, sheath, coat **2.** theca of follicle
thekal - thecal
Thenar - thenar eminence, thenar, ball of thumb
thorakal - thoracic, thoracal, pectoral
Thorakalaorta - thoracic aorta
Thorakalnerven - thoracic nerves, thoracic spinal nerves
Thorakalwirbel - thoracic vertebrae, dorsal vertebrae
thorakolumbal - thoracolumbar, thoracicolumbar
Thorax - thorax, chest
Thoraxapertur - thoracic aperture, aperture of thorax
Thoraxausgang - inferior aperture of thorax, lower thoracic aperture
Thoraxeingang - superior aperture of thorax, upper thoracic aperture
Thoraxhöhle - thoracic cavity, pectoral cavity
Thoraxskelett - thoracic cage, thoracic skeleton, rib cage
Thymus - thymus, thymus gland
Thymusrinde - thymic cortex
Thyreoidea - s.u. Thyroidea
Thyroidea - thyroid gland, thyroidea
Tibia - tibia, shinbone
Tibiakondyle - condyle of tibia
Tibiakopf - tibial plateau
tibial - tibial
Tibiaschaft - body of tibia, shaft of tibia
Tibiofibulargelenk - tibiofibular articulation, tibiofibular joint
tiefe Muskulatur - deep muscles *pl*
Tonsilla - tonsil
Tonsilla cerebelli - tonsil of cerebellum, cerebellar tonsil
Tonsilla lingualis - lingual tonsil
Tonsilla palatina - faucial tonsil, palatine tonsil, tonsil
Tonsilla pharyngea/pharyngealis - pharyngeal tonsil, adenoid tonsil, Luschka's tonsil
tonsillär - tonsillar, tonsillary
Tonsilla tubaria - tonsil of torus tubarius, tubal tonsil
Tonsille - s.u. Tonsilla
Tonsillenkrypten - tonsillar pits, tonsillar crypts
Tonsillennische - tonsillar sinus, tonsillar fossa
Trabecula - trabecula
Trabeculae carneae - fleshy trabeculae of heart, muscular trabeculae of heart
Trabecula septomarginalis - septomarginal band, septomarginal trabecula
Trachea - windpipe, trachea
Tracheaäste - tracheal branches
Tracheabifurkation - bifurcation of trachea
tracheal - tracheal
Trachealknorpel - tracheal cartilages
Trachealschleimhaut - mucosa of trachea, tracheal mucosa
Tracheamuskulatur - tracheal musculature
tracheobronchial - tracheobronchial, bronchotracheal
Tracheobronchialbaum - tracheobronchial tree
Tractus - tract, path, fascicle
Tractus corticospinalis anterior - Türck's column, anterior/direct corticospinal tract, anterior/direct pyramidal tract
Tractus corticospinalis lateralis - crossed/lateral corticospinal tract, crossed/lateral pyramidal tract
Tractus frontopontinus - Arnold's bundle, frontopontine tract
Tractus habenulointerpeduncularis - Meynert's bundle/tract, habenulointerpeduncular tract
Tractus iliotibialis - iliotibial tract, iliotibial band, Maissiat's band/ligament
Tractus olfactorius - olfactory tract
Tractus olivospinalis - Helweg's bundle/tract, olivospinal tract, triangular tract
Tractus opticus - optic tract
Tractus rubrospinalis - Monakow's tract/bundle, rubrospinal tract
Tractus spinocerebellaris anterior - Gowers' tract/column, anterior spinocerebellar tract
Tractus spinocerebellaris posterior - Flechsig's tract, direct/posterior spinocerebellar tract
Tractus tectospinalis - tectospinal tract, Löwenthal's tract
Tractus tegmentalis centralis - central tegmental tract, Bekhterev's tract
Tractus vestibulospinalis - Held's bundle, vestibulospinal tract
Tragi - tragi, hairs of external acoustic meatus
Tragus - tragus, antilobium, hircus
Trakt - tract, passage
Tränenbein - lacrimal bone
Tränendrüse - lacrimal gland
Tränengang - s.u. Tränenröhrchen
Tränengangsampulle - ampulla of lacrimal canaliculus/duct
Tränen-Nasen-Gang - nasolacrimal duct, nasal duct, tear duct
Tränenpapille - lacrimal papilla
Tränenpünktchen - lacrimal point
Tränenröhrchen - lacrimal canaliculus, lacrimal duct
Tränensack - lacrimal sac, tear sac, dacryocyst, dacryocystis
Tränenwärzchen - lacrimal caruncle
Trapezium - trapezium bone
Trapezius - trapezius (muscle)
Trapezoideum - trapezoid bone, trapezoid
trigeminal - trifacial, trigeminal
Trigeminus - trigeminus, trigeminal nerve, fifth nerve

Trigonum - triangle, trigon, trigone
Trigonum caroticum - carotid triangle, carotid trigone, Malgaigne's triangle
Trigonum cervicale anterius - anterior cervical triangle, anterior cervical region
Trigonum cervicale posterius - posterior cervical triangle, lateral cervical region
Trigonum femorale - femoral triangle/trigone, Scarpa's triangle
Trigonum inguinale - inguinal trigone/triangle, Hesselbach's triangle
Trigonum lumbale - lumbar triangle/trigone, Petit's triangle/trigone
Trigonum omoclaviculare - omoclavicular triangle, subclavian triangle
Trigonum submandibulare - submandibular triangle, submandibular trigone
Trigonum vesicae - vesical triangle/trigone, Lieutaud's triangle
Trikuspidalis - s.u. Trikuspidalklappe
Trikuspidalklappe - right atrioventricular valve, tricuspid valve
Trizeps - triceps muscle
Trizeps brachii - triceps muscle of arm, triceps brachii (muscle)
Trizeps surae - triceps muscle of calf, triceps surae (muscle)
trochantär - trochanteric, trochanterian
Trochanter - trochanter
Trochanter major - greater trochanter
Trochanter minor - lesser trochanter, small trochanter
Trochlea - trochlea
Trochlea fibularis - peroneal/fibular trochlea (of calcaneus)
Trochlea humeri - trochlea of humerus
Trochlea peronealis - s.u. Trochlea fibularis
Trochlea tali - trochlea of talus
Trolard-Vene - superior anastomotic vein, Trolard's vein
Trommelfell - tympanic membrane, eardrum, myrinx
Trommelfellnabel - umbo of tympanic membrane
Trunci intestinales - intestinal trunks
Trunci lymphatici - lymphatic trunks
Trunci plexus brachialis - trunks of brachial plexus
Truncus - trunk, stem, body
Truncus brachiocephalicus - brachiocephalic trunk, brachiocephalic artery
Truncus bronchomediastinalis - bronchomediastinal trunk
Truncus coeliacus - celiac axis, celiac trunk
Truncus costocervicalis - costocervical trunk, costocervical axis
Truncus encephali - encephalic trunk, brain stem, brainstem, brain axis
Truncus jugularis - jugular trunk
Truncus lumbalis - lumbar trunk
Truncus lumbosacralis - lumbosacral trunk, lumbosacral cord
Truncus pulmonalis - pulmonary trunk, pulmonary artery, arterial vein
Truncus subclavius - subclavian trunk
Truncus sympathicus - sympathetic chain/trunk, gangliated/ganglionated cord
Truncus thyrocervicalis - thyrocervical trunk, thyroid axis
Truncus vagalis anterior - anterior vagal trunk, anterior vagal nerve
Truncus vagalis posterior - posterior vagal trunk, posterior vagal nerve
Trunkus - s.u. Truncus
Trunkusbifurkation - bifurcation of pulmonary trunk
T-System - transverse system, T system, triad system, system of transverse tubules
T-Tubulus - T tubule, transverse tubule
Tuba - tube, canal
Tuba auditiva/auditoria - auditory tube, eustachian tube, salpinx
tubar - tubal
Tuba uterina - ovarian canal, fallopian tube, uterine tube, tube, salpinx
Tube - s.u. Tuba
Tubenampulle - ampulla of (uterine) tube
Tubenenge - **1.** isthmus of auditory tube, isthmus of eustachian tube **2.** isthmus of uterine tube, isthmus of fallopian tube
Tubenfalten - tubal folds (of uterine tube)
Tubenfimbrien - fimbriae of uterine tube
Tubenisthmus - s.u. Tubenenge
Tubenknorpel - (*Ohr*) eustachian cartilage, tubal cartilage
Tubenmandel - tonsil of torus tubarius, tubal tonsil
Tubenmündung - uterine opening of uterine tube
Tubenpol - tubal extremity (of ovary)
Tubenschleimhaut - mucosa of uterine tube, endosalpinx
Tubentrichter - infundibulum of uterine tube
Tubenwulst - salpingopalatine fold, nasopharyngeal fold
Tuber - tuber, tuberosity, swelling, protuberance
Tuber calcanei - calcaneal tuber, calcaneal tuberosity
Tuberculum - tubercle
Tuberculum auriculare - auricular tubercle, Darwin tubercle, darwinian tubercle
Tuberculum costae - tubercle of rib
Tuberculum cuneiforme - cuneiform tubercle, Wrisberg's tubercle
Tuberculum epiglotticum - epiglottic tubercle
Tuberculum majus - greater tuberosity, greater tubercle
Tuberculum minus - lesser tuberosity, lesser tubercle
Tuber frontale - frontal tuber, frontal eminence, frontal prominence
Tuber ischiadicum - ischial tuberosity, sciatic tuber
Tuberositas - tuberosity, tubercle, protuberance, elevation
Tuberositas deltoidea - deltoid tuberosity of humerus, deltoid ridge, deltoid tubercle
Tuberositas radii - radial tuberosity, bicipital tuberosity
Tuberositas tibiae - tuberosity of tibia
Tuberositas ulnae - tuberosity of ulna
tubotympanal - tubotympanic, tubotympanal
Tubotympanum - tubotympanum
tubouterin - tubouterine, uterotubal
tubulär - tube-shaped, tubular, tubuliform
Tunica - tunic, coat, covering
Tunica adventitia - adventitia, external coat, adventitial coat
Tunica albuginea ovarii - albuginea of ovary, albugineous coat/tunic
Tunica albuginea testis - albuginea, albugineous coat/tunic
Tunica conjunctiva - conjunctiva
Tunica dartos - dartos fascia of scrotum
Tunica externa - external coat
Tunica fibrosa - fibrous tunic, fibrous coat

Tunica fibrosa bulbi - fibrous tunic of eye ball, fibrous coat of eyeball
Tunica interna bulbi - internal nervous tunic of eye
Tunica intima - Bichat's tunic, intima, endangium
Tunica media - media, elastica
Tunica mucosa - mucous coat, mucous membrane, mucosa
Tunica mucosa bronchi - bronchial mucosa
Tunica mucosa coli - mucosa of colon, colonic mucosa
Tunica mucosa gastricae - mucosa of stomach, mucous membrane of stomach
Tunica mucosa intestini tenuis - mucous membrane of small intestine, mucosa of small intestine
Tunica mucosa laryngis - laryngeal mucosa, mucosa of larynx
Tunica mucosa nasi - nasal mucosa, pituitary membrane (of nose)
Tunica mucosa oesophageae - esophageal mucosa, mucosa of esophagus
Tunica mucosa oris - mucosa of mouth, oral mucosa
Tunica mucosa pharyngea - mucous membrane of pharynx
Tunica mucosa recti - mucous membrane of rectum, mucosa of rectum
Tunica mucosa uteri - uterine mucosa, mucosa of uterus, endometrium
Tunica mucosa vaginae - mucosa of vagina, vaginal mucosa
Tunica mucosa vesicae - mucosa of urinary bladder, mucosa of bladder, mucous membrane of urinary bladder
Tunica mucosa vesicae biliaris/felleae - mucosa of gallbladder, mucous membrane of gallbladder
Tunica muscularis - muscular coat, muscular tunic, muscularis
Tunica serosa - serous tunic, serous coat, serous membrane, serosa
Tunica vaginalis testis - vaginal coat of testis, vaginal tunic of testis
Tunica vasculosa bulbis - vascular tunic/coat of eye, uveal coat, uveal tract, uvea
Türck-Bündel - Türck's bundle, temporopontine tract
tympanal - tympanal, tympanic
Tympanon - s.u. Tympanum
Tympanum - tympanum, tympanic cavity, drum
Tyson-Drüsen - glands/crypts of Tyson, preputial glands, glands of Haller, crypts of Littre
Ulna - ulna, elbow bone
Ulnadiaphyse - body of ulna, shaft of ulna
Ulnaköpfchen - head of ulna
ulnar - ulnar, cubital
Ulnartunnel - Goyon's canal, ulnar tunnel
Ulnaschaft - body of ulna, shaft of ulna
umbilikal - umbilical, omphalic
Umbilikalarterie - umbilical artery
Umbilikalkreislauf - allantoic circulation, umbilical circulation
Umbilikalvene - umbilical vein
Unguis - nail, nail plate, unguis
Unterarm - forearm, antebrachium
Unterarmfaszie - antebrachial fascia, fascia of forearm
Unterarmregion - antebrachial region
Unterbauch - hypogastric region, pubic region, hypogastrium
Unterbauchgegend - s.u. Unterbauch
untere Extremitäten - pelvic limbs, lower limbs, lower extremities
untere Gliedmaßen - pelvic limbs, lower limbs
unterer Schambeinast - descending ramus of pubis, inferior pubic ramus
untere Thoraxapertur - inferior aperture of thorax, lower thoracic aperture
Unterhaut - subcutis, hypodermis, subcutaneous fascia
Unterhautbindegewebe - subcutaneous tissue
Unterhautfettgewebe - subcutaneous fat, pannus
Unterhorn des Seitenventrikels - inferior/temporal horn of lateral ventricle
Unterkiefer - mandible, lower jaw, lower jaw bone
Unterkieferarterie - inferior alveolar artery, mandibular artery
Unterkieferast - ramus of mandible
Unterkieferdreieck - submandibular triangle, submandibular trigone
Unterkieferdrüse - submandibular gland, mandibular gland
Unterkieferentfernung - mandibulectomy
Unterkiefergelenk - mandibular articulation/joint, temporomandibular articulation/joint
Unterkieferkanal - mandibular canal, inferior dental canal
Unterkieferknochen - s.u. Unterkiefer
Unterkieferköpfchen - condylar process, condyle of mandible
Unterkieferlymphknoten - mandibular lymph node
Unterlappen - inferior pulmonary lobe, inferior lobe of lung
Unterleib - belly, abdomen, lower abdomen
Unterlid - lower eyelid, lower lid, lower palpebra
Unterlidplatte - inferior tarsus, tarsal plate of lower eyelid
Unterlidvenen - inferior palpebral veins
Unterlippe - inferior lip, lower lip
Unterlippenarterie - inferior labial artery
Unterlippenbändchen - inferior labial frenulum, frenulum of lower lip
Unterlippenvenen - inferior labial veins
Unterschenkel - lower leg, leg
Unterschenkelarterien - arteries of (lower) leg
Unterschenkelfaszie - crural fascia, fascia of leg, crural aponeurosis
Unterzungenspeicheldrüse - sublingual gland, Rivinus gland
Unterzungenvene - sublingual vein
unwillkürliche Muskulatur - involuntary muscles *pl*
Urachus - urachus
Urachusfalte - median umbilical fold
Urachusstrang - median umbilical ligament
Ureter - ureter
Ureteräste - ureteral branches, ureteric branches
ureterisch - ureteric, uretal, ureteral
Urethra - urethra, urethral
urethral - urethral
Urin - urine
urogenital - urogenital, genitourinary
Urogenitaldiaphragma - urogenital diaphragm, Camper's ligament
Urogenitalregion - urogenital region, genitourinary region
Urogenitalsystem - s.u. Urogenitaltrakt

Urogenitaltrakt - urogenital tract, genitourinary tract, genitourinary system, urogenital system, urogenital apparatus, genitourinary apparatus
uterin - uterine
uteroabdominal - uteroabdominal, uteroventral
uteroplazentar - uteroplacental
uterotubal - uterotubal
uterovaginal - uterovaginal
uterovesikal - uterovesical, hysterocystic
uterozervikal - uterocervical
Uterus - womb, uterus, metra
Uterusfundus - fundus of uterus
Uterushals - cervix (of uterus), neck of uterus
Uterushöhle - uterine cavity, uterine canal
Uterusisthmus - isthmus of uterus
Uteruskanal - uterine canal
Uteruskörper - corpus of uterus, body of uterus
Uteruskuppe - fundus of uterus
Uterusmuskulatur - muscular coat of uterus, myometrium
Uterusschleimhaut - uterine mucosa, endometrium
Uterusvenen - uterine veins
Uvea - vascular coat of eye, uveal coat, uvea
uveal - uveal, uveous
Uvula - uvula
Uvula palatina - palatine uvula, pendulous palate, uvula
uvulär - uvular, staphyline
Uvula vermis - uvula of cerebellum
Uvula vesicae - Lieutaud's uvula, uvula of bladder
V. Hirnnerv - trigeminal nerve, fifth nerve
vagal - vagal
Vagina - 1. vagina, sheath 2. vagina
Vaginaäste - vaginal branches
Vagina bulbi - vagina of bulb, bulbar fascia/sheath, Tenon's capsule
Vagina carotica - carotid sheath
Vagina fibrosa - fibrous tendon sheath
vaginal - vaginal; intravaginal
Vagina musculi recti abdominis - rectus sheath, sheath of rectus abdominis muscle
Vaginaschleimhaut - mucosa of vagina, vaginal mucosa
Vagina synovialis - synovial sheath (of tendon), mucous sheath of tendon
Vagina tendinis - tendon sheath
vaginovesikal - vaginovesical
vaginozervikal - cervicovaginal
vagovagal - vagovagal
Vagus - vagus, vagus nerve, tenth nerve
Vagusganglion - vagal ganglion
Valva - valve
Valva aortae - aortic valve
Valva atrioventricularis dextra - s.u. Valva tricuspidalis
Valva atrioventricularis sinistra - s.u. Valva mitralis
Valva ilealis/ileocaecalis - Bauhin's valve, ileocecal valve, ileocolic valve
Valva mitralis - left atrioventricular valve, bicuspid valve, mitral valve
Valva tricuspidalis - right atrioventricular valve, tricuspid valve
Valva trunci pulmonalis - pulmonary valve, pulmonary trunk valve
Valvula - valvule, valve
Valvulae anales - anal valves, Ball's valves, Morgagni's valves
Valvula lymphatica - lymphatic valve
Valvula semilunaris - semilunar cusp
Valvula sinus coronarii - coronary valve, thebesian valve
Valvula venae cavae inferioris - eustachian valve, valve of inferior vena cava, valve of Sylvius
Valvula venosa - valve of veins, venous valve
Vas - vas, vessel
Vasa vasorum - vessels of vessels
Vas capillare - capillary vessel, capillary
Vas collaterale - collateral vessel
vaskulär - vascular
Vas lymphaticum - lymphatic vessel, lymphoduct, lymphatic
Vas lymphaticum profundum - deep lymph vessel
Vas lymphaticum superficiale - superficial lymph vessel
Vas lymphocapillare - lymphocapillary vessel, lymph/lymphatic capillary
vasovagal - vasovagal
Vas sinusoideum - sinusoidal vessel, sinusoid, sinusoidal capillary
Vater-Ampulle - hepatopancreatic ampulla, Vater's ampulla
Vater-Papille - Vater's papilla, Santorini's papilla, major duodenal papilla
vegetativ - vegetative
vegetatives Nervensystem - s.u. autonomes Nervensystem
Velum - velum
Velum medullare - medullary velum
Velum palatinum - soft palate
Vena - vein
Vena anastomotica inferior - inferior anastomotic vein, Labbé's vein
Vena anastomotica superior - superior anastomotic vein, Trolard's vein
Vena angularis - angular vein
Vena appendicularis - appendicular vein
Vena axillaris - axillary vein
Vena azygos - azygos vein, azygos, azygous
Vena basalis - basal vein, Rosenthal's vein
Vena basilica - basilic vein, ulnar cutaneous vein
Vena brachiocephalica - brachiocephalic vein
Vena cava - cava, vena cava
Vena cava inferior - inferior vena cava
Vena cava superior - superior vena cava
Vena centralis retinae - central vein of retina
Vena cephalica - cephalic vein
Vena cephalica accessoria - accessory cephalic vein
Vena comitans - accompanying vein
Vena coronaria - coronary vein
Vena cutanea - cutaneous vein
Vena cystica - cystic vein
Venae arcuatae - arcuate veins of kidney, arciform veins of kidney
Venae atriales - atrial veins
Venae atrioventriculares - atrioventricular veins
Venae basivertebrales - basivertebral veins
Venae brachiales - brachial veins
Venae bronchiales - bronchial veins
Venae capsulares - capsular veins of kidney
Venae cavernosae - cavernous veins (of penis)
Venae centrales - central veins of liver, Krukenberg's veins
Venae cerebelli - veins of cerebellum, cerebellar veins
Venae cerebri - cerebral veins
Venae ciliares - ciliary veins
Venae conjunctivales - conjunctival veins

Venae cordis - cardiac veins
Venae diploicae - diploic veins, Breschet's veins
Venae epigastricae - epigastric veins
Venae episclerales - episcleral veins
Venae ethmoidales - ethmoidal veins
Venae fibulares - fibular veins, peroneal veins
Venae gastricae breves - short gastric veins
Venae geniculares - genicular veins
Venae hepaticae - hepatic veins
Venae ileales - ileal veins
Venae inferiores cerebri - inferior cerebral veins
Venae insulares - insular veins
Venae intercostales - intercostal veins
Venae interlobares renis - interlobar veins of kidney
Venae interlobulares hepatis - interlobular veins of liver
Venae interlobulares renis - interlobular veins of kidney
Venae internae cerebri - internal cerebral veins
Venae jejunales - jejunal veins
Venae labiales inferiores - inferior labial veins
Venae maxillares - maxillary veins
Venae mediastinales - mediastinal veins
Venae medullae spinalis - veins of spinal cord
Venae meningeae - meningeal veins
Venae metacarpales - metacarpal veins
Venae metatarsales - metatarsal veins
Vena emissaria - emissary vein, emissarium, emissary
Venae oesophageales - esophageal veins
Venae orbitae - orbital veins
Venae palpebrales inferiores - inferior palpebral veins
Venae palpebrales superiores - superior palpebral veins
Venae pancreaticae - pancreatic veins
Venae paraumbilicales - paraumbilical veins, veins of Sappey
Venae parotideae - parotid veins
Venae perforantes - perforating veins, communicating veins
Venae pericardiacae - pericardiac veins
Venae pharyngeae - pharyngeal veins
Venae phrenicae - phrenic veins
Venae profundae penis - deep veins of penis
Venae pulmonales - pulmonary veins
Venae radiales - radial veins
Venae rectales - rectal veins, hemorrhoidal veins
Venae renales - veins of kidney, renal veins
Venae sclerales - scleral veins
Venae sigmoideae - sigmoid veins
Venae spinales - spinal veins
Venae thoracicae internae - internal thoracic veins
Venae thyroideae - thyroid veins
Venae tibiales - tibial veins
Venae tracheales - tracheal veins
Venae trunci encephalici - veins of midbrain, veins of encephalic trunk
Venae uterinae - uterine veins
Venae ventriculares - ventricular veins
Venae vesicales - vesical veins
Venae vorticosae - Ruysch's veins, posterior ciliary veins, vorticose veins
Vena femoralis - femoral vein
Vena hemiazygos - hemiazygos vein, hemiazygous vein, left azygos vein
Vena hemiazygos accessoria - accessory hemiazygos vein
Vena iliaca communis - common iliac vein
Vena iliaca externa - external iliac vein
Vena iliaca interna - internal iliac vein, hypogastric vein
Vena interventricularis - interventricular vein
Vena intervertebralis - intervertebral vein
Vena jugularis - jugular vein, jugular
Vena jugularis anterior - anterior jugular vein
Vena jugularis externa - external jugular vein
Vena jugularis interna - internal jugular vein
Vena labialis superior - superior labial vein
Vena laryngea inferior - inferior laryngeal vein
Vena laryngealis superior - superior laryngeal vein
Vena lingualis - lingual vein
Vena magna cerebri - great cerebral vein, Galen's vein
Vena mediana antebrachii - median antebrachial vein, median vein of forearm
Vena mediana cubiti - intermedian cubital vein, median cubital vein
Vena obliqua atrii sinistri - oblique vein of left atrium, Marshall's oblique vein
Vena occipitalis - occipital vein
Vena ovarica - ovarian vein
Vena portae hepatis - portal vein (of liver), portal
Vena profunda femoris - deep femoral vein
Vena saphena - saphenous vein
Vena saphena accessoria - accessory saphenous vein
Vena saphena magna - great saphenous vein
Vena saphena parva - small saphenous vein
Vena splenica - splenic vein, lienal vein
Vena subclavia - subclavian vein
Vena sublingualis - sublingual vein
Vena superficialis - superficial vein
Vena suprarenalis - suprarenal vein, adrenal vein
Vena testicularis - testicular vein, spermatic vein
Vena vertebralis - vertebral vein
Vene - vein
Venengeflecht - s.u. Venenplexus
Venenklappe - valve of veins, venous valve
Venennetz - venous rete, venous network
Venenplexus - venous network, venous plexus
venös - venous, veinous
ventral - ventral; anterior
Ventriculus - **1.** stomach, ventricle **2.** ventricle, cavity, chamber
Ventriculus cerebri - ventricle of brain, ventricle of cerebrum
Ventriculus cordis dexter - right ventricle (of heart)
Ventriculus cordis sinister - left ventricle (of heart), aortic ventricle (of heart)
Ventriculus laryngis - laryngeal ventricle, laryngeal sinus, ventricle of Galen, Morgagni's ventricle
Ventriculus lateralis - lateral ventricle (of brain/cerebrum)
Ventriculus quartus - fourth ventricle (of brain/cerebrum)
Ventriculus tertius - third ventricle (of brain/cerebrum)
Ventrikel - ventricle
Ventrikelmyokard - (*Herz*) ventricular myocardium
Ventrikelseptum - (*Herz*) interventricular septum (of heart), ventricular septum
Ventrikelvenen - ventricular veins
ventrikulär - ventricular
ventrikuloatrial - (*Herz*) ventriculoatrial
Venula - venule, capillary vein, veinlet, veinule, veinulet
Venula macularis - macular venule
Venula retinae - venule of retina
Venule - venule, capillary vein, veinlet, veinule
Verbindungsarterie - communicating artery

verlängertes Mark - medulla oblongata, medulla, myelencephalon
Vertebra - vertebra
Vertebrae cervicales - cervical vertebrae
Vertebrae coccygeae - coccygeal vertebrae, caudal vertebrae
Vertebrae lumbales - lumbar vertebrae, abdominal vertebrae
Vertebrae sacrales - sacral vertebrae
Vertebrae thoracicae - thoracic vertebrae, dorsal vertebrae
vertebral - vertebral
Vertebralkanal - medullary canal, vertebral canal, spinal canal
Vertebralregion - vertebral region
Vesica - bladder
Vesica biliaris/fellea - gallbladder, gall bladder, bile cyst, cholecyst
Vesica urinaria - urinary bladder, bladder, urocyst
Vesicula seminalis - seminal vesicle, gonecyst, vesicular gland, spermatocyst
vesikal - vesical
vesikoabdominal - vesicoabdominal, abdominovesical
vesikointestinal - vesicointestinal, vesicoenteric
vesikoureterisch - vesicoureteric, vesicoureteral
vesikourethral - vesicourethral
vestibulär - vestibular
Vestibularapparat - vestibular apparatus
Vestibulum - vestibule, vestibulum
Vestibulum laryngis - laryngeal vestibule, vestibulum of larynx
Vestibulum nasi - nasal vestibule, vestibule of nose
Vestibulum oris - oral vestibule, vestibulum of mouth
Vestibulum vaginae - vestibule of vagina, vestibulum of vulva
VI. Hirnnerv - abducent nerve, sixth nerve
Vicq d'Azyr-Bündel - mamillothalamic fasciculus/tract, bundle of Vicq d'Azur
Vierhügelplatte - tectal lamina/plate, quadrigeminal plate
vierter Ventrikel - fourth ventricle (of brain/cerebrum)
VII. Hirnnerv - facial nerve, seventh nerve
VIII. Hirnnerv - vestibulocochlear nerve, acoustic nerve, auditory nerve, eighth nerve
Villi intestinales - intestinal villi, villi of small intestine
Villi synoviales - synovial villi, haversian glands, synovial fringes
Villus - villus
Viszera - internal organs, viscera
viszeral - visceral
viszerales Perikard - visceral pericardium, visceral layer of pericardium
volar - volar, palmar
Vomer - vomer, vomer bone
Vorderarm - forearm, antebrachium
vorderer Gaumenbogen - anterior column of fauces, palatoglossal arch
vorderes Kreuzband - anterior cruciate ligament (of knee)
Vorderhorn des Rückenmarks - anterior/ventral horn (of spinal cord)
Vorderhorn des Seitenventrikels - anterior/frontal horn of lateral ventricle
Vorderhornzelle - anterior horn cell
Vorderkammer - anterior chamber of eye
Vordersäule - anterior column, ventral column
Vordersegment - (*Lunge*) anterior segment (of lung)
Vorderseitenfurche - anterolateral sulcus, anterolateral groove
Vorderwurzel - anterior root (of spinal nerves)
Vorhaut - **1.** prepuce, preputium **2.** prepuce of penis, foreskin, prepuce
Vorhautdrüsen - preputial glands, crypts of Littre, crypts of Tyson, glands of Haller, glands of Tyson
Vorhof - **1.** atrium, vestibule **2.** (*Herz*) atrium (of heart), auricle
Vorhofäste - atrial branches
Vorhofkammerseptum - atrioventricular septum (of heart)
Vorhoflabyrinth - vestibular labyrinth
Vorhofseptum - interatrial septum (of heart), interauricular septum
Vorhofvenen - atrial veins
Vulva - vulva, female pudendum, trema, cunnus
vulvorektal - vulvorectal
vulvouterin - vulvouterine
vulvovaginal - vulvovaginal, vaginovulvar
Wachstumsfuge - epiphysial disk, growth plate, growth disk
Wade - calf, sural region, sura
Wadenarterien - sural arteries
Wadenbein - calf bone, fibular bone, fibula
Wadenbeinarterie - peroneal artery, fibular artery
Wadenbeinhals - neck of fibula
Wadenbeinköpfchen - head of fibula
Wadenbeinvenen - fibular veins, peroneal veins
Wadenregion - sura, sural region, calf
Wange - cheek; mala, bucca
Wangenbein - cheek bone, zygomatic bone, malar bone
Wangenmuskel - buccinator muscle
Wangenregion - buccal region, cheek region, cheek area
Wangenschleimhaut - buccal mucosa
Warze - (*Brustwarze*) papilla of the breast, mammary papilla, nipple, mamilla, mammilla
Warzenfortsatz - mastoid process, mastoid
Warzenfortsatzhöhle - mastoid antrum/cavity
Warzenfortsatzzellen - mastoid cells, mastoid sinuses
Warzenvorhof - areola of mammary gland, areola of nipple
Warzenvorhofdrüsen - areolar glands, Montgomery's tubercles
weibliche Genitalien - female genitalia, feminine genital organs
weibliche Scham - female pudendum, vulva, cunnus
Weiche - flank, side
weiche Hirnhaut - leptomeninx
weicher Gaumen - soft palate
weiche Rückenmarkshaut - pia mater of spinal cord, leptomeninx
Weichteile - soft parts, soft tissue *sing*
weiße Muskelfaser - white muscle fiber, white muscle
weißes Knochenmark - gelatinous bone marrow
weiße Substanz - white matter, myelinated matter, white substance, myelinated substance
Weisheitszahn - wisdom tooth, third molar
Weizenknorpel - triticeal cartilage
Wharton-Gang - submandibular duct, Wharton's duct
Willis-Anastomosenkranz - circle of Willis, arterial circle of cerebrum
willkürliche Muskulatur - s.u. quer gestreifte Muskulatur
Wirbel - vertebra

Wirbelarterie - vertebral artery
Wirbelbogen - neural arch, vertebral arch
Wirbelbogenplatte - lamina of vertebra, lamina of vertebral arch
Wirbelkanal - medullary canal, vertebral canal, spinal canal
Wirbelkörper - vertebral body, body of vertebra
Wirbelkörpervenen - basivertebral veins
Wirbelloch - vertebral foramen, spinal foramen
Wirbelplatte - lamina of vertebra, lamina, lamina of vertebral arch
Wirbelsäule - spine, spinal column, dorsal spine, vertebral column, backbone
Wrisberg-Ganglien - cardiac ganglia, Wrisberg's ganglia
Wrisberg-Knorpel - cuneiform cartilage, Wrisberg's cartilage
Wurmfortsatz - (*Blinddarm*) vermiform appendix/appendage, appendix, vermix
Wurzel - root, radix, radicula, radicle
Wurzelscheide - (*Haar*) root sheath, hair sheath
X. Hirnnerv - vagus nerve, tenth nerve
XI. Hirnnerv - accessory nerve, eleventh nerve
XII. Hirnnerv - hypoglossal nerve, twelfth nerve
Xiphoid - ensiform appendix, xiphoid process
Y-Band - inferior extensor retinaculum of foot, cruciate ligament of ankle (joint)
Y-Fuge - hypsiloid cartilage
Zackennaht - serrate suture, serrated suture
Zahn - tooth, dens
Zahnalveolen - dental alveoli, tooth sockets
Zähne des Oberkiefers - upper teeth, maxillary teeth
Zähne des Unterkiefers - lower teeth, mandibular teeth
Zahnfächer - dental alveoli, tooth sockets
Zahnfleisch - gum, gingiva
Zahnkrone - dental crown, dental corona
Zahnreihe - dental arch, natural dentition, dentition
zäkal - cecal, caecal
Zäkokolon - cecocolon
Zäkum - blind gut, blind intestine, cecum, typhlon
Zäpfchen - palatine uvula, pendulous palate, uvula
Zapfen - (*Auge*) retinal cones, cones, cone cells
Zapfenzellen - (*Auge*) retinal cones, cones, cone cells
Zeh - s.u. Zehe
Zehe - toe, digit
Zehenarterien - digital arteries of foot
Zehenbeuger - flexor muscle of toes, flexor digitorum pedis (muscle)
Zehenglied - toe bone, phalanx
Zehengrundgelenk - metatarsophalangeal articulation/joint, MTP joint
Zehenknochen - toe bones, phalangeal bones of foot
Zehennagel - toenail, nail
Zehennerven - digital nerves of foot
Zehenrückenarterien - dorsal digital arteries of foot
Zehenspitze - tiptoe, tip of the toe
Zehenstrecker - extensor muscle of toes
Zeis-Drüsen - glands of Zeis, sebaceous glands of conjunctiva
Zelle - cell
Zellkern - nucleus, cell nucleus, karyon, karyoplast
Zellleib - cell body, cytoplasm, soma
Zellmembran - cell membrane, plasmalemma, cytomembrane
zellulär - cellular, cellulous
zentrales Nervensystem - central nervous system
Zentralkanal des Rückenmarks - central canal (of spinal cord)
Zentralvene der Netzhaut - central vein of retina
Zentralvenen der Leber - central veins of liver, Krukenberg's veins
zerebellar - cerebellar
Zerebellum - cerebellum
zerebral - cerebral
zerebrospinal - cerebrospinal, cerebromedullary
zerebrovaskulär - cerebrovascular
zerebrozerebellär - cerebrocerebellar
Zerebrum - cerebrum; brain
Zerumen - cerumen, earwax, wax
zervikal - cervical, trachelian
Zervikalkanal - cervical canal (of uterus), endocervix
Zervikallymphknoten - cervical lymph nodes
Zervikalnerven - cervical nerves
zervikovaginal - cervicovaginal
zervikovesikal - cervicovesical
Zervix - 1. neck, cervix, collum 2. cervix uteri, uterine neck, collum
Zervixdrüsen - cervical glands (of uterus)
Zervixkanal - uterocervical canal, uterine canal
Zervixschleimhaut - cervical mucosa
ziliar - ciliary
Ziliarapparat - ciliary body, ciliary apparatus
Ziliararterien - ciliary arteries
Ziliarfortsätze - ciliary processes
Ziliarkörper - ciliary apparatus, ciliary body
Ziliarmuskel - Bowman's muscle, ciliary muscle
Ziliarnerven - ciliary nerves
Ziliarvenen - ciliary veins
Zilie - 1. cilium, kinocilium 2. s.u. Zilien
Zilien - eyelashes, cilia
Zinn-Gefäßkranz - Zinn's corona, circle of Haller, vascular circle of optic nerve
Zinn-Sehnenring - common tendinous ring, Zinn's ring
Zirbeldrüse - pineal body/gland, pineal, epiphysis
Zisterne - cistern, cisterna
Z-Linie - Z disk, Z line, Z band, Amici's disk
zökal - cecal, caecal
Zökum - blind gut, blind intestine, cecum
Zona - zone, area, region
Zona orbicularis - Weber's zone, orbicular zone of hip joint
Zonulafasern - zonular fibers, aponeurosis of Zinn
Zonularfasern - zonular fibers
Zotte - villus
Z-Streifen - s.u. Z-Linie
zuführende Glomerulusarteriole - afferent arteriole of glomerulus, afferent vessel of glomerulus
Zunge - tongue
Zungenarterie - lingual artery
Zungenbalg - lingual follicles, lymphatic follicles of tongue
Zungenbändchen - lingual frenulum, lingual frenum
Zungenbein - hyoid, hyoid bone, tongue bone
Zungenbeinhorn - horn of hyoid bone
Zungenbeinkörper - body of hyoid bone, basihyoid, basihyal
Zungendrüsen - lingual glands, glands of tongue
Zungenkörper - body of tongue
Zungenmuskeln - muscles of tongue, lingual muscles
Zungenpapillen - lingual papillae, gustatory papillae
Zungenrücken - dorsum of tongue

Zungenrückenarterien - dorsal lingual branches of lingual artery, dorsal arteries of tongue
Zungenschlagader - lingual artery
Zungenschleimhaut - lingual mucosa, mucosa of tongue
Zungenspeicheldrüsen - lingual glands, glands of tongue
Zungenspitze - tip of tongue, apex of tongue, proglossis
Zungenvene - lingual vein
Zungenwurzel - root of tongue
zweite Zähne - s.u. bleibende Zähne
Zwerchfell - diaphragm, midriff, phren, muscular diaphragm
Zwerchfellarterien - phrenic arteries, diaphragmatic arteries
Zwerchfellpleura - diaphragmatic pleura
Zwerchfellschenkel - crus of diaphragm, diaphragmatic crus
Zwerchfellvenen - phrenic veins
Zwerchfellymphknoten - phrenic lymph nodes
Zwischenwirbelloch - intervertebral foramen
Zwölffingerdarm - duodenum, dodecadactylon
Zystikus - cystic duct, duct of gallbladder
Zytologie - cytology
zytologisch - cytologic, cytological

English-German

Anatomy

A band - A-Bande, A-Streifen, A-Zone, anisotrope Bande
abdomen - Abdomen, Bauch, Leib; Unterleib
abdominal - abdominal
abdominal aorta - Abdominalaorta, Aorta abdominalis, Bauchschlagader, Pars abdominalis aortae
abdominal canal - Canalis inguinalis, Leistenkanal
abdominal cavity - Bauchhöhle, Bauchraum, Cavitas abdominis/abdominalis
abdominal lymph nodes - abdominelle Lymphknoten, Bauchlymphknoten, Nodi lymphoidei abdominis
abdominal membrane - Bauchfell, Peritoneum
abdominal opening of uterine tube - Ostium abdominale tubae uterinae
abdominal organ - Abdominalorgan
abdominal part of aorta - Abdominalaorta, Aorta abdominalis, Bauchschlagader, Pars abdominalis aortae
abdominal ribs - Costae spuriae
abdominal vertebrae - Lendenwirbel, Lumbalwirbel, Vertebrae lumbales
abdominal viscera - Baucheingeweide
abdominal wall - Bauchdecke, Bauchwand
abdominopelvic - abdominopelvin
abdominothoracic - abdominothorakal
abdominovesical - abdominalvesikal, vesikoabdominal
abducens - Abducens, Abduzens, VI. Hirnnerv, Nervus abducens
abducent nerve - Abducens, Abduzens, VI. Hirnnerv, Nervus abducens
abduction - Abduktion
abductor - Abductor, Abduktor, Abduktionsmuskel, Musculus abductor
abductor hallucis (muscle) - Musculus abductor hallucis
abductor muscle - Abductor, Abduktor, Abduktionsmuskel, Musculus abductor
abductor muscle of great toe - Musculus abductor hallucis
abductor pollicis brevis (muscle) - Musculus abductor pollicis brevis
abductor pollicis longus (muscle) - Musculus abductor pollicis longus
Abernethy's fascia - Fascia iliaca
absorbent system - Lymphsystem, Systema lymphoideum
accessory breasts - akzessorische Brustdrüsen
accessory cephalic vein - Vena cephalica accessoria
accessory hemiazygos vein - Hemiazygos accessoria, Vena hemiazygos accessoria
accessory hepatopancreatic duct - Santorini-Gang, Ductus pancreaticus accessorius
accessory lacrimal glands - Nebentränendrüsen, Glandulae lacrimales accessoriae
accessory nasal cartilages - akzessorische Nasenknorpel
accessory nerve - Nervus accessorius, XI. Hirnnerv
accessory nipple - akzessorische Brustwarze
accessory pancreas - Nebenpankreas
accessory respiratory muscles - Atemhilfsmuskulatur
accessory respiratory musculature - Atemhilfsmuskulatur
accessory saphenous vein - Saphena accessoria, Vena saphena accessoria
accessory spleen - Nebenmilz, Splen accessorius
accompanying artery - Begleitarterie, Arteria comitans
accompanying vein - Vena comitans
acellular - azellulär
acervulus - Hirnsand
acetabular - azetabulär
acetabular artery - Hüftkopfarterie
acetabular branch of obturator artery - Hüftkopfarterie
acetabular cavity - Acetabulum, Azetabulum, Hüftgelenkspfanne, Hüftpfanne
acetabular edge - Azetabularand, Margo acetabuli
acetabular fossa - Fossa acetabuli
acetabular labrum - Pfannenlippe, Labrum acetabuli
acetabular limbus - Limbus acetabuli
acetabular lip - Pfannenlippe, Labrum acetabuli
acetabular notch - Incisura acetabuli
acetabulum - Acetabulum, Azetabulum, Hüftgelenkspfanne, Hüftpfanne
Achilles tendon - Achillessehne, Tendo calcaneus
achromatin - Achromatin
acinar - azinär
acinic - azinär
acinus - Acinus, Azinus
AC joint - Akromioklavikulargelenk, Schultereckgelenk, Articulatio acromioclavicularis
acoustic meatus - Gehörgang, Meatus acusticus
acoustic nerve - VIII. Hirnnerv, Akustikus, Nervus vestibulocochlearis
acoustic organ - Corti-Organ, Organum spirale
acoustic pore - Porus acusticus
acoustic radiation - Hörstrahlung, Radiatio acustica
acral - akral
acromial - akromial
acromial bone - Akromion
acromial bursa - Bursa subdeltoidea
acromial process - Acromion, Akromion
acromioclavicular joint - Schultereckgelenk, Akromioklavikulargelenk, Articulatio acromioclavicularis
acromioclavicular ligament - Ligamentum acromioclaviculare
acromiocoracoid ligament - Ligamentum coracoacromiale
acromion - Acromion, Akromion
Adam's apple - Adamsapfel, Prominentia laryngea
adduction - Adduktion
adductor - Adductor, Adduktionsmuskel, Adduktor, Musculus adductor
adductor brevis (muscle) - Musculus adductor brevis
adductor canal - Adduktorenkanal, Canalis adductorius
adductor hallucis (muscle) - Musculus adductor hallucis
adductor hiatus - Hiatus adductorius
adductor longus (muscle) - Musculus adductor longus
adductor magnus (muscle) - Musculus adductor magnus
adductor muscle - Adductor, Adduktionsmuskel, Adduktor, Musculus adductor

adductor muscle of great toe - Musculus adductor hallucis
adductor muscle of thumb - Musculus adductor pollicis
adductor pollicis (muscle) - Musculus adductor pollicis
adenohypophyseal - adenohypophysär
adenohypophysial - adenohypophysär
adenohypophysis - Adenohypophyse, Hypophysenvorderlappen, Lobus anterior hypophysis
adenoid - adenoid
adenoidal - adenoid
adenoid tissue - lymphatisches Gewebe
adenoid tonsil - Rachenmandel, Tonsilla pharyngea/pharyngealis
adipic - adipös
adipocyte - Adipozyt, Fettgewebszelle, Fettzelle, Lipozyt
adipose - adipös
adipose body of orbit - Corpus adiposum orbitae
adipose capsule of kidney - Capsula adiposa perirenalis
adipose tissue - Fettgewebe
A disk - A-Bande, A-Streifen, A-Zone, anisotrope Bande
aditus - Aditus
adnexa - Adnexa
adolescence - Adoleszenz
adolescent - adoleszent
adrenal - adrenal
adrenal cortex - Nebennierenrinde, Cortex glandulae suprarenalis
adrenal gland - Nebenniere, Glandula suprarenalis
adrenal marrow - Nebennierenmark, Medulla glandulae suprarenalis
adrenal medulla - Nebennierenmark, Medulla glandulae suprarenalis
adrenal vein - Nebennierenvene, Vena suprarenalis
adrenocortical - adrenokortikal
adventitia - Adventitia, Tunica adventitia
adventitial coat - Adventitia, Tunica adventitia
afference - Afferenz
afferent - afferent
afferent arteriole of glomerulus - Arteriola glomerularis afferens
afferent glomerular arteriole - Arteriola glomerularis afferens
afterbrain - Metencephalon
aggregated follicles - Peyer-Plaques, Folliculi lymphatici aggregati
aggregated glands - Peyer-Plaques, Folliculi lymphatici aggregati
agonist - Antagonist
agonistic muscle - Antagonist
agranular - agranulär
agranular cortex - agranuläre Rinde
agranular endoplasmic reticulum - glattes endoplasmatisches Retikulum
agranular isocortex - agranuläre Rinde
agranular reticulum - glattes endoplasmatisches Retikulum
air passages - Atemwege, Luftwege
air saccules - Alveolarsäckchen
air sacs - Alveolarsäckchen
air sinuses - Sinus paranasales
air vesicles - Alveoli pulmonis
airways - Luftwege
ala - Ala
ala of ilium - Beckenschaufel, Darmbeinschaufel, Ala ossis ilii
ala of sphenoid bone - Keilbeinflügel
alar bone - Flügelbein, Keilbein, Os sphenoidale
alar cartilages - Nasenflügelknorpel, Cartilagines alares
alar folds - Plicae alares
alar ligaments - Flügelbänder, Ligamenta alaria
alar ligaments of knee - Plicae alares
Albinus' muscle - Skalenus medius, Musculus scalenus medius
albuginea - Albuginea, Tunica albuginea testis
albuginea of ovary - Eierstockkapsel, Tunica albuginea ovarii
albugineous coat - 1. Albuginea, Tunica albuginea testis 2. Eierstockkapsel, Tunica albuginea ovarii
albugineous tunic - 1. Albuginea, Tunica albuginea testis 2. Eierstockkapsel, Tunica albuginea ovarii
Alcock's canal - Alcock-Kanal, Canalis pudendalis
alimentary canal - Canalis alimentarius
alimentary tract - Canalis alimentarius
allantoic circulation - Allantoiskreislauf, Umbilikalkreislauf
allantoic sac - Allantoissack
allantoic vein - Allantoisvene
allantoid membrane - Allantois
allantois - Allantois
alveolar - alveolär
alveolar border - Arcus alveolaris
alveolar bronchioles - Alveolarbronchiolen, Bronchioli alveolarii/respiratorii
alveolar canals of maxilla - Alveolarkanälchen, Canales alveolares
alveolar cell - Alveolarzelle
alveolar epithelial cell - Alveolarzelle
alveolar macrophage - Alveolarphagozyt
alveolar phagocyte - Alveolarphagozyt
alveolar pores - Alveolarporen
alveolar saccules - Alveolarsäckchen
alveolar sacs - Alveolarsäckchen
alveolar septa - Alveolarsepten, Septa interalveolaria
alveoli - Lungenalveolen, Lungenbläschen, Alveoli pulmonis
alveolodental canals - Alveolarkanälchen, Canales alveolares
alveolus - Alveole
ambient cistern - Cisterna ambiens
Amici's disk - Z-Linie
Ammon's horn - Hippocampus
amnion - Amnion, Schafhaut
amniotic fluid - Liquor amnii
ampulla - Ampulla, Ampulle
ampulla of deferent duct - Samenleiterampulle, Ampulla ductus deferentis
ampulla of lacrimal canaliculus - Tränengangsampulle, Ampulla canaliculi lacrimalis
ampulla of lacrimal duct - Tränengangsampulle, Ampulla canaliculi lacrimalis
ampulla of rectum - Ampulle
ampulla of uterine tube - Tubenampulle, Ampulla tubae uterinae
ampullary - ampullär
amygdaloid fossa - Gaumenmandelnische, Fossa tonsillaris
anal - anal
anal canal - Analkanal, Canalis analis
anal cleft - Gesäßspalte
anal columns - Analsäulen, Columnae anales
anal crypts - Analkrypten, Sinus anales

anal mucosa - Afterschleimhaut
anal orifice - After, Anus
anal region - Analgegend, Analregion
anal sinuses - Analkrypten, Sinus anales
anal valves - Valvulae anales
anastomosis - Anastomose
anastomotic branch - Ramus anastomoticus
anatomic - anatomisch
anatomical - anatomisch
anatomical neck of humerus - anatomischer Humerushals, Collum anatomicum
anatomy - Anatomie
anconeal fossa - Fossa olecrani
anconeus (muscle) - Ankoneus, Musculus anconeus
Andersch's nerve - Nervus tympanicus
angle - Angulus
angle of chamber - Iridokornealwinkel, Kammerwinkel
angle of eye - Augenwinkel, Kanthus
angle of mouth - Mundwinkel, Angulus oris
angle of pelvis - Inclinatio pelvis
angular artery - Augenwinkelarterie, Arteria angularis
angular notch of stomach - Magenknieeinschnitt, Incisura angularis
angular sulcus - Magenknieeinschnitt, Incisura angularis
angular vein - Augenwinkelvene, Vena angularis
anisotropic disk - A-Bande, A-Streifen, A-Zone, anisotrope Bande
ankle - 1. Fußknöchel, Malleolus 2. Sprungbein, Talus 3. Talokruralgelenk, Articulatio talocruralis
ankle bone - Sprungbein, Talus
ankle joint - Talokruralgelenk, Articulatio talocruralis
annular cartilage - Ringknorpel
annular ligament of radius - Ligamentum anulare radii
annular radial ligament - Ligamentum anulare radii
annulus - Anulus, Ring
anorectal - anorektal
anorectal lymph nodes - anorektale Lymphknoten, Nodi lymphoidei anorectales
anorectum - Anorektum
anovaginal - anovaginal
anserine plexus - Parotisplexus
antagonist - Antagonist
antagonistic muscle - Antagonist
antebrachial - antebrachial
antebrachial fascia - Unterarmfaszie, Fascia antebrachii
antebrachial region - Unterarmregion
antebrachium - Antebrachium, Unterarm, Vorderarm
antecubital fossa - Ellbogengrube, Ellenbeugengrube, Fossa cubitalis
anterior - anterior
anterior arch of atlas - Arcus anterior atlantis
anterior axillary line - Linea axillaris anterior
anterior branch - Ramus anterior
anterior branches of thoracic nerves - Interkostalnerven, Nervi intercostales
anterior central gyrus - Gyrus precentralis
anterior cerebral artery - Arteria cerebri anterior
anterior cervical lymph nodes - Nodi lymphoidei cervicales anteriores
anterior cervical region - Trigonum cervicale anterius
anterior cervical triangle - Trigonum cervicale anterius
anterior chamber of eye - Vorderkammer, Camera anterior
anterior column - Vordersäule, Columna anterior
anterior column of fauces - vorderer Gaumenbogen
anterior corticospinal tract - direkte Pyramidenbahn, Tractus corticospinalis anterior
anterior cranial fossa - Fossa cranii anterior
anterior cruciate ligament - vorderes Kreuzband, Ligamentum cruciatum anterius
anterior cusp - Cuspis anterior
anterior epithelium of cornea - Hornhautepithel, Epithelium anterius
anterior fontanelle - Fonticulus anterior
anterior funiculus - Funiculus anterior medullae spinalis
anterior gastric branches of vagus nerve - Rami gastrici anteriores
anterior gastric plexus - Rami gastrici anteriores
anterior horn (of spinal cord) - Vorderhorn des Rückenmarks, Cornu anterius medullae spinalis
anterior horn cell - Vorderhornzelle
anterior horn of lateral ventricle - Vorderhorn des Seitenventrikels, Cornu anterius ventriculi lateralis
anterior iliac artery - Arteria iliaca externa
anterior interventricular artery - Ramus interventricularis anterior
anterior interventricular branch of left coronary artery - Ramus interventricularis anterior
anterior interventricular groove - Sulcus interventricularis anterior
anterior interventricular sulcus - Sulcus interventricularis anterior
anterior jugular vein - Vena jugularis anterior
anterior limiting lamina - Lamina limitans anterior
anterior lingual gland - Blandin-Nuhn-Drüse, Glandula lingualis anterior
anterior lobe of hypophysis - Adenohypophyse, Hypophysenvorderlappen, Lobus anterior hypophysis
anterior lobe of pituitary (gland) - Adenohypophyse, Hypophysenvorderlappen, Lobus anterior hypophysis
anterior longitudinal ligament - Ligamentum longitudinale anterius
anterior margin - Margo anterior
anterior mediastinal cavity - Cavum mediastinale anterius, Mediastinum anterius
anterior mediastinum - Cavum mediastinale anterius, Mediastinum anterius
anterior pituitary - Adenohypophyse, Hypophysenvorderlappen, Lobus anterior hypophysis
anterior pouch of Tröltsch - Recessus anterior
anterior pyramidal tract - Tractus corticospinalis anterior
anterior recess of tympanic membrane - Recessus anterior
anterior root (of spinal nerves) - Vorderwurzel, Radix anterior
anterior scalene muscle - Skalenus anterior, Musculus scalenus anterior
anterior segment (of lung) - Vordersegment, Segmentum anterius
anterior spinocerebellar tract - Gowers-Bündel, Tractus spinocerebellaris anterior
anterior tibial artery - Arteria tibialis anterior
anterior tibial muscle - Musculus tibialis anterior
anterior tibial node - Nodus lymphoideus tibialis anterior
anterior vagal nerve - Truncus vagalis anterior
anterior vagal trunk - Truncus vagalis anterior
anterolateral column of spinal cord - Funiculus lateralis medullae spinalis
anterolateral fontanelle - Keilbeinfontanelle, Fonticulus sphenoidalis

anterolateral groove - Vorderseitenfurche, Sulcus anterolateralis
anterolateral sulcus - Vorderseitenfurche, Sulcus anterolateralis
anthelix - Anthelix
antibrachium - Antebrachium
antihelix - Anthelix
antilobium - Tragus
antithenar eminence - Kleinfingerballen, Eminentia hypothenaris
antitragus - Antitragus
antral - antral
antrum - Antrum
antrum of Highmore - Sinus maxillaris
anulus - Anulus, Ring
anus - After, Anus
anvil - Amboss, Incus
aorta - Aorta
aortal - aortal
aortic - aortal
aortic arcade - Aortenarkade, Ligamentum arcuatum medianum
aortic arch - Aortenbogen, Arcus aortae
aortic bulb - Aortenbulbus, Bulbus aortae
aortic cusp - Cuspis anterior valvae atrioventricularis sinistrae
aortic hiatus - Hiatus aorticus
aortic isthmus - Aortenisthmus, Isthmus aortae
aortic lymph nodes - Aortenlymphknoten
aortic opening - Aortenostium, Ostium aortae
aortic ostium - Aortenostium, Ostium aortae
aortic plexus - Plexus nervosus aorticus
aortic sinus - Aortensinus, Sinus aortae
aortic valve - Aortenklappe, Valva aortae
aortic ventricle (of heart) - linker Ventrikel, linke Herzkammer, Ventriculus cordis sinister
aperture - Aditus, Apertura, Foramen, Hiatus, Mündung
aperture of glottis - Stimmritze, Rima glottidis
aperture of larynx - Kehlkopfeingang, Aditus laryngis
aperture of thorax - Thoraxapertur
apex - Apex
apex of cochlea - Schneckenspitze
apex of heart - Herzspitze, Apex cordis
apex of lung - Lungenspitze, Apex pulmonalis
apex of petrous portion of temporal bone - Felsenbeinspitze
apex of tongue - Zungenspitze
apex of urinary bladder - Apex vesicae
apical - apikal
apical axillary lymph nodes - Nodi lymphoidei axillarum apicales
apical lymph nodes - Nodi lymphoidei axillarum apicales
apical segment - Apikalsegment, Segmentum apicale
apicoposterior segment (of lung) - Segmentum apicoposterius
aponeurosis - Aponeurose, Aponeurosis
aponeurosis of insertion - Ansatzaponeurose
aponeurosis of Zinn - Zonulafasern
aponeurotic - aponeurotisch
aponeurotic fascia - Fascia profunda
aponeurotic membrane - Aponeurose, Aponeurosis
apophyseal - apophysär
apophysial - apophysär
apophysis - Apophyse, Apophysis
appendage - Appendix
appendicular artery - Blinddarmarterie, Arteria appendicularis
appendicular lymph nodes - Appendixlymphknoten, Nodi lymphoidei appendiculares
appendicular skeleton - Gliedmaßenskelett
appendicular vein - Appendixvene, Vena appendicularis
appendix - 1. Appendix 2. Appendix vermiformis, Wurmfortsatz
aqueduct - Aqueductus
aqueduct of cochlea - Aqueductus cochleae
aqueduct of Cotunnius - Aqueductus vestibuli
aqueduct of mesencephalon - Aqueductus cerebri
aqueduct of midbrain - Aqueductus cerebri
aqueduct of Sylvius - Aqueductus cerebri
aqueduct of vestibule - Aqueductus vestibuli
aqueous humor - Kammerwasser
arachnoid - arachnoid
arachnoidal - arachnoid
arachnoidal granulations - Arachnoidalzotten
arachnoidal villi - Arachnoidalzotten
arachnoid cyst - Arachnoidalzyste
arachnoidea - Spinnwebenhaut, Arachnoidea mater
arachnoidean - arachnoid
arachnoid membrane - Spinnwebenhaut, Arachnoidea mater
arachnoid of brain - Arachnoidea mater encephali
arachnoid of spine - Arachnoidea mater spinalis
Arantius' ligament - Ligamentum venosum
arch - Arcus
arch of aorta - Aortenbogen, Arcus aortae
arch of atlas - Atlasbogen
arch of azygos vein - Azygosbogen, Arcus venae azygos
arch of cricoid (cartilage) - Ringknorpelbogen
arch of foot - Fußgewölbe
arch of ribs - Rippenbogen, Arcus costalis
arciform veins of kidney - Bogenvenen, Venae arcuatae
arcuate fibers of cerebrum - Fibrae arcuatae cerebri
arcuate ligament of pubis - Ligamentum arcuatum pubis
arcuate popliteal ligament - Ligamentum popliteum arcuatum
arcuate suture - Kranznaht, Sutura coronalis
arcuate veins of kidney - Bogenvenen, Venae arcuatae
area - Area
areola of mammary gland - Warzenvorhof, Areola mammae
areola of nipple - Warzenvorhof, Areola mammae
areolar - areolar
areolar glands - Warzenvorhofdrüsen, Glandulae areolares
areolar plexus - Plexus venosus areolaris
areolar venous plexus - Plexus venosus areolaris
argentaffin - argentaffin
argentaffin fiber - Retikulumfaser
argentophil - argentaffin
argentophil fiber - Retikulumfaser
argentophilic - argentaffin
argyrophil - argyrophil
argyrophilic - argyrophil
arm - Arm; Oberarm
armpit - Axilla, Achselhöhle, Fossa axillaris
Arnold's bundle - Tractus frontopontinus
Arnold's ganglion - Ganglion oticum
arterial - arteriell, arteriös
arterial bulb - Aortenbulbus, Bulbus aortae
arterial circle - Arteriengeflecht, Arteriennetz, Circulus arteriosus

arterial circle of cerebrum - Willis-Anastomosenkranz, Circulus arteriosus cerebri
arterial circle of iris - Arteriengeflecht der Iris, Circulus arteriosus iridis
arterial cone - Conus arteriosus
arterial grooves - Sulci arteriales
arterial impressions - Sulci arteriales
arterial network - Arteriengeflecht, Arteriennetz, Rete arteriosum
arterial network of patella - Rete patellare
arterial rete (mirabile) - Arteriengeflecht, Arteriennetz, Rete arteriosum
arterial sulci - Sulci arteriales
arterial vein - Truncus pulmonalis
arteries of cerebrum - Gehirnschlagadern, Hirnarterien, Hirnschlagadern, Arteriae cerebrales
arteries of lower leg - Unterschenkelarterien
arteries of lower limb - Beinarterien
arteriole - Arteriola
arteriole of glomerulus - Glomerulusarteriole
arteriole of retina - Netzhautarteriole
arteriolovenular anastomosis - arteriovenöse Anastomose
arterious - arteriell, arteriös
arteriovenous - arteriovenös
arteriovenous anastomosis - arteriovenöse Anastomose
artery - Arteria, Arterie, Pulsader, Schlagader
artery of deferent duct - Samenleiterarterie, Arteria ductus deferentis
artery of glomerulus - Glomerulusarteriole
arthral - artikulär
articular - artikulär
articular branches - Rami articulares
articular capsule - Gelenkkapsel
articular cartilage - Gelenkknorpel, Cartilago articularis
articular cavity - Gelenkhöhle, Gelenkspalt, Cavitas articularis
articular condyle - Gelenkkopf
articular discus - Gelenkscheibe, Discus articularis
articular disk - Gelenkscheibe, Discus articularis
articular fossa of radial head - Fovea articularis
articular fovea of radial head - Fovea articularis
articular lip - Gelenklippe, Labrum articulare
articular meniscus - Meniscus, Meniskus, Meniscus articularis
articular pit of radial head - Fovea articularis
articular process - Gelenkfortsatz, Processus articularis
articular serum - Gelenkschmiere
articular surface - Gelenkfläche, Facies articularis
articular surface of acetabulum - Facies lunata
articulation - Gelenk, Articulatio
articulations of foot - Articulationes pedis
articulations of hands - Articulationes manus
aryepiglottic - aryepiglottisch
aryepiglottic fold - Plica aryepiglottica
aryepiglottidean - aryepiglottisch
arytenoepiglottidean fold - Plica aryepiglottica
arytenoid - arytänoid
arytenoid cartilage - Aryknorpel, Cartilago arytenoidea
arytenoideus obliquus (muscle) - Musculus arytenoideus obliquus
arytenoideus transversus (muscle) - Musculus arytenoideus transversus
ascending aorta - Aorta ascendens, Pars ascendens aortae
ascending colon - aufsteigendes Kolon, Colon ascendens
ascending part of aorta - Aorta ascendens, Pars ascendens aortae
ascending part of duodenum - Pars ascendens duodeni
ascending ramus of pubis - oberer Schambeinast, Ramus superior ossis pubis
Aschoff's node - Atrioventrikularknoten, Nodus atrioventricularis
Aschoff-Tawara's node - Aschoff-Tawara-Knoten, Atrioventrikularknoten, AV-Knoten, Nodus atrioventricularis
asternal ribs - falsche Rippen
astroglia - Makroglia
atlantoaxial joint - Atlantoaxialgelenk, Articulatio atlantoaxialis
atlantooccipital joint - Atlantookzipitalgelenk, Articulatio atlantooccipitalis
atlantooccipital membrane - Membrana atlantooccipitalis
atlas - Atlas
atrial - atrial
atrial auricle - Aurikel, Herzohr, Auricula atrii
atrial auricula - Aurikel, Herzohr, Auricula atrii
atrial branches - Vorhofäste, Rami atriales
atrial veins - Vorhofvenen, Venae atriales
atrioventricular - atrioventrikulär atrioventrikulär
atrioventricular bundle - His-Bündel, Fasciculus atrioventricularis
atrioventricular node - Aschoff-Tawara-Knoten, Atrioventrikularknoten, AV-Knoten, Nodus atrioventricularis
atrioventricular septum (of heart) - Vorhofkammerseptum, Septum atrioventriculare
atrioventricular sulcus - Herzkranzfurche, Kranzfurche, Sulcus coronarius
atrioventricular valve - Atrioventrikularklappe, Segelklappe
atrioventricular veins - Atrioventrikularvenen, Venae atrioventriculares
atrium - Atrium, Vorhof
atrium (of heart) - Herzvorhof, Vorhof, Atrium cordis
attached gingiva - Gingiva
attic of middle ear - Attikus, Epitympanum, Recessus epitympanicus
auditory canal - Gehörgang
auditory nerve - VIII. Hirnnerv, Akustikus, Nervus vestibulocochlearis
auditory ossicles - Gehörknöchelchen
auditory pathway - Hörbahn
auditory pore - Porus acusticus
auditory radiation - Hörstrahlung, Radiatio acustica
auditory tube - Ohrtrompete, Salpinx, Tuba auditiva/auditoria
Auerbach's plexus - Auerbach-Plexus, Plexus nervosus myentericus
auricle - **1.** Aurikel, Herzohr, Auricula atrii **2.** Ohrmuschel, Auricula
auricle of heart - Aurikel, Herzohr, Auricula atrii
auricular - s.u. atrial
auricular cartilage - Ohrmuschelknorpel, Cartilago auriculae
auricular muscles - Ohrmuschelmuskeln, Ohrmuskeln, Musculi auriculares
auricular tubercle - Darwin-Höcker, Tuberculum auriculare
autonomic branches - Rami autonomici
autonomic ganglia - Ganglia autonomica

autonomic nerve - Nervus autonomicus, Nervus visceralis
autonomic nervous system - autonomes Nervensystem, Pars autonomica systematis nervosi
autonomic plexus - autonomer/vegetativer Nervenplexus, autonomes/vegetatives Nervengeflecht, Plexus nervosus autonomicus
avalvular - avalvulär
av-bundle - His-Bündel, Fasciculus atrioventricularis
AV-node - Aschoff-Tawara-Knoten, Atrioventrikularknoten, AV-Knoten, Nodus atrioventricularis
axial - axial
axilla - Achselhöhle, Achselhöhlengrube, Axilla, Fossa axillaris
axillary - axillar
axillary artery - Achselschlagader, Arteria axillaris
axillary fascia - Fascia axillaris
axillary fossa - Achselhöhle, Achselhöhlengrube, Axilla, Fossa axillaris
axillary glands - Achsellymphknoten, Nodi lymphoidei axillares
axillary line - Axillarlinie
axillary lymph nodes - Achsellymphknoten, Nodi lymphoidei axillares
axillary nerve - Nervus axillaris
axillary process of mammary gland - Processus axillaris
axillary region - Achselgegend, Achselregion
axillary space - Achselhöhle, Achselhöhlengrube, Axilla, Fossa axillaris
axillary tail of mammary gland - Processus axillaris
axillary vein - Achselvene, Vena axillaris
axis - Achse, Axis
axis cylinder - Axon
axis of bulb - Augenachse, Axis bulbi
axis of eye - Augenachse, Axis bulbi
axis of joint - Gelenkachse
axis of lens - Linsenachse, Axis lentis
axis of pelvis - Beckenachse
axon - Axon, Neuraxon
azygos - Azygos, Vena azygos
azygos vein - Azygos, Vena azygos
azygous - Azygos, Vena azygos
baby teeth - erste Zähne, Milchgebiss, Dentes decidui
back - Rücken, Dorsum
backbone - Rückgrat, Wirbelsäule, Columna vertebralis
back muscles - Rückenmuskulatur, Musculi dorsi
back of foot - Fußrücken, Dorsum pedis
back of hand - Handrücken, Dorsum manus
back of head - Hinterhaupt, Hinterkopf, Occiput, Okziput
back of neck - Nacken
backward curvature - Lordose
balanus - Eichel
ball - Ballen
ball-and-socket joint - Enarthrose, Kugelgelenk
ball of the eye - Augapfel
ball of the foot - Ballen, Fußballen
ball of thumb - Daumenballen, Eminentia thenaris, Thenar
Ball's valves - Valvulae anales
band - Band, Bande, Fasciculus, Ligament
Barr body - Geschlechtschromatin
Bartholin's duct - Ductus sublingualis major
Bartholin's gland - Bartholin-Drüse, Glandula vestibularis major
basal - basal
basal artery - Basisarterie, Schädelbasisarterie, Arteria basilaris
basal cell - Basalzelle
basal cell layer - Basalschicht, Basalzellschicht
basal cistern - Cisterna interpeduncularis
basal ganglia - Basalganglien, Nuclei basales
basal lamina - Basalmembran, Lamina basalis
basal lamina of choroid - Bruch-Membran, Lamina basalis choroideae
basal layer of epidermis - Basalschicht, Basalzellschicht
basal membrane - Basalmembran
basal nuclei - Basalganglien, Nuclei basales
basal plate - Lamina basalis
basal segment (of lung) - Basalsegment, Segmentum basale
basal vein - Vena basalis
base - Basis, Fundus
basement layer - Basalmembran
basement membrane - Basalmembran
base of bladder - Blasenspitze
base of brain - Hirnbasis
base of cochlea - Schneckenbasis, Basis cochleae
base of heart - Herzbasis, Basis cordis
base of lung - Lungenbasis, Basis pulmonis
base of skull - Schädelbasis, Basis cranii
base of stapes - Steigbügelplatte
basic bundles - Fasciculi proprii
basilar - basal
basilar artery - Basisarterie, Schädelbasisarterie, Arteria basilaris
basilar cell - Basalzelle
basilar lamina of cochlear duct - Basilarmembran, Lamina basilaris
basilary - basal
basilic vein - Vena basilica
basivertebral veins - Wirbelkörpervenen, Venae basivertebrales
Bauhin's valve - Bauhin-Klappe, Ileozökalklappe, Valva ilealis/ileocaecalis
beaker cell - Becherzelle
behind - Gesäß
Bekhterev's tract - Tractus tegmentalis centralis
Bell's nerve - Nervus thoracicus longus
belly - Abdomen, Bauch, Leib, Magen, Unterleib
bellybutton - Nabel
Betz's cell area - motorische Rinde
Bianchi's nodules - Nodulus valvularum semilunarium
biceps - Bizeps brachii
biceps brachii (muscle) - Bizeps brachii, Musculus biceps brachii
biceps femoris (muscle) - Bizeps femoris, Musculus biceps femoris
biceps muscle of arm - Bizeps brachii, Musculus biceps brachii
biceps muscle of thigh - Bizeps femoris, Musculus biceps femoris
Bichat's tunic - Tunica intima
bicipital aponeurosis - Bizepsaponeurose, Aponeurosis bicipitalis
bicipital fissure - Bizepsrinne, Sulcus bicipitalis
bicipital groove - Bizepsrinne, Sulcus bicipitalis
bicipital tuberosity - Tuberositas radii
bicipitoradial bursa - Bursa bicipitoradialis
bicuspid tooth - Dens premolaris
bicuspid valve - Bikuspidalis, Mitralklappe, Valva mitralis

bifurcation - Bifurcatio
bifurcation of aorta - Aortengabel, Bifurcatio aortae
bifurcation of pulmonary trunk - Trunkusbifurkation, Bifurcatio trunci pulmonalis
bifurcation of trachea - Luftröhrengabelung, Trachea-bifurkation, Bifurcatio trachealis
Bigelow's ligament - Bigelow-Band, Ligamentum iliofemorale
big toe - Großzehe, Hallux, Digitus primus pedis
bile capillaries - Gallenkapillaren
bile duct - Gallengang
bile ductules - Gallenkanälchen
bile papilla - Papilla duodeni major
biliary - biliär
biliary duct - Gallengang
biliary ductules - Gallenkanälchen
biliary-enteric - biliodigestiv
biliary-intestinal - biliodigestiv
bilidigestive - biliodigestiv
biliferous tubules - Gallenkapillaren
bilious - biliär
biparietal suture - Pfeilnaht, Sutura sagittalis
bladder - Blase, Harnblase, Vesica, Vesica urinaria
bladder neck - Blasenhals, Harnblasenhals, Cervix vesicae
bladder wall muscle - Blasenwandmuskulatur
Blandin's gland - Blandin-Nuhn-Drüse, Glandula lingualis anterior
Blasius' duct - Parotisgang
blind gut - Blinddarm, Caecum, Zäkum, Zökum
blind intestine - Blinddarm, Caecum, Zäkum, Zökum
blind spot - Discus nervi optici
blood plasma - Plasma
blood serum - Serum
blood vessel - Blutgefäß
blood vessels of retina - Netzhautgefäße
body - Körper, Corpus; Leib
body cavity - Körperhöhle
body of bladder - Harnblasenkörper, Corpus vesicae
body of femur - Femurdiaphyse, Corpus femoris
body of fibula - Fibuladiaphyse, Fibulaschaft, Corpus fibulae
body of gall bladder - Gallenblasenkörper, Corpus vesicae biliaris/felleae
body of Highmore - Mediastinum testis
body of humerus - Humerusschaft, Corpus humeri
body of hyoid bone - Zungenbeinkörper
body of incus - Ambosskörper
body of pancreas - Pankreaskörper, Corpus pancreatis
body of radius - Radiusschaft, Corpus radii
body of sternum - Brustbeinkörper, Corpus sterni
body of tibia - Tibiaschaft, Corpus tibiae
body of tongue - Zungenkörper
body of ulna - Ulnadiaphyse, Ulnaschaft, Corpus ulnae
body of urinary bladder - Harnblasenkörper, Corpus vesicae
body of uterus - Gebärmutterkörper, Uteruskörper
body of vertebra - Wirbelkörper, Corpus vertebrae
Boerhaave's glands - Schweißdrüsen
Bogros's space - Retroinguinalraum
bone - Knochen, Os
bone cell - Knochenzelle, Osteozyt
bone crest - Knochenkamm
bone marrow - Knochenmark, Medulla ossium
bone marrow cavity - Markhöhle, Cavitas medullaris
bone skin - Knochenhaut, Periost
bones of the foot - Fußknochen, Ossa pedis
bones of the hand - Handknochen, Ossa manus
bones of wrist - Karpalknochen, Ossa carpi
bone tissue - Knochengewebe
bony - ossär
bony labyrinth - Labyrinthus osseus
bony palate - Palatum osseum
bony pelvis - Beckenring
bony ridge - Knochenkamm
bony septum of nose - Septum nasi osseum
bony skeleton - Knochengerüst, Skelett
bowe - Darm, Intestinum
Bowman's glands - Bowman-Spüldrüsen, Glandulae olfactoriae
Bowman's lamina - Lamina limitans anterior
Bowman's muscle - Ziliarmuskel, Musculus ciliaris
Boyden's sphincter - Musculus sphincter ductus choledochi, Sphinkter ductus choledochi
brachial artery - Armschlagader, Oberarmarterie, Oberarmschlagader, Arteria brachialis
brachial axillary lymph nodes - Oberarmlymphknoten, Nodi lymphoidei brachiales
brachial fascia - Oberarmfaszie, Fascia brachii
brachial glands - kubitale Lymphknoten, Nodi lymphoidei cubitales
brachialis (muscle) - Brachialis, Musculus brachialis
brachial lymph nodes - Oberarmlymphknoten, Nodi lymphoidei brachiales
brachial muscle - Brachialis, Musculus brachialis
brachial plexus - Armplexus, Plexus nervosus brachialis
brachial region - Oberarmregion
brachial veins - Oberarmvenen, Venae brachiales
brachiocephalic artery - Truncus brachiocephalicus
brachiocephalic trunk - Truncus brachiocephalicus
brachiocephalic vein - Vena brachiocephalica
brachioradialis (muscle) - Brachioradialis, Musculus brachioradialis
brachioradial muscle - Brachioradialis, Musculus brachioradialis
brain - Gehirn, Hirn, Cerebrum, Zerebrum, Encephalon, Enzephalon
brain axis - Hirnstamm, Truncus encephali
braincase - Gehirnschädel, Hirnschädel
brain mantle - Pallium
brainpan - Gehirnschädel, Hirnschädel
brain sand - Hirnsand
brain stem - Hirnstamm, Stammhirn, Truncus encephali
branch - Ast, Ramus
breast - 1. Brust, Pectus 2. Brustdrüse, Mamma, Glandula mammaria
breast bone - Brustbein, Sternum
breast milk - Muttermilch
breast parenchyma - Brustparenchym
breech - Gesäß
bregmatic bone - Scheitelbein, Os parietale
bregmatic fontanelle - Fonticulus anterior
Breschet's canals - Diploekanäle, Canales diploici
Breschet's hiatus - Schneckenloch
Breschet's veins - Diploevenen, Venae diploicae
bridge of nose - Brücke, Nasenbrücke
broad fascia - Oberschenkelfaszie, Fascia lata
bronchial - bronchial
bronchial branches - Rami bronchiales
bronchial branches of thoracic aorta - Bronchialarterien

bronchial glands - Bronchialdrüsen, Glandulae bronchiales
bronchial mucosa - Bronchialschleimhaut, Tunica mucosa bronchi
bronchial musculature - Bronchialmuskulatur
bronchial system - Bronchialbaum, Bronchialsystem
bronchial tree - Bronchialbaum, Bronchialsystem
bronchial veins - Bronchialvenen, Venae bronchiales
bronchiole - Bronchiole, Bronchiolus
bronchoalveolar - bronchoalveolär
bronchomediastinal trunk - Truncus bronchomediastinalis
bronchopleural - bronchopleural
bronchopulmonary - bronchopulmonal
bronchopulmonary lymph nodes - Hiluslymphknoten, Nodi lymphoidei bronchopulmonales, Nodi lymphoidei hilares
bronchopulmonary segments - Lungensegmente, Segmenta bronchopulmonalia
bronchotracheal - bronchotracheal, tracheobronchial
bronchovesicular - bronchoalveolär
bronchus - Bronchus
brow - Augenbraue, Braue
brown adipose tissue - braunes Fettgewebe
brown fat - braunes Fettgewebe
Bruce's tract - Fasciculus septomarginalis
Bruch's membrane - Bruch-Membran, Lamina basalis choroideae
Brücke's fibers - Fibrae longitudinales
Brunner's glands - Duodenaldrüsen, Glandulae duodenales
buccal - bukkal
buccal artery - Backenschlagader
buccal fat pad - Corpus adiposum buccae
buccal glands - Bukkaldrüsen, Glandulae buccales
buccal lymph node - Nodus lymphoideus buccinatorius
buccal mucosa - Wangenschleimhaut
buccal region - Wangenregion
buccal tooth - Backenzahn
buccinator artery - Backenschlagader
buccinator lymph node - Nodus lymphoideus buccinatorius
buccinator muscle - Wangenmuskel
bulb - Bulbus
bulbar - bulbär
bulbar colliculus - Harnröhrenschwellkörper
bulbar fascia - Tenon-Kapsel, Vagina bulbi
bulbar sheath - Tenon-Kapsel, Vagina bulbi
bulb of eye - Augapfel, Bulbus oculi
bulbospongiosus (muscle) - Musculus bulbospongiosus
bulbourethral gland - Glandula bulbourethralis
bulbus - Bulbus medullae spinalis, Medulla oblongata
bundle of His - His-Bündel
bundle of Vicq d'Azur - Vicq d'Azyr-Bündel, Fasciculus mamillothalamicus
Burdach's tract - Burdach-Strang, Fasciculus cuneatus
bursa - Bursa, Schleimbeutel
bursa of Achilles (tendon) - Bursa tendinis calcanei
bursa of calcaneal tendon - Bursa tendinis calcanei
bursa of the acromion - Bursa subcutanea acromialis
buttocks - Gesäß, Gesäßbacken
caecal - zäkal, zökal
calcaneal bone - Calcaneus, Fersenbein
calcaneal region - Ferse, Fersenregion
calcaneal tendon - Achillessehne, Tendo calcaneus
calcaneal tuber - Fersenbeinhöcker, Tuber calcanei
calcaneal tuberosity - Fersenbeinhöcker, Tuber calcanei
calcaneocuboid joint - Kalkaneokuboidgelenk, Articulatio calcaneocuboidea
calcaneocuboid ligament - Ligamentum calcaneocuboideum
calcaneofibular ligament - Ligamentum calcaneofibulare
calcaneonavicular ligament - Ligamentum calcaneonaviculare
calcaneus - Calcaneus, Fersenbein
calf - Wade, Wadenregion
calf bone - Fibula, Wadenbein
callosum - Balken, Corpus callosum
calvaria - Calvaria, Kalotte, Schädeldach
calx - Ferse, Fersenregion
Camper's chiasm - Chiasma tendinum
Camper's ligament - Urogenitaldiaphragma
canal - Gang, Kanal, Canalis, Ductus
canal for facial nerve - Fazialiskanal, Canalis nervi facialis
canaliculus - Canaliculus
canal of Henle - Adduktorenkanal
cancellated bone - Spongiosa, Substantia spongiosa/trabecularis
cancellous bone - Spongiosa, Substantia spongiosa/trabecularis
canine - Eckzahn, Dens caninus
canine tooth - Eckzahn, Dens caninus
canthal ligament - Ligamentum palpebrale laterale
canthus - Augenwinkel, Kanthus
capillary - Kapillare, Kapillargefäß, Vas capillare
capillary endothelium - Kapillarendothel
capillary vein - Venule
capillary vessel - Kapillare, Kapillargefäß, Vas capillare
capitate - Kapitatum, Os capitatum
capitate bone - Kapitatum, Os capitatum
capitellum - Humerusköpfchen, Capitulum humeri
capitular joint (of rib) - Rippenkopfgelenk
capitulum - Humerusköpfchen, Capitulum humeri
capitulum ulnae - Caput ulnae
capsular branches - Rami capsulare
capsular ligaments - Kapselbänder, Ligamenta capsularia
capsular membrane - Capsula articularis
capsular veins of kidney - Venae capsulares
capsule - Kapsel, Organkapsel, Capsula
capsule of kidney - Nierenkapsel
capsule of pancreas - Pankreaskapsel
capsule of prostate - Prostatakapsel, Capsula prostatica
cardia - Cardia, Kardia, Magenmund, Pars cardiaca
cardiac - kardial
cardiac branches - Rami cardiaci
cardiac conducting system - Erregungsleitungssystem des Herzens, Systema conducens cordis
cardiac conduction system - Erregungsleitungssystem des Herzens, Systema conducens cordis
cardiac ganglia - Wrisberg-Ganglien, Ganglia cardiaca
cardiac muscle - Herzmuskel, Herzmuskulatur, Myokard
cardiac muscle fiber - Herzmuskelfaser
cardiac opening - Ösophagusmündung, Ostium cardiacum
cardiac orifice - Ösophagusmündung, Ostium cardiacum
cardiac part of stomach - Cardia, Kardia, Magenmund, Pars cardiaca
cardiac pericardium - Epikard
cardiac plexus - Plexus nervosus cardiacus
cardiac skeleton - Herzskelett

cardiac valve - Herzklappe
cardiac veins - Herzvenen, Venae cordis
cardiac vessels - Herzgefäße
cardiovascular system - Systema cardiovasculare
carotid - Karotis, Halsarterie, Halsschlagader, Arteria carotis
carotid artery - Karotis, Halsarterie, Halsschlagader, Arteria carotis
carotid bifurcation - Karotisgabel, Bifurcatio carotidis
carotid body - Karotisdrüse, Glomus caroticum
carotid bulbus - Karotissinus, Bulbus caroticus, Sinus caroticus
carotid canal - Karotiskanal, Canalis caroticus
carotid glomus - Karotisdrüse, Glomus caroticum
carotid plexus - Plexus nervosus caroticus internus
carotid sheath - Karotisscheide, Vagina carotica
carotid sinus - Karotissinus, Bulbus caroticus, Sinus caroticus
carotid triangle - Karotisdreieck, Trigonum caroticum
carotid trigone - Karotisdreieck, Trigonum caroticum
carpal - karpal
carpal bones - Handwurzelknochen, Karpalknochen, Ossa carpi
carpal branch - Handwurzelast, Ramus carpalis
carpal canal - Handwurzeltunnel, Karpaltunnel, Canalis carpi
carpal joints - Interkarpalgelenke, Articulationes carpi
carpal retinaculum - Retinaculum flexorum
carpals - Handwurzelknochen, Karpalknochen, Ossa carpi
carpal sulcus - Sulcus carpi
carpal tunnel - Handwurzeltunnel, Karpaltunnel, Canalis carpi
carpometacarpal joints - CM-Gelenke, Karpometakarpalgelenke, Articulationes carpometacarpales
carpometacarpal ligaments - Ligamenta carpometacarpalia
carpus - Carpus, Karpus, Handwurzel; Handgelenk, Handwurzelgelenk
cartilage - Knorpel, Cartilago; Knorpelgewebe
cartilage cell - Knorpelzelle
cartilage of auditory tube - Cartilago tubae auditivae/auditoriae
cartilage of auricle - Ohrmuschelknorpel, Cartilago auriculae
cartilage of nasal septum - Nasenseptumknorpel, Septumknorpel
cartilage plate - Cartilago epiphysialis
cartilaginiform - chondroid
cartilaginoid - chondroid
cartilaginous - chondral
cartilaginous tissue - Knorpelgewebe
cauda equina - Cauda equina, Kauda
caudal - kaudal
caudal canal - Kaudakanal, Kaudalkanal
caudal vertebrae - Steißbeinwirbel, Vertebrae coccygeae
caudate lobe of liver - Spieghel-Leberlappen, Lobus caudatus
cava - Kava, Vena cava
cavernous body of clitoris - Klitorisschwellkörper, Corpus cavernosum clitoridis
cavernous body of penis - Penisschwellkörper, Corpus cavernosum penis
cavernous part of male urethra - Pars spongiosa
cavernous sinus - Sinus cavernosus
cavernous veins (of penis) - Schwellkörpervenen, Venae cavernosae
caverns of cavernous bodies - Schwellkörperkavernen
caverns of corpora cavernosa - Schwellkörperkavernen
cavity - Cavitas, Cavum, Kammer
cavity of concha - Cavum conchae
cavity of middle ear - Paukenhöhle
cavity of septum pellucidum - Cavum septi pellucidi
cavum - Cavitas, Cavum
cavum of septum pellucidum - Cavum septi pellucidi
cecal - zäkal, zökal
cecal foramen (of frontal bone) - Foramen caecum
cecal recess - Retrozäkalgrube, Recessus retrocaecalis
cecocolon - Zäkokolon
cecum - Blinddarm, Caecum, Zäkum, Zökum
celiac axis - Truncus coeliacus
celiac branches of vagus nerve - Rami coeliaci
celiac lymph nodes - Nodi lymphoidei coeliaci
celiac nerves - Rami coeliaci
celiac plexus - Plexus nervosus coeliacus
celiac trunk - Truncus coeliacus
cell - Zelle, Cellula
cell body - Zellleib
cell membrane - Plasmalemm, Zellmembran
cell nucleus - Nukleus, Zellkern
cellular - zellulär
center - Centrum
central artery of retina - Arteria centralis retinae
central bone - Os centrale
central canal (of spinal cord) - Zentralkanal des Rückenmarks, Canalis centralis
central fovea - Sehgrube, Fovea centralis
central gray - Substantia grisea centralis
central gray substance - Substantia grisea centralis
central nervous system - Zentralnervensystem, Systema nervosum centrale, Pars centralis systemae nervosi
central pillar of cochlea - Schneckenachse, Schneckenspindel
central sulcus of cerebrum - Sulcus centralis cerebri
central superior nodes - Nodi lymphoidei mesenterici superiores, Nodi lymphoidei superiores centrales
central tegmental tract - Tractus tegmentalis centralis
central tendon of diaphragm - Centrum tendineum
central vein of retina - Zentralvene der Netzhaut, Vena centralis retinae
central veins of liver - Zentralvenen der Leber, Venae centrales
centrifugal - efferent
cephalic vein - Vena cephalica
cerebellar - zerebellar
cerebellar arteries - Kleinhirnarterien
cerebellar cortex - Kleinhirnrinde, Cortex cerebelli
cerebellar fissures - Kleinhirnfurchen, Fissurae cerebelli
cerebellar folia - Kleinhirnwindungen, Folia cerebelli
cerebellar hemisphere - Kleinhirnhemisphäre
cerebellar peduncles - Kleinhirnstiele, Pedunculi cerebellares
cerebellar pyramid - Pyramis vermis
cerebellar tonsil - Kleinhirnmandel, Tonsilla cerebelli
cerebellar tracts - Kleinhirnbahnen
cerebellar veins - Kleinhirnvenen, Venae cerebelli
cerebellomedullary cistern - Cisterna cerebellomedullaris
cerebellum - Cerebellum, Kleinhirn, Zerebellum
cerebral - zerebral
cerebral aqueduct - Aqueductus cerebri

cerebral arteries - Gehirnarterien, Gehirnschlagadern, Hirnarterien, Hirnschlagadern, Arteriae cerebrales
cerebral cortex - Großhirnrinde, Hirnrinde, Cortex cerebri
cerebral cranium - Hirnschädel, Neurokranium
cerebral hemisphere - Endhirnhälfte, Großhirnhälfte
cerebral lobes - Hirnlappen, Lobi cerebri
cerebral nerves - Hirnnerven, Nervi craniales
cerebral peduncle - Hirnstiel, Pedunculus cerebri
cerebral sinuses - Durasinus
cerebral tracts - Großhirnbahnen
cerebral veins - Großhirnvenen, Hirnvenen, Venae cerebri
cerebrocerebellar - zerebrozerebellär
cerebrospinal - zerebrospinal
cerebrospinal fluid - Liquor cerebrospinalis
cerebrovascular - zerebrovaskulär
cerebrum - Cerebrum, Großhirn, Hirn, Zerebrum
cerumen - Ohrschmalz, Zerumen
ceruminal plug - Ohrschmalzpfropf
cervical - zervikal
cervical canal (of uterus) - Zervikalkanal, Canalis cervicis uteri
cervical fascia - Halsfaszie, Fascia cervicalis
cervical glands (of uterus) - Zervixdrüsen, Glandulae cervicales
cervical lymph node - Halslymphknoten, Zervikallymphknoten, Nodi lymphoidei cervicales
cervical mucosa - Zervixschleimhaut
cervical muscles - Halsmuskeln, Musculi cervicis, Musculi colli
cervical nerves - Halsnerven, Zervikalnerven, Nervi cervicales
cervical part of internal carotid artery - Pars cervicalis arteriae carotis internae
cervical part of spinal cord - Pars cervicalis medullae spinalis
cervical pleura - Pleurakuppel, Cupula pleurae
cervical plexus - Halsplexus, Plexus nervosus cervicalis
cervical rib - Costa cervicalis
cervical segments of spinal cord - Pars cervicalis medullae spinalis
cervical spinal nerves - Halsnerven, Nervi cervicales
cervical spine - Halswirbelsäule
cervical vertebrae - Halswirbel, Vertebrae cervicales
cervicothoracic ganglion - Ganglion stellatum
cervicovaginal - vaginozervikal, zervikovaginal
cervicovesical - zervikovesikal
cervix - Cervix, Collum, Hals, Kollum
cervix of uterus - Gebärmutterhals, Uterushals, Zervix, Cervix uteri
chalice cell - Becherzelle
chamber - Kammer
chamber of (the) heart - Herzkammer, Kammer
chamber of eye - Augenkammer
cheek - Backe, Wange
cheek bone - Wangenbein, Os zygomaticum
cheekbone - Jochbein
cheek tooth - Backenzahn, Mahlzahn, Molar, Dens molaris
chest - Brust, Brustkorb, Thorax; Oberkörper
chest organs - Brustorgane
chest wall - Brustwand
chiasm - Chiasma
chiasmatic cistern - Cisterna chiasmatica
chiasmatic sulcus - Sulcus prechiasmaticus
chin - Kinn, Mentum
chin area - Kinnregion
chin region - Kinnregion
choana - Choana
cholecystis - Gallenblase, Vesica biliaris/fellea
choledochal duct - Choledochus, Hauptgallengang, Ductus biliaris/choledochus
choledochus - Choledochus, Hauptgallengang, Ductus biliaris/choledochus
chondral - chondral
chondric - chondral
chondriosome - Mitochondrie
chondrocyte - Knorpelzelle
chondroid - chondroid
Chopart's joint - Chopart-Gelenklinie, Articulatio tarsi transversa
chorda - Chorda
chorda tympani - Chorda tympani
chorda tympani canal - Chordakanal
chorial - chorional
chorioallantoic membrane - Chorioallantois
chorioallantois - Chorioallantois
choriocapillaris - Choriocapillaris, Lamina choroidocapillaris
choriocapillary lamina - Choriocapillaris, Lamina choroidocapillaris
choriocapillary layer - Choriocapillaris, Lamina choroidocapillaris
chorioid - Aderhaut, Chorioidea
chorioidea - Aderhaut, Chorioidea
chorion - Chorion
chorionic - chorional
chorionic sac - Chorion
chorion sac - Chorion
choroid - Aderhaut, Chorioidea
choroidea - Aderhaut, Chorioidea
choroid fissure - Fissura choroidea
chromaffin - phäochrom
chromaffin body - Paraganglion
chromatin - Chromatin
chromoplasm - Chromatin
chyle cistern - Cisterna chyli
chyliferous duct - Brustmilchgang, Ductus thoracicus
Ciaccio's glands - Nebentränendrüsen, Glandulae lacrimales accessoriae
cilia - Augenwimpern, Zilien
ciliaris (muscle) - Musculus ciliaris
ciliary - ziliar
ciliary apparatus - Ziliarapparat, Ziliarkörper, Corpus ciliare
ciliary arteries - Ziliararterien, Arteriae ciliares
ciliary body - Ziliarapparat, Ziliarkörper, Corpus ciliare
ciliary crown - Corona ciliaris
ciliary folds - Plicae ciliares
ciliary ganglion - Ganglion ciliare
ciliary glands (of conjunctiva) - Moll-Drüsen, Glandulae ciliares
ciliary muscle - Ziliarmuskel, Musculus ciliaris
ciliary nerves - Ziliarnerven, Nervi ciliares
ciliary processes - Ziliarfortsätze, Processus ciliares
ciliary veins - Ziliarvenen, Venae ciliares
ciliated epithelium - Flimmerepithel
cilium - Augenlid, Cilium
cingulate convolution - Gyrus cinguli

cingulate gyrus - Gyrus cinguli
cingulum - Cingulum
circle - Kranz, Circulus
circle of Haller - Zinn-Gefäßkranz, Circulus vasculosus nervi optici
circle of Willis - Willis-Anastomosenkranz, Circulus arteriosus cerebri
circle of Zinn - Zinn-Gefäßkranz, Circulus vasculosus nervi optici
circular fibers of ciliary muscle - Müller-Muskel, Fibrae circulares
circular folds - Kerckring-Falten, Plicae circulares
circumflex artery - Kranzarterie, Arteria circumflexa
circumflex branch of left coronary artery - Ramus circumflexus
circumflex femoral artery - Oberschenkelkranzarterie
circumflex nerve - Nervus axillaris
cistern - Zisterne, Cisterna
Civinini's canal - Chordakanal
Clarke's column - Nucleus thoracicus
Clarke's nucleus - Nucleus thoracicus
clavicle - Clavicula, Klavikula, Schlüsselbein
clavicula - Clavicula, Klavikula, Schlüsselbein
clavicular notch of sternum - Incisura clavicularis
cleavage lines - Spaltlinien
clitoris - Clitoris, Kitzler, Klitoris
clivus - Klivus
Cloquet's septum - Cloquet-Septum, Septum femorale
clunes - Gesäßbacken
CMC joints - CM-Gelenke, Karpometakarpalgelenke, Articulationes carpometacarpales
coat - Haut, Theka, Tunica
coccygeal - kokzygeal
coccygeal body - Glomus coccygeum
coccygeal bone - Steißbein, Coccyx, Os coccygis
coccygeal dimple - Steißbeingrübchen, Foveola coccygea
coccygeal foveola - Steißbeingrübchen, Foveola coccygea
coccygeal ganglion - Ganglion impar
coccygeal glomus - Glomus coccygeum
coccygeal nerve - Nervus coccygeus
coccygeal part of spinal cord - Pars coccygea medullae spinalis
coccygeal plexus - Steißbeinplexus
coccygeal segments of spinal cord - Pars coccygea medullae spinalis
coccygeal vertebrae - Steißbeinwirbel, Vertebrae coccygeae
coccyx - Coccyx, Os coccygis, Steißbein
cochlea - Cochlea, Innenohrschnecke, Schnecke
cochlear aqueduct - Aqueductus cochleae
cochlear canal - Schneckengang, Ductus cochlearis
cochlear duct - Schneckengang, Ductus cochlearis
cochlear ganglion - Corti-Ganglion, Ganglion cochleare
cochlear labyrinth - Schneckenlabyrinth, Labyrinthus cochlearis
cochlear nerve - Nervus cochlearis
cochlear nuclei - Nuclei cochleares
cochlear window - Schneckenfenster, Fenestra cochleae
Cohnheim's artery - Endarterie
colic - kolisch
colic artery - Kolonschlagader, Arteria colica
colic flexure - Kolonflexur
colic taeniae - Kolontänien, Taeniae coli
collar bone - Clavicula, Klavikula, Schlüsselbein
collateral vessel - Kollateralgefäß, Vas collaterale
Collier's tract - Fasciculus longitudinalis medialis
collum - Collum, Hals, Kollum, Cervix
colon - Colon, Dickdarm, Kolon
colonic crypts - Kolonkrypten
colonic mucosa - Kolonschleimhaut, Tunica mucosa coli
colorectal - kolorektal
colorectum - Kolorektum
colovaginal - kolovaginal
colovesical - kolovesikal
column - Columna
columnar layer - Basalschicht, Basalzellschicht
columns of Bertin - Bertin-Säulen, Columnae renales
columns of Morgagni - Analsäulen, Columnae anales
comma tract of Schultze - Schultze-Komma, Fasciculus interfascicularis
commissure - Commissura
commissure of eyelid - Augenlidkommissur, Commissura palpebralis
commissure of lips - Commissura labiorum
common bile duct - Choledochus, Hauptgallengang, Ductus biliaris/choledochus
common carotid - Arteria carotis communis
common carotid artery - Arteria carotis communis
common carotid plexus - Plexus nervosus caroticus communis
common duct - Choledochus, Hauptgallengang, Ductus biliaris/choledochus
common fibular nerve - Nervus fibularis communis
common hepatic artery - Arteria hepatica communis
common hepatic duct - Ductus hepaticus communis
common iliac artery - Arteria iliaca communis
common iliac lymph nodes - Nodi lymphoidei iliaci communes
common iliac vein - Vena iliaca communis
common intermediate iliac lymph nodes - Nodi lymphoidei iliaci communes intermedii
common lateral iliac lymph nodes - Nodi lymphoidei iliaci communes laterales
common medial iliac lymph nodes - Nodi lymphoidei iliaci communes mediales
common peroneal nerve - Nervus fibularis communis
common promontory iliac lymph nodes - Nodi lymphoidei promontorii
common subaortic iliac lymph nodes - Nodi lymphoidei subaortici
common tendinous ring - Zinn-Sehnenring
communicans white ramus - Ramus communicans albus
communicating artery - Verbindungsarterie, Arteria communicans
communicating branch - Ramus communicans
communicating veins - Perforansvenen, Venae perforantes
compact bone - Kompakta, Substantia compacta
compact substance of bone - Kompakta, Substantia compacta
concha - Concha
concha of cranium - Calvaria
condylar fossa - Fossa condylaris
condylar joint - Ellipsoidgelenk, Eigelenk
condylar process - Unterkieferköpfchen, Processus condylaris
condyle - Condylus, Gelenkkopf, Kondyle
condyle of femur - Femurkondyle, Oberschenkelkondyle
condyle of humerus - Humeruskondyle, Condylus humeri
condyle of mandible - Unterkieferköpfchen, Processus condylaris

condyle of tibia - Tibiakondyle
condyloid fossa - Fossa condylaris
cone cells - Zapfen, Zapfenzellen
cones - Zapfen, Zapfenzellen
conjugate diameter of pelvis - Beckenlängsdurchmesser
conjunctiva - Augenbindehaut, Bindehaut, Conjunctiva, Konjunktiva, Tunica conjunctiva
conjunctival - konjunktival
conjunctival arteries - Bindehautarterien, Arteriae conjunctivales
conjunctival glands - Konjunktivaldrüsen, Glandulae conjunctivales
conjunctival sac - Bindehautsack
conjunctival veins - Bindehautvenen, Venae conjunctivales
connective tissue - Bindegewebe
connective tissue capsule - Bindegewebskapsel
connective tissue cell - Bindegewebszelle
connective tissue membrane - Bindegewebsmembran
connective tissue sheath - Bindegewebsscheide
connective tissue tunic - Bindegewebshülle
constrictor muscle of pharynx - Musculus constrictor pharyngis
constrictor pharyngis (muscle) - Musculus constrictor pharyngis
convoluted part of renal cortex - Rindenlabyrinth
convolution - Gehirnwindung, Gyrus
convolutions of cerebellum - Kleinhirnwindungen, Folia cerebelli
convolutions of cerebrum - Großhirnwindungen, Hirnwindungen, Gyri cerebri
Cooper's fascia - Fascia cremasterica
coracoacromial ligament - Ligamentum coracoacromiale
coracobrachialis (muscle) - Korakobrachialis, Musculus coracobrachialis
coracobrachial muscle - Korakobrachialis, Musculus coracobrachialis
coracoclavicular ligament - Ligamentum coracoclaviculare
coracohumeral ligament - Ligamentum coracohumerale
coracoid process - Processus coracoideus
cord - Band, Chorda, Fasciculus; Nabelschnur
cord of tympanum - Chorda tympani
corium - Corium, Dermis, Korium
cornea - 1. Augenhornhaut, Cornea, Kornea 2. Hornhaut, Cornea, Kornea
corneal endothelium - Epithelium posterius
corneal epithelium - Hornhautepithel, Korneaepithel, Epithelium anterius
corneal margin - Perikornealring, Limbus corneae
corneosclera - Korneosklera
corneoscleral - korneoskleral
corneoscleral junction - Perikornealring, Limbus corneae
corona - Corona
coronal plane - Frontalebene
coronal suture - Kranznaht, Sutura coronalis
coronary artery - Koronararterie, Kranzarterie
coronary artery of heart - Herzkranzarterie, Koronararterie, Kranzarterie
coronary sinus - Sinus coronarius
coronary sulcus of heart - Herzkranzfurche, Kranzfurche, Sulcus coronarius
coronary valve - Valvula sinus coronarii
coronary vein - Vena coronaria
coronoid fossa (of humerus) - Fossa coronoidea
corpus - Körper
corpuscle - Körper, Corpusculum
corpus luteum - Gelbkörper
corpus of uterus - Gebärmutterkörper, Uteruskörper
cortex - Cortex, Rinde; Großhirnrinde
cortex of lens - Linsenrinde, Cortex lentis
cortex of ovary - Eierstockrinde
cortiadrenal - adrenokortikal
cortical - kortikal
cortical bone - Kortikalis, Substantia corticalis
cortical substance of bone - Kortikalis, Substantia corticalis
cortical substance of cerebellum - Kleinhirnrinde, Cortex cerebelli
cortical substance of kidney - Nierenrinde
cortical substance of lens - Linsenrinde Cortex lentis
corticoadrenal - adrenokortikal
corticospinal fibers - Fibrae corticospinales
corticospinal tract - Pyramidenbahn
Corti's ganglion - Corti-Ganglion, Ganglion cochleare
Corti's membrane - Corti-Membran, Membrana tectoria ducti cochlearis
Corti's organ - Corti-Organ, Organum spirale
costa - Rippe, Costa
costal arch - Rippenbogen, Arcus costalis
costal bone - Rippenknochen
costal cartilage - Rippenknorpel, Cartilago costalis
costal pleura - Rippenfell, Pleura costalis
costal process - Lendenwirbelquerfortsatz, Processus costalis
costocervical trunk - Truncus costocervicalis
costoclavicular line - Parasternallinie, Linea parasternalis
costodiaphragmatic recess - Recessus costodiaphragmaticus
costodiaphragmatic sinus - Recessus costodiaphragmaticus
costomediastinal recess - Recessus costomediastinalis
costomediastinal sinus - Recessus costomediastinalis
costotransverse joint - Kostotransversalgelenk
costovertebral joints - Kostovertebralgelenke
Cotunnius' canal - Felsenbeinkanal, Aqueductus vestibuli
Cotunnius's liquid - Perilympha
cotyloid joint - Nussgelenk
Cowper's gland - Glandula bulbourethralis
cranial - kranial
cranial arachnoid - Arachnoidea mater encephali
cranial base - Schädelbasis, Basis cranii
cranial bones - Schädelknochen, Ossa cranii
cranial cavity - Schädelhöhle, Cavitas cranii
cranial fontanelles - Schädelfontanellen, Fonticuli cranii
cranial fossa - Schädelgrube
cranial nerve nuclei - Hirnnervenkerne, Nuclei nervorum cranialium/encephalicorum
cranial nerves - Hirnnerven, Nervi craniales
cranial pia mater - Pia mater cranialis/encephali
cranial sinuses - Hirnsinus, Sinus durae matris
cranial sutures - Schädelnähte, Suturae cranii
craniosacral system - Parasympathikus, parasympathisches Nervensystem, Pars parasympathica
craniospinal ganglia - Ganglia craniospinalia
cranium - Gehirnschädel, Hirnschale, Kranium
cremaster (muscle) - Kremaster, Musculus cremaster
cremasteric fascia - Fascia cremasterica
crest - Knochenkamm, Leiste, Crista
crest of ilium - Darmbeinkamm, Crista iliaca

cribriform bone - Siebbein, Os ethmoidale
cribriform fascia - Fascia cribrosa
cribriform lamina of ethmoid bone - Siebbeinplatte
cribriform membrane - Fascia cribrosa
cricoarytenoideus lateralis (muscle) - Musculus cricoarytenoideus lateralis
cricoarytenoideus posterior (muscle) - Musculus cricoarytenoideus posterior
cricoid - Krikoidknorpel, Ringknorpel, Cartilago cricoidea
cricoid cartilage - Krikoidknorpel, Ringknorpel, Cartilago cricoidea
cricopharyngeal ligament - Santorini-Band, Ligamentum cricopharyngeum
cricothyroideus (muscle) - Krikothyroideus, Musculus cricothyroideus
cricothyroid muscle - Krikothyroideus, Musculus cricothyroideus
cricotracheal ligament - Ligamentum cricotracheale
cricovocal membrane - Conus elasticus, Membrana cricovocalis
crossed corticospinal tract - gekreuzte Pyramidenbahn, Tractus corticospinalis lateralis
crossed pyramidal tract - gekreuzte Pyramidenbahn, Tractus corticospinalis lateralis
cruciate ligament - Kreuzband
cruciate ligament of ankle (joint) - Y-Band, Retinaculum musculorum extensorum inferius
crural aponeurosis - Unterschenkelfaszie
crural artery - Arteria femoralis
crural canal - Canalis femoralis
crural fascia - Unterschenkelfaszie, Fascia cruris
crural ring - Anulus femoralis
crural septum - Cloquet-Septum, Septum femorale
crus - Schenkel, Crus
crus of clitoris - Klitorisschenkel
crus of diaphragm - Zwerchfellschenkel
crus of incus - Ambossschenkel
crus of stapes - Steigbügelschenkel
crypt - Krypte, Crypta
crypts of Fuchs - Iriskrypten
crypts of iris - Iriskrypten
crypts of Littre - Präputialdrüsen, Tyson-Drüsen, Vorhautdrüsen
crypts of Morgagni - Sinus anales
crypts of Tyson - Präputialdrüsen, Tyson-Drüsen, Vorhautdrüsen
crystalline capsule - Linsenkapsel, Capsula lentis
crystalline lens - Augenlinse, Linse, Lens cristallina
cubital fossa - Ellbogengrube, Ellenbeugengrube, Fossa cubitalis
cubital joint - Ellbogengelenk, Articulatio cubiti
cubital lymph nodes - kubitale Lymphknoten, Nodi lymphoidei cubitales
cuboid - Kuboid, Os cuboideum
cuboid bone - Kuboid, Os cuboideum
cuneate fasciculus - Burdach-Strang, Fasciculus cuneatus
cuneate funiculus - Burdach-Strang, Fasciculus cuneatus
cuneiform - Keilbein, Os cuneiforme
cuneiform bone - Keilbein, Os cuneiforme
cuneiform cartilage - Wrisberg-Knorpel, Cartilago cuneiformis
cuneiform tubercle - Tuberculum cuneiforme
cuneocuboid joint - Kuneokuboidgelenk
cuneonavicular joint - Kuneonavikulargelenk, Articulatio cuneonavicularis
cunnus - Vulva, weibliche Scham
cupula - Kuppel, Cupula
cupula of cochlea - Schneckenspitze
cupula of pleura - Pleurakuppel, Cupula pleurae
cusp - Klappensegel, Cuspis
cuspid tooth - Eckzahn
cusps of commissures - Cuspides commissurales
cutaneous - dermal, kutan
cutaneous branches - Hautäste, Rami cutanei
cutaneous muscle - Hautmuskel
cutaneous nerve - Hautnerv, Nervus cutaneus
cutaneous vein - Hautvene, Vena cutanea
cuticle - Eponychium
cutis - Cutis, Derma, Haut, Kutis
cystic artery - Gallenblasenarterie, Arteria cystica
cystic duct - Gallenblasengang, Zystikus, Ductus cysticus
cystic node - Nodus lymphoideus cysticus
cystic vein - Gallenblasenvene, Vena cystica
cytologic - zytologisch
cytology - Zytologie
cytomembrane - Zellmembran
cytoplasm - Zellleib
dacryocyst - Tränensack
dartos fascia of scrotum - Muskelhaut des Skrotums, Tunica dartos
darwinian tubercle - Darwin-Höcker, Tuberculum auriculare
Darwin tubercle - Darwin-Höcker, Tuberculum auriculare
decidua - Dezidua
decidual - dezidual
decidual membrane - Dezidua
deciduous dentition - erste Zähne, Milchgebiss, Dentes decidui
deciduous teeth - erste Zähne, Milchgebiss, Dentes decidui
decussation - Decussatio
decussation of pyramids - Decussatio pyramidum
decussations of tegmentum - Haubenkreuzungen, Decussationes tegmentales
deep anterior cervical lymph nodes - Nodi lymphoidei cervicales anteriores profundi
deep artery of thigh - Arteria profunda femoris
deep axillary lymph nodes - Nodi lymphoidei axillarum profundi
deep branch - Ramus profundus
deep cervical lymph nodes - Nodi lymphoidei cervicales profundi
deep fascia - Fascia profunda
deep fascia of back - Fascia thoracolumbalis
deep fascia of thigh - Oberschenkelfaszie, Fascia lata
deep femoral artery - Arteria profunda femoris
deep femoral vein - Vena profunda femoris
deep fibular nerve - Nervus fibularis profundus
deep infrapatellar bursa - Bursa infrapatellaris profunda
deep inguinal lymph nodes - Nodi lymphoidei inguinales profundi
deep lateral cervical lymph nodes - Nodi lymphoidei cervicales laterales profundi
deep lymph nodes of upper limb - Nodi lymphoidei membri superioris profundi, Nodi lymphoidei profundi membri superioris
deep lymph vessel - Vas lymphaticum profundum
deep muscles - tiefe Muskulatur
deep parotid lymph nodes - Nodi lymphoidei parotidei profundi

deep patellar bursa - Bursa subtendinea prepatellaris
deep peroneal nerve - Nervus fibularis profundus
deep popliteal lymph nodes - Nodi lymphoidei poplitei profundi
deep veins of penis - Venae profundae penis
deferent duct - Samenleiter, Ductus deferens
deferential artery - Samenleiterarterie, Arteria ductus deferentis
deltoid - Deltoideus, Musculus deltoideus
deltoid bursa - Bursa subacromialis
deltoideus (muscle) - Deltoideus, Musculus deltoideus
deltoid ligament - Deltaband, Innenknöchelband, Ligamentum deltoideum
deltoid muscle - Deltoideus, Musculus deltoideus
deltoid ridge - Tuberositas deltoidea
deltoid tubercle - Tuberositas deltoidea
dendriform - dendritisch
dendrite - Dendrit
dendritic - dendritisch
dendritic axon - Dendrit
dendron - Dendrit
dens - Zahn, Dens
dens axis - Dens axis, Epistropheus
dental - dental
dental alveoli - Zahnalveolen, Zahnfächer, Alveoli dentales
dental arch - Zahnreihe
dental corona - Zahnkrone
dental crown - Zahnkrone
dental cusp - Cuspis dentis
dentin - Dentin
dentine - Dentin
dentition - Gebiss, Zahnreihe, Dentition
derma - Corium, Cutis, Derma, Dermis, Haut, Korium
dermal - dermal, kutan
dermal ridges - Hautleisten, Cristae cutis
dermatic - dermal, kutan
dermic - dermal, kutan
dermis - Corium, Derma, Dermis, Korium
Descemet's membrane - Lamina limitans posterior
descending aorta - Aorta descendens, Pars descendens aortae
descending colon - absteigendes Kolon, Colon descendens
descending part of aorta - Aorta descendens, Pars descendens aortae
descending part of duodenum - Pars descendens duodeni
descending ramus of pubis - unterer Schambeinast, Ramus inferior ossis pubis
desmocyte - Fibroblast
desmoid - fibrös
detrusor muscle of bladder - Blasenwandmuskulatur, Musculus detrusor vesicae
detrusor vesicae (muscle) - Blasenwandmuskulatur, Musculus detrusor vesicae
diaphragm - Diaphragma, Zwerchfell
diaphragmatic - diaphragmatisch
diaphragmatic arteries - Zwerchfellarterien
diaphragmatic crus - Zwerchfellschenkel
diaphragmatic lymph nodes - Nodi lymphoidei phrenici superiores
diaphragmatic nerve - Phrenikus, Nervus phrenicus
diaphragmatic pleura - Zwerchfellpleura, Pleura diaphragmatica
diaphyseal - diaphysär
diaphysial - diaphysär
diaphysis - Diaphysis, Knochenschaft, Schaft
diarthrodial joint - echtes Gelenk
diarthrosis - echtes Gelenk
digastric muscle - Digastrikus, Musculus digastricus
digastricus (muscle) - Digastrikus, Musculus digastricus
digestion - Digestion
digestive - digestiv
digestive apparatus - Apparatus digestorius
digestive canal - Canalis alimentarius
digestive tract - Canalis alimentarius
digit - Digitus; Finger; Zehe
digital - digital
digital arteries of foot - Zehenarterien, Arteriae digitales pedis
digital arteries of hand - Fingerarterien, Arteriae digitales manus
digital joints - Interphalangealgelenke, IP-Gelenke, Articulationes interphalangeae
digital nerves of foot - Zehennerven, Nervi digitales pedis
digital nerves of hand - Fingernerven, Nervi digitales manus
dilatator pupillae (muscle) - Musculus dilatator pupillae
dilator muscle of pupil - Musculus dilatator pupillae
DIP joints - distale Interphalangealgelenke
diploe - Diploe
diploic canals - Diploekanäle, Canales diploici
diploic veins - Diploevenen, Venae diploicae
direct corticospinal tract - direkte Pyramidenbahn, Tractus corticospinalis anterior
direct pyramidal tract - direkte Pyramidenbahn, Tractus corticospinalis anterior
direct spinocerebellar tract - Flechsig-Bündel, Tractus spinocerebellaris posterior
disc - Scheibe, Discus; Bandscheibe, Discus intervertebralis
disk - Scheibe, Discus; Bandscheibe, Discus intervertebralis
distal interphalangeal joints - distale Interphalangealgelenke
distal phalanx - Endglied, Endphalanx, Phalanx distalis
dorsal - dorsal
dorsal arteries of tongue - Zungenrückenarterien
dorsal artery of foot - Fußrückenarterie, Arteria dorsalis pedis
dorsal branches - Rami dorsales
dorsal carpal network - Arteriennetz des Handwurzelrückens, Rete carpale dorsale
dorsal carpal rete - Arteriennetz des Handwurzelrückens, Rete carpale dorsale
dorsal column - Hintersäule, Columna posterior
dorsal digital arteries of foot - Zehenrückenarterien
dorsal digital arteries of hand - Fingerrückenarterien
dorsal fascia of foot - Fußrückenfaszie, Fascia dorsalis pedis
dorsal fascia of hand - Handrückenfaszie, Fascia dorsalis manus
dorsal funiculus (of spinal cord) - Funiculus posterior medullae spinalis
dorsal horn of spinal cord - Hinterhorn des Rückenmarks, Cornu posterius medullae spinalis
dorsal longitudinal fasciculus - Fasciculus longitudinalis dorsalis
dorsal median sulcus of spinal cord - Sulcus medianus posterior medullae spinalis

dorsal network of foot - Rete venosum dorsale pedis
dorsal network of hand - Rete venosum dorsale manus
dorsal nucleus - Nucleus thoracicus
dorsal rete of foot - Rete venosum dorsale pedis
dorsal root - Radix posterior
dorsal root ganglion - Spinalganglion, Ganglion sensorium/spinale
dorsal spine - Wirbelsäule
dorsal supraoptic commissure - Ganser-Kommissur
dorsal venous network of foot - Rete venosum dorsale pedis
dorsal venous network of hand - Rete venosum dorsale manus
dorsal venous plexus of hand - Rete venosum dorsale manus
dorsal venous rete of foot - Rete venosum dorsale pedis
dorsal vertebrae - Brustwirbel, Thorakalwirbel, Vertebrae thoracicae
dorsolateral groove - Sulcus posterolateralis
dorsolateral sulcus - Sulcus posterolateralis
dorsum - Rücken, Dorsum
dorsum of foot - Fußrücken, Dorsum pedis
dorsum of hand - Handrücken, Dorsum manus
dorsum of nose - Nasenrücken, Dorsum nasi
dorsum of tongue - Zungenrücken
Douglas' fold - Plica rectouterina
Douglas's space - Douglas-Raum, Excavatio rectouterina
drum - Tympanum
drum membrane - Membrana tympanica
duct - Gang, Kanal, Canalis, Ductus
ductal - duktal
ductless glands - Glandulae endocrinae
duct of epididymis - Nebenhodengang, Ductus epididymitis
duct of gallbladder - Gallenblasengang, Zystikus, Ductus cysticus
duct of Pecquet - Brustmilchgang
duodenal - duodenal
duodenal bulb - Pars superior duodeni
duodenal cap - Pars superior duodeni
duodenal glands - Duodenaldrüsen, Glandulae duodenales
duodenojejunal angle - Duodenojejunalflexur, Flexura duodenojejunalis
duodenojejunal flexure - Duodenojejunalflexur, Flexura duodenojejunalis
duodenum - Duodenum, Zwölffingerdarm
Dupuytren's fascia - Palmaraponeurose
dura - Dura mater, Pachymeninx
dural - dural
dural sinuses - Durasinus
dura mater - Dura mater, Pachymeninx
dura mater of brain - harte Hirnhaut, Dura mater cranialis/encephali
dura mater of spinal cord - harte Rückenmarkshaut, Dura mater spinalis
duramatral - dural
ear - Ohr, Auris
ear bones - Mittelohrknochen
ear concha - Ohrmuschel
ear crystals - Statokonien
eardrum - Trommelfell, Membrana tympanica
ear lobule - Ohrläppchen, Lobulus auriculae
ear muscles - Ohrmuskeln
ear ossicles - Gehörknöchelchen
earwax - Ohrschmalz, Zerumen
ectoblast - Ektoderm
ectocervix - Portio vaginalis cervicis
ectoderm - Ektoderm
ectodermal - ektodermal
ectodermic - ektodermal
efferent - efferent
efferent arteriole of glomerulus - abführende Glomerulusarteriole, Arteriola glomerularis efferens
efferent glomerular arteriole - Arteriola glomerularis efferens, abführende Glomerulusarteriole
eighth nerve - Akustikus, VIII. Hirnnerv, Nervus vestibulocochlearis
ejaculatory duct - Ejakulationsgang, Ductus ejaculatorius
elastica - Elastika
elastic cartilage - elastischer Knorpel
elastic cone (of larynx) - Conus elasticus, Membrana cricovocalis
elastic tunic - Elastika
elbow bone - Ulna
elbow joint - Ellbogengelenk, Articulatio cubiti
eleventh nerve - XI. Hirnnerv, Nervus accessorius
ellipsoid - elliptisch
ellipsoidal joint - Eigelenk, Ellipsoidgelenk
elliptical - elliptisch
embryo - Embryo
embryonal - embryonal
embryonic - embryonal
eminence - Eminentia
emissary - Emissarium, Vena emissaria
emissary vein - Emissarium, Vena emissaria
empty intestine - Jejunum
emulgent artery - Nierenarterie, Nierenschlagader
enarthrodial joint - Enarthrose, Nussgelenk
enarthrosis - Enarthrose, Nussgelenk
encephalic - enzephal
encephalic nerves - Nervi craniales
encephalic trunk - Hirnstamm, Stammhirn, Truncus encephali
encephalon - Encephalon, Enzephalon, Gehirn, Hirn
encephalospinal ganglia - Ganglia craniospinalia
endangium - Intima, Tunica intima
end artery - Endarterie
endbrain - Endhirn, Telencephalon
endocardium - Endokard
endocervical - endozervikal
endocervix - Endozervix, Zervikalkanal
endocrine - endokrin
endocrine glands - Glandulae endocrinae
endocrine part of pancreas - Inselorgan, Langerhans-Inseln, Pankreasinseln, Pars endocrina pancreatis
endocrine system - Endokrinum
endocrinic - endokrin
endocrinium - Endokrinum
endolymph - Endolymphe
endolymphatic labyrinth - Labyrinthus membranaceus
endometrial - endometrial
endometrium - Endometrium, Gebärmutterschleimhaut, Uterusschleimhaut, Tunica mucosa uteri
endomyocardial - endomyokardial
endomysium - Endomysium
endoneurium - Endoneurium
endoplasmic reticulum - endoplasmatisches Retikulum
endosalpinx - Endosalpinx, Tubenschleimhaut
endosteum - Endosteum

endothelial - endothelial
endothelial tissue - Endothel, Endothelium
endothelium - Endothel, Endothelium
end plate - Endplatte
ensiform appendix - Schwertfortsatz, Xiphoid, Processus xiphoideus
enteral - enteral
enteric - enterisch
enteron - Dünndarm, Enteron
ependyma - Ependym
ependymal - ependymal
epicanthal fold - Mongolenfalte, Nasen-Lid-Falte, Plica palpebronasalis
epicanthus - Mongolenfalte, Nasen-Lid-Falte, Plica palpebronasalis
epicardiac - epikardial
epicardial - epikardial
epicardium - Epicardium, Epikard, Lamina visceralis
epicondylar - epikondylär
epicondyle - Epicondylus, Epikondyle
epicondyle of femur - Femurepikondyle
epicondyle of humerus - Humerusepikondyle
epicondylian - epikondylär
epicranial aponeurosis - Kopfhautaponeurose, Galea aponeurotica
epidermal - epidermal
epidermic - epidermal
epidermis - Epidermis, Oberhaut
epididymis - Epididymis, Nebenhoden
epidural - epidural, peridural
epidural cavity - Epiduralraum, Spatium epidurale
epidural space - Epiduralraum, Spatium epidurale
epigastric - epigastrisch
epigastric fossa - Magengrube
epigastric region - Epigastrium, Oberbauchgegend
epigastric veins - Bauchwandvenen, Venae epigastricae
epigastric zone - Epigastrium, Oberbauchgegend
epigastrium - Epigastrium, Oberbauchgegend
epiglottic - epiglottisch
epiglottic cartilage - Epiglottis, Kehldeckel
epiglottic petiole - Epiglottisstiel
epiglottic tubercle - Tuberculum epiglotticum
epiglottis - Epiglottis, Kehldeckel
epimysium - Epimysium, Muskelscheide
epineurium - Epineurium
epipharyngeal - epipharyngeal
epipharynx - Epipharynx, Nasenrachen, Rhinopharynx, Nasopharynx, Pars nasalis pharyngis
epiphyseal - epiphysär
epiphyseal cartilage - Epiphysenknorpel, Cartilago epiphysialis
epiphyseal line - Epiphysenlinie, Linea epiphysialis
epiphysial - epiphysär
epiphysial cartilage - Epiphysenfugenknorpel
epiphysial disk - Epiphysenfuge, Wachstumsfuge
epiphysial line - Epiphysenlinie, Linea epiphysialis
epiphysis - Epiphyse, Epiphysis, Glandula pinealis, Zirbeldrüse, Corpus pineale
epiploic - epiploisch, omental
epiploic appendices - Appendices epiploicae/ omentales
epiploic foramen - Foramen omentale
epiploic sac - Netzbeutel, Bursa omentalis
epiploon - Bauchnetz, Epiploon, Netz, Omentum
episclera - Episklera
episcleral lamina - Episklera
episcleral space - Tenon-Raum, Spatium episclerale
episcleral veins - Episkleralvenen, Venae episclerales
epistropheus - Epistropheus
epitendineum - Epitendineum
epithelial - epithelial
epithelial body - Epithelkörperchen, Nebenschilddrüse, Parathyroidea, Glandula parathyroidea
epithelial cell - Epithelzelle
epithelial tissue - Epithel, Epithelium
epithelium - Epithel, Epithelium
epithelium of lens - Linsenepithel, Epithelium lentis
epitympanic - epitympanal, epitympanisch
epitympanic recess - Attikus, Epitympanum, Recessus epitympanicus
epitympanum - Attikus, Epitympanum, Recessus epitympanicus
eponychium - Nagelhaut, Eponychium
epoophoron - Epoophoron, Nebeneierstock
erectile tissue - Schwellgewebe
ergastoplasm - raues endoplasmatisches Retikulum
ergoplasm - raues endoplasmatisches Retikulum
esophageal - ösophageal
esophageal branches - Ösophagusäste, Rami oesophageales
esophageal glands - Speiseröhrendrüsen
esophageal hiatus - Hiatus oesophageus
esophageal mucosa - Ösophagusschleimhaut, Speiseröhrenschleimhaut, Tunica mucosa oesophageae
esophageal opening in diaphragm - Hiatus oesophageus
esophageal plexus - Plexus nervosus oesophageus
esophageal sphincter - Ösophagussphinkter
esophageal veins - Ösophagusvenen, Speiseröhrenvenen, Venae oesophageales
esophagogastric - ösophagogastral
esophagogastric orifice - Ostium cardiacum
esophagus - Ösophagus, Speiseröhre, Oesophagus
ethmoid - Siebbein, Os ethmoidale
ethmoidal cells - Siebbeinzellen, Sinus ethmoidales, Cellulae ethmoidales
ethmoidal sinuses - Siebbeinzellen, Sinus ethmoidales, Cellulae ethmoidales
ethmoidal veins - Venae ethmoidales
ethmoid bone - Siebbein, Os ethmoidale
euchromatic - achromatisch
euchromatin - Achromatin
eustachian cartilage - Tubenknorpel
eustachian tube - Ohrtrompete, Salpinx, Tuba auditiva/auditoria
eustachian valve - Valvula venae cavae inferioris
eustachium - Ohrtrompete, Salpinx, Tuba auditiva/auditoria
excavation - Excavatio
excitomotor area - Motokortex, motorische Rinde
excretion - Exkret; Exkretion
excretory - exkretorisch
excretory duct of seminal vesicle - Ductus excretorius
exocervix - Portio vaginalis cervicis
exocrine - exokrin
exocrine part of pancreas - exokrines Pankreas, Pars exocrina pancreatis
expectoration - Sputum
extensor - Extensor, Musculus extensor
extensor carpi (muscle) - Musculus extensor carpi
extensor digitorum (muscle) - Fingerstrecker, Musculus extensor digitorum

extensor hallucis brevis (muscle) - Musculus extensor hallucis brevis
extensor hallucis longus (muscle) - Musculus extensor hallucis longus
extensor indicis (muscle) - Musculus extensor indicis
extensor muscle - Extensor, Musculus extensor
extensor muscle of fingers - Fingerstrecker, Musculus extensor digitorum
extensor muscle of index - Musculus extensor indicis
extensor muscle of toes - Zehenstrecker, Musculus extensor digitorum
extensor muscle of wrist - Musculus extensor carpi
extensor pollicis brevis (muscle) - Musculus extensor pollicis brevis
extensor pollicis longus (muscle) - Musculus extensor pollicis longus
extensor retinaculum of hand - Retinaculum extensorum
extensor tendon - Extensorsehne
external - extern
external acoustic meatus - äußerer Gehörgang, Meatus acusticus externus
external auditory canal - äußerer Gehörgang, Meatus acusticus externus
external auditory meatus - äußerer Gehörgang, Meatus acusticus externus
external base of cranium - äußere Schädelbasis
external carotid - Karotis externa, Arteria carotis externa
external carotid artery - Karotis externa, Arteria carotis externa
external carotid plexus - Plexus nervosus caroticus externus
external condyle of femur - Condylus lateralis femoris
external condyle of tibia - Condylus lateralis tibiae
external cranial base - äußere Schädelbasis
external ear - Auris externa
external epicondyle of femur - Epicondylus lateralis femoris
external epicondyle of humerus - Epicondylus lateralis humeri
external female genitalia - Organa genitalia feminina externa
external genitalia - äußere Genitalien
external genu of facial nerve - äußeres Fazialisknie, Geniculum nervi facialis
external iliac artery - Arteria iliaca externa
external iliac lymph nodes - Nodi lymphoidei iliaci externi
external iliac vein - Vena iliaca externa
external inguinal fossa - Fossa inguinalis lateralis
external interiliac iliac lymph nodes - Nodi lymphoidei interiliaci
external intermediate iliac lymph nodes - Nodi lymphoidei iliaci externi intermedii
external jugular vein - Jugularis externa, Vena jugularis externa
external lamina of skull - Lamina externa
external lateral iliac lymph nodes - Nodi lymphoidei iliaci externi laterales
external male genitalia - Organa genitalia masculina externa
external malleolus - Außenknöchel, Malleolus lateralis
external medial iliac lymph nodes - Nodi lymphoidei iliaci externi mediales
external mouth of uterus - Muttermund, Ostium uteri
external oblique aponeurosis - Externusaponeurose
external oral cavity - Cavitas oris externum
external perimysium - Epimysium
external sphincter muscle of anus - Musculus sphincter ani externus
external urethral opening - Ostium urethrae externum
external urethral orifice - Ostium urethrae externum
external vaginal orifice - Ostium vaginae
extracellular - extrazellulär
extracellular fluid - Extrazellularflüssigkeit
extracellular space - Extrazellularraum
extradural space - Epiduralraum, Spatium epidurale
extraperitoneal space - Extraperitonealraum, Spatium extraperitoneale
extravaginal - extravaginal
extravascular - extravasal
extremity - Extremität, Glied, Gliedmaße
eye - Auge
eyeball - Augapfel, Bulbus oculi
eyebrow - Augenbraue, Braue
eyelash - Cilium, Augenwimper, Zilie
eyelid - Augenlid, Lid, Palpebra
eye muscles - Augenmuskeln, Musculi bulbi
eyepit - Augenhöhle, Orbita
eye socket - Augenhöhle, Orbita
face - Gesicht, Facies
facial - fazial
facial artery - Arteria facialis
facial bones - Gesichtsknochen, Ossa faciei
facial canal - Fazialiskanal, Canalis nervi facialis
facial colliculus - Fazialishügel
facial hairs - Gesichtshaare
facial lymph nodes - Gesichtslymphknoten, Nodi lymphoidei faciales
facial motor nerve - Fazialiskern
facial muscles - mimische Muskulatur, Gesichtsmuskulatur, Musculi faciei
facial nerve - Fazialis, VII. Hirnnerv, Nervus facialis
facial root - Fazialiswurzel
falciform process of cerebellum - Kleinhirnsichel, Falx cerebelli
falciform process of cerebrum - Großhirnsichel, Falx cerebri
fallopian aqueduct - Fazialiskanal, Canalis nervi facialis
fallopian tube - Eileiter, Ovidukt, Salpinx, Tuba uterina
false glottis - Rima vestibuli
false neck of humerus - chirurgischer Humerushals, Collum chirurgicum
false pelvis - großes Becken, Pelvis major
false ribs - falsche Rippen, Costae spuriae
false vocal cord - Taschenfalte, Plica vestibularis
falx - Falx
falx cerebri - Großhirnsichel, Hirnsichel, Falx cerebri
falx of cerebellum - Kleinhirnsichel, Falx cerebelli
falx of cerebrum - Großhirnsichel, Hirnsichel, Falx cerebri
fascia - Fascia
fascia of arm - Oberarmfaszie, Fascia brachii
fascia of forearm - Unterarmfaszie, Fascia antebrachii
fascia of leg - Unterschenkelfaszie, Fascia cruris
fascia of nape - Fascia nuchae
fascia of neck - Halsfaszie, Fascia cervicalis
fascicle - Faserbündel, Fasciculus
fasciculus - Faserbündel, Fasciculus
fasciculus gracilis of spinal cord - Goll-Strang, Fasciculus gracilis

fasciculus of Goll - Goll-Strang, Fasciculus gracilis
fat - adipös
fat body - Fettkörper, Corpus adiposum
fat body of cheek - Corpus adiposum buccae
fat cell - Adipozyt, Fettgewebszelle, Fettzelle, Lipozyt
fat marrow - Fettmark, gelbes Knochenmark, gelbes Mark, Medulla ossium flava
fat tissue - Fettgewebe
fatty - adipös
fatty ball of Bichat - Corpus adiposum buccae
fatty body - Fettkörper, Corpus adiposum
fatty marrow - Fettmark, gelbes Knochenmark, gelbes Mark, Medulla ossium flava
fauces - Fauces
faucial cavity - Rachenhöhle
faucial tonsil - Gaumenmandel, Tonsilla palatina
female genitalia - weibliche Genitalien
female pudendum - Vulva
feminine genital organs - weibliche Genitalien
femoral - femoral
femoral artery - Oberschenkelarterie, Arteria femoralis
femoral bone - Femur, Oberschenkelknochen, Os femoris
femoral canal - Canalis femoralis
femoral circumflex artery - Oberschenkelkranzarterie
femoral condyle - Oberschenkelkondyle
femoral epiphysis - Femurepiphyse
femoral fascia - Oberschenkelfaszie, Fascia lata
femoral head - Femurkopf, Oberschenkelkopf, Caput femoris
femoral joint - Hüftgelenk, Articulatio coxae
femoral neck - Oberschenkelhals, Schenkelhals, Collum femoris
femoral nerve - Nervus femoralis
femoral ring - Anulus femoralis
femoral septum - Cloquet-Septum, Septum femorale
femoral shaft - Femurdiaphyse, Femurschaft, Oberschenkelschaft, Schenkelschaft
femoral triangle - Trigonum femorale
femoral vein - Oberschenkelvene, Vena femoralis
femoropopliteal - femoropopliteal
femur - Femur, Oberschenkel; Oberschenkelknochen, Os femoris
fetal - fetal, fötal
fetal fat - braunes Fettgewebe
fetus - Fet, Fötus
fiber - Faser, Fibra
fiber bundle - Faserbündel
fibers of lens - Linsenfasern,
fiber tract - Faserbahn
fibre - Faser, Fibra
fibrillary - fibrillär
fibrillate - fibrillär
fibroblast - Fibroblast
fibrocyte - Bindegewebszelle
fibroelastic membrane of larynx - Kehlkopfmembran, Membrana fibroelastica laryngis
fibrose - fibrös
fibrous - fibrös
fibrous articular capsule - Membrana fibrosa, Stratum fibrosum
fibrous coat - Bindegewebskapsel, Tunica fibrosa
fibrous coat of eyeball - Tunica fibrosa bulbi
fibrous layer of articular capsule - Stratum fibrosum, Membrana fibrosa
fibrous skeleton of heart - Herzskelett
fibrous tendon sheath - Vagina fibrosa
fibrous tunic - Bindegewebskapsel, Tunica fibrosa
fibrous tunic of eye ball - Tunica fibrosa bulbi
fibula - Fibula, Wadenbein
fibular - fibular
fibular artery - Wadenbeinarterie, Arteria fibularis
fibular bone - Fibula, Wadenbein
fibular collateral ligament - Außenband, Ligamentum collaterale fibulare
fibular malleolus - Malleolus lateralis
fibular node - Nodus lymphoideus fibularis
fibular trochlea (of calcaneus) - Trochlea fibularis
fibular veins - Wadenbeinvenen, Venae fibulares
fifth finger - Kleinfinger, Digitus minimus manus
fifth nerve - Trigeminus, V. Hirnnerv, Nervus trigeminus
fifth ventricle - Cavum septi pellucidi
filtration angle - Iridokornealwinkel, Kammerwinkel, Angulus iridocornealis
fimbria - Fimbria
fimbriae of uterine tube - Tubenfimbrien, Eileiterfransen, Fimbriae tubae
finger - Digitus, Finger
finger bone - Phalanx
fingernail - Fingernagel
finger pulp - Fingerbeere, Fingerkuppe
fingertip - Fingerspitze
first nerve - I. Hirnnerv, Nervus olfactorius
fissure - Fissura, Rima
fissure of glottis - Rima glottidis
fissure of laryngeal vestibule - Rima vestibuli
fissure of Rolando - Sulcus centralis cerebri
fissure of vestibule - Rima vestibuli
flaccida - Flaccida, Pars flaccida membranae tympanicae
flank - Flanke, Lende, Weiche
flank bone - Darmbein, Ilium, Os ilium
flap valve - Taschenklappe
flaval ligaments - Ligamenta flava
Flechsig's tract - Flechsig-Bündel, Tractus spinocerebellaris posterior
fleshy trabeculae of heart - Trabeculae carneae
flexor - Beuger, Flexor, Musculus flexor
flexor canal - Handwurzeltunnel, Karpaltunnel, Canalis carpi
flexor carpi radialis (muscle) - Musculus flexor carpi radialis
flexor digitorum brevis (muscle) - Musculus flexor digitorum brevis
flexor digitorum longus (muscle) - Musculus flexor digitorum longus
flexor digitorum pedis (muscle) - Zehenbeuger
flexor digitorum profundus (muscle) - Musculus flexor digitorum profundus
flexor digitorum superficialis (muscle) - Musculus flexor digitorum superficialis
flexor hallucis brevis (muscle) - Musculus flexor hallucis brevis
flexor hallucis longus (muscle) - Musculus flexor hallucis longus
flexor muscle - Beuger, Flexor, Musculus flexor
flexor muscle of toes - Zehenbeuger
flexor pollicis brevis (muscle) - Musculus flexor pollicis brevis
flexor pollicis longus (muscle) - Musculus flexor pollicis longus
flexor retinaculum of foot - Retinaculum musculorum flexorum

flexor retinaculum of hand - Retinaculum flexorum
flexor tendon - Beugersehne
flexure - Curvatura, Flexura
flexure of colon - Kolonflexur
folium vermis - Folium vermis
follicle - Follikel, Folliculus
follicles of thyroid gland - Schilddrüsenfollikel
follicular cells - Granulosazellen
follicular epithelial cells - Granulosazellen
fontanel - Fontanelle, Fonticulus
fontanelle - Fontanelle, Fonticulus
foot - Fuß
foot cells - Fußzellen, Sertoli-Zellen
foot skeleton - Fußskelett
foramen - Foramen, Porus
foraminal node - Nodus lymphoideus foraminalis
forearm - Unterarm, Vorderarm, Antebrachium
foreskin - Präputium, Vorhaut, Preputium penis
fornix - Fornix
fornix of cerebrum - Hirngewölbe, Fornix cerebri
fornix of pharynx - Pharynxkuppel, Fornix pharyngis
fornix of stomach - Magenkuppel, Fornix gastricus
fornix of vagina - Fornix vaginae
fossa - Fossa, Fovea
fossa of coronoid process - Fossa coronoidea
fossa of gallbladder - Leberbett
fossa of head of femur - Fovea capitis femoris
fossa of Morgagni - Fossa navicularis urethrae
fourth finger - Ringfinger, Digitus anularis
fourth nerve - IV. Hirnnerv, Nervus trochlearis
fourth ventricle (of brain/cerebrum) - vierter Ventrikel, Ventriculus quartus
fovea - Fovea, Fossa
free band of colon - Taenia libera
free taenia of colon - Taenia libera
frenulum - Frenulum
frenulum of lower lip - Unterlippenbändchen, Frenulum labii inferioris
frenulum of tongue - Frenulum linguae
frenulum of upper lip - Oberlippenbändchen, Frenulum labii superioris
frontal - frontal
frontal antrum - Stirnhöhle
frontal bone - Stirnbein, Os frontale
frontal brain - Frontalhirn, Stirnhirn
frontal branch - Stirnast, Ramus frontalis
frontal convolution - Stirnhirnwindung, Gyrus frontalis
frontal eminence - Stirnhöcker, Tuber frontale, Eminentia frontalis
frontal fontanelle - Fonticulus anterior
frontal foramen - Foramen frontale, Incisura frontalis
frontal gyrus - Stirnhirnwindung, Gyrus frontalis
frontal horn of lateral ventricle - Vorderhorn des Seitenventrikels, Cornu anterius ventriculi lateralis
frontal incisure - Foramen frontale, Incisura frontalis
frontal lobe - Frontallappen, Stirnlappen, Lobus frontalis
frontal nerve - Nervus frontalis
frontal notch - Foramen frontale, Incisura frontalis
frontal plane - Frontalebene
frontal process - Stirnfortsatz, Processus frontalis maxillae
frontal prominence - Stirnhöcker, Tuber frontale, Eminentia frontalis
frontal sinus - Stirnhöhle, Sinus frontalis
frontal squama - Stirnbeinschuppe, Squama frontalis
frontal suture - Sutura frontalis, Sutura metopica
frontal tuber - Stirnhöcker, Tuber frontale, Eminentia frontalis
frontopontine tract - Tractus frontopontinus
fundus - Fornix, Fundus
fundus-corpus region - Fundus-Corpus-Region
fundus of bladder - Blasenspitze, Harnblasengrund, Fundus vesicae
fundus of gallbladder - Gallenblasenkuppel, Fundus vesicae biliaris/felleae
fundus of stomach - Magenfundus, Fundus gastricus
fundus of urinary bladder - Blasenspitze, Harnblasengrund, Fundus vesicae
fundus of uterus - Gebärmutterfundus, Gebärmutterkuppe, Uterusfundus, Uteruskuppe
fundus of vagina - Fornix vaginae
funis - Funiculus umbilicalis
galactophorous ducts - Milchgänge, Ductus lactiferi
galea aponeurotica - Kopfschwarte, Galea aponeurotica
Galen's vein - Vena magna cerebri
gallbladder - Gallenblase,Vesica biliaris/fellea
gallbladder bed - Leberbett, Fossa vesicae biliaris/felleae
gallbladder fossa - Fossa vesicae biliaris/felleae
gall duct - Gallengang
ganglial - ganglionär
ganglia of sympathetic trunk - Grenzstrangganglien, Ganglia trunci sympathetici
gangliated cord - Grenzstrang,Truncus sympathicus
gangliocyte - Gangliozyt
ganglion - Ganglion
ganglionated cord - Grenzstrang,Truncus sympathicus
ganglionic - ganglionär
ganglion of facial nerve - Fazialisganglion,Ganglion geniculatum/geniculi
Garrod's nodes - Garrod-Knötchen
Gasser's ganglion - Gasser-Ganglion, Ganglion trigeminale
gastric - gastral
gastric antrum - Antrum pyloricum
gastric areas - Magenschleimhautfelder, Areae gastricae
gastric arteries - Magenarterien
gastric canal - Magenstraße, Canalis gastricus
gastric fields - Magenschleimhautfelder, Areae gastricae
gastric folds - Magenschleimhautfalten,Plicae gastricae
gastric fornix - Magenkuppel, Fornix gastricus
gastric foveolae - Magengrübchen, Foveolae gastricae
gastric fundus - Magenfundus, Fundus gastricus
gastric glands - Magendrüsen
gastric notch - Magenknieeinschnitt, Incisura angularis
gastric outlet - Magenausgang
gastric pits - Magengrübchen, Foveolae gastricae
gastric plicae - Magenschleimhautfalten, Plicae gastricae
gastrocnemius (muscle) - Musculus gastrocnemius
gastroenteric - gastrointestinal
gastroesophageal - ösophagogastral
gastrointestinal - gastrointestinal
gastrointestinal tract - Magen-Darm-Kanal, Magen-Darm-Trakt
gemma - Geschmacksknospe
gender - Geschlecht
generative organs - Reproduktionsorgane
genicular veins - Knievenen, Venae geniculares
geniculate ganglion - Fazialisganglion, Ganglion geniculatum/geniculi
geniculum - Geniculum

Wirbelarterie - vertebral artery
Wirbelbogen - neural arch, vertebral arch
Wirbelbogenplatte - lamina of vertebra, lamina of vertebral arch
Wirbelkanal - medullary canal, vertebral canal, spinal canal
Wirbelkörper - vertebral body, body of vertebra
Wirbelkörpervenen - basivertebral veins
Wirbelloch - vertebral foramen, spinal foramen
Wirbelplatte - lamina of vertebra, lamina, lamina of vertebral arch
Wirbelsäule - spine, spinal column, dorsal spine, vertebral column, backbone
Wrisberg-Ganglien - cardiac ganglia, Wrisberg's ganglia
Wrisberg-Knorpel - cuneiform cartilage, Wrisberg's cartilage
Wurmfortsatz - (*Blinddarm*) vermiform appendix/appendage, appendix, vermix
Wurzel - root, radix, radicula, radicle
Wurzelscheide - (*Haar*) root sheath, hair sheath
X. Hirnnerv - vagus nerve, tenth nerve
XI. Hirnnerv - accessory nerve, eleventh nerve
XII. Hirnnerv - hypoglossal nerve, twelfth nerve
Xiphoid - ensiform appendix, xiphoid process
Y-Band - inferior extensor retinaculum of foot, cruciate ligament of ankle (joint)
Y-Fuge - hypsiloid cartilage
Zackennaht - serrate suture, serrated suture
Zahn - tooth, dens
Zahnalveolen - dental alveoli, tooth sockets
Zähne des Oberkiefers - upper teeth, maxillary teeth
Zähne des Unterkiefers - lower teeth, mandibular teeth
Zahnfächer - dental alveoli, tooth sockets
Zahnfleisch - gum, gingiva
Zahnkrone - dental crown, dental corona
Zahnreihe - dental arch, natural dentition, dentition
zäkal - cecal, caecal
Zäkokolon - cecocolon
Zäkum - blind gut, blind intestine, cecum, typhlon
Zäpfchen - palatine uvula, pendulous palate, uvula
Zapfen - (*Auge*) retinal cones, cones, cone cells
Zapfenzellen - (*Auge*) retinal cones, cones, cone cells
Zeh - s.u. Zehe
Zehe - toe, digit
Zehenarterien - digital arteries of foot
Zehenbeuger - flexor muscle of toes, flexor digitorum pedis (muscle)
Zehenglied - toe bone, phalanx
Zehengrundgelenk - metatarsophalangeal articulation/joint, MTP joint
Zehenknochen - toe bones, phalangeal bones of foot
Zehennagel - toenail, nail
Zehennerven - digital nerves of foot
Zehenrückenarterien - dorsal digital arteries of foot
Zehenspitze - tiptoe, tip of the toe
Zehenstrecker - extensor muscle of toes
Zeis-Drüsen - glands of Zeis, sebaceous glands of conjunctiva
Zelle - cell
Zellkern - nucleus, cell nucleus, karyon, karyoplast
Zellleib - cell body, cytoplasm, soma
Zellmembran - cell membrane, plasmalemma, cytomembrane
zellulär - cellular, cellulous
zentrales Nervensystem - central nervous system
Zentralkanal des Rückenmarks - central canal (of spinal cord)
Zentralvene der Netzhaut - central vein of retina
Zentralvenen der Leber - central veins of liver, Krukenberg's veins
zerebellar - cerebellar
Zerebellum - cerebellum
zerebral - cerebral
zerebrospinal - cerebrospinal, cerebromedullary
zerebrovaskulär - cerebrovascular
zerebrozerebellär - cerebrocerebellar
Zerebrum - cerebrum; brain
Zerumen - cerumen, earwax, wax
zervikal - cervical, trachelian
Zervikalkanal - cervical canal (of uterus), endocervix
Zervikallymphknoten - cervical lymph nodes
Zervikalnerven - cervical nerves
zervikovaginal - cervicovaginal
zervikovesikal - cervicovesical
Zervix - **1.** neck, cervix, collum **2.** cervix uteri, uterine neck, collum
Zervixdrüsen - cervical glands (of uterus)
Zervixkanal - uterocervical canal, uterine canal
Zervixschleimhaut - cervical mucosa
ziliar - ciliary
Ziliarapparat - ciliary body, ciliary apparatus
Ziliararterien - ciliary arteries
Ziliarfortsätze - ciliary processes
Ziliarkörper - ciliary apparatus, ciliary body
Ziliarmuskel - Bowman's muscle, ciliary muscle
Ziliarnerven - ciliary nerves
Ziliarvenen - ciliary veins
Zilie - **1.** cilium, kinocilium **2.** s.u. Zilien
Zilien - eyelashes, cilia
Zinn-Gefäßkranz - Zinn's corona, circle of Haller, vascular circle of optic nerve
Zinn-Sehnenring - common tendinous ring, Zinn's ring
Zirbeldrüse - pineal body/gland, pineal, epiphysis
Zisterne - cistern, cisterna
Z-Linie - Z disk, Z line, Z band, Amici's disk
zökal - cecal, caecal
Zökum - blind gut, blind intestine, cecum
Zona - zone, area, region
Zona orbicularis - Weber's zone, orbicular zone of hip joint
Zonulafasern - zonular fibers, aponeurosis of Zinn
Zonularfasern - zonular fibers
Zotte - villus
Z-Streifen - s.u. Z-Linie
zuführende Glomerulusarteriole - afferent arteriole of glomerulus, afferent vessel of glomerulus
Zunge - tongue
Zungenarterie - lingual artery
Zungenbalg - lingual follicles, lymphatic follicles of tongue
Zungenbändchen - lingual frenulum, lingual frenum
Zungenbein - hyoid, hyoid bone, tongue bone
Zungenbeinhorn - horn of hyoid bone
Zungenbeinkörper - body of hyoid bone, basihyoid, basihyal
Zungendrüsen - lingual glands, glands of tongue
Zungenkörper - body of tongue
Zungenmuskeln - muscles of tongue, lingual muscles
Zungenpapillen - lingual papillae, gustatory papillae
Zungenrücken - dorsum of tongue

greater thoracic splanchnic nerve - Splanchnikus major
greater trochanter - Trochanter major
greater tubercle - Tuberculum majus
greater tuberosity - Tuberculum majus
greater vertebral notch - Incisura vertebralis inferior
greater vestibular gland - Bartholin-Drüse, Glandula vestibularis major
greater wing of sphenoid bone - Ala major
greatest gluteus muscle - Glutäus maximus, Musculus gluteus maximus
great foramen - Foramen magnum
great occipital foramen - Foramen magnum
great saphenous vein - Saphena magna, Vena saphena magna
great toe - Großzehe, Hallux, Digitus primus pedis
great wing of sphenoid bone - Ala major
groin - Leiste, Leistengegend, Leistenregion
groove - Sulcus
groove for radial nerve - Radialisrinne, Sulcus nervi radialis
groove of ulnar nerve - Sulcus nervi ulnaris
ground bundles - Fasciculi proprii
ground substance - Grundsubstanz
growth disk - Wachstumsfuge
growth plate - Wachstumsfuge
Gudden's commissure - Gudden-Kommissur
gullet - Kehle, Schlund; Oesophagus, Ösophagus, Speiseröhre
gum - Gingiva, Zahnfleisch
gustatory bud - Geschmacksknospe
gustatory papillae - Zungenpapillen
gustatory pore - Geschmackspore, Porus gustatorius
gut - Darm, Intestinum, Enteron
gyri of cerebellum - Kleinhirnwindungen, Folia cerebelli
gyri of cerebrum - Großhirnwindungen, Hirnwindungen, Gyri cerebri
gyri of insula - Inselwindungen, Gyri insulae
gyrus - Gehirnwindung, Gyrus
habenula - Epiphysenstiel
habenulointerpeduncular tract - Meynert-Bündel, Tractus habenulointerpeduncularis
hair - Haar, Pilus
hair cuticle - Haarkutikula
hair follicle - Haarbalg, Haarfollikel
hair medulla - Haarmark
hair papilla - Haarpapille
hair root - Haarwurzel
hair root epithelium - Haarwurzelepithel
hair shaft - Haarschaft
hair sheath - Haarwurzelscheide, Wurzelscheide
hairs of axilla - Achselhaare, Hirci
hairs of external acoustic meatus - Tragi
hairs of eyebrow - Augenbrauenhaare
hairs of nose - Nasenhaare
Haller's membrane - Haller-Membran, Lamina vasculosa
hallux - Großzehe, Hallux, Digitus primus pedis
hamate bone - Hamatum, Os hamatum
hamatum - Hamatum, Os hamatum
hammer - Hammer, Malleus
hand - Hand
hard palate - harter Gaumen, Palatum durum
Hasner's fold - Hasner-Klappe, Plica lacrimalis
Hasner's valve - Hasner-Klappe, Plica lacrimalis
haustra of colon - Dickdarmhaustren, Kolonhaustren, Haustra coli
haversian glands - Synovialzotten, Villi synoviales
H band - H-Bande
H disk - H-Bande
head - Kopf, Caput
head of biceps brachii muscle - Bizepskopf
head of epididymis - Nebenhodenkopf
head of femur - Femurkopf, Oberschenkelkopf, Caput femoris
head of fibula - Fibulaköpfchen, Wadenbeinköpfchen, Caput fibulae
head of humerus - Humeruskopf, Oberarmkopf, Caput humerale
head of malleus - Hammerkopf, Caput mallei
head of mandible - Caput mandibulae
head of muscle - Muskelkopf
head of pancreas - Pankreaskopf, Caput pancreatis
head of penis - Eichel, Glans penis
head of radius - Radiusköpfchen, Caput radii
head of rib - Rippenköpfchen, Caput costae
head of stapes - Steigbügelkopf, Caput stapedis
head of talus - Taluskopf, Caput tali
head of ulna - Ulnaköpfchen, Caput ulnae
heart - Herz, Cor
heart sac - Herzbeutel, Pericardium, Perikard
heart valve - Herzklappe
heel - Ferse, Fersenregion
heel bone - Calcaneus, Fersenbein
heel tendon - Achillessehne, Tendo calcaneus
Heister's fold - Heister-Klappe, Plica spiralis
Heister's valve - Heister-Klappe, Plica spiralis
Held's bundle - Held-Bündel, Tractus vestibulospinalis
helix - Helix
Helweg's bundle - Helweg-Dreikantenbahn, Tractus olivospinalis
Helweg's tract - Helweg-Dreikantenbahn, Tractus olivospinalis
hem - Limbus
hemiazygos vein - Hemiazygos, Vena hemiazygos
hemiazygous vein - Hemiazygos, Vena hemiazygos
hemisphere - Großhirnhälfte, Endhirnhälfte
hemorrhoidal plexus - Plexus venosus rectalis
hemorrhoidal veins - Rektumvenen, Venae rectales
hemorrhoidal venous plexus - Plexus venosus rectalis
Henle's ligament - Leistensichel, Falx inguinalis
Hensen's line - H-Bande
hepatic - hepatisch
hepatic artery - Arteria hepatica propria
hepatic bed of gallbladder - Leberbett
hepatic branches of vagus nerve - Rami hepatici
hepatic cell - Hepatozyt
hepatic colic flexure - Flexura coli dextra/hepatica
hepatic lobe - Leberlappen, Lobus hepatis
hepatic lobules - Leberläppchen, Lobuli hepatis
hepatic lymph nodes - Nodi lymphoidei hepatici
hepatic portal - Leberpforte
hepatic segments - Lebersegmente, Segmenta hepatis
hepatic veins - Lebervenen, Venae hepaticae
hepatic vessels - Lebergefäße
hepatocystic duct - Ductus hepaticus communis
hepatocyte - Hepatozyt, Leberzelle
hepatopancreatic ampulla - Vater-Ampulle, Ampulla hepatopancreatica
hepatopancreatic duct - Pankreasgang, Ductus pancreaticus
Hesselbach's ligament - Ligamentum interfoveolare

Hesselbach's triangle - Trigonum inguinale
heterochromosome - Geschlechtschromosom
heterologous chromosome - Geschlechtschromosom
heterosome - Geschlechtschromosom
hiatal - hiatal
hiatus - Hiatus
hilar lymph nodes - Hiluslymphknoten, Nodi lymphoidei bronchopulmonales, Nodi lymphoidei hilares
hilum - Hilum
hilum of kidney - Nierenhilus, Hilum renale
hilum of lung - Lungenhilus, Hilum pulmonis
hilum of ovary - Eierstockhilus, Hilum ovarii
hilum of spleen - Milzhilus, Hilum splenicum
hilus - Hilum
hilus of kidney - Nierenhilus, Hilum renale
hilus of lung - Lungenhilus, Hilum pulmonis
hilus of ovary - Eierstockhilus, Hilum ovarii
hindbrain - Rhombencephalon
hip - Hüftregion, Coxa; Hüftgelenk, Articulatio coxae
hip bone - Hüftknochen, Os coxae
hip joint - Hüftgelenk, Articulatio coxae
hippocampal gyrus - Gyrus hippocampi
hippocampus - Hippocampus
hirci - Achselhaare, Hirci
His' band - His-Bündel, Fasciculus atrioventricularis
histiocyte - Histiozyt
histologic - histologisch
histologic anatomy - Histologie
histology - Histologie
Holzknecht's space - Retrokardialraum
horizontal fissure of right lung - Fissura horizontalis
horizontal folds of rectum - Plicae transversae recti
horizontal part of duodenum - Pars horizontalis/inferior duodeni
horn - Cornu
horn of Ammon - Hippocampus
horn of hyoid bone - Zungenbeinhorn
horn of uterus - Gebärmutterzipfel, Cornu uteri
horny layer (of epidermis) - Hornhaut
horny skin - Hornhaut
Hueck's ligament - Hueck-Band
humeral epicondyle - Humerusepikondyle
humeroradial joint - Humeroradialgelenk, Articulatio humeroradialis
humeroulnar joint - Humeroulnargelenk, Articulatio humeroulnaris
humerus - Humerus, Oberarmknochen
Hunter's canal - Canalis adductorius
Hunter's line - Linea alba
hyaline cartilage - hyaliner Knorpel
hyaloid body - Glaskörper, Corpus vitreum
hyaloid membrane - Glaskörpermembran, Membrana vitrea
hymen - Hymen
hymenal membrane - Hymen
hyoid - Zungenbein, Os hyoideum
hyoid bone - Zungenbein, Os hyoideum
hyoid bursa - Bursa subcutanea prominentiae laryngeae
hypochondriac region - Hypochondrium
hypochondrium - Hypochondrium
hypoderm - Hypodermis, Subkutis, Unterhaut, Tela subcutanea
hypodermal - hypodermal, subkutan
hypodermic - hypodermal, subkutan
hypodermis - Hypodermis, Subkutis, Unterhaut, Tela subcutanea
hypogastric - hypogastrisch
hypogastric artery - Arteria iliaca interna
hypogastric fascia - Beckenfaszie, Fascia pelvica/pelvis
hypogastric ganglia - Beckenganglien
hypogastric region - Hypogastrium, Schambeinregion, Schamgegend, Unterbauch
hypogastric vein - Vena iliaca interna
hypogastrium - Hypogastrium, Schambeinregion, Schamgegend, Unterbauch
hypoglossal nerve - Hypoglossus, XII. Hirnnerv, Nervus hypoglossus
hypoglossus - Hypoglossus, XII. Hirnnerv, Nervus hypoglossus
hypopharynx - Hypopharynx, Pars laryngea pharyngis
hypophyseal - hypophysär, pituitär
hypophyseal fossa - Hypophysengrube, Fossa hypophysialis
hypophyseal stalk - Hypophysenstiel, Infundibulum hypophysis
hypophysial - hypophysär, pituitär
hypophysial fossa - Hypophysengrube, Fossa hypophysialis
hypophysial stalk - Hypophysenstiel, Infundibulum hypophysis
hypophysis - Hypophyse, Glandula pituitaria
hypothalamic - hypothalamisch
hypothalamic nuclei - Hypothalamuskerne
hypothalamus - Hypothalamus
hypothenar - Hypothenar, Kleinfingerballen, Eminentia hypothenaris
hypothenar eminence - Hypothenar, Kleinfingerballen, Eminentia hypothenaris
I band - isotrope Bande
idiochromosome - Geschlechtschromosom
I disk - isotrope Bande
ileal arteries - Ileumarterien, Arteriae ileales
ileal papilla - Papilla ilealis
ileal veins - Ileumvenen, Venae ileales
ileocecal papilla - Papilla ilealis
ileocecal valve - Bauhin-Klappe, Ileozökalklappe, Valva ilealis/ileocaecalis
ileocecum - Ileozäkum
ileocolic lymph nodes - Nodi lymphoidei ileocolici
ileum - Ileum
iliac bone - Darmbein, Ilium, Os ilium
iliac crest - Darmbeinkamm, Crista iliaca
iliac fascia - Fascia iliaca
iliac fossa - Fossa iliaca
iliofemoral ligament - Bigelow-Band, Ligamentum iliofemorale
iliopsoas (muscle) - Iliopsoas, Musculus iliopsoas
iliosacral joint - Iliosakralgelenk, Articulatio sacroiliaca
iliosacral ligaments - Ligamenta sacroiliaca
iliotibial band - Tractus iliotibialis
iliotibial tract - Tractus iliotibialis
ilium - Darmbein, Ilium, Os ilium
impacted earwax - Ohrschmalzpfropf
incisive foramen - Foramen incisivum
incisive tooth - Dens incisivus
incisor foramen - Foramen incisivum
incisor tooth - Dens incisivus
incisure - Incisura
incisure of acetabulum - Incisura acetabuli

incisure of mandible - Incisura mandibulae
incisure of scapula - Incisura scapulae
incisure of tentorium - Incisura tentorii
incisure of the apex of the heart - Herzspitzeninzisur, Incisura apicis cordis
incretory glands - Glandulae endocrinae
incudomalleolar joint - Hammer-Ambossgelenk
incudostapedial joint - Amboss-Steigbügel-Gelenk
incus - Amboss, Incus
index - Index, Digitus secundus
index finger - Index, Digitus secundus
inferior alveolar artery - Unterkieferarterie
inferior alveolar nerve - Nervus alveolaris inferior
inferior anal nerves - Nervi anales inferiores
inferior anastomotic vein - Labbé-Vene, Vena anastomotica inferior
inferior aperture of thorax - Thoraxausgang, untere Thoraxapertur, Apertura pelvis inferior
inferior cerebral veins - Hirnbasisvenen, Venae inferiores cerebri
inferior concha - Concha nasalis inferior
inferior dental canal - Unterkieferkanal
inferior dental nerve - Nervus alveolaris inferior
inferior duodenal flexure - Flexura duodeni inferior
inferior epigastric artery - Arteria epigastrica inferior
inferior epigastric lymph nodes - Nodi lymphoidei epigastrici inferiores
inferior extensor retinaculum of foot - Y-Band, Retinaculum musculorum extensorum inferius
inferior flexure of duodenum - Flexura duodeni inferior
inferior gluteal lymph nodes - Nodi lymphoidei gluteales inferiores
inferior horn of lateral ventricle - Unterhorn des Seitenventrikels, Cornu temporale
inferior hypogastric plexus - Beckengeflecht, Beckenplexus, Plexus nervosus hypogastricus inferior, Plexus nervosus pelvicus
inferior labial artery - Unterlippenarterie, Arteria labialis inferior
inferior labial frenulum - Unterlippenbändchen, Frenulum labii inferioris
inferior labial veins - Unterlippenvenen, Venae labiales inferiores
inferior laryngeal vein - Vena laryngea inferior
inferior lingular segment (of lung) - Segmentum lingulare inferius
inferior lip - Unterlippe, Labium inferius
inferior lobe of lung - Unterlappen, Lobus inferior
inferior longitudinal fasciculus of cerebrum - Fasciculus longitudinalis inferior
inferior longitudinal sinus - Sinus sagittalis inferior
inferior mediastinal cavity - Cavum mediastinale inferius, Mediastinum inferius
inferior mediastinum - Cavum mediastinale inferius, Mediastinum inferius
inferior mesenteric artery - Mesenterica inferior, Arteria mesenterica inferior
inferior mesenteric lymph nodes - Nodi lymphoidei mesenterici inferiores
inferior mesenteric plexus - Plexus nervosus mesentericus inferior
inferior nasal concha - Concha nasalis inferior
inferior nasal meatus - Meatus nasi inferior
inferior opening of pelvis - Beckenausgang, Apertura pelvis inferior
inferior orbital fissure - Fissura orbitalis inferior
inferior palpebral veins - Unterlidvenen, Venae palpebrales inferiores
inferior pancreaticoduodenal lymph nodes - Nodi lymphoidei pancreaticoduodenales inferiores
inferior part of duodenum - Pars horizontalis/inferior duodeni
inferior phrenic lymph nodes - Nodi lymphoidei phrenici inferiores
inferior pubic ramus - unterer Schambeinast, Ramus inferior ossis pubis
inferior pulmonary lobe - Unterlappen, Lobus inferior
inferior ramus of pubis - Ramus inferior ossis pubis
inferior rectal nerves - Nervi anales inferiores
inferior sagittal sinus - Sinus sagittalis inferior
inferior sphenoidal fissure - Fissura orbitalis inferior
inferior splanchnic nerve - Splanchnikus minor
inferior superficial inguinal lymph nodes - Nodi lymphoidei inguinales superficiales inferiores
inferior tarsal muscle - Tarsalis inferior, Musculus tarsalis inferior
inferior tarsus - Unterlidplatte, Tarsus inferior
inferior tracheobronchial lymph nodes - Nodi lymphoidei tracheobronchiales inferiores
inferior turbinate bone - Concha nasalis inferior
inferior vena cava - Vena cava inferior
inferior vertebral notch - Incisura vertebralis inferior
infraauricular lymph nodes - infraaurikuläre Lymphknoten, Nodi lymphoidei infraauriculares
infraclavicular fossa - Mohrenheim-Grube, Fossa infraclavicularis
infrahyoid bursa - Bursa infrahyoidea
infrahyoid muscles - Musculi infrahyoidei
infraoccipital nerve - Nervus suboccipitalis
infraorbital canal - Infraorbitalkanal, Canalis infraorbitalis
infraorbital foramen - Foramen infraorbitale
infraorbital nerve - Nervus infraorbitalis
infrapatellar bursa - Bursa subcutanea infrapatellaris
infrapatellar fat body - Hoffa-Fettkörper, Corpus adiposum infrapatellare
infundibular - infundibulär
infundibular stalk - Hypophysenstiel, Infundibulum hypophysis
infundibulum - Conus arteriosus, Infundibulum
infundibulum of heart - Infundibulum
infundibulum of uterine tube - Tubentrichter, Infundibulum tubae uterinae
inguen - Leistengegend, Leistenregion
inguinal - inguinal
inguinal canal - Leistenkanal, Canalis inguinalis
inguinal falx - Leistensichel, Falx inguinalis
inguinal fossa - Leistengrube
inguinal fovea - Leistengrube
inguinal ligament - Leistenband, Ligamentum inguinale
inguinal lymph nodes - Inguinallymphknoten, Leistenlymphknoten, Nodi lymphoidei inguinales
inguinal region - Leiste, Leistengegend, Leistenregion
inguinal ring - Leistenring
inguinal triangle - Trigonum inguinale
inguinal trigone - Trigonum inguinale
inner ear - Innenohr, Labyrinthus, Auris interna
inner ear deafness - Innenohrtaubheit
inner periosteum - Endosteum
inner table of skull - Lamina interna

insertion - Ansatz, Insertion
insular cortex - Inselrinde, Lobus insularis
insular veins - Inselvenen, Venae insulares
interalveolar pores - Alveolarporen
interalveolar septa - Alveolarsepten, Septa interalveolaria
interarticular cartilage - Discus articularis
interarticular disk - Discus articularis
interatrial septum (of heart) - Vorhofseptum, Septum interatriale
interauricular septum - Vorhofseptum, Septum interatriale
intercarpal joints - Interkarpalgelenke, Articulationes intercarpales
intercavernous sinuses - Sinus intercavernosi
intercellular substance - Grundsubstanz
intercondylar eminence - Eminentia intercondylaris
intercondylar fossa of femur - Fossa intercondylaris
intercondylar fossa of tibia - Area intercondylaris
intercondylar line - Linea intercondylaris
intercondylar tubercle - Eminentia intercondylaris
intercondyloid line - Linea intercondylaris
intercostal arteries - Interkostalarterien
intercostal lymph nodes - Interkostallymphknoten, Nodi lymphoidei intercostales
intercostal membrane - Interkostalmembran, Membrana intercostalis
intercostal muscles - Interkostalmuskeln, Musculi intercostales
intercostal nerves - Interkostalnerven, Nervi intercostales
intercostal space - Interkostalraum, Spatium intercostale
intercostal veins - Interkostalvenen, Venae intercostales
intercuneiform ligaments - Ligamenta intercuneiformia
interdigit - Interdigitalraum
interfascicular fasciculus - Schultze-Komma, Fasciculus interfascicularis
interfoveolar ligament - Ligamentum interfoveolare
interganglionic branches - Rami interganglionares
interiliac lymph nodes - Nodi lymphoidei interiliaci
interlobar veins of kidney - Venae interlobares renis
interlobular veins of kidney - Interlobularvenen, Venae interlobulares renis
interlobular veins of liver - Interlobularvenen, Venae interlobulares hepatis
intermedian cubital vein - Vena mediana cubiti
intermediary nerve - Intermedius, Nervus intermedius
intermediate lacunar node - intermediärer Lymphknoten der Lacuna vasorum, Nodus lymphoideus lacunaris vasculorum intermedius
intermediate lobe (of hypophysis) - Hypophysenmittellappen, Pars intermedia adenohypophysis
intermediate lumbar lymph nodes - Nodi lymphoidei lumbales intermedii
intermediate nerve - Intermedius, Nervus intermedius
intermediate part (of hypophysis) - Hypophysenmittellappen, Pars intermedia adenohypophysis
intermetacarpal joints - Intermetakarpalgelenke, Articulationes intermetacarpales
intermetacarpal ligaments - Ligamenta metacarpalia
intermetatarsal joints - Intermetatarsalgelenke, Articulationes intermetatarsales
intermetatarsal ligaments - Ligamenta metatarsalia
intermuscular septum - Septum intermusculare
internal acoustic meatus - innerer Gehörgang, Meatus acusticus internus
internal annular ligament of ankle - Retinaculum musculorum flexorum
internal auditory canal - innerer Gehörgang, Meatus acusticus internus
internal base of cranium - innere Schädelbasis
internal capsular ligament - Ligamentum capitis femoris
internal carotid - Karotis interna, Arteria carotis interna
internal carotid artery - Karotis interna, Arteria carotis interna
internal carotid plexus - Plexus nervosus caroticus internus
internal cerebral veins - Venae internae cerebri
internal condyle of femur - Condylus medialis femoris
internal condyle of tibia - Condylus medialis tibiae
internal cranial base - innere Schädelbasis
internal ear - Innenohr, Labyrinthus, Auris interna
internal epicondyle of femur - Epicondylus medialis femoris
internal epicondyle of humerus - Epicondylus medialis humeri
internal female genitalia - Organa genitalia feminina interna
internal genitalia - innere Genitalien
internal genu of facial nerve - inneres Fazialisknie, Genu nervi facialis
internal iliac artery - Arteria iliaca interna
internal iliac lymph nodes - Nodi lymphoidei iliaci interni
internal iliac vein - Vena iliaca interna
internal jugular vein - Jugularis interna, Vena jugularis interna
internal lamina of skull - Lamina interna
internal layer of skull - Lamina interna
internal male genitalia - Organa genitalia masculina interna
internal malleolus - Innenknöchel
internal nervous tunic of eye - Tunica interna bulbi
internal organs - Viszera
internal rotation - Innenrotation
internal sphincter muscle of anus - Musculus sphincter ani internus
internal thoracic artery - Arteria thoracica interna
internal thoracic veins - Venae thoracicae internae
internal urethral opening - Ostium urethrae internum
internal urethral orifice - Ostium urethrae internum
interossei muscles - Interossärmuskeln, Musculi interossei
interosseous artery - Arteria interossea
interosseous margin - Margo interosseus
interosseous membrane - Membrana interossea
interosseous muscles - Interossärmuskeln, Musculi interossei
interpectoral axillary lymph nodes - Nodi lymphoidei interpectorales
interpectoral lymph nodes - Brustwandlymphknoten, Nodi lymphoidei interpectorales
interpeduncular cistern - Cisterna interpeduncularis
interphalangeal joints - IP-Gelenke, Interphalangealgelenke, Articulationes interphalangeae
interpubic disk - Discus interpubicus
interpubic ligament - Discus interpubicus
interspinal ligaments - Ligamenta interspinalia
interstice - Interstitium
interstitial - interstitiell
interstitial cells - Interstitialzellen, Leydig-Zellen
interstitial glands - Interstitialzellen, Leydig-Zellen
interstitial space - Interstitium
interstitial substance - Grundsubstanz

interstitial tissue - Interstitialgewebe
interstitium - Interstitium
intertarsal joint - Intertarsalgelenk
intertarsal ligaments - Ligamenta tarsi
intertrochanteric line - Linea intertrochanterica
intertubercular sulcus (of humerus) - Sulcus intertubercularis
interureteric fold - Plica interureterica
interventricular artery - Interventrikulararterie
interventricular foramen - Monro-Foramen, Foramen interventriculare
interventricular septum (of heart) - Interventrikularseptum, Kammerseptum, Ventrikelseptum, Septum interventriculare
interventricular sulcus - Interventrikularfurche
interventricular vein - Vena interventricularis
intervertebral cartilage - Bandscheibe, Intervertebralscheibe, Discus intervertebralis
intervertebral disk - Bandscheibe, Intervertebralscheibe, Discus intervertebralis
intervertebral foramen - Intervertebralloch, Zwischenwirbelloch, Foramen intervertebrale
intervertebral vein - Intervertebralvene, Vena intervertebralis
intestinal - intestinal, enterisch
intestinal arteries - Darmarterien
intestinal canal - Darmkanal
intestinal follicles - Darmdrüsen, Glandulae intestinales
intestinal glands - Darmdrüsen, Glandulae intestinales
intestinal loop - Darmschleife, Dünndarmschlinge
intestinal mucosa - Darmschleimhaut
intestinal trunks - Trunci intestinales
intestinal villi - Darmzotten, Villi intestinales
intestinal wall - Darmwand
intestine - Darm, Intestinum
intima - Intima, Tunica intima
intracardiac - intrakardial
intracellular - intrazellulär
intracerebellar - intrazerebellär
intracerebellar nuclei - Kleinhirnkerne, Nuclei cerebelli
intracerebral - intrazerebral
intracervical - endozervikal
intracranial - intrakranial
intracranial cavity - Schädelhöhle
intracutaneous - intrakutan, intradermal
intradermal - intradermal, intrakutan
intradermic - intradermal, intrakutan
intraglandular lymph nodes - Nodi lymphoidei intraglandulares
intramuscular - intramuskulär
intraocular fluid - Kammerwasser
intraparietal sulcus - Sulcus intraparietalis
intratendinous bursa of olecranon - Bursa intratendinea olecrani
intravaginal - vaginal
intravenous - intravenös
involuntary muscles - unwillkürliche Muskulatur
iridial folds - Irisfalten, Plicae iridis
iridocorneal angle - Iridokornealwinkel, Kammerwinkel, Angulus iridocornealis
iris - Iris, Regenbogenhaut
ischiadic nerve - Ischiasnerv, Nervus ischiadicus
ischiadic plexus - Sakralplexus
ischial bone - Sitzbein, Os ischii
ischial ramus - Sitzbeinast, Ramus ossis ischii
ischial spine - Spina ischiadica
ischial tuberosity - Sitzbeinhöcker, Tuber ischiadicum
ischiocavernosus (muscle) - Musculus ischiocavernosus
ischium - Sitzbein, Os ischii
islands of Langerhans - Pankreasinseln, endokrines Pankreas, Inselorgan, Langerhans-Inseln, Pars endocrina pancreatis
islet cell - Inselzelle
islets of Langerhans - Pankreasinseln, endokrines Pankreas, Inselorgan, Langerhans-Inseln, Pars endocrina pancreatis
islet tissue - Pankreasinseln, Inselorgan, endokrines Pankreas, Langerhans-Inseln, Pars endocrina pancreatis
isocortex - Isokortex
isotropic disk - isotrope Bande
isthmus - Isthmus
isthmus of aorta - Aortenisthmus, Isthmus aortae
isthmus of auditory tube - Tubenenge, Isthmus tubae auditivae/auditoriae
isthmus of eustachian tube - Tubenenge, Isthmus tubae auditivae/auditoriae
isthmus of fallopian tube - Tubenenge, Isthmus tubae uterinae
isthmus of fauces - Isthmus faucium
isthmus of prostate (gland) - Prostataisthmus, Isthmus prostatae
isthmus of thyroid (gland) - Schilddrüsenisthmus, Isthmus glandulae thyroideae
isthmus of urethra - Harnröhrenenge, Harnröhrenisthmus
isthmus of uterine tube - Tubenenge, Isthmus tubae uterinae
isthmus of uterus - Gebärmutteristhmus, Uterusisthmus, Isthmus uteri
Jacobson's nerve - Nervus tympanicus
Jacobson's plexus - Jacobson-Plexus
jaw - Kiefer, Kieferknochen, Kinnlade
jawbone - Kiefer, Kieferknochen, Kinnlade
jejunal - jejunal
jejunal arteries - Arteriae jejunales
jejunal veins - Jejunumvenen, Venae jejunales
jejunum - Jejunum
joint - Gelenk, Articulatio
joint capsule - Gelenkkapsel, Capsula articularis
joint cartilage - Gelenkknorpel, Cartilago articularis
joint cavity - Gelenkhöhle, Gelenkspalt, Cavitas articularis
joint meniscus - Meniscus, Meniskus, Meniscus articularis
joints of foot - Fußgelenke, Articulationes pedis
joints of hands - Articulationes manus
joint space - Gelenkhöhle, Gelenkspalt, Cavitas articularis
jugular - Jugularis, Jugularvene, Vena jugularis
jugular foramen - Foramen jugulare
jugular incisure - Incisura jugularis
jugular notch - Incisura jugularis
jugular trunk - Truncus jugularis
jugular vein - Jugularis, Jugularvene, Vena jugularis
jugulodigastric lymph node - Nodus lymphoideus jugulodigastricus
juguloomohyoid lymph node - Nodus lymphoideus juguloomohyoideus
juxtaesophageal nodes - juxtaösophageale Lymphknoten

juxta-intestinal lymph nodes - juxtaintestinale Lymphknoten, Nodi lymphoidei juxtaintestinales
karyokinesis - Mitose
karyokinetic - mitotisch
karyomitosis - Mitose
karyon - Kern, Zellkern, Nukleus
karyoplast - Kern, Zellkern, Nukleus
Keith's bundle - Sinuatrialbündel
Keith-Flack's bundle - Sinuatrialbündel
Keith-Flack's node - Keith-Flack-Knoten, Sinusknoten, SA-Knoten, Nodus sinuatrialis
keratoderma of eye - Augenhornhaut, Cornea, Hornhaut, Kornea
Kerckring's circular folds - Kerckring-Falten, Plicae circulares
kidney - Niere, Ren
kidney pedicle - Nierenstiel
knee - Knie, Genu; Kniegelenk, Articulatio genus
knee cap - Kniescheibe, Patella
kneecap - Kniescheibe
knee joint - Kniegelenk, Articulatio genus
knuckle - Fingerknöchel
knucklebones - Metakarpalknochen, Mittelhandknochen
knuckle joints - Fingergrundgelenke, Metakarpophalangealgelenke, MP-Gelenke, Articulationes metacarpophalangeae
knuckle pads - Garrod-Knötchen
Kohlrausch's folds - Plicae transversae recti
Kohn's pores - Alveolarporen
Krause's glands - Konjunktivaldrüsen, Glandulae conjunctivales
Krukenberg's veins - Zentralvenen der Leber, Venae centrales
Küttner's ganglion - Nodus lymphoideus jugulodigastricus
Labbé's vein - Labbé-Vene, Vena anastomotica inferior
labial - labial
labial frenulum - Lippenbändchen
labial glands - Lippendrüsen, Lippenspeicheldrüsen Glandulae labiales
labium - Lippe, Labium
labrocyte - Mastozyt, Mastzelle
labyrinth - Labyrinth
labyrinthic - labyrinthär
labyrinthine - labyrinthär
labyrinthine deafness - Innenohrtaubheit
labyrinthine fluid - Perilympha
labyrinth of cochlea - Schneckenlabyrinth, Labyrinthus cochlearis
lacerated foramen - Foramen lacerum
lacrimal bone - Tränenbein, Os lacrimale
lacrimal canaliculus - Tränenröhrchen, Canaliculus lacrimalis
lacrimal caruncle - Tränenwärzchen, Caruncula lacrimalis
lacrimal duct - Tränenröhrchen, Canaliculus lacrimalis
lacrimal fold - Plica lacrimalis, Hasner-Klappe
lacrimal gland - Tränendrüse, Glandula lacrimalis
lacrimal papilla - Tränenpapille, Papilla lacrimalis
lacrimal point - Tränenpünktchen
lacrimal sac - Tränensack
lactiferous ducts - Milchgänge, Ductus lactiferi
lacunae of urethra - Lacunae urethrales
lacuna of muscles - Lacuna musculorum
lacuna of vessels - Lacuna vasorum
lacunar - lakunär
lacunar ligament - Ligamentum lacunare
lacune - Lacuna
lambdoid suture - Lambdanaht, Sutura lambdoidea
lamellar bone - Lamellenknochen
lamellated bone - Lamellenknochen
lamina - Lamina, Membran, Stratum
lamina of cricoid cartilage - Ringknorpelplatte, Lamina cartilaginis cricoideae
lamina of vertebra - Wirbelbogenplatte, Wirbelplatte, Lamina arcus vertebrae
lamina of vertebral arch - Wirbelbogenplatte, Wirbelplatte, Lamina arcus vertebrae
Langer's lines - Hautspaltlinien
large bowel - Dickdarm
large intestine - Dickdarm
large pelvis - großes Becken, Pelvis major
large pudendal lip - große Schamlippe, Labium majus pudendi
large salivary glands - große Speicheldrüsen
laryngeal - laryngeal
laryngeal artery - Kehlkopfarterie, Kehlkopfschlagader
laryngeal bursa - Bursa subcutanea prominentiae laryngeae
laryngeal cartilages - Kehlkopfknorpel
laryngeal glands - Kehlkopfdrüsen, Glandulae laryngeales
laryngeal mucosa - Kehlkopfschleimhaut, Tunica mucosa laryngis
laryngeal musculature - Kehlkopfmuskulatur, Musculi laryngis
laryngeal prominence - Adamsapfel, Prominentia laryngea
laryngeal sinus - Ventriculus laryngis
laryngeal skeleton - Kehlkopfskelett
laryngeal ventricle - Kehlkopftasche, Ventriculus laryngis
laryngeal vestibule - Kehlkopfvorhof, Vestibulum laryngis
laryngopharyngeal cavity - Hypopharynx, Pars laryngea pharyngis
laryngopharynx - Hypopharynx, Pars laryngea pharyngis
laryngotracheal - laryngotracheal
larynx - Kehlkopf, Larynx
lateral aortic lymph nodes - Nodi lymphoidei aortici laterales
lateral arcuate ligament - Ligamentum arcuatum laterale
lateral axillary lymph nodes - Nodi lymphoidei brachiales
lateral border - Außenrand, Margo lateralis
lateral border of foot - Fußaußenrand, Margo lateralis pedis
lateral caval lymph nodes - Nodi lymphoidei cavales laterales
lateral cervical lymph nodes - Nodi lymphoidei cervicales laterales
lateral cervical region - Trigonum cervicale posterius
lateral column - Seitensäule, Columna lateralis
lateral condyle of femur - Condylus lateralis femoris
lateral condyle of tibia - Condylus lateralis tibiae
lateral corticospinal tract - gekreuzte Pyramidenbahn, Tractus corticospinalis lateralis
lateral costovertebral joint - Kostotransversalgelenk
lateral epicondyle of femur - Epicondylus lateralis femoris
lateral epicondyle of humerus - Epicondylus lateralis humeri

lateral funiculus of medulla oblongata - Funiculus lateralis medullae oblongatae
lateral funiculus of spinal cord - Funiculus lateralis medullae spinalis
lateral head of triceps brachii muscle - Caput laterale musculi tricipitis brachii
lateral lacunar node - Nodus lymphoideus lacunaris vasculorum lateralis
lateral ligament - Seitenband, Ligamentum laterale
lateral ligament of ankle (joint) - Außenknöchelband
lateral ligament of knee - Außenband, Ligamentum collaterale fibulare
lateral lobe of prostate - Seitenlappen
lateral malleolar ligament - Außenknöchelband
lateral malleolar network - Arteriengeflecht am Außenknöchel, Rete malleolare laterale
lateral malleolar rete - Arteriengeflecht am Außenknöchel, Rete malleolare laterale
lateral malleolus - Außenknöchel, Malleolus lateralis
lateral margin - Außenrand, Margo lateralis
lateral margin of foot - Fußaußenrand, Margo lateralis pedis
lateral meniscus of knee - Außenmeniskus, Meniscus lateralis
lateral palpebral ligament - Ligamentum palpebrale laterale
lateral pericardial lymph nodes - Nodi lymphoidei pericardiaci laterales
lateral pyramidal tract - gekreuzte Pyramidenbahn, Tractus corticospinalis lateralis
lateral segment (of lung) - Segmentum laterale
lateral ventricle (of brain/cerebrum) - Seitenventrikel, Ventriculus lateralis
lateral vesical lymph nodes - Nodi lymphoidei vesicales laterales
lateral white commissure of spinal cord - Funiculus lateralis medullae spinalis
latissimus dorsi (muscle) - Musculus latissimus dorsi
Lauth's canal - Schlemm-Kanal, Sinus venosus sclerae
layer - Lamina, Membran, Membrana, Stratum
least gluteus muscle - Glutäus minimus, Musculus gluteus minimus
least occipital nerve - Nervus occipitalis tertius
left atrioventricular opening - Ostium atrioventriculare sinistrum
left atrioventricular valve - Bikuspidalis, Mitralklappe, Valva mitralis
left azygos vein - Hemiazygos, Vena hemiazygos
left branch of av-bundle - Crus sinistrum fasciculi atrioventricularis
left bundle branch - Crus sinistrum fasciculi atrioventricularis
left colic flexure - Flexura coli sinistra/splenica
left colic lymph nodes - Nodi lymphoidei colici sinistri
left coronary artery of heart - Arteria coronaria sinistra
left crus of diaphragm - Crus sinistrum diaphragmatis
left gastric lymph nodes - Nodi lymphoidei gastrici sinistri
left gastroepiploic lymph nodes - Nodi lymphoidei gastroomentales sinistri
left gastroomental lymph nodes - Nodi lymphoidei gastroomentales sinistri
left heart - linke Herzkammer
left hepatic duct - Ductus hepaticus sinister
left lumbar lymph nodes - Nodi lymphoidei lumbales sinistri
left ventricle (of heart) - linker Ventrikel, linke Herzkammer, Ventriculus cordis sinister
leg - Bein, Crus; Unterschenkel
lens - Linse, Augenlinse, Lens cristallina
lens capsule - Linsenkapsel, Capsula lentis
lens fibers - Linsenfasern, Fibrae lentis
lens of the eye - Linse, Augenlinse, Lens cristallina
lenticular capsule - Linsenkapsel, Capsula lentis
lenticular nucleus - Linsenkern
lentiform bone - Erbsenbein, Os pisiforme
lentiform nucleus - Linsenkern
leptomeningeal - leptomeningeal
leptomeninx - Leptomeninx; weiche Hirnhaut; weiche Rückenmarkshaut
lesser curvature of stomach - Curvatura minor gastrica
lesser epiploon - kleines Netz, Omentum minus
lesser gastric curvature - Curvatura minor gastrica
lesser ischiadic foramen - Foramen ischiadicum minus
lesser lip of pudendum - kleine Schamlippe, Labium minus pudendi
lesser occipital nerve - Nervus occipitalis minor
lesser omentum - kleines Netz, Omentum minus
lesser pelvis - kleines Becken, Pelvis minor
lesser sciatic foramen - Foramen ischiadicum minus
lesser splanchnic nerve - Splanchnikus minor, Nervus splanchnicus minor
lesser sublingual ducts - Ductus sublinguales minores
lesser supraclavicular fossa - Fossa supraclavicularis minor
lesser trochanter - Trochanter minor
lesser tubercle - Tuberculum minus
lesser wing of sphenoid bone - Ala minor
levator - Levator, Musculus levator
levator ani (muscle) - Levator ani, Musculus levator ani
levator muscle - Levator, Musculus levator
Leydig cells - Leydig-Zellen
lid - Augenlid, Lid, Palpebra
Lieberkühn's glands - Darmdrüsen, Glandulae intestinales
lien - Milz, Splen
lienal - lienal
lienal artery - Milzarterie, Milzschlagader, Arteria splenica
lienal lymph nodes - Milzlymphknoten, Nodi lymphoidei lienales, Nodi lymphoidei splenici
lienal vein - Milzvene, Vena splenica
lienorenal - splenorenal
Lieutaud's triangle - Harnblasendreieck, Trigonum vesicae
Lieutaud's uvula - Blasenzäpfchen, Uvula vesicae
ligament - Ligament, Ligamentum, Band, Chorda
ligament of ankle (joint) - Außenknöchelband
ligament of Botallo - Ligamentum arteriosum
ligament of head of femur - Ligamentum capitis femoris
ligamentous - ligamentär
ligaments of tarsus - Ligamenta tarsi
ligamentum arteriosum - Ligamentum arteriosum
limb - Glied, Gliedmaße, Extremität
limb of incus - Ambossfortsatz, Ambossschenkel
limbus of cornea - Perikornealring, Limbus corneae
line - Linea; Stria
lingua - Lingua
lingual - lingual

lingual artery - Zungenarterie, Zungenschlagader, Arteria lingualis
lingual branches of glossopharyngeal nerve - Rami linguales nervi glossopharyngei
lingual branches of hypoglossal nerve - Rami linguales nervi hypoglossi
lingual branches of lingual nerve - Rami linguales nervi lingualis
lingual branch of facial nerve - Ramus lingualis nervi facialis
lingual follicles - Zungenbalg, Folliculi linguales
lingual frenulum - Zungenbändchen, Frenulum linguae
lingual frenum - Zungenbändchen, Frenulum linguae
lingual glands - Zungendrüsen, Zungenspeicheldrüsen, Glandulae linguales
lingual mucosa - Zungenschleimhaut
lingual muscles - Zungenmuskeln, Musculi linguae
lingual papillae - Zungenpapillen
lingual tonsil - Tonsilla lingualis
lingual vein - Zungenvene, Vena lingualis
lip - Lippe, Labium, Labrum
lipocyte - Fettgewebszelle, Fettzelle, Lipozyt, Adipozyt
lip of pudendum - Schamlippe
liquor - Liquor
Lisfranc's joints - Tarsometatarsalgelenke, Articulationes tarsometatarsales
little finger - Kleinfinger, Digitus minimus manus
little head of humerus - Humerusköpfchen, Capitulum humeri
little toe - Kleinzehe, Digitus minimus pedis
liver - Leber
liver cell - Hepatozyt
liver parenchyma - Leberparenchym
liver sinusoid - Lebersinusoid
lobar - lobär
lobar bronchus - Bronchus lobaris
lobe - Lappen, Lobus, Läppchen
lobe of liver - Leberlappen, Lobus hepatis
lobe of lung - Lungenlappen, Lobus pulmonis
lobes of cerebrum - Hirnlappen, Lobi cerebri
lobes of mammary gland - Brustdrüsenlappen, Lobi glandulae mammariae
lobular bronchioles - Terminalbronchiolen
lobule - Läppchen, Lobulus
lobules of liver - Leberläppchen, Lobuli hepatis
lobules of mammary glands - Brustdrüsenläppchen, Lobuli glandulae mammariae
local - regional
loin - Lende
long abductor muscle of thumb - Musculus abductor pollicis longus
long adductor muscle - Musculus adductor longus
long flexor muscle of thumb - Musculus flexor pollicis longus
long head of biceps brachii muscle - Caput longum musculi bicipitis brachii
long head of triceps brachii muscle - Caput longum musculi tricipitis brachii
longitudinal arch of foot - Fußlängsgewölbe
longitudinal bands of colon - Kolontänien, Taeniae coli
longitudinal fibers of ciliary muscle - Fibrae longitudinales
longitudinal sulcus of heart - Interventrikularfurche
longitudinal suture - Pfeilnaht, Sutura sagittalis
long palmar muscle - Musculus palmaris longus
long peroneal muscle - Peronäus longus, Musculus peroneus longus
long thoracic nerve - Nervus thoracicus longus
lordosis - Lordose
Löwenberg's canal - Schneckengang, Ductus cochlearis
Löwenthal's tract - Löwenthal-Bahn, Tractus tectospinalis
lower abdomen - Unterleib
lower extremities - untere Extremitäten, untere Gliedmaßen
lower eyelid - Unterlid, Palpebra inferior
lower jaw - Mandibula, Unterkiefer
lower jaw bone - Unterkiefer
lower leg - Unterschenkel
lower lid - Unterlid, Palpebra inferior
lower limbs - untere Extremitäten, untere Gliedmaßen
lower lip - Unterlippe, Labium inferius
lower teeth - Zähne des Unterkiefers
lower thoracic aperture - Brustkorbausgang, Thoraxausgang, untere Thoraxapertur, Apertura thoracis inferior
lower uterine segment - Isthmus uteri
lumbar - lumbal
lumbar ganglia - Lumbalganglien, Ganglia lumbalia
lumbar lordosis - Lendenlordose
lumbar nerves - Lendennerven, Lumbalnerven, Nervi lumbales
lumbar part of spinal cord - Lendenmark, Pars lumbalis medullae spinalis
lumbar plexus - Lendenplexus, Lumbalplexus
lumbar region - Lende, Lendenregion
lumbar rib - Lendenrippe
lumbar segments of spinal cord - Lendenmark, Pars lumbalis medullae spinalis
lumbar spinal nerves - Lendennerven, Lumbalnerven, Nervi lumbales
lumbar spine - Lendenwirbelsäule
lumbar triangle - Trigonum lumbale
lumbar trunk - Truncus lumbalis
lumbar vertebrae - Lendenwirbel, Lumbalwirbel, Vertebrae lumbales
lumbosacral cord - Truncus lumbosacralis
lumbosacral joint - Lumbosakralgelenk, Articulatio lumbosacralis
lumbosacral trunk - Truncus lumbosacralis
lumbricales muscles - Lumbrikalmuskeln, Musculi lumbricales
lumbrical muscles - Lumbrikalmuskeln, Musculi lumbricales
lunate bone - Os lunatum
lunate surface - Facies lunata
lung - Lunge, Lungenflügel, Pulmo
Luschka's body - Glomus coccygeum
Luschka's tonsil - Tonsilla pharyngea/pharyngealis
lymph - Lymphe
lymphatic - lymphatisch
lymphatic capillary - Lymphkapillare, Vas lymphocapillare
lymphatic ducts - Hauptlymphgänge, Ductus lymphatici
lymphatic follicle - Lymphfollikel, Lymphknötchen, Nodulus lymphoideus
lymphatic follicles of tongue - Zungenbalg, Folliculi linguales
lymphatic gland - Lymphknoten, Nodus lymphoideus
lymphatic plexus - Lymphgefäßplexus, Plexus lymphaticus

lymphatics - Lymphsystem
lymphatic system - Lymphsystem, Systema lymphoideum
lymphatic tissue - lymphatisches Gewebe
lymphatic trunks - Trunci lymphatici
lymphatic valve - Valvula lymphatica
lymphatic vessel - Lymphgefäß, Vas lymphaticum
lymph capillary - Lymphkapillare, Vas lymphocapillare
lymph follicle - Lymphfollikel, Lymphknötchen, Nodulus lymphoideus
lymph node - Lymphknoten, Nodus lymphoideus
lymph node of arch of azygous vein - Nodus lymphoideus arcus venae azygos
lymphocapillary network - Lymphkapillarennetz, Rete lymphocapillare
lymphocapillary rete - Lymphkapillarennetz, Rete lymphocapillare
lymphocapillary vessel - Lymphkapillare, Vas lymphocapillare
lymphoduct - Lymphgefäß, Vas lymphaticum
lymphoglandula - Nodus lymphoideus
lymphoid - lymphatisch
lymphoid ring - Rachenring, lymphatischer Waldeyer's ring
lymphoid tissue - lymphatisches Gewebe
lymphonodulus - Lymphfollikel, Lymphknötchen
lymphonodus - Lymphknoten, Nodus lymphoideus
macroglia - Makroglia
macula - Macula, Makula
macula lutea - Macula, Makula
macula of sacculus - Macula sacculi
macula of utricle - Macula utriculi
macula organ - Statolithenorgan
macular arteriole - Makulaarteriole
macular venule - Makulavene, Venula macularis
maidenhead - Hymen
main bronchus - Hauptbronchus, Stammbronchus, Bronchus principalis
Maissiat's band - Tractus iliotibialis
Maissiat's ligament - Tractus iliotibialis
major duodenal papilla - Vater-Papille, Papilla duodeni major
major salivary glands - große Speicheldrüsen
major splanchnic nerve - Splanchnikus major, Nervus splanchnicus major
major sublingual duct - Ductus sublingualis major
malar arch - Jochbogen
malar bone - Jochbein, Wangenbein, Os zygomaticum
malar lymph node - Nodus lymphoideus malaris
male breast - Mamma masculina
male genitalia - männliche Genitalien
Malgaigne's triangle - Karotisdreieck, Trigonum caroticum
malleolar artery - Knöchelarterie
malleolar region - Knöchelregion
malleolus - Fußknöchel, Malleolus
malleus - Hammer, Malleus
mamilla (of the breast) - Mamille, Warze, Brustwarze, Papilla mammaria
mamillary - mamillär
mamillary body - Corpus mammillare
mamillary line - Mamillarlinie, Linea mammillaris
mamillotegmental fasciculus - Gudden-Haubenbündel, Fasciculus mamillotegmentalis
mamillotegmental tract - Gudden-Haubenbündel, Fasciculus mamillotegmentalis
mamillothalamic fasciculus - Vicq d'Azyr-Bündel, Fasciculus mamillothalamicus
mamillothalamic tract - Vicq d'Azyr-Bündel, Fasciculus mamillothalamicus
mamma - Brust, Brustdrüse, Mamma
mammary gland - Brustdrüse, Glandula mammaria
mammary line - Milchleiste
mammary papilla - Mamille, Warze, Brustwarze, Papilla mammaria
mammillary - mamillär
mandible - Mandibula, Unterkiefer
mandibular - mandibulär
mandibular artery - Unterkieferarterie
mandibular canal - Unterkieferkanal
mandibular gland - Unterkieferdrüse, Glandula submandibularis
mandibular joint - Kiefergelenk, Unterkiefergelenk, Articulatio temporomandibularis
mandibular lymph node - Unterkieferlymphknoten, Nodus lymphoideus mandibularis
mandibular nerve - Mandibularis, Nervus mandibularis
mandibular notch - Incisura mandibulae
mandibular symphysis - Symphysis mandibulae
mandibular teeth - Zähne des Unterkiefers
mandibulectomy - Unterkieferentfernung
manubriosternal symphysis - Manubriosternalgelenk, Symphysis manubriosternalis
manubrium - Hammergriff, Manubrium sterni
manubrium of malleus - Hammergriff, Manubrium sterni
margin - Rand, Margo
marginal - marginal
marginal sinus - Sinus marginalis
margin of acetabulum - Azetabularand, Margo acetabuli
marrow - Mark, Medulla; Knochenmark, Medulla ossium
marrow canal - Knochenmarkshöhle
Marshall's oblique vein - Marshall-Vene, Vena obliqua atrii sinistri
masculine genital organs - männliche Genitalien
masseter - Musculus masseter
masseter muscle - Musculus masseter
mast cell - Mastozyt, Mastzelle
masticatory muscles - Kaumuskeln, Kaumuskulatur, Musculi masticatorii
mastocyte - Mastozyt, Mastzelle
mastoid - Mastoid, Warzenfortsatz, Processus mastoideus
mastoid antrum - Warzenfortsatzhöhle, Antrum mastoideum
mastoid bone - Mastoid, Warzenfortsatz, Processus mastoideus
mastoid cavity - Warzenfortsatzhöhle, Antrum mastoideum
mastoid cells - Warzenfortsatzzellen, Cellulae mastoideae
mastoid fontanelle - Fonticulus mastoideus
mastoid lymph nodes - retroaurikuläre Lymphknoten, Nodi lymphoidei mastoidei, Nodi lymphoidei retroauriculares
mastoid process - Mastoid, Warzenfortsatz, Processus mastoideus
mastoid sinuses - Warzenfortsatzzellen, Cellulae mastoideae
matrix - Grundsubstanz
Mauchart's ligaments - Flügelbänder, Ligamenta alaria
maxilla - Maxilla, Oberkiefer
maxillary - maxillär

maxillary antrum - Kieferhöhle, Oberkieferhöhle, Sinus maxillaris
maxillary artery - Oberkieferarterie, Arteria maxillaris
maxillary bone - Maxilla, Oberkiefer
maxillary nerve - Nervus maxillaris
maxillary sinus - Kieferhöhle, Oberkieferhöhle, Sinus maxillaris
maxillary teeth - Zähne des Oberkiefers
maxillary veins - Oberkiefervenen, Venae maxillares
Mayer's ligament - Ligamentum carpi radiatum
M band - M-Linie, M-Streifen
MCP joints - Metakarpophalangealgelenke, MP-Gelenke, Articulationes metacarpophalangeae
M disk - M-Linie, M-Streifen
meatal - meatal
meatus - Meatus, Foramen, Gang, Kanal
meatus of nose - Nasengang
Meckel's cavity - Cavum trigeminale
Meckel's ganglion - Meckel-Ganglion, Ganglion pterygopalatinum
Meckel's space - Cavum trigeminale
meconium - Mekonium
media - Tunica media
medial arcuate ligament - Psoasarkade, Ligamentum arcuatum mediale
medial border - Margo medialis
medial border of foot - Fußinnenrand, Margo medialis pedis
medial condyle of femur - Condylus medialis femoris
medial condyle of tibia - Condylus medialis tibiae
medial cusp - Cuspis medialis, Cuspis septalis
medial epicondyle of femur - Epicondylus medialis femoris
medial epicondyle of humerus - Epicondylus medialis humeri
medial head of triceps brachii muscle - Caput mediale musculi tricipitis brachii
medial lacunar node - Nodus lymphoideus lacunaris vasculorum medialis
medial ligament - Ligamentum mediale
medial ligament of ankle (joint) - Deltaband, Innenknöchelband, Ligamentum deltoideum
medial ligament of knee - Innenband, Ligamentum collaterale tibiale
medial longitudinal fasciculus - Fasciculus longitudinalis medialis
medial malleolar network - Arteriengeflecht des Innenknöchels, Rete malleolare mediale
medial malleolar rete - Arteriengeflecht des Innenknöchels, Rete malleolare mediale
medial malleolus - Innenknöchel, Malleolus medialis
medial margin - Margo medialis
medial margin of foot - Fußinnenrand, Margo medialis pedis
medial meniscus (of knee) - Innenmeniskus, Meniscus medialis
medial palpebral ligament - Ligamentum palpebrale mediale
medial segment (of lung) - Segmentum mediale
median antebrachial vein - Vena mediana antebrachii
median arcuate ligament - Aortenarkade, Ligamentum arcuatum medianum
median axillary line - Linea axillaris media
median cubital vein - Vena mediana cubiti
median nerve - Nervus medianus
median septum - Mediastinum
median umbilical fold - Urachusfalte
median umbilical ligament - Urachusstrang
median vein of forearm - Vena mediana antebrachii
mediastinal - mediastinal
mediastinal branches - Rami mediastinales
mediastinal cavity - Cavum mediastinale
mediastinal lymph nodes - Mediastinallymphknoten, Nodi lymphoidei mediastinales
mediastinal pleura - Mediastinalpleura, Pleura mediastinalis
mediastinal space - Cavum mediastinale
mediastinal veins - Mediastinumvenen, Venae mediastinales
mediastinum - Mediastinum, Cavum mediastinale
medioclavicular line - Medioklavikularlinie, Linea medioclavicularis
medulla - 1. Mark, Medulla 2. Knochenmark, Medulla ossium 3. verlängertes Mark, Medulla oblongata, Bulbus medullae spinalis
medulla oblongata - verlängertes Mark, Medulla oblongata, Bulbus medullae spinalis
medulla of kidney - Nierenmark, Medulla renalis
medulla of ovary - Ovarialmark, Medulla ovarii
medullary - medullär
medullary canal - 1. Markhöhle, Cavitas medullaris 2. Vertebralkanal, Wirbelkanal
medullary cavity - Markhöhle, Cavitas medullaris
medullary cone - Conus medullaris
medullary sheath - Markscheide, Myelinscheide
medullary tube - Neuralrohr
medullary velum - Marksegel, Velum medullare
medullated - markhaltig
medullated fibers - markhaltige Fasern
Meibom's glands - Meibom-Drüsen, Glandulae tarsales
meiosis - Meiose
meiotic - meiotisch
meiotic cell division - Meiose
meiotic division - Meiose
Meissner's plexus - Meissner-Plexus, Plexus nervosus submucosus
melanocyte - Melanozyt
melanocytic - melanozytär
membranaceous - membranös
membranate - membranös
membrane - Haut, Membran
membranous - membranös
membranous labyrinth - Labyrinthus membranaceus
membranous semicircular canal - Bogengang
meningeal - meningeal
meningeal artery - Hirnhautarterie
meningeal branch - Ramus meningeus
meningeal filament - Filum spinale/terminale
meningeal veins - Venae meningeae
meninx - Hirnhaut, Meninx
meniscus - Meniscus, Meniskus, Meniscus articularis
mental - mental
mental artery - Kinnarterie, Kinnschlagader
mental protuberance - Kinn
mental region - Kinnregion
mental symphysis - Symphysis mandibulae
mentum - Mentum
Mercier's bar - Plica interureterica
meridional fibers of ciliary muscle - Fibrae meridionales
mesencephalic arteries - Mittelhirnarterien

mesencephalic veins - Mittelhirnvenen
mesencephalon - Mesencephalon, Mesenzephalon, Mittelhirn
mesenchyma - Mesenchym
mesenchymal - mesenchymal
mesenchymal tissue - Mesenchym
mesenteric - mesenterial
mesenteric lymph nodes - Mesenteriallymphknoten, Nodi lymphoidei mesenterici
mesenteric veins - Mesenterialvenen
mesenteric vessels - Mesenterialgefäße
mesenterium - Dünndarmgekröse, Gekröse, Mesenterium
mesentery - Dünndarmgekröse, Gekröse, Mesenterium
mesentery of rectum - Mesorektum
mesentery of sigmoid colon - Mesosigma
mesentery of vermiform appendix - Mesoappendix
mesoappendix - Mesoappendix
mesoarium - Mesovarium
mesoblast - Mesoderm
mesoblastic - mesodermal
mesocephalon - Mesencephalon, Mesenzephalon, Mittelhirn
mesocolic band - Taenia mesocolica
mesocolic lymph nodes - Nodi lymphoidei mesocolici
mesocolic taenia - Taenia mesocolica
mesocolon - Dickdarmgekröse, Mesokolon
mesoderm - Mesoderm
mesodermal - mesodermal
mesodermal germ layer - Mesoderm
mesoduodenum - Mesoduodenum
mesometrium - Myometrium
mesophragma - M-Linie, M-Streifen
mesorectum - Mesorektum
mesosalpinx - Mesosalpinx
mesosigmoid - Mesosigma
mesotympanum - Mesotympanum
mesovarial - mesovarial
mesovarium - Mesovarium
metacarpal - metakarpal
metacarpal arteries - Mittelhandarterien, Arteriae metacarpales
metacarpal bones - Metakarpalknochen, Mittelhandknochen, Ossa metacarpi
metacarpal head - Metakarpalköpfchen, Caput ossis metacarpi
metacarpal ligaments - Ligamenta metacarpalia
metacarpals - Metakarpalknochen, Mittelhandknochen, Ossa metacarpi
metacarpal veins - Mittelhandvenen, Venae metacarpales
metacarpophalangeal joints - Fingergrundgelenke, Metakarpophalangealgelenke, MP-Gelenke, Articulationes metacarpophalangeae
metacarpus - Metakarpus, Mittelhand
metaphyseal - metaphysär
metaphysial - metaphysär
metaphysis - Metaphyse, Metaphysis
metatarsal - metatarsal
metatarsal arteries - Mittelfußarterien, Arteriae metatarsales
metatarsal bones - Metatarsalia, Mittelfußknochen, Ossa metatarsi
metatarsal head - Metatarsalköpfchen, Caput ossis metatarsi
metatarsal ligaments - Ligamenta metatarsalia
metatarsals - Metatarsalia, Mittelfußknochen, Ossa metatarsi
metatarsal veins - Mittelfußvenen, Venae metatarsales
metatarsophalangeal joints - Zehengrundgelenke, Metatarsophalangealgelenke, MT-Gelenke, Articulationes metatarsophalangeae
metatarsus - Metatarsus, Mittelfuß
metencephalon - Metencephalon
metopic - frontal
metopic suture - Sutura frontalis, Sutura metopica
metra - Gebärmutter, Metra, Uterus
Meynert's bundle - Meynert-Bündel, Tractus habenulointerpeduncularis
Meynert's tract - Meynert-Bündel, Tractus habenulointerpeduncularis
micronucleus - Nukleolus
microscopic anatomy - Histologie
microsomal - mikrosomal
microsome - Mikrosom
midaxillary line - Linea axillaris media
midbrain - Mesencephalon, Mesenzephalon, Mittelhirn
midclavicular line - Medioklavikularlinie, Linea medioclavicularis
middle cerebral artery - Arteria cerebri media
middle colic lymph nodes - Nodi lymphoidei colici medii
middle concha - Concha nasalis media
middle cranial fossa - Fossa cranii media
middle ear - Mittelohr, Auris media
middle ear bones - Mittelohrknochen
middle finger - Mittelfinger, Digitus medius
middle gluteus muscle - Glutäus medius, Musculus gluteus medius
middle lobe of right lung - Mittellappen, Lobus medius
middle mediastinal cavity - Mediastinum medium, Cavum mediastinale medius
middle mediastinum - Mediastinum medium, Cavum mediastinale medius
middle meningeal artery - Arteria meningea media
middle nasal concha - Concha nasalis media
middle nasal meatus - Meatus nasi medius
middle phalanx - Phalanx media
middle pulmonary lobe - Mittellappen, Lobus medius
middle scalene muscle - Skalenus medius, Musculus scalenus medius
middle turbinate bone - Concha nasalis media
midfoot - Mittelfuß
milk ducts - Milchgänge, Ductus lactiferi
milk gland - Glandula mammaria
milk line - Milchleiste
minor duodenal papilla - Papilla duodeni minor
minor salivary glands - kleine Speicheldrüsen
minor splanchnic nerve - Splanchnikus minor, Nervus splanchnicus minor
minor sublingual ducts - Ductus sublinguales minores
minor supraclavicular fossa - Fossa supraclavicularis minor
miosis - Meiose
miotic - meiotisch
mitochondrial - mitochondrial
mitochondrion - Mitochondrie
mitosis - Mitose
mitotic - mitotisch
mitotic cell division - Mitose
mitotic spindle - Spindelapparat
mitral - mitral

mitral orifice - Ostium atrioventriculare sinistrum
mitral valve - Bikuspidalis, Mitralklappe, Valva mitralis
mixed nerve - Nervus mixtus
modiolus - Schneckenachse, Schneckenspindel
Mohrenheim's fossa - Mohrenheim-Grube, Fossa infraclavicularis
molar - Backenzahn, Mahlzahn, Molar, Dens molaris
molar tooth - Backenzahn, Mahlzahn, Molar, Dens molaris
Moll's glands - Moll-Drüsen, Glandulae ciliares
Monakow's bundle - Monakow-Bündel, Tractus rubrospinalis
Monakow's tract - Monakow-Bündel, Tractus rubrospinalis
mongolian fold - Mongolenfalte, Nasen-Lid-Falte, Plica palpebronasalis
Monro's bursa - Bursa intratendinea olecrani
Monro's foramen - Monro-Foramen, Foramen interventriculare
mons pubis - Schamberg, Schamhügel
mons veneris - Schamberg, Schamhügel
Montgomery's glands - Warzenvorhofdrüsen, Glandulae areolares
Montgomery's tubercles - Warzenvorhofdrüsen, Glandulae areolares
Morgagni's appendix - Lobus pyramidalis
Morgagni's crypts - Analkrypten
Morgagni's foramen - Foramen caecum linguae
Morgagni's tubercle - Riechkolben
Morgagni's valves - Valvulae anales
Morgagni's ventricle - Kehlkopftasche, Ventriculus laryngis
mother's milk - Muttermilch
motoneuron - Motoneuron
motor area - Motokortex, motorische Rinde
motor cell - Motoneuron
motor cortex - Motokortex, motorische Rinde
motor decussation - Pyramidenbahnkreuzung, Decussatio pyramidum
motor nerve - Nervus motorius
motor neuron - Motoneuron
motor region - Motokortex, motorische Rinde
motor root (of spinal nerves) - Radix anterior
mouth - **1.** Mund, Mundhöhle, Cavitas oris **2.** Mündung, Os, Ostium
MTP joints - Zehengrundgelenke, Metatarsophalangealgelenke, MT-Gelenke, Articulationes metatarsophalangeae
mucinoid - mukös
muciparous gland - Schleimdrüse
mucoid - mukös
mucosa - Mukosa, Schleimhaut, Tunica mucosa
mucosal folds of gallbladder - Plicae mucosae vesicae biliaris
mucosa of bladder - Harnblasenschleimhaut, Tunica mucosa vesicae
mucosa of colon - Kolonschleimhaut, Tunica mucosa coli
mucosa of gallbladder - Gallenblasenschleimhaut, Tunica mucosa vesicae biliaris/felleae
mucosa of larynx - Kehlkopfschleimhaut, Tunica mucosa laryngis
mucosa of mouth - Mundschleimhaut, Tunica mucosa oris
mucosa of rectum - Rektumschleimhaut, Tunica mucosa recti
mucosa of small intestine - Dünndarmschleimhaut, Tunica mucosa intestini tenuis
mucosa of stomach - Magenschleimhaut, Tunica mucosa gastricae
mucosa of tongue - Zungenschleimhaut
mucosa of trachea - Trachealschleimhaut
mucosa of tympanic cavity - Paukenhöhlenschleimhaut
mucosa of urinary bladder - Harnblasenschleimhaut, Tunica mucosa vesicae
mucosa of uterine tube - Tubenschleimhaut
mucosa of uterus - Tunica mucosa uteri
mucosa of vagina - Vaginaschleimhaut, Tunica mucosa vaginae
mucous - mukös
mucous bursa - Schleimbeutel, Bursa synovialis
mucous coat - Mukosa, Schleimhaut, Tunica mucosa
mucous gland - Schleimdrüse
mucous membrane - Mukosa, Schleimhaut, Tunica mucosa
mucous membrane of esophagus - Ösophagusschleimhaut, Speiseröhrenschleimhaut
mucous membrane of gallbladder - Gallenblasenschleimhaut, Tunica mucosa vesicae biliaris/felleae
mucous membrane of pharynx - Pharynxschleimhaut, Tunica mucosa pharyngea
mucous membrane of rectum - Rektumschleimhaut, Tunica mucosa recti
mucous membrane of small intestine - Dünndarmschleimhaut, Tunica mucosa intestini tenuis
mucous membrane of stomach - Magenschleimhaut, Tunica mucosa gastricae
mucous membrane of urinary bladder - Harnblasenschleimhaut, Tunica mucosa vesicae
mucous sheath of tendon - Vagina synovialis
mucus - Mucus, Schleim
multiaxial joint - Kugelgelenk
multicuspid tooth - Mahlzahn, Molar
muscle - Muskel, Musculus
muscle belly - Muskelbauch
muscle bundle - Muskelbündel
muscle cell - Muskelzelle, Myozyt
muscle epithelium - Myoepithel
muscle fascicle - Muskelfaserbündel
muscle fiber - Muskelfaserr, Myofibrille
muscle fibril - Muskelfaser, Myofibrille
muscle insertion - Muskelansatz
muscle of tragus - Musculus tragicus
muscles of abdomen - Bauchmuskeln, Bauchmuskulatur, Musculi abdominis
muscles of back - Musculi dorsi
muscles of buttock - Gesäßmuskeln, Gesäßmuskulatur
muscles of facial expression - mimische Muskulatur, Gesichtsmuskulatur, Musculi faciei
muscles of head - Musculi capitis
muscles of larynx - Kehlkopfmuskulatur, Musculi laryngis
muscles of mastication - Kaumuskeln, Kaumuskulatur, Musculi masticatorii
muscles of neck - Nackenmuskulatur
muscles of perineum - Musculi perinei
muscles of tongue - Zungenmuskeln, Musculi linguae
muscle spindle - Muskelspindel
muscle tendon - Muskelsehne, Sehne
muscle tissue - Muskelgewebe
muscular - muskulär
muscular branch - Ramus muscularis

muscular coat - Muskelschicht, Muscularis, Tunica muscularis
muscular coat of uterus - Uterusmuskulatur
muscular compartment - Lacuna musculorum
muscular diaphragm - Zwerchfell
muscular fibril - Muskelfaser, Myofibrille
muscularis - Muscularis, Muskelschicht, Tunica muscularis
muscular layer of mucosa - Lamina muscularis mucosae
muscular substance of prostate - glatte Prostatamuskulatur, Substantia muscularis
muscular tissue - Muskelgewebe
muscular trabeculae of heart - Trabeculae carneae
muscular tunic - Muscularis, Muskelschicht, Tunica muscularis
musculature - Muskulatur
myelin - Myelin
myelinated - markhaltig
myelinated fibers - markhaltige Fasern
myelinated matter - weiße Substanz, Substantia alba
myelinated substance - weiße Substanz, Substantia alba
myelin sheath - Markscheide, Myelinscheide
myeloid - myeloid
myenteric plexus - Auerbach-Plexus, Plexus nervosus myentericus
myocardiac - myokardial
myocardial - myokardial
myocardial cell - Herzmuskelzelle
myocardial fiber - Herzmuskelfaser
myocardium - Herzmuskel, Herzmuskulatur, Myokard
myocyte - Muskelzelle, Myozyt
myoepithelium - Myoepithel
myofibril - Muskelfaser, Myofibrille
myofilament - Myofilament
myolemma - Sarkolemm
myometrium - Myometrium, Uterusmuskulatur
myrinx - Trommelfell
nail - Nagel, Nagelplatte, Onyx
nail bed - Nagelbett
nail matrix - Nagelbett
nail of thumb - Daumennagel
nail plate - Nagel, Nagelplatte, Unguis
nail root - Nagelwurzel
nail skin - Nagelhaut
nape - Nacken
naris - Nasenloch
nasal - nasal
nasal bone - Nasenbein, Os nasale
nasal bridge - Nasenbrücke
nasal cartilages - Nasenknorpel, Cartilagines nasi
nasal cavity - Nasenhöhle, Cavitas nasalis/nasi
nasal chamber - Nasenhöhle, Cavitas nasalis/nasi
nasal concha - Nasenmuschel
nasal duct - Tränen-Nasen-Gang, Ductus nasolacrimalis
nasal glands - Nasenschleimhautdrüsen
nasal meatus - Nasengang
nasal mucosa - Nasenschleimhaut, Tunica mucosa nasi
nasal part of pharynx - Nasenrachen, Nasopharynx, Epipharynx
nasal pharynx - Nasenrachen, Nasopharynx, Epipharynx
nasal root - Nasenwurzel, Radix nasi
nasal septum - Nasenscheidewand, Septum nasi
nasal sinuses - Nasennebenhöhlen, Nebenhöhlen, Sinus paranasales
nasal tip - Nasenspitze, Apex nasi
nasal vestibule - Naseneingang, Nasenvorhof, Vestibulum nasi
nasal wings - Nasenflügel, Alae nasi
nasolabial lymph node - Nodus lymphoideus nasolabialis
nasolacrimal duct - Tränen-Nasen-Gang, Ductus nasolacrimalis
nasopharyngeal - epipharyngeal
nasopharyngeal fold - Tubenwulst, Plica salpingopalatina
nasopharyngeal space - Rhinopharynx, Pars nasalis pharyngis
nasopharynx - Nasenrachen, Nasopharynx, Epipharynx, Rhinopharynx, Pars nasalis pharyngis
natal cleft - Gesäßspalte
nates - Gesäßbacken
natural dentition - Gebiss, Zahnreihe
navel - Nabel
navel string - Funiculus umbilicalis
navicular - Kahnbein, Os naviculare
navicular bone - Kahnbein, Os naviculare
navicular fossa of (male) urethra - Fossa navicularis urethrae
neck - Hals, Kollum, Cervix, Collum
neck ligament - Nackenband, Ligamentum nuchae
neck muscles - Halsmuskeln, Nackenmuskulatur, Musculi cervicis, Musculi colli
neck muscles cervical muscles - Halsmuskulatur
neck of ankle bone - Talushals
neck of bladder - Blasenhals
neck of femur - Oberschenkelhals, Schenkelhals, Collum femoris
neck of fibula - Wadenbeinhals, Collum fibulae
neck of gallbladder - Gallenblasenhals, Collum vesicae biliaris
neck of humerus - Humerushals
neck of malleus - Hammerhals
neck of radius - Radiushals, Collum radii
neck of talus - Talushals
neck of thigh bone - Oberschenkelhals
neck of urinary bladder - Harnblasenhals, Cervix vesicae
neck of uterus - Uterushals, Cervix uteri
neck organs - Halsorgane
neck region - Nackenregion
neocerebellum - Neocerebellum
neocortex - Isokortex, Neocortex
nephric - renal
nerve - Nerv, Nervus
nerve cell - Nervenzelle, Neuron, Neurozyt
nerve cord - Nervenstrang
nerve fiber - Nervenfaser, Neurofibra
nerve fibril - Neuraxon
nerve ganglion - Ganglion
nerve of smell - I. Hirnnerv, Nervus olfactorius
nerve plexus - Nervengeflecht, Nervenplexus, Plexus nervosus
nerve root - Nervenwurzel
nerve tissue - Nervengewebe
nerve trunk - Nervenstamm, Nervenstrang
nervous - nerval, nervös, neural
nervous system - Nervensystem, Systema nervosum
nervous tissue - Nervengewebe
nervous tunic of eyeball - Netzhaut, Retina
net - Geflecht, Netz, Plexus, Rete
network - Geflecht, Netz, Plexus, Rete, Retikulum
neural - nerval, nervös, neural
neural arch - Wirbelbogen, Arcus vertebrae

neural axis - Pars centralis systemae nervosi, Systema nervosum centrale
neural canal - Spinalkanal, Canalis vertebralis
neural ectoderm - Neuroderm
neural ganglion - Ganglion
neural tube - Neuralrohr
neuraxon - Axon, Neuraxon
neurepithelium - Neuroepithel
neurilemma - Neurilemm
neurocranium - Neurokranium
neurocyte - Nervenzelle, Neuron, Neurozyt
neuroderm - Neuroderm
neuroepithelial cells - Neuroepithel
neuroepithelium - Neuroepithel
neurofiber - Nervenfaser, Neurofibra
neurofibra - Nervenfaser, Neurofibra
neuroglia - Glia, Neuroglia
neuroglia cell - Gliozyt
neuroglial - glial
neurohypophyseal - neurohypophysär
neurohypophysial - neurohypophysär
neurohypophysis - Neurohypophyse, Lobus posterior hypophysis
neurolemma - Neurilemm
neuromuscular spindle - Muskelspindel
neuron - Nervenzelle, Neuron, Neurozyt
neuronal - neuronal
neuropil - Neuropil
ninth nerve - IX. Hirnnerv, Nervus glossopharyngeus
nipple - Brustwarze, Warze, Mamille, Papilla mammaria
nipple line - Mamillarlinie, Linea mammillaris
nodal - nodal
node - Knoten, Nodulus, Nodus
node of anterior border of epiploic foramen - Nodus lymphoideus foraminalis
node of epiploic foramen - Nodus lymphoideus foraminalis
node of ligamentum arteriosum - Nodus lymphoideus ligamenti arteriosi
node of neck of gall bladder - Nodus lymphoideus cysticus
nodosity - Knoten
nodule - Knoten, Nodulus
nodule of cerebellum - Nodulus
nodule of vermis - Nodulus
nodules of Arantius - Nodulus valvularum semilunarium
nonmedullated - markfrei, marklos, myelinfrei
nonmedullated fibers - marklose Fasern
nonmyelinated - markfrei, marklos, myelinfrei
nonmyelinated fibers - marklose Fasern
nonmyelinated matter - graue Substanz, Substantia grisea
nonmyelinated substance - graue Substanz, Substantia grisea
nonstriated muscles - glatte Muskulatur
nonvalvular - avalvulär
nose - Nase
nostril - Nasenloch
notch - Fissura, Incisura
notch of the apex of the heart - Herzspitzeninzisur, Incisura apicis cordis
nucha - Nacken
nuchal - nuchal
nuchal fascia - Fascia nuchae
nuchal ligament - Nackenband, Ligamentum nuchae
nuchal region - Nackenregion
nuclear - nukleär
nuclear spindle - Spindelapparat
nuclei of cerebellum - Kleinhirnkerne, Nuclei cerebelli
nuclei of cochlear nerve - Nuclei cochleares
nuclei of cranial nerves - Hirnnervenkerne, Nuclei nervorum cranialium/encephalicorum
nuclei of hypothalamus - Hypothalamuskerne
nuclei of pons - Brückenkerne, Nuclei pontis
nuclei of thalamus - Thalamuskerne
nucleolus - Nukleolus
nucleus - Kern, Nucleus, Nukleus; Zellkern
nucleus of facial nerve - Fazialiskern
nucleus of lens - Linsenkern
nurse cells - Ammenzellen, Sertoli-Zellen
nympha - kleine Schamlippe
nympha of Krause - Clitoris, Kitzler
obese - adipös
oblique arytenoid muscle - Musculus arytenoideus obliquus
oblique cord - Chorda obliqua
oblique fibers of ciliary muscle - Fibrae radiales
oblique fissure of lung - Fissura obliqua
oblique line of femur - Linea intertrochanterica
oblique popliteal ligament - Ligamentum popliteum obliquum
oblique vein of left atrium - Marshall-Vene, Vena obliqua atrii sinistri
obturator canal - Obturatorkanal, Canalis obturatorius
obturator externus (muscle) - Musculus obturatorius externus
obturator foramen - Foramen obturatum
obturator internus (muscle) - Musculus obturatorius internus
obturator lymph nodes - Nodi lymphoidei obturatorii
obturator nerve - Nervus obturatorius
occipital - okzipital
occipital bone - Hinterhauptsbein, Os occipitale
occipital condyle - Hinterhauptskondyle, Condylus occipitalis
occipital fontanella - Hinterhauptsfontanelle, Fonticulus posterior
occipital horn of lateral ventricle - Hinterhorn des Seitenventrikels, Cornu posterius ventriculi lateralis
occipital lobe - Okzipitallappen, Lobus occipitalis
occipital lymph nodes - okzipitale Lymphknoten, Nodi lymphoidei occipitales
occipital region - Hinterhauptsgegend, Okzipitalregion
occipital squama - Hinterhauptsschuppe, Squama occipitalis
occipital vein - Hinterhauptsvene, Vena occipitalis
occipitofrontalis (muscle) - Musculus occipitofrontalis
occipitofrontal muscle - Musculus occipitofrontalis
occiput - Hinterhaupt, Hinterkopf, Occiput, Okziput
ocular - okulär
ocular angle - Augenwinkel
ocular bulb - Augapfel, Bulbus oculi
ocular muscles - Augenmuskeln, Musculi bulbi
oculomotorius - III. Hirnnerv, Okulomotorius, Nervus oculomotorius
oculomotor nerve - III. Hirnnerv, Okulomotorius, Nervus oculomotorius
oculorotatory muscles - Augenmuskeln, Musculi bulbi
Oddi's sphincter - Musculus sphincter ampullae hepatopancreaticae
odontic - dental

oil glands - Talgdrüsen, Glandulae sebaceae
olecranon - Ellbogenfortsatz, Olekranon
olecranon bursa - Bursa subcutanea olecrani
olecranon fossa - Fossa olecrani
olecranon process of ulna - Ellbogenfortsatz, Olekranon
olfactory brain - Riechhirn
olfactory bulb - Riechkolben
olfactory cells - Riechzellen
olfactory fibers - Riechfäden
olfactory glands - Bowman-Spüldrüsen, Glandulae olfactoriae
olfactory mucosa - Riechschleimhaut
olfactory nerve - I. Hirnnerv, Nervus olfactorius
olfactory tract - Riechbahn, Tractus olfactorius
olivospinal tract - Helweg-Dreikantenbahn, Tractus olivospinalis
omental - epiploisch, omental
omental appendices - Appendices epiploicae/omentales
omental band - Taenia omentalis
omental bursa - Netzbeutel, Bursa omentalis
omental foramen - Foramen omentale
omental sac - Netzbeutel, Bursa omentalis
omental taenia - Taenia omentalis
omentum - Bauchnetz, Epiploon, Netz, Omentum
omoclavicular triangle - Trigonum omoclaviculare
onyx - Onyx
oophoron - Eierstock, Ovar
ophthalmic - okulär
ophthalmic artery - Arteria ophthalmica
ophthalmic nerve - Nervus ophthalmicus
opponens pollicis (muscle) - Musculus opponens pollicis
opposing muscle of thumb - Musculus opponens pollicis
optic axis (of eye) - Axis opticus
optic canal - Optikuskanal, Canalis opticus
optic chiasm - Sehnervenkreuzung, Chiasma opticum
optic cup - Excavatio disci
optic decussation - Sehnervenkreuzung, Chiasma opticum
optic disk - Sehnervenpapille, Discus nervi optici
optic foramen - Optikuskanal, Canalis opticus
optic nerve - II. Hirnnerv, Optikus, Sehnerv, Nervus opticus
optic nerve disk - Papille, Sehnervenpapille, Discus nervi optici
optic nerve papilla - Papille, Sehnervenpapille, Discus nervi optici
optic papilla - Papille, Sehnervenpapille, Discus nervi optici
optic pathway - Sehbahn
optic radiation - Gratiolet-Sehstrahlung, Sehstrahlung, Radiatio optica
optic sulcus - Sulcus prechiasmaticus
optic thalamus - Thalamus
optic tract - Sehbahn, Tractus opticus
oral - oral
oral arch - Gaumenbogen
oral cavity - Mundhöhle, Cavitas oris
oral fissure - Mundspalte, Rima oris
oral mucosa - Mundschleimhaut, Tunica mucosa oris
oral part of pharynx - Oropharynx, Pars oralis pharyngis
oral pharynx - Oropharynx, Pars oralis pharyngis
oral vestibule - Mundvorhof, Vestibulum oris
orbicularis oculi (muscle) - Musculus orbicularis oculi
orbicularis oris (muscle) - Musculus orbicularis oris
orbicular muscle of eye - Musculus orbicularis oculi
orbicular muscle of mouth - Musculus orbicularis oris
orbit - Augenhöhle, Orbita
orbital - orbital
orbital aperture - Aditus orbitalis
orbital branches - Orbitaäste, Rami orbitales
orbital cavity - Augenhöhle, Orbita
orbital crest - Orbitarand, Margo orbitalis
orbital floor - Orbitaboden
orbitalis (muscle) - Musculus orbitalis
orbital margin - Orbitarand, Margo orbitalis
orbital muscle - Musculus orbitalis
orbital opening - Aditus orbitalis
orbital septum - Orbitaseptum, Septum orbitale
orbital veins - Venae orbitae
orchis - Hoden, Orchis, Testis, Didymus
organ - Organ, Organum
organ capsule - Organkapsel
organ of balance - Gleichgewichtsorgan
organ of equilibrium - Gleichgewichtsorgan
organ of hearing - Gehörorgan
organ of hearing and balance - Gehör- u. Gleichgewichtsorgan, Organum vestibulocochleare
organ of hearing and equilibrium - Gehör- u. Gleichgewichtsorgan, Organum vestibulocochleare
orifice - Mündung, Apertura, Ostium
orifice of mouth - Mundspalte, Rima oris
orifice of ureter - Ostium ureteris
orofacial - orofazial
oropharyngeal isthmus - Rachenenge, Schlundenge, Isthmus faucium
oropharynx - Oropharynx, Pars oralis pharyngis
osseous - ossär
osseous cell - Knochenzelle, Osteozyt
osseous labyrinth - Labyrinthus osseus
osseous nasal septum - Septum nasi osseum
osseous palate - Palatum osseum
ossicular chain - Gehörknöchelchenkette
ossification center - Knochenkern, Centrum ossificationis
ossification nucleus - Knochenkern, Centrum ossificationis
osteal - ossär
osteocyt - Knochenzelle, Osteozyt
otic ganglion - Ganglion oticum
otoconia - Statokonien
otolithic membrane - Statolithenmembran
otoliths - Statokonien
outer ear - Auris externa
outer malleolus - Außenknöchel, Malleolus lateralis
outer skin - Epidermis, Oberhaut
outer table of skull - Lamina externa
oval foramen of sphenoid bone - Foramen ovale
oval fossa (of heart) - Fossa ovalis
oval window - Fenestra vestibuli
ovarian - ovarial
ovarian appendage - Nebeneierstock, Epoophoron
ovarian artery - Eierstockarterie, Arteria ovarica
ovarian cumulus - Eihügel
ovarian fimbria - Ovarialfimbrie, Fimbria ovarica
ovarian follicle - Ovarialfollikel, Eierstockfollikel
ovarian fossa - Eierstockmulde
ovarian ligament - Eierstockband
ovarian medulla - Ovarialmark, Medulla ovarii
ovarian vein - Eierstockvene, Vena ovarica
ovarium - Eierstock, Ovar

ovary - Eierstock, Ovar
oviduct - Eileiter, Ovidukt, Salpinx
ovum - Ovum
pacchionian foveolae - Foveolae granulares
pacchionian granulations - Arachnoidalzotten
pachymeninx - Dura mater, Pachymeninx
palatal - palatal
palate - Gaumen, Palatum
palate bone - Gaumenbein, Os palatinum
palatine - palatal
palatine aponeurosis - Gaumenaponeurose
palatine arch - Gaumenbogen
palatine bone - Gaumenbein, Os palatinum
palatine glands - Gaumendrüsen
palatine raphe - Gaumenleiste, Raphe palati
palatine tonsil - Gaumenmandel, Tonsilla palatina
palatine uvula - Gaumenzäpfchen, Zäpfchen, Uvula palatina
palatoglossal arch - vorderer Gaumenbogen, Arcus palatoglossus
palatopharyngeal arch - hinterer Gaumenbogen, Arcus palatopharyngeus
pallidum - Pallidum
pallium - Hirnmantel, Pallium
palm - Handfläche, Palma
palmar - palmar, volar
palmar aponeurosis - Palmaraponeurose, Aponeurosis palmaris
palmar arch - Hohlhandbogen, Arcus palmaris
palmar branch - Ramus palmaris
palmar fascia - Palmaraponeurose, Aponeurosis palmaris
palmaris brevis (muscle) - Musculus palmaris brevis
palmaris longus (muscle) - Musculus palmaris longus
palmar ligaments - Ligamenta palmaria
palmate folds - Plicae palmatae
palpebra - Augenlid, Lid, Palpebra
palpebral - palpebral
palpebral arteries - Lidarterien
palpebral branches - Rami palpebrales
palpebral cartilage - Lidknorpel, Tarsus
palpebral commissure - Augenlidkommissur, Commissura palpebralis
palpebral fissure - Lidspalte, Rima palpebrarum
palpebral glands - Meibom-Drüsen, Glandulae tarsales
palpebral part of lacrimal gland - Rosenmüller-Drüse, Pars palpebralis glandulae lacrimalis
palpebral veins - Lidvenen
palpebronasal fold - Mongolenfalte, Nasen-Lid-Falte, Plica palpebronasalis
pampiniform plexus - Plexus venosus pampiniformis
pancreas - Bauchspeicheldrüse, Pankreas
pancreatic branches - Pankreasäste, Rami pancreatici
pancreatic capsule - Pankreaskapsel
pancreatic duct - Pankreasgang
pancreatic islands - endokrines Pankreas, Pankreasinseln, Langerhans-Inseln, Pars endocrina pancreatis
pancreatic islets - endokrines Pankreas, Pankreasinseln, Langerhans-Inseln, Pars endocrina pancreatis
pancreatic lymph nodes - Pankreaslymphknoten, Nodi lymphoidei pancreatici
pancreatic veins - Pankreasvenen, Venae pancreaticae
pancreatic vessels - Pankreasgefäße
pannus - Unterhautfettgewebe
Pansch's fissure - Sulcus intraparietalis
papilla - Papille, Papilla
papillar - papillär
papillary - papillär
papillary line - Mamillarlinie, Linea mammillaris
papillary muscle - Papillarmuskeln, Musculi papillares
paracolic lymph nodes - parakolische Lymphknoten, Nodi lymphoidei paracolici
parafollicular - parafollikulär
paraganglion - Paraganglion
parahippocampal gyrus - Gyrus hippocampi
paramammary lymph nodes - Nodi lymphoidei paramammarii
paranasal sinuses - Nasennebenhöhlen, Nebenhöhlen, Sinus paranasales
paranephric fat body - Corpus adiposum pararenale
paraomphalic - paraumbilikal
pararectal lymph nodes - anorektale Lymphknoten, pararektale Lymphknoten, Nodi lymphoidei anorectales, Nodi lymphoidei pararectales
pararenal body - Corpus adiposum pararenale
pararenal fat body - Corpus adiposum pararenale
parasternal line - Parasternallinie, Linea parasternalis
parasternal lymph nodes - parasternale Lymphknoten, Nodi lymphoidei parasternales
parasympathetic - parasympathisch
parasympathetic ganglion - Ganglion parasympathicum
parasympathetic nervous system - Parasympathikus, parasympathisches Nervensystem, Pars parasympathica
parasympathetic part of autonomic nervous system - Parasympathikus, parasympathisches Nervensystem, Pars parasympathica
parathyroid - Epithelkörperchen, Nebenschilddrüse, Parathyroidea, Glandula parathyroidea
parathyroid gland - Epithelkörperchen, Nebenschilddrüse, Parathyroidea, Glandula parathyroidea
paratracheal lymph nodes - paratracheale Lymphknoten, Nodi lymphoidei paratracheales
paraumbilical - paraumbilikal
paraumbilical veins - Sappey-Venen, Venae paraumbilicales
parauterine lymph nodes - parauterine Lymphknoten, Nodi lymphoidei parauterini
paravaginal lymph nodes - paravaginale Lymphknoten, Nodi lymphoidei paravaginales
paravertebral line - Paravertebrallinie, Linea paravertebralis
paravesical lymph nodes - Nodi lymphoidei paravesicales
paravesicular lymph nodes - paravesikale Lymphknoten
parenchyma - Parenchym
parenchymal - parenchymatös
parenchymatous - parenchymatös
parenchymatous tissue - Parenchym
parietal - parietal
parietal bone - Scheitelbein, Os parietale
parietal cells - Parietalzellen
parietal layer of serous pericardium - parietales Perikard, Lamina parietalis pericardii
parietal lobe - Scheitellappen, Lobus parietalis
parietal pericardium - parietales Perikard, Lamina parietalis pericardii
parietal pleura - Parietalpleura, Pleura parietalis
parorchis - Epididymis, Nebenhoden
parosteal - periostal
parotic - Ohrspeicheldrüse, Parotis, Glandula parotidea
parotid - Ohrspeicheldrüse, Parotis, Glandula parotidea

parotid branch - Parotisast, Ramus parotideus
parotid duct - Parotisgang, Ductus parotideus
parotid fascia - Fascia parotidea
parotid gland - Ohrspeicheldrüse, Parotis, Glandula parotidea
parotid lymph nodes - Parotislymphknoten
parotid papilla - Papilla ductus parotidei
parotid plexus of facial nerve - Parotisplexus
parotid space - Parotisloge
parotid veins - Parotisvenen, Venae parotideae
pars tensa - Pars tensa membranae tympanicae
parumbilical - paraumbilikal
patella - Kniescheibe, Patella
patellar fossa of femur - Facies patellaris femoris
patellar ligament - Kniescheibenband, Ligamentum patellae
patellar surface of femur - Facies patellaris femoris
patellar tendon - Kniescheibenband, Ligamentum patellae
pectinal ligament of iris - Hueck-Band
pectineal crest of femur - Linea pectinea
pectineus (muscle) - Musculus pectineus
pectoral - pektoral; thorakal
pectoral axillary lymph nodes - Nodi lymphoidei interpectorales
pectoral cavity - Brusthöhle, Thoraxhöhle, Cavitas thoracica/thoracis
pectoral fascia - Pektoralisfaszie, Fascia pectoralis
pectoral girdle - Schultergürtel, Cingulum pectorale
pectoralis major (muscle) - Pektoralis major, Musculus pectoralis major
pectoralis minor (muscle) - Pektoralis minor, Musculus pectoralis minor
pectoral lymph node - Brustwandlymphknoten, Nodi lymphoidei interpectorales
pedicle (of arch of vertrebra) - Bogenfuß
peduncle - Stamm, Pedunculus
peduncle of cerebrum - Hirnstiel, Pedunculus cerebri
peduncles of cerebellum - Kleinhirnstiele, Pedunculi cerebellares
pelvic - pelvin
pelvic axis - Beckenachse, Axis pelvis
pelvic bone - Hüftknochen, Os coxae
pelvic brim - Beckenrand
pelvic cavity - Beckenhöhle, Cavitas pelvina/pelvis
pelvic diameter - Beckendurchmesser, Diaphragma pelvis
pelvic fascia - Beckenfaszie, Fascia pelvica/pelvis
pelvic ganglia - Beckenganglien, Ganglia pelvica
pelvic girdle - Beckengürtel, Cingulum pelvicum
pelvic inclination - Beckenneigung, Inclinatio pelvis
pelvic inlet - Beckeneingang, Apertura pelvis superior
pelvic limbs - untere Extremitäten, untere Gliedmaßen
pelvic lymph nodes - Beckenlymphknoten, Nodi lymphoidei pelvis
pelvic outlet - Beckenausgang, Apertura pelvis inferior
pelvic plane - Beckenebene
pelvic plane of inlet - Beckeneingangsebene
pelvic plane of outlet - Beckenausgangsebene
pelvic plexus - Beckengeflecht, Beckenplexus, Plexus nervosus hypogastricus inferior, Plexus nervosus pelvicus
pelvic ring - Beckenring
pelviprostatic fascia - Prostatafaszie, Fascia prostatae
pelvirectal - pelvirektal
pelvis - Becken, Pelvis
pelvis of ureter - Pelvis renalis
pendulous palate - Gaumenzäpfchen, Zäpfchen, Uvula palatina
penial - penil, phallisch
penile - penil, phallisch
penis - männliches Glied, Penis, Phallus
perforating branches - Perforansäste, Rami perforantes
perforating veins - Perforansvenen, Venae perforantes
pericardiac - perikardial
pericardiac veins - Perikardvenen, Venae pericardiacae
pericardial - perikardial
pericardial cavity - Perikardhöhle, Cavitas pericardiaca/pericardialis
pericardial lymph nodes - perikardiale Lymphknoten
pericardial pleura - Perikardpleura, Pleura pericardiaca
pericardial sac - Herzbeutel, Pericardium, Perikard
pericardium - Herzbeutel, Pericardium, Perikard
peridural - epidural, peridural
perilymph - Perilympha
perimysium - Muskelhüllgewebe, Muskelscheide
perineal - perineal
perineal muscles - Dammmuskulatur, Musculi perinei
perineal nerves - Dammnerven, Nervi perineales
perineal raphe - Raphe perinei
perineal region - Damm
perineum - Damm
perionychium - Nagelhaut
perioral - perioral
periosteal - periostal
periosteum - Knochenhaut, Periost
peripheral nervous system - peripheres Nervensystem, Systema nervosum periphericum, Pars peripherica
perisalpinx - Perisalpinx
peritoneal - peritoneal
peritoneal cavity - Bauchfellhöhle, Cavitas peritonealis
peritoneum - Bauchfell, Peritoneum
periumbilical - periumbilikal
perivascular fibrous capsule - Glisson-Kapsel, Capsula fibrosa perivascularis
perivesicular lymph nodes - perivesikuläre Lymphknoten
permanent dentition - bleibende Zähne, Dentes permanentes
permanent teeth - bleibende Zähne, Dentes permanentes
peroneal artery - Wadenbeinarterie, Arteria fibularis
peroneal node - Nodus lymphoideus fibularis
peroneal trochlea (of calcaneus) - Trochlea fibularis
peroneal veins - Wadenbeinvenen, Venae fibulares
peroneus brevis (muscle) - Peronäus brevis, Musculus peroneus brevis
peroneus longus (muscle) - Peronäus longus, Musculus peroneus longus
peroneus quartus (muscle) - Peronäus quartus, Musculus peroneus quartus
peroneus tertius (muscle) - Peronäus tertius, Musculus peroneus tertius
peroral - peroral
Petit's canals - Petit-Kanal, Spatia zonularia
Petit's sinus - Aortensinus, Sinus aortae
Petit's triangle - Trigonum lumbale
petrosal bone - Felsenbein, Pars petrosa ossis temporalis
petrosal part of internal carotid artery - Pars petrosa arteriae carotidis internae
petrous bone - Pars petrosa ossis temporalis
petrous part of temporal bone - Pars petrosa ossis temporalis

petrous pyramid - Felsenbein, Pars petrosa ossis temporalis
Peyer's plaques - Peyer-Plaques, Folliculi lymphatici aggregati
phagocyte - Phagozyt
phagocytic - phagozytär, phagozytisch
phalangeal - phalangeal
phalangeal bones of foot - Zehenknochen
phalanx - Phalanx; Fingerglied; Zehenglied
phallic - phallisch
phallus - Penis, Phallus
pharyngeal - pharyngeal
pharyngeal branches - Pharynxäste, Rami pharyngeales
pharyngeal bursa - Bursa pharyngealis
pharyngeal cavity - Rachenhöhle, Cavitas pharyngis
pharyngeal glands - Glandulae pharyngeales
pharyngeal isthmus - Choana
pharyngeal muscles - Pharynxmuskulatur
pharyngeal recess - Rosenmüller-Grube, Recessus pharyngeus
pharyngeal tonsil - Rachenmandel, Tonsilla pharyngea/pharyngealis
pharyngeal veins - Pharynxvenen, Venae pharyngeae
pharyngolaryngeal cavity - Hypopharynx
pharyngooral cavity - Oropharynx
pharyngooral isthmus - Rachenenge, Schlundenge
pharyngotympanic tube - Salpinx
pharynx - Rachen, Schlund, Pharynx
pheochrome - phäochrom
pheochrome body - Paraganglion
phrenic - diaphragmal
phrenic arteries - Zwerchfellarterien
phrenic lymph nodes - Zwerchfellymphknoten
phrenic nerve - Phrenikus, Nervus phrenicus
phrenicocostal recess - Recessus costodiaphragmaticus
phrenicocostal sinus - Recessus costodiaphragmaticus
phrenicomediastinal recess - Recessus phrenicomediastinalis
phrenicomediastinal sinus - Recessus phrenicomediastinalis
phrenic veins - Zwerchfellvenen, Venae phrenicae
pia - Pia mater
pial - pial
pia mater - Pia mater
pia mater of spinal cord - weiche Rückenmarkshaut
piamatral - pial
pigment - Pigment
pigmentary - pigmentär
pigmented epithelium of iris - Epithelium pigmentosum
pillar of fauces - Gaumenbogen
pilus - Pilus
pineal - Epiphyse, Pinea, Zirbeldrüse, Epiphysis, Glandula pinealis
pineal body - Epiphyse, Pinea, Zirbeldrüse, Epiphysis, Glandula pinealis
pineal gland - Epiphyse, Pinea, Zirbeldrüse, Epiphysis, Glandula pinealis
pineal peduncle - Epiphysenstiel
pinna (of ear) - Auricula, Aurikel
PIP joints - PIP-Gelenke, proximale Interphalangealgelenke
piriformis (muscle) - Musculus piriformis
piriform muscle - Musculus piriformis
pisiform bone - Erbsenbein, Os pisiforme
pit - Fossa, Fovea, Crypta
pit of stomach - Magengrube
pituitary - Hypophyse, Glandula pituitaria
pituitary fossa - Hypophysengrube, Fossa hypophysialis
pituitary gland - Hypophyse, Glandula pituitaria
pituitary membrane (of nose) - Nasenschleimhaut, Tunica mucosa nasi
placenta - Mutterkuchen, Placenta, Plazenta
placental - plazentar
plane of pelvic canal - Beckenachse, Axis pelvis
planta pedis - Fußsohle
plantar - plantar
plantar aponeurosis - Fußsohlenaponeurose, Aponeurosis plantaris
plantar fascia - Fußsohlenaponeurose, Aponeurosis plantaris
plantaris (muscle) - Musculus plantaris
plantar muscle - Musculus plantaris
plasma - Plasma
plasmalemma - Plasmalemm, Zellmembran
plasma membrane - Plasmalemm, Zellmembran
pleura - Pleura, Brustfell
pleural - pleural
pleural cavity - Pleurahöhle
pleural recesses - Recessus pleurales
pleural sac - Pleurahöhle
pleural sinuses - Recessus pleurales
pleural space - Pleurahöhle
plexus - Geflecht, Netz, Plexus
plica - Plica
pneumal - pulmonal
pneumocyte - Alveolarzelle
pneumonic - pulmonal
pneumonocyte - Alveolarzelle
pollex - Daumen, Pollex, Digitus primus manus
pons - Brücke
pontine - pontin
pontine nuclei - Brückenkerne, Nuclei pontis
pontocerebellar cistern - Cisterna pontocerebellaris
pontocerebellar fibers - Fibrae pontocerebellares
pontocerebellar trigone - Kleinhirnbrückenwinkel
popliteal - popliteal
popliteal arch - Ligamentum popliteum arcuatum
popliteal artery - Kniekehlenarterie, Arteria poplitea
popliteal cavity - Kniekehle, Fossa poplitea
popliteal fossa - Kniekehle, Fossa poplitea
popliteal space - Kniekehle, Fossa poplitea
popliteal vein - Kniekehlenvene
portal - Pfortader, Vena portae hepatis
portal fissure - Leberpforte
portal tract - Periportalfeld
portal triad - Periportalfeld
portal vein (of liver) - Pfortader, Vena portae hepatis
portal vessels - Portalgefäße
portocaval - portokaval
portosystemic - portokaval
postanal pit - Steißbeingrübchen, Foveola coccygea
postaortic lymph nodes - retroaortale Lymphknoten, Nodi lymphoidei postaortici
postaxillary line - Linea axillaris posterior
postcaval lymph nodes - retrocavale Lymphknoten, Nodi lymphoidei postcavales
postcentral gyrus - Gyrus postcentralis
posterior arch of atlas - Arcus posterior atlantis
posterior axillary line - Linea axillaris posterior
posterior border - Margo posterior

posterior central convolution - Gyrus postcentralis
posterior cerebral artery - Arteria cerebri posterior
posterior cervical region - Nackenregion
posterior cervical triangle - Trigonum cervicale posterius
posterior chamber of eye - Camera posterior
posterior ciliary veins - Venae vorticosae
posterior column - Hintersäule, Columna posterior
posterior column of fauces - hinterer Gaumenbogen
posterior cranial fossa - Fossa cranii posterior
posterior cruciate ligament (of knee) - hinteres Kreuzband, Ligamentum cruciatum posterius
posterior cusp - Cuspis posterior
posterior epithelium of cornea - Epithelium posterius
posterior fontanella - Hinterhauptsfontanelle, Fonticulus posterior
posterior funiculus (of spinal cord) - Funiculus posterior medullae spinalis
posterior gastric branches of vagus nerve - Rami gastrici posteriores
posterior horn of lateral ventricle - Hinterhorn des Seitenventrikels, Cornu posterius ventriculi lateralis
posterior horn of spinal cord - Hinterhorn des Rückenmarks, Cornu posterius medullae spinalis
posterior interventricular artery - Ramus interventricularis posterior
posterior interventricular branch of right coronary artery - Ramus interventricularis posterior
posterior interventricular groove - Sulcus interventricularis posterior
posterior interventricular sulcus - Sulcus interventricularis posterior
posterior lacerate foramen - Foramen jugulare
posterior limiting lamina - Lamina limitans posterior
posterior lobe of hypophysis - Neurohypophyse, Hypophysenhinterlappen, Lobus posterior hypophysis
posterior lobe of pituitary (gland) - Neurohypophyse, Hypophysenhinterlappen, Lobus posterior hypophysis
posterior longitudinal ligament - Ligamentum longitudinale posterius
posterior margin - Margo posterior
posterior median sulcus of spinal cord - Sulcus medianus posterior medullae spinalis
posterior mediastinal cavity - Cavum mediastinale posterius, Mediastinum posterius
posterior mediastinum - Cavum mediastinale posterius, Mediastinum posterius
posterior meningeal artery - Arteria meningea posterior
posterior naris - Choana
posterior pituitary - Neurohypophyse, Hypophysenhinterlappen, Lobus posterior hypophysis
posterior pouch of Tröltsch - Recessus posterior
posterior recess of tympanic membrane - Recessus posterior
posterior root (of spinal nerves) - Radix posterior
posterior scalene muscle - Skalenus posterior, Musculus scalenus posterior
posterior segment (of right lung) - Segmentum posterius
posterior spinocerebellar tract - Flechsig-Bündel, Tractus spinocerebellaris posterior
posterior tibial artery - Arteria tibialis posterior
posterior tibial muscle - Musculus tibialis posterior
posterior tibial node - Nodus lymphoideus tibialis posterior
posterior vagal nerve - Truncus vagalis posterior
posterior vagal trunk - Truncus vagalis posterior
posterolateral fontanelle - Fonticulus mastoideus
posterolateral groove - Sulcus posterolateralis
postmediastinum - Cavum mediastinale posterius
postnaris - Choana
postvesical lymph nodes - postvesikale Lymphknoten, Nodi lymphoidei postvesicales
preaortic lymph nodes - präaortale Lymphknoten, Nodi lymphoidei preaortici
preauricular lymph nodes - präaurikuläre Lymphknoten
preaxillary line - Linea axillaris anterior
precardiac - präkardial, präkordial
precardium - Präkordialregion
precaval lymph nodes - präkavale Lymphknoten, Nodi lymphoidei precavales
prececal lymph nodes - präzäkale Lymphknoten, Nodi lymphoidei precaecales
precentral gyrus - Gyrus precentralis
precentral sulcus - Sulcus precentralis
prechiasmatic sulcus - Sulcus prechiasmaticus
precordial - präkardial, präkordial
precordium - Präkordialregion
prelaryngeal cervical lymph nodes - prälaryngeale Lymphknoten, Nodi lymphoidei prelaryngei
prelaryngeal lymph nodes - prälaryngeale Lymphknoten, Nodi lymphoidei prelaryngei
premolar - Dens premolaris
premolar tooth - Dens premolaris
prepericardial lymph nodes - präperikardiale Lymphknoten, Nodi lymphoidei prepericardiaci
prepuce - Präputium, Vorhaut
prepuce of clitoris - Klitorisvorhaut, Preputium clitoridis
prepuce of penis - Präputium, Vorhaut, Preputium penis
preputial - präputial
preputial glands - Präputialdrüsen, Tyson-Drüsen, Vorhautdrüsen, Glandulae preputiales
preputium - Präputium, Vorhaut
prerolandic sulcus - Sulcus precentralis
presacral nerve - Plexus nervosus hypogastricus superior
pretibial bursa - Bursa subcutanea tuberositatis tibiae
pretracheal fascia - Lamina pretrachealis, Fascia colli media
pretracheal lamina of fascia - Fascia colli media, Lamina pretrachealis
pretracheal lymph nodes - prätracheale Lymphknoten, Nodi lymphoidei pretracheales
prevertebral fascia - Fascia colli profunda, Lamina prevertebralis
prevertebral lamina of fascia - Lamina prevertebralis, Fascia colli profunda
prevertebral lymph nodes - prävertebrale Lymphknoten, Nodi lymphoidei prevertebrales
prevertebral space - Retrokardialraum
prevesicular lymph nodes - prävesikale Lymphknoten, Nodi lymphoidei prevesicales
primary bronchus - Hauptbronchus, Stammbronchus
primary dentition - erste Zähne, Milchgebiss
primary fissure of lung - Fissura obliqua
primary follicles - Primärfollikel, Folliculi ovarici primarii
primary lymph follicle - Primärfollikel
primary ovarian follicles - Primärfollikel, Folliculi ovarici primarii
primordial follicle - Primordialfollikel
principal bronchus - Hauptbronchus, Bronchus principalis

proligerous disk - Eihügel
pronator quadratus (muscle) - Musculus pronator quadratus
pronator teres (muscle) - Musculus pronator teres
proper fasciculi of spinal cord - Fasciculi proprii
proper hepatic artery - Arteria hepatica propria
proper oral cavity - Cavitas oris propria
prostate - Prostata
prostate gland - Prostata
prostatic - prostatisch
prostatic branches of inferior vesical artery - Rami prostatici
prostatic capsule - Prostatakapsel, Capsula prostatica
prostatic fascia - Prostatafaszie, Fascia prostatae
prostatic part of urethra - Pars prostatica
prostatic plexus - Prostataplexus, Plexus nervosus prostaticus
prostatic sinus - Sinus prostaticus
Proust's space - Proust-Raum, Excavatio rectovesicalis
proximal interphalangeal joints - PIP-Gelenk, proximale Interphalangealgelenke
proximal phalanx - Grundphalanx, Phalanx proximalis
Prussak's pouch - Prussak-Raum, Recessus superior
Prussak's space - Prussak-Raum, Recessus superior
pseudoventricle - Cavum septi pellucidi
psoas major (muscle) - Psoas major, Musculus psoas major
psoas minor (muscle) - Psoas minor, Musculus psoas minor
psychomotor area - Motokortex, motorische Rinde
pterygopalatine ganglion - Meckel-Ganglion, Ganglion pterygopalatinum
pubes - Schambeinregion, Schamgegend, Pubes
pubic - pubisch
pubic angle - Schambeinwinkel, Angulus subpubicus
pubic arch - Schambogen, Arcus pubicus
pubic arcuate ligament - Ligamentum arcuatum pubis
pubic bone - Schambein, Os pubis
pubic crest - Crista pubica
pubic hair - Pubes, Schamhaare
pubic ramus - Schambeinast, Ramus ossis pubis
pubic region - Hypogastrium, Pubes, Schambeinregion, Schamgegend, Unterbauch
pubic symphysis - Schamfuge, Symphysis pubica
pubic synchondrosis - Schamfuge, Symphysis pubica
pubis - Schambein, Os pubis
pudendal - pubisch, pudendal
pudendal canal - Alcock-Kanal, Canalis pudendalis
pudendal cleft - Schamspalte, Rima pudendi
pudendal lip - Schamlippe
pudendal nerve - Pudendus, Nervus pudendus
pudendal slit - Schamspalte, Rima pudendi
pudic nerve - Pudendus, Nervus pudendus
pulmonal - pulmonal
pulmonary - pulmonal
pulmonary alveoli - Lungenalveolen, Lungenbläschen, Alveoli pulmonis
pulmonary artery - Lungenschlagader, Arteria pulmonalis
pulmonary branches of autonomic nervous system - Rami pulmonales
pulmonary cone - Conus arteriosus, Infundibulum
pulmonary hilum - Lungenhilus, Hilum pulmonis
pulmonary juxtaesophageal nodes - Nodi lymphoidei juxtaoesophageales
pulmonary lobe - Lungenlappen, Lobus pulmonis
pulmonary lymph nodes - Lungenlymphknoten
pulmonary pleura - Lungenfell, Pleura pulmonalis/visceralis
pulmonary trunk - Truncus pulmonalis
pulmonary trunk valve - Pulmonalklappe, Valva trunci pulmonalis
pulmonary valve - Pulmonalklappe, Valva trunci pulmonalis
pulmonary veins - Lungenvenen, Venae pulmonales
pulmonary vesicles - Lungenalveolen, Lungenbläschen
pulmonary vessels - Lungengefäße
pulmonic - pulmonal
pulp - Mark, Pulpa
pulp of spleen - Pulpa splenica/lienis
pupil (of the eye) - Pupille
pupillary membrane - Membrana pupillaris
pyloric - pylorisch
pyloric antrum - Antrum pyloricum
pyloric canal - Pyloruskanal, Canalis pyloricus
pyloric lymph nodes - Nodi lymphoidei pylorici
pylorus - Magenausgang, Pylorus
pyramid - Pyramide, Pyramis
pyramidal decussation - Pyramidenbahnkreuzung, Decussatio pyramidum
pyramidal lobe of thyroid (gland) - Lobus pyramidalis
pyramid of medulla oblongata - Pyramis medullae oblongatae
pyramid of vermis - Pyramis vermis
pyramids of Malpighi - Nierenpyramiden
pyramis - Pyramide, Pyramis
quadrangular cartilage - Nasenseptumknorpel
quadrate ligament - Ligamentum quadratum
quadrate lobe of liver - Lobus quadratus
quadrate lumbar muscle - Musculus quadratus lumborum
quadrate muscle of thigh - Musculus quadratus femoris
quadrate pronator muscle - Musculus pronator quadratus
quadratus femoris (muscle) - Musculus quadratus femoris
quadratus lumborum (muscle) - Musculus quadratus lumborum
quadriceps femoris (muscle) - Quadrizeps, Musculus quadriceps femoris
quadriceps muscle (of thigh) - Quadrizeps, Musculus quadriceps femoris
quadrigeminal plate - Vierhügelplatte, Lamina tecti
radial aplasia - Radiusaplasie
radial artery - Radialis, Arteria radialis
radial bone - Radius
radial depression - Fossa radialis
radial fibers of ciliary muscle - Fibrae radiales
radial flexor muscle of wrist - Musculus flexor carpi radialis
radial fossa (of humerus) - Fossa radialis
radial groove - Radialisrinne, Sulcus nervi radialis
radial head of humerus - Capitulum humeri
radial malleolus - Processus styloideus radii
radial nerve - Nervus radialis
radial notch (of ulna) - Incisura radialis
radial sulcus - Radialisrinne, Sulcus nervi radialis
radial tuberosity - Tuberositas radii
radial veins - Venae radiales
radiate carpal ligament - Ligamentum carpi radiatum
radiate crown - Corona radiata
radiation of corpus callosum - Balkenstrahlung
radiation of Gratiolet - Gratiolet-Sehstrahlung, Sehstrahlung, Radiatio optica

radiation of thalamus - Thalamusstrahlung
radicle - Wurzel
radiocarpal joint - Radiokarpalgelenk, Articulatio radiocarpalis
radioulnar joint - Radioulnargelenk, Articulatio radioulnaris
radius - Radius
radius aplasia - Radiusaplasie
radix - Wurzel; Nervenwurzel
ramus - Ast, Ramus
ramus of ischium - Sitzbeinast, Ramus ossis ischii
ramus of mandible - Unterkieferast, Ramus mandibulae
ramus of pubis - Schambeinast, Ramus ossis pubis
raphe - Raphe
raphe of palate - Gaumenleiste, Raphe palati
raphe of penis - Raphe penis
raphe of perineum - Raphe perinei
raphe of scrotum - Skrotalraphe, Raphe scroti
raphe penis - Raphe penis
rectal - rektal
rectal ampulla - Ampulle, Rektumampulle, Ampulla recti
rectal columns - Columnae anales
rectal sinuses - Sinus anales
rectal veins - Rektumvenen, Venae rectales
rectal venous plexus - Plexus venosus rectalis
rectoabdominal - rektoabdominal
rectoanal - anorektal
rectoperineal - rektoperineal
rectosigmoid - Rektosigma
rectouterine - rektouterin
rectouterine excavation - Douglas-Raum, Excavatio rectouterina
rectouterine fold - Plica rectouterina
rectovaginal septum - Septum rectovaginale
rectovesical excavation - Proust-Raum, Excavatio rectovesicalis
rectovesical septum - Septum rectovesicale
rectum - Enddarm, Mastdarm, Rectum, Rektum
rectus abdominis (muscle) - Rektus abdominis, Musculus rectus abdominis
rectus femoris (muscle) - Rektus femoris, Musculus rectus femoris
rectus sheath - Rektusscheide, Vagina musculi recti abdominis
recurrent laryngeal nerve - Rekurrens, Nervus laryngeus recurrens
recurrent nerve - Rekurrens, Nervus laryngeus recurrens
red bone marrow - Medulla ossium rubra
red margin (of lip) - Lippenrot
red marrow - rotes Knochenmark, rotes Mark, Medulla ossium rubra
red muscle - rote Muskelfaser
red muscle fiber - rote Muskelfaser
red pulp - Milzpulpa, Pulpa splenica/lienis
reflected ligament - Ligamentum reflexum
regional - regional
regional lymph nodes - regionale Lymphknoten, Nodi lymphoidei regionales
renal - renal
renal artery - Nierenarterie, Nierenschlagader, Arteria renalis
renal calices - Nierenkelche, Calices renales
renal capsule - Capsula adiposa perirenalis
renal columns - Bertin-Säulen, Columnae renales
renal cortex - Nierenrinde, Cortex renalis
renal fascia - Fascia renalis
renal medulla - Nierenmark, Medulla renalis
renal papillae - Nierenpapillen, Papillae renales
renal parenchyma - Nierenparenchym
renal pedicle - Nierenstiel
renal pelvis - Nierenbecken, Pelvis renalis
renal pyramids - Nierenpyramiden
renal segments - Nierensegmente, Segmenta renalia
renal tubules - Nierentubuli
renal veins - Nierenvenen, Venae renales
renal vessels - Nierengefäße
reproductive organs - Reproduktionsorgane, Sexualorgane
respiratory apparatus - Atemwege, Apparatus respiratorius
respiratory bronchioles - Alveolarbronchiolen, Bronchioli alveolarii/respiratorii
respiratory epithelium - respiratorisches Flimmerepithel
respiratory musculature - Atemmuskulatur
respiratory passages - Atemwege, Luftwege
respiratory system - Atemwege, Systema repiratorium
respiratory tract - Atemwege, Luftwege, Respirationstrakt
rete - Geflecht, Netz, rete
rete of Haller - Haller-Netz, Rete testis
rete of patella - Rete patellare
reticular - retikulär
reticular fiber - Retikulumfaser
reticular tissue - Retikulum
reticulate - retikulär
reticuloendothelial - retikuloendothelial
reticulohistiocytic - retikulohistiozytär
reticulum - Retikulum
retina - Netzhaut, Retina
retinacula of skin - Retinacula cutis
retinaculum - Retinaculum
retinal - retinal
retinal cones - Zapfen, Zapfenzellen
retothel - retikuloendothelial
retroaortic lymph nodes - retroaortale Lymphknoten, Nodi lymphoidei postaortici
retroauricular lymph nodes - retroaurikuläre Lymphknoten, Nodi lymphoidei mastoidei, Nodi lymphoidei retroauriculares
retrobulbar space - Retrobulbärraum
retrocardiac space - Retrokardialraum
retroceal fossa - Retrozäkalgrube, Recessus retrocaecalis
retrocecal - retrozäkal
retrocecal lymph nodes - retrozäkale Lymphknoten, Nodi lymphoidei retrocaecales
retrocecal recess - Retrozäkalgrube, Recessus retrocaecalis
retroinguinal space - Retroinguinalraum
retroocular space - Retrobulbärraum
retroperitoneal - retroperitoneal
retroperitoneal space - Retroperitonealraum, Spatium retroperitoneale
retroperitoneum - Retroperitonealraum, Spatium retroperitoneale
retropharyngeal lymph nodes - retropharyngeale Lymphknoten, Nodi lymphoidei retropharyngeales
retropharyngeal space - Spatium retropharyngeum
retropubic space - Retzius-Raum, Spatium retropubicum
retropyloric lymph nodes - retropylorische Lymphknoten, Nodi lymphoidei retropylorici
retrosternal - retrosternal

retrotonsillar - retrotonsillär
Retzius' space - Retzius-Raum, Spatium retropubicum
rhinencephalon - Riechhirn
rhinopharynx - Nasenrachen, Rhinopharynx, Nasopharynx, Epipharynx, Pars nasalis pharyngis
rhombencephalon - Rhombencephalon
rhomboid fossa - Rautengrube, Fossa rhomboidea
rib - Rippe, Costa
rib cage - Brustkorb, Thoraxskelett
rib cartilage - Rippenknorpel, Cartilago costalis
ribosomal - ribosomal
ribosome - Ribosom
Richard's fringes - Eileiterfransen, Fimbriae tubae
ridge - Leiste, Crista, Plica
right atrioventricular opening - Ostium atrioventriculare dextrum
right atrioventricular valve - Trikuspidalklappe, Valva tricuspidalis
right branch of av-bundle - Crus dextrum fasciculi atrioventricularis
right bundle branch - Crus dextrum fasciculi atrioventricularis
right colic flexure - Flexura coli dextra/hepatica
right colic lymph nodes - Nodi lymphoidei colici dextri
right coronary artery of heart - Arteria coronaria dextra
right crus of diaphragm - Crus dextrum diaphragmatis
right gastric lymph nodes - Nodi lymphoidei gastrici dextri
right gastroepiploic lymph nodes - Nodi lymphoidei gastroomentales dextri
right gastroomental lymph nodes - Nodi lymphoidei gastroomentales dextri
right heart - rechter Ventrikel, rechte Herzkammer, Ventriculus cordis dexter
right hepatic duct - Ductus hepaticus dexter
right lumbar lymph nodes - Nodi lymphoidei lumbales dextri
right ventricle (of heart) - rechter Ventrikel, rechte Herzkammer, Ventriculus cordis dexter
ring - Ring, Anulus
ring finger - Ringfinger, Digitus anularis
ring foramen - Foramen obturatum
Riolan's muscle - Musculus cremaster
Rivinus gland - Unterzungenspeicheldrüse, Glandula sublingualis
rolandic area - motorische Rinde
roof nuclei - Kleinhirnkerne, Nuclei cerebelli
roof of mouth - Gaumen, Palatum
roof of orbit - Orbitadach
roof of skull - Calvaria
root - Wurzel, Radix
root filaments of spinal nerves - Fila radicularia
root of facial nerve - Fazialiswurzel
root of foot - Fußwurzel, Tarsus
root of lung - Radix pulmonis
root of mesentery - Radix mesenterii
root of nose - Nasenwurzel, Radix nasi
root of penis - Peniswurzel, Radix penis
root of spinal nerve - Spinalnervenwurzel
root of tongue - Zungenwurzel, Radix linguae
root sheath - Wurzelscheide
Rosenmüller's (lymph) nodes - Nodi lymphoidei inguinales profundi
Rosenmüller's recess - Rosenmüller-Grube, Recessus pharyngeus
Rosenthal's canal - Canalis spiralis modioli
Rosenthal's vein - Vena basalis
rostral ganglion of vagus nerve - Ganglion superius nervi vagi
rotary joint - Drehgelenk
rough endoplasmic reticulum - raues endoplasmatisches Retikulum
rough line of femur - Linea aspera
round foramen (of sphenoid bone) - Foramen rotundum
round pronator muscle - Musculus pronator teres
round window - Schneckenfenster, Fenestra cochleae
rubrospinal tract - Monakow-Bündel, Tractus rubrospinalis
Ruysch's veins - Venae vorticosae
sacculations of colon - Dickdarmhaustren, Kolonhaustren, Haustra coli
sacral - sakral
sacral ala - Kreuzbeinflügel, Ala ossis sacri
sacral bone - Kreuzbein, Os sacrum
sacral canal - Kreuzbeinkanal, Canalis sacralis
sacral foramina - Foramina sacralia
sacral ganglia - Sakralganglien, Ganglia sacralia
sacral hiatus - Hiatus sacralis
sacral lymph nodes - sakrale Lymphknoten, Nodi lymphoidei sacrales
sacral nerves - Kreuzbeinnerven, Sakralnerven, Nervi sacrales
sacral part of spinal cord - Sakralmark, Pars sacralis medullae spinalis
sacral plexus - Sakralplexus
sacral region - Kreuzbeingegend, Kreuzbeinregion
sacral segments of spinal cord - Sakralmark, Pars sacralis medullae spinalis
sacral spinal nerves - Sakralnerven, Nervi sacrales
sacral vertebrae - Kreuzwirbel, Sakralwirbel, Vertebrae sacrales
sacrococcygeal joint - Sakrokokzygealgelenk, Articulatio sacrococcygea
sacroiliac joint - Articulatio sacroiliaca
sacrum - Kreuzbein, Os sacrum, Sacrum, Sakrum
sagittal - sagittal
sagittal axis of eye - Axis opticus
sagittal groove - Sulcus sinus sagittalis superioris
sagittal sulcus - Sulcus sinus sagittalis superioris
sagittal suture - Pfeilnaht, Sutura sagittalis
salivary glands - Speicheldrüsen, Glandulae salivariae
salpingopalatine fold - Tubenwulst, Plica salpingopalatina
salpinx - 1. Eileiter, Salpinx, Tuba uterina 2. Salpinx, Tuba auditiva/auditoria
sand bodies - Hirnsand
Santorini's duct - Santorini-Gang, Ductus pancreaticus accessorius
Santorini's ligament - Santorini-Band, Ligamentum cricopharyngeum
Santorini's minor caruncle - Papilla duodeni minor
Santorini's papilla - Vater-Papille
Santorini's plexus - Prostataplexus, Plexus nervosus prostaticus
saphena - Saphena, Vena saphena
saphenous hiatus - Hiatus saphenus
saphenous nerve - Nervus saphenus
saphenous opening - Hiatus saphenus
saphenous vein - Saphena, Vena saphena
sarcolemma - Sarkolemm

sarcoplasmic reticulum - sarkoplasmatisches Retikulum
scalenus anterior (muscle) - Skalenus anterior, Musculus scalenus anterior
scalenus medius (muscle) - Skalenus medius, Musculus scalenus medius
scalenus minimus (muscle) - Skalenus minimus, Musculus scalenus minimus
scalenus posterior (muscle) - Skalenus posterior, Musculus scalenus posterior
scalp - Kopfhaut, Skalp
scaphoid bone (of hand) - Kahnbein, Os scaphoideum
scaphoid bone of foot - Kahnbein, Os naviculare
scapula - Schulterblatt, Skapula, Scapula
scapular line - Linea scapularis
scapular notch - Incisura scapulae
scapular spine - Schulterblattgräte, Spina scapulae
Scarpa's fluid - Endolymphe
Scarpa's ganglion - Ganglion vestibulare
Scarpa's triangle - Trigonum femorale
Schacher's ganglion - Ganglion ciliare
Schlemm's canal - Schlemm-Kanal, Sinus venosus sclerae
Schwann's sheath - Neurilemm
sciatic nerve - Ischiasnerv, Nervus ischiadicus
sciatic spine - Spina ischiadica
sciatic tuber - Sitzbeinhöcker, Tuber ischiadicum
sclera - Sclera, Sklera
scleral - skleral
scleral veins - Skleravenen, Venae sclerales
sclerotic coat - Sclera, Sklera
scrotal - skrotal
scrotal raphe - Skrotalraphe, Raphe scroti
scrotal septum - Septum scroti
scrotum - Hodensack, Scrotum, Skrotum
sebaceous glands - Talgdrüsen, Glandulae sebaceae
sebaceous glands of conjunctiva - Zeis-Drüsen, Glandulae sebaceae conjunctivales
sebum - Talg
secondary fissure of lung - Fissura horizontalis
secondary lymph follicle - Sekundärfollikel
secondary ovarian follicles - Sekundärfollikel, Folliculi ovarici secundarii
second nerve - II. Hirnnerv, Optikus, Sehnerv, Nervus opticus
second teeth - bleibende Zähne, Dentes permanentes
segment - Segment, Segmentum
segmental bronchus - Segmentbronchus, Bronchus segmentalis
segment bronchus - Segmentbronchus, Bronchus segmentalis
segmented intestine - Kolon
segments of kidney - Nierensegmente, Segmenta renalia
segments of liver - Lebersegmente, Segmenta hepatis
segments of spinal cord - Rückenmarkssegmente
semen - Samen, Samenflüssigkeit, Semen, Sperma
semicircular canal - Canalis semicircularis
semicircular duct - Bogengang, Ductus semicirculares
semilunar cusp - Semilunarklappe, Taschenklappe, Valvula semilunaris
semilunar fascia - Bizepsaponeurose
semilunar line - Spieghel-Linie, Linea semilunaris
semilunar valve - Taschenklappe
semimembranosus (muscle) - Semimembranosus, Musculus semimembranosus
seminal - spermatisch
seminal fluid - Samen, Samenflüssigkeit, Semen, Sperma
seminal gland - Bläschendrüse, Samenbläschen, Gonecystis, Vesicula seminalis
seminal vesicle - Bläschendrüse, Samenbläschen, Gonecystis, Vesicula seminalis
semitendinosus (muscle) - Semitendinosus, Musculus semitendinosus
sense organs - Sinnesorgane
sensory ganglia of cranial/encephalic nerves - Ganglia sensoria neurium cranialum
sensory ganglion - Spinalganglion
sensory nerve - Nervus sensorius
sensory organs - Sinnesorgane
sensory root (of spinal nerves) - Radix posterior
septal cartilage of nose - Septumknorpel
septal cusp - Cuspis medialis, Cuspis septalis
septomarginal fasciculus - Fasciculus septomarginalis
septomarginal trabecula - Trabecula septomarginalis
septum - Septum
septum of glans penis - Eichelseptum
septum of nose - Nasenscheidewand
septum of scrotum - Septum scroti
septum of testis - Mediastinum testis
serosa - Serosa, Tunica serosa
serous - serös
serous coat - Serosa, Tunica serosa
serous fluid - Serum
serous membrane - Serosa, Tunica serosa
serrated suture - Zackennaht, Sutura serrata
serrate suture - Zackennaht, Sutura serrata
serratus anterior (muscle) - Musculus serratus anterior
Sertoli's cells - Ammenzellen, Fußzellen, Sertoli-Zellen
serum - Serum
sesamoid bones - Sesamknochen, Ossa sesamoidea
sesamoids - Sesamknochen, Ossa sesamoidea
seventh nerve - Fazialis, Nervus facialis, VII. Hirnnerv
sex - Geschlecht
sex chromatin - Geschlechtschromatin
sex chromosome - Geschlechtschromosom
sex organs - Sexualorgane
shaft - Schaft, Stamm
shaft of bone - Diaphysis, Knochenschaft
shaft of femur - Femurdiaphyse, Oberschenkelschaft, Schenkelschaft, Femurschaft, Corpus femoris
shaft of fibula - Fibuladiaphyse, Fibulaschaft, Corpus fibulae
shaft of humerus - Humerusdiaphyse, Humerusschaft, Corpus humeri
shaft of penis - Penisschaft
shaft of radius - Radiusschaft, Corpus radii
shaft of tibia - Tibiaschaft, Corpus tibiae
shaft of ulna - Ulnadiaphyse, Ulnaschaft, Corpus ulnae
sheath - Scheide, Theka, Vagina
sheath of Key and Retzius - Endoneurium
sheath of rectus abdominis muscle - Rektusscheide, Vagina musculi recti abdominis
shin bone - Schienbein, Tibia
short abductor muscle of thumb - Musculus abductor pollicis brevis
short adductor muscle - Musculus adductor brevis
short flexor muscle of thumb - Musculus flexor pollicis brevis
short gastric arteries - Arteriae gastrici breves
short gastric veins - Venae gastricae breves
short head of biceps brachii muscle - Caput breve musculi bicipitis brachii

short palmar muscle - Musculus palmaris brevis
short peroneal muscle - Peronäus brevis, Musculus peroneus brevis
shoulder - Schulter; Schultergelenk
shoulder blade - Schulterblatt, Skapula, Scapula
shoulder girdle - Schultergürtel, Cingulum pectorale
shoulder joint - Schultergelenk, Articulatio glenohumeralis
Shrapnell's membrane - Flaccida, Pars flaccida membranae tympanicae
Sibson's fascia - Membrana suprapleuralis
sieve plate - Siebbeinplatte
sigmoid - Sigmoid, Colon sigmoideum
sigmoid arteries - Arteriae sigmoideae
sigmoid colon - Sigmoid, Colon sigmoideum
sigmoid fossa - Sulcus sinus transversi
sigmoid groove - Sulcus sinus sigmoidei
sigmoid mesocolon - Mesosigma
sigmoid nodes - Nodi lymphoidei sigmoidei
sigmoid sinus - Sinus sigmoideus
sigmoid veins - Sigmavenen, Venae sigmoideae
sinew - Muskelsehne, Sehne
sinoatrial - sinuatrial
sinoatrial bundle - Sinuatrialbündel
sinoatrial node - Keith-Flack-Knoten, SA-Knoten, Sinusknoten, Nodus sinuatrialis
sinobronchial - sinupulmonal
sinopulmonary - sinupulmonal
sinuatrial - sinuatrial
sinuatrial node - Keith-Flack-Knoten, SA-Knoten, Sinusknoten, Nodus sinuatrialis
sinus - Sinus
sinuses of dura mater - Hirnsinus, Sinus durae matris
sinus node - Keith-Flack-Knoten, SA-Knoten, Sinusknoten, Nodus sinuatrialis
sinus of venae cavae - Sinus venarum cavarum
sinusoid - Vas sinusoideum
sinusoidal capillary - Vas sinusoideum
sinusoidal vessel - Vas sinusoideum
sixth nerve - Abducens, Abduzens, Nervus abducens, VI. Hirnnerv
skeletal muscles - Skelettmuskeln, Skelettmuskulatur, quer gestreifte Muskulatur
skeleton - Knochengerüst, Skelett
skin - Haut, Kutis, Cutis, Derma
skin furrows - Hautfurchen, Sulci cutis
skin ridges - Hautleisten, Cristae cutis
skull - Schädel, Hirnschale, Kranium
skullcap - Kalotte, Calvaria, Schädeldach
skull sutures - Schädelnähte, Suturae cranii
small bowel - Dünndarm
small bowel loop - Dünndarmschlinge
smaller pectoral muscle - Pektoralis minor, Musculus pectoralis minor
smaller psoas muscle - Psoas minor, Musculus psoas minor
smallest scalene muscle - Skalenus minimus, Musculus scalenus minimus
small frenum - Frenulum
small intestine - Dünndarm
small pelvis - kleines Becken, Pelvis minor
small pudendal lip - kleine Schamlippe, Labium minus pudendi
small salivary glands - kleine Speicheldrüsen
small saphenous vein - Saphena parva, Vena saphena parva
small trochanter - Trochanter minor
small wing of sphenoid bone - Ala minor
smooth endoplasmic reticulum - glattes endoplasmatisches Retikulum
smooth musculature - glatte Muskulatur
smooth reticulum - glattes endoplasmatisches Retikulum
socket - Gelenkpfanne
socket joint - Enarthrose, Nussgelenk
socket of hip (joint - Azetabulum, Acetabulum, Hüftgelenkspfanne, Hüftpfanne
Soemmering's foramen - Sehgrube, Fovea centralis
Soemmering's spot - Macula, Makula
soft palate - Gaumensegel, weicher Gaumen, Palatum molle, Velum palatinum
soft parts - Weichteile
soft tissue - Weichteile
solar plexus - Plexus nervosus coeliacus
sole (of foot) - Fußsohle
soleus (muscle) - Soleus, Musculus soleus
soma - Zellleib, Soma
somatic - somatisch
somatic muscles - Skelettmuskeln
spaces of Fontana - Fontana-Räume, Spatia anguli iridocornealis
spaces of iridocorneal angle - Fontana-Räume, Spatia anguli iridocornealis
sperm - Samen, Sperma
spermatic - spermatisch
spermatic cord - Samenstrang, Funiculus spermaticus
spermatic fluid - Samenflüssigkeit
spermatic plexus - Plexus nervosus testicularis, Plexus venosus pampiniformis
spermatic vein - Hodenvene, Vena testicularis
spermatocyte - Spermatozyt
spermatorrhea - Samenfluss
spermatozoon - Samenfaden
spermium - Samenfaden
sphenoid - Flügelbein, Keilbein, Os sphenoidale
sphenoidal fontanelle - Keilbeinfontanelle, Fonticulus sphenoidalis
sphenoidal sinus - Keilbeinhöhle, Sinus sphenoidalis
sphenoid bone - Flügelbein, Keilbein, Os sphenoidale
spheroidal joint - Kugelgelenk
sphincter - Schließmuskel, Sphinkter, Musculus sphincter
sphincter ampullae hepatopancreaticae (muscle) - Musculus sphincter ampullae hepatopancreaticae
sphincter ani externus (muscle) - Musculus sphincter ani externus
sphincter ani internus (muscle) - Musculus sphincter ani internus
sphincter ductus choledochi (muscle) - Musculus sphincter ductus choledochi
sphincter ductus pancreatici (muscle) - Musculus sphincter ductus pancreatici
sphincter muscle - Schließmuskel, Sphinkter, Musculus sphincter
sphincter muscle of bile duct - Musculus sphincter ductus choledochi
sphincter muscle of pancreatic duct - Musculus sphincter ductus pancreatici
sphincter muscle of pupil - Musculus sphincter pupillae
sphincter muscle of pylorus - Musculus sphincter pylori-cus
sphincter muscle of urethra - Harnröhrensphinkter, Musculus sphincter urethrae

sphincter of hepatopancreatic ampulla - Musculus sphincter ampullae hepatopancreaticae

sphincter pupillae (muscle) - Musculus sphincter pupillae

sphincter pylori (muscle) - Musculus sphincter pyloricus

sphincter urethrae (muscle) - Harnröhrensphinkter, Musculus sphincter urethrae

Spieghel's line - Spieghel-Linie, Linea semilunaris

Spigelius' lobe - Spieghel-Leberlappen, Lobus caudatus

spinal - spinal

spinal arachnoid - Arachnoidea mater spinalis

spinal artery - Rückenmarksarterie, Arteria spinalis

spinal branch - Ramus spinalis

spinal canal - Spinalkanal, Vertebralkanal, Wirbelkanal, Canalis vertebralis

spinal column - Rückgrat, Wirbelsäule, Columna vertebralis

spinal cord - Rückenmark, Medulla spinalis

spinal crest of Rauber - Processus spinosus

spinal foramen - Wirbelloch, Foramen vertebrale

spinal ganglion - Spinalganglion, Ganglion sensorium/spinale

spinal marrow - Rückenmark, Medulla spinalis

spinal medulla - Rückenmark, Medulla spinalis

spinal meninx - Rückenmarkshaut

spinal nerves - Rückenmarknerven, Spinalnerven, Nervi spinales

spinal pia mater - Pia mater spinalis

spinal veins - Rückenmarksvenen, Venae spinales

spindle apparatus - Spindelapparat

spine - Spina; Rückgrat, Wirbelsäule, Columna vertebralis

spine of helix - Helixhöcker

spine of ischium - Spina ischiadica

spine of scapula - Schulterblattgräte, Spina scapulae

spine of vertebra - Dornfortsatz, Processus spinosus

spinous process - Dornfortsatz, Processus spinosus

spiral canal of cochlea - Canalis spiralis cochleae

spiral canal of modiolus - Canalis spiralis modioli

spiral duct - Canalis spiralis cochleae

spiral fold - Heister-Klappe, Plica spiralis

spiral ganglion - Corti-Ganglion, Ganglion cochleare

spiral groove - Radialisrinne, Sulcus nervi radialis

spiral organ - Corti-Organ, Organum spirale

spiral sulcus - Radialisrinne, Sulcus nervi radialis

Spitzer's fasciculus - Spitzer-Faserbündel, Fasciculus tegmentalis ventralis

splanchnic nerves - Nervi splanchnici

spleen - Milz, Splen

splenculus - Nebenmilz, Splen accessorius

splenic - lienal, splenisch

splenic artery - Milzarterie, Milzschlagader, Arteria splenica

splenic colic flexure - Flexura coli sinistra/splenica

splenic corpuscles - Milzknötchen

splenic follicles - Milzfollikel

splenic lymph nodes - Milzlymphknoten, Nodi lymphoidei lienales, Nodi lymphoidei splenici

splenic nodules - Milzfollikel; Milzknötchen

splenic pulp - Milzpulpa, Pulpa splenica/lienis

splenic tissue - Milzpulpa

splenic vein - Milzvene, Vena splenica

splenic vessels - Milzgefäße

splenorenal - splenorenal

spongy body of penis - Penisschwellkörper, Schwellkörper, Corpus cavernosum penis

spongy body of urethra - Harnröhrenschwellkörper

spongy bone - Spongiosa, Substantia spongiosa/trabecularis

spongy part of male urethra - Pars spongiosa

spurious ribs - falsche Rippen, Costae spuriae

sputum - Sputum

squama - Squama

squama of frontal bone - Stirnbeinschuppe, Squama frontalis

squamosal suture - Schuppennaht, Sutura squamosa

squamous bone - Schläfenbeinschuppe, Squama ossis temporalis, Pars squamosa ossis temporalis

squamous epithelium - Plattenepithel

squamous portion of temporal bone - Schläfenbeinschuppe, Squama ossis temporalis, Pars squamosa ossis temporalis

squamous suture - Schuppennaht, Sutura squamosa

stalk - Stamm, Pediculus, Pedunculus

stapedial fold - Plica stapedialis

stapedius (muscle) - Musculus stapedius

stapes - Stapes, Steigbügel

statoconia - Statokonien

statolithic membrane - Statolithenmembran

statolithic organ - Statolithenorgan

statoliths - Statokonien

stellate ganglion - Ganglion stellatum

stem - Stamm, Truncus, Pedunculus

stem bronchus - Stammbronchus, Bronchus principalis

Stensen's duct - Parotisgang, Ductus parotideus

Stensen's foramen - Foramen incisivum

sternalis (muscle) - Musculus sternalis

sternal line - Sternallinie, Linea sternalis

sternal muscle - Musculus sternalis

sternal ribs - echte Rippen, Costae verae

sternoclavicular joint - Articulatio sternoclavicularis

sternocleidomastoideus (muscle) - Sternokleidomastoideus, Musculus sternocleidomastoideus

sternocleidomastoid muscle - Sternokleidomastoideus, Musculus sternocleidomastoideus

sternocostal joints - Sternokostalgelenke, Articulationes sternocostales

sternum - Brustbein, Sternum

Stilling column - Nucleus thoracicus

Stilling's nucleus - Nucleus thoracicus

stirrup - Stapes, Steigbügel

stirrup bone - Stapes, Steigbügel

stomach - Bauch, Magen, Ventriculus

storage cell - Speicherzelle

straight abdominal muscle - Rektus abdominis, Musculus rectus abdominis

straight gyrus - Gyrus rectus

straight intestine - Mastdarm, Rectum, Rektum

styloid process of radius - Processus styloideus radii

styloid process of ulna - Processus styloideus ulnae

subacromial bursa - Bursa subacromialis

subarachnoid cavity - Subarachnoidalraum, Spatium subarachnoideum

subarachnoid cisterns - Subarachnoidalzisternen, Cisternae subarachnoideae

subarachnoid space - Subarachnoidalraum, Spatium subarachnoideum

subcalcaneal bursa - Bursa subcutanea calcanea

subcapsular epithelium - Linsenepithel, Epithelium lentis

subclavian artery - Subklavia, Arteria subclavia

subclavian triangle - Trigonum omoclaviculare

subclavian trunk - Truncus subclavius
subclavian vein - Vena subclavia
subcrural bursa - Bursa suprapatellaris
subcutaneous - subkutan
subcutaneous acromial bursa - Bursa subcutanea acromialis
subcutaneous bursa of olecranon - Bursa subcutanea olecrani
subcutaneous bursa of tuberosity of tibia - Bursa subcutanea tuberositatis tibiae
subcutaneous calcaneal bursa - Bursa subcutanea calcanea
subcutaneous fascia - Subkutis, Unterhaut, Tela subcutanea, Fascia superficialis
subcutaneous fat - Unterhautfettgewebe
subcutaneous infrapatellar bursa - Bursa subcutanea infrapatellaris
subcutaneous prepatellar bursa - Bursa subcutanea prepatellaris
subcutaneous tissue - Subkutangewebe, Unterhautbindegewebe
subcutis - Subkutis, Unterhaut, Tela subcutanea
subdeltoid bursa - Bursa subdeltoidea
subdural - subdural
subdural cavity - Subduralraum, Spatium subdurale
subdural space - Subduralraum, Spatium subdurale
subfascial prepatellar bursa - Bursa subfascialis prepatellaris
subligamentous bursa - Bursa infrapatellaris profunda
sublingual caruncle - Karunkel, Caruncula sublingualis
sublingual gland - Unterzungenspeicheldrüse, Glandula sublingualis
sublingual papilla - Karunkel, Caruncula sublingualis
sublingual vein - Unterzungenvene, Vena sublingualis
submandibular duct - Wharton-Gang, Ductus submandibularis
submandibular ganglion - Ganglion submandibulare
submandibular gland - Unterkieferdrüse, Glandula submandibularis
submandibular lymph nodes - submandibuläre Lymphknoten, Nodi lymphoidei submandibulares
submandibular triangle - Unterkieferdreieck, Trigonum submandibulare
submaxillary ganglion - Ganglion submandibulare
submental lymph nodes - Kinnlymphknoten, Nodi lymphoidei submentales
submucosa - Tela submucosa
submucosal - submukös
submucosal plexus - Meissner-Plexus, Plexus nervosus submucosus
submucous - submukös
submucous coat - Tela submucosa
submucous layer - Tela submucosa
submucous membrane - Tela submucosa
submucous plexus - Meissner-Plexus, Plexus nervosus submucosus
suboccipital nerve - Nervus suboccipitalis
suborbital foramen - Foramen infraorbitale
subpubic angle - Schambeinwinkel, Angulus subpubicus
subpyloric lymph nodes - subpylorische Lymphknoten, Nodi lymphoidei subpylorici
subscapular axillary lymph nodes - subskapuläre Lymphknoten, Nodi lymphoidei subscapulares
subscapular lymph nodes - subskapuläre Lymphknoten, Nodi lymphoidei subscapulares
subscapular nerves - Nervi subscapulares
subserosa - Tela subserosa
subserous coat - Tela subserosa
subserous layer - Tela subserosa
substance - Substanz, Substantia
subtalar joint - Subtalargelenk, Articulatio subtalaris/talocalcanea
subtendinous prepatellar bursa - Bursa subtendinea prepatellaris
subthalamic fasciculus - Fasciculus subthalamicus
succedaneous dentition - bleibende Zähne
succedaneous teeth - bleibende Zähne
sulci of cerebrum - Großhirnfurchen, Sulci cerebri
sulci of skin - Hautfurchen, Sulci cutis
sulcus - Sulcus
sulcus of sigmoid sinus - Sulcus sinus sigmoidei
sulcus of talus - Talusrinne, Sulcus tali
sulcus of transverse sinus - Sulcus sinus transversi
sulcus of ulnar nerve - Sulcus nervi ulnaris
supercilium - Augenbraue
superficial anterior cervical lymph nodes - Nodi lymphoidei cervicales anteriores superficiales
superficial axillary lymph nodes - Nodi lymphoidei axillarum superficiales
superficial branch - Ramus superficialis
superficial cervical lymph nodes - Nodi lymphoidei cervicales superficiales
superficial epigastric artery - Arteria epigastrica superficialis
superficial fascia - Subkutis, Fascia superficialis, Tela subcutanea
superficial fibular nerve - Nervus fibularis superficialis
superficial inguinal lymph nodes - Nodi lymphoidei inguinales superficiales
superficial inguinal ring - Anulus inguinalis superficialis
superficial lateral cervical lymph nodes - Nodi lymphoidei cervicales laterales superficiales
superficial lymph nodes of upper limb - Nodi lymphoidei membri superioris superficiales
superficial lymph vessel - Vas lymphaticum superficiale
superficial muscles - oberflächliche Muskulatur
superficial parotid lymph nodes - Nodi lymphoidei parotidei superficiales
superficial perineal fascia - Fascia perinei
superficial peroneal nerve - Nervus fibularis superficialis
superficial popliteal lymph nodes - Nodi lymphoidei poplitei superficiales
superficial vein - Vena superficialis
superior alveolar nerves - Nervi alveolares superiores
superior anastomotic vein - Trolard-Vene, Vena anastomotica superior
superior border - Margo superior
superior branch - Ramus superior
superior concha - Concha nasalis superior
superior coronary artery - Arteria labialis superior
superior duodenal flexure - Flexura duodeni superior
superior epigastric artery - Arteria epigastrica superior
superior extensor retinaculum of foot - Retinaculum musculorum extensorum superius
superior flexure of duodenum - Flexura duodeni superior
superior ganglion of vagus nerve - Ganglion superius nervi vagi
superior gluteal lymph nodes - Nodi lymphoidei gluteales superiores

superior hypogastric plexus - Plexus nervosus hypogastricus superior
superior labial artery - Oberlippenarterie, Arteria labialis superior
superior labial frenulum - Oberlippenbändchen, Frenulum labii superioris
superior labial vein - Oberlippenvene, Vena labialis superior
superior laryngeal nerve - Nervus laryngeus superior
superior laryngeal vein - Vena laryngealis superior
superior limbs - obere Gliedmaßen
superior lip - Oberlippe, Labium superius
superior longitudinal fasciculus of cerebrum - Fasciculus longitudinalis superior
superior longitudinal sinus - Sinus sagittalis superior
superior margin - Margo superior
superior mediastinal cavity - Cavum mediastinale superius, Mediastinum superius
superior mediastinum - Cavum mediastinale superius, Mediastinum superius
superior mesenteric artery - Mesenterica superior, Arteria mesenterica superior
superior mesenteric lymph nodes - Nodi lymphoidei mesenterici superiores, Nodi lymphoidei superiores centrales
superior mesenteric plexus - Plexus nervosus mesentericus superior
superior nasal concha - Concha nasalis superior
superior nasal meatus - Meatus nasi superior
superior opening of pelvis - Beckeneingang, Apertura pelvis superior
superior orbital fissure - Fissura orbitalis superior
superior palpebral veins - Oberlidvenen, Venae palpebrales superiores
superior pancreaticoduodenal lymph nodes - Nodi lymphoidei pancreaticoduodenales superiores
superior part of duodenum - Pars superior duodeni
superior pelvic aperture - Beckeneingang, Apertura pelvis superior
superior phrenic lymph nodes - Nodi lymphoidei phrenici superiores
superior pubic ligament - Ligamentum pubicum superius
superior pubic ramus - oberer Schambeinast, Ramus superior ossis pubis
superior pulmonary lobe - Oberlappen, Lobus superior
superior ramus of pubis - Ramus superior ossis pubis
superior recess of tympanic membrane - Prussak-Raum, Recessus superior
superior rectal lymph nodes - Nodi lymphoidei rectales superiores
superior sagittal sinus - Sinus sagittalis superior
superior segment (of lung) - Segmentum apicale, Segmentum superius
superior sphenoidal fissure - Fissura orbitalis superior
superior tarsal muscle - Musculus tarsalis superior
superior tarsus - Oberlidplatte, Tarsus superior
superior thoracic opening - Brustkorbeingang, Apertura thoracis superior
superior tracheobronchial lymph nodes - Nodi lymphoidei tracheobronchiales superiores
superior turbinate bone - Concha nasalis superior
superior vena cava - Vena cava superior
superior vertebral notch - Incisura vertebralis superior
supernumerary breasts - akzessorische Brustdrüsen
supernumerary nipple - akzessorische Brustwarze
superolateral superficial inguinal lymph nodes - Nodi lymphoidei inguinales superficiales superolaterales
superomedial superficial inguinal lymph nodes - Nodi lymphoidei inguinales superficiales superomediales
supinator - Supinator, Musculus supinator
supinator (muscle) - Supinator, Musculus supinator
supraclavicular lymph nodes - supraklavikuläre Lymphknoten, Nodi lymphoidei supraclaviculares
supraclavicular nerves - Nervi supraclaviculares
suprahyoid muscles - Suprahyoidalmuskulatur, Musculi suprahyoidei
supraorbital artery - Arteria supraorbitalis
supraorbital foramen - Foramen supraorbitale, Incisura supraorbitalis
supraorbital incisure - Foramen supraorbitale, Incisura supraorbitalis
supraorbital margin - Margo supraorbitalis
supraorbital nerve - Nervus supraorbitalis
supraorbital notch - Foramen supraorbitale, Incisura supraorbitalis
suprapatellar bursa - Bursa suprapatellaris
suprapharyngeal bone - Keilbein
suprapleural membrane - Membrana suprapleuralis
suprapyloric lymph node - suprapylorischer Lymphknoten, Nodus lymphoideus suprapyloricus
suprarenal - Nebenniere, Glandula suprarenalis
suprarenal artery - Nebennierenarterie, Arteria suprarenalis
suprarenal cortex - Nebennierenrinde, Cortex glandulae suprarenalis
suprarenal marrow - Nebennierenmark, Medulla glandulae suprarenalis
suprarenal medulla - Nebennierenmark, Medulla glandulae suprarenalis
suprarenal vein - Nebennierenvene, Vena suprarenalis
suprascapular nerve - Nervus suprascapularis
supratonsillar fossa - Fossa supratonsillaris
supratonsillar recess - Fossa supratonsillaris
supratrochlear lymph nodes - kubitale Lymphknoten, Nodi lymphoidei cubitales
supratrochlear nerve - Supratrochlearis, Nervus supratrochlearis
supreme concha - Concha nasalis suprema
supreme turbinate bone - Concha nasalis suprema
sura - Wade, Wadenregion
sural arteries - Wadenarterien
sural nerve - Suralis, Nervus suralis
sural region - Wade, Wadenregion
surgical neck of humerus - chirurgischer Humerushals, Collum chirurgicum
suspensory ligament - Ligamentum suspensorium
suture - Sutura
sweat glands - Schweißdrüsen
sympathetic - sympathisch
sympathetic chain - Grenzstrang, Truncus sympathicus
sympathetic ganglion - Sympathikusganglion, Ganglion sympathicum
sympathetic nervous system - Sympathikus, sympathisches Nervensystem, Pars autonomica systematis nervosi, Pars sympathica
sympathetic trunk - Grenzstrang, Truncus sympathicus
sympathetic trunk ganglia - Grenzstrangganglien, Ganglia trunci sympathetici
sympathic - sympathisch
symphysis - Symphysis

syncytial - synzytial
syncytium - Synzytium
syndesmosis - Bandhaft
syndesmotic joint - Bandhaft
synovia - Gelenkschmiere, Synovia
synovial - synovial
synovial bursa - Schleimbeutel, Bursa synovialis
synovial fluid - Gelenkschmiere, Synovia
synovial fold - Synovialfalte, Plica synovialis
synovial fringes - Synovialzotten, Villi synoviales
synovial layer of articular capsule - Synovialis, Stratum synoviale, Membrana synovialis
synovial membrane of articular capsule - Synovialis, Stratum synoviale, Membrana synovialis
synovial sheath (of tendon) - Sehnenscheide, Vagina synovialis
synovial villi - Synovialzotten, Villi synoviales
synovium - Synovialis, Stratum synoviale, Membrana synovialis
syrinx - Syrinx
taenia - Taenia
tail - Cauda
tailbone - Steißbein, Os coccygis
tail of epididymis - Nebenhodenschwanz, Cauda epididymidis
tail of pancreas - Pankreasschwanz, Cauda pancreatis
talar - talar
talar sulcus - Talusrinne, Sulcus tali
talocalcaneal - talokalkaneal
talocalcaneal joint - Subtalargelenk, Articulatio subtalaris/talocalcanea
talocalcaneal ligament - Ligamentum talocalcaneum
talocalcaneonavicular joint - Talokalkaneonavikulargelenk, Articulatio talocalcaneonavicularis
talocrural - talokrural
talocrural joint - Talokruralgelenk, Articulatio talocruralis
talofibular ligament - Ligamentum talofibulare
talonavicular joint - Talonavikulargelenk
talus - Sprungbein, Talus
tarsal - tarsal
tarsal arteries - Fußwurzelarterien, Arteriae tarsales
tarsal bones - Fußwurzelknochen, Ossa tarsi
tarsal canal - Tarsalkanal, Sinus tarsi
tarsal cartilage - Lidknorpel, Tarsus
tarsal glands - Meibom-Drüsen, Glandulae tarsales
tarsalia - Fußwurzelknochen, Ossa tarsi
tarsalis inferior (muscle) - Musculus tarsalis inferior
tarsalis superior (muscle) - Musculus tarsalis superior
tarsal joint - Intertarsalgelenk
tarsal plate - Tarsus, Lidknorpel
tarsal plate of lower eyelid - Unterlidplatte, Tarsus inferior
tarsal plate of upper eyelid - Oberlidplatte, Tarsus superior
tarsal sinus - Tarsalkanal, Sinus tarsi
tarsometatarsal joints - Tarsometatarsalgelenke, Articulationes tarsometatarsales
tarsometatarsal ligaments - Ligamenta tarsometatarsalia
tarsus - 1. Fußwurzel, Tarsus 2. Lidknorpel, Tarsus
taste bud - Geschmacksknospe
taste pore - Geschmackspore, Porus gustatorius
tear duct - Tränennasengang, Ductus nasolacrimalis
tear sac - Tränensack
tectal lamina - Vierhügelplatte, Lamina tecti
tectal plate - Vierhügelplatte, Lamina tecti
tectorial membrane - Membrana tectoria
tectorial membrane of cochlear duct - Corti-Membran, Membrana tectoria ducti cochlearis
tectospinal tract - Löwenthal-Bahn, Tractus tectospinalis
tegmental - tegmental
tegmental decussations - Haubenkreuzungen, Decussationes tegmentales
tela - Tela
tela choroidea of fourth ventricle - Tela choroidea ventriculi quarti
tela choroidea of third ventricle - Tela choroidea ventriculi tertii
telencephalic hemisphere - Großhirnhälfte
telencephalon - Endhirn, Telencephalon
temple - Schläfe, Schläfenregion
temporal - temporal
temporal aponeurosis - Fascia temporalis
temporal bone - Schläfenbein, Os temporale
temporal brain - Schläfenhirn, Temporalhirn
temporal convolutions - Gyri temporales
temporal fascia - Fascia temporalis
temporal fossa - Schläfengrube, Fossa temporalis
temporal gyri - Schläfenlappenwindungen, Gyri temporales
temporal horn of lateral ventricle - Unterhorn des Seitenventrikels, Cornu temporale
temporalis (muscle) - Musculus temporalis
temporal lobe - Schläfenlappen, Temporallappen, Lobus temporalis
temporal muscle - Musculus temporalis
temporal region - Schläfenregion, Temporalregion
temporal squama - Schläfenbeinschuppe, Squama ossis temporalis
temporomandibular joint - Kiefergelenk, Temporomandibulargelenk, Unterkiefergelenk, Articulatio temporomandibularis
tendinous center - Centrum tendineum
tendinous cords of heart - Chordae tendineae
tendon - Sehne, Tendo
tendon sheath - Sehnenscheide, Vagina tendinis
tenia - Taenia
Tenon's capsule - Tenon-Kapsel, Vagina bulbi
Tenon's space - Tenon-Raum, Spatium episclerale
tensor fasciae latae (muscle) - Musculus tensor fasciae latae
tensor muscle of fascia lata - Musculus tensor fasciae latae
tensor muscle of palatine velum - Musculus tensor veli palatini
tensor muscle of tympanum - Musculus tensor tympani
tensor tympani (muscle) - Musculus tensor tympani
tensor veli palatini (muscle) - Musculus tensor veli palatini
tenth nerve - Vagus, X. Hirnnerv, Nervus vagus
tentorial notch - Tentoriumschlitz, Incisura tentorii
tentorium - Tentorium
tentorium of cerebellum - Tentorium cerebelli
terminal artery - Endarterie
terminal branch - Endarterie
terminal bronchioles - Terminalbronchiolen
terminal filament - Filum spinale/terminale
terminal hair - Terminalhaar
terminal meningeal thread - Filum spinale/terminale
terminal phalanx - Endglied, Endphalanx
terminal sulcus of tongue - Terminalsulkus, Sulcus terminalis linguae

terminal thread of spinal cord - Filum spinale/terminale
tertiary follicles - Folliculi ovarici vesiculosi
tertiary ovarian follicles - Folliculi ovarici vesiculosi
testicle - Hoden, Orchis, Testis, Didymus
testicular - testikulär
testicular artery - Hodenarterie, Arteria testicularis
testicular bag - Hodensack, Scrotum, Skrotum
testicular cord - Samenstrang, Funiculus spermaticus
testicular plexus - Plexus nervosus testicularis
testicular vein - Hodenvene, Vena testicularis
testis - Hoden, Orchis, Testis, Didymus
thalamic fasciculus - Forel-Bündel, Fasciculus thalamicus
thalamic nuclei - Thalamuskerne
thalamic peduncle - Thalamusstiel
thalamic radiation - Thalamusstrahlung
thalamus - Thalamus
thebesian valve - Valvula sinus coronarii
theca - Theka
thecal - thekal
theca of follicle - Theka
thenar - Ballen, Daumenballen, Eminentia thenaris
thenar eminence - Ballen, Daumenballen, Eminentia thenaris
thenar prominence - Ballen, Daumenballen, Eminentia thenaris
thigh - Oberschenkel, Femur
thigh bone - Femur, Femur, Oberschenkelknochen, Os femoris
thigh joint - Hüftgelenk, Articulatio coxae
third finger - Mittelfinger, Digitus medius
third molar - dritter Molar, Weisheitszahn, Dens serotinus
third nerve - III. Hirnnerv, Okulomotorius, Nervus oculomotorius
third peroneal muscle - Peronäus tertius, Musculus peroneus tertius
third ventricle (of brain/cerebrum) - dritter Ventrikel, Ventriculus tertius
thoracal - thorakal
thoracic - thorakal; dorsal
thoracic aorta - Thorakalaorta, Aorta thoracica, Pars thoracica aortae
thoracic aperture - Thoraxapertur
thoracic cage - Brustkorb, Thoraxskelett
thoracic cavity - Brusthöhle, Thoraxhöhle, Cavitas thoracica/thoracis
thoracic column - Nucleus thoracicus
thoracic duct - Brustmilchgang, Ductus thoracicus
thoracic fascia - Fascia thoracica
thoracic ganglia - Ganglia thoracica
thoracic girdle - Schultergürtel, Cingulum pectorale
thoracic inlet - Brustkorbeingang, Apertura thoracis superior
thoracic limbs - obere Extremitäten, obere Gliedmaßen
thoracic muscles - Brustkorbmuskulatur, Brustmuskulatur, Musculi thoracis
thoracic nerves - Thorakalnerven, Nervi thoracici
thoracic nucleus - Nucleus thoracicus
thoracicolumbar - thorakolumbal
thoracic outlet - Brustkorbausgang, Apertura thoracis inferior
thoracic part of aorta - Thorakalaorta, Aorta thoracica, Pars thoracica aortae
thoracic part of spinal cord - Pars thoracica medullae spinalis
thoracic segments of spinal cord - Pars thoracica medullae spinalis
thoracic skeleton - Thoraxskelett
thoracic spinal nerves - Thorakalnerven, Nervi thoracici
thoracic spine - Brustwirbelsäule
thoracic vertebrae - Brustwirbel, Thorakalwirbel, Vertebrae thoracicae
thoracic wall - Brustwand
thoracodorsal nerve - Nervus thoracodorsalis
thoracolumbar - thorakolumbal
thoracolumbar fascia - Fascia thoracolumbalis
thoracolumbar system - Sympathikus, sympathisches Nervensystem, Pars sympathica
thorax - Brust, Brustkorb, Pectus, Thorax
throat - Hals, Kehle, Pharynx, Rachen, Schlund
thumb - Daumen, Pollex, Digitus primus manus
thymic cortex - Thymusrinde
thymus - Thymus
thymus gland - Thymus
thyrocervical trunk - Truncus thyrocervicalis
thyrohyoid membrane - Membrana thyrohyoidea
thyroid - Schilddrüse, Thyroidea, Glandula thyroidea
thyroid artery - Schilddrüsenarterie, Arteria thyroidea
thyroid axis - Truncus thyrocervicalis
thyroid cartilage - Schildknorpel, Cartilago thyroidea
thyroid eminence - Prominentia laryngea
thyroid follicles - Schilddrüsenfollikel
thyroid gland - Schilddrüse, Thyroidea, Glandula thyroidea
thyroid lymph nodes - Schilddrüsenlymphknoten, Nodi lymphoidei thyroidei
thyroid veins - Schilddrüsenvenen, Venae thyroideae
tibia - Schienbein, Tibia
tibial - tibial
tibial collateral ligament - Innenband, Ligamentum collaterale tibiale
tibialis anterior (muscle) - Musculus tibialis anterior
tibialis posterior (muscle) - Musculus tibialis posterior
tibial malleolus - Innenknöchel, Malleolus medialis
tibial nerve - Nervus tibialis
tibial plateau - Tibiakopf
tibial veins - Schienbeinvenen, Venae tibiales
tibiofibular joint - Tibiofibulargelenk, Schienbein-Wadenbein-Gelenk, Articulatio tibiofibularis
tibiofibular ligament - Ligamentum tibiofibulare
tissue - Gewebe
toe - Zehe
toe bone - Phalanx, Zehenglied, Zehenknochen
toenail - Zehennagel
tongue - Zunge, Glossa, Lingua
tongue bone - Zungenbein, Os hyoideum
tonsil - Mandel, Tonsilla; Gaumenmandel, Tonsilla palatina
tonsillar - tonsillär
tonsillar capsule - Mandelkapsel
tonsillar crypts - Mandelkrypten, Tonsillenkrypten, Fossulae tonsillares
tonsillar crypts of palatine tonsil - Gaumenmandelkrypten, Cryptae tonsillae palatinae
tonsillar crypts of pharyngeal tonsil - Rachenmandelkrypten, Cryptae tonsillae pharyngeae
tonsillar fossa - Gaumenmandelnische, Tonsillennische, Fossa tonsillaris
tonsillar fossulae - Fossulae tonsillares

tonsillar pits - Mandelkrypten, Tonsillenkrypten, Fossulae tonsillares
tonsillar ring - Rachenring, lymphatischer Waldeyer's ring
tonsillar sinus - Gaumenmandelnische, Tonsillennische, Fossa tonsillaris
tonsil of cerebellum - Kleinhirnmandel, Tonsilla cerebelli
tonsil of torus tubarius - Tubenmandel, Tonsilla tubaria
tooth - Zahn, Dens
tooth sockets - Zahnalveolen, Zahnfächer, Alveoli dentales
trabecula - Trabecula
trachea - Luftröhre, Trachea
tracheal - tracheal
tracheal branches - Tracheaäste, Rami tracheales
tracheal cartilages - Trachealknorpel, Cartilagines tracheales
tracheal glands - Glandulae tracheales
tracheal lymph nodes - paratracheale Lymphknoten, Nodi lymphoidei paratracheales
tracheal mucosa - Trachealschleimhaut, Musculus trachealis
tracheal musculature - Luftröhrenmuskulatur, Tracheamuskulatur
tracheal veins - Venae tracheales
tracheobronchial - bronchotracheal, tracheobronchial
tracheobronchial tree - Tracheobronchialbaum
tract - Trakt, Tractus, Fasciculus
tracts of lateral funiculus - Seitenstrangbahnen
tragi - Tragi
tragicus (muscle) - Musculus tragicus
tragus - Tragus
transverse arch of foot - Fußquergewölbe
transverse arytenoid muscle - Musculus arytenoideus transversus
transverse cervical nerve - Nervus transversus colli
transverse colon - Querkolon, Colon transversum
transverse diameter of pelvis - Beckenquerdurchmesser
transverse fascia - Fascia transversalis
transverse ligament of ankle (joint) - Retinaculum musculorum extensorum superius
transverse muscle of abdomen - Musculus transversus abdominis
transverse nerve of neck - Nervus transversus colli
transverse process - Querfortsatz, Processus transversus
transverse sinus (of dura mater) - Sinus transversus
transverse sinus of pericardium - Sinus transversus pericardii
transverse system - T-System
transverse tarsal joint - Chopart-Gelenklinie, Articulatio tarsi transversa
transverse tubule - T-Tubulus
transversus abdominis (muscle) - Musculus transversus abdominis
trapezium bone - Trapezium, Os trapezium
trapezius (muscle) - Trapezius, Musculus trapezius
trapezoid - Trapezoideum, Os trapezoideum
trapezoid bone - Trapezoideum, Os trapezoideum
triangular fold - Plica triangularis
triangular tract - Helweg-Dreikantenbahn, Tractus olivospinalis
triceps brachii (muscle) - Trizeps brachii, Musculus triceps brachii
triceps muscle - Trizeps, Musculus triceps
triceps muscle of arm - Trizeps brachii, Musculus triceps brachii
triceps muscle of calf - Trizeps surae, Musculus triceps surae
triceps surae (muscle) - Trizeps surae, Musculus triceps surae
tricuspid orifice - Ostium atrioventriculare dextrum
tricuspid valve - Trikuspidalklappe, Valva tricuspidalis
trigeminal cavity - Cavum trigeminale
trigeminal ganglion - Gasser-Ganglion, Ganglion trigeminale
trigeminal nerve - Trigeminus, V. Hirnnerv, Nervus trigeminus
trigone - Trigonum
triquetral bone - Os triquetrum
triquetral ligament of foot - Ligamentum calcaneofibulare
triquetrum - Os triquetrum
triticeal cartilage - Weizenknorpel, Cartilago triticea
trochanter - Trochanter
trochanteric - trochantär
trochlea - Trochlea
trochlea of humerus - Trochlea humeri
trochlea of talus - Talusrolle, Trochlea tali
trochlear nerve - IV. Hirnnerv, Nervus trochlearis
trochlear notch (of ulna) - Incisura trochlearis
trochoidal joint - Drehgelenk
Trolard's vein - Trolard-Vene, Vena anastomotica superior
true glottis - Stimmritze, Rima glottidis
true neck of humerus - anatomischer Humerushals, Collum anatomicum
true pelvis - kleines Becken, Pelvis minor
true ribs - echte Rippen, Costae verae
true vocal cord - Stimmlippe, Plica vocalis
trunk - Leib, Rumpf, Stamm, Truncus
trunks of brachial plexus - Trunci plexus brachialis
T system - T-System
T tubule - T-Tubulus
tubal - tubar
tubal air cells - Cellulae pneumaticae
tubal cartilage - Tubenknorpel, Cartilago tubae auditivae/auditoriae
tubal extremity (of ovary) - Tubenpol
tubal folds (of uterine tube) - Tubenfalten, Plicae tubariae
tubal tonsil - Tubenmandel, Tonsilla tubaria
tube - **1.** Kanal, Tuba **2.** Eileiter, Ovidukt, Salpinx, Tuba uterina
tuber - Tuber
tubercle - Knoten, Tuberculum, Tuberositas
tubercle of rib - Rippenhöcker, Tuberculum costae
tuberosity - Tuber, Tuberositas
tuberosity of tibia - Tuberositas tibiae
tuberosity of ulna - Tuberositas ulnae
tube-shaped - tubulär
tubotympanic - tubotympanal
tubotympanum - Tubotympanum
tubouterine - tubouterin
tubular - tubulär
tunic - Haut, Tunica
turbinate - Concha, Nasenmuschel
turbinate bone - Concha, Nasenmuschel
Türck's bundle - Türck-Bündel
Türck's column - direkte Pyramidenbahn, Tractus corticospinalis anterior
twelfth nerve - Hypoglossus, XII. Hirnnerv, Nervus hypoglossus

tympanal - tympanal
tympanic - tympanal
tympanic attic - Epitympanum, Recessus epitympanicus
tympanic cavity - Paukenhöhle, Tympanum, Cavitas tympani
tympanic cells - Cellulae tympanicae
tympanic membrane - Trommelfell, Membrana tympanica
tympanic nerve - Nervus tympanicus
tympanic plexus - Jacobson-Plexus
tympanum - Paukenhöhle, Tympanum, Cavitas tympani
typhlon - Blinddarm, Caecum, Zäkum
ulna - Ulna
ulnar - ulnar
ulnar artery - Arteria ulnaris
ulnar cutaneous vein - Vena basilica
ulnar groove - Sulcus nervi ulnaris
ulnar malleolus - Processus styloideus ulnae
ulnar nerve - Nervus ulnaris
ulnar notch (of radius) - Incisura ulnaris
ulnar tunnel - Ulnartunnel
umbilical - umbilikal
umbilical artery - Nabelarterie, Umbilikalarterie, Arteria umbilicalis
umbilical circulation - Allantoiskreislauf, Umbilikalkreislauf
umbilical cord - Nabelschnur, Funiculus umbilicalis
umbilical region - Nabelregion
umbilical ring - Nabelring
umbilical vein - Nabelvene, Umbilikalvene
umbilical vesicle - Dottersack
umbilical vessels - Nabelgefäße
umbo of tympanic membrane - Trommelfellnabel
uncinate fasciculus - Hakenbündel, Fasciculus uncinatus
uncinate process of pancreas - Processus uncinatus pancreatis
underarm - Achselhöhle, Axilla
unmedullated - markfrei, marklos, myelinfrei
unmyelinated - markfrei, marklos, myelinfrei
upper arm - Oberarm
upper brain - Großhirn
upper extremities - obere Extremitäten, obere Gliedmaßen
upper eyelid - Oberlid, Palpebra superior
upper jaw - Maxilla, Oberkiefer
upper jaw bone - Maxilla
upper leg - Oberschenkel
upper lid - Oberlid, Palpebra superior
upper limbs - obere Extremitäten, obere Gliedmaßen
upper lip - Oberlippe, Labium superius
upper part of the body - Oberkörper
upper teeth - Zähne des Oberkiefers
upper thoracic aperture - Brustkorbeingang, obere Thoraxapertur, Thoraxeingang, Apertura thoracis superior
urachus - Urachus
uretal - ureterisch
ureter - Harnleiter, Ureter
ureteral - ureterisch
ureteral branches - Ureteräste, Rami ureterici
ureteric - ureterisch
ureteric branches - Ureteräste, Rami ureterici
ureteric orifice - Ostium ureteris
ureteric plexus - Harnleitergeflecht, Plexus nervosus uretericus
urethra - Harnröhre, Urethra
urethral - urethral
urethral glands of male urethra - Glandulae urethrales
urethral lacunae - Lacunae urethrales
urinary bladder - Blase, Harnblase, Vesica urinaria
urine - Urin
urogenital - urogenital
urogenital apparatus - Urogenitaltrakt, Apparatus urogenitalis, Systema urinarium
urogenital diaphragm - Urogenitaldiaphragma
urogenital region - Urogenitalregion
urogenital system - Urogenitaltrakt, Apparatus urogenitalis, Systema urinarium
urogenital tract - Urogenitaltrakt, Apparatus urogenitalis, Systema urinarium
uterine - uterin
uterine canal - Gebärmutterkanal, Uteruskanal, Zervixkanal
uterine cavity - Gebärmutterhöhle, Uterushöhle, Cavitas uteri
uterine glands - Gebärmutterdrüsen, Glandulae uterinae
uterine horn - Gebärmutterzipfel, Cornu uteri
uterine mucosa - Endometrium, Uterusschleimhaut, Tunica mucosa uteri
uterine neck - Gebärmutterhals, Zervix, Cervix uteri
uterine opening of uterine tube - Tubenmündung, Ostium uterinum tubae
uterine tube - Eileiter, Ovidukt, Salpinx, Tuba uterina
uterine veins - Gebärmuttervenen, Uterusvenen, Venae uterinae
uteroabdominal - uteroabdominal
uterocervical - uterozervikal
uteroovarian ligament - Eierstockband
uteroplacental - uteroplazentar
uterovaginal - uterovaginal
uterovaginal plexus - Plexus nervosus uterovaginalis
uterovesical - uterovesikal
uterovesical pouch - Excavatio vesicouterina
uterus - Gebärmutter, Metra, Uterus
utricular spot - Macula utriculi
uvea - Uvea, Tunica vasculosa bulbis
uveal - uveal
uveal coat - Uvea, Tunica vasculosa bulbis
uveal tract - Uvea, Tunica vasculosa bulbis
uvula - Uvula, Zäpfchen, Gaumenzäpfchen, Uvula palatina
uvula of bladder - Blasenzäpfchen, Uvula vesicae
uvula of cerebellum - Kleinhirnzäpfchen, Uvula vermis
uvular - uvulär
vagal - vagal
vagal ganglion - Vagusganglion
vagina - Scheide, Vagina
vaginal - vaginal
vaginal branches - Vaginaäste, Rami vaginales
vaginal coat of testis - Tunica vaginalis testis
vaginal introitus - Scheideneingang, Ostium vaginae
vaginal mucosa - Vaginaschleimhaut, Tunica mucosa vaginae
vaginal opening - Scheideneingang, Ostium vaginae
vaginal part of cervix uteri - Portio vaginalis cervicis
vaginal part of uterus - Portio vaginalis cervicis
vaginal tunic of testis - Tunica vaginalis testis
vagina of bulb - Tenon-Kapsel, Vagina bulbi
vaginovesical - vaginovesikal
vaginovulvar - vulvovaginal

vagovagal - vagovagal
vagus - Vagus, X. Hirnnerv, Nervus vagus
vagus nerve - Vagus, X. Hirnnerv, Nervus vagus
valve - Klappe, Valva, Valvula
valve cusp - Klappentasche
valve of aorta - Aortenklappe
valve of inferior vena cava - Valvula venae cavae inferioris
valve of veins - Venenklappe, Valvula venosa
valvule - Valvula
vas - Ader, Gefäß, Vas
vascular - vaskulär
vascular circle - Circulus vasculosus
vascular circle of optic nerve - Zinn-Gefäßkranz
vascular coat of eye - Uvea, Tunica vasculosa bulbis
vascular lacuna - Lacuna vasorum
vascular lamina of choroid - Haller-Membran, Lamina vasculosa
vascular membrane of viscera - Tela submucosa
vascular plexus - Gefäßplexus, Plexus vascularis, Plexus vasculosus
vascular tunic of eye - Uvea, Tunica vasculosa bulbis
vasovagal - vasovagal
Vater's ampulla - Vater-Ampulle, Ampulla hepatopancreatica
Vater's papilla - Vater-Papille, Papilla duodeni major
vault of pharynx - Pharynxkuppel, Fornix pharyngis
vegetative - vegetativ
vegetative nervous system - autonomes Nervensystem, Pars autonomica systematis nervosi
vein - Vene, Vena
veinlet - Äderchen, Venule, Venula
veins of caudate nucleus - Kaudatusvenen
veins of cerebellum - Kleinhirnvenen, Venae cerebelli
veins of encephalic trunk - Venae trunci encephalici
veins of kidney - Nierenvenen, Venae renales
veins of midbrain - Mittelhirnvenen, Venae trunci encephalici
veins of Sappey - Sappey-Venen, Venae paraumbilicales
veins of spinal cord - Venae medullae spinalis
veinule - Äderchen, Venula, Venule
velum - Velum
vena cava - Kava, Vena cava
vena caval foramen - Foramen venae cavae
venous - venös
venous foramen - Foramen venosum
venous ligament of liver - Ligamentum venosum
venous network - Venennetz, Venenplexus, Rete venosum
venous plexus - Venenplexus, Plexus venosus
venous rete - Venennetz, Rete venosum
venous sinus of sclera - Schlemm-Kanal, Sinus venosus sclerae
venous valve - Venenklappe, Valvula venosa
ventral - ventral; abdominal; anterior
ventral border - Margo anterior
ventral column - Vordersäule, Columna anterior
ventral funiculus (of spinal cord) - Funiculus anterior medullae spinalis
ventral horn (of spinal cord) - Vorderhorn des Rückenmarks, Cornu anterius medullae spinalis
ventral root (of spinal nerves) - Radix anterior
ventral tegmental fasciculus - Spitzer-Faserbündel, Fasciculus tegmentalis ventralis
ventricle - Kammer, Ventrikel, Ventriculus; Herzkammer
ventricle of Arantius - Cavum septi pellucidi
ventricle of brain - Hirnventrikel, Ventriculus cerebri
ventricle of cerebrum - Hirnventrikel, Ventriculus cerebri
ventricle of Galen - Kehlkopftasche, Ventriculus laryngis
ventricle of Sylvius - Cavum septi pellucidi
ventricular - ventrikulär
ventricular aqueduct - Aqueductus cerebri
ventricular canal - Magenstraße, Canalis gastricus
ventricular ligament (of larynx) - Taschenband, Ligamentum vestibulare
ventricular musculature - Kammermuskulatur
ventricular myocardium - Ventrikelmyokard
ventricular septum - Interventrikularseptum, Ventrikelseptum, Kammerseptum, Septum interventriculare
ventricular veins - Ventrikelvenen, Venae ventriculares
ventriculoatrial - atrioventrikulär, atrioventrikulär, ventrikuloatrial
venule - Venule, Venula
venule of retina - Netzhautvene, Venula retinae
vermiform appendage - Wurmfortsatz, Appendix vermiformis
vermiform appendix - Wurmfortsatz, Appendix vermiformis
vermiform artery - Blinddarmarterie, Arteria appendicularis
vertebra - Wirbel, Vertebra
vertebral - vertebral
vertebral arch - Wirbelbogen, Arcus vertebrae
vertebral artery - Wirbelarterie, Arteria vertebralis
vertebral body - Wirbelkörper, Corpus vertebrae
vertebral canal - Spinalkanal, Vertebralkanal, Wirbelkanal, Canalis vertebralis
vertebral column - Rückgrat, Wirbelsäule, Columna vertebralis
vertebral foramen - Wirbelloch, Foramen vertebrale
vertebral nerve - Nervus vertebralis
vertebral pulp - Gallertkern
vertebral region - Vertebralregion
vertebral vein - Vena vertebralis
vertebral venous plexus - Plexus venosus vertebralis
vertex of urinary bladder - Harnblasenspitze
Vesalius' foramen - Foramen venosum
vesical - vesikal
vesical arteries - Blasenarterien, Arteriae vesicales
vesical plexus - Plexus nervosus vesicalis
vesical triangle - Harnblasendreieck, Trigonum vesicae
vesical veins - Blasenvenen, Harnblasenvenen, Venae vesicales
vesicoabdominal - vesikoabdominal
vesicoenteric - vesikointestinal
vesicointestinal - vesikointestinal
vesicoureteral - vesikoureterisch
vesicoureteric - vesikoureterisch
vesicourethral - vesikourethral
vesicouterine excavation - Excavatio vesicouterina
vesicular follicles - Folliculi ovarici vesiculosi
vesicular gland - Bläschendrüse, Samenbläschen, Gonecystis, Vesicula seminalis
vesicular ovarian follicles - Folliculi ovarici vesiculosi
vesiculobronchial - bronchoalveolär
vessel - Ader, Gefäß, Vas
vessels of vessels - Vasa vasorum
vestibular - vestibulär
vestibular apparatus - Gleichgewichtsorgan, Vestibularapparat
vestibular aqueduct - Aqueductus vestibuli
vestibular fold - Taschenfalte, Plica vestibularis

vestibular ganglion - Ganglion vestibulare
vestibular labyrinth - Vorhoflabyrinth, Labyrinthus vestibularis
vestibular ligament - Taschenband, Ligamentum vestibulare
vestibular nerve - Nervus vestibularis
vestibular window - Fenestra vestibuli
vestibule - Vorhof, Vestibulum
vestibule of nose - Naseneingang, Nasenvorhof, Vestibulum nasi
vestibule of vagina - Scheidenvorhof, Vestibulum vaginae
vestibulocochlear nerve - Akustikus, Nervus vestibulocochlearis, VIII. Hirnnerv
vestibulocochlear organ - Gehör- u. Gleichgewichtsorgan, Organum vestibulocochleare
vestibulospinal tract - Held-Bündel, Tractus vestibulospinalis
vestibulum - Vestibulum
vestibulum of larynx - Kehlkopfvorhof, Vestibulum laryngis
vestibulum of mouth - Mundvorhof, Vestibulum oris
vestibulum of vulva - Scheidenvorhof, Vestibulum vaginae
vibrissae - Nasenhaare
Vicq d'Azyr's foramen - Foramen caecum
Vieussen's ventricle - Cavum septi pellucidi
villi of small intestine - Darmzotten, Villi intestinales
villus - Zotte, Villus
virginal membrane - Hymen
virile member - männliches Glied, Penis, Phallus
viscera - Viszera
visceral - viszeral
visceral ganglia - Ganglia autonomica
visceral layer of pericardium - viszerales Perikard, Lamina visceralis
visceral nerve - Nervus autonomicus, Nervus visceralis
visceral nervous system - Pars autonomica systematis nervosi
visceral pericardium - Epicardium, Epikard, Lamina visceralis, viszerales Perikard
visceral pleura - Lungenfell, Pleura pulmonalis/visceralis
visceral plexus - autonomer/vegetativer Nervenplexus, Plexus nervosus autonomicus
visual pathway - Sehbahn
visual radiation - Gratiolet-Sehstrahlung, Sehstrahlung, Radiatio optica
vitelline sac - Dottersack
vitellus - Eidotter
vitreous body - Glaskörper, Corpus vitreum
vitreous chamber - Glaskörperraum, Camera vitrea
vitreous membrane - Glaskörpermembran, Membrana vitrea
vocal cord - Stimmlippe, Plica vocalis
vocal fold - Stimmlippe, Plica vocalis
vocalis (muscle) - Stimmmuskel, Musculus vocalis
vocal ligament - Stimmband, Ligamentum vocale
vocal muscle - Stimmmuskel, Musculus vocalis
vocal process of arytenoid cartilage - Processus vocalis
voice box - Kehlkopf, Larynx
volar - palmar, volar
vomer - Vomer
vomer bone - Vomer
vortex of urinary bladder - Harnblasenspitze
vorticose veins - Venae vorticosae
V-shaped line (of tongue) - Terminalsulkus, Sulcus terminalis linguae
vulva - Vulva, weibliche Scham
vulval cleft - Schamspalte, Rima pudendi
vulvar slit - Schamspalte, Rima pudendi
vulvorectal - vulvorektal
vulvouterine - vulvouterin
vulvovaginal - vulvovaginal
Walther's ducts - Ductus sublinguales minores
Walther's ganglion - Ganglion impar
wax - Ohrschmalz, Zerumen
web space - Interdigitalraum
Weitbrecht's ligament - Chorda obliqua
Wharton's duct - Wharton-Gang, Ductus submandibularis
white body of ovary - Corpus albicans
white communicating branch - Ramus communicans albus
white fat - gelbes/weißes Fettgewebe
white line of abdomen - Linea alba
white matter - weiße Substanz, Substantia alba
white matter of spinal cord - Substantia alba medullae spinalis
white muscle - weiße Muskelfaser
white muscle fiber - weiße Muskelfaser
white of the eye - Sclera, Sklera
white substance - weiße Substanz, Substantia alba
white substance of spinal cord - Substantia alba medullae spinalis
Willis' pouch - Omentum minus
windpipe - Luftröhre, Trachea
wing - Ala
wing of ilium - Beckenschaufel, Darmbeinschaufel, Ala ossis ilii
wing of sacrum - Ala ossis sacri
wing of sphenoid bone - Keilbeinflügel
wings of nose - Nasenflügel, Alae nasi
Winslow's foramen - Foramen omentale
Wirsung's duct - Pankreasgang, Ductus pancreaticus
wisdom tooth - dritter Molar, Weisheitszahn, Dens serotinus
womb - Gebärmutter, Metra, Uterus
Wrisberg's cartilage - Wrisberg-Knorpel, Cartilago cuneiformis
Wrisberg's ganglia - Wrisberg-Ganglien, Ganglia cardiaca
Wrisberg's nerve - Intermedius, Nervus intermedius
Wrisberg's tubercle - Tuberculum cuneiforme
wrist - Handwurzel, Karpus, Carpus; Handgelenk, Handwurzelgelenk, Radiokarpalgelenk, Articulatio radiocarpalis
wrist joint - Handgelenk, Handwurzelgelenk, Radiokarpalgelenk, Articulatio radiocarpalis
xiphoid - Schwertfortsatz, Xiphoid, Processus xiphoideus
xiphoid bone - Brustbein, Sternum
xiphoid process - Schwertfortsatz, Xiphoid, Processus xiphoideus
yellow adipose tissue - gelbes/weißes Fettgewebe
yellow body (of ovary) - Gelbkörper, Corpus luteum
yellow bone marrow - Fettmark, gelbes Knochenmark, gelbes Mark, Medulla ossium flava
yellow cartilage - elastischer Knorpel
yellow ligaments - Ligamenta flava
yellow marrow - Fettmark, gelbes Knochenmark, gelbes Mark, Medulla ossium flava

yellow spot - Macula, Makula
yolk - Eidotter
yolk sac - Dottersack
Z band - Z-Linie
Z disk - Z-Linie
Zinn's artery - zentrale Netzhautschlagader, Arteria centralis retinae
Zinn's corona - Zinn-Gefäßkranz
Zinn's ring - Zinn-Sehnenring
Z line - Z-Linie
zone - Area, Körpergegend, Zona
zonular fibers - Zonulafasern, Zonularfasern, Fibrae zonulares
zonular spaces - Petit-Kanal, Spatia zonularia
zygomatic arch - Jochbogen, Arcus zygomaticus
zygomatic bone - Jochbein, Wangenbein, Os zygomaticum

Chemotherapie/Chemotherapy

AA
ara-C, adriamycin <engl.>
Ara-C, Adriamycin <ger.>

ABC
adriamycin, BCNU, cyclophosphamide <engl.>
Adriamycin, BCNU, Cyclophosphamid <ger.>

ABCD
adriamycin, bleomycin, CCNU, dacarbazine <engl.>
Adriamycin, Bleomycin, CCNU, Dacarbazin <ger.>

ABCM
adriamycin, bleomycin, cyclophosphamide, mitomycin-C <engl.>
Adriamycin, Bleomycin, Cyclophosphamid, Mitomycin-C <ger.>

ABD
adriamycin, bleomycin, DTIC <engl.>
Adriamycin, Bleomycin, DTIC <ger.>

ABDIC
adriamycin, bleomycin, dacarbazine, CCNU <engl.>
Adriamycin, Bleomycin, Dacarbazin, CCNU <ger.>

ABDV
adriamycin, bleomycin, DTIC, vinblastine <engl.>
Adriamycin, Bleomycin, DTIC, Vinblastin <ger.>

ABP
adriamycin, bleomycin, prednisone <engl.>
Adriamycin, Bleomycin, Prednison <ger.>

ABV
actinomycin-D, bleomycin, vincristine <engl.>
Actinomycin-D, Bleomycin, Vincristin <ger.>

ABV
adriamycin, bleomycin, vinblastine <engl.>
Adriamycin, Bleomycin, Vinblastin <ger.>

ABVD
adriamycin, bleomycin, vinblastine, dacarbazine <engl.>
Adriamycin, Bleomycin, Vinblastin, Dacarbazin <ger.>

ABVE
adriamycin, bleomycin, vincristine, etoposide <engl.>
Adriamycin, Bleomycin, Vincristin, Etoposid <ger.>

AC
1. adriamycin, carmustine <engl.>
Adriamycin, Carmustin <ger.>

2. adriamycin, CCNU <engl.>
Adriamycin, CCNU <ger.>

3. adriamycin, cisplatin <engl.>
Adriamycin, Cisplatin <ger.>

4. adriamycin, cyclophosphamide <engl.>
Adriamycin, Cyclophosphamid

ACe
adriamycin, cyclophosphamide <engl.>
Adriamycin, Cyclophosphamid <ger.>

ACE
adriamycin, cyclophosphamide, etoposide <engl.>
Adriamycin, Cyclophosphamid, Etoposid <ger.>

ACFUCY
actinomycin-D, 5-fluorouracil, cyclophosphamide <engl.>
Actinomycin-D, 5-Fluorouracil, Cyclophosphamid <ger.>

ACID
adriamycin, cyclophosphamide, imidazole, dactinomycin <engl.>
Adriamycin, Cyclophosphamid, Imidazol, Dactinomycin <ger.>

ACM
adriamycin, cyclophosphamide, methotrexate <engl.>
Adriamycin, Cyclophosphamid, Methotrexat <ger.>

ACOAP
adriamycin, cyclophosphamide, oncovin, cytosine arabinoside, prednisone <engl.>
Adriamycin, Cyclophosphamid, Vincristin (*engl. oncovin*), Cytosin-arabinosid, Prednison <ger.>

ACOP
adriamycin, cyclophosphamide, oncovin, prednisone <engl.>
Adriamycin, Cyclophosphamid, Vincristin (*engl. oncovin*), Prednison <ger.>

ACOPP
adriamycin, cyclophosphamide, oncovin, prednisone, procarbazine <engl.>
Adriamycin, Cyclophosphamid, Vincristin (*engl. oncovin*), Prednison, Procarbazin <ger.>

ACT-FU-Cy
actinomycin-D, 5-fluorouracil, cyclophosphamide <engl.>
Actinomycin-D, 5-Fluorouracil, Cyclophosphamid <ger.>

AD
ara-C, daunorubicin <engl.>
Ara-C, Daunorubicin <ger.>

ADBC
adriamycin, DTIC, bleomycin, CCNU <engl.>
Adriamycin, DTIC, Bleomycin, CCNU <ger.>

ADE
ara-C, daunorubicin, etoposide <engl.>
Ara-C, Daunorubicin, Etoposid <ger.>

ADIC
adriamycin, DTIC <engl.>
Adriamycin, DTIC <ger.>

AdOAP
adriamycin, oncovin, ara-C, prednisone <engl.>
Adriamycin, Vincristin (*engl. oncovin*), Ara-C, Prednison <ger.>

AdOP
adriamycin, oncovin, prednisone <engl.>
Adriamycin, Vincristin (*engl. oncovin*), Prednison <ger.>

Adria+BCNU
adriamycin, BCNU <engl.>
Adriamycin, BCNU <ger.>

AFM
adriamycin, 5-fluorouracil, methotrexate <engl.>
Adriamycin, 5-Fluorouracil, Methotrexat <ger.>

AID
adriamycin, ifosfamide, dacarbazine <engl.>
Adriamycin, Ifosfamid, Dacarbazin <ger.>

AIM
L-asparaginase, ifosfamide, methotrexate <engl.>
L-Asparaginase, Ifosfamid, Methotrexat <ger.>

ALOMAD
adriamycin, leukeran, oncovin, methotrexate, actinomycin-D, dacarbazine <engl.>
Adriamycin, Leukeran, Vincristin (*engl. oncovin*), Methotrexat, Actinomycin-D, Dacarbazin <ger.>

AOPA
ara-C, oncovin, prednisone, asparaginase <engl.>
Ara-C, Vincristin (*engl. oncovin*), Prednison, Asparaginase <ger.>

AOPE
adriamycin, oncovin, prednisone, etoposide <engl.>
Adriamycin, Vincristin (*engl. oncovin*), Prednison, Etoposid <ger.>

APE
adriamycin, platinol, etoposide <engl.>
Adriamycin, Cisplatin (*engl. platinol*), Etoposid <ger.>

APO
adriamycin, platinol, oncovin <engl.>
Adriamycin, Cisplatin (*engl. platinol*), Vincristin (*engl. oncovin*) <ger.>

ara-C+ADR
ara-C, adriamycin <engl.>
Ara-C, Adriamycin <ger.>

ara-C-HU
ara-C, hydroxyurea <engl.>
Ara-C, Hydroxyurea <ger.>

ara-C+6TG
ara-C, 6-thioguanine <engl.>
Ara-C, 6-Thioguanin <ger.>

AV
adriamycin, vincristine <engl.>
Adriamycin, Vincristin <ger.>

AVDP
aspraginase, vincristine, daunorubicin, prednisone <engl.>
Asparaginase, Vincristin, Daunorubicin, Prednison <ger.>

AVM
adriamycin, vinblastine, methotrexate <engl.>
Adriamycin, Vinblastin, Methotrexat <ger.>

AVM
adriamycin, vincristine, mitomycin-C <engl.>
Adriamycin, Vincristin, Mitomycin-C <ger.>

AVP
actinomycin-D, vincristine, procarbazine <engl.>
Actinomycin-D, Vincristin, Procarbazin <ger.>

BAC
BCNU, ara-C, cyclophosphamide <engl.>
BCNU, Ara-C, Cyclophosphamid <ger.>

BACO
bleomycin, adriamycin, CCNU, oncovin <engl.>
Bleomycin, Adriamycin, CCNU, Vincristin (*engl. oncovin*) <ger.>

BACOD
bleomycin, adriamycin, cyclophosphamide, oncovin, dexamethasone <engl.>
Bleomycin, Adriamycin, Cyclophosphamid, Vincristin (*engl. oncovin*), Dexamethason <ger.>

BACON
bleomycin, adriamycin, CCNU, oncovin, nitrogen mustard <engl.>
Bleomycin, Adriamycin, CCNU, Vincristin (*engl. oncovin*), N-Lost <ger.>

BACOP
bleomycin, adriamycin, cyclophosphamide, oncovin, prednisone <engl.>
Bleomycin, Adriamycin, Cyclophosphamid, Vincristin (*engl. oncovin*), Prednison <ger.>

BACT
1. BCNU, ara-C, cyclophosphamide, 6-thioguanine <engl.>
BCNU, Ara-C, Cyclophosphamid, 6-Thioguanin <ger.>

2. bleomycin, adriamycin, cyclophosphamide, tamoxifen <engl.>
Bleomycin, Adriamycin, Cyclophosphamid, Tamoxifen <ger.>

BAMON
bleomycin, adriamycin, methotrexate, oncovin, nitrogen mustard <engl.>
Bleomycin, Adriamycin, Methotrexat, Vincristin (*engl. oncovin*), N-Lost <ger.>

BAP
bleomycin, adriamycin, prednisone <engl.>
Bleomycin, Adriamycin, Prednison <ger.>

BAVIP
bleomycin, adriamycin, vinblastine, imidazole carboxamide, prednisone <engl.>
Bleomycin, Adriamycin, Vinblastin, Imidazolcarboxamid, Prednison <ger.>

BCAVe
bleomycin, CCNU, adriamycin, vinblastine <engl.>
Bleomycin, CCNU, Adriamycin, Vinblastin <ger.>

BCD
bleomycin, cyclophosphamide, dactinomycin <engl.>
Bleomycin, Cyclophosphamid, Dactinomycin <ger.>

BCDT
BCNU, cisplatin, dacarbazine, tamoxifen <engl.>
BCNU, Cisplatin, Dacarbazin, Tamoxifen <ger.>

B-CHOP
bleomycin, cyclophosphamide, hydroxydaunomycin, oncovin, prednisone <engl.>
Bleomycin, Cyclophosphamid, Hydroxydaunorubicin, Vincristin (*engl. oncovin*), Prednison <ger.>

BCMF
bleomycin, cyclophosphamide, methotrexate, 5-fluorouracil <engl.>
Bleomycin, Cyclophosphamid, Methotrexat, 5-Fluorouracil <ger.>

BCOP
BCNU, cyclophosphamide, oncovin, prednisone <engl.>
BCNU, Cyclophosphamid, Vincristin (*engl. oncovin*), Prednison <ger.>

BCP
BCNU, cyclophosphamide, prednisone <engl.>
BCNU, Cyclophosphamid, Prednison <ger.>

BCVP
BCNU, cyclophosphamide, vinblastine, prednisone <engl.>
BCNU, Cyclophosphamid, Vinblastin, Prednison <ger.>

BCVPP
BCNU, cyclophosphamide, vinblastine, procarbazine, prednisone <engl.>
BCNU, Cyclophosphamid, Vinblastin, Procarbazin, Prednison <ger.>

B-DOPA
bleomycin, dacarbazine, oncovin, prednisone, adriamycin <engl.>
Bleomycin, Dacarbazin, Vincristin (*engl. oncovin*), Prednison, Adriamycin <ger.>

BEAC
BCNU, etoposide, ara-C, cyclophosphamide <engl.>
BCNU, Etoposid, Ara-C, Cyclophosphamid <ger.>

BEAM
BCNU, etoposide, ara-C, melphalan <engl.>
BCNU, Etoposid, Ara-C, Melphalan <ger.>

BEMP
bleomycin, eldisine, mitomycin, platinol <engl.>
Bleomycin, Eldisine, Mitomycin, Cisplatin (*engl. platinol*) <ger.>

BEP
bleomycin, etoposide, platinol <engl.>
Bleomycin, Etoposid, Cisplatin (*engl. platinol*) <ger.>

BHD
BCNU, hydroxyurea, dacarbazine <engl.>
BCNU, Hydroxyurea, Dacarbazin <ger.>

BHDV
BCNU, hydroxyurea, dacarbazine, vincristine <engl.>
BCNU, Hydroxyurea, Dacarbazin, Vincristin <ger.>

BIP
bleomycin, ifosfamide, cisplatin <engl.>
Bleomycin, Ifosfamid, Cisplatin <ger.>

BLEO-COMF
bleomycin, cyclophosphamide, oncovin, methotrexate, 5-fluorouracil <engl.>
Bleomycin, Cyclophosphamid, Vincristin (*engl. oncovin*), Methotrexat, 5-Fluorouracil <ger.>

BLEO-MOPP
bleomycin, nitrogen mustard, oncovin, procarbazine, prednisone <engl.>
Bleomycin, N-Lost (*engl. mechlorethamine*), Vincristin (*engl. oncovin*), Procarbazin, Prednison <ger.>

B-MOPP
bleomycin, mechlorethamine, oncovin, procarbazine, prednisone <engl.>
Bleomycin, N-Lost (*engl. mechlorethamine*), Vincristin (*engl. oncovin*), Procarbazin, Prednison <ger.>

BMP
BCNU, methotrexate, procarbazine <engl.>
BCNU, Methotrexat, Procarbazin <ger.>

BOAP
bleomycin, oncovin, adriamycin, prednisone <engl.>
Bleomycin, Vincristin (*engl. oncovin*), Adriamycin, Prednison <ger.>

BOLD
bleomycin, oncovin, lomustine, dacarbazine <engl.>
Bleomycin, Vincristin (*engl. oncovin*), Lomustin, Dacarbazin <ger.>

BOP
1. BCNU, oncovin, prednisone <engl.>
BCNU, Vincristin (*engl. oncovin*), Prednison <ger.>

2. bleomycin, oncovin, platinol <engl.>
Bleomycin, Vincristin (*engl. oncovin*), Cisplatin (*engl. platinol*) <ger.>

BOPAM
bleomycin, oncovin, prednisone, adriamycin, mechlorethamine, methotrexate <engl.>
Bleomycin, Vincristin (*engl. oncovin*), Prednison, Adriamycin, N-Lost (*engl. mechlorethamine*), Methotrexat <ger.>

BOPP
BCNU, oncovin, procarbazine, prednisone <engl.>
BCNU, Vincristin (*engl. oncovin*), Procarbazin, Prednison <ger.>

BVAP
BCNU, vincristine, adriamycin, prednisone <engl.>
BCNU, Vincristin, Adriamycin, Prednison <ger.>

BVCPP
BCNU, vinblastine, cyclophosphamide, procarbazine, prednisone <engl.>
BCNU, Vinblastin, Cyclophosphamid, Procarbazin, Prednison <ger.>

BVD
BCNU, vincristine, dacarbazine <engl.>
BCNU, Vincristin, Dacarbazin <ger.>

BVPP
BCNU, vincristine, procarbazine, prednisone <engl.>
BCNU, Vincristin, Procarbazin, Prednison <ger.>

CABOP
cyclophosphamide, adriamycin, bleomycin, oncovin, prednisone <engl.>
Cyclophosphamid, Adriamycin, Bleomycin, Vincristin (*engl. oncovin*), Prednison <ger.>

CAD
1. cyclophosphamide, adriamycin, dacarbazine <engl.>
Cyclophosphamid, Adriamycin, Dacarbazin <ger.>

2. cytosine arabinoside, daunorubicin <engl.>
Cytosin-arabinosid, Daunorubicin <ger.>

CAE
cyclophosphamide, adriamycin, etoposide <engl.>
Cyclophosphamid, Adriamycin, Etoposid <ger.>

CAF
cyclophosphamide, adriamycin, 5-fluorouracil <engl.>
Cyclophosphamid, Adriamycin, 5-Fluorouracil <ger.>

CAFP
cyclophosphamide, adriamycin, 5-fluorouracil, prednisone <engl.>
Cyclophosphamid, Adriamycin, 5-Fluorouracil, Prednison <ger.>

CAFTH
cyclophosphamide, adriamycin, 5-fluorouracil, tamoxifen, hydroxydaunomycin <engl.>
Cyclophosphamid, Adriamycin, 5-Fluorouracil, Tamoxifen, Hydroxydaunorubicin <ger.>

CAFVP
cyclophosphamide, adriamycin, 5-fluorouracil, vincristine, prednisone <engl.>
Cyclophosphamid, Adriamycin, 5-Fluorouracil, Vincristin, Prednison <ger.>

CALF
cyclophosphamide, adriamycin, leucovorin calcium, 5-fluorouracil <engl.>
Cyclophosphamid, Adriamycin, Leucovorin, 5-Fluorouracil <ger.>

CALF-E
cyclophosphamide, adriamycin, leucovorin calcium, 5-fluorouracil, ethinyl estradiol <engl.>
Cyclophosphamid, Adriamycin, Leucovorin, 5-Fluorouracil, Ethinylestradiol <ger.>

CAM
cyclophosphamide, adriamycin, methotrexate <engl.>
Cyclophosphamid, Adriamycin, Methotrexat <ger.>

CAMB
cyclophosphamide, adriamycin, methotrexate, bleomycin <engl.>
Cyclophosphamid, Adriamycin, Methotrexat, Bleomycin <ger.>

CAMELEON
cytosine arabinoside, methotrexate, leucovorin, oncovin <engl.>
Cytosin-arabinosid, Methotrexat, Leucovorin, Vincristin (*engl. oncovin*) <ger.>

CAMEO
cyclophosphamide, adriamycin, methotrexate, etoposide, oncovin <engl.>
Cyclophosphamid, Adriamycin, Methotrexat, Etoposid, Vincristin (*engl. oncovin*) <ger.>

CAMF
1. cyclophosphamide, adriamycin, methotrexate, 5-fluorouracil <engl.>
Cyclophosphamid, Adriamycin, Methotrexat, 5-Fluorouracil <ger.>

2. cyclophosphamide, adriamycin, methotrexate, folinic acid <engl.>
Cyclophosphamid, Adriamycin, Methotrexat, Folinsäure <ger.>

CAMLO
cytosine arabinoside, methotrexate, leucovorin, oncovin <engl.>
Cytosin-arabinosid, Methotrexat, Leucovorin, Vincristin (*engl. oncovin*) <ger.>

CAMP
cyclophosphamide, adriamycin, methotrexate, procarbazine <engl.>
Cyclophosphamid, Adriamycin, Methotrexat, Procarbazin <ger.>

CAO
cyclophosphamide, adriamycin, oncovin <engl.>
Cyclophosphamid, Adriamycin, Vincristin (*engl. oncovin*) <ger.>

CAP
cyclophosphamide, adriamycin, platinol <engl.>
Cyclophosphamid, Adriamycin, Cisplatin (*engl. platinol*) <ger.>

CAP-BOP
cyclophosphamide, adriamycin, procarbazine, bleomycin, oncovin, prednisone <engl.>
Cyclophosphamid, Adriamycin, Procarbazin, Bleomycin, Vincristin (*engl. oncovin*), Prednison <ger.>

CAP-I
cyclophosphamide, adriamycin, prednisone <engl.>
Cyclophosphamid, Adriamycin, Prednison <ger.>

CAP-II
cyclophosphamide, adriamycin, platinol <engl.>
Cyclophosphamid, Adriamycin, Cisplatin (*engl. platinol*) <ger.>

CAPPr
cyclophosphamide, adriamycin, platinol, prednisone <engl.>
Cyclophosphamid, Adriamycin, Cisplatin (*engl. platinol*), Prednison <ger.>

CARBOPEC
carboplatin, etoposide, cyclophosphamide <engl.>
Carboplatin, Etoposid, Cyclophosphamid <ger.>

CAT
cytosine arabinoside, adriamycin, 6-thioguanine <engl.>
Cytosin-arabinosid, Adriamycin, 6-Thioguanin <ger.>

CAV
cyclophosphamide, adriamycin, vinblastine <engl.>
Cyclophosphamid, Adriamycin, Vinblastin <ger.>

CAVe
CCNU, adriamycin, vinblastine <engl.>
CCNU, Adriamycin, Vinblastin <ger.>

CAVP
cyclophosphamide, adriamycin, VM-26, prednisone <engl.>
Cyclophosphamid, Adriamycin, VM-26, Prednison <ger.>

CAVP-16
cyclophosphamide, adriamycin, VP-16 <engl.>
Cyclophosphamid, Adriamycin, VP-16 <ger.>

CAVP-I
cyclophosphamide, adriamycin, vincristine, prednisone <engl.>
Cyclophosphamid, Adriamycin, Vincristin, Prednison <ger.>

CAVPM
cyclophosphamide, adriamycin, VP-16, prednisone, methotrexate <engl.>
Cyclophosphamid, Adriamycin, VP-16, Prednison, Methotrexat <ger.>

CBPPA
cyclophosphamide, bleomycin, procarbazine, prednisone, adriamycin <engl.>
Cyclophosphamid, Bleomycin, Procarbazin, Prednison, Adriamycin <ger.>

CBV
cyclophosphamide, BCNU, VP-16 <engl.>
Cyclophosphamid, BCNU, VP-16 <ger.>

CBVD
CCNU, bleomycin, vinblastine, dexamethasone <engl.>
CCNU, Bleomycin, Vinblastin, Dexamethason <ger.>

CC
carboplatin, cyclophosphamide <engl.>
Carboplatin, Cyclophosphamid <ger.>

CCAVV
CCNU, cyclophosphamide, adriamycin, vincristine, VP-16 <engl.>
CCNU, Cyclophosphamid, Adriamycin, Vincristin, VP-16 <ger.>

CCFE
cyclophosphamide, adriamycin, vincristine, etoposide <engl.>
Cyclophosphamid, Adriamycin, Vincristin, Etoposid <ger.>

CCM
cyclophosphamide, CCNU, methotrexate <engl.>
Cyclophosphamid, CCNU, Methotrexat <ger.>

CCMA
CCNU, cyclophosphamide, methotrexate, adriamycin <engl.>
CCNU, Cyclophosphamid, Methotrexat, Adriamycin <ger.>

CCNU-OP
CCNU, oncovin, prednisone <engl.>
CCNU, Vincristin (*engl. oncovin*), Prednison <ger.>

CCOB
CCNU, cyclophosphamide, oncovin, bleomycin <engl.>
CCNU, Cyclophosphamid, Vincristin (*engl. oncovin*), Bleomycin <ger.>

CCV
CCNU, cyclophosphamide, vincristine <engl.>
CCNU, Cyclophosphamid, Vincristin <ger.>

CCV-AV
CCNU, cyclophosphamide, vincristine, plus adriamycin and vincristine <engl.>
CCNU, Cyclophosphamid, Vincristin, Adriamycin, Vincristin <ger.>

CCVB
CCNU, cyclophosphamide, vincristine, bleomycin <engl.>
CCNU, Cyclophosphamid, Vincristin, Bleomycin <ger.>

CCVPP
CCNU, cyclophosphamide, velban, procarbazine, prednisone <engl.>
CCNU, Cyclophosphamid, Velbe, Procarbazin, Prednison <ger.>

CCVV
cyclophosphamide, CCNU, VP-16, vincristine <engl.>
Cyclophosphamid, CCNU, VP-16, Vincristin <ger.>

CCVVP
cyclophosphamide, CCNU, VP-16, vincristine, platinol <engl.>
Cyclophosphamid, CCNU, VP-16, Vincristin, Cisplatin (*engl. platinol*) <ger.>

CD
cytarabine, daunorubicin <engl.>
Cytarabin, Daunorubicin <ger.>

CDC
carboplatin, doxorubicin, cyclophosphamide <engl.>
Carboplatin, Doxorubicin, Cyclophosphamid <ger.>

CDE
cyclophosphamide, doxorubicin, etoposide <engl.>
Cyclophosphamid, Doxorubicin, Etoposid <ger.>

CE
cisplatin, etoposide <engl.>
Cisplatin, Etoposid <ger.>

CEB
carboplatin, etoposide, bleomycin <engl.>
Carboplatin, Etoposid, Bleomycin <ger.>

CECA
cisplatin, etoposide, cyclophosphamide, adriamycin <engl.>
Cisplatin, Etoposid, Cyclophosphamid, Adriamycin <ger.>

CEF
cyclophosphamide, epirubicin, 5-fluorouracil <engl.>
Cyclophosphamid, Epirubicin, 5-Fluorouracil <ger.>

CEM
cytosine arabinoside, etoposide, methotrexate <engl.>
Cytosin-arabinosid, Etoposid, Methotrexat <ger.>

CEP
1. CCNU, etoposide, prednimustine <engl.>
CCNU, Etoposid, Prednimustin <ger.>

2. cyclophosphamide, etoposide, platinol <engl.>
Cyclophosphamid, Etoposid, Cisplatin (*engl. platinol*) <ger.>

CEPT
cyclophosphamide, fluorouracil, prednisone, tamoxifen <engl.>
Cyclophosphamid, Fluorouracil, Prednison, Tamoxifen <ger.>

CEV
cyclophosphamide, etoposide, vincristine <engl.>
Cyclophosphamid, Etoposid, Vincristin <ger.>

CF
cisplatin, 5-fluorouracil <engl.>
Cisplatin, 5-Fluorouracil <ger.>

CFL
cisplatin, 5-fluorouracil, leucovorin calcium <engl.>
Cisplatin, 5-Fluorouracil, Leucovorin <ger.>

CFM
cyclophosphamide, 5-fluorouracil, mitoxantrone <engl.>
Cyclophosphamid, 5-Fluorouracil, Mitoxantron <ger.>

CFP
cyclophosphamide, 5-fluorouracil, prednisone <engl.>
Cyclophosphamid, 5-Fluorouracil, Prednison <ger.>

CFPT
cyclophosphamide, 5-fluorouracil, prednisone, tamoxifen <engl.>
Cyclophosphamid, 5-Fluorouracil, Prednison, Tamoxifen <ger.>

CHAD
cyclophosphamide, hexamethylmelamine, adriamycin, DDP <engl.>
Cyclophosphamid, Hexamethylmelamin, Adriamycin, DDP <ger.>

CHAMOCA
cyclophosphamide, hydroxyurea, actinomycin-D, methotrexate, oncovin, folinic acid, adriamycin <engl.>
Cyclophosphamid, Hydroxyurea, Actinomycin-D, Methotrexat, Vincristin (*engl. oncovin*), Folinsäure, Adriamycin <ger.>

CHAP
cyclophosphamide, hexamethylmelamine, adriamycin, platinol <engl.>
Cyclophosphamid, Hexamethylmelamin, Adriamycin, Cisplatin (*engl. platinol*) <ger.>

CHD
cyclophosphamide, hexamethylmelamine, DDP <engl.>
Cyclophosphamid, Hexamethylmelamin, DDP <ger.>

CHEX-UP
cyclophosphamide, hexamethylmelamine, 5-fluorouracil, platinol <engl.>
Cyclophosphamid, Hexamethylmelamin, 5-Fluorouracil, Cisplatin (*engl. platinol*) <ger.>

CHF
cyclophosphamide, hexamethylmelamine, 5-fluorouracil <engl.>
Cyclophosphamid, Hexamethylmelamin, 5-Fluorouracil <ger.>

CHL+PRED
chlorambucil, prednisone <engl.>
Chlorambucil, Prednison <ger.>

CHL-VPP
chlorambucil, vinblastine, procarbazine, prednisone <engl.>
Chlorambucil, Vinblastin, Procarbazin, Prednison <ger.>

CHOB
cyclophosphamide, hydroxydaunomycin, oncovin, bleomycin <engl.>
Cyclophosphamid, Hydroxydaunorubicin, Vincristin (*engl. oncovin*), Bleomycin <ger.>

CHOD
cyclophosphamide, hydroxydaunomycin, oncovin, dexamethasone <engl.>
Cyclophosphamid, Hydroxydaunorubicin, Vincristin (*engl. oncovin*), Dexamethason <ger.>

CHOP
cyclophosphamide, hydroxydaunomycin, oncovin, prednisone <engl.>
Cyclophosphamid, Hydroxydaunorubicin, Vincristin (*engl. oncovin*), Prednison <ger.>

CHOP-BLEO
cyclophosphamide, hydroxydaunomycin, oncovin, prednisone, bleomycin <engl.>
Cyclophosphamid, Hydroxydaunorubicin, Vincristin (*engl. oncovin*), Prednison, Bleomycin <ger.>

CHOPE
cyclophosphamide, hydroxydaunomycin, oncovin, prednisone, etoposide <engl.>
Cyclophosphamid, Hydroxydaunorubicin, Vincristin (*engl. oncovin*), Prednison, Etoposid <ger.>

CHVP
cyclophosphamide, hydroxydaunomycin, VM-26, prednisone <engl.>
Cyclophosphamid, Hydroxydaunorubicin, VM-26, Prednison <ger.>

CISCA
cisplatin, cyclophosphamide, adriamycin <engl.>
Cisplatin, Cyclophosphamid, Adriamycin <ger.>

CIVPP
chlorambucil, vinblastine, procarbazine, prednisone <engl.>
Chlorambucil, Vinblastin, Procarbazin, Prednison <ger.>

CMC
cyclophosphamide, methotrexate, CCNU <engl.>
Cyclophosphamid, Methotrexat, CCNU <ger.>

CMC-VAP
cyclophosphamide, methotrexate, CCNU, vincristine, adriamycin, procarbazine <engl.>
Cyclophosphamid, Methotrexat, CCNU, Vincristin, Adriamycin, Procarbazin <ger.>

CMF
cyclophosphamide, methotrexate, 5-fluorouracil <engl.>
Cyclophosphamid, Methotrexat, 5-Fluorouracil <ger.>

CMF-AV
cyclophosphamide, methotrexate, 5-fluorouracil, adriamycin, vincristine <engl.>
Cyclophosphamid, Methotrexat, 5-Fluorouracil, Adriamycin, Vincristin <ger.>

CMF-AVP
cyclophosphamide, methotrexate, 5-fluorouracil, adriamycin, vincristine, prednisone <engl.>
Cyclophosphamid, Methotrexat, 5-Fluorouracil, Adriamycin, Vincristin, Prednison <ger.>

CMFH
cyclophosphamide, methotrexate, 5-fluorouracil, hydroxyurea <engl.>
Cyclophosphamid, Methotrexat, 5-Fluorouracil, Hydroxyurea <ger.>

CMF-FLU
cyclophosphamide, methotrexate, 5-fluorouracil, fluoxymesterone <engl.>
Cyclophosphamid, Methotrexat, 5-Fluorouracil, Fluoxymesteron <ger.>

CMFP
cyclophosphamide, methotrexate, 5-fluorouracil, prednisone <engl.>
Cyclophosphamid, Methotrexat, 5-Fluorouracil, Prednison <ger.>

CMFpT
cyclophosphamide, methotrexate, 5-fluorouracil, low-dose prednisone, tamoxifen <engl.>
Cyclophosphamid, Methotrexat, 5-Fluorouracil, low-dose-Prednison, Tamoxifen <ger.>

CMFPTH
cyclophosphamide, methotrexate, 5-fluorouracil, prednisone, tamoxifen, hydroxydaunomycin <engl.>

Cyclophosphamid, Methotrexat, 5-Fluorouracil, Prednison, Tamoxifen, Hydroxydaunorubicin <ger.>

CMFP-VA
cyclophosphamide, methotrexate, 5-fluorouracil, prednisone, vincristine, adriamycin <engl.>
Cyclophosphamid, Methotrexat, 5-Fluorouracil, Prednison, Vincristin, Adriamycin <ger.>

CMFT
cyclophosphamide, methotrexate, 5-fluorouracil, tamoxifen <engl.>
Cyclophosphamid, Methotrexat, 5-Fluorouracil, Tamoxifen <ger.>

CMF-TAM
cyclophosphamide, methotrexate, 5-fluorouracil, tamoxifen <engl.>
Cyclophosphamid, Methotrexat, 5-Fluorouracil, Tamoxifen <ger.>

CM-5-FU
cyclophosphamide, methotrexate, 5-fluorouracil <engl.>
Cyclophosphamid, Methotrexat, 5-Fluorouracil <ger.>

CMFV
cyclophosphamide, methotrexate, 5-fluorouracil, vincristine <engl.>
Cyclophosphamid, Methotrexat, 5-Fluorouracil, Vincristin <ger.>

CMFVAT
cyclophosphamide, methotrexate, 5-fluorouracil, vincristine, adriamycin, testosterone <engl.>
Cyclophosphamid, Methotrexat, 5-Fluorouracil, Vincristin, Adriamycin, Testosteron <ger.>

CMFVP
cyclophosphamide, methotrexate, 5-fluorouracil, vincristine, prednisone <engl.>
Cyclophosphamid, Methotrexat, 5-Fluorouracil, Vincristin, Prednison <ger.>

CMH
cyclophosphamide, m-AMSA, hydroxyurea <engl.>
Cyclophosphamid, m-AMSA, Hydroxyurea <ger.>

C-MOPP
cyclophosphamide, mechlorethamine, oncovin, procarbazine, prednisone <engl.>
Cyclophosphamid, N-Lost (*engl. mechlorethamine*), Vincristin (*engl. oncovin*), Procarbazin, Prednison <ger.>

CMP
CCNU, methotrexate, procarbazine <engl.>
CCNU, Methotrexat, Procarbazin <ger.>

CMPF
cyclophosphamide, methotrexate, prednisone, 5-fluorouracil <engl.>
Cyclophosphamid, Methotrexat, Prednison, 5-Fluorouracil <ger.>

CMV
cisplatin, methotrexate, vinblastine <engl.>
Cisplatin, Methotrexat, Vinblastin <ger.>

COAP
cyclophosphamide, oncovin, ara-C, prednisone <engl.>
Cyclophosphamid, Vincristin (*engl. oncovin*), Ara-C, Prednison <ger.>

COAP-BLEO
cyclophosphamide, oncovin, ara-C, prednisone, bleomycin <engl.>
Cyclophosphamid, Vincristin (*engl. oncovin*), Ara-C, Prednison, Bleomycin <ger.>

COB
cisplatin, oncovin, bleomycin <engl.>
Cisplatin, Vincristin (*engl. oncovin*), Bleomycin <ger.>

COBMAM
cyclophosphamide, oncovin, bleomycin, methotrexate, adriamycin, MeCCNU <engl.>
Cyclophosphamid, Vincristin (*engl. oncovin*), Bleomycin, Methotrexat, Adriamycin, MeCCNU <ger.>

COF/COM
cyclophosphamide, oncovin, 5-fluorouracil plus cyclophosphamide, oncovin, MeCCNU <engl.>
Cyclophosphamid, Vincristin (*engl. oncovin*), 5-Fluorouracil plus Cyclophosphamid, Vincristin (*engl. oncovin*), MeCCNU <ger.>

COM
1. cyclophosphamide, oncovin, MeCCNU <engl.>
Cyclophosphamid, Vincristin (*engl. oncovin*), MeCCNU <ger.>

2. cyclophosphamide, oncovin, methotrexate <engl.>
Cyclophosphamid, Vincristin (*engl. oncovin*), Methotrexat <ger.>

COM-A
cyclophosphamide, oncovin, methotrexate, adriamycin, ara-C <engl.>
Cyclophosphamid, Vincristin (*engl. oncovin*), Methotrexat, Adriamycin, Ara-C <ger.>

COMB
cyclophosphamide, oncovin, MeCCNU, bleomycin <engl.>
Cyclophosphamid, Vincristin (*engl. oncovin*), MeCCNU, Bleomycin <ger.>

COMB
cyclophosphamide, oncovin, methotrexate, bleomycin <engl.>
Cyclophosphamid, Vincristin (*engl. oncovin*), Methotrexat, Bleomycin <ger.>

COMBAP
cyclophosphamide, oncovin, methotrexate, bleomycin, adriamycin, prednisone <engl.>
Cyclophosphamid, Vincristin (*engl. oncovin*), Methotrexat, Bleomycin, Adriamycin, Prednison <ger.>

COMe
cyclophosphamide, oncovin, methotrexate <engl.>
Cyclophosphamid, Vincristin (*engl. oncovin*), Methotrexat <ger.>

COMF
cyclophosphamide, oncovin, methotrexate, 5-fluorouracil <engl.>
Cyclophosphamid, Vincristin (*engl. oncovin*), Methotrexat, 5-Fluorouracil <ger.>

COMLA
cyclophosphamide, oncovin, methotrexate, leucovorin, ara-C <engl.>
Cyclophosphamid, Vincristin (*engl. oncovin*), Methotrexat, Leucovorin, Ara-C <ger.>

COMP
1. CCNU, oncovin, methotrexate, procarbazine <engl.>
CCNU, Vincristin (*engl. oncovin*), Methotrexat, Procarbazin <ger.>

2. cyclophosphamide, oncovin, methotrexate, prednisone <engl.>
Cyclophosphamid, Vincristin (*engl. oncovin*), Methotrexat, Prednison <ger.>

COP
cyclophosphamide, oncovin, prednisone <engl.>
Cyclophosphamid, Vincristin (*engl. oncovin*), Prednison <ger.>

COPA
cyclophosphamide, oncovin, prednisone, adriamycin <engl.>
Cyclophosphamid, Vincristin (*engl. oncovin*), Prednison, Adriamycin <ger.>

COPAC
CCNU, oncovin, prednisone, adriamycin, cyclophosphamide <engl.>
CCNU, Vincristin (*engl. oncovin*), Prednison, Adriamycin, Cyclophosphamid <ger.>

COP-B
cyclophosphamide, oncovin, prednisone, bleomycin <engl.>
Cyclophosphamid, Vincristin (*engl. oncovin*), Prednison, Bleomycin <ger.>

COP-BLEO
cyclophosphamide, oncovin, prednisone, bleomycin <engl.>
Cyclophosphamid, Vincristin (*engl. oncovin*), Prednison, Bleomycin <ger.>

COPE
cyclophosphamide, oncovin, platinol, etoposide <engl.>
Cyclophosphamid, Vincristin (*engl. oncovin*), Cisplatin (*engl. platinol*), Etoposid <ger.>

COPP
1. CCNU, oncovin, procarbazine, prednisone <engl.>
CCNU, Vincristin (*engl. oncovin*), Procarbazin, Prednison <ger.>

2. cyclophosphamide, oncovin, procarbazine, prednisone <engl.>
Cyclophosphamid, Vincristin (*engl. oncovin*), Procarbazin, Prednison <ger.>

CPB
cyclophosphamide, platinol, BCNU <engl.>
Cyclophosphamid, Cisplatin (*engl. platinol*), BCNU <ger.>

CPC
cyclophosphamide, platinol, carboplatin <engl.>
Cyclophosphamid, Cisplatin (*engl. platinol*), Carboplatin <ger.>

CPOB
cyclophosphamide, prednisone, oncovin, bleomycin <engl.>
Cyclophosphamid, Prednison, Vincristin (*engl. oncovin*), Bleomycin <ger.>

CT
cytarabine, 6-thioguanine <engl.>
Cytarabin, 6-Thioguanin <ger.>

CTCb
cyclophosphamide, thiotepa, carboplatin <engl.>
Cyclophosphamid, Thiotepa, Carboplatin <ger.>

CTX-Plat
cyclophosphamide, platinol <engl.>
Cyclophosphamid, Cisplatin (*engl. platinol*) <ger.>

CV
cisplatin, VP-16 <engl.>
Cisplatin, VP-16 <ger.>

CVA
cyclophosphamide, vincristine, adriamycin <engl.>
Cyclophosphamid, Vincristin, Adriamycin <ger.>

CVA-BMP
cyclophosphamide, vincristine, adriamycin, BCNU, methotrexate, procarbazine <engl.>
Cyclophosphamid, Vincristin, Adriamycin, BCNU, Methotrexat, Procarbazin <ger.>

CVAD
cyclophosphamide, vincristine, adriamycin, dexamethasone <engl.>
Cyclophosphamid, Vincristin, Adriamycin, Dexamethason <ger.>

CVB
CCNU, vinblastine, bleomycin <engl.>
CCNU, Vinblastin, Bleomycin <ger.>

CVD
cisplatin, vinblastine, dacarbazine <engl.>
Cisplatin, Vinblastin, Dacarbazin <ger.>

CVM
cyclophosphamide, vincristine, methotrexate <engl.>
Cyclophosphamid, Vincristin, Methotrexat <ger.>

CVP
cyclophosphamide, vincristine, prednisone <engl.>
Cyclophosphamid, Vincristin, Prednison <ger.>

CVP-BLEO
cyclophosphamide, vincristine, prednisone, bleomycin <engl.>
Cyclophosphamid, Vincristin, Prednison, Bleomycin <ger.>

CVPP
1. CCNU, vinblastine, prednisone, procarbazine <engl.>
CCNU, Vinblastin, Prednison, Procarbazin <ger.>

2. cyclophosphamide, vinblastine, procarbazine, prednisone <engl.>
Cyclophosphamid, Vinblastin, Procarbazin, Prednison <ger.>

CVPP-CCNU
cyclophosphamide, vinblastine, procarbazine, prednisone, CCNU <engl.>
Cyclophosphamid, Vinblastin, Procarbazin, Prednison, CCNU <ger.>

CyADIC
cyclophosphamide, adriamycin, DTIC <engl.>
Cyclophosphamid, Adriamycin, DTIC <ger.>

CyHOP
cyclophosphamide, hydroxydaunomycin, oncovin, prednisone <engl.>
Cyclophosphamid, Hydroxydaunorubicin, Vincristin (*engl. oncovin*), Prednison <ger.>

CYTABOM
cytarabine, bleomycin, oncovin, mechlorethamine <engl.>

Cytarabin, Bleomycin, Vincristin (*engl. oncovin*), N-Lost (*engl. mechlorethamine*) <ger.>

CyVADACT
cyclophosphamide, vincristine, adriamycin, dactinomycin <engl.>
Cyclophosphamid, Vincristin, Adriamycin, Dactinomycin <ger.>

CyVADIC
cyclophosphamide, vincristine, adriamycin, DTIC <engl.>
Cyclophosphamid, Vincristin, Adriamycin, DTIC <ger.>

CyVMAD
cyclophosphamide, vincristine, methotrexate, adriamycin, DTIC <engl.>
Cyclophosphamid, Vincristin, Methotrexat, Adriamycin, DTIC <ger.>

DAP/TMP
dapsone, trimethoprim <engl.>
Dapson, Trimethoprim <ger.>

DAT
daunomycin, ara-C, 6-thioguanine <engl.>
Daunorubicin, Ara-C, 6-Thioguanin <ger.>

DATVP
daunomycin, ara-C, 6-thioguanine, vincristine, prednisone <engl.>
Daunorubicin, Ara-C, 6-Thioguanin, Vincristin, Prednison <ger.>

DBV
dacarbazine, BCNU, vincristine <engl.>
Dacarbazin, BCNU, Vincristin <ger.>

DC
daunorubicin, cytarabine <engl.>
Daunorubicin, Cytarabin <ger.>

DCMP
daunorubicin, cytarabine, 6-mercaptopurine, prednisone <engl.>
Daunorubicin, Cytarabin, 6-Mercaptopurin, Prednison <ger.>

DCT
daunorubicin, cytarabine, 6-thioguanine <engl.>
Daunorubicin, Cytarabin, 6-Thioguanin <ger.>

DCV
dacarbazine, CCNU, vincristine <engl.>
Dacarbazin, CCNU, Vincristin <ger.>

DDP
cis-diamminedichloroplatinum <engl.>
cis-Diamindichlorplatin <ger.>

DECAL
dexamethasone, etoposide, cisplatin, ara-C, L-asparaginase <engl.>
Dexamethason, Etoposid, Cisplatin, Ara-C, L-Asparaginase <ger.>

DMC
dactinomycin, methotrexate, cyclophosphamide <engl.>
Dactinomycin, Methotrexat, Cyclophosphamid <ger.>

DOAP
daunorubicin, oncovin, ara-C, prednisone <engl.>
Daunorubicin, Vincristin (*engl. oncovin*), Ara-C, Prednison <ger.>

DTIC
(dimethyltriazenyl)-imidazole-carboxamide <engl.>
(Dimethyltriazeno)-Imidazolcarboxamid <ger.>

DTIC-ACTD
DTIC, actinomycin D <engl.>
DTIC, Actinomycin D <ger.>

DVB
DDP, vindesine, bleomycin <engl.>
DDP, Vindesin, Bleomycin <ger.>

DVP
daunorubicin, vincristine, prednisone <engl.>
Daunorubicin, Vincristin, Prednison <ger.>

DVPA
daunorubicin, vincristine, prednisone, asparaginase <engl.>
Daunorubicin, Vincristin, Prednison, Asparaginase <ger.>

DVPL-ASP
daunorubicin, vincristine, prednisone, L-asparaginase <engl.>
Daunorubicin, Vincristin, Prednison, L-Asparaginase <ger.>

EAP
etoposide, adriamycin, platinol <engl.>
Etoposid, Adriamycin, Cisplatin (*engl. platinol*) <ger.>

EBAP
eldisine, BCNU, adriamycin, prednisone <engl.>
Eldisine, BCNU, Adriamycin, Prednison <ger.>

ECHO
etoposide, cyclophosphamide, hydroxydaunomycin, oncovin <engl.>
Etoposid, Cyclophosphamid, Hydroxydaunorubicin, Vincristin (*engl. oncovin*) <ger.>

EDAP
etoposide, dexamethasone, ara-C, platinol <engl.>
Etoposid, Dexamethason, Ara-C, Cisplatin (*engl. platinol*) <ger.>

EFP
etoposide, 5-fluorouracil, cisplatin <engl.>
Etoposid, 5-Fluorouracil, Cisplatin <ger.>

ELF
etoposide, leucovorin, 5-fluorouracil <engl.>
Etoposid, Leucovorin, 5-Fluorouracil <ger.>

EMA-CO
etoposide, methotrexate-leucovorin, actinomycin D, cyclophosphamide, oncovin <engl.>
Etoposid, Methotrexat-Leucovorin, Actinomycin D, Cyclophosphamid, Vincristin (*engl. oncovin*) <ger.>

EP
etoposide, platinol <engl.>
Etoposid, Cisplatin (*engl. platinol*) <ger.>

EPOCH
etoposide, prednisone, oncovin, cyclophosphamide, hydroxydaunomycin <engl.>
Etoposid, Prednison, Vincristin (*engl. oncovin*), Cyclophosphamid, Hydroxydaunorubicin <ger.>

EVA
etoposide, vinblastine, adriamycin <engl.>
Etoposid, Vinblastin, Adriamycin <ger.>

FAC
5-fluorouracil, adriamycin, cyclophosphamide <engl.>
5-Fluorouracil, Adriamycin, Cyclophosphamid <ger.>

FAC-BCG
5-fluorouracil, adriamycin, cyclophosphamide, Bacille Calmette-Guerin <engl.>

5-Fluorouracil, Adriamycin, Cyclophosphamid, Bacille Calmette-Guerin <ger.>

FAC-LEV
5-fluorouracil, adriamycin, cyclophosphamide, levamisole <engl.>
5-Fluorouracil, Adriamycin, Cyclophosphamid, Levamisol <ger.>

FAC-M
5-fluorouracil, adriamycin, cyclophosphamide, methotrexate <engl.>
5-Fluorouracil, Adriamycin, Cyclophosphamid, Methotrexat <ger.>

FACP
5-fluorouracil, adriamycin, cyclophosphamide, platinol <engl.>
5-Fluorouracil, Adriamycin, Cyclophosphamid, Cisplatin (*engl. platinol*) <ger.>

FACVP
5-fluorouracil, adriamycin, cyclophosphamide, VP-16 <engl.>
5-Fluorouracil, Adriamycin, Cyclophosphamid, VP-16 <ger.>

FAM
5-fluorouracil, adriamycin, mitomycin-C <engl.>
5-Fluorouracil, Adriamycin, Mitomycin-C <ger.>

FAM-C
5-fluorouracil, adriamycin, methyl-CCNU <engl.>
5-Fluorouracil, Adriamycin, MeCCNU <ger.>

FAM-CF
5-fluorouracil, adriamycin, mitomycin, citrovorum factor <engl.>
5-Fluorouracil, Adriamycin, Mitomycin, Citrovorum-Faktor <ger.>

FAME
5-fluorouracil, adriamycin, MeCCNU <engl.>
5-Fluorouracil, Adriamycin, MeCCNU <ger.>

FAMMe
5-fluorouracil, adriamycin, mitomycin-C, MeCCNU <engl.>
5-Fluorouracil, Adriamycin, Mitomycin-C, MeCCNU <ger.>

FAMTX
5-fluorouracil, adriamycin, methotrexate <engl.>
5-Fluorouracil, Adriamycin, Methotrexat <ger.>

FAP
5-fluorouracil, adriamycin, platinol <engl.>
5-Fluorouracil, Adriamycin, Cisplatin (*engl. platinol*) <ger.>

FCAP
5-fluorouracil, cyclophosphamide, adriamycin, platinol <engl.>
5-Fluorouracil, Cyclophosphamid, Adriamycin, Cisplatin (*engl. platinol*) <ger.>

FCE
5-fluorouracil, cisplatin, etoposide <engl.>
5-Fluorouracil, Cisplatin, Etoposid <ger.>

FCL
5-fluorouracil, leucovorin calcium <engl.>
5-Fluorouracil, Leucovorin <ger.>

FCP
5-fluorouracil, cyclophosphamide, prednisone <engl.>
5-Fluorouracil, Cyclophosphamid, Prednison <ger.>

FDC
5-fluorouracil, doxorubicin, cisplatin <engl.>
5-Fluorouracil, Doxorubicin, Cisplatin <ger.>

FEC
5-fluorouracil, epirubicin, cyclophosphamide <engl.>
5-Fluorouracil, Epirubicin, Cyclophosphamid <ger.>

FED
5-fluorouracil, etoposide, DDP <engl.>
5-Fluorouracil, Etoposid, DDP <ger.>

FLAC
5-fluorouracil, leucovorin calcium, adriamycin, cyclophosphamide <engl.>
5-Fluorouracil, Leucovorin, Adriamycin, Cyclophosphamid <ger.>

FLAP
5-fluorouracil, leucovorin calcium, adriamycin, platinol <engl.>
5-Fluorouracil, Leucovorin, Adriamycin, Cisplatin (*engl. platinol*) <ger.>

FMV
5-fluorouracil, MeCCNU, vincristine <engl.>
5-Fluorouracil, MeCCNU, Vincristin <ger.>

FOAM
5-fluorouracil, oncovin, adriamycin, mitomycin-C <engl.>
5-Fluorouracil, Vincristin (*engl. oncovin*), Adriamycin, Mitomycin-C <ger.>

FOM
5-fluorouracil, oncovin, mitomycin-C <engl.>
5-Fluorouracil, Vincristin (*engl. oncovin*), Mitomycin-C <ger.>

FOMI
5-fluorouracil, oncovin, mitomycin-C <engl.>
5-Fluorouracil, Vincristin (*engl. oncovin*), Mitomycin-C <ger.>

FRACON
framycetin, colistin, nystatin <engl.>
Framycetin, Colistin, Nystatin <ger.>

5-FU/LV
5-fluorouracil, leucovorin <engl.>
5-Fluorouracil, Leucovorin <ger.>

FUM
5-fluorouracil, methotrexate <engl.>
5-Fluorouracil, Methotrexat <ger.>

FURAM
5-fluorouracil, adriamycin, mitomycin-C <engl.>
5-Fluorouracil, Adriamycin, Mitomycin-C <ger.>

FUVAC
5-fluorouracil, vinblastine, adriamycin, cyclophosphamide <engl.>
5-Fluorouracil, Vinblastin, Adriamycin, Cyclophosphamid <ger.>

HAD
hexamethylmelamine, adriamycin, DDP <engl.>
Hexamethylmelamin, Adriamycin, DDP <ger.>

HAM
1. hexamethylmelamine, adriamycin, melphalan <engl.>
Hexamethylmelamin, Adriamycin, Melphalan <ger.>

2. hexamethylmelamine, adriamycin, methotrexate <engl.>

Hexamethylmelamin, Adriamycin, Methotrexat <ger.>

HAMP
hexamethylmelamine, adriamycin, methotrexate, platinol <engl.>
Hexamethylmelamin, Adriamycin, Methotrexat, Cisplatin (*engl. platinol*) <ger.>

HCAO
hexamethylmelamine, cyclophosphamide, adriamycin, oncovin <engl.>
Hexamethylmelamin, Cyclophosphamid, Adriamycin, Vincristin (*engl. oncovin*) <ger.>

H-CAP
hexamethylmelamine, cyclophosphamide, adriamycin, platinol <engl.>
Hexamethylmelamin, Cyclophosphamid, Adriamycin, Cisplatin (*engl. platinol*) <ger.>

HOAP-BLEO
hydroxydaunomycin, oncovin, ara-C, prednisone, bleomycin <engl.>
Hydroxydaunorubicin, Vincristin (*engl. oncovin*), Ara-C, Prednison, Bleomycin <ger.>

HOP
hydroxydaunomycin, oncovin, prednisone <engl.>
Hydroxydaunorubicin, Vincristin (*engl. oncovin*), Prednison <ger.>

IC
idarubicin, cytarabine <engl.>
Idarubicin, Cytarabin <ger.>

ICE
ifosfamide, carboplatin, etoposide <engl.>
Ifosfamid, Carboplatin, Etoposid <ger.>

ID
ifosfamide, doxorubicin <engl.>
Ifosfamid, Doxorubicin <ger.>

IMAC
ifosfamide, mesna, adriamycin, cisplatin <engl.>
Ifosfamid, Mesna, Adriamycin, Cisplatin <ger.>

IMVP-16
ifosfamide, methotrexate, VP-16 <engl.>
Ifosfamid, Methotrexat, VP-16 <ger.>

LAM
L-asparaginase, methotrexate <engl.>
L-Asparaginase, Methotrexat <ger.>

LAPOCA
L-asparaginase, prednisone, oncovin, cytarabine, adriamycin <engl.>
L-Asparaginase, Prednison, Vincristin (*engl. oncovin*), Cytarabin, Adriamycin <ger.>

LMF
leukeran, methotrexate, 5-fluorouracil <engl.>
Leukeran, Methotrexat, 5-Fluorouracil <ger.>

LOMAC
leucovorin, oncovin, methotrexate, adriamycin, cyclophosphamide <engl.>
Leucovorin, Vincristin (*engl. oncovin*), Methotrexat, Adriamycin, Cyclophosphamid <ger.>

LVVP
leukeran, vinblastine, vincristine, prednisone <engl.>
Leukeran, Vinblastin, Vincristin, Prednison <ger.>

MABOP
mustargen, adriamycin, bleomycin, oncovin, prednisone <engl.>
N-Lost (*engl. mustargen*), Adriamycin, Bleomycin, Vincristin (*engl. oncovin*), Prednison <ger.>

MAC
1. methotrexate, actinomycin D, cyclophosphamide <engl.>
Methotrexat, Actinomycin D, Cyclophosphamid <ger.>

2. methotrexate, adriamycin, cyclophosphamide <engl.>
Methotrexat, Adriamycin, Cyclophosphamid <ger.>

3. mitomycin-C, adriamycin, cyclophosphamide <engl.>
Mitomycin-C, Adriamycin, Cyclophosphamid <ger.>

MACC
methotrexate, adriamycin, cyclophosphamide, CCNU <engl.>
Methotrexat, Adriamycin, Cyclophosphamid, CCNU <ger.>

MACHO
methotrexate, asparaginase, cyclophosphamide, hydroxydaunomycin, oncovin <engl.>
Methotrexat, Asparaginase, Cyclophosphamid, Hydroxydaunorubicin, Vincristin (*engl. oncovin*) <ger.>

MACOP-B
methotrexate, adriamycin, cyclophosphamide, oncovin, prednisone, bleomycin <engl.>
Methotrexat, Adriamycin, Cyclophosphamid, Vincristin (*engl. oncovin*), Prednison, Bleomycin <ger.>

MAD
MeCCNU, adriamycin <engl.>
MeCCNU, Adriamycin <ger.>

MADDOC
mechlorethamine, adriamycin, dacarbazine, DDP, oncovin, cyclophosphamide <engl.>
N-Lost (*engl. mechlorethamine*), Adriamycin, Dacarbazin, DDP, Vincristin (*engl. oncovin*), Cyclophosphamid <ger.>

MAID
mesna, adriamycin, interleukin-3, dacarbazine <engl.>
Mesna, Adriamycin, Interleukin-3, Dacarbazin <ger.>

m-AMSA
acridinylamine methanesulfon-m-anisidide <engl.>
(Acridinylamino)-methoxymethanesulfonanilid <ger.>

MAP
melphalan, adriamycin, prednisone <engl.>
Melphalan, Adriamycin, Prednison <ger.>

M-BACOD
methotrexate, bleomycin, adriamycin, cyclophosphamide, oncovin, dexamethasone <engl.>
Methotrexat, Bleomycin, Adriamycin, Cyclophosphamid, Vincristin (*engl. oncovin*), Dexamethason <ger.>

MBC
methotrexate, bleomycin, cisplatin <engl.>
Methotrexat, Bleomycin, Cisplatin <ger.>

MBD
methotrexate, bleomycin, DDP <engl.>
Methotrexat, Bleomycin, DDP <ger.>

MC
mitoxantrone, cytarabine <engl.>
Mitoxantron, Cytarabin <ger.>

MCBP
melphalan, cyclophosphamide, BCNU, prednisone <engl.>
Melphalan, Cyclophosphamid, BCNU, Prednison <ger.>

MCP
melphalan, cyclophosphamide, prednisone <engl.>
Melphalan, Cyclophosphamid, Prednison <ger.>

MCV
methotrexate, cisplatin, vinblastine <engl.>
Methotrexat, Cisplatin, Vinblastin <ger.>

MeCP
MeCCNU, cyclophosphamide, prednisone <engl.>
MeCCNU, Cyclophosphamid, Prednison <ger.>

MECY
methotrexate, cyclophosphamide <engl.>
Methotrexat, Cyclophosphamid <ger.>

MeFA
MeCCNU, 5-fluorouracil, adriamycin <engl.>
MeCCNU, 5-Fluorouracil, Adriamycin <ger.>

MF
1. methotrexate, 5-fluorouracil <engl.>
Methotrexat, 5-Fluorouracil <ger.>

2. mitomycin, 5-fluorouracil <engl.>
Mitomycin, 5-Fluorouracil <ger.>

MIFA
mitomycin, fluorouracil, adriamycin <engl.>
Mitomycin, Fluorouracil, Adriamycin <ger.>

mini-COAP
cyclophosphamide, oncovin, ara-C, prednisone <engl.>
Cyclophosphamid, Vincristin (*engl. oncovin*), Ara-C, Prednison <ger.>

MM
methotrexate, mercaptopurine <engl.>
Methotrexat, Mercaptopurin <ger.>

MMC
methotrexate, mercaptopurine, cyclophosphamide <engl.>
Methotrexat, Mercaptopurin, Cyclophosphamid <ger.>

MMOPP
methotrexate, mechlorethamine, oncovin, procarbazine, prednisone <engl.>
Methotrexat, N-Lost (*engl. mechlorethamine*), Vincristin (*engl. oncovin*), Procarbazin, Prednison <ger.>

MOAD
methotrexate, oncovin, L-asparaginase, dexamethasone <engl.>
Methotrexat, Vincristin (*engl. oncovin*), L-Asparaginase, Dexamethason <ger.>

MOB
mustargen, oncovin, bleomycin <engl.>
N-Lost (*engl. mustargen*), Vincristin (*engl. oncovin*), Bleomycin <ger.>

MOBB-ABVD
mechlorethamine, oncovin, procarbazine, prednisone, adriamycin, bleomycin, vinblastine, dacarbazine <engl.>
N-Lost (*engl. mechlorethamine*), Vincristin (*engl. oncovin*), Procarbazin, Prednison, Adriamycin, Bleomycin, Vinblastin, Dacarbazin <ger.>

MOBB-ABV Hybrid
mechlorethamine, oncovin, procarbazine, prednisone, adriamycin, bleomycin, vinblastine, hydrocortisone <engl.>
N-Lost (*engl. mechlorethamine*), Vincristin (*engl. oncovin*), Procarbazin, Prednison, Adriamycin, Bleomycin, Vinblastin, Hydrocortison <ger.>

MOBB-BLEO
mechlorethamine, oncovin, procarbazine, prednisone, bleomycin <engl.>
N-Lost (*engl. mechlorethamine*), Vincristin (*engl. oncovin*), Procarbazin, Prednison, Bleomycin <ger.>

MOB-III
mitomycin-C, oncovin, bleomycin, cisplatin <engl.>
Mitomycin-C, Vincristin (*engl. oncovin*), Bleomycin, Cisplatin <ger.>

MOCA
methotrexate, oncovin, cyclophosphamide, adriamycin <engl.>
Methotrexat, Vincristin (*engl. oncovin*), Cyclophosphamid, Adriamycin <ger.>

MOF
1. MeCCNU, oncovin, 5-fluorouracil <engl.>
MeCCNU, Vincristin (*engl. oncovin*), 5-Fluorouracil <ger.>

2. methotrexate, oncovin, 5-fluorouracil <engl.>
Methotrexat, Vincristin (*engl. oncovin*), 5-Fluorouracil <ger.>

MOMP
mechlorethamine, oncovin, methotrexate, prednisone <engl.>
N-Lost (*engl. mechlorethamine*), Vincristin (*engl. oncovin*), Methotrexat, Prednison <ger.>

MOP
1. mechlorethamine, oncovin, prednisone <engl.>
N-Lost (*engl. mechlorethamine*), Vincristin (*engl. oncovin*), Prednison <ger.>

2. mechlorethamine, oncovin, procarbazine <engl.>
N-Lost (*engl. mechlorethamine*), Vincristin (*engl. oncovin*), Procarbazin <ger.>

MOP-BAP
mechlorethamine, oncovin, procarbazine, bleomycin, adriamycin, prednisone <engl.>
N-Lost (*engl. mechlorethamine*), Vincristin (*engl. oncovin*), Procarbazin, Bleomycin, Adriamycin, Prednison <ger.>

MOPP
1. mechlorethamine, oncovin, procarbazine, prednisone <engl.>
N-Lost (*engl. mechlorethamine*), Vincristin (*engl. oncovin*), Procarbazin, Prednison <ger.>

2. methotrexate, oncovin, procarbazine, prednisone <engl.>
Methotrexat, Vincristin (*engl. oncovin*), Procarbazin, Prednison <ger.>

MOPP-ABV
mechlorethamine, oncovin, procarbazine, prednisone, adriamycin, bleomycin, vinblastine <engl.>
N-Lost (*engl. mechlorethamine*), Vincristin (*engl. oncovin*), Procarbazin, Prednison, Adriamycin, Bleomycin, Vinblastin <ger.>

MOPr
mechlorethamine, oncovin, procarbazine <engl.>
N-Lost (*engl. mechlorethamine*), Vincristin (*engl. oncovin*), Procarbazin <ger.>

MP
melphalan, prednisone <engl.>
Melphalan, Prednison <ger.>

M-PFL
methotrexate, platinol, 5-fluorouracil, leucovorin calcium <engl.>
Methotrexat, Cisplatin (*engl. platinol*), 5-Fluorouracil, Leucovorin <ger.>

MPL+PRED
melphalan, prednisone <engl.>
Melphalan, Prednison <ger.>

MTX+MP
methotrexate, mercaptopurine <engl.>
Methotrexat, Mercaptopurin <ger.>

MV
mitoxantrone, VP-16 <engl.>
Mitoxantron, VP-16 <ger.>

MVAC
methotrexate, vinblastine, adriamycin, cisplatin <engl.>
Methotrexat, Vinblastin, Adriamycin, Cisplatin <ger.>

MVF
mitoxantrone, vincristine, 5-fluorouracil <engl.>
Mitoxantron, Vincristin, 5-Fluorouracil <ger.>

MVP
mitomycin-C, vinblastine, platinol <engl.>
Mitomycin-C, Vinblastin, Cisplatin (*engl. platinol*) <ger.>

MVPP
mechlorethamine, vinblastine, procarbazine, prednisone <engl.>
N-Lost (*engl. mechlorethamine*), Vinblastin, Procarbazin, Prednison <ger.>

MVT
mitoxantrone, VP-16, thiotepa <engl.>
Mitoxantron, VP-16, Thiotepa <ger.>

MVVPP
mechlorethamine, vincristine, vinblastine, procarbazine, prednisone <engl.>
N-Lost (*engl. mechlorethamine*), Vincristin, Vinblastin, Procarbazin, Prednison <ger.>

NAC
nitrogen mustard, adriamycin, CCNU <engl.>
N-Lost, Adriamycin, CCNU <ger.>

OAP
oncovin, ara-C, prednisone <engl.>
Vincristin (*engl. oncovin*), Ara-C, Prednison <ger.>

OAP-BLEO
oncovin, ara-C, prednisone, bleomycin <engl.>
Vincristin (*engl. oncovin*), Ara-C, Prednison, Bleomycin <ger.>

OMAD
oncovin, methotrexate, adriamycin, dactinomycin <engl.>
Vincristin (*engl. oncovin*), Methotrexat, Adriamycin, Dactinomycin <ger.>

OPAL
oncovin, prednisone, L-asparaginase <engl.>
Vincristin (*engl. oncovin*), Prednison, L-Asparaginase <ger.>

OPP
oncovin, procarbazine, prednisone <engl.>
Vincristin (*engl. oncovin*), Procarbazin, Prednison <ger.>

OPPA
oncovin, procarbazine, prednisone, adriamycin <engl.>
Vincristin (*engl. oncovin*), Procarbazin, Prednison, Adriamycin <ger.>

PAC
platinol, adriamycin, cyclophosphamide <engl.>
Cisplatin (*engl. platinol*), Adriamycin, Cyclophosphamid <ger.>

PACE
platinol, adriamycin, cyclophosphamide, etoposide <engl.>
Cisplatin (*engl. platinol*), Adriamycin, Cyclophosphamid, Etoposid <ger.>

PATCO
prednisone, ara-C, thioguanine, cyclophosphamide, oncovin <engl.>
Prednison, Ara-C, Thioguanin, Cyclophosphamid, Vincristin (*engl. oncovin*) <ger.>

PBV
platinol, bleomycin, vinblastine <engl.>
Cisplatin (*engl. platinol*), Bleomycin, Vinblastin <ger.>

PCV
procarbazine, CCNU, vincristine <engl.>
Procarbazin, CCNU, Vincristin <ger.>

PEB
platinol, etoposide, bleomycin <engl.>
Cisplatin (*engl. platinol*), Etoposid, Bleomycin <ger.>

PEC
platinol, etoposide, cyclophosphamide <engl.>
Cisplatin (*engl. platinol*), Etoposid, Cyclophosphamid <ger.>

PFL
platinol, 5-fluorouracil, leucovorin calcium <engl.>
Cisplatin (*engl. platinol*), 5-Fluorouracil, Leucovorin <ger.>

PFM
platinol, 5-fluorouracil, methotrexate <engl.>
Cisplatin (*engl. platinol*), 5-Fluorouracil, Methotrexat <ger.>

PIA
platinol, ifosfamide, adriamycin <engl.>
Cisplatin (*engl. platinol*), Ifosfamid, Adriamycin <ger.>

PMB
platinol, methotrexate, bleomycin <engl.>
Cisplatin (*engl. platinol*), Methotrexat, Bleomycin <ger.>

PMFAC
prednisone, methotrexate, 5-fluorouracil, adriamycin, cyclophosphamide <engl.>
Prednison, Methotrexat, 5-Fluorouracil, Adriamycin, Cyclophosphamid <ger.>

P-MVAC
platinol, methotrexate, vinblastine, adriamycin, carboplatin <engl.>
Cisplatin (*engl. platinol*), Methotrexat, Vinblastin, Adriamycin, Carboplatin <ger.>

POC
procarbazine, oncovin, CCNU <engl.>
Procarbazin, Vincristin (*engl. oncovin*), CCNU <ger.>

POCA
prednisone, oncovin, cytarabine, adriamycin <engl.>
Prednison, Vincristin (*engl. oncovin*), Cytarabin, Adriamycin <ger.>

POCC
procarbazine, oncovin, cyclophosphamide, CCNU <engl.>
Procarbazin, Vincristin (*engl. oncovin*), Cyclophosphamid, CCNU <ger.>

POMP
prednisone, oncovin, methotrexate, purinethol <engl.>
Prednison, Vincristin (*engl. oncovin*), Methotrexat, Puri-Nethol <ger.>

ProMACE
prednisone, methotrexate, adriamycin, cyclophosphamide, etoposide <engl.>
Prednison, Methotrexat, Adriamycin, Cyclophosphamid, Etoposid <ger.>

ProMACE-CytaBOM
prednisone, methotrexate, adriamycin, cyclophosphamide, etoposide, cytarabine, bleomycin, oncovin, methotrexate <engl.>
Prednison, Methotrexat, Adriamycin, Cyclophosphamid, Etoposid, Cytarabin, Bleomycin, Vincristin (*engl. oncovin*), Methotrexat <ger.>

ProMACE-MOPP
procarbazine, methotrexate, adriamycin, cyclophosphamide, etoposide, mustargen, oncovin, procarbazine, prednisone <engl.>
Procarbazin, Methotrexat, Adriamycin, Cyclophosphamid, Etoposid, N-Lost (*engl. mustargen*), Vincristin (*engl. oncovin*), Procarbazin, Prednison <ger.>

PUVA
psoralens, ultraviolet A <engl.>
Psoralene, Ultraviolett A <ger.>

PVA
prednisone, vincristine, asparaginase <engl.>
Prednison, Vincristin, Asparaginase <ger.>

PVB
platinol, vinblastine, bleomycin <engl.>
Cisplatin (*engl. platinol*), Vinblastin, Bleomycin <ger.>

PVDA
prednisone, vincristine, daunorubicin, asparaginase <engl.>
Prednison, Vincristin, Daunorubicin, Asparaginase <ger.>

PVP
platinol, VP-16 <engl.>
Cisplatin (*engl. platinol*), VP-16 <ger.>

TAD
6-thioguanine, ara-C, daunomycin <engl.>
6-Thioguanin, Ara-C, Daunorubicin <ger.>

TC
6-thioguanine, cytarabine <engl.>
6-Thioguanin, Cytarabin <ger.>

TEC
thiotepa, etoposide, carboplatin <engl.>
Thiotepa, Etoposid, Carboplatin <ger.>

TEMP
tamoxifen, etoposide, mitoxantrone, platinol <engl.>
Tamoxifen, Etoposid, Mitoxantron, Cisplatin (*engl. platinol*) <ger.>

T-MOP
6-thioguanine, methotrexate, oncovin, prednisone <engl.>
6-Thioguanin, Methotrexat, Vincristin (*engl. oncovin*), Prednison <ger.>

TOAP
6-thioguanine, oncovin, cytosine arabinoside <engl.>
6-Thioguanin, Vincristin (*engl. oncovin*), Cytosinarabinosid <ger.>

TPCH
6-thioguanine, procarbazine, CCNU, hydroxyurea <engl.>
6-Thioguanin, Procarbazin, CCNU, Hydroxyurea <ger.>

TPDCV
6-thioguanine, procarbazine, DBC, CCNU, vincristine <engl.>
6-Thioguanin, Procarbazin, DBC, CCNU, Vincristin <ger.>

VA
vincristine, adriamycin <engl.>
Vincristin, Adriamycin <ger.>

VAAP
vincristine, asparaginase, adriamycin, prednisone <engl.>
Vincristin, Asparaginase, Adriamycin, Prednison <ger.>

VAB
vinblastine, actinomycin D, bleomycin <engl.>
Vinblastin, Actinomycin D, Bleomycin <ger.>

VAB-I
vinblastine, actinomycin D, bleomycin <engl.>
Vinblastin, Actinomycin D, Bleomycin <ger.>

VAB-II
vinblastine, actinomycin D, bleomycin, cisplatin <engl.>
Vinblastin, Actinomycin D, Bleomycin, Cisplatin <ger.>

VAB-III
vinblastine, actinomycin D, bleomycin, cisplatin, chlorambucil, cyclophosphamide <engl.>
Vinblastin, Actinomycin D, Bleomycin, Cisplatin, Chlorambucil, Cyclophosphamid <ger.>

VAB-V
vinblastine, actinomycin D, bleomycin, cisplatin, cyclophosphamide <engl.>
Vinblastin, Actinomycin D, Bleomycin, Cisplatin, Cyclophosphamid <ger.>

VAB-VI
cyclophosphamide, dactinomycin, vinblastine, bleomycin, cisplatin <engl.>
Cyclophosphamid, Dactinomycin, Vinblastin, Bleomycin, Cisplatin <ger.>

VABCD
vinblastine, adriamycin, bleomycin, CCNU, DTIC <engl.>
Vinblastin, Adriamycin, Bleomycin, CCNU, DTIC <ger.>

VAC
1. vincristine, actinomycin D, cyclophosphamide <engl.>
Vincristin, Actinomycin D, Cyclophosphamid <ger.>

2. vincristine, adriamycin, cyclophosphamide <engl.>
Vincristin, Adriamycin, Cyclophosphamid <ger.>

VACA
vincristine, actinomycin D, cyclophosphamide, adriamycin <engl.>
Vincristin, Actinomycin D, Cyclophosphamid, Adriamycin <ger.>

VACAD
vincristine, adriamycin, cyclophosphamide, actinomycin D, dacarbazine <engl.>
Vincristin, Adriamycin, Cyclophosphamid, Actinomycin D, Dacarbazin <ger.>

VAD
vincristine, adriamycin, dexamethasone <engl.>
Vincristin, Adriamycin, Dexamethason <ger.>

VAD/V
vincristine, adriamycin, dexamethasone, verapamil <engl.>
Vincristin, Adriamycin, Dexamethason, Verapamil <ger.>

VAFAC
vincristine, amethopterin, 5-fluorouracil, adriamycin, cyclophosphamide <engl.>
Vincristin, Amethopterin, 5-Fluorouracil, Adriamycin, Cyclophosphamid <ger.>

VAI
vincristine, actinomycin D, ifosfamide <engl.>
Vincristin, Actinomycin D, Ifosfamid <ger.>

VAIE
vincristine, adriamycin, ifosfamide, etoposide <engl.>
Vincristin, Adriamycin, Ifosfamid, Etoposid <ger.>

VAM
VP-16, adriamycin, methotrexate <engl.>
VP-16, Adriamycin, Methotrexat <ger.>

VAMP
vincristine, amethopterin, 6-mercaptopurine, prednisone <engl.>
Vincristin, Amethopterin, 6-Mercaptopurin, Prednison <ger.>

VAP
1. vincristine, adriamycin, procarbazine <engl.>
Vincristin, Adriamycin, Procarbazin <ger.>

2. vincristine, asparaginase, prednisone <engl.>
Vincristin, Asparaginase, Prednison <ger.>

VAP-II
vinblastine, actinomycin D, platinol <engl.>
Vinblastin, Actinomycin D, Cisplatin (*engl. platinol*) <ger.>

VAT
1. vinblastine, adriamycin, thiotepa <engl.>
Vinblastin, Adriamycin, Thiotepa <ger.>

2. vincristine, ara-A, 6-thioguanine <engl.>
Vincristin, Ara-A, 6-Thioguanin <ger.>

VATD
vincristine, ara-C, 6-thioguanine, daunorubicin <engl.>
Vincristin, Ara-C, 6-Thioguanin, Daunorubicin <ger.>

VATH
vinblastine, adriamycin, thiotepa, hydroxydaunomycin <engl.>
Vinblastin, Adriamycin, Thiotepa, Hydroxydaunorubicin <ger.>

VAV
VP-16, adriamycin, vincristine <engl.>
VP-16, Adriamycin, Vincristin <ger.>

VB
vinblastine, bleomycin <engl.>
Vinblastin, Bleomycin <ger.>

VBA
vincristine, BCNU, adriamycin <engl.>
Vincristin, BCNU, Adriamycin <ger.>

VBAP
vincristine, BCNU, adriamycin, prednisone <engl.>
Vincristin, BCNU, Adriamycin, Prednison <ger.>

VBC
vinblastine, bleomycin, cisplatin <engl.>
Vinblastin, Bleomycin, Cisplatin <ger.>

VBD
vinblastine, bleomycin, DDP <engl.>
Vinblastin, Bleomycin, DDP <ger.>

VBM
vincristine, bleomycin, methotrexate <engl.>
Vincristin, Bleomycin, Methotrexat <ger.>

VBMCP
vincristine, BCNU, melphalan, cyclophosphamide, prednisone <engl.>
Vincristin, BCNU, Melphalan, Cyclophosphamid, Prednison <ger.>

VBMF
vincristine, bleomycin, methotrexate, 5-fluorouracil <engl.>
Vincristin, Bleomycin, Methotrexat, 5-Fluorouracil <ger.>

VBP
vinblastine, bleomycin, platinol <engl.>
Vinblastin, Bleomycin, Cisplatin (*engl. platinol*) <ger.>

VC
VP-16, carboplatin <engl.>
VP-16, Carboplatin <ger.>

VCAP
vincristine, cyclophosphamide, adriamycin, prednisone <engl.>
Vincristin, Cyclophosphamid, Adriamycin, Prednison <ger.>

VCAP-III
VP-16, cyclophosphamide, adriamycin, platinol <engl.>
VP-16, Cyclophosphamid, Adriamycin, Cisplatin (*engl. platinol*) <ger.>

VCF
vincristine, cyclophosphamide, 5-fluorouracil <engl.>
Vincristin, Cyclophosphamid, 5-Fluorouracil <ger.>

VCMP
vincristine, cyclophosphamide, melphalan, prednisone <engl.>

Vincristin, Cyclophosphamid, Melphalan, Prednison <ger.>

VCP
vincristine, cyclophosphamide, prednisone <engl.>
Vincristin, Cyclophosphamid, Prednison <ger.>

VCP-1
VP-16, cyclophosphamide, platinol <engl.>
VP-16, Cyclophosphamid, Cisplatin (*engl. platinol*) <ger.>

VDP
1. vinblastine, dacarbazine, platinol <engl.>
Vinblastin, Dacarbazin, Cisplatin (*engl. platinol*) <ger.>

2. vincristine, daunorubicin, prednisone <engl.>
Vincristin, Daunorubicin, Prednison <ger.>

VIC
vinblastine, ifosfamide, CCNU <engl.>
Vinblastin, Ifosfamid, CCNU <ger.>

VIC
VP-16, ifosfamide, carboplatin <engl.>
VP-16, Ifosfamid, Carboplatin <ger.>

VIE
vincristine, ifosfamide, etoposide <engl.>
Vincristin, Ifosfamid, Etoposid <ger.>

VIP-B
VP-16, ifosfamide, platinol, bleomycin <engl.>
VP-16, Ifosfamid, Cisplatin (*engl. platinol*), Bleomycin <ger.>

VLP
vincristine, L-asparaginase, prednisone <engl.>
Vincristin, L-Asparaginase, Prednison <ger.>

VMAD
vincristine, methotrexate, adriamycin, actinomycin D <engl.>
Vincristin, Methotrexat, Adriamycin, Actinomycin D <ger.>

VMC
VP-16, methotrexate, citrovorum factor <engl.>
VP-16, Methotrexat, Citrovorum-Faktor <ger.>

VMCP
vincristine, melphalan, cyclophosphamide, prednisone <engl.>
Vincristin, Melphalan, Cyclophosphamid, Prednison <ger.>

VM-26PP
VM-26, procarbazine, prednisone <engl.>
VM-26, Procarbazin, Prednison <ger.>

VOCAP
VP-16, oncovin, cyclophosphamide, adriamycin, platinol <engl.>
VP-16, Vincristin (*engl. oncovin*), Cyclophosphamid, Adriamycin, Cisplatin (*engl. platinol*) <ger.>

VP
vincristine, prednisone <engl.>
Vincristin, Prednison <ger.>

VPB
vinblastine, platinol, bleomycin <engl.>
Vinblastin, Cisplatin (*engl. platinol*), Bleomycin <ger.>

VPBCPr
vincristine, prednisone, vinblastine, chlorambucil, procarbazine <engl.>
Vincristin, Prednison, Vinblastin, Chlorambucil, Procarbazin <ger.>

VPCA
vincristine, prednisone, cyclophosphamide, ara-C <engl.>
Vincristin, Prednison, Cyclophosphamid, Ara-C <ger.>

VPCMF
vincristine, prednisone, cyclophosphamide, methotrexate, 5-fluorouracil <engl.>
Vincristin, Prednison, Cyclophosphamid, Methotrexat, 5-Fluorouracil <ger.>

VP-16-DDP
VP-16, DDP <engl.>
VP-16, DDP <ger.>

VP-16-P
VP-16, platinol <engl.>
VP-16, Cisplatin (*engl. platinol*) <ger.>

VPVCP
vincristine, prednisone, vinblastine, chlorambucil, procarbazine <engl.>
Vincristin, Prednison, Vinblastin, Chlorambucil, Procarbazin <ger.>